康复医学原理

Principles of Rehabilitation Medicine

主编　Raj Mitra

主审　燕铁斌

主译　毕　胜　陈文华

人民卫生出版社

·北　京·

图书在版编目（CIP）数据

康复医学原理／（美）拉杰·米特拉（Raj Mitra）主编；毕胜，陈文华主译. —北京：人民卫生出版社，2024. 9

ISBN 978-7-117-35461-5

Ⅰ. ①康…　Ⅱ. ①拉…②毕…③陈…　Ⅲ. ①康复医学　Ⅳ. ①R49

中国国家版本馆 CIP 数据核字（2023）第 218126 号

图字：01-2019-6956 号

康复医学原理

Kangfu Yixue Yuanli

主　　译：毕　胜　陈文华
出版发行：人民卫生出版社（中继线 010-59780011）
地　　址：北京市朝阳区潘家园南里 19 号
邮　　编：100021
E - mail：pmph @ pmph. com
购书热线：010-59787592　010-59787584　010-65264830
印　　刷：三河市宏达印刷有限公司
经　　销：新华书店
开　　本：889×1194　1/16　　印张：87
字　　数：2695 千字
版　　次：2024 年 9 月第 1 版
印　　次：2024 年 9 月第 1 次印刷
标准书号：ISBN 978-7-117-35461-5
定　　价：658. 00 元
打击盗版举报电话：010 - 59787491　E - mail：WQ @ pmph. com
质量问题联系电话：010 - 59787234　E - mail：zhiliang @ pmph. com
数字融合服务电话：4001118166　E - mail：zengzhi @ pmph. com

康复医学原理

Principles of Rehabilitation Medicine

主　编　Raj Mitra

主　审　燕铁斌

主　译　毕　胜　陈文华

副主译　万春晓　马　超　陆　晓　温红梅　徐开寿

译　者（按姓氏笔画排序）

卫小梅　王　宁　王　朴　王　鑫　王文达　王玉阳　王红星　王素娟
王继先　王雪强　王景信　尹　晶　孔　瑛　邓盼墨　左　蕾　叶超群
付　勇　戎　荣　师东良　朱　奕　朱玉连　朱志中　朱登纳　朱路文
伍少玲　任彩丽　向　云　刘　苏　刘　杰　刘夕霞　刘丰彬　刘守国
刘培乐　刘翠翠　江　山　汤昕未　苏　敏　李　晓　李旭红　李晏龙
肖　湘　吴　文　吴　德　吴勤峰　吴雏燕　何　霏　何若洁　余　波
余永林　余秋华　张　杨　张　琪　张　峰　张　婷　张小年　张珊珊
张树新　陆蓉蓉　陈　婵　陈　曦　陈　曦　陈兆聪　陈思婧　招少枫
苑爱云　林阳阳　林爱翠　周凤华　周孜炫　周景升　郑　瑜　孟萍萍
赵　彦　胡晓华　胡晓丽　胡瑞萍　胡筱蓉　柳维林　姜　丽　贾　颖
贾小飞　顾　琴　徐义明　栾　烁　高　民　高　强　高明明　唐红梅
唐志明　陶诗聪　眭明红　康治臣　梁廷营　谢　琪　谢秋幼　路　坦
路鹏程　阚世锋　潘化平　魏　全　魏　慧

人民卫生出版社

·北　京·

Raj Mitra
Principles of Rehabilitation Medicine
978-0-07-179333-9

这本书献给我的妻子Shilpa和我们的3个孩子——Raj、Viren和小Neeva，他们都支持我进行这次冒险，为失能患者的生命增加价值。

此外，我非常感谢在我整个职业生涯中与我共事的所有导师、同事和学习者，尤其是我的父母，感谢他们对我早期接触科学的鼓励和引领。

最后，我要感谢这本书的数百名撰稿人和成千上万的医疗保健专业人士和学生，他们无私地将时间奉献给全世界失能人士，让失能人士生活变得更好也更有力量，愿他们永不，永不，永不放弃！

作者

Jacqueline Adolph, MBA CPO
Director of Orthotics & Clinical Research
Ft. Worth, Texas

James C. Agre, MD, PhD
Professor, Department of Rehabilitation Medicine
University of Minnesota
Minneapolis, Minnesota

Gulseren Akyuz, MD
Professor, Department of Physical Medicine and Rehabilitation
Division of Pain Medicine
Marmara University School of Medicine
Istanbul, Turkey

Anand Allam, MD, MS
Physical Medicine and Rehabilitation
The University of Texas Health Science Center at Houston (UTHealth) Medical School
Houston, Texas

John Alm, DO
Department of Rehabilitation Medicine
Director of Sports Rehabilitation
The University of Kansas Medical Center
Kansas City, Kansas

Prin X. Amorapanth, MD, PhD
Assistant Professor
Department of Rehabilitation Medicine
NYU Langone Medical Center
New York, New York

Cody C. Andrews, MD
Department of Physical Medicine and Rehabilitation
University of Michigan Medical School
Ann Arbor, Michigan

Thiru M. Annaswamy, MD, MA
Section Chief, Electrodiagnostic and Spine Sections
Staff Physician, PM&R Service
VA North Texas Health Care System, Dallas VA Medical Center
Professor, Department of PM&R
UT Southwestern Medical Center
Dallas, Texas

Alan Anschel, MD
Assistant Professor
Department of Physical Medicine and Rehabilitation
Northwestern University Feinberg School of Medicine
Chicago, Illinois

Cindy Johnson Armstrong, PT, DPT, CHT, CEAS
Certified Hand Therapist
Certified Ergonomic Assessment Specialist
Certified Lymphedema Therapist
University of Colorado Anschutz Medical Campus
School of Medicine, Physical Therapy Program
Aurora, Colorado

Afua Asante, MD
Physical Medicine & Rehabilitation
Johns Hopkins University School of Medicine
Baltimore, Maryland

Levan Atanelov, MD
Assistant Professor
Department of Physical Medicine & Rehabilitation
Johns Hopkins University School of Medicine
Baltimore, Maryland

James W. Atchison, DO
Chair, Department of Physical Medicine and Rehabilitation
Mayo Clinic Florida
Jacksonville, Florida

Alba Miranda Azola, MD
Department of Physical Medicine and Rehabilitation
Johns Hopkins University School of Medicine
Baltimore, Maryland

John R. Bach, MD
Professor of Physical Medicine and Rehabilitation, Professor of Neurology,
Department of Physical Medicine and Rehabilitation
Rutgers University New Jersey Medical School
Newark, New Jersey

Richard J. Barohn, MD, FAAN
Gertrude and Dewey Ziegler Professor of Neurology
University Distinguished Professor
Neuromuscular Medicine, Department of Neurology
Vice Chancellor for Research, President of the Research Institute
Director, Frontiers: University of Kansas Clinical and Translational Science Institute
The University of Kansas Medical Center
Kansas City, Kansas

Matthew N. Bartels, MD, MPH
Professor and Chairman of Rehabilitation Medicine
Albert Einstein College of Medicine
Chairman, Department of Rehabilitation Medicine
Montefiore Medical Center
Bronx, New York

Wendy Beattie, CPO, FAAOP
Clinical and Program Director
Masters of Science in Orthotics and Prosthetics
Eastern Michigan University
Ypsilanti, Michigan

Kathleen R. Bell, MD
Professor and Chair
Kimberly Clark Distinguished Chair in Mobility Research
Department of Physical Medicine and Rehabilitation
UT Southwestern Medical Center,
Dallas, Texas

Maria Grazia Benedetti, MD
Director of the Unit of Physical Medicine and Rehabilitation
IRCCS-Istituto Ortopedico Rizzoli
Bologna, Italy

Stacey Bennis, MD
Assistant Professor of Physical Medicine & Rehabilitation
Division of Sports Medicine, Department of Orthopaedic Surgery & Rehabilitation
Division of Pelvic Medicine & Reconstructive Surgery, Department of Obstetrics & Gynecology
Loyola University Stritch School of Medicine / Loyola University Medical Center
Maywood, Illinois

Craig Betchart, MD
Department of Orthopedics and Sports Medicine
Dartmouth-Hitchcock Medical Center
Concord, New Hampshire

Omar M. Bhatti, MD
Clinical Assistant Professor
Department of Rehabilitation Medicine
University of Washington
Seattle, Washington

Joanna S Blackburn, MD
Assistant Professor
Departments of Pediatrics, (Neurology and Epilepsy) Northwestern Feinberg School of Medicine Ann & Robert H. Lurie Children's Hospital of Chicago
Chicago, Illinois

Victoria Brander, MD
Associate Professor
Department of Physical Medicine and Rehabilitation,
Northwestern University's Feinberg School of Medicine
Director, Arthritis Center
Northshore University Health System
Chicago, Illinois

Kathleen S. Brown, PhD
Rehabilitation Psychologist
Independent Consultant
Fort Myers, Florida

Thomas N. Bryce, MD
Professor of Rehabilitation and Human Performance
Icahn School of Medicine at Mount Sinai
New York, New York

Daniel Burdick, MD
Rehabilitation Hospital of the Pacific
Comprehensive Pain Management Program
Honolulu, Hawai

Mabel Caban, MD
Brooks Rehabilitation Medical Group
Jacksonville, Florida

Mary Caldwell, DO
Assistant Professor, Department of Physical Medicine and Rehabilitation
Medical College of Virginia/Virginia Commonwealth University
Richmond, Virginia

Michael Carroll, MD
The Department of Rehabilitation Medicine
The University of Kansas Medical Center
Kansas City, Kansas

Lorenzo Cavazzuti, BSc
Physical Medicine and Rehabilitation Unit
Ospedale Bernardino Ramazzini
Carpi, Italy

Anthony Chiodo, MD
Professor, Department of Physical Medicine & Rehabilitation Medicine
University of Michigan Medical School
Ann Arbor, Michigan

Nasim Chowdhury, MD
Medical Director, Cancer Rehabilitation | Weill Cornell Medical Center Department of Rehabilitation Medicine
Attending Physician, Inpatient Rehabilitation Unit | New York-Presbyterian Hospital
Adjunct Professor | Columbia University Department of Rehabilitation & Regenerative Medicine
New York, New York

David X. Cifu, MD
Associate Dean of Innovation and System Integration
Herman J. Flax, MD Professor and Chair, Department of Physical Medicine and Rehabilitation
Virginia Commonwealth University School of Medicine
Senior TBI Specialist, U.S. Department of Veterans Affairs
Principal Investigator, Chronic Effects of Neurotrauma Consortium
U.S. Departments of Defense and Veterans Affairs
Richmond, Virginia

Megan Clark, MD
Assistant Professor
Medical Director, Oncology Rehabilitation
Department of Rehabilitation Medicine
Kansas University Medical Center
Kansas City, Kansas

Meghan Cochrane, DO
Resident Physician, The Department of Rehabilitation Medicine
Icahn School of Medicine at Mount Sinai
New York, New York

Cole R. Linville, DO
Assistant Professor
Department of Physical Medicine and Rehabilitation
University of Miami Miller School of Medicine
Miami, Florida

Talia Collier, MD
Assistant Professor of Physical Medicine and Rehabilitation
Baylor College of Medicine
Texas Children's Hospital
Houston, Texas

Leah G. Concannon, MD
Clinical Associate Professor
Department of Rehabilitation Medicine
University of Washington
Seattle, Washington

David Copenhaver, MD
Clinical Associate Professor
Director, Cancer Pain Management and Supportive Care
Department of Anesthesiology
University of California, Davis
Davis, California

Ellen Costello, PT, PhD
Associate Professor of Health, Human Function, and Rehabilitation Science
The George Washington University School of Medicine and Health Sciences
Washington, DC

Anita Craig, DO
Assistant Professor,
Department of Physical Medicine and Rehabilitation
University of Michigan Medical School
Ann Arbor, Michigan

Scott Crowe, MD
Assistant Professor, Division of PM&R
Medical Director, Acute Rehabilitation Center
Department of Rehabilitation Medicine
University of Minnesota Medical Center
Minneapolis, Minnesota

Ernosto Cruz, MD
Professor,
Department of Physical Medicine & Rehabilitation
Temple University, Lewis Katz School of Medicine
Philadelphia, Pennsylvania

Tracy Curran, MS
Senior Exercise Physiologist Lead, Cardiac Fitness Program
Department of Cardiology
Boston's Children's Hospital
Boston, Massachusetts

Alecia Daunter, MD
Assistant Professor
Department of Physical Medicine and Rehabilitation
University of Michigan Medical School
Ann Arbor, Michigan

Matthew Davis, MD
Assistant Professor
Physical Medicine and Rehabilitation
The University of Texas Health Science Center at Houston (UTHealth) Medical School
Clinical Medical Director, Spinal Cord Injury Program, TIRR Memorial Herman
Houston, Texas

Arthur Jason De Luigi, DO, MHSA
Chair, Department of Physical Medicine & Rehabilitation, and Director of Sports Medicine
Mayo Clinic Arizona

Mike Dichiaro, MD
Assistant Professor
Department of Physical Medicine and Rehabilitation Medicine (Pediatric Rehabilitation)
University of Colorado School of Medicine
Children's Hospital of Colorado
Aurora, Colorado

Mazen M. Dimachkie, MD, FAAN, FANA
Professor of Neurology, Executive Vice Chairman,
Vice Chairman for Research Programs & Director,
Neuromuscular Division, Department of Neurology
The University of Kansas Medical Center
Kansas City, Kansas

Craig DiTommaso, MD
Medical Director of Inpatient Rehabilitation - Baytown
Houston Methodist Hospital
Baytown, Texas

Jayne Donovan, MD
Clinical Assistant Professor, Department of Physical Medicine and Rehabilitation
Rutgers New Jersey Medical School
Clinical Chief of Outpatient Spinal Cord Injury Services
Kessler Institute for Rehabilitation
Newark, New Jersey

Alexander Drakh, DO
RWJ Barnabas Health
Community Medical Center
Toms River, New Jersey

Marie-Josée Drolet, OT, PhD
Associate Professor
Occupational Therapy Department
Université du Québec à Trois-Rivières (UQTR)
Trois-Rivières, Quebec, Canada

Blessen C. Eapen, MD
Chief, Department of Physical Medicine and Rehabilitation
VA Greater Los Angeles Health Care System
Los Angeles, California

Travis Edmiston, MD
Fellow, Spinal Cord Injury Medicine
Department of Physical Medicine and Rehabilitation,
Johns Hopkins University School of Medicine
Baltimore, Maryland

Jason Eggers, MD
TRIA Orthopedic Center
Department of Orthopedic Surgery
University of Minnesota Medical School,
Minneapolis, Minnesota

Sarah Eickmeyer, MD
Assistant Professor, Rehabilitation Medicine
Residency Program Director, Physical Medicine and Rehabilitation
Medical Director of Inpatient Rehabilitation Services, The University of Kansas Health System
Kansas City, Kansas

Miguel X. Escalon, MD, MPH
Assistant Professor of Rehabilitation Medicine and Director of Critical Care Rehabilitation
Icahn School of Medicine at Mount Sinai
New York, New York

Alberto Esquenazi, MD, FABPMR
John Otto Hass Chair and Professor of PM&R
Director Regional Amputation Rehabilitation Program
MossRehab and Einstein
Elkins Park, Pennsylvania

Constantine Farmakidis, MD
Assistant Professor
Neuromuscular Division, Department of Neurology
The University of Kansas Medical Center
Kansas City, Kansas

Randolph Faustino, PhD
Assistant Professor Department of Pediatrics
Genetics and Genomics Research Group
Sanford School of Medicine, University of South Dakota
Sioux Falls, South Dakota

Michael Fediw, MD
Oncology Rehabilitation Fellow,
Department of Physical Medicine & Rehabilitation
University of Michigan Medical School
Ann Arbor, Michigan

Dorianne R. Feldman, MD, MS
Department of Physical Medicine and Rehabilitation,
Johns Hopkins University School of Medicine;
Medical Director,
Inpatient Rehabilitation Unit, Johns Hopkins Hospital
Baltimore, Maryland

Colleen M. Fitzgerald, MD, MS
Associate Professor of Physical Medicine & Rehabilitation
Medical Director, Chronic Pelvic Pain Program
Medical Director, Clinical Research Office
Division of Pelvic Medicine & Reconstructive Surgery, Department of Obstetrics & Gynecology
Department of Orthopaedic Surgery & Rehabilitation
Loyola University Stritch School of Medicine/Loyola University Medical Center
Maywood, Illinois

Maria Flack, DPT
Senior Therapist Regional Amputation Rehabilitation Program
MossRehab
Elkins Park, Pennsylvania

Victor Foorsov, MD
Interventional Pain Management
Marianjoy Rehabilitation Hospital/Northwestern Medicine
Wheaton, Illinois

Gerard E. Francisco, MD
Professor and Chair, Department of Physical Medicine and Rehabilitation
The University of Texas Health Science Center McGovern Medical School
The NeuroRecovery Research Center at TIRR Memorial Hermann
Houston, Texas

Kevin Franzese, DO
Assistant Professor of Physical Medicine and Rehabilitation
University of Pittsburgh Medical Center
Pittsburgh, Pennsylvania

Adrielle L. Fry, MD
Department of Sport and Spine
EvergreenHealth
Seattle, Washington

Qi Fu, MD, PhD
Associate Professor
Cardiology Division, Internal Medicine
The University of Texas Southwestern Medical Center
Director of the Women's Heart Health Laboratory
Institute for Exercise and Environmental Medicine
Texas Health Presbyterian Hospital Dallas
Dallas, Texas

Heidi N. Fusco, MD
Assistant Professor of Physical Medicine & Rehabilitation
NYU Langone and Rusk Rehabilitation Hospital
New York, New York

Deborah J. Gaebler-Spira, MD
Professor PM&R and Pediatrics
Northwester Feinberg School of Medicine
Pediatric Rehabilitation
Shirley Ryan Ability Lab
Chicago, Illinois

Naomi Gauthier, MD
Instructor in Pediatrics, Harvard Medical School
Director, Cardiac Fitness Program
Department of Cardiology
Boston Children's Hospital
Boston, Massachusetts

Carl D. Gelfius, MD, FAAPMR, FAANEM
Pediatric Physiatrist, Nationwide Children's Hospital Medical Director, NCH PM&R Electrodiagnostic Laboratory Assistant Professor – Clinical,
Department of Physical Medicine and Rehabilitation
The Ohio State University College of Medicine
Columbus, Ohio

Laura Gilchrist, PT, PhD
Professor, Doctor of Physical Therapy Program
St. Catherine University
Minneapolis, Minnesota

Barbara Gladson, PT, OT, PhD
Associate Dean for Academic Affairs
Interim Chair Health Informatics
Professor, Clinical Trials
Professor, Pharmacology & Physiology
Director, Biopharma Educational Initiative
Rutgers University School of Health Professions
Newark, New Jersey

Marlis Gonzalez-Fernandez, MD, PhD
Associate Professor
Vice Chair, Clinical Affairs
Department of Physical Medicine and Rehabilitation
Johns Hopkins University School of Medicine
Baltimore, Maryland

Patrick D. Grace, MD
Department of Anesthesiology and Pain Medicine
University of Kansas Medical Center
Kansas City, Kansas

Christine D. Greco, MD
Assistant Professor
Department of Anesthsiology, Perioperative and Pain Medicine
Harvard Medical School
Boston Children's Hospital
Boston, Massachusetts

Samuel Greenberg
Long Island University Brooklyn
Brooklyn, New York

Susan R. Griffee, MD
Pain Fellow
Section of Physical Medicine and Rehabilitation
Louisiana State University Health Science Center New Orleans
New Orleans, Louisiana

Karen Guo
Occupational Therapy Program, School of Health and Rehabilitation Sciences
The Ohio State University Wexner Medical Center
Columbus, Ohio

Alli Hall
Occupational Therapy Program, School of Health and Rehabilitation Sciences
The Ohio State University Wexner Medical Center
Columbus, Ohio

Mark A. Harrast, MD
Clinical Professor of Rehabilitation Medicine, Orthopaedics and Sports Medicine
Medical Director, Sports Medicine Center at Husky Stadium
Program Director, Sports Medicine Fellowship
University of Washington
Seattle, Washington

Pamela Harris, MD, FAAPMR, FAAHPM
Director of Medical Programs
Kansas City Hospice & Palliative Care
Kansas City, Missouri

Justin Hata, MD
Associate Professor and Chair,
Department of Physical Medicine and Rehabilitation Management
Loma Linda University
Loma Linda, California

Theresa D. Hernández, PhD
Associate Dean for Research
College of Arts & Sciences
Professor, Department of Psychology and Neuroscience
Department of Physical Medicine and Rehabilitation
University of Colorado
Senior Investigator and Research Psychologist
Eastern Colorado Healthcare System
Rocky Mountain MIRECC (Mental Illness, Research, Education & Clinical Center)
Boulder, Colorado

James Hill, III, MD, MPH
Associate Professor
Director of Quality Improvement
Department of Physical Medicine & Rehabilitation
University of North Carolina School of Medicine
Chapel Hill, North Carolina

Michael Hodde, DO
Department of Physical Medicine & Rehabilitation
University of Pennsylvania, Perlman School of Medicine
Philadelphia, Pennsylvania

April Horstman
Occupational Therapy Program, School of Health and Rehabilitation Sciences
The Ohio State University Wexner Medical Center
Columbus, Ohio

Amy J. Houtrow, MD, PhD, MPH
Professor of Physical Medicine & Rehabilitation and Pediatrics
University of Pittsburgh School of Medicine
Pittsburgh, Pennsylvania

Vincent Huang, MD
Assistant Professor, Rehabilitation and Human Performance
Icahn School of Medicine at Mount Sinai
New York, New York

Anne Hudon, PT, PhD
Postdoctoral fellow
School of Public Health and Health System, University of Waterloo
Waterloo, Ontario, Canada
Faculty of Law, Civic Law Section
University of Ottawa
Ottawa, Ontario, Canada

Faiza Humayun, MD
Assistant Professor, Physical Medicine and Rehabilitation
Department of Neurology
James A. Haley Veteran's Hospital
University of South Florida
Tampa, Florida

Matthew Hunt, PT, PhD
Associate Professor and Director of Research,
School of Physical and Occupational Therapy, McGill University
Researcher
Centre for Interdisciplinary Research in Rehabilitation
Montreal, Quebec, Canada

Katarzyna Ibanez, MD
Assistant Attending Physiatrist, Department of Neurology, Rehabilitation Service
Memorial Sloan Kettering Cancer Center
New York, New York

Farha S. Ikramuddiin, MD, MPH
Assistant Professor
Department of Rehabilitation Medicine
Medical Director of Neurosciences
M Health Clinics and Surgery Center
University of Minnesota
Minneapolis, Minnesota

Brian S. Im, MD
Assistant Professor,
Department of Physical Medicine & Rehabilitation,
Director of Brain Injury Rehabilitation Medicine
NYU Langone Medical Center,
New York, New York

Bernadette Jaeger, DDS
Associate Professor
Department of Anesthesiology
UCLA School of Medicine
Section of Oral Medicine and Orofacial Pain
UCLA School of Dentistry
Los Angeles, California

Nitin B. Jain, MD, MSPH
Associate Professor of Physical Medicine & Rehabilitation, Orthopaedics, and Medicine (Epidemiology)
Vice Chair of PM&R Research and Co-Director of Orthopaedic Sports Medicine Research
Vanderbilt University School of Medicine
Nashville, Tennessee

Carlos A. Jaramillo, MD, PhD
Staff Physician/Clinical Investigator
Polytrauma Rehabilitation Center
South Texas Veterans Health Care System
San Antonio, Texas

Noelle M. C. Javier, MD
Assistant Professor of Medicine
Brookdale Department of Geriatrics and Palliative Medicine
Icahn School of Medicine at Mount Sinai
New York, New York

Michele Jehensen, MD
Clinical Associate Professor
Department of Anesthesiology, Perioperative and Pain Medicine
Stanford School of Medicine
Stanford, California

Birgitta Johansson, PhD
Clinical Neuroscience, Institute of Neuroscience & Physiology
The Sahlgrenska Academy, University of Gothenburg
Göteborg, Sweden

Jaimie John, MD
Department of Physical Medicine and Rehabilitation
NYU School of Medicine, Rusk Rehabilitation
New York, New York

Ciara Johnson, MD
The Department of Rehabilitation Medicine
The University of Kansas Medical Center
Kansas City, Kansas

Mark Jones, MD
Department of Anesthesia, Critical Care and Pain Medicine
Senior Resident
Beth Israel Hospital
Harvard Medical School
Boston, Massachusetts

Nanette C. Joyce, DO, MAS
Associate Clinical Professor
Director, UC Davis ALS Multidisciplinary Clinic
Department of Physical Medicine and Rehabilitation
Sacramento, California

Alan David Kaye, MD, PhD, DABA, DABPM, DABIPP, FASA
Professor, Program Director, and Chairman
Department of Anesthesiology
LSU Health Science Center
New Orleans, Louisiana

David J. Kennedy, MD
Professor and Chair
Department of Physical Medicine & Rehabilitation
Vanderbilt University Medical Center
Nashville, Tennessee

Ashish Khanna, MD
Attending Physician, Cancer Rehabilitation Medicine
The Kessler Institute for Rehabilitation
Clinical Assistant Professor, Department of Physical Medicine & Rehabilitation – Rutgers
West Orange, New Jersey

Jason Kiene, MD
U.S. Department of Veterans Affairs
Dwight D. Eisenhower Medical Center
Physical Medicine and Rehabilitation Services
Staff Physician
Leavenworth, Kansas

Heakyung Kim, MD
A. David Gurewitsch Professor and Vice Chair
Department of Rehabilitation & Regenerative Medicine
Director of Pediatric PM&R
Fellowship Director of Pediatric Rehabilitation Medicine
Columbia University Medical Center/Weill Cornell Medical College
New York Presbyterian Hospital
New York, New York

Nahyun Kim, MD
Pediatric Rehabilitation Medicine
Department of Rehabilitation & Regenerative Medicine
Columbia University Medical Center
New York, New York

Janice L. Kishner, RN, MSN, MHA, MBA, FACHE
Ochsner Health System
New Orleans, Louisiana

Stephen Kishner, MD
Professor of Clinical Medicine
Louisiana State University School of Medicine
Department of Physical Medicine and Rehabilitation
New Orleans, Louisiana

Patricia Kluding, PT, PhD
Professor and Chair, Department of Physical Therapy and Rehabilitation Science
University of Kansas Medical Center
Kansas City, Kasas

Sasha E. Knowlton, MD
Instructor, Department of Physical Medicine and Rehabilitation at Harvard Medical School
Assistant Director of Cancer Rehabilitation, Spaulding Rehabilitation Hospital
Boston, Massachusetts

Fabiolla Siqueira Kopp, MD
Physical Medicine & Rehabilitation
Program Director, Brain Injury Rehabilitation Medicine
Schwab Rehabilitation Hospital
Chicago Illinois

Radha Korupolu, MD
Attending Physician, TIRR Memorial Hermann,
Assistant Professor
Department of Physical Medicine and Rehabilitation
McGovern Medical School
Houston, Texas

Pinar Kuru-Bektasoglu, MD
Resident Physician, Department of Neurosurgery
University of Health Sciences, Fatih Sultan Mehmet Education and Research Hospital
PhD Student, Department of Physiology
Marmara University School of Medicine
Istanbul, Turkey

Monica Kurylo, PhD, ABPP
Professor and Director, Neurorehabilitation Psychology
Assistant Director, Division of Psychology
Depts of Psychiatry & Behavioral Sciences and Rehabilitation Medicine
University of Kansas Medical Center
Kansas City, Kansas

Ny-Ying Lam, MD
Assistant Professor,
Department of Rehabilitation Medicine
University of Washington
Seattle, Washington

Ruthanne Lamborghini, DPT
Physical Medicine & Rehabilitation
McLean-Massachusetts General Hospital/Spaulding Hospital
Boston, Massachusetts

Justin S. Lawley, PhD
Post-Doctoral Fellow
Institute for Exercise and Environmental Medicine
The University of Texas Southwestern Medical Center
Dallas, Texas

Jaime M. Levine, DO
Medical Director of Brain Injury Rehabilitation, Extended Recovery Unit
JFK-Johnson Rehabilitation Institute
Edison, New Jersey
Clinical Assistant Professor
Department of Rehabilitation Medicine
Robert Wood Johnson Medical School
Core Assistant Professor
Department of Rehabilitation Medicine
Seton Hall Medical School
Nutley, New Jersey

Henry L. Lew, MD, PhD, ABPMR, CCC-A
Tenured Professor and Chair,
University of Hawai'I at Mānoa,
John A. Burns School of Medicine,
Department of Communication Sciences and Disorders,
Honolulu, Hawaii
Adjunct Professor,
Virginia Commonwealth University School of Medicine,
Richmond, Virginia

Ivy Lim, MD, MBBS, MMed (Family Medicine), FAMS (Sports Medicine)
Consultant, Sports & Exercise Medicine
Changi General Hospital
Singapore

Cindy Y. Lin, MD
Clinical Assistant Professor
Sports & Spine Medicine, Department of Rehabilitation Medicine
University of Washington Medical Center
Seattle, Washington

Jacob Lindquist, MSOP, CPO
Associate Professor
Orthotics and Prosthetics Program
Eastern Michigan University
Ypsilanti, Michigan

Todd Linsenmeyer, MD
Professor, Department of Surgery, Division of Urology
Rutgers New Jersey Medical School
Research Professor, Department of Physical Medicine and Rehabilitation,
Rutgers New Jersey Medical School
Newark, New Jersey
Director of Urology,
Kessler Institute for Rehabilitation
West Orange, New Jersey

Betty Liu, MD
Associate Professor
Department of Physical Medicine and Rehabilitation
University of Pittsburgh
Pittsburgh, Pennsylvania

Ian B. Maitin, MD, MBA
Professor and Residency Program Director
Department of Physical Medicine & Rehabilitation
Temple University, Lewis Katz School of Medicine
Philadelphia, Pennsylvania

Steven Makovitch, DO
Clinical Instructor, Department of Physical Medicine and Rehabilitation
Harvard Medical School
Spaulding Rehabilitation Hospital
VA Boston Healthcare
Boston, Massachusetts

Smith C. Manion, MD
Midwest Anesthesia Associates, P.A.
Shawnee Mission Medical Center
Shawnee Mission, Kansas

Serge Marchand, PhD
Professor, Departments of Surgery and Anesthesiology
Université de Sherbrooke, Quebec, Canada
Scientific Director, Fonds de recherche du Québec - Santé
Montréal, Québec, Canada

Michelle Markowitz, OT, OD
Private Practice
Toronto, Ontario, Canada

Samuel N. Markowitz, MD, FRCSC
Professor of Ophthalmology and Vision Sciences
Director, Low Vision Rehabilitation Program
Department of Ophthalmology
University of Toronto
Toronto, Ontario, Canada

Manuel F. Mas, MD
Clinical Assistant Professor of Physical Medicine and Rehabilitation
The University of Texas Health Science Center McGovern Medical School
Attending Physician, Brain Injury Program, TIRR Memorial Hermann
Houston, Texas

R. Samuel Mayer, MD, MEHP
Associate Professor and Vice Chair, Education
Department of Physical Medicine and Rehabilitation
Johns Hopkins University School of Medicine
Baltimore, Maryland

Marissa R. McCarthy, MD
Associate Professor, Physical Medicine and Rehabilitation
Department of Neurology
James A. Haley Veteran's Hospital
University of South Florida
Tampa, Florida

Kristen McCormick, DO
Physical Medicine and Rehabilitation
Northwestern University Feinberg School of Medicine
Chicago, Illinois

Marwa Mekki, MD
Physical Medicine and Rehabilitation
Icahn School of Medicine at Mount Sinai
New York, New York

Bryan Merritt, MD
Assistant Professor, Physical Medicine and Rehabilitation
Department of Neurology
James A. Haley Veteran's Hospital
University of South Florida
Tampa, Florida

Raj Mitra, MD
The Senator Robert J. Dole Professor and Chair
Department of Rehabilitation Medicine
University of Kansas Medical Center
Kansas City, Kansas

Sarah Money, MD
Clinical Assistant Professor
Department of Physical Medicine & Rehabilitation
University of Michigan Medical School
Ann Arbor, Michigan

Forrest Monroe, MD
Department of Anesthesiology and Pain Medicine
University of Kansas Medical Center
Kansas City, Kansas

Marcos Montagnini, MD
Professor of Medicine
Division of Geriatric and Palliative Medicine
Director, Hospice and Palliative Medicine Fellowship Program
University of Michigan
Director, Palliative Care Program
VA Ann Arbor Healthcare System
Ann Arbor, Michigan

Brianne Morris, OTR/L
Senior Occupational Therapist, Department of Neurology, Rehabilitation Service
Memorial Sloan Kettering Cancer Center
New York, New York

Rachel Mulheren, PhD, CCC-SLP
Assistant Professor
Communication Sciences Program
Department of Psychological Sciences
Case Western Reserve University
Cleveland, Ohio

Dawn M. Myers, DO, MPT
Physical Medicine and Rehabilitation
Phelps County Regional Medical Center
Rolla, Missouri

Mary Jane Myslinski, PT, EdD
Associate Professor
Doctoral Program in Physical Therapy
Doctoral Program in Health Sciences
Rutgers University School of Health Professions
Newark, New Jersey

Andrew M. Nava, MD
Assistant Professor
Department of Physical Medicine and Rehabilitation
Johns Hopkins University School of Medicine
Baltimore, Maryland

Benjamin Nguyen, MD
Professor,
Department of Physical Medicine & Rehabilitation
UT Southwestern
Dallas, Texas

Alexandra Nielsen Arickx, MD
Assistant Professor
Director Brain Injury Rehabilitation
Department of Rehabilitation Medicine
Kansas University Medical Center
Kansas City, Kansas

Ashok Nimgade, MD, MPH, SM
Physical Medicine & Rehabilitation
McLean-Massachusetts General Hospital/Spaulding Hospital
Boston, Massachusetts

Matthew B. Novitch, BS
Medical Student
Medical College of Wisconsin
Wausau, Wisconsin

Randolph J. Nudo, PhD, FAHA, FASNR
University Distinguished Professor
Vice Chair of Research, Department of Rehabilitation Medicine
Marion Merrell Dow Distinguished Professor in Aging
Director, Institute for Neurological Discoveries
Director, Landon Center on Aging
Professor, Department of Molecular and Integrative Physiology
University of Kansas Medical Center
Kansas City, Kansas

Tochi J. Nworu, MD
Physical Medicine and Rehabilitation
Burke Rehabilitation Hospital
White Plains, New York

Colleen O'Connell, MD FRCPC
Research Chief, Stan Cassidy Centre for Rehabilitation
Assistant Professor of Physical Medicine and Rehabilitation
Dalhousie University Faculty of Medicine
Fredericton, New Brunswick, Canada

Ernest Oh, MD
Physical Medicine & Rehabilitation/Pain Management
Loma Linda University
Loma Linda, California

Mooyeon Oh-Park, MD
Chief Medical Officer
Burke Rehabilitation Hospital, White Plains, New York
Professor, Vice Chair of Administrative and Academic Affairs
Department of Physical & Rehabilitation Medicine
Albert Einstein College of Medicine, Montefiore Health System

Cayce Onks, DO, MS, ATC
Associate Professor
Departments of Family Medicine and Orthopaedics
Associate Program Director
Primary Care Sports Medicine Fellowship, Hershey
Penn State Hershey Medical Center
Hershey, Pennsylvania

Matthew C. Oswald, MD
Assistant Professor
Department of Physical Medicine and Rehabilitation
Northwestern University Feinberg School of Medicine
Chicago, Illinois

Sabrina Paganoni, MD
Assistant Professor, Harvard Medical School
Department of Physical Medicine and Rehabilitation
Spaulding Rehabilitation Hospital
Boston, Massachusetts

Ajit B. Pai, MD
Assistant Professor
Department of Physical Medicine and Rehabilitation;
Virginia Commonwealth University
Richmond VA PM&R and Polytrauma Service
Hunter Holmes McGuire VA Medical Center
Richmond, VA

Andre Panagos, MD, MSc, FAAPMR
Clinical Assistant Professor, Department of Rehabilitation Medicine
NYU Langone Medical Center
Spine & Sports Medicine of New York
New York, New York

Sagar S. Parikh, MD
Physical Medicine and Rehabilitation
Assistant Professor
Rutgers - Robert Wood Johnson Medical School
New Brunswick, New Jersey
Pain Fellowship Director
JFK Johnson Rehabilitation Institute
Edison, New Jersey

Shailesh S. Parikh, MD
Physical Medicine and Rehabilitation
Kessler Rehabilitation Institute
West Orange, New Jersey

Mamatha Pasnoor, MD
Associate Professor
Neuromuscular Division, Department of Neurology
The University of Kansas Medical Center
Kansas City, Kansas

Vijita Patel, MD
Physical Medicine & Rehabilitation
UT Southwestern Medical Center
Dallas, Texas

Inder Perkash, MD, FACS, FRCS
Emeritus Professor Urology, PM&R and PVA Professor SCI Medicine
Stanford University
Stanford, California

Danielle Perret-Karimi, MD
Associate Professor
Physical Medicine & Rehabilitation
University of California, Irvine
Irvine, California

Andrew Persch, PhD, OTR/L, BCP
Assistant Professor
Department of Occupational Therapy
College of Health and Human Sciences
Colorado State University
Fort Collins, Colorado

Jason Petrasic, MD
Associate Professor
Department of Physical Medicine and Rehabilitation
The University of Texas Southwestern Medical Center
Dallas, Texas

Stanley Poole, DO
Physical Medicine & Rehabilitation
University of California, Irvine
Irvine, California

Claudia Preston, MD
Genetics and Genomics Research Group
Sanford School of Medicine, University of South Dakota
Sioux Falls, South Dakota

David Z. Prince, MD
Assistant Professor Rehabilitation Medicine and Internal Medicine
Albert Einstein College of Medicine
Director, Cardiopulmonary Rehabilitation
Montefiore Medical Center
Bronx, New York

Melissa Pun, MD
Physical Medicine & Rehabilitation
Kaiser Permanente
San Francisco, California

Wenchun Qu, MD, MS, PhD
Associate Professor, Department of Physical Medicine and Rehabilitation
Associate Professor Department of Anesthesiology & Perioperative Medicine
Mayo Clinic
Rochester, Minnesota

Nassim Rad, MD
Acting Assistant Professor, Department of Rehabilitation Medicine
University of Washington
Seattle, Washington

Cara Camiolo Reddy, MD
Assistant Professor
Department of Physical Medicine and Rehabilitation
University of Pittsburgh School of Medicine
Director Outpatient Brain Injury Program
University of Pittsburgh Medical Center
Pittsburgh, Pennsylvania

Grace Reifenberg
Occupational Therapy Program, School of Health and Rehabilitation Sciences
The Ohio State University Wexner Medical Center
Columbus, Ohio

Monica Rho, MD
Assistant Professor of Physical Medicine & Rehabilitation
Chief of Musculoskeletal Medicine
Department of Physical Medicine & Rehabilitation
Northwestern University Feinberg School of Medicine/Shirley Ryan AbilityLab
Chicago, Illinois

Bobbie Lynn Riley, MD
Associate,
Department of Anesthsiology, Perioperative and Pain Medicine
Instructor in Anaesthesia,
Harvard Medical School
Boston Children's Hospital
Boston, Massachusetts

Robert Rinaldi, MD
Associate Professor of Pediatrics and PM&R
Chief, Division of Pediatric Rehabilitation Medicine
Medical Director, Children's Health Specialty Center-Cityville
Department of Physical Medicine and Rehabilitation
UT Southwestern Medical Center
Dallas, Texas

Katherine Rizzone, MD, MPH
Assistant Professor,
Department of Orthopaedics, Rehabilitation; Department of Pediatrics
University of Rochester Medical Center
Rochester, New York

Ana-Marie Rojas, MD
Assistant Professor PM&R
Northwester Feinberg School of Medicine
Pediatric Rehabilitation
Shirley Ryan AbilityLab
Chicago, Illinois

Mark A. Ross, MD, FAAN, FANA
Professor of Neurology
Director EMG Laboratory and Neuromuscular Division
Department of Neurology
Mayo Clinic Arizona
Scottsdale, Arizona

Elliot Roth, MD
The Paul B. Magnuson Professor and Chairman
Department of Physical Medicine and Rehabilitation
Northwestern University Feinberg School of Medicine
Shirley Ryan AbilityLab (formerly Rehabilitation Institute of Chicago)
Chicago, Illinois

Lisa Marie Ruppert, MD, FAAPMR
Assistant Attending, Department of Neurology-Rehabilitation Medicine Service
Memorial Sloan Kettering Cancer Center
Assistant Professor-Rehabilitation Medicine
Weill Cornell Medical College
New York, New York

Leslie Rydberg, MD
Attending Physician
Physical Medicine and Rehabilitation
Assistant Residency Director, Physical Medicine and Rehabilitation
Monika and Henry Betts Medical Student Education Chair
Shirley Ryan AbilityLab
Assistant Professor, Physical Medicine and Rehabilitation
Northwestern University Feinberg School of Medicine
Chicago, Illinois

David A. Scalzitti, PT, PhD
Assistant Professor of Health, Human Function, and Rehabilitation Science
The George Washington University School of Medicine and Health Sciences
Washington, DC

Kathryn W. Schaaf, PhD
Assistant Professor
Department of Physical Medicine and Rehabilitation
Virginia Commonwealth University
Richmond, Virginia

Michael Schaefer, MD
Department of Physical Medicine and Rehabilitation
Cleveland Clinic
Cleveland, Ohio

Byron J. Schneider, MD
Assistant Professor
PM&R Spine and Musculoskeletal Fellowship Director
Department of Physical Medicine & Rehabilitation
Vanderbilt University Medical Center
Nashville, Tennessee

Jeffrey C. Schneider, MD
Associate Professor, Department of Physical Medicine and Rehabilitation, Harvard Medical School
Medical Director, Trauma and Burn Program, Spaulding Rehabilitation Hospital
Boston, Massachusetts

Kelly Scott, MD
Associate Professor
Department of Physical Medicine & Rehabilitation
Medical Director of the Comprehensive Pelvic Rehabilitation Program
UT Southwestern Medical Center
Dallas, Texas

Hannah Aura Shoval, MD
Attending Pediatric Physiatrist
Children's Specialized Hospital
Clifton, New Jersey

Alexander B. Shulman, BS
Medical Student
Medical College of Wisconsin
Wausau, Wisconsin

Lee Shuping, MD, MPT
Assistant Professor
Department of Physical Medicine & Rehabilitation
University of North Carolina at Chapel Hill
Chapel Hill, North Carolina

Mary Sipski, MD
Physical Medicine & Rehabilitation
University of California, Irvine
Irvine, California

Caroline Sizer, MD
Medical Director, Brain Injury Program
Northeast Rehabilitation Hospital
Salem, New Hampshire

McCasey Smith, MD
Assistant Professor
Department of Rehabilitation Medicine
Director of Spine Rehabilitation
The University of Kansas Medical Center
Kansas City, Kansas

Sean Smith, MD
Assistant Professor
Director of the Cancer Rehabilitation Program
Department of Physical Medicine & Rehabilitation
University of Michigan Medical School
Ann Arbor, Michigan

Rachna Hajela Soriano, DO
Assistant Professor, Department of Physical Medicine and Rehabilitation
Northwestern University Feinberg School of Medicine
Director, Wound Care Clinic, Shirley Ryan Ability Lab
Chicago, Illinois

James Spendley, DO
Medical Director Spinal Cord Injury
Courage Kennedy Rehabilitation Institute
Minneapolis, Minnesota

Rebecca Spragg, MSOP, CPO
Assistant Professor, School of Health Promotion and Human Performance,
Orthotics and Prosthetics Program
Eastern Michigan University
Ypsilanti, Michigan

Claire Sroka
Occupational Therapy Program, School of Health and Rehabilitation Sciences
The Ohio State University Wexner Medical Center
Columbus, Ohio

Joseph Standley, DO
Physical Medicine and Rehabilitation
Department of Neurology
James A. Haley Veteran's Hospital
University of South Florida
Tampa, Florida

Vikki A. Stefans, MD
Pediatrics and Physical Medicine and Rehabilitation
UAMS College of Medicine
Little Rock, Arkansas

Joel Stein, MD
Simon Baruch Professor and Chair
Department of Rehabilitation and Regenerative Medicine
Columbia University Vagelos College of Physicians and Surgeons
Professor and Chair
Department of Rehabilitation Medicine
Weill Cornell Medicine
Physiatrist-in-Chief
New York-Presbyterian Hospital
New York, New York

Eric F. Sterne
Physical Medicine and Rehabilitation
Louisiana State University Health Science Center New Orleans
New Orleans, Louisiana

Michael Streifer, BA
DPT/PhD Student
Rutgers University School of Health Professions
Newark, New Jersey

Michael D. Stubblefield, MD
Medical Director for Cancer Rehabilitation – Kessler Institute for Rehabilitation
National Medical Director for ReVital Cancer Rehabilitation – Select Medical
Clinical Professor, Department of Physical Medicine and Rehabilitation – Rutgers New Jersey Medical School
West Orange, New Jersey

Patricia B. Sutker, PhD
Clinical Professor, Departments of Psychiatry and Anesthesiology
LSU Health Sciences Center
New Orleans, Louisiana

Benedict Tan, MBBS, MSpMed, FAMS (Sports Medicine), FACSM
Chief and Senior Consultant, Sport & Exercise Medicine, Changi General Hospital
Chairman, Exercise is Medicine
Singapore

Carmen Terzic, MD, PhD
Professor and Chair, Department of Physical Medicine and Rehabilitation
Associate Director Cardiovascular Rehabilitation Program
Mayo Clinic
Rochester, Minnesota

Donna C. Tippett, MPH, MA, CCC-SLP
Associate Professor
Department of Neurology
Department of Otolaryngology—Head and Neck Surgery
Department of Physical Medicine and Rehabilitation
Johns Hopkins University School of Medicine
Baltimore, Maryland

Dorothy W. Tolchin, MD
Instructor (part-time), Harvard Medical School
Department of Physical Medicine and Rehabilitation
Spaulding Rehabilitation Hospital
Boston, Massachusetts

Donald O. Tower, III, DO
Associate Medical Director
Northeast Rehabilitation Hospital Network
Nashua, New Hampshire

Hung Tran, MD
Assistant Professor, Physical Medicine and Rehabilitation
Department of Neurology
James A. Haley Veteran's Hospital
University of South Florida
Tampa, Florida

Stephanie Van
Chief Resident,
Department of Physical Medicine and Rehabilitation,
Johns Hopkins University School of Medicine
Baltimore, Maryland

Marc van de Rijn, MD
Neuromuscular Medicine Fellow
Physical Medicine and Rehabilitation
University of California, Davis
Sacramento, California

Allison Kessler Vear, MD, MSc
Assistant Professor, Department of Physical Medicine and Rehabilitation
Northwestern University Feinberg School of Medicine
Attending Physician, Division of Spinal Cord Injury Medicine, Shirley Ryan Ability Laboratory
Chicago, Illinois

Lauren Vernese, DO
Sports Medicine Fellow
Swedish Medical Center
Seattle, Washington

Joshua A. Vova, MD, FAAP, FAAPMR
Medical Director of Rehabilitation, Children's Healthcare of Atlanta
Adjunct Clinical Assistant Professor, Department of Physical Medicine, Emory University School of Medicine
Adjunct Clinical Assistant Professor, Department of Pediatrics Morehouse School of Medicine
Atlanta, Georgia

David Walk, MD
Professor
Head, Neuromuscular Division, Department of Neurology
University of Minnesota Medical School
Minneapolis, Minnesota

Lauren B. Ward, PT, MSPT, PCS, CLT
Department of Physical Therapy
Buerger Center for Advanced Pediatric Care
Children's Hospital of Philadelphia
Philadelphia, Pennsylvania

Neal Washburn, DO
Physical Medicine & Rehabilitation
University of California, Irvine
Irvine, California

Lora Watts, PhD
Assistant Professor, Department of Applied Biomedical Sciences
University of the Incarnate
Word School of Osteopathic Medicine
San Antonio, Texas

Karen M. Weber, PT, OCS
Spaulding Braintree Outpatient Center, Braintree, Massachusetts
Spaulding Rehabilitation Network
Boston, Massachusetts

Rebecca Weisshaar
Occupational Therapy Program, School of Health and Rehabilitation Sciences
The Ohio State University Wexner Medical Center
Columbus, Ohio

Lisa M. Williams, MD
Staff Physician, Department of Physical Medicine and Rehabilitation
Neuromuscular Medicine
University of California, Davis
Sacramento, California

Suzanne L. Woodbury, MD
Associate Professor of Physical Medicine and Rehabilitation
Baylor College of Medicine
Director of Electromyography Laboratory
Texas Children's Hospital
Houston, Texas

Stanley K. Yoo, MD, FABPMR
Attending Physiatrist
Regional Amputation Rehabilitation Program
MossRehab and Einstein
Elkins Park, Pennsylvania

Mary H. Zeigler, MS, Rn, CRRN, CWON
Physical Medicine and Rehabilitation
Northwestern University Feinberg School of Medicine
Chicago, Illinois

Patricia Zheng, MD
Assistant Professor
Department of Orthopaedic Surgery
University of California San Francisco
San Francisco, California

Leslie Zuniga, MD
Clinical Neurophysiology Fellow
Department of Neurology
Mayo Clinic Arizona
Scottsdale, Arizona

前言

《康复医学原理》旨在成为物理医学与康复医学专业的综合性权威专著。

本书涵盖大量的内容,包括对经典康复主题的完整回顾,如脑损伤、脊髓损伤、脑卒中、疼痛治疗和电诊断医学。此外,还有大量章节专门介绍肌肉骨骼医学、儿科康复和运动医学。内容丰富的第一部分回顾了基本康复评估所必需的基础知识。多个章节反映了该领域的前沿主题,如再生医学、失能退伍军人康复、多发伤患者康复、手功能康复、康复医学伦理、孕期和产后疼痛患者康复、失能患者的性功能障碍、工作导致的肌肉骨骼疾病、发展中国家的康复问题和临终康复。每章由该领域公认的领军者撰写,重点关注病理生理学、诊断和康复管理。并且编者团队竭尽全力,以开门见山的方式直接陈述患者应用,用最简明的方式来传递信息。书中文字辅以相关的图片、表格,还有患者医疗程序,这些程序是专门设计的,能让人对一些原则有基本的理解。

如此规模的项目需要几个团队的巨大贡献。特别感谢作者分享他们在各自领域的知识。此外,我们的总编辑(Antoinette Holthaus 女士、Michael Carroll 博士和 Lauren Sawatzky 女士)在保持项目正常运行方面做了出色的工作。最后,特别感谢 McGraw-Hill 的编辑人员的专业知识,包括我们的高级发展编辑 Regina Brown 女士和高级组织协调编辑 Amanda Fielding 女士。

Raj Mitra 医学博士

目录

第五篇 儿童康复

第六篇 电诊断与神经肌肉疾病

第七篇 辅助治疗、假肢与矫形器

第八篇 特殊疾病康复

第一篇　康复医学综合评估

第一篇

第1章　康复医学概论

Raj Mitra

失能(disability)(残疾)是一个道德和全球性问题,影响超过10亿人,约占全球人口的七分之一,或者大约15%[1]。世界卫生组织(World Health Organization,WHO)已经认识到,失能会对全球人权和基本公共卫生产生不利的影响(图1-1)。根据WHO的数据,失能对贫困人群的影响尤其严重,可能减少其获得医疗、教育和就业的机会[2]。失能者更有可能被侵犯基本人权;更有可能被虐待;更有可能遭受歧视、暴力,丧失自主权。

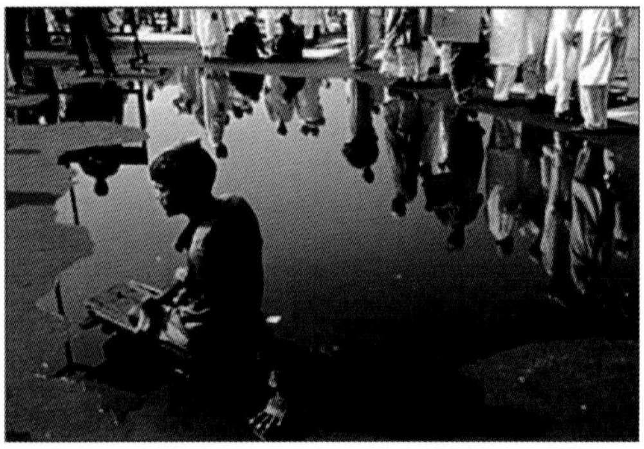

图1-1　“在残疾的边缘”(经允许摘自Asis Kumar Sanyal,WHO)

与传统康复医学以医疗提供者或者疾病为中心的模式不同,现代康复医学模式是以患者为中心。在这种模式中,医疗提供者、家庭成员和其他照料者合作,照料失能者并恢复他们的功能。

康复专业还设法解决复杂的社会环境与病损、失能患者的相互作用问题。这包括家庭环境的改造(例如入口的台阶数量;厨房、卧室和浴室的位置;空间的可及性)以及日常生活活动能力、职业、医疗保险状况、家庭照顾者的存在情况和个人爱好的评估。

因为功能目标是由团队设定,并需要患者参与,所以康复模式更具独特性。目标通常包括减少病损、失能和患者的障碍——最终恢复功能。这些目标是通过使用药物、介入治疗、康复治疗、患者教育,以及生活方式和工作场所的改变与改造来实现的。照护者通常是康复团队的组成部分。

基本定义

康复医学的主要目标是使遭受病损、失能和障碍的个体获得最大程度的功能恢复。**病损(impairment)**是指心理、认知、生理或解剖功能的丧失或减少。病损的例子包括肢体缺失、运动能力减退或认知缺陷。**失能(disability)**是指执行任务或活动的能力减弱,这项任务或活动在相应的社会背景下通常被认为是正常的。丧失日常生活活动能力(例如穿衣、洗漱和做饭)就是失能的示例。病损导致的失能可能使个体处于整体社会劣势,被进一步定义为**障碍(handicap)**。

美国物理医学和康复委员会(The American Board of Physical Medicine and Rehabilitation)将该专业的目标定义为“恢复功能,减轻疼痛,提高生活质量”[3]。这个定义进一步扩大到“照顾整个的人”。康复的定义在世界各地是不同的,而且往往反映了不同地区的情况。联合国给康复下了更广泛的定义:“康复远远超出健康领域,它包括广泛的内容,例如教育、社会咨询、职业培训、交通、无障碍设施和辅助技术……对于大多数失能者来说,获得恰当的(再)康复是融入社会和参与社区生活的条件[4]。”WHO将康复定义为“帮助经历或可能要经历失能的人在与环境的互动中实现和保持最佳功能的一系列措施[5]。”此外,WHO还认为康复在整个医疗过程中都能够提供帮助,改善健康结局,通过减少住院时间降低成本,减少失能,提高生活质量[6-12]。康复医学的定义是“通过诊断和治疗健康问题、减少病损以及预防或治疗并发症来改善功能[13]”。

认识到康复缺乏基本的统一框架,WHO在2011年的《世界卫生报告》中发布了《国际功能、失能和健康分类》(*The International Classification of Functioning, Disability and Health*, ICF)[14]。ICF是一个失能分类系统,提供了在个体水平和全球水平上衡量失能和健康的框架,并通过 WHO 失能评估量表(WHO disability ssessment Schedule, WHODAS2.0)实施[15]。

世界康复历史

失能和功能恢复的概念在古代就有记载。辅助设备的最早记录之一是在一幅古埃及洞穴绘画中发现的,可以追溯到公元前 2830 年[16]。有趣的是,通过计算机断层扫描(computed tomography, CT),研究者在埃及第 21 王朝(公元前 1085—公元前 950 年)的一具木乃伊体内发现了一个假肢脚趾[17](图 1-2)。

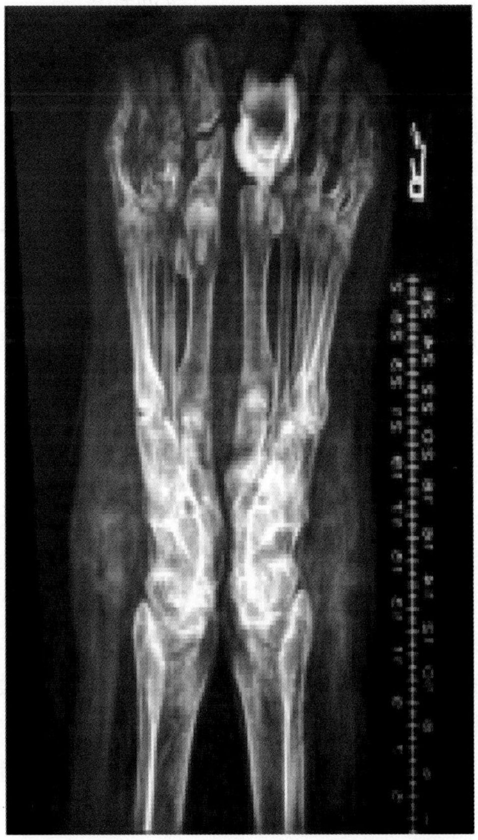

图 1-2　古埃及木乃伊假肢脚趾的放射学研究(经允许摘自 Brier B, Vinh P, Schuster M, et al. A radiologic study of an ancient Egyptian mummy with a prosthetic toe. Anat Rec. 2015, 298:1047-1058)

第二个被发现的假肢脚趾仍然是在木乃伊上,经过仔细地分析,研究者证实它由一种木质树脂制成,有佩戴使用的痕迹,由纺织品固定在适当的位置(图 1-3)。

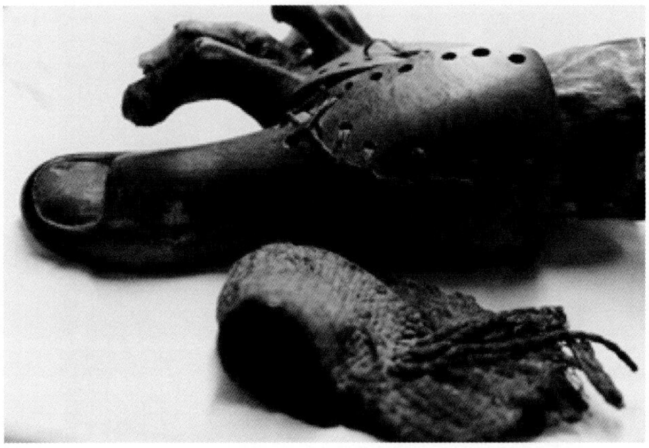

图 1-3　纺织品固定到位的木制假肢脚趾(经允许摘自 Brier B, Vinh P, Schuster M, et al. A radiologic study of an ancient Egyptian mummy with a prosthetic toe. Anat Rec. 2015, 298:1047-1058)

在古希腊,功能障碍和失能的人有时会被社会摒弃。由于失能被视为对罪恶的惩罚,因此人们努力进行功能恢复以便能够再次被社会接受[18]。恢复功能的人被认为是受到了神的祝福。在 Hippocrates,人们将疾病及其后遗症描述为衰老的自然过程而不是对罪恶的惩罚,之后不久人们对失能的看法就发生了转变[19]。

有趣的是,康复从早期开始就与战争交织在一起。公元二世纪,Galen(罗马皇帝的医生)为士兵开出了特殊形式的运动处方,用于治疗战争相关的损伤[20]。后来在公元 5 世纪,古希腊医生 Herodicus 描述了管理和预防疾病的练习方法[21]。基督教传播后,人们对失能者的看法发生了变化。人们更加同情地看待那些遭受普通病损(如失明、失聪、麻风病)的人。

现代康复的概念诞生于文艺复兴时期,当时医生们在人体解剖学、运动链及其与功能的关系的研究取得了很大进展。最著名的是意大利解剖学家 Andreas Vesalius(1514—1564 年),他出版了教科书 *De Humani Corporis Fabrica*(《人体的构造》)[22](图 1-4)。随后,法国医生 Andry de Bois-Regard(1658—1742 年)在 1741 年撰写了 *Traité d' Orthopédie*(《骨科学》)一书,其中描述了运动和功能恢复之间的因果关系[23]。瑞士医生 Joseph Clément Tissot(1747—1826 年)在前人工作的基础上,于 1780 年出版了 *Grantique Médicinale et Chirsuricale*(《内科和外科体操学》)。Tissot 第一个描述了早期运动和锻炼对患病的人和术后患者的好处——这些概念远远领先于他们的时代[24]。

在苏格兰神经科医生 Charles Bell(1774—1842 年)的带领下,人们关于神经解剖和功能的认知在 19 世纪得到了极大发展。他描述了本体感觉的基

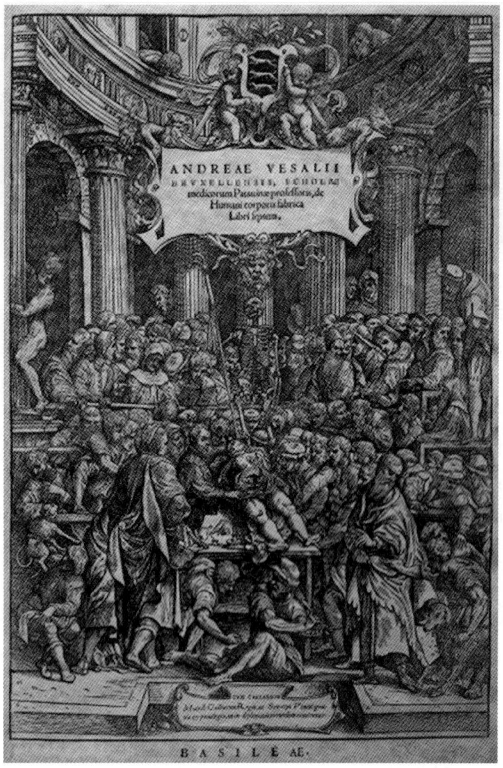

图 1-4 De Humani Corporis Fabrica 封面（图片引自：Vesalius A. On the fabric of the human body. Vol. 2：Ligaments & muscles. Translated by William F, Richardson and John B. Carman. San Francisco：Norman，1999. 1st edition）

本概念，首先将其描述为“肌肉感觉”[25]。法国神经科医生 Fulacy Raymond（1844—1910 年）在其工作的基础上，首次提出了“运动再教育”（motor reeducation）的理论[26]。

20 世纪初美国最初的康复工作是由当时的总统富兰克林（Franklin Delano Roosevelt）患病推动的。富兰克林患有脊髓灰质炎和下肢瘫痪，他在佐治亚州沃姆斯普林斯（Warm Springs，Georgia）购买了房产，那里后来被改造成脊髓灰质炎综合康复中心[27]，提供包括水疗、神经康复和矫形手术在内的众多服务[28]（图 1-5）。

随后，医生 Frank Krusen 在 Temple University 设立了第一个物理医学和康复系[29]。与富兰克林总统相似，Krusen 医生也在很小的时候就受到疾病的困扰，他在感染肺结核后在疗养院住院休养。长时间卧床休息（当时的治疗策略）之后，Krusen 医生意识到早期物理治疗在恢复过程中的意义，并且，他还意识到了康复治疗的重要性和长时间卧床对功能恢复的危害。后来，他在 1941 年出版了美国第一本综合康复医学教科书 *Physical Medicine*（《物理医学》）[30]。

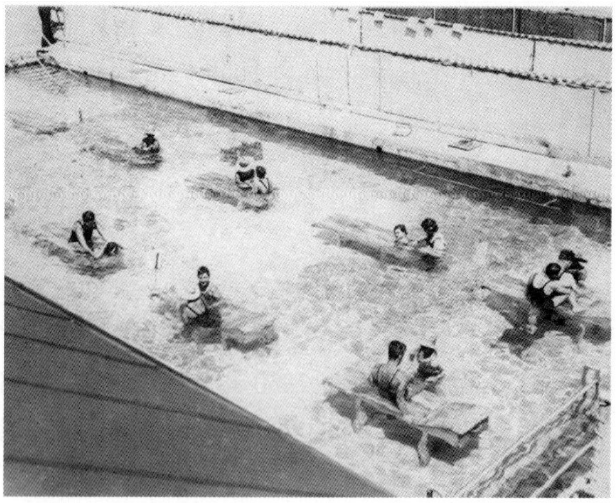

图 1-5 沃姆斯普林斯治疗池（1935 年）（图片来自：the Archives of Roosevelt Warm Springs Institute for Rehabilitation）

第二次世界大战拓宽了物理医学和康复（Physical medicine and rehabilitation，PM&R）领域，因为许多退伍军人从战争中带着创伤相关的失能归来，包括截肢、脑外伤和脊髓损伤[31]。为了应对这种情况，美国设立了陆军航空队康复项目（Army Air Forces Convalescent program）。医生 Howard Rusk 被很多人认为是美国“综合康复之父”，他在纽约大学创建了首批综合性住院康复中心[32]。Rusk 医生及其团队早期的重要贡献包括把运动、理疗、设备、按摩和手法应用到功能恢复中[33]。

未来展望

康复医疗的高价值比提升患者医疗体验本身所带来的影响更为深远，同时影响到社会及其政府的方方面面。由于全球失能的发生率非常高，未来的关键工作将在于全方位加强人才培养及开展高质量的研究。

康复专业人员的首要目标是帮助失能者恢复功能，从而帮助他们改善生活、提高尊严和建立信心。本书的目的是为康复从业者提供一些基本原则，有助于失能的诊断、管理、改善和预防。

（周景升 译，王继先 万春晓 校）

参考文献

1. The World Health Survey, WHO. http://www.who.int/healthinfo/survey/en/. Accessed October 9, 2017.
2. WHO Global Action Plan 2014–2021. http://apps.who.int/iris/bitstream/10665/199544/1/9789241509619_

eng.pdf?ua=1. Accessed October 7, 2017.
3. https://www.abpmr.org/About. Accessed October 2, 2017.
4. http://www.un.org/esa/socdev/enable/rights/ahc3ri.pdf. Accessed October 2, 2017.
5. http://www.who.int/disabilities/world_report/2011/chapter4.pdf. Accessed October 2, 2017.
6. Stucki G, Reinhardt JD, Grimby G. Organizing human functioning and rehabilitation research into distinct scientific fields. Part II: Conceptual descriptions and domains for research. *J Rehabil Med*. 2007;39:299–307. doi:10.2340/16501977-0051. PMID:17468802.
7. Stucki G, Ustün TB, Melvin J. Applying the ICF for the acute hospital and early post-acute rehabilitation facilities. *Disabil Rehabil*. 2005;27:349–352. doi:10.1080/09638280400013941. PMID:16040535.
8. Rauch A, Cieza A, Stucki G. How to apply the International Classification of Functioning Disability and health (ICF) for rehabilitation management in clinical practice. *Eur J Phys Rehabil Med*. 2008;44:439–442.
9. Forster A, Lambley R, Hardy J, et al. Rehabilitation for older people in long-term care. Cochrane Database of Systematic Reviews (Online), 2009;1CD004294- PMID: 19160233.
10. Khan F, Turner-Stokes L, Ng L, et al. Multidisciplinary rehabilitation for adults with multiple sclerosis. Cochrane Database of Systematic Reviews (Online), 2007;2CD006036- PMID:17443610.
11. Lacasse Y, Goldstein R, Lasserson TJ, et al. Pulmonary rehabilitation for chronic obstructive pulmonary disease. Cochrane Database of Systematic Reviews (Online), 2006;4CD003793- PMID:17054186.
12. Davies EJ, Sagar VA, Davies EJ, et al. Exercise based rehabilitation for heart failure. Cochrane Database of Systematic Reviews (Online), 2010;4CD003331- PMID: 20393935.
13. Gutenbrunner C, Ward AB, Chamberlain MA. White book on physical and rehabilitation medicine in Europe. *J Rehabil Med*. 2007;45(suppl):6–47. PMID:17206318.
14. http://www.who.int/disabilities/world_report/2011/chapter4.pdf. Accessed October 2, 2017.
15. http://www.who.int/classifications/icf/en/. Accessed October 2, 2017.
16. Sotelano F. History of rehabilitation in Latin America. *Am J Phys Med Rehabil*. 2012;91(4):368–373.
17. Brier B, Vinh P, Schuster M, Mayforth H, Johnson E. A radiologic study of an ancient Egyptian mummy with a prosthetic toe. *Anat Rec*. 2015;298:1047–1058.
18. Conti AA. Western medical rehabilitation through time: a historical and epistemological review. *Scientific World J*. 2014;2014: article ID 432506. doi:10.1155/2014/432506.
19. Conti AA. Reconstructing medical history: historiographical features, approaches and challenges. *Clinica Terapeutica*. 2011;162(2):133–136.
20. Shoja MM, Tubbs RS, Ghabili K, Griessenauer CJ, Balch MW, Cuceu M. The Roman Empire legacy of Galen (129–200 AD). *Childs Nerv Syst*. 2015;31(1):1–5. Epub 2014 Jul 19.
21. Dreeben O. Development of the physical therapy profession. In: Christina M. Barrett and Olga Dreeben-Irimia's. *Dreeben-Irimia's Introduction to physical therapy for physical therapist assistants*. Sudbury, MA: Jones and Bartlett; 2007:3–22.
22. Conti AA. Reconstructing medical history: historiographical features, approaches and challenges. *Clinica Terapeutica*. 2011;162(2):133–136.
23. Andry de Boisregard N. *L'orthopédie ou l'art de prévenir et de corriger dans les enfants les difformités du corps. Le tout par des moyens a la portée des pères & des mères & des personnes qui ont des enfants à élever, La veuve Alix*. Paris: Lambert & Durand; 1741.
24. Tissot CJ. *Gymnastique Medicinale et Chirurgicale*. Paris: Bastien; 1780.
25. Grzybowski A, Kaufman MH. Sir Charles Bell (1774–1842): contributions to neuro-ophthalmology. *Acta Ophthalmol Scand*. 2007;85(8):897–901. Epub 2007 Aug 2.
26. Conti AA. Western medical rehabilitation through time: a historical and epistemological review. *Scientific World J*. 2014;2014:432–506. doi:10.1155/2014/432506.
27. Verville RE, Ditunno JF. Franklin Delano Roosevelt, polio, and the Warm Springs experiment: its impact on physical medicine and rehabilitation. *PMR*. 2013;5(1):3–8.
28. Ditunno JF Jr, Becker BE, Herbison GJ. Franklin Delano Roosevelt: the diagnosis of poliomyelitis revisited. *PMR*. 2016;8(9):883–893.
29. Atanelov L, Stiens SA, Young MA. History of physical medicine and rehabilitation and its ethical dimensions. *AMA J Ethics*. 2015;17(6):568–574.
30. Opitz JL, Folz TJ, Gelfman R, Peters DJ. The history of physical medicine and rehabilitation as recorded in the diary of Dr. Frank Krusen: part 1. Gathering momentum (the years before 1942). *Arch Phys Med Rehabil*. 1997;78(4):442–445.
31. O'Young BJ, Young MA, Stiens SA. What is physical medicine and rehabilitation? In: O'Young BJ, Young MA, Stiens SA, eds. *Physical Medicine and Rehabilitation Secrets*. 3rd ed. Philadelphia, PA: Mosby/Elsevier; 2008:9–14.
32. Blum N, Fee E. Howard A. Rusk (1901–1989): from military medicine to comprehensive rehabilitation. *Am J Public Health*. 2008;98(2):256–257.
33. Atanelov L, Stiens SA, Young MA. history of physical medicine and rehabilitation and its ethical dimensions. *AMA J Ethics*. 2015;17(6):568–574.

第2章 失能者病史和体格检查

Betty Liu, Angie Garcia, Shaun Darrah, Kirsten Gage, and Molly Matsumoto

引言

物理医学与康复专业变得出名是在第二次世界大战之后。据观察,在术后进行早期活动的士兵创伤恢复得更快,术后并发症也更少[1]。

第二次世界大战之后,功能的恢复愈加成为关注重点,对残疾的评估也开始不断发展。世界卫生组织(World Health Organization,WHO)在2001年发布了《国际功能、失能和健康分类》(*International Classification of Functioning, Disability and Health*, ICF),将其用于对健康与失能进行定义、评估和分类[2]。不同于既往的分类方式,ICF更多地关注健康与功能。

尽管大多数医学专业的倾向是要“治愈”,物理医学与康复专业的主要目标是令永久或暂时性失能者的功能最大化。传统病史和体格检查是康复病史和体格检查的基础。

任何失能患者的评估,其核心都是功能损害的量化。如上一章所述,这种损害被定义为心理、认知、生理或解剖功能的下降或丧失。在康复环境中,这种评估是复杂的,因为患者的基础诊断涵盖面极为广泛。基础诊断的涵盖面能够达到从脊柱狭窄到脑卒中等如此大范围疾病。此外物理医学与康复专业(physical medicine and rehabilitation, PM&R)领域有许多亚专科,包括颅脑损伤、临终关怀、运动医学、小儿康复、疼痛管理、痉挛管理和脊髓损伤。每个亚专科都需要其各自领域的技能和基础知识,而它们都因以功能恢复为首要目标而被紧紧联系在一起。每个亚专科都可以对病史和体格检查内容进行调整以适应相应人群。

康复病史和体格检查也很复杂,因为它们将医疗团队其他成员的角色纳入了评估和计划之中。康复管理的重要组成部分是与其他医学专科、物理治疗师和社工以“团队”的方式工作。这种跨学科的运作方式能使康复发挥最好的效果,因此与其他医护人员知识互通与协作至关重要。

康复评估的另一个独特之处是理解和关注个人情况及其对功能的影响。不仅要关注到家庭成员和看护人员,还要关注到爱好、情感甚至个人情绪。例如,一个因为人际关系问题(这在失能患者中很普遍)而导致抑郁症的康复患者会没有动力去进行康复治疗。焦虑和抑郁等合并症会影响功能目标的实现[3]。社会、环境、心理、财政、职业、技术等因素都会影响患者可达到的目标,理想情况下都应予以解决(图2-1)。

最后,康复评估的重要组成部分是与患者建立融洽的关系。失能患者需要一个能让他们自由表达

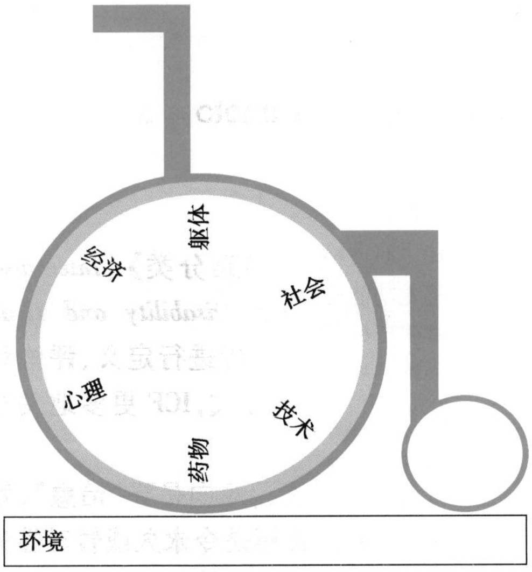

图 2-1　影响患者康复的因素

个体想法而不必担心遭受评判的安全环境。康复医疗服务人员必须记住，许多康复患者身体和功能上遭受了灾难性的伤害和变故，可能产生严重心理问题——与康复治疗团队建立联系往往是治疗过程的第一步。

康复病史和体格检查

康复病史和体格检查的独特之处在于强调了功能评定。其标准组成部分包括主诉、现病史、功能和社会心理史、既往病史、家族史、社会史、过敏史、药物使用史和系统回顾。

住院评估通常更看重于运动技能（步行，转移），负重和转移能力；日常生活能力（activities of daily living，ADL）；认知；往往需要准确的功能评估才能评定患者是否能安全出院。门诊评估可能更着重于解决重点问题，通常因为时间有限会优先考虑这些重点问题。康复患者常常会有多个问题，最紧迫的功能和疼痛治疗问题需要优先解决，其他问题可以随后依次解决。

认识到门诊评估的复杂性十分重要，它与早期住院康复程序是不同的。这些总结在表 2-1。

表 2-1　物理医学与康复病史和体格检查：住院与门诊

病史和体格检查	住院重点	门诊重点
现病史/主诉	康复入院的住院治疗情况	需要解决的问题或在门诊期间需要的康复治疗，通常是作为会诊
目前的医学问题/PMH	住院期间需要进行的管理或会诊需要的协助	可能影响患者遵循治疗建议的身体能力
过敏史/药物使用史	负责所有药物的使用并且保证正确给药	只负责由康复医师开出的处方药，但必须了解其他药物，以避免药物交叉反应和重复用药（对抗抑郁药和麻醉类药物尤其重要）
社会史	吸烟史，饮酒史，药物嗜好史 需要家庭设置和支持的详细信息，以做好安排利于出院后可以脱离住院设施	吸烟，饮酒史，药物嗜好史 包括职业和工作史、运动锻炼史
功能史	包括住院前的功能水平，住院的康复患者在治疗过程中当前的功能水平 FIM 评分	ADL，工具性日常生活活动能力以及适应当前社会环境的任何改变
家族史		
系统回顾		
体格检查	无辅助时不太能评估移动或步态	有或无辅助设施及移动辅具都具有更高的移动性
一般情况	如果出现急性神经系统病变，警觉性更低	评估步态
肺/冠脉/腹部	在医疗薄弱的地方会出现更多急性情况	
循环	肿胀或者血管搏动变化可能意味着外伤或不活动引起的深静脉血栓或栓塞事件	慢性肿胀可能会导致转诊至淋巴水肿门诊 血管搏动减弱可能是导致行走时腿部疼痛的原因
四肢	肌张力和关节活动度的测定及限制 肌肉体积/萎缩	肌张力和关节活动度的测定及限制 肌肉体积/萎缩

续表

病史和体格检查	住院重点	门诊重点
皮肤	警惕长期卧床和营养不良导致患者足跟、骶骨、枕部的褥疮	使用移动设备时，不良坐姿会引起更多坐骨部位的褥疮
神经系统检查	脑神经检查 顺序性徒手肌力检查 顺序性感觉功能检查 肌肉牵张反射 浅反射和原始反射 详细认知检查 ASIA 检查 格拉斯哥昏迷量表 小脑检查	脑神经检查 详细徒手肌力检查 详细感觉功能检查 肌肉牵张反射 上运动神经元体征 小脑检查 认知检查
分组	物理治疗/作业治疗/言语治疗 神经精神科 护理 个案管理员/护工 集中在同一个地方并且每日沟通	物理治疗 作业治疗（不常见） 言语治疗（不常见） 神经精神科 护理 辅助技术 都在不同的地方，通过报告、电话和电子邮件联络
地点	长期住院设施 急性住院设施	医院门诊部 私人诊所 多学科专科诊所

功能恢复涉及以下工具：功能独立性评估（functional independence measure，FIM）评分，美国脊髓损伤协会（American Spinal Injury Association，ASIA）评分，格拉斯哥昏迷评分（Glasgow coma scale，GCS），以及 Ashworth 量表。某些评估与住院康复相关性更大，而其他则更适用于门诊环境。下一章节将提供这些和其他常用于康复评估的工具的更多细节。

病史

主诉（CC）

主诉应该反映患者需要康复治疗的主要目的，这通常是由患者自己陈述的。理想情况下，康复检查中的主诉应该更关注于疾病所导致的功能缺失。例如，近期脑卒中导致的站立不能，或者背部损伤导致无法执行工作相关的承重。

现病史（HPI）

这个部分一般包括患者的年龄、性别和利手习惯。应记录导致当前问题的事件发展顺序。现病史应包括病因、持续时间、强度、频率、诱发及缓解因素。重要的是，现病史应以一种能体现疾病功能特点的方式去记录。此外，应注意生病/受伤前的功能障碍。还应仔细记录既往失败或成功的干预措施、既往的药物治疗、先前的咨询意见及诊断性试验的结果。表 2-2 列举了一份康复现病史标准组成部分。

功能史

功能史是康复检查的核心部分。应深度挖掘家庭、社会、工作中的近期功能状态。在记录疾病/外伤之前或之后的功能情况时，应注意记录完成相应任务所需协助的多少。另外，应询问患者的功能目标。FIM 等标准化量表常用于量化患者的独立程度[4]（图 2-5）。

功能史的核心组成部分包括移动能力评定、日常生活能力、家庭及社会生活能力、认知、交流能力、职业和使用辅具的能力[5]（表 2-3）。

当前和过去的移动能力的评定非常重要。患者功能状态变差时，会有一些前驱事件发生：①在不平或倾斜的地面上行走能力丧失；②不能行走；③不能从坐到站；④不能维持坐姿；⑤最终不能翻身。这些基本的移动能力的改变必须记录下来。

表 2-2　现病史标准组成部分

1. 发病和时间顺序
a. 症状发作的时间和复发间隔
b. 症状持续时间
c. 症状的周期和频率
d. 症状病程
Ⅰ. 短程
Ⅱ. 长程
2. 位置和放射范围
准确的部位
深或浅
局部或弥散
3. 性质
常用描述
不常用描述
4. 量化
发作类型
强度或严重程度
障碍或残疾
数字描述
事件数量
大小
体积
5. 相关症状
6. 环境
7. 转变因素
加速或加重因素
缓解因素
8. 功能缺失
外伤/疾病前的功能状态
疾病/外伤后的功能状态

摘自 Fortin AH VI, Dwamena FC, Frankel RM, Smith RC. Smith's Patient-Centered Interviewing: An Evidence-Based Method. 3rd ed. New York: McGraw-Hill, 2012。

表 2-3　功能史的组成部分

活动	举例
移动	床上活动（翻身） 移动过渡（卧—坐、坐—站、站—步行、行走）
日常生活能力（ADL）	进食、修饰、穿衣、洗澡和上厕所
家庭及社会能力	比如清洁、做饭、开车、购物和做礼拜
职业	受伤之前或之后的工作任务
辅具使用	当前以及过去

ADL 被定义为能照顾好自己的个人日常护理能力。这包括洗澡、穿衣、美容、口腔护理、上厕所和吃饭。ADL 是移动能力评估的常见部分。家庭和社会活动能力应仔细询问。这包括完成每日家务的能力，例如清洁、做饭、开车、购物和做礼拜等。职业史通常也在功能评估范围之内。另外，还应仔细记录外伤/疾病之前和之后的功能任务。最后，当前和过去辅具的使用情况也应包含在内。

工具性日常生活活动能力（instrumental activities of daily living，IADL）并不是与基础功能直接相关的活动（例如进食和整理仪表）；相反，它们是独立生活相关的活动，比如购物、做饭、药物管理、使用电话、家务、洗衣、财务管理和开车或使用公共交通工具。值得注意的是，IADL 不包括在 FIM 评分内。

对患者完成 ADL 和 IADL 的能力充分了解之后，可以更全面地了解患者功能的独立性水平，并有助于计划未来的目标。结合医疗小组其他成员的评估（比如物理和作业治疗师）对于清晰了解当前功能水平是非常有必要的。评估患者完成 ADL 和 IADL 的能力还有助于确定患者在社会生活中所需要的管理和/或协助的水平和类型。

既往史

应关注慢性病，尤其要注意那些会影响运动耐受性和治疗强度的疾病，这可能会导致功能受限。对于有认知或交流障碍的患者，必须从家庭成员/护理人员那里获取其他病史。特别要注意心肺、肌肉骨骼和神经系统疾病/病史（表 2-4）。

先前存在的心脏疾病，例如心脏病和心脏手术，可能会严重限制康复计划，需要采取预防措施。肺部疾病，例如慢性阻塞性肺疾病，可能还需调整康复处方。在这种情况下，通常要注意运动与生命体征（包括血氧饱和度）之间的相互作用。这时还应记录需氧量。既往的神经系统疾病和肌肉骨骼疾病史也将决定未来的康复处方。对既往病史的评估至关重要，因为这可用于确定患者在康复中是否需要采取任何特殊的预防措施。

手术史

应记录手术日期及并发症。根据手术的部位和范围不同，患者可能在首次就诊之前就存在运动受限。

表 2-4 既往病史

- 询问一般健康状况和既往疾病
  - — 儿童：麻疹、腮腺炎、风疹、水痘、猩红热和风湿热
  - — 成人：高血压、脑血管意外、糖尿病、心脏病、心脏杂音、结核病、性传播疾病、癌症、输血
- 询问既往受伤史、事故史、心理治疗史和病因未明的问题
- 询问既往住院情况（医疗、外科、产科和精神科）
- 查看患者免疫接种史
  - — 儿童：麻疹、腮腺炎、风疹、小儿麻痹症、乙型肝炎、水痘、破伤风/百日咳/白喉、嗜血杆菌 B
  - — 成人：破伤风加强疫苗、乙型肝炎、甲型肝炎、流感、肺炎球菌肺炎
- 获取患者的孕产史及月经史
  - — 月经初潮的年龄、周期长短、月经期长短、每天使用的棉条/卫生巾的数量
  - — 妊娠次数及并发症多少；活产数、自发阴道分娩/剖宫产的次数；自然流产和治疗流产的次数
  - — 更年期年龄
- 列出当前的药物，包括剂量和途径
  - — 具体询问非处方药、替代疗法、避孕药物、维生素、泻药
- 查明过敏史
  - — 环境、药物、食物
  - — 确保药物"过敏"不是副作用导致的或非过敏性不良反应

摘自 Fortin AHVI，Dwamena FC，Smith RC. Chapter 4. Clinician-Centered Interviewing. In：Henderson MC，Tierney LM，Jr.，Smetana GW，eds. The Patient History：An Evidence-Based Approach to Differential Diagnosis. New York，NY：McGraw-Hill，2012。

药物治疗

所有处方药和非处方药都必须详细记录，对于疼痛患者，曾经尝试过的药物使用史通常也须记录。理想情况下，应记录停药的情况。

过敏史

过敏反应的类型（例如荨麻疹、过敏反应）应与药物一起记录，对药物的不耐受应与过敏进行对比。应注意记录既往使用药物的不良反应，应特别注意类固醇类药物、阿片类药物、造影剂和乳胶——因为康复医师常会用到这些。

社会史

应记录与失能相关的因素，例如吸烟量、酒精消耗量和消遣性毒品使用情况。此外，还应注意家庭和社会支持情况、是否有护理人员以及保险/财务问题。就业史和教育水平有助于确定财务状况、获得社区服务的资格和重新获得工作的潜力。

家庭环境评估包括：房屋类型，入口处的阶梯数、卧室和浴室的位置、是否有扶手、是否有浴室扶手、是否存在任何辅助设备，例如坡道和轮椅可通行性。此外，还可通过社会史来探寻职业史。最后，记录业余爱好和参加休闲运动的情况（表 2-5）。

表 2-5 社会史

习惯	— 日常工作和时间表
• 咖啡因的使用	— 健康危害
• 吸烟	— 职业风险
— 类型	— 压力
— 包/年	— 满意度
• 饮酒	• 爱好、娱乐
— 一次/每天/每周消耗的类型和数量	• 家庭生活
— "CAGE"问卷	• 人际关系和支持
• 药物滥用	• 性行为
— 毒品	— 性取向
— 非法使用处方药	— 实际情况
促进健康	— 任何困难
• 饮食	• 亲密伴侣的暴力/虐待
• 体育活动/运动史	• 压力
• 功能状态	— 家庭中及工作中
• 安全性	• 健康信念
— 安全带的使用	• 精神/宗教
— 使用安全帽	• 暴露
— 家用烟雾探测器	— 宠物
• 筛查	— 旅行
— 宫颈癌	— 家中或工作场所的疾病
— 乳腺癌	— 性传播感染
— 前列腺癌	• 重要的生活经历
— 结肠癌	— 抚养关系和家庭关系
— 高脂血症	— 学历
— 高血压	— 兵役
— 糖尿病	— 经济状况
— 艾滋病	— 衰老
— 梅毒	— 退休
— 结核病	— 生活满意度
— 青光眼	— 文化/种族背景
个人生活	• 法律问题
• 职业	— 生前遗嘱或预先指示
— 工作场所	— 授权书
— 责任级别	— 紧急联系人

摘自 Fortin AH VI，Dwamena FC，Smith RC. Chapter 4. Clinician-Centered Interviewing. In：Henderson MC，Tierney LM，Jr.，Smetana GW，eds. The Patient History：An Evidence-Based Approach to Differential Diagnosis，New York，NY：McGraw-Hill，2012。

家族史

明确评估家族史有非常重要的价值，因为家庭中类似的健康问题可能会决定预后及社会支持情况。遗传性神经肌肉疾病、慢性疼痛和自身免疫性疾病等阳性家族史可影响患者的康复过程，应充分探讨。

系统回顾（ROS）

一项全面的涵盖 14 点的系统评价（体征、眼睛、耳鼻喉、心血管系统、呼吸系统、胃肠道、泌尿生殖系统、肌肉骨骼、皮下/乳腺、神经系统、精神、内分泌、血液/淋巴、过敏/免疫）非常关键，因为它可以让那些尚未被发现的问题有机会显露出来。特别重点在皮肤、总体健康/营养、胃肠道/泌尿生殖系统状况和神经肌肉症状。有经验的医疗工作者会意识到上述症状相关的正面和负面影响（表 2-6）。

表 2-6　系统回顾

一般情况
- 健康状况
- 发热
- 受凉
- 盗汗
- 食欲
- 体重变化
- 虚弱
- 疲劳
- 疼痛
- 快感/兴趣缺失
- 营养状况：液体和食物摄入

皮肤
- 皮疹
- 瘙痒
- 荨麻疹
- 容易淤青
- 痣的变化
- 色素丢失
- 既往或当前损伤
- 使用特殊的垫子或床垫
- 坐着或仰卧的时长
- 改变发型

头
- 头晕
- 头痛
- 创伤
- 晕厥

眼睛
- 眼镜的使用
- 视野改变
- 复视
- 疼痛
- 发红
- 渗出物
- 青光眼病史
- 白内障

耳朵
- 听力受损
- 使用助听器
- 渗出物
- 疼痛
- 耳鸣

鼻
- 流鼻血
- 渗出物
- 味觉消失

口腔和咽喉
- 牙龈出血
- 吞咽疼痛
- 吞咽困难
- 声音嘶哑
- 舌痛
- 牙疼

颈部
- 肿块
- 甲状腺肿
- 硬度

胸部
- 咳嗽
- 疼痛
- 呼吸急促（呼吸困难）
- 痰液
- 咳血（咯血）
- 喘息

乳房
- 肿块
- 血性分泌物
- 乳状分泌物（溢乳）
- 疼痛
- 自我检查

心脏
- 胸痛
- 心悸
- 呼吸急促（呼吸困难）
  - 劳力性
  - 平躺（端坐呼吸）
  - 从睡眠中醒来（夜间阵发性呼吸困难）
  - 足部或其他部位肿胀（浮肿）

血管
- 步行时腿、小腿、大腿、臀部疼痛（跛行）
- 腿部肿胀（水肿）
- 血栓（血栓性静脉炎）
- 溃疡

胃肠道
- 食欲
- 恶心
- 呕吐
- 呕血
- 吞咽困难/疼痛
- 胃烧灼感（消化不良）
- 腹痛
- 便秘
- 失禁
- 腹泻
- 大便颜色/性状变化
- 黑色柏油样大便（黑便）
- 直肠出血（便血）
- 痔疮
- 当前排便情况（细节）
- 结肠造口术
- 排便的频率和一致性动作

尿液
- 尿频（频率）
- 晚上排尿（夜尿）
- 尿急的冲动
- 排尿困难
- 失禁
- 尿中血液（血尿）

续表

• 小便疼痛(排尿困难)
• 手术或导尿管留置史
女性生殖系统
• 病变/分泌物/瘙痒
• 初潮年龄
• 月经间隔
• 月经持续时间
• 流量
• 最后一次月经
• 两次月经中间出血
• 怀孕
• 流产
• 性欲
• 性交困难
• 性高潮
• 绝经年龄
• 更年期症状
• 绝经后出血
男性生殖器
• 病变/分泌物
• 勃起功能
	• 性高潮
	• 睾丸肿胀/疼痛
	• 性欲
	• 疝气
	神经精神
	• 昏厥
	• 瘫痪
	• 麻木
	• 刺痛
	• 震颤
	• 记忆力减退
	• 情绪变化
	• 睡觉
	• 神经质
	• 语言障碍
	• 平衡不良(共济失调)
	• 幻觉
	• 癫痫发作
	肌肉骨骼
	• 无力
	• 疼痛
		• 硬度
		内分泌
		• 糖尿病
		  • 口渴
		  • 尿频
		  • 手/脚麻木或刺痛
		  • 体重增加或减少
		  • 精神错乱、出汗、头晕的发作(低血糖反应)
		  • 视野模糊
		  • 最近一次眼科检查的日期
		• 甲状腺
		  • 颈部肿胀
		  • 体重增加或减少
		  • 心悸或心跳加速
		  • 颤抖
		  • 脱发
		  • 皮肤干燥
		  • 不耐高温或寒冷
		  • 皮肤色素流失(白癜风)
		  • 便秘或腹泻

摘自 Fortin AH VI, Dwamena FC, Smith RC. Chapter 4. Clinician-Centered Interviewing. In: Henderson MC, Tierney LM, Jr., Smetana GW, eds. The Patient History: An Evidence-Based Approach to Differential Diagnosis, New York, NY: McGraw-Hill, 2012。

体格检查

体格检查的主要目的是确认病史,需特别关注患者遵循指令和执行功能任务的能力。对于康复医生来说,“改进”检查技术是很常见的,因为很多患者受到其潜在残疾的严重限制。必须对所有康复患者进行全面的体格检查,通常应特别注意神经肌肉部分。以下各部分是体格检查需要重点关注事项的普遍性说明,需要注意的是,这些系统在此章节只作简要回顾,为进一步了解详细的神经系统和肌肉骨骼检查,请参阅后续章节。

生命体征

基本生命体征可以表明患者存在慢性或急性疾病,以及任何潜在的身体疾患。不稳定的生命体征可能会促使医护人员采取强制性的特殊预防措施,甚至略过一些选择性的程序。因此,我们必须监测体温、心率、呼吸频率和血压。同样,直立血压和氧饱和度的也推荐测量。

总体外观

记录所有的情绪、合作、外观和舒适度、辅助器具使用情况,以及个人卫生情况。

步态

步态分析很关键,通常可以为潜在的神经系统和关节活动缺陷提供线索。特别要注意辅助装置,假体或矫形器的使用。有关步态检查的详细信息,请参阅相关章节。

头部检查

某些面部特征和头部结构可能指示先天性或神经系统疾病。

肺/心血管/腹部检查

需对心血管系统和肺进行全面综合评估。详情请参见有关心肺康复的章节。

精神状态

精神状态评估的主要目的是评估警觉性和认知功能的水平。认知功能通常是通过对人物、地点、时间定向、回忆、语言能力和语言模式的情况来衡量的。相关的想法、情绪激动和语言及语言模式都要记录下来(表 2-7)。

表 2-7　心理状态评估的简要回顾

注意力	分散或集中
定向力	人，地点和时间
记忆力	1. 对远程记忆的评估（例如，出生日期，校长姓名，家庭成员姓名） 2. 最近的记忆：在 5～10min 内回忆出 3 件事物
情绪	低落，哭泣，沮丧
执行功能的技能	1. 判断力与洞察力 2. 抽象思维
社交功能	1. 语言能力
言语评估（请参阅有关言语，语言和吞咽障碍的章节）	2. 思维的连贯性 3. 失语症的存在和类型（请参阅言语章节） a. 语言能力（流利或不流利） 4. 构音障碍 5. 思想的连贯性 6. 失语症：非由于视觉、听觉或运动问题（流利或不流利）而导致的言语功能异常

神经肌肉检查

神经肌肉检查是生理评估的关键部分，不仅对基础评估很重要，而且对评估治疗反应也很重要。表 2-8 简要回顾了神经肌肉检查的组成部分。详细内容请参阅后续章节。

表 2-8　神经肌肉检查的简要回顾

1. 感觉检查
2. 协调
3. 脑神经
4. 小脑体征
5. 肌肉牵张反射（MSR，稍后详述）
6. 浅反射（提睾反射，角膜反射）
7. 后天反射（巴宾斯基征，霍夫曼征）和原始反射（眉突）
8. 音调
9. 非自主运动（震颤，肌张力障碍，手足徐动症）
10. 肌肉体积和对称性
11. 四肢/脊柱关节的活动范围（主动和被动）
a. 当发现局限性时，需要进行更具体的检查
b. 描述任何畸形、发热或红斑
12. 四肢肌肉群的力量测试
13. 触诊疼痛的肌肉结或束带

评估与计划

理想的身体评估和计划应包括对患者病史的简要总结、明确的诊断以及对功能限制的评估。该计划必须概述现实的管理目标和实现目标的策略。理想的是将医疗、康复和社区资源整合在一起的全面治疗护理计划。任何管理上的障碍，以及时间进程，预防措施和未来的随访/转诊都应包括在内。

康复医师必须根据患者的既往和当前功能水平以及康复预后，制订具有现实目标的个体化治疗方案。理想情况下，所有利益相关者应对康复医师所制订的相同目标达成共识。在患者、患者的家庭、治疗师和医生之间设定相同的期望，可以避免将来遇到挫败感和目标失败。

尽管经常被忽略，但爱好、职业和参与体育活动可以也应该在目标和计划中提到。残障人士可以从体育活动中获得与正常人相同的身心健康益处。身体上的益处可能包括改善整体健康状况，改善心血管状况，提高力量、柔韧性，改善姿势控制和平衡。社会心理益处可能包括对自尊、生活质量、焦虑和沮丧的积极影响[6-8]。

康复计划还应该反映出康复医师与团队其他成员之间的治疗协作。康复医师经常与其他医疗专业人员密切合作，典型的团队由康复医师、护理助理、物理治疗师、作业治疗师、言语治疗师和个案管理人员组成。个别情况可能有所不同，通常包括其他团队成员，如心理学家、神经心理学家、心肺治疗师、呼吸治疗师、儿童生活专家、矫正师/修复师、娱乐治疗师、社会工作者和家庭护理机构。常见的咨询服务包括神经外科、神经病学、整形外科、泌尿外科和初级保健（家庭医疗、内科、老年医学和儿科）。

还应考虑到受伤类型和目前的功能水平。心肺状态和耐力水平也必须考虑，因为治疗处方需根据上述情况更改。

在随后的评估中，可能会根据患者的进展情况进一步修改目标。如果患者能够迅速超过最初的目标，那么可以确定更远大的目标。如果患者难以达到最初的目标，则可能需要修改目标。

在制订康复计划时，考虑障碍也很重要。身体障碍可能包括虚弱、痉挛、偏瘫、肥胖、心肺功能受限、疼痛或其他合并症。它们也可能包括环境限制，例如路缘、坡道或无障碍建筑物的可用性。心理障碍可能包括动机水平、心理状况和应对方式。

社会因素可能包括家庭支持、文化背景、语言障碍、药物滥用、经济状况以及与失能可能相关的歧视等态度。

在评估和计划中理解和解决治疗的财务障碍是至关重要的。对于先天性和后天性失能的患者而言,可能存在重大的财务压力,从而影响他们的社区参与能力。第一份《世界失能报告》指出,贫困和社会经济劣势是造成失能的潜在原因和结果[9]。病前收入、政府援助、教育水平和保险状况会影响患者可能获得的设备,以及会影响在后天失能的情况下对家庭环境的调整。经济因素一直被认为是失能人士参与社会能力的主要影响因素[10]。

最后,确定社区支持是该计划的重要组成部分。在诊所或医院环境中,医务社会工作者可以帮助确定残障患者可获得的社区资源。此外,网站是宝贵的资源,可为因特殊医疗状况而导致的失能患者提供有关财务和社区支持的信息。例如,如针对任何类型脑损伤的美国脑损伤协会(www. biausa. org),以及针对肌肉萎缩症患者的肌肉萎缩症协会网站(www. mda. org)。

在美国,各州通常设有职业康复办公室(office of vocational rehabilitation,OVR),可协助失能人士就业。提供的服务包括就业技能咨询、就业援助、教育资金以及设备资金,用于提高维持就业的能力。

为了促进失能者的就业,由美国劳工部赞助的国家残疾人组织(www. nod. org)和 Careeronestop(www. careeronestop. org)等网站都与州和地方政府的机构建立了联系,以协助进行职业康复,并提供促进就业的有用信息,包括《美国残疾人法案》规定的权利。把帮助患者与这些资源联系起来设为康复治疗计划的目标,可以对整体结果产生重大影响(表 2-9)。

表 2-9 评估和计划的组成部分

1. 评估	Ⅳ. 转诊到其他医学专业
a. 患者病史的简明概述	Ⅴ. 药物治疗
b. 明确的诊断	Ⅵ. 干预措施
c. 功能限制的评估	Ⅶ. 诊断测试
d. 相关功能问题列表	Ⅷ. 社区资源
2. 计划	Ⅸ. 注意事项
a. 目标	b. 识别障碍
Ⅰ. 物理治疗	c. 估计完成目标的时间
Ⅱ. 护理	Ⅰ. 跟进
Ⅲ. 其他提供者的参与(言语,社会工作,职业治疗,其他医学专业)	

康复医学评估中常用的测试和量表

以下是康复医师经常使用的体格检查的简要概述。这些检查的细节将在后面的章节中讨论。

徒手肌力评定(MMT)

在制订诊断和治疗计划时,测定患者的力量可以提供有用的信息。评定肌肉力量的标准为 5 分制。评估局灶性和非对称性薄弱区域对于准确诊断至关重要。该测试的结果可能会因为受试者的疼痛或不配合而受到限制。

关节活动范围(ROM)检查

评估肌肉骨骼或神经系统损伤情况下的关节活动范围有助于确定活动受限。关节的活动范围通过屈曲、伸展、外展、内收、内旋和外旋的程度来量化,并非所有关节都存在所有活动。四肢关节的活动范围应在双侧进行,以衡量对称性。检查者应了解每个关节的预期活动范围,以帮助确定局限性。疼痛和用力程度也会影响关节活动范围的测定。测角器通常用于精确测量以度为单位的活动范围限制。徒手肌力评定和关节活动范围检查的详细概述将在后面的章节中介绍。

肌肉牵张反射(MSR)/深层肌腱反射(DTR)[8]

深腱反射是由支配肌肉的脊髓或脑干段的双神经元反射弧所产生的反应[11]。感觉传入神经元细胞体位于背根神经节,并支配肌肉或与肌肉相关的高尔基腱。当肌肉或高尔基肌腱被拉伸时,信号被发送到传入神经元和位于脊髓前角的运动神经元细胞体的突触处，这会导致四肢肌肉群的不自主收缩。在肱二头肌肌腱、肱三头肌肌腱、肱桡肌肌腱、大腿内收肌肌腱、髌腱和跟腱处，这种收缩是常见反射。中枢神经系统（central nervous system，CNS）负责在基线上抑制这些反射。这反过来也解释了为何在体格检查中这些肌肉会发生收缩（图 2-2）。

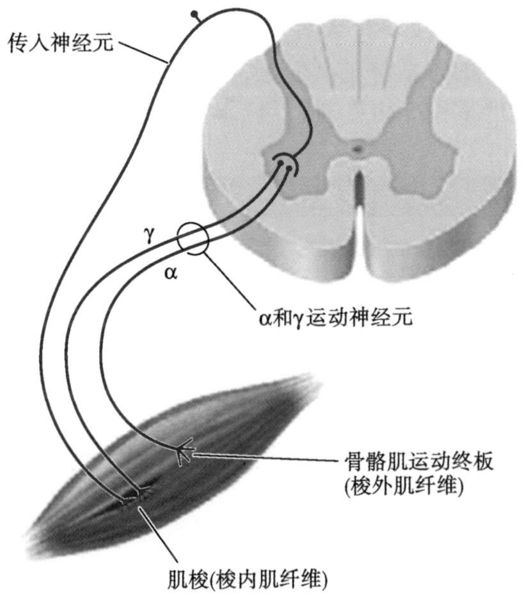

图 2-2　肌肉牵张（肌腱）反射。下运动神经元分为 α 和 γ 类型。较大的 α 神经元数量较多，支配运动单元的梭外肌纤维。α 运动神经元的缺失或轴突的破坏会导致较低的运动神经元减弱。体积较小、数量较少的 γ 神经元支配肌梭的梭内肌纤维，并促进正常的张力和牵张反射。α 运动神经元直接从皮质神经元和初级肌梭传入接收兴奋性输入。α 和 γ 运动神经元也从其他下行的上运动神经元途径、节段性感觉输入和中间神经元接收兴奋性输入。α 运动神经元直接受到 Renshaw 细胞间神经元的抑制，而其他中间神经元则间接抑制 α 和 γ 神经元。肌肉牵伸（肌腱）反射需要所有图示结构的功能。轻敲肌腱可以拉伸肌梭（它们被 γ 运动神经元所激活），并激活主要的肌梭传入神经元。这些神经元刺激脊髓中的 α 运动神经元，产生短暂的肌肉收缩，这是我们熟悉的肌腱反射（经允许摘自 Aminoff MJ. Neurologic Causes of Weakness and Paralysis. In：Kasper D，Fauci A，Hauser S，Longo D，Jameson J，Loscalzo J. eds. Harrison Principles of Internal Medicine，19e New York，NY：McGraw-Hill，2014）

神经系统疾病与反射反应的增减有关。反射减弱被定义为对刺激的反应缺乏或减弱，通常表示下运动神经元损伤，即反射弧中的一级或两级神经元。反射亢进是指反射过度活跃。持续反射被称为“阵挛”。这通常是由于脊髓或大脑中的上运动神经元病变，中断了中枢神经系统的正常抑制作用所致。反射的评分范围被分为 5 个等级，从 0 到 4+。应始终对反射进行双侧评估，并注意任何不对称反射（表 2-10）。

表 2-10　不对称反射

等级	拉伸反射（牵张反射）
0	缺乏
1+	减弱
2+	正常
3+	过度活跃
4+	活跃伴阵挛

感觉检查

感觉检查评估轻触觉、疼痛觉、温度觉、本体感觉、振动觉和两点辨别觉（表 2-11）。

表 2-11　感觉检查

1. 轻触觉：使用棉签
2. 疼痛觉：经过消毒的安全别针向皮肤施加压力，使尖锐和钝的侧面交替变化以区分感觉
3. 温度觉：施加冷的物体，例如音叉的头部或酒精擦拭布
4. 本体感觉：踇趾或手指的垂直运动
5. 振动觉：将 128Hz 音叉放在四肢的骨突出处，检测振动
6. 辨别觉：两点辨别（区分两种不同的刺激），图形感觉（识别皮肤上的痕迹），立体感觉（辨别手中的物体），后两个测试是在闭眼的情况下进行的

每个节段的脊神经根在躯干或四肢上都有相对应的周围感觉部位。感觉缺失或不对称表示可能存在压迫或神经根受损。如果是双侧的，则需要探讨周围神经病变的原因（图 2-3）。

在遭受脊髓损伤的患者中，神经系统损伤水平的鉴定对未来的预后和损伤的特定后遗症的评定是至关重要的。

美国脊髓损伤协会（American Spinal Injury Association，ASIA）的检查包括徒手肌力测试（manual muscle testing，MMT）以及 C2～S5 皮节的轻触觉和针刺觉检查。该检查包括深层肛门压力和自主性肛门收缩的测试[12]。除了直肠检查外，康复医师还对感觉和运动检查进行评分，以确定神经损伤程度和损伤的完整性。脊髓不完全性损伤分为感觉不完全性和运动不完全性。ASIA 连续检查对于帮助受伤后的患者确定未来的功能非常重要。本书后续各章详细介绍了 ASIA 检查。

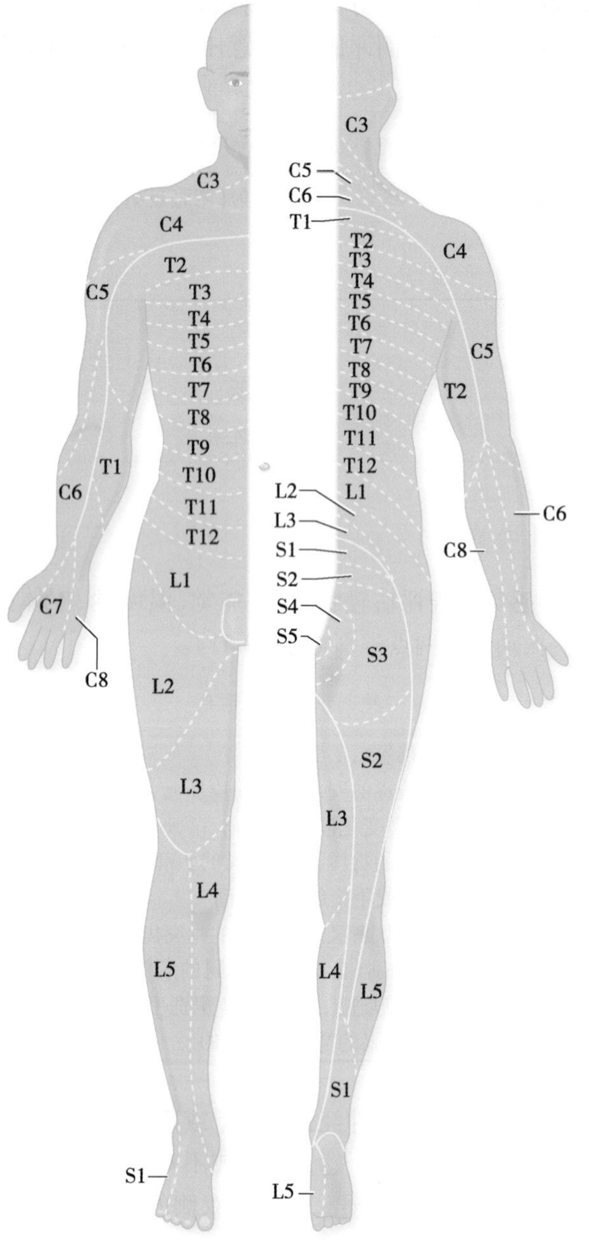

图 2-3 感觉神经根支配区域在人体皮肤表面上的分布(Sinclair D: Mechanisms of Cutaneous Sensation. Oxford, UK, Oxford University Press, 1981)

改良 Ashworth 量表[9]

痉挛通常发生在中枢神经系统损伤的患者身上。痉挛被定义为对被动拉伸的速度依赖性反应。尽管有几种测量痉挛的方法,但最常用的一种方法是被称为改良 Ashworth 量表的 6 分制量表,该量表具有较高的评价者信度[13]。它包括通过肢体的全范围运动被动地拉伸特定的肌肉群,遇到的阻力分级为 0 到 4 级。该分级制度的细节将在后面的章节中提供。

格拉斯哥昏迷量表(GSC)[10,11]

GCS 是一个快速、可靠、通用的评分系统,可以由创伤小组的任何成员完成评估,以确定患者的意识水平,特别是在评估一个创伤性脑损伤(traumatic brain injury, TBI)的患者时。GCS 为 15 分制,初始 GCS 小于等于 8 时定义为无意识[14,15]。根据 GCS 评分,颅脑损伤可分为轻度(GCS 14~15),中度(9~13),或重度(3~8)。使用该量表有助于 TBI 的诊断和潜在的预后评估。但是,GCS 并不总是与颅脑损伤的严重程度相关(图 2-4)。

反应情况	得分
睁眼	
不能睁眼	1
疼痛刺激睁眼	2
语言刺激睁眼	3
自动睁眼	4
最佳言语反应	
不能发音	1
无法理解的言语	2
只能说出不适当的词	3
答非所问	4
回答切题	5
最佳运动反应	
对任何疼痛无运动反应	1
对疼痛刺激有伸展反应(去大脑状态)	2
对疼痛刺激有屈曲反应(去皮质状态)	3
疼痛刺激时有逃避反应	4
疼痛刺激时能拨开医生的手	5
能完成指令动作	6

图 2-4 格拉斯哥昏迷量表(GSC)(摘自 Teasdale G, et al. The Glasgow Coma Scale at 40 years: standing the test of time. Lancet Neurology. Aug 2014, 13(8): 844-854; Opara N, Malecka I, and Szczygiel M. Clinimetric measures in traumatic brain injuries. Journal of Medicine and Life. June 2015, 7(2): 124-127)

功能独立性量表(FIM)[12,13]

测量工具有助于量化患者的功能水平。连续的测试可以记录治疗的有效性或恢复的进展。有几种用于衡量功能独立性的标准化系统。在住院患者康复单元中使用最广泛的一种工具是功能独立性量表(functional independence measure, FIM)[16],该量表可评定 18 种不同的日常生活基本活动,包括自理、转移、运动、交流、排便、排尿和社交交往。每一项的评分为 7 分，其中 1 分是完全依赖，7 分是可以独立完成一项任务，总分为 126 分。在住院康复环境中，患者在整个住院过程中都不断进行该测试。患者的功能增加（出院 FIM 与入院 FIM 之间的差异）可以帮助确定患者和护理人员之间的护理负担（图 2-5）。

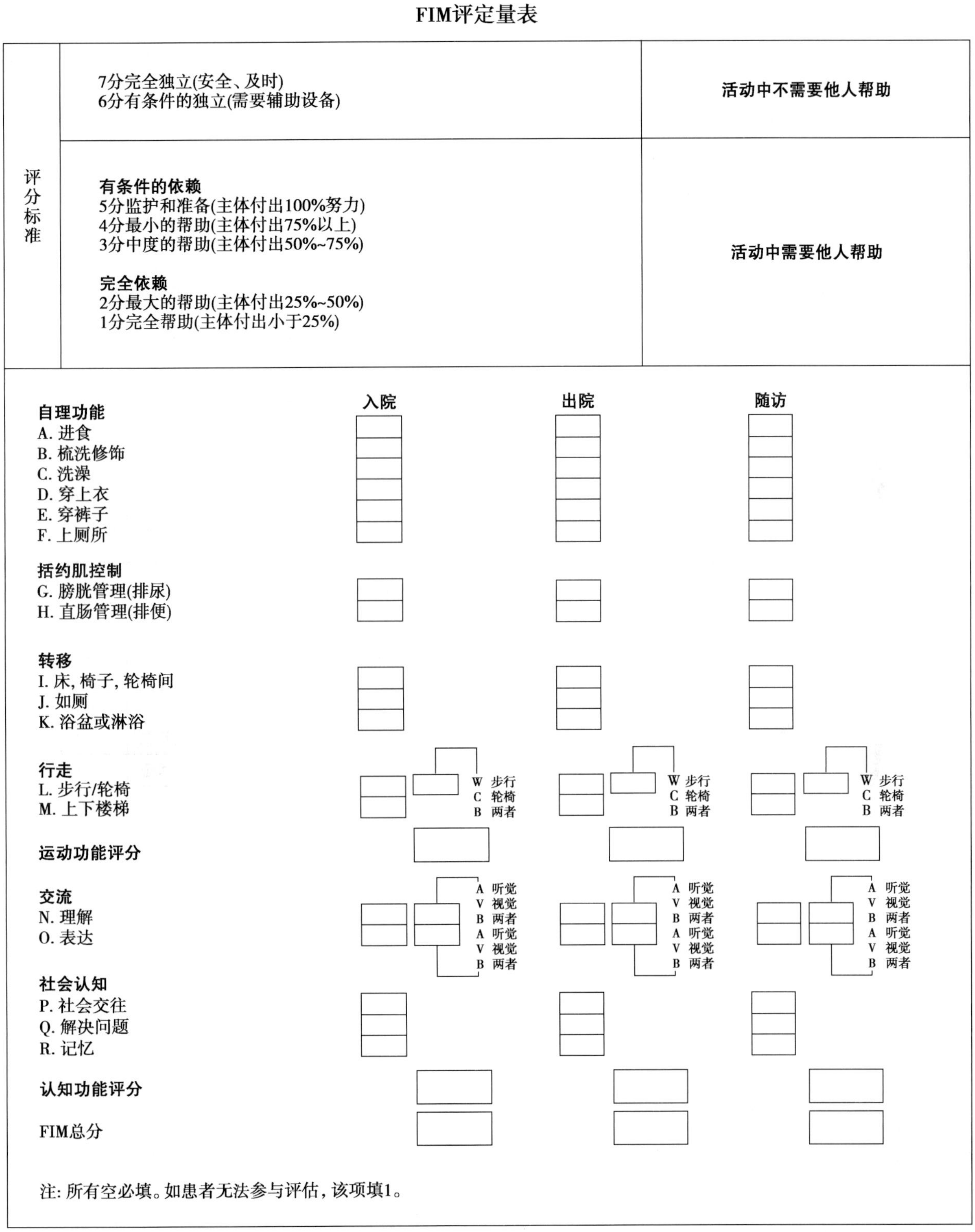

FIM评定量表

评分标准		
	7分完全独立(安全、及时) 6分有条件的独立(需要辅助设备)	**活动中不需要他人帮助**
	有条件的依赖 5分监护和准备(主体付出100%努力) 4分最小的帮助(主体付出75%以上) 3分中度的帮助(主体付出50%~75%) **完全依赖** 2分最大的帮助(主体付出25%~50%) 1分完全帮助(主体付出小于25%)	**活动中需要他人帮助**

	入院	**出院**	**随访**
自理功能			
A. 进食			
B. 梳洗修饰			
C. 洗澡			
D. 穿上衣			
E. 穿裤子			
F. 上厕所			
括约肌控制			
G. 膀胱管理(排尿)			
H. 直肠管理(排便)			
转移			
I. 床, 椅子, 轮椅间			
J. 如厕			
K. 浴盆或淋浴			
行走			
L. 步行/轮椅	W 步行 C 轮椅 B 两者	W 步行 C 轮椅 B 两者	W 步行 C 轮椅 B 两者
M. 上下楼梯			
运动功能评分			
交流			
N. 理解	A 听觉 V 视觉 B 两者	A 听觉 V 视觉 B 两者	A 听觉 V 视觉 B 两者
O. 表达	A 听觉 V 视觉 B 两者	A 听觉 V 视觉 B 两者	A 听觉 V 视觉 B 两者
社会认知			
P. 社会交往			
Q. 解决问题			
R. 记忆			
认知功能评分			
FIM总分			

注: 所有空必填。如患者无法参与评估，该项填1。

图 2-5　功能独立性评定（FIM）（Copyright © 1997 Uniform Data System for Medical Rehabilitation，a division of UB Foundation Activities，Inc. Reprinted with permission）

小结

当康复医生遇到各种残疾导致的复杂诊断时，必须为每位患者制订个性化的功能评估和计划。康复医师是康复团队的一员，同时应扩大这个“团队”的范围以实现功能目标，这些目标不仅要解决损伤，还要解决残疾和残障。

最终目标是通过解决医疗、心理、财务、社会、技术和环境因素，以患者为中心的模型来实现这些目标，以确保残疾人的最佳生活质量。

（付勇 译，张杨 万春晓 校）

参考文献

1. Grabois M, Garrison SJ, Hart KA, Lehmkuhl LD, eds. *Physical Medicine and Rehabilitation: the Complete Approach*. Malden, MA: Blackwell Science; 2000.
2. Available from: https://www.cdc.gov/nchs/data/icd/ICFoverview_FINALforWHO10Sept.pdf. Accessed May 17, 2018.
3. Hackett ML, Pickles K. Part 1. Frequency of depression after stroke: an updated systematic review and meta-analysis of observational studies. *Int J Stroke*. 2014(9):1017–1025.
4. Ancheta J, Husband M, Law D, Reding M. Initial functional independence measure score and interval post stroke help assess outcome, length of hospitalization, and quality of care. *Neurorehabil Neural Repair*. 2000;14(2):127–134.
5. McPeak LA. Physiatric history and examination. In: Braddom R, ed. *Textbook of Physical Medicine and Rehabilitation*. 2nd ed. Philadelphia, PA: W. B. Saunders; 2000:1–42.
6. Carrol DD, Courtney-Long EA, Stevens AC, et al. Vital signs: disability and physical activity – United States, 2009–2012. *Morb Mortal Wkly Rep*. 2014;63(18):407–413.
7. Laferrier JB, Teodorski E, Cooper RA. Investigation of the impact of sports, exercise, and recreation participation on psychosocial outcomes in a population of veterans with disabilities: a cross-sectional study. *Am J Phys Med Rehabil*. 2015;94(12):1026–1034.
8. Groff DG, Lundberg NR, Zabriskie RB. Influence of sport participation on community integration and quality of life: perceptions of athletes with cerebral palsy. *Disabil Rehabil*. 2009;31(4):318–326.
9. Available from: http://whqlibdoc.who.int/publications/2011/9789240685215_eng.pdf?ua=1. Accessed May 17, 2018.
10. Institute of Medicine (US) Committee on Pain, Disability, and Chronic Illness Behavior; Osterweis M, Kleinman A, Mechanic D, eds. *Pain and disability: clinical, behavioral, and public policy perspectives*. Washington, DC: National Academies Press; 1987: 5, Economic issues and the cost of disability. Available from: https://www.ncbi.nlm.nih.gov/books/NBK219239/.
11. Boes CJ. The history of examination of reflexes. *J Neurol*. 2014;261(12):2264–2274.
12. Kirshblum SC, Burns SP, Biering-Sorensen F, et. al. International standards for neurological classification of spinal cord injury. *J Spinal Cord Med*. 2011;34(6):535–546.
13. Pandyan AD, Johnson GR, Price CI, et al. A review of the properties and limitations of the Ashworth and modified Ashworth Scales as measures of spasticity. *Clin Rehabil*. 1999;13(5):373–383.
14. Teasdale G, Maas A, Lecky F, et al. The Glasgow Coma Scale at 40 years: standing the test of time. *Lancet Neurol*. 2014;13(8):844–854.
15. Opara N, Malecka I, Szczygiel M. Clinimetric measures in traumatic brain injuries. *J Med Life*. 2015;7(2):124–127.
16. Glenny C, Stolee P. Comparing the Functional Independence Measure and the interRAI/MDS for use in the functional assessment of older adults: a review of the literature. *BMC Geriatrics*. 2009;9(52).

第 3 章　神经系统

Sagar S. Parikh and Shailesh S. Parikh

引言

神经系统的独特之处在于它能够接受和分析各种刺激，并对这些刺激产生反应，无论是基于动作的还是情绪的。除了表面上的自主输出外，它还能以非自主的方式工作来维持体内平衡。神经元是我们神经系统的基本单位，最集中的地方位于大脑内部，数量达数百亿[1]。当把神经系统看作一个整体时，神经元的总数被假设超过 1 000 亿个。虽然我们对神经系统结构的了解是相当广泛的，但是新的研究不断地突破我们的理解范围，并为这个难以置信的复杂系统提供了新的见解。

通过本章的内容，我们将讨论中枢和周围神经系统的各个方面，包括其解剖学和生理学。除此之外，我们将概述如何通过物理检查和诊断工具来阐释患者神经系统健康状况的方法。本文旨在提供作为构建基础的入门信息，有些细节进行了简略化，因为它们将在后面的章节详细讨论。

神经系统的分类

神经系统作为一个整体，分为中枢神经系统（CNS）和周围神经系统（PNS）。中枢神经系统由大脑和脊髓组成，周围神经系统由单独的神经组成，这些神经纤维要么从脊髓发出，要么从周围进入脊髓。信息向中枢神经系统的运动和向大脑的上行传输被认为是传入信号，而信息从脊髓下行并离开中枢神经系统结构到达末端器官、肌肉和腺体被认为是传出信号。周围神经系统又进一步分为躯体神经系统和自主神经系统。躯体神经系统由负责身体运动控制和感觉信息的周围神经组成。自主神经系统通过神经支配内脏、平滑肌和腺体结构来实现无意识的身体功能和体内平衡。自主神经系统还进一步分为交感神经系统和副交感神经系统，每个系统都有特定的功能（图 3-1 和图 3-2）。

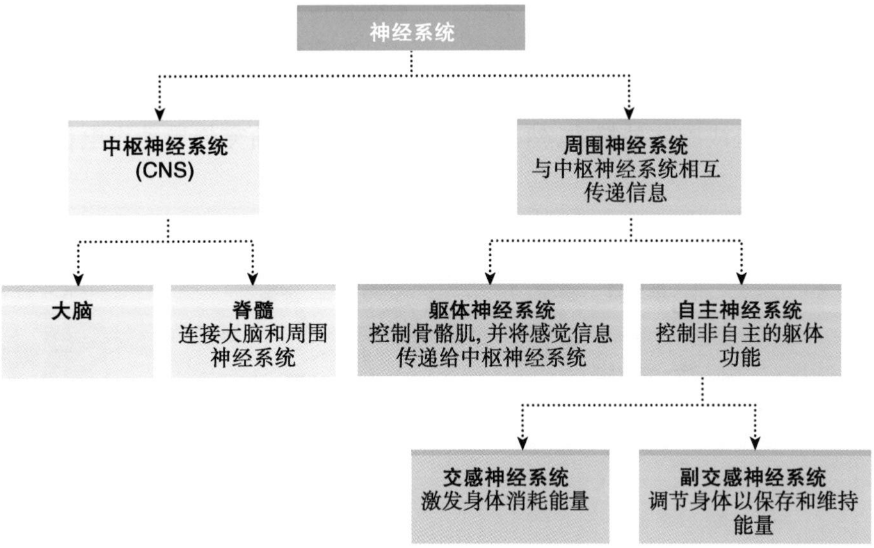

图 3-1　神经系统概述

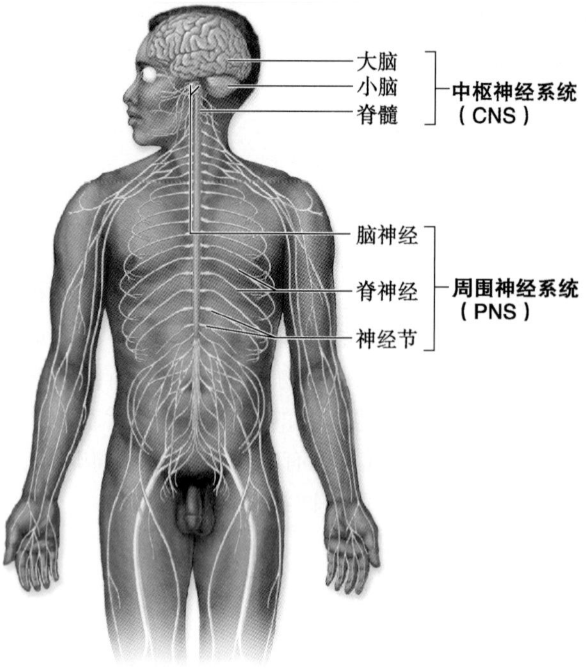

图 3-2　中枢和周围神经系统组成（经允许摘自 Nerve Tissue & the Nervous System. In：Mescher AL，eds. Junqueira's Basic Histology，14e New York，NY：McGraw-Hill，2016）

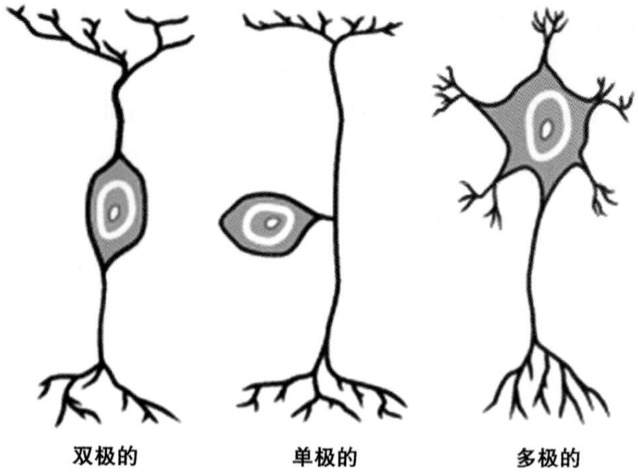

图 3-3　神经元的解剖。大多数是多极化的，这意味着它们的特征是有一个长的轴突从它们的细胞体延伸出来，同时有大量的树突分支

神经解剖学与生理学

神经细胞或神经元的解剖结构是我们理解神经系统的关键。神经元由一个细胞体，其附带具有接受扩展能力的树突，和能够长距离传输的轴突，它们与终末器官、腺体、血管、肌肉或其他神经元接触的突触前终端组成（图 3-3）。大多数神经是多极的，这意味着它们的特征是有一个长轴突从它们的细胞体延伸出去，以及大量的树突分支。感觉神经系统是一个例外，它通常由双极或伪单极神经细胞组成（图 3-4）。

刺激直接在树突延伸处或胞体处接收，然后沿着轴突向突触传递。突触是两个神经元之间的连接点，神经信号在这里传递。树突的分支结构以及受体和离子通道的数量，决定了神经细胞如何整合刺激信息。所有的神经元在细胞膜上都保持着一个电压梯度，当受到刺激时，有助于信号沿着轴突的长度传播。树突的分支和受体结构，以及轴突和突触前末端的特征，在确定神经类型方面起着重要作用。

神经类型主要有 3 种，包括运动神经、感觉神经和自主神经。运动神经以传出的方式向骨骼肌、内脏器官和腺体的平滑肌传递信息。这些神经传递通常是由一个中心源产生的。相比之下，感觉神经在本质上主要是传入神经从外部源传递信息到神经系统。例如，温度感觉由感觉受体接收，并以传入方式沿着周围神经传递到中枢神经系统。自主神经倾向于混合传出传入，用于调节身体机能和稳态。

决定信号传播速度的两个重要特征是神经轴突的直径及其绝缘性。一般来说，直径较大的轴突比直径较小的轴突传导动作电位更快。研究还表明，

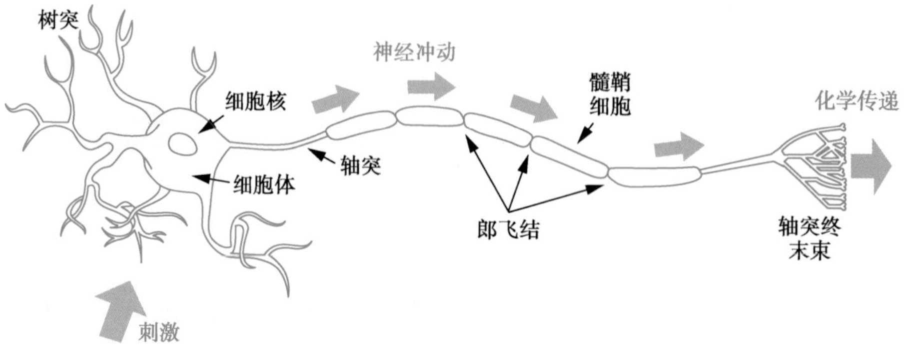

图 3-4　直接从树突延伸处或细胞体处接收到刺激，然后沿着轴突向突触传递

在某些神经病变过程中，神经横截面积的减小与神经传导速度的降低有关[2]。髓鞘，是一种由蛋白质和磷脂组成的物质，它在轴突周围形成一层鞘，为电荷提供绝缘层。有髓鞘的轴突外观是白色的，形成了"白质"和"灰质"的颜色对比。髓鞘阻止电荷离开轴突，髓鞘化的程度与信号通过轴突传导的速度呈正相关。因此，髓鞘化程度越高，传导速度越快。沿着轴突的髓鞘间隙称为郎飞结，只有在这些间隙处才能发现大量的电压门控通道（图 3-5）。这些节点是沿轴突长度进行离子交换的唯一位置，因此也是发生实质性电化学梯度位移的唯一位置。这种动作电位沿着轴突从一个节点传到另一个节点的方法称为跳跃式传导。髓鞘和节点结构的改变已经在感觉神经病变过程中被发现，如糖尿病性神经病[3]，并且与神经传导的降低有关。动作电位传播的速度直接与髓鞘形成、神经元直径和节点结构有关。

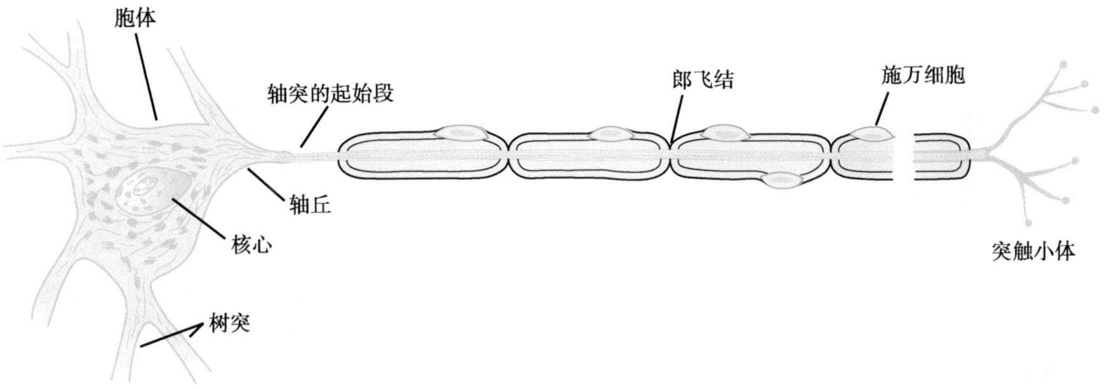

图 3-5　带有髓鞘轴突的运动神经元。运动神经元由一个有核的胞体、几个称为树突的突起和起源于轴突丘的长纤维轴突组成。轴突的第一部分称为起始段。髓鞘由施万细胞形成，围绕着轴突，除了在末端和郎飞结节上。突触小体位于神经末梢（经允许摘自 Excitable Tissue：Nerve. In：Barrett KE，Barman SM，Boitano S，Brooks HL，eds. Ganong's Review of Medical Physiology，25e New York，NY：McGraw-Hill，2016）

比较 A-δ 纤维和 A-β 纤维可以很好地说明这一原理。疼痛和触觉都是传入信号的例子，有一些差异可以用传导它们的感觉神经来解释。在本章中，我们将不讨论在感觉神经树突（游离神经末梢）上发现的各种受体类型。A-β 纤维是传递触觉的特殊传入神经。平均来说，它们直径为 10～20μm，并且有相当多的髓鞘。

相比之下，A-δ 纤维是一种特殊类型的疼痛纤维，较小，平均直径为 6～12μm，并且有很薄的髓鞘。因此，通过 A-β 纤维传播的动作电位比通过 A-δ 纤维的传导速度要快得多[4]。

在进行神经传导研究时，神经细胞的功能起着重要的概念性作用。重要的是神经细胞的组织结构决定了它的功能。

解剖学回顾：中枢神经系统

对大脑和脊柱的解剖学研究比动态功能研究更有效。然而，最近对慢性疼痛相关的大脑活动的功能磁共振成像（MRI）研究揭示了一个巨大的皮层通讯和激活网络，这在以前的文献中是没有记录过的。此外，这些研究还表明，大脑的某些区域和网络在某些情况下，如慢性疼痛，即使在休息时[5,6]也能保持功能活跃，几十年前行为研究领域的临床医生假设这些神经网络是可以通过训练重新连接的神经回路[6]。为了简单起见，我们将侧重于中枢神经系统的解剖，并且为了本章的中心内容，我们将在讨论脊髓的关键元素之前简要地讨论一下大脑的基本结构。

大脑是感觉整合和加工的场所。我们的大脑被包裹在一个保护性的头骨内，由大约 860 亿个神经元[7]、1 个充满液体的脑室和复杂的血管供应组成。大脑被分成两个半球，通过专门的结构相互沟通，最明显的是胼胝体和前连合。大脑的每一个方面都有特定的功能。我们将把大脑分成皮层和脑干的讨论。

大脑皮层

大脑皮层虽然被认为是大脑的"硬盘驱动器"，但有趣的是，大脑皮层包含一层厚度仅为 2～5mm 的相对较薄的神经元层[8]，并可进一步分为四个不同的成对叶：额叶、枕叶、颞叶和顶叶。每个叶都有一系列不同的功能。大脑皮层负责我们的思维过程、感觉统合、记忆的储存以及任务的执行和精确性。了解大脑皮层与大脑下部结构协同工作是很有用的，但是大脑皮层很少有单独的功能。例如，大脑皮层的活动依赖于丘脑的兴奋，丘脑是皮层下的大脑结构[8]（图 3-6）。

额叶

额叶包括大脑的前三分之一，通常是记忆、任务完成、计划和其他执行功能的处理单元。额叶位于大脑皮层中央沟的前面，除了负责执行功能和计划的区域外，它还容纳着运动皮层。运动皮层位于额叶后三分之一处，进一步分为初级运动皮质、前运动皮质和辅助运动皮质[8]。这些结构与其他皮层下大脑结构协同工作，产生有意义的运动。例如，辅助和前运动皮层与初级运动皮层和基底神经节一起，有助于产生协调的肌肉运动模式。从图形测绘上看，肌肉运动越精细、越复杂，皮层代表区就越大。观察人体运动的时候，这些就是最好的代表（图 3-7）。

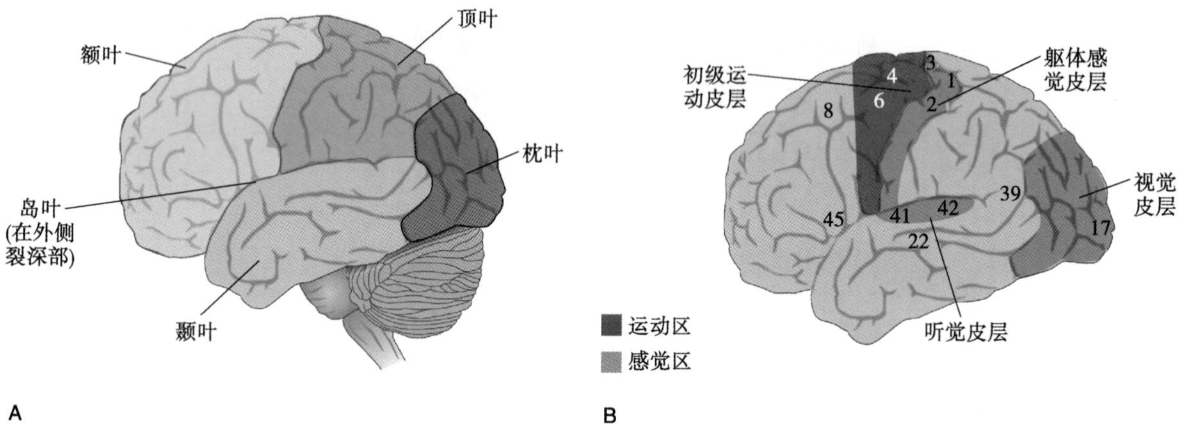

图 3-6　大脑的分区。（A）大脑皮层的叶，根据它们所处的颅骨命名。（B）脑皮质区域的功能分类，显示主要功能区的位置。选定 Brodmann 区（如区 1、区 2、区 3 位于主要躯体感觉皮层；第四区是初级运动皮层；第六区是前运动皮层；8 区是额叶视区；第 17 区是初级视觉皮层；第 41 和 42 区是听觉皮层；第 22 区和第 39 区包括 Wernicke 语言区；45 区是 Broca 语言区的一部分）（经允许摘自 Neurophysiology. In：Kibble JD，Halsey CR，eds. Medical Physiology：The Big Picture，New York，NY：McGraw-Hill，2014）

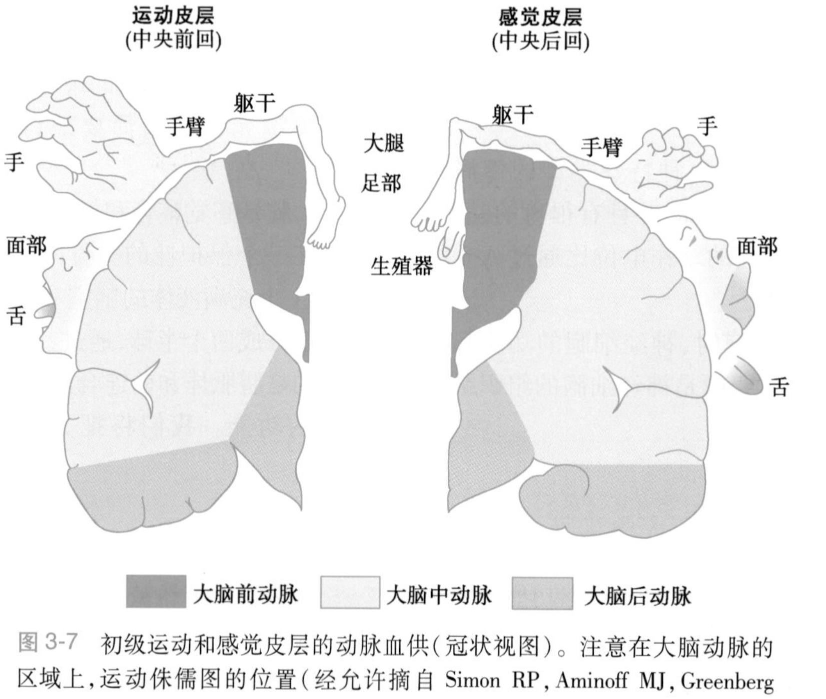

图 3-7　初级运动和感觉皮层的动脉血供（冠状视图）。注意在大脑动脉的区域上，运动侏儒图的位置（经允许摘自 Simon RP，Aminoff MJ，Greenberg DA：Clinical Neurology. 4th ed. New York：Appleton & Lange，1999）

我们可以看到，复杂的咀嚼运动比屈膝获得更大的皮层面积。运动信号源于大脑皮层的这一区域，通过来自小脑、基底节、丘脑和其他脑干核团的各种输入信号传到脊髓。

然后这些纤维从它们的大脑半球开始逆向运动，通过皮质脊髓束到达它们的最终目标肌肉群。然而，运动的神经激活是相当复杂的，随着大脑其他区域的激活，如截肢或脑卒中时的顶叶，可以经历高度的神经可塑性[9]。

除了简单的肌肉运动，额叶运动皮层的区域也参与了复杂的运动，这些运动控制着我们作为人类表达自我的能力，尤其是当这些区域与来自大脑皮层其他方面的神经活动相关时。

例如，位于额叶下回的运动前皮质内有 Broca 区，当 Broca 区受损时，即使对单词和句子的理解没有受到损害，也不能有效地说出完整的单词或完整的句子。因此，这是思维能力和语言能力[10]之间的一种分裂，被称为表达性失语症或 Broca 失语症（图 3-8）。

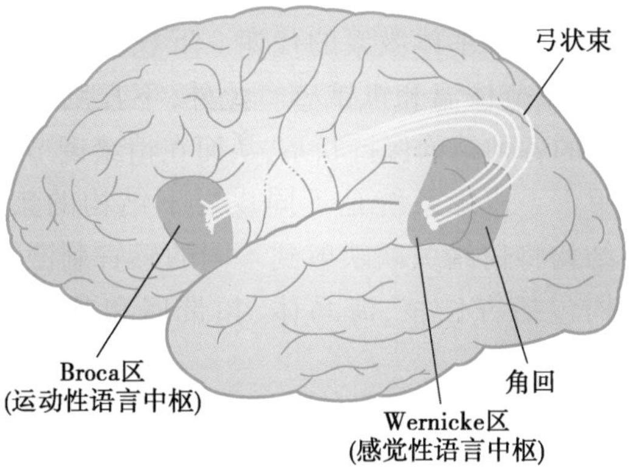

图 3-8　半球中与语言功能有关的部分区域的位置。Wernicke 区位于颞上回的后端，与听觉和视觉信息的理解有关。它通过弓状束投射到额叶的 Broca 区。Broca 区将从 Wernicke 区接收到的信息加工成一种详细的、协调的发声模式，然后通过岛页的语音发音区将这种模式投射到运动皮层，运动皮层启动嘴唇、舌头和喉部的适度运动来产生语言（经允许摘自 Learning, Memory, Language, & Speech. In: Barrett KE, Barman SM, Boitano S, Brooks HL, eds. Ganong's Review of Medical Physiology, 25e New York, NY: McGraw-Hill; 2016）

顶叶

顶叶位于中央沟后面，占据皮层的中后部。顶叶处理各种形式的感觉信号和语言处理。体感皮层位于前顶叶，它包括中央沟后面的区域。这个区域被称为中央后外侧回。与运动皮层一样，每个半球的躯体感觉皮层负责身体对侧的感觉。

当整体上讨论感觉皮层时，重要的是要理解感觉的次级皮质（包括视觉、味觉、听觉和嗅觉）存在于其他各种皮质结构中，而不是顶叶。有感觉关联区，其部分位于不同的皮质叶，接收来自不同区域的运动和感觉信息，并分析或合成这些信息来驱动理解[8]。

例如，顶叶-颞叶-枕叶联合区位于顶叶、颞叶和枕叶内，在作为记忆存储在额叶的前额叶皮质中之前，合成视觉和听觉的感觉信息。

颞叶

颞叶位于与外侧沟相邻的每个半球的侧面。颞叶的主要功能是处理感官信息，无论是情感的、视觉的还是基于语言的，并提供理解或意义。此外，颞叶还包含初级听觉皮层，接收听觉，然后在相邻区域将其处理为有意义的信息。

颞上回后部有一个叫 Wernicke 的区域，它对口语和书面语的理解非常重要。该区域位于初级听觉皮层附近，在那里接收听觉刺激。关于视觉语言理解，视觉联想区将这些信息传递给颞叶的 Wernicke 区。

枕叶

枕叶位于皮层的后部，主要参与视觉处理。这不仅包括感知视觉环境和物体，还包括接受书面文字的视觉表现。如前所述，枕叶需要与颞叶协同工作以理解所写的内容。重要的是要强调不同叶片之间的这种持续的协调，以理解外部世界，从而与之适当地互动。例如，面容失认症是一种以无法识别面孔为特征的病症。对于视觉识别，我们不仅需要枕叶视皮层的适当功能，还需要对视觉信息进行适当的处理，而这些信息通常发生在颞叶。因此，面容失认症不仅与枕叶内侧的损伤有关，而且还与颞叶的内侧面损伤有关。另一方面，单侧或双侧枕叶单独损伤可导致视野缺损，而不会对眼睛或视神经束造成任何损害。

脑干和皮质下结构

在大脑皮层下面，我们可以看到脑干的各个部分，尤其是延髓、脑桥和中脑。靠近脑干的是小脑、丘脑、下丘脑和基底节，这些将在后面讨论。

脑干包含面部和头部的运动和感觉核，就像脊髓包含前部和后部的灰色角一样。脑干包含许多感觉核(听觉、味觉、平衡),然而,它也为潜意识活动发挥着非常重要的作用,包括控制血压和呼吸。延髓是脊髓的直接头端延伸,在组织和功能上与脊髓相似。

脑桥位于延髓的上方,包含大量的神经元,这些神经元将信息从大脑半球传递到小脑。小脑位于脑桥和延髓的背侧,接收来自延髓的躯体感觉输入、来自大脑皮层的运动信息以及来自内耳前庭器官的平衡输入。

小脑和基底节

小脑和基底节对运动控制很重要,尽管大部分运动活动起源于皮层。它们在运动功能的先后顺序和计划协调中起着重要作用,而皮层是运动功能的起源地(图 3-9)。

小脑控制运动顺序,在某种程度上,控制原动肌和拮抗肌之间的协调,以产生更平稳的整体运动。它还将信息传递到大脑皮层,以帮助规划下一个期望的运动动作。小脑蚓部是小脑中央的一条神经组织,负责控制躯体、颈部、肩部和髋部的肌肉运动[8]。

两侧都有小脑外侧半球,其中间区域负责控制上部远端肌肉收缩以及下肢,而外侧区则处理离散运动的时间。小脑除了接受来自周围神经系统的感觉信息外,还接收来自运动、前运动和体感皮层的各种传导束[8]。小脑损伤会导致不协调运动障碍,如运动障碍、共济失调、意向性震颤,甚至构音障碍。

基底神经节与皮质脊髓系统协同作用,控制复杂的模式和生物力学活动的强度。这种活动的例子包括扔棒球或扣衬衫扣子。该结构由背侧纹状体(壳核和尾状核)、腹侧纹状体、苍白球、腹侧苍白球、黑质和丘脑底核组成。不同结构的损伤会导致不同的运动障碍。

例如,苍白球的损伤会导致无意识的肢体扭转运动,而丘脑底核的损伤则会导致偏身投掷症,整个肢体的突然摆动。也许最广泛研究的运动障碍是帕金森病,其特征是僵硬、不自主的静止性震颤和由于黑质受损而引起的运动障碍。

在这种情况下,黑质提供抑制性输入,以帮助保持身体静止不动。脑深部刺激通常被用来针对这个结构来恢复这种抑制。然而,最近使用先进成像技术的研究揭示了帕金森病中更为复杂的黑质纹状体-皮质连接[11]。

丘脑

丘脑如前所述,丘脑对大脑皮层的“清醒”和功能至关重要。丘脑位于大脑中央,高于中脑,除了皮层下结构的输入外,还有一系列神经回路连接到皮层的各个部分。正是这些皮质神经回路,也被称为丘脑皮质丘脑回路(thalamocorticothalamic circuits),帮助调节意识、睡眠和觉醒。

它也起着连接大脑皮层的感觉和运动束的导管或起着接力器的作用。丘脑内有许多接收周围神经系统输入的感觉核团。例如,来自周围的疼痛和温度感觉沿着一个叫作脊髓丘脑束的特定神经束向上传播,该神经束与丘脑腹侧后外侧核团(ventral posteroral nucleus)的特定核团形成突触,然后传递到特定的皮质和皮层下结构[7]。同样,除了嗅觉,大多数感觉神经与丘脑中的一个核形成突触。

下丘脑和边缘系统

在大脑的底部是下丘脑和大脑的边缘系统。下丘脑位于丘脑下方,垂体上方。它通过自身的激素控制和调节垂体激素的代谢。下丘脑有许多功能,包括调节体温和饥饿感。此外,下丘脑与边缘系统内的各种结构保持联系,从而在情绪调节中发挥作用[8]。边缘系统是不同皮层下结构的集合,这些结构将情绪关联映射到不同的感官刺激。这些结构包括杏仁核、海马体、扣带回和基底神经节等。

边缘系统负责我们的情绪和动机行为,因此也在我们形成有意义的记忆的能力中起着不可或缺的作用。例如,慢性疼痛患者的功能性磁共振研究显示,即使是在休息时,各种边缘脑结构的激活异常增加,这可能与该患者群体中持续的痛苦感觉的报告有关[12]。

脊髓　脊髓由从颅底延伸出来的上升和下降的神经纤维组成,并尾随穿过大约第一或第二腰椎(L1/L2),因此并不贯穿整个骨性脊柱的长度。脊髓的解剖终点可以有几个层次的变化。其上缘为延髓尾端,止于脊髓圆锥。圆锥下面的一段神经叫作马尾。中央脊髓包含主要的运动神经元、自主神经元网络和传入感觉神经束(图 3-10)。脊神经有 31 对,是由背根和腹根形成的周围神经。每层有一系列背根从后外侧沟进入,一系列腹根从脊髓前外侧

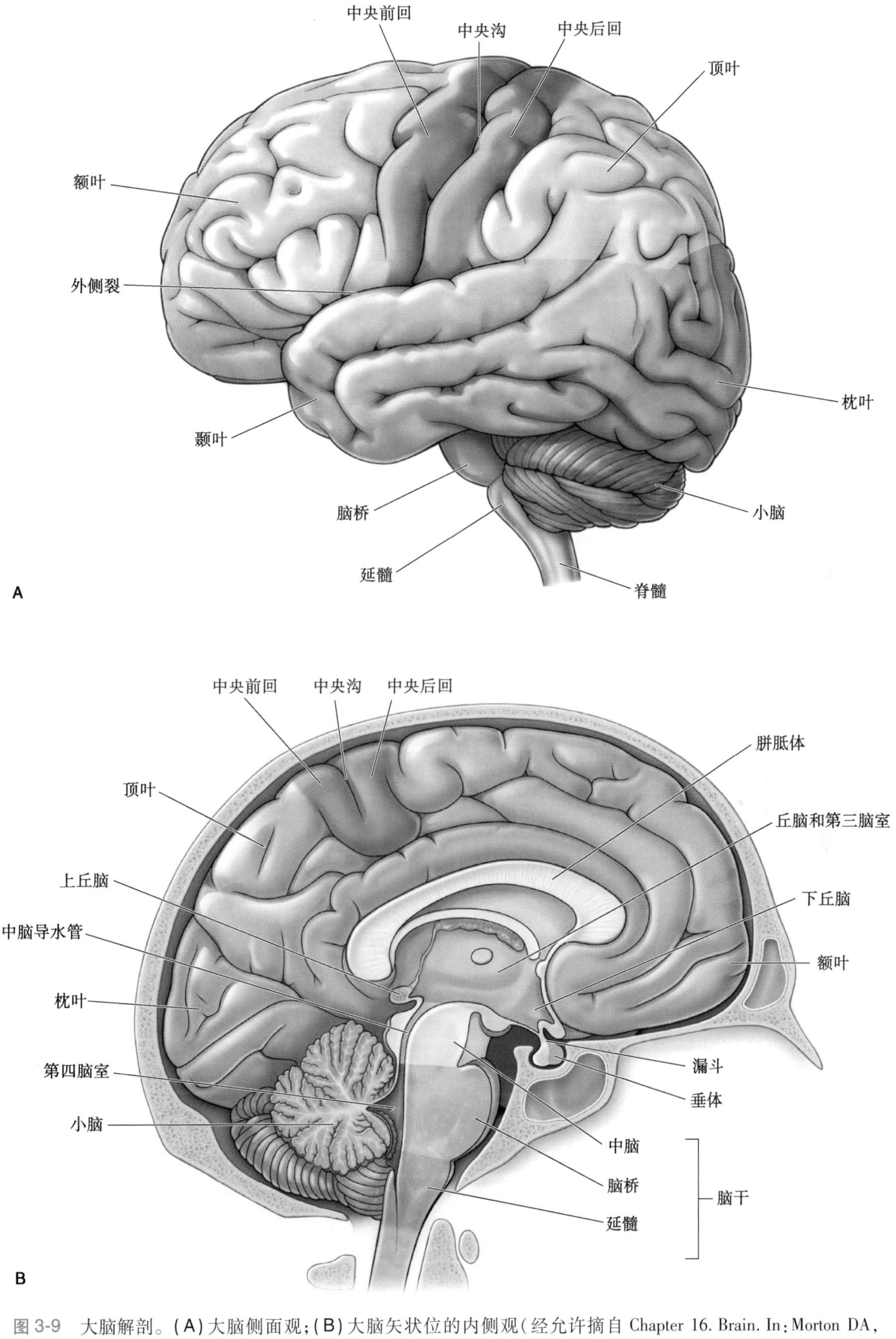

图3-9 大脑解剖。(A)大脑侧面观;(B)大脑矢状位的内侧观(经允许摘自 Chapter 16. Brain. In:Morton DA, Foreman K,Albertine KH,eds. The Big Picture:Gross Anatomy,New York,NY:McGraw-Hill,2011)

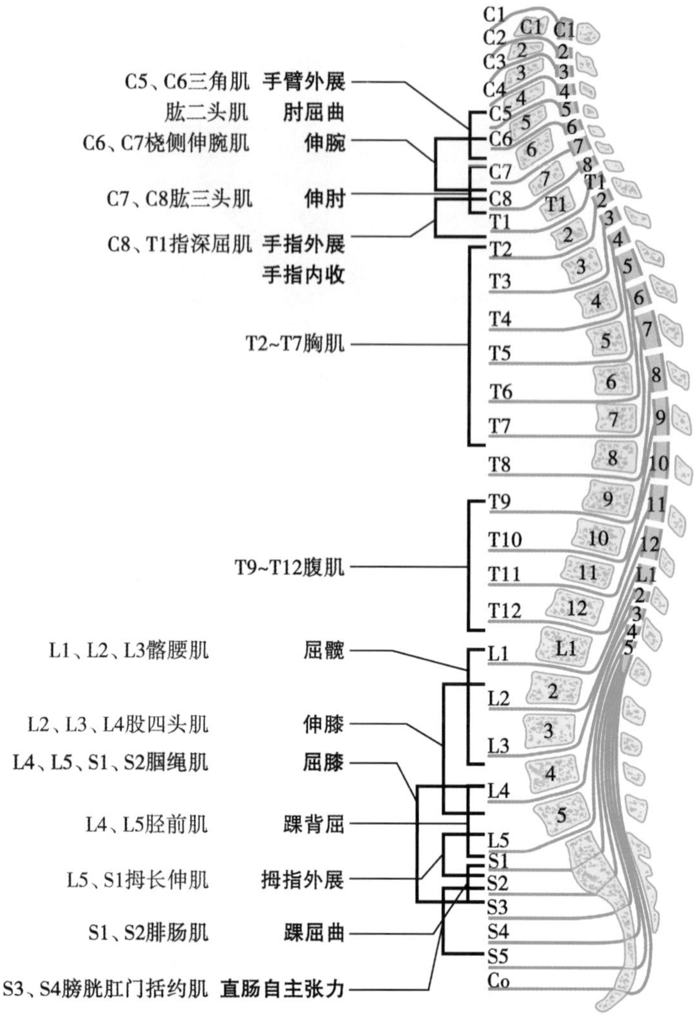

图 3-10　脊髓的解剖及功能（经允许摘自 Go S. Spine Trauma. In：Tintinalli JE，Stapczynski J，Ma O，Yealy DM，Meckler GD，Cline DM，eds. Tintinalli's Emergency Medicine：A Comprehensive Study Guide，8e New York，NY：McGraw-Hill，2016）

沟穿出。背根将传入的感觉信息从肌肉、皮肤和内脏传入脊髓。就像运动神经元胞体一样，这些伪单极感觉传入纤维的细胞体也不在脊髓内，而是位于每个脊根形成的远端的背根神经节中[13]。

腹根包含传出的运动轴突，支配肌肉和腺体。脊髓包裹在骨性椎管内，分为 5 个不同的部分：颈段、胸段、腰段、骶骨段和尾骨段。两侧对应 8 根颈神经、12 根胸神经、5 根腰神经、5 根骶神经、1 根尾神经。每根神经都有一个特定的神经孔。值得指出的是，前 7 根颈神经从相应椎体上方穿出椎管，而第 1 胸神经下方的脊神经均从相应椎体下方穿出。这完全是因为颈 8 神经根在颈 7 椎体下面和胸 1 椎体上面。

整个脊髓的总体神经地形图保持一致，运动轴突位于两侧和腹侧，感觉轴突位于背侧[4]。如前所述，运动轴突以传出方式传导，而感觉轴突以传入方式传导。

在横切面上，脊髓中央灰质区由细胞体组成，周围有与轴突束相对应的白质。脊髓的横截面结构在整个脊髓的长度上保持相对标准，在 C5～T1 和 L2～S3 之间存在细微差异，以分别容纳上下肢的运动和感觉神经。在横截面上，脊髓可以被视为有左右两部分，可以进一步分为背段、腹段和外侧段。感觉束占据脊髓背侧旁正中区。运动神经位于皮质脊髓束的前部和外侧。同样，图 3-11 强调了疼痛的特殊束（脊髓丘脑束）和小脑功能（脊髓小脑束）。

运动路径（皮质脊髓束）：始于皮质（如前所述），在延髓水平沿尾侧、外侧或交叉行进。它们在脊髓前角形成突触，之后一个次级运动神经元再支配肌肉或腺体。发生在前角突触近端的损伤会导致

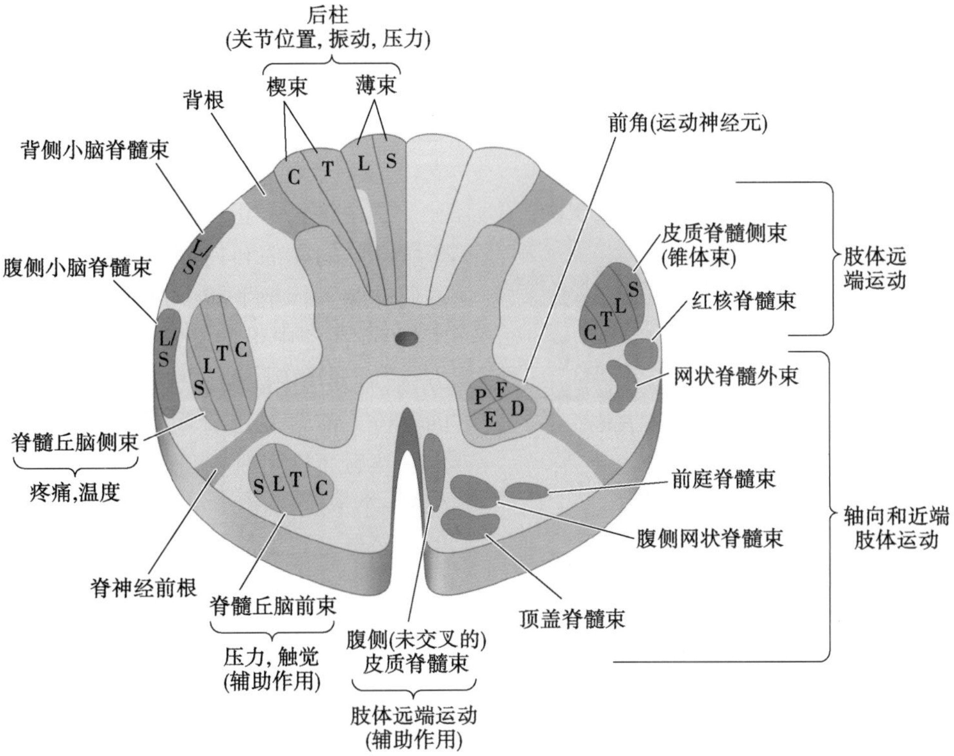

图 3-11　脊髓横切面:主要上行(左)和下行(右)传导束。外侧和腹侧的脊髓丘脑束向受神经支配的身体的对侧上升。C,颈部;D,远端;E,伸肌;F,屈肌;L,腰部;P,近端;S,骶部;T,胸部(经允许摘自 Hauser SL,Ropper AH. Diseases of the Spinal Cord. In:Kasper D,Fauci A,Hauser S,Longo D,Jameson J,Loscalzo J,eds. Harrison's Principles of Internal Medicine,19e New York,NY:McGraw-Hill;2014)

上运动神经元征(稍后讨论),而发生在该突触远端的损伤则会导致下运动神经元征。

感觉通路:起于周围神经系统,在那里,一个感觉受体(无论是触觉、疼痛、视觉、听觉还是本体感受)都会接收到刺激。

这些特定神经元的细胞体,特别是那些从周围包含疼痛觉和触觉的神经元,在背根神经节内有一个额外的细胞团。神经纤维与脊髓中特定的次级神经元形成突触,然后投射到各种脑干结构,包括小脑和丘脑,最后到达皮质。例如,触觉、位置和振动的感觉是通过初级神经元传递的,这些神经元的神经末梢受体接受刺激并将信号传递到背根神经节。从那里,信息通过在脊髓背角内突触的纤维(稍后说明)在不同的区域传递。然后感觉神经束通过脊髓背柱向上延伸。

一般来说,背柱的最内侧部分(薄束)传递来自下肢的感觉信息,而外侧部分(楔束)则传递来自上肢的感觉信息。神经纤维在与丘脑形成突触前,先沿同侧延髓背侧核团,再经内侧丘系通路进一步上行。对于疼痛和温度感知的传递,脊髓丘脑束的路径与背柱内侧丘系通路稍有不同。痛觉传递开始于一级神经元,向脊髓突触传入信号,特别是在脊髓背柱的特定区域,然后穿过中线,沿着脊髓前外侧束的通路上升。从那里,神经纤维在上升到皮层区域之前也与丘脑形成突触。

解剖学回顾:周围神经

在椎间孔之外,周围神经根要么延伸到一个单独的神经,要么结合起来形成一个神经网络或神经丛。在讨论颈椎和腰椎附近的各种神经丛之前,我们将首先讨论皮节的分布(图 3-12)。

一般来说,皮肤的各个区域是从上到下依次受神经支配的(图 3-12),要认识到这些区域是高度重叠的。当评估脊髓损伤甚至冲击的程度时,这些信息变得非常重要。

在颈椎内,从 C5 到 T1 的脊神经根连接并分开,形成主要的周围神经,用于上肢的运动和感觉功能。

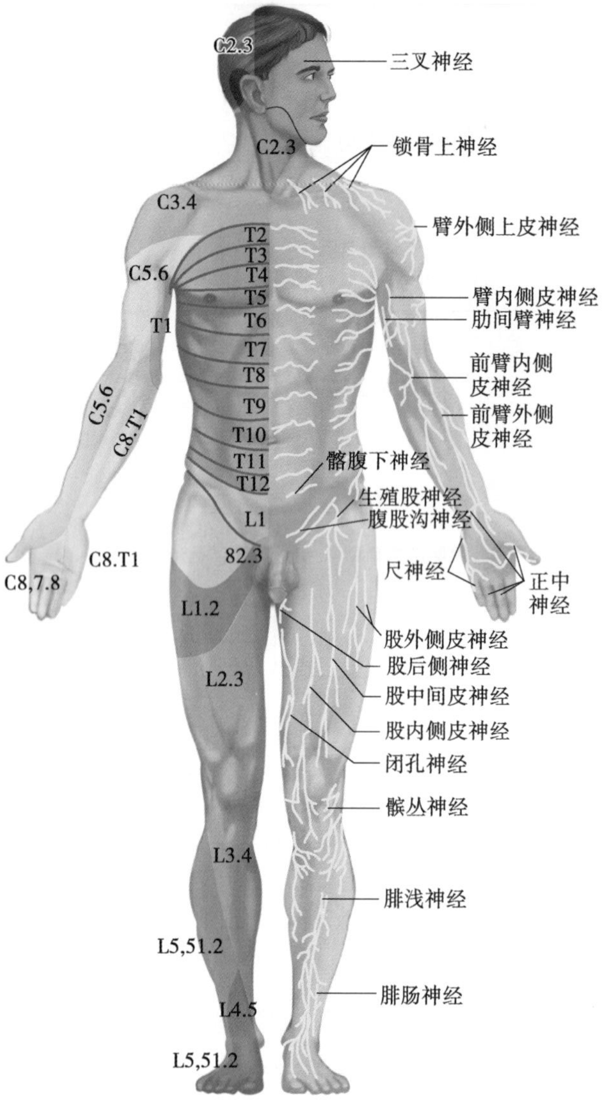

图 3-12　皮节(经允许摘自 Flynn JA. Acute Back Pain. In: McKean SC, Ross JJ, Dressler DD, Scheurer DB, eds. Principles and Practice of Hospital Medicine, 2e New York, NY: McGraw-Hill; 2017)

臂丛的精细划分见(图 3-13)。第 5 和第 6 颈神经离开脊髓,合并形成臂丛上干。第 7 颈神经穿出形成中干,第 8 颈神经根和第 1 胸神经根合并形成下干。

每个干在形成后索、内侧索和外侧索之前,分别分成前、后两部分。在这些脊髓的远端有五个主要的周围神经:正中神经、肌皮神经、尺神经、桡神经和腋神经。臂丛神经可能有很多变异,可能起到一定作用,尤其是在电诊断测试中。这些神经的感觉和运动神经对我们的身体检查和评估很重要。

臂丛神经

肩胛背神经从 C5 神经根分支,为肩胛提肌和菱形肌提供运动支配。肩胛上神经从上干分支,支配冈上肌和冈下肌。

胸长神经接受来自 C5、C6 和 C7 神经根的分支,合并后支配前锯肌。最后是膈神经,它支配着膈肌,起源于 C3~C5 神经根。从后束开始是胸背神经的分支,它继续支配背阔肌和肩胛上、下神经(图 3-13)。

正中神经　正中神经由内侧和外侧束组成,位于腋动脉的前部和内侧,然后沿着肱二头肌腱内侧的肱动脉下行至上臂。进入前臂前室前,走行于肌束韧带(病理中可能是正中神经卡压的部位[14])下方,然后到达手腕前,进一步在指深屈肌和浅表肌之间移行。前臂发出骨间前神经和手掌皮神经的分支。然后通过屈肌支持带下方进入手部,穿过腕管(另一个卡压部位),然后分成掌侧指支和返支。正中神经负责对旋前圆肌、桡侧腕屈肌、掌长肌和指浅屈肌的神经支配和运动控制,骨间前神经支配前臂的指深屈肌、拇长屈肌和旋前方肌的外侧部分。值得注意的是,正中神经除上述卡压部位外,还可被骨间前膜和旋前圆肌压迫。在腕部远端,正中神经支配拇对掌肌、拇短展肌和拇短屈肌。

尺神经　尺神经主要由内侧束形成,由 C8 和 T1 的神经纤维组成。尺神经沿着肱骨三头肌内侧,穿过一层叫作 Struthers 弓的纤维组织(不过最近的文献建议放弃这一命名法)[15],并在肘部和鹰嘴水平的内侧上髁之间行进。然后它穿过前臂,穿过肘管(一个可能的卡压部位)对尺侧腕屈肌和指深屈肌内侧进行神经支配,然后通过 Guyon 氏管(另一个卡压部位)来支配手内肌[4]。

桡神经　桡神经接受所有进入臂丛神经根的神经纤维,神经根 C5~T1。桡神经在腋动脉的后方,肱三头肌的长头和内侧头之间穿行。在穿过桡神经沟(一个可能的卡压部位)并支配肱桡肌和桡侧腕长伸肌之前,它先对肱三头肌和肘关节进行神经支配。在外侧上髁水平,它分为运动支和感觉支。运动支(骨间后神经)支配桡侧腕短伸肌、旋后肌、指总伸肌、小指伸肌、尺侧腕伸肌、拇长展肌、拇长伸肌、拇短伸肌和示指伸肌。

肌皮神经　肌皮神经接受来自 C5、C6 和 C7 根的纤维汇合一起,沿肱骨内侧方向移行。它主要的运动分支是喙肱肌和肱二头肌,部分神经支配肱骨。

腋神经　腋神经起源于 C5 和 C6 神经根,穿过四边孔,支配小圆肌和三角肌。

腰骶神经丛

腰骶神经丛由第 12 胸椎神经根的分支以及腰、

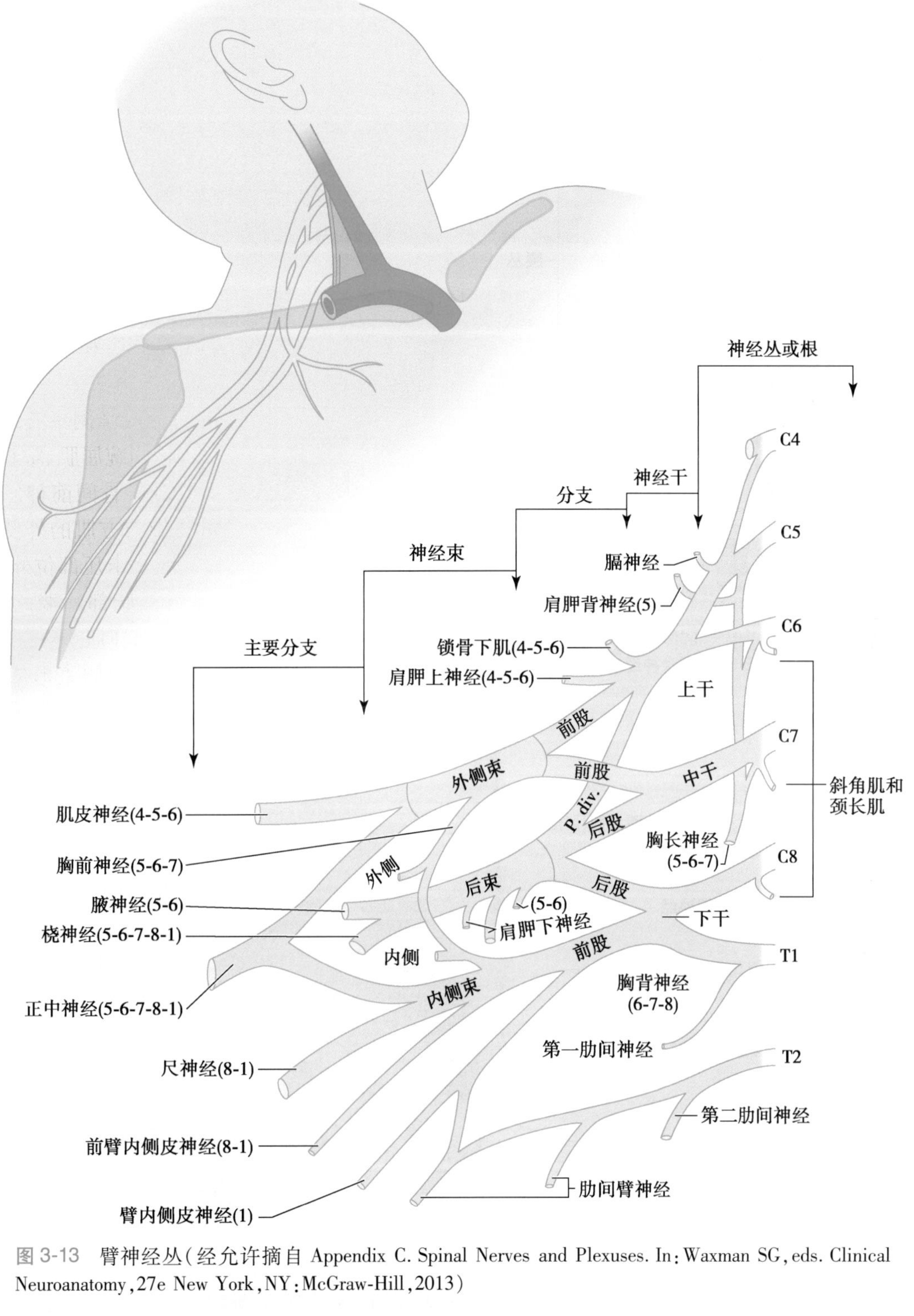

图 3-13　臂神经丛(经允许摘自 Appendix C. Spinal Nerves and Plexuses. In：Waxman SG，eds. Clinical Neuroanatomy，27e New York，NY：McGraw-Hill，2013)

骶神经，有时还有尾神经组成。在该神经丛发出的主要分支中，最常见的是髂腹神经、髂腹股沟神经、生殖股神经、臀上下神经、股外侧皮神经、股神经、闭孔神经、坐骨神经、阴部神经。坐骨神经又分为腓总神经(又称腓骨总神经)和胫神经。在本章中，我们将只强调其中的几个(图 3-14)。

股神经　股神经接受来自 L2、L3 和 L4 神经根的纤维，这些神经根连接并穿过腰大肌和腹股沟韧带下方，在股动脉外侧通过。然后它穿过股三角，支配以下肌肉：髂肌、耻骨肌、缝匠肌和股四头肌。股神经最大的皮肤分支之一是隐神经。

闭孔神经　闭孔神经也接受来自 L2、L3 和 L4 神经根的纤维。神经通过闭孔后支配耻骨肌、短收肌、长收肌、大收肌、闭孔外肌和股薄肌。

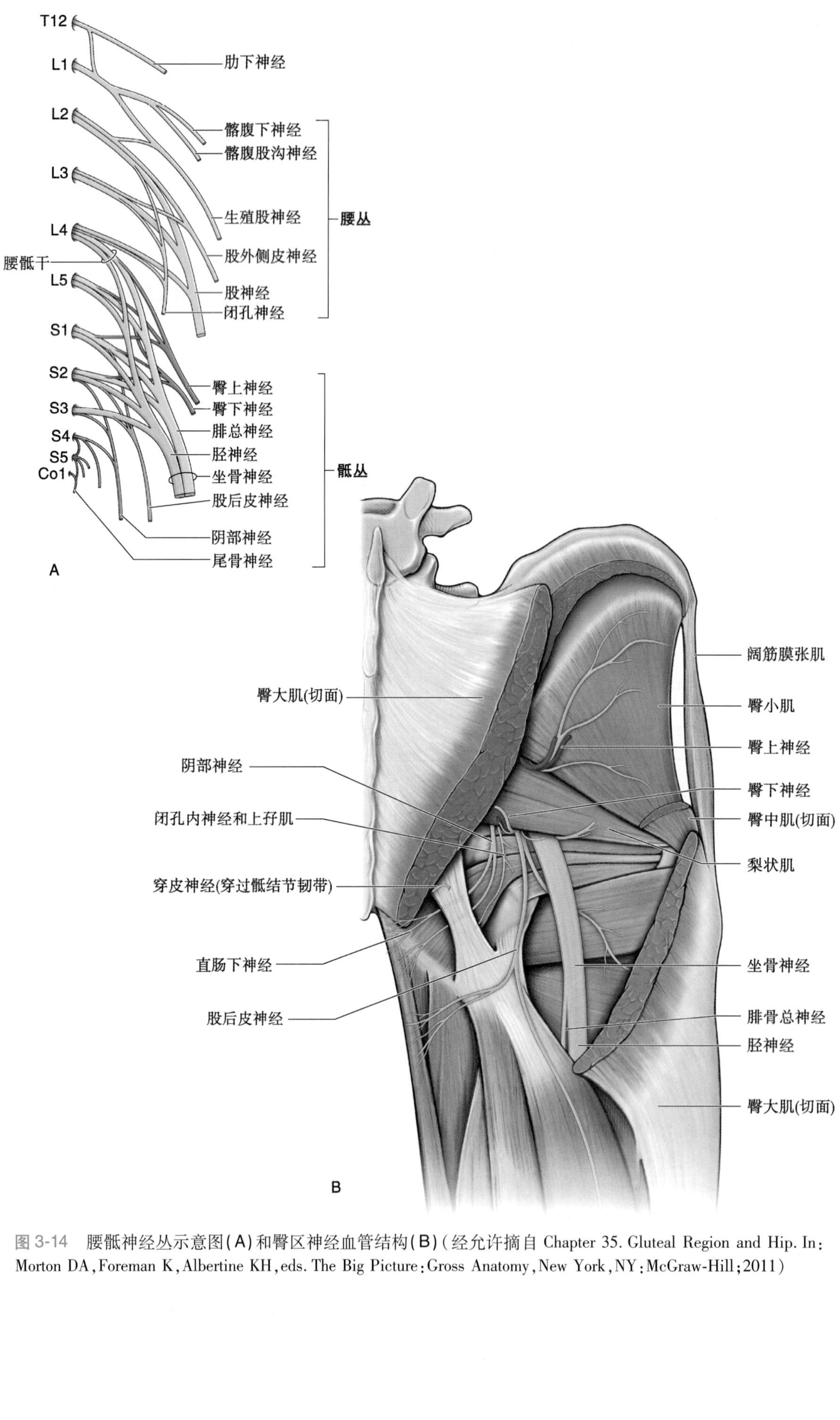

图 3-14 腰骶神经丛示意图(A)和臀区神经血管结构(B)(经允许摘自 Chapter 35. Gluteal Region and Hip. In: Morton DA, Foreman K, Albertine KH, eds. The Big Picture: Gross Anatomy, New York, NY: McGraw-Hill; 2011)

坐骨神经及其分支　坐骨神经接受来自 L4、L5、S1、S2 和 S3 神经根的输入。神经从骨盆出经坐骨大孔，在梨状肌下部通过或穿过梨状肌。它由两部分组成：胫神经和腓总神经。坐骨神经沿下肢下行，并在腘窝处分成腓总神经和胫神经。腓总神经部支配股二头肌的短头，而胫神经支配股二头肌的长头、半腱肌、半膜肌和大收肌的一部分。胫神经向远端移动到腘窝，并支配内侧和外侧腓肠肌、腘肌、比目鱼肌和跖肌，然后继续成为胫后神经。在屈肌支持带下面，通过跗管，进一步分成分支支配着足部的许多内在肌。值得注意的是，跗管是一个疾病多发部位。腓总神经从坐骨神经中分离出来后，在腓骨头（可能的高张力部位）周围活动，分为腓深神经和腓浅神经，每一神经都有各自的特殊支配。

脑神经　有 12 对脑神经负责将头部和颈部的信息传递给大脑。嗅神经和视神经（脑神经Ⅰ和Ⅱ），起源于大脑，而其余 10 对脑神经起源于脑干结构。当我们讨论卒中后遗症和脑损伤时，每个脑神经起源的确切位置变得非常重要，并将在以后的章节中讨论（表 3-1）。

表 3-1　脑神经概述

脑神经	功能
Ⅰ. 嗅神经	嗅觉
Ⅱ. 视神经	视觉；瞳孔对光的反应性和适应性
Ⅲ. 动眼神经	眼外肌运动；眼睑上提；外部刺激引起的瞳孔反应
Ⅳ. 滑车神经	眼球向下和向外运动
Ⅴ. 三叉神经	对面部和口腔的感觉，以及角膜反射的感觉方面
Ⅵ. 展神经	眼球转向外侧
Ⅶ. 面神经	多数面部运动；角膜反射的运动方面；味觉
Ⅷ. 听（前庭蜗）神经	听觉和平衡
Ⅸ. 舌咽神经	味觉，咽反射（混合成分）
Ⅹ. 迷走神经	咽反射（运动成分）
Ⅺ. 副神经	耸肩动作
Ⅻ. 舌下神经	舌肌运动和言语清晰度

基本病史及体格检查

全面的病史和体格检查是临床医生确定正确诊断的最好工具。病史的关键部分应该从主诉开始（是什么原因让患者去看医生的）。在就诊过程中，患者的护理可能有很多方面需要解决，尤其是神经损伤的不同方面，但是将主诉作为一个起点是有帮助的。在此之后，我们深入了解现病史，收集有关该疾病主诉的详细描述。

详细说明损伤造成的功能障碍总是很重要的，因为这将有助于制订一个全面的治疗计划。基本的神经病史和生理学的全部细节可以在附录中找到。在现病史之后，我们将收集过去的神经系统疾病或合并症的病史、手术史、家族史、社会史、目前的药物，以及系统的详细回顾。要想了解目前病史的组成部分，以及体格检查，请参阅附录。

对疑似神经系统损伤的患者进行体格检查可能相当复杂，需要敏锐的观察力。检查的关键方面包括寻找功能障碍和肌肉容积、姿势和运动方面的不对称。从全面的病史中确定损伤机制，将有助于明确体格检查的重点。例如，在评估疑似脑血管意外、脊髓损伤、颅脑外伤或周围神经损伤时，注意力会转移。

脑神经检查

评估脑神经对于怀疑头颈部损伤或其他病理学上的问题是至关重要的。在本章中，我们总结了正确的脑神经检查技术（表 3-2）。

感觉神经评估

熟悉我们在前面讨论过的皮肤和周围神经的感觉分布模式是很重要的。这些图示对测试轻触和针刺的表面感觉很有用。当评估脊髓患者的损伤程度时，使用这些皮节图是特别重要的。这将在后面的章节中详细阐述。

浅感觉系统可以用各种器材来评估。轻触可以用一缕棉花在不同的皮肤上进行测试，以评估是否存在任何差异，尤其是与对侧肢体进行比较时。同样的，可以用针尖来测试疼痛感。在评估患者时，回顾感觉通路的解剖结构非常重要，尤其是同侧和对侧的感觉通路。振动感可以用振动音叉来测试。音叉被敲击，然后小心地放在左右脚趾上。当受试者感受到振动停止时，他们会告诉你。

运动神经评估

良好的运动检查的关键是对肌力和协调性的评估，以及对失用症、语调不当和不自主运动（如震颤）症状的评估。

强度分级　运动测试的基本组成部分是一系列强度分级动作，称为徒手肌力测试。它测量的是在各种阻力的作用下，关节上的肌肉主动收缩力量。

表 3-2　脑神经的功能和测试

脑神经	功能	试验
Ⅰ. 嗅神经	嗅觉	患者辨识一种熟悉的气味（香草、咖啡）
Ⅱ. 视神经	视觉（敏感度，瞳孔对光的反应性和适应性）	让患者辨认视野象限内伸出的手指数目，另一只眼睛闭上；让患者用一只眼睛从卡片上读出单词
Ⅲ. 动眼神经	多数眼外肌运动；眼睑上提；外部刺激引起的瞳孔反应	用光束照射每只眼睛，检查瞳孔是否收缩；在中线位置，慢慢移动一根手指朝向患者鼻子，检查瞳孔是否会聚；检查眼球运动，包括向上、向下、斜向、左右转动
Ⅳ. 滑车神经	眼球向下和向外运动	检查患者眼睛的上下运动情况
Ⅴ. 三叉神经	对面部和口腔的感觉，以及角膜反射的感觉方面	轻轻触摸患者的脸，检查感觉是否对称。检查咀嚼或咀嚼的强度
Ⅵ. 展神经	眼球转向外侧	检查患者眼睛的左右移动情况
Ⅶ. 面神经	多数面部运动；角膜反射的运动方面；味觉	要求患者闭上眼睛和嘴，然后张开眼睛和嘴并微笑；提高眉毛；检查不对称性
Ⅷ. 听（前庭蜗）神经	听觉和平衡	用手表或对着患者的耳朵轻声说话来测试听力
Ⅸ. 舌咽神经	舌头后三分之一味觉，咽反射（感官成分）	做吞咽动作；用压舌板触碰喉咙后部，测试咽反射的感觉部分
Ⅹ. 迷走神经	咽反射（运动成分）	吞咽动作
Ⅺ. 副神经	肩部运动（斜方肌和胸锁乳突肌）	耸肩，头从一边转到另一边
Ⅻ. 舌下神经	舌肌运动和言语表达	伸舌，检查舌位是否居中；评估讲话的清晰度

通常很难在每组中分离出特定的肌肉，测试通常是针对关节的运动（如肘关节屈曲）。在测试肌群时，正确的定位是最重要的，因为观察重力下和阻力下的活动范围很重要（表 3-3）。

表 3-3　肌力评定

级别	名称	标准
5	正常	能够抗重力和完全阻力的情况下移动关节
4	良好	能够对抗重力，和部分阻力情况下移动关节
3	可	只能在抗重力作用下移动关节
2	差	只有在没有重力的情况下才能移动关节
1	微缩	只能看到肌肉收缩的痕迹，但不能对抗重力运动
0	零	无运动或肌肉收缩

协调　协调性测试，是测量肌肉力量和运动控制的结合。小脑直接参与协调运动的控制。因此，那些小脑系统受损的人就不能表现出协调良好的复杂动作。当检查者抬起手指时，让患者脸朝前，就可以很容易地检验这一点。然后，患者伸出手去触摸检查者的手指，然后触摸自己的鼻子。重复测试，并且要注意准确性。下肢协调性可以通过让患者用对侧足跟缓慢轻轻滑过小腿前面来评估（跟膝胫试验），移动应缓慢且受控制（图 3-15）。

反射　腱反射是一种单突触反射，当肌梭有短暂的拉伸时会被激活。随后的肌纤维收缩会导致经典的牵张反射。我们通过在每个肢体的特定区域对称击打肌肉来检测牵张反射，以寻找不一致的地方。正常反射被评为 2 级。因此，反射亢进的级别高于这个水平，相应地，反射不足的级别较低。仔细注意

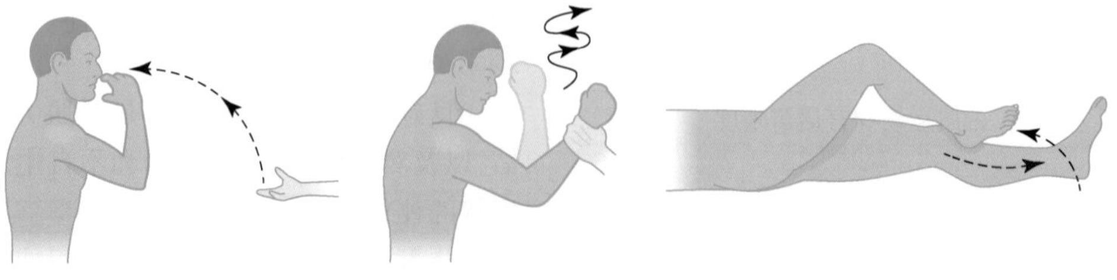

图 3-15　小脑功能试验：指鼻试验（左）、弹跳试验（中）、跟膝胫试验（右）（经允许摘自 LeBlond RF, Brown DD, DeGowin RL. DeGowin's Diagnostic Examination. 9th ed. New York: McGraw-Hill, 2009）

每个对侧肢体反射分级的不对称性，以及阵挛的存在。阵挛可发生在反射亢进状态，在反射被激发后，肌肉反复有节奏地收缩。这在我们处理上运动神经元信号时最为明显，我们将在后面讨论。每个被测试的反射都可以提供有关可能的神经根病理学的信息（图 3-16 和表 3-4）。

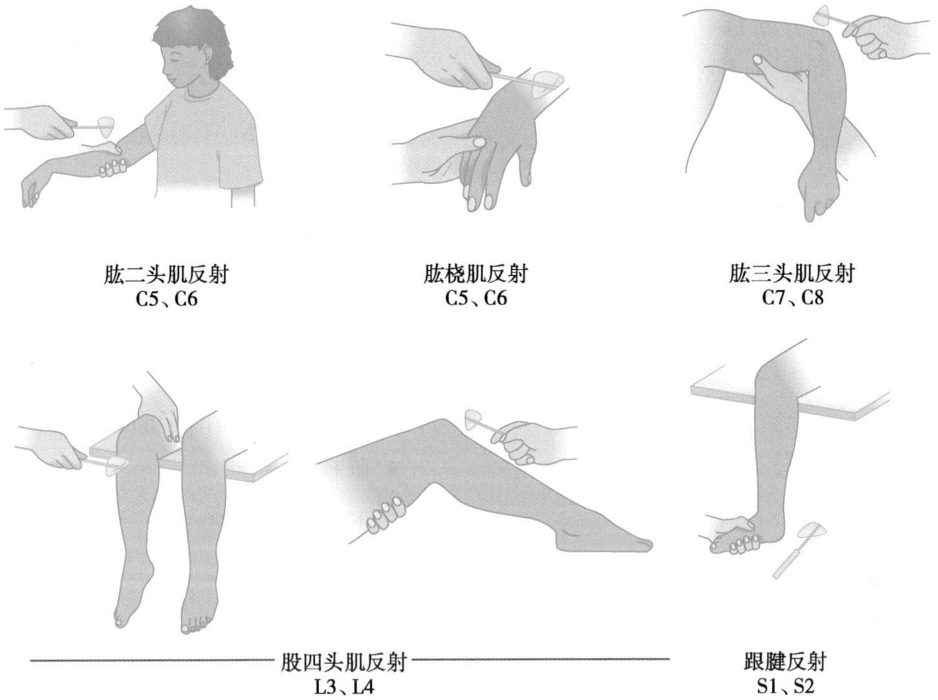

图 3-16 腱反射诱发方法：在坐位和仰卧位诱发股四头肌腱反射的技术（改编自 LeBlond RF, Brown DD, DeGowin RL. DeGowin's Diagnostic Examination. 9th ed. New York：McGraw-Hill, 2009）

表 3-4 反射的分级（a）及常用的肌肉牵张反射和相应的神经根测试（b）

（a）反射的分级	
反射测定	**分级**
反射亢进和阵挛	4
反射亢进	3
正常反射	2
反射减退	1
未引出反射	0
（b）常用的肌肉牵张反射和相应的神经根测试	
肌肉	**测试神经根**
肱二头肌	C_5、C_6
肱桡肌	C_5、C_6
肱三头肌	C_7、C_8
旋前圆肌	C_6、C_7
髌韧带	L_2、L_3、L_4
内侧腘绳肌腱	L_5
跟腱反射	S_1

上、下运动神经元征 根据损伤程度，人们会遇到上或下运动神经元的征象。识别这些差异有助于确定受伤部位。当神经损伤的部位位于中枢神经系统内时，上运动神经元的征象就会出现。因为损伤来自中枢神经系统，患者通常会表现出痉挛、反射亢进、束状或纤维性颤动。我们经常在脑血管意外、颅脑外伤或脊髓损伤中看到这种情况。与此相反，下运动神经元征象发生于周围神经系统的损伤，通常表现为弛缓无力、反射减退、明显的肌肉萎缩和震颤。

精神状态检查 进行精神状态检查可以确定脊髓上损伤的程度。对精神状态的全面评估将在后面的章节中讨论，现在我们要看的是意识、注意力、方向、记忆、一般基础知识、抽象思维、洞察力和判断、情绪和情感的水平。

附录

关注现病史和体格检查

- 主诉：神经损伤主要表现为感觉麻木、感觉异常、运动无力或功能障碍

- 现病史
  - 关于神经症状，重点应放在：
    - 损伤描述
    - 症状部位（它影响身体什么部位）
    - 症状出现（何时开始）
    - 症状的特性（即麻木，剧烈疼痛，刺痛等）
    - 损伤机制
    - 严重程度（关于疼痛，通常以 0~10 量表评分）
    - 持续时间（您经历了多长时间）
    - 加剧和缓解因素
    - 相关体征和症状
    - 警示征象
  - 功能缺陷
    - 对他们的生活有什么影响？
      - 移动/平衡
      - 认知
      - 沟通
  - 既往病史/手术史
    - 除了高血压和冠状动脉疾病等常见合并症，还应特别关注可能影响神经系统的病史，包括糖尿病（神经病变），或卒中，或脑损伤史
  - 社会史
    - 尤其有吸烟、酗酒和药物滥用史
    - 如有功能障碍，详细描述家庭环境是有用的
  - 家族史
    - 有卒中、神经系统疾病的家族史
  - 系统回顾
  - 体格检查
    - 检查：检查是否有不对称、肌肉萎缩、排列不齐现象
    - 包括步态、步长和止痛步态或共济失调的分析
    - 还要注意是否有 Romberg 征的存在
  - 触诊：任何肌肉群或关节的压痛触诊
  - 运动范围
    - 寻找主动和被动运动范围（ROM）的缺陷；活动范围缺损可能表明肌肉无力或关节疼痛的情况
    - 还可以测试速度依赖的 ROM 抵抗，也称为痉挛，这可能表明上运动神经元征
  - 强度测试
    - 徒手肌力测试
  - 协调
    - 指指试验、指鼻试验，跟膝胫试验
    - 测试快速轮替动作的一致性
  - 感觉测试
    - 轻触觉
    - 针刺觉
    - 温度觉
    - 振动和位置觉
  - 反射测试
    - 肌肉牵张反射
    - 检查是否存在 Babinski 征/Hoffman 征
  - 脑神经检查
  - 心理状态评估
    - 注意力
    - 语言
    - 记忆
    - 视觉空间功能
    - 额叶功能

（康治臣 译，朱路文　万春晓 校）

参考文献

1. Azevedo FA, Carvalho LR, Grinberg LT, et al. Equal numbers of neuronal and nonneuronal cells make the human brain an isometrically scaled-up primate brain. *J Comp Neurol*. 2009;513(5):532–541.
2. Ozlece H, et al. Ultrasonographic and electrophysiological evaluation of the ulnar nerve in patients diagnosed with carpal tunnel syndrome. *J Clin Neurophysiol*. 2016;33(5):464–468.
3. Doppler K, Frank F, Koschker AC, et al. Nodes of Ranvier in skin biopsies of patients with diabetes mellitus. *J Pheripher Nerv Syst*. 2017;22(3):182–190.
4. Cuccurullo S, et al. *Physical Medicine and Rehabilitation Board Review*. 2nd ed. New York: Demos Medical; 2010.
5. Baliki MN, et al. Functional reorganization of the default mode network across chronic pain conditions. *PLoS ONE*. 2014;9(9):e106133.
6. Apkarian AV, et al. Pain and the brain: specificity and plasticity of the brain in clinical chronic pain. *Pain*. 2011;152(3 Suppl):S49–S64.
7. Melzack R. Pain and the neuromatrix in the brain. *J Dent Educ*. 2001;65(12):1378–1382.
8. Guyton A, Hall J. *Textbook of Medical Physiology*. 9th ed. Philadelphia, PA: W.B. Saunders, 1996.
9. Williams L, et al. Remodeling of cortical activity for motor control following upper limb loss. *Clin Neurophysiol*. 2016;127(9):3128–3134.

10. Acharya A, Dulebohn S. Aphasia, broca. StatPearls. May 25, 2017.
11. Sala A, et al. Altered brain metabolic connectivity at multiscale level in early Parkinson's disease. *Sci Rep*. 2017;7(1):4256.
12. Farmer MA, et al. A dynamic network perspective of chronic pain. *Neurosci Lett*. 2012;520(2):197–203.
13. Benzon H, et al. *Essentials of Pain Medicine*. 3rd ed. Philadelphia, PA: W. B. Saunders; 2011.
14. Bilge T, et al. Entrapment neuropathy of the median nerve at the level of the ligament of Struthers. *Neurosurgery*. 1990;27(5):787–789.
15. Bartels RH, et al. The arcade of Struthers: an anatomical study. *Acta Neurochir (Wien)*. 2003;145(4):295–300.

第4章 肌肉骨骼系统概述

Michael Schaefer and Victor Foorsov

引言

肌肉骨骼系统的主要功能是引起位移、运动以及执行功能性身体任务,同时机械性支持和保护身体器官。该系统包括了肌肉、肌腱、韧带、骨、关节、椎间盘,还包括了与之相关的组织,例如滑囊、软骨、筋膜以及其他纤维组织。但是,我们不应该认为这些组织是相互孤立的,他们的功能依赖于复杂的神经学、生物力学以及生理学的相互作用。本章节主要探讨肌肉骨骼组织的生物学特征,及其对于损伤和康复的反应。同时也将介绍肌肉骨骼系统与身体其他系统(作为一个整体)之间的复杂的相互作用。最后,我们还将举例概述身体各个部位常见的肌肉骨骼疾病。

本书“第三篇:门诊医疗:运动,肌肉骨骼和疼痛医学”将对此有更为详细的概述。

肌肉骨骼系统占据了人体重量的40%~45%,人体摄入食物所产生的化学能被该系统转化为机械能[1]。此外,肌肉还能参与维持身体的基本机能,例如产热,血糖调节,脂肪、碳水化合物以及蛋白质存储[2]。肌肉通常以强力的肌腱与骨组织相连接,肌腱纤维深入肌腹并分支。肌腱由多个胶原束组成,继而形成更大的肌腱束。这些肌腱束的表面通常覆盖有滑膜组织,这些滑膜组织形成薄层的腱鞘滑膜液,起到润滑和运送营养的作用。但有一些肌腱束表面仅仅覆盖有肌肉组织或者是致密的结缔组织,称之为腱鞘。大多数肌肉拉伤都出现在肌肉和肌腱的结合点。损伤朝向肌腹的末端,此处肌腹逐渐变细,组织结构主要变为肌腱组织,或在肌肉内沿着肌腱纤维深入。肌腱常常在骨连接处(起止点)发生损伤,此处组织特定压力较高(即肌腱包裹骨性隆起),或血管较少,例如跟腱的体部。

韧带组织将骨与骨连接起来,在此过程中,韧带组织形成关节囊,保持关节稳定性,并有助于保存能量。例如膝关节副韧带是非常牢固并且弹性很小的韧带组织,这有助于保持膝关节的稳定性。而肩关节囊韧带(盂肱韧带)则是一个柔韧性好的薄层组织,这样的结构则有助于肩关节保持较大的活动范围。髂股韧带(“Y”)对站立提供支持,因此允许肌肉减少活动。该韧带能控制髋屈曲位外旋,以及伸展位的内旋和外旋。同时为了让步态更为有效,该韧带还能够在髋关节进入伸展位时存贮能量[3]。

软骨组织在骨与骨之间起到缓冲的作用,它能够提供一个平滑的表面,减少关节间的摩擦。软骨主要有两种类型:透明软骨和纤维软骨。两种软骨基质中都包含有活细胞(软骨细胞),以及支持软骨细胞的无活性骨架。无活性骨架还提供了软骨组织力学特性。损伤后,纤维软骨形成,填补透明软骨内损伤造成的空隙,但纤维软骨并不具备原有组织的生物力学特性。关节软骨对于缓冲冲击力尤为有效,但面对剪切力,却容易受损。因此,生物力学异常将会使得剪切力穿越关节(例如对线不良、韧带松弛、潜在的骨损伤),诱发关节软骨减少,产生退行性骨关节病。

制动会使肌肉的力量和灵活度迅速下降,因此废用所致的功能障碍很常见。制动也会影响心血管系统、呼吸系统、神经系统以及骨骼系统。缺乏活动以及运动中出现疼痛,都会导致个体减少社区步行,继而出现社交孤立。社交孤立、睡眠剥夺,甚至疼痛本身都会诱发个体出现心理应激和抑郁,加重慢性疼痛综合征。失用会使机体心肺系统的效能下降,这将降低机体的运动耐量,加重肌肉萎缩和骨量流失。因此,肌肉骨骼系统对人体来说不仅仅具备功能性能力,还在维持生理和神经心理的稳态方面发挥重要作用。

运动力学链

机体是多个相互依赖的身体组分构成的联动系统,该系统按照从近端到远端的顺序,在肢体远端执行目标动作[4]。因此,机体某个组分出现生物力学机能障碍,将导致机体远端出现损伤,这一概念又被称为"动力链"[5]。在临床工作中,有很多常见的肌肉骨骼综合征的评估需要考虑到"动力链"。例如评估肩关节撞击综合征时,需要附加考虑肩胛骨的稳定性、颈椎和上半身的姿势、甚至下肢的功能障碍,尤其是过度使用或重复性劳损时,更需考虑以上因素,否则评估是不完整的。

组织修复

肌肉骨骼系统是一个多成分系统,包含了肌肉、结缔组织、肌腱、韧带和血管[6]。组织损伤会产生一系列反应,诱发炎症反应和修复过程。如果组织损伤很严重或是慢性的,那么就不能通过自然再生达到治愈。慢性炎症会刺激瘢痕的形成,这也是严重损伤(细胞外基质的广泛损伤)主要的修复过程。在此情况下,常会出现组织纤维化,其特征是胶原的广泛沉积。组织修复能力受到系统和局部因素的影响。系统因素包括年龄、心理应激、酒精摄入、吸烟、营养状况、肥胖、代谢状态(例如糖尿病)、用药情况、循环状态以及激素水平(例如糖皮质激素抑制胶原合成)等[7]。局部因素包括血液供应/氧合状态、感染、力学因素(损伤后过早运动或过度运动会延缓组织愈合)、定位和损伤类型。即使组织修复完成后,疼痛和功能障碍通常也持续存在。例如,跟腱拉伤后的纤维化将改变肌肉的长度,改变肌肉最大收缩时的最优关系,以及降低肌肉最大收缩的能力。据推测,这是肌肉反复拉伤的一种机制[8,9]。

损伤的内源性和外源性风险因素

与肌肉骨骼损伤有关的危险因素多种多样,可以分为内源性和外源性两大类。外源性风险因素指的是解剖/生物系统外的外部或环境特征,能够影响一个人的受伤概率[10]。外源性损伤因素包括使用或错用保护设备,熟练程度,工作任务,或天气状况等。内源性风险因素指的是生物学或心理学本质特征,这些特征使得个体易于受伤。一份不完全的内源性风险因素名单包括了年龄,性别,既往受伤和康复情况,有氧体适能情况,体型大小,主导肢体,柔韧性和松弛度,肌力,失衡和反应时间,中枢运动控制,心理和社会心理因素,心智能力,姿势的稳定性,解剖对位/形态。外源性因素会与内源性诱发因素相互作用,增加受伤的可能性[11]。

风险因素可以进一步分为可变因素和非可变因素。认识和考虑到非可变因素的存在是非常重要的。但对于临床医生来说,确定可变因素也非常重要,这对于完整理解损伤机制是必需的。预防和治疗肌肉骨骼损伤的关键是明确和应对可变因素。

常见肌肉骨骼疾病

肩

肩关节是一个复合关节,它通过牺牲关节的稳定性来增加灵活度。肩袖的肌肉组织有助于维护盂肱关节的动态稳定性。除了盂肱关节,肩关节的其他主要关节还包括了肩锁关节(acromioclavicular,AC)和肩胛胸廓关节。

肩关节疼痛时,确定引起疼痛的结构往往是有挑战性的,因为肩关节本身结构复杂,加上可能来源于颈椎的牵涉痛。幸运的是,各种综合征的处理方式通常是重叠的。物理治疗的目标是使肩胛骨的稳定性、姿势以及肩关节的加固/稳定正常化。治疗疼痛通常是必需的,因为治疗疼痛有利于物理治疗的效果。通常采用止痛药物(包括非甾体消炎药)和关节内注射糖皮质激素/麻醉药(这也有助于疾病的诊断)来缓解疼痛。

肩锁关节痛

AC关节通常定位于肩关节的上面。AC关节痛的症状表现为关节局部的压痛,"绕颈试验"阳性(上臂交叉内收试验)。影像学也能表现出关节退行性改变或创伤性骨溶解,这个影像学表现在经常做过头上举动作的人群中尤为明显。

肩峰下滑囊炎

在肩峰下的空间,滑囊可以起到缓冲和润滑的作用。肩峰下肩袖和滑囊撞击会产生疼痛和炎症。手术干预是必要的,这包括了肩峰成形术和肩袖撕裂修补术。

肩袖损伤

肩袖肌肉组织的慢性劳损或直接受伤会产生不同程度的损伤和功能障碍。冈上肌,接下来是冈下肌腱,是最常见的受损肌肉。患者通常表现出主动外展和外旋无力。小的肩袖撕裂通常可以保守治疗。但全层撕裂则需要立即行手术修补。而严重的慢性全层撕裂伴肌肉回缩,则需要根据患者的功能需求,进行保守治疗。在某些情况下,由于缺少冈上肌腱,放射影像学检查会显示肱骨头上移(图 4-1)。

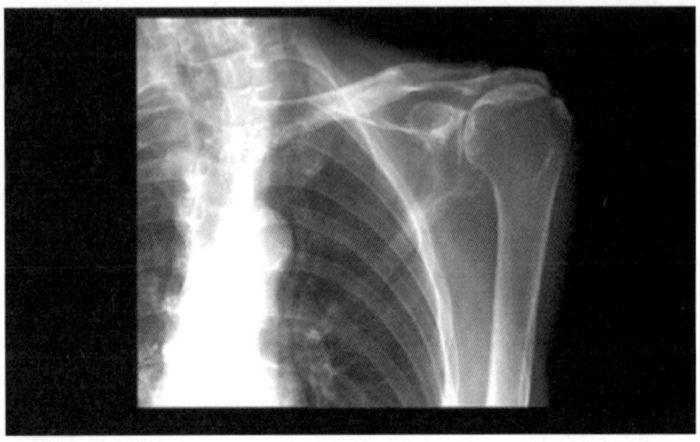

图 4-1　肩袖撕裂。X 线检查显示肱骨头上移(图片提供者:Nicole Richman,MD)

粘连性关节囊炎

通常在肩袖损伤或长期制动后出现,或者发病原因不明。糖尿病患者,尤其是血糖控制较差的患者,更有可能出现。起始症状为严重疼痛,继而出现进展性关节僵硬,持续超过 9 个月,再继而出现持续 9~15 个月的"冻结"期,最后是长达两年的"解冻"期[12]。

肘

肘是由三个关节构成:肱尺关节、肱桡关节、近端尺桡关节,这些关节在肘屈、伸、旋前、旋后中发挥作用。当肘关节完全伸展时,存在一向外开放的角度,称之为提携角。在女性,该角度会更大。肘关节伸肌的起点通常位于肱骨外上髁,而屈肌的起点通常位于肱骨内上髁。

外上髁炎(网球肘)

外上髁炎这个名称意味着该疾病存在炎症过程,但该疾病的病理过程实际上是肌腱变性,通常是桡侧腕短伸肌的细小撕裂所致。患者常见的主诉是外上髁疼痛,抓握力减弱,查体显示腕关节抗阻伸展可诱发疼痛。保守治疗包括休息、网球肘绷带,这些治疗措施能够减轻伸肌腱起点处的负荷,还包括力量训练。皮质激素注射可能会延长愈合时间,因此疾病长期结局较差[13]。其他的治疗措施还包括干针疗法、增生治疗、富血小板血浆(platelet-rich plasma,PRP)治疗,这些治疗正在显示前景,但确切的疗效需要进一步的研究。如果保守治疗失败,则可以考虑行手术治疗。

内上髁炎(高尔夫球肘)

对于肱骨内上髁炎患者,主要受累的肌腱是桡侧腕屈肌的起始处,以及旋前圆肌(外上髁炎受累的是伸肌腱),还可出现轻度尺神经病变。治疗措施类似于外上髁炎,但很少推荐患者行手术治疗。

尺神经卡压综合征(肘管综合征)

尺神经卡压综合征是继腕管综合征后的第二常见的外周神经卡压综合征。患者表现出尺神经支配的手部肌肉无力,同时也出现尺神经分布区感觉障碍。电生理检查有助于疾病的诊断。当然也需要考虑颈神经根受压的情况。

腕/手

人体有 8 块腕骨,分两排排列(图 4-2)。两排之间的关节称为腕横关节。一共有五个腕掌关节(carpometacarpal,CMC),五个掌指关节(metacarpophalangeal,MCP),四个近端指间关节(proximal interphalangeal,PIP),四个远端指间关节(distal interphalangeal, DIP),一个指间关节(interphalangeal joint,IP)(拇指)以及一个远端尺桡关节(distal radial ulnar joint,DRUJ)。三角纤维软骨复合体(triangular fibrocartilage complex,TFCC)位于尺骨远端和腕骨之间,它是 DRUJ 最主要的稳定结构。腕关节的功能一般包括屈、伸、桡偏和尺偏。

腕管综合征

腕管综合征是最为常见的单神经病变。

腕管是一个固定的空间结构,由屈肌支持带包绕,内含九条屈肌肌腱和正中神经。由于是一个固定空间,任何炎症和机械刺激都会使正中神经受压,延长炎症周期。患者通常在正中神经支配区域出疼痛和感觉异常(桡侧三个半手指),症状在夜间显著。电生理检查具有诊断价值,有助于确定神经损伤的程度。该疾病的危险因素包括性别、怀孕、代谢紊乱、反复受压,以及前期发生腕部骨折。保守治疗包括调整活动,夜间佩戴夹板,抗炎药物/物理治疗,神经稳定性药物,以及皮质激素注射。患者如果对保守治疗无反应或出现神经功能障碍,那么就需要进行手术干预,行腕管松解术。

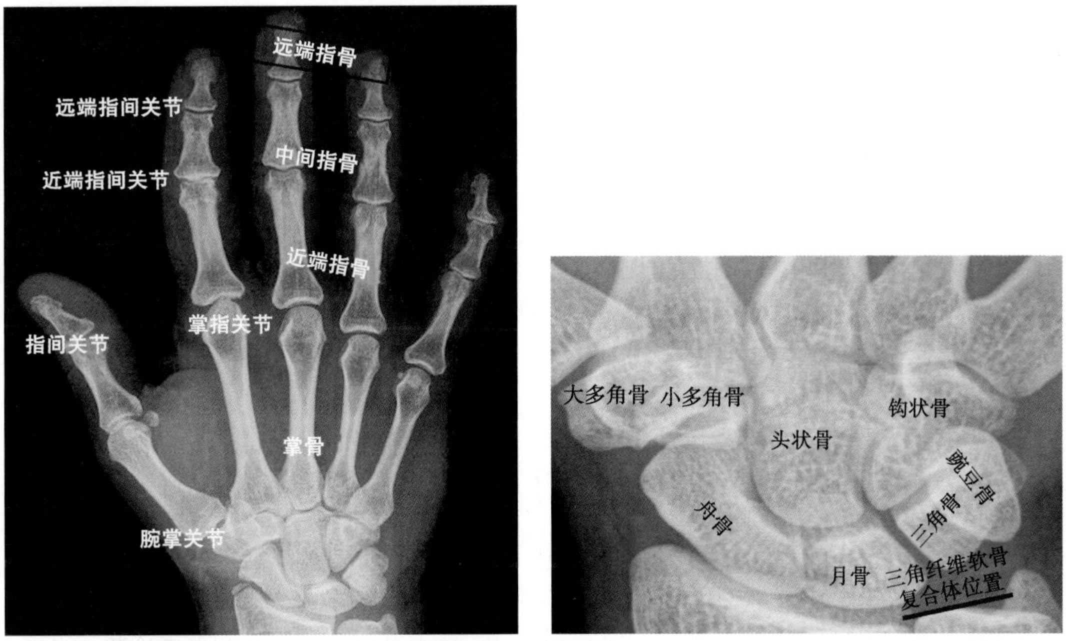

A　　B

图 4-2　手和腕的骨结构。(A)手骨和指骨,显示了所有的掌指关节(MP):手指有近端和远端指间关节(PIP 和 DIP);但拇指只有一个指间关节(IP)。(B)腕骨:近端排列的是舟骨、月骨和头状骨;远端排列的腕骨与掌骨形成关节,包括大多角骨与拇指、小多角骨与示指、头状骨与中指、钩状骨与环指和小指。豌豆骨是一个籽骨,位于尺侧腕屈肌肌腱内,它与三角骨和钩状骨重叠,但并不参与形成腕骨列(经允许摘自 Lifchez SD and Kelamis J. Surgery of the Hand and Wrist. In:Brunicardi F, Andersen DK, Billiar TR, Dunn DL, Hunter JG, Matthews JB, Pollock RE, eds. Schwartz' s Principles of Surgery, 10e New York, NY: McGraw-Hill, 2015)

腕掌关节炎

第一腕掌(Carpal Metacarpal, CMC)关节(与拇指构成的关节)骨关节炎(Osteoarthritis, OA)是腕/手部最常见的关节病。可根据症状的位置、研磨试验(疼痛沿着拇指 CMC 关节的负重轴)以及与 X 线的关联性来考虑诊断。该疾病需要与 De Quervain 腱鞘炎(第一伸肌间隙)鉴别诊断。治疗方案包括抗炎药物治疗、物理治疗、佩戴拇指夹板以及皮质激素注射,必要时也可行重建或融合手术。

腕/手关节炎

腕和手关节可患类风湿和骨关节炎。类风湿关节炎的 MCP 和 PIP 关节会出现对称性肿胀。疾病若长期存在,手指会出现尺偏、尺骨背侧半脱位、尺骨茎突骨侵蚀以及手指变形。X 线检查显示,关节周围骨量减少,骨侵蚀。相反地,骨关节炎是一个非炎性疾病,它会导致关节软骨的退变,并在骨边缘出现骨赘。患者的 DIP 关节会出现 Heberden 结节,而 PIP 关节会出现 Bouchard 结节(图 4-3)。受累关节有压痛,关节活动时有骨擦音,经过 10~15 分钟的运动,关节僵硬将会有所改善。拍摄平片有助于诊断,但通常不是必需的。对于手部所有形式的关节炎,其治疗方法包括生活方式的改变、非甾体消炎药(nonsteroidal anti-inflammatory Drugs, NSAID)、佩戴支具以及相关治疗。对于炎性(类风湿)关节炎,常用的治疗方案是采用缓解病情抗风湿药物(disease-modifying antirheumatic drugs, DMARD)/生物制剂以及关节置换。

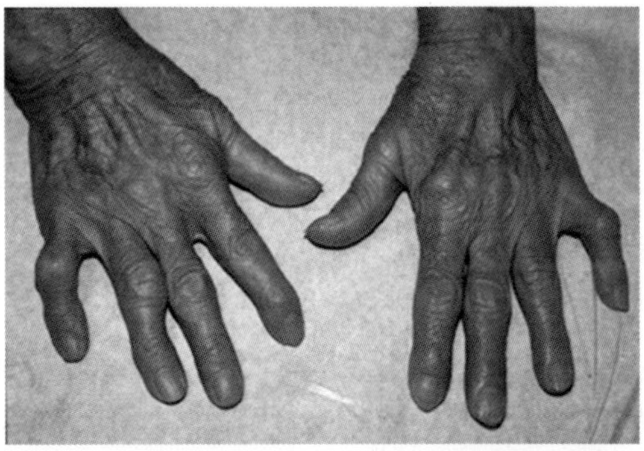

图 4-3　某些远端指间关节(DIP)和近端指间关节(PIP)。骨增粗,由 Heberden 结节(DIP)和 Bouchard 结节(PIP)构成(经过 Richard P. Usatine, MD 允许使用该图)

脊柱

脊柱以及与其相关联的肌肉、韧带和关节有助于维持姿势，活动躯干以及移动。脊柱还是深部筋膜层的附着点，深部筋膜有助于分散负荷，对脊柱稳定有显著的作用。脊柱也能够对脊髓以及与之相连的神经根起到保护作用。从前至后，脊柱包括了前纵韧带、椎体（以及与之关联的椎间盘）、后纵韧带、神经元、椎间孔、椎弓根、上下关节突（形成椎间关节）、横突（胸腰节段）和棘突。图 4-4 显示的是脊柱节段和正常曲度。

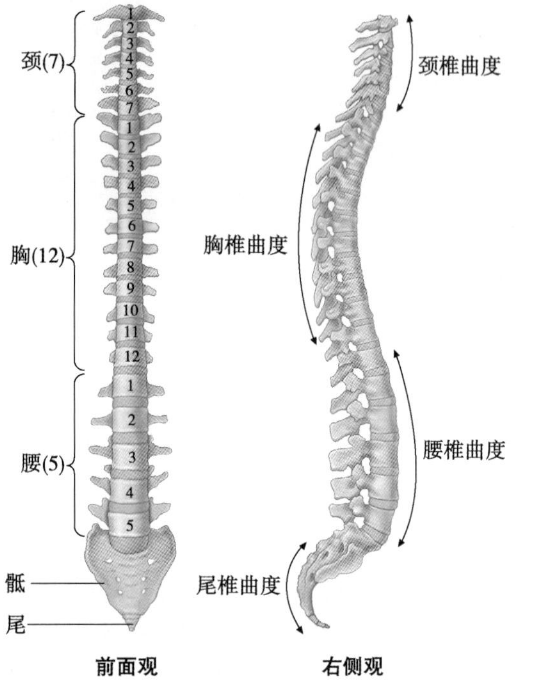

图 4-4　脊柱：正常曲度脊柱的骨和椎间盘（经允许使用，来自 Gauthier Cornuelle，DH Gronefeld：Radiographic Anatomy Positioning. New York，McGrawHill，1998）

在医学上，脊柱疼痛是最为常见的疾病。影像学通常能发现椎间盘和骨结构的异常，但在老年人群，这些异常非常常见，并且通常无明显症状。因此，过度依赖影像学结果去制订治疗方案，将会使患者医疗花费过度支出，同时患者也将面临于不必要的风险[14]。接近 95% 的下腰痛患者可以通过保守治疗或集中多学科非手术治疗缓解症状[15]。剩余 5% 患者持续存在下腰痛，这些患者消耗了 90% 与下腰痛有关的卫生保健费用[16]。

小关节介导性疼痛　已经越来越被认为是脊柱疼痛的重要原因。小关节是一个滑液关节，关节被一薄层透明软骨覆盖，这有助于关节活动以及负重。而透明软骨还受到痛觉和本体觉神经支配，这些神经来源于脊神经后支的内侧分支。椎间盘变性以及椎间隙变窄后，采用生物力学模型和椎间盘退变模型能够说明此时小关节机械负荷分布的变化情况。此时，小关节机械压力增加，最终产生变性改变[17]。临床上小关节介导性下腰痛的诊断是比较困难的，而确定疼痛与特定节段的关联性也是一个挑战性的工作[18]。麻醉药物阻滞是目前主要的诊断方法。关节内类固醇注射或射频去神经术是有效的治疗方法。其他的保守治疗例如运动治疗和 NSAID，都可能具有较好的疗效。在进行侵入治疗前，应考虑采取这些治疗方法。

神经根病变　神经根病变是神经根受压或炎症的结果，达到一定程度会引起神经分布区的疼痛和神经损害。椎间盘突出于硬膜外腔会直接导致神经根炎症和水肿，继而导致静脉充血和传导阻滞。而直接机械压力也会起一定作用。通常根据患者症状、神经系统查体以及刺激手法做出临床诊断。磁共振（magnetic resonance imaging，MRI）有助于诊断，但是诊断必须与临床表现相关联。治疗方法包括物理治疗，药物治疗，例如 NSAID 和膜稳定剂，还可能用到抗抑郁药物。大多数腰骶神经根病变都是自限性的。但对初始治疗无反应的病例，类固醇药物硬膜外注射则可能有效。对于出现神经损伤的患者，可以考虑行手术治疗，这些患者保守治疗通常无效，或者疼痛症状已经限制了患者的功能。加大患者教育对于减轻心理压力是非常重要的，因为心理压力会放大患者症状，使患者出现慢性疼痛综合征。

椎间盘源性疼痛　尽管存在争议，但通常认为椎间盘破裂是慢性背痛的原因。通常认为，椎间盘源性疼痛会导致轴向慢性腰背痛。但是颈椎和腰椎综合征中的椎间盘源性疼痛却很难诊断。很多病例是通过临床情况来确定诊断的，或对患者其他的组织结构进行诊断性阻滞，如果不能改善症状，则可确定诊断。在过去，椎间盘造影作为一个诊断方法，较多地为临床所使用。但近来对其诊断价值存在一定争议，此外，由于很多非手术治疗措施被证明是失败的，这也降低了该诊断方法的应用[19]。

髋

髋关节是一个滑膜关节，有较深的髋臼（关节窝）和球形的股骨头（球）。关节通过盂唇、关节囊以及多个肌肉来进一步增加稳定性。这些肌肉包括了臀肌、梨状肌、闭孔内肌、孖肌和腰方肌。而髋部的其他肌肉，例如内收肌、股直肌、髂腰肌和腘绳肌等，对于关节稳定性和形成挛缩起到一定作用（图 4-5A 和 B）。

髋关节炎　髋关节炎是非常常见的综合征，其发病率随着年龄增加逐渐升高。大量证据表明 OA 是髋关节发育异常的结果。发育异常会导致股骨髋臼撞击综合征（钳夹型和凸轮型畸形）[20]。其他危险因素则包括既往受伤和关节感染。髋关节炎的症状通常为臀部或腹股沟区疼痛，通常向下放射至大腿前侧至膝关节。临床医生应将此疾病与高位腰椎病变、缺血性股骨头坏死、滑囊炎（大转子、髂腰肌）以及骨盆和腹部牵涉痛进行鉴别诊断。若评估后发现患者髋关节活动度下降，再结合影像学证据可诊断该疾病。关节内注射麻药（含或不含类固醇）通常是有效的。保守治疗措施包括减重、使用抗炎药物、增强肌力、关节腔内注射类固醇。在许多病例中，髋关节成形术或表面置换术有着较好的长期疗效。

大转子滑囊炎/大转子疼痛综合征　大转子滑囊炎的特点是髋侧面慢性疼痛，并且疼痛在主动外展，被动内收以及直接触碰时加重[21]。此时还会出现臀中肌紧张，髂胫束（iliotibial band，ITB）紧张，以及阔筋膜张肌紧张。臀中肌和臀小肌肌腱插入点病变通常也是侧髋疼痛的主要原因。最近的研究提示，此疾病的滑囊炎并无病原体存在[22]。Ober 检查（评估髂胫束活动性）可能会有助于诊断。保守治疗包括 ITB 牵拉，大转子滑囊内注射皮质激素，以及使用抗炎药物。这些治疗都已证明是有效的（图 4-6）。冲击波治疗、增生治疗以及富血小板血浆注射也是可选择的治疗方案。对于顽固性病例，可推荐进行 ITB 松解手术。

膝

膝关节是一个铰链关节，在股骨和胫骨、髌骨和股骨之间的关节运动面，内衬有关节软骨。关节内的内侧半月板和外侧半月板有减震的作用，并且帮助韧带维持关节的稳定性。当髋和踝关节正常动力学发生改变，会影响到膝关节（运动力学链理论）。因此当治疗膝关节功能障碍时，必须要考虑整个下

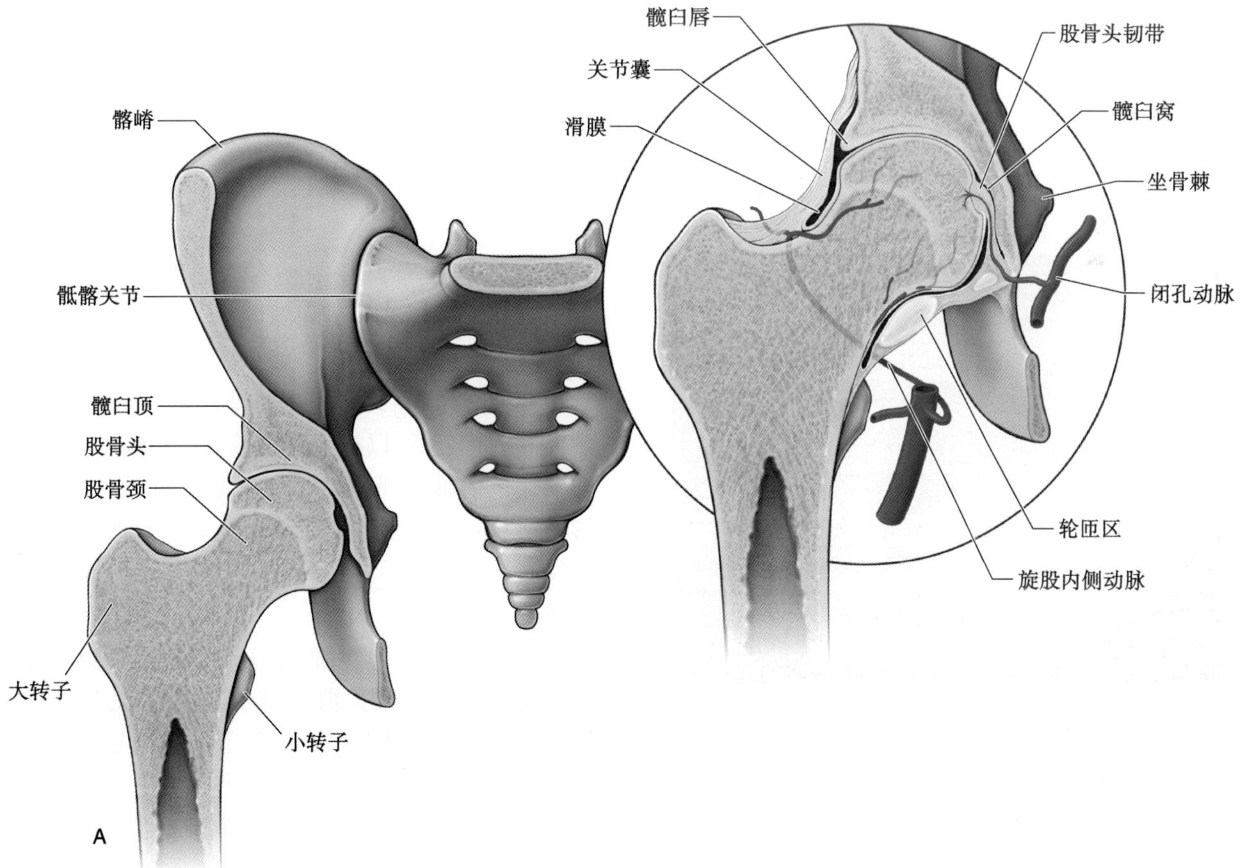

图 4-5A　髋关节骨和血管解剖（经允许摘自 Chapter 35. Gluteal Region and Hip. In：Morton DA，Foreman K，Albertine KH，eds. The Big Picture：Gross Anatomy，New York，NY：McGraw-Hill，2011）

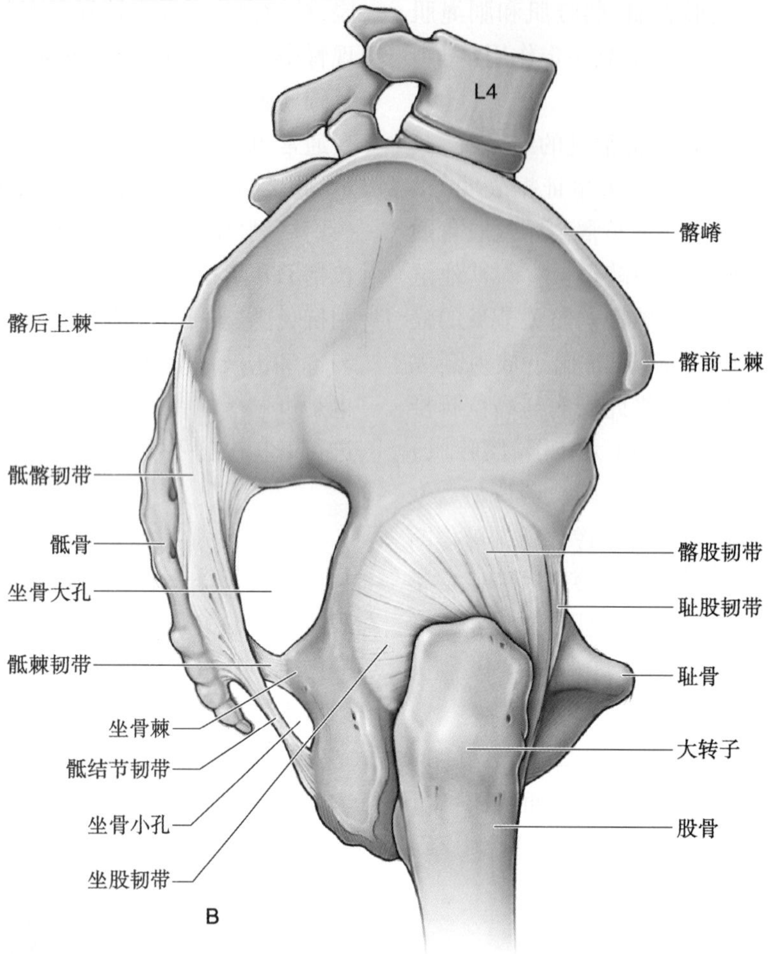

图 4-5B　右侧髋关节解剖图，从侧面显示髋关节韧带（经允许摘自 Chapter 35. Gluteal Region and Hip. In：Morton DA，Foreman K，Albertine KH，eds. The Big Picture：Gross Anatomy，New York，NY：McGraw-Hill，2011）

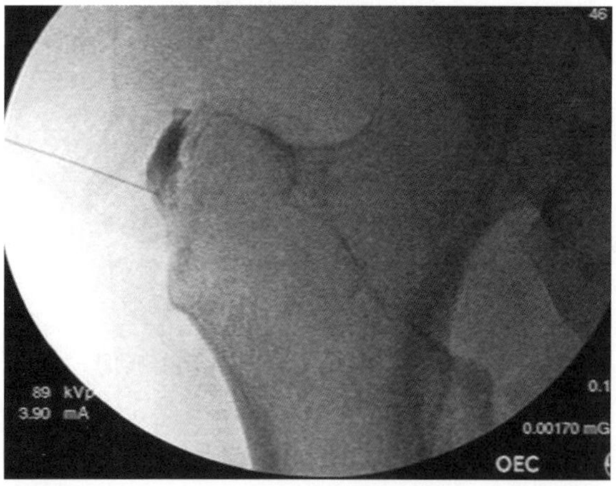

图 4-6　透视引导下大转子滑囊炎注射治疗（经允许摘自 Berger JS，Dangaria HT. Joint Injections & Procedures. In：Maitin IB，Cruz E，eds. CURRENT Diagnosis & Treatment：Physical Medicine & Rehabilitation，New York，NY：McGraw-Hill，2014）

肢的情况（图 4-7）。

膝关节炎　这是膝关节疼痛最为常见的原因，并且与肥胖、关节既往受伤有着显著的关联性。放射检查通常发现膝关节间隙变窄、骨刺、骨质硬化以及软骨下囊肿（图 4-8）。如果关节明显发热，有大量积液或有感染病史，那么要进行关节吸引，抽取滑囊炎并进行分析，以排除其他诊断，并缓解疼痛。保守治疗包括肌力训练、减重、佩戴支具，以及使用楔形鞋垫、注射类固醇皮质激素或黏液（玻璃酸钠）。当保守治疗失败后，可以考虑行关节镜检查和关节置换手术。

半月板损伤　半月板损伤通常是因为负重膝关节做扭转运动所致。典型症状包括膝关节出现交锁、黏滞感，或膝关节不稳。关节线压痛是最敏感和可靠的检查，但 McMurray 试验和 Apley 试验也有助于诊断。通常需要 MRI 来明确诊断。保守治疗类似于膝关节 OA。但如果经过保守治疗，关节疼痛仍未缓解，或需要解除关节阻滞，那么则需要通过关节镜进行半月板切除手术。但对于年轻患者（小于 25

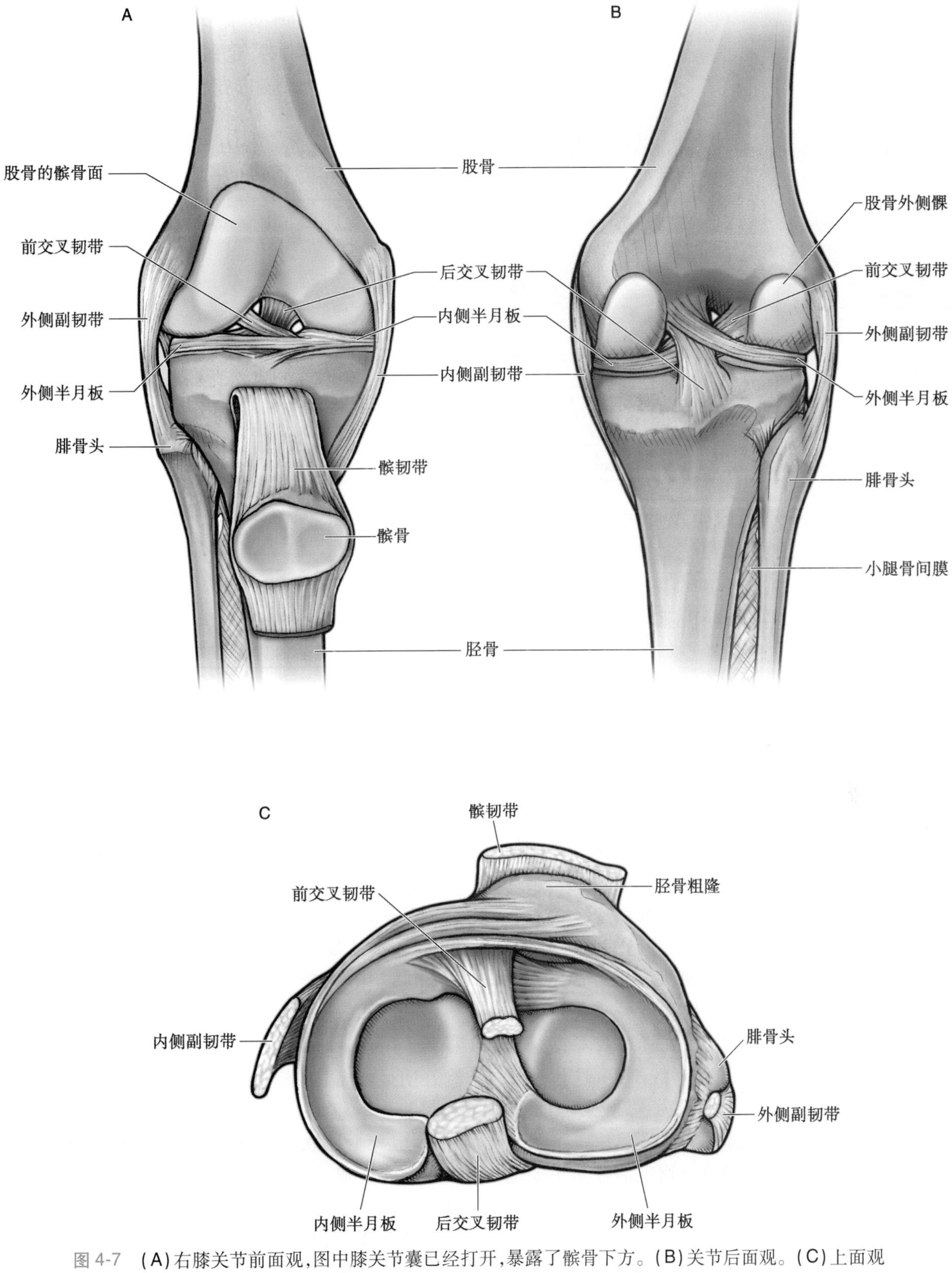

图4-7　(A)右膝关节前面观,图中膝关节囊已经打开,暴露了髌骨下方。(B)关节后面观。(C)上面观

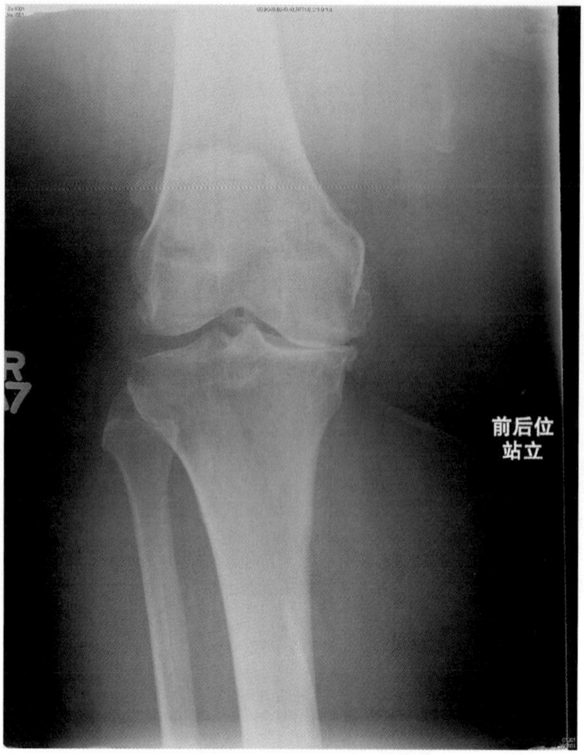

图 4-8　右膝关节骨性关节炎，关节间隙变窄，骨硬化，三个关节组分均出现骨刺，内侧较为明显（经允许摘自 Heidi Chumley，MD）

岁），如果迅速进行关节镜修补，那么他们半月板愈合的可能性很大。

韧带断裂　膝关节交叉韧带或副韧带断裂通常与膝关节扭转、内翻/外翻负荷相关。与男性运动员相比，女性运动员发生前交叉韧带损伤的概率要高5倍。仔细查体有助于确定韧带损伤的程度。磁共振检查有助于明确可疑损伤。检查者应该要牢记，半月板撕裂通常与内侧副韧带和交叉韧带损伤同时出现。当发生交叉韧带损伤，可考虑请外科会诊，而副韧带损伤则通常不需外科治疗就能治愈。

髌股关节痛综合征　髌股关节痛综合征/髌骨软化在年轻女性和耐力运动员高发。患者常见主诉是膝关节前侧疼痛，疼痛在坐位和膝关节长时间屈曲时加重（又称为动作滞痛）。关节对线不良是最常见的病因。有多个因素导致对线不良，这包括了外伤、股四头肌无力、髋外展肌无力、髂胫束紧张、股骨前倾、高位或低位髌骨、髌骨支持带增厚（滑膜皱襞综合征）以及扁平足（平足）。物理治疗是主要的治疗方法，佩戴髌骨支具和足矫形器也是有效的治疗方法。

踝和足

踝关节或者距小腿关节是一个铰链关节，胫腓骨形成距骨滑车的窝穴，滑车位于其中（图 4-9）。内外侧韧带稳定该关节。距下关节是一个平面滑囊关节，允许踝关节内翻和外翻。跗跖关节和跖骨间关节是能够滑动的平面关节，它们可以小幅度活动。在身体负重和移动时，足的功能是支撑整个身体。足底筋膜，又称为跖腱膜，在人体步行时，具有减震、稳定足弓的作用。

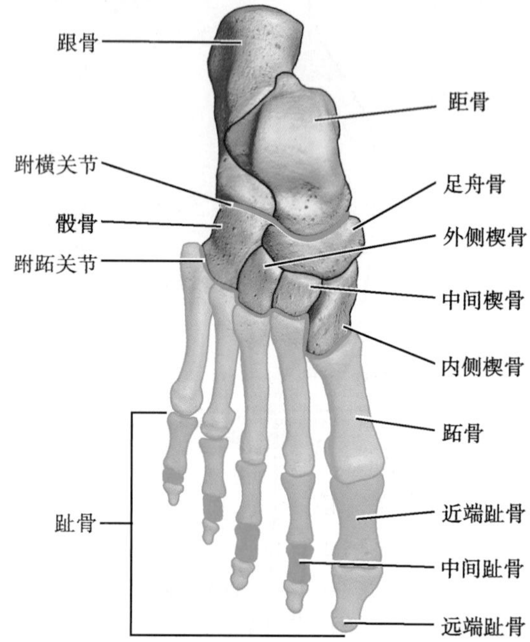

图 4-9　足部解剖（经允许摘自 de Asla RJ，Kwon J. Chapter 7. Approach to the Patient with Foot & Ankle Pain. In：Imboden JB，Hellmann DB，Stone JH，eds. CURRENT Diagnosis & Treatment：Rheumatology，3e New York，NY：McGraw-Hill，2013）

踝扭伤　距腓前韧带在踝内翻时扭伤是最常见的肌肉骨骼损伤。损伤的机制包括了足跖屈时踝同时内翻和内旋。踝扭伤的分级是根据损伤的严重程度进行的，Ⅰ度指的是韧带轻度牵拉伤，无踝关节不稳；Ⅱ度（中度）指的是存在韧带部分撕裂，中度程度疼痛和肿胀，踝关节功能受限和中等程度的关节不稳（图 4-10）；Ⅲ度（严重）指的是完全性韧带撕裂，存在明显疼痛、肿胀、出血，并伴有明显的功能受限和踝关节不稳[23]。踝扭伤的诊断也要考虑到高位踝扭伤（下胫腓联合损伤），通过放射影像检查可以发现踝穴变宽。内侧踝扭伤（三角韧带）较为少见，通常在踝外翻时发生。踝扭伤通常与距骨和腓骨的骨折相关联，因此处理时要进行仔细地评估。根据损伤的严重程度，踝扭伤通常选用保守治疗，这需要适当的制动时间、抗炎药物（NSAIDs）以及物理治疗，物理治疗包括了肌力训练、本体感觉训练。有些

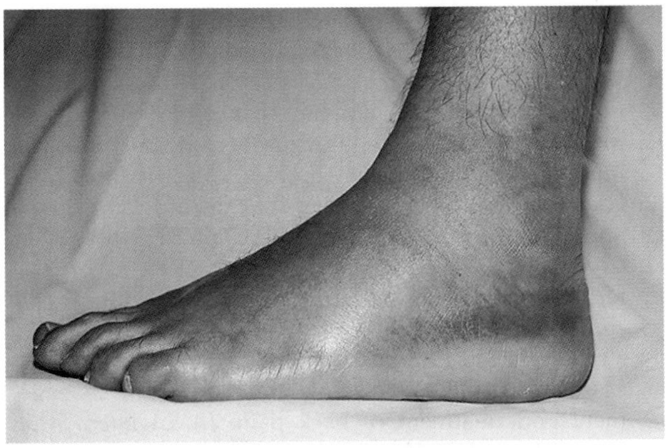

图 4-10　左侧外踝扭伤，根据皮下瘀血和肿胀，确定为Ⅱ度损伤（经 Lawrence B. Stack，MD 允许采用）

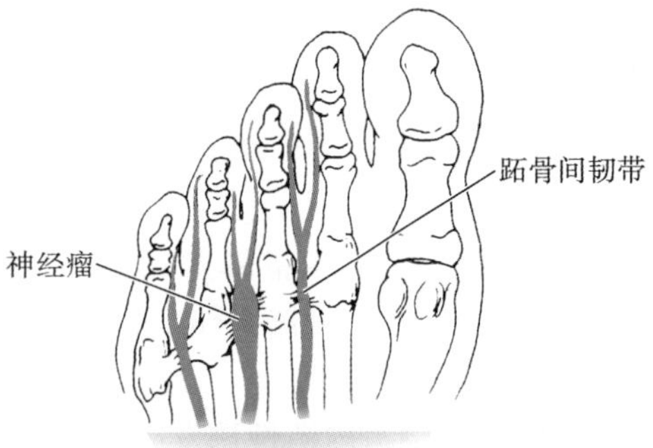

图 4-11　在跖骨间韧带下出现趾间神经瘤撞击综合征（经允许摘自 Mann RA，Coughlin MJ. The Video Textbook of Foot and Ankle Surgery. Medical Video Productions，1991）

病例需要手术干预，例如严重的下胫腓联合损伤。

踝外伤　如果发生了外伤，采用 Ottawa 踝关节原则有助于确定行 X 线检查的必要性。因此，外伤后立即出现不能负重，或者在急诊科，患者内外踝尖远端后侧 6cm 处出现骨压痛，或第五跖骨基底部或足舟骨出现骨压痛，这些情况均应行 X 线检查[24]。跖骨基底部与跗骨（楔骨和骰骨）形成的关节又被称为 Lisfranc 关节。该关节的损伤可包括扭伤、脱位和骨折，其病因包括了低能量运动伤和高能量挤压伤。治疗方式为制动或手术修复。这些损伤会导致长期的功能障碍。如果年轻运动员发生低能量骨折时，要考虑到女性运动员三联征的存在，此症候群包含了低能量利用率，这通常是因为饮食紊乱、闭经、继发骨量减少/骨质疏松所致。

足痛　足痛有很多原因，这包括了关节痛、骨髓炎或者缺血性坏死。最常见的原因是趾间神经瘤或 Morton 神经瘤，这种疾病的典型临床表现是第二和第三跖骨之间，或第三和第四跖骨之间压痛。如果穿较紧的鞋或高跟鞋，会加重上述症状。疼痛会扩散至足趾。治疗方法包括穿戴足趾部分有较大空间的鞋和/或佩戴跖骨垫，以减轻局部压力。类固醇注射也是有效的治疗，外科切除神经瘤可以治愈该疾病（图 4-11）。

足底筋膜炎　足底筋膜炎通常是一个自限性疾病。其风险因素包括肥胖，足过度内旋，过度跑步，站立时间过长等。筋膜在跟骨插入处出现疼痛和肿胀，是主要临床表现，并且在晨起后，开始步行的头几步会加重疼痛（图 4-12）。保守治疗包括了牵拉、冰块按摩、NSAID、佩戴足部矫形器以及佩戴夜间夹板。也可以考虑局部注射类固醇皮质激素。90% 的患者经过保守治疗，症状会有所改善，但完全恢复的

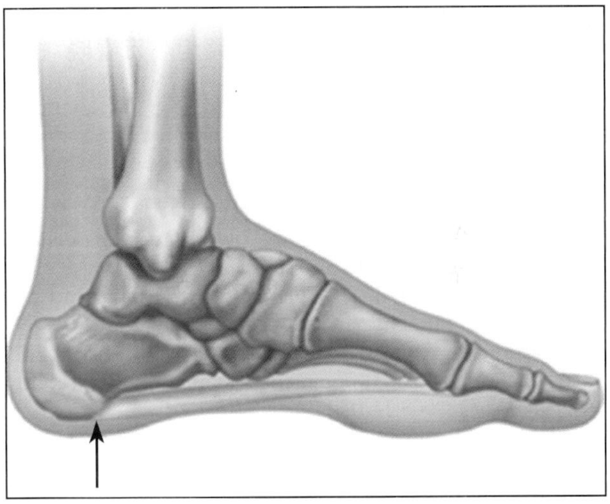

图 4-12　足底筋膜炎查体压痛点

时间较长。如果是顽固性的足底筋膜炎，病程超过 6 个月或更长时间，则需要考虑行体外冲击波治疗或跖腱膜切断术[25]。

关键点

- 肌肉骨骼系统能产生机械力，参与维持身体的基本机能，例如产热，血糖调节，脂肪、碳水化合物以及蛋白质存储。
- 韧带组织不仅将骨与骨连接起来，还能够形成关节囊，保持关节稳定性，并有助于保存能量。
- 损伤后，纤维软骨形成，填补透明软骨内损伤造成的空隙，但纤维软骨并不具备理想的生物力学特性。
- 功能失调会使肌肉的力量和灵活度迅速下降，也会影响心血管系统、呼吸系统、神经系统以及骨骼系统。
- 社交孤立、睡眠剥夺、疼痛都会诱发个体出现心

理应激和抑郁，加重慢性疼痛综合征。

- 严重损伤时，细胞外基质广泛受损，这会诱发慢性炎症，其特征是胶原的广泛沉积，形成瘢痕。
- 组织修复的能力依赖于系统和局部因素。
- 即使组织修复完成后，疼痛和功能障碍通常也持续存在，这是因为肌肉骨骼最佳生物力学关系发生了改变。
- 外源性风险因素会与内源性诱发因素相互作用，增加受伤的可能性。
- 预防和治疗肌肉骨骼损伤的关键是明确和应对可变的风险因素。
- 利用本章节描述的观点，将有助于处理常见的骨骼肌肉疾病。

（江山 译，路坦 万春晓 校）

参考文献

1. Clarys JP, Martin AD, Drinkwater DT. Gross tissue weights in the human body by cadaver dissection. *Human Biol*. 1984;56:459–473.
2. Wilmore JH, Costill DL. *Physiology of Exercise*. 2nd ed. Champaign, IL: Human Kinetics; 1999.
3. Martin HD, Savage A, Braly BA, et al. The function of the hip capsular ligaments: a quantitative report. *Arthroscopy*. 2008;24:188–195.
4. McMullen J, Uhl TL. A kinetic chain approach for shoulder rehabilitation. *J Athl Train*. 2000;35(3):329–337.
5. Young JL, Olsen NK, Press JM. Musculoskeletal disorders of the lower limb. In: Braddom, ed. *Physical Medicine and Rehabilitation*. Philadelphia: Saunders; 1996:784.
6. Kardon G. Development of the musculoskeletal system: meeting the neighbors. *Development*. 2011;138:2855–2859.
7. Guo S, Di Pietro LA. Factors affecting wound healing. *J Dent Res*. 2010;89(3):219–229.
8. Jonhagen S, Nemeth G, Eriksson E. Hamstring injuries in sprinters: the role of concentric and eccentric hamstring muscle strength and flexibility. *Am J Sports Med*. 1994;22:262–266.
9. Koulouris G, Connell D. Hamstring muscle complex: an imaging review. *Radiographics*. 2005;25(3):571–86.
10. Whiting W, Zernicke R. *Biomechanics of Musculoskeletal Injury*. Champaign, IL: Human Kinetics, 1998.
11. Meeuwisse WH. Assessing causation in sport injury: a multifactorial model. *Clin J Sport Med*. 1994;4:166–170.
12. Hannafin JA, Chiaia TA. Adhesive capsulitis: a treatment approach. *Clin Orthop Relat Res*. 2000;(372):95–109.
13. Coombes BK, Bisset L, Brooks P, et al. Effect of corticosteroid injection, physiotherapy, or both on clinical outcomes in patients with unilateral lateral epicondylalgia: a randomized controlled trial. *JAMA*. 2013;309:461–469.
14. Mafi JN, et al. Worsening trends in the management and treatment of back pain. *JAMA Intern Med*. 2015;173(17):1573–1581.
15. Guzman J, Esmail R, Karjalainen K, et al. Multidisciplinary rehabilitation for chronic low back pain: systematic review. *BMJ*. 2001;322(7301):1511–1516.
16. Andersson GB, Mekhail NA, Block JE. Treatment of intractable discogenic low back pain. A systematic review of spinal fusion and intradiscal electrothermal therapy (IDET). *Pain Physician*. 2006;9(3):237–248.
17. Binder DS, Nampiaparampil DE. The provocative lumbar facet joint. *Curr Rev Musculoskelet Med*. 2009;2(1):15–24.
18. McCall IW, Park WM, O'Brien JP. Induced pain referral from posterior lumbar elements in normal subjects. *Spine*. 1979;4(5):441–446.
19. Carragee EJ, Tanner CM, Khurana S, et al. The rates of false-positive lumbar discography in select patients without low back symptoms. *Spine*. 2000;25(11):1373–1381.
20. Ganz R, Leunig M, Leunig-Ganz K, et al. The etiology of osteoarthritis of the hip: an integrated mechanical concept. *Clin Orthop*. 2008;466(2):264–272.
21. Lustenberger DP, et al. Efficacy of treatment of trochanteric bursitis: a systematic review. *Clin J Sport Med*. 2011;21(5):447–453.
22. Silva F, Adams T, Feinstein J, et al. Trochanteric bursitis: refuting the myth of inflammation. *J Clin Rheumatol*. 2008;14(2):82–86.
23. Petersen W, et al. Treatment of acute ankle ligament injuries: a systematic review. *Arch Orthop Trauma Surg*. 2013;133(8):1129–1141.
24. Stiell IG. Ottawa ankle rules. *Can Fam Physician*. 1996;42:478–480.
25. Goff JD, Crawford R. Diagnosis and treatment of plantar fasciitis. *Am Fam Physician*. 2011;84(6):676–682.

第5章　康复专业人员对膀胱和肠道功能障碍的评估

Todd A. Linsenmeyer and Jayne Donovan

概述

膀胱和肠道功能障碍通常发生在接受康复治疗的患者中。为了与本书的目标保持一致，本章的目标是为学习者提供评估的一般原则，而不是对该主题的深入回顾。本章分为两节，第1节关于神经源性膀胱，第2节关于神经源性肠道，重点是对膀胱和肠道的评估。

神经源性膀胱

上、下尿路解剖学和生理学研究

虽然评估和管理通常侧重于一个人的"神经性膀胱"，但重要的是要记住下尿路的变化，如引流不良或膀胱压力高，往往会对肾脏产生直接影响。因此，在计划最佳评估和治疗时，了解整个尿路功能、神经生理学和尿液运输是至关重要的。尿路分为上尿路和下尿路，上尿路由肾脏和输尿管组成，下尿路由膀胱和尿道组成[1,2]。

上尿路

肾脏由两部分组成：肾实质和收集系统。肾实质分泌、浓缩和排泄尿液到收集系统。一旦尿液通过多个肾盏排出，它就会聚集在肾盂里。由于肾盏、肾盂和输尿管的蠕动，尿液运输的主动力随之产生。一旦尿液到达膀胱，它就会通过一个重要的结构，即输尿管膀胱连接处（ureterovesical junction，UVJ）[3]。UVJ是指输尿管斜夹在膀胱壁的肌层和黏膜下层之间，距离为1~2cm，然后开口进入膀胱。这个黏膜下通道被设计成一个单向阀门，允许尿流进入膀胱，但防止逆流进入输尿管[2]（图5-1）。

一种常见的误解是，膀胱内的高压会导致膀胱输尿管反流，但事实恰恰相反。持续的高膀胱内压会抑制肾脏的排尿，随着时间的推移会导致上尿路损伤。

下尿路

解剖学上，膀胱分为逼尿肌和膀胱三角。逼尿肌由相互自由交叉和交织的平滑肌束组成。膀胱三角区位于膀胱底部下方，从输尿管口延伸至膀胱颈部。

尿路括约肌

传统上，尿道被认为有两种截然不同的括约肌：内括约肌和外括约肌，或横纹括约肌。内括约肌不是真正的解剖括约肌，相反，它指的是膀胱颈和近端尿道的交界处。这一区域被认为是功能性括约肌，因为随着膀胱充盈，尿道压力逐渐增加，从而使尿道压力大于膀胱内压力[2,3]。

下尿路的神经解剖学研究

膀胱储存和排空是下尿路周围副交感神经、交感神经和躯体神经相互作用的结果。此外，还有来自中枢神经系统（central nervous system，CNS）的调节。

传入神经系统

膀胱和括约肌的传入神经的重要性常常被忽视。有两种类型的传入神经：支配膀胱的有髓鞘

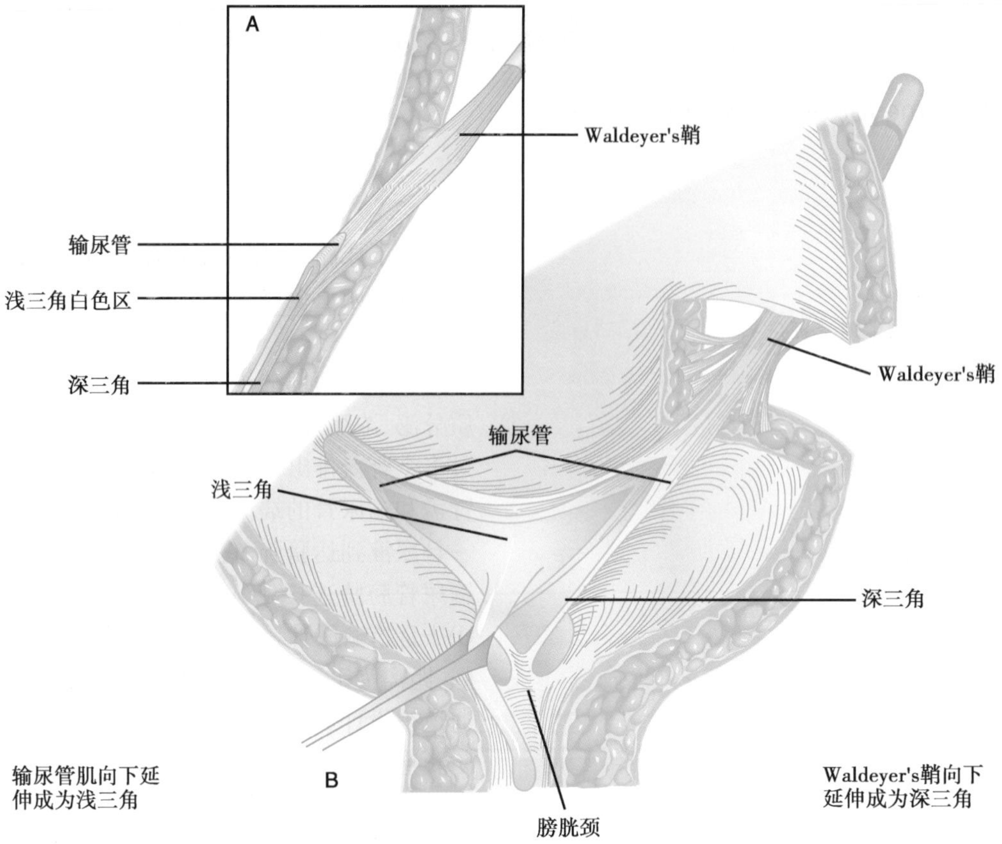

图 5-1　输尿管膀胱交界处：正常输尿管三角复合体。(A)输尿管膀胱交界处侧位。Waldeyer 的肌鞘包裹膀胱旁输尿管，并继续向下延伸至膀胱颈的深三角。输尿管肌层成为浅三角，男性延伸至精阜，女性仅止于外道下方。(B)Waldeyer 鞘由几根纤维与输尿管裂孔内的逼尿肌相连。该肌鞘位于输尿管开口下方，形成深三角。输尿管的肌肉结构作为浅三角继续向下(经允许使用，来自 Tanagho EA，Pugh RCB. The anatomy and function of the ureterovesical junction. Br J Urol. 1963，35(2)：151-165)

A-delta(Aδ)类小纤维和无髓鞘(C 类)小纤维。小的有髓 A-δ 纤维对膀胱扩张有不同程度的反应，是正常排尿所必需的。无髓鞘(C)纤维被称为“沉默的 C 类纤维”，因为它们对膀胱扩张没有反应，因此不是正常排尿所必需的。然而，当这些沉默的 C 类纤维在膀胱壁被化学或低温刺激激活时，它们确实会表现出自发的放电状态。更重要的是，在那些骶神经以上脊髓损伤(SCI)的患者中，已经发现无髓鞘(C 类)纤维可以“唤醒”并对扩张和刺激膀胱收缩做出反应。因此，C 类纤维传入神经在骶神经以上脊髓损伤患者的非自主膀胱收缩(膀胱过度活动)中起重要作用。这有助于解释膀胱内注射利多卡因和局部应用奥昔布宁镇静过度活跃膀胱的作用机制。肉毒杆菌毒素的一个主要机制可能是抑制膀胱传入纤维[4](图 5-2)。

传出神经系统

副交感(parasympathetic，PS)神经系统的传出纤维源自骶髓中间外侧灰质(S2～S4)的一个明显的逼尿肌核。骶部传出纤维在脊神经前根中以节前纤维的形式出现，通过盆腔神经到达紧邻逼尿肌或紧邻逼尿肌内的神经节，为膀胱提供兴奋性输入。在冲动到达神经节后，它们会传递到平滑肌 M_2 或 M_3 的 M 受体。刺激这些副交感 M_2 和 M_3 受体导致膀胱收缩[5,6]。因此，可以认为副交感神经系统负责膀胱排空。

交感传出神经对膀胱和尿道的供应始于 T11 至 L2 的中间外侧灰质，并为膀胱提供抑制性输入[5,6]。由于肾上腺素能受体在膀胱的关键部分，交感神经刺激可促进膀胱的储存。β_3 肾上腺素能受体主要分布在膀胱上部，刺激 β_3 受体导致膀胱壁平滑肌松弛。交感神经 α 受体在膀胱和前列腺尿道底部附近有较高的密度，刺激这些受体会引起平滑肌收缩，从而增加膀胱和前列腺尿道的出口阻力[5-7]。因此，交感神经刺激通过同时放松膀胱和收紧出口而导致尿液储存(图 5-2)。

尿道括约肌的神经支配

尿道外括约肌(external urethral sphincter，EUS)通常被认为具有躯体神经支配，可以随意关闭括约

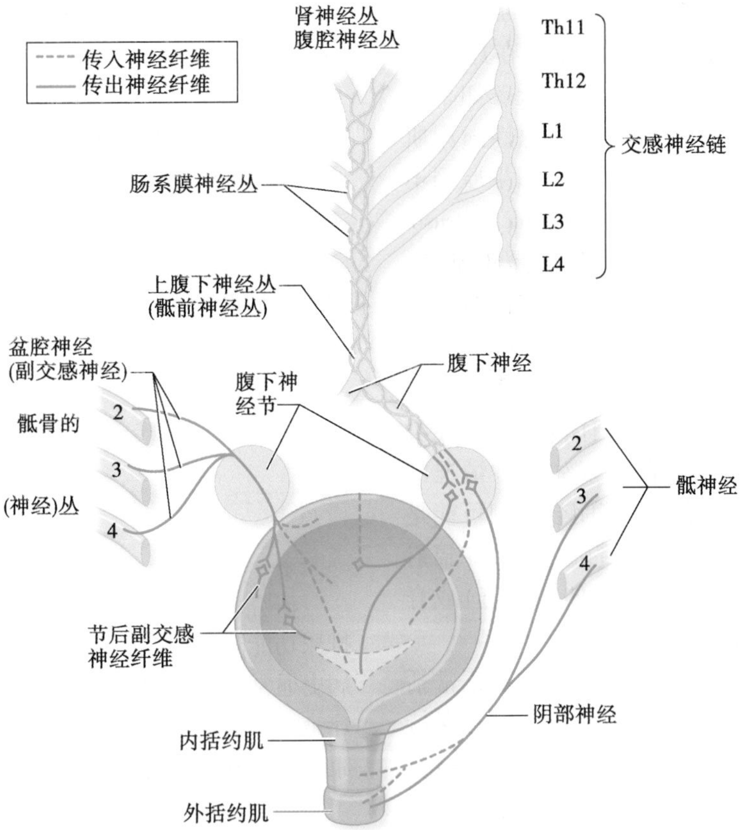

图 5-2　膀胱及其括约肌的上行和下行神经支配(经允许摘自 Disorders of the Autonomic Nervous System, Respiration, and Swallowing. In: Ropper AH, Samuels MA, Klein JP, eds. Adams & Victor's Principles of Neurology, 10e New York, NY: McGraw-Hill, 2014)

肌。而躯体传出神经起源于 S1～S4 骶段的阴部神经核。然后它们通过阴部神经到达 EUS 中横纹肌纤维的神经肌肉接头。

尿道内括约肌被认为受到自主神经系统的控制。该区域有大量的交感 α 受体,当受到刺激时,会导致尿道内括约肌收缩[8,9](图 5-2)。

Crowe 和他的同事报道了:在运动神经元受损程度较低的脊髓损伤患者尿道平滑肌和横纹肌中,有大量的肾上腺素能神经纤维侵袭[10]。

正常排尿生理

排尿有两个阶段:充盈(储存)阶段和排空(排泄)阶段,充盈阶段发生在一个人没有试图排泄的时候,排空阶段被定义为一个人试图或被告知去排泄的时候。

在充盈过程中,膀胱压力应该有很小的上升。随着充盈的持续,膀胱内的低压力通过逐渐增加的交感神经兴奋性维持,交感神经作用于 β_3 受体使膀胱体放松并作用于 α 受体使膀胱和尿道底部收缩。交感神经刺激也抑制副交感神经节兴奋性传递,这有助于抑制膀胱收缩。在充盈阶段,尿道括约肌肌电图(EMG)活性逐渐增加[11]。尿道括约肌活动增强也会条件反射地抑制膀胱收缩。当膀胱充满并且顺应性正常时,膀胱内压力通常在 0～6cmH$_2$O 之间,不应上升到 15cmH$_2$O 以上。如果膀胱充盈持续超过膀胱的黏弹性极限就会导致膀胱内压力稳步递增[12]。但这部分充盈曲线通常在膀胱功能正常的人中看不到,因为充盈过多会导致严重的不适,这是不可忍受的。

当患者被告知排尿(排尿期或排空期)时,尿道括约肌的肌电活动停止,尿道括约肌压力降低,膀胱颈变成漏斗状。括约肌机制不再对骶骨排尿中心产生反射抑制。紧随其后的是逼尿肌收缩。尿道括约肌在整个排尿过程中应保持开放,排尿期间腹内压不应升高。在较年轻的个体中,应该没有排尿后残留(post-void residual, PVR),尽管 PVR 可能会随着年龄的增长而增加。

尿动力学检查结果/术语

膀胱可以被描述为过度活跃、不活跃或正常。

如果膀胱有不自主收缩(根据括约肌活动的不同,可能会或可能不会导致大小便失禁),那么在尿流动力学充盈阶段,膀胱就被描述为过度活跃。如果这是由神经源性原因引起的,则称为神经源性逼尿肌过度活动(detrusor overactivity,NDO)。如果原因不明,称为特发性逼尿肌过度活动(idiopathic detrusor overactivity,IDO)。在排尿期,膀胱可能是正常的,也可能是异常的。膀胱功能异常可进一步细分为逼尿肌活动不足(如果有弱收缩导致排空不良)或逼尿肌收缩(没有膀胱收缩)。充盈阶段的括约肌被称为正常尿道闭合机制或异常尿道闭合机制(在没有膀胱收缩的情况下允许渗漏)。发生这种情况的漏点称为逼尿肌漏点压。异常尿道闭合机制可能是由于解剖性尿道过度活动、固有括约肌损伤(如辐射导致的纤维化、用 Foley 导尿管过度伸展尿道)或脊髓(下运动神经)损伤所致。

排尿期的括约肌可以是正常或异常的。正常括约肌功能是指膀胱收缩前括约肌松弛,排尿时保持开放。括约肌功能异常是指括约肌没有适当放松。在骶上脊髓损伤患者中,逼尿肌括约肌协同失调(detrusor sphincter dyssynergia,DSD)被定义为逼尿肌收缩同时伴有尿道和/或尿道周围横纹肌的非自主收缩(图 5-3)。

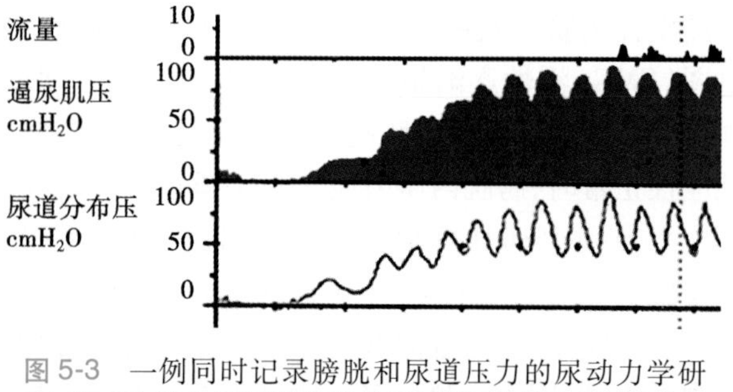

图 5-3　一例同时记录膀胱和尿道压力的尿动力学研究,患者为骶上脊髓损伤伴神经源性逼尿肌过度活动和逼尿肌括约肌协同失调。记录了膀胱(逼尿肌压)和括约肌(尿道分布压)微妙的协同失调。这导致了微弱的间歇性尿流(流量)(经允许摘自 Lue TF,Tanagho EA. Chapter 28. Neuropathic Bladder Disorders. In:McAninch JW,Lue TF,eds. Smith and Tanagho's General Urology,18e New York,NY:McGraw-Hill,2013)

那些下运动神经损伤的人,和疼痛或紧张的人,他们的括约肌可能也难以松弛[13]。脊髓损伤和其他疾病后可能会发生各种排尿功能障碍。这些都在表 5-1 中列出。这个表有助于对一个人的排尿问题有一个大致的了解。然而,膀胱和括约肌功能的预测模式(如逼尿肌过度活动量或 DSD 的程度)存在显著差异,因此有必要进行进一步评估。

表 5-1　根据受伤时的水平预测排尿模式

损伤分级	预测排尿模式
脑桥以上损伤(来自脑血管病、脑积水、颅内肿瘤、创伤性脑损伤、帕金森病和多发性硬化症)	膀胱逼尿肌过度活动 尿道括约肌协同作用
骶上脊髓损伤(来源于颈椎脊髓损伤、颈椎转移瘤)	膀胱逼尿肌过度活动 括约肌协同失调
骶段脊髓损伤	膀胱逼尿肌活动不足或收缩(有时膀胱壁顺应性差) 括约肌活动不足

排尿障碍的评估

泌尿系病史

研究表明,患者的病史不能准确地确定患者出现排尿功能障碍的类型和原因[14,15]。然而,一个详细的病史通常是必要的,因为它在制订评估方案和最终治疗策略方面起着重要作用。病史有助于在当前问题康复之前确定患者的排尿模式和补充泌尿系统病史。

与神经源性肠道疾病的治疗方法类似,该病史应确定患者的排尿模式、排尿症状的持续时间和频率、患者当前排尿功能障碍的影响、对当前膀胱管理的满意度和担忧,以及患者对未来的期望。康复治疗既往病史对排尿功能障碍具有非常重要的意义。泌尿系病史还应该询问手的功能、穿衣能力、坐位平衡、转移能力和行走能力。这些因素是制订膀胱管理策略时的重要考虑因素。

尿潴留和尿失禁的可逆性原因

在康复环境中,排尿功能障碍患者的评定和管理最开始的和最简单的部分就是确定其是否有任何可逆的原因。可以用来评定最常见的和潜在可逆的尿失禁原因的一种有用的方法是"DIAPPERS"[16]。虽然它最初用于指可逆原因的尿失禁,但它也可以用于可逆原因的尿潴留。表 5-2 对此方法进行了修改,使其也包括尿潴留。纠正其可逆原因可能解除排尿功能障碍,那就不需要进一步的评估了。

表 5-2　尿失禁或尿潴留的潜在可逆原因[16]

谵妄或其他认知原因
尿路感染/炎症
萎缩性阴道炎(老年妇女和雌激素拮抗剂)
药物
疼痛
内分泌(糖尿病)
活动受限
粪便嵌塞

泌尿系的体格检查

泌尿系神经体检应重点检查腹部、外生殖器和会阴皮肤。进行直肠检查时，重要的是要了解前列腺的大小不能确定一个人是否患有前列腺梗阻。前列腺梗阻取决于向内生长和收缩尿道的前列腺组织的数量，而这一点不能通过直肠检查来确定。因此，需要尿流动力学研究而不是直肠检查来客观地诊断流出阻塞。对于女性，应该检查尿道口的位置以及是否有膀胱突出或脱肛。阴道尿道瘘可能会使间歇性导尿成为一个困难的选择。膀胱膨出或脱肛易导致尿失禁。会阴评估时，对于慢性尿失禁患者，评估是否有皮疹或皮肤破损是很重要的。

肛门括约肌张力也应进行评估。张力降低或缺失提示马尾神经或周围神经出现损伤，而张力升高则提示骶上神经损伤。肛门括约肌的自主收缩可测试骶神经支配、骶上完整性和理解指令的能力。据报道，在神经方面完好无损的人群中，球海绵体肌反射只有 70% ~85% 的时间存在。假阴性通常是由于一个人紧张和在检查时肛门括约肌就已经夹紧。提睾反射可由轻抚或戳戳大腿的上部和内侧（内部）引起，而与卒中的方向无关。正常反应是提睾肌立即收缩，拉起同侧睾丸（在身体的同一侧）。肛门或肛门皮肤反射导致肛门括约肌收缩，以响应会阴的针刺刺激。这种反射是 S4 ~ S5 运动功能正常的证据。

会阴评估时，评估是否有皮疹或皮肤破损是很重要的，尤其是对于慢性尿失禁患者来说。

泌尿系的实验室评估

最好是取一个基线尿液进行培养和敏感性测试。重要的是要知道，大量具有神经源性膀胱的个体都被一种或多种微生物定殖。因此，脊髓损伤患者的膀胱感染被定义为尿液中有细菌——脓尿，而且，最重要的是出现了新的症状[17-19]。作为每年的筛查试验之一，血清肌酐很容易获得，但它并不是特别有帮助。不过去监视其变化是很有帮助的，特别是它在提升的情况下。这是因为大量的肾脏损害（大于 50%）会在血清肌酐出现变化之前发生。“正常”的血清肌酐可能会因为有明显肌肉质量损失的人的肾功能不佳而升高。所以 24 小时肌酐清除率可以更好地评估肾功能。

下尿路和上尿路的泌尿学评估

检查程序概述

如果确定了可逆原因并且治疗成功，则可能根本不需要进行评估。通过排尿日记和 PVR 进行更广泛的评估，以确认临床征象，对于没有明显神经源性膀胱症状（髋部骨折、术后疼痛）的急性残疾发作的人可能是有用的。以下人群需要进行更广泛的下尿路评估（尿动力学）：对于有严重和潜在长期残疾的人，如脊髓损伤、多发性硬化症（multiple sclerosis，MS）或脊柱裂；以前的治疗不满意；正在考虑进行更具侵入性的手术（如耻骨上置管或 onabotulimum 肉毒毒素膀胱注射）。是否也评估上段取决于已确定的上段损伤的危险因素，如高膀胱内压、逼尿肌括约肌功能障碍、再发性尿路感染（recurrent urinary tract infection，RUTI）。那些有创伤性脊髓损伤、多发性硬化症、脊柱裂和其他脊髓疾病病史的人，由于逼尿肌过度活动、膀胱壁顺应性差以及膀胱和括约肌（DSD）的协调不良，上尿路损伤的风险更大。

有大量的测试被设计来评估上尿路。有些检查在评价肾功能方面比较好，而有些检查在评价肾解剖方面比较好。通常来说，一项评估解剖学的测试就足够了。然而，如果对排尿问题（排尿压力高，如膀胱壁顺应性极差）的影响有重大担忧，或者如果发现异常解剖，如肾积水，则建议进行评估肾功能的测试。

下尿路评估

有助于评估膀胱功能的一个重要的非侵入性工具是一个摄入和输出（I & O）排尿日记。研究发现，3 天（72 小时）的日记效果最好。日记中应列出液体摄入、液体类型、一天中排尿量（或导尿）和尿失禁。这可以很好地了解一个人在日常环境中的排尿模式。它也能让人了解他们的液体摄入和排尿模式。这可以让人有效地调整他们的液体摄入和排尿模式。如果是这样，可能不需要进一步的泌尿学评估。

评估膀胱排空的最简单的筛查试验之一是膀胱排空后尿液（PVR）。PVR 可以通过导尿术或膀胱超声来确定。传统上，正常的 PVR 被认为是 100mL。然而，没有研究表明超过 100mL 会导致尿路感染增加。研究表明，急性和慢性膀胱过度扩张和高膀胱压力可导致膀胱壁缺血和尿路感染。因此，这些因素也是应该考虑的。正常的 PVR 不能排除排尿问题，例如有些排尿问题即使存在，PVR 可能也是正常的：由于逼尿肌收缩强度的代偿性增加而导致明显的流出道梗阻（例如良性前列腺肥大、逼尿肌协同失调）；或者由于腹内压力增加（例如 Valsalva 手法、Crede 手法）而没有膀胱收缩。在解释大量的 PVR 时同时也要谨慎。导致 PVR 异常的情况包括患者在检查前未排尿、排尿后未立即检测或非正常情况下排尿(如患者在凌晨 3 点使用便盆)。

床旁膀胱压力容积测定(cystometrogram,CMG)用于评估感觉、稳定性和膀胱容量。这是通过在人排尿后插入留置导尿管来完成的。然后将膀胱冲洗器连接到导尿管的末端,取出冲洗器,使注射器起到漏斗的作用。然后将无菌水倒入注射器。膀胱以上的高度表示当水停止流入膀胱时的膀胱压力。床边 CMG 有几个限制。很难确定水柱的微小上升是由于腹内压(即腹内压)引起的还是膀胱收缩引起的。最重要的是,排空阶段无法评估。

客观评价膀胱和括约肌功能的金标准是充水压力流动多通道尿动力学研究,该研究能够记录膀胱充盈情况、膀胱压力、流量和排空量。更复杂的尿动力学检查也可以包括尿道压力记录、尿道括约肌或肛门括约肌肌电图和视频透视(视频尿动力学)。同时的视频透视和括约肌肌电图是评估括约肌功能的有用辅助手段。视频透视可用于评估膀胱输尿管反流。膀胱造影也可用于评估膀胱输尿管反流。充水压力流尿动力学研究是客观测量排尿和排尿阶段的必要手段。第一个阶段是充水(储存)阶段,在此阶段,水被注入膀胱。研究的第二部分是排尿阶段,当一个人被告知排尿时,记录为排尿阶段的开始时间。

膀胱镜检查对疑为解剖原因的排尿障碍有重要作用。排尿障碍患者膀胱镜检查的适应证包括血尿、反复出现的症状性尿路炎、反复出现的无症状菌尿并伴有结石形成的有机体(如尿路结石)。如奇异变形杆菌感染、泌尿生殖系统败血症、尿潴留、尿失禁、冲洗导管时产生的蛋壳结石及长期留置导管。当移除放置 2~4 周的导尿管并改变其治疗方式,如间歇性导尿或平衡膀胱,也需要膀胱镜检查。此外,如果在更换导管期间发现导管上有砂粒或结石,则需要进行膀胱镜检查,因为有 86% 的可能性膀胱内仍有结石[20]。更多神经源性膀胱的膀胱镜检查指征见表 5-3。

表 5-3 神经源性膀胱镜检查的一些适应证

- 长期留置导尿管
- 更换导尿管时发现导管结垢
- 复发性膀胱结石
- 神经源性膀胱的年度评估
- 血尿
- 尿液 pH 高于 6.5(产脲酶细菌)
- 已知的脲酶产生菌(如奇异变形杆菌、斯氏普罗威登菌、克雷伯菌等)
- 导尿管穿行困难
- 已知或疑似解剖问题(尿道狭窄,尿道假通道)
- 腹部 X 线检查中的膀胱结石问题
- 留置导管气囊破裂
- 膀胱癌治疗的监测

上尿路评估

是否评估上尿路取决于确定的上尿路损伤的危险因素(膀胱内压高、逼尿肌协同失调、反复发生的尿路感染)。那些患有创伤性脊髓损伤、多发性硬化症、脊柱裂和其他脊髓疾病的人,由于逼尿肌过度活动、膀胱壁顺应性差以及膀胱收缩和排尿(DSD)期间括约肌松弛协调不良,上尿路损伤的风险更大。

大量的测试被设计来评估上尿路。有些检查更能评估肾功能,而另一些则能更好地评估肾脏解剖结构。评估解剖学的方法包括腹部 X 线和肾脏超声。更详细的成像是从腹部和盆腔计算机断层扫描(CT)或磁共振成像(MRI)扫描获得的。对于癌症患者,推荐进行腹部和盆腔 CT 扫描,可以替代肾脏超声检查。

最能评估肾功能的检查包括 24 小时尿肌酐清除率和有效肾血浆流量(effective renal plasma flow, ERPF)定量 MAG3(巯基乙酰甘油三酯)肾脏扫描[21-24]。如果存在肾梗阻的问题,MAG3 LaSix 肾脏扫描有助于区分大收集系统和真正的梗阻。当进行强行利尿时,梗阻变得更加明显。作者发现 MAG3 肾脏扫描和肾脏超声对高危人群筛查上尿路功能和解剖学问题非常有帮助。

泌尿科随访

重要的是要记住,排尿功能障碍和一个人的残疾会随着时间的推移而改变。例如,一个人可能卒中并患有尿潴留,这需要留置尿管。他们应该在 4~6 周后进行重新评估,因为留置导管可以防止膀胱过度伸展,从而帮助膀胱恢复张力。一个人的膀胱功能应该继续在不同的时间间隔进行评估,以确定是否仍然需要导尿管。对于那些有阵发性长期障碍的患者(如脊髓损伤或多发性硬化症),评估随访者可能需要等待 3~6 个月才能进行下尿路和上尿路的评估,除非有的患者已经开始排尿可以较早的时间为准。然后,评估者在大约 3 个月内重复下尿路评估。如果一切顺利,那么许多中心会安排一个人进行年度泌尿系评估。泌尿系统评估总结如表 5-4，一些评估临床“注意事项”如表 5-5。

表 5-4　泌尿科评估总结

- 病史（包括潜在的可逆原因）
- 排尿日记（48~72h 为佳）
- 下尿路评估（根据需要：PVR、尿动力学、膀胱造影、膀胱镜检查）
- 上尿路评估［根据需要：肾脏超声（解剖）、肾脏扫描（功能）、CT 扫描（解剖和功能）、MRI（解剖）］

表 5-5　泌尿系统评估临床注意事项

- 记住，膀胱是一个“糟糕的历史学家”——如果找不到可逆的原因，就需要客观的信息
- 对于无上尿路损伤危险因素（如神经源性膀胱、膀胱壁顺应性差、逼尿肌括约肌协同失调）的患者，通常仅需有限的下尿路评估
- 如果有细菌定植/感染的证据，试验前尿液分析（UA）和持续几天培养敏感性和特异性抗生素是有帮助的（减少炎症，从而更准确地评估膀胱功能和降低术后 UTI 的风险）
- 解释尿动力学研究的人员应出席本研究
- 如果在更换导管的过程中发现导管结垢，建议使用膀胱镜检查
- 在进行上尿路检查时，记得考虑需要哪些具体信息，如肾超声（肾解剖）或 MAG3 肾扫描（肾功能）

神经源性肠道

胃肠道系统的解剖学和生理学

这个巨大的结肠在解剖上从回盲瓣近端开始一直至肛门括约肌远端。它在解剖学上分为升结肠、横结肠、降结肠和乙状结肠。电解质和水被升结肠吸收，降结肠起储存粪便物质的作用，直到排便。结肠还允许共生菌生长，分泌黏液，并收缩以将粪便移向肛门[25]（图 5-4）。

肛门内括约肌（internal anal sphincter，IAS）由环形平滑肌组成，并在基线处收缩，在肛管中创造了大部分的静止张力。相比之下，外肛门括约肌（external anal sphincter，EAS）是一种随意控制的横纹肌。虽然它在静息状态下的作用很小，但在站立、咳嗽或负重等可能导致大小便失禁的事件中，它会显著增加肛管压力。起源于耻骨联合后并环绕直肠的耻骨直肠肌使直肠和肛管形成一个角度，也有助于维持其可控性[25,26]（图 5-4）。

胃肠道神经解剖学

胃肠道（gastrointestinal，GI）系统是由一个复杂的相互作用的系统来调节的，包括内源性肠神经系统（enteric nervous system，ENS），外源性自主神经系统（autonomic nervous system，ANS），以及外肛门括约肌（external anal sphincter，EAS）和盆底的躯体控制。ENS 位于肠壁内。在这个系统中，传入神经元提供感觉信息，中间神经元处理信息并提供协调，而传出神经元刺激靶细胞产生分泌、吸收或运动反应[26]。更具体地说，位于黏膜下层的 Meissner 神经丛控制着肠道的分泌和吸收。Auerbach 神经丛（肠肌丛）位于肠壁纵向和环形肌层之间，控制运动活动。虽然 ENS 可以独立运作，但在神经系统完好的个体中，它部分地受到 ANS 的影响。

ANS 协助 ENS 协调其神经活动。副交感神经系统（parasympathetic nervous system，PNS）通过迷走神经和盆腔神经调节胃肠道系统，乙酰胆碱（acetylcholine，ACh）是主要的神经递质。迷走神经起源于脑干，提供从食管到横结肠中段的神经。盆腔神经起源于 S2~S4，提供从横结肠中段到直肠的神经支配。虽然三叉神经节在胃肠道系统上的功能很复杂，但人们普遍认为它能增加蠕动、刺激分泌和松弛括约肌。

胃肠道交感神经系统（sympathetic nervous system，SNS）支配起源于 T5~L2 的脊髓中外侧柱，其节后纤维与肠系膜上、下神经（T9~T12）和胃下神经（T12~L2）一起运动。去甲肾上腺素（Norepinephrine，NE）是其主要的神经递质。总的来说，SNS 抑制胃肠道运动和分泌活动，并导致括约肌收缩。

最后，阴部神经提供对 EAS 和盆底的自主控制，该神经起源于骶髓腹角的 Onuf 核（S2~S4）。

正常肠道功能

在排便之前，肛门内括约肌（internal anal sphincter，IAS）、肛门外括约肌（external anal sphincter，EAS）和耻骨直肠肌一起共同活动以维持其可控性[25]。IAS 随直肠充盈而反射性放松。在决定排便之前，EAS 张力同时增加以维持其可控性[27]。传入信号被发送到大脑皮层，如果合适的话，会有意识地放松 EAS 和耻骨直肠肌。这种放松结合反射性直肠收缩和腹内压的增加（Valsalva 动作）会导致排便行为的产生。

在正常肠功能的情况下，还会出现一些额外的

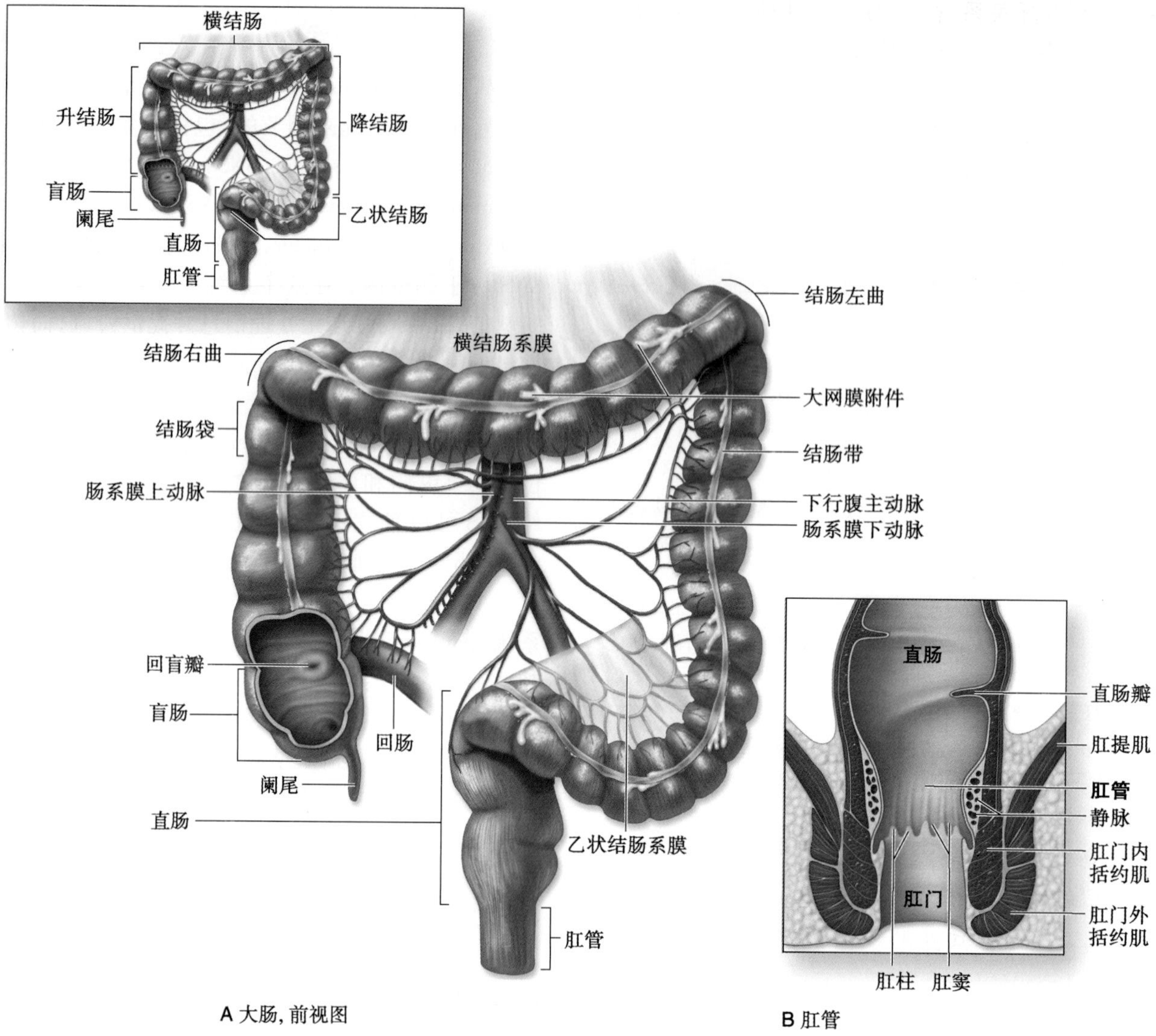

图 5-4 大肠和肛门括约肌的解剖（经允许摘自 Digestive Tract. In：Mescher AL，eds. Junqueira's Basic Histology，14e New York，NY：McGraw-Hill，2016）

反射。这些常用于神经源性肠道的管理：

- 胃结肠反射是一种胆碱能介导的反射，其特征是伴有胃扩张的结肠收缩。
- 结肠-结肠反射由肌间神经丛控制，通过引起结肠扩张区域上方的收缩和下方的扩张而导致蠕动。
- 最后，直肠结肠反射是一种盆腔神经介导的反射，在对直肠或肛管的机械或化学刺激作出反应时导致结肠收缩[25,27]。

神经源性肠道：概述

神经源性肠道发生在神经损伤后，导致对排便的自主神经控制和/或随意控制的丧失。这种功能障碍通常发生在脊髓损伤（SCI）患者中，但也可能发生在其他人群，如卒中、脑瘫、帕金森病、多发性硬化和脊柱裂[28,29]。这些患者的排便神经控制的丧失往往受多种因素共同影响而增强，包括饮食改变、药物副作用、活动受限、痉挛、疲劳，以及在某些情况下的认知改变[29]。

神经源性肠道可导致胃排空延迟，结肠运动能力差和肠排空中断[30-32]。患者可出现餐后腹胀、恶心、食欲下降、腹痛、便秘和失禁。可能会出现相关的痔疮、肠梗阻、肠梗阻和皮肤问题。在 SCI 达到或高于 T6 水平的个体中，神经源性肠的并发症也会导致自主神经反射异常（autonomic dysreflexia，AD）[33,34]。

此外，对于许多人来说，神经源性肠道可能对日常活动产生重大影响。神经源性肠道已被证明是焦虑和困扰的根源[35]。它可影响许多方面，包括教育,就业,人际关系,社会参与和旅行[36]。相应地,它已被证明对生活质量具有负面影响[37,38]。改善肠道功能被认为是 SCI 患者的重中之重[39,40]。

脊髓上的肠功能障碍发生在脑桥顶部。这些人无法感知到直肠充盈,从而导致失禁[26]。帕金森病患者会出现 EAS 和骨盆底的横纹肌肌张力障碍,从而导致便秘。他们还延长了肠道的运送时间[41]。

对于脊髓损伤患者,神经源性肠道可以有两种不同的模式,取决于损伤的程度:上运动神经元(upper motor neuron,UMN)或下运动神经元(lower motor neuron,LMN)神经源性肠道[42,43]。除了损伤程度,脊髓损伤的完整性也会影响肠道功能[44-46]。患有脊髓损伤的老年人神经源性肠道管理难度会增加[46-49]。

UMN 神经源性肠道(也称为反射亢进性肠病)发生在脊髓圆锥之上的 SCI。这种类型的患者会出现结肠蠕动减少,直肠充盈缺乏感觉,盆底痉挛以及无法自主松弛 EAS。尽管如此,反射性肠道活动保持完好,允许大便推进的反射性协调。便秘和粪便潴留常见于 UMN 肠道[43]。

相反,LMN 神经源性肠(也称为无反射性肠)发生在脊髓圆锥、马尾神经或骨盆神经的 SCI。LMN 神经源性肠病患者结肠蠕动减弱,盆腔肌肉和 EAS 松弛,反射性排便活动丧失。便秘和大便失禁常见于 LMN 肠道[43]。

神经源性肠道的评估

应定期对患者进行全面的、个性化的、以患者为中心的神经源性肠道评估[29]。对于 SCI 患者,建议最初在康复护理阶段制订肠道计划,随后至少每年评估一次[25,50]。神经源性肠道的评估是多方面的,包括病史、体检、功能和环境评估,有时还包括额外的测试[51]。这种综合评估对于制订有效的肠道计划至关重要。

病史

病史应包括对患者当前肠道管理计划的全面回顾。这包括评估他们当前的饮食(注意纤维和液体摄入量)、肠道药物治疗、典型排便的频率和时间、技巧、体位、所需的辅助或适应性设备、从直肠刺激(如果进行)到排便的时间、粪便的颜色、一致性,以及肠道护理的总时间。如果一个人有一个一致的(每天的时间和相同的间隔)排便程序,就应该引起注意。理想情况下应该是每天或者每隔一天。不良反应和相关症状如腹部不适、恶心、早期饱腹感、痉挛变化还有自主神经反射障碍,一定要注意。神经源性肠道是自主神经反射障碍的第二大常见病因。

此外,功能上的病史也是至关重要的。这包括手部功能、穿衣技能、坐姿平衡、转移和活动状态的评估,以及潜在的限制因素,如是否存在痉挛或明显的压力损伤。彻底了解一个人的家庭支持和可获得性也是非常重要的。应该讨论患者工作或学校时间表等生活方式。这些对了解神经源性肠道症状和治疗目前对日常生活的影响也是至关重要的。

既往史是确定先前存在的任何疾病,如糖尿病、肠易激综合征、乳糖不耐受、炎症性肠病、痔疮史,病前的肠道模式是必不可少的。应审查非肠道药物,以确定任何相关的副作用,并注意抗胆碱能和麻醉药物。彻底检查系统是必要的,以筛查如相关发热、体重变化和出血等危险症状。有关肠功能障碍的潜在可逆原因,请参见表 5-6。

表 5-6 肠道功能障碍的潜在可逆原因

活动/移动性:减少
认知/妄想
便秘
感染(如艰难梭菌)
药物(阿片类药物、抗胆碱类药物、泻药)
内分泌(糖尿病、甲状腺功能减退)
营养(低容量、低液体摄入)
排便时间(无时间计划表)

其他的工具可能有助于神经源性肠功能障碍的临床和研究评估。建议患者保存个人记录,包括日期、排便开始时间、刺激方法、其他方法、排便结束时间、粪便量、类型、体位和一致性[25]。Bristol 粪便性状表(表 5-7)是一种工具,可以帮助将粪便的形式划分为不同的类别,并有助于改善沟通[52]。神经源性肠功能障碍(neurogenic bowel dysfunction,NBD)评分是一种基于问卷的症状评分,用于 SCI 患者结肠直肠功能障碍和肛门功能障碍的临床评估。该评分包括 10 个与肠道症状引起的生活质量下降有关的项目[53]。最后,建立了国际脊髓损伤肠功能基础数据集,作为日常实践中收集和报告肠功能信息的标准格式[54]。最近,更新了该数据集(版本 2.0),以便允许计算 NBD 评分和在患有 SCI 的儿童中使用[55]。

表 5-7　Bristol 粪便性状表[52]

- 类型 1:分离的硬块状便,如坚果
- 类型 2:腊肠状,但很硬
- 类型 3:腊肠样,但表面有裂缝
- 类型 4:腊肠状或肉排状,光滑而柔软
- 类型 5:柔软团块,边缘清楚
- 类型 6:松散碎片,边缘粗糙,或糊状便

体格检查

体格检查的目的是评估结肠和盆底,评估感觉和运动障碍,进行功能评估,筛查神经源性肠的并发症[43,56]。腹部检查用于检查:体征腹胀;聆听肠鸣音;叩诊评估是否为鼓音;触诊结肠以评估腹肌张力、自主控制以及是否存在嵌塞或肿块[25,57]。应进行皮肤检查,以评估与失禁相关的皮肤刺激迹象和有无压伤。

直肠检查用于评估耻骨直肠肌和 EAS 张力,直肠穹隆是否有痔疮或肿块,以及大便的一致性。通过无皮肤反射(与肛门皮肤接触的 EAS 收缩)和/或球海绵体反射(挤压阴茎头部或阴蒂压力增加肛门括约肌张力)来确定骶骨反射的存在或不存在也很重要。

此外,神经和功能检查是关键的部分。对于脊髓损伤患者,应进行国际脊髓损伤神经学分类标准(International Standards for Neurologic Classification of Spinal Cord Injury,ISNCSCI)检查,以确定神经水平和美国脊髓损伤协会(American Spinal Injury Association,ASIA)的损伤评分。除了提供有助于对神经源性肠道功能障碍类型进行分类的信息外,ISNCSCI 还有助于确定肠道计划所需的帮助标准数量和适合的工具。应该评估认知状态、痉挛状态,如果可能的话,还应该评估个人坐、转移和穿衣的能力。

放射学评估

腹部平片在临床实践中经常使用。这对于客观地确认临床印象和量化粪便负担以及评估是否存在巨结肠非常有帮助[58]。优点包括容易获得、成本低,与替代成像形式相比减少了辐射,以及与结肠传输时间的相关性[59](图 5-5)。

其他专业检查

如果需要,可以进行额外的专门检查。这些检查在日常康复治疗临床实践中使用较少,但如果神经源性肠道仍然对初始评估和管理难以控制,则可以考虑使用这些测试。结肠运输时间的正式评估可以使用不透射线的标记物来进行,这些标记物被吞咽并通过连续的腹部 X 线片在整个肠道中追踪[60]。这被认为是评估总结肠动力和节段结肠动力的最客观的方法。局限性包括测试的复杂性和进行评估所需的时间[59]。

测压法可以量化结肠壁收缩和平滑肌收缩的模

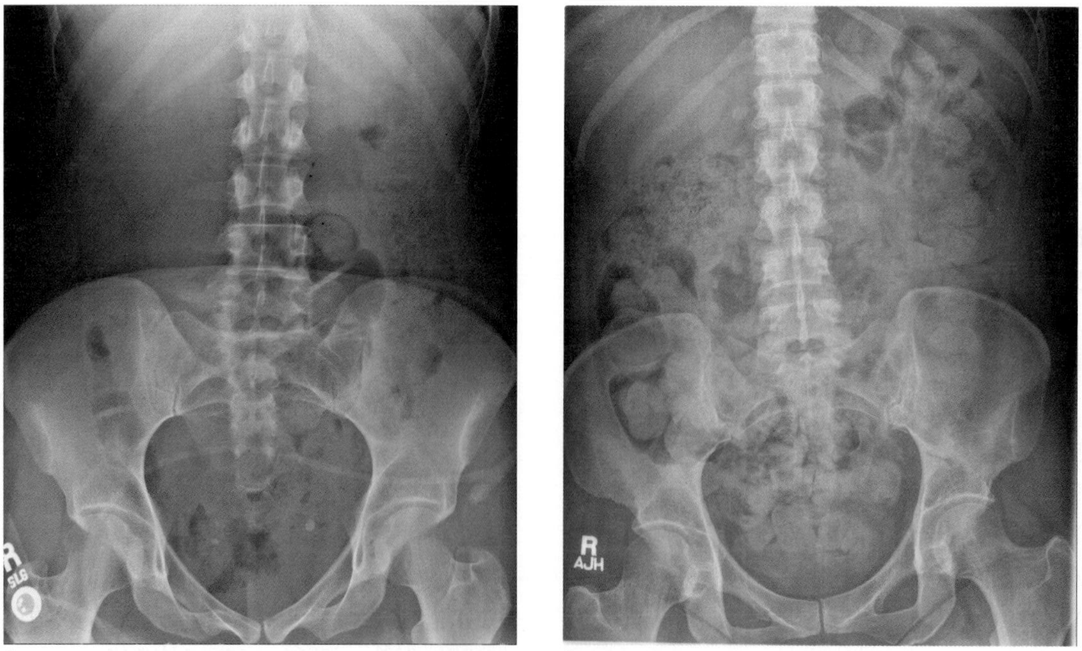

图 5-5　(A)结肠或直肠粪便滞留与直肠和盲肠内空气有关。(B)整个结肠内有大量粪便物质,没有肠梗阻的证据,也没有腹腔内的游离空气。

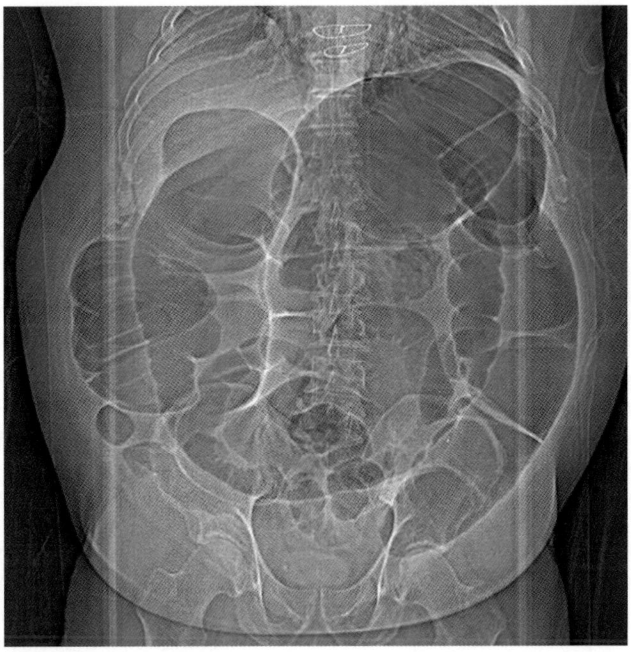

C

图 5-5(续)　(C)巨结肠:在无急性梗阻的情况下结肠扩张(最大直径>6.5cm)(经允许引至 Acosta A,T angalos EG,Harari D. Constipation. In:Halter JB,Ouslander JG,Studenski S,High KP,Asthana S,Supiano MA,Ritchie C,eds. Hazzard's Geriatric Medicine and Gerontology,7e New Y ork,NY:McGraw-Hill,2017)

式和强度[61]。直肠动力学也被提出来帮助量化直肠排空[62]。如果需要,肛门镜检查可以提供关于痔疮的进一步信息。

癌症筛查

关于结肠癌筛查,神经源性肠病患者应该遵循与普通人群相同的指南。事实上,神经源性肠病患者应该有更高的怀疑指数,因为他们通常感觉减退,并且可能有可能归因于神经源性肠道的症状。SCI 患者的结肠镜检查显示并发症发生率低,结肠肿瘤检出率高[63]。任何有"报警症状"的人,包括已建立的肠功能障碍恶化、体重减轻或失血,都需要进一步进行结肠成像检查[64]。

泌尿和胃肠道评估总结

总而言之,对泌尿和胃肠道的准确评估对于向康复专业人员提供准确治疗排尿和肠道功能障碍的个体的客观信息至关重要。此外,准确的评估对于确定实施的治疗策略的有效性以及长期随访非常重要。本章讨论的泌尿系统评估摘要如表 5-4 所示,一些泌尿系统评估临床"注意事项"如表 5-5 所示。本章讨论的胃肠评估摘要如表 5-8 所示,一些胃肠评估临床"注意事项"如表 5-9 所示。

表 5-8　肠道评估总结

病史
• 当前肠道管理
• 相关症状和不良反应
• 功能相关病史
• 既往病史,包括发病前的肠道功能
• 药物
• 系统回顾,包括危险信号症状
体格检查
• 腹部检查
• 皮肤检查
• 直肠检查,包括反射评估
• 神经和功能检查
放射学检查
• 腹部平片
专科检查
• 结肠运输时间
• 测压法
• 直肠动力学检查
• 肛门镜检查
癌症筛查
• 与普通人群相同

表 5-9　胃肠评估注意事项

1. 对于脊髓损伤患者,神经损伤程度和骶反射的存在/不存在有助于将 UMN 与 LMN 神经源性肠分型
2. 进行肠道护理所花费的时间是一项关键信息
3. 痉挛或 AD 的改变可能是便秘的征兆
4. 便秘可继发腹泻/稀便,腹部平片在这种情况下很有帮助

(苏敏 译,向云　万春晓 校)

参考文献

1. Anderson JK, Cadeddu JA. Surgical anatomy of the retroperitoneum, adrenals, kidneys and ureters. In: Wein AJ, Kavoussi LR, Novick AC, et al., eds. *Campbell-Walsh Urology*. 10th ed. Philadelphia: Elsevier Saunders; 2012:19–32.
2. Chung BI, Sommer G, Brooks JD. Anatomy of the lower urinary tract and male genitalia. In: Wein AJ, Kavoussi LR, Novick AC, et al, eds. *Campbell-Walsh Urology*. 10th ed. Philadelphia: Elsevier Saunders; 2012:52–60.
3. Griffiths DJ, Notschaele C. Mechanics of urine transport in the upper urinary tract: 1. the dynamics of the isolated bolus. *Neurourol Urodyn*. 1983;2:155–166.
4. Chancellor MB, De Groat WC. Intravesical capsaicin and resiniferatoxin therapy. *J Urol*. 1999;162:3–11.
5. Benson GS, McConnell JA, Wood JG. Adrenergic innervation of the human bladder body. *J Urol*. 1979;122:189–191.
6. Fletcher TF, Bradley WE. Neuroanatomy of the bladder-urethra. *J Urol*. 1978;119(2):153–160.
7. Elbadawi A. Autonomic muscular innervation of the vesical outlet and its role in micturition. In: Hinman F Jr, ed. *Benign Prostatic Hypertrophy*. New York: Springer Verlag; 1983:330–348.
8. de Groat WC. Mechanism underlying the recovery of lower urinary tract function following spinal cord injury. *Paraplegia*. 1995;33(9):493–505.
9. Myers RP, Goellner JR, Cahill DR. Prostate shape, external striated urethral sphincter and radical prostatectomy: the apical dissection. *J Urol*. 1987;138:543–547.
10. Crowe R, Burnstock G, Light JK. Adrenergic innervation of the striated muscle of the intrinsic external urethral sphincter from patients with lower motor spinal cord lesion. *J Urol*. 1989;141:47–49.
11. Bradley WE, Teague CT. Spinal cord organization of micturitional reflex afferents. *Exp Neurol*. 1968;22:504–516.
12. Barrett DM, Wein AJ. Voiding dysfunction: diagnosis, classification and management. In: Gillenwater JY, Grayhack JT, Howards SS, et al, eds. *Adult and Pediatric Urology*. 2nd ed. St Louis: Mosby Year Book; 1991:1001–1099.
13. Abrams P, Cardozo L, Fall M, et al. The standardisation of terminology of lower urinary tract function: report from the Standardisation Sub-committee of the International Continence Society. *Neurourol Urodyn*. 2002;21:167–178.
14. Schurch B, Schmid DM, Kaegi K. Value of sensory examination in predicting bladder function in patients with T12–L1 fractures and spinal cord injury. *Arch Phys Med Rehabil*. 2003;84:83–89.
15. Shenot PJ, Rivas DA, Watanabe T, et al. Early predictors of bladder recovery and urodynamics after spinal cord injury. *Neurourol Urodyn*. 1998;17:25–29.
16. Resnick NM. Geriatric incontinence. *Urol Clin North Am*. 1996;23:55–74.
17. Goetz LL, Cardenas DD, Kennelly M, et al. International spinal cord injury urinary tract infection basic data set. *Spinal Cord*. 2013;51:700–704.
18. Massa LM, Hoffman JM, Cardenas DD. Validity, accuracy, and predictive value of urinary tract infection signs and symptoms in individuals with spinal cord injury on intermittent catheterization. *J Spinal Cord Med*. 2009;32(5):568–573.
19. National Institute on Disability and Rehabilitation Research (NIDRR) UTI consensus statement. *J Am Paraplegia Soc*. 1992;5(3):194–204.
20. Linsenmeyer MA, Linsenmeyer TA, Accuracy of predicting bladder stones based on catheter encrustation in individuals with spinal cord injury. *J Spinal Cord Med*. 2006;29:402–405.
21. Bih LI, Changlai SP, Ho CC, et al. Application of radioisotope renography with technetium-99m mercaptoacetyltriglycine on patients with spinal cord injuries. *Arch Phys Med Rehabil*. 1994;75:982–986.
22. Lloyd LK, Dubovsky EV, Bueschen AJ, et al. Comprehensive renal scintillation procedures in spinal cord injury: comparison with excretory urography. *J Uro*. 1981;126:10–13.
23. Rao KG, Hackler RH, Woodlief RM, et al. Real-time renal sonography in spinal cord injury patients: prospective comparison with excretory urography. *J Urol*. 1986;135:72–77.
24. Tempkin A, Sullivan G, Paldi J, et al. Radioisotope renography in spinal cord injury. *J Urol*. 1985;133:228–303.
25. Consortium for Spinal Cord Medicine. *Neurogenic Bowel Management in Adults with Spinal Cord Injury: Clinical Practice Guidelines for Health-Care Professionals*. Washington, DC: Paralyzed Veterans of America; 1998.
26. Linsenmeyer TA, Stone JM, Steins SA. Neurogenic bladder and bowel. In: Frontera, ed. *DeLisa's Physical Medicine & Rehabilitation: Principles and Practices*. 5th ed. Philadelphia, PA: Lippincott Williams & Wilkins; 2010:1345–1391.
27. Chen D, Anschel AS. Gastrointestinal disorders. In: Kirshblum S, Campagnolo DI, eds. *Spinal Cord Medicine*. 2nd ed. Philadelphia, PA: Lippincott Williams & Wilkins; 2011: 174–184.
28. DasGupta R, Fowler C. Bladder, bowel and sexual dysfunction in multiple sclerosis. *Drugs*. 2003;63(2):153–166.
29. Coggrave M, Norton C, Cody JD. Management of fecal incontinence and constipation in adults with central neurological diseases. *Cochrane Database Syst Rev*. 2014;(1):CD002115.
30. Coggrave M, Norton C, Wilson-Barnett J. Management of neurogenic bowel dysfunction in the community after spinal cord injury: a postal survey in the United Kingdom. *Spinal Cord*. 2009;47:323–330.
31. Leduc BE, Spacek E, Lepage Y. Colonic transit time after spinal cord injury: any clinical significance? *J Spinal Cord Med*. 2002;25:161–166.
32. Lynch AC, Frizelle FA. Colorectal motility and defecation after spinal cord injury in humans. *Prog Brain Res*. 2006;152:335–343.
33. Cosman BC, Vu TT. Lidocaine anal block limits autonomic dysreflexia during anorectal procedures in spinal cord injury: a randomized, double-blind, placebo-controlled trial. *Dis Colon Rectum*. 2005;48:1556–1561.
34. Furusawa K, Sugiyama H, Ikeda A, et al. Autonomic dysreflexia during a bowel program in patients with cervical spinal cord injury. *Acta Med Okayama*. 2007;61: 211–227.
35. Coggrave M, Mills P, Willms R, et al. Bowel dysfunction and management following spinal cord injury. In: Eng JJ, Teasell RW, Miller WC, et al, eds. *Spinal Cord Injury Rehabilitation Evidence*. Version 5.0. Vancouver; 2014:1–48.
36. Burns AS, St-Germain S, Connolly M, et al. Phenomenological study of neurogenic bowel from the perspective of individuals living with spinal cord injury. *Arch Phys Med Rehab*. 2015;96:49–55.

37. Dibley L, Coggrave M, McClurg D, et al. "It's just horrible": a qualitative study of patients' and carers' experiences of bowel dysfunction in multiple sclerosis. *J Neurol.* 2017;264(7):1354–1367.
38. Roach MJ, Frost FS, Creasey G. Social and personal consequences of acquired bowel dysfunction for persons with spinal cord injury. *J Spinal Cord Med.* 2000;23(4):263–269.
39. Anderson KD. Targeting recovery: priorities of the spinal cord-injured population. *J Neurotrauma.* 2004;21:1371–1383.
40. Glickman S, Kamm M. Bowel dysfunction in spinal-cord-injury patients. *Lancet.* 1996;347:1651–1653.
41. Ashraf W, Wszolek ZK, Pfeiffer RF, et al. Anorectal function in fluctuating (on-off) Parkinson's disease: evaluation by combined anorectal manometry and electromyography. *J Mov Disord Soc.* 1995;10:650–657.
42. Singal AK, Rosman AS, Bauman WA, et al. Recent concepts in the management of bowel problems after spinal cord injury. *Adv Med Sci.* 2006;51:15–22.
43. Stiens SA, Bergman SB, Goetz LL. Neurogenic bowel dysfunction after spinal cord injury: clinical evaluation and rehabilitative management. *Arch Phys Med Rehabil.* 1997;78:S86–S102.
44. Chung EA, Emmanuel AV. Gastrointestinal symptoms related to autonomic dysfunction following spinal cord injury. *Prog Brain Res.* 2006;152:317–333.
45. Krogh K, Nielsen J, Djurhuus JC, et al. Colorectal function in patients with spinal cord lesions. *Dis Colon Rectum.* 1997;40:1233–1239.
46. Lui CW, Huang CC, Chen CH, et al. Prediction of severe neurogenic bowel dysfunction in persons with spinal cord injury. *Spinal Cord.* 2010;48:554–559.
47. Faaborg PM, Christensen P, Finnerup N, et al. The pattern of colorectal dysfunction changes with time since spinal cord injury. *Spinal Cord.* 2008;46:234–238.
48. Nielsen SD, Faaborg PM, Finnerup NB, et al. Ageing with neurogenic bowel dysfunction. *Spinal Cord.* 2017;55(8):769–773.
49. Tate DG, Forchheimer M, Rodriguez G, et al. Risk factors associated with neurogenic bowel complications and dysfunction in spinal cord injury. *Arch Phys Med Rehabil.* 2016;97(10):1679–1686.
50. MASCIP. *Guidelines for Management of Neurogenic Bowel Dysfunction in Individuals with Individuals with Central Neurologic Conditions.* Coloplast Ltd.; 2012. https://www.mascip.co.uk/wp-content/uploads/2015/02/CV653N-Neurogenic-Guidelines-Sept-2012.pdf. Accessed August 20, 2017.
51. Abrams P, Andersson KE, Birder L, et al. Fourth International Consultation on Incontinence Recommendations of the International Scientific Committee: evaluation and treatment of urinary incontinence, pelvic organ prolapse, and fecal incontinence. *Neurourol Urodyn.* 2010;29(1):213–240.
52. Heaton KW, Radvan J, Cripps H, et al. Defecation frequency and timing, and stool form in the general population: a prospective study. *Gut.* 1992;33(6):818–824.
53. Krogh K, Christensen P, Sabroe S, et al. The neurogenic bowel dysfunction score. *Spinal Cord.* 2006;44:625–631.
54. Krogh K, Perkash I, Steins SA, et al. International bowel function basic spinal cord injury data set. *Spinal Cord.* 2009;47:230–234.
55. Krogh K, Emmanuel A, Perrouin-Verbe B, et al. International spinal cord injury bowel function basic data set (version 2.0). *Spinal Cord.* 2017;55:629–698.
56. Steins S, Fajardo N, Korsten M. The gastrointestinal system after spinal cord injury. In: Lin VW, ed. *Spinal Cord Medicine.* New York: Demos; 2002:549–570.
57. Wrenn K. Fecal impaction. *N Engl J Med.* 1989;321:658–662.
58. Nino-Murcia M, Stone JM, Chang PJ, et al. Colonic transit in spinal cord-injured patients. *Invest Radiol.* 1990;25:109–112.
59. Park HJ, Noh SE, Kim GD, et al. Plain abdominal radiograph as an evaluation method of bowel dysfunction in patients with spinal cord injury. *Ann Rehabil Med.* 2013;37(4):547–555.
60. Faaborg PM, Christensen P, Rosenklide M, et al. Do gastrointestinal transit times and colonic dimensions change with time since spinal cord injury? *Spinal Cord.* 2011;49(4):549–553.
61. Bassotti G, Clementi M, Pelli MA, et al. Low-amplitude propagated contractile waves: a relevant propulsive mechanism of the human colon. *Dig Liver Dis.* 2001;33(1):36–40.
62. Kamm MA, Bartram CI, Lennard-Jones JE. Rectodynamics – quantifying rectal evacuation. *Int J Colorectal Dis.* 1989;4(3):161–163.
63. Maymen AV, Guihan M, Fisher MJ, et al. Colonoscopy is high yield in spinal cord injury. *J Spinal Cord Med.* 2013;36(5):436–442.
64. Preziosi G, Emmanuel A. Neurogenic bowel dysfunction: pathophysiology, clinical manifestations, and treatment. *Expert Rev Gastroenterol Hepatol.* 2009;3(4):417–423.

第 6 章　皮肤、结缔组织、骨骼和关节

Andre Panagos

引言

肌肉骨骼系统将大脑指令付诸实际行动。大脑中的神经冲动加速神经导管产生精细调谐的化学反应,并使之转化为身体动作。这些动作使身体能够适应我们不断变化的环境。皮肤、结缔组织、骨骼和关节提供了细胞间连接的脚手架,并为细胞功能的发挥提供了保护和滋养的环境。

对皮肤、结缔组织、骨骼和关节的深入了解,以及对相邻组织和关节相互作用的全面掌握,为每个患者建立简明病历和体检提供了框架。这为指导后续的检查、影像学检查和治疗提供了第一步,这一框架还允许从业者有机会将不必要的医疗成本和患者失能程度降至最低。迄今为止,还没有新技术能够取代这些需要数年时间才能掌握的技能。同时,这一框架也是推动肌肉骨骼医学科学发展的基础。

解剖学和生理学

结缔组织

结缔组织为构成人体的众多细胞提供抗拉强度、弹性、物质和营养。结缔组织的主要作用是通过减少结构间的摩擦,保护神经血管束传递运动能量受受损伤。结缔组织是由胶原纤维和分散在细胞间的细胞外间质的无定形基质组成(图 6-1)。

细胞外基质是组织的非细胞成分,由胶原纤维和无定形基质组成。细胞外基质提供液体基质和细胞支架,并启动组织适应的信号[1]。成纤维细胞、巨噬细胞和肥大细胞存在于细胞外基质中,对维持体内平衡和组织修复至关重要[2]。

胶原蛋白是结缔组织的主要结构成分,包括骨、软骨、筋膜、肌腱和韧带。它为组织提供了极大的抗拉强度和不可伸缩性。胶原蛋白占细胞外基质的总蛋白质量的 30%[1]。成纤维细胞产生胶原蛋白,胶原蛋白按照力的方向组织成纤维、索状物和片状物[1]。胶原蛋白的一个特殊特性是卷曲,提供减震作用,允许胶原蛋白伸长而无损坏[3]。胶原纤维最终会交联,交联度越大,结构就越坚固,从而使胶原蛋白结构具有巨大的特殊强度[4]。成熟的 I 型胶原是最常见的胶原,大量存在于承受张力的组织中(图 6-2)。未成熟的Ⅲ型胶原是组织愈合过程中最早出现的胶原。

弹性蛋白存在于皮肤和一些结缔组织中,它使组织能够从反复拉伸中恢复到原来的长度。类似于脊柱的黄韧带,紧密结合的胶原纤维可使其拉伸能力受限[1](图 6-3)。

无定形基质,或蛋白多糖(蛋白质-碳水化合物结构),可吸收水形成水凝胶,支持并促进物质在细胞间的扩散。同时这种水凝胶使组织具有特定顺应性和流动性[1]。

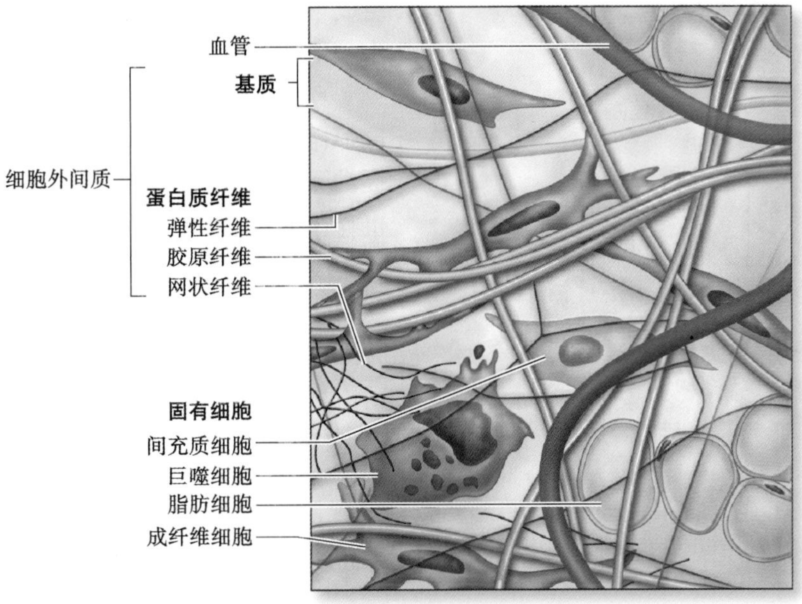

图 6-1　结缔组织的细胞和细胞外成分(经允许摘自 Connective Tissue. In:Mescher AL,eds. Junqueira's Basic Histology,14e New York,NY:McGraw-Hill,2016)

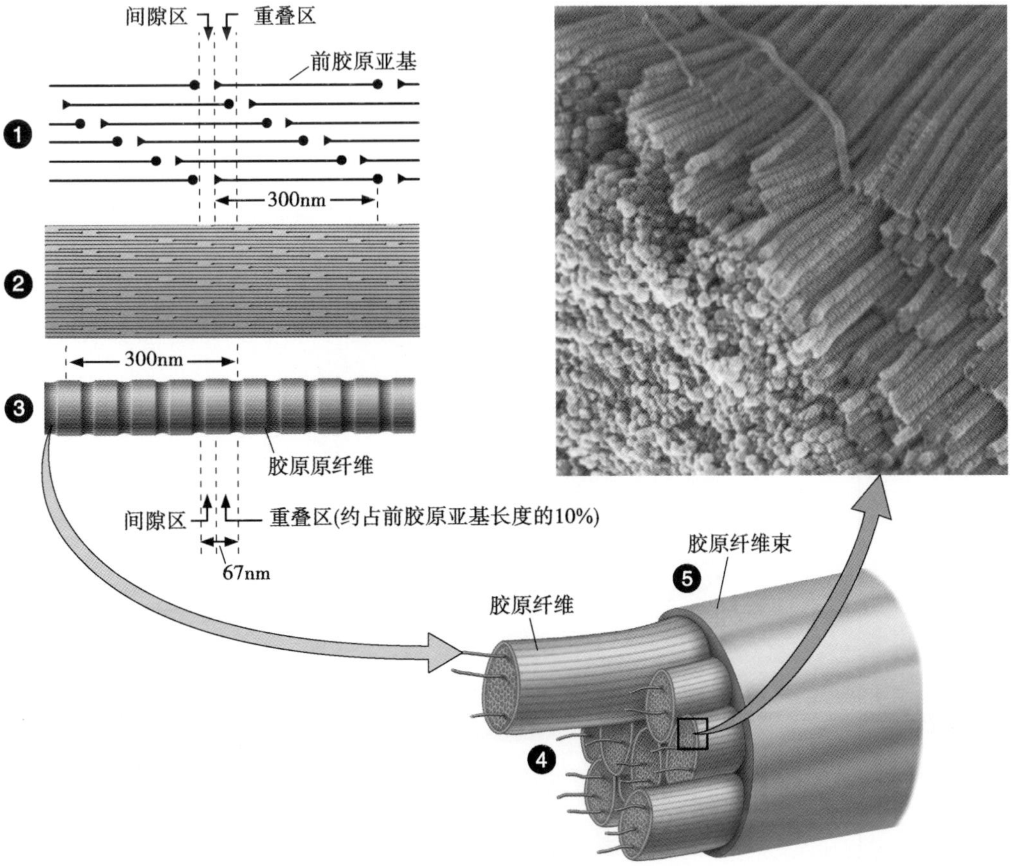

图 6-2　I 型胶原的组装(经允许摘自 Connective Tissue. In:Mescher AL,eds. Junqueira's Basic Histology,14e New York,NY:McGraw-Hill,2016)

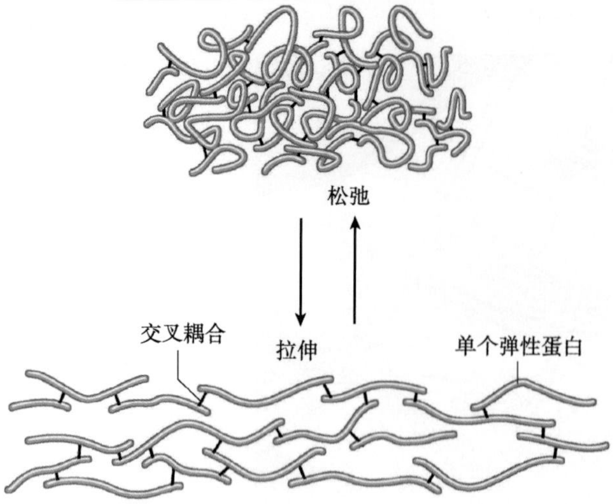

图 6-3　弹性纤维弹性的分子基础（经允许摘自 Connective Tissue. In：Mescher AL，eds. Junqueira's Basic Histology，14e New York，NY：McGraw-Hill，2016）

皮肤

表皮、真皮和浅筋膜组成皮肤。皮肤是人体最大的器官，有助于皮下组织的活动。

表皮是最外层，主要由产生角蛋白的角质细胞组成[5]，保护身体免受恶劣的外界环境影响，包括脱水和传染性生物。

真皮是中间层，主要由胶原蛋白组成。在真皮层中，胶原蛋白、弹性蛋白、蛋白多糖、水和盐来形成提供缓冲作用的有效密度。血管、神经和其他腺体也存在于该层中[6]（图 6-4）。

浅筋膜，也称为皮下组织，位于真皮之下，主要负责储存脂肪。浅筋膜通过纤维隔连接覆盖的真皮和深筋膜，形成一种能抵抗多轴力的灵活、有弹性的结构[7]。

骨

成人骨骼共有 206 块。胶原基质为羟基磷灰石晶体提供了附着的区域，组成骨骼，并为骨骼提供了特有的强度。

骨骼内的少量细胞包括成骨细胞、破骨细胞和骨细胞。骨干构成长骨中的管状柱；干骺端位于长骨的远端，是骺板所在的位置；而长骨远端构成关节

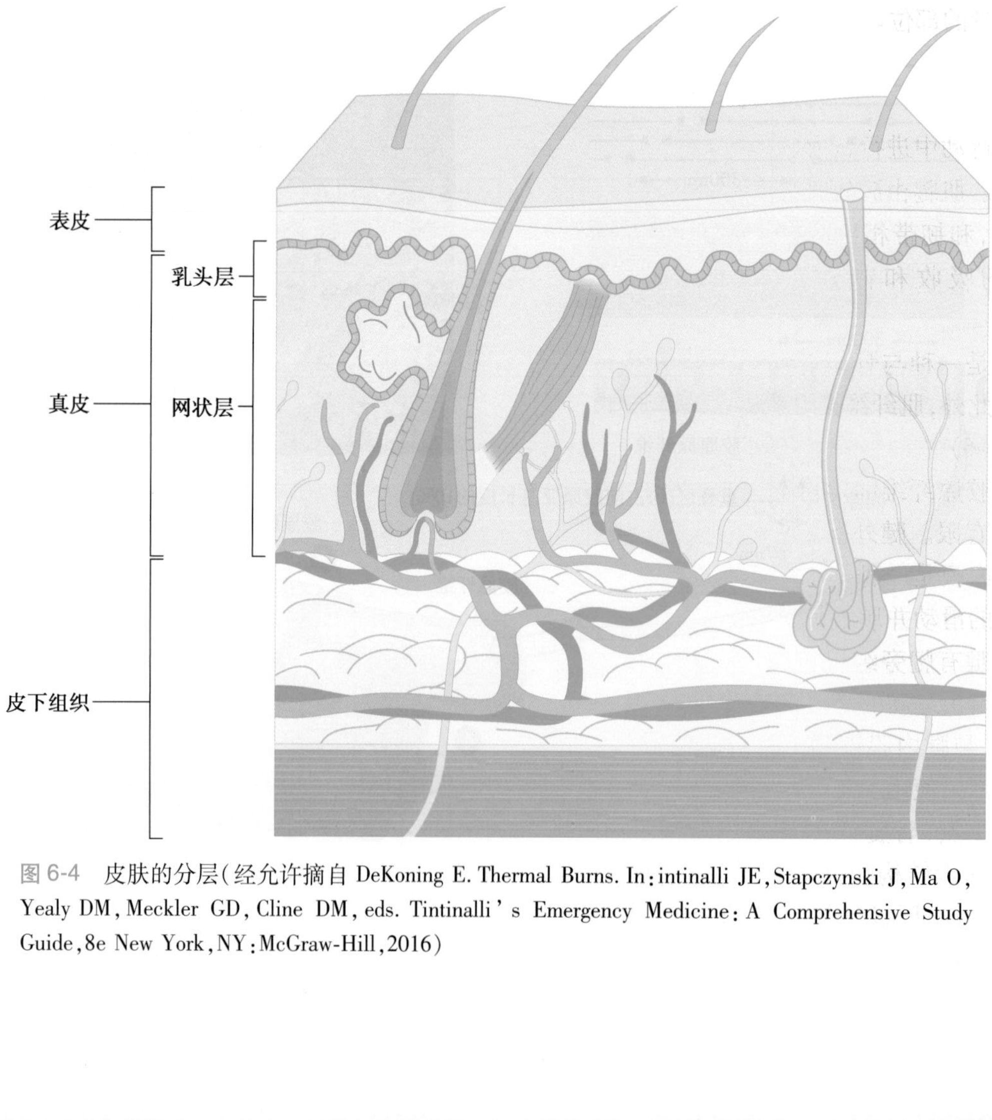

图 6-4　皮肤的分层（经允许摘自 DeKoning E. Thermal Burns. In：intinalli JE，Stapczynski J，Ma O，Yealy DM，Meckler GD，Cline DM，eds. Tintinalli's Emergency Medicine：A Comprehensive Study Guide，8e New York，NY：McGraw-Hill，2016）

面的膨大区域则称为骨骺[8]。

随着年龄的增长，骨骼的直径逐渐增大。成骨细胞在骨膜表面形成骨（同位生长），而骨髓腔内的破骨细胞吸收骨。桡骨生长的特点是在骨膜表面生长的同时骨内膜表面在吸收，从而渐渐形成一个大的髓腔（图 6-5）。

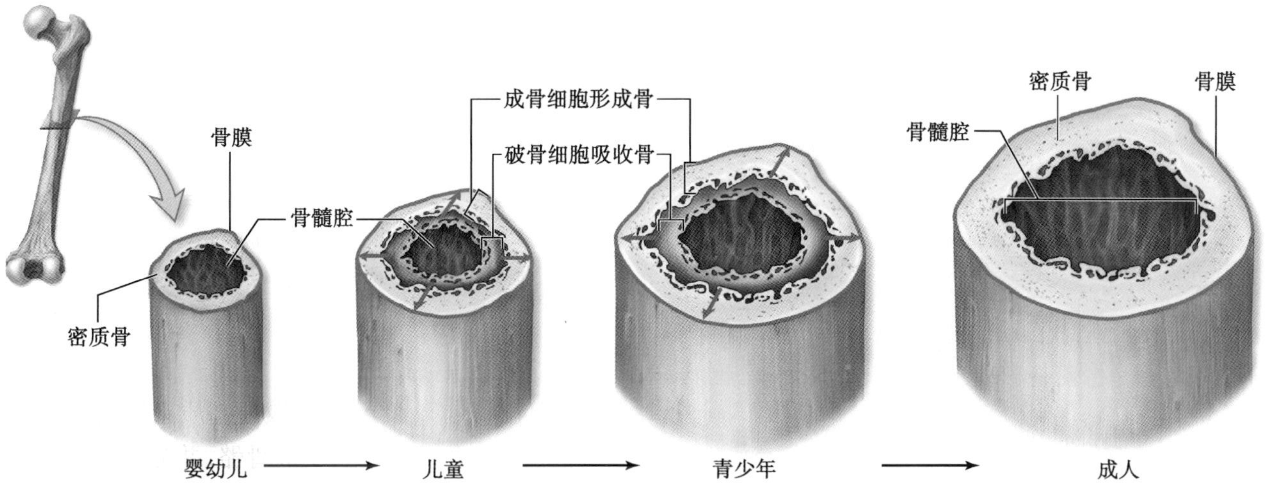

图 6-5　骨生长解剖（经允许摘自 Bone. In：Mescher AL，eds. Junqueira's Basic Histology，14e New York，NY：McGraw-Hill，2016）

骨膜是覆盖除关节软骨之外的整个骨骼表面的纤维膜，骨膜内含有大量的神经和血管，也是肌腱和韧带附着于骨的部位。

肌腱和肌肉

肌腱在运动中进行张力的传递及弹性能量的存储和释放[9]。肌腱由致密的平行纤维组成，沿着力的方向走行，和韧带相比能够承受更大的拉力[10]。弹性能量的吸收和释放是通过相邻的肌腹发生的[9]。

肌外膜是一种与骨相连的致密结缔组织，包绕着骨骼肌。此外，肌纤维被一层结缔组织包裹，称为肌束膜（图 6-6）。

肌腱的胶原纤维间隙狭窄，使分布其间的细胞和血管数量有限。腱外膜（包裹肌腱）里含有细胞和血管。腱内膜是一种薄而疏松的结缔组织，可促进相邻肌束的滑动并形成血管管道[10]。

一些肌腱有腱旁组织，腱旁组织是允许肌腱在组织结构内自由运动的纤维弹性套管。腱鞘位于腱旁组织下方，与腱内膜连续。跟腱的腱周组织的常用术语因为术语使用不一致易导致混淆[11]。

肌腱起止点（骨腱性和骨膜性结构）通常向韧带和筋膜等邻近结构传播力量[12]。肌腱端部发现有类似的分层或带状区，就像在韧带附着处的腱性纤维逐渐增加钙化。骨结节可存在于肌腱结构内，例如足部的籽骨[13]和纤维软骨肌腱附着点[14]。

韧带和关节囊

关节囊和相邻韧带促进、限制和稳定关节运动。关节囊外层由交织排列的胶原蛋白组成，这样的结构限制了单个纤维的滑动。增厚的关节囊内韧带增加关节稳定性，例如膝关节囊内的前交叉韧带。关节囊的韧带由 80% 的胶原蛋白和高达 5% 的弹性纤维组成[15]。关节囊内滑膜由疏松结缔组织膜构成，除承重关节表面之外覆盖整个关节囊里层，滑膜的弹性可以防止关节运动过程中受到局部组织的挤压。滑膜含有滑膜细胞和毛细血管网络，产生滑液来润滑韧带，并为承重软骨、关节唇和半月板提供营养。运动有助于滑液的流动[15]（图 6-7）。

软骨

软骨是一种承受压力的无血管的结缔组织。它由透明软骨、弹性软骨和纤维软骨组成。透明软骨是最脆弱的软骨类型，它外观呈玻璃状，分布于关节承重面以及鼻、肋骨和气管。透明软骨是由含有Ⅱ型胶原纤维和无定形基质的凝胶状基质组成的。无定形基质中的蛋白多糖获取并储存水分来抗压缩[16]。透明关节软骨通常厚 2～4mm，没有血管和神经[17]。负重和非负重之间的平衡对于营养物质

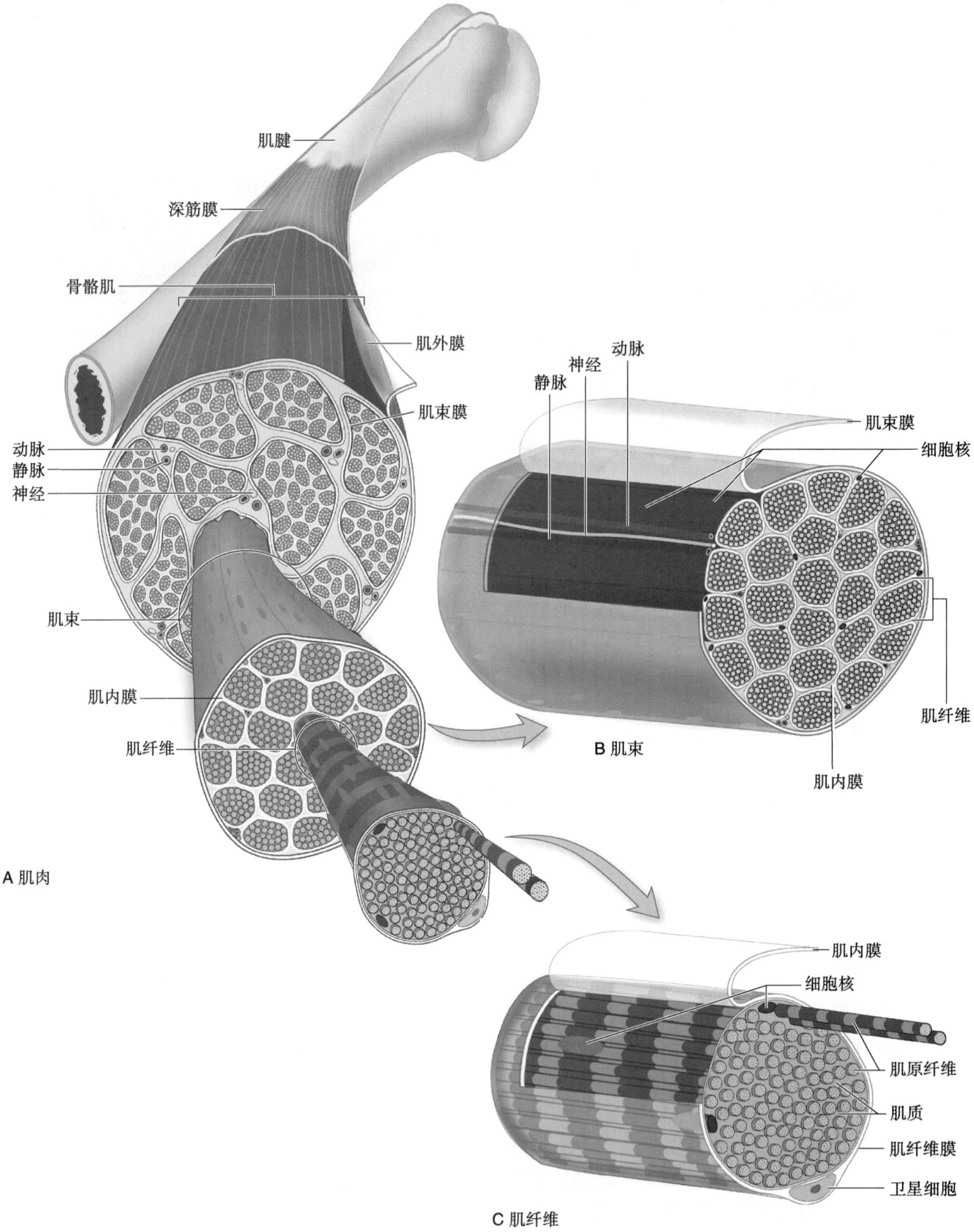

图 6-6 骨骼肌的组成。(A)骨骼肌借肌腱附在骨骼上,包裹在整块骨骼肌的致密结缔组织层为肌外膜。(B)每束肌纤维被一层结缔组织包裹,称为肌束膜。(C)每根肌肉纤维(细长的多核细胞)被一层非常纤细的肌内膜包裹,肌内膜包括由肌纤维(包裹卫星细胞)产生的外膜和成纤维细胞产生的细胞外间质(经允许摘自 Muscle Tissue. In:Mescher AL,eds. Junqueira's Basic Histology,14e New York,NY:McGraw-Hill,2016)

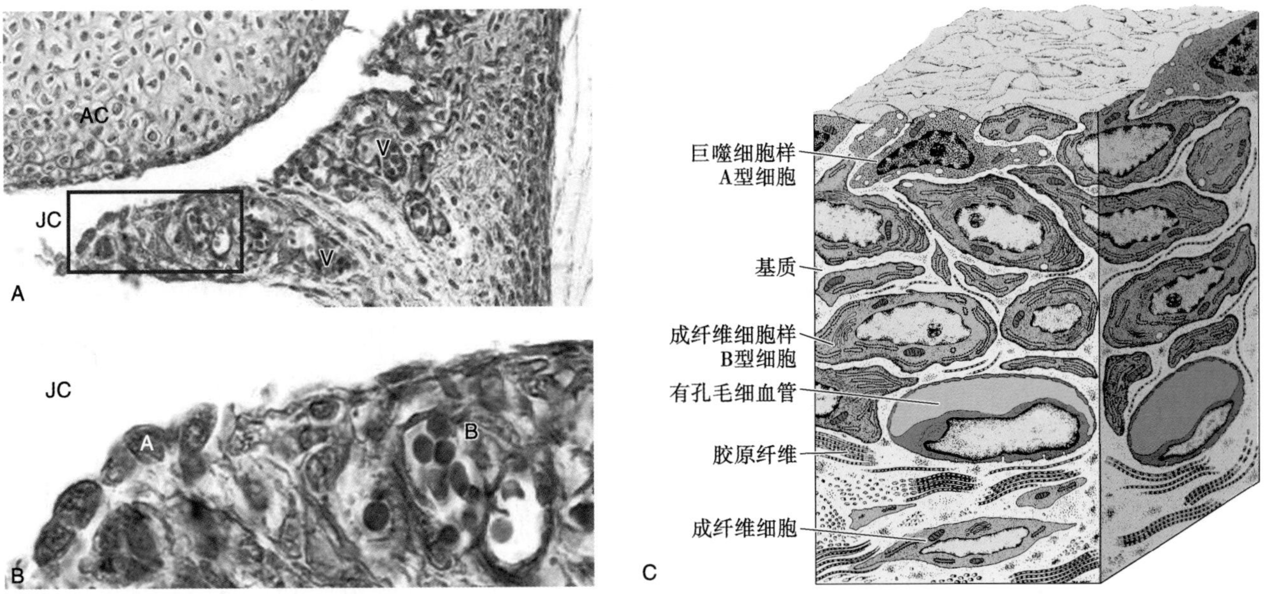

图6-7 滑膜是位于滑膜关节囊内并分泌滑液的特殊结缔组织，主要负责润滑作用。(A)滑膜突起折叠进入关节腔(JC)，其中含有许多小血管(V)。关节腔环绕关节软骨(AC)。(×100，马洛里三重染色)。(B)褶皱处放大更高倍数，显示高密度的毛细血管和两种特殊类型的滑膜细胞。在组织表面接触滑膜液的是来源于单核细胞的大量圆形巨噬细胞样滑膜细胞(A型)。这些细胞结合、吞噬和清除滑液中的组织碎片。这些细胞通常在组织表面(A)形成一层膜，表面看起来像上皮组织，但没有基膜，也不通过细胞连接结合在一起。成纤维细胞样(B型)滑膜细胞(B)来源于间质，专门合成和补充滑液中的透明质酸。(×400)。(C)滑膜组织学示意图。在巨噬细胞样滑膜细胞和成纤维细胞样滑膜细胞中，有胶原纤维和结缔组织的典型成分。虽然表面上有相似之处，但是这些细胞没有基底膜或上皮连接复合体。有孔的毛细血管促进了血液和滑液之间的物质交换(经允许摘自 Bone. In：Mescher AL，eds. Junqueira's Basic Histology，14e New York，NY：McGraw-Hill，2016)

在软骨层之间的扩散是必要的。弹性软骨是由维持其形状的弹性纤维组成的(如外耳和喉)。纤维软骨是最牢固的软骨类型。大量的Ⅰ型胶原与透明软骨交织，使其具备强大的抗牵张力的能力。纤维软骨位于透明软骨与韧带和肌腱纤维的交界处(如关节唇、半月板、纤维环)。

基本病史及体格检查

临床推理

病人最常见的主诉是疼痛、僵硬、虚弱、麻木和刺痛。分析与疼痛相关的运动是肌肉骨骼系统评估最常见原因之一。指导有效治疗的准确临床诊断离不开评估。具备功能解剖学、疼痛行为解析及辨别可能导致疼痛改变的心理因素等知识是至关重要的。肌肉骨骼疼痛通常是局部的，往往涉及同侧的疼痛刺激。患者有时仅仅模糊地描述自己的症状，这使诊断变得更加困难。

刺激越大，疼痛越波及远处的皮节。近端结构可以使疼痛和压痛牵涉更远离皮节末端。因此，皮节远端的结构更容易定位[18]。虽然疼痛在皮肤上可以精确定位，但在深层结构中较难识别，包括内脏痛[18-20](图6-8)。

为了鉴别疼痛的身心表现，疼痛心理为疼痛情感体验的一部分应予以重视。消极的反应和积极的反应同样重要[19]。调整治疗方法需要考虑情感因素，在进行诊断、计划治疗方法和考虑适当的转诊时，均应考虑情感因素。检查的目的是确定疼痛病变的来源。可能需要影像学检查或规范的诊断程序来进一步明确疼痛的原始病灶，并确定它是否适合现有的治疗方案。诊断是根据患者对治疗的反应过程来证明或否定的工作假设。

肌肉骨骼的医学评估包括一般观察、详细病史、检查和触诊。

观察是对患者健康状况、面部表情、姿势和放松步态的评估。如果表现与主诉不符，可能同时存在心理因素的影响。面部可能会有疼痛迹象，比如痛苦和困倦。姿势表明特定情况，例如跛行可能表示关节疼痛[关节僵硬或活动范围受限(ROM)]、腿长短不一致(疼痛步态)、腰椎病变引起的功能改变，或使用辅助设备行走。

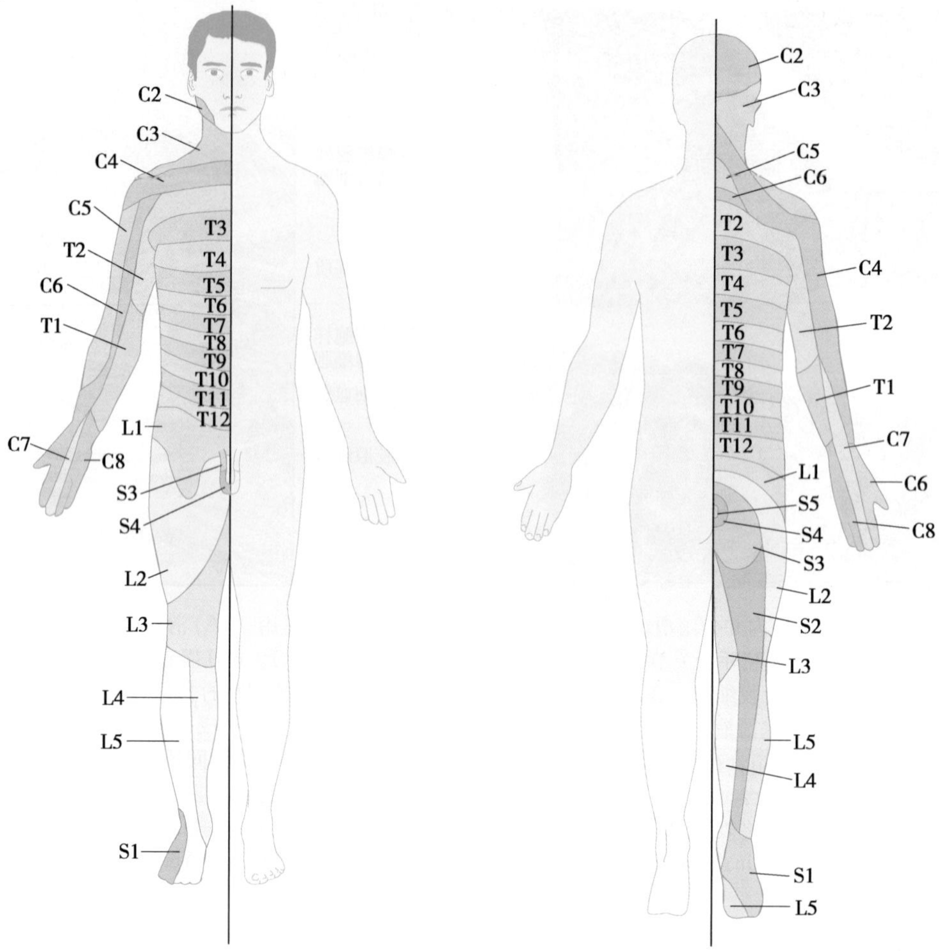

图 6-8　皮节(经允许摘自 Neurophysiology. In:Kibble JD,Halsey CR,eds. Medical Physiology:The Big Picture,New York,NY:McGraw-Hill,2014)

详细的病史包括年龄、日常职业、生活方式和运动/爱好。某些疾病在某些年龄段多发,如 20 岁左右患者的髌股关节综合征、中年肌腱和韧带损伤以及老年人群的退行性改变。重要的是让患者描述工作中的身体状态,并询问有关强化活动的情况,如竞技运动、长时间久坐运动或工作活动。症状的部位和转诊模式可以为了解损伤组织和病变严重程度提供一些线索,同时将上述情况与最早的症状(可能是在首次就诊前几十年)按时间顺序描述的情况进行比较尤为重要。

根据突然、逐渐或延迟出现的症状来探索是否有肌腱或韧带损伤与骨折。外伤后的活动表明损伤的严重程度。疼痛患者可能会出现失眠或痛醒的情况,肿瘤通常起病隐匿,可表现为夜间疼痛或仰卧时疼痛加剧。也是判断疼痛对患者日常生活活动的影响的重要因素。

疼痛评定量表,如视觉模拟量表(VAS)或数字量表(NRS)有助于确定疼痛的严重程度。既往病史如关节损伤史、整体状况可以提供说明导致目前症状的潜在线索。

既往的症状和治疗结果也很重要,因为前期治疗可以说明病理严重程度。既往对止痛药物的治疗效果提供了关于疼痛的来源和严重程度的线索;一份完整的药物清单也反映了整个过去病史。

视诊或观察细微的线索和行为,可以观察患者的情绪、不适、可能装病或疼痛。理想情况下,检查人员会让患者脱下衣服,穿上检查服,检查姿势、站姿、皮肤质地和颜色、肌肉肥大或消瘦、软组织变化和骨骼变化。由于病变部位或远端的挫伤、斑点状、交感神经张力或循环改变、皮疹和疤痕,皮肤的炎症表现呈多样化红肿。

骨性畸形应该记录包括脊柱不对称(脊柱后凸、侧凸、前凸)、腿长不一致、关节不对称以及与既往外伤相关的关节变化。四肢重点评估的是肢体对称性以及周长、轮廓、皮肤纹理、肿块、肿胀、瘢痕、肌肉颤动和可能的截肢。还应检查关节的位置、有无肿胀、饱满或发红。

触诊用于评估炎症、温度(用手背)、肿胀和滑膜增厚的征象。

主动关节活动度(AROM)是指患者在没有任何帮助的情况下主动进行的关节活动范围。使用适当的术语描述关节相关的查体结果非常重要(表 6-1)。评估主动关节活动度有利于寻找潜在的病理线索,对检查者的诊断有很大的帮助。主动运动可以消除相邻关节的潜在疼痛源。例如,如果颈椎的 6 项主要运动没有引起肩部疼痛,那么肩痛患者的疼痛原因可以排除颈椎原因。例如,伴有肩外展的疼痛弧表明有潜在的肩部撞击。

表 6-1 肌肉骨骼术语表

骨擦音

- 关节运动引起的可触及的(不太听见的)振动感或爆裂感;小关节很常见,在大关节中通常不明显;粗糙的关节骨擦音表明晚期软骨和退行性改变(如骨关节炎)

半脱位

- 关节对线的改变导致关节面彼此不能完全接近

脱位

- 关节面之间的异常移位导致关节面不能相互接触

关节活动度

- 对于可动关节,指关节在一个平面内运动时经过的可测量的运动弧

挛缩

- 肌肉强直性痉挛(可逆性)或关节周围结构纤维化(永久性)引起的固定阻力导致的运动完全丧失

畸形

- 由于骨质增生、关节结构紊乱或关节周围支持结构受损而导致的异常形状或大小

起止点炎

- 附着点炎症(附着在骨骼上的肌腱或韧带)

上髁炎

- 涉及上髁的感染或炎症

摘自 Cush JJ. Approach to articular and musculoskeletal disorders. In:Kasper D, Fauci A, Hauser S, Longo D, Jameson J, Loscalzo J, eds. Harrison's Principles of Internal Medicine. 19th ed. New York:McGraw-Hill,2014。

被动关节活动度(PROM)是指患者放松状态下,关节在治疗师或辅助设备支持下的关节活动范围。关节损伤发生在生理活动范围之外。被动运动用于评估疼痛、活动范围和关节末端感觉,也用于测试惰性结构,如关节囊、半月板、筋膜、韧带、周围滑囊和神经根[19]。通常重要的是首先评估未累及关节,以确定患者的基本功能,这将有助于评估疼痛、阻力、活动过度或者病变关节的活动减少。更具体的测试用于进一步明确组织或关节结构内病理区域。

当评估关节的运动范围时,有三种异常的关节囊"末端感":骨性末端感、弹性末端感和虚空末端感。由于囊状挛缩引起的关节炎通常会有典型的骨性末端感,这常与骨擦音相关。在关节炎早期,关节运动时并伴有疼痛和不自主的肌肉痉挛。这种情况下,关节囊的形态以关节活动受限和特有的骨性末端感为特征。"弹性末端感"的末端感觉发生于机械关节移位时。虚空末端感是因疼痛而过早停止运动,没有机械固定的肿瘤和骨折可能会导致虚空末端感。

抗阻等长肌力测试用于评估收缩单元收缩时的力量和产生潜在的疼痛激发点,该单元由肌肉、肌腱连接处、肌腱和肌腱骨附着物组成。应注意患者放松时所测肌肉的肌紧张。肌紧张可能是由于上运动神经元肌肉痉挛或下运动神经元韧带肌肉反射所致。

1932 年,外科医生 R. W. Lovett 首次提出手法肌力测试。两种最常用的衡量肌肉力量的量表包括医学研究委员会量表(英国),医学研究委员会量表是最常用的测量肌肉力量的量表[21],具体描述:0. 无收缩;1. 有肌肉轻微收缩;2. 消除重力的主动运动;3. 对抗重力的主动运动;4. 对抗重力和阻力的主动运动;5. 正常肌力。等级 4-、4 和 4+可分别用于表示抵抗轻微、中度和强烈阻力的运动[21]。肌力分级以牛津量表为基础(表 6-2)。

表 6-2 肌力分级(牛津量表)

0 级	无肌肉运动
1 级	肌肉收缩,无关节运动
2 级	消除重力的运动
3 级	抗重力而不能抗阻力运动
4 级	抗重力且抗较轻阻力运动
5 级	正常强度

摘自 The nervous system. In:LeBlond RF, Brown DD, Suneja M, Szot JF, eds. DeGowin's Diagnostic Examination. 10th ed. NewYork:McGraw-Hill,2014。

记录上肢和下肢适用肌肉群的运动范围和肌力(表 6-3 和表 6-4)。

表 6-3　上肢评估

活动(关节活动度/°)	肌肉	神经支配
肩关节屈曲(180)	三角肌前束	腋神经 C_5、C_6
	喙肱肌	肌皮神经 C_6、C_7
肩关节伸展(60)	三角肌后束	腋神经 C_5、C_6
	背阔肌	胸背神经 C_6、C_7、C_8
	大圆机	肩胛下神经 C_5、C_6、C_7
肩关节外展(180)	三角肌	腋神经 C_5、C_6
	冈上肌	肩胛上神经 C_5、C_6
肩关节内收(30)	胸大肌	胸内侧/外侧神经 C_5-T_1
	背阔肌	胸背神经 C_6、C_7、C_8
肩关节内旋(70)	肩胛下肌	肩胛上/下神经 C_5、C_6
	胸大肌	胸内侧/外侧神经 C_5-T_1
	背阔肌	胸背神经 C_6、C_7、C_8
	大圆肌	肩胛下神经 C_5、C_6、C_7
肩关节外旋(90)	冈下肌	肩胛上神经 C_5、C_6
	小圆肌	腋神经 C_5、C_6
耸肩	斜方肌	副脊神经(第Ⅺ对脑神经)
	肩胛提肌	C_3、C_4，肩胛背神经 C_5
肘关节屈曲(150)	肱二头肌	肌皮神经 C_5、C_6
	肱肌	肌皮神经 C_5、C_6
	肱桡肌	桡神经 C_5、C_6
肘关节伸展(10)	肱三头肌	桡神经 C_6、C_7、C_8
前臂旋前(90)	旋前圆肌	正中神经 C_6、C_7
	旋前方肌	骨间前神经 C_8、T_1
前臂旋后(90)	旋后肌	骨间后神经 C_5、C_6、C_7
	肱二头肌	肌皮神经 C_5、C_6
掌屈(80)	桡侧腕屈肌	正中神经 C_6、C_7、C_8
	尺侧腕屈肌	尺神经 C_7、C_8、T_1
掌背伸(70)	桡侧腕长伸肌	桡神经 C_6、C_7
	桡侧腕短伸肌	桡神经 C_6、C_7
	尺侧腕伸肌	骨间后神经 C_7、C_8
掌指关节屈曲(90)	蚓状肌	正中神经，尺神经 C_8、T_1
	骨间肌	尺神经 C_8、T_1
近端指间关节屈曲(100)	指浅屈肌	正中神经 C_7-T_1
	指深屈肌	正中神经，尺神经 C_7、C_8、T_1

续表

活动(关节活动度/°)	肌肉	神经支配
远端指间关节屈曲(80)	指深屈肌	正中神经,尺神经 C_7、C_8、T_1
掌指关节伸展(20)	指伸肌	骨间后神经 C_7、C_8
	示指伸肌	骨间后神经 C_7、C_8
	小指伸肌	骨间后神经 C_7、C_8
小指外展(20)	骨间背侧肌	尺神经 C_8、T_1
	小指展肌	尺神经 C_8、T_1
小指内收(接触临近的手指)	骨间掌侧肌	尺神经 C_8、T_1
拇指对掌	拇对掌肌	正中神经 C_8、T_1
	拇短屈肌	正中神经,尺神经 C_8、T_1
	拇短展肌	正中神经 C_8、T_1
拇指屈曲(90)	拇短屈肌	正中神经,尺神经 C_8、T_1
	拇长屈肌	骨间前神经 C_7、C_8、T_1
拇指伸展(15)	拇短伸肌	骨间后神经 C_7、C_8
	拇长伸肌	骨间后神经 C_7、C_8
拇指外展	拇长展肌	骨间后神经 C_7、C_8
	拇短展肌	正中神经 C_8、T_1
拇指内收	拇收肌	尺神经 C_8、T_1

摘自 Manne BB, Nasser ME, Maitin IB. Approach to the Physical Medicine & Rehabilitation Patient. In: Maitin IB, Cruz E, eds. Current Diagnosis & Treatment: Physical Medicine & Rehabilitation. New York: McGraw-Hill, 2014。

表 6-4 下肢评估

活动(关节活动度/°)	肌肉	神经支配
屈髋(100)	髂肌	股神经 L_2~L_4
	腰大肌	腰丛 L_1~L_4
	阔筋膜张肌	臀上神经 L_4、L_5、S_1
	股直肌	股神经 L_2~L_4
	耻骨肌	股神经或闭孔神经 L_2、L_3
	长收肌、短收肌、大收肌前部	闭孔神经 L_2~L_4
伸髋(30)	臀大肌	臀下神经 L_5、S_1、S_2
髋关节外展(40)	臀中肌、臀小肌、阔筋膜张肌	臀上神经 L_4、L_5、S_1
髋关节内收(20)	长收肌、短收肌	闭孔神经 L_2~L_4
	大收肌前部	闭孔神经 L_3、L_4
	耻骨肌	股神经或闭孔神经 L_2、L_3
髋内旋(40)	阔筋膜张肌	臀上神经 L_4、L_5、S_1
	耻骨肌	股神经或闭孔神经 L_2、L_3
	臀小肌前部	臀上神经 L_4、L_5、S_1

续表

活动(关节活动度/°)	肌肉	神经支配
髋外旋(60)	梨状肌	梨状肌神经 S_1、S_2
	臀大肌	臀下神经 L_5、S_1、S_2
	上孖肌或闭孔内肌	闭孔内神经 L_5、S_1、S_2
	下孖肌或股方肌	股方肌神经 L_4、L_5、S_1
屈膝(135)	半腱肌、半膜肌	坐骨神经胫部 L_5、S_1
	股二头肌	坐骨神经胫部 L_5、S_1、S_2
伸膝(10)	股四头肌	股神经 L_2 ~ L_4
踝背屈(20)	胫前肌、趾长伸肌、拇长伸肌	腓深神经 L_4、L_5、S_1
踝跖屈(40)	腓肠肌、比目鱼肌	胫神经 S_1、S_2
踝内翻(30)	胫前肌	腓深神经 L_4、L_5、S_1
	胫后肌	胫神经 L_5、S_1
	趾长屈肌	胫神经 L_5、S_1
	拇长屈肌	胫神经 L_5、S_1、S_2
踝外翻(20)	趾长伸肌	腓深神经 L_4、L_5、S_1
	腓骨长短肌	腓骨神经 L_4、L_5、S_1
跗趾指间关节伸展(0)	拇长伸肌	腓深神经 L_4、L_5、S_1
第二到五趾近端指间关节伸展(0)	趾长伸肌	腓深神经 L_4、L_5、S_1
	趾短伸肌	腓深神经 L_5、S_1
跗趾指间关节屈曲(60)	拇长屈肌	胫神经 L_5、S_1、S_2
	拇短屈肌	足底内侧神经 L_5、S_1
第二到五趾近端指间关节屈曲(35)	趾长屈肌	胫神经 L_5、S_1
	趾短屈肌	足底内侧神经 L_5、S_1

摘自 Manne BB, Nasser ME, Maitin IB. Approach to the Physical Medicine & Rehabilitation Patient. In: Maitin IB, Cruz E, eds. Current Diagnosis & Treatment: Physical Medicine & Rehabilitation. New York: McGraw-Hill, 2014。

评估结缔组织的诊断检查的基本应用

关节穿刺术

关节穿刺术,或称为关节抽吸术,可以用来确定肿胀是由于晶体关节病还是感染。关节液分析包括白细胞计数、培养及是否有晶体存在(尿酸晶体表明是痛风;二水焦磷酸钙晶体表明是假性痛风)。

关节造影

关节造影通过 X 射线或透视来显示软骨、韧带、肌腱和关节囊。

关节镜

关节镜检查是一种将光纤镜插入关节间隙的手术,进入关节后可以取组织样本和手术修补软组织。它可用于诊断滑膜炎,或肌腱韧带、软骨撕裂,可以弥补磁共振成像(MRI)的不足。

骨扫描

骨扫描需应用锝-^{99}M 标记的焦磷酸盐,当成骨活跃和新骨形成时,它会被细胞吸收。骨扫描最常用于判断骨感染还是肿瘤扩散。它可以与普通 X 射线平片、计算机断层扫描(CT)或 MRI 结合使用。

计算机断层扫描(CT)

CT 可以显示骨骼解剖,有助于发现 X 线片上察觉不到的骨折,如骨盆、髋部和脊柱等骨折。CT 可以评估复杂的骨结构,但对邻近软组织的敏感度低于 MRI。有 MRI 的禁忌证时也可使用 CT,如植入式除颤器或起搏器。虽然 CT 有较高的电离辐射,但与磁共振成像相比成本更低。

诊断性介入操作(超声或 X 线透视下引导)

诊断性介入操作可用于诊断和治疗。诊断通过选择性麻醉注射确认疼痛产生于关节内还是关节外,例如选择性神经根阻滞或关节注射。

椎间盘造影

椎间盘造影术将造影剂注入脊柱椎间盘。理论上讲,该技术在诊断过程中可以明确定位引起脊柱疼痛的椎间盘节段。术后 CT 扫描常用于观察椎间盘形态的改变,并突出环状撕裂的位置。值得注意的是,目前没有高水平的证据支持椎间盘造影术的使用。

双能 X 线骨密度检测(DXA)

DXA 用于筛查骨质减少或骨质疏松症,是评价骨密度最准确的方法,可以评估最易骨折的骨质区域,如手腕、髋部和腰椎。

肌电图和神经传导检查

肌电图可以用来测量神经肌肉接头的健康状况。神经传导测试还可以检测大部分运动和感觉神经的功能。这些测试可用于诊断肌营养不良或肌炎,并用于鉴别多神经病变、单神经性疾病(如腕管综合征)、脊髓损伤、神经肌肉接头疾病(例如重症肌无力)。

实验室检查

血沉(ESR)是衡量炎症的一种常用指标,可用于监测炎症性关节炎的治疗进展。类风湿因子(RF)或抗环瓜氨酸多肽(anti-CCP)抗体可以帮助诊断类风湿性关节炎。抗核抗体和双链脱氧核糖核酸抗体(anti-dsDNA)可诊断系统性红斑狼疮。脊椎关节炎风险增加的患者通常 HLA-B27 呈阳性。

磁共振成像(MRI)

MRI 有助于软组织、肌肉、肌腱、韧带和神经结构的成像。磁共振设备无电离辐射,但成像成本较高。孕妇妊娠期间可以进行这项检查。磁共振成像未发现病变不表示没有疾病。磁共振成像禁用于配有脊髓刺激器、植入式除颤器或心脏起搏器的患者,除非这些植入式装置与 MRI 兼容。

X 线平片

平片是检测骨异常的最佳方法,有助于发现畸形、骨折和肿瘤。平片在评估肌肉、肌腱、韧带和神经等软组织方面的价值有限。

超声检查(US)

超声检查是快速成像的标准。超声可以诊断肌腱和关节相关的炎症和撕裂以及神经卡压。它比 CT 或 MRI 便宜,且无电离辐射。超声能以比 MRI 更高的分辨率来成像表面结构。操作者的超声诊断技术在诊断和治疗应用中至关重要[22-23]。

结论

从业者通过对包括皮肤、骨骼和关节的人体结缔组织的全面掌握能够以最少的花费、较高的精确度和较好的效果来完成诊疗方案。

(刘苏 译,孔瑛　万春晓 校)

参考文献

1. Frantz C, Stewart KM, Weaver VM. The extracellular matrix at a glance. *J Cell Sci*. 2010;123:4195–4200.
2. September AV, Schwellnus MP, Collins M. Tendon and ligament injuries: the genetic component. *Br J Sports Med*. 2007;41:241–246.
3. Amiel D, Woo SL, Harwood FL, Akeson WH. The effect of immobilization on collagen turnover in connective tissue: a biochemical-biomechanical correlation. *Acta Orthop Scand*. 1982;53: 325–332.
4. Frank CB. Ligament structure, physiology, and function. *J Musculoskel Neuron Interact*. 2004;4:199–201.
5. Kusuma S, Vuthoori RK, Piliang M, Zins JE. Skin anatomy and physiology. In: Siemionow MZ, Eisenmann-Klein M, eds. *Plastic and Reconstructive Surgery*. Dordrecht, Netherlands: Springer; 2010:161–171.
6. Metze D. Neuroanatomy of the skin. In: Granstein RD, Luger TA, eds. *Neuroimmunology of the Skin: Basic Science to Clinical Practice*. Berlin, Germany: Springer; 2009:3–12.
7. Stecco C, Hammer WI, Vleeming A, De Caro R. *Functional Atlas of the Human Fascial System*. Edinburgh: Churchill Livingstone Elsevier, 2015.
8. von Pfeil DJ, DeCamp CE. Compe nd The epiphyseal plate: physiology, anatomy, and trauma. *Contin Educ Vet*.

2009 Aug;31(8):E1–11; quiz E12.
9. Witvrouw E, Mahieu N, Roosen P, McNair P. The role of stretching in tendon injuries. *Br J Sports Med*. 2007;41:224–226.
10. Gelberman RH, Vande Berg JS, Lundborg GN, Akeson WH. Flexor tendon healing and restoration of the gliding surface. An ultrastructural study in dogs. *J Bone Joint Surg Am*. 1983;65:70–80.
11. Benjamin M, Kaiser E, Milz S. Structure-function relationships in tendons: a review. *J Anat*. 2008;212:211–228.
12. Benjamin M, Toumi H, Ralphs JR, et al. Where tendons and ligaments meet bone: attachment sites ('entheses') in relation to exercise and/or mechanical load. *J Anat*. 2006;208:471–490.
13. Dennis KJ, McKinney S. Sesamoids and accessory bones of the foot. *Clin Podiatr Med Surg*. 1990;7:717–723.
14. Benjamin M, Kumai T, Milz S, Boszczyk BM, Boszczyk AA, et al. The skeletal attachment of tendons—tendon "entheses." *Comp Biochem Physiol A Mol Integr Physiol*. 2002;133:931–945.
15. Akeson WH, Amiel D, Abel MF, Garfin SR, Woo SL. Effects of immobilization on joints. *Clin Orthop Relat Res*. 1987;219:28–37.
16. Ulici V, Chen AF, Cheng AWM, Tuan RS. Anatomy: Cartilage. In: McCarthy JC, Noble PC, Villar RN, eds. *Hip joint restoration*. Berlin, Germany: Springer; 2017:15–22.
17. Sophia Fox AJ, Bedi A, Rodeo SA. The basic science of articular cartilage: structure, composition, and function. *Sports Health*. 2009;1:461–468.
18. Inman VT, Saunders JB. Referred pain from skeletal structures. *J Nerv Ment Dis*. 1944;99:660–667.
19. Cyriax J. *Textbook of Orthopaedic Medicine*. 8th ed. London: Bailliere Tindall; 1982.
20. Kellgren JH. On the distribution of pain arising from deep somatic structures with charts of segmental pain areas. *Clin Sci*. 1939;4:35–46.
21. Medical Research Council. Aids to the investigation of peripheral nerve injuries: *Medical Research Council War Memorandum No. 7* (London: Her Majesty's Stationary Office, 1943), 1.
22. Strakowski JA. *Ultrasound Evaluation of Focal Neuropathies: Correlation with Electrodiagnosis*. New York, NY: Demos Medical; 2014.
23. Bianchi S, Martinoli C. *Ultrasound of the Musculoskeletal System*. Berlin, Germany: Springer; 2007.

第7章　自主神经系统和内分泌神经系统

Qi Fu and Justin S. Lawley

引言

中枢神经系统包括大脑和脊髓，其余部分属于外周神经系统。外周神经系统由两部分组成：主要控制骨骼肌的躯体神经系统（如"外部世界"）和主要控制平滑肌、腺体和心肌的自主神经系统（如"内部世界"）[1]。自主神经系统主要包括交感神经（所谓的"战斗或逃跑"反应）和副交感神经（"休息和消化"反应）。

本章为康复医师提供自主神经系统的简要概述。这个系统在调节身体的生理状态以维持"内在世界"的稳定方面起着至关重要的作用[2]。自主神经系统不仅执行大脑的指令，而且具有反射回路的作用，通过利用器官的感觉反馈来精确地调整其输出[3]。大脑根据生物、生理或心理状况来调节交感神经和副交感神经的平衡，引起自主神经系统输出重点的改变（即交感主导或副交感主导）[3]。如果这种平衡受到行为或器官疾病的干扰，就可能导致影响整个个体功能的病理变化[3]。一般来说，交感神经的过度激活与特定的疾病状态有关，如高血压、心力衰竭、心肌梗死、睡眠呼吸暂停、代谢综合征、肾脏疾病、多囊卵巢综合征、妊娠高血压综合征、先兆子痫。在某些情况下，如神经介导性晕厥、餐后低血压和多系统萎缩，其潜在机制可能是交感神经抑制和/或副交感神经激活（图7-1）。

内分泌腺由自主神经系统通过激素和神经元这两种传出机制来调节，它是体内平衡控制系统的主要效应体[4]。而起源于神经组织的内分泌腺，如松果体和肾上腺髓质，则由自主神经控制，以调节分泌[4]。自主神经系统功能的改变可能会影响内分泌腺激素的释放。

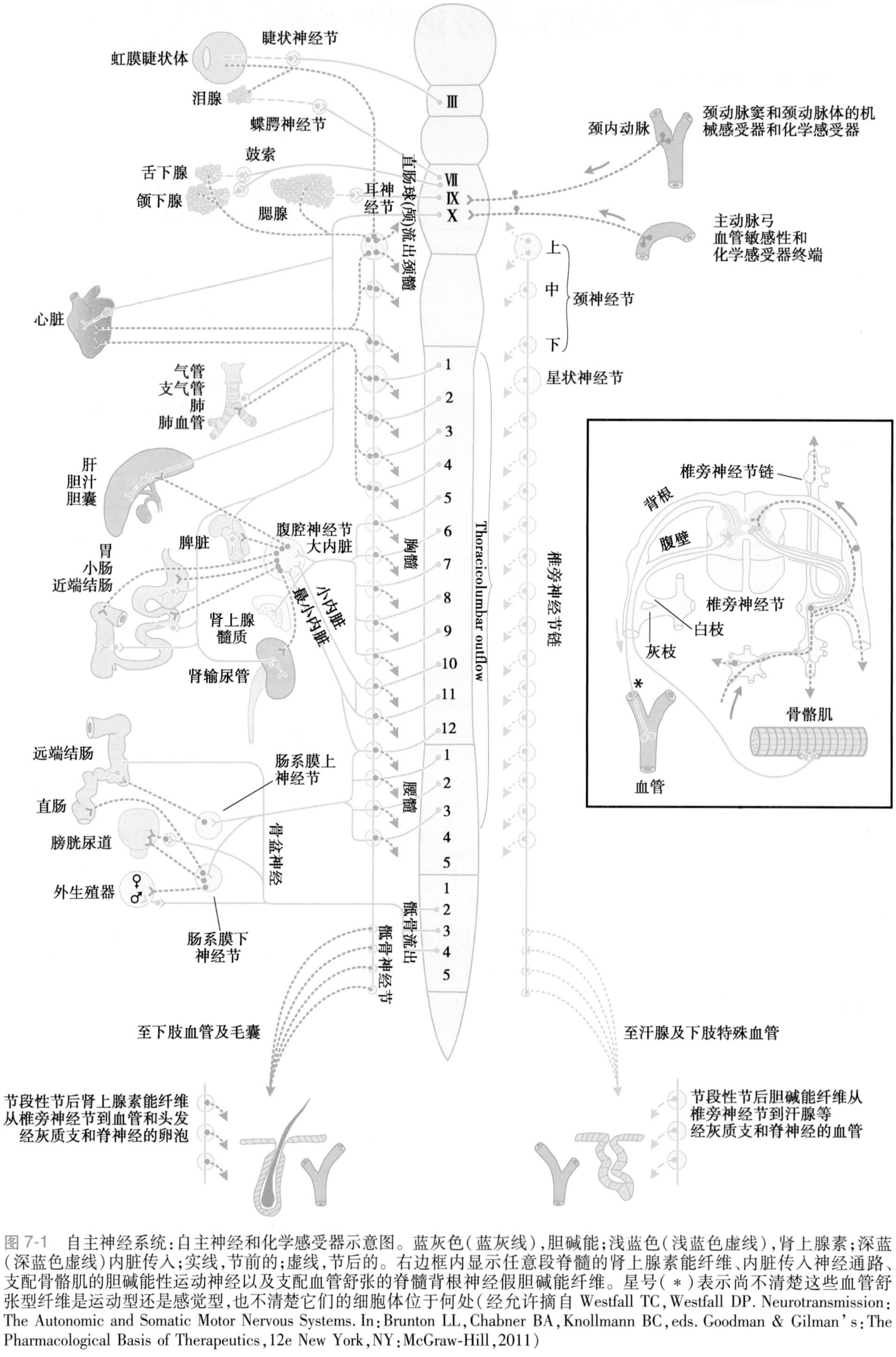

图 7-1　自主神经系统：自主神经和化学感受器示意图。蓝灰色（蓝灰线），胆碱能；浅蓝色（浅蓝色虚线），肾上腺素；深蓝（深蓝色虚线）内脏传入；实线，节前的；虚线，节后的。右边框内显示任意段脊髓的肾上腺素能纤维、内脏传入神经通路、支配骨骼肌的胆碱能性运动神经以及支配血管舒张的脊髓背根神经假胆碱能纤维。星号（*）表示尚不清楚这些血管舒张型纤维是运动型还是感觉型，也不清楚它们的细胞体位于何处（经允许摘自 Westfall TC, Westfall DP. Neurotransmission: The Autonomic and Somatic Motor Nervous Systems. In: Brunton LL, Chabner BA, Knollmann BC, eds. Goodman & Gilman's: The Pharmacological Basis of Therapeutics, 12e New York, NY: McGraw-Hill, 2011）

解剖

图 7-2 描绘了自主神经系统的交感神经和副交感神经的解剖结构。

交感神经节的胞体位于脊髓的胸腰部（T1～L2），发出神经节前纤维到达交感神经元所在的神经节内，根据分布位置的不同，这些神经节包括 3 种，分别为椎旁、椎前和内脏前或终末神经节[5]。节前纤维相对较短，单个交感神经节前纤维可与 20 个或更多的节后神经元发生突触连接。节后纤维很长，终止于一些内脏器官（效应器）。突触前神经元的轴突是有髓的，而突触后神经元的轴突一般是无髓的，直径也比较小（<5μm）[5]。交感神经的靶器官包括平滑肌、心肌、腺体、实质器官（如肝、肾、膀胱、生殖器官）和皮肤（图 7-3）[5]。

副交感神经的胞体位于脑干（脑神经Ⅲ、Ⅶ、Ⅸ和Ⅹ）和脊髓骶区（S2～S4）。节前纤维长，而节后纤维短（在内脏效应器上或其附近）。副交感神经的突触前神经元可与 4～5 个突触后神经元发生突触连接，这些突触后神经元只支配一个内脏效应器。在节前副交感神经分支中涉及最多的脑神经是迷走神经（脑神经Ⅹ）[5]。迷走神经的背侧运动核位于延髓，发出节前纤维支配胸部、腹部和盆腔的所有器官。舌咽神经（脑神经Ⅸ）和迷走神经也含有大量的传入纤维，这些传入纤维是压力感受器反射弧的重要组成部分，可将全身血压（BP）的信息传递到位于孤束核（NTS）的中枢心血管区和控制血压及心率的其他延髓中枢[5]（图 7-4）。

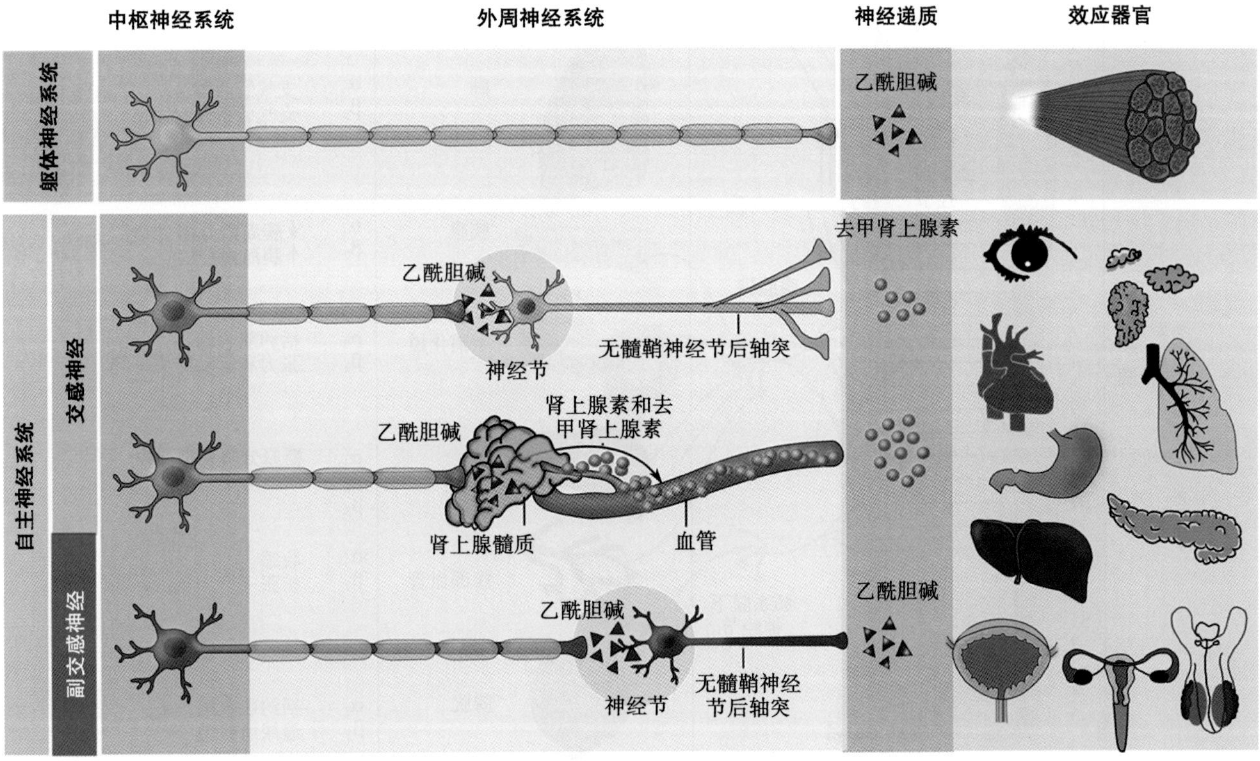

图 7-2　自主神经系统

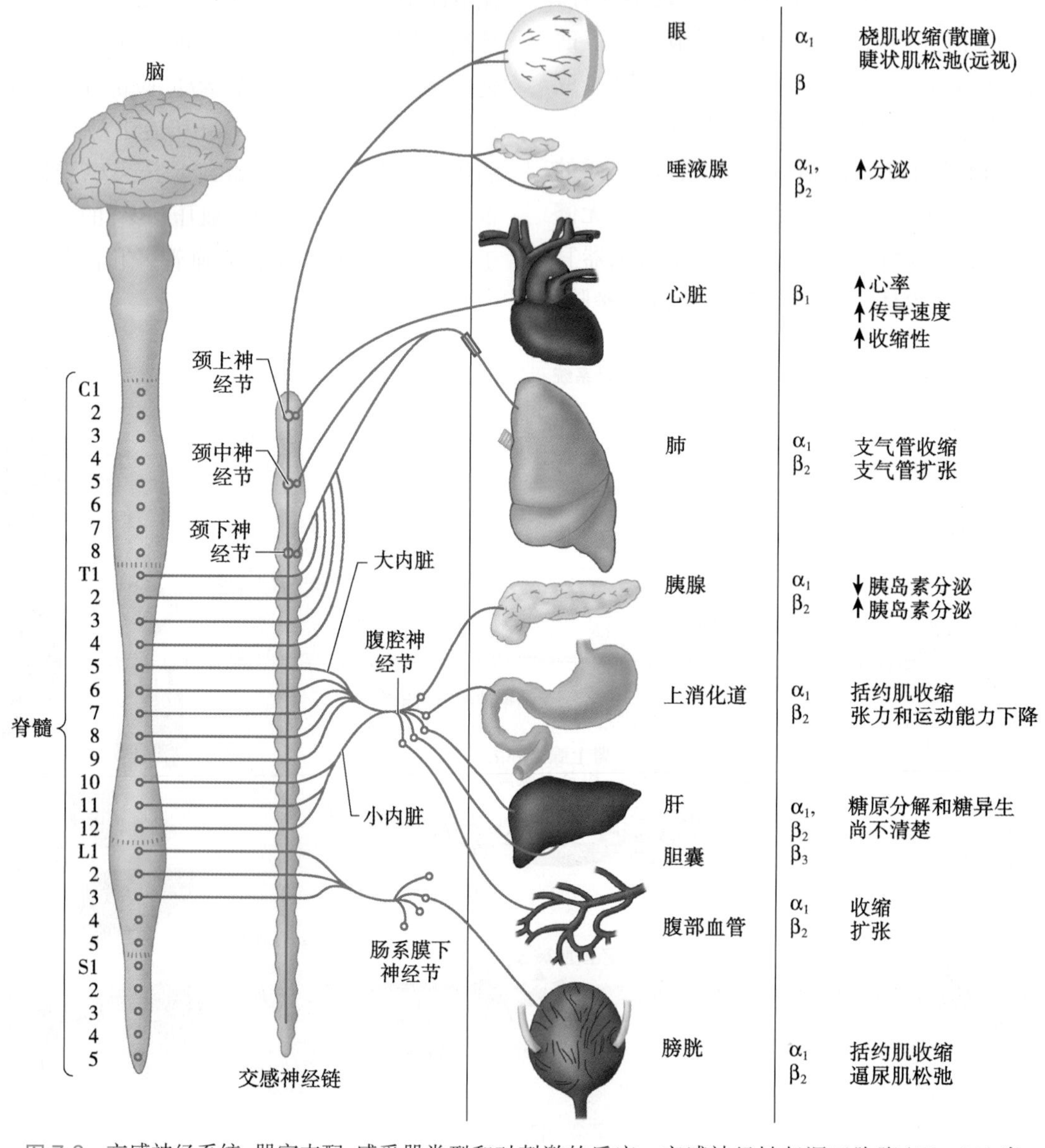

图7-3　交感神经系统：器官支配，感受器类型和对刺激的反应。交感神经链起源于胸腹（T1～L3）脊髓，与颅骶副交感神经系统的分布形成对比。另一个解剖学上的差异是交感神经节到内脏结构的距离更远（经允许摘自 Chapter 14. Adrenergic Agonists & Antagonists. In：Butterworth JF IV，Mackey DC，Wasnick JD，eds. Morgan & Mikhail's Clinical Anesthesiology，5e New York，NY：McGraw-Hill，2013）

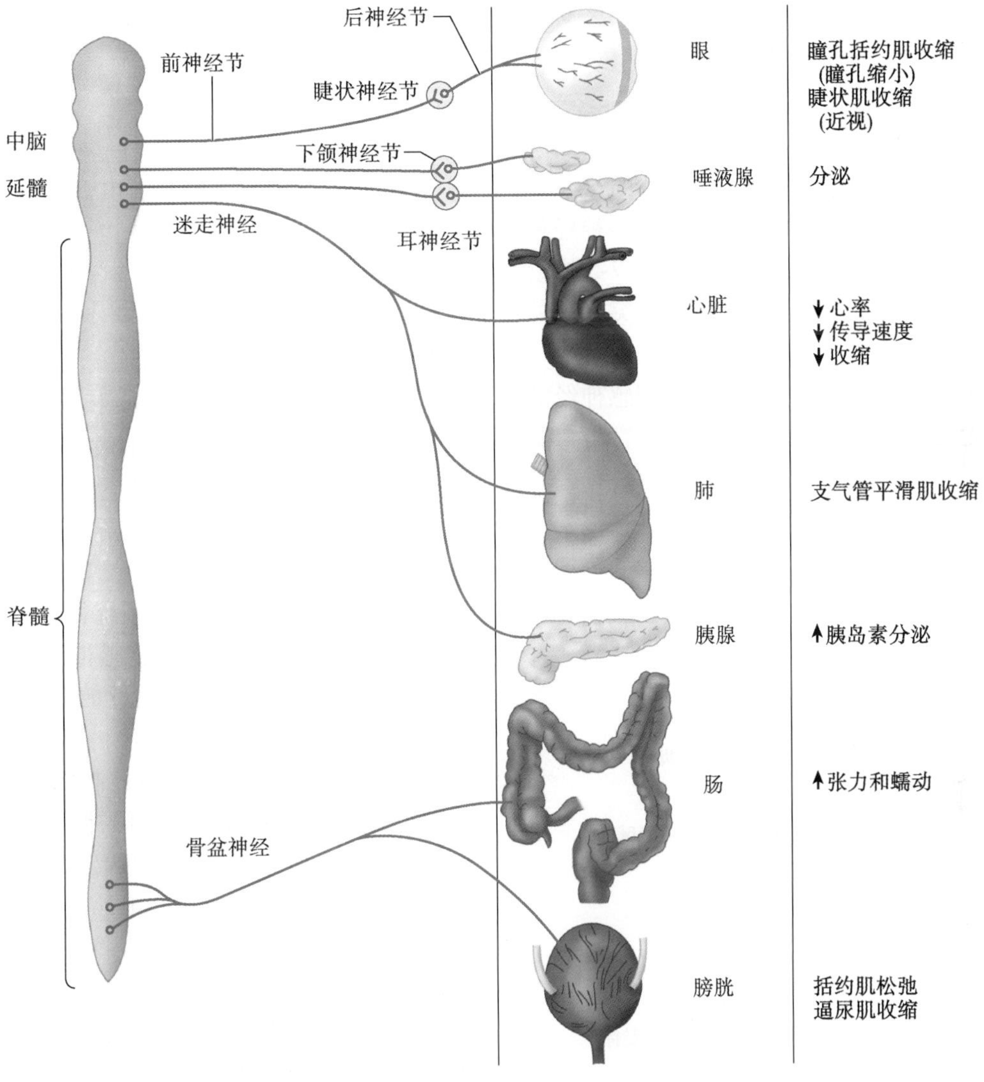

图 7-4　乙酰胆碱作为节前和节后神经递质的副交感神经系统(经允许摘自 Chapter 12. Cholinesterase Inhibitors & Other Pharmacologic Antagonists to Neuromuscular Blocking Agents. In: Butterworth JF IV, Mackey DC, Wasnick JD, eds. Morgan & Mikhail's Clinical Anesthesiology, 5e New York, NY: McGraw-Hill, 2013)

生理

自主神经系统，通过调节交感-副交感神经平衡和神经介质分泌，在心血管和呼吸控制、体温调节、胃肠运动、泌尿和肠道排泄功能、生殖、代谢和内分泌生理等方面起着至关重要的作用[5]。

神经递质和激素

自主神经系统通过释放神经递质（包括乙酰胆碱和去甲肾上腺素）和激素（肾上腺素）发挥作用[6]。神经节前（包括交感神经和副交感神经）释放乙酰胆碱。在受刺激的情况下，交感神经节后纤维释放去甲肾上腺素，但支配汗腺（躯体）的交感神经节后纤维是胆碱能神经纤维。所有副交感神经神经节后纤维受到刺激时释放乙酰胆碱。图 7-5 描绘了交感神经和副交感神经的节前和节后轴突释放的神经递质和激素。

乙酰胆碱与所有节前神经和节后副交感神经的细胞体上的烟碱受体结合，而在靶器官中，它与毒蕈碱受体结合。乙酰胆碱在体内介导的作用包括增加膀胱和肠道的张力，增加胃酸的分泌，刺激唾液分泌和眼泪的产生，增加出汗，降低心跳的速度和力度[6]。去甲肾上腺素与 α 肾上腺素受体（包括 α_1 和 α_2）和 β 肾上腺素受体（主要是 β_1）结合。去甲肾上腺素在调节日常活动（如姿势变换、散步、慢跑和举重）中的血压和心率方面起着重要作用。肾上腺素与 α、β 肾上腺素受体（主要是 β_2）结合，它有助于在各种应急反应中（如低血糖、低体温、出血、低血压、缺氧和情感抑郁）保持机体的完整性[6]（图 7-3 和图 7-4）。

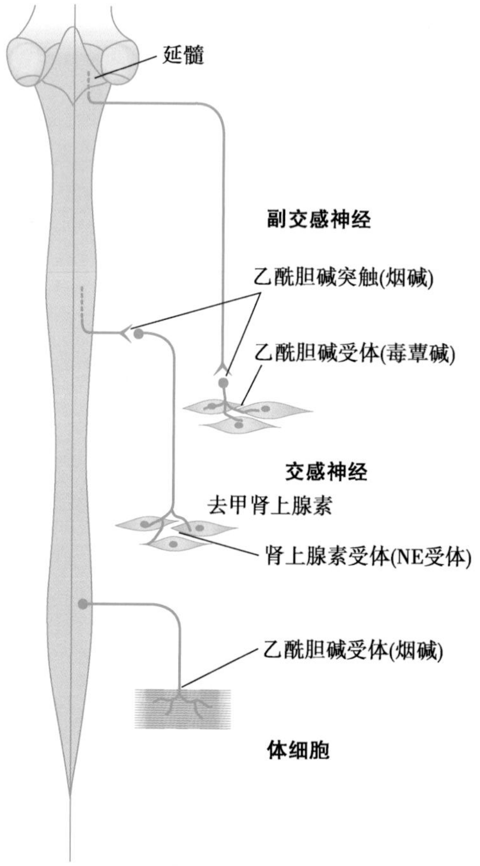

图 7-5 自主神经和体细胞运动神经的一些解剖和药理学特征示意图（经允许摘自 The Autonomic Nervous System. In：Waxman SG，eds. Clinical Neuroanatomy，28e New York，NY：McGraw-Hill，2017）

在交感和副交感神经中，已经认为 5'-三磷酸腺苷、神经肽 Y 和 5-羟色胺是去甲肾上腺素和/或乙酰胆碱的共同递质，这意味着比以前设想的局部控制机制更加复杂[7]。

压力感受性反射

在人类和其他物种中，作用于压力感受器的神经在颈动脉窦外膜和主动脉中最为丰富[8]。相应的传入压力感受器活动分别经颈动脉窦、舌咽神经、主动脉压力感受器和迷走神经传导至脑干延髓的 NTS 区域[9]（图 7-6）。

传入信号通过中枢神经系统神经元网络整合与再现，控制到达心脏的传出交感神经和副交感神经的活性，导致心率和心肌收缩性的变化；控制到达肾脏和周围血管的传出交感神经的活性，导致肾脏和骨骼肌血管张力的变化；以及控制（去）激活肾素-血管紧张素-醛固酮系统。通过微神经造影技术，可以记录到骨骼肌血管系统的节后传出交感神经活动，称为肌肉交感神经活动（MSNA）[10,11]（图 7-7）。MSNA 在骨骼肌血管收缩中发挥重要作用，并对人类日常活动中的血压调节有重要作用。压力感受器输入信号传导到中枢神经系统也会导致垂体后叶释放血管升压素和抗利尿激素[9]。动脉压力反射是一种负反馈系统，当血压升高时试图降低血压，当血压低时试图升高血压[12]。

心肺或“低压”压力感受器是一组机械性感受器，支配心脏、腔静脉和肺血管[9]。这些感受器对中心循环血量的变化很敏感。传入输入、中枢神经系统整合和传出途径与动脉压力反射类似（但不完全相同）[9]。中心循环血量的改变引起心肺压力感受器活性的改变，导致在传出交感神经活性（SNA）、血管阻力以及肾素和血管升压素释放方面的反射改变。这些表明心肺压力反射对心率影响不大。

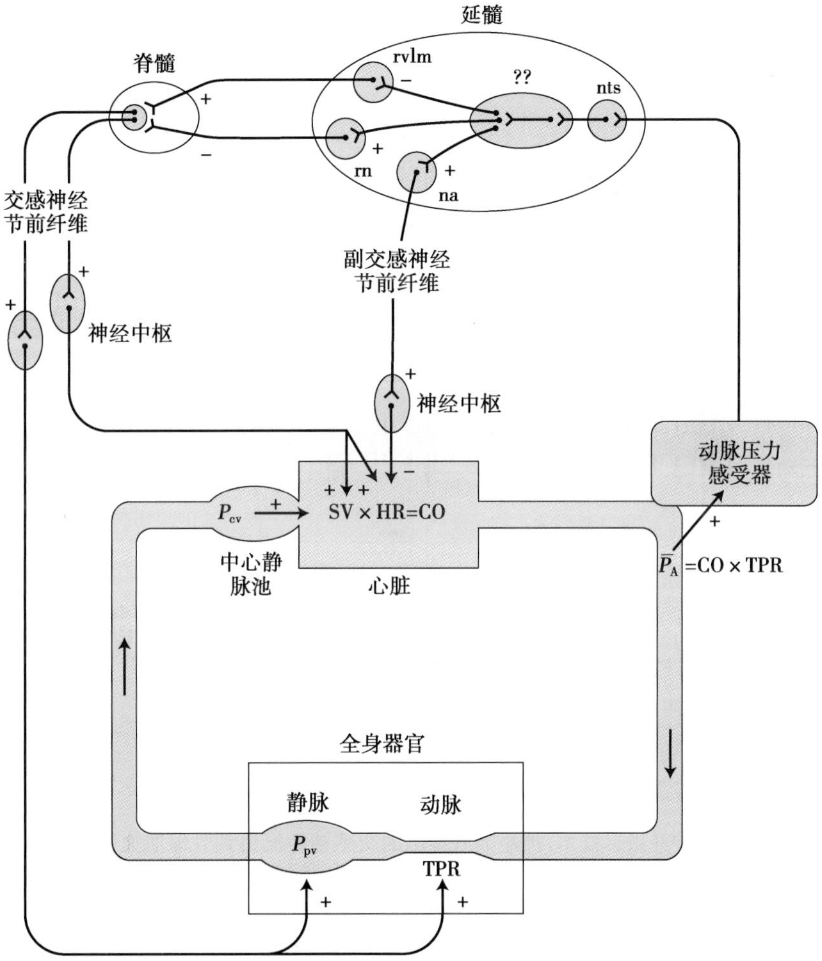

图 7-6 压力感受器反射：动脉压力感受器反射通路的组成部分。图中"??"表示不完全映射的整合途径，也可能涉及髓质以外的结构。rvlm，延髓嘴侧腹外侧组；nts，孤束核；rn，中缝核；na，疑核（经允许摘自 Regulation of Arterial Pressure. In：Mohrman DE，Heller L，eds. Cardiovascular Physiology，9e New York，NY：McGraw-Hill，2018）

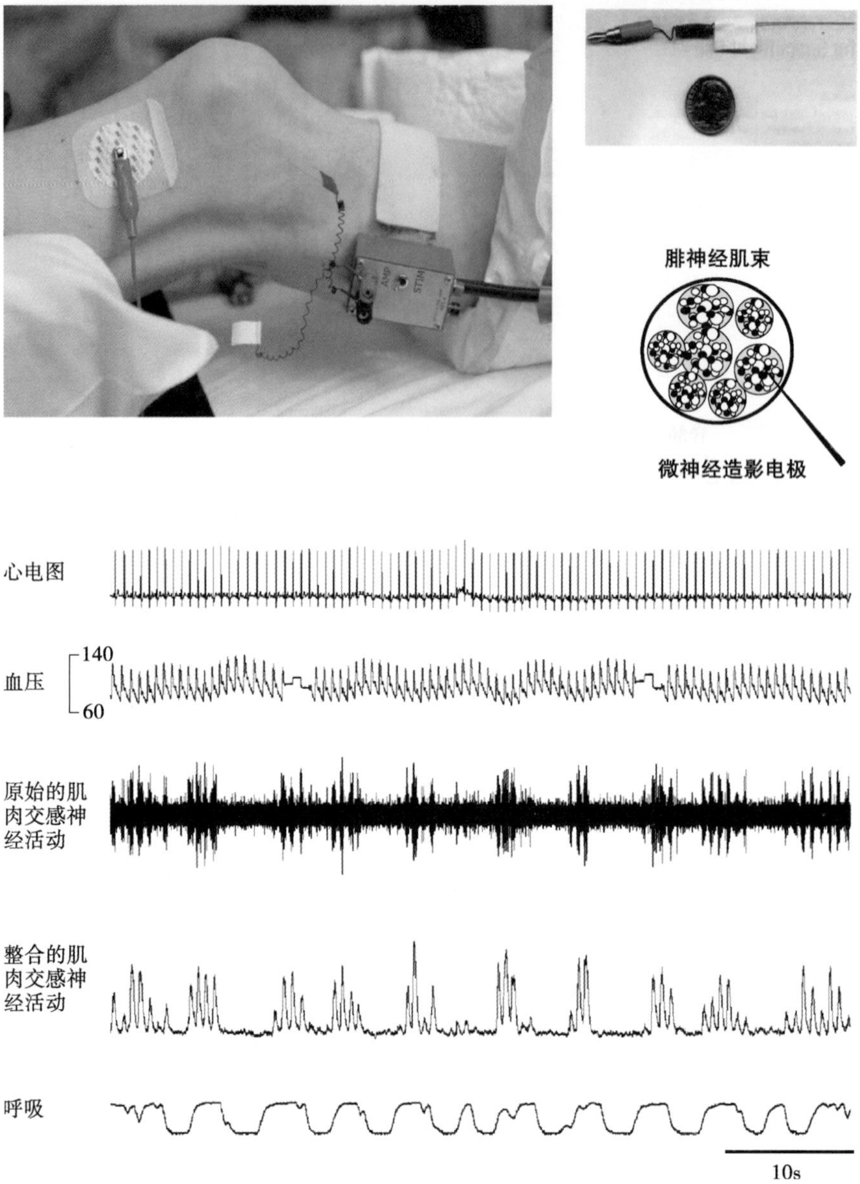

图 7-7　微细神经摄影技术，神经节后传出的交感神经流出到骨骼肌血管系统可记录为肌肉交感神经活动

内分泌和自主神经系统的相互作用

肾上腺使内分泌和自主神经系统之间建立了一种联系。肾上腺皮质主要受下丘脑-垂体-肾上腺皮质轴调节，而肾上腺髓质主要受交感神经控制[5]。肾上腺皮质和髓质都会对应激和代谢异常作出反应，使血浆皮质醇和儿茶酚胺水平升高，以确保神经介质适应的需要[4,5]（图 7-8）。自主神经-内分泌相互作用的另一个例子是卵巢分泌的类固醇，包括雌激素和孕激素[4]。除下丘脑-垂体控制外，卵巢还接受交感神经和副交感神经支配来调节卵巢功能[13]。对肾上腺皮质和卵巢而言，SNA 增加了垂体前叶激素的分泌[4]。交感神经释放去甲肾上腺素和神经肽，它们通过改变器官血流去改变内分泌细胞在垂体激素中的暴露来间接发挥作用，或通过调节内分泌细胞的类固醇生成来直接发挥作用。与肾上腺皮质和卵巢相似，睾丸和甲状腺接受来自垂体前叶和血管升压素的调控。

生理刺激时的自主循环控制

日常生理活动（如直立姿势、步行、慢跑、举重）和心理（精神）压力都对人体循环内稳态构成挑战[12]。平均动脉压由每搏输出量、心率和总外周血管阻力决定，是维持循环稳定的关键血流动力学因素，通过反射机制对其进行敏锐调节，以维持重要器官的适当灌注[14]。

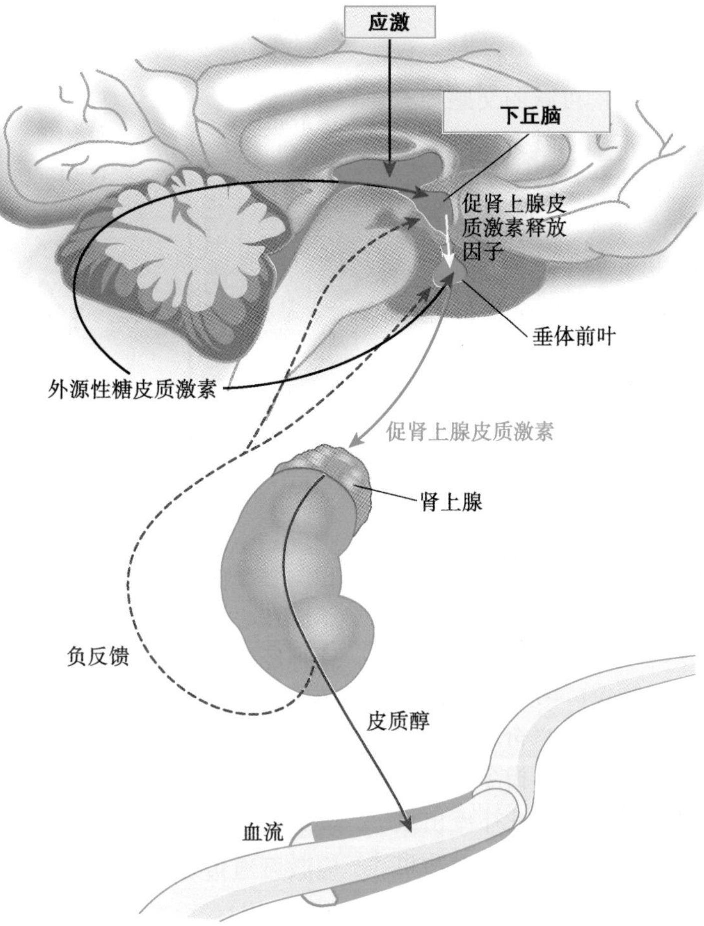

图7-8　下丘脑-垂体-肾上腺轴。下丘脑产生并在正中隆起中释放的促肾上腺皮质激素释放因子(CRF)刺激了阿黑皮素原激素的合成和加工,从而导致垂体前叶释放出包括促肾上腺皮质激素(ACTH)的阿黑皮素原激素肽。ACTH与肾上腺的促黑素-2受体结合,并刺激胆固醇衍生的肾上腺糖皮质激素的合成。在负反馈激素调节的典型例子中,释放到体循环中的糖皮质激素分别对下丘脑和垂体释放的CRF和ACTH产生负反馈抑制作用。该紧密调节的回路称为下丘脑-垂体-肾上腺(HPA)轴(经允许摘自Chapter 6. Adrenal Gland. In:Molina PE, eds. Endocrine Physiology, 4e New York, NY:McGraw-Hill, 2013)

静态平衡位

人类一天中大部分时间都保持直立姿势(静态平衡位)。重力从胸腔转移了500到800mL的血液到下半身,因此,静脉回流减少,中心循环血量减少,导致每搏输出量及心输出量减少,动脉压下降,如果反射循环调整不恰当,最终会发生晕厥[12,15]。在直立位时,动脉和心肺的压力感受器都不发挥作用,导致输入到中枢神经系统的传入减少,副交感神经反应减低和心脏交感神经激活(心率增加),以及外周血管的交感神经激活(总外周血管阻力增加)。因此,健康个体的平均动脉压是通过压力反射机制来维持的。

直立反应分为三个阶段:初始反应(前30秒)、早期稳态循环调节期(直立1~2分钟后)和长期直立状态(至少直立5分钟)[16]。一般认为初始反应和早期稳态循环调节主要是由自主神经系统控制的,交感肾上腺素介导血管收缩,而不增加心率,在动脉压维持中起着至关重要的作用。在长期直立状态时,交感神经和肾素-血管紧张素-醛固酮系统的激活对维持平均动脉压至关重要[16]。

运动

有节律的动态运动(例如走路、骑自行车、跑步)和静态或等长运动(例如举重)是运动的两种主要方式,许多活动都包含这两种运动方式。在节律性运动和静态运动中,心血管反应由一种前反馈机制(称为"中央指挥")所触发,这种前反馈机制涉及高级大脑中心,如运动皮层、下丘脑和中脑运动区域,这些区域激活双侧通路来控制运动、心血管和通气功能[17]。在运动开始时,"中央指挥"负责立即增加心率、血压和呼吸[12]。随着运动的持续,来自活动的骨骼肌发出的机械性和代谢性信号通过Ⅲ和Ⅳ组肌肉传入纤维传导到大脑的心血管中枢提供反馈,即所谓的"运动加压反射",调整全身氧供给以精确地匹配代谢需求[17,18]。

收缩(运动)的骨骼肌产生血管舒张代谢产物(如腺苷、前列腺素、一氧化氮等),可减弱交感神经介导的血管收缩,这种现象称为“功能性交感神经溶解”[19-21]。然而,已经发现一氧化氮在健康人的收缩的骨骼肌的功能性交感神经溶解中并不是必需的[21]。增强的内皮衍生的超极化因子活性在缺乏一氧化氮的条件下,可能有助于功能性交感神经溶解[22]。活动的骨骼肌的血管阻力降低,促进肌肉灌注增加,而不活动的骨骼肌的血管阻力增加,维持动脉血压[19,23]。如果交感神经介导的血管收缩受损(例如在自主神经功能衰竭患者中),人在运动过程中就会出现低血压,有时这种低血压可能是严重的。此外,心输出量随耗氧量的增加而成比例增加,从而使平均动脉压得以维持,或在大多数情况下平均动脉压增加。

在运动开始和运动期间,动脉血压和心率会平行升高,这表明动脉压力反射复位。动脉压力反射操作点的向上复位似乎是运动中交感兴奋反应和血压升高的主要因素[24]。有人提出,中央指令使动脉压力反射复位,通过突然撤回到心脏的迷补流出量来提高心输出量[25]。相反,运动压力反射的激活也可能有助于动脉压力反射的复位[26,27](图 7-9)。

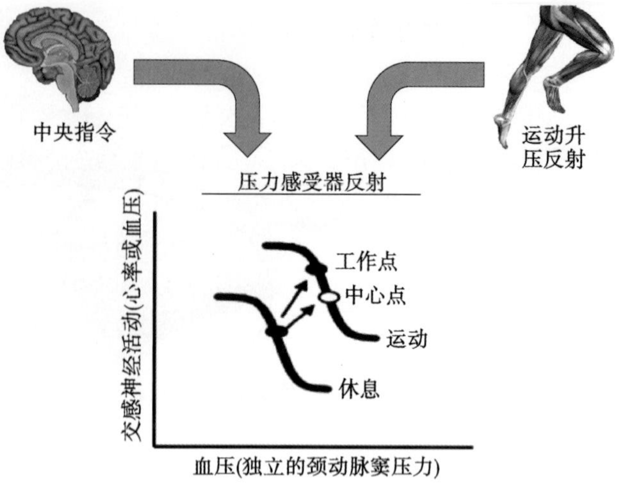

图 7-9 压力反射

心理应激

在心理应激(如抑郁)时,交感神经被激活,副交感神经被抑制,因此,心率和血压通常都会升高。当压力水平增加时,肾上腺素从肾上腺髓质中释放出来。当压力进一步增加时,促肾上腺皮质激素释放因子激活交感神经系统,导致促肾上腺皮质激素和肾上腺皮质类固醇的释放[28]。长期或持续的心理应激可通过自主神经系统导致心血管疾病的发生(图 7-10)。

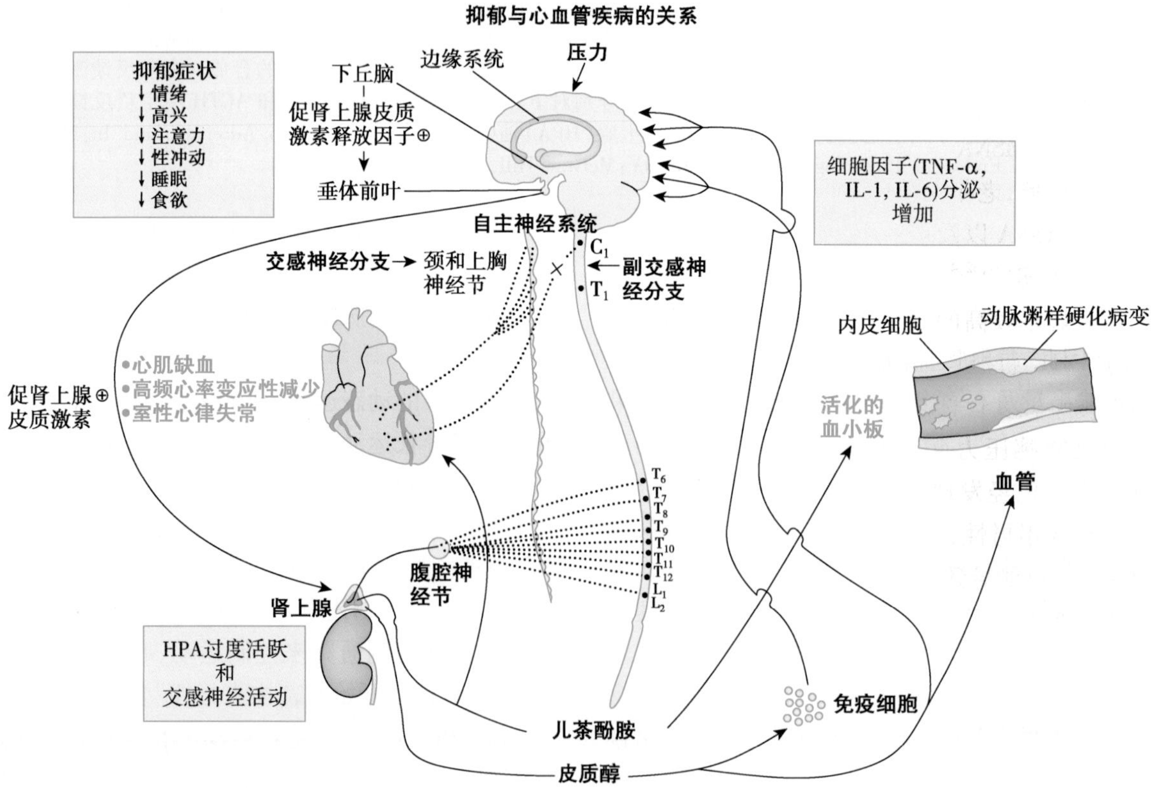

图 7-10 抑郁症和心血管疾病的病理生理学变化(摘自 Chapter 96. Effects of Mood and Anxiety Disorders on Cardiovascular Disease. In:Fuster V,Walsh RA,Harrington RA,eds. Hurst's The Heart,13e New York,NY:McGraw-Hill,2011)

在心理应激过程中，个体可能出现 MSNA 增加（积极反应者）或减少（消极反应者）的情况。研究发现，消极 MSNA 反应者在应激源开始时舒张压升高更快，暗示压力反射介导的 MSNA 抑制。然而，在积极的反应者中，在心理应激期间血压上升缓慢，这似乎是 MSNA 驱动[29]。这些结果表明 MSNA 是否在增压反应中发挥作用取决于在任务早期的血压反应性[29]。

年龄和性别对自主循环控制的影响

正常的衰老影响自主循环控制[30]。例如，大量研究表明，在各种生理刺激过程中，老年人的心率变异性和心率反应比年轻人要小。这些结果表明，随着年龄的增长，副交感神经对心率的控制能力减弱。相反，交感神经活性随年龄增加而增加（如血浆去甲肾上腺素浓度、MSNA 和外周血管阻力增加）[31]。大动脉硬化引起的压力反射功能受损，至少可以部分地解释在自主神经系统中与年龄相关的变化[32]。尽管交感神经活动增加，心脏和血管的反应性可能随着衰老而减弱。直立性低血压和餐后低血压是年龄相关性自主循环控制障碍最常见的两种表现[30,33-35]。两者的定义是在从仰卧到直立或在进食1小时内收缩压（SBP）至少下降 20mmHg[30]。

自主循环控制存在性别差异。平均而言，年轻女性的动脉血压和 MSNA 低于年轻男性，这可能与女性性激素，特别是雌激素有关[31,36-39]。随着年龄的增长，血压和 MSNA 增加，而且女性比男性增加得更多[40-44]。因此，老年女性（如≥65 岁）有相似甚至更大的基础 MSNA 以及在给定的 MSNA 增加情况下动脉压升高更多[31,32,40,41,45,46]。后者可能是老年女性高血压患病率较高的重要机制之一[47]。据报道，MSNA 的压力反射控制（或交感压力反射敏感性）在年轻男性和年轻女性中是相似的[36,45,46,48]。年龄较大的女性其交感压力反射的敏感度保持不变[43,46]或下降[45,49]。已经发现，老年女性的交感压力反射敏感性低于老年男性，这似乎与女性动脉硬化程度更高有关[32]，可能导致在给定的压力脉冲下产生较小的压力感受器变形。

基本病史、体格检查和临床评定

病史

病史对于认识和评定自主神经系统功能障碍或损伤至关重要。包括：①主诉，②现病史，③所有药物使用史，④既往病史，⑤家族史，⑥系统回顾，特别是自主神经症状[50,51]。自主神经功能障碍或损害的常见症状包括但不限于心悸、恶心、呕吐、眩晕、视力模糊、虚弱、震颤、苍白、寒冷、失禁、便秘、勃起功能衰竭等。

体格检查

除病史外，体格检查对于确定是否存在自主神经功能障碍或自主神经功能障碍涉及哪些系统至关重要[50]。一般体检包括血压、心率、体温、肤色、出汗、关节功能、瞳孔等。

临床评定

一些自主神经功能障碍的症状可以很容易地在临床环境下进行床旁评定。通过心电图连续监测心率，可以评估正常或深呼吸时的心率变异性。此外，主动站立时的心率和血压反应可用于评估自主神经功能。

临床评定的具体目的包括[50]：①识别自主神经功能障碍的存在与分布；②识别与特定综合征相关的自主神经功能衰竭模式；③识别潜在可治疗的疾病；④识别需要进一步评定的疾病；⑤探讨涉及自主神经功能异常的不同部位及其诸多无法实验室评估的表现；⑥评价自主神经功能障碍随时间的变化；⑦评价自主神经功能障碍对系统和患者的影响。

实验室生理评估

实验室自主功能测试可能包括但不限于深呼吸、颈动脉窦按摩、瓦尔萨尔瓦（Valsalva）动作、冷压试验、有节奏的或静态的握力练习、俯仰倾斜试验或站立试验和出汗试验。测量可包括血压、心率、每搏量、心输出量、总外周阻力、呼吸、血浆儿茶酚胺浓度、MSNA 神经电图（如果条件允许）[11]、皮肤温度或出汗模式。每个测试的目的和简要描述见表 7-1。

实验室评估的目的如下[52]：①检测有无自主神经功能衰竭；②量化其严重程度和障碍类型（肾上腺素、心血管或泌汗运动神经）；③确定自主神经功能衰竭的分布；④确定自主神经损伤的部位；⑤检测改变的交感神经效应的存在。

表 7-1　常用自主功能测试

测试	目的	方法	结果变量
控制呼吸和深呼吸	评估 HRV,BPV,动脉的 BRS	患者在控制呼吸期间以固定频率(如每分钟呼吸 12 次或 0.2Hz)呼吸 5~10min 和在深呼吸期间每分钟呼吸 6 次(0.1Hz)持续 1min	• R-R 区间的变异系数(正常>2.4%) • HRV 和 SBP 的光谱和传递函数分析(高频和低频增益、相干、相位)
Valsalva 操作	评估 HR 的压力反射控制和交感神经血管收缩	患者通过一个有阻力(30~40mmHg)的哨子吹气 10~20 秒	• HR 压力反射反应:ΔHR/ΔBP 从Ⅰ期到Ⅱ期的早期 • 压力反射血管收缩:ΔSBP Ⅳ期—0 期(正常>20mmHg) • Valsalva 比率:最大 R-R 间期/最小 R-R 间期(正常=1.5~2.4)
颈动脉窦按摩	评估动脉 BRS	研究者按摩患者一侧的颈动脉窦 5 秒,然后再按摩另一侧 5 秒	• 最大 R-R 间期(正常≤3 000ms) • ΔSBP(正常≤50mmHg)
冷压试验	评估中枢血管舒缩整合和传出交感神经通路	将患者的手至手腕处浸入 4℃冷水浴 2min,10min 后恢复	• HR 反应 • BP 反应 • 如果可以获得纤维神经造影的 MSNA
静态握力	评估运动加压反射(机械反射和 metabor 反射),中央指令和压力反射	患者以 30%~40% MVC 静态握持,直到疲劳,然后用充气至 200 或 250mmHg 的上臂袖进行 2min 的 PECA	• 从基线到疲劳的 ΔHR • 疲劳和持续 PECA 的 BP 反应 • 如果可以获得纤维神经造影的 MSNA 反应
主动站立	评估立位压力时的自主循环控制	患者直立站立一段时间(5min 至 2h)	• HR 反应 • BP 反应
头高位倾斜试验		患者被动地倾斜站立(60°或 70°)一段时间(5~45min)	• 头高位倾斜试验期间,可以获得纤维神经造影的 MSNA 反应 • 血浆儿茶酚胺、血浆肾素活性、醛固酮、血管紧张素、血管升压素等
改良的牛津方法	评估心血管和交感神经的压力反射功能	简单地说,静脉注射硝酸普钠(100μg),60 秒后注射盐酸去氧肾上腺素(150μg)	• 心动周期 HR 和 SBP 的线性相关性 • MSNA 和 DBP 的相关性
QSART	评估神经节后交感肌运动轴突的完整性(有助于监测神经病)	充有乙酰胆碱的电极被放置在腿和手腕上;使用一种温和的电流(离子导入)来帮助药物刺激汗腺,从而使该部位出汗	• 出汗反应

除直立和抬头倾斜外,所有自主功能测试均在患者仰卧位进行。HRV,心率变异性;BPV,血压变异性;BRS,压力反射敏感性;SBP,收缩压;MSNA,肌肉交感神经活性;MVC,最大自主收缩;PECA,运动后循环终止;QSART,定量运动轴突反射试验。

诊断研究的基本应用

直立性低血压和耐受不良

直立性低血压是指在倾斜台上站立或直立倾斜至少 60 度的情况下,3 分钟内收缩压至少下降 20mmHg 或舒张压至少下降 10mmHg[53]。有些病例超过 3 分钟才出现血压下降(收缩压≥20mmHg 或舒张压≥10mmHg),称为“延迟的直立性低血压”[53]。直立性低血压通常发生在 50 岁以上的人身上,对男性和女性的影响相同[54]。常见症状包括头晕、头重脚轻、虚弱、疲劳、视觉模糊、反应迟钝、胸痛、几近昏厥或昏厥。血压下降的时间和严重程度与直立性低血压的相关症状没有关系[55]。头高位倾斜 5 分钟内出现两种类型的直立性低血压[55,56]:①倾斜后第一分钟内血压迅速持续下降;②血压在开始的 2 分钟内逐渐下降,并在 5 分钟内继续下降。第二种模式更多与自主神经功能障碍或受损有

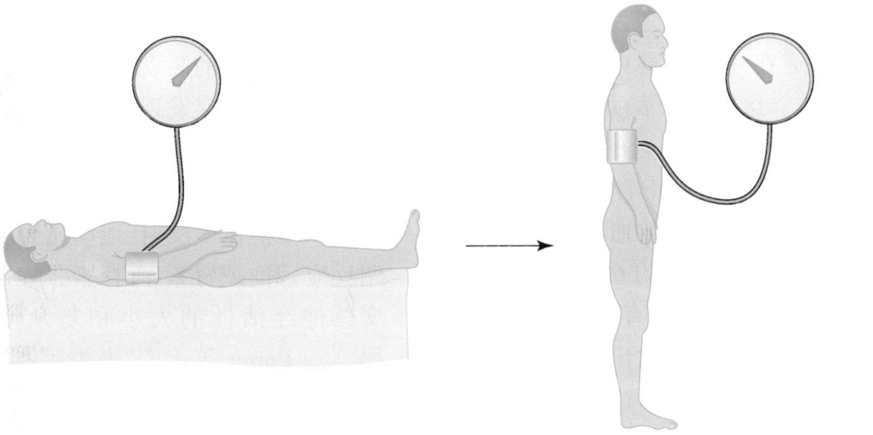

图 7-11　直立性低血压测试图。收缩压/舒张压和心率的测定是在患者平卧休息(左图)后站立时进行,每分钟测 1 次,连测 5 分钟。收缩压≥20mmHg 或舒张压≥10mmHg 表示直立性低血压。当自主功能正常时(如血容量不足),心率会补偿性增加,而缺乏这种增加则表明自主神经功能衰竭(Reproduced with permission from Neurologic History & Examination. In:Aminoff MJ,Greenberg DA,Simon RP,eds. Clinical Neurology,9e New York,NY:McGraw-Hill;2015.)

关[55]。直立性低血压是由静脉回流减少和/或交感肾上腺素能血管收缩不足引起的心输出量下降过多引起的[53](图 7-11)。

直立性耐受不良主要影响年轻人,特别是绝经前女性[54]。直立性心动过速综合征(POTS)也被称为“慢性直立性耐受不良”,患者由于无法忍受的触诊、胸痛、头重脚轻、无力或近乎晕厥而不能站立或长时间保持直立[54]。POTS 的主要特征是直立时的心动过速(例如,在没有直立性低血压迹象的情况下,站立 10 分钟后心率上升≥30 次/分钟或心率超过 120 次/分钟)[54]。已经发现 POTS 患者的自主神经功能是完整的[57]。最好被认为 POTS 是一种状态而不是一种疾病,身体缺乏活动或“心血管去适应”(如心肌萎缩和血容量低)可能是重要的潜在机制[57-59]。

神经介导性晕厥

晕厥是一种由于血压下降和短暂的全脑灌注不足而引起的一过性意识丧失和姿势性张力丧失,其特点是起病快、持续时间短以及自行完全恢复[60-62]。高达 48% 的人在他们生命中的某个阶段会受到它的影响[63]。神经介导性(反射性)晕厥是目前为止在无明显结构性心脏病的人群中最常见的晕厥原因,这些神经通路的确切机制以及个体间的差异尚不清楚。与“血管迷走神经性”晕厥相比,“神经介导性晕厥”一词具有很大的优势,因为它表明了神经源性原因即通过自主神经系统影响血管、心脏或两者兼有[64]。它涉及许多疾病,包括最常见的“血管迷走神经性”晕厥可出现在任何年龄[64]。使用或不使用血管扩张药物(如异丙肾上腺素、硝酸甘油或腺苷)下的倾斜台测试,通常用于诱发神经介导性晕厥,从而对复发性晕厥进行临床和实验室评定(图 7-12)。

交感神经张力的丧失或交感神经抑制导致血管平滑肌松弛被认为是神经介导性晕厥的重要原

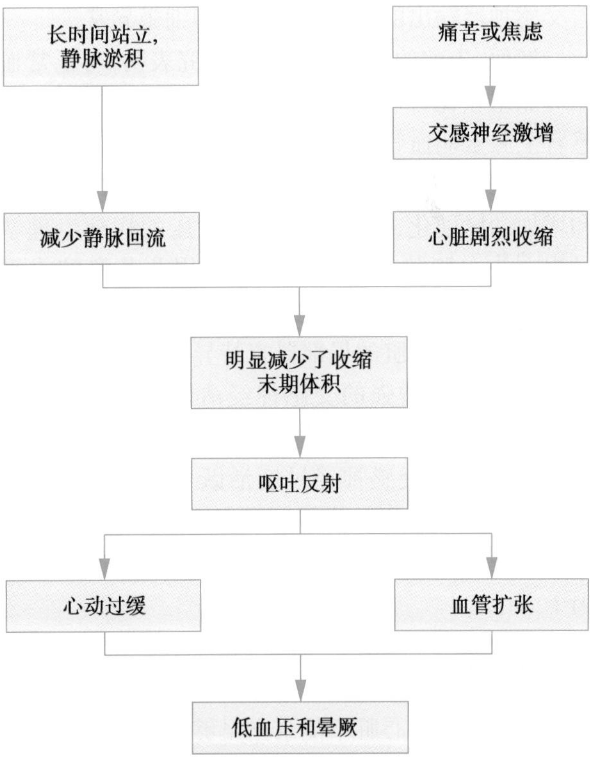

图 7-12　血管迷走性神经性晕厥的病理生理学(经允许摘自 Syncope. In:Stern SC,Cifu AS,Altkorn D,eds. Symptom to Diagnosis:An Evidence-Based Guide,3e New York,NY:McGraw-Hill,2014)

因[65-68]。然而,显微神经图学研究表明,MSNA 在晕厥(前)时迅速下降,发生在低血压发作后而不是发作前[69,70]。有人报道在一些人群中,晕厥(前)时 MSNA 持续存在[69,71]。这些结果表明交感神经功能减退可能并不总是神经介导性晕厥的先决条件。基于心输出量和交感血管收缩对正常人低血压的影响,两种不同的神经介导性晕厥的血流动力学模式被确认[69,72]。研究发现大部分(约 65%)晕厥(前)患者出现心输出量中度下降并伴有血管扩张,而小部分(约 35%)晕厥(前)患者心输出量明显下降而不伴有总外周血管阻力变化[69]。这些发现是否同样适用于复发性晕厥患者仍有待确定。

高血压

自主神经系统在高血压的发病机制中起着关键作用。交感神经活动增加和心脏迷走神经驱动减弱在高血压患者中很常见,这可能至少部分归因于压力反射功能障碍[73-75]。事实上,人们几乎一致认为在高血压患者中,心率(或 R-R 间期)压力反射控制受损,而且受损程度与血压升高程度成正比[76]。然而,人类高血压与相应的交感神经压力反射功能损害相关的证据并不充分,有人认为高血压患者存在着交感神经输出的压力反射控制的细微异常[76]。

然而,先前的显微神经图学研究表明,与正常血压对照组相比,高血压患者的 MSNA 更强[77-79]。交感肾上腺素能血管收缩在高血压的发生中起重要作用。此外,增强的交感神经活性可能损害内皮功能和增加动脉硬化,这也参与了高血压的病理生理学过程[80,81]。肥胖高血压患者的外周儿茶酚胺水平或交感神经活性并不总是高于非肥胖患者,但肥胖患者的肌肉和肾脏的局部器官特异性交感神经活性是升高的[82]。增强的交感神经活性可以通过其他机制升高血压,如激活肾素-血管紧张素-醛固酮系统[83]。持续的交感神经过度活跃导致左心室肥厚和靶器官损害[84,85]。最重要的是,交感神经过度活跃可能是高血压患者心血管死亡的直接或间接预测因子[86]。

心力衰竭

心力衰竭是心脏不能泵出足够的血液来满足身体代谢需求的一种情况。它与自主神经系统紊乱有关,包括交感神经和副交感神经[87]。在充血性心力衰竭或伴有射血分数降低的心力衰竭中,迷走神经戒断(或副交感神经失张力)和广义交感神经激活最初是代偿性地恢复心输出量和维持平均动脉压。然而,持续的交感神经激活会引起靶器官损伤,导致心力衰竭患者的高发病率和高死亡率[88,89]。

以往的研究发现,在心力衰竭患者中,心率的压力反射控制受损,但交感神经输出的压力反射控制似乎是正常的[87,90]。非压力感受器介导的机制,如外周和中枢化学反射、运动压力反射(肌肉机械和代谢反应)和/或肾素-血管紧张素-醛固酮系统对患者交感神经活性的大小和复杂性的差异起重要作用[90]。Porter 等人[91]提供了有关心力衰竭患者潜在交感神经激活的中枢机制(如中枢神经系统内的异常)的间接信息。

由于交感神经过度激活,心力衰竭患者的交感神经和血管对立位应激和血管舒张剂刺激(如缺血、局部发热)的反应迟钝[76]。运动不耐受是心力衰竭的特征之一,这是由于心率和心输出量的反应受损[92]。此外,在运动肌肉中(即,功能性交感神经溶解受损),由于增强的交感神经介导的血管收缩,可能存在氧输送下降,从而导致心力衰竭患者肌肉血流量与代谢需求的异常匹配。

阻塞性睡眠呼吸暂停

阻塞性睡眠呼吸暂停是由于肌张力降低导致咽气道塌陷,造成部分或完全阻塞,从而导致气流减少或停止(前者称为“低通气”,后者称为“呼吸暂停”)[93]。在阻塞性睡眠呼吸暂停中发现了过度的交感神经激活[94-97]。在呼吸暂停期间,血液氧合水平下降,二氧化碳水平升高;这些变化刺激外周和中枢化学受体,导致交感神经外流的显著增加[98,99]。此外,来自肺牵张感受器的迷走神经传入信号减弱,导致 MSNA 增强[100]。心率变异性的频谱和转换函数分析表明,阻塞性睡眠呼吸暂停患者的高频功率降低,而低频功率增加。这些结果表明心脏副交感神经调节的减少和交感神经调节的增加[101,102]。新的研究表明,脑干结构和功能的改变可能也是造成阻塞性睡眠呼吸暂停的交感神经过度活跃的原因[103]。

交感神经过度活跃在白天持续,这可能促使合并有睡眠呼吸暂停患者的高血压和其他心血管疾病进展[103,104-106]。事实上,一项大型的研究表明,阻塞性睡眠呼吸暂停的严重程度与 24 小时动态血压读数相关,而睡眠呼吸暂停是原发性高血压的一个独立预测因子[107]。此外,有强有力的证据表明,房颤和室性心律失常与睡眠呼吸暂停有关,自主神经调节失调(主要是交感神经过度活动)可能是一个促成因素[107-109]。

小结

自主神经系统是中枢神经系统的组成部分,其主要任务是在各种生理、心理状态下维持机体循环稳定。通过反射机制和神经递质或激素的释放方式实现对交感-副交感神经平衡和神经体液分泌的调整。自主神经系统的功能受年龄和性别的影响。许多疾病都与交感神经-副交感神经功能紊乱有关,而且在大多数情况下,交感神经的过度激活参与了疾病的发病机制。在某些情况下,交感神经抑制和或副交感神经激活可能是潜在的机制。使用有创和无创的方法评定自主神经功能可能对疾病的诊断以及预测临床预后和结局提供重要的信息。

(贾颖 译,高明明　万春晓 校)

参考文献

1. Goldstein DS. *Adrenaline and the Inner World: An Introduction to Scientific Integrative Medicine*. Baltimore, MD: Johns Hopkins University Press; 2006.
2. Cannon WB. Organization for physiological homeostasis. *Physiol Rev*. 1929;9:399–431.
3. Buijs RM. The autonomic nervous system: a balancing act. *Handb Clin Neurol*. 2013;117:1–11.
4. Engeland WC. Sensitization of endocrine organs to anterior pituitary hormones by the autonomic nervous system. *Handb Clin Neurol*. 2013;117:37–44.
5. Hamill RW, Shapiro RE, Vizzard MA. Peripheral autonomic nervous system. In: Robertson D, ed. *Primer on the Autonomic Nervous System*. London : Elsevier; 2012:17–26.
6. Goldstein DS. How does the ANS work? Getting the message across. *Principles of autonomic medicine version 2.1*. 2017:88–101.
7. Burnstock G. Cotransmission in the autonomic nervous system. *Handb Clin Neurol*. 2013;117:23–35.
8. Eckberg DL, Sleight P. Baroreflex anatomy. In: *Human Baroreflexes in Health and Disease*. Oxford: Oxford Medical Publications, Clarendon Press; 1992:19–57.
9. Chapleau MW. Baroreceptor reflexes. In: Robertson D, ed. *Primer on the Autonomic Nervous System*. London: Elsevier; 2012:161–165.
10. Wallin BG. Human sympathetic nerve activity and blood pressure regulation. *Clin Exp Hypertens*. 1989;11 (suppl 1):91–101.
11. Vallbo AB, Hagbarth KE, Wallin BG. Microneurography: how the technique developed and its role in the investigation of the sympathetic nervous system. *J Appl Physiol*. 2004;96(4):1262–1269.
12. Joyner MJ, Shepherd JT. Autonomic control of circulation. In: Low PA, ed. *Clinical Autonomic Disorders*. Boston, Toronto, London: Little, Brown and Company; 1993:55–67.
13. Burden HW, Lawrence IE Jr, Smith CP Jr, et al. The effects of vagotomy on compensatory ovarian hypertrophy and follicular activation after unilateral ovariectomy. *Anat Rec*. 1986;214(1):61–66.
14. Wehrwein EA, Joyner MJ. Regulation of blood pressure by the arterial baroreflex and autonomic nervous system. *Handb Clin Neurol*. 2013;117:89–102.
15. Rowell LB. *Human Circulation: Regulation During Physical Stress*. New York: Oxford University Press; 1986.
16. Wieling W, van Lieshout JJ. Maintenance of postural normotension in humans. In: Low PA, ed. *Clinical Autonomic Disorders*. Boston, Toronto, London: Little, Brown and Company; 1993:69–77.
17. Mitchell JH. J.B. Wolffe memorial lecture. Neural control of the circulation during exercise. *Med Sci Sports Exerc*. 1990;22(2):141–154.
18. Michelini LC, Stern JE. Exercise-induced neuronal plasticity in central autonomic networks: role in cardiovascular control. *Exp Physiol*. 2009;94(9):947–960.
19. Keller DM, Ogoh S, Greene S, Olivencia-Yurvati A, Raven PB. Inhibition of KATP channel activity augments baroreflex-mediated vasoconstriction in exercising human skeletal muscle. *J Physiol*. 2004;561(Pt 1):273–282.
20. Remensnyder JP, Mitchell JH, Sarnoff SJ. Functional sympatholysis during muscular activity. Observations on influence of carotid sinus on oxygen uptake. *Circ Res*. 1962;11:370–380.
21. Dinenno FA, Joyner MJ. Blunted sympathetic vasoconstriction in contracting skeletal muscle of healthy humans: is nitric oxide obligatory? *J Physiol*. 2003;553 (Pt 1):281–292.
22. Ozkor MA, Murrow JR, Rahman AM, et al. Endothelium-derived hyperpolarizing factor determines resting and stimulated forearm vasodilator tone in health and in disease. *Circulation*. 2011;123(20):2244–2253.
23. Joyner MJ, Thomas GD. Having it both ways? Vasoconstriction in contracting muscles. *J Physiol*. 2003;550(Pt 2):333.
24. DiCarlo SE, Bishop VS. Onset of exercise shifts operating point of arterial baroreflex to higher pressures. *Am J Physiol*. 1992;262(1 Pt 2):H303–307.
25. Rowell LB. Arterial baroreflexes, central command, and muscle chemoreflexes: a synthesis. In: Rowell LB, ed. *Human Cardiovascular Control*. New York: Oxford University Press; 1993:441–483.
26. Ichinose M, Saito M, Kondo N, Nishiyasu T. Baroreflex and muscle metaboreflex: control of muscle sympathetic nerve activity. *Med Sci Sports Exerc*. 2008;40(12):2037–2045.
27. Rowell LB, O'Leary DS. Reflex control of the circulation during exercise: chemoreflexes and mechanoreflexes. *J Appl Physiol*. 1990;69(2):407–418.
28. Ziegler MG. Psychological stress and the autonomic nervous system. In: Robertson D, ed. *Primer on the Autonomic Nervous System*. London: Elsevier; 2012:291–293.
29. El Sayed K, Macefield VG, Hissen SL, Joyner MJ, Taylor CE. Rate of rise in diastolic blood pressure influences vascular sympathetic response to mental stress. *J Physiol*. 2016;594(24):7465–7482.
30. Lipsite LA, Novak V. Aging and the autonomic nervous system. In: Robertson D, ed. *Primer on the Autonomic Nervous System*. London: Elsevier; 2012:271–273.
31. Best SA, Okada Y, Galbreath MM, et al. Age and sex differences in muscle sympathetic nerve activity in relation to haemodynamics, blood volume and left ventricular size. *Exp Physiol*. 2014;99(6):839–848.
32. Okada Y, Galbreath MM, Shibata S, et al. Relationship between sympathetic baroreflex sensitivity and arte-

rial stiffness in elderly men and women. *Hypertension.* 2012;59(1):98-104.
33. Gupta V, Lipsitz LA. Orthostatic hypotension in the elderly: diagnosis and treatment. *Am J Med.* 2007;120(10):841-847.
34. Jansen RW, Connelly CM, Kelley-Gagnon MM, Parker JA, Lipsitz LA. Postprandial hypotension in elderly patients with unexplained syncope. *Arch Intern Med.* 1995;155(9):945-952.
35. Jansen RW, Lipsitz LA. Postprandial hypotension: epidemiology, pathophysiology, and clinical management. *Ann Intern Med.* 1995;122(4):286-295.
36. Fu Q, Okazaki K, Shibata S, et al. Menstrual cycle effects on sympathetic neural responses to upright tilt. *J Physiol.* 2009;587(Pt 9):2019-2031.
37. Hart EC, Charkoudian N, Wallin BG, et al. Sex and ageing differences in resting arterial pressure regulation: the role of the beta-adrenergic receptors. *J Physiol.* 2011;589(Pt 21):5285-5297.
38. Hart EC, Charkoudian N, Wallin BG, et al. Sex differences in sympathetic neural-hemodynamic balance: implications for human blood pressure regulation. *Hypertension.* 2009;53(3):571-576.
39. Joyner MJ, Wallin BG, Charkoudian N. Sex differences and blood pressure regulation in humans. *Exp Physiol.* 2016;101(3):349-355.
40. Narkiewicz K, Phillips BG, Kato M, et al. Gender-selective interaction between aging, blood pressure, and sympathetic nerve activity. *Hypertension.* 2005;45(4):522-525.
41. Matsukawa T, Sugiyama Y, Watanabe T, Kobayashi F, Mano T. Gender difference in age-related changes in muscle sympathetic nerve activity in healthy subjects. *Am J Physiol.* 1998;275(5 Pt 2):R1600-R1604.
42. Iwase S, Mano T, Watanabe T, Saito M, Kobayashi F. Age-related changes of sympathetic outflow to muscles in humans. *J Gerontol.* 1991;46(1):M1-M5.
43. Ebert TJ, Morgan BJ, Barney JA, Denahan T, Smith JJ. Effects of aging on baroreflex regulation of sympathetic activity in humans. *Am J Physiol.* 1992;263(3 Pt 2): H798-H803.
44. Fagius J, Wallin BG. Long-term variability and reproducibility of resting human muscle nerve sympathetic activity at rest, as reassessed after a decade. *Clin Auton Res.* 1993;3(3):201-205.
45. Hart EC, Wallin BG, Curry TB, et al. Hysteresis in the sympathetic baroreflex: role of baseline nerve activity. *J Physiol.* 2011;589(Pt 13):3395-3404.
46. Studinger P, Goldstein R, Taylor JA. Age- and fitness-related alterations in vascular sympathetic control. *J Physiol.* 2009;587(Pt 9):2049-2057.
47. Fu Q, Vongpatanasin W, Levine BD. Neural and non-neural mechanisms for sex differences in elderly hypertension: can exercise training help? *Hypertension.* 2008;52(5):787-794.
48. Tank J, Diedrich A, Szczech E, Luft FC, Jordan J. Baroreflex regulation of heart rate and sympathetic vasomotor tone in women and men. *Hypertension.* 2005;45(6):1159-1164.
49. Matsukawa T, Sugiyama Y, Watanabe T, Kobayashi F, Mano T. Baroreflex control of muscle sympathetic nerve activity is attenuated in the elderly. *J Auton Nerv Syst.* 1998;73(2-3):182-185.
50. Low PA. Clinical evaluation of autonomic function. In: Low PA, ed. *Clinical Autonomic Disorders.* Boston, Toronto, London: Little, Brown and Company; 1993:157-167.
51. Goldstein DS. Tests for dysautonomias. *Principles of autonomic medicine version 2.1.* 2016;279-392.
52. Low PA. Laboratory evaluation of autonomic function. In: Low PA, ed. *Clinical Autonomic Disorders.* Boston, Toronto, London: Little, Brown and Company; 1993:169-195.
53. Freeman R, Wieling W, Axelrod FB, et al. Consensus statement on the definition of orthostatic hypotension, neurally mediated syncope and the postural tachycardia syndrome. *Auton Neurosci.* 2011;161(1-2):46-48.
54. Robertson D. The epidemic of orthostatic tachycardia and orthostatic intolerance. *Am J Med Sci.* 1999;317(2):75-77.
55. Gibbons CH, Freeman R. Delayed orthostatic hypotension: a frequent cause of orthostatic intolerance. *Neurology.* 2006;67(1):28-32.
56. Gehrking JA, Hines SM, Benrud-Larson LM, Opher-Gehrking TL, Low PA. What is the minimum duration of head-up tilt necessary to detect orthostatic hypotension? *Clin Auton Res.* 2005;15(2):71-75.
57. Fu Q, VanGundy TB, Galbreath MM, et al. Cardiac origins of the postural orthostatic tachycardia syndrome. *J Am Coll Cardiol.* 2010;55(25):2858-2868.
58. Shibata S, Fu Q, Bivens TB, et al. Short-term exercise training improves the cardiovascular response to exercise in the postural orthostatic tachycardia syndrome. *J Physiol.* 2012;590(15):3495-3505.
59. Fu Q, VanGundy TB, Shibata S, et al. Exercise training versus propranolol in the treatment of the postural orthostatic tachycardia syndrome. *Hypertension.* 2011;58(2):167-175.
60. Moya A, Sutton R, Ammirati F, et al. Guidelines for the diagnosis and management of syncope (version 2009). *Eur Heart J.* 2009;30(21):2631-2671.
61. Day SC, Cook EF, Funkenstein H, Goldman L. Evaluation and outcome of emergency room patients with transient loss of consciousness. *Am J Med.* 1982;73(1):15-23.
62. Eagle KA, Black HR, Cook EF, Goldman L. Evaluation of prognostic classifications for patients with syncope. *Am J Med.* 1985;79(4):455-460.
63. Soteriades ES, Evans JC, Larson MG, et al. Incidence and prognosis of syncope. *N Engl J Med.* 2002;347(12):878-885.
64. Mathias CJ. beta-adrenergic receptor blockers and the treatment of vasovagal syncope: more nails in the coffin! *Clin Sci (Lond).* 2006;111(3):189-191.
65. Wallin BG, Sundlof G. Sympathetic outflow to muscles during vasovagal syncope. *J Auton Nerv Syst.* 1982;6(3):287-291.
66. Morillo CA, Eckberg DL, Ellenbogen KA, et al. Vagal and sympathetic mechanisms in patients with orthostatic vasovagal syncope. *Circulation.* 1997;96(8):2509-2513.
67. Jardine DL, Ikram H, Frampton CM, et al. Autonomic control of vasovagal syncope. *Am J Physiol.* 1998;274(6 Pt 2):H2110-2115.
68. Kamiya A, Hayano J, Kawada T, et al. Low-frequency oscillation of sympathetic nerve activity decreases during development of tilt-induced syncope preceding sympathetic withdrawal and bradycardia. *Am J Physiol Heart Circ Physiol.* 2005;289(4):H1758-1769.
69. Fu Q, Verheyden B, Wieling W, Levine BD. Cardiac output and sympathetic vasoconstrictor responses during upright tilt to presyncope in healthy humans. *J Physiol.* 2012;590(Pt 8):1839-1848.
70. Cooke WH, Rickards CA, Ryan KL, Kuusela TA, Convertino VA. Muscle sympathetic nerve activity during intense lower body negative pressure to presyncope in humans. *J Physiol.* 2009;587(Pt 20):4987-4999.

71. Vaddadi G, Esler MD, Dawood T, Lambert E. Persistence of muscle sympathetic nerve activity during vasovagal syncope. *Eur Heart J*. 2010;31(16):2027–2033.
72. Fu Q, Levine BD. Pathophysiology of neurally mediated syncope: Role of cardiac output and total peripheral resistance. *Auton Neurosci*. 2014;184:24–26.
73. Grassi G, Cattaneo BM, Seravalle G, Lanfranchi A, Mancia G. Baroreflex control of sympathetic nerve activity in essential and secondary hypertension. *Hypertension*. 1998;31(1):68–72.
74. Grassi G, Seravalle G, Bertinieri G, et al. Sympathetic and reflex alterations in systo-diastolic and systolic hypertension of the elderly. *J Hypertens*. 2000;18(5):587–593.
75. Grassi G, Seravalle G, Dell'Oro R, et al. Adrenergic and reflex abnormalities in obesity-related hypertension. *Hypertension*. 2000;36(4):538–542.
76. Eckberg DL, Sleight P. Baroreflex function in hypertensive patients. In: *Human baroreflexes in health and disease*. Oxford: Oxford Medical Publications; 1992:332–345.
77. Fu Q, Zhang R, Witkowski S, et al. Persistent sympathetic activation during chronic antihypertensive therapy: a potential mechanism for long term morbidity? *Hypertension*. 2005;45(4):513–521.
78. Wallin BG, Delius W, Hagbarth KE. Comparison of sympathetic nerve activity in normotensive and hypertensive subjects. *Circ Res*. 1973;33(1):9–21.
79. Wallin BG, Sundlof G. A quantitative study of muscle nerve sympathetic activity in resting normotensive and hypertensive subjects. *Hypertension*. 1979;1(2):67–77.
80. Bruno RM, Ghiadoni L, Seravalle G, et al. Sympathetic regulation of vascular function in health and disease. *Front Physiol*. 2012;3:284.
81. Sverrisdottir YB, Jansson LM, Hagg U, Gan LM. Muscle sympathetic nerve activity is related to a surrogate marker of endothelial function in healthy individuals. *PloS One*. 2010;5(2):e9257.
82. Esler M, Straznicky N, Eikelis N, et al. Mechanisms of sympathetic activation in obesity-related hypertension. *Hypertension*. 2006;48(5):787–796.
83. Esler M, Lambert E, Schlaich M. Point: Chronic activation of the sympathetic nervous system is the dominant contributor to systemic hypertension. *J Appl Physiol*. 109(6):1996–1998; discussion 2016.
84. Greenwood JP, Scott EM, Stoker JB, Mary DA. Hypertensive left ventricular hypertrophy: relation to peripheral sympathetic drive. *J Am Coll Cardiol*. 2001;38(6):1711–1717.
85. Schlaich MP, Kaye DM, Lambert E, et al. Relation between cardiac sympathetic activity and hypertensive left ventricular hypertrophy. *Circulation*. 2003;108(5):560–565.
86. Mancia G, Grassi G. The autonomic nervous system and hypertension. *Circ Res*. 2014;114(11):1804–1814.
87. Floras JS. Heart failure. In: Robertson D, ed. *Primer on the Autonomic Nervous System*. London: Elsevier; 2012:367–370.
88. Cohn JN, Levine TB, Olivari MT, et al. Plasma norepinephrine as a guide to prognosis in patients with chronic congestive heart failure. *N Engl J Med*. 1984;311(13):819–823.
89. Kaye DM, Lefkovits J, Jennings GL, et al. Adverse consequences of high sympathetic nervous activity in the failing human heart. *J Am Coll Cardiol*. 1995;26(5):1257–1263.
90. Floras JS. Sympathetic nervous system activation in human heart failure: clinical implications of an updated model. *J Am Coll Cardiol*. 2009;54(5):375–385.
91. Porter TR, Eckberg DL, Fritsch JM, et al. Autonomic pathophysiology in heart failure patients. Sympathetic-cholinergic interrelations. *J Clin Invest*. 1990;85(5):1362–1371.
92. Francis GS, Goldsmith SR, Ziesche S, Nakajima H, Cohn JN. Relative attenuation of sympathetic drive during exercise in patients with congestive heart failure. *J Am Coll Cardiol*. 1985;5(4):832–839.
93. Konecny T, Somers VK. Sleep apnea. In: Robertson D, ed. *Primer on the autonomic nervous system*. London: Elsevier; 2012:565–569.
94. Watanabe T, Mano T, Iwase S, et al. Enhanced muscle sympathetic nerve activity during sleep apnea in the elderly. *J Auton Nerv Syst*. 1992;37(3):223–226.
95. Carlson JT, Hedner J, Elam M, et al. Augmented resting sympathetic activity in awake patients with obstructive sleep apnea. *Chest*. 1993;103(6):1763–1768.
96. Shimizu T, Takahashi Y, Kogawa S, et al. Muscle sympathetic nerve activity during apneic episodes in patients with obstructive sleep apnea syndrome. *Electroencephalogr Clin Neurophysio*. 1994;93(5):345–352.
97. Coy TV, Dimsdale JE, Ancoli-Israel S, Clausen J. Sleep apnoea and sympathetic nervous system activity: a review. *J Sleep Res*. 1996;5(1):42–50.
98. Leuenberger U, Jacob E, Sweer L, et al. Surges of muscle sympathetic nerve activity during obstructive apnea are linked to hypoxemia. *J Appl Physiol*. 1995;79(2):581–588.
99. Morgan BJ, Crabtree DC, Palta M, Skatrud JB. Combined hypoxia and hypercapnia evokes long-lasting sympathetic activation in humans. *J Appl Physiol*. 1995;79(1):205–213.
100. Bradley TD, Tkacova R, Hall MJ, Ando S, Floras JS. Augmented sympathetic neural response to simulated obstructive apnoea in human heart failure. *Clin Sci (Lond)*. 2003;104(3):231–238.
101. Leung RS. Sleep-disordered breathing: autonomic mechanisms and arrhythmias. *Prog Cardiovasc Dis*. 2009;51(4):324–338.
102. Roche F, Court-Fortune I, Pichot V, et al. Reduced cardiac sympathetic autonomic tone after long-term nasal continuous positive airway pressure in obstructive sleep apnoea syndrome. *Clin Physiol (Oxford, England)*. 1999;19(2):127–134.
103. Henderson LA, Fatouleh RH, Lundblad LC, McKenzie DK, Macefield VG. Effects of 12 months continuous positive airway pressure on sympathetic activity related brainstem function and structure in obstructive sleep apnea. *Front Neurosci*. 2016;10:90.
104. Somers VK, White DP, Amin R, et al. Sleep apnea and cardiovascular disease: an American Heart Association/American College Of Cardiology Foundation Scientific Statement from the American Heart Association Council for High Blood Pressure Research Professional Education Committee, Council on Clinical Cardiology, Stroke Council, and Council On Cardiovascular Nursing. In collaboration with the National Heart, Lung, and Blood Institute National Center on Sleep Disorders Research (National Institutes of Health). *Circulation*. 2008;118(10):1080–1111.
105. Somers VK, White DP, Amin R et al. Sleep apnea and cardiovascular disease: an American Heart Association/American College of Cardiology Foundation Scientific Statement from the American Heart Association Council for High Blood Pressure Research Professional Education Committee, Council on Clinical Cardiology, Stroke Council, and Council on Cardiovascular

Nursing. *J Am Coll Cardiol*. 2008;52(8):686–717.

106. Somers VK, Dyken ME, Clary MP, Abboud FM. Sympathetic neural mechanisms in obstructive sleep apnea. *J Clin Invest*. 1995;96(4):1897–1904.
107. Peppard PE, Young T, Palta M, Skatrud J. Prospective study of the association between sleep-disordered breathing and hypertension. *N Engl J Med*. 2000;342(19):1378–1384.
108. Gami AS, Hodge DO, Herges RM, et al. Obstructive sleep apnea, obesity, and the risk of incident atrial fibrillation. *J Am Coll Cardiol*. 2007;49(5):565–571.
109. Ghias M, Scherlag BJ, Lu Z, et al. The role of ganglionated plexi in apnea-related atrial fibrillation. *J Am Coll Cardiol*. 2009;54(22):2075–2083.

第8章　一般诊断检查方法在物理医学与康复中的应用

Thiru Annaswamy, Jason Petrasic, and Mabel Caban

引言

物理医学与康复领域囊括多种专业知识，能对影响个体功能水平的疾病状态、损伤和失能进行评估和管理。康复医师必须熟悉诊断检查的基础知识，包括临床实践常用的几种检验和诊断方法，以及康复医学及相关专业特有的检验方法。康复医学中诊断检查的独特性在于不仅考虑与临床的相关性，还关注对改善患者功能预后治疗方法的鉴别能力。诊断检查方法可以帮助康复医师诊断特殊疾病、监测病情发展、明确诊断以及缩小鉴别诊断的范围。本篇重点介绍物理医学与康复（PM & R）领域的常用诊断检查方法。

实验室检查

康复医师常用的实验室检查方法包括一般检查和特殊检查。血液的一般检查可评估电解质、肝肾功能及血细胞数量。特殊检查适用于某些特定患者群体，如伤口管理需要定期检测前白蛋白和炎症标志物C反应蛋白（C-reactive protein，CRP）及红细胞沉降率（erythrocyte sedimentation rate，ESR），以监测伤口愈合情况、确保术前最佳营养状态及评估是否存在感染。

肌肉疾病标志物如肌酸磷酸激酶（creatine phosphokinase，CPK）、碱性磷酸酶和上述炎症标志物均可用于诊断炎性肌肉疾病。关节炎的实验室检查方法包括类风湿因子（rheumatoid factor，RF），抗核抗原（antinuclear antigen，ANA），血清蛋白电泳（serum protein electrophoresis，SPEP）和尿蛋白电泳（urine protein electrophoresis，UPEP）。

尿液分析和尿培养用于评估住院及门诊患者的潜在感染情况。促使康复医师开具检查的临床症状包括排尿困难、尿频、尿失禁、尿液渗漏，或患者自述有发热、寒战及精神状态的剧烈改变。抗生素治疗前应进行尿培养，后续应进行生物形态分析和药敏检测以严格监控治疗进程。

疾病特异性标志物与骨骼肌肉病变有关。理想状态下肌肉损伤的蛋白质类标志物应能够：①在健康且未受损的骨骼肌组织细胞内以高浓度水平特异性表达；②在正常条件下进行高度特异性的细胞及亚细胞定位；③区分快肌和慢肌的特定纤维类型；④根据肌肉损伤的类型和强度，在肌肉外呈现不同水平；⑤区分急性和慢性肌肉损伤；⑥其蛋白类属能通过标准方法简单低廉地测量[1]。尽管许多标志物都可作为肌肉损伤的敏感性标志物，如肌酸激酶（creatine kinase，CK）、乳酸脱氢酶（lactate dehydrogenase，LDH）和肿瘤坏死因子（tumor necrosis factor，TNF）等，但均缺乏特异性而限制了临床应用。骨骼肌完整蛋白质组谱绘制的技术限制因素之一是单一蛋白在可收缩纤维及相关细胞中广泛的浓度水平和理化特性[1]。目前也有研究采用神经影像学检测潜在生物标志物，但其临床效用仍需进一步研究，在不久的将来有望实现。

特殊实验室检查的进行需通过手术室或门诊操作获得组织和液体样本。例如运用关节穿刺术获取关节积液，适用于新发积液伴随感染征兆/症状或疑似炎症性疾病（如痛风）。关节腔滑液的实验室分析可识别感染、炎症、晶体和/或其他异物的存在，其中白细胞的分类计数、培养、革兰氏染色和晶体搜索尤其有价值。注射麻醉剂进行关节穿刺术有助于确定疼痛的来源。

基因测定

临床采用基因测定技术分析DNA以探究基因序列和基因表达的改变[2]。基因测定的方法包括基于DNA、染色体和生物力学的多种方法，其中基于

DNA 的方法在诊断中最为常用[2]。基因测定的用途之一是明确诊断,可协助进一步识别分子通路,或可用于诊断遗传学精神病的初发和成年发作。

基因测定可作为其他检测如电诊断的补充。某些遗传性疾病伴随周围神经病变,表现为轴突损伤或脱髓鞘。遗传性脱髓鞘病的病理改变与施万细胞在髓鞘化过程中的基因突变有关,而遗传性轴突神经病变则与神经元的基因突变有关[3]。当电诊断实验室里的孩子出现感觉丧失,远端肌肉无力、萎缩,高弓足和反射缺失等体征和症状,且上肢慢传导速度低于 38m/s 时,应考虑遗传性神经病如沙尔科-马里-图思病(Charcot-Marie-Tooth disease,CMT,遗传性运动感觉神经病)。基因测定可辅助 CMT 分型为 CMT1/HMSN-I,CMT2/HSMNII,显性中间体 CMT(CMTDI)或隐性脱髓鞘 CMT(CMT4)[4,5]。

再例如遗传性压迫易感性神经病(hereditary neuropathy with liability for pressure palsy,HNPP)与 PMP22 基因相关[3,5]。这些患者表现为轻度感觉运动性周围神经病变。超过 50% 的患者可在数天至数月内从压力性麻痹中完全康复,而某些患者长久存在后遗症。但有些患者尽管患有基础疾病,也从未出现过压力性麻痹。对未受影响的神经进行活检,可显示髓鞘的增厚、节段性髓鞘化和脱髓鞘改变,从而证实诊断。

遗传性轴突神经病由轴突转运的基因突变引起[3]。例如遗传性轴突运动神经病(hereditary axonal motor neuropathy,HMN)是由动力蛋白激活蛋白(dynactin,DCTN1)的 CAP-gly 结构域突变所致,而 KIF1A 的隐性突变则导致感觉性神经病变。这些轴突神经病根据其临床特征而命名,包括涉及感觉神经轴突的遗传性感觉神经病(hereditary sensory neuropathy,HSN),同时涉及感觉神经和自主神经轴突的遗传性感觉和自主神经病(hereditary sensory and autonomic neuropathy,HSAN),以及涉及运动神经轴突的遗传性运动轴突性神经病(hereditary axonal motor neuropathy,HMN)。如存在痉挛则命名为遗传性痉挛性截瘫。对于线粒体疾病,可以看到线粒体基因组的突变,因此有必要进行基因分析。

最常见的肌肉营养不良疾病是进行性假肥大性肌营养不良(Duchenne muscular dystrophy,DMD),其为伴 X 染色体隐性,在 Xp21 基因位点有缺陷,但其自发突变率很高导致病例出现具有偶发性[6]。对进行性肌无力患者可以进行肌萎缩蛋白测试。严重 DMD 患者的肌萎缩蛋白缺失,而在另一种类型的肌营养不良疾病——贝克肌营养不良中,肌萎缩蛋白虽然存在但表现异常。脊髓性肌萎缩症(Spinal muscular atrophy,SMA)是一种广泛性肌无力的常染色体隐性遗传病,伴随纯合子丢失或运动神经元基因(SMN1)不同程度的突变。有四种亚型,第一种是导致婴儿死亡的主要原因。

基因测定可以对相似的临床症状进行病理学区分。例如出现在肩膀和骨盆肌肉而非面部肌肉进行性肌无力,且肌纤维的坏死和再生的症状与肢带型肌营养不良相符。肌营养不良疾病的致病基因是编码肌缩蛋白的 MYOT,其对肌节功能尤为重要[6]。GNE 基因的突变与包涵体肌炎有关,包涵体肌炎是老年人的常见肌病,但实际上始于青少年后期或成年初期。该病首先出现腿部无力,然后蔓延至髋部近端肌肉,最后扩散至手臂[7]。

如肌骨超声(US)等影像技术,可以取代侵入性肌肉活检,进行儿童可疑神经肌肉疾病和遗传性疾病的早期诊断[8]。肌骨超声测量回声强度,评估萎缩程度和肌肉结构变化。肌骨超声与纤维组织含量相关,可以区分正常肌肉、肌病和神经源性肌肉疾病[9]。

解释基因检测的结果具有挑战性,需要借助专家的经验、遗传学家的知识,并和患者进行商讨[10]。例如,阴性结果表明未鉴定出突变的基因,但并不意味着患者没有患病或将来不会患有这种疾病。在我们寻找到可缓解上述疾病的治疗方法前,进行基因检测是明智的。

影像学检查

常规放射检查(X 射线)作为一种有效低廉的方法,用于筛查人体异常结构和急性病变(例如骨折、脱位、异物和肿瘤)。

计算机断层扫描(computerized tomography,CT)成像可用于描绘骨骼解剖结构及筛查急性颅内病变如出血、肿瘤或脑积水等。在不能或不适合进行磁共振成像时(MRI),CT 可较好地可视化椎骨解剖结构。当怀疑感染、炎症或恶性肿瘤且无禁忌证时,则应考虑静脉注射造影剂进行增强检查(表 8-1)。

CT 脊髓造影能更好地可视化因椎间孔狭窄、囊肿、肿瘤或脊髓狭窄导致的脊髓和/或神经根病变。CT 脊髓造影将水溶性造影剂注入硬膜下隙,然后通过脊髓和硬膜囊的对比增强获得一系列 CT 图像。近年来,CT 脊髓造影应用较少,证据支持其他具有

表 8-1　肌肉骨骼疾病的影像学检查方法

方法	检查时间(h)	花费[a]	适应证
超声	<1	++	滑膜囊肿(Baker 囊肿) 肩袖撕裂 滑囊炎、肌腱炎、肌腱损伤 肌腱止点炎 腕管综合征 软骨焦磷酸钙沉积 滑膜炎或滑膜糜烂的早期诊断 超声引导下注射/关节穿刺术
放射性核素闪烁显像			
^{99m}TC	1~4	++	癌症骨转移检查 佩吉特病 未明确诊断的多关节痛患者的隐匿性关节炎
^{111}In-WBC	24	+++	急性感染 假体感染 急性骨髓炎
^{67}Ga	24~48	++++	急慢性感染 急性骨髓炎
CT	<1	+++	腰椎间盘突出 骶髂关节炎 椎管狭窄 椎骨损伤 骨样骨瘤 应力骨折
双能 CT	<1	NA	尿酸沉积 局部痛风石
MRI	0.5~2	++++	缺血性坏死 骨髓炎 脓毒性关节炎,人工关节感染 早期骶髂关节炎 关节紊乱和软组织损伤 中轴骨和脊髓损伤 腰椎间盘突出 色素沉着绒毛结节性滑膜炎 感染性肌病和代谢性肌病

[a] 影像检查的相关费用;NA,不商用;WBC,白细胞。

摘自 Cush JJ. Approach to Articular and Musculoskeletal Disorders. In:Kasper D, Fauci A, Hauser S, Longo D, Jameson J, Loscalzo J, eds. Harrison's Principles of Internal Medicine. 19th ed. New York, NY:McGraw-Hill, 2014。

更高敏感性和特异性的成像方式。但仍存在某些特殊情况,患者不能进行 MRI 或 MRI 提供的信息不足(图 8-1)。

在某些情况下,磁共振成像(MRI)最常用于描绘软组织病变和/或骨组织的细微病变。MRI 普遍用于详细分析中枢神经系统(CNS)和韧带损伤(机械症状),甚至用来评估是否存在骨髓炎。新发神经系统损伤和精神状态改变是在脑部或脊柱进行 MRI 的适应证。当怀疑有炎症、感染或恶性肿瘤时,应注射钆剂进行增强扫描(图 8-2)。MRI 增强扫描是诊断足部及踝部骨髓炎的首选检查[11]。MRI 关节造影可以增强关节间隙的对比度,在某些情况下有助于识别关节损伤。MRI 关节造影已被证明可诊断三角纤维软骨复合物(TFCC)撕裂和髋关节及肩关节

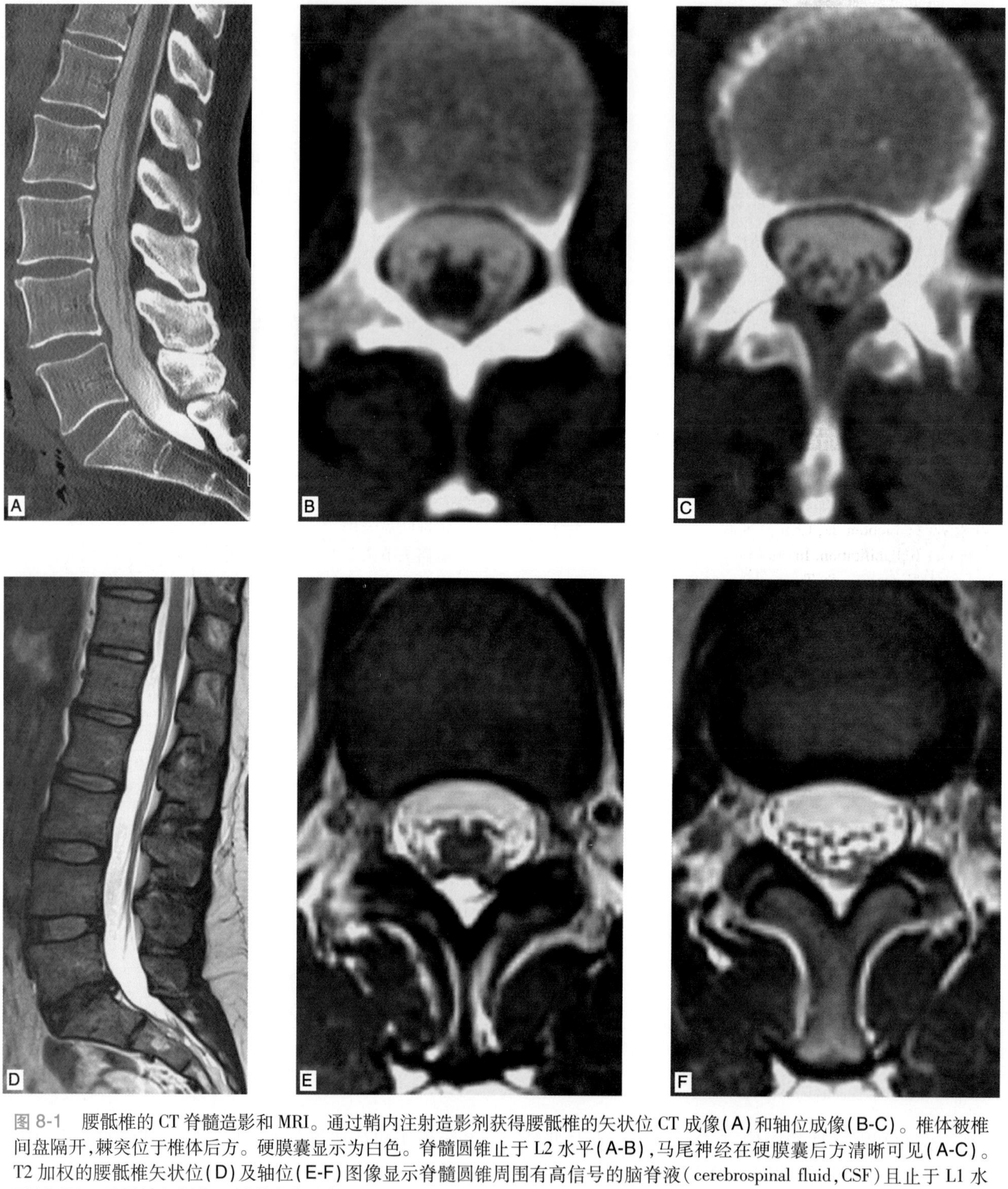

图 8-1　腰骶椎的 CT 脊髓造影和 MRI。通过鞘内注射造影剂获得腰骶椎的矢状位 CT 成像(A)和轴位成像(B-C)。椎体被椎间盘隔开，棘突位于椎体后方。硬膜囊显示为白色。脊髓圆锥止于 L2 水平(A-B)，马尾神经在硬膜囊后方清晰可见(A-C)。T2 加权的腰骶椎矢状位(D)及轴位(E-F)图像显示脊髓圆锥周围有高信号的脑脊液(cerebrospinal fluid,CSF)且止于 L1 水平(A-B)。马尾神经根位于硬膜囊内后方(A-C)。C 和 F 中可看到椎管侧凹内穿过的神经根(经允许摘自 Chapter 2. Imaging, Electrophysiologic, and Laboratory Techniques for Neurologic Diagnosis. In: Ropper AH, Samuels MA, Klein JP, eds. Adams & Victor's Principles of Neurology, 10e New York, NY: McGraw-Hill, 2014)

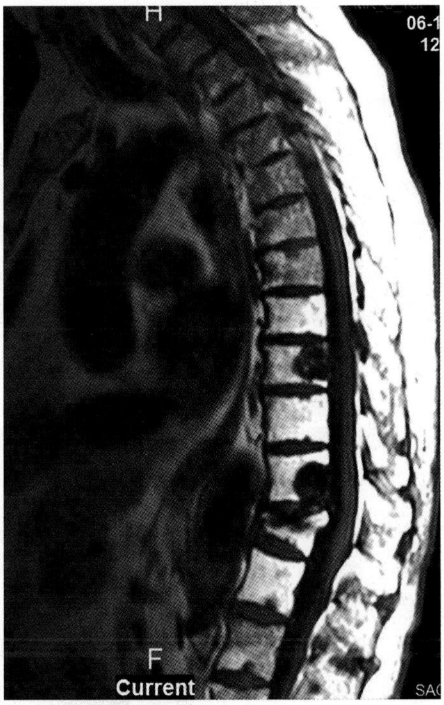

图 8-2　胸椎的矢状位 MRI 扫描显示病理性楔形压迫性骨折，伴有相邻椎骨溶解性病变（经允许摘自 Haley T, Lichten D, Chacin S, Rankin R, Mahon D. Spinal Rehabilitation. In：Maitin IB, Cruz E, eds. CURRENT Diagnosis & Treatment：Physical Medicine & Rehabilitation, New York, NY：McGraw-Hill, 2014）

盂唇部病变，具有较高敏感度和精确度[12-13]。

磁共振神经成像（magnetic resonance neurography, MRN）是利用原有成像技术建立的相对较新的成像技术。MRN 技术可以大致分为基于 T2 的成像或基于弥散的成像。周围神经成像通常倾向于选择基于 T2 成像技术，因为放射科医生和技术人员对 T2 成像更加熟悉。此特殊技术可在多个平面上获取高分辨率图像，然后对这些 3D 序列进行多平面重建；神经束周围丰富的脂肪和神经本身使神经结构清晰可见（1.5T 和 3T 均可获得高质量效果）。周围神经会在成像中“变亮”，使有经验的放射科医生能观察和解释图像。目前 MRN 仍存在一些问题，包括缺乏与结果相对应的临床诊断标准，缺乏运用于不同类型神经病变的相关文献，有经验的放射科医生需同时进行影像学研究以解释结果[14-15]。尽管如此，MRN 相关文献越来越多，可能不久后能应用于临床诊断，尤其是电诊断难以进行的近端周围神经（特别是腰骶部）的诊断，也可应用于术前规划（图 8-3）。

双能 X 射线吸收法（dual energy x-ray absorptiometry, DXA）是核医学技术之一。DXA 是筛查和诊断无症状骨质疏松患者及可能受益于骨质疏松症治疗的危险人群的主要方法[16]。DXA 可以测量骨矿物质密度，有足够的证据表明测量结果可以准确预测短期骨折的风险[17]。虽然定量计算机断层扫描越来越多地应用于临床研究，作为骨矿物质密度测量的补充，但目前 DXA 仍是首选的临床评估方法[18-19]。另一个需要重视的核医学技术是三相骨扫描或称骨闪烁成像技术。其用于诊断几种与骨骼有关的疾病，包括骨癌或已扩散到骨骼的癌症，与慢性压力或微骨折有关的骨炎（传统 X 射线不可视）及某些感染导致的骨损伤。三相骨扫描是一项可测量骨代谢和周转率的功能检测，包括三个阶段：①第一阶段称为流动阶段，注入的放射性物质流向可疑病灶；②第二阶段是汇合阶段，可疑病灶吸收了放射性物质；③第三阶段是延迟阶段，大部分放射性物质被代谢。尽管三相骨扫描可以在特定情况下（患者对其他敏感性/特异度更高的检查有禁忌证或希望避

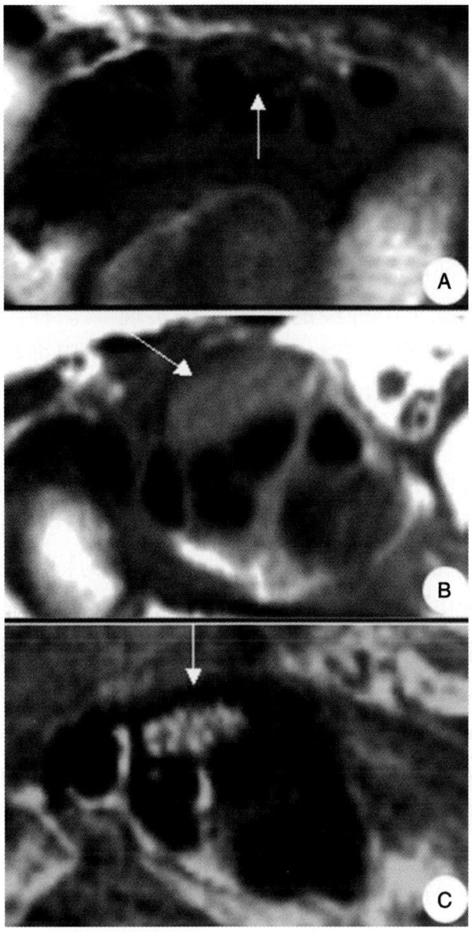

图 8-3　MRI 扫描显示：轴位 T1 成像上的正常（A）和异常（B）正中神经（箭头所示）。轴向快速自旋回波 T2 成像（C）显示正中神经（箭头所示）在受压的情况下保留了束状结构（与图 8-1 对比）（摘自 McGraw Hill Access-http://accessmedicine.mhmedical.com/ViewLarge.aspx? figid=41772075）

免）为存疑的诊断提供重要信息，但没有刚出现时受欢迎。

肌骨 US 和神经肌肉 US 在欧洲已广泛应用多年，最近在美国有成为临床医生的常用诊断工具的趋势。US 用于肌肉、肌腱、韧带、神经、关节病变及超声引导下介入[14]。神经肌肉 US 被证明是诊断腕管综合征（carpal tunnel syndrome，CTS）的 A 级证据，通过测量正中神经的横截面积实现[20]。神经肌肉 US 可通过实时检查和标准参考值的使用进行粗大周围神经的诊断，也可利用无症状侧进行内部比较，从而补充电诊断的不足。肌骨 US 可用于肌肉骨骼损伤的诊断和治疗。其可提供解剖结构和运动的实时动态成像，但依赖于操作人员的技能和培训程度。作为可视化介入的辅助，肌骨 US 可以为特定关注领域的成功注射提供证据，对患者和医生具有显著价值。作为诊断工具，肌骨 US 可以显示韧带、肌腱、肌肉撕裂和皮下及关节积液。近期 Cochrane 系统评价显示 MRI、磁共振血管造影（MRA）和超声具有良好的诊断准确性，并且均可用于检测肩痛患者的全层肩袖撕裂（MRI 和超声对部分撕裂的敏感性较低，但 MRI 的敏感性高于超声）。但是以上所有检测比较的证据强度都具有局限性[21,22]。

康复医师使用血管超声的原因主要有两个：第一是为了评估远端动脉血流量是否充足，主要针对糖尿病足、慢性难愈合溃疡及疑似有严重外周动脉疾病合并缺血风险，远端血管波形和趾动脉压是衡量灌注充分性的良好指征（正常的肢体灌注可预防局部缺血及促进伤口愈合）；第二是为了评估处于高凝状态或有深静脉血栓（DVT）形成征兆/症状的患者中 DVT 的存在，当患者发生 DVT 的风险较高时，血管超声检测通常在住院康复环境中进行。在 1 项一级证据的系统评价中，超声诊断近端静脉 DVT 的平均敏感性和特异性分别为 0.64 和 0.98[23]。

电诊断

电诊断检查作为一种常规测试通常仅由康复医师和神经科医师进行，近期其使用日益广泛。电诊断作为查体的补充可为某些疾病的诊断提供客观证据，包括常见的神经卡压疾病（CTS 及肘管综合征）、多发性神经病、神经根病变、神经丛病、肌病及神经肌肉接头疾病。电诊断可用来区分神经损伤是脱髓鞘型或轴索型，主要累及运动或感觉或两者均有，病程是急性/进行性或慢性/长期性，以及病情的轻中重度。但电诊断检查仍存在一些问题，包括缺乏常规疾病如 CTS 及肘管综合征的诊断标准且参考标准多变。电诊断检查 CTS 的敏感性为 85%～90%，特异性为 82%～85%；大约 10%～15% 的临床 CTS 患者的神经传导检查（nerve conduction study，NCS）显示正常[24]。即使如此，电诊断作为补充诊断对治疗、手术计划及预后判断有一定价值[25]。

脑电图可用于住院康复患者的临床诊断。脑卒中或脑外伤（traumatic brain injury，TBI）患者可能需要进行亚临床或临床发作脑电图监测。在某些特定情况下脑电图还可对患者的脑部病变进行深层评估。

介入操作

以下技术同时适用于手术室和门诊检查。关节穿刺术适用于新发关节积液、感染征兆/症状及其他疑似炎症性疾病。滑液分析可辅助诊断感染、炎症、晶体和/或其他异物的存在。白细胞的分类计数、培养、革兰氏染色和晶体搜索最具研究价值。关节穿刺术将麻醉剂±类固醇注入关节内或关节周围或其他潜在痛点，疼痛的显著减轻可辅助明确诊断（表 8-2）。

表 8-2　滑液分析的基本实验室检查

	滑液分析			
	正常	非炎性	炎性	传染性
外观	透明	透明	浑浊	浑浊
澄清度	清澈	黄色	黄色	黄色
WBC	<200	<2 000	2 000～50 000	>50 000
PMN	<25%	<25%	>50%	>50%
培养	阴性	阴性	阴性	阳性

WBC，白细胞；PMN，多形核中性粒细胞。

与之类似，脊柱介入专家经常在 X 线透视引导下对周围神经、选择性神经根、神经节或脊椎关节面使用各种注射技术，以协助诊断神经性疼痛包括原发性神经痛及相关皮节/关节疼痛。上述介入的阳性反应（显著疼痛或症状缓解）可以更好地协助指导远期治疗。有充分证据表明小关节阻滞能准确诊断脊柱疼痛[26]。

总而言之，在 PM & R 的多种实践模式中，诊断检查可能非常有用。常规诊断的选择和循证应用对优化结果及提升康复医师的评估价值大有帮助。

（向云　译，苏敏　万春晓　校）

参考文献

1. Ohlendieck K. Proteomic identification of biomarkers of skeletal muscle disorders. *Biomark Med*. 2013;7(1):169–186.
2. England JD, Gronseth GS, Franklin G, et al. Practice Parameter: evaluation of distal symmetric polyneuropathy: role of autonomic testing, nerve biopsy, and skin biopsy (an evidence-based review). Report of the American Academy of Neurology, American Association of Neuromuscular and Electrodiagnostic Medicine, and American Academy of Physical Medicine and Rehabilitation. *Neurology*. 2009;72(2):177–184.
3. Scherer S, Kleopa A, Benson M. Peripheral neuropathies. In: Rosenberg R, Pascual J, eds. *Rosenberg's Molecular and Genetic Basis of Neurological and Psychiatric Disease*. 5th ed. London and San Diego, CA: Elsevier; 2015:1049–1073.
4. Hoffman E. Dysproteinopathies. In: Rosenberg R, Pascual J, eds. *Rosenberg's molecular and Genetic Basis of Neurological and Psychiatric Disease*. 5th ed. London and San Diego, CA: Elsevier; 2015:1103–1112.
5. Rinaldi R, Patel A. Inherited polyneuropathies. *PM & R*. 2013;5(5 Suppl):S63–S73.
6. Chiodo A. Acquired myopathy/dystrophies. *PM & R*. 2013;5(5 Suppl):S74–S80.
7. Elsheikh B, Arnold W, Kissel J. Spinal muscular atrophy. In: Rosenberg R, Pascual J, eds. *Rosenberg's Molecular and Genetic Basis of Neurological and Psychiatric Disease*. 5th ed. London and San Diego, CA: Elsevier; 2015:1075–1088.
8. Pillen S, Verrips A, van Alfen N, et al. Quantitative skeletal muscle ultrasound: diagnostic value in childhood neuromuscular disease. *Neuromuscul Disord*. 2007;17(7):509–516.
9. Pillen S, Arts IM, Zwarts MJ. Muscle ultrasound in neuromuscular disorders. *Muscle Nerve*. 2008;37(6):679–693.
10. McPherson E. Genetic diagnosis and testing in clinical practice. *Clin Med Res*. 2006;4(2):123–129.
11. Kapoor A, Page S, Lavalley M, Gale DR, Felson DT. Magnetic resonance imaging for diagnosing foot osteomyelitis: a meta-analysis. *Arch Intern Med*. 2007;167(2):125–132.
12. Smith TO, Drew B, Toms AP, Jerosch-Herold C, Chojnowski AJ. Diagnostic accuracy of magnetic resonance imaging and magnetic resonance arthrography for triangular fibrocartilaginous complex injury: a systematic review and meta-analysis. *J Bone Joint Surg Am*. 2012;94(9):824–832.
13. Smith TO, Drew BT, Toms AP. A meta-analysis of the diagnostic test accuracy of MRA and MRI for the detection of glenoid labral injury. *Arch Orthop Trauma Surg*. 2012;132(7):905–919.
14. Ozcakar L, Yalcin B, Kara M, et al. AnatoMUS-I: ultrasonographic imaging of the peripheral nerves of the upper limb. *J Rehab Med*. 2012;44(4):381–382.
15. Thawait SK, Chaudhry V, Thawait GK, et al. High-resolution MR neurography of diffuse peripheral nerve lesions. *AJNR*. 32(8):1365–1372.
16. Liu H, Paige NM, Goldzweig CL, et al. Screening for osteoporosis in men: a systematic review for an American College of Physicians guideline. *Ann Intern Med*. 2008;148(9):685–701.
17. Cronholm PF, Barr W. Densitometry identifies women in whom treatment will reduce fracture risk. *J Fam Pract*. 2003;52(2):114, 117.
18. Adams JE. Quantitative computed tomography. *Eur J Radiol*. 2009;71(3):415–424.
19. Engelke K, Libanati C, Fuerst T, Zysset P, Genant HK. Advanced CT based in vivo methods for the assessment of bone density, structure, and strength. *Curr Osteoporos Rep*. 2013;11(3):246–255.
20. Cartwright MS, Hobson-Webb LD, Boon AJ, et al. Evidence-based guideline: neuromuscular ultrasound for the diagnosis of carpal tunnel syndrome. *Muscle Nerve*. 2012;46(2):287–293.
21. Lenza M, Buchbinder R, Takwoingi Y, et al. Magnetic resonance imaging, magnetic resonance arthrography and ultrasonography for assessing rotator cuff tears in people with shoulder pain for whom surgery is being considered. *Cochrane Database Syst Rev*. 2013;9: Cd009020.
22. Ottenheijm RP, Jansen MJ, Staal JB, et al. Accuracy of diagnostic ultrasound in patients with suspected subacromial disorders: a systematic review and meta-analysis. *Arch Phys Med Rehab*. 2010;91(10):1616–1625.
23. Kassai B, Boissel JP, Cucherat M, et al. A systematic review of the accuracy of ultrasound in the diagnosis of deep venous thrombosis in asymptomatic patients. *Thromb Haemost*. 2004;91(4):655–666.
24. Werner RA. Electrodiagnostic evaluation of carpal tunnel syndrome and ulnar neuropathies. *PM & R*. 2013;5 (5 Suppl):S14–S21.
25. Robinson LR. How electrodiagnosis predicts clinical outcome of focal peripheral nerve lesions. *Muscle Nerve*. 2015;52(3):321–333.
26. Sehgal N, Dunbar EE, Shah RV, Colson J. Systematic review of diagnostic utility of facet (zygapophysial) joint injections in chronic spinal pain: an update. *Pain Physician*. 2007;10(1):213–228.

第9章 康复医学领域的结局评定

Patricia Kluding

引言:为什么我们需要结局评定?

康复的首要目标是改善功能,促进患者功能恢复。结局评定是用标准一致的方法确定功能状态的客观测试和评定,可以量化康复效果。

结局评定也是一种可以用来验证治疗效果的方法。由于医疗服务提供者和消费者更加注重医疗服务的价值而不是数量,这些指标变得越来越重要。

系统收集结局评定可以帮助医疗提供者在最初的患者评定过程中发现人体功能限制,选择合适的干预措施,并为将来计划制订目标(比如:从住院治疗变为出院)[1]。跨学科团队就标准化结局进行交流,为全面的护理计划建立通用语言。标准化结局对于提高临床试验的方法质量至关重要[2]。机构对结局的不断审查可用于质量改进、跨环境对比、成本效益分析或卫生服务研究[3,4]。

尽管使用结局评定有许多好处,但在临床实践中仍有不少障碍。研究表明:康复中心运用结局评定具有高度异质性,即使是同样的诊断团队也是如此[5],在调查研究中也是如此。审查脑卒中康复的随机临床试验(randomized clinical trials,RCT)报告的结局评定,发现491个RCT中使用了489种不同的评定工具[2]。2009年,接受调查的物理治疗师中,不到50%的受试者使用了标准的结局评定[6]。据报告,使用结局评定的障碍包括缺乏时间、特殊设备需求、提供者知识和信息价值[6-8]。人们还对患者和临床医生报告结局的效度以及对更强的理论参考评定工具的潜在需求密切关注[9]。

结局评定方法

结局评定可以通过众多方式,例如:对标准问题的自我报告法、观察法、设备记录或医疗记录审查。评定受患者和临床医生的动机和判断影响[10]。为提供有用信息,所有指标都应有足够的信度和效度,并为特定人群提供足够样本[11]。

评定信度表明了与重复评定的一致程度,误差或变异尽可能小[12]。从评定人员到评定工具本身,所有评定都存在潜在误差。被测特征的可变性程度也可能是变异原因。例如,疼痛评定的信度很难确定,因为受许多因素影响,疼痛在评定期间会有波动。在评价者的经验、被测人群以及被测特征的内在可变性背景下,对评定信度的内部研究非常重要。通常信度系数(例如组间相关系数,或ICC)高于0.75水平,可以认定临床指标足够可靠[12]。

评定效度表明该衡量标准对其预期目标的有用性。确定生理测试的效度相对容易,例如分别使用体温计和测力计进行体温和肌力测试。然而,建立疲劳、跌倒风险、知觉和智力等概念的效度更为困难。评定效度可包括对一组问题转化为分值进行内容效度评定,或者与金标准相比较的效标效度[12]。确定临床医生报告结局的内容效度对于药物开发研究非常重要,特别是根据美国食品药品管理局(FDA)要求的,以及最近由国际药物经济学和结局研究学会(ISPOR)特别工作组强调的研究报告[10]。

除了信度和效度,执业医师还应考虑评定指标的临床效用。也就是在描述患者病情随时间的变化、评定所需的时间和成本,以及患者耐受测试的能力方面的预期实用性[13-14]。

功能、失能和健康国际分类

世界卫生组织(World Health Organization,WHO)的功能、失能和健康国际分类(classification of functioning,disability,and health,ICF)模式为健康和健康相关领域提供了一个多学科分类[15]。2001年,WHO全体191个成员国认可ICF作为国际标准。这一模式作为一个概念框架将不同类型问题进行分类,如图9-1所示,适用于近期髋部骨折的患者。

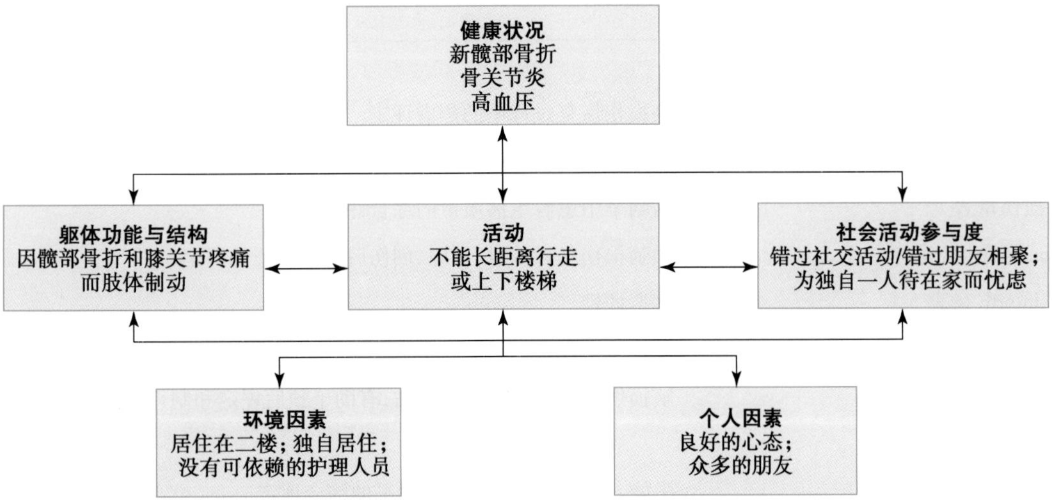

图 9-1　ICF 模型描述骨关节炎合并新髋部骨折患者的功能问题（经允许摘自 Brown CJ, Clark D. Rehabilitation. In: Halter JB, Ouslander JG, Studenski S, High KP, Asthana S, Supiano MA, Ritchie C, eds. Hazzard's Geriatric Medicine and Gerontology, 7e New York, NY: McGraw-Hill; 2017）

身体功能和结构包括以下与康复直接相关的问题：心理功能；感觉功能和疼痛；听觉和前庭功能；声音和语言；神经肌肉骨骼系统、心血管系统和呼吸系统。活动包括学习、交流、行动和自我照顾。参与的类别包括家庭生活、人际关系、就业、社区生活、娱乐和休闲。

结局评定可用于支持临床决策，包括患者身体功能和结构（如髋关节和膝关节疼痛）、活动（如步行距离）或参与程度（如生活质量）。这一框架以类似方式应用于一系列与脑卒中康复结局评定相关的文章中。

具体的康复结局评定

本章并未对所有康复中可能使用的所有结局评定进行全面回顾。本章列出了部分已发表的文章中介绍的心理评定指标和建议，临床适用于脑卒中[7,14,16,17]、多发性硬化症[18]和创伤性脑损伤患者[19]。表 9-1 按照 ICF 分类，列出了康复中的几种常见结局评定方法。其他详细信息可在在线资源中搜索到，这些资源提供关于信度和效度的最新信息、说明、引文列表，并且通常提供到评定的链接。表 9-2 列出了这些资源的一些示例。

表 9-1　康复结局评定概述

生活质量评定	
重返正常生活指数	重新融入社会活动的评定
SF-36 健康调查简表	健康相关生活质量的通用评定（患者报告）
社区融合问卷调查	评定社区互动/社会角色
多重活动测试（MET）问卷	通过日常任务的表现来评定功能
疾病影响状态调查	对继发于疾病的功能障碍和生活质量进行综合评定，衡量康复治疗的疗效
神经康复	
美国国立卫生研究院脑卒中量表	评定脑卒中相关症状
Rancho Los Amigos 量表	脑损伤恢复过程中认知和行为变化的连续性评定
简易精神状态检查	痴痴呆/认知衰退筛查
短时定向-记忆-注意	认知障碍评定（老年人/痴呆）
简易认知评定工具	认老年人整体认知评定（定向、言语回忆、视觉识别和加工、回忆、执行功能）
格拉斯哥昏迷量表	颅脑损伤后意识水平评定

续表

神经康复	
激越行为量表	脑损伤恢复过程中的焦虑评定
Fugl-Meyer 评定	脑卒中后运动障碍的评定
脑卒中损伤量表	脑脑卒中患者生活质量的综合评价
Galveston 定向遗忘测验	颅脑损伤患者注意/定向、创伤后遗忘指征的测定
改良 Ashworth 量表	痉挛评定
昏迷恢复量表	意识预后评定
Mayo Portland 适应性量表	脑损伤患者的综合康复评估，有助于预后评定和制订康复方案
日常生活活动	
功能独立性评测	失能、执行 ADL 所需辅助水平的综合评定
患者特定功能量表	执行特定 ADL 的能力评定（用于肌肉骨骼/脊柱损伤患者）
Barthel 指数	自理能力/执行自己的日常生活能力评定（用于神经康复科患者）
有氧运动评定	
6 分钟步行测试	6 分钟以上步行距离的评定（确定耐力和能力）
计时起立—行走测试	坐位转为站立的时间评定，确定跌倒风险和平衡
平衡功能评定	
功能性步态评定	步行姿势稳定性评定（用于老年人/神经康复科患者）
多向伸展测试	多方位伸展稳定性评定（老年和神经康复科患者）
功能性伸展测试	通过评定站立时最大前伸距离评定步行姿势稳定性
Berg 平衡评定	平衡和跌倒风险评定（老年人和神经康复科患者）
疼痛等级/评定	
Oswestry 功能障碍指数	腰痛患者日常生活活动能力评定
疼痛数字表法评分量表	主观疼痛强度评定，患者自我报告
West-Haven-Yale 多维疼痛量表	慢性疼痛患者认知、情绪和行为障碍因素评定
McGill 疼痛调查问卷	评定疼痛的强度和特征，患者自行报告
其他康复评定指标	
Beck 抑郁指数	自我报告抑郁严重程度评定
Braden 量表	压疮发生的可能性评定
世界卫生组织失能评定量表（WHODAS 2.0）	健康和失能通用评定工具，包括认知、行动、职业和社区融合

表 9-2 详细描述具体结局评定的精选在线资源

数据名称	网址	组织
患者报告健康评定工具（PHI）	http://phi.uhce.ox.ac.uk/	英国牛津大学患者报告结局评定小组
康复评定数据库	www.rehabmeasures.org	美国 Shirley Ryan 能力实验室和西北大学
结局评定推荐	http://www.neuropt.org/professional-resources/neurology-section-outcome-measuresrecommendations	美国神经物理治疗学会、美国物理治疗协会
脑卒中工具（Stroke Engine）	https://www.strokengine.ca/assess/	加拿大脑卒中康复合作企业

对这些资源的回顾表明，在与身体功能、结构和活动相关的许多领域，多种结局评定方法具有高度信度和效度，可用于临床实践和研究。然而，可用于评定参与领域的结局指标较少，而且可能更难确定这些类型结局的信度和效度。

改善健康相关的生活质量（health-related quality of life，HRQOL）是康复的最终目标。因为这是一个广泛的多维结构（如图 9-2 所示），很难在结局评定中减少到单个数字。人们试图将这一概念划分为独特的、可评定的维度，如身体功能、症状、健康感知、心理和社会福利、认知功能、有目的的角色活动、个人结构和护理满意度[20]。如图 9-3 所示，一般健康结局还与临床医生沟通、患者满意度、遵医嘱相关。复杂因素相互作用使得这一领域更具挑战性，仍需进一步研究。

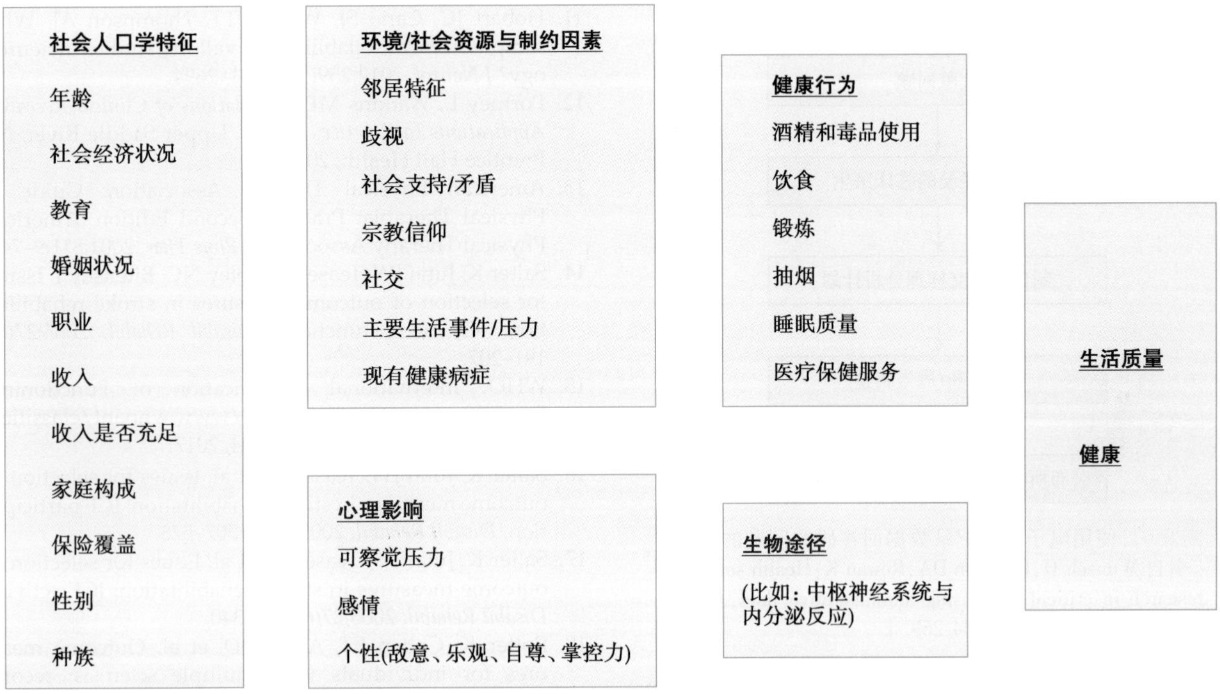

图 9-2　可能影响健康相关生活质量的多个因素说明（经允许摘自 Albert SM，Gans D. Psychosocial Aspects of Aging. In：Halter JB，Ouslander JG，Studenski S，High KP，Asthana S，Supiano MA，Ritchie C，eds. Hazzard' s Geriatric Medicine and Gerontology，7e New York，NY：McGraw-Hill，2017）

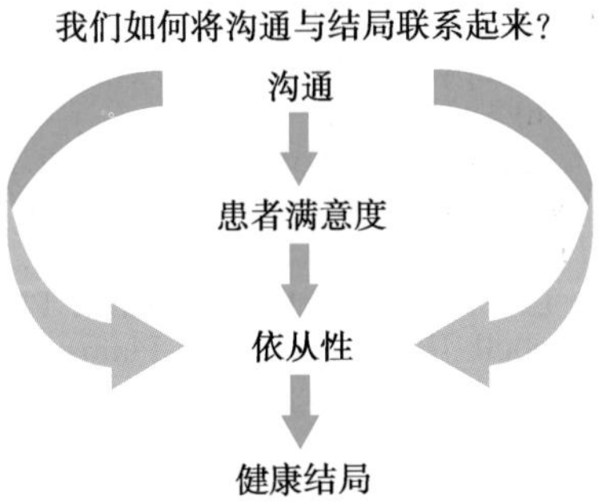

图 9-3　沟通、患者满意度和依从性与健康结局相关（经允许摘自 the Institute of Medicine：Unequal Treatment：Confronting Racial and Ethnic Disparities in Health Care. Washington，DC，National Academy Press，2002）

下一步：康复结局研究

结局研究量化了康复干预措施在实际环境中的影响，而非在受控的实验环境中。尽管它通常是回顾性的，并且依赖于电子健康记录（EHR）中的数据文档，但这项研究仍具有前瞻性。这类研究对于公共卫生政策和制订临床实践指南、护理质量基准、按绩效付费举措至关重要。

如图 9-4 所示，在 EHR 中收集的数据的审查可使用标准化过程，回答研究问题。目前正在努力将来自多个机构的大量数据集结合起来，纳入全国以患者为中心的临床研究网络中，以回答更广泛的研究问题[21,22]。做到这些要求实验室和临床试验使用通用语言表示名称和代码，例如逻辑观察标识符名称和代码（logical observation identifiers names and codes，LOINC）系统[23-25]。这些网络提供的新基础设施对于比较指导康复服务相关卫生政策决策的试验的效度至关重要。

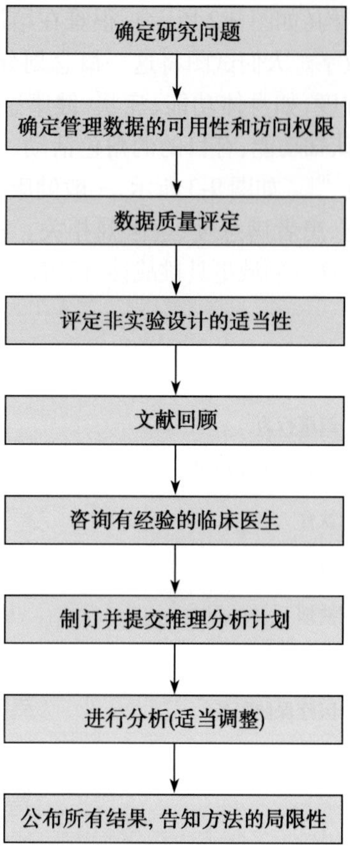

图 9-4 使用电子健康记录数据回答研究问题的过程
[引自 Wunsch H, Harrison DA, Rowan K: Health services research in critical care using administrative data, J Crit Care 2005 Sep, 20(3): 264-269.]

(王景信 译,陈禅 万春晓 校)

参考文献

1. Sullivan JE, Andrews AW, Lanzino D, Perron AE, Potter KA. Outcome measures in neurological physical therapy practice: part II. A patient-centered process. *J Neurol Phys Ther*. 2011;35(2):65–74.
2. Salter KL, Teasell RW, Foley NC, Jutai JW. Outcome assessment in randomized controlled trials of stroke rehabilitation. *Am J Phys Med Rehabil*. 2007;86(12):1007–1012.
3. Forster A, Young J, Chapman K, et al. Cluster randomized controlled trial: clinical and cost-effectiveness of a system of longer-term stroke care. *Stroke*. 2015;46(8):2212–2219.
4. Meyer M, Foley N, Pereira S, Salter K, Teasell R. Organized stroke rehabilitation in Canada: redefining our objectives. *Top Stroke Rehabil*. 2012;19(2):149–157.
5. Haigh R, Tennant A, Biering-Sørensen F, et al. The use of outcome measures in physical medicine and rehabilitation within Europe. *J Rehab Med*. 2001;33(6):273–278.
6. Jette DU, Halbert J, Iverson C, Miceli E, Shah P. Use of standardized outcome measures in physical therapist practice: perceptions and applications. *Phys Ther*. 2009;89(2):125–135.
7. Sullivan JE, Crowner BE, Kluding PM, et al. Outcome measures for individuals with stroke: process and recommendations from the American Physical Therapy Association neurology section task force. *Phys Ther*. 2013;93(10):1383–1396.
8. McGinnis PQ, Hack LM, Nixon-Cave K, Michlovitz SM. Factors that influence the clinical decision making of physical therapists in choosing a balance assessment approach. *Phys Ther*. 2009;89:233–247.
9. Cano SJ, Hobart JC. The problem with health measurement. *Patient Prefer Adherence*. 2011;5:279–290.
10. Powers JH 3rd, Patrick DL, Walton MK, et al. Clinician-reported outcome assessments of treatment benefit: report of the ISPOR Clinical Outcome Assessment Emerging Good Practices Task Force. *Value Health*. 2017;20(1):2–14.
11. Hobart JC, Cano SJ, Warner TT, Thompson AJ. What sample sizes for reliability and validity studies in neurology? *J Neurol*. 2012;259(12):2681–2694.
12. Portney L, Watkins MP. *Foundations of Clinical Research: Applications to Practice*. 3rd ed. Upper Saddle River, NJ: Prentice Hall Health; 2015.
13. American Physical Therapy Association. Guide to Physical Therapist Practice. Second Edition. American Physical Therapy Association. *Phys Ther*. 2001;811:9–746.
14. Salter K, Jutai JW, Teasell R, Foley NC, Bitensky J. Issues for selection of outcome measures in stroke rehabilitation: ICF body functions. *Disabil Rehabil*. 2005;27(4):191–207.
15. WHO. International Classification of Functioning, Disability, and Health. http://www.who.int/classifications/icf/en/. Accessed July 24, 2017.
16. Salter K, Jutai JW, Teasell R, et al. Issues for selection of outcome measures in stroke rehabilitation: ICF participation. *Disabil Rehabil*. 2005;27(9):507–528.
17. Salter K, Jutai JW, Teasell R, et al. Issues for selection of outcome measures in stroke rehabilitation: ICF activity. *Disabil Rehabil*. 2005;27(6):315–340.
18. Potter K, Cohen ET, Allen DD, et al. Outcome measures for individuals with multiple sclerosis: recommendations from the American Physical Therapy Association Neurology Section task force. *Phys Ther*. 2014;94(5):593–608.
19. McCulloch KL, de Joya AL, Hays K, et al. Outcome measures for persons with moderate to severe traumatic brain injury: recommendations from the American Physical Therapy Association Academy of Neurologic Physical Therapy TBI EDGE Task Force. *J Neurol Phys Ther*. 2016;40(4):269–280.
20. Salter KL, Moses MB, Foley NC, Teasell RW. Health-related quality of life after stroke: what are we measuring? *Int J Rehabil Res*. 2008;31(2):111–117.
21. Waitman LR, Aaronson LS, Nadkarni PM, Connolly DW, Campbell JR. The Greater Plains Collaborative: a PCORnet clinical research data network. *JAMIA*. 2014;21(4):637–641.
22. Fleurence RL, Curtis LH, Califf RM, et al. Launching PCORnet, a national patient-centered clinical research network. *JAMIA*. 2014;21(4):578–582.
23. Vreeman DJ, Hook J, Dixon BE. Learning from the crowd while mapping to LOINC. *JAMIA*. 2015;22(6):1205–1211.
24. Vreeman DJ, Richoz C. Possibilities and implications of using the ICF and other vocabulary standards in electronic health records. *Physiother Res Int*. 2015;20(4):210–219.
25. Wang KC, Patel JB, Vyas B, et al. Use of radiology procedure codes in health care: the need for standardization and structure. *Radiographics*. 2017;37(4):1099–1110.

第二篇　神经科学：卒中、脊髓损伤和创伤性脑损伤

第二篇

第 10 章 脑卒中康复

Elliot Roth and Raj Mitra

引言

脑卒中康复是一个既复杂又具有挑战性,且能够带来成就感的体验,这往往需要体力和感情的双重付出。由于脑卒中是急性住院康复病房中最常见的诊断类别[1],它通常被认为是康复医学的“原型”。脑卒中后功能障碍作为一个康复原理和实践发展应用的模型,可应用于其他患者的康复中。

世界卫生组织将脑卒中定义为由脑血管病引起的脑功能障碍[2],临床症状快速进展且持续时间超过 24 小时的临床综合征。事实上大约 80% 或更多的脑卒中是缺血性脑卒中;其余大部分是出血性脑卒中[3]。缺血性脑卒中可进一步分为常见病因和不常见病因的脑卒中(表 10-1)。确定病因对康复医生来说非常重要,因为这将最终影响治疗策略,包括用于脑卒中二级预防的抗凝药物的种类选择和用药持续时间。

表 10-1 缺血性脑卒中原因

常见原因	不常见原因
血栓形成	高凝性疾病
腔隙性脑梗死(小血管)	蛋白 C 缺乏症[a]
大血管血栓形成	蛋白 S 缺乏症[a]
脱水	抗凝血酶Ⅲ缺乏症[a]
栓塞	抗磷脂综合征
动脉到动脉	第五凝血因子莱顿突变[a]
颈动脉分叉	凝血酶原 G20210 突变[a]
主动脉弓	系统性恶性肿瘤
动脉夹层	镰状细胞贫血
心源性	β 地中海贫血
心房纤颤	真性红细胞增多症
附壁血栓	系统性红斑狼疮
心肌梗死	高同型半胱氨酸血症
扩张型心肌病	血栓性血小板减少性紫癜
瓣膜病变	弥散性血管内凝血
二尖瓣狭窄	蛋白异常血症[a]
机械瓣膜	肾病综合征[a]
细菌性心内膜炎	炎症性肠病[a]
反常栓子	口服避孕药
心房间隔缺损	静脉窦血栓形成[b]
卵圆孔未闭	纤维肌性发育不良
心房间隔瘤	血管炎
自发声学显影	系统性血管炎[结节性多动脉炎,肉芽肿性血管炎(又称韦格纳肉芽肿),大动脉炎,巨细胞动脉炎]
兴奋剂:可卡因,苯丙胺	原发性中枢神经系统血管炎
	脑膜炎(梅毒,结核,真菌,细菌,带状疱疹)
	非炎性血管病变
	可逆性脑血管收缩综合征
	法布里病
	血管中心性淋巴瘤
	心源性
	二尖瓣钙化
	心房黏液瘤
	心脏内肿瘤
	消耗性心内膜炎
	Libman-Sacks 心内膜炎
	蛛网膜下腔出血性血管痉挛
	烟雾病
	子痫

[a] 主要引起静脉窦血栓形成。
[b] 可能与高凝性疾病有关。

相比之下，短暂性脑缺血发作（transient ischemic attack，TIA）持续时间短，传统 TIA 定义以每次发作的临床症状或体征持续时间少于 24 小时为特征；大多数的 TIA 持续时间不到 1 小时[4]。可是无论临床症状持续时间多久，一旦影像学确认为脑梗死，就应被诊断为脑卒中。

TIA 本质上一般都是缺血性的，是颅内血管暂时闭塞引起的。对于康复团队来说，最值得警惕的是，几乎 15% 的 TIA 患者会在 3 个月内发生脑卒中，而大多数患者在 48 小时内就会发生脑卒中[4]。

缺血性和出血性脑卒中的短期进展、严重程度和合并症状通常不同。急性事件所造成的特定神经功能缺陷更多地取决于脑卒中病变的位置和范围，而不是脑卒中的类型。脑卒中的主要特征是其复杂多样的临床症状和持久存在的后遗症，几乎需要所有特定跨学科康复团队成员的参与，才能全面和成功地解决这些问题。

脑卒中的最初管理流程主要集中在稳定患者、明确病因和给予急症治疗。值得注意的是，几乎所有的脑卒中患者都能从康复中获益（图 10-1）。

早期脑成像对于进展型脑卒中至关重要。非增强计算机断层扫描（CT）一般用于排除急性脑出血（ICH），然后确定初始治疗方案，包括判断血栓性脑卒中是否选择静脉注射组织型纤溶酶原激活剂（tPA）（图 10-2）。

磁共振成像（MRI）的弥散加权序列检测发病 24h 内的急性缺血性脑卒中优于常规的 T2 加权序列（图 10-3）。

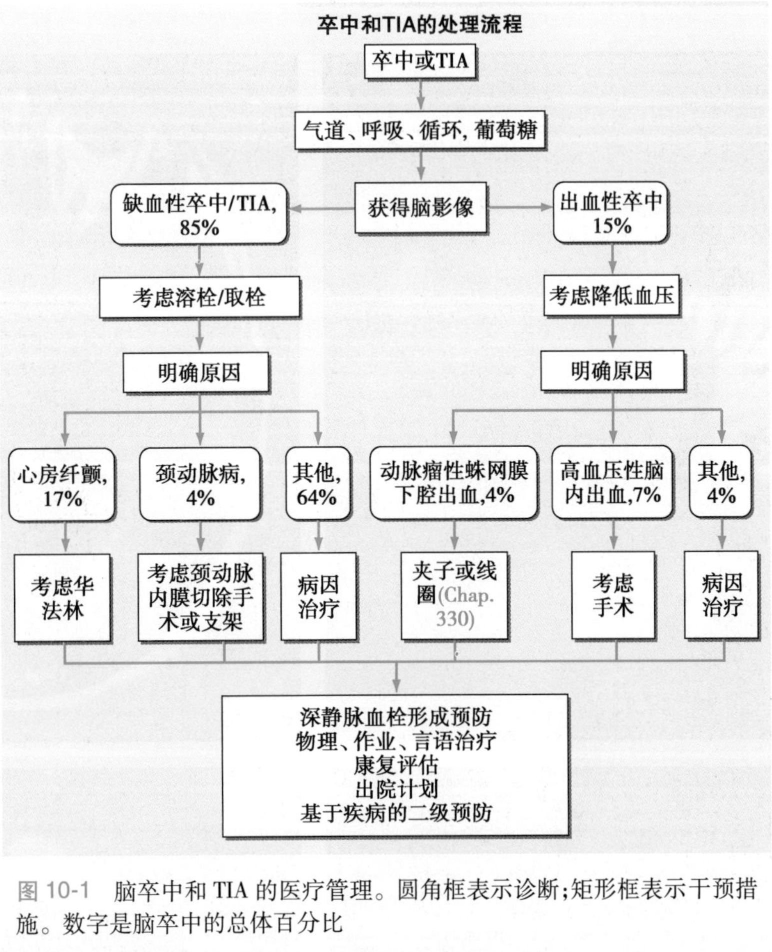

图 10-1　脑卒中和 TIA 的医疗管理。圆角框表示诊断；矩形框表示干预措施。数字是脑卒中的总体百分比

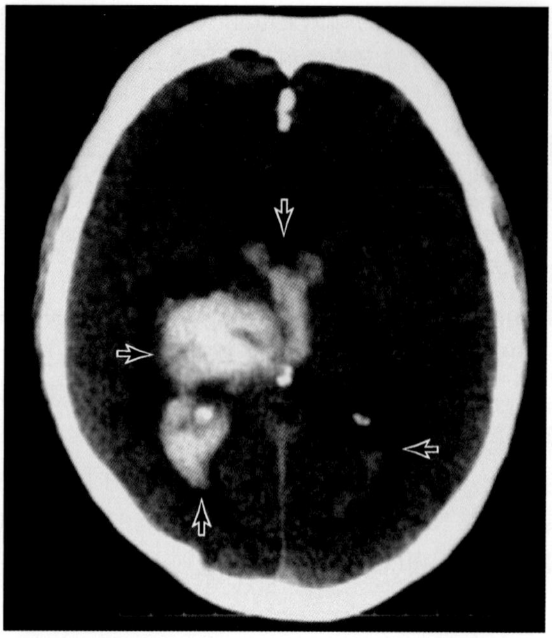

图 10-2　高血压性脑出血的CT扫描。血液在丘脑出血部位(左箭头)呈现高密度信号,并破入第三脑室(上箭头)、侧脑室同侧枕角(下箭头)和对侧枕角(右箭头)。

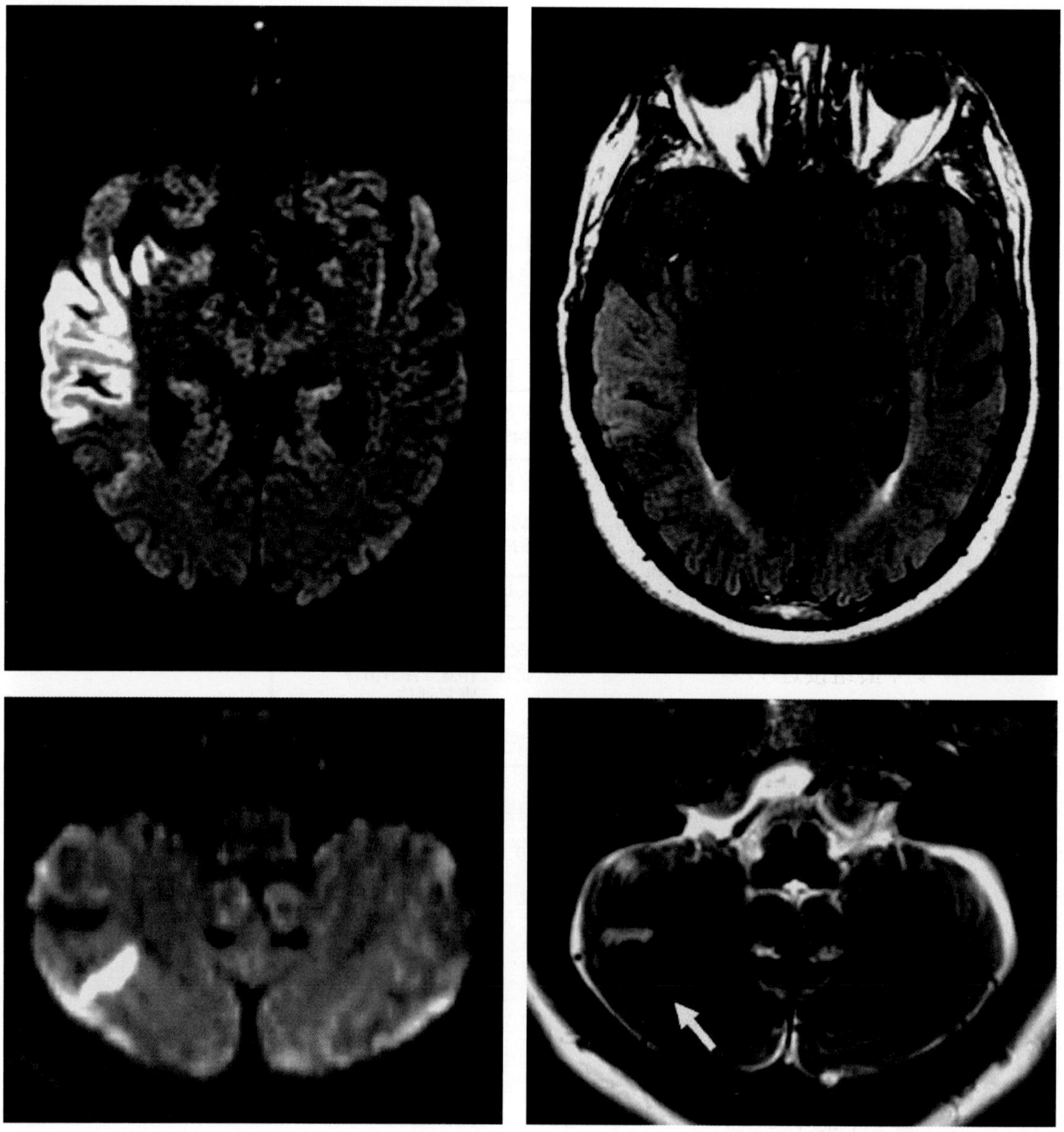

图 10-3　MRI显示急性脑梗死。上图显示右侧大脑中动脉分布区梗死,弥散加权成像(DWI)高信号(左上)。T2-FLAIR序列(右上)可见轻度高信号提示早期血管源性水肿。下图显示小脑后下动脉(PICA)供血区急性小脑梗死,DWI(左下)显示高信号,T2-FLAIR(右下箭头)显示稍高信号。急性小脑脑卒中病灶的前方有一处陈旧性梗死灶,因胶质增生,DWI呈低信号,T2呈高信号。

流行病学:问题的范围

脑卒中是全世界第二大死亡原因,也是全世界长期重症失能的主要原因,影响着全世界范围内近 2 600 万人[3]。最近的证据表明,在美国脑卒中已经下降为第五大常见死因[3],每年约有 79.5 万人发生脑卒中,其中包括 61 万新发病例,18.5 万再发病例[3]。有趣的是,过去几年脑卒中发病率变化不大,而脑卒中相关死亡率却略有下降。死亡率统计的是脑卒中发病后一个月内死亡的病例数,约为 13.5 万[3]。与康复专业密切相关的是,在美国和世界范围内,脑卒中仍然是长期重症失能的主要原因。脑卒中发病率随着年龄的增长而增加,到 2030 年[4],脑卒中导致的死亡人数估计将增加一倍。脑卒中的发病率存在明显的种族和民族差异,黑色人种和西班牙裔比白色人种更容易罹患脑卒中[3]。

也许最值得关注的是,近年来脑卒中患病率(反映美国脑卒中幸存者的数量)稳步上升。目前美国脑卒中病例数估计约为 720 万,占美国 20 岁以上人口的 2.7%[3]。这些趋势可能归因于几个方面:更好的急性期治疗降低了早期死亡率,对生活方式更多的关注、康复方法的进步、并发症的有效预防等延长了脑卒中患者的寿命。

获得永久性致残率的可靠数据极为困难,但据估计,在美国有半数以上的脑卒中幸存者接受了某种形式的康复治疗,尽管有证据表明这些服务没有得到充分利用。

目前,据估算有 110 万美国人报告说脑卒中导致日常生活活动困难[3]。2010 年,脑卒中是导致长期失能的前 18 种疾病之一;在这 18 种原因中,只有年龄标准化的脑卒中发生率在 1990—2010 年间显著上升[5]。据统计,在美国脑卒中每年的花费约为 365 亿美元,其中约一半来自脑卒中的直接医疗费用,其余来自生产力的丧失(图 10-4)[3]。

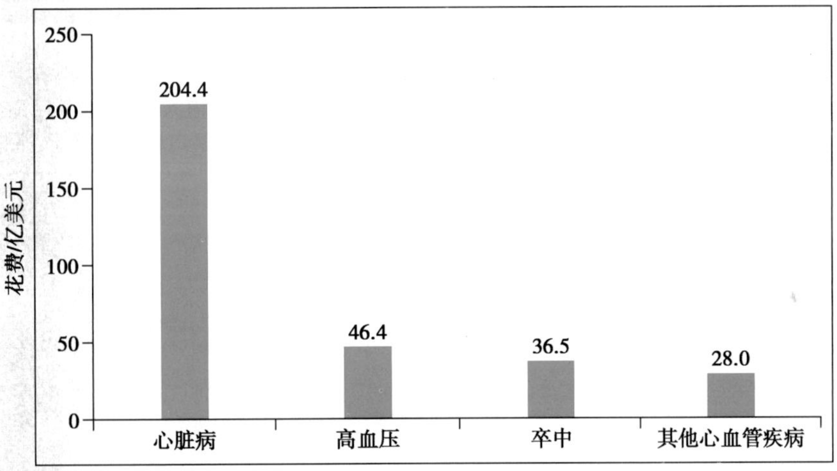

图 10-4　心血管疾病(CVD)和脑卒中的直接和间接成本,美国,2010 年

有趣的是,无症状脑卒中发病率在美国相对较高,55~64 岁年龄组接近 11%[3],65~69 岁为 22%,70~74 岁为 28%,75~79 岁为 32%,80~85 岁为 40%,85 岁以上为 43%。据估计,目前在美国有 1 300 万人有过无症状脑卒中的经历。另一个有趣的现象是,近年来青年脑卒中的发病率呈上升趋势,这有些令人吃惊[6,7]。Kissela 和他的同事[6] 发现,青年脑卒中的发病率从 1993—1994 年的 4.5% 上升到 2005 年的 7.3%。

脑卒中的病理生理学

缺血性脑卒中的主要病理生理机制包括颅内血管栓塞、原位血栓形成(通常影响小血管)和继发于血管狭窄的低灌注(图 10-5)。

脑卒中的典型特征受血管供血区域影响;每条血管都有与梗死区域相对应的典型症状。脑卒中可进一步分为大血管疾病(影响颈内动脉或椎基底动脉系统)、中血管疾病(影响大脑前、中、后动脉)、小血管(或腔隙)疾病,每一种都有相应的体征和症状(图 10-6)。

表 10-2 和表 10-3 列举了主要脑干综合征和腔隙性脑卒中相关的神经功能缺损,注意腔隙性脑卒中是由大脑主要动脉的小分支闭塞引起的[8]。

当脑血流长时间减少时会发生脑梗死;在较严重的病例中,可影响脑主要动脉供血交界区。在这

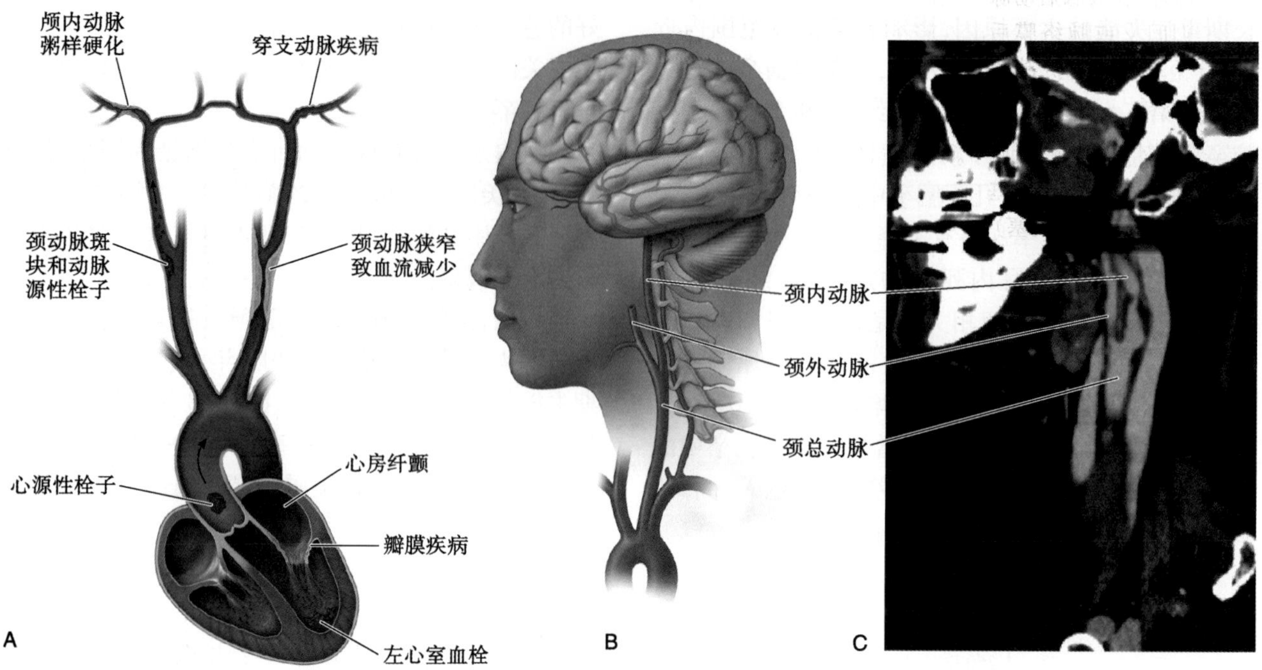

图 10-5　缺血性脑卒中的病理生理。(A)缺血性脑卒中的三个主要机制的图解：①远端出现的栓子阻塞颅内血管(如心房颤动产生的心源性栓子或颈动脉粥样硬化斑块引起的动脉到动脉栓塞)，常影响颅内大血管；②颅内血管原位血栓形成，主要影响颅内主要动脉的小穿支动脉；③主要的颅外血管(颈内动脉)或颅内血管狭窄引起的低灌注，常引起"分水岭"缺血。(B)和(C)颈总动脉、颈内动脉和颈外动脉的计算机断层扫描和重构。本例患者发现颈内动脉重度狭窄，可能与栓子或血流受限性缺血有关。

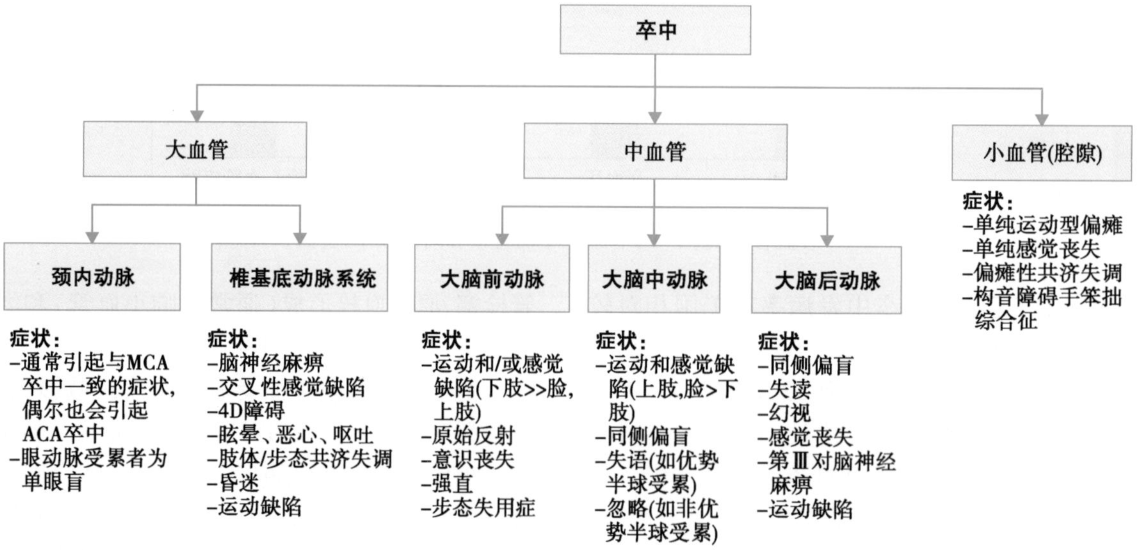

图 10-6　脑卒中的临床特征取决于受影响的血管区域。注：4D 障碍为复视(diplopia)、构音困难(dysarthria)、吞咽困难(dysphagia)、头晕(dizziness)

表 10-2 主要脑干综合征

血管分布区	神经系统症状
韦伯综合征(大脑后动脉的脚间支或脉络膜后动脉的中脑内侧基底支闭塞)	同侧动眼神经麻痹 对侧偏瘫
贝内迪克特综合征(大脑后动脉的脚间支或基底动脉的中脑支闭塞)	同侧动眼神经麻痹、瞳孔扩大 对侧感觉障碍 对侧共济失调、肢体震颤、舞蹈症、手足徐动(红核损害)
脑桥腹外侧部综合征(基底动脉到脑桥内侧的环状分支闭塞)	同侧展神经和面神经麻痹 对侧偏瘫 对侧偏身感觉障碍
小脑上动脉到脑桥腹侧的外侧部分闭塞	眼球震颤 对侧振动觉、位置觉、痛觉、温度觉和触觉障碍
小脑前下动脉至脑桥背外侧闭塞	同侧面瘫 展神经麻痹 对侧偏瘫 对侧感觉障碍
延髓背外侧综合征(多因椎动脉或小脑后下动脉闭塞)	同侧的小脑性共济失调 同侧霍纳综合征(上睑下垂、无汗、瞳孔缩小) 同侧面部和对侧身体痛觉和温度觉障碍 声带麻痹,吞咽困难,构音障碍 眩晕、恶心、呕吐、呃逆 眼球震颤和/或复视
延髓内侧综合征	同侧舌下神经麻痹 对侧偏瘫 对侧感觉障碍

表 10-3 典型腔隙综合征

病变的解剖位置	神经系统缺陷
内囊后肢或脑桥腹侧	对侧面部及上下肢偏瘫
丘脑腹外侧	对侧偏身感觉障碍伴感觉异常
脑桥腹侧,内囊或皮质下白质	对侧偏瘫和共济失调,主要是腿部
脑桥腹侧或内囊膝部	构音障碍、吞咽障碍、对侧面瘫和对侧手笨拙
内囊的膝部或前肢	对侧偏瘫合并运动性失语症(如果是优势侧)

种轻度到中度缺血神经组织的边缘,连接正常灌注区和核心梗死区的区域称为缺血半暗带。在脑梗死后的几个小时内,在 MRI 扩散加权序列就有可能看到缺血半暗带(图 10-7)。

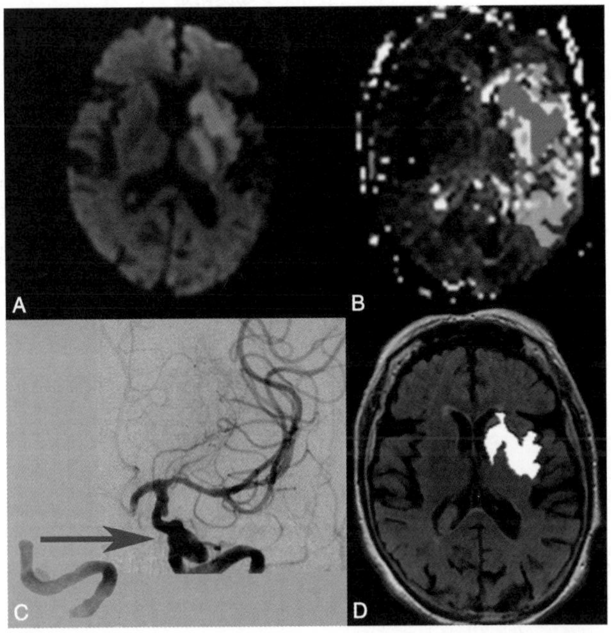

图 10-7 急性脑卒中的 MRI 表现。(A)一位 82 岁妇女突发右侧无力和言语不能 2.5 小时后的 MRI 弥散加权图像(DWI),显示左侧基底节区和内囊(浅色区域)内弥散受限。(B)静脉注射钆造影剂后左侧大脑半球的灌注缺损(实灰色信号)。B 的低灌注区域和 A 的弥散受限区域之间的差异称为弥散-灌注不匹配,用来估计缺血半暗带。如果不进行特殊治疗,梗死区域将扩大到大部分或全部灌注不足区。(C)该患者左侧颈内动脉取栓术前(左)和术后(右)血管造影。闭塞位于颈动脉末端。(D)3 天后复查的 FLAIR 图像与 A 图中初始 DWI 图像梗死区域相对应(白色区域),但没有 B 图中的梗死风险区范围大,说明动脉取栓术成功挽救大面积脑组织梗死。(图片供稿人:斯坦福大学医学博士 Gregory Albers)

脑缺血依次通过一系列级联反应最终导致神经元细胞死亡(图 10-8)。

与缺血性脑卒中相比,颅内出血导致的脑梗死继发于血肿的占位效应和颅内压升高。

脑血管闭塞后出现的特殊综合征可以用大脑不同区域的解剖关系来解释。例如,大脑中动脉脑卒中通常以面部和手臂偏瘫为特征,这是因为它主要累及了初级运动区;出现面部和手臂的偏侧感觉障碍则是由于它累及邻近的初级感觉区域;是否出现感觉性失语或运动性失语取决于脑卒中部位有无累及优势半球(图 10-9)[4]。

与大脑中动脉综合征不同,大脑前动脉综合征主要影响腿部,而大脑后动脉综合征导致视力障碍、脑神经麻痹和同侧偏盲(图 10-10 和图 10-11)。

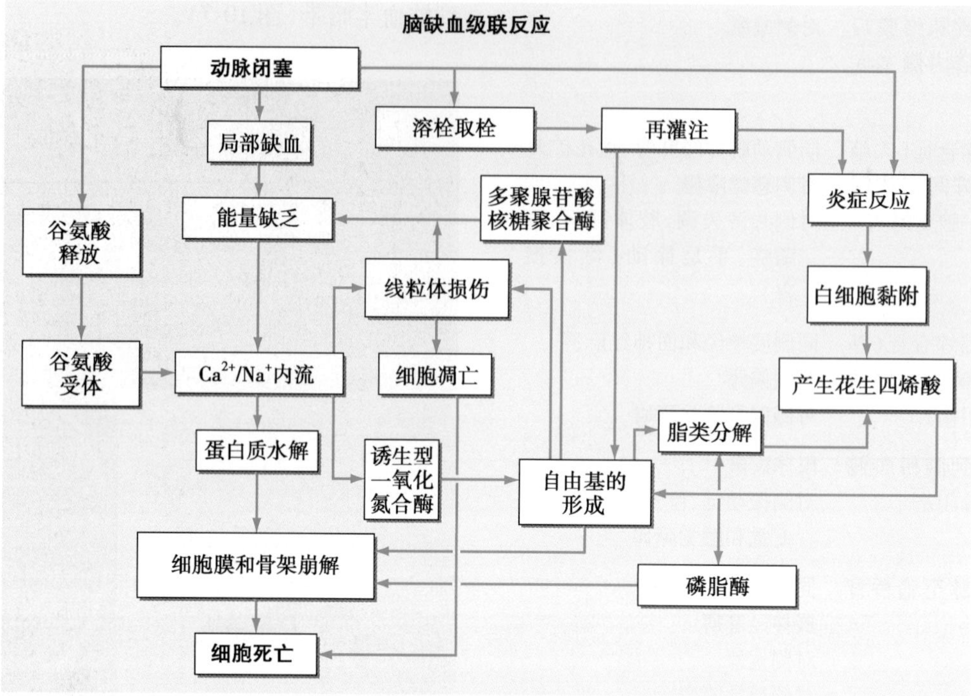

图 10-8 脑缺血级联反应的主要步骤

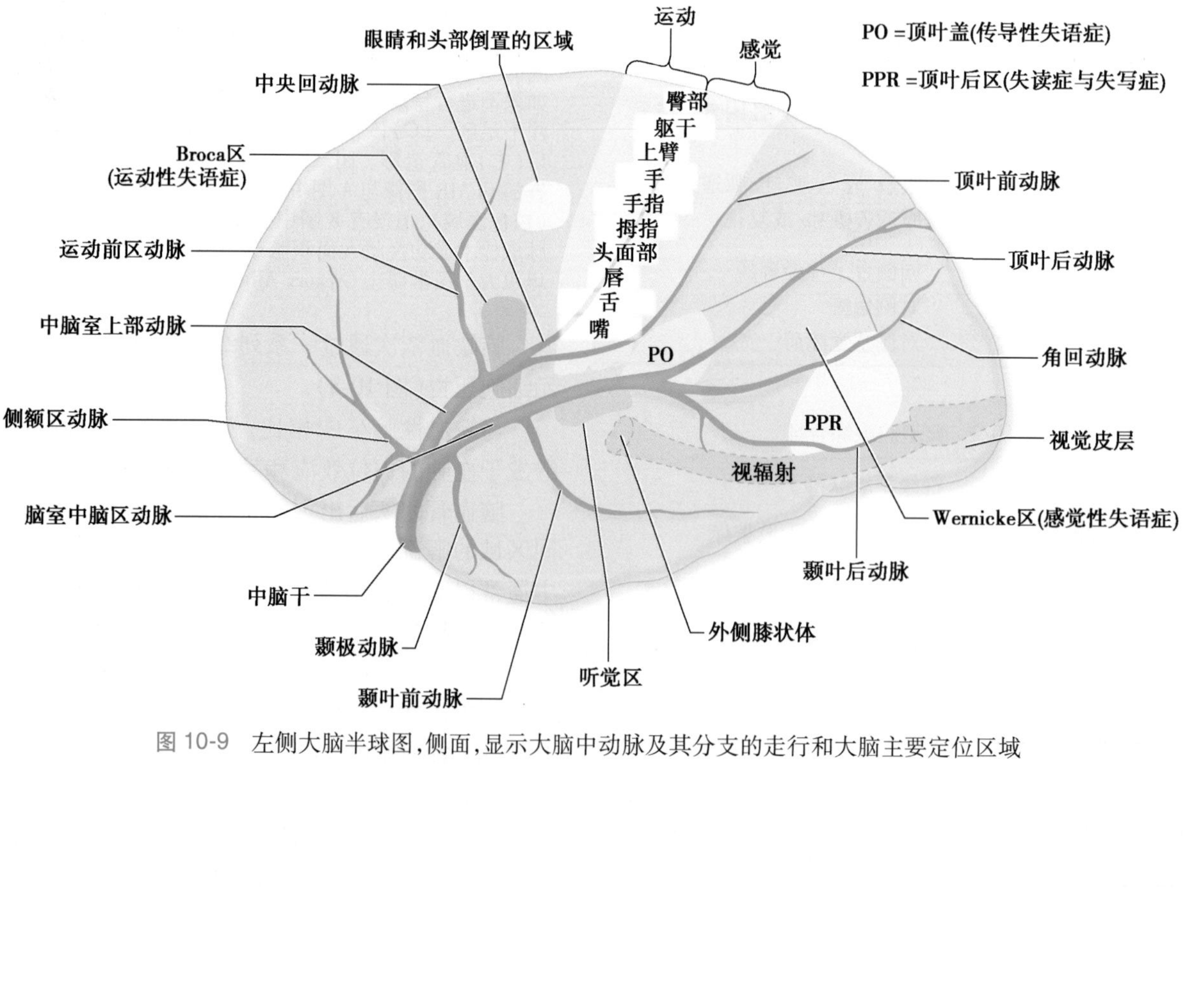

图 10-9 左侧大脑半球图,侧面,显示大脑中动脉及其分支的走行和大脑主要定位区域

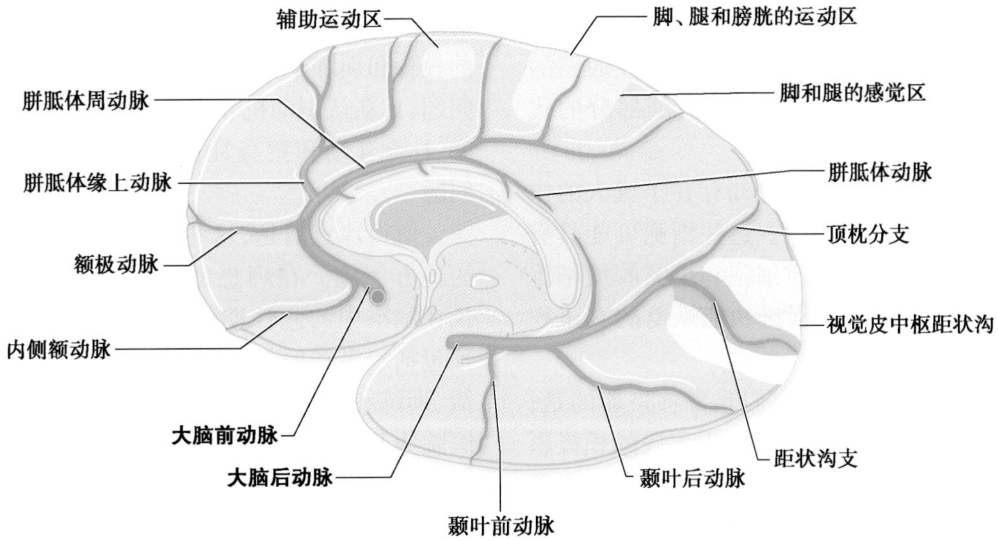

图 10-10 右侧大脑半球内侧图，显示大脑前动脉的分支及大脑主要功能区，另外也显示了位于大脑半球内侧面的大脑后动脉主分支的走行

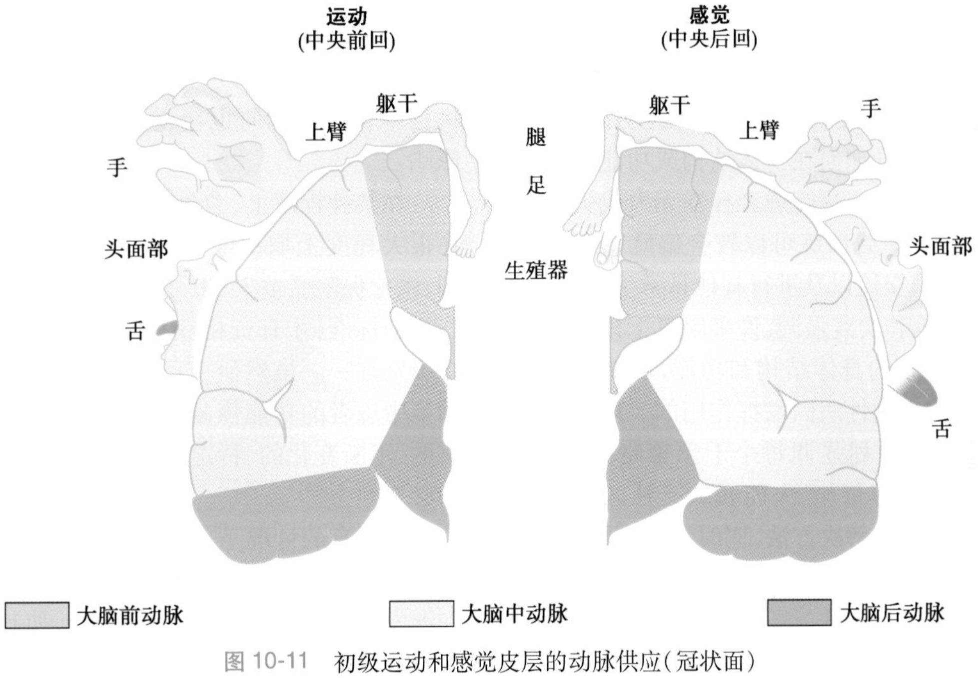

图 10-11 初级运动和感觉皮层的动脉供应（冠状面）

自然恢复和可塑性

令人惊讶的是，许多神经的自然恢复是在脑卒中发病后自然发生的。举例来说，在脑卒中发生时，73%～88% 的患者出现偏瘫，30%～36% 出现失语症，13% 出现吞咽困难；相比之下，脑卒中后 6 个月，只有 37%～48% 的患者有偏瘫，18%～30% 有失语症，4% 有吞咽困难[9-12]。在发病时存在严重上肢无力的患者中，高达 9% 的患者的手功能可得到较好的恢复，并且在脑卒中后 4 周表现出手部运动功能部分恢复的患者中，高达 70% 的患者会恢复良好[13]。

这种自然恢复的发生可能是由于正常的生理过程使组织修复，除了受损神经元的修复和局部血供的再通，还包括脑损伤区域水肿、局部化学毒素和碎片的吸收。这种自然恢复通常发生在脑卒中后的前几个月。其他的恢复被认为是神经可塑性的结果，神经可塑性是指中枢神经系统在受损后重组和重塑自身的能力。近年来，大量证据表明神经系统在受伤后具有适应和调整能力。神经可塑性可能是由多种机制引起的，其中包括解除失联系（即损伤远隔大脑区域的功能失活）[14]、梗死周围神经重组[15,16]、新生神经元的出芽、新生突触的发育或现有突触的活动增强、先前休眠的神经通路的唤醒以及健侧半球或其他受损较少大脑部分的代偿活动增加[17-19]。

此外,神经元干细胞目前已知存在于成人的中枢神经系统,存在于室管膜中。这些细胞可能具有分化为新生神经元、星形胶质细胞和少突胶质细胞的能力[20]。但这些干细胞促进功能恢复的真正程度仍不完全清楚。

令康复专业人员和科学家们非常感兴趣的是,神经可塑性能在多大程度上受到外界手段的积极影响,即我们或我们的干预措施如何影响大脑的恢复潜力。这也被称为经验依赖可塑性,干预措施包括活动或锻炼(例如标准的康复训练)、电或磁刺激、化学或药物干预和细胞疗法。现有越来越多的证据表明,外部干预可以影响大脑的愈合能力[21-23]。这也是许多康复干预的机制基础。

重要的是,我们要认识到大多数传统康复的治疗更多地专注于补偿脑卒中造成的神经功能缺损。脑卒中幸存者被教导如何在身体结构或功能缺损的情况下进行日常活动。尽管患者存在无力或失语等缺陷,大量的脑卒中后训练可以教会偏瘫患者如何走路、穿衣、洗澡、交流以及进行其他日常生活活动。然而,最近的理论和实践强调,许多康复干预措施之所以能够影响基础的身体结构和功能,可能是通过纠正功能障碍的机制性病因发挥作用的。理想的情况是,目前的康复计划强调每个干预策略的要素。鉴于需要为造成身体依赖、失能和缺乏社区参与的问题提供切实可行的解决方法,同时考虑到预期,以及最近发现的逆转某些身体缺陷的能力,将这两种方法相结合是至关重要的。

康复治疗的原则

尽管脑卒中的自然恢复大部分发生在前几个月,但据估计,大多数脑卒中患者遗留严重的残障,带来沉重的人身和经济负担[24,25]。然而脑卒中后的个体损伤可以通过特定的康复干预来控制,康复治疗的一个重要的共同特征是他们重视脑卒中后患者的整体体验,使康复成为一个整体性的任务。因此,脑卒中康复管理是一个强化而复杂的过程。脑卒中康复的其他特点包括:跨学科的性质和依赖综合协作的团队来进行照护,以目标为导向并注重结果(特别是那些集中于功能恢复、社区重新融入和生活质量的目标);基于成人学习理论和运动控制原则的教育和训练干预;强调提高患者体验和解决心理问题;重新认识动机和心理状态的重要性;注重与家庭、社会互动和招募社区资源;以及关注生活质量问题[26]。

值得注意的是,这些康复实践可以在许多不同的地方实施。在理想的"连续性医疗"中,康复干预在脑卒中的急性期就立即启动。最初的康复干预包括患者和照料者的教育、运动功能的评估和激活、训练和吞咽功能的评估。许多人随后会转到以医院为基础的急性期住院康复机构,在那里患者通常每天要接受数个小时的综合治疗。此外,如果康复需求较低或承受度有限,患者可能会转入亚急性康复项目。这些项目通常只提供每天 1~2 小时,每周最多 5 天的治疗,在专业护理机构中进行。随后,脑卒中患者通常在家中和/或门诊康复机构接受治疗,其治疗的频率和强度差别很大。这两种方法成为康复护理中更受欢迎的方式。患者在不同机构中轮转的方向也会受到服务花费和可行性的影响。

在某种程度上,急性期后住院患者康复的开展在很大程度上取决于保险状态和承保范围。在美国,医疗保险受益人(其中许多是老年人)必须符合严格的标准,才有资格获得急性期后住院康复的五个级别之一。虽然研究已经表明,住院康复治疗对脑卒中患者的功能恢复有明显益处,但还必须有严格的、不断变化的、特定时间的文件标准来证明康复的必要性[27,28]。

在所有的情况下,脑卒中康复项目有五个共同的目标:①预防、识别和管理危险因素、医疗合并症和继发并发症;②训练脑卒中患者,使其尽可能独立完成功能性任务;③帮助患者及其家属在心理和社会层面适应和应对;④促进恢复到先前的生活角色并重新融入社会;⑤终极目标是提高脑卒中患者的生活质量。每一个目标将会在本章节进行系统地介绍和阐述。

脑卒中的危险因素

脑卒中的危险因素通常分为可干预的和不可干预的两类。对不可干预的危险因素虽然无法采取有效预防措施,但康复医师可以通过处理可干预的危险因素从而在脑卒中幸存者的脑卒中二级预防中发挥关键作用(表 10-4)。

表 10-4　脑卒中危险因素

危险因素	相对风险	采取措施相对降低风险	需要治疗的人数[a]	
			一级预防	二级预防
高血压	2~5	38%	100~300	50~100
心房纤颤	1.8~2.9	68%华法林,21%阿司匹林	20~83	13
糖尿病	1.8~6	没有证明的效果		
吸烟	1.8	1 年为 50%,5 年后为基线风险		
高脂血症	1.8~2.6	16%~30%	560	230
无症状性颈动脉狭窄	2.0	53%	85	N/A
症状性颈动脉狭窄(70%~99%)		2 年为 65%	N/A	12
症状性颈动脉狭窄(50%~69%)		5 年为 29%	N/A	77

[a] 每年预防一次脑卒中需要治疗的人数,这里不包括其他心血管事件的预防。
N/A,不适用。

缺血性脑卒中可干预的危险因素包括高血压、糖尿病、心律失常(心房颤动)、颈动脉狭窄、睡眠呼吸暂停、吸烟和久坐的生活方式[29]。戒烟至关重要,因为吸烟者发生脑卒中的风险是非吸烟者的 2~4 倍。控制高脂血症、久坐不动的生活方式以及继发的心血管疾病可将未来发生脑卒中的风险降低 25%[8,30,31]。未控制的糖尿病患者未来发生脑卒中的风险可高达 3 倍[32]。研究表明,症状性颈动脉狭窄(>70%)会显著增加同侧脑卒中的风险。颈动脉内膜切除术在这类患者中的风险与获益需要仔细权衡;颈动脉内膜切除术的围手术期脑卒中风险约为 1.9%,而 5 年的脑卒中绝对风险度降低 5.9%[33]。

有必要特别考虑脑卒中患者的抗血小板治疗,通常需要仔细权衡低剂量阿司匹林(每天 81~325mg)和氯吡格雷的利弊;两者联合使用可明显增加颅内出血的风险,但是也降低了脑卒中再发的风险[34]。

缺血性脑卒中不可干预的危险因素,包括年龄超过 55 岁(55 岁以后年龄每增加 10 岁,脑卒中风险增加 1 倍)、男性、种族、家族史和地理位置。非裔美国人发生脑卒中的概率是白种人的两倍,西班牙裔美国人患脑卒中的概率是白种人的 1.5 倍。居住在美国东南部的美国人比美国其他地区的人更容易发生脑卒中[8]。

高血压是颅内出血的主要危险因素。在老年人中,脑淀粉样血管病引起的血管异常更为常见,常表现为多灶性的脑叶出血。颅内出血的其他危险因素包括血管畸形(脑血管瘤和动脉瘤)、凝血障碍(例如血友病、血管性血友病和抗凝治疗)和酒精中毒[8,35,36]。

康复患者若发生过短暂性脑缺血发作(TIA)也必须适当使用抗凝治疗,因为大约 15% 的 TIA 患者会在 3 个月内发生脑卒中(许多患者会在 48 小时内发生脑卒中)。TIA 患者发生脑卒中的风险可通过 $ABCD^2$ 评分[37]来评估(表 10-5)。

表 10-5　短暂性脑缺血发作后脑卒中风险:$ABCD^2$ 评分

临床指标	评分
A:年龄≥60 岁	1
B:收缩压>140mmHg 或舒张压>90mmHg	1
C:临床症状	
单侧肢体无力	2
不伴肢体无力的言语障碍	1
D:症状持续时间	
>60min	2
10~59min	1
D:糖尿病(口服药物或胰岛素)	1
总分	**各条目得分合计**
$ABCD^2$ 评分总和	3 个月的脑卒中发生率(%)[a]
0	0
1	2
2	3
3	3
4	8
5	12
6	17
7	22

[a] 数据范围来源于 5 个研究队列。
摘自 Johnston SC, et al. Validation and refinement of score to predict very early stroke risk after transient ischaemic attack. Lancet 2007;369:283。

由于 TIA 患者在 48 小时内发生脑卒中的风险很高,在康复病房住院的这类患者必须接受合适的诊治(例如请神经科医生会诊、积极的抗凝治疗)。值得注意的是,与单独使用阿司匹林治疗的 TIA 患者相比,联合使用阿司匹林和氯吡格雷治疗的 TIA 患者有好的功能预后和生活质量,但他们也有更大的脑内出血风险[38]。

医疗合并症

脑卒中的发生几乎总是与需要治疗的合并症有关[26,39,40]。尽管这些合并症在类型、严重程度和影响上各不相同,但它们在脑卒中患者出现的概率较普通人群高[11]。存在多种合并症可能会对脑卒中患者的预后产生不利影响[9,41-43]。这些不利因素可以被归结为以下几类:①在康复期间需要专业医护人员继续治疗的既往疾病,或者需要警惕的疾病;②总体身体机能水平低下,如营养状态、体液平衡、排便及排尿功能;③继发性的脑卒中后并发症,如由于脑卒中、制动或脑卒中患者的治疗导致的静脉血栓形成和肺炎;④既往慢性疾病的急性加重,比如冠心病患者心绞痛发作、糖尿病患者高血糖症[26]。表 10-6 总结了最近报道的各种并发症的发生率。

表 10-6 脑卒中后的常见并发症

	Davenport 等, 1996[44]	Langhorne 等, 2000[45]	Roth 等, 2001[39]	Indredavik 等, 2008[46]
参与者	607	311	1 029	489
研究/设置	单中心	多中心	单中心	单中心
并发症率(总)	59%	85%	75%	64%
肺部感染	12%	22%	4%	11. 2
尿路感染	16%	23%	30. 5%	16%
疼痛	NR	43%	14. 2%	26%
压疮	18%	21%	4. 3%	0. 6%
跌倒	22%	25%	10%	8. 4%
抑郁	5%	16%	13%	NR
深静脉血栓形成	3%	2%	4%	0. 6%
肺栓塞	1%	1%	1%	0. 6%
心肌梗死/心绞痛	NR	NR	3%	4. 5%
充血性心力衰竭	NR	NR	2%	NR
心搏骤停/心律失常	NR	NR	3. 2%	NR
消化道出血	NR	NR	3. 1%	NR

严重的生理失调也许是最常见但又容易被忽略的合并症,可导致正常姿势反射消失从而引起直立性低血压,静息心率和运动心率增加,高分解代谢状态,抑郁,肺活量降低,胃肠道蠕动减慢,尿潴留和静脉淤血[47,48]。

与其他并发症相比,更多证据表明静脉血栓栓塞是一种可以预防的并发症。静脉血栓栓塞的发生率为 10%~45%[49,50],现有证据表明,重复使用低剂量的普通肝素或(最好是)低分子量肝素,或者其他抗凝药物可以降低静脉血栓栓塞的发生率[51,52]。导致脑卒中的心脏问题决定具体的抗凝方案;非瓣膜型房颤患者抗凝治疗方案取决于是否合并充血性心力衰竭、高血压、年龄>75 岁、糖尿病和既往脑卒中病史(CHADS2 评分)[53](表 10-7)。

接近 1/4 的脑卒中患者存在肺炎[45],主要是由于食物和胃内容物的误吸,部分原因是胸壁和腹壁肌肉无力引起的呼气肌力量减弱,进而导致咳嗽无力[54-60]。

相当大比例的脑卒中患者存在心脏疾病。心脏疾病是脑卒中患者第一个月内死亡的第二大常见原因,也是脑卒中后期最常见的死亡原因[40,61-63]。由于缺血性脑卒中和缺血性心脏病具有共同病因,也就可以理解约 2/3 的脑卒中患者合并有冠心病。最重要的是,心脏病对脑卒中后生存率和康复效果有不利影响[61]。尽管如此,但同样重要的是,即使是严重心脏病的脑卒中患者也可以在康复过程中获得改善[41]。

表 10-7　不同心脏疾病长期使用抗血栓药物的建议

疾病类型	建议
非瓣膜性房颤	计算 CHADS2[a] 评分
• CHADS2 评分等于 0	阿司匹林或不需要抗血栓
• CHADS2 评分等于 1	阿司匹林或 OAC
• CHADS2 评分大于 1	OAC
风湿性二尖瓣疾病	
• 心房颤动，既往栓塞病史，或心房附壁血栓，或左心房直径>55mm	OAC
• 使用 OAC 过程中仍出现栓塞或附壁血栓	OAC 联合阿司匹林
二尖瓣脱垂	
• 无症状	不需要抗血栓治疗
• 有其他隐源性脑卒中或 TIA	阿司匹林
• 心房颤动	OAC
二尖瓣环钙化	
• 无房颤，但有全身性栓塞，或其他隐源性脑卒中或 TIA	阿司匹林
• 服用阿司匹林过程中心房颤动复发	OAC
• 合并心房颤动	OAC
主动脉瓣钙化	
• 无症状	不需要抗血栓治疗
• 隐源性脑卒中或 TIA	阿司匹林
主动脉弓活动性粥样硬化斑块	
• 隐源性脑卒中或 TIA	阿司匹林或 OAC
卵圆孔未闭	
• 隐源性缺血性脑卒中或 TIA	阿司匹林
• 有 OAC 使用指征（深静脉血栓形成或高凝状态）	OAC
机械心脏瓣膜	
• 主动脉瓣位置、左房大小和窦性心律正常的双叶瓣或 Medtronic-Hall 侧倾碟瓣	VKA，目标 INR2.5，控制范围 2~3
• 二尖瓣位置的斜碟瓣或双叶瓣	VKA，目标 INR3.0，控制范围 2.5~3.5
• 二尖瓣或主动脉瓣位置，心尖前壁心肌梗死，或左心房增大	VKA，目标 INR3.0，控制范围 2.5~3.5
• 二尖瓣或主动脉瓣位置，合并心房颤动，或高凝状态，或低射血分数，或动脉粥样硬化性血管疾病 • INR 达标的全身性栓塞	阿司匹林联合 VKA，目标 INR3.0，控制范围 2.5~3.5；增加阿司匹林和/或增加 INR：先前目标为 2.5 增加到 3.0，控制范围 2.5~3.5；之前的目标从 3.0 增加到 3.5，控制范围 3~4
生物瓣膜	
• 无其他 VKA 治疗适应证	阿司匹林
感染性心内膜炎	避免使用抗血栓药
非细菌性血栓性心内膜炎	
• 伴有全身性栓塞	足量普通肝素或皮下注射低分子量肝素

[a]CHADS2 评分计算如下：年龄>75 岁 1 分，高血压 1 分，充血性心力衰竭 1 分，糖尿病 1 分，脑卒中或 TIA 2 分，得分总和即为 CHADS2 总分。

阿司匹林剂量 50~325mg/d；除非另有说明，OAC 的目标 INR 在 2~3。

INR，国际标准化比率；OAC，口服抗凝剂（VKA，凝血酶抑制剂，口服Ⅹa 因子抑制剂）；TIA，短暂性脑缺血发作；VKA，维生素 K 拮抗剂。

摘自 Singer DE，et al. Chest 2008，133：546S. Salem DN，et al. Chest 2008，133：593S。

约1/3的脑卒中患者会出现二便失禁[64],通常通过行为疗法和/或药物干预。大约1/4的患者会发生压疮,可以通过减少压迫、营养支持和经常查看皮肤来预防和治疗[45]。多达1/4的脑卒中患者会发生跌倒,在脑卒中后抑郁的患者中更多见[45,65],康复专业人员经常将预防跌倒策略纳入治疗计划(表10-8)。

表10-8 脑卒中后患者跌倒和摔伤的预防策略

- 通过宣传手册教育患者和家属做好安全防护措施;包括口头提醒患者不要自行起床和提醒使用护理呼叫铃
- 在床边提供明显的标志,提醒患者不要自行起床
- 使用床上和椅子上的警报器
- 随时在椅子上系紧安全带,并设有安全带警报器
- 考虑适当使用约束(例如背心、固定式安全带、骨盆带)——必须密切监督的情形
- 当患者不进行床边转移时,始终保持床栏固定
- 降低床的高度
- 在床边铺上橡胶垫
- 垫高患者的臀部和其他骨突起处
- 使用音频或视频监视器(需要有人听或看)
- 一对一的看护

值得注意的是,多达70%的偏瘫患者都有肩痛[66-68]。肩部疼痛多见于脑卒中后的第一个月。并且,肢体痉挛的患者比肌张力低下的患者更常出现肩痛。

越来越明确的是脑卒中二级预防是重要的可预期效果的康复经验。参与有组织的康复项目使专业人员有机会成功实施预防脑卒中复发的干预方案。既往的脑卒中史加上对脑卒中复发后遗症的恐惧常常会增强患者的主动性和依从性,促使他们通过改变生活方式和医疗干预等方式来减少与脑卒中有关的危险因素[69]。

病损、失能以及解决这些问题的康复干预措施

运动控制

失去对胳膊、腿和核心肌群的运动控制会导致四肢和躯干麻痹或瘫痪。可部分运动的患者需通过正规的强化训练进行频繁的伸展运动来被动保持躯体活动范围。越来越多的研究证实了特定任务训练在康复计划中的作用[70]。这些干预措施来源于运动生理学领域,主要侧重于练习、重复和训练强度,利用"训练的特异性",在可行范围内通常使用效果突出或患者更加感兴趣的活动。例如,人们发现踏步练习可以提高踏步功能[71-74],减重平板步行训练和减重地面步行训练是促进行走功能恢复的常用方法[75,76]。

大多数康复干预措施是训练躯体独立活动。脑卒中患者学会独立进行日常生活活动,包括穿衣、洗澡、卫生、进食、如厕、转移、活动和行走[26,70,77-81]。大多数干预措施包括演示、监督、实践和反馈。运用习得理论的原理,训练通常从简单的任务开始,经常把活动分解成多个组成部分,循序渐进,把难度和强度不断提高。成功完成看似很小的任务有助于促使患者完成更多的功能独立任务,从而帮助患者提高日常生活活动能力。在所有训练中,都必须特别强调安全的重要性,需要预防跌倒、外伤以及提醒对危险动作做出正确判断。

为了促进患者顺利回归社区,需要对工具性或社区级别的日常生活活动进行训练,包括驾驶,洗衣服,做家务,超市购物等。

必要时可使用专门设备使脑卒中患者能够在日常活动中更加独立,并确保安全。可使用方便且耐用的医疗设备协助患者进行行走、保持平衡、转移、伸手取物、穿衣等活动(表10-9)[80]。

痉挛和反常运动模式是脑卒中的常见伴随症状。痉挛是上运动神经元受损的部分表现,为速度依赖性的,对肌肉被动牵伸产生的一种单向的(屈曲或伸展)抵抗。这种不自主运动影响体位和肢体运动,经常会干扰患者行走、移动和完成日常生活任务。有时,痉挛可严重致残,偶可引起疼痛,也有某些情况下患者发现肌张力增加是有益的。只有当肌张力的升高影响功能、睡眠或引起疼痛时才进行治疗。

痉挛的处理包括经常持续的主动拉伸,改良姿位摆放和/或夹板进行适当的固定,使用振动或电刺激,使用选择性的口服和注射药物,以及少数需进行外科干预。这些干预措施中的每一项都有不同程度的效果,可以单独或与其他干预措施联合使用(表10-10)[80,82-88]。

脑卒中引起的共济失调、肌张力障碍、帕金森样僵直、震颤和运动迟缓反映了其他的运动控制问题,这些问题是由特定类型的脑卒中引起的,会对患者的运动质量产生不利影响。每种情况都有特定的具体的康复策略。

表 10-9　增强上肢功能的辅助设备

进食用具	洗澡和梳洗打扮用具	浴室转移设备	穿衣工具
带组合把手的银器；自流平匙	毛巾手套	防滑地垫	扣纽器
摇臂刀	手持喷头	有或没有靠背的淋浴椅	长柄触手
通用袖口适配器	长柄海绵	浴缸转移板凳	魔术贴封口（代替拉链和纽扣）
改装杯子和杯把	带绳肥皂	抓杆	穿袜器
护板，吸力板或防滑板	活动镜（附于墙上）	液压式或电动式升降浴缸、升降式马桶或者坐便器（有或没有扶手）	长柄鞋拔
防滑盘垫纸	改装剃须设备		松紧鞋带（无须系鞋带）
带勺的盘子	带组合手柄的牙刷、梳子、发刷		拉衣服的环圈或带子

表 10-10　脑卒中患者常见的挛缩部位和需要活动的肌肉

关节	牵伸方向	牵伸肌肉
肩关节	屈曲，外展	背阔肌、胸大肌、大圆肌
	外旋	肩胛下肌
掌指关节	伸展	所有手指屈肌，拇指屈肌
腕关节	伸展	桡侧腕屈肌、尺侧腕屈肌
髋关节	外展	内收肌
踝关节	背屈	腓肠肌、比目鱼肌
	外翻	胫骨后肌、胫骨前肌

语言

失语症是一种语言功能障碍，即难以使用词语或符号来传递概念或思想，不受言语运动中枢支配，导致语言的表达或理解以及说、听、读、写的能力下降。约 1/3 或更多的脑卒中患者存在失语症相关的交流障碍，会对生活质量产生不利影响。与言语专业人员或交流伙伴进行强化语言训练，以及使用计算机模式的强化语言训练，都可以取得不同程度的治疗效果[89-93]。

偏侧空间忽略

大约有 1/3 的脑卒中患者会出现偏侧空间忽略，表现为容易忽略一侧的周围环境或身体。值得注意的是，偏侧空间忽略对功能的负面影响远远大于患者本人、家人和专业医护人员的预期。偏侧空间忽略可能会导致跌倒，也可能导致脑卒中患者容易撞击到忽视侧物体，无法给忽略侧的身体穿衣或清洁，或损害阅读能力。这些缺陷中的多种与判断力下降和冲动性增加相关，增加了安全隐患。治疗方法通常为修复使患者注意到忽略侧的神经功能，或通过提示和提醒来指导患者补偿注意忽略侧。有关其功效的证据目前尚无一致性结论[94,95]。非优势半球脑卒中的患者还会表现出言语表达或找词困难，其中部分患者可能会从集中综合治疗中获益。

构音障碍

构音障碍是由于发音器官的肌力减弱或不协调导致的言语运动肌肉运动障碍。特定的发音治疗可能对解决这些缺陷有不同程度的帮助。

认知功能

超过 1/3 的脑卒中幸存者可能会出现脑卒中后不同认知领域的功能受损[96]，包括注意力、专注力、加工速度，和实践、感知、记忆和执行功能，其中执行功能包括计划、组织、排序、优先排序、推理、解决问题和判断。对这些损伤进行筛查是很有价值的。虽然认知训练的有效性在数量和质量上尚无一致结论，但一般认为这些策略是有用的[97,98]。

吞咽

1/3~2/3 的脑卒中患者有吞咽困难的症状，大约一半的吞咽困难患者有误吸现象。相当大比例的吞咽困难患者有“隐性误吸”，在临床表现上不容易识别[99]。这意味着很大比例的脑卒中患者存在肺炎和其他并发症的风险。吞咽困难和误吸会导致肺炎、营养不良、脱水和虚弱[100,101]。在吞咽的 3 个阶段中，前 2 个阶段（即口期和咽期）是最常见的受累时期，其原因是吞咽肌肉无力、痉挛和不协调。治疗包括吞咽肌肉的锻炼，进食时调整头部和颈部的体位，以及调整饮食结构[102-104]。替代喂养方案一般通过肠饲管维持营养和水分[80,105,106]。

解决社会心理学问题

抑郁和焦虑

据估计，大约 1/3 的脑卒中患者会经历脑卒中后抑郁，随着脑卒中严重程度的增加，脑卒中后抑郁的发生率也在增加[107]。焦虑、内疚、愤怒和其他各种心理反应也会发生。抑郁的发病基础可能既有器质性成分，也有反应性成分。器质性原因是负责情绪的脑组织损伤的生理影响，而反应性原因可能是个体对近期出现的失能和依赖性的情绪反应。脑卒中后抑郁与功能预后差相关，可能与患者执行日常生活任务的主动性降低，以及治疗训练项目参与度减少有关。康复专业人员需要评估患者脑卒中后抑郁和其他心理问题，并且在患者出现情绪改变的时候能够及时识别，这点至关重要。脑卒中后抑郁患者通常依赖于综合治疗，包括心理治疗、心理咨询、通过康复团队成员和家人的亲自照顾促进身体和功能恢复，以及合理地使用抗抑郁药物。目前已经有几个随机对照试验证明了这些药物在治疗脑卒中后抑郁及改善功能状态方面的疗效[108,109]。

家庭

脑卒中会对患者的家庭造成巨大的影响，家庭成员和其他亲人必须应对患者自身对脑卒中后功能丧失产生的情绪反应。家庭成员也非常需要教育、咨询和情感支持。当患者表达出或者暗示需要从家人那里获得情感支持的时候，这些家庭需求会变得更加复杂。

照料者

对某些患者和某些情况而言，对照料者的培训可能是有效的康复计划中最重要的项目，特别是当脑卒中患者需要依赖他人来进行许多活动或确保安全时。尽管大部分培训的目的在于指导照料者学习特定的动作以促进安全有效地照顾脑卒中患者，但是一些培训还涉及培养照料者的洞察力，使其能够识别脑卒中患者能够独立完成哪些动作，以及哪些活动需要他人协助。这样，就保证了脑卒中患者最大程度的独立和自主。此外，照料者在运动过程中有受伤的风险，因此，对照料者进行安全教育成为一项至关重要但往往容易被忽略的培训项目。患者新发的致失能病会对家庭造成情感损耗，从而使照料者的身体健康负担变得复杂。通常，这些问题可以通过正规的培训和咨询来解决。

重返社区

对社区参与活动进行有效训练是康复的关键作用。这通常需要练习社区层面的技能，比如认路、乘坐公共交通和购物（表 10-11）。

表 10-11 脑卒中幸存者使用公共交通工具相关问题的评估

身体水平	1. 离开住所是否需要协助？ 2. 步行（或使用轮椅）到达站点（巴士或火车站）是否需要协助？ 3. 患者家和站点之间的街道有多宽？患者步行到站点安全吗？ 4. 是否需要协助搭乘公共交通工具？ 5. 患者能安全地站在运载工具上吗？ 6. 可使用哪些设施（可升降公共汽车，轮椅升降机，专用运输工具，专用座椅）？
认知	1. 患者能找到并识别出站点吗？ 2. 一旦上了公共交通工具，患者能认出最终目的地吗？ 3. 患者能忍受车辆上的噪音和拥挤吗？ 4. 患者能可靠和准确地支付旅费吗？
沟通交流	1. 患者能把目的地告诉司机或售票员吗？ 2. 患者能看懂地图或日程表吗？ 3. 患者是否可以和其他乘客沟通，以便坐到座位上去，或者到下车门处？

令人遗憾的是，目前在许多治疗计划中，除了少数的渐进式综合康复计划之外，参与社区活动的启动通常被忽略或边缘化。然而，大多数情况下，融入社区问题会在脑卒中后期或其他非医疗机构中（如果有的话）得到解决。

护理过渡是康复过程的一个重要组成部分，需要康复小组的所有成员都参与其中。除了培训家属/看护人外，还需要确保患者能够在一个安全、无障碍的环境中生活以便顺利重返社区，这需适当募集社区支持资源。院外护理和长期看护有助于确保能提供必要的支持以及保证建立恰当的生活方式。

解决生活质量问题

脑卒中康复计划的最终目标是提高脑卒中患者的生活质量。已发现脑卒中患者的生活质量会下降，这毫不奇怪，抑郁、社会支持和功能状态是生活质量水平的主要预测指标[110-112]。

每个人都有自己独特的生活质量要求。对于某些脑卒中幸存者来说，保持稳定的医疗和改善他们的健康水平是首要目标。对另一些脑卒中幸存者而言，他们的生活质量与是否能够独立完成日常功能任务(如穿衣和行走)直接相关。有些人看重与家人或朋友相处的时间和质量,而有些人的生活质量与重返工作岗位、进行社交活动和与他人的互动联系起来。因此,了解脑卒中患者的观点和预期目标是成功实施康复计划的核心。

需要解决的重要生活质量问题还包括驾驶、人际关系、亲密行为和性功能、儿童保育、就业和复健。虽然其中一些问题在年轻人的康复中更为突出,但它们适用于任何年龄的脑卒中相关功能缺陷患者。这些问题一直被普遍低估,几乎被临床医师忽视,调查者也没有充分研究。最近的研究估计,大约 1/3 的脑卒中患者重返工作岗位[113],很少有人定期参加体育活动或锻炼[114]。尽管存在这些事实,专业人士仍可以对脑卒中后患者做更多的工作来强调就业和有氧健身训练的重要性。

安排有序的康复治疗的结果和效果

大多数研究表明约 1/3 的脑卒中患者遗留中度失能,约 10% ~ 15% 的人会遗留重度失能[26]。据估计,近 80% 的脑卒中患者能够行走,但有趣的是,只有不到 20% 的人能够走出家门[26]。大约 2/3 或更多的人能够独立地进行日常生活活动。一般来说,大约 3/4 的患者在急症住院或康复治疗后出院回家[1,26]。研究者对脑卒中预后的预测因素进行了大量研究,发现这些因素包括最初身体损伤的性质和严重程度;认知、沟通和学习能力;并存疾病的存在和严重程度;应对能力;家庭和社会支持的力度和有效性;康复干预项目的性质和质量[26]。有组织和有重点的康复计划可以有效改善功能预后[115-120],令人惊讶的是,甚至可以降低死亡率(表 10-12)[116]。

表 10-12 影响脑卒中预后和结果的潜在不良因素

- 高龄(生理年龄比实际年龄更重要)
- 合并症,尤指那些限制行动的合并症
- 发病前功能水平低
- 延迟(急性发作后)治疗或启动康复
- 梗死或出血的位置、类型和面积大小(面积越大,越严重)
- 认知、意识水平、沟通和学习能力的缺陷或存在感觉忽略
- 脑卒中后 4 周运动恢复程度低;肢体迟缓
- 心理因素,如应对能力有限和抑郁的存在
- 社会支持有限

脑卒中康复新进展

技术的发展和应用促进了脑卒中康复领域的发展与创新[121-123]。以往,设备的使用主要集中在辅助技术上,而最近的技术集中在治疗的应用上,这些设备可用于改善运动、语言和视觉空间感知能力,甚至可能影响神经可塑性。康复机器人能够重复任务,促进任务难度的分级递进,记录任务表现,并向患者和治疗师提供反馈。然而,它们的有效性目前仍受到质疑[76]。使用电子游戏,虚拟现实和触觉交互技术,以及外骨骼矫形器可以增强这些设备在促进运动功能康复方面的能力。

目前大量研究正在探索使用刺激皮层的神经调控技术,通过调节神经可塑性来促进脑卒中康复。当前许多正常进行中的研究方案都使用(并比较)侵入性和非侵入性(经皮层)方法对患侧和健侧大脑半球进行电刺激或磁刺激[124-126]。

药物作为潜在的治疗手段尚未受到太多的关注,尽管它们在促进康复方面的作用正在重新呈现,例如使用氟西汀促进运动康复[127]。其他有潜力的候选药物包括苯丙胺、左旋多巴和其他多巴胺能药物。在增强运动功能、觉醒和语言功能方面,这些药物测试都取得了不同程度的成功。尽管其有效性证据仍有争议,但仍有少部分关于药物疗效的报道,而且在美国各地的康复中心,这些药物的使用是零散的、不一致的[128]。

这些新的技术中有几个重要的共同特征,主要是它们的基础均是神经生理学上的可塑性机制。在这些新技术中,单项技术的效果可能是有限的,然而,把这些干预措施组合起来使用的效果最好。可以预见的是,未来的康复计划将同时进行各种治疗组合,包括与社会心理支持结合起来的机器人引导训练,药物促进,皮层的电刺激或刺激等。

前景

近年来,脑卒中患者的康复护理发生了巨大变化。过去与脑卒中康复相关的消极和简约态度已被当前积极主动和密集的治疗方法所取代。这些方法不仅更加智能和专业,更重要的是,它可能对脑卒中患者更有益。不过,这种现代的康复策略并没有被康复机构广泛地统一采用。这些原理和实践相关的康复效果,如更好的功能独立、更多的社区参与、积

极的生活方式和寿命的延长等,为这种康复策略的应用提供了令人信服的证据。

(王鑫 译,陈曦[*] 温红梅 校)

参考文献

1. Graham JE, Granger CV, Karmarkar AM, et al. The Uniform Data System for Medical Rehabilitation Report of follow-up information on patients discharged from inpatient rehabilitation programs in 2002–2010. *Am J Phys Med Rehabil*. 2014;93:231–244.
2. Hatano S. Experience from a multicentre stroke register: a preliminary report. *Bull World Health Organ*. 1976;54(5): 541–553.
3. Benjamin EJ, Blaha MJ, Chiuve SE, et al. American Heart Association Statistics Committee and Stroke Statistics Subcommittee Heart Disease and Stroke Statistics-2017 Update: A Report From the American Heart Association. *Circulation*. 2017 Mar 7;135(10):e146–e603. Erratum in: Circulation. 2017 Mar 7;135(10):e646. Circulation. 2017 Sep 5;136(10):e196.
4. Smith WS, Johnston S, Hemphill J III. Cerebrovascular diseases. In: Kasper D, Fauci A, Hauser S, Longo D, Jameson J, Loscalzo J, eds. *Harrison's Principles of Internal Medicine*. 19th ed. New York, NY: McGraw-Hill; 2014. Available at http://accessmedicine.mhmedical.com.proxy.kumc.edu:2048/content.aspx?bookid=1130&sectionid=79755261. Accessed January 20, 2018.
5. US Burden of Disease Collaborators. The state of US health, 1990–2010: burden of diseases, injuries, and risk factors. *JAMA*. 2013;310:591–608.
6. Kissela BM, Khoury JC, Alwell K, et al. Temporal trends in stroke incidence in a large, biracial population: age at stroke. *Neurology*. 2012;79:1781–1787.
7. Costa C, Dubinsky R. Racial and ethnic disparities in stroke. Declining age at time of stroke. Analysis of the nationwide inpatient sample 1988–2010. *Neurology*. 2014;82 (10 suppl):S12.002.
8. Gershkoff A, Moon D, Fincke A, Dangaria H. Stroke rehabilitation. In: Maitin IB, Cruz E. eds. *Current Diagnosis & Treatment: Physical Medicine & Rehabilitation*. New York, NY: McGraw-Hill; 2014. Available at http://accessmedicine.mhmedical.com.proxy.kumc.edu:2048/content.aspx?bookid=1180&sectionid=70377871. Accessed January 24, 2018.
9. Foulkes MA, Wolf PA, Price TR, et al. The stroke data bank: design, methods, and baseline characteristics. *Stroke*. 1988;19:547–554.
10. Kotila M, Waltimo O, Niemi ML, et al. The profile of recovery from stroke and factors influencing outcome. *Stroke*. 1984;15:1039–1044.
11. Gresham GE, Phillips TF, Wolf PA, et al. Epidemiologic profile of long-term stroke disability: the Framingham Study. *Arch Phys Med Rehabil*. 1979;60:487–491.
12. Gresham GE, Duncan PW, Stason WB, et al. *Post-Stroke Rehabilitation*. Clinical Practice Guideline, No. 16. Rockville, MD: US Department of Health and Human Services. Public Health Service. Agency for Health Care Policy and Research. AHCPR Publication No. 95-0662. May 1995.
13. Couper F, Pollock A, Rowe P, et al. Predictors of upper limb recovery after stroke: a systematic review and metaanalysis. *Clin Rehabil*. 2012;26(4):291–313.
14. Finger S, Koehler PI, Jagella C. The Monakow concept of diaschisis: origins and perspectives. *Arch Neurol*. 2004;61:283–288.
15. Nudo RJ, Milliken CW. Reorganization of movement representations in primary motor cortex following focal ischemic infarcts in adult spinal monkeys. *J Neurophysiol*. 1996;75:2144–2149.
16. Nudo RJ, Wise BM, SiFuentes F, et al. Neural substrates for the effects of rehabilitation training on motor recovery after ischemic infarct. *Science*. 1996;272:1791–1794.
17. Ward NS Cohen LG. Mechanisms underlying recovery of motor function after stroke: *Arch Neurol*. 2004;61:1844–1848.
18. Lobinoux L, Carel C, Pariente L, et al. Correlations between cerebral reorganization and motor recovery after subcortical infarcts. *Neuroimage*. 2003;20:2166–2180.
19. Teasell R, Bayona NA, Bitensky J. Plasticity and reorganization of the brain post-stroke. *Top Stroke Rehabil*. 2005;12:11–26.
20. Nerve Tissue & the Nervous System. In: Mescher AL, ed. *Junqueira's Basic Histology*. 14th ed. New York, NY: McGraw-Hill. Available at http://accessmedicine.mhmedical.com/content.aspx?bookid=1687&sectionid=109632816. Accessed July 19, 2018.
21. Nudo RJ, Barbay S. The mechanisms and neurophysiology of recovery from stroke. In: Stein J, Harvey RL, Winstein CJ, eds. *Stroke: Recovery and Rehabilitation*. 2nd ed. New York, NY: Demos; 2015:117–129.
22. Carmichael ST. Cellular and molecular mechanisms of neural repair after stroke: making waves. *Ann Neurol*. 2006;59:735–742.
23. Kleim JA, Jones TA. Principles of experience-dependent neural plasticity: implications for rehabilitation after brain damage *J Speech Lang Hearing Res*. 2008;51:S225–S239.
24. Kwakkel G, Kollen BJ, van der Grond J, Prevo AJH. Probability of regaining dexterity in the flaccid upper limb: impact of severity of paresis and time since onset in acute stroke. *Stroke*. 2003;34:2181–2186.
25. Nakayama H, Jorgensen HS, Raaschou HO, Olsen TS. Recovery of upper extremity function in stroke patients: the Copenhagen Stroke Study. *Arch Phys Med Rehabil*. 1994;75:394–398.
26. Harvey RL, Roth EJ, Yu DT, Celnik P. Stroke syndromes. In: Braddom RL, ed. *Physical Medicine and Rehabilitation*. 4th ed. Philadelphia: Elsevier; 2011:1177–1222.
27. Chen CC, Heinemann AW, Granger CV, Linn RT. Functional gains and therapy intensity during subacute rehabilitation: a study of 20 facilities. *Arch Phys Med Rehabil*. 2002;83:1514–1523.
28. Deutsch A, Granger CV, Heinemann AW, et al. Outcomes and reimbursement of inpatient rehabilitation facilities and subacute rehabilitation programs. *Stroke*. 2006;37:1477–1482.
29. Adams RJ, Albers G, Alberts MJ, et al. Update to the AHA/ASA recommendations for the prevention of stroke in patients with stroke and transient ischemic attack. *Stroke*. 2008;39:1647–1652.
30. Collins R, Armitage J, Parish S, et al. Effects of cholesterol-lowering with simvastatin on stroke and other major vascular events in 20536 people with cerebrovascular disease or other high-risk conditions. *Lancet*. 2004;363:757–767.
31. Willey JZ, Xu Q, Boden-Albala B, et al. Lipid profile components and risk of ischemic stroke: the Northern Manhattan Study (NOMAS). *Arch Neurol*. 2009;66:1400–1406.

[*] 单位:中山大学附属第三医院康复医学科

32. Cushman WC, Evans GW, Byington RP, et al. Effects of intensive blood-pressure control in type 2 diabetes mellitus. *N Engl J Med*. 2010;362:1575–1585.
33. Timaran CH, Mantese VA, Malas M, et al. Differential outcomes of carotid stenting and endarterectomy performed exclusively by vascular surgeons in the Carotid Revascularization Endarterectomy versus Stenting Trial (CREST). *J Vasc Surg*. 2013;57:303–308.
34. Wang Y, Wang W, Zhao X, et al. Clopidogrel with aspirin in acute minor stroke or transient ischemic attack. *N Engl J Med*. 2013;369:11–19.
35. Morgenstern LB, Hemphill JC, Anderson C, et al. Guidelines for the management of spontaneous intracerebral hemorrhage: a guideline for healthcare professionals from the American Heart Association/American Stroke Association. *Stroke*. 2010;41:2108–2129.
36. Sacco S, Marini C, Toni D, et al. Incidence and 10-year survival of intracerebral hemorrhage in a population-based registry. *Stroke*. 2009;40:394–399.
37. Wardlaw JM, Brazzelli M, Chappell FM, et al. ABCD2 score and secondary stroke prevention: meta-analysis and effect per 1,000 patients triaged. *Neurology*. 2015;85(4):373–380.
38. Wang X, Zhao X, Johnston SC, et al. Effect of clopidogrel with aspirin on functional outcome in TIA or minor stroke: CHANCE substudy. *Neurology*. 2015;85(7):573–579. doi:10.1212/WNL.0000000000001844.
39. Roth EJ, Lovell L, Harvey RL, et al. Incidence of and risk factors for medical complications during stroke rehabilitation. *Stroke*. 2001;32:523–529.
40. Kalra L. Medical complications after stroke. In: Stein J, Harvey RL, Winstein CJ, eds. *Stroke: Recovery and Rehabilitation*. 2nd ed. New York, NY: Demos; 2015:471–479.
41. Roth EJ, Mueller K, Green D. Stroke rehabilitation outcome: impact of coronary artery disease. *Stroke*. 1988;19:42–47.
42. Sacco RL, Wolf P, Kannel WB, et al. Survival and recurrence following stroke: the Framingham Study. *Stroke*. 1982;13:290–295.
43. Roth EJ, Lovell L, Harvey RL, Bode RK, Heinemann AW. Stroke rehabilitation: indwelling catheters, enteral feeding tubes, and tracheostomies are associated with resource use and functional outcomes. *Stroke*. 2002;33:1845–1850.
44. Davenport RJ, Dennis MS, Wellwood CP, Warlow R. Complications after stroke. *Stroke*. 1996; 27:415–420.
45. Langhorne P, Stott DJ, Robertson L, et al. Medical complications after stroke: a multicenter study. *Stroke*. 2000;31: 1223–1229.
46. Indredavik B, Rohweder G, Naalsund E, Lydersen S. Medical complications in a comprehensive stroke unit and an early supported discharge service. *Stroke*. 2008; 39:414–420.
47. Ivey FM, Macko RF. Prevention of deconditioning after stroke. In: Stein J, Harvey RL, Winstein CJ, eds. *Stroke: Recovery and Rehabilitation*. 2nd ed. New York, NY: Demos; 2015:449–470.
48. Billinger SA, Coughenour E, MacKay-Lyons MJ, Ivey FM. Reduced cardiorespiratory fitness after stroke: biological consequences and exercise-induced adaptations. *Stroke Res Treat*. 2012;2012:959120. doi:10.1155/2012/959120.
49. Zorowitz RD, Smout RJ, Gsssaway JA, Horn SD. Prophylaxis for and treatment of deep venous thrombosis after stroke: the Post-Stroke Rehabilitation Outcomes Project (PSROP). *Top Stroke Rehabil*. 2005;12:1–10.
50. Imberti D, Prisco D. Venous thromboembolism prophylaxis in medical patients: future perspectives. *Thromb Res*. 2005;116:365–375.
51. Kamphuisen PW, Agnelli C. What is the optimal pharmacological prophylaxis for the prevention of deep vein thrombosis and pulmonary embolism in patients with acute ischemic stroke? *Thromb Res*. 2007;119:265–274.
52. CLOTS Trials Collaboration; Dennis M, Sandercock PA, ReidJ, et al. Effectiveness of thigh-length graduated compression stockings to reduce the risk of deep vein thrombosis after stroke (CLOTS Trial 1): a multicentre, randomized controlled trial. *Lancet*. 2009;373:1958–1965.
53. Cartman G, Blostein M, Eisenberg MJ. Correlation between $CHADS_2$ score and anticoagulant use in atrial fibrillation: results of a mini-survey. *Exp Clin Cardiol*. 2013;18(2):101–103.
54. Smith-Hammond CA, Goldstein LB, Zajac DJ, Gray L, Davenport PW, Bolser DC. Assessment of aspiration risk in stroke patients with quantification of voluntary cough. *Neurology*. 2001;56:502–506.
55. Ward K, Seymour J, Steier J, et al. Acute ischemic hemispheric stroke is associated with impairment of reflex in addition to voluntary cough. *Eur Respir J*. 2010;34:1383–1390.
56. Teixeira-Salmela LF, Parreira VF, Britto RR, et al. Respiratory pressures and thoracoabdominal motion in community-dwelling chronic stroke survivors. *Arch Phys Med Rehabil*. 2005;86:1974–1978.
57. Lanini B, Blanchi R, Romagnoli I, et al. Chest wall kinematics in patients with hemiplegia. *Am J Respir Crit Care Med*. 2003;168:109–113.
58. Annoni JM, Ackermann D, Kesselring J. Respiratory function in chronic hemiplegia. *Int Disabil Stud*. 1990;12:78–80.
59. Lista Paz A, Gonzalez Doniz L, et al. Respiratory muscle strength in chronic stroke survivors and its relation with the 6-minute walk test. *Arch Phys Med Rehabil*. 2016;97:266–272.
60. Vingerhoets F, Bogousslavsky J. Respiratory dysfunction in stroke. *Clin Chest Med*. 1994;15:729–737.
61. Roth EJ. Heart disease in patients with stroke: incidence, impact, and implications for rehabilitation. Part 1: Classification and prevalence. *Arch Phys Med Rehabil*. 1993;74:752–760.
62. Roth EJ. Heart disease in patients with stroke: incidence, impact, and implications for rehabilitation. Part 2: Impact and implications for rehabilitation. *Arch Phys Med Rehabil*. 1994;75:94–101.
63. Touzé E, Varenne O, Chatellier G, Peyrard S, Rothwell PM, Mas JL. Risk of myocardial infarction and vascular death after transient ischemic attack and ischemic stroke: a systematic review and meta-analysis. *Stroke*. 2005;36:2748–2755.
64. Nakayama HS, Jørgensen PM, Pedersen HO. Prevalence and risk factors of incontinence after stroke. The Copenhagen Stroke Study. *Stroke*. 1997;28:58–62.
65. Jørgensen PM, Engstad T, Jacobsen BK. Higher incidence of falls in long-term stroke survivors than in population controls: depressive symptoms predict falls after stroke. *Stroke*. 2002;33:542–547.
66. Wilson RD, Yu DT, Chae J. Musculoskeletal complications after stroke. In: Stein J, Harvey RL, Winstein CJ, eds. *Stroke: Recovery and Rehabilitation*. 2nd ed. New York, NY: Demos; 2015:503–519.
67. Zorowitz RD, Hughes MB, Idank D, Ikai T, et al. Shoulder pain and subluxation after stroke: correlation or coincidence? *Am J Occup Ther*. 1996;50:194–201.
68. Arya KN, Pandian S, Puri V, Vikas A. Rehabilitation methods for reducing shoulder subluxation in post-stroke hemiparesis: a systematic review. *Top Stroke Rehabil*. 2017;11:1–14.
69. Wiley JZ, Furie KL. Secondary prevention of ischemic stroke. In: Stein J, Harvey RL, Winstein CJ, eds. *Stroke: Recovery and Rehabilitation*. 2nd ed. New York, NY: Demos; 2015:439–448.

70. Winstein CJ, Wolf SL, Schweighofer N. Task-oriented training to promote upper extremity recovery. In: Stein J, Harvey RL, Winstein CJ, eds. *Stroke: Recovery and Rehabilitation*. 2nd ed. New York, NY: Demos; 2015:320–343.
71. Moore JL, Roth EJ, Killian C, et al. Locomotor training improves daily stepping activity and gait efficiency in individuals poststroke who have reached a "plateau" in recovery. *Stroke*. 2010;41:129–135.
72. Pohl M, Mehrholz J, Ritschel C, Rückriem S. Speed-dependent treadmill training in ambulatory hemiparetic stroke patients: a randomized controlled trial. *Stroke*. 2002; 33:553–558.
73. Hornby TG, Moore JL, Lovell L, Roth EJ. Influence of skill and exercise training parameters on locomotor recovery during stroke rehabilitation. *Curr Opin Neurol*. 2016;29:677–683.
74. Leddy AL, Connolly M, Holleran CL, et al. Alterations in aerobic exercise performance and gait economy following high-intensity dynamic stepping training in persons with subacute stroke. *J Neurol Phys Ther*. 2016;40:239–248.
75. Hesse S, Bertelt C, Schaffrin A, Malezic M, Mauritz KH. Restoration of gait in nonambulatory hemiparetic patients by treadmill training with partial body weight support. *Arch Phys Med Rehabil*. 1994;75:1087–1093.
76. Hornby TG, Campbell DD, Kahn JH, et al. Enhanced gait-related improvements after therapist- versus robotic-assisted locomotor training in subjects with chronic stroke: a randomized controlled study. *Stroke*. 2008;39:1786–1792.
77. Richards CL, Malouin F, Dumas F. Patterns of locomotor recovery after stroke. In: Stein J, Harvey RL, Winstein CJ, eds. *Stroke: Recovery and Rehabilitation*. 2nd ed. New York, NY: Demos; 2015:295–319.
78. Carr JH, Shepherd RB. *Neurological Rehabilitation: Optimizing Motor Performance*. Oxford, UK: Butterworth Heinemann; 1998.
79. Gullen G. *Stroke Rehabilitation: A Function-Based Approach*. 4th ed. St Louis, MO: Mosby; 2014.
80. Winstein CJ, Stein J, Arena R, et al. Guidelines for adult stroke rehabilitation and recovery: a guideline for healthcare professionals from the American Heart Association/American Stroke Association. *Stroke*. 2016;47:e98–e169.
81. Pak S, Patten C. Strengthening to promote functional recovery post-stroke: an evidence-based review. *Top Stroke Rehabil*. 2008;15:177–199.
82. Carda S, Invernizzi M, Baricich A, Cisari C. Casting, taping or stretching after botulinum toxin type A for spastic equinus foot: a single-blind randomized trial on adult stroke patients. *Clin Rehabil*. 2011;25:1119–1127.
83. Karadag-Saygi E, Cubukcu-Aydoseli K, Kablan N, Ofluoglu D. The role of kinesiotaping combined with botulinum toxin to reduce plantar flexors spasticity after stroke. *Top Stroke Rehabil*. 2010;17:318–322.
84. Brainin M, Norrving B, Sunnerhagen KS, et al. Poststroke chronic disease management: towards improved identification and interventions for poststroke spasticity-related complications. *Int J Stroke*. 2011;6:42–46.
85. Olvey EL, Armstrong EP, Grizzle AJ. Contemporary pharmacologic treatments for spasticity of the upper limb after stroke: a systematic review. *Clin Ther*. 2010;32:2282–2303.
86. Teasell R, Foley N, Pereira S, et al. Evidence to practice: botulinum toxin in the treatment of spasticity post stroke. *Top Stroke Rehabil*. 2012;19:115–121.
87. Foley N, Pereira S, Salter K, et al. Treatment with botulinum toxin improves upper-extremity function post stroke: a systematic review and metaanalysis. *Arch Phys Med Rehabil*. 2013;94:977–989.
88. Gelber DA, Good DC, Dromerick A, et al. Open-label dose-titration safety and efficacy study of tizanidine hydrochloride in the treatment of spasticity associated with chronic stroke. *Stroke*. 2001;32:1841–1846.
89. Brady MC, Kelly H, Godwin J, Enderby P. Speech and language therapy for aphasia following stroke. *Cochrane Database Syst Rev*. 2012;5:CD000425.
90. Cherney LR, Patterson JP, Raymer A, et al. Evidence-based systematic review: effects of intensity of treatment and constraint-induced language therapy for individuals with stroke induced aphasia. *J Speech Lang Hear Res*. 2008;51:1282–1299.
91. Cherney LR, Patterson JP, Raymer AM. Intensity of aphasia therapy: evidence and efficacy. *Curr Neurol Neurosci Rep*. 2011;11:560–569.
92. Sickert A, Anders LC, Munte TF, Sailer M. Constraint-induced aphasia therapy following sub-acute stroke: a single-blind, randomised clinical trial of a modified therapy schedule. *J Neurol Neurosurg Psychiatry*. 2014;85:51–55.
93. Bakheit AM, Shaw S, Barrett L, et al. A prospective, randomized, parallel group, controlled study of the effect of intensity of speech and language therapy on early recovery from poststroke aphasia. *Clin Rehabil*. 2007;21: 885–894.
94. Bowen A, Hazelton C, Pollock A, Lincoln NB. Cognitive rehabilitation for spatial neglect following stroke. *Cochrane Database Syst Rev*. 2013;7:CD003586.
95. Luaute J, Halligan P, Rode G, et al. Visuo-spatial neglect: a systematic review of current interventions and their effectiveness. *Neurosci Biobehav Rev*. 2006;30:961–982.
96. McClure JA, Salter K, Foley N, et al. Adherence to Canadian best practice recommendations for stroke care: vascular cognitive impairment screening and assessment practices in an Ontario inpatient stroke rehabilitation facility. *Top Stroke Rehabil*. 2012;19:141–148.
97. Cicerone KD, Dahlberg C, Kalmar K, et al. Evidence-based cognitive rehabilitation: recommendations for clinical practice. *Arch Phys Med Rehabil*. 2000;81: 1596–1615.
98. Zedlitz AM, Rietveld TC, Geurts AC, Fasotti L. Cognitive and graded activity training can alleviate persistent fatigue after stroke: a randomized, controlled trial. *Stroke*. 2012;43:1046–1051.
99. Garon BR, Sierzant T, Ormiston C. Silent aspiration: results of 2,000 video fluoroscopic evaluations. *J Neurosci Nurs*. 2009;41:178–185.
100. Lakshminarayan K, Tsai AW, Tong X, et al. Utility of dysphagia screening results in predicting poststroke pneumonia. *Stroke*. 2010;41:2849–2854.
101. Foley NC, Martin RE, Salter KL, Teasell RW. A review of the relationship between dysphagia and malnutrition following stroke. *J Rehabil Med*. 2009;41:707–713.
102. Geeganage C, Beavan J, Ellender S, Bath PM. Interventions for dysphagia and nutritional support in acute and subacute stroke. *Cochrane Database Syst Rev*. 2012;10:CD000323.
103. Ashford J, McCabe D, Wheeler-Hegland K, et al. Evidence-based systematic review: oropharyngeal dysphagia behavioral treatments, part III: impact of dysphagia treatments on populations with neurological disorders. *J Rehabil Res Dev*. 2009;46:195–204.
104. Robbins J, Butler SG, Daniels SK, et al. Swallowing and dysphagia rehabilitation: translating principles of neural plasticity into clinically oriented evidence. *J Speech*

Lang Hear Res. 2008;51:S276–S300.
105. Hinchey JA, Shephard T, Furie K, et al. Stroke Practice Improvement Network Investigators. Formal dysphagia screening protocols prevent pneumonia. *Stroke*. 2005;36:1972–1976.
106. Dennis MS, Lewis SC, Warlow C. FOOD Trial Collaboration. Effect of timing and method of enteral tube feeding for dysphagic stroke patients (FOOD): a multicentre randomised controlled trial. *Lancet*. 2005;365: 764–772.
107. Paolucci S. Epidemiology and treatment of post-stroke depression. *Neuropsychiatr Dis Treat*. 2008; 4:145–154.
108. Hackett ML Anderson CS, House AO. Management of depression after stroke: a systematic review of pharmacological therapies. *Stroke*. 2005;3:1098–1103.
109. Paolucci S, Antonucci G, Grasso MG, et al. Post-stroke depression, antidepressant treatment and rehabilitation results: a case-control study. *Cerebrovasc Dis*. 2001;12: 264–271.
110. King RB. Quality of life after stroke. *Stroke*. 1996;27: 1467–1472.
111. Katona M, Schmidt R, Schupp W, Graessel E. Predictors of health-related quality of life in stroke patients after neurological inpatient rehabilitation: a prospective study. *Health Qual Life Outcomes*. 2015;13:58–62.
112. Carod-Artal J, Egido JA, González JL, et al. Quality of life among stroke survivors evaluated 1 year after stroke: experience of a stroke unit. *Stroke*. 2000;31:2995–3000.
113. Roth EJ, Lovell L. Employment after stroke: report of a state of the science symposium. *Top Stroke Rehabil*. 2014; 21(Suppl 1):S75–S86.
114. Billinger S, Arena R, Bernhardt J, et al. Physical activity and exercise recommendations for stroke survivors: a statement for healthcare professionals from the American Heart Association. *Stroke*. 2014;45:2532–2553.
115. Indredavik B, Bakke F, Slørdahl SA, et al. Treatment in a combined acute and rehabilitation stroke unit: which aspects are most important? *Stroke*. 1999;30:917–923.
116. Indredavik B, Bakke F, Slørdahl SA, et al. Stroke unit treatment. 10 year followup. *Stroke*. 1999;30:1524–1527.
117. Kalra L, Eade J. Role of stroke rehabilitation units in managing severe disability after stroke. *Stroke*. 1995;26:2031–2034.
118. Stroke Unit Trialists' Collaboration. How do stroke units improve patient outcomes? A collaborative systematic review of the randomized trials. *Stroke*. 1997;28: 2139–2144.
119. Langhorne P, Williams BO, Gilchrist W, Howie K. Do stroke units save lives? *Lancet*. 1993;342:395–398.
120. Ottenbacher KJ, Jannell S. The results of clinical trials in stroke rehabilitation research. *Arch Neurol*. 1993; 50:37–44.
121. Hidler J, Nichols D, Pelliccio M, Brady K. Advances in the understanding and treatment of stroke impairment using robotic devices. *Top Stroke Rehabil*. 2005;12:22–35.
122. Stein J, Krebs HI, Frontera WR, et al. Comparison of the techniques of robot-aided upper limb exercise training after stroke. *Am J Phys Med Rehabil*. 2004;83:720–728.
123. Fasoli SE, Krebs HI, Hogan N. Robotic technology and stroke rehabilitation: translating research into practice. *Top Stroke Rehabil*. 2004;11:11–19.
124. Grefkes C, Fink G. Disruption of motor network connectivity post-stroke and its noninvasive neuromodulation. *Curr Opin Neurology*. 2012;25:670–675.
125. Chieffo R, Comi G, Leocani L. Noninvasive neuromodulation in motor recovery after stroke: state of the art, open questions and future perspectives. *J Neurol Neurophysiol*. 2013;4:168–172.
126. Keser Z, Francisco GE. Neuromodulation for post-stroke aphasia. *Curr Phys Med Rehabil Rep*. 2016;4:171–181.
127. Chollet F, Tardy J, Albucher JF, et al. Fluoxetine for motor recovery after acute ischaemic stroke (FLAME): a randomised placebo-controlled trial. *Lancet Neurol*. 2011;10:123–130.
128. Goldstein LB, Davis JN. Restorative neurology. Drugs and recovery following stroke. *Stroke*. 1990;21:1636–1640.

第 11 章　周围神经病康复

Anita Craig

引言

周围神经病(peripheral neuropathy,PN)包含一系列的周围神经系统疾病,其诱发因素广泛。由于 PN 的病因多种多样,很难确定其总体患病率。糖尿病性 PN 是导致神经病的最常见原因,其在 1 型糖尿病患者中的患病率高达 34%,在 2 型糖尿病患者中的患病率高达 25%[1]。而经电生理确诊无症状的患者当中,其患病率升高至 54%[2]。PN 在老年人尤为常见,美国老年人中患病率为 20%,10% 为 60 岁年龄段的糖尿病 PN 患者,另外 10% 可归咎于其他病因[3]。

管理原发性疾病的时候,尽可能地及时识别 PN 并进行干预是非常重要的,还有预防和管理严重并发症也很重要。PN 对于患者,尤其是老年人的功能和日常生活质量有显著影响。PN 也可能为潜在疾病的表征,或提示环境或医源性毒性,需要及时识别并消除病源。

周围神经病的病因

PN 可以首先根据受累神经纤维的类型和分布及其所涉及的结构进行分类,其次可以根据潜在的致病因素进行分类。

PN 可按 3 个轴线进一步细化其表现。第一个轴线是受影响神经纤维的类型:感觉神经纤维、运动神经纤维或者小神经纤维。第二个轴线是 PN 对神经轴突本身或髓鞘的影响程度。第三方面的考虑是受影响神经的分布,弥漫性分布(通常是由远端到近端的梯度变化)或是不对称或斑片状分布。患者的病史以及体检通常会指示神经病在这些轴线上的表现,而电生理检查可进一步明确诊断。这些神经受累模式有助于发现潜在病因或病原(表 11-1)。

表 11-1　PN 的常见病因(按受影响神经结构类型分类)

脱髓鞘性,感觉和运动神经,弥漫性
• 遗传性运动感觉神经病(遗传性运动感觉神经病 1、3、4 型)
脱髓鞘性,感觉和运动神经,多灶性
• 吉兰-巴雷综合征(GBS)
• 慢性炎性脱髓鞘性多发性神经病
• 麻风病
脱髓鞘性,运动神经>感觉神经,弥漫性
• 多灶性神经病
轴索性,运动和感觉神经,弥漫性
• 酒精性神经病
• HIV 相关神经病
• 胺碘酮相关神经病
轴索性,运动和感觉神经,多灶性
• 多发性单神经炎
轴索性,运动神经>感觉神经,弥漫性
• 铅中毒性神经病
• 氨苯砜引起的神经病
• 遗传性感觉-运动神经病(HSMN)2 和 5 型
轴索性,运动神经>感觉神经,多灶性
• 轴索性 GBS
• 卟啉症
• 糖尿病肌萎缩
轴索性,感觉神经>运动神经,弥漫性
• 癌原性神经病
• 维生素 B_6 毒性
• 维生素 E 缺乏
• 长春新碱、顺铂、异烟相关神经病
轴索性,感觉神经>运动神经,多灶性
• 米-费综合征,急性炎性脱髓鞘性多发性神经病亚型(AIDP)
• 干燥综合征
轴索性和脱髓鞘性,运动和感觉神经,弥漫性
• 糖尿病
• 尿毒症

PN 也可按神经病病因进行分类。大致可分为与原发病(代谢性、风湿性、血管性、副肿瘤性)相关的疾病、免疫介导性、感染性、中毒性(包括药物相关性)、营养性、遗传性以及特发性疾病。本章将进一步探究某些特定的 PN 病因。

周围神经病的诊断

PN 的评估首先从详细询问病史开始,包括症状、功能障碍、合并症、职业和环境暴露史以及家族史。症状可能涉及多种感觉形式,其中一些可能并非患者主动感知到的。感觉模式包括疼痛、压力、本体感觉及温度觉。“阳性”症状(如疼痛和刺痛)更容易被患者感知,而“阴性”症状(如麻木、温度觉和本体感觉丧失)则更不易察觉,尤其是当 PN 处于缓慢进展期时。在遗传性 PN 患者中,尽管感觉丧失严重,其感觉症状可能相当轻微。患者可能会感觉双脚“沉重感”或“踩棉花感”,甚至出现肿胀。以疼痛为主的感觉症状通常提示小纤维神经病。自主神经症状可能会表现为多个器官系统受累,包括胃轻瘫、勃起功能障碍、尿潴留、出汗减少及体温调节变化。心血管系统相关症状还包括直立性低血压和运动耐力降低,这些会增加猝死和心肌缺血的风险[4]。

运动症状通常不会出现明显的无力,而更多地表现为轻微的步态异常或精细运动技能丧失。平衡能力差导致跌倒或易跌倒是常见的老年人 PN 症状之一。任何有反复跌倒或损伤性跌倒史的老年患者都应该仔细评估是否患有 PN。上肢运动障碍通常表现为手的灵巧度下降,如书写能力下降,以及难以完成诸如扣纽扣和操纵小物体之类的任务。儿童需要关注的问题是经常无法达到正常发育的阶段性标准,年龄较大的孩子通常表现为比同龄人笨拙,难以参与正常的儿童活动。症状的进展速度(缓慢而隐匿对比快速或波动)也为神经病的病因学提供了重要线索。

许多神经病与其他合并症有关。其中包括糖尿病、肾衰竭、各种血管炎性疾病、风湿性疾病以及 HIV 感染。患者可能有已确诊疾病,或 PN 可能为该疾病的最初表现,在此情况下,其他全身性症状可同时呈现。鉴于部分药物,尤其是化疗药物,与 PN 病因相关,对用药史应当进行仔细核查(表 11-2)。还应询问这些药物的用药史。另外通过仔细调查患者的职业和职业风险来明确毒物暴露史。家族史可揭示已知的遗传性神经病或类似的症状,如步态问题

表 11-2　与 PN 相关的常见药物

抗逆转录病毒药物
胺碘酮
阿米替林
氯霉素
顺铂
秋水仙碱
氨苯砜
双硫仑
依那西普
卤代羟喹啉类
肼屈嗪
异烟肼
锂
甲硝唑
米索硝唑
呋喃妥英
紫杉醇
苯妥英
吡哆醇(维生素 B_6)
沙利度胺
长春新碱

或体征(如高弓足或小腿肥大)提示既往未诊断出的家族性神经病。

查体时应评估各种感觉类型,并且在多数情况下会表现出由远端到近端的变化。轻触觉可使用 10g 规格单丝评估,痛觉可使用一次性针(如一次性安全针)轻施痛感加以评估。针刺觉先丧失提示小纤维神经受累。振动觉主要评估较大的感觉纤维,可通过在踇趾底部,外踝以及胫骨粗隆处放置一 128Hz 音叉,记录最大程度敲击后到患者震动感消失的秒数来进行评估。可在检查前先将音叉放置在近端骨隆起处(例如锁骨)以助于患者熟悉这种感觉。本体感觉的测试是通过施与 10 个小幅度的踇趾关节运动(1cm),评估患者准确感知这些运动的能力。肌肉牵张反射通常由远端到近端消失,其中跟腱反射减弱或丧失最常见于疾病早期。对电诊断确诊的老年人 PN 具有预测性的症状包括:跟腱反射消失,不能正确感知 10 次中至少 8 次踇趾小幅度活动,或不能感知至少 8 秒踇趾处振动觉[5]。

运动功能受损通常比感觉障碍更难发现。肉眼检查可以发现肌群萎缩,以手部和足部固有肌最为明显。可观察到足部结构的变化,如弓形足和锤状趾。在严重的情况下,可看到明显的足部塌陷,以及骨痂形成和皮肤溃疡。运动障碍一般由远端到近端的发展或更罕见地表现为多灶性分布。不易察觉的

无力可能表现为易疲劳,可以通过反复连续测试来更好地诱发肌肉疲劳。在检查的基础上增加功能测试。单足站立时间(unipedal stance time,UST)是一项敏感的平衡障碍测试。青年与中年人UST与弥漫性PN有关[6],UST少于3~4s的提示功能受损严重的PN[7]。对于表现出PN步态的患者应给予观察,并寻找其足外侧落点的变化以及任何步伐中明显交叉,这些征象可提示步行中增加的双足碰撞及跌倒风险。上肢功能可通过执行精细动作任务(比如在不直视的情况下扣衬衫扣子)来进行评估。

电生理诊断检查(electrodiagnostic studies,EDX)由神经传导检查(nerve conduction study,NCS)和肌电图(electromyogram,EMG)检查组成,是确诊和描述疑似PN最有用的工具。NCS可以评估轴索损伤和脱髓鞘情况。通过确定受影响的神经纤维类型及其分布,以及其病程进展方式(轴突来源或脱髓鞘来源)可缩小PN的可能病因范围。NCS同样可以反映疾病严重程度,并且排除其他诊断,如神经根病或局灶性单一神经病。但也要牢记EDX具有一定的局限性。EDX仅能评估大纤维神经病,如果PN仅影响小纤维神经,则不会被检出。此外,由于PN通常表现出由远端到近端的梯度变化,故对于极早期的神经病存在漏诊可能性。因此,如果腓神经感觉检查正常,则可通过内侧和外侧足底神经检查增强对早期PN诊断的敏感度[8]。可能干扰诊断的因素包括叠加的单神经病、肢体体温控制不当以及手部或足部的局部受压或解剖结构变异。正确有效的NCS检查应评估上、下肢至少各一运动神经和感觉神经,鉴于多数PN表现出对称性,一侧肢体检出异常时应与对侧进行对比。当患者表现出疑似多灶性单一神经病时,有必要进行更广泛的检查来评估所有临床上受影响的神经。应评估迟发反应(late response)或F波,以了解神经较近端的脱髓鞘进展。

EMG异常可见于运动神经轴索损伤。正尖波和纤颤电位的出现提示进展性失神经改变。最初,运动单位丢失可致运动单位募集减少。当相邻轴突侧支出芽时,由于新生的神经纤维髓鞘化不完善及同步化不良,运动单位会表现出收缩持续时间延长,以及多向性增加。随着新生神经纤维的成熟,存活下来的轴突支配更多的肌纤维,故运动单位幅度增加,而多相性减少。如果去神经过程缓慢,侧支出芽的过程可能与轴突损伤同步,从而产生最小的正相波和纤颤电位。因此,EMG可帮助确定PN进展的快慢。合理设计的EMG检查,会对上肢和下肢的近端和远端肌肉以及临床上无力的肌肉进行取样。如果发现异常,则应评估另一侧相应的肌肉以评估对称性。大多数PN在临床和电诊断上均表现出由远端到近端的梯度变化。单纯脱髓鞘性PN中一般不会表现出EMG异常。与NCS一样,对于疑似多灶性神经病,应对无力的肌肉充分取样检测,并详细描述受累情况。

周围神经病的重要病因

糖尿病

如前所述,糖尿病(diabetes mellitus,DM)是PN的最常见病因,PN相较于其他糖尿病并发症有更高的住院率,更高的发病率和死亡率。糖尿病性PN可出现多种症状。最常见的临床症状为远端对称性感觉运动神经病。其他对称性表现包括急性感觉神经病和自主神经病。糖尿病神经病也可表现为非对称性急性痛性近端运动神经病,还可表现为急性单一神经病。另外糖尿病患者更容易患常见的卡压性神经病,如腕管综合征(正中神经单神经病)。

在长期伴有PN的患者中逾半数患有远端对称性感觉运动PN,甚至在糖尿病早期出现PN。症状出现通常是隐匿的,表现为大、小纤维神经均受累,但以大纤维神经损伤为主。糖尿病性PN中轴索损伤和脱髓鞘均可出现,通常感觉神经受累程度大于运动神经。如果小纤维神经受累更多,将有明显的疼痛症状,而体检和电生理诊断可无明显阳性指征。

糖尿病患者罹患PN的风险与高血糖的严重程度和病程有关[9]。其他的风险因素包括高血压、高胆固醇、肥胖、吸烟以及小血管疾病和心血管疾病[10]。现已证实严格控制血糖可以减少近70% PN和50%自主神经功能障碍的患病率。然而,值得注意的是,目前尚未能证明血糖控制可逆转已形成的PN[11,12],因此,在糖尿病确诊后,尽早开始良好的血糖控制十分重要。

非对称性近端神经病在老年糖尿病患者当中最为常见。该神经病又称糖尿病性肌萎缩,表现为急性或亚急性,单、双侧均可出现。通常表现为背部和腿部剧烈疼痛,并伴有大腿肌肉明显萎缩。疼痛会在几个月内改善,感觉异常通常沿着股神经和隐神经支配区分布。上述患者通常伴有既存的远端神经病。电生理诊断表现为腰骶神经丛病合并多节段神经根病。这种神经病存在一个亚型,表现为在处于早期糖尿病或未确诊的糖尿病年轻患者中急性发作。受损机制被认为是免疫介导的微血管炎。血浆置换、静脉注射免疫球蛋白和皮质类固醇尚未被证明为有效的治疗方式。目前治疗主要是严格的血糖控制和疼痛的积极对症处理。虽然这种疼痛常使人相当虚弱,但在 12~24 个月内预后良好[13]。

吉兰-巴雷综合征

吉兰-巴雷综合征(Guillain-Barré syndrome,GBS)是一种急性、进展迅速的获得性感觉运动性 PN,年发病率为每 10 万人中 1 到 2 人[14]。GBS 表现为急性、进展性、对称性肢体无力伴牵张反射消失,并伴有各种感觉异常。2/3 患者中常有前驱感染史,空肠弯曲菌、肺炎支原体、流感嗜血杆菌、巨细胞病毒(cytomegalovirus,CMV)和 EB 病毒(Epstein-Barr virus,EBV)是最常见的病原体[15]。研究表明某些情况下,机体对其产生的免疫反应引发了对周围神经系统的损害。发病与前驱感染相关,提示至少在某些病例中,病原体引起的免疫反应触发了对外周神经系统的损害。

GBS 包括多种亚型。最常见的是急性炎性脱髓鞘多神经病(acute inflammatory demyelinating polyneuropathy,AIDP),该病同时累及运动神经和感觉神经。在欧洲和北美,AIDP 约占 GBS 病例的 95%[16]。顾名思义,AIDP 主要累及髓鞘,但也可见一些轴索受累。轴索型 GBS 在亚洲和南美更为常见,占当地总患者的 30%[17]。轴索型表现为急性运动性轴索性神经病(acute motor axonal neuropathy,AMAN)或急性运动感觉轴索性神经病(acute motor and sensory neuropathy,AMSAN)。GBS 的另一个亚型是米-费综合征,表现为共济失调、腱反射消失以及眼肌瘫痪三主症。也可出现延髓受累表现,如上睑下垂、面肌瘫痪及乳突肌功能失调。与其他亚型的 GBS 相比,米-费综合征肢体无力较少见。

典型 GBS 常见临床表现为进展性的肢体无力,通常是对称性的,同时累及近端和远端肌群。四肢无力在 2 至 4 周内达到高峰。在疾病的早期即出现反射消失。呼吸肌无力常引起呼吸功能障碍,1/4 的患者需要机械通气。自主神经功能障碍较常见,表现为心动过速、心律失常及高血压。虽然感觉障碍多种多样,疼痛仍为主要症状,有时甚至先于肢体无力出现。起初疼痛通常多为背部、大腿近端及臀部肌肉的深部疼痛,这可能与炎症引起的伤害性疼痛有关,后因感觉神经退化可引起神经性疼痛。易疲劳是常见症状之一,在神经功能良好恢复后仍可持续存在。

GBS 的诊断主要依赖上、下肢进展性弛缓性瘫痪的临床表现。其他诊断依据及排除标准见表 11-3 和表 11-4。腰椎穿刺是所有出现迅速进展性肌无力症状患者的标准检查。GBS 患者的脑脊液典型特征是出现蛋白细胞分离现象,表现为脑脊液(cerebrospinal fluid,CSF)蛋白升高但白细胞计数正常。

表 11-3 GBS 诊断标准

诊断 GBS 的特征
双上、下肢进展性无力
反射消失
提示 GBS 的特征
进展数天至 4 周
症状呈对称性
轻度感觉神经受累
脑神经受累
自主神经受累
疼痛(通常明显)
脑脊液蛋白含量高
典型的电生理诊断检查结果

表 11-4 与 GBS 不一致的特征

早期肺受累严重不伴明显无力
发病时累及肠道或膀胱
感觉症状严重但无力症状轻微
发热
清晰描述感觉水平
进展缓慢,力量减退有限,无呼吸系统受累
显著的不对称性
脑脊液中单核细胞增多(>50×10^6/L)
脑脊液中出现多形核细胞

电生理诊断检查有助于诊断 GBS 和确定 GBS 的亚型,还可帮助判断预后。在 GBS 患者中,由于首先累及的是神经根,NCS 在疾病早期可能是正常的。用 F 波潜伏期(延长)检测近端传导,可典型地显示最早的异常[18]。典型脱髓鞘表现为运动神经受累程度大于感觉神经。近端和远端神经之间可见部分传导阻滞。在轴索型 GBS 中,EMG 上运动神经波幅明显降低,并可见显著的插入电位和异常的自发放电。显著的早期轴索受累,伴复合肌肉动作电位(compound muscle action potentials,CMAP)低于正常下限的 20%,常提示预后较差[19]。

GBS 的治疗包括免疫疗法。血浆置换或静脉注射免疫球蛋白(intravenous immunoglobulin,IVIG)已被证实同样有效。由于IVIG使用方便且更易获得，故通常推荐IVIG。血浆置换和IVIG联合疗法尚未被证实优于单一疗法[20]。高达10%的患者经治疗初步改善后会出现神经系统症状加重，需要进行第二个疗程的IVIG，许多患者在症状复发时已转诊至康复机构，因此需要特别注意。尚未显示皮质类固醇对GBS有任何疗效[21]。除积极治疗原发病外，支持性治疗也非常重要。感染、肺栓塞及心律失常是造成GBS死亡率(10%)的最常见原因。呼吸功能障碍常需要机械通气，因此，应每2~4小时监测一次肺活量，如果肺活量低于20mL/kg，则应启动机械通气[22]。血压不稳定和心律失常患者需要重症监护。疼痛的控制可能十分困难，有些需要用神经性疼痛药物和阿片类药物进行强化治疗。注意预防深静脉血栓形成，加强皮肤护理，使用夹板和减压设施。应评估吞咽功能，特别是那些伴延髓受累体征的患者。在患者的身体状况允许的情况下，应尽早活动以尽量减少长期卧床引起的有害影响。

当免疫治疗完成且神经功能恶化稳定下来时应开始急性期康复。此外，应保证患者的自主神经功能和肺功能状态稳定，患者应进行呼吸机脱机，或如需要较长时间才能脱机，则应转移到有能力管理机械通气患者的机构。直立性低血压是常见最初限制康复的症状。在开始进一步运动训练之前，需要先使用起立床训练，患者通常需要下肢矫形器。由于剧烈运动可导致力量下降，特别是在无法抗重力的肌肉中，因此，应该进行非疲劳性运动。

GBS预后通常较好，但仍有20%的患者在病后6个月仍行走不能或需要依赖辅助设备。预后不良的因素包括高龄、男性、严重轴索受累，及先前有腹泻性疾病或巨细胞病毒感染[14]。

慢性炎性脱髓鞘性多发性神经病

慢性炎性脱髓鞘性多发性神经病(chronic inflammatory demyelinating polyneuropathy，CIDP)是一种免疫介导的神经病。CIDP与GBS的区别在于病程进展至少持续2个月。CIDP有许多分型(表11-5)。典型症状表现为对称性，以运动障碍为主，累及近端和远端肌群。CIDP主要是一种脱髓鞘疾病，因此，肌萎缩并不是典型表现。10%~20%的患者可出现脑神经受累。感觉受累不严重，并且倾向于优先累及大神经纤维，从而丧失振动觉和本体感觉，只有少数患者感到疼痛。CIDP最常见为多相病程，或复发-缓解型病程。老年患者有可能出现单相进展性病程。

表11-5　CIDP亚型

- 刘易斯-萨姆纳综合征；多灶性获得性脱髓鞘性感觉运动神经病
- IgG或IgA丙种球蛋白病相关脱髓鞘性神经病
- 感觉神经受累为主的脱髓鞘性神经病
- CIDP伴中枢神经系统脱髓鞘
- 系统性疾病相关的脱髓鞘病
  - 糖尿病
  - 系统性红斑狼疮
  - 胶原血管性疾病
    - HIV感染
    - 结节病
    - 甲状腺疾病
    - 慢性活动型肝炎
    - 淋巴瘤
    - 器官和骨髓移植
    - 炎性肠病
    - 肾病综合征
- 遗传性神经病合并CIPD

电生理诊断检查对确诊CIDP十分重要。主要检查结果为多个神经节段的脱髓鞘性神经病。腰椎穿刺常出现蛋白细胞分离现象。磁共振成像(MRI)可显示受累神经强化或臂丛神经、腰骶神经丛和马尾神经增粗。

CIDP对IVIG、血浆置换以及皮质类固醇敏感。通常在2~6周内重复治疗后症状缓解。IVIG通常优于血浆置换。皮质类固醇对常见的CIDP脱髓鞘分型疗效较好，可缓解症状；但可能对纯运动型的CIDP没有效果，甚至可能是有害的[23]。病情稳定后，应采取适当的治疗，必要时使用矫形器。根据功能丧失的程度，进行住院康复治疗可能是合适的。

药源性周围神经病

许多药物可引起PN。因此，需仔细检查不明原因PN患者的目前和既往用药情况(表11-2)。肝、肾清除功能障碍的患者更容易出现药源性PN。

随着治疗癌症的化疗药物的发展，许多药物源性PN发病率较高，由此可能成为限制该药应用的因素。药源性PN可以是急性或亚急性的，且可在停止用药后2个月内出现甚至进展，被称为“滑行现象”[24]。出现PN后需减少药物剂量，延长输注时间或两次给药时间间隔。更严重的PN反应可能需终止药物治疗，且PN可能无法完全恢复。

用于治疗HIV感染的抗逆转录病毒药物可引起远端对称性PN(ARV-DSP)，表现为无髓鞘神经纤维的轴索变性。患者出现肢体远端对称性疼痛，但肌力相对不受影响。大约 30% 的接受抗逆转录病毒治疗的患者有明显的 PN 临床症状，而尸检时几乎 100% 的患者显示有神经变性的组织学证据[25]。且由于 HIV 感染本身就可引起远端 PN，使得鉴别诊断 PN 病因更加复杂。区分 PN 为 HIV 来源或 ARV-DSP 是至关重要的，对于 ARV-DSP，虽前期存在恶化风险，但减少或中断使用相关 HIV 治疗药物可使之在 8 周内得以改善[26]。也可通过开始用药和 PN 症状出现的时间关联进行鉴别。同时患有糖尿病、使用其他神经毒性药物、营养不良、CD4 细胞计数低于 50 个/mm^3 的老年患者出现 ARV-DSP 的风险较高[27]。

中毒性周围神经病

虽然毒物暴露并非 PN 的常见病因，但为了有效排除毒物影响因素，以及预防其他由环境或职业暴露带来的潜在伤害，相关毒物暴露情况的鉴定非常重要。毒物暴露的来源包括环境性、职业性，故意中毒或毒物滥用（如吸食液体毒品和一氧化二氮）。既往有潜在职业或环境暴露风险史的患者应考虑毒物暴露引起的 PN。通常伴有其他全身症状，如胃肠道不适、胆碱能兴奋症状（心动过缓、出汗、流涎）及认知障碍。体格检查可发现其他系统的中毒表现，如牙龈增生、皮疹或指甲异常（铅中毒和砷中毒的米氏线）（表 11-6，图 11-1）。神经系统受累的表现可因暴露性质不同（急性高剂量或慢性低剂量）而不同。例如，高剂量砷暴露将引起 AIDP 样表现，伴弛缓性四肢瘫痪[28]，而慢性中毒则表现为暴露时长依赖性疼痛性神经病，且较少累及运动神经[29]。

表 11-6 常见中毒性 PN 及相关全身症状

酒精	Wernicke 综合征（痴呆、眼肌麻痹、共济失调）、肝硬化、小脑变性
铅	腹痛、便秘、牙龈变色
砷	胃肠综合征、色素沉着、米氏线、角化过度、手脚脱屑、肝肿大、心肌病、肾衰竭、贫血
家用产品的有毒气体（六碳类）	自主神经功能障碍、色觉减退
有机磷酸盐类	胆碱能兴奋症状、肌无力样症状、肺水肿、皮炎、皮质脊髓束功能障碍

感染性周围神经病

在全球范围内，感染是 PN 最常见的原因。既往 PN 的最常见原因是由麻风分枝杆菌引起的麻风病，主要见于热带和亚热带地区。临床表现取决于宿主对芽孢杆菌的免疫反应。芽孢杆菌在温度较低的区域大量生长，最常累及的神经是尺神经、正中神经、腓总神经、面神经、桡神经浅支、指神经、耳后神经以及腓肠神经[30]。该病主要影响感觉神经，运动无力症状出现较晚。麻风病的治疗需要使用氨苯砜，而氨苯砜也可引起 PN。但氨苯砜引起的 PN 会引起进展性的运动性神经病，且主要对称性地累及髋部肌群及手足，该特点可用于鉴别氨苯砜源性和麻风病源性 PN。

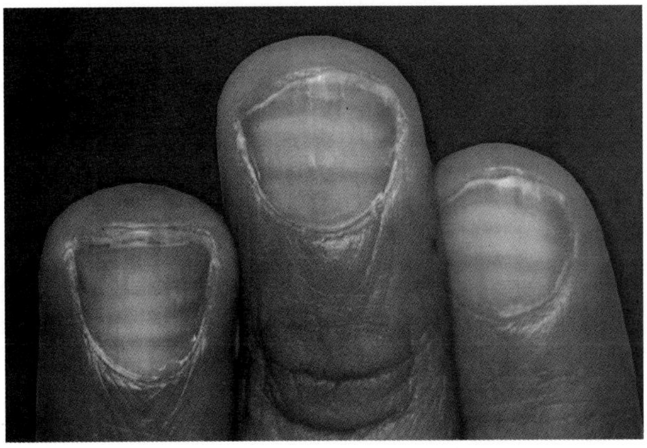

图 11-1 铅和砷中毒后的米氏线（蒙 Jeffrey Meffert, MD 惠赠）

HIV 感染可引起多种神经系统疾病。在 HIV 感染早期，神经系统疾病来源于免疫调节的异常。在 HIV 血清转化期可出现 AIDP，当 CD4 细胞计数降至 50/mm^3 以下时，通常进展为 CIDP。HIV 感染早期可出现免疫介导的血管炎性单神经病、脑神经病以及神经丛病。在感染中晚期，随着 HIV 病毒复制可能出现感觉或自主神经病。HIV 感染本身，或治疗 HIV 的抗逆转录病毒药物所引起的远端对称性感觉神经病较为常见。HIV 晚期可出现机会性感染（如 CMV、梅毒和带状疱疹病毒感染）相关的神经病。CMV 感染可导致进展迅速且危及生命的多发性神经根脊髓病。该病表现为马尾综合征，持续进展数天至数周。随后出现弛缓性瘫痪，如果不及时治疗，患者将在几周内死亡。电生理诊断检查提示腰骶神经根轴突损伤，而 MRI 可能显示神经根信号增强。合并梅毒、肺结核、隐球菌感染及淋巴瘤时临床表现与此相似[31]。

血管炎性和结缔组织性神经病

血管炎性和结缔组织性疾病与许多神经病理性表现有关（表 11-7）。然而该类型神经病典型表现为多发性单神经炎，一种非对称的混合性运动与感觉

表 11-7 血管炎性疾病或结缔组织病相关 PN

结节性多关节炎	多发性单神经炎、远端对称性 PN、单发性单神经病
变应性肉芽肿性血管炎(Churg-Strauss)	与结节性多关节炎相似
微血管炎	PN 少见
Wegner 肉芽肿病	PN 少见
混合性冷沉球蛋白血症	远端对称性感觉或感觉运动性 PN
巨细胞动脉炎	腕管综合征
风湿性关节炎	压迫性神经病(compressive neuropathies,CTS)、轻度远端对称性感觉神经病、多发性单神经炎(类风湿性血管炎)
干燥综合征	感觉运动性 PN、单纯远端感觉性 PN、三叉神经感觉性 PN、自主神经病、CTS
系统性红斑狼疮	对称弥漫性感觉性或感觉运动性 PN、CTS
系统性硬化病	PN 不常见

障碍。一般为急性发作,由于血管炎性局部缺血引起神经受累区域疼痛,随后出现感觉异常。慢性起病较为少见,通常表现出典型的不对称性。最常受影响的神经是腓神经,其次是胫神经、尺神经和正中神经。与压迫型神经病相比,血管炎性损伤往往发生在肢体较近端的部位。

多发性单神经炎可以是血管炎性疾病或结缔组织病的临床表现,因此,如果出现这种神经病,必须检查患者有无潜在的系统性疾病。在全身性疾病患者中,PN 的新发或恶化可能表明疾病进入活跃期,提示需要强化对原发病的治疗。及时使用免疫调节剂可阻止系统性疾病和由此引起的 PN 进展。多发性单神经炎的诊断需要仔细、精确的 EMG 检查,评估临床受累的神经以及双侧受累的不对称情况。NCS 检查中,感觉以及运动神经表现出不对称的传导减慢,且速度接近最低值,在压迫性神经病的节段可出现传导阻滞,下肢神经往往受影响更大。F 波可延长,针极 EMG 显示受累神经支配区肌肉的失神经支配。随着病情发展,这些检查结果可能会并存,使得很难与弥漫性 PN 鉴别。当患者表现出此类检查结果却未确诊全身性疾病时,需要做进一步检查,如肌肉或神经活检。

遗传性运动感觉神经病(沙尔科-马里-图思病)

最常见的遗传源性 PN 是遗传性运动感觉神经病(Charcot-Marie-Tooth disease, CMT;沙尔科-马里-图思病),患病率为每 10 万人中 14~40 人[32]。CMT 通常被称为遗传性运动和感觉神经病(HMSN),其特征为肢体远端肌肉(特别是腓神经支配肌肉)的萎缩,伴有远端感觉缺失和骨骼畸形。CMT 被细分为 HMSN Ⅰ至Ⅵ型,并且根据基因的变异外显率及表型已检测出 40 多种遗传型式[33]。CMT 通常是常染色体显性遗传,但仍有 10% 的 CMT 可交联,出现常染色体隐性遗传形式,导致严重的早发脱髓鞘疾病(CMT4)。偶发突变不常见。

CMT 的典型表现为 20 岁前慢性发病且进展缓慢。在儿童时期,腓神经支配的肌肉无力可首先导致跨阈步态,出现高弓足畸形。跖屈无力不明显,伴下肢萎缩,形成一种类似倒香槟酒瓶的形态。CMT 可影响步态,但很少到不能行走的程度。上肢受累程度轻直到疾病晚期。感觉症状轻微,包括足部疼痛、触觉和振动觉缺失,但保留本体感觉,疼痛和感觉异常较罕见。逾半数 CMT 患者可见骨骼畸形,最常见为高弓足和锤状趾,脊柱侧弯比较少见。

在 CMT1 型(最常见的 CMT)的电生理诊断检查中,神经传导速度明显减慢(中位数小于 $38m/s^3$)[34]。针极肌电图显示与近端肌肉相比,远端肌肉慢性失神经支配现象更明显。

研究表明,运动可改善 CMT 患者的功能、独立性和生活质量。CMT 患者儿童期规律运动训练可以使运动功能保持到成年。加强髋部屈肌肌力可以减少疲劳,延长步行时间,而强化踝关节可提高步行速度、步频节奏、足廓清和步长[35,36]。

周围神经病的并发症与管理

疼痛

疼痛是周围神经病的常见表现,可使人丧失行为能力。由于小的无髓鞘 C 纤维与温度觉、痛觉和自主神经功能有关,小纤维神经病所致疼痛尤其严重,表现为灼烧样疼痛、刺痛和痛觉过敏。大纤维神经性疼痛常表现为深部的、牙痛样疼痛或痉挛性痛。通常疼痛最初出现在足部。其他足部疼痛的原因包括:肌肉骨骼性,如骨关节炎和足底筋膜炎;其他神经性原因,如神经根病、跗管综合征或血管功能不全。

由于治疗药物的副作用，神经性疼痛的治疗具有挑战性。局部用药具有减少副作用的优势，尤其对于老年人，但是用药相对不便，尤其不利于运动功能障碍的患者。低浓度的辣椒碱软膏是一种已经被证明有效的药物，但是需要经常使用，而且最初可能会导致皮肤刺激。使用从红辣椒中提取的辣椒碱时必须小心，以免不慎接触到黏膜。当疼痛区域集中时，利多卡因经皮贴片为一较为方便的治疗方式。其他局部治疗包括复合药剂的使用，包括利多卡因、三环抗抑郁药和抗癫痫药物的不同组合，这些药物也可用于口服治疗。经皮电刺激可能也有效。治疗神经性疼痛的一线药物是三环类抗抑郁药。阿米替林是最早使用的药物之一，但该药的使用由于具有明显的抗胆碱能作用（如口干、镇静、尿潴留和直立性低血压等）而受到限制。其应用最大顾虑为潜在的严重心律失常风险。低剂量去甲替林（睡前 10～50mg）已被证明与阿米替林同样有效，而且耐受性更好[37]。加巴喷丁是多种神经性疼痛最常用的药物之一。该药耐受性好，没有明显的药物间相互作用。其主要副作用是嗜睡，尤其是在起始用药时，并可能加重步态异常和认知障碍，在老年患者中尤为明显。加巴喷丁应从小剂量开始应用，每晚 100～300mg，再逐渐滴定后加量至每日 3 次。普瑞巴林和度洛西汀是两种最新获批准用于治疗神经性疼痛的药物。与加巴喷丁一样，普瑞巴林可导致镇静和认知迟缓。度洛西汀的使用则受到其对胃肠道副作用的限制。阿片类药物可显著影响认知功能，造成生理性依赖以及带来成瘾风险，因此，神经性疼痛治疗中阿片类药物的使用应非常谨慎。阿片类药物已被证实可以改善疼痛和睡眠，但尚无证据表明能改善情绪或功能[38]。曲马多已被证明可以改善糖尿病性 PN 引起的异常性疼痛[39]，但也可引起认知功能障碍。且因为该药是一种弱去甲肾上腺素和 5-羟色胺再摄取抑制剂，故与其他含血清素的药物联用可能导致血清素综合征。用于治疗 PN 疼痛的二线药物包括拉莫三嗪、卡马西平、可乐定和其他选择性血清素再摄取抑制剂。

足部损伤

PN 患者足部组织和结构损伤的风险较高。PN 患者发生足部溃疡的风险升高 8～18 倍，而截肢风险增加 2～25 倍[40,41]。许多因素都可能导致这种风险。第一个因素是保护性感觉丧失，导致未察觉的足部损伤。肌肉无力和萎缩可影响足部结构，导致骨突和压力敏感区域压力分布异常。PN 还可影响自主神经，引起出汗减少等变化，从而导致皮肤干燥和开裂。自主神经功能障碍还可能引起动静脉瘘，从而造成愈合功能受损和骨吸收不良。Charcot 神经性关节病可导致足部严重畸形。该畸形源自足部关节严重受损，并通常引起累及足中部的病理性骨折和关节脱位（图 11-2）。

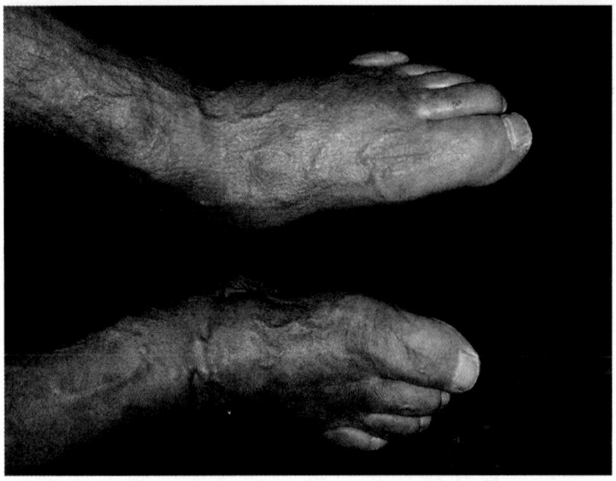

图 11-2 Charcot 神经性关节病-足中部塌陷（蒙 Richard P. Usatine，MD 惠赠）

预防损伤对于远端 PN 患者至关重要。应尽早教育患者使用镜子进行足部或任何部位损伤的日常检查。鼓励采取防护措施，如使用吸水性袜子和合适的鞋。额外加深脚趾部位的鞋，以及定制的矫形器均可以减轻足部高压区承受的压力。足部应保持干燥，以避免浸渍，并充分保湿以防皮肤皲裂。由于感觉消失的足部容易烫伤，这些患者在洗澡时须小心使用热水，同时注意避免冻伤。由足科医生或在糖尿病足护理诊所正确处理指甲和胼胝。任何皮肤破损或感染都必须强化管理，以免进展到截肢。

急性 Charcot 神经性关节病的表现与蜂窝织炎相似，伴足部温热红斑和肿胀。早期平片检查可显示为正常，随着疾病发展后续才出现特征性骨折及关节脱位（图 11-3）。因此平片检查应存高怀疑性。急性 Charcot 神经关节病需要全接触式石膏固定，以避免更严重的骨结构破坏。持续固定，直到温感和压痛基本消退，骨扫描显示炎性活动减少，提示骨重塑完成。此时，可谨慎拆去石膏，但仍须警惕任何恶化迹象。并可开始温和的治疗，以恢复负重并加强足踝部力量。

自主神经功能障碍

自主神经功能障碍是 PN 患者发病和死亡的重要原因，尤其是糖尿病性 PN。自主神经病可影响多

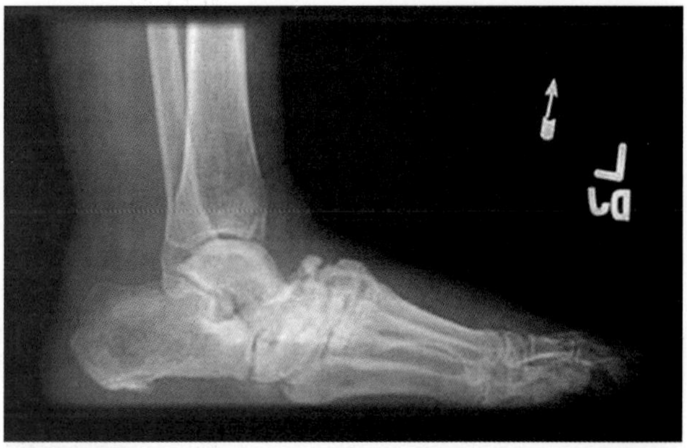

图 11-3 糖尿病性 Charcot 神经性关节病-病理性骨折及脱位导致的足中部塌陷的 X 线片(蒙 Andrew Neckers,MD 和 Jean Schils,MD 惠赠)

个器官系统。其中对心血管系统的影响尤其严重,糖尿病伴心血管疾病患者的死亡率比无心血管系统疾病的糖尿病患者高 40%。这是由无症状性心肌缺血、致命的心律失常和 Q-T 间期延长所致[42]。直立性低血压是心脏自主神经受累患者最常见的主诉。直立性低血压伴随静息性心动过速限制了运动耐量,同时增加了心脏性猝死的风险。直立性低血压的管理应从教育患者缓慢改变体位、抬高床头以及使用压力袜和腹带开始。更强化的干预需要使用氟氢可的松等盐皮质激素或使用米多君(一种 α 受体激动剂)。

自主神经功能障碍可累及胃肠道的任何部位,包括食管运动障碍、胃轻瘫、便秘或腹泻,或大便失禁。胃轻瘫可以通过少食多餐和使用甲氧氯普胺(胃复安)来改善。泌尿生殖系统症状中尿潴留可导致充盈性尿失禁及复发性尿路感染。当怀疑有尿潴留时应通过残余尿量检查或尿动力学检查来进一步评估。轻度患者可适当增加排尿次数。更严重患者可能需要间歇导尿。勃起功能障碍是常见的糖尿病性自主神经病,且可能为不可逆性改变[43]。其治疗包括教育、药物、吸引勃起装置以及阴茎植入。PN 患者还可能出现排汗和体温调节异常,因此,患者必须保证足够的水分摄入,且在炎热或寒冷的环境中时应多加注意。如前所述,排汗异常可能会导致足部过度干燥和皲裂,从而进展为足部溃疡。

功能障碍

PN 可能对活动能力和生活质量造成极大影响。跌倒风险在 PN 患者中尤其突出,约为无 PN 人群的 20 倍[44]。PN 患者稳定性问题突出,特别是在具有挑战性的环境里,如地面不平或灯光昏暗时,患者无法借助视觉线索来代偿姿势的不稳定性。PN 影响了踝关节的本体感觉,因此,患者只有在其重心偏移更大时才能感觉到失去平衡。此外,当察觉到失去平衡时,PN 患者踝关节调节能力较差,进一步增加跌倒的风险[45]。对跌倒的恐惧,无论是真实的还是感觉上的,经常导致 PN 患者限制他们的身体活动和社区活动,导致体能退化、孤立和抑郁的恶性循环[46,47]。最近有学者研究了远端神经肌肉功能受损和近端髋关节代偿力量之间的关系,结果表明,无论年龄大小或 PN 严重程度,对于患有糖尿病性 PN 的老年人,髋到踝关节本体感觉的近端强度比值可预测跌倒及与跌倒有关的损伤[48]。这提示了使用运动疗法预防 PN 患者跌倒的重要意义。尤其是增加髋部力量可弥补踝关节本体感觉的缺失,预防跌倒。对髋外展肌、内收肌和腹肌进行针对性训练,可提高躯干和髋部在冠状面的稳定性。加强上肢(特别是握力、肩部下沉和肘部伸展力)可提高使用手杖时的支撑能力。运动试验表明,太极拳和功能性平衡训练可提高 PN 老年患者的临床平衡表现[49,50]。

可通过改良鞋子穿着,如选择薄底及宽支撑面的鞋子来加强平衡。使用手杖可以稳定步态,但是,患者需能够使用手杖支撑其体重的 25% 及以上才能达到效果[51]。训练患者走每一步时对侧下肢和手杖一起向前摆动。患者经常拒绝使用手杖。若要提高患者对手杖的接受度,可通过教育患者,使之明白手杖是用来代偿感觉缺失,仅在不平坦和陌生地形上按需使用。使用手杖的另一个缺点是行走速度减慢,一只手被占用无法携物,可能发生支撑侧的手和腕因过度使用损伤。具有内外侧支撑的踝关节矫形器已被证明可以改善步态和平衡[52],并具有步行速度更快和上肢自由度更高的优势。

当 PN 影响四肢的躯体感觉输入时,最大化视觉输入以进行代偿很重要。视力、深度知觉和视野受损增加了跌倒的风险,对于 PN 患者尤其明显。应定期检查视力。如果药物处方发生明显变化,考虑到障碍物可能出现在患者不熟悉的地方。新的运动方案可能会暂时增加跌倒风险,多焦镜片可能会增加跌倒的风险,因为下部的镜片会使下方的视野变得模糊从而带来绊倒风险,使用该类镜片会使患者更容易在室外和楼梯上跌倒[53]。同时教育患者充分使用照明也十分重要,特别是在夜里,患者可能为了不打扰别人而选择去洗手间时不开灯。

小结

PN 是一种常见疾病,在世界范围内对发病率和死亡率都有重大影响。详细的病史采集和体格检查有助于发现和诊断 PN。全面检查可有助于进一步在 PN 广泛的原因中明确病因。由于 PN 可能是许多疾病的表征或提示存在毒物暴露，及时干预可逆转或阻止 PN 和原发疾病的进展，因此早期诊断至关重要。预防 PN 的并发症也是避免更严重并发症的关键。这些措施包括良好的患者教育、审慎地使用药物、运动训练以及使用辅助器具。

（王玉阳 译，招少枫 温红梅 校）

参考文献

1. Callahan BC, Price RS, Feldman EL. Distal symmetric polyneuropathy: a review. *JAMA*. 2015;314(20):2172–2181.
2. Dyck PJ, Kratz KM, Karnes JL, et al. The prevalence by staged severity of various types of diabetic neuropathy, retinopathy, and nephropathy in a population-based cohort: the Rochester Diabetic Neuropathy Study. *Neurology*. 1993;43(4):817–824.
3. Richardson JK, Ashton-Miller JA. Peripheral nerve dysfunction and falls in the elderly. *Postgrad Med*. 1996;99:161–172.
4. Boulton AJM, Vinik AI, Arezzo JC. Diabetic neuropathies: a statement by the American Diabetes Association. *Diabetes Care*. 2005; 28(4): 956–962.
5. Richardson JK. The clinical identification of peripheral neuropathy among older persons. *Arch Phys Med Rehabil*. 2002;83:1553–1558.
6. Hurvitz EA, Richardson JK, Werner RA. Unipedal stance testing in the assessment of peripheral neuropathy. *Arch Phys Med Rehabil*. 2001;82(2):199–204.
7. Hurvitz EA, Richardson JK, Werner RA, et al. Unipedal stance testing as an indicator of fall risk among older outpatients. *Arch Phys Med Rehabil*. 2000;81(5):587–591.
8. Abraham RM, Abraham RR. Absence of the sensory action potential of the medial plantar nerve: a sensitive indicator of diabetic neuropathy, *Diabet Med*. 1987;4(5):469–474.
9. Genuth S. Insights from the diabetes control and complications trial/epidemiology of diabetes interventions and complications study on the use of intensive glycemic treatment to reduce the risk of complications of type 1 diabetes. *Endocr Pract*. 2006;12(Suppl 1):34–41.
10. Tesfaye S, Chaturvedi N, Eaton SEM, et al. Vascular risk factors and diabetic neuropathy. *N Engl J Med*. 2005;352:341–350.
11. Duckworth W, Abraira C, Moritz T, et al. Glucose control and vascular complications in veterans with type 2 diabetes. *N Engl J Med*. 2009;360:129–139.
12. Patel A, MacMahon S, Chalmers J, et al. Intensive blood glucose control and vascular outcomes in patients with type 2 diabetes. *N Engl J Med*. 2008;358: 2560–2572.
13. Thomas PK, Thomlinson DR. Diabetic and hypoglycemic neuropathy. In Dyck PF, Thomas PK, Griffin JW, eds. *Peripheral neuropathy*, vol 2. Philadelphia: Saunders; 1993.
14. Pritchard J. What's new in Guillain-Barré syndrome? *Postgrad Med J*. 2008;84:532–538.
15. Hadden RD, Karch H, Hartung HP, et al. Preceding infections, immune factors, and outcome in Guillain-Barré syndrome. *Neurology*. 2001;56:758–756.
16. Hadden RD, Cornblath DR, Hughes RA, et al. Electrophysiological classification of Guillain-Barré syndrome: clinical associations and outcome: plasma Exchange/Sandoglobulin Guillain-Barrē syndrome Trial Group. *Ann Neurol*. 1998;44:780–788.
17. Paradiso G, Tripoli J, Galicchio S, et al. Epidemiological, clinical, and electrodiagnostic findings in childhood Guillain-Barré syndrome: a reappraisal. *Ann Neurol*. 1999; 46:701–708.
18. Albers JW, Donofrio PD, McGonagle TK. Sequential electrodiagnostic abnormalities in acute demyelinating polyneuropathy. *Muscle Nerve*. 1978;1:292–296.
19. Miller RG, Peterson GW, Daube JR, et al. Prognostic value of electrodiagnosis in Guillain-Barre syndrome. *Muscle Nerve*. 1988;11:769–774.
20. Plasma Exchange/Sandoglobulin Guillain-Barré Syndrome Trial Group. Randomized trial of plasma exchange, intravenous immunoglobulin, and combined treatments in Guillain-Barré syndrome. *Lancet*. 1997;349:225–230.
21. Hughes RA, Swan AV, van Koningsveld R, et al. Corticosteroids for Guillain-Barré syndrome. *Cochrane Database Syst Rev*. 2006;19(2):CD001446.
22. Lawn N, Fletcher D, Henderson R, et al. Anticipating mechanical ventilation in Guillain-Barré syndrome. *Arch Neurol*. 2001;58:8893–8898.
23. Lewis RA. Chronic inflammatory demyelinating polyneuropathy. *Neurol Clin*. 2007;25:71–87.
24. Guitiérrez-Guitiérrez G, Sereno M, Miralles A, et al. Chemotherapy-induced peripheral neuropathy: clinical feature, diagnosis, prevention, and treatment strategies. *Clin Transl Oncol*. 2010;12:81–91.
25. Hoke A, Cornblath DR. Peripheral neuropathies in human immunodeficiency virus infection. *Suppl Clin Neurophysiol*. 2004;57:195–210.
26. Gonzalez-Duarte A, Robinson-Papp J, Simpson DM. Diagnosis and management of HIV-associated neuropathy. *Neurol Clin*. 2008;26:821–832.
27. Cornblath DR, McArthur JC. Predominantly sensory neuropath in patients with AIDS and AIDS-related complex. *Neurology*. 1988;38:794–796.
28. Greenberg SA. Acute demyelinating polyneuropathy with arsenic ingestion. *Muscle Nerve*. 1996;19:1611–1613.
29. Greenberg SA. Acute demyelinating polyneuropathy with arsenic ingestion. *Muscle Nerve*. 1996;19:1611–1613.
30. Said G. Infectious neuropathies. *Neurol Clin*. 2007;25:115–137.
31. Gabbai AA, Castelo A, Bulle Oliveria AS. HIV peripheral neuropathy. In: Gerard S, Krarup C, ed. *Handbook of Clinical Neurology*. Vol 115. 3rd ed. Amsterdam, The Netherlands: Elsevier; 2013.
32. Martyn CN, Hughes RAC. Epidemiology of peripheral neuropathy. *J Neurol Neurosurg Psychiatry*. 1997;62: 310–318.
33. Jani-Acsadi A, Krajewski K, Shy ME. Charcot-Marie neuropathies: Diagnosis and management. *Semin Neurol*. 2008;2:185–194.
34. Harding AE, Thomas PK. The clinical features of hereditary motor and sensory neuropathy (types I and II). *Brain*. 1980;103:259–280.
35. Burns J, Raymond J, Ouvrier R. Feasibility of foot and ankle strength training in childhood Charcot-Marie-Tooth disease. *Neuromuscul Disord*. 2009;19(12):818–821.
36. Ramdharry GM, Day BL, Reilly MM, Marsden JF. Hip

flexor fatigue limits walking in Charcot-Marie-Tooth disease. *Muscle Nerve*. 2009;40(1):103–111.

37. Watson CPN, Vernich L, Chipman M, et al. Nortriptyline versus amitriptyline in postherpetic neuralgia: a randomized trial. *Neurology*. 1998;51:1166–1171.
38. Raja SN, Haythornthwaite A, Pappagallo M, et al. Opioids versus antidepressants in postherpetic neuralgia: a randomized, placebo-controlled trial. *Neurology*. 2002;59:1015–1021.
39. Sindrup SH, Andersen G, Madsen C, Smith Brosen K, Jensen TS. Tramadol relieves pain and allodynia in polyneuropathy: a randomized, double-blind, controlled trial. *Pain*. 1999;83:85–90.
40. Frykberg RG, Lavery LA, Pham H, et al. Role of neuropathy and high foot pressure in diabetic foot ulceration. *Diabetes Care*. 1998;21:1714–1719.
41. Paola LD, Faglia E. Treatment of diabetic foot ulcer: an overview Strategies for clinical approach. *Curr Diabetes Rev*. 2006;2:431–447.
42. Jermendy G, Toth L, Voros P, et al. Cardiac autonomic neuropathy and QT interval length. A follow-up study in diabetic patients. *Acta Cardiol*. 1991;46:189–200.
43. Fairburn CG, Wu FC, McCulloch DK, et al. The clinical features of diabetic impotence: a preliminary study. *Br J Psychiatry*. 1982;140:447–452.
44. Richardson JK, Ching C, Hurvitz EA. The relationship between electromyographically documented peripheral neuropathy and falls. *J Am Geriatr Soc*. 1992;40:1008–1012.
45. Gutierrez MS, Helber MB, Dealva D, et al. Mild diabetic neuropathy affects ankle motor function. *Clin Biomec*. 2001;16(6):522–528.
46. Barnett KN, Ogston SA, McMurdo ME, Morris AD, Evans JM. A 12-year follow-up study of all-cause and cardiovascular mortality among 10,532 people newly diagnosed with Type 2 diabetes in Tayside, Scotland. *Diabet Med*. 2010;27(10):1124–1129.
47. Vileikyte L, Peyrot M, Gonzalez JS, Rubin RR, Garrow AP, Stickings D, et al. Predictors of depressive symptoms in person with diabetic peripheral neuropathy: a longitudinal study. *Diabetologia*. 2009;52:1265–1273.
48. Richardson JK, DeMott T, Allet L, Kim H, Ashton-Miller JA. The hip strength: ankle proprioceptive threshold ratio predicts falls and injury in diabetic neuropathy. *Muscle Nerve*. 2014;50(3):437–442.
49. Quigley PA, Bulat T, Schulz B, Friedman Y, Hart-Hughes S, Richardson JK, et al. Exercise interventions, gait, and balance in older subjects with distal symmetric polyneuropathy: a three-group randomized trial. *Am J Phys Med Rehabil*. 2014;93:1–16.
50. Richardson JK, Sandman D, Vela S. A focused exercise regimen improves clinical measures of balance in patients with peripheral neuropathy. *Arch Phys Med Rehabil*. 2001;82:205–209.
51. Ashton-Miller JA, Yeh MWL, Richardson JK, et al. A cane reduces loss of balance in patients with peripheral neuropathy: results from a challenging unipedal balance test. *Arch Phys Med Rehabil*. 1996;77(5):446–452.
52. Richardson JK, Thies SB, DeMott TK, et al. Interventions improve gait regularity in patients with peripheral neuropathy while walking on an irregular surface under low light. *J Am Geriatr Soc*. 2004;52:510–515.
53. Lord ST, Dayhew J, Howland A. Multifocal glasses impair edge-contrast sensitivity and depth perception and increase the risk of falls in older people. *J Am Geriatr Soc*. 2002;50:1760–1766.

第 12 章　周围神经损伤：单神经病

Anita Craig

局部的周围神经(PN)损伤非常常见,其病因多种多样。它们出现在健康的个体中,也可能源于其他疾病或外伤的并发症。周围神经损伤可能伴随其他疾病或使其他疾病的康复管理复杂化,例如,由于使用辅助装置或支具造成神经卡压,或受损较轻肢体的过度使用损伤。了解周围神经的解剖路径和神经支配,以及常见的卡压部位,对识别和诊断 PN 损伤是很重要的。由于 PN 损伤可伴发其他肌肉骨骼疾病和创伤,故而其有时被掩盖。因此,识别引起神经损伤的高危情况很重要,因为它们可能阻碍创伤后的预期恢复。

周围神经解剖结构及损伤类型

外周神经系统包括 12 对脑神经和 31 对脊神经,它们分别支配特定的感觉区域和肌群,称为皮节和肌节(图 12-1)。

脊神经离开脊髓后作为神经根,在颈、腰骶区形成神经丛。不同水平节段的神经根在神经丛中混合形成独立的周围神经支配上、下肢。当脊神经根、神经丛的一部分或周围神经受损时,感觉和运动就会出现异常。

神经结构由轴突(神经纤维)和包绕在周围的施万细胞组成。单个施万细胞可以包绕多个轴突,

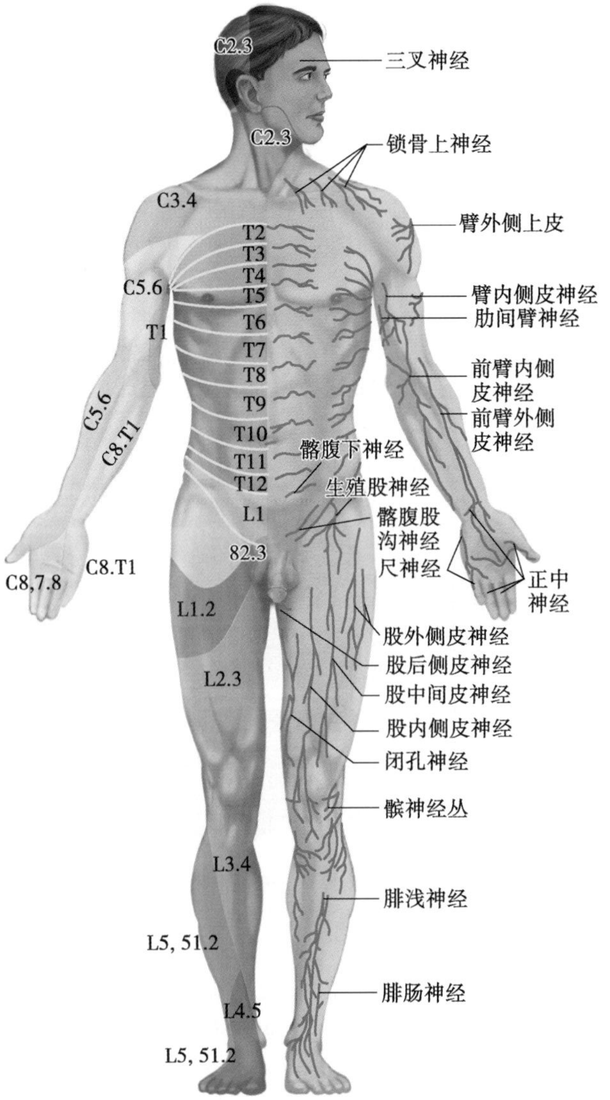

图 12-1　脊神经皮节和周围神经(经允许摘自 Flynn JA. Acute Back Pain. In:McKean SC, Ross JJ, Dressler DD, Scheurer DB, eds. Principles and Practice of Hospital Medicine, 2e New York, NY:McGraw-Hill, 2017)

这种情况下称为无髓轴突。当施万细胞多次包绕单个轴突时,形成的纤维称为有髓神经纤维。在有髓神经纤维上依次分布着多个施万细胞,它们之间有未被包绕的小间隔,称为郎飞结(图 12-2)。这使得神经去极化在结间"跳跃",被称为跳跃式传导。使有髓神经纤维的神经冲动的传导速度比无髓神经纤维快得多(50~60m/s vs. 1~2m/s)。有髓神经纤维和它的施万细胞被神经内膜包裹。几个有髓神经纤

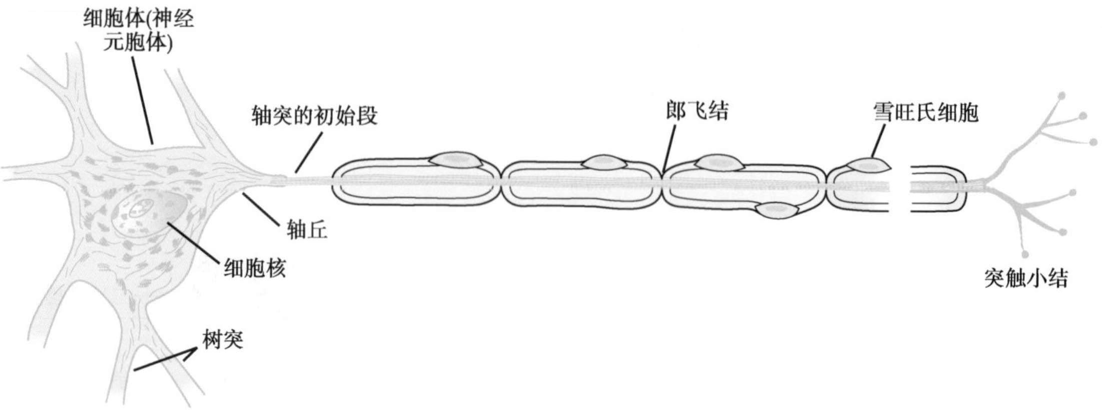

图 12-2　轴突解剖:雪旺氏细胞和郎飞结(经允许摘自 Excitable Tissue:Nerve. In:Barrett KE,Barman SM,Boitano S,Brooks HL,eds. Ganong's Review of Medical Physiology,25e New York,NY:McGraw-Hill,2016)

维被神经束膜所包裹成为神经束。沿着它的走形,单个的轴突可以从一个神经束交叉到另一个神经束。神经束全部被神经外膜所包裹,构成整个周围神经(图 12-3)。

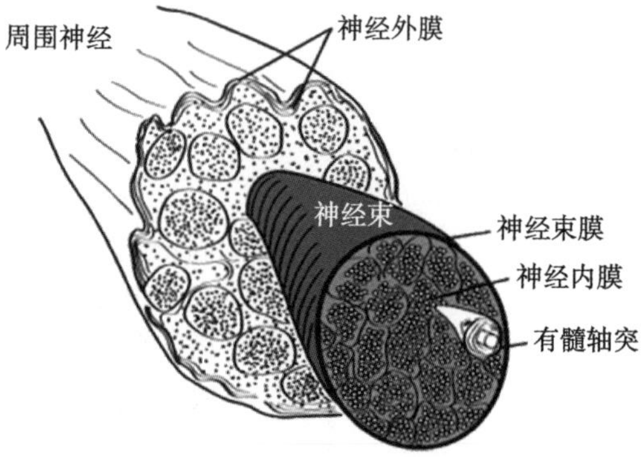

图 12-3　周围神经解剖(神经内膜,神经束膜,神经外膜)

PN 损伤,即单神经病,是根据轴突及其支持结构受影响的程度来分类的。两个经典的分类系统是 Seddon 分类[1]和 Sunderland 分类[2]。其中最轻的损伤是髓鞘局灶性损伤,导致传导阻滞,但不损伤下面的轴突。这对应于 Seddon 分类中的神经失用。当轴突受损并导致 Wallerian 变性时,就会发生轴突断伤,但支持的神经内膜和神经束膜会保留下来。最严重的损伤包括轴突、髓鞘和神经支持结构,通常伴有轴突连续性的丧失,这个过程被称为神经断伤。Sunderland 分类根据支持结构的破坏程度对神经断裂进行了进一步细分(表 12-1)。

仅涉及髓鞘的神经失用性损伤,移除损伤原因后轴突髓鞘再生,在 2~3 个月内有良好的预后。然而,需要注意的是,再生的髓鞘可能不那么强健,以至仍遗留神经传导缓慢[3]。当轴突受损时,恢复的

表 12-1　神经损伤 Seddon 分类和 Sunderland 分类

Seddon 分类	Sunderland 分类	描述
神经失用	一度损伤	局灶性传导阻滞,无轴突损伤
轴突断裂	二度损伤	轴突损伤与 Wallerian 变性,支持结构完整
神经断裂	三度损伤	轴突和神经内膜损伤
	四度损伤	神经束膜和神经内膜损伤
	五度损伤	轴突和所有支持结构损伤

预后与支撑结构的受损程度以及受影响的轴突数量有关。Sunderland 分类 3 度和 4 度损伤的恢复机会比 2 度损伤(轴突断裂)要小得多。如果损伤部位的神经束明显断裂并伴有局部组织纤维化,轴突再生长到最终靶器官的机会就很小。轴突损伤部位到目标肌肉和感觉区域的距离也影响再生的预后。当神经支持结构保留(轴突断裂)时,轴突可以沿神经管以约 1~mm/d[2]的速度再生。若损伤部位距离其神经支配的区域较远时,轴突可能退化,目标肌肉在轴突到达前就发生纤维化,无法再受神经支配。除了来自受损轴突的初级神经再支配外,在邻近区域再生完整的轴突,还可通过侧支再生重新支配失神经的肌纤维。运动神经元可以再支配它正常运动纤维区域的 5 倍范围[4]。轴突连续性完全丧失,如神经撕裂伤,不经手术治疗是不太可能修复的。

周围神经损伤的诊断

病史及体格检查

详细的病史是确定受伤水平的第一步。乏力、

感觉缺失和疼痛的范围通常遵循特征性分布,提示受累神经和损伤部位。发病史和相关的外伤事件,职业需求、爱好、医疗过程,以及加重和缓解的因素往往都有提示作用。体格检查会显示与神经的运动和感觉分布一致的特定功能障碍,因此,了解特定神经的解剖分布、走形和力学易损性的区域非常重要。不同刺激动作可能引发患者的症状,如轻叩常见的卡压或损伤部位(Tinel 征),或压迫或拉伸损伤部位的神经。

电诊断的研究

电诊断检查对周围神经损伤的诊断很有帮助。一个精心设计并合理解读的检查可以识别受影响的神经,并协助定位损伤部位以及神经损伤的严重程度和病程。肌电图也可以为恢复预后提供有用的信息。由于复合肌肉动作电位(CMAP)与去极化的肌纤维数量成正比,它可以反映运动轴突损伤。然而,如果存在传导阻滞,刺激脱髓鞘近端处(穿过)时 CMAP 会降低,刺激远端导致 CMAP 振幅较大,这反映了传导阻滞的严重程度。值得注意的是,在轴突损伤后,可能需要经过 7 天才会检测到 CMAP 振幅的减少[5]。同样,感觉神经振幅电位约需 10 天才能达到最大的减少程度。几个月后,CMAP 振幅由于侧枝发芽可以得到改善,而不是实际的原发性轴突再生。

传导速度减慢提示脱髓鞘,然而在轴突损伤中,由于优先损伤了传导较快的纤维,传导速度也可能会减慢。远端和近端之间传导速度的降低有助于定位神经损伤发生的位置,不过在许多情况下,对可疑损伤部位进行刺激时有技术限制,尤其是近端损伤。远端振幅相对保留的传导阻滞实际上是一个有利的预后因素,提示损伤主要是脱髓鞘,相比轴突损伤更容易恢复。针极肌电图检测失神经肌肉(轴突损伤)。在轴突损伤早期,根据损伤距离的不同,在 10 天至 4 周时,会出现纤颤电位和正锐波。纤颤电位的程度与轴突损伤的严重程度无关[6]。自主运动单位动作电位(MUAP)的募集是一个反映能被意志控制的运动单位数量的指标,因此表示轴突的保存程度。损伤部位远端相对保留的募集是一个良好预后的指标。与之相反的情况则不能预测预后,因为募集差或无法募集也可能反映传导阻滞。针极肌电图也有助于评估技术上很难或不可能用标准的神经传导检查评估的神经病变,如闭孔神经或臀神经等骨盆深部的神经。

影像学研究

创伤性损伤时应做 X 线片检查。在大多数情况下,评估的首要原因是判断是否存在骨折,其次是判断是否伴随周围神经损伤。神经损伤通常与骨折相关,包括继发于肱骨骨折的桡神经损伤,继发于腓骨头骨折的腓神经损伤,继发于髋部骨折或脱位的坐骨神经损伤。磁共振成像(MRI)和计算机断层扫描(CT)可以进一步显示骨折情况,并识别压迫神经的软组织肿块、肿瘤和血肿。MRI 还可以显示较大的神经,如坐骨神经,并评估肌肉的失神经变化特征。脊柱 MRI 也有助于评估与周围神经损伤难以区分的神经根病变。超声(US)正越来越多地用于神经可视化。这在周围神经和浅表神经部位尤其有用,如腕部正中神经和腓骨头的腓神经。超声的一个优势是可以动态地观察神经的运动,例如,肘部尺神经的异常半脱位。对位于较深处的神经,超声的使用是有局限性的。

常见的周围神经损伤

正中神经

最常见的周围神经损伤是腕部正中神经或腕管综合征(CTS)。正中神经是由第六到第八颈神经根通过臂丛的内侧束形成的。它支配旋前圆肌、指浅屈肌和桡侧腕屈肌。正中神经发出骨间前神经支配指深屈肌、拇长屈肌和旋前方肌的外侧部分。正中神经继续穿过腕管,在鱼际隆起处支配第一和第二蚓状肌以及拇对掌肌和拇外展肌(图 12-4A)。正中神经的感觉区包括鱼际隆起上的皮肤,由穿过腕管之前发出的掌侧皮支支配,和前三指和第四指的外侧面(图 12-5)。正中神经最常见的受压部位是腕管,它由腕骨和腕横韧带组成。腕管包含正中神经、指深屈肌肌腱、指浅屈肌肌腱和拇长屈肌腱(图 12-6)。少数情况下,该神经在旋前肌处受到压迫或骨间前神经在纤维弓下受到压迫,其中纤维弓是由指浅屈肌和旋前圆肌形成。

腕部正中神经单神经病变(CTS)是最常见的压迫性单神经病变。这在女性中更为常见,通常与手和手腕的重复运动、振动和键盘使用有关。这种情况通常是双侧的,惯用手更为严重[7]。大多数病例是特发性的,但也有一些疾病容易发生 CTS,包括糖尿病、风湿性关节炎和甲状腺功能减退[8]。其他相关的情况包括怀孕和肥胖[9]。偶发原因为腱鞘囊肿或其他肿块压迫。

典型的 CTS 表现为麻木和感觉异常,影响到第二、三指,也可能影响第一、四指。通常,由于掌皮支

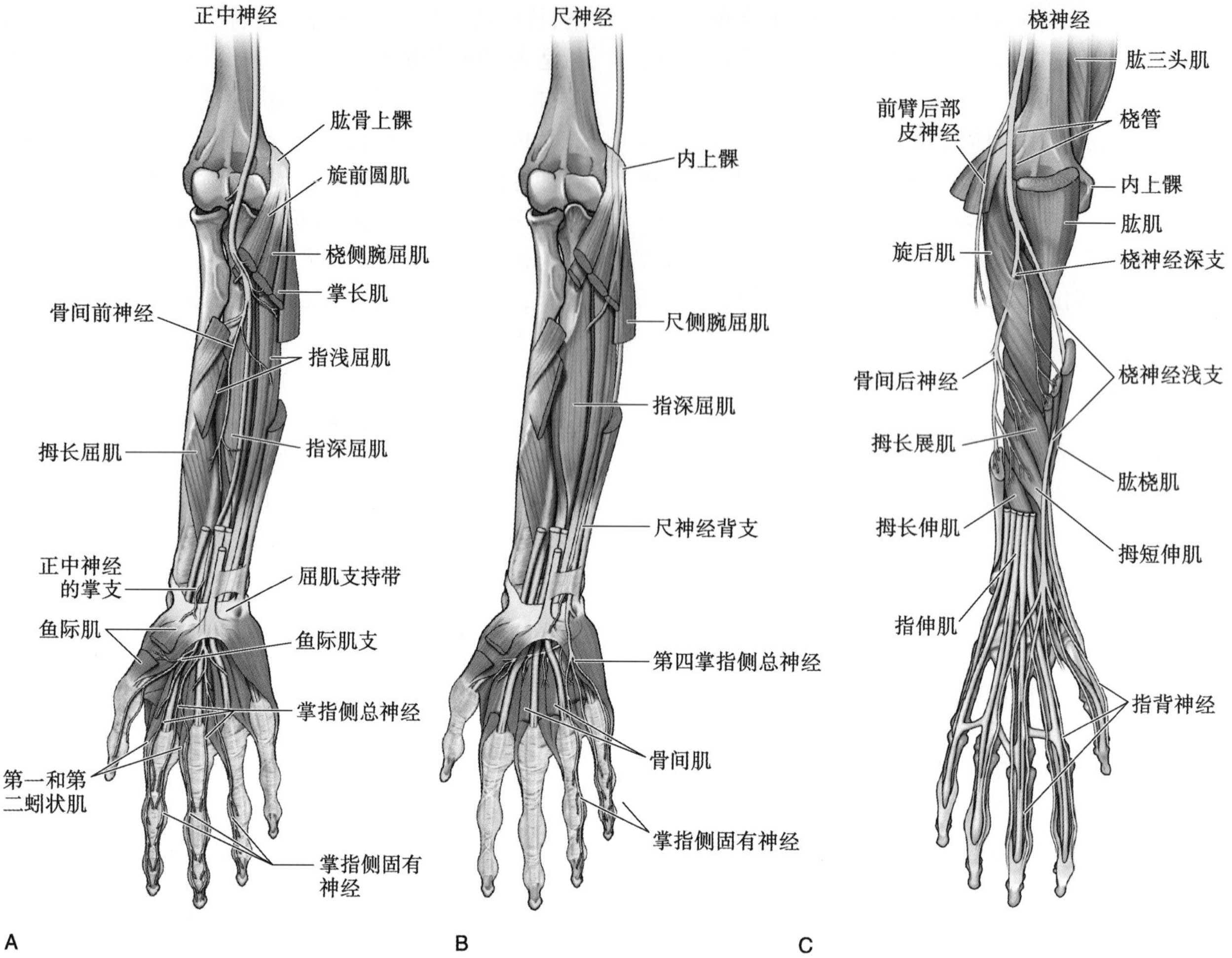

图 12-4　运动神经支配:正中神经(A),尺骨(B)和桡神经(C)(经允许摘自 Chapter 32. Forearm. In:Morton DA,Foreman K,Albertine KH,eds. The Big Picture:Gross Anatomy,New York,NY:McGraw-Hill,2011)

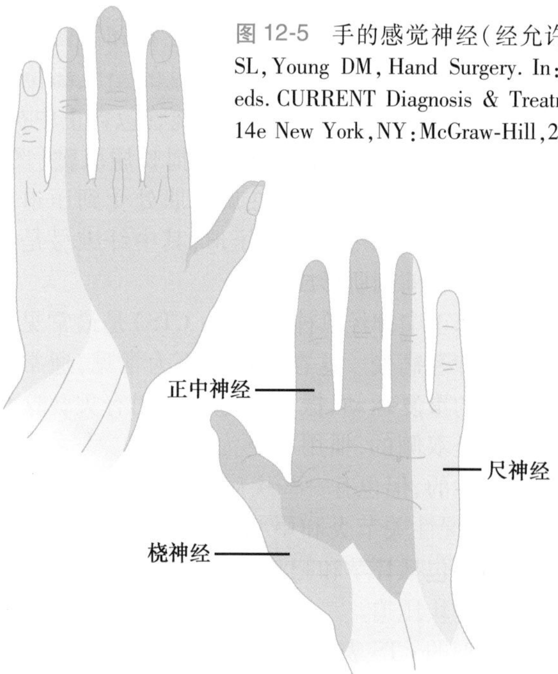

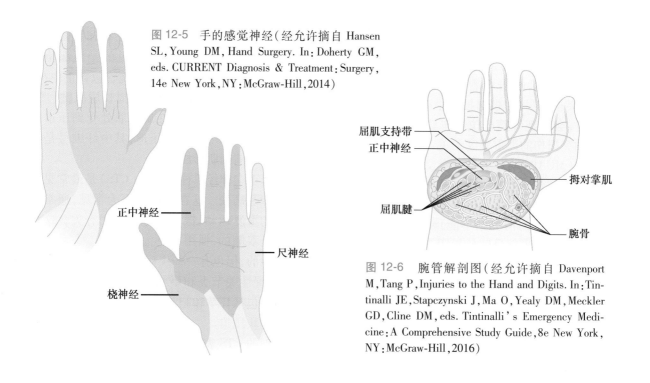

图 12-5　手的感觉神经(经允许摘自 Hansen SL,Young DM,Hand Surgery. In:Doherty GM,eds. CURRENT Diagnosis & Treatment:Surgery,14e New York,NY:McGraw-Hill,2014)

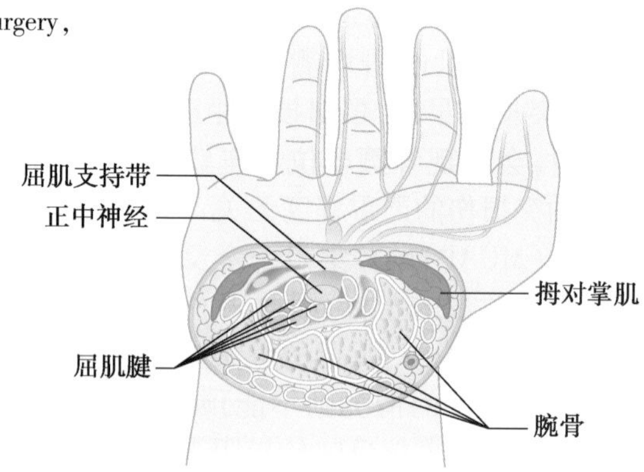

图 12-6　腕管解剖图(经允许摘自 Davenport M,Tang P,Injuries to the Hand and Digits. In:Tintinalli JE,Stapczynski J,Ma O,Yealy DM,Meckler GD,Cline DM,eds. Tintinalli's Emergency Medicine:A Comprehensive Study Guide,8e New York,NY:McGraw-Hill,2016)

在腕管前分支,因此鱼际隆起部的感觉不受影响。夜间症状是典型的主要症状。手在使用时,特别是握紧时会加重症状。患者可注意到明显的拇指外展或对掌无力,或感觉功能困难,会掉落东西。当轴突损伤严重时,可以看到鱼际隆起的萎缩。指长屈肌的力量和前臂和手腕的旋前正常。阳性的激惹动作为 Phalen 试验和反向 Phalen 试验。Phalen 试验是将手腕伸展并将手掌压在一起,保持 30~60 秒,第二和第三指感到麻木(图 12-7)。反向 Phalen 试验是通过将手背压在一起引起迫使腕关节屈曲,上述类似症状再发。在距腕横纹 1~2cm 处敲击正中神经可以引起 Tinel 征。感觉异常可以通过第二、第三和第四手指的侧面轻触和针刺来鉴别。类似 CTS 的情况包括近端正中神经损伤、臂丛神经病或 C6 或 C7 神经根病。如果运动异常的分布区域影响了非正中神经支配的肌肉、指长屈肌或腕屈肌,需要考虑上述情况。在 CTS 中肌肉牵张反射应该是正常的。

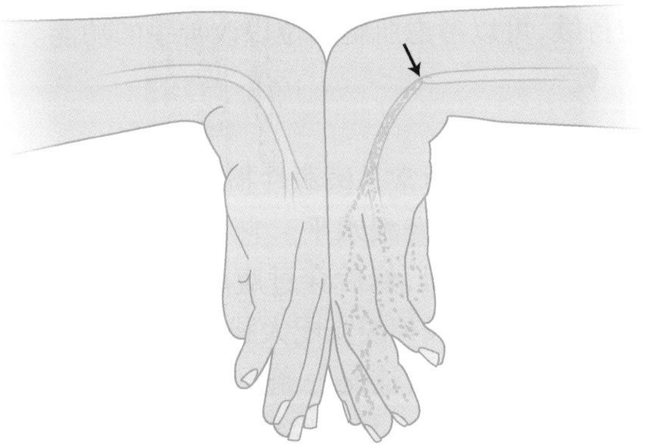

图 12-7 Phalen 动作引起腕管症状(经允许摘自 Simon RR, Sherman SC, Koenigsknecht SJ: Wrist. In: Emergency Orthopedics: The Extremities, 5th ed. © 2007, McGraw-Hill Inc, New York)

电诊断检查是最有助于确诊 CTS 和确定严重程度的。感觉往往比运动更早受到影响。在运动轴突损伤较严重的疾病中,CMAP 在腕部远端潜伏期延长且呈低水平,但在前臂段传导速度正常。在中到重度疾病中,针极肌电图可显示拇短收肌或拇对掌肌失神经。针极肌电图也可以排除其他诊断,如颈椎神经根或神经丛病变。

CTS 的治疗从识别可能导致损伤的重复性活动或静态体位开始,并尽可能避免这些情况。手腕夹板能有效缓解症状,尤其是在夜间。夹板应该固定手腕在 0 到 5 度伸展位。广泛使用的预制夹板性价比较高,然而,大多数夹板将手腕保持在较大的伸展位,因此,应指导患者通过轻轻弯曲夹板的金属板来改变角度。非甾体消炎药也经常被使用,但没有令人信服的证据证明其疗效。在腕管内局部注射皮质类固醇是非常有用的,并且已经被证明在减少 3 个月和 1 年的临床症状上优于手术减压,尽管可能需要两次注射[10]。严重或迅速进展的无力和萎缩的患者和保守治疗无效的患者,应行手术减压。中度神经传导(NCS)异常的患者在手术干预后比轻度或重度患者有更好的缓解[11]。手术减压的指征还包括肿物造成神经压迫,如神经节囊肿。

正中神经近端受压不常见。前臂骨间前支可能被指浅屈肌和旋前圆肌形成的纤维弓所压迫。常见的损伤原因是前臂反复屈曲和旋前、肘部骨折或急性神经炎。这导致拇指指间关节屈肌和第二、三指远端关节的单纯的运动无力。由于旋前方肌的受累,旋前可能较弱,但也可能被完好的旋前圆肌活动所遮掩。虽然患者常描述前臂屈肌间室有深度酸痛,但该综合征不会造成感觉丧失。典型的神经传导检查是正常的,包括正中运动和感觉检查,但是在骨间前神经支配的肌肉可以观察到失神经支配。

近端正中神经在穿过旋前圆肌的两个头、指浅屈肌筋膜带或二头肌腱膜时可能受到压迫。在这种情况下,患者会出现 CTS 常见分布区的麻木,但前臂肌肉也会感到无力,鱼际隆起上的皮肤也会受到影响。在电诊断检查中,虽然手腕处传导正常,但正中感觉和运动振幅将受到影响,前臂的运动传导将减慢。针极肌电图中所有由正中神经支配的肌肉均异常,旋前圆肌可能会是例外。近端正中神经受压通常对保守治疗措施有反应,包括避免重复肘部屈曲、旋前或用力紧握。如无运动恢复,可行手术减压并有良好的结果[12]。

尺神经

尺神经易受压迫损伤。仅次于正中神经压迫性神经病变。尺神经由 C8 和 T1 神经根形成,它们形成了臂丛的下干和内侧束。在手臂近端它靠近正中神经。在肘部它走行于内上髁和鹰嘴形成的尺神经沟中,位置表浅。然后它进入前臂在尺骨腕屈肌肌腱之间并沿着前臂远端前行。在腕部,神经进入钩状骨和豌豆骨之间的 Guyon 管。尺神经支配尺侧腕屈肌和尺侧的指深屈肌。在前臂远端,它发出尺背皮支,传导手背内侧和第四、五指的感觉。在手腕处 Guyon 管远端,它传递第五指和第四指内侧的感觉并支配小鱼际肌、掌侧骨间肌、第三和第四蚓状肌、拇内收肌和拇短屈肌深侧头(图 12-4B 和 12-5)。

肘部尺神经病变（UNE）在男性中比女性更常见，无论利手位于哪侧，左侧损伤更常见。常见于重复肘关节屈曲，夹紧和倚靠肘关节，压迫尺神经沟等情况[13]。此外，高龄和吸烟会增加患 UNE 的风险[14,15]。

UNE 通常表现为第五指及第四指尺侧的感觉异常。感觉变化的分布比 CTS 更精确，在 CTS 中，整只手都有可能麻木。前臂内侧的不适较不明确。严重时手的力量会减弱，灵活度也会下降。一些晚期的病例，由于手内在肌无力可表现为爪形手。体格检查可确认尺神经分布区的感觉和运动异常。在肘部尺骨神经上经常出现 Tinel 征。

UNE 的鉴别诊断包括 C8-T1 神经根病、神经丛病变（下干和内侧束）和腕部尺侧压迫（Guyon 管）。电诊断的检查对鉴别手部内侧麻木和无力的原因非常有帮助。UNE 的电诊断标准包括以下 3 项中的至少 2 项：①肘部传导速度小于 50%；②肘关节上、下刺激传导速度衰减大于 10m/s；③传导阻滞伴肘关节尺侧运动振幅降低大于 20%。特别是当电诊断的结果不明确时，超声诊断可能是有用的。超声下可见神经肿大，伴肘关节屈曲的神经动态扭曲或半脱位[16]。

UNE 治疗包括避免激惹性动作，通常使用肘部夹板防止肘部屈曲。建议戒烟是合理的，因为它是一个独立的危险因素，并且它会降低手术干预后的满意度[17]。大约一半的 UNE 患者在采取保守措施后病情有所好转[18]。如果没有改善，可以进行神经转位手术或松解尺侧腕屈肌头部周围的筋膜。

桡神经

桡神经损伤不常见，但在肩和肱骨受到创伤时特别容易受伤。桡神经起源于 C5～C8 神经根穿过臂丛的后分支。在通过肘关节之前它支配上臂的三头肌和肱桡肌、桡侧腕长伸肌和短伸肌。进入前臂后分为骨间后神经和桡浅神经。骨间后神经支配前臂的旋后肌和伸肌（图 12-4C）。桡浅神经传导从手背外侧和前 3 根手指的感觉（图 12-5）。

桡神经最常见的是伴随肱骨骨折发生在肱骨桡神经沟处的损伤。在肱骨骨折愈合后，当神经受到压迫或被愈合的硬结包围时，就会发生迟发性的桡神经损伤。神经也可能在外部受到压迫，比如，当伴侣睡觉时将头部压在对方伸开的手臂上造成压迫（“蜜月期麻痹”），或者将手臂搭在坚硬的表面上睡觉时（“星期六之夜麻痹”与醉酒相关）。桡神经麻痹表现为伸腕无力。由于三头肌受支配于桡神经沟之上，肘关节的伸展通常会保留。手背外侧和第一至第四指背感觉异常。肱桡肌反射可能减弱或消失。

桡神经也可在前臂近端旋后肌腱弓处受到压迫，旋后肌腱弓是位于旋后肌两个头之间的结缔组织带。桡神经的骨间后神经（PIN）穿过这个纤维带，导致手指伸肌和尺侧腕伸肌无力，腕伸肌和肱桡肌未受影响。由于骨间后神经不含有任何感觉纤维，感觉也不受影响。它的经典名称是旋后肌综合征，发病通常与重复的前臂旋转和费力的活动有关。肘部骨折、脱位、脂肪瘤和其他软组织肿块也会造成骨间后神经的损伤。

保守治疗包括避免刺激性活动、非甾体抗炎药和夹板的使用。80% 的病例经保守治疗后症状得以缓解。如果在 4～12 周内没有好转，或者出现进行性无力或严重无力和萎缩，应考虑手术干预。手术减压可使 90% 的患者功能恢复良好[19]。如果严重无力持续，可以考虑肌腱移位以改善手的功能。

股神经

股神经受损通常是医源性损伤导致的。股神经起自 L2～L3 脊神经根水平。它在腰大肌和髂肌之间下行并支配髂肌，然后穿过腹股沟韧带下方支配大腿前侧肌群。股神经支配大腿前侧皮肤感觉神经并分支形成隐神经，这是一条下行至小腿内侧的纯感觉神经（图 12-8）。该神经最常见损伤位于腹膜后间隙或腹股沟韧带下。累及髂肌有助于将损伤定位到腹膜后间隙，未累及髂肌提示是在腹股沟韧带处或下方的损伤。

股神经损伤最常见的原因是医源性的。这包括腹腔和盆腔的手术。通常是由于使用了自固定的牵引器。神经也可因股部插管而受损[20]。截石位也与股神经损伤有关，由于髋部极度屈曲和外旋而导致股神经损伤。体格瘦弱的人风险尤其大[21]。骨盆外伤和血肿也是股神经损伤的原因，特别是接受抗凝治疗的人。

股神经病变患者会表现为膝关节伸展无力，如果髂肌受累，有时会出现屈髋无力。大腿前部和小腿内侧会出现感觉丧失。髌反射可能消失或减弱。电生理检查将出现股神经传导速度减慢。如果运动振幅为对侧的 50% 以上，一年内预后良好[22]。针极肌电图中髂腰肌异常发现提示病灶位于骨盆或腹膜后间隙。

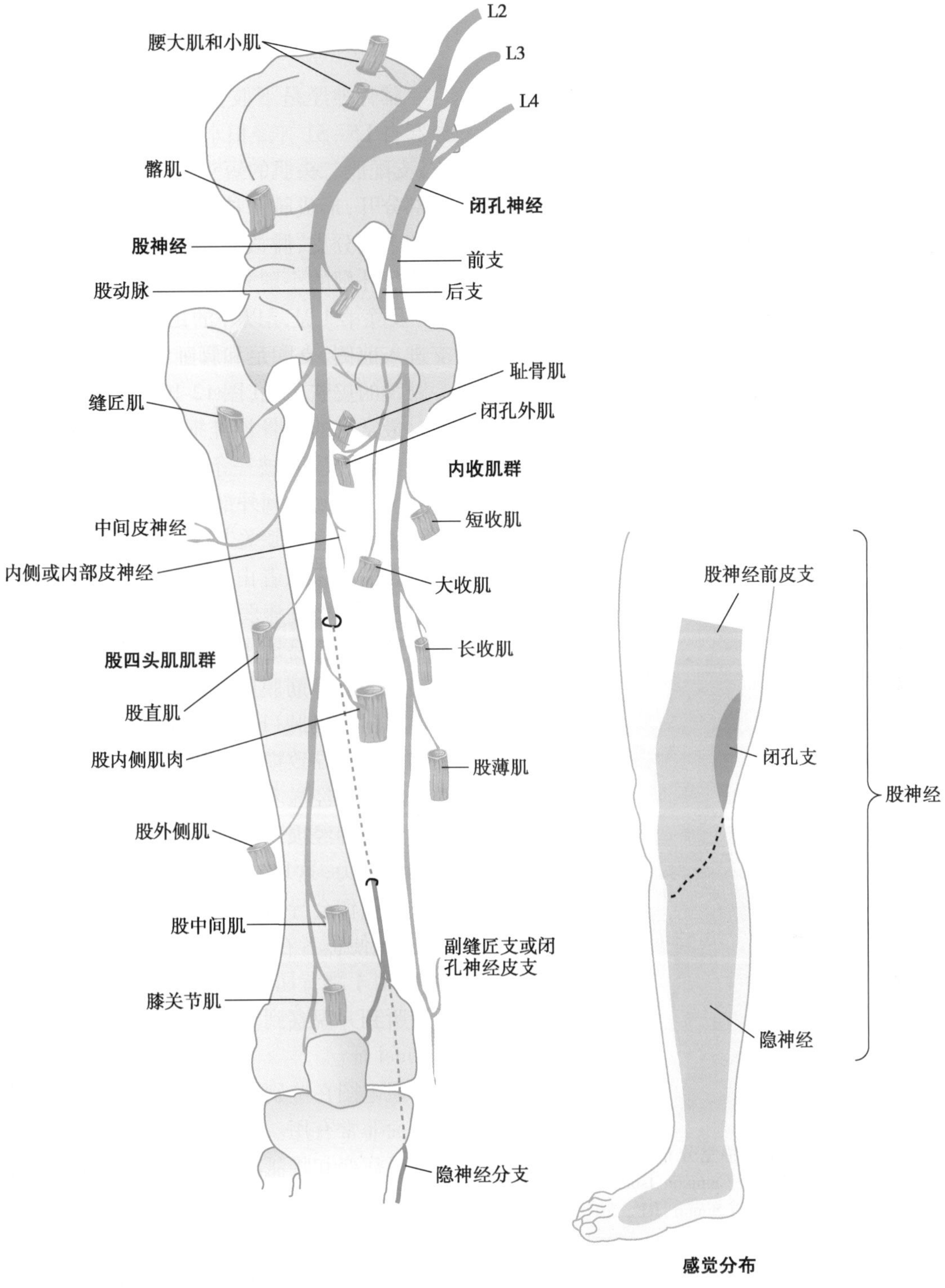

图 12-8　股神经的运动和感觉分布(经允许摘自 Appendix C. Spinal Nerves and Plexuses. In:Waxman SG, eds. Clinical Neuroanatomy,27e New York,NY:McGraw-Hill,2013)

由于许多病例是可以预防的,所以在使用自固定牵引器的手术过程中应小心谨慎。应避免极度髋部屈曲、外旋和外展的位置。如果发现有压迫性病变,就需要手术减压。大多数不完全性病变会自愈。应该进行加强力量和增大关节活动度的物理治疗。在站立阶段,可以通过训练患者激活臀肌和跖屈肌来增强无力的膝关节伸展。严重无力可能预示需要膝-踝-足矫形器,但由于比较笨重所以可能耐受性不良。

股外侧皮神经

股外侧皮神经(LFCN)病变是大腿前外侧麻木的常见良性原因,也被称作感觉异常性股痛。LFCN 是起自 L2 和 L3 神经根水平的纯感觉神经。它从骨盆穿出,邻近髂前下棘(ASIS)和腹股沟韧带,在这里它很容易受到压迫。感觉异常性股痛通常是特发性的。风险因素包括肥胖、怀孕和糖尿病[23]。LFCN可能会因外部压力而受伤,如沉重的工具带、紧身腰带或ASIS受到直接打击。医源性损伤可发生在腹股沟手术、肾移植或髂骨移植骨取骨中。

感觉异常性股痛的表现可以非常精确地描绘出大腿前外侧的感觉丧失或异常(图12-9),患者通常会表现出与其手的大小和形状一致区域的感觉异常。不伴有运动无力,通常叩击ASIS可诱发出Tinel征。电诊断通常更有助于排除其他神经损伤,如股神经病变或神经根病变,而不是确定LFCN。这是因为即使对于健康、不肥胖的人,测量LFCN传导在技术上具有挑战性[24]。

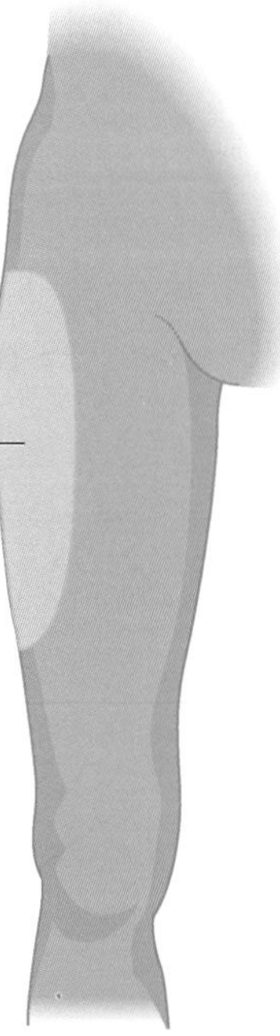

图12-9　股外侧皮神经的感觉分布经(经允许摘自Clinical Examination of Common Isolated Peripheral Nerve Disorders. In:Simon RP, Aminoff MJ, Greenberg DA, eds. Clinical Neurology, 10e New York,NY:McGraw-Hill,2018)

感觉异常性腿痛具有典型的疾病自限性,会通过保守治疗得到改善。任何使病情恶化的因素都应移除。减肥也许可以缓解症状。可能需要局部药物和治疗神经性疼痛的药物。局部类固醇注射或脉冲射频消融可能带来一些暂时的缓解。由于神经路径在解剖中有可变性,超声可以更准确定位。在严重的难治性病中,可能需要手术、减压和神经切除术,但患者将留下持续的麻木。

腓总神经

腓骨神经是下肢最常受损的神经[25]。腓骨神经起自L5~S1神经根水平,形成坐骨神经的腓骨分支,支配股二头肌的短头。在腘窝,它与坐骨神经的胫部分开,形成腓肠神经一个分支,并绕腓骨头形成它的末端分支,腓浅神经和腓深神经。腓浅神经支配使足外翻的小腿外侧部分的肌肉,并支配小腿下2/3及除第1趾蹼以外的足背的感觉。腓深神经分支进入前侧,支配足和脚趾背屈的肌肉,它还支配第一趾蹼的皮肤感觉(图12-10)。

最常见的腓骨神经损伤发生在腓骨头部,它在此处非常表浅并被一条纤维带束缚。因此,神经在这个位置容易受到外部压迫和牵引损伤。它与腓骨头相邻也使它在膝关节或腓骨头骨折时非常容易受伤。长期卧床患者由于体位可能造成外部压迫,特别是当他们极度瘦弱时。外部装置,如支具、石膏和夹板可以很容易地压迫神经。长时间下蹲可导致牵引损伤。前骨筋膜间室综合征会先影响腓深神经。肿块如腘窝囊肿(baker cysts)和骨折愈合后的皮肤硬结等也会导致损伤。踝关节内翻扭伤会造成牵引损伤以及神经滋养血管破裂[26]。

腓骨神经损伤可表现出不同程度的踝关节背屈和外翻无力,这取决于受影响的腓骨神经的分支。严重的损伤会导致足下垂,并形成一种典型的跨阈步态,以便患者在行走时使脚趾离地。肌肉轻度无力时,由于踝背屈的离心控制受到影响,在脚跟着地后会听到并观察到"脚掌拍地"。叩击腓骨头可诱发出Tinel征。

肌电图在鉴别腓骨神经损伤和足下垂的其他病因方面非常有用。鉴别诊断包括L5神经根病变、坐骨神经病变和腰骶丛病变。临床和电诊断显示累及跖屈肌,则提示坐骨神经病变或神经丛病变。同样累及其他受L5支配的非腓骨肌,如髋关节外展肌和外旋肌(臀中肌和阔筋膜张肌),提示L5神经根病变或神经丛病变。累及股二头肌的短头也有助于将损伤定位于坐骨神经,因为这是坐骨神经腓骨支在膝关节处分支前支配的唯一一块肌肉。神经传导测试通常会显示,当近端(膝关节上)节段与远端(膝关节下)节段比较时,运动振幅下降20%或更多。该发现对于定位膝盖损伤的特异性可达99%[27]。胫前肌或趾短伸肌的任何运动反应预示着力量的良好恢复[28]。X线影像可显示创伤部位骨折或愈合的骨痂形成。此外,超声可以使占位性病变和穿过腓

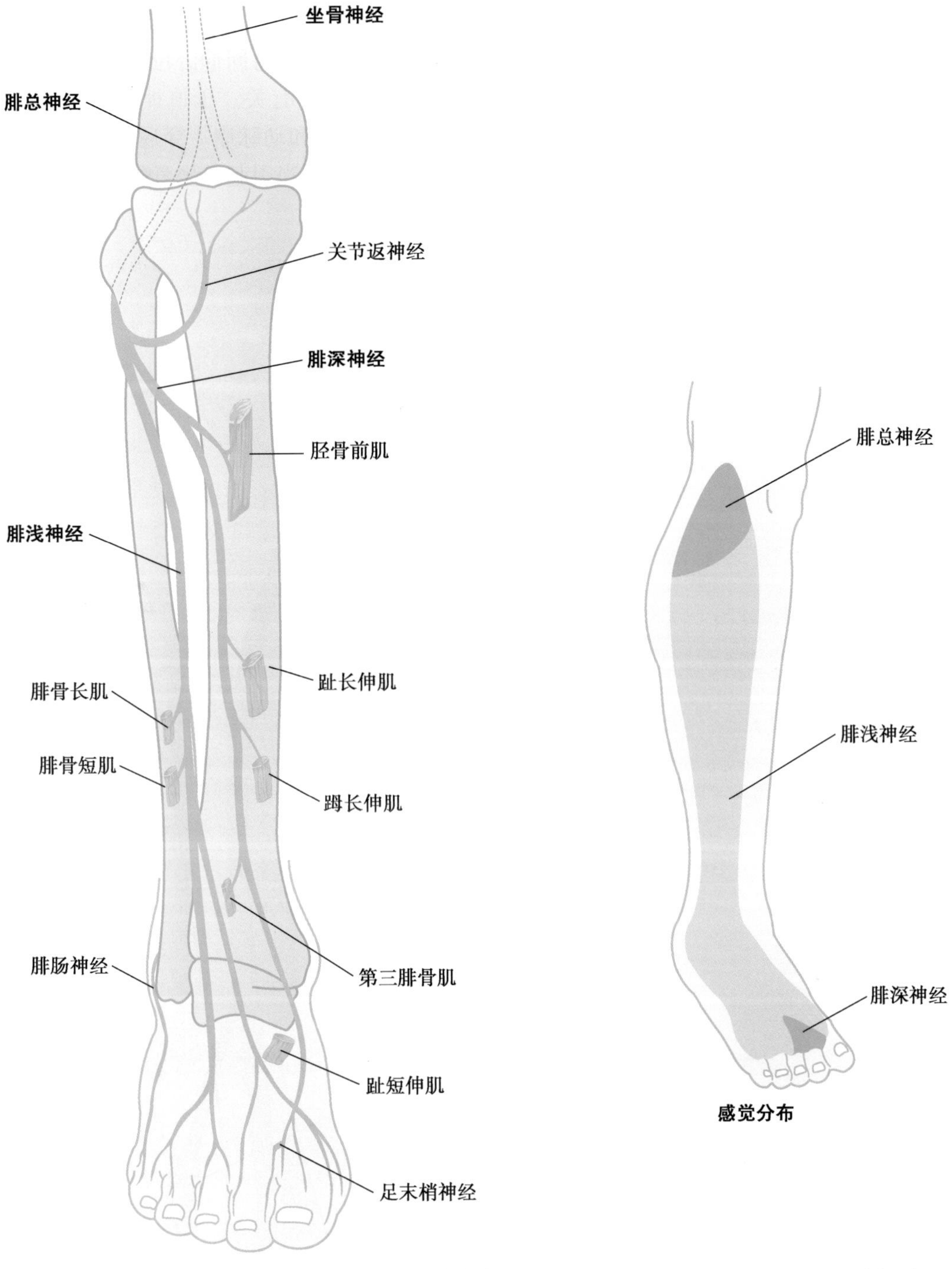

图 12-10　腓神经的运动和感觉分布(经允许摘自 Spinal Nerves and Plexuses. In:Waxman SG,eds. Clinical Neuroanatomy,27e New York,NY:McGraw-Hill,2013.)

骨头的腘窝神经可视化。

预防腓骨神经病变应从正确的体位开始。易感人群包括住院或长期卧床的人。目的是用枕头和减压矫形器减轻外侧膝盖的负荷。此外,术中体位也应遵循同样的原则。采用石膏和支架的患者应该经常监测腓骨头受到的过度的压力。无外伤的患者应询问习惯性的蹲姿或二郎腿(盘腿)姿势,这些习惯应该避免。管理包括力量练习和预防挛缩的物理治疗。严重的足下垂可能需要足踝矫形器。如果保守治疗没有改善,手术干预可能包括手术探查和减压、神经松解、神经修复和神经或后腱移位。

坐骨神经

坐骨神经是身体最粗大的神经,由前面讨论过的腓骨支和胫骨支组成。这些神经的分支是明显分开的,不共享神经束。在大腿内,除了股二头肌的短头外,腘绳肌主要由胫骨神经支支配。如前所述,腓骨神经支支配小腿前侧和外侧区以及趾伸肌。胫骨神经支支配小腿后侧区的肌肉，使足背屈、内翻以及跖屈(图 12-11)。

坐骨神经通常在穿出骨盆后在髋关节附近受损。在髋关节手术中，特别是全髋关节置换术中，该神经经常受损。髋关节骨折和髋关节后脱位是造成损伤的其他原因。坐骨神经病变可能与截石体位、体格瘦弱的人长时间仰卧位或长时间坐在一个物体上(如大皮夹)有关。压迫神经的肿块包括肿瘤、血肿、异位骨化和动脉瘤。穿通性损伤可由刀/枪伤或臀注射位置不当引起。坐骨神经损伤会优先影响坐

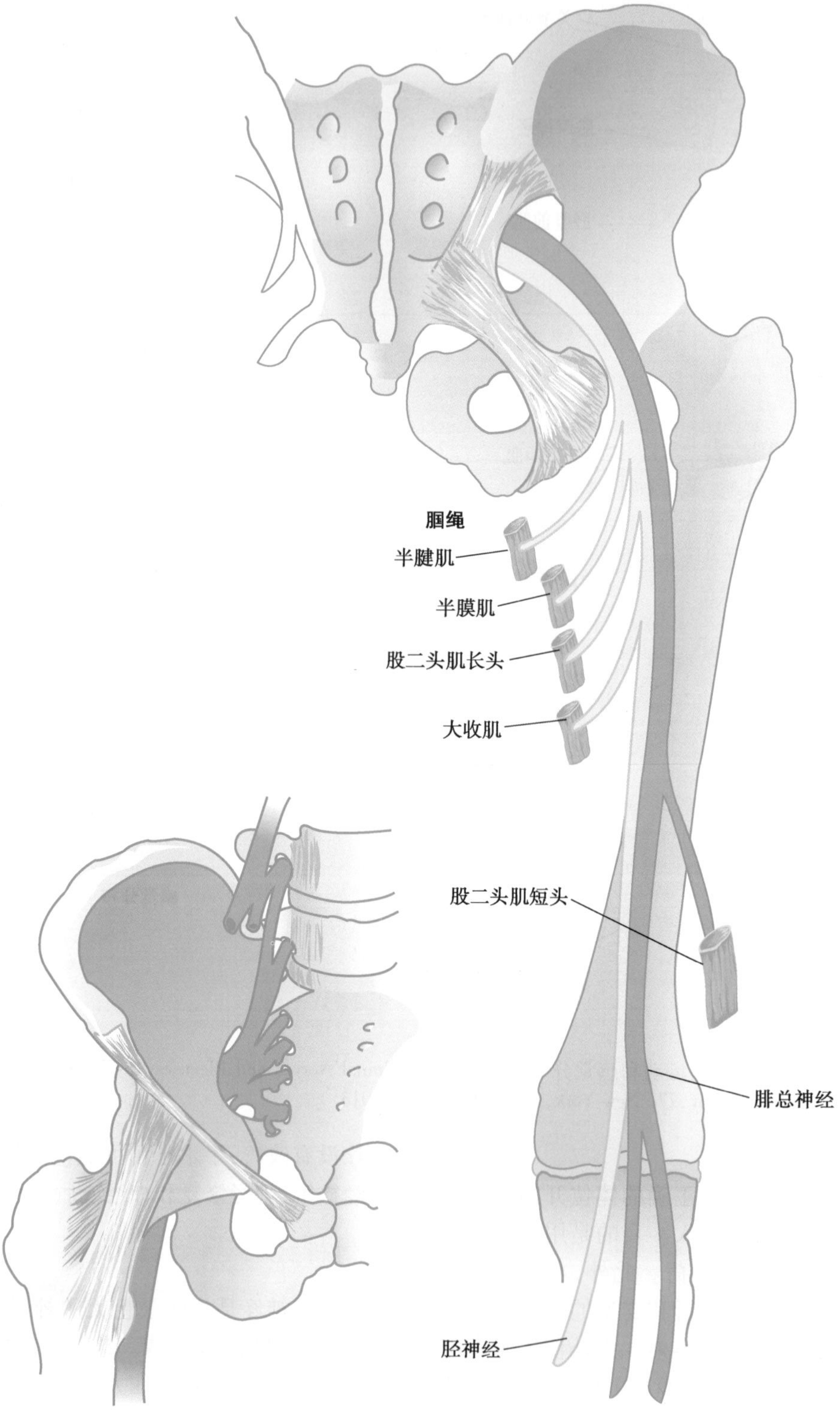

图 12-11　坐骨神经的运动分布(经允许摘自 Spinal Nerves and Plexuses. In：Waxman SG，eds. Clinical Neuroanatomy，27e New York，NY：McGraw-Hill，2013)

骨神经的腓骨支。其中一个原因是腓骨神经在坐骨切迹和腓骨头两个点相连,这使得它更容易受到牵拉损伤。腓骨支成束的模式也使它有较少的支持组织,而胫骨支的神经外膜组织弹性较大,使它比腓骨支更能承受外界压力[29]。此外,由胫骨神经支支配的肌肉比由腓骨神经支配的肌肉更强健。因此,由胫神经支支配的肌肉发生较轻微的无力在临床上容易被忽略,这可能导致坐骨神经损伤被误诊为更远端的腓骨神经病变。

临床患者会出现不同程度的膝关节屈曲、踝关节背屈和跖屈(最好通过单足伸趾评估)、踝内翻和外翻、足趾屈伸无力。膝关节和髋关节的伸展肌力应该得到保留。电诊断在评估坐骨神经病变时特别有用,特别是当最显著的临床特征是足下垂时。神经传导检查和针极肌电图检查通常会同时显示腓骨支和胫骨支的异常,即使胫骨支在临床表现上是正常的。在少数情况下,仅涉及腓神经支支配的股二头肌短头发生异常,病变定位于坐骨神经水平。CT 和 MRI 成像用于评估压迫损伤和描述外伤的特点。MRI 也可以可视化坐骨神经,显示损伤神经的局灶性肿大和异常信号强度。

坐骨神经病变的治疗主要是支持性的。如果有压迫性病变,可能需要手术减压。由于神经的大小和长度,神经移植的结果很大程度上是较差的。在严重肌肉无力的情况下,可能需要支具来辅助改善足下垂,以及培训辅助器具的使用方法。

(招少枫 译,王玉阳 温红梅 校)

参考文献

1. Seddon HJ. Three types of nerve injury. *Brain*. 1943;66(4):237–288.
2. Sunderland S. A classification of peripheral nerve injuries producing loss of function. *Brain*. 1951;74(4):491–516.
3. Melvin JL, Johnson EW, Duran R. Electrodiagnosis after surgery for the carpal tunnel syndrome. *Arch Phys Med Rehabil*. 1968;49:502–507.
4. Brown MC, Holland RL, Hopkins WG. Motor nerve sprouting. *Annu Rev Neurosci*. 1981;4:17–42.
5. Chaudry V, Cornblath DR. Wallerian degeneration in human nerves: serial electrophysiological studies. *Muscle Nerve*. 1992;15:687–693.
6. Friedrich JM, Robinson LR. Prognostic indicators from electrodiagnositic studies for ulnar neuropathy at the elbow. *Muscle Nerve*. 2011;43:596–600.
7. Shapiro BE, Preston DC. Entrapment and compressive neuropathies. *Med Clin N Am*. 2009;93:285–315.
8. Fuller G. Focal peripheral neuropathies. *J Neurol Neurosurg Psychiatry*. 2003;74(Suppl):ii20–ii24.
9. Becker J, Nora DB, Gomes I, et al. An evaluation of gender, obesity, age, and diabetes mellitus as risk factors for carpal tunnel syndrome. *Clin Neurophysiol*. 2002;113(9):1429–1434.
10. Ly-Pen D, Andreu JL, de Blas G, et al. Surgical decompression versus local steroid injection in carpal tunnel syndrome. *Arthritis Rheum*. 2005;52(2):612–619.
11. Bland JD. Treatment of carpal tunnel syndrome. *Muscle Nerve*. 2007;36:167–171.
12. Tsai TM, Syed SA. A transverse skin incision approach for decompression of pronator teres syndrome. *J Hand Surg Br*. 1994;19:40–42.
13. Descatha A, Leclerc A, Chastang JF, et al. Incidence of ulnar nerve entrapment at the elbow in repetitive work. *Scand J Work Environ Health*. 2004;30(3):234–240.
14. Richardson JK,Green DF, Jamieson SC, et al. Gender, body mass index and age as risk factors for ulnar mononeuropathy at the elbow. *Muscle Nerve*. 2001;24:551–554.
15. Richardson JK, Ho S, Spiegelberg T, et al. The nature of the relationship between smoking and ulnar neuropathy at the elbow. *Am J Phys Med Rehabil*. 2009;88(9):711–718.
16. Cartwright MS, Walker FO. Neuromuscular ultrasound in common entrapment neuropathies. *Muscle Nerve*. 2013;48(5):696–704.
17. Novak CB, Mackinnon SE, Stuebe AM. Patient self-reported outcome after ulnar nerve transposition. *Ann Plast Surg*. 2002;48(3):274–280.
18. Szabo RM, Kwak C. Natural history and conservative management of cubital tunnel syndrome. *Hand Clin*. 2007;23:311–318.
19. Hashuzume H, Nishida K, Nanba Y, et al. Non-traumatic paralysis of the posterior interosseous nerve. *J Bone Joint Surg Br*. 1996;78:771–776.
20. Ducic I, Dellon L, Larson EE. Treatment concepts for idiopathic and iatrogenic femoral nerve mononeuropathy. *Ann Plast Surg*. 2005;55(4):397–401.
21. Wagner MA, Warner DO, Harper CM, Schroeder DR, Maxson PM. Lower extremity neuropathies associated with lithotomy positions. *Anesthesiology*. 2000;93(4):938–942.
22. Kuntzer T, van Melle G, Regli F. Clinical and prognostic features in unilateral femoral neuropathies. *Muscle Nerve*. 1997;20:205–211.
23. Ivins GK. Meralgia paresthetica, the elusive diagnosis: clinical experience with 14 adult patients. *Ann Surg*. 2000;232:281–286.
24. Lagueny A, Deliac MM, Deliac P, et al. Diagnostic and prognostic value of electrophysiologic tests in meralgia paresthetica. *Muscle Nerve*. 1991;14:51–56.
25. Kitirji MB, Wilbourn AJ. Common peroneal mononeuropathy: a clinical and electrophysiologic study of 116 lesions. *Neurology*. 1998;38:1723–1728.
26. Stewart JD. Foot drop: where, why, and what to do? *Pract Neurol*. 2008;8:158–169.
27. Pickett JB. Localizing peroneal nerve lesions to the knee by motor conduction studies. *Arch Neurol*. 1998;41:192–195.
28. Derr JJ, Mickelsen PJ, Robinson LR. Predicting recovery after fibular nerve injury: which electrodiagnostic features are most useful? *Am J Phys Med Rehabil*. 2009;88:547–553.
29. Sunderland S. The relative susceptibility to injury of the medial and lateral popliteal division of the sciatic nerve. *Br J Surg*. 1953;41:300–302.

第13章 其他神经系统疾病：阿尔茨海默病，帕金森病和多发性硬化

Farha Ikramuddin, Jim Agre, and Scott Crowe

引言

神经系统疾病具有高发病率、高死亡率和高医疗花费等特点。本章概述了康复医师经常遇到的3种重要疾病：阿尔茨海默病、帕金森病和多发性硬化，重点介绍诊断、治疗和康复。

阿尔茨海默病

定义

阿尔茨海默氏病(AD)是一种进行性神经系统退行性痴呆，会影响认知、行为和功能状态。它是老年期痴呆的首要原因，占美国痴呆病例的75%。

统计和花费

阿尔茨海默病是美国第六大死亡原因，也是前十大死亡原因中唯一无法预防、治愈或延缓的疾病。

2015年，阿尔茨海默病和其他痴呆症总共耗费了美国2 250亿美元的医疗支出；据估计，这些费用将逐年增加。

今天，有500多万美国人患有阿尔茨海默病，需要1 500多万护理人员[1]。阿尔茨海默病协会的一份报告预测，到2050年，用于阿尔茨海默氏症的医疗保险支出将增加4倍多，达到每年5 890亿美元。这项分析显示，如果能将阿尔茨海默病的发病时间推迟5年就能在前10年为医疗保险节省3 450亿美元。2015年12月，政府宣布将2016财年的研究经费增加3.5亿美元，并宣布为法律，这是一个历史性的数字。

流行病学

据估计，在2015年，约有530万美国人患有阿尔茨海默病，其中2/3是女性，510万人年龄在65岁以上。此外，这种疾病让照护者付出毁灭性的代价。

大约2/3的照护者是女性，34%的人年龄在65岁或65岁以上。

阿尔茨海默病的发病率在65岁以后急剧增加(每1 000名65~74岁的老人中新增53例；每1 000名75~84岁的老年人中新增170人；每1 000名85岁以上的老年人中新增231人)[2]。

病理学

虽然阿尔茨海默病的确切病因尚不清楚,但一些遗传和环境因素已被探明为潜在的病因。其特征是细胞内神经原纤维缠结和细胞外淀粉样蛋白沉积导致斑块形成[3](图 13-1 和图 13-2)。

除了淀粉样斑块的沉积,胆碱能通路的紊乱以及炎症自由基的增加和不受控制的积累会促进与学习新知识和记忆相关的特定脑区的神经元凋亡,比如海马和杏仁核[3]。

在轻度和中度 AD 中,也观察到胆碱乙酰转移酶活性降低[4]。胆碱乙酰转移酶负责神经递质乙酰胆碱的合成。这会导致乙酰胆碱的损失,特别是在大脑中与记忆和学习有关的区域。胆碱能功能障碍并不被认为是疾病的原因,而是一种后果。这种胆碱能活性降低的机制是目前获批的 AD 治疗的靶标。当通过抑制代谢酶而使得乙酰胆碱活性增加时,认知功能就会增强。

除了胆碱能系统的功能障碍,在 AD 中还发现谷氨酸能神经元丢失增加。同时伴有大脑皮层和海马体的 N-甲基-D-天冬氨酸(NMDA)和 α-氨基-3-羟基-5-甲基-4-异恶唑丙酸受体表达紊乱。在 AD 中发现,谷氨酸浓度增加和生理性 NMDA 受体介导的信号减少,导致突触后膜的去极化增强[5]。

遗传风险分析

研究发现一些基因会增加患病风险,而有一些则具有保护作用。

载脂蛋白 E4

分子成像技术是该病早期诊断中最活跃的研究领域。匹兹堡化合物 B(PIB)是在正电子发射断层扫描(PET)中第一个能够突出显示活体中 β 淀粉样蛋白沉积的放射性示踪剂。氟比他班(florbetaben)是另一种用于 PET 扫描中检测淀粉样蛋白沉积的放射性示踪剂。

临床特征和表现

在阿尔茨海默病中,通常首先丧失的是短期记忆,然后是长期记忆、语言(例如,由于不能回忆起适当的词汇而导致的语言错乱)和执行功能方面的问

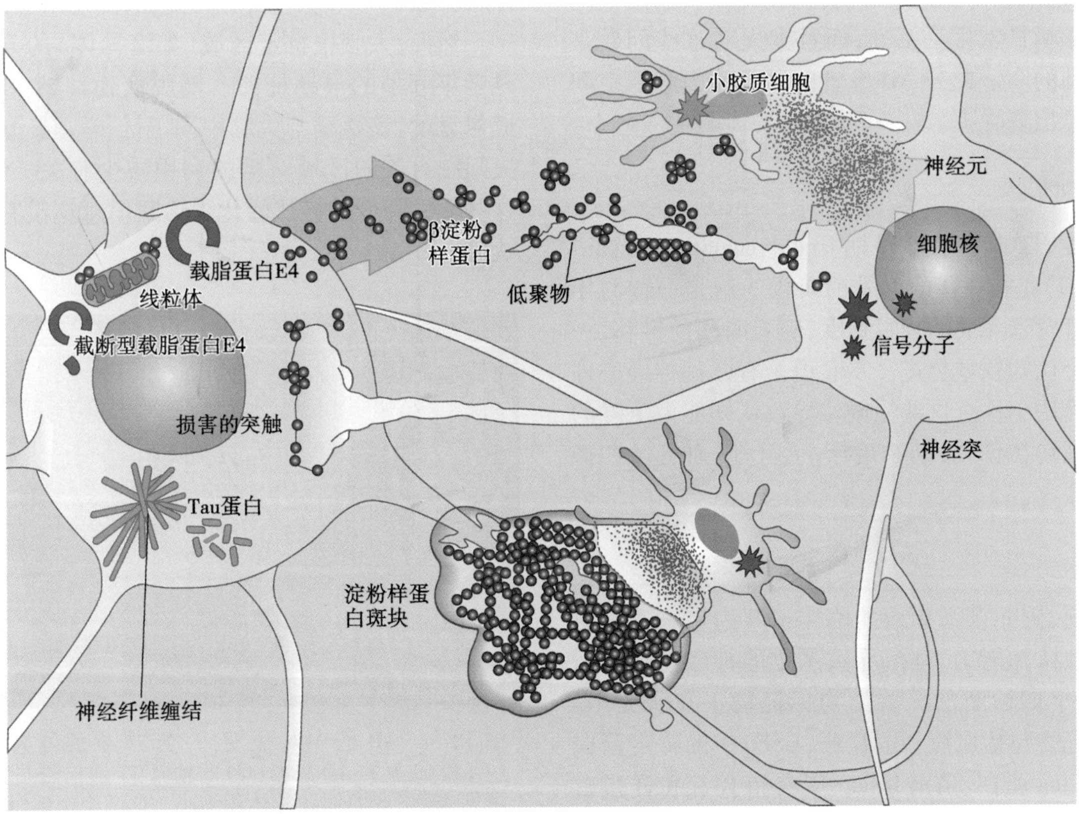

图 13-1 AD 的病理生理学:与 AD 有关的一些过程。左起:线粒体功能障碍,可能与葡萄糖利用有关;tau 蛋白的合成与丝状纤维缠结中的聚集;β-淀粉样蛋白(Aβ)的合成和细胞外分泌,可能干扰突触信号并在斑块中聚集(经允许摘自 Roberson ED,Mucke L:100 Years and Counting:Prospects for Defeating Alzheimer's Disease. Science 2006,314:781. AAAS)

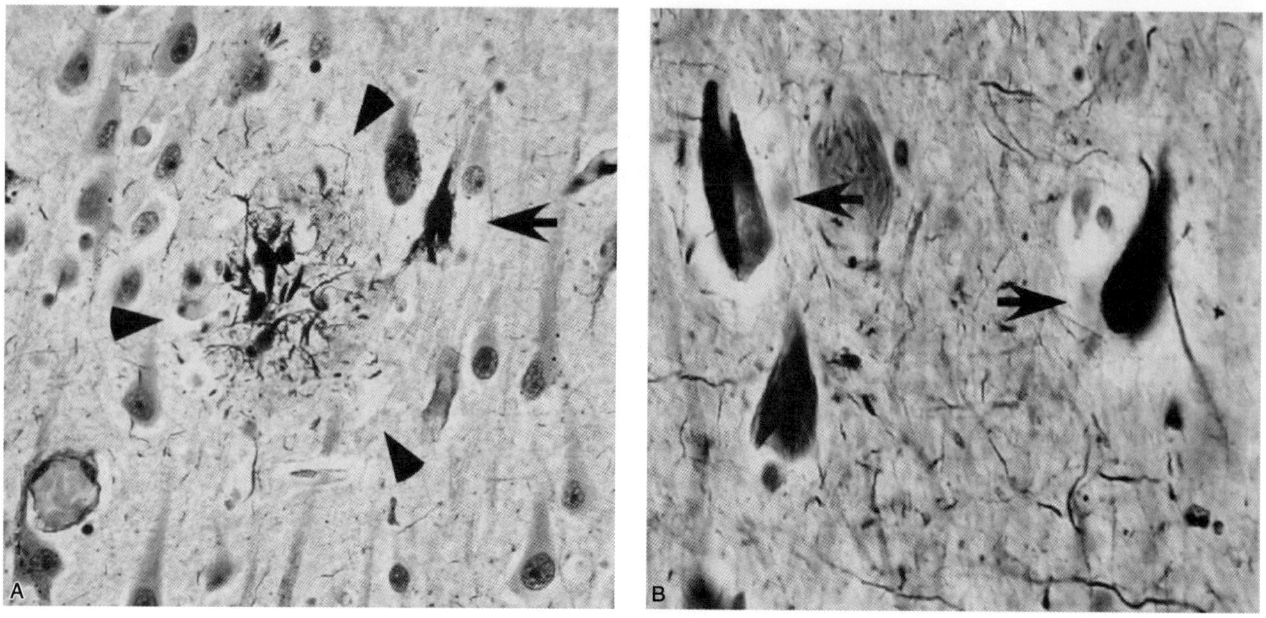

图 13-2 AD 患者大脑皮质的小切片显示 AD 的两个典型神经病变。(A)改良银染色显示 1 个致密的老年性(淀粉样)斑块由 3 个箭头所示。斑块由聚集的细胞外 Aβ 碎片沉积组成,周围环绕着银阳性营养不良神经炎。箭头指的是含神经纤维缠结的神经元,表现为异常的黑色团块细丝占据大部分的细胞质。(B)图像显示放大后的两个含有神经纤维缠结的神经元(箭头所示)(经允许摘自 Shahriar Salamat,MD,PhD,University of Wisconsin School of Medicine and Public Health,Department of Pathology and Laboratory Medicine)

题。这与正常的衰老形成对比,在正常的衰老过程中,短期记忆和回忆速度可能会有所损害,但这些问题并不影响日常生活活动,而且本人对这些问题是能意识到的[6]。此外 AD 患者的语言能力和视空间能力也可出现受损。

疾病进展

轻度认知功能障碍期(mild cognitive impairment,MCI)是指 AD 的痴呆前阶段。这是一种与年龄和教育背景无关的损害程度,随着时间的推移,一个或多个认知领域会进一步衰退。有几种神经心理学测试可用于检查这些领域。导致认知能力下降的其他原因包括创伤;药物治疗;退行性、血管性和抑郁性疾病[7]。

诊断

目前,阿尔茨海默病的临床诊断为疾病不可逆的进展性认知能力下降,导致严重的神经损伤。因此,用于早期诊断的一些生物标记物正在研究中。这些标记物包括血液和脑脊液(CSF)中的特定蛋白质,如总 tau 蛋白、磷酸化-tau 蛋白和 β-淀粉样蛋白 1-42[8]。其他有前景的研究领域包括基因图谱和神经影像。被称为 florbetapir F-18 的示踪剂是一种与大脑中的 β-淀粉样蛋白结合的分子[8]。它用放射性示踪剂标记后,能在 PET 脑扫描中显示出来,从而揭示存活患者的大脑内淀粉样斑块的存在。淀粉样斑块被认为对该病没有特异性,不能用于诊断[9]。

然而,大脑中特定区域(如海马体)的萎缩可能是老年痴呆的早期征兆。氟脱氧葡萄糖 PET 功能成像显示,该疾病与大脑中同记忆、学习新知识和解决问题有关的区域对糖的利用减少有关。然而,将这些活性降低的模式转化为诊断信息还没有得到确认(图 13-3)。

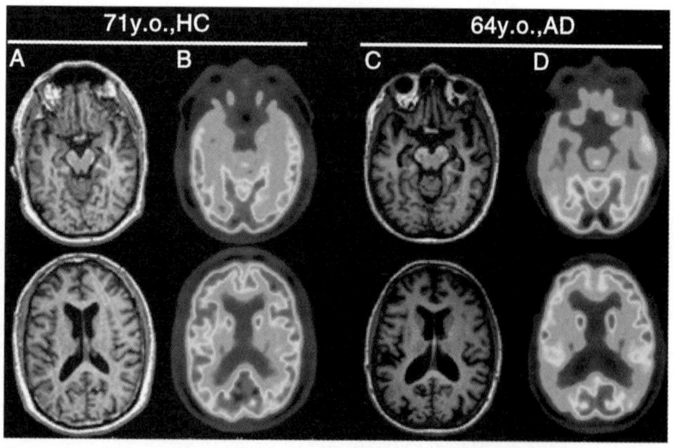

图 13-3 AD 的 MRI 表现:一个 71 岁的健康对照者(A)和 64 岁的 AD 患者(C)的轴向 T1 加权磁共振图像。可见 AD 患者内侧颞叶体积缩小。这两个个体(B 和 D)的氟脱氧葡萄糖正电子发射断层扫描显示,AD 患者双侧颞顶叶后区葡萄糖代谢降低,这是典型的 AD 影像学表现。HC,健康对照者(图片提供者:Gil Rabinovici,University of California,San Francisco and William Jagust,University of California,Berkeley)

治疗

对 AD 患者的治疗重点在于提供医疗以尽可能长时间地保持最高水平的功能和生活质量。由家庭医生、物理医学与康复专家、精神病学家、老年医学专家、物理治疗师、作业治疗师、言语语言病理学家、社会工作者、护士、药剂师和营养师组成的多学科团队能使治疗效果最大化。对照料者的培训是这一跨学科治疗方法中至关重要的一个环节。

胆碱酯酶抑制剂已经被批准用于治疗阿尔茨海默病,它可以帮助延缓或阻止症状在一定时间段内的恶化。这些药品包括加兰他敏、艾斯能(卡巴拉汀)和安理申(多奈哌齐)。盐酸美金刚是一种 NMDA 拮抗剂,被批准用于中重度阿尔茨海默病。由于 NMDA 拮抗剂的作用与胆碱酯酶抑制剂有很大不同,这两种药物可以联合使用。美国 FDA 已经批准了 5 种药物(表 13-1)来治疗阿尔茨海默病的症状。

表 13-1 FDA 批准的治疗阿尔茨海默病的 5 种药物

药物名	适用于	批准时间
1. 多奈哌齐	所有阶段	1996
2. 加兰他敏	轻度至中度	2001
3. 美金刚	中度至重度	2003
4. 卡巴拉汀	所有阶段	2000
5. 多奈哌齐和美金刚	中度至重度	2014

运动的影响已被广泛研究。虽然在一些研究中,运动对未诊断为 AD 的患者记忆有良好的影响[9],但需要长期的临床试验来显示运动对 AD 特征的改变。

在一项由 Voss Heo 等[10]进行的研究中,70 名久坐、认知正常、年龄在 55~80 岁之间的老年人被分配至 2 组,1 组参加有氧步行项目,另 1 组参加灵活性、协调性和平衡性项目。2 组均随访 1 年。干预方式为每周 3 次由教练带领的 40 分钟锻炼。在有氧步行组中,白质完整性的提高和短期记忆的改善与有氧能力提高相关。这些益处在其他的训练项目中没有显示。这些发现进一步证明,随着年龄的增长,有氧运动可能有益于人们认知能力的维持或改善。

在另一项研究中,心肺功能的提高与成年 AD 患者全脑萎缩的减少和白质体积的增加相关[11]。Baker 和他的同事们完成了一项为期 6 个月,有 28 个参与者的研究,比较有氧运动(参与者使用跑步机、固定自行车或椭圆训练机达到储备心率的 75%~85%),和拉伸(参与者进行拉伸和平衡练习,同时保持他们的心率达到或者低于储备心率的 50%)。这项研究发现有氧运动对执行功能($p=0.04$)有改善作用,但对记忆没有明显作用[12]。

认知训练侧重于提高特定领域的能力,如记忆、信息加工和执行功能。Anguera 等利用一个名为"Neurotracer"的游戏,对 46 名年龄在 60~85 岁、认知能力完好的参与者进行了抽样调查。这些人被随机分为 3 组:1 组在多任务模式下总共练习了 12 个小时,1 组在单任务模式下练习(首先驾驶,然后对屏幕信号作出反应,但不是同时进行),另 1 组两者都不做。

在接受信号反应任务挑战时,练习多任务模式的那 1 组在驾驶任务中的表现明显好于另外 2 组。这种性能提升持续了 6 个月。

接受多任务处理训练的参与者的脑电图显示,与同龄人相比,他们的脑电波水平有所提高(表明认知能力有所提高),在注意力和记忆力测试中的表现也更好[13]。

研究表明,智力刺激、社会参与和记忆训练对认知治疗有积极的促进作用[14]。

其他的方法包括定期体育锻炼和低脂饮食、多吃水果和蔬菜、补充 ω-3 脂肪酸(FA)、维生素 E 和银杏。然而,目前的研究还缺乏明确的证据证实其益处。Witt 等发现 ω-3 脂肪酸对大脑结构和功能具有益处,而 Dangour 等和 Van de Rest 等的研究没有观察到任何显著的作用[15-17]。

康复

康复治疗在 AD 的非药物治疗中占有重要地位。它更关注患者的能力而不是他们的残疾。功能障碍是 AD 患者的核心症状。随着病情发展,最准确的功能损害指标之一是日常生活活动(activities of daily living,ADL)和工具性日常生活活动(instrumental activities of daily living,IADL)的表现下降[18]。建议阿尔茨海默病患者定期进行锻炼,以改善和维持身体健康以及行为和心理症状,包括抑郁。

根据 AD 患者的特定需求,康复服务可包括物理治疗、作业治疗和/或言语语言病理方面的治疗。

作业治疗师用来确定 AD 患者的能力和需求的工具之一是 Allen 认知水平(Allen cognitive levels,ACL)。ACL 是通过系统观察 ADL' 和 IADL 得到的,按 1~6 分打分,1 分为严重认知障碍,6 分为正常功能状态。

认知修复疗法是一种行为疗法,通过训练和练习，应用代偿性和适应性策略来促进目标认知领域的改善，比如注意力、记忆、计划、组织、抽象思维和问题解决。认知行为疗法教会患者思考具有情感挑战性的问题。

Teri 及其同事发表的一项研究表明，规律的锻炼计划、照护者教育，以及教育照料者如何监督患者运动，可以改善中重度阿尔茨海默病患者的身心健康[19]。

随后发表在《美国阿尔茨海默病杂志》上的研究表明，一项在一个阿尔茨海默病看护中心进行的、为期 6 个月的特定步行项目可以减缓阿尔茨海默病患者认知功能下降的速度，并稳定其渐进性认知功能障碍[20]。

预防

美国阿尔茨海默病协会（American Alzheimer Association）报告称，有足够的证据表明，几种可改变的风险因素与认知能力减退的风险降低有关；也有足够的证据表明，某些可改变的风险因素可能与痴呆风险的降低有关。该协会认为，从基于人群的视角来看，有足够有力的证据可以得出结论，定期的体育锻炼和控制心血管风险因素（糖尿病、肥胖、吸烟和高血压）可以降低认知能力减退的风险，并可能降低痴呆的风险。该协会还认为，有足够充分的证据可以得出结论，健康的饮食和终身学习/认知训练也可以降低认知衰退的风险[21]。

研究

需要进一步的研究来确定这些生物标志物在 AD 的预防、诊断和严重程度方面是否足够准确性。

为了确定运动和其他合并症对 AD 发生和发展的长期影响，还需要进行更大样本量和更长随访时间的研究。

帕金森病

病理生理学

帕金森病（PD）最早是由詹姆斯·帕金森于 1817 年详细描述的。这种疾病的症状通常开始于 45~70 岁。特发性帕金森综合征是一种蛋白质病，是由于 α-突触核蛋白的错误折叠和堆积引起的。PD 的临床表现似乎是由于基底神经节内抑制和兴奋模式的改变造成的。由于多巴胺能黑质-纹状体系统中多巴胺的丢失，使得纹状体中两种功能相互拮抗的神经递质多巴胺和乙酰胆碱之间的正常平衡受到干扰（图 13-4）。

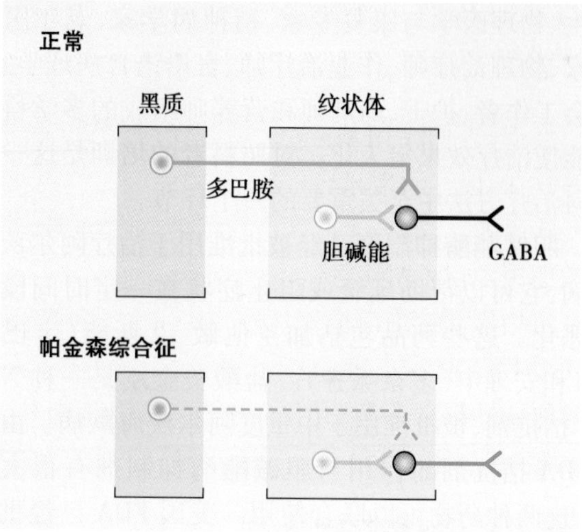

图 13-4 帕金森病受累神经元：神经元序列示意图。**上图：**起源于黑质的多巴胺能神经元（深蓝色）通常抑制来自纹状体的 GABA 能输出，导致胆碱能神经元（灰蓝色）发挥兴奋作用。**下图：**在帕金森综合征中，多巴胺能神经元的选择性缺失（虚线，蓝色）（经允许摘自 Aminoff MJ. Pharmacologic Management of Parkinsonism & Other Movement Disorders. In：Katzung BG，eds. Basic & Clinical Pharmacology，14e New York，NY：McGraw-Hill，2018.）

诊断

目前，还没有实验室检查或诊断性测试可以确诊帕金森病。但是无论如何，当患者对多巴胺能治疗无反应时，排除帕金森综合征的继发性原因都是至关重要的（表 13-2）。

表 13-2 帕金森综合征和震颤的继发性原因

- 血管性帕金森综合征
- 毒物诱导型［杀虫剂、甲苯基四氢吡啶（MPTP）、锰、一氧化碳、氰化物、甲醇］
- 结构性脑损伤（脑积水、肿瘤、创伤）
- 代谢紊乱（威尔逊病，甲状旁腺功能低下）
- 传染性疾病（艾滋病、梅毒、克-雅脑病）
- 脑炎后帕金森综合征（昏睡性脑炎）
- 药物引起的帕金森综合征
- 多巴胺受体阻断剂（抗精神病药和止吐药）
- 多巴胺消耗剂（利血平和四苯肼）
- 药物引起的震颤
- 苯丙胺
- 抗抑郁药
- 抗精神病药物
- β 受体激动剂
- 皮质类固醇

续表

- 锂剂
- 胺碘酮
- 甲基黄嘌呤(包括咖啡和茶)
- 甲状腺激素
- 丙戊酸

最近,人们采用基因测试来识别 PARK 基因突变的存在,但这通常只适用于 40 岁以下且有明显家族史的患者。

使用 DaTSCAN(^{123}I-ioflupane)单光子发射计算机断层扫描(SPECT)成像检测突触前多巴胺转运体已获得 FDA 批准。此扫描有助于区分帕金森病患者和原发性震颤患者。PD 患者的基底节(壳核)信号通常减弱(图 13-5)。

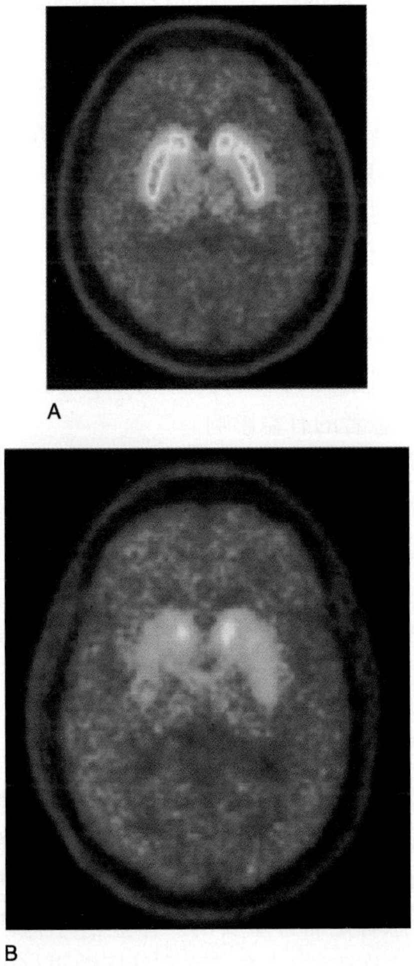

图 13-5 帕金森病患者的正电子发射断层扫描结果。健康对照(A)和帕金森病患者(B)的[^{11}C]Dihydrotetrabenazine 正电子发射断层扫描(一种 VMAT2 的标记)。可见纹状体示踪剂摄取减少,在后壳核最明显,且趋向于不对称。(图片贡献者:Dr. Jon Stoessl)

临床特征

PD 的特征包括运动症状和非运动症状[22,23]。运动症状包括异常的屈曲姿势、静止性震颤、步态异常、运动迟缓和肌强直(图 13-6)。与疾病相关的非运动症状(或抗帕金森药物的副作用引起的症状)包括认知障碍、神经精神障碍,还有睡眠障碍、自主神经功能障碍和感觉障碍。

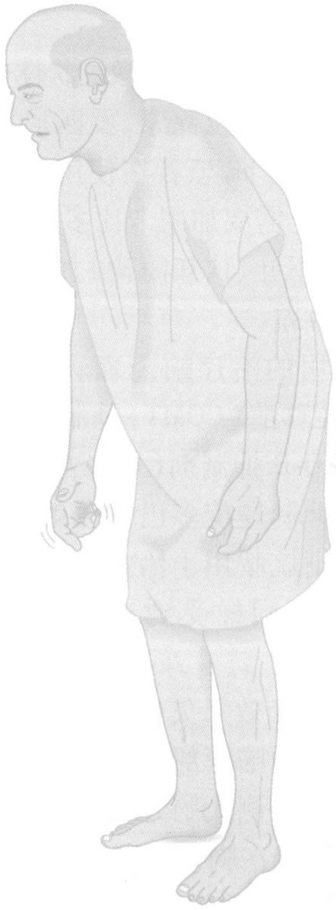

图 13-6 帕金森病患者的典型姿势(经允许摘自 Movement Disorders. In: Simon RP, Aminoff MJ, Greenberg DA, eds. Clinical Neurology, 10e New York, NY: McGraw-Hill, 2018)

治疗

在疾病早期,运动障碍可能不需要药物治疗。与患者就不同类型的治疗方式选择、疾病的性质和预后进行初步讨论是至关重要的。具体来说,除了恰当的康复计划(活动调整和锻炼的有益影响),与患者一起讨论未来可能的药物治疗方法及其副作用是关键。

虽然帕金森病仍是一种不能够完全治愈的疾病,但药物治疗的主要作用是改善症状和减轻疾病进展。从康复的角度来看,维持和改善功能是至关重要的。

治疗的主要手段是左旋多巴药物,这也是得到最好研究的药物。左旋多巴由多巴-脱羧酶转化为多巴胺,可显著改善运动迟缓、强直和震颤的症状。

左旋多巴通常与卡比多巴一起使用,卡比多巴是一种外周脱羧酶抑制剂,可减轻胃肠道症状。

然而,左旋多巴在帕金森病晚期并不十分有效,在这一阶段,言语、步态和认知障碍普遍存在。尽管如此,该制剂仍然显著地提高了PD患者的预期寿命。左旋多巴的常见副作用包括恶心、呕吐、头重脚轻、眩晕和嗜睡。

多巴胺能激动剂能够刺激纹状体中的多巴胺受体。这些药物包括普拉克索、罗匹尼罗和透皮剂罗替高汀。通常情况下,患者在使用左旋多巴进行单药治疗数年后,还需要加用卡比多巴。遗憾的是,症状(幻觉、恶心、呕吐、认知障碍)加重的老年人对这些药物的耐受性差。

其他不常用的治疗帕金森病的药物包括儿茶酚-氧位-甲基转移酶(COMT)抑制剂(如恩他卡朋、托卡朋)和MAO-B抑制剂(司来吉兰和雷沙吉兰)。这些药物能够抑制左旋多巴的分解,经常用于改善运动症状。金刚烷胺用于治疗运动障碍,但是这个药物在老年人中同样受到严重的认知副作用的限制。

对于药物治疗效果欠佳的患者,可以考虑手术治疗。丘脑底核的脑深部电刺激(deep brain stimulation,DBS)是在双侧大脑半球内放置电刺激器,连接到一个通常放置在胸壁的脉冲发生器。DBS可以显著减少运动障碍、震颤、强直和运动迟缓,但可能恶化认知和语言功能。DBS存在感染和硬件故障的风险,需要临床医生密切监控和调整参数。

对于不能应用脑深部电刺激的严重或难以治愈的病例,患者可以考虑接受苍白球或丘脑毁损术,以减少运动障碍。

康复

综合康复计划已被证明是有利于PD患者的[24]。此外,有大量的证据表明,高强度运动可能对PD患者有神经保护的作用[25]。两项研究表明,在中年时期坚持中等强度到高强度的体育运动,可以显著降低之后患帕金森病的风险[26,27]。此外,这种运动可以减轻本病的灾难性影响。

锻炼

PD患者运动的目的是改善体能和认知功能。最近一项对4 866名PD患者的观察研究证实了规律体育锻炼的重要性[28]。本研究显示,经常参加体育锻炼的患者生活质量较高,身体机能较好,照护者负担也较轻。

最近的几项有氧运动研究(采用跑步机或固定自行车运动)显示了各种测量参数的改善,包括心肺健康、力量、平衡、步行速度、认知和帕金森病的症状和体征[29,30]。经颅磁刺激已被证明可以增强皮质运动区兴奋性和步态表现。此外,强制性运动(以高于受试者自己选择的速度骑自行车)对运动功能、强直、震颤和运动迟缓有更大的改善效果。

研究表明,一些力量训练可以改善PD患者许多功能方面的参数,包括整体力量、平衡能力和步态[31,32]。最近的研究表明,各种平衡和步态训练技术(传统的步态训练、计算机化的舞蹈训练、机器人辅助训练、减重运动平板步态训练、水中平衡训练)可以显著改善运动机能[33,34]。此外,通过功能磁共振成像测量,6周的平衡训练对大脑的结构可塑性有良好的影响。

最近的几项研究表明了综合锻炼项目(牵伸、力量强化、平衡训练、个性化指导等)的良好效果[35,36]。

另外的研究已经证明了不同类型的舞蹈疗法(探戈、爱尔兰舞、美式交际舞、虚拟现实舞蹈)对PD[37,38,39]患者的有益影响。

运动策略训练让帕金森病患者通过额叶皮质的认知控制,更快、更容易、更安全地移动。这种类型的治疗已被证明在短期功能改善方面是有效的[40,41]。教导患者如何通过集中注意力(部分练习,心理排练可视化线索或听觉线索)来提高他们的行动能力[42-45]。

作业治疗

虽然帕金森病主要被认为是一种运动障碍,但它也会导致明显的非运动障碍,从而显著降低生活质量,增加家庭和照料者的负担。因此,作业治疗干预对PD患者是非常重要的。作业治疗师帮助帕金森病患者(及其家人)在家庭和社区中更好地发挥功能。作业治疗师可以从3个不同的方面对帕金森病患者进行干预:①体育活动/锻炼;②环境、物品的提示和刺激;③自我管理和认知行为疗法。作业治疗师还能帮助患者恢复日常生活活动能力和社会参与能力,解决他们身体和心理适应问题。

一些研究表明，个体化的认知疗法专注于促进患者关注健康的主动性和自我控制，可以帮助患者改变生活方式并提高生活质量。这些研究通常使用认知行为干预，包括教育、目标设定、表现技能训练、重复（练习）以及将这些技能融入日常习惯的反馈[46,47]。已经发现，在 6~8 周内，延长治疗时间段（包括 20 次或更多次治疗）可能会产生积极的效果。在干预后的 6 个月（报道的最长随访期）都显示出了积极的效果。然而，还需要进一步的研究来确定这些积极的益处能够持续多久。

最近一项创新性研究表明，接受作业治疗的 PD 患者在日常生活和社会参与方面都有改善[48,49]。这项研究是独特的，因为调查者选取入组后，进行随机组合配对，而不全是患者（因为作业治疗也聚焦于照护提供者）。

此外，这项试验的结果表明，作业治疗干预，正如患者所感知的那样，提高了患者执行日常生活活动的能力。此外，分配到作业治疗组的照护者报告说医疗保健费用降低，机构护理也有所减少。

言语和语言病理学治疗

大多数 PD 患者都有语言障碍（70%~89%）和/或吞咽困难（高达 95%）[50,51]。

随着病情的发展，患者说话常常变得低弱而单调。帕金森病随着病情的发展，不但损害肢体肌肉，还会影响呼吸运动系统。研究表明，帕金森患者中会出现吸气肌和呼气肌损伤。呼吸障碍是由于呼吸肌力量下降和协调性变差导致的，这将造成呼气流量的减少，从而导致发音过弱[52,53]。

强调音量和音质的言语训练已被证明是有益的。在过去的 20 年里，Lee Silverman 言语治疗技术（LSVT-LOUD）已被确定为帕金森病中改善发声音量最有效的治疗方法[54,55]。

言语和语言病理学家可以帮助吞咽困难的 PD 患者改善他们的吞咽能力。该病可影响任一或所有的吞咽阶段，包括口腔期、咽期和食管期。为明确 PD 患者吞咽困难的具体原因，言语和语言病理学家需要进行详细的评估，通常包括吞咽造影检查，然后就可以为患者设计相应的治疗方案。传统疗法包括环境调整、改变体位、代偿性动作和食物性状调整[56]。环境调整的一个例子就是少量多餐。体位改变：例如点头吞咽技术，即患者将下巴向胸部缩进，做点头动作，这有利于喉部的抬高和气道的保护。代偿技术：例如二次吞咽，适用于一次吞咽后还有食物残留在口咽腔时。

食物性状调整包括改变固体和液体的稠度。固体可以变得更均质松软以防止吸入。液体则可以用市面上的增稠剂变稠，这样液体就可以根据患者的需要，从稀液体调整为花蜜、蜂蜜或布丁的稠度。

最近的一项研究表明，视频辅助吞咽疗法（video-assisted swallowing therapy，VAST）比传统疗法更好[57]。受试者接受为期 6 周的治疗，每周治疗一次，每次 30 分钟。视频辅助疗法帮助患者了解吞咽机制。在 6 周的治疗结束时，与常规治疗相比，VAST 组患者的吞咽情况明显改善（咽内食物残留更少）。

认知与行为疗法

PD 患者在语言、视空间功能、长期记忆和执行功能方面的认知功能可能会逐渐下降[58]。

最近的两项研究表明，体育锻炼可以改善 PD 患者多种认知领域的认知功能。一项研究表明，LSVT-Big 训练和北欧步行训练在提示反应时间上都有相似且显著的改善。结论是，这两种运动计划都能改善运动准备的认知环节。另一项研究表明，与基线功能相比，为期 2 年的渐进式抗阻锻炼计划提高了注意力和工作记忆[59,60]。该锻炼项目是由美国帕金森基金会推荐的，重点是伸展、平衡、呼吸和非进行性强化运动[61]。

此外，最近的一些研究已经表明认知训练可以改善 PD 患者各方面的认知。一项研究比较了 4 周的基于计算机的认知训练，和非特定于认知的动作控制计算机游戏训练的效果[62]。认知训练的重点是注意力、工作记忆、计划和动作技能，以及反应抑制，而另一组用任天堂 Wii 游戏机进行动态运动游戏训练。经过 4 周的训练，两组人在认知功能方面都有相似的改善，而任天堂 Wii 组的注意力表现优于特定认知组。另一项研究表明，在家中使用计算机进行 20 小时的认知速度过程训练，可以提高处理速度[63]。认知训练由 5 个不同的虚拟现实练习组成，每个练习的目的在于提高在真实视觉环境下的信息处理速度。

心理治疗师使用结构化的纸笔程序进行的认知小组训练对 PD 患者有很大的益处[64]。训练每次 1 小时，每周 3 次，持续 3 个月。训练侧重于不同的认知领域，难度不断增加。这些领域包括注意力、记忆、处理速度、语言、执行功能和社会认知。与对照组相比,干预组在心理治疗师的监督下接受作业小组活动,被发现有更快的处理速度,更好的言语记忆和较少的功能障碍。

专注于情绪和冲动控制的认知行为疗法在 PD 患者中也显示出了有益的效果。在一项研究中,治疗护士提供了长达 12 个疗程的认知行为治疗[65]。治疗的重点是改善患者对冲动的控制。在 6 个月的随访中,与处于等待治疗列表中的对照组患者相比,干预组在疾病症状、神经精神障碍、焦虑和抑郁方面有改善。在另一项研究中,患者接受为期 8 周的认知行为治疗,每周治疗 2 小时,重点是改善焦虑和抑郁[66]。在 6 个月的随访中,与对照组相比,干预组在抑郁和焦虑方面有更好的分数。

多学科治疗

帕金森病对个体的运动功能以及心理、社会和精神健康都有负面影响。它也影响到家庭、朋友和照护者。由于这种疾病会引起多方面的问题,人们认为,由多学科健康专业人员组成一个团队一起工作,被认为对患者、家庭、朋友和其他照护提供者来说是最好的[67]。最近的两项试验显示了多学科团队在治疗帕金森病患者中的重要性。第一项研究对 100 名患者进行了 8 个月的随访。患者被分为在多学科诊所就诊的患者(由具有 PD 专业知识的神经科医生、PD 护士和社会工作者接诊,每个患者都接受个性化的治疗方案)和由受过一般训练的神经科医生管理的患者[68]。在 8 个月的随访中,多学科小组管理的患者在生活质量和统一帕金森病评分量表(UPDRS)分数中都优于接受常规治疗的患者。第二项研究是 30 名患者的非随机研究,比较了多学科护理(包括三级转诊中心的个性化多学科团队评估)和常规护理的效果[69]。失能和生活质量的主要结果显示,可以看到多学科护理的积极作用,但差异很小,可能没有临床相关性。这些研究表明,多学科联合治疗方案对 PD 患者的治疗效果更好,但这一问题仍需进一步研究才能明确。

在理想的环境下,多学科护理将包括物理医学和康复、神经病学、精神病学、心理学、护理、社会工作、物理治疗、作业治疗、言语和语言病理学、娱乐治疗和职业康复领域的经验丰富的专业人员。所有这些专业人员应该齐心协力,负责评估患者(和家属)的具体需求,然后互相协调实施这些计划。此外,与多学科团队合作的帕金森病患者、家属和朋友的支持小组可以给患者和他们所爱的人提供进一步的教育和支持。

多发性硬化

背景

多发性硬化(Multiple sclerosis,MS)是一种慢性进行性中枢神经系统自身免疫性疾病,主要引起脱髓鞘,但也可能存在轴突损伤。尽管进行了广泛的研究,但尚未确定具体病因。目前认为 MS 是具有遗传易感性的个体暴露于一种或多种环境诱因下发展起来的。

流行病学

多发性硬化的发病率随种族、地理位置和性别等多种因素变化而变化,波动在(2~200)/10 万(0.002%~0.2%)。复发缓解型 MS(定义稍后说明)中女性的发病率是男性的 2~4 倍;原发进展型 MS 的男女比例大致相当。MS 在北欧血统的高加索人中更为常见,在非裔美国人和拉丁/西班牙裔人口中则发病率较低。在亚洲人中,MS 发病率非常低。一般来说,离赤道越远,MS 的患病风险越大。从一个地区移居到另一个地区的人通常要面对新的地理种群风险,但通常只有在年少时移居才会有这种风险。尽管人们已经探索了许多环境和感染方面的关联因素,但是导致这种移居暴露的原因尚不清楚[70]。

MS 通常在 20~50 岁之间被确诊。虽然发病率较低,但儿童和老年人也可能罹患 MS。基因是 MS 的一个因素,但它不是直接遗传的。在美国总人口中,MS 的发病率约为 0.1%。但当一级亲属患有 MS 时,发病率会上升到 2.5%~5%。同卵双胞胎患有 MS 时,发病率会上升到 25%~35%。

病理学

MS 理论上是一种神经系统自身免疫性疾病,炎症反应最终导致脱髓鞘、神经胶质增生和瘢痕形成。早期的病灶以炎性单核细胞(如 T 细胞和巨噬细胞)为特征,这些细胞会影响髓鞘、血脑屏障、大脑皮层以及周围的白质[71]。

髓鞘特异性自身抗体可以使髓鞘变性,因此脱髓鞘、炎症和斑块形成是该疾病的特征性病理表现。有趣的是,少突胶质细胞在自身抗体的攻击下存活了下来，但它们不能再分化为成熟的能够产生髓鞘的细胞。晚期 MS 的特征是继发性星形胶质细胞增生。虽然这种疾病通常不损伤轴突，但伴随炎症性损伤的轴突破坏并不少见（图 13-7）[72]。

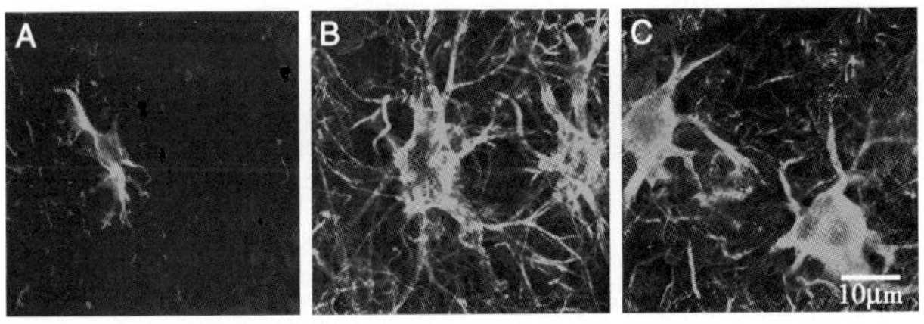

图 13-7　MS 的病理生理学。显微图显示正常人脑（A）、MS 患者（B）和卒中后患者（C）的胶质瘢痕内的星形胶质细胞。注意（B）和（C）胶质瘢痕内的肥大星形胶质细胞。线段＝10μm（经耶鲁大学医学院 Dr. Joel Black 许可使用）

分型

根据症状发展的不同模式，主要将 MS 分为 4 个亚型。疾病严重程度和疾病进展在个体之间差别很大，并不一定取决于疾病类型。约 80% 的 MS 患者为复发缓解型（relapsing remitting，RR），约 15% 的患者为原发进展型（primary progressive，PP），约 5% 的患者为复发进展型（relapsing progressive，RP）。在 RRMS 患者中，大多数人病程最终将转变为继发进展型（secondary progressive，SP）。

RRMS 的特征是明显的复发（"发作"或"恶化"），且新的神经功能缺失与大脑和/或脊髓的新的脱髓鞘病灶相对应。随之而来的是一段缓解期，持续几周到几年不等。某个病变的严重程度，以及某个病变的恢复程度，可能有很大差异。虽然大部分复发或多或少会有一定的功能恢复，但通常还会有一些功能障碍遗留下来。随着时间的推移和后续的复发，就会累积越来越多的功能障碍。

大多数 RRMS 患者最终会转变为一个持续进展的病程不伴有复发，即继发进展型 MS。至少从历史上看，50% 的 RRMS 患者会在 10 年内转变，约 90% 会在 25 年内转变。随着市面上出现许多新的疾病修饰药物，转变率是否有变化还有待观察。确定一个人何时可能进入 SP 期是很重要的，因为大多数针对 RRMS 的疾病修饰治疗（disease-modifying therapy，DMT）药物对于已经稳定进入 SP 期的患者并没有表现出改变病程的作用。虽然 SPMS 发生在疾病较晚期，但转变为 SPMS 并不一定意味着更快的功能下降。

PPMS 的特征是隐匿的神经系统症状进展，无明显的复发。这在最初的诊断中可能更加困难，并且通常只能在事后才被认识到。尽管平均而言，本类患者的脊髓更易受累进而行动能力较差，但 PPMS 并不一定是预后很差的类型。

最不常见的 MS 类型（只占 MS 病例的 5%）是复发进展型。RPMS 的特征是既有离散性的复发，也在缓解期间表现明显的功能下降。我们必须把缓解期间的功能下降和其他可能原因导致的功能损害（如累积性失健）区分开来。通常，RPMS 与更快的功能下降有关。

MS 患者出现了复发相关的功能下降，但没有新的脱髓鞘产生（如 MRI 增强的强化病灶）称之为假性复发。这些事件通常与患者正在经历的一些其他疾病有关，如尿路感染或上呼吸道感染，但不一定与发热有关。潜在的病因可能包括先前的中枢神经系统病变，进而导致的部分髓鞘形成和神经修复能力下降。发热、其他全身炎症，甚至由于运动或热暴露（如阳光或热水澡）而导致的过热，都可能加剧离子泄漏，耗尽储备的三磷酸腺苷（ATP），进而导致已经受损的神经发生完全性传导阻滞。假性复发很难与新发的病灶区分，尽管前者通常与原病灶或功能损害的复发或加重相关，而且通常恢复时间更快。若是发生在以前未受影响的全新功能区域或位置则提示可能为新的病变。采用增强和非增强 MRI 寻找新的增强病灶可能有助于区分新旧病灶。感染和其他疾病的检查很重要，因为在治疗决策上其与真正的复发有很大的不同（表 13-3）。MS 的诊断和分型采用 McDonald 标准（表 13-4）。

2001 年，一个由 W. Ian McDonald 博士领导的国际共识小组细化了原先的标准[74]。2005 年和 2010 年编制了修订版[74,75]。这些修订版本中一致的原则是，需要证实空间多发性（dissemination in space，DIS）和时间多发性（dissemination in time，DIT）以及排除其他可能原因。DIS 指的是一个以上的中枢神经系统区域受到影响，而 DIT 指的是至少相隔一个月的多次的疾病发作。首次发作称为临床孤立综合征（clinically isolated syndrome，CIS）。当此次发作伴发一个或多个 MRI 病灶时，疾病进展发生二次发作，MS 确诊的概率很高，约 60%～80%[76]。随着 2010 年 McDonald 标准的修订，某些早期的 MRI 发现可以证实时间上的多发。无 MRI 病变的 CIS 发展为 MS 的概率较低，约为 20%[77]（图 13-8）。

表 13-3 MS 的分型

疾病模式	特定时间患病率	特征性表现	临床过程
复发缓解型	55%～65%	男女患病比例约 1∶3。复发 1～2 天下降，4～8 周缓解或部分缓解。MRI 显示相关增强病灶	复发后的缓解可能无法恢复到基线水平，且残障积累性增加；两次发作间情况稳定
继发进展型	25%	如果 RRMS 停止有离散复发/增强病灶，则被认为转换为 SPMS 仍然可能有非增强病灶累积	功能相对稳定或缓慢稳定下降
原发进展型	10%	男女患病率相同 通常老年发病 相比于 RRMS，脊柱受累更多	发病时疾病持续进展，无复发
进展复发型	5%	既有复发，也在缓解期间表现稳定的功能下降	起病年龄多变，往往急性加重 死亡率较高

表 13-4 基于 McDonald 标准的 MS 分型[73]

临床表现	附加证据
≥2 次临床发作[a]；客观临床证据提示≥2 个 CNS 不同部位的病灶或客观临床证据提示 1 个病灶并有 1 次先前发作的合理证据[b]	无[c]
≥2 次临床发作[a]；客观临床证据提示 1 个病灶	空间的多发性需具备下列 2 项中的任何一项： ①MS 4 个 CNS 典型病灶区域（脑室旁、近皮质、幕下或脊髓）[d]中至少 2 个区域有≥1 个 T_2 病灶 ②等待累及 CNS 不同部位的再次临床发作
1 次临床发作[a]；客观临床证据提示≥2 个病灶	时间的多发性需具备下列 3 项中的任何一项： ①任何时间 MRI 检查同时存在无症状的钆增强和非增强病灶 ②随访 MRI 检查有新发 T_2 病灶和/或钆增强病灶，与基线 MRI 扫描的间隔时间长短无关 ③等待再次临床发作[a]
1 次临床发作[a]；客观临床证据提示 1 个病灶（临床孤立综合征）	空间的多发性需具备下列 2 项中的任何一项： ①MS 4 个 CNS 典型病灶区域（脑室旁、近皮质、幕下或脊髓）[d]中至少 2 个区域有≥1 个 T_2 病灶 ②等待累及 CNS 不同部位的再次临床发作[a] 时间的多发性需符合以下 3 项中的任何一项： ①任何时间 MRI 检查同时存在无症状的钆增强和非增强病灶 ②随访 MRI 检查有新发 T_2 病灶和/或钆增强病灶，与基线 MRI 扫描的间隔时间长短无关，或等待再次临床发作[a]
提示 MS 神经功能障碍隐袭性进展（PPMS）	回顾性或前瞻性调查表明疾病进展持续 1 年并具备下列 3 项中的 2 项[d]： ①MS 特征病灶区域（脑室旁、近皮层或幕下）有≥1 个 T_2 病灶以证明脑内病灶的空间多发性 ②脊髓内有≥2 个 T_2 病灶以证明脊髓病灶的空间多发性 ③CSF 阳性结果（等电聚焦电泳证据表明有寡克隆区带和/或 IgG 指数增高）

临床表现符合上述诊断标准且无其他更合理的解释时，可明确诊断为 MS；疑似 MS，但不完全符合上述诊断标准时，诊断为“可能的 MS”；用其他诊断能更合理地解释临床表现时，诊断为“非 MS”。

[a]一次发作（复发、恶化）被定义为：①具有 CNS 急性炎性脱髓鞘病变特征的当前或既往事件；②由患者主观叙述或客观检查发现；③持续至少 24h；和④无发热或感染征象。临床发作需由同期的神经系统检查证实，即使在缺乏 CNS 客观证据时，某些具有 MS 典型症状和进展的既往事件亦可为先前的脱髓鞘病变提供合理支持。患者主观叙述的发作性症状（既往或当前）应是持续至少 24h 的多次发作。确诊 MS 前需确定：①至少有 1 次发作必须由客观检查证实；②既往有视觉障碍的患者视觉诱发电位阳性；或③MRI 检查发现与既往神经系统症状相符的 CNS 区域有脱髓鞘改变。

[b]根据 2 次发作的客观证据所做出的临床诊断最为可靠。在缺乏神经系统受累的客观证据时，对 1 次先前发作的合理证据包括：①具有炎性脱髓鞘病变典型症状和进展的既往事件；②至少有 1 次被客观证据支持的临床发作。

[c]不需要进一步证据。但仍需借助影像学资料并依据上述诊断标准做出 MS 相关诊断。当影像学或其他检查（如 CSF）结果为阴性时，应慎重诊断 MS 或考虑其他可能的诊断。诊断 MS 前必须满足：①所有临床表现无其他更合理的解释；和②有支持 MS 的客观证据。

[d]不需要钆增强病灶。对有脑干或脊髓综合征的患者，其责任病灶不在 MS 病灶数统计之列。

MS，多发性硬化；CNS，中枢神经系统；MRI，磁共振成像；PPMS，原发进展型 MS；CSF，脑脊液；IgG，免疫球蛋白 G。

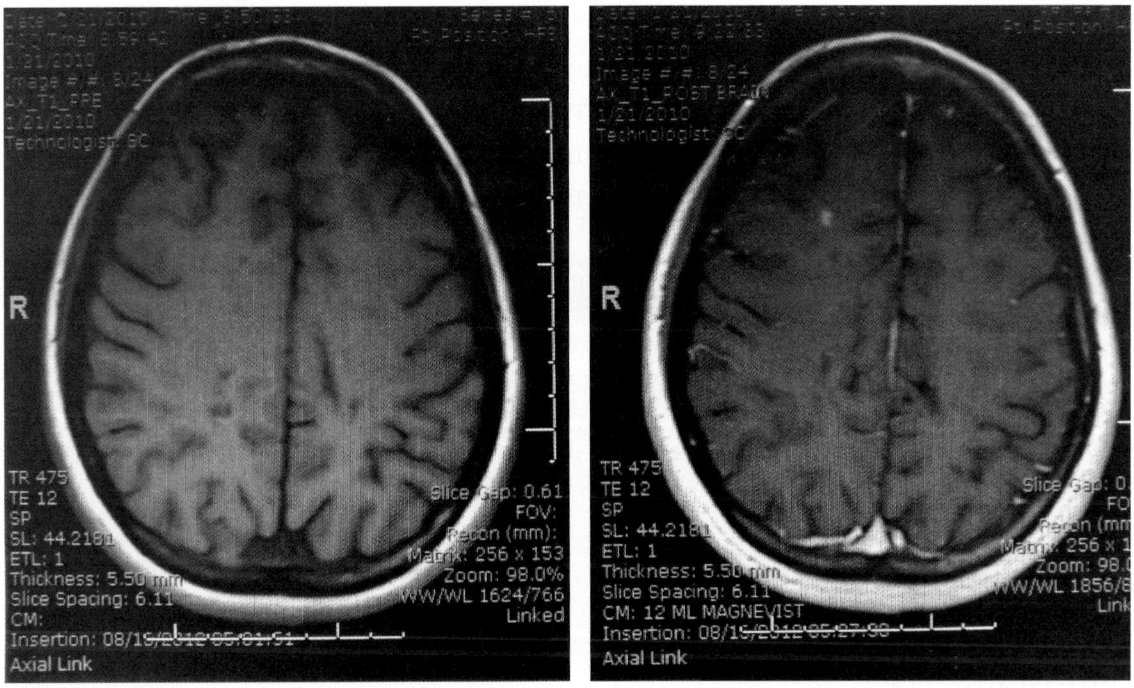

图 13-8　MS 患者磁共振扫描成像。左侧 T1 图像是在注射钆之前。右侧为注射后图像。注意右侧额叶的增强病灶。这样的 T1"黑洞"与认知能力的衰退和萎缩有关（经允许摘自 Varacalli K，Shah A，Maitin IB. Multiple Sclerosis. In：Maitin IB，Cruz E，eds. CURRENT Diagnosis & Treatment：Physical Medicine & Rehabilitation，New York，NY：McGraw-Hill；2014.）

其他检查有时被用于支持诊断，如脑脊液寡克隆带的分析及 IgG 指数，以及视觉诱发电位（VEP）和体感诱发电位（SEP）。

PPMS 没有典型的疾病发作过程，其诊断需要疾病隐匿性进展持续一年且伴随 DIS。

药物治疗

目前还没有治愈 MS 的方法，尽管有几种药物可以最小化疾病进展，至少对 RRMS、RPMS 和一些仍有复发的 SPMS 患者是如此。目前 FDA 只批准了一种治疗 SPMS 的药物，而且没有药物显示对 PPMS 患者有益。本文将对目前的疾病修饰药物和急性发作时使用的药物进行综述。许多药物可用于对症治疗，例如痉挛，神经源性膀胱和疼痛，将会在其他地方进行说明。

早期 DMT 最初是在 20 世纪 90 年代获得了 FDA 的批准，有些现在可以作为仿制药使用。例如 β-干扰素-1b、β-干扰素-1a、醋酸格拉默和 β-长效干扰素-1a。从 2010 年开始，芬戈莫德（fingolimod）和特立氟胺（teriflunomide）和富马酸二甲酯等较新的口服药物已获批准。有两种静脉注射药物，由于其副作用，只能由有专门注册的医师给药。

那他珠单抗（natalizumab）每 4 周注射一次，阿仑单抗（alemtuzumab）连续注射 5 天，一年后再连续注射 3 天。米托蒽醌（mitoxantrone）是一种为难治性病例保留的静脉输液化疗药物，也是唯一被批准用于无复发的 SPMS 的药物。每 3 个月注射一次，最大累积指南剂量是 10 次[78]。奥曲立珠单抗（ocrelizumab）是一种免疫抑制抗 CD_{20} 单克隆抗体药物（静脉注射），于 2017 年批准用于原发进展型和复发缓解型 MS（表 13-5）。

类固醇通常在复发后的短期内服用，在某些情况下可以加速复发后的恢复。遗憾的是，它们没有被证明能够改变疾病进展或延缓下一次复发的发生。许多人使用类固醇后感觉好转，但由于潜在的副作用，必须谨慎使用，尤其是在长期使用的情况下。ACTH 被批准用于不耐受类固醇的患者的急性复发，无证据显示该药物可以改变病程。血浆置换疗法[79]和 IVIG[80]被一些医师标示外使用于 MS 患者，但疗效表现不一。

症状学与管理

MS 的临床表现在不同的个体间有很大差异。多个神经系统部位都有可能受到影响，疾病进展的时间进程也有很大区别。这就需要个体化的评估和管理策略，以及跨学科团队的加入，以便在不同的环境和不同的时间对患者进行诊治。MS 中的最常见症状列于表 13-6[81]。

表 13-5　用于治疗 MS 的早期疾病修饰药物

名称	给药方式	频率	监测	副作用
β-干扰素-1a	IM	每周 1 次	CBC,LFT,TSH	肌痛症,肝毒性
β-干扰素-1a	SQ-自我注射	1 日 3 次	CBC,LFT,TSH	肌痛症,注射部位反应
β-干扰素-1b	SQ-自我注射	隔天 1 次	CBC,LFT,TSH	肌痛症,注射部位反应
醋酸格拉默	SQ-自我注射	每天 1 次	None	注射部位反应,脂肪萎缩,系统性反应(胸痛、气短)
米托蒽醌	IV	每 3 月 1 次	CBC,LFT,UA,Echo	不孕不育,心脏毒性,白血病,脱发,闭经
那他珠单抗	IV	每 28 天 1 次	LFT	过敏,多病灶的脑白质病,死亡
芬戈莫德	胶囊	每天 1 次	CBC,LFT	心脏(心动过缓),视力(黄斑水肿),感染,暴发水痘,致畸

IM,肌内注射;SQ,皮下注射;IV,静脉注射;CBC,完整血细胞计数;LFT,肝功能检查;TSH,促甲状腺激素;UA,尿检;Echo,超声心动图(按介绍顺序列出)。

表 13-6　MS 的常见症状

- 疲劳
- 平衡障碍
- 无力或瘫痪
- 麻木,刺痛或其他感觉异常
- 膀胱异常
- 肌张力增加(痉挛)
- 肠道异常
- 记忆困难
- 情绪低落
- 疼痛
- 易哭易笑(情绪不稳定)
- 复视或视力模糊,部分失明或全盲
- 颤抖(震颤)
- 语言和/或交流障碍
- 解决问题障碍

在 MS 的管理中最重要的一个目标就是尽量减少跌倒的风险。了解这一人群中与跌倒相关的危险因素需要详细的病史、体格检查以及与治疗师合作。个人通常具有一些促成因素,可以量身定做具体的干预措施。

无力可以涵盖从轻微乏力(仅对高强度的竞技性体育活动限制)到完全瘫痪的整个范围。通常表现为非对称性的右侧到左侧,近端到远端以及上肢到下肢的无力,但更常见的是整个下肢受累。虽然 MS 患者通常也有废用性肌萎缩/失用性肌无力,无力主要是由于神经传入阻滞所致。MS 患者的康复主要是基于神经可塑性这一原理,但最大的影响之一来自将反复失能的影响降到最小化。功能受损的恶性循环导致活动减少,导致机体失能,进而功能恶化。对于 MS 患者来说,找到他们有能力参与并且感兴趣的安全地维持整体机能的活动通常是有挑战性的。另一方面,一些在运动中高度积极的患者可能需要指导一些运动量上限。想要实现髓鞘再生,单凭自己一个人的努力是不可能的。

感觉性和小脑性共济失调可能看起来相似,但有根本性的区别。前庭、视觉和本体感觉的传入区域主要集中在小脑,产生对姿势和精细运动的传出性调控。其他的皮质和皮层下中枢调控感觉,患者可以在没有小脑病变的情况下出现感觉性共济失调。即使在没有肌无力发生的情况下,也可以出现明显的功能障碍。

痉挛在 MS 中很常见,像其他症状一样,其严重程度和对功能的影响有很大变异性。显然,痉挛会限制运动范围和功能。重要的是要认识到并不是所有的痉挛都是不好的。有些人可能会利用这种张力来改善功能,比如伸膝张力可以减少步行中或转移时的膝关节屈曲。管理方法应该以张力如何影响功能和/或照护为中心。痉挛的管理将在本书的单独一章进行详细的综述。口服抗痉挛药物(如巴氯芬、替扎尼定、苯二氮䓬类药物)的主要副作用是疲劳和嗜睡。这些副作用经常给临床医生带来挑战,因此对患者健康教育和病情监测很重要。丹曲林(dantrolene)是一种没有嗜睡副作用的口服药物,然而由于潜在的肝毒性,它经常被用作二线或三线治疗药物。通过对肝脏疾病的仔细筛查和定期的肝功能检查,丹曲林可能是一种有效且相对安全的药物。许多其他的疾病修饰药物(干扰素、特氟米特、富马酸二甲酯和那他珠单抗)有潜在的肝毒性,使用时需要十分谨慎,尽管他们不是被完全禁止的药物。注射类药物,包括肉毒素和苯酚,具有无嗜睡副作用的优势,尤其在局灶性痉挛或口服药疗效差时特别有用。鞘内巴氯芬需要手术和密切管理,但是有效的,特别是对范围更大的和中重度痉挛病例。肌张力障碍也可发生在 MS 中,尽管它比痉挛的发生比例要低一些。最后,控制不良的疼痛可能加重痉挛。神经性的和肌肉骨骼疼痛综合征在 MS 中很常见,疼痛处理不当会对痉挛的严重程度产生不利影响。

疲劳是 MS 患者最主要的主诉之一[82,83]。由于术语模糊且症状主观,因此了解 MS 的疲劳可能很困难。美国国立卫生研究院(NIH)患者报告结果测量信息系统(patient reported outcome measurement information system,PROMIS)对疲劳做了一个很好的定义:“一种令人难以承受的、使人衰弱的、持续的疲惫感,它降低了一个人进行日常活动的能力,包括有效工作能力以及在家庭或社会角色中正常发挥作用的能力。”

评估患者疲劳的性质很重要。作者评估和教育患者的方法是将疲劳分为 3 种类型:睡眠相关疲劳、身体疲劳和认知疲劳。

对睡眠的初步评估是很重要的,因为睡眠管理可能会对睡眠有相当大的改善。多种因素可能会影响睡眠,包括中枢性和/或阻塞性睡眠呼吸暂停;小便频率;尿急或尿失禁;肌肉痉挛;感觉异常或其他疼痛;不宁腿综合征;周期性肢体运动障碍;抑郁症和其他情绪障碍;药物的残留效应,包括兴奋剂、类固醇和咖啡因;还有糟糕的睡眠卫生,包括在床上看电视。如果病因不明确,尤其是疑似睡眠呼吸暂停,正规的睡眠检查可能会有所帮助。

多发性硬化症患者的身体疲劳通常被描述为肌肉能量下降,并随着活动而恶化。患者一天中可能需要多次休息。这种类型的疲劳可能对温度的升高很敏感,因此在管理措施中保持低温是至关重要的;应考虑衣物的数量、风扇、速干性衣物和其他降温衣物。控制身体疲劳的基础包括能量节约策略和持续的锻炼计划。明智和有意识地度过一天可以帮助避免精力耗尽,尤其在不合时宜的时候。例如,为了一个重要的晚餐活动节省体力而取消下午的锻炼是合理的,但这种情况不应成为惯例。坚持不懈的锻炼计划有助于最大限度地储备能量。通过几次物理治疗或作业治疗而制订出来的锻炼计划如果不能转化为一个长期的计划,将是不可持续的,也终将会失败。在这方面对患者进行指导很关键,其他障碍如抑郁、在社区中的自我认知、交通和财务状况往往是限制因素。物理治疗师通常主导对患者进行锻炼项目的教育,而作业治疗师则可能强调能量节约技术,尽管两者有很多重叠之处,但是最好互相结合起来实施。

认知疲劳与注意力、专注度、注意力分散、多任务处理和记忆力的损害有关。与身体疲劳类似,这些认知领域在受到威胁时也会有功能下降。例如,一个人可能在早上的表现最好,而到了下午,他们则更倾向于完成更简单的任务。这种情况的过程通常是在一天中的几个小时,但它也可以积累(如一个工作周)。对于 MS 患者来说,繁忙嘈杂的环境往往会成为更大的挑战。兴奋类药物往往对认知疲劳治疗效果最好,而对身体疲劳的效果较差,尽管可能有报告说二者的治疗效果有重叠之处。管理认知疲劳可能属于作业治疗和/或言语治疗的范围,适时的转诊对具有认知领域缺陷和疲劳的患者是有帮助的。

除了 3 种类型的疲劳,排除其他因素引起的疲劳也很重要。甲状腺功能减退、贫血、营养不良、心肺功能障碍和心理健康都可能影响患者的能量和精力。

精神健康和调节

虽然患者通过接受治疗和努力锻炼有机会恢复一些功能,然而在病情恶化后,MS 和进展性疾病的一个特殊挑战是在面对整体功能下降时保持积极、乐观的心态和坚持不懈的锻炼。当付出的努力得到积极的反馈时,患者通常会得到最好的激励。相反,若患者总是沉浸在功能丧失的悲痛中,则很难去激发积极性。在一些 MS 案例中,减少功能的衰退速度就是能够达到的最好的程度,康复医生的工作重点是设定现实的目标和期望值。解决 MS 患者及其家人的心理和精神健康问题非常重要。跨学科团队可以提供支持,包括护士、PT、OT、SLP 和健康心理学家,以及社区支持团体,如 MS 协会和宗教组织。

多发性硬化症的其他常见障碍

表 13-6 列出了 MS 常见的、但并非独有的许多其他神经系统功能症状和障碍。为了评估和处理这些障碍之间的相互影响,康复医师会进行专门的培训。例如,以降低跌倒风险为特定目标的步态评估是与患者就诊中常见的主题。早上接诊时患者可能还有良好的步态,但在下午晚些时候更疲劳时,摆动相会出现绊脚趾的动作,这可能是跌倒发生的症结所在。认知方面的多任务处理通常受到损害,边走路边说话可能会有明显的不同。用踝足矫形器(ankle-foot orthosis,AFO)进行功能补偿可能有所帮助,然而,由于 AFO 增加的重量和减少的本体感受反馈可能会对患者产生负面影响。此时,则必须将患者的情境自定义体验(例如,晚上在昏暗的房间里下床时穿着 AFO)纳入考虑。这样的患者可能会发现在家里穿着袜子在坚硬的木地板上行走会更容易。心理障碍的存在(尤其是在进行性障碍中)可能会导致

患者将使用辅助设备的行为等同于“输给了疾病”。一个临床医生在诊疗结束时,如果因为精准识别出患者的跌倒风险并给出相应策略就感到自豪,还为时尚早,只有在随访中发现患者几乎分毫不差地领会了这些信息,才能有把握。神经心理测验或言语测试可以帮助确定患者是否在语言理解方面特别差,而简化的书面计划可以更有效地将文字内容转化为实际行动。这些只是多发性硬化症患者中常见的复杂因素相互作用的几个例子。

一些原则将有助于优化整体康复计划,部分改编自著名康复医师和 MS 专家 George Kraft 的“名言”[84]:

- 详细的病史(记录了不同阶段和时期的功能状态)是至关重要的,配合患者的体格检查一起制订合适的康复计划。
- 应积极寻求并鼓励跨学科的协作与交流。
- 治疗策略必须与 MS 的进展性和预后的不确定性相适应。
- 在对患者进行教育时,应考虑到患者的认知障碍和情感缺陷。
- 静息时的力量、平衡和协调能力可能无法反映活动后的能力。
- 虽然运动可能导致疲劳和短暂的相对无力,但没有证据表明运动会提高疾病的恶化比率。
- 可能需要把锻炼分成更短的时间节段,穿插休息。
- 药物可能会导致肌肉无力及疲劳。
- “诊断只有一次,但管理持续一生。”——George Kraft

(陈曦* 译,王鑫 温红梅 校)

参考文献

1. Alzheimer's Association. Retrieved December 18, 2015, from http://www.alz.org/news_and_events_102432.asp
2. Rao SM, Leo GJ, Bernardin L, et al. Alzheimer's disease facts and figures. *Alzheimer's Dement*. 2012;8(2):131–168.
3. Lian H, Hui Z. Signaling pathways regulating neuron-glia interaction and their implication in Alzheimer's disease. *Int Soc Neurochem*. 136: 475–491.
4. Iyo M, Namba H, Fukushi K, et al. Measurement of acetylcholinesterase by positron emission tomography in the brains of healthy controls and patients with Alzheimer's disease. *Lancet*. 1997;349:1805–1809.
5. Wakabayashi K, Narisawa-Saito M, Iwakura Y, et al. Phenotypic down-regulation of glutamate receptor subunit GluR1 in Alzheimer's disease. *Neurobiol Aging*. 1999;20(3):287–295.
6. Anstey KJ, Low L-F. Normal cognitive changes in aging. *Aust Fam Physician*. 2004;33(10):783–787.
7. Alberta MS, DeKosky ST Dicksond D, et al. The diagnosis of mild cognitive impairment due to Alzheimer's disease: recommendations from the National Institute on Aging-Alzheimer's Association workgroups on diagnostic guidelines for Alzheimer's disease. *Alzheimer Dementia*. 2011;7(2011):270–279.
8. Blennow K. Cerebrospinal fluid protein biomarkers for Alzheimer's disease. *NeuroRx*. 2004;1(2):213–225.
9. Ehret M, Chamberlain K. Current practices in the treatment of Alzheimer's disease: where is the evidence after the phase III trials. *Clinical Ther*. 2015;37:1604–1616.
10. Voss MW, Heo S, Prakash RS, et al. The influence of aerobic fitness on cerebral white matter integrity and cognitive function in older adults: pesults of a one-year exercise intervention. *Human Brain Mapping*. 2013;34(11):2972–2985.
11. Burns JM, Cronk BB, Anderson HS, et al. Cardiorespiratory fitness and brain atrophy in early Alzheimer disease. *Neurology*. 2008;71(3):210–216.
12. Baker LD, Frank LL, Foster-Schubert K, et al. Aerobic exercise improves cognition for older adults with glucose intolerance, a risk factor for Alzheimer's disease. *J Alzheimers Dis*. 2010;22(2):569–579.
13. Anguera JA, Boccanfuso J, Rintoul JL, et al. Video game training enhances cognitive control in older adults. *Nature*. 2013;501(7465):97–101.
14. Baumgart M, Snyder HM, Carrillo MC, Fazio S, Kim H, Johns H. Summary of the evidence on modifiable risk factors for cognitive decline and dementia: a population-based perspective. *Alzheimers Dement*. 2015;11(6):718–726.
15. Witte A, Kerti L, Hermannstädter H, et al. Long-chain omega-3 fatty acids improve brain function and structure in older adults. *Cereb Cortex*. 2014;24(11):3059–3068.
16. Dangour AD, Allen E, Elbourne D, et al. Effect of 2-y n-3 long chain polyunsaturated fatty acid supplementation on cognitive function in older people: a randomized, double-blind, controlled trial. *Am J Clin Nutri*. 2010;91:1725–1732.
17. Van de Rest O, Geleijnse JM, Kok FJ, et al. Effect of fish oil on cognition performance in older subjects: a randomized controlled trial. *Neurology*. 2008;71:430–438.
18. Gogia P, Rastogi N. *Clinical Alzheimer Rehabilitation*. New York, NY: Springer; 2009.
19. Teri L, Gibbons LE, McCurryum SM, et al. Exercise plus behavior management in patients with Alzheimer's disease: a randomized controlled trial. *JAMA*. 2003;290:2015–2022.
20. Venturelli M, Scarsini R, Schena F. Six-month walking program changes cognitive and ADL performance in patients with Alzheimer. *Am J Alzheimer Dis Other Demen*. 2011;26(5):381–388.
21. Baumgart M, Snyder HM, Carrillo M, et al. Summary of the evidence on modifiable risk factors for cognitive decline and dementia: a population-based perspective. *Alzheimers Dement*. 2015;11(6):718–726.
22. Aminoff MJ, Greenberg DA, Simon RP. Movement disorders. In: Aminoff MJ, Greenberg DA, Simon RP, eds. *Clinical Neurology*. 9th ed. New York: McGraw Hill; 2015:317–325.
23. Ropper AH, Samuels MA, Klein JP. Degenerative diseases of the nervous system. In: Ropper AH, Samuels MA, Klein JP, eds. *Adam's and Victor's Principles of Neurology*. 10th ed. New York: McGraw Hill; 2014:1060–1131.

* 单位:中山大学附属第三医院康复医学科

24. Foster ER, Golden I, Duncan RP, Earhart GM. Community-based Argentine tango dance program is associated with increased activity participation among individuals with Parkinson's disease. *Arch Phys Med Rehabil*. 2013;94:240–249.
25. Bloem BR, de Vries NM, Ebersbach G. Nonpharmacological treatments for patients with Parkinson's disease. *Mov Disord*. 2015;30: 1504–1520.
26. Ahlskog JE. Does vigorous exercise have a neuroprotective effect in Parkinson disease? *Neurology*. 2011;77:288–294.
27. Xu Q, Park Y, Huang X, et al. Physical activities and future risk of Parkinson disease. *Neurology*. 2010;75:341–348.
28. Chen H, Zhang SM, Schwchild H. Physical activity and the risk of Parkinson disease. *Neurology*. 2005;64:664–669.
29. Oguh O, Eisenstein A, Kwasny M, Simuni T. Back to the basics: regular exercise matters in Parkinson's disease: results from the National Parkinson Foundation QII registry study. *Parkinsonism Relat Disord*. 2014;20:1221–1225.
30. Yang YR, Tseng CY, Chiou SY, et al. Combination of rTMS and treadmill training modulates corticomotor inhibition and improves walking in Parkinson disease: a randomized trial. *Neurorehabil Neural Repair*. 2013;27:79–86.
31. Alberts JL, Linder SM, Penko AL, Lowel M, Phillips M. It is not about the bike, it is about the pedaling: forced exercise and Parkinson's disease. *Exerc Sports Sci Rev*. 2011;39:177–186.
32. Canning CG, Sherrington C, Lord SR, et al. Exercise for falls prevention in Parkinson's disease: a randomized controlled trial. *Neurology*. 2015;84:304–312.
33. Corcos DM, Robichaud JA, David FJ, et al. A two-year randomized controlled trial of progressive resistance exercise for Parkinson's disease. *Mov Disord*. 2013;28:1230–1240.
34. Ganesan M, Sathyaprabha TN, Gupta A, Pal PK. Effect of partial weight-supported treadmill gait training on balance in patients with Parkinson disease. *PMR*. 2014;6:22–33.
35. Flach A, Jaegers L, Krieger M, Bixler E, Kelly P, Weiss EP, Ahmad SO. Endurance exercise improves function in individuals with Parkinson's disease: A meta-analysis. *Neurosci Lett*. 2017;659:115–119.
36. van Nimwegen M, Speelman AD, Overeem S, et al. Promotion of physical activity and fitness in sedentary patients with Parkinson' s disease: randomized controlled trial. *BMJ*. 2013;346:f576.
37. Ebersbach G, Ebersbach A, Gandor F, Wegner B, Wissel J, Kupsch A. Impact of physical exercise on reaction time in patients with Parkinson's disease -data from the Berlin BIG study. *Arch Phys Med Rehabil*. 2014;95:996–999.
38. Lee NY, Le DK, Song HS. Effect of virtual reality dance exercise on the balance, activities of daily living and depressive disorder status of Parkinson's disease patients. *J Phys Tuer Sci*. 2015;27: 145–147.
39. Shanahan J, Morris ME, Bhriain ON, Saunders J, Clifford AM. Dance for people with Parkinson disease: what is the evidence telling us? *Arch Phys Med Rehabil*. 2015;96: 141–153.
40. Morris ME. Locomotor training in people with Parkinson's disease. *Phys Ther*. 2006;86:1426–1435.
41. Morris ME. Movement disorders in people with Parkinson disease: a model for physical therapy. *Phys Ther*. 2000;80:578–597.
42. Nieuwboer A, Kwakkel G, Rochester L, Jones D. van Wegen E, Willems AM. The effects of cueing therapy on gait and gait related mobility in people with Parkinson's disease: the RESCUE project. *Mov Disord*. 2005;21:S126.
43. Morris ME, Iansek R, Kirkwood B. A randomized controlled trial of movement strategies compared with exercise for people with Parkinson's disease. *Mov Disord*. 2009;24:64–71.
44. Dibble LE, Nicholson DE, Schultz B, MacWilliams BA, Marcus RL, Moncur C. Sensory cueing effects on maximal speed gait initiation in persons with Parkinson's disease and healthy elders. *Gait Posture*. 2004;19:215–225.
45. Galletly R, Brauer S. Does the type of concurrent task affect preferred and cue gait in people with Parkinson disease? *Aust J Physiother*. 2005;51: 175–180.
46. White DK, Wagenaar RC, Ellis TD, Tickle-Degen L. Changes in walking activity and endurance following rehabilitation for people with Parkinson disease. *Arch Phys Med Rehabil*. 2009;90:43–50.
47. Guo L, Jiang Y, Yatsuya H, Yoshida Y, Sakamoto J. Group education with personal rehabilitation for idiopathic Parkinson's disease. *Canad J Neurol Sci*. 2009;36:51–59.
48. Sturkenboom IH, Graff MJ, Hendricks JC, et al. Efficacy of occupational therapy for patients with Parkinson's disease: a randomized controlled trial. *Lancet Neurol*. 2014;13:557–566.
49. Sturkenboom IH, Graff MJ, Hendricks JC, et al. Economic evaluation of occupational therapy in Parkinson's disease: a randomized controlled trial. *Mov Disord*. 2015;30:1059–1067.
50. Hartelius L, Svensson P. Speech and swallowing symptoms associated with Parkinson's disease and multiple sclerosis: a survey. *Folia Phoniatrica et Logopaedica*. 1994;46:9–17.
51. Fox CM, Morrison CE, Ramig LO, Sapir S. Current perspectives on the Lee Silverman Voice Treatment Program (LSVT) for individuals with idiopathic Parkinson's disease. *Am J Speech Lang Pathol*. 2002;11:111–123.
52. Bogaard JM, Hovestadt A, Meerwaldt J, Meche FGA, Stigt J. Maximal expiratory and inspiratory flow-volume curves in Parkinson's disease. *Am Rev Respir Dis*. 1989;139:610–614.
53. De Bruin P, de Bruin V, Lees A, Pride N. Effects of treatment airway dynamics and respiratory muscle strength in Parkinson's disease. *Am Rev Respir Dis*. 1993;148:1576–1580.
54. Fox CM, Ramig LO, Sapir S, et al. Voice and speech disorders in Parkinson's disease and their treatment. In: Trail M, Protas EJ, Lai EC, eds. *Neurorehabilitation in Parkinson's Disease: An Evidence-Based Treatment Model*. Thorofare, NJ: SLACK; 2008:245–276.
55. Ramig LO, Sapir S, Countryman S, et al. Intensive voice treatment (LSVT) for patients with Parkinson's disease: a 2 year follow up. *J Neurol Neurosurg Psychiatry*. 2001;71: 493–498.
56. Mahler LA, Ciucci MR, Ramig LO, et al. Parkinson's disease and swallowing: neural control, disorders, and treatment techniques. In: Trail M, Protas EJ, Lai EC, eds. *Neurorehabilitation in Parkinson's Disease: An Evidence-Based Treatment Model*. Thorofare, NJ: SLACK; 2008:279–294
57. Manor Y, Mootanah R, Freud D, Giladi N, Cohen IT. Video-assisted swallowing therapy for patients with Parkinson's disease. *Parkinsonism Relat Disord*. 2013;19:207–211.
58. Locascio JJ, Corkin S, Growdon JH. Relation between clinical characteristic of Parkinson's disease and cognitive decline. *J Clin Exp Neuropsychol*. 2003;25:94–109.
59. Ebersbach G, Grust U, Ebersbach A, Wegner B, Gandor F, et al. Amplitude-oriented exercise in Parkinson's disease: a randomized study comparing LSVT-BIG and a short

term training protocol. *J Neural Transm*. 2015;122:253–256.
60. Fabian DJ, Robichaud JA, Laurgans SE, et al. Exercise improves cognition in Parkinson's disease: the PRET-PE randomized, clinical trial. *Mov Disord*. 2015;30:1657–1663.
61. Cianci H. *Parkinson Disease: Fitness Counts*. 3rd ed. Miami, FL: National Parkinson Foundation; 2006, chapters 2–3.
62. Zimmermann R, Gschwandtner U, Benz N, et al. Cognitive training in Parkinson disease: cognition-specific vs non-specific computer training. *Neurology*. 2014;82;1219–1226.
63. Edwards JD, Hauser RA, O'Connor ML, Valdes EG, Zesiewicz TA, Uc EY. Randomized trial of cognitive speed of processing training in Parkinson disease. *Neurology*. 2013;81:1284–1290.
64. Pena J, lbarretxe-Bilbao N, Garcia-Gorostiaga I, Gomez-Beldarrin MA, Diez-Cirarda M, Ojeda N. Improving functional disability and cognition in Parkinson's disease: randomized controlled trial. *Neurology*. 2014;83:2167–2174.
65. Okai D, Askey-Hones S, Samuel M, et al. Trial of CBT for impulse control behaviors affecting Parkinson patients and their caregivers. *Neurology*. 2013;80:792–799.
66. Troeung L, Egan SJ, Gasson N. A waitlist-controlled trial of group cognitive behavioural therapy for depression and anxiety in Parkinson's disease. *BMC Psychiatry*. 2014;14: 19.
67. van der Marek MA, Bloem BR. How to organize multispecialty care for patients with Parkinson's disease. *Parkinsonism Relat Disord*. 2014;20(Suppl):S167–S173.
68. van der Marek MA, Bloem BR, Borm GF, Overeem S, Munneke M, Guttman M. Effectiveness of multidisciplinary care for Parkinson's disease: a randomized, controlled trial. *Mov Disord*. 2013;28:605–611.
69. van der Marek MA, Munneke M, Mulleners W, et al. Integrated multidisciplinary care in Parkinson's disease: a non-randomized, controlled trial (IMPACT). *Lancet Neurol*. 2013;12:947–956.
70. The National MS Society, Who Gets MS (Epidemiology), available at https://www.nationalmssociety.org/What-is-MS/Who-Gets-MS. Accessed on September 19, 2018.
71. Hauser SL, Goodin DS. Multiple sclerosis and other demyelinating diseases. In: Kasper D, Fauci A, Hauser S, Longo D, Jameson J, et al, eds. *Harrison's Principles of Internal Medicine*. 19th ed. New York: McGraw-Hill; 2014.
72. Huang W-J, Chen W-W, Zhang X. Multiple sclerosis: pathology, diagnosis and treatments. *Exp Ther Med*. 2017;13(6):3163–3166.
73. McDonald WI, Compston A, Edan G, et al. Recommended diagnostic criteria for multiple sclerosis: guidelines from the International Panel on the diagnosis of multiple sclerosis. *Ann Neurol*. 2001; 50:121–127. [original McDonald criteria]
74. Polman CH, Reingold SC, Edan G, et al. Diagnostic criteria for multiple sclerosis: 2005 revisions to the "McDonald Criteria." *Ann Neurol*. 2005;58:840–846. [2005 revisions to McDonald Criteria]
75. Polman CH, Reingold SC, Banwell B, et al. Diagnostic criteria for multiple sclerosis: 2010 revisions to the McDonald criteria. *Ann Neurol*. 2011;69(2):292–302.
76. Lublin FD, Reingold SC, Cohen JA, et al. Defining the clinical course of multiple sclerosis: The 2013 revisions. *Neurology*. 2014;83(3):278–286.
77. Clinically Isolated Syndrome, National MS Society. available at https://www.nationalmssociety.org/Symptoms-Diagnosis/Clinically-Isolated-Syndrome-(CIS). Accessed on September 19, 2018.
78. The Use of Disease Modifying Therapies in Multiple Sclerosis, National MS Society, available at http://www.nationalmssociety.org/getmedia/5ca284d3-fc7c-4ba5-b005-ab537d495c3c/DMT_Consensus_MS_Coalition_color. Accessed on September 19, 2018.
79. Cortese I, Chaudhry V, So YT, Cantor F, Cornblath DR, Rae-Grant A. Evidence-based guideline update: plasmapheresis in neurologic disorders. Report of the Therapeutics and Technology Assessment Subcommittee of the American Academy of Neurology. *Neurology*. 2011;76(3):294–300.
80. Dudesek A, Zettl UK. Intravenous immunoglobulins as therapeutic option in the treatment of multiple sclerosis. *J Neurol*. 2006 Sep;253 Suppl 5:V50-8. Review. Erratum in: *J Neurol*. 2008 Feb;255(2):308.
81. Kraft GH, Freal JE, Coryell JK. Disability, disease duration, and rehabilitation service needs in multiple sclerosis; patient perspectives. *Arch Phys Med Rehabil*. 1986;67(3):164–168.
82. Freal JE, Kraft GH, Coryell JK. Symptomatic fatigue in multiple sclerosis. *Arch Phys Med Rehabil*. 1984;65(3):135–138.
83. Chwastaik LA, Gibbons LE, Ehde DM, et al. Fatigue and psychiatric illness in a large community sample of persons with multiple sclerosis. *J Psychosom Res*. 2005; 59(5):291–298.
84. Kraft GH, Brown TR. Multiple sclerosis: a paradigm shift. *PM&R Clin North Am*. 2005;16(2):xvii–xx.

第 14 章　创伤性脊髓损伤

Lauren Vernese, Allison Kessler, Kristen McCormick, James Spendley, and Alan Anschel

背景

脊髓损伤(SCI),或称创伤性脊髓损伤,最早由古埃及人在公元前 2500 年左右进行了描述,记录在古埃及医学文本 *Edwin Smith Surgical Papyrus*(《Edwin Smith 外科手术文献》)上。该文献记录了 6 例椎管损伤,其中 1 例涉及四肢瘫痪、尿失禁、腹部胀气和阴茎异常勃起的症状[1-4]。此后,希波克拉底首次描述了使用牵引来减轻脊柱骨折导致的脊髓损伤,他同时也描述了脊髓损伤引起的慢性瘫痪、便秘、排尿困难、静脉血流淤积和压疮[1,2,4]。尽管对 SCI 已有很长时间的认识,但在 20 世纪 40 年代以前,大多数脊髓损伤患者会在受伤后数周内死亡,这些患者通常是死于泌尿系感染引起的败血症[2]。直到二战结束,脊髓损伤的管理才逐渐规范起来。SCI 患者在专门的机构接受治疗,由致力于瘫痪治疗和康复的多个学科进行协作[2,4]。英国的 Ludwig Guttman 爵士和马萨诸塞州波士顿的 Donald Munro 博士分别在英国和美国开展了早期的标准化医疗[1,3]。到 20 世纪 40 年代末,脊髓损伤患者的平均预期寿命增加到大约 10 年;到了 20 世纪 50 年代则增加 1 倍到了 20 年,这一进步归因于抗生素的使用和多学科综合治疗。

1971 年,John Young 博士获得了一项美国联邦基金来研究这些多学科协作的治疗方案,以证明与比亚利桑那州凤凰城的分散式治疗相比,多学科综合治疗能为 SCI 患者提供更好的医疗结局。他把他的综合治疗系统称为“模式系统”(model system)[1,5,6]。该模式系统包括 5 个组成部分:建立有效的急诊医疗服务系统、急性期治疗、康复治疗、社会心理和职业服务和随访[5]。自创立以来,模式系统计划推广到美国各地。目前,有 14 个由美国国立残疾和康复研究所赞助的中心,拥有最大的创伤性 SCI 信息数据库[1,5-7]。美国退役军人事务部(VA)拥有自己的治疗系统,是美国最大的 SCI 综合治疗网络。VA 系统是一个由 24 个区域中心和 134 个基础治疗团队组成的中心辐射系统[8]。

医疗、技术和急诊外科干预的进步改变了医疗实践的标准化和医疗服务的提供,有助于降低 SCI 的发病率和死亡率。脊髓损伤患者的治疗以及综合治疗中心的持续发展均需要专业的医学培训。SCI 医学的亚专业通过跨学科的方法解决 SCI 的非创伤性和创伤性病因的预防、诊断、治疗和管理[9]。美国物理医学和康复委员会(ABPMR)提供 SCI 医学的亚专业认证,若要获得资格,医生必须完成为期 12

个月的美国毕业后医学教育认证委员会(ACGME)认证的脊髓损伤医学培训项目[9]。

创伤性脊髓损伤的流行病学

数据收集历史

自 1973 年以来,位于亚拉巴马州伯明翰的美国脊髓损伤统计中心(NSCISC)收集并保存了来自模式系统中心的数据[5]。Shriners 医院于 1987 年建立了另外一个数据库,用于收集新受伤患者的新增数据。尽管以上的所有数据在分析 SCI 后的流行病学和预后方面非常重要,但需要注意的是,这些数据有其局限性,因为据估计,这些数据仅包含所有外伤性脊髓损伤患者中的 10%~15%,而且不包括非创伤性脊髓损伤患者[10]。造成这种情况有多种原因,包括有些患者在模式系统中心之外接受治疗,有些患者死亡,有些患者没有寻求治疗,或在模式系统项目之前已经受伤。

发病率和患病率

美国创伤性脊髓损伤新病例的总发病率约为每年每百万人中 40 例,相当于每年有 12 000 例受伤后存活的病例。尽管引起脊髓损伤的病因在过去 40 年中发生了变化,但总体发病率保持不变[11]。在全世界范围内,创伤性脊髓损伤的发病率很少超过每年每百万人 20 例[12-19]。这种差异通常归因于美国与暴力相关的脊髓损伤的高发率。根据 1988 年美国瘫痪退伍军人研究,大约 176 965 名美国人,或每百万人中有 721 人患有脊髓损伤[20]。Lasfargues 等[21]在 2014 年预测患者数为 276 281 人。患者数量的增加是由于预期寿命的延长,而不是发病率的增加。

人口统计学

美国各地创伤性脊髓损伤的人口统计数据各不相同,主要取决于人口特征,包括年龄、性别和种族。所有纳入综合数据库的患者平均受伤年龄为 33.4 岁(±16.7 岁),最常见的受伤年龄为 18 岁。数据库中登记的 60 岁以上新患者的比例从 70 年代的 4.7%稳步上升到 21 世纪末的 12.9%,男性占绝大多数,达到 80.2%。非裔美国人的发病率高于其他族裔,这是由于其受到更多的暴力伤害造成的[22-24]。

损伤的病因

根据 2015 年公布的数据,NSCISC 估计车祸是导致 SCI 的主要原因(39.1%),其次是跌倒(29.5%),暴力行为(14.4%),体育和娱乐(8.4%),以及其他原因(8.6%),包括医疗/外科手术、步行时发生的意外、被坠落/飞行物击中等。自 2000 年以来,跌倒所致的 SCI 比例大幅增加,而暴力和体育活动所致的有所减少。

合并损伤

由于各种外伤都可能导致创伤性脊髓损伤,因此在综合数据库中登记的大量患者出现合并损伤就不足为奇了。据报道,29.3%的患者有其他骨折,28.2%的患者在受伤时出现意识丧失,11.5%的患者被归为创伤性脑损伤,17.8%的患者有创伤性气胸[10]。伴随的损伤因损伤的病因而异。在车祸中,42.5%的人会发生意识丧失,39.7%的人发生骨折,18.4%的人发生头部外伤。在娱乐性运动事故中受伤的患者最有可能出现意识丧失(22.4%),只有不到 5%的病例合并其他损伤[10]。因暴力受伤的患者气胸发生率最高(35.9%),但其他合并损伤在该类人群中很少见。

出院后去向

根据 NSCISC 数据库,88.7%的患者出院后回到个人住所,6.8%的患者转院至另一家急诊医院或护理院,1.4%的患者出院后转至社区集体住宿场所。据估计有 2.5%的患者在住院期间死亡。出院后到护理院的重要预测因素包括在损伤平面以下没有明显运动功能的颈髓损伤、呼吸机依赖、年龄大、未婚、无业、留置导管、日常生活活动(ADL)依赖、使用 Medicaid 医疗保险和卧床[25]。在出院后转到护理院的患者中,大约 30%最后会回归社区[25]。

预期寿命

创伤性脊髓损伤患者的预期寿命低于美国人的平均水平。受伤后第一年内的死亡率约为 6.7%,但第二年降至 1.7%,第三年及以后降至 1.2%[26]。有多个因素是导致第一年死亡率增加的不利因素,包括男性、暴力、高龄、较高的神经损伤平面、完全性损伤和使用呼吸机[27]。对于那些整体健康状况不佳、日常生活能力依赖、生活水平低于联邦贫困线、生活满意度较低的患者,受伤后的远期死亡率较高[28-30]。

死亡原因

呼吸系统疾病是引起 SCI 患者死亡的最主要原因，占 22%。在这些患者中，70.1% 是由肺炎引起的，死亡率是非肺炎患者的 35.6 倍[26]。与截瘫患者相比，四肢瘫患者肺炎导致的死亡率更高，损伤平面越高，风险越大（C1～C4 平面损伤的患者死亡占 24.7%，而 C5～C8 平面损伤的患者死亡占 19.7%）。SCI 患者的第二大死因是心脏病，占死亡人数的 19.6%，高血压性和缺血性疾病占死亡人数的 7.8%，其他心脏病占死亡人数的 11.8%。第三大死因是感染性和寄生虫病（10.4%），其中 94.2% 病例的败血症是由压疮、呼吸道感染或尿路感染所引起的。据估计，美国脊髓损伤患者败血症的死亡风险是非 SCI 的败血症患者的 64.2 倍[26]。

解剖学与病理生理学

正常人脊柱由 7 个颈椎、12 个胸椎、5 个腰椎、5 个融合的骶骨和 4 个尾椎组成，它们的体表解剖定位如图 14-1 所示。图 14-2 显示了一个典型成人脊髓的下行通路，它是脑干的延续，一直延伸到圆锥，在 L1～L2 水平附近终止。同时它也显示了脊神经穿出骨性结构的位置关系。仔细观察可以发现脊髓内有序排列的上行感觉和下行运动传导束（图 14-3）。主要的上升和下行通路如图 14-4 所示。具体内容请参考第三章脊柱和脊髓的解剖。

急性创伤性脊髓损伤的病理生理学

创伤后的初始阶段是一个机械损伤过程，以细胞膜和轴突的剪切和血脑屏障的破坏为特征。随后的损伤是由炎症反应、自由基的产生和谷氨酸兴奋性毒性等一系列复杂事件引起的，最终导致神经元细胞死亡。

这些后续事件被认为是继发性的级联损伤，会在受伤后 24～48h 内开始。最初的机械性损伤会牵拉和压迫脊髓，破坏轴突及周围结构。受损的细胞会释放出毒性物质，对邻近的神经元造成进一步的损伤。血管损伤会导致出血和释放大量与炎症级联反应有关的细胞介质[31]。当脊髓开始肿胀时，脊髓的外侧部分会与椎管相互挤压，造成进一步的损伤和缺血。

研究表明，脊髓损伤后会立刻释放出 5-羟色胺、血栓素、血小板活化因子和白三烯等[31]。这些因子会引起血管收缩，引发周围组织进一步的缺血[32]。此外，研究还显示损伤部位的钙浓度会在受伤后几分钟内上升，并持续一周[33-36]。轴突内钙浓度上升会激活磷脂酶 C 和 A2，引起血小板活化因子的聚集，从而减少血流量并损害血脑屏障。磷脂酶 C 和 A2 的活化同时产生花生四烯酸。花生四烯酸的代谢过程会导致自由基的产生，进一步损伤周围组织[37]和破坏细胞膜[38]。除了钙之外，钾在急性脊髓损伤中也起关键作用，引起导致神经传导阻滞的去极化等[39]。

小胶质细胞会在受伤后数小时内对细胞坏死的产物作出反应，并募集全身的炎症细胞，尤其是中性粒细胞[31]。这些中性粒细胞可防止潜在的细菌感染，然而，中性粒细胞产生的溶酶体和自由基会分解结缔组织，导致进一步的组织损伤。在接下来的 2～3d 内，巨噬细胞会取代中性粒细胞，清除坏死和有毒的细胞碎片[40-44]。巨噬细胞介导髓鞘的降解，也对刺激成纤维细胞释放神经生长因子（NGF）和成纤维细胞生长因子（FGF，一种强大的血管生成因子）的生成具有重要作用[45]。受伤 1 周后，周围的星形胶质细胞开始肥大和增生，形成胶质瘢痕，以减少周围正常组织的损害进一步扩大[46]。虽然这种胶质瘢痕有助于防止炎症标志物的扩散，但它也阻止了轴突的再生和神经的重新支配。受伤 3 周后，沃勒氏变性开始发生，损伤部位远端的神经因为与神经细胞失去连接而出现萎缩。在慢性期（6 个月至 2 年），损伤部位一般会变成一个充满脑脊液（CSF）的多房囊性腔，内有多个血管-胶质束和再生的神经根。再生神经根具有神经结间距离短和髓鞘菲薄等特点。星形胶质细胞和胶原纤维穿过损伤部位，起稳固作用。

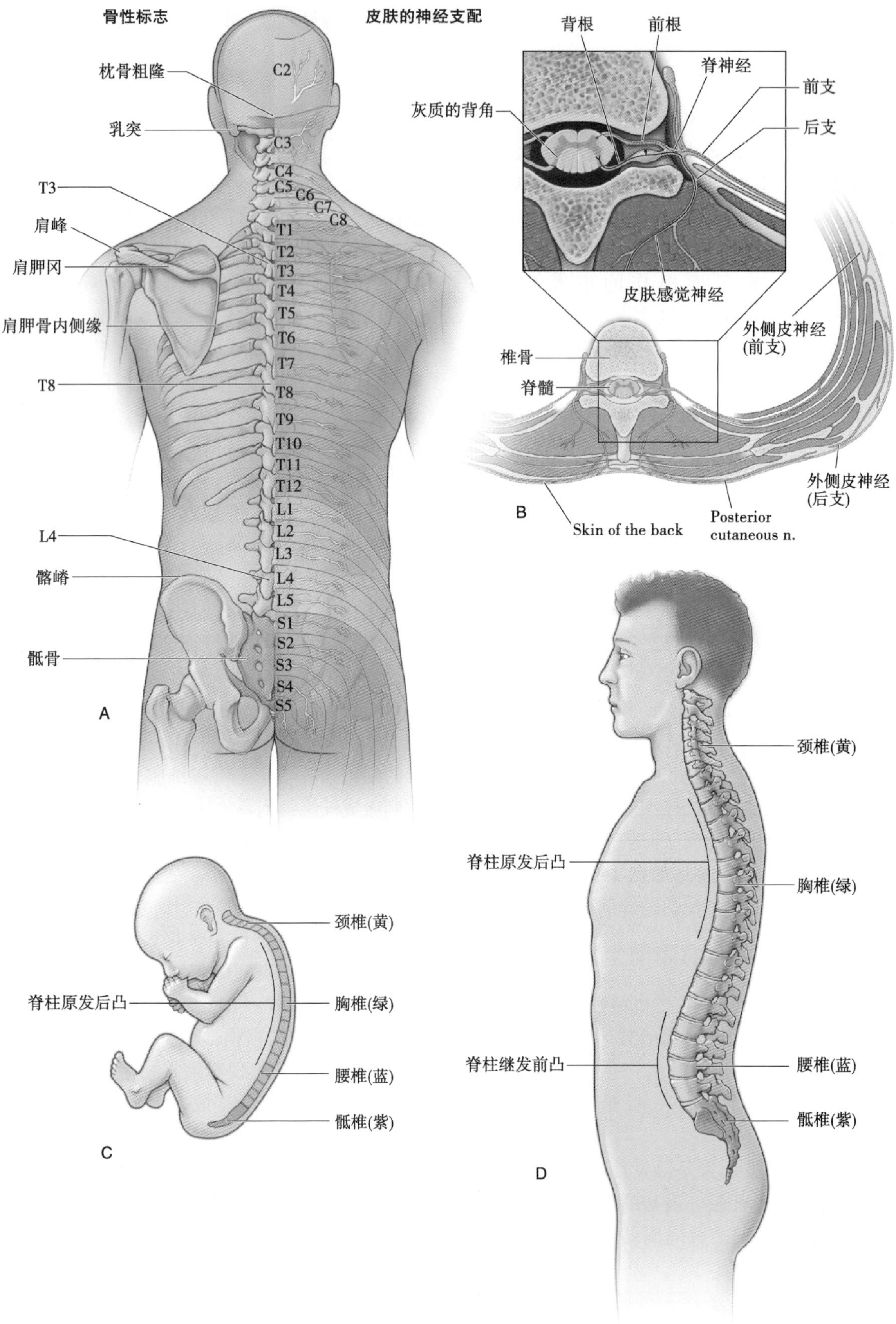

图 14-1　(A)背部的体表解剖,左侧为骨性标志,右侧为皮神经;(B)背部的横切面,显示脊髓背侧支感觉神经元从背部皮肤传递到脊髓;新生儿(C)和成人(D)的正常脊柱弯曲度(经允许摘自 Chapter 1. Back. In:Morton DA,Foreman K,Albertine KH,eds. The Big Picture:Gross Anatomy,New York,NY:McGraw-Hill,2011)

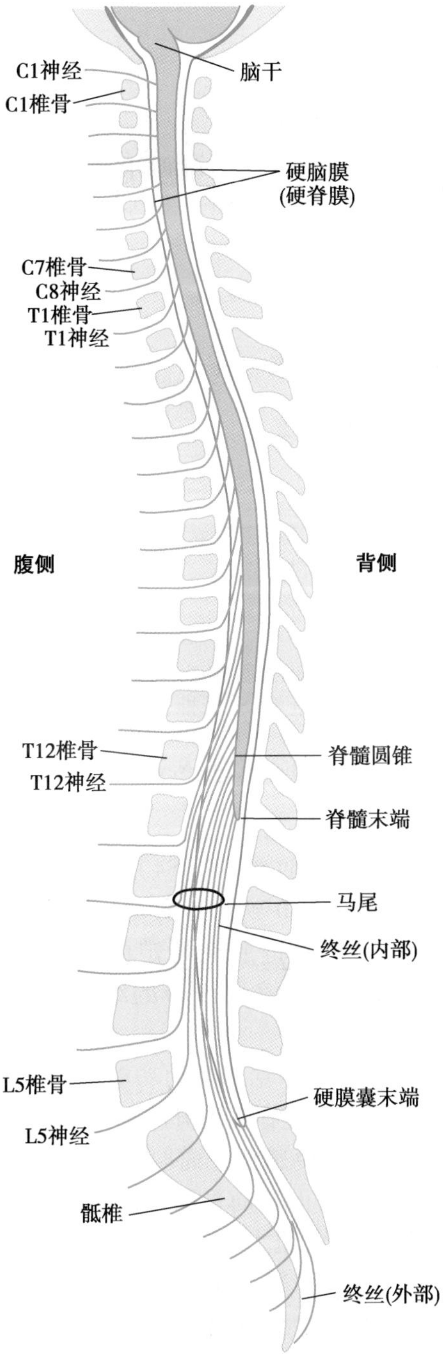

图 14-2　脊髓、脊神经和脊柱之间关系的示意图(侧视图),显示硬脑膜(硬脊膜)的终止及其延续为外部终丝(经允许摘自 Chapter 6. The Vertebral Column and Other Structures Surrounding the Spinal Cord. In: Waxman SG, eds. Clinical Neuroanatomy, 27e New York, NY: McGraw-Hill, 2013)

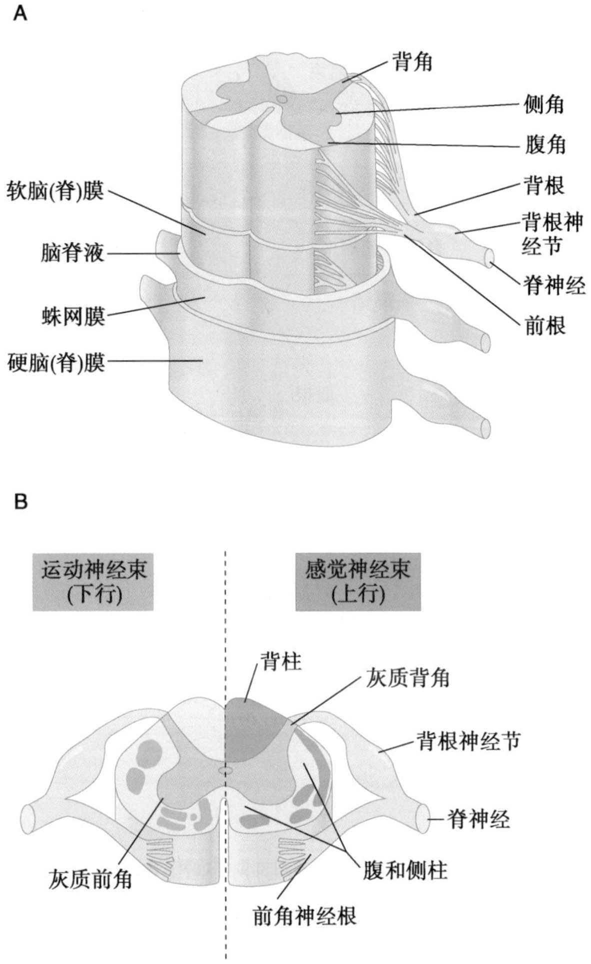

图 14-3　脊髓。(A)脊神经连接脊髓和周围神经。每根脊神经都有一个包含传出神经元轴突的腹根和一个含有传入神经元轴突的背根。背根神经节是一种包含感觉神经元胞体的膨大结构。脊髓外覆组成脑膜的 3 层膜性结构:软脑膜、蛛网膜和硬脑膜(经允许摘自 Neurophysiology. In: Kibble JD, Halsey CR, eds. Medical Physiology: The Big Picture, New York, NY: McGraw-Hill, 2014.)(B)脊髓的横截面,显示灰质的蝶形中央区域。感觉神经元进入背角,运动神经元离开腹角。周围的白质由背、侧和前柱组成,每一个都含有进出大脑的神经束。左、右两侧均有上行和下行束(经允许摘自 Hauser SL, Ropper AH. Diseases of the Spinal Cord. In: Kasper D, Fauci A, Hauser S, Longo D, Jameson J, Loscalzo J, eds. Harrison's Principles of Internal Medicine, 19e New York, NY: McGraw-Hill, 2014)

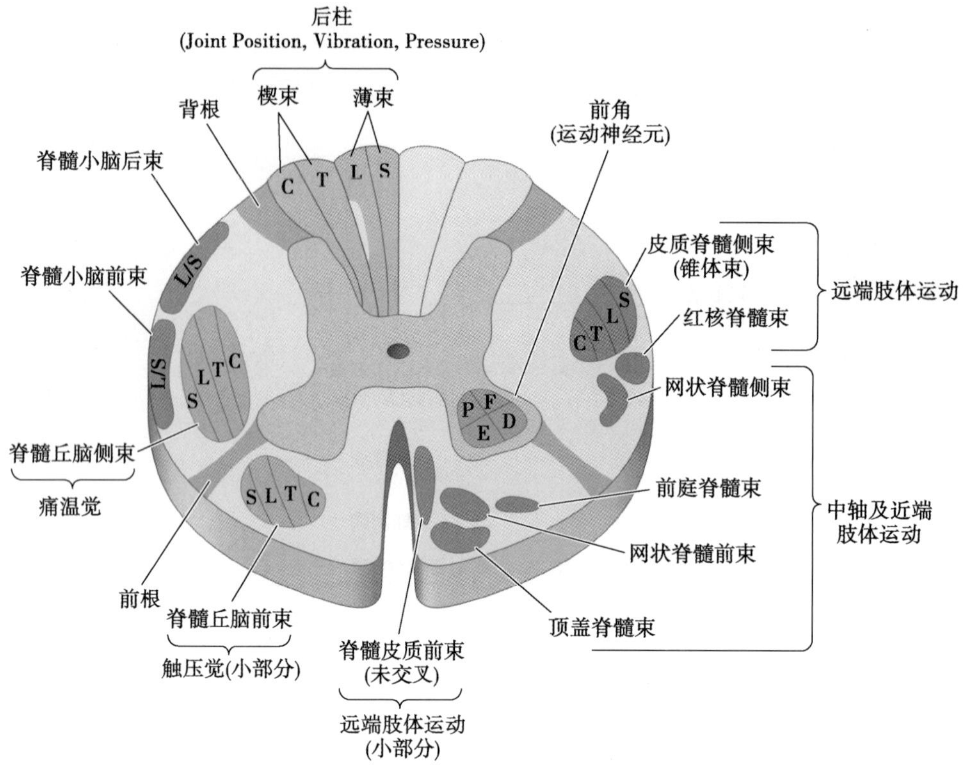

图 14-4　脊髓横切面，主要的上行（左）和下行（右）束。脊髓丘脑外侧束和腹侧束上升到受神经支配躯体的对侧。C，颈椎；D，远端；E，伸肌；F，屈肌；L，腰椎；P，近端；S，骶椎，T，胸椎（经允许摘自 Hauser SL，Ropper AH. Diseases of the Spinal Cord. In：Kasper D，Fauci A，Hauser S，Longo D，Jameson J，Loscalzo J，eds. Harrison's Principles of Internal Medicine，19e New York，NY：McGraw-Hill，2014）

脊髓损伤的分类

脊髓损伤神经学分类国际标准（ISNCSCI）检查，即熟知的 ASIA 评分量表（AIS），为创伤性 SCI 提供了一个标准的评估方法[47]。ISNCSCI 检查系统地检查 28 个皮节和 10 个肌节，以便对神经损伤的水平和严重程度，以及损伤是否完全进行分类[48-50]。该项检查仅适用于创伤性脊髓损伤患者，并且只能对脊髓损伤进行分类，而非完整的神经系统评估。随着损伤时间的推移，该项检查可以重复进行（图 14-5）。

检查时患者仰卧，需要检查的身体部分完全暴露。感觉部分的检查包括对受试者身体左右两侧 28 个皮节（C2～$S4_{/5}$）的轻触觉和针刺觉。检查的每个关键点都与解剖标志对应[47]。感觉检查的每个部分都按 3 分制评分。感觉缺失得 0 分，感觉异常得 1 分（感觉减退、过敏或无法分辨），感觉正常得 2 分。肛门深压觉（DAP）分为缺失或存在，需要戴上手套并润滑手指后插入直肠进行检查。

运动部分的检查包括双侧 10 条神经根（C5-T1 和 L2-S1）支配的 10 组关键肌进行徒手肌力检查，以及肛门自主收缩（S2-S4）的检查。每一块关键肌的肌力根据 0 到 5 分的 6 分制标准进行评分[51-54]。每一块关键肌在特定的体位下进行检查[47]。肛门自主收缩（VAC）的结果分为缺失或存在。

检查完所有的感觉和运动功能后，可以计算出一个分数。尽管可能存在评分的细微差别和规则的例外情况，一般来说感觉平面取决于两种感觉检查的最低正常皮节，而运动平面是由关键肌肌力为 3 级且它以上平面的肌力为 5 级的最低平面所决定的。单侧神经平面（NLI）是指最低的正常感觉节段且该节段关键肌≥3 级而且它以上的其他关键肌为 5 级。如果 S3 或 S4/5 节段的感觉或运动功能缺失，包括 DAP 和 VAC 缺失，则损伤记为完全或“A”。不完全性损伤有某种形式的骶区保留，根据 NLI 下有多少节段有运动功能，以及有多少关键肌肌力≥3 级来确定“B”“C”或“D”级。可从网站 www. asiaspinaljury. org 下载评分表，以便在检查时进行记录和病历存档[55]。有关如何进行 ISNCSCI 检查和评分的更多详细信息，请访问 https://lms3. learnshare. com/home. aspx[56]。

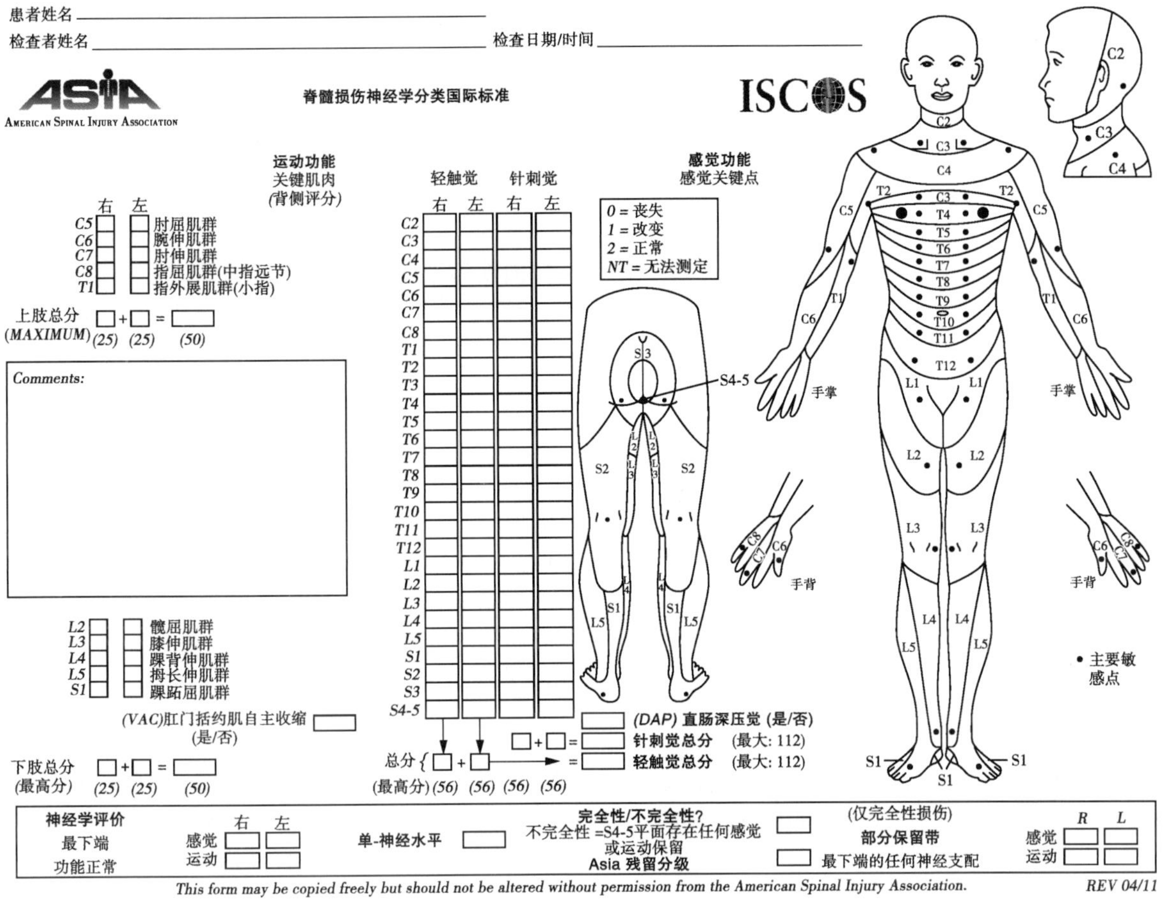

图 14-5　美国脊髓损伤协会脊髓损伤神经学分类国际标准(2011 年)(经允许摘自 American Spinal Injury Association:International Standards for Neurological Classification of Spinal Cord Injury, Atlanta, GA. 2011 American Spinal Injury Association)

脊髓损伤及相应的综合征

颈椎

Jefferson 骨折,或称寰椎(C1)骨折,是指 C1 的爆裂性骨折,通常由轴向载荷引起,如跳水或头部撞击[57](图 14-6)。除非颈椎椎管受损或横韧带断裂,这些损伤通常是稳定的,没有神经功能损害[58],可以用外固定支具治疗。

枢椎(C2)损伤发生在齿状突(dens)或峡部。绞刑者骨折(hangman's fracture,骨折的一种类型)是由于双侧峡部骨折所致,表现为 C2 椎体滑脱。绞刑者骨折可以是稳定的也可以是不稳定的。齿状突骨折可由过度前屈、后伸和侧向屈曲引起,如图 14-7 所示分为 3 种类型[59]。Ⅰ型和Ⅲ型骨折是稳定骨折,而最常见的Ⅱ型骨折是不稳定骨折。

与 Jefferson 骨折类似,颈椎轴向负荷可在 C3～C7 产生爆裂性骨折,最常见的是在 C5。爆裂性骨折常合并脊髓受压,压迫来自内陷的骨折碎片,会导

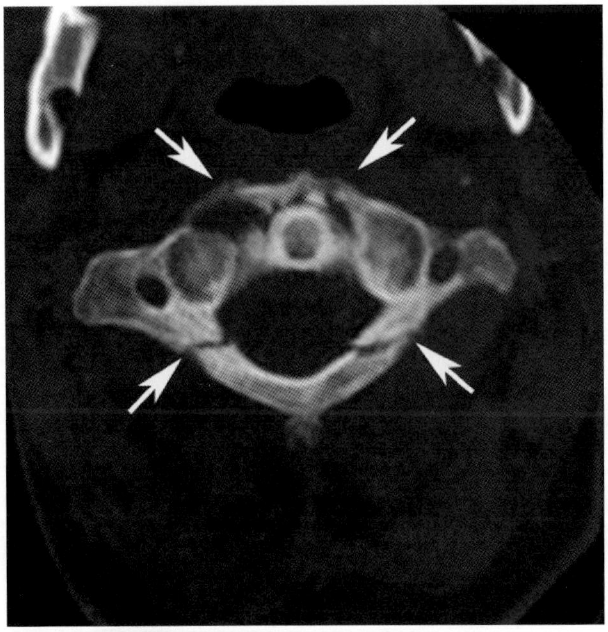

图 14-6　Jefferson 骨折轴位 CT 显示四条骨折线(箭头)将 C1 分为四个部分,Jefferson 骨折通常是由于头部受到轴向冲击(如在浅水处跳水)而引起的(经允许摘自 Furtado AD, Dillon WP. Atlas of Neuroimaging. In:Kasper D, Fauci A, Hauser S, Longo D, Jameson J, Loscalzo J, eds. Harrison's Principles of Internal Medicine, 19e New York, NY:McGraw-Hill, 2014)

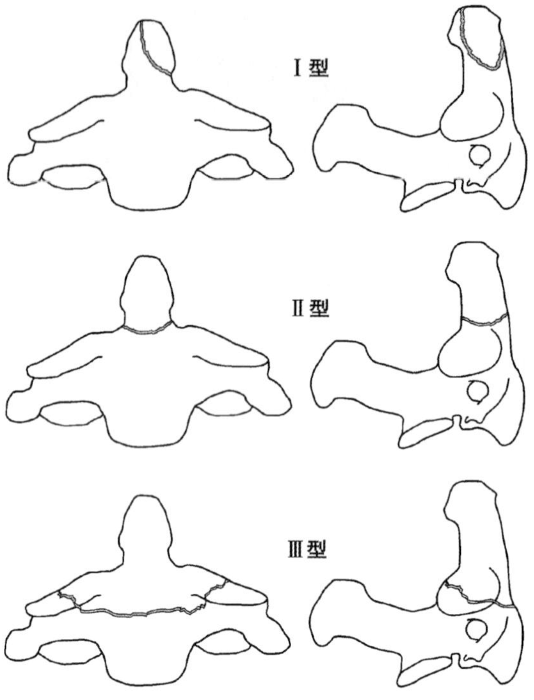

图 14-7　图示齿状突的三种骨折类型（经允许摘自 Tay BB，Freedman BA，Rhee JM，Boden SD，Skinner HB. Chapter 4. Disorders，Diseases，and Injuries of the Spine. In：Skinner HB，McMahon PJ，eds. Current Diagnosis & Treatment in Orthopedics，5e New York，NY：McGraw-Hill，2014）

致神经功能缺损（图 14-8）。

过度前屈的损伤可导致压缩性骨折、单侧小关

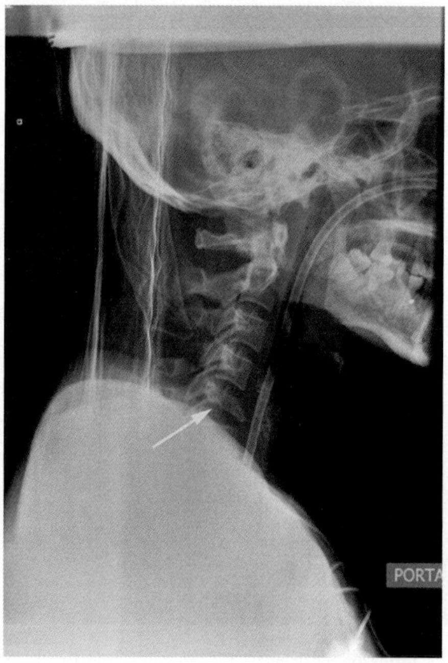

图 14-8　C5 爆裂性骨折患者牵引时的侧位片（见箭头）（经允许摘自 Oropello JM，Mistry N，Ullman JS. Spinal Injuries. In：Hall JB，Schmidt GA，Kress JP，eds. Principles of Critical Care，4e New York，NY：McGraw-Hill，2014）

节脱位、双侧小关节脱位或泪滴样骨折。单侧和双侧小关节脱位最常见于 C5～C6 节段，会分别导致不完全性和完全性脊髓损伤。前屈性泪滴样骨折与跳水、车祸（MVA）或跌倒相关，其特征是较大的前部椎体骨折碎片内陷进入椎管。泪滴样骨折通常是不稳定的，因为它们与前、后纵韧带断裂有关。过度后伸损伤涉及脊柱前柱分离的同时压迫脊柱的后柱。后柱压迫可导致黄韧带突入椎管，导致脊髓受压[60]。过度后伸损伤通常合并中央脊髓综合征。

胸椎

胸椎由于有肋骨和肋间肌肉组织的存在而相对更加稳定。总体而言，最常见的胸椎损伤水平是 T12。与颈椎不同，小关节脱位在胸椎并不常见。Chance 骨折是一种屈曲分离骨折，通常与胸椎过屈损伤有关，容易导致椎体、椎弓根和椎板分离（图 14-9）。这种骨折最常见于下胸椎和腰椎。Chance 骨折通常是不稳定的，需要手术固定[61-65]。根据椎管受损情况，Chance 骨折会出现不同程度的脊髓损伤，但患者神经功能完整。由于 Chance 骨折属于高速型损伤，因此经常合并腹部内脏损伤，并需要进一步治疗[66-68]。

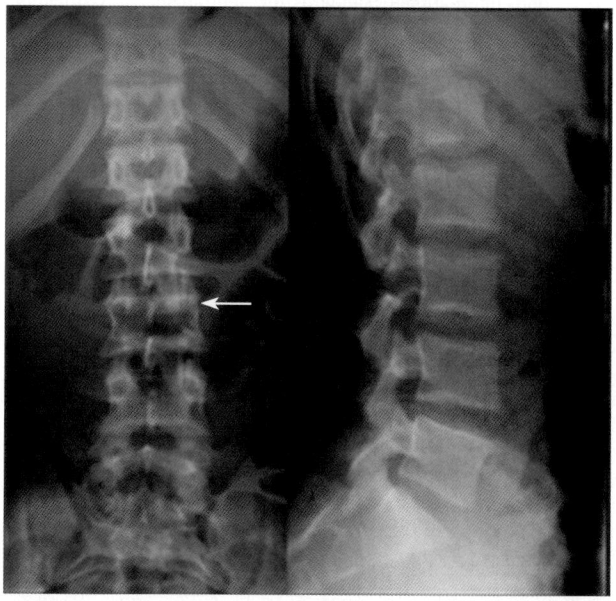

图 14-9　Chance 骨折（经允许摘自 Spine：Other Fractures. In：Ahern G，Brygel M. Exploring Essential Radiology. New York，NY：McGraw-Hill）

腰椎

L1 椎体是腰椎重要的骨性标志，而脊髓圆锥通常位于该节段的下方。由于脊髓圆锥与 L1 椎体关

系密切，腰椎脊髓损伤最常见的原因是爆裂性骨折。L1 爆裂性骨折与脊髓圆锥或马尾综合征相关(表 14-1)。因为 L1 以下椎管内只有马尾神经，因此 L1 以下的损伤与神经根损伤有关(图 14-10)。

表 14-1　脊髓圆锥综合征和马尾综合征的症状和体征

	脊髓圆锥综合征	马尾综合征
受累部位及分布	双侧对称性，会阴及大腿受累	单侧非对称性，背部、会阴、大腿及小腿均可受累
神经根痛	少见，程度较轻	常见，程度较重
感觉功能	肛周和/或鞍区麻木	鞍区麻木
运动功能	少见	明显的乏力，严重者可出现肌萎缩
神经反射	膝反射存在而踝反射消失	膝反射及踝反射均可能消失
膀胱结肠功能	病程早期出现，可有严重的失禁	病程较晚期出现，失禁症状不突出
勃起障碍	常见	不常见

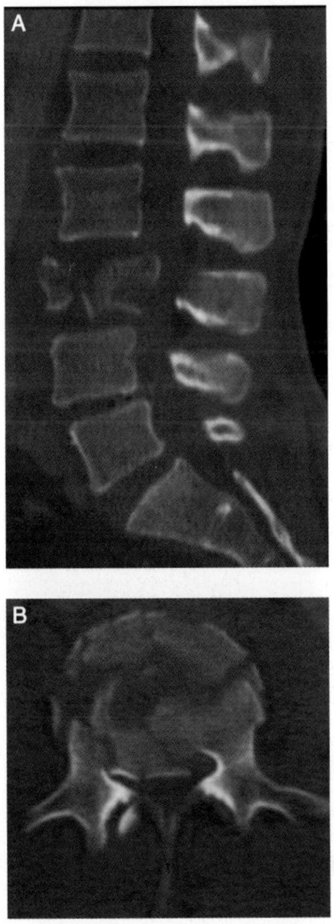

图 14-10　醉酒后从梯子上摔下的 L3 爆裂性骨折的矢状位和轴向 CT 影像。这些爆裂性骨折是由直接轴向力引起的，比如摔下后双脚着地。移行处如颈胸段和胸腰椎区域，尤其容易受到这种轴向力的影响。该例骨折椎管的 85% 被反向突出的骨碎片挤压受损，尤其是在右侧。马尾平面的爆裂性骨折有可能不出现神经损伤，这名患者的神经功能完好无损。早期减压手术适用于有神经功能缺损或膀胱功能障碍和直肠张力降低的患者。胸腰段爆裂性骨折的治疗(手术与非手术)在神经系统完整的患者中仍然存在争议。这个患者接受了减压和固定手术(经允许摘自 Oropello JM，Mistry N，Ullman JS. Spinal Injuries. In：Hall JB，Schmidt GA，Kress JP，eds. Principles of Critical Care，4e New York，NY：McGraw-Hill，2014)

脊柱稳定性

最初由 Denis 提出的用于描述脊柱稳定性的三柱模型有助于将损伤分为稳定性或不稳定性[69,70]。三柱模型将脊柱分为前柱、中柱和后柱。前柱的组成部分包括椎体前 2/3、相应的椎间盘前部和前纵韧带。中柱由后 1/3 椎体、椎间盘后部和后纵韧带组成。最后，后柱由椎板、椎弓根、小关节、小关节囊、黄韧带、棘上韧带和棘间韧带组成。一般来说，如果三柱的两柱或中柱被破坏，脊柱就不稳定，很可能需要外科手术来恢复脊柱稳定性[69,70](图 14-11)。

脊髓损伤综合征

中央脊髓综合征通常发生在颈椎，其特征是上肢的无力程度较下肢严重，通常不影响骶神经[61]。它是所有不完全性脊髓损伤中最常见的，约占 50%。

Brown-Sequard 综合征(脊髓半切综合征)最常见于颈椎或胸椎。最常见的外伤原因是椎管的贯穿伤，如刺伤或枪伤，导致脊髓半切，其特点是不对称性瘫痪伴对侧感觉障碍[62]。

脊髓前索综合征可发生在任何脊髓水平，由供应脊髓前 2/3 的脊髓前动脉的供血障碍所致。最常见的原因是脊髓前动脉的血管损伤或闭塞[63]、脊髓前部直接损伤、骨折碎片或反向突出的椎间盘阻碍了动脉血流[64]。前角细胞受影响最大，导致损伤平面以下的运动功能、疼痛和温度感觉丧失，但脊髓后柱的功能可以保留。在非外伤性病例中，前索综合征可能是由于心脏或血管外科手术中夹闭了肾动脉上游的主动脉所致的(图 14-12)。

由于相关症状的重叠，脊髓末端的马尾和脊髓圆锥病变通常很难区分，详见表 14-1。马尾神经损伤的预后较好，因为受累的神经根比圆锥对损伤的耐受性更强，并且有再生的可能性。

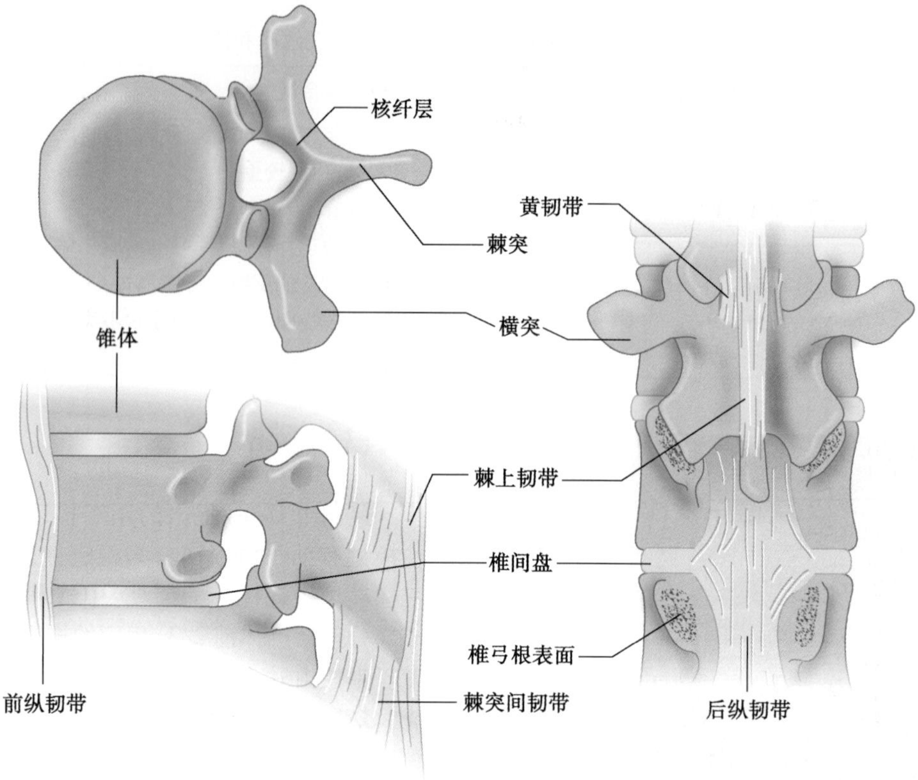

图 14-11 脊柱解剖:三柱理论(经允许摘自 Go S. Spine Trauma. In:Tintinalli JE,Stapczynski J,Ma O,Yealy DM,Meckler GD,Cline DM,eds. Tintinalli's Emergency Medicine:A Comprehensive Study Guide,8e New York,NY:McGraw-Hill,2016)

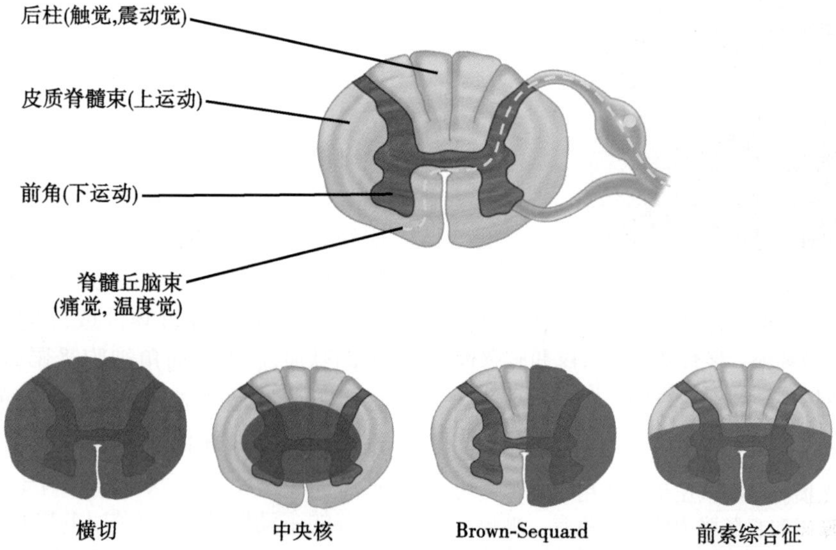

图 14-12 脊髓损伤模式[改编自 Hoff J,Boland M:Neurosurgery,in Schwartz SI,et al(eds):Principles of Surgery,7th ed. ,New York:McGraw-Hill,1999.]

脊髓损伤急性期的处理

院前救护

绝大多数脊髓损伤是由车祸、摔倒、暴力/故意伤害和运动损伤引起的。急救人员需要确保气道通畅、维持呼吸和循环，同时应注意避免颈椎过伸，尤其是对意识丧失的患者。研究表明，高达 10% 意识丧失的车祸伤者被诊断为颈髓损伤[71]。如果条件允许，从现场救出伤者之前，应为伤者戴上一个硬质的颈托，轴线固定并将伤者放置于标准的硬板上，转移到最近的急诊医院[72]。如果伤者是在打橄榄球时受伤，护具（头盔、护垫）不应摘下，直到抵达可进一步急诊处理的医院[73]；但是，如果呼吸急速下降，应立即摘下面罩[74]。应以最快的方式，必要时可通过救护车或直升机，将伤者转移到最近的专业创伤中心。

急诊室和创伤中心管理

初到急诊室时，大多数伤者会接受创伤重点超声评估（FAST）流程，这是一种内脏损伤的快速评估，对血流动力学不稳定的患者尤其有用。在受伤的最初几个小时内，应激产生的儿茶酚胺激增会导致一段时间的高血压。当这些儿茶酚胺减少时，会出现一段时间的脊髓休克，定义为脊髓完全性或近完全性损伤引起在受伤水平及以下的短暂性脊髓反射消失。体格检查会发现包括肌肉张力下降和腱反射消失等体征[75]。脊髓休克的鉴别诊断包括以低血压、心动过缓和体温过低为特征的神经源性休克。脊髓休克和神经源性休克可同时出现在创伤的急性期，尤其是脊髓损伤位于 T6 及其以上平面时。这是因为损伤后交感神经传出减少，而副交感神经系统活跃。交感神经传出的丧失使血管张力无法维持，进一步导致该类患者出现异常的低血压。在 T1 以上损伤的患者中，即使出现严重的血容量和血管张力下降所致的心输出量减少，迷走神经仍然会使心率迅速减慢[76,77]（图 14-13）。

充分的容量复苏应该根据尿量来进行，目标是 30mL/h 的尿液。留置导尿管在监测尿量方面是必

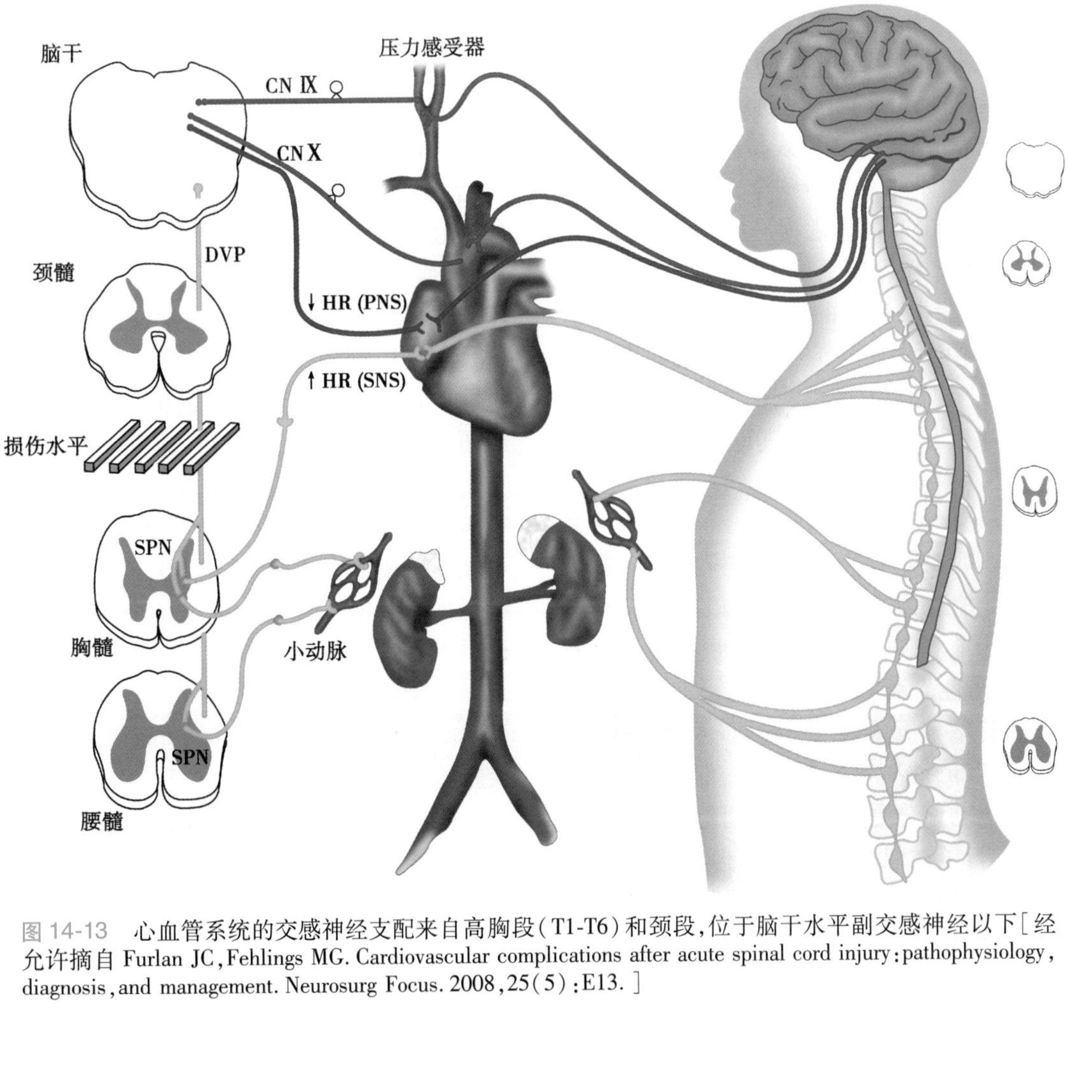

图 14-13　心血管系统的交感神经支配来自高胸段（T1-T6）和颈段，位于脑干水平副交感神经以下［经允许摘自 Furlan JC，Fehlings MG. Cardiovascular complications after acute spinal cord injury：pathophysiology，diagnosis，and management. Neurosurg Focus. 2008，25（5）：E13.］

不可少而且是必要的，因为膀胱逼尿肌受到脊髓休克的影响，会出现松弛麻痹和尿潴留。有创动脉压监测在评估整体容量及指导临床医生进行医疗管理方面至关重要。平均动脉压（MAP）维持在 85mmHg 以上可以改善颈、胸髓损伤患者的神经功能预后，本章后面部分将对此进行讨论。

在生命体征稳定的情况下，应进行神经功能检查，以评估脊髓损伤程度。这对于到达急诊室时已被急救人员插管或使用镇静剂的患者来说是很困难的。在病情允许的情况下，应暂缓镇静剂的使用，以便进行充分的神经系统检查。如果患者没有插管，应尽快测量用力肺活量（FVC），以评估可能存在的呼吸衰竭。FVC 大于 1.5 升表示吸气肌力量充足，而 FVC 小于 1 升则表示迫切需要插管。在 1 到 1.5 升之间的 FVC 被视为临界值，需要密切监测。

由于外伤和脊髓损伤可与创伤性脑损伤（TBI）同时发生，急诊的初步评估应包括 TBI 的筛查。在急诊室里可使用 Glasgow 昏迷评分和/或 Galveston 定向和遗忘试验（GOAT）进行筛查。

影像学评估

目前的创伤指南建议在怀疑脊髓损伤时对脊柱进行计算机断层扫描（CT）[80]。创伤患者通常需要进行其他可疑部位的正侧位 X 线检查，以排除长骨骨折或其他损伤。如前文流行病学部分所述，高达 47% 的脊柱外伤和 65% 的脊髓损伤患者伴发 TBI 或骨折，因此需要头部和骨骼系统进一步的影像学检查[81]。需要注意的是，患者的反应可能是迟钝或不可靠的；因此，影像学检查可能是提示其他骨折或脑损伤的唯一方式。如果影像学检查提示脊髓损伤，外科医生必须决定是否以及何时进行手术干预。

手术干预

损伤后应尽早评估脊柱的受损情况以确定是否需要手术来稳定脊柱或进行脊髓减压以保持或改善功能。一些临床前和临床试验已经证明早期手术干预可以改善创伤性脊髓损伤的结局。Van Middendorp2013 年的荟萃分析显示，与“晚期”手术相比，接受“早期”（24～72h，取决于各个研究的标准）脊柱手术的患者术后运动评分更高，住院时间更短[82]。Liu 等在 2016 年进行了类似的荟萃分析，但将“早期”手术的时间定义为受伤后 24h 内，“晚期”手术的时间定义为大于等于 24h，作者发现这两组在运动总评分、神经功能改善率、住院时间和并发症方面的改善有统计学差异，所有结果均倾向于“早期”手术获益更大[83,84]。急性脊髓损伤的手术时机（STASCIS）研究发现，19.8% 接受早期手术的患者（平均 14.2h）AIS 运动评分至少能增加两级，而晚期减压手术组（平均 48.3h）的患者的比例仅为 8.8%[85]。为了进一步找到支持早期手术的证据，Furlan 在 STASCIS 研究结果的基础上发现，对于完全性和不完全性运动损伤的创伤性 SCI 患者，进行早期减压手术均可以节约医疗成本、提高生活质量[86]。

尽管上述证据肯定了早期手术治疗的益处，但仍有一些患者的手术会被推迟。在 STASCIS 研究里，42% 的晚期手术患者的平均年龄明显偏大，相对较轻的损伤比例也更高。同样，在 Wilson 2016 年发表的一项研究中，只有 53.3% 的患者在 24h 内进行了手术，没有早期手术的原因包括高龄和多次在中转治疗机构住院[87]。使手术推迟的其他原因还包括患者的基础疾病、跌倒相关的脊髓损伤以及缺少标准的 SCI 治疗方案[88]。

在选择合适的手术方式时，有多方面需要考虑，包括脊髓损伤的机制、损伤部位以及外科医生对特定手术技术的专业知识。椎管减压和稳定手术均可以通过前入路或后入路进行，这需要根据受累的神经结构、手术入路的难易程度和并发症的风险作出决定。前入路更容易接近椎管内的骨质或椎间盘，但后入路在技术上更容易和更安全，可以避开周围的神经血管组织。脊柱支具可在术后 6～12 周内使用，其佩戴时间或使用与否取决于外科医生的偏好、术式或后续的骨融合的影像学证据。

不是所有伤者都需要手术。对于有急性过伸/过屈损伤的椎管狭窄和跌倒患者，如果没有持续神经压迫或功能减退证据的，通常不需要手术治疗。在由于贯穿伤（如枪伤）造成的创伤性脊髓损伤中，很少需要手术，因为脊柱通常是稳定的，移除侵入物可能会造成更大的损伤。然而，在这些病例中，如果有证据表明发生进行性神经功能减退，则应进行脊柱手术。

医疗干预

类固醇

对急性创伤性脊髓损伤后是否使用类固醇仍有争议。20 世纪 70 年代，Hall 和 Baker 发现，在使用甲泼尼龙（MP）后，猫会出现强烈但短暂的突触放电[89]。80 年代关于猫的后续研究提出了 MP 的几个潜在作用机制，包括改变组织乳酸和丙酮酸代谢，减少脂质过氧化，增强钠-钾-ATP 酶活性，使运动神经元静息膜电位超极化，以及运动轴突的脉冲传导速度加快[90-92]。Means 等证明，猫的脊髓被实验性损伤后，MP 治疗可以使神经功能恢复更明显，病灶体积更小[93]。

1984 年，Bracken 发表了 3 项美国急性脊髓损伤研究（NASCIS）中的第一项。NASCIS 试验被广泛关注，但最终未能证实 MP 在 SCI 治疗中的临床获益。NASCIS 1 表明 MP 治疗组有较高的不良事件发生率，但神经功能预后无显著差异[94]。NASCIS 2 证明了 MP 治疗组运动和感觉功能的改善，但也存在更高的并发症发生率，而死亡率没有明显改变[95]。NASCIS 3 肯定了在受伤后 3h 内开始使用 MP 治疗 24h、在受伤后 3~8h 内开始使用 MP 治疗 48h 的作用，但研究同时也发现治疗组会有较高的并发症发生率[96]。尽管这些研究的临床价值还存在争议，在 2006 年对脊柱外科医生进行的一项调查显示，但大多数（90.5%）受访者仍然遵循 NASCIS 3 制订的方案，不过其中只有 24.1% 的医生认为此方案能改善患者的临床结局[97]。2013 年，美国神经外科医师协会和神经外科医师大会声明，没有足够的证据支持皮质类固醇作为治疗的标准或指南，但可以将作为一种治疗的选择，前提是医生们已一致地了解到这种治疗与临床获益相比的副作用[98,99]。

脊髓灌注方案

急性脊髓损伤后，因急性失血、神经源性休克和/或其他合并损伤引起的低血压是很常见的。脊髓损伤的平面越高，交感神经功能障碍、外周血管舒张导致的低血压程度越严重。贯穿伤经常伴有大量失血，也是低血压的其中一个原因。因此，维持正常的血压对防止脊髓因灌注不足而产生继发性损害非常重要。目前仍不清楚能够预防脊髓继发损害的目标血压值。美国神经外科医师协会目前的建议是急性脊髓损伤后 7d 内 MAP 维持在 85~90mmHg。这个建议主要源于 Vale 及其同事的一项非对照研究，该研究显示急性脊髓损伤 MAP 维持至 85mmHg 至少 7d 可得到较好的结果[78]，此外，2015 年 Hawryluk 的一项研究表明，在受伤后 24~72h 内 MAP 最高的一批患者 AIS 分级改善的比例更高[90]。

通过补充液体或血液制品替代损失的血容量是维持患者血压的第一选择，然后是必要时才使用的正性肌力升压药，如去氧肾上腺素和多巴胺。这些药物可引起心律失常、皮肤坏死、心肌缺血和酸中毒。2013 年的一项研究调查了在急性创伤性脊髓损伤中使用这些药物的并发症，发现治疗后 AIS 分级没有差异，但会使 55 岁以上的患者发生更多的心脏并发症[100]。未来还需要进一步的研究来确定目标 MAP 的维持时长和改善功能结局的最佳治疗方案。

低温治疗

另一种有望改善急性脊髓损伤患者神经功能恢复的措施是低温治疗。除了已知在某些情况下降低体温可以保护大脑的神经结构，一些研究还表明低温也能增加脊髓对缺血的耐受性[101]。与未进行低温治疗的患者相比，接受全身或局部硬膜外低温治疗的患者，从 AIS A 级改善到另一级别的比例更高，但是这些患者同时也接受了急诊减压手术和/或类固醇治疗，因此结果存在混杂因素[102,103]。低温治疗的并发症包括肺栓塞和血管栓塞，但其发生率与未进行低温治疗的患者相比无明显差异。接受低温治疗的患者中常见的副作用是贫血和胸腔积液[102]。尽管有实验数据支持低温治疗的作用，但仍然需要大样本临床对照研究的验证。

脊髓损伤康复期

结果和预后

根据损伤平面和损伤程度，患者急性脊髓损伤后的中位住院时间为 10~21d[104-106]。在这段时间内，患者可能只能进行有限的物理治疗和作业治疗，而康复医师可根据患者的功能状态、治疗的耐受程度和基础疾病的情况确定急性期后合适的康复场所。住院康复机构（IRF）的入院标准是，患者必须能够每天接受至少 3h 的治疗，并需要 24h 护理和医疗监护。一般来说，大多数创伤性脊髓损伤患者都符合 IRF 的上述标准。患者在 IRF 的平均住院时间为 5~8 周，损伤平面越高、损伤越完全的患者住院时间越长。急性住院患者康复（AIR）计划通过教育患者急/慢性脊髓损伤的管理、为照护人员提供教育和培训、评估所需的辅助设备，以及最大限度地提高医疗、功能和心理社会结果，达到使患者安全出院返回社区的目标。这是由一个康复医师领导的多学科团队来实现的，团队成员包括患者、家属、护士、物理治疗师、作业治疗师、言语治疗师、营养学家、心理学家、社会工作者和其他需要的会诊人员。

一般来说，神经功能恢复在受伤后的 3~6 个月内会逐渐达到平台期，但恢复过程仍然会持续至一年,一些研究还表明恢复过程可能会持续更长时间[107]。大多数 AIS A 级患者能通过 AIR 恢复到一定的运动功能水平,但级别仍然是 AIS A 级。不完全性损伤患者的恢复个体差异较大。2011 年,Marino 等分析了大量数据,发现入院时是 AIS A 级的患者中,从康复机构出院时 12.1% 的患者会恢复到 AIS B 级,9.6% 的患者恢复到不完全性运动损伤(AIS C 或 D 级),此外 8.1% 的患者在一年后会恢复到更高级别[108]。AIS B 级患者的恢复预后差异较大,其中 49.2% 的患者出院时仍然是完全性运动损伤,27.2% 的患者会恢复到 AIS C 级,23.6% 的患者会恢复到 AIS D 级。受伤 1 年后,33.6% 的 AIS B 级患者仍然是完全性运动损伤,29.6% 的患者恢复到 AIS C 级,36.8% 的患者恢复到 AIS D 级。AIS C 级的预后较好,77.2% 的患者在出院时恢复到 AIS D 级,82.5% 的患者在一年内恢复到 AIS D 级或 E 级。

每个特定水平的损伤,都可以通过康复训练来实现一定的功能恢复预期,而康复医师基于这种认识可设定治疗目标、评估所需的设备、预测医疗并发症。

在高位(C1~C4)完全性损伤中,患者的四肢几乎没有活动,但头部和颈部仍有活动,可能还有抬高肩部的能力。所有日常生活活动都需要护理人员,护理人员需要进行充分的培训。如果损伤平面在 C4 以上,由于膈肌失去神经支配,患者可能需要长期呼吸机辅助通气。这些患者呼吸系统并发症的风险会增加。呼吸治疗将是他们康复过程中不可或缺的一部分,同时还要对患者和护理人员进行肺康复教育。膈肌起搏可减少呼吸机的使用,并可降低肺部并发症的风险(图 14-14)。

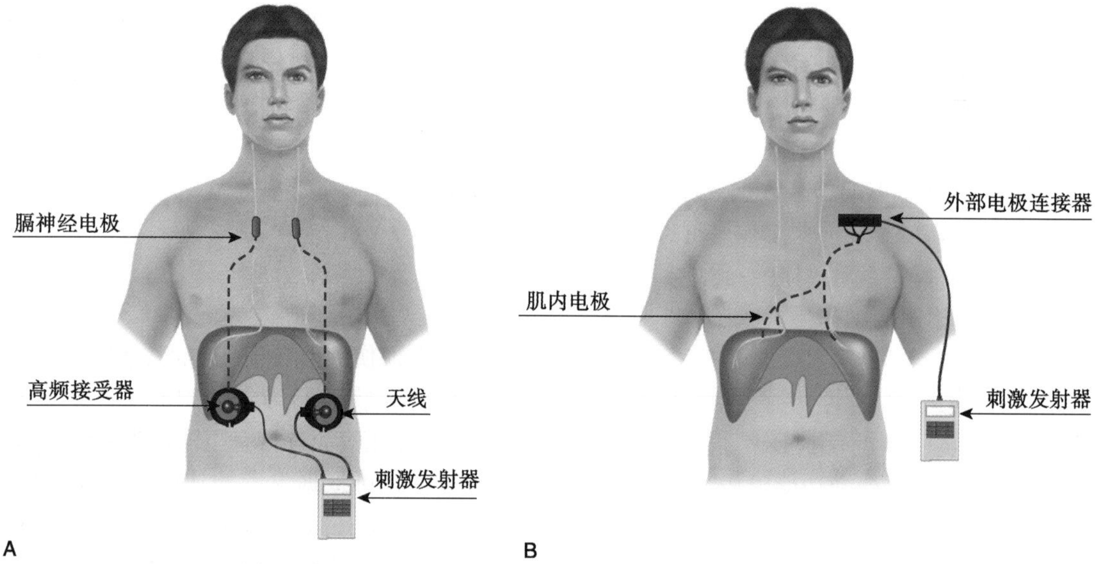

图 14-14　膈肌起搏:商业化膈肌起搏系统的基本设计。膈神经直接刺激系统(A)和肌内膈肌起搏系统(B)。在直接膈神经刺激系统中,内部元件由植入胸腔内每个膈神经上的单个电极和与之相连的射频接收器组成,外部组件包括一个刺激发射器和连接于射频接收器的橡胶天线。接收器将来自发射器的射频信号转换成电信号,刺激膈神经以激活膈肌。肌内膈肌起搏系统将两根导线植入膈神经运动点附近的每侧膈体内。金属导线通过皮下隧道到达胸壁上方,连接到一个外部电极连接器上(经允许摘自 Dimarco AF. Chapter 62. Diaphragmatic Pacing. In:Tobin MJ, eds. Principles and Practice of Mechanical Ventilation, 3e New York, NY: McGraw-Hill, 2013)

C5 损伤的患者保留了肘关节屈曲的能力,如果配备适当的辅助设备以弥补手部抓取能力的不足,则可以改善患者进食和梳洗活动的独立程度。这些患者上肢穿衣的能力会得到一定的改善,但大多数其他日常生活活动,如下肢穿衣、洗澡、肠道/膀胱管理和转移仍需要护理人员。如果肱二头肌的张力增高,应佩戴支具以防止肘关节屈曲和前臂旋后挛缩。

C6 是一个临界点,损伤发生在这个水平以上,患者可能脱离照料者而具有独立生活的能力,不过这种情况极少。C6 水平四肢瘫患者具备腕关节伸展能力,可以通过肌腱抓握(tenodesis)机制完成一些功能活动。肌腱抓握是指主动腕伸可引起拇指被动内收至示指,实现抓握动作,而伸腕放松则可以松开手指。男性可以通过辅助设备进行间歇导尿。无论是电动轮椅还是改装后的手动轮椅,都可以改善患者的社区移动能力。

C7 损伤患者的独立生活能力可得到明显提高，因为肘伸肌可用于转移、手动轮椅驱动和许多 ADL 活动。由于手功能仍有不足，因此在进食、梳洗、穿衣和肠道/膀胱管理中仍然需要使用辅助设备。因为电脑和电话的使用，以及通过改装达到汽车的手部控制，使得重返工作岗位变得更容易。

C8 平面四肢瘫患者保留了手指的功能性屈曲，能显著提升几乎所有 ADL 活动、移动能力以及科技产品的使用能力。

损伤后脊柱旁和腹部肌肉神经支配功能的保留具有差异，可导致胸髓损伤后躯干控制能力的不同。T2～T9 损伤通常需要膝-踝-足矫形器（KAFO）和助行器或拐杖才能站立。T10～T12 损伤患者的躯干控制能力较好，借助适当的辅助设备可以尝试步行。虽然胸髓损伤患者可以站立和行走，但由于体能消耗较大，患者通常更倾向和/或需要使用手动轮椅进行社区活动。

腰椎损伤会保留不同程度的下肢运动、肠道和膀胱功能。L2 平面正常可完成主动的髋关节屈曲，患者可以尝试功能性步态训练。因为髋关节外展和后伸力弱，通常需要使用 KAFO 或 AFO 以及双侧拐杖、双侧手杖或助行器来弥补髋关节的不稳定，从而实现步行。急性期住院康复期间及其后期的手动轮椅训练和强化步行训练（见后文），对患者实现社区步行至关重要。肠道和膀胱功能都有失禁的可能，其康复的重点是对典型的神经源性肠及膀胱的管理。

宣教

入住 AIR 时，患者和家属通常对损伤、恢复过程、所需的辅助和设备以及潜在的急性和慢性并发症了解甚少。以 SCI 为中心的康复项目提供一对一的教育、小组课程、书面材料、网站资源、互助小组和社区资源推荐，以此弥补知识差距，帮助患者重返社区。上述重点是讨论能最大程度恢复功能、改善生活质量和避免再次住院的治疗、干预和设备。投入在教育上的时间与患者的社会融合程度、出院返家比例以及 1 年内未再入院密切相关[109,110]。

尿路感染常见于所有平面的脊髓损伤患者，在完全损伤和更高平面的脊髓损伤患者中风险最高，并且是再住院的最常见原因之一，特别是在受伤后的第一年。其他泌尿生殖系统并发症包括尿失禁、肾积水和肾或膀胱结石。如果无法自主排尿，可使用定时排尿的方式，并监测残余尿量，以确保膀胱完全排空。间歇导尿通常是首选的方法，因为它可以确保膀胱完全排空、减少感染、保护尿道、避免手术治疗。其主要目的是增强膀胱储尿功能，但同时需避免膀胱内过高的压力。有限制的计划性饮水可用于加强排尿管理。此外，药物治疗可用于减少膀胱反射性收缩、改善逼尿肌、括约肌协同失调和/或减少膀胱内容量。尿动力学检查可以更好地了解泌尿系统的功能状况。根据损伤平面、患者和医生的偏好，清洁间歇导尿的替代方法包括使用阴茎套集尿器、留置导管和外科手术。患者应每年门诊行泌尿生殖系统检查，明确是否发生肾积水或其他并发症。

预防便秘、肠梗阻和大便失禁对于提高患者在康复机构和社区的参与度非常重要。肠道功能调节的方法因损伤平面的高低而有所区别，一般包括药物、合适的营养和液体摄入等综合手段。对于大多数上运动神经元损伤（T12 或 T12 以上的损伤），可以使用直肠栓剂或灌肠和/或手指刺激的方法使大便从痉挛的结肠中排出。大便软化剂或泻药也可用于预防便秘。对于下运动神经元损伤（T12 或 T12 以下的损伤），由于结肠比较松弛，通常只需徒手取出粪便。止泻药可用于产生成形大便，便于徒手取出。改变患者体位和结肠反射也可用于促进排便。

肺部并发症是脊髓损伤患者死亡的首位原因。呼吸治疗师应评估每个颈髓损伤患者是否有急性或慢性呼吸道并发症的风险，如肺不张、痰液堵塞和肺炎等。在入院时已行气管切开和机械通气的患者，应每天接受脱氧能力、分泌物咳嗽和拔管可能的评估。对于那些需要长期气管切开和机械通气的患者，呼吸治疗师应在 AIR 中对照料者进行气管切开或呼吸机相关的管理、故障排除和并发症预防的教育。

压力损伤的预防遵循的是一条多模式途径，包括经常的皮肤检查、营养优化、协助活动困难患者定时翻身以及及时减压的宣教。压力损伤可导致患者生活质量显著降低，因为压力损伤的存在可能严重限制治疗时坐轮椅的时间以及可进行的锻炼项目或方式。

康复训练

物理治疗与作业治疗

物理治疗和作业治疗占了 AIR 中患者治疗时间的一半以上[105]。治疗师通过保持关节活动范围（ROM）、神经调节、最大限度地提高肌肉功能和力量、利用适宜的设备和制作矫形器等方法，达到最大限度地提高患者的活动能力、自我照顾能力和其他日常生活活动能力,同时达到预防并发症和教育患者的目的。如果患者由于力量或平衡能力不足而无法完成某项活动,需要学习如何指导陪护人员提供帮助。

关于为脊髓损伤患者提供最佳治疗效果的理想治疗方式、频率和强度的研究还很少。SCIRehab 是一个多中心参与项目,从 2007—2009 年共招募了 1 376 名创伤性脊髓损伤患者,研究了在 AIR 中的各种结果测量方法,以弥补这方面认识的不足,并指导治疗和促进后续研究。这项研究表明,出院时功能独立评定评测(FIM)得分与患者的参与程度以及用于步行前训练、步行训练、力量训练和手动轮椅技巧练习上的时间密切相关[109]。力量训练是所有损伤平面患者物理治疗中花费时间最多的,大约有 38%~50% 的时间用于这项训练[111]。

急诊住院的 SCI 康复包括多个时长为数周到数月的阶段,在此期间身体对损伤、神经肌肉的再训练和/或恢复逐渐适应。治疗通常从垫上的仰卧练习开始,这是因为直立性低血压(OH)是治疗耐受的限制因素。此外,在这种环境下,床上活动、转移训练和肩部强化可以有效和安全地进行。使用起立床和可调整靠背角度的轮椅,可以让容易出现 OH 的患者安全地练习直立技能。随着患者对垫子和/或起立床运动的耐受性提高,治疗重点转向坐位平衡训练,以改善核心力量从而能够安全地参与日常生活和转移活动。可以通过弹力袜、束腹带维持血压,必要时可在治疗前使用药物治疗。

物理疗法(PT)的重点是转移训练,以提高患者的独立性或减轻陪护人员的负担。转移训练通常从滑板转移开始,如果患者下肢伸肌有张力或力量,可以进行站立和坐位的轴心转移训练。条件允许时教导患者从地面到轮椅的转移,以备患者出现从轮椅上摔倒的情况。不能独立完成转移活动的患者将学习指引陪护人员使用机械升降转移的方法。

轮椅训练适用于所有平面的脊髓损伤患者,是 AIR 的主要侧重点,因为合适的轮椅有利于患者实现更高程度的功能性活动以融入社区。电动轮椅可以通过口部控制、头部控制或改进式手部控制来操作。保留肘关节伸展功能的患者可以进行手动轮椅练习。训练先在室内平坦的地面上开始,患者学习正确的驱动技术,练习避开障碍物和通过门口的方法。在掌握了平地操作后,患者过渡到在凹凸不平的地面上进行练习。在转移和轮椅训练中,预防腕部神经压迫性病变的宣教非常重要,物理治疗师、作业治疗师和护理人员都要对此负责。

站立训练对于减少骨质流失的程度以及改善情绪健康非常重要。如果患者有足够的手臂力量,可以在双杠中练习站立。站立架、减重装置或外骨骼可以帮助四肢瘫痪患者站立。

根据患者的损伤平面和活动功能预后,步态训练的开始时间和时长有所不同。步态训练的方法将在后文进一步详细讨论。

ADL 训练的基本组成部分包括洗澡、肠道和膀胱管理、穿衣、进食、梳洗、如厕和清洁卫生。这些活动通常需要复杂的协调和重复的关节运动,当患者无力或存在肌肉痉挛时,完成这些活动可能会很困难。配制夹板以拉伸紧张的肌肉和改善关节活动范围是完成这些活动的关键。适应性装置和设备可以提高患者的 ADL 能力,增加对环境的控制能力,并在患者返回社区后提高家庭生活的安全性。

言语与语言治疗

虽然言语和语言治疗只占脊髓损伤康复治疗总时数的一小部分,但其作用不容忽视。由于颈部手术、长时间插管和/或伴发 TBI,许多急性脊髓损伤患者存在吞咽、认知和交流障碍。SCIRehab 发现,40% 的患者需要言语语言病理学家(SLP)会诊,治疗的大部分是吞咽障碍,其次是认知障碍[112]。

步态训练

急性损伤后,许多患者康复的主要目标是能步行。研究表明,大约 33% 最初分类为 AIS B 级的患者将恢复某种步行方式,而同时保留针刺觉的患者比仅保留轻触觉的患者恢复的概率更高[113]。大约 79% 的 AIS C 级患者和近 100% 的 AIS D 级患者在一年内恢复了步行功能[113]。

对于不完全性脊髓损伤患者,步行的再教育计划是高强度的,包括平地和跑台训练。如果训练机构具备条件,跑台训练可使用减重(BWS)悬吊或机器人辅助装置进行,直到患者能够完全负重。步行有许多益处,包括改善心血管能力、增强肌力、改善循环、改善肠道/膀胱功能和降低骨质疏松症的风险。此外,研究表明 BWS 跑台训练可减轻疼痛并改善情绪[114]。

无论是使用平地、跑台还是机器人辅助,步行再教育计划的目标是促进神经调节、增强力量和平衡能力、提高耐力,以达到具备一定的步行速度和距离,进行家庭或社区步行。研究证实,步行速度可作为脑卒中患者步行能力的预测因素,步行速度低于

0.4m/s 的患者只能进行家庭步行，0.4～0.8m/s 之间的患者可完成有限的社区步行，速度超过 0.8m/s 的患者将能够自如地进行社区步行[115-118]。完成安全的社区步行的另一个条件是步行距离，临床评估的标准是能够不间断地步行至少 200 英尺（约 62 米）。然而，要完成工具性 ADL（如杂货店购物），则需要达到更远的步行距离。此外，由于患者步行时需要一些工具辅助（如助行器或拐杖），患者双手可能无法完成高要求的 ADL 活动。

平地步行训练被认为是最具任务导向性的步行训练形式，因为它需要躯干和下肢的自主动作，同时还需要患者接受感觉输入以调整步态模式。它通常是在 BWS 或 Lokomat 训练完成后进行的。训练通常从平行杠开始，患者可以通过保留的上肢力量支撑躯干，然后再进阶到支撑更少的模式。使用护具和天轨悬吊系统可以减少跌倒的发生和所需的治疗师人数。使用腋拐、手杖或助行器等辅具和 AFO 或 KAFO 等矫形器，可以提高步行的安全性和效率。目前平地步行训练最理想的强度和持续时间仍不清楚，不过目前的文献一致认为，在受伤后急性期和亚急性期早期开始训练可以提高患者最后的步行能力。

能进行重复的下肢运动和保留感觉输入的部分轻瘫患者，可进行 BWS 跑步机训练，以便重新学习与行走相关的运动模式。它需要一个跑步机，一个悬吊的安全带，和一个物理治疗师来帮助引导和放置患者的下肢在踏板上。治疗师可以比在地上行走时更容易控制患者的步行速度。即使训练没有达到功能性步行，患者的心血管功能也能得到改善[119-121]。

Lokomat 是最常用的机器人设备，它可以控制步行速度和模式，并测量身体对运动的反应，因此可以提供最符合正常生理的步态模式[105]（图 14-15）。但是，机器人辅助行走使患者缺少了主动用力和根据感觉反馈作出调整的需要。在颈、胸髓不完全运动性损伤患者受伤后 6 个月内使用，Lokomat 比常规步行训练能更有效改善步态、耐力和力量[122]。目前尚无证据表明它能提高患者步行的速度和质量。

对那些尚未达到有效步行速度或距离的患者来说，利用电动外骨骼及拐杖辅助步行是一种可能但费用不菲的选择，而且一般不在保险支付范围内。脊髓电刺激和经颅磁刺激（TMS）等其他干预措施的作用也已被研究。2016 年德国柏林的一项研究发现，与假刺激组相比，高频重复性 TMS（rTMS）结合

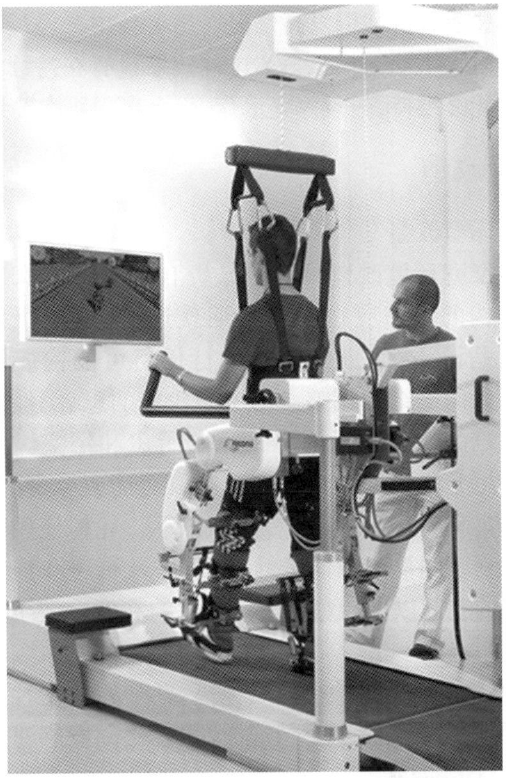

图 14-15　Lokomat 的照片，这是一种能够提供生理步态模式的机器人系统，可以控制步行速度和模式，并测量身体对运动的反应

Lokomat 步态训练可改善颈、胸髓不完全运动性损伤患者的步态和运动功能[123]。目前这些辅助步行技术的后续研究还在进行中。

电刺激

功能性电刺激（FES）也用于促进神经肌肉可塑性。FES 是通过对肌肉或神经施加短的电脉冲来产生肌肉收缩。大多数 FES 的证据来自对慢性 SCI 患者的研究。在这些研究中，FES 被用于防止骨骼肌萎缩，降低脂肪比例，提供有氧训练，并减少痉挛的发生。研究提示肌肉萎缩在急性期发生最快、程度最严重，伤后 9～12 个月萎缩逐渐稳定[124]，理论上 FES 在脊髓损伤后急性期和亚急性期最为有效。

FES 最普遍的应用模式是与脚踏车训练器（LCE）一起联用，但它也可以与任何往复性运动器械联用。既往研究已证明 FES-LCE 后肌肉增厚[125,126]。当使用低频电流引起充分的等长收缩时，FES 可起到有氧训练、增厚肌肉和降低痉挛等效果[127]。FES 还用于促进步行训练时步态周期中的肌肉激活。

尽管证据一致显示 FES 可以增加肌肉体积，但由于成本和需要的准备时间，这种治疗仍然没有得到充分利用。此外，这种治疗理论上存在引起骨质

疏松患者骨折和引发高位损伤患者自主神经反射障碍的风险[128]。并且,FES这种效果只有在持续治疗期间能够维持,一旦停止治疗,仍会出现肌肉萎缩。

环境改造

家庭环境改造

家庭环境改造可能是昂贵和费时的。家庭空间结构的评估应在康复早期就进行,以便留出时间订购设备、完成安装并进行任何可能构成安全返家障碍的结构调整。对于坐轮椅的患者,经常遇到困难的地方包括门口、走廊、厨房和浴室。门口可使用升降椅或坡道出入。门口通道应至少36英寸(91.5cm)宽,并带有杠杆式扶手。轮椅使用的空间规划应侧重于短而宽的走廊,以及厨房和浴室中足够的空间以供转弯。工作台面的高度应便于靠近和使用舒适。治疗师将评估和预订设备,如浴缸长凳、淋浴椅和高马桶座,以提高ADL的独立性。最重要的是,在发生紧急情况时,患者必须能够通过安全出口。

对许多患者来说,支付家庭改造装修费用可能很困难。一些地方和州的计划会根据患者特征(如残疾或老年人)为无障碍家庭环境改造提供资金。社工可以帮助患者选择可供改造的项目。

自1990年美国残疾人法案(ADA)颁布以来,社区无障碍设施得到了改善。ADA的一项法律规定,1992年7月之后新建的任何公共设施都必须符合他们的指南,改良无障碍设施并消除任何建筑障碍,使所有人都能平等地进出。

汽车改装

能够驾驶汽车将显著提高患者的活动、独立性、生活质量和融入社区的机会。许多神经平面在C5或以下的SCI患者,他们通过训练能够使用适应性设备来驾驶汽车。一旦患者被认定具备条件,医生可以将患者转介给经认证的驾驶康复专家(CRDS),即接受过驾驶康复专业培训的作业治疗师。改装或安装汽车辅助装置使患者能够安全地进出车辆并独立操作控制装置。

最常用的加速和刹车系统是手动控制系统,可以根据个人需要进行制定。转向系统的设计是为了使车轮转动所需的力最小。通常这是通过一个较小的方向盘,一个连接到车轮上的终端设备,或者一个单独的电动车轮来实现的。对于C5和C6损伤的患者,利用一个单一的多功能控制杆,只需一只手就可以进行转向、加速和刹车。此外,还可能包括其他附件来方便操作换档杆、信号灯、喇叭、雨刮片、除霜器、空调/暖风和安全带。进一步的改造将根据患者自身的功能进行。有些患者可以坐上驾驶座后,把手动轮椅抬进车内。有些患者则可能需要一台起降器把轮椅放在车顶、后备箱或后座上。

职业训练

大约只有1/4到1/3的患者在脊髓损伤后能够重返工作岗位(RTW)[129]。鉴于许多脊髓损伤患者年龄较小,这一统计数字显示,患者本人及其家庭和工作单位都要为脊髓损伤付出很高的代价[130]。就业的好处不仅在于经济收入,研究表明患者的生活质量、心理调节、社会功能和总体健康状况都会得到改善,与失业者相比他们的死亡率更低[131-133]。RTW受许多因素的影响,在教育程度超过16年且运动指数得分较高的患者中,RTW的比例最高[130]。其他与较高RTW比例有关的因素包括曾经被雇佣、从事体力要求较低的工作、较高的FIM评分、更好的社会支持、年轻和伤后时间长[134]。

职业训练包括对患者的能力和现有工作机会的评估,这将帮助患者成功实现RTW。在患者RTW之前应安排好工作事宜,例如预留时间进行导尿的操作、改造工作场所方便轮椅或适应性设备的使用,并在有条件调整其工作时重新进行评估。患者、雇员和医疗团队之间长期的多方协作将促使患者重返工作和社区[135,136]。

患者在就业方面免受歧视的权利已得到法律保障。1990年颁布并于2008年修订的《美国残疾人法》保障了残疾人的权利,并要求雇主提供合理的便利,使残疾人能够在工作环境中发挥应有的作用。根据1973年的《康复法案》,联邦授权的州职业康复服务免费提供给残疾人。此外,大多数工伤补偿和私人保险公司将为患者提供免费的职业康复服务。如果SCI与军事任务有关,退伍军人管理局也将负责患者的职业康复。

生存质量

脊髓损伤会严重影响患者受伤后的生活质量。脊髓损伤会影响各个方面,包括心理、人际关系和职业,以及本章其他部分所描述的功能变化。每个患者在受伤后恢复和回归到正常生活的过程都是独一无二的,与内部和外部因素有关。

脊髓损伤后会出现一系列的情绪反应,最常见的是重性抑郁障碍(MDD)或抑郁。脊髓损伤患者抑郁的诊断有时很困难，因为 *Diagnostic and Statistical Manual of Mental Disorders*（《精神障碍诊断和统计手册》）第 5 版（DSM-Ⅳ）中的许多症状标准包含了体重变化或注意力下降等躯体症状。这些症状不能直接归因于药物或其他疾病，尤其是在受伤后的急性期。此外，DSM-Ⅴ将"与先前功能的变化"列为主要标准，但 SCI 后功能的改变是普遍存在的。因此，重要的是通过衡量心理因素、排除药物或疾病影响的情绪、功能和治疗的参与程度来确定患者是否存在抑郁。

据估计，脊髓损伤患者抑郁症发生率在 20%～30%之间，也可能高达 45%[137]。研究还表明，脊髓损伤合并重性抑郁障碍（MDD）患者的压疮和尿路感染（UTI）的发生率较高，健康自评程度较低，社区活动和社交休闲活动较少，并有更高的失业率、自杀率和全因死亡率[30,132,138-145]。尽管无法确定谁会发展为 MDD，而且之前的研究也暂未发现损伤程度与 MDD 发生率的关系，但一项研究发现，SCI 患者 MDD 发生率更高的危险因素包括女性、四肢瘫痪、有自杀念头或自杀未遂史、受教育程度较低和配偶或父母不是主要照顾者[146,147]。值得注意的是，MDD 发生率最高的是在 SCI 后的第一年，包括急诊住院康复治疗时，第二个高峰在大约受伤 2 年后、门诊治疗中断时。由于抑郁症会影响患者在治疗过程中的参与程度和康复效果，因此筛查并解决治疗期间出现的任何抑郁非常重要，以便最大程度地提高康复效果。

一旦抑郁情绪被发现，临床医生首先应排除可能引起抑郁的药物或其他基础病，如果有，则应尽量纠正这些情况。抑郁症的治疗应该从心理咨询等非药物干预方式开始。如果抑郁症严重影响治疗或患者的功能，则应考虑药物干预。临床医生应从药物的副作用小和耐受性好这两个方面选择适合患者的药物。有些药物不仅可以帮助改善情绪，还可以治疗失眠或疼痛等其他症状。必要时可进行精神科评估。

运动对 SCI 后的促进作用也很重要。运动可以增加社会交往和提高社区参与度。运动除了对心血管和减轻体重有好处外，脊髓损伤患者进行运动还可以降低疼痛评分、抑郁评分和看电视的时间[148]。

当评估 SCI 患者的生活质量时，尽管总体生活质量（QOL）评分低于正常人，但这与患者的损伤平面、损伤完全程度、性别和受伤时的年龄与生活质量并不相关[149,150]。此外，医疗人员对他们的生活质量的评价低于患者对自身生活满意度（LS）或 QOL 的感知程度[151]。社交互动和抑郁与 QOL 显著相关，因此应有针对性地解决这些问题以提高整体 QOL[150]。文体活动通常可以提高社区参与度，而运动可以提高 QOL 和 LS，在室外进行这些活动的时间越长，抑郁的发病率就越低[152-154]。

（陈兆聪　译，周凤华　温红梅　校）

参考文献

1. Donovan WH, Donald Munro Lecture. Spinal cord injury--past, present, and future. *J Spinal Cord Med*. 2007;30(2):85–100.
2. Schiller MD, Mobbs RJ. The historical evolution of the management of spinal cord injury. *J Clin Neurosci*. 2012;19(10):1348–1353.
3. Silver JR. History of the treatment of spinal injuries. *Postgrad Med J*. 2005;81(952):108–114.
4. Lifshutz J, Colohan A. A brief history of therapy for traumatic spinal cord injury. *Neurosurg Focus*. 2004;16(1):E5.
5. Stover SL, DeVivo MJ, Go BK. History, implementation, and current status of the National Spinal Cord Injury Database. *Arch Phys Med Rehabil*. 1999;80(11):1365–1371.
6. Becker BE, DeLisa JA. Model Spinal Cord Injury System trends and implications for the future. *Arch Phys Med Rehabil*. 1999;80(11):1514–1521.
7. Devivo M, et al. Trends in spinal-cord injury demographics and treatment outcomes between 1973 and 1986. *Arch Phys Med Rehabil*. 1992;73(5):424.
8. Veterans Affairs Spinal Cord Injury and Disorders (SCI&D) Centers. Veterans Health Administration SCI&D Services.
9. Spinal Cord Injury Medicine Booklet of Information. September 2015. Available from: https://www.abpmr.org/candidates/sci.html.
10. DeVivo MJ, Rutt RD, Black KJ, et al. Trends in spinal cord injury demographics and treatment outcomes between 1973 and 1986. *Arch Phys Med Rehabil*. 1992;73(5):424–30.
11. Danesh JN, Dixon GS, Caradoc-Davies TH. Epidemiology of spinal cord injury. *N Z Med J*. 1991;104(915):295–296.
12. Chen CF, Lien IN. Survey of spinal cord injury in Taipei City during 1978–1979. *J Formosan Med Assoc*. 1982;81(9):1144.
13. Bieringsorensen F, Pedersen V, Clausen S. Epidemiology of spinal-cord lesions in Denmark. *Paraplegia*. 1990;28(2):105.
14. Garcia-Reneses J, Herruzo-Cabrera R, Martinez-Moreno M. Epidemiological study of spinal cord injury in Spain 1984-1985. *Paraplegia*. 1991;29(3):180–190.
15. Karamehmetoğlu SS, Unal S, Karacan I, et al. Traumatic spinal-cord injuries in Istanbul, Turkey: an epidemiologic-study. *Paraplegia*. 1995;33(8):469–471.
16. Schönherr MC, Groothoff JW, Mulder GA, et al. Rehabilitation of patients with spinal cord lesions in The Netherlands: an epidemiological study. *Spinal Cord*. 1996;34(11):679–683.
17. Otom AS, Doughan AM, Kawar JS, et al. Traumatic spinal cord injuries in Jordan – an epidemiological study. *Spinal Cord*. 1997;35(4):253–255.
18. Martins F, Freitas F, Martins L, et al. Spinal cord injuries – epidemiology in Portugal's central region. *Spinal Cord*. 1998;36(8):574–578.
19. Ahoniemi E, Alaranta H, Hokkinen EM, et al. Incidence of traumatic spinal cord injuries in Finland over a 30-year

period. *Spinal Cord*. 2008;46(12):781–784.

20. Berkowitz M. Assessing the socioeconomic impact of improved treatment of head and spinal cord injuries. *J Emerg Med*. 1993;11(suppl 1):63.
21. Lasfargues JE, Custis D, Morrone F, et al. A model for estimating spinal-cord injury prevalence in the United States. *Paraplegia*. 1995;33(2):62–68.
22. Nobunaga AI, Go B, Karunas R. Recent demographic and injury trends in people served by the model spinal cord injury care systems. *Arch Phys Med Rehabil*. 1999;80(11):1372.
23. Jackson AB, Dijkers M, Devivo MJ, et al. A demographic profile of new traumatic spinal cord injuries: change and stability over 30 years. *Arch Phys Med Rehabil*. 2004;85(11):1740–1748.
24. Price C, Makintubee S, Herndon W, et al. Epidemiology of traumatic spinal cord injury and acute hospitalization and rehabilitation charges for spinal cord injuries in Oklahoma, 1988–1990. *Am J Epidemiol*. 1994;139(1):37–47.
25. DeVivo MJ. Discharge disposition from model spinal cord injury care system rehabilitation programs. *Arch Phys Med Rehabil*. 1999;80(7):785–790.
26. DeVivo MJ, Stover SL, Black KJ. Prognostic factors for 12-year survival after spinal cord injury. *Arch Phys Med Rehabil*. 1992;73(2):156–162.
27. DeVivo MJ, Krause JS, Lammertse D. Recent trends in mortality and causes of death among persons with spinal cord injury. *Arch Phys Med Rehabil*. 1999;80(11):1411–1419.
28. Krause JS, et al. Mortality after spinal cord injury: an 11-year prospective study. *Arch Phys Med Rehabil*. 1997;78(8):815–821.
29. Krause JS, Devivo MJ, Jackson AB. Health status, community integration, and economic risk factors for mortality after spinal cord injury. *Arch Phys Med Rehabil*. 2004;85(11):1764–1773.
30. DeVivo MJ, Black KJ, Richards JS, et al. Suicide following spinal cord injury. *Paraplegia*. 1991;29(9):620–627.
31. Schwab ME, Bartholdi D. Degeneration and regeneration of axons in the lesioned spinal cord. *Physiol Rev*. 1996;76(2):319–370.
32. Olsson Y, Sharma HS, Pettersson A, et al. Release of endogenous neurochemicals may increase vascular permeability, induce edema and influence cell changes in trauma to the spinal cord. *Prog Brain Res*. 1992;91:197–203.
33. Young W, Flamm ES. Effect of high-dose corticosteroid therapy on blood flow, evoked potentials, and extracellular calcium in experimental spinal injury. *J Neurosurg*. 1982;57(5):667–673.
34. Moriya T, Hassan AZ, Young W, et al. Dynamics of extracellular calcium activity following contusion of the rat spinal cord. *J Neurotrauma*. 1994;11(3):255–263.
35. Siesjo BK. Historical overview. Calcium, ischemia, and death of brain cells. *Ann N Y Acad Sci*. 1988;522:638–661.
36. Rasmussen H. The calcium messenger system (1). *N Engl J Med*. 1986;314(17):1094–1101.
37. Xu J, Hsu CY, Junker H, et al. Kininogen and kinin in experimental spinal cord injury. *J Neurochem*. 1991;57(3):975–980.
38. Braughler JM, Hall ED. Central nervous system trauma and stroke. I. Biochemical considerations for oxygen radical formation and lipid peroxidation. *Free Radic Biol Med*. 1989;6(3):289–301.
39. Young W, Koreh I. Potassium and calcium changes in injured spinal cords. *Brain Res*. 1986;365(1):42–53.
40. Perry VH, Andersson PB, Gordon S. Macrophages and inflammation in the central nervous system. *Trends Neurosci*. 1993;16(7):268–273.
41. Popovich PG, Wei P, Stokes BT. Cellular inflammatory response after spinal cord injury in Sprague-Dawley and Lewis rats. *J Comp Neurol*. 1997;377(3):443–464.
42. Sroga JM, Jones TB, Kigerl KA, et al. Rats and mice exhibit distinct inflammatory reactions after spinal cord injury. *J Comp Neurol*. 2003;462(2):223–240.
43. Blight AR. Macrophages and inflammatory damage in spinal cord injury. *J Neurotrauma*. 1992;9(suppl 1):S83–91.
44. Blight AR. Delayed demyelination and macrophage invasion: a candidate for secondary cell damage in spinal cord injury. *Cent Nerv Syst Trauma*. 1985;2(4):299–315.
45. Folkman J, Klagsbrun M. Angiogenic factors. *Science*. 1987;235(4787):442–447.
46. Kakulas BA. Neuropathology: the foundation for new treatments in spinal cord injury. *Spinal Cord*. 2004;42(10):549–563.
47. American Spinal Injury Association: International Standards for Neurological Classification of Spinal Cord Injury,in ASIA 1982; revised 2000; Atlanta, GA, Reprinted 2008.
48. Kirshblum SC, Burns SP, Biering-Sorensen F, et al. International standards for neurological classification of spinal cord injury (revised 2011). *J Spinal Cord Med*. 2011;34(6):535–546.
49. Kirshblum S, Waring 3rd W. Updates for the International Standards for Neurological Classification of Spinal Cord Injury. *Phys Med Rehabil Clin N Am*. 2014;25(3):505–517, vii.
50. Kirshblum SC, Biering-Sorensen F, Betz R, et al. International standards for neurological classification of spinal cord injury: cases with classification challenges. *Top Spinal Cord Inj Rehabil*. 2014;20(2):81–89.
51. Compston A. Aids to the investigation of peripheral nerve injuries. Medical Research Council: Nerve Injuries Research Committee. His Majesty's Stationery Office: 1942; p48 (iii) and 74 figures and 7 diagrams; with aids to the examination of the peripheral nervous system. By Michael O'Brien for the Guarantors of Brain. Saunders Elsevier:2010; p[8] 64 and 94 figures. *Brain*. 2010;133(10):2838–2844.
52. Lovett RW. Infantile paralysis. *Am J Public Hygiene*. 1910;20(4):875–886.
53. Brunnstrom F, Dennen M. Round table on muscle testing. Annual Conference of American Physical Therapy Association, Federation of Crippled and Disabled, Inc. New York, 1931: 1–12.
54. Daniels L. *Muscle Testing Techniques of Manual Examination*. 5th ed. Philadelphia, PA: WB Saunders; 1986.
55. Available from: www.asia-spinalinjury.org. Referenced June 29, 2018.
56. Available from: http://asia-spinalinjury.org/learning/. Accessed June 29, 2018
57. Jefferson G. Remarks on fractures of the first cervical vertebra. *Br Med J*. 1927;2(3473):153–157.
58. Pratt H, Davies E, King L. Traumatic injuries of the c1/c2 complex: computed tomographic imaging appearances. *Curr Probl Diagn Radiol*. 2008;37(1):26–38.
59. Anderson LD, D'Alonzo RT. Fractures of the odontoid process of the axis. *J Bone Joint Surg Am*. 2004;86–A(9):2081.
60. Quencer RM, Bunge R. The injured spinal cord: imaging, histopathologic clinical correlates, and basic science approaches to enhancing neural function after spinal cord injury. *Spine (Phila Pa 1976)*. 1996;21(18):2064–2066.
61. Schneider RC, Cherry G, Pantek H. The syndrome of acute central cervical spinal cord injury; with special reference to the mechanisms involved in hyperextension

injuries of cervical spine. *J Neurosurg*. 1954;11(6):546–577.
62. Kirshblum S, Campagnolo D. *Spinal Cord Medicine*. Philadelphia, PA: Lippincott, Williams and Wilkins; 2011.
63. Cheshire WP, Santos CC, Massey EW, et al. Spinal cord infarction: etiology and outcome. *Neurology*. 1996;47(2):321–330.
64. Bauer RD, Errico TJ, Waugh TR, et al. Evaluation and diagnosis of cervical spine injuries: a review of the literature. *Cent Nerv Syst Trauma*. 1987;4(2):71–93.
65. Triantafyllou SJ, Gertzbein SD. Flexion distraction injuries of the thoracolumbar spine: a review. *Orthopedics*. 1992;15(3):357–364.
66. Tyroch AH, McGuire EL, McLean SF, et al. The association between chance fractures and intra-abdominal injuries revisited: a multicenter review. *Am Surg*. 2005;71(5): 434–438.
67. Mulpuri K, Choit RL, Tredwell SJ, et al. The spectrum of abdominal injuries associated with chance fractures in pediatric patients. *Eur J Pediatr Surg*. 2007;17(5):322–327.
68. Schwartz ED, Flanders AE. *Spinal Trauma: Imaging, Diagnosis, and Management*. Philadelphia, PA: Lippincott, Williams and Wilkins; 2007.
69. Denis F. The three column spine and its significance in the classification of acute thoracolumbar spinal injuries. *Spine (Phila Pa 1976)*. 1983;8(8):817–831.
70. Denis F. Spinal instability as defined by the three-column spine concept in acute spinal trauma. *Clin Orthop Relat Res*. 1984;189:65–76.
71. Mahoney BD, Ruiz E. Acute resuscitation of the patient with head and spinal cord injuries. *Emerg Med Clin North Am*. 1983;1(3):583–594.
72. Bernhard M, Gries A, Kremer P, Böttiger BW. Spinal cord injury (SCI)--prehospital management. *Resuscitation*. 2005; 66(2):127–139.
73. Waninger KN. On-field management of potential cervical spine injury in helmeted football players: leave the helmet on! *Clin J Sport Med*. 1998;8(2):124–129.
74. Kleiner DM. Inter-Association Task Force for Appropriate Care of the Spine-Injured, Prehospital care of the spine-injured athlete: monograph summary. *Clin J Sport Med*. 2003;13(1):59–61.
75. Atkinson P, Atkinson JL. Spinal shock. *Mayo Clin Proc*. 1996;71(4):384–389.
76. Garstang SV, Miller-Smith SA. Autonomic nervous system dysfunction after spinal cord injury. *Phys Med Rehabil Clin N Am*. 2007;18(2):275–296, vi–vii.
77. Furlan JC, Fehlings MG. Cardiovascular complications after acute spinal cord injury: pathophysiology, diagnosis, and management. *Neurosurg Focus*. 2008;25(5):E13.
78. Vale FL, Burns J, Jackson AB, et al. Combined medical and surgical treatment after acute spinal cord injury: results of a prospective pilot study to assess the merits of aggressive medical resuscitation and blood pressure management. *J Neurosurg*. 1997;87(2):239–246.
79. Kee VR. Hemodynamic pharmacology of intravenous vasopressors. *Crit Care Nurse*. 2003;23(4):79–82.
80. Gale SC, Gracias VH, Reilly PM, et al. The inefficiency of plain radiography to evaluate the cervical spine after blunt trauma. *J Trauma*. 2005;59(5):1121–1125.
81. Savitsky E, Votey S. Emergency department approach to acute thoracolumbar spine injury. *J Emerg Med*. 1997;15(1):49–60.
82. Middendorp JJ, Allard JF, Suhail AR. The effects of the timing of spinal surgery after traumatic spinal cord injury: a systematic review and meta-analysis. *J Neurotrauma*. 2013;30(21):1781–1794.
83. Liu J-M, Long X-H, Zhou Y, Peng H-W, Liu Z-L, Huang S-H. Is urgent decompression superior to delayed surgery for traumatic spinal cord injury? A meta-analysis. *World Neurosurg*. 2016;87:124–131.
84. Dvorak MF, Noonan VK, Fallah N, et al. The influence of time from injury to surgery on motor recovery and length of hospital stay in acute traumatic spinal cord injury: an observational Canadian cohort study. *J Neurotrauma*. 2015;32(9):645–654.
85. Fehlings MG, Vaccaro A, Wilson JR, et al. Early versus delayed decompression for traumatic cervical spinal cord injury: results of the surgical timing in acute spinal cord injury study (STASCIS). *PLoS One*. 2012;7(2):E32037.
86. Furlan JC, Craven BC, Massicotte EM, Fehlings MG. Early versus delayed surgical decompression of spinal cord after traumatic cervical spinal cord injury: a cost-utility analysis. *World Neurosurg*. 2016;88:166–174.
87. Wilson JR, Voth J, Singh A, et al. Defining the pathway to definitive care and surgical decompression after traumatic spinal cord injury: results of a Canadian population-based cohort study. *J Neurotrauma*. 2016;33(10):963–971.
88. Bydon M, Lin J, Macki M, Gokaslan ZL, Bydon A. The current role of steroids in acute spinal cord injury. *World Neurosurg*. 2014;82(5):848–854.
89. Hall ED, Baker T. Acute effects of methylprednisolone sodium succinate on spinal reflexes. *Exp Neurol*. 1979;63(3):476–484.
90. Mark Braughler J, Hall ED. Acute enhancement of spinal cord synaptosomal (Na+ + K+)-ATPase activity in cats following intravenous methylprednisolone. *Brain Res*. 1981;219(2):464–469.
91. Braughler JM, Hall ED. Correlation of methylprednisolone levels in cat spinal cord with its effects on (na + + K +)-ATPase, lipid peroxidation, and alpha motor neuron function. *J Neurosurg*. 1982;56(6):838–844.
92. Braughler JM, Hall ED. Lactate and pyruvate metabolism in injured cat spinal cord before and after a single large intravenous dose of methylprednisolone. *J Neurosurg*. 1983;59(2):256–261.
93. Means ED, Anderson DK, Waters TR, Kalaf L. Effect of methylprednisolone in compression trauma to the feline spinal cord. *J Neurosurg*. 1981;55(2):200–208.
94. Bracken MB. Efficacy of methylprednisolone in acute spinal cord injury. *JAMA*. 1984;251(1):45–52.
95. Bracken MB, Shepard MJ, Collins WF, et al. A Randomized, controlled trial of methylprednisolone or naloxone in the treatment of acute spinal-cord injury. *New Engl J Med*. 1990;322(20):1405–1411.
96. Bracken MB. Administration of methylprednisolone for 24 or 48 hours or tirilazad mesylate for 48 hours in the treatment of acute spinal cord injury. Results of the third national acute spinal cord injury randomized controlled trial. *JAMA*. 1997;277(20):1597–1604.
97. Eck JC, Nachtigall D, Humphreys SC, Hodges SD. Questionnaire survey of spine surgeons on the use of Methylprednisolone for acute spinal cord injury. *Spine*. 2006;31(9):E250–E253.
98. Hadley MN, Walters BC. Guidelines for the management of acute cervical spine and spinal cord injuries. Section on disorders of the spine and peripheral nerves of the American Association of the Neurological Surgeons and the Congress of Neurological Surgeons. http://www.aans.org/Education%20and%20Meetings/~/media/Files/Education%20and%20Meetingf/Clinical%20Guidelines/TraumaGuidelines.ashx.

99. Hawryluk G, Whetstone W, Saigal R, et al. Mean arterial blood pressure Correlates with neurological recovery after human spinal cord injury: analysis of high frequency physiologic data. *J Neurotrauma*. 2015;32(24):1958–1967.
100. Readdy WJ, Whetstone WD, Ferguson AR, et al. Complications and outcomes of vasopressor usage in acute traumatic central cord syndrome. *J Neurosurg*. 2015;23(5): 574–580.
101. Alkabie S, Boileau AJ. The role of therapeutic hypothermia after traumatic spinal cord injury—a systematic review. *World Neurosurg*. 2016;86:432–449.
102. Dididze M, Green BA, Dalton Dietrich W, Vanni S, Wang MY, Levi AD. Systemic hypothermia in acute cervical spinal cord injury: a case-controlled study. *Spinal Cord*. 2012;51(5):395–400.
103. Hansebout RR, Hansebout CR. Local cooling for traumatic spinal cord injury: outcomes in 20 patients and review of the literature. *J Neurosurg*. 2014;20(5): 550–561.
104. National Spinal Cord Injury Statistical Center. Complete Public Version of the 2011 Annual Statistical Report for the Spinal Cord Injury Model Systems. https://www.nscisc.uab.edu/PublicDocuments/reports/pdf/2011%20NSCISC%20Annual%20Statistical%20Report%20-%20Complete%20Public%20Version.pdf. Published 2011.
105. Whiteneck G, Gassaway J, Dijkers M, et al. Inpatient treatment time across disciplines in spinal cord injury rehabilitation. *J Spinal Cord Med*. 2011;34(2):133–148.
106. Whiteneck G, Gassaway J. The SCIRehab Project: What rehabilitation interventions are most strongly associated with positive outcomes after spinal cord injury? *The Journal of Spinal Cord Medicine*. 2012;35(6):482–483.
107. Kirshblum SC, Millis S, McKinley W, et al. Late neurologic recovery after traumatic spinal cord injury. *Arch Phys Med Rehabil*. 2004;85(11):1811–1817.
108. Marino RJ, Burns S, Graves DE, Leiby BE, Kirshblum S, Lammertse D. Upper- and lower-extremity motor recovery after traumatic cervical spinal cord injury: an update from the national spinal cord injury database. *Arch Phys Med Rehabil*. 2011;92(3):369–375.
109. Whiteneck G, Gassaway J, Dijkers MP, Heinemann AW, Kreider SED. Relationship of patient characteristics and rehabilitation services to outcomes following spinal cord injury: the SCIRehab project. *J Spinal Cord Med*. 2012;35(6):484–502.
110. Whiteneck G, Gassaway J, Dijkers M, et al. Inpatient treatment time across disciplines in spinal cord injury rehabilitation. *J Spinal Cord Med*. 2011;34(2):133–148.
111. Taylor-Schroeder S, LaBarbera J, McDowell S, et al. Physical therapy treatment time during inpatient spinal cord injury rehabilitation. *J Spinal Cord Med*. 2011;34(2):149–161.
112. Brougham R, David DS, Adornato V, et al. Speech-language pathology treatment time during inpatient spinal cord injury rehabilitation: The SCIRehab project. *J Spinal Cord Med*. 2011;34(2):186–195.
113. van Middendorp JJ, Hosman AJF, Pouw MH, Van de Meent H. ASIA impairment scale conversion in traumatic SCI: is it related with the ability to walk? A descriptive comparison with functional ambulation outcome measures in 273 patients. *Spinal Cord*. 2008;47(7):555–560.
114. Martin Ginis KA, Latimer AE. The effects of single bouts of body-weight supported treadmill training on the feeling states of people with spinal cord injury. *Spinal Cord*. 2006;45(1):112–115.
115. Bowden MG, Balasubramanian CK, Behrman AL, Kautz SA. Validation of a speed-based classification system using quantitative measures of walking performance poststroke. *Neurorehabil Neural Repair*. 2008;22(6):672–675.
116. Perry J, Garrett M, Gronley JK, et al. Classification of walking handicap in the stroke population. *Stroke*. 1995;26(6):982–989.
117. Salbach NM, O'Brien K, Brooks D, et al. Speed and distance requirements for community ambulation: a systematic review. *Arch Phys Med Rehabil*. 2014;95(1):117–128.e11.
118. Signal Timing Manual. U.S. Department of Transportation. Federal Highway Administration. http://ops.fhwa.dot.gov/publications/fhwahop08024/fhwa_hop_08_024.pdf. 2008.
119. Turiel M, Sitia S, Cicala S, et al. Robotic treadmill training improves cardiovascular function in spinal cord injury patients. *Int J Cardiol*. 2011;149(3):323–329.
120. Ditor DS, MacDonald MJ, Kamath MV, et al. The effects of body-weight supported treadmill training on cardiovascular regulation in individuals with motor-complete SCI. *Spinal Cord*. 2005;43(11):664–673.
121. Jeffries EC, Hoffman SM, de Leon R, et al. Energy expenditure and heart rate responses to increased loading in individuals with motor complete spinal cord injury performing body weight–supported exercises. *Arch Phys Med Rehabil*. 2015;96(8):1467–1473.
122. Alcobendas-Maestro M, Esclarin-Ruz A, Casado-Lopez RM, et al. Lokomat robotic-assisted versus overground training within 3 to 6 months of incomplete spinal cord lesion: randomized controlled trial. *Neurorehabil Neural Repair*. 2012;26(9):1058–1063.
123. Kumru H, Benito-Penalva J, Valls-Sole J, et al. Placebo-controlled study of rTMS combined with Lokomat gait training for treatment in subjects with motor incomplete spinal cord injury. *Exp Brain Res*. 2016;234(12):3447–3455.
124. Baldi JC, Jackson RD, Moraille R, Mysiw WJ. Muscle atrophy is prevented in patients with acute spinal cord injury using functional electrical stimulation. *Spinal Cord*. 1998;36(7):463–469.
125. Griffin L, Decker MJ, Hwang JY, et al. Functional electrical stimulation cycling improves body composition, metabolic and neural factors in persons with spinal cord injury. *J Electromyogr Kinesiol*. 2009;19(4):614–622.
126. Sköld C, Lönn L, Harms-Ringdahl K, et al. Effects of functional electrical stimulation training for six months on body composition and spasticity in motor complete tetraplegic spinal cord-injured individuals. *J Rehabil Med*. 2002;34(1):25–32.
127. Carty A, McCormack K, Coughlan GF, Crowe L, Caulfield B. Alterations in body composition and spasticity following subtetanic neuromuscular electrical stimulation training in spinal cord injury. *J Rehabil Res Dev*. 2013;50(2):193.
128. Living with paralysis. Functional electrical stimulation. https://www.christopherreeve.org/living-with-paralysis/rehabilitation/functional-electrical-stimulation. Accessed September 16, 2016.
129. Ottomanelli L, Lind L. Review of critical factors related to employment after spinal cord injury: Implications for research and vocational services. *J Spinal Cord Med*. 2009;32(5):503–531.
130. Hess DW, Ripley DL, McKinley WO, Tewksbury M.

Predictors for return to work after spinal cord injury: a 3-year multicenter analysis. *Arch Phys Med Rehabil.* 2000;81(3):359–363.

131. Fadyl JK, McPherson KM. Understanding decisions about work after spinal cord injury. *J Occup Rehabil.* 2009;20(1):69–80.
132. Krause JS, Saunders LL, Acuna J. Gainful employment and risk of mortality after spinal cord injury: effects beyond that of demographic, injury and socioeconomic factors. *Spinal Cord.* 2012;50(10):784–788.
133. DeVivo MJ, Rutt RD, Stover SL, Fine PR. Employment after spinal cord injury. *Arch Phys Med Rehabil.* 1987; 68(8):494–498.
134. Yasuda S, Wehman P, Targett P, et al. Return to work after spinal cord injury: a review of recent research. *Neurorehabilitation.* 2002;17(3):177–186.
135. Thomas FP, Goetz LL, Dixon T, et al. Optimizing medical care to facilitate and sustain employment after spinal cord injury. *J Rehabil Res Dev.* 2014;51(6):xi–xxii.
136. APA. *Diagnostic and Statistical Manual of Mental Disorders.* 5th ed. Arlington: American Psychiatric Association; 2013.
137. Wiseman TA, Curtis K, Lam M, Foster K. Incidence of depression, anxiety and stress following traumatic injury: a longitudinal study. *Scand J Trauma Resusc Emerg Med.* 2015;23(1).
138. Herrick SM, Elliott TR, Crow F. Social support and the prediction of health complications among persons with spinal cord injuries. *Rehabil Psychol.* 1994;39(4): 231–250.
139. Schulz R, Decker S. Long-term adjustment to physical disability: the role of social support, perceived control, and self-blame. *J Pers Soc Psychol.* 1985;48(5):1162–1172.
140. Elliott TR, Shewchuk RM. Social support and leisure activities following sever physical disability: testing the mediating effects of depression. *Basic Appl Soc Psych.* 1995;16(4):471–487.
141. Fuhrer MJ, Rintala DH, Hart KA, et al. Depressive symptomatology in persons with spinal cord injury who reside in the community. *Arch Phys Med Rehabil.* 1993;74(3):255–260.
142. MacDonald MR, Nielson WR, Cameron MG. Depression and activity patterns of spi;nal cord injured persons living in the community. *Arch Phys Med Rehabil.* 1987;68(6):339–343.
143. Scivoletto G, Petrelli A, Lucente LD, Castellano V. Psychological investigation of spinal cord injury patients. *Spinal Cord.* 1997;35(8):516–520.
144. Hartkopp A, Brønnum-Hansen H, Seidenschnur A-M, Biering-Sorensen F. Suicide in a spinal cord injured population: its relation to functional status. *Arch Phys Med Rehabil.* 1998;79(11):1356–1361.
145. Cao Y, Massaro JF, Krause JS, Chen Y, Devivo MJ. Suicide mortality after spinal cord injury in the United States: injury cohorts analysis. *Arch Phys Med Rehabil.* 2014;95(2):230–235.
146. Khazaeipour Z, Taheri-Otaghsara S-M, Naghdi M. Depression following spinal cord injury: Its relationship to demographic and socioeconomic indicators. *Top Spinal Cord Inj Rehabil.* 2015;21(2):149–155.
147. Fann JR, Bombardier CH, Richards JS, Tate DG, Wilson CS, Temkin N. Depression after spinal cord injury: comorbidities, mental health service use, and adequacy of treatment. *Arch Phys Med Rehabil.* 2011;92(3): 352–360.
148. Crane DA, Hoffman JM, Reyes MR. Benefits of an exercise wellness program after spinal cord injury. *J Spinal Cord Med.* 2015:1–5.
149. Dijkers M. Quality of life after spinal cord injury: a meta-analysis of the effects of disablement components. *Spinal Cord.* 1997;35(12):829–840.
150. Kemp B, Tsukerman D, Kahan J, Adkins R. Predicting psychosocial outcomes using a brief measure of quality of life in a sample of people with spinal cord injury. *Top Spinal Cord Inj Rehabil.* 2014;20(3):191–196.
151. McColl MA, Charlifuse S, Glass C, et al. Aging, gender and spinal cord injury. *Arch Phys Med Rehabil.* 2004;85: 363–367.
152. Garshick E, Mulroy S, Graves DE, Greenwald K, Horton JA, Morse LR. Active lifestyle is associated with reduced dyspnea and greater life satisfaction in spinal cord injury. *Arch Phys Med Rehabil.* 2016;97(10):1721–1727.
153. Mulroy SJ, Hatchett PE, Eberly VJ, et al. Objective and self-reported physical activity measures and their association with depression and satisfaction with life in persons with spinal cord injury. *Arch Phys Med Rehabil.* 2016;97(10):1714–1720.
154. Stevens SL, Caputo JL, Fuller DK, et al. Physical activity and quality of life. *J Spinal Cord Med.* 2008;31:373–378.

第 15 章　非创伤性脊髓损伤概述

Matthew Davis, Anand Allam, and Radha Korupolu

引言

虽然脊髓损伤最常见的原因是创伤,但随着人口年龄的增长,非创伤性脊髓损伤越来越常见。非创伤性脊髓损伤可由多种病因引起。本章将简要介绍运动神经元病[主要介绍肌萎缩侧索硬化(ALS)],与脊柱退变、肿瘤、感染、血管畸形和脱髓鞘疾病相关的脊髓病。非创伤性脊髓损伤的基础病理生理学和康复治疗与创伤性脊髓损伤相似(参见第 14 章),炎症、感染和肿瘤相关的脊髓损伤将分别在第 16 章和第 17 章进行详细介绍。非创伤性脊髓损伤的病因不同,其诊断、治疗和康复也有所不同。

运动神经元病

背景

肌萎缩性侧索硬化症(amyotrophic lateral sclerosis,ALS)是一种进行性神经退行性运动神经元病,可导致肌肉无力、进行性失能,最终死亡。ALS 主要影响脊髓的前角细胞,其他运动神经元疾病,如脊髓灰质炎、Friedrich 共济失调和脊髓性肌营养不良,本质上可能为中枢性,也可能为周围性。本节主要阐述肌萎缩性侧索硬化症,但根据个体的功能状态,其基本原则适用于所有类型的运动神经元病。

病理生理学

ALS 的特征是下运动神经元(脊髓前角细胞)和上运动神经元(运动皮层)的死亡。通常以下运动神经元或者上运动神经元单独受累起病,最终逐渐进展至两者都受累[1]。ALS 的确切病因尚不明确,多种细胞水平的病变机制与此病相关,包括细胞凋亡、线粒体功能障碍、蛋白质聚合和自由基的产生等[2](图 15-1)。

流行病学

ALS 是最常见的运动神经元病,发病率为 2/10 万[3],多于 40～70 岁起病,65～74 岁人群发病率

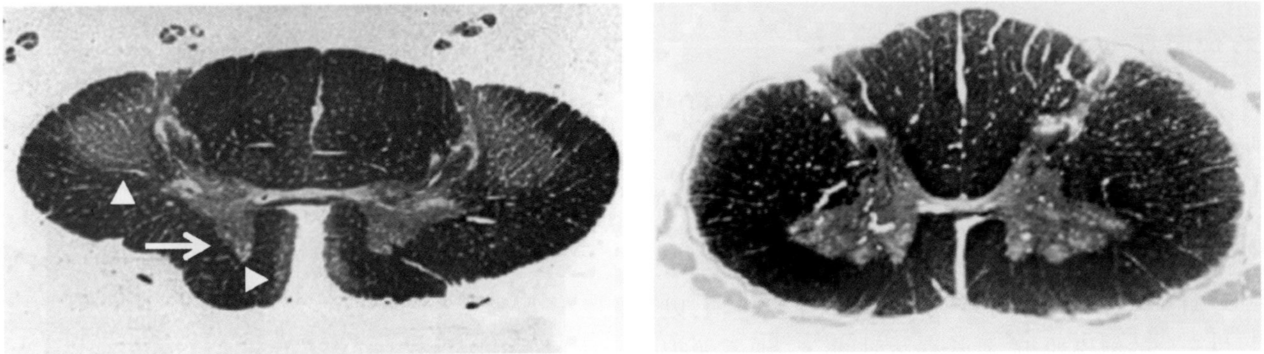

图 15-1　(左图)肌萎缩性侧索硬化症患者的颈段脊髓，由于运动神经元缺失，前角灰质明显萎缩(箭头)。脊髓侧索和前索(箭头)的淡色区域显示皮质脊髓侧束和前束的髓鞘轴突大量缺失。(右图)正常的颈脊髓。(图片提供者：Kinuko Suzuki, MD, Tokyo Metropolitan Institute of Gerontology, retired faculty, Department of Pathology and Laboratory Medicine, University of North Carolina, Chapel Hill, NC)

最高[4]。

临床检查

ALS 的特征为上、下运动神经元同时受累的症状和体征并存。典型的临床表现为舌部和肢体肌肉的肌束震颤，同时伴有肌肉无力和肌萎缩。腱反射可表现为亢进或减弱，可出现其他上运动神经元受累体征，包括 Hoffmann 征、Babinski 征、阵挛和痉挛步态，也可出现假性延髓麻痹和假性延髓麻痹性情感障碍。ALS 的患者中约 10% 表现为痴呆，其中大部分为额颞叶痴呆[5]。

ALS 的临床表现多样，大多患者以单侧远端肢体的无力为首发症状。肌无力但不伴有感觉障碍是 ALS 的典型特征。ALS 早期的表现为肌无力、疲劳和耐力下降。发病早期，患者通常表现为晨间抽筋，逐渐进展为自发的肌肉抽动或肌束震颤。特别的是，即使 ALS 发展至病程晚期，肠道、膀胱、感觉和认知功能并不受累。

ALS 患者的步态异常可表现为足下垂或近端肌肉无力，并伴有肌束震颤。当投射至脑干的皮质延髓束受累时，患者表现为假性延髓麻痹，出现咀嚼或吞咽困难。延髓麻痹表现为吞咽困难，体重减轻，构音障碍，口咽及气道分泌物增多和假性延髓麻痹性情感障碍。在疾病晚期，随着肌肉无力程度的进展，双侧肢体均会受累。ALS 患者通常在确诊后 3~5 年内由于呼吸衰竭而死亡[6]。

诊断

ALS 的诊断依据包括临床表现和电生理检查结果。修订的 El Escorial 诊断标准是诊断 ALS 的金标准，但 Awaji 诊断标准具有更高的敏感度和相似的特异度(表 15-1)[7]。

表 15-1　El Escorial 诊断标准和 Awaji 诊断标准

ALS 诊断依据	
修订的 El Escorial 诊断标准： 1. 下运动神经元损害的证据(大力收缩时干扰相减少，自发放电增加) 2. 神经再支配的证据(振幅增高、时限增宽的运动单位电位) 3. 纤颤波和正锐波	**Awaji-Shima 诊断标准：** 1. 下运动神经元损害的证据(大力收缩时干扰相减少，自发放电增加) 2. 神经再支配的证据(振幅增高、时限增宽的运动单位电位) 3. 纤颤波和正锐波或者束颤电位(无力肢体肌肉必须出现纤颤波和正锐波)
受累肌肉数量： • 颈段和腰骶段：至少两块不同神经根和神经支配的肌肉受累 • 延髓和胸段：至少一块肌肉受累	
诊断分类：Awaji-Shima 诊断标准和修订的 El Escorial 诊断标准	
临床确诊 ALS：临床或电生理检查证实，在延髓和至少 2 个脊髓节段或者 3 个脊髓节段存在 LMN 和 UMN 同时受累的证据	
临床拟诊 ALS：临床或电生理检查证实，至少 2 个区域存在 LMN 和 UMN 同时受累的证据。修订的 El Escorial 诊断标准增加了一个类别，“可能的 ALS-实验室诊断”，定义为只有一个区域 UMN 和 LMN 同时受累的临床表现，但在 2 个以上区域出现 LMN 损害的电生理表现	
临床可能 ALS：仅在 1 个区域出现 UMN 和 LMN 同时受累的临床或电生理表现，或在 2 个以上区域出现 UMN 损害的表现	

LMN，下运动神经元；UMN，上运动神经元。

药物治疗

谷氨酸抑制剂利鲁唑(riluzole)是目前美国 FDA 唯一批准的治疗 ALS 的药物,可延长 ALS 患者数月的生存时间[5]。

康复治疗

ALS 患者应转诊到多学科合作的康复机构,以提供充分的健康照护,延长存活时间[8]。通常照护团队包括医生、物理治疗师(PT)、作业治疗师(OT)、语言治疗师(SLP)、呼吸治疗师、护士和社会工作者,根据失能的程度采用不同的康复治疗方法。

早期患者表现为轻度乏力和耐力下降,需要进行跌倒评估、步态分析、痉挛管理和代偿策略。随着病情的进展,患者需要更多的代偿策略和辅助设备。在需要定制长期使用的医疗辅助设备时,供应商应考虑到随着失能的进展而预期的未来需求。研究表明,在监测是否具有运动后过度疲劳、肌肉疼痛和影响日常生活活动(ADL)的酸痛[6]等过度运动的情况下,适度运动对 ALS 是安全的。随着吞咽功能的逐渐减退,经皮内镜胃造瘘术(PEG)有利于保持体重和延长生存时间[9]。肉毒毒素注射或低剂量放疗可控制流涎[8]。随着构音障碍的逐渐进展,可应用辅助和替代沟通(AAC)设备。

在 ALS 进展的晚期,患者出现呼吸功能下降,发音困难和音量变小,全身肌无力。在临终阶段,通过胃造瘘管进行营养支持、气管切开和长期机械通气是主要的支持疗法。

脊柱脊髓病

背景

脊柱生物力学异常可导致脊髓受压并造成脊髓损伤(脊髓病)。脊椎病是指脊柱的慢性退行性改变,严重时可引起椎管狭窄和脊髓病(图 15-2)。老年人脊柱可发生椎间盘突出、骨赘形成、脊柱滑脱和后纵韧带骨化(OPLL),导致椎管狭窄。脊柱滑脱的定义是指上位椎体相对下位椎体向前或向后移位,进而加重椎管狭窄。寰枢关节脱位是指寰椎和枢椎之间不稳,不稳的原因包括创伤、先天性颅颈畸形(如唐氏综合征)和慢性炎症(如类风湿关节炎)。

流行病学

脊髓型颈椎病(CSM)是老年人非创伤性脊髓损伤最常见的病因。男性比女性多见(2.7∶1)。50 岁以上人群发病率高,C5~C6 水平最常受累。有症状的腰椎管狭窄可导致马尾神经受压和下运动神经元损害症状,其发生率较高,是有症状的颈椎管狭窄的 4 倍[10]。

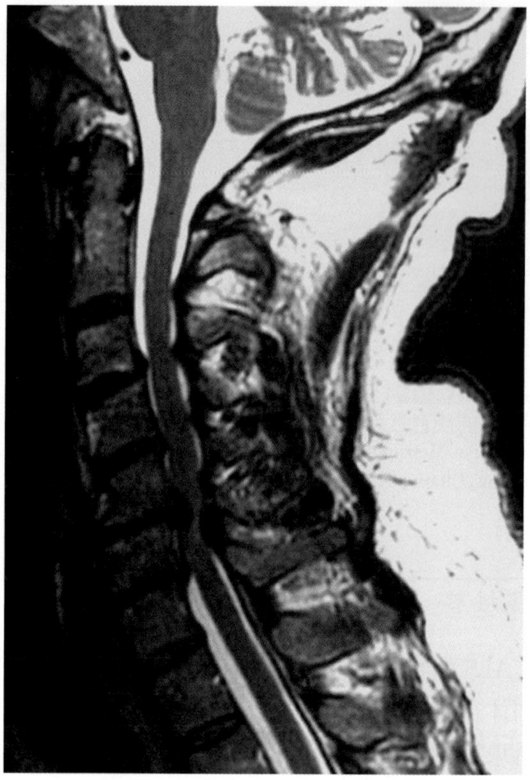

图 15-2　颈椎病所致脊髓病患者 MRI T2 加权像矢状面(经允许摘自. Diseases of the Spinal Cord. In:Ropper AH, Samuels MA, Klein JP, eds. Adams & Victor's Principles of Neurology, 10e New York, NY:McGraw-Hill;2014)

临床检查

脊柱脊髓病的初始症状因神经受压的位置和程度不同而不同。常见的症状包括颈部疼痛/背部疼痛,受累肢体的感觉和运动障碍,以及步态或精细运动控制能力受损。晚期可出现肠道和膀胱功能障碍。颈椎和胸椎椎管狭窄可导致伴有上运动神经元损害的脊髓病。腰椎椎管狭窄可导致马尾综合征和下运动神经元损害的症状。神经查体与不完全创伤性脊髓损伤相似。

脊柱脊髓病的特异性检查包括:

- Lhermitte 征:颈部屈曲,出现沿脊柱和肢体下行的放电样感觉,见于脊髓型颈椎病(CSM)患者。
- 腰椎管狭窄症患者腰椎过伸时出现疼痛。
- 脊椎滑脱患者的专有体征:查体时可触及脊柱塌陷(step-off),注意该体征在查体时容易被忽略。腰椎前凸增大也是常见的体征,尽管其敏感度和特异度均不高。

诊断

由于脊柱脊髓病临床表现的多样化，需要与其他疾患引起的相似症状进行鉴别，因此脊柱脊髓病的诊断具有一定的难度。早期识别脊髓病或马尾综合征非常重要，可降低延迟诊断和神经功能恶化所致永久失能的风险。

脊髓型颈椎病的鉴别诊断包括本章列出的其他非创伤性脊髓损伤。继发于脊椎病的马尾综合征，应与急性炎性脱髓鞘性多发性神经病（AIDP）、ALS、糖尿病神经病变和吉兰-巴雷综合征（GBS）进行鉴别。

影像学检查对诊断和显示椎管狭窄、脊髓受压和/或马尾受压的程度具有重要作用。如果影像学检查结果与体格检查结果不一致，应进行进一步的检查。

影像学检查一般先检查脊柱正位（AP）/侧位 X 线。脊柱过伸过屈位片用于检查脊柱的稳定性，脊柱侧位和斜位片用于识别峡部结构异常。寰枢椎不稳可通过颈椎正位开口位和侧位线片显示。

磁共振成像（MRI）用于显示脊髓和马尾受压最有价值。MRI 增强扫描用于鉴别肿瘤、多发性硬化症（MS）、AIDP 和 GBS[11]。磁共振 T2 加权影像的改变可作为预后工具，有助于预测临床结局[12]。

计算机断层扫描（CT）：当存在 MRI 检查的禁忌证时，可进行 CT 脊髓造影。CT 扫描还有助于术前设计植入物的植入位置，并能为骨性结构提供更好的可视化效果。

电诊断检查：肌电图和神经传导速度测定用于鉴别是否伴有脊髓和神经根受压。

脑脊液分析有助于鉴别肿瘤、血管、感染、炎症或退行性疾病[13]。

运动诱发电位（MEP）可测定 CSM 患者皮质脊髓束受累程度。MEPs 在监测手术过程中神经功能方面也发挥着重要作用[14]。

治疗方法

首次确诊 CSM 后 3～6 年没有手术干预的患者中，有 20%～60% 的患者出现神经症状加重[15]。轻度 CSM 患者的诊疗过程中应考虑 CSM 的自然病程，并随诊观察是否需要手术治疗。如果在保守治疗期间出现神经症状恶化，应及时进行手术干预[16]。

对于中度到重度 CSM 患者，手术治疗的效果优于非手术治疗[17]。对于脊髓型颈椎病或马尾综合征这种发病后临床症状进展快速的患者，建议早期进行减压手术[18,19]。对于轻度、中度和重度 CSM 患者，手术减压后 1 年随访显示功能、失能和生活质量均有改善[20]，但研究人员对于手术的最佳时机仍有争议。

药物治疗

基础研究表明，谷氨酸相关的兴奋性毒性作用可能是导致脊髓病病理改变的机制，而利鲁唑与脊髓减压手术联合应用时，可降低这种毒性作用。虽然利鲁唑已被 FDA 批准用于治疗 ALS 安全有效，但其在 CSM 中的有效性和安全性尚需要进一步的研究[21]。

康复治疗

推荐在脊柱手术后进行强化康复治疗，这样可以减轻疼痛、增加脊柱活动度和加快重返工作岗位[22]。脊柱康复的原则是增强核心肌群稳定性的同时，保证椎管和神经孔的完整性，具体细节详见第 14 章。

肿瘤相关脊髓病

背景

肿瘤相关脊髓病是肿瘤占位效应或肿瘤破坏周围组织结构所致脊柱不稳，造成脊髓受累（图 15-3）。

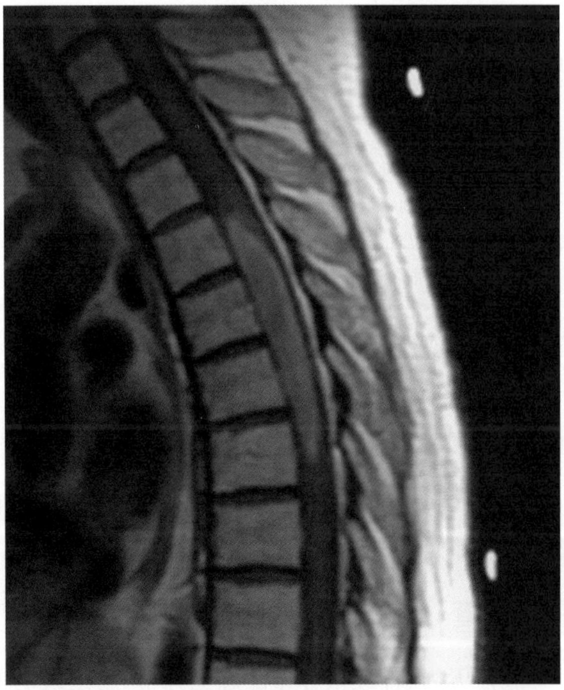

图 15-3 胸椎上段脊髓增强 MRI T1 加权像矢状面显示髓内病变（经允许摘自 Pandey AS，Thompson B. Neurosurgery. In：Doherty GM，eds. CURRENT Diagnosis & Treatment：Surgery，14e New York，NY：McGraw-Hill，2014）

肿瘤按照位置分为髓内、硬膜内/髓外、硬膜外和原发性脊髓肿瘤(表15-2)。

表15-2　各类脊髓肿瘤的发生率

硬膜内-髓内(5%)	星形细胞瘤(33%) 室管膜瘤(33%) 其他(34%) 　血管网状细胞瘤 　皮样囊肿、表皮样囊肿 　畸胎瘤 　脂肪瘤 　转移瘤
硬膜内-髓外(46%)	神经鞘瘤(30%) 脑膜瘤(25%) 外生性室管膜瘤(10%) 其他(35%) 脂肪瘤 皮样囊肿、表皮样囊肿 畸胎瘤 转移瘤[包括通过CNS转移的转移瘤(<5%)]
硬膜外脊髓肿瘤(55%)	转移瘤 　淋巴瘤 　肺肿瘤 　乳腺肿瘤 　前列腺肿瘤
原发性脊髓肿瘤(<1%)	脊索瘤 软骨肉瘤 骨髓瘤 骨肉瘤 血管瘤

原著有误,表中各项概率之和超过了100%。

摘自Chapter 44. Diseases of the Spinal Cord. In:Ropper AH,Samuels MA,Klein JP,eds. Adams & Victor's Principles of Neurology,10e New York,NY:McGraw-Hill,2014。

流行病学

脊髓肿瘤约占非创伤性脊髓损伤的1/4,各类肿瘤的发生率见表15-2。

临床检查

肢体无力、神经根分布区感觉异常、肠道或膀胱功能障碍是神经肿瘤急症,应立即评估干预[23]。一般来说,脊髓肿瘤生长缓慢,因此其症状并不具有特征性,而是常伴虚弱、疲劳和弥漫性疼痛等典型肿瘤症状。疼痛在持续发作之前会间断出现,原因可能是椎体病变引起骨质破坏、脊髓压迫、椎体不稳或神经根受压。

诊断

通过临床相关的影像学检查(典型的MRI)进行诊断。CT扫描可显示引起不稳的骨骼浸润。当发现转移瘤时,应进行完整脊髓扫描成像,以发现其他转移病灶[23]。脑脊液(CSF)中蛋白增高有助于恶性肿瘤的诊断[23]。

治疗方法

治疗方法取决于肿瘤的类型、分期、脊柱不稳定的程度、是否存在其他合并症和生存预后。早期治疗的方法是外科手术,后期多采用包括放疗在内的姑息疗法。

药物治疗

药物治疗主要与肿瘤的类型和分期有关。疲劳是肿瘤患者常见的主诉,可应用金刚烷胺、莫达非尼(provigil)、阿莫达非尼(nuvigil)、哌甲酯(ritalin)和其他类似药物来治疗。

康复治疗

肿瘤相关的脊髓病大多数为不完全性脊髓损伤。对于痉挛、神经性疼痛、神经源性肠道和膀胱等并发症的处理与创伤性脊髓损伤相似。对于化疗的患者,还应特别关注中性粒细胞减少的情况,并禁止进行直肠指检。脊髓肿瘤的患者因合并营养不良而易患压疮。对于康复效果有限的患者,最好在入院接受康复治疗之前进行化疗,因为药物的副作用会影响患者和治疗师的配合。必要时应给予患者多学科团队合作的姑息治疗和安宁疗护。

其他非创伤性脊髓病

背景

非创伤性脊髓损伤的病因多种多样,本节主要介绍炎症、感染、血管和代谢因素导致的脊髓损伤,从临床表现、实验室和影像学特征、病理生理学和治疗方法几个方面进行概述,早期识别和及早治疗有利于提高预后。累及脊髓的原发性炎性脱髓鞘疾病包括急性横贯性脊髓炎(TM)、视神经脊髓炎(NMO)和多发性硬化(MS)。中枢神经系统炎性脱髓鞘疾病是青年人群非创伤性神经失能的主要原因,包括不同临床过程的多种疾患。

横贯性脊髓炎

横贯性脊髓炎(TM)可表现为急性或亚急性,大多数病例为特发性,常伴有前驱感染。TM 可能是自身免疫性疾病或结缔组织疾病的临床表现,也可能是急性播散性脑脊髓炎(ADEM),复发的多发性硬化或视神经脊髓炎的一部分。

TM 在美国的发病率为(0.5~3)/10 万[24,25]。所有年龄均可发病,发病高峰为 10~19 岁和 30~39 岁,无性别、种族或家族易感性。胸椎是最常见的累及部位。TM 的临床特征是急性或亚急性起病,表现为无力、感觉障碍和自主神经功能障碍。疾病进展通常在 4h 到 21d 达高峰[26]。

脑脊液检查表现为白细胞增多,蛋白升高,IgG 指数升高。TM 的 MRI 表现为 T2 加权像局灶性高信号(图 15-4)。静脉注射皮质类固醇、静脉注射免疫球蛋白(IVIG)和血浆置换常用于急性期治疗,但有效率有限。利妥昔单抗可减少 NMO 相关的 TM 复发[27]。TM 治疗后神经功能可恢复,但仍有 1/3 的 TM 患者严重失能[28]。

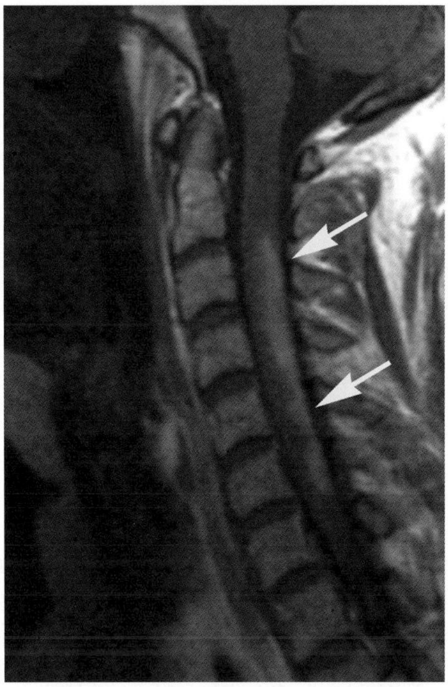

图 15-4 急性横贯性脊髓炎 MRI T2 加权像矢状面显示异常脊髓信号(经允许摘自 Furtado AD, Dillon WP. Atlas of Neuroimaging. In: Kasper D, Fauci A, Hauser S, Longo D, Jameson J, Loscalzo J, eds. Harrison's Principles of Internal Medicine, 19e New York, NY: McGraw-Hill, 2014)

脊髓感染性疾病

感染相关的脊髓损伤占脊髓损伤住院康复病例的 3%[29]。感染的易感因素包括糖尿病、酗酒、HIV 感染、静脉注射毒品、创伤和脊柱手术。

脊髓硬膜外脓肿

脊髓硬膜外脓肿(SEA)可因血液播散或脊柱感染的直接延伸所致。发病率为 10/10 万[30]。胸腰椎后部最常受累,该部位的硬膜外间隙大,并含有丰富的脂肪,因此易于感染。患者最初表现为背痛和放射性疼痛,逐渐进展为运动障碍、感觉障碍和二便功能障碍。实验室检查可表现为白细胞增多,红细胞沉降率升高,C 反应蛋白升高。增强 MRI 及 CT 脊髓造影具有高度的敏感度。治疗包括早期手术减压和全身应用抗生素。

Pott 病(脊柱结核)

脊柱结核最常累及胸椎前部,骨质破坏导致脊柱后凸和脊髓压迫。患者表现为局部疼痛、压痛、疲劳、体重减轻和神经功能损害。MRI 是最敏感的影像检查方法。6~12 个月的多药联合抗结核治疗效果良好,必要时需要手术清创和稳定脊柱(图 15-5)。

空泡样脊髓病

空泡样脊髓病是 HIV 感染的晚期表现,常累及上胸椎。病理检查显示脊髓后索和侧索髓磷脂空泡化。临床表现为缓慢进展的肌无力,同时伴有振动觉和位置觉丧失。诊断需要排除其他原因所致的脊髓病变。MRI 可表现为轻度脊髓萎缩或 T2 信号改变。目前尚无特异性的治疗可逆转或治愈空泡样脊髓病。

脊髓血管病

脊髓的血供包括脊髓前后动脉和根动脉。脊髓前 2/3 由一条脊髓前动脉供应,脊髓的后 1/3 由两条脊髓后动脉供应。在胸椎和腰骶部,起源于主动脉的神经根动脉提供血供。Adamkiewicz 动脉是起源于胸椎中段至腰椎上段(T10 最常见)的神经根动

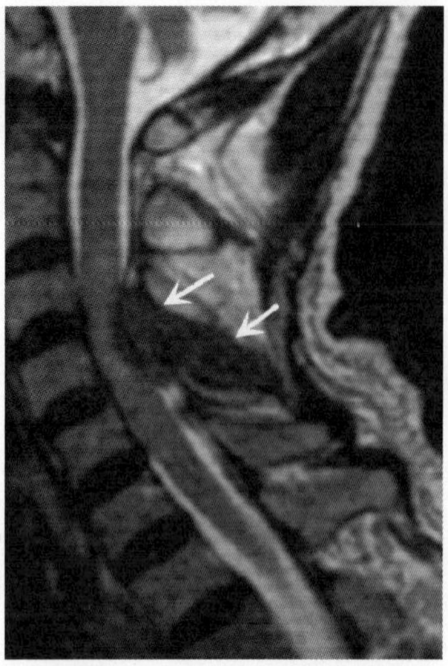

图 15-5　结核性脊髓硬膜外脓肿的 MRI T2 加权像矢状面（经允许摘自 Hauser SL，Ropper AH. Diseases of the Spinal Cord. In：Kasper D，Fauci A，Hauser S，Longo D，Jameson J，Loscalzo J，eds. Harrison's Principles of Internal Medicine，19e New York，NY：McGraw-Hill，2014）

脉，主要为该区域脊髓前部供血，因此，胸椎中段是主动脉手术灌注不足的易发区，容易发生梗死。脊髓梗死和血管畸形是脊髓血管病的两种主要病因，在文献报道中发病率各不相同[31,32]。

脊髓梗死

脊髓的血管梗死发生率远低于脑血管病。脊髓前动脉综合征（ASA）是最常见的脊髓卒中综合征，表现为突然的弛缓性瘫痪、反射减弱、疼痛和温度觉丧失，以及下运动神经元肠道和膀胱功能障碍。MRI 是首选的检查方法，但在发病最初的 24h 内其结果往往是阴性的。如果怀疑主动脉夹层，需进行磁共振血管造影（MRA）和计算机断层血管造影（CTA）。在主动脉手术中，预防脊髓缺血的方法包括脑脊液引流、低体温、血管加压剂和通过运动和/或躯体感觉诱发电位进行神经功能监测。

脊髓梗死的治疗包括基于主动脉病变的支持性治疗和卒中二级预防。预后取决于神经损害的严重程度。即使神经损伤严重，出院时很多患者都可恢复良好[33-35]。高龄、女性、MRI 提示广泛缺血性改变是预后不良的危险因素[33,35]。

脊髓血管畸形

脊髓血管畸形根据其位置分为硬膜动静脉瘘（DAF）、动静脉畸形（AVM）和海绵状血管瘤。DAF 最常见。因静脉压增高导致脊髓灌注减少，患者表现为进行性不对称性的脊髓病症状。MRI 和血管造影检查针对该病非常敏感。DAF 患者进行外科手术或血管内栓塞术能阻止神经损害进一步进展，改善临床症状，预后取决于栓塞术前的病程时间。

其他原因的脊髓损伤

营养相关脊髓病

虽然少见，但维生素 B_{12} 缺乏和/或铜缺乏可导致脊髓背侧和外侧白质脱髓鞘。患者表现为进行性肌肉无力、感觉异常、痉挛、振动和本体感觉丧失以及步态异常，大多数患者伴有血液检查异常。MRI 显示 T2 加权图像脊髓高信号[36]。大多数患者维生素 B_{12} 和铜替代疗法有效，神经损害症状可有不同程度的改善。

冲浪者脊髓病

冲浪者脊髓病（surfers myelopathy）是一种少见的非创伤性脊髓病，见于年轻人。最可能的损伤机制是冲浪者长时间过伸体位导致脊髓缺血。患者表现为突然发作的背痛，随后逐渐出现感觉丧失和下肢无力。MRI 弥散加权成像（DWI）检查对该病敏感。目前的文献报道了该病从几乎完全恢复到持续截瘫的不同临床恢复程度。

小结

非创伤性脊髓损伤与创伤性脊髓损伤的处理在很多方面都非常相似。患者表现出不同程度的运动障碍，需要康复治疗。两种脊髓损伤人群的感觉障碍都容易导致压疮和其他并发症。不管病因是创伤性还是非创伤性，均需要进行神经源性肠道和膀胱的管理。两者神经性疼痛和痉挛的治疗方法相同。

然而，非创伤性脊髓损伤也面临着一些独特的挑战。有些脊髓病是进展性的，如 ALS 和 MS，需要为将来的失能做好计划。恶性肿瘤引起的脊髓损伤需要考虑到肿瘤的远期预后。其他与合并症相关的脊髓损伤,需要积极进行医疗管理并与其他学科的专家密切合作(如血管外科医生、脊柱外科医生或传染病专家)。合并症会影响康复效果,也给医保系统带来挑战。非创伤性脊髓损伤人群具有异质性,需要个体化的康复治疗。

(周凤华 译,陈兆聪 温红梅 校)

参考文献

1. Brown RH Jr. Amyotrophic lateral sclerosis and other motor neuron diseases. In: Kasper D, Fauci A, Hauser S, Longo D, Jameson J, Loscalzo J. eds. *Harrison's Principles of Internal Medicine*. 19th ed. New York: McGraw-Hill; 2017.
2. Gordon PH. Amyotrophic lateral sclerosis: pathophysiology, diagnosis and management. *CNS Drugs*. 2011;25(1): 1–15.
3. Arbesman M, Sheard K. Systematic review of the effectiveness of occupational therapy-related interventions for people with amyotrophic lateral sclerosis. *Am J Occup Ther*. 2014;68(1):20–26.
4. Chiodo A. Amyotrophic lateral sclerosis. PM&R Knowledge NOW (AAPM&R). Online publication; 2011. http://me.aapmr.org/kn/article.html?id=164.
5. Rowland LP, Mitsumoto H, Przedborski S. Amyotrophic lateral sclerosis, progressive muscular atrophy, and primary lateral sclerosis. In: Rowland L, Pedley T, eds. *Merritt's Neurology*. 12th ed. Philadelphia, PA: Lippincott Williams & Wilkins; 2010.
6. Majmudar S, Wu J, Paganoni S. Rehabilitation in amyotrophic lateral sclerosis: why it matters. *Muscle Nerve*. 2014;50(1):4–13.
7. Costa J, Swash M, de CM. Awaji criteria for the diagnosis of amyotrophic lateral sclerosis:a systematic review. *Arch Neurol*. 2012;69(11):1410–1416.
8. Miller RG, Jackson CE, Kasarskis EJ, et al. Practice parameter update: the care of the patient with amyotrophic lateral sclerosis: multidisciplinary care, symptom management, and cognitive/behavioral impairment (an evidence-based review): report of the Quality Standards Subcommittee of the American Academy of Neurology. *Neurology*. 2009;73(15):1227–1233.
9. Miller RG, Jackson CE, Kasarskis EJ, et al. Practice parameter update: the care of the patient with amyotrophic lateral sclerosis: drug, nutritional, and respiratory therapies (an evidence-based review): report of the Quality Standards Subcommittee of the American Academy of Neurology. *Neurology*. 2009;73(15):1218–1226.
10. Johnsson KE. Lumbar spinal stenosis. A retrospective study of 163 cases in southern Sweden. *Acta Orthop Scand*. 1995;66(5):403–405.
11. Kim HJ, Tetreault LA, Massicotte EM, et al. Differential diagnosis for cervical spondylotic myelopathy: literature review. *Spine (Phila Pa 1976)*. 2013;38(22 Suppl 1):S78–S88.
12. Tetreault LA, Karpova A, Fehlings MG. Predictors of outcome in patients with degenerative cervical spondylotic myelopathy undergoing surgical treatment: results of a systematic review. *Eur Spine J*. 2015;24(Suppl 2):236–251.
13. Irani DN. *Cerebrospinal Fluid in Clinical Practice*. Philadelphia, PA: Saunders/Elsevier; 2009.
14. Capone F, Tamburelli FC, Pilato F, et al. The role of motor-evoked potentials in the management of cervical spondylotic myelopathy. *Spine J*. 2013;13(9):1077–1079.
15. Karadimas SK, Erwin WM, Ely CG, Dettori JR, Fehlings MG. Pathophysiology and natural history of cervical spondylotic myelopathy. *Spine (Phila Pa 1976)*. 2013;38 (22 Suppl 1):S21–S36.
16. Kong LD, Meng LC, Wang LF, Shen Y, Wang P, Shang ZK. Evaluation of conservative treatment and timing of surgical intervention for mild forms of cervical spondylotic myelopathy. *Exp Ther Med*. 2013;6(3):852–856.
17. Rhee JM, Shamji MF, Erwin WM et al. Nonoperative management of cervical myelopathy: a systematic review. *Spine (Phila Pa 1976)*. 2013;38(22 Suppl 1):S55–S67.
18. Morishita Y, Matsushita A, Maeda T, Ueta T, Naito M, Shiba K. Rapid progressive clinical deterioration of cervical spondylotic myelopathy. *Spinal Cord*. 2015;53(5):408–412.
19. Minamide A, Yoshida M, Maio K. The natural clinical course of lumbar spinal stenosis: a longitudinal cohort study over a minimum of 10 years. *J Orthop Sci*. 2013;18(5):693–698.
20. Fehlings MG, Wilson JR, Kopjar B, et al. Efficacy and safety of surgical decompression in patients with cervical spondylotic myelopathy: results of the AOSpine North America prospective multi-center study. *J Bone Joint Surg Am*. 2013;95(18):1651–1658.
21. Fehlings MG, Wilson JR, Karadimas SK, Arnold PM, Kopjar B. Clinical evaluation of a neuroprotective drug in patients with cervical spondylotic myelopathy undergoing surgical treatment: design and rationale for the CSM-Protect trial. *Spine (Phila Pa 1976)*. 2013;38(22 Suppl 1): S68–S75.
22. Demir S, Dulgeroglu D, Cakci A. Effects of dynamic lumbar stabilization exercises following lumbar microdiscectomy on pain, mobility and return to work. Randomized controlled trial. *Eur J Phys Rehabil Med*. 2014;50(6):627–640.
23. McCormick P, Rowland LP. Spinal tumors. In: Rowland L, Pedley T, eds. *Merritt's Neurology*. 12th ed. Philadelphia, PA: Lippincott Williams & Wilkins; 2010.
24. Jeffery DR, Mandler RN, Davis LE. Transverse myelitis. Retrospective analysis of 33 cases, with differentiation of cases associated with multiple sclerosis and parainfectious events. *Arch Neurol*. 1993;50(5):532–535.
25. Beghi E, Kurland LT, Mulder DW, Wiederholt WC. Guillain-Barre syndrome. Clinicoepidemiologic features and effect of influenza vaccine. *Arch Neurol*. 1985;42(11):1053–1057.
26. Proposed diagnostic criteria and nosology of acute transverse myelitis. *Neurology*. 2002;59(4):499–505.
27. Scott TF, Frohman EM, de SJ, Gronseth GS, Weinshenker BG. Evidence-based guideline: clinical evaluation and treatment of transverse myelitis: report of the Therapeutics and Technology Assessment Subcommittee of the American Academy of Neurology. *Neurology*. 2011;77(24):2128–2134.
28. Ropper AH, Poskanzer DC. The prognosis of acute and subacute transverse myelopathy based on early signs and symptoms. *Ann Neurol*. 1978;4(1):51–59.
29. McKinley WO, Seel RT, Hardman JT. Nontraumatic spinal cord injury: incidence, epidemiology, and functional outcome. *Arch Phys Med Rehabil*. 1999;80(6):619–623.
30. Darouiche RO. Spinal epidural abscess. *N Engl J Med*. 2006;355:2012–2020.
31. Sandson TA, Friedman JH. Spinal cord infarction. Report of 8 cases and review of the literature. *Medicine (Baltimore)*. 1989;68(5):282–292.

32. New PW, Reeves RK, Smith E, et al. International retrospective comparison of inpatient rehabilitation for patients with spinal cord myelopathy: epidemiology and clinical outcomes. *Arch Phys Med Rehabil*. 2016;97(3):380–385.
33. Nedeltchev K, Loher TJ, Stepper F, et al. Long-term outcome of acute spinal cord ischemia syndrome. *Stroke*. 2004;35(2):560–565.
34. Robertson CE, Brown RD Jr, Wijdicks EF, Rabinstein AA. Recovery after spinal cord infarcts: long-term outcome in 115 patients. *Neurology*. 2012;78(2):114–121.
35. Salvador de la BS, Barca-Buyo A, Montoto-Marques A, Ferreiro-Velasco ME, Cidoncha-Dans M, Rodriguez-Sotillo A. Spinal cord infarction: prognosis and recovery in a series of 36 patients. *Spinal Cord*. 2001;39(10):520–525.
36. Kumar N, Gross JB Jr, Ahlskog JE. Copper deficiency myelopathy produces a clinical picture like subacute combined degeneration. *Neurology*. 2004;63(1):33–39.

第 16 章　脊髓损伤：感染和炎症病因

Vincent Huang, Marwa Mekki, and Thomas N. Bryce

在大多数发达的国家/地区，非创伤性脊髓损伤(non-traumatic spinal cord injury, NTSCI)的 3 种最常见病因包括肿瘤、脊柱退行性疾病和血管疾病。相反，在一些发展中国家结核病和感染性疾病(例如艾滋病等)更为高发，因感染而导致的脊髓损伤要远高于因脊柱退行性疾病和血管疾病引起的脊髓损伤[1]。在很多 NTSCI 发病率研究中，所报告的病例信息有限且具有不确定性，因此无法准确地估计感染性和炎症性原因的总体发病情况。

NTSCI 通常表现出的症状和创伤性脊髓损伤(traumatic spinal cord injury, TSCI)很相似，尤其是在神经损伤水平以下的乏力和感觉改变，通常伴有肠道和膀胱或其他自主神经功能障碍。非创伤性脊髓损伤也可导致与创伤性脊髓损伤类似的并发症，包括但不限于深静脉血栓、压疮、自主神经反射异常、肺炎、直立性低血压、痉挛、异位骨化、疼痛和性功能障碍。

本章将介绍在发达国家出现的 NTSCI 最常见的感染性和炎症性病因(有关脊髓病和运动神经元疾病部分，请参见第 15 章；有关肿瘤部分，请参见第 17 章)。由于在发达国家可以广泛使用磁共振成像(MRI)和计算机断层扫描(CT)作为检查手段，因此很容易排除压缩性病因。但是，由于 NTSCI 的鉴别诊断还包括感染性、中毒性、营养性、血管性、全身性和副肿瘤性以及炎性病因，其中许多在临床上表现很相似，所以将 NTSCI 的其他病因区分开可能既困难又耗时(表 16-1)。除了进行全面的病史和体格检查以及必要的影像学研究以外，脊髓液分析和血液检查对于作出准确的诊断也至关重要。

通常，如果怀疑是炎症(非感染性)病因，则大剂量皮质类固醇是一线治疗方案。如果皮质类固醇对炎症治疗无效，则采用血浆置换、静脉注射免疫球蛋白(intravenous immunoglobulin, IVIG)或其他免疫调节剂，以降低可能引起持续 SCI 的可疑自身抗体的血清浓度。如果怀疑是感染，通常会启动针对性的抗菌治疗。因为不同的感染性和炎症性 NTSCI 可能需要不同的治疗方法，在本章中，我们将分别讨论 SCI 最常见的感染性和炎症性原因及其治疗方法。

在确定了引起 NTSCI 的原因并进行对应的药物治疗时，还应进行康复治疗。由于乏力、感觉丧失、肠道和膀胱障碍、痉挛和继发的并发症，NTSCI 患者应该在专门的 SCI 病房接受良好的康复治疗[2]。在这种情况下，多学科组成的康复团队可以包括但不限于康复医师、初级保健医师、神经心理学家、神经科医生、护士、物理和作业治疗师、神经精神科医生和社会工作者。这些专业中心提供高效且极具性价比的个性化治疗，这可以最大限度地减少不良事件，

表 16-1 非创伤性脊髓损伤鉴别诊断和诊断研究

病原	病程	诊断专用的影像学和实验室研究
脊柱疾病	先天性椎管狭窄 获得性椎管狭窄 • 后纵韧带骨化 • 椎关节强硬 • 脊椎前移 寰枢椎不稳 • 风湿性关节炎 • 唐氏综合征 • 成骨不全症 椎间盘突出	脊柱 MRI、CT 扫描
代谢紊乱	维生素 B_{12} 缺乏 叶酸缺乏 铜元素缺乏	维生素 B_{12} 和叶酸水平的甲基丙二酸 高半胱氨酸 胃壁细胞和内因子抗体 血清铜水平
血管疾病	出血 • 硬膜外血肿 • 硬脑膜动静脉瘘 • 脑动静脉畸形伴出血 缺血 • 硬脑膜动静脉瘘 • AVM 无出血 • 动脉粥样硬化 • 主动脉夹层 • Takayasu 动脉炎 • 动脉瘤栓子 • 血栓栓塞 • 静脉梗死 • 低血压性低灌注	脊柱磁共振 脊柱血管造影(强烈怀疑血管畸形且 MRI 表现不明确)血液高凝状态检查——蛋白 C,蛋白 S,抗凝血酶Ⅲ,狼疮抗凝剂,凝血酶原 G20210A,莱顿第 5 因子,因子Ⅷ,抗心磷脂抗体,纤维蛋白原,同型半胱氨酸
炎症和自身免疫系统疾病	多发性硬化	请参阅表 16-3 脊柱和大脑 MRI CSF-寡克隆条带,IgG 指数
	视神经脊髓炎谱系疾病	请参阅表 16-4 脊柱和大脑 MRI AQ4-Ab,ANA
	特发性横贯性脊髓炎	请参阅表 16-7 脊柱 MRI
	急性播散性脑脊髓炎	脊柱和大脑 MRI
	胶原血管病 • 系统性红斑狼疮(SLE) • 干燥综合征 • 抗磷脂综合征 • 白塞病 • 混合性结缔组织病 • 系统性硬化	ANA dsDNA 抗核糖核蛋白 抗-Sm 抗体 抗-SSA 抗体 抗磷脂抗体阳性 类风湿因子 抗-scl70(ELISA)
	结节病	CSF-ACE 血清可溶性 IL-1 受体

续表

病原	病程	诊断专用的影像学和实验室研究
	副肿瘤性	抗-Ri(ANNA-2)
	• 乳腺癌	抗双载蛋白 IgG
	• 小细胞肺癌	抗 CRMP5 抗体
	蛛网膜炎	CT 脊髓造影照片或脊柱 MRI
放射性药物和毒素	放射性脊髓炎	脊柱 MRI
	有机磷酸盐	脊柱 MRI
		血清-乙酰胆碱酯酶
		血清-丁酰胆碱酯酶
	硬膜外麻醉	脊柱 MRI
	药物	脊柱 MRI
	• 一氧化二氮	大脑 MRI
	• 化疗	维生素 B_{12} 水平
	• 柳氮磺胺吡啶	EMG/NCS
	• 肿瘤坏死因子-α 抑制剂	
肿瘤疾病	硬膜外肿瘤(转移性)	脊柱 MRI
	• 肺	
	• 胸腔	
	• 胃肠道	
	硬膜外髓内肿瘤	
	• 纤维神经瘤	
	• 脑(脊)膜瘤	
	• 神经鞘瘤	
	• 脊索瘤	
	硬膜内髓内肿瘤	
	• 星形细胞瘤	
	• 室管膜(细胞)瘤	
	• 少突胶质瘤	
	• 海绵状血管瘤	
病毒感染	逆转录病毒	酶联免疫吸附测定法(ELISA)
	• HIV	和蛋白质印迹
	• HTLV	HTLV-1 抗体
	疱疹病毒	
	• 单纯性疱疹病毒(HSV)	CSF-HSV-1/2PCR
	• 带状疱疹	CSF-VZV PCR
	• 巨细胞病毒(CMG)	CSF-CMV PCR
	• 人类疱疹病毒第四型(EBV)	CSF-EBV PCR
	肠病毒	请参阅表 16-8
	• 急性脊髓灰质炎病毒	脊柱 MRI 和 EMG/NCS
	• 脊髓灰质炎病毒-慢性(脊髓灰质炎后综合征	
	西尼罗河病毒(WNV)	血清或脑脊液中 WNV 特异性 IgM
细菌感染	• 金黄色葡萄球菌	血培养
	• 表皮葡萄球菌	

续表

病原	病程	诊断专用的影像学和实验室研究
	• 大肠杆菌	
	• 铜绿假单胞菌	
	• 链球菌	
	• 梅毒螺旋体(神经梅毒)	CSF-VDRL
		血清学检测-PRP
	• 结核分枝杆菌	Mantoux 结核菌素皮肤测试
		结核病验血
		QuantiFERON
		耐酸细菌痰或培养
	• 伯氏疏螺旋体(Lyme)	ELISA 和蛋白质印迹:伯氏疏螺旋体抗体
真菌感染	• 芽生菌	真菌培养
	• 球孢子菌属	
	• 新型隐球菌	
	• 曲霉菌	
寄生虫感染	• 血吸虫	粪便中成体寄生虫卵、幼虫的镜检
	• 细粒棘球绦虫	
	• 猪肉绦虫	血液或其他样本或寄生虫鉴定
	• 并殖吸虫	寄生虫 DNA 的抗原或分子检测
运动神经元疾病	• 肌萎缩性(脊髓)侧索硬化	EMG/NCS
	• 原发性侧索硬化	
	• 进行性肌萎缩(症)	
混合型	• 脊髓空洞症	MRI
		CT 对比与延迟成像

AV,动静脉瘘;AVM,动静脉畸形;IF,内在因素;CSF,脑脊液;AQ4-Ab,水通道蛋白 4 抗体;ACE,血管紧张素转换酶;ANA,抗核抗体;dsDNA,双链 DNA;抗 SSA,抗干燥综合征相关抗原 A;抗-scl70,硬皮病抗体;IgG,免疫球蛋白 G;IL,白介素;ANNA-2,2 型抗神经核抗体;CRMP-5,折叠应答介质蛋白 5;VZV,水痘带状疱疹病毒;HTLV,人类 T 淋巴病毒;TB,结核;HIV,人类免疫缺陷病毒;PCR,聚合酶链反应;VDRL,性病研究实验室;PPD,纯化蛋白衍生物;RPR,快速恢复血浆;EMG,肌电图;NCS,神经传导研究。

降低再次住院率,并增强患者的认知[3]。由于 NTSCI 的患者表现出与 TSCI 相似的症状,因此康复治疗手段通常相似。表 16-2 列出了针对 SCI 患者常见损伤和功能障碍的综合康复治疗计划。治疗方法应包括解决本章中讨论的不同类型 NTSCI 的康复需求。根据病因如果有单独的康复需求,将在相关章节中进行讨论。

表 16-2　脊髓损伤损害和康复干预

损害	康复干预
无力	根据无力水平,最大限度地提高自我照顾和移动能力: • 关节活动度(ROM) • 增强肌力 • 日常生活活动(ADL)的功能训练,包括进食,美容,穿衣和洗澡 • 运动训练 　• 功能性电刺激 　• 神经肌肉电刺激 　• 机器人辅助步态训练 • 转移训练 • 设备: 　• 矫形器

续表

损害	康复干预
	• 步态辅助 • 辅助设备 • 耐用医疗设备 • 轮椅和坐垫 • 辅助技术和环境控制部门
神经性膀胱功能障碍	采用合适的措施彻底清空,保持患者干燥并降低并发症,例如高压膀胱、反流或渗漏、尿路感染(UTI)、狭窄和膀胱结石 • 脊柱(脑桥以下—骶髓以上)病变:上运动神经元(UMN)膀胱 • 体检 • UMN 症状包括反射亢进,痉挛 • 完整的球海绵体反射和经皮反射(肛门收缩) • 试验 • 术后残留(PVR)尿液测量 • 尿动力学检查(UDS) • 不同的管理目标 • 正常的排尿控制 • 每天进行多次直插式导管插入术[间歇性导管插入(IC)],一天之间不漏尿:可以执行的首选方法 1. 流体管理 2. IC 变化频率 3. 抗胆碱药物或 β-3 肾上腺素能使逼尿肌放松 4. 给逼尿肌注射肉毒杆菌毒素 5. 膀胱扩大术 • 无须间断导尿的外部避孕套导管——膀胱反射触发(“平衡膀胱”) 1. 足够的阴茎大小/形状以维持外部导管 2. PVRs<200mL 3. UDS 上的膀胱压力小于 40cmH_2O 4. 排尿时无自主神经反射异常 5. 如果 PVR>200mL,则在抗反射括约肌中添加抗 α-肾上腺素能药物和/或高于膀胱压力(>40cm 水柱) • 尿布 • 留置导管(经尿道与耻骨上) 持续膀胱压力高或残留高且无法 IC 的人 • 综合以上 • 骶骨/下骶骨损伤:下运动神经元(LMN)膀胱 • 体检 • LMN 体征(肌肉萎缩,肌腱反射减弱或缺失) • 缺乏球海绵体反射和肛门反射(肛门收缩) • 腹部下膨,可触及坚固的膀胱 • 试验 • 术后残留(PVR)尿液测量 • 尿动力学检查(UDS) • 不同的管理目标 • 膀胱表现 1. 拉紧(腹部拉紧,瓦尔萨尔瓦动作) 2. 外部压缩(克雷德挤压法操作) 3. 空的膀胱,残留量(<200mL),无过度紧张 4. 如仍然有渗漏可以考虑穿垫大小便失禁内衣或安装人工括约肌

续表

损害	康复干预		
	• 间歇性导尿 1. 流体管理 2. 改变导管插入的频率 3. 使用避孕套导管或护垫 4. 如果在IC时仍然有渗漏考虑注射尿道周围填充剂、吊索程序或人工括约肌 • 留置导管		
痉挛状态	尽可能减少损害,并利用痉挛来提高功能,独立生活的能力以及生活质量 • 避免有害刺激,因为这可能会加剧痉挛 • 康复治疗 • 躺在床上和轮椅上 • 模式:热,冷,电刺激,生物反馈 • 医疗体操:伸展运动,水疗 • 矫正器:支具,石膏矫正法 • 口服解痉药 • 巴氯芬:通过γ-氨基丁酸对神经元的突触前抑制(GABA)B激动剂 • 苯二氮䓬类药物:GABA的突触后作用 • α_2激动剂:可乐定和替扎尼定 • 丹曲林钠:防止钙从肌质网中释放 • 鞘内注射巴氯芬(ITB) • 注射疗法 • 用苯酚或酒精进行神经溶解 • 通过肉毒杆菌毒素阻止释放乙酰胆碱来阻止神经肌肉连接 • 骨科治疗:肌腱切断,肌腱延长,肌切开术,肌腱转位 • 神经外科:神经切除术,脊髓切断术,神经根切断术,选择性背根切断术		
神经源性肠道	启动适当的排便程序,以确保有效的结肠排空同时预防失禁和便秘		
	• 类型	• 上运动神经元	• 下运动神经元
	• 日常时间	• 饭后30~60min(使用胃酸反应)	• 饭后30~60min
	• 频率	• 首选每天	• 直肠按摩法(不依赖骶骨反射弧)
	• 干预	• 数字刺激(依赖骶骨反射的保留)	• 数字刺激(不依赖骶骨反射)
	• 用药		
	• 口服	• 粪便软化剂、填充剂、刺激剂和渗透剂,在排泄前8~12h服用	• 膨胀剂有利于产生量大、成型的大便
	• 直肠	• 刺激性栓剂或小灌肠会触发结肠/直肠反射性排空	• 栓剂或小灌肠剂无济于事
自主神经功能障碍 • 直立性低血压	通过治疗症状性直立性低血压,最大限度地提高直立耐力和功能活动 • 物理治疗 • 弹性护腰 • 下肢加压袜 • 在允许的情况下,将躺椅/轮椅的靠背角度从近仰卧逐渐减小到完全直立 • 下床前逐渐抬起床头 • 倾斜床		

续表

损害	康复干预
	• 药物治疗 　• 饭前每天 2~3 次,盐片 1~2g/次 　• 氟可的松(效力:具有糖皮质激素的合成皮质类固醇>>糖皮质激素),每天 1~2mg,1~2 次 　• 米多君(α_1 受体激动剂),每天 1~3 次,每次 5~20mg 　• 屈昔多巴(合成的氨基酸类似物,可通过多巴脱羧酶直接代谢为去甲肾上腺素)100~160mg,1~3 次/d
自主反射障碍(AD)	脊髓损伤后有害刺激引起的反射性交感神经放电失衡的情况 预防和患者教育(症状和管理): • 临床表现 　• 头痛 　• 高血压 　• 超过受伤程度的大量出汗和潮红 　• 视力模糊 　• 血压突然升高超过 20mmHg 　• 心动过缓 • 治疗 　• 让患者坐直 　• 解开衣服 　• 减轻导尿管引流的阻塞 　• 如果没有留置导管,则进行导管插入 　• 如果收缩压大于等于 150mmHg,请使用速效且易逆性降压药,例如硝普钠 　• 如果收缩压低于 150mmHg,则应人工清理直肠 　• 如果症状持续,则寻找其他沉淀剂 　• 对患有 AD 反复发作的患者的预防性治疗可以包括 α 受体阻滞剂或神经节阻滞剂
呼吸	• 肺运动 　• 使用阈值或阻力训练器进行吸气肌肉训练 　　• 以最大吸气压力的 30%~70% 的强度开始,持续 4~6d/w,每次持续最多 30min 　• 有氧运动训练 　　• 最高心率的 70%~80%,并且每周至少 3 次 　• 训练胸大肌的锁骨部分的肌肉可帮助改善强制性呼气(咳嗽) 　　• 十次最大等距收缩,每次收缩 6 秒,每周 5 天,共 6 周 • 其他策略 　• 鼓励定期清除痰液/肺部卫生 　• 戒烟 　• 睡眠呼吸暂停检测/管理 　• 保持总体健康/活动 　• 免疫接种 　　• 每年接种流感疫苗 　　• 每 5 年接种肺炎球菌性肺炎疫苗 • 肺不张 　• 肺扩张 　　• 使用高潮气量并进行机械通气[可达 15~20mL/kg(理想体重)] 　• 分泌物引流 　　• 体位引流 　　• 胸部叩击 　• 分泌物清除 　　• 吸痰

续表

损害	康复干预
	• 手动辅助咳嗽 • 吹气 • 支气管镜检查 • 药物治疗 • 支气管扩张剂 • 化痰药 • 充足的水分
骨质疏松症	• 身体锻炼策略 • 负重行走或站立(必要时使用站立架或站立轮椅) • FES 测力法或 FES 走动 • 补充剂(检查 25-羟基维生素 D 含量) • 补钙(每天至少 1 500mg) • 补充维生素 D(每天至少 1 000IU) • 药物治疗 • 二膦酸盐：是否能预防 SCI 人群的骨丢失证据不足
骨位异化	• 药物治疗 • 二膦酸盐：羟乙二磷酸二钠(每天口服 20mg/kg，持续 3~6 个月) • 仅凭骨扫描证据可防止大多数情况下的软组织骨化 • 不到一半的 X 射线显示异位骨化 • 非甾体抗炎药：吲哚美辛或其他 • 锻炼 • ROM 训练，避免过度用力和肌肉受伤 • 手术 • 避免异位骨化的主要目标是促进更轻松的安放、转移、日常生活 • 仅在异位骨化成熟并且骨骼扫描和碱性磷酸酶指标正常时才应尝试手术 • 楔形切除术是最常见的手术切除类型 • 放射性治疗 • 据报道称低剂量辐射可控制 HO 并避免手术后复发 • 在手术前或手术后立即给予一小部分
压力性损伤	定期监测皮肤完整性，避免或防止压力伤害恶化，评估对专用座椅/床垫的需求，并进行适当的足够的压力释放 • 压力重新分布和支撑接触面 • 床板支撑面 • 为病情严重或有高压伤害的人使用气垫床以支撑接触面 • 床的摆放 • 避免直接接触伤口 • 使用枕头、靠垫和定位辅助工具来减少现有压力性损伤或脆弱皮肤区域的压力 • 避免封闭的切口或甜甜圈型垫子 • 防止骨突起之间的接触 • 除非医疗上有必要进行日常生活活动，否则应避免抬高床头 • 每 2h 躺在床上一次 • 轮椅摆放 • 为无法独立执行有效卸压的个人开辟电动减重轮椅系统 • 使用轮椅在空间上倾斜和/或倾斜设备 • 保持离开座位至少 1~2min

续表

损害	康复干预

性欲	跨学科团队全面解决性功能障碍,性行为和生殖问题
	• 心理
	  • 找出并解决自我形象、自尊、害怕被拒绝以及对性失败的恐惧和焦虑等问题
	• 勃起功能障碍
	  • 心因性勃起或润滑障碍
	    • T_{11}~L_2 皮下有感觉,并且感觉的程度与该级别的轻触和针刺感保存的程度有关
	  • 反射性勃起或润滑
	    • 要求保留反射功能(S_4~S_5)
	    • 如果存在过度活跃的球海绵体(BC)或在 S_4~S_5 时存在活动性 BC 并保留一定的感觉,通常可以进行反射性勃起或润滑
	    • 如果缺少 BC 和 S_4~S_5 处的感觉,则会失去反射性勃起和润滑作用
	  • 治疗
	    • 口服:5 型磷酸二酯酶抑制剂
	    • 注射剂:血管活性物质(前列地尔、罂粟碱、酚妥拉明)
	    • 物理设备:真空压缩设备
	    • 植入式设备:硅胶延展性植入物和充气式植入物
	• 射精功能障碍
	  • 自慰或伴侣自慰
	  • 阴茎振动刺激
	  • 电刺激采精

重返社区	• 保险指导/财务问题以最大限度地受益
	• 确定并解决可能的障碍,例如:
	  • 家庭护理设备
	  • 家庭救助和/或服务
	  • 运输
	• 针对残疾的地址调整

表 16-3 多发性硬化症的诊断

临床表现	多发性硬化诊断所需的其他数据
• 发作 2 次及以上 • 2 个或多个病变的客观临床证据,或 1 个病变的客观临床证据以及先前发作的合理历史证据	无
• 发作 2 次及以上 • 1 种病变的客观临床证据	空间多发(DIS)需由以下条件证实: 由 MRI 或再 1 次临床发作证实累及另 1CNS 部位
• 第 1 次发作 • 2 个或多个病变的客观临床证据	时间多发(DIS)需由以下条件证实: MRI 或等待第 2 次临床发作
• 第 1 次发作 • 一种病变的客观临床证据(CIS)	DIS 需由以下条件证实: MRI 或等待涉及不同 CNS 部位的第 2 次临床发作 或 DIT 则需通过 MRI 或第 2 次临床发作证明
• 隐匿性神经系统进展提示 MS(PPMS)	疾病进展和 DIS 1 年,由以下 2 个表现证明: MS 特征区域中的 1 个或多个 T_2 病变 脊髓中有 2 个或多个 T_2 局灶性病变 脑脊液中的阳性寡克隆 IgG 带

多发性硬化

多发性硬化(MS)是一种免疫介导的炎症性脱髓鞘性疾病,女性和男性发病率通常约为2:1,女性更易发病。MS发病的中位年龄和平均年龄分别为24岁和30岁。女性的发病高峰年龄比男性约早5岁。

MS有3种不同的类型:复发缓解型多发性硬化(relapsing-remitting multiple sclerosis,RRMS)、原发进展型多发性硬化(primary progressive multiple sclerosis,PPMS)和继发进展型多发性硬化(secondary progressive multiple sclerosis,SPMS)。RRMS包括多次反复的神经系统功能急性恶化和缓解,每次复发或发作时可有新症状出现或现存症状恶化,随后全部或部分恢复,且无明显疾病进展(无论有没有复发或新的MRI活动,都没有客观证据表明疾病随时间的推移而恶化)。复发是由中枢神经系统(CNS)炎症引起的,伴随着髓鞘的破坏。约85%~90%的MS患者最初被诊断为RRMS,然而大多数RRMS患者最终会进入下一进展阶段。RRMS可进一步分为:活动期(即有新的复发/发作和/或新的病灶),以及缓解期(即没有疾病活动的迹象)。该病程也可以归类为病情加重(在复发后的特定时期内残疾程度加重),或者病情稳定(不伴有残疾加重)。

在RRMS中,起病时肠道和/或膀胱症状是与不良预后密切相关的唯一症状。预测RRMS患者长期残疾的其他因素包括第一次发作后的恢复不完全,第一次发作与第二次发作之间的间隔很短以及早期存在残疾的情况[4]。

PPMS从症状发作开始神经功能就逐渐恶化,没有最初的复发或缓解。约5%~10%的MS患者被诊断为PPMS。PPMS并非以线性方式发展,并且通常在一段时间内临床症状稳定且无疾病进展。因此,通常通过评估一年期间内的变化来确定进展的分类。病情逐渐恶化的患者将被分类为进展中,病情稳定者则被分类为未进展。与RRMS相似,也可以根据疾病活动将患者分为活动期或非活动期患者。Kurtzke于1983年开发的扩展残疾状态量表(EDSS)是MS严重程度和进展的常用分类指标。EDSS是一个10分制的量表,其分数随着残疾程度的增加而增加。

SPMS遵循RRMS的初始过程,随后变得更稳定地进展,伴或不伴复发[5]。

临床孤立综合征(CIS)是由中枢神经系统的炎症和脱髓鞘引起的首次神经系统症状,该症状必须持续至少24h。初步诊断检查(表16-4)应至少包括脑和脊髓的MRI检查,以及对其他感染性和炎症病因的检查。如果CIS患者的MRI基线显示有异常,那么其长期(即≥10年)发生MS的可能性≥60%。对于MRI基线正常的CIS患者,长期发展为MS的可能性约为20%。因此,对于存在高风险(20年内88%)发展为MS延迟发病的CIS患者,建议使用疾病修饰治疗(DMT)[5-6]。

表16-4 NMOSD诊断标准

以AQ4-IgG诊断NMOSD的标准
- 至少1项核心临床特征
- AQ4-IgG测定阳性
- 排除其他诊断

AQ4-IgG阴性的NMOSD或AQ4-IgG状态未知的NMOSD诊断标准
- 至少具有2个核心临床特征并满足以下所有要求:
  - 至少1项核心临床特征必须是视神经炎、长节段横贯性脊髓炎(LETM)或区域后综合征
  - 空间多发
  - 满足其他MRI要求(如适用)
- AQ4-IgG检测阴性
- 排除其他诊断

核心临床特征
- 视神经炎
- 急性脊髓炎
- 极后区综合征:无法以其他原因解释的打嗝或恶心呕吐的发作
- 急性脑干综合征
- 有NMOSD型典型双脑MRI病变的发作性睡病或急性双脑临床综合征
- 症状性大脑半球综合征伴NMOSD典型脑病变

AQ4-IgG阴性的NMOSD和未知AQP-IgG状态的NMOSD的其他MRI要求
- 急性视神经炎,需要进行脑部MRI检查以显示:(a)正常发现或仅非特异性白质病变;(b)视神经MRI表现为T_2高信号病变或T_1加权增强病变,延伸超过视神经长度的一半以上或累及视交叉
- 急性脊髓炎,要求伴有急性脊髓炎病史的患者相关的髓内MRI病变延伸至局灶性脊髓萎缩的3个以上连续段
- 极后区综合征:需要相应的延髓背侧/极后区后病变
- 急性脑干综合征:需要相关的室管膜周围的脑干病变

多发性硬化的症状

典型的表现可能包括以下任何一种:视力下降、Lhermitte征(颈部弯曲时,类似电击的感觉顺着背部

和/或四肢向下传播)、核间眼肌麻痹、三叉神经痛、复视、恶心、呕吐、步态障碍、平衡问题、眩晕、四肢共济失调、无力、感觉丧失、痉挛、肠道和膀胱功能障碍或疼痛[7]。通常,在诊断中会出现这些症状或体征中的几种[8]。最常见的初始症状是感觉障碍(34%)、视觉不适(单眼视力丧失或复视)(23%)和运动无力(9%)[8]。随着疾病的发展,症状还可能包括疲劳、沮丧、记忆力减退、注意力不集中和/或处理速度下降以及性功能障碍[7]。大约一半的 MS 患者报告有肠道功能障碍,而 3/4 的患者报告有膀胱功能障碍。

多发性硬化的诊断

2010 年 McDonald MS 诊断标准(表 16-3)要求排除其他原因,并显示了病灶在空间和时间上的多发[9]。病灶的空间多发(DIS)是指在中枢神经系统 4 个典型部位(脑室周围、皮层、膜下或脊髓)中至少 2 个部位中有 1 个或多个 T2 病灶。病灶的时间多发(DIT)是指在随访 MRI 上出现新的 T2 和/或增强病灶,或在任何时间出现无症状的增强和不增强病灶或再次发作(图 16-1)。在无法确诊的情况下,临床医生可能会需要检测脑脊液(CSF)的寡克隆 IgG 带。

多发性硬化的治疗

MS 无法治愈,因此,MS 的治疗重点在于减少疾病的活动和进展、控制复发/发作以及治疗症状。疾病修饰治疗(DMT)由免疫调节剂组成,用于治疗

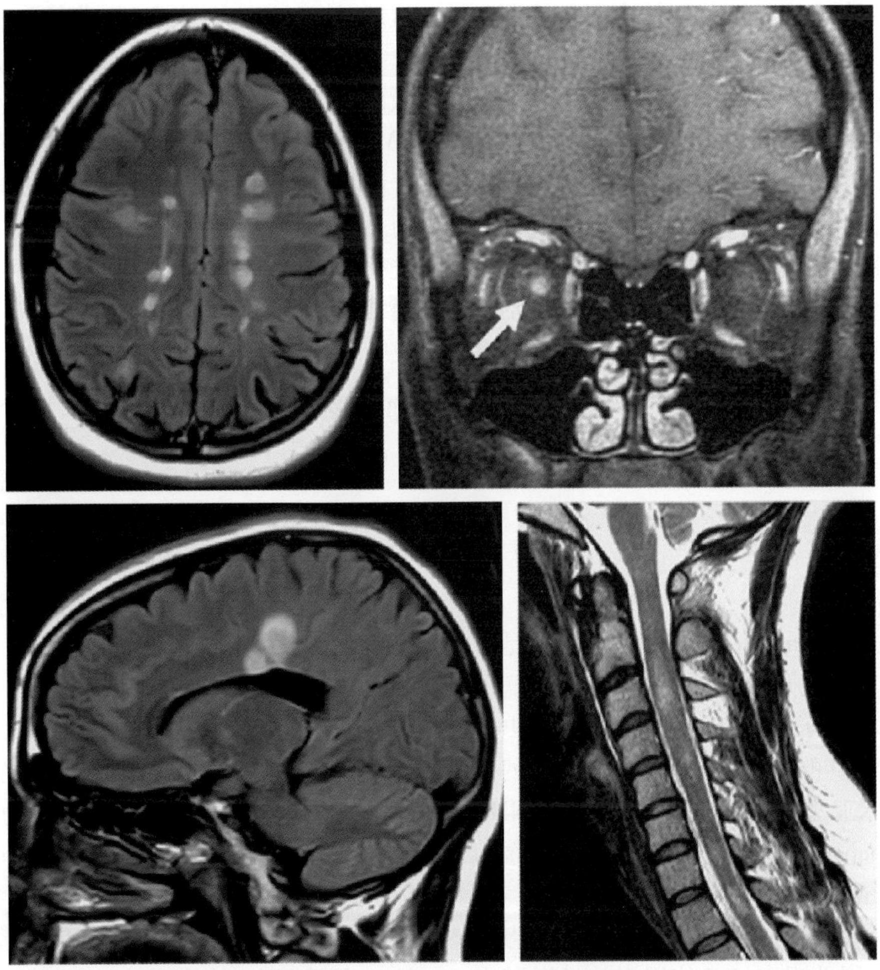

图 16-1　多发性硬化症的 MRI。左上方的轴向 T2-FLAIR 图像显示了多个散在的脑室周围高信号斑块,以及右额叶和顶叶的 2 个皮质下斑块。右上方的冠状 T1 图像显示了急性视神经炎(箭头)的右视神经异常增强。左下方的矢状 T2-FLAIR 图像显示了 2 个来自胼胝体的放射状的高信号斑块。右下矢状 T2 MRI 显示颈髓内有多个离散的高信号斑块。C3 处存在急性病变,伴有脊髓扩张。脊髓胸 1 节段的病变是慢性的,显示出脊髓萎缩(经允许摘自 Bhat L,Humphries RL. Neurologic Emergencies. In:Stone C,Humphries RL,eds. CURRENT Diagnosis & Treatment:Emergency Medicine,8e New York,NY:McGraw-Hill,2017)

MS,以降低 MRI 的复发率并减缓脑部病变的积累。DMT 并不能治愈 MS 患者,且尚无 DMT 对抑制疾病进展具有长期好处的报道。DMT 可以通过静脉滴注、注射或口服给药。DMT 静脉滴注药物包括阿仑单抗、米托蒽醌、奥珠单抗和那他珠单抗。那他珠单抗是同类药物中唯一可预防残疾恶化的药物[10]。DMT 注射剂包括不同的干扰素和格拉替雷。干扰素是一线药物。口服药物包括芬戈莫德、富马酸二甲酯和特立氟胺。建议在诊断和给药后尽快开始使用 DMT。可以通过定期的 EDSS 评分和复查 MRI 进行临床监测[11]。

大多数复发都是自限性的。对于严重的复发,建议采用高剂量静脉滴注皮质类固醇 3~5d 的方法,有时再附加口服皮质类固醇(逐渐减量)。MS 导致许多症状,包括虚弱、痉挛、视觉障碍、感觉下降和疲劳。因此,应在疾病早期就开始全面的康复计划,使患者当前的功能和独立性水平最大化(表 16-2)[12]。对于 MS 来说,平衡障碍很可能是由体感反馈减慢和中枢整合能力受损引起的[13]。以感官促进和双重任务练习为重点的康复治疗已经被证明对改善平衡是有效的。另有研究表明,无论有无前庭症状,前庭康复也可以改善与平衡有关的问题[14-15]。氨吡啶(dalfampridine)是一种选择性的电压激活性钾离子通道阻滞剂,已被证明可以提高行走能力和 MS 患者的步行速度。此外,对于轻度至中度残疾的 MS 患者,运动已被证实可以改善其行动能力、疲劳和与健康相关的生活质量[16]。

视神经脊髓炎

视神经脊髓炎(neuromyelitis optica,NMO)是中枢神经系统的一种免疫介导的炎性疾病。该疾病最早是由 Eugene Devic 于 1894 年记录的。从历史上看,现在被称为 NMO 的典型综合征是一种独特的疾病还是 MS 的临床亚型,一直存在争议。对于 NMO 生物标志物 aquaporin-4 抗体(AQ4-Ab),也称为 NMO-IgG,有助于确认 NMO 为一种独立的疾病。然而正如人们一致认为的那样,AQ4-Ab 在 NMO 患者中也可呈现阴性,因此现在经常使用视神经脊髓炎谱系疾病(NMO spectrum disorder,NMOSD)一词来描述。

据估计,在西方其流行率低至 1/10 万~4.4/10 万。NMO 女性高发(女:男=9:1,而 MS 仅占 2:1),且在 40 多岁达到高峰,比 MS 高约 10 年。与 MS 不同,NMO 非白人患者比例较高。NMO 的预后比 MS 差,且复发频繁。AQ4-Ab 在临床上有助于区分 NMO 和 MS,还有助于预测急性脊髓炎的发作。在一项回顾性研究中,55% 的抗 AQ4-Ab 血清阳性的脊髓炎患者,在第 2 年经历了第 2 次脱髓鞘事件,即复发性脊髓炎或视神经炎[17]。此外,AQ4-Ab 阳性 NMO 更可能与其他自身免疫性疾病(如重症肌无力、系统性红斑狼疮、干燥综合征和结节病)相关。

视神经脊髓炎的症状

NMO 的症状是突然出现各种程度的眼痛和视力丧失(视神经炎)以及脊髓炎症(横贯性脊髓炎),从而导致肢体无力、麻木和感觉异常,以及肠道和膀胱功能障碍,甚至出现持续性呃逆。根据病变水平的不同,可能会出现自主神经功能障碍的症状如低血压、神经性疼痛、痉挛和/或自主神经反射不良。

NMO 和 MS 有许多重叠的症状,并且差异是细微的。通常 NMO 发作后的症状比 MS 更严重。NMO 通常仅影响视神经和脊髓,而 MS 通常影响脑、脊髓和视神经。在 MS 中,每次发作症状通常较轻,而且随着时间的累积作用可能导致也可能不会导致进行性残疾。在 NMO 中,情况恰恰相反,急性发作通常很严重,如果不加以治疗,可能会对身体机能造成毁灭性、不可逆转的影响。

视神经脊髓炎的诊断

具有 NMO 临床症状和体征的患者应立即接受整个脊髓 MRI 检查,并接受表 16-1 中列出的其他检查,以适当排除 NTSCI 的其他病因(图 16-2)。

表 16-4 概述了国际 NMO 诊断小组于 2015 年发布的 NMOSD 共识诊断标准。

视神经脊髓炎的治疗

由于目前尚无治愈 NMOSD 的方法,因此治疗的 3 个主要目标是缓解和改善复发的相关症状、通过预防复发长期稳定病情以及对症治疗其他症状。

即便在 NMOSD 确诊之前,一旦排除了感染性病因,免疫疗法就可作为一线治疗:通常是每天静脉注射 1g 甲泼尼龙,持续 5 天。这一治疗是为了减轻炎症过程。如果病情没有改善或神经系统症状恶化,则应开始启动治疗性血浆置换。血浆置换已表现出对 NMOSD 血清反应阳性和血清阴性患者的治疗效果。有证据表明,血浆置换的早期治疗可能会带来更好的临床结果。NMOSD 患者的病情缓解很难维

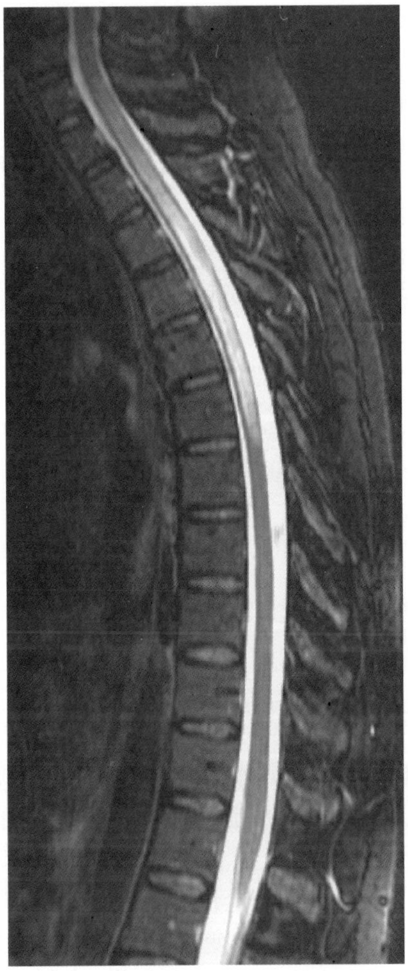

图 16-2　一例视神经脊髓炎患者的脊髓 MRI,矢状位 T2 加权像显示颈胸段纵向高信号病变(经允许摘自 Chapter 36. Multiple Sclerosis and Other Inflammatory Demyelinating Diseases. In:Ropper AH,Samuels MA,Klein JP,eds. Adams & Victor's Principles of Neurology,10e New York,NY:McGraw-Hill,2014)

持,大多数患者都会呈现复发过程。一旦确诊为 AQ4-Ab 阳性 NMOSD,应立即开始使用硫唑嘌呤或利妥昔单抗作为一线治疗的免疫抑制治疗。AQ4-Ab 阳性且长节段横贯性脊髓炎(LETM)发作 1 次的患者应开始免疫抑制治疗至少 5 年,在此期间复发风险最高[17]。对于 AQ4-Ab 阴性的 NMOSD 患者,治疗取决于首次发作的严重程度和缓解程度。如果一线治疗反应较差,则可更换硫唑嘌呤和利妥昔单抗或开始二线治疗。作为最后的选择,可以将联合治疗或更新的药物(例如托珠单抗)视为三线治疗。

脊髓硬膜外脓肿

脊髓硬膜外脓肿(SEA)是一种罕见但潜在的严重感染,可导致严重损害,包括 SCI 和死亡。据估计,每 1 万例住院患者中约有 2~12.5 例发生硬膜外脓肿;20 世纪初期,这一发病率从每 1 万人中的 0.2 人次增加到 1.2 人次[18]。据推测,发病率上升的原因是人口老龄化、脊柱手术和长期血管通路的使用增加以及糖尿病(DM)和静脉吸毒(intravenous drug use,IVDU)的发生率增加。数量的增加也可能是高级诊断方法出现的结果,特别是 MRI 的广泛使用[19](图 16-3)。

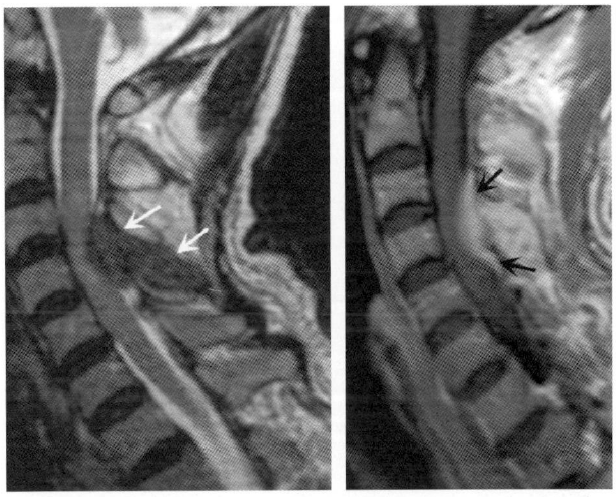

图 16-3　结核所致脊髓硬膜外脓肿的磁共振成像。(A)矢状 T2 加权自由自旋回波 MR 序列。一个低信号的肿块影占据了 C3 的后部,并向硬膜外延伸压迫脊髓(箭头所示)。(B)造影剂给药后矢状位 T1 加权像显示硬膜外突(箭头)弥漫性增强,并延伸至硬膜外腔(经允许摘自 Hauser SL, Ropper AH. Diseases of the Spinal Cord. In:Kasper D,Fauci A,Hauser S,Longo D,Jameson J,Loscalzo J, eds. Harrison's Principles of Internal Medicine,19e New York,NY:McGraw-Hill,2014)

脊髓硬膜外脓肿更有可能在脂肪更丰富的硬膜外腔如胸腰椎后部区域而非颈部区域发展。腰部 SEA 的发生率正在逐步增加,这可能是由于随着时间的推移,通过脊柱介入治疗处理疼痛的方法在增加。SEA 通常会延伸到 3~4 个椎骨水平[20],脊髓也会受机械压迫或间接受到血管闭塞的影响[20]。

诱发因素包括基础病(例如糖尿病、酒精中毒和 HIV 感染),脊柱异常或干预(例如退行性关节疾病、创伤、手术、药物注射、置入刺激器或导管),局部或全身感染源(如皮肤和软组织感染、骨髓炎、泌尿道感染、败血症、留置血管通路、IVDU、针灸、文身、硬膜外镇痛或神经阻滞)。

细菌可以通过两种途径进入硬膜外腔:直接蔓延和血行扩散。但是,在许多情况下,进入路径仍然未知。有关引起 SEA 的最常见生物和诱发因素,请参见表 16-5。

表 16-5　引起脊柱硬膜外脓肿的感染原

生物体	易感因素
细菌	
• 金黄色葡萄球菌[a]	
• 耐甲氧西林金黄色葡萄球菌[b]	脊柱或血管植入式的装置
• 凝固酶阴性葡萄球菌（即表皮葡萄球菌）	脊柱手术（用于导管的放置、镇痛，糖皮质激素注射或手术）
• 大肠杆菌	尿路感染
• 铜绿假单胞菌	
• 厌氧细菌[c]	注射药物滥用者
• 放线菌病[c]	
• 心肌病[c]	
• 分枝杆菌[c]（结核性和非结核性）	
真菌[c]	
• 念珠菌属	
孢子菌属	
• 曲霉菌种	
寄生虫[c]	
• 肠球菌	
• 龙蒿	

[a] 皮肤菌群入侵占病例的 2/3。
[b] 感染率与 10 年前的 15% 相比增加了 40%。
[c] 很少引起 SEA。

脊髓硬膜外脓肿的症状

症状取决于脓肿的位置以及脊髓是受机械压迫还是间接受血管闭塞影响。大约 3/4 的患者存在背痛，而发热则占一半。如预期的那样，在就诊时出现更严重的神经功能缺损（更严重的无力、感觉丧失以及肠和膀胱功能障碍）提示较差的预后[21]。

脊髓硬膜外脓肿的诊断

诊断是基于有实验室数据、影像学检查支持的临床表现进行的，并通过穿刺引流确诊（参见表 16-6）[20]。最初 SEA 的误诊率达到了/50%[20-21]。由于 MRI 静脉注射钆和 CT 脊髓造影的高敏感度，通常通过影像学进行诊断。MRI 是首选的影像学检查方法，因为它具有较低的侵入性，可以与癌症相鉴别，并可以描绘脓肿的纵向和椎旁延伸，这对手术计划很重要。

表 16-6　支持脊柱硬膜外脓肿诊断的研究

血清学
• 白细胞增多（2/3 的患者）
• 炎症指标升高（红细胞沉降率和 C 反应蛋白）[a]
• 血培养（微生物阳性 60%）
脑脊髓液[b]
• 高水平的蛋白质和胞质增多（提示脑膜旁炎）[a]
• 革兰氏染色（仅阳性 25%）
影像
• 静脉输注钆增强的 MRI[c,d]
• CT 脊髓造影[c]
• 普通 X 线或 CT 扫描
• 放射性核素扫描（锝，镓，铟）

[a] 不特定于 SEA。
[b] 脑脊液存在风险，不能提供高收益的诊断信息，因此不建议使用。
[c] 高度敏感，在诊断 SEA 中占 90% 以上。
[d] 首选影像。

脊髓硬膜外脓肿的治疗

一旦怀疑病因是感染，应立即开始静脉注射抗生素，因为疾病进程可能迅速发展，并且神经系统恶化的过程难以预测[21]。除非患者拒绝治疗、手术风险高到无法接受，或完全性 SCI 超过 48 小时且临床或影像学检查不提示病变进展，否则应同时进行椎板切除和脓肿清除的紧急手术[22]。与较早进行手术干预的患者相比，延迟手术不利于减压后神经系统症状的改善[21]。如果选择单纯药物治疗且血培养阴性，则建议通过 CT 引导的穿刺针吸取脓肿并进行培养，以确定适当的敏感的静脉抗生素治疗[20]。

最初的经验治疗应覆盖最常见病原微生物，包括葡萄球菌（通常使用万古霉素覆盖 MRSA）和革兰氏阴性杆菌。随后的治疗应根据培养和药敏结果进行调整。治疗时间通常至少为 6 周，以确保对任何并发的骨髓炎进行充分治疗。如果已经安装了脊髓刺激器、鞘内或硬膜外导管系统，或者邻近脊柱器械的骨骼受到影响，则应去除这种非生物材料以减少再次感染的风险[20]。

横贯性脊髓炎

特发性横贯性脊髓炎（transverse myelitis，TM）是一种临床综合征和排除性诊断（表 16-1），是由脊髓双侧的炎症引起的，其特征是神经功能障碍，包括感觉改变、无力以及尿频和膀胱功能障碍。虚弱和感觉丧失的分布可能对称或不对称，从而影响上肢、下肢或两者。从影像学或病理学来看,脊髓内的炎症程度不一定在所有平面上都是均匀的,它甚至可能只影响特定的脊髓束。当看到 TM 的病变在许多层面上纵向延伸时,TM 可以进一步表征为纵向延伸的长节段横贯性脊髓炎(longitudinally extensive TM, LETM)。LETM 是 NMO 和其他疾病的特征[23]。

流行病学上,发病年龄在 10~19 岁和 30~39 岁之间出现双高峰。发病通常先出现发热、恶心和肌肉疼痛的症状,可能预示病毒感染,但这并非 TM 所特有[6]。每年横贯性脊髓炎的发病率为 1.34/100 万~4.6/100 万。未发现性别差异或季节性变化与特发性 TM 有关[24]。

横贯性脊髓炎的症状

最初的症状会在数小时到 1~2 周内发展,包括由足部上升的感觉异常、损伤神经水平的背痛、无力以及尿道或肛门括约肌功能障碍[24]。症状可能会发展为无力加重,甚至完全瘫痪。在特定平面及以下的疼痛、温度觉和振动觉丧失,以及进一步的肠道和膀胱功能障碍伴潴留。最初可能会出现肌肉紧张和反射消失的现象,提示脊髓休克,但这通常会发展为反射亢进和痉挛。根据低血压或自主反射障碍的病变程度,也可能会出现自主神经功能障碍。

预后较好的指标包括:患病时年纪轻、恢复开始得较早、几天或几周内感觉或运动症状的进展较慢、后索功能保存和深层肌腱反射。预后较差的指标包括发病较急、严重的神经系统功能障碍、四肢瘫痪、肠道和膀胱功能障碍以及 3 个月后仍无症状恢复[25]。

横贯性脊髓炎的诊断

诊断是基于有影像学和实验室数据支持的临床表现,这些都证实存在脊髓炎症,且最重要的是排除具有类似临床表现的其他病理特征(表 16-1,图 16-4)。

表 16-7 列出了横贯性脊髓炎联盟工作组于 2002 年制订的纳入和排除标准,以帮助规范 TM 的诊断[6,24]。

横贯性脊髓炎的治疗

特发性 TM 的一线治疗通常是通过大剂量静脉注射糖皮质激素来处理可能存在的炎症过程。血浆置换可用于严重脱髓鞘的情况。IVIG 和环磷酰胺的益处仍有待确定。如表 16-2 所述,还应同时启动对症治疗处理方案,以处理肌肉痉挛、疲劳、疼痛、神经源性肠、神经源性膀胱和性功能障碍等继发性疾病。

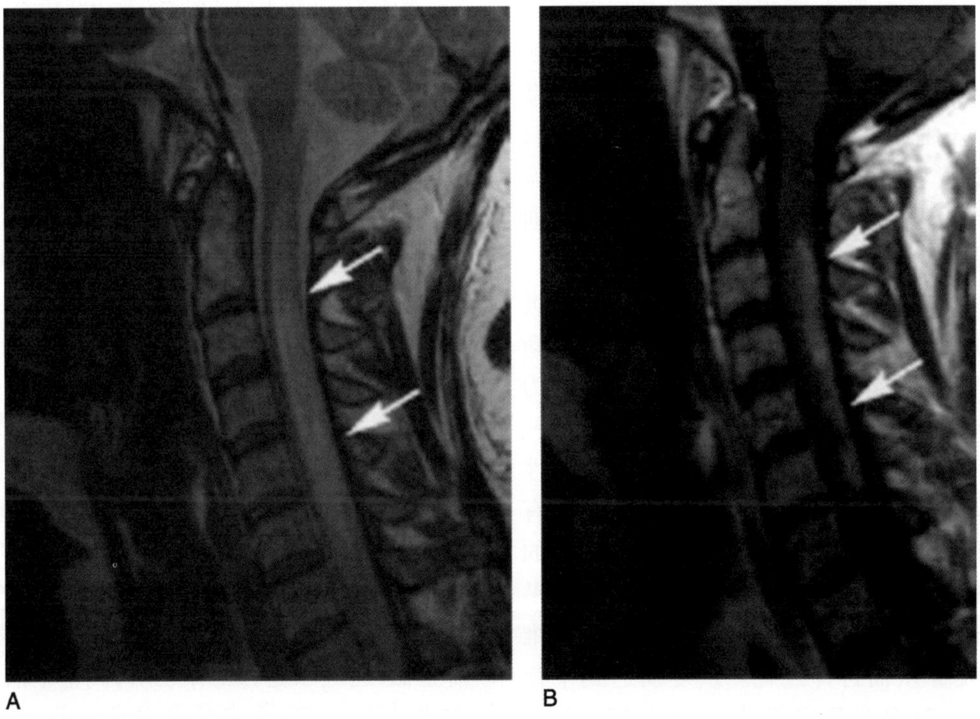

图 16-4　急性横贯性脊髓炎。矢状 T2 加权 MRI(A)显示颈髓异常高信号从 C1 延伸至 T1 并伴有脊髓扩张(箭头所示)。矢状 T1 增强 MRI(B)显示从 C2~T1 的脊髓后半部异常增强(箭头所示)(经允许摘自 Furtado AD, Dillon WP. Atlas of Neuroimaging. In: Kasper D, Fauci A, Hauser S, Longo D, Jameson J, Loscalzo J, eds. Harrison's Principles of Internal Medicine, 19e New York, NY: McGraw-Hill, 2014)

表 16-7　特发性横贯性脊髓炎的标准

纳入标准	排除标准
• 具有明确定义的感觉水平和进行性恶化的双侧神经系统体征或症状 • 症状在发病后 4h 至 21d 之间达到峰值 • MRI 排除脊髓压迫 • 排除任何其他病因 • 发病时或在 7d 内，以 CSF 胞吞作用或免疫球蛋白 G(IgG)指数升高或 MRI 增强提示脊髓炎症	• 过去 10 年的脊柱辐射暴露史 • 临床缺陷与脊髓前动脉血栓形成一致 • 脊髓表面异常流动的空隙与动静脉瘘管一致 • 结缔组织疾病(结节病、白塞病、干燥综合征、SLE、混合性结缔组织疾病等)的血清学或临床证据 • 感染病因的临床或实验室证据 • 提示 MS 的脑部 MRI 异常 • 临床上明显的视神经炎的病史

脊髓灰质炎和脊髓灰质炎后遗症

脊髓灰质炎是由脊髓灰质炎病毒引起的，在美国和欧洲一直流行到 20 世纪 50 年代。由于有效的疫苗接种，如 1955 年的灭活脊髓灰质炎病毒 Salk 疫苗，1963 年的减毒口服脊髓灰质炎病毒疫苗(Sabine)，使得脊髓灰质炎在西半球已基本根除。脊髓灰质炎病毒靶向攻击脊髓或脑干中的前角细胞运动神经元，导致不对称的肌肉麻痹，48h 内达到峰值，并且可能引起呼吸系统和延髓麻痹。脊髓灰质炎病毒通过粪-口途径传播，治疗对症进行，必要时可通过负压呼吸机(通常称为“铁肺”)进行呼吸支持。

全球有 1 200 万至 2 000 万人患有脊髓灰质炎后遗症。人们已经认识到，在感染后的几十年中，新的神经系统疾病可继发于麻痹性脊髓灰质炎，称为脊髓灰质炎后综合征(post-poliomyelitis syndrome，PPS)。PPS 是美国最常见的运动神经元疾病，急性脊髓灰质炎幸存者中有 25%～40% 的人最终会患有 PPS。其原因未知[26]。急性感染后，有一段时间的神经和功能恢复期，时间跨度从数月到数年不等，平均约 8 年。这主要是因为先前神经支配的肌肉纤维可通过轴突发芽从而再神经化。恢复期达到平稳后，平均会有约 25 年的稳定期，然后出现 PPS 的症状和体征[27]。

脊髓灰质炎后遗症的症状

3 种最常见的症状包括：新出现的无力、疲劳和疼痛。无力的症状通常是新发的而且是进展的。疲劳可能是全身性的也可能是肌肉性的，在大多数 PPS 患者中都会发生，并且可能是最致残的症状。全身疲劳包括因体力活动而加重的流感样疲惫、注意力不集中和睡眠需求增加。肌肉疲劳包括耐力和运动耐量的下降。新发的无力大多发生在先前受脊髓灰质炎急性发作影响的四肢，也会发生在未受累的四肢。疼痛可能会出现在受影响的肌肉中，通常表现为轻度运动后的酸痛、灼痛或抽筋。过度使用引起的继发性疼痛也可表现在关节、黏液囊和腱鞘中[28]。较不常见的症状包括新的肌肉萎缩、呼吸功能不全、构音障碍、吞咽困难、畏寒、肌束震颤和进行性关节畸形。

脊髓灰质炎后遗症的诊断

表 16-8 概述了 2000 年在佐治亚州沃姆斯普林斯举行的脊髓灰质炎后综合征国际会议上制定的 PPS 诊断标准。

表 16-8　脊髓灰质炎后综合征诊断标准

- 脊髓灰质炎病史，无力和萎缩的迹象以及肌电图上的去神经化迹象证实患有小儿麻痹症并伴有运动神经元缺失
- 急性脊髓灰质炎后功能部分或几乎完全恢复，然后间隔一定时间(通常为 15 年)神经系统稳定
- 渐进性或持续性肌无力，或逐渐或突然发生的肌肉异常易疲劳(耐力降低)，伴或不伴有全身性疲劳、肌肉萎缩或肌肉和关节疼痛。较不常见的症状包括呼吸和延髓呼吸以及吞咽
- 症状持续至少一年
- 排除其他神经系统、内科和骨科问题的原因

脊髓灰质炎后遗症的治疗

对于 PPS 引起的可能的神经退行性病变，目前还没有特效的治疗方法。因此，推荐建立多学科团队，包括初级保健、理疗、神经病学、物理和作业疗法，以解决和最好地处理该疾病的症状和功能影响。

此外，由于疲劳使患者受到非常大的限制，所以应采取节能策略，其中包括结合使用助行器和步态矫正器，适应家庭和工作场所，调整生活方式和出行方式以及让 PPS 患者能够寻求帮助，这些都应该包括在所有的治疗计划中。处理标志性新发无力症状的运动处方，已证明亚极量运动优于极量运动(由最大肌肉收缩到力竭的运动)[29]。如果疲劳得到控制，肌肉和耐力训练以及水中运动疗法都被证明是

有益的[26]。

蛛网膜炎

蛛网膜炎是脊髓蛛网膜的炎症,其导致炎性标记物和纤维蛋白渗出物的迁移,从而将神经根黏附到鞘囊上。在最初的黏附之后,紧接着的致密的胶原粘连开始与增殖的纤维细胞一起形成。粘连性蛛网膜炎会导致脑脊液循环阻塞和继发性硬膜下蛛网膜囊肿或空洞(脊髓空洞症),从而引起脊髓病和脊髓压迫[30]。

最常见的诱因是脊柱手术或其他脊柱介入治疗、蛛网膜损伤、鞘内/蛛网膜下腔感染、放射治疗、鞘内/蛛网膜下腔出血、鞘内/硬膜内注射类固醇或造影剂或麻醉剂[31-32]。

症状

与其他引起神经功能缺损的压迫性疾病相似,症状通常潜伏期为数月到数年[33]。症状可能包括无力、感觉丧失、神经源性肠道和膀胱、性功能障碍,以及通常以臀部和腿部灼伤感或阵发性电击为特征的疼痛。症状的严重程度取决于受伤的程度和部位。其他的症状可能包括:头痛、视力障碍和听力问题以及头晕和恶心。

诊断

结合临床症状,脊髓造影或 MRI 表现可有助脊髓蛛网膜炎的诊断。脊髓造影表现包括蛛网膜下腔充盈缺损、蛛网膜下腔膨大、蛛网膜下腔变短/变形、蛛网膜下腔狭窄、神经根增厚和丛集、硬脑膜增厚和回缩、神经根袖闭塞、无填充、造影剂分布不规则或成囊或保留造影剂和钙化[34]。MRI 上最常见的特征包括蛛网膜囊肿伴脊髓肿块;神经根丛集、增强或移位;脊髓肿胀伴 T2 信号增强;蛛网膜间隔;软脑膜或硬脑膜增强;脊髓移位或栓系;脊髓萎缩;空洞形成(图 16-5)。脊髓造影或 MRI 的 3 个主要特征是神经根增厚和丛集、神经根周围化导致囊腔空泡状以及有或无造影剂的炎性肿块[35]。

治疗

鉴于缺乏有效的证据,是否采用旨在消除粘连的外科手术或其他介入治疗具有争议[36]。表 16-2

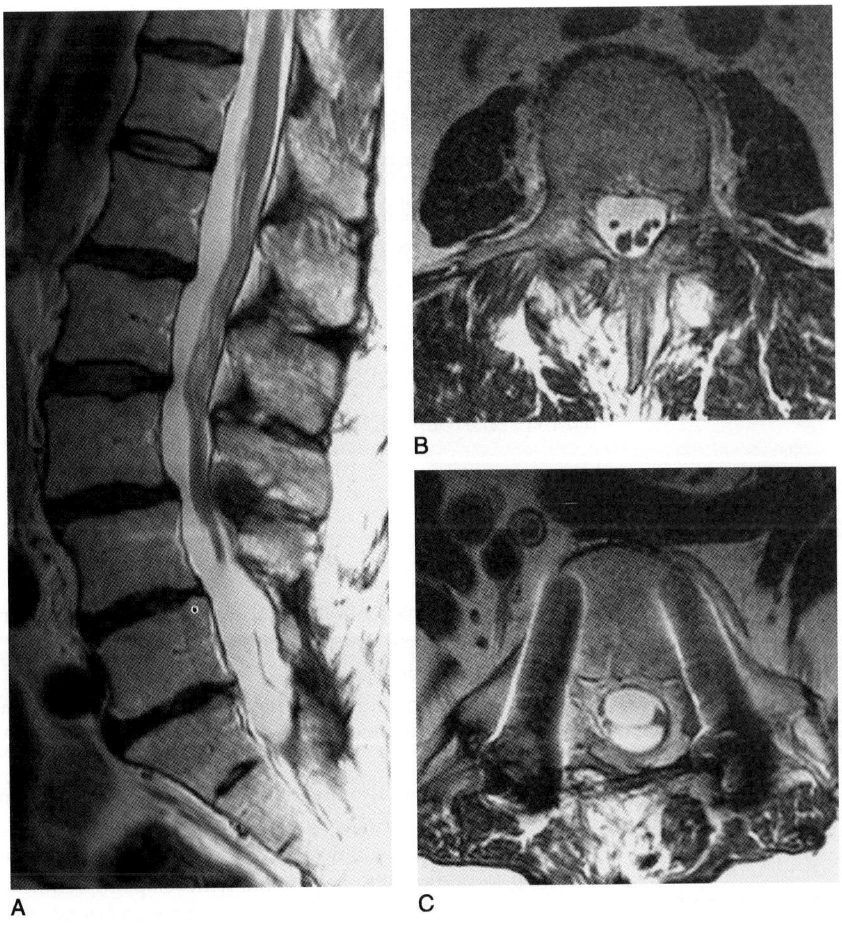

图 16-5　一位淋巴瘤患者的腰骶部 MRI 成像,伴有放射性蛛网膜炎,导致严重的背痛和腿部无力。(A)矢状位 T2 加权 MRI 显示马尾神经根丛集。(B)L3 椎体水平的轴位 T2 加权成像显示神经根丛集。(C)L5 椎体水平的轴位 T2 加权像显示获得性蛛网膜囊肿引起的神经根侧向移位。有双侧金属椎弓根螺钉(经允许摘自 Chapter 11. Pain in the Back, Neck, and Extremities. In: Ropper AH, Samuels MA, Klein JP, eds. Adams & Victor's Principles of Neurology, 10e New York, NY: McGraw-Hill, 2014)

概述了对痉挛、疲劳、疼痛、神经源性肠道、神经源性膀胱和性功能障碍等继发症状的对症治疗。

艾滋病相关的脊髓病

由于高效抗逆转录病毒疗法（HAART）的发展，人们感染 HIV 后存活时间较以往更长，后遗症也更少。尽管取得了这种进步，但仍有约 70% 的 HIV 感染者出现神经系统并发症[37]。它们起源于中枢或外周神经系统，分为原发性和继发性。原发性是由病毒的直接作用引起的，包括 HIV 相关的神经认知障碍，HIV 相关空泡性脊髓病（VM）和远端对称性多发性神经病，这些疾病在所有免疫功能水平（CD4+T 细胞计数）中普遍存在。继发性可由明显的免疫抑制引起，包括机会性感染和原发性中枢神经系统淋巴瘤。

VM 是发达国家/地区 HIV 阳性患者中 NTSCI 的最常见原因。它更可能发生在艾滋病毒感染的后期，并可能与痴呆和周围神经病变一起出现[38]。一项基于尸检的病例对照研究表明，46% 的艾滋病患者患有 VM[39]。各种形式的 HIV 脊髓病已逐渐被认为是 NTSCI 的病因，尤其是在 HIV 流行地区，据报道患病率在 3% ~ 16.9% 之间[40-42]。发展中国家 HIV 相关 NTSCI 的病因更可能是继发性的，例如人类嗜 T 淋巴细胞病毒 Ⅰ 型、结核病、带状疱疹和梅毒。尸检时，VM 的病理结果主要包括中、下胸椎水平的侧方和后部受累，早期呈双侧对称性，严重者可出现不对称，以及类似于维生素 B_{12} 缺乏引起的脊髓变性[38]。VM 确切的发病机制还未知，但最普遍的假说表明，HIV 病毒刺激巨噬细胞产生炎性细胞因子，进而损害脊髓[43]。

症状

症状与其他感染性和炎症性 NTSCI 相似，包括双侧下肢无力、肠道和膀胱功能障碍、勃起功能障碍、痉挛、共济失调、灼热的感觉异常以及在数周至数月内出现的本体感觉障碍[44]。

诊断

确诊为 HIV 后，VM 的诊断是排除法，需排除脊髓病的其他原因便可确诊，如表 16-1 所示。在 VM 中，脑脊液分析可能是正常的，或可能显示轻度的胞吞和轻度的蛋白质升高，但无诊断意义，应用来排除其他病因。诸如脊髓 MRI 可能是正常的，或者可能在 T2 加权图像上显示出脊髓萎缩或斑片异常。体感诱发电位可以帮助确诊脊髓病，而神经传导检查可以发现并存的神经系统疾病。

治疗

应使用 HAART 进行治疗，以解决潜在的 HIV，目标是增加 CD4 计数。进一步的治疗是支持性的，解决患者的虚弱，肠道、膀胱和勃起功能障碍以及感觉异常或神经性疼痛。

小结

NTSCI 和 TSCI 患者可出现相似的临床症状：无力、步态改变、膀胱、肠道和/或性功能改变和感觉障碍。本章介绍了 NTSCI 的感染性和炎症性病因。由于病因差异很大且临床表现相似，因此区分这些病因和其他病因可能既困难又耗时。然而治疗的延误会导致严重的神经功能缺损。因此，必须进行全面的病史和体格检查，以缩小鉴别诊断的范围并采取最佳检查。影像学研究以及脊髓液分析和血清学研究可有助于排除和缩小诊断范围。

适当的治疗应在明确诊断后立即进行，包括免疫抑制治疗、抗菌药物或其他针对性治疗，如 HIV 相关 NTSCI 中的 HAART。大多数情况下，NTSCI 无法治愈。因此，治疗重点是阻止或延缓病情进展，以及处理因脊髓损伤而引起的损伤。康复治疗通过对功能障碍综合管理来帮助 NTSCI 患者实现最大化的独立性。患者应该在一个专业的 SCI 单元里接受照护，并配备经过专门训练的工作人员，以最好地解决疾病的各个方面，包括无力、痉挛、肠道、膀胱和性功能障碍、感觉障碍以及情绪、心血管、肺、代谢、内分泌和自主系统的变化。

（何霏 译，徐义明　温红梅 校）

参考文献

1. New P, Cripps R, Bonne Lee B. Global maps of non-traumatic spinal cord injury epidemiology: towards a living data repository. *Spinal Cord*. 2014;52:97–109.
2. New PW. Non-traumatic spinal cord injury: what is the ideal setting for rehabilitation? *Aust Health Rev*. 2006;30(3):353–361.
3. Trecket CC. Qualtiy care in transverse myelitis: a responsive protocol. *J Child Neurol*. 2009;24:577–583.
4. Langer-Gould A. Clinical and demographic predictors of long-term disability in patients with relapsing-remitting multiple sclerosis: a systematic review. *Arch Neurol*. 2006;

63(12):1686.
5. Lublin FD. Defining the clinical course of multiple sclerosis: the 2013 revisions. *Neurology*. 2014;83(3):278–286.
6. Jacob A, Weinshenker B. An approach to the diagnosis of acute transverse myelitis. *Semin Neurol*. 2008;28:105–120.
7. DasGupta R. Bladder, bowel and sexual dysfunction in multiple sclerosis: management strategies. *Drugs*. 2003;63(2):153–166.
8. Richards RG. A review of the natural history and epidemiology of multiple sclerosis: implications for resource allocation and health economic models. *Health Technology Access*. 2002;6(10):1–73.
9. Polman CH. Diagonstic criteria for multiple sclerosis: 2010 revisions to the McDonald criteria. *Ann Neruol*. 2011;69(2):292–302.
10. Pucci E. Natalizumab for relapsing remitting multiple sclerosis. *Cochrane Database Syst Rev*. 2011;5:10.
11. Tramacere I. Immunomodulator and immunosuppressants for relapsing-remitting multiple sclerosis: a network meta-analysis. *Cochrane Database Syst Rev*. 2015;18:9.
12. Stevens V. Gait impairment and optimizing mobility in multiple sclerosis. *Phys Med Rehabil Clin N Am*. 2013;24(4):573–592.
13. Cameron SL. Postural control in multiple sclerosis: implications for fall prevention. *Curr Neurol Neurosci Rep*. 2010;10:407–412.
14. Herbert JC. Effects of vestibular rehabilitation on multiple sclerosis-related fatigue and upright postural control: a randomised controlled trial. *Phys Ther*. 2011;91(8):1166–1183.
15. Pavan BM. Vestibular rehabilitation in patients with relapsing-remitting multiple sclerosis. *Arq Neuropsiquiatr*. 2007;65(2A):332–335.
16. Latimer-Cheung AE. Effects of exercise training on fitness, mobility, fatigue, and health-related quality of life among adults with multiple sclerosis: a systematic review to inform guideline development. *Arch Phys Med Rehab*. 2013;94(9):1800–1828.
17. Weinshenker B, Wingerchuk D, Vukusic S, Pittock S, Lennon V. Neuromyelitis optica IgG predicts relapse after longitudinally extensive transverse myelitis. *Ann Neurolog*. 2006;59:566–569.
18. Baker A, Ojemann R, Swartz M, Richardson E Jr. Spinal epidural abscess. *New Engl J Med*. 1975;293(10):463–468.
19. Spernovasilis N, Demetriou S, Bachlitzanaki M, et al. Characteristics and predictors of outcome of spontaneous spinal epidural abscesses treated conservatively: a retrospective cohort study in a referral center. *Clin Neurol Neurosurg*. 2017;156:11–17.
20. Darouiche R. Spinal epidural abscess. *New Engl J Med*. 2006;355(19):2012–2020.
21. Patel AR, Alton TB, Bransford RJ, Lee MJ, Bellabarba CB, Chapman JR. Spinal epidural abscesses: risk factors, medical versus surgical management, a retrospective review of 128 cases. *Spine J*. 2014;14(2):326–330. doi: 10.1016/j.spinee.2013.10.046. Epub 2013 Nov 12. Review.
22. Tuchman A, Pham M, Hsieh PC. The indications and timing for operative management of spinal epidural abscess: literature review and treatment algorithm. *Neurosurg Focus*. 2014;37(2):E8. doi: 10.3171/2014.6.FOCUS14261. Review.
23. Young V, Quaghebeur G. *Transverse Myelitis and Neuromyelitis Optica Spectrum Disorders*. Oxford, UK: Elsevier; 2016.
24. Transverse Myelitis Consortium Working Group. Proposed diagnostic criteria and nosology of acute transverse myelitis. *Neurology*. 2002;59(4):499–505.
25. Sá MJ. Acute Transverse myelitis: a practical reappraisal. *Autoimmun Rev*. 2009;9:128–131.
26. Tiffreau V, Serafi R, Percebois-Macadre L, Supper C, Jolly D et al. Post-polio syndrome and rehabilitation. *Ann Phys Med Rehabil*. 2010;53:42–50.
27. Halstead L, Rossi C. Post-polio syndrome: clinical experience with 132 consecutive outpatients. *March of Dimes Birth Defects Foundation*. 1987;23(4):13–26.
28. Gawne AC. Post-polio syndrome: pathophysiology and clinical management. *Crit Rev Phys Rehabil Med*. 1995;7:147–188.
29. Agre JC. Low-intensity, alternate-day exercise improves muscle performance without appartnet adverse effect in poist-polio patients. *Am J Phys Med Rehabil*. 1996;75:50–58.
30. Chang HS. Theoretical analysis of the pathophysiology of syringomyelia associated with adhesive arachnoidits. *J Neurol Neurosurg Psychiatry*. 2004;75:754–757.
31. Quiles MP. Lumbar adhesive arachnoiditis: etiologic and pathologic aspects. *Spine*. 1976;3(1):45–50.
32. Na E, Han S, Kim M. Delayed ocurrence of spinal arachnoiditis following a caudal block. *J Spinal Cord Med*. 2011;34(6):616–619.
33. Wright MH. A comprehensive review of spinal arachnoiditis. *Orthop Nurs*. 2003;22(3):215–219.
34. Anderson TL. Imaging appearance of advanced chronic adhesive arachnoiditis: a retrospective review. *Am J Roentgenol*. 2017;209:1–8.
35. Killeen T. Severe adhesive arachnoiditis resulting in progressive paraplegia following obstetric spinal anaesthesia: a case report and review. *Anaesthesia*. 2012;67(12):1386–1394.
36. Di Ieva A. Lumbar arachnoiditis and thecaloscopy: brief review and proposed treatment algorithm. *Cent Eur Neurosurg*. 2010;71(4):207–212.
37. Sacktor N. The epidemiology of human immunodeficiency virus-associated neurological disease in the era of highly active antiretroviral therapy. *J Neurovirol*. 2002; 8(Suppl 2):115–121.
38. Petito CK. Vacuolar myelopathy pathologically resembling subacute combined degeneration in patients with the acquired immunodeficiency syndrome. *New Engl J Med*. 1985;312:874–879.
39. Dal Pan GJ. Clinicopathologic correlations of HIV associated vacuolar myelopathy. *Neurology*. 1994;44:2159.
40. Zenebe G. Myelopathies in Ethiopia. *East Afr Med J*. 1995;72:42–45.
41. Balogou AA. Non-traumatic paraplegia at the campus teaching hospital of Lome. Report of 243 cases. *Tuni Med*. 2002;80:33–36.
42. Bhigjee MS. Spectrum of myelopathies in HIV seropositive South African patients. *Neurology*. 2001;57:348–351.
43. Tan SV. Hypothesis on the pathogenesis of vacuolar myelopathy, dementia, and peripheral neuropathy in AIDS. *J Neurol Neurosurg Psychiatry*. 1998;65(1):23–28.
44. Bilgrami M. Chapter 90 – Neurologic diseases in HIV infected patients. *Handb Clin Neurol*. 2014;121:1321–1344.

第 17 章 脊柱肿瘤

Lisa Marie Ruppert

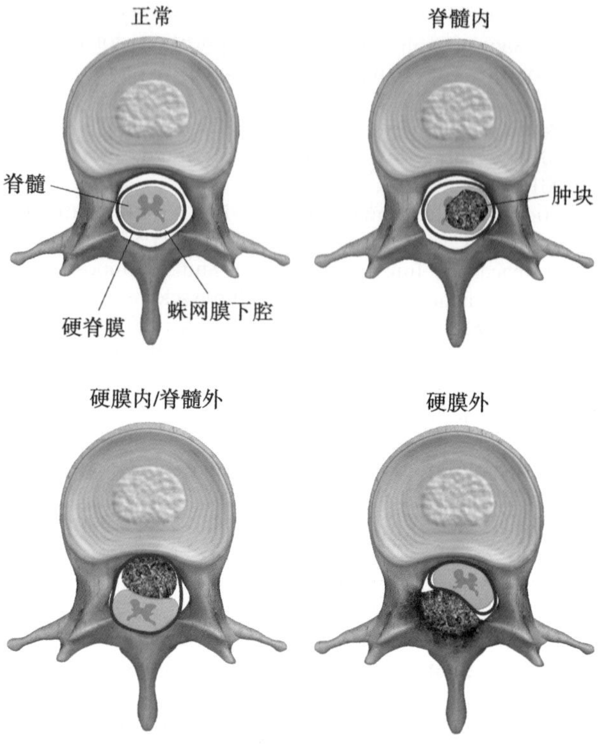

图 17-1 不同脊柱肿瘤部位的轴线图

引言

脊柱和脊髓中的肿瘤会对个人以及他们的家人和朋友产生巨大的影响。肿瘤本身及其治疗可以直接或间接导致神经损伤,从而影响个体的身体、社会、职业和情感。目前,原发性和转移性脊柱肿瘤的治疗方案都有所进步,患者的生存率得到提高。因此,了解诊断和治疗的最新进展对于这些患者的管理至关重要。

流行病学

脊柱肿瘤一般分为 3 类:硬膜外肿瘤、硬膜内髓外肿瘤和硬膜内髓内肿瘤(图 17-1)。这些肿瘤可能是原发性肿瘤,也可能是继发性转移肿瘤。原发性肿瘤在所有脊柱肿瘤中所占比例相对较小,通常位于硬膜内,相反,继发性转移脊柱肿瘤往往位于硬膜外[1]。

硬膜外肿瘤是指硬脊膜外、椎体和髓弓内的病变。原发性硬膜外肿瘤来源于成骨细胞、软骨细胞、成纤维细胞和造血细胞。这些肿瘤中恶性比良性更多见。原发性恶性硬膜外病变包括淋巴瘤、骨肉瘤、尤文氏肉瘤、软骨肉瘤、脊索瘤、骶尾部畸胎瘤、恶性纤维组织细胞瘤、孤立性浆细胞瘤和纤维肉瘤。良性病变包括最常见的椎体血管瘤、骨巨细胞瘤、骨软骨瘤、骨样骨瘤和成骨细胞瘤[2]。

在硬膜外间隙内,转移性肿瘤更为常见。每年新诊断的硬膜外间隙的肿瘤病例超过 18 000 例,其中癌症患者的患病率高达 70%。肺癌、乳腺癌和前列腺癌是最常见的转移到脊柱的原发性实体肿瘤,其次是肾细胞癌、甲状腺癌和结肠癌。在血液系统肿瘤中,非霍奇金淋巴瘤最常见[2,3]。

对于潜在的恶性肿瘤而言,只有 2% ~ 5% 的患者在发病过程中会出现硬膜外脊髓压迫(epidural spinal cord compression, ESCC)的临床症状和体征。在大多数情况下(80%),ESCC 发生在有恶性肿瘤病史的患者。在 20% 的患者中,ESCC 是潜在恶性肿瘤的首发表现,这在肺癌和血液系统恶性肿瘤患者中尤为常见。骨髓瘤和前列腺癌患者发生 ESCC 的风险最高(分别为 7.9% 和 7.2%)。在儿童人群中,肉瘤和神经母细胞瘤是导致 ESCC 的最常见的恶性肿瘤[3]。尽管尸体研究表明腰椎是最常见的高肿瘤负荷部位,但是通过症状最常被诊断的部位是胸椎,表现为不完全性截瘫[4]。

原发性硬膜内髓外肿瘤位于硬脊膜内,但在脊髓实质外。它们起源于周围神经、神经鞘和交感神经节。髓外肿瘤大多为良性,可见于脊柱的所有区域,这些良性肿瘤包括脊膜瘤、神经鞘瘤、神经纤维瘤、副神经节瘤和神经节细胞瘤。在成人中，超过 75% 的髓外肿瘤起源于神经鞘；而在儿童中，85% 的髓外肿瘤起源于神经节。原发性髓外恶性肿瘤比较罕见，出现时要考虑恶性神经鞘瘤和血管外皮细胞瘤[2]。

髓外转移或软脊膜转移性病变（leptomeningeal disease，LMD）是癌症的一种相对常见的并发症，发生率为 3%~8%。导致软脊膜转移性病变的原发性肿瘤包括脑瘤（特别是恶性胶质母细胞瘤）、中枢神经系统淋巴瘤、淋巴网状系统肿瘤（如白血病和淋巴瘤）、乳腺癌、肺癌和黑色素瘤。原发性脑瘤晚期合并 LMD 的比例高达 23%，这使很多学者相信，在原发性脑瘤患者中，软脊膜转移性病变是该肿瘤终末期的表现。LMD 最常见的受累部位是脊髓的背侧，特别是马尾神经[2]。

原发性硬膜内髓内肿瘤相对少见，占所有原发性中枢神经系统肿瘤的 4%~5%。这些肿瘤位于脊髓实质内，起源于胶质细胞、神经细胞和其他结缔组织细胞。56% 的原发性髓内肿瘤是良性的[4]。室管膜瘤和星形细胞瘤是原发性髓内肿瘤的主要类型。室管膜瘤是成人最常见的髓内肿瘤（占 15%），最常位于终丝和脊髓圆锥。星形细胞瘤占 6%~8%，是儿童最常见的肿瘤，可以位于脊髓的任何区域。其他原发性髓内肿瘤包括血管母细胞瘤、海绵状血管瘤、神经节胶质瘤、神经细胞瘤、少突胶质细胞瘤和胚胎肿瘤[2]。

肿瘤髓内转移（intramedullary spinal cord metastases，ISCM）是罕见的，在不到 1% 的癌症患者中被诊断出来。在 MRI 出现之前，ISCM 的诊断经常被遗漏或只有在尸检时才能发现。在癌症患者的尸检中，有 2% 的人检测到 ISCM。它很少是全身性恶性肿瘤的首发症状，通常发生在肿瘤已经广泛转移的情况下。引起 ISCM 的原发癌症一般为肺癌、乳腺癌、黑色素瘤、淋巴瘤和肾细胞癌，其中有一半是由小细胞肺癌引起的。大多数髓内转移的患者伴有脑转移，多达 1/4 的患者患有软脊膜转移性病变[3]。

肿瘤髓内转移可见于整个脊髓，通常为孤立性病变。最常累及的节段是血管丰富的颈髓，累及脊髓圆锥最少见[2]。

病理生理

脊柱肿瘤可以是原发或继发性转移瘤，可以发生在脊柱或脊髓的任何区域。

原发性硬膜外肿瘤起源于椎体内的细胞，如成骨细胞、软骨细胞、成纤维细胞和造血细胞。大多数硬膜外转移瘤是通过静脉或动脉途径血行播散转移的，首先导致椎体后半部分的破坏，骨质破坏后继而累及椎弓根和椎体前部[3]。原发肿瘤的直接侵袭也可能导致脊柱转移，例如前列腺癌、膀胱癌和结直肠癌可能会邻近侵袭，转移至腰椎或骶骨区[5]。

原发灶和转移灶都可以是溶骨性、成骨性或混合性病变。溶骨性病变在成人中更为常见，常见于乳腺癌、肺癌和甲状腺癌，这些病变导致的骨破坏大于骨形成，成骨性病变导致骨沉积，而不是首先进行破骨。溶骨性病变和成骨性病变都会改变正常的骨结构，增加骨折的风险。成骨性病变通常发生在前列腺癌、膀胱癌和类癌。溶骨性/成骨性混合病变一般见于肺癌、乳腺癌、宫颈癌和卵巢癌[2]。

溶骨性病变和成骨性病变均可导致受累椎体的变形或塌陷，导致脊柱不稳定，其原因是脊柱的支撑和稳定部件（包括肌肉、肌腱、韧带和关节囊）所受的应力增加所致[5]。这种变形和塌陷可能导致部分骨质突入硬膜外腔，从而导致脊髓压迫[4]。

硬膜外病变（图 17-2）也可能生长进入硬膜外腔，致使脊髓受压。ESCC 引起轴突和髓鞘的机械性损伤以及脊髓动脉和硬膜外静脉丛的血管损害，这种血管损害可能导致脊髓缺血和/或梗死[3]。

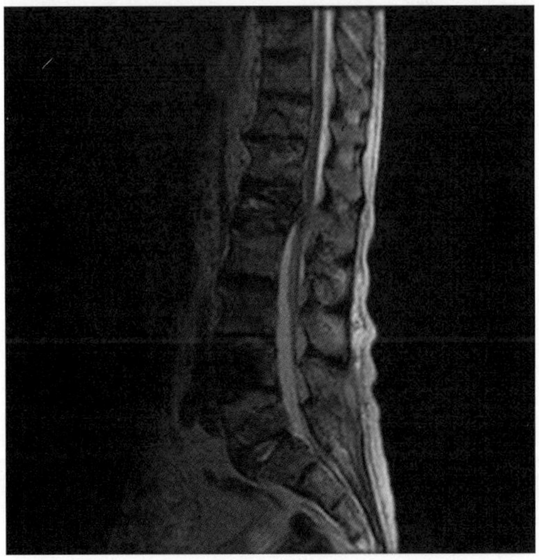

图 17-2　MRI 矢状面 T2 加权显示硬膜外肿瘤伴脊髓受压

原发性硬膜内髓外肿瘤（图 17-3）起源于周围神经、神经鞘和交感神经节。转移性肿瘤被认为是通

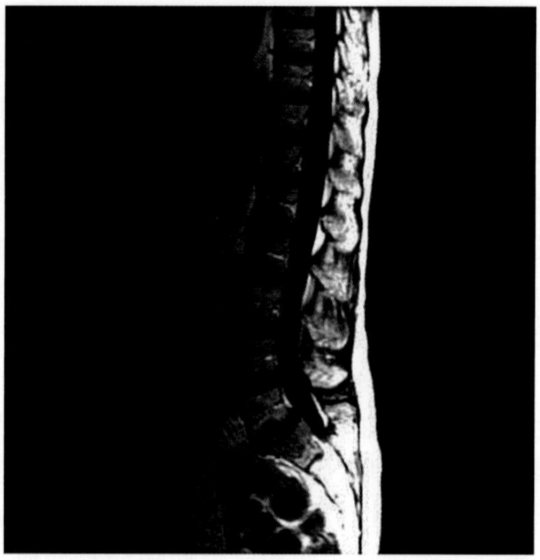

图 17-3 MRI 矢状面 T1 加权显示硬膜内髓外肿瘤

过直接从邻近蛛网膜下腔或脑室表面或硬脊膜转移而到达软脊膜的，可以是自发的，也可以是手术治疗的副作用，或者是通过软脊膜静脉从静脉系统扩散。另外，颅骨或椎体骨髓中的肿瘤细胞可以沿着静脉生长，最后可以延脊神经旁周围神经扩散，尤其是椎旁转移瘤。最常见的受累部位是脊髓背侧，尤其是马尾[6]。

原发性髓内肿瘤（图 17-4）起源于胶质细胞、神经细胞和其他结缔组织细胞。转移性病变通过血行播散或通过软膜、沿神经根或通过 Virchow-Robin 间隙（即血管周围间隙）到达髓腔[3]。

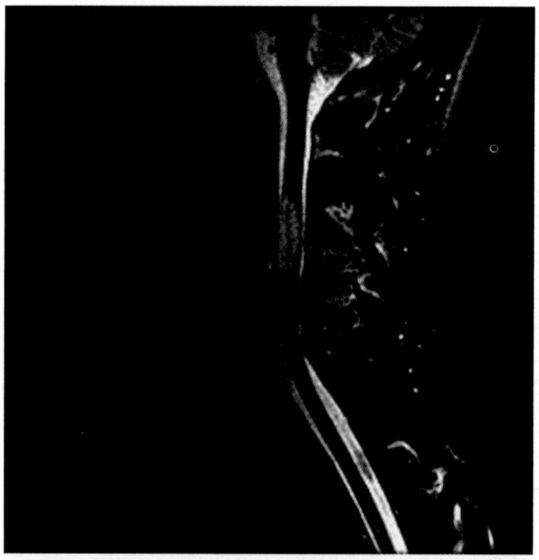

图 17-4 MRI 矢状面 T1 加权显示硬膜内髓内肿瘤

副肿瘤综合征继发于原发肿瘤在不同部位的自身免疫反应。目前最常影响中枢神经系统的是副肿瘤性脑脊髓炎，可表现为边缘脑炎、脑干脑炎，脊髓炎，亚急性感觉神经病变或多种病变的组合。通常的病因是小细胞肺癌[3]。最后，肿瘤转移到椎体，在 T1 加权 MRI 扫描上表现为高信号，主要是由于肿瘤替代了骨髓（图 17-5）。

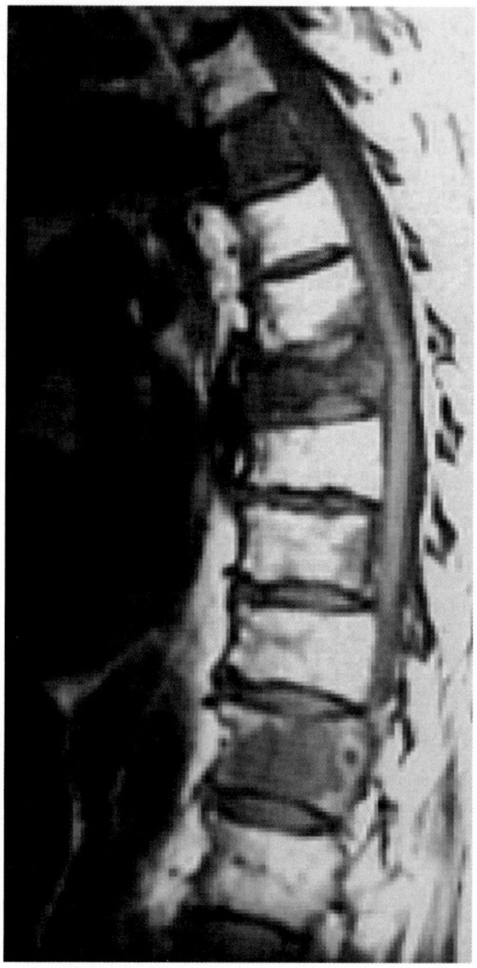

图 17-5 MRI 矢状面 T1 加权显示肺癌多发性脊柱转移，由于肿瘤替代骨髓，转移灶表现为低信号，正常情况下，椎体 T1 加权应为高信号。

临床表现

疼痛是硬膜外脊髓压迫患者最常见的初始症状（80%～90%），一般先于其他神经系统症状数周至数月。脊柱转移后疼痛可能是 10% 的癌症患者全身疾病的首发症状，硬膜外受累的 3 种典型疼痛类型是局部疼痛、机械性疼痛和神经根性疼痛[5]。

局部疼痛被认为是骨膜拉伸和肿瘤生长引起的炎症导致，患者表述为一种深部的“剧痛”或“酸痛”。这种疼痛通常在夜间发生，仰卧时加重，但通过活动和抗炎或皮质类固醇药物可以改善，在棘突上叩诊或触诊可诱发疼痛[5]。

与局部疼痛不同，机械性疼痛常常对抗炎药和止痛药不敏感，并随体位或活动而变化。这种疼痛预示着即将发生或已经发生脊柱不稳。机械性疼痛的特征是在脊柱转移运动或轴向负荷时发生。另外，这种疼痛可以通过俯卧、仰卧诱发，尤其是胸椎。通过脊柱的支具或内固定可以明显缓解机械性疼痛[3,5]。

神经根性疼痛出现在肿瘤直接压迫神经根或病理性骨折刺激神经根时。这种类型的疼痛通常被描述为尖锐的放射痛或刺痛。在胸椎，神经根性疼痛通常是双侧的，描述为胸部或腹部的束带感。在颈椎或腰椎病变中，通常是单侧的，分别放射到上肢或下肢[3,5]。

硬膜外受累的患者可能只感觉到其中一种类型的疼痛，或者也可能是复合的疼痛。区分疼痛类型是评估过程的关键部分。

运动无力是 ESCC 的第 2 个最常见症状，在 35%~85% 的转移性病变患者发病时出现。这种无力可能由上运动神经元受损、下运动神经元受损或两者共同累及所致，取决于脊髓受累的范围。颈部受累的患者可能有上肢的下运动神经元性无力和下肢的上运动神经元性无力。胸部的病变可导致下肢上运动神经元性无力，屈肌无力弱于伸肌无力。腰骶部受累通常表现为马尾部损伤后的下运动神经元性无力[5]。

感觉症状和障碍通常出现在诊断 ESCC 之时(60%)，但很少是首发症状。感觉障碍的类型与神经损伤的位置相对应。脊髓丘脑束受损会导致在脊髓受累水平的针刺觉和温度觉丧失。脊髓后索损伤通常会产生上行的刺痛感、躯干或四肢的束带感。后索受累后感觉性共济失调也很常见。颈段、上胸段脊髓受压迫的患者出现 Lhermitte 征阳性反映了脊髓后索的压迫损伤。脊神经根压迫时会导致相应皮肤节段的麻木[3]。

自主神经系统症状，包括肠道、膀胱和性功能障碍、少汗和直立性低血压通常不是首发症状，但经常在诊断 ESCC 时被发现，其严重程度通常与运动系统受累程度有关[3,5]。

步态和躯干共济失调见于小脑受累，可能是由脊髓小脑束压迫引起的，可以通过检查上肢共济失调、构音障碍和眼球震颤与小脑病变相鉴别[3]。

硬膜外脊髓压迫的其他不常见症状包括脊髓压迫水平的带状疱疹发病、霍纳综合征(C7-T1 受累)，以及神经病性面部疼痛(高位颈段硬膜外脊髓压迫伴三叉神经丘脑束下行纤维受累)[3]。

与 ESCC 相似，软脊膜病变对脊髓和脊神经根形成压迫。依据病变累及的范围，其临床表现(包括疼痛和神经功能损害)与多发性神经根病表现类似，最常影响的是双下肢。下运动神经元损伤性肠和膀胱功能障碍的表现也可见到，通常可早期发现[6]。

髓内受累的临床表现也与 ESCC 相似。然而，背痛的普遍性和严重性往往不如 ESCC，神经功能障碍在背痛或神经根性疼痛发作后迅速出现。另一个提示髓内病变的特征是 Brown-Séquard 综合征。这在几乎一半的髓内病变患者和仅有 3% 的 ESCC 患者中可见[7]。

在正常生理负荷下，肿瘤的进展导致的脊柱不稳通常伴随有运动相关疼痛、症状性及进行性畸形和/或神经系统损害。评估脊柱结构稳定性时应考虑的因素包括病变的位置、受累节段的脊柱排列、椎体受累的程度、后部元件的受累、骨病变的特性和脊柱的整体骨密度，以及是否存在机械性疼痛[8]。

脊柱包括脊柱连接区(枕骨 C2、C7~T2、T11~L1 和 L5~S1)、脊柱活动区(C3~C6 和 L2~L4)、半刚性脊柱区(T3~T10，与胸腔相连)和刚性脊柱区(S2~S5，与骨盆相连)。在脊柱连接区和脊柱活动区内的病变比刚性和半刚性区域的病变更容易发生不稳定。脊柱连接区尤其值得关注，因为它受到平移力和独特的血液供应特性的影响。与胸腔的连接的半刚性脊柱区和与骨盆的连接的刚性脊柱区提供生物力学保护，防止脊柱不稳[8]。

影像学上，脊柱排列畸形或进行性椎体畸形被认为是脊柱不稳定的表现。应在受肿瘤影响的脊柱运动节段之间进行对齐情况评估，可以发现如脊柱后凸、脊柱侧凸、椎间半脱位和移位等畸形。评估时，应与先前的平片或仰卧/直立位平片进行比较，便于发现差异[8]。

椎体内肿瘤的大小和横截面积可以预测病理性骨折的风险。超过 50% 的椎体受累可能代表不稳定。脊柱后侧部件包括椎弓根、小关节和肋椎关节也应该被评估，因为累及此处也会增加脊柱不稳定风险，尤其是在双侧受累时[8]。

除了椎体受累程度外，还必须评估骨病变的质量。溶骨性病变和成骨性病变都会改变正常骨结构，增加病理性骨折风险。由于相对缺乏矿化，溶骨性病变比成骨性病变更容易发生椎体塌陷。全身骨密度可以极大地影响脊柱的完整性,并可能影响脊柱肿瘤病变的表现。文献表明,椎体横截面积缺损度结合骨密度是椎体老化和骨折风险的一个很好的预测指标。在转移性病变患者中,低骨密度者骨折风险更大[8]。

病变多节段相邻和非相邻、椎间盘完整性丧失、关节突关节病、手术和癌症既往治疗史(如放疗和激素治疗)也可能影响骨折风险和脊柱稳定性。

诊断

疑似脊柱或脊髓受累的患者应进行彻底的诊断性检查,包括病史和体检。病史调查应包括吸烟史、环境或职业致癌物接触暴露史、旅行史、最近的筛查性检查和癌症家族史(表 17-1 和表 17-2)。还需要进行血细胞计数、血液生化检查和癌症特异性实验室检测,如前列腺特异性抗原(PSA)、乳腺癌基因 1 和 2(BRCA1 和 BRCA2)以及癌胚抗原(CEA)。疑似多发性骨髓瘤患者应行血清和尿蛋白电泳[5]。

评估时影像学的资料必不可少。长期以来,平片一直是对脊柱疾病患者进行初步评估的重要工具,它可以筛查溶骨性或成骨性病变、病理性骨折、脊柱畸形和巨大肿块。然而,平片不能显示韧带或脊髓的异常,而且可能只有在 30%~50% 的椎体受累时才能显示骨质改变,由于这些局限性,诊断通常通过其他成像技术来获得[5]。

核素骨显像(骨扫描)是确定整个骨骼系统代谢活动增强区域的一种敏感方法(图 17-6)。

表 17-1 脊柱疼痛原因鉴别

局部疼痛	创伤
肿瘤	脓肿
脓肿	骨折
脊髓出血	退行性变
脊柱骨折	**机械性疼痛**
脊髓动静脉畸形	肿瘤
脊髓梗死	创伤
退行性变	退行性变
神经根痛	脊柱骨折
肿瘤	椎体前移

表 17-2 神经功能缺失的原因

急性创伤
多发性硬化
急性横贯性脊髓炎
退行性变
动静脉畸形
脊髓梗死
脊髓出血
亚急性脊髓联合变性(维生素 B_{12} 缺乏)
维生素 E 缺乏
铜缺乏
中毒性脊髓病
减压性脊髓病
电击引起的脊髓病
运动神经元病
硬膜外脓肿
HIV 空泡性脊髓病
巨细胞病毒相关性脊髓病
带状疱疹病毒相关性脊髓病
单纯疱疹病毒相关性脊髓病
人类 T 淋巴细胞白血病病毒Ⅰ型相关性脊髓病
小儿麻痹症后期综合征
遗传性痉挛性截瘫
弗里德赖希共济失调(遗传性共济失调,家族性共济失调)
蛛网膜炎
脊髓空洞症
假性截瘫

骨扫描分辨率可以达 2mm,灵敏度可达 62%~89%,因此可以更早地发现转移的病灶。然而,核素扫描虽然可以检测到高代谢区,但是对于转移性病灶的特异性不够,因为这种高代谢也可能与炎症或感染有关。核素扫描也受限于图像分辨率,应用时应该联合计算机断层扫描(computed tomography,CT)或磁共振成像(magnetic resonance imaging,MRI),以排除良性病变。一种更先进的骨扫描形式——单光子发射计算机断层扫描(single-photon emission computerized tomography,SPECT)为可疑的脊柱病变提供了三维成像,它比传统骨扫描具有更精细的图像以及更高的灵敏度和特异性,SPECT 成像也可用于鉴别转移性病变和良性病变[5]。

^{18}F-氟代脱氧葡萄糖正电子发射断层扫描(positron emission tomography,PET)通常用于全身监测,以检测转移性病变和进行癌症分期(图 17-7)。PET 直接检测代谢活动性,用于早期检查,并从影响脊柱的疾病中鉴别出肿瘤。然而,PET 成像的分辨率是

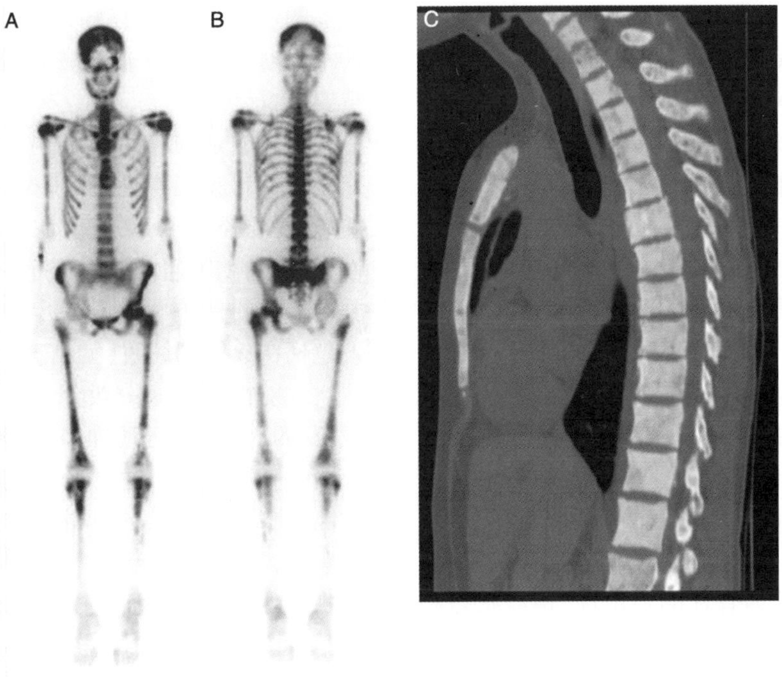

图 17-6　一名 23 岁男性转移性骨肉瘤患者，全身骨扫描图像。前后位（A）和后前位（B）显示中轴骨和四肢骨骼放射性示踪剂摄取弥漫性增加，符合广泛骨转移。同一患者的 CT 矢状面（C）显示脊柱及胸骨弥漫性硬化，符合骨转移。

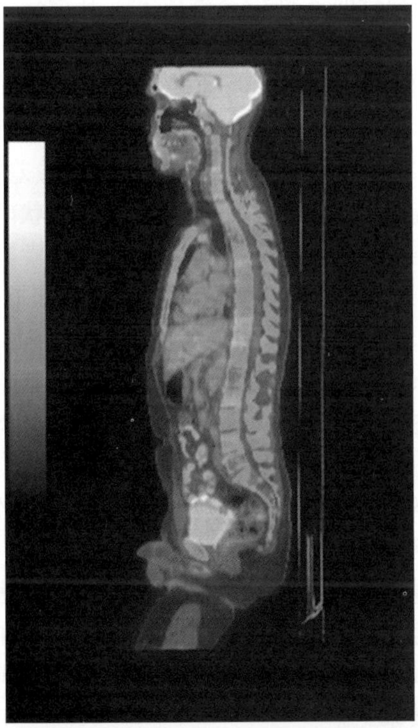

图 17-7　PET 扫描显示胸椎和腰椎转移病灶

有限的，需要与 CT 或 MRI 成像联用[5]。

CT 扫描可以提供脊柱的骨性解剖结构和肿瘤受累程度的高精度图像。加上脊髓造影有助于临床医生确定脊柱肿瘤对神经的影响以及脊髓中央管的完整性。除了脊柱 CT，疑似转移性病变的患者还应该对主要脏器进行 CT 成像，以确定疾病的范围或确定原发肿瘤。当需要有关肿瘤血管供给的信息时，血管造影也可以合并到 CT 成像中[5]。

MRI 被认为是评估脊柱受累的金标准。MRI 在检测脊柱病变方面比标准的 X 线、CT 和核素扫描更敏感。MRI 的分辨率允许对脊柱结构内的软组织进行准确的解剖学评估，包括椎间盘、脊髓和脊神经根、脑膜、脊柱肌肉和韧带。MRI 成像应包括 3 个平面（轴位、矢状位和冠状位）的 T1 和 T2 加权图像，可以使用和不使用钆增强对比。使用钆剂对脊柱肿瘤的诊断至关重要，因为它使代谢增加区域显像增强。当怀疑硬膜内病变或常伴发脑部病变时，应对整个神经系统进行 MRI 成像[5]。

常规数字减影血管造影为脊柱病变的诊断和治疗决策提供了有价值的信息，是评价脊柱病变的重要手段。对于富含血管的病变，如肾癌、甲状腺癌、血管肉瘤、平滑肌肉瘤、肝癌和神经内分泌瘤，如果考虑手术干预，了解肿瘤的血液供给途径可能是非常有意义的。血管造影可允许术前血管栓塞，以减少术中出血，潜在地缩短手术时间，并防止术后血肿的发生。对于不适合手术干预的患者，血管栓塞也可以被认为是一种替代治疗选择[5]。

对于没有癌症病史、原发病灶不明、仅有局限期或恶性肿瘤“治愈”史的患者,应考虑对硬膜外病变进行活检。如果在体检或分期检查中发现了容易接近的靶点(即淋巴结病变、乳房肿块、肺部肿块、前列腺结节),则应在作出治疗决定之前对其进行活检[3]。

对于硬膜内、髓外和/或髓内受累的患者,可在神经影像完成后进行腰椎穿刺以进行脑脊液(cerebrospinal fluid,CSF)分析。即使 CSF 细胞学检查为阴性,脑脊液细胞增多症、蛋白升高和低血糖出血也为诊断提供了支持性证据[3]。

治疗

脊柱肿瘤的治疗因脊柱的稳定性、神经状态和疼痛而异。治疗方案包括手术干预、放射治疗和系统化治疗,如化疗和激素治疗[4]。

如果可能,建议对肿瘤进行大体手术切除,经证明可以提高至少 6 个月的中位存活率。手术治疗的适应证包括先前接受过脊柱放射治疗的患者持续截瘫超过 12~24h、脊柱不稳以及骨质压迫脊髓。外科治疗的主要目标是保护神经功能,减少疼痛,并确保机械稳定性[4,7]。

判断哪些患者能从手术切除中受益仍然是一个挑战。Tokuhashi 和 Tomita 建立了一种评分系统,它根据原发肿瘤、脊椎转移数量、是否存在椎管外或内脏转移、患者一般情况和神经状态等因素来判断是否应该手术[5]。鉴于脊髓手术的固有风险,很少推荐对硬膜内病变进行手术干预[7]。

手术干预并非没有风险。手术的潜在并发症包括呼吸并发症、仪器故障、深静脉血栓形成、肺栓塞、脑脊液漏、伤口感染和/或裂开(特别是在辅助放疗后),以及血管源性水肿引起的神经症状恶化[4]。

放射治疗是脊柱肿瘤治疗的主要手段,在缓解疼痛、预防病理性骨折、稳定神经功能等方面发挥着重要作用[5]。在美国最常用的放疗辐照剂量计划是 10 次共 30Gy。辐照剂量的目标是以最佳方式治疗肿瘤,并对脊髓的辐射风险降至最低。对放疗敏感的肿瘤包括骨髓瘤、淋巴瘤、精原细胞瘤、前列腺癌和乳腺癌。相对放射抵抗的肿瘤包括肉瘤和肾癌[5]。

脊柱立体定向放射治疗(spinal stereotactic radiosurgery,SRS)也被用作脊柱肿瘤的一种治疗方式。对 SRS 的研究已经显示出良好的结果,包括阻止了肿瘤的进展,改善了疼痛,几乎没有不良反应。但远期结果对于准确评估这一治疗的优势和劣势至关重要[3,5]。

遗憾的是,放疗的辐照并不是没有副作用,其副作用包括胃肠道毒性、黏膜炎、骨髓抑制、放射性脊髓病(尽管不常见)。放射性脊髓病可以出现在原发性脊柱/脊髓肿瘤的放射治疗中,也可以出现在预防肿瘤转移的预防性放射治疗中,还可以出现在脊髓被包括在放射区域时(如结直肠癌放疗时)[3,5]。

放射性脊髓病一般分为 4 种亚型:急性完全性截瘫/四肢瘫、下运动神经元病、急性短暂性放射性脊髓病和慢性进行性放射性脊髓病。急性完全性放射性脊髓病是罕见的,据推测与辐照引起的血管损伤有关,导致脊髓梗死。下运动神经元病极为罕见,推测是由脊髓前角细胞损伤引起的[3,9]。

急性短暂性放射性脊髓病(acute transient radiation myelopathy,ATRM)是最常见的形式。ATRM 通常发生在放射治疗完成后 1~29 个月,推测是脊髓后角脱髓鞘所致。ATRM 通常与颈椎放疗有关,但偶尔也可见于其他脊髓节段。临床表现包括 Lhermitte 征,检查时无神经系统改变。其治疗一般不用担心,因为症状在几周到几个月内就会消失[3,9]。

慢性进行性放射性脊髓病(chronic progressive radiation myelopathy,CPRM)发生在 1%~5% 的患者,他们在放疗后存活 1 年左右,预后最差。CPRM 具有一定潜伏期,在此期间患者没有症状。症状出现在放射治疗后 9~15 个月。起病时通常是无痛和隐匿的,逐步表现为渐进性无力和行为笨拙,伴有感觉减退,偶尔表现为布朗-塞卡综合征(Brown-Séquard syndrome),并在数周至数月里神经功能障碍逐步进展加重[3,7,9]。CPRM 的 Pallis 诊断标准是:脊髓必须位于放射治疗范围内,主要神经功能缺损对应的脊髓节段必须是受辐照的节段,必须排除转移性病变或其他原发脊髓病变[9]。

遗憾的是,目前还没有有效的治疗方法。皮质类固醇经常被使用,结果各不相同。抗凝和高压氧有时可以改善或稳定症状,有证据表明贝伐单抗也有一定效果[3]。

化疗可以考虑用于对化疗高度敏感的肿瘤,如淋巴瘤、神经母细胞瘤和生殖细胞肿瘤,它还可以作为乳腺癌、前列腺癌和黑色素瘤转移性疾病的辅助治疗。然而,对于大多数患者来说,它的作用有限,很大程度上是因为迫切需要对脊髓进行减压,而肿瘤对化疗的反应缓慢且难以预料。在乳腺癌和前列腺癌患者中，脊柱转移病灶可能对激素治疗敏感[4,5]。

化疗引起的脊髓病是一种罕见的并发症，最可能出现在直接向脑脊液中注射化疗药物（如甲氨蝶呤、阿糖胞苷和硫替巴）之时。其确切的发病机制尚不清楚，但可以观察到逐步加重的感觉异常、无力和括约肌功能障碍。莱尔米特征（lhermitte）可能出现在静脉注射顺铂后，这反映了背根神经节的损伤，尽管患者在多次顺铂治疗后可能会发生感觉性共济失调，但这种症状通常是短暂的。目前为止，对于化疗所致脊髓病还没有明确的治疗方法[3]。

皮质类固醇能减少肿瘤和脊髓血管源性水肿，因此，它仍然是脊柱肿瘤最初治疗的一部分。通过使用皮质类固醇，神经功能障碍可以改善，或者在终末治疗开始时，至少让神经功能障碍暂时地稳定下来。除此之外，皮质类固醇还有镇痛作用，对淋巴瘤和黑色素瘤有直接的细胞毒作用[3]。

对于皮质类固醇的初始剂量以及如何减量，目前大家意见不一，原因在于，已知的类固醇副作用很多，主要包括高血糖、感染风险增加、胃肠道刺激、情绪紊乱、液体潴留、伤口愈合障碍和类固醇肌病[3,4]。

双膦酸盐能抑制破骨细胞活性，抑制与脊柱转移相关的骨重吸收。对于转移性乳腺癌、多发性骨髓瘤和其他溶骨性转移患者，双膦酸盐能降低病理性骨折风险、缓解疼痛和降低恶性肿瘤相关的高钙血症，这已经被证明是有效的[5]。

康复

肿瘤相关的脊髓损伤占住院康复病房所有非创伤性脊髓损伤的 26%。肿瘤性脊髓损伤患者的人群特征与外伤患者不同，肿瘤群体往往年龄较大，女性更多，已婚和退休的人也更多。与创伤群体相比，他们神经损伤往往不太严重，多数为运动不完全性损害和截瘫[1]。

适用于创伤性脊髓损伤患者的神经康复原则同样适用于脊柱肿瘤患者。这些原则包括预防并发症，预防和治疗脊柱不稳，治疗疼痛、痉挛和神经源性肠道和膀胱，改善活动能力和日常生活能力[1]。

研究表明，康复治疗使肿瘤性脊髓损伤患者的功能独立性评测（functional independence measure，FIM）的得分得到提高，并且受益时间可持续至出院后约 3 个月。另外，神经功能障碍最严重的不完全性脊髓损伤被发现获益最大[1,4,10]。

值得注意的是，肿瘤性脊髓损伤的住院时间比创伤性脊髓损伤的住院时间短。其原因可能与损伤的严重程度、神经康复模式、晚期癌症患者倾向于提前出院，以及康复团队和家人争取早日出院等因素有关[1]。

有 6 个因素被确定为患者出院后可能存活超过 1 年的预后指标。这些因素是肿瘤生物学（淋巴瘤、骨髓瘤、乳腺癌和肾癌）、以脊髓损伤为恶性肿瘤的主要症状、神经系统症状进展缓慢（>1 周）、肿瘤接受手术和放疗的组合治疗、入院时肠道能部分控制，以及入院时能部分完成独立转移[1]。

小结

随着脊柱肿瘤治疗后生存率的提高，临床医生意识到这些肿瘤及其治疗的潜在的长期神经影响是很重要的。对于临床医生来说，了解如何将康复原则和实践应用于这一患者群体也是很重要的。在参与康复治疗时，患者的功能、情绪、生活质量和生存期等都可以得到改善。

（徐义明 译，何霏 温红梅 校）

参考文献

1. Kirshblum S, O'Dell MW, Ho C, Barr K. Rehabilitation of persons with central nervous system tumors. *Cancer*. 2001;92(4 Suppl):1029–1038.
2. Kim D, Chang U, Kim C, Bilsky M. *Tumors of the Spine*. Philadephia, PA: Elsevier Health Sciences; 2008.
3. Hammack JE. Spinal cord disease in patients with cancer. *Continuum (Minneap Minn)*. 2012;18:312–327.
4. Raj VS, Lofton L. Rehabilitation and treatment of spinal cord tumors. *J Spinal Cord Med*. 2013;36:4–11.
5. Sciubba DM, Petteys RJ, Dekutoski MB, et al. Diagnosis and management of metastatic spine disease. A review. *J Neurosurg Spine*. 2010;13:94–108.
6. Clarke JL. Leptomeningeal metastasis from systemic cancer. *Continuum (Minneap Minn)*. 2012;18:328–342.
7. Schiff D. Spinal cord compression. *Neurolog Clin*. 2003;21:67–86, viii.
8. Fisher CG, DiPaola CP, Ryken TC, et al. A novel classification system for spinal instability in neoplastic disease: an evidence-based approach and expert consensus from the Spine Oncology Study Group. *Spine*. 2010;35:E1221–E1229.
9. Goldwein JW. Radiation myelopathy: a review. *Med Pediatr Oncol*. 1987;15:89–95.
10. Fattal C, Fabbro M, Rouays-Mabit H, et al. Metastatic paraplegia and functional outcomes: perspectives and limitations for rehabilitation care. Part 2. *Arch Phys Med Rehabil*. 2011;92:134–145.

第 18 章　创伤性颅脑损伤的病理生理

Lora Talley Watts, Carlos A. Jaramillo, and Blessen C. Eapen

引言

创伤性颅脑损伤(traumatic brain injury, TBI)的经典定义是外力对大脑的损伤所致脑功能的变化。这种伤害可能是钝器伤、穿通伤、加速-减速伤或爆炸伤的结果。这种影响的结果因患者而异,并与损伤的严重程度有关[1]。TBI 被认为是世界范围内导致死亡和长期残疾的主要原因,对所有的年龄组和性别组都产生影响,儿童和老年人发生 TBI 的风险更高[2]。虽然人们在 TBI 的研究中付出了大量的努力,但是减少 TBI 患者慢性神经功能缺损的手段仍极为有限。这主要是由于 TBI 的病理生理机制较为复杂。事实上,有必要继续探索和理解 TBI 的潜在机制以及这些机制与功能预后的相关性。

本章总结了目前对脑损伤病理生理机制的理解。脑损伤的病理生理可分为原发性和继发性。原发性损伤是机械外力所致外伤事件的即刻结果。继发性损伤是原发性损伤的结果,是由一系列复杂的连锁反应引起的继发性损伤。

本章节可分为两部分:原发性脑损伤的病理生理和其导致的继发性脑损伤。第一部分阐述了与原发脑损伤相关的病理机制,即那些最初对大脑产生的物理或非物理冲击。第二部分阐述了继发脑损伤的复杂性,以及最初神经伤害后数小时、数天和数月内发生的病理生理变化。

原发性脑损伤的病理生理

关于各种类型的颅脑损伤分类,已有大量的研究。这些研究结果表明,根据损伤的物理机制,原发性脑损伤可分为以下几种类型:局灶性损伤、弥散性损伤或两者混合[3-7]。

局灶性脑损伤

局灶性脑损伤定义为发生在局部脑区的损伤,是机械外力直接作用于颅骨的结果。这些力可导致颅骨骨折、挫伤、血肿(硬膜下、硬膜外和脑实质内),以及蛛网膜下腔和颅内出血。

钝器伤对颅骨最直接的影响之一就是可能导致颅骨骨折。可通过损伤部位、外力的影响以及作用于颅骨的物体的大小和形状对颅骨骨折进行分类。对头部造成影响的骨折类型包括闭合性、开放性、复合性、凹陷性、基底部骨折、线性和粉碎性骨折。闭合性骨折是指骨折部位所覆盖的皮肤没有破损或开放。开放性骨折是指皮肤破损或开放,可见其下的颅骨。复合性骨折是指外伤导致皮肤、骨和硬膜破损,从而导致脑组织的暴露,一般需要外科手术修复。在复合性骨折中,由于脑组织暴露于外界环境,感染发生的可能性也更高。凹陷性骨折会导致破损的颅骨被推入脑内。基底部骨折见于颅底。线性骨折是直线骨折或小的裂隙骨折,相对简单,一般不需要处理(图 18-1)。骨折可导致创

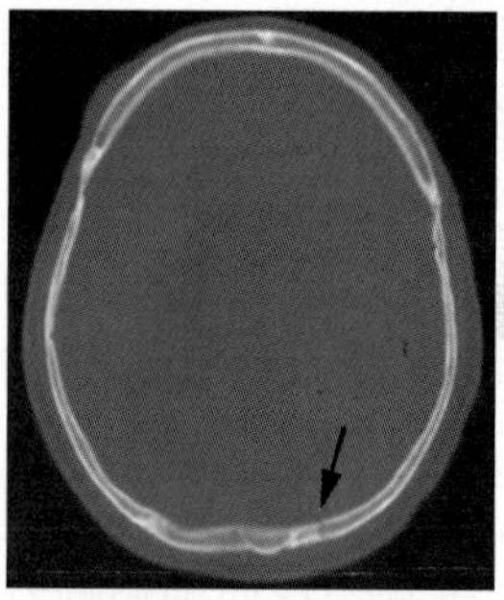

图 18-1　头颅 CT 骨窗。左侧枕区可见线性骨折(箭头)。同时存在的硬膜下血肿在此骨窗中未能充分显示(经允许摘自 Oropello JM, Mistry N, Ullman JS. Head Injury. In: Hall JB, Schmidt GA, Kress JP, eds. Principles of Critical Care, 4e New York, NY: McGraw-Hill, 2014)

伤部位出血、瘀伤、剧痛和肿胀，也可引起较轻微的症状。发生在颅底的颅骨骨折会引起进一步的并发症，因为脑神经经常会受到损伤。嗅神经、面神经和前庭耳蜗神经是与 TBI 骨折相伴的最常见的损伤神经。颅骨骨折的类型和严重程度不同，治疗也各不相同。

TBI 导致死亡的最常见原因是颅内血肿。当血液在脑组织内积聚时会压迫脑组织，由于颅骨的封闭会导致颅内压升高。根据血液在脑膜内外或脑周围的位置来确定血肿的分类，包括硬膜外、硬膜下、脑内和蛛网膜下腔血肿（图 18-2）。硬膜外血肿位于颅骨和硬膜之间。硬膜外血肿一般来源于脑膜中动脉，其前支在翼点下走行，此处颅骨相对较薄，因此更容易受损。此类出血发生迅速，因此对于此类血肿需要即刻手术治疗。硬膜下血肿发生在硬膜和蛛网膜之间。在所有重度 TBI 中，约有 30% 会发生硬膜下血肿。它们通常是由于在撞击过程中头部的快速加速/减速导致皮层静脉破裂所致。重要的是，这种类型的血肿可以急性、亚急性和慢性发生。慢性患者中血液缓慢积聚，症状可隐匿数周。最后，蛛网膜下腔出血发生在蛛网膜和软脑膜之间，也是 TBI 后最常见的类型（重度 TBI 中占 44%）。由于脑膜层内脑脊液受阻，因此脑积水是蛛网膜下腔出血后可能的并发症。

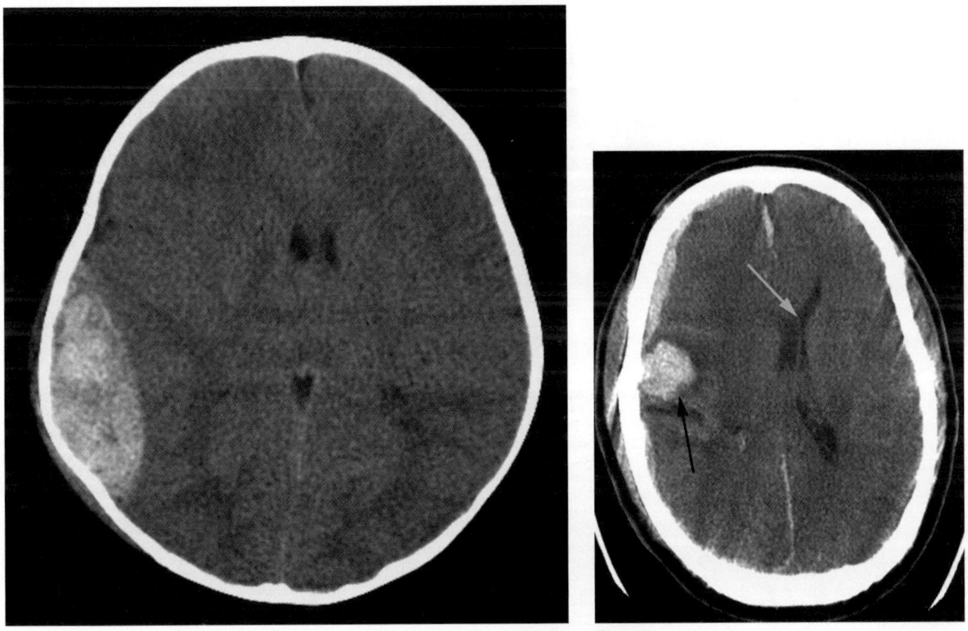

图 18-2 （A）5 岁脑外伤患者，急性硬膜外血肿（经允许摘自 Pandey AS, Thompson B. Neurosurgery. In: Doherty GM, eds. CURRENT Diagnosis & Treatment: Surgery, 14e New York, NY: McGraw-Hill, 2014）。（B）CT 显示局灶性右侧额顶叶脑内血肿（箭头）伴硬膜下血肿。血肿的占位效应导致中线向左偏移（箭头）。该患者最终由于颅内压升高而需要进行去骨瓣减压术（经允许摘自 Oropello JM, Mistry N, Ullman JS. Head Injury. In: Hall JB, Schmidt GA, Kress JP, eds. Principles of Critical Care, 4e New York, NY: McGraw-Hill, 2014）

脑内小血管的损伤会导致脑内出血。此种损伤类型所带来的影响取决于出血量和出血的部位。脑内血肿经常发生延迟出现或增大的情况，65% 计算机断层扫描（CT）表现正常的 TBI 患者，在随后几周内会出现进行性功能障碍，重新扫描后可发现有血肿或血肿增大。

弥漫性脑损伤

弥漫性脑损伤的定义是更大、更广泛脑区的损伤，包括弥漫性轴索损伤、血管损伤和脑震荡或脑挫伤。

弥漫性 TBI 最常导致轴索损伤，后者被认为是标志性损伤，可以带来严重的不良后果。轴索损伤由病理学家 Strich 在 1956 年首先提出，之后 Adams 重新定义为弥漫性轴索损伤（diffuse axonal injury, DAI），这一定义也是现今常用的定义[8,9]。在最初的撞击过程中，头部快速加速/减速所致的旋转力之和导致了 DAI 的发生。DAI 被认为是一种临床病理综合征，其剪切力导致显著的损伤（轴突的拉伸、撕裂、剪切和压迫以及周围组织反应性肿胀），最常见于白质束,如胼胝体、内囊、脑干和大脑脚[9-10](图18-3)。白质损伤可导致轴突细胞骨架破坏和神经化学变化,特别是轴索钙水平升高[11-14]。DAI 的结果从失去意识到昏迷和死亡。Adams 等提出了针对 DAI 的三级分类体系。Ⅰ级涉及灰质-白质连接处损伤;Ⅱ级在Ⅰ级的基础上还包括了胼胝体损伤;Ⅲ级是最为严重的,在Ⅰ级和Ⅱ级的基础上还出现脑干损伤[9]。

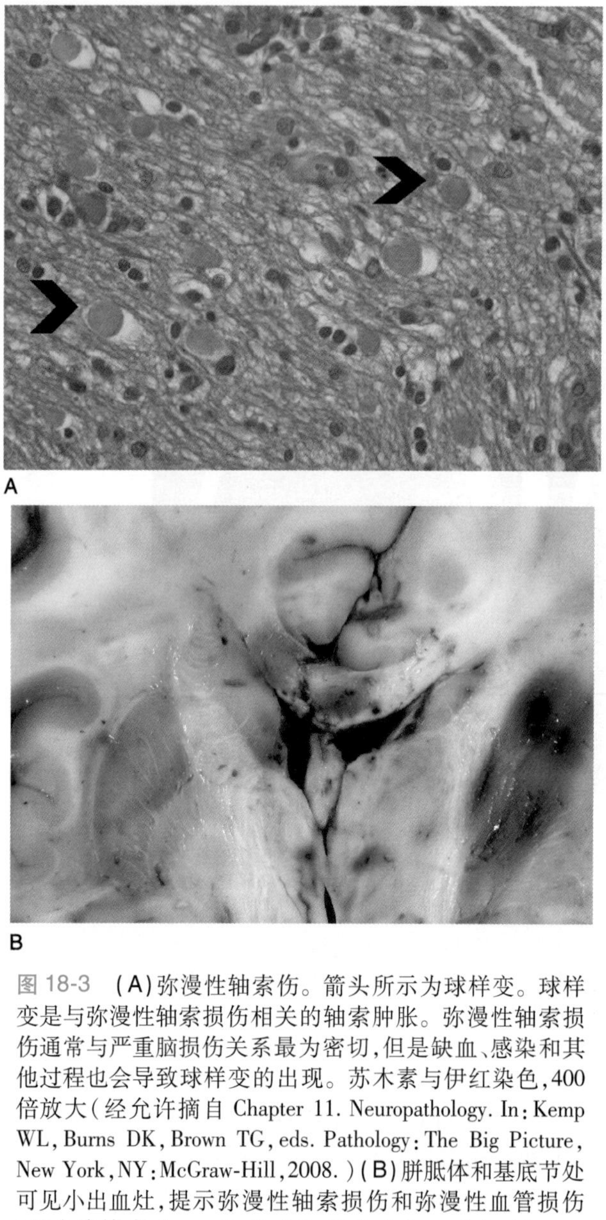

图 18-3　(A)弥漫性轴索伤。箭头所示为球样变。球样变是与弥漫性轴索损伤相关的轴索肿胀。弥漫性轴索损伤通常与严重脑损伤关系最为密切,但是缺血、感染和其他过程也会导致球样变的出现。苏木素与伊红染色,400 倍放大(经允许摘自 Chapter 11. Neuropathology. In:Kemp WL, Burns DK, Brown TG, eds. Pathology:The Big Picture, New York, NY:McGraw-Hill, 2008.)(B)胼胝体和基底节处可见小出血灶,提示弥漫性轴索损伤和弥漫性血管损伤(经允许摘自 Armao D, Bouldin T. Pathology of the Nervous System. In:Reisner HM, eds. Pathology:A Modern Case Study, New York, NY:McGraw-Hill, 2015)

用于评估 TBI 患者的常规影像技术一般难以发现 DAI。然而,神经成像技术的最新进展可能对检测这些细胞变化很敏感,特别是弥散张量成像[15]。除了影像发现,近期也有证据提示血液内的数种生物标志物也能作为额外的证据,支持以下观点:即使在轻度 TBI 患者中也存在轴索损伤。3 项研究表明,在轻度脑外伤患者中 tau(一种轴突富集的微管相关蛋白)和轴突蛋白谱蛋白的蛋白水解片段升高[16-18]。

除脑白质的损伤之外,机械外力还会损伤脑的脉管系统,从而导致血管损伤和后续可能的出血。由于脑对连续血流提供的营养物质的依赖度极高,在支持中枢神经系统(central nervous system, CNS)代谢方面尤甚,因此脉管系统损伤导致的后果极为严重。CNS 功能与神经元的活性高度相关[19]。血脑屏障(blood-brain barrier, BBB)是由星形胶质细胞的终足、内皮细胞和厚基底膜之间的相互作用形成的,其通过调节进入血管系统的物质来维持大脑环境的稳态。临床和动物研究都证实了 TBI 后经常出现 BBB 障碍,持续数天至数周不等,在某些情况下,BBB 障碍在最初受伤后甚至可持续数年[20-21]。TBI 导致的 BBB 障碍会导致血管源性水肿形成[22-23]、颅内压增高、脑血流(cerebral blood flow, CBF)减少、能量代谢减少以及缺血的发生[24,25]。腺苷三磷酸(adenosine triphosphate, ATP)维持的离子稳态失衡导致的细胞毒性水肿(细胞性)通常先于血管性水肿发生[26-28]。TBI 会损伤大脑的供氧、减少线粒体的功能和能量生成[29,30]。在这些继发性过程中,BBB 的破坏尤为重要,因为它影响了水肿的形成,并决定了组织修复所需的生化环境。越来越多的共识认为,外伤后血脑屏障破坏是增加 TBI 严重程度的主要因素之一[31],并且 BBB 的破坏是多相的[32]。这提示 BBB 的渗漏可能成为治疗干预的靶点[33-35]。人类和动物研究报告了 TBI 后 CBF 的不同变化,一些研究报告了低灌注,而另一些报告了异质性变化(低灌注和高灌注)[35-38]。CBF 和血管反应性(vasoreactivity, VR)损伤可能是血管直接损伤、颅内压升高所致灌注压降低或神经血管单元内代谢紊乱的结果。而 CBF 和 VR 的损害会进一步导致后续(继发损伤)的代谢应激、血管功能障碍、神经元功能障碍、低氧-缺血损害和细胞死亡。

大脑皮层挫伤,或由于小血管渗漏造成的脑实质挫伤,通常是由最初的冲击引起的。挫伤可能发生在撞击的部位或损伤的对侧,其严重程度从轻微损伤到无损伤到严重损伤不等(图 18-4)。严重的脑损伤患者中,伤后意识丧失的时间较长。CT 影像的表现也各不相同,从"盐和胡椒样"外观到更均匀的变化[39]。脑挫伤后可发生脑水肿,从而进一步导致

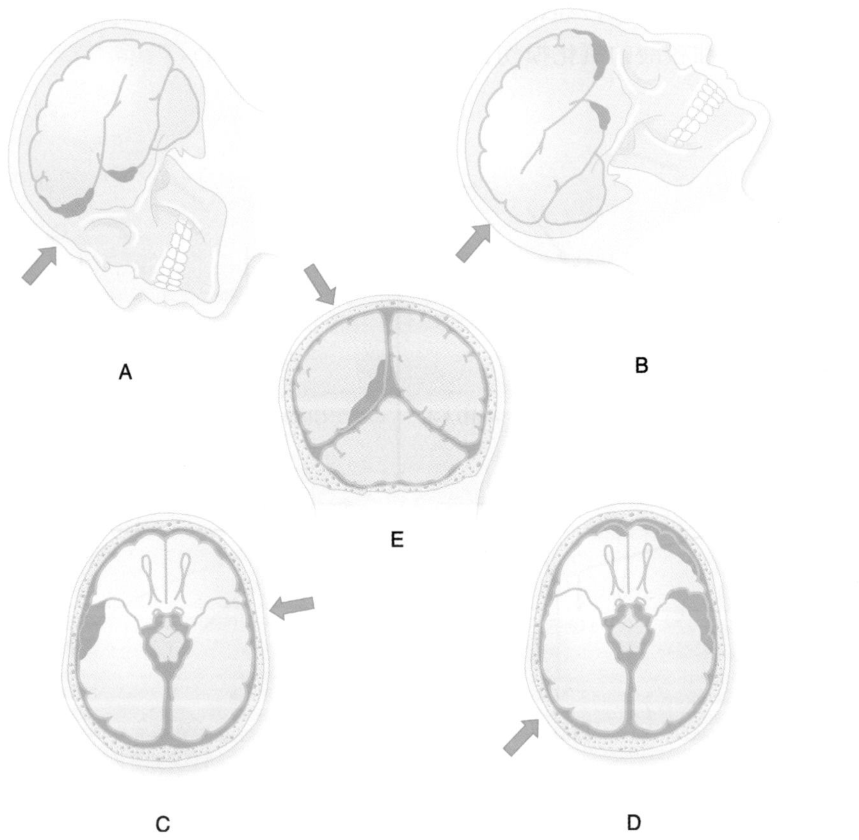

图 18-4　脑挫伤的机制。箭头提示应力的作用点和方向;暗红色区域提示挫伤的部位。(A)额叶损伤引起的额颞挫伤。(B)枕叶损伤引起的额颞挫伤。(C)对侧损伤引起的颞叶挫伤。(D)对侧颞枕区域损伤引起的额颞挫伤。(E)头顶受到打击造成弥漫性颞枕近中部挫伤(经允许摘自 Chapter 35. Craniocerebral Trauma. In:Ropper AH,Samuels MA,Klein JP,eds. Adams & Victor's Principles of Neurology,10e New York,NY:McGraw-Hill,2014)

脑损伤、脑疝和昏迷的可能。挫伤进行性演变的潜在机制和出血征象、水肿形成、炎症和缺血坏死有关。最初的炎症反应通常开始于损伤后的最初 24h,在受影响的区域内,研究显示存在多形核白细胞的浸润。在之后的数天内,小胶质细胞、巨噬细胞和其他炎症细胞也浸润该区。自由基也有助于病变的进展,因为它们由受损的神经元、星形胶质细胞和炎症细胞释放,导致水肿形成增加和 DNA 损伤。一般认为细胞死亡主要通过两种途径:凋亡和坏死[40,41]。

继发性脑损伤的病理生理

虽然颅内损伤的部位和严重程度决定了功能障碍的程度,但是伤后数小时至数天内出现的生理变化也与功能障碍显著相关。治疗或预防这些继发损伤也是 TBI 临床管理中的重要步骤。脑外伤后生化、细胞和分子变化的进展导致缺血/缺氧神经元损伤、缺血/再灌注损伤、线粒体功能障碍、兴奋性毒性、神经元变性、炎症、血脑屏障功能障碍和水肿的形成[42-43]。这些细胞微环境的变化导致了第 2 阶段的继发损伤,此时神经元的丧失或使患者永久丧失能力,降低他们的生活质量,或导致死亡。遗憾的是,继发损伤对最终预后究竟产生怎样的影响,目前仍知之甚少。

缺血/低氧神经元损伤和再灌注损伤

CBF 的中断可造成脑实质缺氧,从而导致严重的脑缺血和后续的缺氧损伤并导致细胞死亡[44]。这种继发性损伤可以发生在不同的严重程度上,但在重度 TBI 患者中更为显著,并且与预后不良相关[45]。TBI 后急性期内的任何时间都可能发生缺血性损伤,主要是由于颅内压(intracranial pressure,ICP)变化破坏了 CBF 和组织灌注。这可能由颅内损伤直接导致,或是病情不稳患者中低血压事件所导致。缺血会触发多种局部/细胞反应,包括:神经元细胞膜去极化和细胞肿胀；活性氧（reactive oxygen species，ROS）对脂质、蛋白和核酸的氧化损伤；细胞能量/线粒体功能障碍（见下文）；以及炎症旁路的激活（图 18-5）。

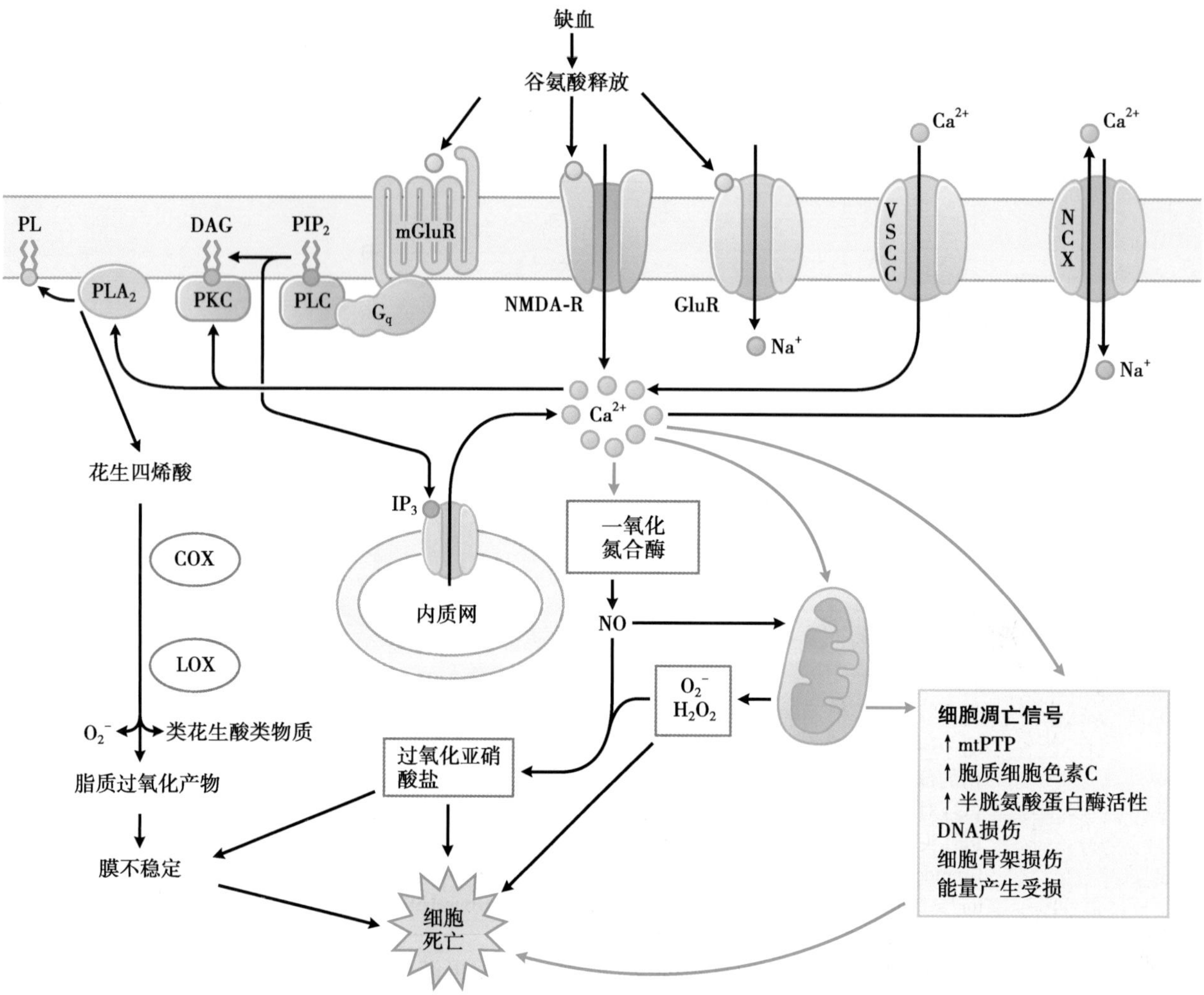

图 18-5　缺血-再灌注过程中神经元损伤的机制。数种途径导致了缺血中的兴奋性毒性神经元损伤，细胞质内 Ca^{2+} 超载起着促进作用。DAG：甘油二酯；GluR：AMPA/海藻酸盐型谷氨酸受体；IP_3：三磷酸肌醇；mGluR：代谢型谷氨酸受体；NMDA-R：N-甲基-D-天冬氨酸受体；O_2^-：超氧自由基；PIP_2：磷脂酰肌醇 4，5-二磷酸；PKC：蛋白激酶 C；PL：磷脂；PLA：磷脂酶；VSCC：电压敏感 Ca^{2+} 通道；COX：环氧合酶；LOX：脂质氧化酶；NCX：Na^+/Ca^{2+} 交换体；mtPTP：线粒体膜通透性转换孔（经允许摘自 Dugan LL，Kim-Han JS. Hypoxic-ischemic brain injury and oxidative stress. In：Siegel GS，et al，eds. Basic neurochemistry：molecular，cellular，and medical aspects，7th ed. Burlington，MA：Elsevier Academic Press；2006：564. Copyright © 2006，American Society for Neurochemistry. All rights reserved）

CBF 恢复也可能导致脑再灌注损伤，这带来了脑水肿和颅内出血的风险，从而损伤在初始损伤时未受损的脑组织。再灌注损伤是一个复杂的过程，可见于不同器官。在缺血情况下，ROS（尤其是过氧亚硝酸盐）在再灌注损伤中起到了显著作用，损伤发生在细胞水平和分子水平，并最终激活了凋亡程序。组织损伤部分由于激活的免疫系统、补体系统、血小板和凝血级联所介导[46]。控制 CBF 被认为是减少继发缺血和再灌注损伤的关键步骤，因此，以维持颅内压为目的的颅内压监测和治疗干预已成为急性颅内压治疗的基础。

TBI 后线粒体功能障碍

线粒体被认为是细胞生存的基本细胞器，它们通过氧化磷酸化产生细胞所需的大部分能量。线粒体对于细胞生理状态的变化非常敏感，包括 TBI 在内的多种神经病理性过程都存在线粒体功能障碍。越来越多的证据表明，TBI 可导致线粒体的直接机械性损伤和功能紊乱，并在促进凋亡和坏死细胞死亡中发挥关键作用。由于大脑是对氧和能量需求很高的组织,细胞损伤修复所需能量与线粒体功能障碍导致的能量生成不足之间失去平衡,导致细胞损伤增加。兴奋性毒性、ROS 生成、Ca^{2+} 超载、凋亡诱导因子和凋亡蛋白酶是 TBI 后导致线粒体损伤的主要因素[29,30,47]。在损伤过程中,ROS 的激增促进了恶性循环,加速了线粒体损伤、兴奋性毒性、脂质过氧化和炎症[48]。线粒体膜电位是线粒体损伤的重要指标,可能与早期细胞凋亡有关。因为线粒体的维持可能潜在地保护大脑功能[49-50],因此,在 TBI 中线粒体靶向策略的研究越来越多。

有数据表明,氧化应激在 TBI 后的整体病理中起作用,部分通过自噬的调节[51]。自噬可以通过降解氧化蛋白和破坏线粒体(线粒体自噬),来进行氧化应激的防御[52-53](图 18-6)。线粒体膜蛋白的氧化损伤导致蛋白质错误折叠、聚集并形成非特异性水孔,水孔的打开导致线粒体通透性改变(mitochondrial permeability transition,MPT),MPT 被视为一种内膜通透性,可能先于最终的细胞凋亡和死亡[52,54,55]。此外,MPT 诱导线粒体肿胀后释放细胞色素 C 激活 caspase(含半胱氨酸的天冬氨酸蛋白水解酶),引起氧化磷酸化解偶联后 ATP 消耗或凋亡的,此后 MPT 引起 ATP 耗竭后的坏死[56]。然而,在应激较轻的情况下,MPT 孔的形成似乎会促进线粒体自噬[55]。在 TBI 诱导的氧化应激之后,MPT 的开放被视为决定细胞死亡或生存的"关键开关"[54]。新的治疗选择的发展,以预防 TBI 后 MPT 从线粒体自噬诱导水平进展到细胞凋亡和坏死水平或能带来病理的改善。

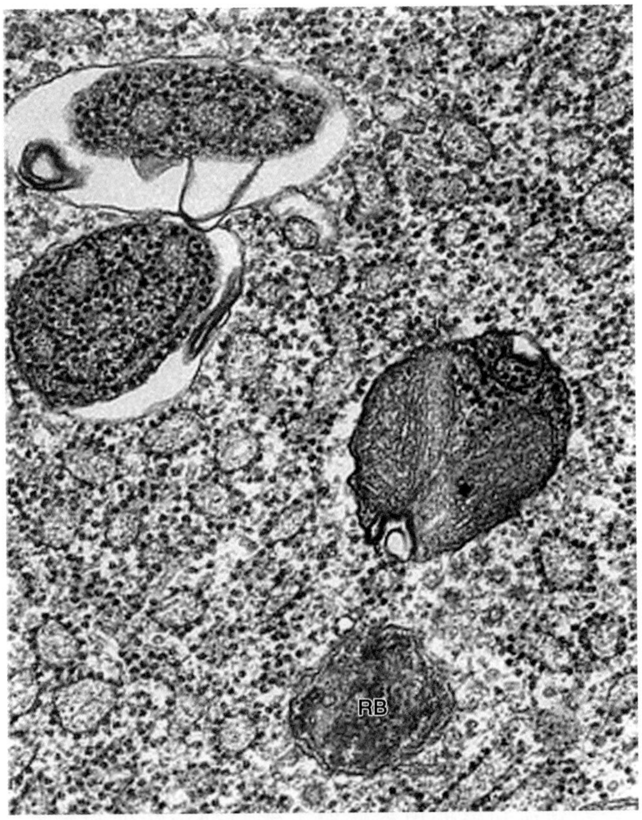

图 18-6 自噬是细胞利用溶酶体处理多余或无功能的细胞器或膜的过程。光滑的内质网形成的膜将被破坏的细胞器包裹起来,形成一个自噬体,然后与溶酶体融合以消化内容物。在这张通过透射电镜拍摄的照片中,左上方的两个自噬体包含部分粗面内质网(RER),其电子密度比邻近的正常内质网高,靠近中心的一个自噬体可能包含线粒体膜和 RER。图中还显示了一个具有残体特征的囊泡(30 000 倍)(经允许摘自 The Cytoplasm. In:Mescher AL, eds. Junqueira's Basic Histology,14e New York,NY:McGraw-Hill,2016)

兴奋性毒性

有证据表明,兴奋性毒性是脑外伤后神经元退变和神经元损伤的基本机制[57]。兴奋性毒性的定义为兴奋性氨基酸尤其是谷氨酸的毒性作用造成的细胞死亡[57]。外伤后,谷氨酸受体的过度激活导致兴奋性毒性,可能通过氧化应激机制造成神经元功能障碍和死亡[57]。TBI 后被谷氨酸激活的主要离子通道受体是 N-甲基-D-天冬氨酸(NMDA)——配体门控 Ca^{2+} 通道[57]。NMDA 受体主要在神经元中表达,近期有证据提示其主要在星形胶质细胞中表达[58-59]。NMDA 受体的持续激活会使细胞内钙和分解代谢酶的活性增高,从而触发氧化应激级联反应,造成膜的降解和 BBB 受损,导致凋亡和坏死[58-59]。NMDA 激活的下游效应包括 MPT 的线粒体膜去极化、caspase 激活、毒性氧和氮自由基的产生和细胞毒性[55]。NMDA 诱导的毒性反应会激活自噬过程并影响神经元的预后结局[58]。NMDA 受体过度激活导致的兴奋性毒性是脑外伤后标志性的继发事件,但是自噬在该过程中的作用还不甚明了[58]。

血脑屏障功能障碍

血脑屏障也被称为神经血管单元,其主要功能是阻止不需要的物质从体内进入中枢神经系统。BBB 由内皮细胞、胶质细胞、小胶质细胞、周细胞和血管平滑肌细胞组成[60]。紧密连接限制了物质通过 BBB,因此,转运形式仅包括主动转运或被动转运。BBB 内皮紧密连接(tight junction,TJ)的机械损伤会导致血管渗漏从而造成 TBI 诱导的血管源性水肿。TJ 由整合蛋白(claudin 和 occludin)和辅助蛋白(封闭小带,z01 和 z02)组成,它们对 BBB 的结构支持是必需的。脑内皮细胞和它们的 TJ 被星形细胞血管周终足所包围,并在功能上受其影响。

在脑损伤后,脑实质和脑微血管受到损害,从而导致BBB功能障碍。应用MRI和IgG或Evans blue渗透试验的研究提示,BBB最早在TBI后30min到1d的时间内开放,并且在伤后30d内仍保持开放[20,61-62]。有趣的是,BBB以双相方式开放,高峰时间为伤后4~6h,伤后3d再次开放[63]。BBB的初次损伤会启动凝血级联反应,造成周边受影响脑区缺血,并将凝血酶、纤维蛋白原和白蛋白等血液因子释放至脑组织,引发促炎反应[64-65]。其他研究发现,claudin-5在脑内的微血管内皮细胞上高度表达并在损伤后出现表达的改变,推测其或在调节转运方面起到重要作用[66]。现已发现在损伤后1~2周claudia-5蛋白表达增加,并可持续增高至4~8周[66-67]。有一项研究应用一种名为K^{trans}的MRI技术评估了BBB的时空演变过程,证实了BBB损伤的主要位置在皮层的表浅层,并随着距撞击点的距离增加而减小[68]。将这些数据与同一区域的水肿形成和脑血流变化进行比较,提示每个成分可能与冲击本身的多个成分相关,如细胞死亡主要发生在损伤区域的表浅层,并随着距离的变化逐渐减少。然而,CBF变化和水肿在损伤区域周边占据更大的面积,提示这些区域也受到了影响[68]。

脑水肿

脑水肿的定义是液体在脑实质内的异常积聚,从而导致脑肿胀形成。肿胀进一步导致ICP增高,若不经治疗后者可进一步造成脑干受压、循环受阻乃至死亡(图18-7)。在重度TBI患者中,脑水肿被认为是造成死亡的主要原因,有一些研究报道水肿形成导致的死亡约占TBI死亡的50%[69]。

TBI后可发生四种广泛性的水肿:血管性、细胞毒性、渗透性和间质性脑水肿。血管源性脑水肿见于损伤破坏血脑屏障后,液体从血管进入脑内的细胞外间隙,导致ICP增高。细胞毒性水肿是损伤后液体在细胞内间室积聚。研究证实液体在细胞内结构积聚与能量衰竭所致ATP依赖的Na^+/K^+泵功能障碍有关。这些泵的衰竭会增加细胞的离子含量和渗透压,从而导致液体进入细胞,因此改变了细胞内代谢物质的浓度。这种形式的水肿并不会改变脑容量,因此与ICP增高并不相关。

TBI造成BBB受损,从而导致血管源性水肿形成[22-23]、ICP增高,脑血流减少,进而导致缺血[24-25,70]。TBI后何种形式的水肿更为显著,对于这一问题目前还存在争议,但是一般认为由于BBB的开放,TBI主要导致血管性水肿的发生[71-72]。但损伤后上述水肿均有发现[26-28,62,73],并且在伤后27~72h达高峰。最近,新的研究提示脑水肿以双相方式发生,在TBI后数小时内即可出现[26,74-76]。

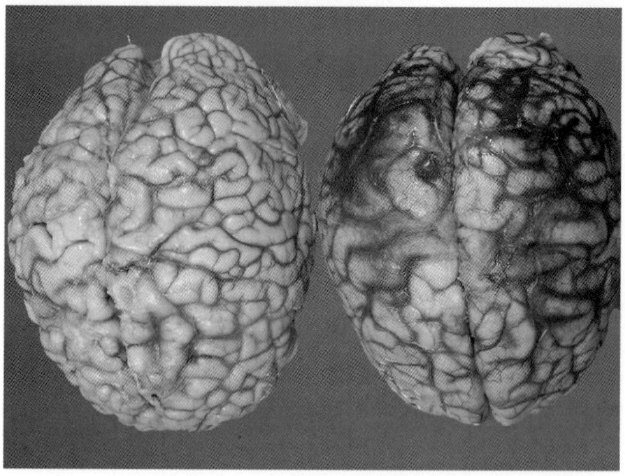

图18-7　蛛网膜下腔出血所致脑水肿与正常脑比较。右侧的大脑为蛛网膜下腔出血所导致的脑水肿,注意扁平的脑回和狭窄的脑沟。与之相比,左侧正常脑的脑回表面是圆润的,其间的脑沟保存良好(经允许摘自Chapter 11. Neuropathology. In:Kemp WL,Burns DK,Brown TG,eds. Pathology:The Big Picture New York,NY:McGraw-Hill,2008)

抑制胶质细胞线粒体代谢会增加星形胶质细胞肿胀和坏死细胞死亡,这是细胞毒性脑水肿发生的主要原因[77-80]。TBI会影响脑组织的氧供,降低线粒体功能和能量产生[81-84]。水动态平衡调节的核心是水通道蛋白,水通道蛋白是膜水通道家族,是水双向移动的主要通道,在各种类型的细胞中主要通过渗透压和静水压梯度进行简单扩散[85-87]。脑内表达水通道蛋白1、4和9[88]。水通道蛋白4(AQ4)是脑内血管周围的星形胶质周细胞中表达的主要水通道[85,89-91]。它可能在水肿发生中起到关键作用,在能量生成抑制的情况下犹是如此,很多研究都提示TBI后AQ4发生变化[92-95]。缺血、创伤性颅脑损伤和一系列其他CNS病理状态都会导致AQ4上调[91,96]。然而,在缺乏AQ4的小鼠中的研究提示它在缺血和毒性损伤情况下能起到预防细胞毒性水肿发生的作用[1]。蛋白激酶C(PKC)是一种胞质丝氨酸/苏氨酸激酶,其在非洲爪蟾卵母细胞中表达时会使AQ4磷酸化,因此PKC激活会降低AQ4的水通透性[97]。据报道PKC激活能降低AQ4表达,减少水肿形成,可能是$P2Y_1R$介导的神经保护作用的机制,但是这些结果的生理学意义尚未被揭示。

炎症

炎症是机体的防御机制，用来保护自身免受感染或损伤。在脑内这种反应主要由天然免疫细胞如小胶质细胞等介导，这些细胞在损伤时可被激活。小胶质细胞能主动监测脑内环境，并通过改变其细胞形态对损伤进行应答[98]。它们也介导发育过程中神经元的清除，在突触重塑和学习过程中也起到作用[99]。在 TBI 后，小胶质细胞在数分钟内就进行应答，包括细胞形态的变化，如棘突延伸至胶质界膜和围绕在星形胶质细胞周围。Corps 等[100]认为这一应答或依赖于嘌呤能信号。除了形态变化，小胶质细胞在损伤后也能产生细胞因子和趋化因子。

细胞因子是能调节炎症反应、细胞信号转导，以及其他对细胞生长和生存产生重要影响的细胞过程的蛋白[101]。通过信号转导，细胞因子能诱导外周免疫细胞穿过 BBB 进入脑内。在 TBI 后，多种细胞因子都参与该过程，如白介素 1β、IL-6、IL-8 和 IL-10。促炎细胞因子Ⅱ-1β 被认为能加剧 TBI 后组织损伤，造成 DNA 片段化和凋亡。TNF-α 同时对血脑屏障造成损害，导致白细胞浸润。IL-6 和 IL-8 也被证明在 TBI 后发生改变[102-103]。

小结

TBI 的病理生理是一个高度复杂并涉及多方面的过程。在过去的几十年中，对 TBI 后功能恢复的潜在机制的了解已经大大增加。然而，即使取得了这些进步，目前仍没有经美国 FDA 批准的并可针对脑损伤的神经保护制剂。TBI 的多种实验方法与基于临床发现的结合，有助于阐明潜在的新治疗靶点和方法，这些治疗靶点和方法将保护大脑，并最终改善损伤的预后。

（陆蓉蓉 译，张小年　温红梅 校）

参考文献

1. Bloch O, Manley GT. The role of aquaporin-4 in cerebral water transport and edema. *Neurosurg Focus*. 2007;22(5):E3.
2. CDC. *TBI Report to Congress on Mild Traumatic Brain Injury in the United States: Steps to Prevent a Serious Public Health Problem*. Atlanta, GA: Centers for Disease Control and Prevention; 2003.
3. Andriessen TM, Jacobs B, Vos PE. Clinical characteristics and pathophysiological mechanisms of focal and diffuse traumatic brain injury. *J Cell Mol Med*. 2010;14(10):2381–2392.
4. Chesnut RM, Marshall LF, Klauber MR, et al. The role of secondary brain injury in determining outcome from severe head injury. *J Trauma*. 1993;34(2):216–222.
5. Graham DI, Adams JH, Doyle D, et al. Quantification of primary and secondary lesions in severe head injury. *Acta Neurochir Suppl (Wien)*. 1993;57:41–48.
6. Povlishock JT, Katz DI. Update of neuropathology and neurological recovery after traumatic brain injury. *J Head Trauma Rehabil*. 2005;20(1):76–94.
7. Skandsen T, Kvistad KA, Solheim O, Strand IH, Folvik M, Vik A. Prevalence and impact of diffuse axonal injury in patients with moderate and severe head injury: a cohort study of early magnetic resonance imaging findings and 1-year outcome. *J Neurosurg*. 2010;113(3):556–563.
8. Strich SJ. Diffuse degeneration of the cerebral white matter in severe dementia following head injury. *J Neurol Neurosurg Psychiatry*. 1956;19(3):163–185.
9. Adams JH, Doyle D, Ford I, Gennarelli TA, Graham DI, McLellan DR. Diffuse axonal injury in head injury: definition, diagnosis and grading. *Histopathology*. 1989;15(1):49–59.
10. Adams JH, Graham DI, Gennarelli TA, Maxwell WL. Diffuse axonal injury in non-missile head injury. *J Neurol Neurosurg Psychiatry*. 1991;54(6):481–483.
11. Buki A, Koizumi H, Povlishock JT. Moderate posttraumatic hypothermia decreases early calpain-mediated proteolysis and concomitant cytoskeletal compromise in traumatic axonal injury. *Exp Neurol*. 1999;159(1):319–328.
12. Iwata A, Stys PK, Wolf JA, et al. Traumatic axonal injury induces proteolytic cleavage of the voltage-gated sodium channels modulated by tetrodotoxin and protease inhibitors. *J Neurosci*. 2004;24(19):4605–4613.
13. Johnson VE, Stewart W, Smith DH. Axonal pathology in traumatic brain injury. *Exp Neurol*. 2013;246:35–43.
14. Staal JA, Vickers JC. Selective vulnerability of non-myelinated axons to stretch injury in an in vitro co-culture system. *J Neurotrauma*. 2011;28(5):841–847.
15. Shenton ME, Hamoda HM, Schneiderman JS, et al. A review of magnetic resonance imaging and diffusion tensor imaging findings in mild traumatic brain injury. *Brain Imaging Behav*. 2012;6(2):137–192.
16. Shahim P, Tegner Y, Wilson DH, et al. Blood biomarkers for brain injury in concussed professional ice hockey players. *JAMA Neurol*. 2014;71(6):684–692.
17. Siman R, Giovannone N, Hanten G, et al. Evidence that the blood biomarker SNTF predicts brain imaging changes and persistent cognitive dysfunction in mild TBI patients. *Front Neurol*. 2013;4:190.
18. Siman R, Shahim P, Tegner Y, Blennow K, Zetterberg H, Smith DH. Serum SNTF increases in concussed professional ice hockey players and relates to the severity of postconcussion symptoms. *J Neurotrauma*. 2015;32(17):1294–1300.
19. Tan CO, Meehan WP 3rd, Iverson GL, Taylor JA. Cerebrovascular regulation, exercise, and mild traumatic brain injury. *Neurology*. 2014;83(18):1665–1672.
20. Strbian D, Durukan A, Pitkonen M, et al. The blood-brain barrier is continuously open for several weeks following transient focal cerebral ischemia. *Neuroscience*. 2008;153(1):175–181.
21. Korn A, Golan H, Melamed I, Pascual-Marqui R, Friedman A. Focal cortical dysfunction and blood-brain barrier disruption in patients with Postconcussion syndrome. *J Clin Neurophysiol*. 2005;22(1):1–9.
22. Baethmann A, Maier-Hauff K, Kempski O, Unterberg A, Wahl M, Schürer L. Mediators of brain edema and sec-

ondary brain damage. *Crit Care Med*. 1988;16(10):972–978.
23. Eriskat J, Schurer L, Kempski O, Baethmann A. Growth kinetics of a primary brain tissue necrosis from a focal lesion. *Acta Neurochir Suppl (Wien)*. 1994;60:425–427.
24. Dixon CE, Lyeth BG, Povlishock JT, et al. A fluid percussion model of experimental brain injury in the rat. *J Neurosurg*. 1987;67(1):110–119.
25. Graham DI, Ford I, Adams JH, et al. Ischaemic brain damage is still common in fatal non-missile head injury. *J Neurol Neurosurg Psychiatry*. 1989;52(3):346–350.
26. Barzo P, Marmarou A, Fatouros P, Hayasaki K, Corwin F. Contribution of vasogenic and cellular edema to traumatic brain swelling measured by diffusion-weighted imaging. *J Neurosurg*. 1997;87(6):900–907.
27. Barzo P, Marmarou A, Fatouros P, Hayasaki K, Corwin F. Biphasic pathophysiological response of vasogenic and cellular edema in traumatic brain swelling. *Acta Neurochir Suppl*. 1997;70:119–122.
28. Marmarou A, Barzo P, Fatouros P, Yamamoto T, Bullock R, Young H. Traumatic brain swelling in head injured patients: brain edema or vascular engorgement? *Acta Neurochir Suppl*. 1997;70:68–70.
29. Vink R, Head VA, Rogers PJ, McIntosh TK, Faden AI. Mitochondrial metabolism following traumatic brain injury in rats. *J Neurotrauma*. 1990;7(1):21–27.
30. Verweij BH, Muizelaar JP, Vinas FC, Peterson PL, Xiong Y, Lee CP. Impaired cerebral mitochondrial function after traumatic brain injury in humans. *J Neurosurg*. 2000;93(5):815–820.
31. Neuwelt E, Abbott NJ, Abrey L, et al. Strategies to advance translational research into brain barriers. *Lancet Neurol*. 2008;7(1):84–96.
32. Fukuda K, Tanno H, Okimura Y, Nakamura M, Yamaura A. The blood-brain barrier disruption to circulating proteins in the early period after fluid percussion brain injury in rats. *J Neurotrauma*. 1995;12(3):315–324.
33. Shlosberg D, Benifla M, Kaufer D, Friedman A. Blood-brain barrier breakdown as a therapeutic target in traumatic brain injury. *Nat Rev Neurol*. 2010;6(7):393–403.
34. Chodobski A, Zink BJ, Szmydynger-Chodobska J. Blood-brain barrier pathophysiology in traumatic brain injury. *Transl Stroke Res*. 2011;2(4):492–516.
35. Immonen R, Heikkinen T, Tahtivaara L, et al. Cerebral blood volume alterations in the perilesional areas in the rat brain after traumatic brain injury--comparison with behavioral outcome. *J Cereb Blood Flow Metab*. 2010;30(7):1318–28.
36. Shen Y, Kou Z, Kreipke CW, Petrov T, Hu J, Haacke EM. In vivo measurement of tissue damage, oxygen saturation changes and blood flow changes after experimental traumatic brain injury in rats using susceptibility weighted imaging. *Magn Reson Imaging*. 2007;25(2):219–227.
37. Thomale UW, Schaser K, Kroppenstedt SN, Unterberg AW, Stover JF. Cortical hypoperfusion precedes hyperperfusion following controlled cortical impact injury. *Acta Neurochir Suppl*. 2002;81:229–231.
38. Pasco A, Lemaire L, Franconi F, et al. Perfusional deficit and the dynamics of cerebral edemas in experimental traumatic brain injury using perfusion and diffusion-weighted magnetic resonance imaging. *J Neurotrauma*. 2007;24(8):1321–1330.
39. Alahmadi H, Vachhrajani S, Cusimano MD. The natural history of brain contusion: an analysis of radiological and clinical progression. *J Neurosurg*. 2010;112(5):1139–1145.
40. Raghupathi R. Cell death mechanisms following traumatic brain injury. *Brain Pathol*. 2004;14(2):215–222.
41. Raghupathi R, Graham DI, McIntosh TK. Apoptosis after traumatic brain injury. *J Neurotrauma*. 2000;17(10):927–938.
42. Globus MY, Alonso O, Dietrich WD, Busto R, Ginsberg MD. Glutamate release and free radical production following brain injury: effects of posttraumatic hypothermia. *J Neurochem*. 1995;65(4):1704–1711.
43. Adelson PD, Whalen MJ, Kochanek PM, Robichaud P, Carlos TM. Blood brain barrier permeability and acute inflammation in two models of traumatic brain injury in the immature rat: a preliminary report. *Acta Neurochir Suppl*. 1998;71:104–106.
44. Nour M, Scalzo F, Liebeskind DS. Ischemia-reperfusion injury in stroke. *Interv Neurol*. 2013;1(3–4):185–199.
45. Jeremitsky E, Omert L, Dunham CM, Protetch J, Rodriguez A. Harbingers of poor outcome the day after severe brain injury: hypothermia, hypoxia, and hypoperfusion. *J Trauma*. 2003;54(2):312–319.
46. Eltzschig HK, Eckle T. Ischemia and reperfusion–from mechanism to translation. *Nat Med*. 2011;17(11):1391–1401.
47. Singh IN, Sullivan PG, Deng Y, Mbye LH, Hall ED. Time course of post-traumatic mitochondrial oxidative damage and dysfunction in a mouse model of focal traumatic brain injury: implications for neuroprotective therapy. *J Cereb Blood Flow Metab*. 2006;26(11):1407–1418.
48. Crack PJ, Taylor JM. Reactive oxygen species and the modulation of stroke. *Free Radic Biol Med*. 2005;38(11):1433–1444.
49. Chaturvedi RK, Beal MF. Mitochondrial approaches for neuroprotection. *Ann NY Acad Sci*. 2008;1147:395–412.
50. Galluzzi L, Aaronson SA, Abrams J, et al. Guidelines for the use and interpretation of assays for monitoring cell death in higher eukaryotes. *Cell Death Differ*. 2009;16(8):1093–1107.
51. Clark RS, Bayir H, Chu CT, Alber SM, Kochanek PM, Watkins SC. Autophagy is increased in mice after traumatic brain injury and is detectable in human brain after trauma and critical illness. *Autophagy*. 2008;4(1):88–90.
52. Lemasters JJ. Selective mitochondrial autophagy, or mitophagy, as a targeted defense against oxidative stress, mitochondrial dysfunction, and aging. *Rejuvenation Res*. 2005;8(1):3–5.
53. Chu CT, Zhu J, Dagda R. Beclin 1-independent pathway of damage-induced mitophagy and autophagic stress: implications for neurodegeneration and cell death. *Autophagy*. 2007;3(6):663–666.
54. Mazzeo AT, Beat A, Singh A, Bullock MR. The role of mitochondrial transition pore, and its modulation, in traumatic brain injury and delayed neurodegeneration after TBI. *Exp Neurol*. 2009;218(2):363–370.
55. Lemasters JJ, Nieminen AL, Qian T, Trost LC, Herman B. The mitochondrial permeability transition in toxic, hypoxic and reperfusion injury. *Mol Cell Biochem*. 1997;174(1–2):159–165.
56. Lemasters JJ. Modulation of mitochondrial membrane permeability in pathogenesis, autophagy and control of metabolism. *J Gastroenterol Hepatol*. 2007;22(Suppl 1):S31–73.
57. Dong XX, Wang Y, Qin ZH. Molecular mechanisms of excitotoxicity and their relevance to pathogenesis of neurodegenerative diseases. *Acta pharmacologica Sinica*. 2009;30(4):379–387.
58. Sadasivan S, Zhang Z, Larner SF, et al. Acute NMDA toxicity in cultured rat cerebellar granule neurons is accompanied by autophagy induction and late onset

autophagic cell death phenotype. *BMC Neurosci*. 2010; 11:21.
59. Lee MC, Ting KK, Adams S, Brew BJ, Chung R, Guillemin GJ. Characterisation of the expression of NMDA receptors in human astrocytes. *PLoS One*. 2010;5(11): e14123.
60. Neuwelt EA, Bauer B, Fahlke C, et al. Engaging neuroscience to advance translational research in brain barrier biology. *Nat Rev Neurosci*. 2011;12(3):169–182.
61. Beaumont A, Fatouros P, Gennarelli T, Corwin F, Marmarou A. Bolus tracer delivery measured by MRI confirms edema without blood-brain barrier permeability in diffuse traumatic brain injury. *Acta Neurochir Suppl*. 2006;96:171–174.
62. Barzo P, Marmarou A, Fatouros P, Corwin F, Dunbar J. Magnetic resonance imaging-monitored acute blood-brain barrier changes in experimental traumatic brain injury. *J Neurosurg*. 1996;85(6):1113–1121.
63. Baskaya MK, Rao AM, Dogan A, Donaldson D, Dempsey RJ. The biphasic opening of the blood-brain barrier in the cortex and hippocampus after traumatic brain injury in rats. *Neurosci Lett*. 1997;226(1):33–36.
64. Nimmerjahn A, Kirchhoff F, Helmchen F. Resting microglial cells are highly dynamic surveillants of brain parenchyma in vivo. *Science*. 2005;308(5726):1314–1318.
65. Shapira Y, Setton D, Artru AA, Shohami E. Blood-brain barrier permeability, cerebral edema, and neurologic function after closed head injury in rats. *Anesth Analg*. 1993;77(1):141–148.
66. Nag S, Venugopalan R, Stewart DJ. Increased caveolin-1 expression precedes decreased expression of occludin and claudin-5 during blood-brain barrier breakdown. *Acta Neuropathol*. 2007;114(5):459–469.
67. Lin JL, Huang YH, Shen YC, Huang HC, Liu PH. Ascorbic acid prevents blood-brain barrier disruption and sensory deficit caused by sustained compression of primary somatosensory cortex. *J Cereb Blood Flow Metab*. 2010;30(6):1121–1136.
68. Li W, Watts L, Long J, et al. Spatiotemporal changes in blood-brain barrier permeability, cerebral blood flow, T2 and diffusion following mild traumatic brain injury. *Brain Res*. 2016;1646:53–61.
69. Marmarou A. Pathophysiology of traumatic brain edema: current concepts. *Acta Neurochir Suppl*. 2003;86:7–10.
70. DeWitt DS, Jenkins LW, Prough DS. Enhanced vulnerability to secondary ischemic insults after experimental traumatic brain injury. *New Horiz*. 1995;3(3):376–383.
71. Marmarou A, Takagi H, Shulman K. Biomechanics of brain edema and effects on local cerebral blood flow. *Adv Neurol*. 1980;28:345–358.
72. Reulen HJ, Graham R, Spatz M, Klatzo I. Role of pressure gradients and bulk flow in dynamics of vasogenic brain edema. *J Neurosurg*. 1977;46(1):24–35.
73. Ito J, Marmarou A, Barzo P, Fatouros P, Corwin F. Characterization of edema by diffusion-weighted imaging in experimental traumatic brain injury. *J Neurosurg*. 1996;84(1):97–103.
74. Hanstock CC, Faden AI, Bendall MR, Vink R. Diffusion-weighted imaging differentiates ischemic tissue from traumatized tissue. *Stroke*. 1994;25(4):843–848.
75. Long JA, Watts LT, Chemello J, Huang S, Shen Q, Duong TQ. Multiparametric and longitudinal MRI characterization of mild traumatic brain injury in rats. *J Neurotrauma*. 2015;32(8):598–607.
76. Watts LT, Sprague S, Zheng W, et al. Purinergic 2Y1 Receptor stimulation decreases cerebral edema and reactive gliosis in a traumatic brain injury model. *J Neurotrauma*. 2013;30(1):55–66.
77. Kimelberg HK, Kettenmann H. Swelling-induced changes in electrophysiological properties of cultured astrocytes and oligodendrocytes. I. Effects on membrane potentials, input impedance and cell-cell coupling. *Brain Res*. 1990;529(1–2):255–261.
78. Nedergaard M, Dirnagl U. Role of glial cells in cerebral ischemia. *Glia*. 2005;50(4):281–286.
79. Chu X, Fu X, Zou L, et al. Oncosis, the possible cell death pathway in astrocytes after focal cerebral ischemia. *Brain Res*. 2007;1149:157–164.
80. Woitzik J, Back T, Thome C. Flow-dependent versus spreading-like impairment of brain tissue integrity during focal cerebral ischemia and its consequences for neuroprotective strategies. *Front Biosci*. 2008;13:1500–1506.
81. Sullivan PG, Keller JN, Mattson MP, Scheff SW. Traumatic brain injury alters synaptic homeostasis: implications for impaired mitochondrial and transport function. *J Neurotrauma*. 1998;15(10):789–798.
82. Sullivan PG, Thompson MB, Scheff SW. Cyclosporin A attenuates acute mitochondrial dysfunction following traumatic brain injury. *Exp Neurol*. 1999;160(1): 226–234.
83. Verweij BH, Muizelaar JP, Vinas FC, Peterson PL, Xiong Y, Lee CP. Mitochondrial dysfunction after experimental and human brain injury and its possible reversal with a selective N-type calcium channel antagonist (SNX-111). *Neurol Res*. 1997;19(3):334–339.
84. Xiong Y, Gu Q, Peterson PL, Muizelaar JP, Lee CP. Mitochondrial dysfunction and calcium perturbation induced by traumatic brain injury. *J Neurotrauma*. 1997;14(1):23–34.
85. Nielsen S, Nagelhus EA, Amiry-Moghaddam M, Bourque C, Agre P, Ottersen OP. Specialized membrane domains for water transport in glial cells: high-resolution immunogold cytochemistry of aquaporin-4 in rat brain. *J Neurosci*. 1997;17(1):171–180.
86. Agre P, King LS, Yasui M, et al. Aquaporin water channels–from atomic structure to clinical medicine. *J Physiol*. 2002;542(Pt 1):3–16.
87. Verkman AS, Yang B. Aquaporin gene delivery to kidney. *Kidney Int*. 2002;61(1 Suppl):S120–S124.
88. Badaut J, Lasbennes F, Magistretti PJ, Regli L. Aquaporins in brain: distribution, physiology, and pathophysiology. *J Cereb Blood Flow Metab*. 2002;22(4):367–378.
89. Jung JS, Bhat RV, Preston GM, Guggino WB, Baraban JM, Agre P. Molecular characterization of an aquaporin cDNA from brain: candidate osmoreceptor and regulator of water balance. *Proc Natl Acad Sci USA*. 1994;91(26):13052–13056.
90. Ikeshima-Kataoka H, Abe Y, Yasui M. Aquaporin 4-dependent expression of glial fibrillary acidic protein and tenascin-C in activated astrocytes in stab wound mouse brain and in primary culture. *J Neurosci Res*. 2015;93(1):121–129.
91. Vizuete ML, Venero JL, Vargas C, et al. Differential upregulation of aquaporin-4 mRNA expression in reactive astrocytes after brain injury: potential role in brain edema. *Neurobiol Dis*. 1999;6(4):245–258.
92. Nag S, Manias JL, Stewart DJ. Pathology and new players in the pathogenesis of brain edema. *Acta Neuropathol*. 2009;118(2):197–217.
93. Papadopoulos MC, Verkman AS. Potential utility of

aquaporin modulators for therapy of brain disorders. *Prog Brain Res*. 2008;170:589–601.
94. Aoki K, Uchihara T, Tsuchiya K, Nakamura A, Ikeda K, Wakayama Y. Enhanced expression of aquaporin 4 in human brain with infarction. *Acta Neuropathol*. 2003;106(2):121–124.
95. Papadopoulos MC, Verkman AS. Aquaporin-4 and brain edema. *Pediatr Nephrol*. 2007;22(6):778–784.
96. Hua Y, Wu J, Pecina S, et al. Ischemic preconditioning procedure induces behavioral deficits in the absence of brain injury? *Neurol Res*. 2005;27(3):261–267.
97. Han Z, Wax MB, Patil RV. Regulation of aquaporin-4 water channels by phorbol ester-dependent protein phosphorylation. *J Biol Chem*. 1998;273(11):6001–6004.
98. Garden GA. Epigenetics and the modulation of neuroinflammation. *Neurotherapeutics*. 2013;10(4):782–788.
99. Parkhurst CN, Yang G, Ninan I, et al. Microglia promote learning-dependent synapse formation through brain-derived neurotrophic factor. *Cell*. 2013;155(7):1596–1609.
100. Corps KN, Roth TL, McGavern DB. Inflammation and neuroprotection in traumatic brain injury. *JAMA Neurol*. 2015;72(3):355–362.
101. Ramesh G, MacLean AG, Philipp MT. Cytokines and chemokines at the crossroads of neuroinflammation, neurodegeneration, and neuropathic pain. *Mediators Inflamm*. 2013;2013:480739.
102. Kossmann T, Stahel PF, Lenzlinger PM, et al. Interleukin-8 released into the cerebrospinal fluid after brain injury is associated with blood-brain barrier dysfunction and nerve growth factor production. *J Cereb Blood Flow Metab*. 1997;17(3):280–289.
103. Kossmann T, Hans V, Imhof HG, Trentz O, Morganti-Kossmann MC. Interleukin-6 released in human cerebrospinal fluid following traumatic brain injury may trigger nerve growth factor production in astrocytes. *Brain Res*. 1996;713(1–2):143–152.

第 19 章 脑外伤的流行病学

Cara Camiolo Reddy

引言

在美国脑外伤(TBI)是致死和致残的主要原因。据估计每年发生 250 万例脑外伤,导致 220 多万次急诊(ED)就诊,28 万次住院治疗和 5.2 万人死亡[1,2]。根据疾病控制和预防中心(CDC)的数据,脑外伤的年发病率从 2001 年的 521.0/10 万人上升到 2010 年的 823.7/10 万人。同时[3],脑外伤的死亡率略有下降,从 2001 年的 18.5/10 万人降到 2010 年的 17.1/10 万人(图 19-1)。目前,据估计共有 12.1%~41% 的成年人有脑外伤病史[4-7]。

尽管脑震荡是轻度脑外伤的一种形式,但了解文献中关于脑外伤与运动和娱乐所致脑震荡之间的区别是很重要的。意识到这一区别,估计每年还有

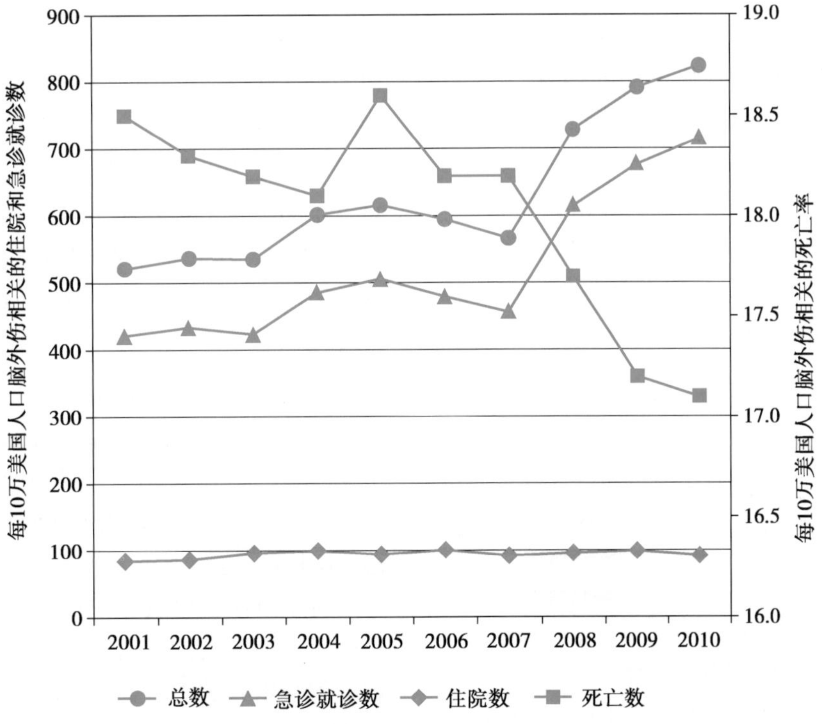

图 19-1 2001—2010 年美国与脑外伤相关的急诊就诊率、住院率和死亡率(摘自 CDC 脑外伤与脑震荡:数据与统计。http://www.cdc.gov/traumaticbraininjury/data/rates.html)

160 万到 380 万因运动或娱乐活动损伤导致的脑外伤或脑震荡发生[8]。

在这一章中，我们将总结脑外伤的流行病学，重点是发病率、患病率、危险因素、损伤病因和长期影响。主要关注的是导致急诊就诊或住院的脑外伤病例。另外，军事和体育人群中的脑外伤的流行病学将分别在单独的章节中讨论。

危险因素

年龄

脑外伤发生在所有年龄的人，其中年轻人和老年人的风险最高。在美国，5 岁以下儿童因脑外伤而去急诊就诊的比例最高，2009—2010 年的年就诊率为 2 193.8/10 万人，15～24 岁的年就诊率为 888.7/10 万人，以较大差距排在第二位[9]。住院率最高的是 65 岁或以上的老年人，为 294.0/10 万人，5 岁以下的儿童最低，表明损伤的严重程度不同[9]。在荷兰，2010—2012 年期间 85 岁或以上老年人的脑外伤发生率最高，为 578.2/10 万人年；75 至 84 岁的患者发病率居第二位，为 307.6/10 万人年[10]。

性别

总的来说，男性发生脑外伤的可能性是女性的 2 倍[4,5,11]。这种差异直到童年中期才出现，5 岁以下男性和女性脑外伤的发病率几乎相等[7]。在这个年龄之后，男性发生脑外伤的可能性大约是女性的 1.5 倍，至青春期早期时，他们发生脑外伤的可能性是女性的 2.2 倍[12-13]。男性脑外伤的高发病率从成年一直持续到大约 65 岁，到那时两性脑外伤的发病率趋于相等[14-16]（图 19-2）。

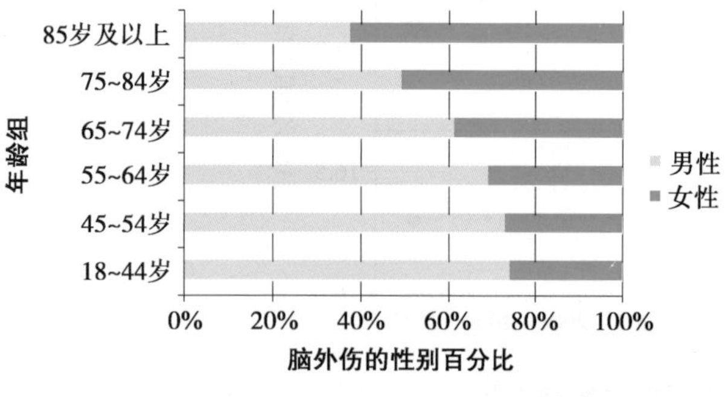

图 19-2　脑外伤的流行病学、性别和年龄[14]（改编自 Dams-O' Connor K, Cuthbert JP, Whyte J, et al. Traumatic brain injury among older adults at level I and Ⅱ trauma centers. J Neurotrauma. 2013;30(24):2001-2013）

酒精和药物滥用

超过一半的脑外伤病例与饮酒有关，高达 30% 的脑外伤患者有酒精依赖史[17,18]。受伤时饮酒更常见于 34～54 岁的成年男性，这一群体中，受伤更容易导致自杀、袭击或摔倒[17]。与非致命伤患者相比，致命性脑外伤的患者更有可能饮酒，而在第一次脑外伤时饮酒的人在他们的一生中更有可能遭受第二次脑外伤[17,19]。

14 岁之前的酒精中毒史或 14 岁之前频繁饮酒的个人史已被证明对青春期和成年早期的脑外伤有预测性[20]。父母饮酒也可以预测孩子的脑外伤，使 14 岁以下儿童患脑外伤的风险增加近 1 倍[13]。药物滥用者更有可能遭受脑外伤[18]。此外，有脑外伤病史的患者药物滥用的风险增加，这归因于不良的应对策略[18,21]。

社会政策可能通过改变酒精税来影响脑外伤的发生率。2004 年，荷兰的酒精税减少了 1/3，导致人均酒精消费量增长了 25%。因此，1999 年至 2007 年间中度至重度脑外伤患者的饮酒史增加了 11.2%，但这并不是一个重要的发现[17]。

脑损伤的病因

摔倒已成为脑外伤的主要病因，占所有脑外伤相关急诊就诊、住院和死亡的 32%～39%，其中大部分病例发生在老年人[22,23]。在地面摔倒导致的脑外伤一半以上发生在 70 岁或以上的人身上[24]，并且 44.3%～82.9% 的老年人脑外伤是由于摔倒造成的[2,14-16,25]。在儿童中摔倒也是造成脑外伤的最常见原因，占所有脑外伤病因的 27%～67%[2,7,26-28]（图 19-3）。

机动车事故是造成脑外伤的第二大常见原因，占脑外伤相关的急诊就诊、住院和死亡的 14.1% 至 19%[2,22,23]。这是青年人中最常见的脑外伤病因，在 18～44 岁的人群中脑外伤病例中占比高达 64.4%[25]。

对于急诊就诊或住院的患者，“被撞击或撞击”是第三个最常见的脑外伤病因，其中大多数损伤与运动和娱乐有关[2]。这是 15 岁以下儿童第二大常见的脑外伤原因，占所有损伤的 1/4[2]。最后，脑外伤的病例中，袭击占 10%，其中年轻人所占比例最高[2]。

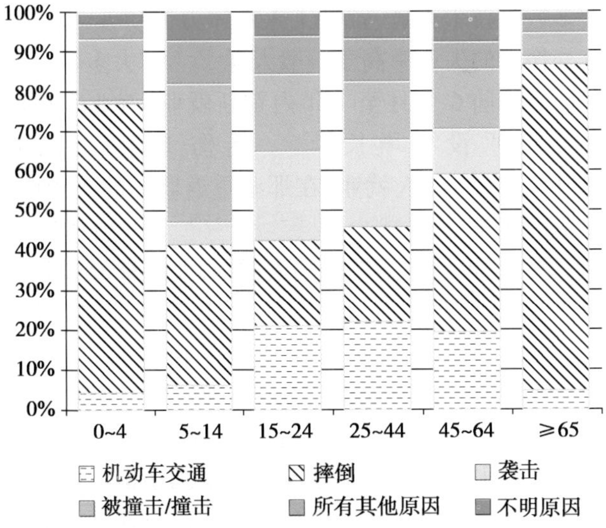

图 19-3 2006—2010 年美国按年龄组和损伤机制划分的脑外伤相关急诊就诊的百分比分布(摘自 CDC 脑外伤与脑震荡:数据与统计。https://www.cdc.gov/traumaticbraininjury/data/dist_ed.html)

发病率和死亡率

失能

在美国脑外伤是导致失能的主要原因。据估计,2005 年美国有 317 万人因脑外伤而失能[29]。据估计,43.3%的脑外伤患者出院后将有长期失能,而那些自己造成的枪伤患者最有可能致残[30]。一项研究发现,女性比男性更容易失能,这可能是由损伤机制的差异造成的[30]。在荷兰,据估计脑外伤造成平均每位患者 7.07 失能调整寿命年,在全国范围内共造成近 5.3 万失能寿命年[10]。

精神障碍

脑外伤患者在脑外伤之前和之后都有很高的精神障碍患病率。在受伤前,超过一半的患者有精神障碍,最常见的原因是药物滥用[18]。受伤后,最常见的精神障碍是重度抑郁症(45%)、焦虑(38%)和药物滥用(21%)[18]。超过 70%的焦虑症或重度抑郁症的患者没有这两种疾病的病史[18]。

精神障碍会在损伤发生很长时间后才出现[31,32]。一项研究发现,在童年或青少年时期遭受脑外伤的男性发生精神障碍的可能性是成人的 2 倍多[32]。5 岁之前因脑外伤住院的儿童更容易在儿童晚期和青春期发生对立违抗性障碍、品行障碍、注意力缺陷多动障碍或药物滥用[33,34]。在接受门诊治疗的脑外伤患儿中,没有发现精神障碍的患病率增加,提示损伤的严重程度起了一定作用[33]。脑外伤后抑郁的发生与功能不良、社会融合减少和自杀率增加有关[21,35]。

死亡率

在美国,意外伤害是 1~44 岁人群的主要死亡原因,而脑外伤每年导致美国 5 万多人的死亡[2,36,37]。作为复合损伤的一部分,脑外伤的存在显著增加了意外伤害患者的死亡率。在一项研究中,脑外伤使摩托车碰撞事故中的患者在急诊死亡的可能性提高了 3 倍[38]。在同一项研究中,7.6%的脑外伤患者死亡,而没有脑外伤的患者死亡率为 1.1%[38]。在与脑外伤有关的死亡病例中,火器伤占 1/3 略多,而大多数是自杀所致。1997—2007 年间,与火器有关的脑外伤男性死亡率为 11.2/10 万人,是女性死亡率的 6 倍。

机动车碰撞事故是脑外伤相关死亡的第二大常见原因,占死亡人数的 31.4%。同样,男性的死亡率高于女性,为 8.2/10 万人,而女性为 3.5/10 万人。在 1997—2007 年间,车辆乘客及被撞行人的死亡率分别下降了 45.5%及 32.8%,但在同一期间,摩托车驾驶者的死亡率上升了 133.1%[37,38]。

由于脑外伤后医疗水平的进步,直接由损伤引起的死亡率一直在下降,从 1997 年的每 10 万人口中有 19.3 人死亡,下降至 2010 年的每 10 万人中有 17.1 人死亡。然而,那些从最初的损伤中幸存下来的人仍然有较高的死亡率[3,35,37]。与普通人群相比,首次住院幸存的脑外伤患者死亡率增加了 2.25~2.5 倍,而受伤后存活 1 年的患者死亡率下降至 1.5~1.71 倍[35,39-40]。对于那些至少需要适度护理支持的患者,他们的死亡风险是一般人口的 13.2 倍[41]。这导致人均预期寿命缩短了 4~6 年[35,40]。

摔倒相关的脑外伤是老年人死亡的一个重要原因。死亡率最高的是 85 岁及以上的老年人,为 103.8/10 万人,其次是 75~84 岁,为 51.4/10 万人,以及 65~74 岁,为 24.5/10 万人[37]。多项研究已证实受伤时的高龄是死亡率的重要预测因素。然而,与一般人群相比,那些在 85 岁及以上时发生脑外伤的患者在受伤后的死亡率没有增加[14,23,35,39-40]。这可能是由于该年龄组本身的死亡率较高。

15~19 岁和 35~44 岁的患者死亡率增长最快,分别是一般人群的 4.78 倍和 3.80 倍[39]。增加死亡率的其他因素包括男性、处于植物状态、因受伤而有其他行动障碍或进食障碍、受教育程度或社会经济水平较低、受伤时饮酒以及生活在非城市地区[12,17,35,39,40,42]。

脑外伤后的死亡原因因患者的年龄而异。对于35岁以下的患者来说,死亡的外部原因,即意外伤害或他杀,仍然是主要的死亡原因[39]。与一般人群相比,肺炎,包括吸入性肺炎、癫痫、心血管疾病、败血症和消化系统疾病在脑外伤患者中的死亡率显著提高[35,40,41]。

社会负担

脑外伤后的总体费用很高,而且还在不断增长。根据2013年的美元汇率计算,每年的总费用估计在622亿~781亿美元之间,其中131亿美元属于受伤后的直接费用[43]。一项研究发现,存在脑外伤的摩托车事故患者的住院费用比没有外伤的患者平均多2万美元[38]。2000年,17岁或以下脑外伤相关住院患儿的总体花费估计超过10亿美元,这使脑外伤成为第五大昂贵的医院疾病诊断[44]。医疗费用在最初的上升之后仍在增加。一项对医疗补助和商业保险数据库的研究发现,4岁或以下儿童在遭受虐待性头部创伤后的前4年里,每位儿童的费用增加了近5万美元[45]。

脑外伤后的间接费用占总费用的很大一部分,其中损失的工资收入在脑外伤的总费用中占很大比例。在一项研究中,10.4%的脑外伤患者在受伤后1年内的个人收入下降到每年1万美元以下,另外有6.1%年收入在2.5万~5万美元之间的个人收入有所下降[46]。另一项研究指出,平均月收入从受伤前到受伤后1年下降了51%,据估计,受伤后1年全国收入损失超过6亿美元,所得税损失近1亿美元[47]。为了弥补收入的损失,在受伤后1年内家庭支持增加了10%,公共援助增加了275%[47]。

脑外伤后的费用在其他国家也很高。查看基于人群的研究,在新西兰和荷兰脑外伤的总费用以美元计算估计分别高达每年1.014亿美元和4.338亿美元[10,48]。在新西兰,所有新发脑外伤的第一年总费用估计为4 790万美元,平均每人为4 123美元,其中3 783美元是由于直接医疗费用造成的[48]。由于较高的初始住院费用,中度和重度损伤的人均费用较高,但由于发生率较高,轻度脑外伤的总体费用较高[48]。

重返社会

重返工作

31.1%~84%的患者在脑外伤前有工作,其中大多数是技术人员、贸易工人或体力劳动者[47,49-55]。脑外伤后的失业率高于一般人群[50,54]。大多数人在受伤后的前6个月至1年内重新就业,就业率在此之后几乎没有增长[52,56]。受伤1年后,只有26.1%~72%的人就业,在那些重返职场的人当中,稳定的全职工作减少了[46-47,53-55,57-61]。一项研究显示,受伤两年后重新就业的人群中,大约有35%是兼职工作[50]。另一项研究显示在1年随访时,只有36.5%的人报告与受伤前工作了相同的小时数,12.9%的人报告说他们仍然有工作,但工作时间比受伤前少[62]。此外,维持就业的情况有所减少,只有不到一半的劳动力能够在3年的随访期内保持就业[54]。另一项研究发现,在受伤后6个月重新就业的人中,22%在受伤2年后失业[51]。

受伤前有工作的患者在受伤后再次就业的可能性明显更高[47,49-51,53,63,64]。在两项研究中,受伤前已失业者在受伤6个月后或1年后都未找到工作[47,51]。受伤前和受伤后的就业情况中都存在种族差异,白种人被雇佣的可能性在这两个时间点都比少数族裔更大[49-50,63,65]。白种人在脑外伤后的就业稳定性也高于少数族裔[63]。

受伤的严重程度也与脑外伤后重返工作岗位有关。那些昏迷和创伤后失忆症持续时间较长者、在急性期和康复机构中住院时间较长者以及并发肢体损伤者被雇用的可能性较小[53,55,57,59,60,64]。一项研究表明,入院时格拉斯哥昏迷量表(GCS)得分较高是受伤后就业的积极预测因素,但该结论在不同的文献中并不一致[57,59]。身体的失能程度也有一定的影响,因为那些行动能力较强的人更有可能被雇佣[54,55,57,63,64]。同样,那些有严重认知功能障碍或精神合并症的患者更容易失业[51-54,57-58,60-61,66-67]。脑外伤后就业的积极预测因素还包括年龄较小[51,53,55,59,63-64,68-69]、受教育程度较高[49,55,60,62-65]、已婚[49-50,55,65]、会驾驶[54]、住院康复后出院回家[61],以及在受伤时从事专业工作[54,55]。

无家可归

脑外伤在无家可归者中的患病率较高。在一项对加拿大多伦多无家可归患者的研究中,脑外伤的总体终生患病率为53%,其中58%的男性和42%的女性曾患有脑外伤[70]。一项在英国利兹进行的类似研究发现,无家可归人群脑外伤的终生患病率为48%,这远远高于配对对照组的21%[71]。大多数脑外伤发生在无家可归之前,有70%~90%的人报告第一次脑外伤发生在无家可归之前[70,71]。那些无家可归并有脑外伤病史的人报告说他们的健康状况较差,尤其是癫痫发作和心理健康障碍以及酒精和药物滥用的比率增加[70]。

监禁

总的来说,被监禁人群中脑外伤的终生患病率估计高于一般人群,22.6%～87.0%被监禁的成人[72-84]和18.3%～72.1%在少年拘留中心的青少年[85-89]报告有脑外伤病史。在这些人中,71%～92%的人遭受了轻微的伤害[84,88],13%～56.7%的人报告发生了多次脑外伤[72,88]。那些在出狱后被监禁或居住在住宅设施中的人报告了近期脑外伤的高患病率,其中有22%的人在过去的6个月内[90]以及36.2%的人在过去的12个月内发生过脑外伤[84]。与一般人群中男性的脑外伤患病率较高不同,被监禁者人群中男性和女性的脑外伤患病率大致相同[77,83,87]。

目前尚不清楚脑外伤病史是否会增加参与犯罪行为的风险。一项研究发现,80%的有脑外伤病史的人在初次触犯法律之前就遭受过脑外伤[82]。另一项研究发现,在童年或青少年时期遭受脑外伤的男性,成年后成为犯罪分子的可能性是那些没有脑外伤史男性的1.6倍[32]。那些有脑外伤病史者表现出更多的愤怒、攻击行为和肢体冲突[79,84,88],以及以往的监禁史[81]。两项对成年人群的研究发现,有脑外伤史的人比没有脑外伤史的人更容易实施暴力犯罪[73,91],但是这种联系在青少年中没有被发现[85]。

特殊人群

老年人

在美国,85岁以上的老年人在一级和二级创伤中心的住院率最高,估计每10万人中有152人住院[14]。75～84岁的人住院率居第二位,每10万人中有94人入院治疗[14]。2007—2010年期间,85岁及以上的人群的住院率增加了25%,75～85岁的人群中住院率增加了20%[14]。在荷兰,85岁及以上人群的脑外伤发病率也是最高的,75～84岁人群的脑外伤发病率次之,分别为578.2/10万人年和307.6/10万人年。老年人群的发病率明显高于青年人群(271.6/10万人年)[10]。

与年轻人群中脑外伤的患者以男性为主不同,在老年人群中,男性和女性脑外伤的发病率几乎相等[14-16,68]。跌倒是导致脑外伤的最常见原因,占老年脑外伤患者的44.3%～92%[14-16,25,68]。机动车相互碰撞和作为行人被车撞是第二大常见的原因[15-16]。根据入院时的GCS和损伤严重程度评分(ISS)显示,由于致伤所需的作用力强度较低,老年人比年轻患者更有可能受到较轻的损伤,但这些老年患者的预后更差[16]。65岁以上患者的住院死亡率更高,并且死亡率随着损伤的严重程度而增加[15-16,24,92]。老年患者的住院康复治疗时间更长,导致费用的显著增加[25,93]。老年人在康复医院入院和出院时的功能状态均差于年轻人,这种差距至少可持续到损伤后5年[94],并且这些患者更有可能出院后转至延伸护理机构[16,25,68-69,93]。其部分原因是老年患者共患病的发生率更高,以及他们在受伤前使用的某些药物。

军人

脑外伤被称为伊拉克和阿富汗战争中的标志性伤害,其中大多数情况是轻度损伤[95-96]。脑外伤的实际发病率很难通过部署后症状问卷来确定[95,97]。根据使用的评估类型,在部署期间服役的男性和女性脑外伤发病率在5.2%～23%之间[98-105]。在军队中,脑外伤的发病率因职位而异。美国海军陆战队和陆军的士兵比空军或海军的士兵更容易遭受脑外伤,士兵比军官更容易受伤[101,106,107]。一项研究还指出,伞兵比普通士兵更容易发生轻度脑外伤[102]。与非军事人员一样,男性患脑外伤的风险比女性高,其中82%～97%的轻度病例发生在男性[106,108]。对于更严重的损伤,男性占因脑外伤住院患者的97%,但只占军人的90%[107]。在男性士兵中,脑外伤的发病率从2000年的65.1/10万士兵增加到2006年的139.4/10万士兵;相比之下,同期女性士兵的发病率保持稳定,为36.8/10万士兵[96]。大多数的脑外伤病例发生在战斗中[107,109]。爆炸是最常见的受伤原因,占军队脑外伤病例的48.8%～74.3%[100,107-108,110]。简易爆炸装置(IED)造成了41.3%～52.2%的这类伤害[109-110]。枪伤是脑外伤的第二常见原因,占8.7%～17.7%[109-110]。

脑外伤可对军事人员的健康造成长期的后果。在一项针对遭受到爆炸伤的军人的研究中,有脑外伤的军人比没有脑外伤的军人报告出现重大负面健康变化的可能性要高出5倍[111]。脑外伤后心理健康障碍增加，这种情况在中重度损伤患者中更常见[110]。总体而言，脑外伤患者的抑郁、焦虑和创伤后应激障碍（PTSD）的发生率增加，在部署期间遭受脑外伤是部署后发生PTSD最强的预测因子[95,104-105]。PTSD在遭受爆炸相关的脑外伤患者中发病率为61%，相比之下，在战场上医疗撤离但没有脑外伤的人中只有28%发生PTSD[112]。已经发现异常的弥散张量成像（DTI）与PTSD发展之间的联系，提示脑损伤与PTSD之间存在生理联系[113]。脑外伤后的物质使用增加，其中对酒精、尼古丁和非法药物的依赖性在受伤后的前30d内最高[106]。

与其他战斗相关受伤者相比，因战斗而患脑外伤的人有更高的身体失能率。一项研究发现，87%的爆炸相关脑外伤患者存在中度到重度的整体失能，而在除脑外伤以外的战斗相关损伤患者中，这一比例为61%[112]。另一项研究显示，脑外伤患者发生医疗退役的可能性几乎是其他战斗相关损伤患者的4倍[114]。

运动相关脑震荡

轻度脑外伤或脑震荡，已经在美国媒体上引起了极大的关注，并对青少年运动员的健康构成了威胁。2001—2012年期间，7%的运动和娱乐伤害导致了脑外伤，所有年龄组脑外伤的发生率都在上升，总的年增长率为15.5%[115-116]。脑外伤的发生率因所参与的运动而异，总的发病率为每1 000次运动暴露发生0.24~0.36次脑外伤[116-117]。在美国高中和大学的体育运动中，男孩的橄榄球和女孩的足球是运动相关脑外伤的最常见原因，估计每1 000次运动暴露中发生脑震荡0.35~3.74次，其中脑震荡的发生率大学运动员高于青少年或高中运动员[116,118-125]。男子棒球运动员的脑震荡发生率最低，为每1 000次运动暴露发生0.14次脑震荡[125]。

职业体育联赛中的脑震荡导致了比赛时间的大幅减少，在某些情况下，缩短了职业生涯。在一项对美国国家冰球联盟（NHL）球员的研究中，头部被认为是最常见的身体受伤部位，占所有受伤的16.8%，输掉比赛的16.7%[126]。美国职业棒球大联盟（MLB）的受伤跟踪数据库显示，大联盟和小联盟中的脑震荡发生率为0.42/1 000次运动暴露，并且发现小联盟的脑震荡发生率比大联盟高1.8倍[127]。将近13%的终极格斗锦标赛（UFC）混合格斗比赛以击倒对手结束，另有21.2%的比赛以技术性击倒告终，这是因为运动员头部被击中后无法自卫而导致比赛终止。这相当于每100次运动暴露中发生15.9次脑外伤，发生率高于其他职业运动[128]。

运动相关的脑震荡有多种危险因素。总的来说，在男性和女性均可参加的运动中，如足球或篮球，女性比男性更容易遭受运动相关的脑震荡，并且那些有脑震荡病史的人发生脑震荡的可能性是没有脑震荡病史者的2倍多[116,125,129-135]。已有多个调查研究了年龄对脑震荡风险的影响，结果显示年龄较大和较小都是运动相关脑震荡的危险因素[118,130,134]。在比赛中受伤的运动员比在练习时受伤的多[119-124]。在个别运动项目中，某些姿势和玩法可能与运动相关脑震荡发生率的增加有关。在足球运动中，头球造成了30.5%的脑震荡，是导致脑震荡最常见的原因；守门导致了11.9%的损伤，是第二常见的受伤原因[123]。在橄榄球运动中，70%以上的脑震荡是由于球员之间头部相互碰撞造成的，其中头部正面或侧面的撞击最有可能引起脑震荡[119]。由头顶接触而造成的损伤是最不常见的，而且许多损伤是由于抢断方式不佳造成的，比如一开始就用“头朝下”的姿势触球。因此，建议运动员抬起头来抢断球以防止不必要的接触[119]。在棒球运动中，大多数损伤发生在击球、防守或跑步过程中，几乎一半的损伤发生在本垒板上[127]。棒球比赛中捕手遭受脑震荡的风险最高[127]。在一项对加拿大青少年曲棍球运动员的研究中，那些Pee Wee联盟中年龄在11~12岁、允许进行身体检查的青少年中，曲棍球运动员总体脑震荡和严重脑震荡发生率高出3倍以上，严重脑震荡是指导致10天以上无法比赛的脑震荡[132-133]。这些运动员一旦进入Bantam联盟后，他们的脑震荡发生率就没有差别了。在Bantam联盟中，所有联赛均允许进行身体检查[136]。一项研究表明曲棍球守门员比前锋更不容易发生脑震荡，但另一项研究没有发现不同位置的球员脑震荡发生率有差异[132-133]。青少年曲棍球运动员的脑震荡发生率没有因球员的身高、比赛水平、球队的胜负记录、球队每场比赛的罚分时间和球员的上场时间不同而存在差异[132-133]。其他确定的危险因素包括赛季或年比赛数量的增加、每周训练时数减少、冲动行为增加、赛季前出现头痛或颈部疼痛[131,134,137]。

运动员对脑震荡症状的认识和报告不足一直是预防和治疗的障碍。一项针对大学生运动员的研究发现，尽管有46.2%~62.7%的足球运动员和34.1%~70.4%的橄榄球运动员在一份问卷调查中报告了头部遭受撞击后出现了脑震荡的症状，但只有 12.4% ~ 13.5% 的足球运动员和 6.8% ~ 16.5% 的男性橄榄球运动员在上一年报告了脑震荡的诊断[129-130]。在一项对加拿大橄榄球联盟（CFL）球员的类似研究中，只有 8.4% 的球员报告了脑震荡的诊断，但 44.8% 的球员在上一年报告了脑震荡的症状[131]。运动员对脑震荡的态度对运动相关脑震荡的管理造成了另一个障碍。在一项针对加拿大青少年曲棍球运动员的研究中，95% 的球员表示他们知道如果他们有脑震荡就应该停止比赛，但是只有 42.9% 的人在发生脑震荡时停止了比赛[138]。大多数球员表示他们想继续比赛，而其他人则表示不想让球队、教练、父母或同伴失望，以此作为不报告受伤的原因[138]。

美国各州已通过立法来提高球员的意识和安全。2009 年，华盛顿州颁布了对运动员、教练和父母进行有关脑震荡必要教育的 Lystedt 法律。此外，这项法律还规定如果运动员怀疑有脑震荡，应立即退出比赛，并经过受过专业脑震荡处理训练的医疗人员的许可后方可重返比赛。其余 49 个州和华盛顿特区在 2014 年之前通过了类似的立法。2008—2009 和 2010—2011 赛季期间，华盛顿州高中运动员的脑外伤发生率大约翻了 1 倍，这很可能是因为人们对脑震荡的认识提高了[117]。将 2011—2012 赛季前颁布立法的州与没有立法的州进行比较，在有立法的州 12 ~ 18 岁儿童脑震荡的治疗率增加了 10%[139]。2012 年，98.9% 的男子橄榄球以及男足和女足教练表示完成了脑震荡教育，其中 74.4% 的受访者表示，在开始执教前接受脑震荡教育是强制性的[140]。超过 80% 的教练表示，运动员和家长都签署了脑震荡信息表，但仅有 59.1% 的橄榄球教练和 39.4% 的足球教练与运动员谈论脑震荡[140]。尽管受过教育，但一项研究发现，在 Lystedt 法案通过 3 年后的调查中，40% 遭受脑震荡的运动员报告称他们的教练对自己的受伤并不知情[124]。另一项研究发现，女性运动员不参加运动项目的天数从 2.35 天增加到 6.19 天，但在男性运动员中没有发现统计学上的显著增加[117]。

小结

脑外伤是一个重要的公共卫生问题，因为它的致残率很高。有新的证据表明，脑外伤可能与神经退行性疾病的发生有关，如慢性创伤性脑病（CTE）、肌萎缩侧索硬化症（ALS）和帕金森病，这进一步强调了预防宣传和教育的必要性[141]。

（汤昕未 译，阚世锋　温红梅 校）

参考文献

1. Centers for Disease Control and Prevention. Traumatic Brain Injury & Concussion, Get the Facts; https://www.cdc.gov/traumaticbraininjury/get_the_facts.html. Accessed July 6, 2018.
2. Centers for Disease Control and Prevention. Traumatic Brain Injury in the United States, Emergency Visits, Hospitalizations and Deaths 2002-2006; https://www.cdc.gov/traumaticbraininjury/pdf/blue_book.pdf. Accessed July 6, 2018.
3. Centers for Disease Control and Prevention. Traumatic Brain Injury & Concussion, Rates of TBI-related Emergency Department Visits, Hospitalizations and Deaths -United States 2001-2010; https://www.cdc.gov/traumaticbraininjury/data/rates.html. Accessed July 6, 2018.
4. Boswell JE, McErlean M, Verdile VP. Prevalence of traumatic brain injury in an ED population. *Am J Emerg Med*. 2002;20(3):177–180.
5. Frost RB, Farrer TJ, Primosch M, Hedges DW. Prevalence of traumatic brain injury in the general adult population: a meta-analysis. *Neuroepidemiology*. 2013;40(3):154–159.
6. Krause M, Richards S. Prevalence of traumatic brain injury and access to services in an undergraduate population: a pilot study. *Brain Inj*. 2014;28(10):1301–1310.
7. McKinlay A, Grace RC, Horwood LJ, Fergusson DM, Ridder EM, MacFarlane MR. Prevalence of traumatic brain injury among children, adolescents and young adults: prospective evidence from a birth cohort. *Brain Inj*. 2008;22(2):175–181.
8. Langlois JA, Rutland-Brown W, Wald MM. The epidemiology and impact of traumatic brain injury: a brief overview. *J Head Trauma Rehabil*. 2006;21(5):375–378.
9. Centers for Disease Control and Prevention. Rates of TBI-related Emergency Department Visits by Age Group — United States, 2001–2010; https://www.cdc.gov/traumaticbraininjury/data/rates_ed_byage.html. Accessed July 6, 2018.
10. Scholten AC, Haagsma JA, Panneman MJM, van Beeck EF, Polinder S. Traumatic brain injury in the Netherlands: incidence, costs and disability-adjusted life years. *PloS One*. 2014;9(10):e110905.
11. Stewart TC, Gilliland J, Fraser DD. An epidemiologic profile of pediatric concussions: identifying urban and rural differences. *J Trauma Acute Care Surg*. 2014;76(3):736–742.
12. Thurman DJ. The epidemiology of traumatic brain injury in children and youths: a review of research since 1990. *J Child Neurol*. 2016;31(1):20–27.
13. Winqvist S, Jokelainen J, Luukinen H, Hillbom M. Parental alcohol misuse is a powerful predictor for the risk of traumatic brain injury in childhood. *Brain Inj*. 2007;21(10):1079–1085.
14. Dams-O'Connor K, Cuthbert JP, Whyte J, Corrigan JD, Faul M, Harrison-Felix C. Traumatic brain injury among older adults at level I and II trauma centers. *J Neurotrauma*. 2013;30(24):2001–2013.
15. Harvey LA, Close JCT. Traumatic brain injury in older

adults: characteristics, causes and consequences. *Injury*. 2012;43(11):1821–1826.
16. Susman M, DiRusso SM, Sullivan T, et al. Traumatic brain injury in the elderly: increased mortality and worse functional outcome at discharge despite lower injury severity. *J Trauma*. 2002;53(2):219–223; discussion 223–224.
17. Puljula J, Mäkinen E, Cygnel H, Kortelainen M-L, Hillbom M. Incidence of moderate-to-severe traumatic brain injuries after reduction in alcohol prices. *Acta Neurol Scand*. 2013;127(3):192–197.
18. Whelan-Goodinson R, Ponsford J, Johnston L, Grant F. Psychiatric disorders following traumatic brain injury: their nature and frequency. *J Head Trauma Rehabil*. 2009;24(5):324–332.
19. Winqvist S, Luukinen H, Jokelainen J, Lehtilahti M, Näyhä S, Hillbom M. Recurrent traumatic brain injury is predicted by the index injury occurring under the influence of alcohol. *Brain Inj*. 2008;22(10):780–785.
20. Winqvist S, Jokelainen J, Luukinen H, Hillbom M. Adolescents' drinking habits predict later occurrence of traumatic brain injury: 35-year follow-up of the northern Finland 1966 birth cohort. *J Adolesc Health Off Publ Soc Adolesc Med*. 2006;39(2):275.e1–7.
21. Rogers JM, Read CA. Psychiatric comorbidity following traumatic brain injury. *Brain Inj*. 2007;21(13–14):1321–1333.
22. Kerr ZY, Harmon KJ, Marshall SW, Proescholdbell SK, Waller AE. The epidemiology of traumatic brain injuries treated in emergency departments in North Carolina, 2010–2011. *NC Med J*. 2014;75(1):8–14.
23. Rutland-Brown W, Langlois JA, Thomas KE, Xi YL. Incidence of traumatic brain injury in the United States, 2003. *J Head Trauma Rehabil*. 2006;21(6):544–548.
24. Spaniolas K, Cheng JD, Gestring ML, Sangosanya A, Stassen NA, Bankey PE. Ground level falls are associated with significant mortality in elderly patients. *J Trauma*. 2010;69(4):821–825.
25. Frankel JE, Marwitz JH, Cifu DX, Kreutzer JS, Englander J, Rosenthal M. A follow-up study of older adults with traumatic brain injury: taking into account decreasing length of stay. *Arch Phys Med Rehabil*. 2006;87(1):57–62.
26. Macpherson A, Fridman L, Scolnik M, Corallo A, Guttmann A. A population-based study of paediatric emergency department and office visits for concussions from 2003 to 2010. *Paediatr Child Health*. 2014;19(10):543–546.
27. Quayle KS, Powell EC, Mahajan P, et al. Epidemiology of blunt head trauma in children in U.S. emergency departments. *N Engl J Med*. 2014;371(20):1945–1947.
28. Samuel N, Jacob R, Eilon Y, Mashiach T, Shavit I. Falls in young children with minor head injury: A prospective analysis of injury mechanisms. *Brain Inj*. 2015;29(7-8):946-50.
29. Zaloshnja E, Miller T, Langlois JA, Selassie AW. Prevalence of long-term disability from traumatic brain injury in the civilian population of the United States, 2005. *J Head Trauma Rehabil*. 2008;23(6):394–400.
30. Selassie AW, Zaloshnja E, Langlois JA, Miller T, Jones P, Steiner C. Incidence of long-term disability following traumatic brain injury hospitalization, United States, 2003. *J Head Trauma Rehabil*. 2008;23(2):123–131.
31. Anstey KJ, Butterworth P, Jorm AF, Christensen H, Rodgers B, Windsor TD. A population survey found an association between self-reports of traumatic brain injury and increased psychiatric symptoms. *J Clin Epidemiol*. 2004;57(11):1202–1209.
32. Timonen M, Miettunen J, Hakko H, et al. The association of preceding traumatic brain injury with mental disorders, alcoholism and criminality: the Northern Finland 1966 Birth Cohort Study. *Psychiatry Res*. 2002;113(3):217–226.
33. McKinlay A, Grace R, Horwood J, Fergusson D, MacFarlane M. Adolescent psychiatric symptoms following preschool childhood mild traumatic brain injury: evidence from a birth cohort. *J Head Trauma Rehabil*. 2009;24(3):221–227.
34. McKinlay A, Grace RC, Horwood LJ, Fergusson DM, MacFarlane MR. Long-term behavioural outcomes of pre-school mild traumatic brain injury. *Child Care Health Dev*. 2010;36(1):22–30.
35. Harrison-Felix CL, Whiteneck GG, Jha A, DeVivo MJ, Hammond FM, Hart DM. Mortality over four decades after traumatic brain injury rehabilitation: a retrospective cohort study. *Arch Phys Med Rehabil*. 2009;90(9):1506–1513.
36. Centers for Disease Control and Prevention. Injury Prevention and Control; https://www.cdc.gov/injury/wisqars/index.html. Accessed July 6, 2018.
37. Coronado VG, Xu L, Basavaraju SV, et al. Surveillance for traumatic brain injury-related deaths–United States, 1997–2007. *Morb Mortal Wkly Rep Surveill Summ Wash DC 2002*. 2011;60(5):1–32.
38. Harmon KJ, Marshall SW, Proescholdbell SK, Naumann RB, Waller AE. Motorcycle crash-related emergency department visits and hospitalizations for traumatic brain injury in north Carolina. *J Head Trauma Rehabil*. 2015;30(3):175–184.
39. Harrison-Felix C, Kolakowsky-Hayner SA, Hammond FM, et al. Mortality after surviving traumatic brain injury: risks based on age groups. *J Head Trauma Rehabil*. 2012;27(6):E45–56.
40. Ventura T, Harrison-Felix C, Carlson N, et al. Mortality after discharge from acute care hospitalization with traumatic brain injury: a population-based study. *Arch Phys Med Rehabil*. 2010;91(1):20–29.
41. Baguley IJ, Nott MT, Slewa-Younan S. Long-term mortality trends in functionally-dependent adults following severe traumatic-brain injury. *Brain Inj*. 2008;22(12):919–925.
42. Strauss DJ, Shavelle RM, Anderson TW. Long-term survival of children and adolescents after traumatic brain injury. *Arch Phys Med Rehabil*. 1998;79(9):1095–1100.
43. Ma VY, Chan L, Carruthers KJ. Incidence, prevalence, costs, and impact on disability of common conditions requiring rehabilitation in the United States: stroke, spinal cord injury, traumatic brain injury, multiple sclerosis, osteoarthritis, rheumatoid arthritis, limb loss, and back pain. *Arch Phys Med Rehabil*. 2014;95(5):986–995.e1.
44. Schneier AJ, Shields BJ, Hostetler SG, Xiang H, Smith GA. Incidence of pediatric traumatic brain injury and associated hospital resource utilization in the United States. *Pediatrics*. 2006;118(2):483–492.
45. Peterson C, Xu L, Florence C, et al. The medical cost of abusive head trauma in the United States. *Pediatrics*. 2014;134(1):91–99.
46. Pickelsimer EE, Selassie AW, Gu JK, Langlois JA. A population-based outcomes study of persons hospitalized with traumatic brain injury: operations of the South Carolina Traumatic Brain Injury Follow-up Registry. *J Head Trauma Rehabil*. 2006;21(6):491–504.
47. Johnstone B, Mount D, Schopp LH. Financial and vocational outcomes 1 year after traumatic brain injury. *Arch*

Phys Med Rehabil. 2003;84(2):238–241.
48. Te Ao B, Brown P, Tobias M, et al. Cost of traumatic brain injury in New Zealand: evidence from a population-based study. *Neurology*. 2014;83(18):1645–1652.
49. Arango-Lasprilla JC, Ketchum JM, Lewis AN, Krch D, Gary KW, Dodd BA Jr. Racial and ethnic disparities in employment outcomes for persons with traumatic brain injury: a longitudinal investigation 1-5 years after injury. *PMR*. 2011;3(12):1083–1091.
50. Cuthbert JP, Harrison-Felix C, Corrigan JD, Bell JM, Haarbauer-Krupa JK, Miller AC. Unemployment in the United States after traumatic brain injury for working-age individuals: prevalence and associated factors 2 years postinjury. *J Head Trauma Rehabil*. 2015;30(3):160–174.
51. Felmingham KL, Baguley IJ, Crooks J. A comparison of acute and postdischarge predictors of employment 2 years after traumatic brain injury. *Arch Phys Med Rehabil*. 2001;82(4):435–439.
52. Grauwmeijer E, Heijenbrok-Kal MH, Haitsma IK, Ribbers GM. A prospective study on employment outcome 3 years after moderate to severe traumatic brain injury. *Arch Phys Med Rehabil*. 2012;93(6):993–999.
53. Schönberger M, Ponsford J, Olver J, Ponsford M, Wirtz M. Prediction of functional and employment outcome 1 year after traumatic brain injury: a structural equation modelling approach. *J Neurol Neurosurg Psychiatry*. 2011;82(8):936–941.
54. Ponsford JL, Spitz G. Stability of employment over the first 3 years following traumatic brain injury. *J Head Trauma Rehabil*. 2015;30(3):E1–E11.
55. Walker WC, Marwitz JH, Kreutzer JS, Hart T, Novack TA. Occupational categories and return to work after traumatic brain injury: a multicenter study. *Arch Phys Med Rehabil*. 2006;87(12):1576–1582.
56. Dikmen SS, Temkin NR, Machamer JE, Holubkov AL, Fraser RT, Winn HR. Employment following traumatic head injuries. *Arch Neurol*. 1994;51(2):177–186.
57. Cifu DX, Keyser-Marcus L, Lopez E, et al. Acute predictors of successful return to work 1 year after traumatic brain injury: a multicenter analysis. *Arch Phys Med Rehabil*. 1997;78(2):125–131.
58. Green RE, Colella B, Hebert DA, et al. Prediction of return to productivity after severe traumatic brain injury: investigations of optimal neuropsychological tests and timing of assessment. *Arch Phys Med Rehabil*. 2008;89(12 Suppl):S51–60.
59. Nakase-Richardson R, Yablon SA, Sherer M. Prospective comparison of acute confusion severity with duration of post-traumatic amnesia in predicting employment outcome after traumatic brain injury. *J Neurol Neurosurg Psychiatry*. 2007;78(8):872–876.
60. Sherer M, Sander AM, Nick TG, High WM, Malec JF, Rosenthal M. Early cognitive status and productivity outcome after traumatic brain injury: findings from the TBI model systems. *Arch Phys Med Rehabil*. 2002;83(2):183–192.
61. Wagner AK, Hammond FM, Sasser HC, Wiercisiewski D. Return to productive activity after traumatic brain injury: relationship with measures of disability, handicap, and community integration. *Arch Phys Med Rehabil*. 2002;83(1):107–114.
62. Corrigan JD, Selassie AW, Orman JAL. The epidemiology of traumatic brain injury. *J Head Trauma Rehabil*. 2010;25(2):72–80.
63. Arango-Lasprilla JC, Ketchum JM, Gary KW, et al. The influence of minority status on job stability after traumatic brain injury. *PMR*. 2009;1(1):41–49.
64. Keyser-Marcus LA, Bricout JC, Wehman P, et al. Acute predictors of return to employment after traumatic brain injury: a longitudinal follow-up. *Arch Phys Med Rehabil*. 2002;83(5):635–641.
65. Gary KW, Arango-Lasprilla JC, Ketchum JM, et al. Racial differences in employment outcome after traumatic brain injury at 1, 2, and 5 years postinjury. *Arch Phys Med Rehabil*. 2009;90(10):1699–1707.
66. Franulic A, Carbonell CG, Pinto P, Sepulveda I. Psychosocial adjustment and employment outcome 2, 5 and 10 years after TBI. *Brain Inj*. 2004;18(2):119–129.
67. Garrelfs SF, Donker-Cools BHPM, Wind H, Frings-Dresen MHW. Return-to-work in patients with acquired brain injury and psychiatric disorders as a comorbidity: A systematic review. *Brain Inj* January 2015:1–8.
68. Dijkers M, Brandstater M, Horn S, Ryser D, Barrett R. Inpatient rehabilitation for traumatic brain injury: the influence of age on treatments and outcomes. *NeuroRehabilitation*. 2013;32(2):233–252.
69. Testa JA, Malec JF, Moessner AM, Brown AW. Outcome after traumatic brain injury: effects of aging on recovery. *Arch Phys Med Rehabil*. 2005;86(9):1815–1823.
70. Hwang SW, Colantonio A, Chiu S, et al. The effect of traumatic brain injury on the health of homeless people. *CMAJ*. 2008;179(8):779–784.
71. Oddy M, Moir JF, Fortescue D, Chadwick S. The prevalence of traumatic brain injury in the homeless community in a UK city. *Brain Inj*. 2012;26(9):1058–1064.
72. Barnfield TV, Leathem JM. Incidence and outcomes of traumatic brain injury and substance abuse in a New Zealand prison population. *Brain Inj*. 1998;12(6):455–466.
73. Brewer-Smyth K, Burgess AW, Shults J. Physical and sexual abuse, salivary cortisol, and neurologic correlates of violent criminal behavior in female prison inmates. *Biol Psychiatry*. 2004;55(1):21–31.
74. Colantonio A, Stamenova V, Abramowitz C, Clarke D, Christensen B. Brain injury in a forensic psychiatry population. *Brain Inj*. 2007;21(13–14):1353–1360.
75. DelBello MP, Soutullo CA, Zimmerman ME, et al. Traumatic brain injury in individuals convicted of sexual offenses with and without bipolar disorder. *Psychiatry Res*. 1999;89(3):281–286.
76. Farrer TJ, Hedges DW. Prevalence of traumatic brain injury in incarcerated groups compared to the general population: a meta-analysis. *Prog Neuropsychopharmacol Biol Psychiatry*. 2011;35(2):390–394.
77. Ferguson PL, Pickelsimer EE, Corrigan JD, Bogner JA, Wald M. Prevalence of traumatic brain injury among prisoners in South Carolina. *J Head Trauma Rehabil*. 2012;27(3):E11–20.
78. Freedman D, Hemenway D. Precursors of lethal violence: a death row sample. *Soc Sci Med 1982*. 2000;50(12):1757–1770.
79. Hawley CA, Maden A. Mentally disordered offenders with a history of previous head injury: are they more difficult to discharge? *Brain Inj*. 2003;17(9):743–758.
80. Perkes I, Schofield PW, Butler T, Hollis SJ. Traumatic brain injury rates and sequelae: a comparison of prisoners with a matched community sample in Australia. *Brain Inj*. 2011;25(2):131–141.
81. Ray B, Sapp D, Kincaid A. Traumatic brain injury among Indiana state prisoners. *J Forensic Sci*. 2014;59(5):1248–1253.

82. Sarapata M, Herrmann D, Johnson T, Aycock R. The role of head injury in cognitive functioning, emotional adjustment and criminal behaviour. *Brain Inj*. 1998;12(10):821–842.
83. Shiroma EJ, Ferguson PL, Pickelsimer EE. Prevalence of traumatic brain injury in an offender population: a meta-analysis. *J Head Trauma Rehabil*. 2012;27(3):E1–10.
84. Slaughter B, Fann JR, Ehde D. Traumatic brain injury in a county jail population: prevalence, neuropsychological functioning and psychiatric disorders. *Brain Inj*. 2003;17(9):731–741.
85. Davies RC, Williams WH, Hinder D, Burgess CNW, Mounce LTA. Self-reported traumatic brain injury and postconcussion symptoms in incarcerated youth. *J Head Trauma Rehabil*. 2012;27(3):E21–27.
86. Hux K, Bond V, Skinner S, Belau D, Sanger D. Parental report of occurrences and consequences of traumatic brain injury among delinquent and non-delinquent youth. *Brain Inj*. 1998;12(8):667–681.
87. Kaba F, Diamond P, Haque A, MacDonald R, Venters H. Traumatic brain injury among newly admitted adolescents in the New York city jail system. *J Adolesc Health Off Publ Soc Adolesc Med*. 2014;54(5):615–617.
88. Moore E, Indig D, Haysom L. Traumatic brain injury, mental health, substance use, and offending among incarcerated young people. *J Head Trauma Rehabil*. 2014;29(3):239–247.
89. Perron BE, Howard MO. Prevalence and correlates of traumatic brain injury among delinquent youths. *Crim Behav Ment Health*. 2008;18(4):243–255.
90. Gunter TD, Philibert R, Hollenbeck N. Medical and psychiatric problems among men and women in a community corrections residential setting. *Behav Sci Law*. 2009;27(5):695–711.
91. León-Carrión J, Ramos FJC. Blows to the head during development can predispose to violent criminal behaviour: rehabilitation of consequences of head injury is a measure for crime prevention. *Brain Inj*. 2003;17(3):207–216.
92. McIntyre A, Mehta S, Aubut J, Dijkers M, Teasell RW. Mortality among older adults after a traumatic brain injury: a meta-analysis. *Brain Inj*. 2013;27(1):31–40.
93. Cifu DX, Kreutzer JS, Marwitz JH, Rosenthal M, Englander J, High W. Functional outcomes of older adults with traumatic brain injury: a prospective, multicenter analysis. *Arch Phys Med Rehabil*. 1996;77(9):883–888.
94. Marquez de la Plata CD, Hart T, Hammond FM, et al. Impact of age on long-term recovery from traumatic brain injury. *Arch Phys Med Rehabil*. 2008;89(5):896–903.
95. Carlson KF, Barnes JE, Hagel EM, Taylor BC, Cifu DX, Sayer NA. Sensitivity and specificity of traumatic brain injury diagnosis codes in United States Department of Veterans Affairs administrative data. *Brain Inj*. 2013;27(6):640–650.
96. Ivins BJ. Hospitalization associated with traumatic brain injury in the active duty US Army: 2000–2006. *NeuroRehabilitation*. 2010;26(3):199–212.
97. Walker WC, McDonald SD, Ketchum JM, Nichols M, Cifu DX. Identification of transient altered consciousness induced by military-related blast exposure and its relation to postconcussion symptoms. *J Head Trauma Rehabil*. 2013;28(1):68–76.
98. Adams RS, Larson MJ, Corrigan JD, Ritter GA, Williams TV. Traumatic brain injury among U.S. active duty military personnel and negative drinking-related consequences. *Subst Use Misuse*. 2013;48(10):821–836.
99. Cifu DX, Taylor BC, Carne WF, et al. Traumatic brain injury, posttraumatic stress disorder, and pain diagnoses in OIF/OEF/OND Veterans. *J Rehabil Res Dev*. 2013;50(9):1169–1176.
100. Garber BG, Rusu C, Zamorski MA. Deployment-related mild traumatic brain injury, mental health problems, and post-concussive symptoms in Canadian Armed Forces personnel. *BMC Psychiatry*. 2014;14:325.
101. Hendricks AM, Amara J, Baker E, et al. Screening for mild traumatic brain injury in OEF-OIF deployed US military: an empirical assessment of VHA's experience. *Brain Inj*. 2013;27(2):125–134.
102. Ivins BJ, Schwab KA, Warden D, et al. Traumatic brain injury in U.S. Army paratroopers: prevalence and character. *J Trauma*. 2003;55(4):617–621.
103. Macera CA, Aralis HJ, Macgregor AJ, Rauh MJ, Galarneau MR. Postdeployment symptom changes and traumatic brain injury and/or posttraumatic stress disorder in men. *J Rehabil Res Dev*. 2012;49(8):1197–1208.
104. Vanderploeg RD, Belanger HG, Horner RD, et al. Health outcomes associated with military deployment: mild traumatic brain injury, blast, trauma, and combat associations in the Florida National Guard. *Arch Phys Med Rehabil*. 2012;93(11):1887–1895.
105. Yurgil KA, Barkauskas DA, Vasterling JJ, et al. Association between traumatic brain injury and risk of posttraumatic stress disorder in active-duty Marines. *JAMA Psychiatry*. 2014;71(2):149–157.
106. Miller SC, Baktash SH, Webb TS, et al. Risk for addiction-related disorders following mild traumatic brain injury in a large cohort of active-duty U.S. airmen. *Am J Psychiatry*. 2013;170(4):383–390.
107. Wojcik BE, Stein CR, Bagg K, Humphrey RJ, Orosco J. Traumatic brain injury hospitalizations of U.S. army soldiers deployed to Afghanistan and Iraq. *Am J Prev Med*. 2010;38(1 Suppl):S108–116.
108. Lange RT, Brickell TA, Ivins B, Vanderploeg RD, French LM. Variable, not always persistent, postconcussion symptoms after mild TBI in U.S. military service members: a five-year cross-sectional outcome study. *J Neurotrauma*. 2013;30(11):958–969.
109. Galarneau MR, Woodruff SI, Dye JL, Mohrle CR, Wade AL. Traumatic brain injury during Operation Iraqi Freedom: findings from the United States Navy-Marine Corps Combat Trauma Registry. *J Neurosurg*. 2008;108(5):950–957.
110. MacGregor AJ, Shaffer RA, Dougherty AL, et al. Prevalence and psychological correlates of traumatic brain injury in operation iraqi freedom. *J Head Trauma Rehabil*. 2010;25(1):1–8.
111. Heltemes KJ, Holbrook TL, Macgregor AJ, Galarneau MR. Blast-related mild traumatic brain injury is associated with a decline in self-rated health amongst US military personnel. *Injury*. 2012;43(12):1990–1995.
112. MacDonald CL, Johnson AM, Nelson EC, et al. Functional status after blast-plus-impact complex concussive traumatic brain injury in evacuated United States military personnel. *J Neurotrauma*. 2014;31(10):889–898.
113. Bazarian JJ, Donnelly K, Peterson DR, Warner GC, Zhu T. The relation between posttraumatic stress disorder and mild traumatic brain injury acquired during Operations Enduring Freedom and Iraqi Freedom.

J Head Trauma Rehabil. 2013;28(1):1–12.
114. Gubata ME, Packnett ER, Blandford CD, Piccirillo AL, Niebuhr DW, Cowan DN. Trends in the epidemiology of disability related to traumatic brain injury in the US Army and Marine Corps: 2005 to 2010. *J Head Trauma Rehabil.* 2014;29(1):65–75.
115. Coronado VG, Haileyesus T, Cheng TA, et al. Trends in sports- and recreation-related traumatic brain injuries treated in US emergency departments: The National Electronic Injury Surveillance System-All Injury Program (NEISS-AIP) 2001–2012. *J Head Trauma Rehabil.* 2015;30(3):185–197.
116. Lincoln AE, Caswell SV, Almquist JL, Dunn RE, Norris JB, Hinton RY. Trends in concussion incidence in high school sports: a prospective 11-year study. *Am J Sports Med.* 2011;39(5):958–963.
117. Bompadre V, Jinguji TM, Yanez ND, et al. Washington State's Lystedt law in concussion documentation in Seattle public high schools. *J Athl Train.* 2014;49(4):486–492.
118. Dompier TP, Kerr ZY, Marshall SW, et al. Incidence of concussion during practice and games in youth, high school, and collegiate American football players. *JAMA Pediatr.* 2015;169(7):659–665.
119. Kerr ZY, Collins CL, Mihalik JP, Marshall SW, Guskiewicz KM, Comstock RD. Impact locations and concussion outcomes in high school football player-to-player collisions. *Pediatrics.* 2014;134(3):489–496.
120. Kerr ZY, Hayden R, Dompier TP, Cohen R. Association of equipment worn and concussion injury rates in National Collegiate Athletic Association football practices: 2004–2005 to 2008–2009 academic years. *Am J Sports Med.* 2015;43(5):1134–1141.
121. Kontos AP, Elbin RJ, Fazio-Sumrock VC, et al. Incidence of sports-related concussion among youth football players aged 8-12 years. *J Pediatr.* 2013;163(3):717–720.
122. McGuine TA, Hetzel S, McCrea M, Brooks MA. Protective equipment and player characteristics associated with the incidence of sport-related concussion in high school football players: a multifactorial prospective study. *Am J Sports Med.* 2014;42(10):2470–2478.
123. O'Kane JW, Spieker A, Levy MR, Neradilek M, Polissar NL, Schiff MA. Concussion among female middle-school soccer players. *JAMA Pediatr.* 2014;168(3):258–264.
124. Rivara FP, Schiff MA, Chrisman SP, Chung SK, Ellenbogen RG, Herring SA. The effect of coach education on reporting of concussions among high school athletes after passage of a concussion law. *Am J Sports Med.* 2014;42(5):1197–1203.
125. Rosenthal JA, Foraker RE, Collins CL, Comstock RD. National high school athlete concussion rates from 2005–2006 to 2011–2012. *Am J Sports Med.* 2014;42(7):1710–1715.
126. McKay CD, Tufts RJ, Shaffer B, Meeuwisse WH. The epidemiology of professional ice hockey injuries: a prospective report of six NHL seasons. *Br J Sports Med.* 2014;48(1):57–62.
127. Green GA, Pollack KM, D'Angelo J, et al. Mild traumatic brain injury in major and Minor League Baseball players. *Am J Sports Med.* 2015;43(5):1118–1126.
128. Hutchison MG, Lawrence DW, Cusimano MD, Schweizer TA. Head trauma in mixed martial arts. *Am J Sports Med.* 2014;42(6):1352–1358.
129. Delaney JS, Lacroix VJ, Gagne C, Antoniou J. Concussions among university football and soccer players: a pilot study. *Clin J Sport Med Off J Can Acad Sport Med.* 2001;11(4):234–240.
130. Delaney JS, Lacroix VJ, Leclerc S, Johnston KM. Concussions among university football and soccer players. *Clin J Sport Med Off J Can Acad Sport Med.* 2002;12(6):331–338.
131. Delaney JS, Lacroix VJ, Leclerc S, Johnston KM. Concussions during the 1997 Canadian Football League season. *Clin J Sport Med Off J Can Acad Sport Med.* 2000;10(1):9–14.
132. Emery CA, Kang J, Shrier I, et al. Risk of injury associated with body checking among youth ice hockey players. *JAMA.* 2010;303(22):2265–2272.
133. Emery CA, Kang J, Schneider KJ, Meeuwisse WH. Risk of injury and concussion associated with team performance and penalty minutes in competitive youth ice hockey. *Br J Sports Med.* 2011;45(16):1289–1293.
134. Hollis SJ, Stevenson MR, McIntosh AS, Shores EA, Collins MW, Taylor CB. Incidence, risk, and protective factors of mild traumatic brain injury in a cohort of Australian nonprofessional male rugby players. *Am J Sports Med.* 2009;37(12):2328–2333.
135. Zemper ED. Analysis of cerebral concussion frequency with the most commonly used models of football helmets. *J Athl Train.* 1994;29(1):44–50.
136. Emery C, Kang J, Shrier I, et al. Risk of injury associated with bodychecking experience among youth hockey players. *CMAJ.* 2011;183(11):1249–1256.
137. Schneider KJ, Meeuwisse WH, Kang J, Schneider GM, Emery CA. Preseason reports of neck pain, dizziness, and headache as risk factors for concussion in male youth ice hockey players. *Clin J Sport Med Off J Can Acad Sport Med.* 2013;23(4):267–272.
138. Mrazik M, Perra A, Brooks BL, Naidu D. Exploring minor hockey players' knowledge and attitudes toward concussion: implications for prevention. *J Head Trauma Rehabil.* 2015;30(3):219–227.
139. Gibson TB, Herring SA, Kutcher JS, Broglio SP. Analyzing the effect of state legislation on health care utilization for children with concussion. *JAMA Pediatr.* 2015;169(2):163–168.
140. Chrisman SP, Schiff MA, Chung SK, Herring SA, Rivara FP. Implementation of concussion legislation and extent of concussion education for athletes, parents, and coaches in Washington State. *Am J Sports Med.* 2014;42(5):1190–1196.
141. Gardner RC, Yaffe K. Epidemiology of mild traumatic brain injury and neurodegenerative disease. *Mol Cell Neurosci.* 2015;66(Pt B):75–80.

第 20 章　创伤性颅脑损伤：损伤类型

Gerard Francisco, Manuel F. Mas, Meghan Cochrane, and Miguel X. Escalon

引言

本章的目的是回顾当前创伤性颅脑损伤(TBI)的流行病学，并根据潜在病理学对不同类型的TBI进行分类。在本文中，TBI被定义为"由于外力造成的外伤性结构损伤和/或大脑功能的生理性破坏"。此类损伤的例子包括：物体撞击头部、快速加速/减速相关损伤以及脑组织损伤，以及被异物穿透导致脑损伤。TBI的特征是在事件发生后，立即有以下至少一种临床症状或体征出现或恶化：

- 任何时期的意识丧失或意识水平下降(LOC)
- 对受伤前后事件的任何记忆丧失(如创伤后遗忘)
- 受伤时精神状态的任何变化(如混乱、定向障碍、思维迟钝)
- 一过性或长期神经功能缺损(如虚弱、平衡障碍、视力变化、运动障碍、感觉丧失、失语症)

现在已有越来越多的流行病学研究帮助我们理解TBI。全球TBI的发病率为(235~556)/10万人。美国疾病控制和预防中心(CDC)和美国伤害预防控制中心(NCIPC)在2015年发布的数据显示[1]，每年约有170万TBI。其中80%的病例来自急诊科，16.3%(275 000)来自住院。3%(52 000)最终死亡。在美国，TBI占所有伤害相关死亡的30.5%。根据同一份CDC/NCIPC报告，与TBI相关的急诊就诊、住院和死亡的总合并比率从2001年的521.0/10万上升到2010年的823.7/10万。这在很大程度上是由于与住院和死亡人数相比，急诊就诊的比例上升。有人认为，对TBI认识的提高是导致急诊就诊增加的原因。就患病率而言，目前美国约有530万人患有TBI及其后遗症。

在脑外伤患者中有几个方面存在显著的性别差异。男性的死亡率高于女性，比例为2.5:1，男性的死亡率是女性的3到4倍。

就年龄而言，最有可能发生TBI的人群包括0~4岁、15~19岁和65岁及以上。死亡率最高的是65岁或以上的患者。与TBI相关的急诊就诊率最高的年龄组为0~14岁，与TBI相关的住院率最高的年龄组发生在65岁及以上的患者。

TBI的病因是因年龄而异的。美国国家医院急诊门诊医疗调查(2006—2010年)描述了不同年龄TBI相关死亡的主要受伤机制。有趣的是，在24~64岁的患者中自我伤害最为常见(表20-1)。

表 20-1　按年龄划分最常见的主要受伤原因(发病率/%)

年龄/岁	主要受伤机制
0~4	殴打(42.9%)
5~14	机动车事故(55.7%)
15~24	机动车事故(47.4%)
25~44	自我伤害(35.6%)
45~64	自我伤害(40.3%)
65岁及以上	跌倒(54.3%)

TBI引起的永久性或暂时性损伤会影响认知、生理和心理社会功能。这些功能缺陷造成了重大的负担，影响到个人、陪护和其他人。从全球负担的角度来看，TBI是全球45岁以下人群发病率和死亡率的主要原因。据世界卫生组织(WHO)报告，估计每年有1 000万人患有TBI。世界卫生组织预测，到2020年，TBI将成为全球疾病负担和死亡率的第3大贡献者。从经济负担的角度来看，美国疾病预防控制中心报告2010年TBI的估计经济成本，包括直接和间接成本，约为765亿美元；此外，仅轻度TBI每年就给美国造成约170亿美元的损失。

分类

穿透性脑损伤

穿透性TBI是指由于异物(如子弹、弹片、碎片)

侵入颅骨而对大脑造成的伤害。它比钝性或非穿透性损伤少见。在美国许多城市,头部枪伤已成为导致头部受伤的主要原因之一。最近在伊拉克战争和阿富汗战争中,穿透伤的发生率比非穿透伤高,在这些冲突中的比率相应为 2∶1和 1.3∶1[1]。与非穿透性脑损伤患者相比,穿透性脑损伤患者的死亡率增加了 35 倍[2]。穿透性脑损伤导致格拉斯哥昏迷评分(GCS)较低的概率更高,穿透性脑损伤更可能是年轻、受教育程度较低、非白人、未婚和男性患者。他们也更有可能有药物滥用的问题,创伤后遗忘持续时间更长,住院时间更长[3]。

病因

头部穿透伤可由许多有意或无意的事件造成,包括弹片、机动车和职业事故(钉子、螺丝刀、机械等)。袭击也是头部穿透伤的一个原因,刀刺伤是最常见的穿透伤。穿透物的速度对损伤的病理生理学、治疗和预后有重要影响,穿透速度越高,生存率越低,预后越差。

病理生理学

有几个因素直接影响头部穿透伤后的损伤程度。这些关键因素包括物体通过大脑的轨迹,物体的动能,以及继发的损伤机制(稍后解释)。TBI 可分为原发伤和继发伤,又可分为 3 个阶段。

脑穿透伤急性期(原发损伤 1 期)的特点是血管机械性损伤(即剪切和撕裂),导致硬膜下和/或颅内血肿。第 1 阶段损伤的关键概念包括物体的首次接触、空化和物体穿过大脑的轨迹所产生的冲击波。弹丸首次与颅骨接触时,会产生一个短暂的冲击波,然后将破坏性的高强度动能转移到邻近组织,包括神经元、胶质细胞和脑血管。弹丸直接压缩其前方的介质,从而沿其轨迹形成空腔。由于能量直接传递引起的拉伸和塌陷的循环,该空腔进一步扩展。虽然第 1 阶段的穿透性脑损伤是独特的,但第 1 阶段脑外伤的标志是直接和急性脑组织损伤。

任何形式 TBI 的继发性脑损伤都包括第 2 期和 3 期。第 2 期是初始损伤的亚急性结果,其特征是释放细胞毒性代谢物,进一步增加脑水肿,导致颅内压升高,造成脑缺血。第 2 阶段随后发展为小胶质细胞的免疫系统激活,并触发星形胶质细胞增生,募集炎症介质,如中性粒细胞和巨噬细胞,释放促炎细胞因子,导致进一步的组织损伤。第 3 期以轴突退化为特征。它在损伤后 72h 开始,由第 2 期的神经炎症反应和神经退行性反应引起。更具体地说,它是通过破坏的血脑屏障释放补体蛋白形成的 C5b-9/MAC 复合物的结果。表 20-2 总结了另一种推测的脑穿透伤的级联模型[4,5]。

表 20-2 穿透性脑损伤的各个时期

时期	时间窗	病理生理学
第 1 期	0~6h	颅内压迅速升高,脑灌注压降低
第 2 期	6~72d	血-脑屏障丧失,外周血粒细胞浸润。同时,继发性坏死、凋亡和轴突变性开始
第 3 期	3~7 天	反应性星形胶质细胞的远端神经变性和瘢痕形成

症状和体征

临床表现取决于穿透伤的具体机制和受影响的解剖区域。一般来说,穿透性损伤会引起局限性认知障碍,但需要注意的是,弥漫性损伤也可能发生在穿透性脑损伤之后。在严重的穿透性脑损伤后出现嗜睡症,但可能在第 1 年内消失。创伤后遗忘(PTA)是任何创伤性颅脑损伤的特征性表现,包括穿透性 TBI。PTA 可分为逆行性和顺行性遗忘。第一种被定义为无法回忆导致 TBI 的创伤事件之前的事件。后者被定义为在发生创伤事件后无法形成新的记忆。患者可能同时有逆行性和顺行性 PTA,PTA 的持续时间被认为是 TBI 预后最重要的预测因子之一。PTA 持续时间越长的患者预后越差。

影像

确定损伤的解剖范围对治疗和预后有重要作用。头部非增强计算机断层扫描(CT)是表现为穿透性脑损伤患者的首选检查。颅骨 X 线片有助于观察颅骨创伤情况以及颅内金属、骨碎片和颅内空气的存在及位置[6]。然而,头颅 X 线片并不能被认为是 TBI 的一线成像检查。

如果需要对大脑进行磁共振成像(MRI),必须先使用 CT 或 X 线以排除铁磁/金属物体的存在。需要注意的是,并非所有的子弹都是由铁磁性材料制成的。在脑内有铁磁性物体的情况下进行磁共振成像可能会对大脑造成损伤。在对中枢神经系统内有异物的患者进行 MRI 检查之前,应采用风险与获益的评估方法。开具检查的医生应与放射科医生讨论该病例,以评估 MRI 的必要性和安全性。在怀疑血管损伤的情况下,应使用头颈部的 CT 血管造影进行评估。

治疗

紧急心肺复苏、纠正凝血异常和早期去骨瓣减压术或可改善严重穿透性脑损伤的预后[7]。外科治疗包括伤口坏死组织清创和血肿清除引流。手术干预的程度取决于损伤的程度。患者可通过开颅手术、颅骨切除术或其他手术来缓解穿透性脑损伤后颅内压(ICP)升高。局限于颞窝和后颅窝的血肿有较高的脑疝风险,因此需要更积极的外科治疗。

不建议手术去除完全位于大脑内的弹丸,因为这会导致预后更差,死亡率更高[8]。在这种情况下,积极的清创和广谱抗生素预防是标准的治疗措施。

并发症

脑穿透伤患者可能会出现与其他类型脑外伤相似的并发症。其中,创伤后脑血管痉挛、神经源性发热和阵发性交感神经过度兴奋(PSH)是需要注意的重要并发症[9]。

外伤后脑血管痉挛是TBI的一种危险并发症,可导致迟发性脑缺血。血管痉挛发生在1/3的TBI患者中,并显著影响预后。它通常发生在受伤后的第2天到第15天。50%的血管痉挛患者也同时存在脑血流灌注不足。放射性血管痉挛的发生率与损伤的严重程度相关。可通过经颅多普勒超声和数字减影血管造影进行评估。脑血管痉挛的患者需要神经重症监护医师及时评估。

神经源性发热是一种后遗症,在脑外伤后存活的患者中高达37%。它已被证明是下丘脑受损的结果,是一个排除性诊断,伴有特征性的相对心动过缓、无汗和持久的高热(无昼夜变化)。神经源性发热的治疗包括物理降温和药物治疗,包括普萘洛尔、金刚烷胺和溴隐亭[10]。神经源性发热与TBI影响额叶具有独立相关性[10]。

PSH在TBI后也很常见,据报道有高达33%的TBI患者患有PSH。其特征是心动过速、发热、高血压、呼吸急促、瞳孔散大和伸肌姿势。这种情况也被描述为阵发性自主神经不稳定伴肌张力障碍(PAID),这是一个通常为严重TBI患者保留的术语。患者应该对症治疗。除非出现危险的血压或心率升高,否则很少有必要转到重症监护室。

虽然脑外伤后任何特定并发症发生率的差异通常可以忽略不计,但情况并非总是如此。与闭合性脑损伤患者相比,穿透性损伤患者格拉斯哥昏迷量表评分可能性要低2.62倍[1]。这些患者也面临着更大的创伤后癫痫发作和癫痫的风险。事实上,到目前为止,军事穿透性头部损伤的幸存者遭受创伤后癫痫(PTE)的最高发病率从32%到55%不等[11]。穿透大脑的物体性质也被证明对PTE有影响。例如,铜与穿透性脑损伤后发生癫痫的风险更高有关[12]。

预后

穿透性脑损伤可分为不同的预后层级。年龄大于50岁、贯通伤(有出入口的损伤)、GCS评分低(表20-3)、存在呼吸窘迫、颅内压升高以及CT表现双侧或经脑室穿透性脑损伤,与预后差相关[13]。

表20-3 GCS评分相关的TBI严重程度

TBI严重程度	GCS评分范围
轻度	13~15
中度	9~12
重度	3~8

创伤后应激障碍(PTSD)与穿透性脑损伤有关。其他与PTSD相关的因素包括氧化应激增加、谷氨酸释放和慢性炎症。有研究表明,增加抗氧化酶和膳食抗氧化剂的表达可能是减少该人群PTSD的一种途径[14]。

讨论

总的来说创伤常常被视为穷人和医疗服务不足的一种状况。如前所述,脑穿透伤患者更可能是非白人,受教育程度较低。这些因素不仅对该病的流行病学很重要,而且也关系到疾病的管理。在2011年,Hefferman等评估了TBI后社会种族因素的影响[15]。高收入与不遵医嘱离开医院的人数减少有关,而拥有私人保险与住院时间延长相关。拥有私人保险的患者在脑外伤后死亡率也有所下降。非白种人和未参保的患者因TBI进入急性住院康复中心的可能性较低。医生必须时刻意识到这些卫生保健的差异,以便为所有患者提供最好的照护。

在穿透性脑损伤人群中,癫痫发作导致的再住院率是非穿透性脑损伤人群的近3倍。瘢痕是大脑皮质反应性胶质增生的区域,是穿透性脑损伤的病理特征,与癫痫密切相关,被认为是强烈的致痫灶。然而,在讨论创伤后癫痫的预防时,通常没有考虑损伤的病因。在没有癫痫发作的情况下,任何TBI患者的标准癫痫预防治疗持续7天。鉴于穿透性脑损伤人群中癫痫发作的发生率较高,应考虑这些患者可能需要延长癫痫预防时间,但这一观点尚未得到证实。

在大鼠穿透性脑损伤模型中,Gajavelli等观察到损伤中心处的耗氧量和葡萄糖摄取量大大降低[16]。有人提出,与缺血性卒中模型相似,损伤中心周围存在一个半暗带,其特征是存在有神经退化风险的活动神经元。这种半暗带的特点是神经退化的程度下降。理论上，半暗带存在的活动神经元可以进行补救治疗，如补充葡萄糖和乳酸。其他针对脑损伤半暗带的治疗方法包括高压氧和低温。高压氧被认为有可能改善对受伤大脑的供氧，并减少因缺氧而引起的肿胀。然而，啮齿类动物模型表明，高压氧治疗对治疗穿透性脑损伤没有益处。

非穿透性脑损伤

局灶性损伤

局灶性损伤发生在大脑的特定部位，通常是头部与物体直接撞击后。作用在颅骨上的撞击力会导致撞击部位（撞击伤）或撞击部位对面组织的压迫（对冲伤）。其他例子包括脑挫伤、脑裂伤，以及硬膜外、硬膜下、脑内和脑室内出血。

流行病学

对 90 250 例住院脑损伤患者的调查发现，30.6%的患者有外伤性颅内出血[17]。出血类型包括蛛网膜下腔出血（47.9%）、硬膜下出血（40.6%）、硬膜外出血（17.5%）、脑内出血（14.0%）和脑室内出血（4.3%）。局灶性损伤通常发生在额叶和颞叶的前部和下部，这是一种撞击-对冲的损伤机制。

病理生理学

如穿透性脑损伤一节所述，局灶性损伤包括原发性（1 期）和继发性损伤（2 期和 3 期）。脑挫伤是由灰质或灰白质交界处出血性病变引起的典型病理改变[18]。局灶性损伤后，继发性损伤是一种强烈的炎症反应，包括胶质细胞和神经元的激活、脑内白细胞的积聚[19]。继发性损伤的特征是谷氨酸水平过高。在局灶性脑损伤区域，发现细胞外谷氨酸水平增加了 50 倍[20]。

线粒体损伤也是脑损伤的一个重要因素。用高分辨率质子磁共振波谱评估线粒体损伤的严重程度与预后差呈正相关[21]。脑损伤后，胱天蛋白酶（caspase）和钙蛋白酶（calpain）分别在细胞凋亡和坏死中起重要作用。与对照组相比，大鼠脑损伤后给予钙蛋白酶抑制剂可以减轻运动和认知损害[22]。

症状和体征

局灶性和弥漫性创伤性颅脑损伤（稍后详述）可能导致相似的临床征象，尽管它们可能有不同的作用机制。如果两者同时存在，由局灶性损伤产生的临床表现可以被弥漫性损伤所掩盖。同样，在轻度和中度弥漫性损伤中，大面积的损伤将主导患者的症状。在严重弥漫性脑损伤的病例中，局灶性损伤对患者的临床表现影响较小。

损伤部位在症状、体征和表现上起着重要作用。例如，前额/额叶损伤会导致冲动、注意力、情感、记忆和高级认知功能的改变。颞叶前部和下部的损伤会导致行为和情感的改变。更大面积的损伤累及到颞叶内侧区域会造成记忆障碍，比如健忘症。累及到视觉和听觉区域的损伤分别导致视觉失认和失语症。这些患者也可能会出现混乱和觉醒程度下降。

影像

对于所有中重度脑损伤患者，脑 CT 平扫是首选的诊断工具。这种成像方式快速，而且相对便宜，必要时还有助于指导初始的外科治疗。MRI 更适合用于隐匿性病变和患者随访，但是当患者的症状与脑部 CT 扫描的最初发现不一致时，建议在急性期使用。

出血性损伤存在不同的形式，且每一种损伤在影像学上都有其独特的表现。轴索内出血性挫伤有低密度边缘，表现为水肿，累及灰质，通常局限于额叶、颞叶和枕叶的前部和基底部。硬膜外血肿可以跨越中线，但不能越过颅缝。它们在大脑和头骨之间有一个双凸面的外观（图 20-1）。硬膜下血肿局限于硬膜下间隙，不会越过中线。但是它们可以越过颅缝。它们在 CT 平扫上表现为新月形的高密度影（图 20-2）。蛛网膜下腔出血表现为脑沟或基底池内高密度出血影。脑 CT 对急性蛛网膜下腔出血的检出更为敏感（图 20-3）。脑室内出血可发生在任何一个脑室内，但外伤后最常见于侧脑室（图 20-4）。

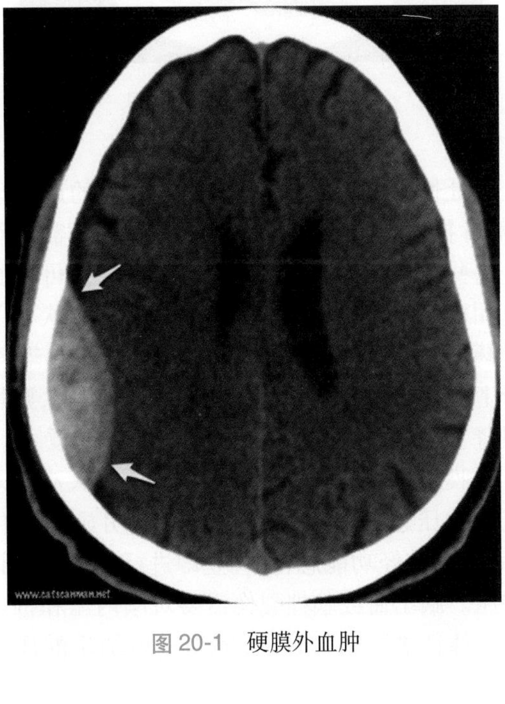

图 20-1　硬膜外血肿

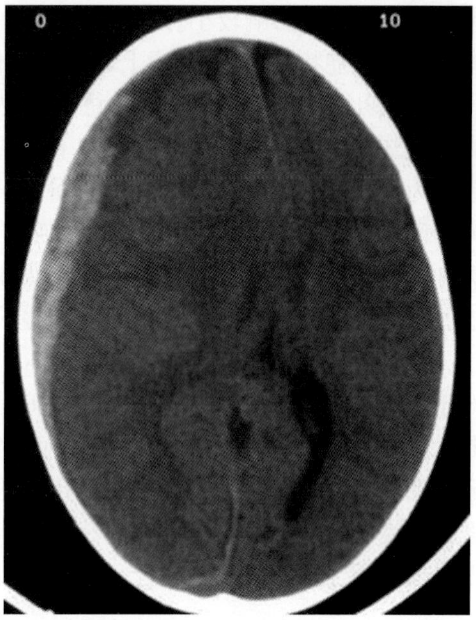

图 20-2 硬膜下血肿

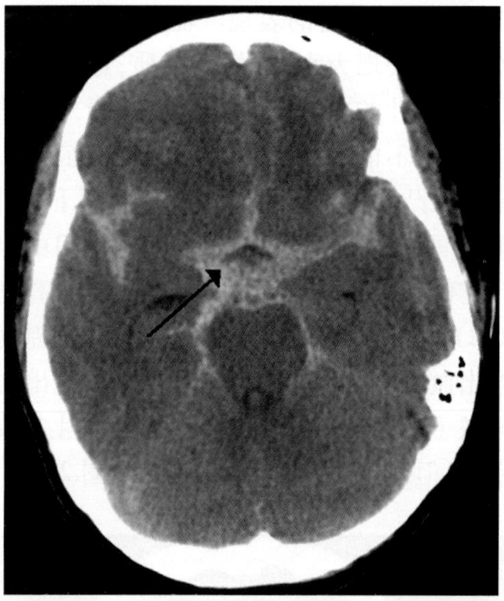

图 20-3 蛛网膜下腔出血

治疗策略

局灶性损伤的定位可以指导患者的康复。例如,额叶挫伤患者最常见的症状被命名为额叶综合征。这些患者可能会比较冲动,了解这些可以指导康复团队的计划。此外,在选择与 TBI 症状相关的治疗药物时也是如此。例如,如果 TBI 影响蓝斑-去甲肾上腺素能系统,患者出现注意力不集中,则增加去甲肾上腺素水平的药物可能会让该患者受益。

硬膜外血肿和硬膜下血肿应监测其大小和对邻近区域的压迫程度。如果血肿引起明显的占位效应/移位或神经功能恶化,应立即进行神经外科评估和减压。脑出血或脑挫裂伤需要对颅内压和神经系统症状体征进行密切评估,因为进展加重的风险很高。颞叶的挫伤与脑干相邻,这些区域的肿胀或占位效应可导致钩回疝,这是一种危及生命的并发症,需要密切监测,如果发生则紧急神经外科治疗。

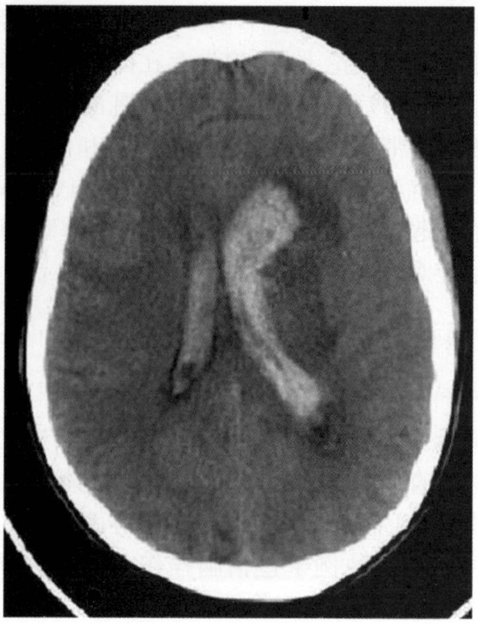

图 20-4 脑室内出血

脑室内出血以及其他类型的闭合性脑损伤,可能会由于脑脊液(CSF)循环受阻而导致脑积水。这会导致占位效应和损伤脑实质。CT 显示脑积水的效果最好,应由神经外科进行评估,考虑脑室引流或分流手术。

任何 TBI 的其他治疗需要考虑的因素包括对肌张力增高和痉挛、疼痛(损伤性和神经性)的管理,优化基本生理需求(肠道、膀胱、睡眠等)。虽然这些疾病的具体治疗不在本章的范围内,但重要的是,在任何 TBI 患者的治疗方案中应考虑到这些情况。

并发症

并发症(神经源性发热、血管痉挛等)在穿透性脑损伤部分中讲述,也适用于闭合性脑损伤。

讨论

对 TBI 患者进行的预防性治疗中,预防静脉血栓栓塞症(VTE)经常受到争议。在出血性脑外伤后没有采取预防措施的人群中,VTE 的发生率为 54%,一些医生可能对这些人群使用药物预防犹豫不决,因为他们认为可能会增加脑内出血风险。相反,无论化学还是药物干预均已被证实是预防 VTE 安全可行的选择。在 Shen 等的一项系统回顾中,药物预防血栓栓塞被证明是一种降低 TBI 患者 VTE 发生率的安全有效的方法[23]。一般来说,脑外伤后 24~72h 内可以通过化学预防进行治疗。这取决于损伤的复杂性,如图 20-5 所示。

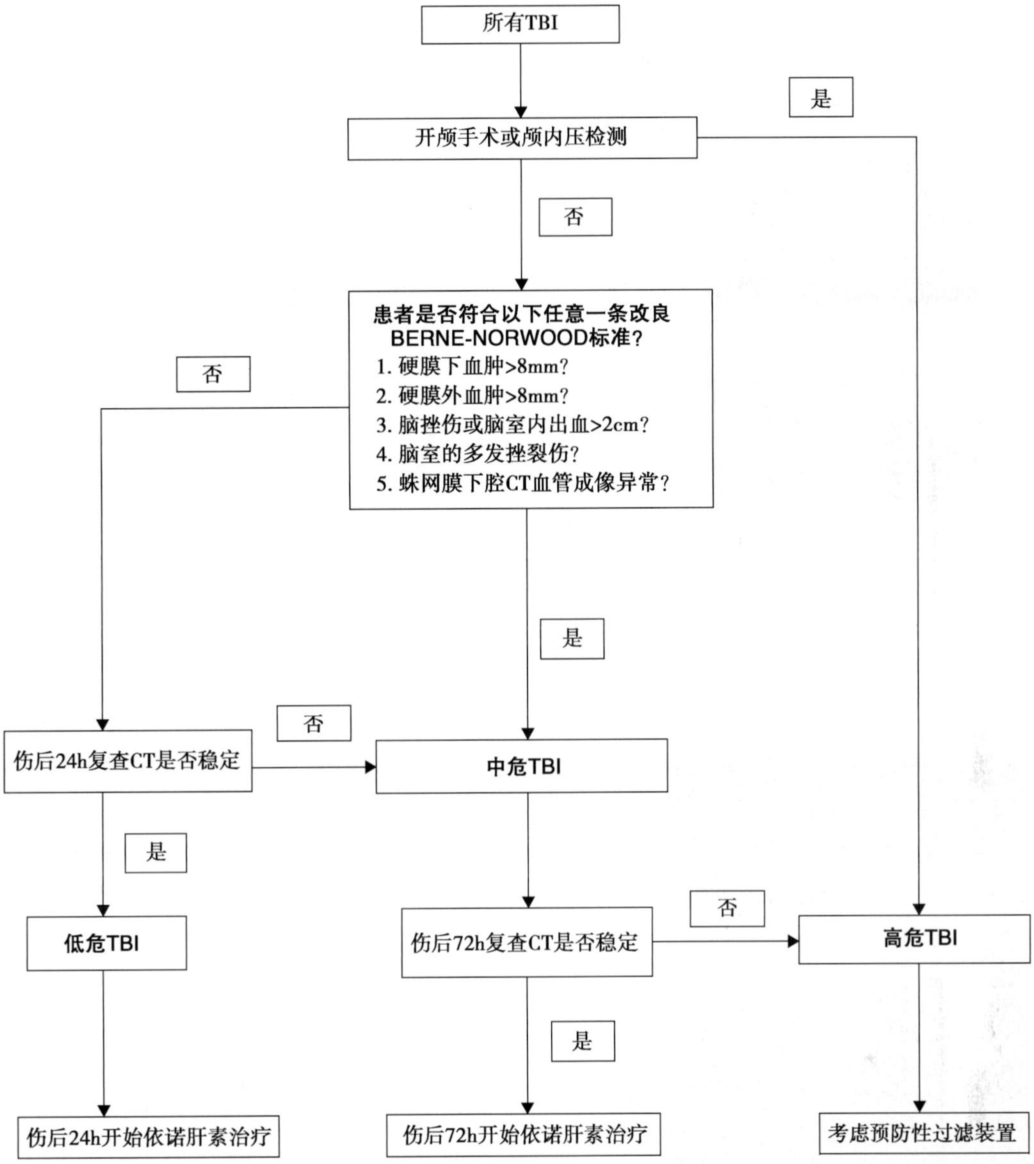

图 20-5 派克兰方案

在上述研究中,不同的药物干预之间没有比较优势。鉴于这一证据,治疗闭合性脑损伤患者的医生应重点考虑在伤后 72h 内对 VTE 进行药物预防。

弥漫性轴索损伤

历史上,S. J. Strich 在 1956 年出版的 *Diffuse Degeneration of the Cerebral White Matter in Severe Dementia Following Head Injury*(《头部损伤后严重痴呆症中大脑白质的弥漫性变性》)中首次将弥漫性轴索损伤(DAI)的概念描述为脑白质的弥漫性变性[24],而弥漫性轴索损伤这一术语最早是由 Adams 等作为一种临床病理表现提出和描述的[25]。此后,DAI 的基本概念逐渐形成。

DAI 是由脑白质轴突损伤引起的,继发于机械损伤的剪切和应变。这种情况的特点是从轴突运输中断开始,继而轴突肿胀和继发性断裂,最后发生沃勒变性。临床上,DAI 的特点是头部撞击后立即丧失意识,可发展为脑功能衰竭、植物状态和死亡。

病理学上,DAI 的定义是存在脑白质传导束轴突纤维受损的表现——尤其是胼胝体、大脑半球和脑干内。

DAI 的特点是多发性小病灶,这些包括微出血[hemorrhagic microbleeds,HMB;也被称为创伤性微出血(traumatic microbleed,TMB)]和在白质区发现的小的非出血性病变。尽管弥漫性意味着广泛分布,但重要的是要注意到 DAI 的病变局限于白质传导束内多个常见区域。根据这些损伤的路径和解剖深度,将 DAI 划分为 3 个等级,按严重程度的顺序依次为:

ⅰ. Ⅰ级:通常位于大脑半球皮质-皮质下交界处,尤其是额叶和顶叶矢状窦旁白质;前颞叶白质是轴索损伤的另一个众所周知的部位(图 20-6)。

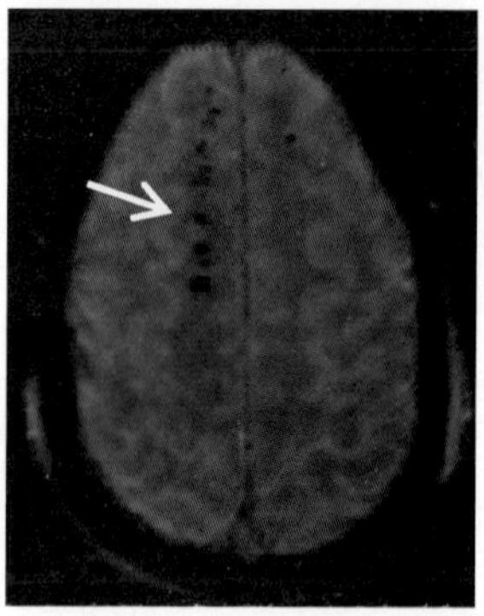

图 20-6 DAI Ⅰ级病变。SWI 图像显示轴索损伤:病变通常位于额顶叶矢状窦旁白质,呈"念珠状"(箭头所示)

ⅱ. Ⅱ级:胼胝体的其他病变,常累及后体部和压部,多位于中线一侧。透明隔和穹窿内可见相关病变(图 20-7)。

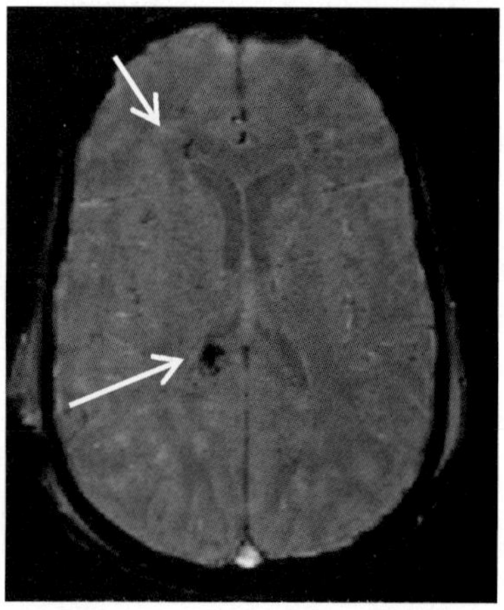

图 20-7 DAI Ⅱ级病变。SWI 图像显示压部右侧出血性轴索损伤。也要注意右侧额角附近的较小病变(箭头所示)

ⅲ. Ⅲ级:脑干病变,通常累及中脑背外侧部和脑桥腹侧,包括小脑上脚(图 20-8)。

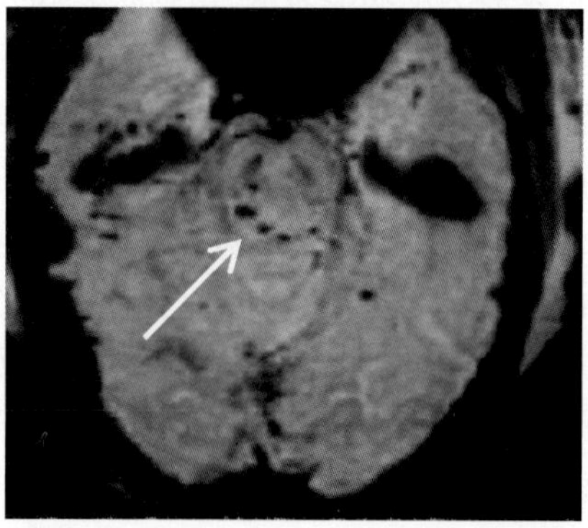

图 20-8 DAI Ⅲ级病变。SWI 图像显示中脑尾侧的背外侧多个 DAI 所致的微出血灶(箭头所示)

一个重要的流行病学影响因素提示,位于脑干和胼胝体膝部的 DAI 是预后不良的指标。

影像

关于影像技术,MRI 是检测出血性和非出血性 DAI 的首选成像方式(值得注意的是,后者是由轴突损伤引起的局部急性水肿和后来的沃勒变性所致)。例如,脑微出血(出血性和非出血性 DAI 都很常见)是 DAI 的放射学特征,可通过 T2 加权灰度序列和磁敏感加权成像(SWI)进行检测(图 20-9)。非出血性 DAI 病变可通过弥散张量成像(DTI)、弥散加权成像(DWI)、MR 波谱和常规 MR 序列进行检测。

病理生理学

DAI 的病因很复杂。DAI 是一种加减速损伤,当加速力克服大脑的黏弹性并在颅腔内产生压力梯度时发生。这会导致脑白质轴突纤维的剪切和拉伤。在实验中,DAI 通常发生在头部沿着冠状面移动时,加速持续时间超过 20~25ms。造成 DAI 的常见原因包括机动车事故、从 2m 以上高处坠落以及暴力袭击的直接打击。

关于外伤性轴索损伤的病理机制,最早的科学假设是轴突损伤过程仅发生在损伤后的急性期。这种在受伤时的轴突断裂被称为"原发性轴索断裂",被认为是一种罕见的情况。现在人们知道轴索损伤是一个进行性的、长期的神经退变过程,可在受伤 24~72h 后发生断裂。这被称为"继发性轴索断裂",是 DAI 的主要发生机制。脑白质轴索特别容易受到脑损伤的快速机械负荷的影响,这可能是由于其固有的结构设计和/或其高度各向异性的排列所致[26]。

DAI 损伤的级联反应被认为是由机械拉伸和轴突破坏引发的,会引起离子失衡。这导致细胞骨架破坏,最终发生轴突功能障碍和变性(图 20-10)。离子失衡是指创伤后细胞外和细胞内来源的轴突内钙离子水平升高。细胞外钙离子进入的机制包括:①轴突机械性破坏,引起细胞外钙离子内流;②机械敏感性钠通道激活(通过轴突变形),引起钠/钙转运体逆转和电压门控性钙通道激活;③激活电压门控性 L 型和 T 型钙通道。正常能量代谢和轴突完整性的破坏在很大程度上是由于线粒体功能失调所致。线粒体由于先前描述的机制导致的过量钙的隔离而功能失调。

线粒体功能失调的影响包括:①活性氧的产生,引起氧应激和脂质过氧化;②钙蛋白酶的激活,导致轴突细胞骨架和离子通道的损伤;③细胞色素 c 的

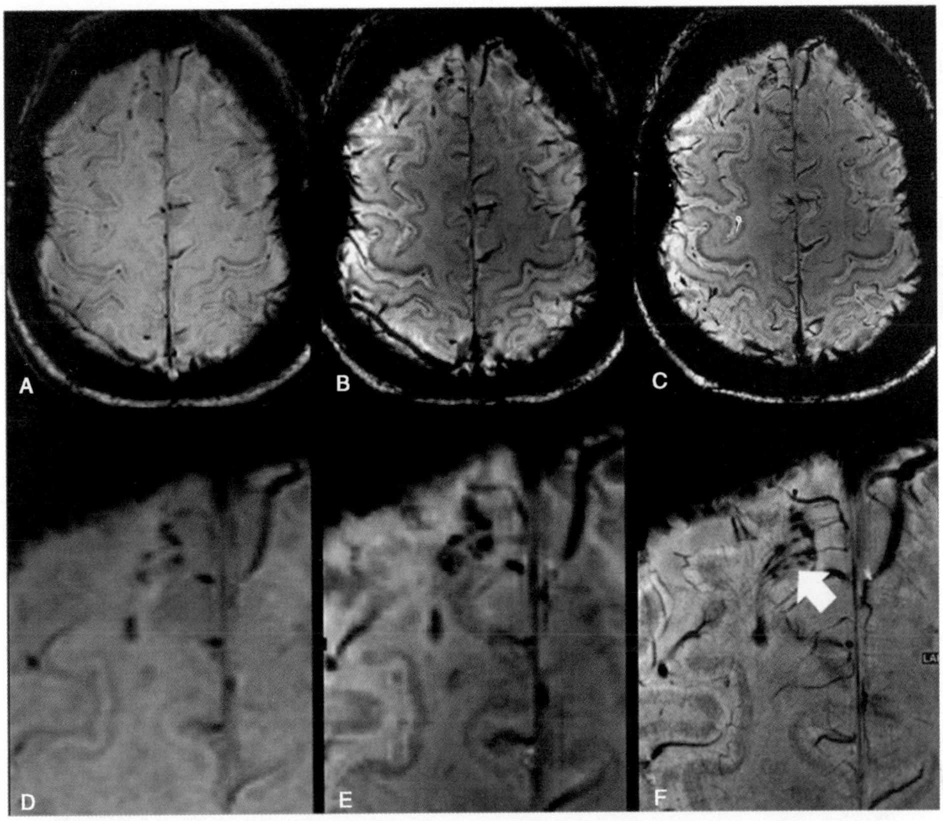

图 20-9　57 岁女性 DAI 患者（病例 6）在 3T（A，D），7T 等空间分辨率（B，E）和 7T 高空间分辨率（C，F）的磁敏感加权图像（SWI）和放大的观察区域。在 7T 时，创伤性微出血被描绘得更大（“放大效应”），这使得能够更好地区分微小损伤，并且显示创伤性微出血与小经脑静脉的密切关系（白色箭头所示）。需要注意的是，与 3T 图像相比，7T 图像中的灰质/白质对比度显著提高［摘自 PLoS One. 2015；10（3）：e0122329］

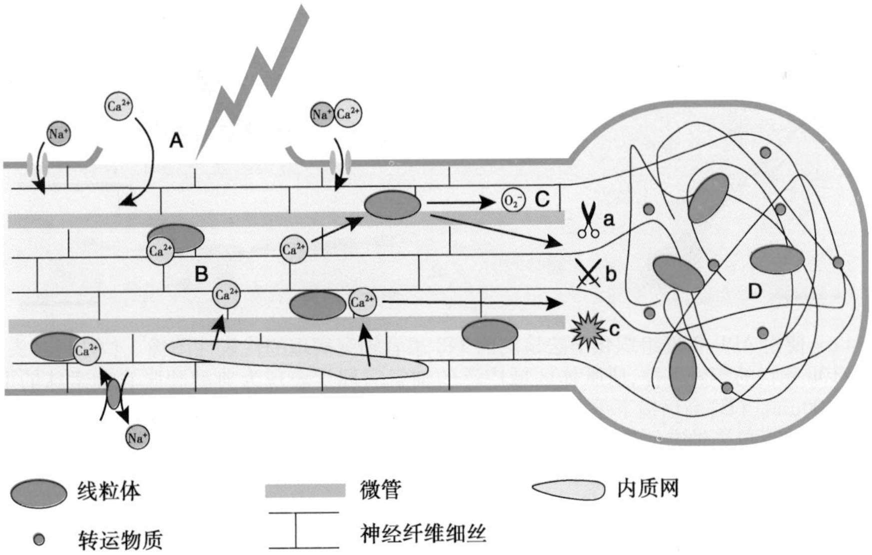

图 20-10　DAI 中的细胞内损伤级联反应。（A）作为对创伤的反应，轴膜或发生原发性机械性衰竭，使胞浆暴露于细胞外间隙，或机械敏感的钠通道被激活，导致钠进入轴浆。（B）离子平衡的扰动会导致钙离子流动方向的改变，从而导致细胞内的积聚。（C）钙可以被隔离在线粒体中，但这会产生可破坏氧化代谢的活性氧物质，并对处于危机中的轴突的氧化损伤造成下游后果。同样，高钙可以激活钙依赖性钙蛋白酶（a）、半胱氨酸蛋白酶（b）和磷酸酶（c），所有这些都介导细胞骨架的分解。（D）细胞骨架破坏导致轴突运输受损、轴突肿胀和神经丝压缩（摘自 Siedler DG，Chuah MI，Kirkcaldie MTK，et al. Diffuse axonal injury in brain trauma：insights from alterations in neurofilaments. Frontiers in Cellular Neuroscience. 2014；8：429）

释放；④半胱氨酸蛋白酶和磷酸酶的激活，导致细胞骨架改变和崩溃。这种细胞骨架紊乱包括神经丝的压缩和断裂以及微管阵列的解体。研究已经证实活化的钙蛋白酶负责钠离子通道失活门的退变，从而促进纯钠内流和相关钙内流。

轴突的细胞骨架成分包括微管、神经丝和微丝。细胞骨架变形使得轴突运输受损，导致运输物质的积累。组织病理学上这种积聚的物质被称为轴突肿胀，它是 DAI 的特征（图 20-11）。值得注意的是，轴突变形是描述损伤部位肿胀沿轴突纵向呈周期性排列的经典术语。轴突球（以前被称为“回缩球”）是指沿轴突的大的单个肿胀。轴突球的存在被认为代表轴突完全断裂。

过去，传统的染色技术无法检测存活时间很短患者的 DAI，因为标准的染色剂如苏木精-伊红，在损伤后 24h 才显示受损的轴突，而 Palmgren 等银浸染色技术在损伤后 12～18 小时才显示受损的轴突[27]。

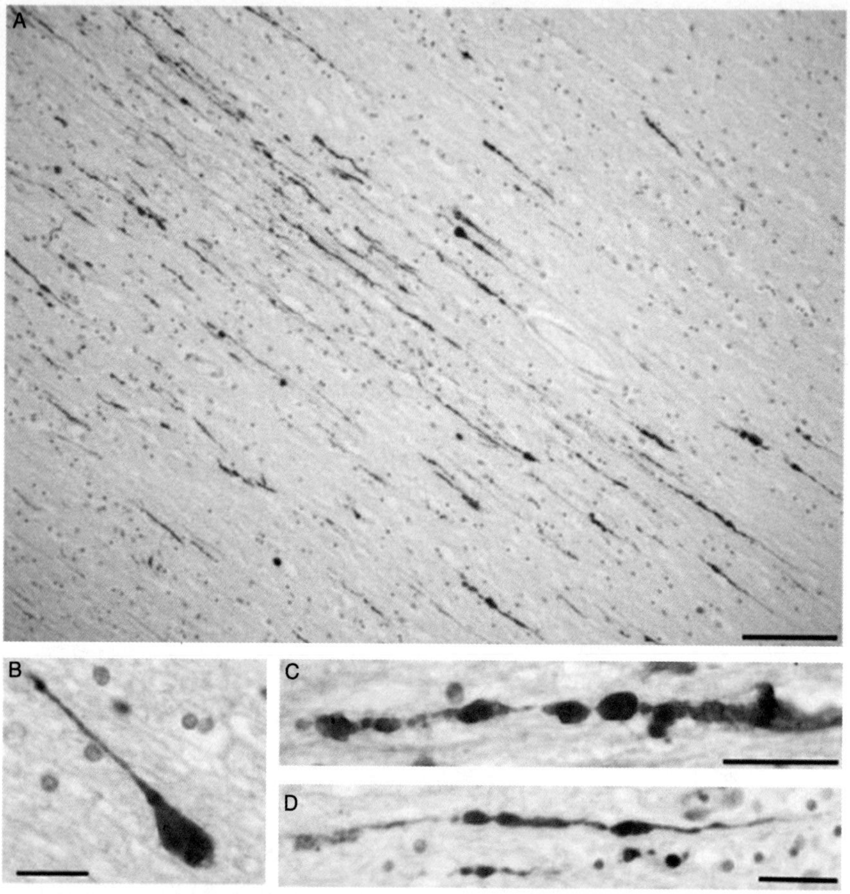

图 20-11　使用 APP 免疫组织化学法检测的 TBI 患者轴突病理的代表性图像。（A）一名头部钝器伤后 10h 死亡的年轻男性，胼胝体区域广泛的轴索病理学表现为典型肿胀和轴索球的形成。比例尺：100μm。（B）高倍镜下单个轴突免疫反应 APP 显示轴突球的典型形态。比例尺：15μm。（C-D）高倍镜下单个轴突的累积 APP。轴突在形态学上显示肿胀，出现多个运输中断点，呈现串珠状。比例尺：30μm（摘自 Johnson VE，Stewart W，Smith DH. Axonal Pathology in Traumatic Brain Injury. Experimental Neurology. 2013；246：35-43）

组织病理学的发展有助于确定 DAI 上述特征和过程。在 1994 年，F. E. Sherriff 介绍了应用抗淀粉样前体蛋白（APP）抗体的免疫组织化学技术，这是一种糖蛋白，通常积聚在受损轴突的近端和远端[28]。这种方法可以在损伤后 2h 内通过累积的 APP 检测受损轴突。目前，APP 免疫组化仍然是轴突损伤临床病理学鉴定的金标准。APP 是一种跨膜糖蛋白。在神经元中，它在核周体合成，然后进行快速顺行运输（100～400mm/d）。在正常情况下，APP 不会累积到可以检测到的程度。然而，在轴突结构性损伤的时候，APP 会累积到可以通过免疫组化检测到的程度。

治疗策略

DAI 患者通常有严重的脑损伤。在这种弥漫性损伤中,治疗目标包括适时优化基本需求,包括但不限于睡眠、疼痛、营养、肠道和膀胱。通常需要使用药物制剂(如多巴胺能药物金刚烷胺等)来提高警觉性。

与其他形式的脑损伤一样,DAI 也可以通过病变的解剖位置、症状表现和康复目标来进一步指导治疗。

并发症

并发症(神经源性发热、血管痉挛、PAID 等)已在穿透性脑损伤一节中讨论,也适用于本类患者。

特殊注意事项

脑外伤后 DAI 特殊的长期注意事项与神经退行性疾病有关。20 世纪初,“拳击手醉酒综合征”首先用于描述拳击手们,现在则被称为慢性创伤性脑病(CTE),一种继发于持续重复性轻度 TBI 的疾病。这种疾病的神经病理学特征是细胞内高磷酰化的 tau 蛋白(微管相关蛋白)积聚,形成神经纤维缠结(NFT)和神经毡细丝(NT)。CTE 中还发现了阿尔茨海默病(AD)样 β 淀粉样斑块沉积。在神经退行性疾病中,头部创伤与 AD 的发展之间的关联性最强。Roberts 等人发现,在 30% 急性死亡的 TBI 患者大脑中存在 β 淀粉样斑块[29]。

脑干损伤

外伤性脑干损伤可分为原发性和继发性两种类型。原发性损伤发生在撞击的瞬间,显示脑干出血、坏死、梗死和轴突损伤的病理学表现[30]。可根据其位置进一步分为:中脑、脑桥、脑桥延髓交界处和延髓。继发性脑干损伤通常是由小脑幕切迹疝引起的,主要发生在脑桥中尾段的中心和腹侧。

流行病学/危险因素

文献报道外伤性脑干损伤的发生率差异很大,从 8.8% 到 52% 不等[31]。影响脑干和大脑其他部分的复合损伤更易见于高速交通事故中[32]。脑干损伤最常见的区域是中脑[33]。

病因

原发性脑干损伤可由前后方向撞击引起。它们常与颅骨骨折有关。可能是由急剧加速和减速瞬间的高强度冲击伤造成的,例如机动车事故和高空坠落。

病理生理学

脑干损伤通常伴随大脑其他区域的损伤。这是由于这些损伤具有高强度冲击性。外伤性脑干损伤有几种机制。最常见的原因是弥漫性轴索损伤。脑干损伤的其他原因包括中脑周围的剪切和应变,直接损伤脑实质或影响脑干的血液供应,而直接脑干损伤通过影响小脑幕和颈椎过伸可能导致这些损伤。

影像

在使用先进影像技术诊断脑损伤之前,脑干的弥漫性轴索损伤仅在尸检中发现。CT 是脑损伤(包括脑干损伤)的主要诊断工具[32]。然而,MRI 可以更好地检测脑干的弥漫性轴索损伤和微损伤[32]。脑干损伤的 MRI 表现与预后不良和严重的意识障碍密切相关[30,34]。

症状和体征

脑干病变患者的意识水平会下降。他们也会出现呼吸异常。这些可能与受伤部位有关。中脑受压时可出现过度换气,延髓受压时可出现呼吸暂停。患者瞳孔对光也无反应。这通常发生在中脑上部受压导致第三脑神经核功能紊乱时。临床表现还包括头眼反射反应异常。中脑受压时可看到去皮层或去大脑强直,而脑桥和延髓受压时则表现为迟缓性的、反射消失的状态。

预后

脑干病变与不良结局(如死亡、植物状态、严重残疾)之间存在统计学意义上的正相关[35]。脑干病变预后一般较差,据报道死亡率为 73.7%[33,35]。有报道颅骨骨折及叠加的占位性病变是外伤性脑干损伤最重要的预后因素。脑干损伤面积较小或损伤局限于中脑背侧的患者预后较好。

讨论

正因为有关 TBI 潜在机制的文献越来越多,也有大量的研究集中在潜在的神经病理机制上,这使 TBI 与神经退行性疾病(ND)发生关联,包括 AD、帕金森病(PD)、肌萎缩侧索硬化症(ALS)和 CTE。这个主题有特别的相关性,因为预计到 2050 年,美国和欧洲患有 ND 的人数将增至目前的 3 倍。

在 ND 中,脑损伤与 AD(老年人最常见的痴呆类型)之间的相关性最强。Fleminger 等人对 15 项病例对照研究的荟萃分析发现,与没有脑损伤史的人相比,有脑外伤史的人患 AD 的可能性高出 60%[36]。相关的研究集中在个体中是否存在载脂蛋白 E(APOE)的 e4 等位基因。一些研究,如 Fratiglioni 等[37]和 Mehta 等[38]的研究表明,如果个体是 APOE4 等位基因的携带者,头部创伤只是 AD 的一个危险因素。此外,Dardiotis 等[39]报道,携带 APOE4 等位基因且有 TBI 病史的个体患 AD 的风险增加了 10 倍，而有 TBI 史的非携带者没有增加风险。

众所周知，AD 在脑组织中的病理特征除了神经元丢失和突触功能障碍外，还包括：①β-淀粉样肽，②磷酸化 tau 蛋白组成的神经纤维缠结的斑块沉积。许多研究已经证明了在脑外伤患者的脑组织中存在这些蛋白。据推测，脑外伤后导致其发展为 AD 的关键神经病理学表现是 DAI。DAI 对其轴突细胞骨架的损伤和肿胀导致轴突转运功能障碍。这导致了脑外伤后蛋白质、肽及其前体的毒性积累。其中一种蛋白是 β-淀粉样蛋白的底物。随着 APP 的聚积，更多的 β-淀粉样蛋白通过裂解产生，并以斑块的形式释放和沉积在大脑组织中。与这些斑块随着时间的推移在老年人中的自发聚积形成对比，DAI 特有的微结构白质损伤加速了斑块的沉积过程，因此更容易发生 ND。

爆炸伤

在本文中，爆炸伤被归为轻度 TBI（mTBI），然而需要注意的是，原发性爆炸伤也可能导致中度或重度脑损伤。在大鼠模型中，压强（原文为每平方英寸内磅力 psi，1psi≈6.9Pa）的增加与更严重的原发性脑爆炸伤有关[40]。在同一项研究中，138～345Pa（原文为 20～50psi）的原发性脑爆炸伤被归为轻度，352～621Pa（原文为 51～90psi）的被归为中度，而那些 628～897Pa（原文为 91～130psi）的被归为重度。迄今为止，还没有研究在人类模型中阐明这样的层次。

爆炸相关的 mTBI 是指个体暴露于一定冲击强度的爆炸，其临床定义如下（也可参考表 20-4）[41]：

表 20-4　TBI 严重程度等级（轻度，中度，重度）

标准	轻度	中度	重度
结构成像	正常	正常或异常	正常或异常
意识丧失	0～30min	30min～24h	>24h
意识/精神状态改变	≤24h	>24h	>24h
创伤后遗忘	≤24h	24h～7d	>7d
GCS 评分[a]	13～15	9～12	3～8

[a] 前 24h 内的评估的最佳分数。

1. 在 0～30min 之间失去意识
2. 结构成像未见急性病理改变
3. 意识变化少于或等于 24h
4. 创伤后遗忘时间小于或等于 24h
5. GCS 评分 13～15 分

爆炸伤类型

根据初始机械损伤的性质，爆炸诱导的 mTBI 可分为 4 类。值得注意的是，大脑本身和其他身体部位一样，显然容易受到二次和三次伤害，但是必须特别注意原发性爆炸伤对大脑的特殊影响（有关这一主题的更多信息，请参阅后面的病理生理学部分）。

原发性爆炸伤是由冲击波的直接作用（即气压伤）引起的。随着爆炸物的爆炸，固体或液体瞬间转化为气体，这种气体最初在非常高的压力下（因为它首先占据相同体积的预转化固体或液体）。当气体迅速膨胀时，周围的空气被压缩，从而形成爆炸超压（即向外膨胀的气体脉冲）。当气体进一步膨胀时，周围的压力下降，从而在压力下形成爆炸（即相对真空）。当冲击波到达人体时，会产生极大的压力差（即气压伤）。这些力和压力的变化导致原发性脑爆炸伤。

不同密度的器官和组织以不同的相对速率加速，引起移位、拉伸和剪切力。含有气-液界面的身体部位最容易发生原发性爆炸伤：中耳（如鼓膜破裂）、肺（如肺损伤和空气栓塞）和肠（如中空脏器破裂）。最常见的损伤结构是鼓膜（TM），因此为临床检测原发性爆炸伤提供了一个靶点。2015 年 Mathews 和 Koyfman 指出，大气压力增加 34.5Pa（原文为 5psi）会导致鼓膜破裂，而增加 386～524Pa（原文为 56～76psi）则会显著损害其他器官[42]。这在临床上是很有意义的，因为没有鼓膜破裂表明其他含气器官不太可能受到原发性爆炸伤。在爆炸中心附近最常见的严重损伤是肺气压伤，它引起毛细血管-肺泡界面的压差，导致出血、挫伤、气胸/血胸和纵隔气肿。

二次爆炸伤是由于受害者与爆炸残骸和碎片发生身体接触而造成的穿透伤。作为武器一部分的主要碎片或爆炸产生的次级碎片可导致穿透伤。除了重大建筑物的坍塌，穿透伤是冲击/爆炸中最常见的伤亡原因。脑穿透伤也可能由继发性爆炸伤引起（请参阅穿透伤一节）。

三次爆炸伤是由于冲击波和气浪使受害者身体移位造成的。这将导致结构倒塌和建筑物/车辆碎裂，以及人员被爆炸气浪抛向固定物体。结构坍塌和大型空中碎片通常会造成挤压伤和钝伤；而较小的碎片通常会造成穿透性创伤。

四次爆炸伤是由爆炸产生的化学和/或热损伤引起的。这包括与爆炸相关的伤害/病痛/疾病，而不是由原发、二次或三次伤害引起的。例如化学或热灼伤、毒物吸入、辐射暴露、窒息和吸入含煤/石棉的粉尘。

流行病学

从历史的角度来考虑冲爆炸伤的流行病学是很有趣的。爆炸暴露与脑损伤之间的关系在第一次世界大战期间首次被描述，当时描述了一种状态，即士兵在爆炸后感到晕眩或失去意识，但没有明显的外伤。Fred Mott 和 Gordon Holmes，两位著名的英国军队前线医生，研究了爆炸幸存者与神经精神症状发展之间的相关性[43]。在他们试图描述士兵在爆炸后的神经和精神特征时，创造了多个术语，包括大脑紊乱、弹震症和功能性神经症。目前的流行病学报告估计，在美国军队中，大约 20% 的部署部队在伊拉克和阿富汗战争中遭受了脑外伤，其中 83.3% 为轻度 TBI。大约 78% 的伊拉克自由行动（OIF）和持久自由行动（OEF）战斗伤亡是由于爆炸机制所致。据报道，所有被送往二级医疗中心的受伤士兵中，有 88% 是由于爆炸造成的。

危险因素

与爆炸伤相关的脑损伤程度的决定因素是峰值压力和冲击波持续时间。不同的爆炸物有一定的峰值压力和冲击波的持续时间范围。峰值压力取决于物体到爆炸中心的距离。爆炸中心的压力最大可达到约 70MPa。以爆炸中心 1m 处的压力作为参考，压力读数范围从手榴弹的 0.7MPa（100psi）到 155mm 高能炮弹的 7.0MPa（1 000psi）。简易爆炸装置（IED）、手榴弹和一些迫击炮在距爆炸中心约 1m 的地方有 0.2~1ms 的正相位持续时间。越远离爆炸中心，正相位持续时间测量值越长。例如在距中心 2~3m 处，持续时间为 2ms，而在距中心 10~100m 处，持续时间为 4ms。上述例子表明，离爆炸中心越近，持续时间越长，受伤的风险就越高。

症状体征

爆炸性 mTBI 表现为轻度到重度的异质性生理和心理功能障碍。表 20-5 列举了 mTBI 患者在初级医疗机构中的常见症状。

诊断

mTBI 是一种基于个人主观病史的临床诊断（表 20-1）。尽管如此，在诊断 mTBI 时采用可靠、客观的

表 20-5　爆炸暴露导致 mTBI 患者的常见症状

症状	mTBI 中的患病率	临床表现
头痛	90%	• 紧张型（含颈源性成分） • 偏头痛 • 合并偏头痛/紧张型头痛
头晕和平衡失调	30%	• 平衡障碍 • 协调性改变
疲劳	第 3 大常见症状	• 原发影响（中枢神经系统相关） • 继发影响（合并抑郁或睡眠障碍）
睡眠障碍		• 昼夜节律性睡眠障碍 • 睡眠模式延迟综合征 • 睡眠-觉醒模式不规律
视力障碍	50%	• 对光敏感 • 复视 • 视物模糊
听力障碍	75%	• 对噪声敏感 • 听力下降
嗅觉障碍	<25%	• 创伤后嗅觉受损（嗅觉缺失）

摘自 Clinical Practice Guideline：VA/DoD Clinical Practice Guideline for Management of Concussion/Mild Traumatic Brain Injury, April 2009。

标记物仍是可取的。由于放射/成像技术的局限性，与爆炸相关的 mTBI 在很长一段时间内表现为一种“无形损伤”，无法对受影响个体进行诊断性检测。轴索损伤明显少于中重度 TBI，因此标准 CT 不可能检测到。近年来，先进的神经影像技术，特别是 DTI 技术，已被证明在不同严重程度和年龄的 TBI 患者中，能够灵敏地检测到脑白质微结构的变化。DTI 是一种先进的 MRI 技术，在标准 MRI 扫描仪上获得，可以测量水在多个方向的扩散。各向异性分数（FA）是衡量水的各向异性的指标，反映了外伤性轴索损伤中白质微结构完整性的丧失。Hayes 等[44]对 114 名 OEF/OIF 退伍军人进行了一项大型队列研究，将其分为对照组、mTBI 伴 LOC 组和 mTBI 无 LOC 组，DTI 仅在伴有 LOC 的 mTBI 组中显示白质异常。事实上，这种白质异常在空间上是不均匀的（与特定区域相比）。这一发现与先前的尸检结果一

致,即mTBI白质损伤是弥漫性的。随着爆炸暴露次数的增加,mTBI合并LOC组左侧内囊豆状核后部出现区域特异性脑白质异常。

病因

爆炸导致脑损伤的常见原因包括简易爆炸装置、火箭推进榴弹和地雷。

病理生理

爆炸性脑损伤的病理生理是很复杂的。传导通路的作用有重要影响,其机制包括:①冲击波直接穿过颅骨,造成机械性破坏、加速和/或头部旋转;②冲击波间接通过血管系统,产生局部高压的涟漪效应和/或突然血流中断。冲击波的直接初始损伤(即动能转移)随后导致继发性致病级联激活和弥漫性轴索损伤,导致神经元、轴突和胶质损伤,所有这些都是导致认知、运动和感觉功能障碍的因素。利用实验室级别的冲击管[能够产生138~897Pa(原文为20~130psi)的超压]来建立爆炸诱导的mTBI大鼠模型,Kabu等人[40]证实了由于血脑屏障(BBB)的破坏和活性氧(ROS)的形成而导致的弥漫性脑血管渗漏。血管渗漏和ROS水平都随着爆炸压力的增加而增加。冲击波暴露后脑组织状态的免疫组化分析显示星形细胞增生和细胞凋亡,这是持续性神经元损伤的证据。

管理

爆炸伤的管理需多方面考虑。mTBI后症状最有效的管理方法是对患者进行教育,包括mTBI后遗症的一般概念、治疗方案(及其相关的风险/益处)和预后的讨论,强调良好的预后,使患者能够自我管理。大多数患者出现以下单一的爆炸相关的mTBI症状时,可以在初级医疗机构中成功地得到控制。在以下情况出现时,转诊专科处理是合适的:①症状不能与某个事件产生关联(怀疑另一个诊断);②不典型症状或病程很明显;③发现急性神经系统疾病征象,需要紧急干预;④存在其他重大合并症需要特别评估。如果合并精神疾病,无论病因上是否与mTBI有关,都应通过适当的心理治疗和药物治疗进行积极治疗干预。合并精神疾病包括严重抑郁发作、焦虑症(包括创伤后应激障碍)和物质使用障碍。

认知康复对mTBI管理也是一个有价值的补充。心理健康和创伤性颅脑损伤卓越防御中心(DCoE)和国防和退伍军人脑损伤中心(DVBIC)在2009年举行了一次共识会议,其目标是为正在军事医疗机构接受治疗的现役人员和退伍军人的慢性mTBI后症状提供认知康复指导[45]。本指南针对mTBI后3个月或3个月以上仍患有认知症状的现役军人或退伍军人的需求。注意力是基本和复杂行为的先决条件,包括记忆、判断、社会认知和执行技能。

根据共识会议,临床推荐摘要分为4个方面,如表20-6所示。

表20-6 轻度TBI的认知康复评价

ⅰ 评价

1. 第一部分:初始评价
   a. 目的:确定有mTBI病史的个体是否有持续性认知症状或体征,以及是否存在可能影响认知功能的合并症
2. 第二部分:综合认知评价
   a. 目的:确定①导致症状的主要因素,②认知缺陷,③认知康复的需求,④所需康复的类型,⑤短期和长期目标

ⅱ 干预

1. 目标注意、记忆、执行功能和社会语用学——最常见的易受TBI影响的认知域
2. 成功计划的核心要素
   a. 治疗前评估
   b. 识别个体化的认知康复目标,即通过恢复和补偿、功能改善/获益和治疗联合来减轻症状
   c. 跨学科个体化治疗方案的制订
   d. 周期性认知再评估和目标回顾
   e. 制订明确的出院计划

长期考虑

爆炸引起的mTBI的长期健康问题尚未明确阐明,但已有大量文献证实,慢性认知和心理症状(如记忆缺陷、头痛、焦虑、性格改变)、神经退行性疾病和自杀在mTBI患者中普遍存在。爆炸暴露所致急性临床特征与长期预后的关系可以作为一个预后指标。MacDonald等[46]发表的一项对美国军事人员的前瞻性观察研究阐明了这一关系。该研究的受试者包括与爆炸相关的mTBI(n=38),对照组包括mTBI评估阴性和无爆炸暴露史的人员(n=34)。受试者在阿富汗(受伤后0~7d)接受急性期评估,6~12个月后在美国再次接受评估。与对照组相比,mTBI组的急性评估显示,脑震荡后症状越重,创伤后应激水平更高,抑郁症状更多,认知能力更差。在6~12个月的随访中,63%的mTBI受试者和20%的对照组有中度的整体残疾,与对照组相比,mTBI受试者表现出持续和更严重的神经障碍行为、创伤后应激和抑郁症状以及更频繁的认知缺陷表现。仅使用急性干预措施时,通过logistic回归模型分析,TBI诊断、

高龄和更严重的创伤后应激症状为后来发展的总体不良预后提供了正性预测作用。

讨论

由于在伊拉克战争和阿富汗战争中使用简易爆炸装置的频率越来越高,人们对爆炸相关的 TBI 重新产生了兴趣。最初,医疗关注点集中在中度和重度脑外伤患者身上,因为他们的相关症状在战区更容易识别。从战场上返回医疗设施(最常见的是退伍军人事务医院)的 OEF 和 OIF 退伍军人的高患病率,伴有一系列相似的后遗症,说明了爆炸暴露与轻度创伤性脑损伤之间的因果关系。事实上,与爆炸有关的 mTBI 已被确定为伊拉克和阿富汗冲突中军事人员造成的“标志性”伤害,占所有需要住院治疗的头部受伤人员的一半以上。有关爆炸相关 mTBI 长期影响的研究仍处于初级阶段。正如英国第一次世界大战前线的医生 Holmes 和 Motts 很难区分大脑的物理损伤和情感创伤一样,与爆炸相关的 mTBI 影响和心理障碍仍然有很大的重叠,尤其是 PTSD。事实上,根据 Hoge 等人[47]和 Vasterling 等人[48]的研究,PTSD 存在于 1/3 以上的伊拉克退伍军人中,他们也曾遭受过 mTBI。mTBI 和 PTSD 经常共存使继发于 mTBI 的脑震荡后症状的诊断变得复杂。Hayes 等人[45]的其中一个研究目的是判断白质异常(如果有)对 PTSD 症状严重程度的影响。研究结果表明,PTSD 与脑白质异常无显著相关性。这项研究表明,在 PTSD 较重的情况下,LOC 与左侧内囊晶状体后部的各向异性分数降低(反映轴突完整性的破坏)有关。这提供了一些证据,随着 PTSD 症状严重程度的增加,伴有 LOC 的 mTBI 与白质异常相关。

目前 PTSD 的生物学模型表明,关键结构(如额叶和边缘结构,包括前额叶皮质、杏仁核、海马)参与了 PTSD 的发展过程。因此,通过 mTBI 损坏这些关键区域可能导致 PTSD。有其他人建议,mTBI 和 PTSD 最好被视为同一疾病谱上的两个独立疾病,一端的 mTBI 是器质性脑病的典型代表,另一端的 PTSD 代表对与身体伤害无关的应激源的基本心理反应。

小结

TBI 的定义是由于外力的作用而造成的结构损伤和/或脑功能的生理性破坏。TBI 的典型原因包括头部被物体撞击、快速加速/减速瞬间以及随后的脑损伤、异物穿透大脑。TBI 的特点是在事件发生后立即出现新发的特征性临床症状或原有症状的恶化。

(张小年 译,陆蓉蓉 温红梅 校)

参考文献

1. Orman JA, Geyer D, Jones J, et al. Epidemiology of moderate-to-severe penetrating versus closed traumatic brain injury in the Iraq and Afghanistan wars. *J Trauma Acute Care Surg*. 2012;73(6 Suppl 5):S496–S502.
2. Levy ML, Masri LS, Lavine S, Apuzzo ML. Outcome prediction after penetrating craniocerebral injury in a civilian population: aggressive surgical management in patients with admission Glasgow Coma Scale scores of 3, 4, or 5. *Neurosurgery*. 1994;35(1):77–84; discussion 84–85.
3. Walker WC, Ketchum JS, Marwitz JH, Kolakowsky-Hayner SA, McClish DK, Bushnik T. Global outcome and late seizures after penetrating versus closed traumatic brain injury: a NIDRR TBI model systems study. *J Head Trauma Rehabil*. 2015;30(4):231–240.
4. Williams AJ, Hartings JA, Lu X-C, Rolli ML, Dave JR, Tortella FC. Characterization of a new rat model of penetrating ballistic brain injury. *J Neurotrauma*. 2005;22(2):313–331.
5. Williams AJ, Hartings JA, Lu X-C, Rolli ML, Tortella FC. Penetrating ballistic-like brain injury in the rat: differential time courses of hemorrhage, cell death, inflammation, and remote degeneration. *J Neurotrauma*. 2006;23(12):1828–1846.
6. Kazim SF, Shamim MS, Tahir MZ, Enam SA, Waheed S. Management of penetrating brain injury. *J Emerg Trauma Shock*. 2011;4(3):395–402.
7. Rosenfeld JV, Bell RS, Armonda R. Current concepts in penetrating and blast injury to the central nervous system. *World J Surg*. 2015;39(6):1352–1362.
8. Esposito DP, Walker JB Contemporary management of penetrating brain injury. *Neurosurg Q*. 2009;19(4):249–254.
9. Baguley IJ, Perkes IE, Fernandez-Ortega J-F, Rabinstein AA, Dolce G, Hendricks HT. Paroxysmal sympathetic hyperactivity after acquired brain injury: consensus on conceptual definition, nomenclature, and diagnostic criteria. *J Neurotrauma*. 2014;31(17):1515–1520.
10. Thompson HJ, Pinto-Martin J, Bullock MR. Neurogenic fever after traumatic brain injury: an epidemiological study. *J Neurol Neurosurg Psychiatry*. 2003;74(5):614–619.
11. Salazar AM, Grafman J. Post-traumatic epilepsy: clinical clues to pathogenesis and paths to prevention. *Handb Clin Neurol*. 2015;128:525–538.
12. Kendirli MT, Rose DT, Bertram EH. A model of post-traumatic epilepsy after penetrating brain injuries: effect of lesion size and metal fragments. *Epilepsia*. 2014;55(12):1969–1977.
13. Part 2: prognosis in penetrating brain injury. *J Trauma*. 2001;51(2 Suppl):S44–S86.
14. Prasad KN, Bondy SC. Common biochemical defects linkage between post-traumatic stress disorders, mild traumatic brain injury (TBI) and penetrating TBI. *Brain Res*. 2015;1599:103–114.
15. Heffernan DS, Vera RM, Monaghan SF, et al. Impact of socioethnic factors on outcomes following traumatic

brain injury. *J Trauma*. 2011;70(3):527–534.
16. Gajavelli S, Kentaro S, Diaz J, et al. Glucose and oxygen metabolism after penetrating ballistic-like brain injury. *J Cereb Blood Flow Metab*. 2015;35(5):773–780.
17. Lin J-W, Tsai S-H, Tsai W-C, et al. Survey of traumatic intracranial hemorrhage in Taiwan. *Surg Neurol*. 2006;66(Suppl 2):S20–S25.
18. Lin Y, Wen L. Inflammatory response following diffuse axonal injury. *Int J Res Med Sci*. 2013;10(5):515–521.
19. Czigner A, Mihály A, Farkas O, et al. Kinetics of the cellular immune response following closed head injury. *Acta Neurochirurgica*. 2007;149(3):281–289.
20. Andriessen TMJ, Horn J, Franschman G, et al. Epidemiology, severity classification, and outcome of moderate and severe traumatic brain injury: a prospective multicenter study. *J Neurotrauma*. 2011;28(10):2019–2031.
21. Signoretti S, Marmarou A, Aygok GA, Fatouros PP, Portella G, Bullock RM. Assessment of mitochondrial impairment in traumatic brain injury using high-resolution proton magnetic resonance spectroscopy. *J Neurosurg*. 2008;108(1):42–52.
22. Saatman KE, Murai H, Bartus RT, et al. Calpain inhibitor AK295 attenuates motor and cognitive deficits following experimental brain injury in the rat. *Proc Natl Acad Sci U S A*. 1996;93(8):3428–3433.
23. Shen X, Dutcher SK, Palmer J, et al. A systematic review of the benefits and risks of anticoagulation following traumatic brain injury. *J Head Trauma Rehabil*. 2016;30(4):E29–37.
24. Strich SJ. Diffuse degeneration of the cerebral white matter in severe dementia following head injury. *J Neurol Neurosurg Psychiatry*. 1956;19(3):163–185.
25. Adams JH, Graham DI, Murray LS, Scott G. Diffuse axonal injury due to nonmissile head injury in humans: an analysis of 45 cases. *Ann Neurol*. 1982;12(6):557–563.
26. Johnson VE, Stewart JE, Begbie FD, Trojanowski JQ, Smith DH, Stewart W. Inflammation and white matter degeneration persist for years after a single traumatic brain injury. *Brain*. 2013;136(Pt 1):28–42.
27. Davceva N, Basheska N, Balazic J. Diffuse axonal injury-a distinct clinicopathological entity in closed head injuries. *Am J Forensic Sci Med Pathol*. 2015;36(3):127–133.
28. Sherriff FE, Bridges LR, Sivaloganathan S. Early detection of axonal injury after human head trauma using immunocytochemistry for beta-amyloid precursor protein. *Acta Neuropathologica*. 1994;87(1):55–62.
29. Roberts GW, Gentleman SM, Lynch A, Murray L, Landon M, Graham DI. Beta amyloid protein deposition in the brain after severe head injury: implications for the pathogenesis of Alzheimer's disease. *J Neurol Neurosurg Psychiatry*. 1994;57(4):419–425.
30. Hashimoto T, Nakamura N, Richard KE, Frowein RA. Primary brain stem lesions caused by closed head injuries. *Neurosurg Rev*. 1993;16(4):291–298.
31. Firsching R, Woischneck D, Klein S, Ludwig K, Döhring W. Brain stem lesions after head injury. *Neurol Res*. 2002;24(2):145–146.
32. Kim HJ. The prognostic factors related to traumatic brain stem injury. *J Korean Neurosurg Soc*. 2012;51(1):24–30.
33. Hilario A, Ramos A, Millan JM, et al. Severe traumatic head injury: prognostic value of brain stem injuries detected at MRI. *AJNR*. 2012;33(10):1925–1931.
34. Barkley J, Morales D, Hayman LA, and Diaz-Marchan PJ. Static Neuroimaging in the Evaluation of TBI. In: Zasler ND, Katz D, Zafonte RD, eds. *Brain Injury Medicine: Principles and Practice*. New York: Demos Medical Publishing; 2012. pp. 129–148.
35. Mannion RJ, Cross J, Bradley P, et al. Mechanism-based MRI classification of traumatic brainstem injury and its relationship to outcome. *J Neurotrauma*. 2007;24(1):128–135.
36. Fleminger S, Oliver DL, Lovestone S, Rabe-Hesketh S, Giora A. Head injury as a risk factor for Alzheimer's disease: the evidence 10 years on; a partial replication. *J Neurol Neurosurg Psychiatry*. 2003;74(7):857–862.
37. Fratiglioni L, Ahlbom A, Viitanen M, Winblad B. Risk factors for late-onset Alzheimer's disease: a population-based, case-control study. *Ann Neurol*. 1993;33(3):258–266.
38. Mehta KM, Ott A, Kalmijn S, et al. Head trauma and risk of dementia and Alzheimer's disease: the Rotterdam Study. *Neurology*. 1999;53(9):1959–1962.
39. Dardiotis E, Fountas KN, Dardioti M, et al. Genetic association studies in patients with traumatic brain injury. *Neurosurg Focus*. 2010;28(1):E9.
40. Kabu S, Jaffer H, Petro M, et al. Blast-associated shock waves result in increased brain vascular leakage and elevated ROS levels in a rat model of traumatic brain injury. *PloS One*. 2015;10(5):e0127971.
41. Marshall S, Bayley M, McCullagh S, et al. Updated clinical practice guidelines for concussion/mild traumatic brain injury and persistent symptoms. *Brain Inj*. 2015;29(6):688–700.
42. Mathews ZR, Koyfman A. Blast Injuries. *J Emerg Med*. 2015;49(4):573–587.
43. Jones E, Fear NT, Wessely S. Shell shock and mild traumatic brain injury: a historical review. *Am J Psychiatry*. 2007;164(11):1641–1645.
44. Hayes JP, Miller DR, Lafleche G, Salat DH, Verfaellie M. The nature of white matter abnormalities in blast-related mild traumatic brain injury. *NeuroImage Clin*. 2015;8:148–156.
45. Helmick K. Cognitive rehabilitation for military personnel with mild traumatic brain injury and chronic post-concussional disorder: results of April 2009 consensus conference. *NeuroRehabilitation*. 2010;26(3):239–255.
46. Mac Donald CL, Adam OR, Johnson AM, et al. Acute post-traumatic stress symptoms and age predict outcome in military blast concussion. *Brain*. 2015;138(Pt 5):1314–1326.
47. Hoge CW, McGurk D, Thomas JL, Cox AL, Engel CC, Castro CA. Mild traumatic brain injury in U.S. Soldiers returning from Iraq. *New Engl J Med*. 2008;358(5):453–463.
48. Vasterling JJ, Verfaellie M, Sullivan KD. Mild traumatic brain injury and posttraumatic stress disorder in returning veterans: perspectives from cognitive neuroscience. *Clin Psychol Rev*. 2009;29(8):674–684.

第21章 创伤性颅脑损伤康复结局、全身表现和所带来的问题

Prin X. Amorapanth and Brian S. Im

引言

本章将阐述创伤性颅脑损伤(TBI)的康复结局、全身性临床表现和并发症。除了讨论影响结局的多种因素,还对TBI的自然病程作一回顾。此外,还会分析讨论合理的结局评估方法,以及患者康复过程中出现的常见并发症。最后,对TBI患者医疗管理过程中存在的共性问题,包括诊断、提供医疗、研究热点,一并作叙述。

结局

TBI的自然病程宽泛地界定为从最初阶段的意识受损,到创伤后意识混乱/记忆缺失,到最后的功能恢复阶段。大部分轻微创伤性颅脑损伤的患者无需干预即可在数周至数月内恢复,但大约15%的患者可能在创伤后1年时仍有症状[1]。影响TBI预后的指标包括患者的人口学特征(年龄、性别、既往TBI史)、受伤当时的细节[最初的严重程度、昏迷时长、格拉斯哥昏迷量表(GCS)、受伤原因]和康复过程(康复时长、开始介入时间、康复强度)。结局评估方法分为几个方面,如运动、认知和功能。

影响结局的患者因素

年龄

研究已证实,老年TBI患者的结局比年轻患者要差,可能是继发于老年脑的神经可塑性能力下降和并发症增加(如心脑血管疾病)。另外还发现,老年TBI患者通常有更高的死亡率[2]。多种认知功能下降与受伤时年龄较大有关[3]。有些研究也显示,颅脑创伤患者发生神经退行性病变的可能性更大,如阿尔茨海默病[4]。伴有创伤后应激障碍(PTSD)或抑郁症的轻度TBI患者被发现有更大概率发生影响身体健康的并发症[5]。例如,那些伴有创伤后应激障碍或抑郁症的伊拉克士兵,回国后被随访3~4个月,在随访期内,该群体报告了较高的身体健康问题发生率(自我报告身体状况不佳、病假、头痛)。但经协变量调整后,只有头痛仍然具有统计学意义。

损伤因素

缺氧和低血压是严重颅脑外伤发生率和死亡率明显增加的独立因素。34.6%的患者发生低血压,并与150%的死亡率增加有关[6]。低血压是引起颅脑损伤患者颅外器官严重创伤的主要病因。缺氧和低血压在患者中常见,并且会导致直接颅脑损伤患者发生严重的二次脑损伤。尤其是低血压,它是影响重度TBI患者结局的重要决定性因素。

涉及机动车事故(MVA)的患者通常在事故发生时遭受更严重的损伤。受伤后1年,与暴力导致的TBI相比,这部分患者会有更好的功能和社会心理状态。暴力致TBI的患者有更高的失业率,和更

低的社区融入性问卷得分。跌倒和“其他”病因导致的TBI患者的康复结局介于以上两者之间[7]。

枪击伤(GSW)导致的穿透性颅脑损伤患者早期死亡率高,但经过急性期住院康复治疗后仍有良好的功能改善[8]。

入院GCS评分与功能结局呈正相关,而昏迷的时间和创伤后遗忘(PTA)的持续时间与功能和职业结局均相关。8~16岁和17~40岁是功能恢复率最高的年龄段,而小年龄组(<7岁)和大年龄组(>40岁)患者恢复率最差[9]。

结局评测

运动量表

Berg平衡量表(BBS)设计有14个条目来定量评估老年患者平衡的不同方面(静态和动态)[10]。得分少于45分代表平衡功能异常[11]。这个量表的一个缺点是,虽然有损伤的临界值,但对于不同的得分没有解释的标准。

社区平衡和移动量表(CBMS)是由物理治疗师设计的,有13个条目,评估轻到中度颅脑外伤患者的动态平衡和移动能力[12]。CBMS在解释变量得分时可能有更高的敏感度。

行为量表

激越行为量表(ABS)包含14个条目,分为3个分量表(去抑制、攻击和不稳定性),用于评估颅脑外伤患者的激越行为[13],ABS已被证明具有较高的内部一致性和评价者之间的可靠性。

功能结局/生活质量量表

功能独立性量表(FIM)是一个复合量表,内含18个条目,包括了功能的6个方面(自我照护、括约肌控制、转移、行走、交流、社会认知),同时,量表还提供对患者个体残疾和医疗赔偿情况的评估[14]。每个条目总分7分,用来描述患者完成某项任务需辅助的程度,从完全依赖(7分)到完全独立(1分)。虽然在美国的康复中心广泛使用,但这种方法有一些缺点,包括使用单一的原始评分,可能会给人错误的印象,认为这种方法是一个连续的,而不是有序的量表。另一个原因是FIM量表只有5个条目评估认知功能,用这个量表来评估认知功能障碍占主导的创伤性脑损伤患者可能不是最佳的。

功能评定量表(FAM)的创建是为了提高前面提到的FIM量表对颅脑创伤患者的相关性[15]。增加了12条额外的针对认知、交流和社会心理功能的条目[16]。这些条目包含了定向、注意力、阅读、书写、言语清晰度、吞咽、情绪状态、对限制的调整、就业能力、社区访问、汽车转移、安全性评估。得分越高代表功能独立性越强[17]。

格拉斯哥昏迷量表是被广泛使用的量表,有15个条目、3个类别(运动、言语、睁眼),是为评估意识等级和昏迷而研发的(图21-1)[18]。

反应	得分
睁眼	
无反应	1
疼痛刺激睁眼	2
声音刺激睁眼	3
自发睁眼	4
最佳的言语反应	
无反应	1
无法理解的言语	2
不恰当的言语	3
混乱的言语	4
定向的、正常的交谈	5
最佳的动作反应	
无反应	1
对疼痛刺激有伸展动作(去大脑)	2
对疼痛刺激有屈曲动作(去皮质)	3
疼痛刺激时有回撤动作	4
对疼痛能定位	5
按指令动作	6

图21-1　格拉斯哥昏迷量表(GCS)[经允许摘自Teasdale G, Jennett B. Assessment of coma and impaired consciousness. A practical scale, Lancet. 1974;304(7872):81-84]

GCS得分在13~15之间代表轻度损伤,9~12之间代表中度损伤,8分或以下代表严重损伤[19]。对于GCS的不同类别,已证实运动反应对总得分的影响最大[20]。GCS评分对患者生存的预测能力与运动反应类别高度相关[21]。GCS的主要局限性在于容易受各种与原发性的脑病理无关的因素的影响,如插管、化学镇静/中毒、瘫痪等。

格拉斯哥结果评定表(GOS)/扩展格拉斯哥结果量表(GOSE)是被最广泛接受的TBI预后指标之一(图21-2)[22]。该量表使用一系列结构化问题来将患者分配到有限的几个类别中(死亡、持续性植物

得分	等级	解释
5	恢复良好	能恢复正常生活，有轻微的缺陷
4	中度残疾	可独立，如乘坐公共交通工具旅行，在有保护的环境中工作
3	重度残疾	依赖日常支持
2	持续性植物状态	部分觉醒，但无任何意识
1	死亡	

图 21-2　格拉斯哥结果评定表(GOS)[数据来自 Jennett B, Bond M. Assessment of outcome after severe brain damage, Lancet. 1974; 1(7905): 480-484]

状态、严重失能、中度失能、恢复良好)[23]。在扩展的 GOS 量表中,高于持续性植物状态的每个类别向上和向下都作了扩展[24]。离散的类别数目简化了量表的管理,并使量表具有广泛的适用性。反之,个体可能会在一个类别内有很大的改善,而这些改善是量表检测不到的,因为它对更具体的改善不够敏感[25]。

失能等级量表(DRS)有 8 个条目,它是为了比 GOS 更好地对颅脑创伤患者的病损、失能、障碍作定量整体评估而制定的。它能对患者的总体失能情况提供一个“快照”[26]。该量表对 4 类功能进行了评估:①唤醒,意识和责任感;②自我照料活动的认知能力;③对他人的依赖;④社会心理适应性。没有残疾得分为 0 分,死亡得分为 30 分,DRS 量表易于实施,但对认知能力的评估欠佳,因此在轻度或重度颅脑创伤患者的评估中有局限性。

症状量表

疲劳严重程度量表是由 9 个问题组成的自我报告问卷,旨在通过专门研究疲劳强度和功能残疾之间的联系来评估疲劳程度[27]。得分越低表明疲劳程度越低,功能水平更高;其在颅脑创伤患者中的效度和应用已经得到验证[28]。

医院焦虑和抑郁量表(HADS)是由 14 个问题组成的自我评估量表,用于检测抑郁和焦虑[29]。每个问题的得分都是 0~3 分,3 分表示症状的严重程度最高。该量表被分为抑郁和焦虑两个子量表,子量表内的得分分为轻度(8~10 分)、中度(11~14 分)和重度(15~21 分)。HADS 最开始被设计用于住院患者,它也被证实是评价颅脑创伤情绪压力的一种可靠手段,虽然颅脑创伤后造成的损伤可能会影响最终的结果[29]。

颅脑创伤后生活质量评分(QOLIBRI)是一个包含 37 个项目的量表,它涉及 6 个领域(认知、自我、日常生活和自主性、社会关系、情感及身体问题),被专门设计用来评估颅脑创伤患者的生活质量[30]。总分是总和除以实际回答数量所得的商数。

认知/定向量表

Galveston 定向和遗忘测试(GOAT)是一个由 10 个项目组成的测试,其测试了定向力的多个组成部分(时间、地点、人物),以及创伤后和逆行性遗忘的程度,总分可能为 100 分。低于 75 分的患者被认为仍有 PTA[31]。如果连续 2 次评估中患者的得分均超过 75 分,则被认为已经脱离 PTA[32]。根据 DRS 和 FIM 量表的评估,PTA 是功能结局的一个重要独立预测指标,且 PTA 的时间与受伤后 1 年的就业情况显著相关[33]。该量表虽然提供了定向力的客观评价指标,但由于要求口头或书面表达,可能并不能最佳地反映沟通障碍患者的特征[34]。

定向力观察记录(O-LOG)是由 10 个项目组成的量表,旨在床边快速地评估患者的定向力,也旨在解决一些与 GOAT 有关的问题——即 GOAT 太过于偏重脑损伤的创伤病因,以及对项目不同权重的评判。定向力观察记录的 10 个项目分别是城市、所在地、医院名称、月、日、年、星期几、时间、病因/事件(“你为什么会来医院?”)以及病理/损伤(“你受了什么伤?”),每个项目的得分是 0~3 分,而 3 分是最高分[34]。

修订的 JFK 昏迷恢复量表(JFK-CRS)是一种用于确定患者何时进入和脱离最小意识状态的测量方法。该量表由 6 个子量表组成,调查了意识水平改变患者的听觉、视觉、运动、口腔运动、交流和觉醒功能。任何时候测试中出现有目的性活动的证据都表明患者已经进入了最小意识状态[35,36](图 21-3)。

简易精神状态检查(MMSE)是一种应用广泛的筛查工具,它能够迅速地评估认知损伤。MMSE 由 30 分的测试组成,涉及多个认知领域:时间定向力、

昏迷恢复量表——修订版©2004记录单

此表格只能与CRS-R管理和评分手册一起使用，其定义了该量表标准化应用的指南

患者:	**诊断:**	**病因:**
发病日期:	**检查日期:**	

日期																
星期	入院	2	3	4	5	6	7	8	9	10	11	12	13	14	15	16
听觉功能																
4 对指令有稳定的反应*																
3 可重复执行指令*																
2 对声音进行定位																
1 听觉惊吓反应																
0 无反应																
视觉功能																
5 识别物体*																
4 物体定位：够取物体*																
3 视觉追踪*																
2 注视物体*																
1 视觉惊吓反应																
0 无反应																
运动功能																
6 功能性物体使用**																
5 自主性运动反应*																
4 能摆弄物体*																
3 对有害刺激进行定位*																
2 屈曲回撤																
1 异常姿势																
0 无反应																
口部运动/言语功能																
3 可理解的言语表达*																
2 发生/口部动作																
1 口部反射性运动																
0 无反应																
交流量表																
2 功能性：准确的**																
1 非功能性：意向性的*																
0 无反应																
觉醒量表																
3 注意																
2 自发性睁眼																
3 刺激下睁眼																
0 无觉醒反应																
总分																

**表示脱离MCS
*表示MCS

图 21-3 昏迷恢复量表(修订版)。MCS:最小意识状态(经允许摘自 Hirschberg R,Giacino JT:The vegetative and minimally conscious states:diagnosis,prognosis and treatment. Neurol Clin. 2011;29:773-786)

地点定向力、复述 3 个词、注意力、计算力、回忆 3 个词、语言能力和视觉结构能力。总分 30 分表明认知功能完好,其中 18~24 分表示轻度认知功能障碍,0~17 分表示重度认知功能障碍[37]。该量表对轻度认知功能障碍患者的敏感度不高,并且它缺乏评价视空间功能的项目[38]。

Montreal 认知评估(MoCA)是一项 30 分的测试[39],它旨在快速地筛查轻度认知功能障碍。与 MMSE 相比,MoCA 明显有更多评估视空间功能的项目(连线、复制立方体、画钟表)和更少评估语言功能的项目。它也比 MMSE 更难,对于轻度认知功能障碍(MCI)也比 MMSE 更加敏感[40]。它已被证实用于发现 MCI 和早期阿尔茨海默病。

认知功能观察记录(COG-LOG)是一种快速的认知功能的定量测量方法[41],适用于通过量表评定(如 O-LOG)有持续准确定向力的患者。COG-LOG 量表包含 10 个项目,涉及了从定向力和注意力到时间估计和规则学习等多个领域。所有项目都是 0~3

分，可能的总分是 30 分。

Mayo-Portland 适应性量表（MPAI-4）包含 35 个项目，旨在评估颅脑创伤后的功能性后遗症。MPAI-4 被分为 3 个子量表（能力、调节和参与指数）。量表中项目的评分通常从 0~4 分，其中 0 分代表结果最好[42]。

神经行为功能量表（NFI）包含 70 个项目，划分为 6 个功能领域：抑郁、躯体、记忆力/注意力、交流、攻击性和运动[43]。该量表被设计用来评估脑损伤对神经、行为和心理的影响[44]。目前尚未进行大量的工作来验证该量表的结构效度。与此同时 Asad 证实了该量表并不能区分 TBI 患者和对照者[45]。

Rancho Los Amigos 认知功能分级量表（RLAS LCFS，表 21-1）是一项应用广泛、10 个级别（最初是 8 个级别）的量表。该量表描述了颅脑损伤患者认知功能恢复的典型过程[46]。虽然最初它并没有作为一个量表，也不被普遍认为是一种结果测量，但是它确实在意识、互动和行为方面提供了广泛认可的指标，并且被用来对创伤性颅脑损伤患者的功能结局进行分级[47,48]。

表 21-1　原始的 Rancho Los Amigos 量表

Ⅰ级	没有反应
Ⅱ级	一般反应
Ⅲ级	局部反应
Ⅳ级	烦躁反应
Ⅴ级	错乱反应
Ⅵ级	适当反应
Ⅶ级	自主反应
Ⅷ级	有目的反应

改编自 Hagen C，Malkmus D，Durham P.（1980）. Levels of cognitive functioning，Rehabilitation of the Head Injured Adult；Comprehensive Physical Management，Downey，CA：Professional Staff Association of Rancho Los Amigos National Rehabilitation Center。

全身表现

脑损伤的急性并发症

创伤作用于脑部会导致严重的病理变化。一般而言，确认有颅脑损伤的患者最开始的时候是在急诊室接受评估的。在进行临床检查的同时，立即实施神经放射学评估［通常采用头部计算机断层扫描平扫（CT）］。那些在 CT 扫描中发现脑部有病理改变的患者通常被收入创伤或神经内科/神经外科病房进行密切的观察和必要的干预。本章将讨论与创伤性颅脑损伤相关的常见病理变化。

脑部的挫裂伤是由于大脑撞击颅骨的骨嵴所导致的，在头部 CT 和磁共振成像（MRI）中可检测到局部出血区域和/或与大脑其他部位相比有不同衰减的区域。导致脑挫伤的两种损伤类型分别是冲击伤和对冲伤：冲击伤是指大脑最初撞击颅骨所造成的损伤；对冲伤是指头部受到外力作用时，于着力处对侧部位造成的脑组织损伤。这些挫伤会表现为各种各样的神经和行为障碍，取决于受损的大脑区域。由于颅底骨性解剖的原因，大脑的额颞叶下区是创伤性颅脑损伤最常见的受累区域。

弥漫性轴索损伤（DAI）是由加速-减速和旋转作用力在脑部造成的剪切力所导致的，经常与高速撞击有关，例如那些发生在机动车事故和/或爆炸伤中的脑外伤。这些剪切力会破坏大脑中的神经细胞，尤其是在脑部活动度更大的部分与较为固定的部分相交处。在相当比例的创伤性颅脑损伤患者中，弥漫性轴索损伤是导致患者突发神经功能缺损的根本原因。根据损伤的严重程度，患者可以表现出不同程度的认知障碍，从那些只有在压力的情况下才会被察觉到的认知缺损，到意识水平的改变。头颅 CT 和 MRI 可能会显示脑部特定区域的微出血（即胼胝体、中央白质和中脑），但很多时候在影像学上并没有明显的发现。因此，创伤性颅脑损伤的诊断往往基于对新发神经症状的临床检查和患者主诉，尤其是对于那些轻度损伤的患者。

颅内出血或血肿是由于颅骨下的血管破裂出血引起的。最常采用的描述是针对出血的大脑层面。大脑被 3 层组织覆盖：硬脑膜、软脑膜和蛛网膜。

硬膜外血肿是指血液聚集于颅骨与大脑最外层的硬脑膜之间。这种类型的血肿发展迅速，如果不治疗可以在数小时内导致死亡。硬膜外血肿存在中间清醒期，即在事故发生后不久，患者在短时间内似乎从最初的创伤中恢复过来，这一现象经常会混淆临床表现。在这些情况下，患者的觉醒水平在短暂的中间清醒期过后迅速下降。

硬膜下血肿是指血液聚集于硬脑膜和软脑膜之间。这种类型的血肿通常发展缓慢，并且如果它们发展得足够慢的话，会持续数周甚至数月，直到出现明显的临床症状。

蛛网膜下腔出血位于软脑膜和蛛网膜之间，蛛网膜是最接近脑组织的一层。它们往往是由于血管畸形引起的（即动静脉畸形或囊状动脉瘤破裂），但也会由于创伤而导致。最经典的表现是患者描述“这是我生命中最剧烈的头痛”，随之而来的是突然的意识丧失。

脑内血肿或脑室内血肿是指血液聚集于脑内或脑室内。与其他出血性损伤一样，患者随后会出现神经功能缺损，也会表现出逐渐加剧的头痛、视觉改变、恶心、呕吐、头晕、意识模糊、无力、平衡障碍等症状，最终可失去意识甚至死亡。虽然颅内出血会由于部分脑组织血供减少而导致脑缺血，但随着血肿的增长，其对大脑的压力通常更加危及患者生命，并且是导致神经功能下降的毁灭性原因。缺血会导致细胞死亡，在这种情况下，治疗的目的是减轻周围水肿的程度和炎症反应，尽可能保留神经功能。

颅骨骨折本身通常不会引起神经功能缺陷，但是与某些骨折相关的潜在并发症可能会非常严重。与非凹陷性骨折相比，凹陷性颅骨骨折与更严重的神经功能缺损和预后相关；如前所述，任何开放性损伤都将增加感染的风险。颞骨骨折会增加发生硬膜外血肿的风险，因为该区域的血管丰富。颅底骨折会损伤面神经、听神经（即听觉）和前庭神经（即平衡）。

脑神经损伤可发生在更严重的颅脑创伤之后。损伤的类型，例如是压迫神经还是直接损伤神经，也将影响损伤的性质、最合适的治疗方案和恢复的预后判断。颅脑创伤后最常见的脑神经损伤是嗅神经（第Ⅰ对脑神经），导致嗅觉丧失（即失去嗅觉和可能的味觉改变）[49]。缺少对该损伤的认识可能会导致严重的安全风险（比如患者无法察觉家中烟雾或煤气泄漏）。根据损伤的脑神经不同，会导致其他的障碍，例如单眼失明、复视、视野缺损、视物模糊、盲点、眼球麻痹、上睑下垂、瞳孔异常扩大、面部麻木、唾液分泌减少、角膜干燥、面肌麻痹、对声音过敏、耳鸣、听力丧失、体位性眩晕、自主神经系统功能障碍、舌功能障碍、吞咽和言语困难，以及肩部肌肉功能障碍。

脑损伤急性期康复中常见的并发症

颅脑创伤患者容易出现循环、消化和呼吸系统的问题，并常与神经系统问题一起诊断，例如内分泌问题、癫痫和吞咽困难[50]。

由脑水肿、脑积水或出血所致的颅内压（ICP）升高可能会造成大脑结构受压、脑血流灌注减少，进而导致脑缺血或者脑疝（图 21-4）。

医生可以通过检查发现视神经乳头水肿，头颅CT扫描发现脑部受压，或通过腰椎穿刺或ICP监测设备检测脑脊液压力升高来发现ICP升高。临床中患者可能会出现意识水平的下降伴随ICP的升高，如果不治疗，可能导致患者死亡。建立气道辅助呼吸或机械通气和恢复足够的脑血流量是医学处理的第一步，并且经常需要颅内手术。在不需要立即进行神经外科手术干预的情况下，仍有可能会出现重复筛查发现认知或神经功能下降或连续进行头颅CT扫描发现情况恶化的证据。这些发现提示存在迟发性神经损害，最终可能仍需要颅内手术来防治继发性颅脑损伤[51]。

创伤后脑积水（PTH）是由于正常的脑脊液（CSF）循环受阻、脑脊液产生过多或脑脊液未被充分吸收所引起。如果创伤后脑积水得不到治疗，死亡风险会增加[52]。与创伤性脑积水相关的症状包括小便失禁、共济失调、步态异常和痴呆。创伤后脑积水的首发症状也可能是间歇性头痛、呕吐、意识混乱和/或嗜睡。在脑积水患者中可见到玩偶眼反射，提示双侧第Ⅵ对脑神经的麻痹（图 21-5）。

脑部的CT成像有助于确定是否存在创伤后脑积水及其程度。在某些病例中，治疗脑积水可采用手术置入脑室引流管的方式。在更严重的病例中，脑室分流管可能会被永久地置于身体的其他部位（通常植入腹腔）。

皮瓣凹陷综合征，即trephined综合征，是颅骨切除术后的晚期并发症，通常发生在术后1个月。在没有颅骨保护的情况下，将脑组织暴露于大气压中会导致神经功能和脑脊液流动障碍，进而导致整体功能下降，而这种情况往往与体位有关。这种综合征最终的治疗方法是实施颅骨修补术。

情绪障碍，这里指抑郁、情绪不稳定、创伤后躁动和PTSD，在颅脑创伤后很常见，会妨碍损伤后的改善和恢复。据报道，急诊室中超过50%的颅脑创伤患者在恢复早期会出现创伤后躁动[53]。

针对情绪障碍的一线治疗是非药物治疗，重点是减少环境刺激和提供平静和令人安心的暗示。保护患者使其不伤害自己或他人是最重要的，这可以通过非药物的手段来实现，例如降阶梯技术、密切监视、安全装置和非威胁性的屏障。评估和处理潜在的医学问题，例如疼痛、尿路问题、便秘和感染是很重要的，因为这些问题可以触发或加剧躁动。当保守治疗无效和/或患者或其他人的安全受到威胁时，就需要使用药物干预了。

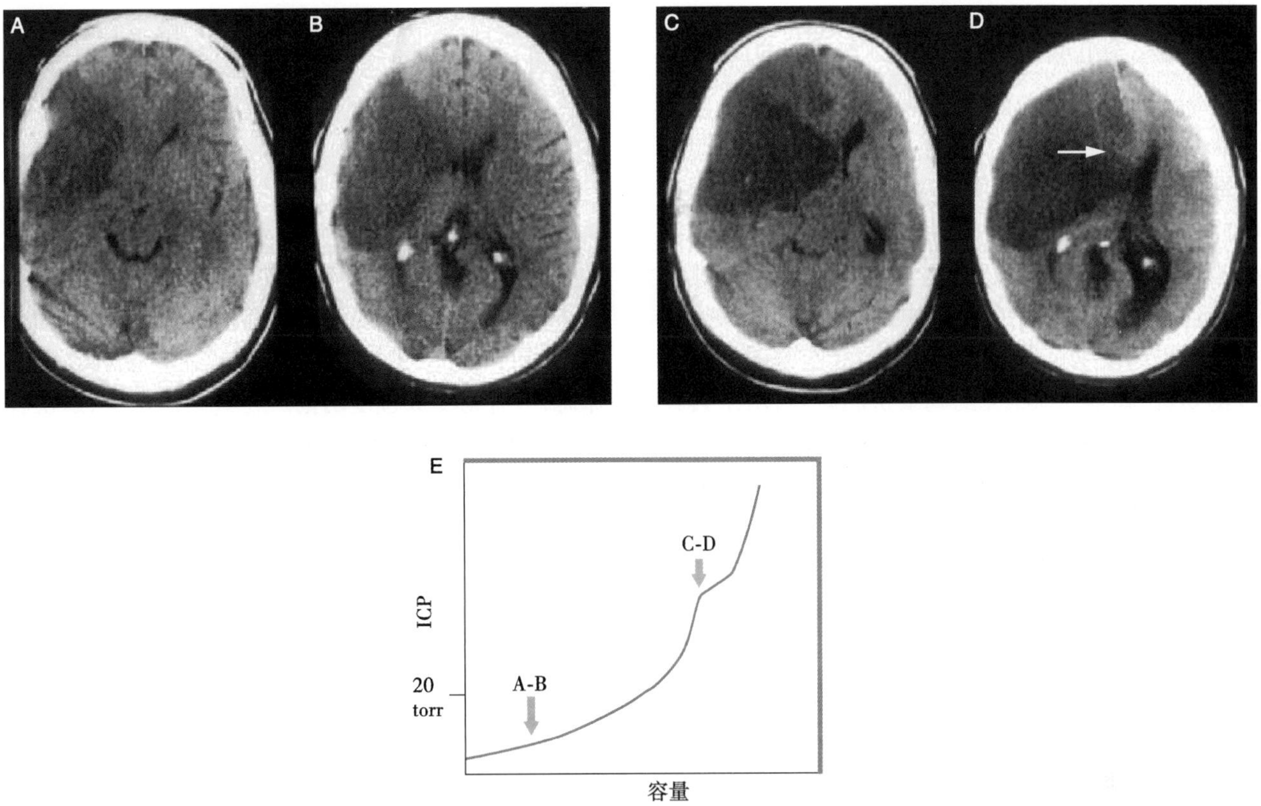

图 21-4　神经影像和颅内顺应性。头颅影像不能取代 ICP 检测，但是可以获得一些对颅内顺应性的估计。头颅 CT（A 和 B 拍摄于发病后 48h）提示了右侧大脑中动脉缺血性脑梗死伴局部占位效应。然而仍可见有保留的可压缩的脑脊液间隙（脑室系统、基底池），表明颅内顺应性下降但并未消失。随着进一步的占位效应和组织移位（C 和 D，大约发病 96h 后拍的 CT）几乎完全压迫邻近的脑脊液间隙，除进展性的脑疝形成（从右向左的大脑镰下疝）导致新的右侧大脑前动脉供血区梗死（D 箭头标注的部位）以外，还显示出颅内顺应性的消失。所获得的头颅 CT 扫描估计的相关颅内顺应性如图（E）所示

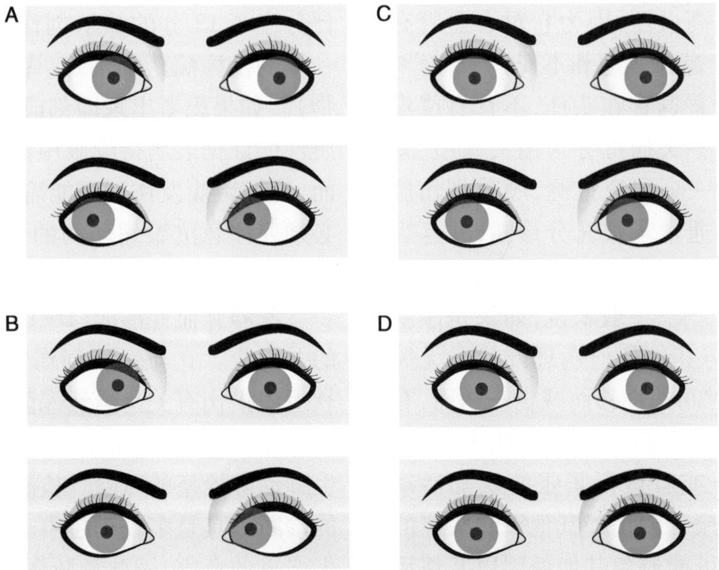

图 21-5　昏迷患者的头眼反射检查。一旦确定昏迷患者的颈椎是稳定的，则需要通过转头来进行前庭眼反射检查。在脑干未受累的情况下，转动患者的头部可以发现两眼会共轭地向头转动的反方向转动（即患者的玩偶眼反射阳性）（A）。玩偶眼的运动也可以帮助识别是否存在外展受限，即脑积水时的（双侧）第Ⅵ对脑神经麻痹（B），内收受限，如脑干（内侧纵束）损伤所导致的核间眼肌麻痹（C），或任一侧（玩偶眼）或水平眼球运动反射消失（D），见于严重的脑干损伤

最常用的药物是情绪稳定剂、抗精神病药物、β受体阻滞剂和抗焦虑药物。最近,右美沙芬(联合奎尼丁通过抑制 CYP2D6 代谢延长半衰期)已经成为一种很有前景的方法,用于治疗脑损伤所致的假性延髓麻痹情绪(强哭强笑症)。基于改善患者的认知功能可促使其行为更加得体的原理,神经兴奋剂也被用来减轻躁动。然而,这些药物应当谨慎使用,因为这些相同的药物可能会加剧一些患者的躁动或促进谵妄的发生。在其他情况下用于控制躁动的某些药物,比如苯二氮䓬类药物或抗胆碱药,由于其具有镇静和认知损害的作用,因此在颅脑创伤的人群中应尽可能避免使用。对于那些从导致其颅脑创伤的灾难性事故中幸存的人,比如退伍军人而言,可能会在脑外伤后面临额外的挑战,如 PTSD。Erbes 等人的研究发现从阿富汗和伊拉克冲突中返回的士兵中有 12% 的人符合 PTSD 的诊断标准[54]。而 Hibbard 等人的报道称非军人中颅脑创伤后有 17% 的人患有 PTSD[52,55]。PTSD 的常见症状,比如易怒、睡眠困难、不能恢复"正常"活动等,与轻度颅脑创伤的典型症状非常相似,如果不加以识别和处理的话,将会严重阻碍颅脑创伤的恢复。咨询和治疗对于帮助患者识别和应对 PTSD 的症状至关重要。

据估计,颅脑创伤后有 11%~25% 的患者会出现高血压,往往随着时间的推移会自行恢复正常[56]。早期的 β 受体阻滞剂例,如普萘洛尔,常用于治疗颅脑创伤患者的高血压,因为它对心血管有额外的益处,并且有助于减少焦虑和不安。

颅脑创伤后的患者普遍存在头痛,不管有或没有颅内出血的证据。这些头痛可分为偏头痛型、紧张型或丛集型。最近的一项研究推测,颅脑创伤后偏头痛型头痛的发病率通常未被充分诊断,并且当曲坦类药物可能更有效的情况下错误地使用非甾体抗炎药(NSAID)来治疗[57]。一般来说,如果是颅脑创伤造成的头痛,并且与其他任何病理或状况无关的话,这些头痛会随着时间的推移而减轻。然而,有一小部分的颅脑创伤患者会持续存在慢性头痛,尤其是在有压力的情况下或者进行紧张的认知活动时。治疗包括解决除了颅脑创伤外其他引起头痛的原因、尽量减少压力、尽可能避免其他诱因以及使用合适的药物。

睡眠障碍经常见于颅脑创伤后的患者。早期患者通常表现为睡眠减少、睡眠质量差和/或睡眠-觉醒周期改变。这些问题通常会在恢复的过程中有所改善。促进这些改善所采取的措施包括培养良好的睡眠卫生习惯、在需要睡眠的时间内减少刺激、解决任何可能是刺激来源的疼痛或医学问题,以及使用促进睡眠的药物。虽然所有促进睡眠的药物由于其本身的性质均有镇静作用,但通常要避免使用那些药效持久以及已知会加重认知抑制的药物,例如苯二氮䓬类药物和抗胆碱类药物。褪黑素和褪黑素受体激动剂例如雷美替胺经常被用来加强昼夜节律[58]。目前缺乏针对褪黑素受体激动剂在脑损伤中应用的研究。长期来看,患者仍然可能存在睡眠障碍,并容易变成过度困倦。在这些病例中,解决任何的精神障碍如抑郁是非常重要的。此外,神经兴奋药物、心理咨询、良好的睡眠卫生,尝试让患者定期参与社会交往、活动和兴趣爱好可能会有好处。

自主神经功能异常,也称为自主神经功能障碍综合征,可发生在颅脑创伤后,是由调节自主神经系统的脑区受损所引起的。临床症状可能包括发热、高血压、心跳加快、呼吸急促、烦躁、出汗、瞳孔扩大和伸肌姿势。治疗措施包括同时解决自主神经功能障碍发作时的症状和任何潜在的医学诱因。因此,多种药物被用来治疗自主神经功能异常。

创伤后癫痫(PTS)可在颅脑创伤后发生。在颅脑创伤后 24h 内出现的癫痫称为即刻癫痫,在第 1 周内出现的癫痫称为早期癫痫,而超过 1 周后出现的癫痫称为晚期癫痫[52]。美国物理医学与康复协会和美国神经外科医师协会推荐所有复苏后 GCS 评分小于 12 分的颅脑创伤患者接受一个疗程为期一周的抗癫痫药物治疗(苯妥英钠通常是选用的药物)。如果患者出现即刻或早期发作的癫痫,没有实质性的证据表明持续服用抗癫痫药物是必要的。然而,晚期癫痫发作则可能需要持续服用抗癫痫药物。必须要注意抗癫痫药物的使用,因为某些药物例如苯妥英钠会损害认知恢复[50]。

深静脉血栓形成(DVT)是颅脑创伤后一种常见的并发症。它与颅脑创伤恢复早期的制动、骨折和软组织损伤有关。虽然深静脉血栓形成会引起疼痛和肿胀,但与之相关的更严重的问题是其增加了发生肺动脉栓塞的风险。检测深静脉血栓形成最常用的诊断工具是多普勒超声。由于肺栓塞会对健康产生严重的危害,因此预防深静脉血栓形成非常重要。预防措施包括早期下床活动、使用抗凝药物以及对卧床患者使用序贯性加压装置。

营养不良可发生在颅脑创伤后,因为患者可能反应迟钝、意识混乱和烦躁、或有吞咽功能受损。除此以外,据估计颅脑创伤患者的能量需求大约是无创伤个体的 2 倍。刺激食欲的药物可用于患者吞咽功能完好但营养摄入不足的情况。如果患者由于吞咽功能障碍而存在误吸的风险,则可能需要软质或浓稠的饮食。如果患者的吞咽功能障碍严重或全身功能下降到不能经口进食的程度,则可放置鼻胃管或者胃造瘘管以提供营养支持。

任何颅脑损伤的患者都可能会出现痉挛,或被动活动关节时出现不自主的速度依赖性的肌肉阻力增加[59]。评估和控制痉挛对于避免疼痛、皮肤破损、功能受损和关节挛缩等并发症是非常重要的。无创性的治疗措施包括去除有害刺激、复位和牵伸患侧肢体、压力或振动技术,在一些更严重的痉挛病例中,可采用夹板将患侧肢体固定于牵伸位。对非侵入性治疗无效的痉挛病例的治疗选择包括口服抗痉挛药物(通常疗效有限)、神经阻滞、神经肌肉阻滞、鞘内巴氯芬泵和外科手术干预。

内分泌功能障碍的发生可能是大脑中某些特定的结构受损所致。明显的和轻微的激素异常可增加患者的疲劳或加重行为和认知损害。治疗包括对症治疗和对后遗症的处理,如果必要的话可采取激素替代治疗。随着时间的推移,内分泌功能异常也可能会自行消失。

异位骨化(HO)是指在软组织或肌肉中有骨质形成。异位骨化形成的危险因素包括长时间昏迷和/或制动、痉挛、肿胀、创伤和压疮。常见的受累关节有髋关节、肘关节/肩关节和膝关节。异位骨化可导致低热以及受累关节疼痛、活动范围下降、肿胀、发红和皮温升高。关节活动度训练、药物治疗和放射治疗已经被用来预防异位骨化的形成和延缓其生长。手术切除钙化的软组织或肌肉通常适用于更加严重的异位骨化病例,并且往往最好等到新骨形成停止后再进行手术切除[60]。

由于前庭系统或小脑损伤,颅脑创伤后可能会出现平衡和协调障碍。第Ⅷ对脑神经,即前庭蜗神经损伤,会导致听力丧失和眩晕。治疗包括针对平衡的物理治疗、前庭治疗、减轻头晕和恶心的药物治疗以及患者教育。头晕目眩的症状也可见于长期卧床后开始活动的患者中。这往往是由于直立性低血压所导致的,即患者从俯卧位或仰卧位变成坐位或立位时血压会有显著的下降。压力支持设备,例如腹带和弹力袜,避免快速的体位转换,试图让患者适应体位变化的物理治疗等都被用来稳定血压,使血压变化最小。对一些严重的非药物治疗无效的直立性低血压的病例,可使用药物来维持正常的血压。

颅脑创伤后认知和行为障碍可从严重的衰弱性缺陷到仅在压力增加或疲劳情况下才明显的轻微缺陷。认知问题包括注意力下降、处理问题速度下降、记忆和学习困难、计划/组织和灵活地解决问题方面的执行功能障碍。行为问题包括去抑制化、人格改变、说话粗鲁、卫生习惯不良、性欲亢进(性欲增强)和性欲减退。对缺陷和行为障碍的认识下降往往会阻碍治疗的进展。住院和门诊患者管理中的这些问题要由有对颅脑创伤有丰富经验和知识的康复专业人员来干预。认知和行为问题均会让人感到困惑、痛苦和/或让患者的家庭难以应对。治疗团队同时在住院部和门诊部提供家庭教育和支持,可以使家庭的痛苦最小化。本章的后面部分将会对这些问题进行进一步讨论,包括干预和治疗。

问题

漏诊问题

美国疾病控制与预防中心(CDC)现有的数据可能低估了颅脑创伤的全部影响,因为许多轻度的损伤尚未得到诊断[60]。尽管存在与损伤相关的问题,但许多有轻度脑外伤病史的患者并未就医,并且许多患者是在传统医院系统之外就诊的,比如私人诊所和/或医生工作室[61]。轻度的颅脑创伤(即使是在急诊室的患者中)往往不会被发现,尤其是在损伤足够轻微,不会影响患者的基本功能时。特别是当一个患者遭受其他危及生命的身体创伤时,就会把急性医疗干预的重点转移到这些损伤上。如果工人或者雇主有不报告损伤的动机的话,那么在工作场所发生的导致颅脑创伤的损伤也就可能不会被报告了。运动相关的颅脑创伤也同样被漏报和漏诊。这可能是由于许多因素造成的,包括缺乏对脑震荡的了解和认识,缺乏能够全面评估潜在的脑震荡影响的训练有素的合适人员,运动员和工作人员存在将运动损伤严重程度最小化的压力,并存在一种错误的观念,即脑震荡不会造成长期的后果。CDC 估计,美国每年会发生 160 万到 380 万与运动相关的脑震荡,其中许多运动员只接受过一些非颅脑创伤专业的医学专家的治疗[62]。大部分的损伤并不会导致意识丧失,容易阻碍其被发现[63]。然而,即使那些患者没有意识丧失,脑震荡可能也会导致显著的认知功能下降[64]。据估计足球是造成这些损伤的主要原因,其中有很大部分发生于高中运动员之中[65]。重要的是要注意到运动相关的脑震荡不局限于男性和足球,脑震荡在其他运动中也有高的发病率,即使是那些通常与高强度撞击无关的运动,而且不分男女。现有的错误观念认为脑震荡不会造成长期的后果,这一观念目前正受到多项研究的挑战。这些研究表明在脑震荡后的相当一段时间内,神经心理学测试仍提示患者可能存在遗留的认知缺陷,即使他们报告没有症状[64,65]。此外,发生过一次脑震荡的患者再次发生脑震荡的风险更高[66]。

物质滥用在颅脑创伤的发病中起着间接的作用。到目前为止,滥用得最多的物质是酒精,超过50%的颅脑创伤患者在受伤当时检测到其血液中的酒精浓度是升高的[67,68]。当前的数据库中另一个主要的漏报原因是缺少对军队中颅脑创伤患者的数据整合。虽然由于 PTSD 可能会被误诊为颅脑创伤,对于军人患有颅脑创伤的确切人数是有一些争议的,但不可否认的是,颅脑创伤是受伤士兵致残的主要原因,也是阿富汗/伊拉克战争中的典型伤害[69]。更先进的防护装备和现场急救医疗措施已经提高了战斗中爆炸伤后存活的可能性。因此,认为士兵中患非致命性颅脑创伤的人数会继续增加并非猜测[70]。就像先前得过脑震荡会增加脑震荡再发的风险一样,之前患有颅脑创伤,不管其严重程度如何,之后再发颅脑创伤的风险也会增加——之后每发生一次颅脑创伤,风险会进一步增加[71]。大多数颅脑创伤监测系统的数据中并不包括这些反复发生的颅脑创伤。当这些未被发现的不同来源的脑损伤与已知的脑损伤患病率相结合时,很明显,脑损伤的发生率比任何一个来源报道的都要高得多。

费用问题

在美国,颅脑创伤造成的负担是很重的。一个严重的颅脑创伤患者其一生的护理和医疗费用很容易超过 100 万美元。一项关于颅脑创伤对公共健康影响的研究显示,大约有 530 万美国人(约占总人口的 2%)因颅脑创伤而使得其在日常生活活动中需要帮助[72]。后来的一项研究使用统计计算来解释创伤性脑损伤人群的预期寿命变化,结果表明这个数字接近 300 万~400 万[60]。照顾者花费的代价(经济和情感两方面)也可能是巨大的。颅脑创伤患者的家属往往需要离开工作岗位或者减少工作职责来照顾受伤的家人。考虑到可能有相当数量的颅脑创伤患者未被发现,并且即使是看上去轻度的颅脑创伤都可能会导致永久性的残疾,限制了患者的功能独立和/或维持就业的能力,这无疑低估了受到经济社会影响的实际人口比例[73]。因此,2000 年估算该国因颅脑创伤所产生的医疗费用和生产力损失可能不止 600 亿美元[74]。

治疗准入问题

对颅脑创伤患者及其家属的一个独特的考虑(与诊断为其他神经系统疾病例如脑卒中的患者相比)是颅脑创伤患者的发病年龄更早,构成了双峰分布模型的一端。因此,他们的终身残疾会同时给患者的家庭和社会增加经济和社会成本。专门评估这些问题的纵向研究很少见,原因是随时间增加的成本和样本脱落。一些数据表明,颅脑创伤患者获得康复服务的机会并不理想。安大略脑损伤协会在 2005 年进行的一项调查将服务使用率与他们的感觉上的需求相对比,结果发现在所有类型的医疗中,从护理服务到治疗服务,实际使用率均滞后于感觉上的需求,尤其是心理/认知疗法。最后,来自颅脑创伤模型系统研究数据库的数据表明某些人群,比如贫困和弱势群体(包括有多重医疗问题、没有稳定住房、监禁和社会经济地位低下),其健康状况结局不良的风险增加,发生颅脑创伤的风险也可能增加[75]。

研究问题

关于创伤性脑损伤的研究,不但其他医学领域普遍缺乏多层次的特征描述,最近相对来说针对创伤性脑损伤的大规模随机对照试验也凸显出这些研究问题。其中一些问题包括:①未能解释颅脑创伤患者的基本异质性,即其病理表现可能各种各样,从不同部位的局部挫伤到不同程度的弥漫性轴索损伤;②在鼓舞人心的动物研究发现和大规模的人体试验之间缺乏数据桥接;③难以建立足够敏感和细致的结果测量(许多研究采用粗略的结果测量,例如 DRS 或 GOS,而非更加具体的损伤相关量表)。

(阚世锋 译,唐昕未 温红梅 校)

参考文献

1. Alexander MP. Mild traumatic brain injury: pathophysiology, natural history, and clinical management. *Neurology*. 1994;45:1253–1260.
2. Ashman T, Mascialino G. Post-TBI emotional functioning and age: a systematic review. *Brain Inj Prof*. 2004;5:25.
3. Senathi-Raja D, Ponsford J, Schonberger M. Impact of age on long-term cognitive function after traumatic brain

injury. *Neuropsychology*. 2014;24:336–344.
4. Trudel TM, Mackay-Brandt A, Temple RO. Traumatic brain injury and dementia: a systematic review. *Brain Inj Prof*. 2004;5:12–16.
5. Hoge C, McGurk D, Thomas J, Cox A, Engel C, Castro C. Mild traumatic brain injury in U.S. soldiers returning from Iraq. *New Engl J Med*. 2004;358(5):453–463.
6. Chesnut RM, Marshall SB, Piek J, Blunt BA, Klauber MR, Marshall LF. Early and late systemic hypotension as a frequent and fundamental source of cerebral ischemia following severe brain injury in the Traumatic Coma Data Bank. *Acta Neurochir Suppl (Wien)*. 1994;59:121–125
7. Bushnik T, Hanks RA, Kreutzer J, Rosenthal M. Etiology of traumatic brain injury: characterization of differential outcomes up to 1 year postinjury. *Arch Phys Med Rehabil*. 2004;84:255–262.
8. Zafonte RD, Wood DL, Harrison-Felix CL, Valena NV, Black K. Penetrating head injury: a prospective study of outcomes. *Neurol Res*. 2004;23:219–226
9. Asikainen I, Kaste M, Sarna S. Predicting late outcome for patients with traumatic brain injury referred to a rehabilitation programme: a study of 508 Finnish patients 5 years or more after injury. *Brain Inj*. 1994;12:95–107.
10. Berg KO, Wood-Dauphinee S, Williams JL. The Balance Scale: reliability assessment with elderly residents and patients with acute stroke. *Scan J Rehab Med*. 1994;27:27–36.
11. Zwick D, Rochelle A, Choksi A, Domowicz J. Evaluation and treatment of balance in the elderly: a review of the efficacy of the Berg Balance Test and Tai Chi Quan. *NeuroRehabilitation*. 2000;15(1):49–56.
12. Inness E, Howe J, Verrier MC, Williams JI. Development of the community balance and mobility scale for clients with traumatic brain injury. *Arch Phys Med Rehabil*. 1994;80:968.
13. Corrigan JD. Development of a scale for assessment of agitation following traumatic brain injury. *J Clin Exp Neuropsychol*. 1984;11:261–277.
14. McDowell I. *Measuring Health. A Guide to Rating Scales and Questionnaires*. 3rd ed. New York: Oxford University Press; 2006, p. 2.
15. Hall KM, Hamilton B, Gordon WA, Zasler ND. Characteristics and comparisons of functional assessment indices: disability rating scale, functional independence measure and functional assessment measure. *J Head Trauma Rehabil*. 1994;8:60–74.
16. McPherson KM, Pentland B, Cudmore SF, Prescott RJ. An inter-rater reliability stud of the Functional Assessment Measure (FIM+FAM). *Disabil Rehabil*. 1994;18: 341–347.
17. Gurka JA, Felmingham KL, Baguley IJ, Schotte DE, Crooks J, Marosszeky JE. Utility of the Functional Assessment Measure after discharge from inpatient rehabilitation. *J Head Trauma Rehabil*. 1994;14:247–256.
18. Teasdale G, Knill-Jones R, Van Der Sande J. Observer variability in assessing impaired consciousness and coma. *J Neurol Neurosurg Psychiatry*. 1974;41:603–610.
19. Sternbach GL. The Glasgow Coma Scale. *J Emerg Med*. 2004;19:67–71.
20. Bhatty GB, Kapoor N. The Glasgow Coma Scale: a mathematical critique. *Acta Neurochir (Wien)*. 1994;120(3–4): 132–135.
21. Healey C, Osler TM, Rogers FB, et al. Improving the Glasgow Coma Scale Score: motor score alone is a better predictor. *J Trauma*. 2003;54:671–680.
22. Wade DT. *Measurement in Neurological Rehabilitation*. New York: Oxford University Press; 1992
23. Jennett B, Snoek J, Bond MR, Brooks N. Disability after severe head injury: observations on the use of the Glasgow Outcome Scale. *J Neurol Neurosurg Psychiatry*. 1984;44:285–293.
24. Wilson JT, Pettigrew LE, Teasdale GM. Emotional and cognitive consequences of head injury in relation to the Glasgow outcome scale. *J Neurol Neurosurg Psychiatry*. 2004;69(2):204–209
25. Pettigrew LE, Wilson JT, Teasdale GM. Assessing disability after head injury: improved use of the Glasgow Outcome Scale. *J Neurosurg*. 1994;89:939–943.
26. Rappaport M, Hall KM, Hopkins K, Belleza T, Cope DN. Disability Rating Scale for severe head trauma: coma to community. *Arch Phys Med Rehabil*. 1984;63:118–123.
27. Krupp LB, LaRocca NG, Muir-Nash J, Steinberg AD. The Fatigue Severity Scale: application to patients with multiple sclerosis and systemic lupus erythematosus. *Arch Neurol*. 1984;46:1121–1123.
28. Ziino C, Ponsford J. Measurement and prediction of subjective fatigue following traumatic brain injury. *J Int Neuropsychol Soc*. 2004;11:416–425.
29. Zigmond AS, Snaith RP. The hospital anxiety and depression scale. *Acta Psychiatr Scand*. 1984;67:361–370.
30. Truell J-L, Koskinen S, Hawthorne G, et al. Quality of life after traumatic brain injury: the clinical use of the QOLIBRI, a novel disease-specific instrument. *Brain Inj*. 2014;24(11):1272–1291.
31. Levin H, O'Donnell V, Grossman R. The Galveston orientation and amnesia test. A practical scale to assess cognition after head injury. *J Nerv Ment Dis*. 1974;167(11):675–684.
32. Zafonte RD, Mann NR, Millis SR, Black KL, Wood DL, Hammond F. Posttraumatic amnesia: its relation to functional outcome. *Arch Phys Med Rehabil*. 1994;78:1103–1106.
33. Cifu DX, Keyser-Marcus L, Lopez E, et al. Acute predictors of successful return to work 1 year after traumatic brain injury: a multicenter analysis. *Arch Phys Med Rehabil*. 1994;78:125–131.
34. Jackson WT, Novack TA, Dowler RN. Effective serial measurement of cognitive orientation in rehabilitation: the Orientation Log. *Arch Phys Med Rehabil*. 1994;79(6):718–720.
35. Kalmar K, Giacino JT. The JFK coma recovery scale–revised. *Neuropsychol Rehabil*. 2004;15(3–4):454–460.
36. Tombaugh TN, McIntyre NJ. The Mini-Mental State Examination: a comprehensive review. *J Am Geriatr Soc*. 1994;40(9):922–935.
37. de Koning I, van Kooten F, Koudstaal PJ. Value of screening instruments in the diagnosis of post-stroke dementia. *Haemostasis*. 1994;28:158–166.
38. Nasreddine ZS, Phillips NA, Bédirian V, et al. The Montreal Cognitive Assessment, MoCA: a brief screening tool for mild cognitive impairment. *J Am Geriatr Soc*. 2005;53(4):695–699.
39. Roalf DR, Moberg PJ, Xie SX, Wolk DA, Moelter ST, Arnold SE. Comparative accuracies of two common screening instruments for classification of Alzheimer's disease, mild cognitive impairment, and healthy aging. *Alzheimers Dement*. 2014;9(5):529–537.
40. Alderson AL, Novack TA. Reliable serial measurement of cognitive processes in rehabilitation: the Cognitive Log. *Arch Phys Med Rehabil*. 2004;84(5):668–672.
41. Malec JF, Kragness M, Evans RW, Finlay KL, Kent A, Lezak MD. Further psychometric evaluation and revision of the Mayo-Portland Adaptability Inventory in a

national sample. *J Head Trauma Rehabil*. 2004;18:479–492.
42. Hart T, Whyte J, Polansky M, et al. Concordance of patient and family report of neurobehavioral symptoms at 1 year after traumatic brain injury. *Arch Phys Med Rehabil*. 2004;84:204–213.
43. Kreutzer JS, Marwitz JH, Seel R, Serio CD. Validation of a neurobehavioral functioning inventory for adults with traumatic brain injury. *Arch Phys Med Rehabil*. 1994;77:116–124.
44. Asad CP. Establishing the validity of the neurobehavioral functioning inventory. PhD dissertation; University of Missouri-Columbia, 2002. UMI Number: 3060088.
45. Hagen C. Language cognitive disorganization following closed head injury: a coneptualization. In: Trexler LE, ed. *Cognitive Rehabilitation: Conceptualization and Intervention*. New York: Plenum Press; 1982:131–151.
46. Timmons M, Gasquoine L, Scibak JW. Functional changes with rehabilitation of very severe traumatic brain injury survivors. *J Head Trauma Rehabil*. 1984;2:64–73.
47. Gouvier WD, Blanton PD, LaPorte KK, Nepomuceno C. Reliability and validity of the disability rating scale and the levels of cognitive functioning scale in monitoring recovery from severe head injury. *Arch Phys Med Rehabil*. 1984;68:94–97.
48. Marion DW. *Traumatic Brain Injury*. New York: Thieme Publishing; 1999.
49. Flanagan SR, Greenwald B, Wieber S. Pharmacological treatment of insomnia for individuals with brain injury. *J Head Trauma Rehabil*. 2004;22(1):67–70.
50. Braddom R. *Physical Medicine and Rehabilitation*. Philadelphia, PA: W.B. Saunders Company; 2007.
51. Mazzini L, Campini R, Angelino E. Posttraumatic hydrocephalus: a clinical, neuroradiologic, and neuropsychologic assessment of long-term outcome. *Arch Phys Med Rehabil*. 2004;84(11):1637–1641.
52. Cuccurullo SJ. *Physical Medicine and Rehabilitation Board Review*. New York: Demos Publishing; 2004.
53. Erbes C, Westermeyer J, Engdahl B, Johnsen E. Posttraumatic stress disorder and service utilization in a sample of service members from Iraq and Afghanistan. *Mil Med*. 2004;172(4):359–363.
54. Hibbard MR, Uysal S, Kepler K, Bogdany J, Silver J. Axis I psychopathology in individuals with traumatic brain injury. *J Head Trauma Rehabil*. 1998 Aug;13(4):24–39.
55. DiTommaso C, Hoffman JM, Lucas S, Dikmen S, Temkin N, Bell KR. Medication usage patterns for headache treatment after mild traumatic brain injury. *Headache*. 2014; 54(3):511–519.
56. Roth T, Seiden D, Zee P, et al. Phase III outpatient trial of ramelteon for the treatment of chronic insomnia in elderly patients. *J Am Geriatr Soc*. 2004;53:S25.
57. Temkin N, Dikmen S, Winn H. Management of head injury. posttraumatic seizures. *Neurosurg Clin N Am*. 1994;2(2):425–435.
58. Timble M. Anticonvulsant drug and cognitive function: a review of literature. *Epilepsia*. 1984;28:37–45.
59. Powell J, Ferraro J, Dikmen S, Temkin N, Bell K. Accuracy of mild traumatic brain injury diagnosis. *Arch Phys Med Rehabil*. 2004;89(8):1550–1552.
60. Langlois J, Rutland-Brown W, Wald M. The epidemiology and impact of traumatic brain injury: a brief overview. *J Head Trauma Rehabil*. 2004;21(5):375–378.
61. Guskiewicz K, Weaver N, Padua D, Garrett WJ. Epidemiology of concussion in collegiate and high school football players. *Am J Sports Med*. 2004;28(5):643–650.
62. Collins MW, Grindel SH, Lovell MR, et al. Relationship between concussion and neuropsychological performance in college football players. *JAMA*. 1999 Sep 8; 282(10):964–970.
63. McCrea M, Hammake T, Olsen G, Leo P, Guskiewicz K. Unreported concussion in high school football players: implications for prevention. *Clin J Sports Med*. 2004;14:13–17.
64. Broglio S, Macciocchi S, Ferrara M. Neurocognitive performance of concussed athletes when symptom free. *J Athl Train*. 2004;42(4):504–508.
65. Fazio V, Lovell M, Pardini J, Collins M. The relation between post concussion symptoms and neurocognitive performance in concussed athletes. *NeuroRehabilitation*. 2004;22(3):207–216.
66. Kolakowsky-Hayner S, Gourley E, Kreutzer J, Marwitz J, Cifu D, Mckinley W. Pre-injury substance abuse among persons with brain injury and persons with spinal cord injury. *Brain Inj*. 1999;13(8):571–581.
67. Levy DT, Mallonee S, Miller TR, et al. Alcohol involvement in burn, submersion, spinal cord, and brain injuries. *Med Sci Monit*. 2004;10(1):17–24.
68. Hoge C, Goldberg H, Castro C. Care of war veterans with mild traumatic brain injury--flawed perspectives. *New Engl J Med*. 2004;360(16):1588–1591.
69. Okie S. Traumatic brain injury in the war zone. *New Engl J Med*. 2004;352(20):2043–2047.
70. Annegers J, Grabow J, Kurland L, Laws EJ. The incidence, causes, and secular trends of head trauma in Olmsted County, Minnesota, 1935–1974. *Neurology*. 1984; 30(9):912–919.
71. Thurman D, Alverson C, Dunn K, Guerrero J, Sniezek J. Traumatic brain injury in the United States: a public health perspective. *J Head Trauma Rehabil*. 1994;14(6):602–615.
72. Zaloshnja E, Miller T, Langlois JA, Selassie AW. Prevalence of long-term disability from traumatic brain injury in the civilian population of the United States, 2005. *J Head Trauma Rehabil*. 2004;23:394–400
73. Finkelstein E, Corso P, Miller T, et al. *The Incidence and Economic Burden of Injuries in the United States*. New York: Oxford University Press; 2006.
74. Burnett DM, Kolakowsky-Hayner SA, Slater D, et al. Ethnographic analysis of traumatic brain injury patients in the national Model Systems database. *Arch Phys Med Rehabil*. 2004;84(2):263–267.
75. Corrigan JD, Bogner J, Mellick D, et al. Prior history of traumatic brain injury among persons in the Traumatic Brain Injury Model Systems National Database. *Arch Phys Med Rehabil*. 2014;94(10):1940–1950.

第 22 章 创伤性颅脑损伤患者的评估与诊断

Heidi N. Fusco, Kevin M. Franzese, and Jaime M. Levine

引言

在过去的 10 年中，创伤性颅脑损伤（TBI）发病率持续增长，且其不分年龄、性别、人种影响着每一位患者。根据美国疾病控制与预防中心（CDC）的数据，与 TBI 相关的死亡、急诊科（ED）就诊和住院的比率从 2001 年的 521/10 万上升到 823/10 万，拥有脑损伤医学专业知识的康复医师经常在不同的医疗环境中管理脑损伤患者[1]。该评估的目的是多方面的，但其本质是为了最大限度地恢复患者的功能，为当前存在的医疗和神经病学问题提供更多见解，然后协助制订亚急性期康复计划。临床上主要有 3 种情况下需要专业康复人员进行 TBI 评估：医院急诊科，住院康复机构，体育赛事的场边以及在急救转运过程中。本章将描述这 3 种条件下评估的共同点，并突出不同场所的独特特征。

急性期 TBI 评估

在急诊科室提供康复会诊时，详细的表单回顾和事实调查对于提供清晰明了的建议是必不可少的，包括基本信息，如既往史、受伤日期、首次格拉斯哥昏迷量表（GCS）评分、神经外科干预的日期和内容、癫痫发作史，以及各种医学上急需被首先排除的复杂情况。在此之后，可以仔细审查当前和最近的药物清单以明确可能损害认知、觉醒度或行为的中枢性药物。对近期的影像学分析可以将脑损伤部位与行为、认知、交流障碍之间联系起来。

了解患者当前睡眠-觉醒周期的性质、大小便排泄时间表和行为模式也很重要。这些问题往往被首诊团队忽视，他们可能更专注于处理最急迫的神经或医学问题。在评估患者时，重要的是要确定这些问题将如何影响患者未来的康复过程，甚至是他们是否适合接受康复计划。例如，患者的睡眠-觉醒周期在其转入住院康复时发生颠倒，可能在几天有价值的治疗期间白天持续处于睡眠状态而夜间不眠，给病区夜间的工作带来不必要的干扰。此外，此类患者的日间评估可能更具挑战性和不准确性。这种常见的情况往往会导致患者家属的焦虑，并可能对照料者的关系产生负面影响。

在解除急诊医疗观察时，会存在康复计划仍未制订完成，抑或是在住院时长规定的压力下必须快速制订出康复治疗计划的情况。从最初的康复治疗会诊开始，所有的计划都应考虑到患者的独特特点和心理社会的限制。急性期治疗环境下的康复治疗评估的目标是确保每个患者在最合适的环境中得到他们需要的康复。通常不可能从初步评估中就能确定最合适的康复计划。因为患者的功能和医学状况可能会迅速变化，脑损伤患者需要经常进行评估，以准确确定出院计划。

急性期治疗环境可能会对脑损伤后的功能恢复产生负面影响。物理治疗师所处的位置有利于其提出策略性的环境调整建议，这些建议可能会改善睡眠-觉醒周期、总体安全感和幸福感。改变患者周围环境也有助于减少引发激惹行为的诱因。在实施这些环境和行为策略之后，可由康复医生考虑决定使用神经药理学的方法来解决行为或觉醒障碍，或处理因脑损伤引起的情绪或行为异常变化。

与患者家属建立联系应被视为患者初始评估的一部分。此外，患者和家庭教育应在受伤后尽快开始，以改善结果和调整期望。

由康复医师进行的体格检查可以提供非常有价值的信息和见解，可帮助指导急性脑损伤患者的处理。这方面最显著的例子是在有意识障碍的患者收治区。将处于微小意识状态的患者与植物状态的患者进行区分通常是由康复医师与接受过修订版 JFK

昏迷恢复量表(CRS)培训的康复治疗师合作进行的(参见第 21 章)。

多次使用修订后的 CRS 量表评估有助于评价神经刺激试验和其他干预措施的有效性。

在医院对脑损伤患者进行评估时,早期识别常见后遗症如痉挛、关节活动范围缩小或异位骨化,可以最大限度地减少其对康复的影响。此外,早期康复的效果有助于评估患者未来的康复潜力(图 22-1)。

1. 完整病史
   a. 持续时间
   b. 癫痫发作
2. 病史询问
   a.中枢作用
3. 护理单元
   a. 睡眠-觉醒周期
   b. 摄入
   c. 排泄
   d. 行为
4. 体格检查
   a. 意识障碍患者
      i. CRS-R评分
5. 康复治疗计划
6. 与家人/照护者建立关系
7. 关于持续康复场所的建议
   a. 急性
   b. 亚急性
   c. 家庭
   d. 其他
   e. 药物滥用

图 22-1　脑损伤住院患者评估的关键特征

赛场边 TBI 评估

头部损伤在接触性运动中很常见,2008—2010 年,脑震荡占中学生运动员报告的损伤中 10% 以上[2]。有头部受伤的运动员应在赛场上迅速评估稳定性和脊柱损伤,然后由训练有素的临床医生在场边评估其症状是否代表脑震荡或可能的灾难性损伤(硬膜下血肿、硬膜外出血、二次冲击综合征),这些需要紧急的影像检查和进一步评估。许多经过验证的工具有助于这一决策过程,并应与医疗评估一起用于治疗过程。头部受伤运动员的照料人员在返回比赛前必须了解受伤后的警示征兆、管理选择和适当的转介[3]。

在比赛中,当运动员在触碰后没有立即站起来,或者出现意识模糊或站立不稳时,通常要高度怀疑头部受伤。对于不能起身的运动员,在被转移之前,应立即在场地上进行评估,以确保没有灾难性的脊椎损伤[4,5]。应进行意识水平和生命体征的初步勘察。此外,还应进行创伤迹象的二次检查,寻找四肢、颈部和头部的压痛或畸形。对于不能迅速唤醒的昏迷运动员,应假定其脊柱有不稳定的损伤,并进行固定和运输以进行影像学检查和评估。如果清醒并且能够回答问题,则应评估精神状态、脑神经、力量和感觉是否存在局灶性损害。GCS<13,任何局灶性损害、颈部痉挛、剧烈疼痛/压痛或可见/可触及的畸形均应按不稳定颈椎骨折予以制动以便于转运[4]。

如果情况稳定,应协助运动员转移至相对安静、干扰较少的地方进一步评估。应进行更详细的身体检查,注意危险信号,如意识模糊加剧、嗜睡加重、新的局灶性神经功能缺损和颅底骨折迹象[熊猫眼、耳后淤血斑、鼻/耳脑脊液(CSF)和鼓室出血](图 22-2)。

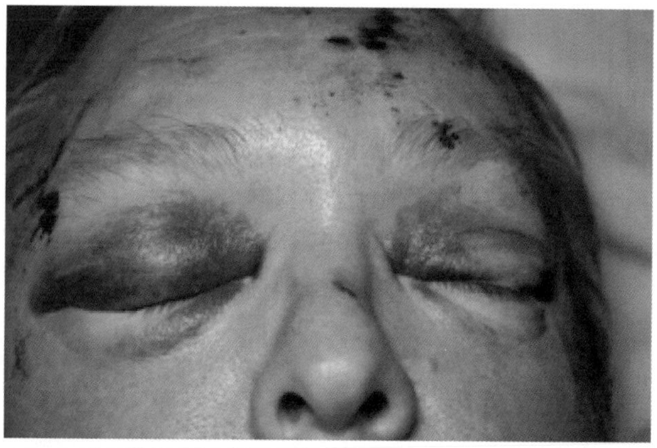

图 22-2　熊猫眼:颅底骨折患者急性眶周瘀斑,这些发现也可能是由面部骨折引起的(蒙 Shannon Koh,MD 惠赠)

应注意脑震荡的迹象:意识丧失、顺行或逆行性遗忘、协调性差、茫然凝视、精神状态改变或面部外伤。任何疑似脑震荡的运动员都不应重返赛场,并在场外接受持续监督[3]。任何神经功能恶化的迹象都应立即送去进行影像学和神经外科评估(表 22-1)。

表 22-1　脑震荡症状场外检查表

头痛	声音敏感度
意识模糊	耳鸣
遗忘:典型的顺行性	疲劳或过度睡眠
头晕	睡眠异常
平衡问题	记忆问题
恶心	注意困难
呕吐	易怒
视力障碍	行为改变
光敏感度	

摘自 Dahab KS, Nagle KB, Vidal A Sports Medicine. In: Hay, Jr. WW, Levin MJ, Deterding RR, Abzug MJ, eds. Current Diagnosis & T reatment: Pediatrics, 24e New York, NY: McGraw-Hill, 2018。

表 22-2 讨论了头部计算机断层扫描(computerized tomographies,CTs)的临床指南,以及 CT 检测严重脑损伤的敏感度和特异度,以及神经外科手术的需要。这些指南包括加拿大 CT 头部规则(Canadian CT head rule,CCHR)、新奥尔良标准(new Orleans criteria,NOC)和美国紧急 X 线摄像应用研究Ⅱ(national emergency X-radiography utilization study Ⅱ,NEXUS Ⅱ)规则[6]。

表 22-2 进行头部 CT 检查的临床指南及其检测严重脑损伤和神经外科需要的敏感度和特异度

临床决策工具	纳入标准	建议头部 CT	敏感度	特异度
加拿大头部 CT 纳入标准	• GCS 13~15 分 • 16 岁或以上 • 无凝血障碍或 A/C • 无开放性颅骨骨折	• 2h 内 GCS<15 分 • 疑似开放性/凹陷性骨折 • 颅底骨折迹象 • 2 次或 2 次以上呕吐发作 • 65 岁或以上 • 顺行性遗忘 30min 或更长时间 • 高危损伤	100%[a] 79.2%[b]	38.3%[a] 41.3%[b]
新奥尔良纳入标准	• 18 岁或以上 • GCS 15 分 • 24h 内头部钝伤导致 LOC、健忘症或意识模糊	• 头痛 • 呕吐 • 60 岁或以上 • 中毒 • 持续顺行性遗忘 • 锁骨上方创伤 • 癫痫	100%[a] 91.9%[b]	20.4%[a] 22.4%[b]
美国紧急 X 射线摄像应用研究标准	• 全部	• 65 岁或以上 • 颅骨骨折迹象 • 头皮血肿 • 神经功能缺损 • AMS • 异常行为 • 凝血障碍 • 反复或剧烈呕吐	95.1%[a] 88.7%[b]	41.4%[a] 46.5%[b]

[a] 对于需要神经外科手术的患者。

[b] 对于临床意义重大的脑损伤。

摘自 Ro YS, et al. Traumatic Brain Injury Research Network of Korea. Comparison of clinical performance of cranial computed tomography rules in patients with minor head injury: a multicenter prospective study. Acad Emerg Med, 2011; 18(6): 597-604。

赛场边脑震荡评估

对于怀疑有脑震荡的运动员,可以在赛场边使用各种脑震荡评估工具。这些工具有助于更好地描述症状,并识别那些将来可能发生神经系统后遗症的患者。初步评估不一定需要由医学专业人员进行。早期的评估为将来的比较提供了基线值。脑震荡的标准化评估(standardized assessment for concussion,SAC)、分级症状检查表(graded symptom checklist,GSC)和脑震荡后症状量表(post-concussive symptoms scale,PCSS)在多种情况下都得到了很好的验证,并且可以由训练有素的工作人员快速应用,以评估脑震荡的严重程度[7]。

SAC 最初是为足球运动员设计的,可以由训练有素的工作人员快速使用,非常适合场边应用。它用 30 分制来评估定向、即时记忆(单词回忆)、注意(反向重复数字串)和延迟回忆(相同的单词)。有关记忆损害、力量、协调、感觉测试的神经系统检查,以及成套的兴奋性训练也包括在内[8]。

标准化脑震荡评估工具 3(standardized concussion assessment tool 3,SCAT3)和儿童 SCAT3(适用于 13 岁以下的运动员)是更全面的工具,必须由医学专业人员使用。这些工具提供了收集人口统计学信息的功能,以识别有可能出现长期症状的患者。此外,SCAT3 还集成了多种其他工具,包括 SAC、平衡测试和 GSC。这些评估工具可从 http://bjsm.bmj.com/content/47/5/259.ful.pdf 和 http://bjsm.bmj.com/content/47/5/263.ful.pdf 下载。SCAT3 可以重复应用以跟踪症状，还包括照护人员的说明[9]。

King-Devick 测试是一种易于使用的测试，只需不到2min。此评估工具可检测出可能由脑损伤引起的眼球运动、注意力和语言等方面的损害。King-Devick 测试已被证明是一种快速可靠的鉴别运动员头部外伤的方法[10]。

家庭指引和随访

任何被怀疑脑震荡的运动员都必须在一个负责任的照护人员的陪同下回家，照护者可以监测头部损伤潜在灾难性并发症的症状发展。应指导照护人员和患者警惕呕吐、头晕、嗜睡加剧、精神状态改变、头痛恶化或视力改变，如果出现，应立即前往最近的急诊室[3]。应明确要求患者暂停参加比赛、驾驶以及服用镇静剂或具有抗血小板作用的止痛药，如阿司匹林或非甾体抗炎药，直到他们的主治医生跟进随访。

门诊 TBI 评估

对有头部外伤病史的患者作动态评估需要对患者的病史和症状进行准确地回顾，并进行全面的体检。应确定损伤机制、意识丧失史和伤后症状。还应回顾分析完整的急诊室评估、影像学检查和/或住院治疗过程。创伤性脑损伤应分为开放性或闭合性，轻度、中度或重度。轻度脑损伤归因于线性和旋转力，这些力被传递到大脑，造成弥漫性轴索损伤，脑震荡也是轻度脑损伤的一种类型[11]。同样，应分析严重脑外伤患者的完整病史，包括任何延长住院、手术、急性期治疗和住院康复过程、出院处置和家庭支持。

门诊脑损伤检查的目的是检测脑损伤是如何导致感觉、运动、认知、行为、情绪和社会功能受损的，并区分哪些干预措施对患者有益。首先，对患者主诉的回顾应包括以下列出的脑损伤后常见症状的描述：

1. 疼痛：头痛，颈痛，背痛，其他
2. 头晕：眩晕，直立性低血压，耳鸣
3. 视力变化：复视、聚集困难、加工困难、阅读
4. 睡眠模式的改变：失眠，疲劳
5. 情绪：抑郁、焦虑、易怒
6. 活动耐力的变化
7. 恶心和/或呕吐
8. 当前功能级别的变化
9. 认知变化：记忆、注意力、执行功能
10. 言语或语言的变化

其他需要记录的重要内容包括是否有脑损伤、脑震荡史或药物/酒精滥用史。目前的功能状态评估至关重要，这包括创伤后的职业和职业史、学校和体育活动参与情况。法律纠纷应作为社交史的一部分加以处理。如果倾向于模板化的格式，那么分级症状检查表可作为客观的工具，对于一段时间内的连续评估很有用[11]。

临床检查

脑损伤检查应包括最全面的神经系统检查，可以在预约的有限时间内进行。如果整个检查因时间限制或患者耐受性而未能完成，则应安排一次随访以完成检查，并解决患者和家属的所有顾虑。基本的体格检查应该包括脑神经、视野、肌力、反射、感觉、协调和语言的评估（参见第 2 章和第 3 章）。此外，应重点检查与患者主诉有关的任何系统：如果出现视力变化，则应进行全面的眼部检查；如果出现局部肌肉疼痛，则应进行集中的肌肉骨骼检查；对于恶心和呕吐的主诉，应进行腹部检查；对于眩晕症状，应进行 Dix-Hallpike 检查（图 22-3）。

此外，检查者应注意所出现的支持主诉内容的器官与系统症状。例如，如果患者在院内，医生通常有时间进行或重复上一节所述的赛场边脑震荡检查，包括 SCAT 3 和 King-Devick 测试的部分内容。急性军用脑震荡评估（MACE）是一个更全面的测试，包括 SAC、认知史、记忆和定向测试以及神经系统筛查[12,13]。

标准化的平衡测试在几乎所有的 TBI 病例的处理中都是有用的，因为几乎所有不同程度的 TBI 都会出现平衡障碍[11]。在平衡错误评分系统（balance error scoring system，BESS）中，患者被要求双手放在髋部，闭上眼睛站 20s，采用 3 种姿势（双腿并拢、单腿、一前一后）。在两个表面（硬泡沫和中硬泡沫）上进行检查。错误包括睁开眼睛，双手抬离髋部，髋屈伸超过 30 度，将前脚或脚后跟抬离表面，或是踏出去。已证明 BESS 对检测轻度脑震荡的功能缺失十分敏感，这在运动员的场边评估中很有用[11]。在改良的 BESS 中，则不使用泡沫表面部分的测试。

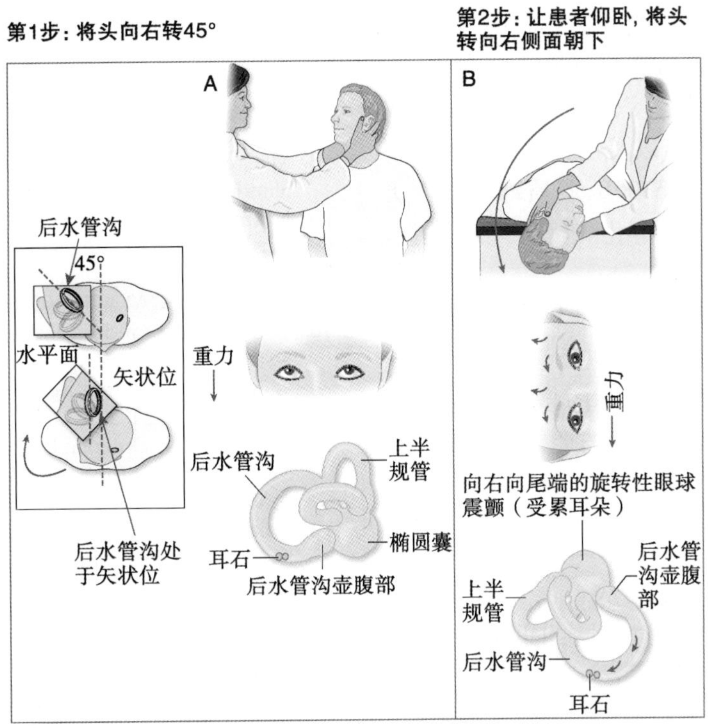

图 22-3 一个阳性的右耳 Dix-Hallpike 动作试验（经允许摘自 Chapter 15. Deafness, Dizziness, and Disorders of Equilibrium. In: Ropper AH, Samuels MA, Klein JP, eds. Adams & Victor's Principles of Neurology, 10e New York, NY: McGraw-Hill, 2014）

何时进行其他评估

如果患者脑损伤后出现持续的认知、情绪和/或调节障碍，应将患者转诊给神经心理学家。神经心理学评估将对细微的认知障碍进行深入而详细的评估，评估执行功能、注意力、记忆、定向、视觉空间忽视、抑郁和焦虑[14]。此外，神经心理学家可以就正在进行的认知、心理动力治疗提出建议，必要时返回工作岗位/学校进行校正。大多数评估是在最初受伤后 2~6 个月内完成的。尽管许多病例创伤后都能迅速恢复，TBI 患者的恢复率仍存在很大差异，因此，神经心理学评估的理想时间需要根据具体情况确定[11]。

神经影像

CT 扫描在急性期评估颅骨骨折、颅内水肿、出血或异物检测时非常有用。磁共振成像（MRI）提供了软组织的优选成像，可以显示挫伤、白质剪切和较小的出血[15]。在这两种情况中，CT 仍然是急诊科治疗 TBI 时的关键成像，因为它可以快速回答患者是否需要神经外科干预[16]。在急诊科，NOC、CCHR 和 NEXUS Ⅱ规则帮助临床医生确定是否需要紧急成像。

定量脑电图（EEG）从额叶导联收集 10min 的数据，这是一种新兴的趋势，可用于识别哪些患者将从神经影像学中获益[17]。一旦在院内发现症状恶化，例如记忆力、平衡能力、言语能力的恶化，或检查时出现新的局灶性神经功能缺损，应将患者送去进行神经影像学检查。

展望

新的神经成像技术，如弥散张量成像（DTI）利用了磁共振检测到的脑实质中水扩散的差异成像，可以显示神经通路损伤[15]。功能磁共振成像（fMRI）可用于测量大脑皮层对可控刺激的反应变化。这项影像学技术可以为有意识障碍的 TBI 患者提供有益的预后数据。此外，当结合临床检查和 JFK 昏迷恢复量表（修订版）使用时，功能磁共振成像可能有助于区分植物状态和微意识状态。

虽然生物标志物不是临床实践中常见的一部分，但在未来，生物标志物有望在脑损伤的诊断评估中发挥作用。根据定义，脑损伤的生物标志物是人体内自然存在的任何可追踪物质，这将允许对血液或脑脊液中的病理过程进行客观测量[18]。最终，未来生物标记物的使用可通过识别哪些患者需要成像、住院，或更密切的随访，以及预测信息。目前正在研究的生物标志物包括 S100B、胶质纤维酸性蛋白（GFAP）、神经元特异性烯醇化酶（NSE）、tau 蛋白和泛素 C 末端水解酶[18,19]。

总之，无论是在病床边、在运动场边，还是在门诊，都有必要对脑损伤后的患者进行全面的诊断性评估，作为制订患者康复治疗计划的起点。

（谢秋幼 译，唐志明 温红梅 校）

参考文献

1. Centers for Disease Control. Rates of TBI-Related Emergency Department Visits, Hospitalizations, and Deaths—United States, 2001–2010. 2016. Available at: http://www.cdc.gov/traumaticbraininjury/data/rates.html.
2. Marar M, McIlvain NM, Fields SK, Comstock RD. Epidemiology of concussions among United States high school athletes in 20 sports. *Am J Sports Med*. 2012:40(4): 747–755.
3. Kaufman MS, Concannon LG, Herring SA. Evaluation and treatment of the concussed athlete: update. *Phys Med Rehabil Clin N Am*. 2014;25(4):707–722.
4. Bhamra J, Morar Y, Khan W, Deep K, Hammer A. Cervical spine immobilization in sports related injuries: review of current guidelines and a case study of an injured athlete. *Open Orthop J*. 2012;6:548–552.
5. Holly LT, Kelly DF, Counelis GJ, Blinman T, McArthur DL, Cryer HG. Cervical spine trauma associated with moderate and severe head injury: incidence, risk factors, and injury characteristics. *J Neurosurg*. 2002;96(3):285–291.
6. Stiell IG, Clement CM, Rowe BH, et al. Comparison of the Canadian CT Head Rule and the New Orleans Criteria in patients with minor head injury. *JAMA*. 2005; 294(12):1511–1518.
7. Giza CC, Kutcher JS, Ashwal S, et al. Summary of evidence-based guideline update: evaluation and management of concussion in sports. Report of the Guideline Development Subcommittee of the American Academy of Neurology. *Neurology*. 2013;80(24):2250–2257.
8. McCrea M, Kelly JP, Kluge J, Ackley B, Randolph C. Standardized assessment of concussion in football players. *Neurology*. 1997;48(3):586–588.
9. Guskiewicz KM, Register-Mihalik J, McCrory P, et al. Evidence-based approach to revising the SCAT2: introducing the SCAT3. *Brit J Sports Med*. 2013;47(5):289–293.
10. Galetta KM, Brandes LE, Maki K, et al. The King–Devick test and sports-related concussion: study of a rapid visual screening tool in a collegiate cohort. *J Neurol Sci*. 2011;309(1–2):34–39.
11. Harmon KG, Drezner J, Gammons M, et al. American Medical Society for Sports Medicine position statement: concussion in sport. *Clin J Sport Med*. 2013;23(1):1–18.
12. Coldren RL, Kelly MP, Parrish RV, Dretsch M, Russell ML. Evaluation of the Military Acute Concussion Evaluation for use in combat operations more than 12 hours after injury. *Mil Med*. 2010;175:477–481.
13. Barr WB, McCrea M. Sensitivity and specificity of standardized neurocognitive testing immediately following sports concussion. *J Int Neuropsychol Soc*. 2001;7:693–702.
14. Randolph C, McCrea M, Barr WB. Is neuropsychological testing useful in the management of sport-related concussion? *J Athl Train*. 2005;40:139–152.
15. Shenton ME, Hamoda HM, Schneiderman JS, et al. A review of magnetic resonance imaging and diffusion tensor imaging findings in mild traumatic brain injury. *Brain Imaging Behav*. 2012;6(2):137–192.
16. Coles JP. Imaging after brain injury. *Br J Anaesth*. 2007; 99(1):49–60.
17. Ayaz SI, Thomas C, Kulek A, et al. Comparison of quantitative EEG to current clinical decision rules for head CT use in acute mild traumatic brain injury in the ED. *Am J Emerg Med*. 2015;33(4):493–496.
18. Basser PJ, Mattiello J, LeBihan D. MR diffusion tensor spectroscopy and imaging. *Biophys J*. 1994;66(1):259–267.
19. Mondello S, Schmid K, Berger RP, et al. The challenge of mild traumatic brain injury: role of biochemical markers in diagnosis of brain damage. *Med Res Rev*. 2014; 34(3):503–531.

第 23 章　创伤性颅脑损伤患者管理

Benjamin Nguyen, John Thottakara, and Kathleen R. Bell

引言

在美国和世界范围内,中度至重度创伤性颅脑损伤(traumatic brain injury,TBI)是导致功能障碍和死亡的重要原因之一,每年的发病率为(60~100)/10 万人[1-4]。2010 年,每 10 万急诊科(emergency department,ED)就诊患者中与 TBI 相关的为 715.7 人,每 10 万名住院患者中与 TBI 相关的住院患者为 91.7 人,每 10 万死亡中与 TBI 相关的人数就有 17.1 人[5]。据估计,美国有超过 500 万人患有与 TBI 相关的残疾[6],并且到 2020 年,TBI 将成为世界上第 3 大致残原因[7],北美用于个人急性期治疗和康复的年花费预计将达到数十亿美元[8]。这些统计数据让人担忧,因为 TBI 的发病率在 15~24 岁的年轻男性中最高[1,8,9],此将导致数十年的残疾和劳动力丧失。尽管死亡率有所下降,但许多幸存者的躯体、认知和社会心理功能终生受损。由于疾病的严重程度和合并症,这类患者的管理十分具有挑战性。

本章将重点讨论 TBI 患者的管理,综述重点内容,并鼓励读者阅读参考资料,以更详细地开展本主题相关研究。

创伤性颅脑损伤患者常见问题的药物干预

本节将回顾与创伤性颅脑损伤相关的常见问题及其最常用的药物治疗方法。对于许多临床问题,医师经常使用的管理策略证据有限或缺乏高水平的证据支持。尽管数据不多,但有关药物管理的临床建议仍基于可获得的最佳数据。通常,当没有数据存在时,就使用非特定于脑损伤患者的研究数据进行推断。当决定开始用药时,脑损伤医学领域的许多专家的一句老话“从低剂量开始,逐渐加量”确实适用。“逐渐”考虑了剂量调整和调整时间。等待时间使药物不足以完全生效,但是加大剂量可能会导致副作用或其他不良后果。耐心和对药物的药代动力学的把握可帮助我们实现在最低药物剂量发挥最大的对症疗效。

颅脑损伤患者情绪障碍的药物干预

抗抑郁药常用于脑损伤患者的治疗。本节的内容将重点介绍常用的药物类别:选择性5-羟色胺再摄取抑制剂(selective serotonin reuptake inhibitors, SSRI)、5-羟色胺和去甲肾上腺素再摄取抑制剂(serotonin-norepinephrine reuptake inhibitors, SNRI)、三环类抗抑郁药(tricyclic antidepressant, TCA)和苯二氮䓬类。它们已被用于治疗创伤性颅脑损伤患者的抑郁症、焦虑和行为障碍。本节按药物类别及其适应证进行阐述。

关于颅脑受伤后抑郁发生率的报道存在较大差异,这主要归因于研究设计和诊断标准。据报道,在受伤后早期,抑郁症的发生率从8%~60%不等。这些患者整体的抑郁症患病率为8.5%~31%[10]。SSRI,即氟西汀、西酞普兰、舍曲林、氟伏沙明、艾司西酞普兰和帕罗西汀被认为是脑损伤患者抑郁的一线治疗药物。与三环类抗抑郁药(最主要是抗胆碱能的副作用)相比,这类药物副作用相对较轻。SSRI最常见的副作用包括胃肠道不适、失眠、性欲下降和性功能障碍。西酞普兰、舍曲林、氟伏沙明和帕罗西汀在血液中达到稳态的时间为7~14d,而氟西汀为30~60d。

有研究表明舍曲林有助于TBI后抑郁的治疗。一项针对康复科患者的前瞻性队列研究表明,舍曲林使患者的临床状况得到改善,并且从另一种SSRI转为舍曲林后,患者的状况也有所改善[11]。同样,另一项研究显示舍曲林可改善早期抑郁症状。但是,他们指出,停药后似乎并未能预防抑郁症状的再发生[12]。

西酞普兰、艾司西酞普兰、帕罗西汀和氟伏沙明对脑损伤人群的抑郁症治疗数据有限或缺如,只有氟西汀作为最老的SSRI,其在脑损伤后抑郁患者中的作用已被研究。像舍曲林一样,已有研究表明氟西汀的使用不仅可以改善情绪,而且可以改善认知功能[13]。

如前所述,SSRI被认为是治疗有抑郁症状的脑损伤患者的一线药物。三环类抗抑郁药的出现早于SSRI类药物。它们为单胺氧化酶再摄取抑制剂,并可抑制去甲肾上腺素和5-羟色胺的再摄取。这些药物类别中最常见的副作用包括抗胆碱能作用,其中阿米替林副作用最大。在恢复期的脑损伤患者中使用可往往可导致镇静、注意力不集中、记忆力减退以及尿潴留和便秘等症状。在有抑郁症状的脑损伤患者中,去甲替林、阿米替林和地昔帕明的使用数据有限。一项涉及重度TBI和长期抑郁症患者的研究表明,地昔帕明在治疗长期抑郁症方面具有临床意义[14]。值得注意的是有大量的患者报告了治疗的副作用(30%)。这是对于颅脑损伤患者SSRI药物优于三环类药物的主要原因。在对较年轻的非TBI患者的比较研究中,SSRI具有更好的疗效、更少的不良反应和停药反应[15]。

至于颅脑损伤后的焦虑,同样,方法学问题导致报道的发病率不同——一项综述显示,颅脑损伤后焦虑的发病率为4%~28%[10]。应该注意的是,脑损伤患者的焦虑和抑郁情绪经常重叠。在一项TBI患者研究中,大约3/4的抑郁症患者患有焦虑症[16]。针对此问题的常用处方药包括SSRI、SNRI、丁螺环酮和苯二氮䓬类药物。

与抑郁的治疗一样,(对焦虑的用药)应充分考虑疗效和副作用,SSRI和SNRI(度洛西汀和文拉法辛)是首选的治疗选择。这类药物的有效性已在普通人群中得到证明。目前仍然缺乏充分数据证实哪种SSRI最有效。使用哪种SSRI通常根据副作用情况和临床医生的偏好而决定。

苯二氮䓬类和丁螺环酮被认为是焦虑相关疾病的二线治疗。人们认为丁螺环酮可通过阻断5-HT1A自体受体从而影响5-羟色胺能系统。苯二氮䓬类药物通常用于治疗焦虑症,但由于其镇静、记忆力减退和平衡障碍等副作用,故对于颅脑损伤患者并不完全适用。即使为患者开具此类药物处方,也建议选择短效苯二氮䓬类药物。在使用时也要充分考虑对药物的依赖性和潜在风险。

脑损伤患者的情绪失控是指情感不稳定,易怒和强哭强笑(pathological laughing and crying, PLC)。抗抑郁药是控制脑部受伤人群的强哭强笑以及情感不稳定性的首选药物。强哭强笑通常被称为假性延髓麻痹情感障碍。这种情况可能在恢复期的早期就表现出来,在轻度至重伤的患者均可出现。关于这种情况,文献一致证明,5-羟色胺能(SSRI)和/或肾上腺素能(SNRI)活性抗抑郁药是涉及强哭、强笑或两者发作的 PLC 的有效治疗方法[17]。舍曲林、西酞普兰和艾司西肽普兰因其半衰期相对较短、药物间相互作用和 CYP450 相互作用较小以及总体上副作用较少而受到青睐[17]。情感不稳定表现为哭或笑，但也可能引起焦虑和/或易怒[18]。同样，SSRI 是首选的药物治疗。

创伤性颅脑损伤患者躁动和攻击行为的药物干预

躁动是创伤性颅脑损伤患者护理中具有挑战性的严重问题。躁动本身可能会导致患者残疾，且会给照顾者和家庭带来巨大压力。根据文献报道，躁动的发生率估计在 11% ~50% 之间[19-21]。发生率的不同在于所使用"躁动"的定义不同。躁动最常见的定义是"TBI 幸存者特有的一种谵妄型，其中幸存者处于创伤后遗忘状态，并且行为过度，包括攻击性、无意识状态、抑制性的某种组合和/或情绪不稳[22]。"对此问题进行明确治疗的高质量对照研究较少。使用药物治疗前应考虑到非药物干预措施是否有效、药物所需针对的特定症状以及药物的副作用。

本文中的讨论将集中于躁动所包含的另一问题：攻击行为。攻击行为常常给患者、家人和护理人员带来大问题。攻击指患者针对环境中其他人或事物的口头或身体行为，包括破坏性言语或破坏性行为。治疗攻击行为的最常用药物包括抗精神病药、苯二氮草类药、抗惊厥药、抗抑郁药、兴奋剂和 β 受体阻滞剂。

抗精神病药类别包括典型和非典型的抗精神病药。典型药物和非典型药物均会阻断多巴胺，典型药物比非典型药物具有更多的锥体外系副作用。除多巴胺阻滞外，非典型药物还可改变大脑中 5-羟色胺的水平。最常用的典型抗精神病药是氟哌啶醇。在讨论氟哌啶醇与运动恢复的关联时，引用最多的一项研究是 Feneyy 对大鼠进行氟哌啶醇脑损伤后的研究[23]。氟哌啶醇的副作用除影响运动恢复外，还可延长创伤后遗忘症时间，因此氟哌啶醇在该药物中不是理想的选择[24]。

有许多非典型的抗精神病药，但最常用的处方药物包括利培酮、奥氮平、喹硫平和阿立哌唑。非典型抗精神病药物的锥体外系副作用通常较少，但仍会发生，在使用利培酮时更常见，而在喹硫平中则较不常见。该组药物的治疗仍应谨慎，因为它们可能导致 QT 间隔延长，药物相互作用和代谢异常。利培酮相比喹硫平或奥氮平镇静作用相对较弱。当治疗目标是让患者参与康复同时解决阻碍行为时，比较适用。

一些临床医生使用苯二氮草类药物来镇静或安定创伤性脑损伤后有攻击性的患者。迄今为止，尚无充分的证据支持此类患者可在其使用中获益。但是使用这类药物可能会使记忆力下降并损害协调与平衡功能，若需使用应优选半衰期短者，并在最低剂量获得所需效果。

抗癫痫药也可用于治疗与创伤性颅脑损伤相关的攻击症状。针对该问题最常用[25]的抗癫痫药包括卡马西平、丙戊酸和加巴喷丁。卡马西平已被证明对阿尔茨海默病患者有益。在小型研究中发现丙戊酸可以改善创伤性颅脑损伤患者的攻击行为[26]。加巴喷丁在改善痴呆症患者的攻击性方面显示出一些优势[27]。临床医生决定对躁动不安的患者开始使用抗癫痫药物时要考虑副作用和监测血药浓度。卡马西平和丙戊酸钠均可引起患者史-约综合征(Stevens-Johnson syndrome)和低钠血症。卡马西平已知的副作用是粒细胞缺乏症。卡马西平与华法林联用也可能降低国际标准化比率(international normalized ratio，INR)，而同时使用丙戊酸可能会增加 INR，从而难以达到抗凝效果。与讨论的其他两种抗癫痫药相比，加巴喷丁的严重副作用较少，但在肾功能不全的情况下应谨慎使用并调整剂量。

抗抑郁药也可用于治疗与颅创伤性颅脑损伤有关的攻击性症状。最常用的药物是阿米替林(三环抗抑郁药)，曲唑酮(5-羟色胺受体拮抗剂和再摄取抑制剂)以及 SSRI 舍曲林和氟西汀。阿米替林和曲唑酮在攻击行为治疗中的数据有限，大部分是病例报告。与阿米替林的抗胆碱能副作用相比，曲唑酮的副作用相对较小。也有一些证据支持 SSRI，特别是舍曲林和氟西汀，可改善创伤性颅脑损伤患者的攻击症状。一项针对 TBI 患者的开放性研究显示，使用舍曲林可改善攻击症状的量表评分[28]。一项随机、双盲、安慰剂对照试验显示氟西汀可改善间歇性暴发性(精神)障碍患者的"外显攻击行为改良量表(overt aggression scale-modified)"评分[29]。药物治疗后最早 2 周出现效果。

使用兴奋性药物(金刚烷胺和哌甲酯)来治疗躁动和攻击行为似乎违反常识。大多数兴奋性药物本质上都是多巴胺能的。在本节的前面讨论了通过多巴胺阻滞起作用的药物。多巴胺能药物在额叶皮质完整的患者中可能最有效。该部位大脑存在哌甲酯和金刚烷胺的靶受体。眶额叶皮质及其邻近区域，例如前额背外侧皮质和扣带回，通过抑制效应来调节杏仁核的活性[30]。在一项平行、随机、双盲、安慰剂对照试验中，作者指出，金刚烷胺与安慰剂相比，金刚烷胺是降低TBI患者烦躁、攻击频率及严重程度的安全有效方法[31]。有两项研究表明，哌甲酯是一种去甲肾上腺素和多巴胺的兴奋剂，能减少脑损伤患者的愤怒和攻击性[32,33]。

我们将在本节中讨论的最后一类药物是β肾上腺素受体拮抗剂。这类药物最常见的适应证是高血压，以及房颤等需要控制心率的情况。可以说，在TBI后攻击行为患者中使用的最佳数据来自该类药物的研究。该类别中最常被研究的药物是普萘洛尔、吲哚洛尔和那多洛尔。普萘洛尔和吲哚洛尔都是脂溶性的，这使它们容易通过血脑屏障，可能比纳多洛尔益处更大。Brooke进行的一项研究表明，使用最大剂量为420mg/d的普萘洛尔可降低TBI患者的攻击行为发作强度和频率。在低血压或心动过缓的情况下使用普萘洛尔时应谨慎[34]。

创伤性颅脑损伤后癫痫发作的药物干预

创伤性颅脑损伤的癫痫发生率约为6%[35]。早期癫痫发作的定义是创伤后的前7天发生，而创伤后癫痫病（post-traumatic epilepsy，PTE）定义为在该初始时期之后的癫痫发作[36]。使用抗癫痫药（anti-epileptic drugs，AED）进行预防性治疗可减少受伤后前7d癫痫发作的发生率。然而，在这段时间内的治疗并未减少晚期癫痫发作[37]。

最常用的AED包括苯妥英钠和左乙拉西坦。苯妥英钠是研究最多的AED，有力的证据表明，应在受伤后尽快开始静脉注射负荷剂量的苯妥英钠预防性治疗，以降低创伤后7d内癫痫发作的风险[37]。使用苯妥英钠时需要注意，该药会对认知产生影响，且有效药物水平的维持比较困难。

左乙拉西坦是一种较新型的AED，有希望成为苯妥英钠的替代。目前尚无随机、双盲研究来比较两种AED的区别。已经进行了一些研究来评估左乙拉西坦优于苯妥英钠的益处，但是，这些研究受到研究设计和效能的限制，无法对问题作出明确的回答。一些研究表明左乙拉西坦可以改善视觉短期记忆[38]、工作记忆和运动功能[39]。其他研究表明，与在受伤后7天内接受苯妥英钠预防癫痫发作的患者相比，接受左乙拉西坦治疗的患者在脑电图（electro-encephalogram，EEG）上有更强的癫痫发作倾向和癫痫样活动[40]。

其他AED包括丙戊酸钠和卡马西平。现有数据大多不支持使用丙戊酸钠或卡马西平来预防创伤性颅脑损伤后早期发作，仅有少量研究来探讨其益处。其中一项研究表明，丙戊酸钠在治疗早期癫痫或PTE方面并没有比苯妥英更有效[41]。使用卡马西平可以显著降低创伤性颅脑损伤后癫痫早期和晚期发作的可能性[42]，但该研究患者首先是接受静脉注射苯妥英钠治疗，然后到能够接受口服药物时才使用卡马西平[43]。

选择什么类型的AED取决于已诊断的癫痫发作的类型。在没有肌阵挛性和全身性强直-阵挛性癫痫发作的情况下，会选择丙戊酸钠。乙琥胺也被选作失神发作的治疗选择[44]。卡马西平也被用于简单的部分发作、复杂的部分发作或继发的全身性癫痫发作的一线治疗[44]。

新型的AED包括托吡酯、加巴喷丁、拉莫三嗪、奥卡西平、唑尼沙胺、噻加宾。尽管关于治疗创伤性颅脑损伤性癫痫的功效的数据还很有限，但它们可能对老年AED合并认知障碍患者的有益。一项双盲研究表明与卡马西平相比，拉莫三嗪具有更大的耐受性，患者具有更好的健康相关生活质量[45]。

创伤性颅脑损伤患者疼痛的药物干预

外伤性脑损伤的患者可能会遭受急性和慢性疼痛。与非TBI患者相比，TBI患者的疼痛症状更多[46]。患者可能会遭受与头部直接暴力相关的疼痛，或与事故相关的损伤，例如骨折或软组织损伤。他们的疼痛可能来自中枢或周围。脑部受伤的患者可能有痉挛、骨折、神经损伤或异位骨化，这些都可能是潜在的疼痛原因。对于TBI个体而言，疼痛可能是受伤后一年内的一个严重问题，其中74%的患者报告某种程度的疼痛，而55%的患者报告由于疼痛导致的日常活动受干扰[47]。

疼痛可大致分为3类：躯体性，内脏性和神经性疼痛。脑损伤患者中可能存在其中的一个或全部，重要的是要了解有关疼痛的治疗目标。在对创伤性颅脑损伤患者进行疼痛治疗选择时，需考虑几个问题。应注意疼痛症状对患者总体功能和健康的影响。疼痛使失眠率增加近2倍[46]。颅脑受伤的患者的觉醒水平可能会降低，在这种情况下，服用镇痛药可能会产生一定的副作用，因此应慎用。除了镇静外，还必须了解其他副作用，例如便秘、尿潴留、恶心、呕吐和头晕，因为这些副作用可能会影响受伤后的康复治疗。如果适当利用其副作用，则可能有益，例如三环类抗抑郁药可用于神经性疼痛，如果在夜间使用，也可能有益于患者的睡眠。

疼痛的位置、特点及相关的加重和缓解因素等信息可以帮助临床医生确定最适合的治疗方案。但是很多患者是无法准确描述和量化他们的疼痛症状，这给治疗带来了难度。这可能是由于感觉异常或无法发声。患者可能有疼痛的表现，包括痛苦面容、躁动或肌肉紧张[48]。失语的 TBI 患者可表现出眉毛抬高，睁开眼睛和哭泣[48]。脑损伤患者的生命体征变化也可以提示疼痛。血压、心率和呼吸频率的非特异性升高可能与疼痛反应有关。

头痛是创伤性颅脑损伤患者最常见的疼痛主诉[49]。创伤后头痛定义为继发于 TBI 后 7d 内的继发性头痛[50]。创伤后头痛患者管理中最重要的方面是排除任何可能导致神经系统损害恶化甚至死亡的疼痛原因，例如颅内出血扩大、脑积水或开放性颅脑损伤继发的感染。采用计算机断层扫描（CT）或磁共振成像（MRI）之类的简单成像可以排除以上原因。完成此操作后，治疗方法可能会根据患者所表现出的头痛症状而有所不同。在 TBI 人群中，偏头痛和疑似偏头痛可能是最常见的头痛类型，占比达 59%，其次是紧张型头痛，占 21%，然后是颈源性头痛，占多达 10%。准确诊断和分型原发性头痛疾病至关重要，有助于选择合理的治疗[51]。

创伤后头痛可采用止痛和预防性药物治疗。头痛较少的患者可以尝试止痛药物。止痛药物的类别包括非甾体抗炎药（NSAID）、曲坦类药物和组合镇痛药。非甾体抗炎药被认为对治疗偏头痛[52]、紧张型[53]和颈源性[54]头痛有好处，因此可能是很好的首选药物。就益处而言，非甾体抗炎药的类型并不重要，但就持续时间而言，萘普生可能是更好的选择[51]。建议将曲普坦用于偏头痛表现的头痛患者。非对照研究表明，它们也可作为创伤后头痛的止痛药[55]。组合的镇痛药物尚未进行对照研究证实对创伤后头痛患者的疗效。两种更常用的药物是 Fioricet（含有布他比妥、对乙酰氨基酚、咖啡因的复方制剂）和伊克赛锭[56]。专家意见也推荐此类药物（对乙酰氨基酚/阿司匹林/咖啡因）。人们发现，咖啡因可增强与头痛药搭配使用的止痛成分，并使其吸收更快。但是，咖啡因也可能引起反弹性头痛，因此开具此药的处方时必须谨慎。但是目前缺少临床试验指导创伤性颅脑损伤后头痛的治疗。

创伤性颅脑损伤后头痛（和一般性头痛）的预防药物主要用于头痛频率增加的患者。一般来说，在几个月的时间里，如果患者在使用止痛药物的情况下，每周有 2 次或 2 次以上中度严重头痛发作，或者每月有 3d 或 3d 以上活动受损，那么就应该服用预防头痛的药物[51]。与止痛药物一样尚无用于治疗创伤后头痛的预防性药物的随机对照试验，但是原发性头痛的实践建议通常可指导治疗。预防偏头痛的首选治疗方法包括丙戊酸钠、托吡酯、阿米替林和普萘洛尔[55]。其他的药物还包括卡马西平，这是三叉神经痛的一线治疗药物。三环类抗抑郁药也可用于预防偏头痛[54]。加巴喷丁通常用于预防枕神经痛患者的发作。

药物注射对于某些类型的头痛是有益的。特别是与枕神经痛、颈源性头痛和偏头痛有关的头痛可以通过注射来改善。有人建议注射肉毒毒素改善慢性偏头痛患者的头痛相关症状，并且观察到了累积的注射效果[57]。枕神经阻滞可改善枕神经痛、颈源性和偏头痛型头痛患者的症状[58]。

可以使用麻醉性或非麻醉性止痛药来治疗躯体性疼痛。非麻醉性止痛药包括对乙酰氨基酚等 NSAID 和针对神经病理性疼痛的药物。尽管这些药物的镇痛作用可能较温和，但对于肝功能受损（对乙酰氨基酚）、肾功能受损或可能出现胃肠道（gastrointestinal，GI）出血的患者，必须谨慎使用（NSAID）。与麻醉药物相比，非麻醉药物对于脑损伤和疼痛症状的患者的益处是镇静作用很小。麻醉药物（阿片类药物）通过与大脑、脊髓和身体其他部位的阿片受体结合而起作用，从而通过减少传入大脑的疼痛信号来达到镇痛作用。与非麻醉药相比，人们认为它们在缓解疼痛方面更有效。尽管麻醉药的效力可能比非麻醉止痛药的效力强，但它们并非没有副作用。副作用包括恶心、呕吐、便秘、尿潴留和镇静，部分或所有这些因素可能会影响脑损伤患者的功能。

中枢疼痛综合征可以并确实发生于头部受伤的患者中。发病率的数据有限，据估计在卒中人群中有 8% 的发生率，并且会随着年龄的增长而增加[59-60]。阿片类药物、三环类抗抑郁药和特定的 AED（例如加巴喷丁）和拉莫三嗪显示出某些积极作用[60]。

创伤性颅脑损伤患者失眠的药物干预

头部受伤后的睡眠障碍很常见。虽然睡眠障碍包括失眠和嗜睡，但本节将重点介绍失眠。由于缺乏对失眠的一致性定义和可靠的评估方法，关于发病率的报告有所差异[61]。在 Fichtenberg 等人的一项研究中[62]，发现 30% 的头部受伤（轻度至重度）患者患有失眠症，而入睡问题几乎是睡眠持续时间问题的 2 倍。

通过详细的病史评估睡眠障碍的模式、加重和减轻的因素以及既往治疗的反应，有助于制订最佳的干预方案。此外，在单独关注睡眠障碍之前，应解决可能导致睡眠恶化的任何生理或心理因素。

镇静催眠药是治疗失眠最常见的处方药。这些药物作用于 GABA 受体，可减少睡眠潜伏期，减少夜间觉醒并增加总睡眠时间。催眠药可以分为苯二氮䓬类药物和非苯二氮䓬类药物。苯二氮䓬类药物包括替马西泮、氯硝西泮和地西泮。这些药物可能会导致认知障碍、头晕和晨起镇静。因此，使用这类药物时要谨慎。它们有可能造成躯体依赖性和耐受性。

非苯二氮䓬类药物包括唑吡坦、扎来普隆、佐匹克隆和右旋佐匹克隆。这些药物优先结合于 GABA A 型受体复合物。这些药物的半衰期各不相同，扎来普隆的半衰期最短（1 小时），这可能有益于入睡困难型失眠患者。相反，半衰期为 6~9 小时的右旋佐匹克隆可能有益于维持睡眠困难型失眠患者[63]。不建议在失眠患者中长期使用安眠药。

抗精神病药，特别是非典型抗精神病药物，已用于治疗失眠患者。尽管美国 FDA 尚未将失眠作为此类药物的适应证，但此类药物的镇静作用对睡眠障碍有潜在作用。在此最常用的药物是喹硫平、奥氮平和利培酮。相对而言，喹硫平和奥氮平的镇静作用更强。这些药物会产生副作用，包括体重增加、血脂异常、2 型糖尿病和锥体外系副作用（尽管与典型的抗精神病药相比，发生的可能性较小）。因此，有指征的患者可能获益，但无指征的患者风险获益率可能会较差[64]。

FDA 批准了 3 种非处方抗组胺药用于治疗失眠症：盐酸苯海拉明、柠檬酸苯海拉明和琥珀酸多西拉敏。这些药物作用于 H-1 受体，可使觉醒度降低[65]。其副作用在很大程度上归因于药物的抗胆碱作用，可能包括口干、头晕、白天镇静和记忆力问题[65]。鉴于这些原因，同时考虑到还有其他副作用更小的药物供选择，故不建议在脑损伤患者中使用此类药物。

三环抗抑郁药已用于治疗失眠症，尤其是阿米替林和多塞平。多塞平已获 FDA 批准将失眠纳入其适应证。三环抗抑郁药由于与抗胆碱能特性有关的副作用而具有镇静作用，这些副作用包括尿潴留、口干和便秘，此外会导致记忆力和注意力问题，在 TBI 人群中应谨慎使用。

曲唑酮已获得 FDA 批准用于治疗抑郁症，但是，由于 SSRI 的使用，曲唑酮应用于抑郁已非常少。就治疗失眠而言，它确实具有一定的普及度。研究人员认为其作用机理是通过选择性抑制 5-羟色胺。在一项针对失眠患者的大型多中心研究中，与安慰剂相比，曲唑酮可改善睡眠时间[66]。曲唑酮较小的副作用可能使它成为治疗脑部受伤患者失眠的更好选择。与三环类抗抑郁药不同，它没有任何抗胆碱能副作用。而且与苯二氮䓬类药物不同，在脑损伤患者中使用曲唑酮可能不会引起明显的认知损害。

创伤性颅脑损伤患者疲劳的药物干预

疲劳被定义为极度疲倦或精神不振的感觉。它可以体现在不同的层次上：精神、身体和心理。研究估计，受伤一年后轻度至中度颅脑损伤的患者的疲劳率高达 45%[67]。另一项研究表明，在最初的 2 年中，中度至重度创伤的患者在颅创伤性颅脑损伤后的疲劳发生率为 33%~44%[68]。其他研究表明，在受伤后 2 年内，疲劳的个体增加到 68%，在受伤后 5 年内增加到 73%[69]。

对脑损伤人群的疲劳进行药物干预的数据还远远不够可靠。大多数研究的问题与疲劳的量化有关。目前有一些标准化的量表，如视觉模拟疲劳量表（visual analogue fatigue Scale，VAFS）、全球疲劳量表（Global Fatigue Scale，GFS）和疲劳严重程度量表（Severity Scale，FSS）。由于疲劳并不是头部损伤所特有的，需要排除其他原因，如贫血、情绪障碍、睡眠障碍、内分泌异常和与头部损伤相关的药物治疗。本节的重点是介绍可能有助于解决这一问题的药物干预。

治疗疲劳最常用的药物是莫达非尼、哌甲酯和金刚烷胺。FDA 将阻塞性睡眠呼吸暂停、嗜睡症和轮班工作障碍作为莫达非尼适应证。它的作用机制尚不清楚，可能为增加了多巴胺、去甲肾上腺素、5-羟色胺和减少 GABA。在一项随机、单中心、双盲、安慰剂对照研究中，对受伤 1~3 年后的疲劳患者使用高达 200mg/d 的莫达非尼，根据疲劳严重程度量表的测量，疲劳没有显著改善；然而，它确实改善了白天的过度嗜睡[70]。类似地，在单中心、双盲、安慰剂对照交叉试验中，53 名 TBI 患者被给予高达 400mg/d 的莫达非尼，在疲劳方面没有明显的改善[71]。

哌甲酯，如前所述，可增加多巴胺和去甲肾上腺素。FDA 批准其用于注意力缺陷多动障碍（attention deficit hyperactivity disorder，ADHD）和嗜睡症。它已经用于帮助改善脑损伤患者的疲劳。然而，就其功效而言，相关的数据是有限的。在一项关于哌甲酯治疗精神疲劳疗效的开放性交叉研究中，人们认为接受哌甲酯治疗的患者精神疲劳有显著改善，且反应为剂量依赖性[72]。

金刚烷胺与哌甲酯和莫达非尼一样，会增加大脑中的多巴胺。较少有研究关注金刚烷胺对脑损伤患者疲劳的益处。但是，有一些文献表明金刚烷胺可以治疗多发性硬化（multiple sclerosis，MS）患者的疲劳。在一项针对 93 名 MS 患者的随机、双盲、安慰剂对照研究中，经 FSS 测量，与安慰剂相比，经金刚烷胺治疗的患者疲劳减轻更明显[73]。

创伤性颅脑损伤患者认知障碍的药物干预

脑损伤患者的认知障碍是一个具有挑战性的问题。在这一节中，我们将讨论注意力、觉醒和记忆方面的问题，以及针对这些问题行药物干预背后的数据。与这些问题最常见的相关的神经递质包括多巴胺、去甲肾上腺素、5-羟色胺和乙酰胆碱。最常用来帮助解决这些问题的药物种类包括兴奋剂多巴胺能制剂、SSRI 和胆碱酯酶抑制剂。

对于脑损伤患者的注意力缺陷，哌甲酯的疗效有较好的数据支持。几项随机对照研究表明，使用哌甲酯可提高脑损伤患者的神经心理学测试中认知处理速度和注意力[74-77]。仅有的证据表明使用金刚烷胺可帮助集中注意力。一项研究表明，金刚烷胺可在少数患者中提高 TBI 术后急性期注意力和其他认知功能的改善率[78]。莫达非尼（modafinil）是另一种药物，被一些专家建议用于治疗颅脑损伤患者的注意力不集中问题。迄今为止，缺少直接针对这一人群的研究，但已有针对儿童多动症患者的研究。然而，莫达非尼在这些患者中获益的结果好坏参半。多巴胺激动剂溴隐亭也缺乏证据支持其有助于解决脑损伤患者的注意力问题。由于右苯丙胺与哌甲酯具有相似性，因此有人提出将其用于注意力障碍的治疗。然而，迄今为止，关于脑损伤人群的研究有限（大多数是案例研究）。

意识有两个关键组成部分：觉醒（代表意识的水平）和觉知（代表意识的内容）。觉醒通过激活涉及多种神经递质（包括谷氨酸、乙酰胆碱和单胺）的上行网状激活系统来维持。觉醒障碍会对功能的恢复和改善产生重大影响。

脑损伤患者促醒的最佳数据可能来自金刚烷胺。金刚烷胺（一种多巴胺能药物）是脑损伤患者的非处方药物，有多种用途。其中一种目标人群是意识障碍的患者。在一项随机安慰剂对照研究中，研究人员将金刚烷胺与安慰剂在重度 TBI 患者中的使用进行了比较，这些患者处于植物状态或最小意识状态，根据残疾评分量表（disability rating scale）的评估，金刚烷胺加快了创伤性颅脑损伤意识障碍患者积极治疗期间功能恢复的进度[79]。在另一项前瞻性随机双盲试验中，Rancho Los Amigos 得分为 3 或更低的儿童和青少年接受了金刚烷胺或普拉克索（多巴胺激动剂）治疗。他们的结局通过昏迷量表、西方神经感觉刺激概况和残疾评定量表进行测量。该研究不包含安慰剂组。患者从一种药物开始，逐渐增加剂量，然后最终减量并停止。所有 3 项指标的每周变化率在服药期间均显著优于停药期间，并且两种药物之间无显著差异[80]。另一项研究回顾了金刚烷胺的作用，发现金刚烷胺可以安全地改善 TBI 患者的觉醒和认知能力，剂量范围为 200~400mg/d[81]。其他多巴胺能药物如溴隐亭和左旋多巴用于脑损伤意识障碍患者方面数据有限[82]。

记忆和其他认知功能一样，是由大脑中的多个区域控制和调节的。海马和额叶在信息的存储和检索中起着重要的作用。巧合的是，这些区域最容易出现挫伤，因为他们的位置紧邻坚硬的骨骼凸起。胆碱酯酶抑制剂例如多奈哌齐，已获得 FDA 批准用于治疗阿尔茨海默病，它们也已被用于治疗脑损伤患者的认知障碍。在一项关于多奈哌齐在脑损伤患者中使用的荟萃分析综述中，结果表明多奈哌齐治疗后几种认知功能有轻微到中度的改善，这似乎是剂量依赖性的[83]。其他胆碱酯酶抑制剂包括毒扁豆碱和加兰他敏，它们并未显示出明显的改善作用。在一项双盲、安慰剂对照、交叉试验中，未显示溴隐亭可显著改善工作记忆[84]。SSRI 特别是氟西汀对脑损伤患者记忆的影响已经有相关研究。研究人员对5名TBI患者进行为期8个月,每天20~60mg/d的氟西汀治疗,结果显示WAIS-Ⅲ的字母数字排序子测试有所改善,该测试反映了工作记忆[13]。一项涉及中度至重度TBI患者的随机双盲、安慰剂对照研究分析了舍曲林(安慰剂或舍曲林50mg/d,受伤后连续3个月)对认知的影响,该研究未能显示出该药对认知功能或记忆的任何益处[85]。

情绪

运动作为与TBI相关的各种症状和疾病的干预手段是目前临床和研究关注的热点。但目前运动对TBI后症状的影响尚不完全清楚[86]。TBI后运动恢复的早期证据表明,某种程度的自主神经不稳定可能在受伤后持续存在。TBI患者通常有氧能力降低[87-88]。

有氧运动已被证明是在健康的成年人中减轻抑郁症状和治疗重度抑郁症的有效行为方法[89-90]。一项荟萃分析比较了运动干预与对照干预的区别[89],支持运动可减轻抑郁症状。对17项参与者为临床抑郁症患者的研究进行的荟萃分析[90]报告显示,与对照组相比,运动组的抑郁症得分降低了1个标准差。还有其他证据表明,运动训练对抑郁症和抑郁症状的影响与抗抑郁药(舍曲林)相当[91]。同样,一项关于运动训练对抑郁症影响的Cochrane评论[89]报告称,接受运动训练的人和接受认知行为疗法(CBT)的人的抑郁症状没有明显改善。可以根据运动的强度和持续时间(干预剂量)来预测差异[92]。

Adamson等人对26项运动疗法对神经系统疾病患者抑郁症的研究进行了荟萃分析。这些研究中只有3项包括创伤性颅脑损伤的患者,所有这些人都进行了不同类型的运动。总体而言,运动疗法降低抑郁症的效果很小,但意义重大[93]。很少有研究纳入筛查提示重度抑郁症的患者,许多研究干预措施不符合体育锻炼的标准心血管指南。

仅有少数针对TBI人群运动的研究得以完成。大多数都是非常小的样本量或回顾性的[94-96]。事实证明高强度运动能使TBI患者表现出良好的有氧训练效果[97]。Bellon等人使用计步器对一个为期12周的家庭步行计划进行了试验,而教育对照组的感知压力和抑郁水平有所改善[98]。在另一项研究中,那些遵循指南标准每周保持运动时间超过90min的TBI受试者的情绪得到改善,并且在6个月的随访期内保持了进步[99-100]。

认知功能

对未受伤人员的表明,即使一次运动也可以暂时改善认知,持续运动则可以维持这种效果[101]。最近的动物TBI模型表明,小鼠miRNA的变化与运动引起的认知能力改善有关[102]。现有的少量关于TBI患者的研究,由于样本量很小,干预措施的描述也不详细,不足以得出认知改善的证据[103-104]。然而,最近的一项研究显示,注意力和总体认知的改变与心肺功能的提高相关[105]。

脑损伤的程序性/干预性管理

在每年被诊断为TBI的170万患者中,超过25万需要住院治疗,53 000多人死亡[8]。幸运的是,过去十年来,TBI患者的结局有所改善,死亡率降低了8.2%[106]。这种改善在很大程度上可能与更快和更有效的急诊护理、更快和更安全地运输到专门的治疗机构以及急性医疗管理的进步、对TBI的病理生理学有了更好的了解有关。

颅内压监测

TBI损伤的基础理论将在本文其他地方讨论。在普通成年人中,坚硬的头骨围起来的体积为1 450mL:大脑1 300mL,脑脊液(CSF)65mL和血液110mL[107]。根据Monroe-Kellie假说,颅内血液、脑、脑脊液和其他成分的体积是恒定的,任何成分的增加都必须伴有另一成分的减少,以保持压力恒定。TBI管理的共同点是需要监测颅内压(ICP),因为脑缺血是影响TBI术后结果的第2重要因素[108]。在正常成年人中,仰卧位的ICP在5~15mmHg之间[109],尽管当ICP低于20mmHg时也可能会发生脑疝和颞部占位性病变,但一般认为20~30mmHg之间的ICP代表轻度颅内高压(ICH)[110]。在中度至重度TBI患者中,经常使用ICP监测,因为ICP大于20mmHg与神经系统恶化、残疾和死亡率有关[111-113]。一些研究发现,ICP持续大于20mmHg的小时数直接影响临床结局与预后[114-115]。ICP持续大于40mmHg提示严重危及生命的ICH,通常需要立即干预[116]。创伤性颅脑损伤协会为颅脑损伤患者的治疗提供了循证指南,并建议对格拉斯哥昏迷评分(GCS)<8或头部CT正常且入院时具有以下2

种或 2 种以上适应证的患者进行 ICP 监测:年龄>40 岁,单侧或双侧姿势,或收缩压<90mmHg[117]。解决 ICP 升高的干预措施包括将头部抬高 30 度[118];使用镇静剂,控制疼痛,巴比妥昏迷疗法或低体温治疗[119-121];高渗疗法(甘露醇)[122];高渗盐水[123];脑脊液引流[124];或去骨瓣减压术[117]。一项随机试验显示 ICP 监测对功能恢复或降低死亡率并无益处[125],ICP 监测最近虽存在争议,但它仍然是大多数医疗中心的标准处理。

手术

创伤后脑急性肿胀是颅创伤性颅脑损伤后需要紧急治疗的病理状况之一,因为高 ICP 是严重 TBI 后最常见的死亡和残疾原因。对于某些导致 ICP 升高的原因,建议进行外科手术:清除颅内肿块,引流脑脓肿和清除颅内积气/硬膜外/硬膜下血肿。然而,自发性脑内出血的手术治疗尚存争议[126]。在非紧急情况下,首先尝试体位管理、镇静、高渗盐水和甘露醇等治疗。当这些措施无法控制较高的 ICP 时,则采取二级措施包括巴比妥类药物、过度换气、中度低体温或去骨瓣减压术(DC)。开颅手术对急性 TBI 后的影响存在争议。随机对照试验表明,单侧常规颞顶叶切除术相比,标准开颅术比有限开颅术在降低 ICP 升高、降低死亡率和改善神经学预后(6 个月时的 GCS)方面更为有效[127-128]。成人严重弥漫性脑损伤和顽固性高血压患者早期 DC 的疗效不良,或出现开颅减压术后神经系统延迟恢复[129,130]。其他研究表明,早期 DC 并没有明显的益处[131],包括一项 Cochrane 数据库评论,得出的结论是"没有证据支持常规使用二次 DC 来减轻患有严重 TBI 和难治性 ICP 的临床结局"[132]。然而,非随机试验和成年人历史对照试验的结果表明,当最大限度的药物治疗无法控制 ICP 时,DC 可能是一个有用的选择。有一些正在进行或最近完成的国际多中心随机对照试验是关于 DC 在严重 TBI 患者中的应用(用于严重创伤性脑损伤患者的不可控制的颅内压升高和去骨瓣减压术)[133],该手术在成人中的疗效可能会得到进一步的结论。

神经调控/皮层刺激

整个生命周期中,儿童早期发育过程中[134],甚至是脑损伤后,人类皮质内的感觉运动重组现象都在发生[135-137]。神经连接的重组及其兴奋性的相关变化是皮质可塑性的一个例子,可导致持久的皮质特性的形态或功能变化[138]。尽管可塑性可能有益于正常功能和损伤后的代偿性恢复[139-141],但是它也可能是有害的,并且与许多病理状况有关[141]。调节成年人大脑的可塑性作为改善脑损伤后功能恢复的一种方法是目前研究的热点[142]。在 TBI 动物模型和临床卒中试验中,神经刺激既可改善行为表现,也从生物学上促进脑损伤后运动和认知功能障碍的恢复[143-144],包括前肢皮层代表区的增大[145],并通过 c-Fos 免疫反应性增强反映出更明显的神经活性[146]。这些研究表明,皮质刺激是动物 TBI 后行为和皮质功能的安全有效调节手段,并提供有力的证据表明皮质刺激可以改变大脑的可塑性(图 23-1)。

神经调控通过植入的医疗设备,通过兴奋或抑制中枢神经系统(central nervous system,CNS)、周围神经系统(peripheral nervous system,PNS)、自主神经系统(autonomic nervous System,ANS)或调节大脑深层细胞核的活动来发挥治疗作用。神经调控的优点是治疗的可逆性和可终止性。刺激的部位包括大

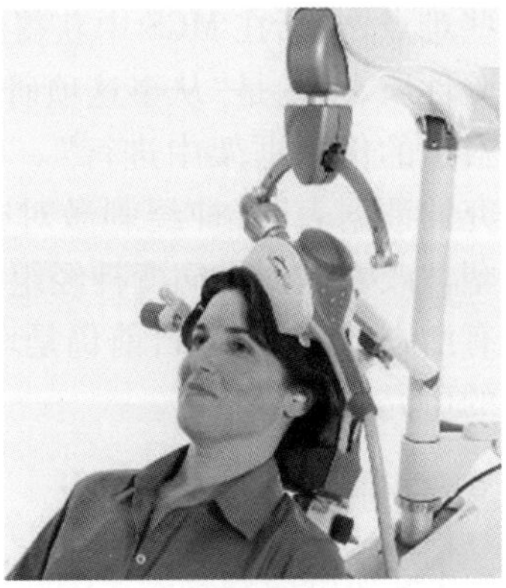

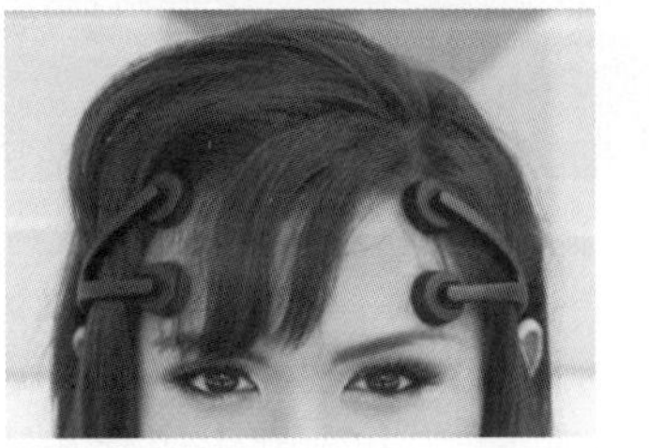

图 23-1 皮质刺激(经颅脑刺激装置的照片,蒙 MYBRAINTEST.org 惠赠)

脑、脊髓、周围神经以及自主神经。神经调控的方法包括皮层刺激、重复经颅磁刺激（repetitive transcranial magnetic stimulation，rTMS）、深部脑刺激（deep brain stimulation，DBS）、脊髓刺激（spinal cord stimulation，SCS）和周围神经刺激（peripheral nerve stimulation，PNS）/迷走神经刺激（vagal nerve stimulation，VNS）。尽管目前尚无 FDA 批准的用于减轻 TBI 后果的物理因子治疗方法，但是动物模型和脑卒中临床试验研究显示，采用多种形式的神经刺激治疗功能障碍可能会改善脑损伤后运动和认知功能障碍。

重复经颅磁刺激

rTMS 于 1989 年推出，是一种非侵入性方法，通过一串电磁脉冲刺激大脑皮层的小区域。在 rTMS 治疗时，磁场发生器/线圈放置在人的头部附近，线圈产生电磁感应刺激大脑（图 23-2）。重复应用 rTMS 可以通过刺激引起神经元兴奋性的改变来影响大脑的可塑性和皮质重组。由于 rTMS 需要发放重复的脉冲，可能会引起同步神经元活动的扩散，从而引起癫痫[147]，而 TBI 可引起神经兴奋性增加和癫痫发作风险增大[148]。rTMS 被认为是 TBI 患者的相对禁忌证[147]。但是，TMS 安全性共识小组最近指出，使用 rTMS 治疗患者发生癫痫发作"极为罕见"，大部分新病例发生在使用可能降低癫痫发作阈值的药物的患者中。

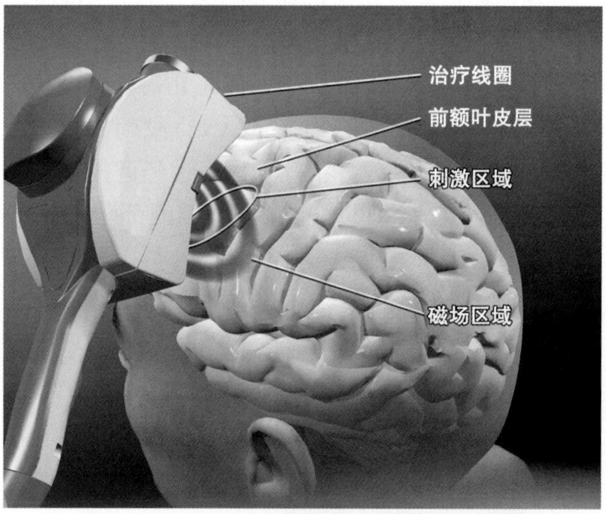

图 23-2　重复经颅磁刺激（rTMS）（蒙 Cyberonics 惠赠）

rTMS 已被证明对运动障碍患者[149]、昏迷患者恢复期间的神经行为改善[150]和慢性失语症患者均有良好的疗效[151]，这为 TBI 患者提供了新的治疗选择（图 23-3）。由于在 TBI 康复机构中 rTMS 的使用受到关注，现在已有针对中度至重度 TBI 患者如何安全有效使用 rTMS 的指南[152]。

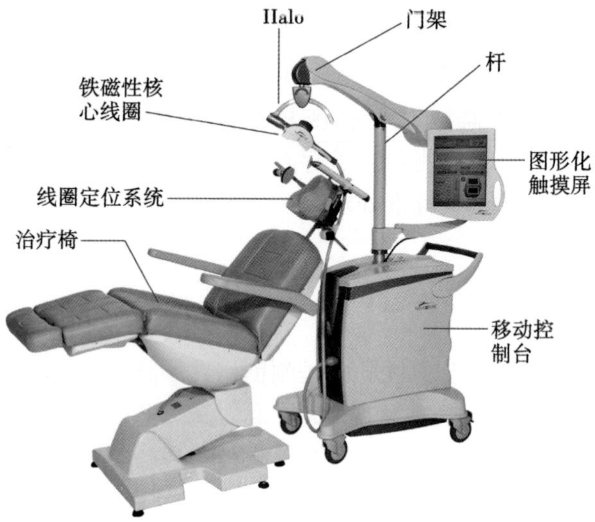

图 23-3　经颅磁刺激（蒙 Neuronetics，Inc. 惠赠）

深部脑刺激

DBS 通过向大脑的深层结构（下丘脑、苍白球、丘脑）输送电流来治疗运动障碍，如帕金森病、震颤和肌张力障碍以及癫痫（图 23-4）。Villamar 等人汇总了基于动物和人类研究的理论证据，认为神经刺激对减轻损伤程度和增强可塑性改变、促进受损神经组织的功能学习和恢复具有潜在的益处[153]。据报道，DBS 对植物状态（VS）或微小意识状态（MCS）的患者也有作用，21 位 VS 患者中有 8 位在接受 DBS 治疗后能够服从口头指令[154]。另一项研究着眼于慢性创伤后 MCS 患者的中央丘脑深部脑刺激（CT-DBS）。CT-DBS 被证明可以显著提高沟通功能、运动表现、进食和对象命名，甚至在关闭 DBS 之后，某些领域仍保持在基线之上[155]。但是研究存在一些难点，包括在 MCS 中获得知情同意以及治疗的实验性质，结论是"从事这项研究工作必须在强有力的科学的伦理框架中进行"。尽管来自动物和人体研究的证据表明，神经刺激对减少损伤程度和增强可塑性改变以促进病变神经组织的学习和功能恢复具有潜在的好处，但目前仍是理论性的，需要进行更多的研究以进行验证。

脊髓刺激

SCS 通过向脊髓输送治疗剂量的电流（图 23-5）来治疗椎板切除术后综合征、复杂性区域疼痛综合

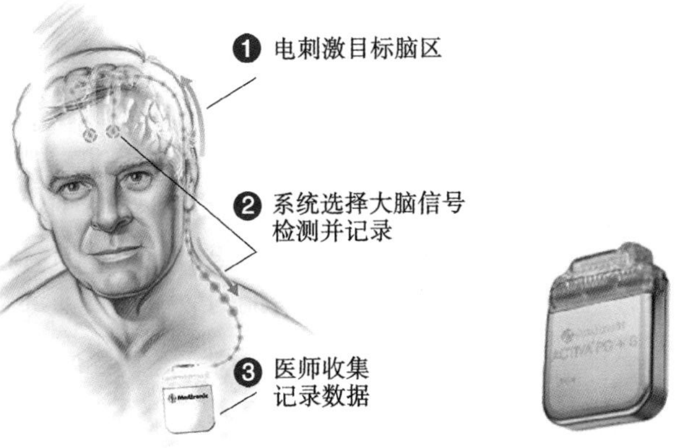

图 23-4 深部脑刺激器(蒙 Medronic 惠赠)

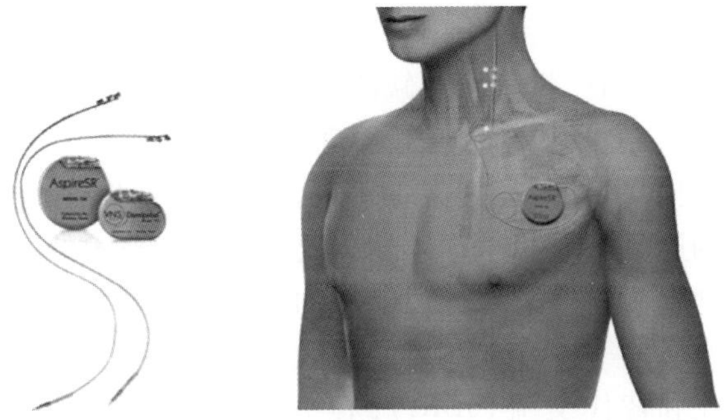

图 23-5 迷走神经刺激器(蒙 Cyberonics 惠赠)

征(CRPS)、局部缺血性肢体疼痛和心绞痛的神经性疼痛。在 TBI 患者中,异位骨化的发生率为 11%,SCS 已用于治疗异位骨化(HO)[156]。一项正在进行的研究提出如下假设:与 TBI 相关的生理机能情况例如肢体疼痛(颈、肩、上肢、下背痛)、头痛、睡眠障碍、慢性疲劳、行为问题、记忆力减退、注意力和信息传导过程,均可受益于对 C1、C2 或 C3 颈椎节段相关的脊神经组织进行电刺激[157]。目前支持在脑损伤患者中使用 SCS 的证据有限。

周围神经刺激

PNS 可用于治疗头痛[158]、神经性疼痛[159]和局部疼痛。Lei 等人对 437 名受伤 2 周后昏迷患者进行了重复正中神经刺激(RMNS)[160]。经过 2 周的治疗,患者的 GCS 平均得分显示出更快的提高,并且在 6 个月时意识恢复的比例显著增加。作者认为,RMNS 可能在早期促进创伤性昏迷的恢复中发挥作用。关于 PNS 的研究表明,正中神经刺激有助于通过增加多巴胺水平[161]或通过激活上行网状激活系统加速中度至重度昏迷患者从深昏迷中觉醒[162]。最近完成的一项名为"研究 C2~C3 皮肤周围神经刺激对创伤性颅脑损伤后持续性认知功能障碍恢复的疗效"的临床试验,研究了认知障碍持续时间超过 1 年的轻度颅脑损伤患者(GCS:13~15 分),由于研究刚刚完成,结果尚未公布[163](ClinicalTrials. gov 标识符:NCT01588691)。

迷走神经刺激

有多项研究将 VNS 视为调节大脑神经可塑性以改善记忆力、学习能力、认知加工能力、运动/感知能力的一种手段,可用于 TBI 康复并治疗患者持续性意识障碍(图 23-5)。已经证明,VNS 可以激活大脑的多个部位,这些部位参与认知过程、记忆、学习以及感觉和运动过程,并影响易发生癫痫的脑区或控制癫痫的进展[164]。研究表明,VNS 可激活杏仁核和扣带回皮层(参与学习和认知过程)、丘脑核(用作中继功能)和感觉核(听觉、视觉和躯体感觉系统)。VNS 还激活单胺能核(蓝斑和 A_5 组),以增加脑中去甲肾上腺素的含量[165],可能对 TBI 后的功能恢复有积极作用[166]。在大鼠模型中,VNS 似乎通过保护谷氨酸脱羧酶阳性(GAD)神经元并增加海马中 GAD 神经元计数而发挥积极作用[167]。它还提高了 GABAA 受体的密度(癫痫发作后通常会降低);受体密度的正常化可能有助于 VNS 的临床疗效[168]。正在进行的一项前瞻性试验性临床试验提出假设:迷走神经刺激会导致脑血流量增加,前脑、丘脑和网状结构中的新陈代谢增加,从而促进觉醒,并改善意识,以改善 TBI 后的结局[169-170]。Pruitt 等人的最新研究表明,VNS 与康复配合可增强大鼠 TBI 后的功能恢复[171]。

鞘内注射巴氯芬

Penn 和 Kroin 于 1984 年提出鞘内注射巴氯芬(ITB)(图 23-6)[172],于 1996 年 6 月被 FDA 批准用于治疗脑源性痉挛,迄今已植入 300 000 台 ITB 泵[173],包括脑损伤和卒中患者。尽管最近的研究结果支持苍白球和下丘脑核可能参与痉挛,但尚不完全了解鞘内或大脑中巴氯芬与中枢神经系统的关系[174]。在动物模型中巴氯芬可刺激视网膜神经节细胞神经突的出芽[175],并且可能通过减少嗅觉神经元轴突的生长而发挥抑制作用[176]。

在接受 ITB 植入治疗痉挛的持续性植物状态(PVS)的患者中,全球已有多个病例报告或病例系列(5~13 例患者)从 PVS 中唤醒,有些病程自受伤之日起已长达 19 个月[177-181]。这种显著恢复的机制

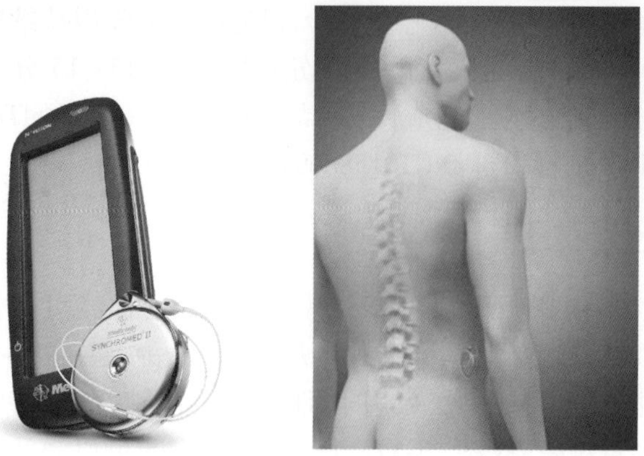

图 23-6　鞘内泵（蒙 Medronic 惠赠）

尚不清楚，尽管据推测，在动物弥漫性轴索损伤的情况下，巴氯芬可改善轴突传导，而动物实验显示巴氯芬可改善脱髓鞘轴突的传导[182]。ITB 促醒的其他假设包括局限于脊髓节段的活动和到达皮质的神经元向心输出的调节，或通过调节失调并干扰警觉性和意识的睡眠-觉醒周期[177]。尽管 ITB 对于难治性严重痉挛患者是一种更优越和有效的治疗选择，患者和护理人员的满意度可以证实[183-184]，但是它并非没有副作用，已有充分的证据表明 ITB 可能引起并发症[185-189]。

设备和辅助技术

根据美国国立卫生研究院（NIH）（2013）的研究，超过 500 万人患有脑损伤，需要获得持续的支持和帮助以弥补认知、记忆、沟通技能丧失、职业技能丧失和行动能力等方面的不足[190]。有些功能可能永远无法完全恢复，常需要持续的支持来克服这些障碍。TBI 患者的治疗目标可以是恢复性的或代偿性的。在某些情况下，代偿性目标可能带来恢复性的好处，例如使用电子设备提醒他们的约会或任务，频繁使用这些类型的补偿性设备可能会改善记忆[191]。辅助技术（AT）已在认知、沟通、休闲技能和职业技能领域为 TBI 幸存者提供帮助，并使脑外伤患者能够重新获得一些独立性、自决力和自主权[192-193]。受 TBI 影响的主要认知领域之一是记忆力和执行力功能，导致难以存储和检索有关自己、他人和事件/任务的相关信息。AT 的范围从低技术（口袋日历、存储笔记本）到高科技（便携式电子设备以辅助存储、微动开关帮助个人能够与环境互动[194]，或语音生成设备以帮助进行交流和社交互动）[195]。另一方面，高科技 AT 具有“主动提醒”功能，提醒用户使用某种设备或要完成某项任务[196]，多项随机对照试验支持 AT/高科技外部辅助设备作为记忆障碍的代偿策略[196-198]。这些日常任务包括服药、准备饭菜/外出就餐以及散步，包括导航说明。其他可能的工具包括使用电子日历，例如 Google 日历[196]或 Microsoft Outlook[199]，这些工具比纸质日记更有效地提高了计划和组织技能的效率。目前的文献支持在患有 TBI 的个体中使用低技术和高科技 AT 来治疗认知障碍，其设备的类型取决于个人的技能、偏好和需求[200-202]。

患有 TBI 的人可能会经历各种各样的沟通障碍，这对全面参与生活造成了巨大的障碍。常常给患者重返社会和家庭、社会交往、取得学术和职业成就带来挑战[203]。沟通缺陷的范围从言语组织不佳到失语（暂时或永久性），这种问题可能由于 TBI 造成的损伤而加剧，这使 TBI 个人难以成功地使用新的沟通策略[192]。事实证明，低技术和高技术 AT 都有助于 TBI 后出现沟通障碍的患者增强沟通能力，或提供另一种沟通方式。用于交流的 AT 包括增强交流和替代交流（AAC），其中涉及使用外部材料（图片、电子设备、书籍、带有文字的面板）来帮助人们表达自己的需求和观点（图 23-7）。它可以用在无法言语、言语很少或难以理解的情况下[204]，有助于弥补沟通技巧的丧失以及解决语言接受能力、语言表达能力或实用语言能力方面的障碍。例如，AT 语音生成设备（speech-generating device，SGD），这是一种便携式设备，在打开时会生成预先记录的数字化或合成的口头消息，范围从具有单个按钮的简单设备到具有动态显示、要求用户进行操作的更复杂的设备，通过扫描菜单以选择他们想要交流的消息（图 23-8）[205]。运动受限的人，可以将 SGC 与微动开关或眼控设备配对（图 23-9），以交流自己的想法和需求[206]。AT 对残疾人有重要帮助，在此推动下，1998 年通过的《辅助技术法》[207]于 2004 年进行了修订。该立法向各州提供财政援助，以支持残疾人及其家

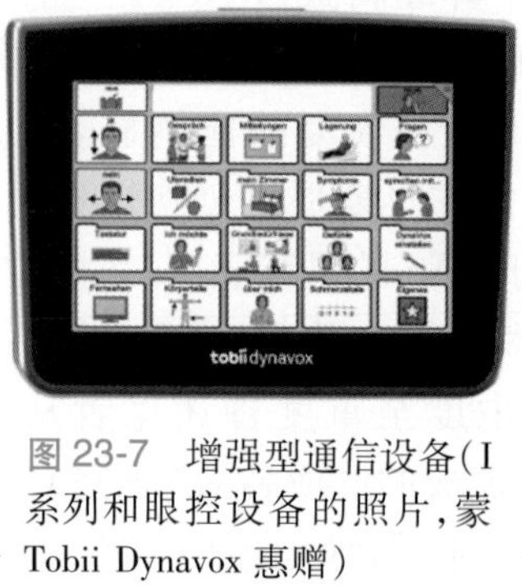

图 23-7　增强型通信设备（I 系列和眼控设备的照片，蒙 Tobii Dynavox 惠赠）

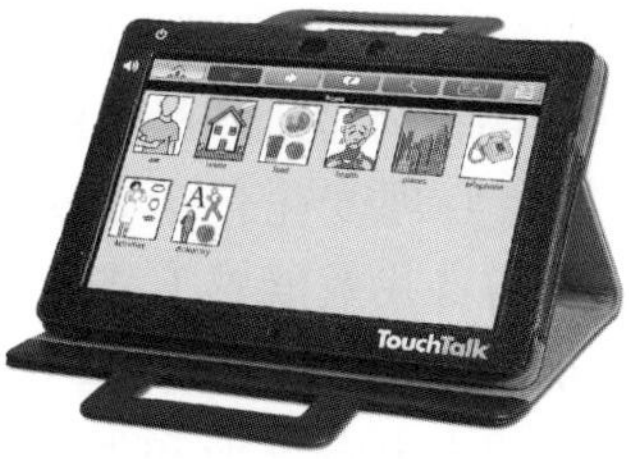

图 23-8　语音生成设备(TouchTalk 系统的照片,蒙 Lingraphica 惠赠)

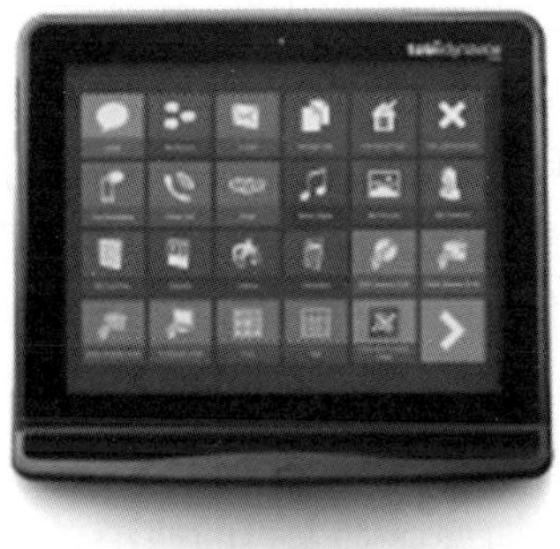

图 23-9　眼控设备(蒙 TobiiDynavox 惠赠)

庭成员/监护人获得自动装置/服务,旨在最大限度地提高或维持个人独立性和/或功能。

行为/心理/环境

人格改变以及社交和行为障碍在 TBI 后很常见,并经常影响患者社会心理系统的所有领域。TBI 幸存者面临的挑战包括自制力差、烦躁易怒、攻击倾向、不恰当行为、社交笨拙和社交认知受损等问题,通常会导致社交障碍。在成年人中,受伤后 6、24 和 60 个月,大约 25% 的 TBI 幸存者存在攻击行为[208]。攻击行为与抑郁、并发的创伤主诉、年龄较小和生活满意度低有关,而丧失情感控制力(冲动、攻击性、烦躁、频繁的情绪变化)是不良社区融合的重要预测因素[209-210]。行为控制不佳和具有挑战性的社会互动与重返家庭以及教育、职业和社会追求困境有关[211-213]。这些行为可能会随着时间的推移而恶化[210,214],TBI 后社会和行为问题的持续性和频率表明,找到解决这些问题的有效的治疗/干预措施是非常重要的。

行为矫正

易激惹、攻击性和其他外在症状与闭合性颅脑损伤中易受损的大脑系统有关:眶额叶皮层、内侧前额叶皮层、前颞叶皮层、边缘结构及其连接[215-217]。当额叶控制机制无法调节边缘冲动,日常的轻微刺激都可能引起攻击性或其他社会无法接受的反应。Baguley 及其同事对 228 例中度至重度 TBI 患者进行了研究,发现 25% 的参与者被归为攻击性,其中攻击性与抑郁症、并发的外伤主诉,受伤年龄较小以及受伤后 6、24、60 个月对生活满意度低有关[208]。作者得出结论,攻击性是 TBI 继发后的一个常见、波动且长期存在的问题,而攻击性与社会心理因素之间的潜在关联表明,心理和行为干预措施对所有受影响的 TBI 幸存者都是有益的。另一项研究[209]研究了 77 名诊断为抑郁的社区居民 TBI 幸存者。参与者被随机分为认知行为疗法(CBT)组或支持性心理疗法(SPT)组治疗 TBI 后抑郁症。这项研究发现,两种形式的心理治疗都可以有效改善抑郁症和焦虑症的症状,这表明 CBT 和 SPT 均可有效地治疗 TBI 后抑郁症。尽管 CBT 通常需要一定程度的抽象能力,使得 TBI 患者觉得有难度,但至少一项小型随机对照试验[210]和一些非对照研究[211,212]指出,愤怒管理原则可以帮助和教导那些因脑损伤而患有认知功能障碍的人。为了确定行为干预的有效性,Ylvisaker 等[213]回顾了 65 项研究,对 172 名实验参与者进行了干预,这些干预包括:①传统的应急管理,②积极的行为干预和支持,③结合两者的干预。在本次审查中,35% 的参与者被确定为身体攻击性问题;32% 的人有言语攻击问题;19% 的人有一般性冲动、脱抑制或破坏性的问题。作者得出的结论是,行为干预可以被认为是 TBI 急性和亚急性恢复期儿童和成人行为障碍的治疗指南。

治疗干预措施包括以领悟为导向的心理治疗、认知行为治疗和行为治疗。领悟疗法代表了一个过程,可以使人们对自己的思想、感觉和行为有更多的了解和洞察力,而更高的意识可以使个体改变行为方式[214]。由于这种治疗方式需要个人集中注意力、保持思维过程、回忆治疗期间发生的事情,因此,这种疗法仅限于轻度或中度脑损伤患者[215]。对 TBI 幸存者进行心理治疗的目标应该是加深对发生的情况及其影响的了解,帮助个人制订策略来接纳伤害,抱有现实的期望,并适应随伤害而发生的角色和关系变化[216]。认知行为疗法关注人们的行为如何通过他们对经历的解释和感知来塑造[217],旨在帮助个人理解信念(现实和/或适应性)、思想、感觉和行为之间的关系,然后根据对不良适应行为的分析来改变其行为。它要求患者在技术的应用中发挥积极作用,包括自我监控的能力,通常这种形式的干预效果取决于轻度或中度脑损伤患者的认知功能水平。行为疗法是针对那些无法参与洞察力或认知行为疗法的人。行为目标治疗是要改变人的环境因素和后果，以减少不良适应行为的可能性，同时增加更积极的适应行为[218]。这可能是一种有效的干预措施，可以改善 TBI 后的行为，并帮助个人重新学习其他失去的技能，例如生活自理和自我决策。

心理治疗/咨询

心理疗法描述了治疗师与服务对象之间的互动关系过程，旨在对任何精神、情绪或行为障碍发挥姑息性或疗愈性作用。它通过改变一个人的思想、感觉或行为来减轻压力，从而达到这一目的。一个长期的推论是，脑损伤幸存者由于经常存在认知、情感和语言功能受损而无法从心理治疗中获益[219]。对脑损伤幸存者进行心理治疗的重点是帮助他们提高意识、接受度和真实感[220]。但这往往比较困难，因为脑损伤患者无法接受他们的功能障碍，他们的认知灵活性受损以及同理能力有限，导致患者对治疗师及其家属有敌意和攻击性[221]。一项临床综述研究了心理疗法在 TBI 人群中治疗精神病症状的益处，发现心理疗法治疗该人群的精神病症状虽然有时具有挑战性和令人沮丧，但对患者和治疗师而言都是非常有益的[222]。由于每个大脑的损伤都是独特的，并且患者的能力、缺陷和需求各不相同，因此必须针对脑损伤幸存者的情况进行个体化心理治疗[223]。作者的结论是，由于尚无研究着眼于建立脑损伤幸存者工作联盟的挑战，未来需要采用一种更现象学的研究方法，包括更聚焦于治疗过程的相关探索。

家庭问题

脑损伤后家庭生活经常发生巨大变化，这种变化持续数月至数年。由于人们非常关注患者，家庭成员常常无视自己的健康状态以及生活的变化。作为照护者的家庭成员通常会面临许多困难：感到不知所措，以及因他们所爱的人遭受痛苦、能力丧失和需要复杂的医疗服务而感到沮丧和挫败感。除了财务上的顾虑外，护理人员还担心他们能否提供优质的护理，家庭生活是否会恢复到“正常”水平，以及越来越多的责任感使他们感到疲倦。Lezak 的开创性论文“脑损伤是家庭事务”承认，家庭成员遭受 TBI 伤害后，整个家庭面临压力[224]，家庭成员最早在 TBI 后 3 个月内出现了情绪困扰，这种压力可能持续到 7 年[225]。认知问题可能包括记忆力减退、注意力不足、学习困难以及沟通/表达其需求方面的问题。TBI 后的社会心理变化包括生活满意度下降、社会支持感下降和自我效能感下降。TBI 的情感影响可能导致抑郁、焦虑或药物滥用。TBI 的经济影响包括 TBI 患者的未充分就业和失业，以及由于照顾者负担增加而对其照护者造成的影响。患者发现很难与其他人交谈，很难理解别人在说什么，也很难表达自己的想法和感受。他们可能会感觉局促不安，变得易怒；并且经历疲劳、精神不振、疼痛、其他身体问题以及与行动有关的问题，所有这些都会导致社会孤立和社会融合的降低。照护者解决问题的效率低下导致的抑郁症，在照护者中发生率高达 60%[226]。那些解决问题的方法是消极的、逃避的或粗心/冲动的人更容易让患者抑郁，不管他们在照顾者的角色上花了多少时间[227]。依赖任务型应对和最小化情绪导向型应对方式的照护者对照顾关系的满意度较高，因为以情绪为中心的应对方式与感知负担的增加有关[227]。家庭单位的行为控制和获得的社会支持量是照护者知觉负担的重要预测因素，而那些高社会支持的照护者也表现出对照顾者角色更积极的体验、更高的满意度和更好的照顾经验[227-228]。这意味着向幸存者家属提供处理行为问题的技能的重要性，鼓励他们积极主动解决问题的应对策略，对教育照护者和他们的家庭提供情感和社会支持，以促进他们对护理的现实期望。

认知康复治疗

认知康复治疗（CRT）的目标是通过恢复或补偿受损的认知功能来帮助脑损伤患者提高其日常生活能力[229]。除了治疗方法和个人反应的变化之外，治疗策略可能会发展演化，并且在不同的时间点可能需要进行不同的治疗。CRT 没有标准，因为康复医学领域的许多专业人士都在实践 CRT。一些认知康复干预措施包括认知或学习训练、计算机辅助训练、代偿性技术训练、使用外部辅助工具、沟通技能培训、心理治疗、行为矫正、综合性跨学科模型、职业康复、药物治疗、体育锻炼治疗、有氧运动、艺术和音乐疗法、营养、灵修以及替代或非传统疗法[230]。一项随机对照试验（RCT）发现，认知行为疗法可减少 TBI 后的焦虑感，并且在随访 1 个月后，这些治疗效果得以维持[231]。Cicerone 等人在 2011 年使用 PubMed 和 Infotrieve 来回顾 2003—2008 年之间发表的文献，其中使用了“注意力”“意识”“认知”“沟通”“执行能力”“语言”“记忆力”“知觉”“问题解决和/或推理”等术语，并分别结合“康复”“矫正”和“训练”检索。在其证据水平得到评分的 112 篇文章中，有 14 篇被评为Ⅰ类证据（设计合理的前瞻性 RCT）；5 篇为Ⅰa 类（前瞻性设计，带有准随机分配以治疗疾病）；11 篇作为Ⅱ类（前瞻性，非随机分组研究；回顾性，非随机病例对照研究，或允许直接比较治疗条件的多个基线研究）；82 篇为Ⅲ类（设计为比较有效性研究，但未包括治疗状况的直接统计学比较）。论文对研究进行了综述，包括注意力的矫正、视觉和视觉空间功能的矫正、语言和沟通技巧的矫正、记忆力的矫正、执行功能的矫正以及神经心理综合康复。该论文得出的结论是：“现在有足够的信息支持设计和实施一个循证临床方案，以治疗创伤性颅脑损伤和脑卒中后认知功能障碍[232]。”

由于没有全国统一的脑损伤康复执业和资格证书，并且康复专业人员的标准存在差异，美国医学研究所于 2013 年制订了如何在实践中应用 CRT 的指南。结论是，CRT 干预“是有前景的方法，但需要进一步开发和评估这种疗法”，并且它“支持 TBI 患者进行 CRT 持续治疗[229]”。同样，一个 TBI 后认知康复的国际专家组（INCOG）在 2014 年发布了指南，为中度至重度 TBI 患者的认知康复提供循证建议[233]。该专家组的结论为，认知康复应针对个人的认知状况和发病前的活动和目标，包括从恢复性治疗到代偿性策略再到照顾者培训，并应关注有意义的活动。它包括在个人自身环境中的干预措施，更重要的是，它需要定期重新评估认知，以确定干预措施的有效性。

有研究显示，住院认知康复没有比家庭康复更优越。Salazar 研究了 120 名现役军人，他们遭受了中度至重度闭合性颅脑损伤（GCS≤13），并被随机分配到密集的、标准化的、为期 8 周的院内认知康复计划或限制性家庭康复计划，每周由精神科护士提供电话咨询支持[234]。在这项研究中，中度至重度 TBI 患者在 1 年的随访中院内认知康复的总体益处与家庭康复相当。2013 年的《科克伦数据库评论》研究了认知康复对卒中或其他非进行性获得性脑损伤的成年人执行功能障碍的有效性。该研究检索了 19 项相关研究，涉及 907 名参与者，排除不符合要求的研究后还有 660 名参与者，其中 395 名（59.8%）患有 TBI。综述发现没有证据表明认知康复干预措施对执行功能障碍患者的任何其他结局都有帮助，还需更多研究来确定认知康复能否改善卒中或脑损伤后的预后[235]。

生物反馈

生物反馈使用敏感的仪器来测量身体的生理反应，个人可以通过观察计算机屏幕上的反馈或听取声音反馈来改变他们身体的反应。神经反馈使患者可以控制大脑的活动，例如脑电图记录的活动。

生物反馈和脑电神经反馈已被证明是轻度创伤性脑损伤（mTBI）、强迫症[236]和降低慢性重症 TBI 的心率变异性的成功治疗方法[237]。神经反馈训练是脑电波生物反馈，患者通过改变活动以调节反馈的效率。不同的脑电波频率与各种状态和病理相关，可使患者进入和脱离某些脑电状态，进而通过抑制某些电波或增强某些波形来提高功能。研究表明，神经反馈会引起健康个体的白质和灰质微结构改变[238]，并增加中度 TBI 患者的皮质灰质和丘脑皮质连接[239]。May 等人使用“神经反馈”和“TBI”一词进行了 Google 学术搜索，得到了 999 个搜索结果，其中 22 个是基础研究。所有已发表的数据均报告了神经反馈在改善轻度至中度 TBI 的主观报告和客观神经精神症状方面的积极作用。作者得出的结论是，神经反馈仍然是治疗创伤性颅脑损伤的一种有前景但尚未得到证实的治疗方法，但是在明确推荐该治疗方法之前，需要进行随机、双盲、安慰剂对照研究[240]。

丰富环境

患有 TBI 的个体可能会遗留明显的认知-感觉运动障碍，从而阻止他们恢复到受伤前的活动和参与水平[241,242]。令人担忧的是，越来越多的证据表明，一部分 TBI 患者在整个过程中都表现出认知能力下降[243-245]，一些研究表明脑血流减少[246]、全脑容量下降[247-249]、灰白质结构萎缩[247,250]或通过弥散张量成像测得的白质完整性降低[250-251]。一些 TBI 患者受伤后数月或数年逐渐出现认知和功能下降[241,243-244]，表明 TBI 不是稳定的状况[243,248]。有研究观察了大脑和行为下降之间的相关性，发现损伤后 8 周和 12 个月脑萎缩的增加与格拉斯哥昏迷量表的结果呈负相关[252]。

有证据表明，创伤性颅脑损伤幸存者急性期后神经和认知能力下降，人们就丰富环境（EE）是否能改善幸存者的长期预后提出了疑问。EE 是指与环境相关的增强刺激，这些环境在鼓励最大程度参与的条件下提供了认知、身体和社会刺激的机会，从而改善了认知和神经状态[129,253]。EE 的缺乏已被证明在后期慢性 TBI 的认知损伤[243]和更大的海马体积损失中发挥作用[254]。置身于丰富环境与认知功能、学习能力的提高、空间/问题解决技能、记忆和处理能力的改善[255-257]、减少厌倦感[258]、降低挫折感[259]并且减少重复性保存有关[260]。还可以在细胞和分子水平上观察到 EE 的益处，例如与学习和记忆有关的部分大脑神经发生、突触形成和树突棘密度增加，以及脑重量和皮层厚度增加。其他变化包括神经生长因子、脑源性神经营养因子、神经纤维的髓鞘形成、乙酰胆碱酯酶活性、神经递质、神经胶质增生、血管数目和大小以及蛋白质合成的数量增加，以及与功能性改善相关的变化[255,257,261-268]。综上所述，这些研究表明 EE 可以预防中重度 TBI 的慢性脑萎缩[264,269-270]。Frasca 等人的一项研究得出结论：缺乏 EE 可能在 TBI 后急性认知和神经功能衰退中起作用，在 TBI 后急性状态下最大限度地提高 EE 可以改善 TBI 患者预后、家庭和社会的长期负担[271]。在参与 TBI 后急性期康复阶段，EE 的益处最直接的证据是可降低海马体积的减少，这一部位涉及认知、生理和社会需求的活动功能[254]。根据 TBI 患者个人特定损伤量身定制有意义的活动，并促进其参与，有可能对 TBI 急性期后的恶化产生抵消作用。

亲密关系

TBI 后，大脑结构和功能的变化，包括神经化学和神经内分泌的变化，可能导致身体亲密性的破坏，影响性刺激的处理、性行为的改变、情感的表达和交流受限以及干扰性交[272]。由于性是人格中不可或缺的一部分，也是人类生活中不可分割的一个方面，因此需要将它作为康复过程的一部分来处理，包括患者和重要的另一方，以防止性功能障碍的发展[273]。

在 TBI 情况下进行性行为很重要，因为有关婚姻稳定性的研究表明，TBI 患者离婚率或分居率介于 15%～78% 之间[274-275]。另一项研究观察了 120 名患有轻度、中度或重度创伤性颅脑损伤的老年人，他们的分居率仅为 8%，离婚率为 17%[276]。受伤前结婚时间较长的人，非暴力伤害的受害者，老年人以及伤势较轻的人更有可能继续维持婚姻。被认为有助于人际关系保持稳固的因素包括无条件的承诺、在一起共度时光、开放的沟通、牢固的伤前关系、通过共同承受伤害而建立的纽带、社会支持、家庭纽带、灵修、克服困难的经验和应对技巧[277]。被认为是亲密关系障碍的因素包括与伤害相关的变化、对变化的情绪反应、性功能障碍、角色冲突和紧张、家庭问题、社会孤立和沟通问题[277]。研究人员对 TBI 患者的性行为进行的严格调查得出结论，认为 TBI 患者普遍存在性障碍，TBI 后的性变化可归因于生理和心理因素[273]。它反映了 TBI 中广泛的病理生理改变，以及个体应对相应变化的能力。为了获得最佳效果，有必要解决性方面的问题，并在康复过程中尽早开始干预，以防止将来出现性功能障碍。TBI 患者普遍存在性亲密关系困难，因此，应将性亲密教育纳入康复中。

重返社会

TBI 之后的重返社会是一个复杂而终身的过程，其中包括职业、教育、资源分配、家庭系统/照护者负担，重新掌握驾驶以及生活满意度问题。大量的 TBI 患者经历了低水平的社区融合（CI）[278]，尤其是老年人与受伤的年轻人相比，由于伤害严重程度或老年人常见的合并症，他们的结果比年轻人的差，因此影响他们的社区活动能力。证据表明，CI 应该是 TBI 之后人们的主要目标[279]，因为那些社区融合困难的人往往需要社区活动的帮助，而那些有社区参与的人则有更好的生活质量[280]。

可影响社区融合的因素包括外伤的严重程度、受伤时的年龄、伤害的暴力机制、病前的精神病史、既往饮酒和吸毒、残疾程度以及具有挑战性的行为[281]。康复期间功能独立性的改善预示了社区融合的改善，而社区融合不良与严重的外伤（较长的急诊护理和 PTA）和出院时的功能障碍有关[278]。随机对照试验表明，TBI 患者可以通过指导或与资源促进者一起工作[282]，社会同伴指导项目能提高社会支持[283]，或基于医院或社区的康复促进社区融入[284]，这些效果可维持到 1～3 年后[285-286]。此外，病灶的位置可能影响是否成功重返社会，因为额叶和额颞叶损害者比单独额叶功能损害者更容易出现执行功能障碍[287-288]。具有额叶病变的人会发生更多的持续性错误[289]，在完成需要多项活动的任务时更加困难[290]，并且在策略应用中效率较低[291]。

职业性

个体在脑部受伤后能否重返工作（return to work，RTW）的研究存在矛盾。根据 Vuadens 等人的研究，只有 30% 的中度脑损伤的人和 80% 的轻度脑损伤的人能够恢复工作，其中 10% 的脑损伤者被解雇，只有 2% 的人在创伤 1 年内受雇[292]。这与美国失能与康复研究所（National Institute on Disability and Rehabilitation Research，NIDRR）外伤性脑损伤模型系统（traumatic brain injury model system，TBIMS）公布的 22% 的 TBI 伤者 1 年后能够进行 RTW 相似[293]。有若干案例系列支持 TBI 之后的职业康复，职业康复可增加纳税人福利总额，并且大多数 TBI 患者即使在出院后 11 年也具有相当或良好的调整后结局；83.5% 的患者有生产能力，有 67.1% 的人从事工作或上学，且生产力没有下降[294]。并非所有人都可以在 TBI 后恢复任何类型的职业活动，许多人的工作水平降低使重返职业具有挑战性，导致只有少数人能够恢复到类似的病前职业活动[295-296]。对于那些患有严重 TBI 的人，伴随而来的困境更大。

严重的运动和认知障碍以及生活高度依赖，使他们无法从事任何生产性和竞争性职业[297]。尽管如此，即使认知障碍最严重的人也能从职业康复服务中受益[298]，而头部严重受伤的人也能从支持的就业服务中受益[299]，其中一些人能够在适当的支持和治疗情况下有很高的再就业率。很难预测哪些 TBI 患者将成功恢复工作，因为这可能与生病前的特征、损伤因素、损伤后障碍以及个人和环境因素之间的复杂相互作用有关，文献报道 RTW 率范围从 12% 至 70% 不等[295]。Walker 等人的一项研究使用了 TBI 模型系统，对 1 341 例因 TBI 诊断而住院的患者进行了连续抽样，这些患者既接受了急性神经医疗服务，又接受了住院康复服务。这项研究发现，职业类型会影响 RTW 的结果：从事专业或管理工作的人拥有成功 RTW 的最佳前景，专业/管理工作的比率最高（56%），体力劳动的比率最低（32%）[296]。更好的职业/学校成绩，与年龄小、男性性别，以及工作人员、患者及其家人之间更有利的工作联盟等级有关[300]。重返工作还具有多种有益效果，例如减少抑郁和焦虑[301-302]，认知策略的使用增加了个人在 TBI 后成功重返全职职业的机会。有文献系统综述了 1980—2005 年间获得性脑损伤（ABI）康复的文献，研究了社区重返社会的主要方面，包括独立性和社会融合、照顾者的负担、对生活质量的满意程度、生产力和重新掌握驾驶技能。在本综述中，大多数干预措施仅有有限的证据支持，在所回顾的 38 项研究中仅发现了 1 篇随机对照试验，得出的结论是："需要采取进一步的研究，采用干预性方法，为创伤性颅脑损伤后患者重返社区提供证据基础[303]。"

职业/社会融合

大多数社区融合研究发现，与普通人群相比，患有 TBI 的人与社区的融合程度较低[304-305]。有趣的是，患有创伤性颅脑损伤的女性尽管在履行社会角色的能力上出现了负面的变化[306]，但在家庭活动中的参与程度与那些没有残疾的妇女相似[304]。几项研究指出，兼职工作可能会获得较高的社区融合度，因为这些人比那些生产能力高的人更有可能过上更平衡的生活方式，更多地从事志愿工作，参与更多的家庭和社会活动[278,307-308]，有人猜测全职工作的需求阻碍了他们融入家庭和社会角色的能力[278]。社区整合的水平存在很大差异，成功整合的预测因素包括 PTA 的持续时间、伤害的严重程度、受伤时的年龄、残疾水平和具有挑战性的行为。尽量减少具有挑战性的行为和残疾的干预措施可能会对 TBI 患者所经历的社区融合/社会融合水平产生重大影响[281]。

教育

由于认知-感觉-运动障碍，患者可能会被误诊为学习障碍或行为问题，因此在 TBI 之后很难回到学校继续学习。有很多资源协助脑损伤患者重返学校，所有资源都具有共同的主题，即利用辅助技术和同伴支持来创建个性化的教育计划（IEP）。那些希望过渡到高等教育的人面临更大的挑战，因为中学和高等教育的固定的学习内容较少，需要更多的自我指导学习和对更复杂的认知任务的理解，需要更多的教育者，而来自同伴的支持也较少。Willmott 等人进行了一项前瞻性研究，研究了进入澳大利亚住院康复机构的 295 名中度（GCS：9～12 分）TBI（14.8%）和 65.6% 严重 TBI（GCS：3～8 分）的学生[309]。回顾 10 年内重返中学或高等教育的情况，有 56% 的人能够重返学校，而那些无法重返学校的人的 PTA 则要长得多。将近 30% 的人必须改读非全日制课程，有 44.6% 的人表示难以适应学习量和极度的疲劳，还有 42.4% 的人表示难以学习新信息。尽管自我报告通过了 79% 的课程，但许多人仍经历了认知困难和疲劳，对他们的学习不满意，其中最常被提出的两种认知困难是记忆力减退和注意力不集中。损伤后 1～2 年所经历的困难并没有减少，这表明 TBI 相关障碍的持久性。

资源分配

NIH 估计，在美国，新的 TBI 病例在急性医疗和康复服务方面的年度总费用在 9 亿~100 亿美元之间，患有严重 TBI 的人的平均终身医疗保健费用在 600 000~1 875 000 美元之间[310]。目前，保守估计有 530 万美国人，约占美国人口的 2%，患有与 TBI 相关的残疾[311]。一项对来自美国 TBI 模型系统中心的 35 名新的 TBI 患者进行的研究中，以就业状况、私人收入以及受伤时和受伤后 1 年获得的公共援助等方面的财务和职业成果进行特征分析。调查发现，竞争性就业者从 69% 下降到 31%，失业率从 11% 上升到 49%，平均收入下降了 51%，每月公共援助增加了 275%，患者在 TBI 后的第 1 年对全国造成的工资损失估计为 6.42 亿美元[312]，美国损失了 9 600 万美元的所得税，增加了 3.53 亿美元的公共援助[312]。Shigaki 等人进行了类似的研究，研究了 49 例新的 TBI 患者中 TBI 治疗 2 年后的财务和职业状况。他们发现竞争性就业从 68% 下降到 38%，失业率从 12% 上升到 25%，报告收入的人数从 35 下降到 9，而报告需要公共援助的人数从 18% 增加到 38%。这意味着 TBI 患者相对于受伤前的基线继续下降，并且主要公共机构的费用相对于基线继续增加，即使这些幸存者转入慢性恢复阶段，与 TBI 相关的费用仍然很高[313]。遗憾的是，就收入损失和增加政府援助而言，TBI 的长期财务成本尚不得而知，其估计“可能会严重低估 TBI 对家庭和社会的经济负担，因为它们不包括收入损失、社会成本以及照顾 TBI 患者的家庭成员的时间价值和预期收入[310]”。

家庭系统/照护者负担

照护者在 TBI 患者成功融入社区中起着至关重要的作用，因为他们通常承担着提供院外照料的任务。TBI 幸存者的主要照顾者在为那些有认知、行为和情绪问题的人提供护理时，通常都长期处于一个高压力状态。TBI 幸存者的行为和情绪变化是照顾者长期痛苦和家庭功能低下的最重要原因之一[314-317]。这些问题可能会使照护者面临心理疾病风险，包括压力[317]、抑郁[318-321]、焦虑[317]，并减少了社交和娱乐活动的时间和精力[319]。这些因素高度强调了支持创伤性颅脑损伤家属的重要性，因为他们在照顾创伤性颅脑损伤幸存者的过程中经常会经历严重的创伤[317-319,321]。一项研究对来自 6 个 TBI 模型系统中心的 273 名患者进行了研究，发现照护者的抑郁、焦虑和躯体症状水平较高。照顾者痛苦程度与对功能状态较差的 TBI 幸存者提供照护的相关因素有关（通过残疾评定量表、功能独立性测量表、监督评定量表和生活满意度），他们接受的监督较多、生活满意度较低、饮酒过量[322]。研究发现，尽管大多数照护者似乎可以适当应对，但 1/3 的人有患抑郁症、焦虑症或其他形式的心理困扰的风险，这表明有必要评估这些照护者的倦怠和/或他们的身心健康需求。

驾驶

重新掌握驾驶技能通常对于社区的全面参与至关重要，因为公共交通不适用于 TBI 幸存者[323]，重返工作工作[324]、独立性和社区融入[325]的过程经常有驾驶需求。TBI 后驾驶的障碍包括认知和身体障碍，与资源有关的障碍（自适应设备、汽车拥有/保险费用），与心理有关的障碍（焦虑）和社会障碍（家庭成员/医疗保健专业人员不希望 TBI 幸存者开车）[326]。根据功能独立性/功能评估量度（FIM+FAM）中与驾驶相关的项目的分数，可以确定受伤较轻的患者更有可能恢复驾驶[327]。一些人报告说，TBI 幸存者的事故发生率很高，为 38%[328]~63%[329]。几项大型研究对 TBI 后重新驾驶进行了调查[285,330-331]，得出的结论是 TBI 本身并不会增加撞车或交通违章的风险，尽管 TBI 患者有冒险倾向[285]，而且易怒问题的存在可能会导致以后的驾驶问题[331]。尽管如此，能够驾车在成功的社区再融入中发挥着巨大作用，使幸存者有归属感，提高了他们的社会流动性和职业融入。

生活满意度/生活质量

尽管近年来 TBI 的死亡率已大大降低，但由于 TBI 导致的残疾并未相应减少[332]。在 TBI 结果研究中，经常使用功能评定量表，例如 GOS、GOS 扩展版（GOS-E）、残疾等级量表（DRS）、功能独立性量表（FIM）、功能评估量表（FAM）和功能状态检查（FSE）。尽管它们对于描述或量化 TBI 幸存者所面临的问题或困难很有用，但它们并不能反映患者对其问题的主观体验[333]。生活质量（QoL）量表是更全面、更完整的评估结果的指标[334]。该量表反映出个人对疾病及其治疗如何影响其身体、心理和社会方面的看法，可以用作评估生活满意度的替代指标[334]。为了解决针对 TBI 的疾病特定 QoL 评估，TBI 共识小组（QOLIBRI-Group）开发了世界卫生组织的生活质量评估量表（WHOQOL），该评估将以下参数纳入其问卷：身体状况、思维活动、情感和情绪，日常生活、人际关系和社交/休闲活动，当前状况和未来前景。该小组的结论是“将 SF-36 与 TBI 专用工具(QOLIBRI)结合使用似乎很有希望”,对于在 TBI 患者中使用 QoL 测量的共识是“促进各研究之间的可比性,从而提高对恢复模式的见解并更好地评估 TBI 的负担。”[335]

生活质量是 TBI 患者中一项重要的结局指标,因为严重 TBI 患者通常很年轻,具有预期寿命,但是他们的身体和/或认知障碍经常影响他们的社交、家庭和职业功能。QoL 是一个涵盖身体、心理或社会功能的多维概念[336],代表一个复杂而有争议的问题,其定义以及如何衡量方面仍未达成共识[322,337-338]。生活满意度是 QoL 的一个组成部分[339],指与自己的期望有关的当前生活状况的主观感知[339]。生活满意度与患者残疾之间的关系似乎不是线性关系,因为严重残疾者报告的生活满意度与那些恢复良好且几乎没有残疾的人并无不同。在一项针对 75 名严重创伤性颅脑损伤后 2 年或 2 年以上(GCS≤8)患者的研究中,GOS 评定的中度残疾患者的满意度得分最低,而重度残疾患者与恢复良好的患者无显著差异[336]。

其他研究也报道了残疾与生活质量之间的分离[307-308,340-343],满意度与残疾之间这种分离的原因尚不完全清楚。可能的解释包括对 TBI 幸存者的洞察不足[344],高估了他们以适当的社交方式进行交流的能力或他们在各种日常生活技能方面的能力[345-346],或更严重的残疾患者由于对他们的残疾和残疾程度不完全了解而获得了很高的满意度。这些差异支持使用多维测量来更准确地评估 TBI 的结局,尤其是在那些受重伤的人中,因为诸如 GOS、DRS 或神经心理学测试等单一维度的测量仅捕捉了结局的一个方面。

补充/替代疗法

美国补充和替代医学中心(National Center for Complementary and Alternative Medicine,NCCAM)将补充和替代医学(CAM)定义为“常规医学之外存在的医疗和保健方式。”[347]什么是补充和替代医学?它包括“天然产品”(草药、维生素)、身心医学(冥想、瑜伽)、物理治疗(按摩、推拿)、运动疗法(太极拳)、能量疗法、家庭疗法、中医、音乐治疗、针灸、顺势疗法和高压氧治疗(HBOT)[347]。CAM 和常规医学之间的界限可能是不确定的,现在一些 CAM 干预在常规医学中起着重要作用,例如针灸[348]、使用 ω-3 脂肪酸和放松训练[349-350]。CAM 在发展中国家和发达国家均得到广泛使用,在中国占 40%,在非洲占 80%[351],在美国占 38%,主要用于治疗疼痛[352]。CAM 干预措施越来越多地被健康保险所覆盖,并可通过公共卫生服务获得[347],据估计,美国在干预措施方面的年度支出为 340 亿美元[347,353],其安全性和有效性相关的证据不充分。

在哮喘、糖尿病、癫痫和偏头痛等慢性病的患者中,越来越多的人开始使用 CAM[354]。TBI 开始被视为一种慢性健康状况,导致认知-感觉-运动症状的波动及其相关的功能困难[355],通常需要多模式治疗[190]。新加坡的另一项研究着眼于初级保健中的慢性病患者的 CAM,发现 31 名卒中患者中有 13 名使用 CAM 来治疗他们的疾病,最常见的方式是针灸[356]。一项随机、双盲、安慰剂对照试验对 60 名持续性 mTBI 的患者进行了随机分组,他们接受了顺势疗法药物或安慰剂治疗,在情境难度评分和 10 种最常见的症状方面显示出顺势疗法药物治疗显著改善 mTBI[357]。有关 CAM 的 26 篇对照临床试验文章的系统性综述报道了天然产物(肌酸)、身心医学、手法、穴位按摩、针灸、正念疗法、太极拳、瑜伽,和医疗系统(顺势疗法、高压氧疗法和神经病理学方法)的作用,最终的结论是目前尚无足够证据证明针对 TBI 的任何特定 CAM 治疗的有效性和安全性[358]。

道德,法律和能力问题与倡议

许多 TBI 幸存者及其家人面临着监护、福利、生活护理计划、遗产规划、就业、决策和医疗保健等问题。法律问题不在本章范围之内,但是 TBI 从业人员应具备一些与之相关的基本知识。患者在 TBI 之后立即或不久之后经常会出现一个问题,即谁在法律上有权为受伤者做出医疗决定。没有关于 TBI 之后的监护权的联邦法律,此领域属于州管辖权,在所有 50 个州中,法律均不同。法律不会否认 TBI 个人对财产、资产和居住安排作出重要决定的权利,除非司法程序确定某人没有能力就财务和生活方式作出决定,否则 TBI 幸存者被认为是有能力的。如果发现该患者不具备相关能力,则州的监护法将确定对交往能力赋予的权力和施加的限制。

这些法律通常施加“最少限制性的选择”,监护人的权限仅限于解决需要援助的特定的财务或个人需求,同时允许 TBI 患者在其他方面自主决定。程序将着眼于个人在 TBI 后的功能能力及其局限性,并且只会授予监护人协助 TBI 患者所需的权力,同时让他们能够独立行事并保持自决权。

TBI 之后需要解决的道德方面问题包括自治、能力和资源分配。自治来自拉丁语 auto 和 monos,意思是"自我统治",由自治行动、理性能力和不受影响地行使控制权的能力组成。但是,如果某人由于某事(TBI)损害了自己的控制力,使自己的思想或行动受到影响或偏见,那么自治权就会受损,需要限制自治权。这就要求对患者能力进行评估,以了解个人是否具有参与影响其医疗保健的决策能力或"权限"。用于查看患者是否有能力作出医疗决定的领域包括:①患者可以表达选择或决定吗?②患者能否理解与决策相关且至关重要的信息?③患者可以适当地推理吗?④患者能否领会受该决定影响的情况[359]?如果患者缺乏参与有关其医疗决定的能力,则法院可以任命一名代理人或代理/监护人代表患者作出决定。本章前面讨论的资源分配实质上可以归结为"谁能得到什么和多少"以及医疗必要性的确定。这意味着可以获得医疗保健,无论是商业保险还是政府/州资助的计划,例如 Medicare 或 Medicaid。

监护

根据州法律的规定,当个人遭受如此灾难性的伤害或疾病,或者因其他原因致残以致该个人无法就医疗、法律和财务需求作出负责任的决定并无法管理日常事务时,就需要监护。通常,除非绝对必要,否则法院不愿宣布个人无行为能力,并且经常需要适当的医学证明来证明监护权。有几个监护的类型:确保残疾人的身体康复的监护人;遗产的监护人,负责管理残疾人的财务和财产;或全权监护人,两者兼而有之。如果没有家人或朋友有资格担任监护人,那么法院将任命一名律师作为监护人。如果此人后来充分恢复了自己的决策能力,则需要监护人出庭,法院才能恢复其自主权。

授权书

如果 TBI 导致认知能力和功能能力下降,则可以指定授权(通常是家庭成员)来协助解决法律和财务问题。授权书(power of attorney,POA)是一种书面文件,其中主管人(委托人)任命另一人(代理人)在法律和财务事务中为他或她行事。经法律授权另一人代表他人行事的经公证的文件,可以出于任何原因随时通过销毁原始文件和/或执行"撤销授权书"将其撤销。监护人可以推翻或撤销 POA。

医疗授权书

长期的医疗保健授权书也被称为医疗授权书或医疗保健代理人。如果个人无法作出决定,它会指定主要和次要代理人作出有关医疗保健的决定,包括生命周期终止问题。

生前遗嘱/预先指示

这些文件提供了一个人在处于终末状态或永久失去知觉状态时提供或撤除生命维持护理或程序的书面说明。接受医疗服务并不一定需要有生前遗嘱。生前遗嘱以及医疗授权书(也称为医疗保健代理人)可帮助个人了解医疗和保健方面的愿望。

倡议

TBI 幸存者及其家人在康复过程中经常面临障碍,例如获得更适当的医疗保健,为其残障人士提供住宿或更有效的法律援助。倡导创伤性颅脑损伤患者将这些问题呈送给正确的个人或组织。倡导者可以是幸存者、朋友、家庭成员、代理人、律师,以及地方、州或美国组织。互联网上有许多资源说明如何成为 TBI 幸存者的倡导者,例如威斯康星州的"倡导工具包"[360]。倡议团体的例子包括全国州议会会议(National Conference of State Legislature,NCSL)、美国脑损伤协会、美国卫生与公共服务部下设的卫生资源与服务管理局(Health Resources and Service Administration,HSRA)、获得性脑损伤幸存者组织(Survivor of Acquired Brain Injury,SABI)脑损伤网络(Brain Injury Network,BIN)的脑损伤公共政策和倡导论坛以及脑损伤资源中心。通过倡议,对脑部受伤者更有利的州和联邦法律得以变更,或者新的法律/法规得以颁布来支持脑部受伤者,例如 1996 年的《创伤性颅脑损伤法》。《TBI 法》是唯一针对创伤性颅脑损伤患者及其家人所面临问题的联邦计划,可帮助各州解决这些独特而又复杂的服务需求。它允许各州利用其他资金资源(例如医疗补助,州或专项资金或信托基金)以最大化资源,从而为各州提供了灵活性措施,使各州能够利用可用资源来满足该州内所有利益相关者所确定和优先考虑的需求。它由卫生资源和服务管理局(Health Resources and Services Administration)授权,向州保护和倡议系统提供赠款,用于规划和评估各州对 TBI 问题的反应能力。这包括预防、监测、研究和国家基金项目,以改善创伤性颅脑损伤患者及其家人的服务提供和获取。该法案于 2000 年进行了修订，并于 2008 年重新获得授权，其另一个目的是改进数据收集工作，研究军人和重返平民生活的退伍军人中 TBI 的发病率和流行率，并就各机构如何进一步合作开发和改进 TBI 诊断工具和治疗提出建议。

TBI 是具有重大公共卫生意义且存在多功能障碍的代表性疾病，尽管在过去的 10 年中取得了飞速的发展，但 TBI 仍然具有高的死亡率和发病率，常常造成终身后果。关于 TBI 的康复和结局仍然存在诸多问题：何时应开始康复干预或认知矫治；哪些类型的认知障碍最严重，哪些对患者和护理人员来说可以接受；社区康复的有效性；性别是否影响疗效；是否老年 TBI 患者的康复干预与其他年龄组一样有效；在 TBI 之前和/或之后的药物滥用是否会影响康复结果；或者少数群体中普遍存在的社会不利因素可能导致缺乏康复干预措施、结局不同甚至更差。显而易见的是，预防酒精滥用和暴力对于减少 TBI 的发生及其影响至关重要。康复服务应满足 TBI 患者的需求，以社区为基础的非医疗服务应使康复结局最大限度地优化，并且应逐步加深对创伤性颅脑损伤和康复机制的认识以开发新的治疗方法。也许最重要的是，应通过倡议保证公共和私人资金的充足从而满足 TBI 幸存者急性期与长期康复需求。

（唐志明 译，谢秋幼 温红梅 校）

参考文献

1. O'Donnell ML, Creamer M, Pattison P, et al. Psychiatric morbidity following injury. *Am J Psychiatry*. 2004;161(3):507–514.
2. McDonnell MN, Smith AE, Mackintosh SF. Aerobic exercise to improve cognitive function in adults with neurological disorders: a systematic review. *Arch Phys Med Rehabil*. 2011;92(7):1044–1052.
3. Turner-Stokes L, Hassan N, Pierce K, et al. Managing depression in brain injury rehabilitation: the use of an integrated care pathway and preliminary report of response to sertraline. *Clin Rehabil*. 2002;16(3):261–268.
4. Novack TA, Baños JH, Brunner R, et al. Impact of early administration of sertraline on depressive symptoms in the first year after traumatic brain injury. *J Neurotrauma*. 2009;26(11):1921–1928.
5. Horsfield SA, Rosse RB, Tomasino V, et al. Fluoxetine's effects on cognitive performance in patients with traumatic brain injury. *Int J Psychiatry Med*. 2002;32(4):337–344.
6. Wroblewski BA, Joseph AB, Cornblatt RR. Antidepressant pharmacotherapy and the treatment of depression in patients with severe traumatic brain injury: a controlled, prospective study. *J Clin Psychiatry*. 1996;57(12):582–587.
7. Qin B, Zhang Y, Zhou X, et al. Selective serotonin reuptake inhibitors versus tricyclic antidepressants in young patients: a meta-analysis of efficacy and acceptability. *Clin Ther*. 2014;36(7):1087–1095.
8. Jorge RE, Robinson RG, Moser D, et al. Major depression following traumatic brain injury. *Arch Gen Psychiatry*. 2004;61(1):42–50.
9. Wortzel HS, Oster TJ, Anderson CA, et al. Pathological laughing and crying: epidemiology, pathophysiology and treatment. *CNS Drugs*. 2008;22(7):531–545.
10. Beresford TP, Arciniegas D, Clapp L, et al. Reduction of affective lability and alcohol use following traumatic brain injury: a clinical pilot study of anticonvulsant medications. *Brain Inj*. 2005;19(4):309–313.
11. Levin HS, Grossman RG. Behavioral sequelae of closed head injury: a quantitative study. *Arch Neurol*. 1978;35:720–727.
12. Reyes RL, Bhattacharyya AK, Heller D. Traumatic head injury: restlessness and agitation as prognosticators of physical and psychologic improvement in patients. *Arch Phys Med Rehabil*. 1981;62:20
13. Brooke MM, Questad KA, Patterson DR, et al. Agitation and restlessness after closed head injury: a prospective study of 100 consecutive admissions. *Arch Phys Med Rehabil*. 1992;73:320–323.
14. Fugate LP, Spacek LA, Kresty LA, et al. Definition of agitation following traumatic brain injury: I. A survey of the Brain Injury Special Interest Group of the American Academy of Physical Medicine and Rehabilitation. *Arch Phys Med Rehabil*. 1997;78(9):917–923.
15. Feeney DM, Gonzalez A, Law WA. Amphetamine, haloperidol, and experience interact to affect rate of recovery after motor cortex injury. *Science*. 1982;217(4562):855–857.
16. Rao N, Jellinek HM, Woolston DC. Agitation in closed head injury: haloperidol effects on rehabilitation outcome. *Arch Phys Med Rehabil*. 1985;66(1):30–34.
17. Olin JT, Fox LS, Pawluczyk S, et al. A pilot randomized trial of carbamazepine for behavioral symptoms in treatment-resistant outpatients with Alzheimer disease. *Am J Geriatr Psychiatry*. 2001; 9:400–405.
18. Wroblewski BA, Joseph AB, Kupfer J, Kalliel K. Effectiveness of valproic acid on destructive and aggressive behaviours in patients with acquired brain injury. *Brain Inj*. 1997;11(1):37–47.
19. Cooney C, Murphy S, Tessema H, Freyne A. Use of low-dose gabapentin for aggressive behavior in vascular and Mixed Vascular/Alzheimer Dementia. *J Neuropsychiatry Clin Neurosci*. 2013;25(2):120–125.
20. Kant R, Smith-Seemiller L, Zeiler D. Treatment of aggression and irritability after head injury. *Brain Inj*. 1998;12:661–666.
21. Coccaro EF, Lee RJ, Kavoussi RJ. A double-blind, randomized, placebo-controlled trial of fluoxetine in patients with intermittent explosive disorder. *J Clin Psychiatry*. 2009;70(5):653–662.
22. Hammond FM, Bickett AK, Norton JH, Pershad R. Effectiveness of amantadine hydrochloride in the reduction of chronic traumatic brain injury irritability and aggression. *J Head Trauma Rehabil*. 2014;29(5):391–399.
23. Mooney GF, Haas LJ. Effect of methylphenidate on brain injury related anger. *Arch Phys Med Rehabil*. 1993;74:153–160.
24. Kim Y-H, Ko M-H, Na S-Y, et al. Effects of single-dose methylphenidate on cognitive performance in patients with traumatic brain injury: a double-blind placebo-controlled study. *Clin Rehabil*. 2006;20:24–30.
25. Schwarzbold M, Diaz A, Martins ET, et al. Psychiatric

disorders and traumatic brain injury. *Neuropsychiatr Dis Treat*. 2008; 4(4): 797–816.
26. Brooke MM, Patterson DR, Questad KA, et al. The treatment of agitation during initial hospitalization after traumatic brain injury. *Arch Phys Med Rehabil*. 1992;73(10):917–921.
27. Annegers JF, Hauser WA, Coan SP, et al. A population-based study of seizures after traumatic brain injuries. *N Engl J Med*. 1998;338(1):20–24.
28. Chang BS, Lowenstein DH. Quality Standards Subcommittee of the American Academy of Neurology. Practice parameter: antiepileptic drug prophylaxis in severe traumatic brain injury. Report of the Quality Standards Subcommittee of the American Academy of Neurology. *Neurology*. 2003;60(1):10–16.
29. Ciesielski AS, Samson S, Steinhoff BJ. Neuropsychological and psychiatric impact of add-on titration of pregabalin versus levetiracetam: a comparative short-term study. *Epilepsy Behav*. 2006;9(3): 424–431.
30. López-Góngora M, Martínez-Domeño A, Garcia C, et al. Effect of levetiracetam on cognitive functions and quality of life: a one-year follow-up study. *Epileptic Disord*. 2008;10(4):297–305.
31. Temkin NR, Dikmen SS, Anderson GD, et al. Valproate therapy for prevention of posttraumatic seizures: a randomized trial. *J Neurosurg*. 1999;91(4):593–600.
32. Glötzner FL, Haubitz I, Miltner F, et al. Seizure prevention using carbamazepine following severe brain injuries. *Neurochirurgia (Stuttg)*. 1983;26(3):66–79.
33. Szaflarski JP, Nazzal Y, Dreer LE. Post-traumatic epilepsy: current and emerging treatment options. *Neuropsychiatr Dis Treat*. 2014;10:1469–1477.
34. Temkin NR. Preventing and treating posttraumatic seizures: the human experience. *Epilepsia*. 2009;50(suppl 2): 10–13.
35. Steven K, Martha M, Daniel C. The expert consensus guideline series: treatment of epilepsy. *Epilepsy Behav*. 2001;2(6):A1–A50.
36. Gillham R, Kane K, Bryant-Comstock L, et al. A double-blind comparison of lamotrigine and carbamazepine in newly diagnosed epilepsy with health-related quality of life as an outcome measure. *Seizure*. 2000;9(6): 375–379.
37. Jones KE, Puccio AM, Harshman KJ, et al. Levetiracetam versus phenytoin for seizure prophylaxis in severe traumatic brain injury. *Neurosurg Focus*. 2008;25:E3.
38. Arbour C, Gélinas C. Behavioral and physiologic indicators of pain in nonverbal patients with a traumatic brain injury: an integrative review. *Pain Manag Nurs*. 2014;15(2):506–518.
39. Beetar JT, Guilmette TJ, Sparadeo FR. Sleep and pain complaints in symptomatic traumatic brain injury and neurologic populations. *Arch Phys Med Rehabil*. 1996;77:1298–1302.
40. Bryant RA, Marosszeky JE, Crooks J, et al. Interaction of posttraumatic stress disorder and chronic pain following traumatic brain injury. *J Head Trauma Rehabil*. 1999;14:588–594.
41. Hoffman JM, Pagulayan KF, Zawaideh N, et al. Understanding pain after traumatic brain injury: impact on community participation. *Am J Phys Med Rehabil*. 2007;86(12):962–969.
42. Headache Classification Subcommittee of the International Headache Society. The International classification of headache disorders: 2nd edition. *Cephalalgia*. 2004;24(suppl 1):9–160.
43. Lucas S, Hoffman JM, Bell KR, Walker W, Dikmen S. Characterization of headache after traumatic brain injury. *Cephalalgia*. 2012;32:600–606.
44. Erickson JC, Neely ET, Theeler BJ. Posttraumatic headache. *Continuum*. 2010;16:55–78.
45. Silberstein SD. Practice parameter: evidence-based guidelines for migraine headache (an evidence-based review). Report of the Quality Standards Committee of the American Academy of Neurology. *Neurology*. 2000;55(1):754–762.
46. Bogduk N, Govind J. Cervicogenic headache: an assessment of the evidence on clinical diagnosis, invasive tests, and treatment. *Lancet Neurol*. 2009;8(10):959–968.
47. Lenaerts ME. Pharmacotherapy of tension-type headache (TTH). *Expert Opin Pharmacother*. 2009;10(8): 1261–1271.
48. Lew HL, Lin PH, Fuh JL, et al. Characteristics and treatment of headache after traumatic brain injury: a focused review. *Am J Phys Med Rehabil*. 2006;85(7): 619–627.
49. Aurora SK, Dodick DW, Diener HC, et al. OnabotulinumtoxinA for chronic migraine: efficacy, safety, and tolerability in patients who received all five treatment cycles in the PREEMPT clinical program. *Acta Neurol Scand*. 2014;129(1):61–70.
50. Tobin J, Flitman S. Occipital nerve blocks: when and what to inject? *Headache*. 2009;49(10):1521–1533.
51. Andersen G., Vestergaard K., Ingeman-Nielson M, et al. Incidence of central post-stroke pain. *Pain*. 1995;61(2):187–193.
52. Nicholson BD. Evaluation and treatment of central pain syndromes. *Neurology*. 2004;62(5 suppl 2):S30–6.
53. Ouellet MC, Savard J, Morin CM. Insomnia following traumatic brain injury: a review. *Neurorehabil Neural Repair*. 2004;18(4):187–198.
54. Fichtenberg NL, Zafonte RD, Putnam S, et al. Insomnia in a post-acute brain injury sample. *Brain Inj*. 2002;16(3):197–206.
55. Chin LM, Keyser RE, Dsurney J, et al. Improved cognitive performance following aerobic exercise training in people with traumatic brain injury. *Arch Phys Med Rehabil*. 2015;96(4):754–759.
56. Pigeon WR, Bishop TM, Marcus JA. Advances in the management of insomnia. *Prime Rep*. 2014;6:48.
57. Gulyani S, Salas RE, Gamaldo CE. Sleep medicine pharmacotherapeutics overview: today, tomorrow, and the future (Part 1: insomnia and circadian rhythm disorders). *Chest*. 2012;142(6):1659–1668.
58. Shah C, Sharma TR, Kablinger A. Controversies in the use of second generation antipsychotics as sleep agent. *Pharmacol Res*. 2014;79:1–8.
59. Walsh JK, Erman M, Erwin CW, et al. Subjective hypnotic efficacy of trazodone and zolpidem in DSMIII-R primary insomnia. *Hum Psychopharmacol Clin Exp*. 1998;13:191–198.
60. Van der Naalt J, van Zomeren AH, Sluiter WJ, et al. One year outcome in mild to moderate head injury: the predictive value of acute injury characteristics related to complaints and return to work. *J Neurol Neurosurg Psychiatry*. 1999;66(2):207–213.
61. Cantor JB, Bushnik T, Cicerone K, et al. Insomnia, fatigue, and sleepiness in the first 2 years after traumatic brain injury: an NIDRR TBI model system module study. *J Head Trauma Rehabil*. 2012;27(6):E1–E14.
62. Olver JH, Ponsford JL, Curran CA. Outcome following traumatic brain injury: a comparison between 2 and 5

years after injury. *Brain Injury*. 1996;10(11):841–848.
63. Kaiser PR, Valko PO, Werth E, et al. Modafinil ameliorates excessive daytime sleepiness after traumatic brain injury. *Neurology*. 2010;75(20):1780–1785.
64. Jha A, Weintraub A, Allshouse A, et al. A randomized trial of modafinil for the treatment of fatigue and excessive daytime sleepiness in individuals with chronic traumatic brain injury. *J Head Trauma Rehabil*. 2008;23(1):52–63.
65. Johansson B, Wentzel AP, Andrell P, et al. Evaluation of dosage, safety and effects of methylphenidate on post-traumatic brain injury symptoms with a focus on mental fatigue and pain. *Brain Inj*. 2014;28(3): 304–310.
66. Krupp LB, Coyle PK, Doscher C, et al. Fatigue therapy in multiple sclerosis: results of a double-blind, randomized, parallel trial of amantadine, pemoline, and placebo. *Neurology*. 1995;45:1956–1961.
67. Ballesteros J, Güemes I, Ibarra N, et al. The effectiveness of donepezil for cognitive rehabilitation after traumatic brain injury: a systematic review. *J Head Trauma Rehabil*. 2008;23(3):171–180.
68. Giacino JT, Whyte J, Bagiella E, et al. Placebo-controlled trial of amantadine for severe traumatic brain injury. *N Engl J Med*. 2012;366(9):819–826.
69. Patrick PD, Blackman JA, Mabry JL, et al. Dopamine agonist therapy in low-response children following traumatic brain injury. *J Child Neurol*. 2006;21(10):879–885.
70. Sawyer E, Mauro LS, Ohlinger MJ. Amantadine enhancement of arousal and cognition after traumatic brain injury. *Ann Pharmacother*. 2008;42(2):247–252.
71. Plenger PM, Dixon CE, Castillo RM, et al. Subacute methylphenidate for moderate to moderately severe traumatic brain injury: a preliminary double-blind placebo-controlled study. *Arch Phys Med Rehabil*. 1996;77:536–540.
72. Whyte J, Hart T, Schuster K, et al. Effects of methylphenidate on attentional function after traumatic brain injury: a randomized placebo-controlled trial. *Am J Phys Med Rehabil*. 1997;76(6):440–450.
73. Willmott C, Ponsford J. Efficacy of methylphenidate in the early rehabilitation of attention following traumatic brain injury: a randomized, crossover, double-blind, placebo controlled trial. *J Neurol Neurosurg Psychiatry*. 2009;80(5):552–557.
74. Whyte H, Hart T, Vaccaro M, et al. Effects of methylphenidate on attention deficits after traumatic brain injury: a multidimensional randomized, controlled trial. *Am J Phys Med Rehabil*. 2004;83(6):401–420.
75. Schneider WM, Drew-Cates J, Wong TM, Dombovy ML. Cognitive and behavioral efficacy of amantadine in acute traumatic brain injury: an initial double-blind placebo controlled study. *Brain Inj*. 1999;13(11):863–872.
76. McDowell S, Whyte J, D'Esposito M. Differential effect of a dopaminergic agonist on prefrontal function in traumatic brain injury patients. *Brain*. 1998;121(Pt 6): 1155–1164.
77. Meyer MJ, Megyesi J, Meythaler J, et al. Acute management of acquired brain injury Part III: an evidence-based review of interventions used to promote arousal from coma. *Brain Inj*. 2010;24(5):722–729.
78. Baños JH, Novack TA, Brunner R, et al. Impact of early administration of sertraline on cognitive and behavioral recovery in the first year after moderate to severe traumatic brain injury. *J Head Trauma Rehabil*. 2010;25(5):357–361.
79. Balasundaram AP. Symptom response following acute bouts of exercise in concussed and non-concussed individuals: a systematic narrative review. *Phys Ther Sport*. 2013;14(4):253–258.
80. Hassett LM, Moseley AM, Tate R, et al. Fitness training for cardiorespiratory conditioning after traumatic brain injury. *Cochrane Database Syst Rev*. 2008;(2):CD006123.
81. Amonette WE, Mossberg KA. Ventilatory anaerobic thresholds of individuals recovering from traumatic brain injury compared with noninjured controls. *J Head Trauma Rehabil*. 2013;28(5):E13–E20.
82. Mead GE, Morley W, Campbell P, Greig CA, McMurdo M, Lawlor DA. Exercise for depression [review]. *Cochrane Libr*. 2010;(3):1–49.
83. Rethorst CD, Wipfli BM, Landers Daniel M. The antidepressive effects of exercise: a meta-analysis of randomized trials. *Sports Med*. 2009;39:491–511.
84. Blumenthal JA, Babyak MA, Doraiswamy PM, et al. Exercise and pharmacotherapy in the treatment of major depressive disorder. *Psychosom Med*. 2005;69:587–596.
85. Dunn AL, Trivedi MH, Kampert JB, Clark CG, Chambliss HO. Exercise treatment for depression: efficacy and dose response. *Am J Prev Med*. 2005;Jan;28(1):1–8.
86. Adamson BC, Ensari I, Motl RW. Effect of exercise on depressive symptoms in adults with neurologic disorders: a systematic review and meta-analysis. *Arch Phys Med Rehabil*. 2015;96(7):1329–1338.
87. Gordon WA, Sliwinski M, Echo J. The benefits of exercise in individuals with traumatic brain injury: a retrospective study. *J Head Trauma Rehabil*. 1998;13(4):58–67.
88. Bateman A, Culpan FJ, Pickering AD, et al. The effect of aerobic training on rehabilitation outcomes after recent severe brain injury: a randomized controlled evaluation. *Arch Phys Med Rehabil*. 2001;82:174–182.
89. McMillan T, Robertson IH, Brock D, et al. Brief mindfulness training for attentional problems after traumatic brain injury: a randomized control treatment trial. *Neuropsychol Rehabil*. 2002;12:117–125. (Unspecified exercise type).
90. Chin LM, Chan L, Woolstenhulme JG. Improved cardiorespiratory fitness with aerobic exercise training in individuals with traumatic brain injury. *J Head Trauma Rehabil*. 2014.
91. Bellon K, Kolakowsky-Hayner S, Wright J, et al. A home-based walking study to ameliorate perceived stress and depressive symptoms in people with a traumatic brain injury. *Brain Inj*. 2015;29(3):313–319.
92. Hoffman JM, Bell KR, Powell JM, et al. A randomized controlled trial of exercise to improve mood after traumatic brain injury. *PMR*. 2010;2:911–919.
93. Wise EK, Hoffman JM, Powell JM, et al. Benefits of exercise maintenance after traumatic brain injury. *Arch Phys Med Rehabil*. 2012;93(8):1319–1323.
94. Bao TH, Miao W, Han JH, et al. Spontaneous running wheel improves cognitive functions of mouse associated with miRNA expressional alteration in hippocampus following traumatic brain injury. *J Mol Neurosci*. 2014;54(4):622–629.
95. Grealy MA, Johnson DA, Rushton SK. Improving cognitive function after brain injury: the use of exercise and virtual reality. *Arch Phys Med Rehabil*. 1999;80:661–667.
96. C.I.H.I. Head Injuries in Canada: a decade of change (1994–1995 to 2003–2004). *National Trauma Rigist Anal Brief*. 2006. Available at http://secure.cihi.ca/cihiweb/dispPage.jsp?cw_page=bl_ntr_aug2006_e.
97. Cassidy JD, Carroll LJ, Peloso PM, et al. Incidence, risk fac-

tors and prevention of mild traumatic brain injury: results of the WHO collaborating centre task force on mild traumatic brain injury. *J Rehabil Med*. 2004;(43 suppl):28–60.
98. Bruns J, Hauser WA. The epidemiology of traumatic brain injury: a review. *Epilepsia*. 2003;44(suppl 10):2–10.
99. Narayan RK, Michel ME, Ansell B. Clinical trials in head injury. *J Neurotrauma*. 2002;19(5):503–557.
100. C.D.C. Rates of TBI-Related Emergency Department Visits, Hospitalizations, and Deaths-United States, 2001–2010. 2010. Available at http://www.cdc.gov/traumaticbraininjury/data/rates.html.
101. Pickelsimer EE, Selassie AW, Sample PL, et al. Unmet service needs of persons with traumatic brain injury. *J Head Trauma Rehabil*. 2007;22(1):1–13.
102. Murray CJ, Lopez AD. Alternative projections of mortality and disability by cause 1990–2020: Global Burden of Disease Study. *Lancet*. 1997;349(9064):1498–1504.
103. Faul M, Xu L, Wald M, Coronado VG. Traumatic Brain Injury in the United States: Emergency Department Visits, Hospitalization, and Deaths. Atlanta: *Centers for Disease Control and Prevention*, National Center for Injury Prevention and Control, 2010.
104. Pickett W, Simpson K, Brison RJ. Rates and external causes of blunt head trauma in Ontario: analysis and review of Ontario Trauma Registry datasets. *Chronic Dis Can*. 2004;25(1):32–41.
105. Coronado VG, Xu L, Basavararaju SV, et al. Surveillance for traumatic brain injury: related deaths—United States, 1997–2007. Center for Disease Control and Prevention, 2011. Available at http://www.cdc.gov/mmwr/preview/mmwrhtml/ss6005a1.html?s_cid=ss6005a_w.
106. Dóczi T. Volume regulation of the brain tissue: a survey. *Acta Neurochir (Wien)*. 1993;121(1–2):1–8.
107. Chowdhury T, Kowalski S, Arabi Y, Dash HH. Specific intensive care management of patients with traumatic brain injury: present and future. *Saudi J Anaesth*. 2014;8(2):268–275.
108. Narayan RK, Kishore PR, Becker DP, et al. Intracranial pressure: to monitor or not to monitor? A review of our experience with acute head injury. *J Neurosurg*. 1982;56(5):650–659.
109. Andrews BT, Chiles BW 3rd, Olsen WL, et al. The effect of intracerebral hematoma location on the risk of brainstem compression and on clinical outcome. *J Neurosurg*. 1988;69(4):518–522.
110. Juul N, Morris GF, Marshall SB, Marshall LF. Intracranial hypertension and cerebral perfusion pressure: influence on neurological deterioration and outcome in severe head injury. The Executive Committee of the International Selfotel Trial. *J Neurosurg*. 2000;92(1):1–6.
111. Miller JD, Butterworth JF, Gedeman SK, et al. Further experience in the management of severe head injury. *J Neurosurg*. 1981;54:289–299.
112. Narayan RK, Greenberg RP, Miller JD, et al. Improved confidence of outcome prediction in severe head injury: a comparative analysis of the clinical examination, multimodality evoked potentials, CT scanning, and intracranial pressure. *J Neurosurg*. 1981;54(6):751–762.
113. Marmarou A, Anderson RL, Ward JD, et al. Impact of ICP instability and hypotension on outcome in patients with severe head trauma. *J Neurosurg*. 1991;75:S59–S66.
114. Balestreri M, Czosnyka M, Hutchinson P, et al. Impact of intracranial pressure and cerebral perfusion pressure on severe disability and mortality after head injury. *Neurocrit Care*. 2006;4(1):8–13.
115. Rangel-Castillo L, Gopinath S, Robertson CS. Management of intracranial hypertension. *Neurol Clin*. 2008;26(2):521–541.
116. Brain Trauma Foundation; American Association of Neurological Surgeons; Congress of Neurological Surgeons; Joint Section on Neurotrauma and Critical Care, et al. Guidelines for the management of severe traumatic brain injury. VIII. Intracranial pressure thresholds. *J Neurotrauma*. 2007;24(suppl 1):S55–S58.
117. Winkelman C. Effect of backrest position on intracranial and cerebral perfusion pressures in traumatic brain-injured adults. *Am J Crit Care*. 2000:9:373–380.
118. Qiu W, Zhang Y, Sheng H, et al. Effects of therapeutic mild hypothermia on patients with severe traumatic brain injury after craniotomy. *J Crit Care*. 2007;22(3):229–235. Epub 2007 Jan 31.
119. Liu WG, Qiu WS, Zhang Y, et al. Effects of selective brain cooling in patients with severe traumatic brain injury: a preliminary study. *J Int Med Res*. 2006;34(1):58–64.
120. Jiang J, Yu M, Zhu C. Effect of long-term mild hypothermia therapy in patients with severe traumatic brain injury: 1-year follow up review of 87 cases. *J Neurosurg*. 2000;93(4):546–549.
121. Ichai C, Armando G, Orban JC, et al. Sodium lactate versus mannitol in the treatment of intracranial hypertensive episodes in severe traumatic brain-injured patients. *Intensive Care Med*. 2009;35(3):471–479.
122. Battison C, Andrews PJ, Graham C, et al. Randomized, controlled trial on the effect of a 20% mannitol solution and a 7.5% saline/6% dextran solution on increased intracranial pressure after brain injury. *Crit Care Med*. 2005;33(1):196–202; discussion 257–258.
123. Kerr ME, Weber BB, Sereika SM, et al. Dose response to cerebral fluid drainage on cerebral perfusion in traumatic brain-injured adults. *Neurosurg Focus*. 2001;11(4):E1.
124. Chestnut RM, Temkin N, Carney N, et al. A trial of intracranial-pressure monitoring in traumatic brain injury. *N Engl J Med*. 2012; 367:2471–2481.
125. Marchuk G, Kaufmann AM. Spontaneous supratentorial intracerebral hemorrhage: the role of surgical management. *Can J Neurol Sci*. 2005;32(suppl 2):S22–S30.
126. Jiang JY, Xu W, Li WP, et al. Efficacy of standard trauma craniectomy for refractory intracranial hypertension with severe traumatic brain injury: a multicenter, prospective, randomized controlled study. *J Neurotrauma*. 2005;22(6):623–628.
127. Qiu W, Guo C, Shen H, et al. Effects of unilateral decompressive craniectomy on patients with unilateral acute post-traumatic brain swelling after severe traumatic brain injury. *Crit Care*. 2009;13(6):R185.
128. Cooper DJ, Rosenfeld JV, Murray L, et al. Decompressive craniectomy in diffuse traumatic brain injury. *N Engl J Med*. 2011;364(16):1493–1502.
129. Himanen L, Portin R, Isoniemi H, et al. Longitudinal cognitive changes in traumatic brain injury: a 30-year follow-up study. *Neurology*. 2006;66(2):187–192.
130. Nirula R, Millar D, Greene T, et al. Decompressive craniectomy or medical management for refractory intracranial hypertension: an AAST-MIT propensity score analysis.

J Trauma Acute Care Surg. 2014;76(4):944–952.
131. Sahuquillo J, Arikan F. Decompressive craniectomy for the treatment of refractory high intracranial pressure in traumatic brain injury. *Cochrane Database Syst Rev.* 2006;(1).
132. Honeybul S, Ho KM, Lind CR. What can be learned from the DECRA study. *World Neurosurg.* 2013;79 (1):159–161.
133. Cohen LG, Celnik P, Pascual-Leone A, et al. Functional relevance of cross-modal plasticity in blind humans. *Nature.* 1997;389(6647):180–183.
134. Classen J, Liepert J, Wise SP, et al. Rapid plasticity of human cortical movement representation induced by practice. *J Neurophysiol.* 1998;79(2):1117–1123.
135. Thulborn KR, Carpenter PA, Just MA. Plasticity of language-related brain function during recovery from stroke. *Stroke.* 1999;30(4):749–754.
136. Weiller C, Isensee C, Rijntjes M, et al. Recovery from Wernicke's aphasia: a positron emission tomographic study. *Ann Neurol.* 1995;37(6):723–732.
137. Benecke R, Meyer BU, Freund HJ. Reorganisation of descending motor pathways in patients after hemispherectomy and severe hemispheric lesions demonstrated by magnetic brain stimulation. *Exp Brain Res.* 1991;83(2):419–426.
138. Donoghue JP, Hess G, Sanes JN. Substrates and Mechanisms for Learning in Motor Cortex. In: Bloedel JR, Ebner TJ, Wise SP (Eds.), *Acquisition of Motor Behavior in Vertebrates.* Cambridge, MA: MIT Press, 1996, pp. 363–386.
139. Hallett M. Plasticity of the human motor cortex and recovery from stroke. *Brain Res Brain Res Rev.* 2001;36(2–3):169–174.
140. Buonomano DV, Merzenich MM. Cortical plasticity: from synapses to maps. *Annu Rev Neurosci.* 1998;21:149–186.
141. Cohen LG, Ziemann U, Chen R, et al. Studies of neuroplasticity with transcranial magnetic stimulation. *J Clin Neurophysiol.* 1998;15(4):305–324.
142. Adkins DAL. Cortical stimulation-induced structural plasticity and functional recovery after brain damage. In: Kobeissy FH, ed. *Brain Neurotrauma: Molecular, Neuropsychological, and Rehabilitation Aspects.* Boca Raton, FL: CRC Press; 2015. Chapter 43. Frontiers in neuroengineering.
143. Ameli M, Grefkes C, Kemper F, et al. Differential effects of high-frequency repetitive transcranial magnetic stimulation over ipsilesional primary motor cortex in cortical and subcortical middle cerebral artery stroke. *Ann Neurol.* 2009;66(3):298–309.
144. Adkins-Muir DL, Jones TA. Cortical electrical stimulation combined with rehabilitative training: enhanced functional recovery and dendritic plasticity following focal cortical ischemia in rats. *Neurol Res.* 2003;25(8):780–788.
145. Nishibe M, Barbay S, Guggenmos D, et al. Reorganization of motor cortex after controlled cortical impact in rats and implications for functional recovery. *J Neurotrauma.* 2010;27(12):2221–2232.
146. Yoon YS, Yu KP, Kim H, et al. The effect of electric cortical stimulation after focal traumatic brain injury in rats. *Ann Rehabil Med.* 2012;36:596–608.
147. Rossi S, Hallett M, Rossini PM, et al. Safety, ethical considerations, and application guidelines for the use of transcranial magnetic stimulation in clinical practice and research. *Clin Neurophysiol.* 2009;120(12):2008–2039.
148. Herman ST. Epilepsy after brain insult: targeting epileptogenesis. *Neurology.* 2002;59(9 suppl 5):S21–S26.
149. Kamble N, Netravathi M, Pal PK. Therapeutic applications of repetitive transcranial magnetic stimulation (rTMS) in movement disorders: a review. *Parkinsonism Relat Disord.* 2014;20(7):695–707.
150. Pape LB, Rosenow J, Lewis G, et al. Repetitive transcranial magnetic stimulation-associated neurobehavioral gains during coma recovery. *Brain Stimul.* 2009;2(1):22–35.
151. Wang CP, Hsieh CY, Tsai PY, et al. Efficacy of Synchronous Verbal Training During Repetitive Transcranial Magnetic Stimulation in Patients With Chronic Aphasia. *Stroke.* 2014;45(12):3656–3662.
152. Nielson DM, McKnight CA, Patel RN, et al. Preliminary guidelines for safe and effective use of repetitive transcranial magnetic stimulation in moderate to severe traumatic brain injury. *Arch Phys Med Rehabil.* 2015; 96(4 suppl):S138–S144.
153. Villamar MF, Santos Portilla A, Fregni F, et al. Noninvasive brain stimulation to modulate neuroplasticity in traumatic brain injury. *Neuromodulation.* 2012;15(4):326–338.
154. Yamamoto T, Katayama Y. Deep brain stimulation therapy for the vegetative state. *Neuropsychol Rehabil.* 2005;15(3–4):406–413.
155. Giacino J, Fins JJ, Machado A, et al. Central thalamic deep brain stimulation to promote recovery from chronic posttraumatic minimally conscious state: challenges and opportunities. *Neuromodulation.* 2012;15(4):339–349.
156. Garland DE. Clinical observations on fractures and heterotopic ossification in the spinal cord and traumatic brain injured populations. *Clin Orthop Relat Res.* 1988;(233):86–101.
157. Edgerton VR, Roy RR,Gerasimenko Y, et al. High density epidural stimulation for facilitation of locomotion, posture, voluntary movement, and recovery of autonomic, sexual, vasomotor, and cognitive function after neurological injury. Publication number US9101769 B2. Publication date Aug 11, 2015.
158. Dodick DW, Silberstein SD, Reed KL. Safety and efficacy of peripheral nerve stimulation of the occipital nerves for the management of chronic migraine: long-term results from a randomized, multicenter, double-blinded, controlled study. *Cephalalgia.* 2015;35(4):344–358.
159. Deogaonkar M, Slavin KV. Peripheral nerve/field stimulation for neuropathic pain. *Neurosurg Clin N Am.* 2014;25(1):1–10.
160. Wu X, Zhang C, Feng J, Mao Q, Gao G, Jiang J. Right median nerve electrical stimulation for acute traumatic coma (the Asia Coma Electrical Stimulation trial): study protocol for a randomised controlled trial. *Trials.* 2017;18:311.
161. Cooper EB, Cooper JB. Electrical treatment of coma via the median nerve. *Acta Neurochir Suppl.* 2003;87:7–10.
162. Cooper JB, Jane JA, Alves WM, et al. Right median nerve electrical stimulation to hasten awakening from coma. *Brain Inj.* 1999;13(4):261–267.
163. Diaz R. A feasibility study to examine the efficacy of C2-C3 dermatomal peripheral nerve stimulation in cognitive improvements following persistent impairment after traumatic brain injury. ClinicalTrials.gov Identifier: NCT01588691.
164. Hernandez TD, Levisohn PM, Naritoku DK. Rehabilitative treatment and case management. In:

Ashley et al., eds. *Traumatic Brain Injury Rehabilitation*. Boca Raton, FL: CRC Press; 2004:27–56.
165. Roosevelt RW, Smith DC, Clough RW, et al. Increased extracellular concentrations of norepinephrine in cortex and hippocampus following vagus nerve stimulation in the rat. *Brain Res*. 2006;1119:124–132.
166. Smith MJ, Vaughan FL, Cox LJ, McConville H, Roberts M, Stoddart S, Lew AR. The impact of community rehabilitation for acquired brain injury on carer burden: an exploratory study. *J Head Trauma Rehabil*. 2006;21(1):76–81.
167. Neese SL, Sherill LK, Tan AA, et al. Vagus nerve stimulation may protect GABAergic neurons following traumatic brain injury in rats: an immunocytochemical study. *Brain Res*. 2007;1128(1):157–163.
168. Marrosu F, Serra A, Maleci A. Correlation between GABA(A) receptor density and vagus nerve stimulation in individuals with drug-resistant partial epilepsy. *Epilepsy Res*. 2003;55(1–2):59–70.
169. Shi C, Flanagan SR, Samadani U. Vagus nerve stimulation to augment recovery from severe traumatic brain injury impeding consciousness: a prospective pilot clinical trial. *Neurol Res*. 2013;35(3):263–276.
170. Samadani U. Vagus nerve stimulation to augment recovery from minimally conscious or persistently vegetative states after traumatic brain injury. ClinicalTrials.gov Identifier. NCT01260090, 2010.
171. Pruitt DT, Schmid AN, Kim LJ, et al. Vagus nerve stimulation delivered with motor training enhances recovery of function after traumatic brain injury. *J Neurotrauma*. 2016;33(9):871–879.
172. Penn RD, Kroin JS. Intrathecal baclofen alleviates spinal cord spasticity. *Lancet*. 1984;1(8385):1078.
173. Medtronic data. Available at http://www.medtronic.com/patients/severe-spasticity/therapy/benefits-risks/.
174. Dario A, Pisani R, Sangiorgi S, et al. Relationship between intrathecal baclofen and the central nervous system. *Acta Neurochir Suppl*. 2007;97(Pt 1):461–464.
175. Corrêa SA, Munton R, Nishimune A. Development of GABAB subunits and functional GABAB receptors in rat cultured hippocampal neurons. *Neuropharmacology*. 2004;47(4):475–484.
176. Priest CA, Puche AC. GABAB receptor expression and function in olfactory receptor neuron axon growth. *J Neurobiol*. 2004;60(2):154–165.
177. Sarà M, Pistoia F, Mura E. Intrathecal baclofen in patients with persistent vegetative state: 2 hypotheses. *Arch Phys Med Rehabil*. 2009;90(7):1245–1249.
178. Kawecki Z, Kwiatkowski S, Grzegorzewski P. Sudden improvement of all neurological functions after general anesthesia and two-day intrathecal infusion of baclofen in a child with primary brain-stem injury (article in Polish). *Przegl Lek*. 2007;64(suppl 2):13–14.
179. Sarà M, Sacco S, Cipolla F, et al. An unexpected recovery from permanent vegetative state. *Brain Inj*. 2007;21(1):101–103.
180. Taira T, Ochiai T, Goto S, et al. Fifteen year experience of intrathecal baclofen treatment in Japan. *Acta Neurochir Suppl*. 2006;99:61–63.
181. Becker R, Alberti O, Bauer BL. Continuous intrathecal baclofen infusion in severe spasticity after traumatic or hypoxic brain injury. *J Neurol*. 1997;244(3):160–166.
182. Nockels R, Young W. Pharmacologic strategies in the treatment of experimental spinal cord injury. *J Neurotrauma*. 1992;9(suppl 1):S211–S217.
183. Krach LE, Nettleton A, Klempka B. Satisfaction of individuals treated long-term with continuous infusion of intrathecal baclofen by implanted programmable pump. *Pediatr Rehabil*. 2006;9(3):210–218.
184. Vender JR, Hughes M, Hughes BD, et al. Intrathecal baclofen therapy and multiple sclerosis: outcomes and patient satisfaction. *Neurosurg Focus*. 2006;21(2):e6.
185. Stetkarova I, Brabec K, Vasko P, et al. Intrathecal baclofen in spinal spasticity: frequency and severity of withdrawal syndrome. *Pain Physician*. 2015;18(4):E633–E641.
186. Calabrò RS, D'Aleo G, Sessa E, et al. Sexual dysfunction induced by intrathecal baclofen administration: is this the price to pay for severe spasticity management? *J Sex Med*. 2014;11(7):1807–1815.
187. Awaad Y, Rizk T, Siddiqui I, et al. Complications of intrathecal baclofen pump: prevention and cure. *ISRN Neurol*. 2012;2012:575168.
188. D'Aleo G, Rifici C, Kofler M. Seizure after intrathecal baclofen bolus in a multiple sclerosis patient treated with oxcarbazepine. *Neurol Sci*. 2011;32(2):293–295.
189. Albright AL, Gilmartin R, Swift D. Long-term intrathecal baclofen therapy for severe spasticity of cerebral origin. *J Neurosurg*. 2003;98(2):291–295.
190. Flanagan SR, Cantor JB, Ashman TA. Traumatic brain injury: future assessment tools and treatment prospects. *Neuropsychiatr Dis Treat*. 2008;4(5):877–892.
191. De Joode EA, Van Heugten CM, Verhey FR, et al. Effectiveness of an electronic cognitive aid in patients with acquired brain injury: a multicentre randomised parallel-group study. *Neuropsychol Rehabil*. 2013;23(1):133–156.
192. Wallace T, Bradshaw A. Technologies and strategies for people with communication problems following brain injury or stroke. *NeuroRehabilitation*. 2011;28(3):199–209.
193. Dry A, Colantonio A, Cameron JI, et al. Technology in the lives of women who live with memory impairment as a result of a traumatic brain injury. *Assist Technol*. 2006;18(2):170–180.
194. Lancioni GE, Singh NN, O'reilly MF, et al. Technology-assisted programmes to promote leisure engagement in persons with acquired brain injury and profound multiple disabilities: two case studies. *Disabil Rehabil Assist Technol*. 2011;6(5):412–419.
195. Johnson RK, Hough MS, King KA, et al. Functional communication in individuals with chronic severe aphasia using augmentative communication. *Augment Altern Commun*. 2008;24(4):269–280.
196. McDonald A, Haslam C, Yates P, et al. Google Calendar: a new memory aid to compensate for prospective memory deficits following acquired brain injury. *Neuropsychol Rehabil*. 2011;21(6):784–807.
197. Lemoncello R, Sohlberg MM, Fickas S, et al. A randomised controlled crossover trial evaluating Television Assisted Prompting (TAP) for adults with acquired brain injury. *Neuropsychol Rehabil*. 2011;21(6):825–846.
198. Shum D, Fleming J, Gill H, et al. A randomized controlled trial of prospective memory rehabilitation in adults with traumatic brain injury. *J Rehabil Med*. 2011;43(3):216–223.
199. De Joode E, Proot I, Slegers K, et al. The use of standard calendar software by individuals with acquired brain injury and cognitive complaints: a mixed methods study. *Disabil Rehabil Assist Technol*. 2012;7(5):389–398.
200. De Luca R, Calabrò RS, Gervasi G, et al. Is computer-assisted training effective in improving rehabilitative

outcomes after brain injury? A case-control hospital-based study. *Disabil Health J*. 2014;7(3):356–360.
201. Sohlberg MM, Ehlhardt LA, Fickas S, Sutcliffe A. A pilot study exploring electronic (or e-mail) mail in users with acquired cognitive-linguistic impairments. *Brain Inj*. 2003;17(7):609–629.
202. Chen SH, Thomas JD, Glueckauf RL, et al. The effectiveness of computer-assisted cognitive rehabilitation for persons with traumatic brain injury. *Brain Inj*. 1997;11(3):197–209.
203. Dahlberg C, Cusick C, Hawley L, et al. Treatment efficacy of social communication skills training after traumatic brain injury: a randomized treatment and deferred treatment controlled trail. *Arch Phys Med Rehabil*. 2007;88(12):1561–1573.
204. Garrett KL, Beukelman DR, Low-Morrow D. A comprehensive augmentative communication system for an adult with Broca's aphasia. *Augment Altern Commun*. 1989;5:55–61.
205. Wallace SE, Hux K, Beukelman DR. Navigation of a dynamic screen AAC interface by survivors of severe traumatic brain injury. *Augment Altern Commun*. 2010;26(4):242–254.
206. Lancioni GE, Bosco A, Belardinelli MO, et al. An overview of intervention options for promoting adaptive behavior of persons with acquired brain injury and minimally conscious state. *Res Dev Disabil*. 2010;31(6):1121–1134.
207. Implementation of Section 255 of the Telecommunications Act of 1996: access to telecommunications services, telecommunications equipment, and customer premises equipment by persons with disabilities–FCC. Notice of proposed rulemaking. *Fed Regist*. 1998;63(99):28456–28473.
208. Baguley IJ, Cooper J, Felmingham K. Aggressive behavior following traumatic brain injury: how common is common? *J Head Trauma Rehabil*. 2006;21(1):45–56.
209. Saunders JC, McDonald S, Richardson R. Loss of emotional experience after traumatic brain injury: findings with the startle probe procedure. *Neuropsychology*. 2006;20(2):224–231.
210. Winkler D, Unsworth C, Sloan S. Factors that lead to successful community integration following severe traumatic brain injury. *J Head Trauma Rehabil*. 2006;21(1):8–21.
211. Morton MV, Wehman P. Psychosocial and emotional sequelae of individuals with traumatic brain injury: a literature review and recommendations. *Brain Inj*. 1995;9(1):81–92.
212. Perlesz A, Kinsella G, Crowe S. Psychological distress and family satisfaction following traumatic brain injury: injured individuals and their primary, secondary, and tertiary carers. *J Head Trauma Rehabil*. 2000;15(3):909–929.
213. Taylor HG, Yeates KO, Wade SL, et al. A prospective study of short- and long-term outcomes after traumatic brain injury in children: behavior and achievement. *Neuropsychology*. 2002;16(1):15–27.
214. Hammond FM, Hart T, Bushnik T, et al. Change and predictors of change in communication, cognition, and social function between 1 and 5 years after traumatic brain injury. *Head Trauma Rehabil*. 2004;19(4):314–328.
215. Tateno A, Jorge RE, Robinson RG. Clinical correlates of aggressive behavior after traumatic brain injury. *J Neuropsychiatry Clin Neurosci*. 2003;15(2):155–160.
216. Pardini M, Krueger F, Hodgkinson CA, et al. Aggression, DRD1 polymorphism, and lesion location in penetrating traumatic brain injury. *CNS Spectr*. 2014;19(5):382–390.
217. Eames P, Wood R. Rehabilitation after severe brain injury: a special unit approach to behavioral disorders. *Int Rehabil Med*. 1985;7:130–133.
218. Ashman T, Cantor JB, Tsaousides T. Comparison of cognitive behavioral therapy and supportive psychotherapy for the treatment of depression following traumatic brain injury: a randomized controlled trial. *J Head Trauma Rehabil*. 2014;29(6):467–478.
219. Medd J, Tate RL. Evaluation of an anger management therapy programme following acquired brain injury: a preliminary study. *Neuropsychol Rehabil*. 2000;10(2):185–201.
220. Aboulafia-Brakha T, Greber Buschbeck C, Rochat L, et al. Feasibility and initial efficacy of a cognitive-behavioural group programme for managing anger and aggressiveness after traumatic brain injury. *Neuropsychol Rehabil*. 2013;23(2):216–233.
221. Walker AJ, Nott MT, Doyle M, et al. Effectiveness of a group anger management programme after severe traumatic brain injury. *Brain Inj*. 2010;24(3):517–524.
222. Ylvisaker M, Turkstra L , Coehlo C, et al. Behavioural interventions for children and adults with behavior disorders after TBI: a systematic review of the evidence. *Brain Inj*. 2007;21(8):769–805.
223. Scaturo DJ. Insight-oriented psychotherapy. In: Corsini RJ, Craighead WE, and Weiner IB (eds.), *The Corsini Encyclopedia of Psychology*. Hoboken, NJ: Wiley; 2010, pp. 1–3.
224. Wood RL, Worthington AD. Neurobehavioral rehabilitation: a conceptual paradigm. In: Wood RL, McMillan T, eds. *Neurobehavioral Disability and Social Handicap Following Traumatic Brain Injury*. Hove, England: Psychology Press; 2002:107–132.
225. Prigatano GP. Psychotherapy after brain injury. In: Prigatano GP, Fordyce DJ, Zeiner HK, Roche JR, Pepping M, Woods BC, eds. *Neuropsychological Rehabilitation After Brain Injury*. Baltimore, MD: John Hopkins University Press; 1986.
226. Alderman N. Contemporary approaches to the management of irritability and aggression following traumatic brain injury. *Neuropsychol Rehabil*. 2003; 13(1–2):211–240.
227. Demark J, Gemeinhardt M. Anger and its management for survivors of acquired brain injury. *Brain Inj*. 2002;16(2):91–108.
228. Prigatanno GP. Disordered mind, wounded soul: the emerging role of psychotherapy in rehabilitation after brain injury. *J Head Trauma Rehabil*. 1991;6:1–10.
229. Klonoff PS. Individual and group psychotherapy in milieu-oriented neurorehabilitation. *Appl Neuropsychol*. 1997;4(2):107–118.
230. McLaughlin AM, Carey JL. The adversarial alliance: developing therapeutic relationships between families and the team in brain injury rehabilitation. *Brain Inj*. 1993;7(1):45–51.
231. Block CK, West SE. Psychotherapeutic treatment of survivors of traumatic brain injury: review of the literature and special considerations. *Brain Inj*. 2013;27(7–8):775–788.
232. Judd D, Wilson SL. Psychotherapy with brain injury survivors: an investigation of the challenges encountered by clinicians and their modifications to therapeutic practice. *Brain Inj*. 2005;19(6):437–449.
233. Lezak MD. Brain damage is a family affair. *J Clin Exp Neuropsychol*. 1988;10(1):111–123.
234. Brooks N, McKinlay W, Symington C, et al. Return to work within the first seven years of severe head injury.

Brain Inj. 1987;1(1):5–19.
235. Douglas JM, Spellacy FJ. Correlates of depression in adults with severe traumatic brain injury and their carers. *Brain Inj*. 2000;14(1):71–88.
236. Rivera P, Elliott TR, Berry JW, et al. Predictors of caregiver depression among community-residing families living with traumatic brain injury. *NeuroRehabilitation*. 2007;22(1):3–8.
237. Hanks RA, Rapport LJ, Vangel S. Caregiving appraisal after traumatic brain injury: the effects of functional status, coping style, social support and family functioning. *NeuroRehabilitation*. 2007;22(1):43–52.
238. Institute of Medicine, Board on the Health of Select Populations. *Cognitive Rehabilitation Therapy for Traumatic Brain Injury: Model Study Protocols and Frameworks to Advance the State of the Science: Workshop Summary*. Washington, DC: National Academies Press; 2013.
239. NIH Consensus Development Panel on Rehabilitation of Persons with Traumatic Brain Injury. Consensus conference: rehabilitation of persons with traumatic brain injury. *JAMA*. 1999;282(10):974–983.
240. Hodgson J, McDonald S, Robyn R, et al. A randomised controlled trial of a cognitive-behavioural therapy program for managing social anxiety after acquired brain injury. *Brain Impairment*. 2005;(6):169–180.
241. Cicerone KD, Langenbahn DM, Braden C, et al. Evidence-based cognitive rehabilitation: updated review of the literature from 2003 through 2008. *Arch Phys Med Rehabil*. 2011;92(4):519–530.
242. Bayley MT, Tate R, Douglas JM, et al. INCOG guidelines for cognitive rehabilitation following traumatic brain injury: methods and overview. *J Head Trauma Rehabil*. 2014;29(4):290–306.
243. Salazar AM, Warden DL, Schwab K, et al. Cognitive rehabilitation for traumatic brain injury: a randomized trial. Defense and Veterans Head Injury Program (DVHIP) Study Group. *JAMA*. 2000;283(23):3075–3081.
244. Chung CS, Pollock A, Campbell T, et al. Cognitive rehabilitation for executive dysfunction in adults with stroke or other adult non-progressive acquired brain damage. *Cochrane Database Syst Rev*. 2013; 30(4):CD008391.
245. Kopřivová J, Congedo M, Horáček J, et al. EEG source analysis in obsessive-compulsive disorder. *Clin Neurophysiol*. 2011;122(9):1735–1743.
246. Francis HM, Fisher A, Rushby JA, McDonald S. Reduced heart rate variability in chronic severe traumatic brain injury: association with impaired emotional and social functioning, and potential for treatment using biofeedback. *Neuropsychol Rehabil*. 2016;26(1):103–125. Epub 2015 Jan 28:1–23.
247. Ghaziri J, Tucholka A, Larue V, et al. Neurofeedback training induces changes in white and gray matter. *Clin EEG Neurosci*. 2013;44(4):265–272.
248. Munivenkatappa A, Rajeswaran J, Indira Devi B, et al. EEG Neurofeedback therapy: can it attenuate brain changes in TBI? *NeuroRehabilitation*. 2014;35(3): 481–484.
249. May G, Benson R, Balon R, et al. Neurofeedback and traumatic brain injury: a literature review. *Ann Clin Psychiatry*. 2013;25(4):289–296.
250. Christensen BK, Colella B, Inness E, et al. Recovery of cognitive function after traumatic brain injury: a multilevel modeling analysis of Canadian outcomes. *Arch Phys Med Rehabil*. 2008;89(12 suppl):S3–S15.
251. Dikmen S, Reitan RM, Temkin NR. Neuropsychological recovery in head injury. *Arch Neurol*. 1983;40(6):333–338.
252. Till C, Colella B, Verwegen J, et al. Postrecovery cognitive decline in adults with traumatic brain injury. *Arch Phys Med Rehabil*. 2008;89(12 suppl):S25–S34.
253. Millis SR, Rosenthal M, Novack TA, et al. Long-term neuropsychological outcome after traumatic brain injury. *J Head Trauma Rehabil*. 2001;16(4):343–355.
254. Kim J, Whyte J, Patel S, et al. Resting cerebral blood flow alterations in chronic traumatic brain injury: an arterial spin labeling perfusion FMRI study. *J Neurotrauma*. 2010;27(8):1399–1411.
255. Hudak A, Warner M, Marquez de la Plata C, et al. Brain morphometry changes and depressive symptoms after traumatic brain injury. *Psychiatry Res*. 2011;191(3):160–165.
256. Ng K, Mikulis DJ, Glazer J, et al. Magnetic resonance imaging evidence of progression of subacute brain atrophy in moderate to severe traumatic brain injury. *Arch Phys Med Rehabil*. 2008;89(12 suppl):S35–S44.
257. Trivedi MA, Ward MA, Hess TM, et al. Longitudinal changes in global brain volume between 79 and 409 days after traumatic brain injury: relationship with duration of coma. *J Neurotrauma*. 2007;24(5):766–771.
258. Sidaros A, Engberg AW, Sidaros K, et al. Diffusion tensor imaging during recovery from severe traumatic brain injury and relation to clinical outcome: a longitudinal study. *Brain*. 2008;131(Pt 2):559–572.
259. Warner MA, Marquez de la Plata C, Spence J, et al. Assessing spatial relationships between axonal integrity, regional brain volumes, and neuropsychological outcomes after traumatic axonal injury. *J Neurotrauma*. 2010;27(12):2121–2130.
260. Sidaros A, Skimminge A, Liptrot MG, et al. Long-term global and regional brain volume changes following severe traumatic brain injury: a longitudinal study with clinical correlates. *Neuroimage*. 2009;44(1):1–8.
261. Simpson J, Kelly JP. The impact of environmental enrichment in laboratory rats: behavioural and neurochemical aspects. *Behav Brain Res*. 2011;222(1): 246–264.
262. Scarmeas N, Stern Y. Cognitive reserve and lifestyle. *J Clin Exp Neuropsychol*. 2003;25(5):625–633.
263. Miller LS, Colella B, Mikulis D, et al. Environmental enrichment may protect against hippocampal atrophy in the chronic stages of traumatic brain injury. *Front Hum Neurosci*. 2013;7:506.
264. Mohammed AK, Winblad B, Ebendal T, et al. Environmental influence on behaviour and nerve growth factor in the brain. *Brain Res*. 1990;528(1):62–72.
265. van Praag H, Kempermann G, Gage FH. Neural consequences of environmental enrichment. *Nat Rev Neurosci*. 2000;1(3):191–198.
266. Yang S, Li C, Qiu X, et al. Effects of an enriched environment on myelin sheaths in the white matter of rats during normal aging: a stereological study. *Neuroscience*. 2013;234:13–21.
267. Meagher RK, Mason GJ. Environmental enrichment reduces signs of boredom in caged mink. *PLoS One*. 2012;7(11):e49180. doi:10.1371/journal.pone.0049180.
268. Latham N, Mason G. Frustration and perseveration in stereotypic captive animals: is a taste of enrichment worse than none at all? *Behav Brain Res*. 2010;211(1):96–104.
269. Campbell DL, Dallaire JA, Mason GJ. Environmentally

enriched rearing environments reduce repetitive perseveration in caged mink, but increase spontaneous alternation. *Behav Brain Res*. 2013;239:177–187.
270. Jung CK, Herms J. Structural dynamics of dendritic spines are influenced by an environmental enrichment: an in vivo imaging study. *Cereb Cortex*. 2014;24(2):377–384.
271. Leger M, Quiedeville A, Paizanis E, et al. Environmental enrichment enhances episodic-like memory in association with a modified neuronal activation profile in adult mice. *PLoS One*. 2012;7(10):e48043.
272. Kempermann G, Gast D, Gage FH. Neuroplasticity in old age: sustained fivefold induction of hippocampal neurogenesis by long-term environmental enrichment. *Ann Neurol*. 2002;52(2):135–143.
273. Berlucchi G. Brain plasticity and cognitive neurorehabilitation. *Neuropsychol Rehabil*. 2011;21(5):560–578.
274. Valero J, España J, Parra-Damas A, et al. Short-term environmental enrichment rescues adult neurogenesis and memory deficits in APP(Sw,Ind) transgenic mice. *PLoS One*. 2011;6(2):e16832.
275. Hu XL, Bergström SA, Brink M, et al. Enriched environment increases spinophilin mRNA expression and spinophilin immunoreactive dendritic spines in hippocampus and cortex. *Neurosci Lett*. 2010;476(2):79–83.
276. Diamond MC. Response of the brain to enrichment. *An Acad Bras Cienc*. 2001;73(2):211–220.
277. Rosenzweig MR, Bennett EL. Psychobiology of plasticity: effects of training and experience on brain and behavior. *Behav Brain Res*. 1996;78(1):57–65.
278. Nikolaev E, Kaczmarek L, Zhu SW. Environmental manipulation differentially alters c-Fos expression in amygdaloid nuclei following aversive conditioning. *Brain Res*. 2002;957(1):91–98.
279. Kolb B, Teskey GC, Gibb R. Factors influencing cerebral plasticity in the normal and injured brain. *Front Hum Neurosci*. 2010;4:204.
280. Frasca D, Tomaszczyk J, McFadyen BJ, et al. Traumatic brain injury and post-acute decline: what role does environmental enrichment play? A scoping review. *Front Hum Neurosci*. 2013;7:31.
281. Rees PM, Fowler CJ, Maas CP. Sexual function in men and women with neurological disorders. *Lancet*. 2007;369(9560):512–525.
282. Moreno JA, Arango Lasprilla JC, Gan C, et al. Sexuality after traumatic brain injury: a critical review. *NeuroRehabilitation*. 2013;32(1):69–85.
283. Arango-Lasprilla JC, Ketchum JM, Dezfulian T, et al. Predictors of marital stability 2 years following traumatic brain injury. *Brain Inj*. 2008;22(7–8):565–574.
284. Thomsen IV. Late outcome of very severe blunt head trauma: a 10–15 year second follow-up. *J Neurol Neurosurg Psychiatry*. 1984;47(3):260–268.
285. Kreutzer JS, Marwitz JH, Walker W, et al. Moderating factors in return to work and job stability after traumatic brain injury. *J Head Trauma Rehabil*. 2003;18(2):128–138.
286. Gill CJ, Sander AM, Robins N, Mazzei DK, Struchen MA. Exploring experiences of intimacy from the viewpoint of individuals with traumatic brain injury and their partners. *J Head Trauma Rehabil*. 2011;26(1):56–68.
287. Doig E, Fleming J, Tooth L. Patterns of community integration 2–5 years post-discharge from brain injury rehabilitation. *Brain Inj*. 2001;15(9):747–762.
288. Salter K, Foley N, Jutai J, et al. Assessment of community integration following traumatic brain injury. *Brain Inj*. 2008;22(11):820–835.
289. Braden CA, Cuthbert JP, Brenner L, et al. Health and wellness characteristics of persons with traumatic brain injury. *Brain Inj*. 2012;26(11):1315–1327.
290. Trexler LE, Trexler LC, Malec JF, et al. Prospective randomized controlled trial of resource facilitation on community participation and vocational outcome following brain injury. *J Head Trauma Rehabil*. 2010;25(6):440–446.
291. Hanks RA, Rapport LJ, Wertheimer J, et al. Randomized controlled trial of peer mentoring for individuals with traumatic brain injury and their significant others. *Arch Phys Med Rehabil*. 2012;93(8):1297–1304.
292. Cicerone KD, Mott T, Azulay J, et al. Community integration and satisfaction with functioning after intensive cognitive rehabilitation for traumatic brain injury. *Arch Phys Med Rehabil*. 2004;85(6):943–950.
293. Powell T, Ekin-Wood A, Collin C. Post-traumatic growth after head injury: a long-term follow-up. *Brain Inj*. 2007;21(1):31–38.
294. Carnevale GJ, Anselmi V, Johnston MV, Busichio K, Walsh V. A natural setting behavior management program for persons with acquired brain injury: a randomized controlled trial. *Arch Phys Med Rehabil*. 2006;87(10):1289–1297.
295. Reid-Arndt SA, Nehl C, Hinkebein J. The Frontal Systems Behaviour Scale (FrSBe) as a predictor of community integration following a traumatic brain injury. *Brain Inj*. 2007;21(13–14):1361–1369.
296. Martins AT, Faísca L, Esteves F, et al. Changes in social emotion recognition following traumatic frontal lobe injury. *Neural Regen Res*. 2012;7(2):101–108.
297. Levin HS, Goldstein F, Williams D, et al. The contribution of frontal lobe lesions to the neurobehavioral outcome of closed head injury. In: Levin HS, Eisenberg H, Benton AL, eds. *Frontal Lobe Function and Dysfunction*. New York, NY: Oxford University Press; 1991:318–338.
298. Shallice T, Burgess PW. Deficits in strategy application following frontal lobe damage in man. *Brain*. 1991;114 (Pt 2):727–741.
299. Levine B, Stuss DT, Milberg WP, et al. The effects of focal and diffuse brain damage on strategy application: evidence from focal lesions, traumatic brain injury and normal aging. *J Int Neuropsychol Soc*. 1998;4(3):247–264.
300. Vuadens P, Arnold P, Bellmann A. *Return to Work After a Traumatic Brain Injury-Vocational Rehabilitation*. Paris: Springer Paris; 2006.
301. Traumatic Brain Injury Model Systems. Information section on the database. Available at www.cdc.gov.
302. Abrams D, Barker LT, Haffey W, et al. The economics of return to work for survivors of traumatic brain injury: vocational services are worth the investment. *J Head Trauma Rehabil*. 1993;(8):59–76.
303. Shames J, Treger I, Ring H, et al. Return to work following traumatic brain injury: trends and challenges. *Disabil Rehabil*. 2007;29(17):1387–1395.
304. Walker WC, Marwitz JH, Kreutzer JS, et al. Occupational categories and return to work after traumatic brain injury: a multicenter study. *Arch Phys Med Rehabil*. 2006;87(12):1576–1582.
305. Avesani R, Salvi L, Rigoli G, et al. Reintegration after severe brain injury: a retrospective study. *Brain Inj*. 2005;19(11):933–939.
306. Johnstone B, Schopp LH, Harper J, et al.

Neuropsychological impairments, vocational outcomes, and financial costs for individuals with traumatic brain injury receiving state vocational rehabilitation services. *J Head Trauma Rehabil*. 1999;14(3):220–232.
307. Wehman P, West M, Fry R, et al. Effect of supported employment on the vocational outcomes of persons with traumatic brain injury. *J Appl Behav Anal*. 1989;22(4):395–405.
308. Klonoff PS, Lamb DG, Henderson SW. Outcomes from milieu-based neurorehabilitation at up to 11 years post-discharge. *Brain Inj*. 2001;15(5):413–428.
309. van der Horn HJ, Spikman JM, Jacobs B. Postconcussive complaints, anxiety, and depression related to vocational outcome in minor to severe traumatic brain injury. *Arch Phys Med Rehabil*. 2013;94(5):867–874.
310. McCrimmon S, Oddy M. Return to work following moderate-to-severe traumatic brain injury. *Brain Inj*. 2006;20(10):1037–1046.
311. McCabe P, Lippert C, Weiser M, et al. Community reintegration following acquired brain injury. *Brain Inj*. 2007;21(2):231–257.
312. Willer B, Ottenbacher KJ, Coad ML. The community integration questionnaire: a comparative examination. *Am J Phys Med Rehabil*. 1994;73(2):103–111.
313. Willer B, Rosenthal M, Kreutzer J, et al. Assessment of community integration following rehabilitation for TBI. *J Head Trauma Rehabil*. 1993;8:11–23.
314. Schmidt MF, Garvin LJ, Heinemann AW, et al. Gender- and age-related role changes following brain injury. *J Head Trauma Rehabil*. 1995;10(4):14–27.
315. Brown M, Vandergoot D. Quality of life for individuals with traumatic brain injury: comparison with others living in the community. *J Head Trauma Rehabil*. 1998;13(4):1–23.
316. O'Neill J, Hibbard MR, Brown M, et al. The effect of employment on quality of life and community integration after traumatic brain injury. *J Head Trauma Rehabil*. 1998;13(4):68–79.
317. Willmott C, Ponsford J, Downing M, et al. Frequency and quality of return to study following traumatic brain injury. *J Head Trauma Rehabil*. 2014;29(3):248–256.
318. C.D.C. Traumatic brain injury-fact sheet. 2015. Available at http://www.cdc.gov/ncipc/tbi/TBI.htm.
319. Thurman DJ, Alverson C, Dunn KA, et al. Traumatic brain injury in the United States: a public health perspective. *J Head Trauma Rehabil*. 1999;14(6):602–615.
320. Johnstone B, Mount D, Schopp LH. Financial and vocational outcomes 1 year after traumatic brain injury. *Arch Phys Med Rehabil*. 2003;84(2):238–241.
321. Shigaki CL, Johnstone B, Schopp LH. Financial and vocational outcomes 2 years after traumatic brain injury. *Disabil Rehabil*. 2009;31(6):484–489.
322. Anderson MI, Parmenter TR, Mok M. The relationship between neurobehavioural problems of severe traumatic brain injury (TBI), family functioning and the psychological well-being of the spouse/caregiver: path model analysis. *Brain Inj*. 2002;16(9):743–757.
323. Ergh TC, Rapport LJ, Coleman RD, et al. Predictors of caregiver and family functioning following traumatic brain injury: social support moderates caregiver distress. *J Head Trauma Rehabil*. 2002;17(2):155–174.
324. Machamer J, Temkin N, Dikmen S. Significant other burden and factors related to it in traumatic brain injury. *J Clin Exp Neuropsychol*. 2002;24(4):420–433.
325. Marsh NV, Kersel DA, Havill JA, et al. Caregiver burden during the year following severe traumatic brain injury. *J Clin Exp Neuropsychol*. 2002;24(4):434–447.
326. Kolakowsky-Hayner SA, Kishore R. Caregiver functioning after traumatic injury. *NeuroRehabilitation*. 1999;13(1):27–33.
327. Boyle GJ, Haines S. Severe traumatic brain injury: some effects on family caregivers. *Psychol Rep*. 2002;90(2):415–425.
328. Harris JK, Godfrey HP, Partridge FM, et al. Caregiver depression following traumatic brain injury (TBI): a consequence of adverse effects on family members? *Brain Inj*. 2001;15(3):223–238.
329. Gillen R, Tennen H, Affleck G, et al. Distress, depressive symptoms, and depressive disorder among caregivers of patients with brain injury. *J Head Trauma Rehabil*. 1998;13(3):31–43.
330. Kreutzer JS, Rapport LJ, Marwitz JH, et al. Caregivers' well-being after traumatic brain injury: a multicenter prospective investigation. *Arch Phys Med Rehabil*. 2009;90(6):939–946.
331. Rapport LJ, Bryer RC, Hanks RA. Driving and community integration after traumatic brain injury. *Arch Phys Med Rehabil*. 2008;89(5):922–930.
332. Rapport LJ, Hanks RA, Bryer RC. Barriers to driving and community integration after traumatic brain injury. *J Head Trauma Rehabil*. 2006;21(1):34–44.
333. Fisk GD, Schneider JJ, Novack TA. Driving following traumatic brain injury: prevalence, exposure, advice and evaluations. *Brain Inj*. 1998;12(8):683–695.
334. Hawley CA. Return to driving after head injury. *J Neurol Neurosurg Psychiatry*. 2001;70(6):761–766.
335. Formisano R, Bivona U, Brunelli S, et al. A preliminary investigation of road traffic accident rate after severe brain injury. *Brain Inj*. 2005;19(3):159–163.
336. Bivona U, D'Ippolito M, Giustini M, et al. Return to driving after severe traumatic brain injury: increased risk of traffic accidents and personal responsibility. *J Head Trauma Rehabil*. 2012;27(3):210–215.
337. Lew HL, Kraft M, Pogoda TK, et al. Prevalence and characteristics of driving difficulties in Operation Iraqi Freedom/Operation Enduring Freedom combat returnees. *J Rehabil Res Dev*. 2011;48(8):913–925.
338. Haselkorn JK, Mueller BA, Rivara FA. Characteristics of drivers and driving record after traumatic and nontraumatic brain injury. *Arch Phys Med Rehabil*. 1998;79(7):738–742.
339. Shukla D, Devi BI, Agrawal A. Outcome measures for traumatic brain injury. *Clin Neurol Neurosurg*. 2011;113(6):435–441.
340. Nichol AD, Higgins AM, Gabbe BJ, et al. Measuring functional and quality of life outcomes following major head injury: common scales and checklists. *Injury*. 2011;42(3):281–287.
341. World Health Organization Quality of Life assessment (WHOQOL): position paper from the World Health Organization. *Soc Sci Med*. 1995;41(10):1403–1409.
342. Polinder S, Haagsma JA, van Klaveren D, et al. Health-related quality of life after TBI: a systematic review of study design, instruments, measurement properties, and outcome. *Popul Health Metr*. 2015;13:4.
343. Mailhan L, Azouvi P, Dazord A. Life satisfaction and disability after severe traumatic brain injury. *Brain Inj*. 2005;19(4):227–238.
344. Adresen FM, Meyer, Meyers AR. Health-related qual-

ity of life outcomes measures. *Arch Phys Med Rehabil*. 2000;81(12 suppl 2):S30–S45.

345. Bonomi AE, Patrick DL, Bushnell DM, et al. Quality of life measurement: will we ever be satisfied? *J Clin Epidemiol*. 2000;53(1):19–23.
346. Fuhrer MJ. Subjectifying quality of life as a medical rehabilitation outcome. *Disabil Rehabil*. 2000;22(11):481–489.
347. Dijkers M. Measuring quality of life: methodological issues. *Am J Phys Med Rehabil*. 1999;78(3):286–300.
348. Boake C, High WM Jr. Functional outcome from traumatic brain injury: unidimensional or multidimensional? *Am J Phys Med Rehabil*. 1996;75(2):105–113.
349. Koskinen S. Quality of life 10 years after a very severe traumatic brain injury (TBI): the perspective of the injured and the closest relative. *Brain Inj*. 1998;12(8):631–648.
350. Gerin P, Dazord A, Boissel J, et al. Quality of life assessment in therapeutic trials: rationale for and presentation of a more appropriate instrument. *Fundam Clin Pharmacol*. 1992;6(6):263–276.
351. Dazord A, Astolfl F, Guisti P, et al. Quality of life assessment in psychiatry: the Subjective Quality of Life Profile (SQLP)—first results of a new instrument. *Community Ment Health J*. 1998;34(5):525–535.
352. Prigatano GP. Impaired self-awareness after moderately severe to severe traumatic brain injury. *Acta Neurochir Suppl*. 2005;93:39–42.
353. Prigatano GP, Altman IM. Impaired awareness of behavioral limitations after traumatic brain injury. *Arch Phys Med Rehabil*. 1990;71(13):1058–1064.
354. Prigatano GP, Altman IM, O'Brien KP. Behavioral limitations that traumatic-brain-injured patients tend to underestimate. *Clinical Neuropsychologist*. 1990;4:163–176.
355. National Center for Complementary and Alternative Medicine. What is complementary and alternative medicine? Available at http://nccam.nih.gov/health/whatiscam.
356. Manzoni GM, Pagnini F, Castelnuovo G, et al. Relaxation training for anxiety: a ten-years systematic review with meta-analysis. *BMC Psychiatry*. 2008;8:41.
357. World Health Organization. WHO traditional medicine strategy 2002–2005. Geneva: World Health Organization: 2002–2005. Available at http://www.wpro.who.int/health_technology/book_who_traditional_medicine_strategy_2002_2005.pdf.
358. Lee GB, Charn TC, Chew ZH, et al. Complementary and alternative medicine use in patients with chronic diseases in primary care is associated with perceived quality of care and cultural beliefs. *Fam Pract*. 2004;21(6):654–660.
359. Nahin RL, Barnes PM, Stussman BJ, et al. Costs of complementary and alternative medicine (CAM) and frequency of visits to CAM practitioners: United States, 2007. *Natl Health Stat Report*. 2009;(18):1–14.
360. Metcalfe A, Williams J, McChesney J, et al. Use of complementary and alternative medicine by those with a chronic disease and the general population-results of a national population based survey. *BMC Complement*

第三篇　日间医疗：运动医学与疼痛

第三篇

第24章 队医的角色

Arthur Jason De Luigi and Luis Alfredo Guerrero

什么是队医

随着竞技类体育赛事的增加,全球对于运动医学医师的需求也随之增长。运动医学医师的工作重点不仅在于评估和治疗急性肌肉骨骼损伤,还在于保持整体健康状况,帮助运动员在比赛中发挥出最佳竞技水平。队医无论是在个人、团体还是大型赛事中,在组织、管理和提供运动员护理方面均担负着主要作用。目前,已经有一些共识定义了队医的角色,其中一篇由美国运动医学学院(ACSM),美国运动医学学会(AMSSM),美国运动医学骨科学学会(AOSSM)和美国运动医学骨科学院(AOASM)共同签发。这些共识从定义、资历、教育、职责和责任等方面对一名合格队医进行了描述[1-11]。首席队医对有关团队健康的医疗决策负有最终责任,同时也负责团队成员损伤和疾病的预防、治疗和管理。队医还负责与队内其他医疗专业人士,包括其他队医、运动教练和其他医疗人员协调运动员护理的相关事宜。

由多个组织共同提出的《队医共识声明》描述了队医的资格、职责和责任,为选择队医的个人和组织提供了指导。这些描述和指南的目的是为运动员和运动团体提供最佳的医疗保健基础。专门的教育、培训和经验培养帮助队医获取资格,可以为运动员提供最佳的医疗服务[1]。队医应管理和协调运动队成员的医疗,并维护运动员的健康。队医应熟悉肌肉骨骼损伤的治疗、常见的医疗状况和运动中遇到的心理问题,并掌握处理体育赛事中常见紧急事件的基本知识,接受过完整的心肺复苏(CPR)和使用自动体外除颤仪(AED)的培训[1,3,4,9]。

队医可通过先进的运动员护理网络整合个人医疗专长,包括医疗顾问、注册运动训练师(ATC)和其他相关的医疗保健专业人员。在运动员护理网络的帮助下,队医还能对运动员、教练、家长或监护人以及管理人员进行宣教。总而言之,队医负责所有可能影响运动员的安全参赛、参赛资格和恢复训练(RTP)的医疗决定[1,2,6,7]。

医学资质和教育

由于队医的主要责任是为运动员提供最佳的医疗保障,因此队医必须具备一定的资质和教育背景。对于那些担任某些院校、国家队、奥运代表队或残奥代表队及专业队的队医来说,可能需要额外的资质和教育背景。队医必须至少拥有医学博士(MD)或骨病医学博士(DO)学位,并具有不受限制的行医执照[1,2,12]。队医最好有临床培训经验,包括美国医学委员会(ABMS)医学专业委员会的认证,美国研究生医学教育委员会(ACGME)或美国骨科协会(AOA)认证的体育医学进修培训和随后的体育医学附加资格证书(CAQ)(矫形外科目前不提供体育医学亚专业认证)。目前提供并有资格接收体育医学进修医生培训的医学专业包括物理医学与康复学(PM & R)、矫形外科、家庭医学、急诊医学、内科学和儿科学。许多其他专业,如心脏病学,在运动医学中发挥着重要作用,经常被纳入医疗团队或作为顾问,但他们目前不提供运动医学方面的专门培训[10]。

如果一个医生要想成为队医,临床实践的主要部分应该集中在运动医学上,并应该通过运动医学的继续医学教育(CME)来夯实他们的知识基础。加入运动医学专业学会或团体并积极参与其中的相关活动是很有益的。同时也建议坚持进行和运动医学相关的教学、研究和发表论文的工作。理想情况下,这些医生还需要进行高级心脏和创伤生命支持

(ACLS/ATLS)方面的训练,以应对在比赛中发生危及生命的心肺事件。多了解法医学、残疾和工作人员的赔偿问题,特别是大型职业运动中出现的脑震荡问题以及推动消除公众对大学体育业余性的看法,这些对一个队医来说都是有益的。最后,根据队医可能涵盖的运动水平,可能需要额外的媒体训练,包括沟通技巧、社交媒体渠道以及保护运动员医疗隐私等方面的知识[1]。

队医的素质和时间要求

对于队医来说,能够为团队奉献足够的时间非常重要。医生必须认识到必要的时间投入在成功管理团队的整体健康、福祉和伤害/疾病预防中的重要性。医生应该在他或她的日程表上提供足够的灵活性,不仅应该能够及时评估运动员在赛场上的急性损伤,而且能够为在办公室或训练室的运动员处理所有的损伤和疾患。良好的沟通技巧和积极的宣教至关重要;面向运动员、运动员家人、教练、运动训练师、专职保健人员、团队管理人员,某些情况下还包括运动员的代理人的宣教都很重要[2]。队医应该能够直接与 ATC 就运动员受伤的康复进展进行沟通。队医最宝贵的品格之一就是值得信赖,这需要通过与运动员、ATC、教练以及团队管理者的不断沟通来获得[5]。

队医应该制订一个时间表,以适应运动员的紧急时候和特殊时间的医疗需求,其中包括场上时间、临床办公时间和训练室时间。培训室(TR)评估应该每周进行 1 次或 2 次。在较大的机构中,如主要的大学,训练室时间通常在特定日期由队医/ATC 提供服务,同时每种运动有指定的训练室时间由他们的队医和 ATC 提供服务,以在日常紧迫的工作中达到交叉覆盖。训练室时间的目标之一是为运动员提供理想的"熟悉环境",在那里他们较舒适地接受治疗。众所周知,并不是所有的医疗服务都能单独在训练室中进行,但对他们的初步评估来说,这可能是一个压力小得多的环境[5]。

队医应尽可能参加练习和团队会议,虽然这不是对队医的要求,但还是有益的。由于医生的临床和教育要求,通常很难全部参与,但偶尔出席是有益的,应予以鼓励。它为队医提供了对环境和条件的见解,包括运动员和团队训练方案,以及运动员和教练之间的互动。它有助于建立与教练和运动员之间的协作关系,并确立自身作为团队一部分的角色[3]。

在球场边和赛场紧急事件处理是队医工作最可见的方面。然而,在比赛期间花在球场边和紧急事件处理上的时间取决于各种因素。在赛季/赛事开始前,应提前讨论现场的具体要求。影响因素包括队医的具体职责和可利用的资源,以及紧急事件发生的时机和次数等[3]。尤其值得注意的是,一名医生可能是某所高中、学院或大学所有运动队的队医,并且可能在同一天有多支队伍同时进行比赛或同时出现多起场上紧急事件。在这些情况下,需要制订一个明确的计划,以确定所有运动项目的整体医疗保障范围,同时分配好 ATC 和队医的职责范围。其他可能影响球场边医疗处置和紧急医疗服务(EMS)表现的因素是县或州法律规定的要求,以及管理体育协会的规定[3]。

一旦了解了所有这些要求,团队医疗人员将讨论医疗保障事宜,共同确定队医是参加某个特定团队所有的比赛(或商定一个以交叉覆盖方式保证的最低比赛次数)还是每个团队的几场比赛。如果队医涉及多个团队,建议至少参加自己监管的每个团队的部分练习和至少一场比赛。如果考虑到参赛队的数量,这一要求是否过于繁重,则应与学校和体育部门的管理人员进行讨论,以便队医阐明是否需要为运动员的健康提供额外的医疗保障。总的来说,提供良好的"团队医疗"等同于观察整个医疗团队(包括医生和 ATC)在练习和比赛时的协作能力与状态[3]。

队医的核心知识

队医应该了解运动员常见的医疗状况,及相关的核心知识[2]。队医的基本核心知识应该包括骨科、心肺疾病、传染病、药物、神经病学、皮肤病学和康复。队医应具备药理学方面的专业知识,包括药物疗效和不良反应背后的证据[10]。此外,运动员的营养支持相关知识是至关重要的。有时运动员可能会自行服用一些草药或营养补充剂,却不知道其副作用,甚至不知道在比赛中使用这种药物是非法的。因此,队医必须了解相关运动管理机构的兴奋剂(PED)和所有其他禁用药物的内容。队医应该对他们提供医疗服务的每项运动或联赛的违禁药物和药物检测标准有绝对的了解。尽管这些药物/补充剂在不同的运动项目中可能有很大的差异,但在兴奋剂方面的主要管理机构是世界反兴奋剂机构(WADA)和美国反兴奋剂机构(USADA)。全球药物参考在线（Global DRO）是美国陆军药物管理局（USADA）开发的一个易于使用和方便的工具，它提供即时的最新药物综述和一份带有时间点的搜索报告，医生可以将其提供给运动员，并保存为医疗记录[13]。

行为医学和心理学的一般知识也很重要，包括运动表现心理学。在接受医学治疗和康复治疗的运动员中，情绪障碍和抑郁是常见的，尤其是受伤无法参加比赛的运动员。运动科学和营养的基础知识对于预防伤害、最大限度地提高运动表现、识别过度训练和潜在的饮食失调都是有益的[2,8]。

队医的医疗职责

根据团队共识声明，某些医疗责任对于队医来说是必要的和值得的[1]。对于队医来说，建立受伤和疾病管理的指挥链是至关重要的。此外，协调比赛日受伤情况和医疗问题的评估和管理也是至关重要的[1,3]。医疗团队、运动员、教练和团队管理人员之间必须达成共识，即队医具有对参与许可、当天返回赛场或赛后返回赛场作出最终决定的权利。队医应该理解赛前检查的重要性，并确定运动员是否适合参加[1,3]。尽管对队医来说，进行赛前检查是有益的，但并不要求队医亲自进行所有的赛前检查。然而，他或她应审查由他人进行的每位运动员的赛前检查文件，以解决可能影响运动员健康和安全的情况。最好在运动训练或比赛开始之前至少6~8周进行检查，以便队医可以在潜在的相关医疗状况被识别之后启动任何可能必要的额外检查[1,2,10,12]。

队医应了解运动员受伤和疾病的医疗管理和预防，并认识到影响运动成绩的其他问题，包括力量和条件、营养、人体工程学辅助、药物滥用和对受伤的心理反应。队医应在整个恢复和康复期间提供超出比赛日/赛事覆盖范围的持续医疗护理，以便能够就运动员的重返赛场作出正确的决定[1]。根据比赛类型、性别、年龄和参与者的功能状态，医生应该对女性、儿童、青少年、职业运动员和残障运动员的独特问题有一个明确的理解[1,12,14-15]。队医还必须能够利用运动护理网络整合他们的医学专业知识，并为受伤和生病的运动员提供文件和医疗记录，以备将来参考[1]。

此外，队医应全面了解锻炼和运动参与对健康状况的影响。必须为队医提供参与运动护理网络开发和选择的机会，并对运动员、父母/监护人、教练和管理人员进行教育[1,10]。

队医应协助决定场边和赛事所需的医疗保障水平。根据特定机构或赛事计划委员会的资源，医疗保健计划需要与队医或赛事医疗主管进行彻底讨论[3,4]。如果一所高中或大学只有一名医生，则应实施明确的医疗保障计划，利用所有医疗资源提供医疗保障。在这种情况下，队医应负责所有冲撞性和高风险运动项目，而其他低强度/低风险运动项目可由运动治疗师或任何相关健康专业人员负责，这些专业人员在随叫随到的医生监督下接受运动损伤识别和初步治疗方面的培训。在决策过程中，竞赛的情绪不得影响医疗决策，应注意参与者的安全[3,4]。关于在活动中部署的医务人员的类型和数量的决策，应该把重点和注意力放在比赛和容易受伤的个人身上。其他讨论应包括处理非参与者的紧急情况，并确认有完善的涉及观众的医疗紧急情况的应急流程和策略。应向管理人员和赛事策划人员明确说明，应为观众制订单独的医疗计划，队医的主要职责是运动员在比赛场地的安全和医疗保健[3,4]。

在比赛中，队医必须保持边线意识，并鼓励其他人也这样做。队医必须专注于赛场上的运动员，不能轻易分心。注意和观察球场上的动作使队医能够明确运动员受伤时的生物力学情况，帮助其并在边线或更衣室评估期间进行准确的诊断。这种合作有助于确定是否需要额外的研究和潜在的专业咨询[2,3]。队医的在场使他们能够迅速、清楚、保密地将球员的情况告知“需要知道的人”[16]。

队员受伤后，队医需协调康复过程，并决定运动员何时能够再次参赛。这可能是一个艰苦的过程，取决于损伤类型、运动和比赛水平，包括队医和运动员、家长、ATC/物理治疗师（PT）、教练、管理人员和其他必要的医学专家之间的积极沟通。当运动员需要额外的医学专家服务时，积极跟进建议和治疗对协调康复过程至关重要，医疗记录也是至关重要的[16]。

一旦运动员的伤势得到了成功的治疗，并在恢复和康复过程中取得了进展，开始训练和重返赛场的最终决定必须由队医作出[3]。脑震荡和各种肌肉骨骼损伤均有相应的指南和共识[3,6,7,17]。重返赛场指南中的一个例子是受伤侧肢体的力量应达到非受伤侧的90%以上，因为力量不足的情况下重返赛场很容易出现再次损伤。并且，运动员应具备足够的灵活性，可以在接触性运动中自我保护，在接触性运动中避免过度使用性损伤。重返赛场的运动员的护具不能增加其他运动员损伤的风险。因此，石膏、夹板、支具以及其他的保护装置均应使用能安全比赛的材料来制作。重返赛场的运动员应具备清晰的思维和完整的认知能力。以前，对脑震荡后运动员重返赛场的标准根据资料/参考文献的不同而各不相同；但过去数十年间，针对脑震荡运动员安全回归比赛的最佳标准已取得共识[17]。

队医的管理职责

除了对运动员进行评估和治疗外，队医在协调团队和运动员的护理方面还负有许多行政责任。

队医必须在医师与管理部门或组织机构之间制订医疗护理和管理职责的书面协议，包括构建自运动医疗网络的报告，这是至关重要的。队医应参加制订紧急行动计划（EAP），并应协调行动计划的演练。EAP 的内容应该包括周围医院的医疗能力信息、急救方案以及必要时到周围医院的转运方案[1,3,4]。此外，队医应在制订医疗政策和医疗指挥链方面拥有决定权，并为体育医疗队成员定义角色和责任[3]。队医还必须参加场外和赛事准备的其他方面，例如，环境问题、用品、设备、药物、政策、赛季后回顾[1,3,4]。队医也应包括在运动员、家长/监护人、运动训练人员、管理人员和教练的教育中[1]。

队医的另一项行政职责是协调体育训练员和其他辅助医务人员的医疗监督。队医应与主管体育教练和其他队医协调医务人员需要参加的训练和比赛。此外，队医应该为受伤运动员的场外评估制订一个计划，包括哪些必要的医疗设备在场外或训练室随时可用。

队医应熟悉与运动医学相关的专业组织制定的立场声明，以及由其提供医疗保障的体育管理机构制定的规定。

建立和实施评估和治疗方案是很重要的，以便在队医不在时提供及时和优质的医疗服务[2]。可以利用现有文献，如 ACSM 关于脑震荡疾病和肌肉骨骼损伤后重返赛场的共识声明，对运动员医疗团队进行授课教育[6,7]。

队医应该监督比赛环境的状况是否有潜在损伤危险。在整个赛季，队医应评估训练和比赛设施的安全问题，并与教练和工作人员合作，确保运动员有适当且合适的防护装备。重要的是要确保运动员有足够的水分补充渠道和资源。此外，队医应积极参与确定适合气候的活动水平，以避免高温、寒冷或与恶劣天气相关的环境伤害。

队医的沟通职责

在所有的工作中，沟通都是成功的关键，尤其是在运动团队的护理中。在队医、运动员、ATC、PT、教练、其他医生和团队管理员之间进行公开和明确的沟通是非常必要的。防止误会的一个很好的方法是在赛季前与所有的体育医疗队成员回顾和讨论医疗和康复方案。这将有助于运动员的适当护理，避免在受伤或生病时由于缺乏明确的计划而可能出现的延误。治疗和康复计划应以书面形式记录下来，并分发给所有体育医疗队成员。

另一种确保团队中所有运动员都能得到最适当的护理的方法是将所有治疗清楚地记录下来，并保证所有医疗组成员都可以随时查阅该记录[10,16]。回顾这些信息，并使所有运动医疗团队成员都能方便地使用这些记录，有助于防止在对运动员进行评估和治疗时出现混乱和延误。确定哪些运动队成员是场上损伤时初期评估的第一责任人是很重要的，还有是否队医或 ACT 组长直接与教练沟通受伤的程度和恢复比赛状态，以避免沟通错误使运动员面临潜在的进一步伤害。尽管每种损伤和疾病都将独立治疗，但对于队医来说，应制订何时进行影像学检查（X 线、MRI 等）或实验室检查的标准方案。这些额外的检查不仅有助于运动员的诊断和治疗，而且也可以成为管理评估、恢复过程进展的工具。它还提供了客观的信息，用于团队领导、教练和运动员与队医共同审查，以概述运动员在治疗和康复方面的进展。这种资源共享有利于及时、有序的制订运动员的医疗决策，快速达成一致的治疗方案。队医应与检验科和放射科达成协议，并与阅片的放射科医生建立紧密的工作关系，有助于及时获得这些结果。这对于防止评估的延迟，以及减少由于预约或获得这些检查结果的困难而导致的潜在的患者不遵从性，以及对检查结果的及时反馈非常重要。尤其是在当今这个时代，队医拥有优秀的管理人员也很重要，预先解决由于保险预授权和批准而影响获得检查结果的问题。

队医必须与主教练、助理教练和运动教练以及力量/调节专家保持良好的关系。通过与球队所有人员直接合作，队医可以在伤病预防建议和整体球员健康教育方面起到不可或缺的作用。因此，团队中的每个人都有一个共同的愿望，即帮助运动员达到为体育比赛作好准备、运动员的整体健康以及防止运动员因受伤而退出比赛的目标。如果运动员受伤,这些既定的沟通渠道将有助于康复。重要的是要让教练知道受伤球员的情况及重返赛场和安全比赛的时间线。在恢复和康复期间,队医必须提供进一步评估球员状况的时间框架。这将使所有参与照顾运动员的人都能对运动员目前在恢复比赛能力方面的状况有一个确定的了解。最严重的情况是在现场比赛中发生的伤害,需要队医立即对运动员进行检测和评估。一旦评估完成,队医有责任通知教练这项比赛的具体计划,无论是比赛、系列赛、四分之一、周期、半场、比赛,还可能是整个赛季。

受伤后,可能有必要与学校或球队官员讨论球员的健康状况,这与职业体育尤其相关,因为他们可能需要签下一名自由球员,或者从小联盟或发展联盟征召另一名球员。对于高中或大学的运动员,队医可能需要说明可能需要缺课、作业或测试限制。在这些情况下,你应该始终保护患者的隐私和机密性,因为学校很少需要知道运动员的医疗或个人情况的细节。此外,对于青少年运动,队医可能需要与他或她的父母讨论运动员的健康状况,特别是如果运动员是未成年人。建议在赛季开始前,向所有 18 岁以下运动员的父母发出一封详细的信,说明队医的作用。

可能有一些伤害或疾病需要其他医疗专家进一步评估。当这种情况出现时,队医和工作人员必须有针对性地向这些医疗顾问提供相关信息。咨询医生应提供书面文件,说明他们的建议,包括额外的检查和治疗建议。通常,在决定进行特定的治疗计划之前,可能需要征求多方医疗意见。如果顾问之间有不同的意见,那么队医应该与运动员讨论各种建议的利弊,然后再达成最终的计划。

当队医的另一个特别的工作是应对媒体对运动员或伤病情况的询问。媒体很少需要队医直接提供信息,而球队应该有明确的工作准则来应对媒体。有些联盟为了公平竞争,要求球队官员向联盟公布所有潜在的伤病情况,并会将伤病标示为可能、有疑问、有争议或出局。这些公告通常由球队高层官员发布,但在正式公告前应与队医讨论。如果极少数情况下,媒体安排了直接采访,那么队医和球队官员应该要求媒体在采访前提交书面问题。因此,可以与球队教练、运动教练和管理人员一起审查回答的内容,以确保一致性、准确性和尊重运动员的意见和隐私。

队医其他需要考虑的问题

队内医务人员必须负责完善运动员医疗护理文件,这将有助于提高所有医务人员的认识,以确保每个人都站在同一战线上。此外,这些信息应有助于准确的流行病学和伤病数据统计[18]。伤病数据的积累有可能影响训练方案、比赛规则或防护装备的规定。伤病监测对运动员的健康起着重要作用,它有助于推进预防运动医学、运动安全和未来运动损伤的预防,它还有助于确保运动损伤和预后数据的收集、存储和共享方法符合《健康保险便携性和责任法案》(HIPAA)的要求。

总的来说,在评估新的伤害预防计划时,应该做到尽职、具备良好的判断力和直觉。应该有开放的沟通渠道,并由所有相关人员对经过验证的变化作出调整,这将有益于和保护运动员。同样重要的是,不要在缺乏有效循证医学证据的情况下盲目追随最新的观点。此外,评估不同运动人群的信息,如运动项目、年龄、性别和比赛水平等,也很有意义,因为这些因素可能代表着不同的损伤模式。由于每个人都渴望达到职业水平,对精英职业运动员的治疗策略与其他梯队的运动员应有所区别,因为这类人群的决策还有其他因素。这些外部因素包括额外的资源与训练人员的可用性和对康复的 100% 投入(因为这是他们唯一的职业),以及诸如伤病名单、球员的选择和对季后赛/复赛的准备等因素。遗憾的是,运动员、经纪人和球队官员也会考虑到球员的合同状况,这也是决策的因素。最近的一个例子是一个替补四分卫在赛季早期选择手术,所以他将在自由球员年期间提早作好准备,为获得一份新合同尝试多支球队。

运动医学中的法律问题

在进入运动医学保障领域前,队医应注意一些法律问题。队医应该了解并解决与渎职、合同、执照、保险、《善良的撒玛利亚人法》(*Good Samaritan Laws*)和保密有关的法律问题。在作出与运动医学保障相关的法律决定之前,队医必须征求医院法律顾问或独立律师的意见。

如前所述,队医与学校/团队/组织之间签订法律合同是很重要的。合同或协议书应明确规定队医的职责和责任。运动医学领域的专业组织已经制订了共识声明,概述了队医的资格、职责和责任[1,2,19-21]。

球队应为运动员提供安全的场地和设备。球队应向医生提供治疗受伤运动员所需的医疗用品。球队必须制订紧急医疗救援计划，以应对紧急情况。运动员有责任向代表队或医生报告病情、伤情或症状，代表队不得干涉运动员的治疗。

队医应该注意的一个主要问题是医疗责任和赔偿。在从事运动医疗保障之前，谨慎的做法是研究与该职位相关的医疗责任风险和保险。在作出有关医疗的法律决定之前，应考虑律师的建议。运动医学医生应该与球队签订详细而具体的合同。合同的内容应概述队医的职责、团队的责任、赔偿、出差预期、保险条款、合同期限、参与前体检、责任保险和比赛决策过程。体育和社会的规则是被制订的、可被解释的和存在争论的。体育运动中的医疗行为与其他医疗行为相比并无特权。还有额外的来自公共领域和球队传统的问题，以及比赛保障的任务。医生应该有渎职保险，渎职行为是指不具备相应技能或职业不当行为。然而，过失是医疗事故诉讼中责任的主要缘由。过失责任的成立要求：医师对原告负有责任的证明、违规行为适用的标准治疗、造成可获得赔偿的伤害，以及违规医疗和伤害之间的联系[22,23]。

队医应有足够的医疗责任险来保证任何的案件情况。医生在出州参加赛事保障时必须意识到潜在的责任，并在出发前向保险公司确认。球场旁可能会出现需要紧急干预的情况，这可能会使医生面临诉讼的风险。通常，与现有条款相比，责任险的费用会增加，因为医生在办公室看到的急性伤害较少。此外，责任保险在一个特定州的管辖范围存在潜在的限制，如果他们前往另一个州或国家参加体育赛事保障，则可能医生不被保险包含在内。大多数司法管辖区都有保护医生的《善良的撒玛利亚人法》，但各州不同，不应取代医疗事故保险。此外，队医应该有足够的“跟班”，以防医生在事故发生前更换工作或医疗事故保险。队医可以通过签订合同、运用良好的沟通技巧、防范问题、治疗记录和寻求法律顾问的建议来管理风险[24]。

总的来说，许多医疗机构都知道《善良的撒玛利亚人法》，并认为该律法应涵盖体育赛事期间为医生提供庇护。《善良的撒玛利亚人法》的原则适用于当一个人看到一个人处于紧急和严重的危险中，并试图提供医疗保健来帮助这个人。根据法律规定，在试图营救时，如果营救者冒着自己的生命或重伤的危险，而且这种行为尝试不是鲁莽或轻率的，按照功过相抵原则不能被起诉。在这一原则下，志愿者的过失必须使处于困境的人的处境恶化，才可被施加赔偿责任。大多数州的法规都规定了免责的保护，但是这些法律在保护程度上因州而异。《善良的撒玛利亚人法》在诉讼中起到了辩护的作用，然而，在大多数法律情况下，医生可能不受该法律条约所保护，因为通过在场提供医疗救治，医生被视为是被期望采取行动的人，一些司法管辖区可能要求医生在这种情况下提供治疗，这意味着缺乏救治就是渎职。因此，队医不应该用“撒玛利亚律法”来代替必需的医疗事故保险[22-24]。

在对团队或事件进行运动医学保障时，队医必须对医疗责任有一个明确的认识。在薪酬方面，队医在大多数层面上是一名志愿医生，唯一的报酬是提供服务的专业认可和自我满意度以及为他们的简历增加经验的机会。在其他许多情况下，医生可能会在医疗保障期间收到食品和饮料、帽子或 T 恤，以及旅行或停车的潜在报销。如果队医有机会以其在训练室起到的作用和体育赛事的保障获得真正的经济收入，那么有一份书面合同是很重要的。与机构或团队签订的书面合同或协议（MOU）应明确规定角色、责任、预期金额和覆盖水平[16]。此外，还应明确规定机构的作用，提供特定的资源和设备，使队医能够为运动员提供最好的医疗服务。协议应列出在赛场或培训室提供标准医疗服务的经济补偿，以及履行这些义务所需的标准时间。此外，建议队医提前确定是否有能力为可能在医生办公室、更先进的影像科或化验室进行检查或可能的手术中提供的更高级别服务付费。建议提前了解运动员通过机构/团队可能拥有哪些医疗保险，或者他们的唯一保险范围是否是人身保险[16]。

队医必须与运动员建立良好的工作关系，包括相互信任和团队合作。运动医学医师必须了解运动员有主动权、自主权、隐私权和适当的医疗保健权。此外，未成年的运动员有权在大多数司法管辖区寻求医疗服务。此外，依据大多数地区的法律，未成年运动员有权寻求医疗服务。医生应该了解当地与未成年人怀孕、毒品滥用和性传播疾病相关的法律。医生必须完全遵守 HIPAA 和与受保护的健康信息（PHI）的相关法律[20]。HIPPA 将受保护的健康信息定义为个人可识别的健康信息，包括人口数据和常见识别资料如姓名、地址、出生日期、社会保险号码，以及保健信息和与之相关的付费信息[25]。

除了 HIPAA 外，队医最需要熟悉适用于与学术机构有联系的运动员的《家庭教育权利和隐私》(FERPA)。FERPA 主要与受保护的教育信息有关,以及作为教育机构的队医可能会遇到的问题。队医应了解这两项法律:运动员个人信息和隐私的保护是至关重要的。但一些学术机构或组织或考虑给予豁免,允许他们将运动员受伤的部分消息知会记者代表。在不同级别的比赛中,可能会要求队医例行报告运动员的状态,例如:美国橄榄球联盟(NFL)每周伤病情况的报告,这也是 NFL 球员协会(NFLPA)法律代表集体谈判的结果。然而,本地和全国性媒体可能会试图获取更多关于确切伤情的信息和球员身体状况。最近某球队的明星球员在季后赛期间受伤,笔者就遇到了类似的情况。媒体为获取伤情施加了巨大的压力。然而,保护患者的隐私势在必行。在这种情况下,团队有专门的人员负责向媒体发布协商过后的医疗信息。建议团队/学校/组织确定一名最适合与新闻界打交道的行政人员,防止医师不小心将运动员的私人问题透露给媒体。如果队医被媒体联系或采访,医生应该确保他们得到了球员/团队的许可,否则,建议医生含糊地解释正在根据与受伤运动员讨论的计划,对患者的伤情进行评估和治疗。

队医应充分了解运动员正在服用的所有药物,以及运动员可能会出现的使用违禁或者能提高成绩的药物的情况。队医应保存所有处方药的记录。此外,如果团队在主场或路途中使用药物,应在配药记录中记录和跟踪这些情况。许多药物是标准处方药或非处方药,如治疗咳嗽、鼻窦充血、恶心、腹泻、便秘、过敏的药物,鼻腔喷雾剂,眼药水和抗生素。所有药品须遵守美国医疗法、药事法和消费者安全法。此外,美国大学体育协会(NCAA)是一个非营利性组织,负责管理 1 281 个组织和协会的运动员。它还组织了美国和加拿大的许多学院和大学的体育项目,并帮助每年参加大学体育比赛的超过 480 000 名大学生运动员。该组织总部设在印第安纳州的印第安纳波利斯。NCAA 有专门针对训练室处方药的指南[20]。最简单的配药方式是传统的方式,即为运动员开具手写处方,随后在药房配药。在这种做法中,持证药剂师根据持证医生的处方提供药物。联邦和各州的法规都有严格的标签要求,有些州还要求药剂师为患者提供咨询。

然而,也有一些合法的药物可能被滥用或误用,如管制药物。在某些州,开具和分发这些药品需要特殊的处方。此外,将管制药物与团队补给品一起运输也是非法的。缉毒局(DEA)在 2014 年秋季计划并实施了一次联合搜查,在比赛结束后的一个周日,对 NFL 中客场作战、准备出发回家的队伍进行搜查。在这一次联合搜查中,所有携带药品出行的球队在药品的储存和运输方面都应遵守联邦和州的规定,不得运输管制物资。

队医应了解该运动、球队和组织所涉及的违禁物质。许多体育项目采用世界反兴奋剂机构制定的标准,这些标准可以通过美国反兴奋剂机构的网站 www.globaldro.com 进行查询[13]。此外,每个管理组织如 NCAA、NFL、MLB 和 NBA,可能都采用了自己的禁药政策和检测政策。不同运动项目和不同级别的比赛,其药物检测政策在检测频率和检测物质方面可能有很大的不同,包括娱乐性药物和提高成绩的药物。药物测试可能是自愿的,也可能是某些组织的强制要求,如 NCAA、国际奥委会和职业体育组织。作为队医(或赛事的医疗负责人),可能会被要求参加药物测试计划。作为队医,在平衡执行规则和提供医疗咨询的角色时,必须仔细考虑。队医必须在坚持联盟/组织规定的同时,保障运动员在检测过程中的权利和"正当程序"的执行。

队医也必须意识到被称为"船长"的法律条款。这一条款规定了外科医生应对助手在手术期间、在自己管理时期的疏忽负有责任,尽管助手们也是医院的雇员[22]。这个法律先例已在普通法中确立,并来源于对该法条的阐释。这个条款可适用于队医和辅助医务人员。因此,队医在评估和雇佣员工方面拥有一定的权力是很重要的,这样他们就可以在进行运动医疗保障时选择更优秀合作伙伴,以避免被卷入糟糕的情况[24]。

体育医疗保健最重要的法律问题之一是风险管理。有很多方法可以使团队医师的风险最小化,包括准备、对问题的预测、完善的文件记录、与志同道合的医务人员一起工作,以及与运动员、教练和其他医学专家交流。有时或者队医应该寻求法律顾问的建议,如书面合同、计划团队和事故保障。然而,避免诉讼和法律行为的最重要方法是对运动员(以及青少年的家长/监护人)尽可能提供最好的医疗保障,避免不良后果,告知他们关于损伤/疾病的情况以及各种治疗方案的获益和风险[24]。

已有数起涉及队医的法律诉讼,涉及队医权益的案例法也已建立。有这样 1 个案例:纳普诉西北大学(1996)[26],一个篮球球员与西北大学签署了一份加入意向书。然而,他突然心脏停搏,被复苏,植入心脏复律器。在入队前检查中,队医宣布他不合格,并引用了贝塞斯达指南。学校提供了奖学金,但不允许他入队和练习。然而,运动员并不满意,并根据《康复法》决定起诉队医和大学。地区法院裁定西北大学违反了康复法案,必须允许他入队。西北大学向最高法院提起上诉,美国第七巡回上诉法院推翻了这一裁决,宣布学校有权利拒绝他的参赛申请,并称"这类医学鉴定最好留给队医"[27]。

另一个这样的案例是克莱因内克特诉葛底斯堡大学。1993 年 4 月 27 日,一名运动员突然倒下,一名教练跑到他身边进行评估。教练派训练员打电话求助。学生训练员来了,但是没有进行心肺复苏(CPR),因为学生在呼吸。当 ATC 到达时注意到运动员已经停止呼吸,于是与在旁边的急症医疗技师(EMT)一起进行心肺复苏。遗憾的是,尽管教练和 ACT 尽了最大努力,运动员还是去世了。这名运动员的父母提交了一份失误致死的诉讼到地区法院,法院裁定"学院没有义务预测并防范年轻健康运动员致命的心律失常"和"学校员工采取的行动是合理的",最终的决定是"学校没有因疏忽而违反任何可能存在的责任"。运动员父母和他们的律师对此裁决不满意并提起上诉。美国上诉法院推翻了这原定裁决,认为"运动员和学校之间有着特殊的关系",因此"有注意的义务"。最终判定学校存在疏忽。他们判定疏忽的理论之一是考虑到学院有责任保障学生运动员的安全,学院必须在训练中提供适当的保障措施,万一其中一名学生心脏病发作应进行及时治疗,即使他没有心脏病史或任何病史和其他重大疾病。这所大学在几个方面被认为存在责任:没有完善的处理医疗紧急情况的书面计划;参加训练的教练没有获得心肺复苏术认证;没有其他有经过心肺复苏术认证的学生教练或培训员在场;没有对讲机等通讯设备在训练场。被告律师试图援引《善良的撒玛利亚人法》为学校提供豁免权,但法院裁定它不适用于教练或学生教练,因为他们没有按照第 8332(b)(2)条的要求,具备"急救、高级生命救援或基础生命支持"证书,不过它适用于运动教练[28]。

另一个具有里程碑意义的运动医学案例是肯塔基州的联邦诉大卫·詹森·史汀生[28]。在这个案例中,一个 15 岁的高中足球运动员在炎热的八月,教练带领团队进行迂回冲刺后中暑死亡。父母提起非正常死亡诉讼,起诉主教练和 5 个助理教练,并指控主教练鲁莽杀人罪。主教练也因肆意危害罪而被大众陪审团指控。然而,在 2 周的审判后,主教练和他的助手被判无罪,陪审团审议了 90min。刑事诉讼结束后,家人提起了另一个民事案件并在庭外和解[29]。

运动医学的伦理问题

医学伦理学是适用于医学实践的价值观和判断的道德原则系统。作为一个学术性的原则,医学伦理学包含其在临床的实际应用,以及历史、哲学、神学和社会学。对队医来说,对道德标准有很强的理解力并且坚持是必要的。关于医学道德的通用释义来自美国医学协会的医学伦理学准则[29],但是在运动医学还有其他因素。"道德"一词用于伦理和司法事务委员会的意见中,指涉及道德原则或实践的事项以及涉及医学实践中的道德问题的社会政策事项。"不道德"一词是指职业行为,未能遵守这些道德标准或政策[19]。队医应该遵照行为原则的标准。总而言之,运动和体育比赛被认为是普遍重要的社会价值观的反映[30]。维持医疗道德标准可以塑造人格、促进健康、追求卓越和享受生活。运动医学中的道德因素与医学中的相似,可以分解成不同的组成部分。

善行在研究伦理中的概念,即在任何临床试验或其他研究中,研究者应该以研究参与者的福利为目标。这个词的反义词——恶行,则指所有损害研究参与者福利的做法。这是仅执行可能有利于运动员的行为和提出有益于运动员的建议的道德医学原则。

无恶性原则是指不伤害的道德原则,它是从希波克拉底誓言的首先不造成伤害准则而来的。无恶行原则可扩展到运动员训练或竞争的语境中,运动医学医生应该意识到他们可能需要为运动员的损伤负责,这不仅可能在医疗环境中出现,也可能在训练室中出现。

最后极其重要的医疗原则是保密性。当在编写和审查医疗文件时,队医需要保证医患隐私。可以通过共享决策、真诚互信以及实践共识来实现对这一原则的遵守。

运动医学医生必须掌握目前关于参赛资格和可继续比赛的标准[31-32]。医生也必须了解当前最新的治疗指南。运动员的损伤形式多样,医生可以通过自我的继续教育,维持和发展专业知识和技能来帮助运动员缓解伤病[33]。医生必须确认受伤的运动员理解诊断,并鼓励他们参与治疗决策。医生必须尊重运动员寻求不同治疗方案的权利。

在治疗受伤的运动员时,意识到个人的局限性、能力水平以及适当的转诊,对医生来说很重要[34]。运动员没有任何义务必须接受咨询医师的建议,并且有知晓自己选择的广泛性和参与共享的决策制订过程的权利。

在专业运动机构中存在着潜在的忠诚度的分歧。有时可能会有职业运动员和医生之间相互不信任的情况,最好的做法应该是避免冲突和采取合理的手段来解决争端[32]。运动医学领域的带薪职位可能会干扰医患关系,有潜在的利益冲突。医生所有考量和行为应始终为运动员的健康和安全着想[35]。

药物治疗是运动医学不可分割的一部分,它们通常用于缓解疼痛和控制炎症,加快恢复速度,加速重返赛场。非法药物的使用在运动员中很常见[36]。这些药物包括毒品、合成代谢类固醇、控制疼痛的药剂、增强剂以及酒精。运动医学医生有义务清楚知道每种药物,不当或非法使用药物可能会使运动员失去参赛资格,医生应该参考如 WADA 和 USADA 这些组织有关禁用药物的信息。

所有运动员都有保障隐私的权力[37]。运动员应该对所有健康相关的调查给予许可。队医不能完成调查可能会导致法律问题。运动员给予的许可必须书面记录下来,并阐明可透露的特殊信息。

小结

综上所述,队医有许多角色和责任。一名成功的队医必须在职业、法律和道德 3 方面符合这个岗位的要求和预期。队医是一种很有意义、充满奉献、富有荣誉感的职业。

(林阳阳 译,谢琪 马超 校)

参考文献

1. Herring SA, Kibler WB, Putukian M. Team Physician Consensus Statement: 2013 update. *Med Sci Sports Exerc.* 2013;45(8):1618–1622.
2. Herring SA, Bergfeld J, Boyd J, et al. Team physician consensus statement. *Med Sci Sports Exerc.* 2000;32(4):877–878.
3. Herring SA, Kibler W, Putukian M. Sideline preparedness for the team physician: a consensus statement-2012 update. *Med Sci Sports Exerc.* 2012 Dec;44(12):2442–2445.
4. Herring SA, Bergfeld JA, Boyajian-O'Neill LA, et al. Mass participation event management for the team physician: a consensus statement. *Med Sci Sports Exerc.* 2004;36(11):2004–2008.
5. American Academy of Family Physicians; American Academy of Orthopaedic Surgeons; American College of Sports Medicine; American Orthopaedic Society for Sports Medicine; American Osteopathic Academy of Sports Medicine; American Medical Society for Sports Medicine. The team physician and conditioning of athletes for sports: a consensus statement. *Med Sci Sports Exerc.* 2001;33(10):1789–1793.
6. Herring SA, Bergfeld J, Boyd J, et al. The team physician and return-to-play issues: a consensus statement. *Med Sci Sports Exerc.* 2002;34(7):1212–1214.
7. Herring SA, Cantu RC, Guskiewicz KM, et al. Concussion (mild traumatic brain injury) and the team physician: a consensus statement. *Med Sci Sports Exerc.* 2006;38(2):395–399.
8. Herring SA, Bergfeld JA, Bernhardt DT, et al. Selected issues for the adolescent athlete and the team physician: a consensus statement. *Med Sci Sports Exerc.* 2008;40(11):1997–2012.
9. American College of Sports Medicine; American Academy of Family Physicians; American Academy of Orthopaedic Surgeons; American Medical Society for Sports Medicine; American Orthopaedic Society for Sports Medicine; American Osteopathic Academy of Sports Medicine. Psychological issues related to injury in athletes and the team physician: a consensus statement. *Med Sci Sports Exerc.* 2006;38(11):2030–2034.
10. Mellion MB, Walsh WM. The team physician. In: Mellion MB, Walsh WM, Shelton GL, eds. *The Team Physician's Handbook.* Philadelphia, PA: Hanley & Belfus; 1997:1–8.
11. Kibler WB, Putukian M. Selected issues for the master athlete and the team physician: a consensus statement. *Med Sci Sports Exerc.* 2010;42(4):820–833.
12. Hess CJ, Mistry DJ, Herman D. Team medical coverage. In: Miller MD, Thompson SR, eds. *DeLee & Drez's Orthopaedic Sports Medicine Principles and Practice.* Philadelphia, PA: Elsevier; 2015:173–184.
13. Available at www.globaldro.com.
14. Griffin L. The female athlete. In: Miller MD, Thompson SR, eds. *DeLee & Drez's Orthopaedic Sports Medicine Principles and Practice.* Philadelphia, PA: Elsevier; 2015:338–355.
15. Herman D, Hess CJ, Mistry DJ, De Luigi AJ. The para-athlete. In: Miller MD, Thompson SR, eds. *DeLee & Drez's Orthopaedic Sports Medicine Principles and Practice.* Philadelphia, PA: Elsevier; 2015:356–364.
16. Rice SG. The high school athlete: setting up a high school sports medicine program. In: Mellion MB, Walsh WM, Madden C, Putukian M, Shelton GL, eds. *Team Physician's Handbook.* 3rd ed. Philadelphia, PA: Hanley & Belfus; 2002:67–77.
17. McCrory P, Meeuwisse WH, Aubry M, et al. Consensus statement on concussion in sport: the 4th International Conference on Concussion in Sport held in Zurich, November 2012. *Br J Sports Med.* 2013;47(5):250–258.
18. Rice SG. Development of an injury surveillance system: results from a longitudinal study of high school athletes. In: Ashare AB, ed. *Safety in Ice Hockey.* West Conshohocken, PA: ASTM; 2000:3–18.
19. Herring SA, Bergfeld J, Boyd J, et al. Team physicians consensus statement [Internet]. 2001. Available at http://www.acsm.org/pdf/teamphys.pdf.
20. NCAA Sports Medicine Handbook, 2011–2012 [Internet].

2011. Available at http://www.ncaapublications.com/productdownloads/MD11.pdf.
21. Mitten MJ. Emerging legal issues in sports medicine: a synthesis, summary and an analysis. *St John's L Rev.* 2002;76(1):5–8.
22. Nolan JR, Nolan-Haley JM. *Black's Law Dictionary with Pronunciations.* 6th ed. St. Paul, MN: West Publishing; 1990:1657.
23. Riley J. "Stinson found not guilty in PRP player's death" [Internet]. 2011. Available at http://www.courier-journal.com/article/20090917/SPORTS05/909170320/Stinson-found-not-guilty-PRP-player-s-death.
24. Birnie B. Legal issues for the team physician. In: Rubin AL, ed. *Sports Injuries and Emergencies, a Quick-Response Manual.* New York: McGraw-Hill; 2003.
25. United States Department of Health and Human Services. Summary of the HIPAA Privacy Rule [Internet]. 2011. Available at http://www.hhs.gov/ocr/privacy/hipaa/understanding/summary/privacysummary.pdf.
26. *Knapp v. Northwestern.* United States Court of Appeals for the Seventh Circuit; No. 96-3450.
27. *Kleinknecht v. Gettysburg College.* United States Court of Appeals for the Third Circuit; 1993 April 27: 25 Fed.R.Serv.3d 65; 61 USLW 2606; 989 F.2d 1360.
28. Riley J. Stinson found not guilty in PRP player's death [Internet]. 2011 [cited 2011 September 10]. Available at http://www.courier-journal.com/article/20090917/SPORTS05/909170320/Stinson-found-not-guilty-PRP-player-s-death.
29. Available at http://www.ama-assn.org/ama/pub/physician-resources/medical-ethics/code-medical-ethics.page?
30. Anderson L. Writing a new code of ethics for sports physicians: principles and challenges. *Br J Sports Med.* 2009;43(13):1079–1082.
31. Capozzi JD, Rhodes R, Gansoudes G. Ethics in practice: terminating the physician-patient relationship. *J Bone Joint Surg Am.* 2008; 90(1):208–210.
32. Giordano S. A new professional code in sports medicine. *BMJ.* 2010;341:c4931.
33. Maron BJ, Michell JH. 26th Bethesda Conference: recommendations for determining eligibility for competition in athletes with cardiovascular abnormalities. *J Am Coll Cardiol.* 1994;24(4):845–899.
34. Rizve AA, Thompson PD. Hypertrophic cardiomyopathy: who plays and who sits. *Curr Sports Med Rep.* 2002;1(2):93–99.
35. Salkeld LR. Ethics and the pitchside physician. *J Med Ethics.* 2008;34(6):465–467.
36. Tucker AM. Ethics and the professional team physician. *Clin Sports Med.* 2004;23(2):227–241.
37. Anderson L. Contractual obligations and the sharing of confidential information in sport. *J Med Ethics.* 2008;34(9):e6.

第 25 章　运动生理学基本原理

John Alm, Michael Carroll, and Ciara Johnson

引言

进行运动训练可以对人体产生显著的积极影响，通过运动能够提高人体生理功能，强健体魄并保持身体健康。参加体育运动可以使人体内产生多种生理学改变，不但可以降低慢性疾病的发病概率，而且还能在体内多个生理系统中产生显著的适应性改变。此外，运动还对心血管系统、呼吸系统和神经内分泌系统有潜在的积极影响。提高体育活动水平可以直接影响人体能量消耗，改变代谢水平，引起神经生物学效应及神经内分泌的改变。

骨骼肌纤维的生理学基础

骨骼肌纤维主要负责生成力量以进行运动。它是由肌原纤维在体内有序排列组成的。这些肌原纤维被部分肌质网包围，并在肌膜上存在很深的内陷凹槽（横小管）（图 25-1）。不同肌肉纤维的机械、生理和生化特性各不相同，因此骨骼肌从总体上说是由不同组织组成的。骨骼肌纤维可通过组织化学技术［三磷酸腺苷酶（ATP）和氧化酶染色］、测量收缩率（肌纤维抽动）或肌纤维短缩速度以及通过蛋白质电泳测定肌球蛋白重链亚型来进行分类。骨骼肌最多可包含 3 种不同类型不同比例的肌肉纤维：Ⅰ型，Ⅱa 型及Ⅱx 型[1]。但这里需要注意的是，在骨骼肌纤维中可同时存在多种肌球蛋白重链亚型[1]。其中Ⅰ型肌球蛋白重链亚型肌纤维为慢收缩氧化抗疲劳纤维，Ⅱx 型为快收缩糖酵解易疲劳纤维。Ⅱa 型的特性位于前两者之间，这些纤维收缩较快但同时具有氧化性代谢特征。同时具有 1 种以上肌球蛋白重链亚型的肌纤维被称为杂化纤维。目前已有多种纤维组合类型被研究和报道[1]（Ⅰ/Ⅱa、Ⅱa/Ⅱx、Ⅰ、Ⅱa、Ⅱx）。

骨骼肌在肌肉长度保持不变、缩短和伸长时均可以产生力量[2]。在绝大多数的身体活动或体育运动过程中，肌肉可在静态和动态收缩模式之间交替进行变化[3]。

肌肉纤维产生力的过程是以神经冲动引发神经元释放乙酰胆碱（acetylcholine，ACH）进入突触间隙为起始点的一系列复杂且精心设计的生理活动的结果。ACH 通过结合神经肌肉接点中的 ACH 受体来引发肌肉收缩。当钙离子释放到肌浆中时，这种冲动从肌膜迅速扩散开来。钙离子最终与肌钙蛋白结合，从而导致细肌丝形态发生变化，使得位于肌动蛋白上（细肌丝上）的原肌球蛋白被移位，并且该移位暴露了细丝上的活性位点。同时，位于粗肌丝上的肌球蛋白头部也暴露出活性部位，并形成了横桥。

随着肌球蛋白头部的活动，细肌丝也向肌节中心移动。随后，三磷酸腺苷（ATP）与肌球蛋白头部结合并分解为二磷酸腺苷（adenosine diphosphate，ADP）和磷酸基团（P）。这时，肌球蛋白头部与细肌丝分离并恢复到起始位置。当神经冲动终止时，钙离子会被转运回肌质网中，然后细肌丝被动地滑回原位并进入松弛状态。但只要钙离子始终保持与肌钙蛋白结合，肌节短缩与肌肉收缩的循环会一直进

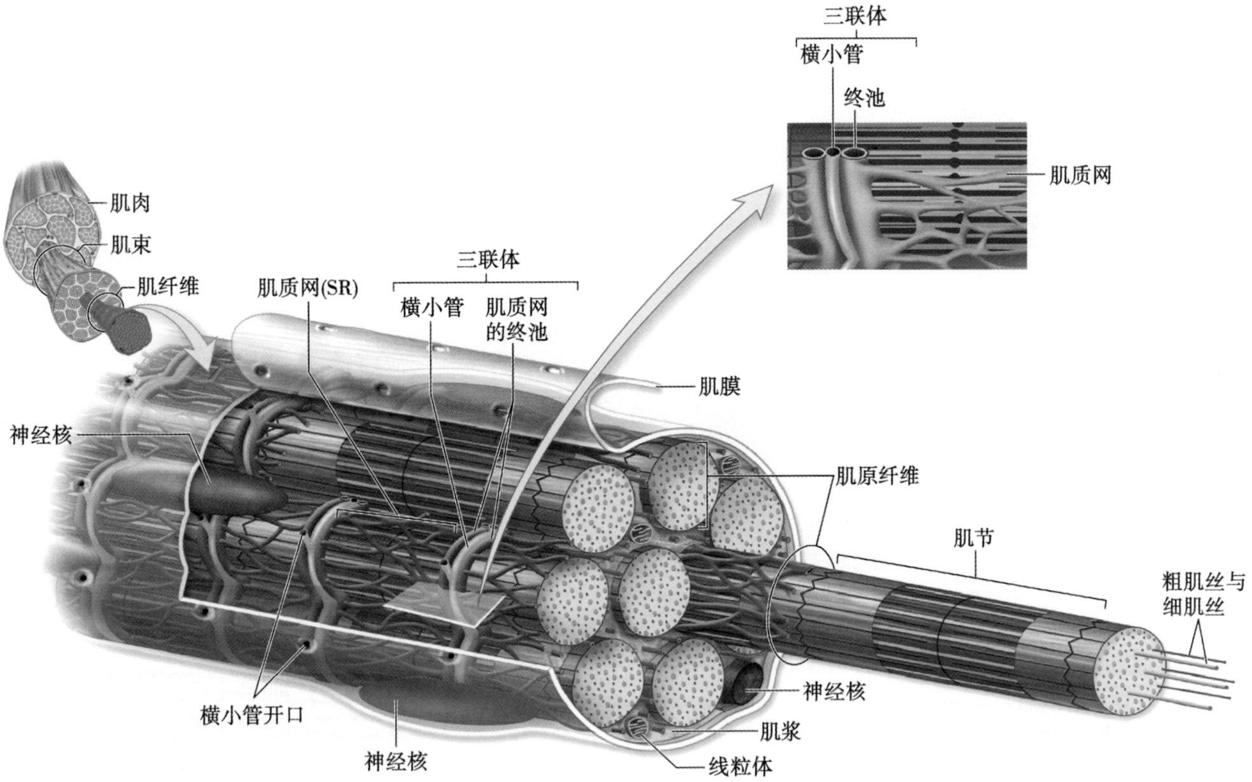

图 25-1　骨骼肌纤维的组织结构(经允许摘自 Muscle Tissue. In:Mescher AL,eds. Junqueira's Basic Histology,14e New York, NY:McGraw-Hill,2016)

行下去(图 25-2)。

肌肉的等长收缩是指当肌肉生成力量时却没有发生肌肉长度的改变,或没有引起相邻关节的活动。在这种情况下,肌球蛋白和肌动蛋白横桥产生的力小于外部阻力。因此尽管出现了能量的消耗,但由于没有发生位移,所以肌肉没有做功(功=力×距离)(图 25-3)。举例来说,如果有人在肩关节屈曲 90 度且肘部完全伸直的情况下举起一件物品,那么物品因重力作用会形成一个向下的力。但手臂也会形成一个向上的力以抵抗重力的作用。因为在这个过程中手臂既没有抬高也没有降低,且没有发生任何关节运动,所以肱二头肌在该情况下进行的肌肉收缩为等长收缩。

动态肌肉收缩(等张收缩)可被分为向心性收缩和离心性收缩两种模式。在肌肉向心性收缩模式下,肌肉能够产生足以克服外界阻力的力量。这种模式需要肌球蛋白和肌动蛋白肌丝共同形成横桥,使粗肌丝和细肌丝能够相向进行滑动,从而引起肌肉短缩并导致关节发生运动(图 25-4)。

由于力可以产生位移,因此发力消耗能量可以引起肌肉收缩和关节运动。一个简单的例子就是肱二头肌的向心性收缩,当肌肉收缩时,肘部屈曲发生关节活动,使手臂将重物向肩关节提起(即肱二头肌弯举)。

在进行离心性收缩时,肌肉在发力的同时其长度变长。这是由于外界阻力的方向与肌肉收缩方向相反使得肌肉被拉长[3]。常见的例子包括在进行肱二头肌负重弯举后将重物放下的过程中,或当人在抵抗重物掉落的过程中都会出现离心性收缩。由于离心性收缩模式可以产出较大的力量,因此在肌肉力量的训练中加入离心性收缩训练是非常重要的。但由于这种收缩模式与肌肉的损伤和酸痛有相关性,因此应限制刚开始进行肌肉训练的人员进行离心性肌肉收缩训练。

动态(等动)肌肉收缩的特点是肌肉的收缩速度保持不变。在活动中肌肉缩短或拉长的速度以及四肢运动的速度是被等速测试机的限速装置预先设定好并保持不变的。这种肌肉的收缩方式在自然状态下是不可能发生的。等速测试机可用于培训或测试目的。运动员可以使用仪器进行锻炼,以模拟特定体育运动中肌肉实际的收缩速度[3]。

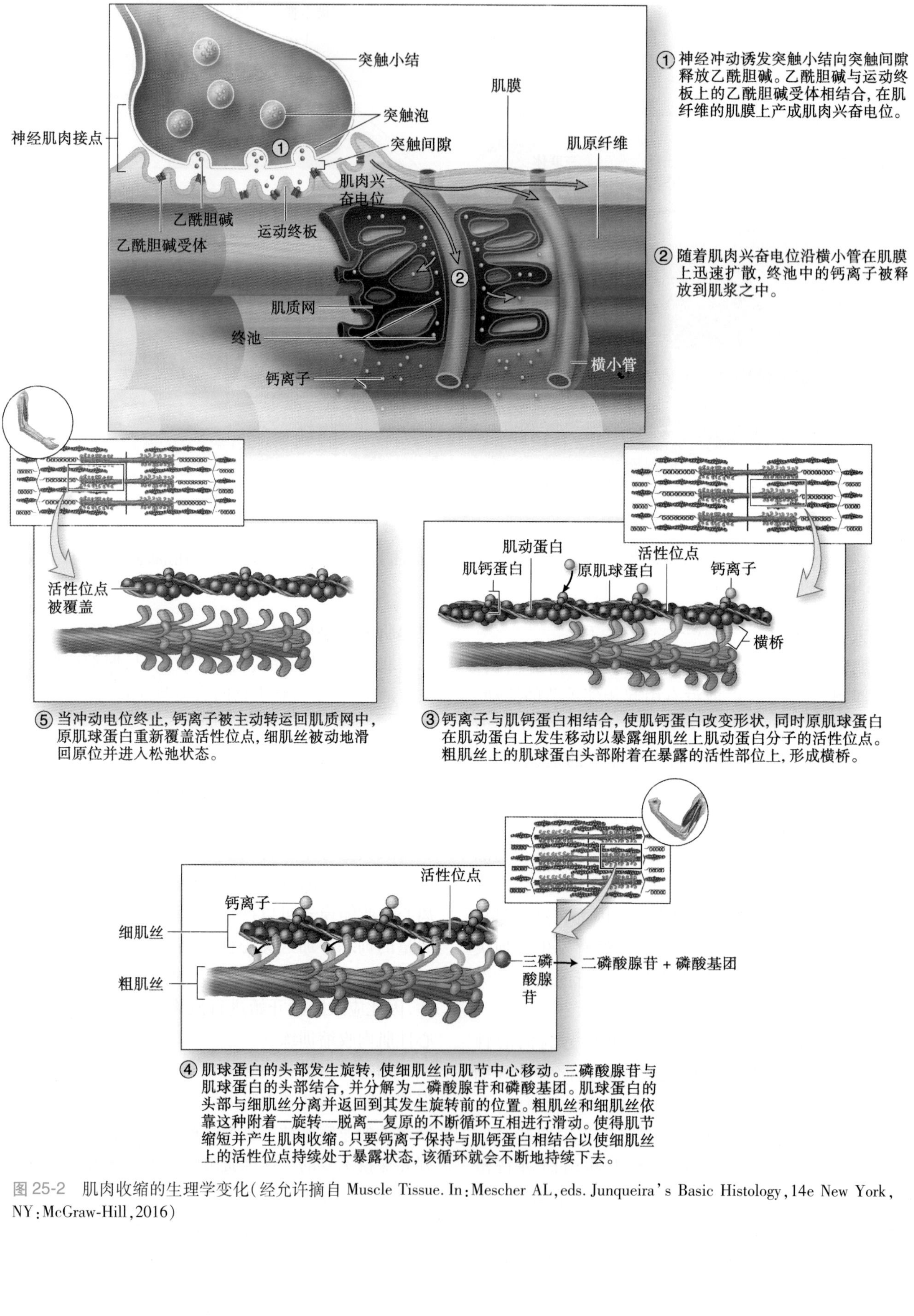

突触小结
肌膜
突触泡
神经肌肉接点
突触间隙
肌原纤维
肌肉兴奋电位
乙酰胆碱
运动终板
乙酰胆碱受体
肌质网
终池
钙离子
横小管
①神经冲动诱发突触小结向突触间隙释放乙酰胆碱。乙酰胆碱与运动终板上的乙酰胆碱受体相结合，在肌纤维的肌膜上产成肌肉兴奋电位。
②随着肌肉兴奋电位沿横小管在肌膜上迅速扩散，终池中的钙离子被释放到肌浆之中。
活性位点被覆盖
肌动蛋白
肌钙蛋白
原肌球蛋白
活性位点
钙离子
横桥
⑤当冲动电位终止，钙离子被主动转运回肌质网中，原肌球蛋白重新覆盖活性位点，细肌丝被动地滑回原位并进入松弛状态。
③钙离子与肌钙蛋白相结合，使肌钙蛋白改变形状，同时原肌球蛋白在肌动蛋白上发生移动以暴露细肌丝上肌动蛋白分子的活性位点。粗肌丝上的肌球蛋白头部附着在暴露的活性部位上，形成横桥。
活性位点
钙离子
细肌丝
粗肌丝
三磷酸腺苷
二磷酸腺苷 + 磷酸基团
④肌球蛋白的头部发生旋转，使细肌丝向肌节中心移动。三磷酸腺苷与肌球蛋白的头部结合，并分解为二磷酸腺苷和磷酸基团。肌球蛋白的头部与细肌丝分离并返回到其发生旋转前的位置。粗肌丝和细肌丝依靠这种附着—旋转—脱离—复原的不断循环互相进行滑动。使得肌节缩短并产生肌肉收缩。只要钙离子保持与肌钙蛋白相结合以使细肌丝上的活性位点持续处于暴露状态，该循环就会不断地持续下去。

图 25-2　肌肉收缩的生理学变化（经允许摘自 Muscle Tissue. In：Mescher AL，eds. Junqueira's Basic Histology，14e New York，NY：McGraw-Hill，2016）

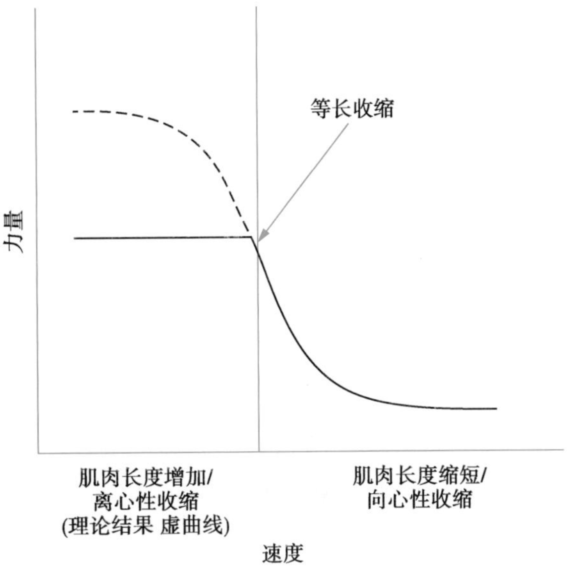

图 25-3　力量-速度曲线表明离心性收缩时肌肉产生的力量最大。Hill 提出了力量-速度曲线的概念。他认为肌肉的离心性收缩只有在实验室条件下才会出现发力强度超过肌肉等长收缩的情况（图中虚线）。但在正常生理条件下，肌肉离心性收缩能达到的最大力量强度约与肌肉等长收缩的强度相同（图中实线）（经允许摘自 Gingrich S，North J. Therapeutic Exercise. In：Maitin IB，Cruz E，eds. CURRENT Diagnosis & Treatment：Physical Medicine & Rehabilitation，New York，NY：McGraw-Hill，2014）

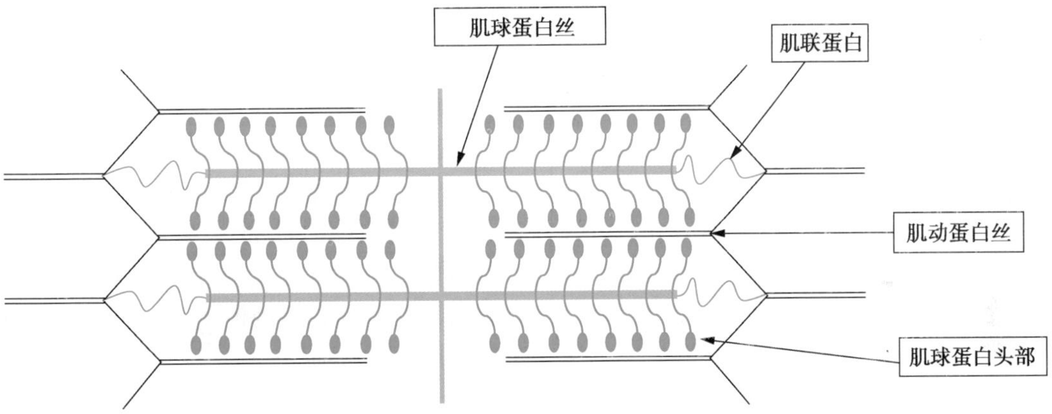

图 25-4　肌小节解剖：肌动蛋白和肌球蛋白丝（经允许摘自 Gingrich S，North J. Therapeutic Exercise. In：Maitin IB，Cruz E，eds. CURRENT Diagnosis & Treatment：Physical Medicine & Rehabilitation，New York，NY：McGraw-Hill，2014）

乳酸动力学：影响有氧运动表现的因素

人体长时间运动的能力受多种因素影响。这些因素包括肌肉的酸碱缓冲能力、性别、年龄以及遗传特性[4-8]。当乳酸开始在肌肉内积累时（厌氧糖酵解的代谢副产物），肌肉的酸碱水平就显得尤为重要了。乳酸会增加肌肉细胞内的酸度，从而削弱肌肉的活动。尽管乳酸最终会被转化为葡萄糖，但转化过程——尤其是在剧烈运动后造成肌肉内乳酸大量堆积时，会花费大量的时间。因此，在进行耐力性运动项目中，乳酸阈值的高低或乳酸开始累积时运动强度的大小可以作为判定个人的运动表现水平高低的指标[3]（图 25-5）。

性别是影响人体长时间运动能力的因素之一。例如与男性相比，女性心脏较小，血红蛋白浓度和血液量较低。这些特性会导致女性的心搏输出量和血氧携带能力较男性差。此外，由于随着年龄的增长，人体有氧运动能力下降，因此年龄也会影响人体运动能力。通常情况下，随着年龄的增长，日常的体育活动量缩减的程度也会逐渐加大，这可能部分解释了有氧运动能力下降的原因。一般男性和女性的有氧活动能力每 10 年大约降低 10%[9,10]（图 25-6）。

但是，对于保持高水平耐力训练的运动员来说，其最大摄氧量（VO_2 max）下降的程度最多也只有久

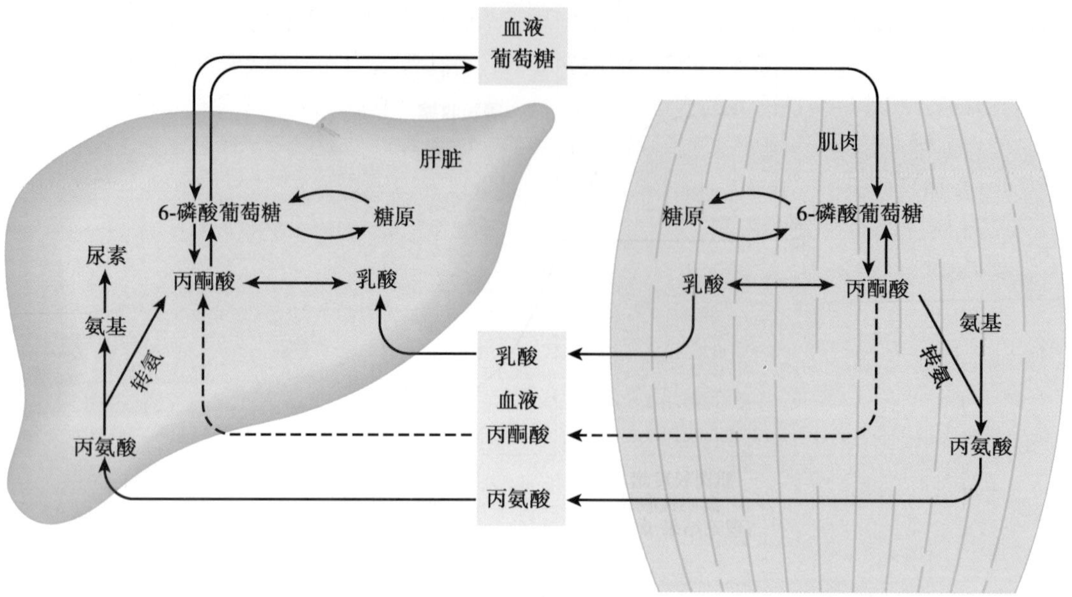

图 25-5　乳酸的代谢（经允许摘自 Bender DA, Mayes PA. Gluconeogenesis & the Control of Blood Glucose. In: Rodwell VW, Bender DA, Botham KM, Kennelly PJ, Weil P, eds. Harper's Illustrated Biochemistry, 31e New York, NY: McGraw-Hill, 2018）

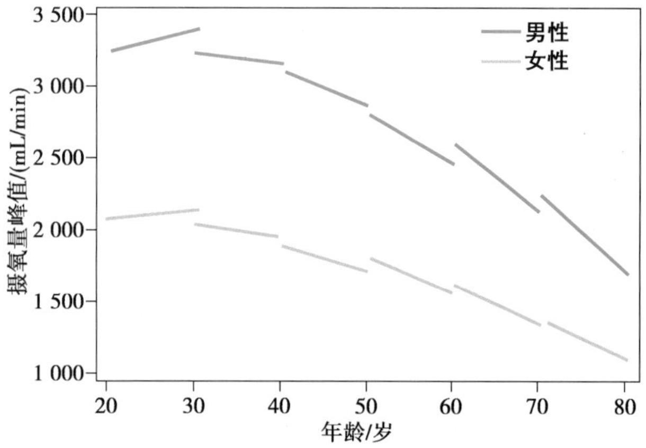

图 25-6　人体有氧运动能力随年龄增长下降趋势（经允许摘自 Fleg JL, et al. Accelerated Longitudinal Decline of Aerobic Capacity in Healthy Older Adults. Circulation, 112: 674, 2005）

坐者下降程度的一半。导致最大摄氧量随年龄增长下降的主要原因是继发于外周血管阻力增加和心搏输出量减少后导致的心输出量减少。遗传因素在运动能力的发展中也起到了关键作用。现在看来，具有杰出耐力的运动员天生就具有可以发展出很高水平的心肺功能的优异遗传潜能[3]。目前对同卵双胞胎和异卵双胞胎的研究表明，遗传因素可以影响到人体最大摄氧量数值的 20%～30%[4,11]。

延迟性肌肉酸痛

延迟性肌肉酸痛（delayed-onset muscle soreness, DOMS）是运动员常见的一种肌肉疼痛，一般在训练后 24～72h 内达到高峰[12]。这种疼痛的类型多样，从肌肉压痛到严重影响运动表现的疼痛均可出现。延迟性肌肉酸痛一般在赛季刚开始，运动员在休息期后重新恢复训练时出现最为频繁，此外，无论是否在赛季还是非赛季，只要当运动员首次开始接触某一项特定的运动时，也会出现延迟性肌肉酸痛[13]。延迟性肌肉酸痛常在进行离心性运动训练后出现，因为与其他肌肉运动模式相比，离心性运动更容易引起肌肉的微损伤[13]。

目前有 6 种理论假设试图解释延迟性肌肉酸痛出现的机制，分别是乳酸机制、肌肉痉挛、结缔组织损伤、肌肉损伤、炎症和酶外流理论。然而，如果将这些理论假设结合起来可能会更全面地解释肌肉酸痛的原因[13]。延迟性肌肉酸痛可能导致关节活动范围、肌肉吸收冲击能力和肌肉最大扭矩减小并因此影响运动员的运动表现。此外，由于疼痛会影响肌肉收缩顺序和募集方式，所以延迟性肌肉酸痛还会使肌肉韧带和肌腱承受异常增加的压力[13]。

训练后引入适当的治疗策略可以有效地减轻延迟性肌肉酸痛的疼痛水平并能够尽可能快地完全恢复肌肉功能。非甾体抗炎药对改善延迟性肌肉酸痛已显示出积极作用，但其效果受到给药时间的影响。同样，按摩对缓解延迟性肌肉酸痛的效果并不一致，这可能归因于进行按摩的时间和所使用的不同按摩技术的类型[13]。运动是缓解延迟性肌肉酸痛最有效的手段，但只能起到暂时缓解的效果[14]。运动员应在延迟性肌肉酸痛发作后的 1~2 天内相应地减少运动强度和运动持续时间。在赛季开始前的 1~2 周内，应在运动员的训练计划中逐渐加入离心性运动训练以防止出现与延迟性肌肉酸痛相关的运动损伤[13]。

运动相关的神经内分泌反应

运动作为一种特殊的压力形式，可以影响神经内分泌系统的生理反应。就神经内分泌系统而言，压力可能会影响个体的生理或心理完整性（即体内稳态）[15]。运动可能在神经内分泌系统中扮演压力源和/或压力调节剂的双重角色[16]。

体育锻炼可以说是神经内分泌系统的强劲激活剂。但是，神经内分泌应激反应的幅度似乎与运动暴露量成正比。运动量（强度和/或持续时间）必须足够充分方能引起神经内分泌的反应[16]。测量与交感神经系统和下丘脑-垂体-肾上腺皮质-肾上腺髓质系统相关的激素水平有助于量化神经内分泌应激反应程度。这些系统的关键激素通常包括去甲肾上腺素（norepinephrine）、肾上腺素（epinephrine）、促肾上腺皮质激素（adrenocorticotropic hormone，ACTH）和皮质醇（cortisol）[16,17]。应激激素反应时间通常是短暂的，仅持续几分钟至几小时即可恢复（图 25-7）。

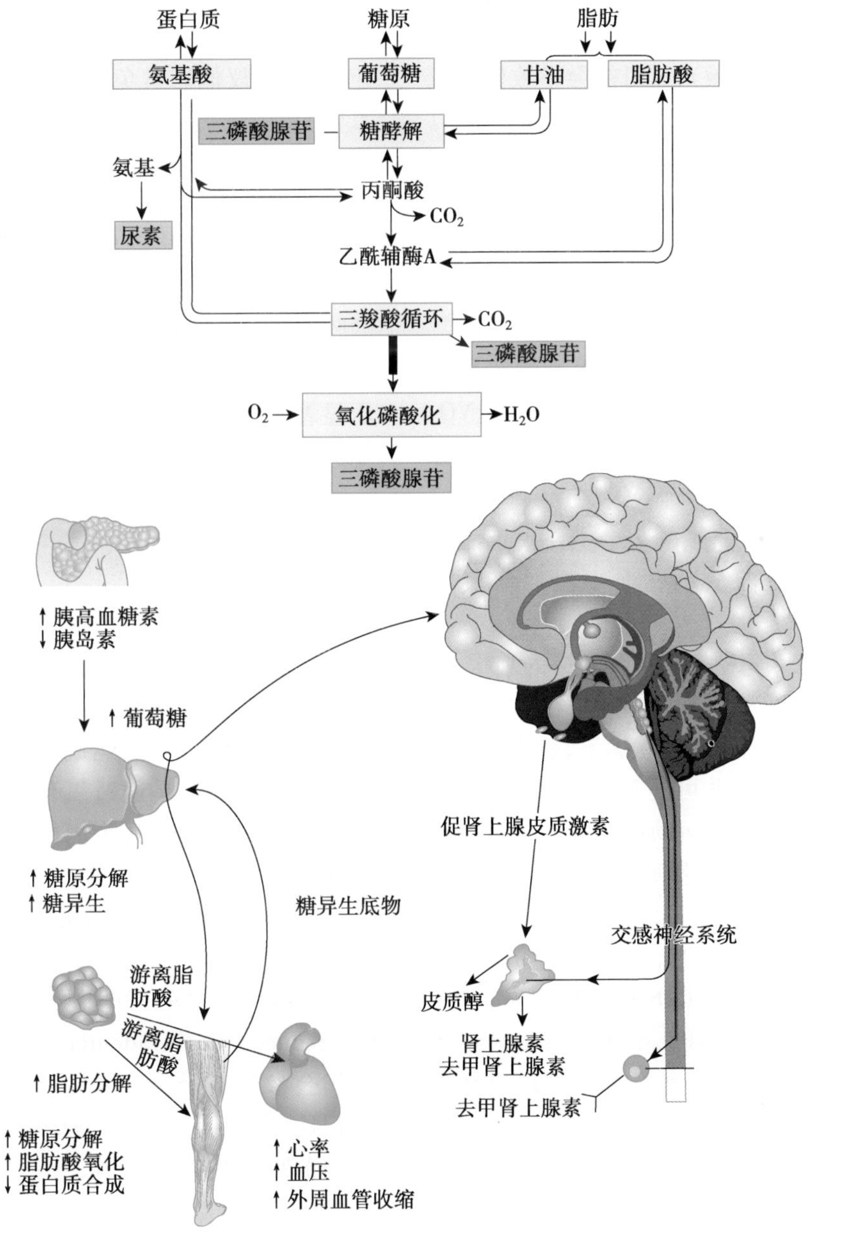

图 25-7　运动对神经内分泌的影响（经允许摘自 Chapter 10. Endocrine Integration of Energy and Electrolyte Balance. In：Molina PE，eds. Endocrine Physiology，4e New York，NY：McGraw-Hill，2013）

长期接受运动训练可以使神经内分泌系统发生适应性改变。这些改变通常表现为在进行次最大强度训练时荷尔蒙应激反应程度减小，或在很多情况下表现为循环系统中的基础应激激素水平降低[16,18]。这意味着长期进行运动训练可以使神经内分泌系统发生改变和适应性变化，从而减轻运动后产生的应激反应[16]。但是，过度的运动训练也会迫使神经内分泌运动应激反应发生异常改变。这将会导致过度训练综合征，使得神经内分泌系统在运动引起的应激作用下出现对身体有害的生理反应。这可能会导致运动员运动适应不良，并损害其随后的表现能力[19]。当训练刺激过多或在运动期间不允许充分休息时，就会发生过度训练综合征。运动员无法适应急剧增加的超负荷训练强度（这是他以前没有经历过的运动量刺激），这可能会导致比赛成绩和肌肉力量下降，肌肉酸痛和慢性疲劳感增加，以及出现抑郁、嗜睡和冷漠或情绪异常等不良心理活动[19]。

运动中心血管急性反应

我们常用菲克（Fick）方程确定耗氧量。具体方程如下所示：$VO_2=CO\times(CaO_2-CvO_2)$，其中 VO_2 为耗氧量，CO 为心输出量，而 CaO_2-CvO_2 为动脉血氧与静脉血氧之差（也称为 a-vO_2 之差）[20]。该方程式表明，限制最大摄氧量的 2 个主要决定因素是心输出量和运动肌肉从动脉血中提取氧气的能力[3]。

心输出量被定义为每搏输出量和心率的乘积，也就是一分钟内心脏泵出的血液量。通常在静止状态下心输出量约为 5L/min，在运动状态下，心输出量随运动强度变化呈线性增长并可提升到 20～40L/min。心输出量提升的潜力取决于运动员的身体状况。每搏输出量可最多增大至最大摄氧量的 40%～60%，然后趋于平稳[3,21]。

当运动员处于直立姿势时，心脏每搏输出量可以从静止时的 50mL 增加到 150mL。但是，在仰卧/俯卧姿势进行运动（即游泳）时，由于血液不会在下肢发生积聚，因此这时的心脏静息每搏输出量要高于直立时的每搏输出量。所以在仰卧/俯卧姿势进行运动时，心脏每搏输出量与静息时相比仅增加了 20%～40%。随着运动强度的增加，人体可通过增加心率来继续提高心输出量水平。在运动过程中，人体血流分配会发生改变，直接流向心脏和活动的骨骼肌的血液约占心输出量的 95%[3]。

动静脉血氧差（a-vO_2）是反映肌肉从动脉血中提取氧气的效率指标。动脉血氧（CaO_2）在静息和运动期间是保持恒定的。而静脉血氧（CvO_2）会随着运动强度的提高而发生下降。因此，当运动强度增加时，动静脉血氧差也随之增加。当然，该原理成立的前提是人体没有任何肺部疾病或耗氧量不足的问题。

运动强度的增加会导致人体收缩压和平均血压的升高，而舒张压却保持相对不变[20,22]。由于上肢的肌肉量和血管系统比下肢要小，这将会引起较高的血流阻力。因此相较于下肢的运动，上肢运动会导致更大的血压波动，其波动幅度比下肢运动高出约 10%。所以在为患有心血管疾病的患者提供运动建议时，建议他们避免进行大量的手臂锻炼是十分重要的[3]。

包含等长肌肉收缩活动的静态运动训练会引起心输出量中等程度的增加，但同时也会引起局部血管收缩阻碍血液流动。与动态训练相比，在相同的运动时间和运动强度下，静态运动训练会导致更高的收缩压、舒张压和平均血压升高变化[20]。因此，在上肢进行最大程度的静态肌肉动作锻炼会导致血压显著升高，如果训练人群不能耐受血压变化应避免进行类似的训练。

训练反应/体质状况

有氧代谢，通常也称为氧化磷酸化，是指将脂肪、氨基酸和碳水化合物氧化分解并从中产生三磷酸腺苷（ATP）的过程。其中，碳水化合物是主要的能量来源。在低强度运动中，当氧气充足时，ATP 能量的主要来源是通过氧化磷酸化。糖原首先在肌肉的线粒体中分解为丙酮酸。然后丙酮酸进入三羧酸循环（克雷布斯循环，Krebs cycle），导致 ATP 的生成。同时，三羧酸循环还会产生还原型烟酰胺腺嘌呤二核苷酸（reduced nicotinamide adenine dinucleotide，NADH）和还原型黄素腺嘌呤二核苷酸（reduced flavin adenine dinucleotide，FADH2），它们会参与电子传递并同样产生 ATP。与无氧代谢相比，有氧代谢 ATP 的净产生量要高得多：每个葡萄糖经代谢可产生 36～38 个 ATP 分子[3,23]（图 25-8）。

无氧代谢是指在肌肉代谢的过程中不使用氧气生成 ATP 的代谢途径。这种代谢方式在能量消耗

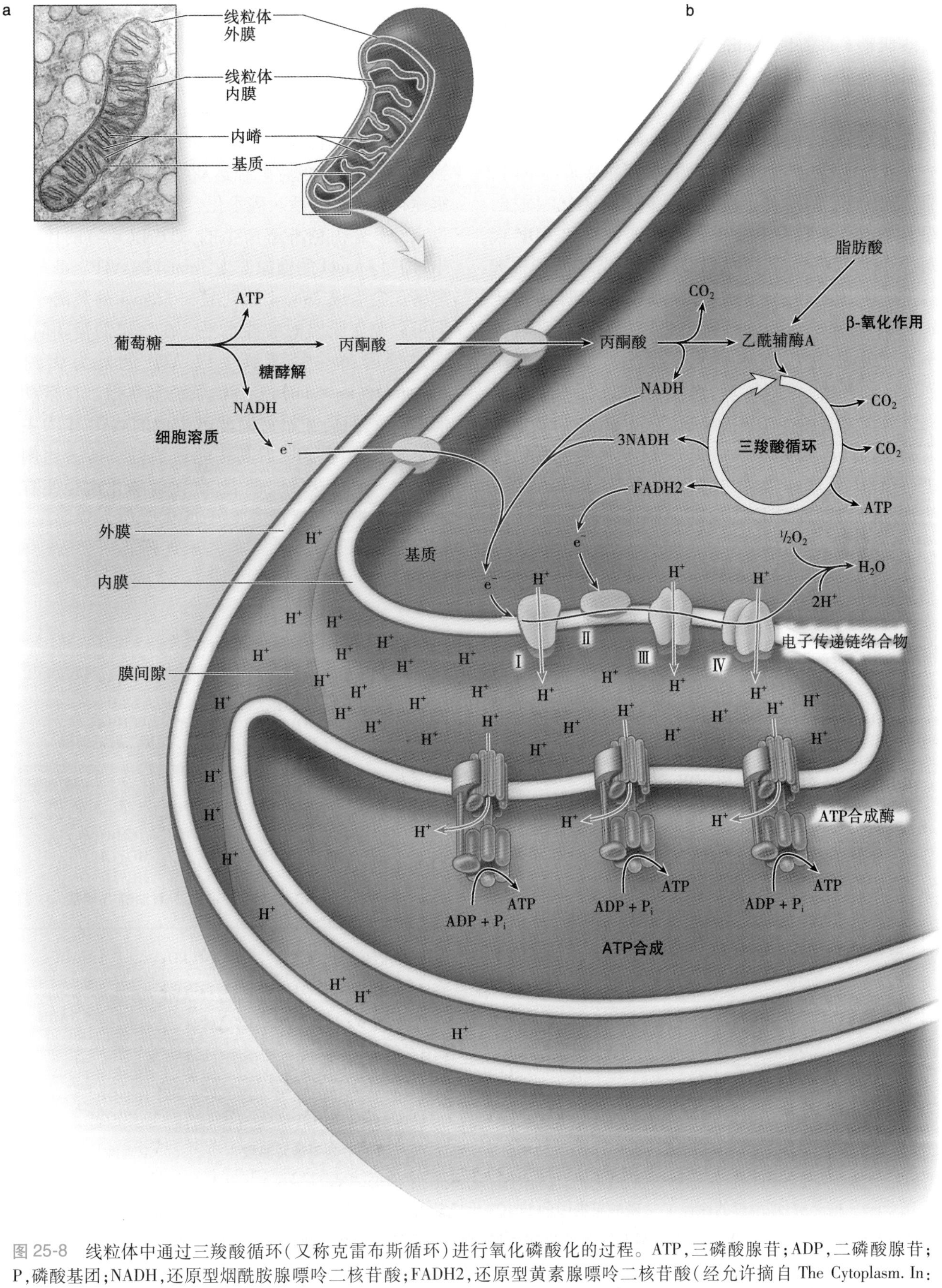

图 25-8 线粒体中通过三羧酸循环(又称克雷布斯循环)进行氧化磷酸化的过程。ATP,三磷酸腺苷;ADP,二磷酸腺苷;P,磷酸基团;NADH,还原型烟酰胺腺嘌呤二核苷酸;FADH2,还原型黄素腺嘌呤二核苷酸(经允许摘自 The Cytoplasm. In: Mescher AL, eds. Junqueira's Basic Histology, 14e New York, NY: McGraw-Hill, 2016)

需求高于最大摄氧所能产生的最大能量时出现并产生 ATP。在无氧代谢的过程中,ATP 的主要来源为磷酸肌酸(phosphocreatine,PC)和糖原的酵解。磷酸肌酸被催化剂肌酸磷酸激酶(creatine phosphokinase,CPK)转化为 ATP 和肌酸。以 1∶1的比例进行转化,即 1mmol 磷酸肌酸产生 1mmol 的 ATP。

在任何特定时间,人体骨骼肌在静息条件下时,肌肉内的 PC 浓度为干重下 75~90mmol/kg。同样,CPK 的浓度在肌肉中很高,并迅速将 PC 和 ADP 代谢为 ATP 和肌酸。这使得 PC 成为生成 ATP 的首选能量来源,通常用于短距离冲刺或持续时间少于 10~15s 的训练活动。肌肉收缩开始后,PC 降解速率达到最大,但仅 1.3s 后便开始下降。但是,在高强度运动开始后的 15s 后,PC 浓度水平便不能显著促进 ATP 的产生。在那些持续 2~3min 的剧烈力竭运动中,PC 贡献了 20%~30% 的无氧能量消耗。在进行篮球、足球和棒球之类需要不断"停和运动"的运动时,PC 通常是运动的最初能量来源。尽管 PC 是能量的首要消耗来源,但运动停止后,它也能够快速重新合成。由于肌肉中 CPK 存量过多,因此在肌肉恢复过程中 ATP 会被转换回 PC。通常在大约 60~90s 内,再合成的 PC 便可重新恢复到正常水平[24]。

糖酵解是将糖原分解为 ATP、乳酸和氢的过程。当 PC 在肌肉内的存贮在运动早期消耗殆尽后,糖酵解途径就会被激活。碳水化合物是糖酵解途径的能量来源。经由糖酵解产生的 ATP 以 3∶1的比例产生,即每 1mmol 的糖原产生 3mmol 的 ATP。此外,糖酵解还会生成 2mmol 的乳酸和 2mmol 的氢离子,它们可以改变肌肉的酸性水平。在一定的运动阶段,通过糖酵解途径无氧生成 ATP 的能力大约为 300mmol/(kg·dm),比 PC 系统多 4 倍。在运动的前 15s 后,肌肉开始将糖酵解生成的 ATP 作为主要能量来源,但在 30s 后其在能量消耗中所占比例逐渐减少。经过这段时期后,氧化磷酸化途径便有足够的时间被完全激活[25](图 25-9)。

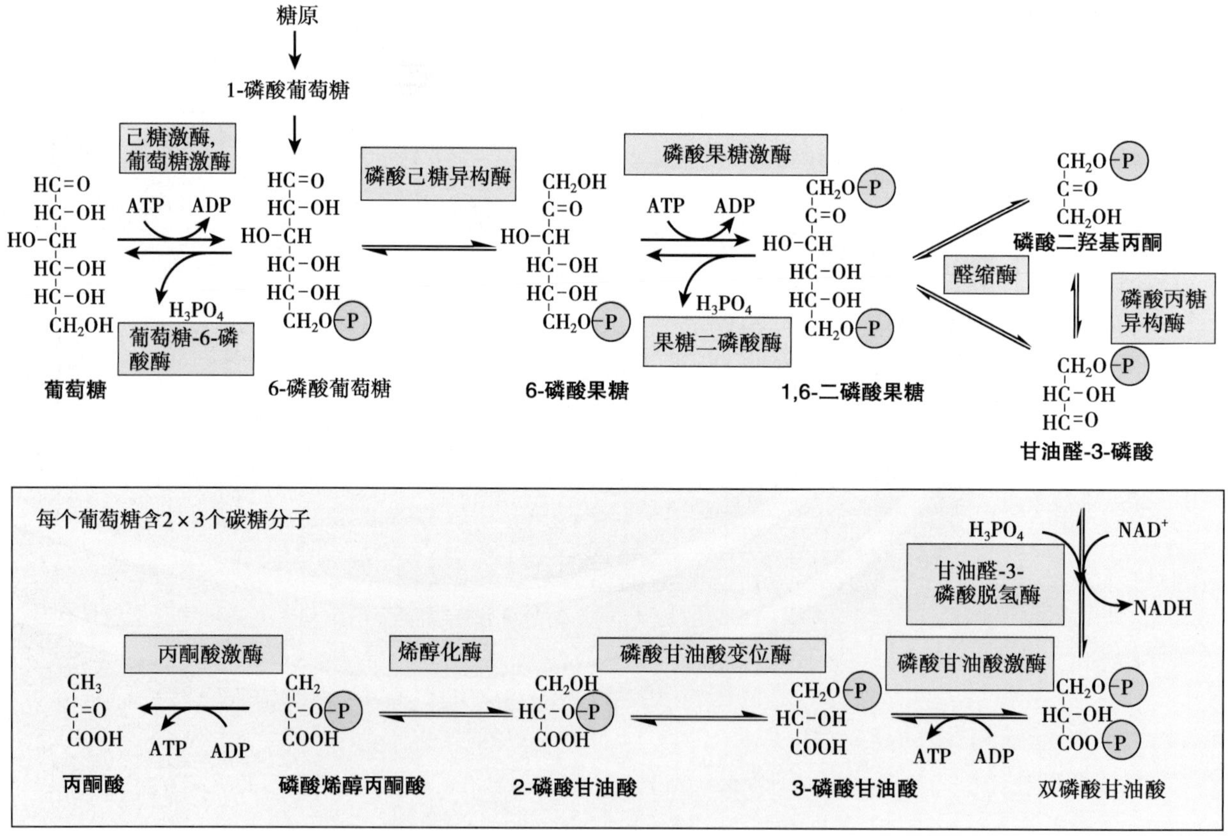

图 25-9　糖酵解:糖酵解的途径。* 二磷酸果糖中的 C1-C3 生成磷酸二羟丙酮,C4-C6 生成 3-磷酸甘油醛。Ⓟ:—PO_3^{2-};Pi:$HOPO_3^{2-}$;⊖:抑制;NAD^+:烟酰胺腺嘌呤二核苷酸(氧化态);NADH:烟酰胺腺嘌呤二核苷酸(还原态)(经允许摘自 Bender DA,Mayes PA. Glycolysis & the Oxidation of Pyruvate. In:Rodwell VW,Bender DA,Botham KM,Kennelly PJ,Weil P,eds. Harper's Illustrated Biochemistry,31e New York,NY:McGraw-Hill,2018)

环境因素

肌肉力量的输出与肌肉温度之间存在很强的联系。肌肉温度每升高 1℃，根据肌肉类型和收缩速度的不同，其后的运动表现将提高 2%～5%。在温度升高后，通过无氧途径产生的 ATP 在运动的前 2 分钟内有显著的增加，但在运动初始阶段之后并没有变化。针对这种情况，一种可能的解释是由于肌肉横桥循环速率出现了增加[26,27]。

肌肉运动表现能力的下降与肌肉温度下降密切相关。肌肉温度下降越多，肌肉功能下降便越多，因此，这些因素之间存在线性关系。肌肉温度低于正常水平时，收缩速度会变慢，导致收缩力减弱。肌肉温度下降还会影响到收缩发力和收缩速度的关系。在发力大小不变的情况下，温度越低，肌肉收缩的速度越慢。因此，与处于正常体温下的肌肉相比，冷却后的肌肉在进行最大力量收缩时其收缩速度会慢很多。在低温下，肌丝之间横桥的循环活动也会减慢[27,28]。

有氧运动期间发生的呼吸功能变化是身体对特定活动所需的大量氧气作出的调整反应。作为有氧活动能力最重要的决定因素，肺功能的数值的大小能够影响心肺系统的效率。肺的每分钟通气量是指 1 分钟内吸入和呼出的空气量，而肺泡每分钟通气量是指每分钟在肺泡内参与气体交换的空气量。肺通气量和肺泡通气量会随运动强度增加，直到肺通气量不能满足身体氧气需求为止。随着氧气被不断利用，二氧化碳的产量也不断增加。二氧化碳的增加会导致人体内氢离子浓度增加及核心体温升高。在这种情况下，无氧代谢途径被激活并成为主要的产能来源。但是，当运动停止后，人体仍需继续补充氧债（oxygen debt）。氧债是指运动后将身体恢复到稳态时所需要的氧气量：也就是总体的氧气消耗量会超过运动前的水平。氧债与最大摄氧量之间成反比，最大摄氧量越高，人体就可以在氧债出现之前活动更长的时间。最大摄氧量高的人其氧债量也较小[29]。

人体的静息耗氧量通常在 3～4mL/（kg · min）之间。最大摄氧量是人体能够消耗氧气的最大速率，通常在运动过程中进行测量。对于大多数健康个体，最大摄氧量约在 30～50mL/（kg · min），是休息时摄氧量的 10～15 倍。男性最大摄氧量平均为 44mL/（kg · min），女性平均为 38mL/（kg · min）。但是在接受高强度的有氧运动训练之后，最大摄氧量的数值可以增加 1 倍——接受过良好训练的男性运动员其最大摄氧量可达到 70～85mL/（kg · min）。由于肌肉量和血红蛋白较少，女性的最大摄氧量比男性低 10%～15%。另外，最大摄氧量的数值的变化还取决于身体成分组成、体育活动能力、心脏每搏输出量和遗传学特性。当人体持续进行耐力性训练时，由于心脏每搏输出量的提高和体重的降低，人体最大摄氧量可以提高约 20%[23,30]。

慢性疾病

胰岛素抵抗（insulin resistance）、动脉粥样硬化（atherosclerosis）、神经变性（neural degeneration）和肿瘤生长的发病机制均与慢性炎症有关[31]。人体接受定期锻炼可预防 2 型糖尿病（type 2 diabetes）、心血管疾病（cardiovascular disease）、结肠癌（colon cancer）、乳腺癌（breast cancer）和痴呆（dementia）的发病。骨骼肌在收缩过程中会释放肌动蛋白，从而介导抗炎作用并对内脏脂肪产生影响。这些肌动蛋白还可以在肌肉内起效，并在脂肪氧化和葡萄糖摄取活动的信号通路中发挥作用[32]，介导肌肉本身的抗炎作用并抵消胰岛素抵抗。肌肉活动还可以调节神经元的存活，生长和维护活动，并在学习和记忆中发挥作用[33]。

慢性阻塞性肺疾病

尽管目前尚未有明确证据显示运动能逆转慢性阻塞性肺疾病（chronic obstructive pulmonary disease，COPD）的生理变化，但多项研究证实，运动可通过降低通气率和改善运动耐量来改善患者呼吸困难的症状。有证据表明定期接受中等强度的运动训练对改善功能活动能力有最好的治疗效果。心肺功能测试和定期肺功能测试可用于评估患有 α1 胰蛋白酶抑制剂囊性纤维化或其他慢性肺部疾病的运动员，以确保他们在达到特定体育活动所需的代谢当量（metabolic equivalent，MET）水平时，不会因为出现酸中毒、缺氧或其他可能引起的并发症而限制他们参与运动的能力。

糖尿病

有证据表明，糖尿病患者接受定期运动与口服降糖药所能达到的治疗效果大致相等。运动会引起内源性胰岛素分泌激增,因此个体可能在运动的早期阶段出现低血糖症。患者每天应进行的有氧运动组合除包含基本训练外,每周还应合并2~3次大剂量、中等强度的运动训练并持续进行周期性训练。持续性全身炎症是大多数炎症性风湿性疾病的关键症状,并可能导致这些疾病的心血管风险和相关合并症(肌肉萎缩、贫血、胰岛素抵抗、血脂异常和动脉粥样硬化加速)出现概率大大增加。

有证据表明炎症与2型糖尿病的发生和发展有关[34]。2型糖尿病患者常会出现急性期蛋白,如C反应蛋白(C-reactive protein,CRP)以及细胞因子和趋化因子在循环系统中浓度升高的现象。同时,循环系统中白细胞介素1B(interleukin-1 B),白细胞介素6(interleukin-6),白细胞介素1RA(interleukin-1 RA)和CRP水平升高可以作为2型糖尿病的预示指标[35]。此外,肿瘤坏死因子α(TNFα)会直接损害外周胰岛素刺激的葡萄糖摄取过程,但有证据表明运动训练可以通过抑制肿瘤坏死因子α而部分改善胰岛素的敏感性。

高血压

运动训练已显示可有效减少健康老年人的心脏交感神经活动,增加高血压老年人的肌肉血管舒张作用,并降低健康老年人的静息基准血压[7,22]。运动可以通过改善运动肌肉内血流分布和提高有氧代谢水平来维持老年人的功能性交感神经活动[23]。由运动产生的急性血压变化反应的大小取决于运动的类型和强度以及患者高血压的严重程度。人体的血压等于心输出量与总外周阻力的乘积。在一定的负荷下,由于总外周阻力会出现略微的下降,因此正常血压会出现夸大性的浮动。轻度高血压可能具有正常的心输出量,但外周总抵抗力没有下降,从而导致血压明显升高。当存在中度高血压时,心输出量降低,总外周阻力增加,从而导致左心室肥大。严重的高血压可能表现出舒张功能障碍和左心室肥大,并在进行剧烈运动时可能导致充血性心力衰竭。

研究表明多种运动均可有效地降低血压。有氧运动可通过增加迷走神经张力和降低血浆内去甲肾上腺素浓度,从而降低静息交感神经张力并使血压降低。持续的有氧运动可降低高血压水平和静息心率,以及降低心肌需氧量。抗阻力训练也可以有效降低血压,定期进行抗阻训练可以降低血压和心率对一定负荷量的反应程度,因此,它具有心脏保护作用。有证据表明持续进行中低强度循环抗阻力量训练对于高血压患者来说有最好的治疗效果。运动也已被证明可以降低血脂,调节血管内皮细胞的黏附力,从而降低导致内皮功能障碍和随后的动脉粥样硬化的风险;运动训练也可通过抑制肿瘤坏死因子α来降低其对身体的损伤作用[24,36]。

儿童患者的运动训练

针对儿童患者群体的体育锻炼有大量需求。对于儿童患者来说,训练后表现出的力量增加多是由于神经肌肉适应改变和青春期前的生理变化的结果。青春期前的患儿在训练后多不会出现肌肉肥大,而处于青春期的患儿在训练后则会出现明显的肌肉变化。各个年龄段的患者在进行力量训练时其身体成分均会发生变化。力量训练可以有效地提高去脂体重水平,这对肥胖的儿童患者来说尤为重要。儿童患者进行运动训练后还显示出了神经元激活水平,内在的肌肉适应能力和运动协调性的提高,这些因素会对儿童患者人群今后的力量发展起到重要作用[33,37,38]。

老年患者

随着年龄的增长,很多体内的生理结构和功能都会发生变化,但是这些变化可以通过持续的体育锻炼和运动训练加以限制,预防甚至逆转。随着年龄的增长,心脏功能、肺功能会出现下降;在肌肉中,Ⅰ型和Ⅱ型肌肉纤维会出现减少,其中Ⅱ型的减少量要多于Ⅰ型;此外,骨量以及肌腱和韧带的拉伸强度也会出现降低;血浆量,红细胞量和血量也会减少。

在神经学上,老年人脊髓内运动神经元减少,导致肌肉力量下降、反应时间/协调功能退化、平衡和本体感受能力降低。此外,老年人的基础代谢率和葡萄糖耐量也会降低,但他们的血浆甘油三酯、总胆固醇和低密度脂蛋白浓度反而会随之升高。有证据表明规律地接受运动训练可以改善与肌肉血管舒张有关的心脏交感神经和副交感神经活动水平[39]。此外,老年人参加运动训练还可以减少并减缓许多与年龄有关的生理变化,例如减慢最大摄氧量减少和去脂体重降低的速度[40]。参加体育活动还可以帮助老年人预防如冠状动脉疾病、高血压、血脂异常、肥胖、脑血管疾病、癌症、2 型糖尿病、骨质疏松症、抑郁症和焦虑症等多种常见的疾病。与运动有关的健康益处还包括降低总死亡率，改善姿势稳定性，改善认知能力，延缓功能障碍以及增强整体自我形象（图 25-10）。

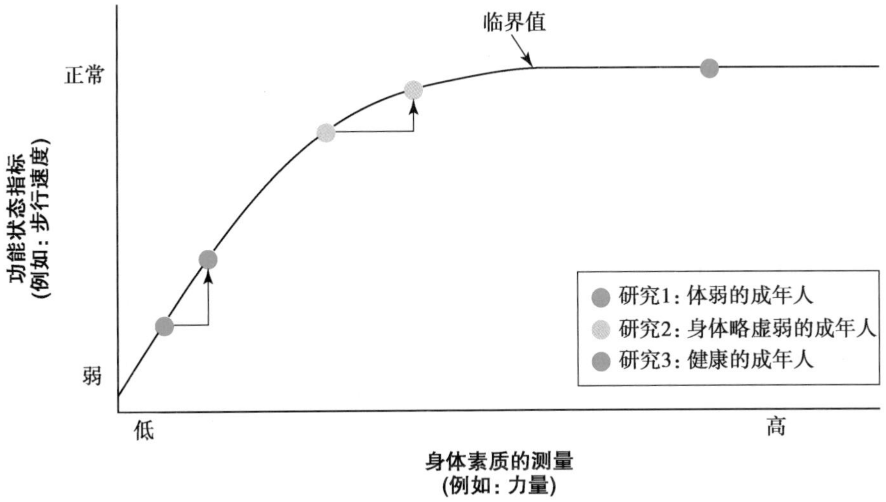

图 25-10 运动与功能之间的关系（摘自 Buchner DM, et al. Evidence for a non-linear relationship between leg strength and gait speed. Age Ageing. 1996;25:386）

（李晏龙 译，王雪强 马超 校）

参考文献

1. Canepari M, Pellegrino MA, D'Antona G, Bottinelli R. Single muscle fiber properties in aging and disuse. *Scand J Med Sci Sports*. 2010;20:10–19.
2. Behm DG. Neuromuscular implications and applications of resistance training. *J Strength Cond Res*. 1995;9:264–274.
3. Rivera-Brown A, Frontera W. Principles of exercise physiology: responses to acute exercise and long-term adaptations to training. *PMR*. 2012;4:797–804.
4. Bouchard C, An P, Rice T, et al. Familial aggregation of VO2max response to exercise training: results from the HERITAGE Family Study. *J Appl Physiol*. 1999;87:1003–1008.
5. McArdle WD, Katch FI, Katch VL. *Essentials of Exercise Physiology*. 3rd ed. Philadelphia, PA: Lippincott, Williams & Wilkins; 2005.
6. Laughlin MH. Cardiovascular response to exercise. *Am J Physiol*. 1999;277:S244–S259.
7. Rowell LB. *Human Circulation*. New York, NY: Oxford University Press; 1986:137–256.
8. Trappe SW, Costill DL, Vukovich MD, Jones J, Melham T. Aging among elite distance runners: a 22-yr longitudinal study. *J Appl Physiol*. 1996;80:285–290.
9. Jackson AS, Beard EF, Wier LT, Ross RM, Stuteville JE, Blair SN. Changes in aerobic power of men, ages 25-70 yr. *Med Sci Sports Exerc*. 1995;27:113–120.
10. Jackson AS, Wier LT, Ayers GW, Beard EF, Stuteville JE, Blair SN. Changes in aerobic power of women, ages 20-64 yr. *Med Sci Sports Exerc*. 1996;28:884–891.
11. Bouchard C, Dionne FT, Simoneau JA, Boulay MR. Genetics of aerobic and anaerobic performances. *Exerc Sport Sci Rev*. 1992;20:27–58.
12. Costello J, Baker P, Minett G, Bieuzen F, Stewart I, Bleakley C. Whole-body cryotherapy (extreme cold air exposure) for preventing and treating muscle soreness after exercise in adults. *Cochrane Database Syst Rev*. 2015;18(9):CD010789.
13. Cheung K, Hume P, Maxwell L. Delayed onset muscle soreness treatment strategies and performance factors. *Sports Med*. 2003;33(2):145–164.
14. Nosaka K. Muscle soreness and damage and the repeated-bout effect. In: Tiidus PM, ed. *Skeletal Muscle Damage and Repair*. Champaign, IL: Human Kinetics; 2008:59–76.
15. McEwen BS. Stress, definition and concepts of. In: Fink G, ed. *Encyclopedia of Stress*. Vol 3. San Diego, CA: Academic Press;2000:508–509.
16. Hackney A. Stress and the neuroendocrine system: the role of exercise as a stressor and modifier of stress. *Expert Rev Endocrinol Metab*. 2006;1(6):783–792.
17. Charmandari E, Tsigos C, Chrousos G. Endocrinology of the stress response. *Ann Rev Physiol*. 2005;67:259–284.
18. McMurray RG, Hackney AC. Endocrine responses to exercise and training. In: Garrett W, ed. *Exercise and Sport Science*. Philadelphia, PA: Lippincott Williams & Wilkins; 2000:135–162.
19. Hackney AC. Neuroendocrine system, exercise overload and regeneration. In: Lehmann M, ed. *Overload, Performance Incompetence, and Regeneration in Sport*. Stuttgart, Germany: Kluwer Academic-Plenum; 1999: 131–177.
20. Rowell LB. *Human Cardiovascular Control*. New York: Oxford University Press; 1993.
21. Gledhill N, Cox D, Jamnik R. Endurance athletes' stroke volume does not plateau: major advantage is diastolic function. *Med Sci Sports Exerc*. 1994;26:1116–1121.
22. MacDougall JD. Blood pressure responses to resistive, static, and dynamic exercise. In: Fletcher GF, ed. *Cardiovascular Response to Exercise*. New York: American

Heart Association; 1994:155–173.
23. Petterson S, Kuchta C, Snyder-Mackler L. Aerobic Metabolism during Exercise. In: Donatelli R, (ed). *Sports-Specific Rehabilitation*. St. Louis, MO: Churchill Livingstone/Elsevier; 2007, pp. 65–85.
24. Spriet LL. Metabolic regulation of fat use during exercise and in recovery. *Nestle Nutr Inst Workshop Ser*. 2011;69: 39–53; discussion 53–58.
25. Gastin PB. Energy system interaction and relative contribution during maximal exercise. *J Sports Med*. 2001;31(10):725–741.
26. McGowan CJ, Pyne DB, Thompson KG, Rattray B. Warm-up strategies for sport and exercise: mechanisms and applications. *J Sports Med*. 2015:45(11):1523–1546.
27. Gray SR, Soderlund K, Watson M, Ferguson RA. Skeletal muscle ATP turnover and single fibre ATP and PCr content during intense exercise at different muscle temperatures in humans. *Pflügers Arch*. 2011;462(6):885–893.
28. De Ruiter CJ, De Haan A. Similar effects of cooling and fatigue on eccentric and concentric force–velocity relationships in human muscle. *J Appl Physiol*. 2001; 90:2109–2116.
29. Racinais S, Oksa J. Temperature and neuromuscular function. *Scand J Med Sci Sports*. 2010;20(3):1–18.
30. Saltin B, Astrand PO. Maximal oxygen uptake in athletes. *J Appl Physiol*. 1967;23(3):353–358.
31. Hotamisligil GS. The role of TNF alpha and TNF receptors in obesity and insulin resistance. *J Intern Med*. 1999; 245:621–625.
32. Holten MK, Zacho M, Gaster M, Juel C, Wojtaszewski JF, Dela F. Strength training increases insulin-mediated glucose uptake, GLUT4 content, and insulin signaling in skeletal muscle in patient with type 2 diabetes. *Diabetes*. 2004;53:294–305.
33. Mattson MP, Maudsley S, Martin B. BDNF and 5-HT: a dynamic duo in age-related neuronal plasticity and neurodegenerative disorders. *Trends Neurosci*. 2004;27:589–594.
34. Shoelson SE, Lee J, Golfine AB. Inflammation and insulin resistance. *J Clin Invest*. 2006;116:1793–1801.
35. Herder C, Brunner EJ, Rathmann W, et al. Elevated levels of the anti-inflammatroy interleukin-1 receptor antagonist precede the onset of type 2 diabetes; the Whitehall II study. *Diabetes Care*. 2009;32:421–423.
36. Petersen AM, Pedersen BK. The anti-inflammatory effect of exercise. *J Appl Physiol (1985)*. 2005;98(4): 1154–1162.
37. Faigenbaum AD, Kraemer WJ, Blimkie CJ, et al. Youth resistance training: updated position statement from the national strength and conditioning association. *J Strength Cond Res*. 2009;23(Suppl 5):S60–S79.
38. Granacher U, Lesinki M, Busch D, et al. Effects of resistance training in youth athletes on muscular fitness and athletic performance: a conceptual model for long-term athlete development. *Front Physiol*. 2016;7:164.
39. Pedersen BK. Anti-inflammatory effects of exercise: role in diabetes and cardiovascular disease. *Eur J Clin Invest*. 2017;47(8):600–611.
40. Sarmento AO, Santos AC, Trombetta IC, et al. Regular physical exercise improves cardiac autonomic and muscle vasodilatory responses to isometric exercise in health elderly. *Clin Interven Aging*. 2017;12:1021–1028.

第 26 章 运动医学的健康促进和预防保健

Cindy Y. Lin, Ivy Lim, and Benedict Tan

引言

全面的运动医学计划应包括参加运动前的预备性筛查和伤害预防。促进体育锻炼,参加运动前的身体检查和运动处方是运动医学的其他重要方面,这些都是本章的重点。

参加运动前的检查

参加运动前的检查(athletic pre-participation examination, PPE)是一种标准的运动医学检查活动,其主要目的是为运动员参加运动提供医疗许可,并促进其在训练和比赛中的健康和安全。PPE 的目的包括确定需要治疗或可能与运动参与过程中发病或死亡风险增加相关的肌肉骨骼损伤和疾病。请参阅图 26-1 和图 26-2,以了解参加运动前的身体检查和医疗清单。

PPE 的时间、频率和协议由各个体育项目的管理机构决定。通常,建议运动员在加入有组织的运动队之前进行 PPE 检测,并定期进行病史更新和医生随访,通常是每年 1 次。

大多数 PPE 可在个人于医疗机构就诊期间或在基于站点的大众运动员筛查环境中进行检查。两种方法各有利弊,包括费用、隐私、效率、护理连续性以及教育和咨询的便利性等方面的差异[1]。

PPE 应包括获取既往和现有病情的一般病史,以及肌肉骨骼损伤的一般病史、运动史、先前的住院或手术史、家庭和社会史、药物、补品以及药物和环境过敏史。身体检查的关键要素包括大体的外观,生命体征,视力检查,心脏、肺、腹部、肌肉骨骼和皮肤病学的系统检查,和男性的泌尿生殖系统检查。一个全面的 PPE 表格是通过美国运动医学会(American College of Sports Medicine, ACSM)、美国家庭医师协会(American Academy of Family Physicians)、美国儿科学会(American Academy of Pediatrics, AAP)、美国运动医学协会(American Medical Society for Sports Medicine)、美国运动医学骨科协会(American Orthopedic Society for Sports Medicine)和美国运动医学正骨医学会(American Osteopathic Academy of Sports Medicine)通力合作的成果,PPE 表格可通过 AAP 获得,如图 26-1 和图 26-2[2]所示。不建议将常规实验室检查和影像学检查作为标准 PPE 的一部分,但如果体育管理机构指南有要求或运动员存在临床指征时,则可以进行检测。

心血管检查

PPE 最初是由美国心脏协会(American Heart Association, AHA)推荐的,以帮助识别可能有心脏性猝死(sudden cardiac death, SCD)[3]危险的运动员。35 岁以下人群中的 SCD 主要是由于先天性心脏异常(最常见的是肥大性心肌病或冠状动脉异常)[3]。在 35 岁以上的运动员中,考虑到运动过程中心肌梗

运动前身体评定

病史表格

(注：此表由患者和家长在就诊前填写。医生应将这个清单收入病案中)

检查时间＿＿＿＿

姓名＿＿＿＿　出生日期＿＿＿＿

性别＿＿＿＿　年龄＿＿＿＿　年级＿＿＿＿　学校＿＿＿＿　运动项目＿＿＿＿

药物和过敏源：请列出您目前正在服用的所有处方药和非处方药及补充剂(草药和营养补充剂)

您有过敏源吗？　☐ 有　☐ 没有　如果有的话，请在下面确认具体的过敏源

☐ 药物　☐ 花粉　☐ 食物　☐ 蚊虫叮咬

在回答“是”的问题下解释，画出您不知道如何回答的问题

一般性问题	是	否
1. 医生是否曾以任何理由拒绝或限制您参加体育运动？		
2. 您是否有任何持续性疾病？如果有,请在以下内容中选择：☐ 哮喘　☐ 贫血　☐ 糖尿病　☐ 传染病 其他：＿＿＿＿		
3. 您是否曾因病住院超过一个晚上？		
4. 您是否曾做过手术？		
关于您心脏健康的问题	**是**	**否**
5. 您是否曾在运动中或运动后昏倒或几乎昏倒？		
6. 在运动过程中，您是否有过胸部不适、疼痛、紧绷或压迫感？		
7. 在运动中，您的心脏是否有过心动过速或漏跳(不规则跳动)？		
8. 医生告诉过您患有与心脏相关的疾病吗？如果是，请勾选所有适用的选项： ☐ 高血压　☐ 心脏杂音 ☐ 高胆固醇　☐ 心脏感染 ☐ 川崎病　其他：＿＿＿＿		
9. 有医生给您做过心脏检查吗？(例如心电图、超声心动图)		
10. 您在运动中是否感到头昏眼花或感到呼吸急促？		
11. 您有过不明原因的癫痫发作吗？		
12. 在运动中，您是否比您的朋友更容易疲劳或呼吸急促？		
有关您的家族心脏病史	**是**	**否**
13. 您是否有任何家庭成员或亲属在50岁之前死于心脏病或意外或无法解释的猝死(包括溺水、不明原因的车祸或婴儿猝死综合征)？		
14. 您的家族中是否有人患有肥厚性心肌病、马方综合征、致心律失常的右心室心肌病、长QT综合征、短QT综合征、布鲁加达综合征或儿茶酚胺能多态性室性心动过速？		
15. 您家里有没有人有心脏病、起搏器或植入除颤器？		
16. 您家里有没有人有过不明原因的晕厥、癫痫发作或差点溺死？		
骨骼和关节相关的问题	**是**	**否**
17. 您是否曾因骨骼、肌肉、韧带或肌腱受伤而错过训练或比赛？		
18. 您是否曾有过骨折或关节脱臼？		
19. 您是否曾发生过需要X线、磁共振、CT扫描、注射、治疗、支具、石膏或拐杖的损伤？		
20. 您是否曾有过应力性骨折？		
21. 您有没有曾被告知你需要接受或曾经做过颈部不稳或寰枢椎不稳的X线检查？(唐氏综合征或侏儒症)		
22. 您是否经常使用支具、矫形器或其他辅助设备？		
23. 您是否受骨头、肌肉或关节受伤问题困扰？		
24. 您的任一关节有没有疼痛、肿胀、发热或发红？		
25. 您有青少年关节炎或结缔组织病史吗？		

医学问题	是	否
26. 您在运动中或运动后是否咳嗽、气喘或呼吸困难？		
27. 您曾经使用过吸入器或服用过哮喘药物吗？		
28. 您的家庭中有任一成员哮喘吗？		
29. 您是否出生时就没有或缺失肾脏、眼睛、睾丸(男性)、脾脏或其他器官？		
30. 您是否有腹股沟疼痛或在腹股沟区域有胀痛或疝气？		
31. 在最近1个月内，您是否感染传染性单核细胞增多症？		
32. 您有皮疹、压疮或其他皮肤问题吗？		
33. 您有疱疹或MRSA皮肤感染吗？		
34. 您曾有头部受伤或脑震荡吗？		
35. 您是否曾因头部受到撞击或打击而导致精神错乱、长时间头痛或记忆力问题？		
36. 您有癫痫病史吗？		
37. 您运动时头痛吗？		
38. 您是否曾在被击中或摔倒后感到四肢麻木、刺痛或无力？		
39. 您是否曾经在被击中或摔倒后无法移动手臂或腿？		
40. 您有没有在高温下锻炼时生病？		
41. 您运动时经常抽筋吗？		
42. 您或您的家人有镰状细胞性状特性或者相关疾病吗？		
43. 您眼睛或视力是否曾有过问题？		
44. 您的眼睛是否受过伤？		
45. 您戴眼镜或者隐形眼镜吗？		
46. 您戴护目镜或者面罩吗？		
47. 您担心您的体重吗？		
48. 您是否尝试或被别人建议增加或减轻体重？		
49. 您是否在吃特定的饮食或者不吃某些类型的食物？		
50. 您有过饮食失调问题吗？		
51. 您有什么需要和医生讨论的问题吗？		
只针对女士的问题		
52. 您有过月经吗？		
53. 第一次月经来的时候您多少岁？		
54. 在过去的12个月里您来过多少次月经？		

请在这里解释你回答“是”的问题

我在此声明，据我所知，我对上述问题的回答是完整且正确的。

运动员签名＿＿＿＿　家长/监护人签字＿＿＿＿　日期＿＿＿＿

图 26-1　准备检查表示例[2](© 2010 American Academy of Family Physicians, American Academy of Pediatrics, American College of Sports Medicine, American Medical Society for Sports Medicine, American Orthopaedic Society for Sports Medicine, and American Osteopathic Academy of Sports Medicine)

预备性身体评定
清单表格

姓名______________________ 性别 □男性 □女性 年龄__________ 出生日期__________

□ 批准所有运动项目不受限制

□ 批准所有运动不受限制，并建议寻求进一步的评定或治疗______________________

□ 不批准

□ 待进一步评估

□ 对任何运动

□ 对具体运动______________________

理由______________________

建议______________________

我已经对上述学生进行了检查，并完成了预备性身体评定。运动员不存在不能从事上述运动的明显的临床禁忌证。体检的复印件在我的办公室里有记录，可以根据家长的要求提供给学校。如果在运动员获准参加比赛后出现状况，医生可以取消许可，直到问题得到解决，并向运动员(和家长/监护人)详细解释潜在的后果。

医生姓名(打印/正楷书写)______________________日期__________

地址______________________电话号码__________

医生签名______________________，医学博士/博士

急诊信息

过敏反应______________________

其他信息______________________

图 26-2　清单示例[2]（© 2010 American Academy of Family Physicians, American Academy of Pediatrics, American College of Sports Medicine, American Medical Society for Sports Medicine, American Orthopaedic Society for Sports Medicine, and American Osteopathic Academy of Sports Medicine）

死的风险增加，筛查高血压、冠状动脉粥样硬化性疾病或糖尿病等心脏危险因素非常重要（请参见表26-1）。SCD的其他可能原因包括与马方综合征的主动脉根部扩张相关的主动脉夹层，严重的主动脉瓣狭窄，致心律失常的右心室心肌病，以及心电传导异常，例如特发性长QT综合征、Wolff-Parkinson-White综合征、布鲁加达综合征或儿茶酚胺能多形性室性心动过速（catecholaminergic polymorphic ventricular tachycardia）[4,5]。

表26-1　心脏危险因素

危险因素	标准
年龄	男性：45岁及以上
	女性：55岁及以上
家族史	病史包括早发性冠心病史（心肌梗死、冠状动脉血运重建、心源性猝死）发生在：
	男性一级亲属55岁以下
	女性一级亲属65岁以下
吸烟	当前或者被动吸烟者
高血压	BP≥140/90mmHg或者在降压治疗中
血脂异常	LDL≥130mg/dL（3.37mmol/L）或者
	HDL<40mg/dL（1.04mmol/L）或者在进行降脂治疗中
	在没有其他胆固醇测量的情况下，总胆固醇≥200mg/dL（5.18mmol/L）被认为是高的
体力活动不足	少于150min/周的中等强度活动，或少于75min/周的剧烈强度，或两者的等效混合（请参阅表26-3中的脚注）
肥胖	BMI≥30kg/m^2，腰围：
	男性：≥102cm（40英寸）
	女性：≥88cm（35英寸）
糖尿病前期	空腹血糖异常：空腹血糖100~125mg/dL（5.55~6.94mmol/L）葡萄糖耐量异常：75g口服葡萄糖耐量试验（OGTT）中2h血浆葡萄糖水平140~199mg/dL（7.77~11.04mmol/L）
高HDL水平（积极因素）	≥60mg/dL（1.55mmol/L）

摘自Nathan DM、Davidson MB、DeFronzo RA等的数据。

Diabetes Care. 2007；30（3）：753-759；National Cholesterol Education Program（NCEP）Expert Panel on Detection, Evaluation, and Treatment of High Blood Cholesterol in Adults（Adult Treatment Panel Ⅲ）. Circulation. 2002；106（25）：3143-3421；Roger VL, Go AS, Lloyd-Jones DM, et al. Circulation. 2012；125（1）：e2-e220。

心血管病史应包括表26-2[6]中所述的14项AHA心血管筛查问题。运动员在参加体育运动之前，应对存在的心脏危险因素进行进一步评估，并且可能需要心电图（ECG）、超声心动图或根据临床指征进行运动平板压力测试[66]。国际上，针对12导联心电图是否应作为标准PPE必要组成部分的问题，体育管理机构和专业医学协会（例如欧洲心脏病学会、美国心脏学会和国际奥林匹克委员会）有不同的指南[7,8]。第36届贝塞斯达会议报告（the 36th Bethesda Conference report）详细介绍了针对具有特定心血管疾病的运动员能否被许可参与体育锻炼的建议[4]。

表26-2　AHA对竞技运动员赛前心血管检查的14点建议

病史
个人史
1. 运动性胸部疼痛或不适
2. 晕厥或近晕厥发作
3. 与运动有关的过度劳累性呼吸困难或疲劳
4. 心脏杂音
5. 全身血压升高
6. 先前被限制参加体育运动
7. 先前由医生下令进行心脏检查
家族病史
8. 过早死亡：心脏病导致50岁以下亲戚突然或意外死亡
9. 相对年龄小于50岁的心脏病致残
10. 肥厚性或扩张型心肌病，长QT综合征或其他离子通道病，马方综合征或临床上重要的心律失常
身体检查
11. 心脏杂音（仰卧位和站立位或用力屏气动作下听诊）
12. 股动脉搏动（排除主动脉缩窄）
13. 马方综合征的体表症状
14. 坐姿肱动脉血压，最好是双侧

摘自Maron BJ, Friedman RA, Kligfield P, et al. Assessment of the 12-lead ECG as a screening test for detection of cardiovascular disease in healthy general populations of young people（12—25 years of age）：a scientific statement from the American Heart Association and the American College of Cardiology. Circulation. 2014；130（15）：1303-1334。

传染性疾病检查

运动员患有艾滋病或病毒性肝炎时并不能被强制剥夺其参与运动的权利。关于医疗许可的决定应考虑到这项运动的特性和运动员的疾病状况[9]。虽然与其他运动员直接发生接触或碰撞的运动可能具有较高的血液和体液接触风险，但通过血液传播感染 HIV 和乙型肝炎病毒（HBV）的风险极低[10-12]。甲型和戊型肝炎通过粪-口途径传播，传播风险取决于环境因素[13]。

在参与摔跤、武术或基于垫子的体操等发生碰撞、接触或有限接触的运动中，皮肤病感染问题需要特别注意[14]。如果运动员患有以下任何一种活动性皮肤感染，则需要适当的治疗，并在参加体育运动之前根据各个体育运动管理机构的要求覆盖病变部位：体癣、脓疱疮、毛囊感染（furuncle）、Ⅰ型单纯疱疹、疥疮和感染性软疣[15-17]。

镰形细胞性状

镰形细胞性状的患病率因种族和民族而异，并且有关镰状细胞筛查的指南存在争议[17-19,71]。虽然镰形细胞性状不是运动参与的禁忌证，但应对具有镰形细胞性状的个体进行如何识别并预防劳力性镰状变性或横纹肌溶解的教育。具有镰形细胞性状的个体应注意补充水分的重要性，调整自身以适应温度、湿度和海拔高度的变化，并避免在出现高热病期间进行剧烈运动[18,20]。

女运动员三联征/四联征和运动中的相对能量不足检查

女运动员三联征是由 3 个相互关联的临床指标组成：能量利用率低，月经不调和骨密度低[21,22]。目前发现该人群中大多存在临床血管内皮功能障碍，因此多将以上 4 个临床指标组合成四联征[23]。

目前的建议是对女运动员在 PPE 期间的筛查应包括四联征的筛查。女运动员三联症联盟（The Female Athlete Triad Coalition）开发了一个包含 12 个问题的筛查评估量表，涉及饮食失调、月经功能障碍和骨骼健康等可以包含在参加运动前的检查问题[24]。任何具有四联征一个指征阳性的个体都应更详细地对其他危险因素进行评估，并在有临床指征的情况下转诊作进一步评估。患有女性运动员四联征或饮食失调的运动员，可根据具体情况限制训练和比赛[22]。

2014 年，国际奥林匹克委员会发表了一项共识性声明，标题为“超越女运动员三联征：运动中的相对能量缺乏（RED-S）”。RED-S 综合征是指“由相对能量不足引起的生理功能受损，包括但不限于代谢率、月经功能、骨骼健康、免疫力、蛋白质合成和心血管健康受损”。该综合征的病因是低能量供应（LEA），可同时影响男性或女性运动员[24a]。

癫痫发作检查

癫痫患者出现因运动诱发的癫痫发作是十分少见的[25]。目前的研究已证明，体育锻炼可降低大多数癫痫的发作频率，并改善心血管和精神健康[25]。癫痫患者可以通过适当的药物控制癫痫发作，以及适当的风险管理策略，以此安全地参加大多数运动。接触性或碰撞性运动（如美式橄榄球、曲棍球或足球）不会增加癫痫发作的风险[26]。在癫痫发作得到良好控制和有外界监督保护的情况下，患者进行水上运动、游泳和潜水是安全的。癫痫患者禁止进行自携式水下呼吸器潜水、自由攀登、跳伞或悬挂式滑翔之类的运动，因为如果在活动期间癫痫发作，则可能会造成严重的伤害或死亡[27]。

灼痛/刺痛和短暂性四肢瘫痪检查

在进行存在颈椎损伤风险的接触性运动（如美式足球、冰球或橄榄球）之前，检查运动员是否有烧灼痛、刺痛或短暂性四肢瘫的病史是很重要的。烧灼或刺痛症状通常伴有放射状灼痛或麻木。C5 和 C6 的皮肤节段是最常见的受累处，同时也可能出现相应的肌节处的运动功能损伤，如上肢无力等症状[28]。如果运动员有灼痛或刺痛病史，则在参加运动前必须进行无痛范围内的颈椎活动范围（ROM）检查和通用的神经系统检查，通过后才被允许参加体育活动[28]。在同一赛季出现 3 个灼烧痛区域的运动员应进行进一步的神经学评估，并考虑限制接触性运动[29]。

先前发作过短暂性四肢瘫痪的运动员是否可以重返比赛？目前，这个问题存在争议。短暂性四肢瘫发作后参与运动的绝对禁忌证包括：持续的神经系统检查阳性结果；脊髓损伤、急性颈椎骨折或韧带断裂的磁共振成像（MRI）报告；颈椎节段性失稳；阿诺德-基亚里畸形；基底膜内陷；齿状突不稳定；寰枕融合或不稳定；颈椎融合多于 2 个水平；或有多节段颈椎融合史[28]。

颅脑损伤/脑震荡检查

在 PPE 进行期间，确定运动员是否有脑震荡史（次数、严重程度和恢复情况）以及是否存在任何相关的注意力、情绪、学习、睡眠或头痛症状是十分重要的[2]。目前有多种脑震荡评估工具可供选择，如基线症状量表、平衡测试[平衡误差评分系统(balance error scoring system,BESS)或改良版 BESS]、侧脑震荡评估工具(sideline concussion assessment tool,SCAT3)或计算机神经心理学测试[30,31]。

运动员在休息时、运动期间和运动后应无脑震荡症状,并且应进行一次正常的神经系统检查,将检查结果与基线检查结果相比,以便按不同分级逐步回归运动训练和比赛[31]。虽然没有标准指南,但当出现以下情况时,建议限制运动员参加运动:神经影像存在结构异常、多发性脑震荡、持续的脑震荡后症状,或脑震荡后恢复时间延长[32-34]。

成对器官术后检查

PPE 应包括筛查人体配对器官,如眼睛和肾脏,以及男性睾丸是否存在任何缺失或异常。先天性或外伤性缺少一个肾的因素并不会妨碍参与体育运动[35]。没有证据表明穿戴身体防护服或防护背心可降低受伤风险[36]。

对于眼睛来说,容易受伤的高风险运动是指使用球棒、冰球、棍棒、网球拍或任何存在身体近距离接触的运动[37]。有眼外伤、感染、手术史,或者视网膜脱离的运动员应交由眼科医生进行检查,以确保其能够安全地参加高风险体育活动[1]。如果运动员在矫正视力后有一只眼睛的视觉敏锐度低于20/40,则认为该运动员为功能性单眼。这些运动员应该被限制参加高风险的运动,如拳击、摔跤或不戴护目镜的接触式武术。对于其他高风险运动,应建议他们佩戴符合 ASTM 球类运动标准的运动护目镜[37]。

先天性或外伤性睾丸缺失并不妨碍运动员参与体育运动,但应该在这些运动员参加接触、碰撞或投掷运动时告知其万一受伤可能会导致不孕的风险,并教导他们如何使用保护性罩杯[1]。

唐氏综合征检查

唐氏综合征与韧带松弛、张力减退和寰枢椎关节不稳的风险增加存在相关性。21 岁以下的唐氏综合征患者的影像学报告显示寰枢椎关节不稳的发生率为 10%~20%,出现症状性寰枢椎关节不稳的患病率为 1%~2%[38-40]。由于寰枢椎不稳的患者出现颈椎损伤的风险较高,因此出现这种情况的人应被限制参加任何会增加颈椎损伤风险的运动,如橄榄球、足球、篮球、体操和跳水[39]。对唐氏综合征患者进行寰枢椎关节不稳的常规放射检查的必要性目前存在争议。影像学结果如显示寰枢椎间隙>4.5mm 或神经管宽度<14mm 应被视为异常,需要进行 MRI 成像检查和进一步的神经评估[41]。

唐氏综合征患者心脏畸形的发生率约为 50%,最常见的畸形包括室间隔或房间隔缺损或动脉导管未闭[42]。因此 PPE 筛查过程应包括对患者心脏病史和手术史的询问和查验。患有唐氏综合征的个体,无论是否患有心脏畸形,由于其峰值心率较低,导致其心肺功能水平较低[43]。

兴奋剂和药物筛查

参加竞技体育的运动员必须遵守各个体育管理机构以及世界反兴奋剂机构(World Anti-Doping Agency,WADA)的指导方针。在 PPE 期间,应询问运动员使用的任何药物和补充剂。WADA 更新的禁用物质清单可在 https://www.wada-ama.org/en/what-we-do/prohibited-list 网址查询。此外,大多数国家反兴奋剂组织都有在线搜索引擎,以便对照违禁名单检查药物。如果运动员必须服用违禁药物,治疗医生必须提前提交治疗用途豁免(therapeutic use exemption,TUE)以获得批准。

运动即医疗:运动和常见疾病

运动对预防和治疗许多常见的慢性疾病都有好处。许多人可以进行轻到中等强度的运动,而无需进一步的医疗许可。图 26-3 显示了用于评估是否需要进一步医疗许可的 ACSM 算法。

哮喘/运动引起的支气管痉挛

运动可改善哮喘患者的心肺功能和生活质量,且不会恶化其症状[44]。然而,运动可导致哮喘患者或非哮喘患者支气管痉挛发作,引起运动后 1s 用力呼气量(FEV_1)下降 10%~15%[45]。寒冷或干燥空气、空气污染物、长时间或高强度的运动可能是支气管痉挛的诱发因素[46-47]。在寒冷或干燥的环境中进行运动前加入热身运动和在运动中佩戴好口罩有助于预防运动性支气管痉挛(exercise-induced bronchospasm,EIB)的发生[46]。在运动前 15min 吸入短效 β2 激动剂(short-acting beta-2 agonist,SABA)可预防和治疗症状。以及如果需要进一步控制症状可能需要吸入皮质类固醇或白三烯受体拮抗剂。表 26-3 强调了特定医疗状况下的运动指南。运动员在症状急性加重期应推迟运动,直到症状减轻[47]。

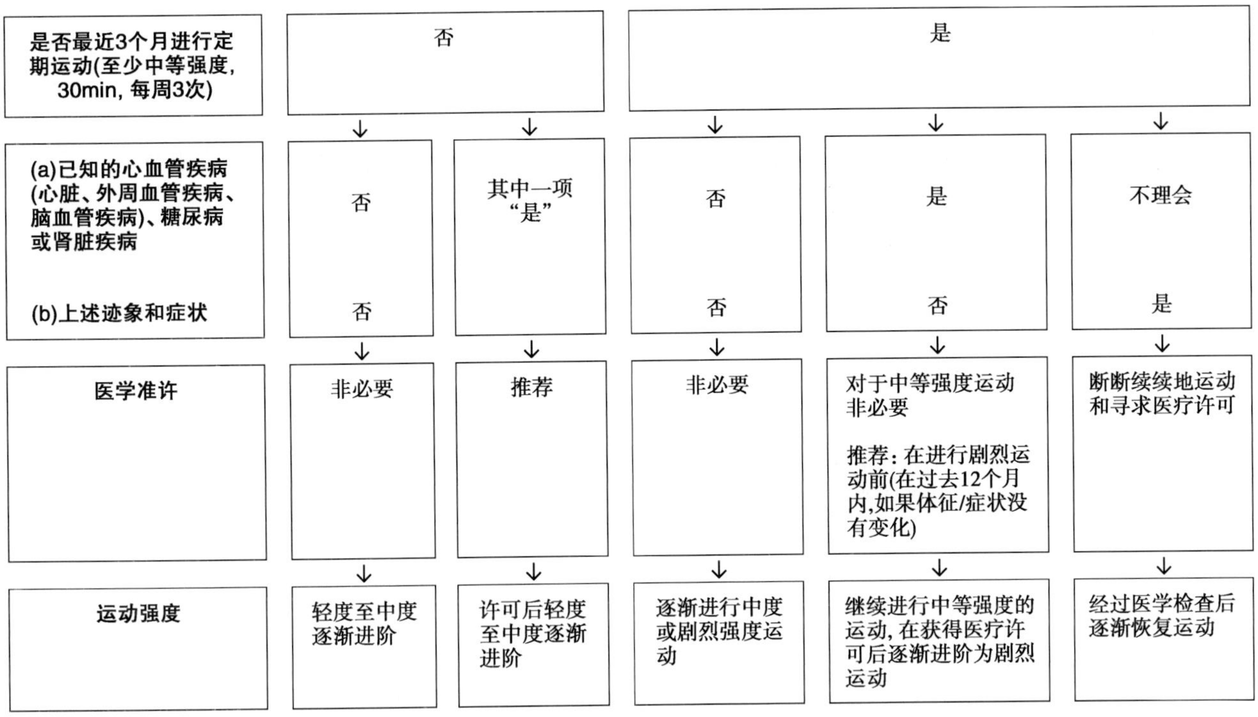

图 26-3　有氧运动的预备性健康筛查法。改良自 Riebe, D., Franklin, B., Thompson, P., Garber, C., Whitfield, G., Magal, M. and Pescatello, L.［2015。更新自 ACSM's Recommendations for Exercise Preparticipation Health Screening. Medicine & Science in Sports & Exercise, 47(11), pp. 2473-2479.］

表 26-3　特定疾病情况下的运动指南

疾病情况	有氧运动	肌力训练	备注
哮喘/运动引起的支气管痉挛	频率：每周至少 2~3 次 强度：测得的 VO_2 峰值的至少 60%，或通过 6 分钟步行测试测得的最大步行速度的 80% 时间：每天至少 20~30min 类型：游泳（最好在无氯的游泳池中）比其他形式的有氧运动引起症状的可能性较小（参考：美国运动医学学院，2014 年）	根据美国体育锻炼准则	有氧运动可以逐渐增加到每周 5d，每天 40min，强度达到 VO_2 峰值的 70%（美国运动医学学院，2014 年）
糖尿病	频率：至少每 3 天 1 次（2 次发作之间不超过 72h，这对应于葡萄糖的急性下降持续时间） 强度：中度至剧烈		
时间：每周至少进行 150min 的中等强度运动或同等强度的运动（请参阅脚注），每次运动之间至少要进行 10min，并且在两次运动之间不超过 72h（参考：美国运动医学学院，2010 年）	频率：至少 2 次，但最好是每周 3 次，每节之间要休息几天 强度：10~15 次/组至力竭，发展到 8~10 次/组 时间：起始为每次进行 1 组练习，目标是逐渐增加至每次进行 3 组练习 类型：至少进行 5~10 次涉及身体大肌肉群的运动 （美国运动医学学院，2010 年）		

续表

疾病情况	有氧运动	肌力训练	备注
高血压	频率:每周至少 3~4 次(Eckel RH,2014 年),理想的是每天,因为运动训练后血压有快速下降反应,可能持续长达 22h(Brandão Rondon MU,2002 年)[62]。总体锻炼有益于控制血压(Haskell WL,1994)[65](Thompson PD,2001)[73] 强度:控制血压:中度锻炼(Fagard,2001)(Hagberg JM,2000)[64]剧烈运动可能会带来其他健康益处(Eckel RH,2014 年) 时间:平均每个疗程 40min(Eckel RH,2014 年)	根据美国体育锻炼指南(Office of Disease Prevention and Health Promotion)[70],每周至少进行 2~3 次针对主要肌肉群的活动	在抗阻训练中避免用力屏气动作,以防止血压突然升高
血脂异常	频率:每周 3~4 次(Eckel RH,2014 年) 强度:中度到剧烈强度 时间:每节平均 40min(Eckel RH,2014 年)每周至少 150min 的中等强度有氧运动或同等水平(见脚注)(疾病预防和健康促进办公室)	根据美国体育锻炼准则	
肥胖与代谢综合征	对于一般健康的益处:每周至少 150min 的中等强度有氧运动或同等水平(请参阅脚注) 对于显著减轻体重:每周至少 5d,每天至少 30~60min,每次持续至少 10min(美国运动医学学院,2009)	根据美国体育锻炼准则	抗阻训练可以为这些人提供一些健康和健身益处,但应作为减肥运动处方的辅助手段(美国运动医学学院,2009)
骨质疏松症	频率:每周 3~5d 强度:一级预防:中等至剧烈强度 骨质疏松症患者:中等强度 时间:每周至少 150min 的中等强度运动或同等水平(见脚注) 类型:一级预防:负重伴有高骨骼负荷力的活动,包括跳跃,突然的起动与急停(例如跳绳、体操、足球、篮球、网球) 骨质疏松症患者:缓慢且可承受的负重活动(例如爬楼梯) 独自行走可能不能为改善骨骼密度带来足够的好处(Martyn-St James M,2008),但由于平衡性的提高和跌倒的减少,骨折的发生率降低(Feskanich D,2002)(美国运动医学学院,2014)	一级预防:每周进行 2 次高强度强化运动,例如举重(美国运动医学学院,2014) 骨质疏松症患者:根据美国体育锻炼准则	作为预防跌倒的一部分,还应进行平衡运动(例如太极拳、单腿平衡运动)(美国运动医学学院,2014)
骨关节炎	频率:每周 3~5d 强度:低强度至中等强度的锻炼较为可取,因为它们不太可能引起疼痛和损伤 时间:每周 150min,每次持续至少 10min(美国运动医学学院,2014) 类型:低影响的训练(例如步行、骑自行车、椭圆训练、游泳)	频率:每周 2~3 次 强度:40%~60% 1 Rep Max(体重减轻,可重复多次以提高肌肉耐力) 时间:每次运动重复 10~15 次 类型:涉及主要肌肉群(美国运动医学学院,2014)	对于负重关节有明显损害的患者,应避免进行更剧烈的运动,因为这可能会进一步加剧关节损害(美国运动医学学院,2014)

如果可以忍受,中等强度的锻炼可以用剧烈强度的锻炼代替,其中 2min 的中等强度的锻炼等于 1min 的剧烈强度的锻炼。

糖尿病

运动对 2 型糖尿病的一级预防和二级预防都有积极作用[48-50]。与服用降糖药二甲双胍来降低糖尿病的风险相比，进行运动能够更有效地降低糖尿病的风险[50]。在糖尿病患者中，定期锻炼可改善血糖控制[51]。准确地来说，运动可以提高胰岛素敏感性并且增加骨骼肌对葡萄糖的吸收，从而使血糖下降的效果持续 72h[52]。

对于糖尿病控制良好且无并发症的人来说，如果他们计划参加低至中等强度的运动（如快走），通常不需要心脏负荷测试[51]。但是，如要进行比快走更剧烈的运动，糖尿病患者应咨询医生进行进一步评估。年龄在 35 岁以上并具有下列情况的糖尿病患者可以进行运动压力测试以评估风险：确诊时间超过 10 年（2 型糖尿病患者）或 15 年（1 型糖尿病患者）；有其他心血管危险因素，如高胆固醇血症、高血压、吸烟或 60 岁以下的冠心病家族史；或糖尿病并发症，如微血管疾病、外周动脉疾病或周围神经病变[47]。糖尿病患者的运动指南详见表 26-3。

血糖控制不良期运动

在确保有足够的水分补充（hydration）的条件下，患有高血糖症（>300mg/dL 或 16.7mmol/L）且尿液或血液中没有酮症迹象的运动员可以进行低强度或中等强度的运动[52]。

在运动期间，尤其是使用胰岛素促分泌剂或胰岛素的运动员，可能会发生低血糖。运动员可能需要调整用药时间和剂量，以避免在药物浓度处于高峰时进行运动。如果运动前或运动后血糖水平低于 100mg/dL（5.5mmol/L），应摄入 15～30g 碳水化合物[52]。在训练过程中及结束后 30min 内，也应摄入 5～30g 碳水化合物，以降低运动后延迟性低血糖症状发作的风险[52]。不建议运动员在睡前锻炼，因为睡眠期间可能会发生低血糖[53]。

糖尿病并发症

周围神经病变患者可继续进行中等强度的负重运动（包括快走），但在患者存在急性足部损伤或开放性伤口或溃疡的情况下，这些运动是禁止的。足部有开放性伤口或溃疡者应避免水中活动[52]。合并自主神经病的糖尿病患者应在增加运动强度之前考虑进行运动压力测试，并确定运动期间的最大心率，建议使用心率储备法对患有自主神经病的个体的运动强度进行测量[52]。例如，在心率储备的 70% 时进行的运动，其目标心率应为［静息心率+0.7×（最大值心率-静息心率）］。严重糖尿病视网膜病变的糖尿病患者应避免剧烈运动、跳跃/撞击或头朝下的运动，因为这些会导致收缩压升高。由于用力屏气动作可能会导致出现视网膜脱离或玻璃体积血的风险，他们还应避免此类动作。

高血压

有氧运动可以降低成年人的收缩压和舒张压，对高血压患者的血压有更明显的改善作用[54,55]。此外，进行抗阻训练也有助于降低血压[54]。

高血压患者应筛查是否存在因高血压引起的其他继发疾病、心血管危险因素、心血管疾病，在开始中高强度运动前应筛查患者是否有靶器官损害，如中风、外周动脉疾病以及视网膜病变[56]。有心血管危险因素且血压（BP）为 180/110mmHg 或更高的患者，或患有糖尿病、靶器官损害或心血管疾病的人，均被视为高危人群，应按照表 26-3 所示，进行进一步评估。

高血压患者的运动指南详见表 26-3。由于运动期间血压会升高，静息血压超过 200/110mmHg 的人应避免运动，并进一步就医。在运动期间，血压超过 220/105mmHg 是中止运动的一个指征。

药物也可能影响个人对运动的反应。α 受体阻滞剂、钙离子通道阻滞剂和血管扩张剂可能会诱发运动后血压突然下降，因此，服用这些药物的训练者需要在训练后加入整理运动，以尽量降低运动后低血压的风险。由于 β 受体阻滞剂的负性变时效应，服用这些药物的个体的运动强度应使用心率以外的方法进行监测。

血脂异常

成人有氧运动使低密度脂蛋白（LDL）和非高密度脂蛋白水平分别降低 3～6mg/dL 和 6mg/dL[54]。耐力活动还可增加代谢综合征患者的高密度脂蛋白（HDL）水平[57]。体力活动可降低心血管事件的发生率，其中几乎 1/5 的益处来自体育活动对总胆固醇、低密度脂蛋白和高密度脂蛋白胆固醇的影响[58]。血脂异常且无其他危险因素的个体在中高强度运动前不需要进一步的医学检查或压力测试。血脂异常患者的运动建议见表 26-3。

超重，肥胖和代谢综合征

代谢综合征的特点是：腹部肥胖、高血压、高空腹血糖、高甘油三酯和低 HDL 胆固醇水平。无论是否患有代谢综合征的超重或肥胖者，运动都是其减肥的一个组成部分。即使通过运动只减少了最初体重的 2%~3%[59]，也可以显著地降低心血管风险。

患有代谢综合征但不存在超重或肥胖的运动员应遵守国家体育锻炼指南。然而，如果有伴随相关的临床症状，应根据这些合并症的指导方针进行锻炼。更多详情见表 26-3。

骨质疏松症

负重的体力活动作为骨质疏松症一级预防的一个组成部分，可以显著地增加在生命早期的峰值骨量。负重体力活动在二级预防中也很重要，它可以减缓预期随时间推移的骨丢失率，并通过改善平衡和肌肉力量以降低跌倒风险[47]。关于骨质疏松症的一级预防和骨质疏松症患者的运动详情，见表 26-3。

骨关节炎

运动不仅有助于降低风险因素，而且可能会推迟膝关节置换手术[60]。美国风湿病学会（American College of Rheumatology）强烈建议对髋关节或膝关节骨关节炎（OA）患者进行有氧运动、陆地上的抗阻训练和水中运动，必要时还可达到减肥的目的[61]。

OA 患者的运动指南详见表 26-3。运动应该在止痛效果最好的时候或者一天中疼痛最轻的时候进行。在骨关节炎恶化期间，个体应避免剧烈活动，但仍应有目的性地进行温和的关节活动范围运动，以防止关节僵硬。关节活动范围练习也应纳入热身和训练结束后整理方案。合适的足部支撑也很重要[47]。

小结

赛前检查是运动员医学评定的重要组成部分，为运动员参加体育活动提供医疗许可，促进运动员在训练和比赛中的健康和安全。除了运动员外，运动也是一般疾病患者综合治疗计划的重要组成部分。对于大多数患有常见慢性病的人来说，锻炼的好处大于风险。重要的是，如果存在相应的临床指征，这些人需要有一个适当的风险评估，同时需要进行心脏筛查，并相应地规定运动强度水平。

致谢

我们要感谢 Eric Chan 协助本章的工作。

（王雪强 译，李晏龙 马超 校）

参考文献

1. Youmans DH, Ray TR. Chapter 8: preparticipation examination. In: Harrast M, Finoff J, eds. *Sports Medicine Study Guide and Review for Boards*. New York: Demos; 2012.
2. American Academy of Family Physicians, American Academy of Pediatrics, American College of Sports Medicine. *Preparticipation Physical Evaluation*. 4th ed. Elk Grove Village, IL: American Academy of Pediatrics; 2010.
3. Maron BJ, Thompson PD, Puffer JC, et al. Cardiovascular preparticipation screening of competitive athletes. A statement for health professionals from the Sudden Death Committee (clinical cardiology) and Congenital Cardiac Defects Committee (cardiovascular disease in the young), American Heart Association. *Circulation*. 1996;94(4):850–856.
4. Maron BJ, Zies DP. Bethesda Conference Report. 36th Bethesda Conference: eligibility recommendations for competitive athletes with cardiovascular abnormalities. *J Am Coll Cardiol*. 2005;45(8):1313–1375.
5. Yim ES. Aortic root disease in athletes: aortic root dilation, anomalous coronary artery, bicuspid aortic valve, and Marfan's syndrome. *Sports Med*. 2013;43(8):721–732.
6. Maron BJ, Friedman RA, Kligfield P, et al. American Heart Association Council on Clinical Cardiology, Advocacy Coordinating Committee, Council on Cardiovascular Disease in the Young, Council on Cardiovascular Surgery and Anesthesia, Council on Epidemiology and Prevention, Council on Functional Genomics and Translational Biology, Council on Quality of Care and Outcomes Research, and American College of Cardiology. Assessment of the 12-lead ECG as a screening test for detection of cardiovascular disease in healthy general populations of young people (12-25 years of age): a scientific statement from the American Heart Association and the American College of Cardiology. *Circulation*. 2014;130(15):1303–1334.
7. Corrado D, Pelliccia A, Bjørnstad HH, et al; Study Group of Sport Cardiology of the Working Group of Cardiac Rehabilitation and Exercise Physiology and the Working Group of Myocardial and Pericardial Diseases of the European Society of Cardiology. Cardiovascular preparticipation screening of young competitive athletes for prevention of sudden death: proposal for a common European protocol. Consensus Statement of the Study Group of Sport Cardiology of the Working Group of Cardiac Rehabilitation and Exercise Physiology and the Working Group of Myocardial and Pericardial Diseases of the European Society of Cardiology. *Eur Heart J*. 2005;26(5):516–524.
8. Pigozzi F, Spataro A, Fagnani F, Maffulli N. Preparticipation screening for the detection of cardiovascular abnormalities that may cause sudden death in competitive athletes. *Br J Sports Med*. 2003;37(1):4–5.
9. American Medical Society for Sports Medicine (AMSSM) and the American Academy of Sports Medicine (AASM). Human immunodeficiency virus (HIV) and other blood-borne pathogens in sports. Joint position statement. 1995. *Am J Sports Med*. 1995;23(4):510–514.
10. Brown LS, Drotman DP, Chu A, Brown CL Jr, Knowlan D. Bleeding injuries in professional football: Estimating the risk for HIV transmission. *Ann Intern Med*. 1995;122:271–274.
11. Torre D, Sampietro C, Ferraro G, Zeroli C, Speranza F. Transmission of HIV-1 infection via sports injury. *Lancet*. 1990;335(8697):1105.

12. Kashiwagi S, Hayashi J, Ikematsu H, Nishigori S, Ishihara K, Kaji M. An outbreak of hepatitis B in members of a high school sumo wrestling club. *JAMA*. 1982;248(2):213–214.
13. McGrew CA. Chapter 18: Acute infections. In: McKeag D, Moeller JL, eds. *ACSM's Primary Care Sports Medicine*. Philadelphia, PA: Lippincott Williams & Wilkins; 2007:253–262.
14. Pecci M, Comeau D, Chawla V. Skin conditions in the athlete. *Am J Sports Med*. 2009;37(2):406–418.
15. Zinder SM, Basler RS, Foley J, Scarlata C, Vasily DB. National Athletic Trainers' Association position statement: skin diseases. *J Athl Train*. 2010;45(4):411–428.
16. National Federation of State High School Association (NFHS) Sports Medicine Advisory Committee (SMAC). Sports related skin infections position statement and guidelines. 2013. Available at https://www.nfhs.org/sports-resource-content/nfhs-sports-medicine-position-statements-and-guidelines/. Accessed June 21, 2018.
17. 2014–15 NCAA Sports Medicine Handbook. 25th ed. Indianapolis, IN: NCAA; 2014. Available at http://www.ncaapublications.com/productdownloads/MD15.pdf. Accessed June 21, 2018.
18. Thompson AA. Sickle cell trait testing and athletic participation: a solution in search of a problem? *Hematology Am Soc Hematol Educ Program*. 2013;2013:632–637. doi: 10.1182/asheducation-2013.1.632.
19. National Athletic Trainers' Association. Consensus statement: sickle cell trait and the athlete. National Athletic Trainers' Association;2007. Available at https://www.nata.org/sites/default/files/sicklecelltraitandtheathlete.pdf. Accessed on August 31, 2018.
20. Brown TP. Exertional rhabdomyolysis: early recognition is key. *Phys Sportsmed*. 2004;32(4):15–20.
21. Yeager KK, Agostini R, Nattiv A, Drinkwater B. The female athlete triad. *Med Sci Sports Exerc*. 1993;25: 775–777.
22. Nattiv A, Loucks AB, Manore MM, Sanborn CF, Sundgot-Borgen J, Warren MP; American College of Sports Medicine. American College of Sports Medicine position stand. The female athlete triad. *Med Sci Sports Exerc*. 2007;39(10):1867–1882.
23. Zeni Hoch A, Dempsey RL, Carrera GF, et al. Is there an association between athletic amenorrhea and endothelial cell dysfunction? *Med Sci Sports Exerc*. 2003;35(3):377–383.
24. Mountjoy M, Hutchinson M, Cruz L, et al. Female Athlete Triad Coalition position stand on female athlete triad pre-participation evaluation. Available at www.femaleathletetriad.org. Accessed June 21, 2018.
24a. Mountjoy M, Sundgot-Borgen JK, Burke LM, et al. IOC consensus statement on relative energy deficiency in sport (RED-S): 2018 update. *Br J Sports Med*. Published Online First: 17 May 2018 doi: 10.1136/bjsports-2018-099193.
25. Arida RM, Cavalheiro EA, da Silva AC, Scorza FA. Physical activity and epilepsy: proven and predicted benefits. *Sports Med*. 2008;38(7):607–615.
26. Howard GM, Radloff M, Sevier TL. Epilepsy and sports participation. *Curr Sports Med Rep*. 2004;3(1):15–19.
27. Knowles BD, Pleacher MD. Athletes with seizure disorders. *Curr Sports Med Rep*. 2012;11(1):16–20.
28. Concannon LG, Harrast M, Herring S. Radiating upper limb pain in the contact sport athlete: an update on transient quadriparesis and stingers. *Curr Sports Med Rep*. 2012;11(1):28–34.
29. Standaert CJ, Herring SA. Expert opinion and controversies in musculoskeletal and sports medicine: stingers. *Arch Phys Med Rehabil*. 2009;90(3):402–406.
30. Echemendia RJ, Bruce JM, Bailey CM, Sanders JF, Arnett P, Vargas G. The utility of post-concussion neuropsychological data in identifying cognitive change following sports-related mTBI in the absence of baseline data. *Clin Neuropsychol*. 2012;26:1077–1091.
31. Harmon KG, Drezner JA, Gammons M, et al. American Medical Society for Sports Medicine Position Statement: concussion in sport. *Br J Sports Med*. 2013;47:15–26.
32. Cantu RC. Recurrent athletic head injury: risks and when to retire. *Clin Sports Med*. 2003;22:593–603, x.
33. McCrory P. What advice should we give to athletes postconcussion? *Br J Sports Med*. 2002;36:316–318.
34. Sedney CL, Orphanos J, Bailes JE. When to consider retiring an athlete after sports-related concussion. *Clin Sports Med*. 2011;30:189–200, xi.
35. Grinsell MM, Butz K, Gurka MJ, Gurka KK, Norwood V. Sport-related kidney injury among high school athletes. *Pediatrics*. 2012;130(1):e40–e45.
36. Psooy K. Sports and the solitary kidney: how to counsel parents. *Can J Urol*. 2006;13:3034–3040.
37. Rodriguez JO, Lavina AM, Agarwal A. Prevention and treatment of common eye injuries in sports. *Am Fam Physician*. 2003;67(7):1481–1488.
38. Alvarez N, Rubin L. Atlantoaxial instability in adults with Down syndrome: a clinical and radiological survey. *Appl Res Ment Retard*. 1986;7:67–78.
39. American Academy of Pediatrics. Atlantoaxial instability in Down syndrome: subject review. *Pediatrics*. 1995;96:151–154.
40. Pueschel M, Scola FH. Atlantoaxial instability in individuals with Down syndrome: epidemiologic, radiographic, and clinical studies. *Pediatrics*. 1987;80(4):555–560.
41. Brockmeyer D. Down syndrome and craniovertebral instability. *Pediatr Neurosurg*. 1999:31:71–77.
42. Freeman SB, Taft LF, Dooley KJ, et al. Population-based study of congenital heart defects in Down syndrome. *Am J Med Genet*. 1998;80(3):213–217.
43. FernhallBO,PitettiKH,RimmerJH,etal.Cardiorespiratory capacity of individuals with mental retardation including Down syndrome. *Med Sci Sports Exerc*. 1996;28(3): 366–371.
44. Carson KV, Chandratilleke MG, Picot J, Brinn MP, Esterman AJ, Smith BJ. Physical training for asthma. *Cochrane Database Syst Rev*. 2013;(9):CD001116.
45. Craig TJ, Dispenza MC. Benefits of exercise in asthma. *Ann Allergy Asthma Immunol*. 2013;110:133–140.
46. Parsons JP, Hallstrand TS, Mastronarde JG, et al; American Thoracic Society Subcommittee on Exercise-induced Bronchoconstriction. An official American Thoracic Society clinical practice guideline: exercise-induced bronchoconstriction. *Am J Respir Crit Care Med*. 2013;187(9):1016–1027.
47. American College of Sports Medicine. *ACSM's Guidelines on Exercise Testing and Prescription*. 9th ed. Philadelphia, PA: Lippincott Williams & Wilkins; 2014.
48. Pan XR, Li GW, Hu YH, et al. Effects of diet and exercise in preventing NIDDM in people with impaired glucose tolerance. The Da Qing IGT and Diabetes Study. *Diabetes Care*. 1997;20(4):537–544.
49. Lindström J, Peltonen M, Eriksson JG, et al; Finnish Diabetes Prevention Study(DPS). Improved lifestyle and decreased diabetes risk over 13 years: long-term follow-up of the randomised Finnish Diabetes Prevention Study (DPS). *Diabetologia*. 2013;56(2):284–293.

50. Knowler WC, Barrett-Connor E, Fowler SE, et al; Diabetes Prevention Program Research Group. Reduction in the incidence of type 2 diabetes with lifestyle intervention or metformin. *New Engl J Med*. 2002;346(6):393–403.
51. Marwick TH, Hordern MD, Miller T, et al; Council on Clinical Cardiology, American Heart Association Exercise, Cardiac Rehabilitation, and Prevention Committee; Council on Cardiovascular Disease in the Young; Council on Cardiovascular Nursing; Council on Nutrition, Physical Activity, and Metabolism; Interdisciplinary Council on Quality of Care and Outcomes Research. Exercise training for type 2 diabetes mellitus: impact on cardiovascular risk: a scientific statement from the American Heart Association. *Circulation*. 2009;119:3244–3262.
52. American College of Sports Medicine. Exercise and type 2 diabetes: American College of Sports Medicine and the American Diabetes Association: joint position statement. *Med Sci Sports Exerc*. 2010;42(12):2282–2303.
53. American College of Sports Medicine. *ACSM's Guide for Exercise Testing and Prescription*. 8th ed. Philadelphia, PA: Lippincott Williams & Wilkins; 2009.
54. Eckel RH, Jakicic JM, Ard JD, et al; American College of Cardiology/American Heart Association Task Force on Practice Guidelines. 2013 AHA/ACC guideline on lifestyle management to reduce cardiovascular risk: a report of the American College of Cardiology/American Heart Association Task Force on practice guidelines. *J Am Coll Cardiol*. 2014;63(25):2960–2984.
55. Fagard R. Exercise characteristics and the blood pressure response to dynamic physical training. *Med Sci Sports Exerc*. 2001;33(Supp):S484–494.
56. Pescatello LS, Franklin BA, Fagard R, Farquhar WB, Kelley GA, Ray CA; American College of Sports Medicine. American College of Sports Medicine position stand. Exercise and hypertension. *Med Sci Sports Exerc*. 2004;36(3):533–553.
57. Pattyn N, Cornelissen VA, Eshghi SR, Vanhees L. The effect of exercise on the cardiovascular risk factors constituting the metabolic syndrome: a meta-analysis of controlled trials. *Sports Med*. 2013;43(2):121–133.
58. Mora S, Cook N, Buring JE, Ridker PM, Lee IM. Physical activity and reduced risk of cardiovascular events: potential mediating mechanisms. *Circulation*. 2007;116:2110–2118.
59. Macfarlane DJ, Thomas GN. Exercise and diet in weight management: updating what works. *Br J Sports Med*. 2010:44(16):1197–1201.
60. Vad V, Hong HM, Zazzali M, Agi N, Basrai D. Exercise recommendations in athletes with early osteoarthritis of the knee. *Sports Med*. 2002;32(11):729–739.
61. Hochberg MC, Altman RD, April KT, et al; American College of Rheumatology. American College of Rheumatology 2012 recommendations for the use of nonpharmacologic and pharmacologic therapies in osteoarthritis of the hand, hip, and knee. *Arthritis Care Res*. 2012;64(4):465–474.

第 27 章　运动员紧急评估和医疗

Leah G. Concannon, Omar M. Bhatti, Adrielle L. Fry, and Mark A. Harrast

运动医学专业物理治疗师善于与其他医务人员的协作工作，因此具有领导跨学科运动医学团队的独特能力。运动医学医生必须准备好应对任何可能发生在赛场上的伤害，包括神经系统、肌肉骨骼系统和医疗紧急情况。对现场情况进行快速评估是必要的，以便在可能发生危及生命或肢体伤害的情况下启动急救医疗小组。对赛场上可能发生的每一个问题进行综合性的评述超出了本章讨论范围，我们着重于常见的运动医学突发事件。

综合考量

赛前计划

任何体育赛事，都需要在赛前对可能发生的紧急情况建立应对管理办法。第一步是确定运动员的健康状况是否会增加受伤风险。对于以学校为基础的运动，通常需要进行赛前检查，队医应该意识到所有可能导致运动员损伤或患病的医疗状况。许多成年人和大型群众参与性活动的参与者，可能没有和医生讨论过他们的锻炼计划，而且他们可能存在未确诊的疾病，从而导致比赛对健康造成不利影响。医疗主任或赛事医生必须制订紧急行动计划（EAP）。EAP 至少应包括以下内容：建立一个指挥系统，以明确所有相关方的责任，明确通知急救人员的方案，以及早期除颤的途径[1]。EAP 应至少每年检查和演练一次[1]。群体性参与的活动需要额外的计划。考虑到可能有大量参与者受伤，应与应急响应人员和地区医疗机构一起制订预防计划。针对潜在的危险情况制订计划和监测天气状况也是医疗主任的责任[2]。第 25 章中讨论了团队医生的详细职责。

对受伤运动员的初步评估

对倒下的运动员的初步评估必须以系统的方式进行，首先从 CAB（循环、气道、呼吸）开始，然后集中进行神经系统评估[3]。虽然这一过程从前被称为 ABC，但更新的推荐强调维持循环是心肺复苏（CPR）的首要目标。所有意识改变的运动员也应该被考虑为存在颈部脊髓损伤，并且应该采取严格的脊椎损伤预防措施，对于接触性运动运动员或未被注意的摔倒情况应尤为注意（表 27-1）。

表 27-1　启动颈椎防护的指征[4]

无意识的运动员
精神状态改变
机制和潜在的伤害一致
双侧神经体征或症状
颈椎正中疼痛
明显的脊柱畸形

循环

如果发生原发性心搏骤停，脉搏消失或不规则，应立即开始心肺复苏，同时保持颈椎稳定。早期使用自动体外除颤器（AED）是必要的。颈髓损伤引起的神经源性休克可表现为心动过缓、脉搏减慢和低血压。低血容量性休克，伴脉搏显著减弱，可能与脾损伤或其他原因引起的快速体内出血有关[5]。

颈椎保护下的气道维护

不仅要评估运动员的气道通畅性，还要评估其气道保护能力。应始终保持颈椎稳定。推荐采用仰头提颏法，而不是侧倾头部，从而减少颈椎的活动(图 27-1)[4]。应取下口腔防护器，戴头盔的运动员应尽快摘下面罩。

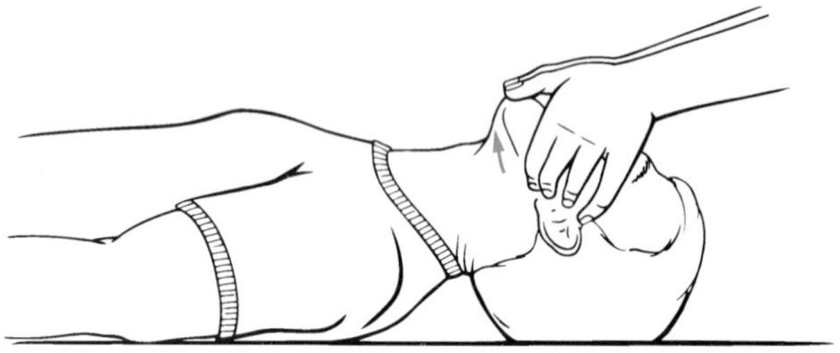

图 27-1　托颌法：急救者抬起患者的下颌骨，向上提起，同时保持颈椎处于中立位

呼吸和通气

通过听诊确认运动员呼吸道通畅。如果必要，气囊阀装置和面罩在现场进行辅助通气功能通常是足够的。建立确定性气道(使用喉罩气道导管、气管插管或食管-气管联合器)只允许受过专业训练的急救员在场的情况下进行，适用于以下情况：呼吸暂停、严重闭合性头部损伤、高位颈椎损伤(由于膈神经输出受到抑制)，或通气功能障碍导致通气不足的情况[5,6]。

颈椎预防措施

下一个步骤包括精神状态、神经功能缺损和颈椎状况的评估[3]。一旦运动员处于警觉和定向状态，应从详细检查脑神经、肢体运动和感觉功能开始评估[7]。如果均为正常，且不考虑存在颈椎损伤，评估可从颈椎触诊开始，然后在有或无支撑的情况下进行轻柔的主动活动，后可逐渐过渡到坐位、站立位。任何时点出现颈部活动异常或颈部疼痛，都必须做好颈椎预防措施。

暴露

佩戴了装备的运动员，队服和垫肩应该剪断，以尽可能地暴露胸部进行治疗。随后应将垫肩放在合适的位置，可以限制其摘除后颈部活动。应保护运动员免受极端温度的影响。

创伤性运动医学急救

神经系统

头部损伤

脑震荡/轻度脑外伤在运动员中相对常见，尤其在接触性运动中。在 20 项高中体育运动中，脑震荡的发生率为 25/10 万，其中足球、男子冰球和男子曲棍球的发生率最高[8]。虽然脑震荡并非体育比赛的紧急事件，但必须识别可能发生脑震荡的情况，以便立即将运动员从比赛中撤出。重要的是要牢记，脑震荡可能是由于头部受到打击或身体受到外力冲击传递到头部造成的。大多数脑震荡不伴有意识丧失。怀疑脑震荡的运动员不允许在当天复出比赛，只有在没有症状的情况下，才能在医生监督下逐步恢复训练和运动[9]。Boden 等人发现，足球比赛中遭受严重脑损伤的运动员中，39% 人遗留之前受伤的症状，说明及时识别脑震荡症状及将运动员撤出比赛十分重要[10]。

确诊脑震荡后出现以下任何一种情况，均需进一步影像学检查：局灶性神经功能缺损、精神状态持续性改变、格拉斯哥昏迷评分≤13 分，可能存在颅骨骨折[11]。在赛场上还可能会遇到以下危及生命的损伤，需要识别和转运患者：颅骨骨折、二次冲击综合征和脑出血。

颅骨骨折可能发生在头部受到暴力撞击后，当肿胀或瘀斑出现在眼睛周围(浣熊眼)或乳突上方耳后(Battle 征)、肉眼可见的颅骨缺损或脑脊液(CSF)漏，应怀疑颅骨骨折[12](图 27-2)。大多数颅骨骨折可以采用保守治疗，如果是多发骨折或颅骨存在明显凹陷，则可能需要手术治疗[12]。

二次冲击综合征(SIS)是一种罕见的情况，发生在青少年运动员中，指脑震荡运动员在症状尚未完全恢复时，头部再次遭受外力打击而出现第二次头部损伤。其病理生理学被认为是大脑自动调节功能丧失，可导致脑血管阻塞、颅内压升高和脑疝[13]。影像学上可以看到薄层硬膜下血肿，但通常认为血肿程度尚不足以引起颅内压升高[14]。SIS 进展迅速，运动员可在几分钟内进入昏迷状态[13]。即使采取干预措施，也常常导致死亡或严重残疾。治疗包括快速插管和转运行紧急减压。

颅内出血是运动相关死亡的主要原因。硬膜外血肿在无头盔保护的运动中更常见，而硬膜下血肿在足球运动中更常见[12]。

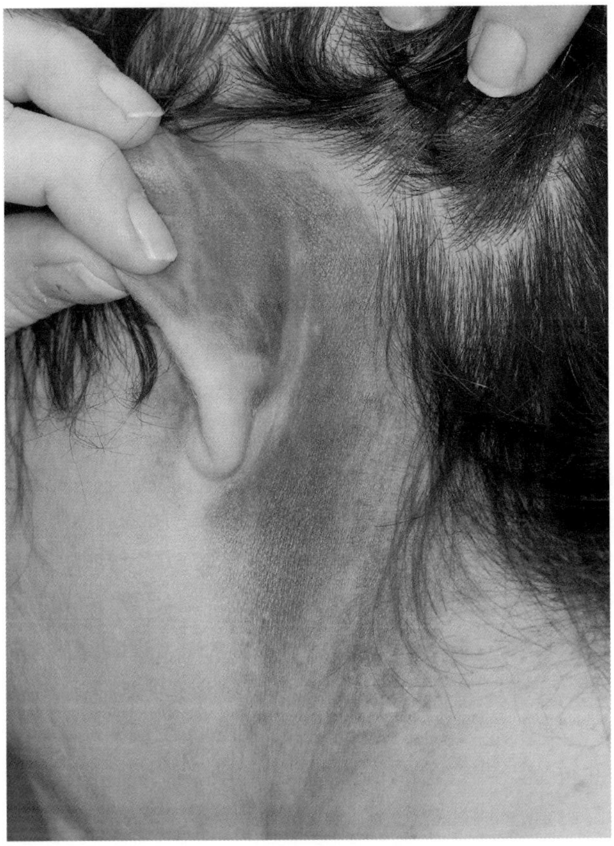

图 27-2　Battle 征。在这个头部创伤的患者身上可以看到明显的 Battle 征。这一发现可能需要数小时到数天才能形成(图片贡献者:David Effron,MD)

硬膜外血肿(EDH)如果未能被识别,可能会迅速致命。当运动员被高速运动的球击中头部时,如棒球和高尔夫球运动中,可能导致 EDH[11]。EDH 通常与颞骨骨折和脑膜中动脉破裂有关。后颅窝 EDH 常伴有枕骨骨折。EDH 典型的意识改变是短暂的意识丧失,接着是中间清醒期,随后是进行性神经功能恶化[15]。单侧偏瘫,或库欣综合征(高血压、心动过缓和呼吸抑制),提示颞叶钩回疝。若出血的病灶侧瞳孔散大,则是动眼神经受压所致,可确诊为颞叶钩回疝。EDH 通常没有潜在的脑实质病变,因此只要能迅速识别血肿和尽早清除,一般预后良好[15]。

硬膜下血肿(SDH)是美式足球运动中导致颅脑损伤相关死亡的主要原因,通常是由于皮层血管破裂出血或桥静脉撕裂所致。与 EDH 不同的是,SDH 常伴有脑实质损害,因此即使针对 SDH 治疗,也可能存在其他症状。SDH 病情往往进展迅速,但也可能在伤后几天出现。症状包括头痛、呕吐、视力模糊和认知改变[12]。如果病情严重的话,运动员可能丧失意识或出现偏侧化症状。患者出现进行性神经功能损害的病例中,应进行快速减压。在没有神经症状的病例中,可通过序列成像对病情进行监测。

脑挫伤和脑实质出血是由神经元和血管损伤引起的,持续进展超过 24~48 小时[11],因此需要连续监测。可发生于直接创伤或减速/加速损伤,损伤最常见于额叶下部和颞叶[11]。

脑出血可发生于先天性脑血管畸形,如动脉瘤或动静脉畸形,往往病情进展迅速。通常建议常规采用 MRI 序列成像检查。蛛网膜下腔出血(SAH)也可由先天性脑血管畸形引起,并伴有明显头痛。大量的蛛网膜下腔出血可导致脑血管痉挛,但大多数蛛网膜下腔出血不会危及生命[11]。

颈椎损伤

脊髓损伤在美式足球、冰球、橄榄球、下坡滑雪/滑雪和马术运动中最为常见[16]。改变比赛规则,如不允许美式足球中把对方抱起来让头部撞地和曲棍球的背后冲撞等,有助于降低颈椎损伤的发生率[16]。

颈椎损伤可由多种机制引起,但最常见的是在颈椎轻微弯曲的情况下头部轴向载荷增大。在这个位置,颈椎的功能就像一个分段的柱状体,在负载下会屈曲。一旦运动员抱怨颈部疼痛或出现四肢神经系统症状,应评估有无颈椎损伤。

一过性四肢瘫　一过性四肢瘫(TQ),顾名思义,是一种短暂的神经功能障碍,或称为"颈髓神经失用"更为合适。运动员通常无颈部疼痛,但会主诉四肢多个部位出现麻木或感觉异常,伴有或不伴有肢体乏力。TQ 有 3 种类型:完全性瘫痪(完全丧失运动功能)、轻度瘫痪(运动无力)和感觉异常(仅有感觉症状)。一个常见的表现是灼手综合征,是中央型颈脊髓损伤综合征的亚型,主要表现为双手疼痛感觉异常。TQ 症状一般在 15min 内消失,也可能持续 48h[16,17]。

颈部过度屈曲或伸展活动,可通过"钳夹机制"造成短暂的颈部脊髓压迫[18]。若有获得性或先天性颈椎狭窄,患钳夹型脊髓型颈椎病的风险增加。在一项 Torg 等人的研究中,超过半数重返赛场的美式足球运动员经历了第二次发作[17]。值得注意的是,单侧症状与刺痛很常见,双侧刺痛是罕见的。一旦运动员出现超过单个肢体症状,即认为存在颈椎损伤,应立即采取全面的颈椎预防措施,并转运至医院进行全面评估。

颈椎稳定　对于疑似颈椎损伤的运动员,保持颈椎稳定首先要固定头部和颈部。不建议进行牵引，因为过度牵引可能会导致进一步伤害[6]。再将运动员安放在脊柱板或其他固定装置上。

可通过“圆木滚动法”或八人搬运法将运动员转移到脊柱板[19]。负责稳定头颈部的人领导整个转移工作。如果运动员是仰卧位，一般推荐八人搬运法[20]。如果运动员是俯卧的，必须用“圆木滚动法”，理想情况下应直接将伤者滚动到脊柱板上，以避免运动员再次移动。“圆木滚动法”至少需要4～至5个人。当对运动员采用滚动法转移时，应将头部保持在中立位；如果遇到以下任何情况，应停止：疼痛加剧、神经系统症状、气道受损、机械阻力或患者焦虑不安[4]。如果运动员没有戴头盔，在转移前应戴好颈托。身体至少用3条带子固定，头部用衬垫和/或带有两个接触点的带子或胶带固定。大拇指通常被固定在胸前，以保持手臂的位置。可以使用真空床垫，但仍需在身体下方放置一个长脊柱板，这样可让伤者更舒适，并可用于伴骨盆或股骨骨折的患者。队医或体育教练应陪同受伤的运动员到医院，一方面保证连续性照顾，另一方面也要帮助移除装备。

体育专用装备的移除

2001年，脊椎损伤运动员适当照料协会特别小组建议：足球或冰球运动员受伤后，应在转移过程中保留头盔和护肩[7]。头盔和护肩有助于颈部保持在中立位。此外，移除这些防护装备是一项挑战性的工作，因为可能在这个过程中造成颈椎活动增加。美国国家运动训练师协会（NATA）近期发布了一项声明（该声明后被修订），指出受过训练的专业人员在适当情况下，在伤者运送前将其身上的防护装备移除[19]。还有一些情况下，也需在转运前将头盔和护肩移除（表27-2）。在美式足球和冰球比赛中，头盔和护肩作为一个整体，协助维持脊柱处于中立状态，应该同时移除（全或无原则）。

表27-2　赛场上受伤后需摘除头盔的指征[7]

下列情况需在转运前拆除防护设备。记住“全或无”的方法：在美式橄榄球和冰球比赛中受伤后，头盔和垫肩应同时移除
1. 不合适的头盔，导致头部自由活动
2. 面罩不能在合理的时间内移除
3. 即使摘除面罩后，头盔的设计也导致气道气流受阻
4. 垫肩会妨碍心肺复苏，需要取出
5. 患者病情不稳定（由医生判断）

在所有运动中，都要保持脊柱的中立位。如果运动员的装备无法达到这个要求，或头盔无法保证运动员头部固定，则应以安全的方式移除其身上的装备，以实现中立状态和颈椎的稳定[4]。

当决定固定或运送戴头盔的运动员时，无论当前呼吸状况如何，都应尽快摘除面罩。这可以用电动螺丝刀实现，但医务人员也应配备切割工具，以防螺钉无法拆卸[6,20]。

头盔拆除　需要3个以上受过专业训练的专业人员和更多的人协助托起受伤的运动员。第1个专业人士从头部保持颈椎对位和稳定性。当第2个人松开运动员装备时，第3个人则从前面控制颈椎，利用运动员的胸部协助稳定前臂。肩垫应在这之前移除，肩带垫在手臂下面。第一步是剪断/取下下颏带。接下来，使用压舌器或类似的物体，取下耳垫。当取耳垫时，第3个人控制头部一侧。如果需要的话，可用18号针头给头盔放气。此时，控制头部和颈部的人开始行动，移除头盔和护肩，而第3个人保持对位。首先运动员抬离平面几英寸，站在头位的人负责控制计数。摘除头盔时应将其向前取出，避免后方的枕骨影响。头盔不应从侧面向外拉，这样会导致头盔收紧。放下运动员和戴好颈托之前，也可以将肩垫从头部方向取下（图27-3）。

肌肉骨骼系统

急性间室综合征

急性骨筋膜间室综合征（ACS）是由于各种原因所致骨筋膜室内压力增加，这种压力会损害局部循环和组织灌注[21]。ACS属于外科急症，这种压力如果得不到迅速缓解，可能发生坏死和永久性残疾[21]。软组织损伤可引起ACS，而骨折是其最常见的病因[22-23]。据估计，ACS的年发病率为（1～7.3）/10万[21,24]。好发于大腿、小腿和前臂（图27-4和图27-5）。

症状包括疼痛（通常是剧烈疼痛）、紧绷感，以及潜在的感觉异常和乏力。晚期临床表现包括肢体远端动脉搏动无法触及、肢体苍白，尽管这些表现不一定会出现。ACS的定义是血压正常患者筋膜间室内压力大于30mmHg，低血压患者筋膜间室内压力大于20mmHg[21]。压力超过30mmHg超过6h可能导致不可逆转的损害。治疗时，首先移除石膏或敷料，并仔细检查肢体。肢体应保持在心脏的同一水平，因为肢体抬高会导致动脉灌注减少，而肢体下垂会导致肿胀加重而室内压力增高[26]。可以采用X线

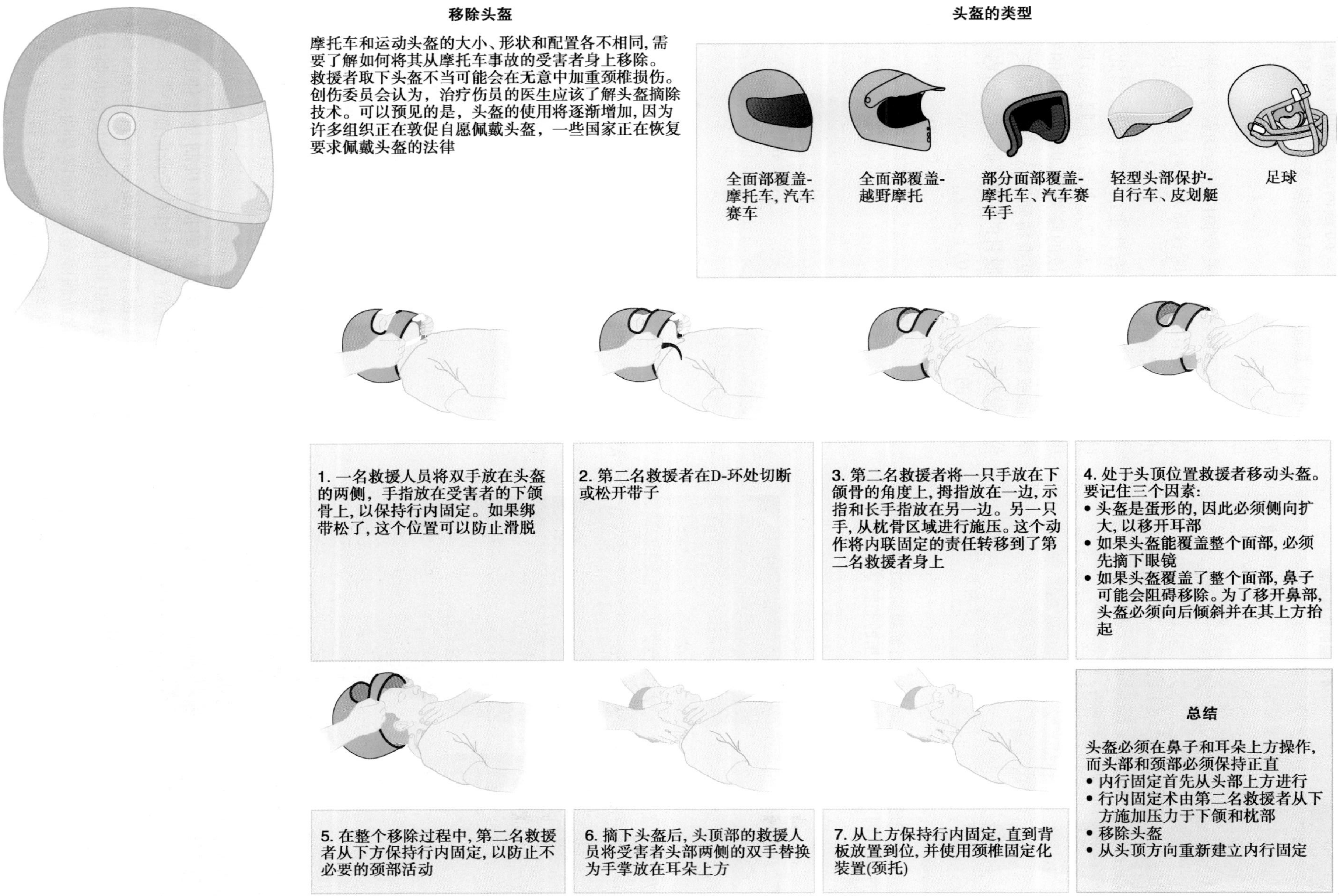
移除头盔
摩托车和运动头盔的大小、形状和配置各不相同，需要了解如何将其从摩托车事故的受害者身上移除。救援者取下头盔不当可能会在无意中加重颈椎损伤。创伤委员会认为，治疗伤员的医生应该了解头盔摘除技术。可以预见的是，头盔的使用将逐渐增加，因为许多组织正在敦促自愿佩戴头盔，一些国家正在恢复要求佩戴头盔的法律
头盔的类型
全面部覆盖-摩托车，汽车赛车
全面部覆盖-越野摩托
部分面部覆盖-摩托车、汽车赛车手
轻型头部保护-自行车、皮划艇
足球
1. 一名救援人员将双手放在头盔的两侧，手指放在受害者的下颌骨上，以保持行内固定。如果绑带松了，这个位置可以防止滑脱
2. 第二名救援者在D-环处切断或松开带子
3. 第二名救援者将一只手放在下颌骨的角度上，拇指放在一边，示指和长手指放在另一边。另一只手，从枕骨区域进行施压。这个动作将内联固定的责任转移到了第二名救援者身上
4. 处于头顶位置救援者移动头盔。要记住三个因素：
• 头盔是蛋形的，因此必须侧向扩大，以移开耳部
• 如果头盔能覆盖整个面部，必须先摘下眼镜
• 如果头盔覆盖了整个面部，鼻子可能会阻碍移除。为了移开鼻部，头盔必须向后倾斜并在其上方抬起
5. 在整个移除过程中，第二名救援者从下方保持行内固定，以防止不必要的颈部活动
6. 摘下头盔后，头顶部的救援人员将受害者头部两侧的双手替换为手掌放在耳朵上方
7. 从上方保持行内固定，直到背板放置到位，并使用颈椎固定化装置(颈托)
总结
头盔必须在鼻子和耳朵上方操作，而头部和颈部必须保持正直
• 内行固定首先从头部上方进行
• 行内固定术由第二名救援者从下方施加压力于下颌和枕部
• 移除头盔
• 从头顶方向重新建立内行固定

图 27-3　移除头盔的技巧(经美国外科医生学会外伤手册委员会批准转载，1997 年 4 月)

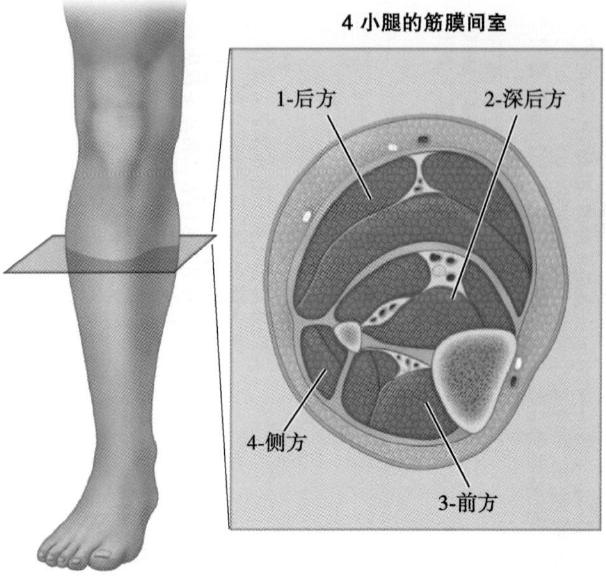

图 27-4 小腿的 4 个间室。小腿是骨筋膜间室综合征最常见的部位,因为包裹在腿部肌肉周围的筋膜坚实、强壮且无弹性

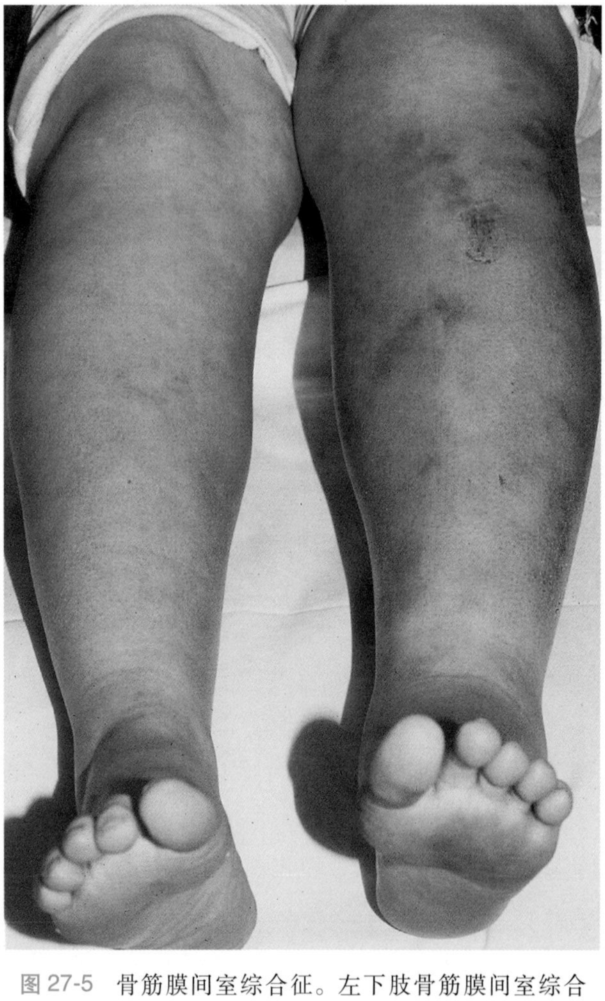

图 27-5 骨筋膜间室综合征。左下肢骨筋膜间室综合征,晚期表现为胫骨前壁疼痛、肌紧张、木纹状肿胀(图片供稿人:Timothy Coakley,MD)

片评估有无合并骨折。间室内压力是可以测量的,如果临床上高度怀疑 ACS,应立即手术切开筋膜减压。

脱位/骨折

膝关节脱位 膝关节脱位在运动医学中并不常见。对膝关节脱位及时诊断和治疗是必要的,以防止神经血管损害。

膝关节脱位常伴有严重的韧带损伤,因此严重膝关节创伤患者,医生应考虑是否合并膝关节脱位。患者可以自行复位脱位的膝关节,因此,真正的发病率可能被低估,并且很难精确确认[27-29]。膝关节脱位是根据胫骨相对于股骨的位置(前、后、外、内、旋)来分类的[27,30](图 27-6)。

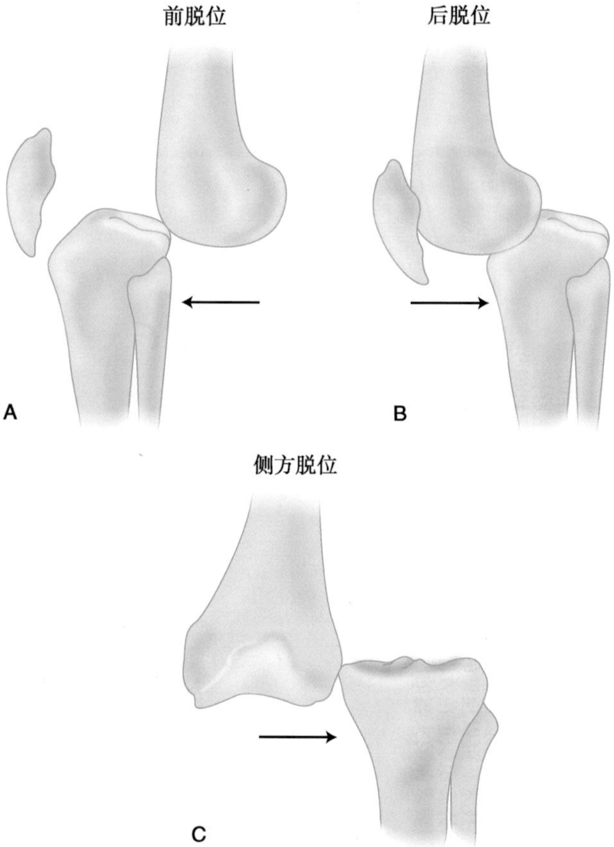

图 27-6 3 种脱位类型:前脱位(A),后脱位(B),和侧方脱位(C)

运动损伤中最常见的损伤机制是肢体过度伸展,通常导致前脱位(胫骨相对股骨向前)[28]。考虑到腘动脉或静脉血管损伤的发生率高,这是一种紧急医疗事件,及时识别很重要。还可能合并腓总神经损伤、骨折、骨筋膜隔室综合征以及明显的韧带损伤[29-30]。患者的临床特征是剧烈疼痛和膝关节不稳,可伴或不伴明显的膝关节畸形(图 27-7)。

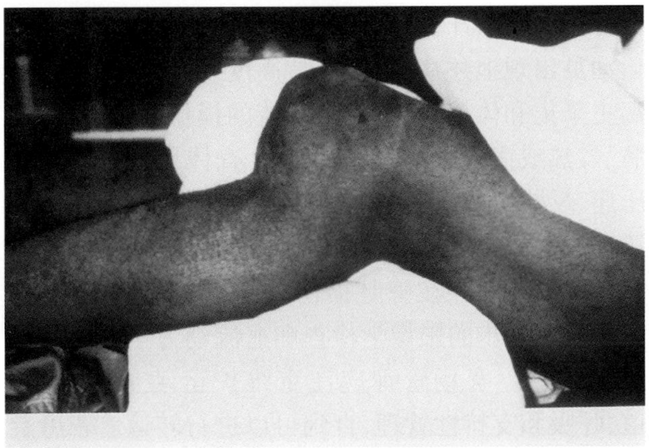

图 27-7 膝关节后脱位：胫骨相对于股骨向后移位（图片供稿人：Paul R. Sierzenski，马里兰州）

膝关节脱位时，应立即对神经血管情况进行评估。治疗包括对膝关节进行复位并立即用夹板固定，并送往急诊科。应考虑早期血管造影，评估腘动脉损伤程度。如果有开放性脱位、腘动脉损伤、不可复性脱位或相关的骨筋膜隔室综合征，应考虑紧急手术干预。

脂肪栓塞 脂肪栓塞可发生在骨折或软组织严重损伤后，与局灶性血凝块不同，脂肪栓子通常较小且分布广泛[31]。所有长骨骨折的患者都可能发生脂肪栓塞，但只有小部分患者会出现症状。脂肪栓塞有两种可能的发病机制：脂肪球直接进入血液，如从长骨的骨髓进入血液[33]，或是脂肪凝集引起血浆源性脂肪栓塞。有一种观点认为，脂肪栓子的柔韧特性有助于通过肺毛细血管系统，随后可栓塞于皮肤或大脑。

有症状的脂肪栓塞患者，亚型可表现为肺脂肪栓塞引起肺部症状、脑脂肪栓塞引起神经系统相关症状，或脂肪栓塞综合征引起更广泛的全身功能障碍，也包括伴有发热、心动过速和病理性瘀斑皮疹[31-32]。脂肪栓塞，甚至脂肪栓塞综合征的治疗主要集中在支持措施[31]。早期手术对长骨骨折进行固定，已证明可降低症状性脂肪栓塞的风险[35-36]。

其他组织器官

肺

连枷胸 肋骨骨折可发生在胸部钝性创伤后。连枷胸可发生在至少 2 处、连续 3 根或以上的肋骨骨折，并伴有连枷节段的反常呼吸运动（连枷节段在吸气时胸壁内陷，呼气时外突）[37]。运动员在一次创伤事件后出现急性、剧烈的胸痛[38]（图 27-8）。

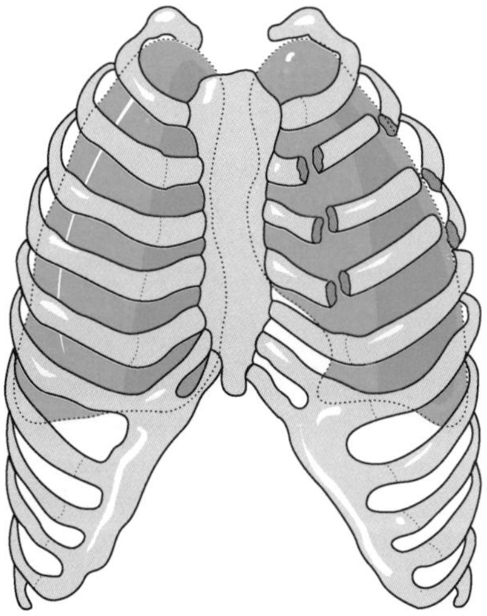

图 27-8 连枷胸

连枷胸初始管理从解决患者的循环、气道、呼吸开始。发病通常合并潜在的肺损伤，如肺挫伤、气胸或血胸[39]，因此应立即将患者送往医院进行进一步治疗。连枷胸的确切治疗方法仍存在争议，目前缺乏足够的研究比较外科固定骨折节段和非手术治疗的效果。一般来说，肋骨骨折需要 6～8 周才能愈合。根据运动员对疼痛的耐受程度，可在恢复期更早地回归非接触性运动，但恢复接触性运动应该适当推迟，直到临床和放射学检查提示骨折愈合。

气胸 是指气体在胸膜腔内积聚。积聚的空气量持续增多，最终形成危及生命的张力性气胸，这属于需要急救的情况。

自发性气胸发生于胸膜下肺小泡或肺大疱破裂后，常见于高瘦的年轻男性[38,40]。外伤性气胸可由胸壁钝性或穿透性创伤形成，也可由肺泡破裂、肋骨骨折或穿透性器械造成的实质性裂伤造成[38]。任何运动员在接触性运动中都有可能发生创伤性气胸，并可合并腹部或胁肋部损伤[41]。

发生气胸的运动员，会出现类似胸膜炎性的胸痛和气短症状。张力性气胸患者会有急症表现。气胸明显时，主要表现为非对称性胸部扩张、叩诊呈过清音以及受累侧胸部呼吸音降低。张力性气胸可能出现心动过速、低血压、心尖冲动减弱、气管移向对侧塌陷的肺部[42]。这些症状并不总是一致的，诊断张力性气胸可能比从前认为的更具挑战性[43,44]。一旦出现低氧症状加重、血压下降、血流动力学不稳定，应进行胸腔穿刺减压，而不是等待医生到来和转运。穿刺点取患侧锁骨中线第 2 肋间，用大口径套管针（14～16 号）穿刺胸腔进行紧急减压。最近有一些文献质疑这种方法的有效性,担心标准导管不够长,无法穿透胸壁组织[45-46](图 27-9)。

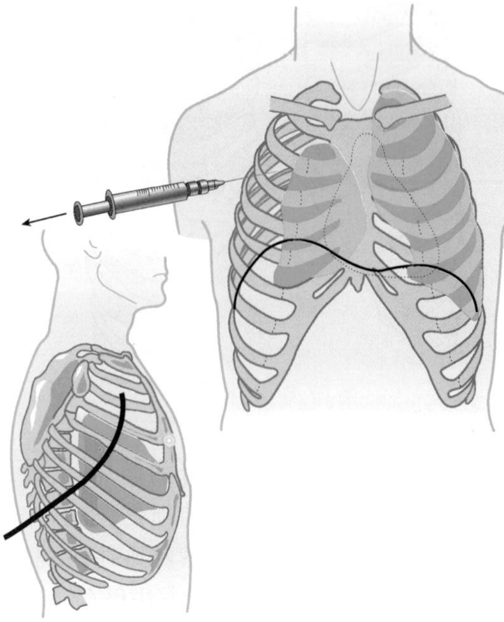

图 27-9 气胸的解除。张力性气胸必须立即用针经第2肋间前间隙穿刺胸腔减压。通常取乳头水平的腋窝中线穿刺胸腔,并向胸腔顶端的后方和上方定向。管连接到一个有"三通管"的吸气装置,空气的逸出率通过3个瓶子中第2个瓶子的气泡出现来表示。停止冒泡表明泄漏的空气已被密封

如果怀疑气胸,运动员应避免进一步的体育活动或任何其他可能增加胸腔内压力的活动[47]。胸片是首选的检查[48]。气胸≤15%、不伴有其他部位损伤的运动员,可以自行吸收,不须进一步治疗[41]。建议每天行胸部X线检查,如果气胸没有改善或范围变大,则需要行胸腔穿刺术[41]。气胸治愈后,运动员可以恢复活动。张力性气胸也是如此[41]。对于气胸复发,可以考虑行胸膜固定术[42]。

脾脏

脾破裂 脾脏是腹部钝性创伤后最常见的受损内脏之一,也有自发性脾脏破裂[49]。重要的是,要意识到脾脏损伤可能是由一些微不足道的机制造成的,例如与另一名运动员的碰撞。一旦运动员主诉腹痛和不适,都应考虑是否存在脾脏损伤[50]。大多数成年人的脾脏不会向下延伸超过胸腔,除非存在脾肿大,但对于儿童来说,胸腔不能完全覆盖脾脏。此外,儿童胸腔顺应性大,可以传递更多能量,增加受伤的风险[50]。

脾脏损伤可表现为广泛的、有时不明显的症状[50]。这些症状包括腹痛、左肩放射痛(Kehr征)、恶心、头晕、出汗、腹部紧张和可能的晕厥[49]。一旦运动员出现上述症状,应保持高度警惕,进行详细的病史采集和体格检查,包括可能的损伤机制、既往疾病、发热或血液系统疾病等[50]。查体可能出现腹部压痛、反跳痛或腹肌紧张[50]。临床医生必须评估血流动力学的稳定性。

如果怀疑存在脾脏损伤,及时将运动员转送医院进行进一步的影像学检查和血流动力学监测是最重要的[50]。赛场管理应注重维护运动员循环、气道、呼吸和支持性管理,直到可以进行转运。若患者血流动力学不稳定或严重损伤可考虑手术治疗;血流动力学稳定患者,非手术局部治疗是脾脏损伤的主要治疗方法[50-51]。8%的患者可出现迟发性脾破裂,与假性动脉瘤、脾脓肿、薄壁组织的次生撕裂或迟发性出血有关[50]。

脾脏受伤后何时重返赛场仍有争议。建议恢复接触性活动前休息3周至3个月,应密切监测运动员情况[49-50]。

脾破裂伴传染性单核细胞增多症 传染性单核细胞增多症(IM)是由Epstein-Barr病毒感染引起,在成人中患病率可达90%[52]。患者普遍存在脾大,可在感染的最初几周内发生;本病不仅与脾脏组织的大小增加有关,而且与脾脏脆弱性增加有关[52-53]。虽然IM引起脾破裂很少见,但它与严重损害有关。目前对于IM后重返赛场的共识是:若运动员无发热、无其他症状、水电解质平衡、肋下未触及脾脏或肝脏,可在症状出现后的3周内开始轻微的非接触性活动[52-53]。何时回归接触性活动更具争议性。一般来说,脾破裂发生在病程的前3周,但也有超过7周才发病的[52]。根据文献综述:脾脏破裂很少发生在28天后,因此发病一个月后在密切监护下逐渐恢复活动是合理的[53]。

睾丸

睾丸破裂 由于阴囊的解剖位置及其活动性,睾丸破裂罕见,但是在体育赛事中可能发生睾丸挫伤。其发病机制通常是直接打击,导致睾丸挤压和睾丸白膜撕裂。运动员睾丸处急性疼痛,查体可见睾丸水肿、阴囊瘀斑和睾丸压痛[54]。肿胀和疼痛给体格检查带来挑战,超声波可协助诊断[55]。早期手术修复是主要治疗手段,与延迟手术或保守治疗相比,睾丸切除术的风险要小得多[56]。

睾丸扭转 睾丸扭转是精索发生扭转引起睾丸缺血和疼痛的一种泌尿外科急症,应与睾丸破裂相鉴别[57-58]。睾丸扭转可分为两种类型:鞘外型睾丸

扭转和鞘内型睾丸扭转。鞘外型扭转累及睾丸、精索和鞘突，主要见于新生儿合并隐睾[57-58]。鞘内型睾丸扭转发生在鞘膜内，通常是睾丸系膜先天性畸形，导致睾丸在鞘膜内活动度明显增加，称为钟摆畸形[58-59]。鞘内型扭转常见于 12～18 岁的青少年男孩，也可发生在任何年龄阶段[57-58]。睾丸扭转引起的静脉充血导致睾丸水肿、出血和后期的动脉损伤[59]。睾丸扭转有 90°、180°（不完全性扭转）和 720°（完全性扭转，导致睾丸动脉破裂）[57,59]。

急性睾丸扭转的运动员突然出现阴囊疼痛，伴恶心、呕吐和低热。查体可发现阴囊肿胀、发炎伴压痛，提睾反射阴性、抬高患侧阴囊时疼痛无缓解[59]。其临床表现容易与附睾炎混淆，附睾炎不属于外科急症。两者相鉴别的临床表现是：附睾炎患者提睾反射阳性、抬高患侧阴囊时疼痛缓解[58-59]。附睾炎症状也可能逐渐发展，在老年人中更为常见[58]。急性睾丸扭转患者，如果在发病后 6h 内进行治疗，治愈率几乎接近 100%；如果是在发病后 12h 内治愈率降至 50%～70%；如果是在发病后 24h 内治疗，治愈率仅为 10%～20%[58-59]。

快速诊断和外科手术是治疗睾丸扭转的关键[57-59]。如果无法及时进行手术治疗，可以尝试采用手动解旋的方法。建议给睾丸部位降温，并在情况允许的前提下进行局部阻滞麻醉[57-58]。约 66% 的情况下睾丸向内侧旋转，医生应先尝试向大腿外侧方向旋转睾丸。如果不能缓解症状，可再试将睾丸向内侧旋转[57-58]。手动解旋的成功率差别很大[58]。

运动损伤是睾丸损伤最常见的原因之一，应鼓励所有男性运动员穿戴适当的防护装备[54]。

非创伤性运动医学急救

心搏骤停

心脏猝死（SCD）是青少年运动员在运动中死亡的主要原因[60-62]。患有无症状遗传性或先天性心脏病的年轻人中，体育活动过程中可能诱发急性心血管事件或心搏骤停。心脏病通常分为以下几类：血管源性、结构性、心律失常、代谢性、离子通道性、感染性、创伤性和特发性心脏病[63]（表 27-3）。心搏骤停（SCA）后存活率仍然很低，据报道称存活率低至 11%[64]。是否早期电除颤是心搏骤停后能否存活的最重要决定因素，因此，可供近距离内使用的 AED 是必要的[65-66]。

表 27-3　可能导致心搏骤停的心脏疾病

心脏情况	举例
血管性疾病	• 冠状动脉疾病 • 冠状动脉畸形
解剖结构和瓣膜性疾病	• 肥厚型心肌病 • 扩张型心肌病 • 主动脉瓣狭窄 • 马方综合征 • 二尖瓣脱垂 • 主动脉夹层 • 扩张型心肌病
节律障碍	• 预激综合征 • 致右室心律失常心肌病 • 二度和三度房室传导阻滞 • 异常房室传导通路 • 代谢失衡
离子通道性疾病	• 长 QT 间期综合征 • 短 QT 间期综合征 • Brugada 综合征 • 多形性室性心动过速
传染性的	• 心肌炎
创伤性的	• 心脏震荡 • 钝性胸部损伤

SCA 的发病率是有争议的。据报道，高中运动员的发病率为 0. 33/10 万～1/10 万[61-62]。最新的一项研究表明，大学生体育运动中 SCD 的发病率约为 2/10 万[61]。冠状动脉疾病是 35 岁以上运动员 SCA 的最常见原因。肥厚型心肌病（HCM）是美国年轻运动员 SCD 最常见的病因。在最近的一项研究中，确诊为肥厚型心肌病的病例比之前描述的要少，尸检中最常见的发现是尸检结果正常的不明原因猝死[67]。高危人群包括男性、黑人运动员和篮球运动员[67]。

一些心律失常与突发性心衰有关，包括长 QT 间期综合征、二度和三度房室传导阻滞以及异常房室传导通路[63,68]。代谢失衡也可能引起心律失常，如与血清钠、钾及钙离子浓度变化有关[63]。心脏震荡是年轻运动员心脏性猝死的第 2 大常见原因，多发于 18 岁以下男孩，并且在无心脏结构损害或既往疾病的情况下出现[62]。如果在心室复极过程中胸壁遭受高速撞击，则会诱发 R-on-T 现象，从而导致心室颤动[69]。可能引发心脏震荡的运动包括棒球、冰球和空手道。据报道，心脏震荡后的存活率只有 15%[70]。使用较软的球或冰球，以及使用胸部防护有助于防止心律不齐。快速识别心律失常，并适当使用 AED 进行早期心肺复苏，可改善钝性心脏损伤所致心律失常患者的预后，并可能挽救生命[71]。

预防

赛前评估（PPE）对运动员进行心血管风险筛查，仍然是一个有争议的话题。美国心脏协会（AHA）建议在赛前评估期间进行心脏检查，具体包括有关个人史、家族史和全面体格检查。赛前体格检查中，是否包含心电图和超声心动图仍然存在争议。对于没有危险因素的运动员，美国心脏协会不建议采用心电图、超声心动图或运动负荷试验进行筛查[72]。然而，国际奥委会（IOC）和欧洲心脏病学会建议在赛前评估中对运动员进行心电图检查[73-74]。最近的一项荟萃分析发现，心电图比病史采集敏感 5 倍，比体格检查敏感 10 倍；与标准赛前评估相比，阳性似然比高，阴性似然比低，假阳性率低[75]。作者的结论是，常规 12 导联心电图是运动员心血管疾病筛查的最佳实践和最有效的策略[75]。病理变化必须与运动员的正常生理变化相区别。为了降低这类人群的假阳性率，心电图结果需由熟悉运动员心电图判读国际指南和专家共识的医生进行[75]。

运动相关性虚脱

运动性相关性虚脱（EAC）是指运动员在运动后由于头晕或晕厥导致虚脱的一种现象[76]。EAC 是运动员完成马拉松或超级马拉松后在医疗帐篷中最常见的疾病[77-78]。EAC 是由运动相关的直立性低血压引起的，直立位收缩压至少比仰卧位低 20mmHg[76,79]。运动过程中，外周血管阻力降低，下肢血液依靠肌肉的挤压作用（“肌肉泵”作用），回流至心脏。当下肢肌肉突然停止收缩后，其血管阻力仍然很低，而腿部肌肉没有起到泵的作用，造成血液在腿部静脉中淤积[76,80]。下肢静脉淤血导致心脏前负荷和心输出量降低，从而引发直立性低血压和虚脱[63,76,80]。训练有素的运动员也被发现对压力感受器刺激反应减弱，这些人可能更依赖于运动后静脉回流的维持[76,81]。要求运动员在越过终点线后继续步行一段时间，可以防止突然的静脉淤血，从而防止 EAC。

运动员休克的鉴别诊断很广泛，包括劳累型中暑、神经系统疾病、肌肉痉挛、体温过低、低钠血症、低血糖、创伤和过敏反应（表 27-4）。需要注意的是，EAC 通常发生在比赛完成后，而在实际比赛过程中发生的虚脱往往是不好的预兆。心脏原因导致运动员虚脱不太常见，但可能产生严重后果，这也说明早期识别至关重要。

表 27-4　运动员休克的原因

- 运动性虚脱/体位性低血压
- 心源性的
- 劳累性中暑
- 低钠血症
- 低血糖
- 低体温症
- 创伤/头部受伤
- 癫痫
- 过敏反应
- 肌肉痛性痉挛

对于出现虚脱或接近虚脱的运动员，重要的是记录关键的病史信息协助明确可能的病因，包括摄入液体的量与类型、药物、疾病、既往病史、训练计划、运动员完成比赛所用时间、比赛中和比赛后的尿量及热适应情况[63]。如前所述，无论是在实际比赛过程中还是在比赛结束后，运动性虚脱的现场处理都很重要。体格检查应包括生命体征、直肠温度、精神状态、水合状态，以及赛前和赛后体重（如有）。如果临床判断需要实验室检查进行证实，应进行血清钠浓度和血糖检测。对于继发于直立性低血压的 EAC 运动员，治疗方法是采用头低足高位（仰卧，双腿和骨盆高于心脏水平），使血流动力学恢复正常[82-83]。静脉输液无法加快 EAC 血液循环的恢复，如果运动员没有液体过载证据，应考虑口服补液[82,84]。运动性虚脱通常可在 5~20min 内恢复（图 27-10）。

运动性中暑

运动性中暑（EHS）是体育活动中最常见的猝死原因之一[85]。EHS 是一种紧急医疗情况，其定义是直肠温度高于 40℃（104℉）和终末器官功能障碍；如精神状态改变（中枢神经系统功能障碍），这是最容易观察到的功能障碍[86-87]。体内产热超过热损失引起体温升高，EHS 可发生在温暖或寒冷环境中。易感因素包括身体状态欠佳、睡眠不足、发热、近期

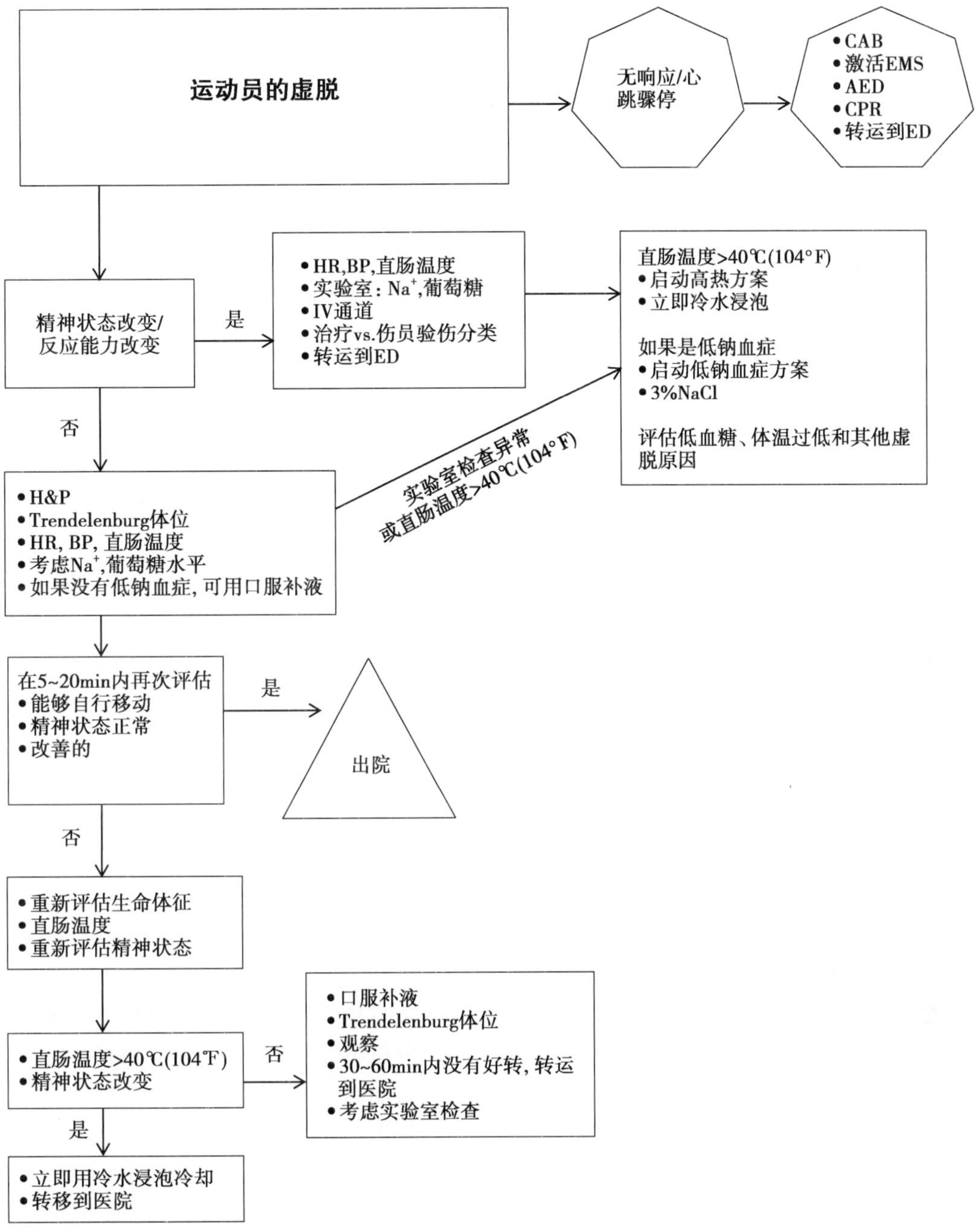

图 27-10　运动员的虚脱处理流程

生病、各种药物使用、心血管功能障碍、肥胖和过度饮酒[88]。体温升高导致外周血管阻力下降、内脏血管舒张，导致血管舒缩性循环衰竭[89-91]。运动员精神状态发生变化，且直肠温度高于40℃，可确诊为运动性中暑。运动员也可能出现头痛、头晕、乏力，甚至低血压和心动过速[86,92]。

运动性中暑的并发症包括心律失常、昏迷、癫痫发作、肝肾功能损伤、横纹肌溶解症和弥漫性血管内凝血[93]。如果核心温无法在 30 分钟内降至 40℃以下，就会导致发病率和死亡率上升。有许多方法能使身体降温，但目前证据支持立即将全身浸泡在冷水中作为黄金标准，因为这是最快速的降低体温的方法[94-95]。如果无法采用冰水浴，可在头部、颈部、躯干、腋窝和腹股沟部位敷上冷水浸泡过的毛巾和冰袋，这是一种缓慢降温的方法[93]。“taco”法是另一种在无法全身冷水浸泡的情况下可采用的降温方法。“taco”法是使用一块防水布或床单，将患者置于中间，团队成员抬起每个角落，形成一个放冰块和水的临时浴缸。处理运动性中暑的关键是及早发现，在 30 分钟内迅速就地降温，再送往医院进一步治疗。

运动相关性低钠血症

运动相关性低钠血症(EAH)是在比赛中寻求医疗救护的运动员需注意鉴别诊断的一种疾病,尤其是高温环境下耐力项目的运动员。EAH 是一种危及生命的疾病,可在很多运动和活动中出现,并可能发生在体育活动期间或之后的 24 小时内[96]。EAH 是一种高血容量低钠血症,与耐力赛中摄入过量的低渗液体(水和运动饮料)有关[96-98]。已知的危险因素包括身材矮小的跑步者、女性、速度较慢的跑步者、超过 4 小时的运动时间以及炎热的环境条件[96]。唯一最重要的危险因素是过多补充的液体摄入量大于出汗量、呼吸消耗和尿量等排出液体量[96]。同时,精氨酸加压素(AVP)使水分的清除能力受损,肾脏无法排出多余的水分。导致血液与脑组织内形成渗透压梯度,引发渗透性脑水肿,后续可出现神经源性肺水肿[96]。摄入运动饮料并不能预防 EAH,因为运动饮料属于低渗液体、钠浓度低,大量摄入运动饮料可能会加重低钠血症[93]。

运动员发生 EAH,早期非特异的症状和体征包括手指和手肿胀、腹胀、面部浮肿、头痛、恶心和呕吐。发生 EAH 时,运动员的直肠温度通常不高[96]。轻度低钠血症(低钠浓度 130~135mEq/L)患者可能无症状,也可能会感到恶心、疲乏、意识混乱。当血钠低于 130mEq/L 时,可能出现更严重的低钠性脑病症状和体征,如脑水肿、精神异常、定向障碍、躁动、谵妄、癫痫、呼吸窘迫、昏迷和死亡[93,96]。一般来说,血钠浓度越低,神经系统症状越严重[93]。预防策略是避免 EAH 的关键[99-101]。对运动员进行宣教,向其说明一次性摄入过多液体的风险,已证明可以显著降低 EAH 发生率。运动员应该利用其自然的口渴机制引导液体的摄入,这样可以在降低 EAH 风险的同时及时补充足够的液体防止身体脱水[96]。

EAH 的治疗从早期识别和实验室检查确认血清钠水平开始。EAH 治疗方案的确定,应基于神经损伤程度,而不仅仅是血清钠浓度[96]。如果运动员偶然被诊断为无症状低钠血症,治疗上应限制液体摄入,直到正常排尿[96]。对于疑似 EAH 的运动员,不应使用低渗或等渗液体,因为这可能导致脑水肿和增加死亡率[96]。运动员血清钠浓度低于 135 伴轻微症状,治疗上应限制液体摄入,直到正常排尿,注意密切观察患者病情变化。如果运动员血清钠浓度低于 135 伴有进行性低钠性脑病症状,应在 10 分钟内给予 3% 氯化钠 100mL(重复给药两次),再转运到急诊室[102]。

低血糖

低血糖是指血浆葡萄糖浓度低于 70mg/dL。运动性低血糖发生于肝糖原耗竭导致肝脏葡萄糖产生落后于肌肉血糖利用率时[89,103],通常发生在持续 4 小时以上的耐力项目中[104]。危险因素包括:女运动员三联征或糖尿病患者、近期患病,或在活动前大量饮酒。低血糖发作常见的临床表现为心动过速、心悸、出汗、饥饿、紧张、头痛、颤抖或头晕,严重者可能意识丧失和死亡[92]。重要的是,所有医疗帐篷内都应有血糖仪,并且每位出现在医疗帐篷内的运动员都应考虑是否存在低血糖。患有糖尿病的运动员应有糖尿病医疗计划,包括血糖监测,在训练和实际比赛中适当的胰岛素使用指南,以及紧急联系信息[92]。

根据运动员的意识水平,确定低血糖的治疗方案。精神状态正常的清醒运动员,可以口服葡萄糖溶液补充;精神状态改变的运动员可静脉注射葡萄糖替代溶液,并转送到医院。

急性过敏反应

急性过敏反应是全身性速发型超敏反应的总称,发病迅速,可导致死亡[105]。与体力活动和劳累相关的过敏反应有两种:运动诱发性过敏反应(EIA)和食物依赖运动诱发性过敏反应(FDEIA)。EIA 的特点是由于体力消耗引发过敏反应[106]。FDEIA 过敏表现与 EIA 相同,但是由进食引起,有时是某种过敏源食物(甲壳类动物和小麦是最常见的)结合运动而引发[107-108]。

据报道,高强度运动的优秀运动员和偶尔锻炼的低-中度强度运动员都可能发生 EIA。目前尚无证据表明哪些因素与运动诱发过敏反应有关,但一些研究建议运动员避免冷、热、湿刺激和使用阿司匹林、非甾体抗炎药(NSAID)[107,110,111]。阿司匹林通常是过敏反应的触发因素,在 FDEIA 病例中也有出现。目前提出的病理生理学机制是,与肠上皮对抗原表达上调,或是肥大细胞活化和组胺释放增加有关[110,112,113]。虽然内啡肽可增加肥大细胞脱颗粒,但并非 EIA 或 FDEIA 的病因,因为即使是轻微用力也可能发生上述情况[110]。

EIA 和 FDEIA 的体征和症状通常出现在运动中或运动后,可出现瘙痒、全身荨麻疹、呼吸困难和上呼吸道呼吸窘迫、血管性水肿、腹痛、疲乏和意识丧失[106,107,113]。这些临床表现需与胆碱能性荨麻疹

(对体温升高敏感,很少引起血管或肺损害)相鉴别。与 EIA 和 FDEIA 中所见较大、弥漫、团块样风疹相比,胆碱能性荨麻疹表现为受刺激后出现点状丘疹性风团[110,111]。

急性过敏反应的治疗,除了需停止影响病情的运动,急性期治疗与其他类型过敏反应区别不大[106,107,110]。治疗的主要内容是对运动员的循环、气道、呼吸进行评估、基础生命支持;必要时采用药物治疗,包括肾上腺素、抗组胺药和全身性类固醇[110]。

运动员发生 EIA 或 FDEIA 后,应努力找出过敏症状的触发因素。相关检查包括皮肤试验、食物特异性 IgE 检测和激发试验[107,110,113]。大多数运动员可以继续保持运动,医生应告知他们避免相关的触发因素和前驱症状(如果出现这些症状停止运动)。应避免在运动的 3~4h 内进食,并应与接受过健康宣教的搭档一起锻炼,此外,运动员还需接受肾上腺素管理和应用的宣教[109-111,113]。

适应性运动医学急救

全能的运动员都有可能在球场或赛场内外受伤,但存在功能缺损的运动员通常会出现与功能受损和适应性设备相关的特定问题。随着适应性运动员数量的不断增加,运动医学专业人员与这类人群的接触也随之增加。本节将重点介绍适应性运动员在体育比赛中特有的几种紧急情况,不包括对这类人群特有的全部损伤进行更深入的讨论。

脊髓损伤运动员的自主性反射障碍

自主性反射障碍(AD)是一种潜在的危及生命的疾病,是脊髓损伤患者特有的,常发生于损伤节段高于内脏神经主要输出通道(通常为 T6 或以上节段)的患者[114]。AD 是一种对潜在伤害性刺激的全身性反应,这种刺激发生在损伤节段以下,导致交感神经系统过度激活乃至失控[115]。AD 最常见原因是膀胱膨胀或肠道扩张[116],也可能由阑尾炎、衣服过紧、皮肤损伤、坐位挤压男性阴囊、接触坚硬或锋利物体等所致[114]。对于运动员来说,其他原因还有肢体位置、装备使用不当以及创伤。交感神经发放冲动增加,导致动脉血管明显收缩,从而引起血压阵发性骤然升高[114]。脊髓损伤的患者,抑制性交感神经冲动无法传导到损伤节段以下,因此无法实现反馈调节。SCI 患者只能通过增加迷走神经的副交感神经活性抵消交感神经系统的应激反应,通常不足以减轻交感神经过度兴奋。这些症状是来自交感神经兴奋反应(血压升高、头痛)以及副交感神经兴奋症状的一种综合,副交感神经反应可导致心动过缓、面部潮红、出汗、视力模糊、鼻塞和损伤节段以上的竖毛[114]。AD 是指成人血压高于基线 20~40mmHg,儿童和青少年血压高于基线 15~20mmHg。脊髓损伤患者的静息血压,通常低于正常的血压范围(收缩压在 90~110mmHg)[114]。

当怀疑发生 AD 时,如果运动员是仰卧的,应立即让他们坐直,并松开任何限制活动的衣服和装备[114]。注意监测血压和脉搏情况。如果上述处理不能改善症状,下一步应评估膀胱功能情况[114,116]。对于没有留置尿管的患者,立即进行插管导尿;对于有留置尿管的患者,应立即冲洗或更换现有的尿管。若症状仍无改善,应再次检查血压,如果收缩压超过 150mmHg,应在检查粪便嵌塞之前先用药物降压治疗[114]。降压药宜选用起效快、半衰期短的药物,如硝苯地平或硝酸酯类。值得注意的是,插入导尿管和手指刺激时,应使用利多卡因凝胶进行润滑。如果无法确定诱因,则需进一步考虑一些不太常见的原因,并在排查原因的同时将患者转送到医院进行更密切的血压监测。所有 AD 患者,尤其是开始药物治疗的患者,在发作结束后的至少 2 小时内监测血压情况是很重要的[114]。

助推

“助推”(boosting)是一个常见的术语,指运动员故意触发 AD,试图在体能竞赛中获得更好的成绩。这些运动员认为,他们触发的反应使血浆内儿茶酚胺的含量增高,进而运动能力提高,而这种反应是可以在未受伤的人中实现的。常见的诱发 AD 的方法是膀胱膨胀或坐在坚硬的物体上。运动员一般会在赛前 1~2 小时开始“助推”[117-119]。研究发现,助推可以改善轮椅运动员的表现[119-120]。与“助推”相关的血压升高最终会导致高发病率或死亡。因此,国际残奥会委员会(IPC)和世界反兴奋剂机构(WADA)自 1994 年起就禁止在比赛中使用“助推”[117]。由于 AD 可以在无意识情况下自然发生,IPC 将收缩压阈值设定为 180mmHg 或以上,如果运动员不能通过单次允许的复查达到该阈值,则将退出比赛[117,121]。到目前为止,还没有运动员在比赛期间检测呈阳性[122]。因此,减少“助推”的一个被广泛采用的方法是:对运动员和体育工作者进行宣教,包括团队医生、运动训练员和教练[117]。

体温调节障碍

脊髓损伤节段高于胸交感神经输出通道(T6 节段左右)的患者,即使脊髓是完整的,也难以自主调节体温[123]。脊髓损伤导致适应温度变化的人体机制(如出汗、发抖、控制血管舒张和收缩等功能)受损,尤其在损伤节段以下[123-124]。因此,医生意识到适应性运动员可能出现体温过高和体温过低非常重要,因为原本无须担心的环境也会使他们处于危险之中;此外,损伤节段更高的患者具有更高的风险[123,125]。对于这类人群,其中暑的常见症状与正常人相同,表现为疲乏、虚弱、头痛、呕吐、肌痛和中枢神经系统功能障碍[126]。体温过低的体征和症状在损伤和未损伤个体之间也是相同的,包括意识混乱、淡漠、笨拙以及嘴唇、手指、耳朵、鼻子和脚趾变色[126]。一旦发现以上任何一种情况都应及时治疗,并以与非损伤运动员相似的方式进行。

本章重点主要集中在脊髓损伤的运动员,但其他神经系统疾病也可能出现体温调节问题,如多发性硬化症(MS)。MS 的病理生理机制与自主神经功能紊乱有关,表现为人体核心温度升高或运动后多发性硬化症状加重,即 Uhthoff 综合征/现象[127-128]。这类人群与脊髓损伤患者一样,高温会导致严重后果,甚至连洗个热水澡这样简单的事情都可能导致死亡[129]。可以采取一些简单措施预防身体过热:穿降温背心、喝冷饮、避免在一天中最热的时候活动、使用冰袋或冷水浴[127]。

骨折

骨质疏松症是脊髓损伤(SCI)患者常见的并发症。脊髓损伤后不久就会出现骨质流失,并一直持续到疾病进入慢性阶段[130]。据报道,骨折后 1~5 年,身体各个部位都可能达到骨丢失的“骨折阈值”[131]。SCI 患者骨密度降低可能导致发生骨折的风险增加,即使是在进行低速运动这种容易忽略的情况下[132-133]。对这类运动人群,应时刻警惕骨折的发生,因为患者感觉障碍可能导致诊断延迟[134]。这类患者通常会出现无痛性肿胀或红斑,有时会被误诊为蜂窝织炎[134]。感觉减退也会增加夹板或石膏造成皮肤皲裂的风险,可以选择使用枕头夹板,有助于骨折愈合。进行手术固定和亚急性骨折处理时,需要详细分析患者的功能水平,这与正常人群骨折的处理有很大不同。

(栾烁 译,张珊珊 马超 校)

参考文献

1. Herring SA, Kibler W, Putukian M. Sideline preparedness for the team physician: a consensus statement-2012 update. *Med Sci Sports Exerc*. 2012;44(12):2442–2445.
2. Herring SA, Bergfeld JA, Boyajian-O'Neill LA. Mass participation event management for the team physician: a consensus statement. *Med Sci Sports Exerc*. 2004;36(11):2004–2008.
3. Herring SA, Cantu RC, Guskiewicz KM, et al; American College of Sports Medicine. Concussion (mild traumatic brain injury) and the team physician: a consensus statement—2011 update. *Med Sci Sports Exerc*. 2011;43(12):2412–2422.
4. Swartz EE, Boden BP, Courson RW, et al. National athletic trainers' association position statement: acute management of the cervical spine-injured athlete. *J Athl Train*. 2009;44(3):306–331.
5. Banerjee R, Palumbo MA, Fadale PD. Catastrophic cervical spine injuries in the collision sport athlete, part 2: principles of emergency care. *Am J Sports Med*. 2004;32(7):1760–1764.
6. Waninger KN, Swartz EE. Cervical spine injury management in the helmeted athlete. *Curr Sports Med Rep*. 2011;10(1):45–49.
7. Kleiner DM, Almquist JL, Bailes J, et al. Prehospital care of the spine-injured athlete: a document from the Inter-Association Task Force for Appropriate Care of the Spine-Injured Athlete. Dallas, Texas, National Athletic Trainers' Association, March 2001. Available at http://acbsp.com/acbsp/sites/all/themes/corporate-clean/images/Prehospital%20Care%20for%20the%20Spine%20Injured%20Athlete.pdf. Accessed Oct 20, 2015.
8. Marar M, McIlvain NM, Fields SK, Comstock RD. Epidemiology of concussions among United States high school athletes in 20 sports. *Am J Sports Med*. 2012;40(4):747–755.
9. McCrory P, Meeuwisse WH, Aubry M, et al. Consensus statement on concussion in sport–the 4th International Conference on Concussion in Sport held in Zurich, November 2012. *PMR*. 2013;5(4):255–279.
10. Boden BP, Tacchetti RL, Cantu RC, Knowles SB, Mueller FO. Catastrophic head injuries in high school and college football players. *Am J Sports Med*. 2007;35(7):1075–1081.
11. Miele VJ, Norwig JA, Bailes JB. Sideline, ringside evaluation for brain and spinal injuries. *Neurosurg Focus*. 2008;21(4):1–11.
12. Morris SA, Jones WH, Proctor MR, Day AL. Emergent treatment of athletes with brain injury. *Neurosurgery*. 2014;75(suppl 4):S96–S105.
13. Cantu RC, Mueller FO. Brain injury-related fatalities in American football, 1945–1999. *Neurosurgery*. 2003;52:846–853.
14. Cantu RC, Gean AD. Second-impact syndrome and a small subdural hematoma: an uncommon catastrophic result of repetitive head injury with a characteristic imaging appearance. *J Neurotrauma*. 2010;27(9):1557–1564.
15. Cantu RC. Head injuries in sport. *Br J Sports Med*. 1996;30(4):289–296.
16. Banerjee R, Palumbo MA, Fadale PD. Catastrophic cervical spine injuries in the collision sport athlete, part 1: epidemiology, functional anatomy, and diagnosis. *Am J Sports Med*. 2004;32(4):1077–1087.
17. Torg JS, Corcoran TA, Thibault LE, et al. Cervical cord neurapraxia: classification, pathomechanics, morbidity, and management guidelines. *J Neurosurg*. 1997;87:843–850.

18. Penning L. Some aspects of plain radiography of the cervical spine in chronic myelopathy. *Neurology*. 1962;12:513–519.
19. National Athletic Trainers' Association Executive Summary: Appropriate Prehospital Management of the Spine Injured Athlete (updated from 1998 document). Available at http://www.nata.org/sites/default/files/Executive-Summary-Spine-Injury.pdf. Accessed September 26, 2015. Update 8/5/15. Available at http://www.nata.org/nr06242015.
20. Bailes JE, Petschauer M, Guskiewicz KM, Marano G. Management of cervical spine injuries in athletes. *J Athl Train*. 2007;42(1):126–134.
21. Giai Via A, Oliva F, Spoliti M, Maffulli N. Acute compartment syndrome. *Muscles Ligaments Tendons J*. 2015;5(1):18–22.
22. Erdos J, Diaska C, Szatmary P, Humenberger M, Vecsei V, Hajdu S. Acute compartment syndrome in children: a case series in 24 patients and review of the literature. *Int Orthop*. 2011;135:569–575.
23. Mauser N, Gissel H, Henderson C, Hao J, Hak D, Maufrey C. Acute lower-leg compartment syndrome. *Orthopedics*. 2013;36:619–624.
24. McQueen MM, Gaston P, Court-Brown CM. Acute compartment syndrome. Who is at risk? *J Bone Joint Surg Br*. 2000;82-B:200–203.
25. Riede U, Schmid MR, Romero J. Conservative treatment of an acute compartment syndrome of the thigh. *Arch Orthop Trauma Surg*. 2007;127(4):269–275.
26. Styf J, Wiger P. Abnormally increased intramuscular pressure in human legs: comparison of two experimental models. *J Trauma*. 1998;45(1):133–139.
27. Baker JC, Hillen TJ, Demertzis JL. The Role of Imaging in Musculoskeletal Emergencies. *Semin Roentgenol*. 2014;49(2):169–185.
28. Brautigan B, Johnson DL. The epidemiology of knee dislocations. *Clin Sports Med*. 2000;19:387–397.
29. Henrichs A. A review of knee dislocations. *J Athl Train*. 2004;39:365–369.
30. Kennedy JC. Complete dislocations of the knee joint. *J Bone Joint Surg Am*. 1963;45:889–904.
31. Shaikh N. Emergency management of fat embolism syndrome. *J Emerg Trauma Shock*. 2009;2(1):29–33.
32. Sevitt S. The significance and classification of fat-embolism. *Lancet*. 1960;2(7155):825–828.
33. Hulman G. The pathogenesis of fat embolism. *J Pathol*. 1995;176(1):3–9.
34. Aman J, van Koppenhagen L, Snoek AM, van der Hoeven JG, van der Lely AJ. Cerebral fat embolism after bone fractures. *Lancet*. 2015;386(10001):e16.
35. Behrman SW, Fabian TC, Kudsk KA, Taylor JC. Improved outcome with femur fractures: early vs. delayed fixation. *J Trauma*. 1990;30(7):792–797; discussion 797–798.
36. Riska EB, von Bonsdorff H, Hakkinen S, Jaroma H, Kiviluoto O, Paavilainen T. Prevention of fat embolism by early internal fixation of fractures in patients with multiple injuries. *Injury*. 1976;8(2):110–116.
37. Pettiford BL, Luketich JD, Landreneau RJ. The management of flail chest. *Thorac Surg Clin*. 2007;17(1):25–33.
38. Perron AD. Chest pain in athletes. *Clin Sports Med*. 2003;22(1):37–50.
39. Fitzpatrick DC, Denard PJ, Phelan D, Long WB, Madey SM, Bottlang M. Operative stabilization of flail chest injuries: review of literature and fixation options. *Eur J Trauma Emerg Surg*. 2010;36(5):427–433.
40. Sik EC, Batt ME, Heslop LM. Atypical chest pain in athletes. *Curr Sports Med Rep*. 2009;8(2):52–58.
41. Partridge RA, Coley A, Bowie R, Woolard RH. Sports-related pneumothorax. *Ann Emerg Med*. 1997;30(4):539–541.
42. Adelman DC, Spector SL. Acute respiratory emergencies in emergency treatment of the injured athlete. *Clin Sports Med*. 1989;8(1):71–79.
43. Holloway VJ, Harris JK. Spontaneous pneumothorax: is it under tension? *J Accid Emerg Med*. 2000;17(3):222–223.
44. Leigh-Smith S, Davies G. Tension pneumothorax: eyes may be more diagnostic than ears. *Emerg Med J*. 2003;20(5):495–496.
45. Inaba K, Ives C, McClure K, et al. Radiologic evaluation of alternative sites for needle decompression of tension pneumothorax. *Arch Surg*. 2012;147(9):813–818.
46. Zengerink I, Brink PR, Laupland KB, Raber EL, Zygun D, Kortbeek JB. Needle thoracostomy in the treatment of a tension pneumothorax in trauma patients: what size needle? *J Trauma*. 2008;64(1):111–114.
47. Soundappan SV, Holland AJ, Browne G. Sports-related pneumothorax in children. *Pediatr Emerg Care*. 2005;21(4):259–260.
48. Langdorf MI, Medak AJ, Hendey GW, et al. Prevalence and clinical import of thoracic injury identified by chest computed tomography but not chest radiography in blunt trauma: multicenter prospective cohort study. *Ann Emerg Med*. 2015;66(6):589–600.
49. Terrell TR, Lundquist B. Management of splenic rupture and return-to-play decisions in a college football player. *Clin J Sport Med*. 2002;12(6):400–402.
50. Gannon EH, Howard T. Splenic injuries in athletes: a review. *Curr Sports Med Rep*. 2010;9(2):111–114.
51. Pearl RH, Wesson DE, Spence LJ, et al. Splenic injury: a 5-year update with improved results and changing criteria for conservative management. *J Pediatr Surg*. 1989;24(1):121–124; discussion 124–125.
52. Putukian M, O'Connor FG, Stricker P, et al. Mononucleosis and athletic participation: an evidence-based subject review. *Clin J Sport Med*. 2008;18(4):309–315.
53. Waninger KN, Harcke HT. Determination of safe return to play for athletes recovering from infectious mononucleosis: a review of the literature. *Clin J Sport Med*. 2005;15(6):410–416.
54. Pogorelić Z, Jurić I, Biočić M, et al. Management of testicular rupture after blunt trauma in children. *Pediatr Surg Int*. 2011;27(8):885–889.
55. Buckley JC, McAninch JW. Use of ultrasonography for the diagnosis of testicular injuries in blunt scrotal trauma. *J Urol*. 2006;175(1):175–178.
56. Cass AS, Luxenberg M. Value of early operation in blunt testicular contusion with hematocele. *J Urol*. 1988;139(4):746–747.
57. Lavallee ME, Cash J. Testicular torsion: evaluation and management. *Curr Sports Med Rep*. 2005;4(2):102–104.
58. Sandella B, Hartmann B, Berkson D, Hong E. Testicular conditions in athletes: torsion, tumors, and epididymitis. *Curr Sports Med Rep*. 2012;11(2):92–95.
59. Dogra V, Bhatt S. Acute painful scrotum. *Radiol Clin North Am*. 2004;42(2):349–363.
60. Corrado D, Basso C, Pavei A, Michieli P, Schiavon M, Thiene G. Trends in sudden cardiovascular death in young competitive athletes after implementation of a preparticipation screening program. *JAMA*. 2006(296):1593–1601.
61. Harmon KG, Asif IM, Klossner D, Drezner JA. Incidence of sudden cardiac death in National Collegiate Athletic Association athletes. *Circulation*. 2011;123:1594–1600.

62. Maron BJ, Doerer JJ, Hass TS, Tierney DM, Mueller FO. Sudden death in young competitive athletes. Analysis of 1866 deaths in the United States 1980–2006. *Circulation*. 2009;119:1085–1092.
63. Finnoff JT, Willick S, Akau CK, Harrast MA, Storn SA. Sports and performing arts medicine: 4. Events coverage. *PMR*. 2009;1(3 Suppl):S73–S77.
64. Drezner JA, Chun JS, Harmon KG, et al. Survival trends in the United States following exercise-related sudden cardiac arrest in the youth: 2000–2006. *Heart Rhythm*. 2008;5(6):794–799.
65. The American Heart Association in Collaboration with the International Liaison Committee on Resuscitation. Guidelines 2000 for cardiopulmonary resuscitation and emergency cardiovascular care, part 4: the automated external defibrillator: key link in the chain of survival. *Circulation*. 2000;102(suppl 8):160–176.
66. Drezner JA. Practical guidelines for automated external defibrillators in the athletic setting. *Clin J Sport Med*. 2005;15(5):367–369.
67. Harmon KG, Asif IM, Maleszewski JJ, et al. Incidence, cause, and comparative frequency of sudden cardiac death in National Collegiate Athletic Association athletes. *Circulation*. 2015;132:10–19.
68. Kapetanopoulos A, Kluger J, Maron BJ, Thompson PD. The congenital long QT syndrome and implications for young athletes. *Med Sci Sports Exerc*. 2006;38:816–825.
69. Maron BJ, Wang PJ, VanderBrink BA, Zhu W. Upper and lower limits of vulnerability of sudden arrhythmic death with chest-wall impact (commotio cordis). *J Am Coll Cardiol*. 2003;41(1):99–104.
70. Drezner J, Chandra N, Sharma S. Sudden cardiac death in sport. In: Brukner, P. (ed.) *Brukner and Khan's Clinical Sports Medicine*. 4th ed. New York: McGraw-Hill; 2011.
71. Marcolini EG, Keegan J. Blunt cardiac injury. *Emerg Med Clin North Am*. 2015;33(3):519–527.
72. Maron BJ, Friedman RA, Kligfield P, et al. Assessment of the 12-lead electrocardiogram as a screening test for detection of cardiovascular disease in healthy general populations of young people (12–25 years of age): a scientific statement from the American Heart Association and the American College of Cardiology. *J Am Coll Cardiol*. 2014;64:1479–1514.
73. Bille K, Figueiras D, Schamasch P, et al. Sudden cardiac death in athletes: the Lausanne recommendations. *Eur J Cardiovasc Prev Rehabil*. 2006;13:859–875.
74. Corrado D, Pelliccia A, Bjornstad HH, et al. Cardiovascular pre-participation screening of young competitive athletes for prevention of sudden death: Proposal for a common European protocol. Consensus Statement of the Study Group of Sport Cardiology of the Working Group of Cardiac Rehabilitation and Exercise Physiology and the Working Group of Myocardial and Pericardial Diseases of the European Society of Cardiology. *Eur Heart J*. 2005;26:516–524.
75. Harmon KG, Zigman M, Drezner JA. The effectiveness of screening history, physical exam, and ECG to detect potentially lethal cardiac disorders in athletes: a systematic review / meta-analysis. *J Electrocardiol*. 2015;48:329–338.
76. Asplund CA, O'Connor FG, Noakes TD. Exercise-associated collapse: an evidence-based review and primer for clinicians. *Br J Sports Med*. 2011;45(14):1157–1162.
77. Holtzhausen LM, Noakes TD. The prevalence and significance of post-exercise (postural) hypotension in ultramarathon runners. *Med Sci Sports Exerc*. 1995;27:1595–1601.
78. Roberts WO. A 12-yr profile of medical injury and illness for the Twin Cities Marathon. *Med Sci Sports Exerc*. 2000;32:1549–1555.
79. Freeman R, Wieling W, Axelrod FB, et al. Consensus statement on the definition of orthostatic hypotension, neurally mediated syncope and the postural tachycardia syndrome. *Auton Neurosci*. 2011;161:46–48.
80. Eichna LW, Horvath SM, Bean WB. Post-exertional orthostatic hypotension. *Am J Med Sci*. 1947;213:641–654.
81. Ogoh S, Volianitis S, Nissen P, et al. Carotid baroreflex responsiveness to head-up tilt-induced central hypovolaemia: effect of aerobic fitness. *J Physiol (Lond)*. 2003;551:601–608.
82. Anley C, Noakes T, Collins M, Schwellnus MP. A comparison of two treatment protocols in the management of exercise-associated postural hypotension: a randomised clinical trial. *Br J Sports Med*. 2011;45(14):1113–1118.
83. Journeay WS, Reardon FD, Jean-Gilles S, Martin CR, Kenny GP. Lower body positive and negative pressure alter thermal and hemodynamics after exercise. *Aviat Space Environ med*. 2004;75:841–849.
84. Davis JE, Fortney SM. Effect of fluid ingestion on orthostatic responses following acute exercise. *Int J Sports Med*. 1997;18:174–178.
85. Bergeron MF, McKeag DB, Casa DJ, et al. Youth football: heat stress and injury risk. *Med Sci Sports Exerc*. 2005;37(8):1421–1430.
86. Armstrong LE, Casa DJ, Millard-Stafford M. American College of Sports Medicine. Exertional heat illnesses during training and competition. *Med Sci Sports Exerc*. 2007;39(3):556–572.
87. Casa DJ, Armstrong LE, Ganio MS, Yeargin S. Exertional heat stroke in competitive athletes. *Curr Sports Med Rep*. 2005;4(6):309–317.
88. Rav-Acha M, Hadad E, Epstein Y, Heled Y, Moran DS. Fatal exertional heat stroke: a case series. *Am J Med*. 2004;328:84–87.
89. Holtzhausen LM, Noakes TD. Collapsed ultraendurance athlete: proposed mechanisms and an approach to management. *Clin J Sport Med*. 1997;7(4):292–301.
90. Hubbard RW. An introduction: the role of exercise in the etiology of exertional heatstroke. *Med Sci Sports Exerc*. 1990;22:2–5.
91. Hubbard RW, Armstrong LE. The heat illness: biochemical, ultrastructural, and fluid-electrolye considerations. In: Pandolf KB, Sawka MN, Gonzalez RR, eds. *Human Performance Physiology and Enviroment Medicine at Terrestrial Extremes*. Indianapolis, IN: Benchmark Press; 1988:305–360.
92. Casa DJ, Guskiewicz KM, Anderson SA, et al. National Athletic Trainers' Association Position Statement: Preventing Sudden Death in Sports. *J Athl Train*. 2012;47(1):96–118.
93. Noakes T. Exercise in the heat. In: Brukner, P. (ed.) *Brukner and Khan's Clinical Sports Medicine*. 4th ed. New York: McGraw-Hill; 2012.
94. Casa DJ, McDermott BP, Lee EC, Yeargin SW, Armstrong LE, Maresh CM. Cold water immersion: the gold standard for exertional heatstroke treatment. *Exerc Sport Sci Rev*. 2007;35(3):141–149.
95. Proulx Cl, Ducharme MB, Kenny GP. Effect of water temperature on cooling efficiency during hyperthermia in humans. *J Appl Physiol*. 2003;94(4):1317–1323.
96. Hew-Butler T, Ayus JC, Kipps C, et al. Statement of the Second International Exercise-Associated Hyponatremia Consensus Development Conference,

New Zealand, 2007. *Clin J Sport Med*. 2008;18(2):111–121.

97. Montain S, Cheuvront SN, Sawka MN. Exercise associated hyponatremia: quantitative analysis to understand the aetiology. *Br J Sports Med*. 2006;40:98–105.
98. Roberts WO. Exercise-associated collapse care matrix in the marathon. *Sports Med*. 2007;37:431–433.
99. Reid SA, King MJ. Serum biochemistry and morbidity among runners presenting for medical care after an Australian mountain ultramarathon. *Clin J Sport Med*. 2007;17:307–310.
100. Sharwood K, Collins M, Goedecke J, Wilson G, Noakes T. Weight changes, medical complications and performance during an Ironman triathlon. *Br J Sports Med*. 2004;38:718–724.
101. Speedy DB, Rogers IR, Noakes TD, et al. Diagnosis and prevention of hyponatremia at an ultradistance triathlon. *Clin J Sport Med*. 2000;10:52–58.
102. Bennett BL, Hew-Butler T, Hoffman MD, Rogers IR, Rosner MH. Wilderness Medical Society practice guidelines for treatment of exercise-associated hyponatremia: 2014 update. *Wilderness Environ Med*. 2014;25(4 suppl): S30–S42.
103. Bosch AN, Weltan SM, Dennis SC, Noakes TD. Fuel substrate kinetics of carbohydrate loading differs from that of carbohydrate ingestion during prolonged exercise. *Metabolism*. 1996;45(4):415–423.
104. Hoffmann S, Hislop M, Stuart C. Complications of Exercise in the Diabetic Sportsperson. *Brukner and Khan's Clinical Sports Medicine*. 4th ed. New York: McGraw-Hill; 2012.
105. Johansson SG, Bieber T, Dahl R, et al. Revised nomenclature for allergy for global use: Report of the Nomenclature Review Committee of the World Allergy Organization, October 2003. *J Allergy Clin Immunol*. 2004;113(5):832–836.
106. Sheffer AL, Austen KF. Exercise-induced anaphylaxis. *J Allergy Clin Immunol*. 1980;66(2):106–111.
107. Beaudouin E, Renaudin JM, Morisset M, Codreanu F, Kanny G, Moneret-Vautrin DA. Food-dependent exercise-induced anaphylaxis–update and current data. *Eur Ann Allergy Clin Immunol*. 2006;38(2):45–51.
108. Kidd JM 3rd, Cohen SH, Sosman AJ, Fink JN. Food-dependent exercise-induced anaphylaxis. *J Allergy Clin Immunol*. 1983;71(4):407–411.
109. Robson-Ansley P, Toit GD. Pathophysiology, diagnosis and management of exercise-induced anaphylaxis. *Curr Opin Allergy Clin Immunol*. 2010;10(4):312–317.
110. Barg W, Medrala W, Wolanczyk-Medrala A. Exercise-induced anaphylaxis: an update on diagnosis and treatment. *Curr Allergy Asthma Rep*. 2011;11(1):45–51.
111. Hosey RG, Carek PJ, Goo A. Exercise-induced anaphylaxis and urticaria. *Am Fam Physician*. 2001;64(8): 1367–1372.
112. Harada S, Horikawa T, Ashida M, Kamo T, Nishioka E, Ichihashi M. Aspirin enhances the induction of type I allergic symptoms when combined with food and exercise in patients with food-dependent exercise-induced anaphylaxis. *Br J Dermatol*. 2001;145(2):336–339.
113. Morita E, Kunie K, Matsuo H. Food-dependent exercise-induced anaphylaxis. *J Dermatol Sci*. 2007;47(2):109–117.
114. Consortium for Spinal Cord Medicine. Clinical Practice Guidelines, 2001. Acute management of autonomic dysreflexia. Available at http://www.pva.org/site/apps/ka/ec/product.asp?c=ajIRK9NJLcJ2E&b=6423003&en=8hJFLRMvH7KOL1OyF6LLLXMILlIQJXOAJfLRI8PQKvH&ProductID=883871. Accessed on November 6, 2015.
115. Bycroft J, Shergill IS, Chung EA, Arya N, Shah PJ. Autonomic dysreflexia: a medical emergency. *Postgrad Med J*. 2005;81(954):232–235.
116. Colachis SC 3rd. Autonomic hyperreflexia with spinal cord injury. *J Am Paraplegia Soc*. 1992;15(3):171–186.
117. Bhambhani Y, Mactavish J, Warren S, et al. Boosting in athletes with high-level spinal cord injury: knowledge, incidence and attitudes of athletes in paralympic sport. *Disabil Rehabil*. 2010;32(26):2172–2190.
118. Gee CM, West CR, Krassioukov AV. Boosting in elite athletes with spinal cord injury: a critical review of physiology and testing procedures. *Sports Med*. 2015;45(8):1133–1142.
119. Burnham RW, Wheeler GD, Bhambhani Y, Belanger M, Eriksson P, Steadward R. Intentional induction of autonomic dysreflexia among quadriplegic athletes for performance enhancement: efficacy, safety, and mechanism of action. *Clin J Sport Med*. 1994;4:1–10.
120. Wheeler G, Cummings D, Burnham R, Maclean I, Sloley BD, Bhambhani Y. Testosterone, cortisol and catecholamine responses to exercise stress and autonomic dysreflexia in elite quadriplegic athletes. *Paraplegia*. 1994;32(5):292–299.
121. International Paralympic Committee Handbook Chapter 4.3 - Position Statement on autonomic dysreflexia and boosting. 2009. Available at http://www.paralympic.org/TheIPC/HWA/Handbook. Accessed on September 14, 2015.
122. Blauwet CA, Benjamin-Laing H, Stomphorst J, Van de Vliet P, Pit-Grosheide P, Willick SE. Testing for boosting at the Paralympic games: policies, results and future directions. *Br J Sports Med*. 2013;47(13):832–837.
123. Guttman L, Silver J, Wyndham CH. Thermoregulation in spinal man. *J Physiol*. 1958;142(3):406–419.
124. Petrofsky JS. Thermoregulatory stress during rest and exercise in heat in patients with a spinal cord injury. *Eur J Appl Physiol Occup Physiol*. 1992;64(6):503–507.
125. Price MJ, Campbell IG. Effects of spinal cord lesion level upon thermoregulation during exercise in the heat. *Med Sci Sports Exerc*. 2003;35(7):1100–1107.
126. Klenck C, Gebke K. Practical management: common medical problems in disabled athletes. *Clin J Sport Med*. 2007;17(1):55–60.
127. Davis SL, Wilson TE, White AT, Frohman EM. Thermoregulation in multiple sclerosis. *J Appl Physiol* (1985). 2010;109(5):1531–1537.
128. Guthrie TC, Nelson DA. Influence of temperature changes on multiple sclerosis: critical review of mechanisms and research potential. *J Neurol Sci*. 1995;129(1):1–8.
129. Kohlmeier RE, DiMaio VJ, Kagan-Hallet K. Fatal hyperthermia in hot baths in individuals with multiple sclerosis. *Am J Forensic Med Pathol*. 2000;21(3): 201–203.
130. Karapolat I, Karapolat HU, Kirazli Y, Capaci K, Akkoc Y, Kumanlioglu K. Longitudinal study of bone loss in chronic spinal cord injury patients. *J Phys Ther Sci*. 2015;27(5):1429–1433.
131. Szollar SM, Martin EM, Sartoris DJ, Parthemore JG, Deftos LJ. Bone mineral density and indexes of bone metabolism in spinal cord injury. *Am J Phys Med Rehabil*. 1998;77(1):28–35.
132. Giangregorio L, McCartney N. Bone loss and muscle

atrophy in spinal cord injury: epidemiology, fracture prediction, and rehabilitation strategies. *J Spinal Cord Med*. 2006;29(5):489–500.

133. Lazo MG, Shirazi P, Sam M, Giobbie-Hurder A, Blacconiere MJ, Muppidi M. Osteoporosis and risk of fracture in men with spinal cord injury. *Spinal Cord*. 2001;39(4):208–214.

134. Ingram RR, Suman RK, Freeman PA. Lower limb fractures in the chronic spinal cord injured patient. *Paraplegia*. 1989;27(2):133–139.

第 28 章　常见运动损伤概述

Katherine Rizzone, Craig Betchart, and Nitin B. Jain

引言

本章的目的主要是概述在运动中常见的肌肉骨骼损伤疾病，如要深入了解请参考第 29 章、30 章和 31 章。据美国疾病控制和预防中心估计，在美国有 700 万人因运动造成损伤要进行治疗。根据美国数据库统计，美国发病率为 2.95%[1]。受伤率最高的年龄段是 5~14 岁的儿童（每 1 000 人中有 59.3 人），其中男性的发生率是女性的 2 倍，篮球运动是引起损伤最常见的活动类型，其中拉伤和扭伤是最常见的，其次是骨折。

肌肉骨骼疾病的一个主要诊断依据是损伤病史，应详细了解其损伤机制。如果运动员没有特别回忆起这件事，旁人的陈述可以成为一个有用的补充。人口统计学信息如性别、年龄和患者特征（如利手、职业、过去的创伤史和体质水平）是造成个体的差异性的因素。

不同体格检查对诊断有不同的敏感度和特异度。掌握疼痛或损伤部位的基本解剖结构很重要，因为它能指导检查。在许多情况下，健侧的检查可以作为正常的参照。我们还需要考虑运动链的理论：一个区域的疼痛或损伤实际上可能是由另一个部位的病理情况引起的（例如，肩胛骨运动障碍会导致棒球投手肘部疼痛）[2]。

影像学和实验室检查可以辅助诊断。先进的影像学，如磁共振成像（MRI）并非都是必要的，也不可能查明所有疼痛的原因，因为许多无症状的个人可能有异常的影像学表现[3]。

物理治疗是大多数运动相关损伤的常规治疗方法。治疗的目标是直接作用受伤区域或间接影响受伤或疼痛阈值，最终恢复运动功能。关节内注射、滑囊注射或腱鞘注射是另一种治疗途径。对于保守治疗失败的患者可以选择手术治疗。

头部/颈部

脑震荡

临床症状和体征

据统计，每年有 160 万到 380 万人经受与运动相关的创伤性脑损伤[4]。脑震荡最常见的症状是头痛、头晕和意识模糊[5]。意识丧失在以前被认为是脑震荡的病理学特征,但并不是在所有的病例中都会发生。

诊断分析

脑震荡是一种基于病史和损伤机制的临床诊断。影像学检查使用过度,而且无骨折(耳后出血、浣熊眼、鼓室积血)或颅内出血(精神状态改变局灶性神经功能缺损、持续呕吐)的危险征象,也可能不会提高诊断率[6-8]。

治疗

大多数人在事件发生后1~4周内出现症状[9]。随访护理包括使用有效的量表(例如,标准化脑震荡评估工具)进行症状监测和前庭检查。神经认知测试(如Impact)可以帮助监测脑震荡的客观体征,但应与临床症状和检查结合使用,以作出是否恢复运动的决定。

重返赛场

目前,全美50个州都有专门针对青少年运动员的脑震荡立法,现在许多职业体育联盟在运动员被诊断为脑震荡后要求暂停比赛[10]。重返比赛需要得到主办方的许可,逐步重返比赛的条件包括身体各项功能检测及恢复情况。最近,监测低强度有氧运动中的症状和生命体征,已被用于观察脑震荡后综合征(休息,但症状仍持续3周)的恢复情况[11]。目前正在研究早期有氧运动作为一种潜在的方法,加速青少年运动员脑震荡恢复[12]。

颈部

刺激征

临床症状和体征

臂丛神经麻痹(由于头部和/或肩膀的冲击而引起或不引起运动无力、疼痛和/或感觉异常)是足球运动员常见的可逆性损伤。损伤常出现在C5~C6神经根分布区域。一项研究中,一支大学的足球队中臂丛神经麻痹有26%的发病率[13],肩部撞击是其最常见的原因。

诊断分析

诊断条件为症状通常在发病24小时内消失。持续或恶化的症状或最初的无力提示不同的诊断,如颈椎间盘突出、脊髓损伤或颈椎骨折。进一步的评估包括颈部影像成像(CT或MRI),如出现双侧症状或体征在数小时后仍未缓解,则需进行影像学检查[14]。

治疗

大多数病例都是保守治疗,包括集中的物理治疗和暂停比赛直到症状消除。大多数症状在10~15min内消失,部分可能需要2天[15]。

重返赛场

运动员必须在症状消失并且四肢有足够的活动范围和力量后,才能返回比赛[16]。

颈部疼痛

临床症状和体征

颈部疼痛可能由人体力学和肌肉失衡引起,也可能由机动车事故等外伤引起急性发作。其他病因包括骨关节炎或肿瘤。职业和外伤史是必须要获得的信息。疼痛可放射至上肢,神经系统症状如无力、感觉异常和神经麻痹也可随远端神经根病出现。

应询问患者上肢感觉异常或无力的症状,以评估神经分布/受累情况。全面的体格检查对于排除脊髓损伤或神经根病变至关重要。包括完整的神经系统检查,其中包括运动测试、肌力、肌张力、腱反射等体格检查(例如,斯普林试验)、霍夫曼征和反射。

诊断分析

如果没有危险迹象(例如严重创伤、发热、静脉药物滥用史、体重减轻等),最初不需要平片[17]。前后位(AP)和侧位评估脊椎滑脱、压迫、骨赘和椎间盘间隙变窄。屈伸位并不都是必要或有用的,特别是在非创伤性病例中[17],但可以排除脊柱失稳,这在外伤和颈椎扭伤的情况下特别有用[18]。如果存在神经根损伤或脊髓损伤,则应考虑使用MRI来确定椎管、椎间盘、神经根和脊髓的完整性[19]。颈椎活动范围随年龄增长而下降,在检查时应考虑到这点。

治疗

治疗方法的选择取决于损伤的病因。对于肌肉的损伤,拉伸、按摩、消炎药和肌肉松弛剂都有帮助,尽管没有足够的证据表明这些比不治疗更有帮助[20]。对于像拉伤和痉挛这样的急性损伤,休息静养往往和治疗方式一样有用。如果没有禁忌证,可短期使用非甾体抗炎药(NSAID)和肌肉松弛药。在颈椎扭伤患者中,有证据支持早期活动和避免颈托。稳定性骨折(包括棘突骨折)且没有疼痛、神经系统检查正常的患者需要戴至少8~12周颈托。不稳定骨折患者应接受先进的影像学和神经外科评估[21]。没有高水平的证据支持在这一人群中长期使用阿片类药物。对于对治疗无效的患者,可以考虑介入性疼痛治疗，其中包括硬膜外类固醇注射。

重返赛场

能否重返比赛取决于恢复情况。有软组织损伤或肌肉拉伤的患者可以在症状消失、不稳定状况和骨折被排除后恢复比赛。颈椎骨折的患者需要等待4个月才能安全返回[21]。寰枢椎融合术、不稳定或鱼叉式固定器的脊柱患者是接触性运动的绝对禁忌证[22]。

肩部

肩痛的相关诊断试验有很多种，但很少有高特异性的试验[22]。如上所述，职业史通常与临床诊断密切相关。

扭伤/脱位

临床症状和体征

这通常是一种创伤性的损伤，常见于骑自行车摔倒。患者会主诉肩部外侧疼痛，不愿活动手臂。鉴别诊断包括肩关节脱位/半脱位、锁骨或肱骨骨折和肩袖撕裂[23]。

诊断分析

诊断是依据病史、体格检查结果（触诊肩锁关节疼痛，上臂交叉试验阳性）和显示关节增宽的 X 线片（图 28-1）。双侧前后位片有助于确定分离程度。腋窝和 Zanca 位有助于确定前后移位。不建议使用加厚胶[24]。卷围巾试验（水平内收）会引起肩锁关节区域疼痛。

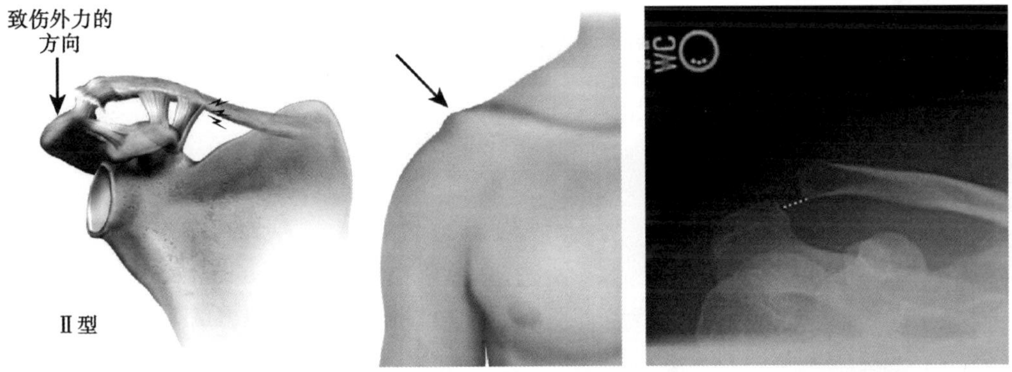

A　B　C

图 28-1　解剖基础（左）、临床表现（中，箭头指向肩锁关节畸形）和Ⅱ型肩锁关节分离的 X 线表现（经允许摘自 The Shoulder. In：Parks E，eds. Practical Office Orthopedics，New York，NY：McGraw-Hill；2018）

治疗

有级别不同的肩锁关节撕裂，其中部分级别可能需要手术。在大多数情况下，休息和戴肩带就足够了[25]。对于锁骨间隙较健侧增宽 100% 的损伤，建议进行手术，尽管这方面的仍存在争议。

重返赛场

返回比赛的运动条件是恢复基本运动功能。运动暂停时间因受伤程度而异。据报道，保守治疗Ⅲ型损伤在 12 周后能返场[26]。皮质类固醇注射可能对持续性疼痛的患者有用。

锁骨骨折

临床症状和体征

这是运动员是最常见的创伤之一。最常见的机制是直接撞击肩部。常见的体征和症状包括手臂不能前屈和锁骨畸形[27]。

诊断分析

锁骨前后位和平片通常可以明确诊断。腋窝和 Zanca 位可以帮助诊断移位或其他合并的损伤，如肩胛骨和肱骨骨折[28]（图 28-2）。

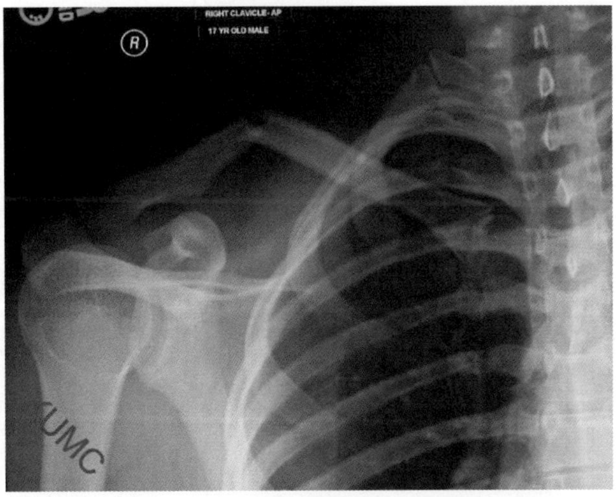

图 28-2　锁骨中段骨折并成角（经允许摘自 Simon RR，Sherman SC，Koenigsknecht SJ. Emergency Orthopedics：The Extremities，New York，NY：McGraw-Hill；2007）

治疗

治疗包括使用肩带和休息。皮肤完整性受损或骨折部位的皮肤挫伤必须考虑开放性骨折的问题，需要手术转诊。与常规固定肩带相比，8 字型固定带并没有起到更好的作用，而且在许多情况下佩戴起来不太舒服[29]。大多数骨干骨折不需要手术，因为骨折不愈合很罕见。外侧骨折，特别是肩锁关节受累者，发生骨折不愈合的比率较高[30]。

重返赛场

运动的恢复基于患者症状的改善，影像检查提示基本愈合，以及运动和力量恢复达基本要求。大多数骨折在 4~6 周内显示出大部分愈合，可以给患者开始物理治疗来增强肌力和提高活动范围。全面接触活动通常可在 9~12 周内恢复[31]。

肩袖撕裂

临床症状和体征

肩袖损伤可以是急性的，慢性的，或者两者合并存在。急性疼痛通常是由创伤事件或突然运动引起的。慢性疼痛的发生更加隐蔽，可能很难确定具体的原因。患者通常会主诉肩部疼痛，它可以散在或集中于特定区域（后、前）。体格检查出现无力提示活动范围丧失，而抗阻力下降意味着更明显的撕裂。延迟迹象，如推离和腹部测试（肩胛下肌）、空罐或倒罐（冈上肌）、外旋抗阻（冈下肌）或吹喇叭测试（小圆肌）可能有助于评估严重肌腱断裂的物理检查测试[32]（图 28-3）。

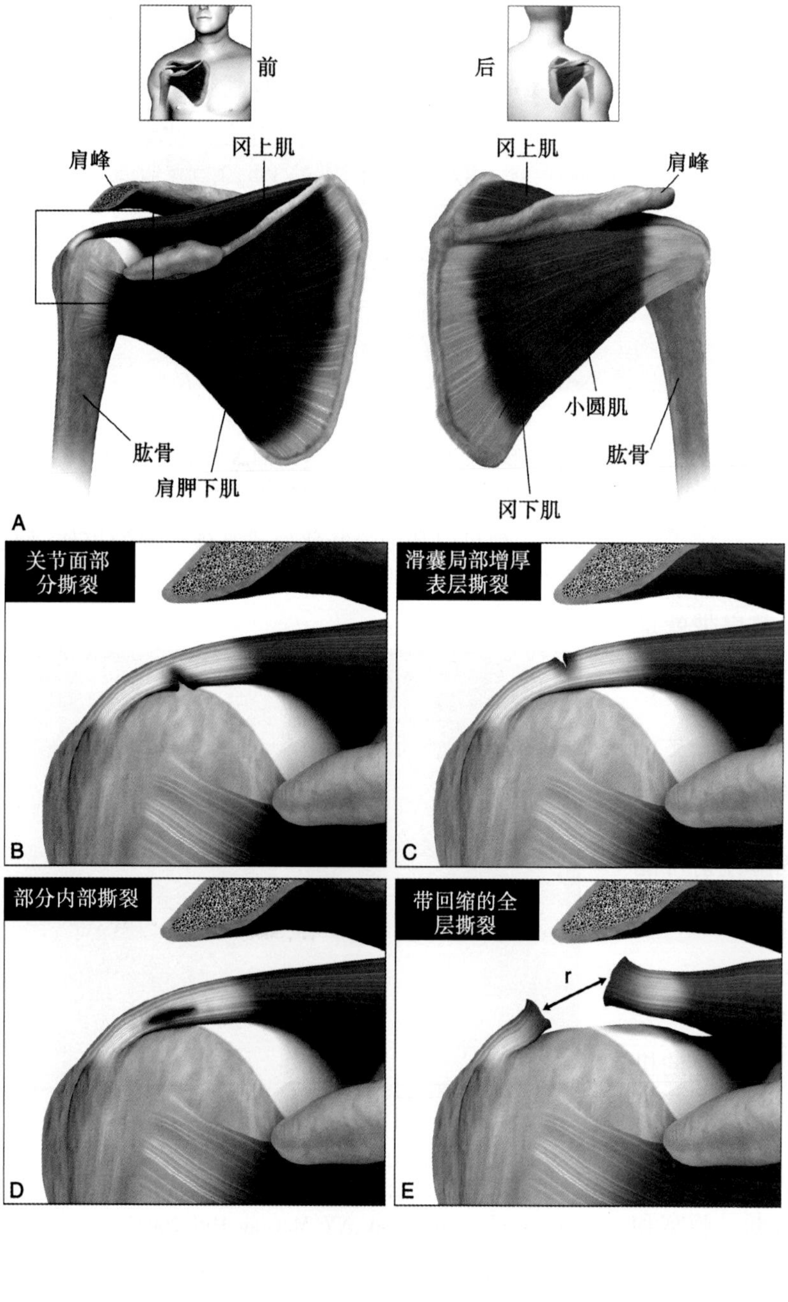

图 28-3　肩袖和肩袖损伤。（A）肩袖的解剖。（B-E）部分撕裂不延伸到肌腱全层，分类是：（B）关节表面，（C）囊表面，（D）部分内部撕裂。低等程度的部分撕裂涉及不到 50% 厚度的肌腱；中等程度的部分撕裂约占肌腱厚度的 50%；严重的部分厚度撕裂占肌腱厚度的 50% 以上。（E）全层撕裂从滑囊表面延伸到肌腱的关节表面，并且可能是完整的（涉及肌腱的整个宽度）或不完整的。涉及多个肌腱的全层撕裂称为大面积撕裂。肌腱回缩的程度（r）是通过撕裂的肌腱与其正常附着的部位的距离来量化的（经允许摘自 Amini B，Metwalli ZA. Musculoskeletal. In：Elsayes KM，Oldham SA，eds. Introduction to Diagnostic Radiology，New York，NY：McGraw-Hill，2014）

诊断分析

专业人员必须意识到,在老年人的检查和影像学研究中,即使没有症状,袖带撕裂也是一个常见现象[33]。急性撕裂的主诉是无力,MRI 或床旁超声通常有助于确诊。

治疗

在急性创伤性肩袖撕裂中,强烈推荐手术。MRI 显示肩胛带肌萎缩常指向慢性病因,手术效果不理想[34]。在涉及年轻运动员肌肉无力的急性损伤中,如果保守治疗不起作用并且运动员不能恢复到以前的水平,就应该考虑在治疗的早期阶段进行手术[35]。

慢性肩袖撕裂首选物理治疗,因为许多人单独使用物理治疗可以改善运动功能和减少疼痛。治疗必须针对肩胛肌的薄弱点,因为肩胛运动障碍从生物力学角度上可导致肩峰撞击[36]。皮质类固醇注射可用于持续性疼痛。

值得注意的是,这在儿童中并不常见。儿童中骨骺断裂或应力反应更为常见。

重返赛场

恢复运动是基于患者症状的改善、运动和力量的基本范围的恢复。回到赛场的时间取决于受伤的严重程度以及手术和非手术治疗。肩袖修复后的康复一般需要至少 4~6 个月,根据运动和运动水平的不同,恢复功能可能需要 18 个月[37]。

滑囊炎

临床症状和体征

滑囊炎,或“肩周炎”是引起肩痛常见的原因。已知发病率较高的亚群包括女性和糖尿病或甲状腺疾病患者。常见的症状是运动受限和肩痛。典型的症状有 3~4 个月的“冻结”期,然后大多数情况下,疼痛改善并且开始慢慢恢复运动功能。部分患者临床症状没有改善,最终发展为残疾。

研究分析

患者的平片通常是正常的。MRI 图像可显示肩关节囊周围软组织增厚。

治疗

在某些情况下,它是可以自我修复的。治疗包括以活动范围为重点的物理治疗、经皮囊扩张术(即经皮囊扩张术)或关节囊松解术。有限的高水平数据表明,这些干预措施缩短了总体持续时间[38]。类固醇注射通常可以缓解疼痛的症状,对侧有 30% 的可能性受到影响[39]。

重返赛场

恢复运动是基于患者症状的改善以及运动和力量的基本范围的恢复。这种情况的整个时间范围可以从 12~18 个月到 3~4 年[40,41]。特定人群如糖尿病患者的病程较长[42]。对患者进行长期的回访是必要的。

肩关节不稳

临床症状和体征

肩膀不稳定最常见的原因是创伤事件造成的脱位。像 Ehlers-Danlos 综合征这样的遗传因素也可能本质地使个体易患韧带松弛症。不稳定类型分为 3 种:前,后和下,患者可能会同时出现多种类型。半脱位不同于脱位,半脱位的复位是自发的。脱位相反,其肩膀需要另一个人来复位。体格检查的结果包括运动迟疑和松弛,特别是如果运动员有超过一次发作。肩关节前脱位恐惧试验(肩外展并永久旋转)的结果为阳性,当运动员感到恐惧时,他们会被动外旋转脱位。后冲击试验(jerk 试验)可显示后力松弛,而 sulcus 征可诱发肩关节前侧松弛和不稳[41](图 28-4)。

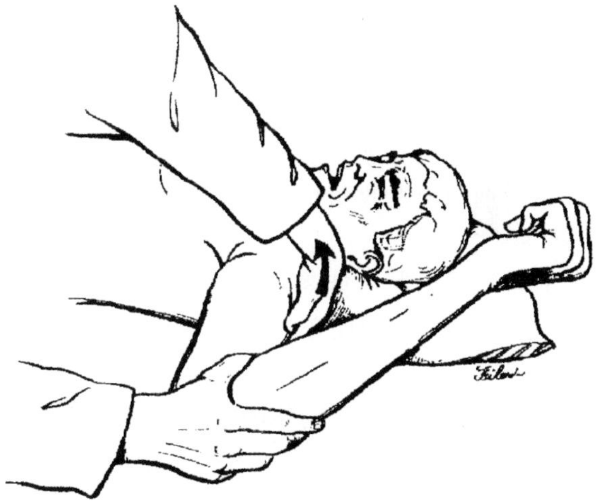

图 28-4 前侧不稳的恐惧试验(经允许摘自 McMahon PJ, Kaplan LD, Popkin CA. Chapter 3. Sports Medicine. In:Skinner HB, McMahon PJ, eds. Current Diagnosis & Treatment in Orthopedics, 5e New York, NY: McGraw-Hill, 2014)

诊断分析

腋窝、Stryker 切迹位和 West Point 位可以帮助评估损害[43]。为显示复位后的适当位置,需要 X 线检查。

治疗

脱位或半脱位的最初治疗是休息和吊带支撑。

一些证据表明，外旋支具可改善预后，然而，这是有争议的，患者通常不能很好地耐受这个体位[44]。物理治疗的目的是加强稳定肩胛骨的肌肉组织。因为缺乏盂唇的完整性，强化这些肌肉的功能可以减少症状和复发率。当脱位或半脱位在使用适当治疗后仍未完全恢复或经保守治疗后仍未恢复时，手术收紧关节囊通常是有帮助的。

重返赛场

一旦运动员经历了脱位，他们有更高的复发风险，因为唇状结构的完整性经常在最初的损伤中受损，因此其肩部的稳定能力降低[45]。在体育比赛期间，肩带可以提供额外的支撑。运动员在离开赛场到回到赛场之前应该有正常的活动范围和力量。

盂唇撕裂

临床症状和体征

盂唇病变在棒球运动员和网球运动员中很常见，因为它使他们有更大的潜在外旋。反复受伤可能会导致损伤。由于跌倒或外伤，可发生急性病理情况。当肱二头肌腱（长头起源于盂上结节）或肩袖受伤时，也必须考虑上盂唇撕裂。常见的症状包括疼痛、活动时碎裂声、关节交锁，以及活动范围丧失[46]。其中一个更具体的检查测试是 Mayo 剪切试验，以及 O'Brien 测试[47]。

诊断分析

影像学研究的选择是 MRI 关节造影，它提供了比非造影剂 MRI 更明确的信号[48]。

治疗

有持续的症状可能需要手术，但物理治疗可以作为一种初步尝试的保守治疗。

重返赛场

运动员在被批准回到赛场之前应该有正常的活动范围和肌力，手术修复后恢复比赛的时间平均为12 个月[49]。

肘关节

肘关节尺侧副韧带损伤

临床症状和体征

投掷运动如棒球和标枪有较高的比例发生内侧肘部病变。重要的病史信息包括是否有训练负荷或技术的改变。运动员会主诉肘部内侧疼痛。症状还包括感觉异常，尺神经分布的麻木或无力，或感觉松弛[50]。挤压测试会使尺侧副韧带紧张，会感到疼痛[51]。与对侧相比，对松弛的检测可以识别撕裂（图 28-5）。

诊断分析

X 线检查可以突出青年运动员骨化中心，如果出现任何间隙增宽的问题，建议拍对侧 X 线片。MRI 关节造影对于明确诊断撕裂是必要的，因为常规 MRI 通常是不明确的[51]。动态超声检查松弛有助于 UCL 病理诊断[52]。

治疗

治疗包括专门针对核心肌无力和肩胛肌无力的治疗，因为这可能会导致肘关节内侧的张力增加，从而产生更大的力量，所以了解运动链的重要性并解决其不平衡是十分重要的[53]。如果韧带撕裂，运动员不能恢复到以前的水平就应该考虑手术治疗。

重返赛场

运动员在被批准回到赛场之前应该有正常的活动范围和力量。保守治疗加上休息的运动员能在4～6 周内成功复出。接受手术重建术的运动员将有望在 9～12 个月后重新进行投掷运动[54]。手术效果良好，超过 90% 的运动员能够恢复到与之前相同或更高的水平[55]。

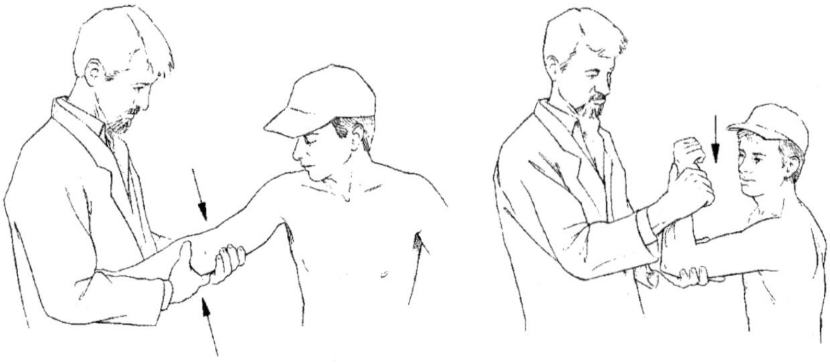

图 28-5　尺内侧副韧带损伤的外翻应力和挤奶动作试验［经允许摘自 Chen FS，Rokito AS，Jobe FW. Medial elbow problems in the overhead-throwing athlete. J Am Acad Orthop Surg. 2001；9(2)：102］

外侧/内侧上髁炎

临床症状和体征

运动员报告肘部特定区域疼痛时,重要的是要确定过度使用是运动(高尔夫球是典型的外侧运动,网球是典型的内侧运动)还是非运动因素(如与工作相关的重复性伤害)造成的。内侧上髁炎的腕部阻力屈曲和外侧上髁炎的腕部伸展常引起疼痛(Cozen 试验)[56](图 28-6)。

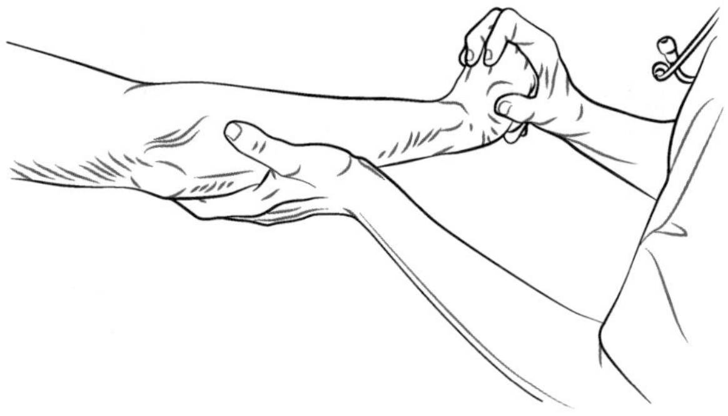

图 28-6　Cozen 试验:医生检查患者的手腕背曲是否有阻力,由此引起的肱骨外上髁疼痛提示网球肘(经允许摘自 Rempel DM, Amirtharajah M, Descatha A. Shoulder, Elbow, & Hand Injuries. In: LaDou J, Harrison RJ, eds. CURRENT Diagnosis & Treatment: Occupational & Environmental Medicine, 5e New York, NY: McGraw-Hill, 2013)

诊断分析

诊断性影像最初没有提示。对于保守治疗失败的患者,可以通过 X 线和 MRI 来排除其他疼痛原因。诊断性超声也可以用于检查钙化[57]。

治疗

治疗包括改变运动数量或强度,解决导致不符合人体工程学、冰敷和消炎药的灵活性问题。可以放置一个张力带以减少对肌肉来源的拉力(网球肘带)。手腕固定可以保持手腕的其他屈肌和伸肌。如果症状严重,可能需要正式的物理治疗,然而,最近的一项随机对照试验发现,治疗并不比单独休息好。同样的试验发现,接受皮质类固醇注射治疗的患者在 1 年后的情况比安慰剂注射治疗更糟[58]。富血小板血浆注射的长期疗效有限。最近的一项研究发现,与皮质类固醇注射相比,在 12 周的时候,超声治疗可以改善疼痛和功能[59]。

重返赛场

运动员在被批准回到赛场之前应该有正常的活动范围和力量。大多数病例只需要休息 12~18 个月[60]。

腕关节

腕管综合征/肌腱炎

临床症状和体征

腕管综合征最常见的病因是不断重复不符合人体工程学的运动任务(例如文书打字)[61]。最常见的症状是拇指、示指和中指的感觉异常,这是正中神经的分布范围,其他症状包括握力减弱或萎缩。

诊断性研究

已知有助于诊断的测试包括 Phalen 和 Tinel 试验,但是对于其敏感度和特异度有不同的报道。一般在手术前都会进行神经传导/肌电图以评估正中神经功能[62]。

治疗

治疗包括人体结构功能学的评估,夜间佩戴腕部伸展夹板,而对于一些症状比较严重的还会进行手部治疗[63]。局部注射皮质类固醇对于没有无力迹象的患者通常是一种有益的选择[64]。如果持续疼痛,或以无力为主要症状,或存在不断进展的肌肉萎缩,应考虑手术松解[65]。

重返赛场/工作

症状缓解后,患者可以重返工作或比赛。接受手术松解的患者可能会失业 3~6 周,这取决于手术的类型(内窥镜手术还是开放式手术)[66]。手术结果显示,患者对手术普遍满意,75% 的患者在 10 年后仍无症状[67]。

舟骨骨折

临床症状和体征

舟骨骨折一定要考虑到手外伸状态下的摔倒史。手舟骨的中心区域血液供应不良,这有可能导致缺血性坏死和畸形愈合。触诊舟骨区触痛是典型的临床症状,但是,手掌侧触诊疼痛也很常见。这个疼痛很难与拇指尺侧副韧带的疼痛相鉴别,因为在同样的损伤下,尺侧副韧带也可能扭伤。对于手舟骨损伤,应该保持高度警惕,因为不恰当的治疗会导致长期不良的后果[68]。

诊断性研究

在腕关节手舟骨摄片中除了 X 线外,还应包括腕关节的 AP/侧位/斜位。最初的 X 线检查如果是阴性结果,可以在 10~14 天内再次检查,但是,隐匿性骨折仍然经常被漏诊。MRI 对诊断具有决定性作用,尽管在外伤第一天的敏感度有限[69](图 28-7)。

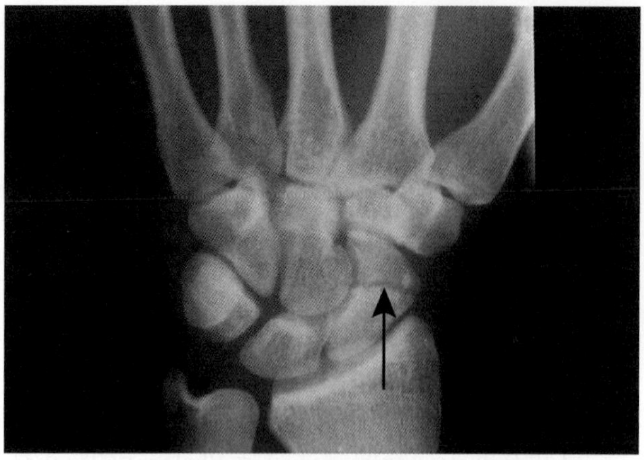

图 28-7 手中 1/3 或腰部的手舟骨骨折（箭头）（经允许摘自 Escarza R，Loeffel MF，Ⅲ，Uehara DT. Wrist Injuries. In：Tintinalli JE，Stapczynski J，Ma O，Yealy DM，Meckler GD，Cline DM，eds. Tintinalli's Emergency Medicine：A Comprehensive Study Guide，8e New York，NY：McGraw-Hill，2016）

治疗

如果受伤应该减少活动或行拇指石膏外固定以制动。如果有明显的移位或骨不连迹象，就要考虑手术外固定[70]。

重返赛场

运动员必须要确保腕关节无触痛且手腕和拇指的活动范围正常，才能返回赛场。一般的骨折固定需要 4~6 周，但是对于症状消失的疑似骨折，恢复的时间可能更短。一般手术固定后 3~5 个月后才能返回赛场[71]。

手

拳击手和掌骨骨折

临床症状和体征

拳击手的骨折通常是第五掌骨。它的名称意味着这种伤害最常见的原因：用拳头打击物体或人。男性骨折的发生率高于女性[72]。检查时常可见明显的肿胀和瘀青。在检查这种骨折和任何掌骨骨折时，要考虑的重点因素包括手指缩短、成角或旋转，可以与对侧手进行比较。通过将掌指关节（MCP）和近端指间关节（PIP）置于屈曲状态，来检查是否旋转对齐。每根手指的指骨应该指向手舟骨[73]。

诊断分析

摄片应摄后前、侧、斜位 X 线片。可以根据专科意见来选取拍摄角度和最大旋转度[74]。第五掌骨可容许更大的误差，其余每个掌骨的容许误差逐渐变小[75]（图 28-8）。

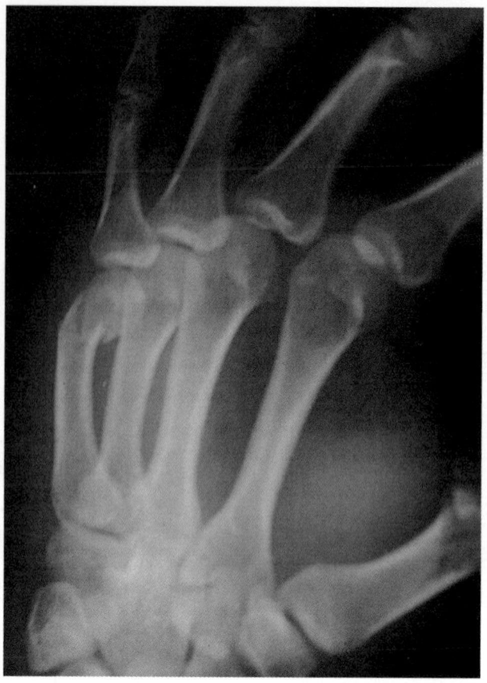

图 28-8 拳击手骨折：X 线片显示掌骨颈部骨折和骨折端的掌侧移位（照片提供者：Cathleen M. Vossler，MD）

治疗

掌骨骨折的治疗是通过桡骨或尺侧沟夹板固定，或使用翻盖夹板。安全固定姿势（POSI），也称为内置位固定，即腕关节伸展 0~30°，掌指关节屈曲 70~90°，指间关节完全伸展[76]。虽然有小部分研究认为骨折复位后再进行铸型或夹板固定的效果总体令人满意，但这种类型的骨折仍需高度怀疑不稳定，可能需要手术固定[77]。由于第五个手指对于精细的运动技能和握力来说不是必需的，所以允许更大的异常存在。而涉及关节面骨折和粉碎性骨折应外科会诊。

重返赛场

一旦有影像学证据表明骨折愈合且在活动范围内无触痛，运动员就可以恢复运动。

指骨骨折

临床症状和体征

在一项对急诊室就诊的大型随访性研究中，手部骨折占所有骨折的 19%[78]。指骨骨折占手部骨折的 59%，掌骨骨折占 33%。38% 的骨折发生在第五掌骨或手指。常见的原因包括跌倒时手外展受伤或手指被迫屈曲或伸展。这种损伤在年轻男性中更为常见。如果肌腱受累，可出现槌状（远节指骨伸肌腱断裂）和钮孔状（中节指骨中央伸肌腱断裂）畸形。

诊断分析

通过 X 线片可以诊断,肌肉骨骼超声也可以用于实时评估。

治疗

指骨骨折的治疗一般采用夹板固定,同时要仔细考虑固定时间,因为如果固定时间过长,活动范围可能会受限。将骨折手指与相邻手指固定在一起的并指贴扎方法是很好的一种替代疗法,因为它可以在提供支持的同时进行一部分活动。如果骨折是不稳定的,累及指骨颈,或者是粉碎性骨折,那么就需要推荐手外科就诊[79]。

重返赛场

如果经夹板固定或使用翻盖式外固定后进行放射学检查后痊愈,患者就可恢复比赛。

拇指尺侧副韧带损伤

临床症状和体征

如前所述,当运动员摔倒时,拇指尺侧副韧带经常会受伤。如果拇指疼痛和肿胀,必须同时考虑到手舟骨或第一指骨骨折。

诊断分析

可以通过检查对侧肌腱的松弛度来进行评估,拇指的 X 线片和侧位片是评估撕脱性骨折和脱位的重要指标[80]。

治疗

治疗包括拇指人字形夹板、石膏,或固定和愈合的支撑。以下情况就要考虑手术:当怀疑 Stener 病变时;当移位的撕脱性骨折存在;发生在急性的、严重不稳定的关节;有症状的慢性损伤;X 线片显示掌侧半脱位[81]。

重返赛场

这可能需要几个月的时间来恢复,并且经常发生在比赛中再次受伤。为了支撑和固定,防止再次受伤,运动员通常会被绑扎和支撑。

髋关节

特性

髋部疼痛的区别包括 3 个主要的区域:关节内疼痛,脊柱引起的疼痛,关节外疼痛[82]。就像肩痛一样,很难确定一个特定的疼痛原因,因为其他部位的疼痛可能会仅次于原发损伤引起的疼痛。

腹股沟疼痛

临床症状和体征

腹股沟疼痛往往表明内部关节紊乱,如骨关节炎和盂唇病变。髋关节疼痛常被报告为腹股沟区疼痛,并向大腿前部放射。髋屈肌腱病(髂腰肌和股直肌)和髋关节弹响症候群也可表现为腹股沟疼痛。患者也可能有绞锁或砰砰作响的症状[83]。与对侧相比,活动度的降低也可以突出关节受累,尽管双侧都可能受到影响。触痛往往表明病因在关节外。对髋关节施加压力的体格检查包括髋关节内收和内旋(FADIR)、股骨髋臼撞击征(FAI)和髋关节外展和外旋(FABER),这些检查有助于指出关节内原因,但也可能导致髋屈肌劳损疼痛。站立或跳跃时的疼痛应该考虑股骨颈应力性骨折,特别是在瘦的女性和长跑运动员中。膝关节弯曲阻力髋屈肌试验分离髂腰肌,膝关节伸展阻力试验分离股直肌[84]。

诊断分析

X 线片可以分别评估股骨头和髋臼的骨折、关节炎、髋关节发育不良、凸轮形病变(CAM)或钳形病变(pincer lesions)。CAM 和钳形病变是解剖变异,可能不会引起症状,但可导致髋关节盂唇病变和早期关节炎,导致腹股沟疼痛,辐射到大腿前部[85]。关节间隙可以推断,但 X 线片对骨关节炎不是 100% 敏感。如果临床高度怀疑髋关节病变,可以进行 MRI 或 MR 关节造影,但要注意许多无症状患者有盂唇病变(图 28-9)[86]。

治疗

治疗包括多种模式。物理治疗是治疗中一个重要组成部分,以解决疾病造成的不平衡现象,并加强和伸展身体。关节内注射或髂腰肌囊注射可以作为辅助治疗。按摩或针灸也是有用的治疗方式。对于保守治疗不能改善的盂唇损伤,可能需要考虑进行髋关节镜检查[87]。

恢复

恢复活动取决于疼痛程度和活动的程度。运动员可以根据他们所体验到的改善程度来选择调整活动(减少跑步,多骑自行车)。

侧位髋关节和臀部疼痛

临床症状和体征

从脊柱放射的疼痛可报告为臀部疼痛,这与臀部疼痛的病史和体格检查相混淆。可能是腰椎神经

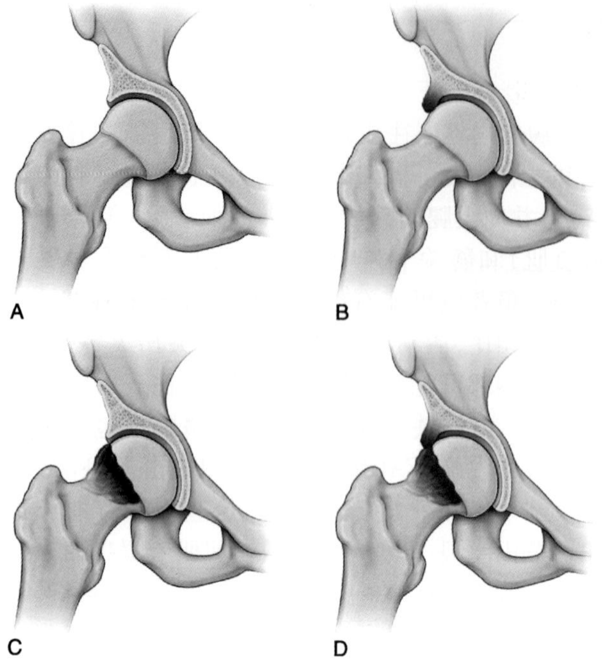

图 28-9 (A)正常,(B)钳形病变,(C)凸轮形病变,(D)联合病变

根病、脊椎病、梨状肌劳损或骶髂关节疼痛。近端腘绳肌腱炎/坐骨滑囊炎和坐骨应力性骨折也可出现臀部疼痛。在体格检查中,外侧髋部疼痛通常是由大转子滑囊引起的(股骨大转子疼痛综合征)。临床检查应包括对疼痛区域的触诊、反射强度和运动范围测试。皮节/肌节内的无力、麻木和反射减弱应引起对脊柱疼痛原因的关注。背部屈曲和直腿抬高出现疼痛也表明神经根性疼痛。对于骶髂功能障碍的患者,FABER 试验和其他骶髂关节应激操作如 Gaenslen 试验或鹳征会引起骶髂关节疼痛。梨状肌综合征的典型表现为臀部疼痛并伴有坐骨神经痛的症状,应与梨状肌劳损相鉴别,后者更为常见[88]。Pace 和 Frieberg 的测试有助于诊断梨状肌相关的疼痛综合征。

诊断分析

AP 骨盆位、AP 和外侧腰椎可以帮助缩小差异并显示关节退行性改变。如果神经根病的报告,腰椎 MRI 或腿部肌电图(EMG)检查可能是必要的。超声在检查肌腱完整性和连续性以及关节积液是至关重要的[89]。

治疗

疼痛控制和物理治疗是治疗的基础。注射可的松可以暂时缓解神经根症状、肌腱病或滑囊炎。离心运动已被证明对慢性肌腱病有帮助。核心稳定性训练对下肢近端损伤的恢复起重要作用[90,91]。

膝关节

髌股疼痛综合征

临床症状和体征

髌股综合征的特征是继发于:①局灶性创伤,②过度使用,③在髌骨活动时出现异常的髌骨轨迹。造成髌骨轨迹异常的一个主要原因是股四头肌无力。髌骨无力和继发性髌骨半脱位的风险可以通过测量 Q 角来评估(图 28-10)。正常的 Q 角是 15°;女性 Q 角增加的可能性更大,因此发生髌骨半脱位和髌股综合征的风险更大[92]。

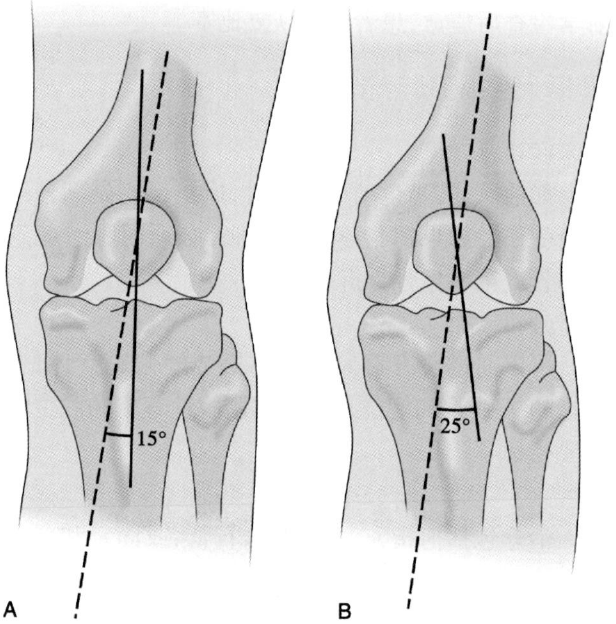

图 28-10 测量 Q 角。(A)正常 Q 角约为 15°。(B)Q 角 >20°为不正常。临床上通过测量 Q 角来确定髌骨错位。Q 角由一条从髌骨中点穿过股骨干中点的线和第二条从髌骨中点穿过胫骨粗隆的线构成(经允许摘自 Simon RR, Sherman SC, Koenigsknecht SJ: Emergency Orthopedics: The Extremities. 5th ed. New York, NY: McGraw-Hill; 2007)

在那些突然增加日常活动的人身上发现了这种现象:疼痛主要发生在前膝,上下楼梯时疼痛会加重。患者可能会主诉为肿胀,但在检查中没有关节积液的证据。髌骨关节触诊或髌骨研磨试验出现疼痛是值得注意的。许多患者被发现臀肌无力,这在 Trendelenburg 试验中得到了证实[93]。

诊断分析

膝关节负重 AP 位和侧位片可以用来诊断其他原因导致的髌骨疼痛,如骨软骨缺损或肿瘤。没有预期改善的患者可以从 MRI 中受益,以更好地评估

膝关节软组织。

治疗

治疗包括对可能导致髌骨异常轨迹的潜在虚弱或失衡的股四头肌进行物理治疗;闭合式运动性股四头肌加强训练是治疗髌股疼痛综合征的理想方法。臀部核心运动失衡会导致髌骨受力异常,从而导致疼痛[94]。臀部内收肌练习已被证明可以改善疼痛[95]。稳定髌骨的膝关节支架(J 支撑,支撑物支撑)可能也有帮助,但高质量的研究尚未证明其有效性。

重返赛场

一旦疼痛有所缓解,患者就可以慢慢增加训练强度和持续时间,回到他们计划的活动中。简单的支撑物支撑和铰链式膝关节通常是有用的。

鹅足滑囊炎

临床症状和体征

由于其解剖位置的关系,鹅足滑囊炎可能类似于骨关节炎的内侧关节线疼痛,常伴发关节炎[95]图(28-11)。具体的压痛区域是在内侧关节线下几厘米,但可以放射到小腿前部[96]。这在膝关节骨性关节炎患者中很常见,因为膝关节的动力学改变,导致内收肌和肌腱的代偿工作。

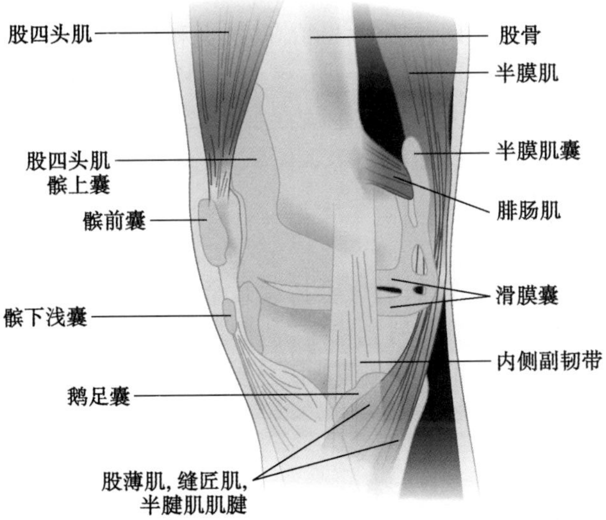

图 28-11 右膝内侧,显示局部囊(经允许摘自 Reichman EF,Simon RR. Emergency Medicine Procedures. New York,NY:McGraw-Hill;2004)

诊断分析

肌肉骨骼超声检查可以显示滑囊内的液体,体格检查可明确定位疼痛区域的典型病征。负重 AP 位,侧位片和晨僵有助于识别伴随性关节炎。

治疗

局部治疗如冰敷和消炎药膏通常是有帮助的。物理疗法可以治疗潜在的步态异常和虚弱等常见的根本原因所导致的疼痛。超声引导下皮质类固醇注射通常对减轻疼痛很有帮助[97]。

重返赛场

患者可以在疼痛允许的情况下重返赛场。

半月板

临床症状和体征

半月板损伤可以是急性的,也可以是慢性的。急性损伤表现为肿胀,患者可在膝关节扭转或旋转运动后出现“锁定”症状。沿关节线触诊常有压痛。

半月板回旋挤压试验(McMurray test)呈阳性会增加对半月板撕裂的怀疑,但阴性试验临床意义不大;其他测试包括 Apley 研磨测试和 Childress 测试[98](图 28-12)。

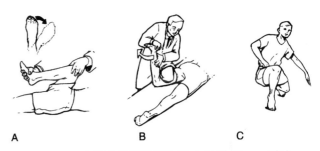

图 28-12 内侧半月板撕裂检查:(A) McMurray 测试,(B) Apley 测试,(C) Childress 测试

诊断分析

明确这个诊断的影像是 MRI。

治疗

在急性情况下,可以考虑注射皮质类固醇添加剂,以帮助患者缓解疼痛和不适。通过物理治疗加强活动范围和肌肉组织支持膝关节的能力。有持续锁定或发现症状的患者可以进行 MRI 检查,以评估斗柄撕裂,并可转到骨科进行手术评估。

慢性半月板损伤可由骨关节炎或退行性变引起。这些人可能不会从手术中获益,因为病理改变不同于急性撕裂。有证据表明,有监督的运动与关节镜加运动有相似的结果[99]。然而,如果保守治疗不能改善患者的症状,则必须考虑手术治疗[100]。对于高水平的运动员,应该尽早考虑手术。

重返赛场

经保守治疗,一旦肿胀改善,疼痛减轻,活动即可恢复。活动的强度和持续时间应根据是否出现肿胀或疼痛而定。在手术清创后，大多数运动员能够在4~6周后慢慢恢复到以前的活动水平。半月板修复通常需要4~6个月才能恢复到以前的活动水平。

前交叉韧带损伤

临床症状和体征

前交叉韧带损伤多为非接触性损伤[101]。女性的发病率比男性高[102]。常见的症状是积液和不稳定性。Lachman试验和轴移试验（pivot shift test）有助于诊断（图28-13）。

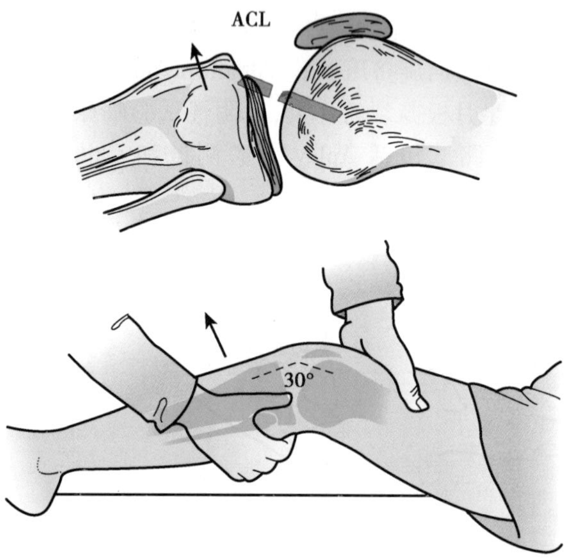

图28-13　前交叉韧带撕裂的拉赫曼试验。试验在30°屈曲时进行，肢体不需要抬起，也不需要稳定足部。

诊断分析

X线片被推荐用于评估胫骨脊柱损伤或胫骨平台外缘撕脱骨折（Segond骨折）。MRI显示股骨外侧髁和胫骨后平台有特征性的骨挫伤[103]。

治疗

年轻、活跃的患者可能需要手术重建，特别是如果他们抱怨不稳定。老年患者不一定能从重建中获益。保守治疗通常就足够了，尽管人们认为非手术治疗会增加骨关节炎的风险[104]。在受伤后及时排出积液可以大大减轻疼痛并增加活动范围。没有证据表明在重建后需要定制支架[105]。如果同时发生半月板损伤，早期骨关节炎的风险增加。

恢复

不管患者是否选择手术治疗，他们都需要通过一个结构化的康复计划。这通常需要手术后6~9个月才能恢复到以前的水平。

踝/足

扭伤

临床症状和体征

最常见的骨科损伤之一，在美国发病率为215/10万，在15~19岁之间发病率最高[106]。近一半（49%）的扭伤发生在运动中，其中篮球扭伤占41%。肿胀和行走时疼痛是最常见的症状。由内翻运动引起的外侧损伤比内侧踝关节扭伤更常见。评估膝关节外侧附近的腓骨近端情况对于不遗漏骨折是很重要的。除了胫腓前韧带和跟腓韧带损伤外，还可能有腓骨远端的骨挫伤。外旋试验表明腓骨/高踝关节骨折的可能性较高。这是青少年生长板（Salter-Harris Ⅰ型）骨折的常见部位。要获得准确的诊断，系统的评估方法是必要的；在评估脚踝疼痛时，病史和体格检查是至关重要的（图28-14）。

诊断分析

Ottawa踝关节规则是踝关节骨折成像的良好指南[107]。如果触诊患者外踝或内踝远端6cm有压痛，或者患者连续4步无法负重，则建议进行X线片检查。在这些区域无压痛的患者，踝关节骨折的可能性是低的。

治疗

治疗初期包括休息、抬高、抗炎和冰敷。起初为了舒适而制动有助于缓解疼痛，但长时间的制动会导致肿胀扩大。如果平衡症状持续存在，功能性物理治疗可能有助于改善本体感觉，从而降低再次受伤的风险。

重返赛场

最初受伤后，肿胀会持续几个月。一旦运动员能够承受重量并感觉稳定，他们就可以慢慢恢复到之前的活动水平。佩戴脚踝支架或绷带可以减少扭伤复发的风险。

跟腱炎

临床症状和体征

跟腱炎表现为跟腱附着点附近的隐匿性足跟疼痛。慢性期显示为跟腱增厚，或在肌腱末端有钙化。如果跟腱滑囊发炎，那么这个区域可能会发红或肿胀。最敏感的诊断测试是触诊时肌腱疼痛[108]。急性病例的差异包括跟腱断裂。肌腱完整性可通过Thompson试验和床旁超声进行诊断（图28-15）。

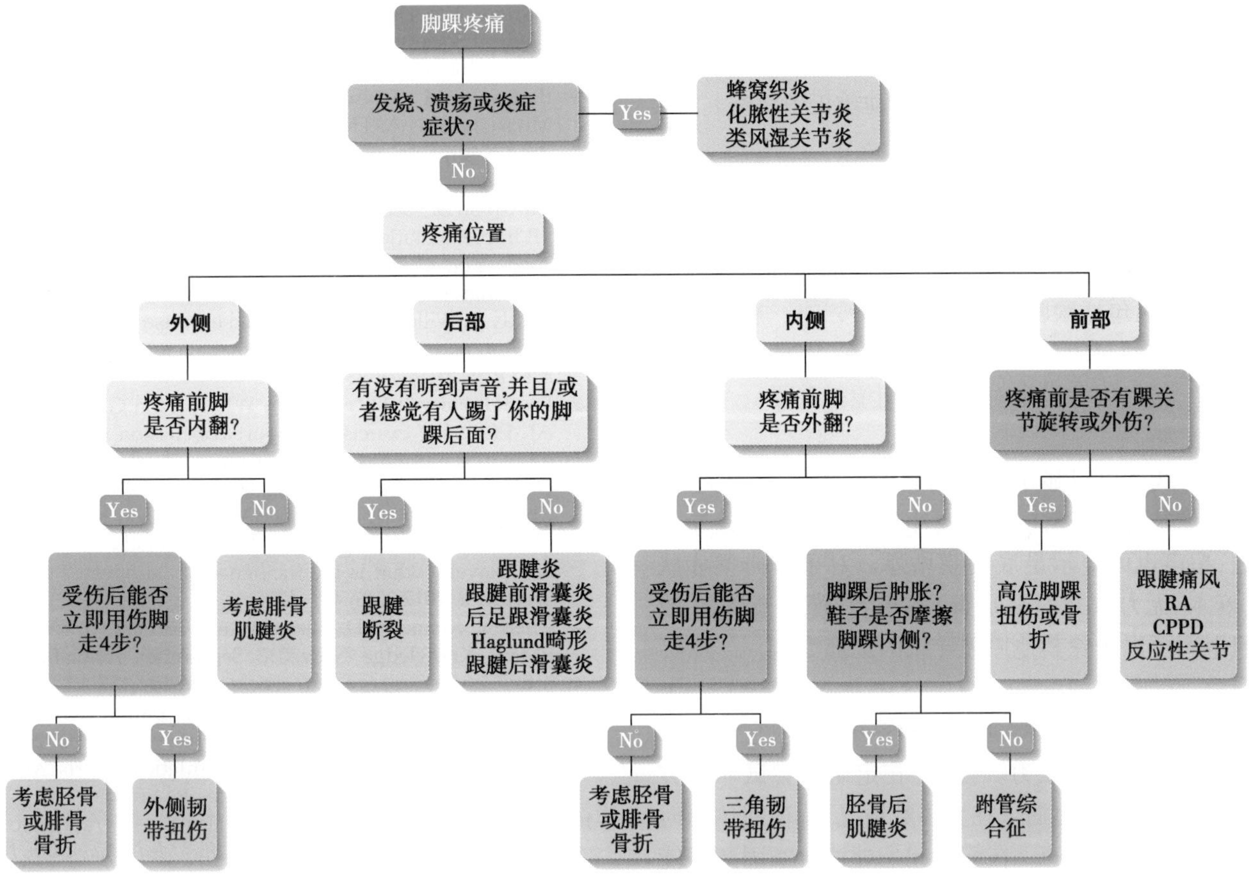

图 28-14　踝疼痛的诊断方法。CPPD:碳酸钙沉积病;RA:类风湿性关节炎。

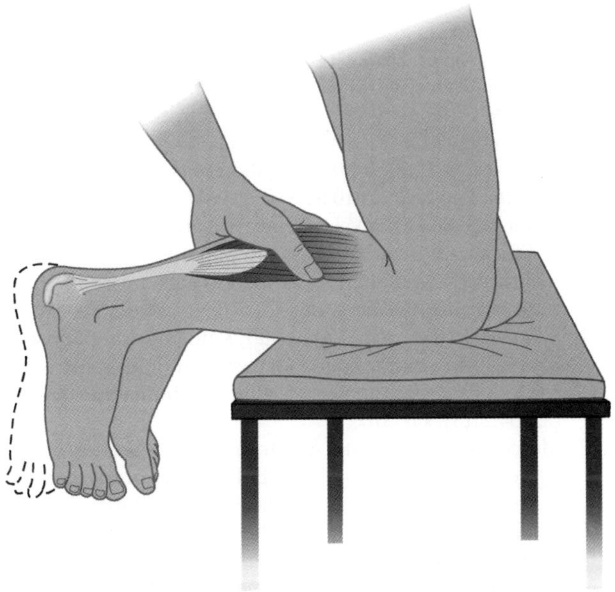

图 28-15　汤普森试验。在跟腱断裂的情况下,挤压患部小腿踝无跖屈,或者与正常侧相比跖屈减少(经允许改编自 Stone CK, Humphries RL. Current Diagnosis and Treatment:Emergency Medicine. 7th ed. New York, NY:McGraw-Hill;2011:Figure 28-20)

诊断分析

床旁肌肉骨骼超声可显示肌腱钙化或积液。X线片和 MRI 不是典型和必要的诊断方法(图 28-16)。

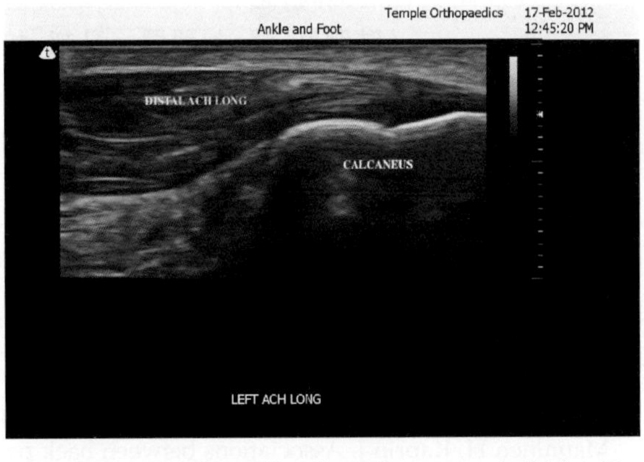

图 28-16　长轴视图增生的跟腱(ACH),在其插入跟骨的近端具有混合的回声性,这是典型肌腱病

治疗

治疗包括使用支撑垫(脚跟杯)来减轻肌腱的张力,外用抗炎药和手法拉伸[108]。离心强化训练已被证明是有益的[108]。由于在这个部位注射类固醇可能会增加肌腱断裂的风险,所以在使用类固醇治疗之前需要仔细考虑风险和益处。外用硝酸盐也被证明是有益的[109]。

重返赛场

返回赛场取决于患者肌肉力量和疼痛情况。对于慢性腱鞘病,患者可从长期活动矫正中获益。

跖筋膜炎

临床症状和体征

足部疼痛可能是源于足底筋膜的病理学改变引起的,原因包括跟腱过紧和足弓病变[42]。患者通常在筋膜鞘的起源处触诊时感到疼痛,疼痛可能持续9~12个月,因此设定对患者的期望很重要。

诊断分析

X线片可以显示跟骨筋膜起点附近的骨赘,但其图像往往是正常的。X线片是典型的临床诊断依据,超声也可显示足底筋膜增厚。对于非典型症状(麻木、无力或并发平足脚)的患者,踝关节MRI或肌电图可以排除其他原因导致的足部疼痛。

治疗

拉伸和冰敷跟腱通常是有益的,因为它可以减少筋膜起始处的张力。鞋垫(在定制前尝试非处方药)也可以减轻疼痛。在大多数情况下,夜间休息时使用夹板是有用的。在筋膜起始处注射类固醇可能增加肌腱断裂或脂肪垫坏死的风险,因此,在使用类固醇注射之前,需要仔细考虑其风险和益处[110]。

重返赛场

随着疼痛耐受性的提高,患者可能会重返赛场。

(眭明红 译,刘翠翠 马超 校)

参考文献

1. Conn JM, Annest JL, Gilchrist J. Sports and recreation related injury episodes in the US population, 1997-99. *Inj Prev*. 2003;9(2):117–123.
2. Ben Kibler W, Sciascia A. Kinetic chain contributions to elbow function and dysfunction in sports. *Clin Sports Med*. 2004;23(4):545–552, viii.
3. Videman T, Battié MC, Gibbons LE, Maravilla K, Manninen H, Kaprio J. Associations between back pain history and lumbar MRI findings. *Spine (Phila Pa 1976)*. 2003;28(6):582–588.
4. Langlois JA, Rutland-Brown W, Wald MM. The epidemiology and impact of traumatic brain injury: a brief overview. *J Head Trauma Rehabil*. 2006;21(5):375–378.
5. Gessel LM, Fields SK, Collins CL, Dick RW, Comstock RD. Concussions among United States high school and collegiate athletes. *J Athl Train*. 2007;42(4):495–503.
6. Pretto Flores L, De Almeida CS, Casulari LA. Positive predictive values of selected clinical signs associated with skull base fractures. *J Neurosurg Sci*. 2000;44(2):77–82; discussion 82–83.
7. Sahni R, Weinberger J. Management of intracerebral hemorrhage. *Vasc Health Risk Manag*. 2007;3(5):701–709.
8. Harmon KG, Drezner JA, Gammons M, et al. American Medical Society for Sports Medicine position statement: concussion in sport. *Br J Sports Med*. 2013;47(1):15–26.
9. Barlow KM, Crawford S, Brooks BL, Turley B, Mikrogianakis A. The incidence of postconcussion syndrome remains stable following mild traumatic brain injury in children. *Pediatr Neurol*. 2015;53(6):491–497.
10. Chrisman SP, Schiff MA, Chung SK, Herring SA, Rivara FP. Implementation of concussion legislation and extent of concussion education for athletes, parents, and coaches in Washington State. *Am J Sports Med*. 2014;42(5):1190–1196.
11. Leddy JJ, Willer B. Use of graded exercise testing in concussion and return-to-activity management. *Curr Sports Med Rep*. 2013;12(6):370–376.
12. Lee JH, Howell DR, Meehan WP, Iverson GL, Gardner AJ. Effects of exercise on sport concussion assessment tool–third edition: performance in professional athletes. *Ortho J Sports Med*. 2017;5(9):2325967117727261.
13. Charbonneau RM, McVeigh SA, Thompson K. Brachial neuropraxia in Canadian Atlantic University sport football players: what is the incidence of "stingers"? *Clin J Sport Med*. 2012;22(6):472–477.
14. Chen Y, Kennedy D. Stingers and Burners. [Internet]. PM&R Knowledge Now2013 September. Available at http://me.aapmr.org/kn/article.html?id=155.
15. Chao S, Pacella MJ, Torg JS. The pathomechanics, pathophysiology and prevention of cervical spinal cord and brachial plexus injuries in athletics. *Sports Med*. 2010;40(1):59–75.
16. Paulus S, Kennedy DJ. Return to play considerations for cervical spine injuries in athletes. *Phys Med Rehabil Clin N Am*. 2014;25(4):723–733.
17. Guzman J, Haldeman S, Carroll LJ, et al. Clinical practice implications of the Bone and Joint Decade 2000-2010 Task Force on Neck Pain and Its Associated Disorders: from concepts and findings to recommendations. *Spine (Phila Pa 1976)*. 2008;33(4 suppl):S199–S213.
18. Van Geothem JW, Biltjes IG, van den Hauwe L, Parizel PM, De Schepper AM. Whiplash injuries: is there a role for imaging? *Eur J Radiol*. 1996;22(1):30–37.
19. Daffner RH. Radiologic evaluation of chronic neck pain. *Am Fam Physician*. 2010;82(8):959–964.
20. Gianola S, Pecoraro V, Lambiase S, Gatti R, Banfi G, Moja L. Efficacy of muscle exercise in patients with muscular dystrophy: a systematic review showing a missed opportunity to improve outcomes. *PLoS ONE*. 2013;8(6):e65414.
21. Schnabel M, Ferrari R, Vassiliou T, Kaluza G. Randomised, controlled outcome study of active mobilisation compared with collar therapy for whiplash injury. *Emerg Med J*. 2004;21(3):306–310.
22. Marcon RM, Cristante AF, Teixeira WJ, Narasaki DK, Oliveira RP, de Barros Filho TE. Fractures of the cervical spine. *Clinics (Sao Paulo)*. 2013;68(11):1455–1461.
23. Greis PE, Kuhn JE, Schultheis J, Hintermeister R, Hawkins R. Validation of the lift-off test and analysis of subscapularis activity during maximal internal rotation. *Am J Sports Med*. 1996;24(5):589–593.
24. Beim GM. Acromioclavicular joint injuries. *J Athl Train*. 2000;35(3):261–267.
25. Warth RJ, Martetschläger F, Gaskill TR, Millett PJ. Acromioclavicular joint separations. *Curr Rev Musculoskelet Med*. 2013;6(1):71–78.
26. Reid D, Polson K, Johnson L. Acromioclavicular joint separations grades I-III: a review of the literature and development of best practice guidelines. *Sports Med*. 2012;42(8):681–696.

27. Watson ST, Wyland DJ. Return to play after nonoperative management for a severe type III acromioclavicular separation in the throwing shoulder of a collegiate pitcher. *Phys Sportsmed*. 2015;43(1):99–103.
28. Paladini P, Pellegrini A, Merolla G, Campi F, Porcellini G. Treatment of clavicle fractures. *Transl Med UniSa*. 2012;2:47–58.
29. Banerjee P, McLean CR. Femoroacetabular impingement: a review of diagnosis and management. *Curr Rev Musculoskelet Med*. 2011;4(1):23–32.
30. Andersen K, Jensen PO, Lauritzen J. Treatment of clavicular fractures Figure-of-eight bandage versus a simple sling. *Acta Orthop Scand*. 1987;58(1):71–74.
31. van der Meijden OA, Gaskill TR, Millett PJ. Treatment of clavicle fractures: current concepts review. *J Shoulder Elbow Surg*. 2012;21(3):423–429.
32. Pecci M, Kreher JB. Clavicle fractures. *Am Fam Physician*. 2008;77(1):65–70.
33. Lasbleiz S, Quintero N, Ea K, et al. Diagnostic value of clinical tests for degenerative rotator cuff disease in medical practice. *Ann Phys Rehabil Med*. 2014;57(4):228–243.
34. Motamedi D, Everist BM, Mahanty SR, Steinbach LS. Pitfalls in shoulder MRI: part 1–normal anatomy and anatomic variants. *AJR Am J Roentgenol*. 2014 Sep;203(3):501–507.
35. Shen PH, Lien SB, Shen HC, et al. Long-term functional outcomes after repair of rotator cuff tears correlated with atrophy of the supraspinatus muscles on magnetic resonance images. *J Shoulder Elbow Surg*. 2008; 17(1 Suppl):1S–7S.
36. Hsu J, Keener JD. Natural history of rotator cuff disease and implications on management. *Oper Tech Orthop*. 2015;25(1):2–9.
37. Hébert LJ, Moffet H, McFadyen BJ, Dionne CE. Scapular behavior in shoulder impingement syndrome. *Arch Phys Med Rehabil*. 2002;83(1):60–69.
38. Klouche S, Lefevre N, Herman S, Gerometta A, Bohu Y. Return to sport after rotator cuff tear repair: a systematic review and meta-analysis. *Am J Sports Med*. 2015.
39. Uppal HS, Evans JP, Smith C. Frozen shoulder: A systematic review of therapeutic options. *World J Orthop*. 2015;6(2):263–268.
40. Manske RC, Prohaska D. Diagnosis and management of adhesive capsulitis. *Curr Rev Musculoskelet Med*. 2008;1(3-4):180–189.
41. Tamai K, Akutsu M, Yano Y. Primary frozen shoulder: brief review of pathology and imaging abnormalities. *J Orthop Sci*. 2014;19(1):1–5.
42. Lareau CR, Sawyer GA, Wang JH, DiGiovanni CW. Plantar and medial heel pain: diagnosis and management. *J Am Acad Orthop Surg*. 2014;22(6):372–380.
43. Tzannes A, Paxinos A, Callanan M, Murrell GA. An assessment of the interexaminer reliability of tests for shoulder instability. *J Shoulder Elbow Surg*. 2004;13(1):18–23.
44. Bencardino JT, Gyftopoulos S, Palmer WE. Imaging in anterior glenohumeral instability. *Radiology*. 2013;269(2): 323–337.
45. Cutts S, Prempeh M, Drew S. Anterior shoulder dislocation. *Ann R Coll Surg Engl*. 2009;91(1):2–7.
46. Savoie FH 3rd, O'Brien MJ. Anterior instability in the throwing shoulder. *Sports Med Arthrosc*. 2014;22(2): 117–119.
47. Wilk KE, Macrina LC, Cain EL, Dugas JR, Andrews JR. The recognition and treatment of superior labral (slap) lesions in the overhead athlete. *Int J Sports Phys Ther*. 2013;8(5):579–600.
48. Guanche CA, Jones DC. Clinical testing for tears of the glenoid labrum. *Arthroscopy*. 2003;19(5):517–523.
49. Popp D, Schöffl V. Superior labral anterior posterior lesions of the shoulder: Current diagnostic and therapeutic standards. *World J Orthop*. 2015;6(9):660–671.
50. Neuman BJ, Boisvert CB, Reiter B, Lawson K, Ciccotti MG, Cohen SB. Results of arthroscopic repair of type II superior labral anterior posterior lesions in overhead athletes: assessment of return to preinjury playing level and satisfaction. *Am J Sports Med*. 2011 Sep;39(9):1883–1888.
51. Rahman RK, Levine WN, Ahmad CS. Elbow medial collateral ligament injuries. *Curr Rev Musculoskelet Med*. 2008;1(3–4):197–204.
52. Hariri S, Safran MR. Ulnar collateral ligament injury in the overhead athlete. *Clin Sports Med*. 2010;29(4):619–644.
53. Miller TT, Adler RS, Friedman L. Sonography of injury of the ulnar collateral ligament of the elbow-initial experience. *Skeletal Radiol*. 2004;33(7):386–391.
54. Bruce JR, Andrews JR. Ulnar collateral ligament injuries in the throwing athlete. *J Am Acad Orthop Surg*. 2014;22(5):315–325.
55. Wilk KE, Macrina LC, Cain EL, Dugas JR, Andrews JR. Rehabilitation of the Overhead Athlete's Elbow. *Sports Health*. 2012 Sep;4(5):404–414.
56. Erickson BJ, Chalmers PN, Bush-Joseph CA, Verma NN, Romeo AA. Ulnar Collateral Ligament Reconstruction of the Elbow: A Systematic Review of the Literature. *Orthop J Sports Med*. 2015.
57. Ahmad Z, Siddiqui N, Malik SS, Abdus-Samee M, Tytherleigh-Strong G, Rushton N. Lateral epicondylitis: a review of pathology and management. *Bone Joint J*. 2013;95-B(9):1158–1164.
58. Taylor SA, Hannafin JA. Evaluation and management of elbow tendinopathy. *Sports Health*. 2012 Sep;4(5):384–393.
59. Coombes BK, Bisset L, Brooks P, Khan A, Vicenzino B. Effect of corticosteroid injection, physiotherapy, or both on clinical outcomes in patients with unilateral lateral epicondylalgia: a randomized controlled trial. *JAMA*. 2013;309(5):461–469.
60. Dong W, Goost H, Lin XB, Burger C, et al. Injection therapies for lateral epicondylalgia: a systematic review and Bayesian network meta-analysis. *Br J Sports Med*. 2015.
61. Sims SE, Miller K, Elfar JC, Hammert WC. Non-surgical treatment of lateral epicondylitis: a systematic review of randomized controlled trials. *Hand (N Y)*. 2014;9(4):419–446.
62. Shiri R, Falah-Hassani K. Computer use and carpal tunnel syndrome: A meta-analysis. *J Neurol Sci*. 2015;349(1-2):15–19.
63. Chammas M, Boretto J, Burmann LM, Ramos RM, Neto FS, Silva JB. Carpal tunnel syndrome - Part II (treatment). *Rev Bras Ortop*. 2014;49(5):437–445.
64. Agarwal V, Singh R, Sachdev A, Wiclaff, Shekhar S, Goel D. A prospective study of the long-term efficacy of local methyl prednisolone acetate injection in the management of mild carpal tunnel syndrome. *Rheumatology (Oxford)*. 2005;44(5):647–650.
65. Middleton SD, Anakwe RE. Carpal tunnel syndrome. *BMJ*. 2014;349:g6437.
66. Sayegh ET, Strauch RJ. Open versus endoscopic carpal tunnel release: a meta-analysis of randomized controlled trials. *Clin Orthop Relat Res*. 2015;473(3):1120–1132.
67. Louie DL, Earp BE, Collins JE, et al. Outcomes of open carpal tunnel release at a minimum of ten years. *J Bone Joint Surg Am*. 2013 19;95(12):1067–1073.
68. Ring J, Talbot C, Price J, Dunkow P. Wrist and scaphoid fractures: a 17-year review of NHSLA litigation data.

Injury. 2015;46(4):682–686.
69. Rhemrev SJ, Ootes D, Beeres FJ, Meylaerts SA, Schipper IB. Current methods of diagnosis and treatment of scaphoid fractures. *Int J Emerg Med*. 2011;4:4.
70. Gupta V, Rijal L, Jawed A. Managing scaphoid fractures How we do it? *J Clin Orthop Trauma*. 2013;4(1):3–10.
71. Bumbaširević M, Tomić S, Lešić A, Bumbaširević V, Rakočević Z, Atkinson HD. The treatment of scaphoid nonunion using the Ilizarov fixator without bone graft, a study of 18 cases. *J Orthop Surg Res*. 2011;6:57.
72. Gudmundsen TE, Borgen L. Fractures of the fifth metacarpal. *Acta Radiol*. 2009;50(3):296–300.
73. Kollitz KM, Hammert WC, Vedder NB, Huang JI. Metacarpal fractures: treatment and complications. *Hand (N Y)*. 2014;9(1):16–23.
74. Poolman RW, Goslings JC, Lee JB, Statius Muller M, Steller EP, Struijs PA. Conservative treatment for closed fifth (small finger) metacarpal neck fractures. *Cochrane Database Syst Rev*. 2005;20(3):CD003210.
75. McNemar TB, Howell JW, Chang E. Management of metacarpal fractures. *J Hand Ther*. 2003;16(2):143–151.
76. Dobson P, Taylor R, Dunkin C. Safe splinting in hand surgery. *Ann R Coll Surg Engl*. 2011;93(1):94.
77. van Aaken J, Kämpfen S, Berli M, Fritschy D, Della Santa D, Fusetti C. Outcome of boxer's fractures treated by a soft wrap and buddy taping: a prospective study. *Hand (N Y)*. 2007;2(4):212–217.
78. van Onselen EB, Karim RB, Hage JJ, Ritt MJ. Prevalence and distribution of hand fractures. *J Hand Surg Br*. 2003;28(5):491–495.
79. Kamath JB, Harshvardhan, Naik DM, Bansal A. Current concepts in managing fractures of metacarpal and phalangess. *Indian J Plast Surg*. 2011;44(2):203–211.
80. Mahajan M, Rhemrev SJ. Rupture of the ulnar collateral ligament of the thumb: a review. *Int J Emerg Med*. 2013 Aug 12;6(1):31.
81. Patel S, Potty A, Taylor EJ, Sorene ED. Collateral ligament injuries of the metacarpophalangeal joint of the thumb: a treatment algorithm. *Strategies Trauma Limb Reconstr*. 2010;5(1):1–10.
82. Wilson JJ, Furukawa M. Evaluation of the patient with hip pain. *Am Fam Physician*. 2014;89(1):27–34.
83. Neumann G, Mendicuti AD, Zou KH, et al. Prevalence of labral tears and cartilage loss in patients with mechanical symptoms of the hip: evaluation using MR arthrography. *Osteoarthritis Cartilage*. 2007;15(8):909–917.
84. Poultsides LA, Bedi A, Kelly BT. An algorithmic approach to mechanical hip pain. *HSS J*. 2012;8(3):213–224.
85. Banerjee R, Waterman B, Padalecki J, Robertson W. Management of distal clavicle fractures. *J Am Acad Orthop Surg*. 2011;19(7):392–401.
86. Register B, Pennock AT, Ho CP, Strickland CD, Lawand A, Philippon MJ. Prevalence of abnormal hip findings in asymptomatic participants: a prospective, blinded study. *Am J Sports Med*. 2012;40(12):2720–2724.
87. Gomberawalla MM, Kelly BT, Bedi A. Interventions for hip pain in the maturing athlete: the role of hip arthroscopy? *Sports Health*. 2014;6(1):70–77.
88. Grumet RC, Frank RM, Slabaugh MA, Virkus WW, Bush-Joseph CA, Nho SJ. Lateral hip pain in an athletic population: differential diagnosis and treatment options. *Sports Health*. 2010;2(3):191–196.
89. Frank RM, Slabaugh MA, Grumet RC, Virkus WW, Bush-Joseph CA, Nho SJ. Posterior hip pain in an athletic population: differential diagnosis and treatment options. *Sports Health*. 2010;2(3):237–246.
90. Barber Foss KD, Myer GD, Chen SS, Hewett TE. Expected prevalence from the differential diagnosis of anterior knee pain in adolescent female athletes during preparticipation screening. *J Athl Train*. 2012;47(5):519–524.
91. Prins MR, van der Wurff P. Females with patellofemoral pain syndrome have weak hip muscles: a systematic review. *Aust J Physiother*. 2009;55(1):9–15.
92. van der Heijden RA, Lankhorst NE, van Linschoten R, Bierma-Zeinstra SM, van Middelkoop M. Exercise for treating patellofemoral pain syndrome. *Cochrane Database Syst Rev*. 2015;1:CD010387.
93. Fukuda TY, Rossetto FM, Magalhães E, Bryk FF, Lucareli PR, de Almeida Aparecida Carvalho N. Short-term effects of hip abductors and lateral rotators strengthening in females with patellofemoral pain syndrome: a randomized controlled clinical trial. *J Orthop Sports Phys Ther*. 2010;40(11):736–742.
94. Larsson LG, Baum J. The syndrome of anserina bursitis: an overlooked diagnosis. *Arthritis Rheum*. 1985 Sep;28(9):1062–1065.
95. Helfenstein M Jr, Kuromoto J. Anserine syndrome. *Rev Bras Reumatol*. 2010;50(3):313–327.
96. Galli M, Ciriello V, Menghi A, Aulisa AG, Rabini A, Marzetti E. Joint line tenderness and McMurray tests for the detection of meniscal lesions: what is their real diagnostic value?. *Arch Phys Med Rehabil*. 2013;94(6):1126–1131.
97. Mordecai SC, Al-Hadithy N, Ware HE, Gupte CM. Treatment of meniscal tears: an evidence based approach. *World J Orthop*. 2014;5(3):233–241.
98. Mezhov V, Teichtahl AJ, Strasser R, Wluka AE, Cicuttini FM. Meniscal pathology: the evidence for treatment. *Arthritis Res Ther*. 2014;16(2):206.
99. Alentorn-Geli E, Myer GD, Silvers HJ, Samitier G, Romero D, Lázaro-Haro C. Prevention of non-contact anterior cruciate ligament injuries in soccer players Part 1: Mechanisms of injury and underlying risk factors. *Knee Surg Sports Traumatol Arthrosc*. 2009;17(7):705–729.
100. Prodromos CC, Han Y, Rogowski J, Joyce B, Shi K. A meta-analysis of the incidence of anterior cruciate ligament tears as a function of gender, sport, and a knee injury-reduction regimen. *Arthroscopy*. 2007;23(12):1320–1325.e6.
101. Zeiss J, Paley K, Murray K, Saddemi SR. Comparison of bone contusion seen by MRI in partial and complete tears of the anterior cruciate ligament. *J Comput Assist Tomogr*. 1995;19(5):773–776.
102. Smith TO, Postle K, Penny F, McNamara I, Mann CJ. Is reconstruction the best management strategy for anterior cruciate ligament rupture? A systematic review and meta-analysis comparing anterior cruciate ligament reconstruction versus non-operative treatment. *Knee*. 2014;21(2):462–470.
103. Grant JA. Updating Recommendations for Rehabilitation after ACL Reconstruction: a review. *Clin J Sport Med*. 2013;23(6):501–502.
104. Waterman BR, Owens BD, Davey S, Zacchilli MA, Belmont PJ Jr. The epidemiology of ankle sprains in the United States. *J Bone Joint Surg Am*. 2010;92(13):2279–2284.
105. Tiemstra JD. Update on acute ankle sprains. *Am Fam*

Physician. 2012;85(12):1170–1176.
106. Hutchison AM, Evans R, Bodger O, et al. What is the best clinical test for Achilles tendinopathy? *Foot Ankle Surg*. 2013;19(2):112–117.
107. Young C, Niedfeldt M. The 5-minute sports medicine consult. In: Bracker M, ed. Philadelphia, PA: Lippincott Williams & Wilkins; 2011:4–5.
108. Alfredson H, Pietilä T, Jonsson P, Lorentzon R. Heavy-load eccentric calf muscle training for the treatment of chronic Achilles tendinosis. *Am J Sports Med*. 1998;26(3):360–366.
109. Paoloni JA, Murrell GA. Three-year followup study of topical glyceryl trinitrate treatment of chronic non-insertional Achilles tendinopathy. *Foot Ankle Int*. 2007;28(10):1064–1068.
110. Brinks A, Koes BW, Volkers AC, Verhaar JA, Bierma-Zeinstra SM. Adverse effects of extra-articular corticosteroid injections: a systematic review. *BMC Musculoskelet Disord*. 2010;11:206.

第 29 章　下肢损伤的康复

Ian B. Maitin, Ernesto Cruz, and Michael Hodde

骨盆/髋/股骨

应力性骨折

应力性骨折占所有运动损伤的 0.7%～20%，其中 80%～90% 发生于下肢，1%～2% 发生在骨盆[1-3]。股骨颈应力性骨折（femoral neck stress fractures，FNSF）在压力（下）侧比张力（上）侧更常发生，这一点很重要，因为不同部位的治疗方案存在差异。损伤发生时应力性骨折呈双峰分布形式，大多数发生在 20 岁以下或 40 岁以上的人群中，其中女性以及越野、体操等体育运动中的发生率较高[4]（图 29-1）。

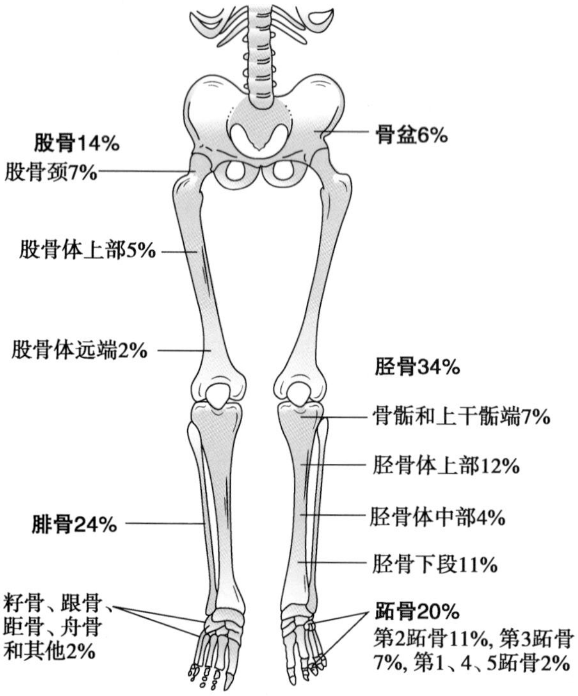

图 29-1　下肢应力性骨折发生率（经允许摘自 Brown CR Jr. Chapter 72. Common Injuries from Running. In：Imboden JB，Hellmann DB，Stone JH，eds. CURRENT Diagnosis & Treatment：Rheumatology，3e New York，NY：McGraw-Hill；2013）

Wolf 定律指出，通过力学传导机制，骨可通过改变其内部骨小梁和外部皮质结构，从而对施加在其上的力作出反应并产生适应性变化。应力性骨折是由重复的亚极量应力所导致，其发生频率足以使骨破坏率超过骨重建率[5]。危险因素包括重复活动的频率、强度或持续时间迅速增加，跑步速度较慢，女性，闭经，肌肉疲劳，力量不平衡，以及生物力学和步态异常。保持更好的健康水平可预防应力性骨折[6-9]。

应力性骨折的诊断可能很困难，通常其潜伏期平均延迟长达 14 周，诊断较困难的部分原因是症状模糊，检查结果不敏感和无特异性，并且在疾病早期平片造影往往不显著[10]。疼痛通常进行隐匿，模糊，通常在活动时加重，休息时改善。诊断时应进行全面的病史和身体检查，包括饮食、月经史以及生物力学和步态分析。

若骨折位置可直接触诊，体格检查时通常显示该区域的压痛。对股骨颈应力性骨折的诊断，必须依靠其他检查结果，例如在被动运动范围末端、log-roll 试验、跟腱反射、单腿站立或跳跃时产生疼痛[5]。除此之外，明确的诊断还需通过放射学评估作出。一般会首先获得平片结果，但可能需要数周才能证实有病理变化。如果平片不显著且临床怀疑仍然存在，则可获取骨扫描、计算机断层扫描（CT）或磁共振成像（MRI）的结果，因为这些检查在疾病进程中能够更早地显示病理改变[11-14]。

临床医生应当向有意愿增加身体锻炼的患者提供建议，从而制订关于预防措施的方案。然而，一旦发生应力性骨折，往往采取保守治疗以改变肢体活动方式，有利于骨折的愈合[15]。患者通常在低风险应力性骨折（如腓骨）后进行长达 6~8 周的部分负重，而在高风险应力性骨折（如股骨颈））发生后，则进行非负重（non-weight-bearing，NWB）练习[16]。随后进行循序渐进的耐受性负重训练（weight bearing as tolerated，WBAT），包括强调灵活性、核心稳定性和骨盆稳定性的渐进式锻炼、肌肉力量和耐力训练、纠正生物力学缺陷、步态和本体感受的再训练，最终可进行不受限制的活动[2]。疼痛通常可以用对乙酰氨基酚来控制，但如果疼痛严重，可考虑短期服用麻醉剂。通常应当尽量避免使用非甾体抗炎药（NSAID），因为其可能会对骨折愈合造成不良影响[17]。股骨干、骶骨和耻骨支应力性骨折一般在保守治疗 4~6 周后愈合良好[2]。

压力侧股骨颈应力性骨折（compression-side FNSF）往往较为稳定，可以在非负重状态进行治疗，直到无症状为止。然而，张力侧应力性骨折进展为骨折、延迟愈合、不愈合、血管坏死（AVN）和关节炎的风险相对较高[2]。因此，治疗方法为经皮内固定术，随后进行部分负重。相关研究已证明在绝对卧床休息几周后再进行部分负重训练的安全性，但绝对卧床的风险与手术风险应仔细权衡[5,18]（图 29-2）。

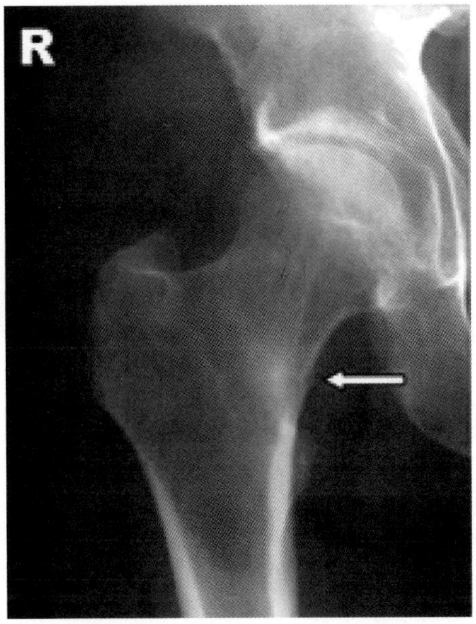

图 29-2　白色箭头所示右股骨颈压缩式应力骨折产生骨膜反应的部位（经允许摘自 Hosey RG，Nikovits DA，Rodenberg RE，Armsey TD，Black W. Chapter 38. Common Upper & Lower Extremity Fractures. In：South-Paul JE，Matheny SC，Lewis EL，eds. CURRENT Diagnosis & Treatment in Family Medicine，3e New York，NY：McGraw-Hill；2011）

股骨髋臼脱位

髋关节脱位发病率极高，可能与周围结构（盂唇、支撑韧带和肌肉）受损、神经血管损伤、骨折，以及创伤后关节病、异位骨化和血管坏死（据报道，损伤后 12 年仍存在）等长期并发症相关[19-22,28]。大多数髋关节脱位发生在后侧，更常见于男性[19]；另外，在全髋关节置换术（THA）后约有 2%~3% 的病例发生髋关节脱位[23-24]。引发全髋关节置换术后脱位的因素包括髋臼假体安装位置、医生的手术经验和患者先前的手术史[23]。

髋关节本质上是稳定的，其具有较深的髋臼窝、盂唇、股骨角和极其稳定的韧带。因此，髋关节脱位通常是由严重的创伤造成的，如机动车事故（MVA），以及篮球、足球、橄榄球、滑雪板或滑雪等高强度运动[21,25-27]。当一个大的纵向力撞击股骨远端，并且膝关节和髋关节弯曲时，就会发生髋关节后脱位；髋部通常在受创时内收并内旋，产生一个通过股骨头的后外侧作用力。这在机动车事故中很常见（图 29-3）。当前方作用力作用于屈曲、外展和外旋的髋关节时，就会发生髋关节前脱位。

在临床上，急性、重度髋关节疼痛并伴有高强度力量外伤史的患者应怀疑为髋关节脱位。由于髋关节后脱位更常见，患者往往表现为缩短的下肢保持内收内旋状态；而前脱位的患者典型地表现为下肢屈曲、外展和外旋[21]。当怀疑或证实髋关节脱位时，考虑到并发症的高发生率，评估远端神经血管情况是至关重要的[20-21]。X 线平片通常足以确诊，但如果担心并发骨折、复位困难或复位后平片上有不

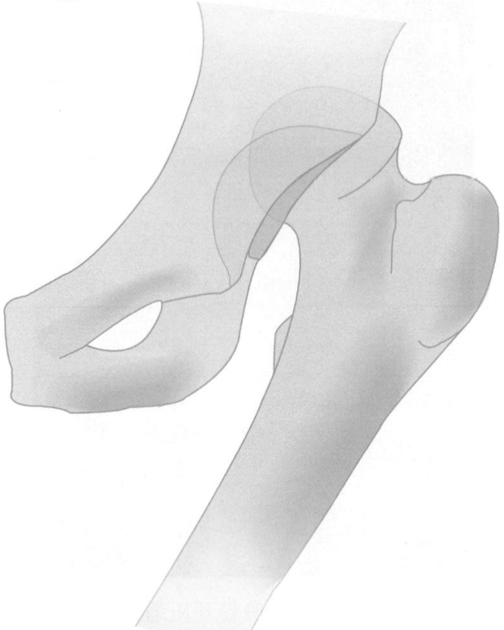

A

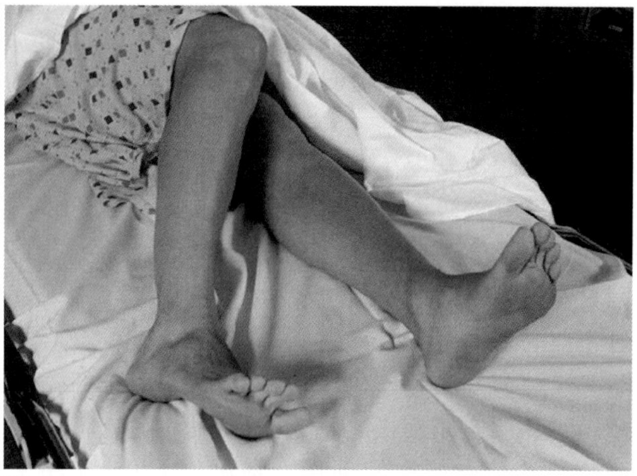

B

图 29-3　髋关节后脱位。(A)髋关节后脱位，(B)右髋后脱位的临床表现（经允许摘自 Steele M，Stubbs AM. Hip and Femur Injuries. In：Tintinalli JE，Stapczynski J，Ma O，Yealy DM，Meckler GD，Cline DM，eds. Tintinalli's Emergency Medicine：A Comprehensive Study Guide，8e New York，NY：McGraw-Hill；2016）

对称关节间隙，则应考虑 CT 检查（图 29-4）。在关节脱位予以复位后或症状持续存在的情况下应予以 MRI 检查，以评估是否存在盂唇撕裂、软骨损伤、软骨游离体、周围韧带、软组织损伤或血管坏死[21,28]。

及时并正确地处理髋关节脱位是避免严重的并发症和预防长期发病率的必要条件。复位时间与神经损伤和血管坏死程度成正比。单纯性髋关节脱位通常在麻醉下闭合复位，然后在 6~8 周进行耐受性负重训练，训练时注意要有髋关节后部或前部的防护措施[21]。不适合闭合复位或合并骨折的脱位是

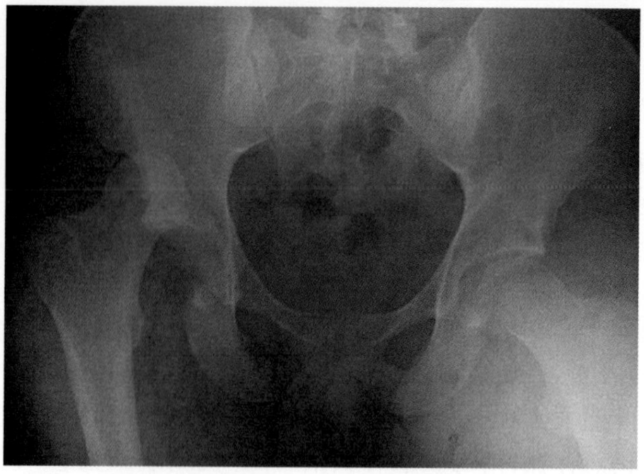

图 29-4　髋关节后脱位的 X 线片，还可见伴随的髋臼骨折（经允许摘自 Steele M，Stubbs AM. Hip and Femur Injuries. In：Tintinalli JE，Stapczynski J，Ma O，Yealy DM，Meckler GD，Cline DM，eds. Tintinalli's Emergency Medicine：A Comprehensive Study Guide，8e New York，NY：McGraw-Hill；2016）

急诊外科手术的指征。手术干预后，大多数患者在 8~12 周内进行脚趾触地负重，并在 3~6 个月内使用对髋关节前后部的防护措施[21]。急性疼痛通常用冰、抗炎药和麻醉药联合控制。

髋关节脱位后或预防髋关节置换术后髋关节脱位的康复方案鲜有高质量证据支持。最近的 Cochrane 系统评价发现，无论是否使用器械，髋关节防护措施均可有效预防髋关节置换术后脱位和改善预后。这项系统评价还发现，与传统康复策略相比，没有足够的证据支持或反对旨在实现患者重返社会和接受教育的髋关节置换术后康复方案[28]。尽管如此，髋关节置换术后和创伤后髋关节脱位患者通常会接受社区康复计划，并采用初步的髋关节防护措施，旨在提高肌力、扩大功能活动范围（ROM）和促进神经肌肉控制。未来的研究将致力于证实，在损伤后再脱位的风险和恢复速度方面，目前的髋关节防护策略是否优于限制性较少的策略[29]。

肌腱损伤

肌肉损伤占所有运动损伤的 30% 以上[30]，最容易发生肌肉拉伤的是腘绳肌、腓肠肌、股四头肌、髋屈肌、髋内收肌、竖脊肌、三角肌和肩袖。

肌腱损伤通常通过以下 2 种机制之一发生：直接创伤（如挫伤）或间接创伤（如过度拉伸或强烈的肌肉收缩）导致肌纤维断裂[31]。损伤通常发生在距肌腱交界处很近的地方，因为交界处附近的肌节比中心处肌节弹性小[32,33]。易导致损伤的因素包括肌肉横跨两个关节，减速力（偏心收缩），Ⅱ型纤维比例

较高，既往受伤史，热身不足，柔韧性差，身体虚弱，主动肌和拮抗肌相互控制能力差和高龄[34-35]。

一般经过全面的病史询问和体格检查，肌腱损伤的诊断是较容易的。患者通常会描述一种明确的损伤机制，并伴有疼痛、肿胀、瘀斑、功能活动范围减小、触诊压痛、肌肉收缩和/或拉伸疼痛，并且可能伴发无力和/或身体缺陷等，具体取决于伤害的严重程度。平片可能显示软组织肿胀，但通常是正常的。超声检查变得越来越普遍，可能显现出超声透过区域内组织纤维破裂，然而，它受到操作者的限制，需要熟练和有经验的临床医生操作[36]。超声最大的用途是可以对结构进行动态可视化的即时评估，并容易识别关节积液、滑膜炎、肌腱病和滑囊炎；如果有必要，超声也可用于指导注射[37]。磁共振成像(MRI)有助于评估相关损伤，但通常不是必需的，除非诊断不明确，或者需要具体确定潜在的损伤严重程度和预后，例如职业运动员[33,37]。已经提出了几种分级量表，但最常用的是一个简单的 3 级体系，如表 29-1 所示；其他量表扩展了那些有更多临床或放射学数据的等级，甚至增加至 4 级[33]。

表 29-1　常用肌肉拉伤分级

1 级	肌肉纤维轻微撕裂，肌肉力量轻微降低或正常，有轻度至中度疼痛，无明显的肌肉缺损
2 级	肌纤维中度损伤，有明显的疼痛和功能丧失，可能出现明显的肌肉缺损
3 级	肌肉纤维完全撕裂，出现剧烈疼痛并完全丧失功能，通常伴有可触及的肌肉缺损或可见肌肉收缩

摘自 Page P. Pathophysiology of acute exercise-induced muscular injury：clinical implications. J Athl Train. 1995；30(1)：29-34。

对于肌腱损伤的治疗没有明确的共识或标准，治疗方案也应因人而异。除了需要手术修复的完全撕裂外，大多数损伤都可以进行安全、保守的治疗[33]。愈合时间与损伤的严重程度直接相关，轻微损伤在大约 1 周内愈合，严重损伤则需要 4~8 周愈合[33]。肌腱损伤的常规治疗包括从最初的急性炎症治疗到逐渐增加力量、柔韧性、本体感觉、灵活性、心血管适应性的训练以及最终恢复到无限制活动。初始治疗是相对休息，冰敷，加压包扎，抬高患肢(RICE)和服用镇痛药[33]。非甾体抗炎药可在伤后前几天使用，但应避免长期使用，因为它可能会延迟愈合的时间[38-40]。早期无痛柔韧性和强化训练可促进胶原纤维的生长和重新排列，增强本体感觉，同时防止粘连形成[33]。强化练习应逐渐开始，并随着功能锻炼的耐受性提高而增强，包括渐进的灵活性和躯干稳定性训练[35]。应鼓励患者进行主动热身运动，因为它会减少肌肉粘连并激活神经通路。另外，完全性或顽固性肌腱损伤是手术治疗的指征，恢复比赛则需要 5~6 个月[35]。

髂腰肌损伤

髂腰肌损伤据报道发生率具有很大的差异性，其中急性腹股沟损伤发生率为 0.66%~30%，慢性腹股沟损伤发生率为 12%~36%[37,41]。虽然多种病理过程与髂腰肌肌群相关，例如弹响髋综合征和髂腰肌综合征，但这里我们只讨论髂腰肌劳损和肌腱病。

髂腰肌是髂肌和腰大肌组成的复合体，一些研究者也将腰小肌包含其中。髂腰肌同时起到屈曲和外旋髋关节的作用。腰大肌和髂肌分别由 L1~L3 腹支和股神经(L1~L2)支配[37]。

由于长时间处于坐位，髂腰肌紧张是一个普遍存在的问题，这可能会造成损伤。急性髂腰肌劳损通常存在突然发作的疼痛史，而髂腰肌肌腱病或黏液囊病通常在发病时更隐匿，并与训练的强度或频率增加有关。髂腰肌病理学诊断主要是临床方面的，并基于全面的病史和体格检查。托马斯试验或髂腰肌试验可用于评估肌紧张或痉挛。闭孔试验可提示闭孔肌上方的炎症反应，例如阑尾破裂或脓肿。影像学检查可作为一种补充，有助于评估相关的损伤。髂腰肌损伤与其他肌腱损伤的治疗原则相同(图 29-5)。

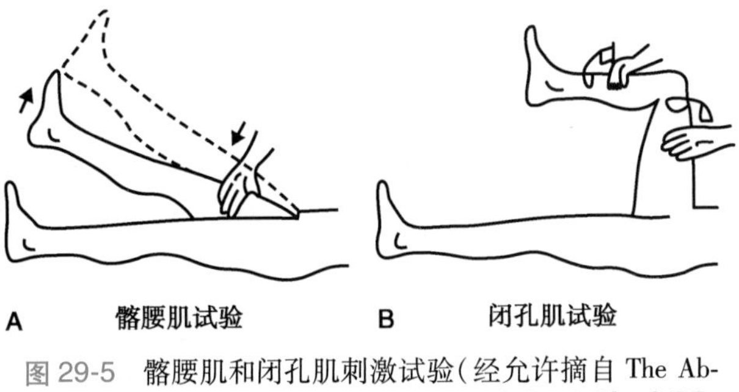

图 29-5　髂腰肌和闭孔肌刺激试验(经允许摘自 The Abdomen，Perineum，Anus，and Rectosigmoid. In：LeBlond RF，Brown DD，Suneja M，Szot JF，eds. DeGowin's Diagnostic Examination，10e New York，NY：McGraw-Hill；2014)

骨盆内脓肿可通过发现外侧髂腰肌或内侧闭孔内肌受到刺激来定位。诱发动作包括髂腰肌试验和闭孔内肌试验。髂腰肌试验中，患者仰卧位保持膝盖伸展，并要求患者屈曲大腿以抵抗检查者手的阻力。骨盆疼痛则表明髂腰肌受到刺激。进行闭孔内肌试验时，患者仰卧位将同侧大腿弯曲至

90°，检查者内旋和外旋髋关节，骨盆疼痛则表示肌肉发炎。进行以上检查时检查者应从被测肢体侧检查患者。

梨状肌综合征

梨状肌起源于骶骨前外侧，插入大转子的上内侧面。它由梨状肌神经（L5～S2）支配，当髋关节伸展时充当髋外旋肌，当髋关节屈曲时作为髋外展肌（图 29-6）。梨状肌功能障碍可能通过对局部结构的生物力学作用，导致腹股沟、骨盆和神经根型疼痛。梨状肌综合征发生于梨状肌压迫坐骨神经，继而导致神经根型症状。该病最常发生于 40～50 岁之间，发病率为 5%～36%。女性发病率较高，这可能与女性的 Q 角较大有关[42]。

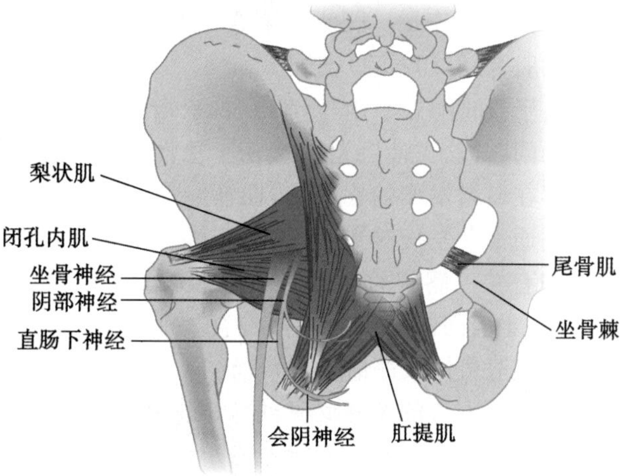

图 29-6　梨状肌和坐骨神经（经允许摘自 Simon RR，Sherman SC，Koenigsknecht SJ. Emergency Orthopedics：The Extremities，5th ed. © 2007，McGraw-Hill Inc.，New York）

梨状肌综合征是由梨状肌和坐骨神经的密切解剖关系引起的，可能是原发性解剖结构的结果或继发于创伤或局部缺血。在高达 22% 的人群中，坐骨神经可穿过分裂为两部分的梨状肌腹，或两者兼而有之。有时坐骨神经本身可能会分为两支，一支（通常是腓骨部分）穿过梨状肌腹，而另一支在梨状肌上缘或下缘穿出[42]。

大多数梨状肌综合征患者主诉坐、站或躺超过 15～20min 会疼痛加剧。患者可主诉疼痛或感觉异常，该疼痛或感觉异常放射至大腿后部，通常止于膝关节近端，表现为坐起时疼痛，内旋受限，对侧骶髂关节疼痛，性交困难或排便疼痛[42]。检查可能会发现臀部有明显的“香肠形”肿块，同侧髋关节外旋和内旋受限。目前没有针对梨状肌综合征的特异性试验，但 Lase gue 征、Freiberg 征以及 FADIR 位置的疼痛已被用于辅助诊断[42-43]。电生理诊断有助于鉴别梨状肌综合征、神经根病或其他周围神经病变。影像学检查，包括 X 射线/CT 和 MRI 有助于排除其他疾病。

梨状肌综合征通常预后良好，超过 79% 的患者在休息或服用非甾体抗炎药、肌肉松弛剂和冰敷后有所改善。增加力量和柔韧性的物理疗法、针灸、激痛点注射、纠正生物力学缺陷以及各种解决相关躯体功能障碍的手法治疗技术也可能有所帮助[42]。使用辅助疗法，如热疗、冷疗、离子导入治疗、超声透入疗法、肉毒杆菌毒素注射和超声波也已被证明是有效的[42]。但如果保守治疗无效，手术减压将成为最后的治疗选择[42]。

股四头肌损伤

股直肌是最常拉伤的股四头肌，因为它跨过两个关节（图 29-7）。挫伤是仅次于拉伤的第 2 常见损伤，在没有大腿防护垫的运动中，挫伤可能是主要的致残性损伤[44]。一种可能的并发症是骨化性肌炎（Myositis Ossificans，MO），它是一种挫伤区域的非肿瘤性异位骨化，发生率为 9%～17%。如果症状在 2～3 周后恶化并且伴有活动范围减小和持续肿胀，则应该怀疑存在骨化性肌炎。骨化性肌炎的危险因素包括既往损伤，治疗延迟超过 3 天，同侧膝关节积液，膝关节屈曲小于 120°，以及损伤是否发生在足球比赛中[45]。

骨化性肌炎的病理生理学尚不完全清楚，通常被认为是由于损伤和炎症引起的局部干细胞的失调而导致成纤维细胞不合时宜地分化为成骨细胞[46]。

准确的病史和体格检查通常足以诊断拉伤和挫伤。在发生骨化性肌炎的情况下，平片可显示肌腹部异位骨形成，但这通常在受伤后数周内不明显。CT 和 MRI 可以更好地表征骨化性肌炎的进展（图 29-8）。

拉伤和挫伤的治疗一般遵循与其他部位损伤相同的基本原则。拉伤和挫伤治疗的主要区别在于，挫伤后建议在最初的 24h 内，将膝关节保持在屈曲 120°的铰链式膝关节支具中，以试图限制血肿形成。研究表明给予吲哚美辛至少 7d 的患者髋关节置换术后异位骨形成减少，非甾体抗炎药已被用于严重挫伤后骨化性肌炎的预防。如果骨化性肌炎发展并且保守治疗难以控制（通常是这种情况），则可能需要手术干预。然而，手术切除应延迟至异位骨完全成熟，通常在 12～24 个月内，因为骨成熟前的早期切除可能导致更严重的局部复发。

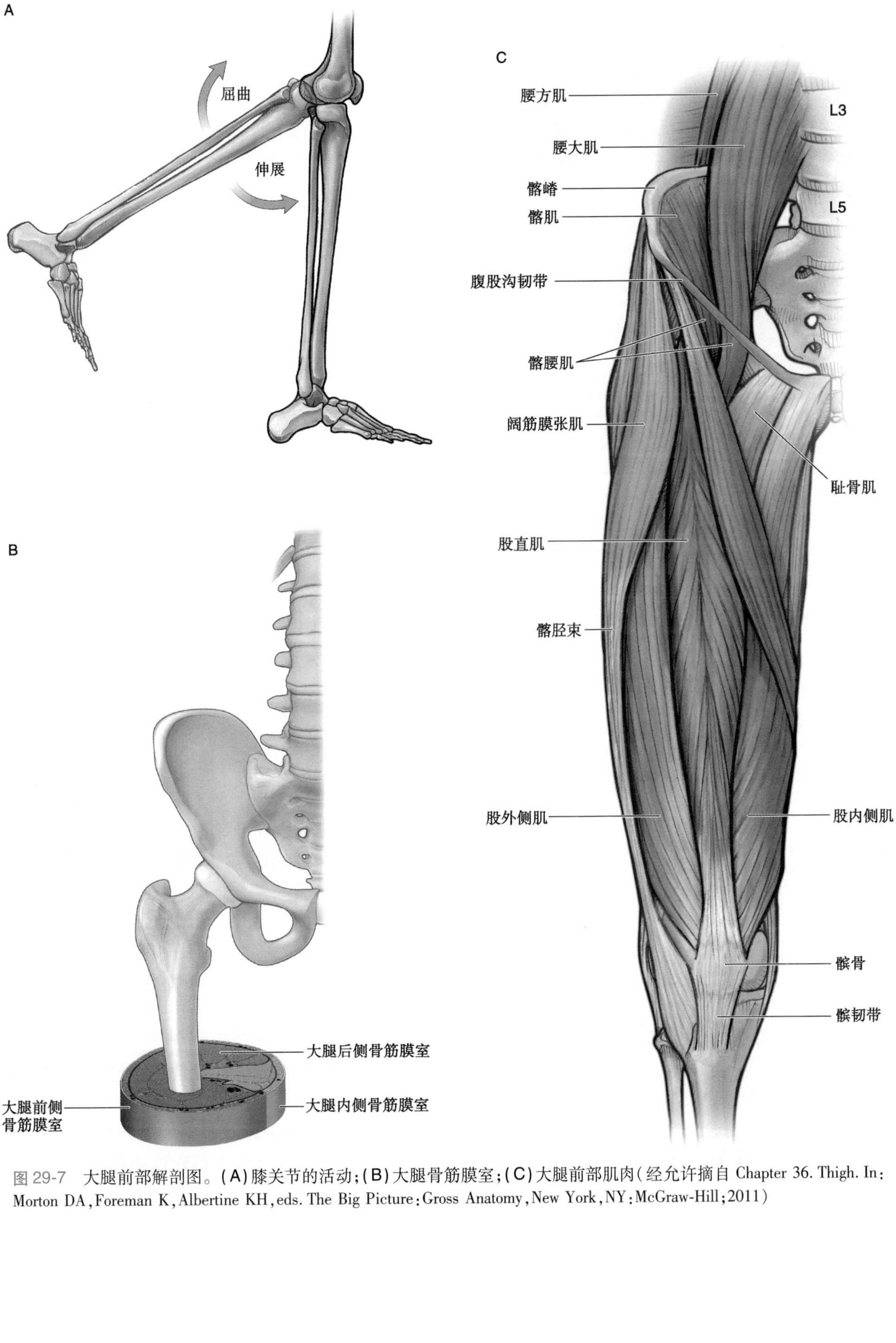

图 29-7　大腿前部解剖图。(A)膝关节的活动;(B)大腿骨筋膜室;(C)大腿前部肌肉(经允许摘自 Chapter 36. Thigh. In: Morton DA, Foreman K, Albertine KH, eds. The Big Picture: Gross Anatomy, New York, NY: McGraw-Hill; 2011)

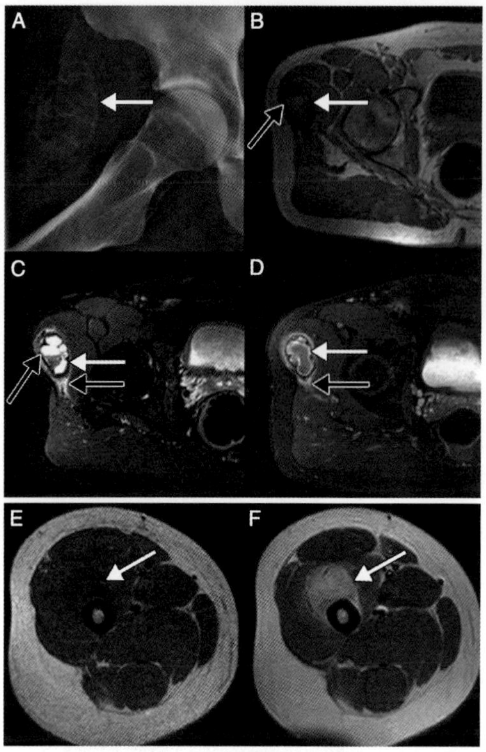

图 29-8　骨化性肌炎（异位骨化）。(A)右髋蛙式位侧位图显示卵圆形肿块，周围有钙化（白色箭头）。(B)轴位 T1 加权成像显示明显的肿块（白色箭头），内部中等信号和周边低信号对应于周边钙化。肿块显示中等信号的区域也略微显示高信号影（黑色箭头）。(C)T2 加权轴位成像显示外周低信号（白色箭头），肿块内为液体—液体水平（黑色箭头），并且周围轻度水肿（黑色箭头）。(D)对比增强图像显示周边低信号，从周围向内部增强（白色箭头）和周围增强信号（黑色箭头）。(E,F)另一名患者的早期骨化性肌炎。股中间肌的病变（白色箭头）为 T1 低信号，T2 高信号（未显示）和非均匀增强信号(F)。肿块紧靠股骨皮质而无侵蚀或向髓质延伸。成像无特异性，并且不能基于成像结果排除软组织肉瘤。病变在随访 MRI 上消失（经允许摘自 Amini B, Metwalli ZA. Musculoskeletal. In: Elsayes KM, Oldham SA, eds. Introduction to Diagnostic Radiology, New York, NY: McGraw-Hill; 2014）

腘绳肌损伤

由于腘绳肌是双关节肌，除股二头肌短头（SHBF）外，其余部位损伤非常常见。腘绳肌损伤的患病率一般在 8%～25%，但据报道可高达 50%，复发率超过 30%，患者通常在 2～6 周内不能运动[35]。

腘绳肌群由股二头肌、半腱肌和半膜肌组成，它们共同参与伸髋和屈膝。腘绳肌损伤的病理生理学、危险因素、诊断和治疗与先前讨论的其他肌腱损伤相似（图 29-9）。

内收肌损伤

内收肌拉伤很常见，约 30% 的腹股沟疼痛归因于内收肌损伤[47]。长收肌损伤见于 62%～90% 的病例中[48-49]。内收肌损伤发生在许多运动中，包括橄榄球、足球、曲棍球、篮球、网球、花样滑冰、棒球、骑马、空手道和垒球。这些损伤会给运动员造成困扰并持续存在，高达 42% 的腹股沟肌腱损伤运动员在超过 20 周后仍无法恢复活动[48]。

内收肌群由大收肌、小收肌、长收肌、短收肌、股薄肌和耻骨肌组成（图 29-9）。闭孔神经（L2～L4）支配除耻骨肌外的内收肌群的所有肌肉，但耻骨肌由股神经（L2～L4）支配。大收肌也部分受胫神经支配（L4～S3）。内收肌损伤机制通常是突然改变方向或用力踢腿[49]。其病理生理学、诊断和治疗与其他肌腱损伤相似。

髂胫束摩擦综合征

髂胫束摩擦综合征（iliotibial band friction syndrome，ITBFS）是跑步者外侧膝关节疼痛的最常见原因[51-52]。据报道，其发生率在 1.6%～12%，占过度使用损伤的 15%～24%[52]。

髂胫束是一条大筋膜带，起源于臀大肌和阔筋膜张肌（TFL），并向下延伸至大腿外侧，附着于胫骨近端外侧的 Gerdy 结节。髂胫束摩擦综合征的病理生理学机制尚不完全清楚，但被认为是多因素的，最终导致髂胫束在膝关节屈曲和伸展超过 30°时摩擦股骨外侧髁[51-54]。诱发因素包括胫骨过度内旋、膝内翻、足内旋增加、过度训练、阔筋膜张肌和臀中肌偏心性收缩、长跑、慢跑、下坡跑和髋关节外展肌无力导致骨盆稳定性差[51-52,54]。

髂胫束摩擦综合征的诊断主要基于病史和体格检查。患者通常表现出隐匿性进行性外侧膝关节疼痛和/或活动时加剧且休息后改善。奥伯试验（Ober test）用于确定髂胫束紧张度，过紧则易患髂胫束摩擦综合征；Noble 试验可表明髂胫束穿过股骨外侧髁时是否产生压痛。影像学检查仅用于顽固性病例，主要用于排除其他病变。MRI 也可用于该病的研究，但临床医生往往使用 X 线平片或运用超声的动态检查功能进行诊断[55]。

髂胫束摩擦综合征一般是对症治疗，类似于拉伤和肌腱病，大多数患者在保守治疗 6 周后可完全康复[54]。在急性期，治疗包括活动调整、冰敷、物理治疗以及使用非甾体抗炎药和镇痛药[51,56]。随后，治疗的重点是拉伸髂胫束，解决肌筋膜粘连，改善髋关节外展肌力量和对髋关节、膝关节的神经肌肉控制，增加运动的频率和强度，逐渐恢复活动[51,57]。另

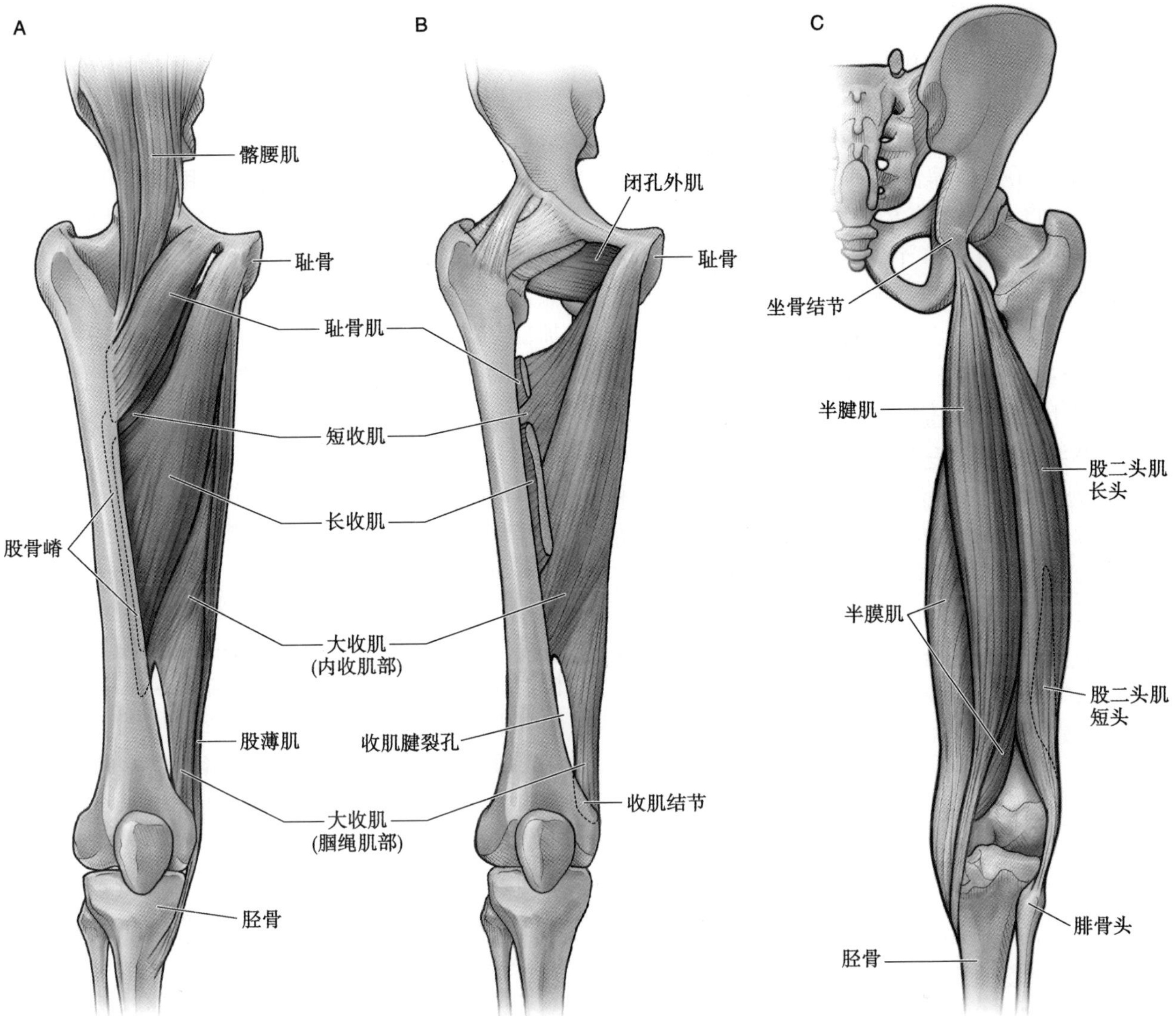

图 29-9　(A)大腿内侧骨筋膜室表层肌肉图示；(B)大腿内侧骨筋膜室深层肌肉图示；(C)大腿后侧肌肉(腘绳肌)图示(经允许摘自 Chapter 36. Thigh. In：Morton DA，Foreman K，Albertine KH，eds. The Big Picture：Gross Anatomy，New York，NY：McGrawHill；2011)

外，一些辅助治疗方式已被证明是有用的，包括超声透入疗法、镇痛剂和皮质类固醇联合注射，以及体外冲击波治疗[58-60]。对于保守治疗不能奏效的患者，可考虑开放性腔上囊切除术或关节镜下外侧滑膜隐窝切除术[51,61-62]。

滑囊炎(滑囊病)

滑囊是在正常胚胎发育过程中形成的潜在空间，或者是相邻结构之间的摩擦导致纤维组织黏液样变性的结果[63]。滑囊炎可能用词不当，因为通常没有相关的滑囊炎症[64]。组织病理学结果显示肌腱病和滑囊病常共存[65]。

与大多数肌肉骨骼疾病一样，滑囊炎的诊断一般通过全面的病史和体格检查进行。患者通常表现为已知滑囊部位的隐匿性进行性疼痛，活动时疼痛加重，休息时疼痛缓解，可能伴有肿胀和红斑。局部麻醉阻滞可确诊。影像学检查可作为辅助诊断手段。平片通常最早获得，但结果通常不显著。超声、CT 或 MRI 成像可显示一个囊性肿块，有局部液体聚集，被薄壁包围，并且超声触诊可表现出重复性疼痛[63]。超声检查是有用的，因为其提供了对滑囊炎的准确即时评估，并且可以动态评估周围肌肉组织以检查伴随的肌腱病和附着点病。MRI 还为周围结构的诊断和评估提供了极好的可视化影像[66-67]。

绝大多数病例采用保守疗法，例如物理治疗、减重、皮质类固醇和局部麻醉剂注射、非甾体抗炎药和行为矫正[68-70]。然而，并发的骨关节炎和腰痛与长期症状有关[71-72]。

大转子滑囊炎(大转子疼痛综合征)

由于大转子区域存在多个可能的疼痛产生源,因此建议使用的更合适的术语是大转子疼痛综合征(greater trochanteric pain syndrome,GTPS)[65-66,68,72,73-76]。据估计,大转子疼痛综合征在工业化社会中影响了10%~25%的人群,并且在女性中更为常见[68,73]。

大转子周围有3~4个滑囊,为臀肌腱、髂胫束和阔筋膜张肌提供缓冲[68]。大转子疼痛综合征的危险因素包括女性,合并腰痛、骨关节炎、髂胫束压痛、肥胖、髋关节置换术以及大转子相对于髂骨翼较宽,所有这些都可能导致下肢生物力学改变[69,71,73,77]。

大多数情况下,保守治疗(如髋关节外展肌牵伸和强化,冰敷和类固醇注射)效果良好,但有些可能需要手术干预,如髂胫束纵向松解术联合臀下囊切除术[78]。一项系统性综述表明,外科手术的疗效取决于临床结局的评估,但在难治性病例中均优于皮质类固醇治疗和物理治疗[79]。这项系统综述还发现传统保守治疗对大多数患者有帮助,冲击波治疗是一个很好的选择,并且手术对于难治性病例是有效的。

髂腰肌滑囊炎

髂腰肌滑囊是人体最大的滑囊[70]。髂腰肌滑囊炎是一种相对罕见的病理学改变,与类风湿性关节炎(rheumatoid arthritis,RA)、骨关节炎、骨坏死、感染、创伤、过度使用、撞击综合征和髋关节置换有关[80]。虽然对确切的病理机制知之甚少,但髂腰肌滑囊可能会因局部反复性创伤或与股骨髋臼关节相通的关节内病变而受到刺激[37]。这种潜在的关节内沟通在解释诊断性注射的效果时,是一个重要的考虑因素,因为它会使囊内和关节内病变难以区分。髂腰肌滑囊炎的症状可能是由于局部结构受到直接压力而引起的,甚至有报道称这种压迫会导致股神经病变和淋巴水肿,尤其是当与类风湿性关节炎相关时[81]。

平片可最先获得,并可能显示潜在的破坏性关节病。假如患者有髋关节-滑囊相通,可以通过髋关节造影观察到滑囊混浊而作出明确的诊断[70]。其他有用的辅助诊断手段包括超声、CT和MRI。

大多数情况下采取保守措施;如果无效,或再次出现滑囊肿胀,或合并感染或神经血管损伤,则可考虑滑囊切除术伴或不伴滑囊切开术或髋关节滑膜切除术[70]。如果伴有弹响髋综合征,可考虑髂腰肌松解或切除术,或骨突切除术[70]。

坐骨滑囊炎

坐骨滑囊是一种不稳定的滑囊,其存在位置不一,但通常位于臀大肌和坐骨结节之间[63]。坐骨滑囊炎通常由直接损伤导致,例如摔倒时坐骨结节着地[82]。

坐骨滑囊炎的诊断基于病史和体格检查。坐骨滑囊炎患者通常会主诉局部疼痛,可放射至大腿或小腿,并且通常在登山、短跑或久坐后加剧。体格检查显示坐骨结节局部压痛,并因抵抗腘绳肌伸展而加重[85]。影像学检查作为辅助诊断方法。坐骨滑囊炎的治疗与其他滑囊炎类似。

髋臼盂唇损伤

髋臼盂唇的孤立性损伤往往发生在年轻患者中,通常与严重的髋关节创伤相关,而在老年人群中通常与退行性病变有关。据报道,盂唇损伤的患病率为22%~55%[83],并且被认为与股骨髋臼撞击综合征(femoral acetabular impingement,FAI)、关节囊松弛、髋关节活动过度、发育不良和退变最为相关,但其中大多数与特定事件无关[86]。

股骨髋臼关节是由髋臼盂唇包绕的球窝关节,髋臼盂唇是一种坚固的纤维软骨结构,具有减震、稳定、分布压力和关节润滑功能。髋臼盂唇损伤与创伤和髋关节脱位密切相关,但更常见于隐匿性进展,与反复的髋关节外旋相关,并经常发生在足球、曲棍球、高尔夫和舞蹈等体育活动中[86]。反复旋转运动也会导致关节囊上应力增加,从而使髂股韧带变薄,最终导致髋关节旋转失稳,进而增加盂唇结构的受力(图29-10A和B)。

由于存在大量的鉴别诊断,髋臼盂唇损伤的诊断可能相当困难,甚至或许会延迟2年[86]。患者一般会主诉髋关节前侧或腹股沟疼痛,常伴有咔嚓、卡住、抓住、移位等机械性症状,偶尔伴有臀部疼痛[86]。多项检查可以辅助诊断,包括前髋关节撞击试验、后髋关节撞击试验、FABER(Patrick试验)、抗阻直腿抬高试验(Stinchfield试验)、下肢滚动(log-roll)试验和恐惧试验,但这些试验的特异性有限[86]。在X线透视引导下的诊断性髋关节注射对于定位起源于关节内的腹股沟疼痛具有高度敏感性和特异性[84]。

影像学评估应该从平片开始,排除退行性关节病、异位骨化、发育不良等骨异常。MR关节造影是最好的影像学检查方法,因为常规的MRI和CT不可靠。影像学诊断的准确性随关节肿胀程度提高而提高[85]。然而,关节镜检查仍是诊断盂唇损伤的金标准[86]。

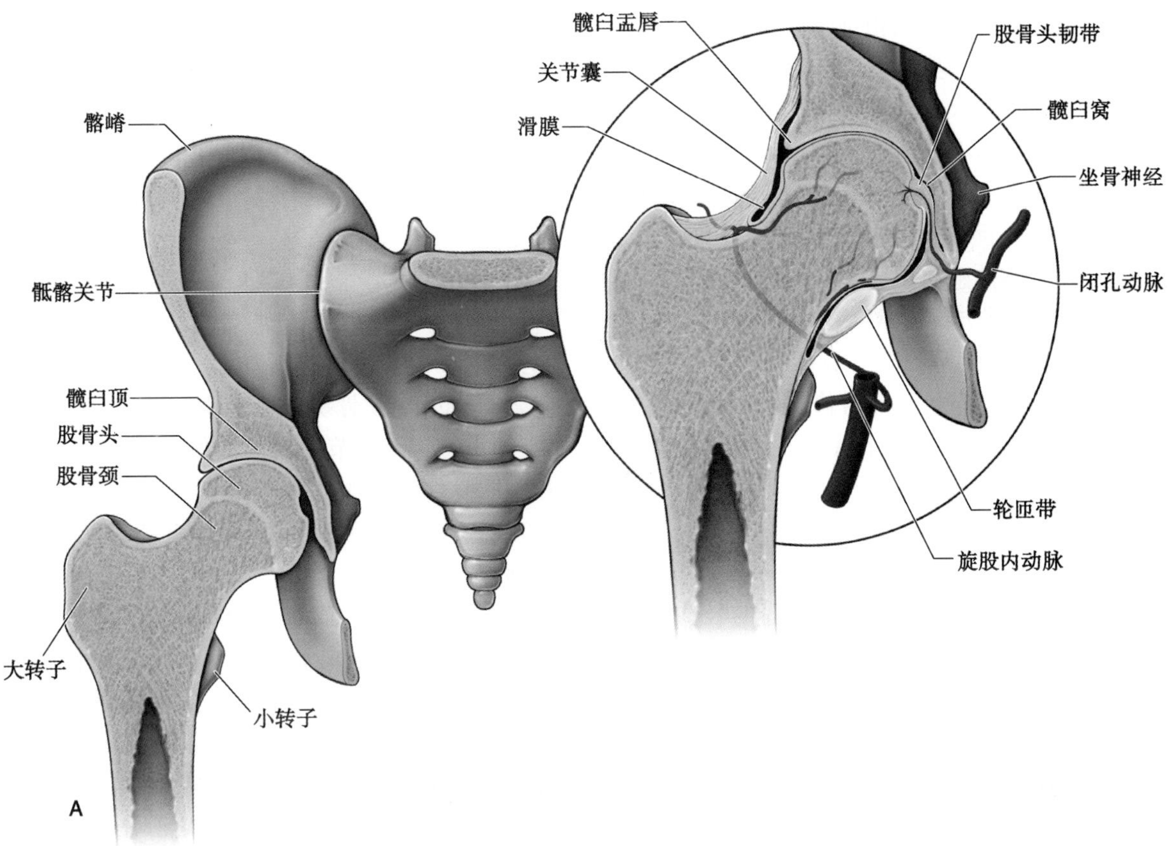

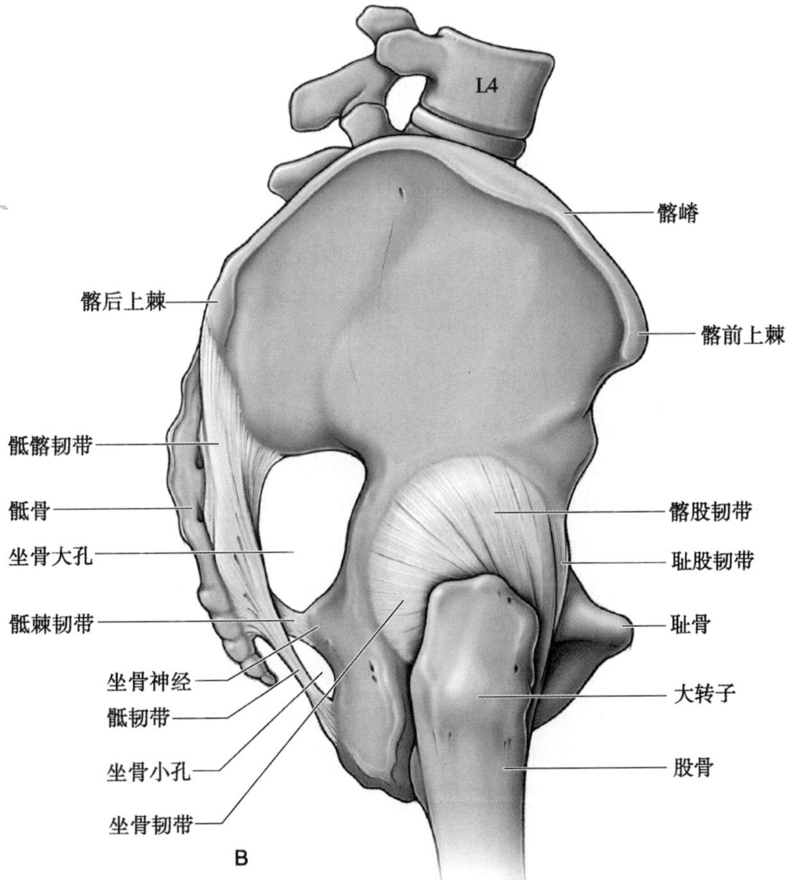

图 29-10　(A)髋关节的结构;(B)以右髋为例,髋关节韧带侧面观(经允许摘自 Chapter 35. Gluteal Region and Hip. In:Morton DA,Foreman K,Albertine KH,eds. The Big Picture:Gross Anatomy,New York,NY:McGraw-Hill;2011)

盂唇损伤的治疗通常从相对休息、应用非甾体抗炎药或镇痛药、集中物理治疗开始,保守治疗 10~12 周,限制旋转运动,以及可能需要减轻负重[86]。水疗法在早期应用可能是有价值的,因为其创造了一个减少髋关节负重的训练环境。关节活动范围训练有助于增加营养流动并促进愈合[86]。步态分析和再训练应与侧重于增强本体感觉和平衡的训练一起进行[86]。

然而,虽然上述方案通常会初步改善症状,但物理治疗仍存在争议,疼痛经常随着活动恢复而复发。除此之外,关节镜下清创和外科修复术对损伤盂唇的矫治往往是必要的[86-87]。术后应用非甾体抗炎药可以预防异位骨化的发生。

耻骨炎

耻骨炎是运动人群中腹股沟疼痛的较少见原因。它往往发生在需要大量踢、扭转和切的运动中,如足球、冰球、英式橄榄球、橄榄球和跑步[88-89]。据报道,耻骨炎是 3%~5% 的足球运动员腹股沟疼痛的原因,男性患病率较高[91]。它通常是自限性的,但可能需要长达 1 年的时间来改善[91]。

耻骨炎是一种过度使用综合征,由于耻骨、耻骨联合及腹部和内收肌群的周围软组织受重复应力和微创伤所致[91]。据报道,耻骨炎的诱发因素包括妊娠、髋关节内旋减少、感染、骶髂关节不活动,和风湿性疾病如强直性脊柱炎、类风湿性关节炎,以及骨关节炎[91]。

耻骨炎的诊断基于全面的病史和体格检查。患者通常表现为骨盆和腹股沟前部或内侧疼痛,可能会放射到下腹部、会阴、腹股沟区域、阴囊或大腿内侧。一些活动如步行、骨盆运动、坐起、内收肌或腹肌激活或伸展会加剧疼痛[91]。一些检查如体格检查显示耻骨联合有压痛。特殊检查包括侧压试验、交叉腿试验和等长内收肌收缩的耻骨联合间隙试验。在耻骨联合处局部皮质类固醇和/或麻醉剂注射可减轻疼痛也提示耻骨炎,这也是近端内收肌腱病、附着点病、滑囊病等的保守疗法。放射学检查通常以平片开始。超声和 MRI 可能有助于区分耻骨炎和局部软组织病变。MRI 可显示软骨下骨髓水肿伴前后向延伸[91]。

耻骨炎通常是自限性的,治疗一般从保守疗法开始,如相对休息、使用非甾体抗炎药和镇痛药,以及制订个体化的渐进康复计划,以提高力量、灵活性和本体感觉。最近的一项综述指出,在 6 个月和 48 个月时成功进行的长期随访中,结构化康复计划在 4~30 周内使患者成功恢复到受伤前的状态[90]。其他可能的治疗方式包括整骨疗法、本体感觉神经肌肉促进技术、增生疗法以及局部类固醇和麻醉剂注射疗法[90-91]。如果保守治疗无效,可能需要考虑手术,包括关节镜下或开放式耻骨联合刮除术、耻骨联合楔形切除术或全切除术、聚丙烯网放置和耻骨融合术[91]。

股骨头缺血性坏死

每年有 2 万~3 万例股骨头缺血性坏死(avascular necrosis,AVN)新病例,其中大多数发生于 20~40 岁之间。70% 股骨头缺血性坏死的病例为双侧发生,约占每年髋关节置换术病例的 10%[91]。20%~40% 的股骨头缺血性坏死病例与酗酒有关,35%~40% 的病例与皮质类固醇治疗有关,20%~40% 的病例为原发性。

虽然病因和发病机制尚不明确,但股骨头缺血性坏死最终是由于血流量减少和随之发生的细胞死亡、骨折和关节面的塌陷所致。大多数研究将血管损伤、骨内压力、机械应力等影响血液供应的局部因素与代谢因素和遗传易感因素相结合[94]。高剂量的糖皮质激素和过量酒精摄入也已被证明可导致循环脂质的改变并导致微栓子的产生[92]。股骨头缺血性坏死还与抗磷脂抗体综合征、遗传性易栓症、纤溶功能低下、镰状细胞贫血病、先天性代谢缺陷病和减压病等全身性疾病,以及血管或细胞的直接创伤有关[94]。

由于发病率高且进展病例比例很高,股骨头缺血性坏死的早期诊断至关重要。临床上,患者在疾病早期无症状,可发展为腹股沟疼痛,并可放射至同侧臀部、大腿内侧或膝盖。检查可能会发现髋关节活动度降低和活动终末端疼痛,特别是在内旋时[94]。在疾病进展早期,X 线平片通常表现正常,但当症状逐渐显著时,X 线平片会显示股骨头的囊性和硬化性改变,最好在蛙式侧位 X 线片中观察。还应在平片中注意到其他变化,如新月形征,这意味着软骨与骨分离[93]。不过,MRI 是最准确的诊断方法,可显示一个光滑、凹形、界限清楚的带锯齿状病变,并且可用钆 94 增强(图 29-11)。

遗憾的是,股骨头缺血性坏死没有统一的治疗方案。用于减缓病情进展的药物包括抗凝剂、降脂药、双膦酸盐类和某些血管活性药物,如前列环素[94]。其他辅助治疗包括体外冲击波治疗、脉冲电磁治疗和高压氧治疗[94]。然而,大多数患者最终需要手术干预,因为 67% 的无症状患者和 85% 的有症状患者可进展为股骨头塌陷[94]。股骨头塌陷患者最常行全髋关节置换术,而股骨头塌陷前有症状的

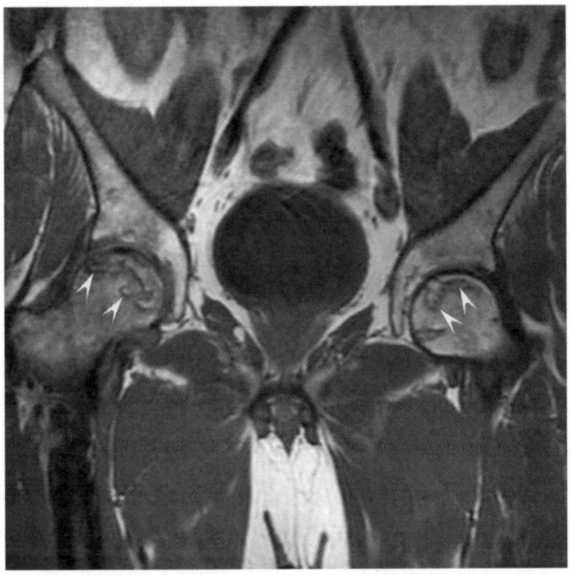

图 29-11 双髋缺血性坏死患者骨盆冠状位 T1 加权 MR 图像。注意股骨头软骨下区域的蛇形低信号异常（箭头）（经允许摘自 Wasserman PL，Pope TL. Chapter 7. Imaging of Joints. In：Chen MM，Pope TL，Ott DJ，eds. Basic Radiology，2e New York，NY：McGraw-Hill；2011）

患者常行磁芯减压术。由于股骨头缺血性坏死影响年轻患者，通常考虑通过血管化和非血管化骨移植、半关节置换术、截骨术和关节融合术来保留关节[94]。

退行性关节病

髋关节骨性关节炎（femoroacetabular osteoarthritis，OA）是一种常见的致残性疾病，主要发生于老年人群中。既往报道的患病率存在差异，但是总体而言，60 岁以人群中患病率为 10%，85 岁以上人群中患有髋关节骨性关节炎的比例约为 25%，其中需要进行全髋关节置换术的风险率为 10%[95-96]。

骨性关节炎通常被称为“磨损性”疾病。生理性的生物力学负荷对维持关节和骨稳态至关重要，病理性应力会导致关节稳态的破坏。已有研究表明，重复的关节剪切应力导致关节软骨中Ⅱ型胶原和蛋白多糖表达降低，促炎介质释放增加，从而导致细胞凋亡水平改变[99]。这又导致关节核心区域软骨减少，伴有骨赘、软骨下骨硬化及囊膜增厚相关区域的骨质增生。髋关节骨性关节炎进展的危险因素包括髋关节形态异常（如发育不良或股骨髋臼撞击综合征）、股骨头骨骺滑脱、Legg-Calvé-Perthes 病、髋关节深层稳定肌肉无力或控制不良、既往关节或盂唇损伤、年龄增长、体重指数（BMI）增加、家族史、高强度职业、饮食不合理和种族，可能还有女性性别的因素。

髋关节骨性关节炎的诊断基于全面的病史和体格检查，但是影像学检查通常是有用的或必需的辅助诊断手段。美国风湿病学会已制定了诊断标准，如表 29-2 所示。值得注意的是，提示骨关节炎的影像学特征的存在与否和临床症状的存在与否这两者的相关性并不高[98]（图 29-12）。

表 29-2 美国风湿病学会髋关节骨关节炎诊断标准[97]

临床标准 A	临床标准 B	临床标准 C
髋关节疼痛和以下 2 项： 髋关节内旋<15° ESR≤45mm/h，或当 ESR 不符合时，髋屈曲≤115°	髋关节疼痛和以下 3 项： 髋关节内旋疼痛 髋关节晨僵≤60min 超过 50 岁	髋关节疼痛和以下任意 2 项： ESR<20mm/h 影像学显示股骨和/或髋臼骨赘 影像学显示关节间隙变窄

ESR，红细胞沉降率。

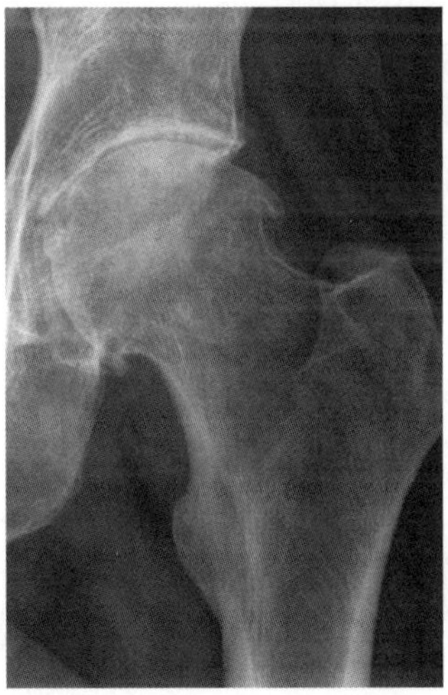

图 29-12 髋关节骨关节炎显示关节间隙变窄、硬化和骨赘（经允许摘自 Bailey J，Gu Y，Olufade A，Maitin IB，Weinik M. Rehabilitation of Common Musculoskeletal Conditions. In：Maitin IB，Cruz E，eds. CURRENT Diagnosis & Treatment：Physical Medicine & Rehabilitation，New York，NY：McGraw-Hill；2014）

许多髋关节骨性关节炎的治疗指南都是从膝关节骨性关节炎的研究中推断出来的。其治疗旨在缓解症状，而不是逆转病理生理过程。然而，人们越来越重视一级预防，即通过健康饮食和运动等宣教，解决肥胖等可改变的危险因素。现已开发出可将发育性髋关节发育不良和股骨髋臼撞击恢复至正常关节负荷模式的手术技术，以预防或延缓髋关节骨性关节炎的进展，但其疗效仍有待进一步研究[99]。保守治疗措施包括宣教、体重管理、非甾体抗炎药、镇痛药（如曲马多）和 5-羟色胺去甲肾上腺素再摄取抑制剂(SNRI)(如度洛西汀),改善结构性疾病的骨关节炎药物(DMOAD),关节内类固醇注射和物理治疗[99]。虽然改善疾病性骨关节炎药物最初的临床前试验很有希望,但如葡糖胺硫酸、硫酸软骨素、多西环素、双膦酸盐和基质金属蛋白酶抑制剂等药物的后期临床试验的说服力较弱[98,99]。关于透明质酸的功效,临床已有的证据之间存在相互矛盾,因而目前的指南并不推荐使用[99]。关节内注射富含血小板的血浆已经越来越受欢迎,但仍需进一步研究[99]。虽然没有任何特定的运动显示出优于其他运动,但旨在提升灵活性、力量、心血管耐力和神经肌肉协调功能的个性化治疗方案已被证明可以减轻疼痛,改善功能,并可能延后髋关节置换术的时间。但关于正规的物理治疗是否优于自我锻炼,尚无明确证据。对于保守治疗无效的病例则需采用髋关节置换术进行手术干预。已有研究表明,改善术前功能有助于改善长期预后,因此,当保守治疗明显无效时,建议早期进行手术干预可能是有益的[99]。髋关节表面置换术可能仅适用于经济宽裕的患者(通常是年轻,体力好的男性),因为这种手术有较高的翻修率和再手术率[99]。

神经血管病

闭孔神经病

闭孔神经病是一种罕见的疾病,但其已被报道为慢性腹股沟疼痛的原因之一,所以在鉴别腹股沟和大腿内侧疼痛时,也应考虑闭孔神经病[99]。这种病变可因闭孔管内或耻骨肌、短收肌和闭孔外肌间的筋膜平面内受卡压引起,而闭孔管是闭孔神经穿出闭孔外肌的部位[100];也可能是手术、出血、肿瘤压迫和运动相关的损伤所致[102]。

患者通常表现为运动引起的大腿内侧感觉异常、感觉丧失或疼痛,疼痛可沿大腿内侧向远端放射[101-102]。体格检查应注意大腿内侧感觉减退,内收无力,内收肌反射丧失,并可能出现萎缩;步态分析应注意髋关节过度外旋和外展,导致支撑基底较宽。

X 线平片通常用于检查骨质异常,但闭孔神经病患者的 X 线平片通常不存在显著变化。MRI 可用来评估其他软组织病变和正在考虑手术的患者。超声可用于评估闭孔神经的卡压情况,并显示卡压部位附近神经肿胀、回声降低和血管分布增加[101]。局部闭孔神经阻滞对诊断也有帮助。但最终诊断要通过电诊断确诊,包括神经传导研究和肌电图检查,这将有助于排除作为患者症状原因的神经根病或其他周围性单神经病。

对于早期阶段患者,保守治疗措施包括适当休息、非甾体抗炎药(对乙酰氨基酚)、闭孔神经阻滞、理疗(例如超声治疗、软组织按摩),以及内收肌和骨盆强化或拉伸等物理治疗(图 29-13)。急性发作性闭孔神经病保守治疗效果良好,但慢性症状较多的

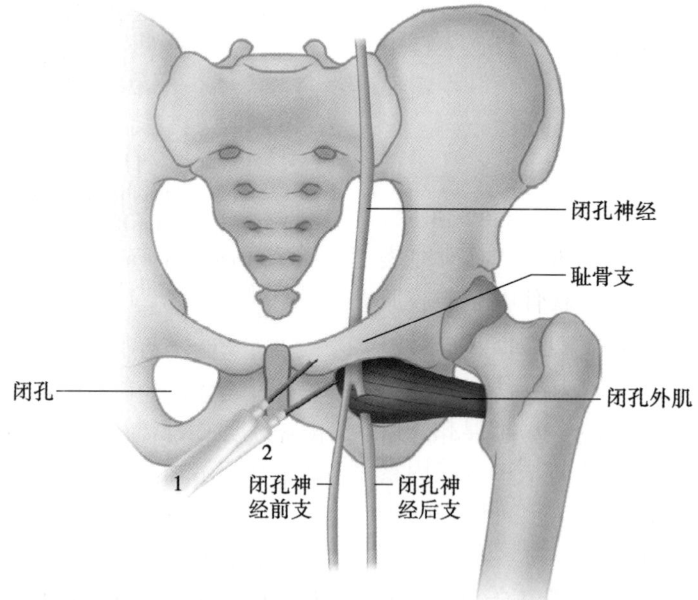

图 29-13 闭孔神经阻滞。接触耻骨结节(1),然后转向侧面和尾部(2),直到引起运动反应(经允许摘自 Madison SJ, Ilfeld BM. Chapter 46. Peripheral Nerve Blocks. In: Butterworth JF IV, Mackey DC, Wasnick JD, eds. Morgan & Mikhail's Clinical Anesthesiology, 5e New York, NY: McGraw-Hill; 2013)

患者对保守治疗的反应较差[102]。对于疼痛、虚弱、保守治疗无效且电诊断检查有失神经电位的患者，应考虑手术治疗。根治性治疗包括手术减压或神经松解，然后进行物理治疗并逐渐恢复运动，大多数运动员能够在 3~6 周内恢复训练[101-102]。

感觉异常性股痛

感觉异常性股痛对于康复医师来说并不罕见，该病可以导致大腿外侧疼痛、感觉异常和感觉丧失（图 29-14）。其主要发生于 30~40 岁男性，据报道一般人群中每 10 000 位患者的年发病为 3.4 例，糖尿病患者中每 10 000 位患者年发病为 24.7 例[103]。感觉异常性股痛还与某些运动和活动有关，如棒球、体操、足球、健美和剧烈运动[105]。

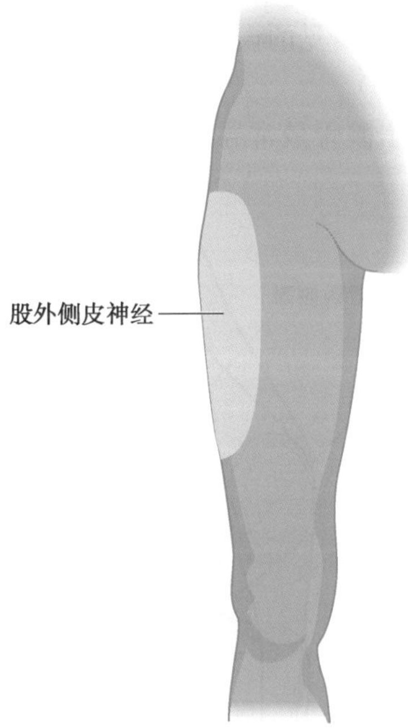

图 29-14　胫股外侧皮神经感觉支配区（经允许摘自 Clinical Examination of Common Isolated Peripheral Nerve Disorders. In：Aminoff MJ，Greenberg DA，Simon RP，eds. Clinical Neurology，9e New York，NY：McGraw-Hill；2015）

感觉异常性股痛是股外侧皮神经（LFCN）的一种压迫性周围单神经病。其症状是由股外侧皮神经受压引起的，当此神经穿出骨盆处是最常发生卡压的位置[104]。危险因素包括妊娠、肥胖、系安全带、直接创伤、肌肉痉挛、脊柱侧凸、髂肌血肿、穿紧身衣、手术、糖尿病、酒精中毒和铅中毒[105]。

患者通常主诉大腿外侧或前外侧疼痛、灼热、麻木、感觉异常或寒冷，这些症状可从轻度快速进展到重度阶段而出现功能障碍，其过程具有自限性。通常情况下，长时间站立和行走会使症状恶化，而坐位时缓解，临床症状（包括缓解或诱发因素）在患者之间的差异很大[105]。感觉异常性股痛的诊断主要是通过临床方面的查体证据，但也可以通过电诊断证据来证实。虽然股外侧皮神经在腹股沟韧带下穿出时产生蒂内尔征（Tinel sign）这一诊断依据经常在临床上使用，但没有临床证据证实其特异性[105]。暂时性神经阻滞也可用于确诊感觉异常性股痛[105]。X 线平片表现不显著，但是超声检查可能有助于诊断该病，并且在压迫部位近端可能出现肿胀以及回声增强[104]。

关于感觉异常性股痛的非手术和手术治疗的资料有限。尽管如此，应首先尝试保守治疗，包括非甾体抗炎药、避免压迫活动（包括穿着紧身衣服）和物理治疗。另外，局部注射利多卡因和皮质类固醇也已被证实是有效的[105]。初步临床证据表明，主动释放技术、骨盆移动/操作、股直肌和髂腰肌的肌筋膜治疗和腹股沟韧带的横向摩擦按摩等手法治疗，牵伸，骨盆/核心稳定性训练，贴扎技术和针灸是安全和有效的治疗手段[105]。而当保守治疗失败时，也可选择股外侧皮神经松解术和切除术[105]。

骨筋膜隔室综合征

大腿骨筋膜隔室综合征很少见，但其一旦发生，便是一种骨科急症，有较高的发病率和死亡率。其中 44% 的患者有长期功能障碍，死亡率高达 47%，主要继发于多发伤和感染[106]，其中，神经损伤和感染是骨筋膜隔室综合征最常见的并发症[107-108]。与预后不良相关的因素包括年龄、多发伤、股骨骨折和行筋膜切开术的时间[108]。

骨筋膜隔室综合征发生时，骨筋膜室压力超过毛细血管灌注压力，导致细胞缺氧、肌肉缺血和死亡[108]。绝大多数病例与创伤有关，34% 与机动车事故有关，7% 与摩托车事故有关，其中 44% 为股骨骨折，22% 是开放性骨折[108]。

骨筋膜隔室综合征的诊断需要迅速进行，以避免较高的发病率和死亡率。其诊断通常可以通过病史和体格检查进行，但也可通过测量室间隔压力来确认[108-109]。病史和体格检查可发现患肢疼痛、感觉异常、苍白、无脉和皮温变化的经典“5P”征，但这些现象都是晚期的临床表现。

骨筋膜隔室综合征的治疗是紧急筋膜切开减压术，以缓解隔室内压力。虽然手术方法可能取决于所涉及的骨筋膜室和肌肉，但一些人建议减压所有的骨筋膜室[109]。筋膜切开术后，分离组织的边缘互相接近后才能考虑闭合骨筋膜室，这一过程通常至少需要 1 周，在少数病例中可能还需要进行中厚皮肤移植[108]。

膝

膝关节疼痛及其相关症状可能源于负责膝关节稳定和缓冲功能（包括韧带、肌肉、肌腱和半月板）的一种或多种骨和软组织结构的损伤，或源于膝关节或周围结构的感染（图 29-15），与此同时我们必须确定患者出现症状的病因和严重度。准确及时的诊断将增加受累膝关节恢复至正常和无痛使用的可能性。

骨折

髌骨和胫骨平台骨折各占全身各处骨折的比率为 1%。远端股骨髁骨折占所有股骨骨折的比率为 4%。膝关节骨折可导致神经血管损害或骨筋膜隔室综合征，这种类型的骨折具有截肢的风险[110]。

开放性骨折可引发软组织感染或骨髓炎，其他并发症包括骨不连、骨延迟愈合、骨关节炎、缺血性坏死、脂肪栓塞和血栓性静脉炎。

髌骨骨折

如上所述，髌骨骨折约占所有骨骼损伤的比率为 1%。如果膝关节的伸肌腱失去功能，那么关节协调性会随之丧失或发生膝关节僵硬。为了避免这些问题，医生必须实现关节的解剖学复位和恢复关节早期活动。

髌骨在皮下的位置决定其容易受伤。骨折是由压力（如直接打击）、突然的拉力（如膝关节过度屈曲）或这些因素共同作用所致。根据损伤机制的不同，会产生各种骨折模式。最常见的模式是星形或横向骨折；较为少见的模式包括垂直、边缘和骨软骨骨折（图 29-16）。

直接打击髌骨最常导致星形骨折，施加于髌骨

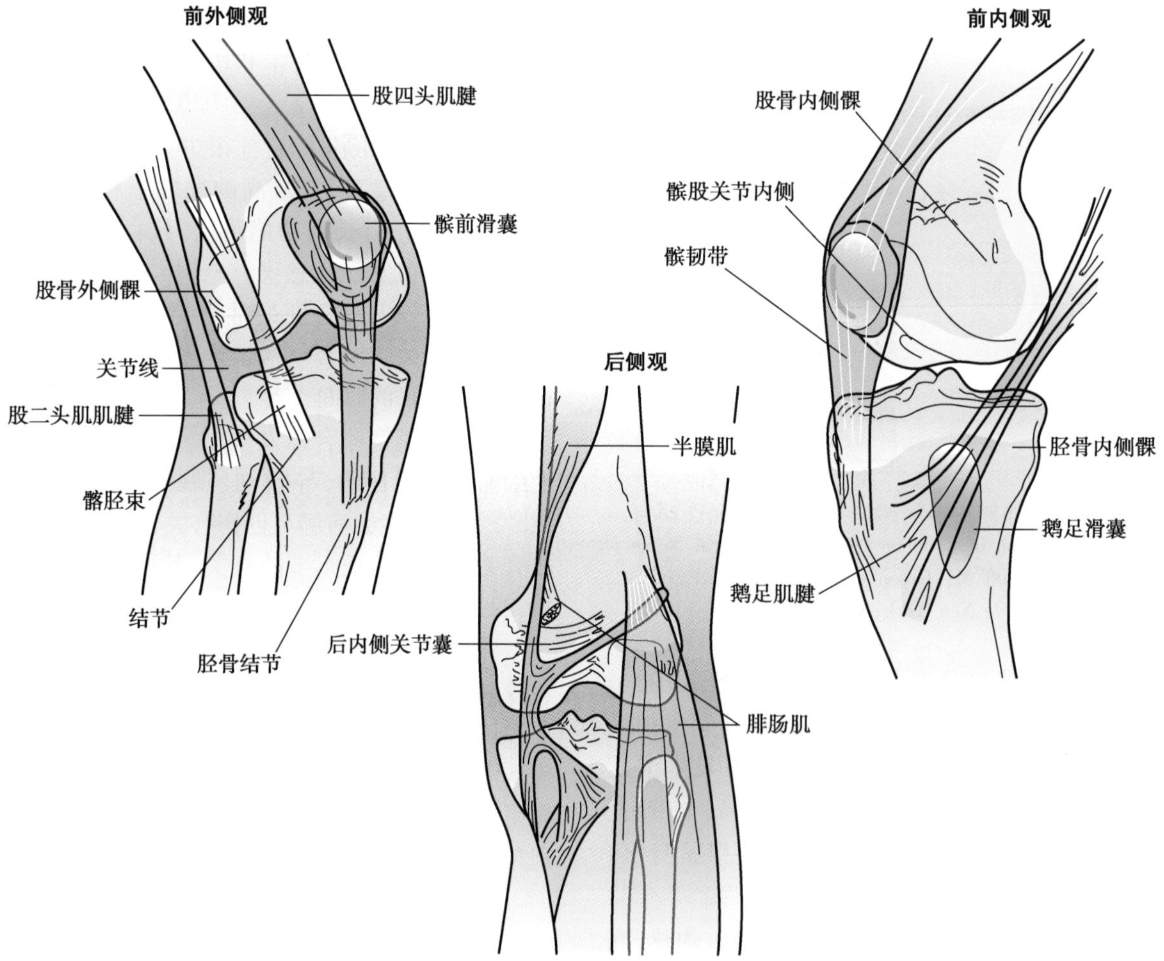

图 29-15　膝关节功能解剖图（经允许摘自 Gross A，Ma C. Chapter 12. Approach to the Patient with Knee Pain. In：Imboden JB，Hellmann DB，Stone JH，eds. CURRENT Diagnosis & Treatment：Rheumatology，3e New York，NY：McGraw-Hill；2013）

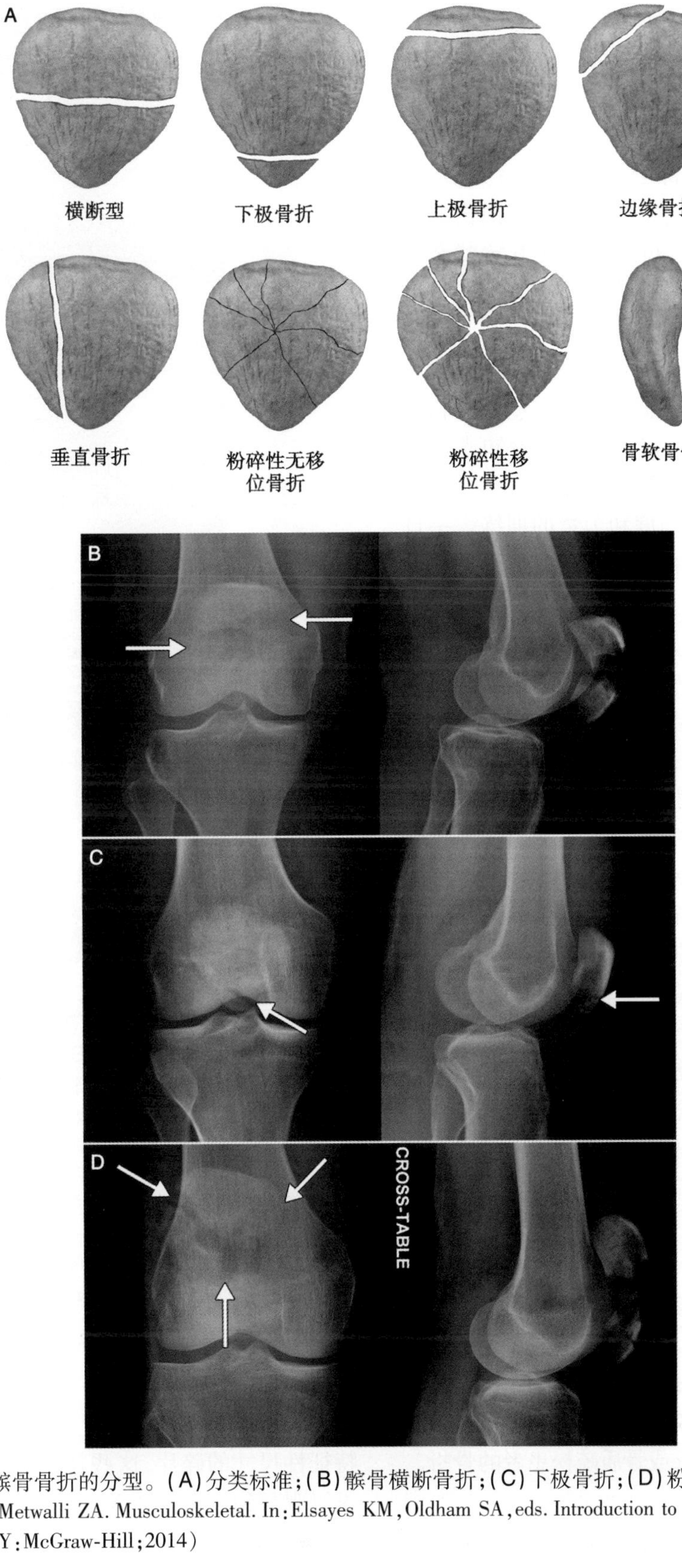

图 29-16　髌骨骨折的分型。(A)分类标准;(B)髌骨横断骨折;(C)下极骨折;(D)粉碎性骨折(经允许摘自 Amini B, Metwalli ZA. Musculoskeletal. In: Elsayes KM, Oldham SA, eds. Introduction to Diagnostic Radiology, New York, NY: McGraw-Hill; 2014)

的压力会导致粉碎骨折。击打产生的能量被骨折处吸收,并可能对髌骨和股骨髁的关节软骨造成损伤。因此,必须排除游离的骨软骨损伤。髌骨骨折中约65%不累及伸肌支持带。如果伸肌腱没有损伤,髌骨骨折可采用非手术方式治疗。

髌骨骨折的另一种机制是拉力导致骨折,其作用机理类似股四头肌离心收缩导致膝关节过度屈曲。其中约35%具有完整伸肌支持带的非移位骨折，这种类型的骨折可以采用非手术方式治疗。

髌骨骨折的预后主要取决于关节复位的质量[111]。任何关节内不适都会导致创伤后关节炎。在一定程度上，预后还取决于损伤时软骨损伤的程度。如果发生关节纤维化，可能需要在麻醉状态下或关节镜下对患者进行松解粘连处理。

如果髌骨骨折没有移位，伸肌腱完整，则其治疗包括固定4~6周，并在石膏固定行走期间进行耐力性负重训练。一旦影像学证据表明存在愈合和临床愈合迹象，随后可将石膏固定更改为可拆卸支具固定。行走期间可使用铰链式膝关节支具。

随后进行增加关节活动度和力量的训练。一旦患者能够顺利进行直腿抬高并且膝关节屈曲超过90°，则可以停止使用支具。

对于移位的髌骨骨折，手术治疗是必要的，这样能够最大限度地提高治疗成功的可能性。

胫骨平台骨折

50%以上胫骨平台骨折患者的年龄在50岁或50岁以上。老年女性胫骨平台骨折发生率的增加是由于女性群体骨质疏松症患病率的增加。年轻患者通常由高能量的损伤导致胫骨平台骨折。

大多数胫骨平台骨折很容易在膝关节的标准前后位（AP）和侧位片中识别。但如果旋转分量使股骨髁整体成像不明显，则侧位片检查就不能考虑在内。如果怀疑为非移位胫骨平台骨折，但在标准位平片中未见，则应增加斜位摄片。

通过获取膝关节轴向薄切片并重建矢状面和冠状面的图像数据，CT扫描能提供更详细的信息，有助于根据计算机图像所示骨折平面来确定最佳手术方式（图29-17）。

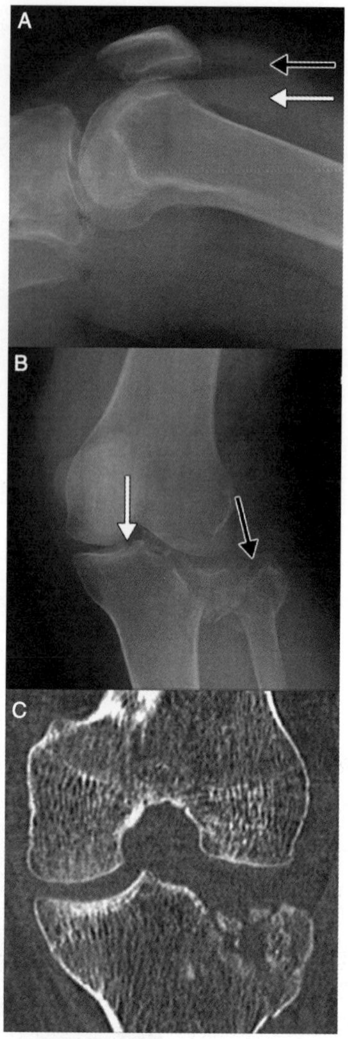

图29-17　胫骨平台骨折。（A）膝关节cross-table位显示关节积脂血病、脂肪（黑色箭头）和血液（白色箭头），提示关节内骨折。（B）斜位显示外侧胫骨平台粉碎性凹陷骨折，外侧胫骨平台碎片向外侧凹陷和移位。注意骨折平面轻微延伸至胫骨内侧平台（白色箭头），与Schatzker Ⅳ型骨折一致。同时注意相关的腓骨头骨折（黑色箭头）。（C）另一位患者的冠状面CT图像显示外侧胫骨平台粉碎性断裂骨折伴凹陷，与Schatzker Ⅱ型骨折一致（经允许摘自Amini B，Metwalli ZA. Musculoskeletal. In：Elsayes KM，Oldham SA，eds. Introduction to Diagnostic Radiology，New York，NY：McGraw-Hill；2014）

MRI被认为是评估半月板、侧副韧带和交叉韧带损伤以及识别胫骨平台隐匿性骨折的可靠和准确工具[112]。

治疗胫骨平台骨折的非手术治疗指征包括非移位稳定性分离骨折、最小移位或凹陷性骨折、半月板下缘骨折，以及老年、低需求或骨质疏松患者的骨折。

胫骨平台外侧撕脱骨折

胫骨平台外侧囊撕脱骨折（Segond fracture）紧邻表面，常伴有前交叉韧带（ACL）损伤。Segond骨折通常是膝关节异常内翻或“O型腿”、膝关节受力与胫骨内旋相结合的典型结果。反向Segond骨折，顾名思义，是由膝关节异常外翻或“X型腿”、应力和外旋引起的。

Segond骨折的特征是小的撕脱[113]，或“碎片”，特征性尺寸的碎片，这些特征在前后位X线平片中可以观察到。在普通X射线检查中可能很难看到骨头碎片，但在计算机断层扫描中可能会更容易看到。MRI可用于显示胫骨平台下与Segond骨折相关的骨髓水肿。

应力性骨折

应力性骨折是指骨骼承受多次亚极量负荷后，

最终使得骨骼疲劳并导致真正的骨折。典型的表现是患者主诉在运动或活动期间下肢疼痛加剧。患者的病史通常显示近期训练量或强度的增加。

大多数膝关节应力性骨折的治疗相对简单，包括减少活动和固定。

那些限制饮食和有痛经的女性最容易发生应力性骨折。在受伤后的前 2~4 周，应力性骨折可能不会在 X 线片上显示。影像学检查首先可发现局部骨膜反应或骨皮质增厚。X 线检查对应力性骨折的灵敏度较低，而骨扫描，MRI 和 CT 成为首选的诊断手段。

脱位

膝关节脱位并不常见。膝关节脱位被定义为胫骨相对于股骨的完全移位，并伴有 3 条或更多的起稳定作用的韧带断裂[114-115]，部分患者存在韧带和关节囊止点处的小的撕脱骨折（图 29-18）。

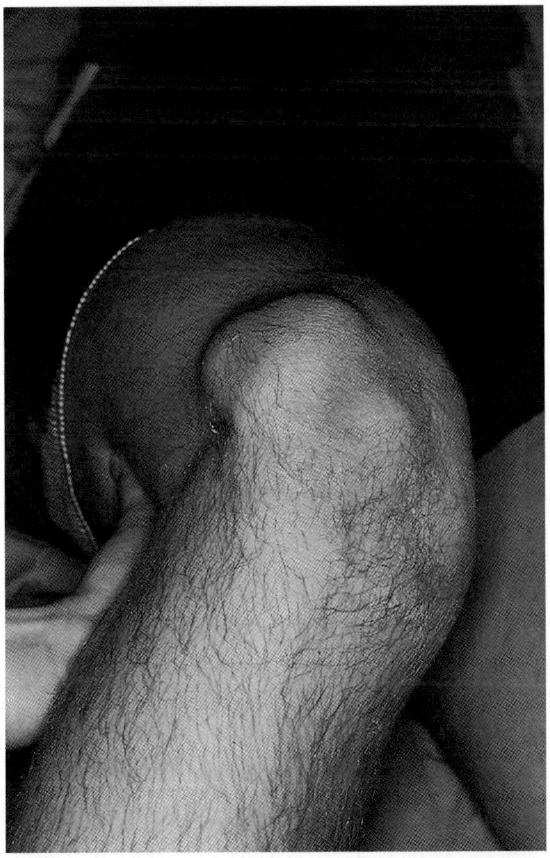

图 29-18　髌骨脱位检查。脱位患者右侧髌骨有明显向外侧移动畸形（蒙 Cathleen M. Vossler，MD 惠赠）

膝关节脱位必然会伴随多发韧带损伤。一般来说，前后交叉韧带和一侧或两侧副韧带均受损。因此评估每条韧带的情况非常重要，如果存在 3 条或更多韧带损伤，则需考虑膝关节脱位的可能性。

膝关节脱位可以使用标准前后位（AP）和侧位 X 线片来检测[116]。复位后，再次拍摄前后位和侧位 X 线片以确认复位。复位后的斜位平片可以显示小撕脱骨折或边缘骨折以及骨软骨骨折[117]。

对于膝关节韧带损伤，MRI 可用于评估韧带断裂、半月板撕裂和骨髓轻微损伤的程度和位置，以及确定能够通过手术修复的部位[117-118]。

患者在关节复位后如果突然出现肢体功能障碍，则可能存在血管损伤问题，因而需要进行紧急血管外科手术。对于功能需求低或不能配合术后康复训练的患者，如严重闭合性头部损伤的患者，建议采用非手术治疗。另外在使用支具辅助治疗的过程中应当监测皮肤完整性和卫生状况。

膝关节脱位的康复训练要维持功能活动范围，尤其需要牵伸训练[52]。如果患者能够耐受，可在俯卧位进行 2 个月的轻度主动屈曲和主动辅助屈曲，以尽量减少胫骨后移。力量训练从腘绳肌和股四头肌共同等长收缩开始，逐渐进展为等张收缩。

髌骨脱位很常见，特别是在青少年女性和运动员中。患者通常无法伸展明显变形的膝盖，也可见大量关节积液。这种损伤可能是由于髌骨受到直接损伤或外翻应力结合膝关节屈曲和外旋所致。最常见的髌骨脱位类型是横向脱位，也可发生水平脱位，垂直脱位和髁间型脱位。

髌骨脱位的处理可以通过外侧或内侧复位。复位完成后，使用膝关节固定器，使膝关节处于完全伸展位；之后再为患者安排与骨科医生的随访预约。一部分完全脱位的患者可能需要手术治疗以防止复发。

软组织损伤

肌腱炎是一种炎性疾病，其特征为肌腱嵌入骨处产生的疼痛。术语“肌腱病”是指肌腱退行性病变的组织病理学表现。大多数肌腱疼痛实际上并不是炎症性的疾病。因此，肌腱病可能是比肌腱炎更好的术语。

髂胫束综合征

髂胫束综合征（iliotibial band syndrome，ITBS）是运动员膝关节外侧疼痛的最常见原因[119-120]，是由于髂胫束周围的滑囊发炎所致，常见于参加连续跑步或膝关节反复屈伸运动的运动员[121-124]。因此，髂胫束综合征在长跑运动员和骑行者中最为常见。

此病最常见的表现是膝关节外侧疼痛，特别是在跑步中,并且可能起病较为隐匿。当髂胫束摩擦股骨外侧髁时,疼痛常在膝关节屈曲 20°到 70°范围内出现。

髂胫束综合征的评估应包括腿长差异,是否有足部生物力学异常、胫骨内翻和脊柱侧弯,并应始终考虑是否存在肌肉组织的紧绷和/或肌肉力量不平衡。

Ober 试验有助于识别髂胫束的灵活性,并通过抵抗髋关节伸展和内收来再现疼痛。

治疗主要包括康复训练,特别是髂胫束和髋关节外展肌的牵伸,以及理疗的使用,特别是冰敷、离子电渗疗法和超声透入疗法。药物如口服非甾体抗炎药会有所帮助。运动员应避免在斜面上跑步。如果其他治疗措施失败,临床医生可以考虑使用皮质类固醇和麻醉剂。

髌腱炎

髌腱炎,又称跳跃膝,是影响骨骼已经发育成熟运动员的一种较为常见的肌腱病,在跳跃运动员中发生率高达 20%。对于双侧髌腱炎,男女受累比例相等;而对于单侧髌腱炎,男女比例为 2∶1。

疼痛局限于沿髌腱、髌骨下极或髌腱止于胫骨结节处,膝关节伸展时疼痛,特别是伸展至末端时疼痛。

髌腱炎的治疗包括冰敷、牵伸、非甾体抗炎药和理疗以及减少活动。交替运动可做闭链运动(椭圆练习仪或自行车)和最小负重练习(游泳或水中慢跑);避免加剧疼痛的活动,如跳跃、下蹲和肌肉增强训练。

腘肌肌腱炎

腘肌肌腱从其起始处股骨外侧髁经腘窝后内侧止于胫骨近端后部。

该区域的损伤是膝关节后外侧疼痛的原因,并且可表现为急性发作(如前交叉韧带断裂或后外侧角损伤),也可表现为慢性发作,一般是过度使用的结果。慢性损伤最常见于过度下坡跑或行走(如徒步旅行者)[125]。

触诊痛点位于腘肌肌腱后外侧。临床上最好的触诊方法是将患者双腿摆成四字形,并在股骨外侧髁前方的腘肌腱起点处触诊。

腘肌肌腱炎的治疗包括休息和活动调整,禁止下坡活动。另外,非甾体抗炎药和物理治疗也有帮助[126]。

伸肌腱断裂

膝关节伸肌腱由股四头肌及其肌腱、髌骨和髌腱组成。股四头肌、髌腱或髌骨本身的断裂会导致膝伸肌腱的破坏。临床检查显示患者无法主动伸膝。膝关节的标准 X 线片可显示股四头肌腱断裂时髌上软组织肿胀,或髌腱断裂时移位的髌骨骨折或高位髌骨。超声和 MRI 可以确诊,并显示相关损伤。在膝关节伸肌腱断裂的情况下,必须尽早手术重建股四头肌或髌腱或髌骨,以实现早期功能恢复[127]。

股四头肌腱断裂

股四头肌腱断裂通常发生在 40 岁以上的患者中,其发生频率是髌骨肌腱断裂的 3 倍;单侧损伤的发生率是双侧损伤的 20 倍。断裂部位通常位于肌腱退行性区域,但很少发生在年轻个体中。全身性疾病可导致肌腱退化,并易于发生罕见的双侧肌腱断裂[128-131]。

疼痛经常在股四头肌腱断裂前出现。在受伤时,常会听到爆裂声并伴有急性疼痛和肿胀。在不涉及支持带组织部分受损或完全受损的情况下,患者可以伸膝和抵抗重力伸膝延迟,但是当所有结构完全损伤时则不可能完成。

在断裂部位可触及的缺损通常高于髌骨上极。平片通常显示低位髌骨,髌骨上极撕脱骨折,髌骨上方区域增强或股四头肌腱内钙化。MRI 是一种有用的辅助检查手段,因为它可以显示股四头肌腱的部分断裂或既往疾病。

股四头肌腱部分撕裂通常采用保守治疗,治疗方法包括使用圆柱形长腿圆筒石膏将膝关节固定于完全伸展位 4~6 周,逐渐增加关节活动范围,随后进行力量训练[28,132]。完全断裂损伤在肌腱清创术后,立即采用直接断端衔接的手术修复效果最好。手术或保守治疗后最常见的并发症包括股四头肌力量或功能下降,伴有伸肌延迟现象和膝关节屈曲不足。

髌腱断裂

髌腱断裂通常发生在 40 岁以下的患者中,而且经常与体育活动有关。断裂最常见于位于髌骨远端的肌腱骨连接处。

髌腱受伤时通常会听到爆裂声,并伴有急性疼痛和肿胀。患者往往无法主动伸膝或保持腿部处于伸展姿势,特别是在重力作用下。可触及的缺损通常位于髌骨远端下方,并且患者通常表现为髌骨下移。另外,髌腱受伤伴随前交叉韧带损伤的病例并不少见,临床上应予以排除。平片上可见髌骨远端撕脱伤。当怀疑肌腱部分撕裂时,可以使用磁共振成像帮助诊断(图 29-19)。

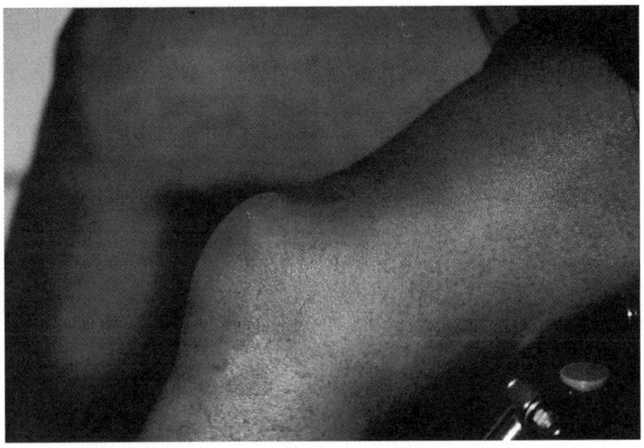

图 29-19　股四头肌肌腱断裂。髌骨向下移位和股四头肌远端缺陷提示股四头肌腱断裂（蒙 Robert Trieff，MD 惠赠）

髌腱部分撕裂可用保守措施治疗，在 4~6 周内应用圆柱形石膏或支具将膝关节固定于伸展位。利用等长训练有助于保持股四头肌的力量。接下来可进行关节活动度和力量训练[133-134]。髌腱完全撕裂应建议进行手术修复。

韧带损伤

前交叉韧带

了解膝关节韧带的解剖结构对于理解疾病过程非常重要（图 29-20）。

前交叉韧带（ACL）是膝关节最常见的损伤韧带之一，占所有膝关节损伤的比例约为 50%[135]。损伤主要发生在年轻人和运动活跃人群中。许多患者在前交叉韧带损伤后留下明显残疾。前交叉韧带损伤会导致膝关节力学改变，并且这种生物力学缺陷会增加半月板损伤的风险。然而在半月板损伤发生后，随之而来的骨关节炎的发病率急剧上升。

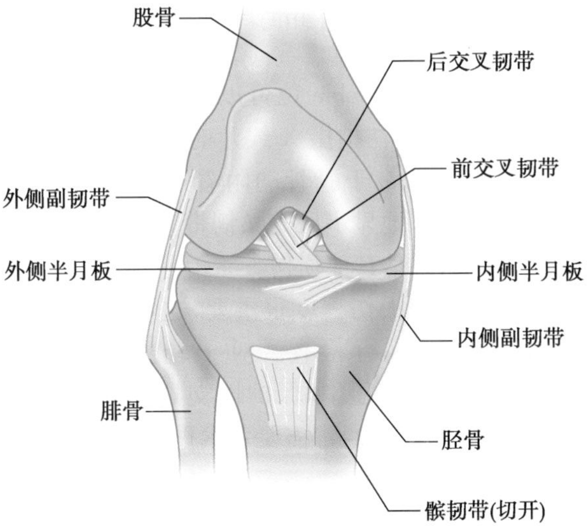

图 29-20　右膝关节韧带，关节囊和髌骨已去除（经允许摘自 Bengtzen RR，Glaspy JN，Steele MT. Knee Injuries. In：Tintinalli JE，Stapczynski J，Ma O，Yealy DM，Meckler GD，Cline DM，eds. Tintinalli's Emergency Medicine：A Comprehensive Study Guide，8e New York，NY：McGraw-Hill；2016）

膝关节过度伸展、内翻/内旋，或者过度外翻和外旋可能是受伤的机制。在大约 40% 的病例中，患者会描述受伤时感觉或听到爆裂声[40]。这是病史中诊断前交叉韧带损伤最可靠的因素。关节血肿通常在数小时内发生。急性进展的大面积关节血肿和 Lachman 试验阳性是典型的检查。

前交叉韧带损伤的诊断极度依赖病史和体格检查。前抽屉试验不如 Lachman 试验敏感（图 29-21）。其他对前交叉韧带损伤膝关节的评价包括屈曲旋转抽屉试验、轴移试验、Macintosh 轴移试验和 Losee 试验。

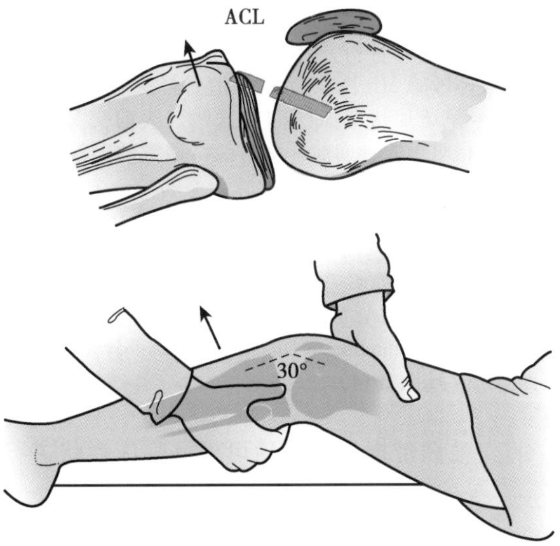

图 29-21　拉赫曼试验评估前交叉韧带断裂。测试应在膝关节屈曲 30°时进行，肢体不必抬起，足要固定（经允许摘自 Gross A，Ma C. Chapter 12. Approach to the Patient with Knee Pain. In：Imboden JB，Hellmann DB，Stone JH，eds. CURRENT Diagnosis & Treatment：Rheumatology，3e New York，NY：McGraw-Hill；2013）

MRI 通常用于评估韧带的完整性及寻找其他结构的相关损伤，其结果表明多达 80% 的患者存在骨挫伤[136]（图 29-22）。

前交叉韧带损伤患者的治疗目标是预防复发膝关节不稳和相关的半月板损伤。一旦发生半月板病变，骨关节炎的发病率就会更高。急性前交叉韧带损伤后，手术重建的主要适应证与不稳定程度和活动水平有关。活动水平可包括体育运动或与工作有关的活动。

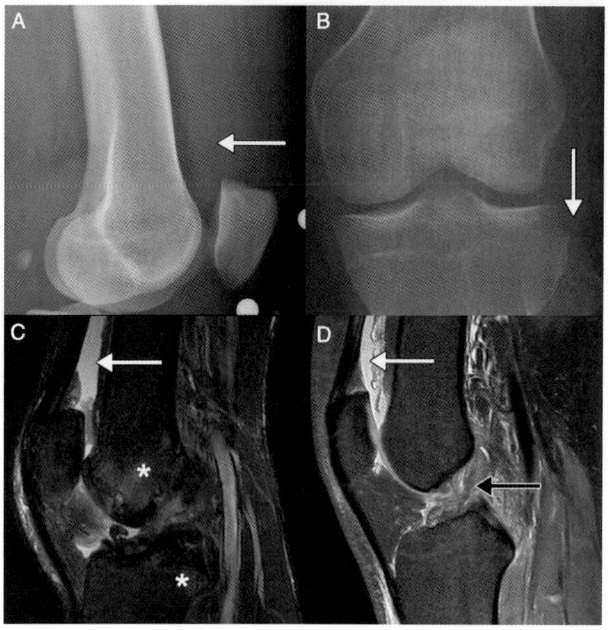

图 29-22 前交叉韧带撕裂的间接和直接征象。(A)膝关节侧视图显示关节积液(白色箭头)。(B)膝关节的正面X线片显示胫骨外侧髁的外侧有小骨碎片(白色箭头)与撕脱骨折(Segond骨折)一致。(C)另一位患者的膝关节矢状位液体敏感MR图像显示,在股骨外侧髁和胫骨平台外侧,信号呈斑片状增加(*)。这些代表前交叉韧带撕裂和胫骨相对于股骨向前平移时经常遇到的"接触挫伤"(kissing contusions)。(D)同一膝关节的另一个矢状面液体敏感MR图像显示ACL纤维内部的信号不均匀增加并且缺乏连续性(黑色箭头),这与完全破坏征象一致。注意相关的关节积液(C和D中的白色箭头)(经允许摘自Amini B, Metwalli ZA. Musculoskeletal. In: Elsayes KM, Oldham SA, eds. Introduction to Diagnostic Radiology, New York, NY: McGraw-Hill; 2014)

前交叉韧带损伤发生后可根据临床症状进行治疗,并在受伤后的第2~3周再次评估。运动能力要求较高的患者需要进行手术重建。目前重建至少要在受伤后3周后进行,以减少肿胀并增加关节活动范围。无相互关联结构损伤的部分前交叉韧带损伤可以采用保守治疗,如保护、休息、冰敷、加压包扎和抬高患肢(PRICE原则),功能康复和应用保护性支具。

后交叉韧带

后交叉韧带(posterior cruciate ligament, PCL)损伤较前交叉韧带损伤少见,且往往不易被发现。当膝关节屈曲时,应力施加于胫骨近端的前部时,损伤最常发生。膝关节过度伸展和旋转,或内翻/外翻的应力机制也可能是后交叉韧带撕裂的原因。后交叉韧带损伤可能单独发生,也可能合并其他韧带损伤[137]。美国的实际发病率尚不明确。

当踝关节在站立位处于背屈状态时,会迫使膝关节过度伸展,从而导致后交叉韧带断裂。施加于膝关节前内侧的力会对膝关节产生后向力和内翻过伸力,导致后交叉韧带和后外侧关节囊断裂。

如果断裂由内翻或外翻机制产生,则可发现患肢膝关节在完全伸展位时外展内收应力测试为阳性。如果韧带断裂是由于胫骨前部受力而产生,则后抽屉征可能为阳性。在慢性损伤病例中,诊断依赖于后抽屉征和重力试验阳性;当患者仰卧位双腿屈曲90°时,受累胫骨相对于对侧胫骨将在股骨远端向下过度移动(图29-23)。

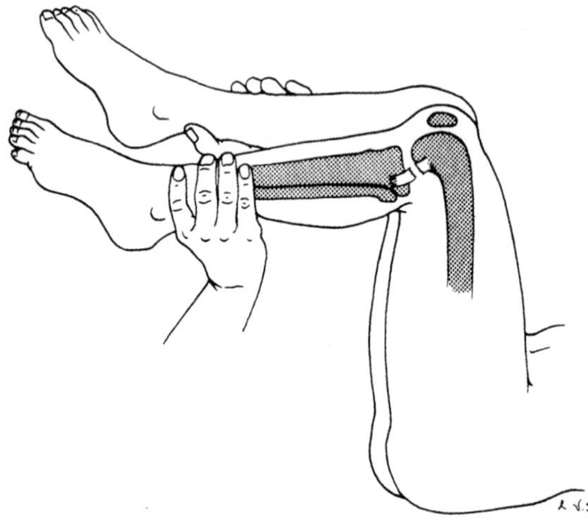

图 29-23 当双腿呈屈髋屈膝90°位,损伤侧胫骨将在股骨远端向后凹陷,则可诊断为后交叉韧带断裂(经允许摘自Aziz F, Doty CI. Orthopedic Emergencies. In: Stone C, Humphries RL, eds. CURRENT Diagnosis & Treatment: Emergency Medicine, 8e New York, NY: McGraw-Hill; 2017)

X线片的cross-table位可以显示出与对侧相比的胫骨后移,并且在拍摄X线片时行后抽屉试验而加重。后交叉韧带于胫骨的附着点处可见撕脱骨折。MRI能很好地显示后交叉韧带,可以明确诊断,但要注意同时评估其他损伤。

明确韧带的损伤程度很重要,这可能需要在麻醉和关节镜下进行检查。对于轻度损伤,遵循PRICE原则、功能康复和保护性支具是有益的。对于中度或重度损伤,通常需要手术重建。

侧副韧带

膝关节内侧副韧带(medial collateral ligament, MCL)损伤和外侧副韧带(lateral collateral ligament, LCL)损伤很常见。从临床实际情况来看,内侧副韧带损伤是最常见的膝关节韧带损伤。

在急诊室出现的急性膝关节损伤的患者中,侧副韧带损伤占25%。副韧带损伤的高峰发生在成年人 20~34 岁这一阶段[138]。

内侧副韧带损伤最常见的病因是外翻力作用于膝关节并伴有胫骨外翻,这可能对关节外侧造成非接触扭转或打击。无论是接触还是非接触内翻或扭伤,都是外侧副韧带损伤的最常见形式。对于老年人来说,跌倒和其他创伤是侧副韧带损伤的常见原因。

疼痛和僵硬是内侧或外侧副韧带损伤患者的最初主诉。大多数患者在急性损伤后还能继续行走。几天后可能出现红斑。肿胀通常存在,但关节卡锁或爆裂感并不常见。

在内侧副韧带损伤中,膝关节屈曲 30°时可见外翻应力试验阳性。与健侧膝关节对比有助于诊断。内侧副韧带与前交叉韧带或后交叉韧带共同受损将导致外翻压力测试中出现更大的间隙,在膝关节伸展位测试时尤其明显(图 29-24)。

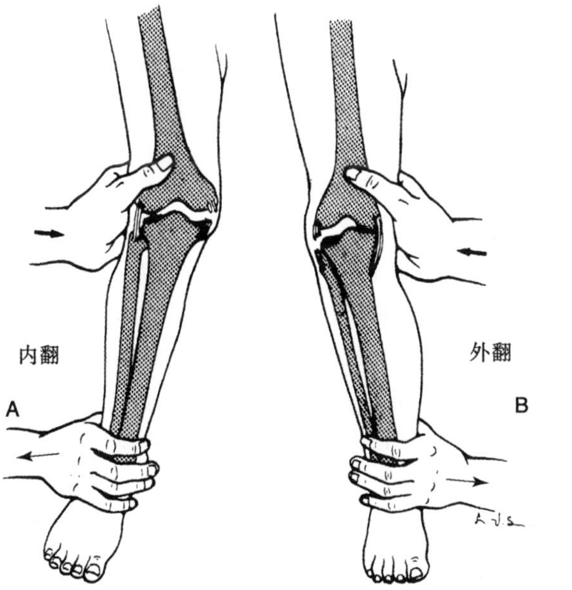

图 29-24　膝关节内翻(A)和外翻(B)应力试验评估内侧和外侧副韧带断裂。比未受伤的膝盖更松弛或缺乏牢固的终点为阳性。疼痛和肌肉僵直可能无法进行测试(经允许摘自 Aziz F, Doty CI. Orthopedic Emergencies. In: Stone C, Humphries RL, eds. CURRENT Diagnosis & Treatment: Emergency Medicine, 8e New York, NY: McGraw-Hill;2017)

在外侧副韧带损伤中,膝关节屈曲 30°时内翻应力试验角度增加,后外侧抽屉征阳性。评估腓神经的功能也很重要,因为腓神经绕腓骨颈走行,并可能与外侧副韧带同时受损。

内侧或外侧副韧带损伤通常是临床诊断[139-140]。对于疑似膝关节韧带损伤的患者,X 线检查应拍摄正位、外侧位、髁间切迹和髌骨轴位。膝关节韧带损伤常伴有撕脱性骨折。

MRI 有助于排除其他软组织损伤(如前交叉韧带或后交叉韧带撕裂、半月板损伤)。MRI 对侧副韧断裂的检测非常敏感,但不适于区分损伤程度的等级,使用此种方法可能会降低对损伤程度的评估[141]。

大多数韧带断裂患者适用于非手术治疗,例如应用铰链式膝关节支具和关节活动度训练;在成功地进行伤后早期康复后,可以佩戴预防性支具进行主动训练。

后外侧角损伤

对抗异常后外侧活动的主要静态稳定结构是腓侧副韧带、腘肌腱和腘腓韧带[142]。多数情况下,这些结构与后交叉韧带(最常见)或前交叉韧带同时受损,应在进行交叉韧带修复时一起修复。损伤的机制通常是膝关节前内侧受打击、过度伸展或非接触内翻损伤[143]。

外旋反屈试验、后外侧抽屉试验、反向轴移试验和增加膝关节外旋的测试都是体格检查的重要组成部分。应评估腓神经功能,因为 15% 的后外侧角损伤伴有腓总神经损伤[40]。MRI 扫描可能有助于评估与后外侧角损伤相关的结构完整性。

建议在伤后 1~2 周内进行早期及时修复,因为不良的结局与结构重建较晚有关。

髌股关节功能障碍

髌股关节病是所有年龄组人群中最常见的肌肉骨骼疾病之一。患者主诉从膝关节前部疼痛至髌骨周围疼痛及髌骨后疼痛各不相同[144]。非特异性的主诉可能包括膝关节整体性或广泛性疼痛、关节线疼痛或膝后疼痛。髌股关节综合征可能影响 25% 的运动员。

膝关节滑膜皱襞综合征有一系列症状和体征,继发于膝关节损伤或过度使用。“Plica”是一个拉丁文单词,意为“折叠”。这个术语只是一个描述性的术语,没有经验证据表明滑膜曾真正地发生过折叠。

滑膜皱襞是膝关节滑膜内层的多余褶皱,是正常存在的,但当它发炎或纤维化时可能会出现症状。皱襞的炎性疼痛最常见于膝关节内侧,触诊时可发现沿髌骨内侧缘或股骨髁局部压痛增厚(膝关节屈曲 45°)。滑膜皱襞有时可在膝关节屈曲时发出“啪嗒”声。滑膜皱襞的非手术治疗包括休息、灵活性训练,特别是腘绳肌、股四头肌强化训练,以及应用抗炎药物。如果皱襞有明显瘢痕或纤维化并且无法康复,则需进行关节镜下切除术。

脂肪垫撞击

脂肪垫是位于膝盖骨(髌骨)下方和髌腱后方的一块脂肪组织。当脂肪垫因直接打击、过度伸展损伤或慢性刺激产生肿胀和发炎时,可发生脂肪垫撞击。因此,髌骨的底端(或下极)会挤压脂肪垫。膝关节过伸的人也可能更容易出现这种情况。

脂肪垫撞击很容易与髌腱炎混淆。两者之间的区别在于,髌腱炎往往只会引起髌腱疼痛,尤其是髌骨下极。脂肪垫撞击会导致脂肪组织所在的髌腱两侧疼痛。跳跃、长时间站立或任何导致膝关节过伸的姿势都会使疼痛加剧。另外,髌腱周围可能有轻微肿胀。脂肪垫撞击与膝关节发出"咔嗒"声、锁定或不稳定无关。

脂肪垫撞击症通常进行保守治疗,但可能需要很长时间才能完全恢复。活动前后进行冰敷10~15min是有益的。调整或限制增加疼痛的姿势和活动是恢复的另一个关键。牵伸股四头肌和屈髋肌有助于减少髌骨对脂肪垫的向下压力。

消炎药为常用的治疗手段。少部分患者需要注射皮质类固醇来减轻炎症,或者通过手术来切除脂肪垫。极少情况下需要手术切除脂肪垫的发炎部分。

髌股关节疼痛综合征

髌股关节疼痛综合征(patellofemoral pain syndrome,PFPS)可能是由于伸肌腱排列不齐,伴有或不伴有不稳定综合征引起的,也可能是极端和/或重复负荷施加于髌股关节造成对关节的过度使用。

髌股关节疼痛综合征通常表现为膝关节前部疼痛,当膝盖弯曲坐在一个狭窄的空间或下楼梯或斜坡时,疼痛会更严重。轻度肿胀可能存在,并且可能发生在双侧。疼痛可能伴有髌骨周围的"啪嗒"声和爆裂声。

检查的结果与双腿的伸肌腱问题相符合。髌股挤压试验常有疼痛,关节活动范围内存在爆裂声,髌骨周围有触痛。轻度压痛也可能存在。另外,足部排列不齐或腿长不一致可能加重症状。

髌骨下X线检查必须采用适当的摄片技术。当膝关节屈曲30~45°时,平片可显示侧倾和/或侧向半脱位,或外观正常。

治疗包括功能性康复计划(包括股四头肌闭链运动强化计划)、非甾体抗炎药、髌骨缝合术、PRICE、髌骨支具,以及足对齐不良(如内旋过度)的矫正术。如果保守治疗不成功,可考虑手术治疗。

半月板损伤

半月板损伤常见于从事体育或体力活动的年轻男性,此外该病也常见于55岁以上的老年人,其原因是已经发生退化的半月板在受到轻度伤害后也会发生损伤[145]。膝关节扭伤或下蹲是常见的半月板损伤机制,并且可能与韧带损伤有关,因为这两种机制可同时引发其他结构损伤。

半月板损伤通常表现为轻度肿胀和关节线疼痛。在急性情况下,重要的是要明确膝关节不能完全伸展是在损伤时(移位的碎片导致膝关节锁定)还是次日(腘绳肌痉挛造成的假性阻滞)。在慢性情况下,可见典型的膝关节反复锁定。另外,症状可能包括滑倒或半月板突出关节线。

患肢McMurray和Apley试验检查可为阳性,但是不同时间的结果可能差异很大,还可能存在关节压痛和少量积液。此外,股四头肌萎缩在半月板慢性损伤中也很常见。

X线平片通常显示正常,除非半月板撕裂已经存在很长时间,平片可能会显示关节线处骨刺和/或狭窄。如今,MRI已经取代了用于诊断半月板损伤的关节造影。MRI对于内侧半月板损伤的灵敏度高达95%(图29-25)。

早期患者可以应用对症治疗和功能康复来治疗疑似半月板撕裂而没有韧带不稳定的患者。如果症状无改善,或者如果时间限制不允许保守治疗,诊断性关节镜检查是诊断和治疗半月板损伤的最可靠的方法。另外,MRI可以帮助决定是否继续手术治疗或继续非手术治疗。

退行性关节病

退行性关节病是一种常见的发生于大关节的关节炎病症,影响约2 700万美国人。膝关节、髋关节、脊柱和第一腕掌关节是最常受累的关节(图29-26)。退行性关节病会引起疼痛、功能丧失以及一定程度的残疾。该病本质上是由关节的日常磨损引发,但骨关节炎也可能由于损伤或创伤导致。

退行性关节病起病时仅在体力活动期间有轻微疼痛,但很快疼痛就会持续,甚至在休息状态下发生。疼痛可能使患者虚弱并阻止其做一些活动。与类风湿性关节炎不同,骨关节炎常见于老年人。65岁以上的人群中,超过30%的女性患有某种程度的骨关节炎。骨关节炎的危险因素包括既往关节创伤史、肥胖和久坐的生活方式。

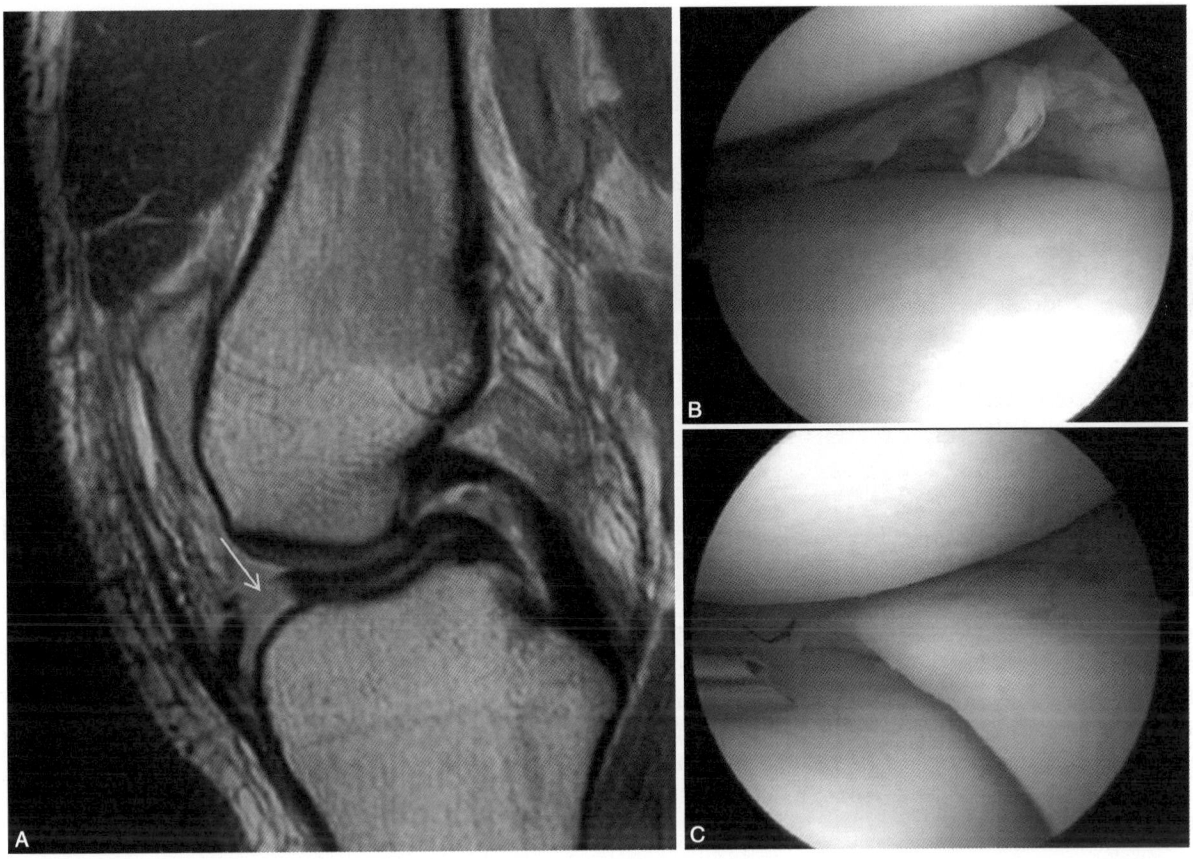

图 29-25　膝关节外侧和半月板撕裂的影像和治疗。(A)膝关节的 MRI 矢状位 T2 图像显示移位的桶柄状外侧半月板撕裂(箭头)。(B)关节镜下图像显示将撕裂的桶柄状碎片复位固定之前外侧半月板的残余边缘。(C)撕裂节段复位后,用缝线将其固定到残余半月板和侧囊上的关节镜下图像(经允许摘自 Thomas BJ,Fu FH,Muller B,Vyas D,Niesen M,Pribaz J,Draenert K. Orthopedic Surgery. In:Brunicardi F,Andersen DK,Billiar TR,Dunn DL,Hunter JG,Matthews JB,Pollock RE,eds. Schwartz's Principles of Surgery,10e New York,NY:McGraw-Hill;2015)

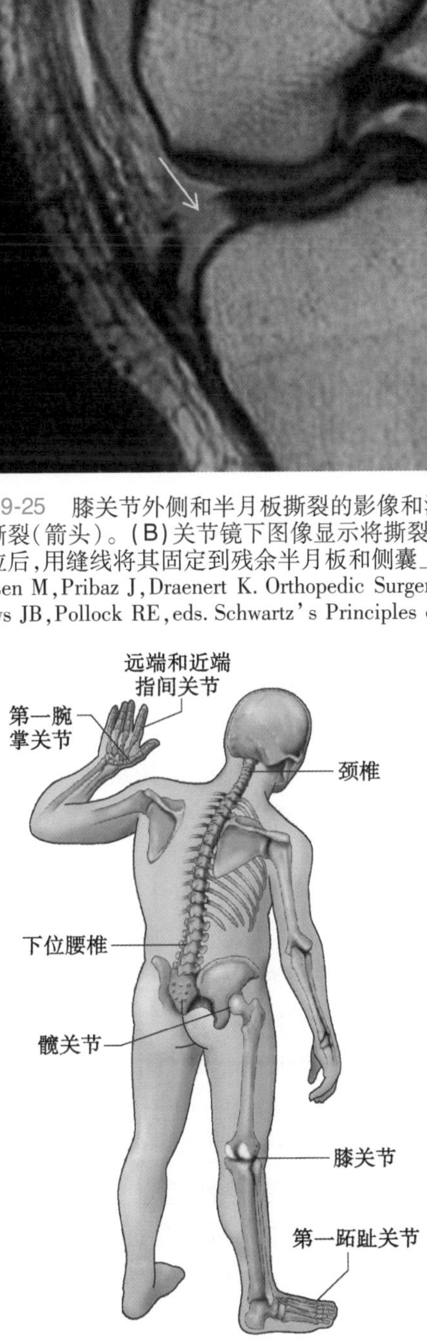

图 29-26　最常见的受骨关节炎影响的关节(经允许摘自 Felson DT. Osteoarthritis. In:Kasper D,Fauci A,Hauser S,Longo D,Jameson J,Loscalzo J,eds. Harrison's Principles of Internal Medicine,19e New York,NY:McGraw-Hill;2014)

骨关节炎的症状各不相同,取决于受影响的关节以及严重程度。清晨疼痛和负重疼痛很常见。严重骨关节炎的患者通常会对气压变化(寒冷或多雨天气)产生反应,最常见的症状是疼痛和僵硬,特别是晨起或休息后会首先出现。受累关节可能会肿胀,特别是在长时间活动后。这些症状往往随着时间的累积而出现,并不是突然出现。

骨关节炎的诊断主要基于详细的病史和完整的体格检查。X 线和 MRI 等放射学检查可确诊或评估损伤程度。患有骨关节炎的膝关节可表现关节间隙消失。其他影像学表现包括软骨下硬化、囊肿、骨赘或游离体(图 29-27)。

目前尚无治愈骨关节炎的方法。治疗方案取决于骨关节炎的程度,包括物理治疗、生活方式改变(包括运动和体重控制)、骨科支具和药物注射,例如类固醇或透明质酸关节注射。严重和晚期骨关节炎可能需要关节置换手术。

滑囊炎

滑囊炎通常的损伤机制是过度使用或直接打

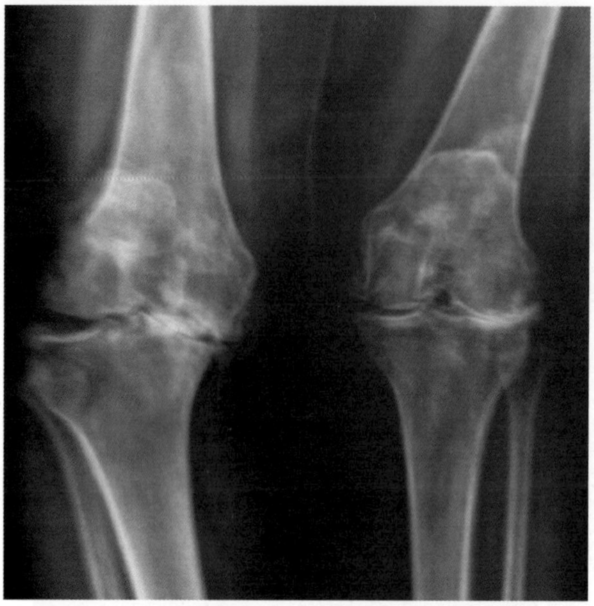

图 29-27 双膝骨关节炎。注意右膝内翻对齐,左膝外翻对齐("风吹样畸形")(经允许摘自 Thomas BJ,Fu FH,Muller B,Vyas D,Niesen M,Pribaz J,Draenert K. Orthopedic Surgery. In:Brunicardi F,Andersen DK,Billiar TR,Dunn DL,Hunter JG,Matthews JB,Pollock RE,eds. Schwartz's Principles of Surgery,10e New York,NY:McGraw-Hill;2015)

击。其他病因包括感染(主要是金黄色葡萄球菌和链球菌)、全身性疾病、长期运动或过度使用。对于鹅足滑囊炎,腘绳肌紧张可能是一个致病因素。滑囊炎的发病率在运动员中较高,在跑步者中高达 10%。大约 85% 的化脓性浅表滑囊炎病例发生在男性。一般来说,在大多数滑囊炎病例中,有针对性的物理治疗,使用非甾体抗炎药和冰敷能够缓解症状。值得注意的是热敷对于炎性滑囊通常无效。

髌前滑囊炎

患有髌前滑囊炎的患者通常表现为髌骨表面肿胀。膝关节活动范围可能会受到影响,这取决于病情严重程度,如果关节活动时不伴有疼痛,则一般不伴有膝关节积液。在更多的慢性病例中,滑囊组织发出"噼啪"声和增厚常常存在,通常见于需要长时间跪拜的职业("女仆膝")。

鹅足滑囊炎是覆盖缝匠肌、股薄肌和半腱肌附着点的滑膜组织炎症。这在新手游泳运动员和长跑运动员中很常见[115]。大多数情况下可采用运动治疗和牵伸来缓解。

内侧副韧带滑囊炎(Voshell 滑囊炎)是指位于内侧副韧带深处的滑囊炎症[43]。疼痛区域沿着内侧关节线分布,由于靠近半腱囊,通常伴有内旋和外旋疼痛[43]。局部可触及肿块,将膝关节置于外翻应力下可能会加大。

髌下滑囊炎

髌下滑囊炎是由于下跪("修女膝")等活动时膝关节受机械性刺激引起的[43]。治疗包括活动调整、PRICE、非甾体抗炎药、腘绳肌牵伸(鹅足滑囊炎)、理疗和皮质类固醇注射。

神经血管病

腘动脉和腓神经损伤常见于引发膝关节脱位的创伤。超过一半的脱位是前部或后部脱位,这两者具有较高的腘动脉损伤发生率。所以细致的血管检查是必要的。膝关节脱位或半脱位的所有变异都可能损伤腘动脉,据报道发生率从 7%~64% 不等[146-147]。

同时合并腓总神经损伤的患者占 25%~35%,必须予以排除。这种损伤最常见的表现是第一趾间隙感觉减弱,足背屈障碍。

如果发生膝关节脱位,首先必须进行神经血管检查,并在前往就诊医疗机构的途中继续进行一系列观测。

胫腓骨/踝/足

骨折

胫骨骨折是人体最常见的长骨骨折。胫骨骨折通常是由剧烈撞击造成的,如机动车辆事故、严重的运动损伤或跌倒。损伤程度包括从功能受限的轻度非移位骨折到需要紧急修复且功能显著受限的粉碎性骨折(图 29-28)。

X 线检查可显示损伤,CT 扫描能够提供更详细的评估。

胫骨近端、骨干和远端的非移位骨折可以通过石膏固定和限制负重来治疗。粉碎、成角或压缩性骨折需要切开复位内固定术(ORIF)和较为漫长的术后康复。胫骨平台骨折,由于躯体重量通过该区域传递,患者将需要长时间的非负重移动。

腓骨骨折常见于接触性运动、滑雪/滑雪板运动和老年人[148]。这可能造成胫骨近端骨折,也可能造成踝关节远端骨折。闭合且稳定的骨折可打石膏固定,可限制承重,但不稳定性骨折需要切开复位内固定术或长时间非负重状态下钢板固定。预后可能取决于相关的骨折和韧带损伤情况,以及肢体的神经血管状态[149](图 29-29)。

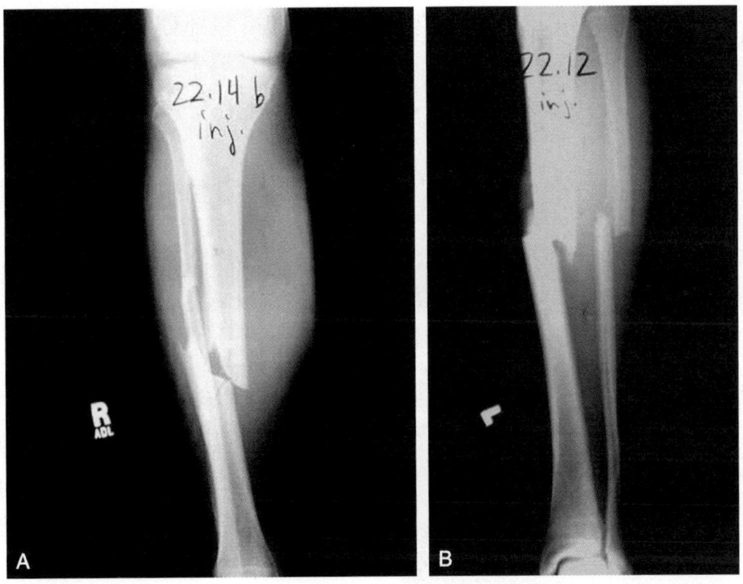

图 29-28　胫骨中部移位骨折的前后位(A)和侧位(B)X 线片(经允许摘自 Vanderhave K. Orthopedic Surgery. In:Doherty GM,eds. CURRENT Diagnosis & Treatment:Surgery,14e New York,NY:McGraw-Hill;2014)

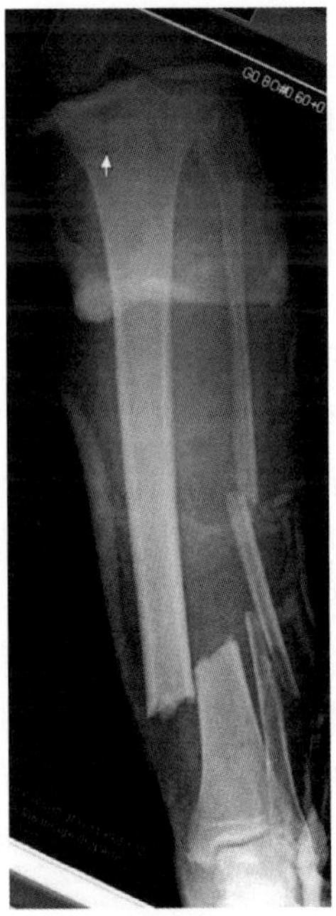

图 29-29　胫骨横向骨折和腓骨节段性骨折(经允许摘自 Thomas BJ,Fu FH,Muller B,Vyas D,Niesen M,Pribaz J,Draenert K. Orthopedic Surgery. In:Brunicardi F,Andersen DK,Billiar TR,Dunn DL,Hunter JG,Matthews JB,Pollock RE,eds. Schwartz's Principles of Surgery,10e New York,NY:McGraw-Hill;2015)

距骨骨折可能涉及距骨头、颈、体或外侧突(图 29-30)。距骨头骨折可用短腿石膏固定(SLC)并保持非负重状态 4~8 周。距骨颈部骨折按移位和脱位情况分为 4 种亚型。未移位的 1 型骨折采用短腿石膏固定和非负重移动来进行保守治疗。2—4 型进行性移位骨折需要切开复位内固定术,但通

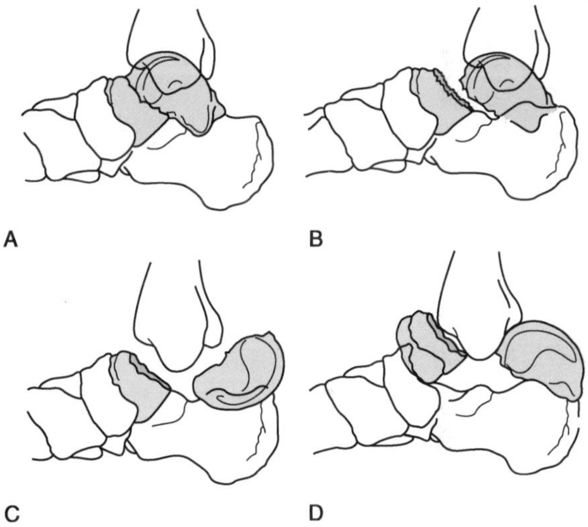

图 29-30　距骨颈骨折的 Hawkins 分型。(摘自 Coughlin MJ,Mann RA,eds:Surgery of the Foot and Ankle,7th ed. New York:WB Saunders;1999)

常具有良好的功能结局。未移位的距骨体骨折可以在限制负重的情况下石膏固定 6 周。其他的距骨体骨折需要切开复位内固定,并且进行缓慢渐进性负重训练。距骨体的粉碎性骨折预后最差。外侧突骨折或滑雪板运动骨折表现为踝关节被迫内翻和背屈(DF)。非移位骨折可在非负重情况下石膏固定 4~6 周,粉碎性骨折需要切开复位内固定[150]。

内侧踝骨折可累及距骨或腓骨近端,如 Maisonneuve 骨折(图 29-31)。另外,也可因腓骨近端骨折、内侧踝撕脱骨折和/或三角韧带或距骨前韧带(ATFL)断裂引起被动外旋所导致。石膏固定和限

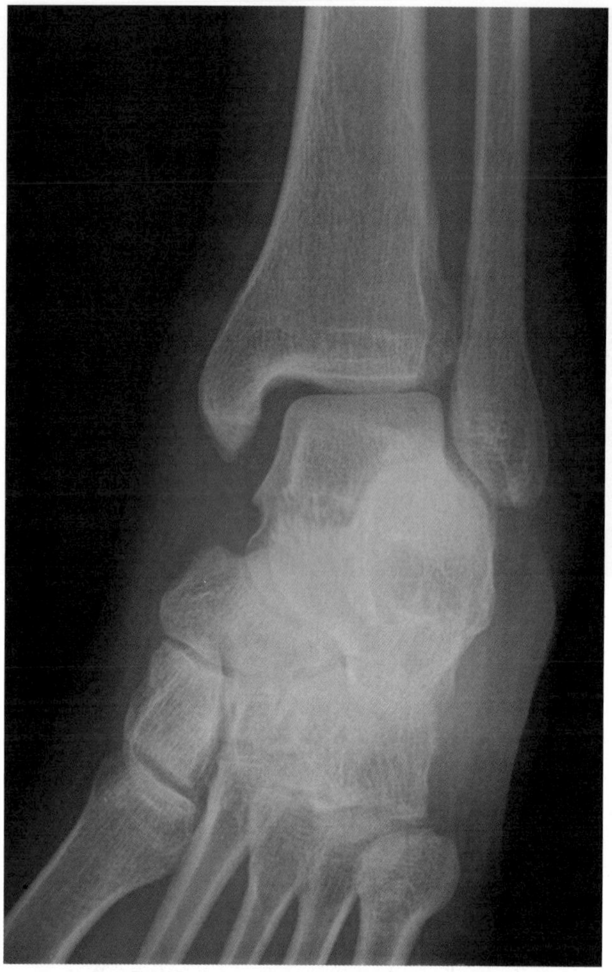

图 29-31　Maisonneuve 骨折。(A)踝关节内侧面和胫腓联合远端异常增宽,以及距骨穹隆轻微外侧半脱位。由于腓骨远端不存在"出口"骨折,所以怀疑并确认了腓骨近端骨折(B)(摘自 Coughlin MJ,Mann RA,eds:Surgery of the Foot and Ankle. 7th ed. Philadelphia,PA:WB Saunders;1999)

制负重的保守治疗通常效果良好[151]。双踝或三踝骨折、开放性骨折和骨不连需要手术治疗。

舟骨撕脱骨折是由足部扭伤引起的最常见的跗骨骨折[152]。其治疗包括用石膏或矫形器固定,如果伴有韧带损伤,则需限制负重 8~12 周。如果未移位,则用上述类似方法治疗舟骨体骨折,但不稳定骨折可能需要切开复位内固定术。通过固定,早期在关节活动范围内活动将减少僵硬和肿胀。其中,长方体和楔形骨折很罕见。

跖骨骨折最常见于直接创伤,但也可见于运动损伤中的间接创伤(例如强力扭转)。症状包括肿胀、疼痛、瘀斑、畸形和无法负重。平片可显示大多数骨折,但通常需要骨扫描来识别应力性骨折。跖骨基底部骨折可打石膏或使用控制踝关节运动(即 CAM)靴 6 周,并逐渐承重。未移位的跖骨体和颈骨折患者可穿部分负重的硬底鞋。移位和骨不连骨折患者需要手术固定。由于第五跖骨头骨折或 Jones 骨折发生在分水岭区域,要受到更严格的非负重限制,且愈合缓慢。非负重下短腿石膏固定需要 6~8 周。运动员如果希望尽快回归运动,可选择早期手术螺钉固定[153]。

趾骨骨折是最常见的足部骨折,主要见于第一趾骨近端。远端指骨骨折较少见,通常伴有甲下血肿。治疗包括 buddy 包扎法包裹脚趾并使用硬底鞋。如果骨折延伸到关节间隙则可能需要手术治疗[154]。

距后三角骨是距骨后外侧的副骨。距后三角区骨折很少见,但可能因足底屈曲,导致胫骨后踝与跟骨结节之间的压迫而发生该部位的骨折[155]。体格检查显示被迫跖屈(PF)疼痛。诊断可通过 CT 扫描确诊,保守治疗可用 CAM 靴和休息治疗。

应力性骨折

下肢应力性骨折最常见于重复负重时的骨折,如跑步和跳跃。女性比男性更常见,患者主诉负重或活动时疼痛。最常累及胫骨,占下肢应力性骨折的 50%,跖骨占 25%[16]。

应力性骨折的危险因素包括女性、骨密度降低、营养不良、训练迅速增加和月经紊乱。在应力性骨折发生时,破骨细胞活性超过成骨细胞活性,使骨骼更加容易受损伤[156]。

X 线平片通常无法显示骨折,而骨扫描或 MRI 通常会显示应力性骨折(图 29-32)。疼痛、肿胀和压痛是典型的症状。治疗包括在限制负重状态下休息 6~8 周,以及冰敷和使用非甾体抗炎药。运动员应通过热身和拉伸逐渐恢复运动。避免应力性骨折复发的措施包括缓慢进展的训练、拉伸和矫形器来纠正生物力学因素。

胫骨应力性骨折可以采用充气固定支具固定至无痛。如果 6 个月后没有临床改善,可考虑使用髓内钉。腓骨应力性骨折通常在保守治疗的 4~6 周内愈合良好。跖骨和跟骨应力性骨折采用减轻负重、石膏固定或 CAM 靴治疗 4~6 周。第五跖骨骨折需要密切监测是否存在骨不连情况。舟骨应力性骨折打石膏 6 周且不负重,然后使用 CAM 靴进行部分负重。使用半刚性底的鞋将有助于更快地重返运动。如果骨折不均匀,可能需要使用髓内(IM)钉固定[157]。

籽骨应力性骨折伴有前足疼痛,并随着跖趾(MTP)关节背屈而加重。籽骨降低跖骨头的承重压

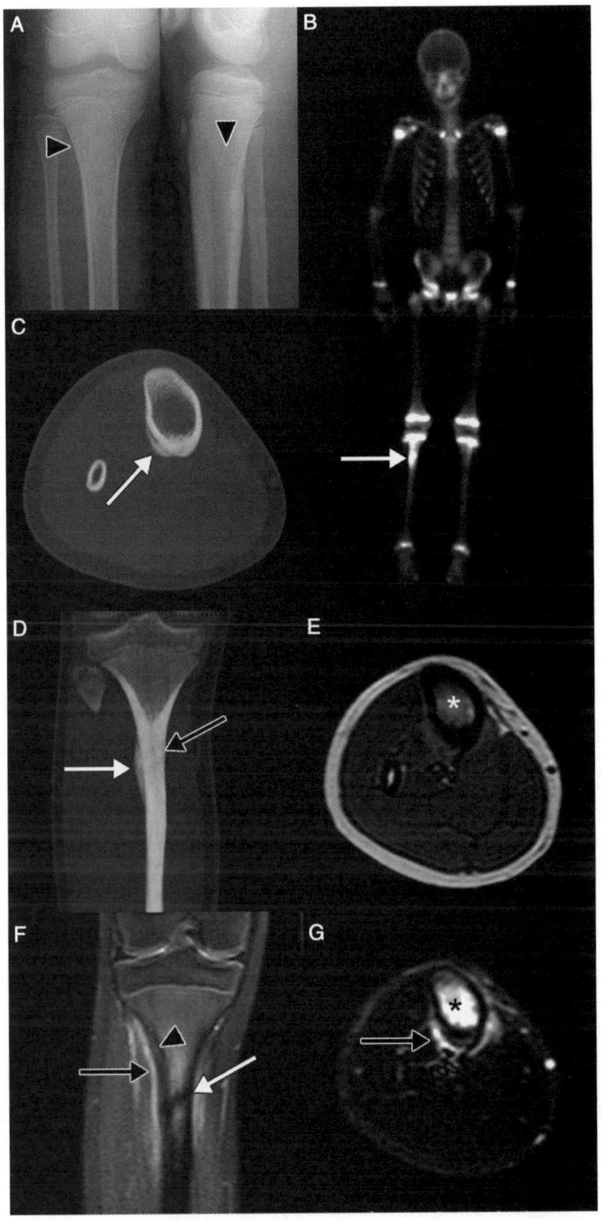

图 29-32 胫骨疲劳骨折。(A)平片显示没有骨折的迹象。偶发良性病变(非骨化纤维瘤)(黑色箭头)。(B)全身 Tc-99mMDP 扫描显示右胫骨近端吸收增加(白色箭头)。(C)轴位 CT 图像显示骨膜反应(白色箭头)。(D)冠状重建显示骨膜反应(白色箭头)和代表骨折的硬化线(黑色箭头)。(E)轴位 T1 加权图像显示骨髓正常脂肪信号丢失(*)。(F)冠状液体敏感序列显示非骨化性纤维瘤(黑色箭头)、骨折(白色箭头)和骨膜水肿(黑色箭头)。(G)轴位液体敏感序列显示骨髓(*)和骨膜(黑色箭头)水肿(经允许摘自 Amini B, Metwalli ZA. Musculoskeletal. In: Elsayes KM, Oldham SA, eds. Introduction to Diagnostic Radiology, New York, NY: McGraw-Hill; 2014)

力,减少踇趾肌腱的摩擦。治疗可用固定保守治疗,骨不连骨折时建议应用切开复位内固定术或籽骨切除术。

小腿脱位

最常见的踝关节脱位是后脱位,由于足部骨折和足部被迫内翻或外翻而导致。其通常伴有胫骨或腓骨远端骨折以及神经或血管损伤。内踝发育不良、韧带松弛、陈旧踝关节扭伤、活动过度和腓骨肌肉无力都容易导致脱位[158]。症状包括疼痛、肿胀、畸形和无法负重。X 线片可以显示脱位,而 MRI 可以评估韧带结构(图 29-33)。

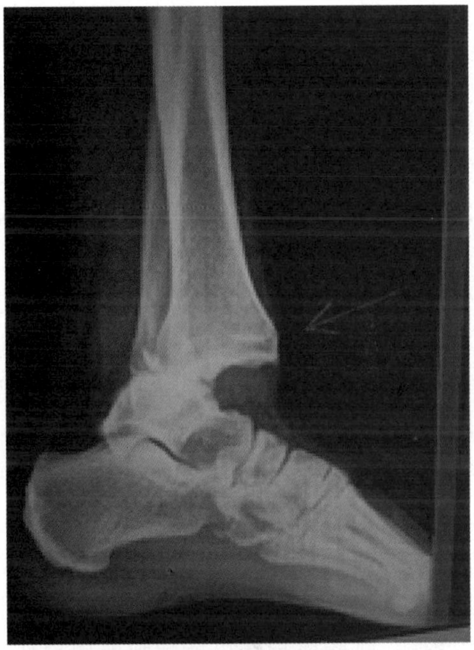

图 29-33 踝关节后脱位,距骨相对于胫骨后脱位(经允许摘自 Kevin J. Knoop, MD, MS)

踝关节脱位的治疗是尽快复位固定。需要手术修复来稳定脚踝并修复神经或血管损伤。在伤后第 6~12 周逐渐增加负重训练,并伴随扩大功能活动范围和强化练习[159]。

腓骨头脱位很罕见,通常由创伤引起,可导致足内旋,并伴随膝关节屈曲和踝关节跖屈。前外侧脱位占腓骨头脱位的 85%[160]。体格检查显示腓骨头突出,伴有膝关节外侧疼痛,膝关节伸展受限,膝关节锁定或发出爆裂声。评估损伤最有价值的影像学检查是 X 线或 CT 扫描。治疗方法为辅以膝关节屈曲、背屈、外旋的闭合复位同时对腓骨头施加压力。但是闭合复位失败或上后脱位则需要切开复位内固定术[161]。

近端趾间关节本质上是铰链结构,屈曲程度大约是伸展时的 2 倍。趾骨脱位较为常见的原因是过度伸展或过度屈曲。掌板可防止趾骨过度伸展和背侧脱位，也可防止趾骨背侧脱位而破裂。这可能与趾骨底撕脱骨折有关。侧支韧带复合体可以抵抗过度伸展和外侧脱位。伸肌腱帽复合体可起稳定作用，防止趾骨的过度屈曲和掌侧移位。

如体格检查显示畸形、肿胀和压痛，应评估关节活动度和神经血管状况。还应评估侧位、正位和斜位 X 线片。复位后，脚趾应用冰敷和固定治疗 10～14d，然后用 buddy 包扎法固定 3～6 周[162]。

小腿肌肉/肌腱损伤

胫骨痛或胫骨内侧应力综合征(medial tibial stress syndrome，MTSS)表现为胫骨后内侧弥漫性疼痛和压痛。这种情况在运动员和军人中最常见。发生的危险因素包括体重指数(BMI)增高、踝关节跖屈活动度增加、髋关节外旋活动度增加、女性、足内旋增加和既往跑步损伤史。病因可能是胫骨牵拉性骨膜炎[163]。

MTSS 可通过 MRI 或骨扫描来诊断。治疗包括休息、降低活动水平、拉伸和冰敷下按摩。肌筋膜按摩是有帮助的，也可进行跖屈和内转肌强化、离子电渗疗法、超声透入疗法和超声波疗法，如果条件允许，可使用体外冲击波疗法(extracorporeal shockwave therapy，ECSWT)[164]。

腓肠肌撕裂在 40 岁以上的运动员中最常见。由于肌肉跨越踝关节和膝关节，因此通常会因剧烈活动而受伤。腓肠肌损伤可能导致肌肉拉伤，部分撕裂或断裂。其机制是腓肠肌损伤迫使踝关节背屈下的膝关节伸展。其中，腓肠肌内侧头损伤最为常见。患者会出现突发性小腿后部疼痛并伴有肌腱交界处的压痛。肌腹部可触及明显的不适。

腓肠肌撕裂可用超声或 MRI 进行诊断。治疗包括休息、冰敷、加压包扎和抬高患肢，以及电刺激和超声等理疗。膝关节和踝关节的主动关节活动度(AROM)训练应尽早开始。在第 2～3 周内进行背屈肌、跖屈肌、腘绳肌和股四头肌的等长训练和抗阻肌力练习。在第 3～4 周，患者可开始骑自行车等有氧运动，以及平衡训练。在第 5～6 周，他们可以开始重返体育活动，可以开始旋转、下蹲和跳跃等活动[165]。

跟腱炎是运动员的常见病。患者的关节活动必须受到限制，如果严重的话，可能需要完全休息。虽然目前主要是根据临床表现进行诊断，但超声检查有助于确诊(图 29-34)。超声治疗、超声透入疗法、冰敷和非甾体抗炎药可能也会有所帮助，但类固醇注射可能使肌腱受损。离心运动可能非常有益，应该在膝关节屈曲和伸展时进行。但这些治疗可能导致跟腱的新生血管减少。拉伸，AROM 和强化训练会施加渐进性的压力，从而使胶原纤维蛋白逐渐组织起来。一些治疗方法在疗效上存在争议，包括富血小板血浆(PRP)、硬化、硝酸甘油和体外冲击波疗法。

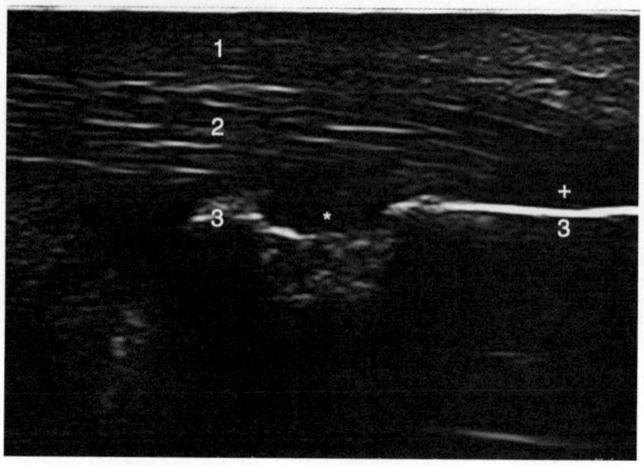

1—皮下组织；2—跟腱；3—跟骨；+—跟腱末端的低回声区，表示发炎(肌腱回声减弱)；*—和受侵蚀部位相对应的跟骨皮质一段不连续的中点

图 29-34　跟腱腱鞘炎。(经允许摘自 Kevin J. Knoop，MD，MS)

跟腱断裂通常需要手术修复。那些无法接受手术的患者可在屈膝和踝关节跖屈位打石膏，并保持非负重状态 6～12 周。但这种方法使得跟腱再断裂的可能性升高。

胫后肌(posterior tibialis，PT)肌腱病可能由扁平足引起，导致对胫后肌腱的作用力增加，并伴有肌腱的轻微的损伤和纤维化。胫后肌腱是血管化不良的区域。胫后肌腱炎与女性、高血压、糖尿病和血清反应阴性关节病有关。症状包括足内侧疼痛和肿胀，伴有无力和足内翻疼痛。患者出现扁平足和足外翻，通常无法进行同侧足跟抬高。

胫后肌肌腱病的治疗方式取决于病情的严重程度。轻度损伤的患者可穿 CAM 靴，并通过休息、冰敷、抬高患肢和非甾体抗炎药改善。中度损伤的患者可使用定制的半刚性矫形器，例如踝足矫形器(AFO)或加利福尼亚大学生物力学实验室矫形器(UCBL)来矫正扁平足弓。重度损伤的患者可接受硬性定制矫形器以适应畸形，但是由于踝关节的退行性病变，可能需要进行手术治疗。

胫后肌腱的突然对抗性收缩以及扁平足和内侧

纵弓的塌陷，都容易导致关节半脱位。低的胫后肌肌腱沟也可导致半脱位的发生。而屈肌支持带撕裂可能导致复发性半脱位[166]。

胫前肌（tibialis anterior，TA）肌腱病和断裂常见于女性、老年和肥胖患者中。症状是足内侧烧灼感，伴有胫前肌肿胀。MRI 显示胫前肌增厚，并伴有纵向撕裂。胫前肌断裂会导致第一楔骨突发的剧烈疼痛和肿胀，并导致足部活动困难。

腓骨肌腱炎和断裂可因踝关节突然内翻而发生，通常与距腓（TF）韧带或跟腓韧带断裂有关。诊断手段可采用 MRI 检查。急性腓骨肌腱损伤可采用抬高患肢、非甾体抗炎药和短期非负重练习治疗。如果稳定，可早期开始力量、功能活动范围和本体感觉训练。断裂和急性脱位则需要手术治疗。对于慢性肌腱病患者，可使用短腿石膏固定 2~6 周，然后再使用 CAM 靴 2~3 周。

跖筋膜炎（plantar fasciitis，PF）是一种常见的足部疾病，多达 10% 的人会经历此病，这通常是由于过度使用造成的。在跑步者中该病较为常见，与运动强度以及生物力学因素有关。跖筋膜炎的病理机制是跟骨结节处足底筋膜的炎症或退变[167]。症状包括跟骨前部的剧烈疼痛。可能会出现相关的跟骨骨刺，然而跟骨骨刺不是患者产生症状的原因。

跑步者在增加跑步强度、距离或持续时间后可能会患上跖筋膜炎。那些具有高弓足和扁平足的人患病风险增加。

跖筋膜炎通常采用临床性诊断，但可能需要超声检查或 MRI，这些检查也可评估跟骨应力性骨折。大多数患者可通过保守治疗来解决，例如冰敷、休息、夹板（夜间休息时踝关节背夹板呈 90°）、非甾体抗炎药、修改鞋和使用矫正器。难治性的跖筋膜炎可通过自体血液注射、富血小板血浆、体外冲击波疗法、贴剂或手术治疗[168]。

拇长屈肌（flexor pollicis longus，FPL）肌腱炎与芭蕾舞蹈者足部反复受压有关。它也可能出现在其他跖屈活动中，如足球和跑步中，也可出现肌腱病、腱鞘炎、脱位或破裂。当发现内踝后部触诊压痛伴有第一趾痛时应怀疑此病。该病可用 MRI 确诊。其中内踝后部可能出现狭窄性腱鞘炎[169]。

可用抬高患肢原则治疗拇长屈肌肌腱病，并用石膏或支具固定并拉伸拇长屈肌。物理治疗方法包括冰敷、按摩、超声波、扩大功能活动范围和强化训练。如果患者症状未能改善，则是进行手术清创和松解的指征。

拇长伸肌（extensor pollicis longus，EPL）断裂是一种罕见的损伤，可能与首次跖趾关节炎应用类固醇注射有关。此病需要进行手术治疗，随后进行逐步康复。

韧带损伤

踝关节扭伤是肌肉骨骼系统最常见的损伤之一，损伤程度从轻度扭伤（可在几天之内缓解）到严重扭伤（造成慢性疼痛和残疾的原因）。女运动员由于韧带松弛而更容易扭伤踝关节。85% 的扭伤是由于踝关节外翻伴外侧韧带损伤所致。踝关节扭伤是人类最常见的肌肉骨骼疾病（图 29-35）。10% 的扭伤是胫腓联合损伤，而 5% 是伴有三角韧带损伤的外翻损伤。许多患者会复发，这可能导致慢性踝关节不稳，并伴有功能障碍。创伤后的骨关节炎可能会立即发生急性踝关节扭伤[170]。

踝关节扭伤的症状包括疼痛、肿胀、压痛，可能还有感觉和温度觉的变化（图 29-36）。

前抽屉试验可发现任何踝关节不稳，而距骨倾斜试验可评估跟腓韧带。外旋试验评估联合韧带，挤压试验评估联合韧带或腓骨损伤[171]（图 29-37 和表 29-3）。

诊断采用临床性诊断，并通过 CT 或 MRI 确认。X 射线可排除明显骨折，骨扫描可发现应力性骨折。

治疗包括抬高患肢和通过充气固定装置、Velcro 支具、矫形器或胶带贴扎进行固定。物理疗法可以进行功能活动范围、力量和倾斜板上本体感觉训练。冷热交替足浴有助于控制肿胀。非甾体抗炎药可控制疼痛，高帮鞋可提供额外的稳定性。运动员可提前进行跑步、跳跃、剪切和 8 字形运动。早期活动对于轻度扭伤是有帮助的，但更严重的损伤应固定 7~10d。如果踝关节的关节间隙过大，则需要进行手术[172]。

大多数踝扭伤患者在 6 个月内恢复。复发性扭伤可能是由于瘢痕并伴有腓骨肌无力和本体感觉障碍导致的韧带在其位置上的延长。建议使用矫形器作为预防性踝关节支撑，以及加强腓骨肌力和本体感觉训练。外侧后跟楔形垫有助于防止踝关节内翻。

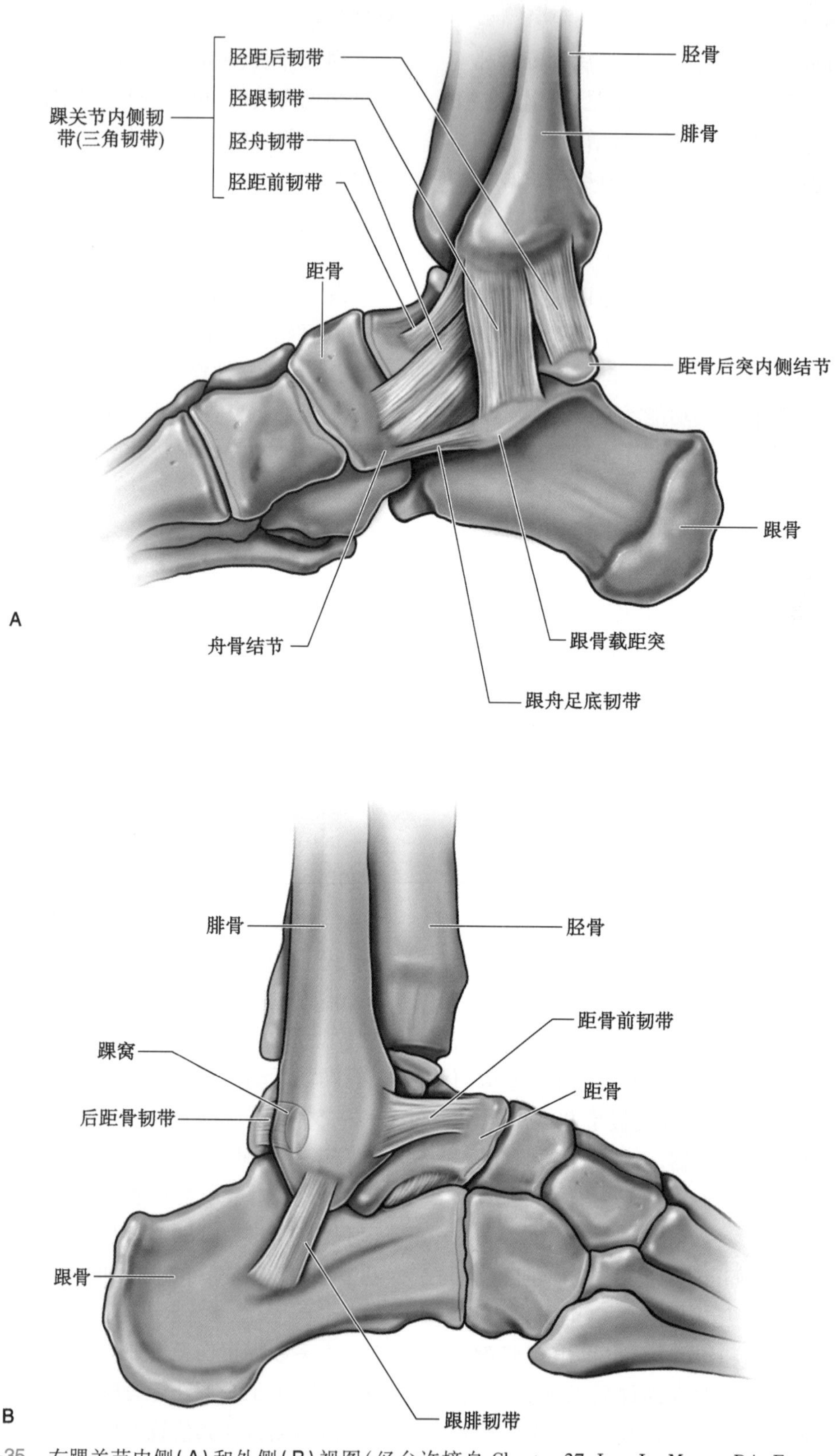

图 29-35　右踝关节内侧（A）和外侧（B）视图（经允许摘自 Chapter 37. Leg. In：Morton DA，Foreman K，Albertine KH，eds. The Big Picture：Gross Anatomy，New York，NY：McGraw-Hill；2011）

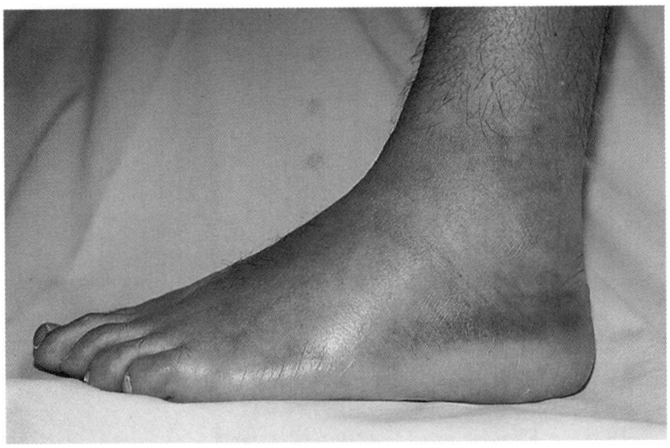

图 29-36　踝关节扭伤。注意这例左外踝扭伤 2 级的患者表现出瘀斑和肿胀(经允许摘自 Lawrence B. Stack,MD)

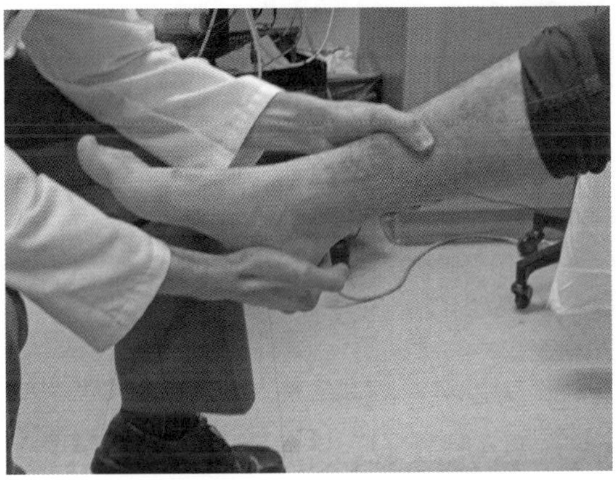

A

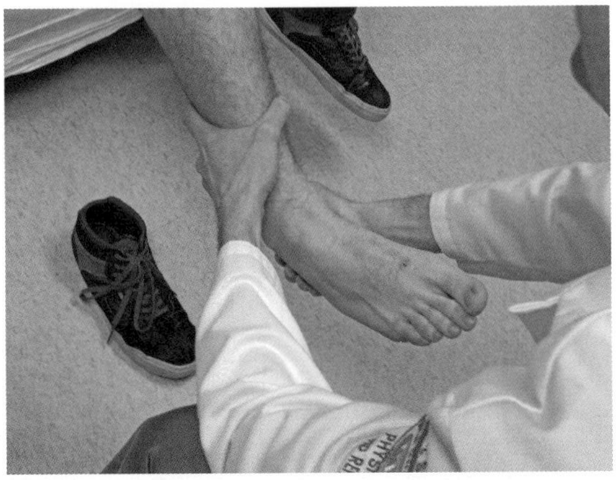

B

图 29-37　(A)前抽屉试验评估距腓前韧带的稳定性；(B)距骨倾斜试验评估侧韧带稳定性(经允许摘自 Bailey J,Gu Y,Olufade A,Maitin IB,Weinik M. Rehabilitation of Common Musculoskeletal Conditions. In:Maitin IB,Cruz E, eds. CURRENT Diagnosis & Treatment:Physical Medicine & Rehabilitation,New York,NY:McGraw-Hill;2014)

表 29-3　踝关节扭伤分级

1 级:轻度韧带损伤,轻度压痛或肿胀
2 级:部分韧带撕裂,中度压痛或肿胀
3 级:韧带完全撕裂,明显压痛或肿胀

Lisfranc 脱位(跖跗关节脱位)是一种跗骨-跖骨移位,主要见于运动员足部在承受过度跖屈的轴向负荷后。这类骨折可能是同向移位,也可能是非同向移位(图 29-38)。也可见于直接打击跖骨伴足部旋转。在足球运动员、芭蕾舞演员、田径运动员和体操运动员中均可见 Lisfranc 损伤。该病很少见于机动车事故后的高能量移位性骨折。该病还可能同时存在跖骨或骰骨骨折和韧带损伤,此时要避免负重。

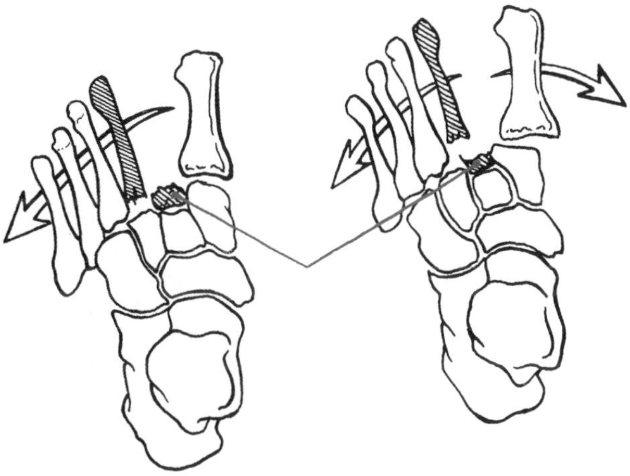

图 29-38　Lisfranc 骨折/脱位。两种不同类型的 Lisfranc 骨折脱位:同侧(左)和两侧(右)(经允许摘自 Raukar NP, Raukar GJ,Savitt DL. EXTREMITY TRAUMA. In:Knoop KJ, Stack LB,Storrow AB,Thurman R,eds. The Atlas of Emergency Medicine,4e New York,NY:McGraw-Hill)

患者主诉跗跖(tarsometatarsal,TMT)关节疼痛、肿胀、足底瘀斑和中足不稳。诊断可通过 X 线检查,拍摄踝关节前后位、侧位和 30°斜位片,跖骨基底部或内侧楔骨撕脱骨折可见"斑点征"。MRI 可评估软组织损伤。对于未移位的骨折,使用 CAM 靴和抬高患肢进行保守治疗。如果产生移位,则需要进行切开复位内固定术治疗。

跖趾扭伤(草地趾)可能会因第一跖趾关节的过度背屈引起。这通常发生在足跖屈而第一脚趾固定在地面上时。跖趾关节背侧半脱位可见足底结构的囊膜撕裂。放射线摄影可显示囊状撕脱骨折。治疗包括遵循抬高患肢原则进行关节固定。NSAID 可能是有益的,并且控制肿胀很重要。使用硬底鞋或钢板嵌入式鞋垫可以促进其活动的恢复。

神经血管病

跗管综合征的特征是胫神经或其远端分支在穿过踝关节水平的屈肌支持带时受压。压迫的病因可能是肿块、肿瘤、脂肪瘤或神经节(图 29-39)。

跗管综合征的症状包括脚底疼痛、感觉异常和

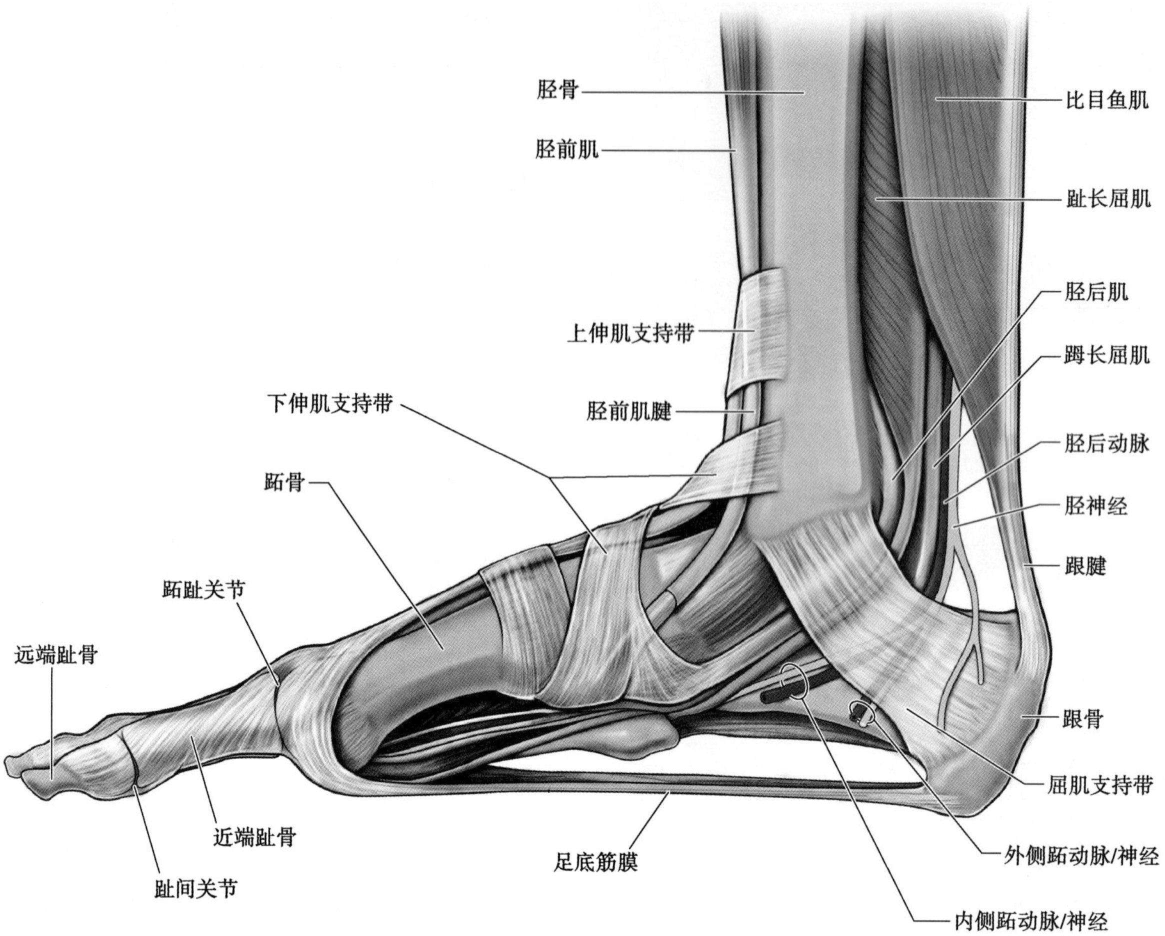

图 29-39　右足筋膜内侧观与跗骨解剖图(经允许摘自 Chapter 38. Foot. In:Morton DA,Foreman K,Albertine KH, eds. The Big Picture:Gross Anatomy,New York,NY:McGraw-Hill;2011)

麻木。内踝后侧可能有足部肌肉萎缩和蒂内尔征。可用肌电图(EMG)进行诊断,肌电图显示内侧和/或外侧的足底神经传导阻滞。

治疗包括纠正生物力学问题,例如用足矫形器矫正由扁平足引起的踝关节外翻。跗管注射类固醇可能会有所帮助。控制水肿和牵伸腓肠肌等物理治疗很有效。难治性病例则需要手术减压。

Morton 神经瘤是常见的足部趾神经周围纤维化和神经退行性疾变。症状包括两趾间神经分布区域的神经性疼痛和麻木,最常见于第 3 和第 4 趾间(图 29-40)。患者出现跖骨间韧带下的神经激惹,继发于重复的趾屈伸或穿过紧的鞋子。莫顿神经瘤在女性中比男性更常见,比例为 5∶1[173]。

诊断可通过体格检查进行,挤压跖骨头和触诊间隙会引起疼痛。临床医师可能会发现患者感觉过敏,但未见运动无力。超声或 MRI 可见神经瘤影像学征象。治疗时可用足底垫抬高跖骨头。冷疗、超声治疗和超声透入疗法等理疗方式将有所帮助;按摩、牵伸、体外冲击波疗法和类固醇注射也有所帮助。顽固性病例可尝试射频消融或神经切除术。

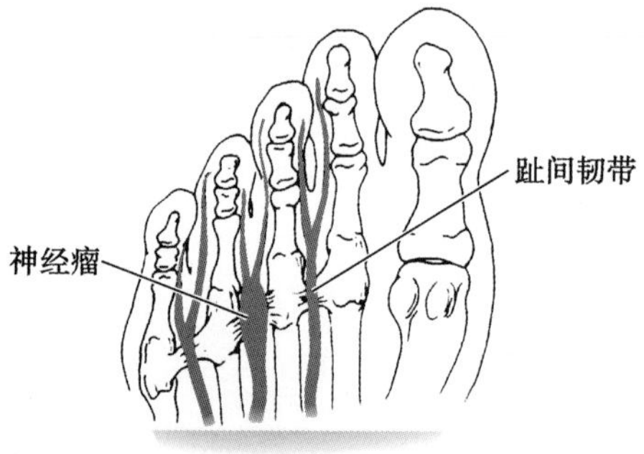

图 29-40　莫顿神经瘤的典型位置(经允许摘自 Mann RA,Coughlin MJ:The Video Textbook of Foot and Ankle Surgery. Medical Video Production,1991)

慢性劳累性骨筋膜隔室综合征最常在年轻运动员腿部反复负重或劳累活动后出现。跑步者、滑雪者以及足球和篮球运动员都易患此病。病因尚不清楚,但这些患者在运动终止后,骨筋膜室压力可持续升高超过 30min[174]。症状包括运动引起的疼痛、无力和感觉异常,休息后得到改善。诊断方法是用导管测量室内压力。休息时压力大于 15mmHg 或运动后压力大于 30mmHg 可提示有骨筋膜隔室综合征。保守治疗包括按摩、牵伸和减少活动量，但这些治疗通常效果不显著。此类患者行筋膜切开术预后良好。

跗骨联合

跗骨联合是指中足或后足的两个或多个骨头在发育的过程中结合在一起，这种情况通常出现在双侧。这是一种罕见的无症状疾病，最常见于跟骨、距骨或舟骨。该病可能表现为中足反复扭伤和疼痛，可以通过 CT 扫描诊断。治疗方法通常是予以固定且很少进行手术切除。

（张峰 译，梁廷营　马超 校）

参考文献

1. Lapp J. Pelvic stress fracture: assessment and risk factors. *J Manipulative Physiol Ther*. 2000;23(1):52–55.
2. Kahanov L, Eberman LE, Games KE, Wasik M. Diagnosis, treatment, and rehabilitation of stress fractures in the lower extremity in runners. *Open Access J Sports Med*. 2015;6:87–95.
3. Changstrom BG, Brou L, Khodaee M, Braund A, Comstock RD. Epidemiology of stress fracture injuries among US high school athletes, 2005-2006 through 2012-2013. *Am J Sports Med*. 2015;43(1):26–33.
4. Waterman BR, Gun B, Bader JO, Orr JD, Belmont PJ. Epidemiology of Lower Extremity Stress Fractures in the United States Military. *Mil Med*. 2016; 181(10):1308–1313.
5. Fullerton LR Jr, Snowdy HA. Femoral neck stress fractures. *Am J Sports Med*. 1988;16:365–377.
6. Kupferer KR, Bush DM, Cornell JE, et al. Femoral neck stress fracture in Air Force basic trainees. *Mil Med*. 2014;179(1):56–61.
7. Drinkwater BL, Nilson K, Chesnut CH III, Bremner WJ, Shainholtz S, Southworth MB. Bone mineral content of amenorrheic and eumenorrheic athletes. *N Engl J Med*. 1984;311:277–281.
8. Baker J, Frankel VH, Burstein A. Fatigue fractures: Biomechanical considerations [abstract]. *J Bone Joint Surg Am*. 1972;54:1345–1346.
9. Stanitski CL, McMaster JH, Scranton PE. On the nature of stress fractures. *Am J Sports Med*. 1978;6:391–396
10. Johansson C, Ekenman I, Tornkvist H, et al. Stress fractures of the femoral neck in athletes. The consequences of a delay in diagnosis. *Am J Sports Med*. 1990;18:524–528.
11. Wright AA, Hegedus EJ, Lenchik L, Kuhn KJ, Santiago L, Smoliga JM. Diagnostic accuracy of various imaging modalities for suspected lower extremity stress fractures: a systematic review with evidence-based recommendations for clinical practice. *Am J Sports Med*. 2016;44(1):255–263.
12. Matheson GO, Clement DB, McKenzi DC, Taunton JE, Lloyd-Smith DR, MacIntyre JG. Stress fractures in athletes. A study of 320 cases. *Am J Sports Med*. 1987;15(1):46–58.
13. Greaney RB, Gerber FH, Laughlin RL, et al. Distribution and natural history of stress fractures in U.S. Marine recruits. *Radiology*. 1983;146:339–346.
14. Prather JL, Nusynowitz ML, Snowdy HA, Hughes AD, McCartney WH, Bagg RJ. Scintigraphic findings in stress fractures. *J Bone Joint Surg Am*. 1977;59:869–874.
15. Perron AD, Brady WJ, Keats TH. Principles of stress fracture management. *J Postgrad Med*. 2011;111(3):115–124.
16. Bennell KL, Brukner PD. Epidemiology and site specificity of stress fractures. *Clin Sports Med*. 1997;16(2):179–196.
17. Harden A. The mechanisms of the inhibitory effects of nonsteroidal anti-inflammatory drugs on bone healing; a concise review. *J Clin Pharmacol*. 2003;43(8):807–815.
18. Aro H, Dahlström S. Conservative management of distraction-type stress fractures of the femoral neck. *J Bone Joint Surg Br*. 1986;68:65–67.
19. Lima LC, Nascimeto RA, Aldeida VMT, Filho FAMF. Epidemiology of traumatic hip dislocation in patients treated in Ceará, Brazil. *Acta Ortop Bras*. 2014; 22(3):151–154.
20. Dwyer AJ, John B, Singh SA, Mam MK. Complications after posterior dislocation of the hip. *Int Orthop*. 2006; 30(4):224–227.
21. Beebe MJ, Bauer JM, Mir HR. Treatment of hip dislocations and associated injuries: current state of care. *Orthop Clin North Am*. 2016;47(3):527–549.
22. Dreinhofer KE, Schwarzkopf SR, Haas NP, Tscherne H. Isolated traumatic dislocation of the hip. Long-term results in 50 patients. *J Bone Joint Surg Br*. 1994;76(1):6–12.
23. Banaszkiewicz P. Dislocations after total hip-replacement arthroplasties. *Classic Papers in Orthopaedics*. 2013;113–115.
24. Meek RM, Allan DB, McPhillps G, Kerr L, Howie CR. Epidemiology of dislocation after total hip arthroplasty. *Clin Orthop Relat Res*. 2006;447:9–18.
25. Yates C, Brandy WD, Blasier RD. Traumatic dislocation of the hip in a high school football player. *Phys Ther*. 2008;88(6):780–788.
26. Pallia CS, Scott RE, Chao DJ. Traumatic hip dislocation in athletes. *Curr Sports Med Resp*. 2002;1(6):338–345.
27. Matsumoto K, Sumi H, Sumi Y, Shimizu K. An analysis of hip dislocations among snowboarders and skiers: a 10-year prospective study from 1992-2002. *J Trauma*. 2003;55(5):946–948.
28. Smith TO, Jepson P, Beswick A, et al. Assistive devices, hip precautions, environmental modifications and training to prevent dislocation and improve function after hip arthroplasty. *Cochrane Database Syst Rev*. 2016;7:CD010815.
29. Peters A, Tijink M, Veldhuijzen A, Huis in 't Veld R. Reduced patient restrictions following total hip arthroplasty: study protocol for a randomized controlled trial. *Trials*. 2015;16:360.
30. Grassi A, Quaglia A, Canata GL, Zaffagnini S. An update on the grading of muscle injuries: a narrative review from clinical to comprehensive systems. *Joints*. 2016;4(1):39–46.
31. Page P. Pathophysiology of acute exercise-induced muscular injury: clinical implications. *J Athl Train*. 1995;30(1):29–34.
32. Noonan TJ, Garrett WE Jr. Muscle strain injury: diagnosis and treatment. *J Am Acad Orthop Surg*. 1999;7(4):262–269.
33. LeCroy CM, Reedy MK, Seaber AV. Limited sarcomere extensibility and strain injury in rabbit skeletal muscle. *Trans Orthop Res Soc*. 1989;14:316.
34. Noonan TJ, Best TM, Seaber AV, Garrett WE Jr. Thermal effects on skeletal muscle tensile behavior. *Am J Sports Med*. 1993;21:517–522.
35. Prior M, Guerin M, Grimmer K. An evidence-based

approach to hamstring strain injury: a systematic review of the literature. *Sports Health*. 2009;1(2):154–164.
36. Kalebo P, Karisson J, Sward L. Ultrasonography of chronic tendon injuries in the groin. *Am J Sports Med*. 1992;20(6): 634–639.
37. Anderson CN. Iliopsoas: pathology, diagnosis, and treatment. *Clin Sports Med*. 2016;35(3):419–433.
38. Obremsky WT, Seaber AV, Ribbeck BM, Garrett WE Jr. Biomechanical and histologic assessment of a controlled muscle strain injury treated with piroxicam. *Am J Sports Med*. 1994;22(4):558–561.
39. Almekinders LC, Gilbert JA. Healing of experimental muscle strains and the effects of nonsteroidal antiinflammatory medication. *Am J Sports Med*. 1986;14(4):303–308.
40. Mehallo CJ, Drezner JA, Bytomski JR. Practical management: nonsteroidal anti-inflammatory drug use in athletic injuries. *Clin J Sport Med*. 2006;16:170–174.
41. Bui KL, Ilaslan H, Recht M, Sundaram M. Iliopsoas injury: an MRI study of patterns and prevalence correlated with clinical findings. *Skeletal Radiol*. 2008;37(3):245–249.
42. Boyajian-O'Neill L, McClain RL, Coleman MK, Thomas PP. Diagnosis and management of piriformis syndrome: an osteopathic approach. *J Am Osteopath Assoc*. 2008;108:657–664.
43. Fishman LM, Dombi GW, Michaelsen C, et al. Piriformis syndrome: diagnosis, treatment, and outcome—a 10-year study [review]. *Arch Phys Med Rehabil*. 2002;83:295–301.
44. Beiner JM, Jokl P. Muscle contusion injuries: current treatment options. *J Am Acad Orthop Surg*. 2001;9:227–237.
45. Ryan JB, Wheeler JH, Hopkinson WJ, et al. Quadriceps contusion: West Point update. *Am J Sports Med*. 1991;19:299–304.
46. Walczak BE, Johnson CN, Howe BM. Myositis Ossificans. *J Am Acad Orthop Surg*. 2015;23(10):612–622.
47. Lovell G. The diagnosis of chronic groin pain in athletes: a review of 189 cases. *Aust J Sci Med Sport*. 1995;27:76–79.
48. Renstrom P, Peterson L. Groin injuries in athletes. *Br J Sports Med*. 1980;14(1):30–36.
49. Serner A, Tol JL, Jormaah N, et al. Diagnosis of acute groin injuries: a prospective study of 110 athletes. *Am J Sports Med*. 2015;43(8):1857–1864.
50. Feeley BT, Powell JW, Muller MS, Barnes RP, Warren RF, Kelly BT. Hip injuries and labral tears in the national football league. *Am J Sports Med*. 2008;26(11):2187–2195.
51. Fredericson M, Weir A. Practical management of iliotibial band friction syndrome in runners. *Clin J Sports Med*. 2006;16(3):261–268.
52. Ellis R, Hing W, Reid R. Iliotibial band friction syndrome–a systematic review. *Man Ther*. 2007;12(3):200–208.
53. Baker RL, Souza RB, Fredericson M. Iliotibial band syndrome: soft tissue and biomechanical factors in evaluation and treatment. *PMR*. 2011;3(6):550–561.
54. Fredericson M, Wolf C. Iliotibial band syndrome in runners: innovations in treatment. *J Sports Med*. 2005; 35(5):451–459.
55. Strauss EJ, Kim S, Calcei JG, Park D. Iliotibial band syndrome: evaluation and management. *J Am Acad Orthop Surg*. 2011;19(12):728–736.
56. Schwellnus M, Theunissen L, Noakes T, Reinach S. Anti-inflammatory and combined anti-inflammatory/analgesic medication in the early management of iliotibial band friction syndrome. *S Afr Med J*. 1991;79(10):602–606.
57. Noehren B, Schmitz A, Hempel R, Westlake C, Black W. Assessment of strength, flexibility, and running mechanics in men with iliotibial band syndrome. *J Orthop Sports Phys Ther*. 2014;44(3):217–222.
58. Bischoff C, Prusaczyk WK, Sopchick TL, Pratt NC, Goforth HW Jr. Comparison of phonophoresis and knee immobilization in treating iliotibial band syndrome. *Sports Med, Training and Rehab*. 1995;6(1):1–6.
59. Gunter P, Schwellnus MP. Local corticosteroid injection in iliotibial band friction syndrome in runners: a randomised controlled trial. *Br J Sports Med*. 2004;38(3):269–272.
60. Weckström K; Söderström J. Radial extracorporeal shockwave therapy compared with manual therapy in runners with iliotibial band syndrome. *J Back Musculoskelet Rehabil*. 2016;28(1):161–170.
61. Khaund R, Flynn SH. Iliotibial band syndrome: a common source of knee pain. *Am Fam Physician*. 2005;71(8):1545–1550.
62. Hariri S, Savidge ET, Reinold MM, Zachazewski J, Gill TJ. Treatment of recalcitrant iliotibial band friction syndrome with open iliotibial band bursectomy: indications, technique, and clinical outcomes. *Am J Sports Med*. 2009;37(7):1417–1424.
63. Hitora T, Kawaguchi Y, Mori M, et al. Ischiogluteal bursitis: a report of three cases with MR findings. *Rheumatology International*. 2009; 29(4):455–458.
64. Silva F, Adams T, Feinstein J, Arroyo RA. Trochanteric bursitis: refuting the myth of inflammation. *J Clin Rheumatol*. 2008;14(2):82–86.
65. Fearon AM, Scarvell JM, Cook JL, Smith PN. Does ultrasound correlate with surgical or histologic findings in greater trochanteric pain syndrome? A pilot study. *Clin Orthop Relat Res*. 2010;468(7):1838–1844.
66. McMahon SE, Smith TO, Hing CB. A systematic review of imaging modalities in the diagnosis of greater trochanteric pain syndrome. *Musculoskeletal Care*. 2012;10(4):232–239.
67. Blankenbaker DG, Ulrick SR, Davis KW, De Smet AA, Haaland B, Fine JP. Correlation of MRI findings with clinical findings in trochanteric pain syndrome. *Skeletal Radio*. 2008;37(10):903–909.
68. Williams BS, Cohen SP. Greater trochanteric pain syndrome: a review of anatomy, diagnosis and treatment. *Anesth Analg*. 2009;108(5):1162–1170.
69. Farmer KW, Jones LC, Brownson KE, Khanuja HS, Hungerford MW. Trochanteric bursitis after total hip arthroplasty: incidence and evaluation of response to treatment. *J Arthroplasty*. 2010;25(2):208–212.
70. Kozlov DB, Sonin AH. Iliopsoas bursitis: diagnosis by MRI. *J of Computer Assisted Tomography*. 1998; 22(4):625–628.
71. Lievense A, Bierma-Zeinstra S, Schouten B, Bohnen A, Verhaar J, Koes B. Prognosis of trochanteric pain in primary care. *Br J Gen Pract*. 2005;55(512):199–204.
72. Park KD, Lee WY, Lee J, Park MH, Ahn JK, Park Y. Factors associated with the outcome of ultrasound-guided trochanteric bursa injection in greater trochanteric pain syndrome: a retrospective cohort study. *Pain Physician*. 2016;19(4):E547–E557.
73. Segal NA, Felson DT, Torner JC, Zhu Y, Curtis JR, Niu J, Nevitt MC. Greater trochanteric pain syndrome: epidemiology and associated factors. *Arch Phys Med Rehabil*. 2007;88(8):988–992.
74. Ho GW, Howard TM. Greater trochanteric pain syndrome: more than bursitis and iliotibial tract friction. *Curr Sports Med Rep*. 2012;11(5):232–238.
75. Furia JP, Rompe JD, Maffulli N. Low-energy extracorporeal shock wave therapy as a treatment for greater trochanteric pain syndrome. *Am J Sports Med*.

2009;37(9):1806–1813.
76. Rompe JE, Segal NA, Cacchio A, Furia JP, Morral A, Maffulli N. Home training, local corticosteroid injection, or radial shock wave therapy for greater trochanteric pain syndrome. *Am J Sports Med*. 2009;37(10): 1981–1990.
77. Viradia NK, Berger AA, Dahners LE. Relationship between width of greater trochanters and width of iliac wings in trochanteric bursitis. *Am J Orthop (Belle Mead NJ)*. 2011;40(9):E159–E162.
78. Slawski DP, Howard RF. Surgical management of refractory trochanteric bursitis. *Am J Sports Med*. 1997;25(1):86–89.
79. Lustenberger DP, Ng VY, Best TM, Ellis TJ. Efficacy of treatment of trochanteric bursitis: a systematic review. *Clin J Sports Med*. 2011;21(5):447–453.
80. Iwata T, Nozawa S, Ohashi M, Sakai H, Shimizu K. Giant iliopectineal bursitis presenting as neuropathy and severe edema of the lower limb: case illustration and review of the literature. *Clinical Rheumatology*. 2013; 32(5):721–725.
81. Kuroyanagi G, Yamada K, Imaizumi T, et al. Leg lymphedema caused by iliopectineal bursitis associated with destruction of a rheumatoid hip joint: a case report. *Exp Ther Med*. 2013;6(4):887–890.
82. Paluska S. An overview of hip injuries in running. *J Sports Med*. 2005;35(11):991–1014.
83. Groh MM, Herrera J. A comprehensive review of hip labral tears. *Curr Rev Musculoskelet Med*. 2009;2(2): 105–117.
84. Faraj AA, Kumaraguru P, Kosygan K. Intra-articular bupivacaine hip injection in differentiation of co-arthrosis from referred thigh pain: a 10 year study. *Acta Orthop Belg*. 2003; 69(6):518–621.
85. Czerny C, Hoffman S, Neuhold A, et al. Lesions of the acetabular labrum: accuracy of MR imaging and MR arthrography in detection and staging. *Radiology*. 1996; 200: 225–230.
86. Schmerl M, Pollard H, Hoskins W. Labral injuries of the hip: a review of diagnosis and management. *J Manipulative Physiol Ther*. 2005;28(8):632.
87. Hickman JM, Peters CL. Hip pain in the young adult: diagnosis and treatment of disorders of the acetabular labrum and acetabular dysplasia. *Am J Orthop*. 2001;30:459–467.
88. Cheatham SW, Kolber MJ, Shimamura KK. The effectiveness of nonoperative rehabilitation programs for athletes diagnosed with osteitis pubis. *J Sports Rehabil*. 2016;25(4):399–403.
89. Angoules A. Osteitis pubis in elite athletes: Diagnostic and therapeutic approach. *World J Orthop*. 2015;6(9):672–679.
90. Topol GA, Reeves KD, Hassanein KM. Efficacy of dextrose prolotherapy in elite male kicking-sport athletes with chronic groin pain. *Arch Phys Med Rehabil*. 2005;86:697–702.
91. Moya-Angeler J, Gianakos AL, Villa JC, Ni A, Lan JM. Current concepts on osteonecrosis of the femoral head. *World J Orthop*. 2015;6(8):590–601.
92. Jones JP. Fat embolism and osteonecrosis. *Orthop Clin North Am*. 1985;16:595–633.
93. Zalavras CG, Lieberman JR. Osteonecrosis of the femoral head: evaluation and treatment. *J Am Acad Orthop Surg*. 2014;22:455–464.
94. Musso ES, Mitchell SN, Schink-Ascani M, Bassett CA. Results of conservative management of osteonecrosis of the femoral head. A retrospective review. *Clin Orthop Relat Res*. 1986;(207):209–215.
95. Pereira D, Peleteiro B, Araujo J, Branco J, Santos RA, Ramos E. The effect of osteoarthritis definition on prevalence and incidence estimates: a systematic review. *Osteoarthr Cartil*. 2011;19(11):1270–1285.
96. Murphy NJ, Eyles JP, Hunter DJ. Hip Osteoarthritis: Etiopathogenesis and Implications for Management. *Adv Ther*. 2016;33(11):1921–1946.
97. Altman R, Alarcon G, Appelrouth D, et al. The American College of Rheumatology criteria for the classification and reporting of osteoarthritis of the hip. *Arthritis Rheum*. 1991;34(5):505–514.
98. McCabe PS, Maricar N, Parkes MJ, Felson DT, O'Neill TW. The efficacy of intra-articular steroids in hip osteoarthritis: a systematic review. *Osteoarthr Cartil*. 2016;24(9): 1509–1517.
99. Bradshaw C, McCrory P, Bell S, Brukner P. Obturator neuropathy: a cause of chronic groin pain in athletes. *Am J Sports Med*. 1997;25:402–408.
100. Kumka M. Critical sites of entrapment of the posterior division of the obturator nerve: anatomical considerations. *J Can Chiropr Assoc*. 2010; 54(1):33–42.
101. Suk JI, Walker FO, Cartwright MS. Ultrasound of peripheral nerves. *Curr Neurol Neurosci Rep*. 2013;13(2):328.
102. Sorenson EJ, Chen JJ, Daube JR. Obturator neuropathy: causes and outcome. *Muscle Nerve*. 2002;25(4):605–607.
103. Cheatham SW, Kolber MJ, Salamh PA. Meralgia paresthetica: A review of the literature. *In J Sports Phys Ther*. 2013;8(6):883–893.
104. Sunderland S. Anatomical features of nerve trunks in relation to nerve injury and nerve repair. *Clin Neurosurg*. 1970;17:38–62.
105. Grossman MG, Ducey SA, Nadler SS, et al. Meralgia paresthetica: diagnosis and treatment. *J Am Acad Orthop Surg*. 2001;9(5):336–344.
106. Ojike NI, Roberts CS, Giannoudis PV. Compartment syndrome of the thigh: a systematic review. *Injury*. 2010;41(2):133–136.
107. Schwartz JT Jr, Brumback RJ, Lakatos R, Poka A, Bathon GH, Burgess AR. Acute compartment syndrome of the thigh. A spectrum of injury. *J Bone Joint Surg Am*. 1989;71:392–400.
108. Mithoefer K, Lhowe DW, Vrahas MS, Altman DT, Erens V, Altman GT. Functional outcomes after acute compartment syndrome of the thigh. *J Bone Joint Surg Am*. 2008;88:729–737.
109. Matsen FA 3rd, Winquist RA, Krugmire RB. Diagnosis and management of compartment syndrome. *J Bone Joint Surg Am*. 1980;60:286–291.
110. Accousti WK, Willis RB. Tibial eminence fractures. *Orthop Clin North Am*. 2003;34(3):365–375.
111. Lebrun CT, Langford JR, Claude Sagi H. Functional outcomes after operatively treated patella fractures. *J Orthop Trauma*. 2012;26(7):422–426.
112. Mustonen AO, Koivikko MP, Lindahl J, Koskinen SK. MRI of acute meniscal injury associated with tibial plateau fractures: prevalence, type, and location. *AJR Am J Roentgenol*. 2008;191(4):1002–1009.
113. Campos JC, Chung CB, Lektrakul N, et al. Pathogenesis of the Segond Fracture:anatomic and MR imaging evidence of an ilitiotibial tract or anterior oblique band or anterior oblique band avulsion. *Radiology*. 2001;219(2):381–386.
114. Girgis FG, Marshall JL, Monajem A. The cruciate liga-

ments of the knee joint. Anatomical, functional and experimental analysis. *Clin Orthop*. 1975;(106):216–231.
115. Seroyer ST, Musahl V, Harner CD. Management of the acute knee dislocation: the Pittsburgh experience. *Injury*. 2008;39(7):710–718.
116. Shearer D, Lomasney L, Pierce K. Dislocation of the knee: imaging findings. *J Spec Oper Med*. 2010;10(1):43–47.
117. Bui KL, Ilaslan H, Parker RD, Sundaram M. Knee dislocations: a magnetic resonance imaging study correlated with clinical and operative findings. *Skeletal Radiol*. 2008;37(7):653–661.
118. Weber-Spickschen TS, Spang J, Kohn L, Imhoff AB, Schottle PB. The relationship between trochlear dysplasia and medial patellofemoral ligament rupture location after patellar dislocation: an MRI evaluation. *Knee*. 2011;18(3):185–188.
119. Taylor AR, Arden GP, Rainey HA. Traumatic dislocation of the knee. A report of forty-three cases with special reference to conservative treatment. *J Bone Joint Surg Br*. 197254(1):96–102.
120. Fairclough J, Hayashi K, Toumi H, et al. The functional anatomy of the iliotibial band during flexion and extension of the knee: implications for understanding iliotibial band syndrome. *J Anat*. 2006;208(3):309–316. doi:10.1111/j.1469-7580.2006.00531.x.
121. Orchard JW, Fricker PA, Abud AT, Mason BR. Biomechanics of iliotibial band friction syndrome in runners. *Am J Sports Med*. 1996;24(3):375–379.
122. Messier SP, Edwards DG, Martin DF, et al. Etiology of iliotibial band friction syndrome in distance runners. *Med Sci Sports Exerc*. 1995;27(7):951–960.
123. Holmes JC, Pruitt AL, Whalen NJ. Iliotibial band syndrome in cyclists. *Am J Sports Med*. 1993;21(3):419–424.
124. Lindenberg G, Pinshaw R, Noakes TD. Iliotibial band friction syndrome in runners. *Phys Sports Med*. 1984;12(5):118–130.
125. Nauer L, Aalberg JR. Avulsion of the popliteus tendon. *Am J Sports Med*. 1985;13:423–424.
126. Mayfield GW. Popliteus tendon tenosynovitis. *Am J Sports Med*. 1997;5:31–36.
127. Ibounig T, Simons TA. Etiology, diagnosis and treatment of tendinous knee extensor mechanism injuries. *Scand J Surg*. 2016;105(2):67–72.
128. Ilan DI, Tejwani N, Keschner M, Leibman M. Quadriceps tendon rupture. *J Am Acad Orthop Surg*. 2003;11(3):192–200.
129. Rockwood CA, Green DA, Bucholz RW, eds. *Fractures in Adults*. Vol 2. 4th ed. Philadelphia, PA: Lippincott-Raven; 1996:2018–2023, 2033–2034.
130. Dhar S. Bilateral, simultaneous, spontaneous rupture of the quadriceps tendon. A report of 3 cases and a review of the literature. *Injury*. 1988;19(1):7–8.
131. Kelly BM, Rao N, Louis SS. Bilateral, simultaneous, spontaneous rupture of quadriceps tendons without trauma in an obese patient: a case report. *Arch Phys Med Rehabil*. 2001;82(3):415–418.
132. MacEachern AG, Plewes JL. Bilateral simultaneous spontaneous rupture of the quadriceps tendons. Five case reports and a review of the literature. *J Bone Joint Surg Br*. 1984;66(1):81–83.
133. Walker LG, Glick H. Bilateral spontaneous quadriceps tendon ruptures. A case report and review of the literature. *Orthop Rev*. 1989;18(8):867–871.
134. Matava MJ. Patellar tendon ruptures. *J Am Acad Orthop Surg*. 1996;4(6):287–296.
135. Hirsshman HP, Daniel DM, Miyasaka K. The fate of unoperated knee ligament injuries. In Daniel DM, Akeson WH, O'Connor JJ eds. *Knee Ligaments: Structure, Function, Injury, and Repair*. New York, NY: Raven Press; 1990:481–503.
136. Johnson DL, Urban WP Jr, Caborn DN, Vanarthos WJ, Carlson CS. Articular changes seen in magnetic resonance imaging-detected bone bruises associated with acute anterior cruciate ligament rupture. *Am J Sports Med*. 1998;26:409–414.
137. Allen CR, Kaplan LD, Fluhme DJ, Harner CD. Posterior cruciate ligament injuries. *Curr Opin Rheumatol*. 2002;14:142–149.
138. National Collegiate Athletic Association. NCAA Injury Surveillance System. 1999–2000.
139. Quarles JD, Hosey RG. Medial and lateral collateral injuries: prognosis and treatment. *Prim Care*. 2004;31(4):957–975, ix.
140. Pimentel L. Orthopedic trauma: office management of major joint injury. *Med Clin North Am*. 2006;90(2):355–382.
141. Beall DP, Googe JD, Moss JT, et al. Magnetic resonance imaging of the collateral ligaments and the anatomic quadrants of the knee. *Radiol Clin North Am*. 2007;45(6):983–1002, vi.
142. LaPrade RF, Wentorf F. Diagnosis and treatment of posterolateral knee injuries. *Clin Orthop*. 2002;402:110–121.
143. LaPrade RF, Terry GC. Injuries to the posterolateral aspect of the knee: association of injuries with clinical instability. *Am J Sports Med*. 1997;25(4):433–438.
144. Wieting JM, McKeag DB. Anterior knee pain and overuse. In: Sallis RE, Massimino F, eds. *ACSM's Essentials of Sports Medicine*. St. Louis, MO: Mosby-Year Book; 1997:421–432.
145. Goldstein J, Zuckerman JD. Selected orthopedic problems in the elderly. *Rheum Dis Clin North Am*. 2000;26(3):593–616.
146. Dutton M. *Orthopaedic Examination, Evaluation, & Intervention*. 2nd ed. New York: Mc Graw Hill; 2008.
147. Browner BD, Jupiter JB, Levine AM. Dislocations and soft tissue injuries of the knee. In Browner BD, Jupiter JB, Levine AM, eds. *Skeletal Trauma*. Vol 2. Philadelphia, PA: WB Saunders Co; 1992:1717–1741.
148. Patton A, Bourne J, Theis J. Patterns of lower limb fractures sustained during snowsports in Otago, New Zealand. *N Z Med J*. 2010;123(1316):21–25.
149. Hasselman CT, Vogt MT, Stone KL, Cauley JA, Conti SF. Foot and ankle fractures in elderly white women. incidence and risk factors. *J Bone Joint Surg Am*. 2003;85-A(5):820–824.
150. Ahmad J, Raikin SM. Current concepts review: talar fractures. *Foot Ankle Int*. 2006;27(6):475–482. doi:10.1177/107110070602700616.
151. Herscovici D Jr, Scaduto JM, Infante A. Conservative treatment of isolated fractures of the medial malleolus. *J Bone Joint Surg Br*. 2007;89(1):89–93. doi:10.1302/0301-620X.89B1.18349.
152. Pinney SJ, Sangeorzan BJ. Fractures of the tarsal bones. *Orthop Clin North Am*. 2001;32(1):21–33.
153. Lin CC, Donkers NA, Refshauge KM, Beckenkamp PR, Khera K, Moseley AM. Rehabilitation for ankle fractures in adults. *Cochrane Database Syst Rev*. 2012;11:CD005595.
154. Armagan OE, Shereff MJ. Injuries to the toes and metatarsals. *Orthop Clin North Am*. 2001;32(1):1–10.
155. Kose O, Okan A, Durakbasa M, Emrem K, Islam N.

Fracture of the os trigonum: a case report. *J Orthop Surg Res*. 2006;14(3):354–356.
156. Sanderlin BW, Raspa RF. Common stress fractures. *Am Fam Physician*. 2003;68(8):1527–1532.
157. Haverstock BD. Stress fractures of the foot and ankle. *Clin Podiatr Med Surg*. 2001;18(2):273–284.
158. Lazarettos I, Brilakis E, Efstathopoulos N. Open ankle dislocation without associated malleolar fracture. *J Foot Ankle Surg*. 2013;52(4):508–512.
159. Richards P, Charran A, Singhal R, McBride D. Ankle fractures and dislocations: a pictorial review. *Trauma*. 2013;15(3):196–221.
160. Weston JT, Liu X, Wandtke ME, Liu J, Ebraheim NE. Systemic review of total dislocation of the talus. *Orthop Surg*. 2015;7(2):97–101.
161. Aladin A, Lam K, Szypryt E. The importance of early diagnosis in the management of proximal tibiofibular dislocation: a 9-and 5-year follow-up of a bilateral case. *Knee*. 2002;9(3):233–236.
162. Córdoba-Fernández A. Management of nonreducible lesser toe interphalangeal dislocation: an unusual injury. *J Am Podiatr Med Assoc*. 2012;102(3):252–255.
163. Reinking MF, Austin TM, Richter RR, Krieger MM. Medial tibial stress syndrome in active individuals: a systematic review and meta-analysis of risk factors. *Sports Health*. 2017;9(3):252–261.
164. Pietrzak M. Diagnosis and management of acute medial tibial stress syndrome in a 15 year old female surf life-saving competitor. *Int J Sports Phys Ther*. 2014;9(4):525–539.
165. Best T. Soft tissue injuries and muscle tears. *Clin Sports Med*. 1997;16(3):419–434.
166. Kohls-Gatzoulis J, Angel JC, Singh D, Haddad F, Livingstone J, Berry G. Tibialis posterior dysfunction: a common and treatable cause of adult acquired flatfoot. *BMJ*. 2004;329(7478):1328.
167. Furey JG. Plantar fasciitis. the painful heel syndrome. *J Bone Joint Surg Am*. 1975;57(5):672–673.
168. Young CC, Rutherford DS, Niedfeldt MW. Treatment of plantar fasciitis. *Am Fam Physician*. 2001;63(3):467–474.
169. Rungprai C, Tennant JN, Phisitkul P. Disorders of the flexor hallucis longus and os trigonum. *Clin Sports Med*. 2015;34(4):741–759.
170. Ivins D. Acute ankle sprain: an update. *Am Fam Physician*. 2006;74(10).
171. Bailey J, Gu Y, Alufado A. Rehabilitation of common musculoskeletal injuries. In: Maitin I, ed. *Current Diagnosis and Treatment: PM&R*. New York: McGraw-Hill; 2014:512–515.
172. Feger MA, Herb CC, Fraser JJ, Glaviano N, Hertel J. Supervised rehabilitation versus home exercise in the treatment of acute ankle sprains: a systematic review. *Clin Sports Med*. 2015;34(2):329–346.
173. Pastides P, El-Sallakh S, Charalambides C. Morton's neuroma: a clinical versus radiological diagnosis. *Foot Ankle Surg*. 2012;18(1):22–24.
174. Blackman PG. A review of chronic exertional compartment syndrome in the lower leg. *Med Sci Sports Exerc*. 2000;32(3 suppl):S4–S10.

第 30 章　上肢骨骼肌肉疾病的康复

McCasey Smith

肩关节

骨折

上肢骨折中，儿童骨折占一半以上[1]，老年骨折仅占 7%[2]。美国上肢骨折的年发病率是 676/10 万[3]。最常见的是发生在肱骨近端的肩带骨骨折，其次是锁骨。肱骨近端骨折的年发病率是 83/10 万[4]，锁骨骨折年发病率是 24.4/10 万[5]。肩胛骨骨折的年发病率，女性是 13/10 万，男性是 37/10 万。关节盂骨折相对较少，占肩胛骨骨折的 10%，总患病率为 0.1%[6]。（作者的数据根据多篇文献拼凑，相互之间有较大出入）

锁骨骨折

80% 的锁骨骨折发生在中 1/3 处，15% 累及远端 1/3，5% 累及近端 1/3[7]。锁骨远端骨折可分为 3 个亚型。Ⅰ型是骨折发生在喙锁韧带远端，韧带保持完好。Ⅱ型指骨折发生在喙锁韧带处，伴韧带撕裂（ⅡB）或不伴有韧带撕裂（ⅡA）。Ⅲ型骨折发生在喙锁韧带远端伴肩锁关节内部移位（图 30-1）。

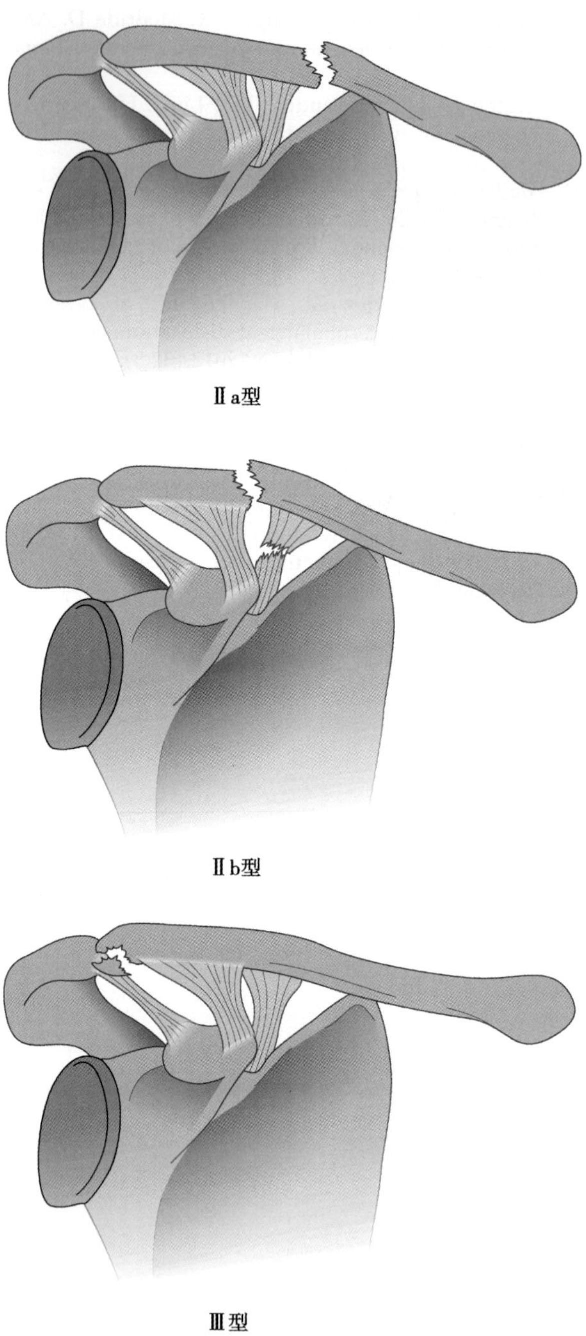

图 30-1　锁骨远端骨折的分类。前后位（经允许摘自 Bjoernsen L, Ebinger A. Shoulder and Humerus Injuries. In: Tintinalli JE, Stapczynski J, Ma O, Yealy DM, Meckler GD, Cline DM, eds. Tintinalli's Emergency Medicine: A Comprehensive Study Guide, 8e New York, NY: McGraw-Hill; 2016）

创伤是锁骨骨折的最常见病因。来自肩关节侧方传来的横向力，跌落时手伸直位着地，或者直接暴力作用于锁骨都可能导致骨折。导致锁骨骨折的不常见原因包括胎儿分娩时的产伤，恶性肿瘤以及放疗[8]。少数病例中可见到压力性骨折，此类病例主要集中于体操运动员和举重运动员。

X 线用于锁骨骨折的诊断，包括锁骨、肩锁关节和胸锁关节的前后位，还包括头部向患侧偏 15°的锁骨前后位[9]（图 30-2）。X 线无法明确的病例或者靠近肩锁关节、胸锁关节的骨折可采用 CT 扫描。

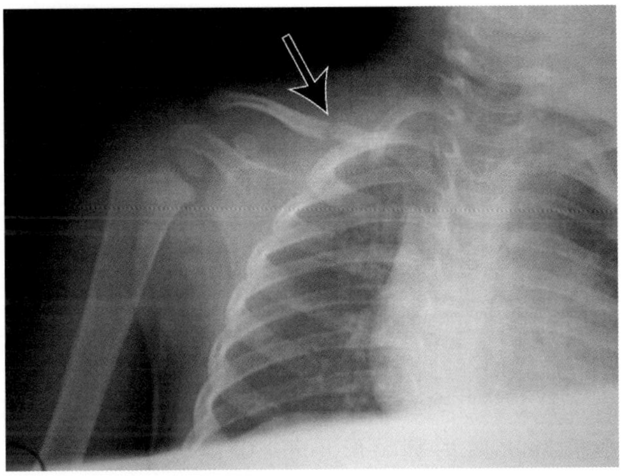

图 30-2 婴儿锁骨无移位的骨折（箭头处）（经允许摘自 Black KL, Duffy C, Hopkins-Mann C, Ogunnaiki-Joseph D, Moro-Sutherland D. Musculoskeletal Disorders in Children. In: Tintinalli JE, Stapczynski J, Ma O, Yealy DM, Meckler GD, Cline DM, eds. Tintinalli's Emergency Medicine: A Comprehensive Study Guide, 8e New York, NY: McGraw-Hill; 2016）

移位小于 100% 或者短缩小于 20mm 的锁骨骨折一般采用保守治疗，“8 字形”固定持续 4~6 周。外科手术干预指征为：有神经血管受损，大于 100% 的移位，大于 20mm 的短缩，Ⅱ型远端锁骨骨折，伴有同侧关节盂骨折（浮肩），或者开放性骨折。髓内钉固定和钢板固定的成功率相似[10]。锁骨远端骨折患者后期还需要取出喙锁关节处的螺钉。

肱骨近端骨折

肱骨由肱骨头、外科颈、解剖颈、大小结节、肱骨干、内外上髁和鹰嘴窝组成（图 30-3）。肱骨骨折的 Neer 分型由骨折位置及碎骨数量决定（图 30-4）。肱骨近端骨折可涉及肱骨头、肱骨颈或结节，患病率大致是肱骨干骨折的 6 倍，比远端骨折多 10 倍[5]。直接暴力创伤和摔倒是肱骨骨折的主要病因。肱骨近端骨折患者通常表现为肩关节不稳，主诉疼痛、肿胀和活动范围减小。神经血管结构受损会导致麻木、虚弱或苍白。

体格检查时，肱骨近端骨折患者最典型的表现是主动和被动关节活动度受限。应检查肩关节外侧的感觉，来评估腋神经的完整性。还应通过腋动脉、桡动脉的搏动和毛细血管再充盈[11]对血管结构进行评估。

X 线是用于诊断的主要方法。正位、侧位、Y 轴位是评估肩关节的 3 个 X 线角度（图 30-5）。由于肱骨近端骨折伴盂肱关节脱位的发生率较高，因此

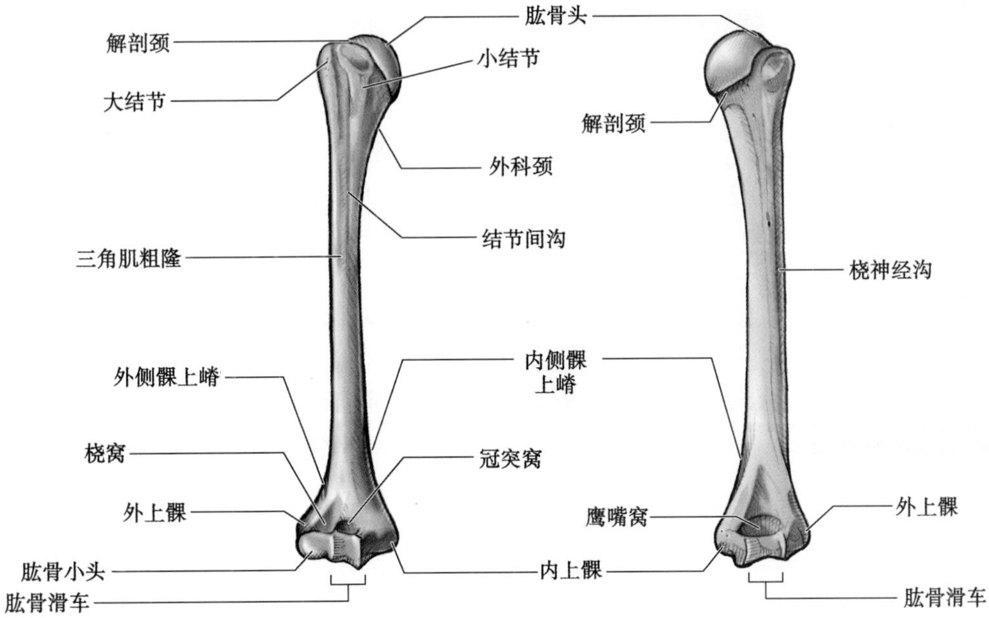

图 30-3 肱骨（摘自 Chapter 29. Overview of the Upper Limb. In: Morton DA, Foreman K, Albertine KH, eds. The Big Picture: Gross Anatomy, New York, NY: McGraw-Hill; 2011）

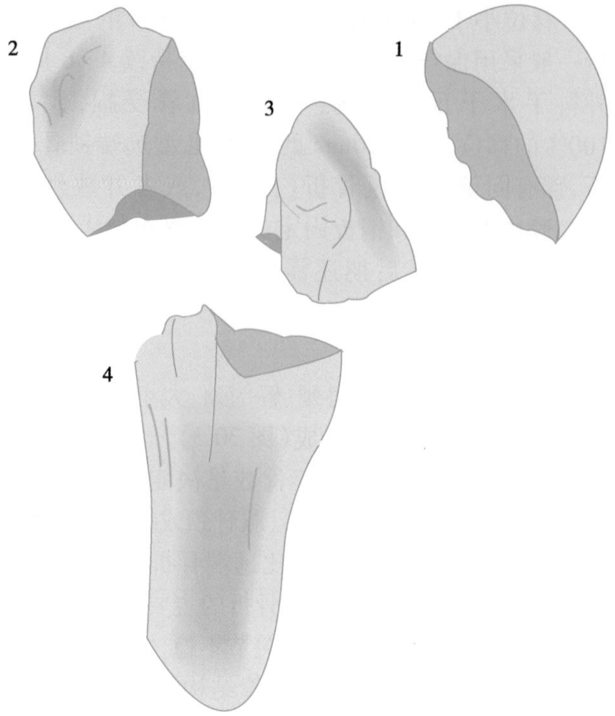

图 30-4　肱骨骨折。按 Neer 分类,肱骨可分为四段:1. 肱骨头关节面;2. 大结节;3. 小结节;4. 肱骨骨干或轴。Ⅰ度、Ⅳ度骨折被定义为<1cm 或<45°移位的骨折碎片;Ⅱ度、Ⅲ度和Ⅳ度骨折具有更多的位移和角度(经允许摘自 Bjoernsen L, Ebinger A. Shoulder and Humerus Injuries. In: Tintinalli JE, Stapczynski J, Ma O, Yealy DM, Meckler GD, Cline DM, eds. Tintinalli's Emergency Medicine: A Comprehensive Study Guide, 8e New York, NY: McGraw-Hill; 2016)

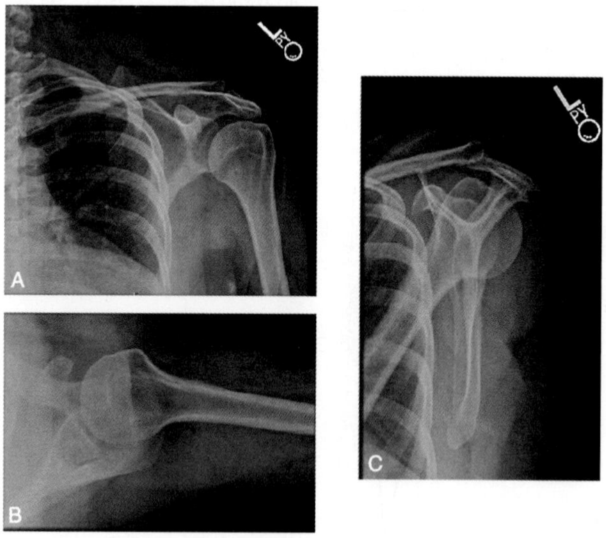

图 30-5　肩部的 X 线片:正位(A)、侧位(B)、经肩胛骨视图(C)

对肱骨头的位置评估是很有必要的。

无位移或者位移较小的肱骨近端骨折适用于保守治疗,可肩吊带固定 4~6 周。在 2~3 周时可以开始上肢摆钟样运动或者小幅度的活动。6 周时可以开始肩关节等长训练和肩外展运动[12]。外科手术指征为大幅移位,伤及解剖颈,或者严重的活动度受限[13]。3 块和 4 块碎骨的骨折通常也需要外科手术介入。外科手术方式包括经皮外固定、髓内钉固定、钢板内固定、半肩关节置换术、全肩关节置换术或者反肩关节置换术。

肱骨中段骨折

肱骨干骨折多发生于肱骨中间 1/3 段,常因直接外力作用所致[14]。患者表现为上肢疼痛并呈屈曲防御姿势。畸形或者上肢短缩也可见于肱骨干骨折。血管神经的损害也可能发生,最常见的是桡神经和肱动脉。合并桡神经病变的患者表现为垂腕、指伸肌无力,以及手背和一至四指外侧缘麻木。肱动脉损伤可表现为血肿、瘀斑和/或肢体远端的脉搏微弱。

用正位及侧位 X 线评估肱骨情况。盂肱关节、肱尺关节和肱桡关节都应该被纳入以评估近端及远端的伸展情况。

大多数肱骨中段骨折采用非手术治疗。缩短小于 3mm 或内翻畸形小于 30° 的骨折可保守治疗[15],包括早期的固定与关节夹板,直到水肿消除,然后可行功能负重。应允许重力的牵引作用,避免使用悬吊带。手术适应证包括开放性骨折、神经血管损伤、病理性骨折、前臂并发骨折(浮肘)和骨折不愈合。

肩胛骨骨折

肩胛骨是一块扁平的三角形骨,位于肩带和胸部的后部。肩胛骨是多块肌肉的起点和附着点,这些肌肉也起到缓冲和稳定肩胛骨结构的作用。由于肩部丰富的肌肉和独特的形态,肩胛骨骨折通常由高强度、直接的创伤所致。这种高能机械作用导致 90% 的病例伴有合并伤[16]。肩胛骨骨折常用其解剖位置来描述(图 30-6)。

肩胛骨骨折的患者通常表现为肩后疼痛,患肢内收;任何运动都会加重疼痛。轻触肩胛骨时常出现压痛,而且由于高能量损伤可能会出现瘀斑或血肿。X 线片首选正位、侧位和腋侧位,通常显示为骨折(图 30-7)。若 X 线片无法明确,首选专用 CT。

保守治疗是肩胛骨骨折的首选治疗方法,通常能使骨折愈合[17]。早期需肩带固定,可进行关节被动活动。一旦达到全范围活动后,就可以开始肩部主动的活动和肩周肌力量强化[18]。一般来说,患者

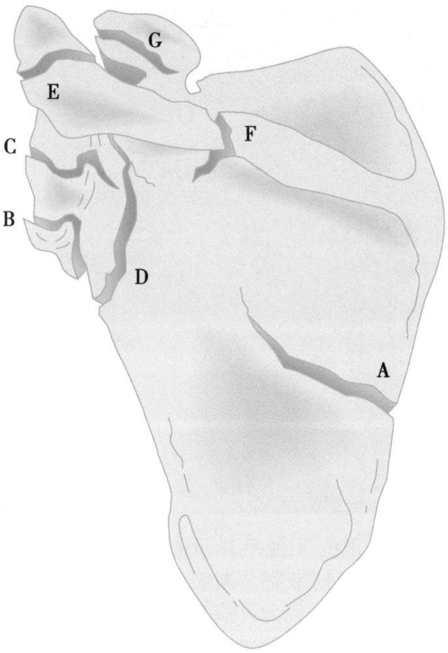

图 30-6　肩胛骨骨折部位。A. 体部，B. 外侧角，C. 肩胛盂窝，D. 外科颈，E. 肩峰，F. 肩胛冈，G. 喙突（经允许摘自 Bjoernsen L, Ebinger A. Shoulder and Humerus Injuries. In: Tintinalli JE, Stapczynski J, Ma O, Yealy DM, Meckler GD, Cline DM, eds. Tintinalli's Emergency Medicine: A Comprehensive Study Guide, 8e New York, NY: McGraw-Hill; 2016）

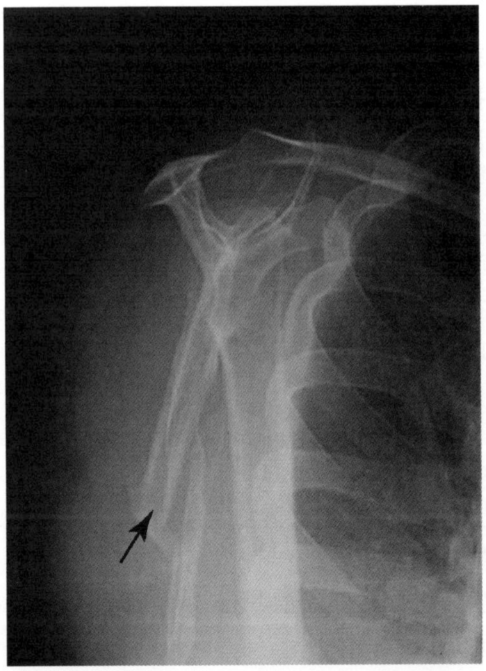

图 30-7　肩胛骨 X 线显示肩胛骨体骨折（蒙 Alexander Ebinger, MD 惠赠）

在这些保守治疗下效果良好，但是严重移位的患者预后较差。因此，移位大于 10mm 者需要手术治疗[19]。关节囊内碎骨、移位的肩胛骨骨折[20]和颈部骨折也需要手术治疗[21]。

关节盂骨折

关节盂与肱骨头形成关节相连，位于肩胛骨外侧。由于肱骨和关节盂之间的关节面积小，盂肱关节不稳定。关节盂骨折的位置由损伤机制决定（图 30-7 和图 30-8）。对于边缘或撕脱性骨折，最有可能的病理生理学改变是前半脱位或脱位。盂窝骨折时，常见高能创伤合并肩胛骨骨折[22]。

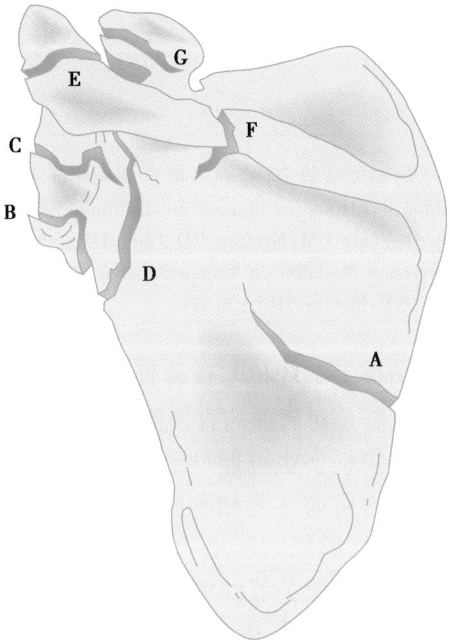

图 30-8　关节盂骨折（经允许摘自 Bjoernsen L, Ebinger A. Shoulder and Humerus Injuries. In: Tintinalli JE, Stapczynski J, Ma O, Yealy DM, Meckler GD, Cline DM, eds. Tintinalli's Emergency Medicine: A Comprehensive Study Guide, 8e New York, NY: McGraw-Hill; 2016）

患者症状通常类似肩胛骨骨折，可能出现单侧上肢内收和肩关节活动度受限。触诊通常有压痛。推荐的 X 线片包括正位、侧位和肩胛骨侧位。CT 扫描有助于确定骨折范围和术前计划[22]。

大多数盂颈骨折采用保守治疗，而盂窝和盂缘骨折采用切开复位内固定治疗[23-24]。关节盂窝骨折累及前侧大于 20% 的骨折通常采用手术矫正[24]。

脱位/半脱位

肩锁关节脱位

肩锁韧带维持肩锁关节的水平稳定，喙肩韧带维持其垂直稳定（图 30-9）。肩锁关节脱位占普通人群肩带损伤的 9%～10%，但占运动员肩带损伤的 40%[25]。肩锁关节脱位发病率为 2.8/10 万[26]，其

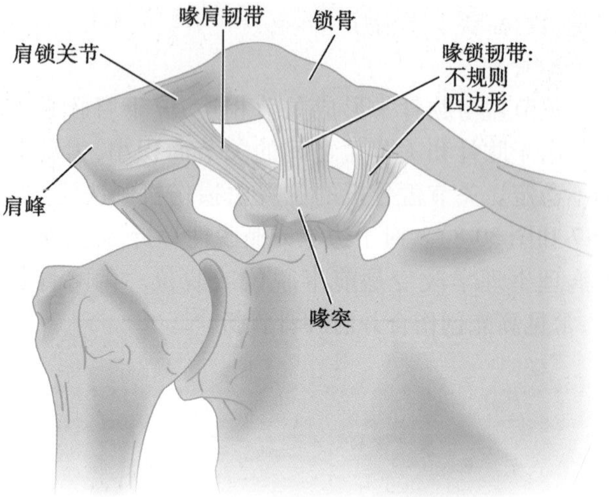

图 30-9 肩锁关节解剖(经允许摘自 Bjoernsen L, Ebinger A. Shoulder and Humerus Injuries. In: Tintinalli JE, Stapczynski J, Ma O, Yealy DM, Meckler GD, Cline DM, eds. Tintinalli's Emergency Medicine: A Comprehensive Study Guide, 8e New York, NY: McGraw-Hill; 2016)

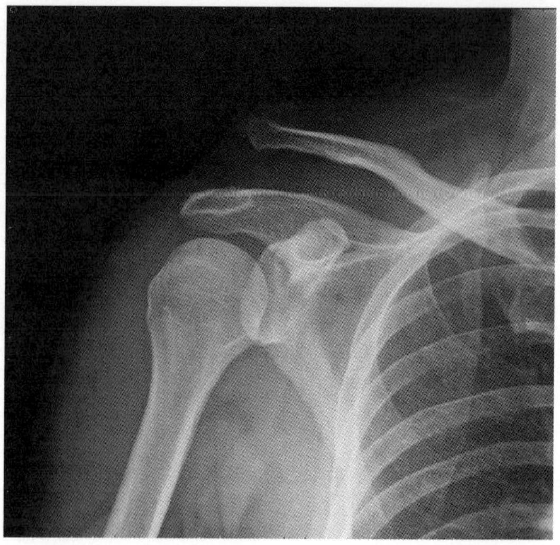

图 30-10 正位 X 线平片示右肩Ⅴ型肩锁分离,关节囊和所有韧带完全断裂,锁骨相对于肩峰的位移大于 100%(经允许摘自 Gollotto K, Rosero E, Connor C, Hezel J. Sports Rehabilitation. In: Maitin IB, Cruz E, eds. CURRENT Diagnosis & Treatment: Physical Medicine & Rehabilitation, New York, NY: McGraw-Hill; 2014)

中 28% 的肩锁关节脱位与锁骨骨折有关[26]。最常见的损伤机制是对肩部的直接创伤,而跌倒导致患侧上肢的间接损伤也可能导致肩锁关节损伤。患者通常表现为肩前疼痛和肿胀。肩关节活动度因为疼痛而受限,睡眠时若患肩在下,患者可能会出现夜间疼痛。肩锁关节的畸形表现为锁骨相对于肩峰的上移。查体时,患者表现为关节触痛和水平内收疼痛。

Rockwood 将肩锁分离分为 6 类[27]:

Ⅰ型:肩锁韧带扭伤,喙锁韧带完整。

Ⅱ型:肩锁韧带撕裂,喙锁韧带扭伤。

Ⅲ型:肩锁和喙锁韧带撕裂,喙锁间隙增加 100%。

Ⅳ型:肩锁和喙锁韧带撕裂,伴锁骨后移。

Ⅴ型:肩锁韧带、喙锁韧带撕裂,三角肌筋膜撕裂,喙锁间隙增大 100%~300%。

Ⅵ型:肩锁、喙锁韧带撕裂伴喙突下脱位。

通常采用 X 线平片进行诊断评估,建议至少包括 2 个方向的 X 线平片,此外对锁骨和肩胛骨的评估有助于发现合并损伤。关节的稳定性可通过患肢负重 4.5~68kg(10~150 磅)的应力平片评估。磁共振成像(MRI)可用于区分Ⅱ型和Ⅲ型损伤,也可评估肩部伴发的病理变化[28](图 30-10)。

Ⅰ型和Ⅱ型肩锁关节扭伤在保守治疗中具有良好的效果。这类损伤的治疗分为急性期、恢复期、运动回归期 3 个阶段。急性期康复包括吊带固定、钟摆练习和等长训练。恢复期康复除了运动训练和动态牵伸,增加了轴向负荷下的主被动关节活动度训练。运动回归期阶段主要包括专项运动训练。Reid 建议在Ⅰ型损伤后 2~4 周、Ⅱ型损伤后 4~8 周、Ⅲ型损伤后 6~8 周开始运动回归训练[29]。对于Ⅲ型损伤的治疗仍然存在争议,2012 年的一项系统评价证明手术干预与非手术干预相比未必更具优越性[30]。对于Ⅳ~Ⅵ型的关节分离损伤,外科手术治疗仍为首选[31]。

肩关节脱位

盂肱关节是一种球窝关节,由于肱骨与肩胛盂接合的关节面积较小,其稳定性较差。关节囊使肩部具有一定的松弛度。肩关节脱位通常是由强外力作用下肱骨从肩胛盂移位所致。单因创伤导致的急性肩关节脱位相对少见,每年的发病率为 1.1/10 万[32]。肩关节脱位的年发病率为(23.1~23.9)/10 万,其中 30 岁以下的男性发病率更高[33]。绝大多数肩关节脱位为肱骨前脱位,肩关节前脱位发病率大约是后脱位的 20 倍[32]。

肩关节不稳由多因素造成,多继发于骨性因素或软组织因素。肩胛盂和肱骨头的缺陷是导致关节不稳定的骨性因素,而肌无力、关节囊松弛和盂唇病变是软组织因素[34]。肩关节囊的前部由上、中、下盂肱韧带固定,而后部由冈下肌、小圆肌和肩峰下滑囊加强(图 30-11)。盂肱关节前部松弛

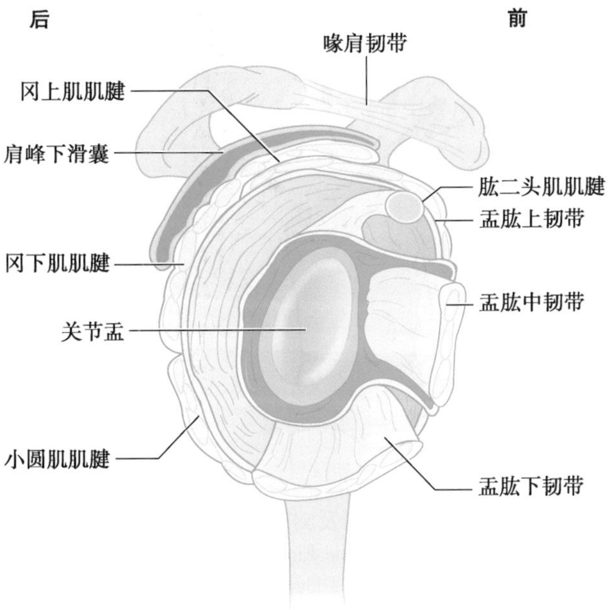

图30-11 盂肱关节关节囊(经允许摘自 Della-Giustina D, Hile D. Shoulder Pain. In: Tintinalli JE, Stapczynski J, Ma O, Yealy DM, Meckler GD, Cline DM, eds. Tintinalli's Emergency Medicine: A Comprehensive Study Guide, 8e New York, NY: McGraw-Hill; 2016)

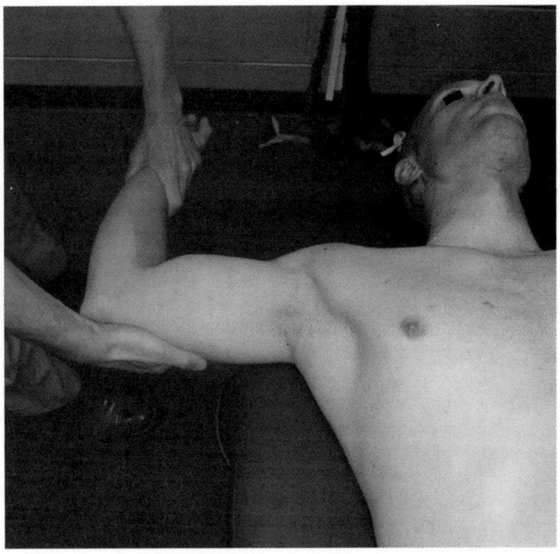

图30-12 针对肩关节前部不稳的前恐惧试验(经允许摘自 Color Plates. In: Imboden JB, Hellmann DB, Stone JH, eds. CURRENT Diagnosis & Treatment: Rheumatology, 3e New York, NY: McGraw-Hill; 2013)

可因外伤或反复应力导致关节不稳定[12]。肩关节前部不稳占肩关节不稳的80%~90%[32,35],肩关节后部不稳约占10%[32],多向性不稳(MDI)少于5%[36]。

肩关节脱位患者表现为肩关节疼痛、患肢保护性动作和活动范围受限。体格检查中,肩关节严重脱位时关节活动范围明显减小,可见肢体畸形和肩峰侧下方的小沟。特殊体格检查包括前恐惧试验(前方不稳定)、后恐惧试验(后方不稳定)、凹陷(沟槽)征(多向不稳定)[37](图30-12)。同时,因肩关节脱位常伴发肩袖及神经血管损伤,需进行肩袖和神经血管的评估检查。

X线平片是一种诊断肩关节脱位简易经济的方法。应行正位、侧位、斜位X线检查,侧位平片可显示移位(图30-13)。

前脱位与班卡特损伤和希尔-萨克斯损伤相关。班卡特损伤(图30-14)是指下肩胛盂骨折伴有盂唇前内侧损伤[38]。希尔-萨克斯损伤(图30-15)是指肱骨头压迫前关节盂时发生的肱骨头后外侧压缩性缺损[39]。后脱位与反向班卡特损伤和反向希尔-萨克斯损伤有关。反向班卡特损伤是盂唇后外侧及关节盂损伤。反向希尔-萨克斯损伤是肱骨头前内侧的压缩性缺损。

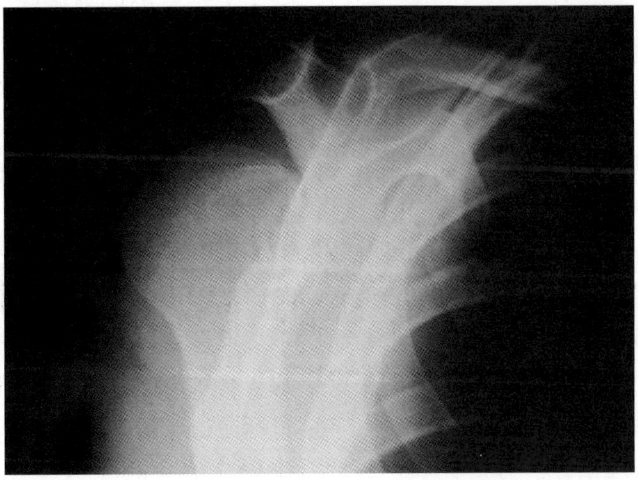

图30-13 肩关节后脱位。图为这种罕见肩关节脱位的正位X线图像。由于大粗隆的内旋,肱骨头看起来像冰淇淋覆盖在圆锥上,因此被称为“冰淇淋锥征”(蒙 Alan B. Storrow, MD 惠赠)

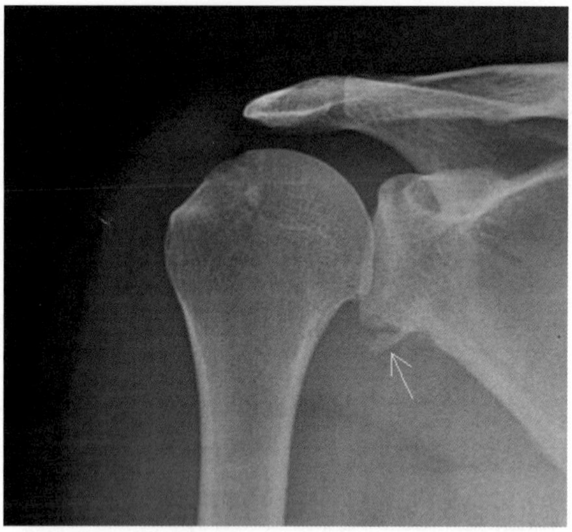

图 30-14　盂肱脱位后盂下缘班卡特骨折（箭头所示）（经允许摘自 Gollotto K，Rosero E，Connor C，Hezel J. Sports Rehabilitation. In：Maitin IB，Cruz E，eds. CURRENT Diagnosis & Treatment：Physical Medicine & Rehabilitation，New York，NY：McGraw-Hill；2014）

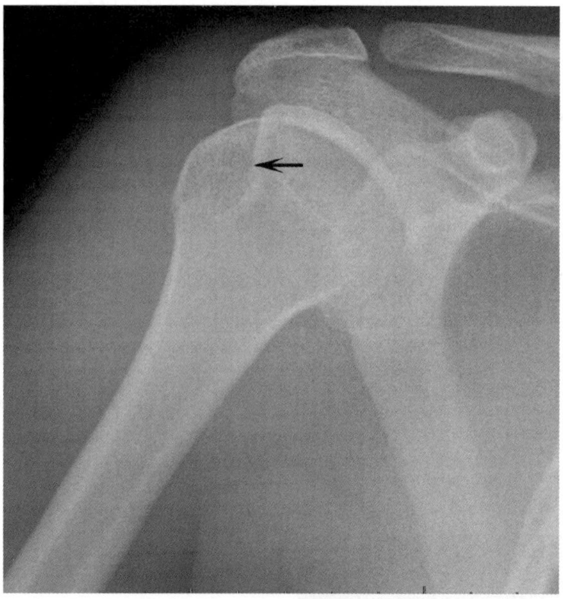

图 30-15　希尔-萨克斯损伤患者肱骨头后外侧压缩性骨折（箭头）（经允许摘自 Wasserman PL，Pope TL. Chapter 7. Imaging of Joints. In：Chen MM，Pope TL，Ott DJ，eds. Basic Radiology，2e New York，NY：McGraw-Hill；2011）

外伤性前脱位通常采用手法复位（图 30-16）和制动固定。制动可以防止 50% 的创伤性肩关节脱位患者复发[40]。复发性脱位的危险因素包括男性、首次脱位年龄较小、关节过度活动和大结节骨折[33]。建议脱位后 2～3 周开始物理治疗。有研究表明持续 6 周的渐进性弹力带抗阻训练可改善患者的力量和关节活动范围[41]。尽管有证据显示手术干预对

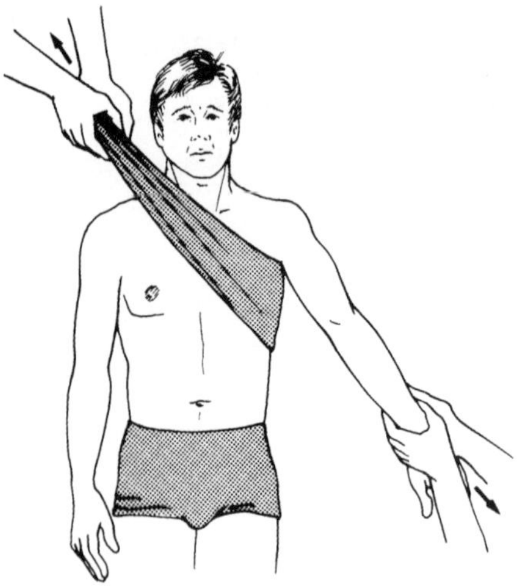

图 30-16　肱骨脱位牵引及胸部反牵引治疗肩关节脱位（Aziz F，Doty CI. Orthopedic Emergencies. In：Stone C，Humphries RL，eds. CURRENT Diagnosis & Treatment：Emergency Medicine，8e New York，NY：McGraw-Hill；2017）

青年创伤性肩关节脱位有效[42]，然而关节镜下修复班卡特损伤后复发率很高[43]。

对于非创伤性或多向不稳定性肩关节脱位，应制订 6 个月包括肩周和肩袖强化[44]的物理治疗计划。针对性治疗肩关节不稳的危险因素（肩胛盂和肱骨缺损、肌无力、关节囊松弛、盂唇病变）疗效最好[45]。有证据显示慢性肩关节不稳保守治疗效果优于手术干预[41]。对于接受手术干预的患者，关节镜下修复与开放性手术效果相似[46]。

肌肉/肌腱损伤

肱二头肌肌腱近端损伤

肱二头肌经由肩肘两大关节，由肱二头肌短头和长头组成（图 30-17）。肱二头肌长头起自肩胛骨盂上结节处的肩胛囊内，附着于盂唇的上侧面，从冈上肌肌腱和肩胛下肌肌腱之间的盂肱关节伸出并以单一肌腹沿肱骨的肱二头肌沟走行，最新的证据表明其有助于盂肱关节的稳定[47]。肱二头肌短头起自喙突，短头肌腹与长头肌腹共同形成肱二头肌。

早在 17 世纪，肱二头肌长头（LHBT）就被认为是肩部疼痛的根源[48]。肱二头肌长头断裂最常见于举重运动员和过顶投掷运动员，而其他肌腱病变则与肩袖和盂唇的退行性变和过度使用有关[49]。肩峰撞击通常见于肱二头肌肌腱炎患者，其发病率达 95%[50]。

肱二头肌长头腱损伤患者的表现与肩袖损伤患者相似。通常患者主诉肩前疼痛，并随活动而加重。

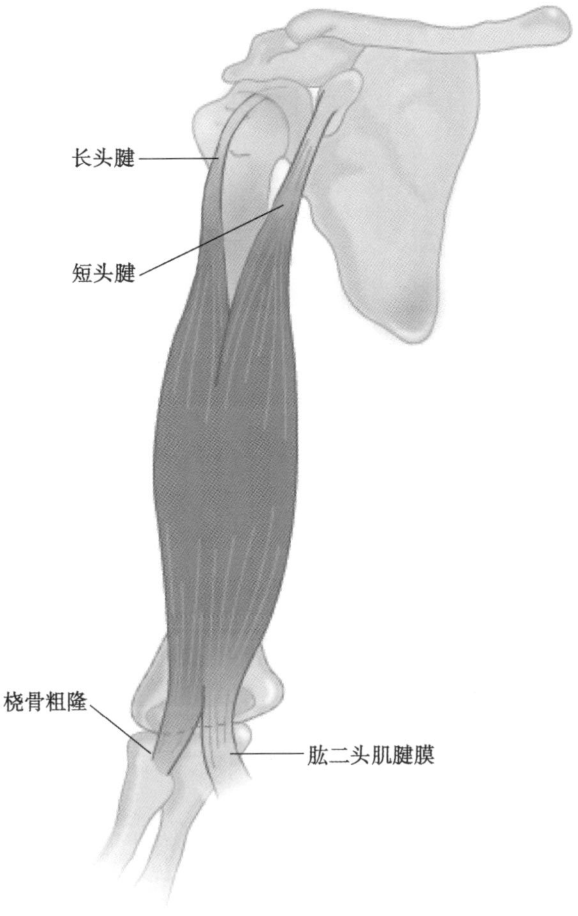

肱二头肌

图 30-17　肱二头肌解剖(经允许摘自 Chow YC. Elbow and Forearm Injuries. In:Tintinalli JE,Stapczynski J,Ma O,Yealy DM,Meckler GD,Cline DM,eds. Tintinalli's Emergency Medicine: A Comprehensive Study Guide, 8e New York,NY:McGraw-Hill;2016)

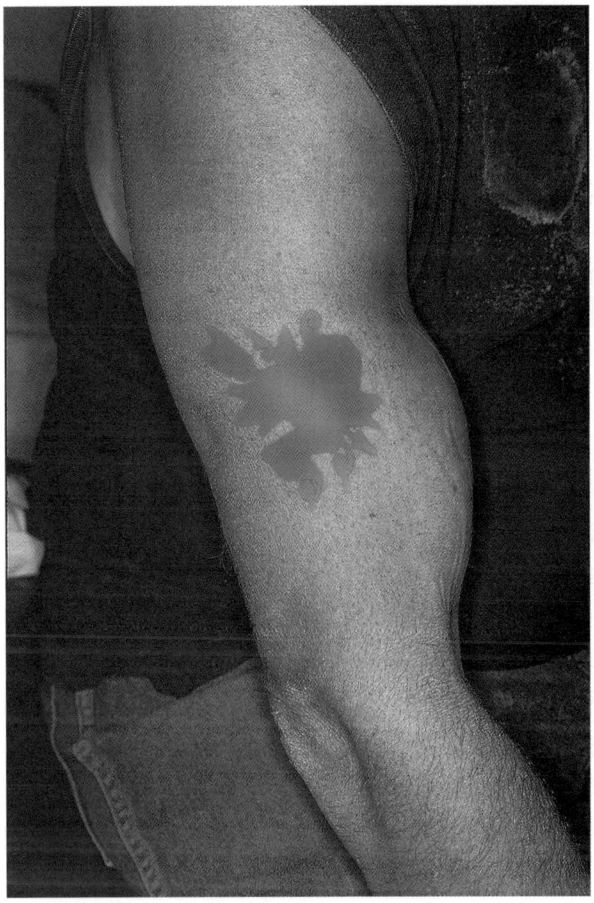

图 30-18　肱二头肌肌腱断裂,肌腱断裂后在上肢内收缩(经允许摘自 Daniel L. Savitt,MD)

肌腱完全断裂时可见"大力水手征"(图 30-18)。诱发疼痛的动作包括速度试验和肱二头肌抗阻力试验(图 30-19)。在速度试验中,嘱患者伸展肘部并使前臂掌面朝上,当肩部抗阻弯曲到 90°时引起疼痛,则试验为阳性。速度试验的灵敏度为 32%,特异度为 61%[51]。当肩前疼痛是由前臂抗阻旋后和屈肘引起时,肱二头肌抗阻力试验呈阳性。鉴于肱二头肌长头(LHBT)的病变常并发关节上盂唇或肩袖损伤,可能需要完成其他的激发动作。包括勒血通畅试验(盂唇)、瓦尔萨尔瓦动作(撞击)、空罐试验(冈上)、抗外旋试验(冈下)和/或推离试验(肩胛下肌)。

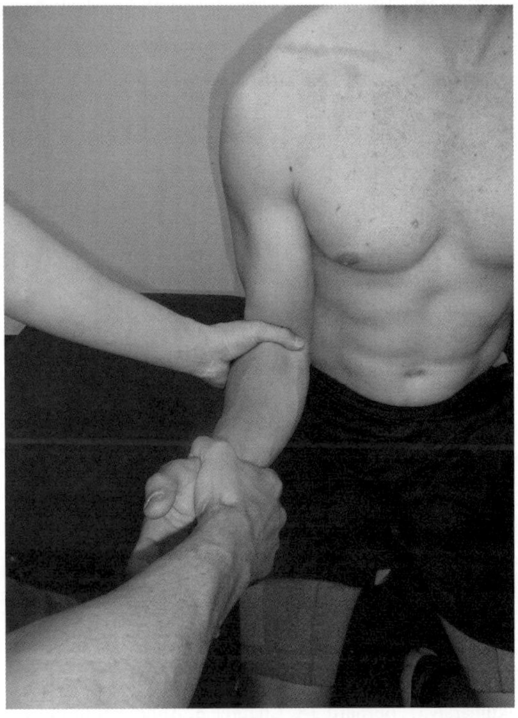

图 30-19　肱二头肌抗阻力试验评估肱二头肌肌腱炎(经允许摘自 Color Plates. In:Imboden JB,Hellmann DB,Stone JH,eds. CURRENT Diagnosis & Treatment: Rheumatology,3e New York,NY:McGraw-Hill;2013)

肱二头肌损伤很难通过 X 线片直接观察到,但可以用来排除骨组织形态的不规则,同时还可以看到肩锁关节损伤或盂肱关节病变等异常。已有研究证实了超声和 MRI 评估肱二头肌损伤的准确性。

超声诊断肱二头肌肌腱半脱位或完全撕裂是准确的。而 MRI 诊断不完全撕裂和急性肌腱炎更敏感[52]。

肱二头肌肌腱病建议采用离心运动。治疗方案应从低强度、低速度开始，循序渐进，建议最少 20～30 次[53]。在肱二头肌长头腱周围进行超声引导下的类固醇注射可能会暂时缓解疼痛[54]。肌腱近端撕裂首选保守治疗[47]。对于保守治疗效果欠佳者，可考虑手术治疗。年轻患者和急性期患者首选肱二头肌肌腱固定术，而年龄超过 60 岁的患者可以选择肱二头肌肌腱切断术[55]。但开放性肱二头肌肌腱固定术和关节镜下肱二头肌肌腱固定术的结果没有显著性差异[56]。

肩袖损伤

肩袖为盂肱关节提供动态稳定，由 4 块止于肱骨结节的肌肉和肌腱组成：冈上肌、冈下肌、小圆肌和肩胛下肌（图 30-20 和图 30-21）。肩袖病变是肩痛和肩关节功能障碍最常见的原因[57]，但并非所有的肩袖病变都是有症状的。在接受 MRI 检查的无症状受试者中，多达 34% 的受试者发现有肩袖撕裂，其中 15% 为全层撕裂，20% 为部分撕裂[58]。在 60 岁以上的人群中，无症状人群肩袖撕裂的患病率上升到 52%。肩袖撕裂的危险因素包括年龄增加、外伤史、优势手、吸烟、高胆固醇血症和遗传因素[59]。

冈上肌腱是肩袖损伤最常累及的肌腱，这与受到肩峰的压力有关，反复的肩外展和内旋导致肩关节反复撞击，压迫冈上肌腱及肩峰下囊。受伤后，冈上肌腱发生水肿和出血。反复损伤导致纤维增厚和变性，进而导致肌腱变性或退行性撕裂[60]（图 30-22）。

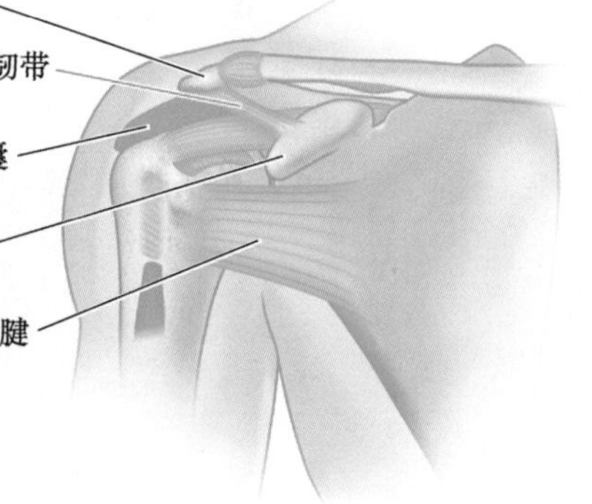

图 30-20 肩袖（经允许摘自 Wilckens JH, Freehill MT, Srikumaran U, Bernard JA. Chapter 8. Approach to the Patient with Shoulder Pain. In: Imboden JB, Hellmann DB, Stone JH, eds. CURRENT Diagnosis & Treatment: Rheumatology, 3e New York, NY: McGraw-Hill; 2013）

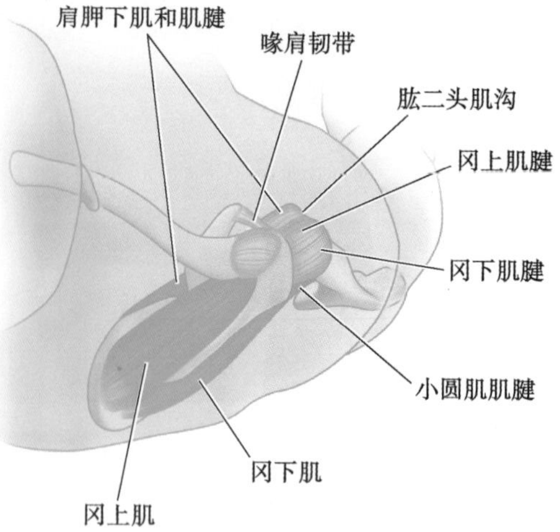

图 30-21 肩袖俯视图（经允许摘自 Wilckens JH, Freehill MT, Srikumaran U, Bernard JA. Chapter 8. Approach to the Patient with Shoulder Pain. In: Imboden JB, Hellmann DB, Stone JH, eds. CURRENT Diagnosis & Treatment: Rheumatology, 3e New York, NY: McGraw-Hill; 2013）

冈下肌腱病在做过顶投掷动作的运动员中发病率增加，尽管它不如冈上肌腱病常见[61]。研究发现，头顶投掷者外旋的活动范围增加。反复的外旋力导致盂肱关节内旋不足，肩胛运动障碍和肩关节撞击[62]。关节侧肌腱撕裂很容易发生在远端冈下肌腱在盂肱关节内发生撞击时。

肩袖病变患者常表现为隐匿的前外侧肩痛，上举过头动作和睡眠时疼痛加重。夜间疼痛很常见，然而小的不完全撕裂比大的完全撕裂更影响睡眠质量[63]。体格检查显示肩外展和外旋功能减弱。空罐试验和满罐试验对冈上肌病变的评估均有实用价值。空罐试验（图 30-23）是通过将受影响的手臂与地面平行放置并将手臂内旋 90°来进行，检查者在患者手臂上施加一个向下的力，患者抗阻运动感觉疼痛或无力为试验阳性。满罐试验方法与此类似，但是手臂外旋 45°。最近的证据表明，当使用满罐试验时，中三角肌募集较少，冈上肌分离改善[64]。目前没有充分的证据证明某一种体格检查方法比其他方法更优[65]。疼痛和抗阻外旋无力是冈下肌病变的指征[66]。

肩部 X 线片可评估在肩袖嵌入点处肱骨头移动或钙化沉积情况。肱骨头上移可能伴有冈上肌的完全撕裂。在肌腱病或钙化性肌腱病中可见钙质沉积。诊断性超声与 MRI 有相似的敏感度，而 MR 关节造影的阳性预测值略高[67]。

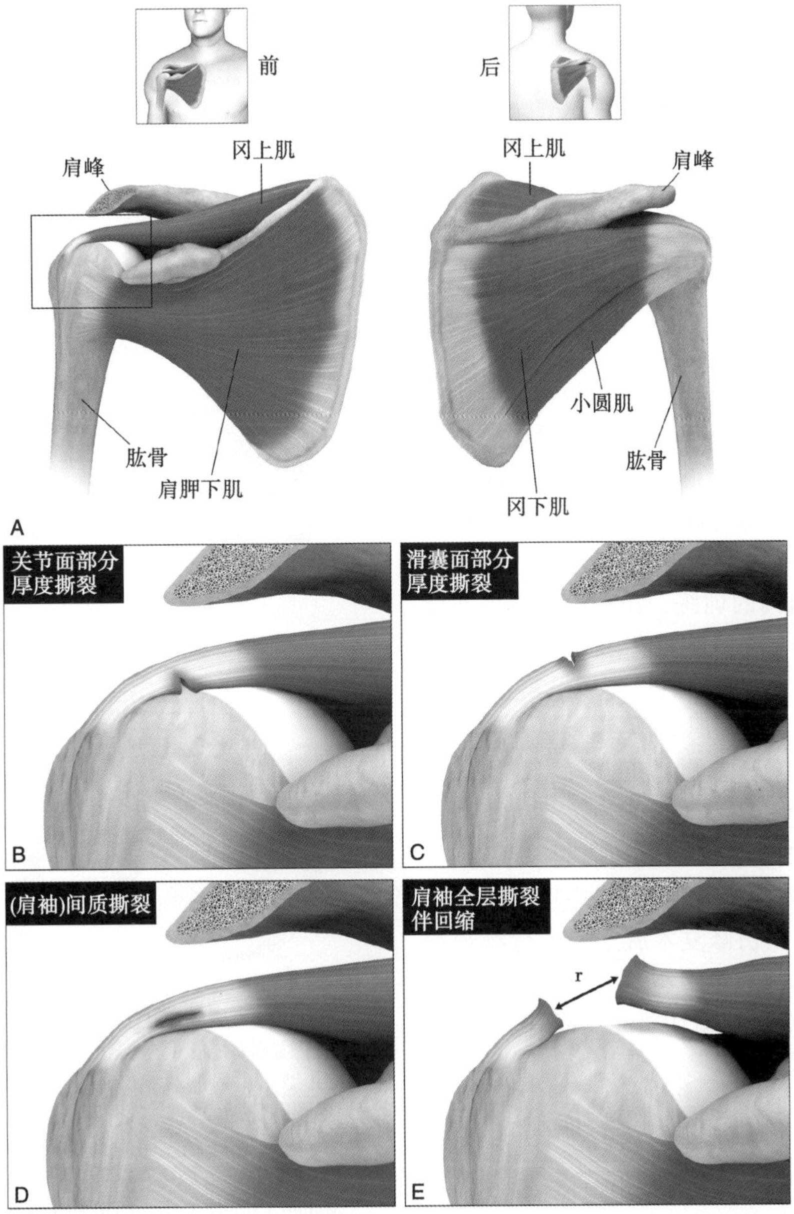

图 30-22　肩袖和肩袖撕裂(A)肩袖解剖。(B-E)肩袖部分撕裂没有延伸至整个肌腱,分为关节面撕裂(B)、关节囊撕裂(C)和肩袖间质撕裂(D)。低度撕裂占肌腱厚度的 50% 以下,中度撕裂占肌腱厚度的 50% 左右,高度撕裂占肌腱厚度的 50% 以上。(E)全层撕裂从关节囊表面延伸至肌腱的关节表面,撕裂可以是完全的,也可以是不完全的。涉及多个肌腱的全层撕裂称为巨大撕裂。肌腱回缩的程度(r)通过撕裂肌腱与其正常附着的距离来量化(Reproduced with permission from Amini B, Metwalli ZA. Musculoskeletal. In: Elsayes KM, Oldham SA, eds. Introduction to Diagnostic Radiology, New York, NY: McGraw-Hill; 2014)

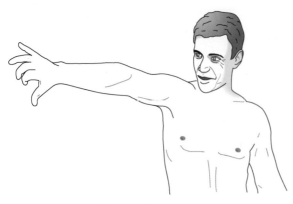

图 30-23　用空罐实验评估冈上肌腱撞击（经允许摘自 McMahon PJ, Kaplan LD, Popkin CA. Chapter 3. Sports Medicine. In：Skinner HB, McMahon PJ, eds. Current Diagnosis & Treatment in Orthopedics, 5e New York, NY：McGraw-Hill；2014）

应用非甾体抗炎药和物理治疗是肩袖肌腱炎和肌腱部分撕裂的首选治疗方法[68]。由近端至远端循序渐进的闭链训练是治疗肩袖病变的首选方法[69]。最初的康复训练应侧重于增强肩胛骨稳定性，肩关节功能好转时，再逐步进行肩关节外旋、外展、屈曲运动相关肌肉的训练。物理治疗被证实能够减少关节疼痛、增加关节运动度、提高关节功能评分[70]。虽然标准的关节腔注射止痛效果较差，但肩峰下关节腔注射仍可以暂时缓解疼痛[71]。最新研究证据表明，超声引导下富血小板血浆注射能够减轻肩袖部分撕裂患者的疼痛并改善肩关节功能[72]。

对于任何年龄的急性全层肩袖撕裂以及 65 岁以下有症状的慢性肩袖撕裂的患者，均建议行手术修复治疗[58]。肩袖损伤修复术后立即进行物理治疗常常会导致手术失败，但限制肩关节运动范围的物理疗法已被证实对肩袖损伤功能恢复有益，不会增加二次损伤的风险[73-75]。

盂唇撕裂

肩关节盂唇是由纤维软骨组织组成，有助于加深关节盂和改善肩关节功能。唇状结构能够使肩关节盂加深约 50%，减少肩关节半脱位或脱位的发生[76]。肩关节盂唇也是盂肱韧带和肱二头肌长头腱的附着部位。肱二头肌的长头腱与肩关节盂唇的上缘相连，对长期行投掷类项目训练的运动员来说，肱二头肌长头腱和关节盂唇上缘损伤是最常见的损伤。由于解剖位置相近，肩关节上盂唇（SLAP）撕裂常并发肱二头肌腱损伤。肩关节下盂唇和下盂肱韧带损伤与班卡特病变相关（图 30-9）。虽然上盂唇损伤在总体人群中发病率尚不明确，但 65 岁以上人群中肩关节上盂唇撕裂的发病率为 9.8%[77]。

肩关节盂唇撕裂通常是由急性损伤或过度运动导致的。急性撕裂常常由于肱骨在高能外力作用下穿过肩关节盂唇造成，这种情况通常发生于摔倒时的支撑手臂。在做向上抛物动作过程中，肱骨被“翘起”至肩关节外旋的末端范围，导致肱骨向后上方向移位，随着上肢的突然向前加速，出现肱骨向前移位。这些运动会导致“剥离现象”，并可导致肩关节上盂唇损伤。肩关节上盂唇撕裂分为五种类型（图 30-24）：

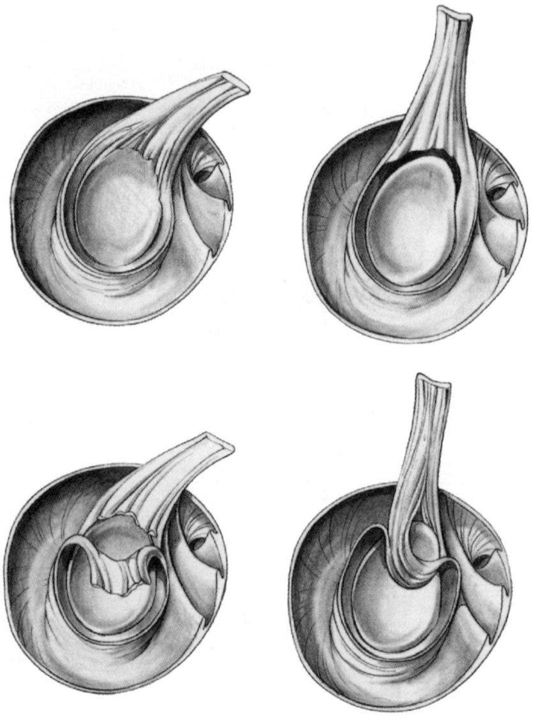

图 30-24　肩关节上盂唇撕裂的 5 种类型。包括肩关节上盂唇撕裂（Ⅰ型）、上盂唇及肱二头肌长头腱撕裂（Ⅱ型）、上盂唇桶柄样撕裂（Ⅲ型）、上盂唇桶柄样撕裂且病变延伸至肱二头肌长头腱（Ⅳ型）、上述类型的混合（Ⅴ型）（经允许摘自 McMahon PJ, Kaplan LD, Popkin CA. Chapter 3. Sports Medicine. In：Skinner HB, McMahon PJ, eds. Current Diagnosis & Treatment in Orthopedics, 5e New York, NY：McGraw-Hill；2014）

Ⅰ型：肩关节上盂唇磨损。

Ⅱ型：上盂唇及肱二头肌长头腱撕脱。

Ⅲ型：上盂唇桶柄样撕裂，肱二头肌长头腱仍附着。

Ⅳ型：上盂唇桶柄样撕裂，病变延伸至肱二头肌长头腱。

Ⅴ型：以上撕裂的混合型。

肩关节盂唇损伤的典型表现为广泛性、不可定位的肩痛，在按压或敲打时出现疼痛可能提示存在急性撕裂。患者可表现为肩关节外展、内旋或外旋时运动范围减小。O'Brien 试验阳性能够预测 90% 的肩关节盂唇损伤[78]。在 X 线片上能够看到班卡特病变，与 MRI 相比，MRI 造影提高了诊断肩关节盂唇撕裂的敏感度、特异度和准确性(图 30-25)[79]。

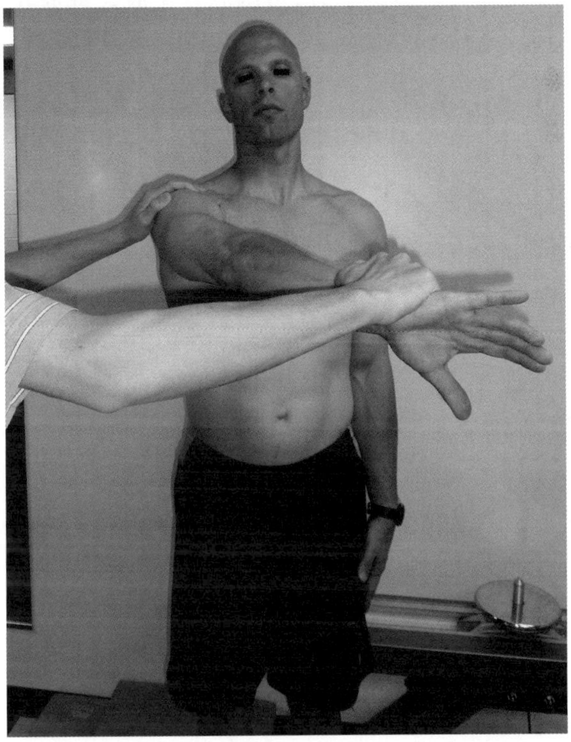

图 30-25 O'Brien 试验评估肩关节上盂唇(SLAP)病变(经允许摘自 Color Plates. In: Imboden JB, Hellmann DB, Stone JH, eds. CURRENT Diagnosis & Treatment: Rheumatology, 3e New York, NY: McGraw-Hill; 2013)

保守治疗，包括物理治疗和非甾体抗炎药物，可改善患者的疼痛、肩关节功能和生活质量。经典的治疗方案是增强肩胛骨的稳定性，纠正肩关节内旋和加强肩袖力量。盂肱关节类固醇注射可缓解肩关节不适症状达 2~4 个月，建议与物理治疗结合使用。超声引导下的盂肱关节注射比常规注射治疗的有效性更高：分别为 92.5% 和 72.5%[80]。半数的肩关节盂唇撕裂患者可以通过保守治疗免于手术[81]。

肩周炎

肩周炎，或称“冻结肩”，表现为肩关节疼痛，并伴有严重的活动范围受限。肩周炎在一般人群中的发病率约为 2%~3%，但是在糖尿病患者中发病率高达 20%[82]。肩周炎的发病高峰在 40~70 岁之间[83]。肩周炎既可作为独立诊断，也可作为肩关节损伤的并发症。肩袖损伤、肱二头肌长头腱损伤、肩关节盂唇损伤、肩撞击、癌症和近期手术都可能导致继发性肩周炎的发生[84]。

虽然肩关节滑膜增生和囊膜纤维化会导致肩周炎的发生，但确切的病理生理学机制仍有争议。细胞因子，如血小板源性的生长因子(PDGF)和转化生长因子(TGF-β)，可通过自身免疫反应引发肩周炎[85]。肩周炎病程分为凝结、冻结和解冻 3 个阶段。凝结期包括肩关节疼痛增加和关节活动范围减小，这一阶段通常持续 2~9 个月。冻结期的特征是肩关节无疼痛或者轻微疼痛，关节活动范围进一步减小，这一阶段可持续 4~9 个月。解冻期关节活动范围改善，可能需要 6~24 个月。

肩周炎患者常表现为肩部疼痛和关节活动范围减小，弥漫性压痛通常出现于多个肩部结构。在还未出现肩周炎的情况下，外旋受限是最具提示意义的体格检查表现[86]。肩关节屈曲、外展和内旋均可能受影响，但外旋活动障碍通常是首发临床表现，且主动和被动关节活动范围均受影响。建议进行全肩关节的诱发性检查，以排除其他的致病因素影响。在没有其他病理异常情况下，患者的肌力正常。

如果考虑诊断为肩周炎，应进行影像学检查以排除可能引起关节疼痛和活动范围受限的其他因素。X 线片有助于评估骨折、脱位和盂肱关节炎。若 X 线片无异常，临床上可考虑诊断为肩周炎，而在 MRI 上可观察到关节囊增厚及其他影响因素(图 30-26)。

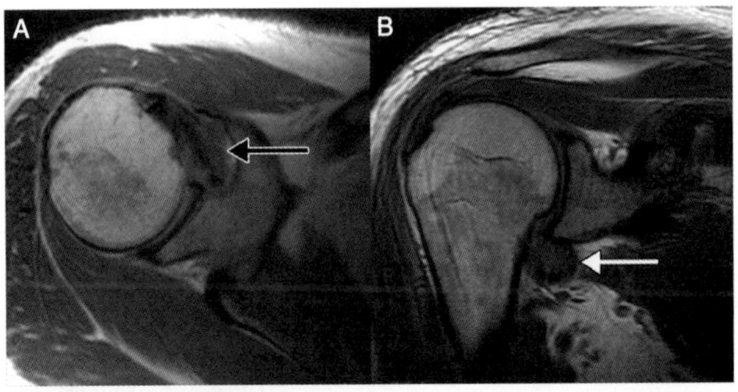

图 30-26 肩周炎。(A)轴向质子密度图像显示转子间隔有瘢痕(黑色箭头)。(B)斜冠状位质子密度图显示关节囊下增厚、低信号(白色箭头)(经允许摘自 Amini B, Metwalli ZA. Musculoskeletal. In: Elsayes KM, Oldham SA, eds. Introduction to Diagnostic Radiology, New York, NY: McGraw-Hill; 2014)

肩周炎是一种典型的自限性疾病，可持续 6~24 个月。虽然临床通常选择针对关节活动范围的物理治疗,但 2014 年的一篇 Cochrane 综述提到,针对肩周炎的治疗,手法治疗和运动疗法均较糖皮质激素注射治疗效果差[87]。盂肱关节行类固醇注射可以改善疼痛评分、关节活动范围和肩关节功能[88-89]。经过至少 12 周的保守治疗仍无明显疗效的患者可以选择在麻醉下行肩关节手法松解。操作风险包括肱骨骨折、肩肱关节脱位和肩袖损伤[90]。对于有持续症状的患者,手术松解已被证明是有益的[91]。

神经血管疾病

腋神经损伤

腋神经(图 30-27)是臂丛神经后束的分支,受 C5 和 C6 神经纤维的支配。腋神经的感觉支支配肩关节外侧,运动支支配三角肌和小圆肌。腋神经走行于盂肱关节囊的下方,可因肱骨半脱位或脱位而受伤。大约 25% 的肩关节前脱位与腋神经损伤有

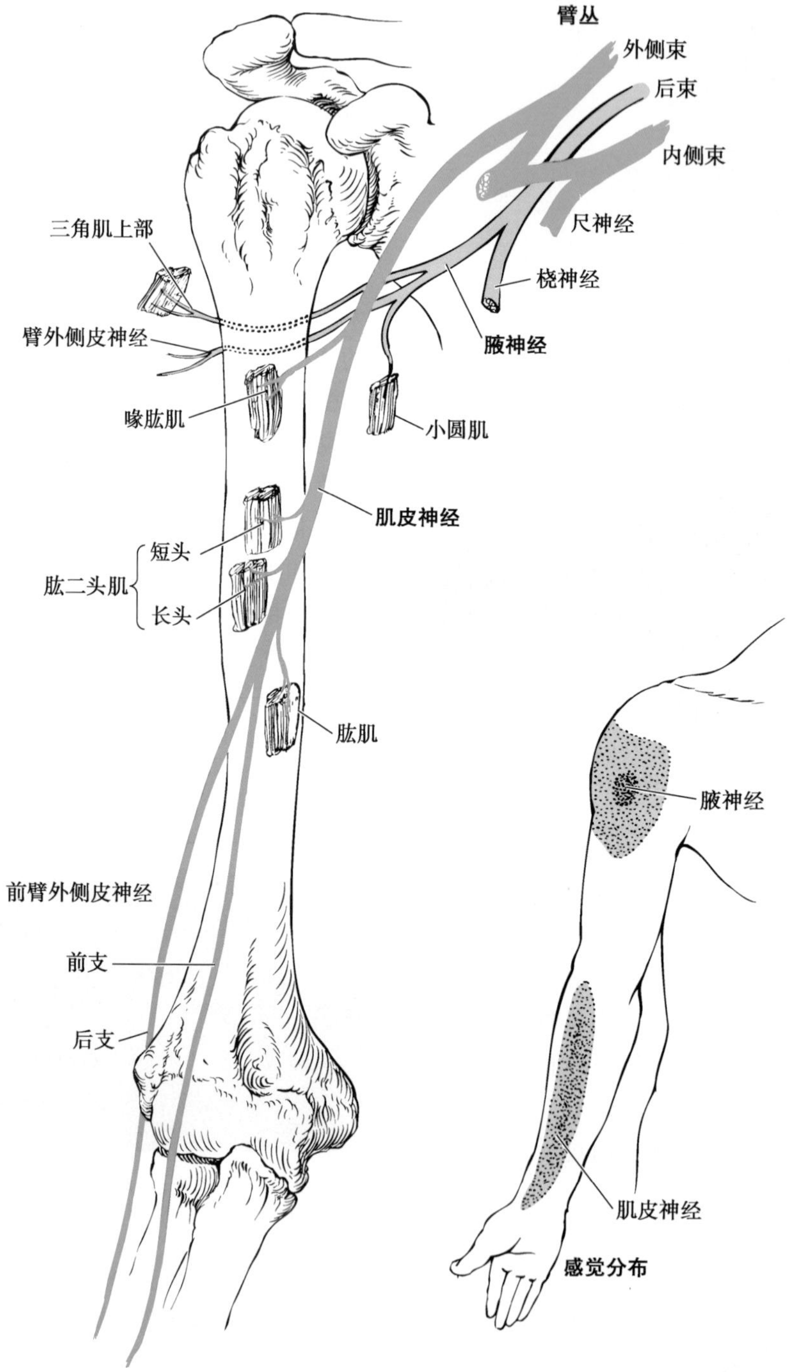

图 30-27 臂丛神经和腋神经走行图(经允许摘自 Waxman SG. Clinical Neuroanatomy. 25th ed. New York:McGraw-Hill;2003:350)

关。腋神经病变也可见于肱骨骨折后或关节镜下关节囊松解术后[76]。

腋神经病变患者表现为肩外展无力和肩外侧麻木。伤后 3~6 周可进行肌电图(EMG)检查。伤后 12 周可复查肌电图以评估神经再支配情况。大多数的腋神经损伤会自行恢复。治疗主要为物理治疗,休息和观察。如果神经功能在 3~6 个月内没有恢复,则可进行手术干预。73%~88%的病例显示腋神经移植术可改善三角肌功能[92]。感觉功能的恢复通常先于运动功能的恢复。

胸长神经损伤

胸长神经分支起源于 C5、C6 和 C7 神经根,支配前锯肌。前锯肌牵拉肩胛骨,使其紧贴胸壁。胸长神经所处位置表浅,可能会因肩部受压而受损,例如搬运重物或举重[93],出现肩关节疼痛、无力和翼状肩。翼状肩表现为肩胛骨内侧向上和向内移动(图 30-28)。

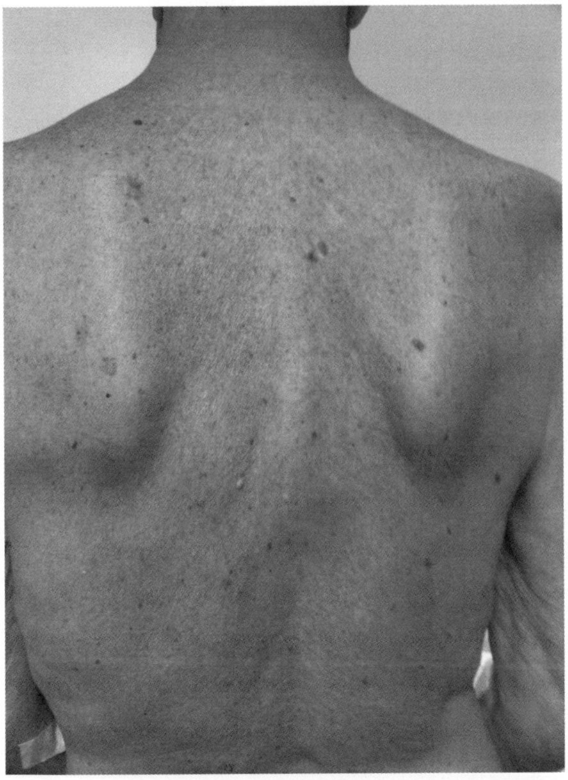

图 30-28　肩胛骨内侧翼(经允许摘自 Waxman SG. Clinical Neuroanatomy. 25th ed. New York:McGraw-Hill; 2003:350)

胸长神经损伤可能由外伤引起,也可能发生于非特异性损伤。首选保守治疗,包括物理治疗、观察和休息。大多数患者在 12~24 个月内症状改善。对于难治性病例,可进行手术治疗。肩胛胸壁融合术可改善疼痛和功能评分,但术后并发症的发生率约为 50%[94]。将胸大肌的胸骨头部分转移至肩胛骨下角不仅可以稳定肩胛骨,还可以缓解疼痛、改善肩关节功能以及翼状肩症状[95]。

桡神经损伤

桡神经(图 30-29)是臂丛神经后束的分支,受 C5、C6 和 C7 神经根支配。当桡神经进入桡神经沟时,首先支配三头肌和肘肌。穿过桡神经沟后,桡神经支配肱桡肌、桡侧腕长伸肌、桡侧腕短伸肌和旋后肌。桡神经分为浅感觉支和骨间后神经(PIN)。请参阅肘部神经血管部分了解有关 PIN 的信息。

由于桡神经在上臂走行于肱骨的桡神经沟内,桡神经损伤成为肱骨骨折中最常见的周围神经损伤[96]。多达 22% 的肱骨骨折与桡神经损伤有关[97]。桡神经损伤患者表现为垂腕,伸指肌无力,手背桡侧感觉障碍。肌电图可在桡神经损伤后 3~6 周进行,并可在后期进行复查,以评估神经再支配情况。

与肱骨骨折相关的桡神经损伤中,有 60%~92%的患者在不进行干预的情况下会得到改善[98]。保守治疗的平均恢复时间低至 7.3 周[99]。保守治疗包括物理治疗、观察和休息。神经探查的常规手术虽然不建议使用,但已证明对延迟恢复的神经有益处[100]。伤后超过 5 个月进行手术治疗与预后不良相关。因此,建议在伤后 4~5 个月进行手术[101]。肌腱移植已被证明可以改善那些损伤后症状持续超过一年的患者的功能[102]。

肩胛上神经损伤

肩胛上神经起源于 C5 和 C6 神经根,除了支配冈上肌和冈下肌的运动,还参与支配肩关节囊后部的感觉[103]。肩胛上神经可能被肩胛横韧带包绕在肩胛上切迹或肱盂切迹中[104]。运动员在手臂完全旋转状态下过度外展时,肩胛上神经通常会受到压迫[105]。

肩胛上神经损伤患者可能出现肩关节后方钝性疼痛和外展、外旋无力,特别是肩外展起始 30°时无力明显。研究显示肌电图和神经传导有 91% 的阳性预测价值[106]。MRI 检查可以显示冈下肌和冈上肌萎缩。局部麻醉下肩胛上神经阻滞也有助于肩胛上

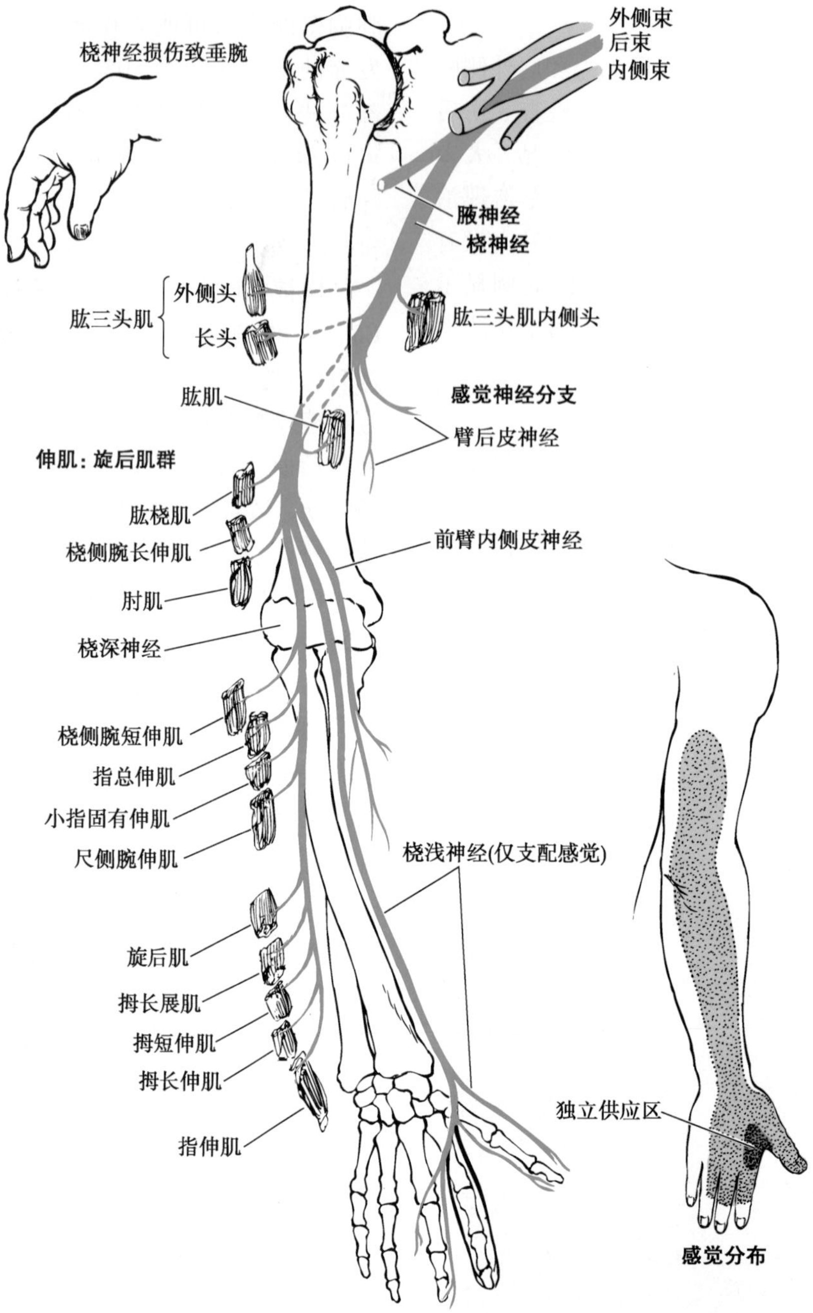

图 30-29 桡神经(经允许摘自 Waxman SG. Clinical Neuroanatomy. 25th ed. New York:McGraw-Hill;2003:351)

神经病变的诊断(图 30-30)。

肩胛上神经损伤的保守治疗包括避免损伤和刺激神经的动作(如上肢上举)、非甾体抗炎药和物理治疗。一项为期 6~12 个月的物理治疗方案证明,强化肩部力量和肩关节活动范围对患者是有益的[106]。与压迫性病变(如肿块或囊肿)相比,运动损伤引起的肩胛上神经卡压的保守治疗疗效更佳[107]。手术矫正通常包括松解肩胛上横韧带和切除压迫性肿块[108]。

臂丛神经炎

臂丛神经炎(brachial plexus neuritis,BPN)表现为突发的肩痛和上肢无力。臂丛神经炎是一种特发性臂丛神经病变(图 30-31)。其发病率大致为每年 1.64/10 万[109]。病损最常见于臂丛神经上干,但可能存在单一或多个单神经病变[110]。与其他神经病变一样,可在症状出现后 3~6 周通过肌电图进行诊断。鉴别诊断时应通过影像学检查排除颈椎病变。

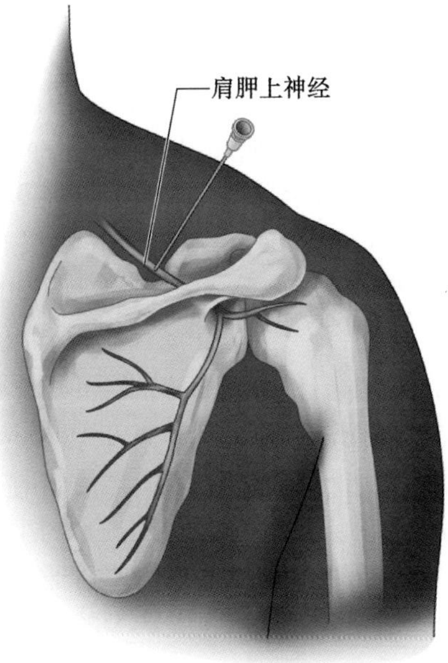

图 30-30　肩胛上神经阻滞(经允许摘自 Rosenquist RW, Vrooman BM. Chapter 47. Chronic Pain Management. In: Butterworth JF IV, Mackey DC, Wasnick JD, eds. Morgan & Mikhail's Clinical Anesthesiology, 5e New York, NY: McGraw-Hill; 2013)

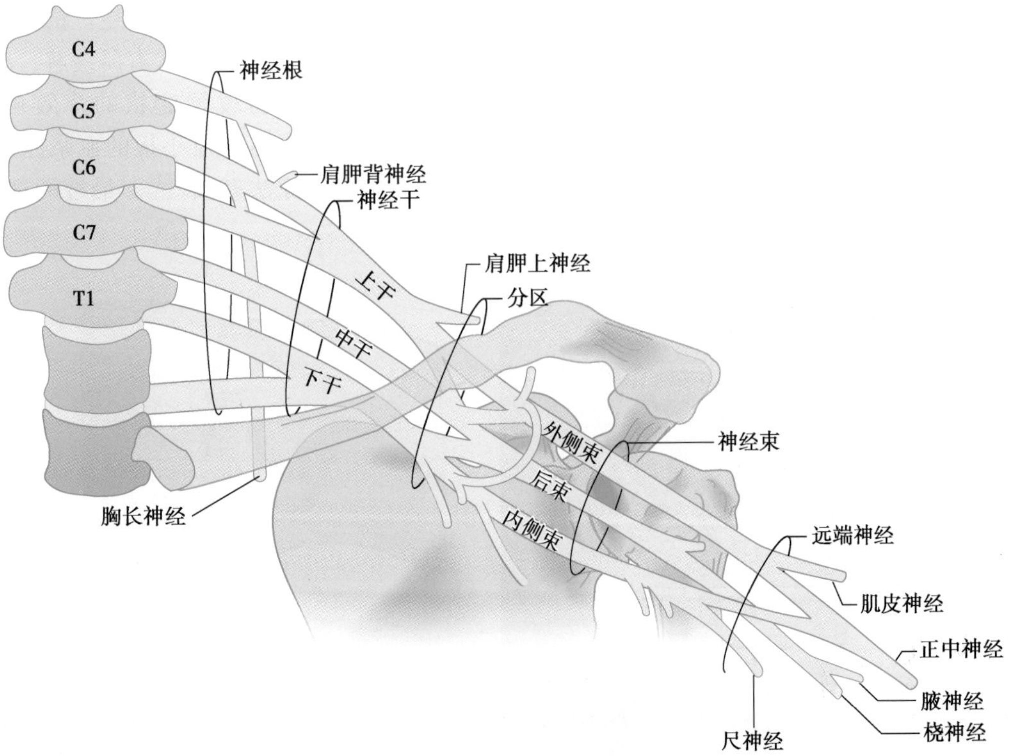

图 30-31　臂丛神经解剖(经允许摘自 Bjoernsen L, Ebinger A. Shoulder and Humerus Injuries. In: Tintinalli JE, Stapczynski J, Ma O, Yealy DM, Meckler GD, Cline DM, eds. Tintinalli's Emergency Medicine: A Comprehensive Study Guide, 8e New York, NY: McGraw-Hill; 2016)

运动和感觉的恢复通常发生在6～12周内，并且具有自限性[93]。90%的患者在发病后3年内可完全恢复[111]。发病早期可使用非甾体抗炎药、阿片类药物和抗精神病药对症处理。可在急性期口服类固醇类药物，尽管尚无证据表明其有效性[112]。物理治疗建议以力量训练、关节活动度训练和物理因子治疗（如经皮神经电刺激）为主[113]。

肩部撞击

肩袖撞击是肩袖受到挤压的通用名称。肩部可能受到来自外部或内部的压迫。肩关节外撞击是指两块骨的表面对肩袖造成的压迫。外部撞击可能有原发或继发2种因素。继发性撞击综合征由异常的盂肱关节或肩胛胸壁关节运动引起。肩关节的不稳定可能会进一步导致肩袖对骨性结构造成压迫。内部撞击是指肩袖的深面受到盂肱关节的压迫。

肩峰下撞击

肩峰下撞击综合征（SAIS）是最常见的肩部疾病，影响1/3的成年人[114]。超过一半的肩痛患者存在肩峰下撞击[115]。SAIS是指冈上肌的滑囊侧在肩峰和肱骨头之间受压（图30-32）。压迫可能与肩峰的形态（原发性撞击征）或肱骨头的上移（继发性撞击征）有关。肩峰形态有4种类型：Ⅰ，扁平型；Ⅱ，弯曲型；Ⅲ，钩型；Ⅳ，凸起型[116]。钩型肩峰最常引起肩部撞击[117]。

患者典型表现为隐匿的肩外侧疼痛，肩外展和内旋时加重。患者也可能主诉夜间痛。可以进行Neer试验，即固定患者肩胛骨的情况下，内旋患侧手臂，被动前屈肩关节160°（图30-33）。还可以进行Hawkins-Kennedy试验，即使受试者上肢处于屈肘90°，肩外展90°位（译者注：下文及图中为肩前屈，前后矛盾，建议改为前屈90°），然后最大限度地内旋肩关节（图30-34）。Neer试验和Hawkins-Kennedy试验的敏感度相似（79%），但Hawkins-Kennedy试验的特异度更高（59%比53%）[117]。

在Hawkins-Kennedy试验中，肩关节被动前屈90°，然后屈肘90°。当检查者内旋肩关节时出现疼痛则提示冈上肌肌腱撞击。

尽管通过X线片可以评估肩峰的形态，但SAIS是典型的临床诊断。诊断性动态超声检查可以评估肩内旋时肩峰下冈上肌是否受压，还可通过测量肩肱距离来诊断和预测肩峰下撞击[118]。MRI可用于评估肩峰下骨赘，肩峰下滑囊炎或冈上肌肌腱病变[119]。

尽管尚无确定的治疗方案，但物理疗法已显示出肌力和功能方面的改善[120]。继发性撞击综合征治疗应以纠正肩部异常运动为主。抗炎药和避免超过头顶的活动可能会使症状有所缓解。肩峰下滑囊内注射类固醇药物缓解症状的疗效可长达6个月[121]。关节腔内富含血小板的血浆注射有一定效果，但不如物理疗法有效[122]。最近的证据表明，物

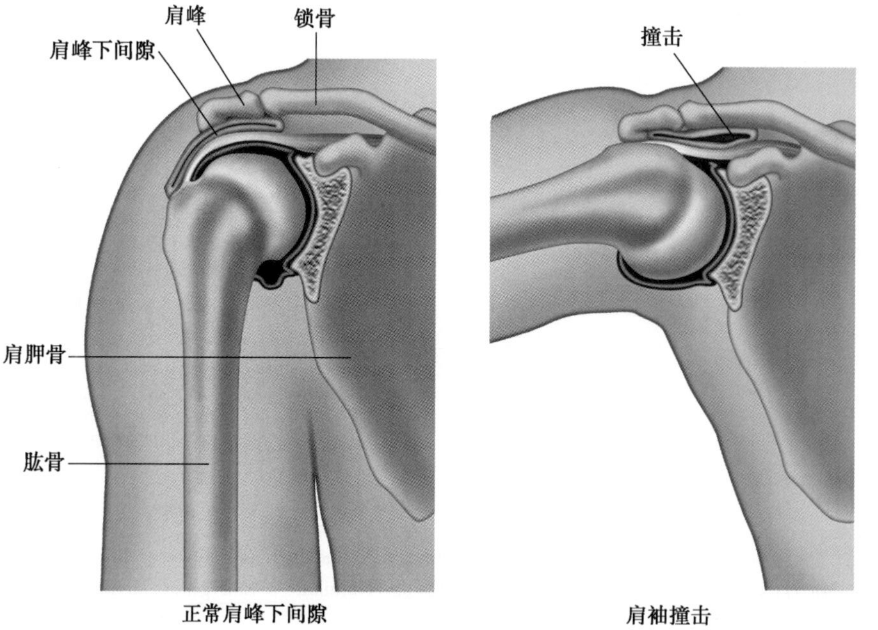

图30-32　肩峰撞击综合征（经允许摘自Keenan CR，Blotzer J. Chapter 52. Shoulder Pain. In：Henderson MC，Tierney LM Jr，Smetana GW，eds. The Patient History：An Evidence-Based Approach to Differential Diagnosis，New York，NY：McGraw-Hill；2012）

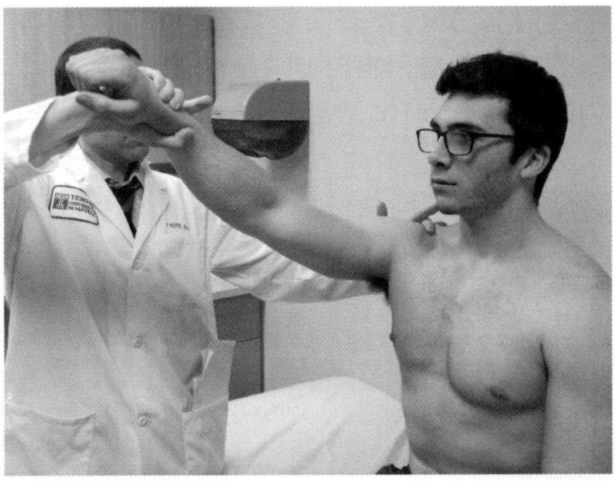

图 30-33　Neer 征检查肩关节撞击(经允许摘自 Bailey J, Gu Y, Olufade A, Maitin IB, Weinik M. Rehabilitation of Common Musculoskeletal Conditions. In: Maitin IB, Cruz E, eds. CURRENT Diagnosis & Treatment: Physical Medicine & Rehabilitation, New York, NY: McGraw-Hill; 2014)

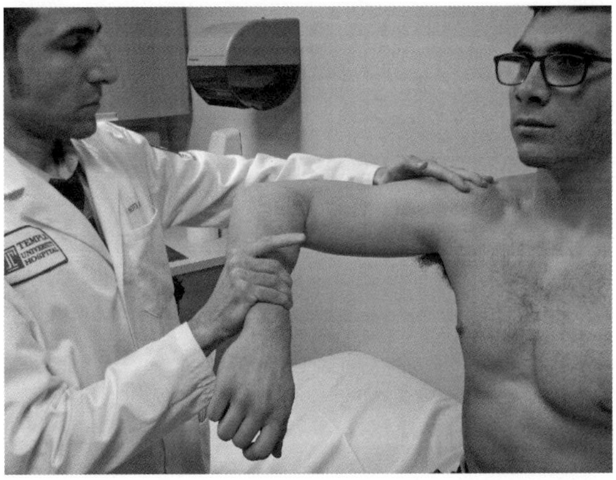

图 30-34　Hawkins-Kennedy 试验。手臂被动前屈 90°,屈肘 90°。当检查者内旋肩关节时出现疼痛则提示冈上肌肌腱受到撞击(经允许摘自 Bailey J, Gu Y, Olufade A, Maitin IB, Weinik M. Rehabilitation of Common Musculoskeletal Conditions. In: Maitin IB, Cruz E, eds. CURRENT Diagnosis & Treatment: Physical Medicine & Rehabilitation, New York, NY: McGraw-Hill; 2014)

理治疗与肩峰成形术相比可能具有相似的益处。

喙突下撞击

喙突下撞击是指肩胛下肌在喙突和小结节之间受压。尽管目前尚不明确喙突下关节囊撞击的确切患病率,但比肩峰下滑囊炎要少得多[123]。由于其患病率低,喙突撞击是一个未被充分认识的肩关节前侧疼痛的原因。肩胛下肌的肌腱通常会因肩关节前屈、内收和内旋而受到撞击。患者典型表现为肩关节前侧疼痛,而上述任何一种动作都会加重疼痛[124]。体格检查可表现为喙突前侧有压痛。

可以用 X 线片来评估喙肱间距。MRI 可用于评估肩胛下肌的完整性。尽管近期超声检查已显示出其诊断的实用性,但 MRI 长期以来一直是诊断喙突下撞击的金标准[125]。

注重于改善肩胛骨前伸肌群的灵活性和加强肩胛骨的稳定性的物理治疗已经被证明是有益的。喙突下关节囊注射和肩胛下肌肉毒杆菌毒素注射均被证明可缓解疼痛[126]。对于难治性病例,尽管支持手术干预的证据有限,但仍可行喙突成形术[127]。

内部撞击

肩关节内部(后上部)撞击是过顶投掷运动员肩后部疼痛的常见原因。过度的外旋和不充分的内旋导致肩关节后部紧绷和前部松弛,这导致肩袖关节侧与关节盂唇部摩擦。随着冈下肌的深层在肱骨头和后唇之间受压,关节部位的冈下肌发生撕裂。最大程度的撞击出现在投掷晚期和早期加速阶段,并且可能导致后唇的“剥离”(有关更多详细信息,请参见“盂唇撕裂”部分)。

肩关节内部撞击患者出现隐匿性的肩关节后部隐痛,可能与失去速度或控制有关[128]。他们的典型表现为后侧的盂肱关节压痛及内旋角度受限,患侧肩关节内旋角度与健侧相比减少 20°以上。内旋抗阻试验和后撞击试验通常为阳性。后撞击试验:患者仰卧位,肩部外展至 90°,肘屈曲至 90°,并使肩部最大限度地外旋,阳性结果为诱发肩后部疼痛。内旋抗阻试验:患者肩部外展 90°,肘屈曲 90°,然后要求患者进行内外旋抗阻运动。与外旋肌相比,内旋肌无力是病理性改变的征兆。

X 线片可显示出肩关节后囊钙化(Bennett 病变)。诊断性超声已用于评估内部撞击综合征[129]。典型的 MRI 表现为后唇的撕裂,肱二头肌肌腱病变和冈上肌-冈下肌交界处的冈下肌关节侧撕裂[130]。

物理治疗应进行关节囊后部的牵伸,肩关节(盂肱关节)内旋动作,肩胛骨稳定性训练和肩袖离心性运动[131-132]。盂肱(肩)关节注射提供了更多的诊断价值而非治疗的益处[133]。没有任何一种单一手术显示出其优越性。手术干预包括冈下肌修补术、盂唇修复术、关节囊后部松解术或假关节前方不稳重建术。

肘/前臂

骨折

桡骨头骨折

桡骨头骨折占所有肘部骨折的 1/3,是肘部和前臂最常见的骨折[134]。据估计，桡骨头骨折的发病率是 25～28/10 万。男性的发病年龄多在 30～40 岁之间，而随着骨质疏松症的患病率增加，女性的发病年龄多在 50 岁以后[135]。

骨折多发生在当跌倒时肘部处于部分弯曲或旋前位，或当肘关节承受高强度的外翻力时[136]。1954 年，Mason 将桡骨头骨折分为 3 种类型（图 30-35）。Ⅰ型为无移位的桡骨头骨折。Ⅱ型为涉及单个移位的骨折。Ⅲ型为粉碎性骨折。1962 年，Johnson 在 Mason 的分类中增加了第 4 种类型，即Ⅳ型为合并肘关节脱位的桡骨头骨折[137]。肱桡关节是防止肘关节过度外翻的重要稳定结构，桡骨头损伤常导致其并发损伤。39% 桡骨头骨折会出现韧带损伤、尺骨骨折、肱骨头损伤和肘关节脱位[138]。

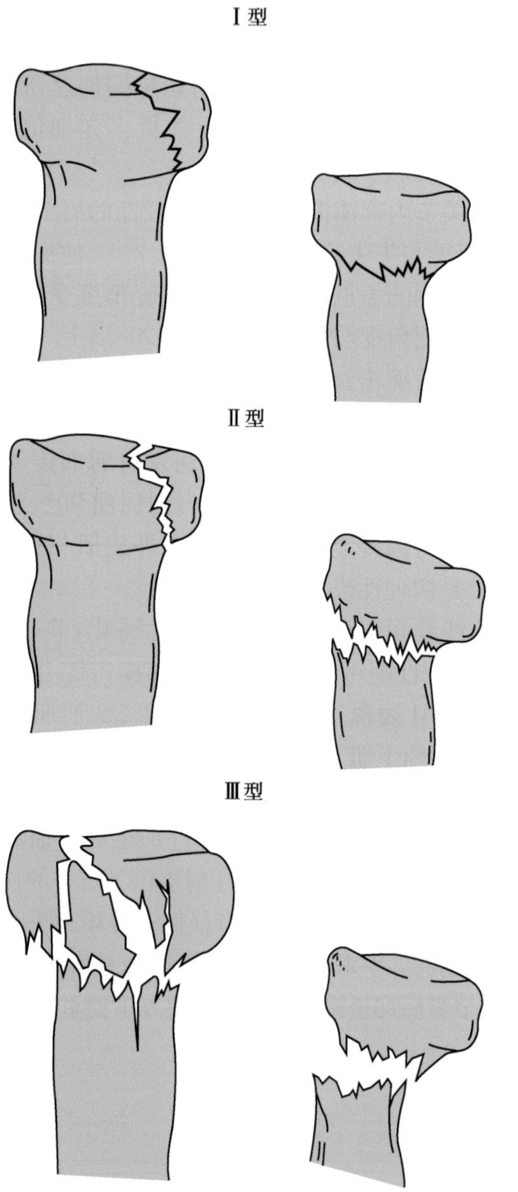

图 30-35　桡骨头骨折的分类（摘自 BD，Levine A，Jupiter J，et al.，eds. Skeletal Trauma. 2nd ed. New York：W. B. Saunders；1998）

患者表现为肘关节外侧疼痛，并出现患肢保护行为。肘部旋前或旋后会使疼痛加重。肘部肿胀和桡骨头压痛也可能是骨折的征兆。应进行正侧位 X 线检查，并清楚地显示肱骨远端。“脂肪垫征”（图 30-36）提示继发于骨折的水肿或血肿。斜位 X 线片可更好地显示桡骨头。

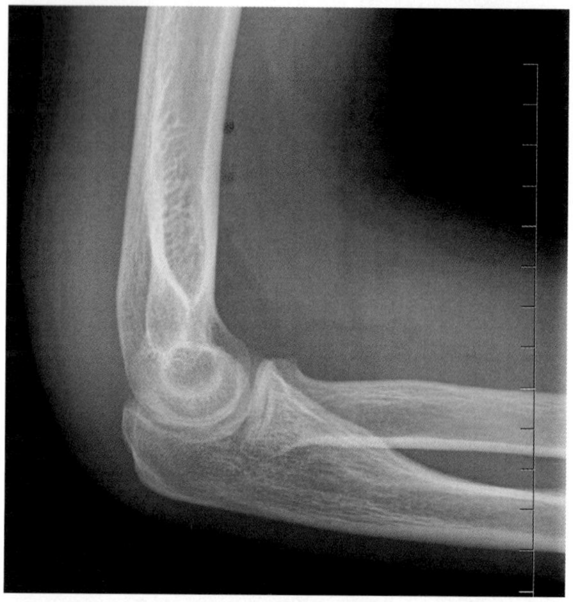

图 30-36　桡骨头近端骨折伴脂肪垫征（Photo contributor：Justin Montgomery，MD；University of Kentucky Radiology）

Ⅰ型（非移位型）骨折可采用保守治疗，如吊带悬吊患肢和早期活动[139]。研究表明早期活动的患者预后最好[140]。关节腔穿刺术可用以降低压力和短期缓解疼痛[141]。Ⅱ型（移位型）骨折的治疗尚存在争议。保守治疗和手术固定都显示了良好的疗效[141]。一篇包括 9 项回顾性研究的综述尚不能证明这两种治疗方案孰优孰劣[142]。Ⅲ型（粉碎性）骨折可采用切开复位内固定术（ORIF）或肘关节置换术。切开复位内固定术在 2～3 个碎片的粉碎性骨折中显示出良好的疗效，但当存在 3 个以上碎片时，结果并不理想[143]。最近的一项研究表明，肘关节置换术比切开复位内固定术具有更好的疗效[144]。

髁上骨折

髁上骨折（图 30-37）是儿童中最常见的骨折，其发病率在 5～10 岁之间最高[145]。髁上骨折是儿童肱骨骨折中最常见的类型，约占所有儿童肘关节骨折的 60%[146-147]，骨折常在肘关节过度伸直时发生。

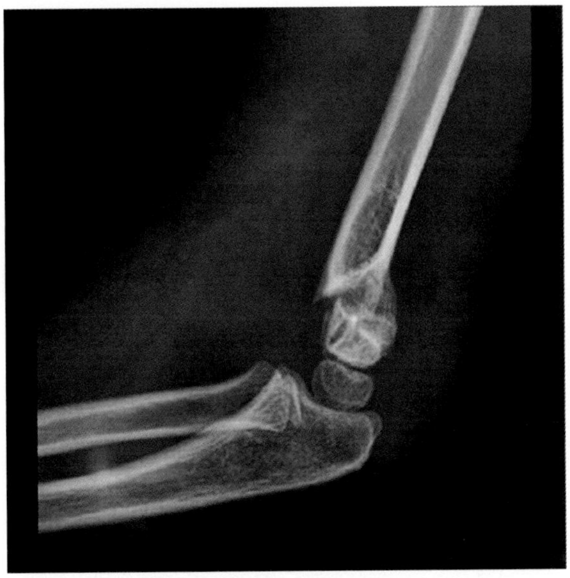

图 30-37　髁上骨折(摘自 Upper Limb, Ahern G, Brygel M. Exploring Essential Radiology; 2014. Available at: https://accessmedicine. mhmedical. com/ViewLarge. aspx? figid=52150491 Accessed: October 04, 2018)

患者典型表现为肘关节疼痛、肿胀和压痛。保护性动作表现为肘部活动范围减小。应行正侧位片检查。前或后脂肪垫征提示非移位性髁上骨折(图 30-38)。MRI 可用于评估有无并发损伤。

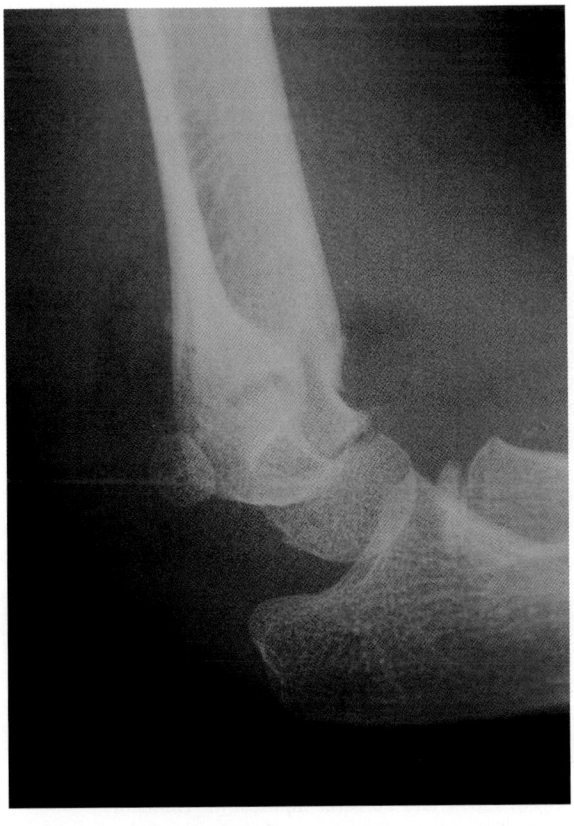

图 30-38　前后脂肪垫征(经允许摘自 Alan B. Storrow, MD)

髁上骨折按 Gartland 分类法分类[147]。Ⅰ型为非移位型骨折。Ⅱ型指骨折远端成角畸形,骨膜完整。Ⅲ型骨折为完全移位型骨折。

Ⅰ型髁上骨折可采用石膏固定 3~4 周。对于Ⅱ型骨折,建议采用闭合复位和经皮克氏针固定。肘关节应使用克氏针固定 4~6 周。对于Ⅲ型骨折应进行神经血管检查,以排除肱动脉损伤。如无脉搏,应急诊行血管造影检查。肱动脉损伤属于外科急症,不可延误治疗。如排除神经血管损伤可行克氏针固定并制动[31]。

尺骨鹰嘴骨折

尺骨鹰嘴骨折占肘部骨折的 10%[148],占所有前臂近端骨折的 20%[149]。尺骨鹰嘴骨折通常由高强度直接暴力损伤所致,但也可能在肱三头肌强力收缩时发生。患者表现为肘关节后部疼痛、患肢保护性行为、肘关节肿胀、关节摩擦音、肘关节畸形和/或局部压痛。

为进一步诊断建议行正侧位片检查。梅奥(Mayo)分类法常用于尺骨鹰嘴骨折的分型和指导治疗。Ⅰ型为非移位型骨折。Ⅱ型为移位的尺肱关节稳定性骨折。Ⅲ型是移位的尺肱关节不稳定性骨折。其中 A 类为非粉碎性骨折,B 类为粉碎性骨折。

非移位尺骨鹰嘴骨折首选保守治疗[148]。建议石膏固定 4~6 周,康复治疗包括伸肘肌力训练和关节活动度训练[150]。移位型尺骨鹰嘴骨折行切开复位内固定术后,其疼痛、功能评分及关节活动度均得到改善[151]。最近的研究表明,对于年龄较大、需求较低的非粉碎性移位型尺骨鹰嘴骨折患者,保守治疗亦可改善肘关节功能评分[152-153]。

脱位

肘关节是儿童中最常脱位的关节,也是成人中仅次于肩关节的第二常见脱位关节[150]。年发病率为 5.21/10 万,发病率最高的年龄段为 10~19 岁[154]。肘关节脱位通常与运动有关,如足球、摔跤、体操和滑冰等。肘关节脱位分为 3 类:后脱位、前脱位和近尺桡关节分离或交叉型脱位(图 30-39)。后脱位是最常见的脱位,占肘关节脱位的 90% 以上[155]。前脱位较少见,分离型脱位最少见。当桡骨和尺骨脱位方向相反时,可出现分离脱位。

当患肢伸直位跌倒时,前臂旋转和轴向压力常导致肘关节脱位。O' Driscoll 和他的同事提出,桡侧副韧带的尺骨束断裂会导致肘关节后外侧结构不稳定,最终导致前臂外旋和移位,并伴有关节囊韧带的环状

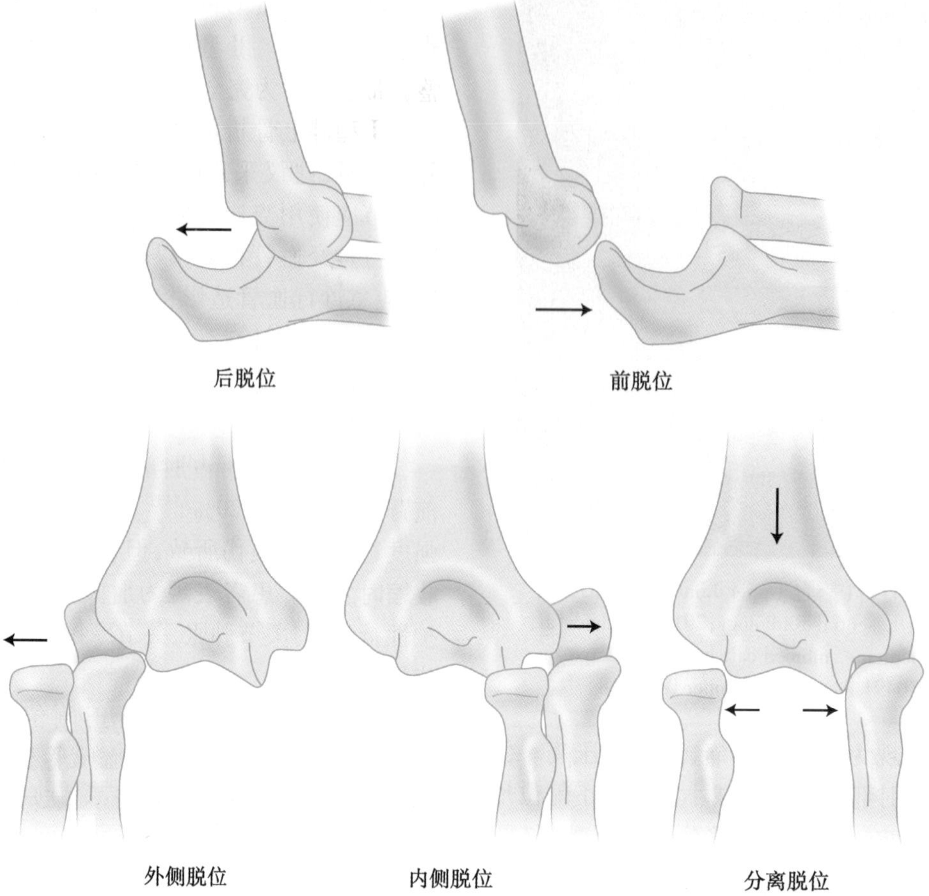

图 30-39 肘关节脱位(摘自 Browner BD,Levine AM,Jupiter JB,et al. Skeletal Trauma:Basic Science,Management,and Reconstruction. 4th ed. New York:W. B. Saunders;2009)

撕裂[156]。桡骨头脱位时,桡骨头可进入环状韧带内。

患者表现为疼痛和屈肘 45°的保护性行为。急性期可见骨性标志,但随着时间的推移,水肿使解剖标志模糊。在后脱位时,鹰嘴向后方移位,类似于移位的髁上骨折[157]。鉴于有 5%~13% 的病例发生血管损伤[158],应完善神经血管检查。神经学检查可显示有无尺神经、桡神经和/或正中神经损伤。

推荐行正位和侧位的 X 线片检查(图 30-40),

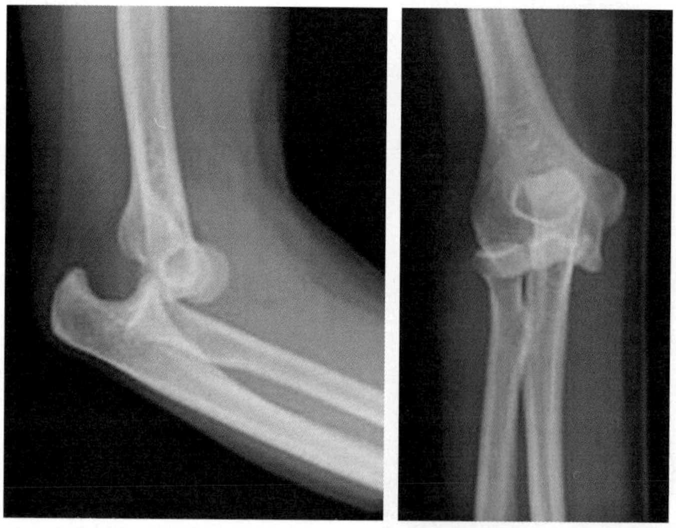

图 30-40 肘关节后脱位的 X 线表现(经允许摘自 Chow YC. Elbow and Forearm Injuries. In:Tintinalli JE,Stapczynski J,Ma O,Yealy DM,Meckler GD,Cline DM,eds. Tintinalli's Emergency Medicine:A Comprehensive Study Guide,8e New York,NY:McGraw-Hill;2016)

同时应评估是否合并骨折。儿童内上髁骨折多见,成人桡骨头和冠状突骨折多见[157]。当正中神经卡压在肱骨内上髁嵴,并在肱骨髁上留下切迹或切口时,在 X 线片上可看到 Matev 征[159]。怀疑血管损伤时应行血管造影检查。关节复位后可完善 MRI 检查,评估是否同时存在软组织损伤。

治疗的重点为迅速复位,静脉镇静或局部麻醉药可让患者放松并防止保护性肌肉收缩。复位的方法为将前臂向内侧或外侧平移以纠正侧方移位,然后在保持牵引力的同时弯曲肘部(图 30-41)。复位完成后应再次进行神经血管检查。对于单纯脱位,建议复位后短期固定和早期功能锻炼[160]。2012 年的一篇 Cochrane 综述显示手术干预并没有改善成人单纯性肘关节脱位的长期功能[161]。当并发桡骨头和/或冠状突骨折时,可能需要手术干预[23]。

失稳/韧带损伤

尺侧副韧带损伤

尺侧副(内侧副)韧带起源于肱骨内上髁并与肱骨近端相连。它由 3 束组成:前束、后束和横束。尺侧副韧带(UCL)是稳定肘关节的主要结构,并且是肘关节对抗外翻应力的主要结构[162]。尺侧副韧带损伤通常发生在投掷运动员,比如棒球投手和标枪投掷运动员。虽然没有完整的流行病学统计数据,但高中、大学和职业运动员的尺侧副韧带重建术(UCLR)的数量增加表明尺侧副韧带损伤的发病率正在迅速增加[163]。

在投掷的后期和早期加速阶段,将有超过 32N · m 的力量被转移到尺侧副韧带[164]。重复的应力导致尺侧副韧带的肥厚和适应性松弛[165]。肘关节内侧松弛和反复扭矩的增加可能最终导致尺侧副韧带的病理病变。过度使用、疲劳和不当的投掷力学都会导致韧带损伤。尺神经也经常受到反复拉伸和压力的影响。

患者表现为急性或起病隐匿的肘部内侧疼痛,在"过头"投掷运动时疼痛加重,也有可能出现投掷速度下降或手臂疲劳表现。在急性损伤中,触诊尺侧副韧带复合体时压痛阳性,但在慢性病例中可能

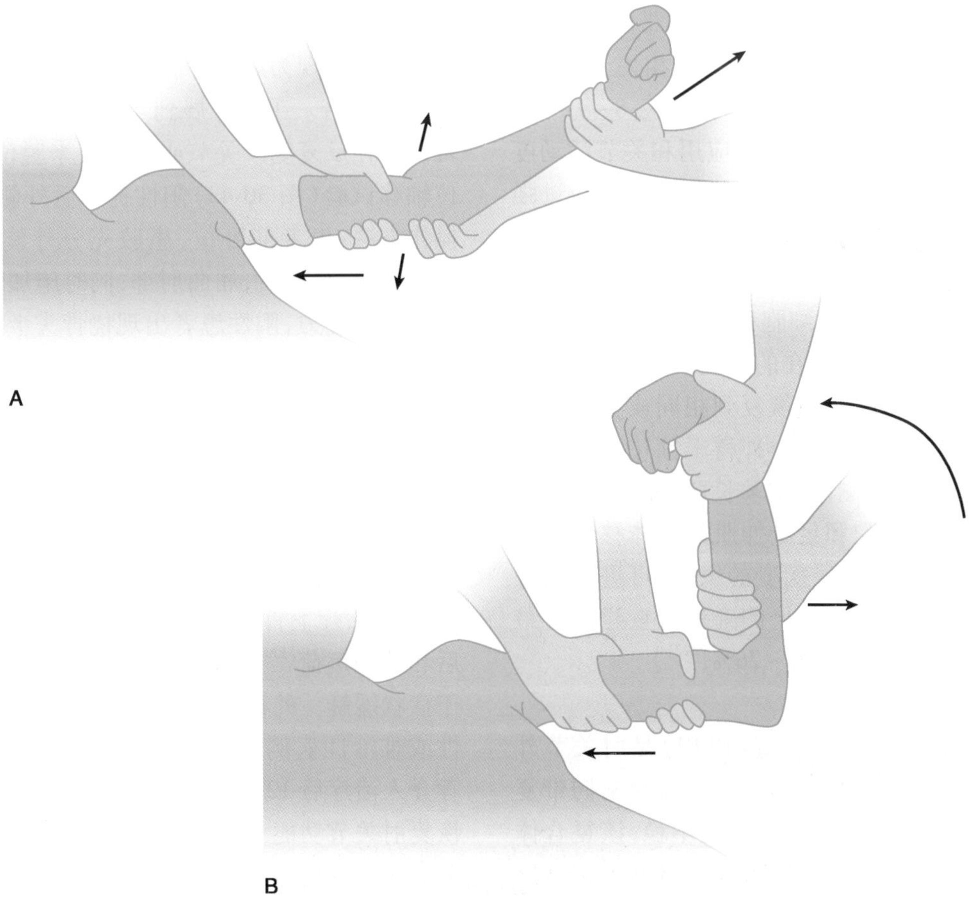

图 30-41 复位肘关节后脱位的牵引和屈曲方法。侧位移动用于纠正内外侧位移(A)。然后弯曲肘部,同时保持纵向牵引力(B)(经允许摘自 Chow YC. Elbow and Forearm Injuries. In:Tintinalli JE,Stapczynski J,Ma O,Yealy DM,Meckler GD,Cline DM,eds. Tintinalli's Emergency Medicine:A Comprehensive Study Guide,8e New York,NY:McGraw-Hill;2016)

没有。还应进行外翻应力试验，当患肘比健肘松弛超过1~3mm时该试验阳性[166]。挤压试验（“挤牛奶试验”）为使患肢前臂旋后，屈肘90°，同时牵拉拇指，当出现肘关节不稳、疼痛或患者感到恐惧表明试验阳性（图30-42）。由于慢性尺侧副韧带损伤常合并尺神经损伤，应完善神经学检查，包括尺神经检查[167]。

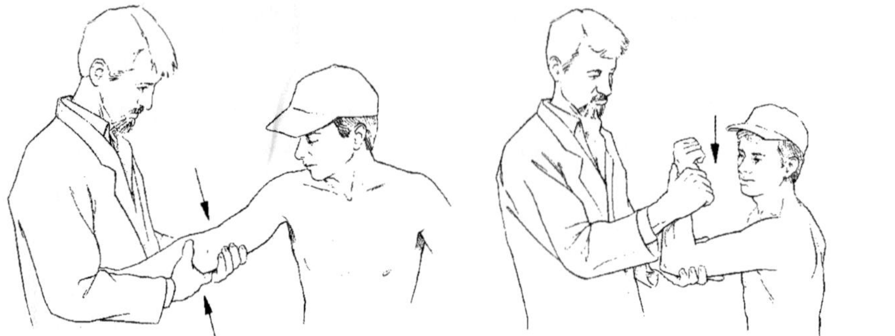

图30-42 外翻应力试验和挤压试验（挤牛奶试验）评估尺侧副韧带损伤[经允许摘自 Chen FS，Rokito AS，Jobe FW：Medial elbow problems in the overhead-throwing athlete. J Am Acad Orthop Surg. 2001；9（2）：102.]

应行双侧肘部X线片以评估是否存在撕脱骨折、韧带钙化或尺骨鹰嘴骨赘[166]。应完善肘关节正位、侧位、斜位、肘管及双侧外翻应力时的X线片。磁共振关节造影敏感度为92%，高于敏感度为57%的单纯MRI检查[168]，是诊断尺侧副韧带的金标准。T2像上高信号与保守治疗的疗效欠佳相关[169]。

尺侧副韧带损伤保守治疗包括休息8~12周，非甾体抗炎药物，冰敷，夜间支具应用和关节活动度训练。一旦疼痛缓解便应开始为期12周的渐进强化肘关节和恢复活动的训练[163]。42%的患者可以通过保守治疗重回运动场[170]。富血小板血浆、间充质干细胞和同种异体脱落细胞移植技术等再生医学技术的病例报告显示了潜在的益处[171]。对于急性损伤或保守治疗失败，希望恢复到相同或更高的竞技水平者建议手术干预[163]。外科干预包括使用自体移植来稳定肘部内侧，使用掌长肌、股薄肌、半腱肌、足底肌、髌腱、跟腱和足趾伸肌的自体移植物均有报道。对于合并尺神经病变的患者，可进行尺神经前置术，但尺神经病变是尺侧副韧带重建术后最常见的并发症，发生率为3%~26%[172]。

后外侧旋转不稳定

肘关节后外侧旋转不稳定（PLRI）是肘关节外侧不稳定的最常见原因[173]。肘关节外侧副韧带复合体损伤主要引起肘关节后侧外旋不稳，该复合体是由尺侧副韧带、桡侧副韧带（RCL）、环状韧带和副外侧副韧带组成的Y形结构，作用为维持肘关节旋转稳定性[174]。对外侧副韧带复合体的任何损伤都可能导致后外侧旋转不稳[174]。75%的20岁以下患者肘关节脱位时和成人受到过度内翻应力时可导致肘关节后外侧旋转不稳定[175]。胶原相关疾病的患者易发生关节不稳，肘关节后外侧旋转不稳定的医源性原因包括外上髁类固醇注射、肘关节镜检查和桡骨头切除[176]。

患者表现为肘部外侧疼痛，并伴有弹响、绞锁或“砰”的声音。手臂伸展到40°时症状最为严重[176]。可能存在反复肱尺关节或桡骨头半脱位的病史。侧位轴移试验（图30-43）阳性提示后外侧不稳定[177]。操作方法：患者仰卧位，患肢充分外旋置于头部上方，前臂完全旋后，屈曲肘部，同时施加轴向压力、旋后和外翻应力，阳性患者出现桡骨头半脱位或脱位，后外侧面可见骨性突起，桡骨头近侧皮肤出现“酒窝征”。推荐完善肘关节的前后、侧位和应力X线片。桡骨头后脱位或肱尺关节变宽都提示肘关节后外侧旋转不稳定。MRI检查因为灵敏度低至50%尚存争议[178]。

对于急性后外侧旋转不稳定病例推荐保守治疗[76]。治疗上首先应佩戴支具6周以减少肘部旋后和外翻负荷[179]。物理治疗和对症止痛治疗可助于症状缓解。外科重建外侧副韧带复合体适用于慢性或难治性病例。建议术后6~12周佩戴支具，推荐介入治疗后12周开始肘关节强化训练，4~6个月恢复肘关节功能[180]。

外翻伸直超负荷

外翻伸直超负荷，或“投手肘”，常见于棒球投手、网球运动员、举重运动员、体操运动员和足球运动员，出现于反复的肘后内侧撞击后。肘关节伸直

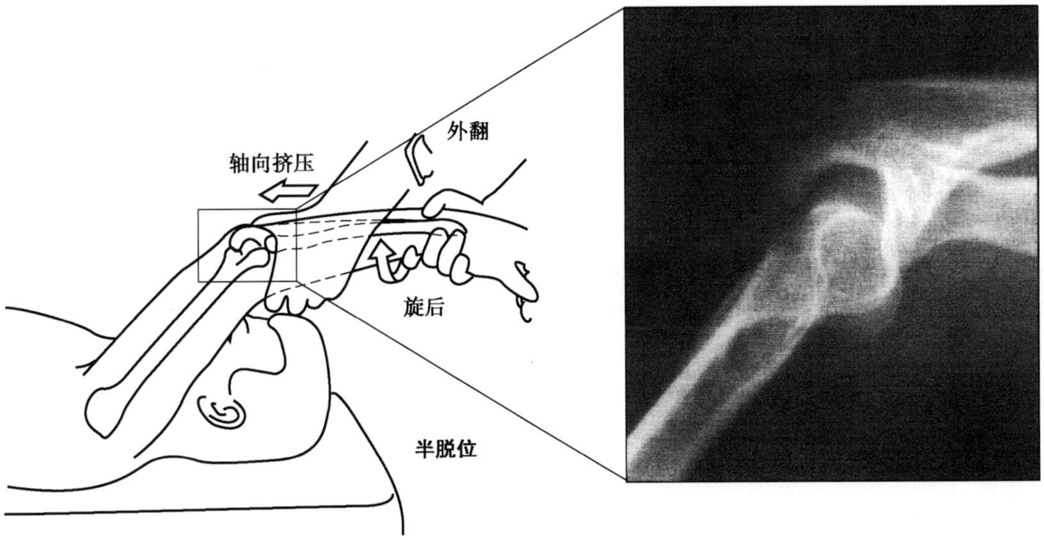

图 30-43　肘关节侧位轴移试验。后外侧旋转稳定性试验可诱发患者症状,提示肘关节后外侧不稳。右图为肘关节侧位 X 线(经允许摘自 McMahon PJ,Kaplan LD,Popkin CA. Chapter 3. Sports Medicine. In:Skinner HB,McMahon PJ,eds. Current Diagnosis & Treatment in Orthopedics,5e New York,NY:McGraw-Hill;2014)

的最后阶段鹰嘴和鹰嘴窝之间以及桡骨和肱骨头之间反复受力导致软骨损伤(图 30-44),持续的压力可能导致骨软骨病变、骨赘形成和游离体碎片。

患者表现为肘关节后内侧疼痛和上肢无力,也可能出现投掷时控制能力和速度的下降。体格检查时常见肘关节伸直过程缓慢和鹰嘴处压痛。肘外翻姿势下被动快速伸肘可诱发疼痛。建议行正位(外旋 140°位)、侧位和斜位 X 线检查明确有无骨赘和游离体。CT 对骨性改变较敏感。若怀疑并发软组织损伤,可行 MRI 检查。

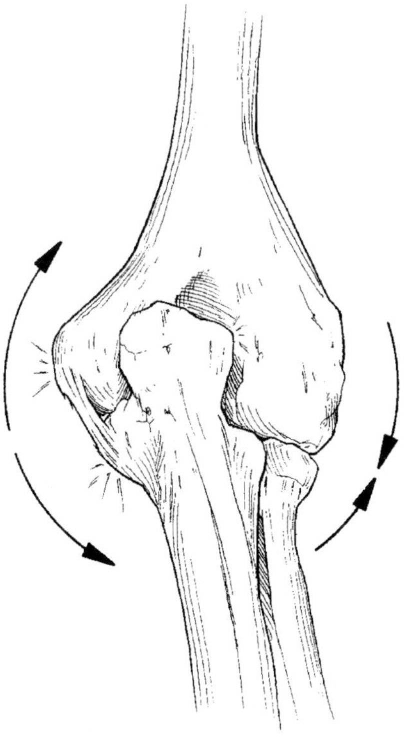

图 30-44　肘关节后内侧撞击。图示尺骨鹰嘴内侧面与尺骨鹰嘴窝内侧壁的后内侧撞击的机制[经允许摘自 Chen FS,Rokito AS,Jobe FW:Medial elbow problems in the overhead-throwing athlete. J Am Acad Orthop Surg. 2001;9(2):102]

早期治疗手段包括适度休息、非甾体抗炎药和冷敷。类固醇注射治疗可暂时缓解症状[181]。然后应开始纠正肘关节生物力学及进行物理治疗以解决肌肉失衡问题[181]。肘关节功能的恢复应根据患者症状循序渐进地进行。对于难治性外翻超负荷综合征应采取手术干预,肘关节镜手术和局部关节切开手术均被证明是安全有效的[182-183]。

肌肉/肌腱损伤

肱二头肌远端肌腱断裂

肱二头肌越过肘关节附着在桡骨粗隆上。仅 3% 的肱二头肌肌腱断裂发生在肱二头肌末端[184]。尽管肱二头肌远端断裂的发病率相对较低,随着老年男性运动参与的增加,其发病率有所上升。肱二头肌远端断裂患者中男性占 95%,中位数年龄 46 岁[185]。年发病率估计为(1. 2-2. 55)/10 万[185-186]。危险因素包括吸烟、体重增加和类固醇药物的使用[185]。

与其他肌肉肌腱组织相似,肱二头肌远端通常在离心负荷时受损[49]。与其他肌肉和肌腱组织不同的是,肱二头肌远端损伤通常发生在肌肉肌腱附着处。人们提出了两种理论来解释这一现象[187],一种理论认为损伤位置与肌腱远端的血管分水岭区有关,另一种理论认为与桡尺关节内远端肌腱的反复机械撞击有关。

典型症状包括肘前窝急性锐痛、刺痛,视诊及触诊示肌腱正常结构缺失[188],肘前窝可出现血肿、瘀斑或水肿,常见"大力水手征"(图 30-18)。体格检查示患者肘关节屈曲无力,前臂旋后困难。如果肱二头肌远端完整,检查者可将手指勾起插入肱二头肌肌腱下,若无条索样结构,则"hook 试验"阳性,提示肱二头肌远端断裂[189]。当怀疑肱二头肌远端肌腱断裂时,建议行 MRI 检查以鉴别部分断裂和完全撕裂[190]。

老年人和活动量小的患者建议行保守治疗[191]。对于年轻人和活动量大的患者,建议在 3 个月内行手术复位[76]。肌腱固定术有单切口和双切口两种方式,二者均显示了良好的效果[188]。手术并发症包括异位骨化、骨间后神经病变和关节活动受限。对于不想接受手术的患者,超声引导下注射富血小板血浆在部分撕裂患者中显示了不错的早期效果[192]。

肱骨外上髁炎

肱骨外上髁炎,又称"网球肘",是一种累及起源于肱骨远端外上髁的伸肌总腱的常见疾病。其中,桡侧腕短伸肌腱(ECRB)是最常受累的肌腱[193]。该疾病影响 1%～3% 的人,年发病率为 4‰～7‰[194]。35～54 岁患者多见,无性别差异。该病是自限性疾病,超过 90% 的患者可在一年内恢复[195]。危险因素包括使用超过 1kg 的工具,每天举起 20kg 以上重物超过 10 次,重复性活动超过 2 小时以及不恰当的运动或职业技术[196]。

由于伸肌总腱炎症被认为是疼痛的原因,网球肘最初被称为"肱骨外上髁炎"[197]。后来组织病理学显示了巨噬细胞和中性粒细胞的缺乏,因此其被认为是一种肌腱病[198]。尽管该疾病最初与打网球密切相关,但任何过度使用手腕伸肌的活动均可导致该病。剪切力使纤维软骨沉积在肌腱中导致桡侧腕短伸肌肌腱端病变[199]。

肱骨外上髁炎是一个临床诊断。患者表现为肘关节侧面疼痛,重复性活动后疼痛加重,疼痛可放射至前臂背侧。体格检查中,常见肱骨外上髁压痛,握力减弱;Cozen 试验可诱发肱骨外上髁炎的疼痛症状,操作方法:受累肘关节伸展、内旋,患者腕关节抗阻伸展(图 30-45),出现疼痛即为阳性。

需行 X 线检查以排除骨骼病变,如骨关节炎、剥

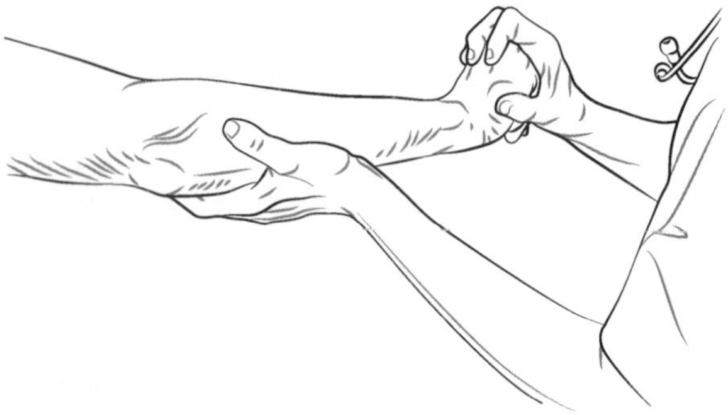

图 30-45　Cozen 试验。医师检查患者腕关节抗阻背屈能力,出现肱骨外上髁疼痛提示网球肘(经允许摘自 Rempel DM, Amirtharajah M, Descatha A. Shoulder, Elbow,& Hand Injuries. In: LaDou J, Harrison RJ, eds. CURRENT Diagnosis & Treatment: Occupational & Environmental Medicine,5e New York,NY:McGraw-Hill;2013)

脱性骨软骨炎和游离体。慢性患者可见肌腱钙化[200]。诊断性肌骨超声(图 30-46)可显示肱骨外上髁皮质不规则、伸肌腱内低回声信号以及钙化沉积。能量多普勒可显示新生血管[201]。MRI 可用于评估肌腱病变或关节内病理变化,但在盲法研究中其阳性预测值较低[202]。对于难治性肱骨外上髁炎患者,应行肌电图检查以排除骨间后神经卡压综合征[200]。

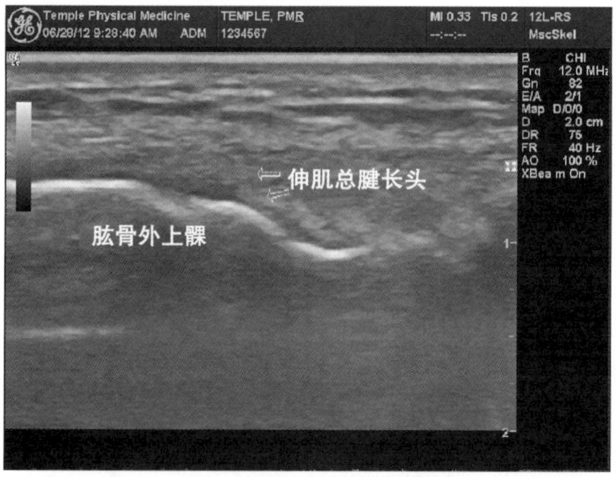

图 30-46　超声示附着在肱骨外上髁的伸肌总腱(经允许摘自 Lento P, Rosero E. Musculoskeletal Ultrasound. In:Maitin IB,Cruz E,eds. CURRENT Diagnosis & Treatment: Physical Medicine & Rehabilitation, New York,NY:McGraw-Hill;2014)

早期治疗建议保守治疗。限制腕肘旋转及伸直的活动调整和适度休息是一线治疗手段,非甾体抗炎药有助于缓解疼痛。侧向反力支撑已被证实可改善握力、缓解疼痛[203]。由离心运动和关节活动范围训练组成的物理治疗在病程的 6 周后显示出良好疗效[204]。尽管注射皮质类固醇的效果在 4 周内优于

非甾体抗炎药[205]，但有证据显示反复注射的远期效果欠佳[206]。与注射局部麻醉药物相比，注射富血小板血浆可改善疼痛症状和功能评分[207-208]。低水平的证据支持可通过经皮穿刺肌腱切开术治疗难治性肱骨外上髁炎[209]。对于症状持续超过1年、保守治疗无效者，应考虑手术治疗[195]。

肱骨内上髁炎

肱骨内上髁炎，又称“高尔夫球肘”，是一种屈肌总腱起始处和旋前肌群常见的疾病，旋前圆肌和桡侧腕屈肌交界处最常受累。较肱骨外上髁炎少见，年发病率低于1‰[210]。患者多为40岁左右[210]。每天举起10kg以上重物超过10次或重复活动超过2小时的人更容易患病[196]。其病理生理学改变与肱骨外上髁炎相似，均为反复压力刺激导致微创伤和肌腱末端病变。通常，腕关节反复屈曲、内旋导致本病[211]。

患者表现为肘关节内侧疼痛，腕关节反复屈曲时疼痛加重。体格检查时，患者可出现肱骨内上髁或屈肌总腱起始处压痛，腕关节抗阻屈曲内旋可诱发疼痛。应行神经系统检查以排除尺神经病变。肱骨内上髁炎是一个临床诊断，而影像学检查可用于确诊疑似病例。X线检查可排除骨骼异常；超声对于腱鞘病变具有高敏感度和特异度，伴有新生血管的混合回声可提示肱骨内上髁炎（图30-47）；MRI可用于证实肌腱病变及相关损伤。

与肱骨外上髁炎相似，肱骨内上髁炎的治疗也是保守治疗。适度休息、避免腕关节屈曲内旋、非甾体抗炎药和物理治疗是主要治疗手段[212]。超声引导下自体血液注射被证实对缓解疼痛和改善功能有效果[213]。90%的患者通过保守治疗可恢复，保守治疗6个月无效者需手术干预[214]。手术治疗的目的是清理屈曲-旋前肌群起始处病变组织[215]。

鹰嘴滑囊炎

鹰嘴滑囊位于肱三头肌肌腱和鹰嘴上的浅层关节囊，在7~10岁形成[216]。尽管鹰嘴滑囊炎的发病率尚不清楚，但研究显示每1 000个急诊患者中有3个诊断为该疾病[217]，占入院患者的0.01%~0.1%[218]。超过80%为男性患者[219]。发病高峰年龄为40~50岁，半数患者有肘关节后部外伤史[220]。

反复创伤、风湿性疾病或感染均可导致鹰嘴滑囊炎，通常可分为急性、慢性和感染性鹰嘴滑囊炎。反复创伤（如直接压力和重复运动）是该病最常见的原因。医疗水平可能也与该病的发生有关。类风湿性关节炎、痛风、假性痛风、酗酒、糖尿病、艾滋病、银屑病和长期（慢性）类固醇应用都与尺骨鹰嘴滑囊炎有关[219]。金黄色葡萄球菌和乙型溶血性链球菌是感染性鹰嘴滑囊炎最常见的病原体[219]。

患者表现为肘后部边界清楚的局限性肿胀（图30-48）。压痛随滑囊肿胀的程度而加重。感染性（译者注：此处原文中sceptic应该为septic，考虑作者笔误可能）滑囊炎可能会出现红斑和皮温升高。无菌性滑囊炎可不影响关节活动度，但感染性滑囊炎可导致关节活动受限[221]。77%的感染性滑囊炎出现发热[222]，关节腔穿刺后进行革兰氏染色和培养是诊断金标准，当怀疑为感染性鹰嘴滑囊炎时，应进行此项检查[223]。

无菌性滑囊炎建议保守治疗。冰敷、非甾体抗

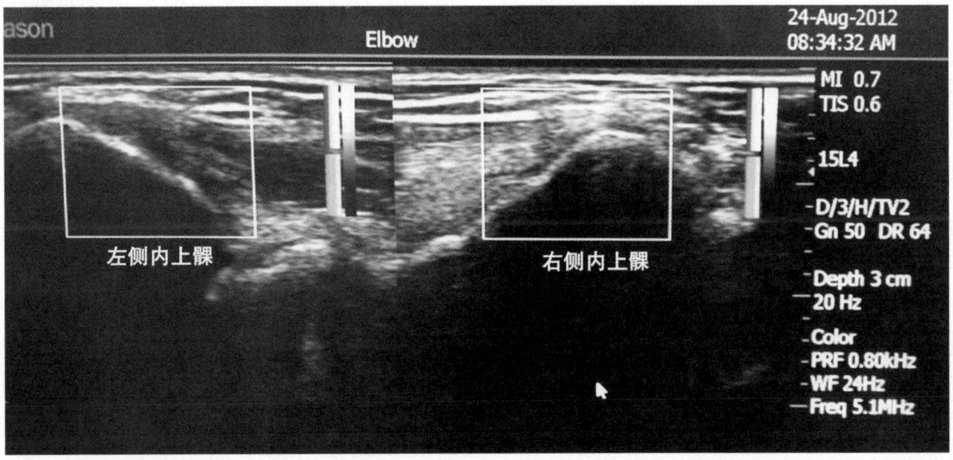

图30-47　屈腕肌群起点比较。与起于右侧肱骨内上髁的肌腱相比，起于左侧肱骨内上髁的肌腱回声混杂（经允许摘自Lento P，Rosero E. Musculoskeletal Ultrasound. In：Maitin IB，Cruz E，eds. CURRENT Diagnosis & Treatment：Physical Medicine & Rehabilitation，New York，NY：McGraw-Hill；2014）

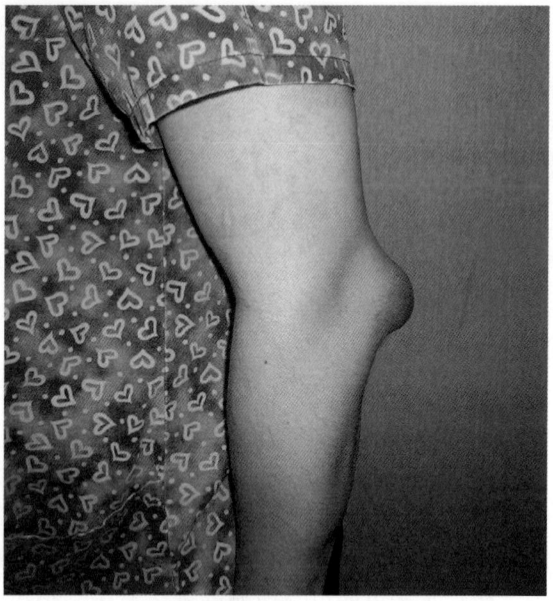

图 30-48 尺骨鹰嘴滑囊炎:图示继发于反复创伤的无菌性尺骨鹰嘴滑囊炎(经允许摘自 Richard P. Usatine,MD)

炎药和减压是一线治疗[224]。关节腔穿刺和皮质类固醇注射有临床疗效[224-225],但感染率高达10%[226]。感染性滑囊炎应进行 2~4 周的抗菌治疗和频繁的穿刺引流[222]。轻症病例可口服抗生素治疗,而较严重的病例应采用静脉抗生素治疗,手术引流视病情需要[221]。研究表明,滑囊切除术可将感染性滑囊炎复发率从 80% 降低到 14.6%,适用于复发性感染性滑囊炎[227]。

神经血管疾病

骨间后神经综合征

桡神经在肘关节水平分成浅支和深支。深支穿过旋后肌的两头延续为骨间后神经,并支配前臂的后部肌群。此神经支配腕部及手指的伸肌运动,但不支配皮肤感觉。该神经受压会导致前臂的疼痛和无力(图 30-49)。

骨间后神经最常卡压于旋后肌近端的 Frohse 弓处,但也可能在肌肉的中部或远端受压[228]。患者表现为肘外侧及前臂疼痛、垂腕、垂指[229]。中指抗阻伸展(中指试验)可诱发疼痛。神经传导检查和肌电图是诊断的金标准,并有助于评估受压程度。

针对骨间后神经综合征,推荐进行 2~3 个月的保守治疗,包括非甾体抗炎药、牵伸和夹板固定[230]。应避免使用反作用力固定带,因为这样可能会进一步压迫神经。也可行类固醇注射,但应该与其他治疗方式相结合[231]。手术减压的成功率差异很大,从20% 到 96.5% 不等[232]。

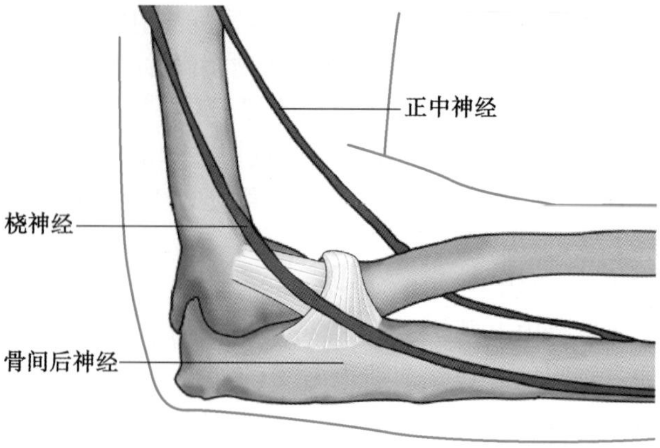

图 30-49 骨间后神经(经允许摘自 Chow YC. Elbow and Forearm Injuries. In:Tintinalli JE, Stapczynski J, Ma O, Yealy DM, Meckler GD, Cline DM, eds. Tintinalli's Emergency Medicine:A Comprehensive Study Guide, 8e New York, NY:McGraw-Hill;2016)

桡管综合征

桡管综合征(RTS)的骨间后神经受压部位与骨间后神经综合征相同,不同的是在体格检查或电诊断检查时桡管综合征并没有运动障碍的表现。患者表现为肘外侧疼痛,并随着前臂旋后加重。体格检查可发现,在前臂完全旋后时,旋后肌压痛阳性。中指试验阳性表明可能为桡管综合征或骨间后神经综合征。当其他潜在的原因被排除后,诊断桡管综合征的可信度可能增加。诊断性地向旋后肌注射局麻药可能有助于诊断桡管综合征。

对于桡管综合征,首选保守治疗 6~8 周,推荐抗炎药物、活动纠正调整、手腕夹板固定和物理治疗。物理治疗应包括神经活动练习、超声治疗和冷热疗法[233]。皮质类固醇注射也可以缓解疼痛,如果常规治疗无效,可以采用皮质类固醇注射。顽固性病例可手术减压,成功率为 60%~70%[104]。

肘管综合征

尺神经起源于 C8 和 T1 神经根,为臂丛内侧束的分支。该神经向下进入手臂,穿过位于肱骨内上髁近端约 8cm 的 Struthers 弓,然后进入肘管,肘管的内外侧分别与肱骨内上髁和尺骨鹰嘴相邻。尺神经受压是第 2 常见的上肢神经受压疾病,仅次于正中神经受压。最常见的卡压部位位于尺侧腕屈肌 2 个头之间的 Struthers 弓内,屈肘可引起肘管变窄,尺神经受压[93]。

患者表现为小指和环指尺侧半感觉缺陷。进展性病例可能出现手部内在肌萎缩。环、小指的爪状畸形和小指持续外展(Wartenberg 征)是进展性尺神经病变的标志。叩击肘管时 Tinel 征阳性进一步表明尺神经压迫。电诊断检查可诊断肘管综合征,传导速度下降超过 10m/s 表示肘管内尺神经受压。

通过运动调整、物理治疗及屈肘 30°～45°位夹板固定后，65%～89%的患者症状改善[104]。虽然因为神经走行较表浅，不推荐病变解剖位置皮质类固醇注射[76]，但最近研究显示，超声引导的尺神经周围注射治疗是安全的[235]。外科治疗包括尺神经移位术、肱骨内上髁切除术或内窥镜减压。尽管有相当数量的手术治疗，但缺乏高水平的证据支持任何单一手术的优越性[236]。

筋膜间室综合征

筋膜间室综合征是一种在有限的解剖空间内压力增加的临床疾病。这种压力可能导致重要的神经血管受压，导致肌坏死。最常见的筋膜间室综合征与创伤有关，但也可由蛇咬伤、血肿或运动引起。掌侧或屈肌间室是前臂最常受累的部位。

患者表现为与损伤、感觉缺陷、肌肉麻痹不成比例的间室内的严重疼痛，可触及间室内张力升高[228]（图 30-50）。

筋膜间室综合征的 6 个“P”包括以下几个方面：疼痛、苍白、无脉搏、感觉异常、麻痹和肢体发冷[237]。临床医生应该高度警惕筋膜室综合征，因为延误治疗可能导致不可逆的局部缺血。虽然对于手术干预的确切压力阈值还没有达成共识，但许多人建议对于前臂压力大于 30mmHg 的患者应考虑筋膜切开术[76]（图 30-51）。

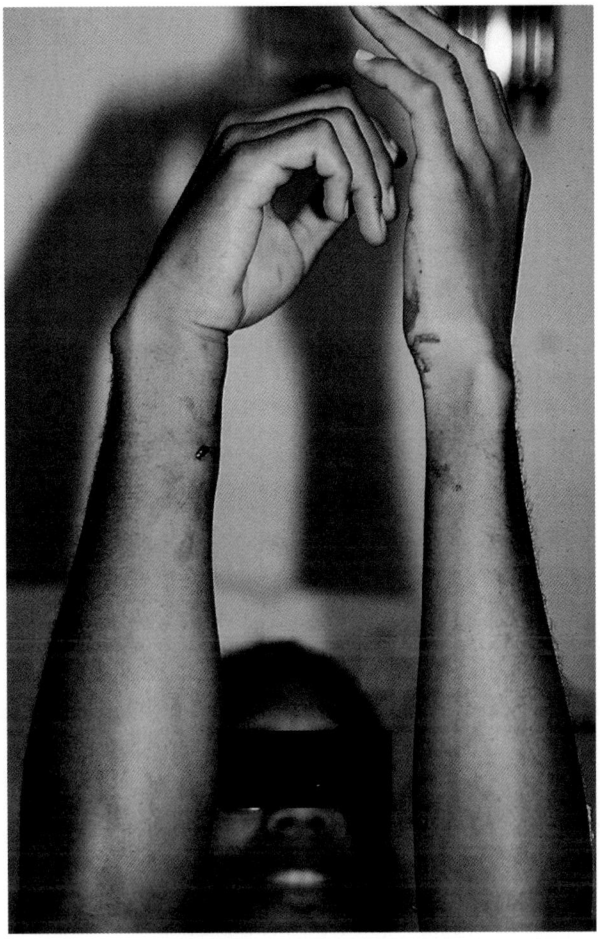

图 30-50　筋膜室综合征导致右前臂肿胀紧张（蒙 Lawrence B. Stack，MD 惠赠）

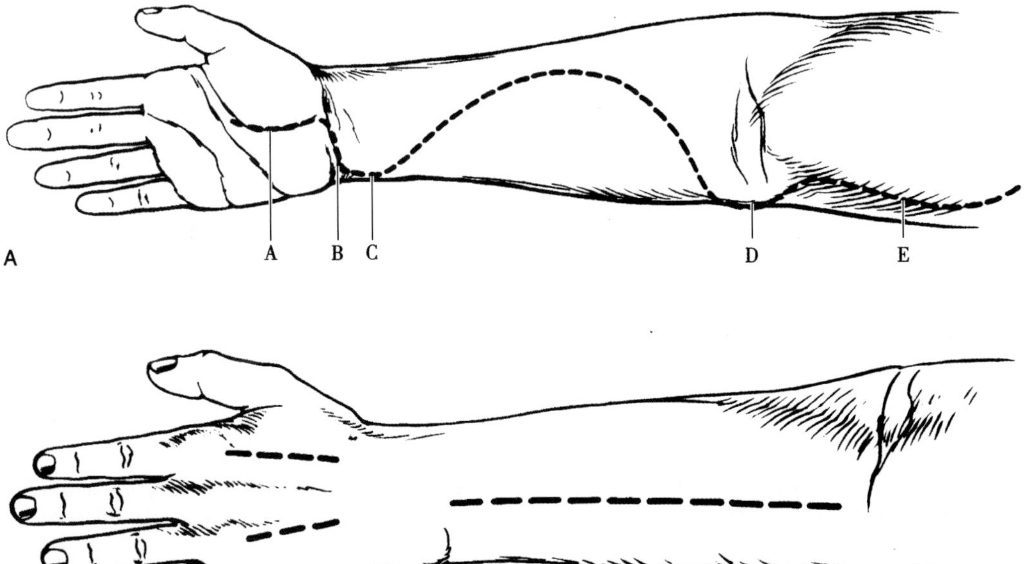

图 30-51　前臂筋膜切开术（经允许摘自 Green DP，ed：Operative Hand Surgery，2nd ed. Churchill Livingstone；1988）

（魏慧 译，余波　马超 校）

参考文献

1. Beaty JH, Kasser JR. The elbow region: general concepts in the pediatric patient. In: Rockwood CA, Wilkins B, eds. *Fractures in Children*. 5th ed. Philadelphia, PA: Lippincott Williams & Wilkins; 2001.
2. Karl JW, Olson PR, Rosenwasser MP. The epidemiology of upper extremity fractures in the United States, 2009. *J Orthop Trauma*. 2015;29(8):e2442–e2444.
3. Baidwn NK, Naranje SM. Epidemiology and recent trends of geriatric fractures presenting to the emergency department for the United States population form year 2004-2014. *Public Health*. 2017;142:64–69.
4. Bergdahl C, Ekholm C, Wennergren D, Ilsson F, Moller M. Epidemiology and patho-anatomical pattern of 2011 humeral fractures: data from the Swedish Fracture Regiester. *BMC Musculoskeelt Disord*. 2016;17:159.
5. Van Tassel D, Owens BD, Pointer L, Moriatrs Wolf J. Incidence of clavicle fractures in sports: analysis of the NEISS Database. *Int J Sports Med*. 2014;35(1):83–86.
6. Sen RK, Sud S, Saini G, Rangdal S, Sament R, Bachhal V. Glenoid fossa fractures: outcome of operative and non-operative treatment. *Indian J orthop*. 2014;48(1):14–19.
7. Hart ES, Grottkau BE, Rebello GN, Albright MB. Broken bones: common pediatric upper extremity fractures – part II. *Orthop Nurs*. 2006;25(5):311–323; quiz 324–325.
8. Usatine RP, Smith MA. Clavicular fracture. In: Usatine RP, Smith MA, Chumey HS, Mayeaux EJ Jr. eds. *The Color Atlas of Family Medicine*. 2nd ed. New York, NY: McGraw-Hill; 2013.
9. Quesana F. Technique for the roentgen diagnosis of fractures of the clavicle. *Surg Gynaecol Obstet*. 1926;42: 4261–4281.
10. Houwert RM, Wijdicks FJ, Steins Bisshop C, Verleisdonk EJ, Kruyt M. Plate fixation versus intramedullary fixation for displaced mid-shaft clavicle fractures: a systematic review. *Int orthop*. 2012;36(3):579–585.
11. Bjoernsen L, Ebinger A. Shoulder and humerus injuries. In: Tintinalli JE, Stapczynski J, Ma O, Yealy DM, Meckler GD, Cline DM. eds. *Tintinalli's Emergency Medicine: A Comprehensive Study Guid*. 8th ed. New York, NY: McGraw-Hill; 2016.
12. Sewark J, Galatz L, Huxford M, Griffin LY. *Essentials of Musculoskeletal Care*. Rosemont, IL: American Academy of Orthopadedic Srurgeons; 2005.
13. Kancherla VK, Singh A, Anakwenze OA. Management of acute proximal humeral fractures. *J Am Acad Orthop Surg*. 2017;25(1):42–52.
14. Bounds EJ, Kok SJ. *Fracture, Humerus, Midshaft*. StatPearls [Internet]. Treasure Island, FL: StatPearls Publishing; 2017.
15. Gosler MW, Testroote M, Morrenhof JW, Janzing HM. Surgical versus non-surgical interevntions for treating humeral shaft fractures in adults. *Cochrane Database Syst Rev*. 2012;1:CD008832.
16. McGahan J, Rab G, Dublin A. Fratures of the scapula. *J Trauma*. 1980;20:880–883.
17. Lapner PC, Uhthoff HK, Papp S. Scapula fractures. *Orthop Clinic North Am*. 2008;39(4):459–474.
18. Gosens T, Speigner B, Minekus J. Fracture of the scapular body: functional outcome after conservative treatment. *J Shoulder Elbow Surg*. 2009;18(3):443–448.
19. Nordqvist A, Petersson C. Fracture of the body, nek, or spine of the scapula. A long term follow-up study. *Clin Orthop Relat Res*. 1992;283:139–144.
20. Hardegger F, Simpson B, Weber B. The operative treatment of scapular frctures. *J Bone Joint Surg Br*. 1984;66:725–731.
21. Ada JR, Miller ME. Scapular fractures Analysis of 113 cases. *Clin Orthop Relat Res*. 1991;(269):174–180.
22. Van Oostveen DP, Temmerman OP, Burger BJ, van Noort A, Robinson M. Glenoid fractures: a review of pathology, classification, treatment and results. *Acta Orthop Belg*. 2014;80(1):88–98.
23. Thomas BJ, Fu FH, Muller B, et al. Orthopedic Surgery. In: Brunicardi F, Andersen DK, Billiar TR, et al., eds. *Schwartz's Principles of Surgery*. 10th ed. New York, NY: McGraw-Hill; 2015.
24. Frich LH, Larsen MS. How to deal with a glenoid fracture. *Efort Open Rev*. 2017;2(5):151–157.
25. Balcik BJ, Monseau AJ, Krantz W. Evaluation and treatment of sternoclavicular, clavicular, and acromioclavicular injuries. *Prim Care*. 2013;40(4):911–923, viii–ix.
26. Chillemi C, Franceshini V, Dei Giudici L, et al. Epidemiology of isolated acromioclavicular joint dislocation. *Emer Med Int*. 2013;2013:171609.
27. Williams GR, Nguyen VD, Rockwood CA. Classification and radiographic analysis of acromioclavicular dislocations. *Appl Radiol*. 1989;18:29–34.
28. Alyas F, Curis M, Speed C, Saifuddin A, Connell D. MR imaging appearances of acromioclavicular joint dislocation. *Radiographics*. 2008;28(2):463–479.
29. Reid D, Polson K, Johnson L. Acromioclavicular joint separations graes I-III: a review of the literature and development of best practice guidelines. *Sports Med*. 2012;42(8):681–696.
30. Tamaoki MJ, Belloti JC, Lenza M, Matsumoto MH, Gomes Dos Santos JB, Faloppa F. Surgical versus conservative interventions for treating acromioclavicular dislocation of the shoulder in adults. *Cochrane Database Syst Rev*. 2010;(8):CD007429.
31. Vanderhave K. Orthopedic surgery. In: Doherty GM, eds. *Current Diagnosis & Treatment: Surgery*. 14th ed. New York, NY: McGraw-Hill; 2014.
32. Brelin A, Dickens JF. Posterior shoulder instability. *Sports Med Arthrosc*. 2017;25(3):136–143.
33. Olds M, Ellis R, Donaldson K, Parmar P, Kersten P. Risk factors which predispose first-time traumatic anterior shoulder dislocations to recurrent instability in adults: a systematic review and mata-analysis. *British Journal of Sports Meicine*. 2015;49(14):913–922.
34. Burkhart SS, De Beer JF. Traumatic glenohumeral bone defects and their relationship to failure of arthroscopic bankart repairs: significance of the inverted-pear glenoid and the humeral engaging hill-sachs lesion. *Arthroscopy*. 2000;16(7):677–694.
35. Tzannes A, Murrell GA. Clinical examination of the unstable shoulder. *Sports Med*. 2002;32(7):447–457.
36. Moyer JE, Brey JM. Shoulder injuries in pediatric athletes. *Orthop Clin North Am*. 2016;47(4):749–762.
37. Schneeberger AG, Gerber C. Classification and therapy of the unstable shoulder. *Ther Umsch*. 1998;55(3):187–191.
38. Skupinki J, Piechota MZ, Wawrzynek W, Maczuch J, Babinska A. The Bony Bankart lesion: how to measure the Glenoid bone loss. *Pol J Radiol*. 2017;82:58–63.
39. Provencher MT, Frank RM, Leclere LE, et al. The HillSachs lesion: diagnosis, classification, and management. *J AM Acad Orthop Surg*. 2012;20(4):242–252.
40. Hovelius L, Olofsson A, Sandstrom B, et al. Non-operative treatment of primary anterior shoulder dislocation in patients forty years of age and younger. A prospective twenty-five-year follow-up. *J Bone Jt Surg Am*. 2008;90(5): 945–952.
41. Gaballah A, Zeyada M, Elgeidi A, Bressel E. Six-week physical rehabilitation protocol for anterior shoulder

dislocation in athletes. *J Exerc Rehabil*. 2017;12(3):353–358.
42. Eljabu W, Klinger HM, von Knoch M. The natural course of shoulder instability and treatment trends: a systematic review. *J Orthop Traumatol*. 2017;18(1):1–8.
43. Tordjman D, Vidal C, Fontes D. Mid-term results of arthroscopic Bankart reprair: A review of 31 cases. *Orthop Tramatol Surg Res*. 2016;102(5):541–548.
44. Van Blarcu GS, Svoboda SJ. Glenohumeral instability related to special conditions: SLAP tears, pan-labral tears, and multidirectional instability. *Soprts Med Arthrosc*. 2017; 25(3):e12–e17.
45. Barrett C. The clinical physiotherapy assessment of non-traumatic shoulder instability. *Shoulder Elbow*. 2015;7(1):60–71.
46. Jacobson ME, Riggenbach M, Wooldridge AN, et al. Open capsular shift and arthroscopic capsular plication for treatment of multidirectional instability. *Arhroscopy*. 2012;28:1010–1017.
47. Paynter KS. Disorders of the long head of the biceps tendon. *Phys Med Rehabil Clin N Am*. 2004;15(2): 511–528.
48. Patton WC, McCluskey GM 3rd. Biceps tendinitis and subluxation. *Clin Sports Med*. 2001;20(3):505–529.
49. Lorbach O, Kieb M, Grim C, Engelhardt M. Proximal and distal rupture of the m. biceps brachii. *Orthopade*. 2010;39(12):1117–1122.
50. Curtis AS, Snyder SJ. Evaluation and treatment of biceps tendon pathology. *Orthop Clin North Am*. 1993;24(1):33–43.
51. Hegedus EJ, Goode A, Campbell S, Morin A, Tamaddoni M, Moorman CT 3rd, Cook C. Physical examination tests of the shoulder: a systematic review with meta-analysis of individual tests. *Br J Sports Med*. 2008;42(2):80–92; discussion 92.
52. Ditsios K, Agathangelidis F, Boutsiadis A, Karataglis D, Papadopoulos P. Long head of the biceps pathology combined with rotator cuff tears. *Advances in orthopedics*. 2012;2012:405472.
53. Kaux J-F, Forthomme B, Goff CL, Crielaard J-M, Croisier J-L. Current Opinions on Tendinopathy. *J Sports Sci Med*. 2011;10(2):238–253.
54. Messina C, Banfi G, Orlandi D, et al. Ultrasound-guided interventional procedures around the shoulder. *Br J Radiol*. 2016;89(1057):20150372.
55. Abraham VT, Tan BH, Kumar VP. Systematic Review of Biceps TEnodesis: Arthroscopic Versus Open. *Arthroscopy*. 2016;32(2):365–371.
56. Duchman KR, DeMik DE, Urie B, Wolf BR, Bollier M. Open versus arthroscopic biceps tenodesis: a comparison of functional outcomes. *The Iowa Orthopaedic Journal*. 2016;36:79–87.
57. Chakravarty K, Webley M. Shoulder joint movement and its relationship to disability in the elderly. *J Rheumatol*. 1993;20:1359–1361.
58. Sher JS, Uribe JW, Posada A, et al. Abnormal findings on magnetic resonance images of asymptomatic shoulders. *J Bone Joint Surg Am*. 1995;77:10–15.
59. Tashjian RZ. Epidemiology, natural history, and indications for treatment of rotator cuff tears. *Clin Sports Med*. 2012;31(4):589–604.
60. Langford CA. Periarticular disorders of the extremities. In: Kasper D, Fauci A, Hauser S, Longo D, Jameson J, Loscalzo J. eds. *Harrison's Principles of Internal Medicine*. 19th ed. New York, NY: McGraw-Hill; 2014.
61. Challoumas D, Dimitrakakis G. Insights into the epidemiology, aetiology and associations of infraspinatus atrophy in overhead athletes: a systematic review. *Sports Biomech*. 2017;16(3):325–341.
62. Anderson MW, Alford BA. Overhead throwing injuries of the shoulder and elbow. *Radiol Clin North Am*. 2010;48(6):1137–1154.
63. Gumina S, Candela V, Passaretti D, Venditto T, Mariani L, Giannicola G. Sleep quality and disturbances in patients with different-sized rotator cuff tear. *Musculoskelet Surg*. 2016;100.
64. Lee CK, Itoi E, Kim SJ, Lee SC, Suh KT. Comparison of muscle activity in the empty-can and full-can testing positions using 18 F-FDG PET/CT. *J Orthop Surg Res*. 2014;9:85.
65. Hanchard NC, Lenza M, Handoll HH, Takwoingi Y. Physical tests for shoulder impingements and local lesions of bursa, tendon or labrum that may accompany impingement. *Cochrane Database Syst Rev*. 2013;30(4):CD007427. doi:10.1002/14651858.CD007427.pub2.
66. Hughes PC, Green RA, Taylor NF. Isolation of infraspinatus in clinical test positions. *J Sci Med Sport*. 2014;17(3):256–260.
67. de Jesus JO, Parker L, Frangos AJ, Nazarian LN. Accuracy of MRI, MR arthrography, and ultrasound in the diagnosis of rotator cuff tears: a meta-analysis. *AJR Am J Roentgenol*. 2009;192(6):1701–1707.
68. Pedowitz RA, Yamaguchi K, Ahmad CS, et al; American Academy of Orthopaedic Surgeons. Optimizing the management of rotator cuff problems. *J Am Acad Orthop Surg*. 2011;19(6):368–379.
69. Kibler WB, McMullen J, Uhl T. Shoulder rehabilitation strategies, guidelines, and practice. *Orthop Clin North Am*. 2001;32(3):527–538.
70. Baumer TG, Chan D, Mende V, et al. Effects of rotator cuff pathology and physical therapy on in vivo shoulder motion and clinical outcomes in patients with a symptomatic full-thickness rotator cuff tear. *Orthop J Sports Med*. 2016;4(9).
71. Lee DH, Hong JY, Lee MY, Kwack KS, Yoon SH. Relation between subacromial bursitis on ultrasonography and efficacy of subacromial corticosteroid injection in rotator cuff disease: a prospective comparison study. *Arch Phys Med Rehabil*. 2017;98(5):881–887.
72. Sengodan VC, Kurian S, Ramasamy R. Treatment of partial rotator cuff tear with ultrasound-guided platelet-rich plasma. *J Clin Imaging Sci*. 2017;7:32.
73. Lee BG, Cho NS, Rhee YG. Effect of two rehabilitation protocols on range of motion and healing rates after arthroscopic rotator cuff repair: aggressive versus limited early passive exercises. *Arthroscopy*. 2012;28(1):34–42.
74. Nikolaidou O, Migkou S, Karampalis C. Rehabilitation after rotator cuff repair. *Open Orthop J*. 2017;11:154–162.
75. Gallagher BP, Bishop ME, Tjoumakaris FP, Freedman KB. Early versus delayed rehabilitation following arthroscopic rotator cuff repair: a systematic review. *Phys Sportsmed*. 2015;43(2):178–187.
76. McMahon PJ, Kaplan LD, Popkin CA. Chapter 3. Sports medicine. In: Skinner HB, McMahon PJ, eds. *Current Diagnosis & Treatment in Orthopedics*. 5th ed. New York, NY: McGraw-Hill; 2014.
77. Pappas ND, Hall DC, Lee DH. Prevalence of labral tears in the elderly. *J Shoulder Elbow Surg*. 2013;22(6):e11–e15.
78. Owen JM, Boulter T, Walton M, Funk L, Mackenzie TA. Reinterpretation of O'Brien test in posterior labral tears of the shoulder. *Int J Shoulder Surg*. 2015;9(1):6–8.
79. Li HF, Liu YJ, Cheng LQ, et al. Diagnostic value of MRI and MR arthrography in the detection of injuries of anterior labrum in shoulder. *Zhongguo Gu Shang*. 2012;25(5):

413–417.

80. Aly AR, Rajasekaran S, Ashworth N. Ultrasound-guided shoulder girdle injections are more accurate and more effective than landmark-guided injections: a systematic review and meta-analysis. *Br J Sports Med*. 2015;49(16): 1042–1049.
81. Edwards SL, Lee JA, Bell JE, et al. Nonoperative treatment of superior labrum anterior posterior tears: improvements in pain, function, and quality of life. *Am J Sports Med*. 2010;38(7):1456–1461.
82. Tighe CB, Oakley WS Jr. The prevalence of a diabetic condition and adhesive capsulitis of the shoulder. *South Med J*. 2008;101(6):591–595.
83. Bridgman JF. Periarthritis of the shoulder and diabetes mellitus. *Ann Rheum Dis*. 1972;31(1):69–71.
84. McLaughlin HL. On the frozen shoulder. *Bull Hosp Joint Dis*. 1951;12(2):383–393.
85. Rodeo SA, Hannafin JA, Tom J, Warren RF, Wickiewicz TL. Immunolocalization of cytokines and their receptors in adhesive capsulitis of the shoulder. *J Orthop Res*. 1997;15(3):427–436.
86. Wolf EM, Cox WK. The external rotation test in the diagnosis of adhesive capsulitis. *Orthopedics*. 2010;33(5).
87. Page MJ, Green S, Kramer S, et al. Manual therapy and exercise for adhesive capsulitis (frozen shoulder). *Cochrane Database Syst Rev*. 2014;(8):CD011275.
88. Wang W, Shi M, Zhou C, et al. Effectiveness of corticosteroid injections in adhesive capsulitis of shoulder: a meta-analysis. *Medicine (Baltimore)*. 2017;96(28):e7529.
89. Lin MT, Hsiao MY, Tu YK, Wang TG. Comparative efficacy of intra-articular steroid injection and distension in patients with frozen shoulder: a systematic review and network meta-analysis. *Arch Phys Med Rehabil*. 2017. pii:S0003-9993(17)31077-8.
90. Ewald A. Adhesive capsulitis: a review. *Am Fam Physician*. 2011;83(4):417–422.
91. Nicholson GP. Arthroscopic capsular release for stiff shoulders: effect of etiology on outcomes. *Arthroscopy*. 2003;19(1):40–49.
92. Wheelock M, Clark TA, Giuffre JL. Nerve transfers for treatment of isolated axillary nerve injuries. *Plastic Surgery*. 2015;23(2):77–80.
93. Ropper AH, Samuels MA. Diseases of the peripheral nerves. In: Ropper AH, Samuels MA, Klein JP, eds. *Adams & Victor's Principles of Neurology*. 10th ed. New York, NY: McGraw-Hill; 2014.
94. Goel DP, Romanowski JR, Shi LL, Warner JJ. Scapulothoracic fusion: outcomes and complications. *J Shoulder Elbow Surg*. 2014;23(4):542–547.
95. Wiater JM, Flatow EL. Long thoracic nerve injury. *Clin Orthop Relat Res*. 1999;(368):17–27.
96. DeFranco MJ, Lawton JN. Radial nerve injuries associated with humeral fractures. *J Hand Surg Am*. 2006;31(4): 655–663.
97. Garcia A, Maeck BH. Radial nerve injuries in fractures of the shaft of the humerus. *Am J Surg*. 1960;99:625–627.
98. Ljungquist KL, Martineau P, Allan C. Radial nerve injuries. *J Hand Surg Am*. 2015;40(1):166–172.
99. Shao YC, Harwood P, Grotz MR, Limb D, Giannoudis PV. Radial nerve palsy associated with fractures of the shaft of the humerus: a systematic review. *J Bone Joint Surg Br*. 2005;87(12):1647–1652.
100. Elton SG, Rizzo M. Management of radial nerve injury associated with humeral shaft fractures: an evidence-based approach. *J Reconstr Microsurg*. 2008;24(8):569–573.
101. Amillo S, Barrios RH, Martinez-Peric R, Losada JI. Surgical treatment of the radial nerve lesions associated with fractures of the humerus. *J Orthop Trauma*. 1993;7(3):211–215.
102. Sunderland S. Decision making in clinical management of nerve injury and repair. In: Sunderland S, ed. *Nerve Injuries and Their Repair*. Edinburgh, UK: Churchill Livingstone; 1991:413–431.
103. Eckmann MS, Bickelhaupt B, Fehl J, et al. Cadaveric study of the articular branches of the shoulder joint. *Reg Anesth Pain Med*. 2017;42(5):564–570.
104. Galgon H, Russel J, Asante K, Maitin IB. Neuropathy. In: Maitin IB, Cruz E. eds. *Current Diagnosis & Treatment: Physical Medicine & Rehabilitation*. New York, NY: McGraw-Hill; 2014.
105. Łabętowicz P, Synder M, Wojciechowski M, et al. Protective and predisposing morphological factors in suprascapular nerve entrapment syndrome: a fundamental review based on recent observations. *Biomed Res Int*. 2017;2017:4659761.
106. Kostretzis L, Theodoroudis I, Boutsiadis A, Papadakis N, Papadopoulos P. Suprascapular nerve pathology: a review of the literature. *Open Orthop J*. 2017;11:140–153.
107. Piatt BE, Hawkins RJ, Fritz RC, Ho CP, Wolf E, Schickendantz M. Clinical evaluation and treatment of spinoglenoid notch ganglion cysts. *J Shoulder Elbow Surg*. 2002;11(6):600–604.
108. Boykin RE, Friedman DJ, Higgins LD, Warner JJ. Suprascapular neuropathy. *J Bone Joint Surg Am*. 2010;92(13):2348–2364.
109. Beghi E, Kurland LT, Mulder DW, Nicolosi A. Brachial plexus neuropathy in the population of Rochester, Minnesota. *Ann Neurol*. 1985;18:320–323
110. Amato AA, Barohn RJ. Peripheral neuropathy. In: Kasper D, Fauci A, Hauser S, Longo D, Jameson J, Loscalzo J, eds. *Harrison's Principles of Internal Medicine*. 19th ed. New York, NY: McGraw-Hill; 2014.
111. Tsairis P, Dyck PJ, Mulder DW. Natural history of brachial plexus neuropathy. Report of 99 patients. *Arch Neurol*. 1972;27:109–117.
112. Martin WA, Kraft GH. Shoulder girdle neuritis: a clinical and electrophysiologic evaluation. *Mil Med*. 1974;139:21–25.
113. Feinberg JH, Radecki J. Parsonage-turner syndrome. *HSS Journal*. 2010;6(2):199–205.
114. Roddy E, Zwierska I, Hay EM, et al.; SUPPORT trial team. Subacromial impingement syndrome and pain: protocol for a randomised controlled trial of exercise and corticosteroid injection (the SUPPORT trial). *BMC Musculoskelet Disord*. 2014;15:81.
115. Bhattacharyya R, Edwards K, Wallace AW. Does arthroscopic sub-acromial decompression really work for sub-acromial impingement syndrome: a cohort study. *BMC Musculoskeletal Disorders*. 2014;15:324. doi:10.1186/1471-2474-15-324.
116. Kitay GS, Iannotti JP, Williams GR, Haygood T, Kneeland BJ, Berlin J. Roentgenographic assessment of acromial morphologic condition in rotator cuff impingement syndrome. *J Shoulder Elbow Surg*. 1995;4(6):441–448.
117. Getz JD, Recht MP, Piraino DW, et al. Acromial morphology: relation to sex, age, symmetry, and subacromialenthesophytes. *Radiology*. 1996;199(3):737–742.
118. Seitz AL, Michener LA. Ultrasonographic measures of subacromial space in patients with rotator cuff disease: a systematic review. *J Clin Ultrasound*. 2011;39(3): 146–154.

119. Tan RK. A review of the role of magnetic resonance imaging in the evaluationof shoulder impingement syndrome and rotator cuff tendon tears. *Ann Acad Med Singapore*. 1998;27(2):243–247.
120. Hanratty CE, McVeigh JG, Kerr DP, et al. The effectiveness of physiotherapy exercises in subacromial impingement syndrome: a systematic review and meta-analysis. *Semin Arthritis Rheum*. 2012;42(3):297–316.
121. Ramappa A, Walley KC, Herder LM, et al. Comparison of Anterior and Posterior Cortico-steroid Injections for Pain Relief and Functional Improvement in Shoulder Impingement Syndrome. *Am J Orthop (Belle Mead NJ)*. 2017;46(4):E257–E262.
122. Nejati P, Ghahremaninia A, Naderi F, Gharibzadeh S, Mazaherinezhad A. Treatment of subacromial impingement syndrome: platelet-rich plasma or exercise therapy? a randomized controlled trial. *Orthop J Sports Med*. 2017;5(5):2325967117702366.
123. Okoro T, Reddy VRM, Pimpelnarkar A. Coracoid impingement syndrome: a literature review. *Curr Rev Musculoskelet Med*. 2009;2(1):51–55.
124. Dines DM, Warren RF, Inglis AE, Pavlov H. The coracoid impingement syndrome. *J Bone Joint Surg Br*. 1990;72(2):314–316.
125. Drakes S, Thomas S, Kim S, Guerrero L, Lee SW. Ultrasonography of subcoracoid bursal impingement syndrome. *PMR*. 2015;7(3):329–333.
126. Lappin M, Gallo A, Krzyzek M, Evans K, Chen YT. Sonographic Findings in Subcoracoid Impingement Syndrome: A Case Report and Literature Review. *PMR*. 2017;9(2):204–209.
127. Osti L, Soldati F, Del Buono A, Massari L. Subcoracoid impingement and subscapularis tendon: is there any truth? *Muscles Ligaments Tendons J*. 2013;3(2):101–105.
128. Kirchhoff C, Imhoff AB. Posterosuperior and anterosuperior impingement of the shoulder in overhead athletes-evolving concepts. *Int Orthop*. 2010;34(7):1049–1058.
129. Do HK, Lim JY. Ultrasonographic evaluation and feasibility of posterosuperior internal impingement syndrome: a case series. *PMR*. 2017;9(1):88–94.
130. Corpus KT, Camp CL, Dines DM, Altchek DW, Dines JS. Evaluation and treatment of internal impingement of the shoulder in overhead athletes. *World J Orthop*. 2016;7(12):776–784.
131. Cools AM, Johansson FR, Borms D, Maenhout A. Prevention of shoulder injuires in overhead athletes: a science-based approach. *Braz J Phys Ther*. 2015;19(5):331–339.
132. Reinold MM, Curtis AS. Microinstability of the shoulder in the overhead athlete. *Int J Sports Phys Ther*. 2013;8(5):601–616.
133. Yoneda M, Nakagawa S, Hayashida K, Fukushima S, Wakitani S. Arthroscopic removal of symptomatic Bennett lesions in the shoulders of baseball players: arthroscopic Bennett-plasty. *Am J Sports Med*. 2002;30(5):728–736.
134. Mason ML. Some observations on fractures of the head of the radius with a review of one hundred cases. *Br J Surg*. 1954;42:123–132.
135. Kaas L, van Riet RP, Vroemen JP, Eygendaal D. The epidemiology of radial head fractures. *J Shoulder Elbow Surg*. 2010;19:520–523.
136. Hosey RG, Nikovits DA, Rodenberg RE, Armsey TD, Black W. Chapter 38. Common upper & lower extremity fractures. In: South-Paul JE, Matheny SC, Lewis EL. eds. *Current Diagnosis & Treatment in Family Medicine*. 3rd ed. New York, NY: McGraw-Hill; 2011.
137. Johnston GW. A follow-up of one hundred cases of fracture of the head of the radius with a review of the literature. *Ulster Med J*. 1962;31:51–56.
138. van Riet RP, Morrey BF, O'Driscoll SW, Van Glabbeek F. Associated injuries complicating radial head fractures: a demographic study. *Clin Orthop Relat Res*. 2005;441:351–355.
139. Mahmoud SS, Moideen AN, Kotwal R, Mohanty K. Management of Mason type 1 radial head fractures: a regional survey and a review of literature. *Eur J Orthop Surg Traumatol*. 2014;24:1133–1137.
140. Paschos NK, Mitsionis GI, Vasiliadis HS, Georgoulis AD. Comparison of early mobilization protocols in radial head fractures. *J Orthop Trauma*. 2013;27:134–139.
141. Kodde IF, Kaas L, Flipsen M, van den Bekerom MP, Eygendaal D. Current concepts in the management of radial head fractures. *World J Orthop*. 2015;6(11):954–960.
142. Kaas L, Struijs PA, Ring D, van Dijk CN, Eygendaal D. Treatment of Mason type II radial head fractures without associated fractures or elbow dislocation: a systematic review. *J Hand Surg Am*. 2012;37:1416–1421.
143. Ring D, Quintero J, Jupiter JB. Open reduction and internal fixation of fractures of the radial head. *J Bone Joint Surg Am*. 2002;84-A:1811–1815.
144. Chen X, Wang SC, Cao LH, Yang GQ, Li M, Su JC. Comparison between radial head replacement and open reduction and internal fixation in clinical treatment of unstable, multi-fragmented radial head fractures. *Int Orthop*. 2011;35:1071–1076.
145. Aziz F, Doty CI. Orthopedic emergencies. In: Stone C, Humphries RL. eds. *Current Diagnosis & Treatment: Emergency Medicine*. 8th ed. New York, NY: McGraw-Hill.
146. Rosado N, Ryzna E, Flaherty EG. Understanding humerus fractures in young children: abuse or not abuse? *Child Abuse Negl*. 2017;73:1–7.
147. Saeed W, Waseem M. Fracture, Elbow. StatPearls [Internet]. Treasure Island (FL): StatPearls Publishing; 2017.
148. Donegan RP, Bell J-E. Olecranon fractures. *Oper Tech Orthop*. 2010;20:17–23.
149. Duckworth AD, Clement ND, Aitken SA, Court-Brown CM, McQueen MM. The Epidemiology of fractures of the proximal ulna. *Injury*. 2012;43(2):343–346. Epub 2011 Nov 9.
150. Bailey J, Gu Y, Olufade A, Maitin IB, Weinik M. Rehabilitation of common musculoskeletal conditions. In: Maitin IB, Cruz E. eds. *Current Diagnosis & Treatment: Physical Medicine & Rehabilitation*. New York, NY: McGraw-Hill; 2014.
151. Flinterman HJA, Doornberg JN, Guitton TG, Ring D, Goslings JC, Kloen P. Long-term outcome of displaced, transverse, noncomminuted olecranon fractures. *Clin Orthop Relat Res*. 2014;472(6):1955–1961.
152. Duckworth AD, Bugler KE, Clement ND, Court-Brown CM, McQueen MM. Nonoperative management of displaced olecranon fractures in low-demand elderly patients. *J Bone Joint Surg Am*. 2014;96(1):67–72.
153. Gallucci GL, Piuzzi NS, Slullitel PA, et al. Non-surgical functional treatment for displaced olecranon fractures in the elderly. *Bone Joint J*. 2014;96-B(4):530–534.
154. Stoneback JW, Owens BD, Sykes J, Athwal GS, Pointer L, Wolf JM. Incidence of elbow dislocations in the United States population. *J Bone Joint Surg Am*.

2012;94(3):240–245.
155. O'Driscoll SW. Elbow dislocations. Morrey BF, ed. *The Elbow and Its Disorders*. 3rd ed. Philadelphia, PA: WB Saunders; 2000:409–417.
156. O'Driscoll SW, Morrey BF, Korinek S, An KN. Elbow subluxation and dislocation. A spectrum of instability. *Clin Orthop Relat Res*. 1992;280:186–197.
157. Chow YC. Elbow and forearm injuries. In: Tintinalli JE, Stapczynski J, Ma O, Yealy DM, Meckler GD, Cline DM, eds. *Tintinalli's Emergency Medicine: A Comprehensive Study Guide*. 8th ed. New York, NY: McGraw-Hill; 2016.
158. Platz A, Heinzelmann M, Ertel W, Trentz O. Posterior elbow dislocation with associated vascular injury after blunt trauma. *J Trauma*. 1999;46:948.
159. Matev I. A radiological sign of entrapment of the median nerve in the elbow joint after posterior dislocation. A report of two cases. *J Bone Joint Surg Br*. 1976;58(3): 353–355.
160. Hackl M, Beyer F, Wegmann K, Leschinger T, Burkhart KJ, Müller LP. The treatment of simple elbow dislocation in adults: a systematic review and meta-analysis. *Deutsches Ärzteblatt International*. 2015;112(18): 311–319.
161. Taylor F, Sims M, Theis JC, Herbison GP. Interventions for treating acute elbow dislocations in adults. *Cochrane Database Syst Rev*. 2012;(4):CD007908.
162. Lee ML, Rosenwasser MP. Chronic elbow instability. *Orthop Clin North Am*. 1999;30(1):81–89.
163. Erickson BJ, Harris JD, Chalmers PN, et al. Ulnar collateral ligament reconstruction: anatomy, indications, techniques, and outcomes. *Sports Health*. 2015;7(6):511–517.
164. Morrey BF, An KN. Articular and ligamentous contributions to the stability of the elbow joint. *Am J Sports Med*. 1983;11:315–319.
165. Chen FS, Rokito AS, Jobe FW. Medial elbow problems in the overhead-throwing athlete. *J Am Acad Orthop Surg*. 2001;9(2):99–113.
166. Cain EL Jr, Andrews JR, Dugas JR, et al. Outcome of ulnar collateral ligament reconstruction of the elbow in 1281 athletes: Results in 743 atheltes with minimum 20year follow up. *Am J Sports Med*. 2010;38(12):2426–2434.
167. Wilkins KE, Morrey BF, Jobe FW, et al. The elbow. *Instr Course Lect*. 1991;40:1–87.
168. Magee T. Accuracy of 3-T MR arthrography versus conventional 3-T MRI of elbow tendons and ligaments compared with surgery. *AJR Am J Roentenol*. 2015;204(1):W70–W75.
169. Kim NR, Moon SG, Ko SM, Moon WJ, Choi JW, Park JY. MR imaging of ulnar collateral ligament injury in baseball players: value for predicting rehabilitation outcome. *Eur J Radiol*. 2011;80:e422–e426.
170. Rettig AC, Sherrill C, Snead DS, Mendler JC, Mieling P. Nonoperative treatment of ulnar collateral ligament injuries in throwing athletes. *Am J Sports Med*. 2001;29(1):15–17.
171. Hoffman JK, Protzman NM, Malhotra AD. Biologic augmentation of the ulnar collateral ligament in the elbow of a professional baseball pitcher. *Case Rep Orthop*. 2015;2015: 130157. Epub 2015 Jul 9.
172. Vitale MA, Ahmad CS. The outcome of elbow ulnar collateral ligament recon- struction in overhead athletes: a systematic review. *Am J Sports Med*. 2008;36(6):1193–1205.
173. Cheung EV. Chronic lateral elbow instability. *Orthop Clin North Am*. 2008;39(2):221–228, vi-vii.
174. Cohen MS, Hastings H 2nd. Rotatory instability of the elbow: the anatomy and role of the lateral stabilizers. *J Bone Joint Surg Am*. 1997;79:225–233.
175. Bell S. Elbow instability, mechanism and management. *Current Orthopaedics*. 2008;22:90–103.
176. Anakwenze OA, Kancherla VK, Iyengar J, Ahmad CS, Levine WN. Posterolateral rotatory instability of the elbow. *Am J Sports Med*. 2014;42(2):485–491.
177. O'Driscoll SW, Bell DF, Morrey BF. Posterolateral rotatory instability of the elbow. *J Bone Joint Surg Am*. 1991;73:440–446.
178. Terada N, Yamada H, Toyama Y. The appearance of the lateral ulnar collateral ligament on magnetic resonance imaging. *J Shoulder Elbow Surg*. 2004;13:214–216.
179. Charalambous CP, Stanley JK. Posterolateral rotatory instability of the elbow. *J Bone Joint Surg Br*. 2008;90:272–279.
180. Mehta JA, Bain GI. Posterolateral rotatory instability of the elbow. *J Am Acad Orthop Surg*. 2004;12:405–415.
181. Paulino FE, Villacis DC, Ahmad CS. Valgus extension overload in baseball players. *Am J Orthop (Belle Mead NJ)*. 2016;45(3):144–151.
182. Park JY, Yoo HY, Chung SW, et al. Valgus extension overload syndrome in adolescent baseball players: clinical characteristics and surgical outcomes. *J Shoulder Elbow Surg*. 2016;25(12):2048–2056.
183. Dugas JR. Valgus extension overload: diagnosis and treatment. *Clin Sports Med*. 2010;29(4):645–654.
184. Gilchreest EL. The common syndrome of rupture, dislocation, and elongation of the long head of the iceps brachii: an analysis of one hundred cases. *Surg Gynecol obstet*. 1934;58:322–340.
185. Kelly MP, Perkinson SG, Ablove RH, Tueting JL. Distal Biceps Tendon Ruptures: An Epidemiological Analysis Using a Large Population Database. *Am J Sports Med*. 2015;43(8):2012–2017.
186. Safran MR, Graham SM. Distal biceps tendon ruptures: incidence, demographics, and the effect of smoking. *Clin Orthop Relat Res*. 2002;(404):275–283.
187. Seiler JG 3rd, Parker LM, Chamberland PD, et al. The distal biceps tendon. Two potential mechanisms involved in its rupture: arterial supply and mechanical impingement. *J Shoulder Elbow Surg*. 1995;4(3):149–156.
188. Quach T, Jazayeri R, Sherman OH, Rosen JE. Distal biceps tendon injuries—current treatment options. *Bull NYU Hosp JT Dis*. 2010;68(2):103–111.
189. Doperak J, Anderson K. Acute musculoskeletal complaints. In: South-Paul JE, Matheny SC, Lewis EL. eds. *Current Diagnosis & Treatment: Family Medicine*. 4th ed. New York, NY: McGraw-Hill.
190. Kokkalis ZT, Ballas EG, Mavrogenis AF, Soucacos PN. Distal biceps and triceps ruptures. *Injury*. 2013;44(3): 318–322.
191. Ward JP, Shreve MC, Youm T, Strauss EJ. Ruptures of the distal biceps tendon. *Bull Hosp Jt Dis (2013)*. 2014;72(1):110–119.
192. Barker SL, Bell SN, Connell D, Coghlan JA. Ultrasound-guided platelet-rich plasma injection for distal biceps tendinopathy. *Shoulder Elbow*. 2015;7(2):110–114.
193. Cyriax JH. The pathology and treatment of tennis elbow. *J Bone Joint Surg*. 1936;18:921–940.
194. Smidt N, van der Windt DA. Tennis elbow in primary care. *BMJ*. 2006;333:927–928.
195. Vaquero-Picado A, Barco R, Antuña SA. Lateral epicondylitis of the elbow. *Efort Open Rev*. 2017;1(11):391–397. doi:10.1302/2058-5241.1.000049. eCollection 2016 Nov.
196. Van Rijn RM, Huissteded MB, Koes BW, Burdorf A.

Associations between work-related facors and specific disorders at the elbow: a systematic literature review. *Rheumatology (Oxford)*. 2009;48:528–536.
197. Nirschl RP. Tennis elbow. *Orthop Clin North Am*. 1973;4:787–800.
198. Doran A, Gresham GA, Rushton N, Watson C. Tennis elbow: a clinicopathologic study of 22 cases followed for 2 years. *Acta Orthop Scand*. 1990;61:535–538.
199. Coombes BK, bisset L, Vincenzino B. A new integrative model of lateral epicondylalgia. *Br J Sports Med*. 2009;43:252–258.
200. Ahmad Z, Siddiqui N, Malik SS, Abdus-Samee M, Tytherleigh-Strong G Rushton N. Lateral epicondylitis. *Bone Joint J*. 2013;95-B(9):1158–1164.
201. Du Toit C, Stieler M, Saunders R, Bisset L, Vicenzino B. Diagnostic accuracy of power Doppler ultrasound in patients with chronic tennis elbow. *Br J Sports Med*. 2008;42:872–876.
202. Savnik A, Jensen B, Norregaard J, et al. Magnetic resonance imaging in the evaluation of treatment response of lateral epicondylitis of the elbow. *Eur Radiol*. 2004;14: 964–969.
203. Jafarian FS, Demneh ES, Tyson SF. The immediate effect of orthotic management on grip strength of patients with lateral epicondylosis. *J Orthop Sports Phys Ther*. 2009;39:484–489.
204. Bisset L, Paungmali A, Vicenzino B, Beller E. A systematic review and meta-analysis of clinical trials on physical interventions for lateral epicondylagia. *Br J Sports Med*. 2005;39:411–422.
205. Coombes BK, Bisset L, Vicenzino B. Efficacy and safety of corticosteroid injections and other injections for management of tendinopathy: a systematic review of radnomised controlled trials. *Lancet*. 2010;376:1751–1767.
206. Freire V, Bureau NJ. Injectable corticosteroids: take precautions and use caution. *Semin Musculoskelet Radiol*. 2016;20(5):401–408.
207. Mishra A, Pavelko T. Treatment of chronic elbow tendinosis with buffered platelet-rich plasma. *Am J Sports Med*. 2006;34(11):1774–1778.
208. Mishra AK, Skrepnik NV, Edwards SG, et al. Efficacy of platelet-rich plasma for chronic tenniselbow: a double-blind, prospective, multicenter, randomized controlled trial of 230 patients. *Am J Sports Med*. 2014;42(2):463–471.
209. Mattie R, Wong J, McCormick Z, Yu S, Saltychev M, Laimi K. Percutaneous needle tenotomy for the treatment of lateral epicondylitis: a systematic review of the literature. *PMR*. 2017;9(6):603–611.
210. Wolf JM, Mountcastle S, Burks R, Sturdivant RX, Owens BD. Epidemiology of lateral and medial epicondylitis in a military population. *Mil Med*. 2010;175(5):336–339.
211. Rempel DM, Amirtharajah M, Descatha A. Shoulder, Elbow, & Hand Injuries. In: LaDou J, Harrison RJ. eds. *Current Diagnosis & Treatment: Occupational & Environmental Medicine*. 5th ed. New York, NY: McGraw-Hill; 2013.
212. Luke A, Ma C. Sports medicine & outpatient orthopedics. In: Papadakis MA, McPhee SJ, Rabow MW, eds. *Current Medical Diagnosis & Treatment*. New York, NY: McGraw-Hill; 2018.
213. Suresh SPS, Ali KE, Jones H, Connell DA. Medial epicondylitis: is ultrasound guided autologous blood injection an effective treatment? *Br J Sports Med*. 2006;40:935–939.
214. Barco R, Antuña SA. Medial elbow pain. *Efort Open Rev*. 2017;2(8):362–371. doi:10.1302/2058-5241.2.160006. eCollection 2017 Aug.
215. Amin NH, Kumar NS, Schickendantz MS. Medial epicondylitis: evaluation and management. *J Am Acad Orthop Surg*. 2015;23:348–355.
216. Chen J, Alk D, Eventov I, Wientroub S. Development of the olecranon bursa. An anatomic cadaver study. *Acta Orthop Scand*. 1987;58:408–409.
217. Smith DL, McAfee JH, Lucas LM, Kumar KL, Romney DM. Septic and nonseptic olecranon bursitis. Utility of the surface temperature probe in the early differentiation of septic and nonseptic cases. *Arch Intern Med*. 1989;149:1581–1585.
218. McAfee JH, Smith DL, Olecranon and prepatellar bursitis. Diagnosis and treatment. *West J Med*. 1988;149: 607–610.
219. Reilly D, Kamineni S. Olecranon bursitis. *J Shoulder Elbow Surg*. 2016;25(1):158–167.
220. Chapter 101. Olecranon bursitis. In: Usatine RP, Smith MA, Chumley HS, Mayeaux EJ Jr, eds. *The Color Atlas of Family Medicine*. 2nd ed. New York, NY: McGraw-Hill; 2013.
221. Blackwell JR, Hay BA, Bolt AM, Hay SM. Olecranon bursitis: a systematic overview. *Shoulder Elbow*. 2014;6: 182–190.
222. García-Porrúa C, González-Gay MA, Ibañez D, García-País MJ. The clinical spectrum of severe septic bursitis in northwestern Spain: a 10 year study. *J Rheumatol*. 1999;26(3):663-667.
223. Ho G Jr, Su EY. Antibiotic therapy of septic bursitis. Its implication in the treatment of septic arthritis. *Arthritis Rheum*. 1981;24(7):905-911.
224. Degreef I, De Smet L. Complications following resection of the olecranon bursa. *Acta Orthop Belg*. 2006; 72(4):400–403.
225. Aaron DL, Patel A, Kayiaros S, Calfee R. Four common types of bursitis: diagnosis and management. *J Am Acad Orthop Surg*. 2011;19(6):359–367.
226. Söderquist B, Hedström SA. Predisposing factors, bacteriology and antibiotic therapy in 35 cases of septic bursitis. *Scand J Infect Dis*. 1986;18(4):305–311.
227. Perez C, Huttner A, Assal M, et al. Infectious olecranon and patellar bursitis: short-course adjuvant antibiotic therapy is not a risk factor for recurrence in adult hospitalized patients. *J Antimicrob Chemother*. 2010;65(5):1008–1014.
228. Bednar MS, Light TR, Bindra R. Chapter 9. Hand surgery. In: Skinner HB, McMahon PJ, eds. *Current Diagnosis & Treatment in Orthopedics*. 5th ed. New York, NY: McGraw-Hill; 2014.
229. Bäumer P, Kele H, Xia A, et al. Posterior interosseous neuropathy: Supinator syndrome vs fascicular radial neuropathy. *Neurology*. 2016;87(18):1884–1891.
230. Johnston JC, Deune E. Chapter 6. Approach to the patient with hand, wrist, or elbow pain. In: Imboden JB, Hellmann DB, Stone JH. eds. *Current Diagnosis & Treatment: Rheumatology*. 3rd ed. New York, NY: McGraw-Hill; 2013.
231. Carter GT, Weiss MD. Diagnosis and treatment of work-related proximal median and radial nerve entrapment. *Phys Med Rehabil Clin N Am*. 2015;26(3):539–549.
232. Moraes MA, Gonçalves RG, Santos JBGD, Belloti JC, Faloppa F, Moraes VY. Diagnosis and treatment of posterior interosseous nerve entrapment: systematic review. *Acta Ortop Bras*. 2017;25(1):52–54.

233. Strohl AB, Zelouf DS. Ulnar tunnel syndrome, radial tunnel syndrome, anterior interosseous nerve syndrome, and pronator syndrome. *J Am Acad Orthop Surg*. 2017;25(1):e1–e10.
234. Naam NH, Nemani S. Radial tunnel syndrome. *Orthop Clinic North Am*. 2012;43(4):529–536.
235. Hamscha UM, Tinhofer I, Heber S, Grisold W, Weninger WJ, Meng S. A reliable technique for ultrasound-guided perineural injection in ulnar neuropathy at the elbow. *Muscle Nerve*. 2017;56(2):237–241.
236. Macadam SA, Bezuhly M, Lefaivre KA. Outcomes measures used to assess results after surgery for cubital tunnel syndrome: a systematic review of the literature. *J Hand Surg Am*. 2009;34(8):1482–1491.e5.
237. Garner MR, Taylor SA, Gausden E, Lyden JP. Compartment Syndrome: diagnosis, Management, and Unique Concerns in the Twenty-First Century. *HSS J*. 2014;10(2):143–152.

第 31 章　手功能康复

Cindy Johnson Armstrong

引言

手部治疗及康复可上溯至第二次世界大战。美国在全国选出 9 家医院成立了“手治疗中心”，中心的医师需要接受包括整形外科、骨科矫形以及神经外科方面技能的培训，以期能帮助他们更好地修复患者受伤的手部。这些外科医师认识到，手术后的治疗在手功能的恢复和社会经济效益两方面与手术本身同样重要，因此他们与治疗师合作并制订了专科治疗流程以及技术手册来管理这类患者。

到了 20 世纪 70 年代中期，加拿大和美国都有了专门针对上肢疾患的物理治疗师和作业治疗师。大约同一时间，6 位物理治疗师和作业治疗师一起成立了手功能治疗联盟（ASHT）。1984 年，ASHT 成立了一个资格委员会，准备制订手康复师资质的认证框架。委员会根据美国资格认证组织（NOCA）的指南，制订出版第一版治疗实践手册，框定了手功能康复的基本实践范围。在这一版实践手册的基础上，委员会进一步设计了手功能康复师资格考试的原始框架（即确定了考试内容的范围）。1987 年，ASHT 通过投票决定进一步推进手功能康复师认证工作，并在 1991 年举行了第一届资格认证考试，这也标志着第一批具有正规资质的手功能康复师（CHT）的诞生。

NOCA 针对资格认证流程的管理其中一条要求是：管理机构必须独立，也就是说联盟不能给自己的会员颁发资格证书，因此完全独立于 ASHT 运作的手康复师资格委员会（HTCC）诞生了。2008 年，HTCC 发布了面向美国及加拿大 CHT 的详细实践指南，这份文件界定了目前仍通用的手功能康复师定义及实践范畴。

手功能康复是关于上肢功能恢复的一门艺术和科学，“上肢”包括了手部、腕部、肘部以及肩周。它结合了物理治疗以及作业治疗的理论和实践方法，其治疗基础是对上肢功能结构以及运动结构的综合理解。通过专业治疗技术对患者进行评估、计划和治疗，手康复师通过康复干预手段达到预防上肢的功能障碍、恢复功能以及/或逆转病理生理进程的目的，提高患者执行任务的能力和生活工作参与度。”[1,2]

一位有执照的物理治疗师或作业治疗师要申请成为一位 CHT，首先要求最少 3 年的临床工作经验，其中需包括 4 000 小时以上的手及上肢功能治疗实践经验。除此之外，申请人还需要通过一个上肢功能康复的理论和进阶临床技能的综合考核。由于专业知识和循证实践的不断发展，每一位 CHT 都需要通过每 5 年的重新资格认证来证明其持续的专业发展和能力。目前为止，HTCC 已经对超过 6 000 名物理治疗师和作业治疗师颁发了手康复师资格，他们来自美国、加拿大、澳大利亚、新西兰、美国的其他领区或军事基地，以及其他国家[1]。

病理生理学

腕部及手部的结构非常复杂，因此病理生理学也具有多样性。腕部由 8 块骨头、20 多个关节面、26 组韧带以及三角纤维软骨复合体组成。手部由 19 块骨头组成，包含了许多组韧带（生物力学机制极其复杂的滑车系统以及伸指系统）、手内外肌群、肌腱以及神经系统。要完成对手部的检查评估，对其表面解剖的深入认识是非常必要的（图 31-1、图 31-2）。

由于频繁地使用乃至滥用，腕部和手部毫无疑问是创伤、退行性病变以及过度使用综合征的好发部位。腕部和手部的损伤可导致严重的后果，甚至可能造成永久性的功能障碍和参与社会活动方面的缺陷。

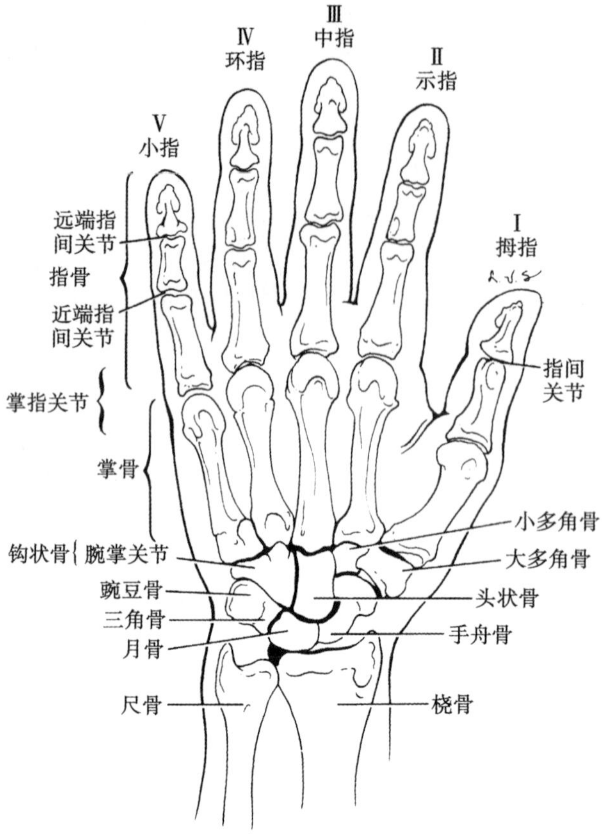

图 31-1　手部骨与关节专业术语（经允许摘自 Ewen B，Hart RG. Chapter 29. Hand Trauma. In：Stone C，Humphries RL. eds. CURRENT Diagnosis & Treatment Emergency Medicine，7e New York，NY：McGraw-Hill；2011）

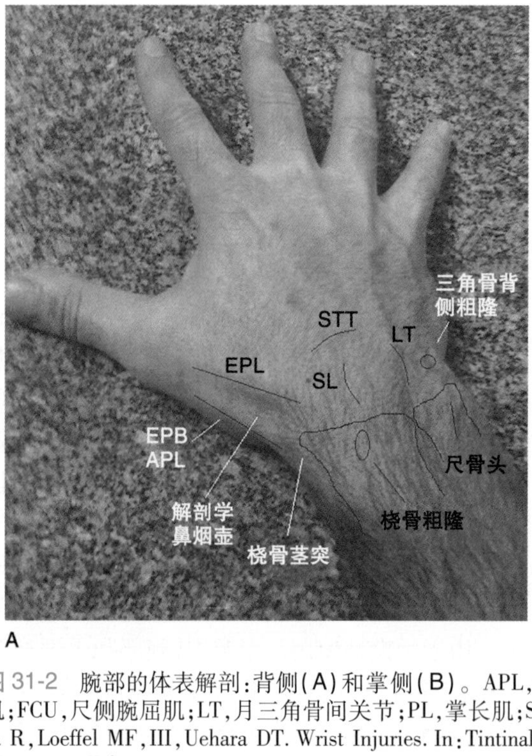

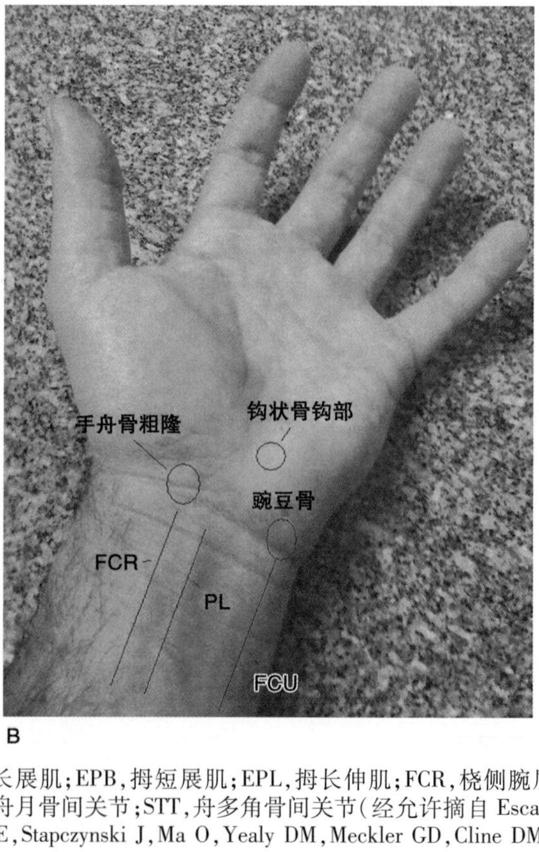

图 31-2　腕部的体表解剖：背侧（A）和掌侧（B）。APL，拇长展肌；EPB，拇短展肌；EPL，拇长伸肌；FCR，桡侧腕屈肌；FCU，尺侧腕屈肌；LT，月三角骨间关节；PL，掌长肌；SL，舟月骨间关节；STT，舟多角骨间关节（经允许摘自 Escarza R，Loeffel MF，III，Uehara DT. Wrist Injuries. In：Tintinalli JE，Stapczynski J，Ma O，Yealy DM，Meckler GD，Cline DM. eds. Tintinalli's Emergency Medicine：A Comprehensive Study Guide. 8e. New York，NY：McGraw-Hill；2016）

为了更好地阐述手部损伤的病理生理机制，本章分为软组织损伤、退行性病变、骨折及脱位、神经压迫/神经血管综合征几个部分。此外，还对手功能康复中的疼痛问题进行了简要的讨论。

软组织损伤

腕关节不稳定及韧带损伤

在负重时腕关节的所有骨头均向特定的方向旋转，腕骨转动的方向取决于许多因素，包括负重时骨头所处的位置、作用于关节的力量方向、关节表面的吻合度、作用力的强度、连接腕关节和周围结构的关节囊和韧带所处的状态。包围腕部骨头的肌腱也会影响关节活动度。任何可能改变腕关节的几何结构、关节位置以及韧带完整性或肌腱/肌肉功能障碍的损伤或疾病都可导致腕关节活动力学及范围的改变，从而导致其结构不稳定。腕关节不稳定的分型尚具争议，至今仍未有一个完全理想的分类方法。Larsen 及其同事提出了一个评定腕关节不稳定的较为合理的分析方案。按照 Larsen 的方案，在评价腕关节的不稳定性时，有 6 个维度需要进行评价，它们分别是：病程、严重程度、病因、位置、方向以及模式，当对不稳定性进行描述时，6 个方面都需要提及。

病程是决定预后及治愈潜能的关键因素，被细分为急性期（受伤或导致不稳定的非创伤因素事件发生 1 周内），也是治愈潜能最大的时期；亚急性期（1~6 周），在这个时期结构的破坏仍有机会愈合，但韧带由于牵拉和坏死，完全修复的潜能有所下降；慢性期（病程长于 6 周），在这个时期关节损伤完全恢复的可能性进一步下降，主要韧带完全愈合或不影响功能的可能性都较小。严重程度是指关节畸形是否固定，畸形程度越固定，说明损伤越严重。非运动状态的畸形，包括可被纠正的和不可被纠正的，是指在影像学胶片上可辨认的（前后向和/或侧向）的关节错位。动态畸形是指仅在受力状态或运动过程中表现出影像学上的关节错位。导致腕关节不稳定的最常见因素是外伤，但某些特定疾病——比如风湿性关节炎（RA）——也可造成类似的关节病变，然而，RA 导致的韧带断裂会影响正常的愈合过程。关节出现不稳定的位置与最初损伤的位置可能一致，也可能不一致。最重要的点是检查受损的是单个关节还是多个关节。腕关节错位的方向需要重点考虑。常见的错位方向包括：①背屈不稳定（dorsal intercalated segment instability，DISI），是指月骨相对于桡骨和腕关节向背侧移位；②掌屈不稳定（volar intercalated segment instability，VISI），指月骨异常屈曲；③尺侧偏移，指上肢局部或近端肢体整体向尺侧移位；④桡侧偏移，指近端肢体向桡侧移位的程度超过正常范围；⑤背侧偏移，指腕部的骨性突起向背侧移位，通常是由远端桡骨骨折的对线不良导致的。腕关节不稳定所最终呈现出的模式就是由以上 5 个因素综合作用的结果。

腕关节不稳定的模式主要分为 4 种：①分离性腕关节不稳定（CID），指发生在同一排腕骨的严重损伤（骨折和/或韧带撕裂）；②非分离性的腕关节不稳定（CIND），指发生在桡骨和近排腕骨或相邻两排腕骨之间的功能障碍；③复合型腕关节不稳定（CIC），指损伤同时具有 CID 和 CIND 的情况；④继发性腕关节不稳定（CIA），指导致腕关节不稳定的病因发生在相邻部位而不是腕关节本身。一个能很好地说明 CIC 损伤模式的例子是：桡骨-腕骨和腕骨之间韧带的同时损伤引起的环月骨脱位，可导致舟月骨分离和/或三角骨分离，并伴有尺骨与月骨之间的移位。而 CIA 损伤模式的一个典型例子是：远端桡骨骨折对位不良可导致正常腕关节出现继发性的腕骨排列的错位。

CID 损伤模式的常见情况是，手舟骨和月骨之间的力学结构连接断裂所导致的舟月骨分离（图 31-3），腕关节过度背伸、尺偏和腕骨间内旋方向的损害都可导致该类型的损伤。当舟月关节完全脱位，腕关节的力学机制的改变导致了腕部负重时的力量传导、分布异常，逐渐引起关节的退行性改变。最终，持续存在的手舟骨半脱位下的腕骨错位引起退行性关节炎，阻碍了韧带的修复和重构。这种情况被称为舟月骨晚期塌陷（SLAC），治疗主要通过骨联合切除术和/或腕骨融合术来减轻疼痛[3-5]。

拇指掌指关节的尺侧副韧带（UCL）的损伤很常见，尤其常见于滑雪者和参加控球运动类的运动员。损伤的机制是摔倒时手部伸开、拇指处于桡侧外展位，拇指受到突发的外翻暴力所致，常见于握着滑雪杖跌倒的运动者[6-8]（图 31-4）。大多数 UCL 的损伤发生在近节指骨韧带的远端。当撕裂的 UCL 远侧部分向近端移位时，在拇内收肌腱近端边缘表面被卡在 UCL 韧带与其止点之间，这种情况叫斯特纳病变，在 UCL 完全性撕裂的患者中有 64% ~87% 的发生率，必须接受手术治疗，持续存在的拇掌指关节不稳定可导致手指捏力下降、持续的拇指疼痛以及继

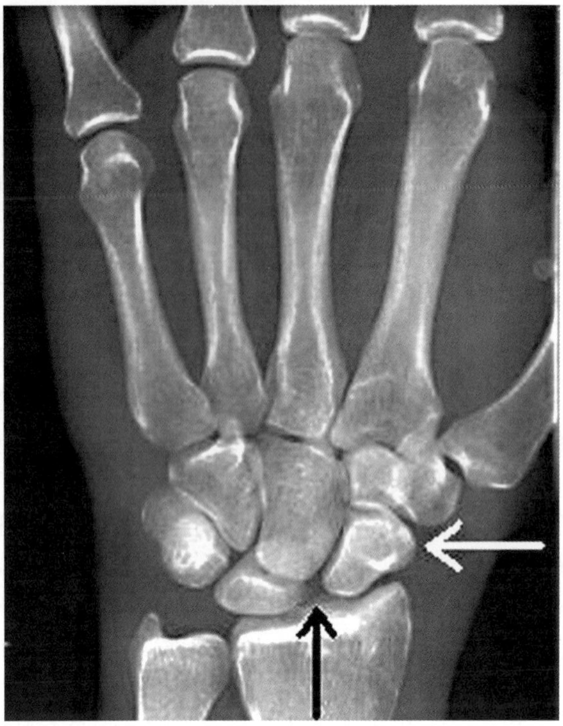

图 31-3 舟月骨分离以及手舟骨的旋转半脱位。手舟骨与月骨之间的空隙>3mm(黑色箭头),手舟骨由于旋转而显得较短并且出现一环形的致密带,“皮质环征”(白色箭头)(经允许摘自 Escarza R,Loeffel MF,III,Uehara DT. Wrist Injuries. In:Tintinalli JE,Stapczynski J,Ma O,Yealy DM,Meckler GD,Cline DM. eds. Tintinalli's Emergency Medicine:A Comprehensive Study Guide. 8e. New York,NY:McGraw-Hill;2016)

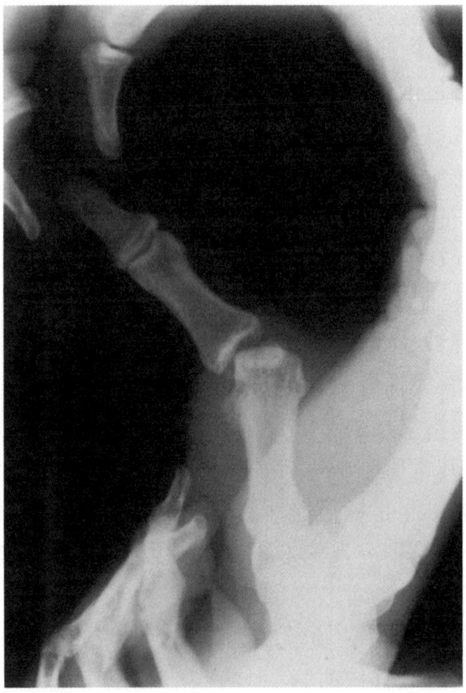

图 31-4 拇指尺侧副韧带损伤:拇指尺侧副韧带完全撕裂应力下的 X 线片,可见 MCP 关节尺侧的极度不稳定以及近节指骨的桡偏(经允许摘自 Brunicardi FC,Anderson DK,BillarTR,et al. Schwartz's Principles of Surgery. 8th ed. New York:McGraw-Hill;2005)

发性骨关节炎。UCL 撕裂的患者临床表现为拇指掌指关节尺侧的压痛、淤血以及肿胀[6-10]。

对受伤拇指应该进行全面的检查,包括神经与血管的功能情况、掌指关节和指间关节的活动度。进一步的专科查体还包括了侧方应力下的掌指关节完全外展和 30°屈曲的检查。在损伤急性期由于疼痛和肿胀,以及患者下意识的自我保护反应,该检查的实行存在困难,此时可以在局部麻醉注射下进行检查。在掌指关节的应力测试中,检查者感觉不到清晰的终点是诊断 UCL 完全性撕裂的一个较可靠的指标;不过,既往也有作者将 30°的应力下韧带松弛,或受累与非受累拇指间存在 15°以上的韧带松弛差异作为诊断完全性 UCL 损伤的标准[8]。掌指关节在屈曲 30°时和完全外展时的韧带松弛是固有韧带和副韧带同时损伤的表现;如果仅在掌指关节屈曲 30°时出现韧带松弛,应考虑固有侧韧带的单独损伤[6,8,9]。

对于处于急性期的部分 UCL 损伤,目前公认的治疗是对拇指进行十字形石膏或矫形器固定,连续 4 周,远端指间关节可以外露(图 31-5)。4 周结束后的 2 周内,可以在十字支具的固定保护下进行小范围的关节活动。尽管在伤后 6 个月内患者仍有持续的症状、在检查时仍有韧带松弛的表现,但总体来说预后较为理想。在佩戴保护性支具的情况下,运动员一般可在受伤后 2~4 周重返赛场[7-11]。

对于韧带完全撕裂,保守治疗失败并遗留慢性疼痛、不稳定以及力量减弱的患者,需要进行外科修复或韧带移植重建手术。手术方式取决于撕裂的部

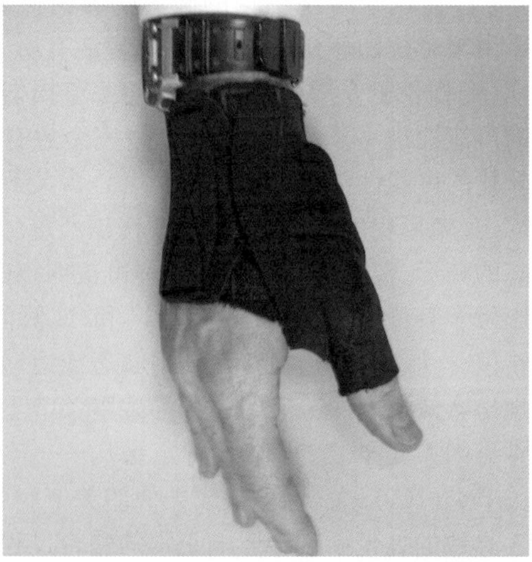

图 31-5 针对拇指尺侧副韧带损伤和桡骨茎突狭窄性腱鞘炎的十字形支具(经允许摘自 Taylor L,Yoo S. Orthotics. In:Maitin IB,Cruz E. eds. CURRENT Diagnosis & Treatment:Physical Medicine & Rehabilitation New York,NY:McGraw-Hill;2014)

位以及病程的长短，在此章不再赘述。术后的管理包括 4 周的前臂-拇指十字形短石膏固定后，换为定制支具再继续固定 2 周。关节活动训练在脱离支具后开始，一般术后 7~9 周可以达到关节活动度的完全恢复。12 周内应该限制拇指桡侧向的直接压力和抗阻捏力动作，除此之外可以进行脱离支具的全关节活动，但在进行接触性运动时，建议佩戴保护性支具和/或运动贴扎技术[7,10,11]。

肌肉和肌腱功能障碍

交叉综合征是一种炎症性疾病，发生在拇长展肌（APL）和拇短伸肌（EPB）的肌腹与桡侧腕长伸肌（ECRL）和桡侧腕短伸肌（ECRB）肌腱交叉的部位，处于桡骨茎突近端约 4cm 的位置[12-15]。这是一种过度使用综合征，常见于从事划船、独木舟、球拍类运动、举重以及滑雪等活动的人士。交叉综合征特征表现为疼痛、压痛、肿胀以及前臂远端背面桡侧的发红，并且常有腕部屈伸动作时的关节响声[12-15]。超声检查可发现腱鞘内的腱膜周围水肿和积液，以及 APL、EPB、ECRL 和 ECRB 肌腱的增厚[12-13]（图 31-6）。

交叉综合征的保守治疗包括对背侧第 2 间隔进行激素注射、佩戴前臂-腕背伸肌支持带或拇指十字支具，强调避免进行腕部反复屈伸运动的活动。一般通过保守治疗预后都较良好；对于难治型病例，则可以进行背侧第 2 间隔减压术。术后进行为期 2 周的腕背伸肌支持带或拇指十字支具固定，之后再逐渐进行活动度训练[14-15]。

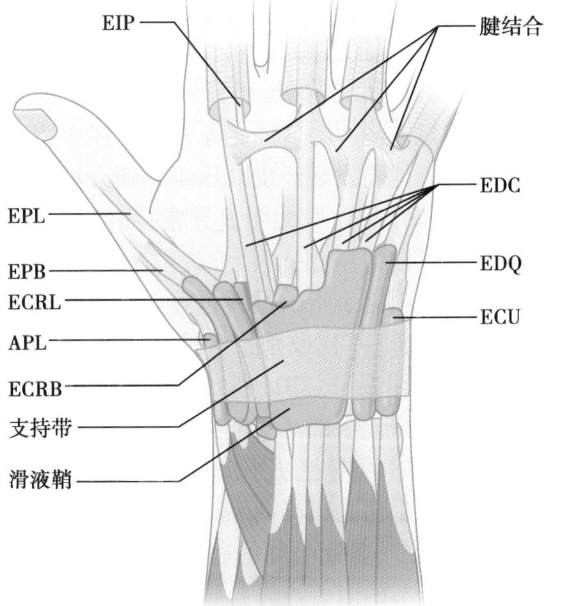

图 31-6　手部背侧视角的腱结合。EPL，拇长伸肌；EPB，拇短伸肌；ECRL，桡侧腕长伸肌；APL，拇长展肌；ECRB，桡侧腕短伸肌；EIP，示指伸肌；EDC，指短伸肌；EDQ，小指固有伸肌；ECU，尺侧腕伸肌（经允许摘自 Davenport M，Tang P. Injuries to the Hand and Digits. In：Tintinalli JE，Stapczynski J，Ma O，Yealy DM，Meckler GD，Cline DM. eds. Tintinalli's Emergency Medicine：A Comprehensive Study Guide. 8e. New York，NY：McGraw-Hill；2016）

桡骨茎突狭窄性腱鞘炎（de Quervain 腱鞘炎）最初在 1985 年由一位瑞士外科医生 Fritz de Quervain 所报道，该疾病累及腕部桡侧的背侧第一间隔内的 APL 和 EPB 肌腱[14-17]。这些肌腱穿过由桡骨茎突浅槽和背侧韧带横形纤维组成的致密组织共同形成的纤维骨隧道内（图 31-7）。这些肌腱卡压损伤通常由于反复的拇指桡侧外展同时腕部尺偏和/或腕部反复的桡尺偏动作引起，比如捶打、越野滑雪、抱起儿童或宠物等。桡骨茎突狭窄性腱鞘炎也常见于妊娠期、围产期以及哺乳期，其原因可能与体液潴留导致纤维骨隧道内压力增高有关。总体而言，女性罹患桡骨茎突狭窄性腱鞘炎的概率更大，这可能与女性的伸肌支持带顶部转角更大有关[14-15,17-18]。施加在韧带上的拉力与支持带鞘内部产生摩擦力，引发炎症、肌腱增厚，以及继发的纤维骨隧道狭窄。韧带变异——韧带及鞘膜各种各样的解剖变异，比如 APL 和 EPB 之间存在一隔膜（人群中约 40% 有此表现）——是桡骨茎突狭窄性腱鞘炎的易感因素，这也可以解释了这类患者为何保守治疗效果不佳[15,17]。

桡骨茎突狭窄性腱鞘炎的诊断主要基于病史和临床体格检查。患者表现为典型的腕部桡侧的疼

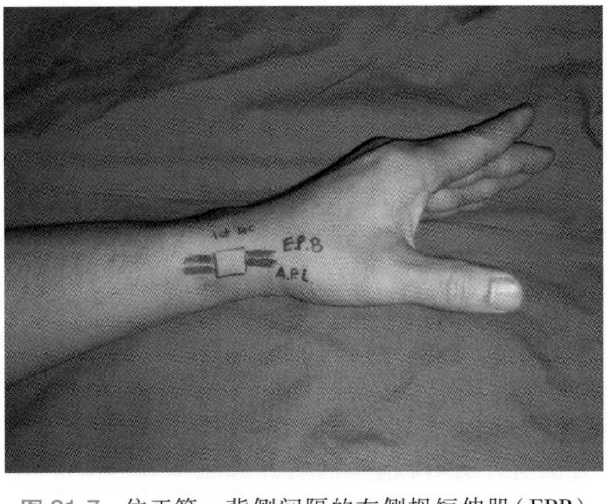

图 31-7　位于第一背侧间隔的左侧拇短伸肌（EPB）和拇长展肌（APL）肌腱（经允许摘自 Color Plates. In：Imboden JB，Hellmann DB，Stone JH. eds. CURRENT Diagnosis & Treatment：Rheumatology，3e New York，NY：McGraw-Hill；2013）

痛、肿胀，当拇指做抗阻运动和/或桡偏以及腕背伸和被动腕部尺偏时疼痛加重。患者第一背侧间隔常有压痛以及肉眼可见的由于伸肌支持带增厚导致的饱满感甚至是肿胀[17]。特殊体格检查包括 Eichhoff 手法，Finkelstein 试验，以及腕部过屈和拇指外展（WHAT）试验[15,17,19]。糖皮质激素注射可以缓解 50%～80% 病例的症状[14-15,17]，并且比单独使用支具有效得多[14,17]。前臂-拇指十字支具可以用来保证患处休息、避免活动导致症状恶化。规范的治疗管理包括了对患者进行制动的健康宣教，缓解疼痛的方法、肌腱滑动训练以及动态关节松动术，已被证明是有效的[14,17-18,20]。

外科治疗包括了针对背侧鞘膜的减压术，手术范围应包括第一背侧间隔。应仔细判断是否存在肌腱之间的隔膜，如果存在则也需要进行减压。手术应特别注意保留伸肌支持带的掌侧部分，以防止肌腱在桡骨茎突掌侧的半脱位[15,17]。同时也必须确认和保护穿过桡骨茎突的桡浅神经。术后管理包括用十字支具将拇指固定在伸展 20°位置 2 周后，可以逐渐在可耐受范围内进行活动[15,17]。去除支具后不太需要进行正规、不间断、监督下的手功能训练，但在 4～6 周内仍应注意避免过度用力的动作。

扳机指/拇指是引起手部疼痛和功能障碍最常见的部位。滑膜增生和屈肌腱鞘纤维化是其诱发因素，但对于引起该疾病的真正原因尚无公论，致病原因未知。患者主要表现为 A1 滑车和屈肌肌腱的增厚，以指深屈肌（FDP）增厚为主；不过，增厚改变也可发生在指浅屈肌（图 31-8）。大多数病例可在 A1 滑车位置触及一痛性结节。

该疾病引起患指在做敲击或抓取动作时出现疼痛，有时患指会卡在屈曲位，伸直需要被动手法复位[15,17,21]。扳机指好发于女性的惯用手，拇指是最常发生病变的手指。在糖尿病和类风湿关节炎患者人群中扳机指的发病率也更高[14,17,21]。规范化的手功能训练、分别针对 FDS 和 FDP 的单独滑动训练以及支具管理等治疗，在减轻疼痛和卡顿的效果方面仍差于糖皮质激素注射治疗。糖皮质激素注射是扳机指治疗的首选方法，有效率达到 60%～90%[15,17,22]。当保守治疗无效，目前可选的手术治疗方法有针对 A1 滑车的切开减压术和经皮穿刺减压术。切开减压术的历史已超过 100 年，被认为是治疗扳机指的经典方案，在所有治疗方法中成功率最高，并发症或复发率最低。Sato 等人[21]进行的随机对照试验比较了经皮减压、切开减压和内固醇激素注射治疗的效果。他们将 150 例扳机指患者随机分配至 3 种治疗方法的组内，并进行为期 6 个月的随访。结果发现经皮或切开减压的治愈率明显高于激素注射组。注射组内症状缓解率为 57%，但症状复发率为 12.5%，并需要再次注射治疗。二次注射的组内治愈率升至 86%。切开减压和经皮减压组内均无复发情况，并且症状均能得到消除。但需要注意的是，在治疗后的 1 个月内，注射组的疼痛发生率较其他两组低，而切开减压组和经皮减压组的疼痛发生率无明显差异[21]。Wang 等人的综述中得到了类似的结论。他们发现经皮减压组和切开减压组的治疗失败率和并发症率无明显异常；而经皮减压组与糖皮质激素注射组相比，治疗失败率更低[22]。术后护理包括不限制手指的敷料包扎。手术当天就建议进行运动训练，并且鼓励患者使用患手进行轻量的力量训练。术后 7～10d 拆线，患者可望在术后 3～4 周内完全恢复手部活动能力。除了在术前就出现固定屈曲挛缩的患者以外，大部分患者术后不需要进行正规的手功能康复训练[14-15]。

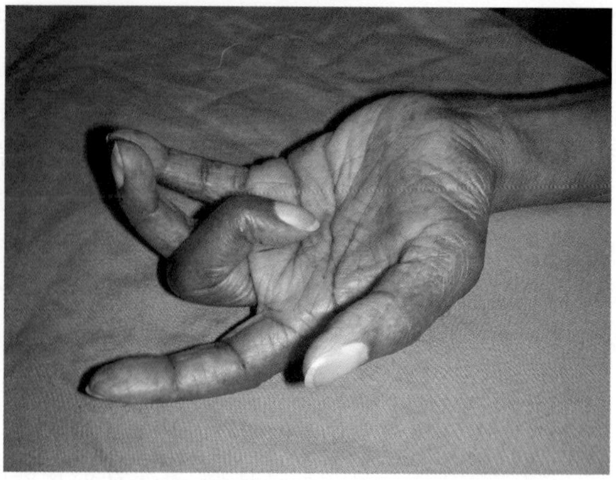

图 31-8 该患者左侧中指由于屈肌狭窄性腱鞘炎造成卡顿，通常称为“扳机指”。她无法主动伸直受累手指，除非另一只手给予被动伸指的力量（经允许摘自 Color Plates. In：Imboden JB, Hellmann DB, Stone JH. eds. CURRENT Diagnosis & Treatment：Rheumatology, 3e New York, NY：McGraw-Hill；2013）

Jersey 指是一种闭合性的屈肌腱损伤，是指深屈肌从其远端指节的附着点撕脱导致（图 31-9）。

指深屈肌的闭合性撕脱常见于接触性运动与非接触性运动的对抗，当远端指节关节在主动屈曲的时候被迫暴力伸直时发生，最常见的是手指去抓扯对方的运动衫时。Jersey 指可发生于任何手指，不过 75% 的病例发生于环指[23-25]。对闭合性指深屈肌损伤的诊断可通过体格检查完成。受伤的手指出现疼痛、肿胀、远端指间关节的屈曲力量减弱等表现[24]。

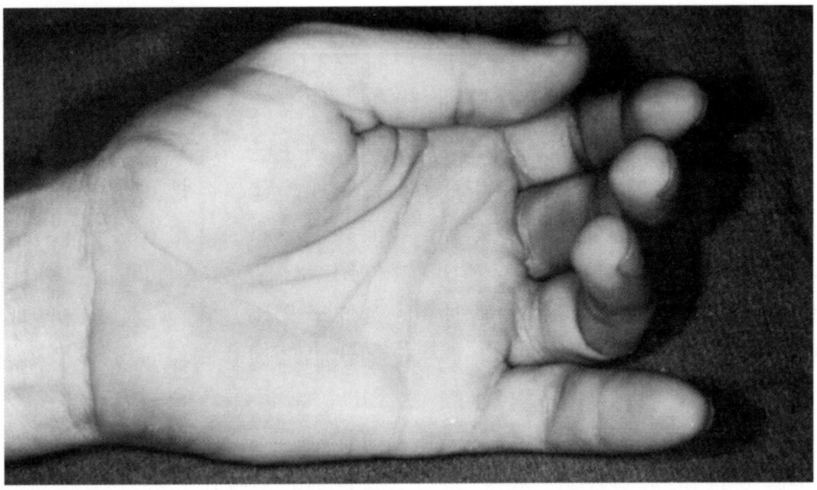

图 31-9 Jersey 指：受伤手部正常的屈曲层级被破坏，符合 Jersey 指表现（经允许摘自 Brunicardi FC, Andersen DK, BilliarTR, et al. Schwartz's Principles of Surgery. 8th ed. New York: McGraw-Hill; 2005. © 2005 by The McGraw-Hill Companies, Inc）

在治疗方面，不推荐仅使用支具保护，还应在损伤早期（一般受伤 10d 以内）接受修复手术治疗，重建 DIP 水平的主动屈指功能[23-24,26]。如果受伤超过 6 周，由于肌腱回缩，撕脱的 FDP 肌腱无法 Ⅰ 期修复。在这种情况下，有多种手术方式可以选择；这些术式虽然从费用到手术难度各不相同，但并没有哪一种术式明显优于其他方法。需要注意的是，延期修复手术后的 Jersey 指常常无法达到全关节活动度范围[23,25,27]。在此章不再详述屈指肌腱损伤术后的管理细节，需要指出的是，术后患者应接受规范的手功能训练，以期达到关节活动度和力量的最大限度的恢复。规范化指南中提出，患手在术后应连续佩戴背侧固定支具 4~6 周：屈腕 10°~30°，掌指关节屈曲 40°~60°，指间关节完全伸直。最初的 3~4 周，患者仍佩戴支具时的家庭训练方案包括肩、肘关节主动的关节活动度训练。术后训练方案根据手术方式和修复肌腱的恢复潜力不同而各不相同，但早期患指应在保护下进行被动关节活动度训练是屈肌腱损伤治疗方案中的通用准则。术后 3~4 周支具可调节为腕部处于屈伸中立位。治疗流程在这个阶段也有相应的修改，在此阶段患者可去除支具数小时进行包括连续被动关节活动度训练、放置和抓握（患指被动屈曲后患者尝试主动维持该位置）等训练，和/或肌腱滑动训练，包括 FDS 和 FDP 肌腱的单独滑动训练。术后 4~6 周，背侧固定支具可改为间断使用，夜间可开始佩戴掌侧矫形器。训练内容可以加入轻度闭链运动[27]。抗阻和力量训练一般在术后 8 周开始进行。高强度的抗阻训练（负重超过 10 磅，约 4.54kg）的手部活动或恢复完全的运动活动常常需要到术后 10~12 周以后[24,27]。

运动员中最常见的闭合性肌腱损伤是锤状指，发生在手指 DIP 关节主动伸展的时候受到暴力屈曲比如指尖被球击中时（图 31-10）。伸肌腱从其远端指节的背侧基底附着点被撕脱，伴或不伴撕脱性骨

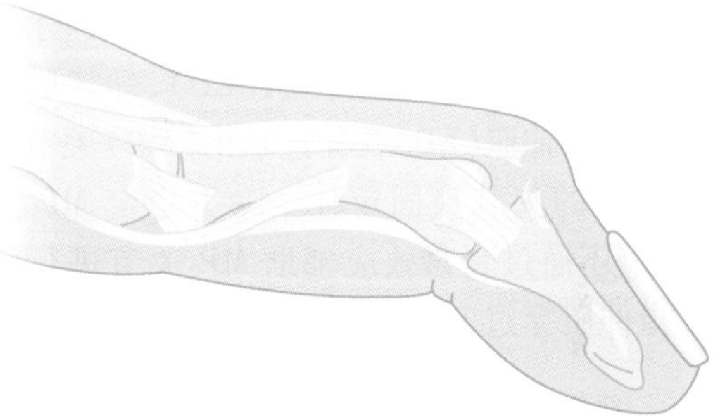

A

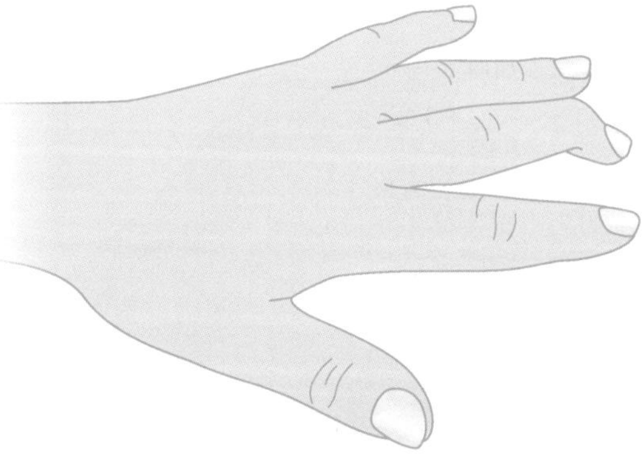

B

图 31-10 （A）锤状指。（B）临床表现（经允许摘自 Davenport M, Tang P. Injuries to the Hand and Digits. In: Tintinalli JE, Stapczynski J, Ma O, Yealy DM, Meckler GD, Cline DM. eds. Tintinalli's Emergency Medicine: A Comprehensive Study Guide. 8e. New York, NY: McGraw-Hill; 2016）

折。74%的锤状指发生在患者的利手,并且超过90%的损伤发生在尺侧3指[28-29]。如果不经治疗,这个损伤会导致患指出现“天鹅颈”畸形,近端指间关节(PIP)由于韧带失平衡而处于过伸位[23,28]。

单纯的韧带损伤可通过持续支具制动将患指的DIP关节固定于轻度过伸位或者经皮克氏针穿刺固定6周。针对锤状指的矫形手术有多种设计,但基本原则是一致的。矫形手术要取得良好的效果,伸肌腱的断裂端与骨骼必须有连续的附着以保证Ⅱ期愈合的需要。一旦支具去除后撕裂的韧带与骨头间出现空隙,则需要重新开始一轮支具固定或进行手术修复。6周后,可去除支具和/或克氏针,不过,患者在接下去的6周内还需在夜间和运动时佩戴支具[23,28-30]。最佳的恢复结局是DIP关节完全恢复活动度并且无疼痛;良好的功能结局是DIP关节存在小于10°的伸直受限;一般的功能结局是DIP关节存在10°~25°的伸直受限,但是无疼痛;较差的功能结局是关节存在大于25°的伸直受限或持续性的疼痛。

纽扣花畸形(Boutonnière deformity)是指PIP关节屈曲的同时存在DIP关节的过伸[27,30-31](图31-11)。对手指伸指肌解剖和生物力学机制的深入理解对制订适当的治疗方案至关重要。参与手指伸指动作的共有3块肌肉:指伸肌(ED),蚓状肌和骨间背侧肌。指伸肌(ED)在穿过掌指(MP)关节时被桡侧和尺侧的矢状束固定住。除了稳定MP关节外,矢状束还通过套索效应辅助MP关节进行伸展动作。指伸肌穿过掌指关节后分成3个部分:中央

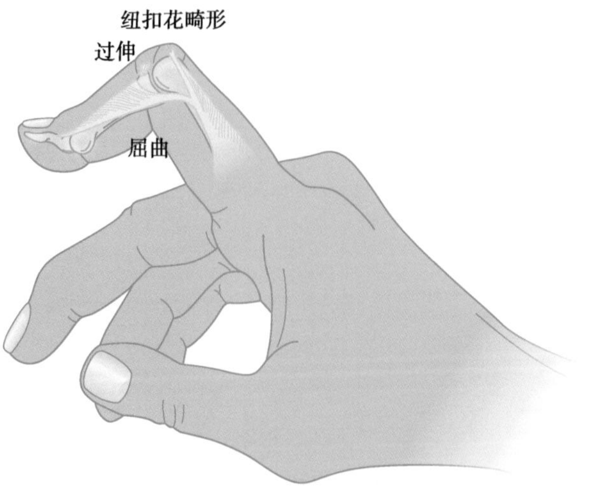

图31-11 纽扣花畸形(经允许摘自Davenport M,Tang P. Injuries to the Hand and Digits. In:Tintinalli JE,Stapczynski J,Ma O,Yealy DM,Meckler GD,Cline DM. eds. Tintinalli's Emergency Medicine:A Comprehensive Study Guide. 8e. New York,NY:McGraw-Hill;2016)

束和两侧束。中央束在背侧面附着于中节指骨并延伸至PIP关节。侧束分别穿过手指的桡侧和尺侧合并于侧束带。蚓状肌起源于指深屈肌(FDP)肌腱,从掌侧穿过MP关节,转至手指桡侧并终止于侧束带。外侧腱起自骨间背侧肌的深部头,从矢状束表面穿过。外侧腱发出的横向纤维起屈曲掌指关节的作用,接着形成了骨间肌的斜行纤维及中间条带并延伸至PIP关节。之后外侧腱加入指伸肌的侧束和蚓状肌肌腱共同组成了外侧束带[31]。外侧束带在PIP关节远端背侧附着于三角韧带、掌侧附着于横向支持韧带,这两组韧带分别防止了外侧束带掌侧和背侧的半脱位。在中节指骨远侧面,外侧束带自背侧会合并参与形成终腱,后者附着于远节指骨基底部并延伸至DIP关节。

纽扣花畸形的产生是由于中央束和三角韧带的撕裂造成的,损伤的原因包括钝性创伤、开放性撕脱伤或PIP关节的掌侧脱位。中央束和三角韧带的损伤使外侧束带随着PIP关节的屈曲向掌侧移位。如果长时间没有得到适当的治疗,PIP关节的伸直受限逐渐加重,外侧束带固定于掌侧,最终导致永久性的关节屈曲畸形。并且外侧束带向掌侧移位的同时,由于蚓状肌和骨间肌的牵拉同时也向近端移位,导致终腱张力增加,最终造成DIP关节的过伸[29-31]。

对于急性的、闭合的背侧纽扣花畸形推荐保守、非手术的治疗方式。包括佩戴支具将PIP关节固定于伸直位连续6~8周,保证中央束愈合。治疗期间应坚持进行主动的DIP关节屈伸训练,目的是将外侧束向背侧牵拉,并预防其向近端移位[29-31]。支具连续固定6~8周后,可以开始PIP关节的屈曲训练;同时夜间仍继续需佩戴PIP伸直位支具,延续4~6周。支具管理对慢性期的纽扣花畸形也可能有效,予患者连续塑形石膏或动力型支具牵伸固定6~12周,目标是使PIP关节达到被动完全伸直状态。保留DIP关节的主动屈伸功能是治疗固定畸形的重要部分。一旦PIP被动关节活动度恢复至可完全伸直并保持6~12周之后,就可以逐渐开始进行PIP关节的屈曲训练[29-31]。

外科手术可适用于急性闭合性损伤但无法耐受全天候连续伸直支具固定的患者。术中将PIP置于完全伸直位并用克氏针穿过关节固定4~6周。一旦去除克氏针,就可以开始进行渐进的屈曲训练。针对慢性期的纽扣花畸形的手术较为复杂,有多种手术方法可以选择,然而纽扣花畸形的患手往往具有正常水平的手指屈曲和抓握力量,功能障碍程度

较轻。外科干预可能会引起一定程度的挛缩，导致较严重的功能障碍，因此，手术对纽扣花畸形患者往往并不是最佳的治疗选择。手术之后的治疗方案根据手术方式的选择来制定[29-32]。

退行性病变

关节炎影响了接近 1/5 的成年人，并且经预测这个数据在 2030 年将增加 40%。它是美国致残的首要病因，也是全世界引起关节功能障碍的首位病因。骨性关节炎(OA)影响了 2 700 万美国人，并且女性发病率更高，其中大多数年龄在 45 岁以上[33-34]。OA 的病变是力学、生物化学与细胞因子共同作用的结果。上肢最常见的受累关节是 DIP 关节和拇指的腕掌(CMC)关节。并且，DIP 关节病变的患者中有超过 50% 的同时存在 PIP 关节病变[34-35](图 31-12)。

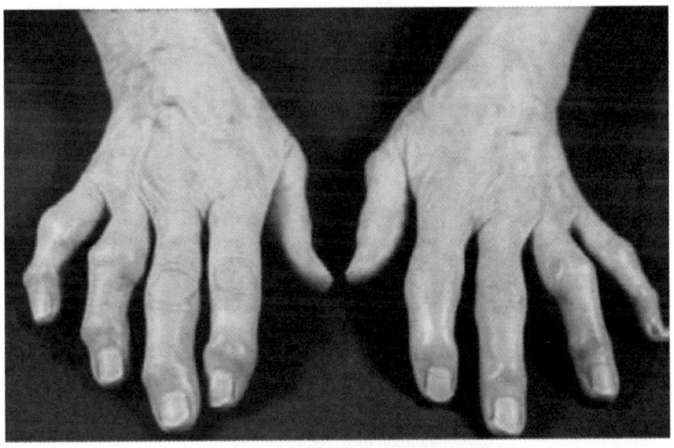

图 31-12　严重的手部关节炎，影响了远端指间关节(Heberden 结节)和近端指间关节(Bouhard 结节)，在手部其他常见部位(拇指根部)则没有明显的骨增大(经允许摘自 Felson DT. Osteoarthritis. In：Kasper D，Fauci A，Hauser S，Longo D，Jameson J，Loscalzo J. eds. Harrison's Principles of Internal Medicine，19e New York，NY：McGraw-Hill；2014)

类风湿性关节炎(RA)的易感人群几乎涵盖世界上所有种族和民族，经估算有 130 万的美国成人患有此疾病。这是一种慢性系统性的疾病，以滑囊的炎症反应(滑囊炎)和组织增生为特点，最常见于腕关节、MP 及 PIP 关节。在关节周围的肌腱和腱鞘组织也同样存在炎性反应(肌腱炎)和滑膜增生病变。滑膜病变导致软骨组织失去缓冲外力的作用，随着病变时间的延长最终演变为关节表面的力学平衡紊乱。RA 可影响所有年龄层的人群，且青少年类风湿关节炎(JRA)是儿童最常见的疾病之一[33-34,36-37]。35~45 岁年龄层的女性患病率是男性的 4 倍之多[38]。典型的成人 RA 畸形包括腕关节掌面尺侧的半脱位、尺骨与桡骨间的半脱位、手指 MP 关节向尺侧移位、天鹅颈畸形(PIP 关节过伸同时 DIP 关节屈曲)、前面章节描述的纽扣花畸形以及拇指的 Z 字形畸形[37,38]。而 JRA 引起的畸形表现各不相同，儿童患者可表现为腕部屈曲以及腕部尺偏，或者是腕部尺偏的同时伴有 MP 关节桡偏，与成年人的表现恰恰相反；而另一些儿童患者的病变表现则与成人患者类似。当接诊一位儿童 RA 患者时应仔细检查所有潜在的畸形表现(图 31-13)[33]。

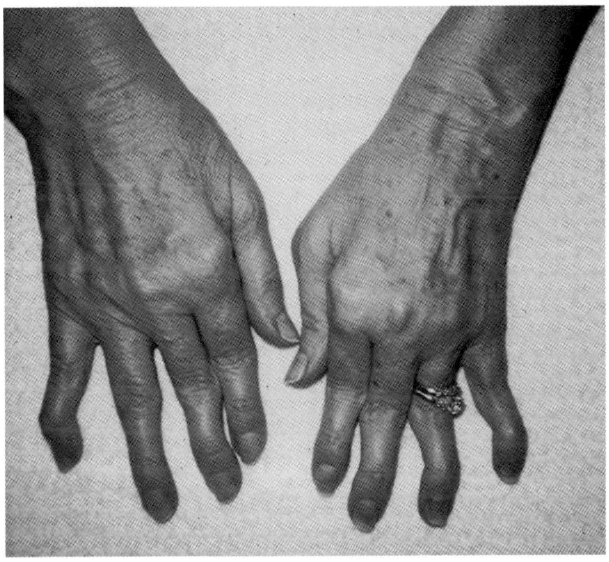

图 31-13　风湿性关节炎造成手指尺偏、远端指间关节屈曲，近段指间关节过伸改变(经允许摘自 Walsh RA，O'Rourke RA，Shaver JA. Chapter 14. The History，Physical Examination，and Cardiac Auscultation. In：Fuster V，Walsh RA，Harrington RA. eds. Hurst's The Heart，13e New York，NY：McGraw-Hill；2011)

支具普遍适用于 OA 和 RA 的保守治疗方式，可以减轻疼痛、改善畸形、减轻炎症反应、减轻关节压力、帮助改善功能状态以及提高关节的稳定度[35]。限制关节活动范围的支具可以帮助减少软骨的损害并促进关节的修复。并且，通过支具对关节进行适当地对线调整也可保护软骨，帮助减轻疼痛并且提高日常生活的能力[35]。

在 OA 和 RA 疾病早期启动关节保护程序是至关重要的。有强有力的证据支持关节保护程序在减轻关节压力和损害度上的有效性，这个程序包括了调整工作方式、对患者进行关节对线调整的健康宣教，以及自适应设备的使用[33,35-36]。如果读者希望进一步了解关节炎的关节保护方案，可以参考 Beasley 在 2012 年发表的成果(图 31-14)[35]。

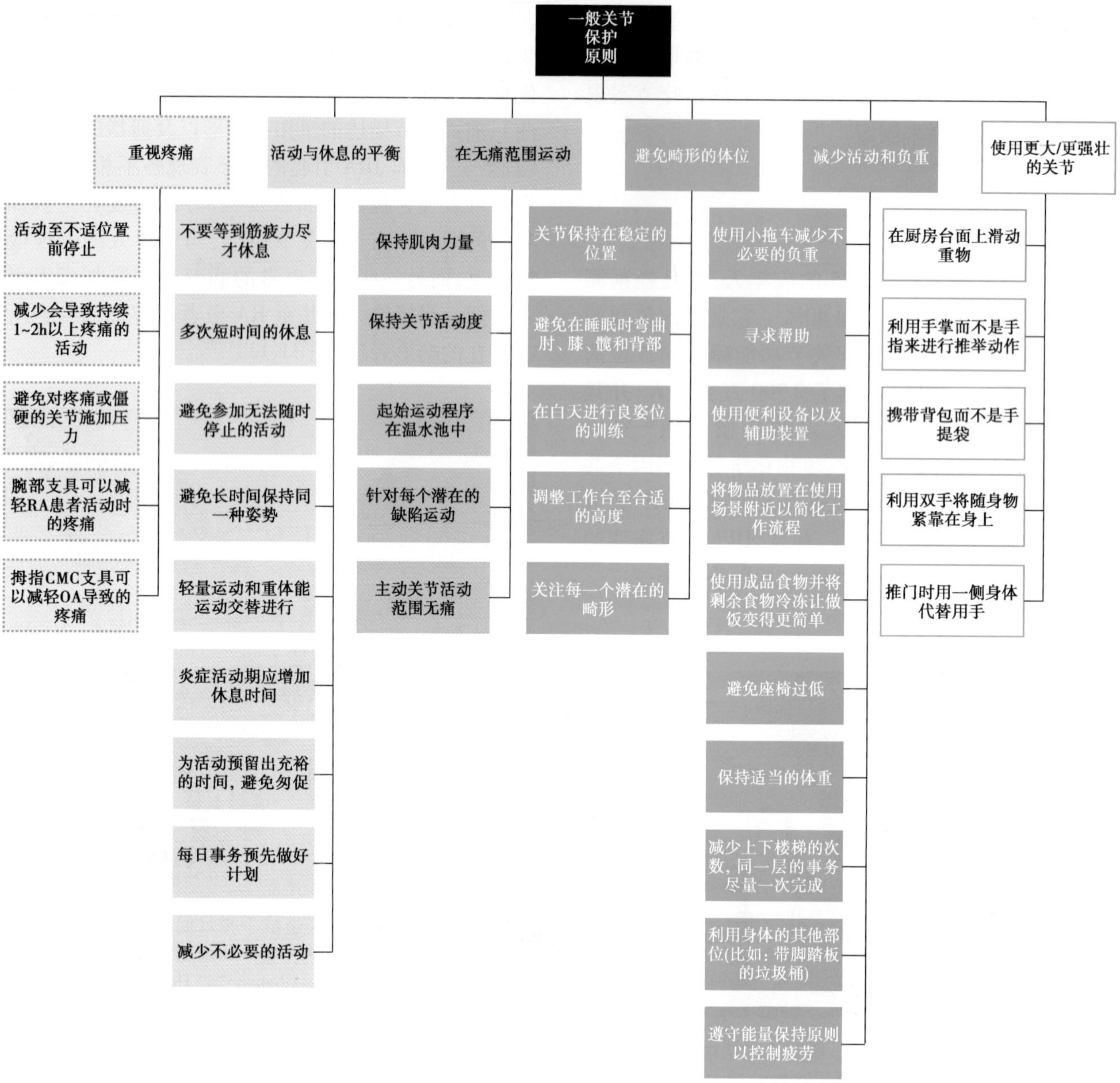

图 31-14 关节保护程序（经允许摘自 Beasley J. Osteoarthritis and rheumatoid arthritis：conservative therapeutic management. J Hand Ther 2012；25：163-172）

温度治疗是关节炎常用的治疗方法，包括热疗和冷疗。Dilek 及其同事主导的一项双盲随机对照试验证实了蜡疗在减轻 OA 患者手部疼痛和触痛的同时维持肌力的有效性[39]。不过，其他温度治疗对关节炎的有效性仍需要更多的研究支持。运动训练在减轻关节炎患者的疼痛、增加血液循环以及改善软骨组织健康度上被证实有效。推荐进行常规的无痛范围内的关节活动度训练，不过训练中对初诊检查时发现的易损组织需要进行保护。力量训练必须谨慎进行，以免加重畸形或增加脆弱组织的压力。强有力的肌肉可以保护关节，然而，对于手部而言，肌肉力量的不平衡却可能导致畸形产生。指导患者在无痛的姿势下进行肌肉的等长收缩训练可以改善肌肉的平衡性和耐力[33]。水中的训练和自行车训练有助于改善关节炎患者的整体健康状态，同时可以进行针对特定功能的训练如工作能力、反应速度以及日常生活。综上所述，训练疗法对关节炎患者非常重要，但应在不加重畸形和无痛的条件下进行[33]。

针对关节炎的手术方法有多种选择。术式的选择应根据韧带的松弛程度、关节表面的损毁程度、致病原因以及术后对手功能的预期程度来进行。手术医生的专业背景和受训程度也应纳入考虑[34,40]。

OA 患者最常需要接受手术治疗的是拇指的

CMC 关节，尤其是围绝经期的女性患者。当患者已经发展到需要接受手术治疗的时候，受累关节的损毁往往已非常严重，需要进行复合的重建手术[34]。大部分对拇指 CMC 关节的手术介入内容包括通过扩大梯形切除术进行韧带重建和肌腱重置、拇长展肌的悬吊成形术、大多角骨掌骨关节置换术以及 CMC 关节融合术。目前缺乏各种手术结果的比较数据，也没有定论[34,40-41]。指节间 OA 患者的手术方法选择取决于受累的手指。对于 PIP 关节，桡侧手指常选择关节融合术以保证捏取动作的稳定性，而对于尺侧的手指则倾向于进行关节重建术为功能性动作保留关节活动度。而关节融合术和关节重建术的具体方式则取决于术者的经验和受训情况。对于 OA 患者的 DIP 关节，去除骨赘和融合术是最常选择的术式，由于 DIP 关节对稳定性的要求，关节成形术并不适用[26,40]。

术后的管理方式取决于术式，不过，治疗师与手术医生的紧密合作对保证患者取得良好的功能预后非常重要[34,40]。

针对 RA 的手术非常复杂，一般分为预防性手术与重建性手术两类。预防性手术包括腱鞘切除术、关节滑膜切除术和肌腱再平衡术。预防性手术的目的是延缓 RA 患者关节的破坏进程，延长肌腱和关节的功能保留时间。重建手术的方法包括关节融合术、关节重建术以及肌腱转位术。手术方案的选择取决于患者自身意愿、受累关节以及对未来功能的期望[34]。除此之外，手外科医师需要与风湿病专科医师合作，制订患者的用药方案，以降低手术切口愈合方面并发症的发病率[34,38]。

骨折和脱臼

桡骨远端骨折是常见的损伤，且在世界范围内发病率逐渐上升。远端桡骨是最常发生骨折的长骨，占急诊室接诊病种的 1/6[42]。过去认为该骨折更常发生于老年人，目前看来该损伤可发生于各个年龄段并且发病率均在上升。在各个国家，大于 50 岁的女性和小于 18 岁的男性的桡骨远端骨折发病率均高于中年人。在儿科人群，受伤的主因是运动类损伤和摩托车意外；而在成人，损伤的主要原因则是能量不足导致的外伤如站立位的跌倒等[42-46]。

桡骨远端骨折的传统治疗方法包括手术与非手术疗法两大类。非手术治疗主要是制动和/或骨折复位术，而手术治疗方法包括背侧钢板内固定、经皮内固定、外固定和掌侧钢板内固定[44,45]。老年人与年轻人的治疗方法有所不同，主要取决于以下几个因素：骨密度、职业、活动强度、损伤情况、关节是否受累以及骨折的移位程度。值得注意的是在老年人中应选择保守治疗还是手术治疗是存在争议的，对年轻患者进行骨折复位术可取得良好的效果，但在老年人中则不然[43]。在过去，闭合复位+经皮内固定术是最常用的治疗方案，但随着钢板设计的改进，目前掌侧内固定已成为最常用的手术方法，特别是针对复杂的骨折[44]（图 31-15）。

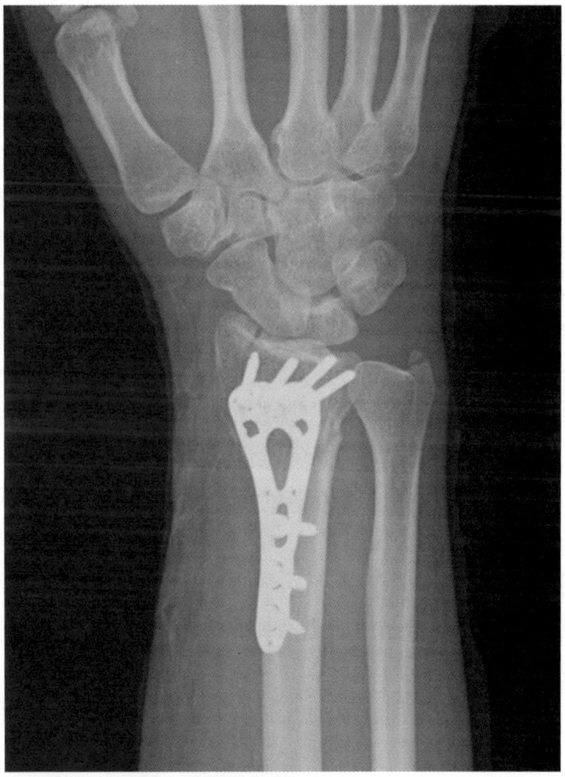

图 31-15　斜位片：桡骨远端骨折切开复位内固定：掌侧钢板及螺钉将腕部固定于解剖对位利于愈合（蒙 Richard P. Usatine, MD 惠赠）

掌侧钢板固定可以允许早期活动训练，并且降低了闭合复位术在制动的漫长过程中常见的骨折端移位的发生率。康复治疗的介入对改善桡骨远端骨折患者的功能预后至关重要，大部分患者的功能均可达到上肢-手-肩功能评分（DASH）中的无障碍或轻微障碍的水平[45-47]。康复治疗不仅仅着眼于骨折本身和采用的手术方式，同时要考虑到骨折周围的情况和软组织损伤，包括正中神经受压、尺骨骨折以及韧带和/或三角纤维软骨复合体破裂。治疗中采取的每一种外科技术以及相关的损伤都影响着康复治疗的策略和最终的功能预后[47]。比如，掌侧钢板内固定术后早期的治疗重点应放在消除肿胀和临近未受累关节（肩、肘、指）的活动度训练上。针对前臂和手腕的小范围主动关节活动度训练则应在术后1周左右开始。主动关节活动度训练的进程完全取决于手术方式的固有稳定性。术后4周，可以开始进行被动的牵伸训练并去除腕部静态支具。到了术后6~8周时，患者应可达到腕关节的全范围活动；如果未达到全范围的关节活动度，则应开始进行关节松动治疗并考虑配置静态渐进性支具（虽然术后早期康复介入后这种情况极少发生）。逐渐增加的力量训练一般在术后8周左右开始进行，在这时期患者可恢复除了接触性运动的所有的活动，直到术后3个月[47]。一般至少术后6个月才可考虑进行接触性运动。

手舟骨是最常发生骨折的腕骨，占腕部骨折的2/3，和手部骨折的11%以上。手舟骨骨折常见于跌倒时伸出的手腕着地或者腕部遭受被动的伸展暴力，好发于15~30岁的男性[48-50]。如果骨折端没有移位，该损伤常被误诊为扭伤，很多患者手伤后的第一次影像学检查常常未报告骨折[48,51]。然而，由于手舟骨的血供并不丰富，漏诊的手舟骨骨折往往愈合不佳。手舟骨骨折发生缺血性坏死的比率在13%~50%之间，且手舟骨近端极点的骨折出现缺血性坏死的比率还要更高[50-51]。并且，5%~25%的手舟骨骨折病例出现骨折不愈合情况[48]。如果一直得不到治疗，手舟骨不愈合会导致腕关节炎，最终往往只能进行补救性治疗[48]。

临床诊断手舟骨骨折的表现包括解剖鼻烟壶位置和/或手舟骨结节处的压痛，拇指的纵向压痛，以及腕部屈曲和桡偏活动末端的疼痛[48,50-51]。所有出现这些临床表现的患者均应先按照手舟骨骨折进行治疗，直到骨折可能被完全排除。治疗措施包括拇指的十字形石膏或支具固定，连续的X线片检查和/或进一步的影像学检查（CT或MRI）来确诊或排除骨折[48,50-51]。

急性期的手舟骨骨折是否应进行手术治疗尚有争议，不过，相比9~12周甚至更长时间的制动可能导致的肌肉力量与关节活动度丧失，接受手术固定可以让运动员有机会更早回归比赛、工人更早回归工作岗位。有证据表明：手术治疗相比石膏固定具有更高的愈合率（大于95%）、更短的愈合时间（7周完全愈合，而石膏固定需要12周）、更好的腕关节活动度，以及可以更早地恢复赛场或工作岗位[48,50,51]。不过，手术治疗的益处需要与手术可能产生的并发症一起综合考虑[48-49,51]（图31-16）。

除了钩骨钩部骨折外，临床上其他腕骨的骨折均罕见。这些骨折往往发生于手掌面的暴力传导性损伤，常见于高尔夫球或网球运动员的一次错误挥杆/挥拍动作。在常规的X线片上难以发现此类骨折，CT扫描的相对确诊率更高。急性非移位性骨折常规采用短臂石膏固定6~8周[50]。存在移位的骨折则需要手术切除钩部。术后管理包括掌侧腕部静态支具固定，并在可耐受范围内进行关节活动度的训练[50]。

腕关节脱位损伤较少见，通常是由于手腕的过伸方向暴力合并尺偏和腕骨间旋后力量造成的，如

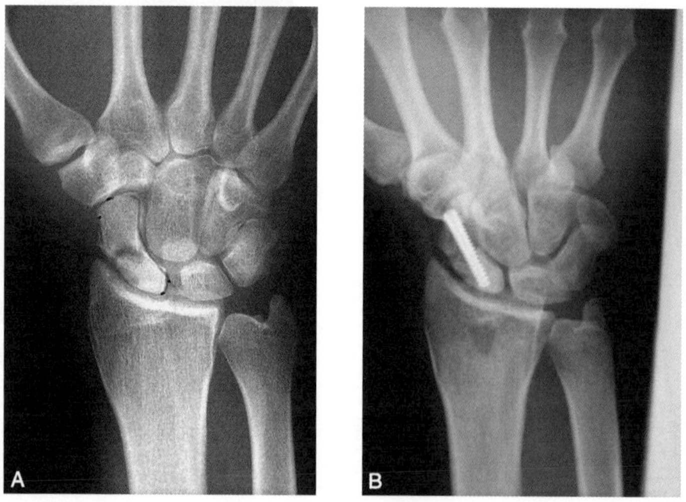

图31-16　手舟骨骨折。(A)手舟骨骨折不愈合。(B)对未愈合部位进行切开复位内固定（经允许摘自 Vanderhave K. Orthopedic Surgery. In：Doherty GM. eds. CURRENT Diagnosis & Treatment：Surgery，14e New York，NY：McGraw-Hill；2014）

跌倒时鱼际区着地。身体的重量通过地面的固定点旋转作用于着地部位，导致腕关节的尺偏和旋后[3,50]。

复位腕关节脱位有 3 种常用方法：①闭合复位+石膏固定，②闭合复位+经皮内固定术，③切开复位+内固定。肌肉完全放松是完全复位脱位腕关节的关键。全身麻醉、腋窝阻滞或 Bier 阻滞均可达到足够的肌肉松弛效果，而局部麻醉则不行。尝试复位前，在屈肘 90° 位置将腕关节置于牵引器中至少 10min[3]。

由于月骨是腕部最常脱位的骨头，接下来的描述将基于对月骨的复位来进行：在腕部轻度伸展位，使用轻柔手法进行牵引。在持续牵引力的作用下，月骨在掌面相对于拇指的位置固定，使腕关节屈曲直到出现“啪地合上”的感觉。在这时方可以撤去牵引力并将腕关节置于中立位[3]。复位后的 X 线片检查中应仔细评估月骨与其他腕骨的相对位置，以及手舟骨与月骨之间的相对位置。确认复位后，对腕关节进行拇指十字形石膏或支具固定至少 12 周，并在前 3 周每周复查 X 线片[3]。

由于近排腕骨的固有不稳定性，一些外科医生选择进行闭合复位+经皮穿刺固定。复位过程如前所述，接着使用克氏针穿过桡月关节、舟月关节以及月三角关节。腕部使用带衬垫的拇指十字形支具固定 7~10d，然后换为石膏固定 8 周。8 周后取出克氏针，腕部继续使用石膏或支具再固定 4 周。

对腕部脱位，也有一部分外科医师选择切开复位内固定（ORIF）的治疗方式，往往可以取得更好的效果。ORIF 提供了更完整的视野，让医生可识别出所有骨骼和软组织的损伤。研究表明使用切开复位、韧带修复以及克氏针固定的效果优于其他治疗方法。术后使用短臂拇指十字形石膏固定 6~8 周。8 周时取出克氏针并启动针对关节活动度和力量的康复训练。在训练间期仍需佩戴可自由穿脱的保护性支具。6 个月之内尽量避免进行高强度活动和接触性运动，大部分情况下完全恢复需要 12 个月[3]。

掌骨和指骨骨折是上肢损伤中最常见的情况。大约 70% 的掌骨及指骨骨折发生在 11~45 岁的年龄段。最常见的损伤机制是跌倒时伸出的手部着地，或者是手部遭受到了直接的物体外力打击，比如球类、头盔或者是另一人。20 世纪早期，此类骨折均采用非手术的治疗。目前，大部分的此类骨折依然可以在手术室外得到很好的治疗，因为大部分手部的骨折在闭合复位之前或之后都处于功能性稳定的状态，通过保护性支具或早期制动就可以取得较好的治疗效果。然而，依然有部分的骨折情况需要接受手术固定（图 31-17）。

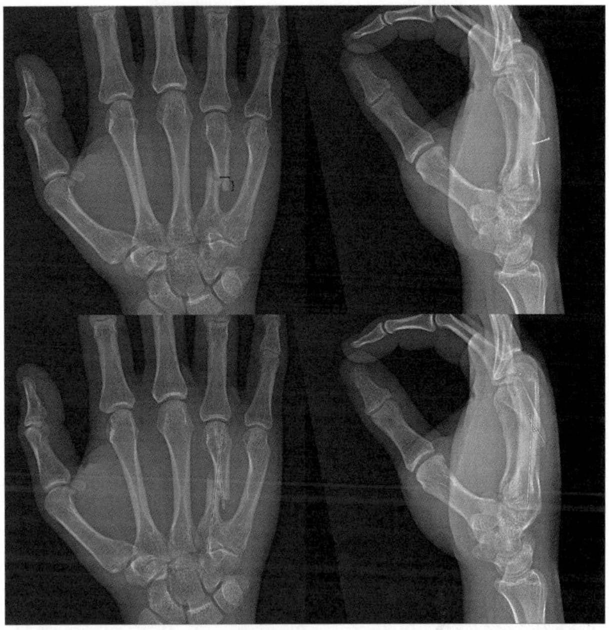

图 31-17 环指掌骨中段斜形骨折。存在向尺侧（内侧）骨宽度一半的移位（黑色方括号），向背侧约 1 个骨宽的移位（白色方括号），约 5mm 的重叠（黑色括号），约 20° 的掌侧（朝向掌面）成角，以及约 5° 的桡侧成角（侧向、朝向桡骨）（经允许摘自 Amini B，Metwalli ZA. Musculoskeletal. In：Elsayes KM，Oldham SA. eds. Introduction to Diagnostic Radiology New York，NY：McGraw-Hill；2014）

完善的骨折治疗方案制定取决于以下几个因素的综合考量：骨折的部位（关节内骨折还是关节外骨折）、骨折线的形态（横断、螺旋形、斜行、粉碎性）、畸形（成角、旋转、短缩）、闭合性骨折还是开放性骨折、是否有相关的其他骨或软组织损伤以及骨折部位的固有稳定性[51-56]。其他影响治疗的因素还包括患者的年龄、运动量、职业、社会经济学情况、合并疾病、患者依从性以及手术医生的技能水平。

骨折的固定方式的选择取决于骨折类型和软组织损伤情况。固定的方法包括石膏和支具，可以在闭合复位后使用，也可直接固定；闭合复位后的内固定或外固定（克氏针、外固定支架）；或者切开复位内固定，可使用克氏针/髓内钉、螺丝或者钢板[55]（图 31-18）。

总体而言，得益于骨折固定材料的改进、手外科医师的专业化、对内固定生物力学原理的深入理解以及手治疗师在手部骨折患者治疗（手术或非手术）过程中扮演了必不可少的角色，手术在手及手指骨折的治疗中越发受到青睐[52,57]。由于存在造成永久

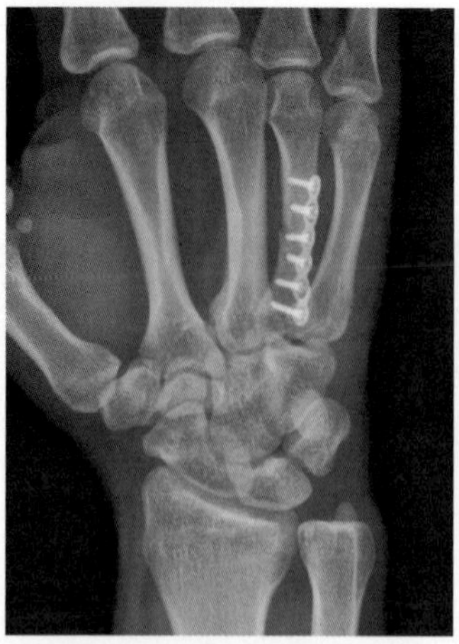

图 31-18　掌骨骨折 ORIF 术后(照片来自:Michael Gordon 医师,UC Health)

性关节僵硬的风险,应尽量避免闭合复位后进行长时间的制动;而手术治疗的选择,应在确定其与非手术方法相比能取得与后者一样甚至更好的效果之后方可进行[52]。手术治疗的指征包括:难复性骨折、旋转不良性骨折、关节内骨折、开放性骨折、骨缺失、多发伤合并有手部骨折、手及腕部的多处骨折以及骨折合并有其他软组织损伤(血管、肌腱、神经、皮肤)[52-53]。

为了达到良好的功能预后,一旦骨折部位复位和稳定后,应尽早开始进行轻柔、渐进、在预设范围的被动关节活动度训练,和不设限的主动关节活动度训练。这有利于改善骨折部位的愈合以及软组织的柔韧性,恢复肌腱的滑动性和关节的活动度,并促进周围间隙组织内的瘢痕组织重新塑形。这种循序渐进的练习需配合骨折部位的稳定情况、软组织恢复情况以及患者对疼痛的耐受情况来组织进行[54]。配置一个定制的并可根据恢复情况随时调整的支具对患者的康复过程也是必不可少的[55]。

拇指的骨折由于有邻近关节活动的补偿作用,相对于其他手指骨折不易留下畸形,但对于关节内骨折仍应积极进行治疗,避免造成活动受限、创伤后关节炎以及潜在的功能丧失[52,56-57]。拇指与掌骨基底部的关节内骨折,又称 Bennett 骨折,是明确的骨折半脱位且内部不稳定。考虑到由于拇长伸肌、拇短展肌以及拇长展肌的牵拉可能造成关节半脱位,大部分外科医师主张使用螺钉和克氏针对骨折部位进行固定[52,56-57]。如果使用了克氏针进行固定,术后拇指应使用十字形石膏固定 4~5 周,克氏针可在术后 6 周左右取出,术后不稳定是一个常见的问题。相对而言,使用螺钉固定 Bennett 骨折更加安全,但对技术水平的要求也更高。螺钉固定术后对拇指使用十字形石膏进行固定,指间关节可不固定,且可在术后 5~10d 内开始进行主动关节活动度的训练[52,56-57]。

PIP 关节是手指上一个位于近节和中节指骨之间的铰链式关节。关节的稳定性取决于关节的骨表面、副韧带以及掌板[7,58]。PIP 关节脱位较常见,特别见于球类运动时,如棒球、垒球、足球、篮球以及排球。在手部损伤中,PIP 关节损伤的发生率仅次于拇指的 MP 关节。损伤的机制包括 PIP 关节遭受过伸方向或轴向的暴力,从而导致中节指骨撞击近节指骨的骨节。PIP 关节损伤的程度可从副韧带和掌板的撕裂到伴有关节半脱位的复杂不稳定性骨折。相对而言,背侧脱位较为常见,掌侧脱位则极少见,一旦发生,保守治疗一般无效[7,58]。不伴有关节不稳定的单纯扭伤可使用"伙伴贴扎"进行治疗并早期开始关节活动度的训练。"伙伴贴扎"是指使用胶带将受伤关节与邻近的大关节固定在一起的技术。在受伤手指愈合的过程中,未受伤的手指起到了夹板的作用[7,58]。在每次进行重新贴扎时应清洁手部,并且垫一块薄纱布以避免手部皮肤坏死或感染。如果关节存在不稳定,则需要将患指固定于一伸展位支具中,支具角度设定的方法是:找到关节出现不稳定的角度后,将关节向屈曲方向活动 10°。每周可将支具向伸展位调整 10°左右,目标是在 3 周左右结束支具固定治疗[7]。如果关节不稳定位处于大于屈曲 30°的程度,则需要进行手术治疗。对于不稳定、难复的脱位建议进行切开复位术,并修补掌板。术后即刻的关节位置取决于术中达到稳定位时的关节角度。术后几天就可以开始进行关节活动度的训练,训练范围和支具使用取决于术中的关节稳定度[7]。PIP 关节的侧向脱位常存在副韧带的破裂和掌板至少是部分的撕裂。在伸展位的轻度静态侧向试验中出现大于 20°的畸形,说明存在副韧带的完全撕裂和至少 1 个辅助稳定装置的损伤。除了极少数情况外,当关节复位并开始早期活动后韧带可以自行恢复。受累关节可使用"伙伴贴扎"与邻近的健康手指绑定进行保护。目前没有足够的证据支持应对侧副韧带损伤进行切开修复手术,副韧带损伤的 PIP 关节后遗症中关节僵硬的发生率高于关节不稳定,并且没有证据证明切开修复手术可以加快韧带愈合或改善运动功能[7]。

PIP 关节的掌侧脱位极少见。掌侧脱位有两种类型:①中节指骨基底部向掌侧脱位,不伴旋转,

②中节指骨基底部向未受损的副韧带方向旋转、指骨对侧面向掌侧半脱位。不伴旋转的掌侧脱位往往存在中央束的破裂。如果关节可以轻松复位,则需要仔细检查是否存在伸肌系统的损伤,这决定了制动的位置[7]。掌侧骨折伴脱位应接受 ORIF 治疗,术后可进行早期活动训练。ORIP 同时可对中央束进行修复。术后管理包括佩戴伸指位支具 1~3 周后开始主动关节活动度训练。对于伴有选择的掌侧脱位建议保守治疗。部分外科医师提倡 ORIF 治疗,术中对关节进行复位、修复伸肌系统,有些医师还主张同时对撕裂的韧带和掌板进行修复。不过部分医师仍认为对伴有旋转的掌侧脱位可使用非手术的方法进行复位,并在伸指位固定 6 周。掌侧脱位治疗的理想结局是关节恢复 80°的活动度,伸指受限范围控制在 10°以内[7]。

总体而言,手部骨折和脱位康复治疗的目标包括:减轻或控制疼痛和水肿、保证手术伤口或针刺入位完全闭合防止感染、保证关节稳定性和骨折愈合、恢复关节活动度、增强肌力以及恢复功能。

神经压迫和神经血管综合征

手腕和手部最常见的神经卡压综合征包括尺神经在腕尺管的卡压(尺管综合征)、桡神经浅支在腕部的卡压(Watenberg 综合征)以及正中神经在手部的卡压(腕管综合征)。手部的神经血管损害包括尺锤综合征。

尺神经卡压是上肢神经卡压中发生率第 2 的神经卡压综合征。虽然尺神经最常见的卡压部位发生在肘管,但也可发生在手部的腕尺管(尺管综合征)(图 31-19)。

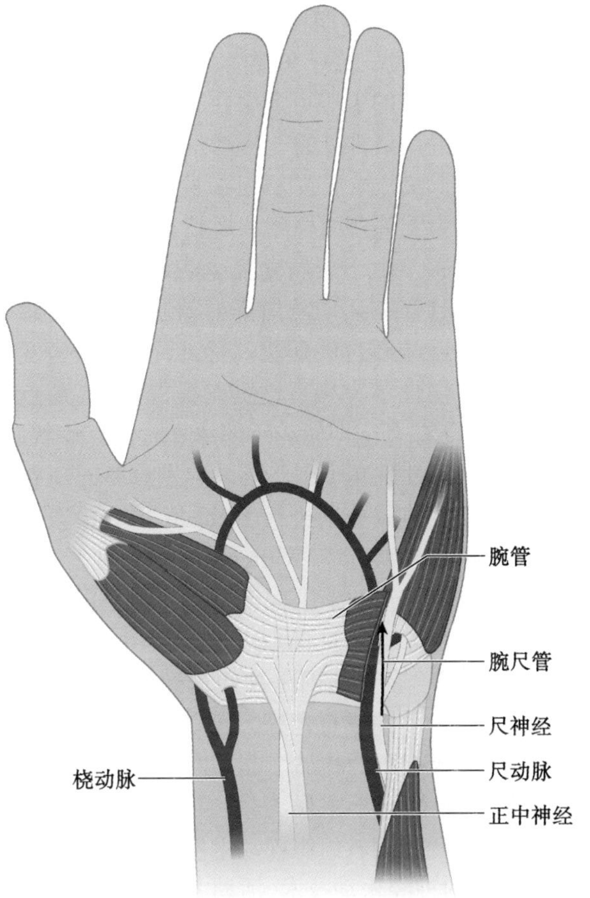

图 31-19　腕尺管(经允许摘自 Escarza R,Loeffel MF, III,Uehara DT. Wrist Injuries. In:Tintinalli JE,Stapczynski J,Ma O,Yealy DM,Meckler GD,Cline DM. eds. Tintinalli's Emergency Medicine:A Comprehensive Study Guide. 8e. New York,NY:McGraw-Hill;2016)

豌豆骨组成了尺管的尺侧部和近端,钩状骨的钩部组成了尺管的尺侧部和远端。尺神经和动脉从掌腕韧带的近端进入尺管,从组成小鱼际肌起点的纤维弓穿出[59,60]。卡压发生的部位决定了是否会出现感觉和/或运动功能障碍。运动功能障碍包括小鱼际肌、骨间肌和拇指外展肌群的肌力减退。感觉障碍常发生在小鱼际肌隆起处、小指及环指的尺侧[59,60]。可能的病因包括软组织肿瘤(比如神经节来源),劳损或急性创伤,关节炎、滑囊炎、内分泌或代谢紊乱,钩状骨钩部骨折,或者桡骨远端骨折伴骨折端向背侧严重移位[59-62]。

体格检查应包括颈椎以及整个上肢以排除其他更加近端的压迫点。检查者应注意受累肢体是否出现以下体征:小鱼际肌和骨间肌的萎缩、手腕掌侧面的水肿或饱满感、环指和小指的爪形改变(MP 关节过伸的同时 IP 关节屈曲)。测试患手的抓力和捏力并与健手做比较,进行 Froment 征和 Wartenberg 征的检查了解运动功能情况。两点辨别觉、轻触觉以及单丝测试和 Tinel 征则可反映感觉功能的情况。由于远端尺神经的卡压常与尺动脉损伤同时存在,因此应对血管情况也进行仔细的检查[59-60]。

对轻度的、没有发现伴有结构异常的尺神经卡压病例可进行保守的、非手术的治疗方案。使用神经松动技术、佩戴保护性支具以及调整(手部)活动方式都被证明有效,特别是对于劳损或创伤的病例[60,62]。手术介入的指征包括同时出现运动和感觉功能障碍,特别是对于有特定解剖学结构损害的病例。手术探查的内容包括对小鱼际肌起始点的远端纤维弓进行减压,并去除任何挤占尺管空间的异常组织[59-61]。术后一般不需要接受治疗,除非出现疼痛或痛觉过敏影响功能恢复。在这种情况下，可以使用瘢痕管理、脱敏治疗和神经松动技术[62]。

桡神经前支的卡压可发生在其走行于前臂的任何一点上，不过，最常见的卡压部位位于肱桡肌的后方、神经从深部向浅层皮下组织穿出的地方[62-63]。患者常表现为腕部背面桡侧和拇指背面远端桡侧的疼痛和麻木感。由于该病变完全表现为感觉异常，如果患者同时存在运动功能障碍，检查者应注意排查是否存在近端部位的病损。除此之外，该病变在临床上常与桡骨茎突狭窄性腱鞘炎混淆；鉴别点在于 Watenberg 综合征即使在手部休息时仍有症状，而桡骨茎突狭窄性腱鞘炎则不然。鉴别诊断时应在前臂中立位和旋前位分别进行 Eichhoff 手法检查。旋前位下疼痛加剧提示为 Wartenberg 综合征，因为它在旋前位时对神经的卡压程度更重。神经走行区的 Tinel 征阳性也是常见的临床表现[62-63]。常见的 Wartenberg 综合征的病因是神经遭到外部物品的卡压，比如手表、手镯或石膏等。保守治疗的最关键因素是移除造成卡压的物品。非手术治疗方法包括休息、佩戴前臂-拇指十字形支具（使腕部和拇指处于伸展位）、前臂背侧软组织松动术使神经处于放松的位置、轻柔的神经松动技术、活动方式调整以及非甾体抗炎药物（NSAID）使用。该病变自愈率较高，因此在恢复过程中耐心也是一个关键的因素[62]。类固醇类激素注射效果不明确，手术减压的效果也存在争议，因为术后形成的瘢痕组织也可能成为再次卡压的因素[63]。

腕管综合征（CTS）是最被熟知的上肢神经卡压疾病。CTS 的病理学改变是由于正中神经在腕管内受到压迫、卡压或者刺激产生的。腕骨的背侧由腕骨组成，掌侧则由腕横韧带组成（图 31-20）。

任何可能造成腕管容积缩小或者管内压力增高的因素均可能诱发 CTS[64-68]。关于 CTS 的临床诊断到底应该基于症状和体征还是电生理检查尚有争议。在 2007 年，美国骨科医师学会（AAOS）制订了一份 CTS 的临床诊断实践指南，并基于对大量文献综述进行回顾后给出了建议。针对电生理检查测试的唯一高等级推荐指征，是用于对体格检查阳性并考虑手术治疗的患者进行鉴别诊断[64-65,67]。Graham 等制订了 6 条用于临床诊断 CTS 的标准（CTS-6）。治疗 CTS 的专科医师对这 6 条标准进行了验证，结果显示经专科医师组验证这 6 条诊断标准都有统计学意义的诊断相关一致性。这 6 条标准包括：①正中神经支配区域的麻木和感觉减退，②夜间发麻，③小鱼际肌肌力减退和/或肌肉萎缩，④Tinle 征阳性，⑤Phalen 征阳性，⑥两点辨别觉的丧失。Graham 同时证实了在使用 CTS-6 诊断 CTS 时，增加电生理检查的意义不大[69]。近年来出现的腕关节压迫试

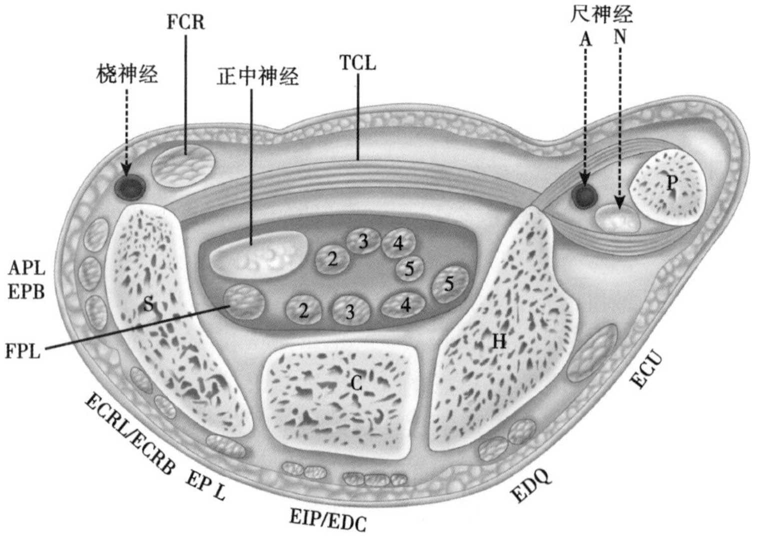

图 31-20　腕部中段横截面。可见神经与肌腱结构的相对位置关系。腕横韧带（TCL）是腕管的顶部，从正中神经和深屈肌腱掌面穿过。腕横韧带同是尺管和腕尺管的底部，从尺动脉和尺神经的背侧穿过。同时可见腕部和手指的伸肌腱，位于尺骨及桡骨末端间隔的远端。骨骼间隙：C，头状骨；H，钩状骨；P，豌豆骨；S，手舟骨。肌腱（腕管中指浅屈肌位于指深屈肌掌面）：2，示指；3，中指；4，环指；5，小指。A，动脉；APL，拇长展肌；ECRB，桡侧腕短伸肌；ECRL，桡侧腕长伸肌；ECU，尺侧腕伸肌；EDC，指总伸肌；EDQ，小指固有伸肌；EIP，示指固有伸肌；EPB，拇短伸肌；EPL，拇长屈肌；FCR，桡侧腕屈肌；FPL，拇长屈肌；N，神经（经允许摘自 Lifchez and SD，Kelamis J. Surgery of the Hand and Wrist. In：Brunicardi F，Andersen DK，Billiar TR，Dunn DL，Hunter JG，Matthews JB，Pollock RE，eds. Schwartz's Principles of Surgery，10e New York，NY：McGraw-Hill；2015）

验也可用于对 CTS 进行诊断[64]。电生理检查对 CTS 诊断的价值尚有疑问，除了用于排除其他相关的神经病理病变比如颈神经根病变，或是用于进一步证实诊断[64,65]。

针对 CTS 的治疗分为手术治疗和非手术治疗两大类。一般非手术治疗适用于早期的 CTS 病例，但是其必要性尚有争议。其中得到文献支持的一项治疗策略是在夜间佩戴腕部中立位支具[64,66,70]。类固醇类激素注射通常同时作为 CTS 的诊断和治疗工具，对于伴有轻度到中度疼痛的 CTS 可通过注射减轻疼痛。通常认为对注射治疗反应良好提示手术治疗也有较好的效果，虽然并没有太多证据支持该观点[64,69]。针对 CTS 的保守治疗方法包括休息、调整活动内容、手康复治疗、肌腱和神经滑动技术、腕部制动以及牵伸技术，但是支持这些技术的文献证据也较少[64,68,69]。最近有关手法治疗和神经松动技术在治疗轻度到中度 CTS 的有效性的文献在逐渐增加[66,71]。此外关于低能量激光治疗和针灸在 CTS 治疗中的有效性也得到了一定程度的验证[72-74]。

腕管减压，也可称为腕管松解，是针对腕管综合征的一种较为成熟的手术方式。研究显示手术后患者效果和满意度均较高。同许多典型的外科手术一样，腕管减压术的具体术式也有多种，可以进行开放手术，也可通过关节镜进行。关节镜松解手术可与开放手术达到同等水平的疗效，关节镜手术仍然是专业化程度较高的技术，但没有显示出更好的疗效[64,65]。

在 Cochrane 最近发表的综述中，作者提到了几篇低等级证据的研究结果支持对腕管松解术后患者应接受康复干预。他们建议在对 CTS 术后的患者进行康复干预前，应告知患者（这种治疗方式）的支持证据有限，最后的决定应基于临床医师的专业知识、患者的意愿以及康复环境的情况[68]。AAOS 发布的一篇关于 CTS 术后的临床诊疗指南中指出，并没有证据表明在监督、指导下的康复治疗效果优于家庭康复训练[70]。

尺侧捶打综合征（小鱼际肌捶打综合征）是一种相对少见的手部的小鱼际肌区域由于外伤导致的供血不足。在这个区域，尺动脉与尺神经在尺管中伴行，在急性和慢性损伤中都较易受损。可能引发尺动脉的血管痉挛、动脉瘤或者血栓形成[75-78]。虽然该疾病最常见于手工劳动者，但在某些字面意义上会使用小鱼际肌进行“锤击”的运动员中也不乏诊断为该病的情况，比如排球、高尔夫球、网球或者山地车。危险因素包括了手掌部每天承受压力和暴露在某些震动的仪器下。患者中男性占了绝大多数，并且常有反复受伤的病史导致尺动脉受到钩状骨钩部压迫。主诉为手部对寒冷不耐受、疼痛以及感觉异常，大部分发生于惯用手。体格检查常发现手部以及尺侧手指的苍白、发绀或点状出血。更加严重的病例甚至出现坏疽或者手指尖的溃疡。影像学诊断可以帮助了解受阻血管的位置、形态、血管受损的程度以及侧支供血的情况。影像学检查包括传统的血管造影术（金标准），超声、数字化体积描测术、计算机控制体层摄影造影术以及磁共振血管造影术[75-78]。

尺侧捶打综合征是一种可以治疗的病症，但应采取何种治疗方案尚有争议。非手术治疗方法包括使用血管扩张药物、溶栓治疗、抗血栓治疗、血液稀释以及化学性交感神经切断术。在以下情况时可考虑进行手术干预：药物治疗无法缓解症状、无法改善任何手指软组织的病变、在血管造影或手术探查中发现病变血管可以进行重建。最常用的手术方法是切除病变血管后通过反向间置静脉移植进行重建。另外一种常用的手术方式是切除病变血管后进行直接端对端的血管吻合重建[75,77-78]。术后的并发症包括持续存在的寒冷不耐受、移植血管产生血栓、神经瘤、伤口愈合的问题以及手部的僵硬[76]。

尺侧锤击综合征术后一般不需要特殊的治疗，除非存在并发症。在这些情况下，术后的治疗包括了伤口管理、瘢痕脱敏以及针对手部僵硬的治疗方法。

手功能康复中的疼痛

疼痛是患者寻求医疗帮助的常见原因。对于上肢来说，疼痛可以使患者筋疲力尽，并影响到患者生活的几乎所有方面。国际疼痛研究学会（IASP）将疼痛定义为“与实际的或潜在的组织损伤（或描述的类似损伤）相关的不愉快的感觉和情感体验”[79]。疼痛的含义是多维度的，包括了疼痛的感觉以及对疼痛的情感反应。疼痛主要分为以下 3 类：①外周伤害性疼痛，②外周神经源性疼痛，③中枢致敏化疼痛。外周伤害性疼痛是由于外周软组织损伤引起，通常是由创伤或者软组织损伤后出现的急性疼痛。外周伤害性疼痛具有明确的病理机制和可以预测的恢复时间窗[80]。外周神经源性疼痛一般不与具体的组织损伤相关，而与外周神经从分离于脊髓开始到末梢的整个走行过程中任何一段的兴奋性有关[80]。外周神经源性疼痛对于临床医师是一个挑战,因为远端神经的症状可能源自更加近端的神经节段。因此,临床医师需要对整个偏侧上半身进行检查,以确定患者症状的根本来源。中枢敏化疼痛是由于中枢神经系统(CNS)的功能异常导致的,被认为在慢性疼痛和持续存在的、不能用外周组织损伤解释的疼痛中扮演重要的角色。这种疼痛中,生理因素和心理性因素相互作用。一旦考虑某患者为中枢致敏性疼痛,想得到较好的治疗效果,应立刻采取综合措施,从生理和心理两方面对患者的大脑进行再教育[80]。

对各种上肢疾患的诊疗应有赖于有资质的手治疗师的专业知识和技能。健康护理小组成员之间的紧密联系对于患者的生理和心理康复非常重要,是帮助患者取得更好的治疗效果和鼓励其积极参与治疗过程的关键因素。

(邓盼墨 译,路鹏程 马超 校)

参考文献

1. Hand Therapy Certification Commission website. Definition of hand therapy and scope of practice of certified hand therapists. Available at http://www.htcc.org/htcc/publications. Published 2007. Accessed May 8, 2017.
2. Keller JL, Caro CM, Dimich MP, et al. Thirty years of hand therapy: the 2014 practice analysis. *J Hand Ther*. 2016:29;222–234.
3. Garcia-Elias M. Carpal Instability. In: Wolfe SE, Hotchkiss RN, Pederson WC, Kozin SH, eds. *Green's Operative Hand Surgery*. Vol I. 6th ed. Philadelphia, PA: Elsevier Churchill Livingstone; 2011:465–522.
4. Larsen CF, Amadio PC, Gilula LA, Hodge JC. Analysis of carpal instability: I. Description of the scheme. *J Hand Surg*. 1995;20A:757–764.
5. Lau S, Swarna SS, Tamvakopoulos GS. Scapholunate dissociation: an overview of the clinical entity and current treatment options. *Eur J Orthop Surg Traumatol*. 2009;19:377–385.
6. Ritting AW, Baldwin PC, Rodner CM. Ulnar collateral ligament injury to the thumb metacarpophalangeal joint. *Clin J Sport Med*. 2010;20:106–112.
7. Merrell G, Slade JF. Dislocations and ligament injuries of the digits. In: Wolfe SE, Hotchkiss RN, Pederson WC and Kozin SH, eds. *Green's Operative Hand Surgery*. Vol I. 6th ed. Philadelphia, PA: Elsevier Churchill Livingstone; 2011:291–332.
8. Avery DM, Caggiano NM, Matullo KS. Ulnar collateral ligament injuries of the thumb: a comprehensive review. *Orthop Clin N Am*. 2015;46:281–292.
9. Malik AK, Morris T, Chou D, et al. Clinical testing of ulnar collateral ligament injuries of the thumb. *J Hand Surg (Eur)*. 2009;34E:363–366.
10. Samora JB, Harris JD, Griesser MJ, et al. Outcomes after injury to the thumb ulnar collateral ligament-A systematic Review. *Clin J Sport Med*. 2013;23:247–254.
11. Gluck JS, Balutis EC, Glickel SZ. Thumb ligament injuries. *J Hand Surg Am*. 2015;40:835–842.
12. Sato J, Ishii Y, Noguchi H. Clinical and ultrasound features in patients with intersection syndrome or de Quervain's disease. *J Hand Surg Eu*. 2016;41:220–225.
13. Montechiarello S, Miozzi F, D'Ambrosio I, Giovagnorio F. The intersection syndrome: ultrasound findings and their diagnostic value. *J Ultrasound*. 2010;13:70–73.
14. Lee MP, Biafora SJ, Zelouf DS. Management of hand and wrist tendinopathies. In: Skirven TM, Osterman AL, Fedorczyk JM, Amadio PC, eds. *Rehabilitation of the Hand and Upper Extremity*. Vol I. 6th ed. Philadelphia, PA: Elsevier Mosby; 2011:569–588.
15. Wolfe S. Tendinopathy. In: Wolfe SE, Hotchkiss RN, Pederson WC, Kozin SH, eds. *Green's Operative Hand Surgery*. Vol I. 6th ed. Philadelphia, PA: Elsevier Churchill Livingstone; 2011:2067–2088.
16. McAuliffe JA. Tendon disorders of the hand and wrist. *J Hand Surg*. 2010;35:846–853.
17. Adams JA, Habbu R. Tendinopathies of the hand and wrist. *J Am Acad Orthop Surg*. 2015;23:741–750.
18. Backstrom KM. Mobilization with movement as an adjunct intervention in a patient with complicated de Quervain's tenosynovitis: a case report. *J Orthop Sports Phys Ther*. 2002;32:86–97.
19. Goubau JF, Van Ronhel A, Van Hoonacker P, et al. The wrist hyperflexion and abduction of the thumb (WHAT) test: a more specific and sensitive test to diagnose de Quervain tenosynovitis that the Eichhoff's test. *J Hand Surg Eur*. 2013;OE:1–7.
20. Mulligan BR. *Manual Therapy "NAGS," "SNAGS," MWM, etc*. 6th ed. Wellington: Plane View Press; 2010.
21. Sato ES, Gomes dos Santos JB, Belloti JC, et al. Treatment of trigger finger: randomized clinical trial comparing the methods of corticosteroid injection, percutaneous release and open surgery. *Rheum*. 2012;51:93–99.
22. Wang J, Zhao JG, Liang CC. Percutaneous release, open surgery or corticosteroid injection, which is the best treatment method for trigger digits? *Clin Orthop Relat Res*. 2013;471:1879–1886.
23. Elzinga KE, Chung KC. Finger injuries in football and rugby. *Hand Clin*. 2017;33:149–160.
24. Freilich AM. Evaluation and treatment of jersey finger and pulley injuries in athletes. *Clin Sports Med*. 2015;34:151–166.
25. Huq S, George S, Boyce DE. Zone 1 flexor tendon injuries: A review of the current treatment options for acute injuries. *J Plastic Recon Aesth Surg*. 2013;66:1023–1031.
26. Amadio PC, Shin AY. Arthrodesis and arthroplasty of small joins of the hand. In: Wolfe SE, Hotchkiss RN, Pederson WC, Kozin SH, eds. *Green's Operative Hand Surgery*. Vol I. 6th ed. Philadelphia, PA: Elsevier Churchill Livingstone; 2011:389–406.
27. Pettengill K, Van Strien G. Postoperative management of flexor tendon injuries. In: Skirven TM, Osterman AL, Fedorczyk JM, Amadio PC, eds. *Rehabilitation of the Hand and Upper Extremity*. Vol I. 6th ed. Philadelphia, PA: Elsevier Mosby; 2011:457–478.
28. Alla SR, Deal ND, Dempsey IJ. Current concepts: mallet finger. *Hand*. 2014;9:138–144.
29. Strauch RJ. Extensor tendon injury. In: Wolfe SE, Hotchkiss RN, Pederson WC, Kozin SH, eds. *Green's Operative Hand Surgery*. Vol I. 6th ed. Philadelphia, PA: Elsevier Churchill Livingstone; 2011:159–188.
30. Rosenthal EA, Elhassan BT. The extensor tendons: evalua-

tion and surgical management. In: Skirven TM, Osterman AL, Fedorczyk JM, Amadio PC, eds. *Rehabilitation of the Hand and Upper Extremity*. Vol 1. 6th ed. Philadelphia, PA: Elsevier Mosby; 2011:487–520.

31. McKeon KE, Lee DH. Posttraumatic boutonniere and swan neck deformities. *J Am Acad Orthop Surg*. 2015;23:623–632.
32. To P, Watson JT. Boutonniere deformity. *J Hand Surg*. 2011;36A:139–142.
33. Beasley J. Therapist's examination and conservative management of arthritis of the upper extremity. In: Skirven TM, Osterman AL, Fedorczyk JM, Amadio PC, eds *Rehabilitation of the Hand and Upper Extremity*. Vol 1. 6th ed. Philadelphia, PA: Elsevier Mosby, 2011:1330–1343.
34. Kozlow JH, Chung KC. Current concepts in the surgical management of rheumatoid and osteoarthritic hands and wrists. *Hand Clin*. 2011;27:31–41.
35. Beasley J. Osteoarthritis and rheumatoid arthritis: Conservative therapeutic management. *J Hand Ther*. 2012; 25:163–172.
36. Park Y, Chang M. Effects of rehabilitation for pain relief in patients with rheumatoid arthritis: a systematic review. *J Phys Ther Sci*. 2016;28:304–308.
37. Alter S, Feldon P, Terrono AL. Pathomechanics of deformities in the arthritic hand and wrist. In: Skirven TM, Osterman AL, Fedorczyk JM, Amadio PC, eds. *Rehabilitation of the Hand and Upper Extremity*. Vol 1. 6th ed. Philadelphia, PA: Elsevier Mosby; 2011:1321–1329.
38. Longo UG, Pretillo S, Denaro V. Current concepts in the management of rheumatoid hand. *Int J Rheum*. 2015;15:1–5.
39. Dilek B, Gozum M, Sahin E, et al. Efficacy of paraffin bath therapy in hand osteoarthritis: a single-blinded randomized controlled trial. *Arch Phys Med Rehabil*. 2013;94:642–649.
40. Barron OA, Catalano LW. Thumb basal joint arthritis. In: Wolfe SE, Hotchkiss RN, Pederson WC, Kozin SH, eds. *Green's Operative Hand Surgery*. Vol I. 6th ed. Philadelphia, PA: Elsevier Churchill Livingstone; 2011:407–426.
41. Badia A. Management of the osteoarthritic thumb carpometacarpal joint. In Skirven TM, Osterman AL, Fedorczyk JM, Amadio PC, eds. *Rehabilitation of the Hand and Upper Extremity*. Vol 1. 6th ed. Philadelphia, PA: Elsevier Mosby; 2011:1356–1366.
42. MacIntyre NJ, Dewan N. Epidemiology of distal radius fractures and factors predicting risk and prognosis. *J Hand Ther*. 2016;29:136–145.
43. Chen Y, Chen X, Li Z, et al. Safety and efficacy of operative versus nonsurgical management of distal radius fractures in elderly patients: A systematic review and meta-analysis. *J Hand Surg Am*. 2016;41:404–413.
44. Roh YH, Lee BK, Baek JR, et al. A randomized comparison of volar plate and external fixation of intra-articular distal radius fractures. *J Hand Surg Am*. 2015;40:34–41.
45. Ikpeze TC, Smith HC, Lee DJ, Elfar JC. Distal radius fracture outcomes and rehabilitation. *Ger Orthop Surg Rehab*. 2016;4:202–205.
46. Wilcke MK, Abbaszadegan H, Adolphson PY. Patient-perceived outcome after displaced distal radius fractures. A comparison between radiological parameters, objective physical variables, and the DASH score. *J Hand Ther*. 2007;20:290–298.
47. Smith DW, Brou KE, Henry MH. Early active rehabilitation for operatively stabilized distal radius fractures. *J Hand Ther*. 2004;17:43–49.
48. Fowler JR, Hughes TB. Scaphoid fractures. *Clin Sports Med*. 2015;34:37–50.
49. Suh N, Benson EC, Faber KJ, et al. Treatment of acute scaphoid fractures: A systematic review and meta-analysis. *Hand*. 2010;5:345–353.
50. Dell PC, Dell RB, Griggs R. Management of carpal fractures and dislocations. In: Skirven TM, Osterman AL, Fedorczyk JM, Amadio PC, eds. *Rehabilitation of the Hand and Upper Extremity*. Vol 1. 6th ed. Philadelphia, PA: Elsevier Mosby; 2011:988–1001.
51. Adams JE, Steinman SP. Acute scaphoid fractures. *Hand Clin*. 2010;26:97–103.
52. Day CS, Stern PJ. Fractures of the metacarpals and phalanges. In: Wolfe SE, Hotchkiss RN, Pederson WC, Kozin SH (eds) *Green's Operative Hand Surgery*. Vol I. 6th ed. Philadelphia, PA: Elsevier Churchill Livingstone; 2011:239–290.
53. Shin EK. Fractures: general principles of surgical management. In: Skirven TM, Osterman AL, Fedorczyk JM, Amadio PC, eds. *Rehabilitation of the Hand and Upper Extremity*. Vol 1. 6th ed. Philadelphia, PA: Elsevier Mosby; 2011:351–360.
54. Hardy MA, Freeland AE. Hand fracture fixation and healing: Skeletal stability and digital mobility. In: Skirven TM, Osterman AL, Fedorczyk JM, Amadio PC, eds. *Rehabilitation of the Hand and Upper Extremity*. Vol 1. 6th ed. Philadelphia, PA: Elsevier Mosby; 2011:361–376.
55. Gallagher KG, Blackmore SM. Intra-articular hand fractures and joint injuries: Part II-therapist's management. In: Skirven TM, Osterman AL, Fedorczyk JM, Amadio PC, eds. *Rehabilitation of the Hand and Upper Extremity*. Vol 1. 6th ed. Philadelphia, PA: Elsevier Mosby; 2011:417–435.
56. Leclere FMP, Jenzer A, Husler R, et al. 7-year follow-up after open reduction and internal screw fixation in Bennett fractures. *Arch Orthop Trauma Surg*. 2012;132:1045–1051.
57. Fufa DT, Goldfarb CA. Fractures of the thumb and finger metacarpals in athletes. *Hand Clin*. 2012;28:379–388.
58. Ramponi D, Cerepani MJ. Finger proximal interphalangeal joint dislocation. *Adv Emer Nurs*. 2015;37:252–257.
59. Earp BF, Floyd WE, Louie D, et al. ulnar nerve entrapment at the wrist. *J Am Acad Orthop Surg*. 2014;22:699–706.
60. Bachoura A, Jacoby SM. Ulnar tunnel syndrome. *Orthop Clin N Am*. 2012; 43:467–474.
61. Elhassan B, Steinmann SP. Entrapment neuropathy of the ulnar nerve. *J Am Acad Orthop Surg*. 2007;15:672–681.
62. Porretto-Loehrke A, Soika E. Therapist's management of other nerve compression about the elbow and wrist. In: Skirven TM, Osterman AL, Fedorczyk JM, Amadio PC, eds. *Rehabilitation of the Hand and Upper Extremity*. Vol 1. 6th ed. Philadelphia, PA: Elsevier Mosby; 2011:695–709.
63. Dang AC, Rodner CM. Unusual compression neuropathies of the forearm, Part I: Radial nerve. *J Hand Surg*. 2009;34A:1906–1914.
64. Middleton SD. Carpal tunnel syndrome. *BMJ*. 2014;349: 1–7.
65. Bickel KD. Carpal tunnel syndrome. *J Hand Surg*. 2010;35A: 147–152.
66. Oskouei AE. Talebi GA, Shakouri SK, et al. Effects of neuromobilization maneuver in clinical and electrophysiological measures of patients with carpal tunnel syndrome. *J Phys Ther Sci*. 2014;26:1017–1022.
67. Keith MW, Masear V, Chung K, et al. Clinical practice guideline of the diagnosis of carpal tunnel syndrome. *American Academy of Orthopedic Surgeons*. Rosemont, IL: AAOS; 2007.
68. Peters S, Pate MJ, Coppieters MW, et al. Rehabilitation following carpal tunnel release. *Cochrane Database of Systematic Reviews*. 2016;2:1–183.

69. Graham B, Regehr G, Naglie G, Wright JG. Development and validation of diagnostic criteria for carpal tunnel syndrome. *J Hand Surg*. 2006;31A:919.e1–919.e7.
70. Graham B, Peljovich AE, Afra R, et al. Management of carpal tunnel syndrome. *J Bone Joint Surg Am*. 2016;98:1750–1754.
71. Wolny T, Saulicz E, Linek P, et al. Efficacy of manual therapy including neurodynamic techniques for the treatment of carpal tunnel syndrome: a randomized controlled Trial. *J Manipulative Physiol Ther*. 2017;40:263–272.
72. Dimitrova A, Murchison C, Oken B. Acupuncture for the treatment of peripheral neuropathy: a systematic review and meta-analysis. *J Altern Complem Med*. 2017;23:164–179.
73. Burger M, Kriel R, Damon A, et al. The effectiveness of low-level laser therapy on pain, self-reported hand function, and grip strength compared to placebo or "sham" treatment for adults with carpal tunnel syndrome: a systematic review. *Physiother Theor Pr*. 2017;33:184–197.
74. Fallah A, Mirzaei A, Gutknecht N. Clinical effectiveness of low-level laser treatment on peripheral somatosensory neuropathy. *Lasers Med Sci*. 2017;32:721–728.
75. Vartija L, Cheung K, Kaur M, et al. Ulnar hammer syndrome: A systematic review of the literature. *Plast Reconstr Surg*. 2013;132:1181–1191.
76. Hui-Chou HG, McClinton MA. Current options for treatment of hypothenar hammer syndrome. *Hand Clin*. 2015;31:53–62.
77. Scharnbacher J, Claus M, Reichert J, et al. Hypothenar hammer syndrome: A multicenter case-control study. *Am J Ind Med*. 2013;56:1352–1358.
78. Schrottle A, Czihal M, Lottspeich C, et al. Hypothenar hammer syndrome. *Vasa*. 2015;44:179–185.
79. International Association for the Study of Pain website. IASP Taxonomy. Available at www.iasp-pain.org. Published 2011. Accessed May 10, 2017.
80. Stralka SW. Hand therapy treatment. *Hand Clin*. 2016;32:63–69.

第 32 章 软组织疾病概述

Justin Hata

急性创伤

背景

创伤性损伤，属于骨骼肌肉医学，可分为急性或慢性。急性创伤起自单一、突发的创伤事件，而慢性创伤则多源于一系列由特定关节或肌群过度使用所致的创伤事件。急性创伤所致的软组织损伤，涉及骨骼肌肉系统中不同的支持性结构，可能包括肌肉、韧带、肌腱、软骨，甚至筋膜。

流行病学

据报道，急性肌肉创伤是最常见的运动损伤类型，其中挫伤和拉伤约占运动相关损伤的 90%[1]。软组织的急性创伤常出现关节错位和关节脱位，其中膝关节前交叉韧带损伤的年发病率约 1/3 500[2]，肩关节脱位的年发病率约 23.9/10 000，其中 49% 的损伤发生于体育及娱乐活动中[3]。

生理学

肌肉挫伤发生于直接作用肌肉的钝击，导致肌腹的微出血和肿胀[4]，在更严重发热挫伤中，出现血肿的风险较高[4]。肌肉挫伤根据其损伤严重程度，常伴随一系列并发症，主要包括急性筋膜室综合征、骨化性肌炎、肌坏死[5]。关节脱位和紊乱常因关节上的直接应力所致，并导致关节周围的支持性软组织结构失效。例如膝关节的“悲哀三联征”，常表现为内侧副韧带、内侧半月板和前交叉韧带的合并损伤[6]。

诊断

肌肉挫伤常起病隐匿，诊断常依赖于病史和体格检查。若患者恢复进度未达到预期时，则有必要完善损伤区域的影像学检查。患者常主诉为创伤区域疼痛、创伤肢体的关节活动受限。X 线检查有助于排除潜在的骨折风险，而软组织损伤评估采用磁共振检查更有效。当体格检查发现软组织坚硬或触诊困难时，应怀疑急性筋膜室综合征。当体格检查时发现关节松动和疼痛时，提示可能存在关节错位，可由磁共振证实。关节脱位的诊断有赖于体格检查和 X 线评估。表 32-1 描述了急性创伤所致的各种损伤所需的影像学技术。

表 32-1 急性疾病的常见影像学检查技术

疾病	X 线	超声	CT	MRI
肌肉挫伤	可显示软组织肿胀，评估骨折和骨化性肌炎	可评估积液或血肿畸形	可发现骨化性肌炎	可发现血肿和肿胀敏感
关节错位	能帮助排除移位性骨折或脱位	用于 MRI 前的筛查	可评估隐性骨折	发现关节内结构损伤高度特异和敏感
关节脱位	可用于选择研究；在复位前后进行 X 线检查	能同时评估静态和动态下的关节	可辅助评估假性脱位	一般不用于关节脱位诊断
骨折	可发现撕裂和移位性骨折，但隐性骨折的发现较差	能快速筛查骨折	推荐用于高度怀疑骨折，但 X 线未发现骨折时	可能对发现某些骨折更敏感（如胫骨平台骨折）
扭伤	评估是否同时存在骨折	显示肌腱周围积液	一般不推荐，除非怀疑隐性骨折	推荐用于 6 周以上的持续疼痛
拉伤	能辅助评估撕裂性骨折的可能	能显示肌肉结构改变	一般不推荐	肌肉撕裂区域，显示局部高亮信号

治疗

肌肉挫伤的治疗通常集中在保守措施上，包括在急性期的休息、冰敷、压迫和口服非甾体抗炎药。在一项西点军校学员的研究中，Ryan 等人发现将髋关节和膝关节早期固定于屈曲位，并随后开展可忍受的被动关节活动和再强化训练，可有效治疗股四头肌群挫裂伤[7]。若怀疑急性筋膜室综合征，应紧急采取减压措施，甚至实施外科筋膜切开术。关节错位的保守治疗采取 RICE 原则，其包括休息（rest）、冰敷（ice）、压迫包扎（compression）和抬高患肢（elevation）。根据损伤的严重程度选择治疗策略，严重扭伤和完全撕裂伤可能需要考虑手术治疗。渐进的关节活动度训练和肌力训练是患者康复和完全恢复必不可少的部分。在无操作禁忌证时，关节脱位的首选处理是快速关节闭合复位。当出现复杂的脱位和不可修复的脱位时，可考虑进行手术复位。在成功复位后常需制动数周，并逐步开展关节活动度训练[8]。

慢性创伤

背景

慢性创伤，或称累积性创伤疾病（cumulative trauma disorders，CTD），指一段时间内重复应力累积所致的神经和/或骨骼肌肉系统的组织损伤[9]。这一术语涉及广泛的各类诊断，包括职业、娱乐和习惯性活动（表 32-2）。

生理学

过度使用所致损伤的病理生理学机制依赖于以下观念，即长期累积性生物机械应力导致肌腱、韧带、神经组织和其他软组织的改变[9]。这些应力包括剪切力、拉力、压力、撞击、震动和挛缩。机械性疲劳导致依赖于个人属性的组织发生特征性改变。软组织损伤典型表现为炎症、胶原沉积和组织挛缩，进而导致疼痛或活动受限[10]。

表 32-2　常见累积性损伤疾病

颈部
颈紧张综合征
肩部
肩袖肌腱病(冈上肌肌腱最常见)
肩峰撞击综合征
肱二头肌肌腱病
肘部
肱骨外上髁炎
肱骨内上髁炎
手
扳机指(屈肌肌腱炎)
桡骨茎突狭窄性腱鞘炎
手臂振动综合征(振动性白指)
神经卡压综合征
腕管综合征
旋前圆肌综合征
尺神经卡压
肘管综合征
胸廓出口综合征
踝管综合征
腰痛

对于 CTD 的病理生理学、诊断和治疗的详细讨论已超出了本章范畴，具体内容参考骨骼肌肉章节。

流行病学

鉴于过度使用所致损伤纳入诊断数量庞大以及诊断标准模糊，因此几乎很难估算其在全美的发病率[11]。很多疾病是由于累积性创伤所致，最常见的是腰痛(LBP)、腕管综合征，以及颈肩部疼痛[9]。

诊断

这类疾病的诊断主要依赖于临床病史和体格检查，但在复杂病例中可使用诸如影像学或电诊断等辅助技术。这类疾病的标志性症状，可能包括爆裂、“咔嗒”声、摩擦、红斑或充血现象[12]。

治疗

这类疾病的治疗从相对休息、工作场所改造开始，包括人体工程学干预。保守治疗包括口服非甾体抗炎药物、治疗性热/冷疗，和相关肌群拉伸和力量训练的物理治疗。文献还报道了其他治疗技术，包括筋膜释放、深层摩擦推拿、经皮神经电刺激、针灸、超声波和电离子透入疗法。当以上治疗失败后，某些疾病可采用类固醇注射治疗。最后，对于某些难治性病例可考虑手术治疗[9]。

脊柱源性疾病

背景/生理学

脊柱源性疾病通常涉及椎骨、脊柱关节和椎间盘的各类广泛性疼痛综合征和损伤。更多详细内容请参考第 35 章。

椎骨：椎骨的结构缺陷最常见于椎体和椎弓峡部。椎体的压缩性骨折导致其楔形畸形，据报道其是最常见的骨质疏松症性骨折[13]。椎弓峡部骨折被称为峡部裂，若双侧峡部结构缺陷，出现一个椎体节段在另一节段上移位时则称为椎体滑脱。脊柱侧弯是另一种涉及椎骨节段的脊柱疾病，其特征是在冠状位上椎体排列紊乱，导致脊柱异常侧弯和与之伴随的脊柱旋转。

关节：在脊柱各类关节之中，脊柱源性疾病最常见元凶是关节突关节和骶髂关节。关节突关节又称为 Z-关节，属于真正的滑膜关节，其可能发生关节炎和退行性改变。术语“小关节综合征”描述的是 Z 关节的退行性改变，即可能出现关节肥大和造成腰背痛的牵涉痛模式[14]。骶髂关节也是一种可活动关节，易于出现退行性改变。

椎间盘：椎间盘由中央髓核和纤维外环组成，其容易受到各种类型的损伤，其中可能包括椎间盘退行性改变、突出或破裂。

流行病学

根据美国门诊医疗调查显示，约有 3% 的门诊患者诊断涉及脊柱源性疾病[15]。据报道，仅美国在腰痛的医疗开销就超过了每年 1 000 亿美元，其终身患病率约为 14%[16-17]。同样，颈部疼痛的年患病率超过 30%[18]。

诊断

评估脊柱滑脱的最佳选择是采用脊柱的斜位 X 线，可以清晰显示“苏格兰狗”的影像学特征[19]。X 线平片可用于评估脊柱滑脱和脊柱侧弯，而屈伸位 X 线可显示节段间不稳(图 32-1)。侧面站立位的 X

线片上测量 Cobb 角，可评估脊柱侧弯的严重程度（图 32-2）。体格检查和影像学检查并不能一致、准确诊断关节突关节和骶髂关节来源的疼痛综合征[20-21]。脊柱影像学检查可显示各类关节的退行性病变或肥大。椎间盘疾病诊断通常采用脊柱磁共振（MRI）检查。肌电图和神经传导检查有利于评估神经受累情况及预后判断。

治疗

峡部裂和脊柱滑脱一般选择支具的保守治疗，但严重和高级别脊柱滑脱伴随有神经功能受累时，可能需要手术治疗。已发现脊柱支具治疗对于 Cobb 角度在 20°~30°范围的脊柱侧弯患者是有益的[22]。而 Cobb 角度大于 40°的患者则通常采用手

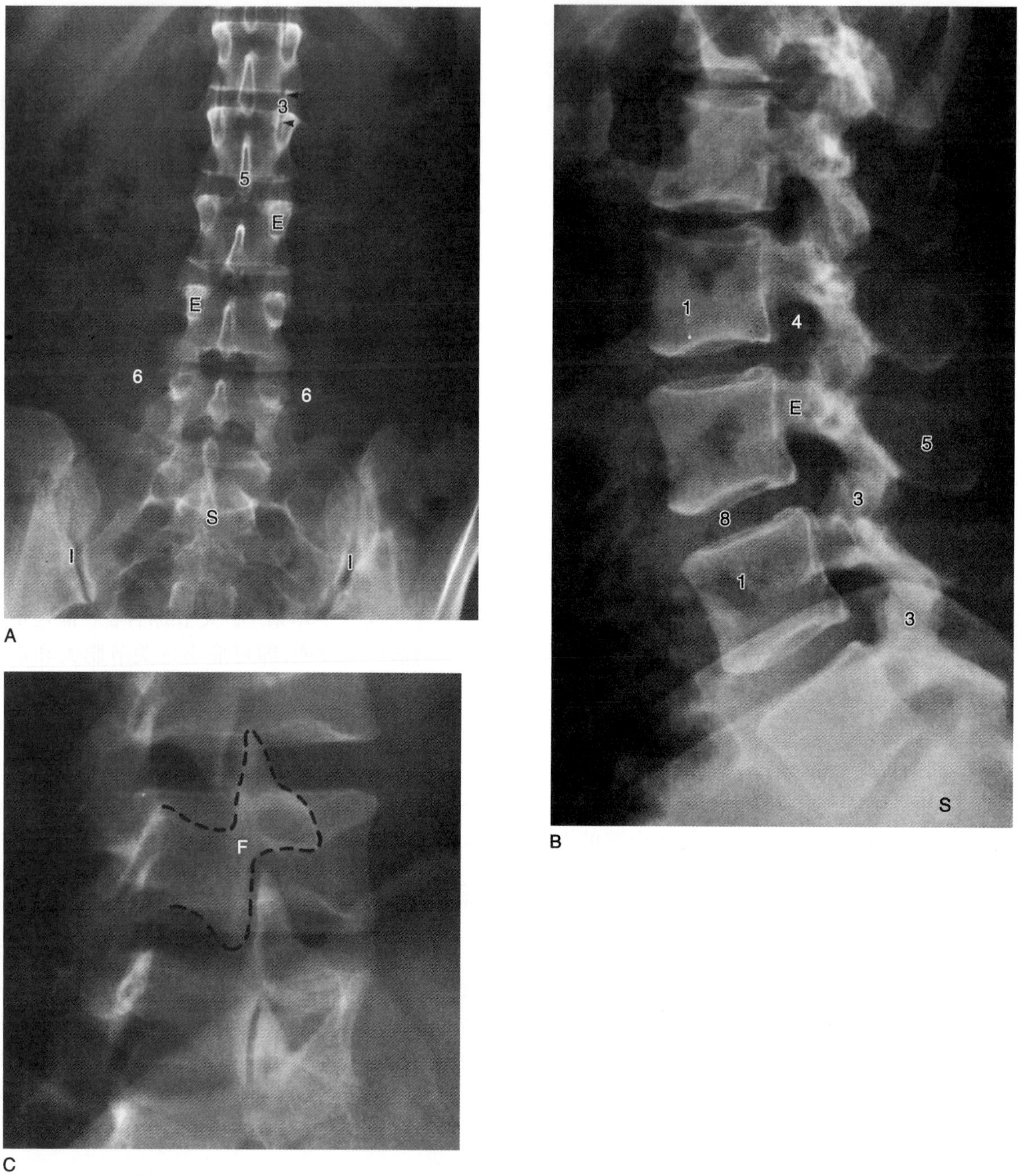

1，椎体；3，关节突关节；4，椎间（神经）孔；5，棘突；6，横突；8，椎间盘间隙；E，椎弓根；F，椎弓峡部；S，骶骨；I，骶髂关节。

图 32-1　正常脊柱平片。（A）前后位图；（B）侧位图；（C）斜位图。请注意，在此投影中“苏格兰小狗”，由小关节和椎弓根形成（虚线）。苏格兰小狗的“脖子”代表椎弓峡部（经允许摘自 Guha-Thakurta N，Ginsberg LE. Chapter 13. Imaging of the Spine. In：Chen MM，Pope TL，Ott DJ，eds. Basic Radiology，2e New York，NY：McGraw-Hill；2011）

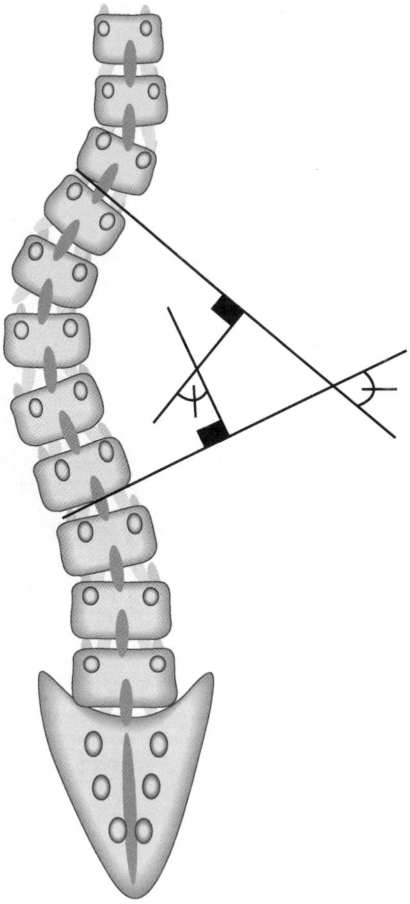

图 32-2　采用 Cobb 角度测试方法测量脊柱畸形（经允许摘自 Vanderhave K. Orthopedic Surgery. In：DohertyGM，eds. CURRENT Diagnosis & Treatment：Surgery，14e New York，NY：McGraw-Hill；2014）

术治疗，以防止侧弯角度进展。脊柱退行性关节病变治疗趋向于保守治疗，主要依赖于腰椎稳定性技术的康复计划。X 线透视引导下疼痛介入治疗（脊神经后支内侧支射频消融损毁或小关节内类固醇注射）可能有助于小关节疼痛综合征的诊断和治疗。椎间盘疾病的治疗依赖于具体类型和严重程度。首选保守治疗，包括康复治疗和口服止痛药物。若保守治疗失败，可考虑硬膜外类固醇注射。在更严重和持续性病例中，可能需要手术干预。表 32-3 描述了常见脊柱源性疾病及其治疗方案[22]。

表 32-3　脊柱源性疾病及治疗方案

脊柱源性疾病	治疗
峡部裂	保守治疗，支具治疗
脊柱滑脱	保守治疗，支具治疗，滑脱需要高级别手术治疗
脊柱侧弯	Cobb 角度在 20°~39°采用支具治疗，Cobb 角度>40°采用手术治疗
小关节综合征	X 线透视引导下脊神经后支内侧支用于诊断和治疗
退行性关节疾病	保守治疗，腰椎稳定性技术

骨质疏松症

背景/生理学

骨质疏松症是一种代谢性骨疾病，其特征是骨重塑不平衡导致的骨量降低。骨质疏松症的危险因素可分为可控和不可控因素，其中不可控因素包括高龄、家族史、白种人、内分泌异常和女性，可改变的危险因素包括吸烟、过量饮酒、营养不良、缺乏运动和低身体质量指数（BMI）。尽管骨质疏松症的发病机理是一个包括多种因素的复杂过程，但其最终结果是与健康个体相比，其骨丢失发生率增加。骨重塑机制主要基于破骨细胞和成骨细胞的活性，并分别调节骨的吸收和形成。这两个过程之间的耦合不平衡会导致骨的分解增加，从而导致骨量下降。

流行病学

骨质疏松症是影响绝经后妇女最常见的疾病。在美国，50 岁以上的女性人群中，约 10% 受骨质疏松症的影响，而相同年龄的男性人群仅有 2%[23]。据 2010 年统计，约有 306 000 人次以髋部骨折作为第一诊断，其平均住院时间为 5. 8d。

诊断

骨折往往是骨质疏松症最早出现的症状，但其缺乏既往的临床证据。因此建议无论有无危险因素，65 岁女性和 70 岁男性应开展骨质疏松筛查[24-25]。双能 X 线吸收法（DEXA）通过定量化测量骨矿物质密度，成为目前筛查和诊断骨质疏松症的金标准[26]。骨质疏松症的诊断基于 DEXA 扫描的 T 值小于-2. 5，这表示比年轻健康的成年人低 2. 5 个标准差。骨量减少定义为 T 值在-1 至-2. 5 之间，正常骨密度是 T 值在-1 至+1 之间（图 32-3）。

治疗

当 T 值为-2. 0 时，骨折风险急剧增加，其风险受年龄的显著影响（图 32-4）。

骨质疏松症的治疗包括饮食、药物治疗和生活方式改变。骨质疏松症患者中，获取足够维生素 D 和钙是治疗方案的重要组成部分。针对 50 岁以上

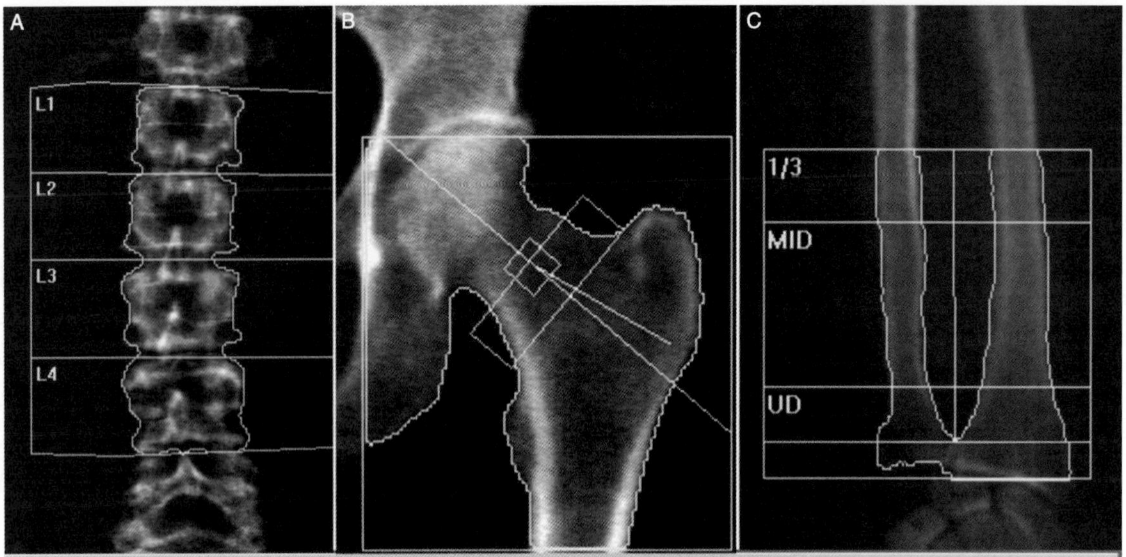

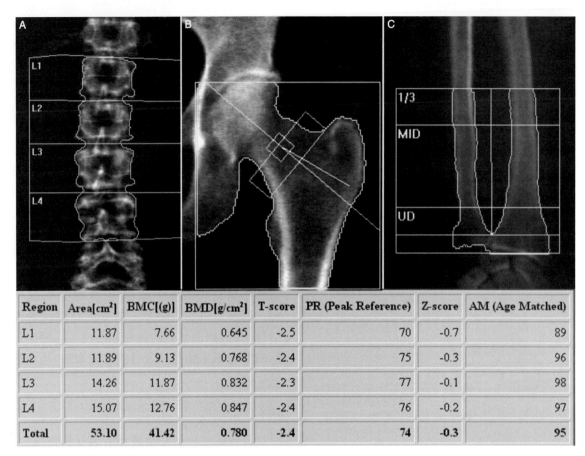

Region	Area[cm²]	BMC[(g)]	BMD[g/cm²]	T-score	PR (Peak Reference)	Z-score	AM (Age Matched)
L1	11.87	7.66	0.645	-2.5	70	-0.7	89
L2	11.89	9.13	0.768	-2.4	75	-0.3	96
L3	14.26	11.87	0.832	-2.3	77	-0.1	98
L4	15.07	12.76	0.847	-2.4	76	-0.2	97
Total	**53.10**	**41.42**	**0.780**	**-2.4**	**74**	**-0.3**	**95**

图 32-3　通过双能 X 线吸收测定仪器获得的图像。(A)腰椎(L1～L4)；(B)左髋；(C)左前臂。腰椎的骨矿物密度测定显示总 T 值为骨量减少的范围(经允许摘自 Brandon DC, Thomas AJ, Ravizzini GC. Introduction to Nuclear Medicine. In: Elsayes KM, Oldham SA, eds. Introduction to Diagnostic Radiology New York, NY: McGraw-Hill; 2014)

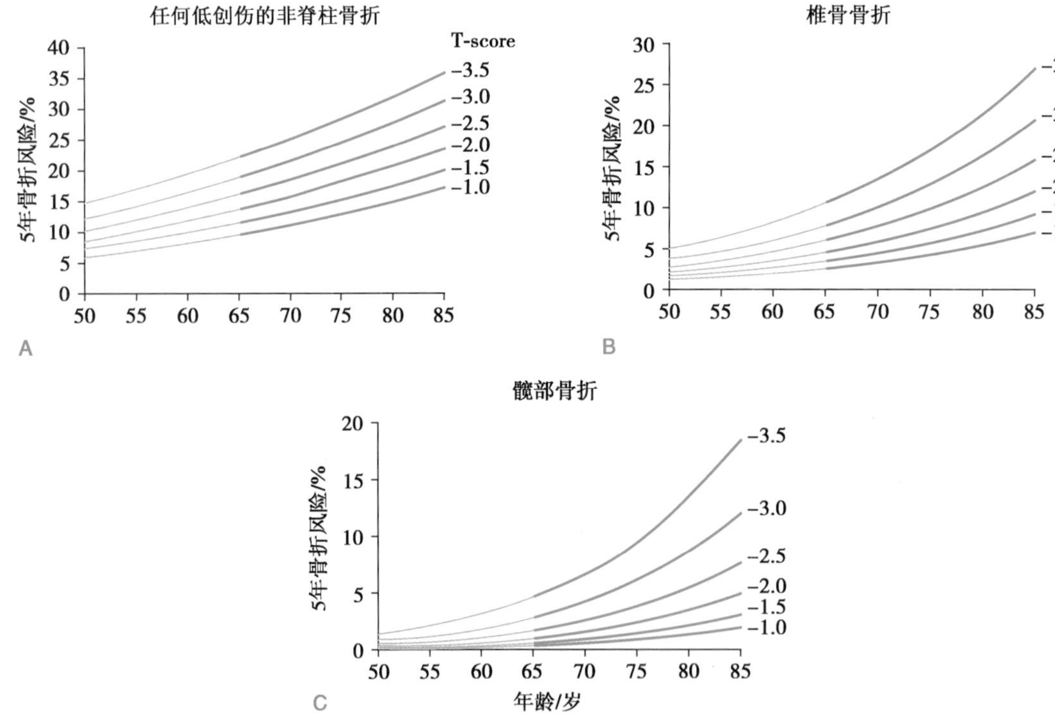

图 32-4　年龄和骨矿物质密度对 5 年骨折风险的影响。(A)任何低创伤的非脊柱骨折；(B)椎骨骨折；(C)髋部骨折。在年龄约为 65 岁时，B 和 C 组的 T 评分为-2.0 或-2.5 或更高时，发生骨折的风险急剧增加(经允许摘自 Cummings SR, Bates D, Black DM. Clinicaluses of bone densitometry: scientific review. JAMA. 2002; 288: 1889)

女性，美国临床内分泌协会推荐每天摄入 1 200mg 钙[27]。对于骨质疏松症的患者，美国医学研究所建议每天摄入 800IU 维生素 D[28]。骨质疏松症的药物治疗包括双膦酸盐、激素药物和选择性雌激素受体调节剂。双膦酸盐是一类抑制破骨细胞活性的药物，被认为是治疗骨质疏松症的一线药物[27]。雌激素和降钙素是常用激素类药物，通过抑制破骨细胞减少骨吸收。特立帕肽是人类重组甲状旁腺激素，可增加骨形成。安全的体育锻炼是治疗和预防骨质疏松症的另一关键因素。特别是绝经后妇女，负重训练和抵抗训练已显示出可以保存和改善其骨矿物质密度[29]（图 32-5）。

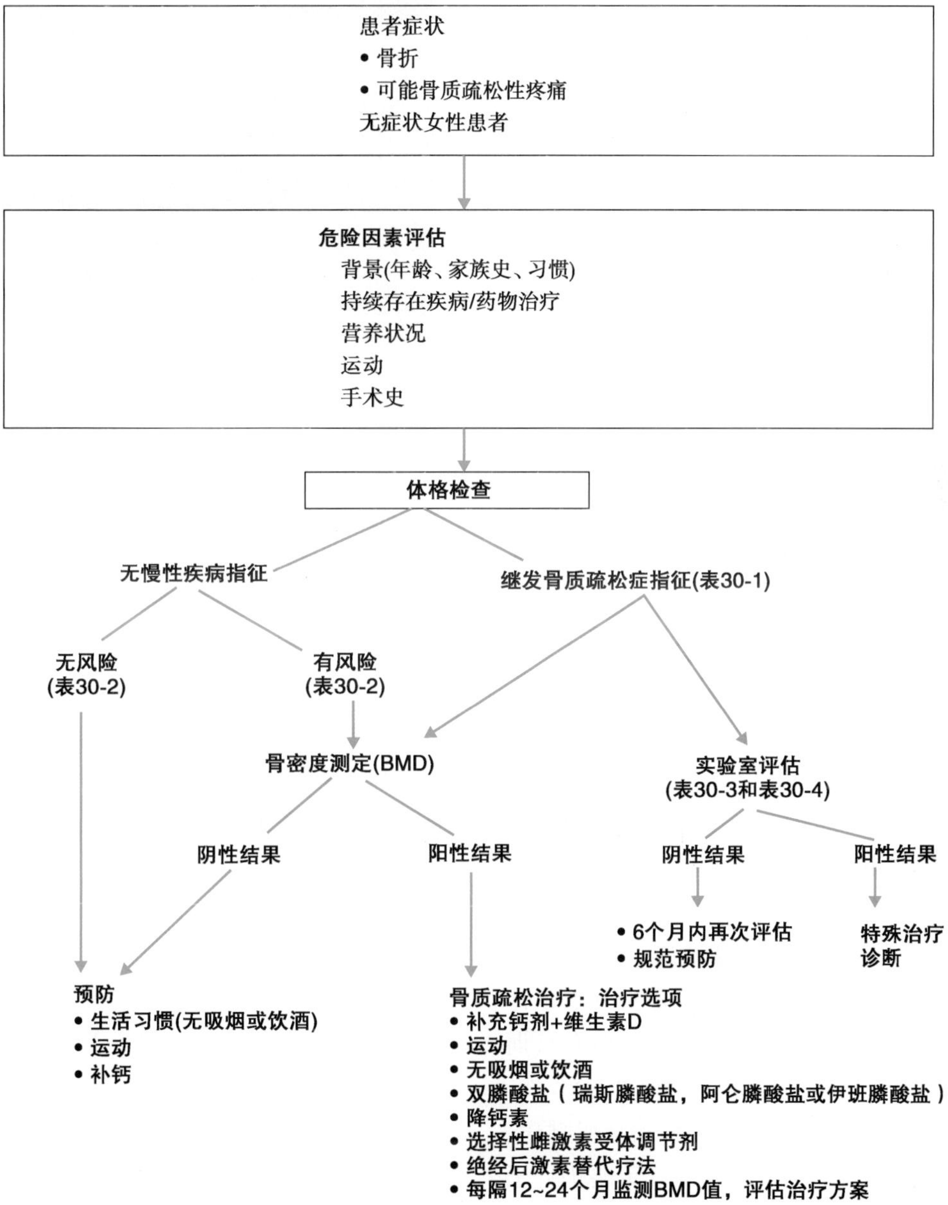

图 32-5　骨质疏松症诊疗规范（经允许摘自 South-Paul JE. Osteoporosis. In：South-Paul JE，Matheny SC，Lewis EL，eds. CURRENT Diagnosis & Treatment：Family Medicine，4e New York，NY：McGraw-Hill；2015）

肌腱炎

背景/生理学

肌腱病变是一个术语，用于描述肌腱部位的局部疼痛，通常是由于过度使用造成的。这是一种以肌腱增厚、机械性能丧失、疼痛为特征的综合征[30]。尽管越来越多的组织学证据不支持这种主张，但肌腱炎通常被用于描述急性炎症状态[31]。

流行病学

这类疾病倾向于影响肌腱高频重复运动的人

群,例如跟腱病的跑者或肩袖肌腱病的投掷运动员。表 32-4 列出了肌腱病的常见区域及与之相关的活动或运动类型[32]。

表 32-4 与突发性活动/运动相关的常见肌腱炎

肌腱	动作/运动
肩袖	高空移动-投掷、游泳、绘画
肱二头肌	重复性搬举
外上髁炎	球拍运动,体力劳动
内上髁炎	高尔夫,保龄球
髂胫束	骑自行车、下坡跑
股四头肌	跳跃
跟腱	长跑
髌骨	篮球,排球,跳高,足球,长跑

诊断

体格检查时发现损伤肌腱区域触诊压痛,并在其抵抗运动时常可诱发疼痛。诊断主要基于患者的病史和体格检查。当保守治疗失败或对精确诊断不确定时,可使用超声和磁共振检查。普通 X 线平片并不常用,但可发现撕脱性损伤。

治疗

肌腱炎最初采取保守治疗,其中休息是不可缺少的部分。口服非甾体抗炎药和类固醇注射似乎可短期缓解疼痛,但尚未证明其长期效应[33]。手术治疗仍是最后选项[33]。随着疼痛改善,逐步开展牵伸和力量强化训练。由等长训练过渡至离心力量训练,被证明在肌腱病中比向心力量训练更有效[34]。若保守治疗失败,通常采用类固醇注射治疗肌腱病。干细胞和富血小板血浆注射等新型治疗策略仍处于实验阶段。

滑囊炎

背景/生理学

滑囊是由滑膜作为内衬,其中充满液体的囊。其位于灵活组织之间,提供保护和润滑作用。滑囊炎是指滑囊炎症,通常为直接伤害或过度使用的结果(图 32-6)。

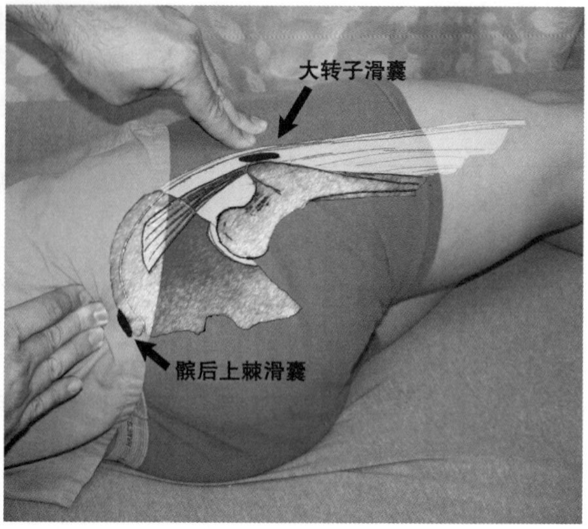

图 32-6 患者处于健侧卧位下,检查病变髋关节周围滑囊。压痛常见区域位于大转子和髂肌插入髂后上棘区域,很多患者两个部位均有压痛。坐骨结节滑囊炎也会出现坐骨顶点区域压痛(经允许摘自 Color Plates. In:Imboden JB, Hellmann DB, Stone JH, eds. CURRENT Diagnosis & Treatment:Rheumatology,3e New York,NY:McGraw-Hill;2013)

流行病学

滑囊炎占初级保健诊所就诊人数的 0.4%。运动员中发病率较高,跑者中发病率约为 10%[35]。在工作人群中,膝关节滑囊炎好发于工作负荷大、常需跪位工作的男性[36]。

诊断

滑囊炎的典型表现是触诊滑囊区域或活动时出现局部疼痛。表 32-5 列出了易患滑囊炎的常见部

表 32-5 滑囊炎常见区域及典型体格检查表现

肩峰下	肱骨大结节区域压痛,肩外展时诱发疼痛,肩袖病理改变征象
鹰嘴	鹰嘴区域压痛,并伴有/不伴有红斑
坐骨	按压坐骨结节区域可复制疼痛
股骨大转子	股骨大转子区域压痛,髋内收或主动外展时髋外侧疼痛
髂腰肌	髋屈曲抵抗时腹股沟区域疼痛
髌周	髌周压痛,髌周可活动滑囊积液
膝内侧副韧带	膝关节内侧压痛
鹅足滑囊	关节线远端的膝关节内侧压痛
足跟后滑囊	跟腱前方压痛

位及其相关体格检查结果。滑囊炎诊断需要详细病史和体格检查。若担心其他可能病理性原因,包括感染、痛风、自身免疫性疾病或骨折,则需要进一步检查。

治疗

假定滑囊炎由于机械应力所致,其治疗方案在于通过保守治疗减轻炎症,包括休息、冰敷、活动调整、抬高患肢和口服非甾体抗炎药。囊内穿刺和类固醇注射也可用于缓解疼痛和减轻炎症[37]。若保守治疗失败或滑囊炎症加重出现并发症,可手术切开和引流。

纤维肌痛

背景/生理学

纤维肌痛是一种以全身广泛性疼痛为特征的临床综合征,伴有疲劳、僵硬、焦虑和沮丧,其确切的病理生理学机制尚不明确。众多研究表明,该综合征源于生物力学、代谢和免疫调节因素综合导致中枢敏化[38]。

流行病学

根据美国风湿病学会最新指南,估计纤维肌痛的发病率约为 6.4%[39]。其在女性中更常见,男女发病比例为 1∶2,且随着年龄的增长而增加[39-40]。

诊断

纤维肌痛的诊断属于排除性诊断,需要排除其他类型疾病,可能包括甲状腺功能减退、贫血、维生素水平异常、肠易激综合征和抑郁。早先的纤维肌痛诊断标准是由美国风湿病学会于 1990 年所制订,包括评估全身特点区域的压痛。2010 年对诊断标准进行修订,包括以下内容。

1. 弥漫疼痛指数(WPI)≥7 分,症状严重程度评分(SS)≥5 分。
2. 或弥漫疼痛指数(WPI)在 3~6 分,以及症状严重程度评分(SS)≥9 分。
3. 症状维持在相似水平至少 3 个月。
4. 患者无解释疼痛的其他疾病。

弥漫性疼痛指数(WPI)评估了全身 19 个部位的疼痛,而症状严重程度评分(SS)则量化了疼痛对患者日常生活的干扰程度(图 32-7)。

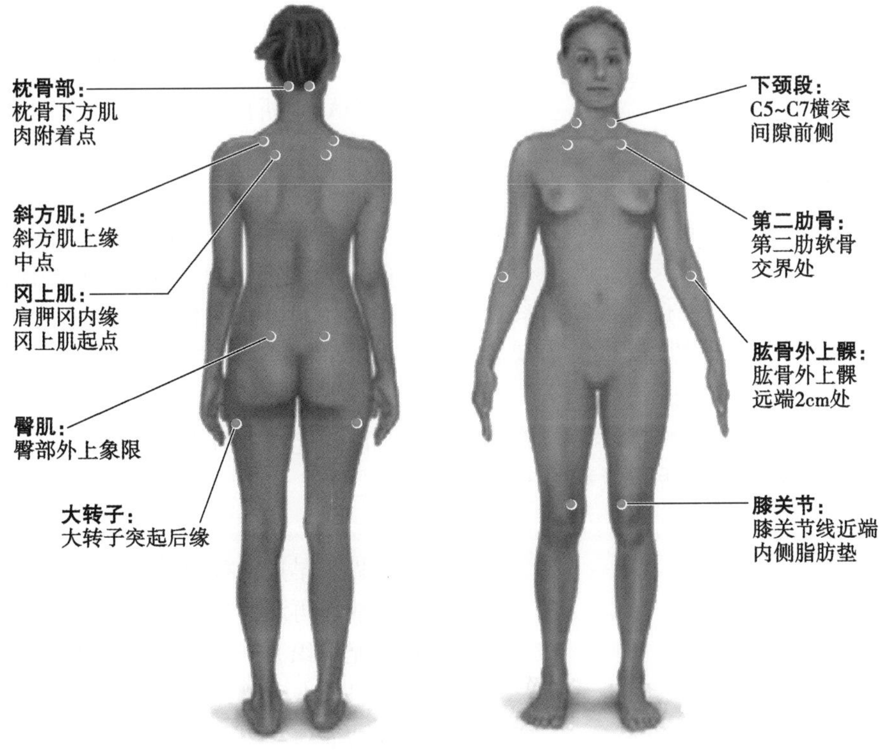

图 32-7 纤维肌痛患者的压痛点评估(摘自 Wolfe F, et al. The American College of Rheumatology Preliminary Diagnostic Criteria for Fibromyalgia and Measurement of Symptom Severity. Arthritis Care Res. 2010;62:600-610)

治疗

纤维肌痛的治疗由多个部分组成,包括药物治疗和非药物治疗(表 32-6)。

表 32-6 纤维肌痛的治疗选项

治疗分类	治疗类别	举例
非药物治疗	物理治疗	水疗
	物理因子治疗	按摩,热疗
	患者教育	
	降低压力	
	饮食	最优营养摄入
	睡眠	睡眠卫生,辅助睡眠
	运动	有氧运动(例如太极、瑜伽)
	针灸	
	冥想	
	心理治疗	认知-行为疗法
药物治疗	抗抑郁药物	阿米替林
		度洛西汀
		米那普兰
		氟西汀
		帕罗西汀
		氟伏沙明
		西酞普兰
	抗癫痫药	加巴喷丁
	肌松药	普瑞巴林
		环苯扎林

纤维肌痛的初始治疗目标集中于单药治疗联合非药物治疗[41]。如果患者的症状持续存在且对初始治疗方案没有反应,可尝试将所有非药物治疗方案最大化,适当转诊其他专家,例如精神病学医师或心理治疗师,并开始采取联合用药治疗[41]。考虑到该综合征的慢性特点,可能需要整合多种不同治疗策略,且必须坚持治疗方案。纤维肌痛患者首要目的在于寻找将疼痛降至可控水平的治疗策略,进而改善患者生活质量和维持其机体功能。

骨折

背景

骨折是日常生活中常见的紧急健康问题。骨折早期处置不当可能导致长期疾病状态,甚至可能导致死亡[9]。大多数主要骨折需要完全制动,可采用石膏固定、手术干预或两者。然而一些骨折并不需要肢体制动,可采用支具治疗[42]。

生理学

骨折可通过两种不同机制愈合。当压迫实现解剖复位时,骨折内部重塑且无骨痂形成,首次/直接愈合可能达成[43]。若无法解剖复位或压迫时,继发/间接愈合发生,这类愈合涉及骨痂形成和随后外部重塑以弥合骨折间隙[43](图 32-8)。根据患者自身因素及骨折类型,重塑可能花费数月乃至数年[43]。

影响骨折愈合的患者因素,包括年龄[44]、合并症[45]、药物使用[46]、社会因素[47]和营养[48]。其他影响骨折愈合因素,包括骨折类型[49]、创伤程度[50]、系统或局部疾病以及感染[51]。

流行病学

在美国,每年发生 560 万骨折事件,相当于 2% 的发病率[52]。骨折的发生受多种因素影响,包括患者年龄、性别、合并症、生活方式和职业。

诊断

骨折定义为骨骼完整性的破坏,其涉及骨髓、骨膜和相邻软组织的损伤。骨折存在多种类型,例如病理性骨折、应力性骨折和青枝样骨折[53]。以下是穆勒 OA(骨折内固定研究协会)对骨折进行全面分类,提供了各类骨折的标准化描述。

简单骨折有螺旋形,倾斜或横向骨折。

楔形骨折可以是螺旋形(低能量)或弯曲形(高能量),允许近端和远端骨折断端保持接触。

多碎片骨折是指具有多处断裂的骨折,产生 2 个以上的碎片。

复杂多碎片骨折是指节段性骨折,或其近端与远端断端无接触且无骨缩短。

治疗

骨折早期治疗总体目标是控制出血、缓解疼痛,防止缺血再灌注损伤以及清除潜在的污染源(异物和坏死组织)[43]。一旦实现上述目标后,其骨折处理的目的在于确保受累的肢体在愈合时最大可能恢复其功能[42]。非手术或手术方法均可以实现这一目标。

在帮助患者恢复过程中,康复专家的参与非常

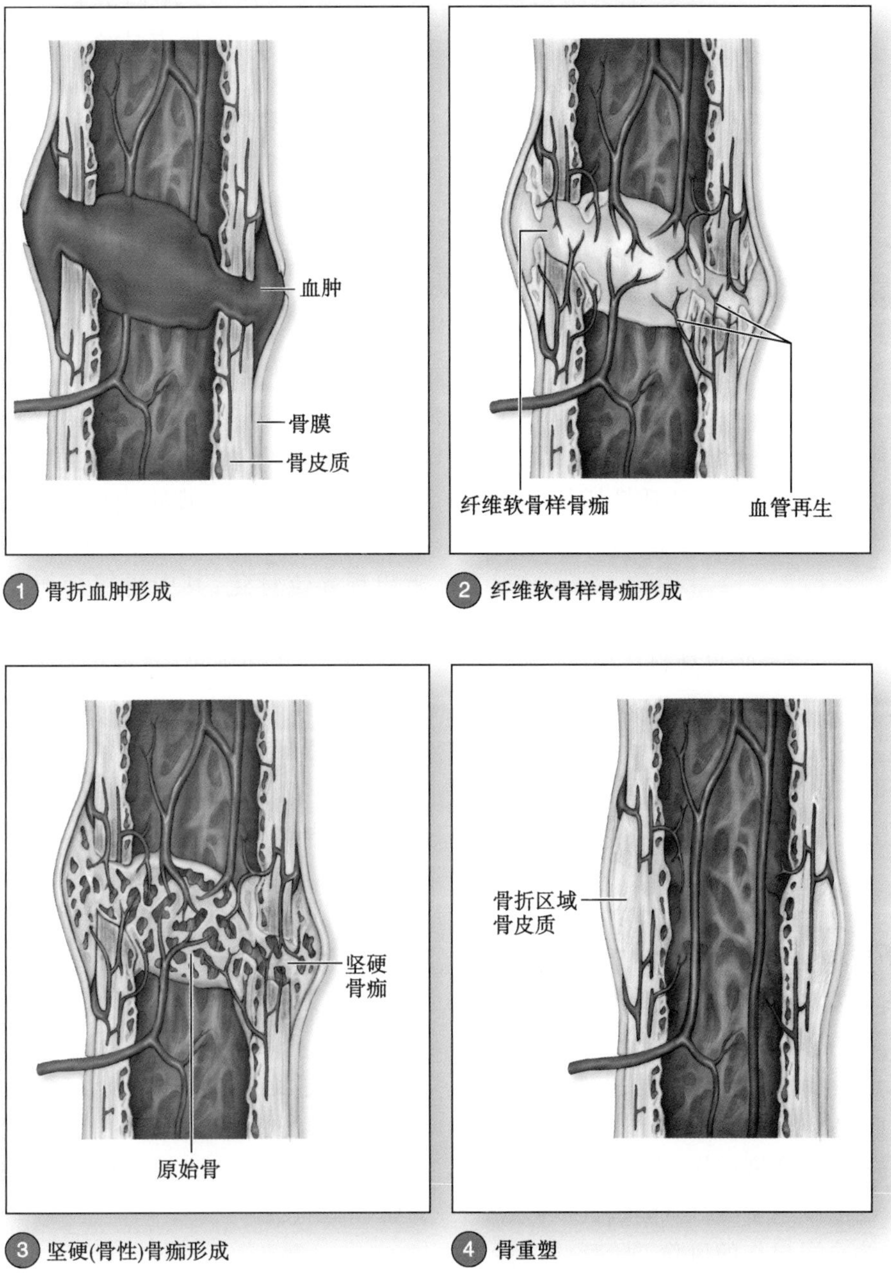

图 32-8　展示骨折修复的主要特征。骨折的修复经历以下数个阶段，同时利用已存在机制进行骨骼重塑。(1)骨折导致其中血管破裂，血液流出并凝结，形成骨折区域大血肿。(2)血肿逐步被巨噬细胞消除，并被富含胶原蛋白和成纤维细胞的柔软纤维软骨样团块的原始骨痂组织。若破裂，骨膜将在该组织上重新建立连续性。(3)再生血管和成骨细胞侵入柔软的原始骨痂组织，并在随后几周内初级骨小梁逐步取代纤维软骨，在整个骨折原始区域形成坚硬骨痂。(4)然后将原始骨重塑为致密松质骨，重新连接邻近未损伤区域，重建功能齐全的脉管系统(经允许摘自 Bone. In：Mescher AL，eds. Junqueira's Basic Histology，14e New York，NY：McGraw-Hill；2016)

有用。恰当的康复治疗方案依赖于损伤的性质、患者动机、受教育程度和能力。康复治疗有助于帮助患者从关节僵硬中恢复，维持并重建关节活动度。康复治疗师可提供恰当运动和活动指导，促进患者恢复过程。多学科康复团队参与最终可以减轻术后疾病状态，并加快患者出院计划。

烧伤

背景

烧伤是人体对外界因素所致软组织损伤的反应，包括热、冷、化学物质、电和辐射[19]。

流行病学

每年约有125万人遭受烧伤,其中约有50万人接受某种形式的治疗,4万人住院治疗[54]。烧伤主要影响青年人群,多发于20~40岁群体,其中70%为男性。烧伤损伤中2/3为成年人,1/3为儿童。大多数烧伤由火/火焰损伤(占43%)或烫伤(占36%)引起[55]。在美国,烧伤是2岁以下儿童意外死亡的主要原因。

生理学

烧伤的细胞应答:血小板活化,血管收缩,以及在数小时内血管扩张和毛细血管通透性增加,使蛋白质和白蛋白漏出至血管外,造成液体外渗和严重水肿[19]。

烧伤的系统应答:血管外液体的丢失导致血容量不足和休克。氧气需求增加导致过度换气。吸入性损伤导致肺部氧合减少和急性呼吸窘迫综合征(ARDS)。首先心输出量减少,血液黏稠度增加。胃扩张和肠梗阻发生于烧伤前3d。若烧伤严重,可能会发生多器官系统衰竭[19]。

诊断

表皮厚度/Ⅰ度烧伤,表皮层:皮肤红斑,干燥,轻度肿胀,按压皮肤发白,疼痛。治疗:剥离表皮,一周内自发愈合。无瘢痕[9]。

真皮部分厚度/Ⅱ度烧伤,真皮层:起疱、潮湿、渗出、按压皮肤发白、疼痛。治疗:7~20d表皮再生[9]。

真皮深层部分厚度/Ⅱ度烧伤,真皮层:无水疱,潮湿或蜡质干燥,皮肤颜色多变,疼痛较轻。因血液供应不足,有转变为全层损伤的风险。治疗:数周到数月表皮再生,植皮可加快恢复进度,并产生瘢痕[9]。

皮肤全层厚度/Ⅲ度烧伤,所有真皮层和表皮层:皮肤颜色从蜡白色、革灰色到炭黑色,无法感知疼痛,压迫皮肤无发白。治疗:上皮无法再生,需要植皮治疗,并产生瘢痕[9]。

N/A(不适用),Ⅳ度烧伤,烧伤延伸至肌肉骨骼和肌腱:黑色(焦痂)、裸露的骨头、韧带和肌0腱。治疗:可能需要截肢或广泛深层清创治疗[9]。

治疗

紧急治疗时,外科手术、植皮和伤口护理在烧伤治疗中至关重要,个体独立功能重建是康复重点和最终目标。

瘢痕于1~1.5年内成熟。压力衣需每日穿23h,保持25mmHg压力且经常更换,以抵消肥厚性瘢痕收缩,但导致机械性限制,特别是关节区域,破坏美观和造成心理创伤[19]。

将患者置于伸展和外展位,以防止可能的屈曲和内收挛缩发生。特殊床具和体位用于防止依赖性水肿、限制性压疮和皮肤破损[19]。夹板适用于体位摆放困难或肌腱、关节暴露的患者[9]。

烧伤患者常伴有多种并发症。在烧伤面积≥20%的患者中,约有15%~20%患者出现周围神经病变。在挤压伤中,多发性单神经病变更为常见。儿童骨骺板周边的烧伤可导致其生长减慢。肘部、鹰嘴或喙突区域的烧伤,可导致受损关节的骨赘或骨组织赘疣生成。报道高达23%烧伤患者出现异位骨化,其中肘部烧伤最常见。胸部或背部烧伤可能导致脊柱侧凸或后凸畸形。掌指关节、跖趾关节和手部/足部的背侧皮肤烧伤,可出现损伤关节半脱位和脱位[19]。另外,疼痛控制、充足营养、睡眠卫生、运动和心理问题等对烧伤幸存者的康复管理很重要。更多详细信息,请参考87章内容。

扭伤与拉伤

背景

扭伤是关节内连接两块骨骼的韧带组织的拉伸或撕裂,踝关节是最常见的扭伤部位。拉伤是附着于骨骼上的肌肉或肌腱的拉伸或撕裂,最常见于下背部和腘绳肌。

生理学

肌肉和韧带损伤可能由超负荷损伤,不良的姿势力学,过度的离心收缩,加速-减速损伤,过度使用损伤,创伤和应力所致。这些原因导致肌肉或韧带拉长和撕裂,并继发水肿、出血和炎症反应[56]。

诊断

诊断的确立来源于临床病史、体格检查,以及合适的影像学检查。常见的软组织扭伤可发生于背部、脊柱、肩锁关节、肘部、腘绳肌、足部和踝部。

治疗

根据损伤区域、程度和敏锐度,治疗方案包括保守治疗和手术干预。不需要手术治疗的扭伤和拉伤,可采取保守治疗策略,包括休息、药物治疗、注射治疗和恰当康复治疗程序。此类康复程序中,包括应用各类康复因子治疗(例如热疗、冷疗、超声和电刺激)、软组织按摩、柔韧性训练、关节活动度训练、力量训练和稳定性训练[19]。

(路鹏程 译 马超 校)

参考文献

1. Garrett WE Jr. Muscle strain injuries: clinical and basic aspects. *Med Sci Sports Exerc*. 1990;22:436–443.
2. Miyasaka KC, Daniel DM, Stone M. The incidence of knee ligament injuries in the general population. *Am J Knee Surg*. 1991;4:43.
3. Zacchilli MA, Owens BD. Epidemiology of shoulder dislocations presenting to emergency departments in the United States. *J Bone Joint Surg*. 2010;92(3):542–549.
4. Demertzis JL, Rubin DA. Upper extremity neuromuscular injuries in athletes. *Semin Musculoskelet Radiol*. 2012;16(4):316–330.
5. Beiner JM, Jokl P. Muscle contusion injuries: current treatment options. *J Am Acad Orthop Surg*. 2001;9(4):227–237.
6. Barber FA. What is the terrible triad? *Arthroscopy*. 1992;8(1):19–22.
7. Ryan JB, Wheeler JH, Hopkinson WJ, Arciero RA, Kolakowski KR. Quadriceps contusions. West Point update. *Am J Sports Med*. 1991;19(3):299–304.
8. Pollock RG, Bigliani LU. Glenohumeral instability: evaluation and treatment. *J Am Acad Orthop Surg*. 1993; 1(1):24–32.
9. DeLisa JA, ed. *Physical Medicine and Rehabilitation: Principles and Practice*. 4th ed. Philadelphia, PA: Lippincott-Williams and Wilkins; 2005.
10. Armstrong TJ. Ergonomics and cumulative trauma disorders. *Hand Clin*. 1986;2:553–565.
11. Melhorn JM. Cumulative trauma disorders and repetitive strain injuries. The future. *ClinOrthop*. 1998;(351):107–126.
12. Pritchard MH, Pugh N, Wright I, Brownlee M. A vascular basis for repetitive strain injury. *Rheumatology (Oxford)*. 1999;38(7):636–639.
13. Genant HK, Cooper C, Poor G, et al. Interim report and recommendations of the World Health Organization Task-Force for Osteoporosis. *Osteoporos Int*. 1999;10(4):259–264.
14. Ghormley RK. Low back pain with special reference to the articular facets, with presentation of an operative procedure. *JAMA*. 1933;101:1773-1777.
15. Centers for Disease Control and Prevention. National Ambulatory Medical Care Survey: 2010 Summary Tables. Available at http://www.cdc.gov/nchs/data/ahcd/namcs_summary/2010_namcs_web_tables.pdf. Accessed April 30, 2015.
16. Deyo RA, Tsui-Wu YJ. Descriptive epidemiology of low-back pain and its related medical care in the United States. *Spine (Phila Pa 1976)*. 1987;12(3):264.
17. Katz JN. Lumbar disc disorders and low-back pain: socioeconomic factors and consequences. *J Bone Joint Surg Am*. 2006;88(suppl 2):21.
18. Cohen SP. Epidemiology, diagnosis, and treatment of neck pain. *Mayo Clinic proceedings*. 2015;90(2):284–299.
19. Cuccurullo SJ, ed. *Physical Medicine and Rehabilitation Board Review*. New York, NY: Demos Medical; 2015.
20. Cohen SP, Raja SN. Pathogenesis, diagnosis, and treatment of lumbar zygapophysial (facet) joint pain. *Anesthesiology*. 2007;106(3):591–614.
21. van der Wurff P, Meyne W, Hagmeijer RH. Clinical tests of the sacroiliac joint. *Man Ther*. 2000;5(2):89–96.
22. Lonstein JE, Winter RB. The Milwaukee brace for the treatment of adolescent idiopathic scoliosis. A review of one thousand and twenty patients. *J Bone Joint Surg*. 1994;76(8):1207–1221.
23. Centers for Disease Control and Prevention (CDC). National Center for Health Statistics (NCHS). National Health and Nutrition Examination Survey Data. Hyattsville, MD: U.S. Department of Health and Human Services, Centers for Disease Control and Prevention, 2005-2008. Accessed February 24, 2015.
24. U.S. Preventive Services Task Force. Screening for osteoporosis: U.S. preventive services task force recommendation statement. *Ann Intern Med*. 2011;154(5):356.
25. National Osteoporosis Foundation. Clinician's Guide to Prevention and Treatment of Osteoporosis: 2014 Issue, Version 1. Available at http://nof.org/files/nof/public/content/file/2791/upload/919.pdf. Accessed February 27, 2015.
26. Gosfield E 3rd, Bonner FJ Jr. Evaluating bone mineral density in osteoporosis. *Am J Phys Med Rehabil*. 2000; 79(3):283–291.
27. Watts NB, Bilezikian JP, Camacho PM, et al. American Association of Clinical Endocrinologists Medical Guidelines for Clinical Practice for the diagnosis and treatment of postmenopausal osteoporosis. *Endocr Pract*. 2010;16(suppl 3):1–37.
28. Ross AC, Manson JE, Abrams SA, et al. The 2011 report on dietary reference intakes for calcium and vitamin D from the Institute of Medicine: what clinicians need to know. *J Clin Endocrinol Metab*. 2011;96(1):53–58.
29. Snow CM, Shaw JM, Winters KM, Witzke KA. Long-term exercise using weighted vests prevents hip bone loss in postmenopausal women. *J Gerontol A Biol Sci Med Sci*. 2000;55(9):M489–M491.
30. Soslowsky LJ, Thomopoulos S, Tun S, et al. Neer Award 1999. Overuse activity injures the supraspinatus tendon in an animal model: a histologic and biomechanical study. *J Shoulder Elbow Surg*. 2000;9(2):79–84.
31. Khan KM, Cook JL, Bonar F, Harcourt P, Astrom M. Histopathology of common tendinopathies. Update and implications for clinical management. *Sports Med*. 1999;27(6):393–408.
32. Maffulli N, Wong J, Almekinders LC. Types and epidemiology of tendinopathy. *Clin Sports Med*. 2003;22(4):675–692.
33. Andres BM, Murrell GA. Treatment of tendinopathy: what works, what does not, and what is on the horizon. *Clin Orthop Relat Res*. 2008;466(7):1539–1554.
34. Jonsson P, Alfredson H. Superior results with eccentric compared to concentric quadriceps training in patients with jumper's knee: a prospective randomised study. *Br J Sports Med*. 2005;39(11):847–850.
35. Lohr KM, Gonsalves A, Root L, Talbot-Stern JK. "Bursitis." In: Gellman H, ed. *eMedicine*. 2014. Available at http://emedicine.medscape.com/article/2145588-overview#aw2aab6b2b5. Accessed February 28, 3015.
36. Le Manac'h AP, Ha C, Descatha A, Imbernon E, Roquelaure Y. Prevalence of knee bursitis in the work-

force. *Occup Med*. 2012;62(8):658–660.
37. Rowand M, Chambliss ML, Mackler L. Clinical inquiries. How should you treat trochanteric bursitis? *J Fam Pract*. 2009;58(9):494–500.
38. Boomershine CS. "Fibromyalgia." *eMedicine*. Available at http://emedicine.medscape.com/article/329838-overview#showall. Accessed April 30, 2015.
39. Vincent A, Lahr BD, Wolfe F, et al. Prevalence of fibromyalgia: a population-based study in Olmsted County, Minnesota, utilizing the Rochester Epidemiology Project. *Arthritis Care Res (Hoboken)*. 2013;65(5):786–792.
40. Wolfe F, Ross K, Anderson J, Russell IJ, Hebert L. The prevalence and characteristics of fibromyalgia in the general population. *Arthritis Rheum*. 1995;38(1):19–28.
41. Goldenberg DL. "Treatment of fibromyalgia in adults not responsive to initial therapies." UpToDate. January 28, 2015. Accessed February 28, 2015.
42. Braddom RL. *Handbook of Physical Medicine and Rehabilitation*. 4th ed. Philadelphia, PA: Saunders; 2010.
43. Ruedi TP, Buckley R, Moran C, eds. *AO Principles of Fracture Management*. 2nd ed. New York, NY: Thieme Medical Publishers, Inc; 2007.
44. Farmer ME, White LR, Brody JA. Race and sex differences in hip fracture incidence. *Am J Public Health*. 1984;74(12):1374–1380.
45. Loder RT. The influence of diabetes mellitus on the healing of closed fractures. *Clin Orthop*. 1988;(232):210–216.
46. Giannoudis PV, MacDonald DA, Matthews SJ, Smith RM, Furlong AJ, De Boer P. Nonunion of the femoral diaphysis. The influence of reaming and non-steroidal anti-inflammatory drugs. *J Bone Joint Surg Br*. 2000;82(5):655–658.
47. Kwiatkowski TC, Hanley EN Jr, Ramp WK. Cigarette smoking and its orthopedic consequences. *Am J Orthop*. 1996;25(9):590–597.
48. Hernandez-Avila M, Colditz GA, Stampfer MJ, Rosner B, Speizer FE, Willett WC. Caffeine, moderate alcohol intake, and risk of fractures of the hip and forearm in middle-aged women. *Am J Clin Nutr*. 1991;54(1):157–163.
49. Bucholz RW, Heckman JD, Court-Brown C, et al., eds. *Rockwood & Green's Fractures in Adults*. 6th ed. Philadelphia, PA: Lippincott Williams & Wilkins; 2005.
50. Schmeling GJ, Schwab JP. Polytrauma care. The effect of head injuries and timing of skeletal fixation. *Clin Orthop Relat Res*. 1995;318:106–116.
51. Mollitt DL. Infection control: avoiding the inevitable. *Surg Clin North Am*. 2002;82(2):365–378.
52. Canale ST. *Campbell's Operative Orthopaedics*. 10th ed. St Louis, MO: Mosby-Year Book; 2003.
53. Moran DS, Israeli E, Evans RK, et al. Prediction model for stress fracture in young female recruits during basic training. *Med Sci Sports Exerc*. 2008;40(11 suppl):S636–S644.
54. American Burn Association: Burn Incidence and Treatment in the US: 2007 Fact Sheet. Available at www.ameriburn.org/resources_factsheet.php.
55. Brigham PA, McLoughlin E. Burn incidence and medical care use in the United States: estimates, trends, and data sources. *J Burn Care Rehabil*. 1996;17:95–107.
56. Noonan TJ, Garrett WE Jr. Muscle strain injury: diagnosis and treatment. *J Am Acad Orthop Surg*. 1999;7(4):262–269.

第 33 章　疼痛系统分类法

David Walk

引言

鉴于阿片类药物的流行，医学界对疼痛问题越来越重视。在 PubMed 上搜索"慢性疼痛"发现，其年度出版物数量在 2006—2016 年的 10 年间翻了 1 倍，在 2016 年之前的 20 年间增长了近 5 倍。2011 年美国医学研究所（the Institute of Medicine）发表了一份具有里程碑意义的评估报告，题为《缓解美国的疼痛：一项转变为预防、医疗、教育和研究的蓝图》，概述了当前疼痛方面的不足之处[1]。最近，阿片类药物使用和滥用所致的后果引起了广泛关注[2]。

除了其他因素外，上述的文献进展可能反映了疼痛带来的失能负担，以及疼痛作为一种疾病的理解在不断发展。2013 年全球疾病负担研究（2013 global burden of disease study）报道，世界上最常见的 7 种慢性病是原发性疼痛疾病[3]。将疼痛视为疾病的证据来自大量的理论和实验工作，这些研究工作可追溯到 20 世纪中叶，表明慢性疼痛（一般超过 3 个月的持续时间）可能与整个中枢神经系统的变化有关，这些变化远离且不依赖于躯体外部的致痛因素，导致持续性疼痛、痛苦和失能。从物理医学和康复专家（PM&R）的角度来看，慢性疼痛是导致患者失能、丧失独立性和生活角色的常见原因。

随着对疼痛的研究和临床实践的不断进步，疼痛疾病已被重新分类。现今疼痛的分类仍然呈现不断发展的趋势。本章将对慢性疼痛的分类结构及其原理进行综述。

慢性疼痛分类法

传统认为，疼痛疾病大多与解剖结构有关，因此与主诉密切相关。疼痛的解剖学分类，如头痛、腰痛和盆腔疼痛，容易被非专业人员和患者所理解，并由于纳入国际疾病分类编码系统（the international classification of disease coding system）而被广泛接受。但是，每个解剖区域都包括几种组织类型，具有不同的致痛原因和病理生理机制。

最近的一篇慢性腰痛的综述对上述观点举例说明[4]。腰部是由多个组织类型组成的复杂区域，包括骨、韧带、关节、椎间盘、肌肉和神经，神经组织又包括多个神经支配结构的神经末梢、神经根和感觉神经节。作者总结了大量关于疼痛机制的实验证据，阐述在这些结构内部和外部，包含结构病理学改变激活所支配肌肉骨骼元素的痛觉感受器，对结构病理学改变作出反应的炎症细胞因子的释放，与结构病理学接触的神经元素的压迫和随后的功能障碍，以及上行的躯体感觉结构的调节和修改。此外，对疼痛症状的感知和报告可以反映广泛的内部、人际和社会因素。简单地说，疼痛症状可代表痛苦、焦虑和恐惧情感的存在。疼痛还可作为发病率、死亡率或失去生活角色的潜在预测生物标志物，对个体具有重要意义。从上述方面看，根据解剖结构对疼痛进行分类对于理解慢性疼痛虽然是必要的，但明显不够。

如上所述，在某些情况下，组织类型代表了疼痛的类别。这些包括肌肉骨骼、血管和神经病理性疼痛，甚至癌性疼痛也可适用该框架，因为快速生长的克隆组织可能通过共同的机制激活伤害性感受途径。与基于解剖结构的分类学一样，这种方法的优点在于提供了患者和临床医生可识别的类别。然而，不同于仅基于解剖结构的分类，基于组织类型的分类意味着这些组织特有的疼痛机制的存在。

以下是根据解剖结构和组织类型对疼痛进行分类的例子，大多数读者都很熟悉。

肌肉骨骼疼痛

肌肉骨骼疼痛可能产生于关节或连接肌肉（收缩组织）和关节的韧带和肌腱。关节疼痛可能反映存在退行性疾病或炎症性疾病。然而，就疼痛机制而言，组织结构病理改变引起的痛觉感受器的生理激活和炎症引起的痛觉感受器敏化都可能适用于这两种情况。肌肉骨骼疼痛也可能是由撞击或过度使用综合征引起的。

肌筋膜疼痛

肌筋膜疼痛的特点是软组织或肌肉的自发和刺激诱发的疼痛，有时被称为“触发点”。机械假说表明，这可能反映中枢神经系统的局部现象或功能失调的感觉调节，这将被更深入地讨论[5]。

脊柱疼痛

如前所述，脊柱疼痛具有肌肉骨骼疼痛的一些特征，但通常被认为是一个独特的类别，这是因为它的高患病率，也是根据它的不同止痛因素来推测的，包括肌肉骨骼性、神经病理性或某些情况下肌筋膜因素。

头痛

头痛有各种各样的病因，并有一个既定的不同于其他解剖性疼痛部位的分类[6]。

内脏和盆腔疼痛

内脏疼痛是由内脏扩张引起的，具有明显的特征和鉴别诊断。盆腔疼痛也有广泛的各种鉴别诊断，可反映生殖器官紊乱的特定疾病，以及神经病理性、肌肉骨骼和其他器官特异性疾病。

血管疼痛

血管疼痛综合征可能与缺血性病因相关，包括跛行、严重肢体缺血引起的静止痛、雷诺病（一种孤立现象）和雷诺综合征（在全身炎症性疾病下的雷诺症状）。

神经病理性疼痛

神经病理性疼痛与其他组织类型的疼痛可谓泾渭分明，因为它是“由影响躯体感觉的损伤或疾病直接引起的疼痛”[7]，而不是神经系统外组织损伤的生理伤害感受信息。神经性疼痛有几个明显的现象学特征，包括一系列明确界定的外周和中枢神经系统功能紊乱。

癌性疼痛

由于癌痛普遍存在极其独特的临床环境和治疗策略，大多数疼痛分类都将癌痛独立分类。事实上，癌症与几种不相互排斥的疼痛状况有关，包括转移引起的骨痛、肿块性病变引起的局部疼痛、手术和放射治疗并发症引起的疼痛以及化疗引起的神经病理性疼痛。

慢性疼痛机制

20 世纪晚期的里程碑式研究[8-10]阐明了慢性疼痛的机制，扩展了我们对这个领域的认识，远远超出了在正常生理环境下痛觉信号转导和传递的模型。研究发现，慢性疼痛患者的痛觉信号处理有生理和病理两种方式的改变，生理改变代表了正常细胞在组织损伤后的固有反应，病理改变导致了不良的临床结果，对机体明显无益。

对组织损伤的急性疼痛当然是一种适应性的生理现象，因为它不仅提供了损伤的位置和特征信息，而且还触发了退缩和保护性反应。此外，它通常与局部的、容易可逆的痛觉感受器敏感性（外周敏化）和由固有的神经机制触发的痛觉，以及在损伤部位释放的炎症调节剂有关。这些也可以被认为是生理和适应性的，因为它们保护现在受伤的组织，并促进组织愈合。

现已确定，外周敏化可持续远远超过愈合期（如带状疱疹后神经痛），从而变得适应不良[11]。此外，中枢神经系统中躯体感觉通路的调节和修改（中枢敏化）可以导致刺激诱发性疼痛或自发性疼痛，这些改变可能是继发于中枢神经系统损伤，也可能由于目前未知的原因所致。中枢敏化可由神经通路损伤和胶质激活引起[12]。除了敏化因素外，生理机制下脑干结构对疼痛调节的改变与传入通路的去抑制均会加剧疼痛的感知。

在慢性疼痛状态下，这些疼痛放大和维持的机制不仅与生理变化有关，也与结构改变有关。这些改变包括痛觉感受器密度的变化[13]，脊髓背角的突触结构[14]，以及大脑中的灰质密度[15]。此外，这种疼痛机制可能导致神经病理性疼痛状态，作为对神经系统损伤或疾病的反应，这在本质上看是合理的。然而这些相同的机制与过去解剖部位或器官系统分类的其他条件有关。例如，部分实验表明纤维肌痛和肠易激综合征可能引发或加重中枢神经系统的疼痛调节改变[16-19]。

现很清楚，将疼痛定位到一个特定的解剖位置只是理解疼痛作为症状产生的第一步。各种各样的组织类型和疼痛机制，包括生理痛觉和痛觉机制的功能失调改变，都可能导致慢性疼痛。此外，单一临床问题可以反映一系列复杂的因素，这些因素是狭义定义的疼痛机制所固有的，包括发育、人格、人际、文化和社会因素，这些因素不能通过单独处理生理因素来识别或治疗。

慢性疼痛分类专家共识

在此背景下，我们将回顾 2 种疼痛分类：IASP 慢性疼痛分类，这是 20 世纪末期公认的疼痛分类；ACTTION-APS 疼痛分类，现今由镇痛、麻醉和成瘾临床试验翻译、创新、机会和网络（ACTTION）联盟以及美国疼痛协会（APS）共同制订，这种分类致力解决前述的慢性疼痛的复杂性。

慢性疼痛 IASP 分类法

为解决疼痛分类的多元性所带来的挑战，国际疼痛研究协会（IASP）专家组召开了专门会议，并发布了一个基于疼痛区域、器官系统、时间特征、强度和病因的分类方案[20]（表 33-1）。解剖区域和器官

表 33-1　疼痛 IASP 分类

轴Ⅰ：解剖区域	请患者指出疼痛的具体部位
轴Ⅱ：器官系统	确定可能涉及的器官。记录涉及的疼痛区域是很重要的，例如疼痛部位由膈肌到肩部
轴Ⅲ：时间特点、发生方式	疼痛开始的时间（日期）、加重和缓解的因素（重要评估内容）
轴Ⅳ：强度、疼痛持续时间	描述强度，对于老年人可采用数字法（从 0 到 10），一般成人可使用词汇（轻度、中度和严重）
轴Ⅴ：病因	应确定疼痛的潜在病因，并纠正可逆性问题

改编自 Periyakoil VS. Managing persistent pain in older adults. In：Williams BA，Chang A，Ahalt C，Chen H，Conant R，Landefeld C，Ritchie C，Yukawa M，eds. Current Diagnosis & Treatment：Geriatrics. 2nd ed. New York，NY：McGraw-Hill；2014.

系统大致符合所描述的解剖和组织类型分类，但并非完全一致。在 IASP 分类里，区域定义不精确，如头、脸和嘴，颈或上肩和上肢，这样的身体分区显得粗略和随意。器官系统的轴心参照传统分类，如神经系统、心血管系统和胃肠系统，与疼痛发生器（pain generator）无特殊的关系。强度轴试图量化疼痛的严重程度。病因学的轴心基于传统定义的可导致组织损伤或功能障碍的医学疾病类别，如遗传和先天性疾病、创伤和感染，而未考虑到疼痛机制的新兴科学。

IASP 分类法提供了一种对疼痛疾病进行分类的机制，但它与临床有用的或机制上有意义的描述并不紧密对应。例如，解剖区域轴中，下颈段的带状疱疹后神经痛（PHN）与上胸段的 PHN 不同，然而临床上两者差异微小。类似地，虽然我们现在将 PHN 概念化为神经病理性疼痛是必要的，但 IASP 分类法将其病因分类为传染性。虽然 PHN 是由慢性感染重新激活而触发的，但这种分类完全忽略了目前对该病的病因学了解，而且，PHN 只能在疱疹愈合后发生才能诊断。

重要的是，由于每个病例都可能有独特的解剖分布、持续时间或严重程度，IASP 分类系统还限制了临床医生和调查人员从数据库中提取明确定义的疾病病例的能力，例如带状疱疹后遗神经痛。临床护理和研究都需要基于命名的疾病分类模式，根据容易和可重复识别的体征和症状定义明确的诊断标准，并共享机制、预后和管理的假定共性。虽然同一诊断的患者的疼痛区域、时间特征和严重程度可能不同，但在分类时，共同诊断是最相关的特征，这在 IASP 系统分类中被忽视。

ACTTION-APS 疼痛分类法

根据科研和临床的需要，ACTTION 联盟和 APS 协会最近提出了 ACTTION-APS 疼痛分类（AAPT），这种分类不再依据单个患者疼痛的特殊特征，而是慢性疼痛疾病的定义[21]。AAPT 所确定的慢性疼痛分类，具有非常明显的临床和生物学特征，属于特定的医学疾病，如果该疾病尚未确定，也是值得制定特定诊断标准的（表 33-2）。

我们可看到，这些分类条件大致符合解剖/区域和组织类型/器官系统分类的组织结构。这样是为了方便查找，但却不是核心标准，该分类的重点不是组织结构，而是具体疾病本身。

表 33-2　慢性疼痛 ACTTION-APS 疼痛分类(AAPT)

外周神经系统
复杂性区域疼痛综合征
与糖尿病、糖耐量受损和人类免疫缺陷病毒相关的疼痛性周围神经病变
带状疱疹后遗神经痛
创伤后神经病理性疼痛,包括术后慢性疼痛
三叉神经痛
中枢神经系统
多发性硬化相关疼痛
脑卒中后疼痛
脊髓损伤后疼痛
脊柱疼痛
慢性轴性肌骨腰痛
慢性腰骶神经根病
肌肉骨骼疼痛
纤维肌痛和广泛慢性肌筋膜疼痛
痛风
骨关节炎
类风湿关节炎
脊柱关节炎
头面部疼痛
头痛疾病[参见《头痛疾病国际分类》(International Classification of Headache Disorders)]
颞下颌关节紊乱
腹部、盆腔及泌尿生殖系统疼痛
间质性膀胱炎
肠易激综合征
外阴痛
其他无法分类的疾病相关性疼痛
癌症相关疼痛:癌症引起的骨痛、化疗性周围神经病变及胰腺癌疼痛
镰状细胞病相关疼痛

摘自 Fillingim RB, Bruehl S, Dworkin RH, et al. The ACTTION-American Pain Society Pain Taxonomy(AAPT): an evidence-based and multi-dimensional approach to classifying chronic pain conditions. J Pain. 2014;15(3):241-249.

考虑到疼痛机制相关基础研究正在发展中,以及临床应用局限性,该分类还提供了现有证据的多维分类框架,这样随着对疼痛的逐步了解,能更详细地描述每种疾病(表 33-3)。

请注意,这个框架包括“疼痛对神经生物学、心理社会和功能方面的影响”的分类维度。对于物理医学与康复的从业者来说,认识到每一种疼痛障碍在这个领域都有独有的特征是非常重要的。

AAPT 的合作者在随后的出版物中更详细地描述了每个维度,并提出了一些在原出版文献中定义疾病的诊断标准[21-23]。AAPT 基本原理是,采用共同的框架以利于研究和护理工作采用,作者参考引

表 33-3　构成 AAPT 的维度

维度	描述
1. 核心诊断标准	诊断慢性疼痛所需的症状、体征和诊断性测试结果,包括考虑鉴别诊断
2. 共同特征	关于这种疾病的补充资料,包括常见的疼痛特征(例如:位置、时间特征、叙述语),非疼痛特征(麻木、疲劳),疾病的流行病学,和发病年龄因素(包括特定于儿科或老年患者),这些特征对描述疾病很重要,但非核心诊断标准的要素
3. 常见的医学与精神病学并存病	慢性疼痛常伴发的医学和精神疾病,例如重度抑郁症与多种慢性疼痛并存;也包括慢性重叠疼痛疾病,即相互并存的慢性疼痛疾病
4. 疼痛对神经生物学、心理社会和功能方面的影响	慢性疼痛带来的神经生物学、心理社会和功能方面的影响,例如睡眠、情绪障碍以及疼痛对日常活动的干扰
5. 可能的神经生物学和心理社会机制、危险因素和保护因素	可能存在的发展和维持慢性疼痛的神经生物学和心理社会机制,包括风险和保护因素。例如中枢敏化、下行抑制功能的减弱、躯体感觉放大

摘自 Fillingim RB, Bruehl S, Dworkin RH, et al. The ACTTION-American Pain Society Pain Taxonomy(AAPT): an evidence-based and multi-dimensional approach to classifying chronic pain conditions. J Pain. 2014;15(3):241-249.

用了《精神病学诊断和统计手册系列》[24]和《国际头痛分类》等文献。

物理医学和康复实践中的慢性疼痛

疼痛独立于其心理伴发病(疼痛相关痛苦、焦虑和抑郁),也独立于其对功能的影响(疼痛导致残疾)。疼痛与心理伴发病、继发性功能障碍,3 者中任一方的治疗都可以缓解其他两者,但它们都可被独立测量和管理。此外,每名寻求治疗的慢性疼痛患者都有促使他们决定寻求治疗的原因,包括不同程度的痛苦、焦虑、其他情绪障碍、对残疾的恐惧、失去生活角色等。多学科疼痛治疗的目的在于,确定和解决疼痛严重程度、伴发的心理疾病、与疼痛相关的整体失能以及每名患者上述障碍的主次。

康复医师是评估和治疗疼痛及疼痛所致功能障碍的理想人选。疼痛疾病一般可导致无法自我保护的强化循环和缺乏活动，加剧肌肉骨骼疼痛和功能的丢失。因此，各亚专科的康复医生在工作中都会在疼痛治疗方面发挥突出作用。保持对疼痛医学当前分类、管理和机械范式的熟悉，将有利于物理医学和康复的从业者和他们的患者。

（谢琪 译，林阳阳　马超 校）

参考文献

1. Institute of Medicine (US) Committee on Advancing Pain Research, Care, and Education. *Relieving Pain in America: A Blueprint for Transforming Prevention, Care, Education, and Research*. Washington, DC: National Academies Press (US); 2011.
2. Guy GP Jr, Zhang K, Bohm MK, et al. Vital Signs: Changes in Opioid Prescribing in the United States, 2006–2015. *MMWR Morb Mortal Wkly Rep*. 2017;66(26):697–704.
3. Global Burden of Disease Study 2013 Collaborators. Global, regional, and national incidence, prevalence, and years lived with disability for 301 acute and chronic diseases and injuries in 188 countries, 1990-2013: a systematic analysis for the Global Burden of Disease Study 2013. *Lancet*. 2015;386(9995):743–800.
4. Vardeh D, Mannion RJ, Woolf CJ. Toward a mechanism-based approach to pain diagnosis. *J Pain*. 2016;17(9 suppl): T50–T69.
5. Niddam DM, Chan RC, Lee SH, Yeh TC, Hsieh JC. Central representation of hyperalgesia from myofascial trigger point. *Neuroimage*. 2008;39(3):1299–1306.
6. Olesen J. The international classification of headache disorders. *Headache*. 2008;48(5):691–693.
7. Treede RD, Jensen TS, Campbell JN, et al. Neuropathic pain: redefinition and a grading system for clinical and research purposes. *Neurology*. 2008;70(18):1630–1635. Epub 2007 Nov 14.
8. LaMotte RH, Thalhammer JG, Torebjörk HE, Robinson CJ. Peripheral neural mechanisms of cutaneous hyperalgesia following mild injury by heat. *J Neurosci*. 1982;2(6):765–781.
9. Neumann S, Doubell TP, Leslie T, Woolf CJ. Inflammatory pain hypersensitivity mediated by phenotypic switch in myelinated primary sensory neurons. *Nature*. 1996; 384(6607):360–364.
10. Reynolds DV. Surgery in the rat during electrical analgesia induced by focal brain stimulation. *Science*. 1969;164(3878):444–445.
11. Costigan M, Scholz J, Woolf CJ. Neuropathic pain: a maladaptive response of the nervous system to damage. *Annu Rev Neurosci*. 2009;32:1–32.
12. Milligan ED, Watkins LR. Pathological and protective roles of glia in chronic pain. *Nat Rev Neurosci*. 2009;10(1):23–36.
13. Woolf CJ, Salter MW. Neuronal plasticity: increasing the gain in pain. *Science*. 2000;288(5472):1765–1769.
14. West SJ, Bannister K, Dickenson AH, Bennett DL. Circuitry and plasticity of the dorsal horn—toward a better understanding of neuropathic pain. *Neuroscience*. 2015;300: 254–275.
15. Apkarian AV, Sosa Y, Sonty S, et al. Chronic back pain is associated with decreased prefrontal and thalamic gray matter density. *J Neurosci*. 2004;24(46):10410–10415.
16. Keszthelyi D, Troost FJ, Masclee AA. Irritable bowel syndrome: methods, mechanisms, and pathophysiology. Methods to assess visceral hypersensitivity in irritable bowel syndrome. *Am J Physiol Gastrointest Liver Physiol*. 2012;303(2):G141–G154.
17. López-Solà M, Pujol J, Wager TD, et al. Altered functional magnetic resonance imaging responses to nonpainful sensory stimulation in fibromyalgia patients. *Arthritis Rheumatol*. 2014;66(11):3200–3209.
18. Weaver KR, Sherwin LB, Walitt B, Melkus GD, Henderson WA. Neuroimaging the brain-gut axis in patients with irritable bowel syndrome. *World J Gastrointest Pharmacol Ther*. 2016;7(2):320–333. doi:10.4292/wjgpt.v7.i2.320.
19. Williams DA, Gracely RH. Biology and therapy of fibromyalgia. Functional magnetic resonance imaging findings in fibromyalgia. *Arthritis Res Ther*. 2006;8(6):224.
20. Merskey H, Bogduk N. *Classification of Chronic Pain*. 2nd ed. IASP Task Force on Taxonomy. Seattle: IASP Press; 1994.
21. Fillingim RB, Bruehl S, Dworkin RH, et al. The ACTTION-American Pain Society Pain Taxonomy (AAPT): An Evidence-Based and Multi-Dimensional Approach to Classifying Chronic Pain Conditions. *J Pain*. 2014;15(3): 241–249.
22. Bruehl S, Ohrbach R, Sharma S, et al. Approaches to demonstrating the reliability and validity of core diagnostic criteria for chronic pain. *J Pain*. 2016;17(9 suppl):T118–T131.
23. Widerström-Noga E, Loeser JD, Jensen TS, Finnerup NB. AAPT diagnostic criteria for central neuropathic pain. *J Pain*. 2017;18(12):1417–1426.
24. American Psychiatric Association. Diagnostic and statistical manual of mental disorders (3rd ed. revised) (DSM-III-R). Washington, DC: The Association; 1987. Available at http://scholar.google.com/scholar?hl=en&q=Diagnostic+and+STatistical+manual&btnG=&as_sdt=1,5&as_sdtp=#2.

第 34 章　疼痛机制基本解剖学和生理学

Serge Marchand

引言

疼痛康复被定义为通过对疼痛的管理及其对日常活动的影响，来帮助个体实现最高水平的功能、独立性和生活质量的过程。疼痛是一种复杂的临床现象，需要考虑生理、心理和其他相关因素。多学科心理社会康复通常适用于慢性疼痛的模型，与宣教或手术相比，对减轻疼痛和提高生活质量有更好的帮助[1]。由于疼痛的多面性，康复成为治疗疼痛的重要方法。

理解疼痛的神经生理学不仅对临床医生至关重要，对患者也至关重要。在最近的一项研究中，研究者发现掌握更多疼痛神经生理知识的患者对疼痛的恐惧更小，同时对疼痛的敏感度更低[2]。因此，对于任何从事慢性疼痛工作的临床医生来说，有良好的疼痛神经生理学知识积累，就可以更好地为患者解答相关疼痛问题。

在这一章中，我们将介绍疼痛的基本解剖和生理，着重介绍内源性兴奋和抑制的机制。我们将讨论疼痛的发展、持续和治疗的机制，重点强调康复的作用。主要目标是介绍疼痛神经生理学的专业术语，以便临床医生在临床工作中能够恰当地应用这些概念。疼痛康复的理想目标是确定病因，利用适合的康复治疗方法来减少疼痛感知和改善功能。一般来说，是否准确诊断对治疗效果影响比较大。然而，慢性疼痛在诊疗过程中，很少能得出明确的诊断，因为慢性疼痛的病因通常是复杂且多因素的。药理学和非药理学结合的方法用于减轻痛苦和改善功能。康复在控制慢性疼痛中发挥着重要作用。

锻炼是疼痛康复最重要的方法之一[3]。恐惧回避的信念会导致运动恐惧症，这是引起慢性疼痛不良结果的主要因素[4]。减少恐惧回避信念的一个方法是教育患者免受疼痛的神经生理学影响[2]。这些知识将有助于了解一些非药物治疗方法的生理学基础，并且在疼痛的治疗中是必不可少的。

患者协作是治疗慢性疼痛的主要因素。他们的参与对于获得最佳治疗效果至关重要。了解疼痛的神经生理学机制将指导临床医生选择特定病症的最佳治疗，也有助于教育患者成为治疗团队中的一员。

从痛觉到复杂疼痛体验

疼痛是一种动态过程。伤害性活动与疼痛知觉之间的联系取决于几种内在和外在因素的影响。对于相同的伤害性刺激，疼痛感知和相关的大脑活动在受试者之间会有很大的不同。

内在因素在疼痛中的重要性得到了遗传倾向的支持，即对疼痛不太敏感或更敏感[5]。外部因素，如压力或异常事件，将影响我们对疼痛的感知，甚至会改变我们的大脑对痛苦事件的反应[6]。外部因素和内在因素是相互作用的。表观遗传学是由外部因素触发的在不改变 DNA 序列的前提下基因表达持续改变，并且影响痛觉[7]。神经损伤甚至心理因素可以通过影响 DNA 甲基化来改变中枢神经系统，并产生成人皮层疼痛的“基因组”记忆[8]。

外在因素的积极影响也可能产生作用。锻炼、冥想或瑜伽的练习可以产生一些大脑活动的变化，这将有助于减轻慢性疼痛[6]。总之，这些信息突出了康复在治疗慢性疼痛中的主要作用。

从理论到实践

理论促进我们对疼痛的理解和处理的改变。本文简要概述一下对疼痛机制的理解及其演变。

特异性理论

特异性理论最早由 Descartes 在 17 世纪[9]引入，在 19 世纪末由 Müller 和 Frey 在现代生理学中加以完善[10,11]。他们提出，体感系统可以根据触觉、热、冷和疼痛受体的特定受体来划分。特异性是我们的理论框架，来解释伤害性传入如何从外周连接到特定的路径投射到皮层结构，这些结构与感觉和情感疼痛成分有关[12]。即使有几项研究支持这些途径和更高的中心结构在疼痛感知中起作用，但它们的解剖概念不足以解释疼痛的复杂性。

模式理论

Goldscheider[13]提出了模式理论，除了输入类型（纤维、通路或不同的解剖结构）外，神经系统中的冲动模式也参与调节疼痛感知。基于这一理论，如果在同一温度（时间总和）下持续刺激，或者在较大的表面上进行刺激（空间求和），热刺激可以从温热的感知转变为燃烧热。

激活模式的变化有助于理解复杂的现象，如异常疼痛、来自非痛性刺激或自发疼痛，在这些情况下，无法检测到明显的损伤。众所周知，即使是脊髓或脊髓上部结构的神经元活动的微小变化也足以产生中枢敏化。中枢敏化可以被描述为中枢神经系统的可塑性，它会使阈值降低，从而产生疼痛的感觉，非痛性刺激可产生疼痛（痛觉超敏），或者伤害性刺激可引起异常疼痛（痛觉过敏），以及疼痛范围扩大，非损伤组织也会产生疼痛（继发性痛觉过敏）[14]。

闸门控制理论

1965 年，Melzack 和 Wall[15]的闸门控制理论提出了复杂疼痛的另一个重要部分：内源性疼痛调节机制可以增强或减少疼痛感觉。例如，闸门控制理论提出，对非痛感的传入神经的刺激可以通过在传入神经进入脊髓时直接阻断而产生局部镇痛。此外，即使在闸门控制理论中没有解释具体的机制，Melzack 和 Wall 已经提出，来自更高中心的下行机制将影响这种调节机制。

扩散伤害抑制性机制

在闸门控制理论提出几年后，Reynolds 证明，刺激脑干导水管周围灰质（PAG）产生强烈的抑制作用[16]。从那时起，延髓吻侧在调节疼痛中的作用得到了很好的记录[17]。导水管周围灰质和中缝核（NRM）等区域已被确定为重要的 5-羟色胺能和去甲肾上腺素能下行抑制通路。这些抑制通路通过在脊髓中募集脑啡肽能中间神经元来产生镇痛反应。

扩散伤害抑制控制（DNIC）模型是在 20 世纪 70 年代[18-19]被提出来的。这个模型是基于如下的观察，即局部伤害性刺激可以在身体的其他部位产生弥漫性镇痛作用，这种镇痛作用称为反刺激。在 DNIC 模型中，LeBars 和他的同事[18]提出伤害性刺激将向上级中心传入，但也会向脑干的导水管周围灰质和中缝核发送信号，在脊髓的所有水平上募集弥漫性抑制性输出，但也会向脑干的导水管周围灰质和中缝核发送信号，在脊髓的各个层面上弥漫性扩散下降、抑制输出。

闸门控制和 DNIC 在对疼痛的理解上发挥了重要的作用，认为疼痛感知不仅是痛觉激活的终点，而且受到多种内源性机制的调制。这些机制的异常可能是几种复杂的慢性疼痛产生的原因[20]。

痛苦作为一种稳态情绪

Bud Craig 提出了一种非常有趣的疼痛观[21]，不是把痛苦视为外部感受的一部分，而是由神经解剖学和神经生理学证明的一种稳态信号。人类对疼痛的体验既是一种独特的感觉，又是一种动机。当疼痛被描述为感觉、情感和认知体验时，这个模型是有意义的。国际疼痛研究协会（IASP）将疼痛定义为"实际或潜在的病变"，符合稳态和行为驱动的概念。此外，体感皮层的病变往往不会引起疼痛，而丘脑刺激已被证明能产生镇痛作用。伤害性刺激后最早的大脑活动是在后岛和中扣带皮层[22]，它们是在情感反应和稳态中起作用的两个区域。

康复方法的背景理论

大多数康复方法来源于本节简述的不同理论。例如，按摩、经皮电神经刺激（TENS）、心理重建和镜像治疗都是基于先前提到的理论的应用。

从痛觉到疼痛

为了回顾疼痛的神经解剖学和神经生理学,我们将追踪从外周到皮层的痛觉信号。认识到从更高中枢下行到脑干和外周神经的信号作用同样重要,这些信号将在中枢神经系统的各个层面调节痛觉信号,形成疼痛。

"痛觉"一词来自 Sherrington 对可能影响身体完整性的刺激的观察[23]。它表明在进入意识或更高的大脑中枢之前,存在潜在的痛苦或痛觉神经信息。伤害性刺激通常会产生疼痛。然而,根据信息的显著性或重要性,有几种情况可以改变这种感知[24]。在一般情况下,疼痛通常是非常明显的。这是一种保护机制。然而,在紧急情况下或在注意力被分散期间,疼痛的显著性可能会降至二级,感觉更低甚至没有感觉。

伤害性刺激募集外周伤害感受器,将初级躯体感觉神经元中的伤害性信号传导到脊髓背角(图 34-1)。在背角,初级传入神经元与次级或投射神经元进行突触接触。来自脊髓丘脑(外侧)和脊髓背核(内侧)的次级神经元将立即在脊髓中交叉,并将传入纤维投射到更高的中枢。大部分传入纤维会通过丘脑外侧和内侧核的二级突触,随后与三级神经元进行突触接触。必须强调的是,次级神经元也可能与脑干不同核内的神经元接触,包括导水管周围灰质和中缝核,这些区域参与内源性疼痛的下行调控。来自丘脑的第三神经元将传入神经发送到第一和第二躯体感觉皮层(S1,S2)。S1 和 S2 与疼痛的感觉质量有关,包括疼痛位置,持续时间和强度。三级神经元也投射到边缘结构,包括前扣带回皮质(CC)和岛叶,它们参与疼痛的情感或情绪成分。

当三个级别的伤害性神经元中的一个发生突触接触时,信息的整合会受到兴奋性和抑制性的影响。这些区域的整合是大多数镇痛药的目标。到达较高中枢的伤害性信息在中枢神经系统的各个阶段都受到兴奋性和抑制性的影响。最后一步,疼痛的感知,是从有害刺激到痛觉的转换。然而,在没有外周伤害性信息传入的情况下,痛觉也会产生,并且会受到情绪和经验的影响。

为了解释疼痛的生理机制,我们需要对伤害性感受在达到意识之前必须经过的步骤有简要的了解,这些神经生理学知识对于了解疼痛现象及其调节是必不可少的。

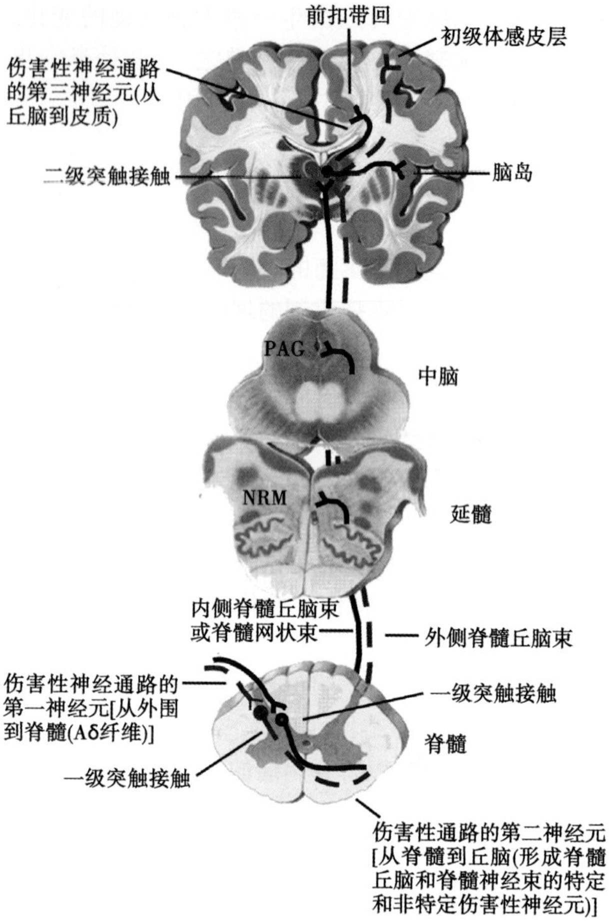

图 34-1　疼痛的传导通路。沿着脊髓丘脑束(虚线)从外周到皮质,沿着皮质脊髓束(实线)从皮质到外周。脊髓丘脑外侧束投射到外侧丘脑核和体感皮层。皮质脊髓束投射到内侧丘脑和与疼痛的情感成分有关的不同皮层,包括但不限于岛叶和扣带皮层。这些不同的疼痛通路负责复杂疼痛感觉。

从外周到脊髓

起源于外周的传入纤维分为 3 组,即 Aβ、Aδ 和 C 纤维。

非伤害性 Aβ 传入纤维

Aβ 纤维是大的有髓纤维,以高速(35~75m/s)进行传导,通常传递非伤害性信号,然而,它们也通过吸收脊髓背角胶质(SG)的抑制性中间神经元来参与疼痛调节。该机制是闸门控制理论的基本组成部分之一,因此,无害的刺激将减少来自同一区域的伤害性输入。Aβ 纤维在吸收时除了起动态抑制作用外,还对伤害性输入起着紧张性抑制作用。阻断这些大纤维的输入将增加对伤害性刺激的反应[25]。

伤害性纤维

两类纤维包括有髓 Aδ 纤维和薄的无髓 C 类纤

维，主要传递伤害性信息。Aδ 纤维有髓且相对较大，从外周向脊髓传导信号相对较快（5～30m/s）。由于较快的传导速度，Aδ 纤维负责快速针刺状等尖锐和短暂的感觉，它们代表大多数有髓纤维。根据对不同刺激[26]的反应的特异性，Aδ 纤维分为 2 类：①机械感受器优先对强烈和潜在有害的机械刺激作出反应，②多模态 Aδ 纤维对机械、热和化学刺激作出反应。

相反，具有缓慢传导速度（0.5～2m/s）的 C 类纤维将介导继发性疼痛或钝痛。它们代表了感觉传入的 3/4，并且主要是通过伤害性刺激来募集。由于它们的传导速度慢，它们负责继发性疼痛：一种迟钝、弥漫和延迟的感觉。它们也参与了非伤害性躯体感觉信息，如瘙痒（瘙痒症）的感觉[27]。矛盾的是，C 纤维也参与了愉快触觉的感知，正如在一位与有髓感觉纤维去传入有关的罕见疾病患者中所记录的那样[28]。

通过刺激非伤害性传入神经来调节疼痛

正如关于内源性疼痛调节的一节所讨论的那样，通过刺激非伤害性传入神经来抑制疼痛来源于闸门控制理论[15]，其中非伤害性传入纤维（Aβ）通过在脊髓后角的胶质中募集抑制性中间神经元来抑制伤害性传入纤维（A∂和 C）。在临床上，这一理论认为对特定区域进行非痛性刺激可以在同一部位产生镇痛作用。这种刺激的一个例子是当一个人在受伤后，摩擦疼痛区域可以镇痛。多种治疗方法也符合这一描述，最常见的是轻按摩。基于这一机制，许多装置已经被开发出来，无论是通过振动还是通过经皮神经电刺激。正如我们将在下一段中看到的，局部镇痛效果在脊髓中起作用。

脊髓：进入中枢神经系统

伤害性传入纤维和非伤害性传入纤维的第一个主要区别是，在与第二神经元进行突触接触之前后者在同侧（同一侧）上升到脑干，最后交叉到对侧，然后投射到更高的中枢。对于伤害性纤维，信号被传递到脊髓的背角（或脑干，用于三叉神经传入冲动），与次级神经元（或投射神经元）进行第一次突触接触。次级神经元在中央管下穿过脊髓形成脊髓丘脑对侧投射束。

背角是突触会聚的首选部位。事实上，来自脊髓背角的相同纤维可以接受皮肤、眼球、肌肉和内脏的传入冲动[29]。来自不同系统的传入脉冲的汇聚使我们能够更好地理解独立系统之间可能存在的相互作用（图 34-2）。因此，肌肉疼痛可能会因新的内

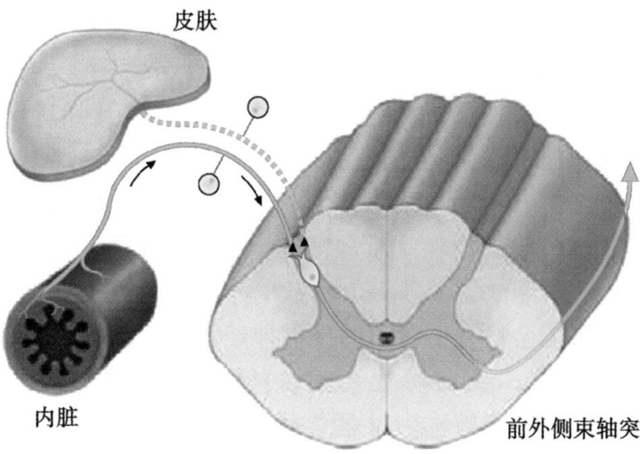

图 34-2　牵涉痛的聚集投射假说。根据这一假设，内脏传入的痛觉感受器与躯体结构的传入神经汇聚在同一痛觉投射神经元上。大脑无法知道输入的实际来源，因此错误地将感觉"投射"到躯体结构上。（Rathmell JP，Fields HL. Pain：Pathophysiology and Management. In：Kasper D，Fauci A，Hauser S，Longo D，Jameson J，Loscalzo J，eds. Harrison's Principles of Internal Medicine，19e New York，NY：McGraw-Hill；2014）

脏疼痛而加剧，反之亦然。这些信息对于康复特别重要，因为减少躯体疼痛的干预可能会对内脏疼痛产生影响。因此，经皮神经电刺激等技术可以对痛经[30]或心绞痛[31]等内脏疼痛产生积极影响，即使电流比较浅，也不会直接影响内脏。

背角包含一个重要的突触聚合网络，将侧支纤维和中间神经元连接在一起。因此，通过感觉脊柱的转换是重要的一步，在这个过程中伤害性信息被调节。这是一个复杂的神经元网络，主要包括初级伤害性神经元、次级神经元、中间神经元和下行神经束的末梢，包含多种神经递质和许多受体感受器，这些感受器将在伤害性传入冲动被传送到更高中枢之前对其进行调节。

原发性和继发性痛觉过敏

伤害性冲动的传递不仅仅是脊髓中初级传入神经元和次级传递神经元之间伤害性信息的传递，兴奋性和抑制性中间神经元与伤害性反应的发生密切相关。神经胶质细胞在伤害性反应中也起主导作用[32]。这些脊髓中的兴奋性和抑制性神经元的活动可导致中枢敏化或痛觉过敏。

痛觉过敏被定义为对正常疼痛刺激的过度反应。在 20 世纪 50 年代，Hardy 和他的同事提出有 2 种痛觉过敏可影响皮肤：直接发生在损伤部位的原发性痛觉过敏和起源于中枢神经系统[33]的继发性痛觉过敏。

原发性痛觉过敏，可以通过周围不同炎症因子

(钾、前列腺素、缓激肽、组胺、P 物质和 5-羟色胺)的释放来解释,这会导致损伤部位附近伤害感受器的募集并产生致敏的效果。因此,损伤部位及邻近组织具有较低的疼痛阈值。

另一方面,继发性痛觉过敏可以用一种中枢现象来解释,这种现象通常被称为"中枢敏化"。损伤后 C 纤维的反复募集会引起脊髓层面的一系列反应,可能会对脊髓背角的投射神经元产生致敏作用。高频率的 C 纤维募集会增加脊髓神经元的动作电位,这种电位被称为收缩[34]。

脊髓敏化

收缩是一种相对短暂的现象,但是 C 纤维的反复募集也会导致脊髓敏化,这可能会持续几个小时甚至几天[35]。

痛觉过敏的来源的识别是强制性的,因为患有原发性痛觉过敏(痛觉过敏和炎症)的患者可能对抗炎药物有良好的反应,而如果患者患有继发性痛觉过敏(中枢敏化),他或她可能需要治疗,这种治疗可能会对神经元过度活跃产生中枢影响,如抗惊厥药物和感觉康复。

从脊髓到高级中枢

在轴突向高级中枢投射之前,脊髓丘脑和棘网状束的次级神经元会向丘脑核投射,丘脑核可分为两组:静脉基底复合体(VPL,VPM)和中心(CM)或椎板内复合体(intralaminar complex)的核。静脉基底复合体的核主要接受来自脊髓丘脑束的传入,然后依次投射到初级(S1)和次级(S2)感觉皮层。疼痛的感觉辨别成分,即关于疼痛刺激的位置和识别(其性质和强度)的信息归因于这些躯体感觉投射。CM 核主要从棘网状束接收传入,然后依次向边缘系统的各种结构投射。在这个区域,脉冲来自更深的纹层,通过脊髓丘脑束和副内侧束(脊髓丘脑束和脊髓丘脑束深层纹层的络脉)。这个区域的纤维在同侧皮层的几个区域发出信号,特别是在额叶和边缘系统[36]。最后两个目标也是疼痛的动机情感成分,这一成分与不愉快的感觉和逃离痛苦的愿望有关。

这种简化的划分使我们能够理解在中枢神经系统中,不同的疼痛通路是如何在较早的时期投射到特定的区域,服务于感觉区分部分(脊髓丘脑束),也服务于动机-情感部分(脊髓网状束)。

特异性内脏疼痛路径

内脏系统是一个非常复杂的感觉系统,包括迷走神经和脊髓这两种外源性神经以及大量的内在神经元的支配活动[37]。例如,肠道有一个独立运作的神经元系统,但它也与中枢神经系统的其他部分相关,被称为脑-肠轴。一些内脏疼痛综合征如肠易激综合征,没有疼痛器官的明显病变或失调。脑-肠轴似乎在这些综合征中扮演重要角色,可能有助于更好地理解外部事件之间的相互作用,如压力状况和对症状的影响[38]。新出现的数据还强调了微生物群的重要性和微生物-脑-肠轴在包括疼痛[39]在内的一些病理条件下的重要性。这些结果表明,肠道微生物组成的改变与情绪、疼痛和认知等行为的显著变化有关,这些行为与大脑和肠道微生物群[40]之间的双向沟通有关。了解这些相互作用可能会使治疗作用于微生物群,从而影响大脑功能。

大脑、内脏和情绪

就躯体疼痛而言,慢性内脏疼痛与外周和中枢敏化有关,兴奋性和抑制性下行途径也与内脏系统有关,这表明内脏敏感性对中枢有重要影响。最后,自主神经系统对内脏敏感性的影响可能有助于解释情绪在内脏疼痛中的调节作用。基于这些观察,一些慢性内脏疼痛呈现神经性疼痛的特征[37]。

有趣的是,我们都经历过所谓的"直觉",例如,一种感觉不舒服却无法清楚地确定原因的情况。James 在 19 世纪末[41]已经提出身体反应是感知情绪的基础。最近的研究支持了我们身体对外部刺激的解释的重要性,它被编码在脑岛中,在一般的情绪状态中起着重要作用,包括我们对疼痛状态的分析[42-43]。内脏传入纤维和岛叶皮层之间的这种密切的相互作用可能有助于理解为什么内脏疼痛对情绪有如此重要的影响。

更高级中枢和疼痛

皮层在痛觉感知中的作用开始被重视[44-45]。由于动物不能告诉我们它对疼痛的感知,所以人们想要了解动物的感知必须参考它的伤害性行为,并猜测这些行为是对疼痛的反应。

影像学研究报告,疼痛可引起许多大脑相关部位活动增加,包括传感器[第一和第二躯体感觉区(S1,S2)]、情感[前扣带回皮质(ACC/MCC)、脑岛、前额叶皮层(PFC)]、认知(ACC/MCC,PFC,S2)和运动[补充运动区(SMA),小脑][46-47]。然而,也有人提出没有特定的疼痛矩阵,因为这些区域的活动也可以通过不同的刺激方式记录下来，这些刺激方式是非痛性的，因此可能更多地与刺激的显著性有关，而不是与疼痛相关[48]。有趣的是，Garcia-Larrea 和 Peyron[46] 提出，至少有 3 种疼痛矩阵负责我们复杂的疼痛体验：①皮层痛觉矩阵，②感知矩阵，③疼痛记忆矩阵。这些区域与疼痛感知的不同方面有关。

1. 皮层痛觉基质从丘脑后核投射到后岛叶、内侧顶叶和中扣带皮层。这一阶矩阵对有害刺激最早作出反应。

2. 感知矩阵由几个皮层区域组成，包括中岛叶、前岛叶、前扣带、前额叶皮层和后顶叶区。与伤害性物质不同的是，它不会接受直接的伤害性物质的输入，它可以在不涉及疼痛的情况下被激活。它是一个承上启下的矩阵。

3. 疼痛记忆矩阵由几个高阶皮层结构组成，例如周围扣带回、眶额皮质、颞叶和前外侧前额叶。疼痛知觉的重要变化可以在没有任何伤害感受刺激的情况下发生，并且不改变从丘脑到体感皮层的疼痛通路中的活动。一个很好的例子就是对一个处于痛苦中的人进行观察，这会使观察者表现出痛苦的样子，好像他们自己也在经历痛苦[49]。通过赋予痛苦刺激不同的含义来控制它的不愉快，在一系列刺激中，无论是不那么强烈或更愉快的刺激，还是最强烈或更不愉快的刺激，都通过改变这个矩阵的高阶结构中的活动来调节感知的强度[50]。

疼痛时大脑区域的特异性

人为将不同的大脑结构代表特定的疼痛区域，因为每一个结构都会影响疼痛矩阵的其他结构如何编码信息。

为了学习疼痛的神经生理学和病理生理学，理解较高结构的神经解剖学是很有趣的，这些结构在疼痛的体验中起着不同的作用，值得注意的是这不是一个静态的系统，而是动态的。

自首次使用正电子发射断层扫描（PET）[51] 对在疼痛中起作用的区域进行脑成像研究以来，后续的几项研究都对 4 种主要的大脑中心进行了讨论（图 34-3）：位于顶叶中央后回的第一躯体感觉皮层（S1）；顶叶的第二躯体感觉皮层（S2）；扣带回中的 ACC/MCC；以及位于颞叶和额叶下方、大脑侧裂内的岛叶皮层（IC）[52]。对特定结构进行损伤或记录相同区域的神经细胞的方法只能让我们对大脑皮层在疼痛中的作用有一个分散的认识。我们有足够的数据可以得出这样的结论：皮层结构，如 S1，参与了疼痛的感觉传递，而额叶、扣带和岛叶皮层结构参与了动机情感[51-53]。

总而言之，我们对高级中枢在疼痛中的作用的理解不断加深，使我们能够实现感觉和情感成分之间的复杂平衡。现在更容易接受痛苦经历中情绪和感觉之间相互影响的重要性。高级中枢（S1、S2）专门研究疼痛的感觉辨别成分，以提供关于疼痛的位置、强度以及伤害性刺激的具有其他特征的精确信息。其他中心（ACC、IC）专门负责对疼痛的情感感受。情感成分不仅与刺激的强度有关，还涉及预期或恐惧等其他情绪[54]。例如，当我们关心另一个人的痛苦时，我们可能也会经历痛苦，尤其是当这个人对我们来说很重要的时候。一项研究显示，对他人的痛苦感同身受会激活与疼痛的动机——情感部分相关的大脑中心，就好像这是我们自己的疼痛一样，

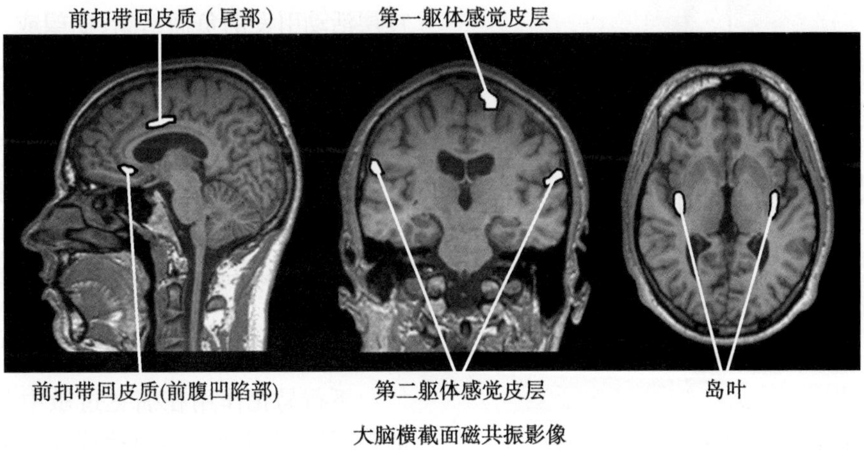

图 34-3　疼痛相关皮层结构：涉及疼痛的 4 个主要皮层结构示意图。这些区域是：第一躯体感觉皮层（S1），第二躯体感觉皮层（S2），岛叶和前扣带皮层

但与感觉——辨别部分相关的大脑中心没有活动[55]。因此,从大脑的角度来看,我们对他人痛苦的感知是相当真实的!

兴奋和抑制机制

兴奋机制

中枢敏化

中枢敏化是指当通过伤害性(痛觉过敏)和非伤害性主要输入(异常性疼痛)进行募集时,次级神经元膜通透性发生变化,以更高的频率作出反应的现象。中枢敏化被定义为背角神经元的兴奋性和自发放电的增加,并伴随着这些神经元感受野的增加。这种现象主要影响来自背角的宽动态范围(WDR)神经元,并取决于N-甲基二烷酸(NMDA)受体的活性[34,56]。这些涉及中枢敏化的神经生理和神经化学机制负责脊髓伤害感受回路的改变,并有助于疼痛的维持(图34-4)。

在脊髓中,继发性痛觉过敏是一种敏化现象[57]。损伤后C纤维的反复募集会通过改变次级神经元膜的反应强度而产生中枢敏化。这将导致发

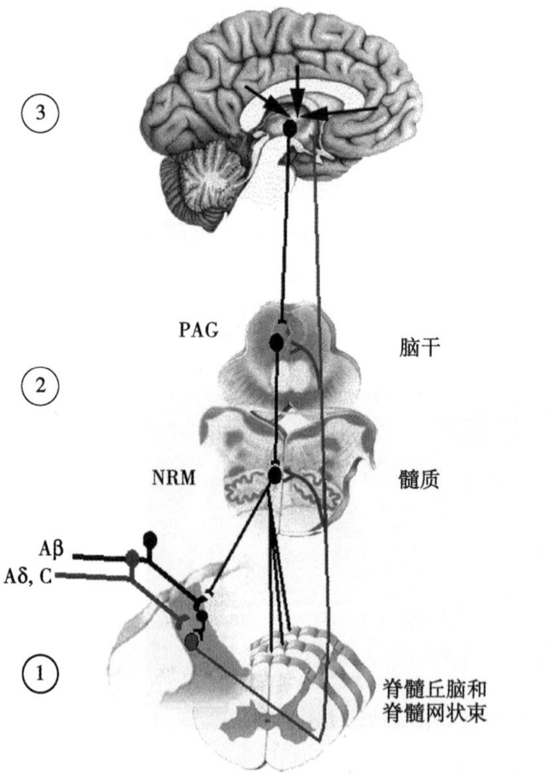

图 34-4 内源性疼痛调节。内源性疼痛调节的3个主要水平的图示:①脊髓,门控理论;②来自脑干,条件性疼痛调节;③高级中枢抑制机制

射率的增加,这种现象称为收缩[17]。C纤维的高频募集,增加重复刺激或强直刺激会导致疼痛感的增加[58],即使刺激的强度保持不变。脊柱水平的这种中央致敏可以持续几分钟,但也可以出现数小时甚至数天[59]。

NMDA受体的长期激活将诱导快速表达基因(c-fos,c-jun)的转录,导致伤害感受器的致敏。次级神经元的这种神经元可塑性将导致脊髓中的阈值降低和感受野增大,并产生痛觉过敏和异常性疼痛反应,即使在损伤愈合后也可能持续存在。

下行促进机制

目前有充分的证据表明,几种脊柱上促进和抑制机制在疼痛感知中起着重要作用,很可能在某些慢性疼痛情况下也起着重要作用[60]。Fields和他的同事描述了在伤害性活动期间脑干中"ON"细胞的激活和"OFF"细胞的抑制,他们的工作已经证明了促进机制在放大伤害性反应中的重要性[61]。丙谷胺是胆囊收缩素(CCK)的拮抗剂,已被证明能阻断痛觉过敏[62];此外,胆囊收缩素直接激活"ON"细胞[63]。因此,在伤害性疼痛效应期间报告的痛觉过敏可能依赖于这些促进脊髓伤害性感受活动的兴奋性延髓神经回路。

最近的研究还表明,某些生理条件下,如伤害性过度活动,可能会改变神经元对特定神经递质的一般反应。一个特别的例子是在使用阿片类药物的患者身上观察到的痛觉过敏反应[64]。因此,在某些情况下,具有阿片样物质活性的药物可以产生完全相反的效果,并通过产生痛觉过敏反应来增强疼痛[64-65]。对于γ-氨基丁酸(GABA)来说也是如此,GABA已被明确地确定为一种抑制性神经递质,但在某些条件下可能导致神经元去极化[66]。前额叶皮层活动引发的负面情绪、期望或条件反射(腹外侧前额叶皮层—vlPFC;腹内侧前额叶皮层PFC-vmPFC)将从脑干(延髓喙部)募集下行促进机制,该机制可能在某些慢性疼痛疾病中发挥重要作用[67-72]。

这些观察结果支持疼痛是一种动态现象的概念。了解这些复杂的机制有助于解释慢性疼痛患者对治疗反应的临床差异。

抑制机制

下行易化作用在痛觉过敏中起主要作用,并可能与慢性疼痛的发展和持续存在有关。但是,减少内源性疼痛抑制机制也可以在疼痛中发挥作用,即使在某些慢性疼痛情况下也是如此[73-75]。为了更好

地了解内源性疼痛抑制机制在疼痛发生和治疗中的作用，我们将介绍 3 种水平的中枢神经系统的调节机制（图 34-5）：①产生局部镇痛的脊髓机制；②产生扩散抑制的脑干下行抑制机制；③通过重新解释伤害感受信号来调节下行机制或改变疼痛感知的高级中枢效应。

脊髓抑制机制

自从 Melzack 和 Wall 提出门控理论以来[15]，伤害性传入神经进入脊髓的调节已得到充分记录。除其他机制外，门控理论假设非伤害性传入 Aβ 纤维的选择性激活将在脊髓后部的胶质中募集抑制性中间神经元，从而产生局部镇痛作用并减轻疼痛感。相反，在某些神经性疼痛情况下，非伤害性传入 Aβ 纤维会募集次要伤害性投射神经元，以在无害刺激后传递疼痛信号，这种现象称为异常性疼痛。某些疼痛也可能是由于脊髓内强直性抑制控制的效率降低所致[76,77]。

扩散性伤害抑制控制

1965 年提出门控理论后的几年，Reynolds 证明了导水管周围灰质的刺激产生了强烈的伤害感受活性抑制作用[16]。自此，腹侧延髓在疼痛中的调节作用已经得到了很好的证明[17,78]。导水管周围灰质和中缝核等已被确定为重要的血清素能和去甲肾上腺素能下行抑制通路。这些抑制途径随后在脊髓中募

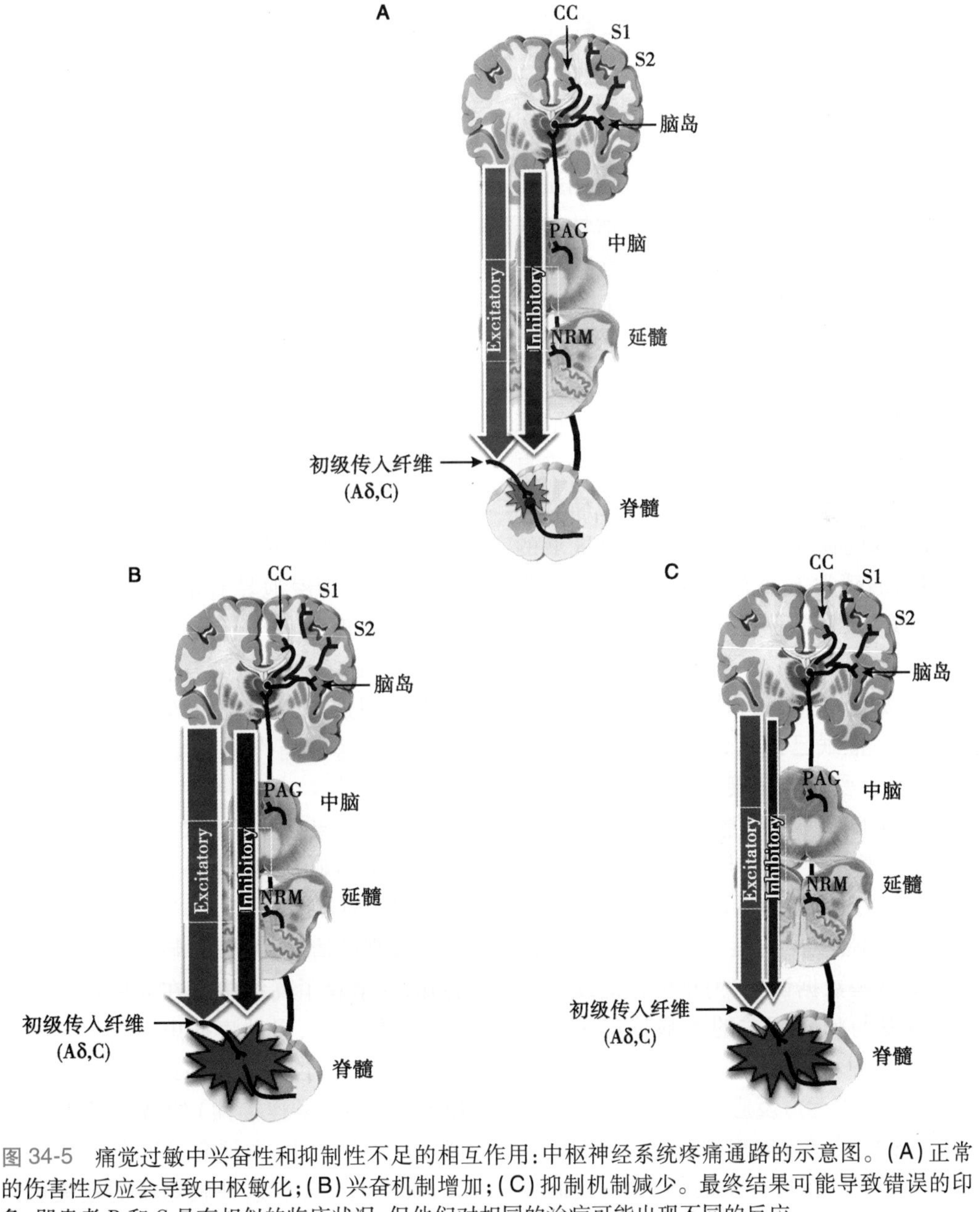

图 34-5　痛觉过敏中兴奋性和抑制性不足的相互作用：中枢神经系统疼痛通路的示意图。（A）正常的伤害性反应会导致中枢敏化；（B）兴奋机制增加；（C）抑制机制减少。最终结果可能导致错误的印象，即患者 B 和 C 具有相似的临床状况，但他们对相同的治疗可能出现不同的反应

集脑啡肽能神经元以产生镇痛反应。

直到 20 世纪 70 年代末,才出现了一种被称为 DNIC 的模型[18-19]。该模型基于以下观察结果:局部伤害性刺激可在身体其余部位产生弥散性镇痛作用,这种镇痛方法被称为反刺激。在 DNIC 模型中,Le Bars[18]提出,伤害性刺激会被输送到高级中枢,但也会对脑干的导水管周围灰质和中缝核产生影响,从而在多个脊髓水平上产生抑制性输出。

动物研究表明,主要下行抑制通路背外侧索的损伤将产生痛觉过敏,表明在正常条件下存在张力性下行抑制[79-80]。某些临床症状与内源性疼痛抑制不足有关。例如,纤维肌痛(FM)[81]患者脑脊液中 5-羟色胺和去甲肾上腺素的低浓度表明 DNIC 缺乏,而且有越来越多的证据得到其他研究的证实[75,82-85]。

记录下行抑制机制的作用将有助于更好地理解某些慢性疼痛情况,如 FM。这也将有助于理解药理方法的作用机制,如在慢性疼痛的情况下使用抗抑郁药,通过其血清素能和去甲肾上腺素能活性提高 DNIC 的功效。此外,DNIC 条件性疼痛调节(CPM)缺陷似乎是对这些药物反应的一个很好的预测因子[86]。

高级中枢控制

近年来,脊椎上中枢在疼痛和疼痛调节中的作用得到了越来越多的重视。几个皮层区域接受来自脊髓丘脑束的输入,并相互作用产生多维的痛觉体验[54]。脑成像技术的使用显示了某些皮层区域的活跃,包括与疼痛的感觉方面有关的第一和第二躯体感觉皮层,以及与疼痛经验有关的情感部分的 ACC 和 IC[87]。

毫无疑问,诸如分心、催眠和预期等认知操作会影响疼痛感知[88]。催眠已经被证明可以改变痛觉的感觉和情感成分。受试者在接受相同的伤害感受刺激时,对疼痛的强度和不愉快感的感知是不同的,这取决于所给出的暗示[89]。使用 PET 获取大脑活动图像,主要躯体感觉皮层的活动与感知到的疼痛强度成正比[90],而扣带皮层的活动则反映了疼痛的不愉快程度[91]。这些数据证实,简单的镇痛或痛觉过敏提示可以改变与痛觉相关的大脑特定区域的活动[68,92]。

条件作用和期望对疼痛治疗反应的重要性

条件作用和期望是诱导安慰剂和反安慰剂反应的两个重要因素[92,93]。在接下来的例子中,我们将看到暴露在一个无效程序中,后续的治疗效果是如何被降低甚至完全阻碍的,即使前后处理的方法相似。第二个例子将说明治疗的效果是如何被负面结果的预期所显著降低的。

条件作用对经皮电神经刺激镇痛的影响　经皮电神经刺激是一种止痛方法,包括通过高频、低强度电刺激来刺激非伤害性传入。通过刺激非伤害性传入对疼痛的抑制主要来自门控理论[15],根据该理论,非伤害性传入纤维(Aβ)的选择性募集通过激活脊髓后角胶状质中的抑制性中间神经元来抑制伤害性传入纤维(A∂和 C)。为了探索阿片样物质成分在经皮电神经刺激镇痛中的可能作用,使用了纳洛酮(一种阿片样物质拮抗剂)。健康受试者在双盲交叉设计中被随机分配到以下条件之一:①高剂量纳洛酮(0.14mg/kg);②低剂量纳洛酮(0.02mg/kg);③生理盐水(0.9% NaCl)。已发现经皮电神经刺激的功效被最高剂量的纳洛酮阻断,这表明先前支持非阿片机制的研究仅用其低剂量的纳洛酮阻断 Mu 阿片受体[94]。

期望对内源性镇痛的影响　操纵与镇痛程序相关的期望可以完全逆转内源性疼痛调节的镇痛效果。通过间断电刺激左踝腓肠神经的踝后通路引起实验性疼痛。当刺激足够强烈时,这种类型的刺激会引发痛觉的脊髓退缩反射(通过膝盖屈肌肌电图记录测量)和体感诱发电位(SEP)(通过头皮脑电图电极测量)。在条件刺激(冷加压试验)期间,正确进行具有止痛作用的浸泡可使患者的腓肠神经疼痛、反射振幅和体感诱发电位显著降低。另一方面,那些认为浸泡具有增强疼痛特性的参与者,他们表现出疼痛、脊髓(伤害感受性反射)和皮层活动(体感诱发电位振幅)的增加[95]。另一组研究人员在使用强外源性镇痛药吗啡时也发现了类似的结果。吗啡镇痛作用的增强或抑制取决于给受试者的指令[96]。

这些结果支持了认知信息可以调节内源性疼痛调节效果的观点,并强调了患者对镇痛的期望的重要性(图 34-5)。

越来越清楚的是,大脑可塑性有助于对疼痛的感知,这解释了高级中枢在某些慢性疼痛状态下的作用。据报道,慢性疼痛患者的大脑灰质发生了变化[97]。对纤维肌痛、腰痛或头痛患者的研究报告了皮质或白质(或连接性)的减少[98-101]。虽然伴随着慢性疼痛的发生,大脑会发生变化,但有必要强调的是,研究也报告了这种脑物质的损失可以在适当的治疗后逆转[102]。有趣的是,这些皮层变化可以发生得非常快，并且具有个体特异性。在一项为期 11 天每天重复伤害性刺激的研究中，敏化的健康受试者（随着时间的推移，更多的时间累加）的前扣带回皮质、岛叶皮层和额叶皮层的灰质密度比未敏化的受试者显著降低[103]。这些结果使得一些受试者（敏化剂）发展成慢性疼痛的可能性增加。

兴奋机制和抑制机制的相互作用

兴奋机制如中枢敏化可以增加伤害性信号，而抑制性机制则降低该信号。持续性疼痛可由兴奋机制的募集引起，如中枢敏化或抑制机制的功效降低[20,104]（图 34-6）。中枢敏化表现为疼痛过敏，特别是动态触觉异常性疼痛、继发性点状痛觉过敏、遗留感觉和时间总和作用增强。定量感觉测试通常用于表征这些异常感觉。另一方面，通过 CPM 反应（又称 DNIC）来检测抑制机制的有效性。

与膜去极化有关的受体（如 NMDA）的募集将产生神经元过度兴奋，并且所产生的疼痛将与内源性疼痛兴奋机制相关[34,56]。相反，抑制机制的缺乏将与降血清素能和去甲肾上腺素能通路的活性降低有关[105]。即使两个患者出现明显相似的疼痛状况，所涉及的机制也可能不同，并且不会对相同的治疗产生反应（图 34-6）。例如，在兴奋性多动（中枢敏化）的情况下，抗惊厥药可能是一个很好的治疗选择。然而，如果涉及抑制机制的缺陷，使用抗抑郁药物触发血清素能和去甲肾上腺素能内源性抑制机制（DNIC）可能会获得更好的结果[86]。

最近的研究强调了一个事实，即相对简单的定量感觉测试能够识别兴奋性缺陷（通过时间总和的敏化作用）和对不同种类药物有不同反应的共刺激缺陷。例如，研究表明 CPM 缺陷是对度洛西汀（一种去甲肾上腺素能和血清素能药物）反应的良好预测因子[86]，而时间总和是对普瑞巴林（抗惊厥类药物中的神经元过度活动阻滞剂）反应的良好预测因子[106,107]。有趣的是，反应是针对机制的；CPM 疗效不能很好地预测普瑞巴林的疗效，而时间总和不能很好地预测度洛西汀的疗效。此外，体育活动将减少兴奋机制（时间总和）并增加抑制机制（CPM 疗效），强调非药理学方法对内源性疼痛调节疗效的重要性[108,109]。

这些结果支持了一个事实，即寻找新的方法来检测慢性疼痛的相关机制将有助于指导治疗。不同的大脑成像技术是有助于识别特定机制的，也是某些治疗效果的一部分[47,110]。

中枢敏化：记忆问题

中枢敏化，我们可以定义为由中枢神经系统维持的疼痛，可能是理解疼痛如何在没有明显损伤的患者中持续如此之久的最被接受的理论之一。了解中枢敏感化的机制对预测和减少慢性疼痛的发生很重要，而且对提供适应特定病理的治疗也很重要。

记忆和痛苦有着共同的基础。例如，长期增强（LTP）是一种学习和记忆所必需的突触强度的持续增强[111]，可能是导致疼痛阈值降低或自发疼痛的原

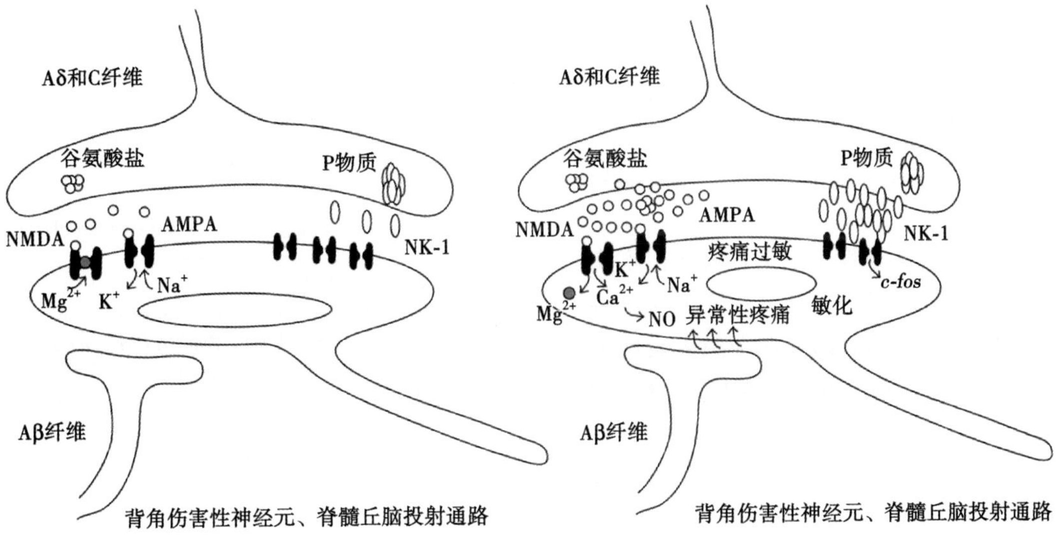

图 34-6　中枢敏化的机制。经过突触前神经元的重复刺激后，高谷氨酸的释放将产生一系列的突触后活动，这将产生长期的细胞敏化，从而导致中枢敏化。持续的中枢致敏被认为是慢性疼痛的机制之一

因。它类似于中枢敏化,导致疼痛阈值降低和疼痛反应放大[112]。有趣的是,LTP 可以通过对 Aδ 或 C 纤维的高频刺激诱导疼痛通路,但也可由自然伤害性刺激激活,前提是下行通路(可能是抑制性通路)被中断或减弱,这表明兴奋性和抑制性机制之间存在相互作用[113]。

疼痛和记忆[114]之间的这种关系支持了药理学上通过干预消除疼痛记忆和疼痛恐惧的作用[115]。非药物疗法,如镜像疗法,也可以改变患肢痛或复杂区域疼痛综合征(CRPS)后大脑皮层的重组[116],提示大脑皮层记忆疼痛的逆转。当起效时,效果是惊人的。使用一个被镜子隔开的盒子,患者将双臂放在镜子的两边,这样健康的手被镜子反射,给人看到双臂的错觉,而事实上这是健康手臂的反射。通过用健康的手做动作,患者可以看到双手在活动。这种错觉是由 Ramachandran 和他的同事在截肢后幻肢痛中首次提出的[117]。他们发现,幻肢的联想感觉使疼痛减轻或消失。他们还发现,仅仅经过 3 周的练习,大脑的 PET 和功能性磁共振成像(fMRI)就显示出了大脑皮层的重组。有几项研究使用了类似的方法,我们可以将其归类为一般术语"身体幻觉",包括但不限于镜像疗法或用虚拟现实调整身体大小。

小结

疼痛的神经生理学是生物、心理、社会因素的复杂结合,应通过适当的康复治疗来解决。我们经常把神经冲动的过程描述为从边缘到更高中枢的线性路径。然而,痛觉不仅仅是伤害感受信号的表达。神经系统各级调节机制的活动说明了在伤害感受器的激活和所经历的疼痛之间建立联系的困难。疼痛的感觉方面是重要的,但是情感成分负责大部分的疼痛调节机制。

更好地理解这种复杂性是理解具有相似疾病的患者之间疼痛反应的差异性的唯一途径。这也将帮助我们理解,由于机制不同,即使两个患者表现出明显相似的疼痛状况,他们也可能对相同的治疗产生不同的反应。

对这一调节过程的神经生理学理解使医疗人员能够最大限度地发挥药物治疗的功效,并对患者使用各种非药物干预。

(梁廷营 译,张峰 马超 校)

参考文献

1. Kamper SJ, Apeldoorn AT, Chiarotto A, et al. Multidisciplinary biopsychosocial rehabilitation for chronic low back pain: Cochrane systematic review and meta-analysis. *BMJ*. 2015;350:h444.
2. Fletcher C, Bradnam L, Barr C. The relationship between knowledge of pain neurophysiology and fear avoidance in people with chronic pain: a point in time, observational study. *Physiother Theory Pract*. 2016;32(4):271–276.
3. Gordon R, Bloxham S. A Systematic Review of the Effects of Exercise and Physical Activity on Non-Specific Chronic Low Back Pain. *Healthcare (Basel)*. 2016;4(2).
4. Wertli MM, Rasmussen-Barr E, Weiser S, Bachmann LM, Brunner F. The role of fear avoidance beliefs as a prognostic factor for outcome in patients with nonspecific low back pain: a systematic review. *Spine J*. 2014;14(5):816–836, e814.
5. Williams FM, Scollen S, Cao D, et al. Genes contributing to pain sensitivity in the normal population: an exome sequencing study. *PLoS genetics*. 2012;8(12):e1003095.
6. Bushnell MC, Case LK, Ceko M, et al. Effect of environment on the long-term consequences of chronic pain. *Pain*. 2015;156(suppl 1):S42–S49.
7. Buchheit T, Van de Ven T, Shaw A. Epigenetics and the transition from acute to chronic pain. *Pain Med*. 2012;13(11):1474–1490.
8. Descalzi G, Ikegami D, Ushijima T, Nestler EJ, Zachariou V, Narita M. Epigenetic mechanisms of chronic pain. *Trends Neurosci*. 2015;38(4):237–246.
9. Descartes R. Traité de l'homme. *Descartes Oeuvres et lettres*: Bibliothèque de la Pléiade, Gallimard; 1644:803–873.
10. Müller J. On the sense of feeling. In: Handwerker HO, ed. *Classical German Contributions to Pain Research*. Allemagne: Gesellschaft zum Studium des Schmerzes für Deutschland; 1837:27–47.
11. Frey MV. Treatise on the sensory functions of the human skin. In: Handwerker HO, ed. *Classical German Contributions to Pain Research*. Allemagne: Gesellschaft zum Studium des Schmerzes für Deutschland; 1897:69–132.
12. Casey KL, Bushnell MC. The imaging of pain: background and rational. *Pain Imaging*. Seattle: IASP Press; 2000:1–29.
13. Goldscheider A. The specific energy of the sensory nerves of the skin. In: Handwerker HO, ed. *Classical German contributions to pain research*. Allemagne: Gesellschaft zum Studium des Schmerzes für Deutschland; 1884:47–69.
14. Woolf CJ. Central sensitization: implications for the diagnosis and treatment of pain. *Pain*. 2011;152(3 suppl):S2–15.
15. Melzack R, Wall PD. Pain mechanisms: a new theory. *Science*. 1965;150:971–979.
16. Reynolds DV. Surgery in the rat during electrical analgesia. *Science*. 1969;164(878):444–445.
17. Fields HL, Basbaum A, Heinrich RL. Central nervous system mechanisms of pain modulation. In: McMahon SB, Koltzenburg M, eds. *Wall and Melzack's Texbook of Pain*. Vol 5. Philadelphia: Elsevier Limited; 2006:125–142.
18. Le Bars D, Dickenson AH, Besson JM. Diffuse noxious inhibitory controls (DNIC). I Effects on dorsal horn convergent neurones in the rat. *Pain*. 1979;6(3):283–304.
19. Le Bars D, Dickenson AH, Besson JM. Diffuse noxious inhibitory controls (DNIC). II. Lack of effect on non-convergent neurones,supraspinal involvement and theoretical implications. *Pain*. 1979;6(3):305–327.
20. Yarnitsky D. Role of endogenous pain modulation in

chronic pain mechanisms and treatment. *Pain*. 2015; 156(suppl 1):S24–S31.

21. Craig AD. A new view of pain as a homeostatic emotion. *Trends Neurosci*. 2003;26(6):303–307.
22. Lee MC, Tracey I. Imaging pain: a potent means for investigating pain mechanisms in patients. *Br J Anaesth*. 2013;111(1):64–72.
23. Sherrington CS. The integrative action of the nervous system. *Scribner's*. 1906.
24. Wiech K, Lin CS, Brodersen KH, Bingel U, Ploner M, Tracey I. Anterior insula integrates information about salience into perceptual decisions about pain. *J Neurosci*. 2010;30(48):16324–16331.
25. Price DD. *Psychological and Neural Mechanics of Pain*. Seattle, WA: IASP Press; 1999.
26. Byers MR, Bonica JJ, Loeser JD. Peripheral pain mechanisms and nociceptor plasticity. *Management of Pain*. New York: Lippincott Williams & Wilkins; 2001:26–72.
27. Stander S, Steinhoff M, Schmelz M, Weisshaar E, Metze D, Luger T. Neurophysiology of pruritus: cutaneous elicitation of itch. *ArchDermatol*. 2003;139(11): 1463–1470.
28. Olausson H, Lamarre Y, Backlund H, et al. Unmyelinated tactile afferents signal touch and project to insular cortex. *NatNeurosci*. 2002;5(9):900–904.
29. Le Bars D. The whole body receptive field of dorsal horn multireceptive neurones. *Brain Res Brain Res Rev*. 2002; 40(1–3):29–44.
30. Tugay N, Akbayrak T, Demirturk F, et al. Effectiveness of transcutaneous electrical nerve stimulation and interferential current in primary dysmenorrhea. *Pain Med*. 2007;8(4):295–300.
31. Sanderson J. Electrical neurostimulators for pain relief in angina—reply. *British Heart Journal*. 1991;65:234–235.
32. De Leo JA, Sorkin LS, Watkins LR, International Association for the Study of Pain. *Immune and Glial Regulation of Pain*. Seattle: IASP Press; 2007.
33. Hardy JD, Wolff GH, Goodell H. *Pain Sensation and Reactions*. Baltimore: Williams & Wilkins; 1952.
34. Eide PK. Wind-up and the NMDA receptor complex from a clinical perspective. *Eur J Pain*. 2000;4(1):5–15.
35. von Hehn CA, Baron R, Woolf CJ. Deconstructing the neuropathic pain phenotype to reveal neural mechanisms. *Neuron*. 2012;73(4):638–652.
36. Hodge CJ Jr, Apkarian AV. The spinothalamic tract. *Crit RevNeurobiol*. 1990;5(4):363–397.
37. Knowles CH, Aziz Q. Basic and clinical aspects of gastrointestinal pain. *Pain*. 2009;141(3):191–209.
38. Jones MP, Dilley JB, Drossman D, Crowell MD. Brain-gut connections in functional GI disorders: anatomic and physiologic relationships. *Neurogastroenterol Motil*. 2006;18(2):91–103.
39. Borre YE, Moloney RD, Clarke G, Dinan TG, Cryan JF. The impact of microbiota on brain and behavior: mechanisms & therapeutic potential. *Adv Exp Med Biol*. 2014;817:373–403.
40. Tillisch K. The effects of gut microbiota on CNS function in humans. *Gut Microbes*. 2014;5(3):404–410.
41. James W. Discussion: the physical basis of emotion. *Psychological Review*. 1894;1:13.
42. Craig AD. How do you feel? Interoception: the sense of the physiological condition of the body. *Nat Rev Neurosci*. 2002;3(8):655–666.
43. Damasio A, Carvalho GB. The nature of feelings: evolutionary and neurobiological origins. *Nat Rev Neurosci*. 2013;14(2):143–152.
44. Holmes G. Disorders of sensation produced by cortical lesions. *Brain*. 1927;50:413–427.
45. Head H, Holmes G. Sensory disturbances from sensory cerebral lesions. *Brain*. 1911;34:102–254.
46. Garcia-Larrea L, Peyron R. Pain matrices and neuropathic pain matrices: a review. *Pain*. 2013.
47. Davis KD, Moayedi M. Central mechanisms of pain revealed through functional and structural MRI. *J Neuroimmune*. 2013;8(3):518–534.
48. Iannetti GD, Mouraux A. From the neuromatrix to the pain matrix (and back). *Exp Brain Res*. 2010;205(1):1–12.
49. Jackson PL, Meltzoff AN, Decety J. How do we perceive the pain of others? A window into the neural processes involved in empathy. *NeuroImage*. 2005;24(3):771–779.
50. Leknes S, Berna C, Lee MC, Snyder GD, Biele G, Tracey I. The importance of context: when relative relief renders pain pleasant. *Pain*. 2013;154(3):402–410.
51. Talbot JD, Marrett S, Evans AC, Meyer E, Bushnell MC, Duncan GH. Multiple representations of pain in human cerebral cortex.. *Science*. 1991;251(1999):1355–1358.
52. Coghill RC, Talbot JD, Evans AC, et al. Distributed processing of pain and vibration by the human brain. *J Neurosci*. 1994;14(7):4095–4108.
53. Kenshalo DR Jr, Douglass DK, Bromm B, Desmedt JE. The role of the cerebral cortex in the experience of pain. In: Bromm B, Desmedt JE, eds. *Pain and the Brain: From Nociception to Cognition*. New York: Raven Press; 1995:21–34.
54. Price DD. Psychological and neural mechanisms of the affective dimension of pain. *Science*. 2000;288(5472):1769–1772.
55. Singer T, Seymour B, O'Doherty J, Kaube H, Dolan RJ, Frith CD. Empathy for pain involves the affective but not sensory components of pain. *Science*. 2004;303(5661):1157–1162.
56. Woolf CJ, Thompson SW. The induction and maintenance of central sensitization is dependent on N-methyl-D-aspartic acid receptor activation: implications for the treatment of post-injury pain hypersensitivity states. *Pain*. 1991;44(3):293–299.
57. Terman GW, Bonica JJ, Loeser JD. Spinal Mechanisms and their modulation. In: Loeser JD, Butler SH, Chapman CR, Turk DC, eds. *Management of Pain*. Vol 3. Philadelphia: Lippincott Williams & Wilkins; 2001:73–152.
58. Granot M, Granovsky Y, Sprecher E, Nir RR, Yarnitsky D. Contact heat-evoked temporal summation: tonic versus repetitive-phasic stimulation. *Pain*. 2006;122(3):295–305.
59. Woolf CJ. Windup and central sensitization are not equivalent. *Pain*. 1996;66(2–3):105–108.
60. Yarnitsky D. Conditioned pain modulation (the diffuse noxious inhibitory control-like effect): its relevance for acute and chronic pain states. *Curr Opin Anaesthesiol*. 2010;23(5):611–615.
61. Fields HL, Malick A, Burstein R. Dorsal horn projection targets of ON and OFF cells in the rostral ventromedial medulla. *J Neurophysiol*. 1995;74(4):1742–1759.
62. Benedetti F, Amanzio M, Vighetti S, Asteggiano G. The biochemical and neuroendocrine bases of the hyperalgesic nocebo effect. *J Neurosci*. 2006;26(46):12014–12022.
63. Heinricher MM, Neubert MJ. Neural basis for the hyperalgesic action of cholecystokinin in the rostral ventromedial medulla. *J Neurophysiol*. 2004;92(4):1982–1989.
64. Simonnet G, Rivat C. Opioid-induced hyperalgesia: abnormal or normal pain? *Neuro Report*. 2003;14(1):1–7.
65. Davis MP, Shaiova LA, Angst MS. When opioids cause pain. *J Clin Oncol*. 2007;25(28):4497–4498.

66. Coull JA, Boudreau D, Bachand K, et al. Trans-synaptic shift in anion gradient in spinal lamina I neurons as a mechanism of neuropathic pain. *Nature*. 2003;424(6951): 938–942.
67. Benedetti F, Amanzio M. The placebo response: how words and rituals change the patient's brain. *Patient Educ Couns*. 2011;84(3):413–419.
68. Tracey I. Getting the pain you expect: mechanisms of placebo, nocebo and reappraisal effects in humans. *Nature Medicine*. 2010;16(11):1277–1283.
69. Benedetti F, Lanotte M, Lopiano L, Colloca L. When words are painful: unraveling the mechanisms of the nocebo effect. *Neuroscience*. 2007;147(2):260–271.
70. Porreca F, Ossipov MH, Gebhart GF. Chronic pain and medullary descending facilitation. *Trends Neurosci*. 2002;25(6):319–325.
71. Wiech K, Tracey I. The influence of negative emotions on pain: behavioral effects and neural mechanisms. *NeuroImage*. 2009;47(3):987–994.
72. Wiech K, Ploner M, Tracey I. Neurocognitive aspects of pain perception. *Trends Cogn Sci*. 2008;12(8):306–313.
73. Landau R, Kraft JC, Flint LY, et al. An experimental paradigm for the prediction of Post-Operative Pain (PPOP). *J Vis Exp*. 2010;(35).
74. Leonard G, Goffaux P, Mathieu D, Blanchard J, Kenny B, Marchand S. Evidence of descending inhibition deficits in atypical but not classical trigeminal neuralgia. *Pain*. 2009;147(1–3):217–223.
75. Julien N, Arsenault P, Marchand S. Deficit of endogenous pain inhibitory systems found in fibromyalgia patients butn not in those with low-back-pain. Paper presented at: IASP 2002.
76. Traub RJ. Spinal modulation of the induction of central sensitization. *Brain Research*. 1997;778(1):34–42.
77. Millan MJ. The induction of pain: an integrative review. *ProgNeurobiol*. 1999;57(1):1–164.
78. Ossipov MH, Dussor GO, Porreca F. Central modulation of pain. *J Clin Invest*. 2010;120(11):3779–3787.
79. Davies JE, Marsden CA, Roberts MH. Hyperalgesia and the reduction of monoamines resulting from lesions of the dorsolateral funiculus. *Brain Res*. 1983;261(1):59–68.
80. Abbott FV, Hong Y, Franklin KB. The effect of lesions of the dorsolateral funiculus on formalin pain and morphine analgesia: a dose-response analysis. *Pain*. 1996;65(1):17–23.
81. Russell IJ. Neurochemical pathogenesis of fibromyalgia. *Zeitschrift fur Rheumatologie*. 1998;57(suppl 2):63–66.
82. Normand E, Potvin S, Gaumond I, Cloutier G, Corbin JF, Marchand S. Pain inhibition is deficient in chronic widespread pain but normal in major depressive disorder. *J Clin Psychiatry*. 2011;72(2):219–224.
83. de Souza JB, Potvin S, Goffaux P, Charest J, Marchand S. The deficit of pain inhibition in fibromyalgia is more pronounced in patients with comorbid depressive symptoms. *Clin J Pain*. 2009;25(2):123–127.
84. Lautenbacher S, Rollman GB. Possible deficiencies of pain modulation in fibromyalgia. *Clin J Pain*. 1997;13(3):189–196.
85. Kosek E, Hansson P. Modulatory influence on somatosensory perception from vibration and heterotopic noxious conditioning stimulation (HNCS) in fibromyalgia patients and healthy subjects. *Pain*. 1997;70(1):41–51.
86. Yarnitsky D, Granot M, Nahman-Averbuch H, Khamaisi M, Granovsky Y. Conditioned pain modulation predicts duloxetine efficacy in painful diabetic neuropathy. *Pain*. 2012;153(6):1193–1198.
87. Casey KL. The imaging of pain: background and rational. In: Casey KL, Bushnell MC, eds. *Pain Imaging*. Seattle: IASP Press; 2000:1–29.
88. Apkarian AV, Bushnell MC, Treede RD, Zubieta JK. Human brain mechanisms of pain perception and regulation in health and disease. *Eur J Pain*. 2005;9(4):463–484.
89. Rainville P, Carrier B, Hofbauer RK, Bushnell MC, Duncan GH. Dissociation of sensory and affective dimensions of pain using hypnotic modulation. *Pain*. 1999;82(2): 159–171.
90. Hofbauer RK, Rainville P, Duncan GH, Bushnell MC. Cortical representation of the sensory dimension of pain. *J Neurophysiol*. 2001;86(1):402–411.
91. Rainville P, Duncan GH, Price DD, Carrier B, Bushnell MC. Pain affect encoded in human anterior cingulate but not somatosensory cortex. *Science*. 1997;277:968–971.
92. Benedetti F, Carlino E, Pollo A. How placebos change the patient's brain. *Neuropsychopharmacology*. 2011;36(1): 339–354.
93. Goffaux P, Leonard G, Marchand S, Rainville P. Placebo analgesia. In: Beaulieu P, Lussier D, Porreca F, Dickenson A, eds. *Pharmacology of Pain*. Seattle: IASP Press; 2010: 451–473.
94. Leonard G, Goffaux P, Marchand S. Deciphering the role of endogenous opioids in high-frequency TENS using low and high doses of naloxone. *Pain*. 2010;151(1): 215–219.
95. Goffaux P, Redmond WJ, Rainville P, Marchand S. Descending analgesia—when the spine echoes what the brain expects. *Pain*. 2007;130(1–2):137–143.
96. Bingel U, Wanigasekera V, Wiech K, et al. The effect of treatment expectation on drug efficacy: imaging the analgesic benefit of the opioid remifentanil. *Sci Transl Med*. 2011;3(70):70ra14.
97. Robinson ME, Craggs JG, Price DD, Perlstein WM, Staud R. Gray matter volumes of pain-related brain areas are decreased in fibromyalgia syndrome. *Journal Pain*. 2011;12(4):436–443.
98. Ivo R, Nicklas A, Dargel J, et al. Brain structural and psychometric alterations in chronic low back pain. *Eur Spine J*. 2013;22(9):1958–1964.
99. Jensen KB, Loitoile R, Kosek E, et al. Patients with fibromyalgia display less functional connectivity in the brain's pain inhibitory network. *Mol Pain*. 2012;8(1):32.
100. Absinta M, Rocca MA, Colombo B, Falini A, Comi G, Filippi M. Selective decreased gray matter volume of the pain-matrix network in cluster headache. *Cephalalgia*. 2012;32(2):109–115.
101. Kuchinad A, Schweinhardt P, Seminowicz DA, Wood PB, Chizh BA, Bushnell MC. Accelerated brain gray matter loss in fibromyalgia patients: premature aging of the brain? *J Neurosci*. 2007;27(15):4004–4007.
102. Seminowicz DA, Wideman TH, Naso L, et al. Effective treatment of chronic low back pain in humans reverses abnormal brain anatomy and function. *J Neurosci*. 2011;31(20):7540–7550.
103. Stankewitz A, Valet M, Schulz E, et al. Pain sensitisers exhibit gray matter changes after repetitive pain exposure: a longitudinal voxel-based morphometry study. *Pain*. 2013;154(9):1732–1737.
104. Marchand S. Applied neurophysiology. In: Beaulieu P, Lussier D, Porreca F, Dickenson AH, eds. *Pharmacology of Pain*. Seattle: IASP Press; 2010:3–26.
105. Millan MJ. Descending control of pain. *Prog Neurobiol*. 2002;66(6):355–474.

106. Olesen SS, Graversen C, Bouwense SA, van Goor H, Wilder-Smith OH, Drewes AM. Quantitative sensory testing predicts pregabalin efficacy in painful chronic pancreatitis. *PLoS One*. 2013;8(3):e57963.
107. Niesters M, Proto PL, Aarts L, Sarton EY, Drewes AM, Dahan A. Tapentadol potentiates descending pain inhibition in chronic pain patients with diabetic polyneuropathy. *Br J Anaesth*. 2014;113(1):148–156.
108. Umeda M, Lee W, Marino CA, Hilliard SC. Influence of moderate intensity physical activity levels and gender on conditioned pain modulation. *J Sports Sci*. 2016;34(5):467–476.
109. Meeus M, Hermans L, Ickmans K, et al. Endogenous pain modulation in response to exercise in patients with rheumatoid arthritis, patients with chronic fatigue syndrome and comorbid fibromyalgia, and healthy controls: a double-blind randomized controlled trial. *Pain Pract*. 2015;15(2):98–106.
110. Tracey I. "Seeing" how our drugs work brings translational added value. *Anesthesiology*. 2013;119(6):1247–1248.
111. Bliss TV, Collingridge GL. A synaptic model of memory: long-term potentiation in the hippocampus. *Nature*. 1993;361(6407):31–39.
112. Ji RR, Kohno T, Moore KA, Woolf CJ. Central sensitization and LTP: do pain and memory share similar mechanisms? *Trends Neurosci*. 2003;26(12):696–705.
113. Sandkuhler J. Understanding LTP in pain pathways. *Mol Pain*. 2007;3:9.
114. Price TJ, Inyang KE. Commonalities between pain and memory mechanisms and their meaning for understanding chronic pain. *Prog Mol Biol Transl Sci*. 2015;131:409–434.
115. Sandkuhler J, Lee J. How to erase memory traces of pain and fear. *Trends Neurosci*. 2013;36(6):343–352.
116. Moseley GL, Gallace A, Spence C. Is mirror therapy all it is cracked up to be? Current evidence and future directions. *Pain*. 2008;138(1):7–10.
117. Ramachandran VS, Rogers-Ramachandran D. Synaesthesia in phantom limbs induced with mirrors. *Proc Biol Sci*. 1996;263(1369):377–386.

第 35 章 脊柱疼痛

Anthony E. Chiodo, Richard W. Kendall, and Sean Smith

引言

脊柱疾病的治疗是物理医学与康复医学的关键。康复医生通常在脊柱疾病患者的初步评估和治疗中起主导作用。本章旨在讨论常见的颈部疼痛和腰部疼痛。

流行病学

颈部疼痛和腰背部疼痛是肌肉骨骼系统最常见的疾病。其中非特异性腰痛是患者到医院就诊的最常见原因之一,终生患病率高达 80%,仅次于患者至医院就诊最常见的原因——普通感冒(即上呼吸道感染)[1,2]。每年用于治疗腰痛的直接医疗费用高达 200 亿美元[3]。颈部疼痛终生患病率为 50%~67%[4]。

颈部疼痛

解剖

颈椎是由 7 个椎骨组成。寰枕关节是非常重要的一个关节,主要负责颈部屈、伸运动,由 C1 神经腹侧支支配。寰枢关节由 C1~C2 关节的前外侧和 C1 上 C2 的齿孔枢轴组成。寰枢关节外侧由 C2 神经腹侧支支配,齿状突和 C1 之间的连接由 C1~C3 的窦椎神经支配。颈椎左右旋转角度为 70°~90°,C1~C2 关节活动角度为 40°~45°[5]。C2~C3 小关节受 C3 后支的内侧支(第三枕神经)和关节支支配[6]。从 C3 到 T1 的颈椎小关节具有从前到后、从头到尾的方向,允许颈椎侧向弯曲,C3~C4 和 C4~C5 处活动度最大。颈椎屈伸运动在 C5~C6 和 C6~C7 节段最大[5](图 35-1)。小关节紊乱引起的活动受限是由关节突关节在冠状面方向的移动过大所造成的[5,7]。颈椎小关节受关节上下脊神经背支内侧支支配,颈后肌受颈神经背支支配,颈前、外侧肌受颈神经腹支支配。颈椎间盘有复杂的神经支配,包括颈后椎丛(由窦椎神经组成)、颈前丛(由颈交感干的分支组成)和椎神经(颈灰交通支的分支)[5,7](图 35-2)。

颈神经根共有 8 对,除 C8 位于 T1 上方,C1~C7 均位于同一椎体平面的上方。颈神经根由椎间孔穿出,椎间孔由前方的钩椎关节、后方的小关节和上下相邻椎弓根所构成[8]。

颈椎小关节影响颈椎运动,有助于提高颈椎稳定性,并提供空间位置相关的本体感觉信息。颈椎小关节表面积约占椎体终板的 2/3。关节面凹凸面相互吻合,关节软骨覆盖其表面。软骨覆盖在软骨下骨的增厚层上,边缘被滑膜包围。在关节的两端形成一个充满脂肪的上、下囊袋,囊袋状的关节囊纤维层覆盖在关节上,如同一个罩子。纤维型和脂肪型半月板向关节的上下两个侧面突出,由包裹着脂肪、胶原蛋白和血管的滑膜皱襞所组成。在运动过程中关节面相互接触,这些弯月面有助于增大接触面积,并在关节屈曲时滑动以覆盖因运动而暴露的关节面[6,7]。颈椎小关节由位于小关节囊背外侧、靠近肌腱和肌肉附着处的 Aδ 和 C 纤维支配。机械感受器位于小关节囊内,在本体感觉和维持脊柱节段稳定性方面起着重要作用。据推测,小关节囊损伤可引起脊柱关节生物力学异常,进而导致骨关节炎进一步加重。约 22.4% 的颈椎小关节囊被肌肉覆盖,肌肉直接嵌入小关节囊内[6]。

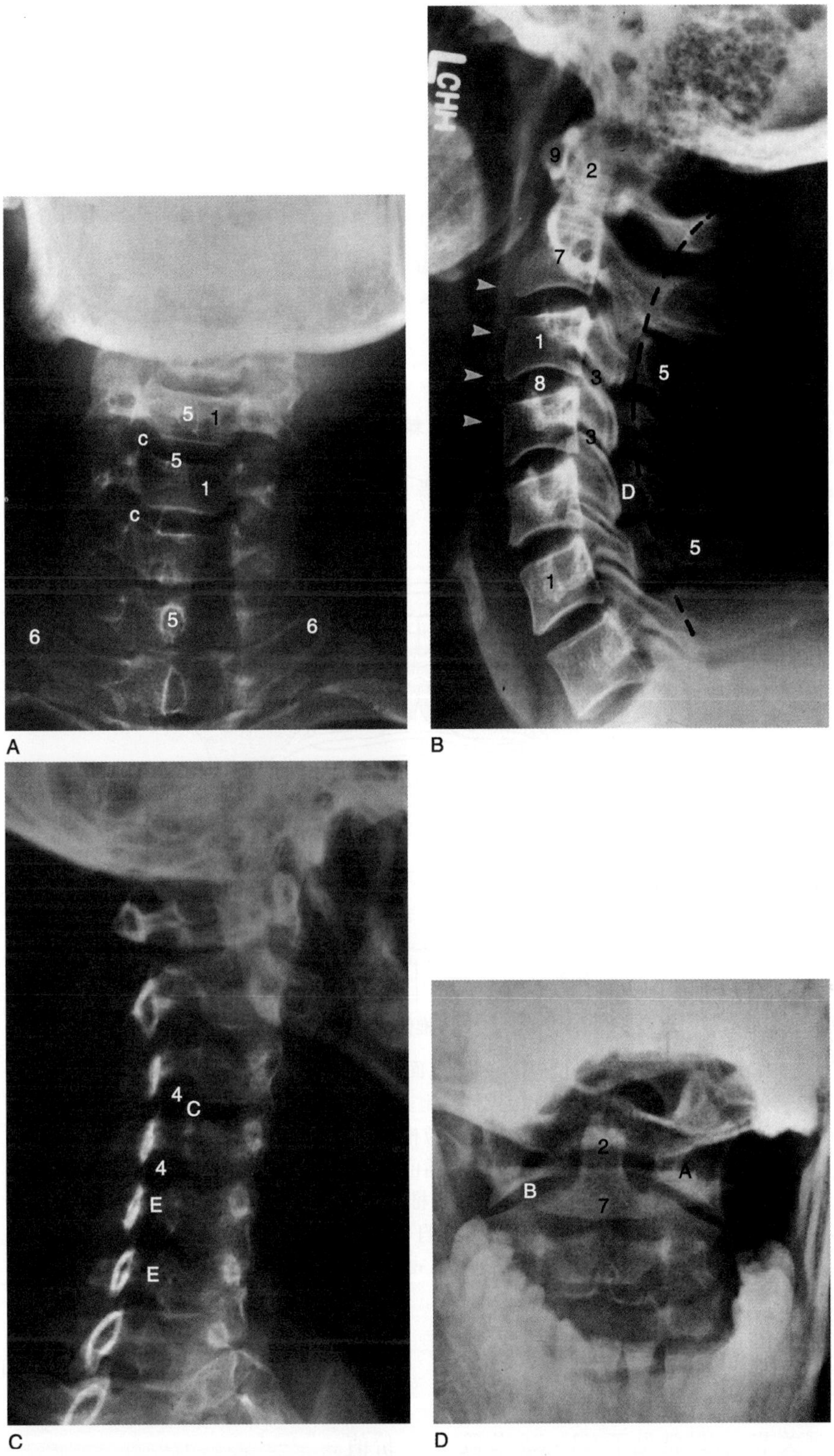

1—椎体,2—齿状突(齿突),3—关节突关节,4—椎间(神经)孔,5—棘突,6—横突,7—齿状突(C2),8—椎间盘间隙,9—寰椎前弓(C1),A—寰椎侧块,B—寰枢关节,C—钩状突,D—椎板,E—椎弓根。

图 35-1　正常颈椎 X 线。(A)正位片;(B)侧位片,箭头表示椎体前软组织,注意颈椎生理性前凸和脊柱中线的连续性(虚线);(C)斜位片;(D)张口位(经允许摘自 Guha-Thakurta N, Ginsberg LE. Chapter 13. Imaging of the Spine. In: Chen MM, Pope TL, Ott DJ, eds. Basic Radiology, 2e New York, NY: McGraw-Hill; 2011)

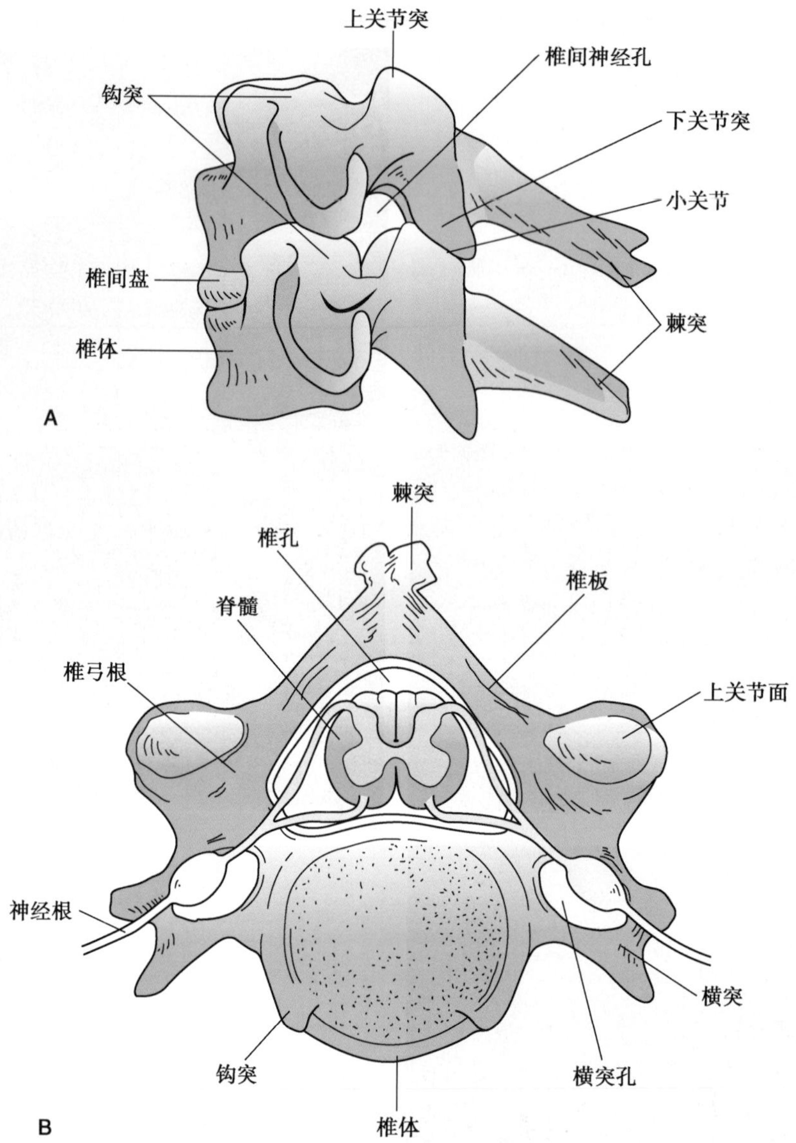

图 35-2　中段颈椎侧位(A)和 C5 上面观(B)示意图。下关节突自滑膜小关节(又称小面关节)与下位椎体的上关节突相关联。钩椎关节，由椎体上面两侧的钩状突或后外侧唇缘与上位椎体下面的外侧面相接，构成小的、非滑膜关节(又称 Luschka 关节)。脊髓位于椎管内，椎孔的前方为椎体，侧面为椎弓根，后方为椎板。颈神经根沿椎弓根形成的“脊神经沟”走行，经椎间孔穿出。椎动脉穿过横突孔(摘自 Polley HF, Hunder GS. Rheumatologic Interviewing and Physical Examination of the Joints. 2nd ed. Philadelphia, PA: W. B. Saunders; 1978)

颈痛自然史与生物力学

关节突关节骨关节炎，最常见于 C3～C5 节段。放射学表现是关节退行病变和骨质增生性关节间隙变窄、软骨下骨侵蚀、软骨下骨囊肿、骨赘形成和关节突增生肥大。磁共振成像(MRI)脂肪抑制序列有助于其诊断。颈椎骨关节炎与年龄、体重指数有关，但与活动无关[7]。

没有针对症状性小关节骨性关节炎的检查方法。那些声称是对小关节施加应力的力学检查会同时影响椎间盘和韧带，明显降低了其潜在的预测价值。

脊髓型颈椎病伴轻度功能丧失，MRI 脊髓信号异常表现为水肿或损伤，约 56% 的患者在发病后 5 年或 10 年不需要进行手术。若合并颈椎节段性后凸、节段性滑移或屈曲/伸展活动时有节段性运动异常，需要手术治疗的风险增加[9]。

颈部疼痛患者中，因肿瘤或感染引起的人数低于 0.4%。因颈椎骨折引起的颈痛也约占 0.4%。滑膜囊肿很可能表现为神经根性疼痛，但很少出现颈椎病相关的颈部疼痛[7]。

炎症性关节病，很少单独导致颈部疼痛，通常为关节或全身性的异常改变[10]。影响颈椎的炎症性关节病最常见的是类风湿关节炎，发病率高达 86%。颈椎受累的可能性及严重程度与实验室检查(类风湿因子和 C 反应蛋白)升高幅度、是否存在侵蚀或结节以及发病年龄相关。疼痛是其最常见的症状，80% 以上的患者会经历不同程度的疼痛折磨。颈部疼痛可放射到枕骨、眶后或颞部，伴或不伴有肌肉痉挛。神经系统症状可能有神经根性疼痛、节段性感觉减退或消失、脊髓病变。尽管所有颈椎都有可能受到影响，但枕寰枢关节是最常见的受累部位(由于该关节的滑膜特征)。关节炎症过程导致关节破坏(有时伴有血管翳)、韧带松弛和节段性不稳定。枢椎有前半脱位和后半脱位，但前半脱位更为常见(寰椎横韧带松弛所致)。颈椎屈伸位 X 线片中，C1 与齿状突之间超过 3mm 的半脱位即为异常。此外，半脱位超过 9mm、寰枢椎后齿突距离小于 14mm，均与脊髓受压风险增加相关。枕骨大孔周围的寰枢椎外侧关节破坏，可导致颅底凹陷、脑干和脊髓受压风险增加或齿状突内陷而猝死。关节突关节破坏也会引起轴向半脱位，若发生在多个层面，在影像学上表现为颈椎呈阶梯状改变。总的来说，MRI 可以显示关节、韧带的炎症以及脊髓狭窄的程度，在类风湿关节炎中的诊断价值优于计算机断层扫描(CT)[11-12]。

强直性脊柱炎，是由于脊椎前、后炎症导致椎体变形。增强磁共振成像有助于显示炎症部位[13]。进一步进展为韧带骨赘桥接和关节僵硬。进展性的脊柱前曲消失，并侵犯肋椎关节，在临床上非常常见[7]。治疗方法包括非甾体抗炎药和肿瘤坏死因子拮抗剂，后者在早期疾病治疗中非常有效[13]。患者疼痛严重程度，与疾病进程和影像学结果无关[14]。

银屑病关节炎，70% 以上患者存在脊柱影像学上的改变，最常见的是颈椎受累。银屑病关节炎通常存在韧带骨化、韧带骨赘形成，侵蚀临床特征以关节半脱位为主。痛风偶尔也累及脊柱，但是目前缺乏脊柱受累的患病率数据，CT 可发现沉积在小关节上的结晶沉积物[7]。炎症性肌病，尤其是多发性肌炎和皮肌炎，影响近端肌肉。咽部和颈伸肌通常受累，吞咽困难、颈部疼痛和颈部无力是最常见的临床表现[15]。

弥漫性特发性骨质增生症，是一种非炎症性脊柱疾病，通常表现为躯干疼痛，可伴有颈部、腰部或四肢放射性疼痛。超过 80% 患者有晨僵现象[16-17]。颈椎受累的其他症状包括声音嘶哑、喘鸣、吸气性呼吸困难、睡眠呼吸暂停和吞咽困难[5]。影像学特征是椎旁韧带骨化和周围神经异位骨化，椎体前外侧骨质增生较常见，也有部分是颈椎后纵韧带骨化[5,16-17](图 35-3)。

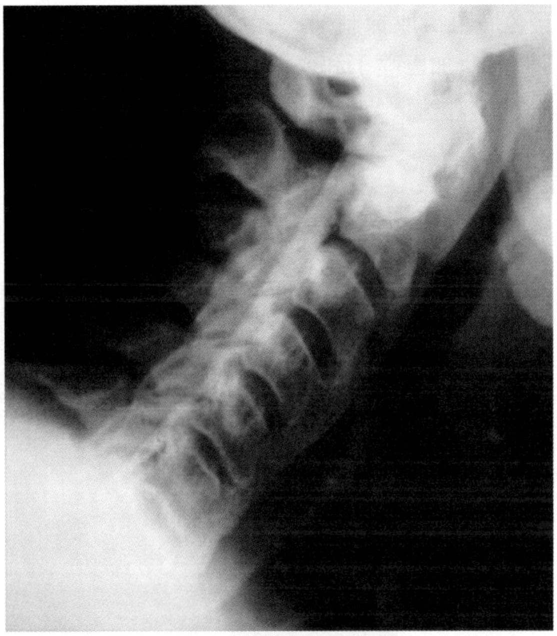

图 35-3 弥漫性特发性骨质增生症(DISH)(经允许摘自 Graf J, Gratton S. Chapter 55. Endocrine & Metabolic Disorders. In: Imboden JB, Hellmann DB, Stone JH, eds. CURRENT Diagnosis & Treatment: Rheumatology, 3e New York, NY: McGraw-Hill; 2013)

风湿性多肌痛，好发于 50 岁以上人群，主要表现为原因不明的晨僵(持续至少 30min)、颈部疼痛和肩部疼痛，髋部疼痛亦不少见。可伴有低热、疲乏及体重减轻等全身症状。最突出的特征是红细胞沉降率升高。口服小剂量皮质类固醇治疗风湿性多肌痛有效。高达 1/3 的患者伴有巨细胞动脉炎，表现为头痛、下颌运动障碍和视力障碍等[18]。

纤维肌痛是一种原因不明的、弥漫性疼痛综合征。据统计，成人发病率为 1%~4%，女性与男性的比例为 3∶1。纤维肌痛早期可表现为颈肩部疼痛不适，但主要症状为全身广泛性肌肉疼痛，常伴有疲劳、感觉异常、虚弱、认知功能障碍、睡眠障碍和肠道功能障碍等其他表现。相关疾病包括偏头痛、肠易激综合征、间质性膀胱炎、慢性疲劳综合征、外阴部疼痛、颞下颌关节疼痛、化学物质过敏症和非心源性胸痛。18 个指诊触痛点表现出至少 11 个有压痛（压力为 $4kg/cm^2$），即可诊断，且弥漫性压痛很常见。纤维肌痛患者的肌酸磷酸激酶、红细胞计数、红细胞沉降率、C 反应蛋白、甲状腺功能、风湿检查和影像学检查等均正常。然而，纤维肌痛在风湿性关节炎、系统性红斑狼疮、干燥综合征、强直性脊柱炎和风湿性多肌痛患者中并不少见。纤维肌痛的治疗包括健康教育、有氧运动、认知行为疗法、压力管理、睡眠改善和药物治疗。药物包括三环类抗抑郁药、5-羟色胺再摄取抑制剂、去甲肾上腺素-血清素再摄取抑制剂、加巴喷丁和普瑞巴林[19]。

颈痛分型

神经根型

突出或脱出的椎间盘、钩椎关节病理改变导致的前部侵犯、小关节增生肥大导致椎体后方变窄、椎间隙变窄导致椎间孔垂直变窄等，均可压迫或刺激颈神经根。椎间孔缩窄比椎间盘突出症更常见，其比例为 3∶1。C7 神经根病变在临床最为常见，其次是 C6、C8 和 C5（以发病率降序排列）[8]（图 35-4）。

颈椎关节突关节疼痛和椎间盘相关疼痛是临床上极为常见的多发病。在 C2～C3 水平，疼痛牵涉至头部，在 C3～C4、C4～C5 水平影响后颈部，C5～C6 影响肩胛骨冈上窝，C6～C7 进一步影响肩胛下角[5]。鉴别诊断的关键是有无放射性疼痛相关的症状和体征。

脊髓型颈椎病可表现为颈部疼痛，最重要的诊断依据是找出颈部疼痛与上肢神经根症状体征之间的关系，上运动神经元损伤引起的上下肢远端症状体征之间的关系[8,10]。

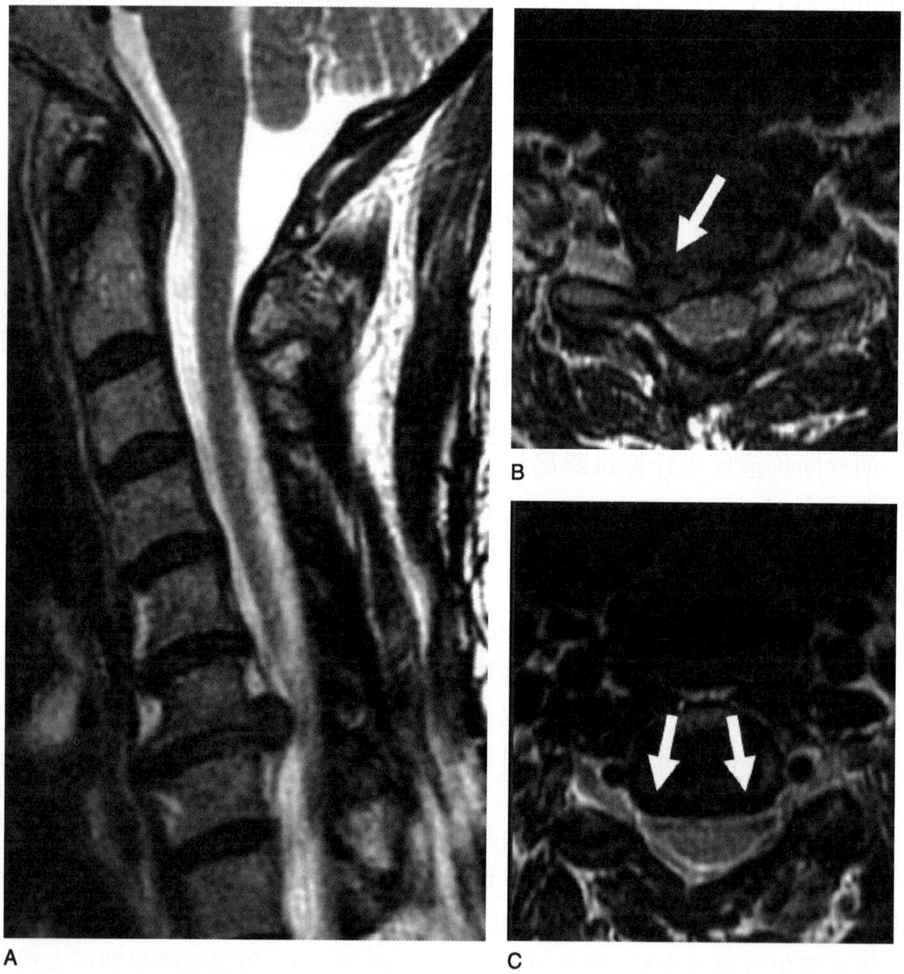

图 35-4　颈椎间盘突出，MRI T2 加权像。（A）矢状面上，C6/C7 椎间盘向后方明显突出，C4/C5、C5/C6 椎间盘向后方广泛、轻度突出。（B）水平面上，C6/C7 椎间盘向右后方突出（如箭头所示），导致右侧椎间孔严重狭窄、C7 神经根受压。（C）水平面上，相对来说，C4/C5（箭头所示）椎间盘向后轻度突出，导致腰椎椎管轻度狭窄，未压迫到脊髓（经允许摘自 Chapter 11. Pain in the Back, Neck, and Extremities. In: Ropper AH, Samuels MA, Klein JP, eds. Adams & Victor's Principles of Neurology, 10e New York, NY: McGraw-Hill; 2014）

生物力学

颈椎关节突关节疼痛通常单侧发病，无放射痛，颈部伸展、旋转时加重，可伴有其他症状。静息态观察、运动和触诊都是身体检查的一部分，尽管目前小关节紊乱引起疼痛的直接证据支持尚且不足。颈椎X线、计算机断层摄影和磁共振成像对小关节病变引起疼痛的诊断特异度较低[6]。

小关节疼痛的一种可能的发病机制是挥鞭样损伤。在遭受后部撞击时，颈椎被突然向前后摆动、扭曲，导致枕骨 C2 弯曲、C2 以下后伸[20]，造成下颈段小关节前方受到剪切力和牵拉、后方受到剪切力和压缩，且上颈段小关节受到牵拉和剪切力。在 100ms 以内，整个颈椎过度后伸。随后，颈椎出现反弹性屈曲，下颈段小关节应变逆转。颈椎过度屈曲运动可导致纤维环变形/撕裂[21]。低速碰撞下，C4/C5 椎间盘损伤最为常见；随着速度的增加，C3/C4、C5/C6 和 C6/C7 椎间盘损伤更为常见[5]。碰撞时头部处于弯曲或旋转位，关节突关节应力应变成倍增加[7]。

挥鞭伤后尸体解剖发现关节内出血，软骨、软骨下和关节突骨折，背根神经节、椎间盘、韧带、肌肉和椎动脉损伤。当前尚缺乏有效的诊断方法，无法明确这些尸体研究与临床的相关性。既往研究已经表明，心理社会因素、压力和中枢敏化在颈部疼痛中起着重要作用，但这些因素与解剖位置变化的相关性尚不清楚[5]。

一项采用双盲对照法的颈内侧支阻滞研究发现，挥鞭样损伤的慢性颈痛患者，伴有一个或多个关节突关节疼痛的占 60%，好发于 C5～C6 和 C6～C7。然而，在这些伴颈痛、头痛患者中，仅有 27% 表现为 C2～C3 疼痛[22]。

颈部挥鞭样损伤患者中，超过 50% 在受伤 1 年后仍有持续疼痛不适。转变成慢性疼痛的临床预测因素包括初始疼痛强度高、疼痛相关功能障碍等级高和治疗恢复预期低。冷刺激敏感性增高与挥鞭样损伤的转归有关。有证据表明，挥鞭样损伤与创伤后应激、较低的自我效能、疼痛灾难化、抑郁和恐惧回避相关。机械性痛觉过敏、关节活动范围变化与挥鞭样结局的关系，研究结果相互矛盾[23]。

非颈源性疼痛

必须考虑非颈椎相关的颈部疼痛。较不常见的神经肌肉系统疾病包括茎突综合征（茎突过长，表现为咽痛、吞咽困难和耳痛）、颈痛（区别于颈内动脉夹层、大动脉炎和脓毒性栓塞）、舌咽神经痛［特发性、创伤性，桥小脑角区（CPA）血管或肿瘤压迫是常见原因］、喉上神经痛、舌骨综合征、急性咽后钙化性肌腱炎（急性颈痛、颈部僵硬活动受限、吞咽困难、炎症、颈长肌上部对应 C1～C4 节段水肿）[5]、颞侧肌腱炎、甲状腺和环状软骨综合征和乳突综合征[24]。

非典型的心肌梗死伴颈部疼痛的表现并不罕见，尤其在女性中尤为多见[5,25]。颈内动脉夹层患者中 25%～50% 表现为单侧颈部前外侧疼痛，约有 10% 的患者以此为唯一症状。颈部疼痛，可较 Horner 综合征、脑神经麻痹和脑卒中症状早 3～4 天出现。这一点很重要，因为在 45 岁以下人群中，多达 20% 的人发生中风是颈动脉夹层所致[26]。椎动脉夹层也可表现为颈部或头部疼痛，其中超过 60% 患者出现脑卒中症状[27]。尽管主动脉夹层动脉瘤典型症状是胸痛及心血管相关症状，但约 6% 以颈部疼痛为首发症状[5]。牙痛、肺炎和消化性溃疡病亦可引起颈部疼痛[10]。

诊断

病史与体格检查

颈部疼痛的病史采集，应着重于发病时间和疾病进展、疼痛部位、疼痛严重程度、有无放射痛、加重和缓解因素以及其他相关症状。应询问患者有无以下高危因素：发热、原因不明的体重减轻、肿瘤病史、外伤史、糖皮质激素使用史、骨质疏松病史、治疗无效病史、药物滥用史、HIV 情况、下肢痉挛、肠道或膀胱功能障碍等。与颈部疼痛相关的社会心理变量包括：自我评价健康状况差、社会经济状况差、慢性腰痛史、既往颈部受伤史、对工作不满、感觉工作压力大以及工伤赔偿。

体格检查主要包括：整体外观、视诊、触诊、关节活动范围、肌腱反射、运动强度、轻触觉与针刺觉、椎间孔挤压试验和肩关节检查[28]。

检查者需从前方、后方和侧方观察脊柱排列和身体姿势，这样可快速识别出与主诉相关的脊柱侧凸、畸形、姿势异常或肌肉痉挛部位。与此同时，还可观察到有无皮疹、手术瘢痕，以及肌肉不对称或痉挛。注意观察颈椎前凸生理曲度和斜颈程度（图 35-5）。

对常见的骨关节和软组织疼痛，触诊非常重要，有助于确定轴向和其他骨骼结构。触诊时应放松肌肉，采取仰卧位。应触诊的骨性标志包括棘突、颈部小关节、枕骨、胸肋关节、肩锁关节、胸锁关节和乳突。应触诊的软组织区域包括斜方肌、颈椎旁肌、夹

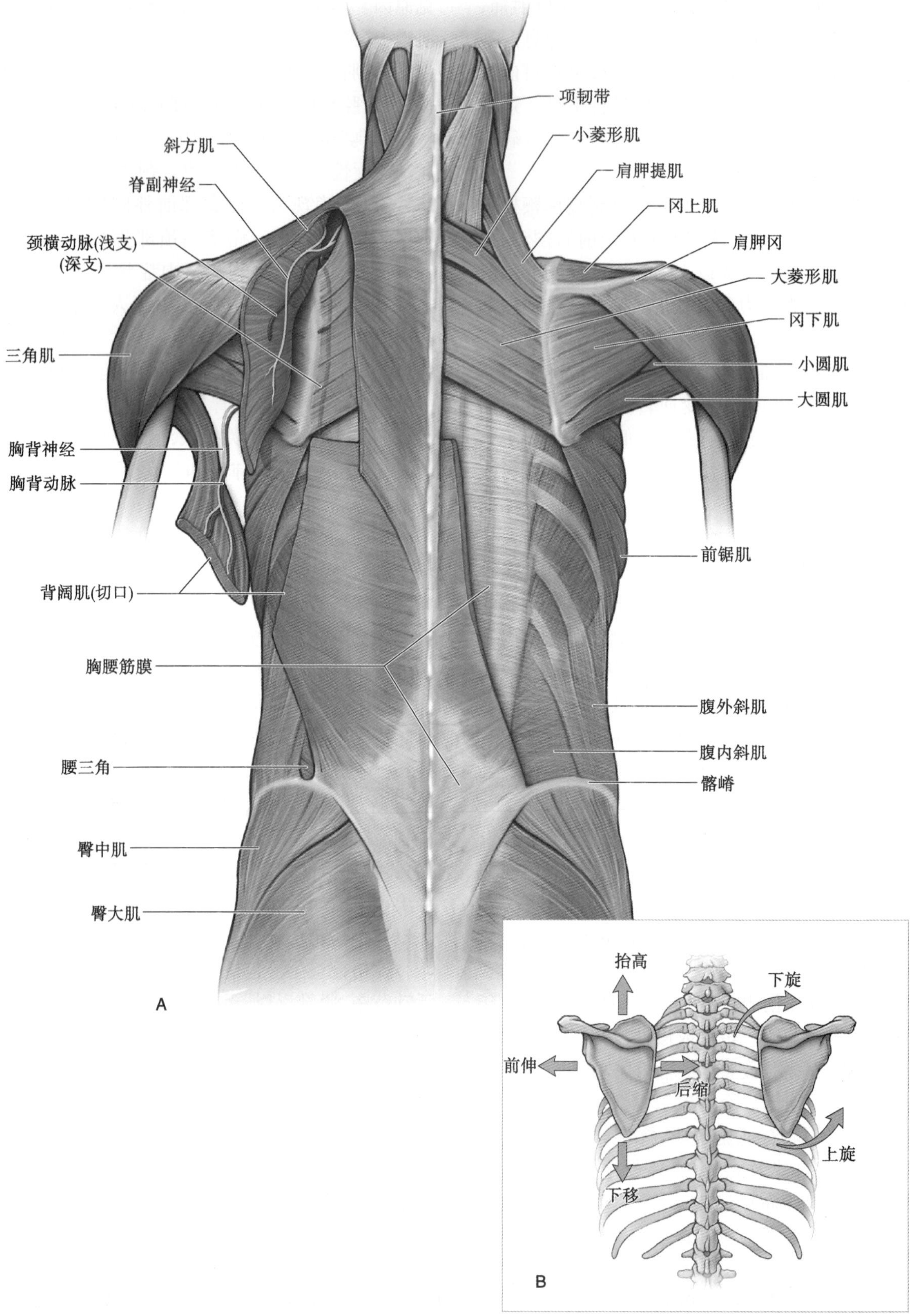

图 35-5　(A)背部浅表肌。(B)肩胛骨活动(经允许摘自 Chapter 1. Back. In：Morton DA，Foreman K，Albertine KH，eds. The Big Picture：Gross Anatomy，New York，NY：McGraw-Hill；2011)

肌、肩胛提肌、菱形肌和肩袖。应注意有无触发点、肌肉压痛或僵硬。触诊这些区域引发的疼痛同样需要注意。

运动力量检查应关注关键肌群，如肩外展肌群(腋神经和肩胛上神经，C5～C6)、肩外旋肌群(肩胛上神经，C5)、肘屈肌(肌皮神经和桡神经，C5～C6)、肘伸肌(桡神经，C6～C7)、腕伸肌(桡神经，C6～C7)、腕屈肌(正中神经，C7～C8)、指屈肌(正中神经，C8)、拇展肌(正中神经，C8～T1)和第一骨间背侧肌(尺神经，C8～T1)。

感觉检查应谨慎仔细，确定感觉异常的类型和位置。每一种感觉(如轻触觉、痛觉、温度觉、振动觉)均需记录，包括感觉正常、感觉减退或感觉过敏3种类型。将皮肤逐一细分为不同标准区域，系统地评估上肢各个区域皮肤的轻触觉和冷觉(图35-6)。完成皮肤感觉检查后，再按覆盖周围神经分布的节段性规律进行系统评估(图35-6)。

可诱发疼痛的动作包括椎间孔挤压试验，该测试包括被动侧屈、后伸使颈椎并进行挤压，若引起同侧受压神经根分布区域疼痛即为阳性。据报道，椎间孔挤压试验的敏感度和特异度分别为40%～60%、92%～100%。该试验在检测颈神经根病变上特异度为93%、敏感度为30%，提示其可作为颈痛患者的诊断检查，不太适合普通人群的筛查[29]。Adson试验，是让患者尽力后伸颈部做深吸气，并将头转向患侧，若桡动脉搏动减弱或消失即为阳性。该试验的敏感度为94%，而特异度范围为18%～87%。

采用肌电图评估颈椎神经根性痛和肌电图检查阳性的优势并不明显，其敏感度低，特异度也低，比值比不显著。虽然体格检查结果在预测正常肌电图(EMG)方面敏感性较差，但若查体发现肌力减退、腱反射改变或手臂感觉消失等异常，肌电图阳性率可提高4～5倍，发现颈神经根病变的概率高出2～9倍。肱二头肌反射阳性可以使肌电图阳性的优势比增加10倍。然而，没有任何一项临床症状能预测神经根性颈痛患者肌电图检查结果为阳性[30]。肌电图阳性确诊神经根病变的患者中超过48%查体结果为正常。臂丛神经变异也会影响体格检查与影像学特征的对应关系。臂丛神经变异最常见的是"前缀"型(超过48%)，"后缀"型占0.5%～4%[30]。

颈部疼痛常见病因包括颈部扭伤/拉伤、颈椎小关节疼痛和颈椎盘源性疼痛，但寰枢关节不稳这些不太常见的因素也要考虑，需与肩痛、结缔组织病和非神经肌肉疾病相鉴别。神经根性疼痛的常见病因包括椎间盘突出、神经根炎、脊椎病和椎管狭窄，也可能是肿瘤相关、缺血性和炎症性方面的疾病，需与神经卡压、臂丛神经病变(臂丛神经炎和胸廓出口综合征、肺上沟瘤)、多发性神经病、复杂性区域疼痛综合征、脊髓病和中枢神经系统疾病相鉴别。症状相似、需鉴别的骨骼肌肉系统疾病主要有肌筋膜疼痛综合征、结缔组织病、肩峰下/三角肌下滑囊炎、肱骨外上髁炎和桡骨茎突狭窄性腱鞘炎[10]。

导致颈部疼痛的骨骼肌肉原因和神经系统原因经常相互重叠。肌电图正常的患者中约69%有肌肉骨骼系统疾病，但这些有骨骼肌肉问题的患者中仅29%可明确诊断为神经根性损伤，有45%为其他神经源性损伤[31]。

影像学

以下颈部疼痛伴"红旗征"(可能存在更严重病因的征兆)的患者推荐采用颈椎X线平片：发病年龄小于20岁、发病年龄大于55岁、全身性疾病、肿瘤病史、免疫抑制剂用药史和静脉药物滥用史等[32]。有颈椎融合、类风湿关节炎和唐氏综合征患者先进行颈椎前后位(AP)、侧位和张口位X线检查，排除齿状突骨折或半脱位后再进行动态影像学检查。颈椎侧位或张口位X线片可显示齿状突基底部有无凹陷，齿状突与枢椎椎体的间隙超过5mm，神经系统疾病的风险增加[32]。

X线平片可显示先天性颈椎融合畸形，即先天性短颈综合征，Ⅰ型为单个椎体融合，Ⅱ型为多个不相邻的椎体融合，Ⅲ型为多个相邻椎体融合[32]。

寰枕关节半脱位常见于类风湿关节炎、唐氏综合征、先天性短颈综合征、齿状突小骨、莫基奥综合征和结缔组织病。类风湿关节炎导致寰枢椎不稳，主要是由滑膜炎症引起骨与软骨损伤、韧带不稳定，以翼状韧带和寰椎横韧带最为常见。寰齿前间隙超过3mm即可确诊半脱位，超过9mm需要手术治疗。寰齿后间隙小于14mm，提示可能存在脊髓受压[32]。

NEXUS研究发现，并非所有的外伤性颈痛患者均需拍摄颈椎X线片。若患者无颈部中线压痛、无中毒症状、意识正常、无局灶性神经功能缺损、无注意力不集中，则发生颈椎骨折的概率很低，不必要拍摄颈椎X线平片[33]。有人提出一种三步Canadian算法：存在高危因素、年龄大于65岁、损伤危险因素或感觉异常的患者，需拍摄颈椎X线片。若汽车碰撞事故后能自由行走、保持正确坐姿，仅表现为颈部迟发性疼痛而无中线压痛的患者，不需要拍摄X线

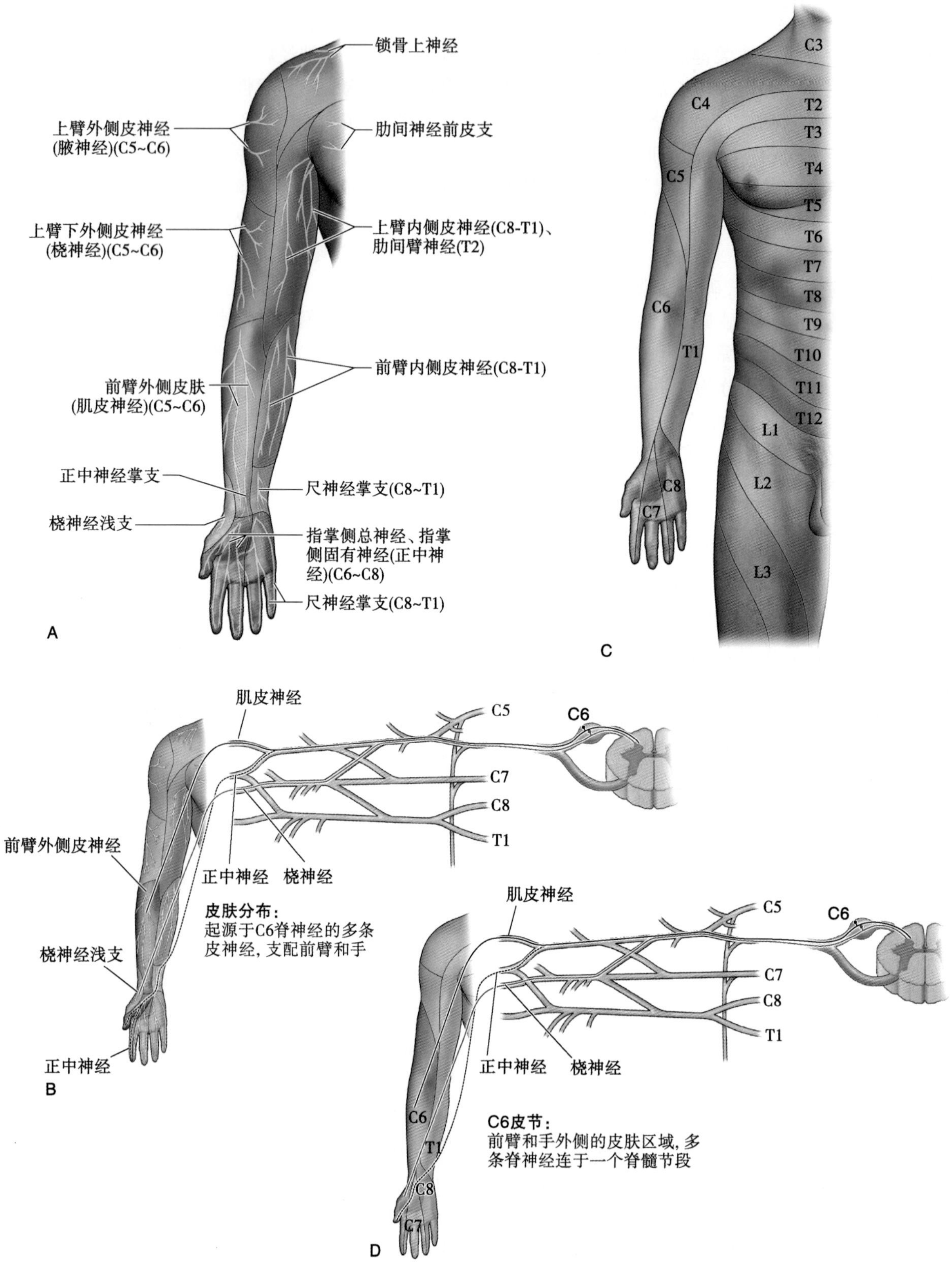

图 35-6　(A) 皮神经分布图，(B) 皮节分布图，(C) 前臂和手外侧皮神经分布示意图，(D) C6 皮节分布示意图(经允许摘自 Chapter 29. Overview of the Upper Limb. In：Morton DA，Foreman K，Albertine KH，eds. The Big Picture：Gross Anatomy，New York，NY：McGraw-Hill；2011)

片。头部无法向 2 个方向旋转 45°的患者均需要拍 X 线片[34]。

超声引导下注射治疗技术已广泛应用于颈椎小关节神经阻滞、内侧支神经阻滞和射频消融。对 34 例尸体进行超声引导下内侧支神经阻滞，其中 30 例可达到精确定位。亦可在超声引导下进行枕大神经阻滞。

颈部疼痛的诊断仅仅依靠影像学诊断是远远不够的，而且非常容易出错。一项针对 94 名无颈痛症状患者（平均年龄 48±13 岁）的研究表明，90% 患者存在颈椎 MRI 异常，其中 75% 以上表现为脊柱后突，80% 为椎管前方受压。年龄与椎间盘信号降低、后方突出有关，吸烟与脊柱后突、椎管前方受压有关[10,35]。

肌电图（EMG）

肌电图检查的目的是对颈部疼痛的根性损害进行评估，并与其他疾病相鉴别，尤其是臂丛神经病变和神经卡压性疾病[36]。在一项纳入 101 例已经确诊为颈神经根病变患者的研究中，采用肌电图对颈部椎旁肌进行检查，发现 6 块椎旁肌阳性率为 94%～99%，7 块椎旁肌阳性率为 96%～100%。如果不对这些患者行肌电图检查，则需对 8 块椎旁肌功能进行分析，可比阳性率为 92%～95%[37]。若以异常自发活动作为诊断神经根病的标准，在 C5 神经根病变患者中，冈下肌、冈上肌、肱二头肌、三角肌和肱桡肌异常的发生率相近。同样的，C7 神经根病变可累及桡侧腕屈肌、肘肌、旋前圆肌和肱三头肌；C8 神经根病变可累及手第一背侧骨间肌、示指伸肌和小指展肌，而拇长屈肌和拇短展肌一般较少受累。

C6 神经根病变的临床表现最多变，可能与 C7、C5 神经根病变比较相似，但通常同时累及旋前圆肌[38]。

C8/T1 神经根病变的发病率相对较低，正中神经和尺神经 F 波潜伏期变化在颈神经根病变评估中的作用价值有限[36]。桡侧腕屈肌 H 反射尚未在临床中广泛应用。健康成人的上肢 H 反射引出率为 90%，而 C6 神经根病变患者的敏感度和特异度分别为 50%、86%，C7 神经根病变患者的敏感度和特异度分别为 75%、86%[39-40]。

诊断性注射/侵入性诊断检查

通过分析两个连续时间区间的结果，发现颈椎内侧支神经阻滞的假阳性率为 37%～50%[41]。

采用椎间盘造影术评估颈部疼痛的手术必要性，仍缺乏证据支持，尚未能达成共识。支持这一观点是因为相关研究已进行超过 15 年，目前还没有可重复的结果[42]。

治疗

介入治疗

硬膜外注射治疗颈部神经痛具有一定疗效，可治疗短期和中期疼痛，其作用机制可能与硬膜外麻醉有关。研究表明，与非硬膜外注射相比，硬膜外注射缓解脊椎疼痛的效果更为显著；同时，硬膜外注射与无注射的疗效差异，大于硬膜外注射与硬膜外注射糖皮质激素的差异。基于以上研究结果，目前认为硬膜外注射治疗神经根性疼痛的作用机制是降低中枢敏化作用、增加缺血神经根血流量、稀释炎性细胞因子、溶解瘢痕组织和抑制神经元异位自发放电[43]。

触发点注射治疗颈部肌筋膜疼痛效果非常明显。干针治疗肌筋膜触发点疼痛改善持续 0～3d，湿针治疗疼痛改善持续 0～28d。目前尚没有研究表明针灸治疗效果可持续 2～6 个月[44]，也还没有研究证明触发点注射治疗肌筋膜压痛点有效。

多学科综合治疗

多模式运动疗法被推荐为改善慢性颈痛的首选治疗方法。然而，力量训练在减轻疼痛程度、增加肌肉力量、改善功能和提高生活质量等方面有明显的优势[45]。运动训练可使慢性非特异性颈痛缓解持续超过 6 个月，但无法改善颈部功能[46]。研究证明，颈椎手法治疗慢性颈痛的效果优于对照组，但运动疗法比单纯的手法治疗在减轻疼痛方面有更明显的疗效[47]。对于急性颈痛，颈椎手法优于药物治疗或被动运动，但并不优于提供建议前提下的居家运动训练[47]。现有证据表明，物理疗法治疗急性颈痛有效。低水平证据表明，颈托在改善急性疼痛方面，并不比物理治疗有效。非常低证据表明，在病程前 6 周，颈托在改善颈部功能方面比物理治疗更有效[48]。

颈椎牵引没有显示出对治疗慢性颈痛（伴或不伴有神经根病变）的有效性。对于颈神经根病变的患者，低水平证据表明，牵引不比安慰剂更有效[49]。使用颈托固定不比物理治疗更有效，并且非常低证据表明颈托不比牵引更有效。但是在急性颈椎神经根病后 6 周，与无治疗相比，颈托对上肢神经根疼痛改善更明显，但 6 个月后没有差异。

在 8 项针对颈痛患者的随机对照试验中，低强度激光治疗显示了统计学上的显著改善，但这些差异无临床意义[视觉模拟评分量表(VAS)改善10.54/100,置信区间为0.37~20.71][50]。电疗治疗颈痛,目前证据质量仍然很低。脉冲电磁场疗法、重复磁刺激和经皮神经电刺激可能有效,但尚未得到明确证实。目前研究表明,直流电疗法、离子导入法、神经肌肉电刺激和静磁场疗法,并不能有效缓解疼痛症状和减轻功能障碍程度[51]。

手术治疗

保守治疗失败、伴顽固性疼痛或进展性神经功能缺损的患者,应考虑手术治疗颈椎间盘突出症。介入手术方式主要取决于颈椎间盘突出的解剖部位。对于有单侧神经根症状、屈伸位X线片未显示颈椎不稳定、磁共振成像(MRI)显示椎间盘向后突出的患者,可考虑行颈椎后路椎间孔切开术。然而,该术式不适用于钩椎关节肥大增生导致神经根受压症状的患者。颈椎MRI显示椎间盘中央型或旁中央型突出,伴单侧或双侧神经根病变的患者,可采用颈椎前路椎间盘切除术和融合术。通过颈椎前路手术入路,可对双侧椎间孔进行减压[42]。系统性回顾研究发现,颈椎前路椎间盘切除伴椎间融合,较未行椎间融合的患者在疼痛减轻和功能改善方面能获得一部分长期收益,但两种手术方式在颈部疼痛中的短期疗效上尚无明显差异[52]。

一项荟萃分析纳入1 745例单节段症状性颈椎间盘退变性疾病患者对比人工颈椎间盘置换术和融合术,发现前者在改善整体健康状况、神经功能恢复、吞咽困难发生率和邻近节段退变等方面具有优势,但在颈部功能障碍指数、颈部疼痛、手臂疼痛、手术并发症及再手术率等方面无差异。人工颈椎间盘置换术在预防邻近节段退变方面的优势,仍需要更多长期随访的证据[53]。在一篇回顾性分析9项研究、涉及2 400名患者的文献中,发现颈椎间盘置换术后2年内,患者颈部运动功能和神经功能结局改善并不明显,但颈椎活动度有明显改善。低质量证据表明,初次手术后2年内,邻近节段手术率无差异,其他结果指标(包括疼痛和患者满意度)也无差异[54]。

术后邻近节段退变的累计年发病率为800/10万。邻近节段继发性颈椎融合术的发病率为760/10万。一项纳入20 000名患者的10年队列研究显示,约5.6%患者需要第2次手术,常见于年轻男性,平均手术间隔时间为23.3个月[55]。

脊髓型颈椎病的手术治疗包括颈椎前路脊髓减压术和颈椎后路脊髓减压术,两者均需行颈椎融合术,术后效果好[42]。

另一种技术是椎板成形术,即通过铰链的方式打开椎板,保留手术节段颈椎的活动性,在椎骨非融合的情况下增加脊髓的有效空间。如果患者颈部疼痛不明显,可考虑椎板成形术。已有研究证明,在不伴术前颈椎不稳的患者中,椎板成形术与脊髓减压椎骨融合术的手术效果相似[56]。

腰部疼痛

解剖

腰椎是由5节椎骨构成。腰椎活动正常范围是:前屈60°,后伸35°,左右侧屈各20°,左右旋转各18°。腰椎关节突关节能从外侧向内侧方向移动,也能从后方向前方移动,从而腰椎可以借助关节突关节活动完成屈曲动作,其中L4~L5是活动度最大的节段。腰椎小关节由关节上下脊神经背内侧支支配。腰背肌由腰部脊神经后支支配,其中多裂肌由神经分支单一支配每个肌束。腰椎间盘由脊神经交通支支配。

腰部共有5对腰神经和5对骶神经根。腰神经从同一节段椎体下方穿出,骶神经从骶前孔穿出。腰神经根由椎间孔穿出,上下为椎弓根,前方为椎间盘与椎体,后方为黄韧带、椎间隙与小关节。L1、L2神经根穿出时与椎间孔方向相对垂直,而L3、L4、L5神经根斜行向下穿出,节段越低神经根出口与椎间孔形成的角度越小[57]。

腰椎小关节影响腰椎运动,有助于提高腰椎稳定性,并提供空间位置相关的本体感觉信息。腰椎小关节囊前壁与黄韧带融为一体,后壁有多裂肌肌腱附着。虽然关节囊外层纤维呈水平方向,但可向上或向下滑动,进一步增大腰椎活动范围[58](图35-7)。

椎间盘突出症是根据髓核突出的程度来分类:椎间盘膨出是指髓核部分突出纤维环,纤维环没有完全破裂;椎间盘突出指纤维环完全破裂,髓核部分突入椎管;椎间盘脱出指髓核穿过完全破裂的纤维环,游离于椎管内(图35-8)。

自然史

急性腰痛的大部分患者可以在1~3个月内完全恢复[6];只有很少一部分患者转为慢性腰痛,严重影响日常的生活和工作。对于未明确分类的腰痛,

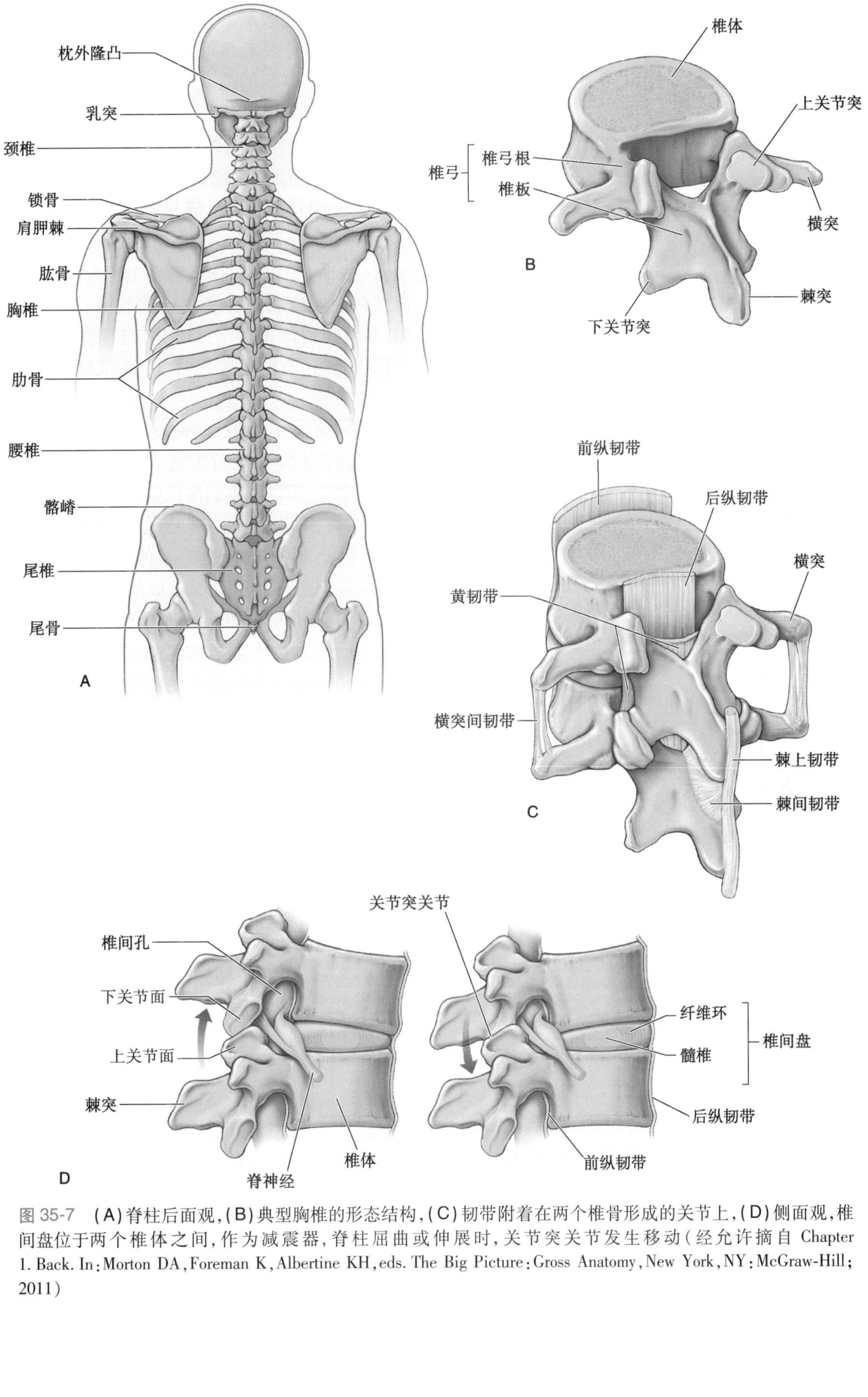

图 35-7　(A)脊柱后面观,(B)典型胸椎的形态结构,(C)韧带附着在两个椎骨形成的关节上,(D)侧面观,椎间盘位于两个椎体之间,作为减震器,脊柱屈曲或伸展时,关节突关节发生移动(经允许摘自 Chapter 1. Back. In:Morton DA,Foreman K,Albertine KH,eds. The Big Picture:Gross Anatomy,New York,NY:McGraw-Hill;2011)

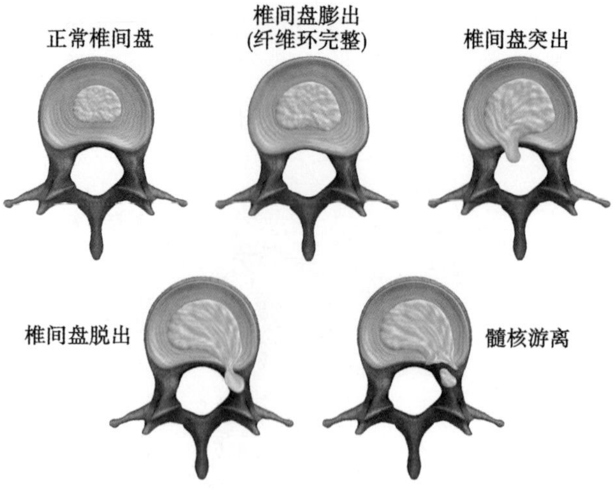

图 35-8　椎间盘突出程度不同对应的命名（经允许摘自 Shah S, Hagopian T, Klinglesmith R, Bonfante E. Diagnostic Neuroradiology. In: Elsayes KM, Oldham SA, eds. Introduction to Diagnostic Radiology, New York, NY: McGraw-Hill; 2014）

应遵循的治疗原则是无论患者急性期如何治疗，都应该尽快缓解疼痛[59]。

腰痛的自然病史很难量化，目前大多数有关腰椎间盘突出症、腰椎椎管狭窄症和腰椎神经根疾病的研究都有选择偏倚，因为临床诊断研究通常不是在疾病出现最初症状时开始的，那些疼痛症状迅速缓解的患者通常不会就医，而且大多数患者接受了一定程度的保守治疗。

与腰痛慢性化有关的社会心理因素和职业因素

很多因素可导致腰痛发作频率增高、程度加重和持续时间延长，包括不良的人体工程学、姿势调节障碍及压力、抑郁等心理社会因素。这些应激源与腰椎解剖结构异常无明显相关，但通常难以诊断和治疗，导致腰痛进一步加重。虽然机械性因素可引发腰痛，但心理社会因素如抑郁、焦虑、害怕运动、家庭和社会压力源以及职业压力等，会延迟疼痛时间和加重疼痛[60-62]。腰痛合并心理社会因素时，治疗有效性降低，且占用更多医疗资源[63-64]。

社会心理压力与身心表现

区域组织疼痛和精神神经症状，与机械性腰痛的临床表现类似，但在刺激动作下（如腰椎伸展、肌肉触诊）产生的疼痛通常与预期症状不相符。这类患者往往轻微地触摸皮肤即可诱发出疼痛，且这种疼痛并不遵循典型的神经损伤后皮节、肌节的异常模式。当患者有明显腰痛，在排除其他严重疾病的前提下，常规治疗无效，和/或没有明确的结构性损伤，应考虑社会心理因素的影响（如压力、抑郁、焦虑）。其病理机制可能与中枢神经系统（CNS）调控骨骼肌肉功能活动异常有关。已有研究证明，纤维肌痛、肠易激综合征和间质性膀胱炎这些伴有中枢性疼痛的患者，腰痛的发生率更高[65-66]。

许多致病因素都可导致痛觉过敏，很可能、至少部分是由 CNS 的变化介导的。持续性疼痛和外周神经对传入刺激敏感性增加，导致 CNS 发生可塑性变化：Aδ 和 C 纤维被反复激活，脊神经背侧支神经元活动增加，导致投射到大脑（感觉传导通路第二级神经元）的痛觉信号产生增多[67]。这种被称为“Wind-up”现象，并导致各种神经递质和调节物质（包括 P 物质和谷氨酸盐）进入背角。这些兴奋性神经递质引起神经元异常放电，神经敏感性增加，疼痛阈值降低[60]。与此同时，通常被抑制的下行传导通路（有助于减轻疼痛）功能降低，疼痛进一步加重[68]。

采用综合方法治疗这种类型的疼痛，且必须加入针对性改善 CNS 的治疗方案[69]。在中枢性疼痛综合征的患者中，可以观察到多巴胺减少[69]、血清素（5-羟色胺）失调[70]和兴奋性神经递质释放增加（如 NMDA）。因此，使用选择性 5-羟色胺再摄取抑制剂、三环类抗抑郁药、神经安定剂（如加巴喷丁、普瑞巴林）等药物治疗时，应考虑这些药物的药理学特性。阿片类镇痛药对这种疼痛通常无效[71]。研究已证明，心理咨询和认知行为疗法评估和治疗抑郁症有效[72]，有氧运动可以缓解心理压力和抑郁情绪[73]。

导致下腰痛的职业因素

据统计，腰痛的产生，37% 与职业因素有关[74-75]。在职业活动中，长时间站立、重复操作、振动、反复弯腰和扭转动作，使工人出现下背部疼痛的风险增加[74,76-78]。而且，重复性活动这种持续过度地使肌肉处于疲劳状态引起的慢性损伤，往往难以恢复[75]。与职业因素相关的腰椎负荷增加，可进一步加重椎间盘退变[79]，导致腰痛慢性化。

职业性腰痛的治疗非常棘手，因为通常需要患者改变工作环境，甚至离开原来的工作岗位。对于从事非体力劳动、需长时间久坐伏案工作的人，选用符合人类工效学设计的办公桌椅可有效减轻脊椎压力、减少损伤[80]。这类人群建议使用站立式办公桌，站立位与坐位交替进行，有助于缓解腰部疼痛[81]。

最后，要对腰痛患者进行健康教育，使其了解哪些因素导致下腰痛的发展以及避免产生疼痛，具有非常重要的意义。应告知日常工作生活中可能引发腰痛的影响因素，避免做一些诱发疼痛的动作，防止肌肉骨骼进一步损伤。应确保在患者重返工作岗位前对其进行健康宣教。若有需要，可为工作缺勤患者提供一个逐步恢复的计划，这样有助于降低受伤风险，使其更好地重返岗位工作[82]。

病史

疼痛史可能是下腰痛患者评估中最重要的部分。这为医生提供了一个从患者的角度看待相关问题及了解疼痛如何影响患者生活质量的机会，也可进一步了解是否存在影响治疗效果的其他躯体或心理方面疾病。采集病史时，首先，确定疼痛部位，如：局部疼痛还是弥散性疼痛，左侧疼痛、右侧疼痛还是双侧疼痛，是否伴有下肢疼痛麻木？其次，疼痛持续时间和损伤/发作的机制，是诊断腰痛的重要依据。类似地，疼痛性质，如锐痛、钝痛、酸痛、烧灼痛、射击样痛、刀割样痛，有助于区分伤害性疼痛、神经病理性疼痛还是肌筋膜疼痛。最后，应了解哪些特定因素或活动可以加重及减轻疼痛。以上每个方面都有助于诊断和鉴别诊断，为进一步的病史采集和体格检查提供依据。腰背痛是患者至医院就诊的一个主要原因，医生应该考虑是否合并全身性疾病，以便及早发现、及时治疗。虽然马尾神经损伤、恶性肿瘤和感染性疾病的可能性很小，但医生意识到疼痛可能是这些疾病的“红旗征”至关重要。以上评估结果虽然无法明确单一诊断，但一旦出现危险信号，能促使医生针对可能更严重的原因进行进一步检查。表 35-1 列出了部分危险信号及其可能提示的疾病。

表 35-1　腰痛“红旗征”

红旗征	潜在病因
进行性神经病变（麻木/肌力下降）	马尾综合征
急性直肠/膀胱损伤	马尾综合征
近期外伤	骨折
骨量减少/类固醇使用史	骨折
50 岁以上新的疼痛	恶性肿瘤、骨折
恶性肿瘤史	恶性肿瘤
全身症状	恶性肿瘤、感染
免疫抑制剂使用史	感染
近期感染/治疗史	感染

采集病史不仅需要了解患者疼痛的部位、持续时间、病因、性质、加重和缓解因素，还需要了解疼痛如何影响患者日常生活、躯体功能和心理状态，同时采集病史也是了解患者的重要时机。及时识别出“黄旗征”，这可能是增加慢性下腰痛致残风险的指标（表 35-2）。早期鉴别这些因素，有助于对患者及时进行针对性的治疗，降低疼痛慢性化、致残的风险[83]。明确腰痛患者的治疗目标，制订一个以患者为中心、全面综合的治疗方案，至关重要。了解患者的医疗需求、治疗偏好和既往治疗失败史，有助于提高患者的参与度及疗效。

表 35-2　致残性慢性疼痛黄旗征

误工时间长
工作满意度差/与雇主或主管的关系不佳
心理社会压力增加或焦虑
因工作因素（体力负荷）使预期疼痛恶化
出现疼痛剧烈
出现疼痛回避行为
出现明显的抑郁
赔偿金问题

体格检查

腰痛患者的临床诊疗中，体格检查的重要性仅次于病史采集。虽然有一些研究认为，体格检查和影像学检查对诊断某些疾病特异度较差[84-85]（如骶髂关节疼痛、腰椎间盘突出症），但这是一个重要的步骤，有助于鉴别诊断以制订下一步检查治疗方案。最为重要的是，建立一个标准化的体格检查模板，避免遗漏关键信息导致误诊，也有助于长期比较。腰痛患者标准的体格检查内容应包括以下部分：视诊、触诊、关节活动范围、运动功能、感觉功能和激发试验。每个部分包含基本的内容，也可扩大检查范围以进一步定位、明确有无腰椎以外的疾病。例如，腰背痛伴下肢乏力的患者，若发现踝阵挛阳性，则应进行全身神经查体，以进一步明确是否存在中枢神经系统病变。

表 35-3 列出了体格检查中应包含的视诊、触诊、运动、感觉和激发动作等内容。

视诊应该从前面、后面和侧面观察脊柱排列和身体姿势，可以发现患者是否伴有脊柱侧凸、畸形、姿势异常和肌肉痉挛，这些均可能引发腰痛。同时，观察有无皮疹、手术瘢痕及肌肉体积不对称。人体正常的姿势是，从侧面观，前耳、肩、髋、膝和踝关节在一条线上；从前面观，鼻子、胸骨和耻骨联合的连线位置在双足中点，与双眼、肩膀和骨盆中线相互重叠。姿势异常可能是椎间盘源性疼痛、脊柱侧凸或后凸引起的肌肉痉挛所致。

表 35-3　腰痛基本检查

检查类别	组成	具体观察内容
视诊	姿势评估	站位:前后位——肩高、髂嵴高
		侧位——头前倾/驼背、髋关节挛缩
	腰椎检查	有无脊柱前凸、方脊、痉挛、萎缩
	步态评估	前后位:髋关节特伦德伦堡步态、步基宽大步态、减痛步态
		侧位:足趾离地、拖曳步态、脊髓病/痉挛性步态
	关节运动范围	腰椎:确定方向偏好(患者疼痛相对缓解的动作方向)
		明确各方向的活动受限
		髋关节:确定肌筋膜活动受限 vs. 骨止点(髋关节 IR,伸展)
触诊	肌筋膜	触诊椎旁肌、臀中肌/臀大肌、髂胫束有无压痛
	骨性标志	触诊棘突、髂后上棘、股骨大转子、骶髂关节
运动检查	L_1,L_2	屈髋
	L_3,L_4	伸膝
	L_5	髋外展、踝背屈、趾伸
	S_1	踝跖屈、趾伸
感觉检查	轻触觉	检查 T_{12} ~ S_4 皮肤感觉,注意有无痛觉过敏或超敏
	针刺觉	检查 T_{12} ~ S_4 皮肤感觉,确定皮质脊髓束受损病变部位
	振动觉	128Hz 音叉:检查周围神经分布,确定脊髓后索病变部位
	反射	L_4-髌骨,L_5-内侧腘绳肌,S_1 跟腱
	长束征	踝阵挛、髌阵挛
激发动作	直腿抬高试验	L_5 ~ S_2 脊神经,坐骨神经张力测试
	坍落度试验	L_5 ~ S_2 脊神经,坐骨神经张力测试
	股神经牵拉试验	L_2 ~ L_4 脊神经,股神经张力测试
	FABER 试验	坐位或卧位时,测试骶髂关节和髋部疼痛
	小关节负荷牵伸试验	站立时腰椎伸展和旋转
	俯卧位不稳定测试	节段性不稳,椎间盘疼痛
	托马斯测试	髋屈肌/周围肌肉紧张程度

对骨骼和软组织疼痛部位进行触诊,有助于识别轴向和周围结构异常。以结构为基础的触诊应先从骨性结构开始,再检查软组织区域。骨性标志包括棘突、髂后上棘(PSIS)、髂嵴和股骨大转子(GT),软组织区域包括骶髂关节周围(SI,PSIS 内下方)、腰椎椎旁肌、臀大肌(髂嵴的后 1/3 至骶骨)、臀中肌(髂嵴至 GT 正下方)、梨状肌附着点至股骨大转子、髂胫束至膝关节等部位。应注意有无触发点及软组织压痛、僵硬,并注意触诊时引发的其他部位疼痛。

运动和肌力检查应集中在关键肌群上,包括髋屈肌(L2 ~ L3)、膝伸肌(L2 ~ L4)、髋外展肌(L4 ~ L5)、踝背屈肌(L4 ~ L5)、踝跖屈肌(S1)、趾屈肌(S1 ~ S2)和趾伸肌(L5 ~ S1)。另外,对于上述肌群中轻微乏力的情况,可进行其他功能测试,如脚跟和脚趾行走。采用深蹲、单腿下蹲和弓箭步等动作评估健康人(尤其跑步者、铁人三项运动员、自行车运动员)髋外展肌、股四头肌力量,因为这些是动力链中容易发生运动损伤的区域。

感觉检查时应仔细查清感觉异常的类型和部位。每种感觉(如轻触觉、痛觉、温度觉、振动觉)应该记录为正常、感觉缺失和过敏。轻触觉和振动觉是通过脊髓背侧向上传导,温度觉和痛觉是通过脊髓丘脑前束传导。感觉过敏可进一步细分为痛觉过敏（对针刺等疼痛刺激反应不成比例）和痛觉超敏（对轻触觉等非疼痛刺激产生疼痛反应）。感觉减退是神经和局部受体的正常反应，持续疼痛刺激导致脊髓背角神经元兴奋性增强（“上扬”效应）。

感觉检查应细分为标准的皮肤科检查，用轻触和冷觉检查下肢区域，系统地评估每个皮节（图 35-9）。再次，另一系统方法按周围神经的分布进行检查（图 35-9）。最后，用 128Hz 音叉检查振动觉：将震动着的音叉置放在肢体骨隆起处，从远端至近端，以检测脊髓后索大型有髓鞘纤维是否受累，从而确定早期周围神经病变。

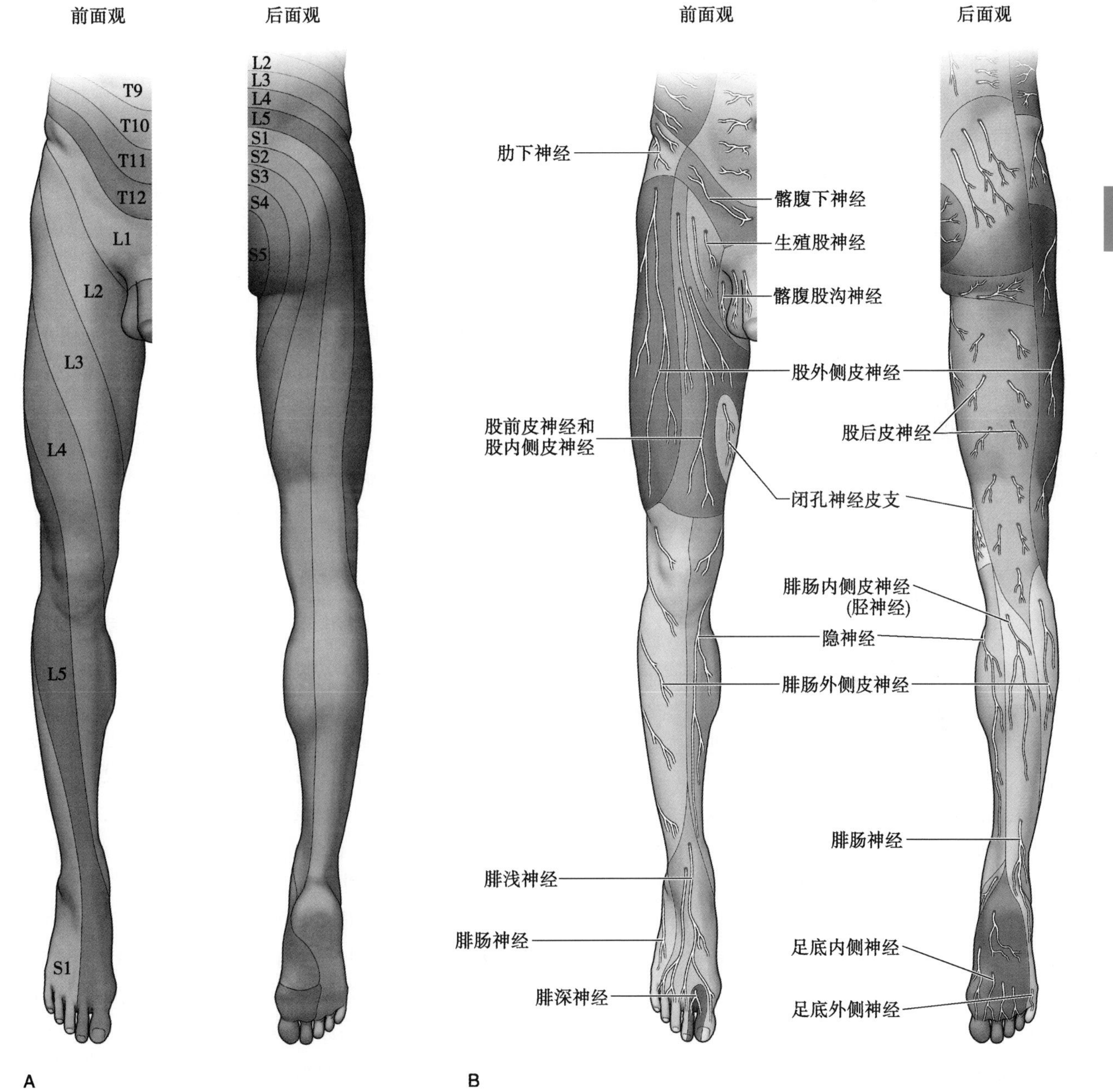

图 35-9　下肢皮神经（A）和皮节（B）分布支配示意图

腰椎检查的激发试验在许多文献中都有描述，并且敏感度和特异度不同。虽然每个医生会根据自己的实践经验进行更为有效的动作测试，但治疗师应寻求更深入的查体流程，熟悉各种可能有效的治疗手法[86]。其中一种诊断性评估方法为麦肯基的定向偏好法，虽已超出本章的范围，却是一种很好的方法。对不伴有下肢放射痛的腰背痛，常用的筛查方法包括：用于检查骶髂关节疼痛的 FABER 试验、检查屈髋肌长度的托马斯测试、检查腰骶部疼痛的 Stork（象限负荷）测试和盘源性疼痛的俯卧位腰椎节段不稳定性测试。对伴有下肢放射痛的腰背痛，应进行直腿抬高试验、坍落度试验和股神经牵拉试验，明确有无神经受损。

腰痛患者临床症状敏感度低，特异度也低，优势比不显著。若患者伴有下肢乏力、反射消失或感觉缺失，肌电图的诊断阳性率增加 3~6 倍，确诊为神经根疾病的概率增加 3~14 倍[87]。

神经根疾病的最常见病因是：腰椎间盘突出、神经根炎、腰椎椎管狭窄症、腰椎关节病和腰椎滑脱症，较少见的如肿瘤、缺血和炎症也需要考虑到。引发下肢疼痛的神经根源性疾病包括神经卡压、神经丛疾病、多发性神经病和中枢病变，常见的放射神经性背痛的肌肉骨骼鉴别包括骶髂关节痛、髋关节炎、股骨大转子滑囊炎、臀中肌肌腱炎和滑囊炎、髂胫束综合征、髌股疼痛、鹅足滑囊炎、Baker 囊肿、跟腱病变/跟腱炎、足底筋膜炎和莫顿神经瘤。

影像学

腰痛患者的影像学检查结果应保存好，以制订诊断或治疗方案如脊椎注射、手术治疗，或协助排除腰痛相关的其他严重疾病。若患者不伴有进行性神经功能缺损和/或"红旗征"等提示合并严重疾病的情况，影像学检查通常是不建议的[88-89]。因此，在进行影像学检查之前，必须对患者的病史进行详细采集并进行全面的体格检查。病史不仅要了解疼痛症状的性质（加重和缓解因素、有无放射性疼痛），而且要了解需紧急处置的临床危急症状。这些"红旗征"详见表 35-1，提示患者可能存在恶性肿瘤、严重感染或神经功能迅速恶化的疾病。

MRI 可作为腰痛患者的一种检查手段，若不考虑是恶性肿瘤，可以不做对比检查。若患者有脊柱融合手术病史或体内有影响 MRI 结果的金属植入物，可行 CT 脊髓造影，其分辨率虽不如 MRI，但可以表征神经根和椎管完整性。值得注意的，肾功能减退患者应谨慎选用，因为 CT 脊髓造影需要注射对比剂。

在完善影像学检查之前，先进行体格检查，明确患者有无肌肉力量下降、反射减弱、感觉缺失或伴有放射痛等这些可提示神经受损的重要体征。若无明显神经系统症状、疾病快速进展等情况，可以采用保守治疗，没有危险信号，不需要进行影像学检查（表 35-3）。如果患者保守治疗 30d 后症状仍未改善，则可以考虑完善影像学检查，以进一步明确病因（表 35-4）。

表 35-4 需紧急完善影像学检查的相关症状（意味着疾病进展）

- 体重明显减轻（恶性肿瘤）
- 夜间盗汗（恶性肿瘤、感染）
- 痛醒（恶性肿瘤）
- 尿潴留（马尾综合征）
- 大便失禁（马尾综合征）
- 鞍区麻木（马尾综合征）
- 发热/发冷或近期感染（脓肿或骨髓炎）
- 患者处于免疫抑制状态（脓肿或骨髓炎）
- 任何动作都无法缓解疼痛（多种病因）
- 治疗 30d 后无改善（多种病因）

MRI 可显示椎间盘突出程度和神经受压情况，并与临床症状相互对应，为采取相应的干预措施（如硬膜外注射糖皮质激素）提供指导。值得注意的是，无腰痛症状人群中，通过 MRI 检查发现有 20%~76% 存在椎间盘突出[90]，仅通过影像学检查不足以诊断。有一项研究对比了有症状的神经根型腰痛患者和无症状对照组的腰椎 MRI 发现：医生采取盲法解读 MRI 影像，32% 的无症状患者被误诊为腰痛，而仅有 47% 的有症状患者被诊断为腰痛[91]。

影像学检查在有症状的腰椎椎管狭窄症诊断中的价值更为有限，因为随着年龄增长，椎管狭窄或椎间关节狭窄的退变性情况并不少见。因此，对于腰痛患者，腰椎 MRI 并非一种具有很高特异度的诊断工具，必须结合全面的病史采集和体格检查。

在评估有疼痛症状的腰椎椎管狭窄症患者的同时，约 65% 的无症状患者也被影像科医生诊断为腰椎椎管狭窄[92]，而且两组间的椎管直径没有统计学差异[93]。另一项研究表明，在 65 岁以上、没有危险信号的成年人中，椎间盘和小关节退变的严重程度，与神经源性间歇性跛行和疼痛程度无关[94]。

对于不伴下肢放射痛的机械性腰痛患者，如果没有"红旗征"，且 30d 内未进行保守治疗，不建议影像学检查[95-96]。若有影像学结果应保存好，用以排除需紧急处置的临床危急症状及协助制订进一步的诊疗方案，如小关节内注射皮质类固醇、脊神经内侧支阻滞关节突关节。如果考虑腰痛与骶髂关节功能障碍和/或炎症有关，不建议进行 MRI 检查，应基于体格检查得出临床诊断。骶髂关节疼痛可能与腰痛其他病因有关：72% 的椎间盘突出症患者合并骶髂关节疼痛，且与腰痛的持续时间无关[97]。如果怀疑患者有骶髂关节炎，且和 HLA-B27 阳性的自身免疫系统疾病相关，骶髂关节 MRI 显示单侧或双侧骶髂关节局部炎症，应考虑转诊风湿免疫科[98]。

不建议对腰痛患者进行连续成像分析，因为就腰椎的改善或进展而言，这一检查并不能提供更多信息[96,99]，而且无法提高治疗效果[95]。事实上，重复扫描可能导致患者预后更差[88]。

肌电图（EEG）

在一项纳入 102 例经电诊断证实的神经根型腰痛患者的研究中，采用肌电图对腰部椎旁肌进行检查，发现 5 块椎旁肌针电极筛检阳性率为 94%～98%、6 块椎旁肌针电极筛检阳性率为 98%～100%。如果不对这些患者行肌电图检查，则需对 8 块椎旁肌进行功能分析，且阳性率仅为 90%。在一项纳入 205 例经手术证实的神经根型腰痛患者的研究中，4 块和 5 块椎旁肌筛检达 100% 的患者，敏感度为 92%，特异度为 89%。其中，33% 患者患有 L5～S1 椎间盘突出，38% 为 L4～L5 椎间盘突出，2% 为 L3～L4 椎间盘突出，17% 为椎间盘脱出或硬膜外粘连，10% 在检查中未见结构性病变[100,101]。

有一项研究，利用肌电图将轻、中度腰椎椎管狭窄患者分为无症状对照组和腰背痛组，其敏感度为 79%，特异度为 50%。椎旁肌肌电评分特异度为 100%[102]。椎旁肌肌电测试还有助于区分临床诊断明确的椎管狭窄和无症状的影像学椎管狭窄[103]。马尾运动传导时间在一定程度上也有助于鉴别腰椎椎管狭窄患者[104]。

诊断性注射/侵入性检查

一项纳入 101 例腰背部疼痛患者的研究中，患者分别接受 SI 关节阻滞、椎间盘造影和小关节阻滞的评估。采用疼痛激发试验检查骶髂关节，包括骨盆分离试验、骨盆挤压试验、Sacral Thrust 试验、Thigh Thrust 试验和 Gaenslen 试验（骨盆扭转）。腰椎间盘源性疼痛与重复运动测试（引导性屈曲、伸展、侧屈和旋转）的“向心化”疼痛以及从坐位站立诱发疼痛显著相关（$P<0.05$）。而腰椎小关节疼痛，从坐位站起无明显疼痛。若≥3 个以上疼痛激发试验阳性、坐位时疼痛、单侧疼痛、无明显腰痛，可考虑是骶髂关节疼痛。骶髂关节疼痛患者很少出现 L5 棘突及以上节段的疼痛。相比而言，80% 的椎间盘源性疼痛患者有腰背中间部位疼痛。单侧疼痛（$P<0.05$）、坐位站起时引发疼痛或疼痛加重（$P<0.02$）和≥3 个骶髂关节疼痛激发试验阳性之间存在正相关关系（$P<0.001$）。虽然尚未有任何一项测试或系列测试是确定的，但这些研究表明骶髂关节查体结果、造影或骶髂关节注射，与患者的主观症状之间存在着相关关系[105]。一项系统性回顾研究表明，硬膜外糖皮质激素注射，作为一种选择性神经阻滞，可预测相同节段手术的成功率[106-107]。

治疗

注射治疗

硬膜外注射对腰骶神经根性疼痛的短期和中期疗效，已证实可持续长达 6 个月，较经椎板间入路有着明显的优势[108-109]。硬膜外注射治疗腰椎椎管狭窄症有效性的证据，由于目前是以回顾性分析为主，其可信度有限。

脊神经背内侧支射频消融术（RFA）治疗腰椎关节突关节源性腰痛，可通过两种对比性阻滞改善患者 80% 的疼痛，疼痛缓解、功能改善超过 1 年[110]。

物理治疗

物理因子疗法，如超声波、电热疗、药物导入或离子导入、经皮神经电刺激（TENS）等，有效性并未被证实。脊柱矫形器，目前没有证据证明可以减轻腰背部疼痛和改善腰部功能。

运动训练是治疗腰痛的有效方法，但尚无有特定的训练项目显示出明显的优势。目前还缺乏足够的证据证明核心力量训练、麦肯基疗法治疗腰痛伴下肢症状的有效性。没有证据支持腰椎牵引用于腰痛的治疗。手法治疗可迅速减轻疼痛，但临床疗效往往难以维持，亦无法改善腰部功能或让患者尽快回到工作岗位。

渐进性的有氧运动和腰背力量训练，有助于预防由于缺乏运动导致的肌肉退化。大多数急性腰痛患者可在发病后 2 周内开始有氧运动，避免产生压缩力和屈曲力的动作[111-113]。

如果患者既有腰背痛，又有疼痛慢性化的心理社会危险因素，早期、集中的综合治疗比传统的物理疗法更有效，可以明显减轻疼痛和早日重返工作岗位[114]。

药物治疗

非甾体抗炎药，治疗急性腰痛优于安慰剂。使用口服类固醇治疗急性下腰痛没有显示出任何益处。肌肉松弛剂已被证明治疗腰痛有效。对乙酰氨基酚，疗效尚未在对照试验中得到验证。三环类抗抑郁药，对慢性腰痛患者有效，抗抑郁药物可改善腰背痛合并长期功能障碍等心理社会因素患者的疼痛和功能障碍。加巴喷丁，可减轻腰背部疼痛，但不影响功能评分[115]。阿片类药物治疗急性腰痛，无法改善患者疼痛及功能障碍程度，但可对疾病严重程度进行分级，预测患者是否可能长期残疾或长期使用阿片类药物[116]。

手术治疗

脊柱患者预后研究试验，观察了腰椎根性疼痛和腰椎间盘突出症患者手术治疗的效果：患者对指定的手术治疗依从性有限，手术组与非手术组的疗效比较无明显差异。其中手术并发症发生率为5%，再次手术率为9%。虽然手术组疼痛改善更明显，但通过2年的跟踪随访，发现两组间的功能评分和复发率是相同的[117]。

有一项随机试验，针对的是推荐手术治疗的腰椎管狭窄症患者，评估手术的治疗效果。与对照组相比，手术组患者经受的疼痛更剧烈，功能水平更低，心理困扰更多，自述性残疾更高和影像表现的椎管狭窄更严重。患者对其分配的治疗组依从性有很大问题。通过2年的随访研究，手术组的疼痛程度和功能障碍得以改善[118]。

（张珊珊　译，栾烁　马超　校）

参考文献

1. Nachemson A, Jonsson E. *Neck and Back Pain: The Scientific Evidence of Causes, Diagnosis, and Treatment*. Philadelphia: Lippincott Williams and Wilkins; 2000.
2. Palmer KT, Walker-Bone K, Griffin MJ, et al. Prevalence and occupational associations of neck pain in the British population. *Scand J Work Environ Health*. 2001;27(1):49–56.
3. Walker BF. The prevalence of low back pain: a systematic review of the literature from 1966 to 1998. *J Spinal Disord*. 2000;13(3):205–217.
4. Hogg-Johnson S, van der Velde G, Carroll LJ, et al. The burden and determinants of neck pain in the general population: results of the Bone and Joint Decade 2000–2010 Task Force on Neck Pain and Its Associated Disorders. *Spine*. 2008;33(4 suppl):S39–S51.
5. Bogduk N. The anatomy and pathophysiology of neck pain. *Phys Med Rehabil Clin N Am*. 2011; 22:367–382.
6. Gellhorn AC. Cervical facet-mediated pain. *Phys Med Rehabil Clin N Am*. 2011;22:447–458.
7. Gellhorn AC, Katz JN, Suri P. Osteoarthritis of the spine: the facet joints. *Nat Rev Rheumatol*. 2013;9:216–224.
8. Yoon SH. Cervical radiculopathy. *Phys Med Rehabil Clin N Am*. 2011;22:439–446.
9. Oshima Y, Seichi A, Takeshita K, Chikuda H, Ono H, Baba S. Natural course and prognostic factors in patients with mild cervical spondylotic myelopathy with increased signal intensity on T2-weighted magnetic resonance imaging. *Spine*. 2012;37(22):1909–1913.
10. Fish DE, Gerstman BA, Lin V. Evaluation of the patient with neck versus shoulder pain. *Phys Med Rehabil Clin N Am*. 2011;22:395–410.
11. Oberstein EM, Carpintero M, Hopkins A. Neck pain from a rheumatologic perspective. *Phys Med Rehabil Clin N Am*. 2011;22:485–502.
12. Nguyen HV, Ludwing SC, Solber JK, et al. Rheumatoid arthritis of the cervical spine. *Spine J*. 2004;4(3):329–334.
13. Braun J, Sieper J. Ankylosing spondylitis. *Lancet*. 2007;369:1379–1390.
14. Song IH, Sieper J, Rudwaleit M. Diagnosing early ankylosing spondylitis. *Curr Rheumatol Rep*. 2007;9:367–374.
15. Harris-Love MO, Shrader JA, Koziol D, et al. Distribution and severity of weakness among patients with polymyositis, dermatomyositis and juvenile dermatomyositis. *Rheumatology (Oxford)*. 2009;48(2):134–139.
16. Utsinger PD. Diffuse idiopathic skeletal hyperostosis. *Clin Rheum Dis*. 1985;11:325–326.
17. Mader R. Clinical manifestations of diffuse idiopathic skeletal hyperostosis of the cervical spine. *Semin Arthritis Rheum*. 2002;32:130–132.
18. Salvarani C, Cantini S, Boiardi L, Hunder GG. Polymyalgia rheumatica and giant cell arteritis. *N Engl J Med*. 2002;347: 261–272.
19. Watson NF, Buchwald D, Goldberg J, Noonan C, Ellenbogen RG. Neurologic signs and symptoms in fibromyalgia. *Arthritis Rheum*. 2009;60(9):2839–2844.
20. Bogduk N. On cervical zygapophysial joint pain after whiplash. *Spine*. 2011;36:S194–S199.
21. Stemper BD, Yoganandan N, Pintar FA. Gender- and region-dependent local facet joint kinematics in rear impact: implications in whiplash injury. *Spine (Phila Pa 1976)*. 2004;29(16):1764–1771.
22. Curatolo M, Bogduk N, Ivancic PC, McLean SA, Siegmund GP, Winkelstein BA. The role of tissue damage in whiplash-associated disorders discussion paper 1. *Spine*. 2011;36:S309–S315.
23. Sterling M, Carroll LJ, Kasch H, Kamper SJ, Stemper B. Prognosis after whiplash injury where to from here? Discussion paper 4. *Spine*. 2011;36:S330–S334.
24. Aydil U, Kizil Y, Koybasioglu A. Less known non-infectious and neuromusculoskeletal system originated anterolateral neck and craniofacial pain disorders. *Eur Arch Otorhinolaryngol*. 2012;269:9–16.
25. Coventry LL, Finn J, Bremner AP. Sex differences in symptom presentation in acute myocardial infarction: a systematic review and meta-analysis. *Heart & Lung*. 2011;40(6):477–491.
26. Patel RR, Adam R, Maldjian C, Lincoln CM, Yuen A, Arneja A. Cervical carotid artery dissection: current review of diagnosis and treatment. *Cardiology in Review*. 2012;20:145–152.
27. Gottesman RF, Sharma P, Robinson KA, et al. Clinical characteristics of symptomatic vertebral artery dissection a systematic review. *The Neurologist*. 2012;18:245–254.
28. Alexander EP. History, physical examination, and differential diagnosis of neck pain. *Phys Med Rehabil Clin N Am*. 2011;22:383–393.
29. Tong HC, Haig AJ, Yamakawa K. The Spurling test and cervical radiculopathy. *Spine (Phila Pa 1976)*. 2002;27(2):156–159.
30. Lauder TD, Dillingham TR, Andary M, et al. Predicting electrodiagnostic outcome in patients with upper limb symptoms: are the history and physical examination helpful? *Arch Phys Med Rehabil*. 2000;81:436–441.
31. Binder AI. Cervical spondylosis and neck pain. *BMJ*. 2007;334(7592):527–531. doi:10.1136/bmj.39127.608299.80.
32. Laker SR, Concannon LG. Radiologic evaluation of the neck: a review of radiography, ultrasonography, computed tomography, magnetic resonance imaging, and other imaging modalities for neck pain. *Phys Med Rehabil Clin N Am*. 2011;22:411–428.
33. Hoffman JR, Wolfson AB, Todd K, Mower WR. Selective cervical spine radiography in blunt trauma: methodology

of the National Emergency X-Radiography Utilization Study (NEXUS). *Ann Emerg Med*. 1998;32(4):462.
34. Stiell IG, Wells GA, Vandemheen KL, et al. The Canadian C-spine rule for radiography in alert and stable trauma patients. *JAMA*. 2001;286(15):1846.
35. Matsumoto M, Okada E, Ichihara D, et al. Age-related changes of thoracic and cervical intervertebral discs in asymptomatic subjects. *Spine*. 2010;35(14):1359–1364.
36. Plastaras CT, Joshi AB. The electrodiagnostic evaluation of neck pain. *Phys Med Rehabil Clin N Am*. 2011;22:429–438.
37. Dillingham TR, Lauder TD, Andary M, et al. Identification of cervical radiculopathies: optimizing the electromyographic screen. *Am J Phys Med Rehabil*. 2001;80:84–91.
38. Levin KH. Maggiano HJ. Wilbourn AJ. Cervical radiculopathies: comparison of surgical and EMG localization of single-root lesions. *Neurology*. 1996;46(4):1022–1025.
39. Jabre JF. Surface recording of the H-reflex of the flexor carpi radialis. *Muscle Nerve*. 1981;4:435–438.
40. Eliaspour D, Sanati E, Hedayati Moqadam MR, Rayegani SM, Bahrami MH. Utility of flexor carpi radialis H-reflex in diagnosis of cervical radiculopathy. *J Clin Neurophysiol*. 2009;26(6):458–460.
41. Falco FJE, Erhart S, Wargo BW, Bryce DA, et al. Systematic review of diagnostic utility and therapeutic effectiveness of cervical facet joint interventions. *Pain Physician*. 2009;12: 323–344.
42. Basho R, Bhalla A, Wang JC. Neck pain from a spine surgeon's perspective. *Phys Med Rehabil Clin N Am*. 2011;22:551–555.
43. Bicket MC, Gupta A, Brown CH, Cohen SP. Epidural injections for spinal pain a systematic review and meta-analysis evaluating the "control" injections in randomized controlled trials. *Anesthesiology*. 2013;119:907–931.
44. Liu L, Huang QM, Liu QG, Ye G, Bo CZ, Chen MJ, Li P. Effectiveness of dry needling for myofascial trigger points associated with neck and shoulder pain: a systematic review and meta-analysis. *Arch Phys Med Rehabil*. 2015;96(5):944–955.
45. O'Riordan C, Clifford A, Van De Ven P, Nelson J. Chronic neck pain and exercise interventions: frequency, intensity, time, and type principle. *Arch Phys Med Rehabil*. 2014;95(4):770–783.
46. Bertozzi L, Gardenghi I, Turoni F, et al. Effect of therapeutic exercise on pain and disability in the management of chronic nonspecific neck pain: systematic review and meta-analysis of randomized trials. *Physical Therapy*. 2013;93(8):1026–1036.
47. Vincenta K, Maigneb JY, Fischhoffa C, Lanloc O, Dagenaisd S. Systematic review of manual therapies for non-specific neck pain. *Joint Bone Spine*. 2013;80:508–515.
48. Thoomes EJ, Scholten-Peeters W, Koes B, Falla D, Verhagen AP. The Effectiveness of conservative treatment for patients with cervical radiculopathy a systematic review. *Clin J Pain*. 2013;29:1073–1086.
49. Graham N, Gross A, Goldsmith CH, et al. Mechanical traction for neck pain with or without radiculopathy. *Cochrane Database Syst Rev*. 2008;3:CD006408.
50. Kadhim-Saleh A, Maganti H, Ghert M, Singh S, Farrokhyar F. Is low-level laser therapy in relieving neck pain effective? Systematic review and meta-analysis. *Rheumatol Int*. 2013;33(10):2493–2501.
51. Kroeling P, Gross A, Graham N, et al. Electrotherapy for neck pain. *Cochrane Database Syst Rev*. 2013;8:CD004251.
52. van Middelkoop M, Rubinstein SM, Ostelo R, et al. No additional value of fusion techniques on anterior discectomy for neck pain: a systematic review. *Pain*. 2012;153:2167–2173.
53. Jiang H, Zhu Z, Qiu Y, Qian B, Qiu X, Ji M. Cervical disc arthroplasty versus fusion for single-level symptomatic cervical disc disease: a meta-analysis of randomized controlled trials. *Arch Orthop Trauma Surg*. 2012;132:141–151.
54. Boseli T, Toon FM, Willems PC, et al. Arthroplasty versus fusion in single-level cervical degenerative disc disease. *Cochrane Database Syst Rev*. 2012;9:CD009173.
55. Wu JC, Liu L, Hurang WC, et al. The incidence of adjacent segment disease requiring surgery after anterior cervical diskectomy and fusion: estimation using an 11-year comprehensive nationwide database in taiwan. *Neurosurgery*. 2012;70:594–601.
56. Wada E, Suzuki S, Kanazawa A, Matsuoka T, Miyamoto S, Yonenobu K. Subtotal corpectomy versus laminoplasty for multilevel cervical spondylotic myelopathy: a long-term follow-up study over 10 years. *Spine*. 2001;26: 1443–1448.
57. Crock HV. Normal and pathological anatomy of the lumbar spine nerve root canals. *JBJS*. 1981;63-B(4):487–490.
58. Gorniak G, Conrad W. Lower lumbar facet joint complex anatomy. *Austin J Anatomy*. 2015;2(1):1–8.
59. Fritz JM, Magel JS, McFadden M, et al. Early physical therapy vs usual care with recent –onset low back pain: a randomized clinical trial. *JAMA*. 2015;314(14):1459–1467.
60. Nijs J. From acute musculoskeletal pain to chronic widespread pain and fibromyalgia: application of pain neurophysiology in manual therapy practice. *Manual Therapy*. 2009;14(1):3–12.
61. Kent PM, Keating JL. Can we predict poor recovery from recent-onset nonspecific low back pain? A systematic review. *Manual Therapy*. 2008;13(1):12–28.
62. Chou R, Shekelle P. Will this patient develop persistent disabling low back pain? *JAMA*. 2010;303(13):1295–1302.
63. Bruusgaard D, Tschudi-Madsen H, Ihlebæk C, Kamaleri Y, Natvig B. Symptom load and functional status: results from the Ullensaker population study. *BMC Pub Hlth*. 2012;12(1):1085.
64. Jensen JC, Haahr JP, Frost P, Andersen JH. The significance of health anxiety and somatization in care-seeking for back and upper extremity pain. *Fam Prac*. 2012;29(1): 86–95.
65. Talley NJ. Irritable bowel syndrome. *Intern Med J*. 2006;36(11):724–728.
66. Nickel JC, Tripp DA, Pontari M, et al. Interstitial cystitis/painful bladder syndrome and associated medical conditions with an emphasis on irritable bowel syndrome, fibromyalgia and chronic fatigue syndrome. *J Urology*. 2010;184(4):1358–1363.
67. Yunus MB. Central sensitivity syndromes: a new paradigm and group nosology for fibromyalgia and overlapping conditions, and the related issue of disease versus illness. *Semin Arthritis Rheum*. 2008;37(6):339–352.
68. Gebhart GF. Descending modulation of pain. *Neuroscience & Biobehavioral Rev*. 2004;27(8):729–737.
69. Wood PB. Stress and dopamine: implications for the pathophysiology of chronic widespread pain. *Medical Hypotheses*. 2004;62(3):420–424.
70. Walitt B, Urrútia G, Nishishinya MB, Cantrell SE, Häuser W. Selective serotonin reuptake inhibitors for fibromyalgia syndrome. *Cochrane Database Syst Rev*. 2015;(6):CD011735.
71. Nigian G, Guymer EK, Littlejohn GO. The use of opioids in fibromyalgia. *Int J Rheum Dis*. 2011;14(1):6–11.

72. Berman BM, Swyers JP. Complementary medicine treatments for fibromyalgia syndrome. *Best Pract Res Clin Rheumatol*. 1999;13(3):487–492.
73. Vierck CJ. A mechanism-based approach to prevention of and therapy for fibromyalgia. *Pain Res Treatment*. 2012.
74. Punnett L, Prüss-Utün A, Nelson DI, Fingerhut MA, Leigh J, Tak S, Phillips S. Estimating the global burden of low back pain attributable to combined occupational exposures. *Am J Ind Med*. 2005;48(6):459–469.
75. Ehrlich GE. Low back pain. *Bull World Health Organ*. 2003;81(9):671–676.
76. Prado-Leon LR, Aceves-González C, Avila-Chaurand R. Occupational driving as a risk factor in low back pain: a case-control study in a Mexican population. *Work (Reading, Mass)*. 2007;31(4):387–396.
77. Merlino LA, Rosecrance JC, Anton D, Cook TM. Symptoms of musculoskeletal disorders among apprentice construction workers. *Appl Occup Environ Hyg*. 2003;18(1):57–64.
78. Natarajan RN, Andersson GBJ. The influence of lumbar disc height and cross-sectional area on the mechanical response of the disc to physiologic loading. *Spine*. 1999;24(18):1873.
79. Petit A, Roquelaure Y. Low back pain, intervertebral disc and occupational diseases. *Int J Occup Saf Ergon*. 2015;21(1):15–19.
80. Buckley JP, Hedge A, Yates T, et al. The sedentary office: an expert statement on the growing case for change towards better health and productivity. *British J Sports Med*. 2015.
81. Pronk NP, Katz AS, Lowry M, Payfer JR. Peer reviewed: reducing occupational sitting time and improving worker health. The take-a-stand project, 2011. *Prev Chronic Dis*. 2012;9:E154.
82. Petit A. Pre-return-to-work medical consultation for low back pain workers: good practice recommendations based on systematic review and expert consensus. *Ann Phys Med Rehabil*. 2015.
83. Kendall NA. Psychosocial approaches to the prevention of chronic pain: the low back paradigm. *Baillieres Best Pract Res Clin Rheumatol*. 1999;13(3):545–554.
84. Jensen MC, Brant-Zawadzki MN, Obuchowski N, Modic MT, Malkasian D, Ross JS.. Magnetic resonance imaging of the lumbar spine in people without back pain. *NEJM*. 1994;331:69–73.
85. DePalma MJ, Ketchum JM, Saullo T. What is the source of chronic low back pain and does age play a role? *Pain Med*. 2011;12(2):224–233.
86. Malanga G Nadler S. *Musculoskeletal Physical Examination*. Philadelphia, PA: Elsevier-Mosby; 2006.
87. Lauder TD, Dillingham TR, Andary M, et al. Predicting electrodiagnostic outcome in patients with upper limb symptoms: are the history and physical examination helpful? *Arch Phys Med Rehabil*. 2000;81(4):436–441.
88. Chou R, Qaseem A, Owens DK, Shekelle P; Clinical Guidelines Committee of the American College of Physicians. Diagnostic imaging for low back pain: advice for high-value health care from the American College of Physicians. *Ann Int Med*. 2011:154(3):181–189.
89. Modic MT, Obuchowski NA, Ross JS, et al. Acute low back pain and radiculopathy: MR imaging findings and their prognostic role and effect on outcome. *Radiology*. 2005;237(2):597–604.
90. Boden SD, Wiesel SW. Lumbar spine imaging: role in clinical decision making. *J Amer Acad Ortho Surg*. 1996;4(5):238–248.
91. Savage RA, Whitehouse GH, Roberts N. The relationship between the magnetic resonance imaging appearance of the lumbar spine and low back pain, age and occupation in males. *Eur Spine J*. 1997;6(2):106–114.
92. Haig AJ, Tong HC, Yamakawa KS, et al. Spinal stenosis, back pain, or no symptoms at all? A masked study comparing radiologic and electrodiagnostic diagnoses to the clinical impression. *Arch Phys Med Rehabil*. 2006;87(7):897–903.
93. Haig AJ, Geisser ME, Tong HC, et al. Electromyographic and magnetic resonance imaging to predict lumbar stenosis, low-back pain, and no back symptoms. *JBJS*. 2007;89(2):358–366.
94. Hicks GE, Morone N. Weiner DK. Degenerative lumbar disc and facet disease in older adults: prevalence and clinical correlates. *Spine*. 2009;34(12):1301.
95. Chou R, Fu R, Carrino JA, Deyo RA. Imaging strategies for low-back pain: systematic review and meta-analysis. *Lancet*. 2009;373(9662):463–472.
96. Carragee E, Alamin T, Cheng I, Franklin T, van den Haak E, Hurwitz E. Are first-time episodes of serious LBP associated with new MRI findings? *The Spine J*. 2006;6(6):624–635.
97. Madani SP, Dadian M, Firouznia K, Alalawi S. Sacroiliac joint dysfunction in patients with herniated lumbar disc: a cross-sectional study. *J Back Musculoskel Rehabil*. 2012;26(3):273–278.
98. Navarro-Compán V, de Miguel E, van der Heijde D, et al. Sponyloarthritis features forecasting the presence of HLA-B27 or sacroiliitis on magnetic resonance imaging in patients with suspected axial spondyloarthritis: results from a cross-sectional study in the ESPeranza Cohort. *Arth Res Ther*. 2015;17(1):1–7.
99. Andersen JC. Is immediate imaging important in managing low back pain? *J Athl Train*. 2011;46(1):99.
100. Knutsson B. Comparative value of electromyographic, myelographic, and clinical-neurological examinations in diagnosis of lumbar root compression syndrome. *Acta Orthop Scand*. 1961;(suppl 49):1–123.
101. Dillingham TR, Dasher KJ. The lumbosacral electromyographic screen: revisiting a classic paper. *Clin Neurophys*. 2000; 111(12):2219–2222.
102. Haig AJ, Tong HC, Yamakawa KSJ, et al. The sensitivity and specificity of electrodiagnostic testing for the clinical syndrome of lumbar spinal stenosis. *Spine*. 2005;30(23):2667–2676.
103. Yagci I, Gunduz OH, Ekinci G, Diracoglu D, Us O, Akyuz G. The utility of lumbar paraspinal mapping in the diagnosis of lumbar spinal stenosis. *Am J Phys Med Rehabil*. 2009;88:843–851.
104. Secil Y, Ekinci AS, Bayram KR, et al. Diagnostic value of cauda equina motor conduction time in lumbar spinal stenosis. *Clinical Neurophysiology*. 2012;123:1831–1835.
105. Young S. Aprill C. Laslett M. Correlation of clinical examination characteristics with three sources of chronic low back pain. *The Spine Journal*. 2003;3:460–465.
106. Lutz GE, Vad VB, Wisneski RJ. Fluoroscopic transforaminal lumbar epidural steroids: an outcome study. *Arch Phys Med Rehabil*. 1998;79:1362–1366.
107. McLain RF. Kapural L. Mekhail NA. Epidural steroids for back and leg pain: mechanism of action and efficacy. *Cleveland Clinic J Med*. 2004;71(12):961–970.
108. Thomas E, Cyteval C, Abiad L, Picot MC, Taourel P, Blotman F. Efficacy of transforaminal versus interspinous corticosteroid injection in discal radiculagia—a prospective, randomized, double-blind study. *Clin*

Rheumatol. 2003;22:299–304.
109. Ackerman WE 3rd. Ahmad M. The efficacy of lumbar epidural steroid injections in patients with lumbar disc herniations. *Anesthesia & Analgesia*. 2007;104(5): 1217–1222.
110. Dreyfuss P, Halbrook B, Pauza K, Joshi A, McLarty J, Bogduk N. Efficacy and validity of radiofrequency neurotomy for chronic lumbar zygapophysial joint pain. *Spine*. 2000;25(10):1270–1277.
111. Chou R, Huffman LH. Nonpharmacologic therapies for acute and chronic low back pain: a review of the evidence for an American Pain Society/American College of Physicians clinical practice guideline. *Ann Int Med*. 2007;147(7):492–504.
112. Chou R, Qassem A, Snow V, Casey D, Cross T, Shekelle P, Owens DK. Diagnosis and treatment of low back pain: a joint clinical practice guideline from the American College of Physicians and the American Pain Society. *Ann Int Med*. 2007;147(7):478–491.
113. Van Tulder MW, Koes BW, Bouter LM. Conservative treatment of acute and chronic nonspecific low back pain: a systematic review of randomized controlled trails of the most common interventions. *Spine*. 1997;22(18): 2128–2156.
114. Haldorsen EM, Gradsal AL, Skouen JS, Risa A, Kronholm K, Ursin H. Is there a right treatment for a particular patient group: comparison of ordinary treatment, light multidisciplinary treatment, and extensive multidisciplinary treatment for long-term sick-listed employees with musculoskeletal pain. *Pain*. 2002;95(1–2):49–63.
115. Chou R, Huffman LH. Medications for acute and chronic low back pain: a review of the evidence for an American Pain Society/American College of Physicians clinical practice guideline. *Ann Int Med*. 2007;147(7):505–514.
116. Webster BS, Verma SK, Gatchel RJ. Relationship between early opioid prescribing for acute occupational low back pain and disability duration, medical costs, subsequent surgery and late opioid use. *Spine*. 2007;32(19):2127–2132.
117. Weinstein JN, Tosteson TD, Lurie JD, et al. Surgical vs nonoperative treatment for lumbar disk herniation: the spine patient outcomes research trial(sport): a randomized trial. *JAMA*. 2006;296(20):2441–2450.
118. Weinstein JN, Tosteson TD, Lurie JD, et al. Surgical versus nonsurgical therapy for lumbar spinal stenosis. *N Engl J Med*. 2008;358:794–810.

第 36 章　复杂区域疼痛综合征治疗概述

Smith C. Manion, Forrest Monroe, and Patrick Grace

引言

顾名思义，复杂性区域疼痛综合征（CRPS）是一种复杂的疼痛状态，常见于肢体受伤后。由于CRPS发病机制尚不完全明确，且涉及生物-心理-社会过程，因此其治疗具有挑战性。为了管理好该疾病，由各学科专家制订跨学科治疗方案是必需的。一种以生物医学和心理社会康复为目标的治疗措施已被证明可增强治疗效果。本章将综述CRPS的诊断标准和发病机制，并重点介绍优化CRPS康复的多模式循证治疗方法。

定义

CRPS是一种慢性且常致残的神经病理性疼痛综合征，表现为典型的神经病理性疼痛症状，同时伴有血管舒缩效应，包括皮肤颜色与温度的改变，组织水肿，触诱发痛或痛觉过敏，关节活动范围减小以及运动功能障碍。CRPS主要包含两种亚型，最常见的亚型是CRPS 1型（既往称为反射性交感神经营养不良），诊断时无明确或已知的神经损伤。较少见的CRPS 2型（既往称为灼性神经痛）与神经损伤有关。CRPS通常发生在创伤之后，最常见的诱因是骨折、扭伤、挤压伤和手术。少见病因包括卒中、心肌梗死、注射和脊髓损伤。在CRPS 1型中，少数患者无法明确初始创伤。CRPS 2型通常由注射或神经断裂等导致的神经损伤引起[1,2]。两种亚型的最终症状和体征几乎无法区分，无证据表明它们在病理生理学甚至治疗措施上有差异。

流行病学

由于缺乏明确的诊断试验，无法确定CRPS的真实发病率。两项使用1994年国际疼痛研究协会（IASP）标准的回顾性研究表明，CRPS 1型发病率为5/10万，CRPS 2型发病率为0.8/10万。但是最新的Budapest诊断标准表明至少存在50%的CRPS漏诊。另外，美国国家罕见疾病协会将CRPS认定为"罕见"病，因其总患病数量在美国少于20万例。流行病学研究表明，女性发病率高于男性，比例为4∶1，发病率高峰年龄为50~70岁。在成人中，该病似乎更倾向于累及上肢，上下肢受累比例为3∶2。危险因素包括偏头痛、骨质疏松症、哮喘、血管紧张素转换酶（ACE）抑制剂治疗史，以及肢体内压升高或极端肢体体位的个体。儿科人口回顾性研究表明儿童平均发病年龄为12岁，75%为女性患者，70%青少年患者有创伤史。然而，目前的排除性诊断标准使这些统计数据变得不可靠[3,4]。

常见临床特点

复杂性区域疼痛综合征表现为局部疼痛、触诱发痛、痛觉过敏、肿胀、血管舒缩和汗液分泌异常、运动损害和营养改变。患者典型症状为在轻微创伤或手术后，受伤的肢体感到非常疼痛，并出现肢体红肿和温度变化（热或冷）。

疼痛有时无明确病因。疼痛、感觉、自主神经和其他症状通常始于单个肢体（多见于上肢），但也可同时发生于两个肢体或身体其他部位。症状通常始于损伤远端，但也可发展到近端。疼痛的严重程度与性质和创伤严重程度无关。症状通常在初始创伤后的几天至一个月内出现，但有些患者会立即出现症状。CRPS 主要累及成年人，但也有报道称最小的患者只有 2.5 岁。儿童常见临床症状包括肢体发凉、下肢较上肢更易受累，神经症状及交感神经症状不明显。CRPS 可为自限性，也可发展为衰弱性慢性病，病情的缓解与复发常交替出现[1-6]。

与 CRPS 相关的疼痛强度与持续时间和初始创伤不相称，疼痛不局限于单一神经支配区。疼痛可为持续性或暂时的，通常由身体或情绪刺激引起。CPRS 1 型患者主诉常为钝痛、隐痛或撕扯感。CPRS 2 型患者主诉常为烧灼痛，该主诉在 CPRS 1 型中也能见到。CRPS 患者通常对疼痛刺激以及非伤害性刺激的敏感性增加。感觉障碍区域通常在患肢远端（手套或袜子覆盖区域）。对于病程较长的患者，疼痛区域往往延伸至整个肢体或更远。随着病情发展，会出现如感觉减退、痛觉迟钝和温度觉减退等阴性感觉征[1,2]。90% 的患者可出现自主神经紊乱症状，如肢体末端发热、红斑和肿胀，而另外 10% 的患者可出现肢体末端发凉。无论皮肤温度如何，大多数患者都会出现水肿，但随着病情的发展，水肿的严重程度会降低。肢体间皮温差异尚无标准定义，但常用温差≥1℃来鉴定。许多成人和儿童患者都有汗液分泌障碍，如多汗症或少汗症。血管舒缩和汗液分泌异常症状在疾病的早期最常见，并且最有可能治愈。营养变化主要表现为皮肤变薄、指甲生长变化、指甲变脆、肌肉和骨骼萎缩[1,2]（图 36-1）。

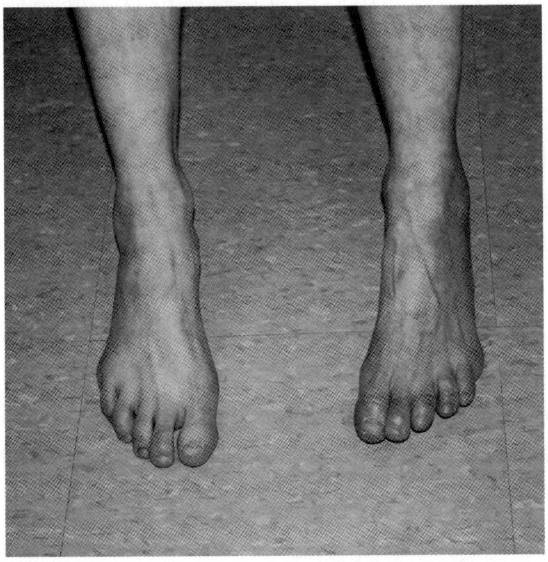

图 36-1　严重的左脚复杂性区域疼痛综合征（表现为水肿、变色、毛发脱落）（已获得图片复制许可。图片摘自 Imboden JB, Hellmann DB, Stone JH, eds. CURRENT Diagnosis & Treatment: Rheumatology, 3e New York, NY: McGraw-Hill; 2013）

几乎所有 CRPS 患者都存在运动障碍，肌肉无力或关节活动度受限是其典型表现。神经反射可亢进或减弱。特定动作往往无法准确执行，速度也较慢。研究表明不同的运动障碍（如肌张力障碍、痉挛和姿势性震颤）发病率不同。但这些运动障碍往往一旦出现则长期存在[2,3]。随着时间的推移，疾病会显著降低患肢力量和活动范围，进而导致功能下降（图 36-2）。

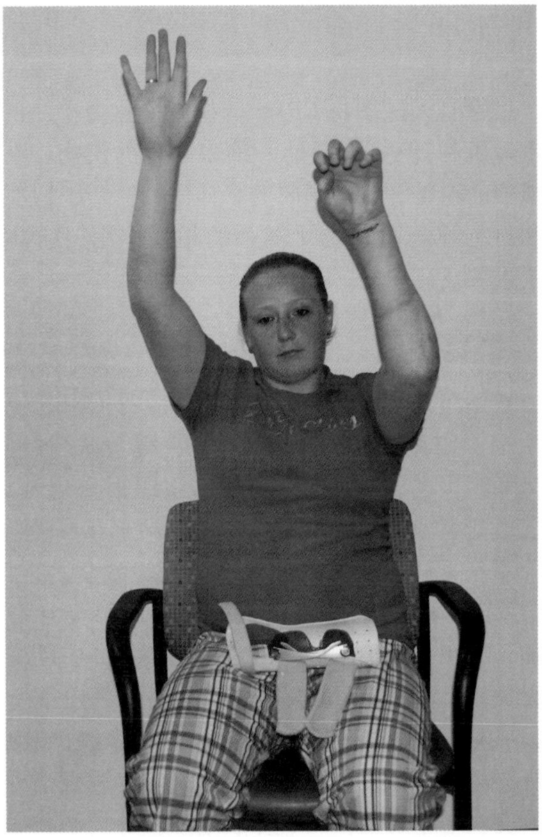

图 36-2　左上肢晚期复杂性区域疼痛综合征，表现为肢体活动范围丧失，挛缩发展（已获得图片复制许可。图片摘自 Imboden JB, Hellmann DB, Stone JH, eds. CURRENT Diagnosis & Treatment: Rheumatology, 3e New York, NY: McGraw-Hill; 2013）

CRPS 常被通俗地分为“暖型”或“冷型”，尽管这两种亚型在疾病任何阶段都常见。暖型 CRPS 通常与疾病的急性期相关，即表现为肢体末端发热和红肿。一项针对促炎细胞因子的前瞻性研究表明，在积极接受治疗的患者中，暖型 CRPS 的炎症反应在发病后 12 个月内基本消失。相反地，冷型 CRPS 通常反映了 CRPS 的慢性期，表现为肢体冰冷及僵硬，长期预后可能不佳[4]。如前所述，报告显示患肢许多症状均可扩散至其他肢体。一项大型系统性研究（n=185）表明，同侧肢体传播通常紧跟对侧传播，症状常在初始发病后的 18 个月内发生。四肢受累的病例超过 29%。虽然机制尚不明确,但是 Van Rijn 和同事的研究表明,大部分存在肢体传播的患者均受过二次创伤[7]。尽管对 CRPS 的自然转归仍知之甚少,但现有证据认为创伤后 CRPS 有较高的自发消退率(26/30)[8]。此外,Sandroni 等人发现,在使用 1994 年 IASP 诊断标准确诊为 CRPS 的患者中,有 74%通过保守治疗方案成功治愈[9]。

病理生理学

尽管有人试图将 CRPS 的机制简化为单一的病理生理机制,但这可能是一种多因素的疾病。在具有强烈的遗传和心理倾向的个体中,它涉及外周、中枢和自主神经系统之间复杂的相互作用,使 CRPS 易于进展。

周围神经系统

初始组织损伤周围的局部炎症是 CRPS 发展的关键。伤害性神经肽如 P 物质、缓激肽、神经肽 Y 和降钙素类肽(CGRP)在局部组织损伤后释放,引起血管扩张、发热、皮肤发红和局部组织肿胀。血管紧张素转换酶抑制剂能够改变缓激肽的代谢,并与 CRPS 的发生发展相关。尽管局部炎症介质增加,CRPS 与典型的全身炎症标志物如 C 反应蛋白无关。此外,CRPS 患者中未发现血清白细胞升高,且组织活检中白细胞极少。总的来说,热刺激和机械刺激的触发阈值降低能够引起触诱发痛并使导致皮肤增厚的生长因子释放增加。外周敏化是通过激活细胞内磷酸激酶 A、C,以及磷酸化传入痛觉感受器上河鲀毒素不敏感的特异性钠离子通道起作用的。这一过程与中枢敏感作用共同引起局部痛觉过敏,与未受累肢体相比,患肢急性疼痛阈值明显降低[2,10,11]。

中枢神经系统

与损伤组织或神经相关的长期高强度伤害性兴奋可导致脊髓伤害性神经元改变,并可表现为中枢敏化。重复刺激传入神经元可导致脊髓形态和生理变化,这种中枢神经系统变化引起痛觉过敏、对伤害性刺激的过度反应以及触诱发痛(非疼痛刺激激活疼痛传导通路)。脊髓背角持续释放神经递质可导致神经萎缩以及抑制性神经元减少,最终导致对给定刺激的过度和不当反应。痛觉神经元中枢敏化的维持可能部分由交感神经系统驱动,因为疼痛缓解所需时间通常比交感神经阻滞时间更长。CRPS 患者也表现出脊髓神经元兴奋性明显增强,这是与伤害性放电频率相似的重复刺激引起的。

目前已发现 CRPS 患者存在躯体特定区域的皮层重组;与未受累肢体相比,患肢在躯体感觉皮层中的活动有所减少。躯体皮层重组的程度已被证明和痛觉过敏的程度以及疼痛强度显著相关。当 CRPS 患者肌容量减少时,其运动皮层常可发生类似重组,这种皮层重组也在运动障碍中发挥作用。尽管存在大脑重塑性的病例,CRPS 患者感觉和运动皮层的病理变化已经被证明在疾病成功治疗后是可逆的[10,12-14]。

自主神经系统

交感神经失调在 CRPS 病理生理学中发挥着重要作用,并可能通过皮温和肤色、多汗症和水肿反映的血管舒缩张力变化表现出来。特别是过度的交感神经兴奋被认为是 CRPS 的一个关键特征,因此选择性的交感神经阻滞是 CRPS 缓解疼痛的主要治疗手段之一。交感神经系统过度兴奋与 22% 的疼痛增强和 27% 的痛觉过敏相关,这种相关性在交感神经症状导致持续性疼痛的患者中尤为明显[10]。交感神经系统失调可能有两种机制。第一,CRPS 患者在接受活检时,受累肢体的肾上腺素能受体数量增加。第二,研究已经证明,在脊髓背角中央及周围的伤害性纤维的肾上腺素能受体表达增加。这种现象被描述为交感传入性耦合。实验模型发现交感神经系统失调患者中背根神经节交感神经纤维出现芽突,并在薄髓 Aδ 纤维和粗大的机械信号接收神经元周围形成袖套状末梢[11],这进一步支持了两种系统的解剖联系。此外,即使患者表现出较低的交感神经兴奋和去甲肾上腺素水平,但 CRPS 在疾病过程后期仍存在过度的血管收缩反应,导致受累区域的血流减少。这种矛盾的模式可能是由于受体上调以及对循环系统中的儿茶酚胺超敏反应所致。血流变化可导致营养改变以及局部组织缺氧,从而使组织暴露于活性氧环境,进一步增强疼痛和炎症[10,11,15]。

自身免疫与炎症因子

尽管一些小样本临床试验显示,皮质类固醇治疗和静脉注射免疫球蛋白(IVIG)可以改善 CRPS 的发病机制,但仍缺乏数据对自身免疫在 CRPS 发病机制作用进行全面评估。CRPS 患者局部、全身和脑脊液中促炎细胞因子如 IL-1B、IL-2、IL-6 和肿瘤坏死因子-α(TNF-α)水平较高[11]。这些物质增加组织血浆外渗并导致 CRPS 患者明显的局部水肿。机体系统中 IL-10 等抗炎细胞因子低表达以及 CGRP、P 物质和缓激肽等促炎性神经肽的高表达同样存在[10]。与 CRPS 1 型患者相比,针对自主神经受体的自身抗体如 β_2 和 M_2 在 CRPS 2 型患者中的表达水平较高[10,11]。

遗传学

目前已有多个家族聚集性案例报道,其中一个案例报道同一家族数人确诊,这为 CPRS 的某些遗传因素提供支持。某些主要的人类白细胞抗原(HLA)相关等位基因在 CRPS 患者中出现的频率明显更高,这进一步支持了该疾病的遗传成分。一项大型 CPRS 基因研究发现 HLA-B62 和 HLA-DQ8 与 CRPS 显著相关[10]。患者中表达 TNF-α、ACE 和 α-1 的炎症相关基因也与 CRPS 某些亚型有关。在具有遗传多态性和家族性的 CRPS 患者往往发病较早,病情较重[2,10,11,15]。

心理学

长期以来,人们一直怀疑心理因素在 CRPS 的发生中起着关键作用。CRPS 患者和转化障碍患者之间存在相似的心理状况。抑郁症一直被认为是 CRPS 发生的危险因素,但最新的综述和前瞻性研究并不支持这一观点。术前较严重的焦虑能够作为全膝关节置换术后急性 CRPS 症状的预测因素,而 CRPS 的危险因素与那些已有焦虑人格的人群相关[10]。总的来说,利用咨询和认知行为疗法的跨学科治疗计划已经被证明可以改善 CRPS 的预后[2,10,11,15]。

诊断

目前 CRPS 已有许多不同的诊断标准,其中最常见的是 Harden/Bruehl 标准、IASP 标准和 Veldman 标准。由于确切的病理生理机制尚不清楚,且无法进行确定的诊断试验,因此诊断标准的选择无法统一。2012 年 Budapest 国际协商会议对 Harden/Bruehl 标准进行了微调,微调后的标准被称作 Budapest 诊断标准,该标准比 IASP 标准更为具体(表 36-1)[12-14]。

表 36-1　Budapest 诊断标准

1. 与任何刺激事件不相称的持续性疼痛
2. 以下 4 类症状描述中,至少包含 3 类中的一项:
a. 感觉:感觉过敏和/或触诱发痛
b. 血管舒缩功能:皮温不对称和/或皮肤颜色改变和/或皮肤颜色不对称
c. 出汗/水肿:水肿和/或出汗改变/不对称
d. 运动/营养:关节活动度减小和/或运动功能障碍(虚弱、震颤、肌张力障碍)和/或毛发、指甲、皮肤的营养改变
3. 在评估时,必须包括以下两类或两类以上体征中的一项:
a. 感觉:痛觉过敏(对针刺)和/或触诱发痛(对轻触和/或温度觉和/或躯体深压和/或关节运动)
b. 血管舒缩功能:皮温不对称(>1℃)和/或皮肤颜色改变和/或不对称
c. 出汗/水肿:水肿和/或出汗改变/不对称
d. 运动/营养:关节活动度减小和/或运动功能障碍(虚弱、震颤、肌张力障碍)和/或毛发、指甲、皮肤的营养改变
4. 无其他诊断来更好解释这些症状和体征

译者注:原著表格内容稍显简单,已参照 Budapest 诊断标准的原版进行翻译。

由于没有可用的特殊检查来证实 CRPS 的存在,一般根据病史和体格检查,并在特异性放射检查和实验室检查的帮助下进行排除性诊断。医生必须进行详细的神经学检查和自主神经变化评估。CRPS 与许多其他疾病有相同的症状,包括炎症性疾病、神经病变、感染和血管疾病,因此需要鉴别的诊断众多。诊断一般基于临床症状,但一些测试可以帮助排除其他情况。可考虑使用神经传导和肌电图来帮助识别神经损伤,但如果出现痛觉过敏,患者可能不能耐受。如有必要,诊断性局部麻醉神经阻滞可以帮助判断是否存在神经源性疼痛。

定量感觉试验可用于检测小纤维神经功能障碍,并可检测出冷型患者的感觉丧失和暖型患者的机械性痛觉过敏,但目前缺乏研究支持其总体效用。体感诱发电位和经颅磁刺激可用于评估中枢神经系统通路,但其同样缺乏实验数据支持[1,2]。通常临床诊断很少使用这些昂贵的测试。

磁共振成像(MRI)、正电子发射断层扫描(PET)、单光子发射计算机断层扫描(SPECT)、多普勒超声和 X 线平片等影像学技术同样可被用于辅助诊断 CRPS。这些方法在排除诊断时更有用。CRPS 急性期的 MRI 扫描可显示肌纤维和间质水肿,以及血管通透性增加。在慢性期,MRI 扫描可显示受累肌肉的萎缩、纤维化或脂肪浸润。患肢的 X 线平片可以显示骨质减少、关节破坏和退行性改变,但这并不是 CRPS 特有表现。一项 Meta 分析表明骨三相显像对于诊断 CRPS 具有 87% 的敏感度,但该结果仍存在争议。通过闪烁扫描可发现患者典型表现,即因受累区域充血导致血流及血池活动增加。延迟成像通常能显示患肢小关节及主要关节典型的放射性示踪剂摄取增加。然而,也可能出现不典型的闪烁表现,如患肢骨和关节的血流及血池活动减少,放射性示踪剂摄取减少。这种非典型表现通常见于疾病的晚期和儿童患者,在这些人群中,即使是患肢的生长板也显示出放射性示踪剂的聚集性减少。此外,诊断性活检的作用尚未明确[4-13]。

治疗

成功治疗 CRPS 是非常具有挑战性的,其次多种功能紊乱也十分棘手。CRPS 发病机制尚不清楚,其自然转归多种多样,不同时期临床表现也会发生变化。此外,生物医学和心理-社会-病理学之间的复杂性需要跨专业进行评估,但目前支持其治疗效果的证据较少。即使是截肢等侵入性治疗也不能彻底治愈 CRPS,因此 CRPS 患者永久性失能发生率为 10%~35%[15]。

对于 CRPS,最重要的是组织良好的跨学科评估和治疗,以促进功能恢复。肌无力和活动受限在 CRPS 中很常见,即使对于不再符合 CRPS 诊断标准的患者也应持续随访。因此,物理治疗和作业治疗(PT/OT)是治疗的核心组成部分。随机对照数据确实表明,与社会工作对照组相比,PT/OT 的治疗效果从统计学分析以及临床角度都更优[2]。一般来说,即便使用更激进的方案,如“疼痛暴露”物理治疗,PT/OT 也是安全的。物理治疗通常强调改善活动范围、灵活性和姿势。经皮神经电刺激(TENS)和热/冷浸浴疗法对 CRPS 的治疗也有帮助。作业治疗师的目的是使患者感觉正常化,减少肌肉僵直。疼痛暴露物理疗法包括使日常活动引起的疼痛逐步脱敏,以此减少疼痛相关恐惧。一项 RCT 表明,与常规 PT 相比,疼痛暴露物理治疗能降低上下肢受累 CRPS 患者的失能概率[15-19]。尽管现有证据未发现慢性疼痛障碍与精神性共病在大多数 CRPS 患者中的因果作用关系,但慢性疼痛障碍常与精神共病相关。2011 年的一项研究发现,生物-心理-社会复杂性与 CRPS 1 型膝关节疼痛无关[20]。然而,未经治疗的慢性疼痛会导致焦虑、抑郁和适应不良性应对策略的发展。虽然缺乏随机对照试验数据,但心理社会干预可能在 CRPS 的康复中发挥重要作用,并有助于最大限度地减少压力对自主神经系统和中枢神经系统的影响。如同其他慢性疼痛状态,有强烈精神症状的 CRPS 患者采用认知行为疗法、咨询或其他心理治疗方式(如分级运动表象)作为 CRPS 治疗的一部分是合理的。针刺疗法常被作为 CRPS 患者的替代治疗,虽然有几项病例报告研究肯定了针刺疗法的治疗效果,但到目前为止唯一的 RCT 未能明确针刺的临床意义。此外,受累肢体对于针刺的耐受性很差。

CRPS 治疗药物的种类很多,但缺乏高质量 RCT 数据分析。很少有干预措施能得到 RCT 数据的支持。在经典的口服镇痛药物中,只有曲马多被 RCT 证明是有效的。多种双膦酸盐类药物已显示出对 CRPS 1 型患者的应用前景:在一项随机、安慰剂对照试验中,短期静脉注射阿仑膦酸钠,口服阿仑膦酸钠和氯膦酸二钠均能显著改善病情,并且治疗效果能持续至 6 个月后。使用泼尼松 10mg,每天 3 次,持续 12 周,超过 75% 患者病情好转。皮质类固醇的治疗效果也得到了一些观察性研究的支持。鉴于神经病理性疼痛特征,抗癫痫药是 CRPS 的一种自然选择。然而,只有加巴喷丁存在微弱治疗效果:一项针对神经病理性疼痛(28% 为 CRPS 1 型患者)的 RCT 显示与安慰剂组相比,加巴喷丁组疼痛评分的绝对值降低了 7%,而另一项交叉研究则显示,加巴喷丁对于 CRPS 的治疗没有统计上的显著益处,但在感觉上有适度改善[2,8]。两种抗氧化剂/自由基清除剂,即 N-乙酰半胱氨酸和二甲亚砜(DMSO)可以局部应用,并得到几项 RCT 的支持。多项研究表明,每天服用 500mg 维生素 C,持续 50d,对接受夹板固定或手术治疗的手腕骨折患者的一级预防有效,并推荐其为这一患者群体的安全预防性治疗方案[21]。

由观察性研究数据或病例系列研究支持的疗法必须谨慎地根据自发性症状改善趋势来解释说明。一些非随机介入试验表明,钙通道阻滞剂对 CRPS 治疗有益,但头痛和直立性低血压是常见副作用。在数个 Meta 分析以及综述中,降钙素是否能减轻 CRPS 1 型患者的疼痛仍存在争议。一些病例系列研究肯定了口服肌松药(包括苯二氮䓬类药物和巴氯芬)改善痉挛和肌张力障碍的作用。一项回顾性研究结果表明,使用亚麻醉剂量氯胺酮对 CRPS 患者进行输注(平均每人治疗 4d),一个疗程后 75% 的患者疼痛完全缓解，33% 的患者 3 年内疼痛消失。当逐步增加治疗剂量或时间以期患者疼痛完全消失时，往往出现剂量限制性副作用或难以治愈的情况，并且幻觉、恶心和头晕等副作用常见。遗憾的是，这种治疗通常要求患者住院，并且后续需要大量资源，价格也非常昂贵。

一些常用的疼痛疗法没有被评估，而部分疗法已被证明无效。在经典的止痛剂中，世界卫生组织（WHO）建议采取疼痛阶梯疗法，但强阿片类药物除外，后者副作用增加且镇痛效果不佳。虽然抗癫痫药经常应用于神经病理性疼痛，但除了加巴喷丁外，其他药物还没有在治疗 CRPS 中得到彻底的评估。当患者伴有明显的抑郁症状时，三环类抗抑郁药是一种合理的治疗选择。当怀疑交感神经介导了疼痛时，交感神经拮抗剂也是一种合理的选择。肾上腺素能拮抗剂如特拉唑嗪、苯氧苄胺或可乐定的试验得到了一些研究者的支持，尽管临床试验的 Meta 分析并没有表明其与对照组相比有显著的优越性[12]。肾上腺素能阻断剂的使用可能导致低血压或直立性低血压，应在使用这类药物前对患者进行健康宣教。

多种介入治疗已被证明对 CRPS 患者有益，但却可能存在大约 30%～80% 的症状改善是自限性的。因此，无对照组的介入研究可能会错误地将疾病的自发性改善归因于干预。以受累肢体为目标的交感神经阻滞可能是最常用的侵袭性治疗，该法可以通过经皮、静脉或手术途径实现。肢体神经丛的持续局部镇痛、硬膜外阻滞、交感神经阻滞以及鞘内注射都有其可取之处。与假性干预相比，用局麻药阻滞神经节已被证明可延长镇痛时间，但小型试验尚未明确该疗法的长期收益。2016 年 Cochrane 的一项综述发现，尽管其纳入的研究质量不高，局部交感神经阻滞无显著的短期或长期益处，并有较高或不明的偏倚风险[22]。一项关于静脉局部阻滞（Bier 阻滞）的元分析也表明其没有显著的镇痛作用。一项前瞻性观察研究表明，触诱发痛或感觉减退的存在实际上是影响 CRPS 1 型患者预后的负面预测因素。而交感神经阻滞术治疗效果的预测因素还未找到。幸运的是，该法的主要并发症较少见，但术后神经痛和多汗症时常发生[20-23]。

小样本研究已经证实，脊髓和周围神经调节对于保守治疗无效的 CRPS 患者是一种有效的治疗选择。已有神经损伤的 CRPS 2 型患者可考虑对周围神经进行刺激。一项 RCT 结果表明，神经调节技术能够改善疼痛和健康相关的生活质量，鉴于其安全性、有效性和成本效益，一些研究者提倡尽早考虑神经调节（在最初 3 个月内）。然而，神经调节技术的长期收益受到质疑，有报道称在植入术后 3～5 年，患者的疼痛症状没有明显改善。新的治疗方法如脊髓刺激（HF-10 疗法）和背根神经节刺激在系列病例研究中治疗效果不错，但还未得到 RCT 的数据支持[23]。鞘内巴氯芬给药已被证明对存在肌张力障碍的 CRPS 患者有帮助，但鞘内替代药物尚未得到充分试验的支持。考虑到植入装置的固有风险，研究建议这种侵入性治疗方案应考虑由合格的专家在三级医疗中心实施[17-18,22]。

有大量证据表明，周围神经损伤可能是许多 CRPS 患者的潜在病因。由于担心引起症状加重，这类患者历来避免手术干预。然而，有报道称 CRPS 1 型和 CRPS 2 型患者的手术结果都很好，尤其是对周围神经阻滞反应良好的患者。由于诊断周围神经阻滞的效用在文献中可能被低估，因此建议对 CRPS 患者进行彻底的评估以排除周围神经压迫或刺激。其他疗法都无法治愈的严重肢体功能障碍的患者可考虑截肢。但是几乎没有证据表明，截肢后患者疼痛得到改善，并且截肢有很高的症状复发率以及潜在的幻肢痛。

小结

CRPS 是一种定义不够明晰的疾病，其典型特征是血管舒缩和自主神经功能紊乱，疼痛与原发性损伤不相称。CRPS 的确切病因尚不清楚，但可能涉及影响外周和中枢神经系统的细胞因子释放增加，并伴随复杂的社会心理因素。CRPS 的治疗应采用跨学科方案，包括物理和作业治疗、心理干预和口服镇痛药。在选择侵入性治疗方案之前，应该进行彻底的诊断评估，并且只有在多模式治疗中收效甚微的患者才应该考虑这些治疗方案。跨专业的协作治疗应以促进患肢康复和功能恢复为目标。

（吴文　译，伍少玲　马超　校）

参考文献

1. Shipton E. Complex regional pain syndrome: Mechanisms, diagnosis, and management. *Curr Anaesth Crit Care*. 2009; 20:209–214.
2. Borchers AT, Gershwin ME. Complex regional pain syndrome: a comprehensive and critical review. *Autoimmun Rev*. 2014;13:242–265.
3. Goh EL, Chidambaram S, Ma D. Complex regional pain

syndrome: a recent update. *Burns and Trauma*. 2017;5:2. doi:10.1186.
4. Bruehl S. Complex regional pain syndrome. *BMJ*. 2015;350:1–13. doi:10.1136/bmj.h2730.
5. Bean DJ, Johnson MH, Kydd RR. The outcome of complex regional pain syndrome type 1: a systematic review. *J Pain*. 2014;5(7):677–690.
6. Marinus J. Clinical features and pathophysiology of complex regional pain syndrome. *Lancet Neurol*. 2011;10(7): 637–648.
7. van Rijn MA, Marinus J, Putter H, Bosselaar SRJ, Moseley GL, van Hilten JJ. Spreading of complex regional pain syndrome: not a random process. *J Neural Transm*. 2011;118(9):1301–1309.
8. Zyluk A. The natural history of post-traumatic reflex sympathetic dystrophy. *J Hand Surg Br*. 1998;23:20–23.
9. Sandroni P, Benrud-Larson LM, McClelland RL, Low PA. Complex regional pain syndrome type I: incidence and prevalence in Olmsted county, a population-based study. *Pain*. 2003;103:199–207.
10. Perez RS, Zollinger PE, Dijkstra PU, et al. Evidence based guidelines for complex regional pain syndrome type 1. *BMC Neurol*. 2010;10:20.
11. Dahan A, Olofsen E, Sigtermans M, et al. Population pharmacokinetic-pharmacodynamic modeling of ketamine-induced pain relief of chronic pain. *Eur J Pain*. 2011;15:258.
12. Harden RN, Bruehl S, Stanton-Hicks M, Wilson PR. Proposed new diagnostic criteria for complex regional pain syndrome. *Pain Med*. 2007;8:326–331.
13. Cappello ZJ, Kasdan ML, Louis DS. Meta-analysis of imaging techniques for the diagnosis of complex regional pain syndrome type I. *J Hand Surg Am*. 2012;37:288.
14. Harden RN, Oaklander AL, Burton AW, et al. Complex regional pain syndrome: practical diagnostic and treatment guidelines. 4th edition. *Pain Med*. 2013;14:180–229.
15. Stanton-Hicks MD, Burton AW, Bruehl SP, et al. An updated interdisciplinary clinical pathway for CRPS: report on an expert panel. *Pain Pract*. 2002;2:1.
16. Cepeda MS, Carr DB, Lau J. Local anesthetic sympathetic blockade for complex regional pain syndrome. *Cochrane Database Syst Rev*. 2005;CD004598.
17. Kemler MA, Barendse GA, van Kleef M, et al. Spinal cord stimulation in patients with chronic reflex sympathetic dystrophy. *N Engl J Med*. 2000;343:618.
18. Visnievac O, Costandi S, Patel BA, et al. A comprehensive outcome-specific review of the use of spinal cord stimulation for complex regional pain syndrome. *Pain Pract*. 2017;17(4):533–545.
19. den Hollander M, Goossens M, de Jong J, et al. Expose or protect? A randomized controlled trial of exposure in vivo vs pain-contingent treatment as usual in patients with complex regional pain syndrome type 1. *Pain*. 2016;157(10):2318–2329.
20. Vouilloz A, Deriaz O, Rivier G, Gobelet C, Luthi F. Biopsychosocial complexity is correlated with psychiatric comorbidity but not with perceived pain in complex regional pain syndrome type 1 (algodystrophy) of the knee. *Joint Bone Spine*. 2011;78(2):194–199.
21. Aim F, Klouche S, Frison A, Bauer T, Hardy P. Efficacy of vitamin C in preventing complex regional pain syndrome after wrist fracture: a systematic review and meta-analysis. *Orthop Traumatol Surg Res*. 2017;103(3):465–470.
22. Yang A, Hunter CW. Dorsal root ganglion stimulation as a salvage treatment for complex regional pain syndrome refractory to dorsal column spinal cord stimulation: a case series. *Neuromodulation*. 2017; doi:10.1111.
23. O'Connell NE, Wand BM, Gibson W, Carr DB, Birklein F, Stanton TR. Local anaesthetic sympathetic blockade for complex regional pain syndrome. *Cochrane Database Syst Rev*. 2016;28:CD004598.

第 37 章 疼痛介入治疗

Byron J. Schneider, Patricia Zheng, Melissa Pun, and David J. Kennedy

引言

脊柱内有各种各样的潜在疼痛源,包括关节突关节、椎间盘、神经根、骶髂关节、肌肉、肌腱和韧带。疼痛介入管理技术用于诊断或治疗。理想情况下,应该在手术前进行彻底的病史和体格检查,并进行明确的诊断。这些介入操作应针对具体目标,以可靠的方式和适当的技术执行。目前的文献表明,在某些情况下,未经引导(即"盲法")的非靶点治疗可能并不比假治疗好;尽管在某些情况下可能存在此类手术的适应证,但本章仅对其进行少量的介绍。其他针对特定靶点但没有可靠疗效数据的注射也将不予讨论。

此外,在回顾介入治疗的文献时,必须考虑几个关键原则,包括分类结果的重要性、随访的适当时间范围、异质性和患病率对结果的影响。这些都将在回顾针对各种疼痛源的各种技术的一般适应证和有效性证据之前进行讨论。因此,每一节都将介绍相应干预措施的基本原则和循证结果,包括针对关节突关节、椎间盘、硬膜外间隙和骶髂关节的介入治疗。

疼痛文献中疗效数据回顾的一般原则

在回顾疼痛干预的类型和疗效之前,了解分析方法是很重要的。研究发现,对于慢性疼痛,只有30%的疼痛缓解有临床意义,一般而言,50%的疼痛缓解被确定为是患者认为疼痛和生活质量大大改善,达到神经根性疼痛临床重要变化的最低限度[1-3]。随后,在疼痛文献中,50%的疼痛缓解常用二分法结果测量[4]。未能达到这些阈值的研究不能证明是有临床意义的结果,尽管有时其具有统计学意义。

评估结果变量的分布对于正确解释数据至关重要。遗憾的是,使用视觉模拟量表(VAS)疼痛评分是报告疼痛研究结果的一种常用方法,但它仅比较各组的平均疼痛评分,而不考虑数据的分布。假设VAS疼痛评分是正态分布,这是一种分析有序VAS评分数据的有效统计方法。但是,疼痛评分很少呈正态分布。

我们考虑到,如果一项干预措施成功地使一部分受试者得到显著缓解,那么在分析输出数据时,会有两组不同的群体。一组应答者将分布在较低的VAS值附近,而另一组无应答者将分布在基线VAS值附近,结果是总体双峰分布。在不考虑数据分布的情况下解释干预后患者的平均数据会导致解释错误(图 37-1)。

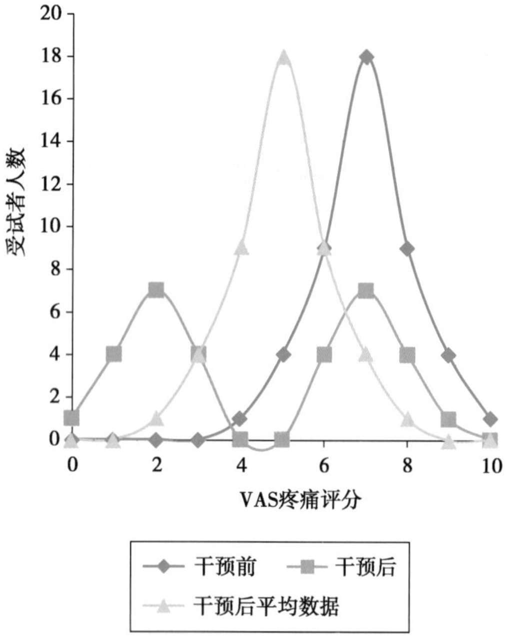

图 37-1　蓝线(菱形)表示干预前疼痛评分。干预后数据点(方形)显示为不均匀分布,相反,对干预后平均数据点(三角形)的回顾会导致误导性结果和错误的解释,干预前后疼痛评分之间几乎没有明显差异。

恰当地定义研究患者群体和干预措施也是至关重要的。例如,患者可能会因为椎间盘突出、椎管狭窄甚至关节突滑膜囊肿而产生腰椎根性疼痛。这些异质性疾病有非常不同的自然病史和可能不同的治疗反应,然而许多研究可能将 3 组患者的结果合并在 1 个研究中。同样,不同类型的注射也有显著差异,例如,经椎板间硬膜外腔注射可以在背侧沿着阻力最小的路径将注射物扩散到多个水平,而经椎间孔硬膜外注射是直接将注射物置于受影响的神经的腹侧和背侧。

当这些不同程序的结果结合到一个单独的研究中进行研究时,研究结果并不清楚。当将不同类型的患者组合在一起并将其暴露于各种不同的干预措施中时,不可避免地会冲淡任何潜在的显著差异。这种对异质条件的不恰当集中可能会导致误解和混淆。理想的研究将使用回归分析来确定自变量和因变量之间的关系是否存在,尽管有混杂变量的影响。

疼痛干预文献中最后考虑的是随访间隔的恰当性。再次考虑的是,由椎间盘突出引起的神经根性疼痛,已知有良好的自然病程,在数周至数月内症状会改善。在研究这种情况时,短期随访是较为合适的,因为将其延长到自然恢复期之后显然无法显示出差异。然而,尽管短期随访适合于自然病史良好的疾病(如大转子滑囊炎),但对于已知的慢性疾病(如椎管狭窄)仅进行短期随访是不合适的。更具挑战性的是脊柱病变的进展性,这使得确定治疗效果具有挑战性。

如前所述,疼痛干预文献的解释是复杂的,并且受到研究质量的限制。

关节突关节

关节突关节(又称 Z 关节或小关节)是一种滑膜关节,在纤维囊内有一个关节间隙,发生于颈椎 C2~C7 和胸腰椎的各个层面。Z 关节通常由关节间隙上腰支的内侧支支配。基于小关节损伤感受器的发现,它们被认为是潜在的疼痛源:这些关节囊扩张引起疼痛,麻醉关节的神经可以缓解这种疼痛[5-11]。高达 60% 的颈痛和 45% 的腰痛可能是源于 Z 关节[12-16]。Z 型关节疼痛最常见的原因是骨关节炎[17]。最常见受影响的水平是颈椎的 C2~C3 和 C5~C6,腰椎的 L4~L5 和 L5~S1[18-20]。尽管小关节面介导的疼痛相对常见,但没有具体的物理检查操作或放射学检查结果能够始终正确地识别出这种疼痛的患者。因此,既能减轻疼痛又能正确诊断 Z 关节介导性疼痛患者的干预措施是非常有价值的(图 37-2 和图 37-3)。

内侧支阻滞

Z 型关节通常由关节间隙上方和下方的背支内侧支支配,尽管颈椎和腰椎的编号术语不同,在颈椎中,C5~C6 Z 关节由 C5 和 C6 背支的内侧支支配[21],而在腰椎,L4~L5 Z 关节由 L3 和 L4 背支的内侧支支配[22]。因此,每个关节突关节由 2 个或 2 个以上相邻的脊神经支配(图 37-4)。

这是内侧支阻滞(MBB)的基础,它是一种诊断程序,涉及对背支的内侧支麻醉(图 37-5、图 37-6 和图 37-7)

该测试旨在评估患者的疼痛是否由麻醉的神经介导。换言之,内侧支阻滞的疼痛缓解意味着麻醉的神经介导了患者的疼痛,同样地,神经支配着解剖结构上的疼痛源,即(或最常见的)关节突关节。

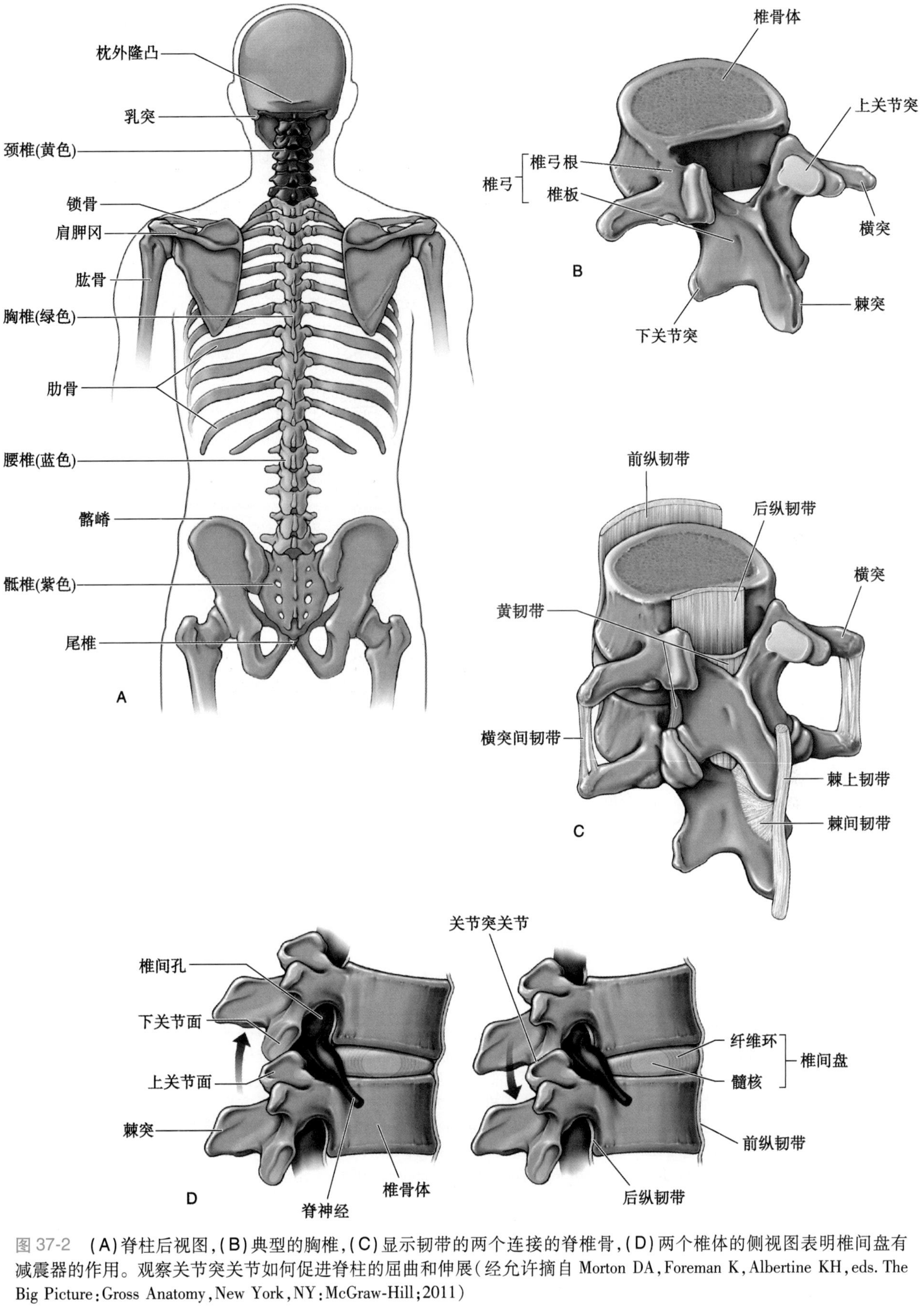

图 37-2　(A)脊柱后视图,(B)典型的胸椎,(C)显示韧带的两个连接的脊椎骨,(D)两个椎体的侧视图表明椎间盘有减震器的作用。观察关节突关节如何促进脊柱的屈曲和伸展(经允许摘自 Morton DA, Foreman K, Albertine KH, eds. The Big Picture: Gross Anatomy, New York, NY: McGraw-Hill; 2011)

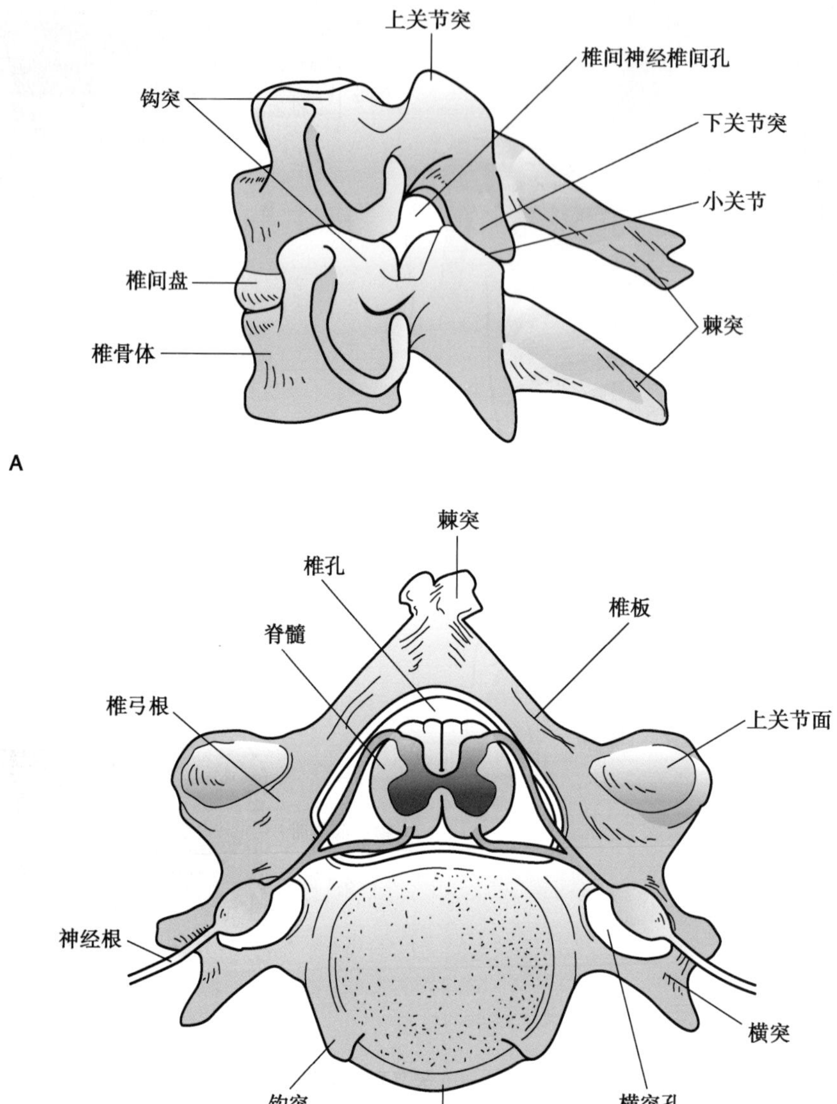

图 37-3　中段颈椎侧视图(A)和 C5 上面观的示意图(B)。下关节突从含有滑膜的关节突关节(也称为小关节)到下面椎骨的上关节突。位于椎体上侧面的钩突或后外侧唇与上方椎体的下外侧面相互作用,形成小的、非共线的钩椎关节(也称为 Luschka 关节)。脊髓位于椎体前方、椎弓根侧面和椎板后方形成的椎管内。颈神经根沿椎弓根形成的"沟"走行,并通过椎间孔出来。椎动脉穿过横突孔(摘自 Polley HF, Hunder GS. Rheumatologic Interviewing and Physical Examination of the Joints. 2nd ed. New York: W. B. Saunders; 1978)

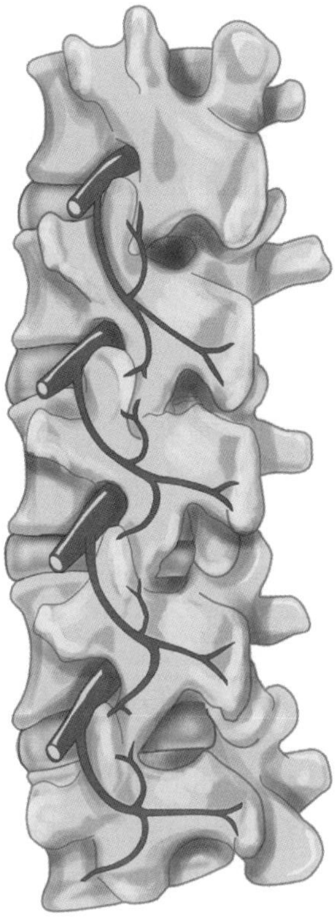

图 37-4　腰内侧支神经，30°后斜位视图

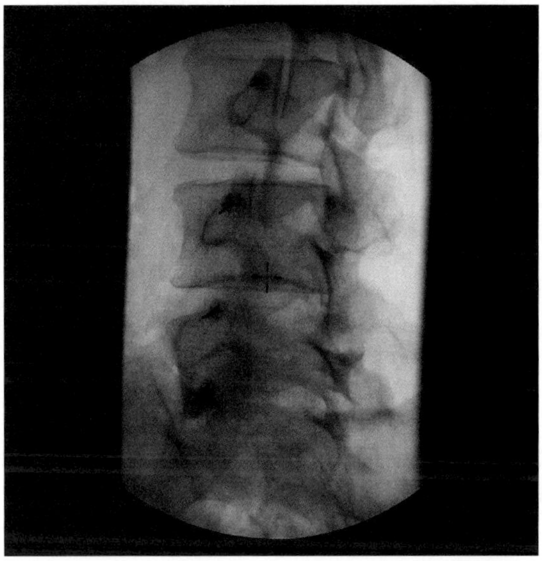

图 37-6　左侧腰内侧支阻滞斜位透视图像

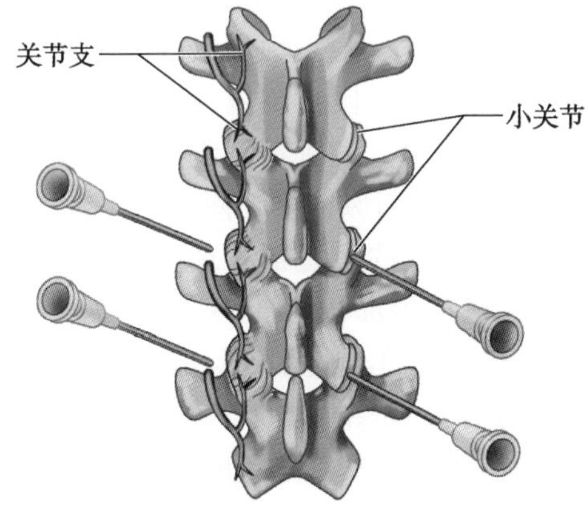

图 37-5　脊柱针定位腰内侧支神经阻滞（左侧脊柱针）和小关节内注射（右侧脊柱针）

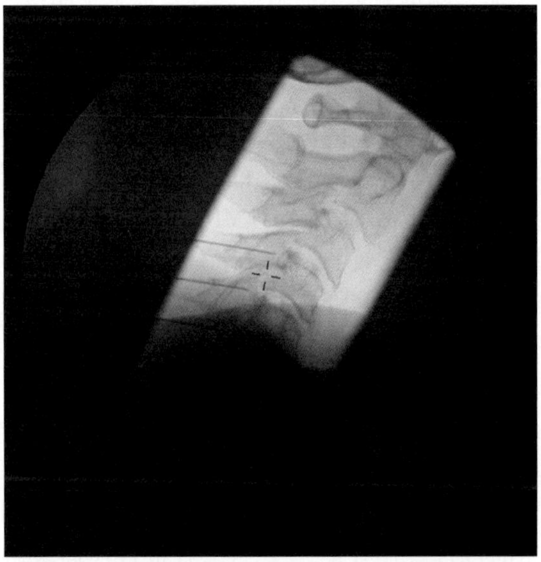

图 37-7　颈内侧支神经阻滞的透视图像。侧视图显示 C4、C5 和 C6 的针头向关节柱的梯形推进。注意脊椎骨的“腰”部。脊柱针可能会提前与神经内侧支接触

内侧支阻滞的目的是精确麻醉靶神经，以评估患者的反应。因此，仔细记录患者术前和术后的疼痛程度是至关重要的。一般来说，患者在手术前必须经历典型的疼痛。注射后，在1d的剩余时间内，每隔至少30~60min将疼痛程度系统地记录在疼痛日记中。患者还可以跟踪疼痛药物的需求以及受限于疼痛的任务的执行能力。

脊柱干预协会提供了完整的技术说明[23]。当根据指南进行内侧支阻滞时，没有出现严重并发症报告[23]。只有在不遵守操作指南和针头严重错位的情况下，才会出现技术上的并发症，如在进行椎管穿刺时。

内侧支阻滞的有效性

当采用适当的技术时，内侧支阻滞被证明是靶点性的[24,25]。Kaplan等人指出，腰椎Z关节可能会因囊膜扩张而产生疼痛，在9名受试者中，有8名在重复刺激性囊膜扩张之前麻醉内侧支可以减轻疼痛[7]。如果使用严格的标准，内侧支阻滞也能准确诊断关节突关节疼痛，其假阳性率最低。双重对照的麻醉内侧支阻滞（稍后讨论），可在预期的麻醉持续时间内提供100%的缓解，这需要一个阳性测试。颈椎内侧支阻滞的特异性为88%，但敏感性仅为54%[26]。腰椎双重对照阻滞的特异性尚不明确。

双重比较阻滞

根据阳性反应的定义，单次内侧支阻滞的假阳性率在颈椎高达27%，在腰椎为17%~41%[15,27-29]。许多人认为，当只使用1个MBB时，如此高的假阳性率使得它们无效[29-31]。为了减少假阳性反应，有研究者提出了双重和三重麻醉阻滞。双重麻醉阻滞包括使用2种不同持续时间的不同麻醉剂进行2次手术。三重阻滞除了用生理盐水作为安慰剂进行手术外，还包括了双重阻滞。由于各种原因，如成本、效率和使用安慰剂药物进行侵入性操作的伦理等，三重阻滞通常不被执行。双重比较阻滞是安慰剂对照组的可行替代方案[26]。当患者报告疼痛缓解的持续时间与所用麻醉剂的预期作用时间一致时，则是对比区域麻醉阻滞的真阳性结果。从本质上讲，患者在2种阻滞下都能感受到疼痛的缓解，但当使用长效麻醉剂时，疼痛缓解时间更长[32]。一项研究表明，一致性（疼痛缓解时间等于预期麻醉持续时间）和非一致性方法（疼痛缓解时间与预期持续时间不符）都不会显著降低试验的阳性预测值[26]。因此，临床上普遍认可2个内侧支阻滞后疼痛缓解，无论持续时间长短，都是一种阳性反应。

假阳性和假阴性

了解假阳性和假阴性在内侧支阻滞中非常重要，因为它们是一种诊断测试。患者可能有一种先天的愿望，希望测试能发挥作用，使他们容易报告假阳性结果。过量使用麻醉剂可能会麻醉其他结构，也可能导致假阳性检测，尽管这可以通过仅使用0.2~0.3mL的麻醉剂来预防。或者，如果患者在手术前没有处于通常的疼痛状态，术后出现新的与手术相关的疼痛，或者如果他们有多个同时出现的疼痛源，即使正确的神经被麻醉，他们也可能不准确地报告疼痛缓解不足的情况，从而导致假阴性。从技术上讲，无论是异常的神经支配或神经定位，不正确的技术，还是血管摄取麻醉剂本身导致的靶神经未被麻醉，都可能导致假阴性[33-34]。

内侧支阻滞作为治疗反应的预测

内侧支阻滞的实际应用与其预测治疗反应的能力直接相关，这种情况指的是射频神经切断术或射频消融（RFA）。当使用更严格的标准来定义“阳性阻滞”时，射频消融成功的可能性相应增加。很少有患者对双重对照内侧支阻滞都能100%缓解疼痛，但那些被认为是阳性反应者的人群中，他们的疼痛很可能来自麻醉的神经，因此该神经的射频消融有可能减轻他们的疼痛。或者，如果患者对于双重对照内侧支阻滞只需要有50%的缓解，那么更多的患者将被视为阳性反应者。然而，其中一些患者可能表现为假阳性反应，因此可能对随后的射频消融没有反应。两种情况都必须平衡，因为无论是接受不必要的射频神经切除术的患者还是拒绝接受潜在有益治疗的患者都不理想。换言之，随着构成阳性内侧支阻滞的标准变得更加严格（50% vs. 80% vs. 100%），射频消融成功的可能性也随之增加，但进行射频消融的人数却减少了。事实上，这一点在文献中已经得到了一致的证明[35-39]。

结论

内侧支阻滞是一种安全有效的检查方法，具有诊断和治疗的效用，因为它们可以预测射频消融治疗颈椎和腰椎关节突关节疼痛的疗效。内侧支阻滞常用于慢性或亚急性疼痛的患者，且这种疼痛被认为是由内侧支支配的结构（大多数情况下是关节突关节)所介导的,这种情况进行确认后治疗方式将会改变,如进行射频消融。

射频神经切断术

如果 Z-关节是由背支的内侧支支配的,并且麻醉内侧支可以减轻 Z-关节的疼痛,那么内侧支的持续中断会使疼痛缓解的时间更长,这是合理的。这就是热射频消融(又称射频神经切断术)的理论基础。从技术上讲,射频消除器使用射频发生器来传输能量,利用人体作为电阻在电极尖端产生热量。高温会引起离子搅动和摩擦、蛋白质变性、细胞膜破裂和组织通透性增加,最终导致靶神经组织神经松解。视频消融有 3 种类型:低强度 RFA、冷却 RFA 和脉冲 RFA。

最常见及研究最充分的神经松解是低强度热射频消融。它是通过对靶点持续施加特定温度 60~90s 来完成的。使用这种技术,探针必须与靶神经平行,而不是垂直,以达到足够的毁损的大小(图 37-8)[40]。

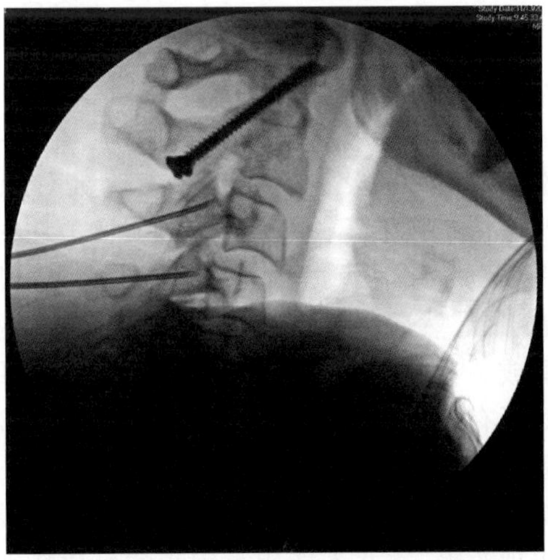

图 37-8　C3~C4 内侧支射频神经切断术的侧视图(所有介入操作在损毁术之前必须使用正位像和侧位像来确认针的位置)

射频消融不是治愈性或永久性的,因为细胞体保持完整,并且能够再生轴突。然而,平均缓解时间约为 400d[41]。当射频消融成功后症状复发时,重复射频消融被证明是安全的,并且能够重新缓解疼痛[41-44]。

RFA 通常被认为是安全的。颈椎的第三枕神经的分布区偶尔会出现感觉障碍、头晕和过敏[45]。在腰椎中,射频消融会导致腰椎多裂肌失神经支配[35,46]。这对多裂肌功能、形态和节段解剖结构的全部影响尚未完全明确[47]。

颈椎 Z 型关节去神经支配的描述性研究早在 20 世纪 70 年代就出现了[48]。1995 年,Lord 等人对介入操作本身和评估介入操作的方法进行了标准化[49]。自那时起,使用现有技术指南的多个研究已经证明了射频消融在治疗小关节介导性疼痛方面的有效性,且没有任何否定性研究反驳这一证据[35,41-44,36,38,49-53],其中一些研究稍后将进一步讨论。

Lord 等人在 1995 年进行的具有里程碑意义的研究是一项双盲、随机、安慰剂对照的研究,该研究证明了颈椎射频消融治疗的有效性,即它能够真正缓解疼痛,而不仅仅是安慰剂效应[49]。在这项研究中,24 名患者被诊断为慢性 C3~C4 到 C6~C7 颈椎关节突关节疼痛,并且根据对双盲、安慰剂对照诊断性阻滞反应进行筛选。在 27 周时,积极治疗组有 7 名患者(58%)没有疼痛,而对照组只有 1 名(8.3%)。在治疗组中,恢复到至少 50% 疼痛的中位时间是 263d,而安慰剂对照组只有 8 天。确实,选择适当的技术和患者后,颈椎射频消融被证明可以持久缓解疼痛,而不是由于安慰剂效应[49]。在这项早期研究中,由于第三枕神经的解剖结构变异较大,C2~C3 关节突关节射频消融的疗效不那么令人信服[49]。然而,Govind 等人[42]后来评估了一种治疗第三枕神经头痛的视频消融改良技术,即将电极紧密地放置在 3 个单独的靶点,随后,在 49 例诊断阻滞反应阳性患者中,有 43 例(88%)获得成功。Dreyfuss 等人在 2000 年进行的一项研究首次表明,在最佳条件下,适当选择的患者使用腰椎射频消融可显著缓解疼痛[35]。在这项前瞻性研究中,关节突关节疼痛的患者在通过双重对照诊断性内侧支阻滞使疼痛缓解至少 80% 后进行腰椎射频消融治疗。60% 的患者疼痛减轻至少 90%,87% 的患者疼痛减轻至少 60%,持续 12 个月[35]。

临床观察研究复制了这些发现[50]。一项研究评估了来自两种不同实践的 104 名患者,这些患者在双重对照比较诊断性内侧支阻滞后完全缓解疼痛的基础上接受颈部射频消融治疗[50]。成功的结果定义为:疼痛缓解至少 80% 并持续 6 个月,恢复所有期望的日常生活活动(ADL),不需要其他医疗保健缓解颈痛,以及如果他们以前无法工作,治疗后可以返回工作岗位。即使成功的定义如此严格,两种方法之间的平均成功率仍为 66%[50]。此外,实践 A 中的疼痛缓解的中位持续时间为 17 个月,而实践 B 中为 20 个月。MacVicar 报道了一项类似此设计的研究,但这次观察了 106 名患者的腰椎射频消融。成功的定义是:疼痛减轻 80% 并持续 6 个月,至少恢复 4 个日常生活能力,不需要其他医疗保健缓解背痛,以及如果他们以前无法工作,可以重新开始工作[44]。同样,即使有这些严格的成功标准,实践 A 的成功率仍为 58%,实践 B 的成功率为 53%。两组首次成功射频神经切断术后疼痛完全缓解的中位持续时间为 15 个月。这些更大的临床观察研究表明了最初研究的外部有效性。

结论

采用目前的技术指南,对通过双重对照内侧支阻滞选择的患者,射频消融术是一种有效的治疗方法,有多项研究证明其有效性,而且没有任何负面研究反驳这一证据[35,41-44,36,38,49-53]。射频消融术在很高比例的患者中有明显改善效应,在对先前的内侧支阻滞采用更严格标准的研究中,这种反应越来越明显。虽然成功率因研究而异,但对患者教育有用的常见共性来自 Dreyfuss 等人的初步研究,该研究表明,大约 60% 的患者期望在腰椎射频消融术后得到 80% 的缓解,80% 的患者期望术后得到 60% 的缓解,并且持续 12 个月[35]。此外,症状确实会复发,但射频消融是可重复的,通常可以恢复到最初程序中的缓解[41-42,50]。

关节突关节的关节内注射

诊断性注射

以往,小关节的关节内局部麻醉剂注射被当作关节突关节疼痛的诊断试验。然而,关节内诊断性阻滞从未被验证过。更重要的是,内侧支阻滞(前面讨论过)对小关节介导性疼痛的诊断有效性已被证实。因此,根据目前的数据,关节突关节内注射的诊断作用很小,甚至没有作用。除了提高诊断实用性和预测价值外,内侧支阻滞被用来代替关节内麻醉阻滞的原因还有它们更容易、更安全[23]。

治疗性注射

关于 Z 关节内类固醇注射的治疗效用的数据很有限(图 37-9)。

1983 年,Dory 首次报告关节内注射类固醇缓解颈椎关节突关节疼痛,他报告说 14 名患者中有 9 名

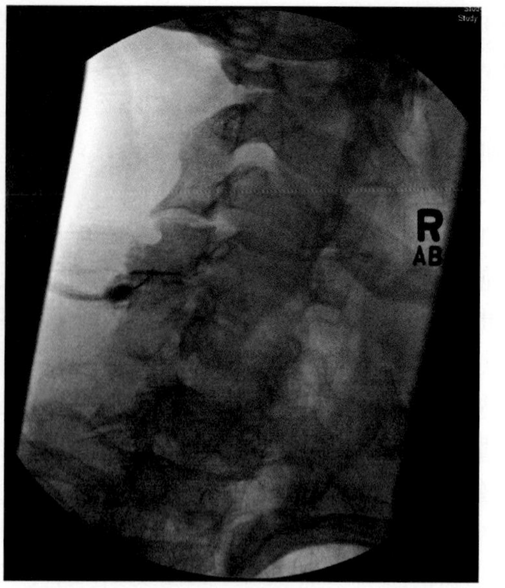

图 37-9 左 C4-C5 关节突关节注射的斜视图

在关节内注射曲安奈德后疼痛缓解至少 50%。在这 9 名患者中,只有 4 名患者的 50% 缓解持续了至少 1 个月或更长时间[54]。在接下来的 10 年里,有许多颈椎病的观察性研究发表,结果大多相似。在腰椎中,无对照的观察研究显示,成功率的变化更大,在 18%~63%[55]。Barnsley 等人于 1992 年发表了唯一一项研究颈椎 Z 形关节注射的随机研究[56]。研究表明,注射布比卡因组和注射倍他米松组之间没有差异,两组都显示,两组中不到一半的患者在至少 1 周内获得 50% 的缓解。另外两个随机对照试验(RCT)评估了腰椎 Z 关节的关节内类固醇注射的疗效。一项研究评估了关节内注射麻醉剂后立即缓解疼痛的患者,然后将他们随机分为接受关节内皮质类固醇或关节内生理盐水组[57]。两组在 1 个月和 3 个月时没有差异;但是,在 6 个月时,关节内接受皮质类固醇组在统计学上更有可能得到改善[57]。只有在 6 个月时才出现改善,而不是在 1 个月或 3 个月时出现改善,这并不能用类固醇的生化特性来解释,研究结果带来了疑问。另一个随机对照试验包括接受大容量(8mL)注射的组,鉴于 Z 关节只能容纳 1~2mL,这项研究的有效性值得怀疑[58]。另一项随机研究比较了 Z 关节的关节内注射类固醇与肌内注射类固醇的效果,发现关节内注射组在生理功能和减少非甾体抗炎药使用(NSAID)方面的效果稍好[59]。然而,这些结果的影响范围很小,研究中没有对照组,关节内组的所有受试者都接受了 L3-L4、L4-L5 和 L5-S1 的双侧注射,而不是选择最有可能涉及的关节。

在单光子发射计算机断层扫描(SPECT)上使用

小平面摄取技术选择要注射的关节的研究显示了更有利的结果。这两项研究显示，与在 SPECT 上摄取阴性的关节[60-61]，或仅根据临床判断选择的关节注射相比[61]，这两项研究在统计学上明显显示出更好的结果。同样，另一项研究发现，在腰背痛和 SPECT 成像中显示孤立性 Z 关节炎症的患者中，61% 的患者在接受关节内麻醉加类固醇注射后达到 50% 的缓解，持续 12 周，而 26% 的患者接受内侧支神经周围类固醇和麻醉剂注射[62]。

显然，关于关节突关节内注射的治疗作用的证据是混淆和有限的。有些人甚至认为 Z 关节内类固醇注射并不比假注射好[63]。然而，很可能有一部分人群，即目前被确定为在 SPECT 上看到关节炎症的人，可能对关节内类固醇缓解关节面源性疼痛有明显的反应。但是鉴于视频消融治疗关节面源性疼痛的有力证据，Z 关节内类固醇注射的临床应用目前相当有限。

椎间盘

椎间盘造影术

椎间盘病理学对于背痛有指导意义[64]。椎间盘由脊神经分支、灰交通支和腰腹支的痛觉感受器支配[65-68]。椎间盘造影术是通过向髓核注射造影剂来评估椎间盘形态的[69-71]（图 37-10）。

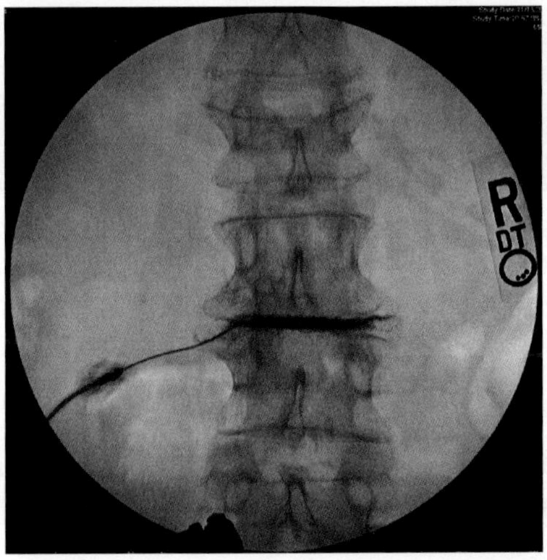

图 37-10　L2～L3 椎间盘造影的正位图（所有程序必须在注射前使用正位图和侧位图来确认针头的位置）

诱发性椎间盘造影术将造影剂注入椎间盘髓核，试图重新诱发并诊断患者的疼痛。如果需要进一步的解剖证实阳性激发试验，可以对注入造影剂的椎间盘进行磁共振成像（MRI）或计算机断层扫描（CT）。然而，许多形态学异常的椎间盘通常不会因刺激而疼痛[72]。

椎间盘造影的主要目的是准确诊断疼痛源，以达到潜在的治疗目的。然而，目前还没有研究表明，椎间盘造影证实的受试者与临床医生选择的那些相比，对特定疗法有更好的反应。此外，无论如何诊断，目前治疗椎间盘源性疼痛的方法是有限的。有些人认为椎间盘造影术在手术计划中有一定的作用，然而从整体上评估，这些研究是模棱两可的[73-76]。目前，椎间盘造影术并没有明确的治疗效用。

同样值得关注的是椎间盘造影术的许多潜在缺点。椎间盘造影术有感染椎间盘的固有风险[23,77]。更令人担忧的是，一项 10 年的配对队列研究评估了接受三级诱发性椎间盘造影和 MRI 评估的无症状患者，并与接受 MRI 评估但未进行椎间盘造影的对照组进行了比较，发现暴露于椎间盘造影术的椎间盘有明显更高的椎间盘病变进展[78]。由于其诱发性，椎间盘造影术也有固有的高假阳性率，在系统性回顾研究报道的比率为 6%～10%[79]，而在慢性疼痛患者的其他研究报告的数值高达 40%[80]。

因此，没有高水平的证据证明椎间盘造影术在治疗椎间盘源性疼痛中的效用，此外，椎间盘造影术的长期有害后遗症使其效用受到质疑。

硬膜外注射类固醇治疗神经根性疼痛

与早期以 Z 关节或椎间盘为靶点诊断或治疗并以轴性疼痛为主的手术不同，硬膜外类固醇注射（ESI）的靶点是脊神经，被用于治疗神经根性疼痛（神经根炎）。神经根性疼痛最常见的原因是椎间盘突出和椎管狭窄。单纯机械压迫脊神经会导致感觉异常和运动无力，但不会产生疼痛[81]，神经根压迫的程度与疼痛的严重程度无关[82-84]。因此，神经根疼痛本身可能主要（如果不是完全的话）由炎症引起。

炎症是痛性神经根炎的重要组成部分[22,85-87]。炎症介质，如磷脂酶 A2、前列腺素 E2、白三烯、一氧化氮、免疫球蛋白、IL-6 和肿瘤坏死因子-α 等细胞因子都与神经根病的炎性成分有关[88-90]。背根神经节需要各种不同的炎症标志物或细胞来产生神经根炎的疼痛性放电[91]，它们在髓核内被发现[87,92-93]，在椎间盘突出的部位表现为高浓度，并且在减压手术中取得的神经根标本的组织病理学上可见[87,94]。皮质类固醇抑制磷脂酶 A2 和炎症部位的白细胞聚集；防止粒细胞、肥大细胞和巨噬细胞的脱颗粒；防止伤害性 C 纤维的传导，并稳定神经元膜的异位放电[89,95-96]。因此，局部应用皮质类固醇理论上会使症状缓解[97]。因此，考虑到这一点，对于椎间盘突出引起的神经根性疼痛，硬膜外类固醇注射的证据最为有力，而对于椎管狭窄导致的神经根性疼痛缺乏证据，这也就不奇怪了。这也解释了，因为硬膜外类固醇注射解决的是影响脊神经的疼痛性炎症过程，所以不适合用于其他原因引起的轴向疼痛。

事实上，最近的一项研究对腰椎管狭窄症引起背、臀或腿痛患者进行了评估，并将其随机分为单用麻醉剂或麻醉剂加类固醇的硬膜外注射（椎板间或经椎间孔），并得出结论：硬膜外注射类固醇加利多卡因与单纯注射利多卡因的效果在治疗 6 周时相比，几乎没有差别。这项研究探讨硬膜外类固醇注射治疗腰椎管狭窄症导致的腰痛、臀部疼痛或腿部疼痛，是一项做得很好的研究。然而，许多评价硬膜外类固醇注射治疗神经根性疼痛的研究并没有区分是由狭窄还是椎间盘突出引起的，因此在文献中有时很难对两者作出明确的区分。当然，在本章后面的内容中，这些区别将在必要时予以说明。尽管如此，当有这些区别时，很明显应用硬膜外类固醇注射的最佳证据是单纯椎间盘突出引起的神经根性疼痛。

ESI 可以通过多种方法进行操作。椎板间入路的靶点是硬膜外后间隙，其位于前方的硬膜和后方的黄韧带之间（图 37-11～图 37-13）。

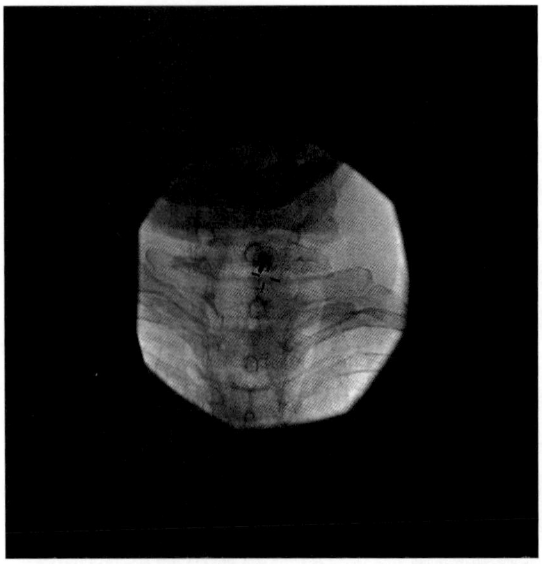

图 37-11　C7-T1 硬膜外类固醇注射的透视图像（正位视图）。注意 Tuohy 针向中线右侧推进，用于治疗退行性椎间盘疾病和右侧根性疼痛

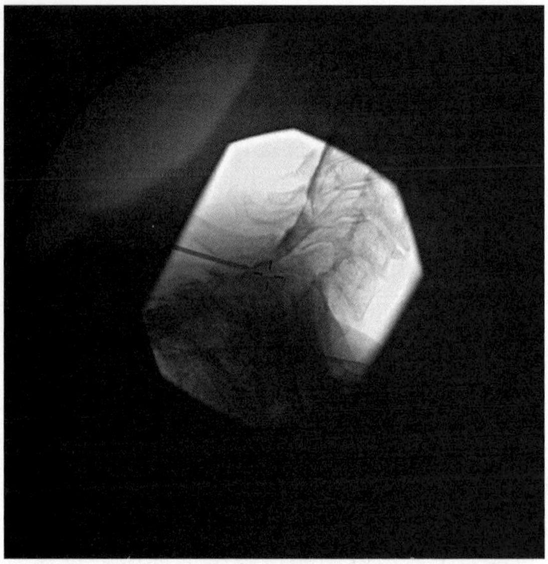

图 37-12　C7-T1 硬膜外类固醇注射的透视图像（侧视图）。注意造影证实穿刺针在硬膜外腔。实时透视技术用于将意外的血管内注射的风险降至最低

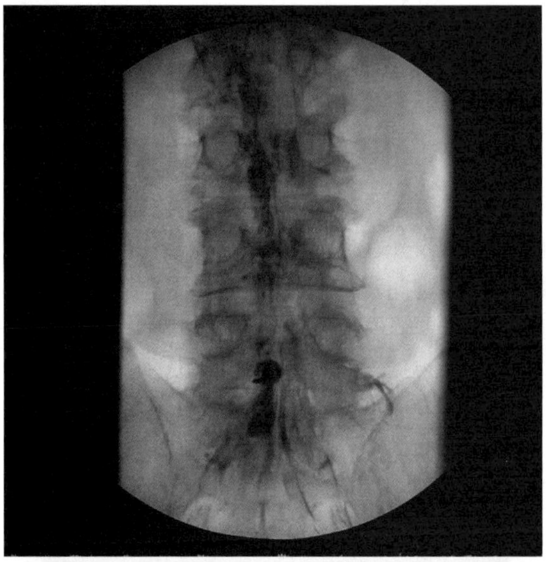

图 37-13　腰椎硬膜外注射类固醇（正位图）。硬膜外注射造影剂后，再注射局部麻醉剂和类固醇溶液，导致溶液硬膜外腔多水平扩散并通过神经椎间孔

经椎间孔入路的靶点是神经椎间孔间隙处可疑的脊髓神经（图 37-14～图 37-16），但也有向前部和肩下扩散的。在腰椎，也可以通过骶骨裂孔进行尾侧入路。

以往都是采用椎板间入路和骶管入路，直到 1952 年 Robecchi 和 Capra[98] 开发出腰椎经椎间孔入路，随后 Bard 和 Laredo 于 1988 年开发出颈椎经椎间孔入路[99]。椎板间入路导致注射液沿阻力最小的路径扩散，通常会导致单侧扩散到狭窄较少的

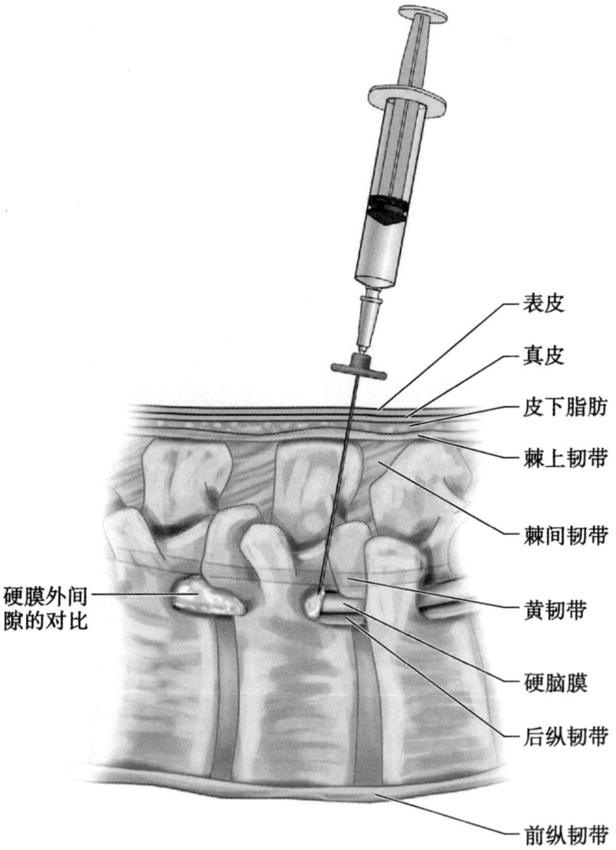

图 37-14 经椎间孔硬膜外注射类固醇。注意脊柱针针的针尖在神经椎间孔上方（经 Rosenquist RW，Vrooman BM 允许摘自 Rosenquist RW，Vrooman BM. Chapter 47. Chronic Pain Management. In：Butterworth JF IV，Mackey DC，Wasnick JD，eds. Morgan & Mikhail's Clinical Anesthesiology，5e New York，NY：McGraw-Hill；2013）

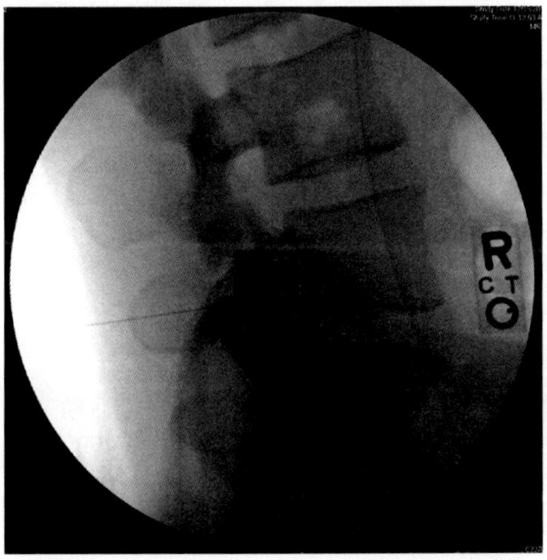

图 37-15 右 L5-S1 经椎间孔硬膜外类固醇注射侧位图

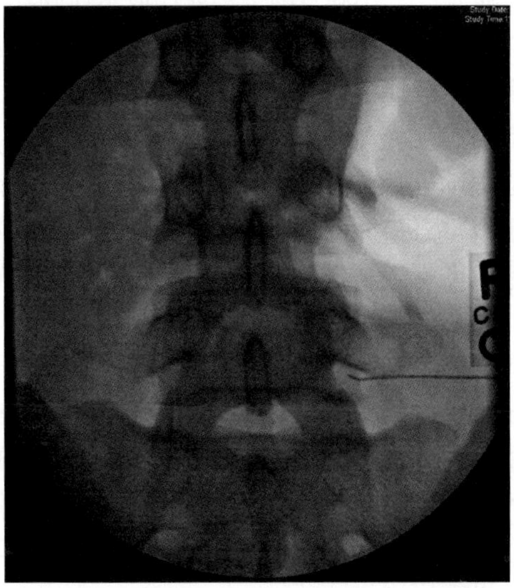

图 37-16 造影前右 L5-S1 经椎间孔硬膜外类固醇注射的正位图

一侧，很少实现腹侧扩散[100]。经椎间孔入路现在更受青睐，因为它能更精确地将类固醇药物注射到特定的脊神经及其可能引起疼痛的背根神经节。Derby 等人首先假设了经椎间孔入路的额外优越性，因为它能够直接向腹侧硬膜外腔和后环提供高浓度的注射剂[101]。Ackerman 等人后来证明，与其他方法相比，经椎间孔入路是最有可能实现腹侧扩散方法[102]。

硬膜外注射类固醇的风险

并发症和副作用

根据定义的不同，颈椎和腰椎硬膜外类固醇注射的即刻或延迟并发症的总体发生率在 1.6% ~ 20.0%[103-108]。最常见的副作用包括注射部位疼痛、血管迷走神经反应、神经根疼痛加剧、头晕、脊髓神经直接损伤引起的疼痛加剧、恶心、非体位性头痛、呕吐、面部潮红和血压升高[97,106-110]。麻醉药物、对比剂和类固醇都会引起过敏反应。类固醇也会导致肌病、体液潴留、高血压、情绪异常、月经不调、高血糖和医源性库欣综合征[111-114]。

由于手术距离椎管和相关结构较近，还有一些潜在的更严重的并发症。出血可导致硬膜外血肿和脊髓或脊髓神经受压，尽管这是罕见的[115-116]。硬膜外穿刺可导致体位性头痛。如果在椎管内麻醉前没有验证准确与否，也可导致马尾神经、蛛网膜炎或脑膜炎[103]。感染是另一种已知风险，可导致硬膜外脓肿、椎间盘炎、骨髓炎和脑膜炎[117-121]。

与 ESI 相关的最严重的并发症是脊髓梗死和随后的瘫痪[122-125]、小脑及脑干梗死伴或不伴脑疝[126-127]和死亡[128-129]。有大量证据表明，这些神经并发症是在向供应中枢神经系统的动脉注射颗粒性皮质类固醇后出现的[123,130-134]（图 37-17）。

这些动脉（包括椎动脉和脊髓神经根动脉）通常位于或靠近椎间孔。虽然文献中有椎板间或尾端注射导致瘫痪的病例报告[135]，但根据已知的解剖结构，经椎间孔注射的风险是最大的。疼痛介入医师必须对脊髓的动脉供应有深入的了解（图 37-18）。

多种安全措施可用于检测血管内针的放置以及避免动脉内注射，包括根据脊柱介入学会指南使用适当的技术、在实时透视下注射造影剂、麻醉试验剂量、使用低容量延伸管、神经下入路和数字减影血管造影的可能应用[123,136-140]。

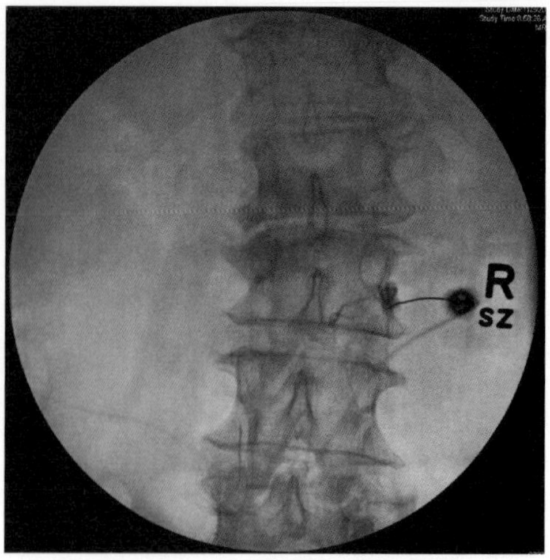

图 37-17　右 L2-L3 经椎间孔硬膜外类固醇注射期间，正位图上造影剂血流模式显示延髓神经根动脉被意外浸润注射，注射程序立即终止

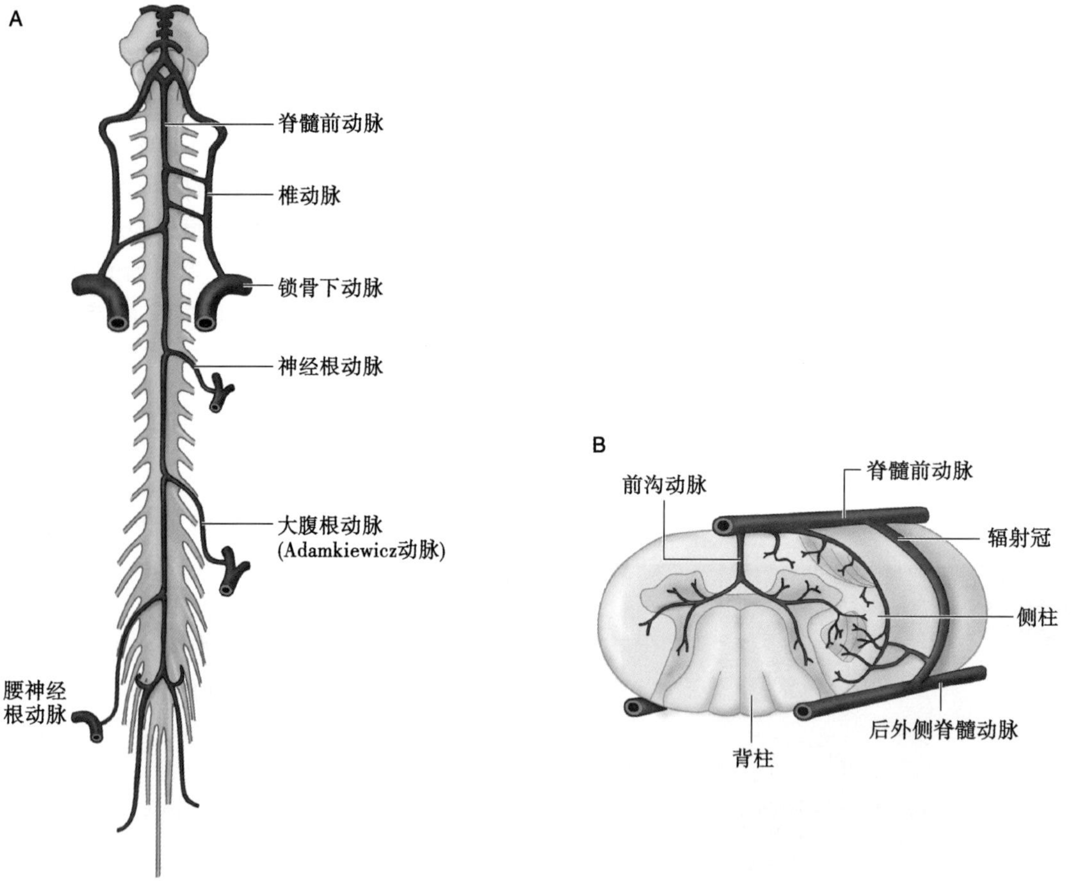

图 37-18　脊髓的动脉供应。（A）显示主要血供来源的前视图。（B）脊髓横切面显示成对的脊髓后动脉和一条脊髓前动脉（经 Waxman SG 允许摘自 Correlative neuroanatomy. 24th ed. New York，NY：McGraw-Hill；2000）

类固醇选择

绝大多数支持经椎间孔硬膜外类固醇注射（TFESI）的疗效的文献都使用颗粒类固醇[141-142]。还有一个理论观点认为使用颗粒类固醇可能会导致更好的结果。然而，绝大多数比较颗粒类固醇和非颗粒类固醇治疗神经根性疼痛的结果的研究发现，其结果没有显著差异[130,143-148]。

最重要的是，在选择用于 TFESI 的类固醇时，安全性是最重要的。目前，所有关于这些手术引起的永久性神经系统并发症的文献都与使用颗粒性皮质类固醇有关[122-123,127,133,149-156]。在现有的类固醇中，只有磷酸地塞米松（地塞米松）被认为是无颗粒的。除了可获得的关于颗粒类固醇的灾难性神经并发症的报道外，理论上地塞米松并没有像颗粒类固醇那样具有产生栓塞效应的风险，因为地塞米松的颗粒比红细胞小 5～10 倍，几乎没有颗粒，不聚集，考虑到这一点，地塞米松应被认为是治疗颈部 TFESI 的唯一合适的类固醇。对于腰椎 TFESI，地塞米松也应被视为是一线治疗，其他类固醇仅在特殊情况下考虑。

尽管文献中有椎板间注射甚至尾端注射导致瘫痪的病例报告[135]，但由于脊柱的血管解剖，这些手术产生并发症的风险较低。目前没有足够的数据来明确在这些手术中应该使用哪种皮质类固醇。

包括地塞米松在内的所有皮质类固醇的最适剂量尚未确定。大多数腰椎 TFESI 的研究使用小剂量甲泼尼龙（40mg）或大剂量的甲泼尼龙（80mg）[141]。地塞米松大约是甲泼尼龙的 5 倍。

注射次数

没有迹象或文献支持计划或需要一次以上的注射，例如人们普遍错误地认为需要“一系列 3 次注射”。综合数据分析显示，94±2% 的 TFESI 患者只注射了一次就获得了成功结果[141]。初始注射后，根据反应情况，有时可能需要额外的重复注射。重复腰椎 TFESI 治疗复发的根性疼痛已被证明能恢复最初注射后所获得的大部分或全部益处。在 3 个月的时间窗内重复腰椎 TFESI 在某些情况下也可以获得累积益处[157]。

颈部硬膜外注射类固醇

颈椎硬膜外类固醇注射（CILESI）需要使用透视，因为没有影像引导，硬膜外腔未达到率有 53%[100]。然而，关于这类注射效果的文献非常有限。3 个使用非影像引导 CILESI 注射的观察性研究报告指出，在长达 12 个月的时间里，成功率在 56%～79% 之间[158-160]。关于透视引导下 CILESI 的文献更加有限，一项研究显示 77% 的患者在 1 年内缓解了 50%，尽管在不使用类固醇的颈椎硬膜外麻醉组中也发现了相同的成功率[161]。

支持颈椎经椎间孔硬膜外类固醇注射（CTFESI）的证据更为有力。近期关于 CTFESI 的文献综述包括 16 项不同的研究，其中大多数是观察性研究，得出结论：TFESI 治疗颈部神经根性疼痛使得大约 40% 的患者在 4 周时疼痛至少有 50% 的改善[142]。所选的研究简要总结如下。3 个队列研究只报告了 CTFESI 后的组平均数据，显示 VAS 在 1 年时平均改善 5. 4，6 个月时平均改善 5. 5，12 个月时下降到 3. 2，6 周时平均改善 4. 3[144,162-163]。另外 4 项研究报告了 CTFESI 后患者队列的结果，分类结果将成功定义为 VAS 至少提高 50%，报告的成功结果如下：3 个月时 56%，12 个月时 50%[164]，12～14 周时 48%[165]，在 4 周时分别为 63% 和 63%[143]。一项最初设计用于比较不同类固醇 TFESI 治疗结果的大型研究发现，无论使用何种类固醇，441 名患者中有 260 名（59%）在 4 周随访时 VAS 至少有 2 分的改善[144]。最后，在一项比较使用 CT 和透视进行 CTFESI 的研究中，透视组 65 例患者中有 36 例（55%）在 8 周时获得成功，而 CT 组 51 例中有 37 例（73%）有成功结果[166]。

值得注意的是，在 2007 年，一项随机研究比较了颈部经椎间孔注射麻醉剂加类固醇与单用颈部经椎间孔注射麻醉剂，两组之间没有差异。然而，这项研究存在缺陷，因为入组标准是诊断性经椎间孔注射麻醉剂后疼痛减轻至少 50%，然后将同样的干预措施（经椎间孔注射麻醉剂）用作对照组，导致了显著的选择偏倚[167]。

两项研究也报道了 CTFESI 的手术保留效果。一项研究是前瞻性研究，研究对象是在 21 名等待手术但首先接受 CTFESI 治疗的患者，据报道，21 名患者中有 5 名在注射后有明显缓解从而避免了手术[168]。另一项研究是对选择手术的 70 名颈椎间盘突出症患者的回顾性研究，但为了避免或延迟手术而接受了 CTFESI，并报告 70 例中有 44 例有明显缓解从而避免手术[169]。

腰椎硬膜外类固醇注射

关于骶尾部硬膜外类固醇注射（CESI）和椎板间硬膜外类固醇注射（ILESI）治疗腰骶神经根性疼痛的数据非常有限，因为大多数现有的研究没有利用图像引导进行注射。这是非常有问题的，因为没有图像引导，硬膜外腔失误率为 30%～40%[2,170]。目前的医疗标准规定，此类注射应使用透视检查。唯一一项对神经根性疼痛进行评估的荧光透视引导下的 CESI 与手术靶点性地在受影响神经周围放置类固醇进行比较的研究表明,两组患者在长达 6 个月的时间内表现出同等的改善[171]。随机对照试验在治疗因髓核突出引起的神经根性疼痛方面的结果好坏参半,其中一些表明疗效良好,而另一些则没有定论[172-173]。没有研究专门分析影像引导的 ILESI 对椎间盘突出所致的腰椎根性疼痛的疗效。这可能部分是由于临床实践转向 TESI。这一转变得到了多个研究的支持,这些研究比较了各种方法,并证明了经椎间孔入路优于 ILESI[174-177]。

仔细回顾现有文献,特别是研究经椎间孔注射治疗神经根性疼痛的文献,显示了显著和阳性的结果,尤其是椎间盘突出病变。迄今为止,研究 TFESI 疗效的最佳设计研究是 Ghaherman 等人在 2010 年进行的。这项研究是一项前瞻性的随机研究,共分为 5 组,将 TFESI 与经椎间孔局部麻醉、经椎间孔生理盐水、肌内类固醇和肌内生理盐水进行比较。他们发现,与其他 4 组相比,TFESI 组(54%)的患者在 1 个月内至少获得 50% 的疼痛缓解,这一比例显著高于其他 4 组(缓解率介于 7% 和 21% 之间)[5]。TFESI 组的疼痛缓解也"得到了功能和残疾的显著改善,以及其他医疗保健的减少的证实"。在 4 周时,需要治疗至少 50% 疼痛缓解的患者只有 3 名[5]。最后,本研究的设计还表明,药物(类固醇)和给药途径(经椎间孔给药)共同形成了一种独特的复合干预,与全身性类固醇和其他复合药物经椎间孔给药不同[5]。

一项随机对照试验评估了 TFESI 类固醇与经椎间孔生理盐水治疗椎间盘突出所致神经根性疼痛的疗效,发现在 4 周时,TFESI 对 L3-L4 和 L4-L5 椎间盘突出(但不包括 L5-S1)的患者有益[178]。同一项研究发现,在 1 年时,TFESI 可防止包含椎间盘突出症的同一亚组的病情进展到手术,与对照组相比,平均每位患者节省 12 666 美元[178]。最近的一项研究比较了 ILESI 或 TFESI 治疗腰椎间盘突出狭窄所致的腰椎根性疼痛与加巴喷丁优先的 ESI 治疗,ESI 组的 66% 和加巴喷丁组的 46% 被定性为"应答者"($P<0.02$)[179]。另一项研究比较了 TFESI 触发点注射治疗继发于髓核突出症的腰骶神经根病,结果再次支持了 TFESI 的效果,TFESI 组成功率 84%,而其他组为 48%[180]。

也有多个观察研究评估了不同规模的患者队列,这些研究显示 TFESI 后腰骶神经根性疼痛显著缓解的患者数量比例在 41%~75%[181-184]。这些研究中最大的一项研究包括 2 024 例因椎间盘突出或椎间孔狭窄而接受 TFESI 治疗的患者,报告 45.6% 的患者在 2 个月时至少有 50% 的疼痛缓解。更重要的是,在疼痛病程在 3 个月内的患者中,2 个月时成功率提高到 68.3%[182]。其他研究已经调查了 TFESI 的细节,例如使用哪种类固醇或经椎间孔入路是最好的,也可以作为一个整体来考虑进一步的证据。有 3 项研究专门针对因椎间盘突出引起的神经根性疼痛患者,并将成功率定义为至少 50% 的改善,报告了 4 周时的成功率为 70%[185],6 个月时的成功率为 62%[186],3 个月和 6 个月时的成功率分别为 73%[146]。

腰椎 TFESI 也被证明有手术保留效果。30 例严重腰神经根病患者被认为是手术的候选者,但接受了 TFESI,只有 3 名患者在接下来的 6 个月内进行了手术,平均随访 3.4 年,79% 随访的患者仍然不需要进一步的干预[187]。对 69 例腰椎间盘突出症患者的回顾性研究报告显示,77% 的患者在 18 个月时,有手术保留效果[188]。另一项研究观察了 55 名因退行性狭窄或椎间盘突出症导致的腰椎根性疼痛而计划手术的患者,但首次接受 TFESI 的患者延迟了 71% 的手术干预时间,明显高于对照组[189]。这种效果维持了 5 年[190]。所有这 3 项研究都证明了 TFESI 是一种有效的方法,可以有效地防止大量神经根性疼痛患者的手术干预,且最有力的证据再次证明那些症状是由髓核突出引起的。

2013 年,MacVicar 等人发表了一篇全面的文献综述,并对所有已发表的有关腰椎 TFESI 的数据进行了系统分析[141]。在绘制结果研究、实用性研究和解释性研究的成功率之后,MacVicar 等人指出,关于椎间盘突出所致神经根性疼痛的 TFESI,文献"丰富"且"质量更高",并揭示了"大约 60% 的患者'似乎'在 1 到 2 个月之间达到至少 50% 的疼痛缓解,但只有 40% 的患者能在 12 个月内保持这种结果"[141]。他们得出简明的结论,TFESI 是有效的(对含椎间盘突出、轻度压迫、急性症状更为有效)[102,186,191-192],在统计学上比安慰剂效果好[5,189],能通过改善功能[5,176,180]和减少手术需求[187-190]来减轻疾病负担,且具有成本效益[141,178]。

总之,很少有证据分析透视引导下 CILESI 的疗效,尽管它在临床实践中仍然很常见。在腰椎,ILESI 和 CESI 的证据也很少。关于颈椎 TFESI,最近的一项综述保守地得出结论,40% 的患者在 CTFESI 治疗 4 周后,颈根性疼痛至少有 50% 的改善[142]。在腰椎方面,TFESI 的另一篇综述总结说,大约 60% 的患者在 1 到 2 个月之间的疼痛似乎至少减轻了 50%[141]。对于使用 TFESI 治疗椎间盘突出引起的腰椎根性疼痛，ESI 的证据确实是最有力的。颈椎和腰椎的 TFESI 也被证明具有显著的手术保留效果。

结论

神经根炎是炎症起主要作用的过程，尤其是在椎间盘突出的情况下。类固醇药物直接沉积到受影响的神经根上可以给许多患者带来显著的缓解，也就不足为奇了。重要的是要认识到，ESI 也有相关的风险，有时是灾难性的。这种介入操作不应掉以轻心。ESI 必须以最安全的方式进行，包括使用适当的技术、适当的安全措施和选择适当的类固醇。虽然，最好的证据明确了 ESI 可以显著缓解神经根性疼痛，并且有临床意义，而不是由于安慰剂效应。

骶髂关节

简介

骶髂关节综合征（SIJC）疼痛的患病率因其定义方式和受检人群而异。SIJC 疼痛的临床表现通常是非特异性的，据报道疼痛发生在臀部（94%）、腰部（72%）和大腿（48%）[193]。在没有外伤或经证实的风湿性骶髂炎的情况下，疼痛与影像学没有相关性。传统上，关节内麻醉注射被用作一种诊断方法，尽管只有 15%~30% 的病史和体格上怀疑有 SIJ 疼痛的患者对关节内麻醉阻滞有反应[194,195]。这可能反映了不仅在临床诊断上存在缺陷，而且关节内诊断注射本身也存在缺陷。SIJC 疼痛可由关节内和关节外病因引起。包裹的骶髂关节囊本身肯定是一个潜在的原因，Fortin 和他的同事们在关节囊被强迫扩张后立即生成的疼痛扩散区域证明了这一点[196]。此外，研究表明后韧带也是潜在的疼痛源[197]。然而，遗憾的是，在研究和实践中，关节内疼痛和后韧带疼痛之间几乎没有区别。有关 SIJC 神经支配的争论进一步混淆了对相关解剖学的理解，建议的神经支配包括来自 L4 和 L5 的背支和 S1-S3 的侧支的后根，以及来自腰骶丛主干的前部、闭孔神经和臀上皮神经[198]。缺乏清晰的定义、诊断和对解剖结构的理解混淆了现有文献对 SIJC 干预的解释。也就是说，在讨论骶髂关节疼痛时，一个可考虑的有用的结构是两个不同且重叠的实体：关节内和关节囊疼痛源。它们同时具有前、后神经支配，以及后韧带疼痛，后者可能只受后神经支配。

在进入骶髂关节时必须考虑许多因素。SIJ 注射可能很困难，盲注导致 88% 的时间是不准确的，因此需要使用影像引导[199]。理想的情况是使用透视，因为超声引导的注射不太准确，一项研究报告关节内注射有 76.7% 的次数是失误的[200]。由于腹侧关节囊缺损可能造成注射外渗。这可能导致假阴性诊断性注射或类固醇注射治疗量不足。注射量通常保持在 2mL 左右，以限制这种可能性[201]。一般来说，关节内注射 SIJ 是安全的，没有严重并发症的报告，尽管有报道称轻度暂时性坐骨神经痛和局部疼痛和不适加重[202-203]。Fortin 等人报告说，高达 40% 的受试者可能会感到下肢麻木，说明麻醉剂向腰骶神经根外渗[196]。

诊断性麻醉注射

尽管 SIJ 疼痛的临床诊断存在局限性，使用关节内麻醉剂来明确诊断理论上有优势，但遗憾的是，SI 单一的关节内诊断性注射的有效性也值得怀疑。目前尚无直接评估骶髂关节内麻醉注射有效性的安慰剂对照研究[199]。Maigne 和他同事的研究显示，54 名患者中有 19 名对注射利多卡因或布比卡因的 SIJ 有阳性反应，但只有 10 名随后证实了阻滞反应[194]，提示假阳性率很高。其他研究报告了 22% 的假阳性率[14]。导致假阳性高率的一个因素可能是前面提到的难以从后韧带疼痛中区分真正的 SIJ 和 SIJ 囊的疼痛。有些人提出了更严格的诊断标准，包括对照比较诊断性注射，这已经被证明可以提高诊断测试的敏感性，以识别其他脊柱病变中的疼痛源[26,32]。然而，这种方法还没有用在 SIJ 的研究中。尽管资料有限，但考虑到临床诊断的困难，关节内注射麻醉仍是诊断可疑 SIJ 疼痛的常用方法。

骶丛背侧麻醉阻滞

关节内局麻药注入 SIJ 本身不太可能检测到后韧带起源的疼痛。SIJ 的神经支配尚未被完全描述，一些人认为是关节本身的前神经支配，而大多数研究者认为有后神经支配，其通过骶后支的侧支到达关节和后韧带[204-205]。为了描述以 L5 背侧支和 S1~S3 侧支为靶点的诊断方法的效用，Dreyfuss 及其同事进行了一项随机安慰剂对照研究[197]。20 名无症状的受试者接受了骨间和骶髂背韧带的针探测检查。1 周后,一半患者主动接受了布比卡因侧支阻滞,考虑到骶后神经丛的解剖变异,研究采用双侧多点、多深度阻滞方法。然后对他们进行了反复的诱发性针探测,观察组的 70% 报告了骨间和骶髂背侧韧带麻木,但对照组只有 10%。有趣的是,86% 的患者在韧带麻醉后仍能感觉到关节囊的扩张。虽然没有更多的研究证实这些结果,但骶神经丛麻醉阻滞在诊断 SIJC 关节外疼痛中是有用的,尽管其在关节内疼痛诊断中的应用仍存在疑问。这类阻滞还可预测患者是否可以应用侧支射频神经切断术。

治疗性注射操作

骶髂关节内类固醇注射

对于 SIJC 关节内疼痛的患者,关节内注射类固醇可以提供持久的缓解(图 37-19)。

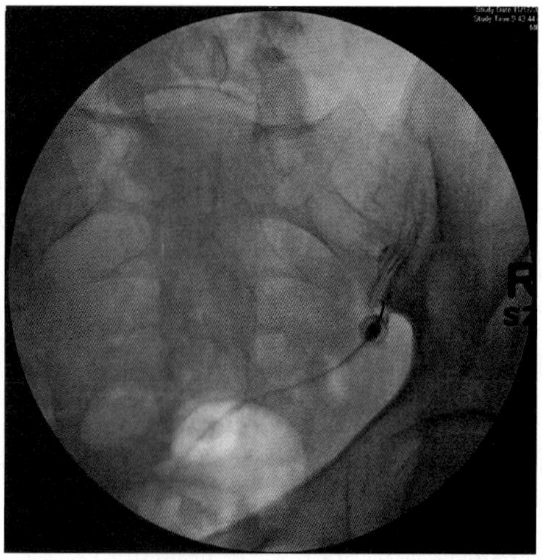

图 37-19　右骶髂关节注射类固醇的正位图(所有介入操作必须在注射前使用正面视图和侧面视图来确认针的位置。)

1996 年,Maugars 和他的同事们选取了 10 名因血清阴性脊柱关节病而引起疼痛性骶髂关节炎的患者,并将这些患者随机分为关节内注射类固醇组或安慰剂组。

在类固醇组中,86% 的患者在 1 个月时缓解超过 70%,3 个月时达到 62%,6 个月时达到 58%[203]。Pereira[206] 和 Chakravarty[207] 的类似研究显示,短期和长期的缓解均为阳性,平均缓解时间为 13.5 个月。

两项研究使用单一麻醉剂关节内注射阳性反应作为选择关节内类固醇注射患者的方法。Slipman 和他的同事研究了平均接受 2.1 次类固醇注射的 31 名患者,平均随访 94.4 周,VOS 疼痛评分平均改善 42.3 分。一项类似的研究报告称,在透视引导下关节内注射类固醇后 12 周,口头数字疼痛评分改善了 60%[208]。

Liliang 等人的一项研究是使用双重对照麻醉阻滞来选择关节内注射类固醇的患者[209]。在 150 名假定为 SIJC 疼痛的患者中,只有 39 名符合这一严格的诊断标准。在这 39 名患者中,66.7% 的患者在超过 6 周的时间内疼痛减轻超过 50%[209]。两项类似的回顾性研究的结果不太令人印象深刻,其中一项研究中只有 28% 的患者表现出 80% 的缓解[210],另一项研究中 43% 的患者表现出 50% 的缓解[201]。然而,最近的一份出版物汇集了这 3 项研究的数据,并且得出结论:43% ~67% 的患者通过双重对照麻醉阻滞在骶髂关节内注射类固醇后 4~6 周内至少缓解 50%[211]。

骶外侧支热射频神经切断术

射频神经切断术(RFN)已越来越适合 SIJC 疾病的疼痛管理[212]。它能切断 SIJ 后部神经支配。如前所述,在目前对 SIJC 解剖学的理解中,后神经支配的镇痛阻滞可使骨间和骶髂背侧韧带麻木,尽管有些韧带仍能感觉到囊膜扩张。Yin 和他的同事用 2 种不同的 SIJ 骨间深层韧带麻醉注射治疗 14 名疼痛减轻至少 70% 的患者,并进行了感觉刺激引导下的射频神经切断术。14 例患者中有 9 例(64%)在 6 个月时主观症状减轻至少 60%,VAS 评分下降 50%。36% 的患者报告完全缓解。然而,还没有重复这些结果的研究发表[212]。Cohen 和他的同事选取了 28 名对麻醉剂和类固醇关节内注射有反应的患者,并对他们进行了冷射频治疗[213]。冷射频治疗组的 14 名患者中有 11 名患者在 1 个月时疼痛改善了 50% 或更多,而安慰剂组只有 2 名患者。安慰剂组中 11 名无反应者随后转入传统的热 RFN 治疗,其中 7 例(64%)在 1 个月时症状改善。这项研究证明骶外侧支冷 RFN 和热 RFN 都有镇痛作用,而非安慰剂。Patel 和他的同事同样进行了一项随机、安慰剂对照的研究,研究对象为 51 名对 L5 背支和 S1-S3 外侧支两组麻醉阻滞有反应的受试者[214]。在 3 个月时,观察组有 47% 的人有阳性反应,明显高于对照组(12%)[212]。

2010 年对 10 篇相当不一致的文章[215]进行的 Meta 分析表明,尽管在患者选择和 RFN 技术上使用了不同的技术，但 61.6% 的患者在 3 个月内至少获得了 50% 的缓解，6 个月时，这个比例仍然是 49.9%。然而，由于所收录文章的异质性，很难得出明确的结论。虽然骶外侧支热射频神经切断术（SLBTRFN）看起来很有前途，但目前仅有有限的文献可用。此外，是否只有那些主要有后关节复杂疼痛的患者对 SLBTRFN 有反应，还是所有 SIJC 疼痛病因的患者也能受益，还有待确定。

概要

令人兴奋的是，在过去的几十年里，各种各样的非手术干预已经被开发用于 SIJC 疼痛的诊断和治疗。关节内局麻药注射和骶丛背侧麻醉阻滞都有助于提高 SIJC 疼痛的临床诊断水平。虽然文献汇编不完善，但显示骶髂关节内注射类固醇和骶外侧支热射频神经切断术也能为一定比例的 SIJC 疼痛患者提供持久的缓解。

小结

正确适当地使用干预措施可以大大提高诊断和治疗脊柱疾病患者的能力。根据定义，注射是针对特定目标的，需要影像引导。所有介入操作遵循适当的技术指南对于最大限度地提高疗效和安全性至关重要。对现有文献的正确解读是很有必要的。一些介入操作，如腰椎 TFESI 治疗椎间盘突出引起的神经根性疼痛，已有大量文献证明其疗效。其他的介入操作如骶外侧支热射频神经切断术的文献资料有限。然而，做得不好的或缺乏证据的研究并不等同于有阴性结果的好研究。为了得到适当的治疗，干预措施必须只在正确适当地筛选出的患者中使用。

（尹晶　译，姜丽　马超　校）

参考文献

1. Farrar JT, Young JP Jr, LaMoreaux L, Werth JL, Poole RM. Clinical importance of changes in chronic pain intensity measured on an 11-point numerical pain rating scale. *Pain*. 2001;94(2):149–158.
2. Fairbank JC, Park WM, McCall IW, O'Brien JP. Apophyseal injection of local anesthetic as a diagnostic aid in primary low-back pain syndromes. *Spine*. 1981;6(6):598–605.
3. Giraudeau B, Rozenberg S, Valat J-P. Assessment of the clinically relevant change in pain for patients with sciatica. *Ann Rheum Dis*. 2004;63(9):1180–1181.
4. Moore A, McQuay H, Gavaghan D. Deriving dichotomous outcome measures from continuous data in randomised controlled trials of analgesics. *Pain*. 1996;66(2-3):229–237.
5. Ghahreman A, Ferch R, Bogduk N. The efficacy of transforaminal injection of steroids for the treatment of lumbar radicular pain. *Pain Med*. 2010;11(8):1149–1168.
6. Yamashita T, Cavanaugh JM, el-Bohy AA, Getchell TV, King AI. Mechanosensitive afferent units in the lumbar facet joint. *J Bone Joint Surg Am*. 1990;72(6):865–870.
7. Kaplan M, Dreyfuss P, Halbrook B, Bogduk N. The ability of lumbar medial branch blocks to anesthetize the zygapophysial joint. A physiologic challenge. *Spine*. 1998;23(17):1847–1852.
8. Bogduk N, Marsland A. The cervical zygapophysial joints as a source of neck pain. *Spine*. 1988;13(6):610–617.
9. McLain RF. Mechanoreceptor endings in human cervical facet joints. *Spine*. 1994;19(5):495–501.
10. Dwyer A, Aprill C, Bogduk N. Cervical zygapophyseal joint pain patterns. I: A study in normal volunteers. *Spine*. 1990;15(6):453–457.
11. Aprill C, Dwyer A, Bogduk N. Cervical zygapophyseal joint pain patterns. II: A clinical evaluation. *Spine*. 1990;15(6):458–461.
12. Bogduk N, Aprill C. On the nature of neck pain, discography and cervical zygapophysial joint blocks. *Pain*. 1993;54(2):213–217.
13. Manchikanti L, Singh V, Rivera J, Pampati V. Prevalence of cervical facet joint pain in chronic neck pain. *Pain Physician*. 2002;5(3):243–249.
14. Manchikanti L, Singh V, Pampati V, et al. Evaluation of the relative contributions of various structures in chronic low back pain. *Pain Physician*. 2001;4(4):308–316.
15. Schwarzer AC, Wang SC, Bogduk N, McNaught PJ, Laurent R. Prevalence and clinical features of lumbar zygapophysial joint pain: a study in an Australian population with chronic low back pain. *Ann Rheum Dis*. 1995;54(2):100–106.
16. Manchikanti L, Manchikanti KN, Manchukonda R, et al. Evaluation of lumbar facet joint nerve blocks in the management of chronic low back pain: preliminary report of a randomized, double-blind controlled trial: clinical trial NCT00355914. *Pain Physician*. 2007;10(3):425–440.
17. de Vlam K, Mielants H, Verstaete KL, Veys EM. The zygapophyseal joint determines morphology of the enthesophyte. *J Rheumatol*. 2000;27(7):1732–1739.
18. Cooper G, Bailey B, Bogduk N. Cervical zygapophysial joint pain maps. *Pain Med*. 2007;8(4):344–353.
19. Eubanks JD, Lee MJ, Cassinelli E, Ahn NU. Prevalence of lumbar facet arthrosis and its relationship to age, sex, and race: an anatomic study of cadaveric specimens. *Spine*. 2007;32(19):2058–2062.
20. Kalichman L, Li L, Kim DH, et al. Facet joint osteoarthritis and low back pain in the community-based population. *Spine*. 2008;33(23):2560–2565.
21. Bogduk N. The clinical anatomy of the cervical dorsal rami. *Spine*. 1982;7(4):319–330.
22. Bogduk N, Towmey LT. *Clinical Anatomy of the Lumbar Spine and Sacrum*. New York: Churchill Livingstone; 1997.
23. International Spine Intervention Society. *Practice Guidelines for Spinal Diagnostic and Treatment Procedures*. 1st ed. San Francisco, CA: International Spine Intervention Society; 2004:347.
24. Barnsley L, Bogduk N. Medial branch blocks are specific for the diagnosis of cervical zygapophyseal joint pain. *Reg Anesth*. 1993;18(6):343–350.
25. Dreyfuss P, Schwarzer AC, Lau P, Bogduk N. Specificity

of lumbar medial branch and L5 dorsal ramus blocks. A computed tomography study. *Spine*. 1997;22(8):895–902.
26. Lord SM, Barnsley L, Bogduk N. The utility of comparative local anesthetic blocks versus placebo-controlled blocks for the diagnosis of cervical zygapophysial joint pain. *Clin J Pain*. 1995;11(3):208–213.
27. Barnsley L, Lord S, Wallis B, Bogduk N. False-positive rates of cervical zygapophysial joint blocks. *Clin J Pain*. 1993;9(2):124–130.
28. Manchikanti L, Manchikanti KN, Cash KA, Singh V, Giordano J. Age-related prevalence of facet-joint involvement in chronic neck and low back pain. *Pain Physician*. 2008;11(1):67–75.
29. Schwarzer AC, Aprill CN, Derby R, Fortin J, Kine G, Bogduk N. The false-positive rate of uncontrolled diagnostic blocks of the lumbar zygapophysial joints. *Pain*. 1994;58(2):195–200.
30. Bogduk N. Diagnostic nerve blocks in chronic pain. *Best Pract Res Clin Anaesthesiol*. 2002;16(4):565–578.
31. Manchikanti L, Pampati V, Fellows B, Bakhit CE. The diagnostic validity and therapeutic value of lumbar facet joint nerve blocks with or without adjuvant agents. *Curr Rev Pain*. 2000;4(5):337–344.
32. Barnsley L, Lord S, Bogduk N. Comparative local anaesthetic blocks in the diagnosis of cervical zygapophysial joint pain. *Pain*. 1993;55(1):99–106.
33. Cohen SP, Huang JHY, Brummett C. Facet joint pain-advances in patient selection and treatment. *Nat Rev Rheumatol*. 2013;9(2):101–116.
34. Verrills P, Mitchell B, Vivian D, Nowesenitz G, Lovell B, Sinclair C. The incidence of intravascular penetration in medial branch blocks: cervical, thoracic, and lumbar spines. *Spine*. 2008;33(6):E174–E177.
35. Dreyfuss P, Halbrook B, Pauza K, Joshi A, McLarty J, Bogduk N. Efficacy and validity of radiofrequency neurotomy for chronic lumbar zygapophysial joint pain. *Spine*. 2000;25(10):1270–1277.
36. Nath S, Nath CA, Pettersson K. Percutaneous lumbar zygapophysial (Facet) joint neurotomy using radiofrequency current, in the management of chronic low back pain: a randomized double-blind trial. *Spine*. 2008;33(12):1291–1297; discussion 1298.
37. Leclaire R, Fortin L, Lambert R, Bergeron YM, Rossignol M. Radiofrequency facet joint denervation in the treatment of low back pain: a placebo-controlled clinical trial to assess efficacy. *Spine*. 2001;26(13):1411–1416; discussion 1417.
38. van Kleef M, Barendse GA, Kessels A, Voets HM, Weber WE, de Lange S. Randomized trial of radiofrequency lumbar facet denervation for chronic low back pain. *Spine*. 1999;24(18):1937–1942.
39. van Wijk RMAW, Geurts JWM, Wynne HJ, et al. Radiofrequency denervation of lumbar facet joints in the treatment of chronic low back pain: a randomized, double-blind, sham lesion-controlled trial. *Clin J Pain*. 2005;21(4):335–344.
40. Bogduk N, Macintosh J, Marsland A. Technical limitations to the efficacy of radiofrequency neurotomy for spinal pain. *Neurosurgery*. 1987;20(4):529–535.
41. McDonald GJ, Lord SM, Bogduk N. Long-term follow-up of patients treated with cervical radiofrequency neurotomy for chronic neck pain. *Neurosurgery*. 1999;45(1):61–67; discussion 67–68.
42. Govind J, King W, Bailey B, Bogduk N. Radiofrequency neurotomy for the treatment of third occipital headache. *J Neurol Neurosurg Psychiatry*. 2003;74(1):88–93.
43. Barnsley L. Percutaneous radiofrequency neurotomy for chronic neck pain: outcomes in a series of consecutive patients. *Pain Med*. 2005;6(4):282–286.
44. MacVicar J, Borowczyk JM, MacVicar AM, Loughnan BM, Bogduk N. Lumbar medial branch radiofrequency neurotomy in New Zealand. *Pain Med*. 2013;14(5):639–645.
45. Gazelka HM, Knievel S, Mauck WD, et al. Incidence of neuropathic pain after radiofrequency denervation of the third occipital nerve. *J Pain Res*. 2014;7:195–198.
46. Dreyfuss P, Stout A, Aprill C, Pollei S, Johnson B, Bogduk N. The significance of multifidus atrophy after successful radiofrequency neurotomy for low back pain. *PM R*. 2009;1(8):719–722.
47. Smuck M, Crisostomo RA, Demirjian R, Fitch DS, Kennedy DJ, Geisser ME. Morphologic changes in the lumbar spine after lumbar medial branch radiofrequency neurotomy: a quantitative radiological study. *Spine J*. 2015;15(6):1415–1421.
48. Schaerer JP. Radiofrequency facet rhizotomy in the treatment of chronic neck and low back pain. *Int Surg*. 1978;63(6):53–59.
49. Lord SM, Barnsley L, Bogduk N. Percutaneous radiofrequency neurotomy in the treatment of cervical zygapophysial joint pain: a caution. *Neurosurgery*. 1995;36(4):732–739.
50. MacVicar J, Borowczyk JM, MacVicar AM, Loughnan BM, Bogduk N. Cervical medial branch radiofrequency neurotomy in New Zealand. *Pain Med*. 2012;13(5):647–654.
51. Tekin I, Mirzai H, Ok G, Erbuyun K, Vatansever D. A comparison of conventional and pulsed radiofrequency denervation in the treatment of chronic facet joint pain. *Clin J Pain*. 2007;23(6):524–529.
52. Gofeld M, Jitendra J, Faclier G. Radiofrequency denervation of the lumbar zygapophysial joints: 10-year prospective clinical audit. *Pain Physician*. 2007;10(2):291–300.
53. Burnham RS, Holitski S, Dinu I. A prospective outcome study on the effects of facet joint radiofrequency denervation on pain, analgesic intake, disability, satisfaction, cost, and employment. *Arch Phys Med Rehabil*. 2009;90(2):201–205.
54. Dory MA. Arthrography of the cervical facet joints. *Radiology*. 1983;148(2):379–382.
55. Cohen SP, Raja SN. Pathogenesis, diagnosis, and treatment of lumbar zygapophysial (facet) joint pain. *Anesthesiology*. 2007;106(3):591–614.
56. Barnsley L, Lord SM, Wallis BJ, Bogduk N. Lack of effect of intraarticular corticosteroids for chronic pain in the cervical zygapophyseal joints. *N Engl J Med*. 1994;330(15):1047–1050.
57. Carette S, Marcoux S, Truchon R, et al. A controlled trial of corticosteroid injections into facet joints for chronic low back pain. *N Engl J Med*. 1991;325(14):1002–1007.
58. Lilius G, Laasonen EM, Myllynen P, Harilainen A, Grönlund G. Lumbar facet joint syndrome. A randomised clinical trial. *J Bone Joint Surg Br*. 1989;71(4):681–684.
59. Ribeiro LH, Vilar Furtado RN, Konai M, Andreo AB, Rosenfeld A, Natour J. The effect of facet joint injection versus systemic steroids in low back pain: a randomized controlled trial. *Spine*. 2013.
60. Dolan AL, Ryan PJ, Arden NK, et al. The value of SPECT scans in identifying back pain likely to benefit from facet joint injection. *Br J Rheumatol*. 1996;35(12):1269–1273.
61. Pneumaticos SG, Chatziioannou SN, Hipp JA, Moore WH, Esses SI. Low back pain: prediction of short-term outcome of facet joint injection with bone scintigraphy. *Radiology*. 2006;238(2):693–698.
62. Ackerman WE 3rd, Ahmad M. Pain relief with intraarticular or medial branch nerve blocks in patients with

positive lumbar facet joint SPECT imaging: a 12-week outcome study. *South Med J*. 2008;101(9):931–934.
63. Bogduk N. Evidence-informed management of chronic low back pain with facet injections and radiofrequency neurotomy. *Spine J*. 2008;8(1):56–64.
64. Crock HV. Internal disc disruption. A challenge to disc prolapse fifty years on. *Spine*. 1986;11(6):650–653.
65. Bogduk N, Tynan W, Wilson AS. The nerve supply to the human lumbar intervertebral discs. *J Anat*. 1981; 132(Pt 1):39–56.
66. Yoshizawa H, O'Brien JP, Smith WT, Trumper M. The neuropathology of intervertebral discs removed for low-back pain. *J Pathol*. 1980;132(2):95–104.
67. Bogduk N. The innervation of the lumbar spine. *Spine*. 1983;8(3):286–293.
68. Groen GJ, Baljet B, Drukker J. Nerves and nerve plexuses of the human vertebral column. *Am J Anat*. 1990;188(3):282–296.
69. Lindblom K. Diagnostic puncture of intervertebral disks in sciatica. *Acta Orthop Scand*. 1948;17(3-4):231–239.
70. Lindblom K. Technique and results in myelography and disc puncture. *Acta Radiol*. 1950;34(4-5):321–330.
71. Lindblom K. Technique and results of diagnostic disc puncture and injection (discography) in the lumbar region. *Acta Orthop Scand*. 1951;20(4):315–326.
72. Massie W, Stevens D. A critical evaluation of discography. *J Bone Jt Surg*. 1967;49A:1243–1244.
73. Brodsky AE, Binder WF. Lumbar discography. Its value in diagnosis and treatment of lumbar disc lesions. *Spine*. 1979;4(2):110–120.
74. Doyle T, Tress B, Gillot R. Combined discography and metrizamide myelography in evaluation of confusing low back pain. *Australas Radiol*. 1985;29(3):217–222.
75. Gresham JL, Miller R. Evaluation of the lumbar spine by diskography and its use in selection of proper treatment of the herniated disk syndrome. *Clin Orthop*. 1969;67:29–41.
76. Hartman JT, Kendrick JI, Lorman P. Discography as an aid in evaluation for lumbar and lumbosacral fusion. *Clin Orthop*. 1971;81:77–81.
77. Willems PC, Jacobs W, Duinkerke ES, De Kleuver M. Lumbar discography: should we use prophylactic antibiotics? A study of 435 consecutive discograms and a systematic review of the literature. *J Spinal Disord Tech*. 2004;17(3):243–247.
78. Carragee EJ, Don AS, Hurwitz EL, Cuellar JM, Carrino JA, Herzog R. 2009 ISSLS Prize Winner: Does discography cause accelerated progression of degeneration changes in the lumbar disc: a ten-year matched cohort study. *Spine*. 2009;34(21):2338–2345.
79. Wolfer LR, Derby R, Lee J-E, Lee S-H. Systematic review of lumbar provocation discography in asymptomatic subjects with a meta-analysis of false-positive rates. *Pain Physician*. 2008;11(4):513–538.
80. Carragee EJ, Tanner CM, Khurana S, et al. The rates of false-positive lumbar discography in select patients without low back symptoms. *Spine*. 2000;25(11):1373–1380; discussion 1381.
81. MacNab I. The mechanism of spondylogenic pain. In: Hirsch C, Zotterman Y, eds. *Cervical pain*. Oxford: Pergamon; 1972. p. 89–95.
82. Halperin N, Agasi M, Hendel D. Painless root compression following disc extrusion. A report of three cases. *Arch Orthop Trauma Surg Arch Für Orthop Unf-Chir*. 1982;101(1):63–66.
83. Wiesel SW, Tsourmas N, Feffer HL, Citrin CM, Patronas N. A study of computer-assisted tomography. I. The incidence of positive CAT scans in an asymptomatic group of patients. *Spine*. 1984;9(6):549–551.
84. Boden SD, Davis DO, Dina TS, Patronas NJ, Wiesel SW. Abnormal magnetic-resonance scans of the lumbar spine in asymptomatic subjects. A prospective investigation. *J Bone Joint Surg Am*. 1990;72(3):403–408.
85. Lindahl O, Rexed B. Histologic changes in spinal nerve roots of operated cases of sciatica. *Acta Orthop Scand*. 1951;20(3):215–225.
86. Bobechko WP, Hirsch C. Auto-immune response to nucleus pulposus in the rabbit. *J Bone Joint Surg Br*. 1965;47:574–580.
87. McCarron RF, Wimpee MW, Hudkins PG, Laros GS. The inflammatory effect of nucleus pulposus: a possible element in the pathogenesis of low-back pain. *Spine*. 1987;12(8):760–764.
88. Svennerholm L, Boström K, Fredman P, Månsson JE, Rosengren B, Rynmark BM. Human brain gangliosides: developmental changes from early fetal stage to advanced age. *Biochim Biophys Acta*. 1989;1005(2):109–117.
89. Takahashi H, Suguro T, Okazima Y, Motegi M, Okada Y, Kakiuchi T. Inflammatory cytokines in the herniated disc of the lumbar spine. *Spine*. 1996;21(2):218–224.
90. Goupille P, Jayson MI, Valat JP, Freemont AJ. The role of inflammation in disk herniation-associated radiculopathy. *Semin Arthritis Rheum*. 1998;28(1):60–71.
91. Murphy RW. Nerve roots and spinal nerves in degenerative disk disease. *Clin Orthop*. 1977;(129):46–60.
92. Saal JS, Franson RC, Dobrow R, Saal JA, White AH, Goldthwaite N. High levels of inflammatory phospholipase A2 activity in lumbar disc herniations. *Spine*. 1990;15(7):674–678.
93. Virri J, Sikk S, Grönblad M, et al. Concomitant immunocytochemical study of macrophage cells and blood vessels in disc herniation tissue. *Eur Spine J*. 1994;3(6):336–341.
94. Hirsch C. Studies on the pathology of low back pain. *J Bone Joint Surg Br*. 1959;41-B(2):237–243.
95. Cohen SP, Bogduk N, Dragovich A, et al. Randomized, double-blind, placebo-controlled, dose-response, and preclinical safety study of transforaminal epidural etanercept for the treatment of sciatica. *Anesthesiology*. 2009;110(5):1116–1126.
96. Johansson A, Hao J, Sjölund B. Local corticosteroid application blocks transmission in normal nociceptive C-fibres. *Acta Anaesthesiol Scand*. 1990;34(5):335–338.
97. DePalma MJ. ISpine evidence-based interventional spine care [Internet]. New York: Demos Medical; 2011 [cited 2014 Jan 31]. Available at http://site.ebrary.com/id/10482351.
98. Robecchi A, Capra R. Hydrocortisone (compound F): first clinical experiments in the field of rheumatology. *Minerva Med*. 1952;43(98):1259–1263.
99. Bard M, Laredo J-D, eds. *Interventional Radiology in Bone and Joint*. Wien, New York: Springer-Verlag; 1988:273.
100. Stojanovic MP, Vu T-N, Caneris O, Slezak J, Cohen SP, Sang CN. The role of fluoroscopy in cervical epidural steroid injections: an analysis of contrast dispersal patterns. *Spine*. 2002;27(5):509–514.
101. Derby R, Kine G, Saal JA, et al. Response to steroid and duration of radicular pain as predictors of surgical outcome. *Spine*. 1992;17(6 suppl):S176–S183.
102. Ackerman WE 3rd, Ahmad M. The efficacy of lumbar epidural steroid injections in patients with lumbar disc herniations. *Anesth Analg*. 2007;104(5):1217–1222, tables of contents.
103. Goodman BS, Posecion LWF, Mallempati S, Bayazitoglu

M. Complications and pitfalls of lumbar interlaminar and transforaminal epidural injections. *Curr Rev Musculoskelet Med*. 2008;1(3–4):212–222.
104. Ma DJ, Gilula LA, Riew KD. Complications of fluoroscopically guided extraforaminal cervical nerve blocks: an analysis of 1036 injections. *J Bone Joint Surg Am*. 2005;87(5):1025–1030.
105. Stalcup ST, Crall TS, Gilula L, Riew KD. Influence of needle-tip position on the incidence of immediate complications in 2,217 selective lumbar nerve root blocks. *Spine J*. 2006;6(2):170–176.
106. Botwin KP, Gruber RD, Bouchlas CG, Torres-Ramos FM, Freeman TL, Slaten WK. Complications of fluoroscopically guided transforaminal lumbar epidural injections. *Arch Phys Med Rehabil*. 2000;81(8):1045–1050.
107. Plastaras C, McCormick Z, Garvan C, et al. Adverse events associated with fluoroscopically guided lumbosacral transforaminal epidural steroid injections. *Spine J*. 2015;15(10):2157–2165.
108. El Abd O, Amadera JE, Pimentel DC, Gomba L. Immediate and acute adverse effects following transforaminal epidural steroid injections with dexamethasone. *Pain Physician*. 2015;18(3):277–286.
109. Kennedy DJ, Schneider B, Casey E, et al. Vasovagal rates in flouroscopically guided interventional procedures: a study of over 8,000 injections. *Pain Med*. 2013;14(12):1854–1859.
110. Huston CW, Slipman CW, Garvin C. Complications and side effects of cervical and lumbosacral selective nerve root injections. *Arch Phys Med Rehabil*. 2005;86(2):277–283.
111. Manchikanti L. Role of neuraxial steroids in interventional pain management. *Pain Physician*. 2002;5(2):182–199.
112. Boonen S, Van Distel G, Westhovens R, Dequeker J. Steroid myopathy induced by epidural triamcinolone injection. *Br J Rheumatol*. 1995;34(4):385–386.
113. Ward A, Watson J, Wood P, Dunne C, Kerr D. Glucocorticoid epidural for sciatica: metabolic and endocrine sequelae. *Rheumatol Oxf Engl*. 2002;41(1):68–71.
114. Silbergleit R, Mehta BA, Sanders WP, Talati SJ. Imaging-guided injection techniques with fluoroscopy and CT for spinal pain management. *Radiogr Rev Publ Radiol Soc N Am Inc*. 2001;21(4):927–939; discussion 940–942.
115. Horlocker TT, Bajwa ZH, Ashraf Z, et al. Risk assessment of hemorrhagic complications associated with nonsteroidal antiinflammatory medications in ambulatory pain clinic patients undergoing epidural steroid injection. *Anesth Analg*. 2002;95(6):1691–1697, table of contents.
116. Stoll A, Sanchez M. Epidural hematoma after epidural block: implications for its use in pain management. *Surg Neurol*. 2002;57(4):235–240.
117. Hooten WM, Kinney MO, Huntoon MA. Epidural abscess and meningitis after epidural corticosteroid injection. *Mayo Clin Proc*. 2004;79(5):682–686.
118. Abram SE, O'Connor TC. Complications associated with epidural steroid injections. *Reg Anesth*. 1996;21(2):149–162.
119. Tham EJ, Stoodley MA, Macintyre PE, Jones NR. Back pain following postoperative epidural analgesia: an indicator of possible spinal infection. *Anaesth Intensive Care*. 1997;25(3):297–301.
120. Yue W-M, Tan S-B. Distant skip level discitis and vertebral osteomyelitis after caudal epidural injection: a case report of a rare complication of epidural injections. *Spine*. 2003;28(11):E209–E211.
121. Gutknecht DR. Chemical meningitis following epidural injections of corticosteroids. *Am J Med*. 1987;82(3):570.
122. Ludwig MA, Burns SP. Spinal cord infarction following cervical transforaminal epidural injection: a case report. *Spine*. 2005;30(10):E266–E268.
123. Kennedy DJ, Dreyfuss P, Aprill CN, Bogduk N. Paraplegia following image-guided transforaminal lumbar spine epidural steroid injection: two case reports. *Pain Med*. 2009;10(8):1389–1394.
124. Bose B. Quadriparesis following cervical epidural steroid injections: case report and review of the literature. *Spine J*. 2005;5(5):558–563.
125. Scanlon GC, Moeller-Bertram T, Romanowsky SM, Wallace MS. Cervical transforaminal epidural steroid injections: more dangerous than we think? *Spine*. 2007;32(11):1249–1256.
126. Suresh S, Berman J, Connell DA. Cerebellar and brainstem infarction as a complication of CT-guided transforaminal cervical nerve root block. *Skeletal Radiol*. 2007;36(5):449–452.
127. Beckman WA, Mendez RJ, Paine GF, Mazzilli MA. Cerebellar herniation after cervical transforaminal epidural injection. *Reg Anesth Pain Med*. 2006;31(3):282–285.
128. Rozin L, Rozin R, Koehler SA, et al. Death during transforaminal epidural steroid nerve root block (C7) due to perforation of the left vertebral artery. *Am J Forensic Med Pathol*. 2003;24(4):351–355.
129. Brouwers PJ, Kottink EJ, Simon MA, Prevo RL. A cervical anterior spinal artery syndrome after diagnostic blockade of the right C6-nerve root. *Pain*. 2001;91(3):397–399.
130. DePalma MJ, Stout A, Kennedy DJ. Corticosteroid choice for epidural injections. *PM R*. 2013;5(6):524–532.
131. On behalf of International Spine Intervention Society FDA Epidural Steroid Injection Response Task Force, Kennedy DJ, Levin J, Rosenquist R, et al. Epidural steroid injections are safe and effective: multisociety letter in support of the safety and effectiveness of epidural steroid injections. *Pain Med*. 2015;16(5):833–838.
132. Derby R, Lee S-H, Date ES, Lee J-H, Lee C-H. Size and aggregation of corticosteroids used for epidural injections. *Pain Med*. 2008;9(2):227–234.
133. Karasek M, Bogduk N. Temporary neurologic deficit after cervical transforaminal injection of local anesthetic. *Pain Med*. 2004;5(2):202–205.
134. Bogduk N, Dreyfuss P, Baker R, et al. Complications of spinal diagnostic and treatment procedures. *Pain Med*. 2008;9:S11–S34.
135. Shetty SR, Shankaranarayana RU, Mehandale SG. Paraplegia following caudal block in a child with Burkitt's lymphoma. *Paediatr Anaesth*. 2011;21(10):1087–1088.
136. Park JW, Nam HS, Cho SK, Jung HJ, Lee BJ, Park Y. Kambin's triangle approach of lumbar transforaminal epidural injection with spinal stenosis. *Ann Rehabil Med*. 2012;25(1):833–843.
137. McLean JP, Sigler JD, Plastaras CT, Garvan CW, Rittenberg JD. The rate of detection of intravascular injection in cervical transforaminal epidural steroid injections with and without digital subtraction angiography. *PM&R*. 2009;1(7):636–642.
138. Bogduk N; International Spine Intervention Society, Standards Committee. *Practice Guidelines for Spinal Diagnostic and Treatment Procedures*. San Francisco, CA: International Spine Intervention Society; 2004.
139. Chang Chien GC, Candido KD, Knezevic NN. Digital

subtraction angiography does not reliably prevent paraplegia associated with lumbar transforaminal epidural steroid injection. *Pain Physician*. 2012;15(6):515–523.

140. Rathmell JP, Benzon HT, Dreyfuss P, et al. Safeguards to prevent neurologic complications after epidural steroid injections: consensus opinions from a multidisciplinary working group and national organizations. *Anesthesiology*. 2015;122(5):974–984.
141. MacVicar J, King W, Landers MH, Bogduk N. The effectiveness of lumbar transforaminal injection of steroids: a comprehensive review with systematic analysis of the published data. *Pain Med*. 2013;14(1):14–28.
142. Engel A, King W, MacVicar J; Standards Division of the International Spine Intervention Society. The effectiveness and risks of fluoroscopically guided cervical transforaminal injections of steroids: a systematic review with comprehensive analysis of the published data. *Pain Med*. 2014;15(3):386–402.
143. Dreyfuss P, Baker R, Bogduk N. Comparative effectiveness of cervical transforaminal injections with particulate and nonparticulate corticosteroid preparations for cervical radicular pain. *Pain Med*. 2006;7(3):237–242.
144. Shakir A, Ma V, Mehta B. Comparison of pain score reduction using triamcinolone vs. dexamethasone in cervical transforaminal epidural steroid injections. *Am J Phys Med Rehabil Assoc Acad Physiatr*. 2013;92(9):768–775.
145. Kim D, Brown J. Efficacy and safety of lumbar epidural dexamethasone versus methylprednisolone in the treatment of lumbar radiculopathy: a comparison of soluble versus particulate steroids. *Clin J Pain*. 2011;27(6):518–522.
146. Kennedy DJ, Plastaras C, Casey E, et al. Comparative effectiveness of lumbar transforaminal epidural steroid injections with particulate versus nonparticulate corticosteroids for lumbar radicular pain due to intervertebral disc herniation: a prospective, randomized, double-blind trial. *Pain Med*. 2014;15(4):548–555.
147. Lee JW, Park KW, Chung S-K, et al. Cervical transforaminal epidural steroid injection for the management of cervical radiculopathy: a comparative study of particulate versus non-particulate steroids. *Skeletal Radiol*. 2009;38(11):1077–1082.
148. Denis I, Claveau G, Filiatrault M, Fugère F, Fortin L. Randomized double-blind controlled trial comparing the effectiveness of lumbar transforaminal epidural injections of particulate and nonparticulate corticosteroids for lumbosacral radicular pain. *Pain Med*. 2015;16(9):1697–1708.
149. Ahadian FM, McGreevy K, Schulteis G. Lumbar transforaminal epidural dexamethasone: a prospective, randomized, double-blind, dose-response trial. *Reg Anesth Pain Med*. 2011;36(6):572–578.
150. Houten JK, Errico TJ. Paraplegia after lumbosacral nerve root block: report of three cases. *Spine J*. 2002;2(1):70–75.
151. Huntoon MA, Martin DP. Paralysis after transforaminal epidural injection and previous spinal surgery. *Reg Anesth Pain Med*. 2004;29(5):494–495.
152. Glaser SE, Falco F. Paraplegia following a thoracolumbar transforaminal epidural steroid injection. *Pain Physician*. 2005;8(3):309–314.
153. Muro K, O'Shaughnessy B, Ganju A. Infarction of the cervical spinal cord following multilevel transforaminal epidural steroid injection: case report and review of the literature. *J Spinal Cord Med*. 2007;30(4):385–388.
154. Ruppen W, Hügli R, Reuss S, Aeschbach A, Urwyler A. Neurological symptoms after cervical transforaminal injection with steroids in a patient with hypoplasia of the vertebral artery. *Acta Anaesthesiol Scand*. 2008;52(1):165–166.
155. Lyders EM, Morris PP. A case of spinal cord infarction following lumbar transforaminal epidural steroid injection: MR imaging and angiographic findings. *AJNR Am J Neuroradiol*. 2009;30(9):1691–1693.
156. Wybier M, Gaudart S, Petrover D, Houdart E, Laredo J-D. Paraplegia complicating selective steroid injections of the lumbar spine: report of five cases and review of the literature. *Eur Radiol*. 2010;20(1):181–189.
157. Murthy NS, Geske JR, Shelerud RA, et al. The effectiveness of repeat lumbar transforaminal epidural steroid injections. *Pain Med*. 2014;15(10):1686–1694.
158. Castagnera L, Maurette P, Pointillart V, Vital JM, Erny P, Sénégas J. Long-term results of cervical epidural steroid injection with and without morphine in chronic cervical radicular pain. *Pain*. 1994;58(2):239–243.
159. Ferrante FM, Wilson SP, Iacobo C, Orav EJ, Rocco AG, Lipson S. Clinical classification as a predictor of therapeutic outcome after cervical epidural steroid injection. *Spine*. 1993;18(6):730–736.
160. Stav A, Ovadia L, Sternberg A, Kaadan M, Weksler N. Cervical epidural steroid injection for cervicobrachialgia. *Acta Anaesthesiol Scand*. 1993;37(6):562–566.
161. Manchikanti L, Cash KA, Pampati V, Wargo BW, Malla Y. The effectiveness of fluoroscopic cervical interlaminar epidural injections in managing chronic cervical disc herniation and radiculitis: preliminary results of a randomized, double-blind, controlled trial. *Pain Physician*. 2010;13(3):223–236.
162. Kumar N, Gowda V. Cervical foraminal selective nerve root block: a "two-needle technique" with results. *Eur Spine J*. 2008;17(4):576–584.
163. Chung J-Y, Yim J-H, Seo H-Y, Kim S-K, Cho K-J. The efficacy and persistence of selective nerve root block under fluoroscopic guidance for cervical radiculopathy. *Asian Spine J*. 2012;6(4):227–232.
164. Vallée JN, Feydy A, Carlier RY, Mutschler C, Mompoint D, Vallée CA. Chronic cervical radiculopathy: lateral-approach periradicular corticosteroid injection. *Radiology*. 2001;218(3):886–892.
165. Persson L, Anderberg L. Repetitive transforaminal steroid injections in cervical radiculopathy: a prospective outcome study including 140 patients. *Evid-Based Spine-Care J*. 2012;3(3):13–20.
166. Lee JH, Lee S-H. Comparison of clinical effectiveness of cervical transforaminal steroid injection according to different radiological guidances (C-arm fluoroscopy vs. computed tomography fluoroscopy). *Spine J*. 2011;11(5):416–423.
167. Anderberg L, Annertz M, Persson L, Brandt L, Säveland H. Transforaminal steroid injections for the treatment of cervical radiculopathy: a prospective and randomised study. *Eur Spine J*. 2007;16(3):321–328.
168. Kolstad F, Leivseth G, Nygaard OP. Transforaminal steroid injections in the treatment of cervical radiculopathy: a prospective outcome study. *Acta Neurochir (Wien)*. 2005;147(10):1065–1070; discussion 1070.
169. Lin EL, Lieu V, Halevi L, Shamie AN, Wang JC. Cervical epidural steroid injections for symptomatic disc herniations. *J Spinal Disord Tech*. 2006;19(3):183–186.

170. Renfrew DL, Moore TE, Kathol MH, el-Khoury GY, Lemke JH, Walker CW. Correct placement of epidural steroid injections: fluoroscopic guidance and contrast administration. *AJNR Am J Neuroradiol*. 1991;12(5):1003–1007.
171. Dashfield AK, Taylor MB, Cleaver JS, Farrow D. Comparison of caudal steroid epidural with targeted steroid placement during spinal endoscopy for chronic sciatica: a prospective, randomized, double-blind trial. *Br J Anaesth*. 2005;94(4):514–519.
172. Carette S, Leclaire R, Marcoux S, et al. Epidural corticosteroid injections for sciatica due to herniated nucleus pulposus. *N Engl J Med*. 1997;336(23):1634–1640.
173. Valat J-P, Giraudeau B, Rozenberg S, et al. Epidural corticosteroid injections for sciatica: a randomised, double blind, controlled clinical trial. *Ann Rheum Dis*. 2003;62(7):639–643.
174. Ploumis A, Christodoulou P, Wood KB, Varvarousis D, Sarni JL, Beris A. Caudal vs transforaminal epidural steroid injections as short-term (6 months) pain relief in lumbar spinal stenosis patients with sciatica. *Pain Med*. 2014;15(3):379–385.
175. Schaufele MK, Hatch L, Jones W. Interlaminar versus transforaminal epidural injections for the treatment of symptomatic lumbar intervertebral disc herniations. *Pain Physician*. 2006;9(4):361–366.
176. Thomas E, Cyteval C, Abiad L, Picot MC, Taourel P, Blotman F. Efficacy of transforaminal versus interspinous corticosteroid injectionin discal radiculalgia: a prospective, randomised, double-blind study. *Clin Rheumatol*. 2003;22(4-5):299–304.
177. Lee JH, Moon J, Lee S-H. Comparison of effectiveness according to different approaches of epidural steroid injection in lumbosacral herniated disk and spinal stenosis. *J Back Musculoskelet Rehabil*. 2009;22(2):83–89.
178. Karppinen J, Ohinmaa A, Malmivaara A, et al. Cost effectiveness of periradicular infiltration for sciatica: subgroup analysis of a randomized controlled trial. *Spine*. 2001;26(23):2587–2595.
179. Cohen SP, Hanling S, Bicket MC, et al. Epidural steroid injections compared with gabapentin for lumbosacral radicular pain: multicenter randomized double blind comparative efficacy study. *BMJ*. 2015;350:h1748.
180. Vad VB, Bhat AL, Lutz GE, Cammisa F. Transforaminal epidural steroid injections in lumbosacral radiculopathy: a prospective randomized study. *Spine*. 2002;27(1):11–16.
181. Lutz GE, Vad VB, Wisneski RJ. Fluoroscopic transforaminal lumbar epidural steroids: an outcome study. *Arch Phys Med Rehabil*. 1998;79(11):1362–1366.
182. Kaufmann TJ, Geske JR, Murthy NS, et al. Clinical effectiveness of single lumbar transforaminal epidural steroid injections. *Pain Med*. 2013;14(8):1126–1133.
183. Cyteval C, Fescquet N, Thomas E, Decoux E, Blotman F, Taourel P. Predictive factors of efficacy of periradicular corticosteroid injections for lumbar radiculopathy. *AJNR Am J Neuroradiol*. 2006;27(5):978–982.
184. Narozny M, Zanetti M, Boos N. Therapeutic efficacy of selective nerve root blocks in the treatment of lumbar radicular leg pain. *Swiss Med Wkly*. 2001;131(5–6):75–80.
185. Park CH, Lee SH, Kim BI. Comparison of the effectiveness of lumbar transforaminal epidural injection with particulate and nonparticulate corticosteroids in lumbar radiating pain. *Pain Med*. 2010;11(11):1654–1658.
186. Jeong HS, Lee JW, Kim SH, Myung JS, Kim JH, Kang HS. Effectiveness of transforaminal epidural steroid injection by using a preganglionic approach: a prospective randomized controlled study. *Radiology*. 2007;245(2):584–590.
187. Weiner BK, Fraser RD. Foraminal injection for lateral lumbar disc herniation. *J Bone Joint Surg Br*. 1997;79(5):804–807.
188. Wang JC, Lin E, Brodke DS, Youssef JA. Epidural injections for the treatment of symptomatic lumbar herniated discs. *J Spinal Disord Tech*. 2002;15(4):269–272.
189. Riew KD, Yin Y, Gilula L, et al. The effect of nerve-root injections on the need for operative treatment of lumbar radicular pain: a prospective, randomized, controlled, double-blind study. *J Bone Joint Surg Am*. 2000;82-A(11):1589–1593.
190. Riew KD, Park J-B, Cho Y-S, et al. Nerve root blocks in the treatment of lumbar radicular pain: a minimum five-year follow-up. *J Bone Joint Surg Am*. 2006;88(8):1722–1725.
191. Tafazal S, Ng L, Chaudhary N, Sell P. Corticosteroids in peri-radicular infiltration for radicular pain: a randomised double blind controlled trial. One year results and subgroup analysis. *Eur Spine J*. 2009;18(8):1220–1225.
192. Lee JW, Kim SH, Choi J-Y, et al. Transforaminal epidural steroid injection for lumbosacral radiculopathy: preganglionic versus conventional approach. *Korean J Radiol*. 2006;7(2):139–144.
193. Slipman CW, Jackson HB, Lipetz JS, Chan KT, Lenrow D, Vresilovic EJ. Sacroiliac joint pain referral zones. *Arch Phys Med Rehabil*. 2000;81(3):334–338.
194. Maigne JY, Aivaliklis A, Pfefer F. Results of sacroiliac joint double block and value of sacroiliac pain provocation tests in 54 patients with low back pain. *Spine*. 1996;21(16):1889–1892.
195. Schwarzer AC, Aprill CN, Bogduk N. The sacroiliac joint in chronic low back pain. *Spine*. 1995;20(1):31–37.
196. Fortin JD, Dwyer AP, West S, Pier J. Sacroiliac joint: pain referral maps upon applying a new injection/arthrography technique. Part I: Asymptomatic volunteers. *Spine*. 1994;19(13):1475–1482.
197. Dreyfuss P, Henning T, Malladi N, Goldstein B, Bogduk N. The ability of multi-site, multi-depth sacral lateral branch blocks to anesthetize the sacroiliac joint complex. *Pain Med*. 2009;10(4):679–688.
198. Forst SL, Wheeler MT, Fortin JD, Vilensky JA. The sacroiliac joint: anatomy, physiology and clinical significance. *Pain Physician*. 2006;9(1):61–67.
199. Hansen HC, McKenzie-Brown AM, Cohen SP, Swicegood JR, Colson JD, Manchikanti L. Sacroiliac joint interventions: a systematic review. *Pain Physician*. 2007;10(1):165–184.
200. Pekkafalı MZ, Kıralp MZ, Başekim CÇ, et al. Sacroiliac joint injections performed with sonographic guidance. *J Ultrasound Med*. 2003;22(6):553–559.
201. Irwin RW, Watson T, Minick RP, Ambrosius WT.Age, body mass index, and gender differences in sacroiliac joint pathology. *Am J Phys Med Rehabil Assoc Acad Physiatr*. 2007;86(1):37–44.
202. Cheng J, Abdi S. Complications of joint, tendon, and muscle injections. *Tech Reg Anesth Pain Manag*. 2007;11(3):141–147.
203. Maugars Y, Mathis C, Berthelot JM, Charlier C, Prost A. Assessment of the efficacy of sacroiliac corticosteroid injections in spondylarthropathies: a double-blind study. *Br J Rheumatol*. 1996;35(8):767–770.
204. Ikeda R. Innervation of the sacroiliac joint: macroscopi-

cal and histological studies. *Nihon Ika Daigaku Zasshi*. 1991;58(5):587–596.
205. McGrath MC, Zhang M. Lateral branches of dorsal sacral nerve plexus and the long posterior sacroiliac ligament. *Surg Radiol Anat SRA*. 2005;27(4):327–330.
206. Pereira PL, Günaydin I, Duda SH, et al. Corticosteroid injections of the sacroiliac joint during magnetic resonance: preliminary results. *J Radiol*. 2000;81(3):223–226.
207. Chakravarty A, Mukherjee A. Spasticity mechanisms: for the clinician. *Spinal Cord Med*. 2010;1:149.
208. Jee H, Lee J-H, Park KD, Ahn J, Park Y. Ultrasound-guided versus fluoroscopy-guided sacroiliac joint intra-articular injections in the noninflammatory sacroiliac joint dysfunction: a prospective, randomized, single-blinded study. *Arch Phys Med Rehabil*. 2014;95(2):330–337.
209. Liliang P-C, Lu K, Liang C-L, Tsai Y-D, Wang K-W, Chen H-J. Sacroiliac joint pain after lumbar and lumbosacral fusion: findings using dual sacroiliac joint blocks. *Pain Med*. 2011;12(4):565–570.
210. Chou LH, Slipman CW, Bhagia SM, et al. Inciting events initiating injection-proven sacroiliac joint syndrome. *Pain Med*. 2004;5(1):26–32.
211. King W, Ahmed SU, Baisden J, et al. Diagnosis and treatment of posterior sacroiliac complex pain: a systematic review with comprehensive analysis of the published data. *Pain Med*. 2015;16(2):257–265.
212. Ahadian FM. Pulsed radiofrequency neurotomy: advances in pain medicine. *Curr Pain Headache Rep*. 2004;8(1):34–40.
213. Cohen SP, Hurley RW, Buckenmaier CC, Kurihara C, Morlando B, Dragovich A. Randomized placebo-controlled study evaluating lateral branch radiofrequency denervation for sacroiliac joint pain. *Anesthesiology*. 2008;109(2):279–288.
214. Patel N, Gross A, Brown L, Gekht G. A Randomized, placebo-controlled study to assess the efficacy of lateral branch neurotomy for chronic sacroiliac joint pain. *Pain Med*. 2012;13(3):383–398.
215. Aydin SM, Gharibo CG, Mehnert M, Stitik TP. The role of radiofrequency ablation for sacroiliac joint pain: a meta-analysis. *PM R*. 2010;2(9):842–851.

第 38 章 孕期和产后疼痛患者康复

Stacey Bennis, Monica Rho, and Colleen Fitzgerald

引言

孕期女性大多存在肌肉骨关节问题,其中大部分女性有严重疼痛和/或致残性症状[1,2]。遗憾的是,亲友和照护人员会告知孕妇孕期和产后出现疼痛是"正常"现象。忽视孕期疼痛问题会延误肌肉骨关节疾病诊疗,甚至导致丧失医疗照护的机会。因此,孕妇作为弱势群体,面临疼痛患病率增加、易发展至慢性病程、孕期生活质量下降和继发残疾的风险。孕期剧痛还可能导致女性对生育产生恐惧情绪(避恐行为)而主动逃避再次受孕[3]。

孕产期疼痛涉及神经系统和肌肉骨骼系统,其疾病诊断分类较多(表 38-1)。其中,妇科疾病、胃肠

表 38-1 神经性和肌肉骨骼源性疼痛鉴别诊断

一般的腰骶痛*	生物力学改变/肌肉韧带拉伤
	椎间盘源性疼痛(退变性椎间盘疾病、椎间盘膨出、椎间盘突出)
	脊柱退行性病变(脊椎病、椎体滑脱)
严重的腰骶痛	下腔静脉压迫(vascular compression of the inferior vena cava, IVC)
	椎体骨折
	骶骨不完全骨折
	脊髓压迫
骨盆带疼痛	骶髂关节疼痛和功能障碍
	骨性病变(如后所述)
	耻骨骨炎/耻骨联合疼痛或分离
肌筋膜疼痛和功能障碍	盆底肌筋膜疼痛
	肛提肌撕裂
	肛门括约肌损伤(obstetric anal sphincter injuries, OASIS)
	内收肌/髂腰肌/闭孔肌筋膜疼痛
	腹直肌拉伤和分离
骨病	孕期一过性骨质疏松
	缺血性骨坏死
	不完全骨折
肌肉骨骼劳损	桡骨茎突狭窄性腱鞘炎
	大转子区疼痛综合征
	髋关节畸形(股骨髋臼撞击,髋关节发育不良)
	髋关节盂唇撕裂
	膝前交叉韧带(anterior cruciate ligament, ACL)损伤
	膝半月板损伤
	髌股关节疼痛综合征
	髌骨软化症
	踝关节扭伤

续表

	肌肉痉挛
压迫、牵拉和产伤引起的神经损伤	正中神经腕部病(腕管综合征)*
	股外侧皮神经病(感觉异常性疼痛症)
	股神经病
	闭孔神经病
	阴部神经病
	腰丛病
	坐骨神经病
	腓总神经病
麻醉引起的神经损伤	硬膜外脓肿
	脑膜炎
	硬脑膜穿刺损伤
	脊神经根损伤
	硬脊膜外血肿
	化学损伤/蛛网膜炎
	血管缺血性损伤(Adamkiewicz 动脉,脊髓前动脉)
	马尾综合征
	脊髓压迫

* 腰痛是孕期常见的肌肉骨骼疾病,手部疼痛(尤其是腕管综合征)是孕期第二常见的肌肉骨骼疾病。

道、感染、风湿和肿瘤等疾病也属其诊断范畴,这些疾病也会表现出神经系统和肌肉骨骼系统症状。尽管本章未涉及这些疾病,在明确疼痛病因诊断前也应对上述疾病有所考虑。孕期和哺乳期女性要谨慎使用影像学检查方法和药物。孕期保守治疗包括物理疗法和替代疗法,这些治疗常被认为无副作用,但在此提醒医护人员在选择应用这些诊疗方法之前应慎重或进行适当调整,以降低对母婴的伤害风险。

孕期和产后疼痛康复医疗管理过程较复杂,要求加强监护、监督管理和照护协调,以确保母婴安全和医疗照护的有效性。本章内容主要为临床工作者在处理与肌肉骨骼或神经肌肉系统相关的孕产疼痛诊断、治疗和预防提供帮助。

脊柱骨盆疼痛

腰痛

腰痛(low back pain,LBP)是孕期最常见的肌肉骨骼疾病的主诉。文献报道显示,约 45% ~ 75% 的孕妇会在孕期发生腰痛,30% ~ 45% 的孕妇在产后发生腰痛[1,4-8]。据不完全性统计,高达 25% 的女性有严重腰痛,8% 的女性由于腰痛导致重度失能[5]。这些统计数字很可能是被低估了,腰痛症状的报告率偏低,估计为 32%,可能是因为民众常常认为孕期腰痛是“正常”或是“预料当中的”[1,3,5]。

孕期腰痛涉及的鉴别诊断较广泛,病因多样,包括良性病变和严重病变。孕期发生腰痛的危险因素包括:既往有腰背痛病史、多胎生产史、孕前腰背痛、关节过度活动和体重指数(body mass index,BMI)升高[1,5,8]。产后 2 年持续腰痛的危险因素包括生产前背痛、关节过度活动、孕早期腰痛发作和产后 BMI 持续升高(高于孕前水平)[1,2]。孕前和孕期进行运动可预防孕期腰痛,有助减轻孕期腰痛症状[1]。

肌肉骨骼相关腰痛的常见原因

良性腰痛是孕期腰痛最常见原因。孕期良性腰痛的鉴别诊断涉及广泛。激素水平变化,如松弛素和雌激素等激素水平增加,导致韧带松弛和继发性关节不稳,进而促进良性腰痛的形成[1,2,5,8,9]。松弛素水平在孕 12 周左右达到峰值,但韧带松弛度的变化则会一直存在于整个孕期和产后阶段(图 38-1)[1,10]。与妊娠相关的其他生物力学变化包括体重增加、脊柱过度前凸和骨盆前倾(导致重心前移),也可能引发腰痛[1,2,5,8,9]。除了上述孕期激素的改变和生物力学变化导致韧带松弛、机械性劳损导致腰痛因素之外,还有高龄和其他引起良性腰痛的风险

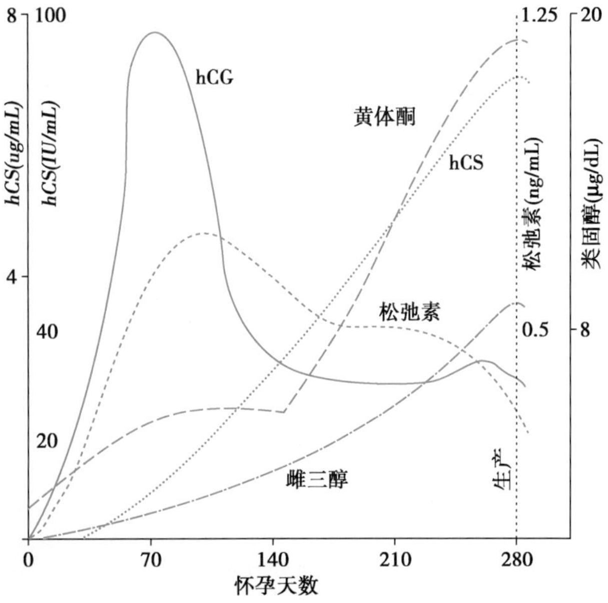

图 38-1　孕期激素波动曲线图。松弛素在孕 12 周达到峰值,而雌三醇在孕期持续升高。hCG,人绒毛膜促性腺激素;hCS,人绒毛膜生长激素。(图片已获原文转载许可:Early Pregnancy Physiology,Toy EC,Weisbrodt N,Dubinsky WP,O'Neil RG,Walters ET,Harms KP. Case Files:Physiology 2e;2015)

因素,如椎间盘源性疼痛(退行性椎间盘疾病、椎间盘膨出和椎间盘突出)、腰骶神经根炎、退行性疾病(脊柱病、椎体滑脱)和孕期子宫压迫下腔静脉引起的局部缺血等[1,5,11-12]。腰骶椎部位以外结构引发的腰痛,如骨盆带疼痛(pelvic girdle pain,PGP)或髋关节病变,其牵涉痛模式与腰痛类似,也应予以考虑,但首先应排除腰源性疼痛(图 38-2、图 38-3)。

对腰骶椎、骨盆和髋部的病史进行全面了解,进行神经系统和肌肉骨骼系统查体,对缩小诊断范围和指导治疗起着至关重要的作用。硬脊膜张力试验,如坐位坍塌试验和仰卧被动直腿抬高试验,通过对脊神经根进行牵引,辅助诊断伴有神经根受累的腰椎间盘突出症(图 38-4)[13-14]。在没有脊髓损伤致病理性体征的情况下,单发的神经根病变通常选择保守治疗[12]。孕期神经反射易被诱发,反射减弱或消失通常是有临床意义的,因此,反射检查仍是神经系统查体的重要组成部分。

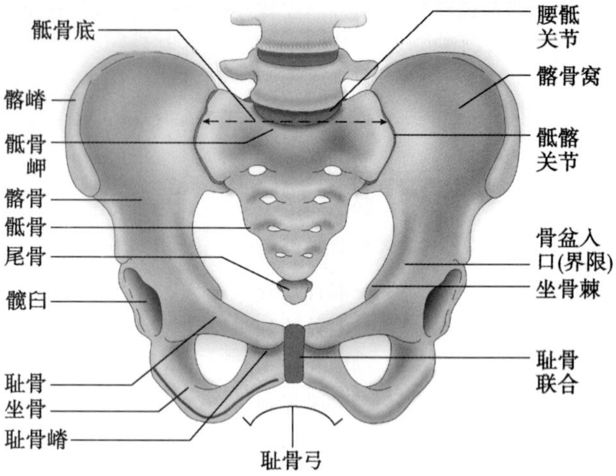

图 38-2 骨盆的构成

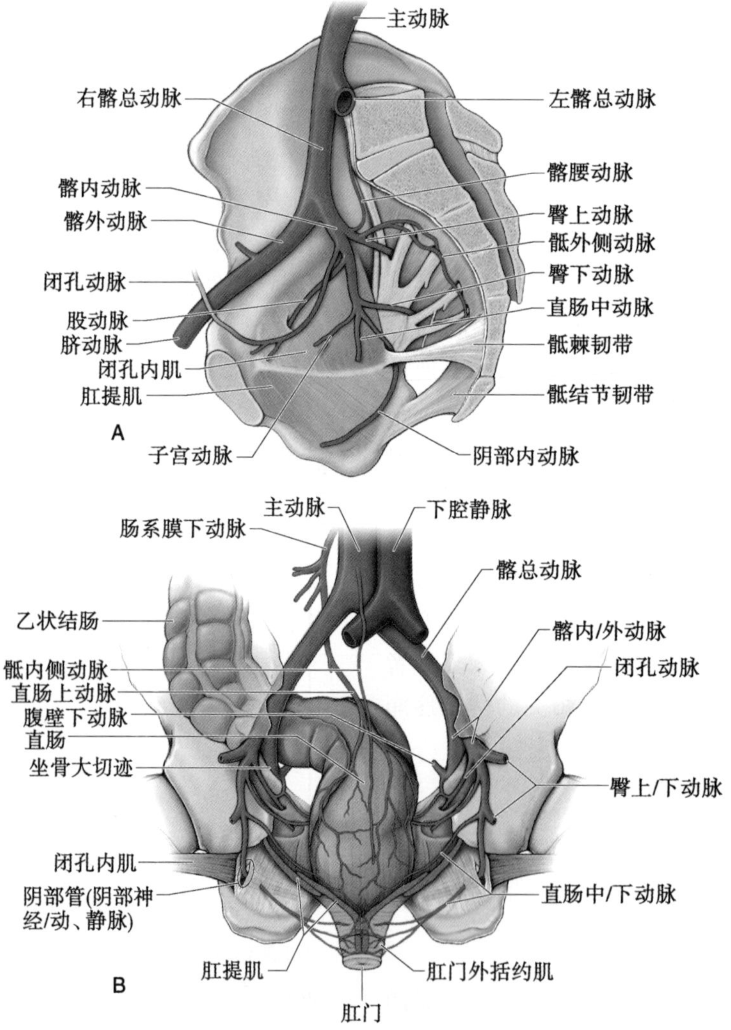

图 38-3 (A)髂内动脉分支;(B)盆腔动脉,后面观(经允许摘自 Chapter 12. Pelvis and Perineum. In:Morton DA,Foreman K,Albertine KH,eds. The Big Picture:Gross Anatomy,New York,NY:McGraw-Hill;2011)

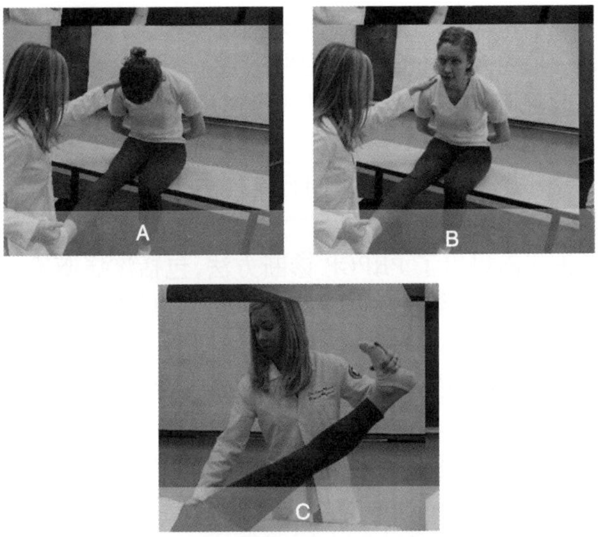

图 38-4　神经根性腰痛的硬脊膜张力测试(A-B)坐位坍塌试验,依次完成以下动作:①患者端坐位,目视前方;②患者双手交叉置于下背部,掌心朝外;③患者向前塌腰;④患者完全屈曲颈部;⑤测试者伸直一侧膝关节,并使踝关节背屈;⑥如果背部和腿部症状被诱发,患者伸展颈椎,评估症状是否缓解——阳性表现为首先出现典型疼痛,但疼痛随着颈部伸展而缓解;⑦接着进行另一侧检查[13-14]。(C)仰卧被动直腿抬高试验:患者仰卧位,测试者每次被动抬起患者一侧下肢直至活动末端,或至疼痛出现时[13]。被动直腿抬高主要牵拉同侧 L5~S1 神经根,而坐位坍塌试验更彻底地检查整段腰椎的椎间孔和脊神经根[13-14]。

腰痛的严重程度并不总与影像学检查结果相关。在诊断疑似良性肌肉骨骼相关的腰痛时,常规的影像学检查的价值意义不大,且在一般人群中,很难从影像学结果判断疾病预后[12]。经保守治疗 6 周后疼痛没有改善的腰痛患者,可考虑使用腰骶椎的磁共振成像检查(magnetic resonance imaging,MRI),但最好推迟到产后。除非孕妇出现红旗征,本章稍后将对此部分进行详细描述。一项研究对健康无症状育龄妇女与孕妇进行腰骶椎 MRI 检查,结果发现,两组人群间腰椎间盘突出的发生率无显著差异[1,2,8,15]。因此,对于没有红旗征的肌肉骨骼源性腰痛,不推荐使用放射性或 MRI 检查(表 38-2)。另外,孕期禁用造影剂。

表 38-2　腰部疼痛临床病史及红旗征

临床病史	体格检查
严重创伤性损伤	急性神经病
长期使用皮质类固醇药物	肌无力
免疫功能低下	直肠张力丧失
体重减轻或有肿瘤病史	上运动神经元征(巴宾斯基征)
抗凝	直肠和/或膀胱失禁
近期脊髓麻醉	感觉平面
习惯性跌倒	鞍区感觉缺失
	运动失调

没有红旗征或症状的肌肉骨骼背痛通常是自限性的,对保守治疗有很好的反应。在这一人群中,肌肉骨骼背痛初期应该进行保守治疗,建议进行物理治疗,最好咨询具有妇女健康认证专家(women health certified specialist,WCS)资质的物理治疗师(physical therapist,PT)。对于腰骶部疼痛患者,也可以考虑由拥有力学机制诊疗(mechanical diagnosis and treatment,MDT)资质认证的脊柱护理专业的物理治疗师进行专业评估,但应该注意的是,MDT 治疗在孕期尚未得到研究或验证。

一般说来,物理治疗的重点应该是指导患者主动(而不是被动)进行核心和脊柱稳定治疗、方向偏爱练习(通常带有椎间盘源性疼痛的延伸偏向),姿势纠正练习,以及逐步恢复治疗性锻炼计划[1,5,9]。对于先兆子痫患者,应该在开始康复计划之前咨询产科医生。

用于症状护理和外部稳定练习的腰腹部支撑护具,也可用于因核心肌肉减弱而产生疼痛的妇女,但要注意,护具在腰椎间盘突出症或其他腰骶脊椎局灶性病变的情况下将不起作用[1,2,5,8]。补充和替代疗法,包括针灸、骨科或脊椎推拿、按摩和瑜伽,都被认为是孕期安全和耐受性良好的治疗方案,但在孕期考虑使用它们之前,有必要进行风险/益处讨论。鉴于在这一易感人群中缺乏关于安全性和有效性的明确证据[1],口服止痛药可能是推荐的,稍后将进行更详细的描述。女性应该接受关于指示严重腰痛的红旗征的咨询(下文注明),这将促使她们进行紧急评估。

腰痛伴发的红旗征和症状

出现红旗征的孕妇和产妇应考虑可能的严重原因(脊椎骨折、骶骨功能不全骨折、脊髓压迫、马尾综合征)(表 38-2)[12]。已诊断存在红旗征的孕妇,建议将其转诊到急诊室行进一步的风险评估,考虑紧急(48h 内)或立即行腰骶部 MRI 检查,并请神经内科或神经外科实施专科病情评估。

腰痛的介入治疗

硬膜外类固醇注射对孕妇的安全性和有效性尚不清楚(由于禁止进行射线照射,无法在透视引导下注射),因此不推荐孕期使用这项治疗[1]。由经验丰富的疼痛介入治疗医生在解剖定位(非放射性)引导下进行硬膜外类固醇注射是安全的[1]。然而,考虑到药物对胎儿的不良影响,不建议在怀孕期间接触类固醇药物,应将其推迟到产后使用。在哺乳期,使用高剂量糖皮质激素会抑制泌乳 24~48h[16]。对出现神经系统红旗征的(表 38-2)的腰痛女性,包括不稳定的脊柱骨折、脊髓压迫和马尾综合征等,应采取骨科和神经外科介入治疗[1,2,5,8,9]。

骨盆带疼痛

根据 2008 年欧洲指南,骨盆带疼痛定义为"髂后上嵴和臀横纹之间,尤其是骶髂关节(sacroiliac joint, SIJ)周围的疼痛,疼痛可放射到大腿后部,也可表现为在耻骨联合处出现并发或单一疼痛"[17]。PGP 是一种排除诊断,只有在排除了腰椎源性疼痛后才能作出该诊断[3,7,17-22]。PGP 通常与妊娠、创伤和应激性关节炎有关。与腰痛一样,妊娠和产后相关的 PGP 被认为是由于激素变化和骨盆失稳引起[3,7,17-18,22]。骨盆的稳定性受以下因素影响:骨性关节闭合形态和肌腱、韧带、筋膜等软组织产生的力学闭合以及运动控制的变化[22]。妊娠相关 PGP(pregnancy-related PGP, PRPGP)很常见,据报道女性患病率在 23%~65%之间[3,19,23]。产后 PGP(postpartum PGP, PPPGP)相对少见,据报道,其在产后前 3 年的发病率为 8%~20%[23-25]。大多数 PGP 均为自限性,在产后 12 周内症状逐渐消失[26]。产后发生慢性 PGP 的危险因素包括:高龄(>30 岁),较高的孕期 Oswestry 残疾指数(Oswestry disability index, ODI),孕期出现 PGP 和腰骶部疼痛[24]。剖宫产手术是增加慢性 PGP 风险的独立因素[27]。母乳喂养与持续性 PGP 无关,事实上,近期一项纳入 10 603 名女性的研究结果显示,母乳喂养对改善 PGP 症状有轻度的积极作用,应予鼓励[28]。

患有 PGP 的女性主诉有游走性疼痛,伴有功能障碍,久坐、久站或长时间行走能力下降[17,19]。特殊体格检查可再现 PGP[3,7,17,22]。Vleeming 等人编写的欧洲指南提出了 PRPGP 诊断方法,包括疼痛激发试验(骨盆后疼痛激发、P4、大腿推力试验、Patrick/FABER 试验、Gaenslen 试验、改良 Trendelenburg 试验)和疼痛触诊试验(耻骨联合触诊、背长韧带触诊)(图 38-5)[17]。P4 和 Patrick/FABER 试验是评估 PRPGP 最敏感和最具特异性的试验[17,29]。经典的 Laslett 骶髂(sacroiliac, SI)关节激发试验(骶骨冲击试验、脚跟下坠试验、Gaenslen 试验、P4/大腿推力试验、骨盆/骶髂关节分离试验和骨盆/骶髂关节挤压试验)尚未在孕妇人群中进行验证,但这些试验可用于产后患者(图 38-5)[17,19,30-32]。根据 Laslett 的标准,如果上述 6 个试验中有 3 个阳性,则判断疼痛来源于骶髂关节的特异性是 91%[30-31]。耻骨联合疼痛激发试验包括 Patrick/FABER、被动直腿抬高耻骨联合触诊和改良的 Trendelenburg 试验(图 38-6)[17,31,33]。通过临床表现及查体即可确诊 PGP,只有在出现红旗征(如前所述)时才建议进行影像学检查[17]。

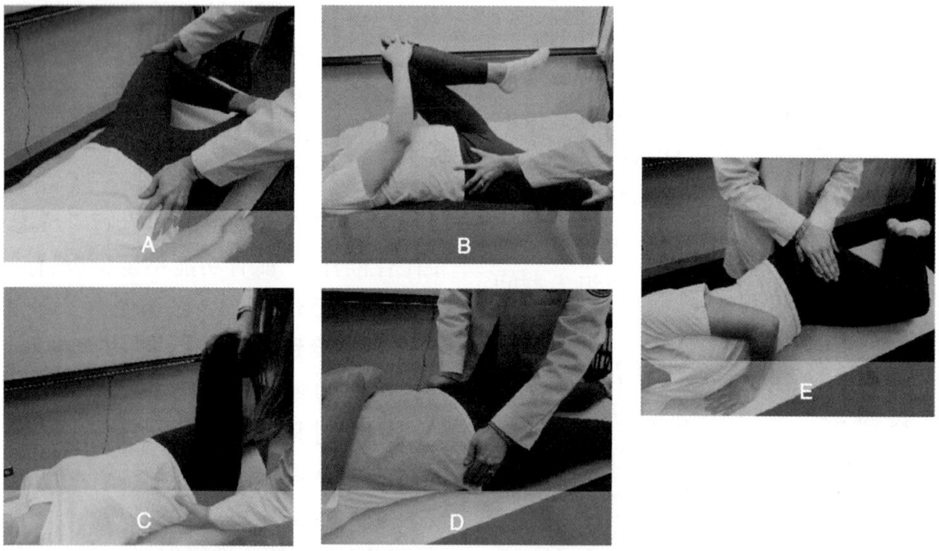

图 38-5 骶髂关节疼痛激发测试(A)Patrick/FABER 试验:患者仰卧,髋关节外展、外旋并屈膝,将一侧踝关节置于另一侧膝关节上方,检查者向与踝同侧的膝关节及对侧髂前上棘施加压力,双侧进行该测试。FABER 试验并不是 Laslett 骶髂关节初始测试中的一种,但是相较原版本中的骶骨冲压试验(需要患者俯卧)来说,它更便于在孕期实行。(B)Gaenslen 试验:患者仰卧,将一侧髋膝关节完全屈曲之后抱紧至胸口(骨盆向后旋转),另一侧下肢伸展并置于检查床外,检查者在另一侧下肢施加压力使骨盆向前旋转。(C)骨盆后侧疼痛激发试验(又名 P4 试验、大腿冲压试验、由前向后滑动试验):患者屈髋屈膝 90°,检查者一手使骶骨接触床面,另外一只手沿股骨向骶髂关节施加一个垂直方向的力[17,29-31]。(D)骨盆/骶髂关节分离试验:向双侧髂前上棘施加垂直方向的力(直接向后)[30-31]。(E)骨盆/骶髂关节挤压试验:患者侧卧,检查者在髂嵴处施加一个垂直于床面方向的力,从而挤压双侧骶髂关节[30-31]

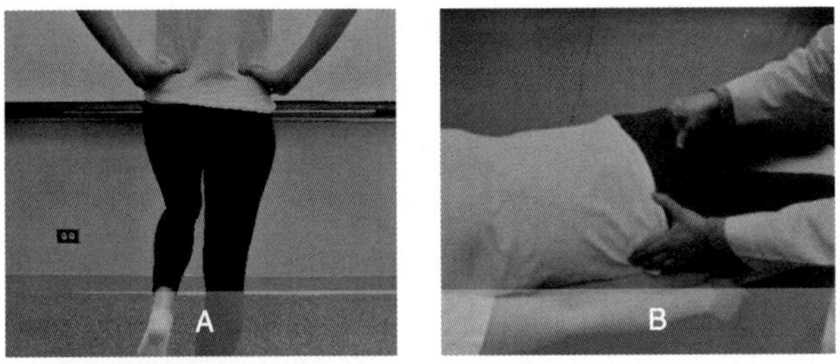

图38-6 耻骨联合疼痛激发测试。(A)改良Trendelenburg试验:嘱患者单腿站立,对侧髋/膝关节屈曲90°,如果未诱发出患者疼痛,结果为阴性,阳性结果为患者耻骨联合处疼痛再现[17,29]。(B)耻骨联合触诊:检查者触诊耻骨联合处(如图所示)及双侧耻骨(图中未示),患者耻骨联合处疼痛再现为阳性结果[17,29]

骶髂关节炎大多是临床诊断。应制订针对骶髂关节活动的物理治疗方案;也可以考虑使用骨盆带(SI joint belt)。应尽量避免骶髂关节内注射类固醇和骶神经射频消融术。

骨盆带疼痛的治疗重点在于骨盆稳定性。主动直腿抬高试验(active straight-leg raise, ASLR)是一种用于评估骨盆带疼痛的功能性试验,当检查人员徒手从外部挤压骨盆环时,如患者的疼痛/症状有所改善,则有助于预测患者对稳定性训练的反应(图38-7)[17,32]。可通过患者的主动骨盆稳定性练习提高骨盆稳定性,也可以被动地通过使用骨盆外部稳定带进行。建议制订一个患者可积极主动参与的、个性化的运动治疗计划[在经美国物理疗法协会(American Physical Therapy Association, APTA)认证的WCS物理治疗师的指导下],建议将训练重点放在以增强骨盆运动控制/肌力闭合的骨盆稳定性练习上[17,34]。由于单独使用骨盆稳定训练的证据仍存在争议,因此建议同时增加促进全脊柱周围肌力

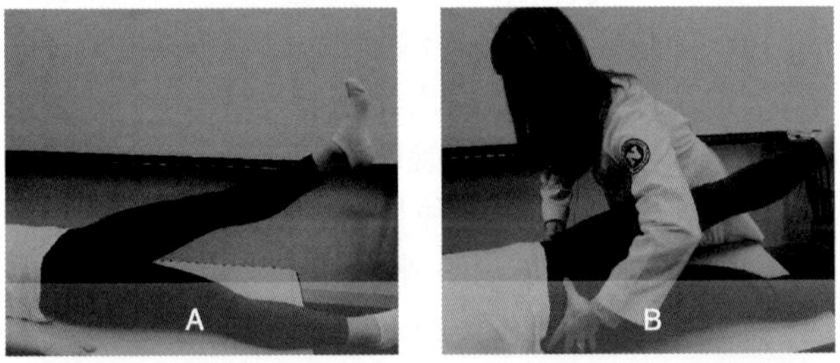

图38-7 骨盆功能性测试。(A)不施加骨盆外固定的主动直腿抬高试验(active straight-leg raise, ASLR):检查者嘱患者伸直膝关节,将一侧下肢抬离床面,接着进行另一侧测试,如果患者疼痛再现、感觉无力或感觉不稳,则进阶到(B)检查;(B)施以骨盆外固定的ASLR:当患者出现疼痛、无力或不稳时,于骨盆外施加徒手挤压或使用骨盆带(固定点于ASIS下方)提供骨盆稳定性,重复上述测试动作

的物理治疗训练[34]。使用骨盆带为骨盆提供被动外力闭合是骨盆带疼痛的常用处方,但目前还缺乏确凿证据来证实其疗效[7,22,26]。在功能性ASLR测试中显示出症状改善的患者可从骨盆带的治疗中有更大获益。理想情况下,骨盆稳定带应与积极的、以患者为核心的物理治疗方法联合使用。将骨盆稳定带放置在髂前上棘(anterior superior iliac spines, ASIS)下方时疗效最好[35]。需要强调的是,骨盆稳定带应与束缚带和腰围区分开来,后两者对骨盆带疼痛的治疗毫无益处。针灸和整骨手法作为辅助治疗尚缺证据,如经权衡其治疗益处大于治疗风险,也可将其视为辅助疗法[7,22,26]。

耻骨联合分离

健康的非妊娠女性的耻骨联合间距宽度约为3~6mm[9]。该间距在妊娠期可扩大到10mm[35]。这种间距增加的现象约在怀孕10~12周开始,与激素水平变化(松弛素/雌激素增加)、孕期子宫的变化和孕期体重增加等因素有关[1,2,5,8,9,17,33]。耻骨联合间距变宽时,疼痛加重,但值得注意的是,影像学上的增宽或分离程度与症状无直接相关[1,5]。耻骨联合处疼痛在孕中期和晚期更为常见[5]。与生理性耻骨联合增宽相比,真正的病理生理性耻骨联合分离或耻骨联合"撕裂"(超过10mm)较少见,可见于产后,通常出现在分娩过程中,耻骨联合外伤引起,例如外力辅助胎儿娩出或产妇髋关节过度外展[1,2,5,8,9]。孕妇耻骨联合分离(在文献中也称为耻骨联合分离、联合分离和耻骨联合撕裂等)的发生率估计为1:3 000至1:30 000[1,9,35]。耻骨联合分离被认为是一种影响骨盆稳定性的创伤性损伤[9,35]。耻骨联合分离的患者主诉疼痛症状会因转移和运动而加剧,甚至可能出现"蹒跚"步态[5,8,9]。体格检查发现局灶性压痛,单腿站立困难,偶尔可触及耻骨联合处间距增宽[9,33]。与骨盆带疼痛类似,耻骨联合疼痛的特殊检查测试包括Trendelenburg测试、被动直腿抬高测试和Patrick/FABER测试(图38-5和图38-6)[17,31,33]。无压迫和有压迫ASLR测试有助于确定患者是否会对外部骨盆加压装置有反应(图38-7)[32]。

休息和冰敷可改善轻症患者症状[1]。保守治疗的首要步骤是尽早休息(尤其是侧卧位),并使用骨盆固定器(放置在ASIS下方)帮助减少耻骨联合分离的程度,然后进行渐进式负重训练(要或不要辅助装置)和物理治疗,治疗重点是骨盆外部稳定训

练[1,5,9,33,35]。随着盆底肌肉力量的恢复，耻骨联合间距通常在5个月内恢复到孕前状态[33]。顽固性病例可能需手术固定（切开复位、内固定）[9,35]。患者再孕后进行阴道分娩亦是安全的[9,35]。但无论如何治疗，其未来再孕时再发耻骨联合分离的风险都很高[5,9,35]。

耻骨骨炎

耻骨骨炎是一个独立于耻骨联合分离的疾病，可能是耻骨联合处纤维软骨分离产生的后遗症[36]。腹肌和髋内收肌失衡是形成耻骨骨炎的原因之一[36]。耻骨骨炎是一种无菌性炎症，临床表现为耻骨联合处局部疼痛，疼痛可放射至腹股沟和大腿内侧，瓦尔萨尔瓦动作和转移运动加重疼痛，可伴有耻骨区"咔嚓"响声[8]。疼痛通常隐匿发作，持续数天迅速加重[1]。影像学检查显示耻骨联合处骨吸收，继而出现骨化[1,8,36]。该疾病具有自限性，保守治疗效果较好，保守治疗包括短期休息、保护性负重、口服镇痛药和冰敷，继而做经WCS认证的PT治疗和渐进性的运动功能恢复训练[36]。经保守治疗后，随着再骨化发生，症状通常在数天到数周内缓解[1,8,36]。然而，一部分患者将发展为慢性耻骨骨炎疼痛[36]。对于保守治疗无效的产后顽固性耻骨炎患者，可以考虑在透视下诊断性/治疗性联合应用皮质类固醇和局麻药[36]。然而，在一项回顾性研究中，该疗法的长期疗效仍不能确定[37]。

盆底肌筋膜疼痛和功能障碍

盆底肌筋膜疼痛（pelvic floor myofascial pain，PFMP）和盆底肌筋膜功能障碍（pelvic floor myofascial dysfunction，PFMD）是两个完全不同但又相互交织影响的疾病。盆底功能障碍由盆底肌肉活动异常引起，包括过度活动（即高肌张力、盆底肌痉挛）和活动不足（盆底肌张力下降）[7,38]。盆底功能障碍是一类疾病的泛称，其涵盖一系列临床症状表现和功能障碍，包括排尿/排便功能障碍（尿失禁、大便失禁、尿潴留、尿急）、便秘、盆腔疼痛综合征、盆腔器官脱垂（pelvic organ prolapse，POP）和性功能障碍[7,38]。在妊娠相关腰痛和骨盆疼痛的患者中，有52%的盆底功能障碍患者存在盆底肌肉活动增加[7]。骨盆带疼痛与尿失禁（urinary incontinence，UI）有关，尿失禁与盆底肌（pelvic floor muscle，PFM）无力有关[3,18]。孕期激素变化（包括松弛素增加）可能改变肌肉长度，进而引起肌肉收缩和松弛的方式发生改变，及后续的肌力变化最终导致盆底肌筋膜功能障碍。如前所述[3,18,39]，盆底肌肉收缩/松弛模式改变可能引发关节不稳定进而导致骨盆带疼痛，尽管这种说法尚无确凿证据[3,7,17,18,22,39]。也有证据表明，对于盆底肌肉功能不全导致盆底肌筋膜疼痛，在阴道指诊检查时有压痛点[3]。应注意，不推荐在孕妇中进行阴道盆底检查，但在产后妇女中可以进行。腰骶神经根病、骶髂关节功能障碍和髋关节疾病引发的疼痛均可放射到盆底肌区域或产生骨盆底（pelvic floor，PF）代偿性反应，因此应在诊断过程中予以全面综合性考虑[39]。孕期和围产期盆底肌筋膜疼痛直接来源于妊娠期子宫对盆底产生的额外负荷、分娩及任何影响盆底肌完整性的生产并发症。据报道，20%的初产妇有肛提肌撕脱的情况，并发现这种撕脱与盆底疾病有关，然而，目前尚不清楚这种损伤如何导致女性发生持续的肌肉骨骼疼痛[40-42]。

据报道，24%~60%的妊娠妇女存在尿失禁症状，有肠胃胀气/肛门失禁（anal incontinence，AI）症状的妊娠女性高达10%，在产后3个月内大多数病例的上述症状可消失[43,44]。经阴道分娩的女性中约21%的产妇在产后10周内仍有尿失禁，据报道，经阴道分娩的初产妇在产后5年，仍有15%~30%的女性存在尿失禁。此外，据报道，产后3个月有压力性尿失禁（stress urinary incontinence，SUI）的女性，在产后12年内发生压力性尿失禁症状的风险增加了91%。尿失禁发生的危险因素包括初产妇、阴道分娩和产科手术分娩[44]。产后长期存在尿失禁症状的危险因素包括孕期尿失禁、阴道分娩、使用产钳、吸烟、长时间母乳喂养和BMI升高[44]。肛门失禁的危险因素包括分娩使用器械、会阴切开术、婴儿出生体重增加（>4kg）和第二产程延长[46-48]。尿失禁和肛门失禁的病因通常是分娩时膀胱或尿道、肛门括约肌、骨盆神经或盆底肌肉受伤所致[44]。

众所周知，在阴道分娩时，会阴部和盆底不可避免地会受到创伤，这是一种与生俱来的风险。按受伤的严重性和对结构影响的情况将会阴部撕裂分为1-4级（表38-3）[49]。对于1级和2级撕裂伤来说，会阴修复手术对产后盆底功能无明显积极作用，实际上，二级撕裂伤缝合治疗增加了产后盆底肌筋膜疼痛发生[50]。因此，建议1-2级撕裂伤可以自行愈合。相反，3度和4度会阴损伤（涉及肛门括约肌），也称为产科肛门括约肌损伤，约占阴道分娩的2.1%，其与尿潴留、尿失禁、肛门失禁、盆底肌筋膜疼痛和性功能障碍的发生有关[45,47,49,51-52]。导致肛门括约肌损伤的危险因素包括初产妇和阴道手术分娩(产钳辅助,会阴切开术)[49,51,53-54]。产钳分娩比负压吸引助产和正常阴道分娩对肛门括约肌损伤的风险更大[49,51,55]。有或无肛门括约肌损伤的阴道分娩与产后并发肛门失禁的 PFMD 有关,其症状常持续数年[45]。无肛门括约肌损伤的经阴道分娩妇女中 5% 出现肛门失禁症状[45]。有肛门括约肌损伤的女性,其肛门失禁的患病率约为 11%[46]。最近的加拿大妇产科医师协会(Society of Obstetricians & Gynaecologists of Canada, SOGC)指南,建议医务工作者严格遵循限制性会阴侧切术,并建议通过减慢胎头下降速度以降低发生肛门括约肌损伤的风险[47,49,56]。SOGC 指南还指出,患有肛门括约肌损伤的妇女在下一次妊娠仍可经阴道安全分娩,但确实也存在 4% ~8% 再发肛门括约肌损伤的风险(低于剖宫产发生风险)[49]。

表 38-3　分娩相关的会阴撕裂分级

1 级	仅会阴部皮肤损伤
2 级	损伤累及会阴部肌肉,但肛门括约肌功能正常
3 级	损伤累及会阴肌肉和肛门括约肌
	3a:<50% 的肛门外括约肌受累
	3b:>50% 的肛门外括约肌受累
	3c:肛门外括约肌+肛门内括约肌受累
4 级	损伤累及会阴肌肉,如肛门括约肌复合体(肛门外括约肌+肛门外括约肌)和肛门上皮

遗憾的是,急性和慢性尿失禁/肛门失禁症状在初发时可能被患者视为妊娠期"正常"表现的一部分。因此,女性通常未去寻求医疗帮助来治疗肛门失禁/尿失禁,这就掩盖了其真实的患病率[45]。因此,怀孕和产后女性患者性交时尿失禁症状和骨盆疼痛病史询问就很重要,这些症状不易发现,很容易被忽略[39]。一旦确诊,盆底肌筋膜疼痛和盆底肌筋膜功能障碍需要进行多学科合作管理,治疗方案包括 3 度和 4 度会阴撕裂的产科修复(包括必要的泌尿系和/或肛门括约肌修复)、物理评估,女性健康/盆底理疗转介(如有可能,应提供 APTA 认证的 WCS 证书和骨盆物理治疗成就方面的证书)、治疗性锻炼、生物反馈、疼痛行为治疗、咨询和口服药物(非甾体抗炎药、膀胱药物、通便药、止泻药、调节神经药物、睡眠辅助剂)[39,46,49]。知晓何时将有持续症状的患者进一步转介到妇科、泌尿科、肛肠科、消化科进行治疗和心理评估,对于确保患者得到充分的医疗照护至关重要[39]。对于顽固性的尿失禁/肛门失禁病例,选择性的修复手术和骶神经电刺激治疗可作为二线治疗考虑[46]。

腹直肌分离

腹直肌分离(diastasis recto abdominis, DRA,在文献中也称为直肌分离)是由于脐平面附近的腹白线减弱,腹直肌的两个肌腹分离,与妊娠子宫生长导致的腹部体积增大,腹部器官移位和孕激素变化等有关[57-60]。尽管近期证据表明两种分娩方式造成 DRA 发生率无差别,然而剖宫产女性仍被认为比经阴道分娩女性易患 DRA[60]。孕前和孕期规律锻炼可降低发生 DRA 风险[58]。DRA 的确切发病率尚不明确,但被认为是在孕 14 周左右开始,在孕晚期达到高峰(66% ~100% 报道率),并在生产后仍持续存在(53% 的产后妇女报道率)[57-59]。通常,在产后 1~8 周时部分女性的 DRA 得以缓解,也有不少女性 DRA 会持续数月或数年时间不等[58-59]。DRA 的临床意义仍不清楚,有人提出 DRA 可能通过引发姿势和核心肌稳定性改变进而导致腰骶部疼痛和不稳定[57]。可通过触诊检查评估 DRA(图 38-8)[57]。当腹直肌分离间距大于 2 指宽即可诊断为 DRA(轻度:2 ~ 3 指宽,中度:3 ~ 4 指宽,严重:超过 4 指宽)[57]。尽管各种运动的疗效证据仍不明确,强化核心肌群和稳定训练常被推荐[60]。经典的建议是通过"牵拉"动作激活腹内/外斜肌和腹横肌,以通过水平作用力缩小腹直肌距离(inter-rectus distance, IRD),预防和治疗伴发的腰痛[60]。既往观点认为腹部等长"收缩"动作会诱发 DRA(临床使用该手法诊断 DRA),而产后妇女的超声研究显示相反的结果,随着时间的推移,腹部紧缩动作练习可缩窄产后妇女的 IRD[59-60]。除了促进核心和腰椎稳定的物理治疗训练外,还可以考虑使用腹带提供额外的支持[58]。对于有顽固性腰骶部症状且难以坚持保守治疗的女性,可考虑进行腹部整形手术,但应明白这

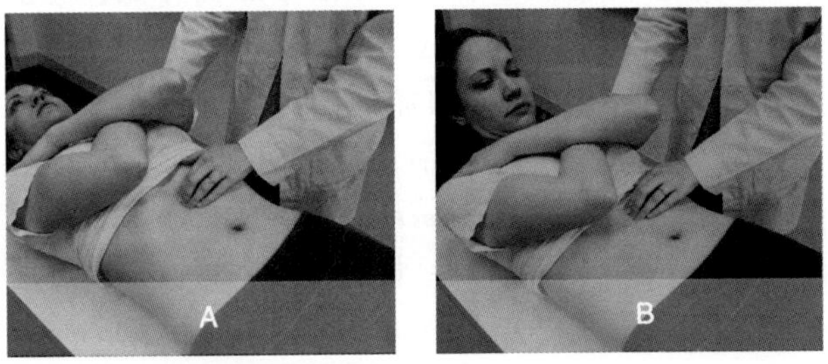

图 38-8　腹直肌分离的评估。腹直肌分离仰卧位/卷腹触诊方法:患者双上肢交叉于胸前,标准仰卧位下(A)及肩胛骨离床的卷腹体位下(B),分别于脐上 4.5cm 及脐下 4.5cm 进行触诊[57]。本图片未展示脐下 4.5cm 触诊检查

是最后的治疗手段[58]。综上，需要进一步的证据供我们深入了解 DRA 的患病率、临床意义和治疗方法[58]。

孕期及产后骨病变

孕期一过性骨质疏松症

孕期一过性骨质疏松症（transient osteoporosis of pregnancy，TOP，文献中也见于骨髓水肿综合征、区域性移行性骨质疏松症、苏德克氏萎缩和区域性骨营养不良）是一种罕见但严重的孕期骨疾病并发症，患病孕妇和产后女性易发生功能不全性骨折。TOP 是一种典型的自限性疾病，通常见于孕晚期的女性和中年人[61-63]。TOP 通常出现在孕晚期或产后不久[64]。据报道，其发病率为 0.4/10 万[65]。TOP 的表现特点是急性进行性疼痛、减痛步态及严重的功能性失能[66-68]。在脊柱、骶骨、髋、膝和踝等承重部位的关节都有典型表现[61-63,69-70]。TOP 累及髋部（TOP involving the hips，TOH）是文献中最常见的变体。尽管骨折的形成可能会延长愈合时间，TOP 是自限性疾病，通常在症状出现后 2～12 个月内缓解[66-68]。症状出现后的 2 个月时是骨折形成的最大风险时期[68]。TOP 的病理生理机制尚不清楚，但可能的发病机制包括异常机械应力、骨质减少/骨质疏松症病史、微血管损伤、静脉淤血所致可逆性缺血、母体钙需求和激素因素[71-72]。TOP 的危险因素包括初产妇（尤其是“高龄”初产妇）、营养状况差、钙摄入量低和骨质疏松症家族史等[72]。为预防与骨折形成相关的发病和功能失能，对于出现严重腰骶部或骨盆带疼痛的妊娠女性，应进行无创伤性的 MRI 检查，以评估是否存在 TOP 和可能的功能不全性骨折。非对比 MRI 是诊断金标准[64,73-74]。MRI 结果显示骨质减少和骨髓水肿，T1 相信号强度降低，T2 相信号强度增加[73]。TOP 主要采用保守治疗，包括物理治疗、保护性负重和镇痛药物[72,75-76]。早期保护性负重可刺激成骨细胞活性以促进骨愈合[77]。尚无确切证据支持使用双膦酸盐、降钙素、钙/维生素 D 补充剂或类固醇[72,76]。骨折移位时，手术干预是必要的治疗方法[72]。

缺血性骨坏死

孕妇缺血性骨坏死（avascular necrosis，AVN，在文献中也被认为是股骨坏死和股骨头坏死）的确切原因尚不清楚，目前认为和游离皮质醇水平升高、肾上腺皮质活性增强和女性激素（雌激素/孕酮）增加、髋关节的生物力学负荷力有关[1,2,8]。孕晚期是髋关节 AVN 发生的高风险期[8]。症状常常隐匿发作[9]。患者通常表现为腹股沟深部疼痛，疼痛可放射到背部、大腿和同侧膝盖；负重时疼痛；减痛步态等[1,2,8]。因其症状类似骨盆带疼痛，故易发生漏诊。AVN 在平片上表现明显，但 MRI 是首选诊断方法（考虑到类似的临床表现，也有助于区分 TOP 和 AVN）[2,5,8,9]。AVN 在 MRI 的 T1 相上表现为低信号强度，在 MRI 的 T2 相上表现为中等强度，具有病理学上的“双线征”（图 38-9）[9]。孕期 AVN 的治疗与非孕期相似。由于发生压缩性骨折的风险性高，通常推荐手术治疗（包括核心减压加植骨块植入）[9]。

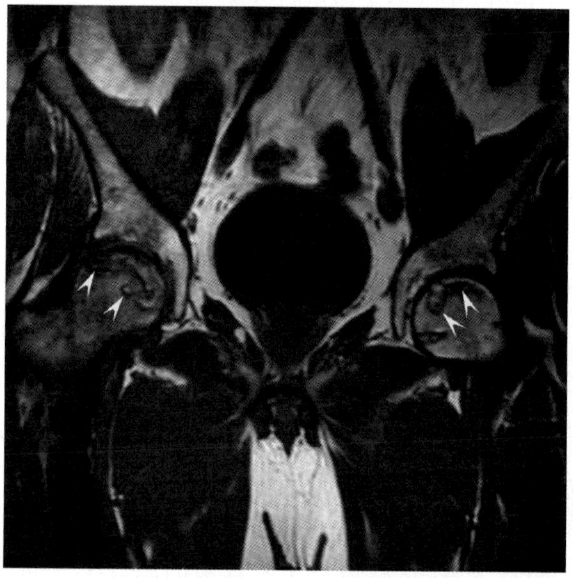

图 38-9　一例双侧髋关节缺血性坏死患者骨盆冠状面 MRI（T1 加权相）。注意股骨头软骨下区域的波形低回声异常信号（箭头处）（经允许摘自 Wasserman PL，Pope TL. Chapter 7. Imaging of Joints. In：Chen MM，Pope TL，Ott DJ，eds. Basic Radiology，2e New York，NY：McGrw-Hill；2011）

功能不全性骨折

骨折在孕期骨科并发症中最令人关注。临床上，对有减痛步态和负重性疼痛的孕妇必须进行全面评估，排除骨折。

激素变化导致骨盆环不稳定，孕妇更易发生骨折[64]。孕期很少发生骨盆和髋臼骨折，但这些骨折与母体和胎儿死亡率（分别为 9%、35%）增加有关，亦增加早产和胎盘早剥的风险[64,78-80]。骶骨骨折压迫到神经根时，孕妇也会出现神经根性症状，这可能与良性的腰骶神经根炎症状相混淆[77]。应力性骨折分为两类：疲劳性骨折（骨折暴露于异常/重复应力下的正常骨折）和功能不全性骨折（暴露于正常应力下的异常骨骼骨折）[74,81]。由于体重增加过多、腰椎过度前凸、胎儿巨大和阴道分娩等因素增加了孕妇和产后女性发生疲劳性骨折的风险[82]。尽管存在这些生物力学变化，功能不全性骨折仍是常见的骨盆应力性骨折[74]。如前所述，围产期妇女骨盆带功能不全性骨折也是 TOP 的临床表现之一[64]。

电离辐射和 γ 射线辐射（骨密度测定、平片或 CT）对胎儿有危险，因此无造影的 MRI 检查是诊断孕妇骨折的影像学检查金标准[64,73-74]。MRI 中所显示的骨髓和邻近软组织中液体信号增加的影像特点提示不全性骨折（图 38-10）[74]。MRI 上的“H”形或“Honda”征（代表穿过骶骨翼的垂直骨折和横贯骶骨体的横向骨折）是骶骨功能不全性骨折的表现特征[74]。针对有骨折的孕妇，应组织理疗师、产科专家、妇女健康认证物理治疗师和骨科医生进行讨论，根据骨折的位置、大小和特点（移位与非移位）制订一个最安全的、个性化的分娩计划。

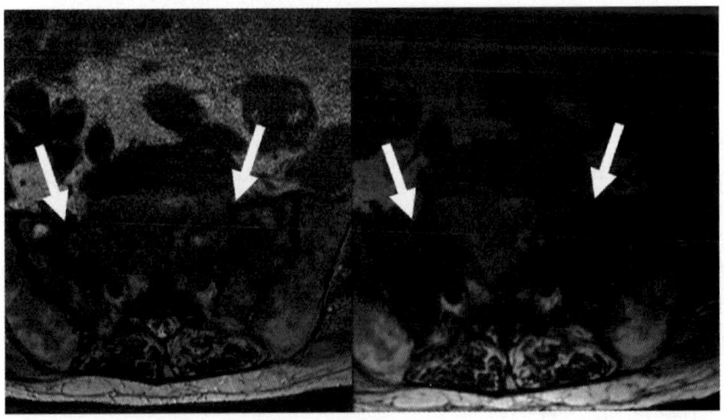

图 38-10　骶骨不完全骨折轴向 MRI。T2 加权相（A）和 T1 加权相（B）展示了骶骨翼双侧对称性的高 T2 信号和低 T1 信号（箭头处）（经允许摘自 Furtado ADDillon WP. Atlas of Neuroimaging. In：Kasper D，Fauci A，Hauser S，Longo D，Jameson J，Loscalzo J，eds. Harrison' s Principles of Internal Medicine，19e New York，NY：McGraw-Hill；2014）

肌肉骨骼劳损

桡骨茎突狭窄性腱鞘炎

孕期手部痛是仅次于腰痛的第二大肌肉骨骼疾患[1,2,8]。腕背侧第 1 间室（解剖鼻烟壶处，茎突桡骨附近）处的拇长展肌（abductor pollicis longus，APL）和拇短伸肌（extensor pollicis brevis，EPB）肌腱腱鞘炎是孕期常见主诉，其原因是孕期及产后体液潴留引起腱鞘卡压，及照顾幼儿过程中频繁重复性的手腕运动[1,2,8,83]。体格检查时在解剖鼻烟壶处有压痛，握拳尺偏试验（Finkelstein test）阳性[1,2,8]。保守治疗包括改变手/腕关节位置的活动方式的调整（尤其是儿童保育和护理时）、支具（拇指筒型夹板）、冰敷、泰诺（产后患者也可使用非甾体抗炎药）及腕背侧第 1 间室 APL 和 EPB 腱鞘内注射皮质类固醇药物[1,2,8]。通常不需要外科手术干预该疾病[2,8]。

下肢肌肉骨骼劳损

孕妇和产后女性下肢疼痛的发生率较正常女性显著增高。这可能是由于韧带松弛、关节不稳和下肢负荷力增加所致。据估计，孕期体重增加 20% 可使下肢关节负荷增加 1 倍[1,5,9-10]。除前述的 TOP 和 AVN 外，妊娠期和产后女性下肢承受增高的生物力学张力和激素变化的影响，引发关节失稳，上述因素共同作用可导致大转子区疼痛综合征、髌股关节疼痛综合征、髌骨软化症、踝关节扭伤，及与早期股骨髋臼撞击征（Femoroacetabular impingement，FAI）或髋关节发育不良相关的疼痛[1,5]。孕妇和产后女性患髋臼盂唇撕裂、膝关节前交叉韧带损伤和膝半月板损伤的风险增加[1,10]。孕妇提及在怀孕中晚期常常出现下肢肌肉痉挛，一般认为是由于钙/镁离子失衡引起，往往在补充钙剂后有改善[5,8]。一般而言，下肢肌肉骨骼问题的检查和处理可遵循普通人群使用的治疗方法：休息、冰敷、抬高、加压包扎、保护性负重、理疗，适当使用影像学检查和药物，稍后将详细介绍。

孕期及产后神经损伤

孕妇和产后女性患周围神经病变的风险增加，可能的原因是体液平衡变化，体液潴留（高达 80% 的女性发生这种情况，特别是在孕期的最后 8 周内），长期地保持姿势不变导致神经卡压[1,2,8]。分娩过程中内源性的产伤也很常见，估计发病率为（6～920）/10 万[84]。内源性产伤包括压迫、牵拉、缺血所致损伤和少见的周围神经及腰丛的撕裂伤[1,2,8,54]。

硬膜外麻醉由于延长了体位固定时间和延长第二产程，间接增加了易感女性发生产科神经损伤的潜在风险[84]。压迫和牵拉引发的神经病理性损伤是孕期和产后患者最常见的病因[1]。孕期常见的压迫性神经病变位于正中神经（腕部）和腓总神经（腓骨头处）[1]。与分娩有关的压迫性神经病变最常见于股外侧皮神经、股神经和腰丛[84-85]。与分娩相关的腰骶神经病变和下肢神经病变少见，发病率为0.08%～1%（结果来自一项140 000名患者的大样本回顾性研究）（结果来自一项6 000名患者的小样本前瞻性研究）[1,85]。

腕部正中神经病（腕管综合征）

腕管综合征（carpal tunnel syndrome，CTS）是孕期手部疼痛最常见原因，也是孕期疼痛的第二大疾病（仅次于腰痛），据报道，其患病率在2%～62%之间，即该病发生率最高可达62%[1,2,5]。典型的临床表现为正中神经支配区3个手指的疼痛和感觉异常（夜间较显著），反复屈曲或伸展腕部动作可加重上述症状[5,8,9]。双侧CTS常见于孕期[1]。在分娩后数天到数周的时间内，随着体液平衡逐渐恢复正常，43%～95%妊娠相关CTS通常自然缓解[5,8]。妊娠早期表现CTS症状的孕妇容易形成持续性的CTS症状[1]。在产后，CTS症状可因照护幼儿导致长时间保持一种姿势而再次发作[1]。母乳喂养（由于催乳素释放）也与产后CTS的持续症状有关，因为激素水平增高引起体液潴留，导致神经压迫[2,8]。体格检查显示正中神经分布区域的感觉和/或肌力变化，及Tinel或Phalen征阳性[8,9]。保守治疗可夜间使用腕部支具，将患侧手腕维持在中立位，避免激惹性活动[5,8,9]。需对产后女性患者进行支具佩戴和在育儿活动中腕手姿势的健康教育[1]。疼痛严重影响睡眠和活动功能的情况下，可通过在腕管内注射皮质类固醇来缓解症状。因为分娩后症状通常会很快消失，除非存在神经功能缺损，否则不建议进行手术治疗[9]。对于肌电图（electromyography，EMG）结果异常、不愿佩戴支具或表现出神经功能缺损的产后女性，可考虑转诊外科实施腕管松解手术治疗[5,9]。

股外侧皮神经病（感觉异常性股痛）

伴感觉异常的股痛是产后女性常见的下肢神经病变[1,85]。通常单侧发作，有时也表现为双侧发病[85]。股外侧皮神经由L2～L3神经根的前支支配[84]。其发病机制为体态变化导致神经压迫和分娩引起的神经牵拉损伤[1,8]。经阴道分娩或剖宫产术（由于宽切口、切口收缩或神经牵拉）可导致感觉异常性股痛[1,85]。孕妇也可出现此症状，常见于孕晚期，因为腰椎前凸引发神经受压[84-85]。患者主诉大腿前外侧感觉减退或感觉异常（包括灼痛、麻木或感觉异常），不伴运动障碍[84]。症状维持时间较短，分娩后很快消失[1]。通常依据临床表现进行诊断，对股外侧皮神经进行神经电生理检查受到一定限制，即使在健康人群中，电诊断的实施也应慎重[1]。与普通患病人群一样，建议妊娠期患者避免穿紧身衣，避免将孩子抱在髋部的姿势，这两种做法都会增加对股外侧皮神经的压迫[1]。孕妇生产时，建议避免长时间处于分娩姿势（特别是髋关节屈曲），适当休息和改变姿势，同时控制产妇用力时间，从而减少股外侧皮神经被牵拉、压迫和缺血性损伤的风险。

股神经病

股神经病是产科源性神经病变的第二常见疾病。股神经病可发生在单侧或双侧[85]。股神经由L2～L4神经根的后支组成[84]。自然分娩时出现股神经病的原因包括腹股沟韧带处股神经受压（髋屈曲/外展/外旋时间过长），或与胎儿下降时骨盆内股神经受拉伸/缺血性损伤有关[1,85]。接受剖宫产手术的患者，其发生股神经病的病因还包括下腹部手术切口（Pfannensteil切口）和使用牵引器[84-85]。患者典型临床表现为大腿前部和大腿内侧感觉减退、膝反射减弱、伸膝无力、屈髋无力及步态异常[84-85]。髂腰肌屈髋无力表明位于腹股沟韧带附近的股神经受压迫[1,85]。尽管屈髋肌和伸膝肌无力导致功能受限，但该疾病预后良好，在6个月内临床症状可得到缓解[1]。这些患者应纳入在物理治疗师的工作范畴，给予渐进性力量训练，并由一个康复医生随访监测患者神经功能恢复。严重的股神经病也会导致患者暂时需要使用轮椅或拐杖进行活动，有时恢复时间需长达一年。

腰骶神经丛病

腰骶神经丛病是分娩相关的罕见后果[1]。腰骶神经丛由L1～S4腰骶神经的后支构成[84]。根据损伤所在位置，患者可出现各种感觉和运动症状，症状可分布在身体的近端、远端或广泛分布[1,84]。L4～L5神经丛是最常见的产科源性神经丛疾病[84]。在L4～L5神经丛中，腓总神经比胫神经损伤更常见[84]。重要的是，由于位于骨盆处的坐骨神经腓总神经分支受压，L4～L5丛相关足下垂的症状类似于坐骨神经单神经病变（主要累及腓总神经），以及腓骨头腓总神经受压（这也可能是由于分娩时长时间的体位引起的）[84]。产后患者足下垂的病因多样，电生理检查有助于定位神经损伤部位[1,84]。

阴部神经病

由于分娩时阴部神经会受到压迫、牵拉和裂伤的风险，阴部神经病是产后女性常见的神经损伤[86-87]。阴部神经易受到损伤的部位是其进入坐骨棘处[86]。阴部神经起源于骶丛 S3～S4 神经根的腹侧支[39,87]。阴部神经为外生殖器和会阴提供感觉（通过阴蒂背神经和阴唇后支），支配盆底浅层肌肉（会阴浅横肌、球海绵体肌、坐骨海绵体肌）的运动纤维、尿道外括约肌和肛门外括约肌（通过直肠下神经分支）[87]。因此，阴部神经损伤可导致阴部神经痛（疼痛、感觉异常）、性交困难、性功能障碍和排尿/排便功能障碍。经产妇阴部神经损伤的风险更高（每次阴道分娩都会增加患病风险），且神经损伤会随着连续分娩而累积[88]。该疾病通过临床表现进行诊断，诊断不明时，通过肌电图评估肛门括约肌和阴部神经潜伏期可辅助诊断[89]。PF-PT 生物反馈是治疗伴有排尿/排便功能障碍的持续性阴部神经损伤的金标准[88]。顽固性盆底功能障碍患者也可考虑应用骶神经调节治疗[88]。如前所述，缩短第二产程，控制推压和胎儿下降速度，有助预防阴部神经损伤和盆底撕裂伤，这两种情况都会导致产后盆底功能障碍[90]。阴部神经病总体预后较好，60% 的女性在产后 2 个月时阴部神经功能恢复正常[90]。

硬膜外麻醉导致的神经损伤

在产后女性中硬膜外麻醉本身引起的神经损伤少见，其发生率在 0.005%～0.8% 之间[85]。然而，硬膜外麻醉中针头和导管的使用会对脊髓、马尾神经和脊神经根造成直接损伤[84]。由于身体变化和腰椎前凸增加，增加了精准辨识孕妇椎间隙的难度，进而增加了麻醉针和导管放置不准确的风险[84]。因此，建议麻醉师：①选择 L3 以下的腰椎间隙作为穿刺点；②如果患者感觉到疼痛或感觉异常，应立即停止操作并拔出穿刺针；③在疼痛或感觉异常完全消除时再注射药液[84]。此外，硬膜外麻醉前还应考虑患者有椎管狭窄、腰椎间盘突出或脊椎不稳的病史。脑膜炎和硬膜外脊髓脓肿是硬膜外麻醉相关神经损伤的常见原因（46% 的神经损伤与硬膜外麻醉有关）[84]。少见的硬膜外麻醉引起的神经损伤包括脊髓硬膜外血肿、硬脑膜穿刺相关的神经损伤和化学损伤（包括马尾综合征或蛛网膜下腔炎）和血管缺血性损伤（Adamkiewicz 动脉，脊髓前动脉）[84]。

神经损伤的评估与预后

在产前检查和评估时要充分了解孕妇神经系统疾病史，及感觉障碍或肌力下降情况。对于患病前有神经系统症状的患者，建议尽早与康复医师和经 WCS 认证的物理治疗师进行病情沟通。对于产后出现急性神经功能缺损和/或疼痛的患者，应立即进行全面的体格检查，并根据本章前述的红旗征进行病情风险分层，以便快速实施 MRI 检查和/或神经内、外科专科评估。对于产后出现神经功能缺损的患者，应尽早咨询女性健康理疗师和经 WCS 认证的物理治疗师，以明确功能障碍和康复需求。对于持续症状超过 3 周[患病前 3 周内，神经传导功能检查（nerve conduction studies，NCS）/EMG 检查结果较少异常]，或慢性神经功能缺损的、诊断不明的患者，可考虑在门诊进行神经传导功能检查和肌电图检查[84]。诊断明确的患者不需要 NCS/EMG 检查，但这有助于评估患者预后和恢复情况[84]。根据塞登分类法（Seddon classification）（表 38-4），神经损伤从轻到重不等，有 3 种分型[91]。一般来说，当患者的 NCS/EMG 结果（无论神经病变的位置）显示轻度脱髓鞘改变（神经失能），这预示着在数天到数月内神经功能恢复良好[1]。神经轴索损伤患者的功能恢复情况取决于损伤的严重程度[91]。据报道，周围神经再生和恢复的速度约为 1～2mm/d，这意味着轴索损伤（中度到重度神经损伤）患者的神经功能恢复时间长，有可能无法完全恢复，恢复时间将持续数月到数年[91]。神经萎缩（完全性神经损伤）患者的功能预后较差，建议尽早转诊到周围神经科手术治疗[91]。

表 38-4　神经损伤塞登分类法

损伤分类	损伤机制	神经损伤性质	电生理检查结果	预后
神经失用	牵拉、压迫	周围结缔组织无损伤	轴突完整的脱髓鞘改变	极好（几天至几周），一旦消除或治疗诱发因素，可完全恢复
轴突断裂	挤压伤（钝性创伤）	周围结缔组织部分损伤	脱髓鞘和轴突缺失	多变（取决于神经损伤严重程度）
神经断裂	横断（撕裂伤）	整个神经及周围结缔组织断裂	脱髓鞘和轴突缺失	差（数月至数年，或可能无恢复）

妊娠期影像学检查

在过去的10年里,随着成像设备的普及和性能改善,使用放射成像的孕妇数量增加了107%[92-93]。超声检查因其对母体和胎儿的安全性,已成为妊娠期首选的成像方式[93-96]。一些先进的成像方法(无论有无造影剂)对母体和胎儿有确定的风险,不推荐良性肌肉骨骼疾病患者常规使用先进的影像学检查。然而,在危及生命的紧急情况下(如创伤性损伤和/或有危险症状的急性神经功能障碍),可考虑进行CT或MRI,妊娠并不是影像学检查的绝对禁忌证[93]。根据美国妇产科学会(the American College of Obstetricians & Gynecologists,ACOG)的意见,如果妇女接受过辐射成像,除非辐射剂量超过100mGy,否则不应建议妇女终止妊娠,与此相反的建议是错误的[93,95-96]。

电离辐射

在孕第2周~第20周时期,生长发育中的胎儿对放射线易感[93]。X射线或γ射线对发育中的胎儿有明确的、不同程度的影响[93]。已明确的对组织功能的影响包括胎儿DNA突变、结构畸形、生长障碍、认知缺陷和胎儿死亡[93,95-96]。射线也会随机影响单个细胞,有潜在致癌的可能[93,95-96]。

国际放射防护委员会建议在妊娠期间,为防止辐射影响,胎儿可接受的射线剂量应低于100mGy[93]。下列数值可作为参考,双视图胸部X线摄片含0.000 5~0.01mGy,腰椎X线摄片含1.0~10mGy,骨盆CT检查含1.3~35Gy[93]。与已明确的效应不同,随机效应没有剂量阈值,但其致癌风险随着辐射剂量的增加而增加[93,95-96]。为避免随机辐射效应,在妊娠期间,建议使用小于1.0mGy的放射性剂量[93]。在低放射剂量(<20mGy)下,儿童患癌症的风险小于1∶1 000,但在放射剂量增加2倍(>20至50mGy)时罹患癌症风险增加至1∶250[93]。建议咨询医用物理学家,以确定辐射剂量和减少放射性剂量方法[93,95-96]。

磁共振成像

从理论上讲,MRI不会对胎儿造成损害,被认为在怀孕期间是安全的检查方式[93,95-96]。ACOG建议,如权衡了MRI的益处大于风险,且不能通过超声检查明确诊断,则可以使用MRI检查[95-96]。尽管如此,胎儿暴露在大于地球10 000倍的磁场,理论上仍有可能导致生物损伤(包括流产)、组织损伤(包括器官变化)和胎儿听觉损伤的风险[93]。仍需要对MRI的安全性实施深入研究,审慎选择该技术并对其进行全面的风险与获益分析[93]。由于潜在风险和缺乏安全性数据,MRI检查仅限于孕中期和晚期紧急临床状况下(创伤和/或急性神经功能缺损伴红旗征)使用[93-94]。

使用造影剂

在紧急或危及生命安全的情况下,在CT和MRI检查中使用碘或钆造影剂并不是妊娠的绝对禁忌[93,95-96]。碘和钆造影剂都是水溶性的,能穿过胎盘屏障,但由于其相对较高的原子量(500~850Da),因此通过受到限制[93,95-96]。与成年人一样,碘造影剂被胎儿肾脏过滤,并通过尿液排泄到羊水中,当胎儿吞咽羊水时,少量造影剂可被胎儿摄取[93]。也有人认为,一些造影剂返回胎盘并由母亲排出[93]。含碘造影剂不具有致突变或致畸作用,但可影响新生儿甲状腺的发育,理论上有致敏风险[93,95-96]。无论是否接触造影剂,推荐所有的婴儿都要进行甲状腺功能的常规筛查,对在子宫内接触碘造影剂的婴儿尤其有帮助[93]。碘造影剂的使用限于影像学检查作为最后的检查手段,且不能延迟到分娩后进行的情况[93]。钆造影剂也未被证实对人体有致突变或致畸作用,但在动物研究中被发现有致畸作用[93,95-96]。穿过胎盘屏障的钆积聚在羊水中,在胎儿胃肠道和泌尿生殖道之间循环,通过胎盘回到母亲[93-96]。胎儿的钆浓度在48h后无法检测到[93]。尽管妊娠期间使用钆被认为是安全的,但只有在紧急情况下,检查对胎儿的益处大于风险时,出于诊断的目的才应考虑使用[93,95-96]。

对哺乳期女性使用碘造影剂是相对禁忌的,因造影剂可使母乳喂养的婴儿有患甲状腺功能减退症的风险,应尽量避免使用[93]。钆造影剂的使用被认为对哺乳期母亲和婴儿都是安全的,因为在母乳中的钆含量较低(0.04%),且被哺乳婴儿吸收少(0.08%)[93-96]。如使用碘或钆造影剂,乳母可在注射造影剂后的24~48h内弃掉母乳,以消除对胎儿的可能影响[93-96]。

影像学检查建议

一般来说,医师应通过最安全的成像方式来明确诊断。对于孕妇的良性肌肉骨骼疾病,超声检查是首选的成像金标准。MRI和CT检查(有或没有造影剂)应尽可能推迟到分娩后,并仅限于评估严重的神经和肌肉骨骼损伤,例如严重创伤和/或神经系统疾病(根据病史或检查,患者伴有红旗征)[93]。在产后人群中使用 MRI 和 CT 检查使用指南同普通人群,如使用造影剂,那么建议乳母在检查后的 24~48h 内丢弃母乳,以降低婴儿可能的风险。

安全用药

越来越多的证据表明,疼痛引起的母体不适对胎儿和幼儿的发育有潜在的不良影响,因此建议在妊娠期可选择性使用镇痛药[75,97]。传统上认为对乙酰氨基酚在孕期使用是安全的,但是近期研究表明,妊娠期间使用对乙酰氨基酚可能增加儿童患哮喘的风险[75,98]。由于胎儿发生不良事件和动脉导管过早关闭的风险增加,不建议在妊娠期间尤其是在孕晚期使用包括布洛芬和阿司匹林在内的非甾体消炎药[75]。对于对乙酰氨基酚无效的剧烈疼痛患者,可考虑使用阿片类药物,但其安全性尚不确定,需要在分娩后加强胎儿监护[75]。妊娠期口服类固醇(C 类),尚无充分的证据证明其安全性或有效性,因此,必须权衡药物对母亲和胎儿或新生儿的潜在风险[72,76]。建议与患者的产科医生和/或儿科医生密切合作,以减少药物对胎儿和婴儿产生不良影响的风险。根据药物类型,妊娠期使用的肌肉松弛药有所不同(环苯扎林——B 类,替扎尼定——C 类,苯二氮䓬类——D 类)。孕妇和备孕的妇女使用药物之前,应进行风险/获益分析,考虑药物类别,并与产科医生进行讨论。

孕期及产后锻炼

孕期运动理论上的风险

以前,有人担心母亲锻炼会影响胎儿健康和发育。这种担忧包括母体运动期间胎儿心率(fetal heart rate,FHR)减慢和胎儿血流量减少等变化,这些变化理论上会对胎儿发育造成不利影响(包括胎儿生长发育障碍)[43,99]。这些胎儿效应被证明是暂时性的(停止运动后恢复正常),母亲和胎儿都能很好地耐受这种变化[4,100]。也有人担心,运动可能影响胎儿的出生体重[43,99]。目前还没有确凿的证据表明母亲锻炼会导致婴儿出生体重变化,尽管母亲锻炼有延长婴儿胎龄的低风险[4,100]。在妊娠早期(尤其在胚胎着床期)进行高强度运动和反复的举重运动会增加流产的风险,轻到中度的体育锻炼并没有增加流产的风险,实际上可能会降低流产的风险[100]。与久坐对照组相比,孕期体育锻炼并未显示出早产率的增加(即怀孕 37 周前出生)或对分娩时 Apgar 评分的影响。尽管理论上母体锻炼会增加盆底张力和肌肉肥大,但是研究发现怀孕期间进行 100 次体育锻炼并不会提高引产率、会阴切开术的发生率,不会提高使用硬膜外麻醉的概率,也不会导致产程延长[100]。事实上,低至中度的体育活动可增加正常分娩的机会,降低剖宫产率[100]。尽管理论上孕期体育锻炼存在胎儿风险,但绝大多数被认为对母体有益[4,43,101-102]。

健康孕妇运动的最新建议

ACOG 委员会关于健康孕妇运动的最新建议指出:对大多数孕妇而言,运动对母亲和胎儿的风险极低,益处却很显著[4]。尽管证据尚不完全统一,但脊柱和盆底肌肉的强化锻炼、水中有氧运动、普通的耐力和强化训练,以及平衡训练已被证明可以减轻孕妇疼痛、尿失禁、体重增加和下肢水肿、有助于改善功能和减少失能[6,43,99,103-107]。ACOG 建议妇女在怀孕前、怀孕期间和怀孕后参加耐力和力量训练,以改善或保持身体健康,减少体重增加,预防孕期糖尿病,减少剖宫产和阴道手术,缩短产后恢复时间,并促进身心整体健康[4]。ACOG 目前建议健康女性(无身体状况或产科并发症)在一周的大部分时间或每天进行 20~30min 中等强度的个性化锻炼[4]。对于有身体状况或产科并发症的孕妇,建议在运动锻炼计划开始前,由产科专家实施评估和密切监测[4]。建议肥胖妇女接受有监督的低至中等强度的运动计划和合理的饮食[4]。总而言之,少有研究评估运动对优秀运动员妊娠和胎儿发育的影响[100]。优秀运动员孕妇的腰骶痛和尿失禁症状的总体发生率与对照组相同[99]。高水平运动员可在密切监测下继续她们的训练计划,并根据产科专家的建议调整活动[4]。

推荐使用 Borg 个人自感疲劳度(rate of perceived exertion,RPE)或"谈话测试"来评估孕妇的运动强度,而不是使用不可靠的心脏监测[4]。表格里提供了孕期锻炼的绝对和相对禁忌证(表 38-5)[4],也提供了孕期安全运动清单和应避免的运动清单(表 38-6)[4]。对于所有孕妇,应避免导致静脉回流减少和低血压的瑜伽和普拉提锻炼动作,包括仰卧姿势[4]。此外,建议所有孕妇避免导致胎儿神经管缺陷的高温环境("热"健身班、桑拿房、热水浴)[4]。

孕妇和产后妇女在活动中应保持充足的水分摄入，和足够的热量摄入（以避免低血糖）[4]。水疗特别有益于伴有腰骶疼痛的孕妇和产后女性[4]。没有确凿的证据支持妊娠期或产后应避免氯化消毒水池。先前关于氯的副产品三氯甲烷对婴儿出生体重有不利影响的观点未得到文献支持[108]。本文所列表格里提供了一些警告标志，当出现这些情况时提示孕妇停止运动并寻求医学测评（表 38-7）[4]。一般情况下，孕妇和产后妇女应避免卧床不动，因为这有可能导致体能下降、骨脱钙和静脉血栓形成[4]。在产后期间（在没有医学状况或产科并发症的情况下），通常可以在分娩后几天内恢复运动计划，并且可以在产后立即开始盆底锻炼[4]。

表 38-5 2015 年 ACOG 孕期运动绝对禁忌证和相对禁忌证指南

绝对禁忌证	相对禁忌证
• 血流动力学异常性心脏病	• 轻至中度贫血
• 限制性肺病	• 妊娠心律失常
• 子宫颈功能不全（或环扎）	• 慢性支气管炎
• 有早产风险的多胎妊娠	• 1 型糖尿病控制欠佳
• 持续性的孕中晚期出血	• 极端的病态肥胖
• 孕 26 周后胎盘前置	• 极度体重不足（BMI<12）
• 孕期早产	• 久坐不动的生活方式
• 胎膜破裂	• 妊娠子宫内生长受限
• 子痫前期	• 高血压控制欠佳
• 妊娠高血压综合征	• 骨关节活动受限
• 严重贫血	• 癫痫控制欠佳
	• 甲亢控制欠佳
	• 嗜烟者

表 38-6 2015 年 ACOG 孕期体育锻炼指南（安全项目和“避免”项目）

妊娠期间可以开始或继续的安全体育活动	妊娠期应避免的体育活动
• 散步	• 有身体接触的运动项目
• 游泳	• 跌倒高风险的运动
• 固定式自行车	• 潜水
• 低强度有氧运动	• 高空跳伞
• 改良瑜伽	• 高温瑜伽
• 改良普拉提	• 高温普拉提
• 跑步或慢跑	
• 网球运动	
• 力量训练	

表 38-7 孕妇应立即停止活动并实施医学评估的症状

- 阴道出血
- 规律性宫缩痛
- 羊水渗漏
- 劳累性呼吸困难
- 头晕
- 头痛
- 胸痛
- 影响平衡的肌无力
- 小腿疼痛或肿胀

生产和分娩注意事项

对于腰骶部有明显疼痛的孕妇，建议经阴道自然分娩，但应避免产程延长[64]。在分娩过程中避免长时间固定体位有助于降低产科神经损伤的风险[84]。针对 PGP 女性的分娩特殊管理建议包括尽量避免截石位，避免髋关节外展时间过长，采取有利的侧位分娩[22]。进一步管理建议包括考虑为严重疼痛的孕妇引产（如果获益大于风险），使用舒适的分娩姿势，无痛情况下的髋屈和外展，并使用经典的止痛方法，包括硬膜外麻醉（不是禁忌证的情况下）[64]。不建议使用剖宫产术来预防 PGP，有证据表明，剖宫产术后女性 PGP 的发生率较阴道分娩更高[27]。文献也不支持将功能不全性骨折作为剖宫产的指征[64]。一般而言，剖宫产限于典型的产科状况（如产程延长或胎儿窘迫的迹象），或髋关节外展或屈曲严重受限的孕妇（不能在可选择的分娩体位下生产）[64]。建议产科专家、女性健康理疗师和 CAPP Ob/WCS 认证的物理治疗师密切合作，确定个体化的生产计划，包括分娩路径、分娩体位和何时进行剖宫产。

小结

几乎所有的女性在孕期和产后的某个时候都存在脊柱或肌肉骨骼的不适，原因多种多样。有患者和护理人员认为疼痛和尿失禁症状是怀孕和产后“正常”的一部分，这是一种误解。能在多学科护理团队的密切配合下诊断和处理这些症状，对于改善孕妇和产后女性的整体功能和生活质量至关重要。早期诊断和治疗可预防慢性疼痛和尿失禁综合征，并增加女性对未来妊娠的信心。物理治疗师、产科专家和妇女健康治疗师之间的密切合作对安全有效的母婴管理至关重要。

(姜丽 译，尹晶 马超 校)

参考文献

1. Borg-Stein J, Dugan SA. Musculoskeletal disorders of pregnancy, delivery and postpartum. *Phys Med Rehabil Clin N Am*. 2007;18(3):459–476, ix.
2. Heckman JD, Sassard R. Musculoskeletal considerations in pregnancy. *J Bone Joint Surg Am*. 1994;76(11):1720–1730.
3. Fitzgerald CM, Mallinson T. The association between pelvic girdle pain and pelvic floor muscle function in pregnancy. *Int Urogynecol J*. 2012;23(7):893–898.
4. ACOG Committee Opinion No. 650: physical activity and exercise during pregnancy and the postpartum period. *Obstet Gynecol*. 2015;126(6):e135–e142.
5. Gross GA, George JW. Orthopedic injury in pregnancy. *Clin Obstet Gynecol*. 2016;59(3):629–638.
6. Nilsson-Wikmar L, Holm K, Oijerstedt R, Harms-Ringdahl K. Effect of three different physical therapy treatments on pain and activity in pregnant women with pelvic girdle pain: a randomized clinical trial with 3, 6, and 12 months follow-up postpartum. *Spine*. 2005;30(8):850–856.
7. Pool-Goudzwaard AL, Slieker ten Hove MC, Vierhout ME, et al. Relations between pregnancy-related low back pain, pelvic floor activity and pelvic floor dysfunction. *Int Urogynecol J Pelvic Floor Dysfunct*. 2005;16(6):468–474.
8. Ritchie JR. Orthopedic considerations during pregnancy. *Clin Obstet Gynecol*. 2003;46(2):456–466.
9. Smith MW, Marcus PS, Wurtz LD. Orthopedic issues in pregnancy. *Obstet Gynecol Surv*. 2008;63(2):103–111.
10. Borg-Stein J, Dugan SA, Gruber J. Musculoskeletal aspects of pregnancy. *Am J Phys Med Rehabil*. 2005;84(3):180–192.
11. Fardon DF, Williams AL, Dohring EJ, Murtagh FR, Gabriel Rothman SL, Sze GK. Lumbar disc nomenclature: version 2.0: Recommendations of the combined task forces of the North American Spine Society, the American Society of Spine Radiology and the American Society of Neuroradiology. *Spine J*. 2014;14(11):2525–2545.
12. Singleton J, Edlow JA. Acute nontraumatic back pain: risk stratification, emergency department management, and review of serious pathologies. *Emerg Med Clin North Am*. 2016;34(4):743–757.
13. Majlesi J, Togay H, Unalan H, Toprak S. The sensitivity and specificity of the Slump and the Straight Leg Raising tests in patients with lumbar disc herniation. *J Clin Rheumatol*. 2008;14(2):87–91.
14. Maitland GD. The slump test: examination and treatment. *Aust J Physiother*. 1985;31(6):215–219.
15. Weinreb JC, Wolbarsht LB, Cohen JM, Brown CE, Maravilla KR. Prevalence of lumbosacral intervertebral disk abnormalities on MR images in pregnant and asymptomatic nonpregnant women. *Radiology*. 1989;170(1 Pt 1):125–128.
16. Babwah TJ, Nunes P, Maharaj RG. An unexpected temporary suppression of lactation after a local corticosteroid injection for tenosynovitis. *Eur J Gen Pract*. 2013;19(4):248–250.
17. Vleeming A, Albert HB, Ostgaard HC, Sturesson B, Stuge B. European guidelines for the diagnosis and treatment of pelvic girdle pain. *Eur Spine J*. 2008;17(6):794–819.
18. Fitzgerald CM, Santos LR, Mallinson T. The association between pelvic girdle pain and urinary incontinence among pregnant women in the second trimester. *Int J Gynaecol Obstet*. 2012;117(3):248–250.
19. Rost CC, Jacqueline J, Kaiser A, Verhagen AP, Koes BW. Pelvic pain during pregnancy: a descriptive study of signs and symptoms of 870 patients in primary care. *Spine*. 2004;29(22):2567–2572.
20. Skaggs CD, Prather H, Gross G, George JW, Thompson PA, Nelson DM. Back and pelvic pain in an underserved United States pregnant population: a preliminary descriptive survey. *J Manipulative Physiol Ther*. 2007;30(2):130–134.
21. Stuge B, Garratt A, Krogstad Jenssen H, Grotle M. The pelvic girdle questionnaire: a condition-specific instrument for assessing activity limitations and symptoms in people with pelvic girdle pain. *Phys Ther*. 2011;91(7):1096–1108.
22. Verstraete EH, Vanderstraeten G, Parewijck W. Pelvic Girdle Pain during or after Pregnancy: a review of recent evidence and a clinical care path proposal. *Facts Views Vis Obgyn*. 2013;5(1):33–43.
23. Wuytack F, Curtis E, Begley C. Experiences of first-time mothers with persistent pelvic girdle pain after childbirth: descriptive qualitative study. *Phys Ther*. 2015;95(10):1354–1364.
24. Gausel AM, Kjaermann I, Malmqvist S, Dalen I, Larsen JP, Okland I. Pelvic girdle pain 3-6 months after delivery in an unselected cohort of Norwegian women. *Eur Spine J*. 2016;25(6):1953–1959.
25. Albert HB, Godskesen M, Westergaard JG. Incidence of four syndromes of pregnancy-related pelvic joint pain. *Spine*. 2002;27(24):2831–2834.
26. Elden H, Hagberg H, Olsen MF, Ladfors L, Ostgaard HC. Regression of pelvic girdle pain after delivery: follow-up of a randomised single blind controlled trial with different treatment modalities. *Acta Obstet Gynecol Scand*. 2008;87(2):201–208.
27. Mukkannavar P, Desai BR, Mohanty U, Parvatikar V, Karwa D, Daiwajna S. Pelvic girdle pain after childbirth: the impact of mode of delivery. *J Back Musculoskelet Rehabil*. 2013;26(3):281–290.
28. Bjelland EK, Owe KM, Stuge B, Vangen S, Eberhard-Gran M. Breastfeeding and pelvic girdle pain: a follow-up study of 10,603 women 18 months after delivery. *BJOG*. 2015;122(13):1765–1771.
29. Albert H, Godskesen M, Westergaard J. Evaluation of clinical tests used in classification procedures in pregnancy-related pelvic joint pain. *Eur Spine J*. 2000;9(2):161–166.
30. Laslett M, Aprill CN, McDonald B, Young SB. Diagnosis of sacroiliac joint pain: validity of individual provocation tests and composites of tests. *Man Ther*. 2005;10(3):207–218.
31. Laslett M. Evidence-based diagnosis and treatment of the painful sacroiliac joint. *J Man Manip Ther*. 2008;16(3):142–152.
32. Mens JM, Vleeming A, Snijders CJ, Stam HJ, Ginai AZ. The active straight leg raising test and mobility of the pelvic joints. *Eur Spine J*. 1999;8(6):468–473.
33. Herren C, Sobottke R, Dadgar A, et al. Peripartum pubic symphysis separation–Current strategies in diagnosis and therapy and presentation of two cases. *Injury*. 2015;46(6):1074–1080.
34. Stuge B, Holm I, Vollestad N. To treat or not to treat postpartum pelvic girdle pain with stabilizing exercises? *Man Ther*. 2006;11(4):337–343.
35. Shnaekel KL, Magann EF, Ahmadi S. Pubic Symphysis Rupture and Separation During Pregnancy. *Obstet*

Gynecol Surv. 2015;70(11):713–718.
36. Haider NR, Syed RA, Dermady D. Osteitis pubis: an important pain generator in women with lower pelvic or abdominal pain: a case report and literature review. *Pain Physician*. 2005;8(1):145–147.
37. Fitzgerald CM, Plastaras C, Mallinson T. A retrospective study on the efficacy of pubic symphysis corticosteroid injections in the treatment of pubic symphysis pain. *Pain Med (Malden, Mass)*. 2011;12(12):1831–1835.
38. Neels H, Tjalma WA, Wyndaele JJ, De Wachter S, Wyndaele M, Vermandel A. Knowledge of the pelvic floor in menopausal women and in peripartum women. *J Phys Ther Sci*. 2016;28(11):3020–3029.
39. Prather H, Dugan S, Fitzgerald C, Hunt D. Review of anatomy, evaluation, and treatment of musculoskeletal pelvic floor pain in women. *PM R*. 2009;1(4):346–358.
40. DeLancey JO, Morgan DM, Fenner DE, et al. Comparison of levator ani muscle defects and function in women with and without pelvic organ prolapse. *Obstet Gynecol*. 2007;109(2 Pt 1):295–302.
41. Kearney R, Fitzpatrick M, Brennan S, et al. Levator ani injury in primiparous women with forceps delivery for fetal distress, forceps for second stage arrest, and spontaneous delivery. *Int J Gynaecol Obstet*. 2010;111(1):19–22.
42. Kearney R, Miller JM, Ashton-Miller JA, DeLancey JO. Obstetric factors associated with levator ani muscle injury after vaginal birth. *Obstet Gynecol*. 2006;107(1):144–149.
43. Bo K, L AHH, Voldner N. Do pregnant women exercise their pelvic floor muscles? *Int Urogynecol J Pelvic Floor Dysfunct*. 2007;18(7):733–736.
44. Burgio KL, Zyczynski H, Locher JL, Richter HE, Redden DT, Wright KC. Urinary incontinence in the 12-month postpartum period. *Obstet Gynecol*. 2003;102(6):1291–1298.
45. Andrews V, Shelmeridine S, Sultan AH, Thakar R. Anal and urinary incontinence 4 years after a vaginal delivery. *Int Urogynecol J*. 2013;24(1):55–60.
46. Dudding TC, Vaizey CJ, Kamm MA. Obstetric anal sphincter injury: incidence, risk factors, and management. *Ann Surg*. 2008;247(2):224–237.
47. Nguyen T, Handa VL, Hueppchen N, Cundiff GW. Labour curve findings associated with fourth degree sphincter disruption: the impact of labour progression on perineal trauma. *J Obstet Gynaecol Can*. 2010;32(1):21–27.
48. Samarasekera DN, Bekhit MT, Preston JP, Speakman CT. Risk factors for anal sphincter disruption during child birth. *Langenbecks Arch Surg*. 2009;394(3):535–538.
49. Harvey MA, Pierce M, Alter JE, et al. Obstetrical anal sphincter injuries (OASIS): prevention, recognition, and repair. *J Obstet Gynaecol Can*. 2015;37(12):1131–1148.
50. Leeman LM, Rogers RG, Greulich B, Albers LL. Do unsutured second-degree perineal lacerations affect postpartum functional outcomes? *J Am Board Fam Med*. 2007;20(5):451–457.
51. Hehir MP, O'Connor HD, Higgins S, et al. Obstetric anal sphincter injury, risk factors and method of delivery - an 8-year analysis across two tertiary referral centers. *J Matern Fetal Neonatal Med*. 2013;26(15):1514–1516.
52. Stedenfeldt M, Pirhonen J, Blix E, Wilsgaard T, Vonen B, Oian P. Anal incontinence, urinary incontinence and sexual problems in primiparous women - a comparison between women with episiotomy only and women with episiotomy and obstetric anal sphincter injury. *BMC Womens Health*. 2014;14:157.
53. Meister MR, Cahill AG, Conner SN, Woolfolk CL, Lowder JL. Predicting obstetric anal sphincter injuries in a modern obstetric population. *Am J Obstet Gynecol*. 2016;215(3):310.e311–317.
54. Yamasato K, Kimata C, Huegel B, Durbin M, Ashton M, Burlingame JM. Restricted episiotomy use and maternal and neonatal injuries: a retrospective cohort study. *Arch Gynecol Obstet*. 2016;294(6):1189–1194.
55. Volloyhaug I, Morkved S, Salvesen O, Salvesen KA. Forceps delivery is associated with increased risk of pelvic organ prolapse and muscle trauma: a cross-sectional study 16-24 years after first delivery. *Ultrasound Obstet Gynecol*. 2015;46(4):487–495.
56. Steiner N, Weintraub AY, Wiznitzer A, Sergienko R, Sheiner E. Episiotomy: the final cut? *Arch Gynecol Obstet*. 2012;286(6):1369–1373.
57. Sperstad JB, Tennfjord MK, Hilde G, Ellstrom-Engh M, Bo K. Diastasis recti abdominis during pregnancy and 12 months after childbirth: prevalence, risk factors and report of lumbopelvic pain. *Br J Sports Med*. 2016;50(17):1092–1096.
58. Benjamin DR, van de Water AT, Peiris CL. Effects of exercise on diastasis of the rectus abdominis muscle in the antenatal and postnatal periods: a systematic review. *Physiotherapy*. 2014;100(1):1–8.
59. Pascoal AG, Dionisio S, Cordeiro F, Mota P. Inter-rectus distance in postpartum women can be reduced by isometric contraction of the abdominal muscles: a preliminary case-control study. *Physiotherapy*. 2014;100(4):344–348.
60. Sancho MF, Pascoal AG, Mota P, Bo K. Abdominal exercises affect inter-rectus distance in postpartum women: a two-dimensional ultrasound study. *Physiotherapy*. 2015;101(3):286–291.
61. Curtiss PH Jr, Kincaid WE. Transitory demineralization of the hip in pregnancy. A report of three cases. *J Bone Joint Surg Am*. 1959;41-a:1327–1333.
62. Lequesne M. Transient osteoporosis of the hip. A nontraumatic variety of Sudeck's atrophy. *Ann Rheum Dis*. 1968;27(5):463–471.
63. Nordin BE, Roper A. Post-pregnancy osteoporosis; a syndrome? *Lancet (London, England)*. 1955;268(6861):431–434.
64. Bhardwaj A, Nagandla K. Musculoskeletal symptoms and orthopaedic complications in pregnancy: pathophysiology, diagnostic approaches and modern management. *Postgrad Med J*. 2014;90(1066):450–460.
65. Deschamps Perdomo A, Tome-Bermejo F, Pinera AR, Alvarez L. Misdiagnosis of sacral stress fracture: an underestimated cause of low back pain in pregnancy? *Am J Case Rep*. 2015;16:60–64.
66. Emad Y, Ragab Y, El-Shaarawy N, Rasker JJ. Transient osteoporosis of the hip, complete resolution after treatment with alendronate as observed by MRI description of eight cases and review of the literature. *Clin Rheumatol*. 2012;31(11):1641–1647.
67. Lose G, Lindholm P. Transient painful osteoporosis of the hip in pregnancy. *Int J Gynaecol Obstet*. 1986;24(1):13–16.
68. Siva S, Roach V. Transient osteoporosis of the hip in pregnancy. *Aust N Z J Obstet Gynaecol*. 1997;37(3):261–266.
69. Breuil V, Brocq O, Euller-Ziegler L, Grimaud A. Insufficiency fracture of the sacrum revealing a pregnancy associated osteoporosis. First case report. *Ann Rheum Dis*. 1997;56(4):278–279.
70. Ma FY, Falkenberg M. Case reports: transient osteoporosis of the hip: an atypical case. *Clin Orthop Relat Res*. 2006;445:245–249.
71. Kalkwarf HJ, Specker BL. Bone mineral changes during pregnancy and lactation. *Endocrine*. 2002;17(1):49–53.
72. Maliha G, Morgan J, Vrahas M. Transient osteoporosis of

pregnancy. *Injury*. 2012;43(8):1237–1241.

73. Gemmel F, Van Der Veen HC, Van Schelven WD, Collins JM, Vanneuville I, Rijk PC. Multi-modality imaging of transient osteoporosis of the hip. *Acta Orthop Belg*. 2012;78(5):619–627.
74. Tins BJ, Garton M, Cassar-Pullicino VN, Tyrrell PN, Lalam R, Singh J. Stress fracture of the pelvis and lower limbs including atypical femoral fractures-a review. *Insights into Imaging*. 2015;6(1):97–110.
75. Reese ME, Fitzgerald C, Hynes C. Transient osteoporosis of pregnancy of the bilateral hips in twin gestation: a case series. *PM R*. 2015;7(1):88–93.
76. Yassin A, Jawad I, Coomber R, Gonzalez-Castro A. Non-traumatic, bilateral subcapital femoral fractures postpartum. *BMJ Case Rep*. 2014;2014.
77. Lin JT, Lutz GE. Postpartum sacral fracture presenting as lumbar radiculopathy: a case report. *Arch Phys Med Rehabil*. 2004;85(8):1358–1361.
78. Almog G, Liebergall M, Tsafrir A, Barzilay Y, Mosheiff R. Management of pelvic fractures during pregnancy. *Am J Orthop (Belle Mead NJ)*. 2007;36(11):E153–E159.
79. Leggon RE, Wood GC, Indeck MC. Pelvic fractures in pregnancy: factors influencing maternal and fetal outcomes. *J Trauma*. 2002;53(4):796–804.
80. Porter SE, Russell GV, Qin Z, Graves ML. Operative fixation of acetabular fractures in the pregnant patient. *J Orthop Trauma*. 2008;22(8):508–516.
81. Longhino V, Bonora C, Sansone V. The management of sacral stress fractures: current concepts. *Clin Cases Miner Bone Metab*. 2011;8(3):19–23.
82. Ozturk G, Kulcu DG, Aydog E. Intrapartum sacral stress fracture due to pregnancy-related osteoporosis: a case report. *Arch Osteoporos*. 2013;8:139.
83. Schned ES. DeQuervain tenosynovitis in pregnant and postpartum women. *Obstet Gynecol*. 1986;68(3):411–414.
84. Wong CA. Nerve injuries after neuraxial anaesthesia and their medicolegal implications. *Best Pract Res Clin Obstet Gynaecol*. 2010;24(3):367–381.
85. Wong CA, Scavone BM, Dugan S, et al. Incidence of postpartum lumbosacral spine and lower extremity nerve injuries. *Obstet Gynecol*. 2003;101(2):279–288.
86. Chaliha C. Postpartum pelvic floor trauma. *Curr Opin Obstet Gynecol*. 2009;21(6):474–479.
87. Montoya TI, Calver L, Carrick KS, Prats J, Corton MM. Anatomic relationships of the pudendal nerve branches. *Am J Obstet Gynecol*. 2011;205(5):504.e501–505.
88. Fitzpatrick M, O'Herlihy C. Short-term and long-term effects of obstetric anal sphincter injury and their management. *Curr Opin Obstet Gynecol*. 2005;17(6):605–610.
89. Massey EW, Stolp KA. Peripheral neuropathy in pregnancy. *Phys Med Rehabil Clin N Am*. 2008;19(1):149–162, vii–viii.
90. Connolly AM, Thorp JM Jr. Childbirth-related perineal trauma: clinical significance and prevention. *Clin Obstet Gynecol*. 1999;42(4):820–835.
91. Kaya Y, Sarikcioglu L. Sir Herbert Seddon (1903–1977) and his classification scheme for peripheral nerve injury. *Childs Nerv Syst*. 2015;31(2):177–180.
92. Lazarus E, Debenedectis C, North D, Spencer PK, Mayo-Smith WW. Utilization of imaging in pregnant patients: 10-year review of 5270 examinations in 3285 patients–1997–2006. *Radiology*. 2009;251(2):517–524.
93. Tremblay E, Therasse E, Thomassin-Naggara I, Trop I. Quality initiatives: guidelines for use of medical imaging during pregnancy and lactation. *Radiographics*. 2012;32(3): 897–911.
94. Matzon JL, Lutsky KF, Ricci EK, Beredjiklian PK. Considerations in the radiologic evaluation of the pregnant orthopaedic patient. *J Am Acad Orthop Surg*. 2015; 23(8):485–491.
95. Wang PI, Chong ST, Kielar AZ, et al. Imaging of pregnant and lactating patients: part 1, evidence-based review and recommendations. *AJR Am J Roentgenol*. 2012;198(4): 778–784.
96. Wang PI, Chong ST, Kielar AZ, et al. Imaging of pregnant and lactating patients: part 2, evidence-based review and recommendations. *AJR Am J Roentgenol*. 2012;198(4): 785–792.
97. Fodor A, Timar J, Zelena D. Behavioral effects of perinatal opioid exposure. *Life Sci*. 2014;104(1–2):1–8.
98. Thiele K, Kessler T, Arck P, Erhardt A, Tiegs G. Acetaminophen and pregnancy: short- and long-term consequences for mother and child. *J Reprod Immunol*. 2013;97(1):128–139.
99. Bo K, Backe-Hansen KL. Do elite athletes experience low back, pelvic girdle and pelvic floor complaints during and after pregnancy? *Scand J Med Sci Sports*. 2007;17(5):480–487.
100. Bo K, Artal R, Barakat R, et al. Exercise and pregnancy in recreational and elite athletes: 2016 evidence summary from the IOC expert group meeting, Lausanne. Part 1-exercise in women planning pregnancy and those who are pregnant. *Br J Sports Med*. 2016;50(10):571–589.
101. Borg-Stein JP, Fogelman DJ, Ackerman KE. Exercise, sports participation, and musculoskeletal disorders of pregnancy and postpartum. *Semin Neurol*. 2011;31(4): 413–422.
102. Paisley TS, Joy EA, Price RJ Jr. Exercise during pregnancy: a practical approach. *Curr Sports Med Rep*. 2003;2(6):325–330.
103. Andersen LK, Backhausen M, Hegaard HK, Juhl M. Physical exercise and pelvic girdle pain in pregnancy: A nested case-control study within the Danish National Birth Cohort. *Sex Reprod Healthc*. 2015;6(4):198–203.
104. Haakstad LA, Bo K. Effect of a regular exercise programme on pelvic girdle and low back pain in previously inactive pregnant women: a randomized controlled trial. *J Rehabil Med*. 2015;47(3):229–234.
105. Haakstad LA, Bo K. Effect of regular exercise on prevention of excessive weight gain in pregnancy: a randomised controlled trial. *Eur J Contracept Reprod Health Care*. 2011; 16(2):116–125.
106. Miquelutti MA, Cecatti JG, Makuch MY. Developing strategies to be added to the protocol for antenatal care: an exercise and birth preparation program. *Clinics (Sao Paulo, Brazil)*. 2015;70(4):231–236.
107. Van Kampen M, Devoogdt N, De Groef A, Gielen A, Geraerts I. The efficacy of physiotherapy for the prevention and treatment of prenatal symptoms: a systematic review. *Int Urogynecol J*. 2015;26(11):1575–1586.
108. Nieuwenhuijsen MJ, Northstone K, Golding J. Swimming and birth weight. *Epidemiology (Cambridge, Mass)*. 2002;13(6):725–728.

第 39 章　头痛概述

Alexandra Nielsen Arickx

引言

无论是在美国还是世界范围，头痛都是患者常见的主诉，如果头痛严重或持续存在，将会引起明显的功能障碍。在临床工作中，普通医师和专科的康复医师无疑都会遇到头痛。本章将简要概述头痛的特征以及对一般头痛的处理。

流行病学

根据美国全国医院门诊医疗调查（2009 年）和全国门诊医疗调查（2009 年）的数据[1]，头痛是美国急诊就诊的第 5 大原因，占门诊量的 1.2%。

紧张性头痛和偏头痛是原发性头痛的最常见原因。有意思的是，全身感染是继发性头痛最常见的病因，头部损伤是第 2 常见的病因（表 39-1）。

一些基于人群的研究发现，头痛和偏头痛在女性中比男性更常见。此外，偏头痛在 25～55 岁年龄组更为常见。根据美国偏头痛流行与预防研究使用的国际头痛分类第 2 版（the international classification of headache disorders，ICHD-2）标准诊断估计，偏头痛的患病率为 11.7%，另有 4.5% 被归类为“可能的偏头痛”。根据美国正在进行的公共卫生监测研究，严重头痛和偏头痛的综合患病率在 16.6%～22.7%[1]。虽然有关紧张性头痛患病率的数据难以统计，但一般认为紧张性头痛比偏头痛更为普遍。一项有关头痛的全球性负担的报告指出[2]，目前成人头痛的患病率为 46%，其中偏头痛占 11%，紧张性头痛占 42%。

表 39-1　常见头痛的分型和发病率

原发性头痛		继发性头痛	
类型	发病率/%	类型	发病率/%
紧张性头痛	69	系统性感染	63
偏头痛	16	头部损伤	4
特发性刺痛	2	血管疾病	1
劳力性头痛	1	蛛网膜下腔出血	<1
丛集性头痛	0.1	脑肿瘤	0.1

摘自 Olesen J，et al：The Headaches. Philadelphia，PA：Lippincott Williams & Wilkins，2005。

解剖学与病理生理学

关于头痛的产生和疼痛传导的机制较为复杂。头痛产生的基本原理将在下面进行综述并作为头痛治疗的理论基础。就头痛而言，当痛觉感受器和涉及外周或中枢神经系统的疼痛通路被激活时，疼痛可能就会产生。产生疼痛的结构主要包括头皮、硬脑膜窦、脑膜或软脑膜动脉和大脑镰。其中，颅内大血管、硬脑膜和三叉神经/核可能与原发性头痛的产生密切相关（图 39-1）。

这一领域的研究大部分都集中在偏头痛上。颅内脑血管、脑窦和硬脑膜周围的神经分布特征明显。这些通路主要由无髓鞘纤维组成，来自膜上结构的三叉神经节（尤其是眼支，V_1）和后颅窝的上部的颈神经背根（图 39-2）。这种三叉神经血管的伤害性信息通过丘脑传递到皮层区域进行处理。颅内结构的疼痛敏化表现为颅外疼痛症状。这种疼痛通常由三叉神经或第二颈神经根介导（图 39-2）。

偏头痛有遗传倾向，有证据表明有一级亲属患偏头痛的个体其患病的风险增高。家族性偏瘫型偏头痛（familial hemiplegic migraine，FHM）是一种罕见的先兆偏头痛亚型，其与特定基因突变有关，其中最常见的是编码电压门控神经元通道的 CACNA1A。

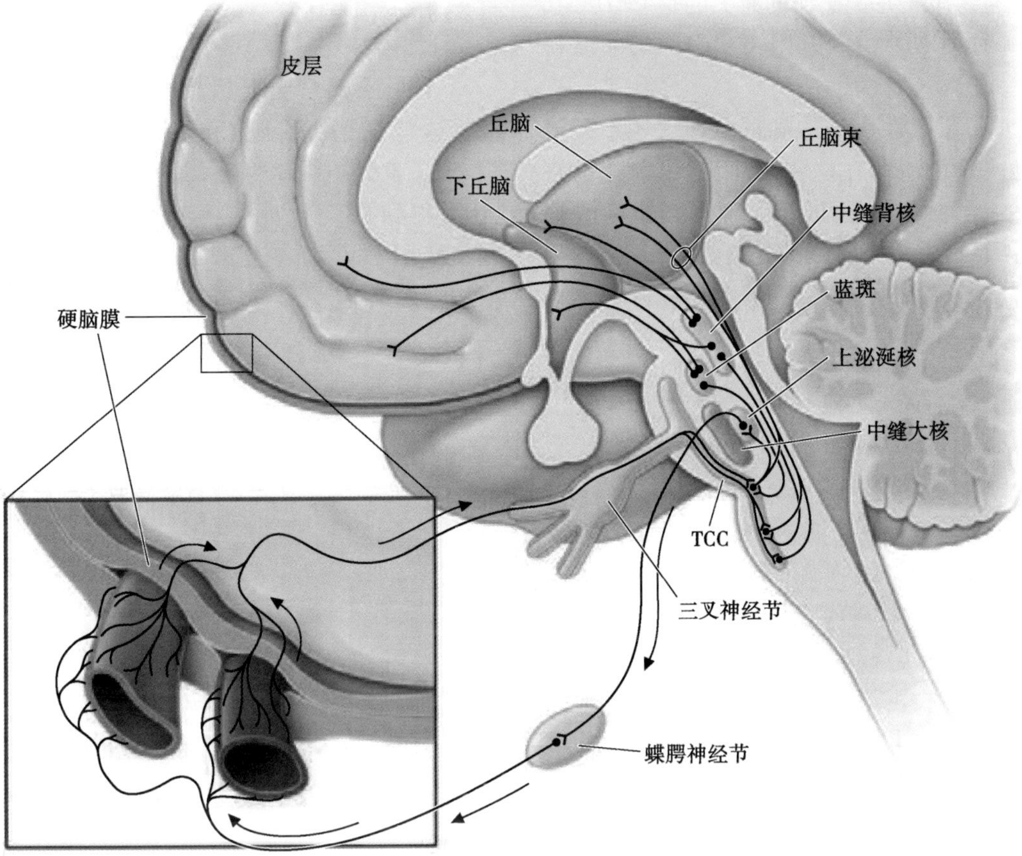

图 39-1 中枢和外周神经系统中参与偏头痛发病机制的部位。在先兆期，由于扩散被抑制，枕骨皮质向前方扩散的血流减少（大箭头）。在头痛期，脑膜中的无菌炎症激活三叉神经感觉纤维，这些纤维投射到尾端核、导水管周围灰质、丘脑感觉核和第一躯体感觉区（小箭头）。另外，这种正常的中枢感觉通路也有可能被错误地翻译为有害的传入信号（经允许摘自 Goadsby PJ, Raskin NH. Migraine and Other Primary Headache Disorders. In: Kasper D, Fauci A, Hauser S, Longo D, Jameson J, Loscalzo J, eds. Harrison's Principles of Internal Medicine, 19e New York, NY: McGraw-Hill; 2014）

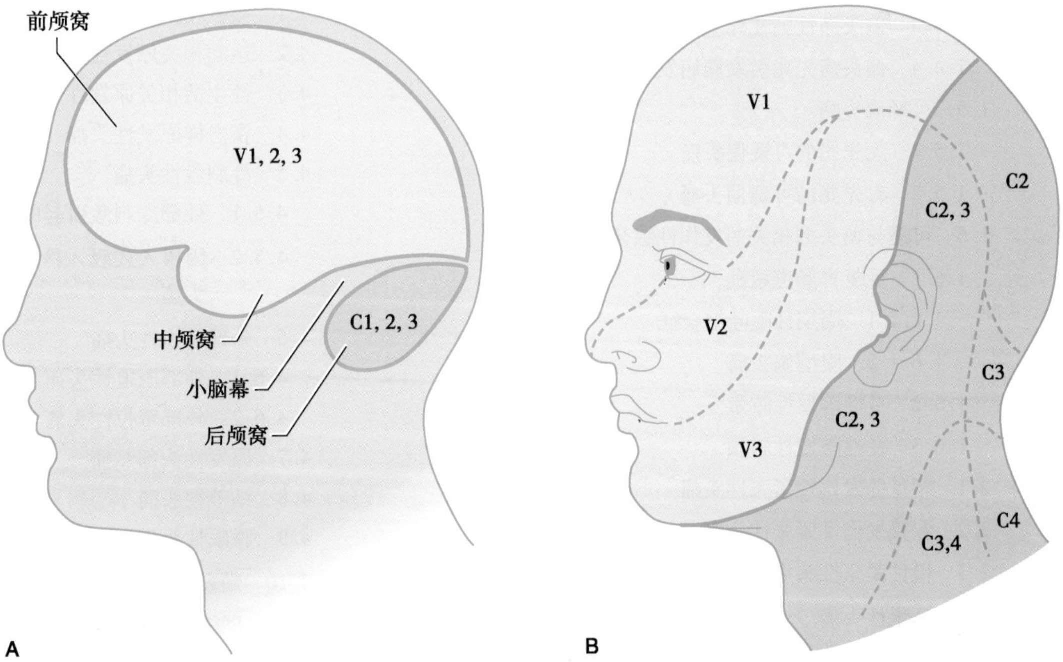

图 39-2 痛敏的颅内神经支配区（A）和对应的颅外疼痛放射部位（B）。三叉神经（V），特别是支配前颅窝和中颅窝的眼支（V1），这些区域的病变会导致额部头痛。上部的颈神经根（特别是 C2）支配后颅窝，此处的病变可引起枕部头痛（经允许摘自 Headache & Facial Pain. In: Simon RP, Aminoff MJ, Greenberg DA, eds. Clinical Neurology, 10e New York, NY: McGraw-Hill; 2018）

另一个明确与易患先兆偏头痛的有关的是 CADASIL 突变,这是一种由 NOTCH3 基因突变引起的非淀粉样动脉病。

相比之下,紧张性头痛的病理生理学还不太清楚。紧张性头痛可能存在遗传倾向,但目前还没有明确。虽然“紧张性头痛”的名称似乎与肌肉收缩有关,但这一特征并不是诊断的先决条件。

诊断标准和分类

国际头痛学会已经出版了头痛疾病国际分类法,这是一个用于研究和临床实践的头痛分级分类系统。该分类系统的第 2 版(ICHD-2)于 2004 年出版并得到了广泛应用,第 3 版(ICHD-3,beta)的试行版于 2013 年发布(表 39-2)。

表 39-2 原发性头痛

1. 偏头痛	1.1 无先兆偏头痛
	1.2 有先兆偏头痛
	1.2.1 典型有先兆偏头痛
	1.2.1.1 典型有先兆头痛
	1.2.1.2 典型先兆不伴头痛
	1.2.2 伴有脑干先兆的偏头痛
	1.2.3 偏瘫型偏头痛
	1.2.3.1 家族性偏瘫型偏头痛
	1.2.3.1.1 家族性偏瘫型偏头痛 1 型
	1.2.3.1.2 家族性偏瘫型偏头痛 2 型
	1.2.3.1.3 家族性偏瘫型偏头痛 3 型
	1.2.3.2 散发性偏瘫型偏头痛
	1.2.4 视网膜性偏头痛
	1.3 慢性偏头痛
	1.4 偏头痛的并发症
	1.4.1 偏头痛状态
	1.4.2 无梗死的持续先兆
	1.4.3 偏头痛性脑梗死
	1.4.4 偏头痛先兆引发癫痫发作
	1.5 可疑偏头痛
	1.5.1 无先兆的可疑偏头痛
	1.5.2 有先兆的可疑偏头痛
	1.6 可能与偏头痛相关的发作性综合征
	1.6.1 反复胃肠道紊乱
	1.6.1.1 周期性呕吐综合征
	1.6.1.2 腹型偏头痛
	1.6.2 良性阵发性眩晕
	1.6.3 良性阵发性斜颈
2. 紧张性头痛	2.1 罕见的发作性紧张性头痛
	2.2 频繁发作性紧张性头痛
	2.3 慢性紧张性头痛
3. 三叉神经自主神经性头痛	3.1 丛集性头痛
	3.1.1 发作性丛集性头痛
	3.1.2 慢性丛集性头痛
	3.2 阵发性偏头痛
	3.2.1 发作性阵发性偏头痛
	3.2.2 慢性阵发性偏头痛
	3.3 短暂持续的单侧神经痛样头痛发作
	3.3.1 短暂持续的单侧神经痛样头痛发作伴结膜充血和撕裂(short-lasting unilateral neuralgiform headache attacks with conjunctival injection and tearing,SUNCT)
	3.3.2 短暂持续的单侧神经痛样头痛发作伴脑自主神经症状(short-lasting unilateral neuralgiform headache attacks with cranial autonomic symptoms,SUNA)
	3.4 持续性偏头痛
4. 其他原发性头痛	4.1 咳嗽相关原发性头痛
	4.2 运动相关原发性头痛
	4.3 性生活相关原发性头痛
	4.4 雷击样原发性头痛
	4.5 冷刺激性头痛
	4.5.1 外部冷刺激引起的头痛
	4.5.2 因摄入或吸入冷刺激引起的头痛
	4.6 外部压力性头痛
	4.6.1 外部压迫性头痛
	4.6.2 外部牵拉性头痛
	4.7 原发性头部刺痛
	4.8 结节性头痛
	4.9 睡眠性头痛
	4.10 新发每日持续性头痛(new daily persistent headache,NDPH)

改编自 International Classification of Headache Disorders-Ⅲ-Beta(Headache Classification Committee of the International Headache Society,2013)

分类系统将头痛主要分为 2 大类：原发性头痛和继发性头痛。第 3 类，包括面部疼痛，将在本书的后续章节中讨论。在临床实践中，借助于这些指南里详细的诊断标准资源，临床医生即便对于细微差别的头痛，也可以得出一个合适的临床诊断。我们下面将使用该指南来定义和讨论主要的头痛临床诊断标准。

关于原发性头痛，有 2 种主要类型：偏头痛和紧张性头痛。其中紧张性头痛是目前最常见的。原发性头痛还包括三叉神经自主神经性头痛（如丛集性头痛和阵发性偏头痛），以及很多其他原发性头痛，如咳嗽性头痛、运动性头痛和与性生活有关的头痛，但这些都超出了本章的范围。

无先兆偏头痛被定义为一种反复发作（至少 5 次发作）的头痛症，每次发作持续 4~72h（表 39-3）。

表 39-3　偏头痛简易诊断标准

反复发作持续 4~72h，查体未发现异常，无其他原因解释的头痛，且：	
至少有以下特征中的 2 个：	**加上以下特征中的至少 1 个：**
单侧疼痛	恶心/呕吐
搏动性疼痛	畏光/畏声
活动后加剧	
中度或重度	

摘自：International Classification of Headache Disorders Ⅲ-Beta (Headache Classification Committee of the International Headache Society, 2013)。

偏头痛必须至少表现出以下特征中的两个：单侧性，搏动性，中度或重度疼痛，以及日常活动后加重。此外，头痛还须伴有恶心、呕吐、畏光或畏声（表 39-4）。在指南中有关于先兆偏头痛的构成因素的具体描述（在视觉、感觉、言语或运动症状出现之前），读者可以参考指南了解这方面的更多细节。慢性偏头痛的诊断标准为：患者每月必须至少有 15d 的头痛发作，且至少持续 3 个月。不过，偏头痛的诊断标准只要求符合每月头痛 8 天即可（其余的头痛类型可能属于紧张性头痛）。

紧张性头痛是一种反复发作（至少 10 次发作）的头痛症，与偏头痛有一些表型差异。紧张性头痛可以持续数小时到数天，甚至是持续不断的。与偏头痛相比，紧张性头痛必须表现出以下特征中的 2 种：双侧性，压迫性或紧缩性疼痛，轻度到中度的疼痛，以及日常体力活动不会加重疼痛。此外，头痛不伴有恶心/呕吐，无畏声和畏光或仅有其中之一。就频率而言，头痛发作一般每月不会少于 1d，常见的是每月发生 1~14d；慢性头痛被定义为每月发作大于等于 15d，至少持续 3 个月（图 39-3）。

表 39-4　偏头痛典型症状

症状	出现比例/%
恶心	87
畏光	82
头晕目眩	72
头皮压痛	65
呕吐	56
视觉障碍	36
感觉异常	33
眩晕	33
视盲	26
意识改变	18
腹泻	16
闪光暗点	10
晕厥	10
癫痫发作	4
混乱状态	4

摘自 Raskin NH: Headache, 2nd ed. New York, Churchill Livingston, 1988。

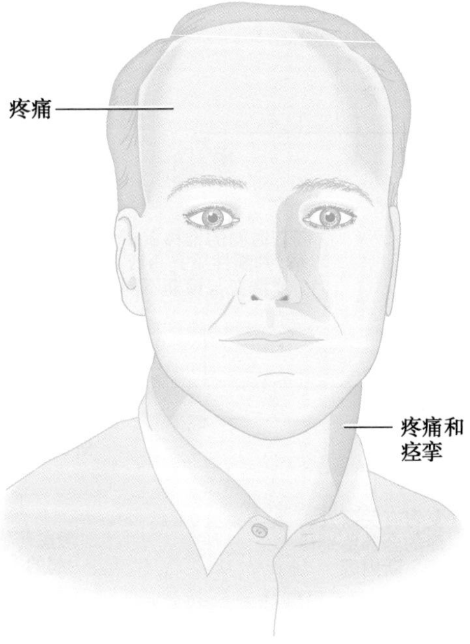

图 39-3　紧张性头痛症状和体征的分布（经允许摘自 Headache & Facial Pain. In: Simon RP, Aminoff MJ, Greenberg DA, eds. Clinical Neurology, 10e New York, NY: McGraw-Hill; 2018）

在治疗任何原发性头痛之前,必须与继发性头痛进行鉴别诊断。继发性头痛是有神经损伤的征兆。然而,在神经损伤经过治疗之后,继发的头痛也可以持续很长时间。康复医生对这部分持续性继发性头痛的患者非常关注,因为这在神经系统疾病的患者中很常见。继发性头痛包括头部或颈部外伤引起的头痛、血管疾病引起的头痛(如缺血性卒中、非创伤性蛛网膜下腔出血、动静脉畸形或巨细胞动脉炎)、非血管性颅内疾病(如颅内肿瘤或非感染性炎性疾病)引起的头痛、使用某些药物或过度药物停药后引起的头痛、感染(如脑膜炎或脑脓肿)或体内平衡失调(如自主神经反射障碍)引起的头痛等。

评估与诊断

头痛是患者描述的一种主观症状。根据患者不同的主诉,我们提出了一个更具体的临床头痛诊断流程。除了详细的临床病史询问和彻底的体格检查外,除非怀疑有全身性疾病,否则通常没有一套标准的实验室检查、影像学研究或其他常规的诊断性检查。然而,在头痛症状的初步分析中,根据诊断流程进行判断对于获得准确的诊断和适当的治疗是至关重要的(图 39-4)。

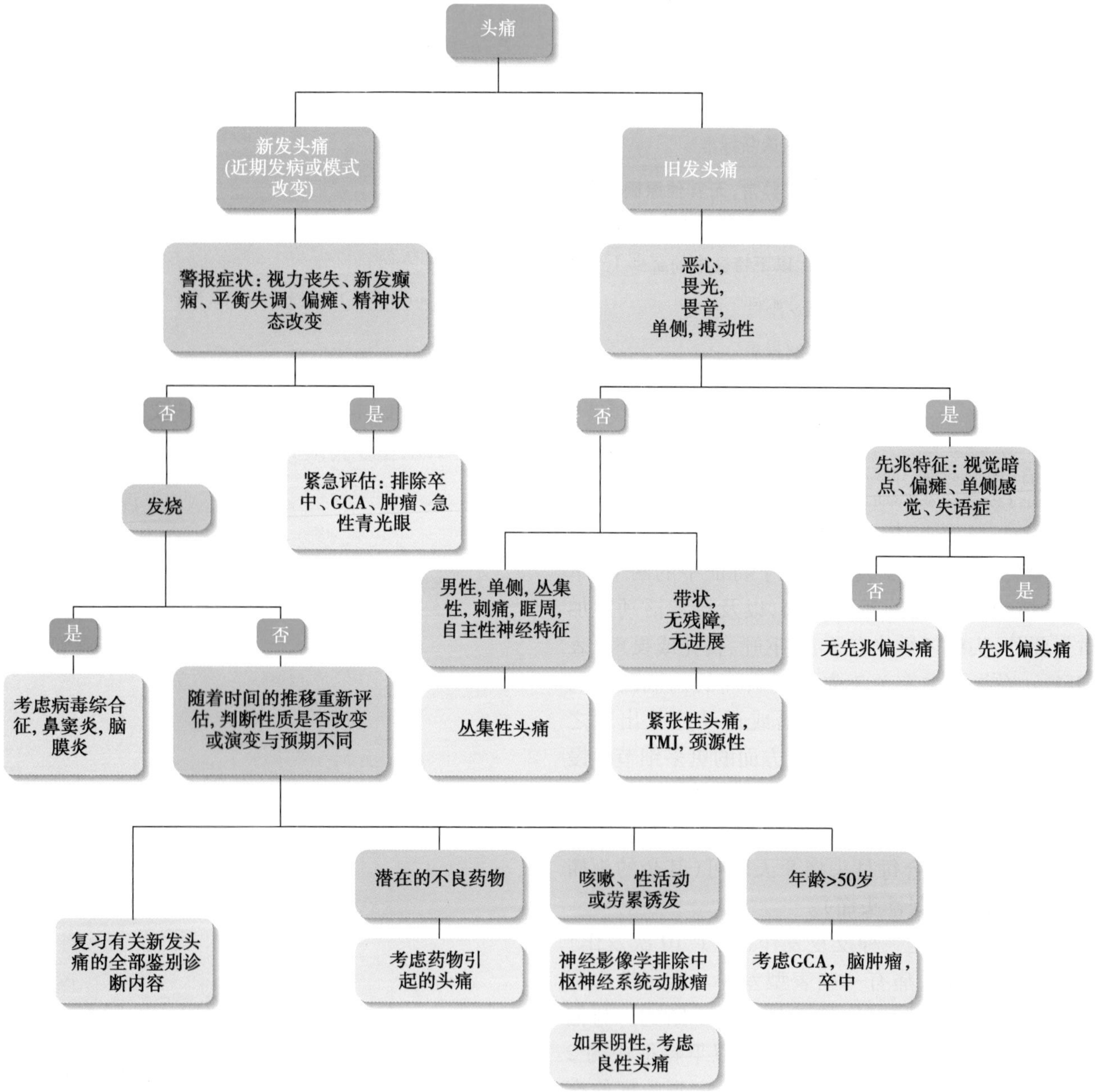

图 39-4　头痛的诊断流程。GCA,巨细胞动脉炎;TMJ,颞下颌关节(经允许摘自 Smetana GW. Chapter 9. Headache. In: Henderson MC, Tierney LM, Jr., Smetana GW, eds. The Patient History: An Evidence-Based Approach to Differential Diagnosis, New York, NY: McGraw-Hill; 2012)

排除引起头痛的继发性因素是很重要的,因为除了对症治疗外,还需要考虑是否可能存在其他的治疗方法。颅内肿瘤引起的继发性头痛的特点是疼痛逐渐加重,这与紧张性头痛和偏头痛的特点明显不同(图 39-5)。

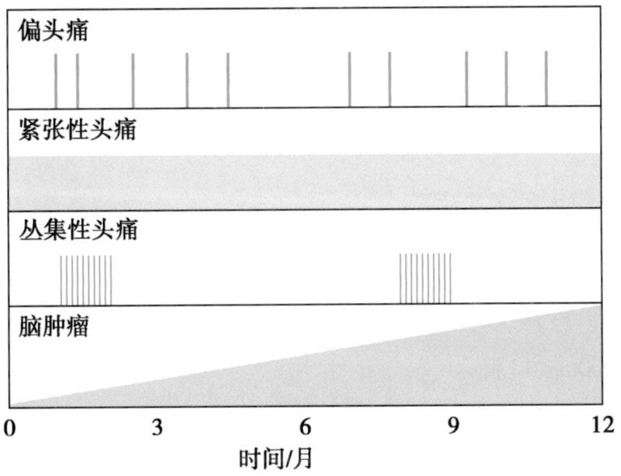

图 39-5 头痛的时间模式。偏头痛是一种不定期头痛,发生的时间间隔可能不一致。紧张性头痛可能每天都会出现。丛集性头痛的发作以无症状期间隔出现。脑肿瘤引起的头痛通常随着时间的推移而加重(经允许摘自 Headache & Facial Pain. In:Simon RP,Aminoff MJ,Greenberg DA,eds. Clinical Neurology,10e New York,NY:McGraw-Hill;2018)

临床医生在体检中发现的一些症状和体征,包括突发性头痛、皮疹/发热、颈部僵硬、局灶性神经症状或体征、乳头状水肿和某些高危患者群体(妊娠、老年人、HIV 和癌症患者),常提示需要进一步的检查。对于这些所谓的"危险信号"通常应完善神经影像学检查以评估相关病因,如蛛网膜下腔出血、脑膜炎、血管疾病或肿物病变(表 39-5)。对于可疑原发性头痛的患者,以及检查中没有任何特殊症状或体征的患者,是否有必要进行常规的神经影像学检查,还有很大的争议。

表 39-5 头痛中提示潜在疾病的危险信号症状

突发性头痛
第一次剧烈头痛
有史以来最严重的头痛
呕吐先于头痛
数天或数周内呈亚急性恶化
由弯腰、直立、咳嗽引起的疼痛
影响睡眠或醒来后立即出现的疼痛
已知存在系统性疾病
发病年龄在 55 岁以后
发烧或不明原因的全身症状
神经系统检查异常
疼痛伴局部压痛,如颞动脉区域

美国放射学学会(American College of Radiology,ACR)于 2013 年更新了指南,该指南建议,对于无特殊新发体征和神经系统检查正常的慢性头痛患者,头部磁共振成像(magnetic resonance imaging,MRI)可能是一种合适的检查方法。此外,对于新出现神经功能缺损的患者,强烈建议进行头部 MRI 检查。

相反,对于突发严重头痛(描述为"一生中最严重的头痛")的患者,应考虑存在出血性或血管病理改变如蛛网膜下腔出血、动静脉畸形或动脉夹层的可能,通常应该完善头部的计算机断层扫描(computerized tomography,CT)(带或不带对比剂)或带有对比剂的头部计算机断层血管造影(computerized tomographic angiography,CTA)检查。如果临床上怀疑有颞动脉炎或脑膜炎,建议进行带或不带对比剂的头部磁共振检查。Silberstein 进行的一项循证医学研究发现头痛频率迅速增加或存在异常神经系统症状或体征史(主观麻木/刺痛)的患者在神经影像学上发现显著异常的概率较高[3]。他建议对有异常神经系统症状或非典型头痛特征的患者进行神经影像学检查,但他也指出,对于偏头痛患者和神经系统检查正常的患者,通常不需要进行神经影像学检查。

美国神经病学学会提出脑电图(electroencephalogram,EEG)检查在头痛的常规评估中用处不大。然而,在临床有癫痫发作的情况下,如非典型偏头痛先兆,有必要进行 EEG 检查。

实验室检测在某些情况下可以帮助诊断,例如颞动脉炎患者的血沉会增快。其他代谢和血液系统紊乱疾病,如甲状腺功能减退、贫血和肾功能衰竭也可能引发头痛,常规实验室检测可有助于评估及诊断。

药物治疗和介入治疗

阶段性治疗

使用急性阶段疗法治疗偏头痛最常使用的药物有曲坦类、双氢麦角胺(dihydroergotamine,DHE)、对乙酰氨基酚(acetaminophen,APAP)/阿司匹林(acetylsalicylic acid,ASA)/咖啡因、布洛芬、萘普生(布托啡诺和丙氯拉嗪)[3]。DHE 和曲坦类药物对 5-HT1 受体有很高的亲和力,一般认为这些药物可以通过影响感觉传导通路来减轻偏头痛相关症状[4]。心血管疾病患者禁忌使用曲坦类和麦角衍生物。对患者进行合理用药的宣教对于避免将来过度用药很重要。口服阿片类药物可有效治疗急性疼痛,但考虑存在依赖性和滥用的风险,应在其他药物治疗无效后再使用。目前还没有高质量的临床数据支持阿片类药物用于头痛的长期治疗。甲氧氯普胺一般不做单药使用,但可作为其他疗法的辅助用药[3](表 39-6)。

表 39-6 急性偏头痛治疗

药物	剂量
简单止痛药	
对乙酰氨基酚,阿司匹林,咖啡因	1 片或 1 小瓶,每 6h 一次(每天最多 8 片)
非甾体抗炎药	
萘普生	每天 2 次,每次 220~250mg,口服
布洛芬	每 3~4h 重复 1 次,每次 400mg,口服
甲苯胺酸	200mg 口服,可在 1~2h 之后重复 1 次
双氯芬酸 K	50mg 随水口服
5-HT_1 受体激动剂	
口服	
麦角胺 1mg,咖啡因 100mg	初始服用 1 片或 2 片,然后每半小时服用一片(每天最多 6 片,每周 10 片)
那拉曲坦	初始服用 2.5mg 片剂,4h 后可重复服用一次
利扎曲普坦	初始服用 5~10mg 片剂,2h 后可重复服用(最多 30mg/d)
舒马曲坦	初始服用 50~100mg 片剂,2h 后可重复服用(最多 200mg/d)
夫罗曲坦	初始服用 2.5mg 片剂,2h 后可重复服用(最多 5mg/d)
阿莫曲坦	初始服用 12.5mg 片剂,2h 后可重复服用(最多 25mg/d)
灯盏细辛	40 或 80mg
佐米曲普坦	初始服用 2.5mg 片剂,2h 后可重复服用(最多 10mg/d)
经鼻给药	
二氢麦角碱	喷鼻前,须按下泵头 4 次;每次 1 喷(0.5mg),15min 后可再次使用
舒马曲坦	5~20mg 经鼻喷雾,4 次,每次 5mg 或一次 20mg 使用(可在 2h 后重复一次,剂量不超过 40mg/d)
佐米曲普坦	5mg 经鼻喷雾一次(2h 后可重复一次,剂量不超过 10mg/d)
肠外给药	
二氢麦角碱	起始及之后每 1h 静脉注射、肌内注射或皮下注射 1mg(最多 3mg/d,每周 6mg)
舒马曲坦	起始 6mg 皮下注射(可在 1h 后重复一次,24h 内最多 2 次)
多巴胺受体拮抗剂	
口服用药	
甲氧氯普胺	5~10mg/d
丙氯拉嗪	1~25mg/d
肠外用药	
氯丙嗪	0.1mg/kg 静脉注射,2mg/min;最大 35mg/d

续表

药物	剂量
甲氧氯普胺	10mg 静脉注射
丙氯拉嗪	10mg 静脉注射
其他药物	
口服	
对乙酰氨基酚 325mg，外加氯醛比林 100mg，加上异戊烯 65mg	起始 2 粒，之后每 1h1 粒（最多 5 粒）
经鼻给药	
布托啡诺	1mg（1 个鼻孔喷一次），如有必要，可在 1~2h 内重复
肠外给药	
阿片类	多种制剂和剂量，见表 18-1

[a] 不是所有的药物都是 FDA 特别指定用于治疗偏头痛。应参考当地法规和指南。
止吐药（如多潘立酮 10mg 或昂丹司琼 4 或 8mg）或促动力药（如甲氧氯普胺 10mg）有时可作为有效的辅助药物。

关于紧张性头痛的急性期治疗，Cochrane 评价（2016 年）表明对乙酰氨基酚和酮洛芬在用药后 2h 与安慰剂相比止痛效果甚微，亦没有结果显示酮洛芬优于对乙酰氨基酚[5]。一些普通的镇痛药，如对乙酰氨基酚、阿司匹林等非甾体抗炎药（NSAID）都是常用药物。未发现曲坦类药物对紧张性头痛有效，但对于偏头痛还是可以考虑使用。阿米替林已被证明在治疗慢性紧张性头痛方面是有效的，尚无高质量的证据支持肉毒毒素在紧张性头痛治疗中的应用。

预防性药物治疗

基于流行病学的调查研究表明，38% 的偏头痛患者需要预防性治疗，而目前预防性治疗还未充分开展[6]。美国神经病学学会发布了成人预防发作性偏头痛的循证指南[7]，提出双丙戊酸钠、丙戊酸钠、托吡酯、美托洛尔、普萘洛尔、噻吗洛尔和夫罗曲坦是已知有效的药物（表 39-7）。

指南里提出阿米替林、文拉法辛、阿替洛尔、纳多洛尔、那拉曲坦和佐米曲普坦为可能有效的药物。可乐定和卡马西平也可能有效。而对于加巴喷丁、氟西汀和钙通道阻滞剂等其他药物，目前的证据还不足或相互矛盾。另外指南也提出，拉莫三嗪、氯硝西泮、奥卡西平和萘丁美酮可能无效。一项随机、双盲、交叉临床试验比较了托吡酯与丙戊酸钠预防偏头痛的有效性[8]，发现两种药物均能显著降低头痛每月发作的频率、强度和持续时间，耐受性也相似。在进行个体化药物选择时，应考虑其特定的副作用。托吡酯最常见的副作用是体重减轻和感觉异常。丙戊酸钠最常见的副作用是体重增加、脱发和嗜睡。

表 39-7　偏头痛预防治疗

药物	剂量	特定的副作用
苯噻啶	0.5~2mg 每天 1 次	体重增加，嗜睡
β 受体阻滞剂		
普萘洛尔	40 ~ 120mg 每天 2 次	精力减退
美托洛尔	25 ~ 100mg 每天 2 次	疲劳 直立性低血压 哮喘禁忌
抗抑郁药		
阿米替林	夜间 10~75mg	困倦
度硫平	夜间 25~75mg	
去甲替林	夜间 25~75mg	注意：尽管通常剂量为 1~1.5mg/kg，有些患者可能只需要 10mg 的总剂量
文拉法辛	75~150mg/d	
抗惊厥药		
托吡酯	25~200mg/d	感觉异常 认知症状 体重减轻 青光眼 警惕肾结石
丙戊酸钠	400~600mg，每天 2 次	困倦 体重增加 震颤 脱发 胎儿畸形 血液学或肝脏指标异常

续表

药物	剂量	特定的副作用
5-羟色胺类药物		
甲麦角新碱[b]	1～4mg,每天1次	困倦 腿抽筋 脱发 腹膜后纤维化(每服药6个月后需停药1个月)
其他类别		
氟桂利嗪[a]	5～15mg,每天1次	困倦 体重增加 抑郁 帕金森病
坎地沙坦	16mg/d	头晕
慢性偏头痛		
A型肉毒毒素	155U	额纹消失
无可靠的对照试验证据 维拉帕米 对照试验显示没有效果 尼莫地平 可乐定 选择性5-羟色胺再摄取抑制剂:氟西汀		

[a] 常用的预防药物列出了典型剂量和常见副作用。并非所有列出的药物都经过美国FDA的批准,应咨询当地法规和指南。

[b] 在美国无甲麦角新碱。

慢性或频繁发作性紧张性头痛患者也应考虑进行预防性治疗。根据欧洲神经病学会联盟(European Federation of Neurological Societies,EFNS)关于治疗紧张性头痛的治疗指南[9],阿米替林是治疗慢性紧张性头痛的首选药物,米氮平和文拉法辛是二线选择药物。在治疗紧张性头痛方面,并未发现选择性5-羟色胺再摄取抑制剂(SSRI)比安慰剂更有效。

侵入性治疗

肉毒毒素注射

2010年PREEMPT Ⅱ实验通过随机和盲法试验评估了肉毒毒素治疗慢性偏头痛的作用[10]。实验将155单位的肉毒毒素在31个固定部位按固定剂量注射(另外40单位剂量根据疼痛情况酌情注射)。研究的主要观察终点是24周后(2个注射周期)头痛日发作天数与基线相比的平均变化。与安慰剂相比,肉毒毒素注射24周后可以显著降低头痛发作天数。偏头痛发作天数和中/重度头痛天数也有显著变化。但随后评估肉毒毒素治疗紧张性头痛疗效的研究没有取得成功结果。美国神经病学学会目前主张肉毒毒素可能对治疗慢性紧张性头痛无效[11]。

其他用于治疗头痛的侵入性治疗还包括枕神经阻滞、三叉神经阻滞和触发点注射[12]。读者可参考其他头痛或疼痛管理的文章,进一步了解外周神经阻滞治疗头痛的具体操作内容和疗效。

非药物治疗和生活方式的调整

通常认为偏头痛患者对许多外界因素存在着生理上的高反应性,包括饮食(咖啡因、酒精)、激素变化(月经、口服避孕药)、环境因素(天气变化)、睡眠和压力。建议患者避免摄入咖啡因、酒精和口服避孕药。首先应保证有充足的睡眠,此外还要有规律的饮食和运动习惯。应避免接触已知的头痛"触发诱因"。提倡进行积极的头痛自我管理,可以通过宣教和鼓励患者使用头痛管理日记等工具来参与实现。Silbertstein提出放松训练、生物反馈,认知行为疗法可作为A级推荐。行为疗法结合预防性药物治疗作为B级推荐可产生额外的临床收益。他的综述中认为没有足够的证据表明针灸或经皮神经电刺激对偏头痛人群有效。不过,Jenkins和Tepper回顾了原发性头痛疾病的神经刺激治疗,并得出结论:枕神经刺激对多种原发性头痛治疗有效,其中对慢性丛集性头痛治疗效果最好[13]。关于紧张性头痛的补充治疗方法和非药物治疗的研究正在进行中,包括物理治疗。有证据表明合理的压力管理方法可以减轻慢性紧张性头痛,在与抗抑郁药物联合使用时效果更佳。单独或联合使用抗抑郁药物和压力管理方法,可以减轻头痛、减少药物使用以及头痛相关残障的发生[14]。

继发性头痛

过度用药性头痛

关于过度用药性头痛(以前称为反跳性头痛),国际头痛疾病分类试行第 3 版(ICHD-3)将其定义为:由于经常过度使用治疗头痛的药物,导致的每月有 15d 及以上的头痛发作,超过 3 个月。一般停止过度用药后头痛就会消失。符合原发性头痛和过度用药性头痛标准的患者可以同时给予两个诊断。停止过度用药对此类头痛的治疗至关重要,许多患者在停止过度药物后会体验到阵发性头痛症状的改善。读者可以参考头痛相关文章进一步了解停用药物的具体方法。持续的宣教和监测对于防止头痛复发很重要。

创伤性脑损伤后头痛

国际头痛疾病分类试行第 3 版(ICHD-3)将创伤后头痛定义为头部受伤或头部受伤意识恢复后 7d 内发生的任何性质的头痛。持续 3 个月以上的头痛被定义为慢性头痛。这是一种更为常见的继发性头痛,可以发生在任何程度的脑损伤之后。也可以表现为系列症候群(如脑震荡后综合征)其中的一个部分。

据估计,创伤性脑损伤(traumatic brain injury,TBI)后慢性头痛的患病率为 58%[15]。一项研究表明,79% 的轻度颅脑损伤患者 3 个月后会出现持续性头痛,这与其他研究发现轻度创伤后头痛的发病率最高的结果相一致。一项针对轻度脑外伤的前瞻性研究表明,受伤后第 1 年内头痛的患病率可达到 54% 或以上[16]。目前尚无针对创伤后头痛的标准治疗指南。

目前通常的治疗方法是参照与创伤后头痛最为类似的原发性头痛表型来治疗。一些研究报道偏头痛是创伤性脑损伤后最常见的头痛类型。一项针对医生的全国性调查显示,医生多使用药物和非药物相结合的治疗方法来处理 TBI 后的头痛[17]。然而,一项前瞻性研究表明头痛在轻度 TBI 患者中非常常见,但得不到充分的治疗[18]。未来在有效治疗头痛这一常见疾患方面还有很多的工作要做,康复医生在这种经常遇到的由脑外伤和其他继发性头痛所引起的持续性头痛治疗中无疑发挥着不可或缺的作用。

(陈曦* 译,刘夕霞　马超 校)

* 单位:中山大学附属第一医院康复医学科

参考文献

1. Smitherman T, Burch R, Sheikh H, Loder E. The prevalence, impact, and treatment of migraine and severe headaches in the united states: a review of statistics from national surveillance studies. *Headache*. 2013;53:427–436.
2. Stovner L, Hagen K, Jensen R, et al. The global burden of headache: a documentation of headache prevalence and disability worldwide. *Cephalgia*. 2007;27:193–210.
3. Silberstein S. Practice parameter: evidence-based guidelines for migraine headache (an evidence-based review). *Neurology*. 2000:55;754–762.
4. Silberstein S, Lipton R, Dodick D. *Wolff's Headache and Other Head Pain*. 8th ed. New York, NY: Oxford University Press; 2008.
5. Veys L, Derry S, Moore RA. Ketoprofen for episodic tension-type headache in adults. *Cochrane Database Syst Rev*. 2016: 22;9:CD012190.
6. Lipton R, Bigal M, Diamond M, Freitag F, Reed M, Stewart W. Migraine prevalence, disease burden, and the need for preventive therapy. *Neurology*. 2007;68:343–349.
7. Silberstein S, Holland S, Freitag F, Dodick D, Argoff C, Ashman E. Quality Standards Subcommittee of the American Academy of Neurology and the American Headache Society. Evidence-based guideline update: pharmacologic treatment for episodic migraine prevention in adults: report of the Quality Standards Subcommittee of the American Academy of Neurology and the American Headache Society. *Neurology*. 2012;78(17):1337–1345.
8. Shaygannejad V, Janghorbani M, Ghorbani A, Ashtary F, Zakizade N, Nasr V. Comparison of the effect of topirmate and sodium valproate in migraine prevention: a randomized blinded crossover study. *Headache*. 2006;46:642–648.
9. Bendtsen L, Evers S, Linde M, Mitsikostas D, Sandrini G, Schoenen J. EFNS Guideline on the Treatment of Tension-type Headache—a report of an EFNS task force. *Eur J Neurol*. 2010;17:1318–1325.
10. Diener H, Dodick D, Aurora S, et al. OnabotulinumtoxinA for the treatment of chronic migraine: results from the double-blind, randomized, placebo-controlled phase of the PREEMPT 2 trial. *Cephalgia*. 2010;30(7):804–814.
11. Simpson D, Hallett M, Ashman E, et al. Practice guidelines update summary: Botulinum neurotoxin for the treatment of blepharospasm, cervical dystonia, adult spasticity, and headache. Report of the Guideline Development Subcommittee of the American Academy of Neurology. *Neurology*. 2016;86:1818–1826.
12. Blumenfeld A, Ashkenazi A, Grosberg B. Patterns of use of peripheral nerve blocks and trigger point injections among headache practitioners in the USA: results of the American Headache Society Interventional Procedure Survey. *Headache*. 2010;50:937–942.
13. Jenkins B, Tepper S. Neurostimulation for primary headache disorders, part 1: pathophysiology and anatomy, history of neuromodulation in headache treatment, and review of peripheral neuromodulation in primary headaches. *Headache*. 2011;51:1254–1266.
14. Holroyd K, O'Donnell F, Stensland M, Lipchik G, Cordingley G, Carlson B. Management of chronic tension-type headache with tricyclic antidepressant medication, stress management therapy, and their

combination, a randomized controlled trial. *JAMA*. 2001;285(17):2209–2215.
15. Nampiaparampil D. Prevalence of Chronic Pain after Traumatic Brain Injury: a systematic review. *JAMA*. 2008;300(6):711–719.
16. Lucas S, Hoffman J, Bell K, Dikmen S. A prospective study of prevalence and characterization of headache following mild traumatic brain injury. *Cephalgia*. 2014;34(2):93–102.
17. Brown B, Watanbe T, Hoffman J, Bell K, Lucas S, Dikmen S. Headache after traumatic brain injury: a national survey of clinical practices and treatment approaches. *PM&R*. 2015;7:3–8.
18. DiTommaso C, Hoffman J, Lucas S, et al. Medication usage patterns for headache treatment after mild traumatic brain injury. *Headache*. 2014;54:511–519.

第 40 章　神经病理性疼痛

Gulseren Akyuz and Pınar Kuru Bektaşoğlu

概述

神经病理性疼痛（neuropathic pain，NP）根据其持续时间和严重程度的不同具有复杂性，严重性及长时性的特点。它既能伴随许多疾病而发生，也可能只与一种损伤相关。本章系统概述了神经病理性疼痛，包括定义、历史、流行病学和病理生理学。此外，还对其临床表现、诊断方法、筛查测试和诊断工具进行了回顾。我们还会在本章节详细地阐述基于神经病理性疼痛的解剖学（外周神经系统，中枢神经系统及整个神经系统）分类。目前对于神经病理性疼痛药物治疗的临床一线首选药物包括三环类抗抑郁药（tricyclic antidepressant，TCA）、5-羟色胺和去甲肾上腺素再摄取抑制剂（serotonin-norepinephrine reuptake inhibitor，SNRI）、抗惊厥药、阿片类药物、大麻素和外用药剂[1]。物理疗法包括表层和深层热刺激、牵引疗法、激光疗法、经皮电刺激（transcutaneous electrical nerve stimulation，TENS）和动态干扰电疗法。以上的物理疗法结合运动疗法后对神经病理性疼痛的治疗会更有帮助。另外，心理疗法、认知疗法（cognitive-behavioral therapy，CBT）和放松疗法也适用于神经病理性疼痛的治疗。无创性［重复经颅磁刺激（repetitive transcranial magnetic stimulation，rTMS）和经颅直流电刺激（transcranial direct current stimulation，tDCS）］和侵入性神经调节技术［深部脑刺激（deep brain stimulation，DBS）、运动皮层刺激（motor cortex stimulation，MCS）和脊髓刺激（spinal cord stimulation，SCS）］在神经病理性疼痛的治疗上更有针对性。

引言

疼痛的历史可以追溯至人类的起源，因为疼痛是人体对于内部和外部威胁最原始的警告，所以疼痛在进化中有重要意义，而且任何人的一生中都会经历疼痛。在不同的文化种族年龄性别中，疼痛的表现和表达形式会有所不同。神经病理性疼痛感的概念早在公元前 3000 年就已经被提出，并在 19 世纪第一次被正式定义。在1773年，John Fothergill描述了三叉神经痛，这是第一个有文字记载的神经病理性疼痛子类型的定义[2]。Silas Weir Mitchell发现在美国内战中有枪伤的士兵都留有永久性的灼烧痛，并且在1864年这种感觉被定义为“烧灼感”[3]。与此同时，Page描述了局部麻痹和周围神经痛。1891年Edinger首次使用“中枢神经痛”一词[4]。1906年，Déjerine和Rouss在巴黎将“丘脑出血综合征”描述为脑卒中患者偏瘫侧的严重的、持续性的、阵发性且经常无法忍受的疼痛，并且当时的所有止痛治疗都对其无效[5]。直到20世纪初出现了几种治疗神经病理性疼痛的药物和方法。现代疼痛医药学之父Bonica强调在疼痛治疗中多峰形性和综合学科研究法的重要性[6]。

神经病理性疼痛曾被定义为“由原发损伤、功能障碍、外周或中枢神经系统的短暂紊乱引起的疼痛”，在解释病理结果上，这一定义有一些缺失之处[7]。最近，国际疼痛研究协会（ASP）对神经病理性疼痛的定义进行了更新，将其定义为“影响躯体感觉系统的损伤或疾病直接导致的疼痛”[8]。新定义有两个主要改进之处：①它将一般术语“功能障碍”具体解释为“损害”或“疾病”；②它解决了躯体感觉系统中的病理解剖定位问题。未来，当我们能更好地理解神经病理性疼痛的本质时，该定义可能会被进一步修改。

流行病学

准确地了解神经病理性疼痛的发病率和患病率有助于临床医生估算在一般人群中有多少人承受着神经病理性疼痛。因为“损害”或“疾病”的概念不能清楚地涵盖神经病理性疼痛不同的临床影像，所以根据神经病理性疼痛的定义来设计以人口为基础的流行病学研究并不容易。根据近期文献，神经病理性疼痛的患病率最准确估值在6.9%～10%[9]。一些学者发现在英国一种“神经源性为主的疼痛”的患病率为8.2%[10]，另有一些研究者报告了一种“有神经病理特征的慢性疼痛”在法国的患病率为6.9%[11]，并且另一组研究人员也发现了神经病理性疼痛在美国的患病率为9.8%[12]。在最近的一次关于慢性神经病理性疼痛患者的研究中，有17%的患者在与健康相关的生活质量评分中表示他们的疼痛“比死亡还要糟糕”[13]。此外，慢性广泛性疼痛的患病率为14.7%，在慢性广泛性疼痛的患者中，有15.9%表现出典型的神经病理性疼痛症状[14]。在一项类似的研究中，27.3%的慢性腰痛患者确诊为纤维肌痛综合征（FMS）[15]。也有研究表明，与普通人群相比，神经病理学特征在患有慢性疼痛[16]、糖尿病[17-18]和带状疱疹[18]的人群中更普遍。

病理生理学

目前有关神经病理性疼痛的病理生理学知识主要依赖于临床前研究。动物模型包括坐骨神经横断[19]、坐骨神经慢性收缩（CII）[20]、坐骨神经组织结扎（PSNL）[21]、脊神经结扎（SNL）[22]、坐骨神经损伤（SNI）[23]、背根神经节慢性压迫（DRG）[24]。神经病理性疼痛也会由感染、炎症、坐骨神经损伤[25]、化疗药物（如紫杉醇）[26]和毒素（如2'，3'-双脱氧胞嘧啶核苷）[27]产生。然而，从动物的行为转变到人类的疼痛感觉仍有一些困难。神经病理性疼痛的遗传因素也应加以考虑，基于对一对双胞胎的研究，有人认为遗传因素在神经病理性疼痛的病理生理学中起着重要作用[14]。此外，近亲繁殖的小鼠模型已经显示，神经病理性疼痛可能伴随50%的遗传基因因素参与[28]。近年来，人们通过定量感觉测试、问卷调查、皮肤活检、功能成像，甚至是实验性的人体疼痛模型等方法，对人体疼痛进行研究，这促使临床上对疼痛的重要机制有进一步的了解（图40-1）。

当组织损伤时，疼痛刺激会激活Aδ-机械痛觉感受器和C-多元痛觉感受器[29]。疼痛刺激通过Aδ纤维和无髓鞘的C纤维传导至胶质，伤害性刺激引发的组织损伤和神经源性炎症导致某些物质的分泌。巨噬细胞以及其他类型的免疫细胞（中性粒细胞、T细胞）浸润到受损区域[30-31]，促炎细胞因子（如白细胞介素、肿瘤坏死因子-α）、炎性物质（如缓激肽、前列腺素和花生四烯酸的其他衍生物）、神经递质（兴奋性氨基酸、神经激肽、5-羟色胺、去甲肾上腺素、组胺）、生长因子（即神经生长因子）[32]、和脂代谢物（如溶血磷脂酸LPA）[33]在神经病理性疼痛的发展中有着重要作用[34]，这些参与了外周敏化的过程。这些由初级传入神经元分泌的分子因自发异常放电和初级传入痛觉受器的过度兴奋而被激活。疼痛感受纤维的另一个外周过敏因素包括瞬时受体电位香草酸样亚型蛋白1（TRPV1），它是非特异性阳离子通道RP家族的关键成员[35]。它受高温、强酸[36]和辣椒素（TRPV1激动剂）的作用而被激活，激活后唤起一种灼热的痛觉。同时该蛋白也在Aδ

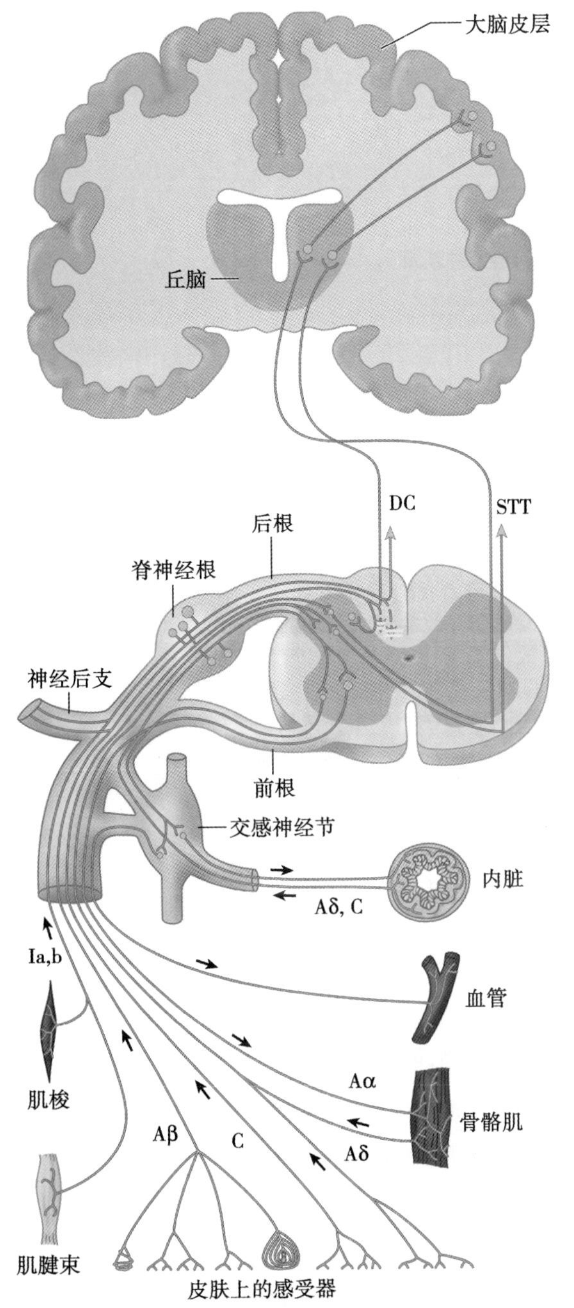

图 40-1 神经系统中的疼痛网络传导通路图。从初级疼痛感受器发出的疼痛信号经后角的中间神经元处理后跨过对侧,经脊髓丘脑束上行至大脑,痛觉信号到达丘脑核后,痛觉受到来自躯体感觉皮层、边缘系统和前额叶皮层的信号整合。在大脑的高级中枢,疼痛被阐明的过程,疼痛传导通路:脊柱(图中 DC),脊髓丘脑束(图中 STT)(经允许摘自 Amato AA, Brown RH, Jr. Muscular Dystrophies and Other Muscle Diseases. In: Kasper D, Fauci A, Hauser S, Longo D, Jameson J, Loscalzo J, eds. Harrison's Principles of Internal Medicine, 19e New York, NY: McGraw-Hill; 2014.)

和 C 纤维中高度表达。最近有新证据表明,TRPV1 拮抗剂可能对慢性神经病理性疼痛状态有改善作用[37]。然而,我们还需要进一步的临床试验去证明这些化合物是潜在治疗神经病理性疼痛的方法。疼痛信号通过脊髓背角中间神经元分泌的肽类物质进行调节,信号通过脊髓丘脑束跨过对侧上传至大脑。当痛觉信号到达丘脑核时受到来自躯体感觉皮层、边缘系统和前额叶皮层信号的影响。这些信息通过整合后在大脑的高级中枢被表达,因此产生与痛觉相关的行为反应(图 40-1)。

外界的损伤持续存在并维持一定的时间时,中枢神经系统会发生可塑性变化,并且随着时间的推移而发展[38]。其中,低阈值机械感受器(Aβ 纤维)也会被激活。这种 Aβ 纤维的激活导致"中枢敏化",其特征是脊髓、脑干和大脑中神经元的兴奋性和突触效能的持续可逆性增加。值得一提的是,脊髓小胶质细胞在脊髓后角神经元的过度激活中发挥着重要作用,也调控着后角神经元的高兴奋性[39]。小胶质细胞和星形胶质细胞在调节疼痛的过程中释放促炎性细胞因子和生长因子,增加谷氨酸浓度、趋化因子[如 CX3CL1 和单核细胞趋化蛋白 1(MCP-1)]的浓度[40]。CX3CL1 主要参与调节神经元-小胶质细胞信号的传递,而 MCP-1 通过增加 N-甲基-D-天冬氨酸受体(NMDA)和脊髓胶质细胞的活性在中枢敏化中起关键作用。除小胶质细胞参与的病理学过程外,谷氨酸受体在中枢敏化过程中也起着重要作用。脊髓内抑制性 γ-氨基丁酸能神经元的去抑制丧失会导致痛觉过敏[41-42]。另外,投射到中枢结构的脊髓背角神经元的活动也在痛觉传导中起着关键作用。起源于导水管周围灰质、蓝斑、中缝核和延髓的 5-羟色胺能、去甲肾上腺素能和多巴胺能神经传导通路通过下行抑制作用于脊髓背角神经元来消除脊髓内伤害性刺激的传递。在脊髓背角,氨基丁酸(GABA)和甘氨酸能发挥突触间的抑制作用[43]。γ-氨基丁酸(GABA 和甘氨酸)的抑制性突触传递已被证明在慢性神经病理性疼痛中下降。因此,这些变化解释了疼痛的去抑制性和痛觉过敏现象。同一患者的神经病理性疼痛有多种机制的参与,但由于疼痛的复杂性,这些机制也可能导致不同患者出现相同的症状。首先当组织损伤时会释放一些化学介质,这些化学物质可以直接刺激人体中的伤害感受器或者使伤害感受器的敏感度增加(图 40-2)。对神经病理性疼痛机制的深入研究促使人类开发出新的疼痛治疗方法,如神经调节技术。

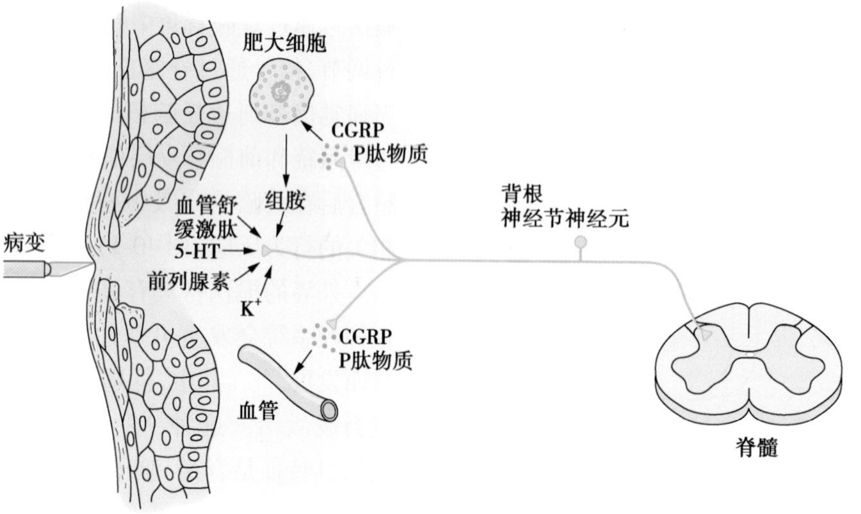

图 40-2　组织在受到伤害性刺激时释放的化学物质可直接激活伤害性感受器。这些化学物质导致痛觉过敏或者异位神经痛,组织损伤释放的缓激肽和前列腺素可以刺激伤害性感受器,随后伤害性感受器释放 P 物质和降钙素基因相关肽(CGRP),大量的 P 物质作用于肥大细胞导致其脱颗粒及释放组胺激活痛觉感受器。大量的 P 物质导致血浆外渗,CGRP 使血管扩张,致使的组织水肿又加剧了缓激肽的释放。血小板释放的五羟色胺(5-HT)也激活了痛觉感受器(摘自 Lembeck F:CIBA Foundation Symposium. Summit,NJ:Pitman Medical;1981)

临床表现

临床评估、家族史、环境和个人危险因素对神经病理性疼痛的诊断至关重要[44]。年龄增长、体重指数(BMI)增加、女性和吸烟是神经病理性疼痛的危险因素,但是较高的社会经济水平与神经病理性疼痛负相关[14]。

疼痛和异常感觉特征

神经病理性疼痛通常表现为触诱发痛、痛觉过敏、灼热痛或刺痛(针刺样、蚁走样、电击样)。除了疼痛的表现,疼痛的部位、强度、性质、加重和缓解因素都应被考虑在内。对于神经病理性疼痛的标准评估应包括触摸觉、针刺觉、感受压力的程度、患者对冷觉和热觉的感知能力、对振动觉感知的能力和时间总和,另外评估也应是双向的[44-46]。评估的标准分成 3 个等级,分别为降低、正常或增加。可以用一块棉絮或者软刷轻柔地刮擦手指或用音叉震动来评估 Aβ 纤维是否损伤。Aδ 纤维还可通过针刺、锐痛以及寒冷物体(20℃)进行评估。温热物体(40°C)则用于评估无髓 C 纤维[47]。

阳性症状和体征

非刺激性疼痛和异常感觉(自发性感觉或疼痛)　非刺激性疼痛可以是浅表的或深层的。浅表疼痛是一种持续的疼痛感觉,通常是皮肤上的灼痛[48]。深痛表现为关节/肌肉感受器的刺痛。这种类型的疼痛也可能是阵发性的,表现为持续几秒钟的电击。感觉异常有时也可能伴随着不愉快的感觉。感觉异常是另一种神经病理性疼痛中的持续性感觉(蚁走感,麻木感)(表 40-1)。

表 40-1　神经病理性疼痛临床表现

Ⅰ. 疼痛及异常感觉的特征
A. 阳性症状及体征
a. 非刺激引起的疼痛(自发产生)及感觉异常
i. 疼痛:浅表痛,深部痛,阵发性疼痛
ii. 感觉异常:感觉麻木,感觉异常(蚁行感、针刺感、麻木感、灼烧感)
b. 刺激引起的疼痛
i. 疼痛:触诱发痛,痛觉过敏,时间总和作用
ii. 感觉异常:感觉过敏
B. 阴性症状及体征
a. 疼痛:痛觉减退
b. 感觉异常:感觉迟钝
Ⅱ. 自主神经功能变化
A. 肿胀
B. 血管舒缩失调
C. 皮肤颜色及温度的变化
D. 营养的改变
Ⅲ. 神经病理性疼痛的其他影响
A. 心理问题:抑郁,焦虑,惶恐,应激障碍综合征(PTSD)
B. 睡眠障碍:失眠,日间嗜睡

刺激诱发的疼痛和异常感觉　有痛觉超敏、痛觉过敏、时间总和作用、感觉过敏等异常感觉。

痛觉超敏：痛觉超敏是由非伤害性刺激（衣服、空气运动、触觉等正常情况下的无痛刺激）引起的疼痛，在初始受损区主要表现为剧烈、灼热的浅表疼痛。甚至可以扩散到未受损的皮肤区域（称为继发区域）。诱触发痛是神经病理性疼痛的一个关键症状[49]。触觉评估是检测疼痛的手段之一，即通过轻轻地在皮肤上涂抹棉毛、画笔或纱布来对浅层痛进行评估；对肌肉和关节施加轻微的压力则可以对深部痛进行评估。在机械性动态触诱发痛中，疼痛是由皮肤上的轻触刺激引起的（如风吹过皮肤，柳絮或棉花轻擦过皮肤），而在机械静态触诱发痛中，轻微的压力刺激即可以引起疼痛反应[50]。温度性（非致痛性冷/热）诱触发痛可以通过非伤害性热刺激进行评估（例如，保持在 20℃和 40℃下的金属物体）。

痛觉过敏：痛觉过敏是对轻微伤害性疼痛刺激作出的过度疼痛反应。机械性痛觉过敏可以用尖锐的针扎刺激进行检查。机械性静态痛觉过敏是（通常非疼痛性的温和静态压力刺激皮肤引起的疼痛）在对皮肤施加温和的机械压力时会在第一区域出现顿痛。机械性点刺样痛觉过敏（由正常的针刺但非疼痛性刺激引起的疼痛）会在第一区域出现典型的浅表样疼痛，但用安全针、锋利的棍子或单丝刺痛皮肤时也会扩散到第二区。冷痛觉过敏（通常非疼痛性的冷刺激引起的疼痛）表现为当皮肤接触温度为 20℃的物体（金属滚筒、装有水的玻璃杯、冷却液如丙酮）和作为皮肤对照温度的物体时，原发区域通常会出现灼烧感。热痛觉过敏（通常非疼痛性热刺激引起的疼痛）是指当皮肤接触 40℃的物体（金属滚筒、装有水的玻璃杯）和调节皮肤温度的物体时，原发区域出现灼热痛。机械性深部躯体痛觉过敏（通常是对深部躯体组织的非疼痛性压力引起的疼痛）是在关节或肌肉受到轻微压迫时所表现出的深部痛。

时间总和作用：这种类型的疼痛因为重复接受单个伤害性刺激而表现为对疼痛感觉的增强（像发条一样持续时间较长的疼痛）。例如，用一根安全针刺激皮肤使受试者感到刺痛，刺激时间为 30s 频率小于 3 次，随着频率的叠加受试者会表现为剧烈的浅表疼痛。

感觉过敏：感觉过敏的特征是对任何刺激都过于敏感，但不伴有疼痛。即对各种刺激的阈值降低，对非伤害性刺激的反应过度。感觉过敏包括痛觉超敏和痛觉过敏。

阴性症状和体征

痛觉减退：即对正常的致痛刺激表现出感觉减退，当皮肤被一根针刺激时表现为知觉减弱和麻木。

感觉减退：指对非痛觉刺激的感知能力下降，当用画刷、棉球或纱布接触皮肤时，机械性痛觉减退表现为感觉减弱和麻木。振动感觉减退则表现为当音叉作用于骨与关节时对振动的感知阈值降低，感觉能力减弱。热感觉减退是指对冷或热刺激的感觉减退，表现为当皮肤接触到 20℃到 40℃的物体时感觉减退。

自主神经变化

神经病理性疼痛可能伴有自主神经功能改变，比如肿胀、血管舒缩失调、皮肤颜色变化、体温变化、营养变化（如毛发过多、皮肤营养不良、皮肤角质层萎缩及指甲萎缩）。自主神经特征包括发绀、斑疹、毛发生长异常、关节周围组织弥漫性肿胀，在后期可能出现发冷。交感神经病理性疼痛通常与复杂性区域疼痛综合征有关，如急性带状疱疹、幻肢痛、创伤性神经病和神经丛损伤。交感神经调控的血管舒缩活动的增加导致微循环改变，继而诱发神经营养不良和氧合功能受损[51]。另外，炎症反应是由交感神经系统调节，现已有结果表明缓激肽介导的血浆外渗依赖于整个外周交感神经系统[52]。

神经病理性疼痛的其他影响

神经病理性疼痛患者继发的心理问题和睡眠障碍会长期存在，影响其生活质量。神经病理性疼痛患者最常见的有关精神问题包括：抑郁、焦虑、惶恐、创伤后应激障碍综合征。据报道，焦虑症患者疼痛阈值降低，对疼痛的耐受性下降，疼痛量表评分较差[53]。神经病理性疼痛患者最普遍的睡眠问题是失眠和日间嗜睡[54]，这些患者在入睡、启动和维持睡眠时表现出不同的症状，当存在任何睡眠障碍时会出现痛阈降低、肌肉疼痛和僵硬等一系列情况，这些因素都会影响身体的生理功能并增加发病率和死亡率[54,55]。此外，这些并发症还会对社会生活产生负面影响（例如复杂的家庭关系、性欲下降、缺乏社交），并且对患者的家庭甚至社会造成社会经济负担

(例如医用费用、残疾、工作时长降低)。

神经性疼痛评估和诊断工具

详细的病史和体格检查是诊断神经病理性疼痛的关键步骤,精确的诊断对神经病理性疼痛和并发症的管理和治疗至关重要。可靠和有效的测试在医学评估中可以帮助医生开展诊疗工作,通常的检查评估方法也可用于评估神经痛。这些测试包括视觉模拟物理评分量表(Visual Analogue Scale,VAS)、面部表情疼痛量表(Faces Pain Scale,FPS)、疼痛数字评价量表(Numerical Rating Scale,NRS)、视觉模拟评分(Verbal Rating Scale,VRS)、McGill 疼痛问卷及短暂疼痛量表。除了特定的诊断工具外,电诊断测试、诱发电位、自主神经测试、微神经造影、影像学功能神经成像技术和皮肤活检,都可以帮助医生进行诊断。汉密尔顿抑郁量表[56]、贝克抑郁量表[57]、汉密尔顿焦虑量表[58]也是有助于诊断焦虑和抑郁的常用量表(表 40-2)。

表 40-2 神经病理性疼痛评估及诊断方法

1. 一般性疼痛评估方法
a. 视觉模拟评分表(VAS),面部表情疼痛量表(FPS),数值评分量表(NRS),语言评定量表(VRS),MdGill 疼痛问卷和简短疼痛量表
2. 标准化疼痛评估方法
a. 神经性症候群的 Leeds 评估(LANSS),神经病理性疼痛问卷(NPQ),神经病理性疼痛评估量表(DN4),神经病理性疼痛自测量表(ID-Pain),pain-Detect 疼痛量表(PD-Q),疼痛标准化评定问卷(StEP)
3. 定量感觉检查(QST)
4. 电生理检查
a. 肌电图检查(EMG),神经电生理检查(ENG),反射检查
5. 诱发电位
a. 躯体感觉诱发电位(SEP),激光诱发电位(LEP)
6. 自主测试
a. 定量泌汗运动神经轴突反射试验(QSART),发汗试验(TST),交感神经皮肤电反应(SSR),激光多普勒荧光测定检查,数字静脉阻抗体积扫描检查
7. 显微神经检查法
8. 影像学检查
a. 电子计算机断层扫描检查(CT),超声检查(USG),磁共振成像检查(MRI)
9. 功能性神经成像检查
a. 正电子发射断层扫描检查(PET)
10. 皮肤活体组织检查

标准化的筛选方法

在临床诊疗过程中由于疼痛的主观特性和个体差异,将筛查方法标准化是很有必要的。这些方法包括神经病理性疼痛的临床症状及体征的 Leeds 评估(Leeds Assessment of Neuropathic Symptoms and Signs,LANSS),神经病理性疼痛问卷(Neuropathic Pain Questionnaire,NPQ),Douleur 神经性的四个问题(the Douleur Neuropathique en 4 Questions,DN4),疼痛识别(Identification Pain,ID-Pain),疼痛检测量表(Pain DETECT Questionnaire,PD-Q),神经病理性疼痛诊断量表(the Standardized Evaluation of Pain,StEP)[59-60]。刺痛感、麻刺感、针刺感、电击感或者射击感、灼烧感、疼痛发作、机械和热敏性过敏、麻木这些典型神经病理性疼痛,都可以用这些问卷进行评估[40,60-62]。LANSS 是一种基于临床-管理的问卷(CAQ),它包含 5 个临床症状栏和 2 个临床检查项目栏(答案为是或否),在评定周围神经性病病变(PNP)中它的灵敏度为 83%~85%,特异度为 80%~87%[63]。

简化版 LANSS(S-LASS)是排除临床检查项目的自我评估问卷(Self-Administered Questionnaire,SAQ)[64]。NPQ 是一种 SAQ,它包含分值为 0~100 的 12 个得分项,不包含临床检查项目,适用于评估周围神经病变(PNP),其灵敏度为 66.6%,特异度为 74.4%[65]。DN4 是一个包含 7 个选项答案为是/否的项目和 3 个临床检查项目的 CAQ,对 PNP 和中枢神经疼痛(C 神经病理性疼痛)的灵敏度为 82.9%,特异度为 89.9%[66]。DN4-interview 是一种自我评估问卷(SAQ),不包含临床检查项目栏,仅有 7 个症状项目栏(答案为是或否)。ID-PAIN 量表也属于 SAQ,仅有 6 个症状项目栏(答案为是或否)的自我评估问卷(SAQ)。虽然其可用于评价 PNP,但它的灵敏度和特异度还有待验证[67]。Pain Defect 是另一个有 7 个项目的 SAQ,分数为 0~5,没有临床检查。对周围病理性疼痛(PNP)的评估灵敏度为 85%,特异度为 80%[68]。StEP 是一种临床评估问卷(CAQ),有 6 个选项为是/否的问题和 10 个临床检查项目,其用来验证非特异性腰痛有 92% 的灵敏度和 97% 的特异度[69]。标准化筛选工具帮助临床医生对神经痛患者进行初步评估，然而 10%～20% 的患者在临床被诊断为神经痛后仍无法被上述筛选工具所识别[44]。最近的研究表明，DN4 和 NPQ 是最适合临床使用的筛查工具[70]，此外，这些问卷还可以作为评估和随访颈椎病预后的一种有效工具，本章节强调了全面的临床体格检查的重要性，在治疗决策过程中任何测试或问卷都不可能替代它[44]。

定量感觉测试

定量感觉测试（Quantitative Sensory Testing，QST）可用于对阴性和阳性的症状进行评估[71-72]，这种基于神经物理学的测试方法可用于评估疼痛感受纤维，也有助于研究躯体感觉系统[73]。这是一个将年龄参与匹配的标准化方法[74]，QST 帮助临床医生比较正常和病理区域的疼痛阈值差异，也有助于测试各种热、机械和疼痛等皮肤刺激的感觉[46]。尼龙纤维丝用于评价小纤维的功能（Aδ 和 C 纤维），异常轻触觉应根据刺激依赖性疼痛阈值进行评估[75-76]。然而它需要患者参与其中。QST 只在少数几个测试中心使用，不同国家之间使用的方法也不同，且不能确定其病变的程度[73,77]。

电诊断检查

电诊断检查包括肌电图（electromyography，EMG）、神经电图（electroneurography，ENG）、反射检查（即三叉神经反射），这些检查可以评估较粗大的非伤害性传入纤维。这些检查所提供的信息包括：病因学水平，病理水平（运动神经元、神经根、神经丛、外周神经、肌肉），累及的结构定位（髓鞘或者轴突），受伤的严重程度（轻度，中度，重度），损伤阶段（急性期，慢性期），损伤的程度（感觉或感觉运动的损害，即使是亚临床阶段）和预后[75,77]。然而这些检查不能评估伤害性传入纤维，因此在严重的神经病理性疼痛病例中，它是评估粗大的髓鞘纤维侵犯和排除其他疼痛情况的临床首选检查。

诱发电位

体感诱发电位（somatosensory evoked potentials，SEP）是刺激外周或皮神经后从外周、脊髓、皮质下和皮质水平记录的电位。异常的体感诱发电位通常伴随着本体感觉的丧失，这是由于 Aβ 纤维参与导致的。当脊髓传导通路受损时，体感诱发电位的振幅可能很低甚至为零。如果脊髓背侧节段完整，SEP 将不受影响[78]。SEP 对于显示周围神经损伤后轴突的完整性是有价值的。然而，体感诱发电位的研究并不能有效地解决病变的定位问题，因为所有体感诱发电位的神经解剖学起源并没有完整地被记录下来[79-80]。激光诱发电位（laser evoked potentials，LEP）能够测量皮肤热刺激诱发的脑信号，并评估 Aδ 和 C 纤维的功能[46]。在激光刺激过程中，皮肤表层的高温会产生一种烧灼感和/或针刺感。电位由头皮电极记录。LEP 被认为是评估伤害感受纤维和通路功能的最可靠的神经生理学技术。抑制 LEP 有助于神经病理性疼痛的诊断[81]。然而其过程十分痛苦且需要患者的合作，并且在许多诊所并不具备检测条件[77]。LEP 在评估疼痛症状（如异常性疼痛和痛觉过敏）中的作用尚不清楚，需要进一步的随机对照试验来研究 LEP 在疼痛性神经损伤中的作用。

自主神经检查

自主神经检查用于评估患者的发汗运动、出汗情况以及静息状态下的皮肤温度。定量泌汗运动神经轴突反射试验（quantitative sudomotor axon reflex test，QSART）通过神经节后运动轴突的离子电渗评估皮肤上的乙酰胆碱，并提供关于运动反射弧功能的客观信息[78]。体温调节发汗试验（thermoregulatory sweat test，TST）评估交感神经系统发汗活动功能和周围结构，并给出有关病理损害分布的信息。交感皮肤反应（sympathetic skin response，SSR）是评价自发性或诱发性电活动和运动功能的有效方法，也是筛选各种早期神经病变的有效方法。然而，患者之间的记录，甚至同一患者的记录都是千差万别，这降低了该测试的可靠性[82-84]。这些方法成本较低，灵敏度也低。激光多普勒血流仪和计算机化静脉阻抗体积检查也可用于排除血管病因[85-86]。

显微神经成像术

单个纤维的动作电位可以用显微神经成像术来记录，显微神经成像术显示并量化来自伤害感受纤维的自发活动[87]。该技术能够直接记录外周轴突并识别积极的感觉变化。然而这种方法在使用上不切实际,因为它耗时长且需要患者的参与以及只在几乎很少的几个研究中心在使用。它需要众多专家的调研,然而还没有公开发表的标准化数据支持,因此只有在特定情况下和出于研究目的时才能成为首选。

影像技术

影像技术能够识别外周和中枢神经系统的病理变化,然而它并不解释伤害性传入纤维及其传导通路[88]。射线检查有助于识别骨相关的疼痛病因(急性骨骼创伤、骨折、关节炎、疑似骨和关节感染、骨肿瘤)。计算机断层扫描利用电离 X 射线产生图像,并产生高分辨率的二维或三维图像,提供了创伤情况下的骨三维评估,并且有助于在有金属固定的情况下评估骨折严重程度。超声检查(ultrasonography,USG)使用高频声波来评估肌肉骨骼系统的情况。肌肉骨骼超声检查可用于原发性血小板减少性紫癜的诊断。神经病变的主要超声表现是神经直径的增加和神经回声结构的改变。尽管文献支持肌肉骨骼 USG 在神经卡压性疾病中的应用,但也有一些研究建议对于一些由代谢性疾病和风湿性疾病引起的神经病理性疼痛患者,应谨慎使用肌肉骨骼 USG[89]。多普勒超声心动图还可以准确评估浅表血管。磁共振成像利用质子在磁场中的运动来产生图像。它提供软组织之间所需的对比度,如关节软骨、骨髓、肌肉和韧带。磁共振成像尤其受到患者运动的限制,这种运动会产生图像伪影。它有助于验证软组织病理情况,但在神经病理性疼痛的诊断中作用有限。

功能性神经成像

功能性神经成像能够检测大脑对自发性或诱发性疼痛(即疼痛网络)的反应以及 Aδ 和 C 纤维的功能状态[88]。正电子发射断层扫描术使用放射性同位素,并在组织水平上评估能量消耗。核医学检查非常敏感但有大量的假阳性结果,对疼痛情况检查的特异度较低且必须考虑患者所受的辐射剂量。功能神经成像技术是很好的研究工具,然而,由于其价格昂贵,只在很少的机构配备,并需要多学科专家会诊意见,因此并不适合评估神经病理性疼痛的常规临床应用。

皮肤活体组织检查

皮肤活体组织检查提供表皮和真皮皮内神经纤维强度(Aδ 和 C 纤维)的信息[46,75,90]。因为这项检查需要特殊的染色技术,所以比较适合用于鉴别小纤维神经病变[91]。然而,神经纤维密度和神经病理性疼痛的本质这两者之间存在矛盾[92-93]。已有研究表明,神经病理性疼痛的严重程度可能取决于疼痛强度而不是轴突丧失的数量[94-95]。这项技术既耗时又昂贵并且仅有几个机构能够开展检测。

神经病理性疼痛分级系统

现有的分级系统可用来帮助神经病理性疼痛的诊断。NeuPSIG 分级系统应用的 4 个标准是:①疼痛的分布有明确合理的神经解剖学基础;②损伤或病变具有可追溯的病史;③受损区域出现阳性或阴性感觉症状;④确认疾病的潜在损伤[8]。前 2 个标准满足,则考虑神经病理性疼痛的可能性。在这种情况下,必须进行确认性测试才能作出诊断,如果③或者④标准被满足,则考虑神经病理性疼痛的可能性比较大。如果 4 个标准都满足,则可确诊为神经病理性疼痛。

常见的神经病理性疼痛综合征

神经病理性疼痛有多种分类,但最常见的一种是根据病理或解剖定位。表 40-3 总结了中枢神经系统(central nervous System,CNS)病变、周围神经系统(peripheral nervous system,PNS)病变和混合型病变这 3 种类型。PNS 的参与分为 2 组:局灶性和多发性。局灶性 PNS 包括压迫性神经性疾病、神经根病和带状疱疹后神经痛等。多发性 PNS 包括代谢、营养、药物和毒素有关的多发性神经病等。IASP 将中枢性疼痛定义为由中枢神经系统病变或功能障碍而引起的疼痛[7]。中枢性疼痛的主要病因是脑卒中、脊髓病变和多发性硬化症。在这种情况下,中枢性神经病理性疼痛的诊断是极其困难的并且对传统的治疗方法有耐药性。在混合类型的神经病变如复杂区域疼痛综合征和幻肢痛)中,涉及神经系统的不同等级和区域,涉及神经系统不同水平和区域并且病理情况变得更加复杂。

表 40-3　神经病理性疼痛分类

1. 局灶性及多发局灶性周围神经病理性疼痛	**毒性因素**
臂神经丛,腰骶神经丛,尾神经(炎症,外伤,肿瘤,接受放射治疗)	丙烯酰胺,砷,氯碘喹啉,二硝基苯酚,环氧乙烷,五氯苯酚,铊,铅
糖尿病性单神经病,单神经病变,肌肉萎缩	**遗传因素**
继发性单神经病变(如腕管综合征,肘部尺神经卡压,由股外侧皮神经损伤导致的股外侧皮神经炎,腓骨头处的腓神经卡压)	淀粉样变性神经病,法布里病(弥漫性躯体性血管角化瘤),遗传性运动感觉神经病 5 型和 2b 型,遗传性感觉和自主神经病变Ⅰ型和ⅠB 型
缺血性神经疾病	**恶性肿瘤**
莫顿综合征	癌症,与癌相关的副肿瘤性周围神经病变,骨髓瘤
神经截断痛(部分截断或完全截断)	**免疫因素**
神经疼痛性肌肉萎缩症	急性或炎症性多神经性病变(吉兰-巴雷综合征),疏螺旋体病,HIV
神经瘤(损伤后及术后疼痛)	**其他多发性神经病变**
瘢痕性疼痛	红斑性肢痛症,特发性小纤维神经病变,战壕足病(冻伤)
周围神经性肿瘤	**3. 中枢神经系统病理学**
丛神经痛(原发性或继发性)	脓肿
创伤及术后的单发性神经病变疼痛(乳房切除术,开胸手术)	中枢性脑卒中后疼痛
神经根病变(颈部,胸部,腰骶部)	癫痫
残肢痛	多发性硬化症以外的炎症性疾病
三叉神经痛及舌咽神经痛	多发性硬化
带状疱疹相关性神经痛	病毒性脊髓炎
多发血管炎性神经病理性疼痛	帕金森病
血管压迫综合征	脊髓损伤
2. 广义的多发性神经病	梅毒
代谢性或营养性因素	脊髓空洞症和延髓空洞症
酗酒	创伤性脑损伤
淀粉样变性	肿瘤
糖尿病(糖尿病远端对称和小纤维多神经病)	脑血管病变
甲状腺功能减退	**4. 复杂的疼痛综合征**
继发于维生素缺乏病(脚气病,烟酸缺乏症,维生素 B_{12} 缺乏症)	癌性痛
药物因素	慢性下背痛
化疗(如铂化合物、奥沙利铂、长春新碱、紫杉酚),抗逆转录病毒,双硫仑,乙胺丁醇,异烟肼,硝基呋喃妥因,沙利度胺,甲基硫氧嘧啶,氯霉素,甲硝唑,金制剂	复杂性局部性？疼痛综合征Ⅰ型和Ⅱ型
	幻肢痛

神经性病理性疼痛原因以英文字母排序。

糖尿病性神经病

神经病理性疼痛会影响 16%~26% 的糖尿病患者[96-97]。这包括不同的综合征(对称性的多发性神经病、远端感觉运动障碍、自主神经病变、小纤维多发性神经病、脑神经病变、神经根变、神经丛疾病、糖尿病性神经病)。糖尿病性神经病(diabetic neuropathy,DN)与年龄、体重指数、腰围、身体活动水平、疾病持续时间和严重程度、肾病的存在以及外围动脉疾病相关。糖尿病肾病的症状是手脚麻木、刺痛或疼痛;肌肉无力;胃肠问题(胃轻瘫、消化不良、恶心、呕吐、腹泻或便秘);自主神经系统功能障碍相关疾病(如由于体位性低血压引起的头晕或昏厥,血管舒缩性改变,与男性排尿和勃起功能障碍,及女性阴道干燥),以及平衡和协调问题。建议更好地控制血糖,改善其他代谢指标,减少心血管危险因素来预防糖尿病性神经病。抗惊厥药、抗惊厥药和抗癫痫药是治疗糖尿病性神经病的一线药物,而曲马多和阿片类药物是二线药物。

带状疱疹后神经痛

带状疱疹后神经痛(postherpetic neuralgia,PHN)被定义为带状疱疹病毒分布的皮肤区域的剧烈疼痛。带状疱疹患者中 PHN 的发病率为 8%[98]。

炎症成分和伤害感受器敏化在病理生理学中起主要作用[50]。最近的一项研究中,已经报道了某些可以预测 PHN 的因素:高龄、男性、免疫缺陷、吸烟、损伤部位以前的创伤、缺乏抗病毒治疗、总体健康状况较差[48]。疼痛通常表现为持续的深度疼痛、烧灼感、刺痛和射击痛,异常性疼痛也可能存在。这种情况是自限性的,半数患者在 2 个月内缓解,但可能持续更长时间。PHN 通常很难治疗,一线药物包括抗抑郁药、抗惊厥药、阿片类药物或其组合。局部应用辣椒素或利多卡因贴剂可能会暂时缓解症状。

术后痛

术后疼痛在乳房切除术后患者中很常见,乳腺癌术后疼痛的发病率预计为 30%~40%(例如乳房切除术、乳房肿块切除术、淋巴结清除术、重建术、隆胸术等)[99]。这种疼痛一般表现为切口处的灼烧、刺痛、闷痛或酸痛,症状会在手术后不久或数月后出现,并可能持续数年。术后疼痛有一定的相关因素[如心理压力、身体质量指数高,术后前两天的疼痛(VAS>3 分),以及继发性痛觉过敏、感觉减退和/或感觉过敏][48]。在急性期,非甾体抗炎药(nonsteroidal anti-inflammatory drugs,NSAID)、抗惊厥药、全身性阿片类药物或联合用药和局部应用辣椒素或利多卡因可作为首选。术后控制疼痛很重要,如果控制不佳则会很容易发展成慢性疼痛。

三叉神经痛

三叉神经痛是一种严重的、持续性的面部疼痛综合征,与三叉神经、神经节损伤或与其疾病有关。颌面部手术、颅骨和/或面部创伤、神经传导组织或三叉神经系统的内在病变状况都有可能导致这种疼痛[100]。原发性三叉神经痛(trigeminal neuralgia,TN)是三叉神经痛的典型之一,它的特征是单侧的、突然的、休克样的短暂性(几分之一秒到几分钟)疼痛发作。三叉神经痛主要发生在三叉神经分支的分布周围,不伴有其他感觉运动或自主神经体征和症状。神经疼痛的发病率估计为 27/10 万[101]。简单的活动和对触发区的刺激可能会使病情恶化,双侧症状提示其他继发性原因(如多发性硬化症)。MRI 和神经电生理检查可用于鉴别神经病理性疼痛的继发原因。卡马西平和奥马西平是治疗神经病理性疼痛的首选治疗。普瑞巴林、加巴喷丁和巴氯芬是二线药物。侵入性治疗(微血管减压术、半月神经节射频治疗)可以帮助治疗难治性神经病理性疼痛。运动皮层电刺激(motor cortex stimulation,MCS)是一种新的治疗三叉神经痛的方法,具有良好的临床疗效[100]。

下腰痛

下腰痛(low back pain,LBP)的终生患病率为 70%,不同的脊柱骨骼结构都有可能是导致下腰痛的原因。神经性下腰痛的常见原因包括腰椎间盘突出伴神经根受压、腰椎椎管狭窄、既往脊柱手术留下的瘢痕组织造成压迫。疼痛特征为有烧灼感或单侧下肢牵涉痛、麻木或感觉迟钝。脊柱 MRI 和 CT、电诊断试验以及 SEP 在下腰痛患者的诊断中往往难以明确疼痛原因。运动能力降低、非生产性工作时间增加、抑郁和感觉失用与预后不良有关[102]。下腰痛的治疗需要适当的药物配合物理疗法和锻炼。如果患者出现体重迅速减轻、发热、在休息时和夜间疼痛、在治疗 6~8 周后症状无缓解,远端麻木和无力、鞍区感觉缺失、肠道和膀胱控制的丧失的情况,则表明可能存在严重问题并且需要进一步的随访调查。

癌性疼痛

癌症是一种慢性衰弱性疾病,癌症患者除了需要针对可能的病变组织进行治疗外,还需要运用综合的和跨学科合作的方法来缓解疼痛、疲劳和肌肉无力的症状[103]。癌性疼痛是一种混合类型的疼痛,包括伤害性疼痛和神经病理性疼痛,并且在 51% 的癌症患者(其中 74% 是癌症晚期)中出现。它包括心理、认知和行为等方面,并对生活质量和身体功能产生负面影响。在癌症患者的身上存在不同类型的疼痛:①与肿瘤直接受累有关的疼痛(如骨破坏、压迫、侵犯周围神经);②与癌症治疗有关的疼痛(如术后、化疗后或放疗后的疼痛);③与癌症并发症或合并症有关的疼痛(如副肿瘤综合征、褥疮、便秘、直肠或膀胱痉挛)。对于轻度癌痛,可以给予简单的镇痛药(非甾体抗炎药如对乙酰氨基酚)。在这个阶段,物理因子疗法(如 TENS、电疗法)、按摩治疗、生物反馈和放松训练都有助于患者缓解疼痛。在中度疼痛的情况下,推荐使用阿片类药物(如可待因、曲马多、羟考酮、氢可酮)[104]。当患者需要功能性和治疗性的训练时,可以将关节活动度训练(range of motion,ROM)、肌肉牵伸技术、肌力训练、平衡和协调训练纳入治疗计划中。对于重度疼痛,可以使用阿片类药物(如吗啡、二氢吗啡酮和美沙酮)和另外的辅助药物(TCA 和抗痉挛药物)[104]。在阿片类药物管理和侵入性技术(如神经阻滞、放射线、腰神经节阻滞)治疗无效的情况下,推荐使用其他干预措施(如背根切断术、根管切开术、脊髓切断术、脊髓切开术)。虽然疼痛是癌症患者无法避免的,但有时疼痛会加大治疗的困难程度并且会延缓患者恢复日常生活活动的速度,因此疼痛管理对于癌症患者是非常必要的。

脑卒中后中枢性疼痛

脑卒中后中枢性疼痛(central post-stroke pain, CPSP)是由躯体感觉神经系统血管病变引起的中枢性神经病理性疾病[105]。8%的卒中患者会出现 CPSP[106],其最常见于卒中后的偏瘫侧,症状往往出现在原发性感觉功能障碍区。大多数 CPSP 患者在运动、寒冷或触摸时会诱发痛觉超敏。有观点认为,伤害感受神经元热能系统抑制作用的减弱会引起灼烧痛和冷痛觉异常,其严重程度通常是可变的,会随着外部刺激如压力和寒冷而加重,随着休息和注意力分散而减少。疼痛的严重程度与脊髓丘脑传入神经阻滞的程度无关,痛觉丧失常发生在受累侧。在 CPSP 的药物治疗中,阿米替林是目前的一线药物[107]。此类患者常常不能耐受高剂量的阿米替林,所以阿米替林通常是无效的。拉莫三嗪也被用作一线治疗。加巴喷丁、普瑞巴林等抗惊厥药对多种神经病理性疼痛综合征均有疗效,但对 CPSP 的作用尚不清楚[108]。普瑞巴林可能会改善除了神经痛以外的与疼痛相关的焦虑和睡眠障碍。非药物治疗如 MCS 或 DBS 对 CPSP 的治疗有良好的效果,但是仍需要进一步的研究。

多发性硬化

多发性硬化(multiple sclerosis, MS)相关的神经病理性疼痛是一种常见的致残症状。28%的多发性硬化患者表现为神经病理性疼痛[109]。神经病理性疼痛是最具刺激性的疼痛类型之一,继发于脱髓鞘、神经炎症和中枢神经轴突损伤。感觉迟钝性肢体疼痛、Lhermitte 征和三叉神经痛是 MS 患者最常见的神经病理性疼痛的相关症状[110]。MRI 可显示脱髓鞘病变的位置,定量感觉测试和定量感觉测试可以记录感觉缺陷,但在临床实践中并不大量使用。由于 TCA、α_2-γ 配体和拉莫三嗪在其他类型的中枢神经病理性疼痛中有用,所以可能会对 MS 的治疗有所帮助。

复杂性区域疼痛综合征

复杂性区域疼痛综合征(complex regional pain syndrome, CRPS)是一种多因素疼痛障碍,具有感觉、运动、自主和营养异常,影响躯体运动、躯体感觉和交感神经系统[111]。其特征为局部烧灼痛,对触觉刺激和对正常情况下非疼痛刺激的敏感度增高[112]。CRPS 的确切病因仍不清楚。三相骨显像、红外热像和定量感觉测试有助于 CRPS 的诊断[113-114]。SSR 和 QSART 也被用于评估动态活动[86]。CRPS 的治疗没有单一的方案,医生会开具对症治疗的药物,如非甾体抗炎药、抗抑郁药、抗惊厥药或阿片类药物。药物治疗应与旨在帮助患者恢复正常生活的康复项目相结合,如增加 ROM、肌力和肌耐力,并提供脱敏和功能恢复。如果这些方法都收效甚微,下一步可采用交感神经阻滞。作为多学科治疗计划的一部分,解决个体患者潜在的心理问题、精神障碍和人格障碍也是非常重要的干预措施。

神经根病

对于伴随或不伴 LBP 的神经根病变的诊断主要取决于临床评估。常用的诊断工具是影像学检查,但是采用何种影像学手段与疼痛的严重程度和残障情况之间的关系目前尚未明确。电生理学检测有助于鉴别影像学检测的假阳性结果[115-116]。相关研究表明,神经根性疼痛的持续存在有 3 个预测因素:阴性的结果预期、疼痛相关的运动恐惧和被动的疼痛处理[48]。物理疗法和治疗性训练应与药物治疗相结合(如非甾体抗炎药、肌松药、镇痛药、α_2-γ 配体和抗抑郁药)。对于常规治疗无效的病例和神经功能缺损进行性加重的患者,应考虑手术治疗。

幻肢痛

幻肢痛(phantom limb pain, PLP)是指肢体被截肢后产生的轻度到重度的疼痛感觉。PLP 的特征是尖锐或刺痛、酸痛、灼痛和绞痛,也可能伴随瘙痒和抽搐症状[117]。PLP 通常随时间消失或减弱。然而,如果持续 6 个月以上[118],则后续很难改善。心理学理论认为,外周和中枢神经的改变涉及大脑皮质重组。此外,大脑中的镜像神经元被认为在幻肢疼痛的产生中发挥了作用。残肢相关的问题、脊柱和皮质的改变也可能导致病理性变化。物理疗法、放松技术、截肢部位按摩、注射局部麻醉药和/或类固醇、神经阻滞、手术切除缠绕神经的瘢痕组织,以及 SCS

或DBS等神经调节技术在临床实践中很有帮助。此外，我们可以使用止痛药、抗惊厥药、抗抑郁药、受体阻滞剂和钠通道阻滞剂等药物[119]。但是镜像疗法在随机对照试验中的结果千差万别，所以需要进一步的研究以了解其潜在机制并提供更好的治疗方案选择[120]。

脊髓损伤

脊髓损伤（spinal cord injury，SCI）导致不同程度的运动和/或感觉障碍和瘫痪[121]。疼痛在SCL患者中很常见，它可能与损伤、梗死、炎症、脊椎椎管狭窄或医源性原因有关。SCL引起的神经病理性疼痛大多低于病灶水平，有烧灼或疼痛的特征[122]。阿米替林、加巴喷丁和普瑞巴林是临床实践的主要选择药物。局部应用辣椒素或利多卡因以及皮内注射A型肉毒毒素（botulinum toxin-A，BTX-A）是治疗疼痛性SCL患者的新方法。非药理学方法也可能是有效的，但是这需要进一步的临床研究来评估不同治疗方案的效果。

神经病理性疼痛的治疗

神经病理性疼痛的治疗模式是包括药物和非药物治疗的多学科联合治疗方法[123]。虽然近年来对病理生理学的研究进展有助于临床医生明确神经病理性疼痛的病因，但疼痛处理不足仍是目前临床中亟待解决的一个重要问题。疼痛的管理方法包括咨询、教育、自我管理策略和心理社会支持以及相应的医疗措施。预防神经病理性疼痛唯一经临床证实的方法是接种水痘带状疱疹病毒疫苗，有效预防疱疹后神经痛[124]。治疗的主要目的是减少疼痛、消除危险因素、提高生活质量和减少治疗的副作用。一旦出现神经病理性疼痛，就变得更加难以管理，可能需要更积极的治疗[125]。关于神经病理性疼痛的药理学治疗，我们回顾了近期的指南和建议，并提出了重点（表40-4）[126-131]。

表40-4　神经病理性疼痛治疗方法

1. 药物
a. 三环类抗抑郁药（阿米替林、去甲替林、地昔帕明）
b. 5-羟色胺去甲肾上腺素再摄取抑制剂（度洛西汀，文拉法辛）
c. 抗痉挛药（加巴喷丁、普雷巴林、卡马西平、拉莫三嗪、奥卡西平、托吡酯）
d. 阿片类药物（曲马多、吗啡、羟考酮、美沙酮、左啡诺）
e. 大麻类
f. 局部用药（利多卡因、辣椒素）
g. 其他药物（右美沙芬、美金刚胺、克他命、A型肉毒毒素）
2. 物理疗法，运动干预措施及康复治疗
a. 物理治疗模式（表面和深层热应用、牵引、激光、TENS、动态和干扰电流）和运动疗法
b. 康复治疗方法
i. 镜面疗法，分级运动图像
ii. 心理疗法，认知行为疗法（CBT），放松疗法
3. 神经调节技术
a. 非侵入性神经调节技术
i. 重复经颅磁刺激（rTMS）
ii. 经颅直流电刺激（tDCS）
b. 侵入性神经调节技术
i. 深部脑刺激（DBS）
ii. 运动皮层刺激（MCS）
iii. 脊髓刺激（SCS）

药物

三环类抗抑郁药

三环类抗抑郁药（tricyclic antidepressants，TCA），例如阿米替林，去甲替林和地昔帕明目前是神经病理性疼痛的首选治疗选择。TCA抑制血清素和/或去甲肾上腺素的再摄取并阻断钠通道，其镇痛效应主要包括神经肾上腺素下行抑制剂通路的刺激和部分钠通道阻滞，并且这些机制与抗抑郁作用无关。TCA在治疗神经病理性疼痛并发症如抑郁症状有优势。患有心脏疾病、青光眼、肝脏疾病、癫痫、前列腺肥大和使用某些药物（如曲马多）的患者应慎用TCA。TCA主要的副作用是镇静作用，抗胆碱能作用（如口干、尿潴留、体重增加）、心脏传导阻滞和躁狂症[123]。较低的起始剂量和缓慢的滴定速度可减少副作用，这种方法尤其适用于老年人。

5-羟色胺和去甲肾上腺素再摄取抑制剂

5-羟色胺和去甲肾上腺素再摄取抑制剂，比如度洛西汀和文法拉辛已经在PNP的治疗中得到了广泛研究。该类药物既抑制了5-羟色胺和去甲肾上腺素再摄取，也减轻了神经病理性疼痛、抑郁和焦虑。5-羟色胺去甲肾上腺素再摄取抑制剂对于糖尿病性神经病变的疗效等级是A级。治疗应当从小剂量开始，但是为了达到最佳治疗量最好还是逐步增加剂量。此类药物的主要副作用是恶心，头晕，镇静，烦躁以及突然停药后的戒断综合征。重点评估肝功能障碍、肾功能不全、酗酒、特定或其他包含多洛西汀的药物使用以及文拉法辛引起的心脏疾病。它们的疗效优于选择性血清素再摄取抑制剂(SSRIS,氟西汀,西普酞兰),同时导致了对神经病理性疼痛治疗的效果较差。

抗痉挛剂

加巴喷汀和普瑞巴林　加巴喷汀和普瑞巴林的药理学机制尚不清楚。这两种药物可与 α2-δ 亚基的电压门控钙通道结合,抑制神经递质的释放,降低神经元的兴奋性[128]。上述药物增加了 GABA(γ-氨基丁酸)的水平,而 GABA 在疼痛调节中起着重要作用。加巴喷汀和普瑞巴林也抑制了谷氨酸、去甲肾上腺素和疼痛物质的释放。这两种药物在临床治疗层面上没有显著的互相影响,并且还能改善睡眠障碍和焦虑。对于糖尿病性神经病、PHN、和癌性疼痛来说,上述药物的疗效等级是 A 级。这两种药物应用时注意起始剂量低,之后逐渐增加,主要副作用是镇静,头晕,外周水肿和体重增加,肾功能不全的患者应该谨慎使用,并且使用剂量应该与肾肌酐清除率相适应。

卡马西平,拉莫三嗪,奥卡西平,托吡酯　膜稳定抗惊厥药(钠通道阻滞剂)如卡马西平也可用于治疗神经病理性疼痛。卡马西平是三叉神经痛首选一线药物,使用时应监测全血指数。其不良反应除嗜睡外,还可见再生障碍性贫血和抗利尿激素分泌过多综合征,也有一定可能发展为 Stevens-Johnson 综合征(恶性大疱性多形红斑)和中毒性表皮坏死松解症[77]。拉莫三嗪是治疗中枢性疼痛的首选一线药物[132],对于治疗由艾滋病感染[133]和糖尿病性病变导致的神经病理性疼痛[134],拉莫三嗪已被证明有效。拉莫三嗪可通过缓慢滴定来减少与卡马西平相似的不良反应,但是达到有效剂量可能需要数周时间。然而,对于拉莫三嗪在神经病理性疼痛治疗上是否可以广泛使用,还缺乏关键的证据支持[135]。奥卡西平是治疗三叉神经痛的首选一线药物,其耐受性比卡马西平更强。老年人应以较低的起始剂量和较慢的滴定剂量来使用奥卡西平。托吡酯可能可以减轻神经病理性疼痛(如糖尿病神经病变),但在临床实践中使用有限[136-137]。

阿片类药物

曲马多是一种弱阿片类药物和 μ 受体激动剂,可抑制去甲肾上腺素和 5-羟色胺再摄取。它镇痛作用迅速,并且可以迅速降低神经病理性疼痛。曲马多对于糖尿病性神经病变和幻觉痛的治疗水平是 A 级,对于硬皮病和癌性神经病理性疼痛的疗效水平是 B 级。使用时治疗剂量应该逐渐增加,其主要副作用是恶心,呕吐,便秘和头晕,在有药物滥用、自杀风险、驾驶障碍等既往史,或由于血清素综合征而使用某些药物(SNRI、SSRI、TCSP、单胺氧化酶抑制剂)的患者中,应谨慎使用。强阿片类药物如吗啡,氧可酮(/羟考酮),美沙酮,羟甲左吗喃,它们的镇痛机制是 μ 受体激动剂(氧可酮也引起 k 受体拮抗作用)。由于神经元的超极化、脊髓疼痛物质减少和伤害性纤维神经递质释放减少,它们的镇痛作用非常迅速。强阿片类药物对于治疗糖尿病神经病变、PHN 和幻肢痛的疗效水平是 A 级,对于神经根病的疗效水平是 B 级。使用时起始剂量应较低,再逐渐增加。在 1 至 2 周后,短效阿片类药物在需要时可换为长效阿片类药物或透皮应用。强阿片类药物主要副作用是呼吸抑制、恶心、呕吐、便秘和头晕。对于强阿片类药物,也应考虑与曲马多类似的预防措施。在外科手术过程中植入脊髓泵,并透过皮肤定期(例如每月)向泵池内添加药物,从而将镇痛药物(通常是吗啡)直接输送到脊髓周围的鞘内间隙。脊髓泵可用于治疗如多发性硬化症引起的疼痛痉挛,也可用于治疗骨质疏松症和背部手术失败综合征引起的慢性疼痛。临床上为了处理某些特定的情况,通常将多种药物放入脊髓泵中。

大麻类

大麻类药物分子水平上的镇痛机制可能包括对于神经元和免疫细胞功能的调节[138]。有数项研究已经显示出大麻类药物在治疗炎症性疼痛和神经病理性疼痛中有疗效,然而,大麻类药物也有许多负面影响,这限制了其临床应用[139-140]。镇静、吞咽困难、口干和肌肉无力是大麻类药物主要副作用,有药物滥用史和精神病史的患者应该谨慎使用大麻类药物。

局部用药

利多卡因可以阻断钠通道,并可能对痛觉过敏有效。临床应用以局部外用 5% 利多卡因为宜。它对于带状疱疹后神经痛的疗效等级是 A,起始剂量为 1 片至 2 片,最大剂量为 3 片且无须滴定。它可以引起局部红斑,皮疹,没有预防措施并且没有全身副作用。辣椒素,是瞬时受体电位香草醛(transient receptor potential vanilloid,TRPV1)受体的激动剂,它通常存在于辣椒中。辣椒素通过消耗初级传入伤害感受器中的疼痛因子来起作用,随后疼痛因子脱敏。辣椒素的临床应用形式可有每日使用的低浓度(0.025%~0.075%)乳霜和高浓度(8%)贴剂。应用时辣椒素会引起局部红斑和疼痛,在使用过程中可观察到血压升高,低剂量辣椒素的重复使用和高剂量辣椒素的单次使用均显示表皮神经纤维密度的可逆性降低[141-142]。目前对于重复使用辣椒素可能带来的长期风险知之甚少。

其他药物

NMDA 受体拮抗剂右美沙芬和美金刚胺的临床试验已经开始实施[143]。氯胺酮在治疗带状疱疹后神经病理性疼痛和复杂性局部痛综合征方面也是有效的[144-145]。如果常规药物治疗无效,BTX-A 可以代表一种治疗神经病理性疼痛的新策略,然而,需要大量精心设计的临床试验来助推 BTX-A 在缓解神经病理性疼痛中的应用[146-147]。

物理疗法,治疗训练和康复方法

物理疗法和治疗训练

慢性疼痛的患者常适用于某些物理治疗方法(浅表和深部热应用、牵引、激光、TENS、动态和干扰电流等)[148]。在运动训练之前,诸如热敷包、红外线、石蜡或液体疗法等表面热效应可能有助于肌肉放松,如果深层组织有粘连或纤维化,治疗性超声引导或短波透热疗法能够提供帮助。颈椎或腰椎牵引适用于治疗神经根病。低频动态电流和干扰电流是能成功减少肌肉骨骼疼痛的方法。TENS 是一种低频电疗法,可以激活中枢机制以产生镇痛作用,低频 TENS 刺激 μ-阿片受体并启动中枢神经系统内啡肽的释放,而高频 TENS 通过 δ-阿片受体发挥作用,将疼痛的传递阻断在脊髓水平上。TENS 的疗效取决于强度、频率、持续时间和疗程数。关于 TENS 治疗神经病理性疼痛的研究,主要针对神经根病,糖尿病性神经病变,带状疱疹病毒后神经痛和中枢性疼痛综合征进行[149]。然而不充分的实验设计和短时间的随访仍然使研究人员不能客观地评价 TENS 在神经病理性疼痛上的治疗。除物理因子治疗技术外,许多治疗性运动已经在康复计划中广泛使用,如调节、强化、拉伸和关节活动度的训练,不过没有足够的证据支持其对治疗神经病理性疼痛的疗效。此外,脱敏训练也被证明对治疗神经病理性疼痛是有效的。

康复方法

镜像疗法和分级运动想象 众所周知,疼痛康复计划的主要目标是减少疼痛并减少止痛药的用量,改善功能障碍,提高生活质量和体能。镜像疗法和分级运动想象(graded motor imagery,GMI)是康复的新方法[150-153],因为新的康复技术影响了皮质神经可塑性的变化,所以其在神经病理性疼痛治疗中的治疗地位正在提升[118,154]。镜像疗法和分级运动想象是治疗神经病理性疼痛的新方法。具备感官辨别训练的肌电假体会减轻截肢患者的疼痛并减少皮层神经重组,而镜像治疗和分级运动想象也旨在恢复复杂性局部痛综合征和卒中后中枢性疼痛中个体感觉运动皮层神经传导的完整性[155-156]。对于疼痛严重程度和血管收缩功能,视觉镜面反馈已显示出积极作用[155]。自从分级运动想象被研究用于复杂性局部痛综合征的治疗后,有数据显示关于其在复杂性局部痛综合征临床实践中的疗效还存在争议[157-158]。

心理疗法,认知行为疗法和放松疗法

心理治疗在疼痛康复中的目的是治疗情绪、行为或精神功能障碍;消除焦虑或忧虑等精神症状;改变或逆转问题行为;帮助个人应对丧亲、疼痛或长期疾病等情境危机;改善个人关系。应在神经病理性疼痛的标准治疗方案中加入心理社会治疗方案[149]。认知行为疗法的首要目标是纠正从过去的经验中自动产生的消极、不规律和非理性的思想。抑郁和焦虑的存在是神经病理性疼痛患者产生无意识的消极思维的主要危险因素。在神经病理性疼痛的治疗中,行为-心理疗法的应用逐渐增多[159]。特别是在老年患者中,放松技术、准确规划活动-休息周期、认知重塑、冥想和注意力分散技术是有帮助的。放松技术侧重于呼吸和肌肉放松技术,以应对压力,它有助于减轻焦虑,缓解自主神经亢进征和缓解肌肉紧张。渐进的肌肉放松,想象,呼吸控制或听放松的磁带等方式已被用于治疗慢性疼痛,但仍然没有明确的证据证明放松疗法对神经病理性疼痛的治疗有效[149-160]。

神经调控技术

慢性神经病理性疼痛是发病率较高的令患者最为痛苦的疾病之一。常规的医疗处理对患者和临床医生来说都是徒劳的。神经调控技术,为更有效的治疗神经病理性疼痛提供了一种更有希望的选择。神经调控的研究技术可分为无创性(rTMS 和 tDCS)

和侵入性（DBS、MCS 和 SCS）。大脑的神经调控尚未显示出对慢性疼痛患者能产生有效的镇痛作用。这些神经调节技术常用于研究[161]。外周神经刺激（peripheral nerve stimulation，PNS）[162-163]和神经根刺激（nerve root stimulation，NRS）[164]是顽固性神经病理性疼痛患者的介入治疗方法，不过还需要进一步的随机对照研究，以确定这些治疗方式的有效性。

无创神经调节技术

重复经颅磁刺激　经颅磁刺激（transcranial magnetic stimulation，TMS）用于刺激大脑的局部区域。其工作原理是：当在患者头部附近放置磁场发生器（线圈）后，线圈通过电磁感应在线圈对应下的大脑区域产生电流[165]。重复经颅刺激在神经病理性疼痛的治疗中是有效的，并且其镇痛疗效是 A 级水平[166]。各种研究表明，重复经颅磁刺激应用在大脑运动皮层也可以缓解神经病理性疼痛。每日反复的重复经颅磁刺激治疗已被证实可缓解持久性疼痛并有疗效，但是其诱导的镇痛效果随刺激的部位，速率和其他参数而变化[167]。重复经颅磁刺激的主要应用风险是晕厥和癫痫发作[168]。重复经颅磁刺激的主要应用风险是晕厥和癫痫发作，也可能干扰中枢整合过程并改变疼痛感知[169]。为了更好地使用重复经颅磁刺激来治疗神经病理性疼痛，还需要进一步的随机对照试验。

经颅直流电刺激　经颅直流电刺激（transcranial direct current stimulation，tDCS）是通过应用弱、低水平直流电以极性特异性的方式改变目标皮层和相互关联区域的自主神经兴奋性[161]。与重复经颅磁刺激和其他侵入性神经调节技术相比，经颅直流电刺激更加易于应用，并且具有安全、价廉的优点。

侵入性神经调节技术

深部脑刺激　深部脑刺激（deep brain stimulation，DBS）是治疗神经病理性疼痛的重要方式。通过这种方法，针对丘脑的感觉核进行调节。初步研究结果支持了其在慢性疼痛治疗中的有效性和安全性，然而长期研究则显示出相互矛盾的结果[161]。结果的差异主要源于其适应不良的中枢整合和疼痛通路的神经可塑性变化，以及在脑部疾病和 SCL 中遵循传入神经阻滞的疼痛抑制结构。还需要进一步的精心设计的临床研究来总结深部脑刺激在治疗慢性疼痛中的作用。

运动皮质刺激　运动皮层电刺激（motor cortex stimulation，MCS）比 DBS 具有更小的侵袭性，自 1991 年以来关于其应用和研究有了迅速的发展[170]。由于运动皮质刺激的治疗有效性，在临床实践中更倾向于对面部疼痛应用运动皮质刺激[171]。运动皮质刺激的效用也被证明可以减轻各类神经病理性疼痛患者的疼痛强度[172-174]。

脊髓刺激　用于控制神经病理性疼痛的脊髓刺激（spinal cord stimulation，SCS），是通过植入电极将低频电引入脊髓后侧的方式阻断痛觉。脊髓刺激增强了脊髓后角的 GABA 能抑制信号[175]。这似乎抑制了神经元自动放电和宽动态范围神经元对机械刺激的反应[176]。脊髓刺激可用于治疗背部手术失败综合征或神经根病引起的疼痛[177]。

补充和替代医学

补充和替代医学（complementary and alternative medicine，CAM）可定义为一些不符合传统医学标准的医疗实践。针灸、芳香疗法、色彩疗法、顺势疗法、草药、音乐治疗、按摩疗法和反射疗法大多可用于治疗疼痛、恶心、呕吐和呼吸困难[178]。然而，由于缺乏对照试验，它们尚未被批准为常规治疗疗法。它们通常不在医学院校教学，只有少数医院提供这种治疗，而且通常无法通过保险或其他医保计划报销。

未来展望

目前关于神经病理性疼痛的病理生理学和靶向治疗方法的研究进展，增加了神经病理性疼痛患者治疗方法的选择。虽然药物治疗仍然占据重要地位，但康复和神经调节技术也是治疗神经病理性疼痛的新方法。神经矩阵是一种神经元网络，也被称为个性化神经识别，在疼痛的感知和处理中发挥作用。其具有遗传因素成分，受本体感觉输入和经验所影响。除了遗传因素和感官输入外，认知事件、情绪状态、生理和心理压力也可以调节疼痛反应。这些因素也增加了神经调制技术在神经病理性疼痛治疗中的重要性。相关学者认为，神经病理性疼痛的长期管理和治疗的有效性（特别是刺激中枢神经系统成分）可以引起神经基质的结构变化，新的神经病理性疼痛治疗方法也为神经病理性疼痛治疗带来新的希望。在神经病理性疼痛的治疗中，需要经过大量的进一步精心设计的随机对照研究，且在临床实践中也需要个性化的治疗管理策略。

（吴勤峰 译，王朴　马超 校）

参考文献

1. Dworkin RH, O'Connor AB, Backonja M, et al. Pharmacologic management of neuropathic pain: evidence-based recommendations. *Pain*. 2007;132:237–251.
2. Pearce JM. Trigeminal neuralgia (Fothergill's disease) in the 17th and 18th centuries. *J Neurol Neurosurg Psychiatry*. 2003;74(12):1688.
3. Mitchell SW, Morehouse GR, Keen WW. *Gunshot Wounds and Other Injuries of the Nerves*. Philadelphia, PA: Lippincott; 1864.
4. Edinger L. Giebt es central antstehender Schmerzen? *Dtsch Z Nervenheilk*. 1891;1:262–282.
5. Déjerine J, Roussy G. Le syndrome thalamique. *Rev Neurol (Paris)*. 1906;14:521–532.
6. Fishman SM, Ballantyne JC, Rathmell JP, eds. *Bonica's Management of Pain*. 4th ed. Baltimore, MD: Lippincott, Williams & Wilkins; 2010.
7. Merskey H, Bogduk N. Part III: pain terms, a current list with definitions and notes on usage. In: *Classification of Chronic Pain*. 2nd ed. Seattle, WA: IASP Press; 1994:209–214.
8. Treede RD, Jensen TS, Campbell JN, et al. Neuropathic pain: redefinition and a grading system for clinical and research purposes. *Neurology*. 2008;70:1630–1635.
9. van Hecke O, Torrance N, Smith BH. Chronic pain epidemiology and its clinical relevance. *Br J Anaesth*. 2013;111(1):13–18.
10. Torrance N, Smith BH, Bennett MI, Lee AJ. The epidemiology of chronic pain of predominantly neuropathic origin: results from a general population survey. *J Pain*. 2006;7(4):281–289.
11. Bouhassira D, Lantéri-Minet M, Attal N, Laurent B, Touboul C. Prevalence of chronic pain with neuropathic characteristics in the general population. *Pain*. 2008;136(3):380–387.
12. Yawn BP, Wollan PC, Weingarten TN, Watson JC, Hooten WM, Melton LJ 3rd. The prevalence of neuropathic pain: clinical evaluation compared with screening tools in a community population. *Pain Med*. 2009;10(3):586–593.
13. Torrance N, Lawson KD, Afolabi E, et al. Estimating the burden of disease in chronic pain with and without neuropathic characteristics: does the choice between the EQ-5D and SF-6D matter? *Pain*. 2014;155(10):1996–2004.
14. Momi SK, Fabiane SM, Lachance G, Livshits G, Williams FM. Neuropathic pain as part of chronic widespread pain: environmental and genetic influences. *Pain*. 2015;156(10):2100–2106.
15. Yağcı İ, Akcan E, Yıldırım P, Ağırman M, Güven Z. Fibromyalgia syndrome in patients with chronic low back pain. *Archives of Rheumatology*. 2010;25(1):037–040.
16. Gauffin J, Hankama T, Kautiainen H, Hannonen P, Haanpää M. Neuropathic pain and use of PainDETECT in patients with fibromyalgia: a cohort study. *BMC Neurol*. 2013;13:21.
17. Jensen TS, Backonja MM, Hernández Jiménez S, Tesfaye S, Valensi P, Ziegler D. New perspectives on the management of diabetic peripheral neuropathic pain. *Diab Vasc Dis Res*. 2006;3(2):108–119.
18. Schmader KE. Epidemiology and impact on quality of life of postherpetic neuralgia and painful diabetic neuropathy. *Clin J Pain*. 2002;18(6):350–354
19. Devor M, Wall PD. Plasticity in the spinal cord sensory map following peripheral nerve injury in rats. *J Neurosci*. 1981;1(7):679–684.
20. Bennett GJ, Xie YK. A peripheral mononeuropathy in rat that produces disorders of pain sensation like those seen in man. *Pain*. 1988;33(1):87–107.
21. Seltzer Z, Dubner R, Shir Y. A novel behavioral model of neuropathic pain disorders produced in rats by partial sciatic nerve injury. *Pain*. 1990;43(2):205–218.
22. Kim SH, Chung JM. An experimental model for peripheral neuropathy produced by segmental spinal nerve ligation in the rat. *Pain*. 1992;50(3):355–363.
23. Decosterd I, Woolf CJ. Spared nerve injury: an animal model of persistent peripheral neuropathic pain. *Pain*. 2000;87(2):149–158.
24. Hu SJ, Xing JL. An experimental model for chronic compression of dorsal root ganglion produced by intervertebral foramen stenosis in the rat. *Pain*. 1998;77:15–23.
25. Wallace VC, Cottrell DF, Brophy PJ, Fleetwood-Walker SM. Focal lysolecithin-induced demyelination of peripheral afferents results in neuropathic pain behavior that is attenuated by cannabinoids. *J Neurosci*. 2003;23(8):3221–3233.
26. Polomano RC, Mannes AJ, Clark US, Bennett GJ. A painful peripheral neuropathy in the rat produced by the chemotherapeutic drug, paclitaxel. *Pain*. 2001;94(3):293–304.
27. Joseph EK, Levine JD. Caspase signalling in neuropathic and inflammatory pain in the rat. *Eur J Neurosci*. 2004;20(11):2896–2902.
28. Mogil JS. The genetic mediation of individual differences in sensitivity to pain and its inhibition. *Proc Natl Acad Sci USA*. 1999;96(14):7744–7751.
29. Kam P, Power I. *Principles of Physiology for the Anaesthetist*. 3rd ed. CRC Press, Taylor and Francis Group; 2015.
30. Moalem G, Tracey DJ. Immune and inflammatory mechanisms in neuropathic pain. *Brain Res Rev*. 2006;51(2):240–264.
31. Scholz J, Woolf CJ. The neuropathic pain triad: neurons, immune cells and glia. *Nat Neurosci*. 2007;10(11): 1361–1368.
32. Pezet S, McMahon SB. Neurotrophins: mediators and modulators of pain. *Annu Rev Neurosci*. 2006;29: 507–538.
33. Ueda H. Peripheral mechanisms of neuropathic pain involvement of lysophosphatidic acid receptor-mediated demyelination. *Mol Pain*. 2008;4,11.
34. Julius D, Basbaum AI. Molecular mechanisms of nociception. *Nature*. 2001;413:203–210.
35. Lumpkin EA, Caterina MJ. Mechanisms of sensory transduction in the skin. *Nature*. 2007;445:858–865.
36. Linguеglia E. Acid-sensing ion channels in sensory perception. *J Biol Chem*. 2007;282:17325–17329.
37. Brandt MR, Beyer CE, Stahl SM. TRPV1 Antagonists and chronic pain: beyond thermal perception. *Pharmaceuticals (Basel)*. 2012;5(2):114–132.
38. Latremoliere A, Woolf CJ. Central sensitization: a generator of pain hypersensitivity by central neural plasticity. *J Pain*. 2009;10(9):895–926.
39. Tsuda M, Beggs S, Salter MW, Inoue K. Microglia and intractable chronic pain. *Glia*. 2013;61(1):55–61.
40. Gao YJ, Ji RR. Targeting astrocyte signaling for chronic pain. *Neurotherapeutics*. 2010;7(4):482–493.
41. Moore KA, Kohno T, Karchewski LA, Scholz J, Baba H, Woolf CJ. Partial peripheral nerve injury promotes a selective loss of GABAergic inhibition in the superficial dorsal horn of the spinal cord. *J Neurosci*. 2002;22: 6724–6731.
42. Scholz J, Broom DC, Youn DH, et al. Blocking caspase activity prevents transsynaptic neuronal apoptosis and the loss of inhibition in lamina II of the dorsal horn after peripheral nerve injury. *J Neurosci*. 2005;25:7317–7323.
43. Zeilhofer HU. Loss of glycinergic and GABAergic inhibi-

tion in chronic pain–contributions of inflammation and microglia. *Int Immunopharmacol*. 2008;8:182–187.

44. Cruccu G, Sommer C, Anand P, et al. EFNS guidelines on neuropathic pain assessment: revised 2009. *Eur J Neurol*. 2010;17(8):1010–1018.
45. Bouhassira D, Attal N, Fermanian J, et al. Development and validation of the neuropathic pain symptom inventory. *Pain*. 2004;108:248–257.
46. Haanpää ML, Backonja MM, Bennett MI, et al. Assessment of neuropathic pain in primary care. *Am J Med*. 2009;122:S13–S21.
47. IASP Taxonomy. Available at http://www.iasp-pain.org/Taxonomy?navItemNumber=576. Updated May 22, 2012. Accessed January 12, 2016.
48. Boogaard S, Heymans MW, de Vet HC, et al. Predictors of persistent neuropathic pain–a systematic review. *Pain Physician*. 2015;18(5):433–457.
49. Dworkin RH, Backonja M, Rowbotham MC, et al. Advances in neuropathic pain: diagnosis, mechanisms, and treatment recommendations. *Arch Neurol*. 2003;60(11):1524–1534.
50. Nickel FT, Seifert F, Lanz S, Maihöfner C. Mechanisms of neuropathic pain. *Eur Neuropsychopharmacol*. 2012; 22(2):81–91.
51. Kurvers HA, Jacobs MJ, Beuk RJ, et al. Reflex sympathetic dystrophy: evolution of microcirculatory disturbances in time. *Pain*. 1995;60(3):333–340.
52. Miao FJ, Janig W, Levine J. Role of sympathetic postganglionic neurons in synovial plasma extravasation induced by bradykinin. *J Neurophysiol*. 1996;75:715–724.
53. Cornwall A, Donderi DC. The effect of experimentally induced anxiety on the experience of pressure pain. *Pain*. 1988;35(1):105–113.
54. Argoff CE. The coexistence of neuropathic pain, sleep, and psychiatric disorders: a novel treatment approach. *Clin J Pain*. 2007;23(1):15–22.
55. Chokroverty S. Diagnosis and treatment of sleep disorders caused by co-morbid disease. *Neurology*. 2000; 54(5 suppl 1):S8–S15.
56. Hamilton M. A rating scale for depression. *J Neurol Neurosurg Psychiatry*. 1960;23:56–62.
57. Beck AT, Ward CH, Mendelson M, Mock J, Erbaugh J. An inventory for measuring depression. *Arch Gen Psychiatry*. 1961;4:561–571.
58. Maier W, Buller R, Philipp M, Heuser I. The Hamilton Anxiety Scale: reliability, validity and sensitivity to change in anxiety and depressive disorders. *J Affect Disord*. 1988;14(1):61–68.
59. Jones RC 3rd, Backonja MM. Review of neuropathic pain screening and assessment tools. *Curr Pain Headache Rep*. 2013;17(9):363.
60. Bennett MI, Attal N, Backonja MM, et al. Using screening tools to identify neuropathic pain. *Pain*. 2007; 127:199–203.
61. Maier C, Baron R, Tölle TR, et al. Quantitative sensory testing in the German Research Network on Neuropathic Pain (DFNS): somatosensory abnormalities in 1236 patients with different neuropathic pain syndromes. *Pain*. 2010;150(3):439–450.
62. Greenspan JD, Ohara S, Sarlani E, Lenz FA. Allodynia in patients with post-stroke central pain (CPSP) studied by statistical quantitative sensory testing within individuals. *Pain*. 2004;109:357–366.
63. Bennett M. The LANSS Pain Scale: the Leeds assessment of neuropathic symptoms and signs. *Pain*. 2001;92: 147–157.
64. Bennett MI, Smith BH, Torrance N, Potter J. The S-LANSS score for identifying pain of predominantly neuropathic origin: validation for use in clinical and postal research. *J Pain*. 2005;6:149–158.
65. Krause SJ, Backonja MM. Development of a neuropathic pain questionnaire. *Clin J Pain*. 2003;19:306–314.
66. Bouhassira D, Attal N, Alchaar H, et al. Comparison of pain syndromes associated with nervous or somatic lesions and development of a new neuropathic pain diagnostic questionnaire (DN4). *Pain*. 2005;114:29–36.
67. Portenoy R. Development and testing of a neuropathic pain screening questionnaire: ID Pain. *Curr Med Res Opin*. 2006;22:1555–1565.
68. Freynhagen R, Baron R, Gockel U, Tölle TR. painDETECT: a new screening questionnaire to identify neuropathic components in patients with back pain. *Curr Med Res Opin*. 2006;22:1911–1920.
69. Scholz J, Mannion RJ, Hord DE, et al. A novel tool for the assessment of pain: validation in low back pain. *PLoS Med*. 2009;6:e1000047
70. Mathieson S, Maher CG, Terwee CB, Folly de Campos T, Lin CW. Neuropathic pain screening questionnaires have limited measurement properties. A systematic review. *J Clin Epidemiol*. 2015;68(8):957–966.
71. Hansson P, Backonja M, Bouhassira D. Usefulness and limitations of quantitative sensory testing: clinical and research application in neuropathic pain states. *Pain*. 2007;129:256–259.
72. Yarnitsky D. Quantitative sensory testing. *Muscle Nerve*. 1997;20:198–204.
73. Vollert J, Mainka T, Baron R, et al. Quality assurance for Quantitative Sensory Testing laboratories: development and validation of an automated evaluation tool for the analysis of declared healthy samples. *Pain*. 2015;156(12): 2423–2430.
74. Rolke R, Magerl W, Campbell KA, et al. Quantitative sensory testing: a comprehensive protocol for clinical trials. *Eur J Pain*. 2006;10:77–88.
75. La Cesa S, Tamburin S, Tugnoli V, et al. How to diagnose neuropathic pain? The contribution from clinical examination, pain questionnaires and diagnostic tests. *Neurol Sci*. 2015;36(12):2169–2175.
76. Krumova EK, Geber C, Westermann A, Maier C. Neuropathic pain: is quantitative sensory testing helpful? *Curr Diab Rep*. 2012;12:393–402.
77. Magrinelli F, Zanette G, Tamburin S. Neuropathic pain: diagnosis and treatment. *Pract Neurol*. 2013;13(5): 292–307.
78. Akyüz G, Tanrıdağ T, Türkdoğan D, Gündüz H. Practical guide on electrodiagnosis, Güneş Tıp Kitabevleri, Ankara, Türkiye, 2010.
79. Chiappa KH. Short latency somatosensory evoked potentials: Methodology and Interpretation. In: Chiappa KH, ed. *Evoked Potentials in Clinical Medicine*. Philadelphia, PA: Lippincott-Raven Publishers; 1997:283–423.
80. Kimura J. *Electrodiagnosis in Diseases of Nerve and Muscle: Principles and Practice*. Philadelphia, PA: F.A. Davis Company; 1989:375–426.
81. Truini A, Biasiotta A, La Cesa S, et al. Mechanisms of pain in distal symmetric polyneuropathy: a combined clinical and neurophysiological study. *Pain*. 2010;150(3):516–521.
82. Shahani BT, Day TJ, Cros D, Khalil N, Kneebone CS. RR interval variation and the sympathetic skin response in the assessment of autonomic function in peripheral neuropathy. *Arch Neurol*. 1990;47:659–664.
83. Niakan E, Harati Y. Sympathetic skin response in diabetic neuropathy. *Muscle and Nerve*. 1988;II:261–264.
84. Schondorf R. The role of sympathetic skin response in the assessment of autonomic function. In: Low PA, ed. *Clinical Autonomic Disorders: Evaluation and Management*.

Boston, MA: Little, Brown and Company; 1993:231–242.
85. Wasner G, Schattschneider J, Binder A, Baron R. Complex regional pain syndrome - diagnostic, mechanisms, CNS involvement and therapy. *Spinal Cord*. 2003;41:61–75.
86. Complex regional pain syndrome in adults: pathogenesis, clinical manifestations, and diagnosis. Available at http://www.uptodate.com/contents/etiology-clinical-manifestations-and-diagnosis-of-complex-regional-pain-syndrome-in-adults. Updated October 5, 2015. Accessed January 12, 2016.
87. Jørum E, Schmelz M. Microneurography in the assessment of neuropathic pain. *Handb Clin Neurol*. 2006;81:427–438.
88. Waldman S, Campbell RSD. Imaging of Pain. 1st ed. Philadelphia, PA: Saunders, Elsevier; 2010.
89. Yagci I, Akdeniz Leblebicier M, Mansiz Kaplan B, Ozturk Gokbakan D, Akyuz G. Sonographic measurements can be misleading for diagnosing carpal tunnel syndrome in patients with rheumatoid arthritis. *Acta Reumatol Port*. 2016;41(1):40–44.
90. Genç B, Lagrimas AK, Kuru P, et al. Visualization of sensory neurons and their projections in an upper motor neuron reporter line. *PLoS One*. 2015;10(7):e0132815.
91. Lauria G, Hsieh ST, Johansson O, et al; European Federation of Neurological Societies; Peripheral Nerve Society. European Federation of Neurological Societies; Peripheral Nerve Society. European Federation of Neurological Societies/Peripheral Nerve Society Guideline on the use of skin biopsy in the diagnosis of small fiber neuropathy. Report of a joint task force of the European Federation of Neurological Societies and the Peripheral Nerve Society. *Eur J Neurol*. 2010; 17(7):903–912.
92. Sorensen L, Molyneaux L, Yue DK. The relationship among pain, sensory loss, and small nerve fibers in diabetes. *Diabetes Care*. 2006;9(4):883–887.
93. Polydefkis M, Yiannoutsos CT, Cohen BA, et al. Reduced intraepidermal nerve fiber density in HIV-associated sensory neuropathy. *Neurology*. 2002;58(1):115–119.
94. Devigili G, Tugnoli V, Penza P, et al. The diagnostic criteria for small fibre neuropathy: from symptoms to neuropathology. *Brain*. 2008;131(Pt 7):1912–1925
95. Truini A, Biasiotta A, Di Stefano G, et al. Does the epidermal nerve fibre density measured by skin biopsy in patients with peripheral neuropathies correlate with neuropathic pain? *Pain*. 2014;155(4):828–832.
96. Daousi C, MacFarlane IA, Woodward A, Nurmikko TJ, Bundred PE, Benbow SJ. Chronic painful peripheral neuropathy in an urban community: a controlled comparison of people with and without diabetes. *Diabet Med*. 2004;21:976–982.
97. Davies M, Brophy S, Williams R, Taylor A. The prevalence, severity, and impact of painful diabetic peripheral neuropathy in type 2 diabetes. *Diabetes Care*. 2006;29:1518–1522.
98. Galil K, Choo PW, Donahue DVM, Platt R. The sequelae of herpes zoster. *Arch Intern Med*. 1997;157:1209–1213.
99. Jung BF, Ahrendt GM, Oaklander AL, Dworkin RH. Neuropathic pain following breast cancer surgery: proposed classification and research update. *Pain*. 2003;104:1–13.
100. Henderson JM, Lad SP. Motor cortex stimulation and neuropathic facial pain. *Neurosurg Focus*. 2006;21(6):E6
101. Hall GC, Carroll D, Parry D, McQuay HJ. Epidemiology and treatment of neuropathic pain: the UK primary care perspective. *Pain*. 2006;122:156–162.
102. Freynhagen R, Grond S, Schüpfer G, et al. Efficacy and safety of pregabalin in treatment refractory patients with various neuropathic pain entities in clinical routine. *Int J Clin Pract*. 2007;61(12):1989–1996.
103. Fallon MT. Neuropathic pain in cancer. *Br J Anaesth*. 2013;111(1):105–111.
104. Vadalouca A, Raptis E, Moka E, Zis P, Sykioti P, Siafaka I. Pharmacological treatment of neuropathic cancer pain: a comprehensive review of the current literature. *Pain Pract*. 2012;12(3):219–251.
105. Jensen TS, Baron R, Haanpaa M, et al. A new definition of neuropathic pain. *Pain*. 2011;152:2204–2205.
106. Andersen G, Vestergaard K, Ingeman-Nielsen M, Jensen TS. Incidence of central post-stroke pain. *Pain*. 1995;61: 187–193.
107. Kim JS. Pharmacological management of central post-stroke pain: a practical guide. *CNS Drugs*. 2014;28(9): 787–797.
108. Akyuz G, Kuru P. Systematic review of central post stroke pain: What is happening in the central nervous system? *Am J Phys Med Rehabil*. 2016. doi:10.1097/PHM.0000000000000542.
109. Österberg A, Boivie J, Thuomas KA. Central pain in multiple sclerosis—prevalence and clinical characteristics. *Eur J Pain*. 2005;9:531–542.
110. Khan N, Smith MT. Multiple sclerosis-induced neuropathic pain: pharmacological management and pathophysiological insights from rodent EAE models. *Inflammopharmacology*. 2014;22(1):1–22.
111. Jänig W. The fascination of complex regional pain syndrome. *Exp Neurol*. 2010;221(1):1–4.
112. Birklein F, Riedl B, Sieweke N, Weber M, Neundörfer B. Neurological findings in complex regional pain syndromes—analysis of 145 cases. *Acta Neurol Scand*. 2000; 101:262–269.
113. Sebastin SJ. Complex regional pain syndrome. *Indian J Plast Surg*. 2011;44(2):298–307; 2.
114. Birklein F, Sittl R, Spitzer A, Claus D, Neundorfer B, Handwerker HO. Sudomotor function in sympathetic reflex dystrophy. *Pain*. 1997;69:49–54.
115. Yagci I, Gunduz OH, Ekinci G, Diracoglu D, Us O, Akyuz G. The utility of lumbar paraspinal mapping in the diagnosis of lumbar spinal stenosis. *Am J Phys Med Rehabil*. 2009;88(10):843–851.
116. Beyaz EA, Akyüz G, Us O. The role of somatosensory evoked potentials in the diagnosis of lumbosacral radiculopathies. *Electromyogr Clin Neurophysiol*. 2009;49(4): 131–142.
117. Phantom Limb Pain. Available at http://www.webmd.com/pain-management/guide/phantom-limb-pain. Updated April 28, 2015. Accessed January 12, 2016.
118. Flor H. Phantom-limb pain: characteristics, causes, and treatment. *Lancet Neurol*. 2002;1:182–189.
119. Subedi B, Grossberg GT. Phantom limb pain: mechanisms and treatment approaches. *Pain Research and Treatment*. 2011;2011:864605.
120. Giummarra MJ, Moseley GL. Phantom limb pain and bodily awareness: current concepts and future directions. *Curr Opin Anaesthesiol*. 2011;24(5):524–531.
121. Hagen EM, Rekand T. Management of neuropathic pain associated with spinal cord injury. *Pain and Therapy*. 2015;4(1):51–65.
122. Nakipoglu-Yuzer GF, Atçı N, Ozgirgin N. Neuropathic pain in spinal cord injury. *Pain Physician*. 2013;16(3):

259–264.
123. Baron R, Binder A, Wasner G. Neuropathic pain: diagnosis, pathophysiological mechanisms, and treatment. *Lancet Neurol*. 2010;9(8):807–819.
124. Oxman MN, Levin MJ, Johnson GR, et al; Shingles Prevention Study Group. A vaccine to prevent herpes zoster and postherpetic neuralgia in older adults. *N Engl J Med*. 2005;352:2271–2284.
125. Rashbaum RF. Treatment Options for Neuropathic Pain. Available at http://www.spine-health.com/treatment/pain-management/treatment-options-neuropathic-pain. Accessed January 12, 2016.
126. Dworkin RH, O'Connor AB, Audette J, et al. Recommendations for the pharmacological management of neuropathic pain: an overview and literature update. *Mayo Clin Proc*. 2010;85:S3–S14.
127. O'Connor AB, Dworkin RH. Treatment of neuropathic pain: an overview of recent guidelines. *Am J Med*. 2009; 122: S22–S32.
128. Attal N, Cruccu G, Baron R, et al; European Federation of Neurological Societies. EFNS guidelines on the pharmacological treatment of neuropathic pain: 2010 revision. *Eur J Neurol*. 2010;17:1113–1123, e67–e88.
129. Moulin D, Boulanger A, Clark AJ, et al; Canadian Pain Society. Pharmacological management of chronic neuropathic pain: revised consensus statement from the Canadian Pain Society. *Pain Res Manag*. 2014;19(6):328–335.
130. Finnerup NB, Attal N, Haroutounian S, et al. Pharmacotherapy for neuropathic pain in adults: a systematic review and meta-analysis. *Lancet Neurol*. 2015; 14(2):162–173.
131. National Institute for Health and Clinical Excellence. *Neuropathic Pain: the Pharmacological Management of Neuropathic Pain in Adults in Non-Specialist Settings*. London: National Institute for Health and Clinical Excellence; 2010.
132. Vestergaard K, Andersen G, Gottrup H, Kristensen BT, Jensen TS. Lamotrigine for central poststroke pain: a randomized controlled trial. *Neurology*. 2001;56:184–190.
133. Simpson DM, McArthur JC, Olney R, et al; Lamotrigine HIV Neuropathy Study Team. Lamotrigine for HIV-associated painful sensory neuropathies: a placebo-controlled trial. *Neurology*. 2003;60,1508–1514.
134. Eisenberg E, Lurie Y, Braker C, Daoud D, Ishay A. Lamotrigine reduces painful diabetic neuropathy: a randomized, controlled study. *Neurology*. 2001;57: 505–509.
135. Wiffen PJ, Rees J. Lamotrigine for acute and chronic pain. *Cochrane Database Syst Rev*. 2007;CD006044.
136. Raskin P, Donofrio PD, Rosenthal NR, et al; CAPSS-141 Study Group. Topiramate vs placebo in painful diabetic neuropathy: analgesic and metabolic effects. *Neurology*. 2004;63:865–873.
137. Thienel U, Neto W, Schwabe SK, Vijapurkar U. Topiramate in painful diabetic polyneuropathy: findings from three double-blind placebo-controlled trials. *Acta Neurol Scand*. 2004;110,221–231.
138. Lever IJ, Rice AS. Cannabinoids and pain. *Handb Exp Pharmacol*. 2007;265–306.
139. Fine PG, Rosenfeld MJ. The endocannabinoid system, cannabinoids, and pain. *Rambam Maimonides Med J*. 2013;4:e0022.
140. Rice AS. Should cannabinoids be used as analgesics for neuropathic pain? *Nat Clin Pract Neurol*. 2008;4:654–655.
141. Kennedy WR, Vanhove GF, Lu SP, et al. A randomized, controlled, open-label study of the long-term effects of NGX-4010, a high-concentration capsaicin patch, on epidermal nerve fiber density and sensory function in healthy volunteers. *J Pain*. 2010;11:579–587.
142. Nolano M, Simone DA, Wendelschafer-Crabb G, Johnson T, Hazen E, Kennedy WR. Topical capsaicin in humans: parallel loss of epidermal nerve fibers and pain sensation. *Pain*. 1999;81:135–145.
143. Rice AS, Hill RG. New treatments for neuropathic pain. *Annu Rev Med*. 2006;57:535–551.
144. Eide PK, Jorum E, Stubhaug A, Bremnes J, Breivik H. Relief of post-herpetic neuralgia with the N-methyl-Daspartic acid receptor antagonist ketamine: a double-blind, cross-over comparison with morphine and placebo. *Pain*. 1994;58:347–354.
145. Kiefer RT, Rohr P, Ploppa A, et al. Efficacy of ketamine in anesthetic dosage for the treatment of refractory complex regional pain syndrome: an open-label phase II study. *Pain Med*. 2008;9:1173–1201.
146. Ranoux D, Attal N, Morain F, Bouhassira D. Botulinum toxin type A induces direct analgesic effects in chronic neuropathic pain. *Ann Neurol*. 2008;64: 274–283.
147. Yuan RY, Sheu JJ, Yu JM, et al. Botulinum toxin for diabetic neuropathic pain: a randomized double-blind crossover trial. *Neurology*. 2009;72:1473–1478.
148. Akyüz G, Özkök Ö. Evidence based rehabilitation in chronic pain syndromes. *Agri*. 2012;24(3):97–103.
149. Akyuz G, Kenis O. Physical therapy modalities and rehabilitation techniques in the management of neuropathic pain. *Am J Phys Med Rehabil*. 2014;93(3):253–259.
150. McCabe CS, Haigh RC, Blake DR. Mirror visual feedback for the treatment of complex regional pain syndrome (type 1). *Curr Pain Headache Rep*. 2008;12:103–107.
151. Ramachandran VS, Altschuler EL. The use of visual feedback, in particular mirror visual feedback, in restoring brain function. *Brain*. 2009;132,1693–1710.
152. Oerlemans HM, Oostendorp RA, de Boo T, van der Laan L, Severens JL, Goris JA. Adjuvant physical therapy versus occupational therapy in patients with reflex sympathetic dystrophy/complex regional pain syndrome type I. *Arch Phys Med Rehabil*. 2000;81:49–56.
153. Moseley GL. Graded motor imagery for pathologic pain: a randomized controlled trial. *Neurology*. 2006;67: 2129–2134.
154. Flor H, Denke C, Schaefer M, Grusser S. Effect of sensory discrimination training on cortical reorganisation and phantom limb pain. *Lancet*. 2001;357:1763–1764.
155. McCabe CS, Haigh RC, Halligan PW, Blake DR. Referred sensations in patients with complex regional pain syndrome type 1. *Rheumatology*. 2003b;42:1067–1073.
156. Ezendam D, Bongers RM, Jannink MJ. Systematic review of the effectiveness of mirror therapy in upper extremity function. *Disabil Rehabil*. 2009;31(26):2135–2149.
157. Johnson S, Hall J, Barnett S, et al. Using graded motor imagery for complex regional pain syndrome in clinical practice: failure to improve pain. *Eur J Pain*. 2012;16(4):550–561.
158. Moseley GL. Graded motor imagery is effective for long-standing complex regional pain syndrome: a randomised controlled trial. *Pain*. 2004;108(1–2):192–198.
159. Daniel HC, Narewska J, Serpell M, Hoggart B, Johnson R, Rice AS. Comparison of psychological and physical function in neuropathic pain and nociceptive pain:

implications for cognitive behavioral pain management programs. *Eur J Pain*. 2008;12:731–741.

160. Ferrell BR. Patient education and nondrug interventions. In: Ferrell BR, Ferrell BA, eds. *Pain in the Elderly*. Seattle, Washington: IASP Press; 1996:35–44.
161. Plow EB, Pascual-Leone A, Machado A. Brain stimulation in the treatment of chronic neuropathic and noncancerous pain. *J Pain*. 2012;13(5):411–424.
162. William A, Azad TD, Brecher E, et al. Trigeminal and sphenopalatine ganglion stimulation for intractable craniofacial pain—case series and literature review. *Acta Neurochir (Wien)*. 2016;158(3):513–520.
163. Johnson S, Goebel A. Long-term treatment of chronic neuropathic pain using external noninvasive external peripheral nerve stimulation in five patients. *Neuromodulation*. 2015.
164. Liem L. Stimulation of the dorsal root ganglion. *Prog Neurol Surg*. 2015;29:213–224.
165. Groppa S, Oliviero A, Eisen A, et al. A practical guide to diagnostic transcranial magnetic stimulation: Report of an IFCN committee. *Clinical Neurophysiology*. 2012;123(5):858–882.
166. Lefaucheur JP, André-Obadia N, Antal A, et al. Evidence-based guidelines on the therapeutic use of repetitive transcranial magnetic stimulation (rTMS). *Clinical Neurophysiology*. 2014;125(11):2150–2206.
167. Lefaucheur JP. The use of repetitive transcranial magnetic stimulation (rTMS) in chronic neuropathic pain. *Neurophysiol Clin*. 2006;36(3):117–124.
168. Rossi S, Hallett M, Rossini PM, Pascual-Leone A; Safety of TMS Consensus Group. Safety, ethical considerations, and application guidelines for the use of transcranial magnetic stimulation in clinical practice and research. *Clin Neurophysiol*. 2009;120(12):2008–2039.
169. Cruccu G, Aziz TZ, Garcia-Larrea L, et al. EFNS guidelines on neurostimulation therapy for neuropathic pain. *Eur J Neurol*. 2007;14:952–970.
170. Tsubokawa T, Katayama Y, Yamamoto T, Hirayama T, Koyama S. Treatment of thalamic pain by chronic motor cortex stimulation. *Pacing Clin Electrophysiol*. 1991;14:131–134.
171. Stadler JA 3rd, Ellens DJ, Rosenow JM. Deep brain stimulation and motor cortical stimulation for neuropathic pain. *Curr Pain Headache Rep*. 2011;15(1):8–13.
172. Hagenacker T, Bude V, Naegel S, et al. Patient-conducted anodal transcranial direct current stimulation of the motor cortex alleviates pain in trigeminal neuralgia. *J Headache Pain*. 2014;15:78.
173. Ostergard T, Munyon C, Miller JP. Motor cortex stimulation for chronic pain. *Neurosurg Clin N Am*. 2014;25(4):693–698.
174. Buchanan RJ, Darrow D, Monsivais D, Nadasdy Z, Gjini K. Motor cortex stimulation for neuropathic pain syndromes: a case series experience. *Neuroreport*. 2014;25(9):715–717.
175. Cui JG, O'Connor WT, Ungerstedt U, Linderoth B, Meyerson BA. Spinal cord stimulation attenuates augmented dorsal horn release of excitatory amino acids in mononeuropathy via a GABAergic mechanism. *Pain*. 1997;73:87–95.
176. Guan Y, Wacnik PW, Yang F, et al. Spinal cord stimulation-induced analgesia: electrical stimulation of dorsal column and dorsal roots attenuates dorsal horn neuronal excitability in neuropathic rats. *Anesthesiology*. 2010;113:1392–1405.
177. Rashbaum RF. Spinal Cord Stimulators and Pain Pumps - Implantable Systems for Neuropathy. Available at http://www.spine-health.com/treatment/pain-management/spinal-cord-stimulators-and-pain-pumps-implantable-systems-neuropathy. Accessed January 12, 2016.
178. Pan CX, Morrison RS, Ness J, Fugh-Berman A, Leipzig RM. Complementary and alternative medicine in the management of pain, dyspnea, and nausea and vomiting near the end of life. A systematic review. *J Pain Symptom Manage*. 2000;20(5):374–387.

第 41 章　老年人群的疼痛管理

Stephen Kishner, Susan R. Griffee, Alexander Drakh, Eric F. Sterne, and Janice L. Kishner

引言

老年人是人口增长最快的部分。预计到 2040 年，美国 65 岁及以上的人口将增长到近 8 000 万。随着年龄的增长，慢性疼痛的发病率和流行率增加，慢性疼痛在不断发展的老龄化人口中是一个日益严重的问题。据估计，多达 50% 居住在社区的老年人和 80% 居住在长期护理机构的老年人经历了慢性疼痛。

老年人的疼痛由于认识、评估和管理不足而得不到充分的治疗。老年性疼痛通常由多因素引起，临床表现不典型，因此十分复杂。疼痛常常是无法察觉的，因为老年人常常低估症状，或者看护者不能充分评估或识别疼痛的迹象[1,2]。认知能力下降和沟通困难导致评估准确更加困难[3]。老年疼痛教育的缺乏和不愿意使用潜在成瘾性药物也使疼痛管理变得复杂。多项研究证实，疗养院和社区对疼痛的治疗有限[4]。

不受控制的疼痛会导致严重的生理性和社交性后果。持续的疼痛可能导致功能丧失，包括行动障碍和日常生活活动能力（ADL）受损，并且通常会降低生活质量。患有未经治疗的疼痛的老年人可能会加剧认知障碍、抑郁和焦虑等心理健康问题、睡眠障碍和社交退缩[5,6]。控制不当的疼痛会产生重大的社会经济后果，包括增加医疗资源的利用和财政成本，这肯定随着人口的不断增长而增加。尽管存在这些困难，但通过医生教育、全面的多学科评估以及使用适当的药物和非药物管理策略，老年人疼痛将得到更好的控制。

疼痛感受的年龄差异

许多老年人都会在日常生活中经历疼痛[7]。老年人随着年龄的增长可能会感到更多疼痛，由于缺乏充分的治疗，随着年龄的增长，老年人可能会经历更多疼痛。那些看起来虚弱或有多个合并症的患者已经被证明没有得到足够的药物治疗，原因包括对治疗人群和药物副作用的认知不足。另一个原因是疼痛筛查工具或量表对疼痛的认识不足。据报道，视觉模拟量表（VAS）在老年患者筛查中的准确性较低[8]，其他检查也如此。测量慢性关节炎疼痛强度时，不同筛查试验和量表可得出与年龄差异相矛盾的结果[8]。

老年人的疼痛抱怨更可能是由于潜在的问题（如恶性肿瘤、进行性椎管狭窄）而不是急性问题引起的。护理人员可能很容易忽略“慢性问题”的诉求，而不会进一步检查。患者也可能将日常疼痛归因于年老，并将其视为衰老的一部分，而不寻求任何减轻疼痛的干预措施。言语和认知也会造成障碍，医生必须寻找可能传达疼痛或不适的面部表情。

一直以来，评价疼痛与年龄关系的研究结果与老年患者疼痛阈值的研究结果不相称[9]。这些差异可能是由于 Aδ 和 C 纤维的退化及其传递的疼痛信号所致。除生理性疼痛，悲伤、焦虑和社会问题也会影响老年人的心理性疼痛。

老年疼痛流行病学和患病率

据估计，到 2025 年，全世界将约有 12 亿人超过

60 岁,约 50% 的老年患者将报告慢性疼痛[10]。遗憾的是,单纯关注老年人群疼痛的研究有限。大多数关于老年人疼痛的流行病学研究并不是以研究疼痛问题为主要目的而设计的[11]。一些研究表明,年龄增长与疼痛之间存在直接的相关性,但类似的研究结果并不一致[12]。到 65 岁时,疼痛的患病率可能会达到高峰,75 岁及以上人群的疼痛案例可能会减少。

用于评估疼痛复杂性的方法包括自我报告、疼痛行为和心理生理参数的测量[13]。自我报告是最常用的方法,但由于问卷并不能完全反映疼痛状况以及患者的个体间的高度差异性,因此对于老年患者,该法整体效用不佳。例如,一项疗养院研究发现,在轻度/中度疼痛患者中,实际疼痛程度与评估量表间存在很强的一致性,但在重度疼痛人群中,这种相关性较弱[14]。这些疼痛症状中最常见的主因是骨性关节炎(OA)、糖尿病周围神经病变、疱疹后神经痛、恶性肿瘤、椎管狭窄,以及脑血管意外(CVA)[7]。情绪性悲痛也可作为独立或共同因素诱发疼痛。

衰老和疼痛的生物学效应

许多生理变化改变了疼痛的感觉。疼痛主要通过 Aδ 和 C 纤维传导,但随着年龄的增长,纤维数量减少,使这些刺激更难被察觉。这反过来又提高了疼痛阈值。中枢神经系统(CNS)中的皮层识别也显示出随着年龄的增长而减慢,加剧了疼痛定位和报告能力的受损[7]。

此外,随着年龄的增长,痴呆和皮质/神经元萎缩变得更加普遍。丘脑外侧 β-内啡肽含量和 γ-氨基丁酸(GABA)合成减少,中央 GABA 和 5-羟色胺受体浓度下降,伤害性信息传导速度下降,C 和 Aδ 纤维功能下降等变化也可见到[15]。老年患者还可出现睡眠障碍,表现为难以入睡及保持睡眠状态,并且快速眼动期(REM)睡眠时间减少。随着年龄的增长,认知和记忆障碍也被发现。

老年人的生理性改变

药物代谢动力学

药物代谢随年龄增长而变化。这归因于药物代谢和清除率的变化,并导致药代动力学和药效学的改变[8]。体内脂肪、肌肉和水的含量在药物的作用中起着不可分割的作用,但这些比例随时间改变。营养不良、恶性肿瘤、心理影响和社区流动性也促成了这些变化。

随着年龄的增长,肌肉质量下降,脂肪质量增加。这些变化影响药物的循环和清除特性。亲脂性药物的药代动力学特性是脂肪依赖性的,在老年人群中可以产生不同的效应。心脏问题在老年人群中常见,通常使用口服利尿剂治疗心脏疾病后,机体含水量会发生改变。营养不良和慢性肝病导致的白蛋白生成减少可影响其与各种药物的结合。老年患者对具有中枢或中枢介导作用的药物(包括苯二氮䓬类、阿片类和精神药物)的敏感性增加[9]。相反,肾上腺素能和胆碱能自主神经系统降低了受体特异性药物的敏感性,以及降低了对 β 肾上腺素能刺激的反应,从而削弱了 β 受体阻滞剂的作用[9]。最后,老年人群使用的常见药物之间存在不可避免的相互作用,例如治疗慢性阻塞性肺疾病(COPD)的类固醇以及治疗心血管疾病的阿司匹林。

伴发病

老年人的伴发症比年轻人多。一些最常见的导致老年人疼痛的伴发症包括风湿性疾病、癌症、心绞痛、带状疱疹、颞叶动脉炎、糖尿病相关的周围神经病变、三叉神经痛、酗酒和营养不良[9]。虽然肠胃问题不像上述问题那么常见,但老年人肠胃问题比年轻人要多,并会加重疼痛,使用非甾体抗炎药(NSAID)也会引起一些新的问题。另外,睡眠障碍在老年人中也更常见。

器官系统老化

所有患者都应接受常规体检和实验室检查,以确保器官功能正常,因器官功能可能会随着年龄的增长而减退。即使是相对健康的老年人也会经历生理变化。老年人的脑磁共振成像(MRI)显示,涉及疼痛处理的脑区活动减少,如对侧尾状核和壳核[10]。

肝脏肿块、血流量以及 CYP-450 酶的减少可降低肝脏的药物清除率,伴发的慢性疾病也可能加重这种现象[10]。长期酗酒可导致肝硬化。此外,年龄增长可导致去甲基化(影响苯二氮䓬的代谢)减少,白蛋白生成减少,肝再生和容量减少以及肝血流量减少[9]。

在肾功能方面,肾小球滤过率(GFR)从 40 岁开始每年下降 1%[9-10],这一比率可随着任何相关的慢性肾脏疾病而增加。肾脏的解剖学改变包括 70 岁时体积缩小 25%,肾小管数量和厚度减少,肾血流量减少,50 岁后每 10 年减少 5% 的自由水吸收[9]。

胃肠动力、分泌物、血流量和吸收面随年龄增长而下降[10]。这会导致便秘、食欲减退和腹痛。随着年龄的增长，肌肉骨骼疾病也越来越普遍。退行性改变，如 OA 和腰椎管狭窄症可导致疼痛和僵硬，随活动加剧的疼痛可限制 ADL。骨质疏松症，以及上述肌肉骨骼问题，可以加剧疼痛和衰弱。

心脏问题，包括冠状动脉疾病和慢性心力衰竭的发生率随着年龄的增长而增加。使用各种有加剧心脏问题风险的药物（如引起心律失常的三环类抗抑郁药），则需要密切观察。

最后，随着年龄的增长，外周和中枢神经系统发生了深刻的变化。这包括周围神经密度的降低以及背角和丘脑神经元的丢失（表 41-1）。

表 41-1　年龄相关性疼痛感知变化

组成	年龄相关的变化	注解
痛觉受体	• 环层小体减少 50% • 触觉小体/默克尔盘减少 10%～30% • 游离神经末梢无年龄变化	研究较少，主要局限于皮肤
外周神经	• 有髓神经 　• 密度降低 　• 异常增加/变性纤维 　• 传导速度较慢 • 无髓神经 　• 大纤维数量减少（1.2～1.6μm） 　• 小纤维无变化（0.4μm） 　• P 物质含量降低	缺乏疼痛功能改变的证据，非疼痛特异性发现
中枢神经系统	• 背角神经元减少 　• 内源性抑制和痛觉过敏的改变 • 大脑皮层、中脑和脑干的神经元减少 　• 丘脑损失 18% 神经元 　• 脑诱发反应改变 　• 儿茶酚胺、乙酰胆碱、GABA 和 5-HT 减少 　• 内源性阿片类药物混合变化 　• 神经肽无变化	非疼痛特异性发现

摘自 Gibson SJ, Helme RD. Age differences in pain perception and report: a review of physiological, psychological, laboratory and clinical studies. Pain Rev. 1995;2:111-137。

抑郁

在认知障碍人群中评估疼痛的数据很少。研究表明，慢性疼痛和抑郁之间具有十分复杂的相关性。一项研究报告称，慢性疼痛患者抑郁症状的严重程度和患病率没有年龄差异[8]。另一项研究表明，老年疼痛患者的抑郁症状发生率显著增加，此外，慢性疼痛和抑郁之间存在着很强的相关性（年轻人为 12.4%，70 岁以上为 47.5%）[16]。即使校正了自我报告功能状态和身体健康的影响，疗养院居民的疼痛和抑郁之间也存在着显著的相关性。止痛药、治疗方法、家庭和社区支持都是避免抑郁和后遗症的重要工具，也是确保患者心理健康的重要安全网。

疼痛部位的年龄差异

老年人不仅报告了更多的疼痛部位，而且使用了更多的疼痛形容词进行描述[16]。骨性关节炎和纤维肌痛等相关研究发现，年龄增长和疼痛加剧之间存在相关性，特别是在脚、膝盖和腰部。背痛是否与年龄直接相关目前还没有共识。在老年人中，慢性腰痛伴随着功能性伸展和重复性躯干旋转的活动度降低[17]。随着年龄的增长，头痛作为疼痛原因的比重随之降低。老年人中，牙缺失的发生率增加，但作为引起疼痛的原因，发生率却低于年轻人和中年人群。

性别和疼痛

不同性别在疼痛发生率和经历方面存在差异。女性的预期寿命更长，因此占老年人口的比例较大。一般来说，女性更容易患风湿病、头痛和纤维肌痛。大约 7% 的 60～79 岁的女性被诊断为纤维肌痛[18]。男性有更高的脊椎关节病和慢性腰痛的发病率[11]。头痛和腹痛的主诉无性别差异[11]。

老年医学的疼痛教育

许多临床医生缺乏正规的疼痛教育培训，因为在医学院和大多数住院医师培训项目中很少强调这一点[19-20]。医师通常将有限的时间用来学习疼痛医学知识，而不是将其花在复习既往知识上。虽然老年研究团队认识到慢性疼痛管理是综合训练的一个重要组成部分，但研究表明，实际训练是不够的[21]。一项对美国老年医学团队项目的调查发现了教育缺陷的多个方面，特别是肌肉骨骼和神经性疼痛的评估，慢性疼痛的药理学和非药理学治疗，以及多学科疼痛诊所在疼痛管理中的作用[22]。

医生教育不足可能是老年人疼痛治疗不足的部分原因。尽管最近有所改善，但在医学院、住院医师和研究团队培训期间，制订和纳入正式和系统的老年疼痛教育课程，对于改善患者护理和预防进行性功能和心理损害至关重要[23-24]。

老年患者疼痛评估

一个全面的评估是有效管理老年疼痛的关键。这是一个挑战,因为老年人可能对疼痛有不同的感知,对疼痛有误解,并且完全隐瞒或不报告疼痛[25]。他们可能会意识到“受伤”“痛苦”或“不适”,但不会将这些感觉与“疼痛”联系起来。一些人将疼痛视为衰老不可避免和预期的一部分,或者假设完全的疼痛缓解是不可能或无法实现的。另一些人担心报告疼痛将导致更加困难的诊断检查,或治疗会使用具有潜在成瘾性副作用的止痛药。

疼痛是一种主观抱怨,即使在轻度至中度认知障碍患者中,自我报告疼痛的存在和强度也是准确可靠的[26]。选择适当的诊断筛查工具或量表有助于评估。数字评分量表(NRS),即询问患者“在0~10的范围内,你的疼痛有多严重?”可用作初步评估。老年人可能对表述有困难,尤其是在口头描述时,可能需要使用其他一维量表来评估疼痛强度[27]。在老年人群中经常使用一维量表(表41-2)。

言语描述量表(VDS)也是一种有效的疼痛强度测量方法。常用的做法是使用一条10cm长的线(VAS),指示患者在该线的哪一点最能代表他或她当前的疼痛程度。然而,年龄的增长与不正确反应的频率更高有关[28]。使用VAS的垂直方向,如疼痛温度计或面部量表,可能更合适[29-30](图41-1)。

多维量表也有助于评估患者的疼痛体验(表41-3)。

表 41-2 疼痛评定的一维量表

	描述	效度	信度	优点	缺点
视觉模拟	100mm 线,竖直或水平	良好	一般	连续性指标	需要纸笔
当前疼痛强度	0~5分6个级别点的词汇描述量表(McGill疼痛问卷亚量表)	良好	一般	易于理解,单词描述将聚类缩小到中等规模	通常需要视觉提示
图形	笑脸,其他	一般	一般	有趣	需要视觉和注意力
Sloan Kettering疼痛卡	随机分布在卡片上的7个单词	良好	一般	易于管理	需要视觉提示
言语0~10分表	“在0~10的范围内,如果0表示没有疼痛,10表示你能想象到的最严重的疼痛,那么你现在的疼痛是多少?”	良好	一般	可能是最容易使用的	需要听力

改编自 Ferrell BA. Pain. In: Osterweil D, Brummel-Smith K, Beck JB, eds. Comprehensive Geriatric Assessment, New York, NY: McGraw-Hill; 2000:390。

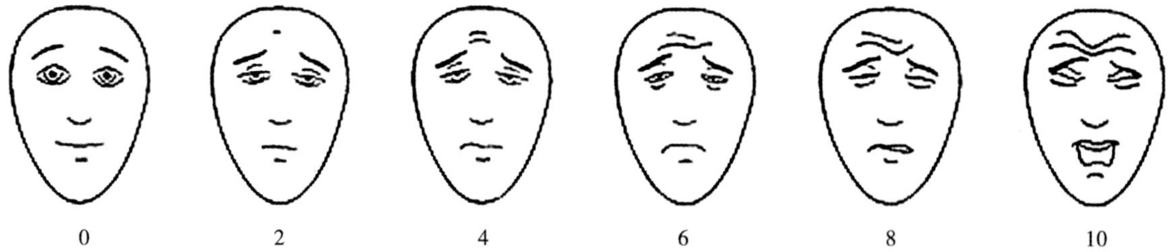

面部疼痛量表(修订版)(FPS-R)是一个针对儿童制订的疼痛强度的自我报告测量方法。它是根据面部疼痛量表改编的,以便能够在广泛接受的0~10量表上评分。它显示了4~16岁年龄段与视觉模拟疼痛量表之间的密切线性关系。它很容易管理,不需要任何设备,除了复印的脸。在这种尺度上没有微笑和眼泪可能是有利的。特别推荐用于幼儿。数字自我评定量表(0~10分)可用于大多数8岁以上儿童,无法提供自我报告的儿童需要行为观察量表。

在后面的面部表情中,让被评估的孩子指出其中对他/她来说“伤害”或“痛苦”的程度正好的脸。这张脸(指向最左边的脸)没有疼痛。这个脸上的疼痛越来越多(从左到右指向每一个)直到这张(指向最右边的脸)——它表现出非常大的疼痛。指出最符合你(现在)的那张脸。

从左到右计算所选脸部0、2、4、6、8或10的分数,“0”表示“不痛”,“10”表示“非常痛”。不要使用“高兴”和“悲伤”等词。此量表旨在测量孩子内心的感受,而不是他们的面部表情。

图 41-1 这两种疼痛强度量表在老年人中均进行了采样研究。说明:患者应看无数字的图形。在患者指出能代表他或她的疼痛的最佳图形后,可以指定适当的数值,以方便临床记录和随访(经允许摘自 Faces Pain Scale—Revised,© 2001,International Association for the Study of Pain)

表 41-3　老年人疼痛评定多维量表

	描述	目标	效度	信度	优点	缺点
McGill 疼痛问卷	受试者被要求从分为 20 类的 78 个单词中找出描述个体疼痛的单词，再加上另外 4 个项目（包括 5 个单词的疼痛强度描述量表）在此刻分别得分	所有疼痛	良好	良好	多维度，长期广泛研究；可以区分不同类型的疼痛	长，难以评分
McGill 疼痛问卷简表	15 个单词在 Likert 量表上评分，加上视觉模拟量表和 PPI 量表	所有疼痛	良好	良好	比 McGill 短，没有原版深奥	可能无法区分疼痛类型
Wisconsin 简明疼痛量表	16 项量表，分项得分	癌性疼痛	良好	良好	多维度	研究多集中在癌性疼痛
纪念斯隆-凯特琳医院疼痛量表	4 个描述符号性的词代表级别	癌性疼痛	良好	良好	多维度	研究多集中在癌性疼痛
老年疼痛量表	24 项问卷：22 项 2 分制评分；2 项 0~10 分制	非卧床患者	良好	良好	多维度；在较年长的成年人中测试	经验有限；对未知变化不敏感
神经性疼痛量表	10 个项目，每项 1~10 分	神经病理性疼痛			特异用于神经病理性疼痛	单项分析可能比总分的变化更有帮助
Western Ontario 和 McMaster 大学关节炎指数（WOMAC）	5 个领域的 41 个项目：疼痛、僵硬、身体功能、社会功能和情感功能	关节炎	良好	良好	特异用于关节炎	难以用于临床
Roland and Morris 失能问卷	24 项，填“是”或“否”	下背痛	良好	良好	特异用于下背痛	可能无法概括为其他疼痛综合征
Hurley 不适量表	为重度阿尔茨海默病患者的不适行为评分	急性痛	可能一般	合理	不能用于自检	取决于行为学观察
骨关节炎疼痛行为观察系统	设计用于评估成年人的姿势、运动和行为	膝骨关节炎	与 0~10 表比较 r=0.45	反复测试超过 10 周 r=0.53	不依赖语言能力	局限于膝骨关节炎

改编自：Ferrell BA. Pain. In：Osterweil D，Brummel-Smith，K，Beck JB，eds. Comprehensive Geriatric Assessment，New York，NY：McGraw-Hill；2000：389。

McGill 疼痛问卷(MPQ)可用于评估疼痛的感觉、情感、可评估性、时间性等各种复杂的性质,但是它被认为花费时间太长和太复杂。在该问卷中,患者选择形容词来描述当前的疼痛。MPQ 简表(SF-MPQ)还包括一个测量强度的 VAS,可能更合适[31,32]。感觉和情感量表在 SF-MPQ、VDS 和 VAS 上有显著相关性[33]。

彻底的评估需要包括完整的病史和体格检查,重点是患者的主要疼痛诉求。筛查认知障碍、抑郁和疼痛对睡眠的影响是很重要的。活动能力和日常生活能力方面的功能下降也可能暗示潜在的疼痛[9,34]。来自家庭、康复医师、心理健康提供者和其他医疗保健专业人员的输入和报告可能是疼痛报告的可靠来源,特别是在非语言或认知障碍的患者中。来自其他医学专业的跨学科评估可能有助于确定潜在的可治疗共同因素。

认知功能受损

对于老年痴呆或认知障碍患者来说,疼痛的正确评估和治疗尤其具有挑战性。在疗养院患者疼痛评估中,伴有轻度/中度认知障碍者的评估结果与实际疼痛程度有很强的一致性,但伴重度认知障碍者的评估相关性较弱[14]。这些患者是治疗最不足的患者之一,但他们可能遭受最严重的疼痛。在疗养院患者中,痴呆患者的疼痛明显高于认知正常者,但镇痛治疗量却低于认知正常者[35]。

在医院或长期护理机构中,尚无系统普遍认可的认知障碍患者疼痛评估工具。轻度至中度认知障碍患者疼痛的自我报告是可靠的。使用 VDS 也被认为是适当的[28,36]。对于损伤更严重的患者,临床医生必须依靠自己或其他护理者对患者疼痛的感知。这些患者通常无法表达他们的疼痛感知,因此观察和检查可反映潜在疼痛的行为变化就显得至关重要[37]。潜在的行为线索包括面部表情、言语或发声、身体运动、食欲、睡眠变化和其他精神状态变化。有人提出了其他行为评估量表,但它们在实践中的应用情况如何尚不清楚[13,38,39]。

治疗

老年人的疼痛管理对临床医生来说是一个挑战。具体来说,临床医生需要了解老年人药物代谢的变化和老年人特有的风险和潜在的副作用,然后才能开出治疗处方。除药物治疗外,非药物治疗和辅助治疗可单独使用或与止痛药联合使用,以达到缓解疼痛的目的。临床医生必须密切监测患者对治疗的反应,并根据需要进行调整,以尽量减少副作用,实现最佳的疼痛缓解。

药理学

治疗疼痛的药物应根据患者对疼痛控制的需要进行个体化。在老年人群中,药物治疗应强调"低剂量开始以及逐步增加剂量"。世界卫生组织(WHO)为疼痛的药物治疗设计了一个 3 级阶梯(图 41-2)。这个治疗方案是为癌症患者设计的,但可以用于老年人的止痛药处方。阶梯建议使用非阿片类药物治疗如肌肉拉伤等轻度疼痛,弱阿片类药物治疗轻度至中度疼痛,强阿片类药物治疗癌症和术后疼痛。

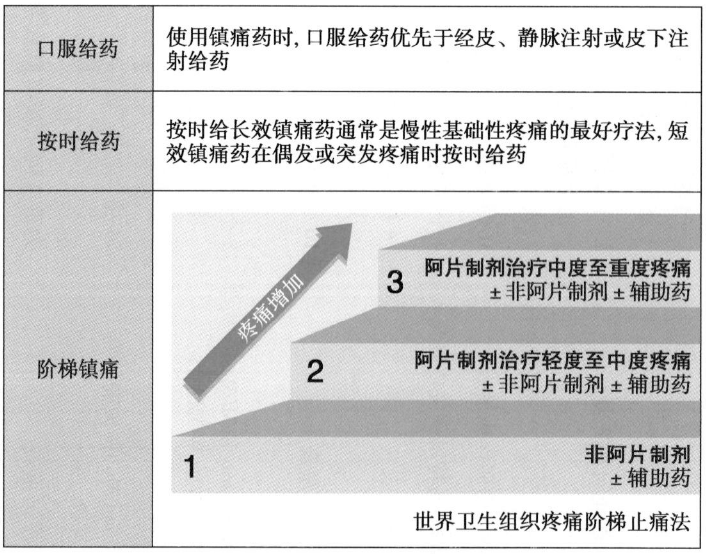

口服给药
使用镇痛药时,口服给药优先于经皮、静脉注射或皮下注射给药
按时给药
按时给长效镇痛药通常是慢性基础性疼痛的最好疗法,短效镇痛药在偶发或突发疼痛时按时给药
阶梯镇痛
疼痛增加
3
阿片制剂治疗中度至重度疼痛
± 非阿片制剂 ± 辅助药
2
阿片制剂治疗轻度至中度疼痛
± 非阿片制剂 ± 辅助药
1
非阿片制剂
± 辅助药
世界卫生组织疼痛阶梯止痛法

图 41-2　如何开展阿片类治疗。对于慢性剧痛患者在给阿片类药物剂量时需要记住的事项,请参阅此图表(改编自 World Health Organization. The Pain Ladder © 1986 World Health Organization)

临床医生必须考虑避免大剂量增加药物。与大剂量单一药物相比，影响同一靶点的小剂量药物的组合可能会降低副作用[40,41]。

非阿片类镇痛药

对乙酰氨基酚被认为是可以治疗轻、中度肌肉骨骼疼痛的首选药物。分次服用的最大日剂量为 4 000mg，但许多专家建议每天服用 3 000mg 以防止过量。处方医生必须知道药物与对乙酰氨基酚的组合，并认识到不超过推荐的每日剂量限制。对乙酰氨基酚的潜在副作用包括肝损伤、Stevens-Johnson 综合征、中毒性表皮坏死松解和脓疱病。

非甾体抗炎药

非甾体抗炎药可以缓解炎症。此外，研究表明，与高剂量阿片类药物相比，非甾体抗炎药能更好地缓解骨转移的疼痛[42]。老年人使用非甾体抗炎药时应谨慎，因为它们可能会刺激胃黏膜，增加胃溃疡和胃肠出血的风险。联合使用非甾体抗炎药和华法林会使消化性溃疡出血的风险增加 13 倍[43]。建议口服非甾体抗炎药的患者应该与食物一起服药，同时考虑加 H_2 阻滞剂或质子泵抑制剂，这可能有助于防止胃刺激。高剂量的非甾体抗炎药也与血压升高、心肌梗死、卒中和血液高凝状态有关[44]。非甾体抗炎药也会增加心房颤动的风险[42]。老年人应谨慎使用 COX2 抑制剂。尽管这些药物比其他非甾体抗炎药引起胃刺激和胃肠出血的风险更小，但它们引起心血管事件的风险较高。

局部用药

局部非甾体抗炎药可用于治疗局部疼痛和减少全身吸收。这可能会降低严重胃肠道不良事件的发生率，但胃肠道刺激的副作用仍然存在。局部利多卡因可能有助于局部神经病理性疼痛[45]。辣椒素也可用作局部制剂。然而，局部烧灼感的副作用往往是老年人无法忍受的。

阿片类

阿片类药物用于镇痛已有数千年的历史。常见的副作用在老年人群中被放大，包括便秘、镇静、困倦、呼吸抑制、尿潴留、跌倒、恶心和呕吐等。睡眠呼吸暂停、肾功能衰竭、肝功能衰竭、慢性阻塞性肺疾病、睡眠呼吸暂停和痴呆症的老年患者尤其容易发生不良事件。

可待因常用于治疗轻中度疼痛。高达 30% 的患者不能有效地将可待因代谢为吗啡，因而对疼痛控制的影响微乎其微。副作用包括肾功能衰竭或呼吸抑制（快速代谢）、药物相互作用、便秘和恶心[16]。

吗啡、氢可酮和羟考酮有常用的速效和缓效剂型。对于重度疼痛，给药时间和给药方式对维持疼痛的稳定和有效缓解非常重要。最佳的止痛方法包括：在锁定剂量范围使用缓释阿片类药物，并补充短效剂量以缓解突发性疼痛。当定期服用阿片类药物，可以预防便秘。曲马多是一种 μ 受体激动剂和 5-羟色胺及去甲肾上腺素再摄取抑制剂，具有与氢可酮相似的镇痛作用[41]。老年人应谨慎服用，因为它会降低癫痫发作的阈值。

对于不能口服药物的患者，可考虑使用盐酸氧吗啡酮（舌下和栓剂）、芬太尼（经皮）或丁丙诺啡（经皮）。由于阿片类药物的吸收率和过量使用的风险不同，这些药物不应在口服阿片类药物的初始患者中开始使用。丁丙诺啡在老年人和青年人中提供相似的疼痛缓解和相似的不良事件[46]。经皮芬太尼剂量尤其难以确定，因为它可能需要 48~72h 才能达到稳定水平，在早期增加剂量之前，应谨慎使用。

医生对老年病患者疼痛药物治疗不足的一个原因是担心药物引起患者成瘾[47-49]。即使已知有滥用的潜在风险，阿片类药物引起的成瘾行为在这一人群中似乎很低[50,51]。即便如此，老年患者仍应进行药物成瘾或转移病史筛查，以防止不良事件的发生。阿片类药物不应压碎或咀嚼，因为这可能导致致命的过量用药。

辅助药物，包括抗抑郁药和抗惊厥药

辅助药物常用于联合或单独治疗疼痛，特别是神经性疼痛。用于治疗疼痛的常用辅助药物包括抗抑郁药、抗惊厥药和选择性 5-羟色胺再摄取抑制剂（SSRI）。度洛西汀被美国 FDA 批准用于治疗糖尿病周围神经病变、骨关节炎疼痛、腰痛和纤维肌痛[52-54]。加巴喷丁和普瑞巴林等辅助药物通常被安全地用于治疗老年性疼痛。加巴喷丁已被 FDA 批准用于治疗疱疹后神经痛。普瑞巴林被 FDA 批准用于治疗纤维肌痛、疱疹后神经痛和糖尿病周围神经病变。三环类抗抑郁药如阿米替林和去甲替林不良副作用较常见，应谨慎使用，因为它们具有强烈的抗胆碱能副作用。具体来说，阿米替林与老年人跌倒增加有关（去甲替林可能是更好的选择）。青光眼患者不应使用三环类抗抑郁药[55,56]。

心理治疗

在老年人中，具有较高应对技能的患者可以更好地控制其疼痛并降低总体疼痛评分[57]。认知行为疗法（CBT）是疼痛心理治疗的基石，通过设计的

有组织的方法来教育患者应对技能。CBT 已被证明能降低老年人的疼痛水平、焦虑和抑郁,并且在 12 个月后仍有改善[58]。CBT 需要一个训练有素的康复医师以及不同数量的治疗疗程。家庭成员或看护者的参与通常可以改善疼痛控制[59,60]。CBT 在老年人和年轻人中似乎同样有效,两组患者的应对技能都有所提高,药物使用也有所减少[61]。

物理治疗,经皮电神经刺激和运动

优化身体机能和防止身体失调常可改善疼痛和失能。物理治疗有助于患者伸展和加强虚弱的肌肉;可提供功能锻炼,提高日常生活能力;提供疼痛缓解方式,如超声波或冷冻疗法;指导改善姿势、平衡和步态力学。康复医师可以给患者教育和辅助设备的帮助。作业治疗也可以通过教导患者改善完成日常生活的方式来减少疼痛。

在老年人中,运动对于防止虚弱、衰退或失调导致疼痛状态的恶化至关重要。针对老年人,有说服力的证据支持,定期锻炼可作为减少疼痛和改善功能的治疗方法[62-64]。参与锻炼的老年患者能延缓功能衰退,并表现出更高的生活质量[65,66]。美国老年医学会(AGS)推荐了一个锻炼项目,包括肌肉强化、运动范围锻炼、平衡、步态训练以及心血管健康。个体化的锻炼计划应该考虑到合并症,药物治疗和身体限制。

经皮神经电刺激(TENS)依靠小的电极和导电凝胶将电刺激传递到疼痛部位[9]。TENS 可能有助于增加血流和改善受影响区域愈合。TENS 在装有心脏起搏器患者中应谨慎使用。

针刺、生物反馈和放松疗法

针刺的低风险使这项技术成为老年疼痛治疗的一个考虑因素。比较针刺疗法与其他疗法的研究中,存在样本量偏小和混淆结果的倾向。建议今后进行研究以确定其疗效[9]。

放松疗法通常采用有控制的呼吸练习或引导想象来减少紧张或压力。这些技术已被证明能改善慢性疼痛患者的生活质量[67-69]。

生物反馈是一种先进的放松疗法。生物反馈是为患者提供监测血压、肌肉张力、心率和皮肤温度等指标的工具,以便测量他们体内的张力。患者可以使用这个反馈系统来促进放松[70]。与年轻人群相比,老年人群生物反馈的有效性研究不一致,需要进一步探讨[8]。

持续性疼痛患者通常寻求顺势疗法或替代性疼痛治疗。重要的是以非威胁性的方式小心地提醒患者相关问题的科学性,未知的副作用,或药物相互作用。精神性治疗是另一种治疗选择,可改善疼痛并几乎无副作用[71]。

多学科治疗

多学科方法可能有助于优化疼痛缓解。在改善疼痛方面,强调应对技能和提供疼痛教育的项目是有效的[72-78]。让家庭参与疼痛教育计划,有助于实现最佳的疼痛管理。认知应对策略,包括那些旨在减少灾难性行为和绝望的策略,已经成为有效的疼痛管理方法策略[79,80]。抑郁焦虑通常是采用多模态的方法来解决的,治疗这些潜在的疾病通常可以改善疼痛。有关多学科治疗疗效的研究结果不一致,尚无法得出治疗效果的结论[8]。

介入治疗

介入治疗可以作为疼痛管理的诊断和治疗方法,在本书的另一章中有更详细的描述。介入治疗通常寻求识别和治疗与疼痛产生相关的特定神经结构。这些操作包括注射或放置局部麻醉剂、类固醇、射频消融术、使用神经溶解剂、椎管内使用阿片类药物或脊髓刺激器。复杂的区域性疼痛综合征、背部手术失败综合征和慢性神经根性疼痛可能受益于神经刺激程序。

小结

随着老年人口的不断增长,慢性疼痛将不可避免地成为更大的医疗负担。疼痛控制不良会导致严重后果,包括功能丧失、认知能力下降和社交退缩。对老年人疼痛的全面评估提出了重大挑战,尤其是在认知障碍患者中。管理是复杂的,应该包括一个个性化的护理计划,包括多学科的投入,正确使用止痛药和其他非药物措施。

疼痛是可以治疗的,但还没有被充分认识。将正式的老年疼痛管理教育课程纳入医学院、初级保健住院医师和老年医学协会,将有助于为医生处理这一日益增长的问题做好准备。系统的评估和治疗方案将有助于医生和其他医疗专业人员认识和管理疼痛。遗憾的是,老年人往往被忽视,但适当的疼痛控制将帮助他们保持尊严,最大限度地独立,并以更高的整体生活质量生活。

(伍少玲 译,吴文　马超 校)

参考文献

1. AGS Panel on Chronic Pain in Older Persons. The management of chronic pain in older persons: American Geriatrics Society. *J Am Geriatr Soc*. 2002;50:S205–S224.
2. Ferrell BA, Ferrell BR, Osterweil D. Pain in the nursing home. *J Am Geriatr Soc*. 1990;38(4):409–414.
3. Martin R, Williams J, Hadjistavropoulos T, Hadjistavropoulos HD, MacLean M. A qualitative investigation of seniors' and caregivers' views on pain assessment and management. *Can J Nurs Res*. 2005;37(2):142–164.
4. Sengstaken EA, King SA. The problems of pain and its detection among geriatric nursing home residents. *J Am Geriatr Soc*. 1993;41(5):541–544.
5. Kaye AD, Baluch A, Scott JT. Pain management in the elderly population: a review. *Ochsner J*. 2010;10(3):179–187
6. Cavalieri TA. Managing pain in geriatric patients. *J Am Osteopath Assoc*. 2007;107(suppl 4):ES10–ES16.
7. Pateinakis P, Amygdalas S, Pateinaki M, Pyrpasopoulou A. Chronic pain in the elderly. *OA Elderly Medicine*. 2013;1(1):4.
8. Gagliese L, Melzack R. Chronic pain in elderly people. *Pain*. 1997;70(1):3–14.
9. Kaye AD, Baluch AR, Kaye RJ, et al. Geriatric pain management, pharmacological and nonpharmacological considerations. Pharmacological and Nonpharmacological Considerations. *Psychology & Neuroscience*. 2014;7(1): 15–26.
10. Fine PG. Chronic pain management in older adults: special considerations. *J Pain Symptom Manage*. 2009; 38(2 suppl):S4–S14.
11. Helme R, Gibson SJ. Pain in older people. In: Crombie I, Croft P, Linton S, et al. eds. *Epidemiology of Pain*. Seattle, WA: IASP Press; 1999:103–112.
12. Crook J, Rideout E, Browne G. The prevalence of pain complaints in a general population. *Pain*. 1984;18(3):299–314.
13. Morello R, Jean A, Alix M, Sellin-Peres D, Fermanian J. A scale to measure pain in non-verbally communicating older patients: the EPCA-2 Study of its psychometric properties. *Pain*. 2007;133(1–3):87–98.
14. Cohen-Mansfield J, Lipson S. Pain in cognitively impaired nursing home residents: how well are physicians diagnosing it? *J Am Geriatr Soc*. 2002;50(6):1039–1044.
15. Schofield PA. The assessment and management of perioperative pain in older adults. *Anaesthesia*. 2014;69(suppl 1): 54–60.
16. Schuler M, Njoo N, Hestermann M, Oster P, Hauer K. Acute and chronic pain in geriatrics: clinical characteristics of pain and the influence of cognition. *Pain Med*. 2004;5(3):253–262.
17. Rudy TE, Weiner DK, Lieber SJ, Slaboda J, Boston JR. The impact of chronic low back pain on older adults: a comparative study of patients and controls. *Pain*. 2007;131(3):293–301.
18. Weiner DK. Office management of chronic pain in the elderly. *Am J Med*. 2007;120(4):306–315.
19. Billings JA, Block S. Palliative care in undergraduate medical education. Status report and future directions. *JAMA*. 1997;278(9):733–738.
20. Darer JD, Hwang W, Pham HH, Bass EB, Anderson G. More training needed in chronic care: a survey of US physicians. *Acad Med*. 2004;79(6):541–548.
21. Stein WM, Ferrell BA. Pain management in geriatric fellowship training. *Gerontol Geriatr Educ*. 1999;20:69–78, 25.
22. Weiner DK, Turner GH, Hennon JG, Perera S, Hartmann S. The state of chronic pain education in geriatric medicine fellowship training programs: results of a national survey. *J Am Geriatr Soc*. 2005;53(10):1798–1805.
23. Turner GH, Weiner DK. Essential components of a medical student curriculum on chronic pain management in older adults: results of a modified delphi process. *Pain Med*. 2002;3(3):240–252.
24. Mezei L, Murinson BB. Pain education in North American medical schools. *J Pain*. 2011;12(12):1199–1208.
25. Prohaska TR, Keller ML, Leventhal EA, Leventhal H. Impact of symptoms and aging attribution on emotions and coping. *Health Psychol*. 1987;6(6):495–514.
26. Parmelee PA, Smith B, Katz IR. Pain complaints and cognitive status among elderly institution residents. *J Am Geriatr Soc*. 1993;41(5):517–522.
27. Herr KA, Mobily PR. Comparison of selected pain assessment tools for use with the elderly. *Appl Nurs Res*. 1993;6(1):39–46.
28. Gagliese L, Melzack R. Age differences in the quality of chronic pain. A preliminary study. *Pain Res Manag*. 1997;2:157–162.
29. Herr K, Spratt KF, Garand L, Li L. Evaluation of the Iowa pain thermometer and other selected pain intensity scales in younger and older adult cohorts using controlled clinical pain: a preliminary study. *Pain Med*. 2007;8(7):585–600.
30. Herr KA, Mobily PR, Kohout FJ, Wagenaar D. Evaluation of the Faces Pain Scale for use with the elderly. *Clin J Pain*. 1998;14(1):29–38.
31. Melzack R. The short-form McGill Pain Questionnaire. *Pain*. 1987;30(2):191–197.
32. Herr KA, Mobily PR. Complexities of pain assessment in the elderly. Clinical considerations. *J Gerontol Nurs*. 1991;17(4):12–19.
33. Helme RD, Katz B, Gibson S, Corran T. Can psychometric tools be used to analyse pain in a geriatric population? *Clin Exp Neurol*. 1989;26:113–117.
34. Hadjistavropoulos T, Herr K, Turk DC, Fine PG, Dworkin RH, Helme R. An interdisciplinary expert consensus statement on assessment of pain in older persons. *Clin J Pain*. 2007;23(1 suppl):S1–S43.
35. Husebo BS, Strand LI, Moe-Nilssen R, Borgehusebo S, Aarsland D, Ljunggren AE. Who suffers most? Dementia and pain in nursing home patients: a cross-sectional study. *J Am Med Dir Assoc*. 2008;9(6):427–433.
36. Herr KA, Garand L. Assessment and measurement of pain in older adults. *Clin Geriatr Med*. 2001;17(3): 457–478, vi.
37. Kunz M, Scharmann S, Hemmeter U, Schepelmann K, Lautenbacher S. The facial expression of pain in patients with dementia. *Pain*. 2007;133(1–3):221–228.
38. Fuchs-Lacelle S, Hadjistavropoulos T. Development and preliminary validation of the pain assessment checklist for seniors with limited ability to communicate (PACSLAC). *Pain Manag Nurs*. 2004;5(1):37–49.
39. Fuchs-Lacelle S, Hadjistavropoulos T, Lix L. Pain assessment as intervention: a study of older adults with severe dementia. *Clin J Pain*. 2008;24(8):697–707.
40. AGS Panel on Chronic Pain in Older Persons. The management of chronic pain in older persons: American Geriatrics Society. *J Am Geriatr Soc*. 1998;46:635–651.

41. Jacox A, Carr DB, Payne R, et al. *Management of Cancer Pain*. Clinical Practice Guideline Number 9. Rockville, MD: Agency for Health Care Policy and Research, US Department of Health and Human Services, Public Health Service; March 1994. AHCPR Publication No. 94-0592.
42. King SA. Chronic Pain Management in the Elderly: an Update on Safe, Effective Options consultant360 VOLUME 52 - ISSUE 5 - MAY 2012. Available at http://www.consultant360.com/article/chronic-pain-management-elderly-update-safe-effective-options.
43. Shorr RI, Ray WA, Daugherty JR, Griffin MR. Concurrent use of nonsteroidal anti-inflammatory drugs and oral anticoagulants places elderly persons at high risk for hemorrhagic peptic ulcer disease. *Arch Intern Med*. 1993;153(14):1665–1670.
44. McGettigan P, Henry D. Cardiovascular risk with non-steroidal anti-inflammatory drugs: systematic review of population-based controlled observational studies. *PLoS Med*. 2011;8(9):e1001098.
45. Makris UE, Kohler MJ, Fraenkel L. Adverse effects of topical nonsteroidal antiinflammatory drugs in older adults with osteoarthritis: a systematic literature review. *J Rheumatol*. 2010;37(6):1236–1243.
46. Likar R, Vadlau EM, Breschan C, Kager I, Korak-Leiter M, Ziervogel G. Comparable analgesic efficacy of transdermal buprenorphine in patients over and under 65 years of age. *Clin J Pain*. 2008;24(6):536–543.
47. Marks RM, Sachar EJ. Undertreatment of medical inpatients with narcotic analgesics. *Ann Intern Med*. 1973;78(2):173–181.
48. Charap AD. The knowledge, attitudes, and experience of medical personnel treating pain in the terminally ill. *Mt Sinai J Med*. 1978;45(4):561–580.
49. Hanlon JT, O'Brien JG. The pharmacological management of the elderly patient with terminal cancer pain. *J Ger Drug Ther*. 1989;3:5–30.
50. Portenoy RK. Chronic opioid therapy for persistent non-cancer pain: can we get past the bias? *Am Pain Soc Bull*. 1991;1:4–5.
51. Harden RN. Chronic opioid therapy: another reappraisal. *APS Bull*. 2002;12(1).
52. Ross EL. The evolving role of antiepileptic drugs in treating neuropathic pain. *Neurology*. 2000;55(5 suppl 1):S41–S46; discussion S54–S58.
53. Backonja M, Beydoun A, Edwards KR, Schwartz SL, Fonseca V, Hes M. Gabapentin for the symptomatic treatment of painful neuropathy in patients with diabetes mellitus: a randomized controlled trial. *JAMA*. 1998;280(21):1831–1836.
54. Rowbotham M, Harden N, Stacey B, Bernstein P, Magnus-Miller L. Gabapentin for the treatment of postherpetic neuralgia: a randomized controlled trial. *JAMA*. 1998;280(21):1837–1842.
55. Gallagher PF, Barry PJ, Ryan C, Hartigan I, O'Mahony D. Inappropriate prescribing in an acutely ill population of elderly patients as determined by Beers' Criteria. *Age Ageing*. 2008;37(1):96–101.
56. O'Mahony D, Gallagher PF. Inappropriate prescribing in the older population: need for new criteria. *Age Ageing*. 2008;37(2):138–141.
57. Keefe FJ, Caldwell DS, Queen KT, Gil KM, Martinez S, Crisson JE. Pain coping strategies in osteoarthritis patients. *J Consult Clin Psychol*. 1987;55(2):208–212.
58. Parker JC, Frank RG, Beck NC, Smarr KL, Buescher KL, Phillips LR. Pain management in rheumatoid arthritis patients. A cognitive-behavioral approach. *Arthritis Rheum*. 1988;31(5):593–601.
59. Keefe FJ, Caldwell DS, Baucom D, Salley A, Robinson E, Timmons K. Spouse-assisted coping skills training in the management of osteoarthritic knee pain. *Arthritis Care Res*. 1996;9(4):279–291.
60. Keefe FJ, Caldwell DS, Baucom D, Salley A, Robinson E, Timmons K. Spouse-assisted coping skills training in the management of knee pain in osteoarthritis: long-term followup results. *Arthritis Care Res*. 1999;12(2):101–111.
61. Puder RS. Age analysis of cognitive-behavioral group therapy for chronic pain outpatients. *Psychol Aging*. 1988;3(2):204–207.
62. Ettinger WH Jr, Burns R, Messier SP, Applegate W, Rejeski WJ, Morgan T. A randomized trial comparing aerobic exercise and resistance exercise with a health education program in older adults with knee osteoarthritis. The Fitness Arthritis and Seniors Trial (FAST). *JAMA*. 1997;277(1):25–31.
63. Ferrell BA, Josephson KR, Pollan AM, Loy S, Ferrell BR. A randomized trial of walking versus physical methods for chronic pain management. *Aging (Milano)*. 1997;9(1-2):99–105.
64. O'Grady M, Fletcher J, Ortiz S. Therapeutic and physical fitness exercise prescription for older adults with joint disease: an evidence-based approach. *Rheum Dis Clin North Am*. 2000;26(3):617–646.
65. Gill DL, Williams K, Williams L, Butki BD, Kim BJ. Physical activity and psychological well-being in older women. *Womens Health Issues*. 1997;7(1):3–9.
66. Skelton DA, Young A, Greig CA, Malbut KE. Effects of resistance training on strength, power, and selected functional abilities of women aged 75 and older. *J Am Geriatr Soc*. 1995;43(10):1081–1087.
67. Baird CL, Sands LP. Effect of guided imagery with relaxation on health-related quality of life in older women with osteoarthritis. *Res Nurs Health*. 2006;29(5):442–451.
68. Carroll D, Seers K. Relaxation for the relief of chronic pain: a systematic review. *J Adv Nurs*. 1998;27(3):476–487.
69. Morone NE, Greco CM. Mind-body interventions for chronic pain in older adults: a structured review. *Pain Med*. 2007;8(4):359–375.
70. Nestoriuc Y, Martin A. Efficacy of biofeedback for migraine: a meta-analysis. *Pain*. 2007;128(1-2):111–127.
71. Sundblom DM, Haikonen S, Niemi-Pynttäri J, Tigerstedt I. Effect of spiritual healing on chronic idiopathic pain: a medical and psychological study. *Clin J Pain*. 1994;10(4):296–302.
72. Ferrell BR, Ferrell BA, Ahn C, Tran K. Pain management for elderly patients with cancer at home. *Cancer*. 1994;74(7 suppl):2139–2146.
73. Ferrell BR, Rhiner M, Ferrell BA. Development and implementation of a pain education program. *Cancer*. 1993;72(11 suppl):3426–3432.
74. Hirano PC, Laurent DD, Lorig K. Arthritis patient education studies, 1987–1991: a review of the literature. *Patient Educ Couns*. 1994;24(1):9–54.
75. Weinberger M, Tierney WM, Booher P, Katz BP. Can the provision of information to patients with osteoarthritis improve functional status? A randomized, controlled trial. *Arthritis Rheum*. 1989;32(12):1577–1583.
76. Taal E, Rasker JJ, Wiegman O. Group education for rheumatoid arthritis patients. *Semin Arthritis Rheum*.

1997;26(6):805–816.

77. Mazzuca SA, Brandt KD, Katz BP, Chambers M, Byrd D, Hanna M. Effects of self-care education on the health status of inner-city patients with osteoarthritis of the knee. *Arthritis Rheum*. 1997;40(8):1466–1474.
78. LeFort SM, Gray-Donald K, Rowat KM, Jeans ME. Randomized controlled trial of a community-based psychoeducation program for the self-management of chronic pain. *Pain*. 1998;74(2-3):297–306.
79. Keefe FJ, Caldwell DS, Williams DA, et al. Pain coping skills training in the management of osteoarthritic knee pain: a comparative study. *Behav Ther*. 1990;21:49–62.
80. Keefe FJ, Caldwell DS, Williams DA, et al. Pain coping skills training in the management of osteoarthritic knee pain, II: follow-up results. *Behav Ther*. 1990;21:435–447.

第 42 章　儿童疼痛管理

Bobbie L. Riley and Christine D. Greco

引言

疼痛的治疗是照护孩子的基本方面。管理取决于对发育药理学的理解，对儿童急慢性疼痛的评估，介入技术，以及非药物疗法的使用，包括物理疗法、作业疗法和认知行为疗法。

疼痛可被分为 2 种：一种为伤害感受性疼痛，是由组织的伤害性感受器受到实际或威胁性伤害激活而导致；另一种为神经病理性疼痛，由躯体感觉神经系统功能障碍引起。疼痛可以表现为急性或慢性疼痛，或者同时合并伤害感受性和神经病理性疼痛。急性疼痛是一种生理感觉，可作为疾病或危险的警告。国际疼痛研究协会（International Association for the Study of Pain，IASP）将慢性疼痛（无论是复发性还是持续性）定义为持续超过预期的治愈期 3 个月或更长时间的疼痛[1-5]。

儿童患有慢性疼痛可能会严重影响学习，并且变得孤僻。这反过来可能会对他们的健康和发育产生长期影响[6]。有证据表明，未经治疗的儿童期疼痛可转变为成人慢性疼痛。据推测，在美国，每年由于这种无法控制的疼痛状况造成的经济负担为 195 亿美元[4,5,7,8]。

镇痛药理学

改善疼痛控制需要了解在发育中的儿童群体中非阿片类和阿片类镇痛药之间的药效学和药代动力学差异[9]。以下几个因素导致镇痛药存在年龄相关的差异。

- 新生儿和婴儿的肝药酶参与大多数阿片类药物和酰胺类局部麻醉药的代谢，从而导致半衰期延长。尽管存在个体差异，大多数婴儿在 6 个月大的时候会有肝药酶的成熟。
- 肾小球滤过和肾小管功能涉及阿片类药物及其代谢产物的清除，新生儿出生的最初几周其功能较弱，可能影响这些药物的清除[10]。
- 新生儿和幼儿的 α-1 酸性糖蛋白和白蛋白水平降低。对于具有高蛋白结合力的药物，例如阿片类药物，血浆蛋白结合力降低会使游离（活性）药物浓度升高。
- 婴儿的通气反射尚未发育成熟。因此，婴儿对缺氧或高碳酸血症无法及时反应，这导致使用阿片类药物时引发通气不足的风险增加[10]。

疼痛评估

评估儿童的疼痛体验对于制订全面的治疗计划至关重要。应根据儿童的年龄和对疼痛概念的理解能力，制订针对他们的疼痛管理措施（表 42-1）。

对婴儿疼痛的评估尤其具有挑战性，为婴儿和语言发育前儿童设计的疼痛量表通常将心率和血压等生理参数与哭泣、面部表情以及其他观察参数结合在一起。FLACC 量表是一种广泛使用的、经过验证的语言发育前儿童疼痛评估量表，包含对面部表情、可安抚性和其他行为的观察（表 42-2 和图 42-1）。

对于 4 岁及 4 岁以上的儿童，已经开发了一些经过验证的自评疼痛评分量表，例如代表相应疼痛强度数值的面孔图（图 42-1 和图 42-2）。

7 岁以上的儿童大多有使用数字量表的认知能力，但是，住院时有恐惧和焦虑的较大儿童使用为发育中的年幼儿童设计的疼痛量表可能更合适（图 42-3）。

表 42-1　疼痛量表:描述及适用年龄

量表名称	类型	描述	适用年龄
数字量表	自评	0~10 分量表;0 分=没有疼痛,10 分=你能想象到的最严重的疼痛	理解数字、等级和顺序概念的儿童,约大于 8 岁
Bieri and Wong-Baker 量表	自评	6 张面孔,范围从“没有疼痛”到“你能想象到的最严重的疼痛”之间	在数字刻度的认知上有困难的年龄较小的儿童,认知年龄 3~7 岁
FLACC	行为观察者	5 个类别:表情、腿部、活动、哭泣、可安抚性,总分介于 0~10 分,总分≤7 分为严重疼痛,见图	无口语能力的儿童,大于 1 岁
CRIES,NIPS,PIPP	行为观察者	根据一组规范标准评分	无口语能力的婴儿,小于 1 岁

CRIES,哭泣所需 O_2 饱和度,生命体征增加,表达能力增强,失眠;FLACC,脸、腿、活动、哭泣、安慰;NIPS,新生儿疼痛量表;PIPP,早产儿疼痛概况。

摘自 Motoyama EK,Davis PJ:Smith's Anesthesia for Infants and Children. 7th ed. Mosby,2006:436-458。

表 42-2　FLACC 疼痛评估工具

类别	0 分	1 分	2 分
表情	无特别表情或微笑	偶尔有痛苦表情或皱眉、孤僻、冷漠	频繁或经常皱眉、下颌紧绷或下颌颤抖
腿部	正常体位或放松姿态	不适、不安或紧张	踢腿或蜷腿
活动	安静的平卧、正常体位、轻松移动	蠕动、来回移动或紧张	拱起、僵硬或抽动
哭泣	无哭泣(睡眠或清醒)	呻吟或呜咽、偶尔哭诉	不停地哭、尖叫或抽泣、经常哭诉
可安抚性	满足、放松	偶尔的抚摸、拥抱可安抚,或通过说话、分散注意力安抚	难以安抚

经 Greffe BS,Galinkin JL,King NA 允许摘自 Pain Management & Pediatric Palliative & End-of-Life Care. In:Hay WW,Jr. ,Levin MJ,Deterding RR,Abzug MJ. eds. CURRENT Diagnosis & T reatment Pediatrics,23e New York,NY:McGraw-Hill;2016。

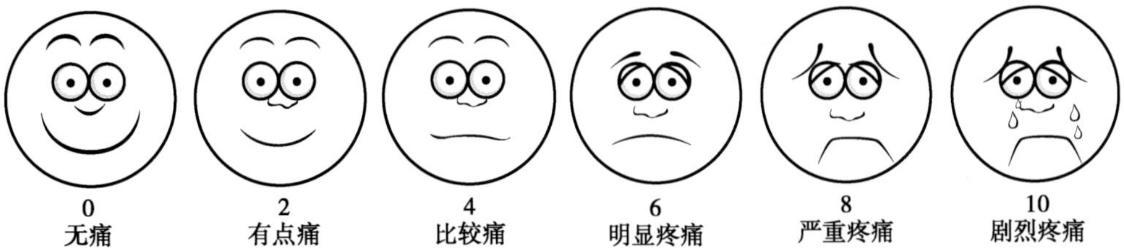

图 42-1　Wong-Baker 疼痛量表(摘自 Hockenberry MJ,Wilson D. Wong's essentials of pediatric nursing,8th ed. St. Louis,MO:Mosby;2009)

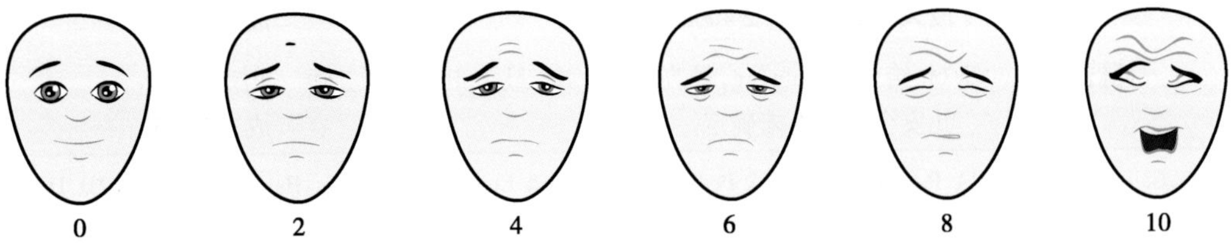

图 42-2　Bieri 表情疼痛量表(修订后)(经允许摘自 Hicks CL,von Baeyer CL,Spafford P,et al. Faces pain scale-revised:toward a common metric in pediatric pain measurement. Pain. 2001;93(2):173-83)

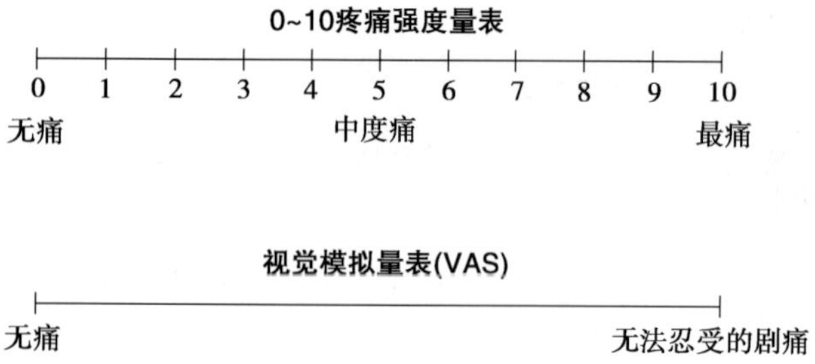

图 42-3　视觉疼痛强度评估量表(经允许摘自 Hockenberry MJ, Wilson D. Wong's essentials of pediatric nursing, 8th ed. St. Louis, MO: Mosby; 2009)

疼痛评估量表可以量化孩子所测得的疼痛，但不能说明孩子的全面疼痛经历[11-13]。对儿童慢性疼痛的评估必须考虑影响疼痛体验的多个维度，包括情绪、认知、发育、行为和文化因素[4,14-15]。考虑到生物心理社会综合因素对疼痛的影响，对功能障碍的测量以及多维疼痛工具的使用可以对慢性疼痛进行更准确的评估。儿童常用的多维疼痛评估工具包括功能失能问卷(functional disability inventory, FDI)和儿童活动受限问卷。FDI 评估患有慢性疾病的儿童和青少年的疾病状况以及相对的活动受限[14,16-18]。儿童生活质量问卷(pediatric quality of life inventory, PedQL)是一种有效的工具，可用于评估 2~18 岁儿童的身体、情绪、社交和学校功能，该问卷包括家长和孩子的并行报告[19-20]。Varni-Thompson 儿童疼痛调查表(pediatric pain questionnaire, PPQ)是另一种用于复杂的、复发性儿童疼痛的可靠评估工具[19-22]。

情绪障碍、睡眠中断和疲劳等合并症会影响生活质量，应将疼痛体验作为对患有慢性疼痛的儿童进行综合评估的一部分[23]。儿童抑郁问卷(children depression inventory)和修订后的儿童焦虑和抑郁量表(child anxiety and depression scale)是评估 7~17 岁儿童抑郁状况的有效工具，而 Beck 抑郁问卷Ⅱ用于年龄稍大的青少年[2,23-29]。睡眠习惯问卷是评估学龄儿童睡眠的工具[30-33]。

急性疼痛

住院儿童疼痛的管理包括照护术后急性疼痛的儿童，以及照护患有系统性疾病(如镰状细胞危象)和癌症相关疼痛的儿童[34]。Taddio 等人证实，由于中枢敏化和儿童神经系统的神经可塑性，如果控制不当，无控制的伤害性刺激可能会导致长期的有害影响[35]。

多模式镇痛策略可通过不同的作用方式提供有效的镇痛效果，并允许使用阿片类药物作为抢救性镇痛，可分为非阿片类镇痛和阿片类镇痛。

非阿片类镇痛药

非阿片类镇痛药包括对乙酰氨基酚、非甾体抗炎药(non-steroidal anti-inflammatory drug, NSAID)和其他佐剂，如加巴喷丁和 N-甲基-D-天冬氨酸受体(N methyl D aspartate receptor, NMDA)拮抗剂。非阿片类镇痛药通常用于控制疼痛、减少术后阿片类药物的使用以及减少与阿片类药物相关的副作用[36-40]。由于 Reyes 综合征的风险，16 岁以下儿童应避免使用阿司匹林(表 42-3)[41]。

表 42-3　儿童非阿片类镇痛药推荐剂量

	用药途径	推荐剂量	半衰期	持续时间
对乙酰氨基酚	口服	每次 10~15mg/kg, q. 4~6h.，>60kg 的患者每日最大剂量 4 000mg/kg，2~12 岁每日最大剂量 75mg/kg	新生儿：2~5h	4h
	静脉泵入	负荷量 40mg/kg，随后每次 10~20mg/kg, q. 6h	成人：2~3h	
布洛芬	口服	每次 4~10mg/kg, q. 6~8h.，最大剂量为 40mg/(kg·d)，或>60kg 的患者 2 400mg/d	儿童：1~7 岁：1~2h 成人：2~4h	6~8h
酮咯酸	静脉注射	每 6h 给予 0.5mg/kg，最高 30mg/次，最大剂量 8 次，幼儿安全剂量尚未确定	儿童：约 6h 成人：约 5h	4~6h

摘自 Greffe BS, Galinkin JL, King NA. Pain Management & Pediatric Palliative & End-of-Life Care. In: Hay, Jr WW, Levin MJ, Deterding RR, Abzug MJ, eds. Current Diagnosis & Treatment: Pediatrics, 24e New York, NY: McGraw-Hill; 2018。

对乙酰氨基酚是最常用的非阿片类镇痛药之一，特别是作为退热药使用。虽然对乙酰氨基酚的作用机制尚不完全清楚，但它似乎可以抑制中枢性环氧合酶，并激活下行的 5-羟色胺能通路。与非甾体抗炎药不同，对乙酰氨基酚几乎没有抗炎作用，也不会对血小板聚集产生影响。它已被证明可以减轻术后疼痛强度,并具有节省阿片类药物使用的效果[37,42-44]。可选择静脉注射、口服和直肠剂型。静脉注射和口服给药的初步效果比较表明,不同给药途径确定的阿片类药物在用量方面没有差异[38,39,43,45]。

非甾体抗炎药可抑制中枢和外周前列腺素的合成(图 42-4)。它们通常用作非阿片类镇痛药,作为抗炎药的同时减少阿片类药物的使用,从而减少与阿片类药物相关的不良反应,如术后恶心和呕吐[37,42-45]。由于非甾体抗炎药对血小板聚集的影响,潜在的出血风险已成为其在某些外科手术中使用的限制因素,例如扁桃体切除术和神经外科手术。虽然许多中心限制使用非甾体抗炎药来治疗扁桃体切除术后的疼痛,但其使用的数据却参差不齐[38,46,47]。

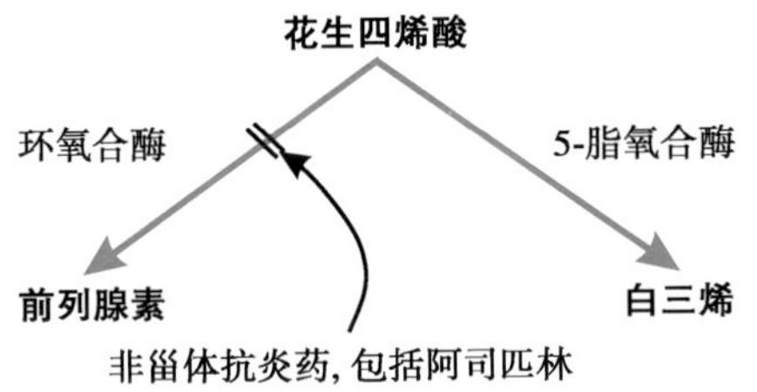

图 42-4 花生四烯酸转化为前列腺素和白三烯。非甾体抗炎药抑制环氧合酶,从而抑制前列腺素的形成(经允许摘自 Nonnarcotic Analgesics and Anti-inflammatory Drugs. In:Stringer JL, eds. Basic Concepts in Pharmacology: What You Need to Know for Each Drug Class, 5e New York, NY: McGraw-Hill; 2017)

尽管儿童用药的证据有限,但将非甾体抗炎药与对乙酰氨基酚 2 种药物联合使用可能比单药使用更有效。非甾体抗炎药和对乙酰氨基酚的联合使用常用于术后镇痛。证据还表明,联合使用这些药物具有协同作用。若无禁忌证,术后患者应全天服用非甾体抗炎药和对乙酰氨基酚[37,38,44,45]。

加巴喷丁类化合物(如加巴喷丁)作用于中枢神经系统中电压门控钙离子通道的 α-2-δ 亚基。加巴喷丁可作为多模式方法中有效的组成部分,用于管理术后疼痛、降低疼痛强度和减少阿片类药物的使用,从而减少阿片类药物的不良反应[48-50]。

在我们的机构,我们将加巴喷丁作为脊柱和髋部手术的围手术期方案[51,52]。有证据表明,普瑞巴林也可能有助于降低慢性术后疼痛的发生率[36,53]。

氯胺酮是一种 NMDA 拮抗剂,已知其具有镇痛作用,尽管尚未在所有手术类型中一致地显示出节约阿片类镇痛药物用量的作用[36,54-57]。

硬膜外镇痛和周围神经阻滞被广泛用于提供良好的术后镇痛效果,也用于治疗癌症疼痛、复杂区域疼痛综合征和其他慢性疼痛情况[58]。区域麻醉技术的生理优势包括改善血流灌注、减轻外周和中枢神经系统的应激和炎症反应[59-61]。诸如罗哌卡因和布比卡因等酰胺类局麻药的稀释溶液是经导管连续区域麻醉中最常用的局麻药。新生儿和婴幼儿对酰胺类局麻药的清除率降低,研究表明,血浆中布比卡因的水平在给药 48h 后持续升高。氯普鲁卡因是一种酯类局麻药,可用作酰胺类局麻药的替代品,以避免酰胺类局麻药对新生儿和婴幼儿毒性的风险增加。大多数连续硬膜外导管溶液将局部麻醉药与阿片类药物(如芬太尼、氢吗啡酮或可乐定)结合使用。在神经轴中使用阿片类药物可引起副作用,包括呼吸抑制、镇静、恶心、呕吐和瘙痒。可乐定是一种 α_2 激动剂,当添加到神经轴麻醉溶剂中时可提供镇痛作用[62-65]。有证据表明,与含阿片类药物的硬膜外溶液相比,将可乐定添加到儿童的硬膜外溶液中副作用较少[64-66]。

阿片类药物

阿片类药物被广泛用于治疗儿童的中重度疼痛。使用阿片类药物导致代谢、药物清除率和蛋白质结合度下降,这增加了新生儿和幼儿呼吸抑制和呼吸暂停的风险。有阻塞性睡眠呼吸暂停、神经系统疾病和颅面畸形的儿童也有阿片类药物诱发呼吸抑制的风险。在住院儿童中安全地使用阿片类药物需要定期和频繁的护理观察,包括镇静评估、了解呼吸抑制的危险因素和使用心肺监护,尤其需要关注连续输注阿片类药物、接受神经轴阿片类药物以及呼吸抑制风险增加的患者(表 42-4)[69]。

对于能够耐受口服的儿童,应考虑口服阿片类药物。口服药物通过被动扩散来吸收,扩散速率取决于胃可用表面积、胃液 pH 和胃排空速率[70]。静脉给药是避免肝脏首过代谢和组织吸收的最直接给药途径。对于疼痛迅速加剧或波动的患者,或无法口服给药的患者非常有用。

阿片类药物的患者自控和护理控制给药(patient-controlled administration/nursing-controlled administration, PCA/NCA)允许患者或护士根据需要预设剂量。PCA 已被证实对 7 岁以上的儿童安全有效。与连续输液相比,PCA 用于急性疼痛、癌症疼痛和血管闭塞性镰状细胞病发作,在提供类似的疼痛控制同时

表 42-4 口服和静脉用阿片类药物的推荐起始剂量

阿片类药物	静脉:口服比	静脉用起始剂量和间隔		口服起始剂量和间隔		起效	持续时间
吗啡	1:3	<22.7kg[a] 0.05~0.1mg/kg q2~4h	>22.7kg 5~7.5mg q2~4h	<22.7kg 立即释放类:0.3mg/kg q4~6h 延长释放类:20~35kg(10~15mg,q8~12h) 35~50kg(15~30mg,q8~12h)	>22.7kg 立即释放类:15~20mg,q4~6h 延长释放类:15~30mg,q8~12h	静脉注射:5~10min 口服立即释放类:15~60min 口服延长释放类:1~2h	静脉注射:2~4h 口服立即释放类:3~6h 口服延长释放类:8~12h
羟考酮	NA	NA	NA	0.05~0.15mg/kg q4~6h	5~10mg q4~6h	10~30min	3~6h
氢化吗啡酮	1:4	0.02mg/kg q2~4h	1mg q2~4h	0.04~0.08mg/kg q4~6h	2~4mg q4~6h	静脉注射:15min 口服:15~30min	静脉注射:4~5h 口服:4~5h
芬太尼	NA	0.5~1μg/kg q1~2h	25~50μg q1~2h	NA	NA	1~3min	30~60min
美沙酮[b]	1:1~2	0.05~0.1mg/kg q4~8h 2 次,然后 q8~12h	5~7.5mg q4~8h 2 次,然后 q8~12h	0.1mg/kg q4~8h 2 次,然后 q8~12h	5~7.5mg q4~8h 2 次,然后 q8~12h	静脉注射:10~20min 口服:30~60min	静脉/口服:6~8h(22~48h 后重复给药)

[a] 原著为 50lb,此为换算数据(1lb≈0.454kg)。

[b] 美沙酮需要高度警惕蓄积和不完全交叉耐受引起的过度镇静和呼吸抑制;重复给药应增加给药间隔和/或减少给药剂量。

剂量适用于 6 个月以上的患者。所有剂量都是近似值,应根据临床情况进行调整。

对于阿片类药物相关呼吸抑制风险较高的婴儿和老年患者,应减少剂量。

建议婴儿和有阿片类药物相关呼吸抑制风险的患者、从未使用过阿片类药物的患者、接受美沙酮治疗的患者进行心肺监测。

改编自 Berde CB, Sethna NF. Analgesics for the treatment of pain in children. N Engl J Med 2002;347:1094-1103 and Data from Perkins RM et al(eds):Pediatric Hospital Medicine. 2nd ed. Lippincott Williams and Wilkins,2008:743-754。

减少了阿片类药物的总体消耗，从而减少了不必要的阿片类药物相关副作用[71-73]。NCA 可用于有认知缺陷的婴幼儿和年龄较大的儿童[74]。吗啡已在所有年龄段[75]的儿童群体中进行了广泛研究，也是最常见的供胃肠外使用的阿片类药物。吗啡经历广泛的首过代谢，并通过葡糖醛酸化作用在肝脏中转化为活性代谢产物吗啡-3-葡糖苷酸和吗啡-6-葡糖苷酸。吗啡6-葡糖苷酸化物通过肾脏排泄，因此会在肾衰竭患者体内中蓄积[76]。对于不能吞服药片的年幼儿童，可以使用口服制剂，对于大龄的儿童，可以采用缓释片剂形式[77]。

可待因是一种前体药物，在肝脏中经 CYP2D6 途径代谢成吗啡[78]。CYP2D6 酶活性的基因多态性导致可待因镇痛的模式无法预测。一些患者可能从等量药物中得不到镇痛效果，但其他人可能会产生严重的副作用，例如呼吸抑制甚至死亡。由于潜在致命副作用的发生率很高，可待因已从我们机构的处方中移除[77,79,80]。

羟考酮是一种与可待因不同的活性化合物，它不需要通过代谢即可发挥镇痛作用[10]。证据表明，羟考酮在婴儿体内的药物代谢动力学存在显著差异[81]。

氢化吗啡酮可作为吗啡的替代品，用于 PCA/NCA。它的效力是吗啡的5~10倍，在低体重儿童中使用 PCA/NCA 时受限与此相关[10]。氢化吗啡酮的副作用与吗啡相当[38,82-91]。

芬太尼单剂量的药效约为吗啡的100倍，稳态时的药效是吗啡的50倍。芬太尼起效快且持续时间短，因此可用于短期手术。由于芬太尼具有输注半衰期长（即停止输注后血药浓度维持的时间长）的特点，当其被用于输注治疗时，芬太尼的作用时间存在延长的风险[83,92]。透皮给药可考虑用于治疗阿片类药物耐受的儿童的癌症疼痛。由于存在呼吸抑制的风险，使用时需要在有儿童芬太尼透皮贴剂应用经验的医务人员仔细监控下进行。

美沙酮是一种长效阿片类药物，消除半衰期变异很大。由于其对 NMDA 受体的拮抗作用，已被用于治疗严重的神经病理性疼痛。尽管生物利用度可变范围很广，但由于其作用时间较长，美沙酮仍可能是有效的，但需要仔细的剂量测定，以及对过度镇静与呼吸抑制进行监测[10]。

儿童慢性疼痛的治疗

流行病学

对儿童疼痛的系统评价显示，在大多数类型的疼痛中，女孩的患病率高于男孩[93,94]。腹痛和头痛是最常见的儿童疼痛类型。在学龄儿童中，腹痛的患病率几乎为25%。儿童头痛的频率倾向于随着年龄的增长而增加，从5岁儿童的20%到青少年的75%不等，其中女性占大多数[95]。儿童其他常见慢性疼痛病的患病率中背痛高达24%，其他肌肉骨骼疼痛的患病率高达40%。慢性疼痛可能对儿童及其家庭的生活产生重大影响，导致旷课和社交障碍，并可能对健康和发育产生长期影响[4,5,7,8]。在慢性疼痛诊所接受评估的儿童往往是那些功能严重受限的儿童。

儿童慢性疼痛的评估

慢性疼痛儿童的评估可能是复杂的，涉及多种生理过程以及家庭、社会和心理因素。慢性疼痛可以表现为持续性或复发性疼痛，并且可能是潜在疾病的结果，或者疼痛是主要的诊断。评估慢性疼痛的儿童的一个关键因素是与患者及其家属建立融洽和信任的关系。详细的病史包括确定疼痛的发作性质和疼痛的特征、了解功能受限的情况，并进行心理社会的评估。体格检查应该是全面的，需要评估是否有慢性病或严重的潜在疾病的迹象，来确定是否有必要进一步评估。

实验室和影像学检查应根据病史和体格检查的结果，排除引起疼痛症状的其他潜在原因。

定量感觉检查（quantitative sensory testing，QST）有助于诊断小纤维神经病变和各种小纤维功能异常。QST 对于5岁以上的儿童可行、有效[6,96]。功能性磁共振成像（functional MRI，fMRI）已经应用于儿童复杂性区域疼痛综合征（complex regional pain syndrome，CRPS）患者，以显示中枢神经系统（central nervous system，CNS）回路的变化[97]。

有证据支持，某些慢性疼痛疾病具有家族遗传倾向。家族成员对疼痛的易感性、脆弱性和敏感性的共性可能是遗传联系的表现[98-104]。随着我们识别遗传风险和基因标志物的能力的提高，疼痛基因分型可能会成为识别与疼痛状况相关风险的有价值的工具[105-107]。

儿童慢性疼痛管理的一般原则

处理不同类型的持续性儿童疼痛的指导原则涉及多学科的综合评估方法,包括患者和家属的反馈,以概述治疗计划并提供有关慢性疼痛的宣教[108]。多学科团队通常由不同专科的从业者组成,共同评估和制订针对患者和家庭的治疗计划。多学科通常包括医学、心理学、物理治疗、作业治疗和护理等,也可能涵盖针灸和推拿疗法等领域的替代医学从业者。多学科疼痛康复方法是基于疼痛的生物-心理-社会模型,这一模型解释了生物、心理、个体、社会和环境因素之间的复杂关系,这些因素影响疼痛反复发作的体验,并往往导致相关的失能[98,109,110]。多学科儿科疼痛计划的主要目标是改善或恢复身体和整体的日常功能,包括上学、参与社交、适龄活动和睡眠卫生[109]。有证据表明,这种多学科方法对治疗慢性疼痛儿童具有积极的作用[98,109,111,112]。这个影响通过测量 PedIMMPACT 推荐的 8 个结果中的 5 个可以证明:疼痛强度、失能、学校功能、焦虑和抑郁症状[1,109,113]。通常,多学科团队提供的干预措施集中在药物治疗、物理治疗和心理治疗上。

儿童和青少年慢性疼痛的药物治疗涉及风险和收益的平衡,应被视为多模式方法的一部分。镇痛药的选择在一定程度上取决于潜在的疾病过程。例如,患有关节炎的儿童通常会因慢性关节疼痛而开具非甾体抗炎药和其他抗炎药。虽然抗惊厥药和抗抑郁药是治疗慢性疼痛的常用药物,但显示其对儿童有效的数据有限。大多数的安全数据是基于癫痫或情绪障碍的治疗。小剂量的三环类抗抑郁药有时对于疼痛和睡眠障碍的患者有帮助,通常建议使用基线心电图(electrocardiogram, ECG)来筛查 QT 延长[114-119]。

认知-行为干预使患者学习自我调节技术和认知策略,以减少对疼痛的感知[109,111]。有充分的证据支持在儿童慢性疼痛(包括慢性头痛、腹痛和弥漫性持续性肌肉骨骼疼痛)管理中使用认知行为干预为应对措施,以应对焦虑和行为[23,109,110,113,120-122]。

物理疗法通常是多学科疼痛治疗中不可或缺的一部分。目标是以耐力、核心稳定性、关节保护策略和脱敏为中心。尽管有关疗效的证据有限,但经皮神经电刺激被广泛采用。重点通常是主动参与,尽管被动策略(如推拿)也可能会有所帮助[110,113,123,124]。

当通过门诊治疗无法达到预期身体功能和重新投入工作的目标时,可能会为患者提供结合药物、物理疗法以及心理治疗的强化疼痛康复计划[109]。

儿童疼痛中常见慢性头痛、腹痛和肌肉骨骼疼痛,下面将进行讨论。

头痛

头痛在儿童时期很常见,可能导致严重的失能。报告估计,有 20% ~ 75% 的学龄儿童经历过头痛[107,125-127]。年龄较小的男性患者和女性患者的患病率相似,而青春期女性的患病率有所上升。儿童最常见的头痛形式是偏头痛和紧张型头痛,偶伴枕神经痛。

详细的病史和体格检查对评估儿童头痛至关重要。儿童头痛的良性原因最为常见,对需要进一步检查的临床特征的认识和意识最为重要。病史应包括一些问题,以确定是否存在神经系统症状(如共济失调、嗜睡、癫痫和视力障碍)、相关症状(如抑郁情绪或先兆)以及其他潜在医学问题(如高血压和鼻窦炎)。有新发严重头痛病史、使孩子从睡眠中醒来的疼痛、与劳累相关的头痛或头痛模式的改变提示需进一步检查,包括神经影像学检查。体格检查应包括生命体征的测量、全面的神经学检查和肌肉骨骼检查,以确定是否存在触发点和枕神经痛,并注意系统性疾病的迹象。视神经乳头水肿或局灶性神经功能缺损的表现提示需要额外的检查。常规的神经影像学和实验室检查很少有用,病史和体格检查的结果应该作为是否需要额外检查的指导[128,129]。

偏头痛的典型特征是中度至重度的单侧跳动样头痛,常伴有恶心和畏光。约 25% 的头痛儿童报告有先兆。患有偏头痛的幼儿可能突然出现呕吐、畏光和腹痛,这些症状可以通过睡眠得到缓解[130-132]。

紧张型头痛通常表现为围绕头部周围的疼痛,遍布额部、颞部、顶部和枕部的所有区域。通常,它们与严重的肌筋膜疼痛和颞肌收缩伴头皮肌肉紧张有关[133]。

总体而言,管理涉及多学科办法,包括认知-行为方法、物理治疗方式以及深思熟虑地使用药物,以全面恢复其功能并提高其应对疼痛的能力[98]。

偏头痛的药物治疗针对中断病程和预防管理。重度头痛的急性镇痛药包括非甾体抗炎药(如对乙酰氨基酚)和曲坦类药物[用于偏头痛中断治疗(migraine abortive therapy)][134-136]。阿米替林、托吡酯和普萘洛尔用于预防性治疗,有关疗效的研究结果好坏参半[136-138]。对体格检查结果与肌肉骨骼原因导致头痛一致的患者,肌肉触发点注射可能会有所帮助。对有枕神经痛迹象的患者,枕神经阻滞可能有益[32]。

腹痛

慢性腹痛占儿科就诊的 2%～4%，是儿童中最常见的主诉之一[139-143]。与健康的同龄人相比，患有慢性腹痛的儿童生活质量较低，并且有旷课、社交孤立、抑郁障碍和躯体病痛增加的风险[44]。功能性胃肠疾病（functional gastrointestinal disorder，FGID）是儿童和青少年腹痛的最常见原因，影响全球约 13%～20%的儿童，占儿科胃肠病就诊的 50%[140,141]。FGID 指根据罗马Ⅳ标准诊断的一组疾病，在经过适当的医学评估后，症状无法通过炎症、解剖、代谢或肿瘤形成过程来解释[45]。

病因被认为与中枢敏化有关，30%～40%的 FGID 患者有重叠的功能性疼痛障碍，如肌纤维痛或慢性每日头痛[46]。还有一些常见的相关症状如睡眠障碍和体位性直立性心动过速。患有 FGID 的儿童通常有功能性肠道疾病或其他功能性疼痛疾病的家族史。尽管通常存在遗传易感性，但 FGID30%是由感染导致的。在评估患有慢性阵发性或持续性腹痛的儿童时，彻底的病史和体格检查必不可少。作为疼痛来源的腹壁体征，例如 Carnett 征，可能提示前皮神经卡压综合征。有证据表明，超声引导下腹直肌边界阻滞可能具有诊断和治疗价值[47,148]。在体格检查中出现的警告信号，如体重减轻、炎症性肠病家族史、发热或体格检查异常，可能提示潜在的器质性疾病，需要咨询儿科胃肠科医生。

以疼痛为主的 FGID，可通过康复、生物心理社会方法得到最有效的管理[141-142]。尽管抗抑郁药可能对某些情绪障碍或睡眠障碍的患者有所帮助，但缺乏强有力的证据[149]。药物治疗也可以帮助控制症状，治疗便秘、腹泻、恶心和痉挛的药物通常会有所帮助[150,151]。有充分的证据表明，心理治疗可以有效地治疗 FGID，包括生物反馈、引导式想象和其他认知行为疗法。最近，诸如 FODMAP 饮食之类的饮食干预已成为主要的治疗手段[152-154]。

对表现出慢性腹盆腔疼痛的青春期女性，应评估妇科原因（如子宫内膜异位症），尤其是那些有胃肠道症状和痛经或子宫不规则出血的患者[144]。子宫内膜异位症的评估和治疗包括激素和外科手术干预，同时结合针对慢性症状的多学科方法，包括神经治疗药物、物理疗法和认知行为策略[155-160]。

肌肉骨骼疼痛

肌肉骨骼疼痛是学龄儿童和青少年的常见症状，在所有报道的儿科复发性疼痛中占 50%以上[18,161-163]。疼痛可局限在特定区域（如单一肢体），也可广泛扩散。尽管症状可能是初始损伤或潜在状况（如运动过度）造成的，但在许多情况下并无明显的来源或触发因素[104,123,161,164]。全面的病史和体格检查对于评估患有肌肉骨骼疼痛的孩子至关重要，要注意全身性疾病的迹象（如发热、生长方式和体重减轻）、关节炎的迹象以及活动过度的证据。有证据表明，与过度活动相关的疾病可能与许多原发性疼痛疾病有关[124,165-167]。在检查中，测量儿童全身性关节过度活动的 Beighton 评分可能为患有弥漫性疼痛和需要物理治疗的患者提供指导[124,166,168,169]。

儿童肌肉骨骼疼痛的常见来源包括背痛、胸痛和弥漫性关节痛。

背痛　背痛在幼儿中相对少见，但青少年的患病率与成年人相当[170-172]。儿童和青少年背痛的病因多种多样，包括肌肉扭伤、脊椎峡部裂、脊椎滑脱、椎间盘突出和全身性疾病（如炎症性关节病和镰状细胞危象）[123,162]。病史和体格检查对于诊断和确定是否需要进行额外的检查和影像检查至关重要。幼儿出现发热、厌食、体重减轻、运动或感觉障碍、神经根疼痛或停止行走的情况，需要进一步评估[173]。在没有感染、肿瘤或神经系统疾病体征的情况下，治疗通常是保守的，强调物理疗法以增强和稳定核心，以及人体工程学保健方法[123]。硬膜外类固醇注射有时用于有疼痛和神经根病并有椎间盘突出影像学证据的患者。一项前瞻性随访的回顾性队列研究显示，在有意识的镇静情况下硬膜外注射糖皮质激素干预具有良好的安全性，并且可以减少难治性病例的手术干预，然而还需要进一步的研究来确定硬膜外类固醇注射剂在儿童群体中的作用[74,175]。

胸痛　胸痛通常出现在较大的儿童和青少年中[176]。胸痛的病因可分为内因性与胸壁性，或心脏性与非心脏性原因。通常急性胸痛症状会导致患者前往急诊，尽管这种情况很少见，但这种体验反映出严重的潜在性心脏问题存在的可能性。在健康的青少年中，大多数病例与潜在的心脏问题无关[127]。

胸壁是青少年最常见的疼痛来源，通常表现为沿肋缘的疼痛和压痛，最常见的是肋软骨炎。既往有咳嗽病史或运动后疼痛的病史支持胸痛的肌肉骨骼原因。肋骨滑脱综合征由软骨间半脱位引起，导致肋间神经刺激和疼痛。通常可使用非甾体抗炎药治疗胸壁疼痛以及用于再次确定其为非心源性病因。

胸痛的其他来源包括肺部和胃肠道。肺部疾病通常与呼吸道症状有关，通常发生在哮喘发作或呼吸道疾病期间。胃肠道原因最常与胃食管反流有关。

弥漫性关节痛　弥漫性关节痛可从局部区域发展而来，随着时间推移和疼痛强度增加而扩散[178,179]。患有弥漫性关节痛的儿童经常报告对疼痛感知增强，这成为导致焦虑的有力压力源[165,180]。异常性疼痛和痛觉过敏区域也会增加[169]。许多患有弥漫性疼痛的儿童伴有疲劳、睡眠质量差和情绪低落，这些症状通常是由疼痛引起的[181]。儿童的弥漫性疼痛通常与肌肉、肌腱和神经系统生长发育期间受累区域的制动有关。来自固定位置的关节和四肢的本体感受信号以及相关肌筋膜疼痛导致的失调会进一步放大疼痛通路的中枢敏感性。在没有生物力学原因或系统性疾病的情况下，管理症状的方法依赖于物理疗法来改善活动范围、提供关节保护策略、提高耐力和力量以及恢复功能。认知行为疗法有助于提供应对策略及重新融入学校与社会。

复杂区域疼痛综合征

复杂区域疼痛综合征（complex regional pain syndrome，CRPS）是一种具有神经病理特征的肢体疼痛。虽然CRPS在儿科的确切发病率尚不清楚，但一些报告表明，CRPS约占疼痛症状的20%[4]。与成人相比，儿童CRPS在女孩中比男孩更普遍[（5~7）∶1]，并且下肢的比例更高[（4~6）∶1]。发病的高峰年龄在青春期或刚好在青春期开始之前[183,184]。轻微受伤是常见先兆，并且儿童往往对物理和心理疗法有更好的反应[6,185,186]。

根据IASP共识术语，CRPS 1是一种慢性疼痛情况，可能是由于中枢和/或外周神经系统功能障碍所致，也可能是由交感神经失支配或交感神经介导所致，而CRPS 2由可识别的神经损伤或疾病引起。CRPS 1的特征在于疼痛伴有感觉、自主神经、营养和运动异常[186,187]。尽管确切的机制似乎是多因素障碍所致，但躯体感觉、运动和交感神经系统最终均与CRPS 1患者有关[186,187]。CRPS 1是基于病史和体格检查的临床诊断。CRPS的临床诊断采用由IASP认可的经过修订的Budapest标准，其特异性高于以往的标准。Budapest标准的有效性已在成人中得到证实，但在儿童中并未得到证实[188]。尚无特定的生化标志物可用于诊断CRPS 1。实验室检查和影像学检查可以帮助排除其他潜在的与CRPS 1表现相似的病因或情况，如感染、关节炎和骨折。CRPS 2具有类似的临床表现，但是，由于其特定的神经损伤或疾病，神经传导和肌电图检查往往会有阳性结果。由于特异性低，不推荐将骨显像用于诊断CRPS 1[96,189]。QST有助于诊断小纤维功能异常和小纤维神经病，但不能确认或排除CRPS 1的诊断[96]。CRPS 1治疗和管理的重点是改善日常功能，最好通过主动活动、脱敏和认知行为疗法来实现。对于因严重疼痛而无法积极参加物理治疗的部分儿童，经外周或经神经轴导管的介入技术可能有用。在这些病例中，我们的做法是放置周围神经导管或硬膜外导管，然后住院4~5d，并连续输注稀释的局麻药，同时配合积极的日常心理和物理疗法[190-200]。

小结

大多数情况下最好采用多学科治疗儿童疼痛。证据支持安全有效治疗儿童急性疼痛，重点是阿片类药物的用药方式（opioid-sparing modalities）。对儿童和青少年原发性疼痛疾病的认识和早期诊断可以进行早期干预，并可能降低其发展为成人慢性疼痛的风险。还需要对儿童进行更多的前瞻性研究，以更好地了解最佳的镇痛方案、预防慢性疼痛和失能，以及发现促进完全恢复功能的方法。

（王朴　译，吴勤峰　马超　校）

参考文献

1. Merskey H, Bogduk N. eds. *International Association for the Study of Pain. Classification of Chronic Pain: Descriptions of Chronic Pain Syndromes and Definitions of Pain Terms.* 2nd ed. Seattle, WA, IASP Press; 1994.
2. Palermo TM. Impact of recurrent chronic pain on child and family daily functioning: a critical review of the literature. *J Dev Behav Pedia.* 2000;21:58–69.
3. Palermo TM, Chambers CT. Parent and Family factors in pediatric chronic pain and disability: an integrative approach. *Pain.* 2005;119(1-3):1–4.
4. Coffelt TA, Bauer BD, Carroll AE. Inpatient characteristics of the child admitted with chronic pain. *Pediatrics.* 2013;132(2):e422–e429.
5. Zernikow B, Wager J, Hechler T, et al. Characteristics of highly impaired children with severe chronic pain: a 5-year retrospective study on 2249 pediatric patients. *BMC Pediatr.* 2012;12(54):54.
6. Sethna NF, Logan D. 2015. Complex regional pain syndromes I and II (Reflex sympathetic dystrophy, Causalgia). In: Darras BT, Jones R, Ryan MM, et al. Neuromuscular

Disorders of Infancy, Childhood and Adolescence. 2nd ed. Elsevier Inc, Chapter 48:976–983.

7. Dunn-Gier J, McGrath PJ, Rourke BP, Latter J, D'Astous J. Adolescent chronic pain: the ability to cope. *Pain*. 1986;26(1):23–32.
8. Groenwalkd CB, Essner BS, Wright D, Fesinmyer MD, Palermo TM. The economic costs of chronic pain among a cohort of treatment-seeking adolescents in the United States. *J Pain*. 2014;15:925–933.
9. Berde C, Sethna N. Analgesics for the Treatment of Pain in Children. *NEJM*. 2002;347(14):1094–1103.
10. Greco C, Berde C. Pain management for the hospitalized pediatric patient. *Pediatr Clin N Am*. 2005;52:995–1027.
11. Grunau RV, Johnston CC, Craig KD. Neonatal facial and cry responses to invasive and non-invasive procedures. *Pain*. 1990;42(3):295–305.
12. Johannes CB, Le TK, Zhou X, Johnston JA, Dworkin RH. The prevalence of chroic pain in United States adults: results of an internet-based survey. *J Pain*. 2010;11: 1230–1239.
13. Beyer JE, McGrath PJ, Berde CB. Discordance between self-report and behavioral pain measures in childen aged 3-7 years after surgery. *J Pain Symptom Manage*. 1990;5(6):350–356.
14. Brattberg G. Do pain problems in young school children persist into early adulthood? A 13-year follow-up. *Eur J Pain*. 2004;8:187–199.
15. Siniatchkin M, Jonas A, Baki H, van Baalen A, Gerber WD, Stephani U. Developmental changes of the contingent negative variation in migraine and healthy children. *J Headache Pain*. 2010;11(2):105–113.
16. Manworren RC, Stinson J. Pediatric pain. Measurement, assessment, and evaluation. *Semin in Pediatr Neurol*. 2016; 23(3):189–200.
17. Walker LS, Green JW. The functional disability inventory: measuring a neglected dimension of child health status. *J Pediatr Psychol*. 1991;16(1):39–58.
18. Roth-Isigkeit A, Thyen U, Stoven H, Schwarzenberger J, Schmucker P. Pain among children and adolescents: restrictions in daily living and triggering factors. *Pediatrics*. 2005;115(2):152–162.
19. McGrath PA, Speechley KN, Seifert CE, et al. A survey of children's acute, recurrent, and chronic pain: validation of the pain experience interview. *Pain*. 2000;87(1):59–73.
20. Varni JW, Seid M, Rode CA. The PedsQL: measurement model for the pediatric quality of life inventory. *Med Care*. 1999;37:126–139.
21. Varni JW, Walco GA, Katz ER. Assessment and management of chronic and recurrent pain in children with chronic diseases. *Pediatrician*. 1989;16(1-2):56–63.
22. Peric S, Heatwole C, Durovic E, et al. Prospective measurement of quality of life in myotonic dystrophy type 1. *Acta Neurol Scand*. 2017 doi:10.1111/ane.12788.
23. Burri A, Ogata S, Vehof J, Williams F. Chronic widespread pain: Clinical comorbidities and psychological correlates. *Pain*. 2015;156:1458–1464.
24. Noel M, Groenewald CB, Whitehead WE, Bangdiwala S, Goldston DB. Chronic pain in adolescents and internalizing mental health disorders: a national representative study. *Pain*. 2016;157:1333–1338.
25. Dorn LD, Campo JC, Thato S, et al. Psychological comorbidity and stress reactivity in children and adolescents with recurrent abdominal pain and anxiety disorders. *J Am Acad Child Adolesc Psychiatry*. 2003;42(1):66–75.
26. Campo JS, Comer DM, Jansen-McWilliams L, Gardner W, Kelleher KJ. Recurrent pain, emotional distress, and health service use in childhood. *J Pediatr*. 2002;141(1):76–83.
27. Kovacs M. Ratings scales to assess depression in school-aged children. *Acta Paedopsychiatr*. 1981;46(5-6):305–315.
28. Chorpita BF, Yim L, Moffitt C, Umemoto LA, Francis SE. Assessment of symptoms of DSM-IV anxiety and depression in children: a revised child anxiety and depression scale. *Behav Res Ther*. 2000;38:835–855.
29. Lee EH, Lee SJ, Hwang ST, Hong SH, Kim JH. Reliability and validity of the Beck Depression Inventory-II among Korean Adolescents. *Psychiatry Investig*. 2017; 14(1):30–36.
30. Nijs J, Van de Putte K, Louckx F, Truijen S, DeMeirleir K. Exercise performance and chronic pain in chronic fatigue syndrome: the role of pain catastrophizing. *Pain Med*. 2008;9(8):1164–1174.
31. Schrimp M, Liegl G, Boeckle M, Leitner A, Geisler P, Pieh C. The effect of sleep deprivation on pain perception in healthy subjects: a meta-analysis. *Sleep Med*. 2015;16(11):1313–1320.
32. Owens JA, Spirito A, McGuinn M. The children's sleep habits questionnaire (CSHQ): psychometric properties of a survey instrument for school-aged children. *Sleep*. 2000;23(8): 1043–1051.
33. Simons LE, Sieberg CB, Kaczynski KJ. Measuring parent beliefs about child acceptance of pain: a preliminary validation of the chronic pain acceptance questionanaire, parent report. *Pain*. 2011;152(10):2294–2300.
34. IASP Task Force on Guidelines for Desirable Characteristics for Pain Treatment Facilities. Standards for Physician Fellowship in Pain Management Seattle, WA, 1990.
35. Taddio A, Sha V, Gilbert-MacLeod C, Katz J. Conditioning and hypealgesia in nerbowrns exposed to repeated heel lances. *JAMA*. 2002;288:857–861.
36. Dahl J, Nielsen R, Wetterslev J, et al. Post-operative analgesic effects of paracetamol, NSAIDs, glucocorticoids, gabapentinoids and their combinations: a topical review. *Acta Anaesthesiol Scand*. 2014;58:1165–1181.
37. Kossowsky J, Donado C, Berde CB. Immediate rescue designs in pediatric analgesic trials: a systematic review and meta-analysis. *Anesthesiology*. 2015;122(1):150–171.
38. Kossowsky J, Donado C, Berde C. Immediate rescue designs in pediatric analgesic trials A systematic review and meta-analysis. *Anesthesiology*. 2015;122(1):150–171.
39. Voepel-Lewis T, Wagner D, Burke C, et al. Early adjuvant use of nonopioids associated with reduced odds of serious postoperative opioid adverse events and need for rescue in children. *Pediatr Anesthesia*. 2013;23:162–169.
40. Smith AJ. The analgesic effects of selective serotonin reuptake inhibitors. *J Psychopharmacol*. 1998;12:407–413.
41. Kanabar DJ. A clinical and safety review of paracetamol and ibuprofen in children. *Inflammopharmacology*. 2017; 25(1):1–9. doi:10.1007/s10787-016-0302-3.
42. Hannam J, Anderson B, Mahadevan M, Holford N. Postoperative analgesia using diclofenac and acetaminophen in children. *Pediatr Anesth*. 2014;24:953–961.
43. Wong I, St John-Green C, Walker S. Opioid-sparing effects of perioperative paracetamol and nonsteroidal anti-inflammatory drugs (NSAIDs) in children. *Pediatr Anesth*. 2013;23:475–495.
44. Ong CK, Seymour RA, Lirk P, Merry AF. Combining paracetamol (acetaminophen) with nonsteroidal inflammatory drugs: a qualitative systemic review of analgesic efficacy for acute postoperative pain. *Analgesia-anestheisa*. 2010;110(4):1170–1179.
45. Michelet D, Andreu-Gallien J, Bensalah T, et al. A meta-

analysis of the use of nonsteroidal anti-inflammatory drugs for pediatric postoperative pain. *Anesth Anal*. 2012; 114(2):393–406.
46. Lewis SR, Nicholson A, Cardwell ME, Siviter G, Smith AF. Nonsteroidal anti-inflammatory drugs and perioperative bleeding in paediatric tonsillectomy. *Cochrane Database Syst Rev*. 2013;18(7):CD003591.
47. Moss JR, Watcha MF, Bendel LP, et al. A multicenter, randomized, double-blind placebo-controlled, single dose trial of the safety and efficacy of intravenous ibuprofen for treatment of pain in pediatric patients undergoing tonsillectomy. *Paediatr Anaesth*. 2014;24:483–489.
48. Rusy LM, Hainsworth KR, Nelson TJ, et al. Gabapentin use in pediatric spinal fusion patients: a randomize, double-blind. Controlled trial. *Anesth Analg*. 2010;110(5):1393–1398.
49. Wiffen P, Collins S, McQuay H, et al. Anticonvulsant drugs for acute and chronic pain (Cochrane review). *Cochrane Database Syst Rev*. 2000;CD001133.
50. Freynhagen R, Strojek K, Griesing T, et al. Efficacy of pregabalin in neuropathic pain evaluated in a 12-week, randomised, double-blind, multicentre, placebo-controlled trial of flexible- and fixed-dose regimens. *Pain*. 2005;115:254–263.
51. Muhly W, Sankar W, Ryan K, et al. Rapid recovery pathway after spinal fusion for idiopathic scoliosis. *Pediatrics*. 2016;137(4):e2–e9.
52. Tippana E, Hamunen K, Kontinen V, Kalso E. Do surgical patients benefit from perioperative gabapentin/pregabalin? A systematic review of efficacy and safety. *Anesth Anal*. 2007;104(6) 1545–1556.
53. Clarke H, Bonin R, Orser B, Englesakis M, Wijeysundera D, Katz J. The prevention of chronic postsurgical pain using gabapentin and pregabalin: A combined systematic review and meta-analysis. *Anesth Anal*. 2012:112(2)428–442.
54. Dahmani S, Michelet D, Abback P-S, Wood C, Brasher C, Nivoche Y, Mantz J. Ketamine for perioperative pain management in children: a meta-analysis of published studies. *Pediatr Anesth*. 2011;21:636–652.
55. Carstensen M, Moller A. Adding ketamine to morphine for intravenous patient-controlled analgesia for acute postoperative pain: a qualitative review of randomized trials. *Br J Anaesth*. 2010;104(4):401–406.
56. Pestieau S, Finkel J, Junqueira M, et al. Prolonged perioperative infusion of low-dose ketamine does not alter opioid use after pediatric scoliosis surgery. *Pediatric Anesthesia*. 2014;24(6):582–590.
57. Elshammaa N, Chidambaran V, Housny W, Thomas J, Zhang X, Michael R. Ketamine as an adjunct to fentanyl improves postoperative analgesia and hastens discharge in children following tonsillectomy—a prospective, double-blinded, randomized study. *Pediatric Anesthesia*. 2011(21):1009–1014.
58. *Regional Anesthesia & Pain Medicine*. 2017;42(3):319–326.
59. Kehlet H. Multimodal approach to control postoperative pathophysiology and rehabilitation. *Br J Anaesth*. 1997; 78:606–617.
60. Kehlet H, Dahl JB. Anaesthesia, surgery, and challenges in postoperative recovery. *Lancet*. 2003;362(9399):1921–1928.
61. Pratt V, McLeod H, Rubinstein W, Dean L, Malheiro A, eds. *Medical Genetics Summaries [Internet]*. Bethesda, MD: National Center for Biotechnology Information (US); 2012. PMID: 28520340.
62. Cucchiaro G, Adzick SN, Rose JB, Maxwell L, Watcha MA. A comparison of epidural bupivacaine-fentanyl and bupivacaine-clonidine in children undergoing the Nuss procedure. *Anesth Analg*. 2006;103(2):322–327, table of contents.
63. Engelman E, Marsala C. Efficacy of adding clonidine to intrathecal morphine in acute postoperative pain: meta-analysis. *Br J Anaesth*. 2013;110(1):21–27.
64. El-Hennaway AM, Avd-Elwahab AM, Avd-Elmaksoud AM, El-Ozairy HS, Voulis SR. Addition of clonidine or dexmedetomidine to bupivacaine prolongs caudal analgesia in children. *BJA*. 2009;103:268–274.
65. Neogi M, Bhattacharjee DP, Dawn S, Chatterjee N. A comparative study between clonidine and dexmedetomidine used as adjuncts to ropivacaine for caudal analgesia in pediatric patients. *J Anaesthesiol Clini Pharmacol*. 2010;26:149–153.
66. Slover R, Kent S. Pediatric headaches. *Adv Pediatr*. 2015; 62(1):283–293.
67. Schechter NL, Allen DA, Hanson K. Status of pediatric pain control: a comparison of hospital analgesia usage in children and adults. *Pediatrics*. 1986;77:11–15.
68. Sheehy KA, Lippold C, Nobrega R, Finkel JC, Queszado ZM. Subanesthetic ketamine for pain management in hospitalized children, adolescents, and young adults: a single-center cohort study. *J Pain Res*. 2017;10:787–795.
69. Cooper TE, Fisher E, Gray AL, et al. Opioids for noncancer pain in children and adolescents (Review). *Cochrane Database Review*. 2017;(7):CD012538.
70. McClain B. Hospital-Based Pain Care for Infants and Children. Finley GA, Chambers CT, McGrath PJ, eds. *Bringing Pain Relief to Children Treatment Approaches*. Totowa, NJ: Humana Press; 2006 pp. 1–30.
71. Mackie AM, Coda BC, Hill HF. Adolescents use patient controlled analgesia effectively for relief from prolonged oropharyngeal mucositis pain. *Pain*. 1991;46: 265–269.
72. Peters JB, Hoekstra B, Abu-sadd H, Bouwmeester J, Meursing AE, Tibboel D. Patient controlled analgesia in children and adolescents: a randomized controlled trial. *Pediatric Anesthesia*. 1999;9:235–241.
73. Martin SR, Cohen LL, Mougianis I, Griffin A, Sil S, Dampier C. Stigma and pain in adolescents hospitalized for sickle cell vaso-occlusive pain episodes. *Clin J Pain*. 2017. doi:10.1097/AJP.0000000000000553.
74. Kanagasundaram SA, Cooper MG, Lane LJ. Nurse-controlled analgesia using a patient- controlled analgesia device: An alternative strategy in the management of severe cancer pain in children. *J Pediat Child Heath*. 1997; 33:352–355.
75. Duedahl TH, Hansen EH. A qualitative systematic review of morphine treatment in children with postoperative pain. *Paediatr Anaesth*. 2007;17(8):756–774 Review.
76. Lugo RA, Kern SE. Clinical pharmacokinetics of morphine. *J Pain Palliat Care Pharmacother*. 2002;16:5–18.
77. Jerome J, Solodiuk J, Sethna N, McHale J, Berde C. A single institution's effort to translate codeine knowledge into specific clinical practice. *J Pain Symptom Manage*. 2014;48(1):119–126.
78. Chrona E, Kostopanagiotou G, Damigos D, Batistaki C. Anterior cutaneous nerve entrapment syndrome: management challenges. *J Pain Res*. 2017;10:145–156. doi:10.2147/JPR.S99337.
79. Gasche Y, Daali Y, Fathi M, et al. Codeine intoxication associated with ultrarapid CYPRD6 metabolism. *N Engl J. Med*. 2004;351:2827–2831.

80. Kelly LE, Reider M, van den Anker J, et al. More codeine fatalities after tonsillectomy in North American children. *Pediatrics*. 2012;129:e1343.
81. Pokela ML, Anttila E, Seppala T, Olkkola KT. Marked variation of oxycodone pharmacokinetics in infants. *Br J Anaesth*. 2005;15:560–565.
82. Coda BA, Donaldson G, Bohl S, et al. Comparative efficacy of patient-controlled administration of morphine, hydromorphone, or sufentanil for the treatment of oral mucositis pain following bone marrow transplantation. *Pain*. 1997;72:333–346.
83. Ginsberg B, Howell S, Glass PS, et al. Pharmacokinetic model-driven infusion of fentanyl in children. *Anesthesiology*. 1996;85:1268–1275.
84. Collins JJ, Geake J, Grier HE, et al. Patient-controlled analgesia for mucositis pain in children: a three-period crossover study comparing morphine and hydromorphone. *J Peditr*. 1996;129(5):722–728.
85. Lynn AM, NEspeca MK, Bratton SL, et al. Intravenous morphine in postoperative infants: intermittent bolus dosing versus targeted continuous infusions. *Pain*. 2000; 88:89–95.
86. Esmail Z, Montgomery C, Courtrn C, Hamilton D, Kestle J. Efficacy and complications of morphine infusions in postoperative paediatric patients. *J Pediat Anesthesi*. 1999;9:321–327.
87. Lynn A, Nespeca MK, Bratton SL, et al. Clearance of morphine in postoperative infants: during intravenous infusion: The influence of age and surgery. *Anesth Anal*. 1998;86(5):958–963.
88. Koren G, Butt W, Chinyanga H, et al. Postoperative morphine infusion in newborn ilnfants: assessment of disposition characteristics and safety. *J Pediatr*. 1985;107: 963–967.
89. Farrington EA, McGuinness GA, Johnson GF. Continuous intravenous morphine infusion in postoperative newborn infants. *Am J Perinatol*. 1993;10:84–87.
90. Lynn AM, Nespeca MK, Opheim KE, et al. Respiratory effects of intravenous morphine infusions in neonates, infants, and children after cardiac surgery. *Anesth Analg*. 1993;77:695–701.
91. Berde C. Local anesthetics in infants and children: an update. *Pediatr Anesthesi*. 2004;14:387–393.
92. Belpair FM, Bogaert MG. Binding of alfentanil to human α-1 acid glycoprotein, albumin and serum. *Int J Clin Pharmocol Ther Toxicol*. 1991;29:96–102.
93. Nobrega R, Sheehy KA, Lippold C, Rice AL, Quezado ZMN. Patient characteristics affect the response to ketamine and opioids during the treatment of vaso-occlusive episode-related pain in sickle cell disease. *Pediatr Res*. 2017. doi:10.1038/pr.2017.197. PMID: 28902183.
94. Lamberg L. Girls' and boys' differing response to pain starts early in their lives. *JAMA*. 1998;280(12):1035–1036.
95. Youssef N, Atienza K, Langseder A, Strauss R. Chronic abdominal pain and depressive symptoms: analysis of the national longitudinal study of adolescent health. *Clin Gastroenterol Hepatol*. 2008;6(3) 329–332.
96. Sethna NF, Meier PM, Zurakowski D, Berde CB. Cutaneous sensory abnormalities in children and adolescents with complex regional pain syndromes. *Pain*. 2007;131(1-2): 153–161.
97. Lebel A, Becerra L, Wallin D, et al. fMRI reveals distinct CNS processing during symptomatic and recovered complex regional pain syndrome in children. *Brain*. 2008;131(7): 1854–1879.
98. Friedrischsdorf SJ, Giodano J, Dakoji KD, Warmuth A, Daughtry C, Schulz CA. Chronic pain in children and adolescents: diagnosis and treatment of primary pain disorders in head, abdomen, muscles and joints. *Children*. 2016:3(4):42.
99. Mayer EA, Bushnell MC. Preface. In: Mayer EA, Bushnell MC, eds. *Functional Pain Syndromes: Presentation and Pathophysiology*. Seattle, WA: IASP Press; 2009:xv.
100. Blackenburg M, Boekens H, Heckler T, et al. Reference values for quantitative sensory testing in children and adolescents: developmental and gender differences of somatosensory perception. *Pain*. 2010;149(1):76–88.
101. Williams FM, Spector TD, MacGregor AJ. Pain reporting at different body sites is explained by a single underlying genetic factor. *Rheumatology*. 2010;49:1753–1755.
102. Abu-Arefeh I, Russell G. Prevalence of headache and migraine in school children. *BMJ*. 1994;309:765–769.
103. Kanwaljeet JS, DPhil, Willson D, et al. Tolerance and withdrawl from prolonged opioid use in critically ill children. *Pediatrics*. 2010;125(5):e1208–e1225.
104. Odell S, Logan DE. Pediatric pain management: the multidisciplinary approach. *J Pain Res*. 2013;6:785–790.
105. Kashikar-Zuck S. Treatment of children with unexplained chronic pain. *Lancet*. 2006;367(9508):380–382.
106. Hechler T, Kanstrup M, Holley AL, et al. Systematic review on intensive interdisciplinary pain treatment of children with chronic pain. *Pediatrics*. 2015;136(1):115–127.
107. Jensen MP, Hoffman AJ, Stoelb BL, Abresch RT, Carter GT, McDonald CM. Chronic pain in persons with myotonic dystrophy and facioscapulohumeral dystrophy. *Arch Phys Med Rehabil*. 2008;89:320–328.
108. Mcgrath, walco, turk PedIMMPACT. Core outcome domains and measures for pediatric acute and chronic/ recurrent pain clinical trials. *J Pain*. 2008;9(9):771–783.
109. Olgun H, Yildirim ZK, Karacan M, et al. Clinical, electrocardiographic, and laboratory findings in children with amitriptyline intoxication. *Pediatr Emerg Care*. 2009;25: 170–173.
110. Meighen KG. Duloxetine treatment of pediatric chronic pain and co-morbid major depressive disorder. *J Child Adolesc Psychopharmacol*. 2007;17:121–127.
111. Schechter N, Walco GA. The potential impact on childen of the CDC guideline for prescribing opioids for chronic pain. Above all, do no harm. *JAMA Pediatr*. 2016;170: 425–426.
112. Friedrichsdorf SJ, Nugent AP. Management of neuropathic pain in children with cancer. *Curr Opin Support Palliat*. 2013;7:131–138.
113. Finnerup NB, Attal N, Haroutounian S, et al. Pharmocotherapy for neuropathic pain in adults: a systematic review and meta-analysis. *Lancet Neurol*. 2015;14: 162–173.
114. Friedrichsdorf SJ. Prevention and treatment of pain in hospital infants, children and teenagers: from myths and morphine to multimodal analgesia. *Pain*. 2016: Refresher courses. 16th World Congress on Pain, IASP. 2016:309–319.
115. Ali A, Weiss TR, Dutton A, et al. Mindfulness-based stress reduction for adolescents with functional somatic syndromes: a pilot cohort study. *J Pediat*. 2017:183;184–190.
116. Eccleston, Palermo, Williams, lewandowski & Morley. Psychological therapies for the management of chronic and recurrent pain in children and adolescents. *Cochrane Database Syst Rev*. 2009.
117. Gauntlett-Gilbert J, Connell H, Clinch J, McCracken

LM. Acceptance and values based treatement of adolescents with chronic pain: outcomes and their relationship to acceptance. *J Pediatr Psychol*. 2013;38(1):72-81.
118. Roura JX, Estevez CE, Vasquez LF, et al. Reccomendations for the detection, study and referral of inflammatory low-back pain in primary care. *Rheumatol Clin*. 2015;11(2): 90–98.
119. Grahame R. Joint hypermobility:emerging disease or illness behavior? *Clin Med (Lond)*. 2013;13(6):s50-s52.
120. MacGregor EA, Steiner TJ, Davies PTG. *Guidelines for All Healthcare Professionals in the Diagnosis and Management of Migraine, Tension-Type Headache, Cluster and Medication-Overuse headache*. 3rd ed. (1st revision). Available at http://www.nhsgrampian.org/neurology/files/2010_BASH_Guidelines.pdf.
121. Sun H, Bastings E, Temeck J, et al. Migraine therapeutics in adolescents: A systematic analysis and historic perspectives of triptan trials in adolescents. *JAMA Pediatr*. 2013;167:243–249.
122. Wöber-Bingöl C. Epidemiology of migraine and headache in children and adolescents. *Curr Pain Headache Rep*. 2013;17(6):341.
123. Carville S, Padhi S, Reason T, Underwood M. Diagnosis and management of headaches in young people and adults: Summary of NICE guidance. *BMJ*. 2012;345:e5765.
124. Lewis D, Ashwal S, Hershey A, Hirtz D, Yonker M, Silberstein S. Practice parameter: pharmacological treatment of migraine headache in children and adolescents: Report of the American Academy of Neurology Quality Standards Subcommittee and the Practice Committee of the Child Neurology Society. *Neurology*. 2004;63:2215–2224.
125. Bigal ME, Tepper SJ, Sheftell FD, Rapoport AM, Lipton RB. Chronic daily headache: Correlation between the 2004 and the 1988 international headache society diagnostic criteria. *Headache*. 2004;44:684–691.
126. Zebenholzer K, Wober C, Kienbacher C, Wober-Bingol C. Migrainous disorder and headache of the tension-type not fulfilling the criteria: a follow-up study in children and adolescents. *Cephalalgia Int J Headache*. 2000;20:611–616.
127. Caputi CA, Firetto V. Therapeutic blockade of greater occipital and supraorbital nerves in migraine parents. *Headache*. 1997;37(3):174–179.
128. Andersen S, Petersen MW, Svendsen AS, Gazerani P. Pressure pain thresholds assessed over temporalis, masseter, and frontalis muscles in healthy individuals, patients with tension-type headache, and those with migraine—A systematic review. *Pain*. 2015;156:1409–1423.
129. Damen L, Bruijn JK, Verhagen AP, Berger MY, Passchier J, Koes BW. Symptomatic treatment of migraine in children: A systematic review of medication trials. *Pediatrics*. 2005;116:e295–302.
130. Silver S., Gano D., Gerretsen P. Acute treatment of paediatric migraine: A meta-analysis of efficacy. *J Paediatr Child Health*. 2008;44:3–9.
131. Varkey E, Cider A, Carlsson J, Linde M. Exercise as migraine prophylaxis: a randomized study using relaxation and topiramate as controls. *Cephalalgia*. 2011;31: 1428–1438.
132. Powers SW, Kashikar-Zuck SM, Allen JR, et al. Cognitive behavioral therapy plus amitriptyline for chronic migraine in children and adolescents: a randomized clinical trial. *JAMA*. 2013;310:2622–2630.
133. El-Chammas K, Keyes J, Thompson N, Vijayakumar J, Becher D, Jackson JL. Pharmocologic treatment of pediatric headaches: a meta-analysis. *JAMA Pediatr*. 2013;167:250–258.
134. Starfield B, Gross E, Wood M, et al. Psychosocial and psychosomatic diagnoses in primary care of children. *Pediatrics*. 1980;66(2):159–167.
135. Rasquin A, Di Lorenzo C, Forbes D, et al. Childhood functional gastrointestinal disorders: child/adolescent. *Gastroenterology*. 2006;130(5):1527–1537.
136. Korterink JJ, Diederen K, Benninga MA, Tabbers MM. Epidemiology of pediatric functional abdominal pain disorders: a meta-analysis. *PLoS*. 2015;10(5). doi:10.1371/journal.pone.0126982.
137. Korterink JJ, Rutten JM, Venmans L, Benninga MA, Tabbers MM. Pharmacologic treatment in pediatric functional abdominal pain disorders: a systematic review. *J Pediatr*. 2015;166:424–431.
138. Chiou E, Nurko S. Management of functional abdominal pain and irritable bowel syndrome in children and adolescents. *Expert Rev Gastroenterol Hepatol*. 2010;4(3):293–304.
139. Raphael BP, Nurko S, Jiang H, et al. Cisapride improves enteral tolerance in pediatric short bowel syndrome with dysmotility. *J Pediatr Gastroenterol Nutr*. 2011;52(5): 590–594.
140. Palsson OS, Whitehead WE, van Tilburg MA, et al. Rome IV Diagnostic Questionnaires and Tables for Investigators and Clinicians. *Gastroenterology*. 2016.
141. Hering-Hanit R, Godath N, Cohen A, Horev Z. Successful withdrawl from analgesic abuse in a group of youngsters with chronic daily headache. *J Child Neurol*. 2001;16:448–449.
142. Chalkiadis GA, Sommerfield D, Low J, et al. Comparison of lumbar epidural bupivacaine with fentanyl or clonidine for postoperative analgesia in children with cerebral palsy after single-event multilevel surgery. *Dev Med Child Neurol*. 2016;58(4):402–408.
143. Pak T, Mickelson J, Yerkes E, Suresh S. Transverse abdominis plane block: a new approach to the management of secondary hyperalgesia following major abdominal surgery. *Paediatr Anaesth*. 2009;19(1):54–56.
144. Hoekman DR, Zeevenhooven Z, van Etten-Jamaludin FS, et al. The placebo response in pediatric abdominal pain-related functional gastrointestinal disorders: a systematic review and meta-analysis. *J Pediatr*. 2017(182):155–163.
145. Yik YI, Ismail KA, Hutson JM, Southwell BR. Home transcutaneous electrical stimulation to treat children with slow-transit constipation. *J Pediatr Surg*. 2012;47(6):1285–1290.
146. Horvath A, Dziechciarz P, Szajewska H. Systematic review of randomized controlled trials: fiber supplements for abdominal pain-related functional gastrointestinal disorders in childhood. *Ann Nutr Metab*. 2012;61(2):95–101.
147. Teitelbaum JE, Arora R. Long-term efficacy of low-dose tricyclic antidepressants for children with functional gastrointestinal disorders. *J Pediatr Gastroenterol Nutr*. 2011;53(3):260–264.
148. Campo JV, Perel J, Lucas A, et al. Citalopram treatment of pediatric recurrent abdominal pain and comorbid internalizing disorders: an exploratory study. *J Am Acad Child Adolesc Psychiatry*. 2004;43(10):1234–1242.
149. Vance CGT, Dailey DL, Rakel BA, Sluka KA. Using TENS for pain control: the state of the evidence. *Pain Manag*. 2014;4(3):197–209.

150. Stratton P, Berkley K. Chronic pelvic pain and endometriosis: translational evidence of the relationship and implications. *Hum Reprod Update*. 2011;17(3):327–346.
151. Jarrell J. Endometriosis and abdominal myofascial pain in adults and adolescents. *Curr Pain Headache Rep*. 2011; 15(5):368–376.
152. Champion JD, Piper JM, Holden AE, Shain RN, Perdue S, Korte JE. Relationship of abuse and pelvic inflammatory disease risk behavior in minority adolescents. *J Am Acad Nurs Pract*. 2005;17(6):234–241.
153. Powell J. The approach to chronic pelvic pain in the adolescent. *Obstet Gynecol Clinics North Am*. 2014;41(3): 343–355.
154. Siristatidis C, Nissotakis C, Chrelias C, Iacovidou H, Salamalekis E. Immunological factors and their role in the genesis and development of endometriosis. *J Obstet Gynaecol Res*. 2006;32(2):162–170.
155. Mayer EA, Bushnell MC. *Functional Pain Syndromes: Presentation and Pathophysiology*. Seattle, WA: IASP Press; 2009.
156. King S, Chambers CT, Huguet A, et al. The epidemiology of chronic pain in children and adolescents revisited: A systematic review. *Pain*. 2011;152(12):2729–2738.
157. Perquin CW, Hazebroek-Kampschreur AA, Hunfeld JA, et al. Pain in children and adolescents: a common experience. *Pain*. 2000;87(1):51–58.
158. Sacheti A., Szemere J, Bernstein B, Tafas T, Schechter N, Tsipouras P. Chronic pain is a manifestation of the Ehlers-Danlos Syndrome. *J Pain Symptom Manage*. 1997; 14(2):88–93.
159. Gedalia A, Press J, Klein M, Buskila D. Joint hypermobility and fibromyalgia in school children. *Ann Rheum Dis*. 1993;52(7):494–496.
160. Adib N, Davies K, Grahame R, Woo P, Murray KJ. Joint hypermobility syndrome in childhood. A not so benign multisystem disorder? *Rheumatology*. 2005;44: 744–750.
161. Morris S, O'Sullivan PB, Murray KJ, Bear N, Hands B, Smith AJ. Hypermobility and Musculoskeletal pain in Adolescents. *J Pediatrics*. 2017;181:213–221.
162. Smits-Engelsman B, Klerks M, Kirby A. Beighton score: a valid measure for generalized hypermobility in children. *J Pediatr*. 2011;158(1):119–123, e1–e4.
163. EL-Metwally A, Salminen JJ, Auvinen A, Macfarlane G, Mikkelsson M. Risk factors for development of non-specific musculoskeletal pain in preteens and early adolescents: a prospective 1 year follow up. *BMC Musculoskeletal Dis*. 2007;8:46.
164. King S, Chambers CT, Huguet A, et al. The epidemiology of chronic pain in children and adolescents revisited: a systematic review. *Pain*. 2011;152(12):2729–2738.
165. Watson KD, Papageorgiou AC, Jones GT, et al. Low back pain in school children: occurrence and characteristics. *Pain*. 2002;97(1-2):87–92.
166. Calvo-Muñoz I, Gómez-Conesa A, Sánchez-Meca J. Prevalence of low back pain in children and adolescents: a meta-analysis. *BMC Pediatr*. 2013;13(1):14
167. Konieczny MR, Senyurt H, Krauspe R. Epidemiology of adolescent idiopathic scoliosis. *J Child Orthop*. 2013;7:3–9.
168. Kurgansky KE, Rodriguez ST, Kralj MS, et al. Epidural steroid injections for radiculopathy and/or back pain in children and adolescents: a retrospective cohort study with a prospective follow-up. *Reg Anesth Pain Med*. 2016;41(1):86–92.
169. Steward D, Grisel J, Menzen-Derr J. Steroids for improving recovery following tonsillectomy in children. *Cochrane Database Syst Rev*. 2011;(8):CD003997.
170. Thull-Friedman J. Evaluation of chest pain in the pediatric patient. *Med Clin North Am*. 2010; 94(2):327–347.
171. McDonnell C, White K, Grady M. Noncardiac chest pain in children and adolescents: a biopsychosocial conceptualization. *Child Psychiatry Hum Dev*. 2012;43:1–26.
172. Buskila D, Neumann L. Musculoskeletal injury as a trigger for firbromyalgia/posttraumatic fibromyalgia. *Curr Rheumatol Rep*. 2000;2(2):104–8.
173. Gualano B, Bonfa E, Pereira RMR, Silva CA. Physical acitivity for pediatric rheumatic disease: standing up against old paradigms. *Nat Rev Rheumatol*. 2017;13:368–379.
174. de Lalouviere LH, Loannou Y, Fitzgerald M. Neural mechanisms underlying the pain of juvenile idiopathic arthritis. *Nat Rev Rheumatol*. 2014;10:205–211.
175. Buskila D. Fibromyaligia in children-lessons from assessing nonarticular tenderness. *J Rhematolol*. 1996;23(12): 2017–2019.
176. Clark JE, Eccleston C. Assessing the quality of walking in adults with chronic pain: the development and preliminary psychometric evaluation of the Bath Assessment of Walking Inventory (BAWI). *Eur J Pain*. 2009;13(3):305–311.
177. Wilder RT. Management of pediatric patients with complex regional pain syndrome. *Clin J Pain*. 2006;22(5):443–448.
178. Stanton-Hicks M. Complex regional pain syndromes: guidelines for therapy. *Clin J Pain*. 1998;14(2):155–166.
179. Wilder RT, Berde CB, Wolohan M, et al. Reflex sympathetic dystrophy in children. Clinical characteristics and follow-up of seventy patients. *J Bone Joint Surg Am*. 1992;74:910–919.
180. Marinus J, Moseley GL, Birklein F, et al. Clinical features and pathophysiology of complex regional pain syndrome. *Lancet*. 2011;10:637–648.
181. Borchers AT, Gershwin ME. Complex regional pain syndrome: A comprehensive and critical review. *Autoimmunity Reviews*. 2014;13:242–265.
182. Harden RN, Bruehl S, Perez RSGM, et al. Validation of proposed diagnostic criteria (the "Budapest Criteria") for complex regional pain syndrome. *Pain*. 2010;150(2):268–274.
183. Ringer R, Wertli M, Bachmann LM, Buck FM, Brunner F. Concordance of qualitative bone scintigraphy results with presence of clinical complex regional pain syndrome 1: meta-analysis of test accuracy studies. *Eur J Pain*. 2012;16(10):1347–1356.
184. Donado C, Lobo K, Valarde-Alvarez MF, et al. Continuous regional anesthesia and inpatient rehabilitation for pediatric complex regional pain syndrome. *Reg Anesth Pain Med*. 2017;42(4):1–8.
185. Suresh S, Wheeler M, Patel A. Case series: IV regional anesthesia with ketorolac and lidocaine: is it effective for the management of complex regional pain syndrome 1 in children and adolescents? *Anesth Anal*. 2003;96:694–695.
186. Lee BH, Scharff L, Sethna NF, et al. Physical therapy and cognitive-behavioral treatment for complex regional pain syndromes. *J Pediatrics*. 2002;141:135–40.
187. O'Connell NE, Wand BM, Gibson W, et al. Local anaesthetic sympathetic blockade for complex regional pain

syndrome. *Cochrane Database Syst Rev*. 2016;28:CD004598.
188. Low AK, Ward K, Wines AP. Pediatric complex regional pain syndrome. *J Pediatr Orthop*. 2007;27:567–572.
189. Lalwani K, Shoham A, Koh JL, et al. Use of oxcarbazepine to treat a pediatric patient with resistant complex regional pain syndrome. *J Pain*. 2005;6:704–706.
190. Choi S, Rodseth R, McCartney CJ. "https://www.ncbi.nlm.nih.gov/pubmed/24413428" Effects of dexamethasone as a local anaesthetic adjuvant for brachial plexus block: a systematic review and meta-analysis of randomized trials. *Br J Anaesth*. 2014;112(3):427–439.
191. Hermans V, De Pooter F, De Groote F, De Hert S. Van der Linden P. Effect of dexamethasone on nausea, vomiting, and pain in paediatric tonsillectomy. *Br J Anaesth*. 2012;109(3):427–431.
192. McCarthy G, Megalla S, Habib A. Impact of intravenous lidocaine infusion on postoperative analgesia and recovery from surgery. *Drugs*. 2010;70(9):1149–1163.
193. Visoiu M, Joy L, Grudziak J, Chelly J. The effectiveness of ambulatory continuous peripheral nerve blocks for postoperative pain management in children and adolescents. *Pediatr Anesth*. 2014;24:1141–1148.
194. Carli F, Kehlet H, Baldini G, et al. Evidence basis for regional anesthesia in multidisciplinary fast-track surgical care pathways. *Reg Anesth Pain Med*. 2011;36(1):63–71.

第 43 章　认知障碍患者的疼痛治疗

Mark R. Jones, Matthew B. Novitch, Alexander B. Shulman, Patricia B. Sutker, and Alan D. Kaye

前言

神经退行性病变、血管病变、创伤、缺氧、感染和中毒所致的病理生理变化均可改变认知功能障碍。记忆丧失、言语语言障碍、意识水平改变会损害患者表达有意义的不适症状的能力，因此治疗此类患者有一定的挑战性[1]。有认知障碍的患者较少要求镇痛治疗，并且，给予标准的止痛方案有可能加重他们精神和行为异常[1-5]。

认知障碍评估困难并缺少明确的诊断标准，因此在不同的流行病学调查中认知障碍的流行患病率各有不同[6-12,19-24]。文献显示认知障碍流行率波动在2%～20%。最具说服力、基于群体的研究估计，70 岁以上人群认知障碍的流行率为 14%～18%[6-11]。同样，认知障碍发病率的估计各有不同。65～75 岁老年人每年认知障碍的发病率为 1.4%～11.1%[11-18]。Mayo 衰老临床研究显示 70 岁以上老年人每年认知障碍的发病率为 5%～6%[16]。

认知障碍是一种复杂的、症状明确的综合征，其症状变化多样，不仅仅有记忆障碍或其他功能局限性缺陷（例如执行功能损害），还包括情感症状。亚临床认知缺陷的患者中仅有 6% 不伴记忆障碍。2003 年，轻度认知功能障碍（mild cognitive impairment，MCI）的工作标准被统一，该标准使用基于 3 个诊断特征：第一，患者有异常表现但没有精神错乱；第二，患者和/或密切接触者发现患者认知功能下降并由客观测试所证实；最后，患者基本的日常生活活动能力尚可，但在应用复杂工具的能力上有部分损害[12,16,19-26]。

轻度至严重的认知功能障碍与多个危险因素相关。慢性高血压、中年糖尿病、肥胖、心脏病、脑卒中病史、酒精滥用、酒精中毒、药物成瘾、携带载脂蛋白 E 的 E4 等位基因、男性性别因素等均是增加罹患不同程度认知障碍的危险因素[9-11,19-24]。此外，多器官系统受累可导致认知功能障碍。最常见的神经系统病因是痴呆，通常被诊断为阿尔茨海默病、路易体病、皮克病、亨廷顿病、帕金森病、小脑退化、核上性麻痹。在脑损伤中，脑血管意外是导致认知障碍最常见的病因。头部创伤也可能影响皮层功能、感觉、信息储存和整体功能。一氧化碳中毒可诱发脑功能异常状态。此外，电解质紊乱如严重低钠血症可导致癫痫和认知功能障碍。器官衰竭、缺氧和感染是导致认知功能障碍的不常见的病因。

评估和治疗

认知障碍患者早期评定应包括详细的就诊记录、病史回顾和体格检查。应回顾病史中与疼痛治疗相关的重要部分（表 43-1）。

表 43-1　患者病史中疼痛评估的关键点

1. 疼痛特征
2. 疼痛与身体、社会功能损害的联系
3. 镇痛药使用情况（目前、既往、处方药、非处方药、替代方案、酒精使用、副作用）
4. 患者对疼痛和疼痛治疗的态度、观念
5. 治疗的有效性
6. 目前疼痛治疗的满意度
7. 可获得的社会支持和健康照顾

摘自 Evaluating the Geriatric Patient. In: Kane RL, Ouslander JG, Resnick B, Malone ML, eds. Essentials of Clinical Geriatrics. 8e. New York, NY: McGraw-Hill; 2018。

对认知障碍患者疼痛的检测具有挑战。要对患者进行基于行为观察的评估。通常，与疼痛相关的行为表现包括：皱眉、扮鬼脸、叹气、呼喊、防范、坐立不安、肌肉强直、紧张情绪、攻击性情绪、破坏性行为、食欲改变、睡眠习惯改变、哭泣、敏感易怒。疼痛的非行为性症状有心率增快、血压增高、呼吸频率增加、出汗、瞳孔散大[27]。Faces 疼痛量表最初用于评估儿童疼痛，目前已运用于有交流障碍的患者的疼痛评估（图 43-1）。

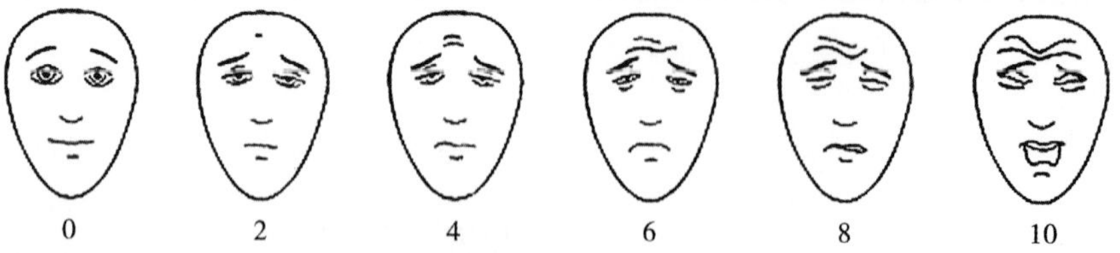

面部表情疼痛量表-修订版[1]（the faces pain scale-revised，FPS-R）是为儿童设计的疼痛自评量表。它改编自面部表情疼痛量表[2]，以符合广为接受的十进制。对于 4~16 岁受测者，它与视觉模拟疼痛量表有高度的线性相关。它容易操作，除了影印的人脸外不需要其他设备。这些人脸没有微笑和眼泪或许有益于评估。尤其推荐在较小的孩子中应用该量表。数字自评量表可应用于大部分 8 岁以上的儿童[3]，而行为观察量表用于无法自评者。

在以下指令中，请受评儿童说出“受伤”或者“疼痛”中更加恰当描述的那个词：这些脸显示你所受到伤害的程度。这张脸（指着最左边的脸）显示没有疼痛。这些脸显示越来越痛（从左到右一一指示），直到这张脸（指着最右边的脸），它代表非常疼痛。（立即）指着代表你有多疼痛的脸。

给选定的脸打分：从左到右为 0、2、4、6、8、10，因此 0＝无痛，10＝非常痛。不要使用高兴或悲伤之类的词语。该量表是用来评估儿童的内心感受，而不是他们的面部表情。

图 43-1　面部表情疼痛量表（经允许摘自 Faces Pain Scale—Revised，© 2001，International Association for the Study of Pain）

对于认知功能障碍者，药物镇痛仍具有重要作用，尤其是因为一些非药物镇痛疗法无法应用于此类患者。一旦发现疼痛，治疗可以马上进行。在评估药物治疗对语言、行为和功能反应的作用的基础上，推荐药物阶梯镇痛疗法。临床医生要考虑药物的常见副作用，并将副作用与患者目前所经历的临床问题相关联。在 ICU，震颤性谵妄患者较认知障碍患者需要更多的阿片制剂和苯二氮䓬类药物[28]。

对认知功能障碍患者是否立即开展药物治疗仍存争议，起因于认知障碍会影响疼痛的感知，而不是基于实际的痛觉或疼痛导致交流障碍产生的副作用。由于疼痛是一种主观感受，因此镇痛治疗要根据再次评估患者反应时的疼痛水平进行个性化调整。认知功能障碍患者无法诉说和自行缓解疼痛，使镇痛治疗的调整变得尤为困难。疼痛不缓解或无法辨别可能就是交流障碍性疾病所致。因此，一旦疼痛通过其他途径被发现，就能得到治疗[29-30]。此外，疼痛治疗通过行为机制和调节抑郁症状可改变认知功能。疼痛可加剧痴呆患者的认知功能损害[31-32]。例如，Allen[33]等的研究显示痴呆患者的疼痛得到妥善医治后，他们与同龄人的互动会增加。很多痴呆患者有抑郁症，而疼痛症状可加重抑郁症。疼痛和抑郁关系复杂，快速缓解疼痛或者焦虑、抑郁症状对两者均有裨益，尤其是痴呆所致的认知功能障碍患者会受益匪浅[34-35]。

认知功能损害患者是采用规定的药物剂量，还是根据疼痛程度调整，关于这点还缺乏相关证据。相对于按需给量，按规定剂量疼痛治疗更难评估患者疼痛程度。同样，担心药物过量，尤其是那些有可能加重潜在认知功能障碍的药物过量，使可选择的药物种类进一步受限。尽管有些研究显示低剂量的长效阿片制剂可减少痴呆患者的焦虑，有的研究显示阿片制剂对焦虑的作用不大[36-37]。镇痛药可能加重潜在的认知功能障碍，我们也应关注其他药物的副作用，例如非甾体抗炎药（nonsteroidal anti-inflammatory drug，NSAID）所致的胃肠道出血。建议伴有认知功能障碍的疼痛患者初次使用止痛药应采用世界卫生组织疼痛阶梯疗法（图 43-2）。

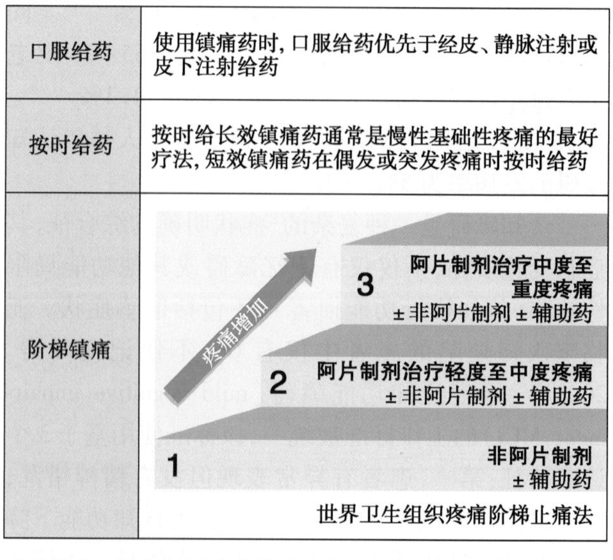
口服给药
使用镇痛药时，口服给药优先于经皮、静脉注射或皮下注射给药
按时给药
按时给长效镇痛药通常是慢性基础性疼痛的最好疗法，短效镇痛药在偶发或突发疼痛时按时给药
阶梯镇痛
疼痛增加
3
阿片制剂治疗中度至重度疼痛
± 非阿片制剂 ± 辅助药
2
阿片制剂治疗轻度至中度疼痛
± 非阿片制剂 ± 辅助药
1
非阿片制剂
± 辅助药
世界卫生组织疼痛阶梯止痛法

图 43-2　阿片制剂治疗指南（摘自 World Health Organization）

滴定法和药物治疗能整合主观疼痛描述、体感诱发电位和疼痛自发反应等资料。很多认知功能障碍患者记忆有误，应通过多种途径系统评估他们对药物的行为和功能反应[30-31]。随着治疗时间的推移，临床医生可对患者进行痛觉心理评估、是否并发抑郁等精神疾病，以及认知能力改善和降低，这些评估有利于疗效评判。

药物治疗

随着年龄增长，认知功能障碍患者容易并发疼痛疾病，这会影响药物使用的剂量。轻度认知障碍患者最常见的合并症是贫血、帕金森病、呼吸困难、心绞痛、高血压、糖尿病、外周血管疾病、短暂性脑缺血发作、自述脑卒中或心肌梗死病史。例如，阿片制剂可抑制呼吸、增加呼吸困难，而阿司匹林可加重某些类型的贫血。阿片制剂可能影响帕金森病，因为阿片制剂可降低中枢多巴胺转运，并可能导致肌张力失调。

除了药物对认知的作用外，药物对相关并发症的作用也应被重视。认知功能障碍患者痛觉可能有变化，因此这些患者可能对标准剂量的药物反应不太理想。这就进一步支持了以下观点：药物剂量最好根据疗效或者疼痛指标缓解进行调整[38-39]。

如无明显的使用禁忌证，对乙酰氨基酚被视为对认知功能障碍患者相对安全[40]。对乙酰氨基酚对大多数轻中度疼痛有效，对肌肉骨骼疼痛疗效最好，长期使用安全[41-42]。对乙酰氨基酚的绝对禁忌证有肝功能衰竭，因此在使用前应检测肝功能。对乙酰氨基酚没有抗炎作用，相较于 NSAID，它对慢性炎症性疼痛的疗效欠佳。与 NSAID 不同，对乙酰氨基酚可通过血脑屏障。常规剂量的对乙酰氨基酚可用于肝功能正常的认知功能障碍患者[43]。

NSAID 与对乙酰氨基酚的用法类似，通常被认为是一线用药。NSAID 的相对禁忌证是肾功能不全和消化性溃疡。环氧化酶抑制剂可导致胃溃疡，多数指南建议同时使用质子泵抑制剂或米索前列醇保护胃肠道（gastrointestinal，GI）[40]。有研究显示使用 NSAID 后患者认知水平下降，这凸显了以下事实：即便是 NSAID 也有可能加重认知功能障碍[44]。为避免肾功能损害、胃肠道激惹和其他副作用，NSAID 被限制在短期使用[45]。

阿片制剂应用于中度至重度疼痛[46]。便秘是阿片制剂的常见副作用，而对于居家或在长期照料中心的认知功能障碍者来说，便秘是一个严重的问题。最近的指南建议缓泻剂与阿片制剂同时使用以缓解阿片制剂的便秘副作用，从而保护肠道[1,47]。虽然阿片制剂可导致谵妄、加重意识障碍，这并不妨碍其使用[48]。例如，长期使用阿片制剂对老年人生理功能的副作用要小于长期使用 NSAID，对重要脏器的生理功能影响也小[40,42]。要检测药物所致的生理反应以减少其副作用[47]。文献认为低剂量的一线阿片制剂丁丙诺啡或氧可酮不会影响老年住院病人的认知功能[49-50]。

高剂量的阿片制剂和 NSAID 会损害患者的认知和平衡功能，因此医生对认知功能障碍患者开具这类药物时要慎重[51-52]。肌松药、抗惊厥药、抗抑郁药都可用于治疗疼痛，要注意它们的副作用。例如，肌松药可导致嗜睡，抗惊厥药可能损害肾脏或视觉系统。

要慎重使用一些特殊的阿片制剂。哌替啶因手术后谵妄的副作用导致其使用受限。现在已经被禁用的丙氧酚有神经兴奋性，可导致眩晕和共济失调[52-54]。为减轻吗啡导致的谵妄和吗啡毒性导致的潜在肾功能损害，很多研究建议轮流使用阿片制剂[55-56]。

通常情况下，三环类抗忧郁药（tricyclic antidepressants，TCA）因为可能导致认知功能障碍、抗胆碱能症状和直立性低血压而不建议使用[40]。此外，TCA 会与许多药物产生相互作用，其使用应该被严格监管[57]。

选择性 5-羟色胺再摄取抑制剂（selective serotonin reuptake inhibitors，SSRI）、选择性 5-羟色胺和去甲肾上腺素再摄取抑制剂（serotonin-norepinephrine reuptake inhibitors，SNRI）比三环类抗抑郁药副作用和用药危险小，可用于治疗神经病理性疼痛[57-58]。一般认为这两种药是安全的，也有研究显示这两种药会增加跌倒风险[59]。皮质类固醇的长期使用只限制在慢性炎症性疾病，且不包括骨关节炎[40]。

认知功能障碍患者不太耐受巴氯芬、环苯扎林、美索巴莫等肌松药。如果出现镇静状态、抗胆碱能中毒症状和虚弱等常见副作用，应停用肌松药[60]。

抗惊厥药普瑞巴林和加巴喷丁对神经病理性疼痛有效[57,61]。抗惊厥药看起来安全，却有眩晕、嗜睡、疲乏、体重变化等常见副作用[62]。应该注意评估这些副作用是否影响照料者或患者。

局部麻醉

对于手术或检查操作中的患者,局麻药高效、浓度高、定位准确,比注射用阿片制剂副作用少。局麻后患者功能状态恢复快。术中或检查操作中采用局麻药可以减少以下副作用:注意力不集中、镇静倾向、术后恶心呕吐(postoperative nausea and vomiting, PONV)、认知功能下降、日常生活活动紊乱、术后免疫功能紊乱。很多文献建议使用硬膜外或外周神经阻滞处理围手术期疼痛。局麻的镇痛效果一直都被认可、被证实,但对认知功能障碍患者使用局麻或其他麻醉药存在伦理问题。正确处理认知功能障碍患者的疼痛(例如做局麻)难以取得患者的知情同意。在这种情况下,交流受到限制,难以进行正确的疼痛评估,也难得到完整、合法的同意书。对应的医疗计划取决于临床医生和患者的状态、患者或合法监护人是否同意以及患者的病理生理情况[4]。此外,应根据患者既往病史或目前的医疗方案,判断实施局麻是否安全。

非药物治疗

对于大部分慢性疼痛患者来说,非药物治疗在患者治疗计划中是必不可少的。非药物治疗有时是辅助治疗,有时是主要镇痛手段,可以缓解疼痛,对有认知功能障碍的疼痛患者也有帮助。非药物治疗包括热敷、冷敷、推拿、体育锻炼、放松技术、冥想、音乐、牵引技术、认知行为治疗、针灸和经皮神经电刺激[1,37]。很少有文献研究这些治疗对认知功能障碍患者的作用。然而,非药物治疗风险低,一般不要求患者有好的认知水平,因此推荐在认知功能障碍患者中使用非药物治疗。有证据显示非药物治疗技术联合药物治疗可以提高药物治疗的效果[1,63]。

推荐患者根据日程安排日常生活活动或少量步行,这或许是有益的。然而,有研究证实,不恰当的日常活动安排会加重痴呆或认知障碍患者的焦虑。而焦虑可能加重疼痛和损伤程度[63-64]。有的案例采用正确的感觉刺激活动:洗衣、洗水果和蔬菜、唱歌或演奏熟悉的歌曲、参观水族馆或动物园,以及参加聚会。这些种类的活动可刺激参与者的感觉,也可使其平静[64-65]。不论感觉如何变化,对患者来说,有趣、价值观正确的活动疗效最好,可以减少疼痛,进而改善患者的精神健康。

照料者

通常患者由照料者照顾,报告患者的行为和疾病进展。在这种情况下,临床医生应评估照料者报告患者疼痛的能力、他们对疾病的认识、他们与患者的关系会不会导致对患者病情的反映偏差。有研究要求患者、患者家属、照料者在一周的时间内报告患者的疼痛水平。患者报告自己在静息状态下的疼痛程度比家属、照料者报告的明显增高,患者服用止痛药期间照料者报告患者疼痛的频率增高。照料者如果对现在开具的药物满意的话,他们报告患者疼痛的频率下降。作者总结道:委托人对疼痛发生和疼痛强度的报告是不可信的[66]。在另一项研究中,照料者被要求说出他们对所照顾和管理的患者的关注点。他们最大的担心是阿片制剂的副作用,怕患者依赖成瘾,并认为疼痛意味着病情有进展。受过较好的疼痛处理培训,有较高相关知识的照料者较少有以上担心。因此,根据照料者的报告调整照料方式之前,要先评估照料者的知识[67]。

有一种对疼痛注意倾向的独特评估方法,是检测照料者和患者对疼痛和快乐刺激的关注。照料者更关注痛苦表情的脸,而患者更关注快乐表情的脸。照料者更关注痛苦,因此他们所报告的疼痛程度会超过患者的实际情况。患者和照料者对疼痛行为的报告不同,这与他们对痛苦的关注程度不同没有关系。作者总结:对疼痛的关注不一定导致高估疼痛信号[68]。临床工作者要评估照料者的素质和所受的培训,因为这会影响照料者对疼痛管理技术的评价。

小结

治疗有认知功能障碍患者的疼痛有以下建议:疼痛发生后马上治疗,剂量要循序渐进,采用阶梯式镇痛治疗,根据患者病理生理情况选择基础药物,治疗抑郁等疾病,经常评估疼痛水平。对于需要长期治疗的疼痛患者,要对其进行特殊认知能力和认知缺陷的心理评估。根据认知功能和损伤程度进行非药物治疗是有价值的。在手术或检查操作时,局麻可改善疼痛相关的预后,疗效好。最后,照料者的报告影响因素多,应评估照料者处理疼痛的知识和所接受的培训。定期评估疼痛的感觉和行为，以及有无自发的或行为激发的抑郁或焦虑，这对疼痛管理的效果是至关重要的。

（肖湘 译，孟萍萍 马超 校）

参考文献

1. Buffum MD, Hutt E, Chang VT, Craine MH, Snow AL. Cognitive impairment and pain management: Review of issues and challenges. *J Rehabil Res Dev*. 2007;44(2):315–330. Available at http://www.ncbi.nlm.nih.gov/pubmed/17551882. Accessed August 8, 2017.
2. Scherder EJ. Low use of analgesics in Alzheimer's disease: possible mechanisms. *Psychiatry*. 2000;63(1):1–12. Available at http://www.ncbi.nlm.nih.gov/pubmed/10855753. Accessed July 30, 2017.
3. Stolee P, Hillier LM, Esbaugh J, Bol N, McKellar L, Gauthier N. Instruments for the assessment of pain in older persons with cognitive impairment. *J Am Geriatr Soc*. 2005;53(2):319–326. doi:10.1111/j.1532-5415.2005.53121.x.
4. Halaszynski TM. Pain management in the elderly and cognitively impaired patient: the role of regional anesthesia and analgesia. *Curr Opin Anaesthesiol*. 2009;22(5):594–599. doi:10.1097/ACO.0b013e32833020dc.
5. Parmelee PA. Pain in cognitively impaired older persons. *Clin Geriatr Med*. 1996;12(3):473–487. Available at http://www.ncbi.nlm.nih.gov/pubmed/8853940. Accessed July 30, 2017.
6. Luck T, Riedel-Heller SG, Kaduszkiewicz H, et al. Mild cognitive impairment in general practice: age-specific prevalence and correlate results from the German study on ageing, cognition and dementia in primary care patients (AgeCoDe). *Dement Geriatr Cogn Disord*. 2007;24(4):307–316. doi:10.1159/000108099.
7. Larrieu S, Letenneur L, Orgogozo JM, et al. Incidence and outcome of mild cognitive impairment in a population-based prospective cohort. *Neurology*. 2002;59(10):1594–1599. Available at http://www.ncbi.nlm.nih.gov/pubmed/12451203. Accessed July 31, 2017.
8. Petersen RC, Roberts RO, Knopman DS, et al. Mild cognitive impairment: ten years later. *Arch Neurol*. 2009;66(12):1447–1455. doi:10.1001/archneurol.2009.266.
9. Ritchie K, Artero S, Touchon J. Classification criteria for mild cognitive impairment: a population-based validation study. *Neurology*. 2001;56(1):37–42. Available at http://www.ncbi.nlm.nih.gov/pubmed/11148233. Accessed July 31, 2017.
10. Ganguli M, Dodge HH, Shen C, DeKosky ST. Mild cognitive impairment, amnestic type: an epidemiologic study. *Neurology*. 2004;63(1):115–121. Available at http://www.ncbi.nlm.nih.gov/pubmed/15249620. Accessed July 31, 2017.
11. Petersen RC, Smith GE, Waring SC, Ivnik RJ, Tangalos EG, Kokmen E. Mild cognitive impairment: clinical characterization and outcome. *Arch Neurol*. 1999;56(3):303–308. Available at http://www.ncbi.nlm.nih.gov/pubmed/10190820. Accessed July 31, 2017.
12. Manly JJ, Tang M-X, Schupf N, Stern Y, Vonsattel J-PG, Mayeux R. Frequency and course of mild cognitive impairment in a multiethnic community. *Ann Neurol*. 2008;63(4):494–506. doi:10.1002/ana.21326.
13. Caracciolo B, Palmer K, Monastero R, Winblad B, Bäckman L, Fratiglioni L. Occurrence of cognitive impairment and dementia in the community: a 9-year-long prospective study. *Neurology*. 2008;70(19 Pt 2):1778–1785. doi:10.1212/01.wnl.0000288180.21984.cb.
14. Luck T, Luppa M, Briel S, et al. Mild cognitive impairment: incidence and risk factors: results of the leipzig longitudinal study of the aged. *J Am Geriatr Soc*. 2010;58(10):1903–1910. doi:10.1111/j.1532-5415.2010.03066.x.
15. Plassman BL, Langa KM, McCammon RJ, et al. Incidence of dementia and cognitive impairment, not dementia in the United States. *Ann Neurol*. 2011;70(3):418–426. doi:10.1002/ana.22362.
16. Roberts RO, Geda YE, Knopman DS, et al. The incidence of MCI differs by subtype and is higher in men: the Mayo Clinic Study of Aging. *Neurology*. 2012;78(5):342–351. doi:10.1212/WNL.0b013e3182452862.
17. Lopez OL, Becker JT, Chang Y-F, et al. Incidence of mild cognitive impairment in the Pittsburgh Cardiovascular Health Study-Cognition Study. *Neurology*. 2012;79(15):1599–1606. doi:10.1212/WNL.0b013e31826e25f0.
18. Ganguli M, Fu B, Snitz BE, Hughes TF, Chang C-CH. Mild cognitive impairment: incidence and vascular risk factors in a population-based cohort. *Neurology*. 2013;80(23):2112–2120. doi:10.1212/WNL.0b013e318295d776.
19. Schultz MR, Lyons MJ, Franz CE, et al. Apolipoprotein E genotype and memory in the sixth decade of life. *Neurology*. 2008;70(Issue 19, Part 2):1771–1777. doi:10.1212/01.wnl.0000286941.74372.cc.
20. Farlow MR, He Y, Tekin S, Xu J, Lane R, Charles HC. Impact of APOE in mild cognitive impairment. *Neurology*. 2004;63(10):1898–1901. Available at http://www.ncbi.nlm.nih.gov/pubmed/15557508. Accessed July 31, 2017.
21. Roberts RO, Knopman DS, Przybelski SA, et al. Association of type 2 diabetes with brain atrophy and cognitive impairment. *Neurology*. 2014;82(13):1132–1141. doi:10.1212/WNL.0000000000000269.
22. Tyas SL, Salazar JC, Snowdon DA, et al. Transitions to mild cognitive impairments, dementia, and death: findings from the Nun Study. *Am J Epidemiol*. 2007;165(11):1231–1238. doi:10.1093/aje/kwm085.
23. Kryscio RJ, Schmitt FA, Salazar JC, Mendiondo MS, Markesbery WR. Risk factors for transitions from normal to mild cognitive impairment and dementia. *Neurology*. 2006;66(6):828–832. doi:10.1212/01.wnl.0000203264.71880.45.
24. Das SK, Bose P, Biswas A, et al. An epidemiologic study of mild cognitive impairment in Kolkata, India. *Neurology*. 2007;68(23):2019–2026. doi:10.1212/01.wnl.0000264424.76759.e6.
25. Winblad B, Palmer K, Kivipelto M, et al. Mild cognitive impairment - beyond controversies, towards a consensus: report of the International Working Group on Mild Cognitive Impairment. *J Intern Med*. 2004;256(3):240–246. doi:10.1111/j.1365-2796.2004.01380.x.
26. Richards M, Touchon J, Ledesert B, Richie K. Cognitive decline in ageing: are AAMI and AACD distinct entities? *Int J Geriatr Psychiatry*. 1999;14(7):534–540. Available at http://www.ncbi.nlm.nih.gov/pubmed/10440973. Accessed July 30, 2017.
27. Oliver DP, Wittenberg-Lyles E, Demiris G, Washington K, Porock D, Day M. Barriers to pain management: caregiver perceptions and pain talk by hospice interdisciplinary teams. *J Pain Symptom Manage*. 2008;36(4):374–382. doi:10.1016/j.jpainsymman.2007.11.005.

28. Woods JC, Mion LC, Connor JT, et al. Severe agitation among ventilated medical intensive care unit patients: frequency, characteristics and outcomes. *Intensive Care Med.* 2004;30(6):1066–1072. doi:10.1007/s00134-004-2193-9.
29. Miller SC, Mor V, Wu N, Gozalo P, Lapane K. Does receipt of hospice care in nursing homes improve the management of pain at the end of life? *J Am Geriatr Soc.* 2002;50(3):507–515. Available at http://www.ncbi.nlm.nih.gov/pubmed/11943048. Accessed July 30, 2017.
30. Scherder EJ, Bouma A. Visual analogue scales for pain assessment in Alzheimer's disease. *Gerontology.* 46(1):47–53. doi:22133.
31. Scherder EJA, Sergeant JA, Swaab DF. Pain processing in dementia and its relation to neuropathology. *Lancet Neurol.* 2003;2(11):677–686. Available at http://www.ncbi.nlm.nih.gov/pubmed/14572736. Accessed July 30, 2017.
32. Scherder EJA, Slaets J, Deijen J-B, et al. Pain assessment in patients with possible vascular dementia. *Psychiatry.* 2003;66(2):133–145. Available at http://www.ncbi.nlm.nih.gov/pubmed/12868293. Accessed July 30, 2017.
33. Allen RS, Thorn BE, Fisher SE, et al. Prescription and dosage of analgesic medication in relation to resident behaviors in the nursing home. *J Am Geriatr Soc.* 2003;51(4):534–538. Available at http://www.ncbi.nlm.nih.gov/pubmed/12657075. Accessed July 30, 2017.
34. Karp JF, Weiner D, Seligman K, et al. Body pain and treatment response in late-life depression. *Am J Geriatr Psychiatry.* 2005;13(3):188–194. doi:10.1176/appi.ajgp.13.3.188.
35. Zieber CG, Hagen B, Armstrong-Esther C, Aho M. Pain and agitation in long-term care residents with dementia: use of the Pittsburgh Agitation Scale. *Int J Palliat Nurs.* 2005;11(2):71–78. doi:10.12968/ijpn.2005.11.2.17673.
36. Manfredi PL, Breuer B, Wallenstein S, Stegmann M, Bottomley G, Libow L. Opioid treatment for agitation in patients with advanced dementia. *Int J Geriatr Psychiatry.* 2003;18(8):700–705. doi:10.1002/gps.906.
37. Buffum MD, Sands L, Miaskowski C, Brod M, Washburn A. A clinical trial of the effectiveness of regularly scheduled versus as-needed administration of acetaminophen in the management of discomfort in older adults with dementia. *J Am Geriatr Soc.* 2004;52(7):1093–1097. doi:10.1111/j.1532-5415.2004.52305.x.
38. McLachlan AJ, Bath S, Naganathan V, et al. Clinical pharmacology of analgesic medicines in older people: impact of frailty and cognitive impairment. *Br J Clin Pharmacol.* 2011;71(3):351–364. doi:10.1111/j.1365-2125.2010.03847.x.
39. Benedetti F, Arduino C, Costa S, et al. Loss of expectation-related mechanisms in Alzheimer's disease makes analgesic therapies less effective. *Pain.* 2006;121(1):133–144. doi:10.1016/j.pain.2005.12.016.
40. American Geriatrics Society Panel on Pharmacological Management of Persistent Pain in Older Persons. Pharmacological management of persistent pain in older persons. *J Am Geriatr Soc.* 2009;57(8):1331–1346. doi:10.1111/j.1532-5415.2009.02376.x.
41. Chamberlin KW, Cottle M, Neville R, Tan J. Oral oxymorphone for pain management. *Ann Pharmacother.* 2007;41(7):1144–1152. doi:10.1345/aph.1H451.
42. Kaye AD, Baluch A, Scott JT. Pain management in the elderly population: a review. *Ochsner J.* 2010;10(3):179–187. Available at http://www.ncbi.nlm.nih.gov/pubmed/21603375. Accessed August 8, 2017.
43. Barkin RL, Barkin SJ, Barkin DS. Pharmacotherapeutic management of pain with a focus directed at the geriatric patient. *Rheum Dis Clin North Am.* 2007;33(1):1–31. doi:10.1016/j.rdc.2006.12.001.
44. Karplus TM, Saag KG. Nonsteroidal anti-inflammatory drugs and cognitive function. *Drug Saf.* 1998;19(6):427–433. doi:10.2165/00002018-199819060-00001.
45. Gloth FM. Pharmacological Management of persistent pain in older persons: focus on opioids and nonopioids. *J Pain.* 2011;12(3):S14–S20. doi:10.1016/j.jpain.2010.11.006.
46. Dowell D, Haegerich TM, Chou R. CDC guideline for prescribing opioids for chronic pain—United States, 2016. *JAMA.* 2016;315(15):1624. doi:10.1001/jama.2016.1464.
47. Swegle JM, Logemann C. Management of common opioid-induced adverse effects. *Am Fam Physician.* 2006;74(8):1347–1354. Available at http://www.ncbi.nlm.nih.gov/pubmed/17087429. Accessed August 8, 2017.
48. Wiffen PJ, Derry S, Moore RA. Impact of morphine, fentanyl, oxycodone or codeine on patient consciousness, appetite and thirst when used to treat cancer pain. In: Wiffen PJ, ed. *Cochrane Database of Systematic Reviews.* Chichester, UK: John Wiley & Sons, Ltd; 2014:CD011056. doi:10.1002/14651858.CD011056.pub2.
49. Weiner DK, Sakamoto S, Perera S, Breuer P. Chronic low back pain in older adults: prevalence, reliability, and validity of physical examination findings. *J Am Geriatr Soc.* 2006;54(1):11–20. doi:10.1111/j.1532-5415.2005.00534.x.
50. Culberson JW, Ziska M. Prescription drug misuse/abuse in the elderly. *Geriatrics.* 2008;63(9):22–31. Available at http://www.ncbi.nlm.nih.gov/pubmed/18763848. Accessed August 8, 2017.
51. Hoppmann RA, Peden JG, Ober SK. Central nervous system side effects of nonsteroidal anti-inflammatory drugs. Aseptic meningitis, psychosis, and cognitive dysfunction. *Arch Intern Med.* 1991;151(7):1309–1313. Available at http://www.ncbi.nlm.nih.gov/pubmed/2064481. Accessed July 30, 2017.
52. Fong HK, Sands LP, Leung JM. The role of postoperative analgesia in delirium and cognitive decline in elderly patients: a systematic review. *Anesth Analg.* 2006;102(4):1255–1266. doi:10.1213/01.ane.0000198602.29716.53.
53. Li Wan Po A, Zhang WY. Systematic overview of co-proxamol to assess analgesic effects of addition of dextropropoxyphene to paracetamol. *BMJ.* 1997;315(7122):1565–1571. Available at http://www.ncbi.nlm.nih.gov/pubmed/9437273. Accessed July 30, 2017.
54. Marcantonio ER, Juarez G, Goldman L, et al. The relationship of postoperative delirium with psychoactive medications. *JAMA.* 1994;272(19):1518–1522. Available at http://www.ncbi.nlm.nih.gov/pubmed/7966844. Accessed July 30, 2017.
55. Morita T, Takigawa C, Onishi H, et al. Opioid rotation from morphine to fentanyl in delirious cancer patients: an open-label trial. *J Pain Symptom Manage.* 2005;30(1):96–103. doi:10.1016/j.jpainsymman.2004.12.010.
56. Cohen LM, Moss AH, Weisbord SD, Germain MJ. Renal palliative care. *J Palliat Med.* 2006;9(4):977–992. doi:10.1089/jpm.2006.9.977.
57. Reisner L. Pharmacological management of persistent pain in older persons. *J Pain.* 2011;12(3):S21–S29. doi:10.1016/j.jpain.2011.01.001.
58. Chew ML, Mulsant BH, Pollock BG, et al. Anticholinergic activity of 107 medications commonly used by older adults. *J Am Geriatr Soc.* 2008;56(7):1333–1341.

doi:10.1111/j.1532-5415.2008.01737.x.

59. Coupland C, Dhiman P, Barton G, et al. A study of the safety and harms of antidepressant drugs for older people: a cohort study using a large primary care database. *Health Technol Assess (Rockv)*. 2011;15(28):1–202, iii-iv. doi:10.3310/hta15280.
60. Billups SJ, Delate T, Hoover B. Injury in an elderly population before and after initiating a skeletal muscle relaxant. *Ann Pharmacother*. 2011;45(4):485–491. doi:10.1345/aph.1P628.
61. Moore RA, Straube S, Wiffen PJ, Derry S, McQuay HJ. Pregabalin for acute and chronic pain in adults. In: Moore M, ed. *Cochrane Database of Systematic Reviews*. Chichester, UK: John Wiley & Sons, Ltd; 2009:CD007076. doi:10.1002/14651858.CD007076.pub2.
62. Straube S, Derry S, Moore RA, McQuay HJ. Pregabalin in fibromyalgia: meta-analysis of efficacy and safety from company clinical trial reports. *Rheumatology*. 2010;49(4):706–715. doi:10.1093/rheumatology/kep432.
63. Wynne CF, Ling SM, Remsburg R. Comparison of pain assessment instruments in cognitively intact and cognitively impaired nursing home residents. *Geriatr Nurs (Minneap)*. 2000;21(1):20–23. doi:10.1067/mgn.2000.105793.
64. Kovach CR, Logan BR, Noonan PE, et al. Effects of the serial trial intervention on discomfort and behavior of nursing home residents with dementia. *Am J Alzheimer's Dis Other Dementiasr*. 2006;21(3):147–155. doi:10.1177/1533317506288949.
65. Kovach CR, Wells T. Pacing of activity as a predictor of agitation for persons with dementia in acute care. *J Gerontol Nurs*. 2002;28(1):28–35. Available at http://www.ncbi.nlm.nih.gov/pubmed/11829222. Accessed July 31, 2017.
66. van Herk R, van Dijk M, Biemold N, Tibboel D, Baar FP, de Wit R. Assessment of pain: can caregivers or relatives rate pain in nursing home residents? *J Clin Nurs*. 2009;18(17):2478–2485. doi:10.1111/j.1365-2702.2008.02776.x.
67. Vallerand AH, Collins-Bohler D, Templin T, Hasenau SM. Knowledge of and barriers to pain management in caregivers of cancer patients receiving homecare. *Cancer Nurs*. 2007;30(1):31–37. Available at http://www.ncbi.nlm.nih.gov/pubmed/17235217. Accessed July 31, 2017.
68. Mohammadi S, Dehghani M, Khatibi A, Sanderman R, Hagedoorn M. Caregivers' attentional bias to pain. *Pain*. 2015;156(1):123–130. doi:10.1016/j.pain.0000000000000015.

第 44 章　口颌面部疼痛

Michèle Jehenson and Bernadette Jaeger

口颌面部疼痛导论

口颌面部疼痛(orofacial pain)严重影响患者的生活质量,即使轻微的疼痛或功能障碍也会对其社交生活产生深刻的影响。患者常常因口腔颌面部疼痛导致咀嚼、讲话、微笑、接吻等日常行为受限而无法进行正常社交活动,也因此影响工作导致较高的旷工率。

口颌面部疼痛主要与三叉神经支配的结构相关。有些 C2 和 C3 的分支,比如支配头皮区域的枕大神经和枕小神经,也可能导致面部疼痛(尤其是前额和眼眶)(图 44-1)。口颌面部疼痛疾病源自口腔、

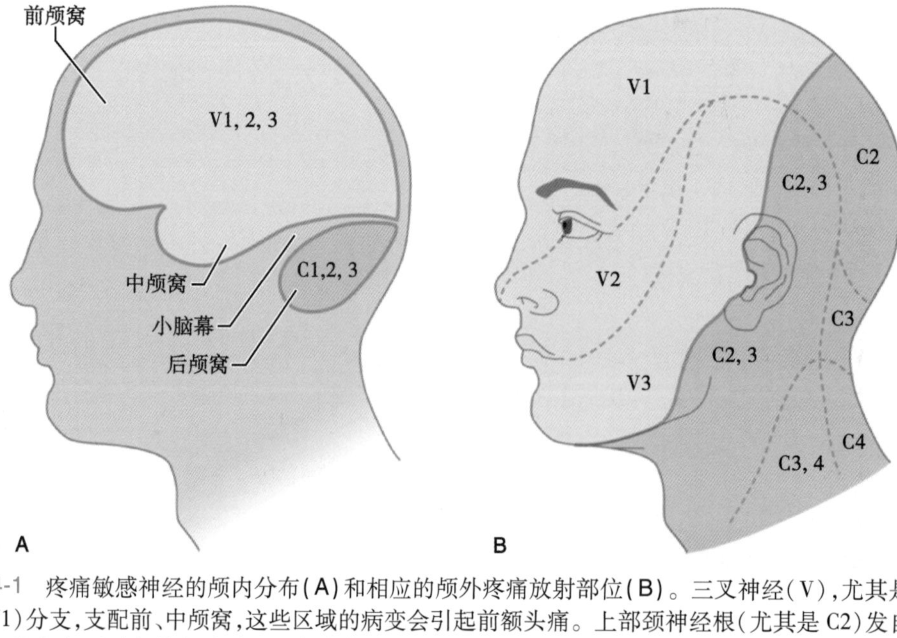

图 44-1　疼痛敏感神经的颅内分布(A)和相应的颅外疼痛放射部位(B)。三叉神经(V),尤其是眼神经(V1)分支,支配前、中颅窝,这些区域的病变会引起前额头痛。上部颈神经根(尤其是 C2)发自后颅窝,此处病变可引起枕部头痛(经允许摘自 Cranial Nerves and Pathways. In:Waxman SG, eds. Clinical Neuroanatomy. 28e. New York, NY:McGraw-Hill;2017)

牙齿、面部、头和颈部，或相互影响。口颌面部疼痛涉及多个医学专业，其诊断和疾病管理非常复杂。因此，一个由康复医师、疼痛医师、牙医、神经科医师、物理治疗师、生活教练、睡眠医生、耳鼻喉（ENT）医师、疼痛心理学家共同组成的综合性多学科团队，对口颌面疼痛患者的诊疗至关重要[1]。

情绪障碍、抑郁、焦虑、灾难性反应和缺乏应对技能都会对所有慢性疼痛引起的情绪负担产生负面影响[2-4]，包括颞下颌关节紊乱病（temporomandibular disorders，TMD）[2-4]。

也有证据表明，精神心理问题可以表现为躯体症状，有时被称为“隐性抑郁症”，在极端情况下也表现为躯体化障碍[2,5-7]。有报告表明，较高的心理压力或童年时有不幸经历的患者更容易发生口颌面部疼痛。

对于疼痛的治疗，普遍认为最好有一种保守治疗方案适用于所有疼痛患者。这种方案包括药理学，更重要的是包括对患者的健康教育及强调患者主动参与的生态学方法。操作和手术干预大多针对特殊的患者或经保守治疗无效的患者，对于口颌面部疼痛的治疗也是如此[8]。

颞下颌关节紊乱

概述

加拿大的一项流行病学研究表明，多达 48.8%的口颌面部疼痛患者至少合并有颞下颌关节紊乱病（TMD）9 种临床表现中的 1 种或多种。其中，关节异常声响（咔嚓声、吱吱声、爆裂声），下颚肌肉疲劳或僵硬，以及咬合不适是最常见的症状。功能性疼痛或静息痛的发生率为 12.9%。在合并症的影响因素上，性别和年龄差异较小，但有统计学意义，女性和年轻群体比男性和老年群体更容易合并一种或多种症状[9]。

TMD 的治疗应限于伴有疼痛和/或功能障碍的情况。关节声响虽然使一些人感到不安，但除了教育、安慰患者，改善应对机制以及减少躯体化等的治疗外，不推荐其他治疗。

颞下颌关节紊乱病分为两个亚型。

1. 关节源性颞下颌关节病：疼痛和功能障碍是由于颞下颌关节本身（髁状突或关节盘）的病变引起。疼痛通常位于颞下颌关节（TMJ）周围和耳部[10]。功能障碍包括咬合或张口障碍，前开口咬合及咀嚼困难。关节源性颞下颌关节病可以是急性或慢性，可存在影像学异常。

2. 肌源性颞下颌关节病：主要为咀嚼肌的疼痛和功能障碍。疼痛性质一般为深部弥漫性隐痛，疼痛部位经常为颞下颌周围关节、耳部、颞部，以及牙齿。其功能障碍通常为因疼痛导致的张口困难，以及下颌歪斜。肌源性颞下颌紊乱病可以是急性或慢性，影像学常常为正常表现。

关节源性颞下颌关节病

颞下颌关节解剖

颞下颌关节是下颌骨髁突、颞骨关节面组成的复杂关节。其中的关节盘由致密纤维组织构成，将颞下颌关节分为上关节腔和下关节腔两部分。在下关节腔内，髁突紧贴关节盘旋转。上关节腔内，关节盘和髁突可在颞下颌关节窝和关节结节内作前后和向中外侧移动。同时，其在下关节腔的旋转和移动可以使嘴张开。颞下颌关节的独特之处在于所有关节面都被纤维软骨覆盖[11]（图 44-2）。

颞下颌关节紊乱病：关节创伤

与身体其他关节一样，颞下颌关节也会受到有害因素的影响。暴力创伤（跌倒、撞击）通常可致关节盘或韧带撕裂或破裂，髁突骨折或半脱位。关节创伤以关节积液、疼痛、牙齿接触异常以及关节的咬合异常为首发症状。在短期内，这种类型的创伤可能导致持续数周到数月的强烈的关节疼痛。从长期来看，这些患者面临更高的创伤性颞下颌关节炎风险，但其功能通常可恢复正常或接近正常。关节内出血也可以导致血管和神经增生组织的粘连、纤维化或增生。

微小创伤（夜磨牙症、髁突过度活动、复发性脱位、下颌位置后移、磨牙缺失）导致结构模式改变，已被确定为颞下颌关节炎的病因。然而，这些疾病与颞下颌关节紊乱病之间的因果关系尚未明确。

应激引起的过度副作用，如白天咬紧牙关或磨牙症，都是可能导致关节失代偿的特定因素。但最近的证据表明应激也可能直接引发与颞下颌关节炎相关的生物学效应。有研究证实，局部或全身用药神经生长因子（NGF）可引起关节和肌肉疼痛。不仅在损伤时 NGF 会产生增加（其可能刺激交感神经细胞发芽进入邻近的感觉神经节），动物和人类的研究表明，心理压力也会增加血浆中 NGF 的水平。

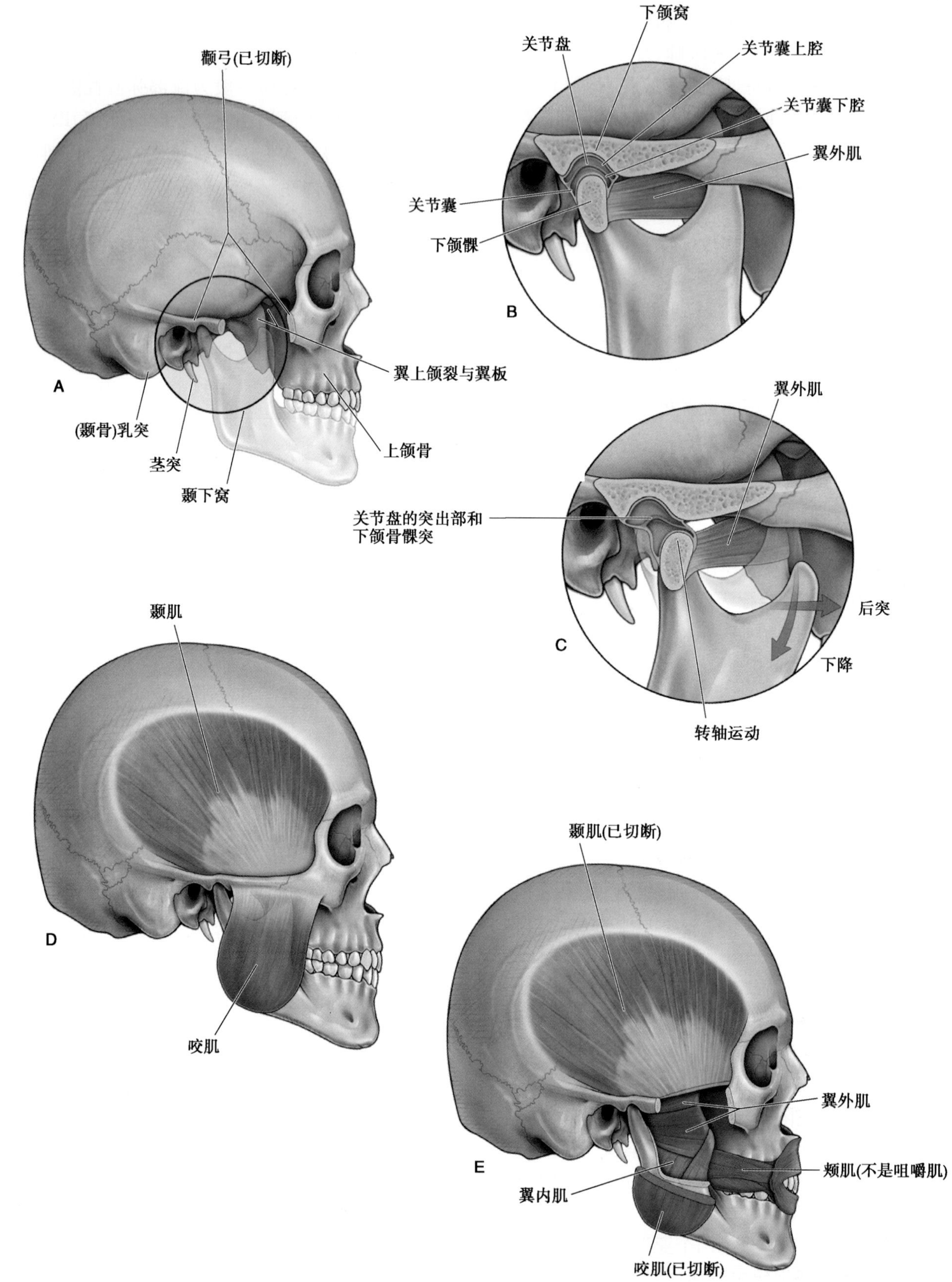

图 44-2　颞下颌关节解剖。(A)颞下窝的边界;(B)颞下颌关节室;(C)颞下颌关节打开后;(D)咀嚼肌表面观;(E)咀嚼肌深部观(经允许摘自 Chapter 21. Infratemporal Fossa. In:Morton DA,Foreman K,Albertine KH,eds. The Big Picture:Gross Anatomy,New York,NY:McGraw-Hill;2011)

关节源性颞下颌关节病：病理学骨病

骨关节炎

颞下颌关节炎的主要病因可以理解为是多种或正常或异常的颌骨功能引起的过度机械刺激。然而，导致颞下颌关节炎软骨细胞活化的潜在机制尚不完全清楚。有证据表明，滑膜炎与疼痛及功能障碍相关，并可能加速软骨退变[12-13]。

骨关节炎是颞下颌关节紊乱病最常见的病因。影像学研究显示，40 岁以上人群颞下颌关节炎的发病率在 40%，80 岁以上的发病率为 100%。因此，虽然大约 50% 的人有影像学改变，但只有 30% 的患者有颞下颌关节病的症状。

骨关节炎性颞下颌关节炎多发于女性，可以累及任何年龄段。

骨关节炎性颞下颌关节炎的症状包括关节和咀嚼肌疼痛和压痛，肌肉疲劳，咀嚼和张口时疼痛难忍，偶有活动受限和异常声响。由于正常的磨损引起的骨性关节炎通常发生在老年人，起病缓慢，并且有轻微的发作性症状。继发于微小创伤或重度创伤的颞下颌关节炎通常会影响 20~40 岁的人群，而且病情可能会逐渐加重，并伴有关节盘紊乱等功能障碍。

骨关节炎性颞下颌关节炎一般采用姑息性治疗，使用非甾体抗炎药（NSAID）、夜间监护、行为矫正、疼痛心理治疗，最后联合皮质类固醇局部注射。有一些实验性的治疗方法，比如富含血小板血浆治疗和干细胞注射治疗可能是未来的治疗方向。

类风湿性关节炎

类风湿性关节炎（RA）也会影响颞下颌关节，但颞下颌关节一般不会是第一个受 RA 累及的关节。类风湿性颞下颌关节炎症状与骨关节炎性颞下颌关节炎相似，但僵硬持续时间更长。由于类风湿关节炎主要是一种软组织疾病，早期很少有影像学改变，而磁共振成像（MRI）可能显示关节盘异常。

在晚期，关节强直和进行性Ⅱ类错𬌗和开放性咬合的发病率很高，由于髁突骨破坏，患者常出现咀嚼功能和言语功能受损[14-17]。

实验室检查可明确诊断。此类患者类风湿因子（RF）阳性率为 70%~80%。而 5% 的健康对照者也呈阳性[18]。

在炎症活动期，90% 的患者免疫印迹检测显示蛋白升高。

其他检测包括血细胞计数、抗核抗体（ANA）、人类白细胞抗原（HLA）-Dw5 和 HLA-DRw[3,19-20]。

类风湿性关节炎、狼疮和舍格伦综合征（Sjögren syndrome）的患者应该由风湿病医师治疗，因为这些疾病需要系统性的治疗而非局部治疗。

特发性髁突吸收

特发性髁状突吸收（ICR）也被称为"啦啦队综合征"，一般发生在 15~35 岁的年轻女性[10,21]。

一般情况下，患者会因关节疼痛、进行性加重的前牙开放性咬合、咀嚼和说话困难，进而导致肌筋膜疼痛而寻求牙医或正畸医师诊治。

虽然 ICR 的病因尚未完全明确，但有人认为它是继发于一种与激素变化有关的极端形式的骨关节炎（在颞下颌关节中发现了雌激素受体）[22-23]。

ICR 的诊断还应注意排除其他类型的关节炎，如类风湿性关节炎、硬皮病和其他自身免疫性疾病。应当注意排除一些具有类固醇关节注射史和正畸手术史（7% 的患者在正颌手术后发病）的患者，以及某些类型的正畸矫治器会对髁突产生压力。有些正在接受持续气道正压通气（CPAP）治疗带有下颏杯/下颏带的患者也应当注意排除[19]。由于我们对此疾病及其进展了解甚少，因此治疗比较困难。

传统的治疗非常保守。重建治疗只有在同位素骨扫描、咬合模型、咬合记录和计算机断层扫描（CT）证实疾病停止进展，病情稳定后才能进行。

病情缓解后，根据视吸收程度不同，治疗方式可以选择正畸、正畸手术以及自体或异体关节置换[24]。

另一方面，Wolford 和他的团队主张在疾病早期阶段同时进行滑膜切除、关节盘复位、韧带修复和可能的颞下颌关节置换正畸手术，以阻止髁状突的吸收过程，早期矫正畸形[25]。

肿瘤和恶性肿瘤

下颌骨髁状突良性肿瘤（骨软骨瘤、骨瘤、软骨瘤、巨细胞病变、滑膜软骨瘤病）很少见，而且症状与常见的颞下颌关节紊乱病相似，使其难以诊断。

恶性肿瘤

原发性颞下颌关节恶性肿瘤罕见。最常见的是肉瘤。成人头颈部的每一个软骨肿瘤都应该被认为是潜在的恶性肿瘤。

恶性肿瘤的典型表现为疼痛性肿块伴不同程度下颌运动障碍。这些肿瘤通常生长缓慢,很少引起听力损失和咽鼓管阻塞。没有肿块的患者通常最初被诊断为颞下颌关节紊乱病。据报道,误诊率高达20%,发生在颌骨的骨肉瘤误诊率为6%~9%。另一方面,恶性肿瘤发病通常出现在青少年时期。颌骨骨肉瘤发病的平均年龄是27~33岁[23]。头颈部放射治疗、Paget病、纤维发育不良和视网膜母细胞瘤均为此疾病的危险因素,50%的病例由头颈部肉瘤转移而来。肺、颈淋巴结和骨骼是常见的转移部位。

颞下颌关节转移瘤

转移性肿瘤约占颌骨肿瘤的3%。最常见的是起源于乳腺、肺和前列腺的腺癌。其诊断与原发性恶性肿瘤一样困难,症状与其他类型TMD疾病类似。

肌源性颞下颌关节紊乱

肌筋膜疼痛(MFP)是指触发点(TrP)引起的远处肌肉的疼痛。触发点是骨骼肌紧绷带中的局部触痛点。肌筋膜疼痛可能是引起身体所有部位疼痛的最常见原因,并在许多医学专业中被认为是常见的疼痛原因[26-29]。

肌筋膜疼痛也是导致TMD疼痛症状的最常见原因[30]。

症状

任何深部、钝性、酸胀性质的疼痛,无论是在肌肉内或肌肉上方,还是在关节、牙齿、鼻窦或头部深处,都可能起源于肌筋膜。MFP很大程度是一种在疼痛区的检查和/或成像完全正常时的参考性诊断。不应该低估MFP的疼痛强度:据记录,MFP的疼痛强度等于或略大于其他原因引起的疼痛[26]。

伴随症状

肌筋膜触发点(MF-TrP)引起的牵涉性疼痛通常表现为持续性疼痛,伴随着对感觉、运动和自主神经功能的影响,可能会使临床表现不够典型。

感觉方面的主诉可能为疼痛部位的压痛,如梳头时的头皮疼痛,或疼痛部位的轻压痛,例如颞下颌关节外侧极触压痛,但关节运动时不伴有疼痛。运动方面的主诉包括疼痛区内肌肉的运动活动增加。自主神经功能改变可能包括局部血管收缩(皮肤苍白)、上睑下垂、出汗、流泪、流鼻涕,甚至恶心呕吐。

MFP随着心理压力增加、天气变冷、久坐不动和相关肌肉的过度使用而加重。患者经常通过热水浴、休息、温暖的天气和按摩来缓解症状[31]。触发点可能在潜伏期和活跃期之间消长。潜在的触发点不会引起临床疼痛,但可能会因急性肌肉负荷过重或心理压力过大而被激活,导致其相关区域疼痛。触诊潜在的触发点会引起相关区域的疼痛,正确的触诊可作为一种诊断性的检查。

患者通常只能感受到所指部位的疼痛和其他相关症状,并不能指出激活的触发点。触发点的位置及其相关的疼痛模式是可预测的,并且可在患者之间重复。因此,疼痛模式可以反过来用来识别可能的肌肉触发点。Simons等人对MFP进行了细致的讨论,并对身体几乎所有肌肉的疼痛牵涉模式进行了完整的概述[32](图44-3)。

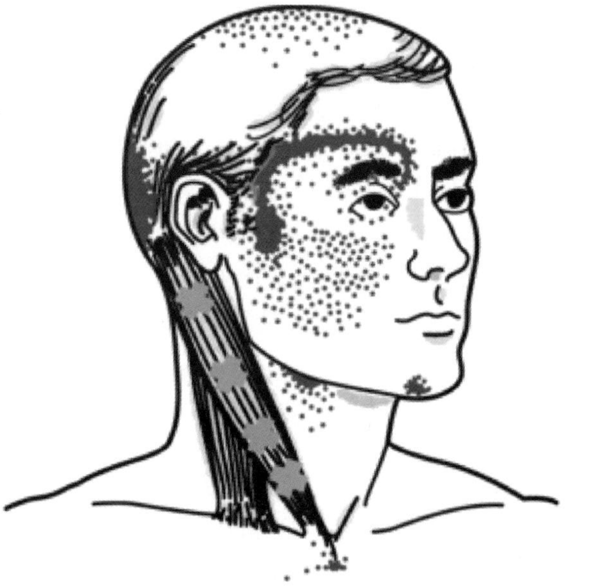

图44-3　牵涉痛模式示意图。右胸锁乳突肌肌筋膜触发点的刺激作用产生的主要牵涉痛模式如阴影区域所示,虚线区域指示的为轻微疼痛牵涉模式(经允许摘自Simons DG, Travell JG, Simons LS. Travell & Simons' Myofascial Pain and Dysfunction: the Trigger Point Manual. Vol I, 2nd ed. Baltimore: Williams & Wilkins; 1998)

病因学

肌筋膜触发点多在以下几种情况下发生:

- 急性创伤,如跌倒、打击、运动损伤、车祸,或大幅

度、超负荷的运动

- 由于长时间不良的姿势和身体力学、异常紧张、重复运动型损伤导致慢性肌肉负荷过重
- 继发于如偏头痛或疱疹后神经病变等其他慢性疼痛后的保护性肌肉紧张
- 其他触发点引起的继发性疼痛

在另一肌肉触发点产生的牵涉疼痛部位的肌肉中的触发点,称为“卫星”触发点。卫星触发点非常常见,可能会形成自身的疼痛模式。治疗这些卫星触发点需要识别和治疗使其永久存在的主要或“关键”触发点。

发病机制

尽管其临床鉴别相对容易,但触发点的结构和确切的病理生理学仍在争论中。临床上,压力痛觉测验法研究已经证明,触发点是肌肉的局限性触痛区域,而且其触痛并不是由全身性肌肉酸痛引起的。事实上,肌筋膜疼痛患者的非触发点部位并不比无肌筋膜疼痛的患者的肌肉部位更容易触发疼痛[33-35]。

触发点的单极针肌电图(EMG)评估表明,触发点部位表现出自发的电活动(SEA)时,触发点周围肌肉的肌电图评估正常。此外,有活动性触发点引起的临床疼痛的患者的自发肌电活动幅度显著高于潜在或无触发点的临床疼痛患者[36-37]。

从触发点的电位活动记录来看,心理应激引起的交感神经输出增加可增加电活动的振幅,而邻近非触发点肌肉的其他部位的肌电图活动保持不变。这一发现与临床观察相似:情绪压力会增加临床疼痛,与触发点的激活或加重有关[31]。

其他研究人员使用一种独特的体内微量分析技术发现,活跃的触发点有明显更高浓度的缓激肽、降钙素基因相关肽、P 物质、5-羟色胺和去甲肾上腺素,而且其 pH 显著低于潜在或非触发点位点区域[38-39]。

有趣的是,这些神经源性炎症生化物质的浓度在针刺触发点并引起抽搐反应后会下降。(抽搐反应是触发点的一个特征,这种研究在兔子身上得以证实。它相当于一种脊髓反射,当触诊或针刺刺激时,会导致包含触发点的紧张带短暂收缩。)[40-42]

Mense 和 Vecchiet 等人提出了疼痛如何从肌肉延伸到远处的假设,并由 Simons 改进为与肌筋膜触发点相关的解释。Mense 和 Vecchiet 等人认为骨骼肌的伤害性刺激会暴露或打开其他脊髓节段的会聚连接,随后由于 P 物质释放和扩散至邻近的脊髓节段,使疼痛转介到其他肌节。Simons 扩展了这一理论,提出了这可能与触发点引起的疼痛有关[43-45]。

此病需要通过系统性指检或钳形检查潜在的致病肌肉,寻找紧张带和局部压痛。有效的触发点触诊是一项必须学习和实践的技能。一旦发现可疑的触发点,给予 2~3kg/cm^2 的压力来诱发疼痛。因为肌肉疼痛有延迟性,所以压力应至少持续 5~10s,以诱发相关疼痛模式(如果有的话)。这种检查可以精确地再现患者的疼痛,因此可以明确诊断。如果存在不确定性,可以应用诊断性触发点疗法,例如“喷雾和牵伸”,或触发点注射可能有助于诊断,后文会有描述。

治疗

治疗肌筋膜痛,最重要的是识别和控制致病和持续性因素,其次是肌肉拉伸。必须教育患者纠正相关的持续性因素,还需要进行特定的家庭伸展练习。一旦大多数持续性因素被控制,“喷雾和拉伸”、触发点减压术、触发点注射术等治疗技术有助于患者康复。肌源性颞下颌关节紊乱病的综合治疗包括家庭护理(包括睡眠优化)、饮食和行为调整(更放松的下颌姿势)、物理疗法,必要时可加入疼痛心理学和肌内注射。使用肌肉松弛药可能短期内有效。使用咬合垫对一些患者有帮助,特别是那些醒后症状加重的人。更激进的方法是触发点局部注射麻醉剂。肉毒毒素治疗肌筋膜疼痛目前还没有得到大量证据的支持。

一些长期肌筋膜疼痛患者表现出中枢性疼痛症状,而且用于纤维肌痛症的药物如加巴喷丁、普瑞巴林、度洛西汀、巴氯芬或去甲替林对其有效果。

持续性因素通常包括增加肌肉负荷的机械性因素。指导患者良好的姿势和身体力学将对减少触发点引起的疼痛大有帮助,尤其是头颈部。口腔内夹板固定减少一些持续性因素,如咬合或擦伤的频率[46-48]。

如有压力或抑郁这样的心理因素必须加以解决,因为它们都会直接(压力激活肌筋膜触发点)或间接(抑郁降低痛阈)导致肌筋膜疼痛。睡眠障碍和缺乏活动也是常见的持续性因素。简单的压力管理

和放松技巧会减少激活肌筋膜触发点的激活。低剂量的三环类抗抑郁药物和一个系统化的锻炼可以治疗轻度抑郁和睡眠障碍。

其他持续性因素包括代谢性疾病、内分泌疾病及营养不良等影响肌肉代谢的疾病。评估患者的一般情况后转诊至专科治疗系统性疾病是非常必要的。在继发性 MFP 中,主要的疼痛伴随症状如偏头痛、牙髓炎或慢性神经病变等也必须治疗或处理。

“喷雾和拉伸”是一种有效的处理方法,氯乙基汽化冷却剂喷雾可促进 MFP 中的肌肉拉伸。已证明,肌肉拉伸可降低 MFP 患者的牵涉痛强度和触发点敏感性。这种技术和替代方案在 Travell 和 Simons 的文章中有详细的描述[49]。

无论是否注射药物,针刺激触发点都有助于减少触发点的活性而使患者耐受拉伸时的疼痛[50-51]。若针刺激触发点后引起肌颤搐反应,其临床效果最佳[52]。已证实,干针或注射治疗“关键”肌筋膜触发点可降低其支配区痛点的活性和压痛[53-54]。干针刺激是有效的,采用局部麻醉则可以减轻注射后的疼痛[52]。触发点注射推荐使用小剂量低浓度局麻药,如 0.5% 普鲁卡因或 0.5% 利多卡因。长效酰胺类局麻药或含肾上腺素的局麻药可引起永久性肌肉损伤[55]。

每次注射后必须经止血处理再进行被动和主动拉伸。热敷可放松肌肉,此时应避免使用冰块降温[28]。家庭治疗中的相关持续性因素未解决之前进行触发点注射,可能只是暂时缓解症状。一项观察肉毒毒素注射在触发点中的疗效的随机对照研究表明,肉毒毒素与干针刺激、生理盐水或其他安慰剂溶液相比,疗效无显著差异[56-57]。

神经病理性疼痛

三叉神经痛

三叉神经痛(trigeminal neuralgia,TN)的患病率约为(4~15)/10 万[14],其中,女性与男性的患病比例为 2∶1。高发年龄是 60~70 岁。年轻患者常为继发性三叉神经痛,而老年患者更多为原发性三叉神经痛。

三叉神经痛为“抽搐性疼痛”,典型表现为三叉神经感觉支配区域针刺样、单侧电击样疼痛。35%的病例影响到第二支(上颌支)或第三支(下颌支)(图 44-4,图 44-5)。

疼痛每天的发作次数各不相同,一般持续时间不超过 20s。口腔内的感觉、下颌运动或触摸皮肤都可能诱发疼痛。两次发作之间疼痛会减轻,每次发作后会有一个不应期,在不应期内,通常的诱因不会触发疼痛发作。扳机点或其神经分支麻醉也可抑制疼痛发作。三叉神经痛在睡眠时很少发作,神经系统检查也表现为正常。因此,三叉神经痛有时被误诊为急性颞下颌关节紊乱、牙痛、牙裂或三叉神经自主性头痛。

诊断

无论有无对比,颅脑磁共振成像都有助于继发性三叉神经痛与特发性三叉神经痛的鉴别。MRI 检查对 50 岁以下的患者尤其重要。

三叉神经痛的继发原因包括炎症性疾病(多发性硬化,Lyme 疾病,结节病)、动脉瘤、脑桥胶质瘤或胶质母细胞瘤、听神经瘤、表皮样肿瘤、转移瘤和淋巴瘤的压迫效应。三叉神经被小脑后静脉或小脑后动脉压迫也可以在影像学[MRI,磁共振动脉血管造影(MRA),磁共振静脉造影(MRV)]上看到,这种压迫呈现特定性的形式,但影像学表现不一致。由于一些继发性三叉神经痛症状可能随着时间的推移而发展。因此,即使最初的检查是阴性的,也有必要进行定期的神经系统检查或必要的影像学复查[58]。

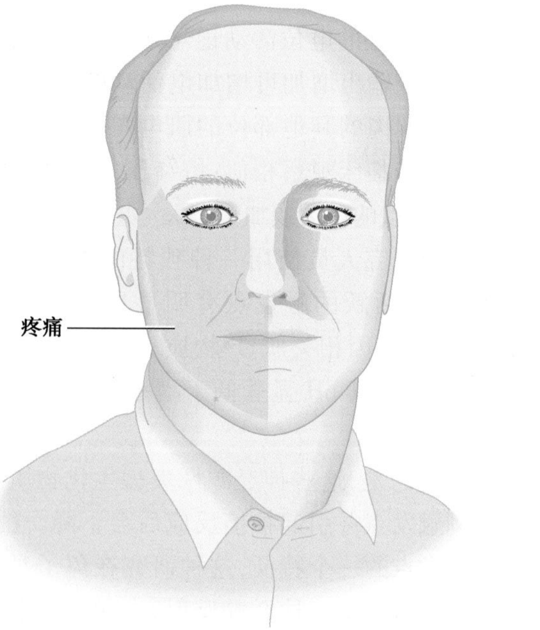

图 44-4 三叉神经痛分布区域(经允许摘自 Headache & Facial Pain. In: Simon RP, Aminoff MJ, Greenberg DA, eds. Clinical Neurology, 10e New York, NY: McGraw-Hill; 2018)

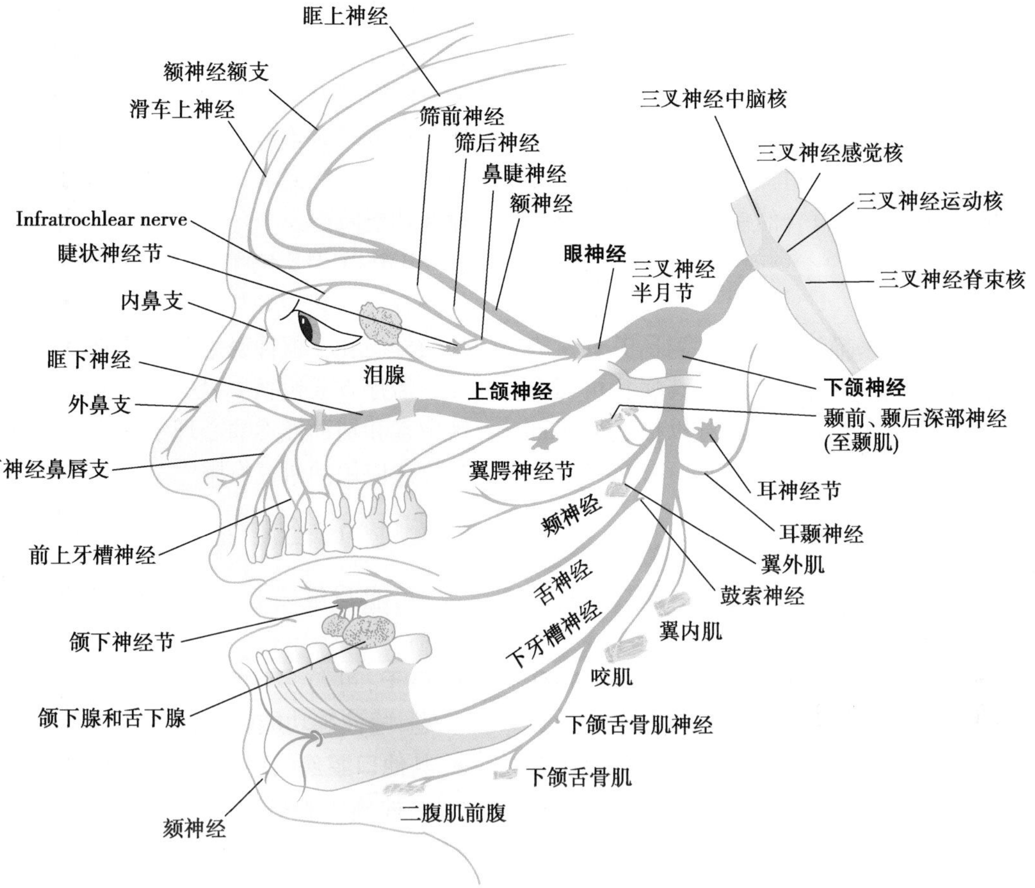

图 44-5　三叉神经分支（经允许摘自 Cranial Nerves and Pathways. In：Waxman SG，eds. Clinical Neuroanatomy. 28e. New York，NY：McGraw-Hill；2017）

治疗

药物治疗　卡马西平是美国 FDA 批准用于治疗三叉神经痛的唯一药物，但许多抗癫痫药物也可以作为辅助疗法使用，或作为卡马西平的替代品使用，以便更好地限制药物的副作用。拉莫三嗪和巴氯芬为二线治疗药物，加巴喷丁也被使用。触发点肉毒毒素注射治疗三叉神经痛的证据有限[20,22]。

三叉神经痛可能会在 6～12 个月后自行缓解，因此在症状消失后可尝试停药。

外科治疗　三叉神经痛的外科治疗包括微血管减压、伽玛刀、神经根切断术和射频消融。

并发症　三叉神经痛治疗的并发症主要是长期使用抗惊厥药引起的副作用和毒性。这些药物的疗效也会随时间推移而下降，在这种情况下，通常会增加药物剂量或添加第二种药物。

卡马西平可导致低钠血症，骨骼发育不全和毒性反应。一般推荐在开始使用抗惊厥药物之前进行实验室检测，包括基线血尿素氮/肌酐测定（BUN/CR）、全血细胞计数（CBC），同时完善肝功能检查、尿液分析、眼科检查和钠水平测定。应定期检测血药水平（早晨服药前）以监测药毒性（>12μg/mL）。

除了常见的手术并发症外，所有的神经松解手术的并发症还包括麻木、感觉障碍或痛觉缺失[21,58]。“三叉前神经痛”也有过报道，症状多为持续性钝痛和罕见的发作，有时强度较轻，与典型三叉神经痛相比，更像是一种牙科疾病，因而诊断困难。该诊断属于排除性诊断，在出现更典型的症状后可明确诊断[58]。

非典型面部疼痛/持续特发性面痛

国际头痛学会头痛分类委员会对持续特发性面痛（persistent idiopathic facial pain，PIFP）的定义如下：在无临床神经功能缺损情况下，临床表现多样的持续性面部疼痛和/或口颌部疼痛，每天发作超过 2h，总病程超过 3 个月[12]。

诊断标准

1. 面部和/或口颌部疼痛符合标准 B 和 C

2. 每天重复超过 2 小时,病程超过 3 个月
3. 疼痛具有以下 2 个特征:
   - 定位不明确,与周围神经的分布不一致
   - 钝痛或反复发作的不适感
4. 临床神经系统检查正常
5. 在适当的检查后可以排除牙科疾病
6. ICHD-3 中没有更符合的疾病诊断

评论

有很多术语被用来描述 PIFP 的特征,其通常表现为迟钝、不断困扰的不适或疼痛。其症状可能会急剧恶化,并因压力而加重。疼痛可以描述为深部疼痛或浅表部位疼痛。随着时间的推移,它可能会扩散到更广泛的颅颈部区域。

PIFP 可能与其他疼痛同时存在,如慢性广泛疼痛或肠易激综合征。此外,它还可伴有比较严重的精神类疾病与社会心理疾病。

从轻微创伤引起的 PIFP 到周围神经明显损伤引起的创伤后三叉神经痛似乎存在一个连续的过程。PIFP 可能源于面部、上颌骨、牙齿、牙龈轻微手术或受伤,但在最初的伤害性事件愈合后仍然存在,并且没有任何明显的局部原因。然而,心理物理学或神经生理学测试可能表现出感官异常。

非典型牙痛(atypical odontalgia)一词用于指在没有任何常见牙科病因情况下,拔牙后一颗或多颗牙齿或牙槽内持续疼痛。它被认为是 PIFP 的一个亚型,即使这种疼痛的范围更为局限,发病的平均年龄也更年轻,并且无性别差异。有外伤史的患者,非典型牙痛也可能是创伤后三叉神经病变性疼痛的一个亚型。目前还没有足够的研究可以为这些亚型(如果存在这些亚型)提出诊断标准[12]。

治疗

这些神经病变治疗相当困难,但其治疗方法和其他外伤的或特发性神经病变方法一致,即可使用抗癫痫药和三环类抗抑郁药。由于有时治疗效果不理想,心理支持对这些患者尤为重要。如果感到牙龈疼痛,且对表面麻醉反应灵敏,可以使用含有局部药物和抗神经病变药物的支架,无论是单独使用还是作为辅助都可以获益。

灼口综合征

灼口综合征(burning mouth syndrome,BMS)比较少见,但在美国发病人数多达 130 万。症状主要为口腔灼热感。对于同一个患者,这种感觉异常可以位于牙龈、舌头、上颚或唇部,也可以随时间变化从一侧转移至另一侧,或转移至另一个位置。症状通常在醒来时不存在或很轻微,但是在一整天时间内会加重。疼痛有时伴有味觉改变,但一般不伴有唾液功能障碍。

BMS 主要影响绝经后妇女,通常与抑郁和焦虑状态有关。其病理生理学尚不清楚,但会出现一系列的外周和中枢神经病理性功能障碍。

治疗方式包括 α-类脂酸、氯硝西泮、加巴喷丁、辣椒素和辅助性疼痛心理学的应用。低强度水平激光疗法应用的研究有限[13,18,24,59]。

继发性灼口综合征

可能与继发性灼口综合征有关的危险因素包括:

- **口干**:可与多种原因相关,如各种药物,健康问题,唾液腺功能问题,或癌症治疗副作用。
- **其他口腔疾病**:如口腔真菌感染(鹅口疮),这是一种称为口腔扁平苔藓的炎症性疾病,或称为“地图样舌”,使舌头呈现“地图样”外观。
- **营养不足**:如缺铁、锌、叶酸(维生素 B_9)、硫胺素(维生素 B_1)、核黄素(维生素 B_2)、吡哆醇(维生素 B_6)和钴胺素(维生素 B_{12})。
- **假牙**:尤其是不合适的假牙,或者假牙材料本身含有刺激口腔组织的物质,会对口腔肌肉和组织造成压力。
- **各种过敏反应**:包括对食物、食品调味料、食品添加剂、香精、染料或牙本质物质过敏。
- **胃酸反流**:如胃食管反流疾病(GERD),胃酸从胃反流到口腔。
- **某些药物**:特别是高血压药物。
- **口腔习惯**:如吐舌癖、咬舌尖、磨牙症。
- **内分泌失调**:如糖尿病或甲状腺功能减退。
- **口腔过度刺激**,可能由过度冲洗舌头,使用磨砂牙膏,过度使用漱口水,或喝太多酸性饮料引起。
- **心理因素**:如焦虑、抑郁、应激。

颞动脉炎/巨细胞性动脉炎

Johns Hopkins University 的 David Hellman 医学博士把巨细胞动脉炎(giant cell arteritis,GCA)描述为“老年人未知原因的血管炎,以中动脉至大动脉的

全动脉炎为特征，尤其是颈动脉在颅外分支”。

由于疼痛的特定位置在颞部和咬肌区，通常认为与咀嚼有关，偶尔还会牵涉到上颌牙齿和颞下颌关节，因此通常将其归因于颞下颌关节紊乱。病变与放射治疗有关，多数进展为颞下颌关节功能紊乱病（TMD）。这种疾病的隐痛症状也与 TMD 相似。

颞动脉炎区别于 TMD 的几个特征：跛行、颞血管硬化和发热，但它们并不总是在疾病的早期阶段表现出来。

如果不及时治疗，这种情况会导致患者永久性失明，因此早期治疗至关重要。因此，颞动脉炎被认为是一种急症，对于 50 岁以上有新发颞叶头痛且无颞下颌关节紊乱病史的人来说，即使没有典型症状，颞动脉炎也应该是所有咬肌和颞肌疼痛鉴别诊断的一部分。必须检测血沉（ESR）、C 反应蛋白、颞血管活检，并且可以考虑在活检结果明确前使用类固醇（泼尼松 40~60mg/d）进行治疗[14-15,17,60]。

关于给药剂量的研究很少，但人们普遍认为疑似 GCA 的患者应开始口服泼尼松（40~60mg/d），并在一周内进行活检。建议有视觉或神经症状的患者，泼尼松增加至 80~100/mg/d，也可以在医院静脉注射甲泼尼龙[6,61]。

出现视觉症状的患者，如果在症状出现的首日就开始给予治疗，视力改善的机会可提高 22 倍。如果超过 48h 未得到治疗，则可能造成不可逆性损伤。

颞动脉炎中炎症因子正常的情况罕见，但在使用非甾体抗炎药和他汀类药物的病例中确实存在炎症因子表现正常的情况[62]。

牙源性疼痛

因为有着共同的神经支配，又较其他面部疼痛类型常见，因此牙源性疼痛是口颌面部疼痛的重要组成部分。

牙齿由三叉神经的第二分支和第三分支共同支配（图 44-1）。上颌牙齿和牙龈、上颚，接受上牙槽神经和三叉神经上颌支的支配。下颌牙齿由下牙槽神经和它的分支以及颊长神经和颏神经支配。舌和舌侧牙龈受舌神经支配。

三叉神经上颌支的其他分支支配从眼睛到上唇、侧鼻到耳前的皮肤，以及鼻黏膜和鼻翼。三叉神经下颌支分布在下颌、下唇和颏上的皮肤。因此，很容易看出，在面中部和面下部的任何疼痛都可能是由于牙齿疾病导致。因有些牙痛与某些神经病理性口颌面疼痛非常相似，所以诊断错误或病因判断错误也很常见。

牙髓痛

牙髓疼痛可归类为可逆性疼痛，当刺激物被去除（如牙齿腐蚀部位消除）后，炎症消退，疼痛随之消失。典型的可逆性牙髓炎疼痛为当牙齿受压或冰敷时引起短暂的阵痛，通常为非自发性疼痛。

当神经受到不可修复的损伤时，牙髓炎被认为是不可逆转的，牙齿需要进行根管治疗。不可逆转的牙髓炎疼痛可能是继发性或自发性的，尖锐痛或迟钝痛，连续或偶发，持续性或跳动性，局部痛或弥漫痛。在这个阶段，由于没有牙科疾病的影像学表现。这种疼痛很容易被误诊为三叉神经痛。

随着时间的推移，不可逆的牙髓炎演变成牙髓坏死，疼痛可能暂时消失。当感染发生在根尖时，疼痛通常会复发。这种类型的疼痛可能是自发的，但通常随着使用强度增加或叩击而加剧。这种感染性疼痛多为跳痛。同时，在患根的顶端可能有明显的放射学透光，口腔内肿胀或瘘管可进一步明确诊断。如果牙齿有 1 个以上的根（臼齿有 3 个或 4 个，前磨牙有 2 个），则有可能存在活组织和坏死组织共存的情况，这为诊断增加了难度[58]。

牙周炎疼痛

牙种植体是完全与颌骨结合在一起的，而牙根通过牙周韧带附着在牙槽上。通过 X 线或 CT 成像，牙周膜清楚地显示为牙齿外侧的白线。由于牙周韧带同时含有本体感受器和伤害感受器所以疼痛一般很容易定位。

然而，早期牙周疼痛可能不会表现在影像学上，直到韧带失去完整性才会出现影像学改变。疼痛对刺激（通常是压力）的反应是成比例的，而不是阈值反应。通常是发生在食物嵌塞和对新的、不适应的修复之后。根管治疗过程中，当根管被过度插入或触及根尖时，牙周疼痛也会发生[58]。

牙裂综合征

牙裂很难辨认，因为牙裂与其他疼痛性疾病有许多共同的特征，而影像学往往无法辨别。牙裂综合征的疼痛在咀嚼时是不规律的。敲击或释放压力时可能产生疼痛，也可能没有疼痛变化。牙裂产生阵发性疼痛时，容易被误诊为三叉神经痛。

牙裂综合征的诊断依赖于牙齿病史、发病情况、牙齿颜色、透光度和外观检查。但依靠这些有时仍无法明确诊断。在这种情况下，疼痛牙齿会接受根管治疗或拔除,或者疼痛被视为神经病理性疼痛。如果高度怀疑牙裂综合征,可以考虑拔除这颗牙齿。如果是牙裂综合征的话,疼痛就会消失或立即大幅度改善;如果没有,那么疼痛应视为神经性疼痛,并需要进一步行影像学检查(脑 MRI、MRA、MRV)[58]。

需要注意的是,任何对刺激没有反应的牙痛,以及局部麻醉无法暂时消除的牙痛都可能是肌肉来源的牵涉痛。

常被误诊为牙科疾病的情况包括:

三叉神经前神经痛:持续性钝痛,和牙痛相似。

三叉神经痛:类似于牙裂综合征的阵发性疼痛。

三叉神经病变:疼痛或灼痛通常在创伤后,如根管治疗或拔牙后。急性术后疼痛会随着康复过程逐渐好转。手术疼痛应该在术后 12 个月内完全缓解。

带状疱疹:虽然比眼支少见,上颌支和下颌支也可能受累及。带状疱疹前驱症状可能类似牙髓疼痛。如果疼痛同时伴有瘙痒、触痛和烧灼感症状,并且这些症状和受影响神经支配的皮肤分布一致,诊断就更容易,这些都指向非牙源性病因。仔细检查现有或即将出现的疱疹在治疗计划中非常重要。

丛集性头痛:严重、固定的眶上或颞部疼痛,有时疼痛会辐射到上颌骨,类似牙源性疼痛。回顾性研究显示高达 42% 的患者因丛集性头痛去看牙医。其中,50% 的人在被诊断为丛集性头痛之前接受了不适当的牙科治疗[58,63-64]。

假牙压迫神经:下颌骨可视为 2 层。上层位于牙齿周围称为牙槽骨。拔牙后,牙槽骨缺失,颌骨变得更薄。长期戴义齿的人下颌骨的厚度明显变薄,有时甚至会使义齿托接近下牙槽管或颏神经,导致疼痛、麻木或感觉异常[58]。

偏头痛:牙齿感染常被认为是搏动性疼痛。因为牙齿不太可能引起头痛,所以跳动的部位比疼痛的特征更重要。缺乏影像学依据或临床牙科疾病的情况下,牙齿跳痛应尝试使用那拉曲坦。

心脏病发作:无明显牙科疾病而有心血管疾病危险因素的患者,若出现牵涉性牙痛,且疼痛在运动时加重,休息时减轻,应高度怀疑心血管相关事件。

小结

口颌面部疼痛是导致功能障碍的常见原因,也是康复专业人士经常遇到的问题。对基础解剖和病理生理过程的基本了解有助于正确诊断和处理这类疾病。及时转诊也是减少功能障碍的关键。

(刘夕霞 译,陈曦* 马超 校)

参考文献

1. Laskin DM, Greene CS, Hylander WL. eds. *TMDs: An Evidenced-Based Approach to Diagnosis and Treatment*. Hanover Park, IL: Quintessence Publishing; 2006.
2. Kemp WJ 3rd, Tubbs RS, Cohen-Gadol AA. The innervation of the scalp: A comprehensive review including anatomy, pathology, and neurosurgical correlates. *Surg Neurolo Int*. 2011;2:178.
3. Okeson JP. The classification of orofacial pain. *Oral Maxillofac Surg Clin North Am*. 2008;20(2):133–144.
4. Nagarajappa AK, Bhasin N, Reddy S. The association between psychological factors and orofacial pain and its effect on quality of life: a hospital based study. *J Clin Diagn Res*. 2015;9(5):ZC39–ZC43.
5. Karayannis NV, Sturgeon JA, Chih-Kao M, Cooley C, Mackey SC. Pain interference and physical function demonstrate poor longitudinal association in people living with pain: a PROMIS investigation. *Pain*. 2017;158(6):1063–1068. doi:10.1097/j.pain.
6. Sturgeon JA, Darnall BD, Kao MC, Mackey SC. Physical and psychological correlates of fatigue and physical function: a Collaborative Health Outcomes Information Registry (CHOIR) study. *J Pain*. 2015;16(3):291–8.e1. doi:10.1016/j.jpain.2014.12.004. Epub 2014 Dec 20.
7. Sturgeon JA, Carriere JS, Kao MJ, Rico T, Darnall BD, Mackey SC. Social disruption mediates the relationship between perceived injustice and anger in chronic pain: a collaborative health outcomes information registry study. *Ann Behav Med*. 2016;50(6):802–812.
8. Greene CS, Laskin DM, eds. *Treatment of TMDs: Bridging the Gap Between Advances in Research and Clinical Patient Management*. Hanover Park, IL: Quintessence Publishing; 2013.
9. Locker D, Slade G. Prevalence of symptoms associated with temporomandibular disorders in a Canadian population. *Community Dent Oral Epidemiol*. 1988;16(5):310–313.
10. Dubner R, Ren K, Sessle B. Sensory mechanism or orofacial pain. In: Green CH, Laskin D, eds. *Treatment of TMDs: Bridging the Gap between Advances in Research and Clinical Patient Management*. Chicago, IL: Quintessence; 2013:3–16.
11. Hylander WL. Functional anatomy and biomechanics of the masticatory apparatus. In: Laskin DM, Green CS, Hylander WL, eds. *TMDs: An Evidence-Based Approach to Diagnosis and Treatment*. Hanover Park, IL: Quintessence; 2006:3–6.
12. Headache Classification Committee of the International Headache Society (IHS). The International Classification of Headache Disorders, 3rd edition (beta version). *Cephalalgia*. 2013;33(9):629–808.
13. Gurvits GE, Tan A. Gurvits and Amy Tan Burning mouth syndrome. *World J Gastroenterol*. 2013;19(5):665–672.
14. Allen DT, Voytovich MC, Allen JC. Painful chewing and blindness; signs and symptoms of temporal arteritis. *J Am Dent Assoc*. 2000;131:1738–1741.
15. Kleinegger CL, Lilly GE. Cranial arteritis: a medical emergency with orofacial manifestations. *J AM Dent Assoc*. 1999;130:1203–1209.

* 单位:中山大学附属第一医院康复医学科

16. Brooke RI. Periodic migrainous neuralgia: a cause of dental pain. *Oral surg Oral med Oral pathol*. 1978;46c:511–516.
17. Guttenberg SA, Emery RW, Milobsky SA, et al. Cranial arteritis mimicking odontogenic pain: report of case. *J Am Dent Assoc*. 1989;119:621–623.
18. Soto Araya M, Rojas Alcayaga G, Esguep A. Association between psychological disorders and the presence of Oral lichen planus, burning mouth syndrome and recurrent aphthous stomatitis. *Med Oral*. 2004;9(1):1–7.
19. Romero-Reyes M, James M. Uvanik orofacial pain management: current perspectives. *J Pain Res*. 2014;7:99–115.
20. Wu CJ, Lian YJ, Zheng YK, et al. Botulinum toxin type A for the treatment of trigeminal neuralgia: results from a randomized, double blind, placebo controlled trial. *Cephalgia*. 2012;32(6):443–450.
21. Singh M. Trigeminal neuralgia. *Medscape*. 2016.
22. Hu Y, Guan X, Fan L, et al. Therapeutic efficacy and safety of botulinum toxin type A in trigeminal beuralgia: a systematic review. *J Headache Pain*. 2013;14:72.
23. Greene CS. Relationship between occlusion and temporomandibular disorders: implications for the orthodontist. *Am J Orthod Dentofacial Orthop*. 2011;139(1):11, 13, 15. doi:10.1016/j.ajodo.2010.11.010.
24. Spanemberg JC, Figueiredo MA, Cherubini K, Salum FG. Low-level laser therapy: a review of its applications in the management of oral mucosal disorders. *Altern Ther Health Med*. 2016;22(6):24–31.
25. Mehra P, Wolford LM, Baran S, Cassano DS. Single-stage comprehensive surgical treatment of the rheumatoid arthritis temporomandibular joint patient. *J Oral Maxillofac Surg*. 2009;67(9):1859–1872.
26. Skootsky SA, Jaeger B, Oye RK. Prevalence of myofascial pain in general internal medicine practice. *West J Med*. 1989;151:157–160.
27. Rosomoff HL, Fishbain DA, Goldberg M, Santana R, Rosomoff RS. Physical findings in patients with chronic intractable benign pain of the neck and/or back. *Pain*. 1989;37(3):279–287.
28. Simons DG, Travell JG, Simons LS. *Travell and Simons' Myofascial Pain and Dysfunction. The Trigger Point Manual. Vol. 1. Upper Half of Body*. 2nd ed. Baltimore, MD: Williams and Wilkins; 1999.
29. Couppe C, Torelli P, Fuglsang-Frederiksen A, et al. Myofascial trigger points are very prevalent in patients with chronic tension-type headeache: a double-blinded controlled study. *Clin J Pain*. 2007;23:23–27.
30. Fricton JR, Kroening R, Haley D, Siegert R. Myofascial pain syndrome of the head and neck: a review of clinical characteristics of 164 patients. *Oral Surg*. 1985;160:615.
31. McNulty WH, Gevirtz RN, Hubbard DR, Berkoff GM. Needle electromyographic evaluation of trigger point response to a psychological stressor. *Psychophysiology*. 1994;31:313.
32. Simons DG, Travell JG, Simons LS. *Travell and Simons' Myofascial Pain and Dysfunction. The Trigger Point Manual. Vol. 1. Upper Half of Body and Vol 2. Lower Half of Body*. 2nd ed. Baltimore, MD: Williams and Wilkins; 1999.
33. Reeves JL, Jaeger B, Graff-Radford SB. Reliability of the pressure algometer as a measure of trigger point sensitivity. *Pain*. 1986;24:313.
34. Vecchiet L, Giamberardino MA, de Bigontina P, Dragani L. Comparative sensory evaluation of parietal tissues in painful and non-painful areas in fibromyalgia and myofascial pain syndrome. In: Gebhart GF, Hammond DL, Jensen TS, eds. *Proceedings of the 7th World Congress on Pain. Progress in Pain Research and Management*. Vol 2. Seattle: IASP Press; 1994:177–249.
35. Hong C-Z, Chen Y-N, Twehous D, Hong D. Pressure threshold for referred pain by compression on the trigger point and adjacent areas. *J Musculoskeletal Pain*. 1996;4(3): 61–79.
36. Hubbard DR, Berkoff GM. Myofascial trigger points show spontaneous needle EMG activity. *Spine*. 1993;18:1803.
37. Kuan TS, Hsieh YL, Chen SM, Chen JT, Yen WC, Hong CZ. The myofascial trigger point region: correlation between the degree of irritability and the prevalence of endplate noise. *Am J Phys Med Rehabil*. 2007;86(3):183–189.
38. Shah JP, Danoff JV, Desai MJ, et al. Biochemicals associated with pain and inflammation are elevated in sites near to and remote from active myofascial trigger points. *Arch Phys Med Rehabil*. 2008;89(1):16–23.
39. Shah JP, Phillips TM, Danoff JV, Gerber LH. An in vivo microanalytical technique for measuring the local biochemical milieu of human skeletal muscle. *J Appl Physiol*. 2005;99(5):1977–1984. Epub 2005 Jul 21.
40. Fricton JR, Auvinen MD, Dykstra D, Schiffman E. Myofascial pain syndrome: electromyographic changes associated with local twitch response. *Arch Phys Med Rehabil*. 1986;66:314.
41. Hong C-Z, Torigoe Y, Yu J. The localized twitch responses in responsive taut bands of rabbit skeletal muscle fibers are related to the reflexes at spinal cord level. *J Musculoskel Pain*. 1995;3:15.
42. Hong C-Z, Torigoe Y. Electrophysiological characteristics of localized twitch responses in responsive taut bands of rabbit skeletal muscle. *J Musculoskel Pain*. 1994;2:17.
43. Mense S. Nociception from skeletal muscle in relation to clinical muscle pain. *Pain*. 1993;54:241–289.
44. Vecchiet L, Vecchiet J, Giamerardino MA. Referred muscle pain: clinical and pathophysiologic aspects. *Curr Rev Pain*. 1999:3;489–498.
45. Simons DG. Referred phenomena of myofascial trigger points. In: Vecchiet L, Albe-Fessard D, Lindblom U, Giamberardino MA, eds. *New Trends in Referred Pain and Hyperalgesia. Pain Research and Clinical Management. No 27*. Amsterdam: Elsevier Science; 1993:341–357.
46. Komiyama O, Kawara M, Arai M, et al. Posture correction as part of behavioural therapy in treatment of myofascial pain with limited opening. *J Oral Rehabil*. 1999;26:428.
47. Okeson JP. *Management of Temporomandibular Disorders and Occlusion*. 7th ed. St. Louis, MO: Elsevier Mosby; 2013.
48. Sharav Y, Benoliel R, eds. *Orofacial Pain and Headache*. 2nd ed. Quintessence Publishing; 2015.
49. Simons D, Travell JG, Simons LS. *Myofascial pain and dysfunction. The trigger point manual. Upper half of body*. Baltimore: Lippincott, Williams and Wilkins; 1999.
50. Sola A. Trigger point therapy. In: Roberts JR, Hedges JR, eds. *Clinical Proceedings in Emergency Medicine*. 2nd ed. Philadelphia, PA: WB Saunders; 1991:828.
51. Lewit K. The needle effect in the relief of myofascial pain. *Pain*. 1979;6:83.
52. Hong C-Z. Lidocaine injection versus dry needling to myofascial trigger point. The importance of the local twitch response. *Am J Phys Med Rehabil*. 1994;73:256.
53. Carlson CR, Okeson JP, Falace DA, et al. Reduction of pain and EMG activity in the masseter region by trapezius trigger point injection. *Pain*. 1993;55:397.
54. Hsieh YL, Kao MJ, Kuan TS, Chen SM, Chen JT, Hong CZ. Dry needling to a key myofascial trigger point may

reduce the irritability of satellite MTrPs. *Am J Phys Med Rehabil*. 2007;86(5):397–403.
55. Benoit PW. Microscarring in skeletal muscle after repeated exposures to lidocaine with epinephrine. *J Oral Surg*. 1978;36:530.
56. Qerama E, Fuglsang-Frederiksen A, Kasch H, Bach FW, Jensen TS. A double-blind, controlled study of botulinum toxin A in chronic myofascial pain. *Neurology*. 2006;67(2): 241–245.
57. Ho KY, Tan KH. Botulinum toxin A for myofascial trigger point injection: a qualitative systematic review. *Eur J Pain*. 2007;11(5):519–527. Epub 2006 Oct 27.
58. Stiles A, Jefferson T, Mitrirattanakul S, Evans J. *Clinical Manual of Trigeminal Neuralgia*. London: Informa Healthcare. 2007:10–34.
59. Bao Z-X, Yang X-W, Shi J, Liu L-X. Serum zinc levels in 368 patients with oral mucosal diseases: a preliminary study. *Med Oral Patol Oral Cir Bucal*. 2016;21(3):e335–e340.
60. Hayreh SS. Masticatory muscle pain: an important indicator of giant cell arteritis. *Spec Care Dentist*. 1998:18:60–65.
61. Charlton E. Optinal management of giant cell arteritis and polymyalgia rheumatica. *Clin Risk Manag*. 2012;8:173–179.
62. Levy SL, Bull AD, Nesstel AR. How common is inflammatory marker-negative disease in giant cell arteritis. *Eye*. 2013;27:106–108.
63. Graf-Radford SB. Headache problems that present as toothaches. *Dent Clin North America*. 1991:35:155–170.
64. Bittar GT, Gtaf-Radford SB. A retrospective study of patients with cluster headaches. *Oral Surg Oral Med Oral Pathol*. 1992;73:519–525.

第 45 章　物理医学与康复药理和药物选择原则

Barbara Gladson, Mary Jane Myslinski, and Michael Streifer

本章旨在为康复专业人员提供日常处方药物的概述。它并不是一个完整的概要而是总结了临床上一些常见的药物。它首先概述了药代动力学和药效学,以便读者可以应用这些原理来更好地理解药物如何影响生理和功能。

药代动力学和药效学原理

最佳药物反应取决于一大群复杂的药代动力学和药效学参数,以及外部影响,如患者依从性、制剂、剂量和给药方案、身体活动,甚至环境温度。药代动力学(PK)描述了药物进入人体后发生的变化,涵盖吸收、分布、代谢和排泄的各个阶段[1]。一般来说这是一个过程,在此过程中,活性药物以游离药物的形式或与血浆蛋白结合的形式在体内循环,并激活靶器官或受体,再被代谢成不活跃的化合物排出体外。药效学是指药物对身体的作用,作用机制以及药物-受体间的相互作用(图 45-1)。

药物吸收

药物在血液中达到治疗水平所需的量取决于进入人体(剂量)和排泄量之间的微妙平衡[2]。药物吸收是指药物从其给药部位到达全身循环的过程。药物可以通过多种方式进入人体:口服、经胃肠道(GI)进行肠内给药,胃肠外给药包括局部、经皮、皮下和静脉注射[3]。其他给药途径包括舌下、直肠、吸入、肌内和经可植入式储库。选择的模式取决于药物的理化性质,例如分子量、溶解度和电离度。

最方便的给药方式是口服,服用药片、胶囊或液体,然后进入胃肠道。然而这种管理模式效率很低。通常药物通过胃肠道被吸收,然后进入肝循环,在这里一些药物药量会损失,然后继续进入全身循环。这就是所谓的"首过效应"[4](图 45-2)。

另外,如果药物分子很大,则其中的大部分可能会经过胃肠道、随粪便排出体外。药物的吸收量还取决于胃分泌物、食物的存在、胃排空速度和 pH 可能破坏的量。由于大多数药物都是弱酸或弱碱性,因此其携带的电荷取决于局部的 pH。酸性药物在胃中会变成非离子型的,但在小肠的碱性环境中被离子化[5-6]。由于非离子型的药物更容易通过胃肠道吸收,所以酸性药物将通过胃吸收,而碱性药物将通过小肠吸收。然而需要注意的是,与胃相比,肠道提供了一个巨大的吸收表面积,因此某些酸性药物可能会在该区域被吸收。因此,可能刺激胃黏膜的阿司匹林可以配制成肠溶衣,防止在胃吸收,同时仍可通过肠道吸收。

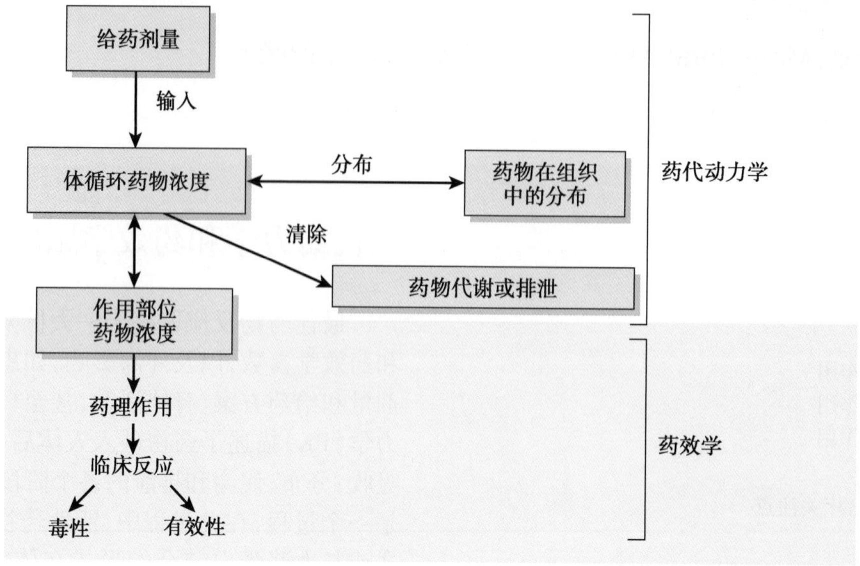

图 45-1　剂量与效应的关系可分为药代动力学(剂量-浓度)和药效学(浓度-效应)两部分。浓度是药代动力学和药效学之间的联系,是目标浓度方法到合理剂量的重点。药代动力学的 3 个主要过程是输入、分布和清除(经允许摘自 Holford NG. Pharmacokinetics & Pharmacodynamics: Rational Dosing & the Time Course of Drug Action. In: Katzung BG, eds. Basic & Clinical Pharmacology, 14e New York, NY: McGraw-Hill; 2018)

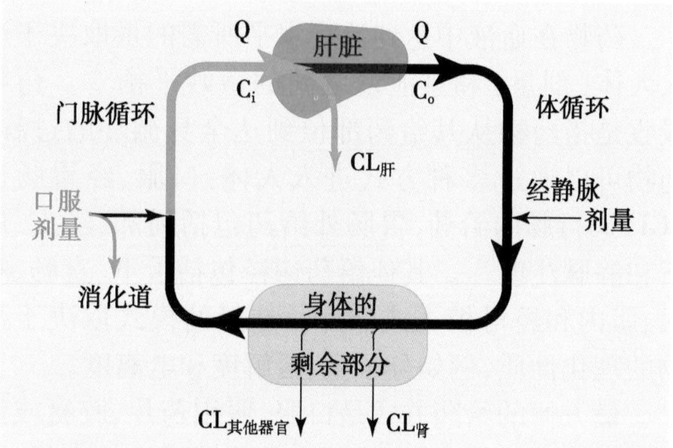

图 45-2　器官摄取和首过效应的原理。一部分口服剂量(蓝色)在进入体循环之前丢失,或在消化道中通过粪便排出体外或代谢,或在肝脏中代谢:这是首过效应。肝脏从循环中提取的药物等于血流量(Q)乘以进入和离开肝脏的药物浓度差:Q×(C_i-C_o)。Q,血流量;C_i,进入肝脏的药物浓度;C_o,离开肝脏的药物浓度;CL,清除(摘自 Katzung BG, ed. Basic & clinical pharmacology, 11th ed. New York, NY: McGraw-Hill; 2001)

进入体循环的药物相对量称为"生物利用度"[4](图 45-3)。生物利用度从口服阿仑膦酸盐(fosamax)的 1% 到静脉给药的 100% 不等。通过肠内给药的药物由于"首过效应"和通过胃肠黏膜吸收不良,往往具有较低的生物利用度。

表 45-1 列出了影响口服药物吸收的因素。与口服相比,通过吸入或舌下给药的药物具有较高的生物利用度的潜力。硝酸甘油是舌下给予的原型药。药片放置于舌下,药物通过黏膜吸收进入静脉丛,并流入上腔静脉[2]。这种给药方法绕过了"首过效应",并在 1~2min 内缓解心绞痛。然而,也有些药物有可能被吞下。直肠给药与此相似,但从该区域吸收量不一致。β_2 受体阻断药的吸入剂如沙丁胺醇,用于改善在哮喘发作期间的支气管扩张,通过吸入进入肺部迅速起作用。通过薄薄的肺泡壁进入肺内,并直接将药物输送到病变区域。皮下和肌肉内给药的药物依靠良好的血液供应,缓慢地从给药部位扩散开。如短效和中效胰岛素,可以通过改变分子量,产生不同的作用持续时间来控制吸收速率。

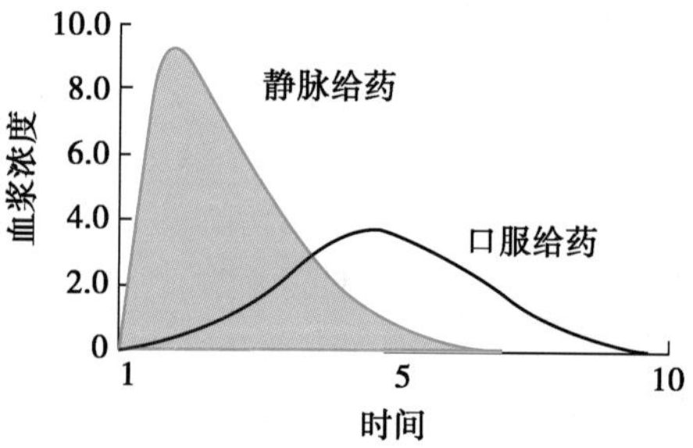

图 45-3　生物利用度对比图:根据时间和曲线下面积(AUC)绘制的血浆浓度来表示。在这张图中,将相同药物口服与静脉给药的血浆浓度进行比较(经允许摘自 Absorption, Distribution, and Clearance. In: Stringer JL, eds. Basic Concepts in Pharmacology: What You Need to Know for Each Drug Class, 5e New York, NY: McGraw-Hill; 2017)

表 45-1　调节胃肠道药物吸收的因素

药物特性	剂型 药物局部浓度 极性 水/脂类缓冲剂 电离度 pKa
肠因素	吸收表面积 局部血流 不稳定性 转运时间 食物的存在 其他药物的存在
胃内因素	溶解速率 胃内 pH 胃内酶活性

摘自 Buxton I. Pharmacokinetics and pharmacodynamics: the dynamics of drug absorption, distribution, action, and elimination: introduction. In: Brunton K, Lazo J, Parker, eds. Goodman & Gilman's the Pharmacological Basic of Therapeutics. 11th ed. New York: McGraw-Hill; 2006: 1-39。

分布容积

药物在吸收并最初通过肝脏后，进入体循环，并随着血管系统分布在全身。大部分药物首先进入灌注良好的器官。药物可以作为游离药物分布，或与血浆蛋白（如白蛋白）结合。只有游离的药物可作用于靶器官。高蛋白结合的药物可能产生不良反应（ADR）。抗凝剂华法林常与蛋白质结合，如果与另一种高度结合的药物一起使用，华法林可能会被置换，导致血浆浓度高于预期，从而导致大量出血（图 45-4）。

跨膜扩散的药物必须是脂溶性的。对于需要进入中枢神经系统的药物尤其如此。血脑屏障是由非常紧密的连接组成的，只有高脂溶性药物才能穿过该屏障。此外脂溶性药物可进入并储存在脂肪组织中。储存在血浆外部的药物具有大量的分布。分布容积（V_d）将体内药物总量与给定剂量联系起来，数学上表示为[7]：

$$V_d = \frac{\text{体内药物总浓度}}{\text{血浆药物浓度}}$$

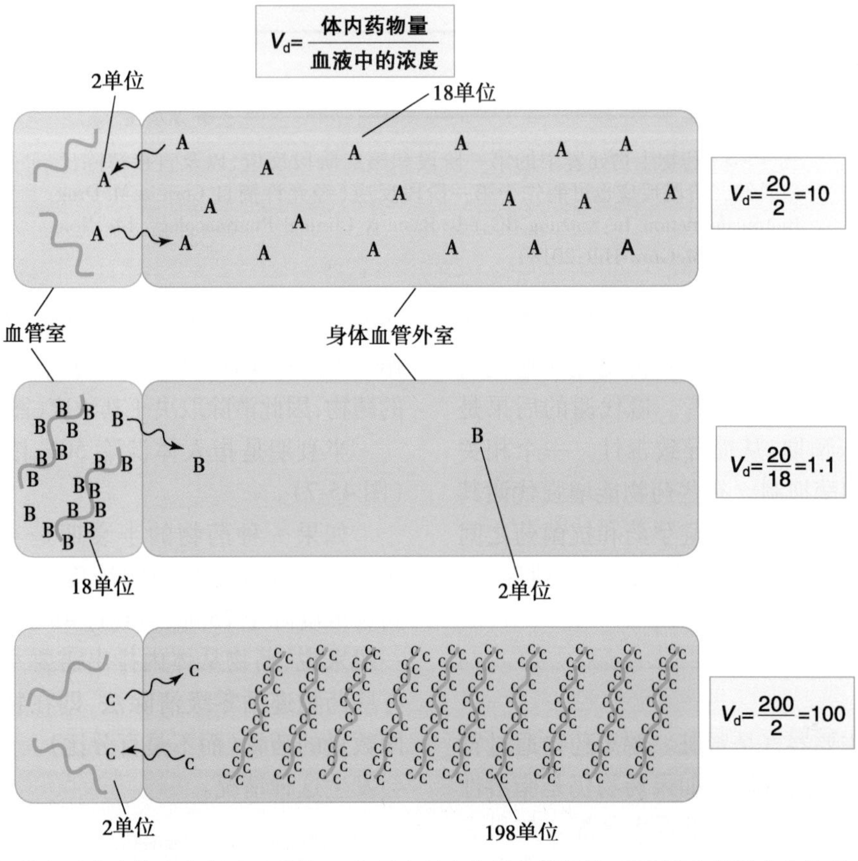

图 45-4　药物结合对分布体积的影响。药物 A 在两个隔室之间自由扩散，不与图中假设生物体的血管或血管外隔室中的大分子（重波浪线）结合。体内有 20 个单位的药物时，稳态分布使血液浓度为 2 个单位。另一方面，药物 B 与血液中的蛋白质紧密结合。在平衡状态下，只有 2 个单位的总量存在于血管外容积中，剩下 18 个单位仍然存在于血液中。在每种情况下，体内药物的总量是相同的（20 个单位），但表观分布量却大不相同。药物 C 与周围组织中的分子紧密结合，因此需要更大的总剂量（200 单位）才能达到可测量的血浆浓度。在平衡状态下，在外周组织中发现 198 个单位，在血浆中只有 2 个单位，因此计算的分布体积大于系统的物理体积（摘自 Katzung BG, ed. Basic & clinical pharmacology, 11th ed. New York, NY: McGraw-Hill; 2001）

V_d 大的药物往往存在于血管外组织中,而像华法林这样的 V_d 值接近血容量的药物,在很大程度上局限于血液循环。V_d 大的药物需要更长的时间才能从体内清除,并且需要更大的负荷剂量才能达到治疗水平。

代谢

药代动力学的第三阶段是代谢,也称为生物转化[8]。这一阶段需要吸收活性药物并将其转化为无活性的水溶性药物,然后可以通过肾小球过滤并排出体外。第一阶段反应包括氧化、水解或还原反应,由一组被称为 P450 酶的物质执行。第二阶段代谢包括共轭反应,该反应需要大的极性分子并将它们附着到药物上(图 45-5)。有时给药的化合物是一种不活跃的前体,会在这些反应中变得活跃起来[9]。尽管有些药物在肺、小肠、肾脏甚至皮肤中都会发生生物转化,但新陈代谢主要还是发生在肝脏。服用药物一段时间后,肾脏和肝脏灌注变化是老年人药物毒性产生的原因。

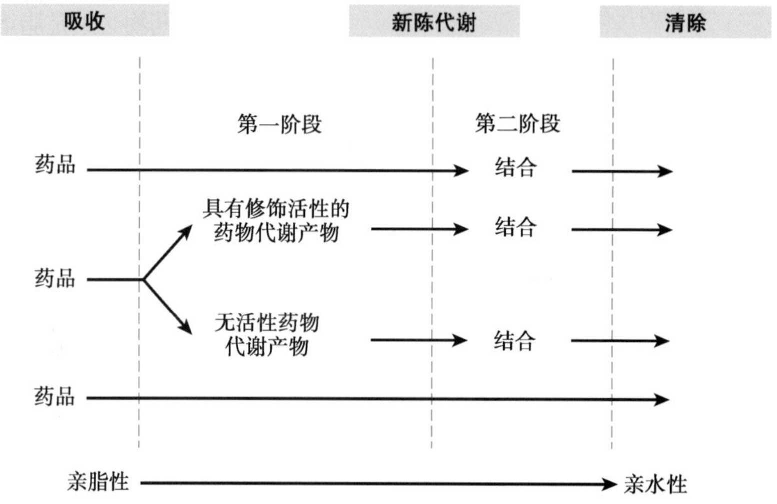

图 45-5　药物生物处置中的第一阶段和第二阶段反应,以及直接清除反应。第二阶段反应也可能先于第一阶段反应(经允许摘自 Correia M. Drug Biotransformation. In:Katzung BG,eds. Basic & Clinical Pharmacology,14e New York,NY:McGraw-Hill;2018)

P450 酶基因的遗传多态性导致药物代谢方式存在性别、种族差异[10]。一些人可能是超快速代谢者,而其他人可能是代谢不良者。慢代谢的后果是血浆药物浓度高于预期,从而导致毒性。一个相关的概念是酶诱导和酶抑制。有些药物能增强代谢其他药物的酶的活性[11]。例如,避孕药和抗菌药之间的反应。抗菌药增强了代谢避孕药的酶的活性,从而降低了避孕效果。

药物清除

排泄药物的主要器官是肾脏。游离药物通过肾小球过滤进入肾小管的液体。如果药物仍是脂溶性的,它将被重新吸收回体循环以再次分配。如果它具有充分的水溶性并被离子化,则该化合物将保留在小管液体中并通过尿液排出[12]。在粪便、唾液、汗液和母乳中的药物也被清除。确定药物的清除率对于确定药物剂量至关重要。为了有效,药物的血浆含量必须保持在治疗水平,这意味着药物清除必须等于给药的速率,这被称为"稳态"浓度[13]。大多数药物遵循一级清除,即在单位时间内从体内清除一定百分比的药物,因此清除取决于其浓度(图 45-6)。

半衰期是指人体清除 50% 浓度所需的时间[7](图 45-7)。

如果一种药物的半衰期是 4h,血浆浓度等于 100mg,则在 4h 内,药物浓度已降至 50mg。4h 后,药物浓度降至 25mg,再经过 4h 后浓度降至 12. 5mg。一般来说,药物从体内排出需要 4~5 个半衰期[14]。有些药物遵循零级清除法,即在特定时期内清除相同数量的药物(而不是百分比)。当代谢酶饱和时就会发生这种情况。

药物-受体相互作用

受体是嵌入细胞膜中含有结合位点的蛋白质。药物与这些位点结合并引起构象变化,从而导致一系列的分子水平上的事件[15]。药物也可能与转运分子、离子通道、催化化学反应的酶、核酸和其他一些

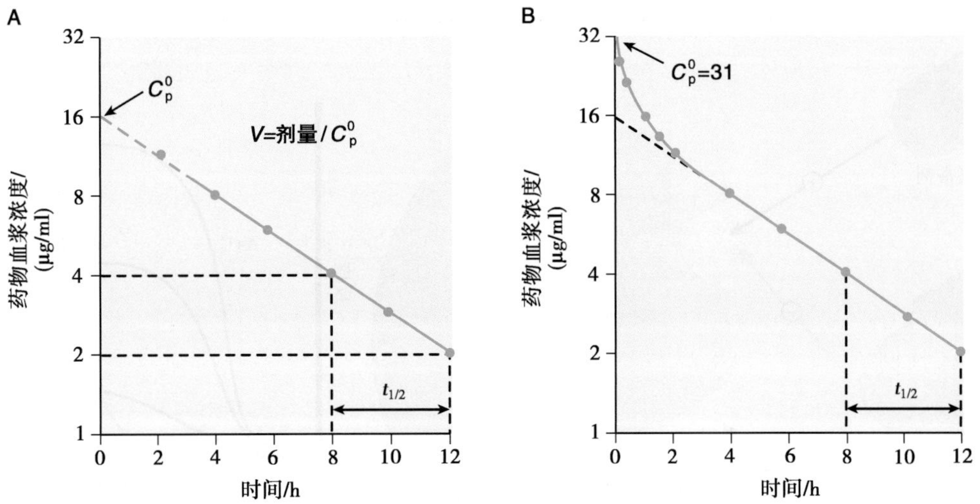

图 45-6　70kg 的患者静脉注射药物(500mg)后的血浆浓度-时间曲线。(A)给药后每隔 2h 测量血浆中的药物浓度。血浆浓度(C_p)与时间的半对数图表明,药物通过一级过程在 4h 内($k=0.693$,$t_{1/2}=0.173h$)从一个室腔中清除。分布容积(V)可由外推至 $t=0$($C_p^0=16\mu g/mL$)得到的 C_p 值确定。单室模型的分布容积为 31.3L 或 0.45L/kg($V=剂量/C_p^0$)。该药物的清除率为 90mL/min;对于单室模型,$CL=kV$。(B)2h 前取样表明,事实上该药物遵循多指数动力学。最终配置 $t_{1/2}$ 为 4h,清除率为 84mL/min,V_{area} 为 29L,V_{SS} 为 26.8L。药物的初始或"中心"分布容积($V_1=剂量/C_p^0$)为 16.1L。所选实例表明,早期采样的忽略会导致多室动力学的忽略。在这种特殊情况下,当忽略多组分特性时,间隙估计只有 10% 的误差。对于许多药物,多组分动力学可以观察到很长一段时间,而没有考虑分布阶段可能会导致在估计清除率和预测适当剂量时出现重大错误。此外,"中心"分布容积与反映更广泛分布的其他术语之间的差异对于决定加载剂量策略非常重要(经允许摘自 Buxton IO. Pharmacokinetics: The Dynamics of Drug Absorption, Distribution, Metabolism, and Elimination. In: Brunton LL, Hilal-Dandan R, Knollmann BC, eds. Goodman & Gilman's: The Pharmacological Basis of Therapeutics, 13e New York, NY: McGraw-Hill; 2018)

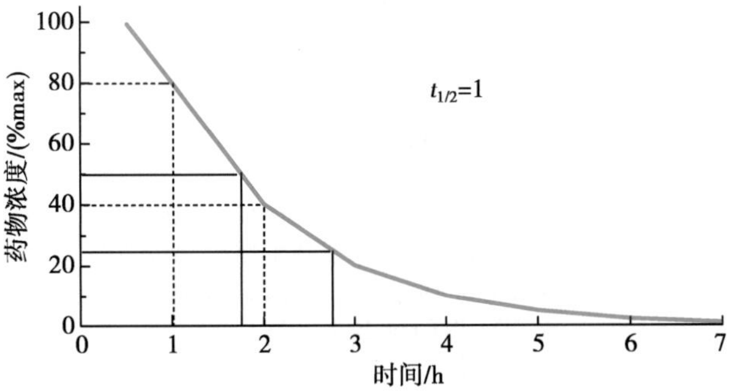

图 45-7　用一级动力学方法测定药物的半衰期($t_{1/2}$)。用图表表示药物浓度与时间的关系。曲线上的两个位置显示了浓度降低 50% 所需的时间。两种测定的 $t_{1/2}$ 值相同(经允许摘自 Pharmacokinetics. In: Stringer JL, eds. Basic Concepts in Pharmacology: What You Need to Know for Each Drug Class, 5e New York, NY: McGraw-Hill; 2017)

靶点结合。药物与受体的结合具有特异性和选择性。儿茶酚胺类物质如去甲肾上腺素与交感神经受体结合,而不是副交感神经毒蕈碱受体结合,但它与不止一种肾上腺素能受体亚型结合,它对 α_1、α_2、β_1 和 β_2 受体都有亲和力。普萘洛尔等 β 受体阻滞剂对 β_1 和 β_2 受体无选择性,而阿替洛尔仅对 β_1 受体有选择性。β_1 受体存在于心脏中,当被阿替洛尔阻断时,会降低心率和心肌收缩力,从而降低血压。然而,随着阿替洛尔浓度的增加,药物会与身体其他部位的 β_1 受体结合,就可能引起一些不必要的影响。当 β_2 激动剂作为哮喘的抢救性吸入剂时,心脏 β_1 受体也可能受到刺激而产生心动过速。为了最大限度地减少副作用,药物应对一种受体亚型具有特异性。

药物-受体的相互作用可以用剂量-反应曲线来说明,其中剂量沿 X 轴绘制,反应沿 Y 轴绘制[16]。随着剂量的增加,反应也随之增加。然而在某些时候,所有的受体都被结合满了,进一步增加剂量并不会改变反应。剂量-反应曲线还受激动剂或抑制剂的影响(图 45-8)。到达一个称为 E_{max} 的平台。E_{max} 是衡量药物疗效的指标。将剂量-反应曲线转换为剂量-反应对数曲线有助于确定 ED_{50},即产生 50% 反应的有效剂量,或预期最大值的一半。如果两种药物具有相同的作用机制(即剂量-反应曲线是平行的),那么 ED_{50} 成为效价的度量。ED_{50} 值最低的药物是药效最强的药物,这意味着产生同样效果所需的药物更少。

药物-运动相互作用

运动对药物药代动力学的影响可能是深远的。运动使血液从胃肠道分流到心脏、肌肉和皮下组织[17-18]。因此,由于减少了内脏血流量,运动会限制口服药物的吸收。但是对于肝脏来说,因为它的血

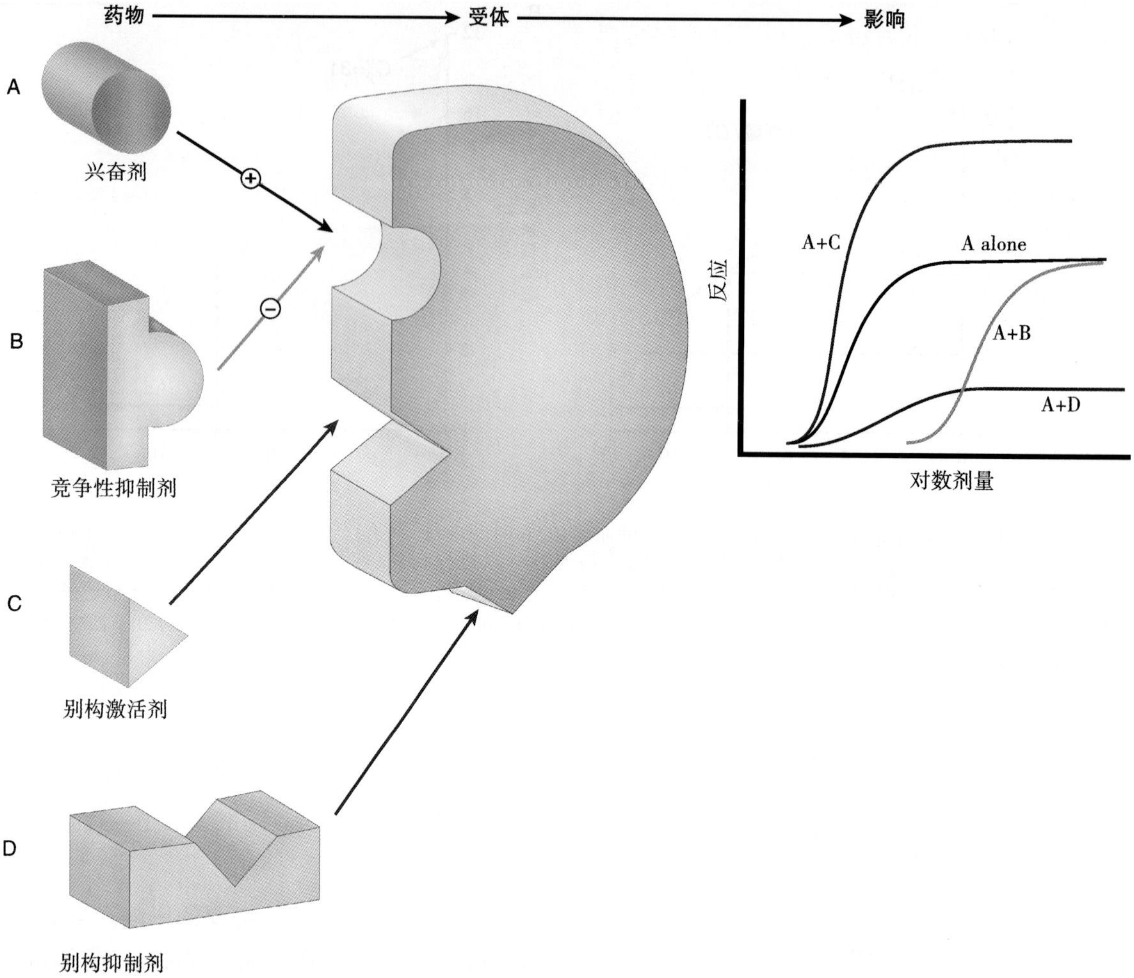

图 45-8 药物与受体相互作用的潜在机制。右边的剂量-反应曲线给出了这些相互作用可能产生的影响。传统的激动剂(药物 A)-受体结合过程导致剂量-反应曲线表示为“单独 A”。B 是一种药物拮抗剂,能够与激动剂竞争受体结合部位。在固定浓度的 B 存在下增加 A 的剂量-反应曲线由曲线“A+B”表示。药物 C 和 D 作用于受体分子的不同部位,它们是别构激活剂或抑制剂。注意,别构抑制剂不与激动剂竞争受体的结合部位,它们可能可逆或不可逆地结合(经允许摘自 Katzung BG. Introduction:The Nature of Drugs & Drug Development & Regulation. In:Katzung BG,eds. Basic & Clinical Pharmacology,14e New York,NY:McGraw-Hill;2018)

流量减少,通过胃肠道吸收的药物可能不会经肝脏快速代谢,因此血药浓度可能会增加并产生一定程度的毒性。运动使肾脏的血液循环减少,经肾排出的药物也会减少。为了避免可能的药物-运动相互作用,最好在服用日常药物前进行锻炼。正如运动可能影响药物的药代动力学一样,药物也可能影响运动表现。阻断 β 受体可减少糖原分解和糖异生,加重疲劳。β 受体阻滞剂还可能限制糖尿病患者低血糖的恢复。如果给药靠近注射部位,运动可以增强皮下或肌内注射的药物的吸收。因此,胰岛素依赖性糖尿病患者必须采取预防措施,在运动前后测量血糖水平,并准备好在低血糖时服用葡萄糖。

形态-药物相互作用

热、冰和按摩都可能影响注射药物的药代动力学。加热和按摩可以增加皮下组织的血液流动并增强吸收[18]。如果注射的药物是阿片类药物或胰岛素,则会产生严重的负面影响。阿片类药物的吸收增强可导致呼吸抑制,而胰岛素吸收增强则会出现低血糖。冰会产生与之相反的效果。

阿片类药物

阿片类药物是指任何能减轻疼痛、作用于 μ 受体并能被纳洛酮逆转的物质[19]。此外,这个词是指罂粟花切口渗出的液汁,含有吗啡[20]。阿片类药物根据其对不同的阿片受体 μ、δ 和 κ 的亲和力进行划分,这些受体分布在外周、背根神经节、脊髓和大脑中。阿片类药物是 μ 受体的纯激动剂,包括吗啡、芬太尼、美沙酮和羟考酮能产生最强的镇痛作用[21]。

它们对 δ 和 κ 受体的亲和力较低。可待因比吗啡产生的受体结合少,因此用于轻中度疼痛。

阿片类药物模仿我们内源性阿片、内啡肽和脑啡肽的作用。当药物与受体结合时,它会抑制沿着上行通路传递的疼痛脉冲,但也会调节下行信号[19]。阿片类药物通过激活钾通道和抑制钙通道发挥作用,最终的作用是使突触后膜超极化。当细胞膜电位变得更负时,兴奋性神经递质(如谷氨酸和P 物质)的释放减少。值得注意的是去甲肾上腺素(NE)减少了疼痛信号的下传抑制,但 5-羟色胺对疼痛信号既可以产生抑制性作用,也可以产生兴奋性作用。当急性疼痛转变为慢性疼痛时,单胺能系统的作用超过了阿片类药物的作用,患者对 NE 或 5-羟色胺再摄取抑制剂的反应可能更好。此外,长期使用阿片类药物可能会出现一种自相矛盾的情况,称为阿片诱导的痛觉过敏(图 45-9)。

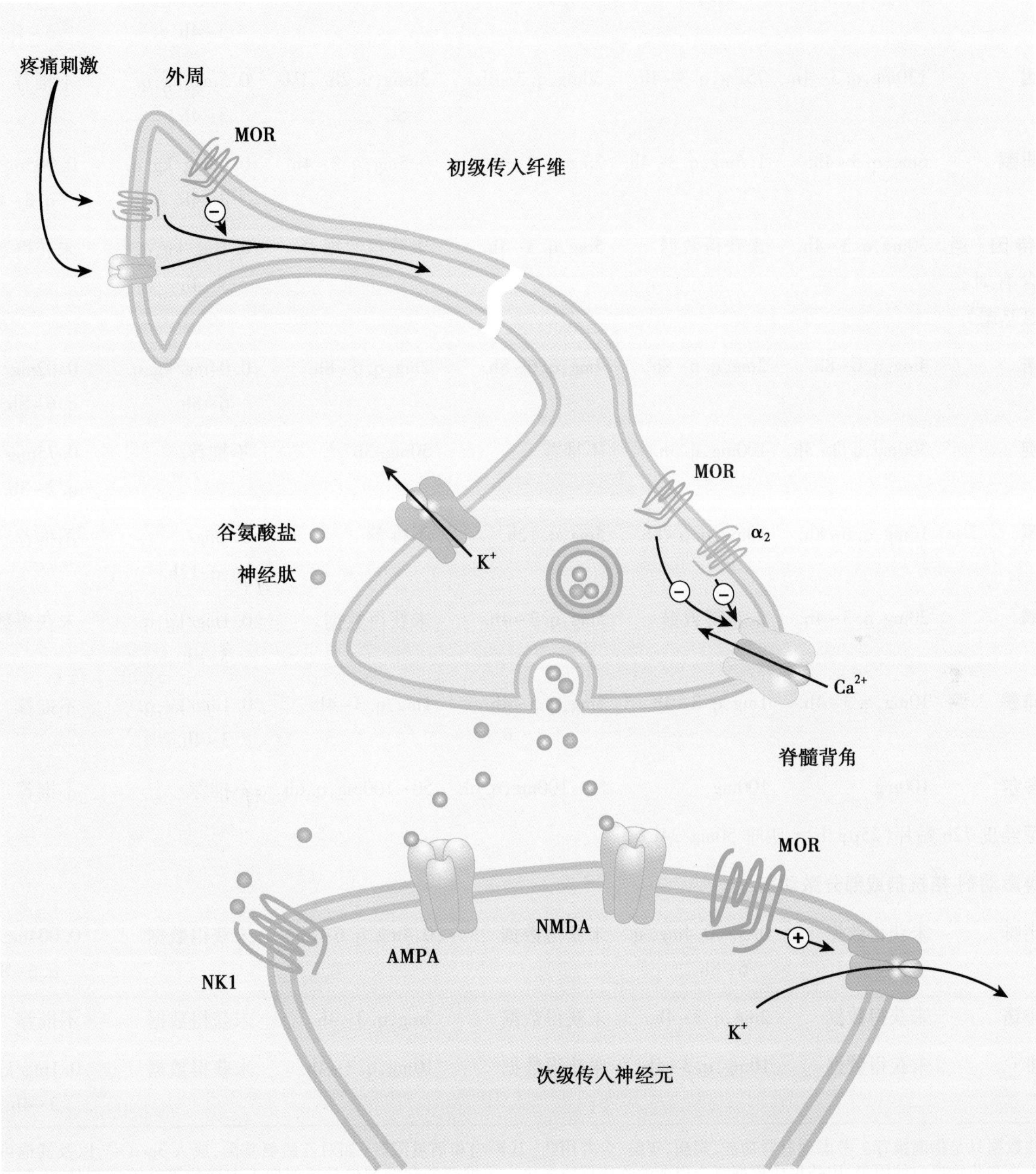

图 45-9 镇痛药的潜在受体机制。初级传入神经元(未显示细胞体)起源于外周,并将疼痛信号传递到脊髓背角,在此通过谷氨酸和神经肽递质与次级神经元形成突触。疼痛刺激可通过作用于 μ 受体(MOR)的阿片类药物(在炎症条件下)减弱,或通过局部麻醉剂阻断传入轴突(未显示)。可以通过阿片类药物和钙通道阻滞剂(齐考诺肽)、α_2 受体激动剂,以及可能通过阻止再摄取来增加去甲肾上腺素的突触浓度的药物,来减弱到达突触前末端的动作电位。阿片类药物还抑制突触后神经元,某些作用于速激肽(NK1)和其他神经肽受体的神经肽拮抗剂也是如此(经允许摘自 Schumacher MA, Basbaum AI, Naidu RK. Opioid Agonists & Antagonists. In: Katzung BG, eds. Basic & Clinical Pharmacology, 14e New York, NY: McGraw-Hill; 2018)

大多数阿片类药物可通过多种方式给药:经皮、口服、肌内、静脉内、直肠、硬膜外、鼻内、持续输注和经黏膜给药,也有用于突发性疼痛的速释制剂和提供基础镇痛的缓释制剂(表 45-2)。

表 45-2 临床应用阿片类镇痛药的剂量数据

药物	大致等效镇痛口服剂量	大致等效镇痛胃肠外给药剂量	推荐起始剂量(成人>50kg)		推荐起始剂量(儿童和<50kg 的成人)	
			口服	胃肠外给药	口服	胃肠外给药
阿片类激动剂						
吗啡	30mg,q. 3~4h.	10mg,q. 3~4h.	15mg,q. 3~4h.	5mg,q. 3~4h.	0. 3mg/kg,q. 3~4h.	0. 1mg/kg, q. 3~4h.
可待因	130mg,q. 3~4h.	75mg,q. 3~4h.	30mg,q. 3~4h.	30mg,q. 2h. ,IM/SC	0. 5mg/kg,q. 3~4h.	不推荐
氢吗啡酮	6mg,q. 3~4h.	1. 5mg,q. 3~4h.	2mg,q. 3~4h.	0. 5mg,q. 3~4h.	0. 03mg/kg,q. 3~4h.	0. 005mg/kg, q. 3~4h.
氢可待因(通常含有对乙酰氨基酚)	30mg,q. 3~4h.	未获得数据	5mg,q. 3~4h	未获得数据	0. 1mg/kg,q. 3~4h.	未获得数据
左啡诺	4mg,q. 6~8h.	2mg,q. 6~8h.	4mg,q. 6~8h.	2mg,q. 6~8h.	0. 04mg/kg,q. 6~8h.	0. 02mg/kg, q. 6~8h.
哌替啶	300mg,q. 2~3h.	100mg,q. 3h.	不推荐	50mg. 3h	不推荐	0. 75mg/kg, q. 2~3h.
美沙酮	10mg,q. 6~8h.	10mg,q. 6~8h.	5mg,q. 12h.	不推荐	0. 1mg/kg,q. 12h.	不推荐
羟考酮	20mg,q. 3~4h.	未获得数据	5mg,q. 3~4h.	未获得数据	0. 1mg/kg,q. 3~4h.	未获得数据
羟吗啡酮	10mg,q. 3~4h.	1mg,q. 3~4h.	5mg,q. 3~4h.	1mg,q. 3~4h.	0. 1mg/kg,q. 3~4h.	不推荐
拉马多尔	100mg	100mg	50~100mg,q. 6h.	50~100mg,q. 6h.	不推荐	不推荐
芬太尼经皮 72h 贴片(25μg/h)= 吗啡 50mg/24h						
阿片类激动剂-拮抗剂或部分激动剂						
丁丙诺啡	未获得数据	0. 3~0. 4mg, q. 6~8h	未获得数据	0. 4mg,q. 6~8h.	未获得数据	0. 004mg/kg, q. 6~8h.
布托啡诺	未获得数据	2mg,q. 3~4h.	未获得数据	2mg,q. 3~4h.	未获得数据	不推荐
纳布啡	未获得数据	10mg,q. 3~4h.	未获得数据	10mg,q. 3~4h.	未获得数据	0. 1mg/kg, q. 3~4h.

这些数据只是指南推荐。考虑到肝肾功能、疾病、年龄、合并用药[其影响和剂量限制(如对乙酰氨基酚,成人 3g/d)],以及其他可能改变药代动力学和药物反应的因素,用药量应根据每个患者的临床反应来决定。推荐的起始剂量是近似但不准确的等效镇痛剂量,由制造商提供的剂量决定。经皮给药的芬太尼不适用于急性疼痛和每天口服吗啡剂量<60mg 的患者。

对于吗啡、氢吗啡酮和羟吗啡酮,直肠给药是不能经口服用药物的患者的另一种选择,但由于药代动力学的差异,等效镇痛剂量可能与口服和胃肠外剂量不同。

体重<50kg 的患者所列的剂量不能作为<6 个月婴儿的初始起始剂量;参考 Clinical Practice Guideline #1, Acute Pain Management: Operative or Medical Procedures and Trauma(cited below),section on neonates。

摘自 Agency for Healthcare Policy and Research,1992. Acute Pain Management Guideline Panel. AHCPR Clinical Practice Guidelines, No. 1: Acute Pain Management: Operative or Medical Procedures and Trauma [Rockville, MD: Agency for Health Care Policy and Research(AHCPR)];1992。

阿片类药物经注射或口服后吸收良好。但是，吗啡具有较大的首过效应，因此需要口服更大的剂量才能起效；相反，可待因和羟考酮的首过效应较低，因此口服有效。阿片类药物一旦吸收，就会分布到高度灌注的组织（如大脑），但会积聚在脂肪组织中并被肝药酶代谢。芬太尼经 CYP3A4 P450 酶代谢，生成非活性代谢产物，而可待因、羟考酮和氢可酮经 CYP2D6 P450 酶代谢，生成对它们的受体具有更高亲和力的活性代谢产物。但是，具有 CYP2D6 酶遗传多态性的个体的代谢较弱，可能无法缓解疼痛。

阿片类药物会产生短暂和持续的不良反应。短暂的不良反应包括亢奋、恶心和呕吐、瘙痒、认知功能障碍、精神运动能力下降、镇静和尿潴留。由于药物对化学感受器触发带的作用和对前庭系统的影响而发生恶心呕吐。随着患者产生耐受性，这些症状可能会随着时间的推移而减轻。患者对呼吸抑制也可能逐渐产生耐受性，但是，如果剂量增加超过了可耐受水平会是致命的。与苯二氮䓬合用和/或患者患有某些疾病，如癌症、睡眠呼吸暂停和慢性阻塞性肺疾病时，更容易发生呼吸抑制。用药过量时的治疗方式包括静脉注射或肌内注射阿片类拮抗剂纳洛酮。纳洛酮可在静脉注射后 1~2min 内、肌内注射或皮下注射（SC）2~5min 内逆转呼吸抑制和低血压[22]。因为静脉注射药物滥用者很难找到合适的外周静脉通路，2016 年，美国 FDA 批准了纳洛酮鼻喷雾剂。纳洛酮鼻内给药后 8~13min 内有效。由于纳洛酮的是半衰期最短的药物之一，所以重复给药很有必要。纳洛酮可导致急性阿片类药物戒断症，表现如下：竖毛、高血压、打哈欠、打喷嚏、发冷、失眠、腹泻、恶心、呕吐以及持续 1~14d 的腹部和肌肉疼痛[23-24]。

阿片类药物是非常有效的止痛药。然而，它们是目前滥用最多的药物之一。美国疾病控制和预防中心（CDC）报告说，2015 年美国有 33 000 人死于阿片类药物滥用，4. 31% 的 12 岁及以上的美国人滥用处方止痛药[25]。一项蓝十字蓝盾的研究显示，2010—2016 年，阿片类药物滥用增加了 493%。阿片类药物能激活多巴胺能神经元，从而提供强烈的愉悦感。然而其耐受性发展迅速，因此在短短的 2 周内，患者将需要更高的剂量来达到同样的效果。这会导致身体依赖和成瘾。成瘾的主要特征是对药物有强烈的渴求以及对何时、如何获得更强快感的渴望，而当突然停药时就会出现身体依赖。

阿片类药物成瘾的综合治疗方法包括咨询某些阿片类药物，如美沙酮和丁丙诺啡。美沙酮是一种人工合成的阿片类药物，可以阻止海洛因与受体结合，并防止戒断症状。它不会使人产生欣快感，而且半衰期较长，可达 1~2d，而海洛因的半衰期为 4~6h。因此，患者可以改用美沙酮，然后随着时间的推移慢慢减少剂量。美沙酮有一定的风险，因为它会导致 QT 间期延长和心律失常，当与 5-羟色胺再摄取抑制剂联合使用时，可能会导致 5-羟色胺综合征[22]。由于其半衰期较长，初次滴定需要一些时间。短效阿片类药物的戒断症状比半衰期较长的药物要严重得多。丁丙诺啡是 μ 受体的部分激动剂，但对其他受体有拮抗作用。当给吗啡或海洛因成瘾的患者服用时，它可能会导致戒断症状，因此，其首次使用应在出现中度戒断症状之后。可用于戒毒阶段的药物包括其他阿片类激动剂、α_2 受体激动剂（可乐定）、非甾体抗炎药、抗胆碱药和抗酸剂。此外，还可能需要舌下给予抗焦虑药物与纳洛酮、丁丙诺啡（1∶4）联合使用以维持疗效并防止复发[20]。如果患者同时使用阿片类药物和苯二氮䓬类药物，应首先戒除阿片类药物，然后慢慢地减少镇静剂的用量会比较安全[26]。突然停止服用苯二氮䓬类药物会引发反跳性焦虑、癫痫发作和幻觉。

考虑到对止痛药上瘾的人数，再加上越来越高的过量使用率，FDA、制药公司、监管机构和医生正在努力制订减少滥用的策略。缓解风险策略包括对处方医生的教育、使用药物遏制制剂和用药监测计划。药物遏制制剂包括使用赋形剂，如聚氧化乙烯、高吸水性材料、脂质或陶瓷纳米颗粒[27-28]。它们中的一些在与水接触时会变成凝胶，或者被碾压时不易粉碎，这些设计是为了防止成瘾者压碎药片以增强吸收，或使其不适用于注射。

阿片类药物的治疗关注点

在开具阿片类止痛药处方时，有许多需要注意的事项。临床医生应该向患者交代阿片类药物治疗的风险和收益，这利于患者了解药物的不良反应以及成瘾性。临床医生应尽可能给急性疼痛患者开最小剂量、最短用药周期并且不会逐渐增加剂量的处方[26]。理想情况下，临床医生应开出属于同一种类的短效和长效阿片类药物(即避免同时开羟考酮、吗啡和氢可酮),因为这将利于将来在必要时进行药物种类的更换。患者即使疼痛仍然存在,也应将重点应放在改善功能上,因为几乎没有证据表明持续使用可减少慢性疼痛[29]。我们还应该重新审查关于耐受性的概念。由于耐受性会很快消失,因此在药物戒断中的患者不应使用与以前相同剂量的药物,而应减少剂量,以避免呼吸抑制。

如果阿片类药物用于治疗慢性疼痛,临床医生应在1~4周内重新评估患者,尤其是有滥用史的患者。如果怀疑患者私自加用了其他阿片类药物或苯二氮䓬类药物,通过尿液药物筛查可能会检测出。尿检可以识别1~5d内服用的药物或代谢产物[30]。血液检测可以确认更短时间的生化信息。临床医生也可以进行疼痛患者的筛查和阿片类药物评估(SOAPP-R)。这是一个用以帮助医生确定用阿片类药物治疗慢性疼痛的患者产生异常行为的风险的工具。它由24个问题组成,这些问题涉及情绪波动、对药物的渴求、饮酒以及其他可能表明患者可能有高成瘾风险的项目[31]。在谷歌搜索一个标题为测试的网站,将显示出发布调查问卷的各种网站。目前的阿片类药物滥用测量(COMM)是另一种可以用来识别异常行为的工具[32]。读者也可以参考美国CDC关于阿片类药物使用过量的网站(www.cdc.gov/drugoverdose/prescripting/resources.html),该网站包含相关视频、培训、临床工具和临床方面的宣传海报,帮助他们传播关于阿片类药物危险性的信息。

其他应注意的问题包括,要认识到患者在服用这些药物时可能会出现嗜睡和认知功能下降,因此不应操作任何危险的设备。使用芬太尼或利多卡因贴片或任何经皮肤用药的患者必须避免在贴片附近区域加热、加压或运动,以防过量吸收[33]。此外,应特别注意不要在短时间内增加剂量,因为血浆达到稳定水平需要72h。芬太尼贴片过早增加剂量可能导致呼吸抑制甚至死亡。佩戴贴片的患者还必须避免与婴儿或幼儿同睡,因为在某些情况下,贴片可能会与患者脱离,最终在婴儿睡眠时接触到婴儿皮肤,从而导致严重的呼吸抑制[34]。阿片类药物对缓解疼痛确实效果优异,但其风险可能很快超过其益处。

抗精神病药物

这一节主要探讨精神分裂症的药理学。康复专业人士应该意识到,体育活动和锻炼可以减少精神分裂症的症状,并且最近被认为是药物治疗的重要辅助手段[35]。

目前流行的精神分裂症病理生理学理论表明,精神分裂症患者的多巴胺、5-羟色胺、谷氨酸和γ-氨基丁酸(GABA)神经递质存在功能障碍[36]。精神分裂症的多巴胺和血清素假说被广泛接受。精神分裂症患者的中脑边缘和中脑皮质通路中的多巴胺水平升高[37]。抗精神病药物最初是通过阻断边缘和皮质区域的多巴胺通路来降低多巴胺水平的。

第一代抗精神病药:作用机制,药代动力学和药效学

抗精神病药可分为第一代和第二代[38]。第一代抗精神病药(FGA)(表45-3)是多巴胺受体2(D_2)拮抗剂。典型的抗精神病药物其锥体外系副作用十分明显。锥体外系症状包括各种异常运动,如肌张力障碍(持续异常姿势和肌肉痉挛)、静坐障碍(躁动和起搏)、帕金森综合征(震颤和僵直)和迟发性运动障碍(反复的不自主面部运动)[39]。在极少数情况下,经典的抗精神病药物中可能会出现有致命风险的抗精神病药恶性综合征,以僵硬、发热和血浆肌酸激酶升高为特征[40]。虽然锥体外系症状的发生率因不同的FGA而异,但据报道,在使用高效FGA(氟哌啶醇)治疗的患者中,这些副作用发生率高达50%。当60%~80%的D_2受体被阻断时,FGA的治疗效果才会出现,而锥体外系症状在D_2受体阻断达到75%~80%时出现[41],要达到治疗效果而没有严重副作用的窗口非常小。

表45-3 第一代抗精神病药

氟奋乃静	氯丙嗪
氟哌啶醇	噻嗪*
洛沙平	硫利达嗪
奋乃静	三氟拉嗪
匹莫齐特*	

*报告QT间期存在问题。

单独而言,不同的FGA对α-肾上腺素能受体[42]、组胺受体[43]和毒蕈碱受体作用不同[44]。对这些受体的作用与高副作用有关,会导致这些受体在全身的非选择性阻断。一般来说,高效FGA具有低组胺、毒蕈碱和镇静副作用,但有较高的锥体外系

征风险，而低效 FGA 具有高毒蕈碱和组胺能副作用，锥体外系症状的风险较低[45]。

肝脏活跃的首关代谢作用会导致 FGA 的生物利用度降低[46]。药物对肝脏代谢的依赖增加了药物-药物相互作用和肝损伤的可能性[47]。抗精神病药物和许多抗抑郁药都共同需要代谢酶细胞色素 P450。共用同一种代谢酶会增加药物与药物相互作用的风险，尽管如此，其相互作用已经被证明是温和且易于控制的[48]。

大多数抗精神病药物是高度脂溶性的，很容易通过血脑屏障。

FGA 还具有较广的分布量和较长的临床持续时间，因为 FGA 与 D_2 受体结合时间较长[49]。FGA 的尿液排泄可能在最后一次给药后数周出现，而对于某些可注射的抗精神病药物可能会在 3~6 个月后出现。在抗精神病药物的使用中，症状复发的时间差异很大[50]。

第二代抗精神病药：作用机制，药代动力学和药效学

第二代抗精神病药物（SGA）（表 45-4）或非典型抗精神病药物阻断血清素受体的效果通常比阻断多巴胺明显。这显著降低了它们引起锥体外系症状的强度[40,51]。尽管 SGA 仍会与多巴胺受体结合，但它们的结合程度要小得多，持续时间较短[52]，并且在不负责运动的区域选择性地结合。

表 45-4 第二代抗精神病药

氯氮平*	利培酮	阿立哌唑
奥氮平	帕潘立酮	依匹哌唑
喹硫平	齐拉西酮	卡利拉嗪
	鲁拉西酮	

*当所有其他抗精神病药物都失效时的金标准。

SGA 和 FGA 在治疗精神分裂症的疗效上没有差别；SGA 和 FGA 最重要的区别是它们产生锥体外系副作用的多少[53]。SGA 虽然仍会导致运动障碍，但程度远低于 FGA，不过实际风险还是取决于具体的药物[39]。对所有服用抗精神病药物的患者都应询问有无震颤、行动迟缓或烦躁不安。

SGA 的吸收和生物利用度因具体药物而异[54]。SGA 可作为起效快、持续时间长的注射剂和口腔溶解片提供[55]。口服给药是 SGA 的一般给药方法，但对于无法坚持口服药物的患者，可每 2~4 周注射一次长效抗精神病药物[56]。不同的 SGA 在其剂量、吸收率、半衰期、药物间相互作用以及肝肾反应方面存在显著差异。在使用这些药物治疗患者时，应该记住这一点，但具体细节不在本文讨论范围之内。

抗精神病药物的治疗关注点

尽管上述锥体外系症状是抗精神病药物的最受关注的副作用，但典型和非典型抗精神病药物都还有代谢、抗胆碱能、心血管和性功能方面的副作用[57]。所有抗精神病药物都会完全或部分阻断毒蕈碱、组胺能和 α 肾上腺素能受体。阻断毒蕈碱（胆碱能）受体产生的抗胆碱能副作用会导致口干和便秘，这些副作用并不严重，通常是可以控制的。

心脏和代谢异常在 FGA 和 SGA 中都是非常重要的，一些数据显示 SGA 心脏异常的风险更高[58]。精神分裂症患者平均比普通人群早 25 岁死亡，心血管因素是其主要原因[59]。这使为精神分裂症患者制订锻炼计划和养成健康习惯变得尤为重要。

虽然 α 肾上腺素能受体阻断被认为可以减少精神分裂症的阳性症状，但这些受体也存在于心脏中[60]。α 肾上腺素能受体阻滞剂用于治疗高血压[61]，可导致血压过低和其他心脏副作用。存在心脏危险因素的抗精神分裂药物会导致患者 QT 间期延长这一点已被证实，因此建议开始服用此类药物的患者进行心电图检查[62]。直立性低血压也是抗精神病药物常见的影响心脏的副作用[63]。直立性低血压常导致代偿性心动过速，因此应该增加休息和锻炼心功能。因为这些副作用特别常见，所以康复专业人员应经常监测所有服用抗精神病药物的患者的心脏参数。

普遍认为抗精神病药物造成的组胺受体阻断会导致体重增加、糖尿病和血脂异常等代谢副作用。这些副作用可能因特定药物而异，考虑到该人群中心脏相关死亡的高发生率，这些副作用应作为一个重要考虑因素[43,64]。这些代谢性副作用的大小与 FGA 和 SGA 的相似程度有关。

阻断组胺能通路也能产生镇静作用。2017 年，美国 FDA 发布了一份关于服用抗精神病药物的老年人跌倒和髋部骨折风险的警告。镇静、直立性低血压和潜在的运动障碍的联合作用已被证明会增加老年人跌倒的概率[65]。此外，所有 FGA 和 SGA 都

会使脑垂体中的多巴胺神经元阻断,导致催乳素释放过多,这可能引起性功能障碍。这种高催乳素血症与月经周期和性功能障碍有关,包括欲望、觉醒和性高潮受损[66]。性功能障碍的具体发生取决于特定的药物。

抗抑郁药

根据 CDC 的数据,抗抑郁药是最常用的 3 大处方药物之一。除了疼痛患者中普遍存在抑郁症以外,抗抑郁药本身也是治疗疼痛综合征和神经性疼痛的一线药物[67-69]。抑郁症的单胺假说认为 5-羟色胺、去甲肾上腺素和/或多巴胺的缺乏会导致抑郁症状[70-71],几乎所有的抗抑郁药都以恢复单胺类神经递质水平为目标。

第一代抗抑郁药:作用机制,药代动力学和药效学

单胺氧化酶抑制剂(MAOI)和三环类抗抑郁药(TCA)是第一代抗抑郁药。单胺氧化酶是一种负责代谢 5-羟色胺、去甲肾上腺素和多巴胺的酶。MAOI 引起单胺氧化酶的持久、不可逆的抑制,使神经递质一直存在于突触间隙。MAOI 还可以抑制自主神经系统中去甲肾上腺素的再摄取。这可能导致烦躁,高热,坐立不安,口干,尿潴留和高血压。MOAI 会与拟交感神经药物(非处方感冒和咳嗽药物)和含有酪胺的食物(肉类、猪肉、巧克力、香蕉、茄子、奶酪、啤酒、红酒、葡萄干和鳄梨)的食物相互作用,导致高血压危象。

TCA 阻断 5-羟色胺和去甲肾上腺素再摄取转运体,增加突触中这些神经递质的浓度。应该监测有无抗胆碱能副作用和心脏房室(AV)传导阻滞的迹象,使用 MAOI 或 TCA 的患者应经常检查他们的生命体征,以确保他们的血压和心率正常。应询问患者是否感到头晕或心脏砰砰乱跳。运动时会释放去甲肾上腺素,因此在使用这些药物时监控患者的活动是很重要的。

第二代抗抑郁药:作用机制,药代动力学和药效学

第二代抗抑郁药更常用且副作用更少,毒性更小。第二代抗抑郁药包括选择性 5-羟色胺再摄取抑制剂(SSRI)、5-羟色胺和去甲肾上腺素再摄取抑制剂(SNRI)。SSRI 是使用最多的抗抑郁药[72-73]。类似于 TCA 的效果,SSRI 和 SNRI 作用于将神经递质返回神经元进行代谢的转运分子。SNRI 可以被认为是 TCA 的升级版,因为它们不会像 TCA 那样无意中阻断 α_1 肾上腺素、胆碱能、多巴胺能或组胺能受体[74]。临床医生应认识到,大多数患者在使用第二代抗抑郁药进行最初治疗后不会立刻获得缓解[71]。服用后需要 2~3 周的时间才能看到临床反应[75]。

SSRI 具有高脂溶性,分布量大。它们很容易在胃肠道中吸收,血浆浓度在 1~8h 达到峰值[76]。所有 SSRI(氟伏沙明除外)都会在肝脏代谢和清除。抑制肝脏细胞色素 P450 代谢酶的药物可能导致相互作用,但这取决于具体的药物。SNRI 对 P450 酶没有影响,与 SSRI 相比,药物相互作用更少。

康复专业人士应该知道的最常见的非典型抗抑郁药是安非他酮。安非他酮被发现能最大限度地减少性功能障碍,并有刺激作用,这也是为什么它的使用超过 SSRI 的原因。安非他酮的刺激作用可能对疲劳和注意力不集中的患者更为有利[77]。然而,一些证据表明,这些药物与个体的癫痫发作和心脏异常有关(表 45-5)。

作为镇痛药的抗抑郁药物

根据 2017 年美国健康和护理卓越研究所(NICE)神经病理性疼痛的药理学管理指南[69,79],SNRI 度洛西汀和抗惊厥药(加巴喷丁或普瑞巴林)是治疗神经性疼痛的一线药物[67,78]。抗抑郁药产生镇痛的机制被认为与 5-羟色胺在下行疼痛通路中的作用有关。5-羟色胺被发现在这个通路的突触中释放,且高水平的 5-羟色胺会抑制疼痛。

度洛西汀被特别指定为神经病变的一线用药[80]。SNRI 在治疗糖尿病周围神经病变[81]、纤维肌痛[82],甚至慢性肌肉骨骼疼痛[83](包括腰痛)方面都有效[84]。

SNRI 的副作用通常包括恶心、腹泻、口干和便秘[85]。TCA 对组胺能和胆碱能受体有较强的结合力,导致患者出现口干、便秘、视力模糊、尿潴留和直立性低血压[74]。此外,TCA 耐受性最差的不良反应之一是嗜睡。TCA 也可能导致心律失常或心悸[86],心律失常患者可能有心脏毒性的风险。由于潜在的心脏危险和强烈的抗胆碱能副作用,TCA 在老年人群中的耐受性通常较低(表 45-6)。

表 45-5　代表性抗抑郁药副作用概况

代表性药物	剂量[a]/(mg/d)	生物胺	刺激作用	癫痫发作	镇静	低血压	抗 Ach 效果	Gi 效果	体重增加	性功能效应	心脏效应
NE 再摄取抑制剂:3°胺三环类											
阿米替林	100~200	NE,5-HT	0	2+	3+	3+	3+	0/+	2+	2+	3+
氯丙咪嗪	100~200	NE,5-HT	0	3+	2+	2+	3+	+	2+	3+	3+
多塞平	100~200	NE,5-HT	0	2+	3+	2+	2+	0/+	2+	2+	3+
丙咪嗪	100~200	NE,5-HT	0/+	2+	2+	2+	2+	0/+	2+	2+	3+
(+)-三甲丙咪嗪	75~200	NE,5-HT	0	2+	3+	2+	3+	0/+	2+	2+	3+
NE 再摄取抑制剂:2°胺三环类											
阿莫沙平	200~300	NE,DA	0	2+	+	2+	+	0/+	+	2+	2+
地昔帕明	100~200	NE	+	+	0/+	+	+	0/+	+	2+	2+
马普替林	100~150	NE	0/+	3+	2+	2+	2+	0/+	+	2+	2+
去甲替林	75~150	NE	0	+	+	+	+	0/+	+	2+	2+
普罗替林	15~40	NE	2+	2+	0/+	+	2+	0/+	+	2+	3+
SSRI											
(±)-西酞普兰	20~40	5-HT	0/+	0	0/+	0	0	3+	0	3+	0
(+)-依他普仑	10~20	5-HT	0/+	0	0/+	0	0	3+	0	3+	0
(±)-氟西汀	20~80	5-HT	+	0/+	0/+	0	0	3+	0/+	3+	0/+
氟伏沙明	100~200	5-HT	0	0	0/+	0	0	3+	0	3+	0
(−)-帕罗西汀	20~40	5-HT	+	0	0/+	0	0/+	3+	0	3+	0
(+)-舍曲林	100~150	5-HT	+	0	0/+	0	0	3+	0	3+	0
(±)-文拉法辛	75~225	5-HT,NE	0/+	0	0	0	0	3+	0	3+	0/+

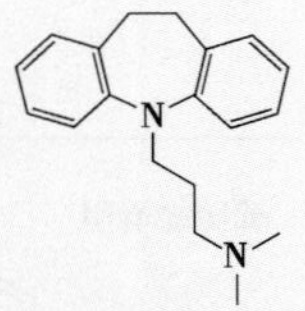
丙咪嗪

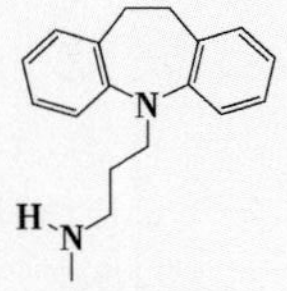
地昔帕明

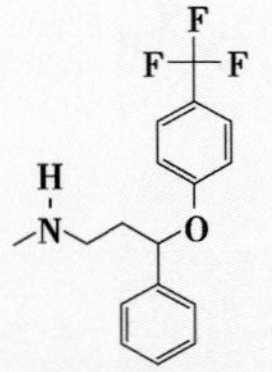
氟西汀

续表

代表性药物	剂量[a]/(mg/d)	生物胺	刺激作用	癫痫发作	镇静	低血压	抗 Ach 效果	Gi 效果	体重增加	性功能效应	心脏效应	
非典型的抗抑郁药												
(-)-阿托西汀	40~80[b]	NE	0	0	0	0	0	0/+	0	0	0	
安非他酮	200~300	DA,NE	3+	4+	0	0	0	2+	0	0	0	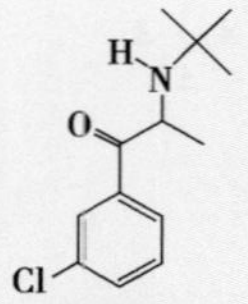 安非他酮
(+)-度洛西汀	80~100	NE,5-HT	+	0	0/+	0/+	0	0/+	0/+	0/+	0/+	
(±)-米氮平	15~45	5-HT,NE	0	0	4+	0/+	0	0/+	0/+	0	0	
奈法唑酮	200~400	5-HT	0	0	3+	0	0	2+	0/+	0/+	0/+	
曲唑酮	150~200	5-HT	0	0	3+	0	0	2+	+	+	0/+	
MAO 抑制剂												
苯乙肼	30~60	NE,5-HT,DA	0/+	0	+	+	0	0/+	+	3+	0	
强内心百乐明	20~30	NE,5-HT,DA	2+	0	0	+	0	0/+	+	2+	0	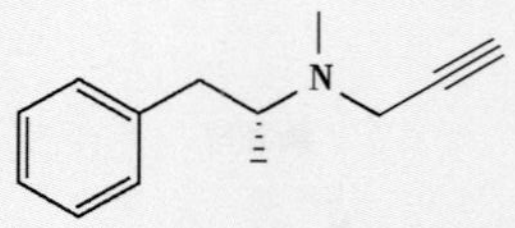 丙炔苯丙胺
(-)-丙炔苯丙胺	10	DA,NE,5-HT	0	0	0	0	0	0	0	+	0	

0,可忽略;0/+,最小值;+,轻度;2+,中度;3+,中度严重;4+,严重。个别药物的其他重要副作用在正文中有描述。塞来吉兰透皮贴剂被批准用于抑郁症。

[a]根据患者的需要和对药物的反应,有时会使用更高或更低的剂量,参见文献和 FDA 建议。

[b]儿童,0.5~1mg/kg,最高 70kg,见黑框警告。

表 45-6　抗抑郁药：TCA、MAOI、SSRI 和 SNRI

	分类	作用机制	常用药物
第一	单胺氧化酶抑制剂（MAOI）	抑制单胺氧化酶	苯乙肼 司来吉兰 苯环丙胺
	三环类（TCA）	抑制血清素和去甲肾上腺素结合到它们的再摄取载体	阿米替林* 氯米帕明* 丙咪嗪*
第二	选择性 5-羟色胺再摄取抑制剂（SSRI）	选择性地抑制 5-羟色胺与再摄取载体结合	依他普仑 氟西汀 氟伏沙明* 帕罗西汀 舍曲林 西酞普兰
	5-羟色胺和去甲肾上腺素再摄取抑制剂（SNRI）	阻断去甲肾上腺素和 5-羟色胺转运蛋白，缺乏 α、抗胆碱能和抗组胺阻断作用	度洛西汀* 文拉法辛*
	四环/单环	不属于特定类的可变结构。许多作用机制尚不清楚	阿莫沙平* 布普品 米氮平
	5-羟色胺受体调节剂	阻断 5-羟色胺受体的亚群	奈法唑酮 曲唑酮

* 关于神经病理性疼痛以及抑郁症的表格。

选择性 5-羟色胺再摄取抑制剂：治疗关注点

虽然与其他抗抑郁药相比，SSRI 的安全性和耐受性显而易见，而且大多数副作用都很小，但 SSRI 会经常出现治疗中断。失眠、镇静、食欲改变、恶心、口干、头痛和性功能障碍被认为是常见的不良反应[87]。躁动、冲动和易怒较少见。使用 SSRI 患者中高达 73% 的患者会发生性功能障碍[88]。SSRI 也可能导致体重增加，但研究尚不透彻，一些研究显示 12% 的服用药物患者体重会增加，但其他研究显示与体重变化无关。患者还应接受关于"停药症状"的教育，这是一种在停用 SSRI 时出现的现象，停药症状包括眼花、头晕、失眠、疲劳、焦虑/激动、恶心、头痛和感觉障碍，这些表现可能持续 3 周[89]。

SNRI 和 SSRI 有相同的副作用。SNRI 最常见的副作用包括恶心、腹泻、口干和便秘[85]。此外，SNRI 增加去甲肾上腺素释放的能力会导致与交感神经过度兴奋相关的副作用。这可能包括高血压、恶心、头晕和出汗。MAOI 不应与 SNRI 或 SSRI 一起服用，也不应在使用 SNRI 或 SSRI 的 4 周内服用[90]。SSRI 会导致 5-羟色胺综合征，与另一种 5-羟色胺能药物重叠时风险更大，这是一种威胁生命的疾病，其特征是 5-羟色胺过量。5-羟色胺综合征（表 45-7）的临床诊断，包括肌肉、自主神经和精神变化。

表 45-7　5-羟色胺综合征

系统	症状
神经肌肉	反射亢进，阵挛，震颤，僵化，双侧巴宾斯基阳性，静坐不能
自主神经症状	腹泻、心动过速、体温过高、高血压、呕吐和腹泻、瞳孔扩张、黏膜干燥
精神状态	焦虑，激动，谵妄，烦躁不安，迷失方向，易激

作为镇痛药的抗癫痫药物

虽然抗惊厥药物以其在癫痫发作的控制和癫痫方面的作用而闻名，但某些抗惊厥药是治疗神经性疼痛的一线药物[67,78]。加巴喷丁和普瑞巴林被发现对糖尿病神经病变、带状疱疹后神经痛[91-92]和反射性交感神经营养不良效果优异[93]。

抗癫痫药物：作用机制，药代动力学和药效学

加巴喷丁和普瑞巴林是抑制性神经递质 GABA 的结构类似物（表 45-7）。这些药物的初衷是模仿神经递质 GABA，作用于 GABA。然而，其作用机制与最初预期的不同，这些药物最终更多地参与调节谷氨酸释放[94]。它们的突触前作用是减少钙进入神经元的通道，从而减少谷氨酸释放（表 45-8）。

表 45-8　治疗神经病理性疼痛的抗惊厥药

一线药物[67,69,78-79]	部分有效	无效
加巴喷丁 普瑞巴林	卡马西平 氯硝西泮 奥卡西平 托吡酯 丙戊酸钠 拉莫三嗪 苯妥英钠	噻加宾 唑尼沙胺 苯巴比妥

与大多数经肝代谢的抗惊厥药物不同,加巴喷丁和普瑞巴林不能被肝代谢,仅通过肾脏系统被清除[96]。不需通过肝脏代谢减少了使用抗抑郁药时可能出现的药物间相互作用。加巴喷丁和普瑞巴林的生物利用度不受食物摄入量的影响,并在多次给药后保持不变。这两种药物都不与血浆蛋白结合,这增加其通过细胞膜和组织扩散的能力。这两种药物的半衰期约为 4~8h,每天都需要给药 1 次以上。

抗癫痫药物:治疗关注点

加巴喷丁和普瑞巴林的副作用主要与中枢神经系统抑制有关。两种最常见的副作用是镇静和头晕。研究显示大约 23.9% 的患者出现头晕,并有 27.4% 的人使用加巴喷丁后出现镇静。共济失调占 7.1%,外周水肿占 9.7%[97],在服用这些药物的患者中也发现头痛、震颤和意识障碍的副作用。性功能副作用包括性欲亢奋、性欲消失、性冷淡和阳痿[98]。总的来说,加巴喷丁和普瑞巴林被认为是安全和可耐受的药物[99]。

大多数研究表明,抗癫痫药物(AED)比抗抑郁药能更有效地减轻神经源性疼痛。服用膜稳定剂的个体通常比服用抗抑郁药的人经历更少的副作用,38% 的患者报告 5-羟色胺和去甲肾上腺素再摄取抑制剂度洛西汀和 30% 的加巴喷丁有副作用[100]。2017 年的一项系统回顾显示,三环类抗抑郁药和膜稳定剂在治疗糖尿病所致神经病变方面具有相同的疗效,但抗抑郁药因不良反应而停药的较多。

局部麻醉剂

局部麻醉是指弱化身体某一特定部位的感觉。尽管镇痛是大多数局部麻醉剂的目标,但它们通常会减弱特定区域的所有感觉,这是它们被归类为麻醉剂的原因。局部麻醉剂有多种用途。神经轴索镇痛是指在中枢神经系统内注射局部麻醉剂,如硬膜外注射。周围神经阻滞也可以用局部麻醉剂来完成。浸润是另一种局部麻醉方法,通常由牙医在手术前麻醉口腔区域。

门诊理疗师经常使用局部麻醉剂来完成某些治疗。对于有骨科疾病的患者,如肩关节撞击[101]和膝关节骨关节炎[102],皮质类固醇注射通常也会用到局部麻醉剂。FDA 批准允许对肌肉骨骼和神经病理性疼痛的患者使用有局部麻醉的非处方药膏和贴片进行治疗[103]。

最近,由于利多卡因的副作用较低,它已取代普鲁卡因成为最常用的短效局部麻醉剂。利多卡因贴片有望用于治疗非特异性腰痛[104 105]和骨关节炎性疼痛[106],但在临床推荐之前还需要进一步的研究。局部给药可减少传入纤维的异位神经元放电,减缓外周伤害感受器敏化并降低中枢兴奋性[107]。使用利多卡因贴片几分钟麻醉就开始起效,持续时间可达 12h。研究表明利多卡因贴片具有轻微的副作用,但与临床无关[108]。虽然副作用发生的概率很小,但对患者贴片使用时间的指导仍然非常重要[109]。

局部麻醉:作用机制,药代动力学和药效学

局部麻醉剂可逆性抑制神经电压门控钠通道。它们与钠通道结合,阻碍了它进入神经。钠离子进入神经元是发生动作电位所必需的,因此局部麻醉剂暂时“关闭”神经元。这个传导阻滞可阻止个人感知该区域的任何感觉。

给药后,局部麻醉通常先导致交感功能丧失,然后对剧烈疼痛、温度和压力的感觉下降,最后运动功能下降。由于交感神经功能的丧失,血管扩张可能导致药物被迅速吸收。在外周神经阻滞和浸润时,肾上腺素通常与局部麻醉剂同时应用来恢复流向该区域的交感性血流。肾上腺素引起的血管收缩使局部麻醉剂在选定的身体区域内保持较长的持续时间[110]。

局部麻醉剂的药理原理取决于其注射形式和注射部位。脂质溶解性决定其效力。脂质可溶性越强,作用持续时间越长,达到效果的时间越长。当注射到高密度血管区域,例如在口腔中有很多血管,吸收是快速的。当注射到皮下脂肪中时,吸收速度较慢。作用持续时间多变,一些臂丛神经注射作用持续 30h,而布比卡因的脊髓麻醉可能持续 2.5h[111]。

根据化学结构,局麻药分为酰胺和酯类(表 45-9)两种。重要的是,酰胺经历肝脏代谢,而酯类则被血浆胆碱酯酶水解。肝毒性更易发生在使用酰胺类局麻药的个体身上,但这也很少见。与酯类相比,酰胺类药物的肝代谢也能增加其作用时间。两种类型局麻药的作用机制是相同的,但代谢方式和敏感电位使两者有区别,在临床上大多数情况下选择酰胺类[112]。

表 45-9　局部麻醉剂

酰胺类	酯
利多卡因(5%利多卡因贴片)	普鲁卡因
甲哌卡因	丁卡因
布比卡因	苯佐卡因
左布比卡因	可卡因
罗哌卡因	

局部麻醉药:治疗关注点

局部使用利多卡因和大部分局部麻醉剂的副作用很小,因为皮肤贴片的全身吸收量很少。研究表明,接触性皮炎多发生在给药部位,最常见的是酯类[113]。局部麻醉剂的过敏反应很少见,注射部位的并发症也很少见(如注射部位附近组织缺血性坏死)[111,114-115]。除了这些轻微的副作用,所有局部麻醉剂很少能够引起剂量依赖性全身毒性反应。最近关于局部麻醉全身毒性反应的流行病学研究表明,外周神经阻滞的总体发病率为每 1 000 人中有 0.87 人发病[109]。通常可以通过使用精细的注射技术和最低有效剂量来避免这种情况。全身吸收局部麻醉剂的最常见原因是无意间直接注射到血管内。局部麻醉剂全身毒性反应的中枢神经系统症状通常是精神变化、焦虑、金属味、抽搐和癫痫发作。如果出现这些症状,临床医生应停止治疗,因为血液中药物浓度水平升高最终会导致中枢神经系统抑郁,从而导致昏迷、癫痫发作、呼吸抑制和心搏骤停。研究表明,心血管系统毒性反应为心动过速和高血压,进展到室性心律失常[116]。关于毒性反应确认和治疗的更详细的解释已超出了本文的介绍范围,但所有康复专业人员都应当了解。

镇痛药:非甾体抗炎药和皮质类固醇

本节将讨论缓解疼痛和炎症的药物。必须指出,这些药物不一样,不应相互替换。每个药物都有各自的副作用和特定的用法。另外要强调的是,虽然许多是非处方药(OTC),但并不意味着患者服用任何剂量都是安全的。下面将首先介绍非甾体抗炎药,因为它们是世界上使用最多的药物,因此将进行一些详细的探索。

非甾体抗炎药

非甾体抗炎药(NSAID)是在 100 多年前被发现的[117],现在仍然是缓解急性和慢性疼痛治疗的关键组成部分。它们也减少了由伤害或疾病引起的发热、肿胀和炎症。NSAID 之所以如此命名,是因为它们不是类固醇,而是通过抑制前列腺素(PG)的合成,产生与类固醇相同的效果。所有 NSAID 的作用机制是通过对环氧合酶(COX,COX-1 和 COX-2)的可逆性抑制,最终抑制 PG 的合成(图 45-10)。

前列腺素有多种作用,其中包括疼痛产生、血小板聚集、抑制胃酸分泌,和扩张肾脏血管。抑制 COX 酶可使炎症减少,同时 PG 合成也减少,对胃肠道黏膜的保护减少。但是,COX 的不同亚型具有不同的功能,抑制不同异构体会产生不同的治疗效果和副作用[118]。人们在血小板、肾脏和胃中发现 COX-1,其抑制作用与胃肠道副作用相关。在突触液中发现 COX-2,但其抑制可能与参与血管扩张的前列腺素的减少有关。因此,COX-2 的抑制与心肌梗死和其他血栓事件的发生风险有关,同时起到保护胃部的作用[119]。必须指出,阿司匹林被认为是 NSAID,但通过 COX-1 依赖性抗血小板效应而具有抗血栓作用[120]。

非甾体抗炎药:作用机制,药代动力学和药效学

根据作用机制不同,NSAID 可分为非选择性和选择性。塞来昔布被认为是选择性的,抑制 COX-2 通路,而布洛芬和萘普生是非选择性的,影响了两种通路。这些药物的半衰期从 2h 到 55h 不等,因此它们分为短、中、长作用。

阿司匹林被认为是一种抗炎、镇痛、解热的药物,是应用最广泛的药物之一[121]。口服阿司匹林大约有 70% 的剂量被完整吸收到循环系统中[122]。其余的剂量被迅速水解为水杨酸盐,并比母体药物消除得更慢。水杨酸具有抗炎作用,阿司匹林具有抗血小板作用。阿司匹林的肠溶制剂的吸收比普通可溶性制剂慢,从而导致其释放延迟。此外,随餐服用阿司匹林会使其吸收非常不稳定的。注意:有证据表明,同时使用小剂量阿司匹林和非甾体抗炎药进行心脏保护可以抑制阿司匹林的抗血小板作用,从而导致血栓形成[123]。因此建议先服用低剂量的阿司匹林至少 2h 后再服用 NSAID。

非甾体抗炎药:治疗关注点

据报道,当 NSAID 与阿司匹林、酒精、降压药物、抗抑郁药和其他常用药物联合使用时,存在药物-药物相互作用(DDI)[117,124]。如前所述,一个更

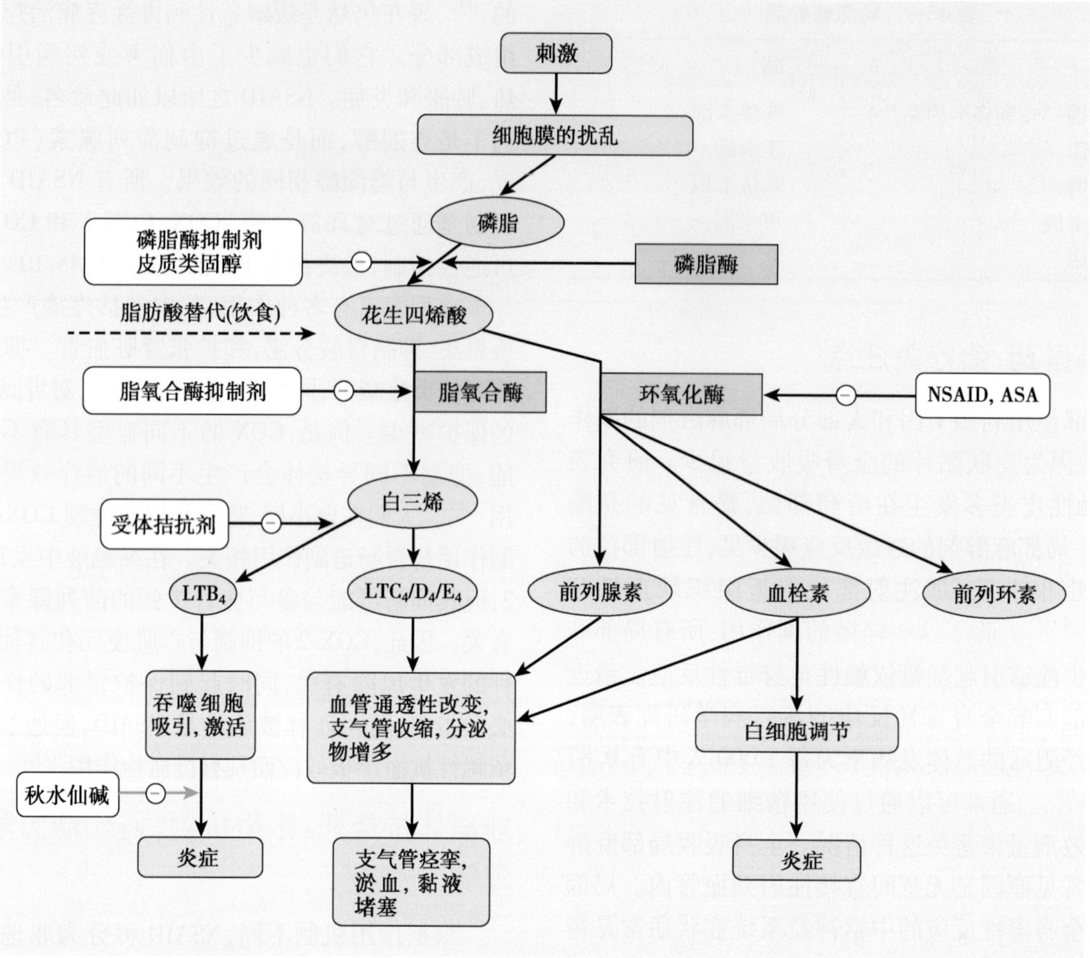

图 45-10　由花生四烯酸和药物作用部位衍生的类前列腺介质。ASA，乙酰水杨酸（阿司匹林）；LT，白三烯；NSAID，非甾体抗炎药（经允许摘自 Negm AA，Furst DE. Nonsteroidal Anti-Inflammatory Drugs，Disease-Modifying Antirheumatic Drugs，Nonopioid Analgesics，& Drugs Used in Gout. In：Katzung BG，eds. Basic & Clinical Pharmacology，14e New York，NY：McGraw-Hill；2018）

广为人知的 DDI 是服用阿司匹林引起的。服用华法林的人还应密切监测出血并发症[117]，因为 NSAID 从血浆蛋白中转移抗凝剂，从而提高血浆游离华法林浓度及相关抗凝活性，增加出血风险[125]。当 NSAID 与降压药物一起服用时，DDI 也很普遍。一些患者在 2 周内经历了血压（BP）的大幅升高[126]，但这种相互作用不会在使用钙通道阻滞剂时发生[126]。NSAID 与降压药 DDI 管理指南包括在 NSAID 开始使用之前和之后或加强 NSAID 治疗时频繁的血压监测，特别是收缩压（SBP），在开大剂量的 NSAID 处方时，对患者的监测尤其重要[127]。

酒精摄入是胃肠道出血的一个独立的危险因素，在服用非甾体抗炎药的个体中，它以剂量依赖性的方式增加[124]。这是在那些经常服用非甾体抗炎药的患者身上发现的[128]。此外，已发现几种 NSAID 可降低甲氨蝶呤的肾脏清除率，这可能导致毒性反应的发生[129]。皮质类固醇和 NSAID 的同时口服可能会增加胃肠道毒性[124]。

在评估 NSAID 的安全性时，区分处方和非处方药的使用非常重要，因为许多不良反应与剂量相关，尤其与处方药剂量有关[129]。使用 NSAID 处方药来缓解慢性肌肉骨骼疼痛和炎症是有用的，而较低的 OTC 剂量对短期（少于 10d）缓解因急性疾病引起的轻微疼痛有效果[124]。

与 NSAID 相关的不良事件主要表现为胃肠道、心血管（CV）或肾脏症状。危险因素包括女性、年龄较大、身高<16cm、长期使用 NSAID 进行肌肉骨骼疼痛治疗、同时使用违禁药物以及增加伴随药物的剂量[130]。胃肠道问题是由于 COX-1 和 COX-2 的抑制而产生从出血到毒性反应的副作用[131]。

虽然阿司匹林具有心脏保护作用，但大多数其他 NSAID 与增加心血管不良反应的风险有关，包括高血压、心肌梗死和心力衰竭[132]。所有 NSAID 都可改变肾功能[124]，导致钠潴留、外周水肿、血压升高、体重增加、充血性心力衰竭、高钾血症和急性肾衰竭[133]。在炎热环境中因运动而肾应激(脱水)的个人,急性肾衰竭的风险可能增加[134]。

总之,胃肠道出血的风险因 NSAID 而异,与治疗剂量和持续时间有关。如果 NSAID 与阿司匹林同时使用,出血风险增加,如果与溃疡愈合药物一起使用,出血风险会降低。基于对处方 NSAID 的研究发现,所有非阿司匹林的非甾体抗炎药可能增加心血管血栓风险。非处方药的选择很少,但这风险可能较低,尤其是在年轻人中。然而,长期使用高剂量的 NSAID 可能会增加卒中风险。肾毒性并不常见,但在肾功能障碍和糖尿病、高血压、心力衰竭或老年人中此风险升高[124]。

NSAIDS 的其他非常重要的不良反应包括肌肉愈合缓慢[135]、骨折愈合延迟[136]、非连续性骨折[137]、脊柱愈合不良[138]、骨形成障碍[139],这些影响已经为人所知一段时间了,但直到最近才传播给保健医师。脊柱外科医生现在告诉他们的患者不要一直服用 NSAID 直到愈合。患者需要警惕使用非处方 NSAID 时对肌肉骨骼的副作用。

对乙酰氨基酚

对乙酰氨基酚(APAP)与一般 NSAID 不同的地方,是它在治疗剂量[140]时没有抗炎作用,但却有镇痛和退热作用。

对乙酰氨基酚:作用机制,药代动力学和药效学

对乙酰氨基酚比 NSAID 耐受性更好,但镇痛效果较差。它通过抑制 COX-1 和 COX-2 酶而减少前列腺素合成[140]。它可以用于胃肠道反应较大的患者,但具有较差的抗血小板活性。APAP 的治疗浓度可在花生四烯酸和过氧化物水平低时(如在大脑中)抑制 COX 活性,但当花生四烯酸或过氧化物水平高时,效果不大,如风湿性关节炎(RA)等炎症性疾病[141]。与一般 NSAID 不同,APAP 可跨越血脑屏障。

APAP 似乎具有中枢效应和外周效应,由于其抑制髓过氧化物酶的作用,可能减缓风湿性关节炎和动脉粥样硬化等疾病的发展[142]。中枢效应与内源性神经递质系统[143-145],及其活性代谢物 AM404 的影响有关[144]。AM404 通过脊髓上机制激活 5-羟色胺能通路[146],诱导止痛。APAP 能轻松跨越血脑屏障,在整个中枢神经系统中均匀分布[147]。

口服 APAP 靠小肠来吸收,吸收率取决于胃排空率[148]。胃中的食物以及其他药物,如阿片类药物,可能会延迟其排空,而咖啡因能加速其吸收并降低其清除率。这可能解释当这些因素加在一起时镇痛效果增加[149]。约 30min 后开始出现镇痛作用,血浆浓度在 30～60min 内达到峰值[142]。因血浆蛋白结合率低,所以药物分布于全身[150]。除了跨越血脑屏障外,APAP 还跨越了胎盘屏障[151]。血浆半衰期约为 1.5～2.5h[150]。APAP 发生肝结合,约 85%～90% 通过肾排泄清除[150]。其代谢物之一是 NAPQI,它在大剂量 APAP 后产生,APAP 将在高浓度下积累,与肝细胞成分相互作用,导致肝脏损伤[152]。药物制造商的建议剂量为成人每天不超过 3 000mg。如果患者过量服用,也有解药,但患者必须在前 24 小时内就医[153]。过量服用 APAP 是美国急性肝衰竭的最常见原因[154]。

对乙酰氨基酚:治疗关注点

当 APAP 与阿片类药物或其他 NSAID 结合时,由于镇痛作用增强,可以减少这些药物剂量[140]。但是,它对华法林的反应会使国际标准化比值(INR)升高从而增加出血风险,APAP 还会减少维生素 K 依赖性凝血因子的合成[155]。

如前所述,APAP 的主要副作用之一是肝损伤。长期使用 APAP 治疗关节炎的患者可能出现以下临床症状:恶心、呕吐、厌食、腹泻和腹痛[142]。尽管存在肝毒性,但因为它对血小板功能没有不良影响,故它仍然是肝病患者的首选镇痛剂。但是,建议这些患者的剂量每天不超过 2 000mg[156]。由于 APAP 是许多非处方药和流感药物的成分,因此应教育患者检查药物标签,避免过量服用。

皮质类固醇

皮质类固醇有口服、注射、吸入、鼻内、眼内和局部等用药方式,几乎用于医学的每个领域。这些药物可用于治疗许多炎症和免疫性疾病,具有抗增殖作用,是慢性气道疾病(包括哮喘、肺气肿和慢性支气管炎)的主要治疗药物[157]。

糖皮质激素(GC)在效力、作用持续时间与盐皮质激素比率方面有所不同,这决定了其疗效和治疗用途[158]。最常见的是氢化可的松、可的松、泼尼松、甲泼尼龙和地塞米松。氢化可的松和可的松被认为是短效的,作用时间为 8～12h。泼尼松和甲泼尼松被认为是中效的,持续时间为 12～36h。地塞米松被认为

是一种长效药物，作用时间持续 36～72h[157,159]。可的松和氢化可的松是效力较差的糖皮质激素，通常作为肾上腺功能不全患者的首选用药[158]。

皮质类固醇：治疗关注点

成人糖皮质激素的不良反应包括骨质疏松症、骨折、下丘脑-垂体-肾上腺轴抑制、库欣样面容和体重增加、高血糖/糖尿病、心血管疾病（CVD）和血脂异常、肌病、白内障和青光眼、精神障碍、免疫抑制、胃肠紊乱和皮肤病[157]。大约 2/3 的患者在服用糖皮质激素仅数周或数月后通常会经历至少一次不良反应[160]。

服用糖皮质激素是继发性骨质疏松症的主要病因[161]。无论年龄、性别，或基础疾病，治疗开始 6 个月后，骨折风险增加到 75%，骨密度（BMD）显著下降[161]，但骨密度的损失确实发生在治疗的早期[159]。建议所有患者进行预防性治疗，预防由使用糖皮质激素引起的骨质疏松症[159]。另一个骨骼健康问题是骨坏死的发生，由于长期使用系统治疗或关节内注射，大约 9%～40% 的成人患者会发生[162]。临床医生必须监测患者的疼痛，特别是在臀部、膝盖或肩部。

糖皮质激素的不良代谢反应包括糖尿病、血脂异常、体重增加和脂肪营养不良、肾上腺抑制和库欣综合征。因为糖皮质激素对肝脏、骨骼肌、脂肪组织和胰腺 β 细胞均有影响，所以可能恶化现有的糖尿病，或导致类固醇相关糖尿病[163-164]。使用糖皮质激素使非糖尿病受试者患糖尿病的风险增加了 2～4 倍[165]。使用吸入性糖皮质激素的人患糖尿病的风险也很高。类固醇诱发糖尿病的一些危险因素包括高龄、体重指数较高、非裔美国人种族和糖尿病家族史[166-167]。在内源性高皮质醇症患者中，脂质谱与高甘油三酯血症和高胆固醇血症有关，低密度脂蛋白（LDL）升高，高密度脂蛋白（HDL）胆固醇降低[168-169]。

与 GC 使用相关的体重增加与典型的体重增加不同。脂肪组织形成中央肥大，并与周围皮下脂肪变薄形成对比[170]。一般在全身使用 GC3 个月后，约 2/3 的患者表现出脂肪萎缩的外观。这与心血管疾病风险因素有关，如高血压（HTN）、血糖升高和甘油三酯水平升高，以及高密度脂蛋白水平降低，这导致冠心病、心功能不全和脑卒中的风险增加 3 倍[171]。

糖皮质激素抑制下丘脑-垂体-肾上腺轴，肾上腺抑制通常发生在突然停止 GC 治疗后[170]，症状包括虚弱、疲劳、恶心、呕吐、腹泻、腹痛、发热、体重减轻和肌痛。肾上腺危机表现为低血压、意识下降、嗜睡、癫痫、昏迷和低血糖[172]。肾上腺抑制通常发生在每天服用>20mg 泼尼松或服用>3 周的患者或有库欣综合征症状的患者[172]。没有明确证据表明逐渐减少糖皮质激素可防止肾上腺抑制[157]。

与 GC 使用相关的胃肠道副作用包括消化道溃疡、消化道出血和胰腺炎[172]。与消化道溃疡有关的证据很少[173]，但当与非甾体抗炎药结合使用时，就发现了明显的关联[174]，这也会增加胃肠道出血的风险[175]。

糖皮质激素可能会增加心血管疾病的风险，包括高血压、心力衰竭、心肌梗死、心绞痛和卒中[176]。这似乎与每天服用>7.5mg 的泼尼松有关[176]。此外，糖皮质激素不良反应如糖尿病、血脂异常、体重增加和脂质营养不良也会增加这种风险。所有服用糖皮质激素的患者都必须积极管理心血管疾病风险。应该提供给这些患者生活方式的咨询和药物。

前面讨论的所有不良反应都归结为药物的剂量和使用时间。很显然，我们必须分析每个患者使用该药物的风险和益处。

其他药物：肌肉松弛药和抗痉挛药物

骨骼肌松弛药一般分为两大类：抗痉挛状态（antispasticity）药物和抗痉挛（antispasmotic）药物。这些药物有不同的适应证、作用机制、不良反应以及结构[177]。一般来说，抗痉挛状态药物直接影响脊髓或骨骼肌，以改善肌肉高张力和不自主痉挛（例如巴氯芬、丹曲林）。这些药物通常用于治疗多发性硬化症（MS）、脑瘫（CP）和脊髓损伤（SCI）。抗痉挛药物则是通过改变中枢神经系统（CNS）传导来减少肌肉痉挛。它们分为苯二氮䓬类和非苯二氮䓬类[177]。非苯二氮䓬类通常称为“Z”药物，用作改善睡眠，本节不讨论这些药物。最常见的苯二氮䓬类药物是安定。其他抗痉挛药物是一类具有不同作用机制的异质组。一般来说，这类药物是不可互相替代的，除了特定的药物，如替扎尼定和地西泮，这些药物都有肌松和抗痉挛的适应证[177]。

抗痉挛药物

最常见的口服抗痉挛药物是巴氯芬、替扎尼定、丹曲林和加巴喷丁。巴氯芬是最受欢迎的口服抗痉挛药物，根据 NICE 指南，推荐其为治疗多发性硬化痉挛的一线药物[178]。巴氯芬是一种作用于中枢的药物，它可以穿过血液屏障，与突触前和突触后的

GABA 受体结合,降低运动神经元和中间神经元的活性[179]。给药后血药浓度将在 3~4h 内达到峰值[178]。文献表明,由于药物具有肾脏损害作用,肾损伤患者应考虑减少药物剂量[179]。口服此药物时若突然停用将带来黑框警告,会导致混乱、幻觉、癫痫发作和痉挛加重[178]。副作用包括嗜睡,虚弱,麻醉,口干以及一些中枢神经抑制[180]。研究表明,巴氯芬能改善痉挛,降低痉挛和阵挛发作的频率[181]。

鞘内注射巴氯芬(ITB)已成为治疗严重难治性痉挛的重要方法。鞘内注射巴氯芬允许使用较小的药物剂量,减少痉挛继发性的副作用,如疼痛、挛缩、对运动及日常生活的影响[182]。在一项对接受鞘内注射巴氯芬治疗 10 年的患者的调查中发现,他们表现出低疼痛水平、中等生活满意度、不频繁痉挛、正常嗜睡水平和低至中度疲劳。研究发现,此疗效和有利的副作用持续了十多年[183]。值得注意的是,ITB 没有全身副作用,没有药物相互作用,并允许减少口服药物。但有过量(补充错误)的风险和潜在的危及生命的戒断症状(错过补充预约)和对上肢较小的影响[184]。当患者遇到无法忍受的副作用或服用最大剂量巴氯芬而没有反应时可选择鞘内注射巴氯芬[185]。

丹曲林也是一种抗痉挛药物,可减少骨骼肌细胞内质网中钙离子的释放[177]。不良反应包括消化道反应、虚弱、疲劳、嗜睡和头晕[179]。因为肝毒性的风险,患者在治疗前和治疗期间需要监测肝功能,因为它将产生黑框警告[186]。此外,由于虚弱是一种常见的不良反应,所以非卧床患者应慎用[179]。

总之,口服抗痉挛药物的给药时间和剂量需要根据患者的生活方式进行定制。能步行的患者需要在白天使用低剂量的药物,因为痉挛经常有助于站立和行走。最好在停药之前逐渐减少这些药物的剂量,以免突然停药而导致痉挛反弹性加重[178]。

解痉药

这些药物有较多的不利证据和较少的获益证据,所以不应作为肌肉骨骼疾病的一线用药[18]。1994 年,美国医疗保健研究与质量局(AHRQ)发表了腰痛最佳治疗指南,其中包括类似于世界卫生组织的疼痛阶梯性治疗建议,增加了对乙酰氨基酚和非甾体抗炎药的使用,但并不建议使用解痉药物[187-188]。

环苯扎林是最常用的解痉药物之一,尽管它产生肌肉松弛作用的确切机制尚不清楚,它可能抑制5-羟色胺下传系统[189]。它在结构上类似于三环类抗抑郁药,如阿米替林和去甲替林[177]。由于缺乏应用于慢性疼痛的证据,本药最多只能开 3 周的处方[190]。最常见的不良反应是头晕和嗜睡,也可能导致口干、视力模糊、便秘和尿潴留[177]。心律失常方面可能导致 QTc 延长,故不应该用于有此病史的患者[177]。由于老年人的肝脏代谢能力下降,他们的平均血药浓度是年轻人的 1.7 倍以上,这可能导致他们的用药风险增加[191]。这种药物与其他中枢神经系统抑制剂合用时应谨慎,不应与 MAOI 或 5-羟色胺能药物同时服用,以防发生 5-羟色胺综合征[192]。因为其风险大于治疗获益,故这种药物被列入 Beers 标准[177]。

卡利普多是此类药物中最具争议性的药物之一,它被细胞色素 P450-Cyp2C19 代谢为甲丙氨酯,它与 GABA-A 受体以类似于巴比妥类药物的作用方式来相互作用[188]。在一项对 100 名医生的调查中发现,95% 的人知道甲丙氨酯是一种受控物质,但只有 18% 的人知道,甲丙氨酯是卡利普多的活性代谢物[193]。根据 2012 年发布的 1970 年《受控物质法》,卡利普多被视为附表Ⅳ药物。它是一种非三环类抗抑郁药和肌松药,当剂量为 250mg,每天 4 次时,能有效缓解急性肌肉痉挛和改善功能状态[194]。对于肝或肾功能不全的患者,没有足够的证据证明其适用的剂量。最常见的不良反应是中枢神经抑制作用,包括头晕、嗜睡、厌食、混乱、迷失方向和头痛,且随着长时间使用和过度使用,症状将加重[177]。这种药物也在 Beers 的名单上[195]。因为它的活性代谢物是甲丙氨酯,故这种药物的滥用可能性很高。甲丙氨酯的半衰期约 10h,但长期食用时可增加至 48h[196]。老年患者和肾功能不全的患者可能会因为代谢物的积累而使中枢神经系统抑制作用增强。长期使用也可能产生戒断症状,包括焦虑、失眠、易怒、震颤、肌肉抽搐、缺氧甚至死亡[197]。

总之,长期使用的疗效仍然是不确定的,但通过系统回顾和 Meta 分析可知,对于急性腰痛患者来说,这些药物在短期内确实能显著缓解疼痛[198]。然而,这些药物不推荐给 65 岁以上的人,因为副作用造成伤害的风险增加。对于哪种药物是首选的,没有一套指导方针,因此,药物的选择应基于对药物特性的正确了解和患者个体化指标的临床判断[199]。值得注意的是,在 Cho 等人[192]的综述中,环苯扎林和卡利普多优于或相当于地西泮的效果,两者都比安慰剂有效[110]。

抗痉挛药和解痉药

地西泮和替扎尼定是仅有的两种肌松药，具有抗痉挛和抗阵挛作用[177]。替扎尼定有很强的治疗痉挛和肌肉骨骼疾病的证据，而Cho等人的研究表明，地西泮对肌肉骨骼疾病的效果并不明显[192]。在肌松药治疗腰疼的meta分析和系统回顾中发现[198]，苯二氮䓬类没有治疗腰痛的有效证据。

地西泮是一种苯二氮䓬类药物，20世纪60年代被提出，用于其他疾病中的痉挛状态、痉挛[200]。这些药物按半衰期分为短效（1~12h）、中效（12~40h）和长效（40~250h）[200]。地西泮是一种长效剂，其活性代谢物可进一步增加作用时间，在给肝功能受损的患者或老年人开具此类药物时需要考虑这一点[200]。地西泮在增强脊髓和脊髓上GABA介导的突触前抑制中起重要作用[177]。地西泮被认为具有滥用和成瘾的可能性，也是Beers列表[177]中的一种受控物质（附表Ⅳ）[201]。撤药症状包括焦虑不安、失眠、腹泻、呕吐、癫痫发作、震颤和死亡[200]。这种药物需要在几个星期内逐渐减量，过渡到长程、低效的苯并[a]芘。最常见的不良反应是嗜睡、疲劳、记忆和认知障碍、抑郁、厌食性健忘症、呼吸抑制和缺氧[122,200]。药物联合反应是由抑制CYP450（口服避孕药，抗真菌药）或诱导CYP450酶（苯妥英钠，利福平，圣约翰草）的药物引起的。如果服用酒精、阿片类药物或其他抗精神病药物，可能会出现呼吸系统问题[200]。由于认知障碍、精神错乱、跌倒和骨折的风险增加，老年人通常应避免使用[125]。

替扎尼定是一种作用于中枢的α_2肾上腺素能激动剂，通过增加运动神经元的突触前抑制来发挥其作用，而对骨骼肌纤维没有直接影响[202]。这种药物的胶囊和片剂均可用，但它们的效果仅在禁食条件下是相等的，当与食物一起服用时，与片剂相比，80%的胶囊更易被吸收[177]。最常见的不良反应是口干、嗜睡、缺血、头晕、低血压、头痛、虚弱、消化道症状和幻觉[177,200]。因为有肝损伤的可能，因此应在用药6个月后进行常规肝脏功能监测[200]。那些易发生心律失常和药物清除受损的患者，长期使用替扎尼定可引起QT延长[202]。突然停药可能诱发高血压综合征，包括反射性心动过速、震颤、焦虑和高血压[177]。

本章回顾了实践中常用药物。显然，许多药物都有重要作用，但也有很明显的不良反应。每种药物都有一个风险收益比率，这个比率随着年龄的增长而增加。因此，在治疗疼痛、痉挛或炎症时应当谨慎考虑保守治疗和替代治疗方案。

（孟萍萍 译，肖湘 马超 校）

参考文献

1. Kisor DF, Kane MD, Talbot JN, Sprague JE. *Pharmacogenetics, Kinetics, and Dynamics for Personalized Medicine.* Burlington, MA: Jones & Bartlett Learning; 2014.
2. Rowland M, Tozer TN. Absorption. In: Rowland M, Tozer T, eds. *Clinical Pharmacokinetics Concepts and Applications.* 3rd ed. Philadelphia, PA: Lippincott Williams & Wilkins; 1995:119–136.
3. Corbett RW, Owens LW. Introductory Pharmacology for Clinical Practice. *Journal of Midwifery & Women's Health.* 2011;56:190–197.
4. Atkinson AJ. Drug absorption and bioavailability. In: Atkinson AJ, Huang SM, Lertora JJ, Markey SP, eds. *Principles of Clinical Pharmacology.* 3rd ed. Oxford, UK: Elsevier; 2012:41–55.
5. Winter ME. Basic Principles. *Basic Clinical Pharmacokinetics.* Philadelphia, PA: Lippincott Williams & Wilkins; 2004: 2–128.
6. Hernandez MA, Rathinavelu A. Acid-base properties of drugs. *Basic Pharmacology Understanding Drug Actions and Reactions.* Boca Raton, FL: Taylor & Francis; 2006:37–60.
7. Atkinson AJ. Clinical pharmacokinetics. In: Atkinson AJ, Huang SM, Lertora JJ, Markey SP, eds. *Principles of Clinical Pharmacology.* New York: Elsevier; 2012:13–24.
8. Markey SP. Pathways of drug metabolism. In: Atkinson AJ, Huang SM, Lertora JJ, Markey SP, eds. *Principles of Clinical Pharmacology.* 3rd ed. New York: Elsevier; 2012:153–171.
9. Obach S. Pharmacologically active drug metabolites: impact on drug discovery and pharmacotherapy. *Pharmacological Reviews.* 2013;65:578–640.
10. Flockhart DA, Huang SM. Clinical pharmacogenetics. In: Atkinson AJ, Huang SM, Lertora JJ, Markey SP, eds. *Principles of Clinical Pharmacology.* 3rd ed. New York: Elsevier; 2012:195–212.
11. Hernandez MA, Rathinavelu A. Metabolic Changes of Drugs. *Basic Pharmacology Understanding Drug Actions and Reactions.* Boca Raton, FL: Taylor & Francis; 2006:135–188.
12. Feucht C, Patel DR. Principles of Pharmacology. *Pediatr Clin N Am.* 2011;58:11–19.
13. Hernandez MA, Rathinavelu A. Distribution and excretion of drugs. *Basic Pharmacology Understanding Drug Actions and Reactions.* Boca Raton, FL: Taylor & Francis; 2006:111–134.
14. Fan J, de Lannoy I. Pharmacokinetics. *Biochemcial Pharmacology.* 2013;87:93–120.
15. Lowe ES, Lertora JJ. Dose-effect and concentration-effect analysis. In: Atkinson AJ, Huang SM, Lertora JJ, Markey SP, eds. *Principles of Clinical Pharmacology.* 3rd ed. New York: Elsevier; 2012:343–356.
16. Hernandez MA, Rathinavelu A. Drug-receptor dynamics and theories. *Basic Pharmacology Understanding Drug Actions and Reactions.* Boca Raton, FL: Taylor & Francis; 2006:259–306.
17. Gladson BH, Myslinski MJ. Possible interactions between exercise and the pharmacodynamics and pharmacokinetics of drugs. *GeriNotes.* 2011;18(4):23–33.
18. Endo MY, Suzuki R, Nagahata N, et al. Differential arterial blood flow response of splanchnic and renal organs

during low-intensity cycling exercise in women. *Am J Physiol Heart Circ Physiol*. 2008;294:H2322–H2326.
19. Pergikuzzi JV, LeQuang JA, Berger GK, Raffa RB. The basic pharmacology of opioids informs the opioid discourse about misuse and absue: a review. *Pain and therapy*. 2017;6:1–16.
20. Chen KY, Chen L, Mao J. Buprenorphine-nalxone in pain management. *Anesthesiology*. 2014;120(5):1262–1274.
21. Jamison RN, Mao J. Opioid Analgesics. *Mayo Clin Proc*. 2015;90(7):957–968.
22. Drugs for opioid use disorder. *The Medical Letter on Drugs and Thrapeutics*. 2017;59(1522):89–97.
23. Volkow D, McLellan AT. Opioid abuse in chronic pain-Misconceptions and Mitigation Strategies. *N Engl J Med*. 2016;374(13):1253–1263.
24. Vadivelu N, Lumermann L, Zhu R, Kodumudi G, Elhassan AO, Kaye AD. Pain control in the presence of drug addiction. *Curr Pain Headache Rep*. 2016;20(5):35.
25. Zolot J. A worsening opioid epidemic prompts action. *Am J Nurs*. 2017;117(10):15.
26. Dowell D, Haegerich TM, Chou R. CDC guideline for prescribing opioids for chronic pain-United States, 2016. *JAMA*. 2016;315(15):1624–1645.
27. Beneitez MC, Gil-Alegre E. Opioid addiction: social problems associated and implications of both current and possible future treatments, including polymeric therapeutics for giving up the habit of opioid consumption. *BioMed Research International*. 2017; doi:10.1136/bcr-2014-207308:1-7.
28. Maincent J, Zhang F. Recent advances in abuse-deterrent technologies for the delivery of opioids. *Int J Pharm*. 2016;510(1):57–72.
29. Manchikanti L, Kaye AM, Knezevic NN, et al. Responsible, safe, and effective prescription of opioids for chronic non-cancer pain: American Society of Interventional Pain Physicians (ASIPP) guidelines. *Pain Phys*. 2017;20(2s): S3–s92.
30. Deer TR, Gunn J. Blood testing in chronic pain management. *Pain Phys*. 2015;18:E157–E161.
31. Butler SF, Fernandez K, Benoit C, Budman SH, Jamison RN. Validation of the revised Screener and Opioid Assessment for Patients with Pain (SOAPP-R). *J Pain*. 2008;9(4):360–372.
32. Butler SF, Budman SH, Fanciullo GJ, Jamison RN. Cross validation of the Current Opioid Misuse Measure (COMM) to monitor chronic pain patients on opioid therapy. *Clin J Pain*. 2010;26(9):770–776.
33. Ashburn MA, Ogden LL, Zhang J, Love G, Basta SV. The pharmacokinetics of transdermal fentanyl delivered with and without controlled heat. *J Pain*. 2003;4(6):291–297.
34. Fentanyl Patch Fatalities Linked to "Bystander Apathy" We All Have a Role In Prevention! August 8, 2013. Available at http://www.ismp.org/newsletters/acutecare/showarticle.aspx?id=55. Accessed October 3, 2017.
35. Tarpada SP, Morris MT. Physical activity diminishes symptomatic decline in chronic schizophrenia: a systematic review. *Psychopharmacol Bull*. 2017;47(4):41–52.
36. Howes OD, Kambeitz J, Kim E, et al. The nature of dopamine dysfunction in schizophrenia and what this means for treatment. *Arch Gen Psychiatry*. 2012;69(8): 776–786.
37. Yang AC, Tsai SJ. New targets for schizophrenia treatment beyond the dopamine hypothesis. *Int J Mol Sci*. 2017;18(8).
38. Vasan S, Abdijadid S. Atypical Antipsychotic Agents. *StatPearls*. Treasure Island, FL: StatPearls Publishing StatPearls Publishing LLC.; 2017.
39. Thomson SR, Chogtu B, Bhattacharjee D, Agarwal S. Extrapyramidal symptoms probably related to risperidone treatment: a case series. *Ann Neurosci*. 2017;24(3):155–163.
40. Meltzer HY. What's atypical about atypical antipsychotic drugs? *Curr Opin Pharmacol*. 2004;4(1):53–57.
41. Divac N, Prostran M, Jakovcevski I, Cerovac N. Second-generation antipsychotics and extrapyramidal adverse effects. *Biomed Res Int*. 2014;2014:656370.
42. Mow T, Frederiksen K, Thomsen MB. Assessment of anti-arrhythmic activity of antipsychotic drugs in an animal model: influence of non-cardiac alpha(1)-adrenergic receptors. *Eur J Pharmacol*. 2015;748:10–17.
43. Reynolds GP, McGowan OO. Mechanisms underlying metabolic disturbances associated with psychosis and antipsychotic drug treatment. *J Psychopharmacol*. 2017:31(11):1430–1436. doi:10.1177/0269881117722987.
44. Montastruc F, Benevent J, Touafchia A, et al. Atropinic (anticholinergic) burden in antipsychotic-treated patients. *Fundam Clin Pharmacol*. 2018;32(1):114–119. doi:10.1111/fcp.12321.
45. Tardy M, Huhn M, Engel RR, Leucht S. Perphenazine versus low-potency first-generation antipsychotic drugs for schizophrenia. *Cochrane Database Syst Rev*. 2014;(10): Cd009369.
46. Kulkarni JA, Avachat AM. Pharmacodynamic and pharmacokinetic investigation of cyclodextrin-mediated asenapine maleate in situ nasal gel for improved bioavailability. *Drug Dev Ind Pharm*. 2017;43(2):234–245.
47. Ulrich S, Neuhof S, Braun V, Meyer FP. Therapeutic window of serum haloperidol concentration in acute schizophrenia and schizoaffective disorder. *Pharmacopsychiatry*. 1998;31(5):163–169.
48. Dean L. Clozapine therapy and CYP2D6, CYP1A2, and CYP3A4 genotypes. In: Pratt V, McLeod H, Dean L, Malheiro A, Rubinstein W, eds. *Medical Genetics Summaries*. Bethesda, MD: National Center for Biotechnology Information (US); 2012.
49. Bergiannaki JD, Kostaras P. Pharmacokinetic and pharmacodynamic effects of psychotropic medications: differences between sexes. *Psychiatrike = Psychiatriki*. 2016;27(2):118–126.
50. Turncliff R, Hard M, Du Y, Risinger R, Ehrich EW. Relative bioavailability and safety of aripiprazole lauroxil, a novel once-monthly, long-acting injectable atypical antipsychotic, following deltoid and gluteal administration in adult subjects with schizophrenia. *Schizophr Res*. 2014;159(2-3):404–410.
51. Desai N, Patel PB, Shah S, Patel TK, Shah SN, Vatsala E. Prevalence and pattern of antipsychotic induced movement disorders in a tertiary care teaching hospital in India—a cross-sectional study. *Int J Psychiatry Clin Pract*. 2017:1–8.
52. Seeman P. An update of fast-off dopamine D2 atypical antipsychotics. *Am J Psychiatry*. 2005;162(10):1984–1985.
53. Franza F, Solomita B, Aldi G, Del Buono G. Assessing the critical issues of atypical antipsychotics in schizophrenic inpatients. *Psychiatr Danub*. 2017;29(suppl 3):405–408.
54. Pei Q, Huang L, Huang J, et al. Influences of CYP2D6*10 polymorphisms on the pharmacokinetics of iloperidone and its metabolites in Chinese patients with schizophrenia: a population pharmacokinetic analysis. *Acta Pharmacol Sin*. 2016;37(11):1499–1508.
55. Citrome L. Long-acting injectable antipsychotics update: lengthening the dosing interval and expanding the diagnostic indications. *Expert Rev Neurother*. 2017;17(10):

1029–1043.

56. Pilon D, Tandon N, Lafeuille MH, et al. Treatment patterns, health care resource utilization, and spending in medicaid beneficiaries initiating second-generation long-acting injectable agents versus oral atypical antipsychotics. *Clin Ther*. 2017;39(10):1972–1985.e2.
57. Moore TJ, Furberg CD. The harms of antipsychotic drugs: evidence from key studies. *Drug Saf*. 2017;40(1):3–14.
58. Gerasimou C, Vitali GP, Vavougios GD, et al. Clozapine associated with autoimmune reaction, fever and low level cardiotoxicity—a case report. *In vivo (Athens, Greece)*. 2017;31(1):141–143.
59. Kritharides L, Chow V, Lambert TJ. Cardiovascular disease in patients with schizophrenia. *Med J Aust*. 2017;206(2):91–95.
60. Kim DD, Lang DJ, Warburton DER, et al. Heart-rate response to alpha2-adrenergic receptor antagonism by antipsychotics. *Clin Auton Res*. 2017;27(6):407–410.
61. Tanoue A, Nasa Y, Koshimizu T, et al. The alpha(1D)-adrenergic receptor directly regulates arterial blood pressure via vasoconstriction. *J Clin Invest*. 2002;109(6):765–775.
62. Park SI, An H, Kim A, Jang IJ, Yu KS, Chung JY. An analysis of QTc prolongation with atypical antipsychotic medications and selective serotonin reuptake inhibitors using a large ECG record database. *Expert Opin Drug Saf*. 2016;15(8):1013–1019.
63. Jana AK, Praharaj SK, Roy N. Olanzapine-induced orthostatic hypotension. *Clin Psychopharmacol Neurosci*. 2015;13(1):113–114.
64. Salvi V, Mencacci C, Barone-Adesi F. H1-histamine receptor affinity predicts weight gain with antidepressants. *Eur Neuropsychopharmacol*. 2016;26(10):1673–1677.
65. Schneeweiss S, Avorn J. Antipsychotic agents and sudden cardiac death--how should we manage the risk? *N Engl J Med*. 2009;360(3):294–296.
66. Park YM, Lee SH, Lee BH, et al. Prolactin and macroprolactin levels in psychiatric patients receiving atypical antipsychotics: a preliminary study. *Psychiatry Res*. 2016;239:184–189.
67. Finnerup NB, Attal N, Haroutounian S, et al. Pharmacotherapy for neuropathic pain in adults: a systematic review and meta-analysis. *Lancet Neurol*. 2015;14(2):162–173.
68. Moulin D, Boulanger A, Clark AJ, et al. Pharmacological management of chronic neuropathic pain: revised consensus statement from the Canadian Pain Society. *Pain Res Manag*. 2014;19(6):328–335.
69. Centre for Clinical Practice at N. National Institute for Health and Care Excellence: Clinical Guidelines. *Neuropathic Pain: The Pharmacological Management of Neuropathic Pain in Adults in Non-specialist Settings*. London: National Institute for Health and Care Excellence, (UK)National Institute for Health and Care Excellence; 2013.
70. Delgado PL. Depression: the case for a monoamine deficiency. *J Clin Psychiatry*. 2000;61(suppl 6):7–11.
71. Feighner JP. Mechanism of action of antidepressant medications. *J Clin Psychiatry*. 1999;60(suppl 4):4–11; discussion 12–13.
72. Walker FR. A critical review of the mechanism of action for the selective serotonin reuptake inhibitors: do these drugs possess anti-inflammatory properties and how relevant is this in the treatment of depression? *Neuropharmacology*. 2013;67:304–317.
73. Mandrioli R, Protti M, Mercolini L. New-Generation, non-SSRI antidepressants: therapeutic drug monitoring and pharmacological interactions. Part 1: SNRIs, SMSs, SARIs. *Curr Med Chem*. 2018;25(7):772–792.
74. Spina E, Trifiro G, Caraci F. Clinically significant drug interactions with newer antidepressants. *CNS Drugs*. 2012;26(1):39–67.
75. Cooke JD, Cavender HM, Lima HK, Grover LM. Antidepressants that inhibit both serotonin and norepinephrine reuptake impair long-term potentiation in hippocampus. *Psychopharmacology*. 2014;231(23):4429–4441.
76. Preskorn SH. Clinically relevant pharmacology of selective serotonin reuptake inhibitors. An overview with emphasis on pharmacokinetics and effects on oxidative drug metabolism. *Clin Pharmacokinet*. 1997;32(suppl 1):1–21.
77. Rush AJ, Trivedi MH, Wisniewski SR, et al. Bupropion-SR, sertraline, or venlafaxine-XR after failure of SSRIs for depression. *N Engl J Med*. 2006;354(12):1231–1242.
78. Alev L, Fujikoshi S, Yoshikawa A, et al. Duloxetine 60 mg for chronic low back pain: post hoc responder analysis of double-blind, placebo-controlled trials. *J Pain Res*. 2017;10:1723–1731.
79. Bernstein IA, Malik Q, Carville S, Ward S. Low back pain and sciatica: summary of NICE guidance. *BMJ*. 2017;356:i6748.
80. Hiroki T, Suto T, Saito S, Obata H. Repeated administration of amitriptyline in neuropathic pain: modulation of the noradrenergic descending inhibitory system. *Anesth Analg*. 2017;125(4):1281–1288.
81. Varkonyi T, Korei A, Putz Z, et al. Advances in the management of diabetic neuropathy. *Minerva Med*. 2017;108(5):419–437.
82. Trouvin AP, Perrot S, Lloret-Linares C. Efficacy of venlafaxine in neuropathic pain: a narrative review of optimized treatment. *Clin Ther*. 2017;39(6):1104–1122.
83. Riediger C, Schuster T, Barlinn K, Maier S, Weitz J, Siepmann T. Adverse effects of antidepressants for chronic pain: a systematic review and meta-analysis. *Front Neurol*. 2017;8:307.
84. Minami K, Tamano R, Kasai E, et al. Effects of duloxetine on pain and walking distance in neuropathic pain models via modulation of the spinal monoamine system. *Eur J Pain*. 2018;22(2):355–369.
85. Wang G, Bi L, Li X, et al. Efficacy and safety of duloxetine in Chinese patients with chronic pain due to osteoarthritis: a randomized, double-blind, placebo-controlled study. *Osteoarthritis Cartilage*. 2017;25(6):832–838.
86. Trindade E, Menon D, Topfer LA, Coloma C. Adverse effects associated with selective serotonin reuptake inhibitors and tricyclic antidepressants: a meta-analysis. *CMAJ*. 1998;159(10):1245–1252.
87. Amick HR, Gartlehner G, Gaynes BN, et al. Comparative benefits and harms of second generation antidepressants and cognitive behavioral therapies in initial treatment of major depressive disorder: systematic review and meta-analysis. *BMJ*. 2015;351:h6019.
88. Montejo AL, Llorca G, Izquierdo JA, Rico-Villademoros F. Incidence of sexual dysfunction associated with antidepressant agents: a prospective multicenter study of 1022 outpatients. Spanish Working Group for the Study of Psychotropic-Related Sexual Dysfunction. *J Clin Psychiatry*. 2001;62(suppl 3):10–21.
89. Zajecka J, Tracy KA, Mitchell S. Discontinuation symptoms after treatment with serotonin reuptake inhibitors: a literature review. *J Clin Psychiatry*. 1997;58(7):291–297.
90. Jakobsen JC, Katakam KK, Schou A, et al. Selective serotonin reuptake inhibitors versus placebo in patients

with major depressive disorder. A systematic review with meta-analysis and Trial Sequential Analysis. *BMC Psychiatry*. 2017;17(1):58.
91. Bannister K, Qu C, Navratilova E, et al. Multiple sites and actions of gabapentin-induced relief of ongoing experimental neuropathic pain. *Pain*. 2017.
92. Dosenovic S, Jelicic Kadic A, Miljanovic M, et al. Interventions for neuropathic pain: an overview of systematic reviews. *Anesth Analg*. 2017;125(2):643–652.
93. Mellick GA, Mellick LB. Reflex sympathetic dystrophy treated with gabapentin. *Arch Phys Med Rehabil*. 1997;78(1): 98–105.
94. Rose MA, Kam PC. Gabapentin: pharmacology and its use in pain management. *Anaesthesia*. 2002;57(5): 451–462.
95. Alves TC, Azevedo GS, Carvalho ES. Pharmacological treatment of trigeminal neuralgia: systematic review and metanalysis. *Revista brasileira de anestesiologia*. 2004;54(6): 836–849.
96. Chang FL, Huang GS, Cherng CH, Ho ST, Wong CS. Repeated peripheral nerve blocks by the co-administration of ketamine, morphine, and bupivacaine attenuate trigeminal neuralgia. *Can J Anaesth*. 2003;50(2):201–202.
97. Chang CY, Challa CK, Shah J, Eloy JD. Gabapentin in acute postoperative pain management. *Biomed Res Int*. 2014;2014:631756.
98. Shanthanna H, Gilron I, Rajarathinam M, et al. Benefits and safety of gabapentinoids in chronic low back pain: a systematic review and meta-analysis of randomized controlled trials. *PLoS Med*. 2017;14(8):e1002369.
99. McLean MJ, Morrell MJ, Willmore LJ, et al. Safety and tolerability of gabapentin as adjunctive therapy in a large, multicenter study. *Epilepsia*. 1999;40(7):965–972.
100. Mittal M, Pasnoor M, Mummaneni RB, et al. Retrospective chart review of duloxetine and pregabalin in the treatment of painful neuropathy. *Int J Neurosci*. 2011;121(9):521–527.
101. Codsi MJ. The painful shoulder: when to inject and when to refer. *Cleve Clin J Med*. 2007;74(7):473–474, 477–478, 480–472 passim.
102. Law TY, Nguyen C, Frank RM, Rosas S, McCormick F. Current concepts on the use of corticosteroid injections for knee osteoarthritis. *Phys Sportsmed*. 2015;43(3):269–273.
103. Yousefshahi F, Predescu O, Francisco Asenjo J. The efficacy of systemic lidocaine in the management of chronic pain: a literature review. *Anesth Pain Med*. 2017;7(3):e44732.
104. Baron R, Binder A, Attal N, Casale R, Dickenson AH, Treede RD. Neuropathic low back pain in clinical practice. *Eur J Pain*. 2016;20(6):861–873.
105. Gimbel J, Linn R, Hale M, Nicholson B. Lidocaine patch treatment in patients with low back pain: results of an open-label, nonrandomized pilot study. *Am J Ther*. 2005;12(4):311–319.
106. Gammaitoni AR, Galer BS, Onawola R, Jensen MP, Argoff CE. Lidocaine patch 5% and its positive impact on pain qualities in osteoarthritis: results of a pilot 2-week, open-label study using the Neuropathic Pain Scale. *Curr Med Res Opin*. 2004;20(suppl 2):S13–S19.
107. Jorge LL, Feres CC, Teles VE. Topical preparations for pain relief: efficacy and patient adherence. *J Pain Res*. 2010;4:11–24.
108. Fleming JA, O'Connor BD. Use of lidocaine patches for neuropathic pain in a comprehensive cancer centre. *Pain Res Manag*. 2009;14(5):381–388.
109. Barrington MJ, Kluger R. Ultrasound guidance reduces the risk of local anesthetic systemic toxicity following peripheral nerve blockade. *Reg Anesth Pain Med*. 2013;38(4):289–299.
110. Sinnott CJ, Cogswell IL, Johnson A, Strichartz GR. On the mechanism by which epinephrine potentiates lidocaine's peripheral nerve block. *Anesthesiology*. 2003;98(1): 181–188.
111. Becker DE, Reed KL. Local anesthetics: review of pharmacological considerations. *Anesth Prog*. 2012;59(2): 90–101; quiz 102–103.
112. Feyh LS. The chemistry and pharmacology of local anesthetics. *CRNA*. 1993;4(4):161–169.
113. Golembiewski J, Dasta J. Evolving role of local anesthetics in managing postsurgical analgesia. *Clin Ther*. 2015;37(6):1354–1371.
114. Eggleston ST, Lush LW. Understanding allergic reactions to local anesthetics. *Ann Pharmacother*. 1996;30(7-8):851–857.
115. Maddali P, Moisi M, Page J, et al. Anatomical complications of epidural anesthesia: a comprehensive review. *Clin Anat*. 2017;30(3):342–346.
116. Liu SS, Ortolan S, Sandoval MV, et al. Cardiac Arrest and Seizures Caused by Local Anesthetic Systemic Toxicity After Peripheral Nerve Blocks: Should We Still Fear the Reaper? *Reg Anesth Pain Med*. 2016;41(1):5–21.
117. Brune K, Patrignani P. New insights into the use of currently available non-steroidal'anti-inflammatory drugs. *J Pain Res*. 2015;8:105–118.
118. Atchison JW, Herndon CM, Rusie E. NSAIDs for musculoskeletal pain management: current perspectives and novel strategies to improve safety. *J Manag Care Pharm*. 2013;19(9 Suppl A):S3–S19.
119. Conaghan PG. A turbulent decade for NSAIDs: update on current concepts of classificatrion, epidemiology, comparative efficacy, and toxicity. *Rheumatol Int*. 2012;32(6): 1491–1502.
120. Patrignani P, Patrono C. Cyclooxygenase inhibitors: from pharmacology to clinical read-outs. *Biochimica et Biophysica Acta 1851*. 2015;422–432.
121. Zhou Y, Boudreau DM, Freedman AN. Trends in the use of aspirin and nonsteroidal ant-inflammatory drugs in the general U.S. population. *Pharmacoepicemiol Drug Saf*. 2014;23:43–50.
122. Rowland M, Riegelman S, HarrisPA, Sholkoff SD. Absorption kinetics of aspirin in man following oral administration of an aqueous solution. *J Pharm Sci*. 1972;61:379–385.
123. Hohlfeld T. High on treatment platelet reactivity against aspirin by non-steroidal anti-inflammatory drugs—pharmacological mechanisms and clinical relevance. *Thromb Haemost*. 2013;109(5):825–833. doi:10.1160/TH12-07-532.
124. Moore N, Pollack C, Butkerait P. Adverse drug reactions and drug-drug interactions with over-the-counter NSAIDs. *Ther Clin Risk Manag*. 2015;11:1061–1075.
125. Devi AM, Varghese AK, Sriram S, et al. Evaluation of in vitro interactions of warfarin and duloxetine with selected coadministered nsaids in bovine serum albumin. *Int J Pharm Pharm Sci*. 2011;3(1):197–199.
126. Snowden S, Nelson R. The effects of nonsteroiday anti-inflammatory drugs on blood pressure in hypertensive patients. *Cardiol Rev*. 2011;19:184–191.
127. Floor-Schruedering A, De Smert PAGM, Buurma H, et al. NSAID-antihypertensive drug interactions: which outpatients are at risk for a rise in systolic blood pressure? *Euro J of Preven Cardio*. 2015;22(1):91–99.

128. Kaufman DW, Kelly JP, Wiholm BE, et al. The risk of acute major upper gastrointestinal bleeding among users of aspirin and ibuprofen at various levels of alcohol consumption. *Am J Gastroenterol*. 1999;94(11):3189–3196.
129. Duong M, Salvo F, Pariente A, et al. Usage patterns of "over-the counter" vs prescription-strength nonsteroidal anti-inflammatory drugs in France. *Br J Clin Pharmacol*. 2014;77(5);887–895.
130. Moore N, Charlesworth A, VanGanse E, et al. Risk factors for adverse events in analgesic drug users: results from the PAIN study. *Pharmacoepidemiol Drug Saf*. 2003;12(7): 601–610.
131. Hinz B, Brune K. Can drug removals involving cyclooxygenase-2inhibitors be avoided? A plea for human pharmacology. *Trends Pharmacol Sci*. 2008;29(8):391–397.
132. Yu Y, Ricciotti E, Grosser T, Fitzgerald GA. The translational therapeutics of prostaglandin inhibition in atherothrombosis. *J Thromb Haemost*. 2006;296(13):1633–1644.
133. Weir MR. Renal effects of nonselective NSAIDs and coxibs. *Cleve Clin J Med*. 2002;69(suppl 1):S153–S158.
134. Farquar WB, Morgan AL, Zambraski EJ, Kennedy WL. Effects of acetaminophen and ibuprofen on renal function in the stressed kidney. *J Appl Physiol*. 1999;86(2):598–604.
135. Warden SJ. Cyclo-oxygenase-2 inhibitors: beneficial or detrimental for athletes with acute musculoskeletal injuries? *Sports Med*. 2005;359(4):271–283.
136. Vuolteenabo K, Moilanen T, Moilanen E. Non-steroidal ant-inflammatory drugs, cyclooxygenase-2 and the bone healing process. *Basic Clinic Pharmacol Toxico*. 2007;102;1014.
137. Bhattacharyya T, Levin R, Vrahs M, Solomon DH. Nonsteroidal antiinflammatory drugs and nonunion of humeral shaft fractures. *Arthritis Rheum*. 2005;53(3): 364–367.
138. Lumawig JM, Yamazaki A, Watanabe K. Dose-dependent inhibition of diclofenac sodium on posterior lumbar interbody fusion rates. *Spine J*. 2009;9:343–349.
139. Endo K, Sairyo K, Komatsubara S, et al. A cyclooxygenase-2 inhibitor inhibits the fracture healing. *J Physiol Anthropol Appl Human Sci*. 2002;21:235–238.
140. Graham GG, Davies MJ, Day RO, Mohamudally A, Scott KF. The modern pharmacology of paracetamol: therapeutic actions, mechanism of action, metabolism, toxicity and recent pharmacological findings. *Inflammopharmacol*. 2013;21:201–232.
141. Boutaud O, Aronoff DM, Richardson JH, et al. Determinants of the cellular specificity of acetaminophen as an inhibitor of prostaglandin H2 synthases. *Proc Natl Acad Asi USA*. 2002;99:7130–7135.
142. Aminosbariae A, Khan A. Acetaminophen: old drug, new issues. *JOE*. 2015;41(5):588–593.
143. Marek G, Aghajanian G. 5-Hydroxytryptamine-induced excitatory postsynaptic currents in neocortical layer V pyramidal cells: suppression by [mu] –opiate receptor activation. *Nueroscience*. 1998;86:485–497.
144. Hogestatt ED, Jonsson BA, Ermund A, et al. Conversion of acetaminophen to the bioactive N-acylphenolamine AM404 via fatty acid amide hydrolase-dependent arachidonic acid conjugation in the nervous system. *J Bio Chem*. 2005;280:31405–31412.
145. Pelisser T, Allour A, Caussade F, et al. Paracetamol exerts a spinal antinociceptive effect involving an indirect interactions with 5-hydroxytryptamine3 receptors: in vivo and in vitro evidence. *J Pharmacol Exp Ther*. 1996;278:8–14.
146. Mallet C, Eschalier A, Daulhac L. Paracetamol: update on its analgesic mechanism of action. 2017. Available at http://dx.doi.org/10.5772/66649.
147. Kumpulainen E, Kokki H, Halonen T, Heikkinen M, Savolainen J, Laisalmi M. Paracetamol (acetaminophen) penetrates readily into the cerebrospinal fluid of children after intravenous administration. *Pediatrics*. 2007;119;766–771.
148. McGilveray I, Mattok G. Some factors affecting the absorption of paracetamol. *J Pharm Pharmacol*. 1972;24:615–619.
149. Renner B, Clarke G, Grattan T, et al. Caffeine accelerates absorption and enhances the analgesic effect of acetaminophen. *J Clin Pharmacol*. 2007;47:15–26.
150. Prescott L. Kinetics and metabolism of paracetamol and phenacetin. *Br J Clin Pharmacol*. 1980;10:291S–298S.
151. Mazud-Guittot S, Nicolaz CN, Desdoits-Lethimonier C, et al. Paracetamol, aspirin, and indomethacin induce endocrine disturbances in the human fetal testis capable of interfering with testicular descent. *J Clin Endocrinol Metab*. 2013;98:e1757–e1767.
152. Benson GD, Koff RS, Tolman KR. The therapeutic use of acetaminophen in patients with liver disease. *Am J Ther*. 2005;12:133–141.
153. Ghanem CJ, Perez MJ, Manautou JE, Mottino AD. Acetaminophen from liver to brain: New insights into drug pharmacological action and toxicity. *Pharmacol Research*. 2016;109:119–131.
154. Ostapowicz G, Fontana RJ, Schiodt FV, Larson A, et al. Results of a prospective study of acute liver failure at 17 tertiary care centers in the United States. *Ann Intern Med*. 2002;137:947–954.
155. Parra D, Bechey NP, Stevens GR. The effect of acetaminophen on the international normalized ratio in patients stabilized on warfarin therapy. *Pharmacotherapy*. 2007;27:675–683.
156. Porter W, Davis D, Mitchell J, et al. Acetaminophen induced hepatic necrosis. III. Cytochrome P-450-mediated covalent binding in vitro. *J Pharmacol Exp Ther*. 1973;187: 203–210.
157. Liu D, Ahmet A, Ward L, et al. A practical guide to the monitoring and management of the complications of systemic corticosteroid therapy. *Allergy, Asthma & Clinical Immunology*. 2013;9:30.
158. Singh N, Rieder MJ, Tucker MJ. Mechanisms of glucocorticoid-mediated anti-inflammatory and immunosuppressive action. *Paed Perinatal Drug Ther*. 2004;6:107–115.
159. Caplan A, Fett N, Rosenbach M, et al. Prevention and management of glucocorticoid-induced side effects: a comprehensive review. *J Am Acad Dermatol*. 2017;76:1–9.
160. Fardet L, Flahault A, Kettanch A, et al. Corticosteroid-induced clinical adverse events: frequency risk actors and patient's opinion. *Br J Dermatol*. 2007;157(1):142–148.
161. Weinstein RS. Clinical practice. Glucocorticoid-induced bone disease. *N Engl J Med*. 2011;365:62–70.
162. Weinstein RS. Glucocorticoid-induced osteonecrosis. *Endocrine*. 2012;41:183–190.
163. Pivonello R, De Leo M, Vitale P, et al. Pathophysiology of diabetes mellitus in Cushing's syndrome. *Neuroendocrinology*. 2010;92(Suppl 1):77–81.
164. Hansen KB, Vilsboll T, Bagger JI, et al. Reduced glucose tolerance and insulin resistance induced by steroid treatment, relative physical inactivity, and high-calories diet impairs the incretin effect in healthy subjects. *J Clin Endocrinol Metab*. 2010;95(7):3309–3317.
165. Gurwitz JH, Bohn RL, Glynn RJ, Monane M, Mogun H, Avorn J. Glucocorticoids and the risk for ini-

tiation of hypoglycemic therapy. *Arch Intern Med.* 1994;154(1):97–101.
166. Kim SY, Yoo C-G, Lee CT, et al. Incidence and risk factors of steroid-induced diabetes in patient with respiratory disease. *J Korean Med Sci.* 2011;26(2):265–267.
167. Depczynski B, Daly B, Campbell LV, et al. Predicting the occurrence of diabetes mellitus in recipients of heart transplants. *Diabet Med.* 2000;17(1):15–19.
168. Arnaldi G, Angeli A, Atkinson AB, et al. Diagnosis and complications of Cushing's syndrome: a consensus statement. *J Clin Endocrinol Metab.* 2003;88(12):5593–5602.
169. Greenman Y. Management of dyslipidemia in Cushing's syndrome. *Nueroendocrinology.* 2010;92(suppl 1):91–95.
170. Shulman DI, Palmert MR, Kemp SF, Lawson Wilkins Drug Therapeutics Committee. Adrenal insufficiency: still a cause of morbidity and death in childhood. *Pediatrics.* 2007;11:e484–e494.
171. Fardet L, Cabane J, Kettanch A, et al. Corticosteroid-induced lipodystrophy is associated with features of the metabolic syndrome. *Rheumatology (Oxford).* 2007;46(7):1102–1106.
172. Fardet L, Feve B. Systemic glucocorticoid therapy: a review of its metabolic and cardiovascular adverse events. *Drugs.* 2014;74:1731–1745.
173. Conn HO, Blitzer BL. Nonassociation of adrenocorticosteroid therapy and peptic ulcer. *N Engl J Med.* 1976;294;434–479.
174. Piper JM, Ray WA, Daugherty JR, Griffin MR. Corticosteroid use and peptic ulcer disease: role of nonsteroidal and anti-inflammatory drugs. *Ann Intern Med.* 1991;114:735–740.
175. Derk CT, DeHoratius RJ. Systemic Lupus erythermatosus and acute pancreatitis: a case series. *Clin Rheumatol.* 2004,23:147–151.
176. Wei L, Macdonald TM, Walker BR. Taking glucocorticoids by prescription is associated with subsequent cardiovascular disease. *Ann Intern Med.* 2004;141(10):764–770.
177. Witenko C, Moorman-Li R, Motycka C, et al. Considerations for the app-ropriate use of skeletal muscle relaxants for the management of acute low back pain. *P&T.* 2014;39(6):427–435.
178. Nair KPS, Mardsen J. The management of spasticity in adults. *BMJ.* 2014;349:g4737.
179. Otero-Romero S, Sastre-Garriga J, Comi G, et al. Pharmacological management of spasticity in multiple sclerosis: systematic review and consensus paper. *Multiple Sclerosis Journal.* 2016;22(11):1386–1396.
180. Sawa GM, Paty DW. The use of baclofen in treatment of spasticity in multiple sclerosis. *Can J Neurol Sci.* 1979;6:351–354.
181. Feldman RG Kelly-Hayes M, Conomy JP, et al. Baclofen for spasticity in multiple sclerosis. Double-blind crossover and three year study. *Nuerology.* 1978;28:1094–1098.
182. Parke B, Penn RD, Savoy SM, Corcoe D. Functional outcome after delivery of intrathecal baclofen. *Arch Phys Med Rehabil.* 1989;70:30–32.
183. Mathur SN, Chu SK, McCormick Z, et al. Long-term intrathecal baclofen: outcomes after more than 10 years of treatment. *PM R.* 2014;6:506–513.
184. Stevenson V. Intrathecal baclofen in multiple sclerosis. *Eur Neurol.* 2014.72(suppl 1):32–34.
185. Ertzgaard P, Campo C, Calabrese A. Efficacy and safety of oral baclofen in the management of spasticity: a rational for intrathecal baclofen. *J Rehabil Med.* 2017;49:193–203.
186. Sheplan L, Ishmael C. Spasmolytic properties of dantrolene sodium: clinical evaluation. *Mil Med.* 1975.140:26–29.
187. Chou R. Pharmacological management of low back pain. *Drugs.* 2010;70(4):387–402.
188. Cohen RI, Warfield CA. Role of muscle relaxants in the treatment of pain. *Treatment of Chronic Pain by Medial Approaches.* 2015. doi:10.1007/978-1-4939-1818-8_7.
189. Kobayashi H, Hasegawa Y, Ono H. Cyclobenzaprine, a centrally acting muscle relaxant, acts on descending serotonergic systems. *Eur J Pharmacol.* 1996;311(1):29–35.
190. Chow R, Peterson K, Helfand M. Comparative efficacy and safety of skeletal muscle relaxants for spasticity and musculoskeletal conditions: a systematic review. *J Pain Symptom Manage.* 2004;28(2);140–175.
191. Douglass MA, Levine DP. Hallucinations in an elderly patient taking recommended doses of cyclobenzaprine. *Arch Intern Med.* 2000;160(9):1373.
192. Chou R, Peterson K. *Drug Class Review on Skeletal Muscle Relaxants: Final Report.* Portland, OR: Oregon Health & Sciences University; 2005.
193. Reeves RR, Carter OS, Pinkofsky HB, et al. Carisoprodol: abuse potential and physician unawareness. *J Addict Dis.* 1999;18(2):51–56.
194. Ralph L. Double-blind, placebo-controlled trial of carisoprodol 250-mg tablets in the treatment of acute lower-back spasm. *CurrMed Res Opin.* 2008;24(2):551–558.
195. The American geriatrics Society 2012 Beers Criteria Expert panel. American Geriatrics Society updated Beers Criteria for potentially inappropriate medication use in the elderly. *J Am Geriatr Soc.* 2012;60(4):616–631.
196. Landy S, Altman CA, Xie F. Time to recovery in patients with acute painful musculoskeletal conditions treated with extended-release or immediate-release cyclobenzaprine. *Adv Ther.* 2011;28(4):295–303.
197. Reeves RR, Burke RS. Carisoprodol: potential and withdrawal syndrome. *Current Drug Abuse Reviews.* 2010;3(1):33–38.
198. Shaheed CA, Maher CG, Williams KA, McLachlan AJ. Efficacy and tolerability of muscle relaxants for low back pain: Systematic review and Meta-analysis. *Eur J Pain.* 2017;21:228–237.
199. Van Tulder MW, Touray T, Furlan A, et al. Muscle relaxants for nonspecific low back pain: A systematic review within the framework of the Cochrane Collaboration. *Spine.* 2003;28(17):1978–1992.
200. Lo JC, Kaye DA. Benzodiazepines and muscle relaxants. In: Kaye et al. eds. *Essentials of Pharmacology for Anesthesia, Pain Medicine, and Critical Care.* New York: Springer, 2015. doi:10.1007/978-1-4614-8948-1_10.
201. World Health Organization. *Programme on Substance Abuse: Rational Use of Benzodiazepines.* World Health Organization; 1996.
202. Kaddar N, Vigneault P, Pilote S, et al. Tizanidine: a muscle relaxant that may prolong the QT interval by blocking IKr. *J Cardiovasc Pharmacol Ther.* 2013;17(1):102–109.

第 46 章　癌痛治疗

Sarah Money, Sean Smith, Megan Clark, Michael Fediw, and David Copenhaver

引言

癌症疼痛的治疗是非常具有挑战性的,如果治疗不当,会影响身体、情感和社会功能的方方面面。随着癌症治疗的不断进步,患者存活时间越来越长,预后也越来越好。然而,随着生存时间的延长,患者发生慢性疼痛的可能性更高,因此,解决生存时间增加伴发的后遗症是很重要的[1]。

美国麻醉医师协会(ASA)工作组将癌症疼痛定义为"可归因于癌症或其治疗所导致的疼痛",这一定义对解决疼痛具有深远的影响[4]。与任何其他类型的疼痛治疗一样,治疗的目标包括优化疼痛控制、功能、心理健康及生活质量[2]。治疗应着眼于最大限度地发挥患者的功能,同时尽量减少不适和副作用,并应与患者详细讨论。姑息治疗、疼痛医学、物理医学、心理学和治疗都是癌症疼痛整体管理中的重要角色[2,3]。本章旨在介绍癌症疼痛的多方面性质和评价方法,还有一些常用的治疗方法。

姑息治疗

姑息治疗的关注重点是令人舒服,减轻临终时的痛苦。晚期疾病中与癌症相关的疼痛往往最为严重。在这个阶段,疾病负担加重,常常需要多种方法止痛。姑息治疗医学是研究生医学教育认证委员会(ACGME)认可的一个亚专业,通常由接受过内科、物理医学和康复等多个初级专业培训的医生组成,来管理这些患者的疼痛。姑息治疗医学解决了与疼痛、社会心理困扰、生活质量和其他服务,如癌症康复等相关最紧急的需求。该服务的重点是解决生命结束时的问题,目标是通过改善功能、疼痛治疗、移动能力和其他相关因素来提高生活质量[5]。

尽管癌症康复可以在生命结束时提供帮助,但这种服务没有得到充分利用[6],其原因是多方面的。人们对康复在晚期癌症中的作用认识不足,认为康复需要很长时间才能完成,只能给那些除了计划生命终结就什么都无能为力的患者带来虚假的希望[7,8]。将患者转介进行姑息治疗和康复治疗的决定[9]高度依赖于诊治医生的早期认知,更熟悉临终关怀的肿瘤学家更有可能在姑息治疗环境中提及康复治疗[10]。

除了医生的偏见外,患者的态度也导致了临终时康复治疗利用率的不足。Cheville 等人发现,尽管功能逐渐下降,但大多数晚期肺癌患者在严重虚弱之前,最初并不接受康复治疗[11]。对此有多种可能的解释,包括对康复医学知识的缺乏和多层就诊预约的负担等原因。

姑息环境下癌症康复的必要性是显而易见的。临终时的康复干预可以减轻疼痛、焦虑和抑郁,并改善生活质量[12]。一项随机对照试验发现,与未接受康复治疗的患者相比,接受过日常康复治疗的患者在生命结束时疼痛较少发生,未满足的需求较少,同时耗费的资源也较少[13]。鉴于临终时存在大量的肌肉骨骼疼痛[14],癌症康复医生可以通过使用超声引导程序和其他方式减轻疼痛[15]。癌痛的治疗需要综合多学科的方法,要意识到将大量资源和专家协作作为一个团队的重要性。

除疼痛外,癌症患者还有跌倒的风险,特别是在生命末期虚弱程度最高的时候[16]。癌症患者可以通过改变危险因素来预防跌倒和受伤,但在确定这些危险因素时却没有及时转介康复治疗[17],老年人尤其如此。在所有癌症患者中,骨转移和脑转移是功能损害的重要危险因素[18-19],康复护理能既安全又有效地改善这些损伤[5]。临终关怀中姑息治疗和癌症康复的价值有重要的研究价值，在癌症疼痛的治疗中开展循证实践具有重要意义。

总之，虽然姑息治疗医学和癌症康复医学都是以患者为中心的方法，主要目标是尽量减少晚期癌症的症状负担，并改善生活质量，但功能缺陷和肌肉骨骼疼痛的存在仍需要康复护理方面的专业知识。理疗师必须继续成为肿瘤护理结构的一部分，因为有力的临床试验证明这将有助于巩固康复在临终关怀和癌症疼痛治疗中的作用。必须建立一个综合治疗护理团队，以便最充分地解决癌症疼痛问题。

综合评估

在对癌症相关疼痛患者进行评估时，采取综合性的治疗方法是很重要的。通常，多个亚专业应该参与合作，为单个患者量身定制治疗方案。治疗方法也应该随着时间的推移而改变，以解决诸如疾病进展以及症状改善等问题。慢性疼痛患者可能有多种原因，这可能与他们的疾病没有直接关系。因此，在可能的情况下，必须排除任何类型疼痛的根本原因，因为治疗方法因病因而异[20]。治疗的医生、患者和护理人员之间的有效沟通是必不可少的。

完整的病史和体格检查是评估癌症患者的第一步。癌症可因疾病过程本身而造成损害，也可因治疗的副作用而造成身体和心理障碍。完整的疼痛史是必要的，包括持续时间、严重程度、质量、加重和减轻因素、是否存在神经病理性症状，如麻木或刺痛，以及对功能状态的影响。重要的是要评估患者目前和发病前的功能状态，日常生活活动的独立性，以及疾病的慢性影响，因为疼痛会影响以上所有情况。评估还应包括对系统的回顾，过去的医疗和外科手术史，以及对病历、查体和影像学的回顾。家庭史、社会史和环境因素也很重要，有助于建立一个基础，以便在需要时进行进一步的调查。体检的目的是建立一个基线来收集信息和制订治疗目标。性能状态是用来评估一个人有意义的功能和照顾自己的能力以及评估整体健康状况的指标。这是用来衡量整体功能和患者耐受化疗和放疗等治疗的能力，以供研究选择和估计预后。

用于测量癌症患者生活状态的两个工具包括Karnofsky表现状态指数（KPS）和东方肿瘤合作组织绩效状态量表（ECOG-PS）。Karnofsky指数自20世纪40年代开始使用，并根据功能状态和援助需求分为0~100分，100分为功能完全独立，0分为死亡。ECOG性能状态量表于1960年推出，采用简化的5点系统测量功能，其中5点为死区，0点为全功能。这些工具在估计预后时被证明是非常准确的，基线功能较高的患者在治疗过程中表现更好[21]。

对于目前正在接受治疗的患者来说，化疗或放疗的副作用可能是显著的。腹泻、恶心和食欲下降是化疗引起的常见胃肠道（GI）症状。其他副作用可能包括能量减少、脱发、失眠、神经病和情绪变化。在癌症患者评估中包括化疗副作用和情绪状态的问题是很重要的。高达25%的癌症患者报告有抑郁和睡眠障碍，这应该是评估的一部分[22]。

癌症患者特有的另一个问题是与癌症相关的疲劳（CRF）。这是严重疲劳的一个特别容易令人衰弱的副作用，60%~100%的患者在治疗后存活下来，这可以通过专门的治疗和锻炼来解决，但如果治疗医生忽视，检查时可能会漏诊。

在回顾中，对癌症患者的评估包括完整的病史和体格检查，系统回顾，以及相关的医疗、手术和家族史回顾。此外，对相关医疗记录、研究和影像学的回顾也很重要。应注意治疗的任何潜在副作用例如睡眠、情绪、肠道护理、食欲、能量、心理和表现状态，以便尽可能减少患者的不适。癌症患者疼痛无处不在，以至于无法进行其他治疗，因此必须全面解决患者疼痛方面的护理问题。

治疗原则

正确处理癌症患者的疼痛需要了解疾病过程、既往的治疗、活动性癌症的动态过程，以及它如何导致患者症状学的变化。癌症及其治疗可能导致的疼痛类型多种多样，治疗方法应针对个人。虽然癌症疼痛的复杂性超出了本章的讨论范围，但我们将回顾癌症疼痛治疗的基本原则。

肿瘤治疗通常包括化疗、放疗和/或手术，以及其他辅助治疗，如干细胞移植有时扮演一个角色。这些治疗方法可能导致疼痛和肌肉骨骼功能障碍，疼痛可能是急性的或慢性的，或两者兼而有之，而且不充分管理增加了临终时的痛苦。化疗可引起神经病理性疼痛、肌炎和其他导致身体衰弱和失调的症状，如恶心、疲劳和认知功能障碍。放射治疗会引起急性恶心和疼痛，但也有更多的慢性影响，如辐射纤维化综合征引起的虚弱、疼痛和痉挛[23]。外科手术比其他主要的肿瘤治疗方式更加多变，有可能通过对神经、肌肉、血管系统等的直接损伤造成严重的功能损害。

还需要注意的是，肿瘤可以直接压迫周围结构而引起疼痛。疼痛的类型和程度通常取决于癌变的位置和侵袭性。例如，骨肿瘤通过骨溶解、神经瘤形成和炎症引起疼痛。这些肿瘤有可能引起明显的疼痛，伴有运动和神经功能缺陷，包括脊髓损伤或位于脊柱的局灶性削弱（图 46-1）。

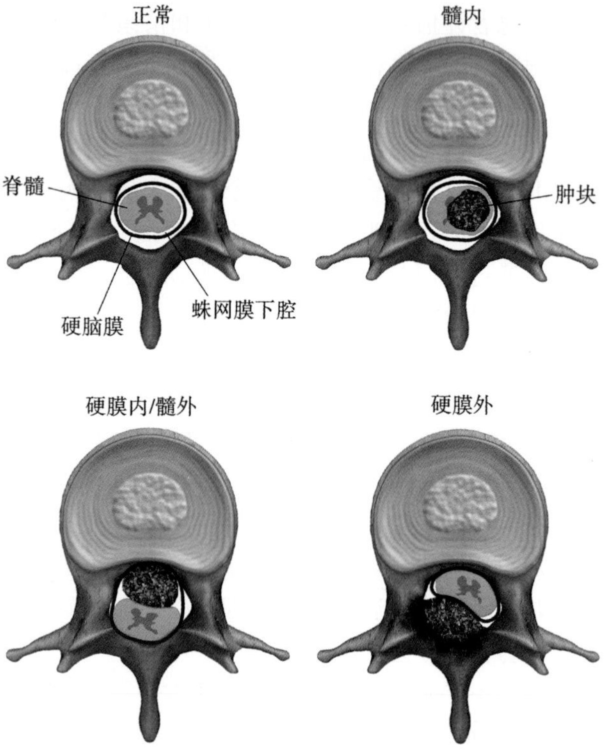

图 46-1　脊柱肿瘤的潜在部位（经允许摘自 Shah S, Hagopian T, Klinglesmith R, Bonfante E. Diagnostic Neuroradiology. In: Elsayes KM, Oldham SA, eds. Introduction to Diagnostic Radiology, New York, NY: McGraw-Hill; 2014）

癌痛的病理生理学和变异性是多方面的，治疗也同样复杂。幸运的是，癌症疼痛的评估和治疗通常与一般良性的疼痛相似。例如，癌症患者最常见的神经根性背痛的原因与那些没有恶性肿瘤的患者完全相同，这两种人群患椎间盘突出症的可能性相同。完整的病史和检查是必要的，以确定适当的治疗。既往的癌症史是最敏感的“红旗”，表明恶性肿瘤是引起背痛的原因。不过，即使既往有癌症病史，最常见的背痛原因也是非恶性的（即使在脊柱转移的情况下，尤其是在稳定的疾病中）[24]。然而，在开始其他治疗之前，应排除复发性癌症作为潜在的疼痛原因。排除恶性肿瘤后，治疗方法基本上类似于无癌患者的背痛治疗[25]。事实上，转移性脊柱背痛的康复治疗已经证明是安全有效的。一项研究发现，在脊柱转移瘤放疗期间接受核心强化治疗的患者骨密度得到改善，没有发生骨折[26]。

背痛仅仅是癌症患者中许多可能的疼痛综合征的一个例子，除了药物治疗外，还可能需要疼痛干预。癌症患者的介入性疼痛缓解程序一开始看起来令人畏惧，但可能是安全和有益的。所有患者都应采取预防措施并进行适当的患者筛查，特别注意恶性肿瘤特有的情况。血小板减少症或中性粒细胞减少症可能是由癌症或其治疗引起的，这些情况可分别导致出血事件或感染。血小板减少的患者通常是血液系统恶性肿瘤患者，或实体瘤患者正在接受一线化疗[27]。如果患者的血小板或绝对中性粒细胞计数波动，除了要在计划手术当天进行血小板功能测定外，还应检查具有差异的完整血细胞计数，对确保患者安全至关重要。针对癌症患者的介入治疗的其他禁忌证包括存在不受控制的疾病、通过肿瘤注射（如当硬膜外腔有疾病时进行硬膜外类固醇注射）和使用血管内皮生长因子（如贝伐单抗）和增加出血风险的化疗药物。

虽然介入治疗是疼痛治疗的常用方法，但药物治疗疼痛是有效和适当的。很多癌症疼痛都有神经病理性的疼痛成分。抗惊厥药（如加巴喷丁和普瑞巴林）等辅助镇痛药在治疗化疗引起的周围神经病变、辐射纤维化综合征和骨痛等疾病方面相对安全。尽管副作用很低，但在这一人群中开始使用止痛药时，疼痛治疗提供者应该“低效慢用”。二线神经病理性疼痛药物包括 5-羟色胺/去甲肾上腺素再摄取抑制剂，如度洛西汀或文拉法辛，或三环抗抑郁药，如阿米替林或去甲肾上腺素（表 46-1）。

阿片类药物治疗在慢性非癌性疼痛中的应用越来越少，但在恶性疼痛中有一定作用。在中重度疼痛的癌症患者中，阿片类药物治疗是有效的，并且与普通人群相比滥用的风险很低[28]。阿片类镇痛药通常与化疗药物相容，并且副作用通常是可耐受的。当然，任何开始阿片类药物治疗的患者都应该与他们的处方医生进行知情讨论，包括他们的护理目标、可能的副作用和适当的剂量[29]。筛选和负责任的阿片处方方法应与使用任何其他阿片药物患者一样使用，包括使用国家处方监测程序和尿液药物筛选。如果使用阿片类镇痛药，疼痛仍持续加剧，有必要对疼痛产生原因进行进一步的研究。

表 46-1　治疗癌症疼痛的主要辅助镇痛药类别

辅助药	用量	常见不良反应
抗抑郁药		
三环类抗抑郁药	阿米替林：每晚开始服用 25mg，在 4 周内可逐渐增加到 200mg	直立性低血压、嗜睡、疲劳、恶心、尿潴留、性功能障碍、口干、眼压升高、心脏影响
	去甲替林：每晚开始服用 25mg，4 周后可逐渐增加至 200mg	直立性低血压、嗜睡、疲劳、恶心、尿潴留、性功能障碍、口干、眼压升高、心脏影响（抗胆碱能副作用比阿米替林少）
	地昔帕明：每晚开始服用 25mg，在 4 周内可耐受的情况下增加到 200mg	直立性低血压、嗜睡、疲劳、恶心、尿潴留、性功能障碍、恶心、尿潴留、性功能障碍、口干、眼压升高、心脏影响（抗胆碱能副作用比阿米替林少）
5-羟色胺和去甲肾上腺素再摄取抑制剂（SNRI）	度洛西汀：每日 30mg，每周逐步增加至每天至少 60mg，每天最多 120mg	恶心、嗜睡（较少）、头晕、颤抖、出汗、视力模糊、焦虑
	文拉法辛：开始每天服用 75mg，每周逐步增加到每天 225mg	恶心，嗜睡，高剂量时收缩压升高
抗惊厥药		
加巴喷丁类	加巴喷丁：每天 3 次，每次服用 300mg，每 4 天递增 300mg，目标疗效至少每天 1 800mg，最大每日 3 600mg（吸收受限时超过 3 600mg）	头晕、嗜睡、疲劳、胃肠道不适、共济失调、视力异常、步态异常、腹痛、眼球震颤、皮疹、头痛、认知功能障碍
	普瑞巴林：每天开始服用 75mg，每 4 天增加 75mg，达到每天至少 300mg 的目标	与加巴喷丁相似，增加外周水肿、体重增加的风险
钠通道阻滞药	托吡酯：开始每天 25mg，每 4 天增加 25mg，每天 2 次至少 100mg，最多 200mg，每日 2 次	头晕、嗜睡、共济失调、震颤、步态障碍、体重减轻、肾结石
	拉莫三嗪：起始每日 25mg，每周逐步增加 25mg，至每天 200mg	Stevens-Johnsons 综合征，头晕，嗜睡，胃肠道障碍，视力异常，步态障碍
	奥卡西平：开始每天服用 150mg，每 4 天递增至 600mg，每天 2 次	低钠血症（检查基线钠，复查 6 周和 8 周）、嗜睡、共济失调、震颤、胃肠道紊乱
	卡马西平：每晚 100mg，每周递增至 200mg，每日 3 次	再生障碍性贫血（检查基线 CBC）、皮疹、光敏性、嗜睡、恶心、低钠血症
抗心律失常药	美西律：每晚 150mg，与 1g 硫糖铝一起服用，每 4 天递增 150mg 至 300mg，每日 3 次	恶心、呕吐、嗜睡、混乱、不稳、视力模糊
局部用药	5% 局部利多卡因贴片：12h 更换	局部皮肤刺激罕见，全身影响包括心律失常、嗜睡、胃肠道紊乱

摘自 Mitra R，Jones S. Adjuvant analgesics in cancer pain：a review. Am J Hosp Palliat Care. 2012；29（1）：70-79。

阿片类药物使用策略的核心是一次只使用一种类型的阿片药物，以便未来的治疗可以进行阿片类药物的轮换，而不是剂量增加。常用的阿片类药物包括吗啡、氢吗啡酮、芬太尼、羟考酮和美沙酮。如果患者服用多个阿片类疼痛药物，理想情况下，提供者将计算一个等镇痛阿片剂量（通常为吗啡当量），然后将一个单独的药物，分为长效和短效两种剂量，用于突破性疼痛（表 46-2）。（参见第 45 章）

非甾体抗炎药（NSAID）常被禁止用于癌症患者，尤其是那些肾功能受损或有肾功能衰竭风险的患者，如多发性骨髓瘤。其他患者因化疗或肿瘤本身而出血的风险增加，这也是使用非甾体抗炎药的禁忌证。对于那些没有禁忌证的癌症患者，使用非甾体抗炎药是有意义的，尤其对骨转移有价值。对乙酰氨基酚通常是可以接受的，可以加强一些阿片类药物的作用。

表 46-2　镇痛类阿片的剂量计算[a]

药物	口服	静脉注射
吗啡	30mg	10mg
羟考酮	20mg	—
氢吗啡酮	7.5mg	1.5mg
芬太尼[b]	—	0.1mg(100mcg)

[a] 这些值是作为换算计算的估计值,而不是作为起始剂量。

[b]将口服吗啡等效物转换为芬太尼贴片:将吗啡口服 24h 总剂量除以 2 得出芬太尼透皮贴剂的近似剂量(μg/h)。

最后,癌症疼痛治疗必须包括物理治疗(包括物理模式),只要患者的情况许可或有安全参与锻炼计划的能力就可以。由于患者经常因为疾病和/或治疗而肌肉减少,加强虚弱的肌肉不仅可以改善活动性和独立性,而且可以减轻疼痛和防止受伤。热敷和冰敷等治疗方法都是有帮助的,除了不必要的部位或伤口外,都应该使用。此外,当水肿导致疼痛时,应让训练有素的治疗师进行水肿管理。

阶梯止痛

癌症疼痛的治疗有了新的进展和新的治疗方法,但 1986 年世界卫生组织在瑞士日内瓦提出了使用阶梯止痛的概念,它建议使用越来越有效的止痛药来治疗更严重的疼痛。这个 3 步阶梯止痛是在共识的基础上建立起来的,用疼痛药物和疼痛严重程度的分级方法来建立癌症疼痛的治疗指南。它是针对人口研究的结果而设立的,这些研究表明,由于对类阿片类药物的依赖和成瘾、对提供者的教育不足以及一些地区缺乏类阿片类药物的供应,癌症疼痛治疗严重不足。这些指导原则后来也被应用于其他类型的疼痛。

疼痛治疗的阶梯止痛法旨在与完整病史、体格检查和疼痛评估(包括精神评估)结合使用。建议尽可能对潜在的病理进行治疗,包括化疗、放疗和手术,骨科疼痛也提倡使用夹板、颈环和休息[30]。在指南中,着重提出疼痛患者心理健康的重要性,如果有必要,建议将认知行为治疗与药物治疗结合起来。疼痛应该被评估为轻度、中度或重度,根据此评定量表选择选择疼痛药物。疼痛类型的确定也很重要,内脏疼痛、躯体疼痛或神经病理性疼痛需要不同的药物才能达到最佳治疗效果。

内脏疼痛是一种由于内脏刺激(如浸润性肿瘤或水肿或梗阻引起的外部压迫)而引起的全身性、局部性疼痛,可使用非甾体抗炎药等抗炎药治疗(尽管有可能会对胃黏膜造成损害),也可以使用阿片类药物[31]。另一方面,躯体疼痛通常是剧烈的,定位明确,刺激发生在皮肤、皮下组织或肌肉上,可以用多种麻醉剂、抗炎药或阿片类药物治疗。神经病理性疼痛,或神经痛,通常被描述为灼痛和刺痛,通常用抗惊厥药、选择性 5-羟色胺再摄取抑制剂、三环类抗抑郁药和 n-甲基-D-天冬氨酸受体(NMDA)拮抗剂来治疗。疼痛可能是由肿瘤本身引起,或者是癌症的后遗症,或者是化疗、放疗等治疗的后遗症。患者可能同时有 3 种类型的疼痛,这可能会使治疗复杂化(表 46-3)。

癌症疼痛的分类对指导适当的疼痛治疗非常有帮助。修改后的埃德蒙顿癌症疼痛分类系统就是用于此目的(图 46-2)。

表 46-3　癌症疼痛综合征的分类

疼痛综合征	路径	症状	潜在辅助药物治疗
深部伤害性的疼痛:躯体	由 Aδ 和 C 纤维介导	定位清楚的局部疼痛伴压痛、肿胀、水肿	非甾体抗炎药、类固醇、阿片类药物
深部伤害性的疼痛:内脏	由 Aδ 和 C 纤维介导	弥漫性和定位不良的疼痛,可能继发于拉伸、缺血或肿瘤直接侵袭	非甾体抗炎药、类固醇、阿片类药物
表浅伤害性的疼痛	由 Aδ 和 C 纤维介导	浅表灼伤,通常局限性好	局部麻醉剂,抗抑郁药,抗惊厥药
神经病理性疼痛	除 C 纤维外,还由 Aδ 和 β 纤维介导	刺痛,灼痛	抗抑郁药,抗惊厥药,全身麻醉药

摘自 Mitra R,Jones S. Adjuvant analgesics in cancer pain:a review. Am J Hosp Palliat Care. 2012;29(1):70-79。

1.疼痛机制

No	无痛综合征
Nc	伤害性疼痛
Nx	神经病理性疼痛伴或没有伤害性疼痛
Nx	信息不足，无法分类

2. 突发性疼痛

Lo	没有意外的疼痛
Li	出现突发疼痛
Lx	信息不足，无法分类

3.心理困扰

Po	没有心理困扰
Pp	存在心理困扰
Px	信息不足，无法分类

4. 成瘾行为

Ao	无成瘾行为
Aa	存在成瘾行为
Ax	信息不足，无法分类

5. 认知功能

Co	无认知障碍
Ci	部分认知障碍[a]
Cu	总认知障碍[b]
Cx	信息不足，无法分类

[a]足以影响患者提供准确当前和/或过去疼痛史的能力的损伤。
[b]患者反应迟钝、神志不清或精神错乱无法提供现在和过去的疼痛史。
摘自Hagop M. Kantarjian, Robert A. Wolff. The MD Anderson Manual of Medical Oncology, 3rd Edition. www.accessmedicine.com Copyright © McGraw-Hill Education版权所有。

图 46-2 修订的埃德蒙顿癌症疼痛分类系统（经允许摘自 Shih K, Dev R, Reddy SK. Pain Management and Symptom Control. In: Kantarjian HM, Wolff RA, eds. The MD Anderson Manual of Medical Oncology, 3e New York, NY: McGraw-Hill; 2016）

强度的常规特征用标准视觉或数字模拟疼痛量表评估（图 46-3）。

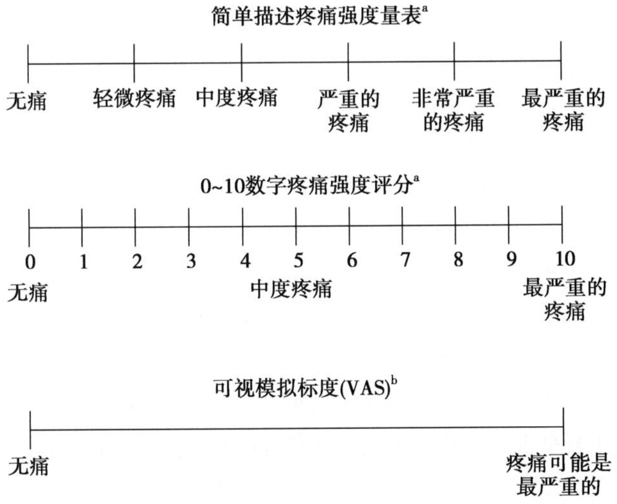

[a]如果用作图形评分量表，建议使用10cm基线。
[b]建议VAS量表的基线为10cm。

图 46-3 疼痛强度量表（摘自 Clinical Practice Guidelines Number 9: Management of Cancer Pain, Rockville, MD, US Department of Health and Human Services, ACHPR publication 94-0592）

阶梯状图根据患者疼痛的严重程度，列出了建议的疼痛药物，和有无辅助治疗。评估为轻度疼痛的患者，应使用非阿片类药物治疗或非处方药，如对乙酰氨基酚或其他非甾体抗炎药，并考虑是否应用心理治疗、神经性药物或抗抑郁药等辅助治疗。对于中度疼痛，可以使用低剂量的类阿片类药物，对于严重疼痛则提倡高剂量阿片类药物。阶梯中的所有步骤也建议同时使用非药物治疗和非阿片类药物（如果有必要的话），但每次只能使用每类药物中的一种。

这些指南于 1996 年更新，以说明止痛药的服用方法，建议使用口服制剂，如有可能（指定“口服”部分），按时间计划（按时钟）服药，为个人量身定制治疗方案（“针对个人”），并根据患者的清醒时间安排药物（“注意细节”）[30]。数据表明，根据世界卫生组织指南第 2 版的规定，阿片类药物用于剧烈疼痛的情况有所增加，有可能改善癌症疼痛的管理[32]。

阶梯止痛药提倡使用辅助或替代疗法与口服镇痛药相结合。在世界卫生组织阶梯式工作中，针灸结合口服止痛药的使用已被证明在癌症疼痛治疗中是有效的[33]（图 46-4）。

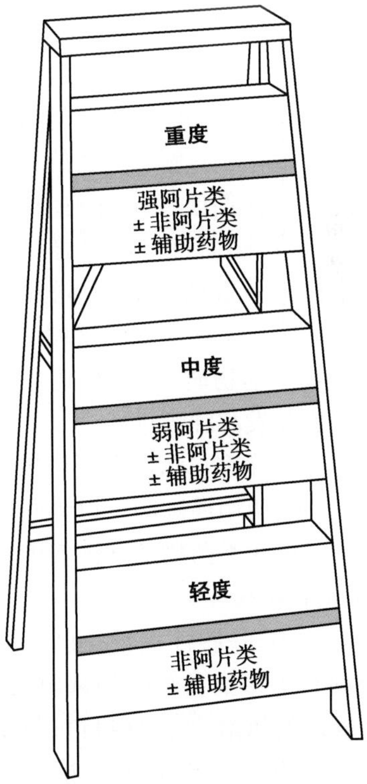

图 46-4 世界卫生组织口腔止痛药治疗疼痛的 3 级阶梯（摘自经允许改编自世界卫生组织的“疼痛缓解阶梯法”）

阿片类药物治疗中度至重度疼痛的推荐起始剂量为 1～15mg 吗啡口服，并从这个剂量开始向上或向下递增或递减,以最大限度地控制疼痛和减少副作用。阿片类药物的耐受性与生理依赖性相关,因此建议定期更换药物以保持良好的镇痛效果。患者可以通过定期服用止痛药来实现更好的疼痛控制,但是,偶尔他们可能会出现疼痛加重的发作。对于疼痛严重恶化或“突破性”疼痛的患者,除了基线治疗方案外,还可以根据需要服用阶梯止痛药提倡的额外剂量的止痛药。典型的突破性剂量可能是常规疼痛药物剂量的50%到100%,但是,应该根据患者的具体情况而选择合适的剂量。

阶梯止痛药在最近几年受到了仔细的研究。有人建议,为了改善疼痛控制,人们可以放弃第2步,直接进入第3步,使用更有效的阿片类药物,以更有效更恰当地控制疼痛,而不是缓慢地通过阶梯的所有3个步骤[34-35]。无论如何,阶梯止痛建立了指导方针,以一种有意义的方式提请人们关注癌症疼痛的治疗问题。

镇痛方法

阿片类药物仍然是治疗癌症疼痛的主要药物。然而,一旦药物治疗的保守治疗被最大化,患者可能仍然会有持续的疼痛。程序医学是疼痛治疗的一个分支,可用于更具侵袭性的癌症疼痛治疗。在过去的10年里,研究者在了解癌症患者的镇痛方法方面取得了巨大进展。我们已经了解到,专业的镇痛技术不仅可以改善疼痛,而且可以改善癌症患者的长期预后。除了作为强效镇痛剂外,阿片类药物似乎还有一些有害影响。尤其令人感兴趣的是类阿片对免疫反应的影响。动物研究表明,阿片类药物治疗可能有助于癌症复发和肿瘤进展[36]。

各种类型的癌症都显示出电压门控钠通道的活性增强。有进展表明用局麻药可以阻断这些通道而抑制肿瘤进展。阿片类药物还被证实能促进血管生成、癌细胞增殖和转移。

在癌症人群中,一些疼痛治疗已经被证明比简单的疼痛控制有更多的益处。局部阻滞/镇痛可降低术后癌症复发的风险[37]。据报道,与使用挥发性麻醉剂和阿片类药物的患者相比,椎体旁或高胸段硬膜外镇痛治疗的乳腺癌术后复发率较低[37]。此外,研究人员研究表明,对癌症患者的镇痛管理进行特殊的改变可以降低术后癌症复发的风险[37]。用于乳腺癌手术切除术的椎旁镇痛/阻滞与癌症复发的低风险相关[37-40]。硬膜外镇痛用于根治性前列腺切除术切除腺癌与复发性疾病风险降低60%相关[38-40]。

目前肿瘤患者围手术期处理的资料表明,特殊的区域阻滞治疗不仅可以预防术后的慢性疼痛,而且有助于患者的长期预后。皮下局部放置麻醉导管治疗疼痛尽管存在局限性,但为疼痛控制提供了一种更可持续的方式[41]。隧道式导管的经皮性质限制了导管的放置时间[41],需要专门的导管管理以避免感染。例如,肩胛间和股神经阻滞可分别有助于治疗上肢和下肢相关疼痛[41]。此外,隧道式硬膜外、鞘内和椎旁导管可缓解疼痛胸痛、腹痛和盆腔癌疼痛。很多时候,区域麻醉技术是在生命末期提供的,可以作为一种可持续的治疗方式[41]。

交感神经系统传递来自内脏的感觉输入。对于内脏疼痛,交感神经可以用化学方法,如神经松解术,或以交感神经阻滞的形式局部麻醉。一般情况下,局部麻醉剂用于交感神经阻滞以控制暂时的疼痛,而酚或酒精用于神经松解以使神经退化,从而更持久地缓解疼痛。在交感神经部位注射药物,麻醉交感神经链,以控制疼痛。常见的靶点包括星状神经节(用于头颈部疼痛)、腹腔丛(用于上腹部疼痛)、上腹部下丛(用于骨盆疼痛)、腰交感神经链(用于腿部疼痛)和神经节(用于会阴疼痛)。这些手术通常是在计算机断层扫描(CT)或透视指导下进行的,能够有效缓解癌症继发的疼痛[42-43]。阻滞和神经松解可在癌症诊断时、积极治疗期间和生命末期使用。

众所周知,腹腔神经丛阻滞术一直被认为可以缓解胰腺癌和腹腔内癌引起的长达数月的腹痛(图46-5)。常见的不良反应通常是短暂的,包括局部疼痛(96%)、腹泻(44%)和低血压(38%)[42]。此外,腹腔阻滞和神经松解术的相关禁忌证包括但不限于严重凝血病、败血症和肠梗阻。不论使用什么腹腔阻滞技术,神经溶解术对70%~90%的腹内癌患者都有长期的益处[42]。同样,上腹部下阻滞同样可以缓解肿瘤引起的盆腔疼痛[43]。

在术中、术后、积极的癌症治疗和临终时,以专用导管形式的区域阻滞技术可持续缓解癌症相关疼痛。此外,我们最近了解到,局部麻醉剂的独特特性可以减少癌症复发和肿瘤负担,但仍需要更多的研究来指导医生将这些模式明确地应用到癌症相关疼痛的治疗中。也就是说,神经治疗的方法必须有明确的风险/效益分析,考虑到患者的预后和共病负担。

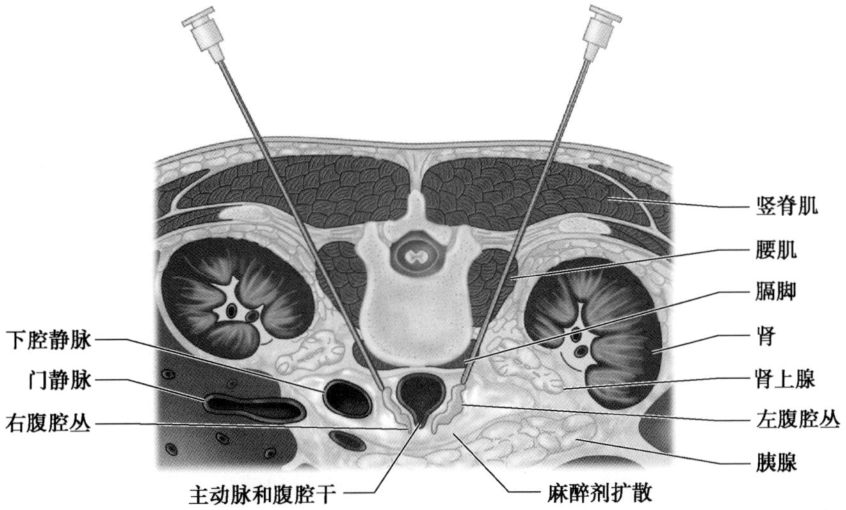

图 46-5　腹腔神经丛阻滞（经允许摘自 Rosenquist RW，Vrooman BM. Chapter 47. Chronic Pain Management. In：Butterworth JF，IV，Mackey DC，Wasnick JD，eds. Morgan & Mikhail's Clinical Anesthesiology，5e New York，NY：McGraw-Hill；2013）

外科和介入放射治疗

随着新疗法和治疗方案的引入，肿瘤治疗不断发展。虽然这提高了癌症患者的生存率，但这些新疗法肯定会带来相当大的副作用，包括疼痛加剧、长期后遗症和疾病的复杂性增加[44]。阿片类药物治疗仍然是癌症疼痛治疗的基石，但是补充和替代疗法选择仍然是必要的，特别是随着我们对慢性阿片类药物治疗的风险有了更多的了解之后。对于那些从成功的肿瘤治疗中获益但现在面临潜在的终身症状的患者来说，经皮和外科手术治疗疼痛是重要的治疗方法[45]。

患者疼痛的诊断和潜在病因对指导疼痛治疗很有用。骨转移性疾病是癌症患者疼痛的常见原因，通常对外照射、化疗、激素或二膦酸盐类药物有反应。然而，对于那些对放疗产生耐受的肿瘤，或达到放射剂量限制并持续疼痛的患者，有时需要进行替代性干预。最常见的转移到脊柱的癌症包括前列腺癌、乳腺癌和肺癌。然而，开放性外科手术具有风险性和微创性，而经皮治疗（如射频消肿）可用于风险较小的转移灶消融。此外，多种治疗方法可结合使用，以获得更好的治疗效果[46]。更传统的治疗方法如硬膜外类固醇注射可用于治疗神经根性疼痛，而关节突手术，如内侧支阻滞或关节突关节类固醇注射，可采用与非恶性疼痛相似的治疗方法。

脊柱骨性病变可导致脊柱不稳和椎体压缩性骨折，这是引起脊柱轴性疼痛的重要原因。保守疗法如卧床休息、支撑和止痛药应首先尝试，但继发于压缩性骨折持续性疼痛的患者可考虑后凸成形术（在用水泥稳定压缩椎体之前，利用球囊扩张椎体）或椎体成形术（注射水泥以稳定椎体而不扩张）。这两种治疗方法都能有效且迅速地治疗疼痛，后凸成形术的骨水泥渗漏发生率较低，而且这两种治疗方法都能降低术后阿片类药物的使用量，提高功能[47]。患者适合后凸成形术还是椎体成形术，可能取决于椎体高度下降的程度、脊柱水平和骨水泥渗漏的可能性等因素[48-49]。这些手术的禁忌证包括局部或全身感染、凝血障碍、过敏、不良的骨折解剖如严重的脊椎椎体塌陷、椎体后壁受累、椎体碎片后移或肿瘤伸入椎管，或严重椎管狭窄。相关禁忌证包括神经根痛和神经功能缺损（图 46-6）。

其他图像引导的疼痛缓解方案也取得了进展。经皮射频消融术（RFA）或冷冻消融术可用于骨转移性疾病继发的中度至重度疼痛。射频消融术使用高频改变电流，通过针状电极，导致细胞坏死。脊柱肿瘤射频消融术（STAR）结合射频消融术和骨水泥提供稳定和疼痛治疗。冷冻消融使用带有加压导热气体/液体的专用探针，可在几秒钟内迅速冷却组织，导致细胞坏死。射频消融术和冷冻疗法均适用于骨转移（溶骨性或混合性溶骨性和成骨细胞性病变）引起的中度至重度疼痛的局部区域，可通过经皮途径进入。它们适用于广泛疼痛性转移疾病、严重凝血病、局部或全身感染，以及位于脊髓、主要运动神经、大脑、Adamkiewicz 动脉、肠或膀胱 1cm 范围内的病

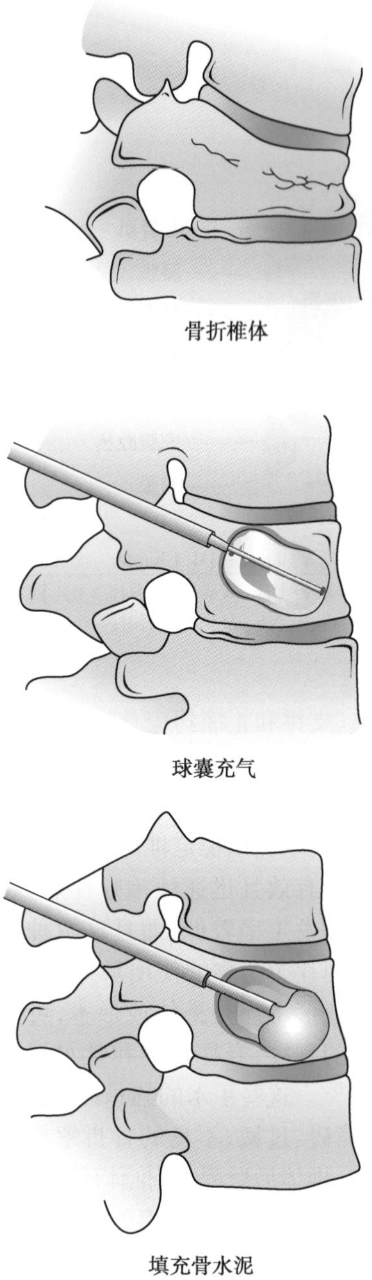

图 46-6　球囊后凸成形术。第一张图是骨质疏松性椎骨骨折。在下一张图中，一个矫形气球经皮引导进入骨折椎体并充气，减少骨折并抬高上终板。然后气球放气并取出，从而形成一个空隙。最后的插图显示了用水泥填充空隙（蒙 Kyphon Pictures 惠赠）

变[47]。与射频消融相比，冷冻消融成本更高、耗时更长，但可以在硬化或完整的骨内进行更有效的治疗，并且消融区域更容易通过间歇性 CT 或磁共振（MR）成像进行监测，视野边界清晰，冷冻消融可获得较大的消融面积[50-51]。

当其他治疗方法被证明无效时，额外的破坏性手术治疗癌症疼痛是有益的。神经外科进行的各种外科干预，如脊髓切断术、脊髓切开术和背根进入区（DREZ）损伤，对适当筛选出的患者来说是安全有效的选择。脊髓切开术，包括脊髓外侧丘脑束的病变，得到了很好的研究，对于各种癌症人群与顽固性癌症疼痛发现是有效的。C5 以下单侧癌症相关伤害性疼痛是理想的选择。如果进行双侧脊髓切开术，则有可能发生 Ondine curse 综合征，或自发呼吸驱动中断。因此，血氧饱和度<80%或肺功能差的患者需要谨慎选择[52]。DREZ 或 DREZotomy 是一种切除侧背根的方法，可以有效地治疗更局部的疼痛（即周围神经、神经根病变或脊髓病变）。在癌症人群中，这可能包括多发性肿瘤继发疼痛、胸腹壁侵犯或放射性神经丛病变的患者。风险包括虚弱、感觉丧失、脑脊液漏和感染。脊髓切开术通过机械损伤或消融内脏疼痛通路，可用于腹部或骨盆中线疼痛患者。也可以使用多种技术来实现这一点。到目前为止，这方面的研究还很少，但大多数患者的疼痛缓解情况令人满意，并发症也很少。扣带回切开术是一种颅内手术，包括立体定向磁共振成像引导下双侧前扣带回序列性病变。扣带回参与对疼痛的情绪反应，虽然其机制尚未完全了解，但它在精神病患者中的应用更为广泛。虽然有关癌症患者的文献有限，但这可能是解决疼痛的痛苦部分的一种选择，这在许多人群中都很重要[53]。

神经调节与靶向给药

癌症患者的生存期已大为延长。根据美国癌症协会的数据，到 2026 年 1 月，癌症幸存者的人数将增加到 2 000 万[54]。癌症存活率经常受到来自辐射、术后相关疼痛和化疗后周围神经病变的各种疼痛副作用的挑战。

神经调节提供了一种改变对传入信息感知的治疗方式。脊髓刺激器是一种电池驱动的外科植入装置，它使用 1 根或多根电极导线，置于硬膜外空间，以刺激脊髓背角来调节传入输入，从而减轻疼痛。神经病理性疼痛通常用这种方式治疗。刺激器也可以放置在周围神经的部位，这称为外周或区域性场刺激。越来越多的文献支持在癌症相关疼痛的背景下，外周神经和外周/区域电场刺激[55]，和神经调节可以减少疼痛药物的使用[56]。这种治疗方式的不良反应包括植入部位感染、脑脊液（CSF）渗漏，以及电极部位疼痛、电极移位和系统故障[56]。

神经调节在化疗诱导的周围神经病变中的应用仍在继续研究[57]。关于这一主题的文献很少，但大量的病例系列和个案病例报告表明化疗诱导的周围神经病变得到了实质性的缓解。最近的研究支持各种化疗药物在背根神经节水平上破坏轴突再生[58-59]。此外,最近的研究指出,特定的化疗药物诱导巨噬细胞浸润背根神经节,使疼痛敏化,并很有可能为化疗药物如何引发神经病变提供新见解[59]。在背根神经节水平上的神经调节技术的出现有望为治疗化疗引起的神经病变提供新方法[60]。

除了神经调节外,还有其他的植入式装置可以减轻疼痛。靶向药物输送系统,也称为植入药物输送系统(IDDS),直接将镇痛药物输送到脊柱或硬膜外腔,自 20 世纪 80 年代开始使用,通过皮肤下的导管,可以连接到一个植入或外部输液泵,管理疼痛药物。通过将药物直接注射到脊柱,可以用低剂量的药物来控制疼痛,这有助于将口服大剂量药物的副作用如使用高剂量阿片类药物后便秘、镇静、呼吸抑制和恶心等降到最低。

硬膜外腔是硬脊膜外椎管内的一个解剖位置,可以通过导管直接给这个区域用药。这项技术已被证明对癌症疼痛控制是有效的[61]。另一项技术是将止痛药直接注入蛛网膜和软脑膜之间的脑脊液中,这又称为鞘内给药。这是一种比硬膜外腔更深的药物输送,但药效更强,需要的药物剂量和剂量更低,需要的补充更少,并且由于需要较少的维护和调整,感染的可能性较小[62]。

只有少数药物被批准用于鞘内腔,包括类阿片药物、局部麻醉剂、可乐定和齐康诺德。靶向给药的可能风险包括感染、导管技术问题和血肿[63]。一般来说,适合植入给药系统的患者包括那些尽管服用高剂量阿片类药物但仍有顽固性疼痛的患者,以及那些因疼痛药物治疗而产生显著或致残副作用的患者。

物理疗法治疗癌痛的有效性

身体失调、癌症相关的疲劳和慢性疼痛是癌症及其治疗后衰弱的后果。在癌症治疗后,患者通常不太活跃,锻炼也不太频繁,这可能导致身体机能退化和疲劳[64]。

物理和作业疗法是治疗癌症患者疲劳、虚弱和全身不适的有效工具。这些疗法应该是任何综合康复计划的一部分,可以提高患者的生活质量和整体功能。身体任何部位的疼痛都会导致步态和生物力学力的改变,从而传递或加重不适感。由此产生的代偿实际上可以在周围的软组织结构中产生疼痛[65]。物理治疗和治疗性运动有助于维持适当的身体力学,提供代偿性运动,改善有跌倒风险的人的步态。作业疗法可以解决因癌症治疗而导致的淋巴水肿和随后的肢体疼痛,还可以培养良好的运动技能和提高自我护理能力。

治疗可以集中在增强肌肉力量、适当的身体力学和代偿技术上,结合冰、经皮神经电刺激(TENS)和按摩来改善癌症相关疼痛。根据癌症的类型和位置、治疗的侵袭性、医学共病和病前功能状态对患者进行个体化治疗[66]。

物理疗法与癌症疼痛的改善有正相关。乳腺癌治疗后的物理治疗已被证明能改善触发点、颈部疼痛、肩和腋窝疼痛,与对照组相比,在 1 年的随访中,物理疗法可持久缓解这些症状[67-68]。物理疗法对其他恶性疾病也有益处。一项随机对照试验显示,与单纯放射治疗相比,脊髓转移瘤患者进行脊柱旁肌肉组织抵抗训练与放疗相结合,可改善疼痛,并减少阿片类止痛药的使用[69]。

物理疗法对癌症相关疼痛的治疗是有益的,但是,针对每个癌症患者的具体治疗方案都必须个体化。医学上的共病,如化疗或放疗引起的心肺疾病、运动不便和营养缺乏引起的骨质疏松症,或癌症相关的疲劳,都会影响患者对治疗的反应,建议采用基于机制的治疗方案,以帮助针对个人量身定制治疗方案[70]。对于高度怀疑有骨转移的患者,应关注体重及耐力。总的来说,患者在疼痛控制、功能状态和能量水平方面都显示出了益处,物理疗法应该作为癌症疼痛治疗的主要手段。

癌症和癌痛的心理治疗

抑郁、焦虑和心理困扰在癌症患者和护理者中都很常见。这些心理因素可能对癌症相关疼痛有显著影响。超过一半的癌症患者会感到疼痛,超过 1/3 的癌症患者会出现情绪障碍,其中许多患者会同时经历疼痛和心理因素[71]。情绪困扰、焦虑和绝望会对患者参与治疗的动机产生不利影响,因此,对癌症患者进行情绪障碍筛查,以便提供适当和全面的护理是非常重要的。

疼痛和心理困扰之间似乎存在协同效应[72]。癌症患者使用各种应对策略来应对疼痛(大多数其他患者也是如此),但自我效能感和疼痛灾难化是两种与疼痛相关的策略。自我效能感和相信自己可以控制疼痛似乎与改善疼痛控制有正相关。疼痛恶化和对疼痛的消极关注似乎与疼痛控制呈负相关[73]。

在治疗癌症相关疼痛方面，已经有几种不同的心理学方法被研究。认知行为疗法（CBT）、患者和护理者教育、放松技巧、想象和瑜伽都为癌症疼痛缓解提供了潜在的益处。值得注意的是，癌症患者的疼痛治疗是多模式的。对于疼痛的癌症患者，除了其他药物和非药物治疗外，还应考虑心理治疗。这一点得到了美国疼痛学会制订的癌症疼痛治疗标准的支持[74]。

心理干预可以改善疼痛的严重程度和疼痛的影响[74]。催眠已被证明可以改善与癌症诊断和治疗相关的疼痛。当与集体治疗相结合时，催眠也被证明可以减缓转移性乳腺癌妇女的疼痛进展[75]。几个荟萃分析表明，认知行为疗法能改善癌症疼痛。认知行为疗法与治疗结合使用时也可能提供协同效益[76]。医生、护理者和患者之间的公开交流是必不可少的。考虑到“阿片类药物危机”和与止痛药相关的耻辱感，患者可能不愿意提及疼痛控制的话题，而这可能要由医生引导开放式沟通。

美国综合癌症网络已经发布了临床实践指南，帮助筛查和治疗各种情绪障碍，因为这是癌症人群中的一个重要症状[77]。癌症疼痛是复杂的，对情绪和情绪健康有着深远的影响，心理治疗应结合其他治疗手段进行综合治疗。

特殊人群的癌痛

疼痛是一种个人和个体化的症状。患者的期望值、耐受性和敏感性都可以在他们对疼痛的反应和感知中发挥作用。同样，其他决定因素如医学素养、教育水平、年龄（包括极端年龄）、文化、社会经济因素和医疗护理的可获得性不仅影响患者的疼痛体验，而且还可能对提供者提出复杂的挑战。

在建立治疗疼痛症状所需的复杂医患关系时，沟通至关重要。有必要创建一个动态的、个性化的程序，可以根据不断变化的症状或情况进行调整。沟通障碍，无论是由于不一致的随访、有限的英语水平，还是需要第三方（父母、照料者、监护人、口译员）造成的沟通障碍，都会影响提供者的同理心、准确诊断和制订适当治疗方案的能力。与医生的互动不足或缺乏也会影响患者对自己治疗的兴趣和参与度。有研究观察了文化交流障碍在获得支持、疼痛感知、诊断和疼痛治疗方面的影响，但很少有研究考虑到交流障碍对其他特殊人群的影响[78-79]。对于那些有学习障碍或医学素养低的患者，有必要采取不同的患者教育方法。可能需要使用视觉辅助工具、简单的书面说明和重点目标。复杂的治疗方案、PRN（根据需要）药物和患者主动治疗，可能导致混乱和依从性差、药物使用不足或过度使用，以及疼痛治疗不足[80]。“常规”治疗可能不适合这些特殊人群，为了获得更好的结果，考虑替代方案（长效药物、麻醉方法、介入治疗、手术）是很重要的。

就儿童癌症疼痛而言，可能影响治疗的混杂因素包括父母或监护人的现有价值观、信念和经验。儿童期癌症会导致严重的疼痛，这类患者通常在家里而不是在医院治疗，这给父母和看护者增加了负担，他们承担着治疗孩子疼痛的任务。阿片类药物仍然是婴儿癌症疼痛治疗的基石[81]。其他因素也会影响癌症疼痛治疗，包括父母对诊断的恐惧和焦虑、对孩子如何表达疼痛的个人理解，以及与类阿片药物使用相关的耻辱感[82]。这些恐惧应该在治疗过程中及早发现和解决。

社会经济水平较低的患者不仅患疼痛的风险增加，而且收入或教育水平较低的患者疼痛更可能致残，而且有证据表明种族和民族也有一定作用[83-84]。许多因素都可能造成这种情况，包括更高体力要求的工作、有限的医疗服务、无力负担昂贵的治疗费用。在这些人群中，最初的诊断可能会延迟，而且频繁的随访也是一个挑战。重要的是要与患者合作，评估可供选择的资助方案，提供有效和负担得起的治疗，并保持开放和诚实的沟通。

小结

癌症患者无论处于何种阶段，优化癌症患者的疼痛控制都是至关重要的，以最大限度地提高患者的生活质量和功能。为实现这一目标，多学科团队方法的运用至关重要。许多资源可用于治疗疼痛，因为疼痛有很多种类型，因此了解潜在的病理学可以帮助治疗。癌症疼痛是疼痛治疗的一个子集，通常被忽视，但对患者和护理者有着广泛的影响。沟通和适当的随访有助于减轻疼痛治疗的负担，改善功能、情绪和整体生活满意度。

（刘翠翠　译，眭明红　马超　校）

参考文献

1. Gebhardt R. Techniques in regional anesthesia and pain management. *Tech Reg Anesth Pain Manag*. 2010;14(1):1–2.
2. Practice guidelines for cancer pain management: The American Society of Anesthesiologists Task Force on Pain Management, Cancer Pain Section. *Anesthesiology*. 1996;84:1243–1257.
3. Hanna M, Zylicz Z. *Cancer Pain*. London: Springer; 2013.
4. Sikka P, Beaman S, Street J. *Basic Clinical Anesthesia*. New York: Springer; 2015.
5. Silver JK, Raj VS, Fu JB, Wisotzky EM, Smith SR, Kirch RA. Cancer rehabilitation and palliative care: critical components in the delivery of high-quality oncology services. *Supportive Care in Cancer*. 2015;23(12):3633–3643.
6. Raj VS, Silver JK, Pugh TM, Fu JB. Palliative care and physiatry in the oncology care spectrum: an opportunity for distinct and collaborative approaches. *Phys Med Rehabil Clin N Am*. 2017;28(1):35–47.
7. Runacres F, Gregory H, Ugalde A. 'The horse has bolted I suspect': a qualitative study of clinicians' attitudes and perceptions regarding palliative rehabilitation. *Palliative Med*. 2016;31(7):642–650.
8. Spill G, Hlubocky F, Daugherty CK. Oncologists' and physiatrists' attitudes regarding rehabilitation for patients with advanced cancer. *Phys Med Rehab*. 2012;4(2):96–108.
9. Buiting HM, Brink M, Wijnhoven MN, et al. Doctors' reports about palliative systemic treatment: a medical record study. *Palliative Med*. 2017;31(3):239–246.
10. Hui D, Cerana MA, Park M, Hess K, Bruera E. Impact of oncologists' attitudes toward end-of-life care on patients' access to palliative care. *The Oncologist*. 2016;21(9):1149–1155.
11. Cheville AL, Rhudy L, Basford JR, Griffin JM, Flores AM. How receptive are patients with late stage cancer to rehabilitation services and what are the sources of their resistance? *Arch Phys Med Rehab*. 2017;98(2):203–210.
12. Smith SR, Zheng JY. The intersection of oncology prognosis and cancer rehabilitation. *Curr Phys Med Rehabil Rep*. 2017;5(1):46–54.
13. Jones L, FitzGerald G, Leurent B, et al. Rehabilitation in advanced, progressive, recurrent cancer: a randomized controlled trial. *J Pain Symptom Manage*. 2013;46(3):315–325.
14. Lillie AK, Read S, Mallen C, Croft P, McBeth J. Musculoskeletal pain in older adults at the end-of-life: a systematic search and critical review of the literature with priorities for future research. *BMC Palliative Care*. 2013;12(1):27.
15. Chernack B, Knowlton SE, Kohler MJ. The use of ultrasound in palliative care and hospice. *Am J Hosp Palliat Care*. 2017;34(4):385–391.
16. Winters-Stone KM, Bennett J, Mick D. Preventing frailty in older cancer survivors. *Top Geriatr Rehabil*. 2015;31(4):241–245.
17. Pergolotti M, Deal A, Lavery J, Reeve B, Muss H. The prevalence of potentially modifiable functional deficits and the subsequent use of occupational and physical therapy by older adults with cancer. *J Geriatr Oncol*. 2015;6(3):194–201.
18. Cheville AL, Murthy NS, Basford JR, et al. Imaging and clinical characteristics predict near-term disablement from bone metastases: implications for rehabilitation. *Arch Phys Med Rehab*. 2016;97(1):53–60.
19. Cheville AL, Basford JR, Parney I, Yang P, Diehn FE. Nested cohort study to identify characteristics that predict near-term disablement from lung cancer brain metastases. *Arch Phys Med Rehab*. 2017;98(2):303–311.
20. O'Neill B, Fallon M. ABC of palliative care: principles of palliative care and pain control. *Br Med J*. 1997;315:801.
21. Buccheri G, Ferrigno D, Tamburini M. Karnofsky and ECOG performance status scoring in lung cancer: a prospective, longitudinal study of 536 patients from a single institution. *Eur J Cancer*. 1996;32A:1135–1141.
22. Mustian KM, Sprod LK, Palesh OG, et al. Exercise for the management of side effects and quality of life among cancer survivors. *Curr Sports Med Rep*. 2009;8(6):325–330.
23. Stubblefield MD. Clinical Evaluation and Management of Radiation Fibrosis Syndrome. *Phys Med Rehabil Clin N Am*. 2017;28(1):89–100.
24. Downie A, Williams C, Henschke N, et al. Red flags to screen for malignancy and fracture in patients with low back pain: systematic review. *BMJ*. 2013;347:f7095.
25. Ruppert L. Malignant spinal cord compression: adapting conventional rehabilitation approaches. *Phys Med Rehabil Clin N Am*. 2017:28(1):101–114.
26. Rief H, Petersen LC, Omlor G, et al. The effect of resistance training during radiotherapy on spinal bone metastases in cancer patients: a randomized trial. *Radiother Oncol*. 2014;112(1):133–139.
27. Hitron A, Steinke D, Sutphin S, Lawson A, Talbert J, Adams V. Incidence and risk factors of clinically significant chemotherapy-induced thrombocytopenia in patients with solid tumors. *J Oncol Pharm Pract*. 2011:17(4):312–319.
28. Portenoy RK, Ahmed E. Principles of opioid use in cancer pain. *J Clin Oncol*. 2014;32(16):1662–1670.
29. Dowell D, Haegerich TM, Chou R. CDC guideline for prescribing opioids for chronic pain—United States, 2016. *JAMA*. 2016;315(15):1624–1645.
30. World Health Organization. *Cancer Pain Relief*. 2nd ed. Geneva: WHO; 1996.
31. Wesselmann U, Baranowski A, Bojesson M, et al. Emerging therapies and novel approches to visceral pain. *Drug Discov Today Ther Strateg*. 2009;6(3):89–95.
32. Reid C, Davies A. The world health organization three-step analgesic ladder comes of age. *Palliat Med*. 2004;18:175–176.
33. Zhou Y, Zhong Y, Huang Q. Acupuncture plus three step analgesic ladder principle for cancer pain relief: clinical observation on 24 cases. *J Acupunct Tuina Sci*. 2007;5(3):162–165.
34. Eisenberg E. Reassessing the need for step 2 of the WHO analgesic ladder. *J Pain Palliat Care Pharmacother*. 25(3):288–290.
35. Maltoni M, Scarpi E, Modonesi C, et al. A validation study of the WHO analgesic ladder: a two-step vs three-step strategy. *Support Care Cancer*. 2005;13(11):888–894.
36. Lifang Mao L, Lin S, Lin J. The effects of anesthetics on tumor progression. *Int J Physiol Pathophysiol Pharmacol*. 2013;5(1):1–10.
37. Sessler D, Ben-Eliyahu S, Mascha E, Parat M, Buggy D. Can regional analgesia reduce the risk of recurrence after breast cancer? Methodology of a multicenter randomized trial. *Contemporary Clinical Trials*. 2008;29(4):517–526.
38. Palm D, Lang K, Niggemann B, et al. The norepinephrine-driven metastasis development of PC-3 human prostate cancer cells in BALB/c nude mice is inhibited by β-blockers. *Int J Cancer*. 2006;118(11):2744–2749.
39. Afsharimani B, Cabot P, Parat MO. Morphine and tumor growth and metastasis. *Cancer Metastasis Rev*. 2011;30(2):

225–238.
40. Bovill J. Surgery for cancer: does anesthesia matter? *Anesth Analg*. 2010;110(6):1524–1526.
41. Pacenta H, Kaddoum R, Pereiras L, Chidiac E, Burgoyne L. Continuous tunnelled femoral nerve block for palliative care of a patient with metastatic osteosarcoma. *Anaesth Intensive Care*. 2010;38(3):563–565.
42. Eisenberg E, Carr D, Chalmers T. Neurolytic celiac plexus block for treatment of cancer pain: a meta-analysis. *Anesth Analg*. 1995;80(2):290–295.
43. Plancarte R, Amescua C, Patt R, Aldrete J. Superior hypogastric plexus block for pelvic cancer pain. *Anesthesiology*. 1990;73(2):236–239.
44. Davis MP, Mehta Z. Opioids and chronic pain: Where is the balance? *Curr Oncol Rep*. 2016;18(12):71.
45. Paice JA, Portenoy R, Lacchertti C, et al. Management of chronic pain in survivors of adult cancers: American Society of clinical oncology clinical practice guidelines. *J Clin Oncol*. 2016;34(27):3325–3345.
46. Schaefer O, Lohrmann C, Markmiller M, Uhrmeister P, Langer M. Combined treatment of a spinal metastasis with radiofrequency heat ablation and vertebroplasty. *Am J Roentgenol*. 2003;180(4):1075–1077.
47. Burton AW, Mendoza T, Gebhardt R, et al. Vertebral compression fracture treatment with vertebroplasty and kyphoplasty: experience in 407 patients with 1,156 fractures in a tertiary cancer center. *Pain Med*. 2011;12:1750–1757.
48. Pron G, Holubowich C, Kaulback K. Vertebral augmentation involving vertebroplasty or kyphoplasty for cancer-related vertebral compression fractures: a systematic review. *Ont Health Technol Assess Ser*. 2016;11:1–202.
49. Nussbaum DA, Gailloud P, Murphy K. A review of complications associated with vertebroplasty and kyphoplasty as reported to the Food and Drug Administration medical device related web site. *J Vasc Interv Radiol*. 2004;15:1185–1192.
50. Thacker PG, Callstrom MR, Curry TB, et al. Palliation of painful metastatic disease involving bone with imaging-guided treatment: comparison of patients' immediate response to radiofrequency ablation and cryoablation. *Am J Roentgenol*. 2011;197:510–515.
51. Smith H, Mohsin I. Painful boney metastases. *Korean J Pain*. 2013;26(3):223–241.
52. Raslan A, Cetas J, McCartney S, Burchiel K. Destructive Procedures for Control of Cancer Pain: the Case for Cordotomy. *J Neurosurg*. 2011;114(1):155–170.
53. Harsh V, Wixwanathan A. Surgical/radiological interventions for cancer pain. *Curr Pain Headache Rep*. 2013;17:331–337.
54. Miller KD, Siegel RL, Lin CC, et al. Cancer treatment and survivorship statistics, 2016. *CA Cancer J Clin*. 2016;66(4):271–289.
55. Levi V, Messina G, Zanin A, Castelli N. Peripheral nerve field stimulation (PNFS) as a treatment option for intractable radiation-induced facial neuropathic pain in a survivor of laryngeal cancer: a case report. *World Neurosurgery*. 2016;91:671.e5–671.e7.
56. Peng L, Min S, Zejun Z, Wei K, Bennett MI. Spinal cord stimulation for cancer-related pain in adults. *Cochrane Database Syst Rev*. 2015;(6):CD009389.
57. Cata J, Cordella J, Burton A, Hassenbusch S, Weng H, Dougherty P. Spinal cord stimulation relieves chemotherapy-induced pain: a clinical case report. *J Pain Symptom Manage*. 2004;27(1):72–78.
58. Au NP, Fang Y, Xi N, Lai K, Ma C. Probing for chemotherapy-induced peripheral neuropathy in live dorsal root ganglion neurons with atomic force microscopy. *Nanomedicine*. 2014;10(6):1323–1333.
59. Zhang H, Li Y, de Carvalho-Barbosa M, et al. Dorsal root ganglion infiltration by macrophages contributes to paclitaxel chemotherapy-induced peripheral neuropathy. *J Pain*. 2016;17(7):775–786.
60. Finney J, Helm E. Dorsal root ganglion stimulation for chemotherapy-induced peripheral neuropathy: a case report. *J Pain*. 2017;18(4):S89.
61. Hogan Q, Haddox JD, Abram S, Weissman D, Taylor ML, Janjan N. Epidural opiates and local anesthetics for the management of cancer pain. *Pain*. 1991;46:271–279.
62. Christo P, Mazloomdoost D. Interventional pain treatments for cancer pain. *Ann N Y Acad Sci*. 2008;1138:299–328.
63. Kiehelä L, Hamunen K, Heiskanen T. Spinal analgesia for severe cancer pain: a retrospective analysis of 60 patients. *Scand J Pain*. 2017;16:140–145.
64. Blanchard C, Courneya K, Stein K. Cancer survivors' adherence to lifestyle behavior recommendations and associations with health-related quality of life: results from the American Cancer Society's SCS-II. *J Clin Oncol*. 2008;26:2198–2204.
65. Cheville A, Basford J. Role of rehabilitation medicine and physical agents in the treatment of cancer-associated pain. *J Clin Oncol*. 2014;32(16):1691–1702.
66. Fitzpatrick T. Principles of physical and occupational therapy in cancer. In: Stubblefield MD, O'Dell MW, eds. *Cancer Rehabilitation Principles and Practice*. 1st ed. New York, NY: Demos medical; 2009:785–796.
67. Cantarero-Vellanueva I, Fernandez-Lao C, Fernandez-de-las-Penas C, et al. Effectiveness of water physical therapy on pain, pressure pain sensitivity, and myofascial trigger points in breast cancer survivors: a randomized, controlled clinical trial. *Pain Med*. 2012;13(11):1509–1519.
68. Testa A, Iannace C, Di Libero L. Strengths of early physical rehabilitation programs in surgical breast cancer patients: a randomized controlled study. *Eur J Phys Rehab Med*. 2014;50(3):275–284.
69. Rief H, Welzel T, Omlor G, et al. Pain response of resistance training of the paravertebral musculature under radiotherapy in patients with spinal bone metastases: a randomized trial. *BMC Cancer*. 2014;14:485.
70. Kumar S, Prasad K, Kumar V, Shenoy K, Sisodia V. Mechanism-based classification and physical therapy management of persons with cancer pain: a prospective case series. *Indian J Palliat Care*. 2013;19(1):27–33.
71. Silver JK. Nonpharmacologic pain management in the patient with cancer. In: Stubblefield MD, O'Dell MW, eds. *Cancer Rehabilitation Principles and Practice*. New York, NY: Demos medical; 2009:479–484.
72. Porter LS, Keefe FJ. Psychosocial issues in cancer pain. *Curr Pain Headache Rep*. 2011;15(4):263–270.
73. Wang HL, Kroenke K, Wu J, et al. Predictors of cancer-related pain improvement over time. *Psychosom Med*. 2012;74:642–647.
74. Sheinfeld-Gorin S, Krebs P, Badr H, et al. Meta-analysis of psychosocial interventions to reduce pain in patients with cancer. *J Clin Oncol*. 2012;30(5):539–547.
75. Syrjala K, Jensen M, Elena-Mendoza M, et al. Psychological and behavioral approaches to cancer pain

management. *J Clin Oncol*. 2014;32(16):1703–1711.
76. Basen-Engquist K, Taylor C, Rosenblum C, et al. Randomized pilot test of a lifestyle physical activity intervention for breast cancer survivors *Patient Educ Couns*. 2006;64:225–234.
77. NCCN practice guidelines for the management of psychosocial distress. National Comprehensive Cancer Network. *Oncology*. 1999;13(5A):113–147.
78. Edwards CL, Fillingim RB, Keefe F. Race, ethnicity and pain. *Pain*. 2001;94(2):133–137.
79. Fortier MA, Wahi A, Maurer EL, Tan ET, Sender LS, Kain ZN. Attitudes regarding analgesic use and pain expression in parents of children with cancer. *J Pediatr Hematol Oncol*. 2012;34(4):257–262.
80. Tait RC, Chibnall JT. Racial/Ethnic disparities in the assessment and treatment of pain. *American Psychologist*. 2014:69(2):131–141.
81. Wiffen PJ, Cooper TE, Anderson AK, et al. Opioids for cancer-related pain in children and adolescents. *Cochrane Database Syst Rev*. 2017;(7):CD012564.
82. Mezei L, Murinson BB. Assessment of pain education in North American medical schools. *J Pain*. 2011;12(12):1199–1208.
83. Portenoy RK, Ugarte C, Fuller I, et al. Population based survey of pain in the United States: Differences among White, African American, and Hispanic subjects. *J Pain*. 2004;5(60):317–328.
84. Nguyen M, Ugarte C, Fuller I, et al. Access to care for chronic pain: Racial and ethnic differences. *J Pain*. 2005;6:301–314.

第 47 章　康复中补充与整合健康方法

Theresa D. Hernández and Birgitta Johansson

引言:补充和整合健康概述

补充和整合健康(CIH)干预措施由美国补充与整合健康中心(NCCIH)和退伍军人健康管理局(VHA)(VHA 政令,2017-1137)实施,包括各类治疗方法,其中许多已为公众使用。世界卫生组织指出,全球人口的 65%~80% 使用某种形式的替代或补充医学[1]。通常此类疗法与公认的西医方法相结合,因此使用了"补充"这一概念(与"替代"不同,后者替代传统的对抗疗法)。表 47-1 中简要概述了此类疗法。

表 47-1　辅助健康干预措施概览

身心实践	
针灸和指压	一整套治疗系统,包括刺激确定的解剖点,是亚洲传统医学的主要组成部分,涉及插入金属细针的操作
亚历山大技术	一种运动疗法,通过指导和教育来改善姿势和动作,以及通过有效地使用肌肉来改善全身功能
引导意象	使用放松技术,然后对想象进行可视化(通常自然而平静),以调用特定图像来改变神经功能或生理状态
催眠	诱导意识状态改变,其特征是对暗示的反应性增强
按摩	按摩肌肉和结缔组织以促进肌肉的放松、修复,提升幸福感
冥想	一组主要基于东方传统的精神实践,旨在集中或控制注意力并获得对当下正念的更多认识
反射疗法	针对影响器官功能的手、脚的穴位进行手法刺激
罗尔芬/结构整合	通过筋膜深层组织按摩来重新调整身体的一种手法
脊柱手法	脊柱治疗师和整骨医生采用的一系列手法,可调节脊椎以影响神经肌肉功能和其他健康状况
太极	一种起源于中国的身心练习,包括缓慢、温和的动作,有时被描述为"动禅"(移动冥想)
治疗触摸	世俗版(非宗教)的手抚触(laying on of hands),也被称为"治愈性冥想"
瑜伽	一种运动练习,最初来源于东印度,结合了呼吸运动、身体姿势和冥想
传统的医疗系统	
阿育吠陀医学	主要的东印度传统医学体系,治疗包括冥想、饮食、运动、草药和排便疗法(使用催吐和催泻)
Curanderismo	一种在拉丁美洲普遍存在的使用净化仪式、草药和咒语的精神治疗传统
美洲原住民医学	各类传统方法包括吟唱、萨满治疗仪式、草药、手抚触、烟熏(用神圣植物的烟进行净化仪式)
悉达医学	盛行于泰米尔语人群中的东印度医疗体系

续表

藏医	通过脉搏和尿液检查进行诊断的医疗系统,治疗方法包括草药、饮食和按摩
中国传统医学	使用针灸、草药、按摩、运动和饮食的医疗系统
尤纳尼(Unani)医药	一种东印度医学体系,源自波斯医学,主要在印度穆斯林社区中进行,也叫"hikmat"
"现代"的医疗系统	
人智医学	一种基于精神的医学系统,结合了草药、顺势疗法、饮食和称为"韵律舞"的运动疗法
脊柱推拿疗法	脊柱推拿疗法涉及脊椎和关节的调整,以减轻疼痛并改善整体健康,主要用于治疗背部问题、肌肉骨骼疾病和头痛等
顺势疗法	一种起源于德国的医疗系统,其根源在于"以毒攻毒"的理论,即如果化合物产生某些综合征,可以给予非常稀释的溶液以达到治疗效果
自然疗法	强调对患者进行整体治疗的临床学科,包括草药、饮食疗法和锻炼。从业者拥有自然疗法医师学位
整骨疗法	现已纳入主流医学的一门临床学科,历史上一直强调使用脊柱手法以减轻疼痛、恢复功能并促进整体健康

经 Briggs JP 允许摘自 Complementary, Alternative, and Integrative Health Approaches. In: Jameson J, Fauci AS, Kasper DL, Hauser SL, Longo DL, Loscalzo J, eds. Harrison's Principles of Internal Medicine, 20e New York, NY: McGraw-Hill; 2018。

在美国,使用天然产品,呼吸运动和冥想似乎最为普遍(图 47-1)。

在治疗中向患者提供完整连续的管理方案时,给出可替代的处理方案非常重要。值得注意的是,在过去的 10 年中,这种做法已变得越来越普遍,并广泛应用于门诊、急诊和急诊后护理中。针对功能障碍,以"健康或有效、建设性的活动"为目标,开展补充医学实践也是值得考虑的。本章将以康复为框架涵盖这些领域。本章重点是简要概述 CIH 在康复尤其是神经康复中的应用。

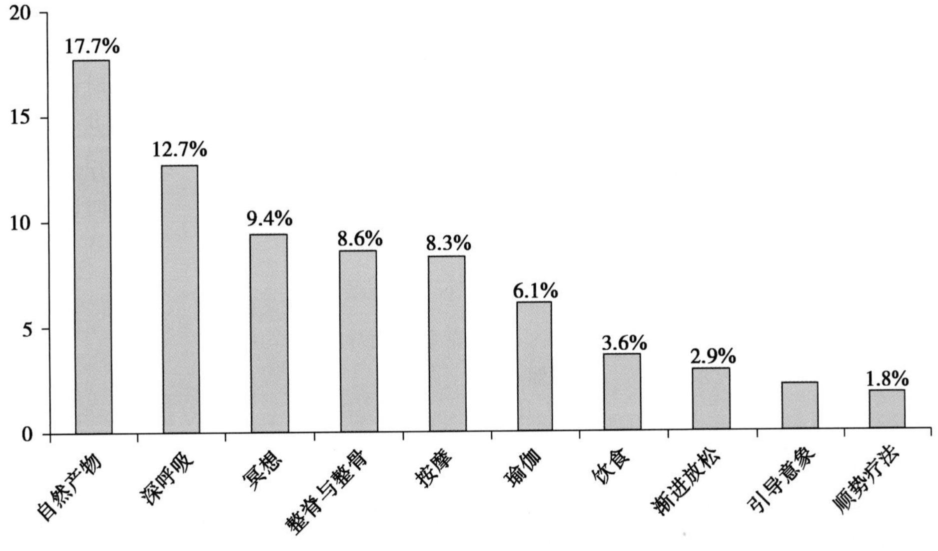

2002、2007年显著增加的疗法	2002	2007
深呼吸	11.6%	12.7%
冥想	7.6%	9.4%
按摩	5.0%	8.3%
瑜伽	5.1%	6.1%

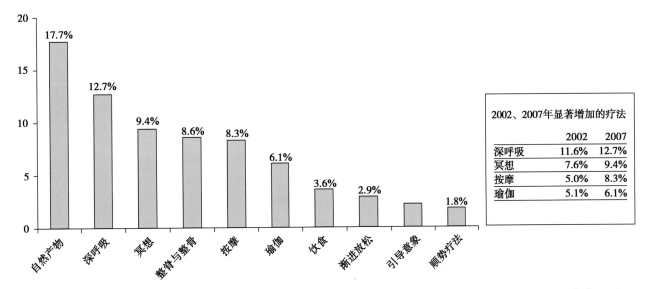

图 47-1　2007 年成年人中最常见的 10 种 CAM 治疗方法(摘自 Barnes PM, Bloom B, Nahin R. Complementary and alternative medicine use among adults and children: United States, 2007. CDC Natl Health Stat. 2008;12:1-23)

指压

指压指的是指尖刺激或轻触身体上的穴位,而不像针灸那样依靠针刺[2-4]。据报道,身体上的穴位或病灶部位电阻明显下降(约为周围区域的 1/100)[5]。作为研究中提到的指压类型,Jin Shin 法自公元 712 年以来一直在应用[6]。该方法在 20 世纪中期自日本传入美国,如今已在世界范围内应用[2,4,5,7,8]。

指压理论认为刺激部位(即穴位)与疾病的呈现类型之间有相对直接的联系[2,5](图 47-2)。

因为能量被认为通过经络传到全身,所以能量的不平衡会干扰或破坏经络运动,从而导致疾病。

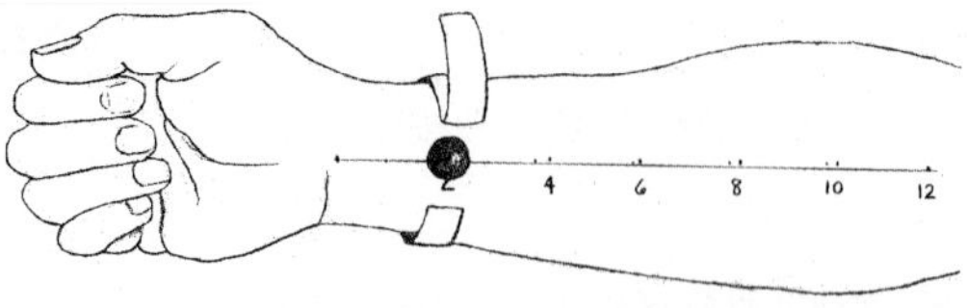

图 47-2　出现恶心和呕吐的穴位部位示例

刺激经脉上的穴位被认为可以畅通能量通路，可实现能量平衡，使疾病康复和痊愈。指压可以由受过训练的专业人员进行操作，新手也能很好地学习。

所以其在促进自主健康方面有独特效果，对患有慢性健康问题的人尤其重要。

对获得性颅脑损伤患者，指压法更加有前景，因为它是非药物性的，可以促进自我保健，不依赖从业者，不依赖奖金、保险，无明显副作用，并且在各种人群中耐受度都很高。

描述干预措施并建立循证依据，包括几个层次：剂量，对照组，疗效和潜在机制[9]。早期的研究表明，8 次治疗可有效的治疗剂量，研究有安慰剂组对照以排除身体接触、注意力和时间等因素的干扰，以灵敏地检测出治疗相关效应[10]。例如，在成年人急性脑卒中后，一项随机安慰对照、单盲、交叉试验[11]显示，与安慰治疗相比，指压治疗可产生更快更强的放松反应。

Benson 及其同事首先将"放松反应"描述为伴随着呼吸、心率和血压均下降的生理反应，并已与指压治疗相结合[12]。因为放松反应可预防疾病或对疾病进行治疗，所以进行或增强放松反应的 CIH 方法在各种重要慢性病中表现出良好潜力，这类慢性病以应激反应过度增强为特点（如心血管疾病、获得脑损伤等）[13]。放松反应可能产生益处的潜在机制包括通过中枢神经系统改变和交感神经系统唤醒来缓解压力和压力反应，甚至是与压力相关的疾病病理损伤[13-17]。

在成人急性颅脑外伤后（TBI）中也有类似较有价值的发现，其中一项随机单盲安慰对照试验显示，主动穴位按压治疗显著改善手指按压的宽度，减少了 Stroop 干扰效应，并发送了 P300 潜伏期和振幅。其首次发现主动指压改善认知的基础神经生理机制[18]。结合先前的发现，指压治疗改善获得性脑损伤的功能方面有较强的证据基础，也得到功能获准潜在机制（生理学和神经生理学）的支持。循证建立在严格的方法学基础上（如安慰剂对照、评估信度、随机分配、盲法等），为指压在康复场景中的有效性提供了强有力的证据。

身心医学

身心医学的主要目标是利用心灵积极地影响一个人的整体健康。历史上早在古希腊时代，医者就对身心关系进行了研究。最近研究表明，认知训练技术可能会改变神经可塑性[19]。身心医学已为 20% 的美国成年人所接受，而且应用率还在继续增长[20]。

传统身心医学包括意象引导、放松技术、生物反馈、催眠、冥想、太极、气功和瑜伽。身心疗法概述见表 47-2。这些类型的治疗已被证明可以提高患者的自主意识，并具有很高的安全性。

表 47-2　身心疗法概述

症状	身心疗法	证据等级[a]	注解
手术/介入治疗：疼痛	催眠	A	
	引导意象	B	
手术/介入治疗：焦虑	催眠	B	
	引导意象	B	
癌症：疼痛	催眠	A	
	引导意象	B	与其他疗法联合使用时证据等级为 B
癌症：恶心和呕吐（化疗）	引导意象	A	与其他疗法联合使用时证据等级为 A
	催眠	B	
癌症：心理症状（如情绪、焦虑、压力）	引导意象	A	
	正念冥想	A	
慢性疼痛（各种病因）	引导意象	B	
	正念冥想	A	
	催眠	B	
纤维肌痛症	正念冥想	B	
	引导意象	C	
偏头痛	生物反馈	A	肌电生物反馈或热疗，生物反馈加放松

续表

症状	身心疗法	证据等级[a]	注解
	引导意象	C	
紧张性头痛	生物反馈	B	
	引导意象	C	
肠易激综合征	催眠	A	
	引导意象	C	
高血压	生物反馈	B	热疗，HRV，和皮肤电生物反馈最好，生物反馈治疗时可增加放松或认知疗法
雷诺现象（原发）	生物反馈	B	
焦虑症	正念冥想	A	
抑郁症	正念冥想	A	MBCT 或 MBSR
失眠	正念冥想	B	渐进式肌肉放松和身心结合疗法显示有效
	生物反馈	C	
	催眠	C	
尿失禁	生物反馈	A	压力、催促及混合，或前列腺切除术后
大便失禁	生物反馈	A	一线疗法
慢性便秘（盆底功能障碍）	生物反馈	A	一线疗法

[a] 证据水平：A，高质量，来自随机试验的一致证据或来自其他来源的压倒性证据；B，质量中等，来自具有重要局限性的随机试验的证据或其他形式的非常有力的证据；C，质量低，来自观察性研究或方法存在严重缺陷的随机试验的证据。

HRV，心率变异性；MBCT，基于正念的认知疗法；MBSR，基于正念的减压疗法。

经允许摘自 Mehta D，Barrows K. Integrative Medicine. In：Papadakis MA，McPhee SJ，Rabow MW，eds. Current Medical Diagnosis & Treatment 2019，New York，NY：McGraw-Hill；2019。

正念

正念是通过冥想技巧传授，将身心融合在一起。正念可作用于个人发生危机后的幸福感，并解决“你是谁”和“你将成为谁”的问题。正念也可能对幸福感产生影响，对于罹患获得性脑损伤并长期与问题作斗争的患者而言，正念可成为一种治疗选择。迄今为止，尚无关于正念的共识定义，但 Jon Kabat-Zinn 介绍了一种常用定义：**“以一种特殊的方式集中注意力，有目的地，在当前时间里，不带偏见地。”**[21] 简而言之，这意味着时刻保持对思想、感情、身体感觉和周围环境的意识，集中注意力，而不考虑思考或感受方式是“对”还是“错”。

正念是不带批评的观察，对自己有同情心[22]。同情和自我同情的做法是正念的核心部分，当生活不再像以前时，其对幸福至关重要。同情被描述为对自己敞开怀抱，善待自己，而不是自责和批评，要意识到自己和其他众生的苦难，有意愿和努力去缓解[23]。研究证明，正念对压力、抑郁、疼痛和疲劳等各种情况均有效，并可能帮助人们更好地应对困难[24-27]。正念还可以提高注意力和认知灵活性并导致大脑神经元连接的改变[28-29]。

在练习正念时，基础态度可提供一种抓住、研究和处理生活中发生所有事情的方法，这对许多经历过人生危机的人可能会有所帮助。正念练习的基础态度如下：①初学者的思维，对见识的一切事物宛如初识，不让似曾相识的幻象阻碍目前的经历；②不评判，对任何经验持开放态度，不将事物评判或归类为好与坏或正面和负面，并要知道偏见容易导致自动反应，且没有客观依据；③耐心，了解并接受事物总会在合适的时间内揭晓，练习正念可为个人不断增长的见识提供时间和空间；④信任，对本人和本人的感情维度建立起基本的信任；⑤不懈奋斗，除了成为自己之外，没有其他执念，摒弃“要是我早做了什么什么就好了”的态度；⑥接受，看到事物的真实状态；⑦放手，释放不健康的想法、感受或活动，倾听内心的想法，知道什么是重要的[30]。

许多脑损伤患者会遇到情绪困扰。如果存在长期或持久的症状，则无论损伤的严重程度如何，生活都会有不同改变。其应对策略因人而异，可包括习惯性自动化模式。不可能改变已经发生的事情，但是可在生活中更有效地应对处理。可用正念来练习重新安排应对策略。获得性脑损伤后，正念尤其是基于正念的压力降低方法（MBSR）可促进幸福感并改善心理健康，还能对认知和脑功能产生影响。在过去的 35 年中，MBSR 已被应用到成千上万其他患者身上，因此有充分的研究[31]。但关于获得性脑损伤后 MBSR 的应用研究很少。已有越来越多的人意识到基于正念程序（MBP）的潜力。

MBSR 用于获得性脑损伤

在获得性脑损伤患者中，大多数以正念为基础的干预措施研究都使用了清晰的、高质量标准 MBSR 计划。迄今为止,这些研究数据支持基于正念的干预措施,因其可能改善心理健康和认知功能,并且正念可减轻获得性脑损伤后的疲劳。基于正念的方法旨在教授有助身心健康和应对生活中持续挑战的实用技能。

生活质量

据报道,在患有 TBI 的成年人中,使用 MBSR(微调)方案后生活质量得到了改善,且无论损伤的严重程度如何,这种改善都较为恒定。具体而言,在自身干预前后对照研究中,研究者使用自我效能感量表和 SF-36 评估生活质量[32,33]。1 年后随访表明,生活质量改善继续维持,能量水平也有持续提高。但该研究受限于样本量较小。获得性脑损伤以外的人群研究显有相似的阳性发现,这些领域可能与 TBI 患者预后相关(如压力、疼痛、应对等)。

一项大型研究采用干预前/干预后设计,由 9 个 MBSR 组组成,每组包括 20~25 名参与者,他们面临疾病相关的压力、慢性疼痛、个人与工作相关压力等挑战,这些患者的幸福感和压力均得到改善[34]。meta 分析也得出结论,MBSR 在各类慢性疾病(纤维肌痛、慢性疼痛、癌症、冠状动脉疾病)中有益,能让患者更好地应对与日常生活相关的困扰和残疾[35]。

抑郁和焦虑

在非对照研究中,基于正念的认知疗法(MBCT)和 MBSR 似乎有希望降低获得性脑损伤患者抑郁和焦虑的不良影响。在成人创伤性脑损伤干预前后研究中发现,MBCT 与减轻抑郁症状和疼痛强度有关[36]。同样,在成人创伤性脑损伤或蛛网膜下腔出血(SAH)患者接受 MBSR 治疗后,抑郁症状(Beck 抑郁量表)也有所减轻[37-38]。两项研究都采用了干预前对比干预后的设计,未设对照组。

创伤后应激障碍

针对患有轻度 TBI、慢性认知障碍以及创伤后合并症的退伍军人,参与 MBSR 计划后,创伤后应激障碍症状有所减轻,并且在 MBSR 治疗结束后持续 3 个月[39]。尽管研究未设置对照组,但也验证了 MBSR 效果的潜在持续性,这是有前景的。通过综合心理病理评分量表(CPRS),使用网络直播的 MBSR 也降低了患有 TBI 和脑卒中的受试者的抑郁和焦虑水平[40]。

乏力

因为疲劳通常会持续到康复期之后,为了确定 MBSR 是否能减少精神疲劳,有研究者进行了一项试验。研究者应用脑外伤或脑卒中患者的成人精神疲劳量表,发现患者在接受 MBSR 治疗后,持续的、长期的精神疲劳有所减轻[41-42]。脑卒中和脑外伤后出现精神疲劳的受试者,通过网络直播的方式进行 MBSR 治疗也有减少精神疲劳的效果[40]。

认知功能

处理速度和注意力是脑损伤中最易受影响的认知功能[43]。这些认知功能,通过基于正念的练习也可能得到改善,特别是考虑到 MBSR 与注意力相关的大脑活动变化有关[28-29,44]。轻度 TBI 的 MBSR 治疗对工作记忆和注意力调节有显著改善[32]。与对照组相比,MBSR 疗法应用于 TBI 或脑卒中后持续存在精神疲劳的患者后,其处理速度和注意力均得到改善[40,42]。

生物反馈

生物反馈被定义为“一种身心技术,在这种技术中,个体学习如何调整自己的生理状态,以改善身体、心理、情感和精神健康”[45]。“医疗专业人员利用专用设备来记录生理数据,并将其转化为患者的视觉和听觉提示。通常记录的数据包括皮肤温度、脉搏、呼吸和皮肤电导[46]。极为重要的是,记录结果会实时反馈给患者[47]。最常用的变量之一是表面肌电图信号。

焦虑或压力普遍存在的痛苦不适是应用生物反馈的常见案例。治疗师常采用操作性条件反射,将数据传送给患者,为患者提供了工具,帮助患者作出改变[48]。

针灸与中医

东方医学的理论基础是人体能量流动等经典理论,常认为这种重要能量(“气”)沿 12 条经络循环往复。据推测,这种重要能量沿经络的流动受阻会导致疾病。中医的各种治疗方法可解决经络能量流动失调的问题，包括应用中草药、拔罐、饮食调摄、推拿按摩、艾灸(在重要穴位烧艾草)，以及已得到广泛研究的疗法——针灸[49]。针灸的主要目的是通过刺激关键穴位来恢复适当的生命能量流动。尽管针灸的作用机理尚未完全阐明，但已有多项研究通过诸如心率、血压和内源性阿片物质(内啡肽和脑啡肽)释放等生理效应来量化其功效[50]。

通常针灸流程包括在主要穴位插入各种针灸针(通常最多 15 针)，持续不同的时间(从几秒到 30min)。治疗可持续超过 10 周，通常每 2 周 1 次。随着患者状况改善，针法也随之调整。其不良反应相对较少(从 1/10 万～10/10 万不等)。最常见的不良反应包括晕厥发作或嗜睡[51]。最近系统评价和 meta 分析表明，针刺可以显著改善骨关节炎患者的功能并减轻疼痛[52]。其他综述还发现针灸可改善膝骨性关节炎患者的生活质量[53]。

一项针对 50 余个临床试验的大型综述得出结论，针灸在治疗慢性腰痛方面有中等程度的疗效[54]。其他试验也发现，接受针灸治疗的腰痛患者致残率较低[55]。针灸治疗脑卒中的试验证明，急慢性脑卒中患者的功能都得到了恢复，但效果有限，因为在大多数情况下，样本缺乏随机性，或使用对照/假针灸[56-58]。美国国立卫生研究院(NIH)共识小组认为：针灸作为辅助治疗或可接受的替代方法，或包含在综合管理计划中，可能有益[59]。针灸治疗脑卒中的普遍共识是，尽管证据水平较低的研究表明针灸确实有一定疗效，但仍需要较高的循证研究[60]。同样，最近对 4 项随机对照试验共 294 名脑损伤患者的 meta 分析得出的结论是，尽管这些研究表明针灸治疗后在功能、认知、沟通和行为康复方面有所改善，但这些试验设计质量较低，因此无法得出结论[61]。

生物疗法

自人类文明诞生以来，人们就使用天然发现的草药治疗疾病。患者越来越多地使用常见草药来控制慢性退行性疾病(如骨关节炎)，以减少副作用和毒性。尽管许多类似做法在科学上没有很高依据，但这种方法影响到许多康复患者，因此有必要对其进行简要回顾。表 47-3 列出了常用草药。

表 47-3　补充医疗中常用的草药

名称	机制	有效的证据	安全性	评论
乳香	来自印度乳香树的树胶树脂，含有乳香酸以及 α 和 β 乳香酸，它们主要在白三烯途径中起消炎的作用	骨关节炎 溃疡性结肠炎	在试验中耐受良好，可持续 90 天	通常用于治疗肺部疾病，例如哮喘，在研究中，疼痛减少 25%～50%
菠萝蛋白酶	菠萝茎和果实中的蛋白质水解酶，可改变白细胞的迁移和激活	骨关节炎	在研究中耐受良好，偶尔胃肠道不适	在一项研究中发现，等效于双氯芬酸 50mg
钩藤	根处和树皮含有抑制前列腺素 E_2 和 TNF-α 产生的物质，这些物质可减少炎症	骨关节炎 类风湿性关节炎	在长达 6 个月的试验中，耐受良好	含有五环羟吲哚生物碱，并且没有游离的提取物，四环羟吲哚可能更有效
姜黄素	姜黄根茎中的姜黄素可抑制环氧合酶-2、前列腺素和白三烯的产生，减少炎症	骨关节炎 类风湿性关节炎	在长达 8 个月的试验中，耐受良好，胡椒碱或其他剂量最高可达 2.2g/d	生物利用度差，除非与胡椒碱或者其他吸收促剂结合使用，在一项试验中，500mg 姜黄每天 4 次相当于布洛芬 400mg 每天 4 次
鱼油	ω-3 脂肪酸会降低前列腺素 E_2、血栓烷 B_2、白三烯和其他炎性细胞因子的产生	类风湿性关节炎 溃疡性结肠炎	每天 3g 或者更少被认为是安全的剂量 降低血小板活化，可能增加出血风险	可能引起不愉快的味道或打嗝，可以通过冷冻药丸来改善

续表

名称	机制	有效的证据	安全性	评论
姜	姜根茎和根中含有姜酚、姜黄酮、sogao 和倍半萜烯挥发油,这些似乎抑制环氧合酶和脂氧合酶途径以及 TNF-α 的产生,从而减轻炎症	骨关节炎	在长期实验中耐受良好	可以用于治疗恶心
S-腺苷基甲硫氨酸	天然存在的分子,在人体中无处不在,浓度随着年龄的增长而降低。在数百个生物化学反应中促进甲基化,包括激素合成、神经递质合成和核酸合成	骨关节炎 纤维肌痛	持续 2 年实验中耐受良好 双相障碍患者可能诱发躁狂症	实验还显示出治疗抑郁症的有效性

经允许摘自 Coffa D, Mehling W. Management of Chronic Pain. In: LaDou J, Harrison RJ, eds. CURRENT Diagnosis & Treatment: Occupational & Environmental Medicine, 5e New York, NY: McGraw-Hill; 2013。

许多康复患者通常使用特殊饮食来控制病情。遗憾的是,很少有证据支持它们的使用。消除过敏原的食物排除疗法很普遍,富含天然抗炎食品的饮食也很常见(如姜黄,银杏和大蒜)。

鱼油含有 ω-3 多不饱和脂肪酸,研究表明它们是可用的最有效的天然抗炎药,并且已经使用了数千年[62-63]。

姜黄素是源自姜黄植物的天然色素,在印度草药和中草药中已有数千年的历史。研究表明,除抗肿瘤和抗氧化作用外,类似植物色素还具有有效的抗炎作用[64]。姜黄可直接用于退行性骨关节炎,通常每天 3 次,每次服用 400mg 提纯物。接受抗凝治疗的患者应密切监测[65]。

绿茶除了用于预防癌症外,是具有抗炎作用的强抗氧化剂。这种茶叶在东方被用来治疗关节炎。其活性成分是一种叫作儿茶素的多酚化合物。最近研究表明除抗炎作用外,其还有软骨保护作用。一般来说,建议要 3 杯茶的量才能起到治疗效果[66]。

辣椒(辣椒素)在全球范围内用于医疗目的已有数百年历史。其最初是由中美洲和南美洲的原住民种植。该化合物可引起对辣椒素敏感的伤害感受性神经末梢的变性,并激活瞬时受体电位香草酸亚型 1(一种主要的伤害感受器),从而产生局部麻醉作用。另外,辣椒素具有抗炎作用。其外用制剂可用于退行性关节炎、疱疹后神经痛和肌肉疼痛综合征[67-69]。

顺势疗法

顺势疗法基于这样的理论,即疾病是患者能量不平衡的结果[70]。顺势疗法的目标是通过身体自我修复来恢复平衡[71]。顺势疗法的关键之一是"以毒攻毒",按照顺势疗法的原则,稀释的(有害)物质可以减少高纯度物质带来的症状[72]。

可惜的是,临床试验中几乎没有支持顺势疗法的高水平证据,但也缺乏否认顺势疗法的高水平临床试验的证据[73]。我们需要更好的研究来验证顺势疗法的使用。

小结

有不同程度的证据支持使用 CIH 方法对患者的功能障碍进行康复。就 CIH 的有效性而言,还有很多地方需要加以界定,才能向更广泛的社区传播和执行。尽管现实如此,CIH 在全球人口中的使用率还是相当高的。因此,康复专业人员必须了解 CIH 的基础科学和应用,因为他们与康复人群也息息相关的。

(余波　译,魏慧　马超　校)

参考文献

1. Jonas WB, Guerrera MP. Complementary & alternative medicine. In: South-Paul JE, Matheny SC, Lewis EL, eds. *Current Diagnosis & Treatment: Family Medicine*. 4th ed. New York, NY: McGraw-Hill. Available at: http://accessmedicine.mhmedical.com/content.aspx?bookid=1415&sectionid=77060401. Accessed September 08, 2017.
2. Burmeister A, Monte T. *The Touch of Healing: Energizing Body, Mind, and Spirit with the Art of Jin Shin Jyutsu*. New York, NY: Bantam Books; 1997.
3. Mines S. Jin shin jyutsu. *WellSpring*. 1982;11:16.

4. Teegaurden IM. *Acupressure Way of Health: Jin Shin Do*. Tokyo: Japan Publications; 1978.
5. Teegaurden IM. *A complete Guide to Acupressure*. Tokyo: Japan Publications; 1996.
6. Higgins M. Mary Burmeister, Master of Jin Shin Jyutsu. *EBSCO-Yoga Journal*. March/April, 1988.
7. Mines S. *Sexual Abuse/Sacred Wound: Transforming Deep Trauma*. Barrytown, NY: Station Hill Openings; 1996.
8. Sempell P. Integrating the time-honored healing art of jin shin jyutsu into western and surgical practice. *San Francisco Medicine*. 2000;73.
9. Hernández TD, Palafox C, McFadden KL, Ramsberger G, Rings J. Acupressure as a model for complementary and alternative medicine (CAM) treatment following acquired brain injury: translating lessons from the laboratory. *Am J Phys Med Rehabil*. 2015;3(269):2.
10. Hernández TD, Ramsberger G, Kurland J, Hadler B. Functional consequences of jin shin tara treatment after stroke: A preliminary investigation. *Society for Acupuncture Research Abstracts*. 2003;43.
11. McFadden K, Hernández TD. Cardiovascular benefits of acupressure (Jin Shin) following stroke. *Complement Ther Med*. 2010;18(1):42–48.
12. Benson H, Beary JF, Carol MP. The relaxation response. *Psychiatry*. 1974;37(1):37–46.
13. Lazar SW, Bush G, Gollub RL, Fricchione GL, Khalsa G, Benson H. Functional brain mapping of the relaxation response and meditation. *Neuroreport*. 2000;11(7): 1581–1585.
14. Esch T, Fricchione GL, Stefano GB. The therapeutic use of the relaxation response in stress-related diseases. *Med Sci Monit*. 2003;9(2):RA23–RA34.
15. Jacobs GD, Lubar JF. Spectral analysis of the central nervous system effects of the relaxation response elicited by autogenic training. *Behav Med*. 1989;15:125–132.
16. Jacobs GD, Benson H, Friedman R. Topographic EEG mapping of the relaxation response. *Appl Psychophysiol Biofeedback*. 1996;21(2):121–129.
17. Hoffman JW, Benson H, Arns PA, et al. Reduced sympathetic nervous system responsivity associated with the relaxation response. Healy. 1982;215(4529):190–192.
18. McFadden KL, Healy KM, Dettmann ML, Kaye JT, Ito TA, Hernández TD. Acupressure as a non-pharmacological intervention for traumatic brain injury (TBI). *J Neurotrauma*. 2011;28(1):21–34.
19. Park DC, Bischof GN. The aging mind: neuroplasticity in response to cognitive training. *Dialogues Clin Neurosci*. 2013;15(1):109–119.
20. Barrows K. Integrative medicine. In: Papadakis MA, McPhee SJ, Rabow MW. eds. *Current Medical Diagnosis & Treatment 2018*. New York, NY: McGraw-Hill. Available at http://accessmedicine.mhmedical.com/content.aspx?bookid=2192&sectionid=167995089. Accessed September 08, 2017.
21. Kabat-Zinn J. Mindfulness-based interventionsincontext: past, present, and future. *Clinical Psychology Science and Practice*. 2003;10:144–156.
22. Williams M, Penman D. *Mindfulness a Practical Guide to Finding Peace in a Frantic World*. London: Piatcus; 2011.
23. Gilbert P, Choden. *Mindful Compassion: Using the Power of Mindfulnes and Compassion to Transform Our Lives*. London: Robinson; 2013.
24. Carlson LE, Garland SN. Impact of mindfulness-based stress reduction (MBSR) on sleep, mood, stress and fatigue symptoms in cancer outpatients. *Int J Behav Med*. 2005;12(4):278–285.
25. Grossmana P, Niemannb L, Schmidtc S, Walachc H. Mindfulness-based stress reduction and health benefits: A meta-analysis. *J Psychosom Res*. 2004;57(2004):35–43, 57, 35–43.
26. Kabat-Zinn J, Lipworth L, Burney R. The clinical use of mindfulness meditation for the self-regulation of chronic pain. *J Behav Med*. 1985;8(2):163–190.
27. Smith BW, Shelley BM, Dalen J, Wiggins K, Tooley E, Bernard JS. A pilot study comparing the effects of mindfulness-based and cognitive-behavioral stress reduction. *J Altern Complement Med*. 2008;14(3):251–258.
28. Moore A, Malinowski P. Meditation, mindfulness and cognitive flexibility. *Consciousness and Cognition*. 2009;18:176–186.
29. Kilpatrick LA, Suyenobu BY, Smith SR, et al. Impact of mindfulness-based stress reduction training on intrinsic brain connectivity. *NeuroImage*. 2011;1(56):290–298.
30. Kabat-Zinn J. *Full Full Catastrophe Living: How to Cope with Stress, Pain and Illness Using Mindfulness Meditation*. 15th ed. London: Piatkus Books; 2001.
31. American Mindfulness Research Association, Resources and Services. Available at https://goamra.org/resources. Accessed September 8, 2017.
32. Azulay J, Smart CM, Mott T, Cicerone KD. A pilot study examining the effect of mindfulness-based stress reduction on symptoms of chronic mild traumatic brain injury/postconcussive syndrome. *J Head Trauma Rehabil*. 2013;28(4):323–331.
33. Bédard M, Mazmanian D, Felteau M, et al. A mindfulness-based intervention to improve quality of life among individuals who sustained traumatic brain injuries: one-year follow-up. *J Cogn Rehab*. 2005;spring:8–13.
34. Carmody J, Baer RA. Relationships between mindfulness practice and levels of mindfulness, medical and psychological symptoms and well-being in a mindfulness-based stress reduction program. *J Behav Med*. 2008;31(1):23–33.
35. Grossman P, Kappos L, Gensicke H, et al. MS quality of life, depression, and fatigue improve after mindfulness training: a randomized trial. *Neurology*. 2010;75(13): 1141–1149.
36. Bédard M, Felteau M, Marshall S, et al. Mindfulness-based cognitive therapy: benefits in reducing depression following a traumatic brain injury. *Adv Mind Body Med*. 2012;26(1):14–20.
37. Bédard M, Felteau M, Mazmanian D, et al. Pilot evaluation of a mindfulness-based intervention to improve quality of life among individuals who sustained traumatic brain injuries. *Disabil Rehabil*. 2003;25(13):722–731.
38. Joo HM, Lee SJ, Chung YG, Shin Y. Effects of mindfulness based stress reduction program on depression, anxiety and stress in patients with aneurysmal subarachnoid hemorrhage. *J Korean Neurosurg Soc*. 2010;47(5):345–351.
39. Cole M, Muir JJ, Gans JJ, et al. Simultaneous treatment of neurocognitive and psychiatric symptoms in veterans with post-traumatic stress disorder and history of mild traumatic brain injury: a pilot study of mindfulness-based stress reduction. *Mil Med*. 2015;180(9):956–963.
40. Johansson B, Bjuhr H, Karlsson M, Karlsson J-O, Rönnbäck L. Mindfulness-based stress reduction (MBSR) delivered live on the internet to individuals suffering from mental fatigue after an acquired brain injury. *Mindfulness*. 2015;6:1356–1365.
41. Johansson B, Rönnbäck L. Evaluation of the mental fatigue

scale and its relation to cognitive and emotional functioning after traumatic brain injury or stroke. *Int J Phys Med Rehabil*. 2014;2:182. doi:10.4172/2329-9096.1000182.

42. Johansson B, Bjuhr H, Rönnbäck L. Mindfulness based stress reduction improves long-term mental fatigue after stroke or traumatic brain injury. *Brain Injury*. 2012;26(13-14):1621–1628.
43. Frencham KAR, Fox AM, Maybery MT. Neuropsychological studies of mild traumatic brain injury: a meta-analytical review of research since 1995. *J Clin Exp Neuropsychol*. 2005;27(3):334–351.
44. Lutz A, Slagter HA, Dunne JD, Davidson RJ. Attention regulation and monitoring in meditation. *Trends Cogn Sci*. 2008;12(4):163–169.
45. Frank DL, Khorshid L, Kiffer JF, Moravec CS, McKee MG. Biofeedback in medicine: who, when, why and how? *Ment Health Fam Med*. 2010;7(2):85–91.
46. Schwartz MS, Andrasik F. *Biofeedback: A Practitioner's Guide*. New York: Guilford Press; 2003.
47. Moss D. Mind/body medicine, evidence-based medicine clinical psychophysiology, and integrative medicine. In: Moss D, McGrady A, Davies T, et al., eds. *Handbook of Mind Body Medicine in Primary Care: Behavioral and Physiological Tools*. Thousand Oaks, CA: Sage; 2003:3–18.
48. McKee MG. Biofeedback: an overview in the context of heart–brain medicine. *Cleve Clin J Med*. 2008;75:S31–S34.
49. Gliedt JA, Daniels CJ, Wuollet A. Narrative review of perioperative acupuncture for clinicians. *J Acupunct Meridian Stud*. 2015;8(5):264–269.
50. Wang W, Wu SX. JAMA patient page. Treating pain with acupuncture. *JAMA*. 2014;312(13):1365.
51. Tan JY, Molassiotis A, Wang T, Suen LK. Adverse events of auricular therapy: a systematic review. *Evid Based Complement Alternat Med*. 2014;2014:506758.
52. Manyanga T, Froese M, Zarychanski R, et al. Pain management with acupuncture in osteoarthritis: a systematic review and meta-analysis. *BMC Complement Altern Med*. 2014;14:312.
53. Lin X, Huang K, Zhu G, Huang Z, Qin A, Fan S. The effects of acupuncture on chronic knee pain due to osteoarthritis: a meta-analysis. *J Bone Joint Surg Am*. 2016;98(18):1578–1585.
54. Qaseem A, Wilt TJ, McLean RM, Forciea MA. Clinical Guidelines Committee of the American College of Physicians. Noninvasive treatments for acute, subacute, and chronic low back pain: a clinical practice guideline from the American College of Physicians. *Ann Intern Med*. 2017;166(7):514–530.
55. Yun M, Shao Y, Zhang Y, et al. Hegu acupuncture for chronic low-back pain: a randomized controlled trial. *J Altern Complement Med*. 2012;18(2):130–136.
56. Kang KA, Shin ES, Hur J, et al. Acupuncture attenuates neuronal cell death in middle cerebral artery occlusion model of focal ischemia. *Neurol Res*. 2010;32(suppl 1):84–87.
57. Wong AMK, Su TY, Tang FT, et al. Clinical trial of electrical acupuncture on hemiplegic stroke patients. *Am J Phys Med Rehabil*. 1999;78(2):117–122.
58. Hu HH, Chung C, Liu TJ, et al. A randomized controlled trial of the treatment for acute partial ischemic stroke with acupuncture. *Neuroepidemiology*. 1993;12(2):106–113.
59. NIH consensus conference: acupuncture. *JAMA*. 1998;280: 1518–1524.
60. Shiflett SC . Does acupuncture work for stroke rehabilitation: what do recent clinical trials really show? *Top Stroke Rehabil*. 2007;14(4):40–58.
61. Wong V, Cheuk DK, Lee S, Chu V. Acupuncture for acute management and rehabilitation of traumatic brain injury. *Cochrane Database Syst Rev*. 2011;(5).
62. Curtis CL, Hughes CE, Flannery CR, Little CB, Harwood JL, Caterson B. N-3 fatty acids specifically modulate catabolic factors involved in articular cartilage degradation. *J Bio Chem*. 2000;275:721–724.
63. Calder PC. N-3 Polyunsaturated fatty acids, inflammation, and inflammatory diseases. *Am J Clin Nutr*. 2006;83(6 Suppl):1505S–1519S.
64. YangCS,WangZY.*JNatlCancerInst*.1993;85(13):1038–1049.
65. Burton TM. Monsanto arthritis-pain drug, Celebrex, surpasses Viagra's early sales success. *The Wall Street Journal B: New York*. 1999
66. Tijburg LB, Mattern T, Folts JD, Weisgerber UM, Katan MB. Tea flavonoids and cardiovascular disease: a review. *Crit Rev Food Sci Nutr*. 1997;37(8):771–785.
67. Caterina MJ, Julius D. The vanilloid receptor: A molecular gateway to the pain pathway. *Annu Rev Neurosci*. 2001;24:487–517.
68. Fitzgerald M, Woolf CJ. The time course and specificity of the changes in the behavioral and dorsal horn cell responses to noxious stimuli following peripheral nerve capsaicin treatment in the rat. *Neuroscience*. 1982;7:2051–2056.
69. Chung JM, Lee KH, Hori Y, Willis WD. Effects of capsaicin applied to a peripheral nerve on the responses of primate spinothalamic tract cells. *Brain Res*. 1985;329:27–38.
70. Ernst E. A systematic review of systematic reviews of homeopathy. *British Journal of Clinical Pharmacology*. 2002;54(6):577–582.
71. Merrel WC, Shalts E. Homeopathy. *Med Clin North Am*. 2002;86(1):47–62.
72. Wood M. *The Earthwise Herbal*. Vol 2. Berkeley, CA: North Atlantic Books; 2009.
73. Cucherat M, Haugh MC, Gooch M, Boissel JP. Evidence of clinical efficacy of homeopathy. A meta-analysis of clinical trials. HMRAG. Homeopathic Medicines Research Advisory Group. *Eur J Clin Pharmacol*. 2000;56(1):27–33.

第四篇　基本原则：截肢，心肺康复，住院康复

第四篇

第 48 章　截肢患者康复基本原则

Alberto Equenazi, Maria Flack, and Stanley Yoo

引言

截肢是切除上、下肢的一部分或者多个部分。研究表明，大多数下肢截肢是由血管疾病造成的。与创伤相关的截肢通常是由机动车、工业或农业事故以及战争事件造成的。报告的截肢中，先天性肢体畸形占一小部分(占报告的 3%)。外伤是 20~30 岁人群截肢的最常见原因。癌症大约占所有截肢的 1%，最常见的年龄在 10~20 岁。在发展中国家，创伤是截肢的主要原因，在近代有战争或内乱历史的国家，创伤可占所有截肢的 80%[1]。

截肢对截肢者、他们的照顾者和社会都有深远的影响。事实证明，肢体丧失对人的行动、心理健康、生活质量、参与社区活动和就业都有不利影响。据报道，对于多肢丧失或血管发育不良截肢的患者，护理人员负担增加，医疗费用增加。2007 年的一项研究发现，血管疾病导致的胫骨截肢患者估计的终生额外费用为 509 275 美元[2]。

由于患者群体的多样性，截肢患者的康复是复杂的，血管障碍患者的截肢原因和程度显著影响其康复过程。重要的是要认识到康复必须解决因截肢造成的具体的身体功能损伤、情感的影响，进行活动性恢复、假肢装置的选择和整合、管理并预防合并症和继发性并发症。因此，一种多学科的康复方法一直受到支持。研究表明，早期康复医院的专科截肢康复计划，能更大程度地促进活动恢复、假肢的使用、回归家庭、降低死亡率、减轻痛苦[3,4]。

流行病学

无论在美国还是世界范围内，都难以估计截肢的患病率。美国没有肢体截肢监测系统。1996 年以后，美国健康访谈调查(NHIS)不再将“肢体缺失”列为其 15 个主要条件和缺陷之一。虽然可以根据出院记录来估计截肢的发生率，但要确定有多少现存的截肢患者比较困难。各地截肢的发生率和原因也有很大差异。在全球范围内，由于卫生保健和技术的可获得性不同而缺乏准确的报告，另外记录保存也是信息收集的障碍。尽管如此，据估计，2005 年美国有 160 万人失去了肢体。据估计，到 2050 年，这一数字将增加 1 倍多，达到 360 万[5]。

全球范围内，所有形式的下肢截肢的发生率在总人口中为每 10 万人 5.8~31 人[6]，在发达国家，这些病例中大多数(约 80%)是由血管疾病造成[7]。这一发病率在糖尿病患者中要高得多，为每 10 万人 46.1~9 600 人。主要截肢的发生率为每 10 万人 3.6~68.4 人之间，而糖尿病患者的发生率为每 10 万人 5.6~600 人之间。因此，糖尿病患者终生截肢的风险是非糖尿病患者的 30 倍[6]。

从 1996—2009 年，糖尿病患者下肢截肢率下降，这主要是由于多学科糖尿病足护理诊所的进步、保肢尝试的增加以及合并症医学治疗的改善。然而，在同一时期，美国诊断为糖尿病的人数增加了 3 倍，达到 2 070 万。根据 2015 年美国 CDC 的数据，美国有 2 310 万人被诊断为糖尿病，并且未经诊断的糖尿病患者估计有 720 万人[8]。虽然糖尿病患者的截肢率有所下降，但疾病相关的截肢仍然是一个非常相关的健康问题，仅次于糖尿病患病率的增加和世界人口的增长。

与糖尿病相关的截肢的发生率和相对风险在不同的种族中是不同的，土著美国人的相对风险最高，其次是非洲裔美国人，再次是拉丁美洲人，而不是高加索人。相比之下，亚洲人截肢的相对风险较低。研究发现，即使在获得同等医疗护理的情况下，这种差异也存在[9,10]。

在发达国家，外伤是截肢的第 2 大常见原因，约占所有截肢的 16%[5,7]。根据美国创伤数据库的数据，截肢占所有创伤的 1%，其中 77% 是手指截肢，23% 是四肢截肢。创伤性截肢的 77% 发生在男性，创伤性下肢截肢的比例高于上肢（59% 对 41%）。大约有一半的创伤性截肢是由于机动车事故造成的，上肢截肢更为常见，而下肢截肢更多发生在摩托车或行人事故中。机器事故占创伤性创伤的 19%[11]。先天性截肢和恶性肿瘤导致的截肢很少见，各占截肢总数的不到 1%[7]。虽然先天性截肢的比率保持相对不变，但创伤和恶性肿瘤相关的截肢率已经下降，可能是由于医疗保健的进步。

截肢最好根据截肢发生的解剖结构和部位进行分类。因此，腕部和肘部之间的截肢称为经桡骨截肢。其他常见的上肢截肢包括经肱骨截肢、肩关节/肘关节/腕关节离断和手部部分截肢（表 48-1）。

表 48-1 上肢截肢常见水平分类（UL）

截肢水平	关键注意事项
上肢截肢	罕见，占上肢截肢不到 2%，最常见的是恶性肿瘤或严重的创伤 由于上肢全部关节的切除，会造成最大程度的功能丧失，也极大地损害了假肢的悬挂
肩关节离断	占 4% 的上肢截肢，最常见的是恶性肿瘤或严重创伤 由于失去所有上肢关节而造成严重残疾
经肱骨截肢	占 25% 的上肢截肢，大部分在肱骨中部 残肢的长度对于改善悬吊和力的传递至关重要，可能会干扰肘关节的选择和放置
肘关节离断	很少有患者进行肘关节离断，因为这限制了假肘可使用的类型，但这种水平的残肢可以提供良好的悬吊和力传递到假肢
经桡骨截肢	占上肢截肢的 65%，提供了最高水平的功能康复 由于在前臂中部水平，残肢可以容纳最多类型的假肢设备和提供优秀的控制和悬挂（注意：残肢越短，前臂旋前旋后功能损失越大）
腕关节离断	少数患者将大大受益于假肢的悬吊和力传递 但更长的残肢水平可能会影响终端设备的选择或导致上臂长度不一致
腕骨间离断和经掌骨截肢	两种截肢处理相似，都面临许多外观整形方面的挑战，但一种简单的机械装置或许可以提供充分的大体抓握并保留旋前旋后

对下肢也遵循同样的原则，在脚踝和膝盖之间的截肢称为经胫骨截肢，其他下肢截肢包括经股骨截肢、髋关节/膝关节/踝关节离断和足部部分截肢。上肢切断术和半骨盆切断术涉及完全切除肢体。这种广泛截肢主要见于恶性肿瘤或严重创伤的病例。

一般来说，脚趾截肢不会严重影响功能，因为承重表面和脚的结构不会改变。血管疾病的患者应密切随访以了解病情进展[12]。

经跖骨截肢（TMA）是最常见的足部截肢，截肢发生在跖骨中段（图 48-1）。TMA 的患者功能相对较强，因为踝关节在所有平面的活动范围通常保持不变（如背屈、跖屈、外翻和内翻）。这些患者得益于使用足部矫形器和前足填充物，前足填充物的下方具有坚硬的钢板底，将残余肢体远端部分的压力传递到钢板末端[12]。

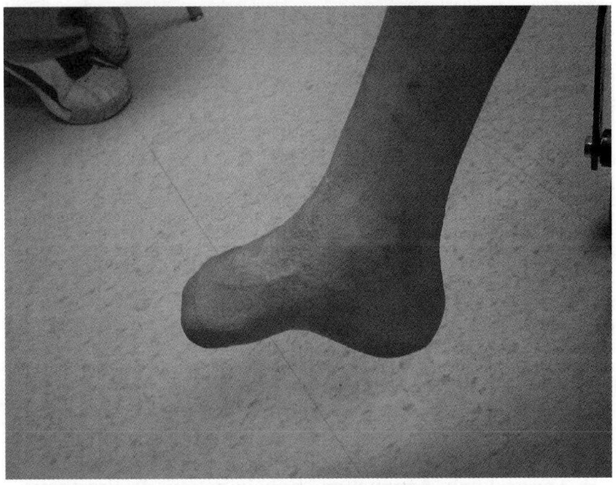

图 48-1 跖骨截肢，足弓保存完好，踝关节可活动［经允许摘自 Uustal H. Lower Limb Amputation, Rehabilitation, & Prosthetic Restoration. In: Maitin IB, Cruz E, eds. (CURRENT Diagnosis & Treatment: Physical Medicine & Rehabilitation) New York, NY: McGraw-Hill; 2014］

Lisfranc 损伤的截肢手术只保留了一部分跗骨，而跖骨和脚趾则完全切除（图 48-2）。Lisfranc 骨折很严重，足弓受损导致残足跖屈。在切除跗骨和跖骨的 Chopart 截肢手术中也有类似和更明显的发现（图 48-3）。因此，管理这些类型的截肢的原则，包括使用对抗跖屈活动的 Chopart 假肢，这种假肢外壳在固定跟骨的同时将负荷转移到小腿[12]。

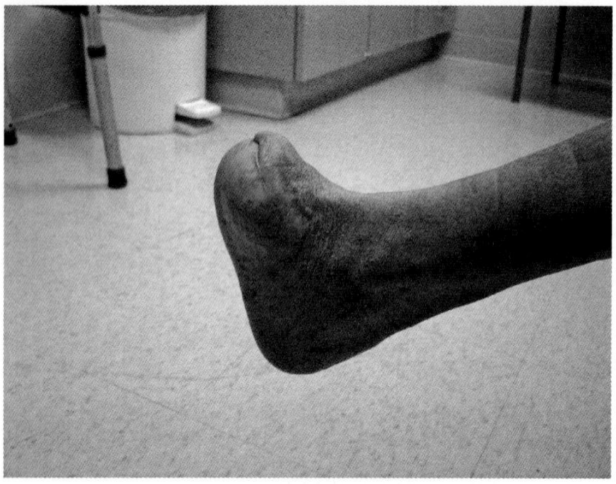

图 48-2　保留跗骨但足弓受损的 Lisfranc 水平足部部分截肢（经允许摘自 Uustal H. Lower Limb Amputation, Rehabilitation, & Prosthetic Restoration. In：Maitin IB, Cruz E, eds. CURRENT Diagnosis & Treatment：Physical Medicine & Rehabilitation, New York, NY：McGraw-Hill；2014）

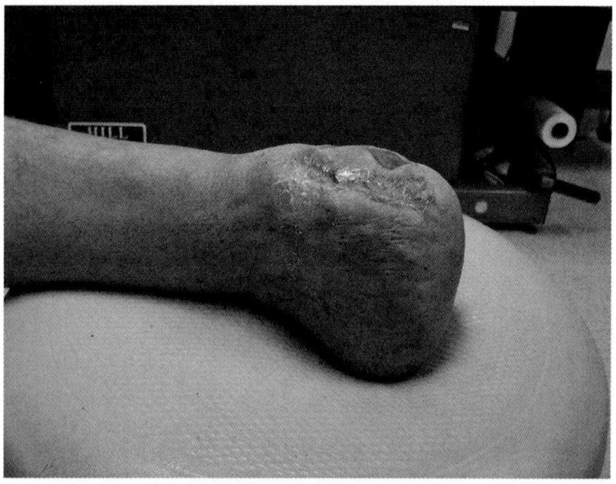

图 48-3　Chopart 水平的足部部分截肢。仅保留胫骨、距骨和跟骨。负重能力受损，而且足部背伸肌附着处的缺失导致足底跟骨跖屈[13]（经允许摘自 Uustal H. Lower Limb Amputation, Rehabilitation, & Prosthetic Restoration. In：Maitin IB, Cruz E, eds. CURRENT Diagnosis & Treatment：Physical Medicine & Rehabilitation, New York, NY：McGraw-Hill；2014）

Syme 截肢是最常见的踝关节截肢，包括保留脚跟垫的踝关节完全离断，最终创建一个末端轴承结构（图 48-4）。Syme 截肢的主要好处是保存胫骨而能更好地控制假肢[12]。

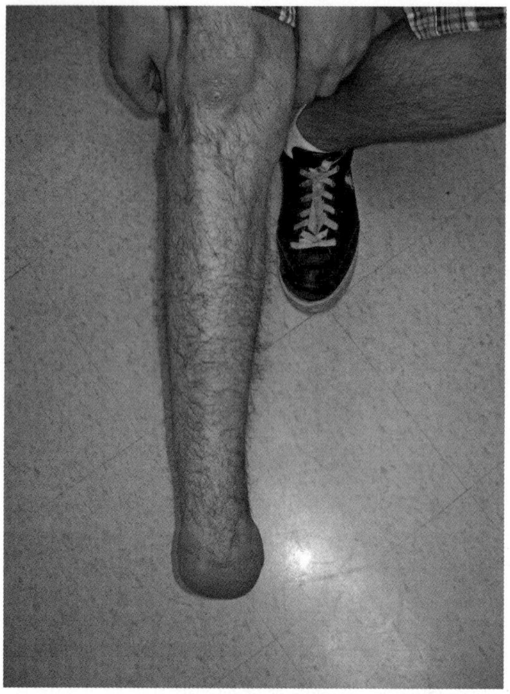

图 48-4　Syme 的踝关节离断截肢：切除内踝和外踝，将足跟垫置于胫骨远端部分承重（经允许摘自 Uustal H. Lower Limb Amputation, Rehabilitation, & Prosthetic Restoration. In：Maitin IB, Cruz E, eds. CURRENT Diagnosis & Treatment：Physical Medicine & Rehabilitation, New York, NY：McGraw-Hill；2014）

经胫骨截肢的确切位置受许多因素影响，包括血管疾病的严重程度以及软组织和肌肉的质量，最常发生在胫骨近端或中间 1/3。应该留出足够的肌肉皮瓣来覆盖肢体终端（图 48-5）。在策略上，膝盖以下截肢比膝盖以上截肢有更好的效果和更少的能量消耗，因此更可取[12]。

膝部截肢通常是因为创伤，其战略目标是尽可能多地保留股骨，以允许使用残端承载接受腔。与经股骨截肢相比，保留全股骨可减少髋关节力量传递，也能有更好的功能结果，对假肢控制要求较少[12]。

股骨远端 1/3 的经股骨截肢是最理想的。从策略上讲，应该从腘绳肌和股四头肌中留出足够的肌肉来覆盖末端。由于终肢不适合负重，假肢的目标是将重量转移到坐骨和髋关节内侧[12]（图 48-6）。

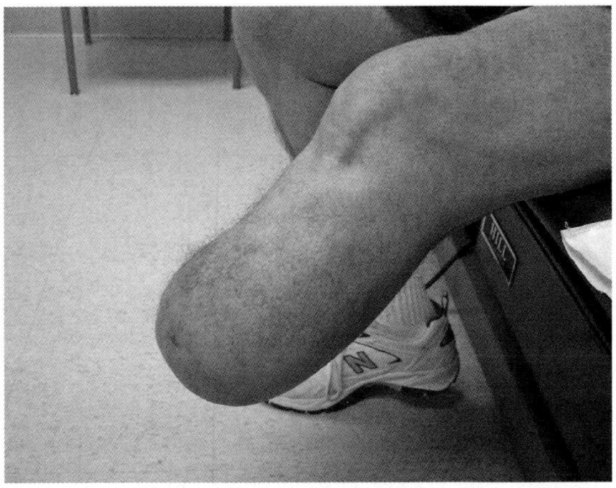

图 48-5　理想的经胫骨截肢：有良好的骨长，以及采用腓肠肌-比目鱼肌瓣覆盖胫骨远端而软组织覆盖良好（经允许摘自 Uustal H. Lower Limb Amputation, Rehabilitation, & Prosthetic Restoration. In: Maitin IB, Cruz E, eds. CURRENT Diagnosis & Treatment: Physical Medicine & Rehabilitation, New York, NY: McGraw-Hill; 2014）

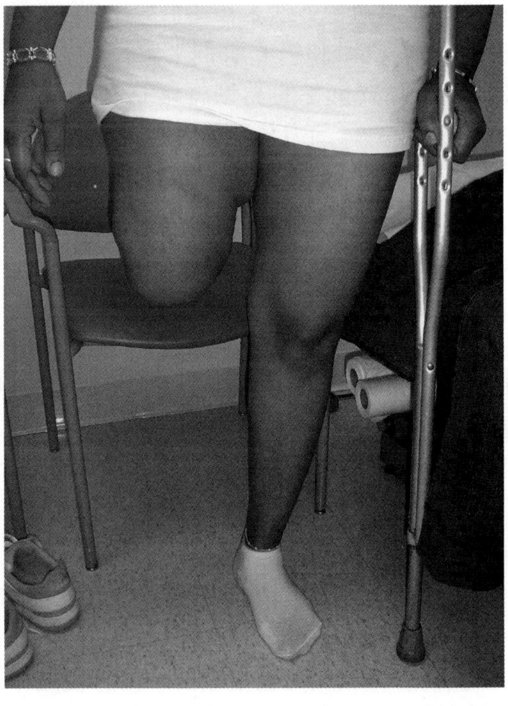

图 48-6　远端软组织覆盖良好的经股骨长截肢（经允许摘自 Uustal H. Lower Limb Amputation, Rehabilitation, & Prosthetic Restoration. In: Maitin IB, Cruz E, eds. CURRENT Diagnosis & Treatment: Physical Medicine & Rehabilitation, New York, NY: McGraw-Hill; 2014）

只有不到 50% 的髋关节截肢患者能够使用他们的假肢。髋关节截肢会带来各种挑战，包括假肢的重量、行走所需的能量消耗、2 个以上关节的控制、控制假肢的近端肌力，进行诸如梳妆和上厕所之类的日常生活活动时遇到很大的困难[12]（图 48-7）。

接受偏侧骨盆切除术的患者通常有转移瘤或创伤史。由于能量消耗，在这一人群中成功使用假肢的情况罕见，大多数人利用轮椅进行活动[12]。能量的消耗对假肢的最终实用性至关重要（表 48-2）。

右臂更容易发生工伤[1]（图 48-8）。

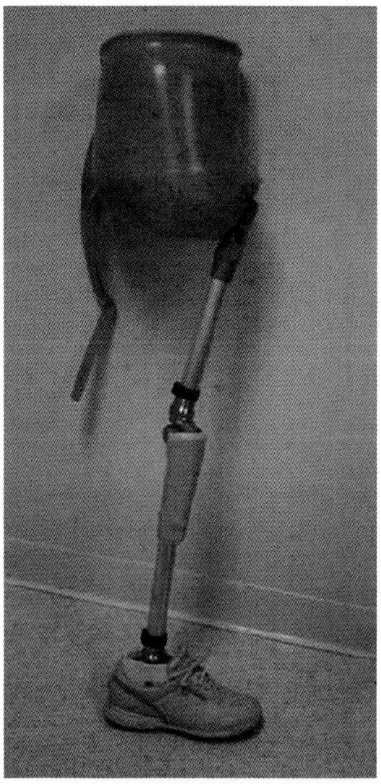

图 48-7　桶式假肢接受腔和前置髋关节的髋关节离断假肢（经允许摘自 Uustal H. Lower Limb Amputation, Rehabilitation, & Prosthetic Restoration. In: Maitin IB, Cruz E, eds. CURRENT Diagnosis & Treatment: Physical Medicine & Rehabilitation, New York, NY: McGraw-Hill; 2014）

表 48-2　能量消耗百分比随下肢截肢水平下降而增加

截肢水平	能量消耗百分比增加	代谢当量
偏侧骨盆假肢	125%	6.75
偏侧髋关节离断假肢	82%	5.5
双侧膝关节以上离断假肢	280%	11.4
膝关节以上和以下膝假肢	75%	5.3
双侧膝关节以下假肢	41%～100%	4.2～6.0
单侧膝关节以上假肢	40%～65%	4.2～5.0
单侧膝关节以下假肢	9%～28%	3.3～3.8
拐杖（没有假肢）	50%	4.5

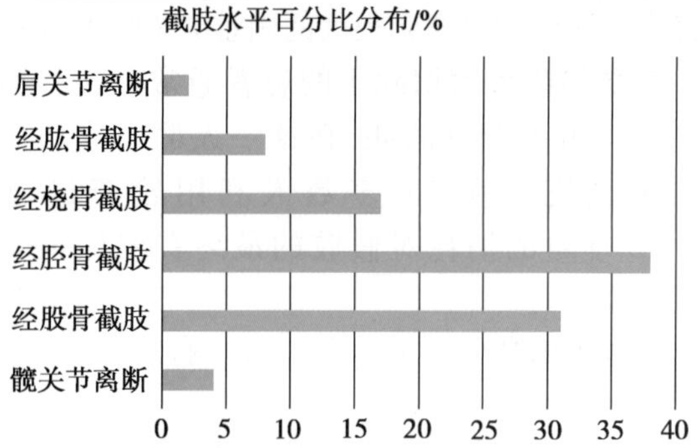

图 48-8 主要截肢水平百分比分布

截肢患者检查

检查的目的是确定损伤,计划包括假肢装配在内的干预措施,评估并发症的风险,并建立系列评估的基线。在可能的情况下,检查应辅以有效的评价工具(参见第 9 章)。工具的选择取决于不同的康复阶段。以下章节列出了一些建议的结果评估工具。

病史和体格检查将确定关键信息,有助于评估风险,预测结果,并告知康复干预的重点。

患者的一些特征被证明是功能恢复和不使用假肢的预测因素。有报道指出高龄、发病前功能状况、单肢站立能力、截肢原因(血管性 vs. 创伤性)、认知能力和从手术到提供假肢的时间可以预测结果[14-16]。

主观问卷应包括患者的心理压力、疼痛、娱乐、就业兴趣以及吸烟史。

患者对截肢有心理反应是正常的,这种心理反应可以随着时间调整而消除。然而,一些截肢的人会继续出现抑郁、焦虑和身体形象改变的持续症状。尽管这个问题经常发生,但经常被低估和忽视[17]。

因此,建议进行简单的抑郁症筛查。两种简单有效的工具包括贝克抑郁量表和患者健康问卷[18]。

在截肢过程中,疼痛也是一个长期存在的问题。评估应包括详细的疼痛类型、部位、强度和加重因素。常见的疼痛主诉包括幻肢痛、残肢痛、下肢截肢者的下腰痛以及上肢截肢者的颈、胸痛。

外科截肢技术的相关信息是很有价值的。病史和体格检查的其他重要部分包括瘢痕的位置、皮肤或血管移植的存在以及手术技术(肌固定术或肌成形术)的性质。内收肌群的手术复位对功能有显著影响[19]。还应注意远端骨的形态和在其尖端出现异位骨化或骨生长。

对患者的体格检查应包括关节活动范围、肌力、残肢、皮肤状况、感觉、平衡、功能性活动、假肢管理和步态或功能评估。

对于下肢截肢患者,采用托马斯试验、膝关节伸直、内收和内旋对髋关节活动范围进行重点评估,目的是对于有挛缩风险的关节,保持其关节活动范围,并确定潜在的受限区域。对于糖尿病患者,踝关节背伸和踇趾背伸受限会增加前足压力,应该进行评估并维持以减少异常压力。

在上肢截肢中,经桡骨截肢患者的关键动作是旋前和旋后,其次是肘部和肩部的所有运动平面的关节活动。对于经肱骨截肢患者,重点应放在肩关节的内旋、外旋、屈曲、伸展、内收和外展。肩胛骨的运动和颈部的活动范围也很重要。

力量评估包括筛查四肢和核心的所有肌群。对于特殊水平的截肢,某些肌群尤为重要,因为它们有助于假肢的控制。在经胫骨截肢患者中,髋关节和膝关节伸肌以及核心的稳定性是最关键的。在经股骨截肢中,重点是髋伸肌来控制假膝的站立,其次是髋外展肌和内收肌和核心肌群来维持骨盆的稳定。上肢截肢的假肢装置的类型将影响必须评估的肌群。对于使用身体动力装置的人来说,肩胛控制、肩伸和下压是控制肘部和终端装置的主要动作。对于使用肌电装置的人来说,各个电极位置的单独控制和收缩是重点。所有患者都需要胸椎和肩带控制。

据报道,近 70% 的截肢患者存在皮肤问题[20]。

对残肢状况和假肢装配准备情况的评估很重要,应包括是否有伤口、是否有水肿、皮肤可动性、皮疹或压力及摩擦迹象,以及是否有瘢痕粘连。对于糖尿病和血管病患者,由于在首次截肢后的 5 年内发生额外截肢的风险较高(大于 53%),每次随访时都应完成对另一侧肢体的评估[21]。

感觉的减退会增加患者发生皮肤并发症的风险。此外,评估糖尿病患者对侧肢体的感觉,对识别和减少损伤和截肢风险也很重要。推荐使用单丝进行保护性感觉检查和进行振动觉检查。

截肢的后遗症是由于踝关节平衡反应的丧失,截肢肢体的本体感受反馈的丧失以及踝关节和膝关节主动控制受限而造成的平衡障碍。平衡评估应该在坐和站的位置下进行。在佩戴假肢前,可以在单肢站立的姿势下评估平衡,在穿戴假肢期间,可以使用经过验证的平衡评估,包括 Berg 平衡量表等[22-23]。

功能性活动在假肢前期和假肢期是一个重要评估。为了安全起见,所有患者应该在没有假肢的情况下都能有一定的活动能力。在戴上假肢状态下对转移、步行、穿越不平坦的路面、楼梯、路缘和坡道实施全面评估。截肢者移动性预测器(AMP)、自选行走速度、起立行走测试(TUG)和 L-测试都可被用于记录移动功能的恢复情况[24-25]。

关于截肢患者能量消耗增加的报道由来已久。其受截肢水平的影响很大,截肢程度越接近近端,行走时需要消耗的能量越多。其他影响能量消耗的因素包括年龄、截肢原因和身体健康水平。一些研究着眼于假肢窝、膝盖和脚的进步,报道了不同程度的能量消耗改善[26]。然而,只有少数创伤性经胫骨截肢患者的能量消耗接近正常水平。大多数截肢的人会通过降低行走速度来节省体力。对截肢者来说,体能和耐力训练很重要。2～6min 的步行测试可以量化一个人的步行能力。

步态偏差在截肢患者中很常见,且偏差的来源与患者的特征或损伤、选择的假肢组件及其对线方式有关。在康复过程中出现的早期偏差包括负重缺失[27]。

理想情况下,应该以团队的方式对患者进行临床评估、功能评估和假肢相关问题的教育。医生评估医疗稳定性,解决功能进展中可能的医疗障碍。护士、物理治疗师和作业治疗师在自我护理和药物管理的评估和指导方面具有重要作用。患者应注重日常皮肤卫生,定期进行皮肤检查,保持皮肤的完整性。适当的指甲护理也是必要的,定期足部及趾甲护理可能是必要的。

应大力鼓励患者群体进行戒烟。戒烟服务和教育通常由社会工作者、药物滥用相关工作人员和/或娱乐治疗师提供。心理学家在识别心理社会和情绪压力源方面是有价值的,这些压力源是功能进步或回归社会的障碍,心理学家可以提供咨询。

物理治疗师和作业治疗师都要评估患者的活动能力,并就残肢护理、假肢安装、管理和活动能力等方面对患者进行教育。康复医师、物理治疗师和矫形器师必须积极参与假肢需求的评估并促进产生功能结果。当进行团队评估时,步态评估对下肢截肢的人是特别有用的。同样的方法也可用于上肢截肢者的工作模拟或其他日常生活活动的评估。同伴支持小组是有价值的,因为它促进了处于不同康复阶段的患者之间的信息交流[28]。

应仔细评估截肢对心理的影响。患者学习新技术的意愿和能力以及参与认知和心理评估的能力是很重要的,因为这些能为临床医生提供患者参与康复治疗的能力这一信息。康复小组必须为患者及其家人提供支持、治疗和指导[28]。

营养状况对伤口的愈合和力量有相当大的影响,不容忽视[29]。其他多种合并症如糖尿病视网膜病变、周围神经病变、肾病和退行性关节病也可能影响截肢者的康复。简而言之,对患者进行全面的医学评估是必要的。

截肢康复阶段和干预

Esquenazi 和 Meier 将截肢康复描述为 10 个阶段,用以管理护理提供系统及区分所需的组件和人员。每个阶段都建立了具体的目标,这些目标可用于患者和家庭教育,在许多情况下也可作为结果衡量(表 48-3)[30]。

表 48-3　不同康复阶段的目标要素

阶段	目标
手术前期	评估身体状况,患者教育,截肢水平的讨论,术后修复计划
截肢手术/重建	残肢长度,缝合技术,软组织覆盖,神经处理,硬性敷料的应用
术后急性期	伤口愈合,疼痛控制,近端身体/关节运动,患者和家人情感支持
假肢前期	软组织成型,体积控制,增强肌力,恢复患者的控制点
假肢处方	以患者为中心,假肢处方及制作的团队共识
假肢训练	加强假肢功能的使用
社区融入	恢复在家庭和社区中的角色,包括娱乐活动、情绪平衡和应对策略
作业康复	评估和计划未来作业活动,可能需要进一步教育、培训或工作调整
后续	终生的假肢,功能性的和医学的评估,情感支持
预防和护理	联合保护

假肢的概述

开假肢处方的目的是提供一种能优化功能并减少并发症风险的方法。这是一项艰巨的任务,因为各种方法的好处存在相互矛盾的证据,而且也没有标准的处方方案。目前的文献还不够充分或不够标准来设定处方。但目前文献仍可以而且应该指导这个过程。在一项德尔菲研究中,专家们对影响处方的因素提出了建议，在物理因素上达成一致意见，包括当前和期望的功能状态、残肢活动能力、对侧肢体的皮肤状况、残肢疼痛及所有疼痛的严重程度、活动范围。

上肢截肢的假肢干预

在过去的几年中，随着动力手、挂钩、手腕、电子肘和电子肩单元等部件的商业化，上肢假肢的选择越来越多。套筒制造材料（碳石墨或高温柔性热塑性塑料）和装配技术（微型框架接受腔和悬挂系统如硅胶、吸力、骨整合等）有所改进，另外还有先进的电源和电子控制[1,32,33]。

控制策略上，创新性地使用改进的电子设备或定向神经再支配来增加可用的控制部位，使得能够同时激活多个假肢关节，而不是过去传统的顺序控制[34]。

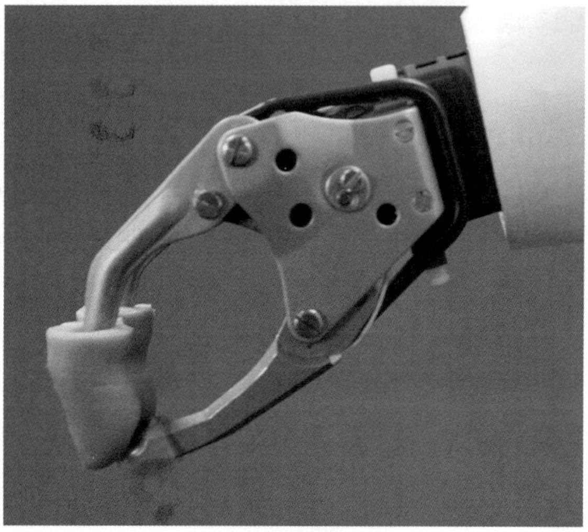

A

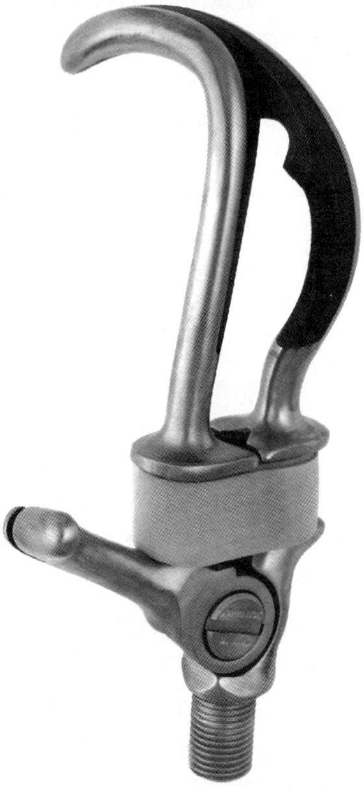

B

图 48-9　无表面装饰的外部动力手（Otto Bock，图 A）和身体动力自主开口钩（Hosmer Dorrance，图 B）（A. 经允许摘自 Ottobock HealthCare GmbH，Duderstadt，Germany. B. Photo conributor：Hosmer Dorrance Corporation，Campbell，California）

终端设备

手的主要功能可以分为非抓握（如触摸或感觉）和抓握（如键握或钩握）两类。终端假肢装置包括被动、外部驱动和身体驱动装置（图 48-9）。这些设备是有缺陷的，因为它们不能提供感官反馈。但假肢手可以提供三爪夹钳。

身体驱动

先前提到的技术进步也使更传统的身体驱动假肢受益，特别是对于那些截肢水平较高的人。身体驱动的设备往往不那么复杂，对物理需求更宽容，维护需求更少，总体成本更低。身体驱动装置需要束带激活和悬吊（图 48-10 和图 48-11）[35]。

肌电驱动

肌电假肢，也称为外动力假肢，在大约 60 年前开始发展，并被认为是修复领域的一个重要进展。由肌电控制的假肢，使用表面电极来感知、捕获、放大和处理由残肢残肌自主收缩产生的肌电（EMG）脉冲，以控制假肢装置。假肢通常包括一个双通道

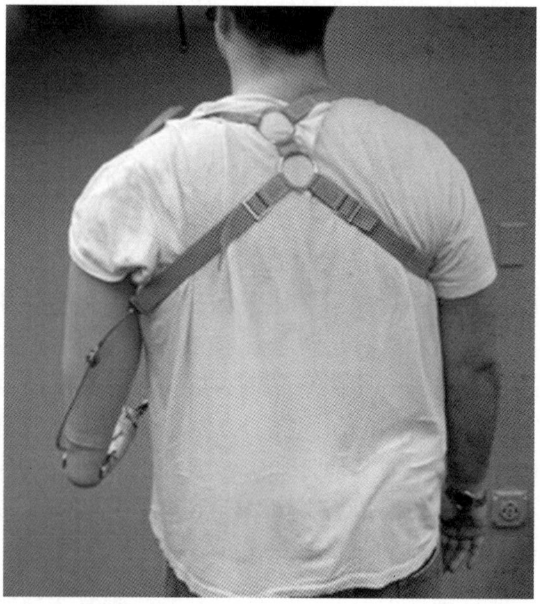

图 48-10　带有 8 字形束带和 Bowden 可视控制电缆的经肱骨身体驱动假肢

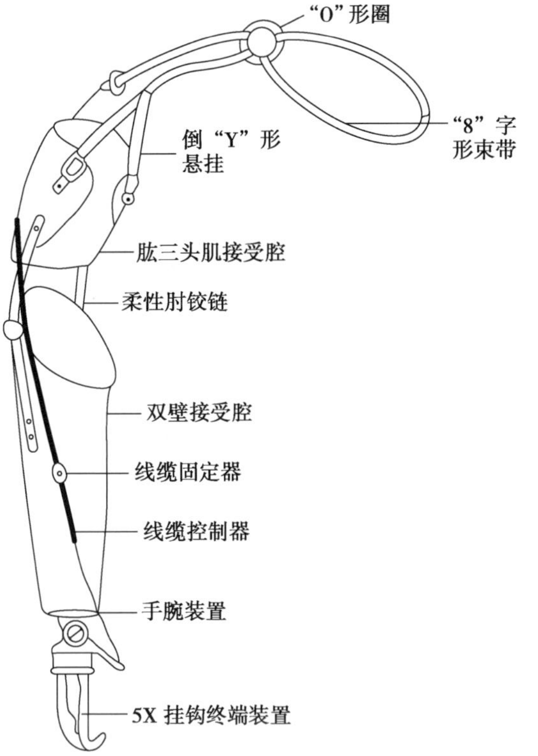

图 48-11　典型的放射状身体动力假肢，带有"8"字形束带和自主开启钩终端装置（经允许摘自 Esquenazi A. Upper Limb Amputation，Rehabilitation，& Prosthetic Restoration. In：Maitin IB，Cruz E，eds. CURRENT Diagnosis & Treatment：Physical Medicine & Rehabilitation，New York，NY：McGraw-Hill；2014.）

系统，每个肌肉或肌群信号被选择来控制假肢的特定功能。例如，桡侧伸肌的激活通常控制假肢终端设备的开启。假肢的强度和速度可以通过产生的肌电信号的强度来控制，从而实现比例控制。电极必须与皮肤接触，因此有必要将它们整合到一个合适的、定制的假肢接受腔中。需要外部电池来给设备供电。

由于这类假肢不需要束带或电缆驱动，它们可以通过像 Müenster 或髁上设计的解剖悬架悬挂在残肢上，在某些情况下还可以使用硅树脂悬挂。肌电假肢结合终端装置，可以采用手或钩的形式，手腕、肘和肩关节可以成为该装置的一部分。最近，多关节手指已经被开发出来，并允许更广泛的抓握类型，超出了通常可用的典型三爪夹钳的抓握，但这些手可能在行动上较慢，握力可能比其他设计要小。

肌电假肢可用于多种截肢水平的患者，包括腕部离断、经肱骨或更高水平的截肢，也可适用于手部部分截肢（图 48-12）。

肌电假肢功能的关键是适当的适应和训练，使

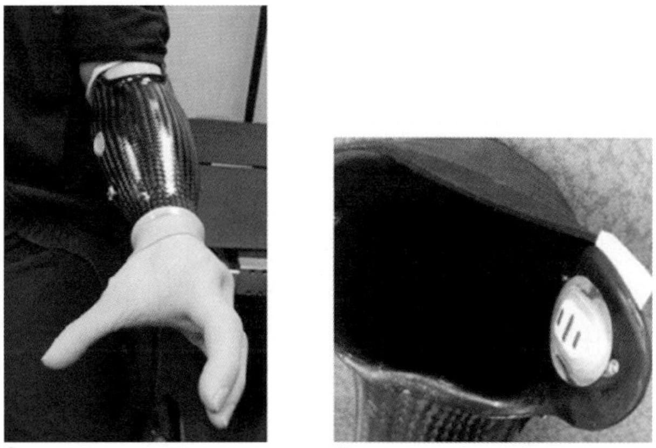

A　　B

图 48-12　经桡骨肌电假肢（A）和电极（B）

假肢融入其功能任务[36]。没有获得适当技能的患者假肢排斥率较高[37]。

外部动力假肢主要有以下优点。

- 激活设备所需的肌肉活动相对较小，因此减少了用户的能量需求。
- 不需要控制带或束带。
- 假肢可能有更自然的外观。
- 与身体驱动设备相比，有更强的握力、更宽的假肢活动外套和更大的终端设备运动范围。
- 使用更直观，因为假肢使用到的肌群通常参与一个动作。

为了评估患者对肌电假肢的使用能力，临床医生可以使用肌电控制能力测试（ACMC）来评估[20]。该测试适用于成人和儿童，用于评估患者在日常生活活动中控制肌电手的能力[38]。

肌电假肢的缺点包括重量大和成本高，需要更多的维护，比身体驱动假肢更少的本体感觉，而且其手部终端设备，较钩型终端设备缺少精细运动灵活性。

微处理器控制设备

假肢技术在过去 20 年中取得了进展，旨在满足上肢截肢者的功能需求。其中包括肌电和比例控制终端设备（手和钩子）和肘关节方面的进展。最近，更复杂、更强大的微处理器控制器和信号检测技术，再加上实验性的外科技术，已经产生了能同时整合功能性运动的假肢装置。这些设备有更多的自由度和不需要按顺序激活的真实动作，比如肘部先激活，手腕再激活，最后激活终端设备。通过新的微处理器，可以检测到肌肉信号，更好地确定动作意图。这项技术使得动作更加自然流畅。这些微处理器有更好的电池管理和信号强度调节，所以即使电极和肌肉的关系可能由于假肢接受腔移动或容量波动而发生变化，假

肢装置也能可靠地工作。这使得更多截肢水平较高的患者能够安装功能假肢,并在独立生活方式方面取得更大成就,这对多肢截肢患者尤为重要。

其他可能扩大肌电控制和假肢多成分激活的技术包括目标肌肉再神经化和神经分裂。这些在少数人身上测试过的技术,允许患者打开和关闭手,同时激活手腕和肘部。这些功能上的进步很重要,因为它们提高了假肢装置的控制速度,在某些情况下,还提供了感觉反馈[34]。

被动功能

上肢被动假肢提供了一个更美观的外观。它们可以定制,以适合残肢,并提供一个轻量级选项,可以提供某种程度的抓力或用作功能性稳定工具。被动假肢的主要优点之一是改善外观和身体形象。它们通常很容易穿脱,打理起来很简单。被动假肢的主要缺点是功能受限。2007 年完成的上肢假肢用户满意度调查发现,假肢重量和逼真的外观是假肢用户最优先考虑的设计因素。令人惊讶的是,在被动假肢使用者中,它的废弃率为 53%[39]。

虽然假肢组件在技术、功能和数量上都有了很大的进步,但仍然没有假肢能够完全取代人手的复杂功能[40]。这就是为什么在不同类型的假肢系统中选择合适的部件是非常重要的。对于上肢,截肢水平、性别、优势手、职业和职业需求、费用、心理因素、患者的环境等都是重要的变量[41]。

最理想的方案是能够同时为患者配备身体驱动假肢和外部动力假肢。对于部分人群,也可以使用美观设备。这是理想的,患者可使用不同的假肢来完成不同的任务[42]。

总的来说,作者建议第一个安装的假肢是由身体驱动的,因为它可以更早地应用,即使当残肢还没有完全成熟或成形。此外,最初的身体驱动假肢帮助上肢截肢者适应使用假肢,假肢接受腔接口和束带使得患者能够进行早期功能训练。患者的功能状态是处方的标志。

在美国,联邦医疗保险(Medicare Insurance)等政府支出部门会根据功能步行状态支付下肢假肢的费用[见表 48-4 中的联邦医疗保险功能分类量表(MFCL)]。

定义功能性能力更加困难,一些评价工具可以帮助临床医生定义与 MFCL 相关的功能,包括:①截肢者活动能力预测器量表(Amputee Mobility Predictor, AMP);②自主选择步行速度的计时步行测试;③2 或 6min 步行测试;④计时站立行走测试。

各种假脚和假膝关节组件的制造商都在不断地发展。基于这个原因,将足和膝关节划分为主要的类别更为实际。与其他种类的假肢相比,某些类别的假肢足的好处还没有被完全理解。然而,与定踝软跟足(SACH)和单轴足相比,储能足似乎提高了能量效率,减少了完整肢体的代偿,并改善了经胫骨截肢患者的上楼梯能力(表 48-5 和表 48-6)[43]。

表 48-4　医疗保险功能分类量表

水平	描述	足	膝关节
K0	患者没有能力或潜力行走或在有/无帮助下进行安全转移,而且假肢也不能提高他们的生活质量或活动能力	无装置	无装置
K1	患者有能力或潜力使用假肢进行转移或在水平面上以固定的步态移动——典型的受限或无受限家庭性步行	定踝软跟足(SACH) 单轴足	单轴恒摩擦膝关节
K2	患者有能力或潜力步行及穿越低水平的环境屏障,如路缘、楼梯或凹凸不平的表面——典型的社区性步行	SACH 单轴足 灵活龙骨足 万向足	恒摩擦膝关节
K3	患者有能力或潜力使用多样的步态步行——典型的社区性步行,并且能跨越大多数环境障碍,可能有作业性的、治疗性的、锻炼性的活动,要求假肢的使用超过简单的活动	储能足 万向足 动态反应足	流体控制式膝关节(液压、气压)
K4	假肢步行潜力超过基本的步行技能,表现出高缓冲力、压力或能量水平——来自儿童、活跃的成年人或运动员的典型假肢需求	任何足	任何膝

表 48-5　足假肢分类

类别	特征	适用患者
SACH(图 48-13)	定踝软跟足 足底缓冲压模拟足跖屈,僵硬的龙骨	患者活动能力受限,只在水平面上行走
弹性龙骨	龙骨由柔性材料制成,通过变形允许踝部运动	不会变化速度或不能前足较重负荷的活动能力受限的患者。这种假肢足能促进平稳地翻转
单轴足	有踝关节,允许大约 15°的跖屈和 7°背屈	在负重时踝跖屈,促进膝关节稳定性,适用于膝关节稳定性差的患者
万向足	允许踝关节可以在所有平面上运动,包括内翻、外翻、跖屈、背屈和部分旋转	经常行走在崎岖不平的地形上的患者,这种假肢足可使其适应步行路面。对有皮肤问题的患者,有可能减少假肢接受腔里的剪切力
动态反应足/储能足(图 48-14)	使用灵活的龙骨,可以"弹回"到以前的形式,提供反作用推力或能量输回	有更高功能的,持续前足负重的患者,使其从更高能量效率获益

表 48-6　膝关节假肢分类

类别	特征	适用患者
单轴膝	膝关节锁定在站立位,为站立和摆动提供稳定支撑	患者很弱,控制假肢膝关节能力受限
手动锁定(图 48-15)	在摆动期提供对抗运动的阻力	活动能力受限
恒定摩擦力站立-控制膝关节	在支撑期进行膝关节锁定 通过膝伸展或负重来锁定	第一次使用假肢者或是需要更多稳定性、不怎么活跃的患者
多中心(图 48-16)	膝关节旋转轴的运动通过让膝关节落在重力线后面来保持其稳定性	稳定膝关节而不在支撑期锁定它经常用于配合摆动相摩擦或液压控制
液压/气动(图 48-17)	采用液压或气动气缸装置控制支撑期或/和摆动期	提供更复杂的稳定性而不需要锁定,并允许患者在步行和跑步时变化速度,帮助下陡峭的斜坡
微处理器控制(MPK)(图 48-18)	使用微处理器和步态算法控制膝关节,MPK 可以进一步提供支撑期和摆动期控制 允许多速行走,根据步行速度进行调整,允许偏心控制下楼梯和坡道	更高的功能水平,一些证据证明它为社区性步行受限的患者提供稳定性并提高安全性,跌倒康复可减少跌倒风险

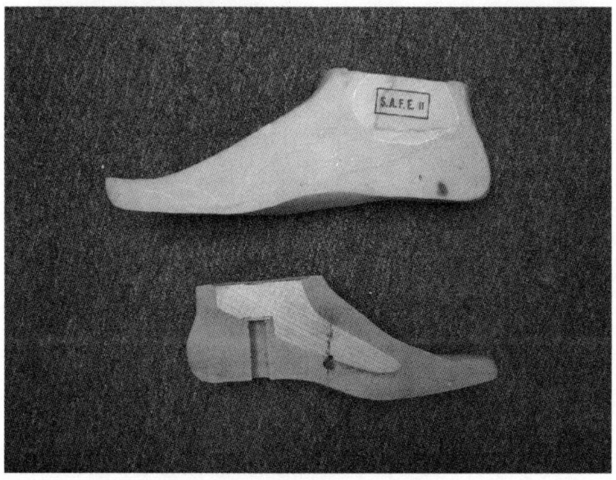

图 48-13　固定附件柔性内骨骼(SAFE)和 SACH 假肢足用于功能性步行 1 级者(经允许摘自 Uustal H. Lower Limb Amputation, Rehabilitation, & Prosthetic Restoration. In: Maitin IB, Cruz E, eds. CURRENT Diagnosis & Treatment: Physical Medicine & Rehabilitation, New York, NY: McGraw-Hill; 2014)

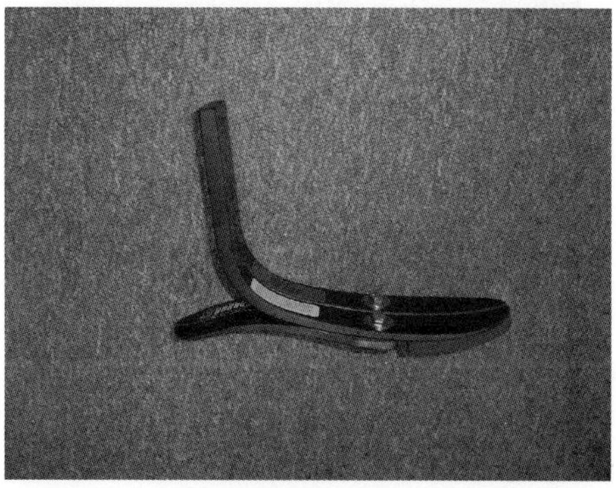

图 48-14　具有储能特性的碳纤维脚,用于功能性步行 3 级和 4 级者(经允许摘自 Uustal H. Lower Limb Amputation, Rehabilitation, & Prosthetic Restoration. In: Maitin IB, Cruz E, eds. CURRENT Diagnosis & Treatment: Physical Medicine & Rehabilitation, New York, NY: McGraw-Hill; 2014)

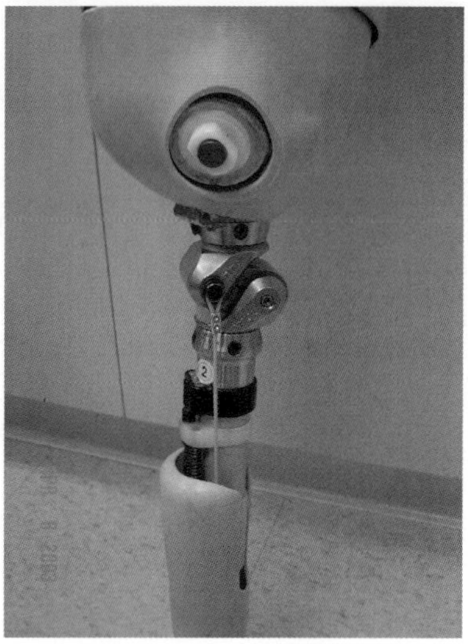

图48-15　重力激活、单轴手动锁定站立-控制假肢膝关节,固定的步调,用于功能性步行1级患者或作为临时假肢(经允许摘自 Uustal H. Lower Limb Amputation, Rehabilitation, & Prosthetic Restoration. In: Maitin IB, Cruz E, eds. CURRENT Diagnosis & Treatment: Physical Medicine & Rehabilitationk, New York, NY: McGraw-Hill; 2014)

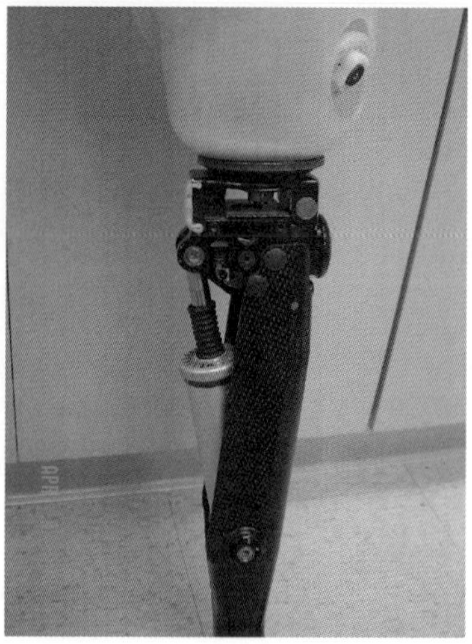

图48-17　液压膝关节,具有可机械调节的屈伸阻力,允许步调变化,通常用于功能性步行3级和4级者(经允许摘自 Uustal H. Lower Limb Amputation, Rehabilitation, & Prosthetic Restoration. In: Maitin IB, Cruz E, eds. CURRENT Diagnosis & Treatment: Physical Medicine & Rehabilitation, New York, NY: McGraw-Hill; 2014)

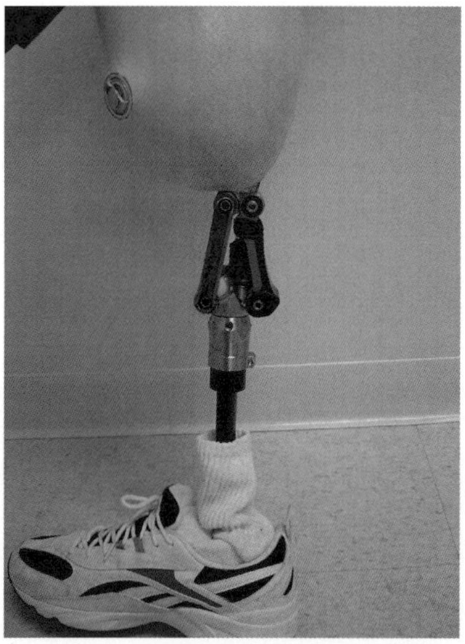

图48-16　旋转轴迁移的多中心膝关节,常用于膝关节离断和长经股骨截肢患者(经允许摘自 Uustal H. Lower Limb Amputation, Rehabilitation, & Prosthetic Restoration. In: Maitin IB, Cruz E, eds. CURRENT Diagnosis & Treatment: Physical Medicine & Rehabilitation, New York, NY: McGraw-Hill; 2014)

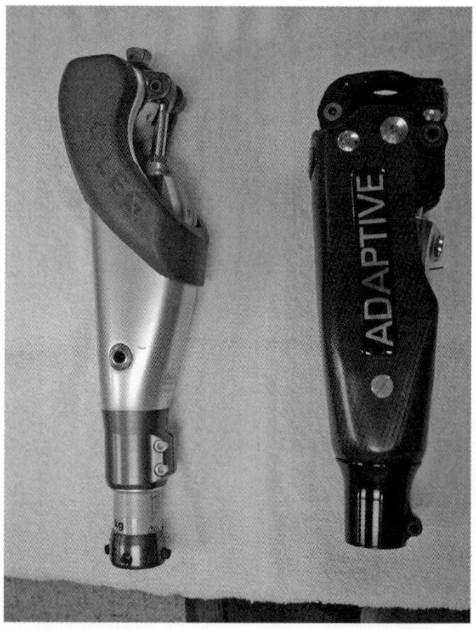

图48-18　微处理器控制的液压膝关节,具有计算机编程的屈曲和伸展阻力,可针对患者特定的摆动和步态相位进行控制(经允许摘自 Uustal H. Lower Limb Amputation, Rehabilitation, & Prosthetic Restoration. In: Maitin IB, Cruz E, eds. CURRENT Diagnosis & Treatment: Physical Medicine & Rehabilitation, New York, NY: McGraw-Hill; 2014)

康复干预及训练

上肢截肢患者的康复计划应着重于实现个人目标，使他们回到以前的功能、就业和娱乐水平。一个多学科团队参与治疗计划，能最有效地实现这个目标。

截肢康复的主要内容包括对患者和其支持者的教育、解决身体功能障碍的活动，包括日常生活活动在内的假肢训练、代偿策略、环境改造评估、职业培训、娱乐活动和重返社会。

虽然康复过程是通过前面概述的各个阶段进行的，但各个阶段之间的进展有时会重叠。随着患者康复的进展，康复小组的组成也会有所调整。通常组成这个团队的是康复医师、外科医生、护士、营养学家、矫形器师、作业/娱乐/物理治疗师、案例管理者、职业顾问、心理学家和同伴顾问。患者及其家人是团队不可分割的成员[31]。

术前阶段

与创伤性截肢相比，选择性截肢的主要目的是选择截肢的水平，为患者手术做准备，提供情感支持，教育患者和家人关于康复过程、愈合的时间窗、可能的假肢修复的选择以及合理的预期结果。

截肢水平由手术小组确定，他们将尽力保留近端关节和理想的截肢肢体长度，确保软组织愈合，并保留剩余肢体节段的状态和完整性。这一阶段的干预和教育包括伤口愈合和功能结构、营养，以及改善和保持剩余关节活动范围和肌肉强度。注意管理患者的疼痛水平，促进心理健康和整体健康也很重要。

术后早期

术后早期持续约 2 周。外科医生和康复小组的工作重点是通过减少肿胀和防止术后并发症来控制疼痛和促进愈合。

术后敷料的选择是复杂的，要根据患者的切口特点和截肢原因来选择。感染和引流会影响术后敷料，敷料提供压迫抑制体积以塑形残端并减少水肿。绷带、弹性管状绷带、半刚性敷料或弹性残端收缩器是最常见的压缩形式。患者应该能够独立地穿上压迫敷料，并经常重复使用它（图 48-19）。

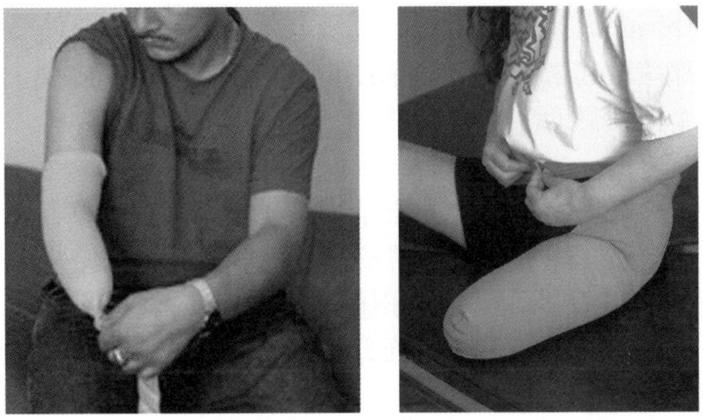

A　B

图 48-19　（A）经桡骨截肢患者使用弹性管状绷带加压残肢；（B）经股骨截肢患者使用收缩器加压残肢

假肢前期

假肢前期是为良好的功能结果和预防截肢继发并发症奠定基础的关键时期。这一期间的主要活动包括：

1. 残肢体积控制。
2. 皮肤护理和脱敏。
3. 保持关节活动范围和增强肌力。
4. 持续的情感支持。
5. 患者教育。
6. 日常生活活动训练。
7. 环境改造。
8. 自我护理和独立残肢护理教育。
9. 皮肤护理。
10. 一旦缝线拆除，通过切口线的瘢痕松动术或肌筋膜松解技术来维持切口部位周围软组织和皮肤的活动性（图 48-20）。

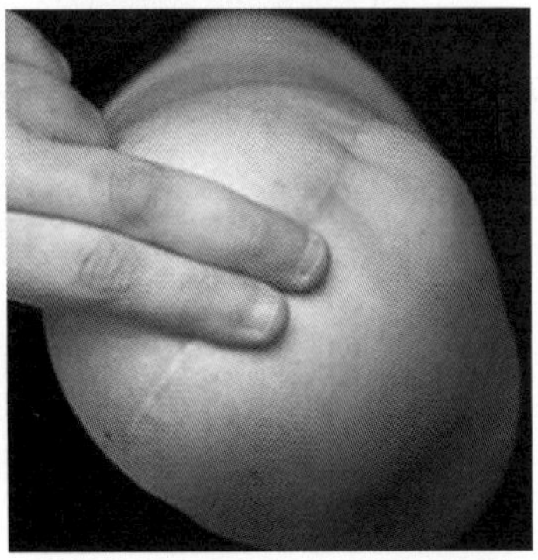

图 48-20　股骨残肢患者进行皮肤松解

残肢脱敏使患者能够开始照顾残肢并动用残肢，同时使残肢准备好承受假肢接受腔的压力和剪切力。脱敏是通过用柔软、光滑的织物摩擦肢体，并逐渐进展到用更粗糙的材料进行敲打、按摩并加强压力。保持和提高肌肉力量和关节活动范围的锻炼对假肢装置的控制和功能至关重要。截肢者在残肢、对侧肢体及背部、颈部和上背部常有肌肉骨骼问题，发生率高于一般人群[44]。在这个早期阶段和整个康复过程中，持续的心理支持是至关重要的，有时还需要更紧急的干预。应该鼓励所有患者(即使是那些看起来适应得很好的患者)参加互助小组,找一个同伴顾问,或者使用线上资源与同伴互动(如 www. amputee-coalition. org)。

在多个研究中,假肢前期的时长以及假肢整合延迟超过 30d,与假肢装置的排斥反应和较差的结果相关[45]。应尽一切努力在住院康复计划中完成假体修复前的工作,并在愈合充分后尽快引入假体装置。

假肢期

这个阶段从截肢者接受他们最初的假肢装置开始。这一阶段的主要目标是假肢装置的独立管理、活动能力和日常生活的步行活动。

假肢管理包括穿脱、管理假肢袜、制订假肢装置的穿着计划。假肢的独立管理是截肢患者的关键成果。由于手或上肢功能、认知问题或全身虚弱而导致穿戴困难的人,会影响悬吊系统和假肢接受腔的选择。

力量、关节活动范围和耐力训练在这一时期需要继续。同时,闭链活动也要纳入假肢训练计划中。活动性训练,包括转移、行走、穿越不平坦的表面,以及包括上路缘、上坡和上楼梯在内的训练也非常重要。随着患者训练的进展,逐渐减少辅助装置的使用。

平衡依赖于本体感觉反馈、前庭系统和视觉。对于截肢的人来说,会出现本体感觉反馈丧失的感觉障碍。糖尿病患者也可能有低视力,老年人可能有前庭功能减退——所有的并发症都会导致平衡不良。

由于失去了主要的踝关节策略——最初的平衡反应,截肢者很难保持平衡。他们更依赖于髋策略和跨步策略来恢复平衡。跌倒是下肢截肢人群的主要问题,社区报告的跌倒发生率高达 52. 4%[46]。

对摔倒的恐惧,会导致参与过程中的自我限制,在截肢人群中也很普遍。平衡再训练是运动恢复和假肢训练的一个重要方面。它将强调视觉反馈和来自假肢接受腔的压力反馈,以替代失去的足部、膝部和脚踝处本体感觉。训练应包括在稳定范围内的骨盆控制、在稳定/不稳定的表面和扰动下进行的静态和动态平衡训练。此外,跌倒训练可以帮助患者为跌倒做好准备,减少对跌倒的恐惧。

最后,假肢阶段的主要关注点是下肢的步态训练和上肢的功能使用。步态训练的组成部分应该包括促进负重、对称性步行的正常化,以及不带上肢装置步行。

在此期间,一些患者的另一个主要目标是回到以前的生活角色和他们的社区。患者应该能够自我管理其状况和假肢装置。重点是返回工作、上学、开车和娱乐活动(图 48-21)。

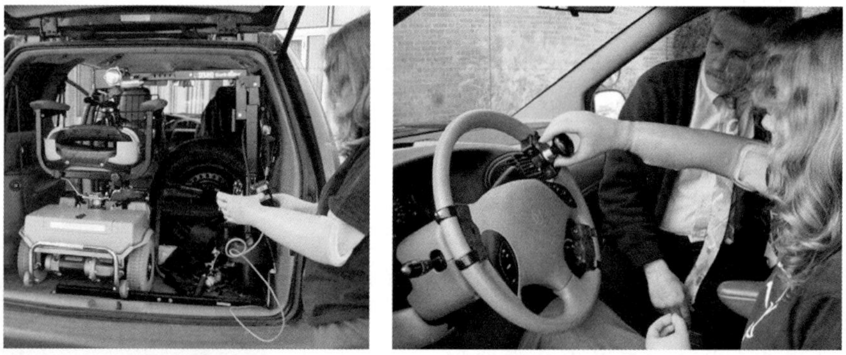

图 48-21 双侧经桡骨截肢的患者在使用和驾驶汽车

假肢训练的第 2 个重点是提高剩余肢体的可用关节活动范围和肌力,并提高整体的耐力和平衡。应该实行渐进式佩戴计划。定期的皮肤检查(在戴上假肢之前和脱下假肢之后)应该是常规的一部分,以确定潜在的皮肤压力区域。当患者熟练掌握了假肢的基本操作后,融入日常生活活动对患者来说是非常重要和有意义的。

截肢后疼痛的评估和处理

手术后疼痛通常是一种伤害性疼痛,特征是尖锐的、局部的手术部位疼痛,截肢后可持续 1~3 周。评价术后疼痛程度的一个常用工具是视觉模拟量表(VAS)或 SF-36 的疼痛域。30%~50% 的截肢者手术后疼痛会变成慢性疼痛,5%~10% 的截肢者会有严重而持久的疼痛[47]。一些可以预测截肢后慢性疼痛发展的危险因素包括术前疼痛、灾难化应激、恐惧或焦虑等心理因素、女性、年轻、切口大小还有外科手术操作[48-49]。

应尝试在术后即刻就使用患者自控镇痛(PCA)来控制疼痛,目标是使患者的疼痛强度在口头模拟疼痛评分中小于或等于 3/10[49]。通常,患者在术后 3~4d 从静脉(IV)止痛药转换为口服止痛药。口服药物包括长效阿片类药物、抗惊厥药、三环类抗抑郁药和非甾体抗炎药(NSAID)[41]。在制订止痛药治疗策略时,临床医生应区分与事件相关的疼痛和基线疼痛,治疗前的预防用药可能非常有价值。

口服药物可以持续使用,直到软组织愈合。控制术后疼痛的辅助措施包括用坚硬的敷料控制水肿和物理干预,如四肢抬高、电刺激(如经皮电神经刺激(TENS)或使用冰或热疗[50]。

肢体疼痛,也称为残肢疼痛,发生在高达 71% 的截肢者身上[50]。残余疼痛可以是伤害性的、神经性的、急性的或慢性的。彻底的检查以确定疼痛的原因是至关重要的,因为必须排除感染。计算疼痛的算法是可用的[50]。残肢疼痛与幻肢疼痛之间存在很强的相关性[51]。

残肢疼痛的治疗取决于病因。用利多卡因、甲泼尼龙和肉毒杆菌毒素局部浸润以及周围神经阻滞可能有效,心理支持也是有效的。

假肢相关疼痛

与假肢相关的疼痛和不适通常是由摩擦、出汗或骨突压力缓解不足引起的。假肢接受腔构造与残肢不匹配的不适装置、过度活动的无效悬吊,或肢体结构的改变都是造成假肢相关疼痛的潜在原因。在不穿假肢时假肢疼痛不存在,通常需要优化假肢的适配来解决这个问题。

"幻肢"这个词最早是由神经学家 Silas Weir Mitchell 在 1871 年创造的。然而,在 1551 年,法国军医 Ambroise Pare 第一次记录了关于幻肢疼痛的报告[52]。幻肢综合征是指肢体部分被截肢后的感觉,包括疼痛。幻肢疼痛/感觉的确切原因尚不清楚,但它似乎起源于脊髓和大脑。这可能是对混合信号的一种反应,因为脊髓失去了来自缺失肢体的输入,从而触发了感觉/疼痛。许多其他因素被认为是造成幻象疼痛的原因,包括受损的神经末梢,截肢部位的瘢痕组织,以及受影响区域对截肢前疼痛的物理记忆。

幻肢感觉的程度从令人厌烦到顽固难以恢复和使人衰弱。它会干扰基本的日常活动和假肢的使用。幻肢疼痛的治疗包括针对神经性疼痛的各种药物、外科干预(如深部脑刺激)或非手术方法(如使用渐变运动图像和镜像疗法)。较新的技术,如肌肉捆扎,目前正在研究中,似乎是一种有效的干预。

有份关于长期使用假肢的退伍军人的研究,发现报告的下肢皮肤问题的发生率在 35%~40% 之间。这些问题在上肢截肢者(UL)中没有得到很好的记录,尽管缺乏相关研究,皮炎、摩擦和汗液相关刺激都是已知的上肢假肢使用者皮肤问题的来源[53]。这些大部分可以通过良好的常规皮肤护理和良好的假肢维护和装配来解决。

与一般人群相比,截肢患者的其他肌肉骨骼系统疾病的发生率更高[54]。这通常与过度使用肢体有关,特别是在肩部、髋部和对侧关节,这是由于在使用假肢时进行代偿运动造成的。Hanley 等人对 104 个截肢患者发表的一项研究发现,52% 的患者存在背痛,43% 的患者存在颈部疼痛,33% 的患者存在对侧正常肢体疼痛[55]。双侧截肢者比单侧截肢者有更高的肌肉骨骼疼痛风险[56]。

肌肉骨骼疼痛患者的生活质量明显低于那些没有疼痛的患者。这个问题最好通过前面描述的康复计划来解决。在截肢者中,显著抑郁症状的发生率为 28.7%(比一般人群高 2~4 倍),其中,有严重抑郁症状的截肢者中有 42% 的人报告他们对精神卫生服务的需求未得到满足[57]。

Desmond 发现抑郁症状发生率为 28.3%,焦虑发生率为 35.5%,应对方式成为上肢截肢者心理社会适应的重要预测因素[58]。一种试图描述截肢后情绪恢复过程的模型表明,对创伤或残疾没有普遍通用的反应。如前所述,康复团队的支持、支持小组的参与或与同伴顾问的合作都是有帮助的。美国截肢者联盟提供了一种情绪恢复模式[58]。

小结

在过去几十年里,截肢康复在外科和医疗护理、材料和假肢装置技术改进以及跨学科康复的整合的基础上不断发展。成功的效果是通过功能获得和重新融入社区的关系来衡量的。随着手术技术的进步,包括骨整合、神经分裂、捆扎和肢体移植等,康复将面临新的挑战。康复医师需要准备好应对这些挑战,并努力提供具有成本效益的康复干预措施,从而产生更好的效果和价值。

(刘守国　译,刘杰　陆晓　校)

参考文献

1. Esquenazi A. Amputation rehabilitation and prosthetic restoration. From surgery to community reintegration. *Disabil Rehabil*. 2004;26(14/15):831–836.
2. MacKenzie EJ, Jones AS, Bosse MJ, et al. Health-care costs

associated with amputation or reconstruction of a limb-threatening injury. *J Bone Joint Surg Am*. 2007;89(8):1685–1692.
3. Czerniecki JM, Turner AP, Williams RM, Hakimi KN, Norvell DC. The effect of rehabilitation in a comprehensive inpatient rehabilitation unit on mobility outcome after dysvascular lower extremity amputation. *Arch Phys Med Rehabil*. 2012;93(8):1384–1391.
4. Stineman MG, Kwong PL, Kurichi JE, et al. The effectiveness of inpatient rehabilitation in the acute postoperative phase of care after transtibial or transfemoral amputation: study of an integrated health care delivery system. *Arch Phys Med Rehabil*. 2008;89(10):1863–1872.
5. Ziegler-Graham K, MacKenzie EJ, Ephraim PL, Travison TG, Brookmeyer R. Estimating the prevalence of limb loss in the United States: 2005 to 2050. *Arch Phys Med Rehabil*. 2008;89:422–429.
6. Moxey PW, Gogalniceanu P, Hinchliffe RJ, et al. Lower extremity amputation: a review of global variability incidence. *Diabetic Medicine*. 2011;28:1144–1153.
7. Dillingham TR, Pezzin LE, MacKenzie EJ. Limb amputation and limb deficiency: epidemiology and recent trends in the United States. *South Med J*. 2002;95(8):875–883.
8. Available at https://www.cdc.gov/diabetes/pdfs/data/statistics/national-diabetes-statistics-report.pdf. Accessed October 22, 2017.
9. Ephraim PL, Dillingham TR, Sector M, Pezzin LE, Mackenzie EJ. Epidemiology of limb loss and congenital limb deficiency: a review of the literature. *Arch Phys Med Rehabil*. 2003;84(5):747–761.
10. Young BA, Maynard C, Reiber G, Boyko EJ. Effects of ethnicity and nephropathy on lower-extremity amputation risk among diabetic veterans. *Diabetes Care*. 2003;26(2):495–501.
11. Barmparas G, Inaba K, Teixeira PG, et al. Epidemiology of post-traumatic limb amputation: a National Trauma Databank analysis. *Am Surg*. 2010;76(11):1214–1222.
12. Uustal H. Lower limb amputation, rehabilitation, & prosthetic restoration. In: Maitin IB, Cruz E, eds. *Current Diagnosis & Treatment: Physical Medicine & Rehabilitation*. New York, NY: McGraw-Hill; 2014. Available at http://accessmedicine.mhmedical.com/content.aspx?bookid=1180&sectionid=70380582. Accessed October 23, 2017.
13. Flores AM, Zohman LR. Rehabilitation of cardiac patient. In: DeLisa JA, Gans BM, eds. *Rehabilitation Medicine: Principles and Practice*. 3rd ed. Philadelphia, PA: Lippincott-Raven; 1998:1337–57.
14. Sansam K, Neumann V, O'Connor R, Bhakta B. Predicting walking ability following lower limb amputation: a systematic review of the literature. *J Rehabil Med*. 2009;41(8):593–603.
15. Sansam K, O'Connor RJ, Neumann V, Bhakta B. Can simple clinical tests predict walking ability after prosthetic rehabilitation. *J Rehabil Med*. 2012;44(11):968–974.
16. Taylor SM, Kalbaugh CA, Blackhurst DW, et al. Preoperative clinical factors predict postoperative functional outcomes after major lower limb amputation: an analysis of 553 consecutive patients. *J Vasc Surg*. 2005;42:227–234.
17. Darnall BD, Ephraim P, Wegener ST, et al. Depressive symptoms and mental health service utilization among persons with limb loss: results of a national survey. *Arch Phys Med Rehabil*. 2005;86(4):650–658.
18. Jin J. Screening for depression. *JAMA*. 2016;315(4):428–428.
19. Gottschalk FA, Kourosh S, Stills M, McClellan B, Roberts J. Does socket configuration influence the position of the femur in above-knee amputation? *J Prosthet Orthot*. 1989;2:94–102.
20. Buikema KE, Meyerle JH. Amputation stump: Privileged harbor for infections, tumors, and immune disorders. *Clin Dermatol*. 2014;32(5):670–677.
21. Izumi Y, Satterfield K, Lee S, Harkless LB. Risk of reamputation in diabetic patients stratified by limb and level of amputation. *Diabetes Care*. 2006;29(3):566–570.
22. Major MJ, Fatone S, Roth EJ. Validity and reliability of the Berg Balance Scale for community-dwelling persons with lower-limb amputation. *Arch Phys Med Rehabil*. 2013;94(11):2194–2202.
23. Miller WC, Speechley M, Deathe B. The prevalence and risk factors of falling and fear of falling among lower extremity amputees. *Arch Phys Med Rehabil*. 2001;82(8):1031–1037.
24. Heinemann AW, Connelly L, Ehrlich-Jones L, Fatone S. Outcome Instruments for Prosthetics: Clinical Applications. *Phys Med Rehabil Clin N Am*. 2014;25:179–198.
25. Condie E, Scott H, Treweek S. Lower limb prosthetic outcome measure: A review of the literature 1995-2005. *J Prosthet Orthot*. 2006;18(6):P13–P45.
26. Energy expenditure of transfemoral amputees during floor and treadmill walking with different speeds. *Prosthet Orthot Int*. 2016;40(3):336–342.
27. Esquenazi A. Gait analysis in lower-limb amputation and prosthetic rehabilitation. *Phys Med Rehabil Clin N Am*. 2014;25(1):153–167.
28. Esquenazi A, Wikoff E, Lucas M. Amputation rehabilitation. In: Grabois M, ed. *Physical Medicine and Rehabilitation—The Complete Approach*. Chapter 93. Blackwell Science; 2000:1744–1760.
29. Kay S, Moreland J, Schmitter E. Nutritional status and wound healing in lower extremity amputations. *Clin Orthop*. 1987;217:253–256.
30. Esquenazi A, Meier R. Rehabilitation in limb deficiency. *Arch Phys Med Rehabil*. 1996;77:S18–S28.
31. Meier R, Esquenazi A. Functional Restoration of Adults and Children with Upper Extremity Amputation. In: Meier RH, Atkins DJ, eds. *Functional Restoration of Adults and Children with Upper Extremity Amputation*. Demos Medical Publishing; New York, NY: 2004:55–61, 159–164.
32. Daly W. Upper extremity socket design options. *Phys Med Rehabil Clin N Am*. 2000;11(3):627–638.
33. Lake C. The evolution of upper limb prosthetic socket design. *J Prosthet Orthot*. 2008;20:85–92.
34. Kuiken TA, Li G, Lock BA, et al. Targeted muscle reinnervation for real-time myoelectric control of multifunction artificial arms. *JAMA*. 2009;301(6):619–628.
35. McFarland LV, Winkler S, Jones MW, Heinemann AW, Reiber GE, Esquenazi A. Unilateral upper limb loss: satisfaction and prosthetic device use in service members from vietnam and OIF/OEF Conflicts. *J Rehabil Res Dev*. 2010;47(4):275–298.
36. Bouwsema H, Van Der Sluis CK, Bongers RM. Changes in performance over time while learning to use a myoelectric prosthesis. *J Neuroeng Rehabil*. 2014;11(1):16.
37. Peerdeman B, Boere D, Witteveen H, et al. Myoelectric forearm prostheses: state of the art from user-centered perspective. *J Rehabil Res Dev*. 2011;48(6):719–738.
38. Burger H, Brezovar D, Vidmar G. A comparison of the university of new brunswick test of prosthetic function and the assessment of capacity for myoelectric control. *Eur J Phys Rehabil Med*. 2014; 50:433–438.
39. Biddiss E, Chau T. Upper-limb prosthetics: critical factors in device abandonment. *Am J Phys Med Rehabil*. 2007;86(12):977–987.
40. González M. Development of upper limb prostheses: current progress and areas of growth. *Arch Phys Med Rehabil*. 2014;95(6):1013–1014.

41. Watve S, Dodd G, MacDonald R, Stoppard E. Upper limb prosthetic rehabilitation. *Orthop Trauma*. 2010;25(2): 135–142.
42. Smurr L, Gulick K, Yancosek K, Ganz O. Managing the upper extremity amputee: a protocol to success. *J Hand Therapy*. 2008;21:160–176.
43. Highsmith MJ, Kahle JT, Miro RM, et al. Prosthetic interventions for people with transtibial amputation: systematic review and meta-analysis of high-quality prospective literature and systematic reviews. *J Rehabil Res Dev*. 2016;53(2):157.
44. Datta D, Selvarajah K, Davey N. Functional outcome of patients with proximal upper limb deficiency—acquired and congenital. *Clin Rehabil*. 2004;18:172–177.
45. Resnik L, Meucci M, Lieberman-Klinger S, et al. Advanced upper limb prosthetic devices: implications for upper limb prosthetic rehabilitation. *Arch Phys Med Rehabil*. 2012;93:710–717.
46. Miller WC, Deathe AB, Speechley M, Koval J. The influence of falling, fear of falling, and balance confidence on prosthetic mobility and social activity among individuals with a lower extremity amputation. *Arch Phys Med Rehabil*. 2001;82(9):1238–1244.
47. Nikolajsen L, Jensen T. Phantom limb pain. *Br J Anaesth*. 2001;87:107–116.
48. Kehlet H, Jensen S, Woolf C. Persistent postsurgical pain: risk factors and prevention. *Lancet*. 2006;367:1618–1625.
49. Kalkman C, Visser K, Moen J, Bonsel G, Grobbee D, Moons K. Preoperative prediction of severe postoperative pain. *Pain*. 2003;105:415–423.
50. Esquenazi A. Pain management post amputation. In: Monga TN, Grabois M, eds. *Pain Management in Rehabilitation*. New York, NY: Demos Medical Publishing, 2002;191–202.
51. Sherman R, Sherman C. Prevalence and characteristics of chronic phantom limb pain among American veterans. Results of a trial survey. *Am J Phys Med*. 1983;62:227–38.
52. Halligan PW. Phantom limbs: the body in mind. *Cogn Neuropsychiatry*. 2002;7(3):251–269.
53. Koc E, Tunca M, Akar A, Erbil A, Demiralp B, Arca E. Skin problems in amputees: a descriptive study. *Int J Dermatol*. 2008;47(5):463–466.
54. Morgenroth D, Gellhorn A, Suri P. Osteoarthritis in the disabled population: a mechanical perspective. *PM R*. 2012;4:S20–S27.
55. Hanley M, Ehde D, Jensen M, Czerniecki J, Smith D, Robinson L. Chronic pain associated with upper limb loss. *Am J Phys Med Rehabil*. 2009;88(9):742–779.
56. Ostile K, Lesjo I, Franklin R, Garfelt B, Skjeldal O, Magnus P. Prosthesis use in adult acquired major upper-limb amputees: patterns of wear, prosthetic skills and the actual use of prostheses in activities of daily life. *Disabil Rehabil*. 2012;7(6):476–493.
57. Ziegler-Graham K, MacKenzie EJ, Ephraim PL, Travison TG, Brookmeyer R. Estimating the prevalence of limb loss in the United States: 2005 to 2050. *Arch Phys Med Rehabil*. 2008;89(3):422–429.
58. Desmond DM. Coping, affective distress, and psychosocial adjustment among people with traumatic upper limb amputations. *J Psychosom Res*. 2007;62(1):15–21.

第 49 章　心脏康复

Matthew N. Bartels and David Prince

引言

整体上,随着老年人口增加,心血管疾病患病率持续上升[1,2],这也反过来增加了在物理治疗中的心血管疾病患者的比例,潜在的心血管疾病会影响患者功能、参与治疗和康复。研究表明心脏康复在心血管动脉粥样硬化、炎症和功能方面有实质性生理益处(表 49-1)。

表 49-1　运动有效的生物学机制

- 抗动脉粥样硬化作用
  - 降低升高的血浆甘油三酯水平
  - 提高高密度脂蛋白胆固醇水平
- 消炎效果
- 对内皮功能的影响
- 自主神经功能变化
- 抗缺血作用
- 抗心律失常作用
- 减少与年龄相关的残疾

摘自 McLaughlin M. Rehabilitation of the Patient with Coronary Heart Disease. In: Fuster V, Harrington RA, Narula J, Eapen ZJ, eds. Hurst's The Heart, 14e New York, NY: McGraw-Hill; 2017。

研究已证实与没有接受心脏康复的患者比,接受过心脏康复的患者的死亡率降低[3]。心脏康复的Ⅰ类适应证有大多数稳定型心绞痛、近一年内急性心肌梗死、经皮冠状动脉介入治疗、充血性心力衰竭、心脏移植或冠状动脉搭桥术患者[4]。

对有心肌梗死或血运重建病史的 14 486 名心脏病患者的 63 项试验进行的荟萃分析表明,运动可降低心血管死亡率[相对风险(RR),0.74;95%置信区间(CI):0.64~0.86],降低住院风险(RR,0.82;95% CI:0.70~0.96),且没有显著增加死亡率[5]。其他研究表明,心脏康复可促进心率改善(41%)并改善左心室重塑[6,7]。

有趣的是,另一项研究确定了剂量依赖关系,与在同一时间段只完成 24 次治疗的患者相比,5 年内参加 36 次治疗的心肌梗死患者死亡风险降低了 14%(HR,0.86;95% CI:0.77~0.97)[3]。

尽管有明确的疗效证据,但研究者估计只有一小部分患者实际接受了这种治疗[8]。未进行心脏康复可能因为社会经济状况较差、缺乏医生转介和后勤保障[9]。

在心脏康复前,康复治疗师必须对心血管疾病有基本的了解,这样才能最大限度地提高疗效并将不良事件降至最低。

心脏康复的常见适应证如表 49-2 所示。接受过血运重建手术的患者也是心脏康复的候选患者,转诊率可能略高[6,10,11]。

本章将概述最常见的心血管疾病和心脏康复的原则,以便提供一个临床框架,了解所有可进行心血管疾病康复的情况。

表 49-2　住院和门诊心脏康复的临床适应证和禁忌证

适应证

- 心肌梗死后病情稳定
- 稳定型心绞痛
- 冠状动脉旁路移植术
- 经皮冠状动脉腔内成形术或其他经导管手术
- 代偿性充血性心力衰竭
- 心肌病
- 心脏或其他器官移植
- 其他心脏手术,包括瓣膜和起搏器植入(包括植入式心脏复律除颤器)

续表

• 外周动脉血管疾病
• 高危心血管疾病,不满足手术条件
• 心源性猝死综合征
• 终末期肾病
• 冠心病风险,诊断为糖尿病、高脂血症、高血压等
• 其他可能受益于合理的运动和/或患者教育的患者(基于医生转介和康复团队的共识)
禁忌证
• 不稳定型心绞痛
• 静息收缩压>200mmHg 或舒张压>110mmHg
• 直立性血压下降>20mmHg,有症状
• 严重主动脉狭窄(收缩期峰值压差>50mmHg,成人主动脉瓣口面积平均大小<0.75cm²)
• 急性全身疾病或发热
• 房性或室性心律失常失控
• 窦性心动过速(>120 次/min)
• 失代偿性充血性心力衰竭
• Ⅲ度心脏传导阻滞(无起搏器)
• 活动性心包炎或心肌炎
• 近期栓塞
• 血栓性静脉炎
• 静息 ST 段移位(>2mm)
• 糖尿病[静息血糖>300mg/dL(17mmol/L),或>250mg/dl(14mmol/l)],存在酮症
• 妨碍运动的骨科问题
• 其他代谢状况,如急性甲状腺炎、低钾血症或高钾血症、血容量减少等。

摘自 McLaughlin M. Rehabilitation of the Patient with Coronary Heart Disease. In:Fuster V, Harrington RA, Narula J, Eapen ZJ, eds. Hurst's The Heart,14e New York,NY:McGraw-Hill;2017。

初步评估

在开始心脏康复之前,进行全面的生理病史和体格检查是至关重要的。这包括评估可改变的危险因素(不活动、吸烟、肥胖、糖尿病、12 导联心电图、高血压)和不可改变的危险因素(年龄、男性、家族史、既往心脏病史和社会经济状况)。

在最初评估时,确定心脏康复计划的禁忌证很重要。这些禁忌证包括心电图 ST 段移位大于 2mm、严重高血压(收缩压大于 200mmHg 或舒张压大于 110mmHg)、心律失常控制不良、Ⅲ度房室传导阻滞、不稳定心力衰竭、直立性低血压、不稳定心绞痛或病情不稳定(表 49-2)。

在心脏康复前,康复医师应使用美国心脏协会(AHA)发布的指南对患者进行风险评估。根据指南,A 级患者是健康的,运动带来的心血管风险没有明显增加。B 类患者有稳定的心脏病,运动风险较低(表 49-3)。

表 49-3 运动训练风险分类——B 类:存在已知的、稳定的心血管疾病,剧烈运动并发症风险低,但略高于一般健康的个人[12]

此分类指满足以下任何一项诊断的人:
1. 冠心病(心肌梗死、冠状动脉搭桥术、经皮冠状动脉腔内成形术、心绞痛、运动试验异常、冠状动脉造影异常),包括病情稳定并具有下列临床特征的患者
2. 心脏瓣膜病,不包括严重的瓣膜狭窄或反流,其临床特征如下
3. 先天性心脏病,先天性心脏病患者的风险分层应遵循第 27 届 Bethesde 会议的建议
4. 心肌病:射血分数≤30%,包括临床特征如下的心力衰竭的稳定患者,但不包括肥厚型心肌病或最近的心肌炎
5. 运动试验异常,不符合 C 类中概述的任何高危标准(参见表 45-5)
临床特征(必须满足以下所有内容):
1. 纽约心脏协会心功能分级Ⅰ级或Ⅱ级
2. 运动量>6 代谢当量
3. 没有证据显示心力衰竭
4. 在休息时或在 6MET 以下的运动试验中没有心肌缺血或心绞痛的证据
5. 运动过程中收缩压适当升高
6. 休息或运动时没有持续性或非持续性室性心动过速
7. 自我监控运动强度的能力令人满意
活动指南:活动应因人而异,由有资质的人制订运动处方,并经初级保健师批准
需要监督:最初执行处方期间,进行医疗监督是有益的
在患者了解如何监控自己的活动前,应由经过适当培训的非医疗人员监督其他锻炼课程。医务人员应接受高级心脏生命支持方面的培训和认证。非医务人员应接受基本生命支持(包括心肺复苏)方面的培训和认证
心电图和血压监测:在训练早期执行处方时有用

摘自 Fletcher GF, Balady GJ, Amsterdam EA, et al. Exercise standards for testing and training:a statement for healthcare professionals from the American Heart Association. Circulation. 2001;104:1694-1740。

C 级患者有中度或高度心脏并发症风险（表 49-4）。C 级患者通常有多次心肌梗死、严重心绞痛或运动能力受限（少于 6 次 MET）的病史。此外，这些患者在负荷试验中通常有缺血性改变。D 级患者有不稳定的心脏病，运动是禁忌的。

表 49-4　运动训练风险分级——C 级[a]：在运动过程中心脏并发症风险为中到高风险，或不能自我调整活动水平或不能理解推荐的活动水平[12]

此分类包括满足以下任何诊断的人：
1. 临床特征如下的冠心病
2. 不包括严重瓣膜狭窄或反流的瓣膜疾病，其临床特征如下
3. 先天性心脏病，先天性心脏病患者的风险分层应遵循第 27 届 Bethesda 会议的建议
4. 心肌病：射血分数≤30%，包括临床特征如下的心力衰竭稳定患者，但不包括 HCM 或近期心肌炎
5. 复杂的室性心律失常没有得到很好的控制
临床特征（以下任一项）
1. 纽约心脏协会心功能分级第Ⅲ或Ⅳ级
2. 运动测试结果
• 运动量<6MET
• 工作负荷<6METS 时出现心绞痛或缺血性 ST 段压低
• 运动时收缩压降至静息水平以下
• 运动中出现非持续性室性心动过速
3. 以前发生过原发性心搏骤停（即没有发生在急性心肌梗死或心脏手术期间的心搏骤停）
4. 医生认为可能危及生命的医疗问题
活动指南：活动应个性化，由有资质的人提供运动处方，并经初级卫生保健员许可。监督：在所有运动过程中进行医疗监督，直到确定安全性为止；心电图和血压监测：在运动过程中持续监测，直到确定安全为止

HCM，肥厚型心肌病。

[a]成功完成一系列监督锻炼课程的 C 级患者可以被重新分类为 B 级，但须由合适的医务人员确保规定强度运动的安全性，且患者有自我监控能力。

摘自 Fletcher GF, Balady GJ, Amsterdam EA, et al. Exercise standards for testing and train-ing: a statement for healthcare professionals from the American Heart Association. Circulation. 2001; 104: 1694-1740。

心脏康复阶段

心脏康复分 4 个阶段。心率和强度通常在心脏康复计划开始时计算。对健康成年人，美国心脏协会建议最大心率（HRmax）为（HRmax=220-年龄），最大肌肉群运动目标 HRmax 的范围在 HRmax 的 70%～85%。相反，心脏康复患者通常会从 HRmax 的 50% 开始治疗。使用 β 受体阻滞剂的患者康复时应非常小心，他们的最大和次最大目标心率应减少 20～40 次。

心脏康复期间通常监测血氧饱和度和耗氧量。临床上心脏康复中使用 Borg 评分，与运动时体力和氧利用直接相关。心脏康复患者锻炼 Borg 评分应该在 11～15，并且应该能够交谈。

心脏康复的第 1 阶段指心脏事件后最初 14 天，从住院开始。这一阶段的主要重点是启动早期动员和活动范围，并减轻不活动的影响。此阶段的最大代谢当量（MET）为 5～7，目标是 2～4。Borg 主观用力感受（RPE）分级为 11～12。要进入第 1 阶段，患者通常需满足以下标准：①8h 内没有任何心绞痛，②心肌酶没有升高，③没有心力衰竭的临床迹象，④8 小时内心电图没有任何新的变化[13]。第 1 阶段可能持续 6 周，并进行锻炼。一般说来，患者在心脏康复过程中不应被强调到无法交谈的程度（超过 Borg 感觉到的 13 级），如果发生这种情况，应暂停康复（表 49-5）。

表 49-5　评定运动量的 Borg 量表

6	非常轻
7	
8	
9	很轻
10	
11	较轻
12	
13	有点困难，能够交谈
14	
15	困难
16	
17	很困难
18	
19	非常困难
20	

摘自 McLaughlin M. Rehabilitation of the Patient with Coronary Heart Disease. In: Fuster V, Harrington RA, Narula J, Eapen ZJ, eds. Hurst's The Heart, 14e New York, NY: McGraw-Hill; 2017。

RPE 为 13 时相当于最大 VO_2 的 60%，而 RPE 为 16 时，相当于最大 VO_2 的 85%。运动过程中对 RPE 与 VO_2max 的相关性的了解对于心脏康复至关重要[12]（图 49-1）。

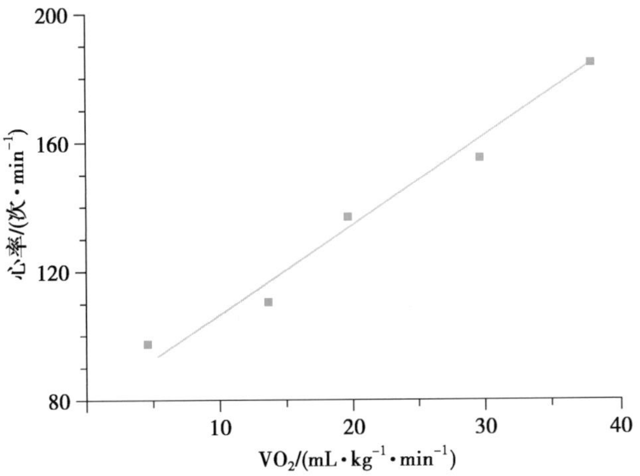

图 49-1　运动中心率和摄氧量(VO_2)的关系 1 个代谢当量(MET)被定义为 3.5mL O_2 摄取/(kg·min)。非运动员,健康,中年男性的平均值接近 10MET[VO_2:35mL/(kg·min)],这种情况发生在心率接近 175Bpm(摘自 Reddy HK,Weber KT,Janicki JS,et al. Hemodynamic,ventilatory and metabolic effects of light isometric exercise in patients with chronic heart failure. J Am Coll Cardiol. 1988;12(2):353-58)

第 2 阶段通常在不良事件发生 6 周后开始,通常处于非卧床状态。此阶段的目标是教育患者如何在结构化环境中安全运动。心脏康复第 2 阶段开始前一般进行运动负荷测试。如果负荷测试的结果安全,则最大活动强度可增加到 7~8MET。

心脏负荷测试是一种低风险的诊断测试,可同时确定有无潜在缺血,电活动异常和运动对血压控制的影响。负荷测试的绝对和相对终点不断发展(表 49-7)。这些测试在如前所述的心脏康复的不同阶段中发挥着重要作用。

心脏康复中经常使用 Bruce 方案,但因其从 4.6MET 开始而应用受限制。相反,改良 Bruce 方案从 2.3MET 开始,且以与标准 Bruce 方案相同的速率增加。不能耐受改良 Bruce 方案的患者可能会受益于 Naughton-Balke 方案,其始于 2MET,每 3min 升高 3.5%。

不能耐受运动负荷试验的患者(如传导异常、左心室肥厚、正性肌力利用/要求、试验期间缺血性心电图改变)是药物负荷试验的适应人群(图 49-2)。

负荷测试的种类繁多,可分为运动负荷测试和化学诱导负荷测试。标准测试让患者主动运动,化学测试指不能主动运动时,通过输注化学物质来提高心率或导致心肌缺血。所有测试都将得出是否存

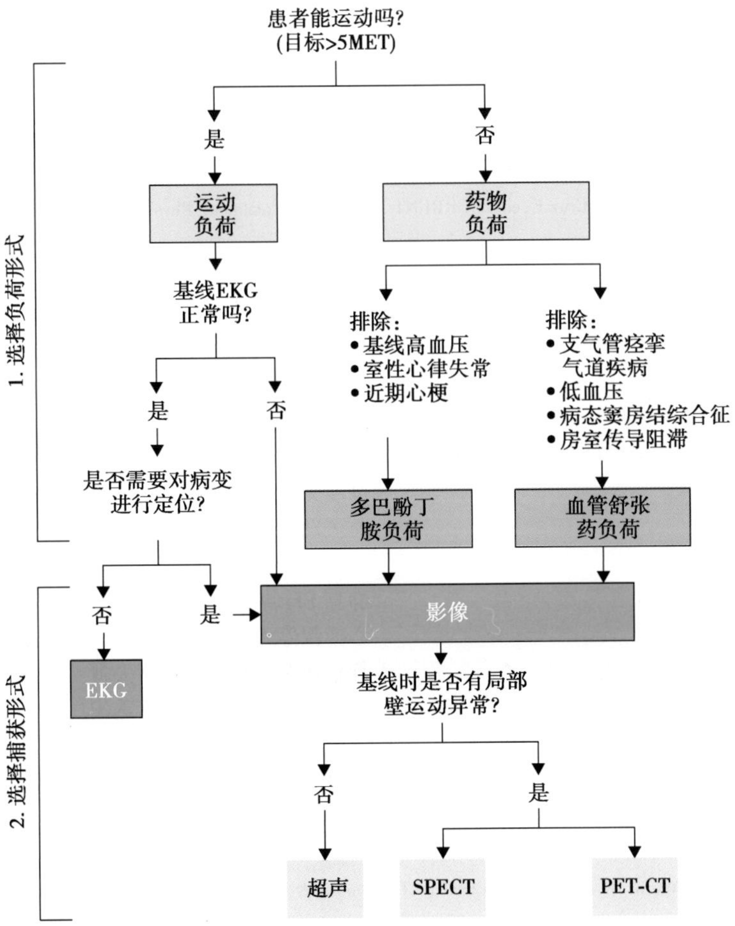

图 49-2　决定运动负荷试验方式的方案(经允许摘自 Stress Testing. In:Kumar N, Law A, Choudhry NK, eds. Teaching Rounds:A Visual Aid to Teaching Internal Medicine Pearls on the Wards, New York, NY:McGraw-Hill;2016)

在潜在缺血的结论。经常重复负荷测试，以确定经时性变化。在经过一个疗程的心脏康复以及不断优化药物方案后，功能往往可改善[14]。绝对和相对终点在负荷测试中被确定（表 49-6）。

负荷测试的结果对制订心脏康复方案至关重要，因为它可以预测风险（表 49-7）。值得注意的是，耐受性每增加 1 倍 MET，就意味着患者的存活率增加了 12%[15]。

表 49-6 负荷测试中的绝对和相对终点

绝对终点	相对终点
• 有严重疲劳	• 没有其他缺血或心律失常恶化，连续 2 次随做功增加血压下降
• 患者要求终止测试	• 室性期前收缩恶化，特别是出现超过 30% 的复合波
• 持续性室性心动过速	• ST 段压低>2mm 伴静息心电图异常或患者服用地高辛
• 中度至重度心绞痛	• 新发束支传导阻滞，特别是与室性心动过速无法鉴别时
• 灌注不足：中度至重度头晕、近晕厥、神志不清、共济失调、寒冷或湿润的皮肤	• 呼吸困难和喘息
• 心电图或血压监测困难	• 严重跛行
• 其他缺血或心律失常恶化时监管做功增加，血压仍下降	
• 新发心房颤动	
• 室上性心动过速	
• Ⅲ度房室传导阻滞	
• 不伴有诊断性 Q 波（V_1 或 AVR 除外）的 ST 段抬高（>1mm）导联	
• 未服用地高辛的患者静息心电图正常 ST 段压低（>2mm）	
• SBP>250mmHg 或 DBP>115mmHg	
• 心率在 ICD 阈值 10 次以内	

SBP，收缩压；DBP，舒张压；ICD，缺血性冠心病。

摘自 Braverman DL，Schmeer J. Cardiac Rehabilitation. In：Maitin IB，Cruz E，eds. CURRENT Diagnosis & Treatment：Physical Medicine & Rehabilitation，New York，NY：McGraw-Hill；2014。

表 49-7 运动期间发生心脏事件的风险

低风险（必须全部负荷）	中等风险（至少符合 1 项）	高风险（至少符合 1 项）
评估/恢复结果		
无心绞痛或症状	心绞痛或症状≥7MET	心绞痛或症状<5MET
无室性心律失常	轻至中度无症状性缺血（ST 段压低<2mm）	室性心律失常
血流动力学功能正常		高度无症状缺血（ST 段压低≥2mm）
≥7MET		血流动力学异常
非运动测试结果		
静息 EF≥50%	静息 EF＝40%～45%	静息 EF<40%
不复杂的心肌梗死或血运重建		心搏骤停病史或猝死
无室性心律失常		静息状态下复杂的心律失常
无充血性心力衰竭		复杂性心肌梗死或血运重建
无缺血后事件或术后处理		充血性心力衰竭
无临床抑郁症		缺血事件后或手术后
		临床抑郁症

MET，代谢当量；EF，射血分数。

摘自 Braverman DL，Schmeer J. Cardiac Rehabilitation. In：Maitin IB，Cruz E，eds. CURRENT Diagnosis & Treatment：Physical Medicine & Rehabilitation，New York，NY：McGraw-Hill；2014。

心脏康复的第 3 阶段包括独立的心脏康复计划,通常在物理治疗师的监督下每周进行 2~3 次。第 4 阶段是在健身房或健身俱乐部场地进行完全独立的锻炼。

心脏康复中的常见疾病

高血压是世界上最普遍的病理生理过程之一。没有降压药服用史并不能保证患者血压正常。超过 30% 的高血压患者没有被诊断或意识不到自己患有高血压[16],如果在物理治疗转诊之前没有建立基线高血压控制,可能会造成伤害。每次治疗前应该记录静息血压。医生们必须假定所有患者都有一定程度的高血压[4,17],并在运动处方中包括适当的预防措施,包括在运动前、运动中和运动后记录血压,直到建立一个基线。

即使冠心病死亡率下降,发病率仍然在不断增加[10,18],仍是大多数国家的主要死因之一[10,18]。这两种趋势并存,确保了接受物理治疗的患者人数不断上升。在美国,每年约有 735 000 人患有急性心肌梗死[10]。虽然最近心肌梗死是支持心脏康复转诊医疗必要性的 7 个适应证之一,但 35% 或更少的适应证患者被转介到心脏康复计划[11,19]。

充血性心力衰竭(CHF)在美国的发病率也在继续上升。美国有 500 多万人患有心力衰竭[20]。充血性心力衰竭不是一种诊断,而是一种综合征,是许多慢性心血管疾病状态的最终共同途径,包括高血压、缺血、炎症、感染、慢性心律失常、自身免疫、毒性代谢、遗传性疾病以及不明原因或特发性。近年来,当有稳定的充血性心力衰竭且射血分数<35% 时,充血性心力衰竭也被列为心脏康复的合适指征[21]。

在美国,瓣膜心脏病估计占 2. 5%,而且在采取适当预防措施的情况下也被建议进行心脏康复[22]。主动脉狭窄(AS)在临床上很重要,因为严重 AS 是运动禁忌证。在美国,评估严重主动脉狭窄的误差很大,为 3%~23%[23]。这意味着临床医生在给老年人开运动处方时,必须对这种情况保持合理的怀疑指数。

心脏康复中的诊断性试验

急性冠脉综合征需要快速诊断以指导急性期治疗方案。目前,心肌肌钙蛋白水平是确定是否存在急性心肌梗死的常用检测方法,而连续取样可以提高诊断的准确性。高敏心肌肌钙蛋白检测具有更简短的“纳入”和“排除”方案,目前正在世界各地广泛使用,在美国将越来越重要[24]。

超声心动图是确定心肌腔、心室和瓣膜功能的无创金标准。系列测试用于随访瓣膜性心脏病进展,指导药物治疗和手术的干预时机[21]。超声心动图研究还可以报告射血分数(EF),射血分数是指在收缩期成功推入主动脉的血液占左心室容积的百分比。正如康复医师评估的结果所示,射血分数本身并不总是与整体功能相关,因此进行功能评估也是必要的[25]。射血分数也不是一个固定值,在急性冠脉综合征期间,射血分数经常是降低的,但随着手术、医疗和康复干预的进行,射血分数会所有增加[26]。

心导管或经皮介入治疗(PCI)是一项有创的诊断试验或治疗方法,是确定冠状动脉病变范围和分布的金标准。目前急性冠脉综合征的标准治疗包括急性事件期间进行心导管置入术和在不适合 PCI 术时进行纤溶治疗[27]。康复医师也可能看到“双重诊断”——急性心肌梗死溶栓治疗后发生颅内出血的心血管患者[28]。心导管置入术可直接观察和量化冠状动脉的阻塞,以便立即干预或制订适当的管理计划,将药物、过程干预、手术干预两者或三者结合起来。

管理

心血管疾病康复管理的基础是药物干预,以降低未来发生心血管事件的风险并改善功能。预防措施包括一级预防(未发生心脏事件)和二级预防(已发生初始事件)[29]。

药物干预可分为很多种类,包括 β 受体阻滞剂、利尿剂、钙通道阻滞剂、血管紧张素转换酶(ACE)抑制剂和其他,包括血小板抑制剂、抗心律失常药和硝酸盐。关于药物管理的广泛讨论远远超出了本章的范围,但是,了解心脏病患者正在服用的药物种类是很有价值的,因为这是一群需要持续药物调整的运动人群[29]。心脏病专家在调整心脏病用药、检查血压、跟踪副作用和调整药物剂量等方面的过程可以极大地受益于与心脏康复团队的密切合作和信息共享[30]。药物、适应证和潜在副作用的简要总结如表 49-8 所示。

表 49-8　心血管药物的类别

药物分类	用药目的	潜在副作用
β受体阻滞剂	心肌梗死后及左心室功能下降时（所有种类）降低死亡率	加重心力衰竭，降心率，血压降低，对低血糖的敏感性降低
利尿剂	降血压	血压降低，电解质异常，尿频
钙通道阻滞剂	降血压	血压降低
血管紧张素转换酶抑制剂	改善缺血性事件后心脏重构/降低左心室功能（所有类型）以降低死亡率	血压降低，电解质异常，肾功能下降
血小板抑制剂	减少经皮冠状动脉支架术的失败率	增加出血风险，加重瘀伤
抗心律失常药	减少心律不齐的发生	增加心律失常的风险
硝酸盐	改善冠状动脉循环，减少心绞痛的症状	血压降低，头痛

侵入性手术与药物管理同时进行，来稳定或改善心脏功能，然后继续使用药物进行二级预防。正如所有的药物都有潜在的副作用一样，所有的侵入性手术都会导致功能障碍。大多数的术后损伤是暂时性的，但如果只是为了防止在住院期间出现的不良反应，及时的物理治疗都能使其获益[14,29]。

血管成形术是 PCI 的一种形式，是用一个充气球囊来开放阻塞的冠状动脉[23]，最常见的是紧跟其后使用冠状动脉内支架以保持重新开通的动脉的通畅。可选择裸金属支架、药物涂层支架和可吸收支架等，所有这些都是由心脏科医生自行决定的[23]。这些患者是转诊去进行心脏康复计划的理想人选，因为他们几乎没有新的损伤，并将受益于全面的二级预防[29]。潜在的副作用取决于经皮导管进入的部位。现在，腹股沟是标准的入路部位，术后血肿是最常见的并发症，但并不会造成永久性损伤。通过桡动脉进入也变得越来越普遍，因为这是一个更干净的部位，也更易接近和定位。如果直接加压或随后出现血肿，这种通路可导致桡神经分布区域的感觉异常[31]，但这种情况会很快缓解，并且是自限性的。那些手部无力或抓握能力下降的患者可在短期的作业疗法中获得功能改善，可防止运动能力的下降。心胸外科已经发展了许多干预措施来提高冠心病患者的生活质量和降低死亡率，最著名的干预措施是冠状动脉旁路移植术（CABG）。从全身不同部位采集的动脉、静脉或动静脉组合，可以搭桥至 1～5 个独立的冠状动脉病变[32]。冠状动脉搭桥术曾被认为是一种高风险的手术，会导致中风的可能性显著增加，术后恢复能力减弱。但随着死亡率稳步下降，冠状动脉搭桥术成为美国最常见的手术之一[33]。冠状动脉搭桥术后应遵循胸骨预防措施（表 49-9）。

表 49-9　CABG 术后胸骨预防措施

禁止事项

- 双侧肩关节屈曲或外展，或两者同时超过 90°
- 一侧上肢举过头顶或伸到背后
- 举、推、拉 4.5kg（10 磅）重量
- 可能导致过度屏气的活动
- 使上肢全身负重
- 使用手臂力量来进行卧—坐转移或坐—站转移
- 4 周内在安全气囊后面驾驶或坐在乘客座位

鼓励事项

- 可耐受的单侧上肢活动范围，仅在无痛范围内活动上肢
- 在床上进行“滚圆木”活动（避免引起附着在胸骨和肋骨上方腹肌的强烈收缩）
- 咳嗽时用胸部夹板和枕头或“自抱”姿势
- 胸部罩杯尺寸≥D 或体重指数≥$35kg/m^2$ 的女性穿支撑性胸罩或背心

摘自 Braverman DL, Schmeer J. Cardiac Rehabilitation. In：Maitin IB, Cruz E, eds. CURRENT Diagnosis & Treatment：Physical Medicine & Rehabilitation, New York, NY：McGraw-Hill；2014。

除非另有说明，建议时间为术后 6～12 周，例外情况基于个别患者和手术程序。

有很多研究认为物理咨询对术后心脏病患者是有益的。当患者术后发生神经相关的问题需要重建新的血运时，是急性住院康复的极佳时机胸骨切开术或“开放式”冠状动脉旁路移植术后更常见的损伤是围兜状的麻木感、胸腔内模糊的酸痛感、胸骨切开闭合部位的卡顿感或研磨感、肩痛以及全身无力和不适等。心胸外科医生应重新评估胸骨闭合

部位持续的“咔嗒”声或疼痛。由于肩肱节律改变而引起的肩部疼痛也较为常见。在随后的康复过程中，对于导致患者肌腱炎的肩部撞击和肌肉失衡应仔细筛查。在心脏康复前或期间进行物理治疗干预通常可以防止由于进行性肩痛而导致的条件反射中断[33]。

微创心血管手术已被用于主动脉瓣和二尖瓣置换以及冠脉搭桥术中。在实施这些手术时，患者的选择是很重要的，因为小的手术窗和在跳动的心脏上进行手术是很有挑战性的独特技术。人们认为并发症的发生可能与外科医生和机构的经验和专业水平有关[33]，在微创心脏手术中，切口部位局部的肌肉疼痛是最常见的，通常无需特殊的干预。

心脏科医生还会进行其他微创手术，包括永久性起搏器的放置和自动心脏除颤器的植入。这些装置可以作为独立装置或组合装置植入。起搏器可调节心室收缩的速度或恢复心房与心室之间的同步。心脏康复通常在起搏器植入后 6 周进行，主要是为了减少植入电极移位的可能性。除颤器会监测不稳定心律失常传播的可能性，并可以通过自动执行心脏复律立即终止心律失常。在 X 线透视引导下放置导线后，将该装置植入前胸壁左侧的皮下，术后可能会出现肩痛和运动范围的缩小[34]。这对肩袖的肌腱应该没有直接的影响，但是由于制动和术后疼痛可能导致功能损害，最好采用肩胛骨稳定方案，并转诊进行物理治疗或作业治疗，同时采取预防措施，避免头顶活动和超声波或经皮神经电刺激（TENS）。

先进机械支持和复杂程序

左心室辅助装置（LVAD）是一种连续的血流泵，植入后可以帮助受损的左心室为身体提供足够的血量，这样可以维持外周灌注，从而提高生活质量并且改善功能。LVAD 被认为是通往康复、心脏移植或替代治疗的桥梁[35]。替代治疗是指接受者不是移植候选者，将持续接受 LVAD 治疗或在某些情况下维持 LVAD 使用，直到患者心脏恢复并可以取出或外植血流泵为止[36]。LVAD 患者可能会因心血管系统恶化和在复杂外科手术后的失调而出现功能障碍（图 49-3）。

植入左心室辅助装置后的心脏康复

LVAD 患者一旦稳定到可以直接在监督下进行强化运动训练，就可以准备接受门诊的心脏康复治疗[36]。血流动力学稳定性的定义是，没有立位失调、血容量减少、感染或低流量警报、驱动线完好无损。植入 LVAD 的患者在植入 3 个月后体力活动水平和峰值 VO_2 均有改善[37]。从理论上讲，心脏康复

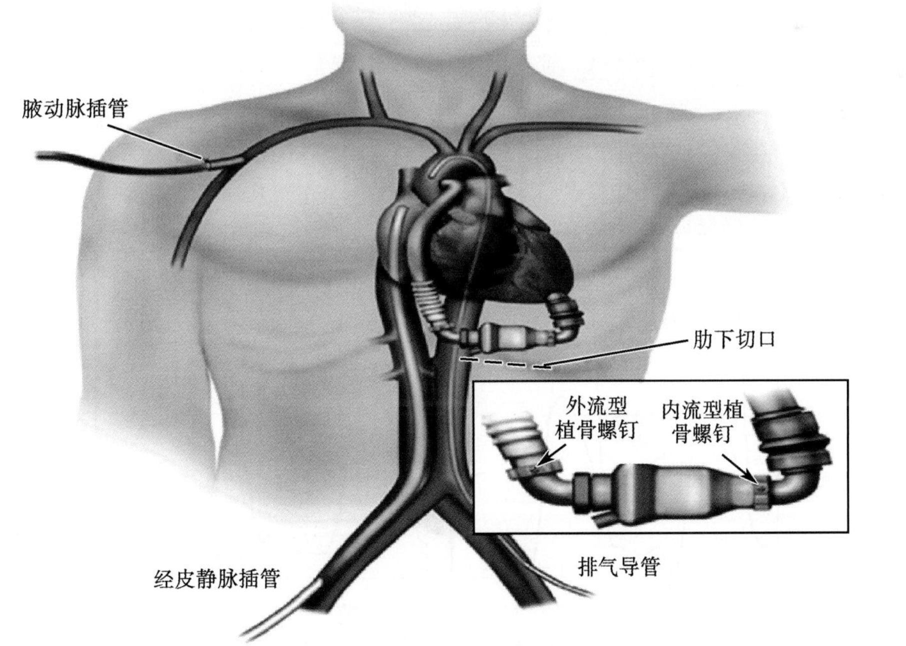

图 49-3　轴流式左心室辅助装置置换术的手术入路。通过右腋动脉和右经皮股静脉插管建立外周体外循环。通过左肋下切口，更换泵和电源线，同时保留肘部旧的流入端和流出端移植物。经由股动脉引入的单独的动脉导管可以定位在升主动脉中以进行排气（摘自 Rogers JG, Jollis JG, Milano CA. Replacement of continuous-flow left ventricular assist device via left subcostal incision. J Thorac Cardiovasc Surg. 2012;143(4):975-76）

转诊可以在最初的平台期之后继续进行功能改善训练。LVAD 患者可以安全地进行力量训练，这应该作为他们心脏康复治疗计划的一部分[38]。心脏康复后，LVAD 患者的 6min 步行试验、峰值 VO_2 和生活质量都得到显著改善[39,40]。最常见的并发症是 LVAD 传动线问题，这可能是由于意外的外部牵引引起的，这种牵引促进了刺激、炎症和上皮破裂后潜在的感染。为了防止这种情况的发生，工作人员必须特别注意在心脏康复时，使用锻炼机器时可能发生的传动线牵引事件。

经导管主动脉瓣置换术

对于不适合进行心脏瓣膜置换术的患者，经导管主动脉瓣置换术（TAVR）正成为治疗严重主动脉狭窄的一种更常见的手术方式[41]。在 TAVR 手术过程中，医生可通过股或胸腔入路导入导管，并将折叠的机械瓣膜放置在固有狭窄瓣膜上。机械瓣膜立即开始工作，随后左心室压力下降，降低了胸骨切开术后需要急性康复的可能性[41]（图 49-4）。

与主动脉瓣置换术相比，经导管主动脉瓣置换术减少了危及生命的大出血、急性肾损伤和新的房颤的发生等[42]。即使在以前接受过冠状动脉旁路移植术（这使得这一过程更加复杂）的患者，与传统的外科瓣膜置换术相比，死亡率和住院时间都相似[43]。当为 TAVR 术后的患者设定运动处方或制订物理治疗方案时，如果这些患者的射血分数降低，则可认为这些患者卒中和心力衰竭恶化的风险更高，建议延长热身和恢复时间，并监测锻炼过程中收缩压变化。

心脏移植

2015 年，美国进行了超过 2 500 例的心脏移植手术，这也是晚期心力衰竭的首选治疗方法[44]。在手术前更好地利用供体器官、术后更好地处理移植后的并发症方面，心脏移植术不断地取得进展。因为大多数移植后患者在术前和术后都有严格限制条件，因此急性住院后的康复入院也在不断发展。心脏移植患者的运动耐量通常比健康老年患者低 50%（图 49-5）。

由于这些患者有部分心肌失去了神经的支配，他们更多地依赖循环血浆儿茶酚胺来对运动作出反应，并有较高的静息心率。因此，这些患者将需要更

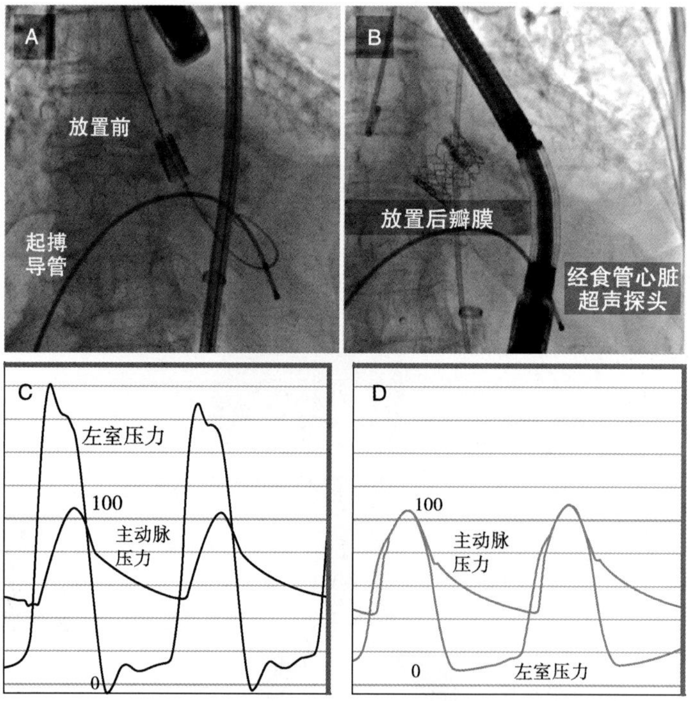

图 49-4　经导管主动脉瓣置换术（TAVR）。（A）在放置前，Edwards-Sapien 阀门被卷曲在输送气球上，并在 X 线透视引导下前进到位。临时右心室起搏导管允许在进行时以约 180 次/min 的速率起搏，确保最小的每搏量，从而最大限度地降低球囊充气时瓣膜被推出理想位置的风险。（B）放置后，主动脉位置可见瓣膜支架。该函数立即由 TEE 求值。注意从基线（C）到放置后（D）跨瓣梯度的巨大变化（经允许摘自 Pislaru SV，Enriquez-Sarano M. Valvular Heart Disease. In：Hall JB，Schmidt GA，Kress JP，eds. Principles of Critical Care，4e New York，NY：McGraw-Hill；2014）

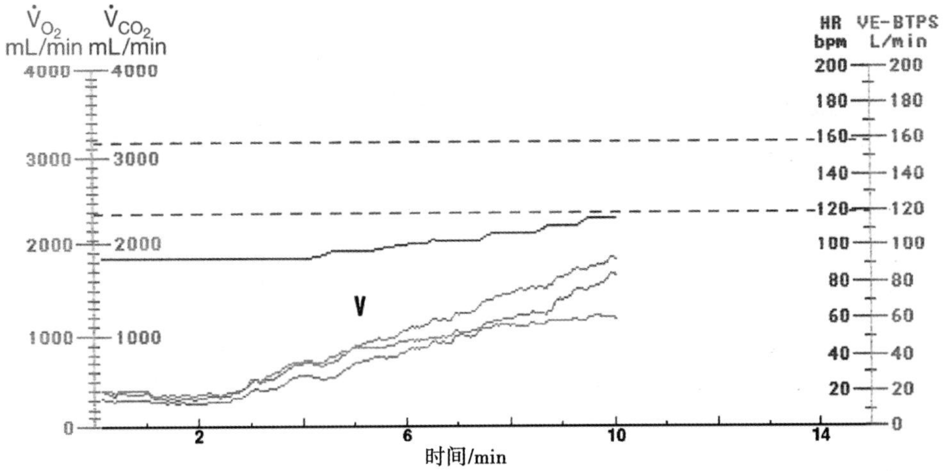

图 49-5　一名 62 岁男性心脏移植受者心肺运动测试结果。在增量式跑步机试验中，他的 AT 和 VO_2 max 分别为 8mL/(min·kg)和 11mL/(min·kg)。注意心率反应迟钝(预测的峰值心率范围显示为折线)(经允许摘自 Weber KT, Newman KP. Principles and Applications of Cardiopulmonary ExerciseTesting. In: Grippi MA, Elias JA, Fishman JA, Kotloff RM, Pack AI, Senior RM, Siegel MD, eds. Fishman's Pulmonary Diseases and Disorders, Fifth Edition, New York, NY: McGraw-Hill; 2015)

长的时间来进行热身和恢复，并需要密切关注他们的 Borg 评分。

为了减少急性器官排斥反应的发生率，所有移植患者都要接受免疫抑制治疗。因此移植团队和康复团队之间对于最佳剂量和环孢素血液水平的确定要进行密切的沟通[45]。目前，经常使用的是较低剂量的环孢菌素 A 联合他克莫司的治疗方案，另外增殖信号抑制剂等较新的药物也正在得到更广泛的使用[45]。

心脏移植术后的主要并发症包括排斥反应、同种异体心脏移植血管病变和肾功能下降。目前，有越来越多的研究者对在移植后一段时间进行心内膜心肌活检的这种方法进行更进一步的研究，因为最近的一项研究发现，在移植后 6 个月这种检查的诊断效益很低，而超声心动图等其他方法的效益可能更高[46]。年龄较小、种族(亚洲<白人<其他)、女性和人类白细胞抗原错配程度增加等都与排斥反应有很强的相关性[47]。心脏移植后最常见的慢性排斥是心脏移植血管病变，表现为由于移植心脏冠状动脉内的炎症和免疫反应而加速的冠状动脉疾病。遗憾的是，冠状动脉血运重建对这些患者的生存没有任何好处，因为主要累及的是小血管[47]，密切监测是确定有无这种症状发生的最佳方法。使用慢性肾毒性免疫抑制剂的另一个常见并发症是发生肾脏疾病，许多进行心脏移植术的患者在移植时已经有肾功能的减退，在移植后，免疫抑制的启动会导致肾脏疾病的进一步发展[48]。

小结

随着全球人口持续地老龄化，心血管疾病的患病率也在持续上升[1,2]。重要的是，所有为老年人提供医疗服务的医生都必须大致熟悉冠心病、现在常用的医疗程序以及这些情况对功能障碍将有何影响，还要对运动处方的设定有全面的了解。随着医疗技术的发展，越来越多的新患者想进入医院进行康复治疗，未来的康复医师将面对越来越多的心血管疾病患者，康复医师需要更好地了解这些情况以便更好地识别患者的功能障碍，确保患者及时有效地参加心脏康复计划，从而有效地帮助这一弱势群体。由于越来越多的患者在接受心脏康复时伴有卒中或骨科疾病等并发症，因此心脏康复中的物理干预也很重要。

(高民　译，戎荣　陆晓　校)

参考文献

1. National heart L, and Blood Institute. *Fact Book Fiscal Year 2012*. Bethesda, Maryland: U.S. Department of Health and Human Services; 2012.
2. World Population Ageing 2013 Report. United Nations, Department of Economic and Social Affairs. Available at: http://www.un.org/en/development/desa/population/publications/pdf/ageing/WorldPopulationAge-

ing2013.pdf. Accessed on September 14, 2018.

3. Hammill BG, Curtis LH, Schulman KA, et al. Relationship between cardiac rehabilitation and long-term risks of death and myocardial infarction among elderly Medicare beneficiaries. *Circulation*. 2010;121:63–70.
4. McLaughlin M. Rehabilitation of the patient with coronary heart disease. In: Fuster V, Harrington RA, Narula J, Eapen ZJ, eds. *Hurst's the Heart*. 14th ed. New York, NY: McGraw-Hill. Available at http://accessmedicine.mhmedical.com/content.aspx?bookid=2046&sectionid=176557235. Accessed August 3, 2018.
5. Anderson L, Oldridge N, Thompson DR, et al. Exercise-based cardiac rehabilitation. *J Am Coll Cardiol*. 2016;67:1–12.
6. Jolly MA, Brennan DM, Cho L. Impact of exercise on heart rate recovery. *Circulation*. 2011;124:1520–1526.
7. Haykowsky M, Scott J, Esch B, et al. A meta-analysis of the effects of exercise training on left ventricular remodeling following myocardial infarction: start early and go longer for greatest exercise benefits on remodeling. *Trials*. 2011;12:92.
8. Brown TM, Hernandez AF, Bittner V, et al. Predictors of cardiac rehabilitation referral in coronary artery disease patients: Findings from the American Heart Association's Get with the Guidelines program. *J Am Coll Cardiol*. 2009;54:515–521.
9. Dunlay SM, Witt BJ, Allison TG, et al. Barriers to participation in cardiac rehabilitation. *Am Heart J*. 2009;158:852–859.
10. Rosamond W, Flegal K, Furie K, et al. Heart disease and stroke statistics–2008 update: a report from the American Heart Association Statistics Committee and Stroke Statistics Subcommittee. *Circulation*. 2008;117(4):e25–146.
11. Suaya JA, Shepard DS, Normand SL, Ades PA, Prottas J, Stason WB. Use of cardiac rehabilitation by Medicare beneficiaries after myocardial infarction or coronary bypass surgery. *Circulation*. 2007;116(15):1653–1662.
12. Fletcher G, Ades P, Kligfield P, et al. Exercise standards for testing and training: a scientific statement on behalf of the American Heart Association Exercise, Cardiac Rehabilitation, and Prevention Committee of the Council on Clinical Cardiology, Council on Nutrition, Physical Activity and Metabolism, Council on Cardiovascular and Stroke Nursing, and Council on Epidemiology and Prevention. *Circulation*. 2013;128:873–934.
13. American College of Sports Medicine. *ACSM's Guidelines for Exercise Testing and Prescription*. Philadelphia, PA: Lippincott Williams & Wilkins; 2014
14. Gibbons RJ, Balady GJ, Bricker JT, et al. Committee to Update the 1997 Exercise Testing Guidelines. ACC/AHA 2002 guideline update for exercise testing: summary article. *J Am Coll Cardiol*. 2002;40:1531–1540.
15. Brawner BA. Graded exercise testing. In: Kraus WE, Keteyian SJ, eds. *Cardiac Rehabilitation*. Humana Press; 2007:111–119.
16. Nwankwo T, Yoon SS, Burt V, Gu Q. Hypertension among adults in the United States: National Health and Nutrition Examination Survey, 2011–2012. *NCHS Data Brief*. 2013;(133):1–8.
17. Wall HK, Hannan JA, Wright JS. Patients with undiagnosed hypertension: hiding in plain sight. *JAMA*. 2014;312(19):1973–1974.
18. Benjamin EJ, Blaha MJ, Chiuve SE, et al. Heart disease and stroke statistics-2017 update: a report from the American Heart Association. *Circulation*. 2017;135(10):e146–e603.
19. Centers for Disease Control and Prevention (CDC). Receipt of outpatient cardiac rehabilitation among heart attack survivors--United States, 2005. *MMWR*. 2008;57(4):89–94.
20. Mozaffarian D, Benjamin EJ, Go AS, et al. Heart disease and stroke statistics-2016 update: a report from the american heart association. *Circulation*. 2016;133(4):e38–360.
21. Clark RD, Korcuska K, Cohn K. Serial echocardiographic evaluation of left ventricular function in valvular disease, including reproducibility guidelines for serial studies. *Circulation*. 1980;62(3):564–575.
22. Iung B, Vahanian A. Epidemiology of valvular heart disease in the adult. *Nat Rev Cardiol*. 2011;8(3):162–172.
23. Osnabrugge RLJ, Mylotte D, Head SJ, et al. Aortic Stenosis in the ElderlyDisease prevalence and number of candidates for transcatheter aortic valve replacement: a meta-analysis and modeling study. *J Am Coll Cardiol*. 2013;62(11):1002–1012.
24. Roffi M, Patrono C, Collet J-P, et al. 2015 ESC Guidelines for the management of acute coronary syndromes in patients presenting without persistent ST-segment elevation. *Task Force for the Management of Acute Coronary Syndromes in Patients Presenting without Persistent ST-Segment Elevation of the European Society of Cardiology (ESC)*. 2016;37(3):267–315.
25. Franciosa JA, Park M, Levine TB. Lack of correlation between exercise capacity and indexes of resting left ventricular performance in heart failure. *Am J Cardiol*. 1981;47(1):33–39.
26. Sjoblom J, Muhrbeck J, Witt N, Alam M, Frykman-Kull V. Evolution of left ventricular ejection fraction after acute myocardial infarction: implications for implantable cardioverter-defibrillator eligibility. *Circulation*. 2014;130(9):743–748.
27. Stillman AE, Oudkerk M, Bluemke D, et al. Assessment of acute myocardial infarction: current status and recommendations from the North American society for cardiovascular imaging and the European society of cardiac radiology. *Int J Cardiovasc Imaging*. 2011;27(1):7–24.
28. Armstrong PW, Gershlick AH, Goldstein P, et al. Fibrinolysis or primary PCI in ST-segment elevation myocardial infarction. *N Engl J Med*. 2013;368(15):1379–1387.
29. Balad GJ, Williams MA, Ades PA, et al. Core components of cardiac rehabilitation/secondary prevention programs: 2007 update. *Circulation*. 2007;115:2675–2682.
30. Dezsi CA, Szentes V. The real role of beta-blockers in daily cardiovascular therapy. *Am J Cardiovasc Drugs*. 2017.
31. Turan B, Erkol A, Yilmaz F, Can MM, Erden I. Incidence and predictors of radial artery injury following transradial procedures: Yet another benefit of renin-angiotensin system blockade? *Cardiol J*. 2016;23(1):64–70.
32. Moazzami K, Dolmatova E, Maher J, et al. In-hospital outcomes and complications of coronary artery bypass grafting in the United States between 2008 and 2012. *J Cardiothorac Vasc Anesth*. 2017;31(1):19–25.
33. Sellke FW, DiMaio JM, Caplan LR, et al. Comparing on-pump and off-pump coronary artery bypass grafting: numerous studies but few conclusions: a scientific statement from the American Heart Association council on cardiovascular surgery and anesthesia in collaboration with the interdisciplinary working group on quality of care and outcomes research. *Circulation*. 2005;111(21):2858–2864.
34. Findikoglu G, Yildiz BS, Sanlialp M, et al. Limitation of motion and shoulder disabilities in patients with cardiac implantable electronic devices. *International jour-*

nal of rehabilitation research Internationale Zeitschrift fur Rehabilitationsforschung Revue internationale de recherches de readaptation. 2015;38(4):287–293.
35. McMurray JJ, Adamopoulos S, Anker SD, et al. ESC guidelines for the diagnosis and treatment of acute and chronic heart failure 2012: The Task Force for the Diagnosis and Treatment of Acute and Chronic Heart Failure 2012 of the European Society of Cardiology. Developed in collaboration with the Heart Failure Association (HFA) of the ESC. *European Journal of Heart Failure*. 2012;14(8):803–869.
36. Phan K, Huo YR, Zhao DF, Yan TD, Tchantchaleishvili V. Ventricular recovery and pump explantation in patients supported by left ventricular assist devices: a systematic review. *ASAIO J*. 2016;62(3):219–231.
37. Jakovljevic DG, McDiarmid A, Hallsworth K, et al. Effect of left ventricular assist device implantation and heart transplantation on habitual physical activity and quality of life. *Am J Cardiol*. 2014;114(1):88–93.
38. Marko C, Danzinger G, Kaferback M, et al. Safety and efficacy of cardiac rehabilitation for patients with continuous flow left ventricular assist devices. *Eur J Prev Cardiol*. 2015;22(11):1378–1384.
39. Hayes K, Leet AS, Bradley SJ, Holland AE. Effects of exercise training on exercise capacity and quality of life in patients with a left ventricular assist device: a preliminary randomized controlled trial. *J Heart Lung Transplant*. 2012;31(7):729–734.
40. Laoutaris ID, Dritsas A, Adamopoulos S, et al. Benefits of physical training on exercise capacity, inspiratory muscle function, and quality of life in patients with ventricular assist devices long-term postimplantation. *Eur J Cardiovasc Prev Rehabil*. 2011;18(1):33–40.
41. Malaisrie SC, Iddriss A, Flaherty JD, Churyla A. Transcatheter aortic valve implantation. *Curr Atheroscler Rep*. 2016;18(5):27.
42. Leon MB, Smith CR, Mack MJ, et al. Transcatheter or surgical aortic-valve replacement in intermediate-risk patients. *N Engl J Med*. 2016;374(17):1609–1620.
43. Ando T, Briasoulis A, Holmes AA, Afonso L, Schreiber T, Kondur A. Transcatheter aortic valve replacement versus surgical aortic valve replacement in patients with previous coronary artery bypass surgery: a systematic review and meta-analysis. *Int J Cardiol*. 2016;215:14–19.
44. Services USDoHH. Transplants in the U.S. by State. [Web Based Database]. 2016. Available at https://optn.transplant.hrsa.gov/data/view-data-reports/national-data/#. Accessed 2/15/2016, 2016.
45. Zuckermann A, Wang SS, Epailly E, et al. Everolimus immunosuppression in de novo heart transplant recipients: what does the evidence tell us now? *Transplant Rev (Orlando)*. 2013;27(3):76–84.
46. Orrego CM, Cordero-Reyes AM, Estep JD, Loebe M, Torre-Amione G. Usefulness of routine surveillance endomyocardial biopsy 6 months after heart transplantation. *J Heart Lung Transplant*. 2012;31(8):845–849.
47. Kilic A, Weiss ES, Allen JG, et al. Simple score to assess the risk of rejection after orthotopic heart transplantation. *Circulation*. 2012;125(24):3013–3021.
48. Thomas HL, Banner NR, Murphy CL, et al. Incidence, determinants, and outcome of chronic kidney disease after adult heart transplantation in the United Kingdom. *Transplantation*. 2012;93(11):1151–1157.

第 50 章　肺康复

John R. Bach, Tochi J. Nworu, and Jaimie John

引言

慢性阻塞性肺疾病患者发病率和死亡率增加，生活质量较差。肺康复是为了改善这些患者的肺功能，降低患病率和死亡率，提高生活质量，进行多专业合作实施的综合性干预计划。

肺康复的关键要素包括营养管理、康复治疗、患者教育、药物治疗和氧疗，以及辅助通气。本章将介绍引起肺功能障碍的常见疾病的肺康复治疗策略。最后，介绍主要效果的差异。

哮喘患者康复

哮喘的康复是一个比较新的领域。美国疾病控制和预防中心（CDC）的数据显示 2010[1] 年哮喘患者有 2 570 万人并以每年 2. 9% 的速度增长。超过 8% 的儿童和成人患有哮喘。2012 年有 180 万患者就诊于急诊，1 050 万人就诊于内科[2-4]。但是，可逆阶段的打喷嚏、咳嗽、呼吸困难、胸闷和功能失调等哮喘症状可通过药物和肺康复干预。支气管扩张剂和激素是主要治疗[5-8]，这些药物可以逆转炎症指标[9]，使 1s 用力呼气量显著提高 12% 或更多[10,11]。康复是传统管理的辅助治疗手段之一，可有效降低哮喘加重次数、医院就诊次数，提高运动耐力和生活质量[12-13]。

哮喘患者经常需要特别关注营养管理保持最适体重，避免冷空气和暴露于致敏原等诱因。在开始进行整理运动前，吸入激素同时吸入长效 β 受体激动剂可以预防运动相关的支气管痉挛而提高运动耐力。患者也可使用白三烯调节剂、脂氧合酶抑制剂、茶碱、色甘酸钠、抗 IgE 治疗（奥马珠单抗）和单克隆抗体（美泊利单抗和瑞利珠单抗）[14]（图 50-1）。

因担心哮喘症状恶化，患者身体活动量逐渐减少[15-17]。减少日常生活活动（ADL）使社会交往频率和生活质量降低，失调加重。合理的运动方案可改善这些问题，提高有氧耐力，控制哮喘，研究证实 12 周监视下运动训练可提高肌力，有氧训练包括慢跑、骑自行车、使用踏步机和划船机[18]。此外有循证依据的方法还有呼吸控制，也可以改善生活质量，尽管其长期效果仍需进一步研究[19-21]。

在控制不良的哮喘患者中，焦虑、抑郁和失控感很常见[22]。2 个随机对照试验对中重度持续性成人哮喘患者进行运动训练后随访至少 3 个月，发现哮喘特异性健康相关生活质量（HRQL）提高，焦虑、抑郁和哮喘症状减少[23-24]。一个 2 800 多名女性哮喘患者的队列研究证实日常身体活动量较多者，哮喘恶化风险减少，该现象独立于哮喘严重程度[12]。12 个月的前瞻性研究显示哮喘患者在门诊进行每周 60min 的中等强度运动，可改善心肺耐力和 HRQL[25]。为了减少运动相关的支气管痉挛，运动前需要使用支气管扩张剂和进行热身运动[26]。稳定的哮喘患者和日常生活活动中有呼吸困难的患者通过中等强度运动训练方案可在运动耐力等方面获益[13]。

安静摄氧量和 CO_2 呼出量下降可能说明呼吸困难

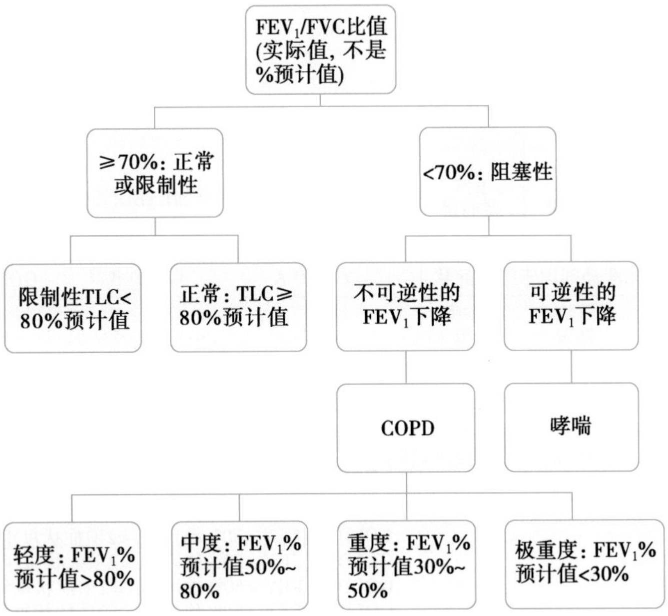

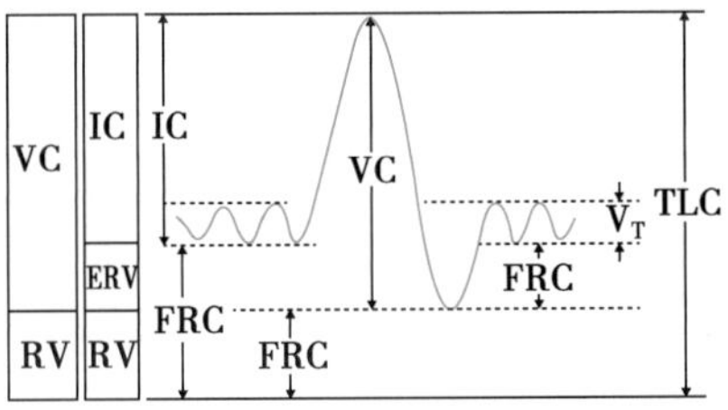

肺功能测试的示例

	单位	实际值	%预计值
FEV_1	L	0.48	26
FVC	L	1.70	72
FEV_1/FVC	%	28	37
TLC	L	5.03	85
RV	L	3.07	140
FRC	L	3.94	149
DLCO	mL/mm Hg/min	16.9	51

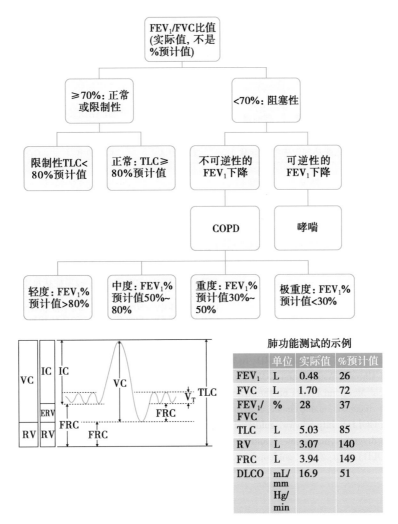

图 50-1　肺功能测试的说明(底部左侧图表摘自 Weinberger SE. Principles of Pulmonary Medicine, 4th ed. Philadelphia, PA: Saunders 2004)

明显改善，功能提高，生活质量改善。心肺运动试验可用于评估运动通气基本需求、耗氧量、心脏功能(氧脉搏或每搏耗氧量)，测定运动相关的支气管收缩[27]。哮喘患者通过训练可有效改善心血管功能指标，如最大摄氧量(VO_2 max)和无氧阈值均明显下降[28,29]。

慢性阻塞性肺疾病

慢性阻塞性肺疾病(COPD)是世界上第 2 种最常见的非感染性疾病，每年可导致 275 万人死亡[30-32]。美国每年有超过 120 000 人死于 COPD，COPD 在美国死亡原因中排第 3 位[33-34]。来自 28 个国家的 67 个研究结果显示其发病率为 7.6%，预计会进一步增加[33]。COPD 患者 FEV_1 每年可下降 45~75mL，该下降速度是正常人的 3 倍[35]。这些患者经常住院或门诊就诊，需要持续关注[31]。

和哮喘不同，COPD 为不可逆的气流受限[36]。但是临床运动测试可明确诊断，评估功能储备的所有机制：参与 O_2 和 CO_2 运输，关于运动耐力表现，运动受限的因素，运动相关症状的原因[37-38](图 50-1)。

肺功能的特点是气流受限，肺顺应性正常或增加，最大呼气中期流速低，呼气中期时间增加，气流工作量增加。因此，残气量和肺总量一般增加。一旦根据病史、症状、吸烟、肺功能测试、胸片和其他相关检查(如心脏病)确诊后，COPD 除外运动相关性支气管痉挛[39-40]，均是肺康复的适应证。和哮喘相同，COPD 临床康复目标是控制症状、减少急性加重、改善功能和生活质量[41]。

COPD 最常见的并发症——肺部感染的早期药物治疗很重要[42]。可应用抗生素和适当的激素、支气管扩张剂和化痰药治疗。随机双盲对照研究显示，每天 1 200mg 的 N-乙酰半胱氨酸可改善患者 C 反应蛋白水平、肺功能，缓解急性加重症状，可预防病情急性加重[43](图 50-2)。

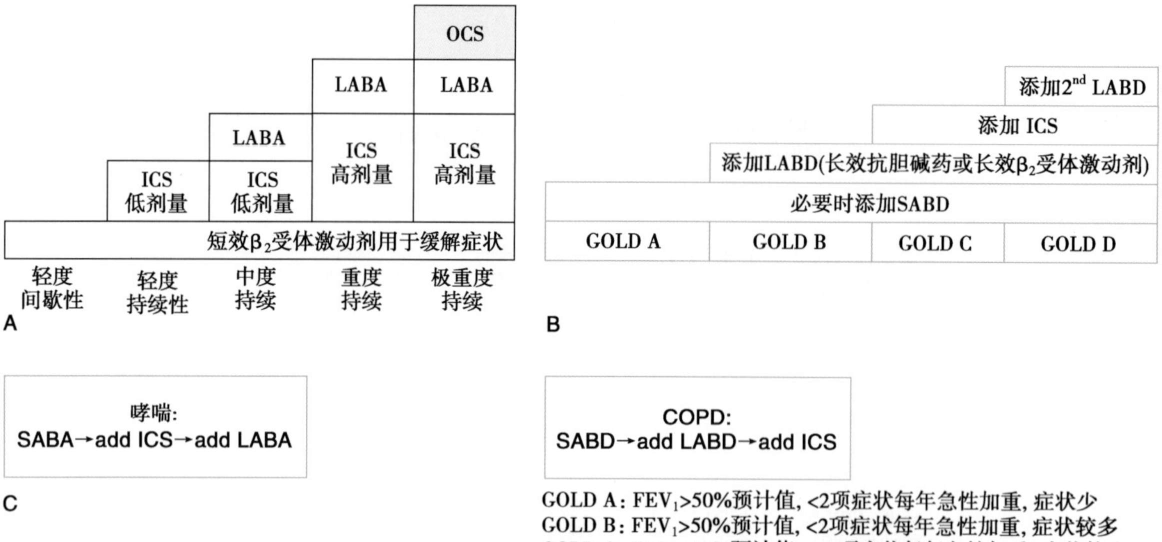

GOLD A：FEV_1>50%预计值，<2项症状每年急性加重，症状少
GOLD B：FEV_1>50%预计值，<2项症状每年急性加重，症状较多
GOLD C：FEV_1<50%预计值，≥2项症状每年急性加重，症状较少
GOLD D：FEV_1<50%预计值，≥2项症状每年急性加重，症状较多

图 50-2　哮喘和 COPD 的渐进性药物治疗。GOLD，COPD 全球倡议；SABA，短效 β_2 受体激动剂；LABA，长效 β_2 受体激动剂；SABD，短效支气管扩张剂；LABD，长效支气管扩张剂；ICS，吸入性皮质类固醇；OCS，口服皮质类固醇。(A)经允许摘自 Chronic Asthma and COPD. In：Kumar N，Law A，Choudhry NK，eds. Teaching Rounds：A Visual Aid to Teaching Internal Medicine Pearls on the Wards，New York，NY：McGraw-Hill。(B)改编自 GOLD guidelines：Global strategy for the diagnosis，management，and prevention of COPD：Revised 2014. Global initiative for Chronic obstructive lung disease（GOLD）. http：//www. goldcopd. org（Accessed on June 4，2014）。(C)摘自 GOLD guidelines：Global strategy for the diagnosis，management，and prevention of COPD：Revised 2014. Global initiative for Chronic obstructivelung disease（GOLD）. http：//www. goldcopd. org（Accessed on June 4，2014）

肺移植

2013 年，在 COPD、限制性肺疾病、α1 抗胰蛋白酶疾病、囊性肺纤维化和特发性肺动脉高压患者中，超过 4 000 名患者行肺移植[44]。双侧肺移植的生存中值较单侧肺移植好，分别为 7 年和 4.7 年，但是初次移植失败率高[45]（图 50-3）。移植后第 1 年的致病性并发症包括移植后功能障碍和感染。之后，因为闭塞性细支气管炎综合征导致的慢性移植功能障碍可引起死亡[45-47]。肺移植前患者 2 年内因肺疾病死亡的风险一定高于 50%，肺移植后 5 年生存率高于 80%[48]。禁忌证包括恶性肿瘤、持续感染、吸烟、BMI≥35kg/m^2，药物依从性差，肺康复非适应范围。

患者移植前，患者可能存在运动功能障碍，包括 1 型肌纤维相关的肌肉无力和萎缩等导致的肌肉功能障碍。这可以通过移植前教育、肌力训练和耐力训练的运动计划进行改善[49]。移植后使用免疫抑制剂移植排斥反应[50-51]，进行康复改善症状，提高运动耐力和生活质量[49]。

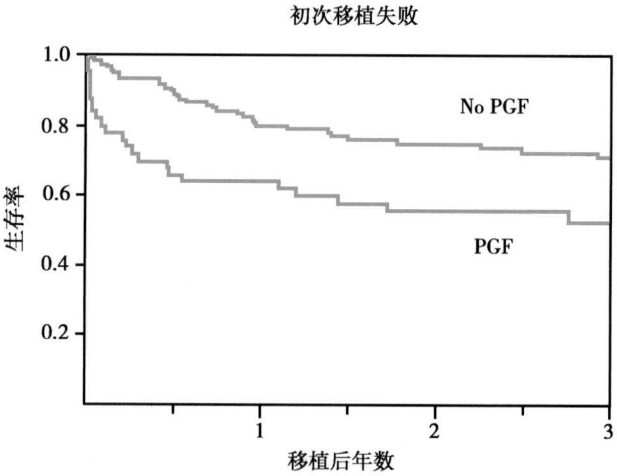

图 50-3　明尼苏达大学肺移植术后生存率与初次移植失败的关系（经允许摘自 Nason KS，Maddaus MA，Luketich JD. Chest Wall，Lung，Mediastinum，and Pleura. In：Brunicardi F，Andersen DK，Billiar TR，Dunn DL，Hunter JG，Matthews JB，Pollock RE，eds. Schwartz's Principles of Surgery，10e New York，NY：McGraw-Hill；2015）

肺炎和重症神经肌病的管理

肺炎在美国的死亡原因中排第 8 位[52-59]。为了避免长期卧床、营养不良、脓毒症和静脉应用激素导致的重症神经肌病(机能退化)[60],肺炎患者需要特别护理,在最佳营养治疗下进行日常活动训练[61-65]。前瞻性研究显示 1/3 的 COPD 患者和持续性哮喘患者以及 7% 的肺移植患者会发生重症神经肌病[61,66-67]。肌酸激酶水平升高[68],肺活量(VC)显著下降。肺活量可以简单地通过进行无压力辅助的 CPAP 插管测定,嘱患者尽可能向呼吸机内深呼气,管道膨胀,读取呼气体积。

当持续性机械通气失败时,如当插管的患者自主呼吸试验和脱机参数读取失败,重症医生经常误以为他们需要气管切开并插管以保证安全拔管[60,69-70]。但是,大部分能配合的患者可以避免气管切开,而通过持续性无创机械通气支持(CNVS)和机械咳痰(MIE)最终避免气管切开。他们不需要呼吸机脱机再拔管,而是通过更好的营养管理和物理治疗从 CNVS 脱机[71-72]。

营养不良

肥胖和不能解释的体重下降在慢性肺疾病中很常见,可能与肌萎缩和功能障碍有关。确实,COPD 患者中有 50% 的患者存在抑郁,并且可导致肥胖和营养不良。心理治疗和抗抑郁药物的使用可以改善生活质量,促进康复的配合度[73-74],有助于改善营养不良。

因能量需求增加和/或进食量减少导致的能量负平衡,是引起体重下降和脂肪消耗的原因[75]。某研究显示 20%~70% 的患者存在低体重[76]。此外,体重<90% 的理想体重(IBW)的患者占 COPD 患者的 25%~43%。肌萎缩对运动耐力有直接不良影响。营养不良可导致免疫力低下,上气道和下气道的细菌定植黏附增加,从而更易感染[77-79],以及妨碍肺修复、表面活性物质合成、水的动态稳态、通气控制、对低氧的反应[80]。其他长期后遗症可包括肺心病、住院率增加、Ⅱ型呼吸衰竭[81-83]。因此营养状况必须要合理化[84]。

康复干预

营养

通过 6 个月包括饮食咨询和食物强化干预,干预组较对照组体重和脂肪含量显著增加,且去脂体重保持不变[85]。建议患者细嚼慢咽,少量多餐以预防因为膈肌低导致的腹胀。教育患者吸气过程中不要吞咽。如果吃饭时缺氧,可吸氧或增加吸氧量,但是如果因为吸痰导致缺氧,咳嗽气流弱则需要 MIE 辅助排痰。高碳酸血症的患者,应从脂肪中摄入高热量降低高碳酸血症。尽管短期再进食是有益的,但是再进食方案持续 2 周以上则不能继续使体重增加。生长激素被证实无效。作为营养支持的辅助,蛋白同化甾类联合运动可增加去脂体重[79,86-87]。多模式干预如肺康复时进行营养治疗和使用蛋白同化甾类可改善体重、去脂体重、运动耐力,甚至提高生存率[88]。轻度 COPD 患者可从 4 个月的干预(包括运动和标准化营养支持)中受益,在后续的 20 个月的维持治疗方案中也同样受益,提示应当早期干预[89]。

教育

应针对戒烟、合理的氧疗、疫苗注射、合适吸入器的选择进行患者教育,包括服用 β 受体激动剂和抗胆碱类药物时选择合适的"助吸器"和喷雾器[90]。关于口服 β 受体激动剂和吸入糖皮质激素,应向患者说明怎样避免舌头残留药物。患者需谨遵医嘱用药,避免发病时过量使用和好转时用量不足。33 个双盲随机对照研究结果显示支气管扩张治疗可改善运动耐力[91]。

呼吸控制

焦虑的患者经常表现为浅快呼吸,导致通气无效腔增加,气流通过狭窄的气道和呼吸做功增加。伴随慢性气流受阻,通气肌肉募集模式改变。呼吸再训练包括腹式呼吸和缩唇呼气,主要通过延长呼气降低呼吸频率[88](图 50-4)。

有报道显示腹式呼吸可改善血气,通过缩唇呼气可减少呼吸困难,改善气体交换,延长步行距离[92]。腹式呼吸指当用鼻子深吸气时,一只手放在腹部,另一只手放在锁骨下方的胸部。随着胸廓运动至最小,腹部向外膨隆。当通过嘴唇呼气时,患者轻压腹部,使膈肌上移促进呼气[93]。这使胸膜和支气管压力相等,减少小的支气管的塌陷,并减少气流滞留。该方法用于日常生活活动训练,可通过放松辅助呼吸肌,提高呼吸效率,改善运动能力。中重度 COPD 患者及肺显著过充气、伴膈肌活动度小的患者不适合此方法[94]。

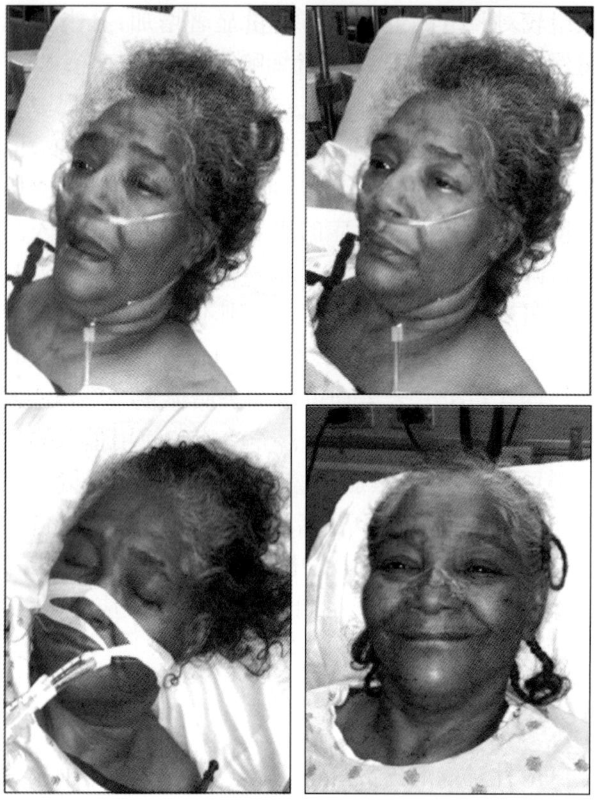

图 50-4　因缺血性心衰和 CODP 恶化导致的急性呼吸衰竭患者在进展和缓解过程中的面部表情变化。左上：患者呼吸困难，张口吸气。右上：患者表现为缩唇呼气。24h 后，患者发展为高 CO_2 血症和呼吸衰竭，并且无创通气试验失败（未显示）。左下：患者进行了插管并且进行了机械通气。右下：患者成功在插管机械通气 4d 后脱机（经允许摘自 Laghi F，Tobin MJ. Chapter 4. Indications for Mechanical Ventilation. In：Tobin MJ，eds. Principles and Practice of Mechanical Ventilation，3e New York，NY：McGraw-Hill；2013）

每小时可使用数次气体交换技术以减少微型肺不张。当气体交换至较低通气容量时，深吸气后保持声门关闭 5s，用口唇呼气。计算机辅助的呼吸反馈可降低哮喘和 COPD 患者的动态过度充气，提高生活质量。可使用瑜伽、Buteyko 呼吸法和标准的呼吸再训练[20,88]。

气道分泌物清除

阻塞的气道分泌物是 COPD 患者病情加重的主要原因。这些患者经常咳嗽效力差。当患者咳嗽时可以通过压力产生气流推送分泌物，也可使气体潴留加重。应当明确分泌物蓄积的主要位置，因为廓清技术能作用于末梢或中央气道，或特定的肺区[95]。当咳嗽无效时，通过不伴有声门关闭的短快深呼吸产生的推送气流（“呵气”）是一种可选择的有效且舒适的咳嗽方式。胸部叩击和体位引流用于清除末梢气道痰液。共有 9 种体位引流不同部位的肺部痰液。胸部叩击，振动和/或振荡最好和体位引流联合使用[95]。可通过在低于功能残气量的位置进行低潮气量的呼吸以松动小气道痰液进行自我引流，然后患者通过逐渐增加潮气量和呵气将痰液转移至口腔[96]。

呼气正压（positive expiratory pressure，PEP）和振荡 PEP 治疗（OPEP）也可用于气道廓清。原理是通过 PEP 打开气道以预防塌陷，从而通过侧枝通气或增加功能残气量提高胸廓末梢内压以清除末梢痰液。OPEP 降低痰液黏滞性，通过产生短快的呼气气流将松动的痰液推送至中央气道。PEP 和 OPEP 在肺囊性纤维化和 COPD 的临床有效性仍不明确[97]。

借助于机械的胸部叩击和振动的作用依赖于频率[98-100]。在很多动物研究中，10～15Hz 是最能促进痰液移动的频率[98,100,101]。如动物模型研究结果所示，叩击和振动的副作用包括气流阻塞加重[102-103]和肺不张[104]。某些研究显示患者日常使用类似治疗可降低住院率，尽管各研究显示其效果尚不明确，但是它已经在肺囊性纤维化（pulmonary cystic fibrosis，PCF）和家族性自主神经失调患者中广泛应用[105]。

叩击器可提供的叩击高流量微气流的频率为 2.5～5Hz，也用于运送雾化药物。在治疗术后肺不张和分泌物松动的 COPD 患者中，研究支持肺内叩击通气较胸部叩击和体位引流好[106-107]。

从中央气道清除分泌物需要有效的气流。MIE 可提供有效气流，且已经被证实在严重呼吸肌功能障碍的患者中非常有效。最近有研究证实，MIE 对于衰弱的 COPD 和其他肺疾病患者也非常重要，可以预防拔管后呼吸衰竭[108]。

呼吸肌放松

呼吸模式或呼吸肌负荷相对小的变化也可以引起急性呼吸肌疲劳和呼吸衰竭。出现明显疲劳前发生高碳酸血症说明储备受限，因此力量训练前需要呼吸肌辅助或放松[109]。尽管 COPD 通气速率高，睡觉时高碳酸血症和低氧血症加重，而通气反应下降。尽管长期氧疗可以改善 COPD 患者生存率，但当单独使用时可加重 CO_2 潴留和酸中毒。因肺组织缺氧导致的肺循环阻力会加重酸中毒，严重时可导致右心衰。运动和肌肉放松间歇进行可预防疲劳，这是康复的基本原则。

通过正压通气模式的经鼻通气可使膈肌休息[110]。间歇性无创正压通气和高跨度正压通气降低呼吸肌压力，以减少呼吸做功，提供更充分的无创通气支持（noninvasive ventilatory support，NVS），甚至用于降低运动中的呼吸困难。NVS 可减少呼吸困难、改善气体交换、增加每分通气量、提高运动耐力，是 PR 的有效辅助手段[88]。一些肺/气道疾病患者需要持续通气支持，可使用持续 NVS，而不是进行气管切开术（图 50-5）。

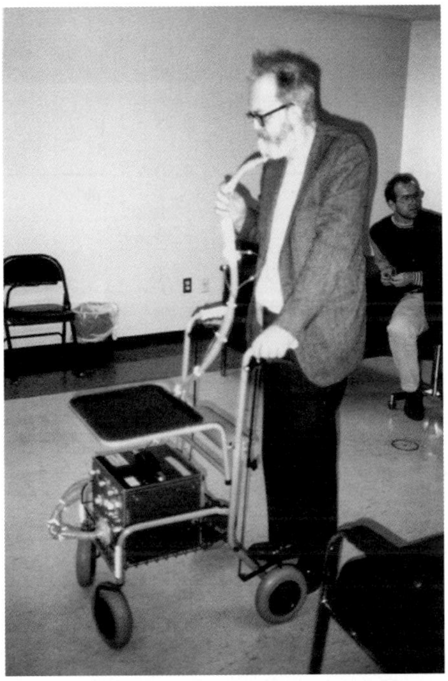

图 50-5 慢性肺疾病患者使用间歇性无创正压通气

大部分高碳酸血症的肺疾病患者能从夜间双水平气道正压通气（positive airway pressure，PAP）中足够获益，而不是 CNVS（图 50-6）。

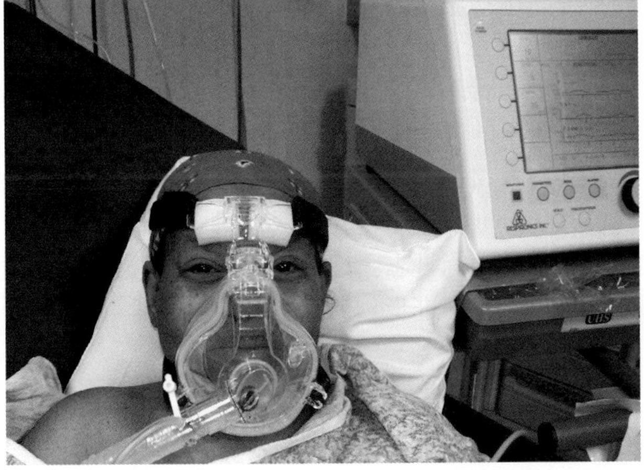

图 50-6 双水平气道正压，该 COPD 患者通过应用 BiPAP 迅速改善（蒙 Steven J. White，MD 惠赠）

夜间呼吸肌的休息可以使动脉血气正常化，改善生活质量、12min 步行距离和呼吸肌耐力，减少呼吸困难[111]，同时打开气道，预防睡眠呼吸暂停和气道塌陷[112]（图 50-7）。

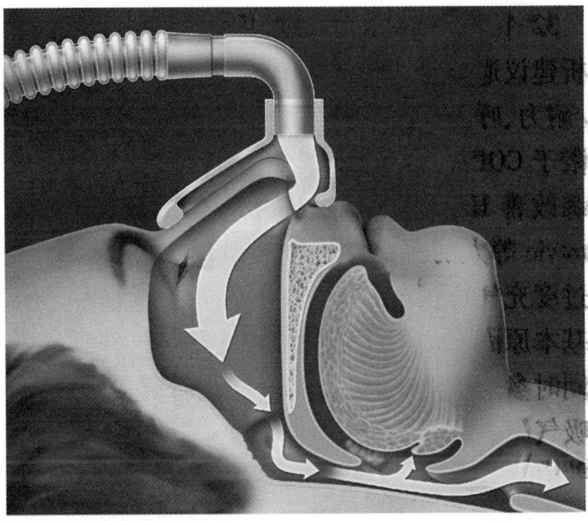

图 50-7 持续性气道正压（CPAP）可打开气道，预防呼吸睡眠暂停和气道塌陷（经允许摘自 Espiritu JD，Matuschak GM. Management of Sleep-Related Breathing Disorders. In：Lechner AJ，Matuschak GM，Brink DS，eds. Respiratory：An Integrated Approach to Disease，New York，NY：McGraw-Hill；2012）

尽管经鼻和经口鼻的 NVS 已经用于避免 COPD 患者在急性加重期的插管和气管切开，但是在气体潴留呼吸做功下降的患者中，经鼻双水平气道正压通气较自动呼气末正压通气（positive end-expiratory pressure ventilation，PEEP）更能受益。有报道称夜间经鼻双水平 PAP 可改善高碳酸血症 COPD 患者的睡眠效率和总睡眠时间[113]。

重症 COPD 患者高强度训练中的呼吸困难可通过成比例辅助通气或 NVS 得以改善[114-117]。这些接受成比例辅助通气的患者，在第 6 周，运动水平较不接受成比例辅助通气的患者高 15%。同样运动负荷，患者训练后血乳酸浓度明显减少。

呼吸肌训练

激励式肺量计可促进深呼吸，减少肺不张。吸气肌抗阻训练例如吸气肌阈值负荷、吸气肌抗阻负荷和最大持续通气，可提高肺疾病患者吸气肌力量和耐力[118-121]。可调节式设备可随患者功能改善不断增加训练难度[122-123]。抗阻负荷要求患者通过可变直径的孔进行呼吸，孔径越小，阻力越大。坚持正确的训练，抗阻负荷可提高肌肉功能，但是患者必须在监视下进行运动，因为坚持足够强度的运动比较困难。当患者疲劳时，他们会减少气流速度，延长吸气时间以降低负荷强度[118]。对于阈值负荷设备，患者必须达到预先设定的压力才能产生气流。尽管抗阻和压力阈值有效，但阈值负荷不需要监视下训练[124]。

32个关于COPD患者的随机对照研究的荟萃分析建议通过呼吸肌训练改善运动耐力、呼吸肌肌力/耐力、呼吸困难和生活质量[125]。其益处可能不仅限于COPD患者，因为老年患者也可通过呼吸肌训练改善HRQL、呼吸困难和最大吸气肌压力[126]。Petrovic等人的研究显示吸气肌训练也可以改善动态过度充气，这是导致COPD患者劳累性呼吸困难的基本原因[127-128]。尽管训练时吸气肌和呼气肌经常同时参与，但关于吸气肌训练的研究更好，并且证实吸气肌训练比呼气肌训练改善呼吸困难稍微更有效[124]。

辅助性氧疗

长期氧疗（long-term oxygen therapy，LTOT）在休息时严重低氧血症的COPD患者中可改善发病率和生活质量[129-130]。此外，氧疗可降低心率和血压[131]。LTOT的适应证为 $PaO_2 \leqslant 55mmHg$ 或 $SpO_2 \leqslant 88\%$，肺心病和红细胞增多伴 $PaO_2 \leqslant 59mmHg$、$SpO_2 \leqslant 89\%$[132]。此外，考虑运动时低氧血症，特别是当运动时 PaO_2 降低至55mmHg以下或 SpO_2 低于88%，应进行辅助性氧疗。短期氧疗也适用于呼吸困难但氧水平没有下降的患者，可提高运动耐力[133-134]。便携式氧疗和对照组比，可有效改善步行距离[135]。最近研究发现没有低氧血症的COPD患者进行高强度运动训练可有效提高耐力，但不增加肌力[136]。

康复训练

康复训练可以独立于LTOT延长典型继发性COPD患者的寿命[137]。除了提高运动耐力、6min步行距离和功能性活动分数[138]，同时较 PaO_2、$PaCO_2$、FEV_1 和营养状况能更好地预测预后[139]。坚持康复很重要，因为中止后效果会下降[140]。

COPD患者运动时因为气体交换效率低，因此需要高通气和迅速提高呼吸频率。这可以引起低氧血症和高碳酸血症[141]。有时患者很难达到有氧运动所需要的年龄预计最大心率的60%～70%和每分摄氧量[142]。他们心率变异率的降低也与较高的发病率和死亡率相关[143-144]。但是，通过高强度运动训练方案[145-147]获得较高的运动耐力可改善COPD患者休息时的心率变异率和端坐呼吸[148]。因此，运动方案应当采用最大强度方波耐力训练集中持续30～45min以使受益最大[145,149]（图50-8）。尽管严重疲劳的患者，其耗氧量和运动耐力可以通过6min步行等的亚极量训练得到改善[150]（图50-8）。

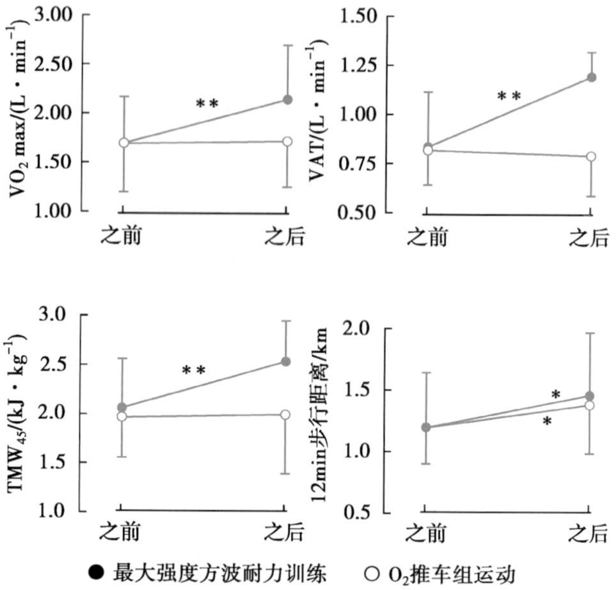

图50-8　最大强度方波耐力集中康复训练的效果。最大强度方波耐力训练（SWEET）与 O_2 推车组运动前后的比较：VO_2 max平均值、无氧通气阈值（VAT）、最大耐受功率（TMW45），和12min步行[145]。* $p<0.05$；** $p<0.01$。（经允许摘自the American Journal of Physical Medicine and Rehabilitation）

康复训练包括作业活动、健美操、自行车、爬楼梯[151]。有研究比较了健美操和呼吸训练组以及耐力和肌力训练组的效果，发现两组患者的生活质量和功能状况均显著提高，但是只有耐力和肌力训练组显著改善运动耐力和肌力[152]。COPD患者的股四头肌衰弱普遍存在，经常出现在未发生气短或严重气流受限的患者中[153]。为此，使用固定功率自行车尤其有效，且家用款价格相对便宜。一些训练方案包括12min步行和15min吸气肌抗阻训练，并鼓励患者记录训练日志。记录日志可浏览每周运动参数的变化以保证进步。训练组成员相互监督可有效提高依从性[154]。

上肢运动训练

在肺疾病患者中上肢和肩部肌是非常活跃的辅助呼吸肌。当患者使用上肢进行日常生活活动时，经常出现呼吸困难。因此综合性肺康复训练应包括上肢康复训练[155-160]。

无辅助的上肢运动训练较有辅助的上肢运动训练更能有效降低运动时的耗氧量，如上肢功率自行车[157-161]。无辅助的上肢运动训练包括吃饭、洗漱、伸手、搬运和打字。这些活动增加膈肌工作负荷并导致患者更早疲劳[157]。当比较有上肢运动训练和无上肢运动训练的肺康复时，前者功能性运动耐力改善更显著[162]。但是，有研究发现上肢运动训练的对角线运动和日常生活活动相似，较相同强度的下肢运动训练更容易导致动态肺过度充气[163]。

肺康复效果

越来越多的循证医学证据支持呼吸系统疾病患者进行肺康复[164]。最近对 229 名 COPD 患者进行了回顾性分析，发现无论疾病负担基线如何，进行肺康复都可显著改善呼吸困难、生活质量和功能性能力[165]。一篇汇总超过 50 个肺康复运动训练研究的综述显示，肺康复可有效改善所有患者的运动耐力，包括轻度或重度（高碳酸血症）疾病[166-168]。同时，肺康复也被报道可降低通气当量和通气/耗氧量比值，提高工作效率（单位耗氧量的外功），增加运动耐力，减少呼吸困难，改善行走能力和 HRQL。患者表现策略更好，更有自信。血乳酸水平的减少常伴有更高的 VO_2max，提示了运动训练的效果（图 50-9）。

除了耐受更大的运动强度，20 组综合性肺康复较 10 组综合性肺康复在多项指标取得了更高的效果。短期、集中康复计划（集中在 3~4 周进行 20 组训练）也有效[164]。肺康复的住院和门诊康复方案均可改善生活质量[166,169-171]、降低住院率、减少术后肺部并发症[172]，和提高身体功能。随机试验的 Cochrane 综述[173]显示，特别是在 COPD 急性加重后，大强度的肺康复可降低住院率，即使在 35 个研究中有 31 个研究显示肺功能指标如 FEV_1 没有改善[166]。一些研究显示，肺康复终止 6 到 12 个月后，其有益性下降，但是 1 年后干预组较对照组仍有改善[164]。

一项关于 COPD 肺康复的 Cochrane 荟萃分析显示[174]，肺康复可缓解呼吸困难和疲劳，改善情绪，提高患者对他们病情的控制。这些改善较大，并具有临床意义。康复是 COPD 管理的重要组成部分。

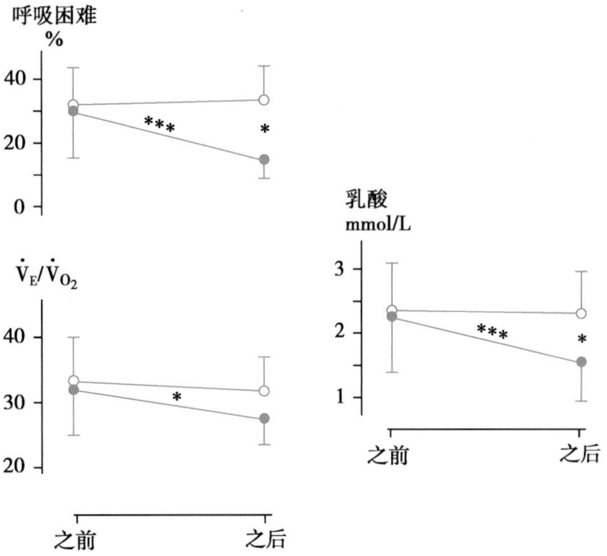

图 50-9　最大强度集中耐力训练的结果。比较最大强度方波耐力训练（●）和 40 瓦推氧车训练（○）组前后的呼吸困难、动脉乳酸和呼吸 O_2 当量（VE/VO_2）[145]。* $p<0.05$，*** $p<0.001$）。（摘自 Gimenez M, Servera E, Vergara P, Bach JR, Polu JM. Endurance training in patients with chronic obstructive pulmonary disease: a comparison of high versus moderate intensity. Arch Phys Med Rehabil. 2000; 81: 102-109）

呼吸衰竭的物理治疗

传统方法

神经肌肉紊乱（neuromuscular disorders, NMD）的患者，脊髓损伤（spinal cord injury, SCI）、肥胖低通气综合征（obesity hypoventilation syndrome, OHS）和严重的胸廓受限如脊柱后侧凸会导致呼吸衰竭。典型的是，吸气和呼气（咳嗽）的肌肉都很弱，可能同时有延髓支配肌肉（bulbar-innervated muscle, BIM）受损。他们要么直到因高碳酸通气呼衰导致肺心病才开始治疗，要么因为无法产生有效咳嗽气流进行气道廓清而发展为急性呼吸衰竭（acute respiratory failure）。他们可能因为 BIM 受损从吸入性肺炎发展为 ARF。那时，他们到急诊就诊并吸氧。这减少了低氧通气驱动，在短短几个小时可使 $PaCO_2$ 超过 100mmHg[175]。结果，他们逐渐缓解再继续进展。当呼吸机脱机参数和自主呼吸试验失败时，他们一般会被告知只能气管切开才能生存，因为关于怎样从持续性呼吸机到拔管、根据个体情况进行 CNVS 以及使用 MIE 促进气道分泌物排出的经验很少。

患者在发展为 ARF 或吸氧前应该存在症状性低通气，他或她应当接受多导睡眠监测，并接受像

“睡眠呼吸障碍”患者一样的治疗，即中枢性和阻塞性睡眠呼吸暂停以及低通气。遗憾的是，多导睡眠监测不能解释因为中枢或阻塞性事件导致的呼吸肌衰弱、过度工作或功能紊乱引起的呼吸暂停和低通气。

“睡眠医生”总是尝试通过连续气道正压通气(continuous positive airway pressure，CPAP)或双水平气道正压通气的低水平滴定改善呼吸暂停和低通气。当原因是呼吸肌衰弱时，CPAP 无效，并且低压力的双水平气道正压通气可以使功能紊乱的肌肉稍休息，但是不能满足这些肌肉最终需要的完全通气支持。此外，医生经常加上氧气辅助，这使任何通过更高压力双水平无创通气支持(non-invasive ventilatory support，NVS)改善通气变得无效[176]，并使肺泡通气、气道分泌物阻塞和肺疾病的血氧定量检测无效[177]。滴定法通常会将吸气(I)和呼气(E)压力逐渐增加至无法耐受的水平，如我们的某位患者使用吸气相压力(IPAP)23cmH_2O 和呼气相压力(EPAP)19cmH_2O，我们将他的压力预设在无 EPAP 或呼气末正压通气(PEEP)的 23cmH_2O 的辅助/控制通气解决他的问题。

康复医学的呼吸肌辅助是应用手法治疗和作用于气道或身体的正压和负压的设备以提高吸气肌和呼气肌功能，包括通过 NVS 和 MIE 的无创接口进行间歇性正压通气。这可以延长肺活量(VC)或咳嗽能力很小甚至没有的患者的生存时间，并允许呼吸衰竭脱机后气管插管的患者拔管[71-72,178]。

无创接口

通气支持的无创接口包括简单的 15mm 成角吹嘴、吸气导管、水下吸嘴等。通过吸嘴进行通气支持是在 1953 年治疗脊髓灰质炎患者的铁肺中首次被提到的。CNVS 已经在数百位患者中使用[179]。2013 年，一家公司为 Trilogy 呼吸机创造了经口的 NVS 通气支持模式。

1964 年，Bennett 唇形密封圈开始使用。唇形密封圈将吸嘴固定在使用者的口部，使嘴唇密闭以保证睡眠中 NVS 的有效性。1987 年，经鼻的 NVS 作为睡眠时需要 CNVS 的患者可选择的产品首次被提及[180]。患者睡眠时进行 NVS 气体会从鼻子或嘴巴漏出过多，可换成经口鼻的面罩以提供 NVS 的密闭系统，类似于经气管切开机械通气(mechanical ventilation via incision of trachea)的膨胀的气管切开气管套管。

无创管理的效果

最近研究显示 55 例典型至重度的 1 型脊髓性肌萎缩(SMA)患者从(0.4±0.5)岁开始睡眠时使用 NVS，没有或几乎没有脱离呼吸机自由呼吸能力的 27 位患者使用 CNVS，从(12.2±3.5)岁到目前的(14.1±3.4)岁(图 50-10)。我们现在有 8 位 1 型 SMA 患者从婴儿开始未进行气管切开插管，而是依

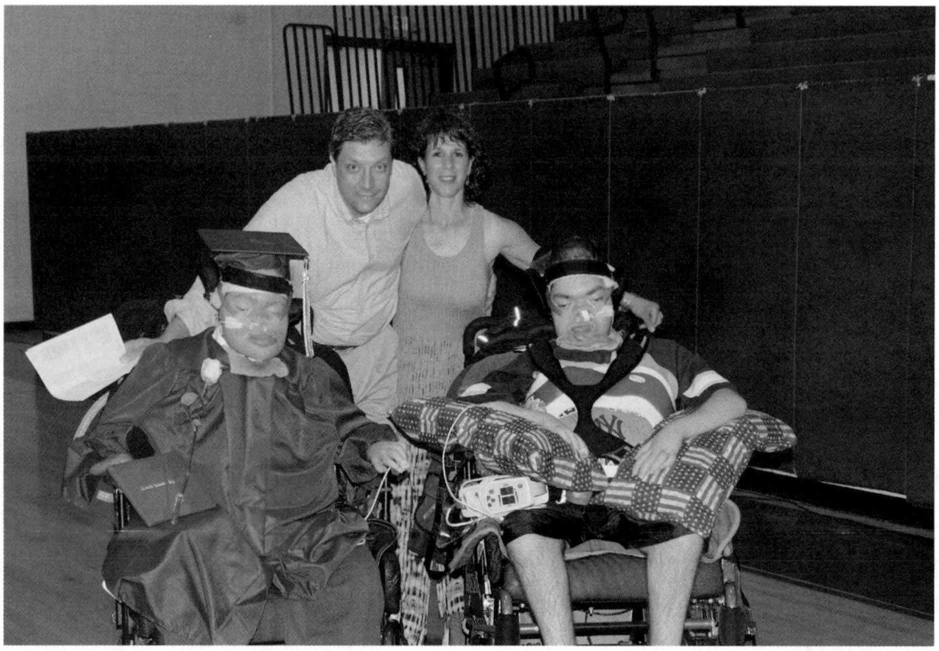

图 50-10 脊髓性肌萎缩 I 型的兄弟，分别为 21 岁和 19 岁，分别从 8 个月和 4 个月开始依赖持续性无创通气支持

赖 CNVS 超过 20 年。7 位患者依靠 CNVS 无需住院治疗,15 位患者仍然使用 CNVS;7 位患者死亡;4 位气管切开,尽管其中 3 位因其他原因,有(4.8±3.7)年未能随诊。其他也有关于 1 型 SMA 患者使用 CNVS 的报道(图 50-10)。

116 位进行性假肥大性肌营养不良(DMD)患者在(20.3±2.8)岁开始睡眠时经鼻 NVS,使用时间较 CNVS 短(2±2.1)年,114 位在(22.5±5.9)岁使用 CNVS,平均(11.0±5.9)岁到平均(33.6±6.1)岁。38 位使用 CNVS 的患者未发展为 ARF 或住院,95 位继续使用 CNVS,1 位进行气管切开,以及 21 位死于心脏/突发事件和明显非呼吸性原因。8 位 DMD 患者使用 CNVS 22~29 年,现已生存了超过 40 年,最大的为 54 岁。21 个其他中心也报道了 DMD 患者持续终生使用 CNVS[181]。在这些研究当中,21 位 DMD 患者通气不足,经过气管切开后在平均第 28.1 年死亡,而 88 位 CNVS 使用患者在第 39.6 年未进行气管切开并插管,生存率为 50%。一个多中心研究显示超过 250 位使用 CNVS 的 DMD 患者,无 1 例进行气管切开[181]。

同样,246 位肌萎缩侧索硬化患者(ALS),115 位患者因上运动神经元导致的上气道塌陷引起氧饱和度下降,持续低于 95% 之前使用 CNVS(0.1~10.2)年,之后他们需要气管切开进一步维持生命。另一个中心研究报道 25% ALS 患者在需要气管切开或死亡前使用 NVS 生存了几乎 1 年[181]。因此,并非 BIM 损害而是上运动神经元/中枢神经系统 BIM 受损引起上气道(喘鸣)的高张性和塌陷需要气管切开。

难以脱机患者的拔管

拔管标准和拔管流程的更新是为了神经肌肉疾病呼吸肌肉衰竭(表 50-1)的患者能够脱机。一旦标准满足任何一个经口或经鼻置管的应拔管以方便拔管后的经鼻 NVS,患者拔管后使用预设容量或压力辅助/控制模式下的便携式呼吸机直接进行 CNVS。容量预设为 700~1 400mL,压力预设为 15~25cmH$_2$O 或更高以满足维持正常的 CO_2 生理学储备率。NVS 经鼻、口鼻和/或面罩进行传输。

拔管后,患者进行主动和被动的肺容量恢复训练[182-184]。他们通过经口和/或经鼻 NVS 减少忍受的时间进行脱机(如果可以)。尽管经口 NVS 更加受欢迎,但是经鼻 NVS 用于那些不能经口在牙齿中间固定接口的患者。血氧反馈法适于用 NVS 和 MIE

表 50-1 呼吸衰竭无法“脱机”患者的拔管标准

- 无发热
- 白细胞计数在正常范围
- 没有无法使用无创呼吸机支持的内外科疾病
- 完全觉醒和配合
- 血氧饱和度在不吸氧时高于 94%,并维持 12~24h
- 胸部 X 线正常或正在好转
- 颈部旋转充分可以抓住面罩或延髓支配的呼吸肌良好,脱机后能完成舌咽呼吸

氧饱和度维持在≥95%的患者。家庭和个人护理人员应通过重症护理给予每 20~30min 的经口或经鼻的 MIE 直至氧饱和度不低于 95%,患者无分泌物排出。我们报道的数据,255 位 SMA、DMD、ALS 和其他 NMD、脊髓损伤和脊髓灰质炎患者使用 CNVS 和 MIE 持续性“脱机”而拔管。255 位患者中,83 位拒绝气管切开,从其他医院运送至我们这里。

有研究也报道了超过 100 位脊髓损伤、脊髓灰质炎、NMD、肥胖性低通气和其他呼吸机脱机患者拔除气管套管[178,185-186]。拔除气管套管的原则基本上和拔管的原则一样。任何依赖呼吸机的患者,如果其 BIM 足以避免氧饱和度持续下降到 95% 以下,均是拔除气管套管进行 NVS 的适应证。没有自由呼吸的能力、无法脱离呼吸机,但是 VC 250mL 或更大的、一直使用 CTMV 的患者,总是在拔除气管套管后脱离 CNVS。许多患者脱机后 3 周拔除气管套管,仅夜间进行 NVS。拔除插管有利于说话和吞咽,至少使用 CTMV 和 CNVS 1 个月或更长时间的患者更喜欢后者,因为后者使用起来更方便,可说话、吞咽,且更美观、舒适,安全和整体上都更有优势[187]。

因此,CNVS 对于大多数呼吸衰竭的患者是除了经气管切开机械通气以外的主要选择。它可保持生活质量,可减少后续的护理费用,使呼吸机使用者在家中治疗,较 CTMV 更能延长寿命,大部分使用者常死于气管切开插管的并发症[188]。

(戎荣 译,高民 陆晓 校)

参考文献

1. Moorman JE, Akinbami LJ, Bailey CM, et al. Centers for Disease Control and Prevention. Vital and health statistics. National surveillance of asthma: United States, 2001–2010. National Center for Health Statistics. *Vital Health Stat*. 2012;3(35).
2. Blackwell DL, Lucas JW. Tables of summary health sta-

tistics for U.S. adults: 2014 National Health Interview Survey, 2015. Available at http://www.cdc.gov/nchs/nhis/SHS/tables.htm. Accessed October 5, 2016.
3. Bloom B, Freeman G. Tables of summary health statistics for U.S. children: 2014 National Health Interview Survey, 2015. Available at http://www.cdc.gov/nchs/nhis/SHS/tables.htm. Accessed October 5, 2016.
4. Centers for Disease Control and Prevention (CDC). National center for health statistics: asthma. Available at http://www.cdc.gov/nchs/fastats/asthma.htm. updated June 13, 2016; Accessed October 5, 2016.
5. Fanta CH. Asthma. *N Engl J Med*. 2009;360:1002.
6. Nelson HS. Beta-adrenergic bronchodilators. *N Engl J Med*. 1995;333:499.
7. Shim C, Williams MH. Bronchial response to oral versus aerosol metaproterenol in asthma. *Ann Intern Med*. 1980;93:428.
8. Shim C, Williams MH Jr. Comparison of oral aminophylline and aerosol metaproterenol in asthma. *Am J Med*. 1981;71:452.
9. Sears MR. Descriptive epidemiology of asthma. *Lancet*. 1997;350:S1–S4. doi:10.1016/s0140-6736(97)90028-3.
10. Miller MR, Hankinson J, Brusasco V, et al. Standardisation of spirometry. *Eur Respir J*. 2005;26:319.
11. Pellegrino R, Viegi G, Brusasco V, et al. Interpretative strategies for lung function tests. *Eur Respir J*. 2005;26:948.
12. Garcia-Aymerich J, Varraso R, Antó JM, Camargo CA. Prospective study of physical activity and risk of asthma exacerbations in older women. *Am J Respir Crit Care Med*. 2009;179(11):999–1003. doi:10.1164/rccm.200812-1929oc.
13. Chandratilleke MG, Picot J, Brinn MP, Esterman AJ, Smith BJ. Physical training for asthma. *Cochrane Database Syst Rev*. September 2013. doi:10.1002/14651858.cd001116.pub4.
14. Global Initiative for Asthma. Global strategy for asthma management and prevention, 2016. Available at www.ginasthma.org.
15. Wertz DA, Pollack M, Rodgers K, et al. Impact of asthma control on sleep, attendance at work, normal activities, and disease burden. *Ann Allergy Asthma Immunol*. 2010;105:118–123.
16. Clark CJ, Cochrane LM. Assessment of work performance in asthma for determination of cardiorespiratory fitness and training capacity. *Thorax*. 1988;43:745–749.
17. Adams RJ, Wilson DH, Taylor AW, et al. Psychological factors and asthma quality of life: a population-based study. *Thorax*. 2004;59(11):930–935.
18. Dogra S, Kuk JL, Baker J, Jamnik V. Exercise is associated with improved asthma control in adults. *Eur Respir J*. 2010;37(2):318–323. doi:10.1183/09031936.00182209
19. Hill K, Vogiatzis I, Burtin C. The importance of components of pulmonary rehabilitation, other than exercise training, in COPD. *Eur Respir Rev*. 2013;22:405–413.
20. Burgess J, Ekanayake B, Lowe A, et al. Systematic review of the effectiveness of breathing retraining in asthma management. *Expert Rev Respir Med*. 2011;5:789–807. doi:10.1586/ers.11.69.
21. Holland AE, Wadell K, Spruit MA. How to adapt the pulmonary rehabilitation programme to patients with chronic respiratory disease other than COPD. *Eur Respir Rev*. 2013;22(130):577–586. doi:10.1183/09059180.00005613.
22. Di Marco F, Verga M, Santus P, et al. Close correlation between anxiety, depression, and asthma control. *Respir Med*. 2010;104(1):22–28. doi:10.1016/j.rmed.2009.08.005.
23. Turner S, Eastwood P, Cook A, Jenkins S. Improvements in symptoms and quality of life following exercise training in older adults with moderate/severe persistent asthma. *Respiration*. 2011;81:302–310. doi:10.1159/000315142.
24. Mendes FA, Goncalves RC, Nunes MP, et al. Effects of aerobic training on psychosocial morbidity and symptoms in patients with asthma: a randomized clinical trial. *Chest*. 2010;138:331–337.
25. Meyer A, Günther S, Volmer T, Taube K, Baumann HJ. A 12-month, moderate-intensity exercise training program improves fitness and quality of life in adults with asthma: a controlled trial. *BMC Pulmon Med*. 2015;15(1). doi:10.1186/s12890-015-0053-8
26. Kemp JP. Exercise-induced bronchoconstriction: the effects of montelukast, a leukotriene receptor antagonist. *Ther Clin Risk Manag*. 2009;5:923–934.
27. Crapo RO, Casaburi R, Coates AL, et al. Guidelines for methacholine and exercise challenge testing—1999. *Am J Respir Crit Care Med*. 2000;161;309–329.
28. Fink G, Kaye C, Spitzer SA. Cardiopulmonary exercise testing in asthmatic patients. *Harefuah*. 1992;122(6):364–367, 407.
29. Cochrane LM, Clark CJ. Benefits and problems of a physical training programme for asthmatic patients. *Thorax*. 1990;45(5):345–351.
30. Buist AS, McBurnie MA, Vollmer WM, et al. International variation in the prevalence of COPD (the BOLD study): a population-based prevalence study. *Lancet*. 2007;370:741.
31. Gershon AS, Warner L, Cascagnette P, Victor JC, To T. Lifetime risk of developing chronic obstructive pulmonary disease: a longitudinal population study. *Lancet*. 2011;378:991.
32. Higgins ITT. Epidemiology of bronchitis and emphysema. In: Fishman AP, ed. *Pulmonary Diseases and Disorders*. 2nd ed. New York, NY: McGraw-Hill; 1988:70–90.
33. Halbert RJ, Natoli JL, Gano A, et al. Global burden of COPD: systematic review and meta-analysis. *Eur Respir J*. 2006;28;523–532.
34. Miniño AM, Murphy SL, Xu J, Kochanek KD. Deaths: final data for 2008. *Natl Vital Stat Rep*. 2011;59:1.
35. Burrows B. An overview of obstructive lung diseases. *Med Clin North Am*. 1981;65:455–471.
36. Qaseem A, Snow V, Shekelle P, et al. Diagnosis and management of stable chronic obstructive pulmonary disease: a clinical practice guideline from the American College of Physicians. *Ann Intern Med*. 2007;147:633.
37. Jones NL. Current concepts: new tests to assess lung function. *N Engl J Med*. 1975;293:541–544.
38. Jones NL, Campbell EJM. *Clinical Exercise Testing*. 2nd ed. Philadelphia, PA: W.B. Saunders; 1982:158.
39. Oh YM, Bhome AB, Boonsawat W, et al. Characteristics of stable chronic obstructive pulmonary disease patients in the pulmonology clinics of seven Asian cities. *Int J Chron Obstruct Pulmon Dis*. 2013;8:31.
40. Global Initiative for Chronic Obstructive Lung Disease (GOLD). Global strategy for the diagnosis, management and prevention of COPD, 2016. Available at www.gold-copd.org. Accessed March 17, 2016.
41. Global Initiative for Chronic Obstructive Lung Disease (GOLD). Global strategy for the diagnosis, management, and prevention of COPD, 2017. Available at www.gold-copd.org. Accessed November 28, 2016.
42. Nicotra MB, Rivera M, Awe RJ. Antibiotic therapy of acute exacerbations of chronic bronchitis: a controlled study using tetracycline. *Ann Intern Med*. 1982;97:18–21.
43. Zuin R, Palamidese A, Negrin R, et al. High-dose *N*-acetylcysteine in patients with exacerbations of chronic obstructive pulmonary disease. *Clin Drug Invest*. 2005;25:401–408.

44. Hardy JD, Webb WR, Dalton ML, Walker GR. Lung homotransplantation in man. *Transplantation*. 1964;2(6):811. doi:10.1097/00007890-196411000-00039.
45. Yusen RD, Edwards LB, Kucheryavaya AY, et al. The registry of the international society for heart and lung transplantation: thirty-second official adult lung and heart-lung transplantation report—2015; focus theme: early graft failure. *J Heart Lung Transplant*. 2015;34(10):1264–1277. doi:10.1016/j.healun.2015.08.014.
46. Daud SA, Yusen RD, Meyers BF, et al. Impact of immediate primary lung allograft dysfunction on bronchiolitis obliterans syndrome. *Am J Respir Crit Care Med*. 2007;175(5):507–513. doi:10.1164/rccm.200608-1079oc.
47. Huang HJ, Yusen RD, Meyers BF, et al. Late primary graft dysfunction after lung transplantation and bronchiolitis obliterans syndrome. *Am J Transplant*. 2008;8(11): 2454–2462. doi:10.1111/j.1600-6143.2008.02389.x.
48. Ingemansson R, Eyjolfsson A, Mared L, et al. Clinical transplantation of initially rejected donor lungs after reconditioning ex vivo. *Ann Thorac Surg*. 2009;87(1): 255–260. doi:10.1016/j.athoracsur.2008.09.049.
49. Hatt K, Kinback NC, Shah A, Cruz E, Altschuler EL. A review of lung transplantation and its implications for the acute inpatient rehabilitation team. *PM&R*. October 2016. doi:10.1016/j.pmrj.2016.09.013.
50. Hachem RR, Yusen RD, Chakinala MM, et al. A randomized controlled trial of tacrolimus versus cyclosporine after lung transplantation. *J Heart Lung Transplant*. 2007;26:1012–1018.
51. Kobashigawa JA, Miller LW, Russell SD, et al. Tacrolimus with mycophenolate mofetil (MMF) or sirolimus vs cyclosporine with MMF in cardiac transplant patients: 1-year report. *Am J Transplant*. 2006;6:1243–1245.
52. Heron M. Death: leading causes for 2014. U.S. Department of Health and Human Services Center for Disease Control and Prevention, National Vital Statistics Report No. 5, 2016. Available at http://www.cdc.gov/nchs/data/nvsr/nvsr65/nvsr65_05.pdf.
53. Chalmers JD, Rother C, Salih W, Ewig S. Healthcare-associated pneumonia does not accurately identify potentially resistant pathogens: a systematic review and meta-analysis. *Clin Infect Dis*. 2013;58(3):330–339. doi:10.1093/cid/cit734.
54. Schled WM. Developments in the pathogenesis, diagnosis and treatment of nosocomial pneumonia. *Surg Gynecol Obstet*. 1991;172:42–53.
55. *Stedman's Medical Dictionary*. 27th ed. Baltimore, MD: Lippincott Williams & Wilkins; 2003.
56. File TM. Community-acquired pneumonia. *Lancet*. 2003;362(9400):1991–2001.
57. Kalil AC, Metersky ML, Klompas M, et al. Management of adults with hospital-acquired and ventilator-associated pneumonia: 2016 clinical practice guidelines by the Infectious Diseases Society of America and the American Thoracic Society. *Clin Infect Dis*. 2016:ciw353. doi:10.1093/cid/ciw353.
58. Gadsby NJ, Russell CD, McHugh MP, et al. Comprehensive molecular testing for respiratory pathogens in community-acquired pneumonia. *Clin Infect Dis*. 2016;62(7):817–823. doi:10.1093/cid/civ1214.
59. Jones RN. Microbial etiologies of hospital-acquired bacterial pneumonia and ventilator-associated bacterial pneumonia. *Clin Infect Dis*. 2010;51(S1):S81–S87. doi:10.1086/653053.
60. Latronico N, Bolton CF. Critical illness polyneuropathy and myopathy: a major cause of muscle weakness and paralysis. *Lancet Neurol*. 2011;10(10):931–941. doi:10.1016/s1474-4422(11)70178-8.
61. Amaya-Villar R, Garnacho-Montero J, Garcia-Garmendia JL, et al. Steroid-induced myopathy in patients intubated due to exacerbation of chronic obstructive pulmonary disease. *Intensive Care Med*. 2004;31(1):157–161. doi:10.1007/s00134-004-2509-9.
62. Bolton CF, Gilbert JJ, Hahn AF, Sibbald WJ. Polyneuropathy in critically ill patients. *J Neurol Neurosurg Psychiatry*. 2012;83(5):475–475. doi:10.1136/jnnp-2011-300997.
63. Sander HW, Golden M, Danon MJ. Quadriplegic areflexic ICU illness: selective thick filament loss and normal nerve histology. *Muscle Nerve*. 2002;26(4):499–505. doi:10.1002/mus.10233.
64. Garnacho-Montero J, Amaya-Villar R, García-Garmendía JL, Madrazo-Osuna J, Ortiz-Leyba C. Effect of critical illness polyneuropathy on the withdrawal from mechanical ventilation and the length of stay in septic patients. *Crit Care Med*. 2005;33(2):349–354. doi:10.1097/01.ccm.0000153521.41848.7e.
65. Latronico N, Peli E, Botteri M. Critical illness myopathy and neuropathy. *Curr Opin Crit Care*. 2005;11(2):126–132. doi:10.1097/01.ccx.0000155357.24360.89.
66. Douglass JA, Tuxen DV, Horne M, et al. Myopathy in severe asthma. *Am Rev Respir Dis*. 1992;146(2):517–519. doi:10.1164/ajrccm/146.2.517.
67. Campellone JV, Lacomis D, Kramer DJ, Van Cott AC, Giuliani MJ. Acute myopathy after liver transplantation. *Neurology*. 1998;50(1):46–53. doi:10.1212/wnl.50.1.46.
68. Lacomis D, Giuliani MJ, van Cott A, Kramer DJ. Acute myopathy of intensive care: clinical, electromyographic, and pathological aspects. *Ann Neurol*. 1996;40(4):645–654. doi:10.1002/ana.410400415.
69. De Jonghe B, Sharshar T, Lefaucheur J, et al. Paresis acquired in the intensive care unit: a prospective multicenter study. *JAMA*. 2002;288(22):2859. doi:10.1001/jama.288.22.2859.
70. Koch S, Spuler S, Deja M, et al. Critical illness myopathy is frequent: accompanying neuropathy protracts ICU discharge. *J Neurol Neurosurg Psychiatry*. 2011;82(3): 287–293. doi:10.1136/jnnp.2009.192997.
71. Bach JR, Gonçalves MR, Hamdani I, Winck JC. Extubation of unweanable patients with neuromuscular weakness: a new management paradigm. *Chest*. 2010;137(5):1033–1039.
72. Bach JR, Sinquee D, Saporito LR, Botticello AL. Efficacy of mechanical insufflation: exsufflation in extubating unweanable subjects with restrictive pulmonary disorders. *Respir Care*. 2015;60(4):477–483.
73. Light RW, Marrill EJ, Despars JA, Gordon GH, Mutalipassi LR. Prevalence of depression and anxiety in patients with COPD: relationships to functional capacity. *Chest*. 1985;87:35–38.
74. Dudley DL, Glaser EM, Jorgenson BN, Logan DL. Psychosocial concomitants in chronic obstructive pulmonary disease: II. Psychosocial treatment. *Chest*. 1980;77:544–551.
75. Rutten EP, Franssen FM, Engelen MP, et al. Greater whole-body myofibrillar protein breakdown in cachectic patients with chronic obstructive pulmonary disease. *Am J Clin Nutr*. 2006;83:829–834.
76. Agusti AG, Sauleda J, Miralles C, et al. Skeletal muscle apoptosis and weight loss in chronic obstructive pulmonary disease. *Am J Respir Crit Care Med*. 2002;166:485–489.
77. Mohsenin V, Ferranti R, Loke JS. Nutrition for the respiratory insufficient patient. *Eur Respir J*. 1989;2:663–65S.
78. Niederman MS, Merrill WW, Ferranti RD, et al.

Nutritional status and bacterial binding in the lower respiratory tract in patients with chronic tracheostomy. *Ann Intern Med*. 1984;100:795–800.
79. Yeh SS, DeGuzman B, Kramer T. Reversal of COPD-associated weight loss using the anabolic agent oxandrolone. *Chest*. 2002;122(2):421–428.
80. Frankfort JD, Fischer CE, Stansbury DW, et al. Effects of high- and low-carbohydrate meals on maximum exercise performance in chronic airflow obstruction. *Chest*. 1991;100:792–795.
81. Laaban JP, Kouchakji B, Dore MF, et al. Nutritional status of patients with chronic obstructive pulmonary disease and acute respiratory failure. *Chest*. 1993;103:1362–1368.
82. Memsic L, Silberman AW, Silberman H. Malnutrition and respiratory distress: who's at risk. *J Respir Dis*. 1990;11:529–535.
83. Juan G, Calverley P, Talamo C. Effect of carbon dioxide on diaphragmatic function in human beings. *N Engl J Med*. 1984;310:874–877.
84. Shepherd A. The nutritional management of COPD: an overview. *Br J Nurs*. 2010;19(9):559–562.
85. Weekes CE, Emery PW, Elia M. Dietary counselling and food fortification in stable COPD: a randomised trial. *Thorax*. 2009;64;326–331.
86. Ferreira IM, Brooks D, Lacasse Y, Goldstein RS. Nutritional intervention in COPD: a systematic overview. *Chest*. 2001;119:353–363.
87. Creutzberg EC, Wouters EFM, Mostert R, Pluymers RJ, Schols AM. A role for anabolic steroids in the rehabilitation of patients with COPD? A double-blind, placebo-controlled, randomized trial. *Chest*. 2003;124:1733–1742.
88. Spruit MA, Singh SJ, Garvey C, et al. An official American Thoracic Society/European Respiratory Society statement: key concepts and advances in pulmonary rehabilitation. *Am J Respir Crit Care Med*. 2013;188(8):e13–e64. doi:10.1164/rccm.201309-1634st.
89. van Wetering CR, Hoogendoorn M, Broekhuizen R, et al. Efficacy and costs of nutritional rehabilitation in muscle-wasted patients with chronic obstructive pulmonary disease in a community-based setting: a prespecified subgroup analysis of the INTERCOM trial. *J Am Med Dir Assoc*. 2010;11:179–187.
90. De Blaquiere P, Christensen DB, Carter WB, Martin TR. Use and misuse of metered-dose inhalers by patients with chronic lung disease. *Am Rev Respir Dis*. 1989;140:910–916.
91. Liesker JJW, Wijkstra PJ, Hacken NHT, et al. A systematic review of the effects of bronchodilators on exercise capacity in patients with COPD. *Chest*. 2002;121(2):597–608
92. van Gestel AJR, Kohler M, Steier J, et al. The effects of controlled breathing during pulmonary rehabilitation in patients with COPD. *Respiration*. 2012;83(2):115–124. doi:10.1159/000324449.
93. Haas A, Pineda H, Haas F, et al. *Pulmonary Therapy and Rehabilitation: Principles and Practice*. Baltimore, MD: Williams & Wilkins; 1979:128–131.
94. Cahalin LP, Braga M, Matsuo Y, et al. Efficacy of diaphragmatic breathing in persons with chronic obstructive pulmonary disease: a review of the literature. *J Cardiopulmon Rehabil*. 2002;22(1):7–21.
95. Garuti G, Lusuardi M, Bach JR. Management of cough ineffectiveness in neuromuscular disorders. *Shortness of Breath*. 2013;2(1):28–34.
96. Schoi MH. Autogenic drainage: a modern approach to physiotherapy in cystic fibrosis. *J R Soc Med*. 1989;82(suppl 16):32–37.
97. Myers TR. Positive expiratory pressure and oscillatory positive expiratory pressure therapies. *Respir Care*. 2007;52(10).
98. King M, Phillips DM, Gross D, et al. Enhanced tracheal mucus clearance with high frequency chest wall compression. *Am Rev Respir Dis*. 1983;128:511–515.
99. Radford R, Barutt J, Billingsley JG, et al. A rational basis for percussion augmented mucociliary clearance. *Respir Care*. 1982;27:556–563.
100. Rubin EM, Scantlen GE, Chapman GA, et al. Effect of chest wall oscillation on mucus clearance: comparison of two vibrators. *Pediatr Pulmonol*. 1989;6:123–127.
101. Flower KA, Eden RI, Lomax L, et al. New mechanical aid to physiotherapy in cystic fibrosis. *BMJ*. 1979;2:630–631.
102. Campbell AH, O'Connell JM, Wilson F. The effect of chest physiotherapy upon the FEV_1 in chronic bronchitis. *Med J Aust*. 1975;1:33–35.
103. Zapletal A, Stefanova J, Horak J, et al. Chest physiotherapy and airway obstruction in patients with cystic fibrosis: a negative report. *Eur J Respir Dis*. 1983;64:426–433.
104. Zidulka A, Chrome JF, Wight DW, et al. Clapping or percussion causes atelectasis in dogs and influences gas exchange. *J Appl Physiol*. 1989;66:2833–2838.
105. Wijkstra PJ, Lacasse Y, Guyatt GH, Goldstein RS. Nocturnal non-invasive positive pressure ventilation for stable chronic obstructive pulmonary disease. *Cochrane Database Syst Rev*. 2002;3:CD002878; update in *Cochrane Database Syst Rev*. 2013;6:CD002878.
106. Toussaint M, De Win H, Steens M, et al. A new technique in secretion clearance by the percussionaire for patients with neuromuscular disease. In: *Programme des Journées Internationales de Ventilation à Domicile*. Lyon: Hopital de la Croix Rousse'; 1993:27 (abstract).
107. Thangathuria D, Holm AP, Mikhail M, et al. HFV in management of a patient with severe bronchorrhea. *Respir Manag*. 1988;1:31–33.
108. Gonçalves MR, Honrado T, Winck JC, Paiva JA. Effects of mechanical insufflation-exsufflation in preventing respiratory failure after extubation: a randomized controlled trial. *Crit Care*. 2012;16:R48. Available at: http://ccforum.com/content/16/2/R48.
109. Braun NMT, Faulkner J, Hughes RL, et al. When should respiratory muscles be exercised? *Chest*. 1983;84:76–83.
110. Wedzicha JA, Muir J-F. Noninvasive ventilation in chronic obstructive pulmonary disease, bronchiectasis and cystic fibrosis. *Eur Respir J*. 2002;20;777–784.
111. Hill NS. Home noninvasive ventilation in patients with lung disease. In: Bach JR, ed. *Noninvasive Mechanical Ventilation*. Philadelphia, PA: Hanley & Belfus; 2002: 241–258.
112. Elliott MW. Noninvasive ventilation: mechanisms of action. In: Bach JR, ed. *Noninvasive Mechanical Ventilation*. Philadelphia, PA: Hanley & Belfus; 2002:73–82.
113. Krachman SL, Quaranta AJ, Berger TJ, et al. Effects of noninvasive positive pressure ventilation on gas exchange and sleep in COPD patients. *Chest*. 1997;112:623–628.
114. Garrod R, Mikelsons C, Paul EA, et al. Randomized controlled trial of domiciliary noninvasive positive pressure ventilation and physical training in severe chronic obstructive pulmonary disease. *Am J Respir Crit Care Med*. 2000;162:1335–1341.
115. Hawkins P, Johnson LC, Nikoletou D, et al. Proportional

assist ventilation as an aid to exercise training in severe chronic obstructive pulmonary disease. *Thorax*. 2002;57:853–859.
116. Bianchi L, Foglio K, Pagani M, et al. Effects of proportional assist ventilation on exercise tolerance in COPD patients with chronic hypercapnia. *Eur Respir J*. 1998;11:422–427.
117. Maltais F, Reissmann H, Gottfried SB. Pressure support reduces inspiratory effort and dyspnea during exercise in chronic airflow obstruction. *Am J Respir Crit Care Med*. 1995;151:1027–1033.
118. Pardy RL, Reid WD, Belman MJ. Respiratory muscle training. *Clin Chest Med*. 1989;9:287–295.
119. Belman MJ. Exercise in chronic obstructive pulmonary disease. *Clin Chest Med*. 1986;7:585–597.
120. Nield MA. Inspiratory muscle training protocol using a pressure threshold device: effect on dyspnea in chronic obstructive pulmonary disease. *Arch Phys Med Rehabil*. 1999;80:100–102.
121. Aldrich TK. Inspiratory muscle training in COPD. In: Bach JR, ed. *Pulmonary Rehabilitation: The Obstructive and Paralytic Conditions*. Philadelphia, PA: Hanley & Belfus; 1996:285–301.
122. Heydari A, Farzad M, Ahmadi Hosseini SH. Comparing inspiratory resistive muscle training with incentive spirometry on rehabilitation of COPD patients. *Rehabil Nurs*. 2014;40(4):243–248. doi:10.1002/rnj.136.
123. Padula C, Yeaw E. Inspiratory muscle training: integrative review. *Res Theory Nurs Pract*. 2006;20(4):291–304.
124. Crisafulli E, Costi S, Fabbri LM, Clini EM. Respiratory muscles training in COPD patients. *Int J Chron Obstruct Plumon Dis*. 2007;2(1):19–25.
125. Gosselink R, De Vos J, van den Heuvel SP, et al. Impact of inspiratory muscle training in patients with COPD: what is the evidence? *Eur Respir J*. 2011;37:416–425.
126. Huang CH, Yang GG, Wu YT, Lee CW. Comparison of inspiratory muscle strength training effects between older subjects with and without chronic obstructive pulmonary disease. *J Formosan Med Assoc*. 2011;110(8): 518–526. doi:10.1016/s0929-6646(11)60078-8.
127. Petrovic M, Reiter M, Zipko H, Pohl W, Wanke T. Effects of inspiratory muscle training on dynamic hyperinflation in patients with COPD. *Int J Chron Obstruct Plumon Dis*. 2012;7:797. doi:10.2147/copd.s23784.
128. Pinto-Plata V, Cortopassi F, Divo M, Celli B. Hyperinflation and its effects on upper and lower extremities exercise in patients with COPD and controls: a longitudinal study. *Eur Respir J*. 2015;46(suppl 59):PA1538. doi:10.1183/13993003.congress-2015.pa1538.
129. Nocturnal Oxygen Therapy Trial Group. Continuous or nocturnal oxygen therapy in hypoxemic chronic obstructive lung disease: a clinical trial. *Ann Intern Med*. 1980;93(3):391–398.
130. Leggett RJ, Cooke NJ, Clancy L, et al. Long-term domiciliary oxygen therapy in cor pulmonale complicating chronic bronchitis and emphysema. *Thorax*. 1976;31(4):414–418.
131. Bartels MN, Gonzalez JM, Kim W, De Meersmen RE. Oxygen supplementation and cardiac-autonomic modulation in COPD. *Chest*. 2000;118:691–696.
132. Snider GL. Enhancement of exercise performance in COPD patients by hyperoxia. *Chest*. 2002;122(5): 1830–1836. doi:10.1378/chest.122.5.1830.
133. Swerts PM, Kretzers LM, Terpstra-Lindeman E, Verstappen FT, Wouters EF. Exercise reconditioning in the rehabilitation of patients with chronic obstructive pulmonary disease: a short- and long-term analysis. *Arch Phys Med Rehabil*. 1990;71(8):570–573.
134. Voduc N, Tessier C, Sabri E, et al. Effects of oxygen on exercise duration in chronic obstructive pulmonary disease patients before and after pulmonary rehabilitation. *Can Respir J*. 2010;17(1):e14–e19. doi:10.1155/2010/142031.
135. Dyer F, Callaghan J, Cheema K, Bott J. Ambulatory oxygen improves the effectiveness of pulmonary rehabilitation in selected patients with chronic obstructive pulmonary disease. *Chron Respir Dis*. 2012;9(2):83–91. doi:10.1177/1479972312438702.
136. Neunhäuserer D, Steidle-Kloc E, Weiss G, et al. Supplemental oxygen during high-intensity exercise training in nonhypoxemic chronic obstructive pulmonary disease. *Am J Med*. 2016;129(11):1185–1193. doi:10.1016/j.amjmed.2016.06.023.
137. Make BJ, Glenn K. Outcomes of pulmonary rehabilitation. In: Bach JR, ed. *Pulmonary Rehabilitation: The Obstructive and Paralytic/Restrictive Pulmonary Syndromes*. Philadelphia, PA: Hanley & Belfus; 1996:173–191.
138. Bowen JB, Votto JJ, Thrall RS, et al. Functional status and survival following pulmonary rehabilitation. *Chest*. 2000;118:697–703.
139. Gerardi DA, Lovett L, Benoit-Connors ML, Reardon JZ, ZuWallack RL. Variables related to increased mortality following out-patient pulmonary rehabilitation. *Eur Respir J*. 1996;9:431–435.
140. Karapolat H, Atasever A, Atamaz F, et al. Do the benefits gained using a short-term pulmonary rehabilitation program remain in COPD patients after participation? *Lung*. 2007;185;221–225.
141. Dantzker DR, D'Alonzo GE. The effect of exercise on pulmonary gas exchange in patients with severe chronic obstructive pulmonary disease. *Am Rev Respir Dis*. 1986;134:1135–1139.
142. Niederman MS, Clemente PH, Fein AM, et al. Benefits of a multidisciplinary pulmonary rehabilitation program: improvements are independent of lung function. *Chest*. 1991;99:798–804.
143. Thayer JF, Yamamoto SS, Brosschot JF. The relationship of autonomic imbalance, heart rate variability and cardiovascular disease risk factors. *Int J Cardiol*. 2009.
144. Smilde TD, van Veldhuisen DJ, van den Berg MP. Prognostic value of heart rate variability and ventricular arrhythmias during 13-year follow-up in patients with mild to moderate heart failure. *Clin Res Cardiol*. 2009;98:233–239.
145. Gimenez M, Servera E, Vergara P, Bach JR, Polu JM. Endurance training in patients with chronic obstructive pulmonary disease: a comparison of high versus moderate intensity. *Arch Phys Med Rehabil*. 2000;81: 102–109.
146. Ries AL, Kaplan RM, Limberg TM, Prewitt LM. Effects of pulmonary rehabilitation on physiologic and psychosocial outcomes in patients with chronic obstructive pulmonary disease. *Ann Intern Med*. 1995;122:823–832.
147. Casaburi R, Patessio A, Ioli F, et al. Reductions in exercise lactic acidosis and ventilation as a result of exercise training in patients with obstructive lung disease. *Am Rev Respir Dis*. 1991;143:9–18.
148. Camillo CA, Laburu V de M, Gonçalves NS, et al.

Improvement of heart rate variability after exercise training and its predictors in COPD. *Respir Med.* 2011;105:1054–1062.

149. Giménez M, Saavedra P, Martin N, et al. Two-step stool aerobic training for smokers. *Am J Phys Med Rehabil.* 2014;93(7):586–594.
150. Casas A, Vilaro J, Rabinovich R, et al. Encouraged 6-min walking test indicates maximum sustainable exercise in COPD patients. *Chest.* 2005;128:55–61.
151. Gimenez M, Saavedra P, Lantarón EM, et al. Comparison of two stair climbing protocols for smokers. *Int J Respir Dis Care Med.* 2017;2(1):8–13.
152. Probst VS, Kovelis D, Hernandes NA, et al. Effects of two exercise training programs on physical activity in daily life in patients with COPD. *Respir Care.* 2011;56(11):1799–1807. doi:10.4187/respcare.01110.
153. Seymour JM, Spruit MA, Hopkinson NS, et al. The prevalence of quadriceps weakness in COPD and the relationship with disease severity. *Eur Respir J.* 2010;36:81–88.
154. Rosenbaum R, Bach JR, Penek J. The cost/benefits of outpatient-based pulmonary rehabilitation. *Am J Manag Care.* 1997;3:859.
155. Lacasse Y, Guyatt GH, Goldstein RS. The components of a respiratory rehabilitation program: a systematic overview. *Chest.* 1997;111:1077–1088.
156. Belman M, Kendregan BA. Exercise training fails to increase skeletal muscle enzymes in patients with chronic obstructive pulmonary disease. *Am Rev Respir Dis.* 1981;36:256–261.
157. Celli B, Gotlief S. Biofeedback and upper extremity exercise in COPD. In: Bach JR, ed. *Pulmonary Rehabilitation: the Obstructive and Paralytic/Restrictive Pulmonary Syndromes.* Philadelphia, PA: Hanley & Belfus; 1996:285–301.
158. Martinez FJ, Vogel PD, Dupont DN, et al. Supported arm exercise vs unsupported arm exercise in the rehabilitation of patients with severe chronic airflow obstruction. *Chest.* 1993;103:1397–1402.
159. Couser J, Martinez F, Celli BR. Pulmonary rehabilitation that includes arm exercise reduces metabolic and ventilatory requirements for simple arm elevation. *Chest.* 1993;103:37–41.
160. Lake FR, Herndersen K, Briffa T, Openshaw J, Musk AW. Upper limb and lower limb exercise training in patients with chronic airflow obstruction. *Chest.* 1990;97:1077–1082.
161. Holland AE, Hill CJ, Nehez E, Ntoumenopoulos G. Does unsupported upper limb exercise training improve symptoms and quality of life for patients with chronic obstructive pulmonary disease? *J Cardiopulm Rehabil.* 2004;24;422–427.
162. Janaudis-Ferreira T, Hill K, Goldstein RS, et al. Resistance arm training in patients with COPD. *Chest.* 2011;139(1):151–158. doi:10.1378/chest.10-1292.
163. Porto EF, Castro AA, Velloso M, et al. Exercises using the upper limbs hyperinflate COPD patients more than exercises using the lower limbs at the same metabolic demand. *Monaldi Arch Chest Dis.* 2016;71(1). doi:10.4081/monaldi.2009.372.
164. Nici L, Donner C, Wouters E, et al. American Thoracic Society/European Respiratory Society statement on pulmonary rehabilitation. *Am J Respir Crit Care Med.* 2006;173:1390–1413.
165. Schroff P, Hitchcock J, Schumann C, et al. Pulmonary rehabilitation improves outcomes in chronic obstructive pulmonary disease independent of disease burden. *Ann Am Thorac Soc.* 2016. doi:10.1513/annalsats.201607-551oc.
166. Bach JR. *The Effectiveness of Pulmonary Rehabilitation.* Report to the Office of Civilian Health and Medical Programs for the Uniform Services, Washington, DC; 1995.
167. Foster S, Lopez D, Thomas HM. Pulmonary rehabilitation in COPD patients with elevated pCO_2. *Am Rev Respir Dis.* 1988;138:1519–1523.
168. de Jong W, Grevink RG, Roorda RJ, Kaptein AA, van der Schans CP. Effect of a home exercise training program in patients with cystic fibrosis. *Chest.* 1994;105:463–468.
169. Tu SP, McDonell MB, Spertus JA, Steele BG, Fihn SD. A new self-administered questionnaire to monitor health-related quality of life in patients with COPD. *Chest.* 1997;112:614–622.
170. Fuchs-Climent D, LeGallais D, Varray A, et al. Factor analysis of quality of life, dyspnea, and physiologic variables in patients with chronic obstructive pulmonary disease before and after rehabilitation. *Am J Phys Med Rehabil.* 2001;80:113–120.
171. Boueri FMV, Bucher-Bartelson BL, Glenn KA, Make BJ. Quality of life measured with a generic instrument improves following pulmonary rehabilitation in patients with COPD. *Chest.* 2001;119:77–84.
172. Chumillas S, Ponce JL, Delgado F, Viciano V, Mateu M. Prevention of postoperative pulmonary complications through respiratory rehabilitation: a controlled clinical study. *Arch Phys Med Rehabil.* 1998;79:5–9.
173. Puhan MA, Gimeno-Santos E, Scharplatz M, et al. Pulmonary rehabilitation following exacerbations of chronic obstructive pulmonary disease. *Cochrane Database Syst Rev.* 2011;10:CD005305.
174. Lacasse Y, Martin S, Lasserson TJ, Goldstein RS. Meta-analysis of respiratory rehabilitation in chronic obstructive pulmonary disease: a Cochrane systematic review. *Eur Medicophys.* 2007;43;475–485.
175. Chiou M, Bach JR, Saporito LR, Albert O. Quantitation of oxygen induced hypercapnia in respiratory pump failure. *Revista Portuguesa de Pneumologia.* 2016;22(5):262–265.
176. Bach JR, Robert D, Leger P, Langevin B. Sleep fragmentation in kyphoscoliotic individuals on treated by nasal IPPV. *Chest.* 1995;107(6):1552–1558.
177. Bach JR, Martinez D. Duchenne muscular dystrophy: prolongation of survival by noninvasive interventions. *Respir Care.* 2011;56(6):744–750.
178. Bach JR, Saporito LR, Shah HR, Sinquee D. Decanulation of patients with severe respiratory muscle insufficiency: efficacy of mechanical insufflation-exsufflation. *J Rehabil Med.* 2014;46:1037–1041.
179. Bach JR, Alba AS, Saporito LR. Intermittent positive pressure ventilation via the mouth as an alternative to tracheostomy for 257 ventilator users. *Chest.* 1993;103(1):174–182.
180. Bach JR, Alba AS, Mosher R, Delaubier A. Intermittent positive pressure ventilation via nasal access in the management of respiratory insufficiency. *Chest.* 1987;92(7):168–170.
181. Gonçalves MR, Bach JR, Ishikawa Y, Saporito, Winck JC. Continuous noninvasive ventilatory support outcomes for neuromuscular disease: a multicenter collaboration and literature review. *Eur Respir Rev.* 2016;25. doi:10.1183/16000617.5019-2016.
182. Kang SW, Bach JR. Maximum insufflation capacity: vital capacity and cough flows in neuromuscular dis-

ease. *Am J Phys Med Rehabil*. 2000;79(3):222–227.
183. Kang SW, Bach JR. Maximum insufflation capacity. *Chest*. 2000;118(1):61–65.
184. Bach JR, Mahajan K, Lipa B, Saporito L, Komaroff E. Lung insufflation capacity in neuromuscular disease. *Am J Phys Med Rehabil*. 2008;87(9):720–725.
185. Bach JR, Alba AS. Noninvasive options for ventilatory support of the traumatic high level quadriplegic. *Chest*. 1990;98(3):613–619.
186. Bach JR. New approaches in the rehabilitation of the traumatic high level quadriplegic. *Am J Phys Med Rehabil*. 1991;70(1):13–20.
187. Bach JR. A comparison of long-term ventilatory support alternatives from the perspective of the patient and care giver. *Chest*. 1993;104(6):1702–1706.
188. Bach JR. Amyotrophic lateral sclerosis: communication status and survival with ventilatory support. *Am J Phys Med Rehabil*. 1993;72(6):343–349.

第 51 章　神经源性膀胱：治疗指南

Inder Perkash

中枢神经系统对排尿、尿液储存及排空的控制

本章旨在回顾目前神经源性膀胱功能障碍的治疗指南。泌尿生殖系统的解剖学和病理生理学相关内容，参见第 5 章。神经源性膀胱和神经源性肠道常用药物相关内容，参见第 55 章。

下尿路有两个主要功能，即储存尿液和周期性排泄，由中枢神经系统和脊髓介导。脑内和鞘内的药物注射表明排尿反射途径可能经过脑干的多个中继站，由大脑多个中心输入性调节[1]。胆碱能激动剂通过作用于脑桥和延髓中枢促进排尿。调节排尿的大脑皮质和脑桥的区域包括脑桥排尿中枢、中脑导水管周围灰质、丘脑、岛叶、扣带回前部和前额叶皮质。其中脑桥排尿中枢和中脑导水管周围灰质在脊髓对控尿和排尿的过程中起着关键作用[2]。扣带回前部和岛叶可能会引起自主神经的唤醒、内脏存储及感觉增强[3]。包括 γ-氨基丁酸、阿片、肽类和谷氨酸在内的神经递质可能在控制排尿中发挥作用。在情感和社交环境下，额叶皮质对排尿的决策起重要作用。这些部位对脑桥排尿中枢的影响主要通过中脑导水管周围灰质介导。中脑导水管周围灰质还整合了膀胱的感觉信息，促进尿液排泄和储存的协调性。脑桥排尿中枢以下的中枢神经系统病变与逼尿肌-括约肌协同失调有关（图 51-1）。颅内病变（如头部外伤、痴呆和肿瘤）和帕金森症等其他疾病通常与逼尿肌反射亢进有关。引起急迫性尿失禁的原因可能包括前额叶皮质或边缘系统功能障碍[2]。

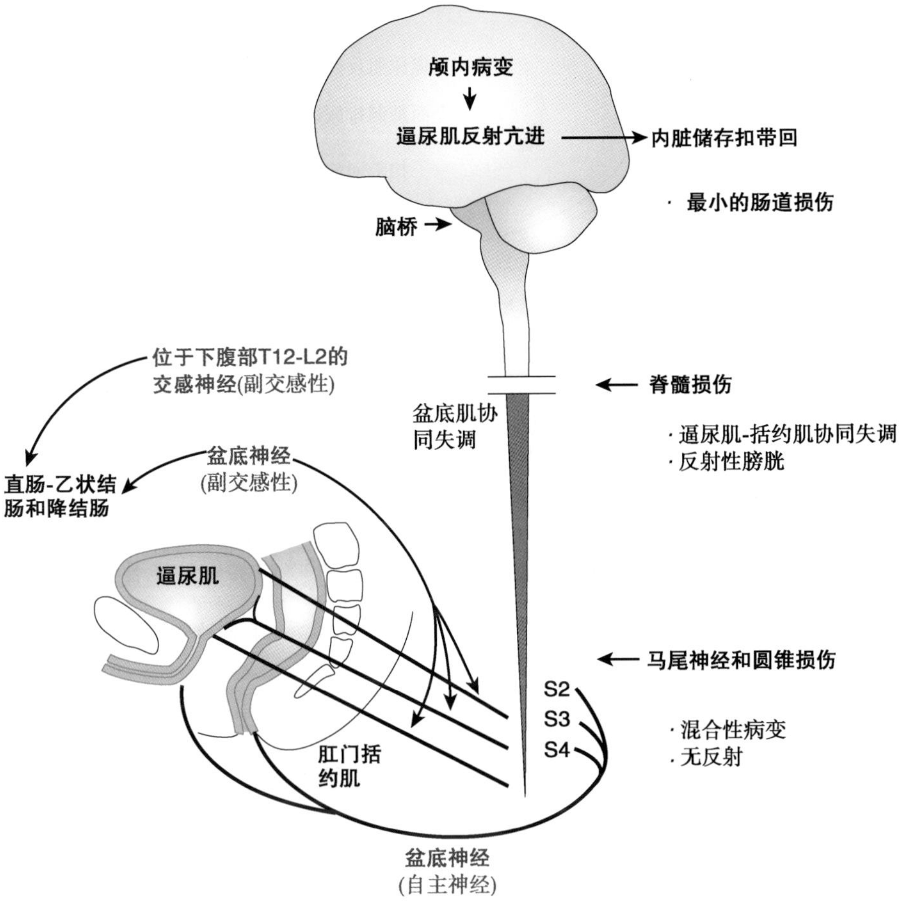

图 51-1　脑桥排尿中枢平面以下的中枢神经系统病变引起逼尿肌-括约肌协同失调

膀胱与肠道的神经支配

躯体神经系统和自主神经系统可实现对盆腔器官的神经控制，并通过腰骶反射实现良好的整合（图 51-1）；大鼠的双向跨突触示踪实验证实了膀胱和结肠的控制中心作用[3]。这些分析表明脑桥巴林顿核团（Barrington nucleus）（3 个神经元群）与膀胱和肠道均有突触连接。

这是协调膀胱和结肠功能的解剖基础，并在以膀胱和结肠症状并存为特征的疾病中起关键作用。也就是说，该神经通路的功能障碍可能是造成功能性肠道疾病中结肠和膀胱症状并存的基础原因。

副交感神经对膀胱壁和直肠乙状结肠的运动支配通过 S2、S3、S4 神经根实现。S3 神经根在膀胱运动的神经支配中占主导地位，该神经细胞的胞体位于膀胱壁内。所以膀胱不会因脊髓损伤而出现张力下降，除非存在严重的圆锥损伤和/或膀胱壁过度扩张。膀胱过度扩张的可能病因包括反复感染导致膀胱壁纤维化。逼尿肌组织的神经支配还受 β 受体激动剂的影响（直肠和支气管肌肉组织也有类似的神经支配）。膀胱颈受 α-肾上腺素能交感神经支配（T12～L1）。相较于女性，男性受此类神经支配程度更大、受体密度更高（图 51-2），可防止逆行射精。膀胱颈如同小动脉，对所有能影响小动脉的药物都产生反应。

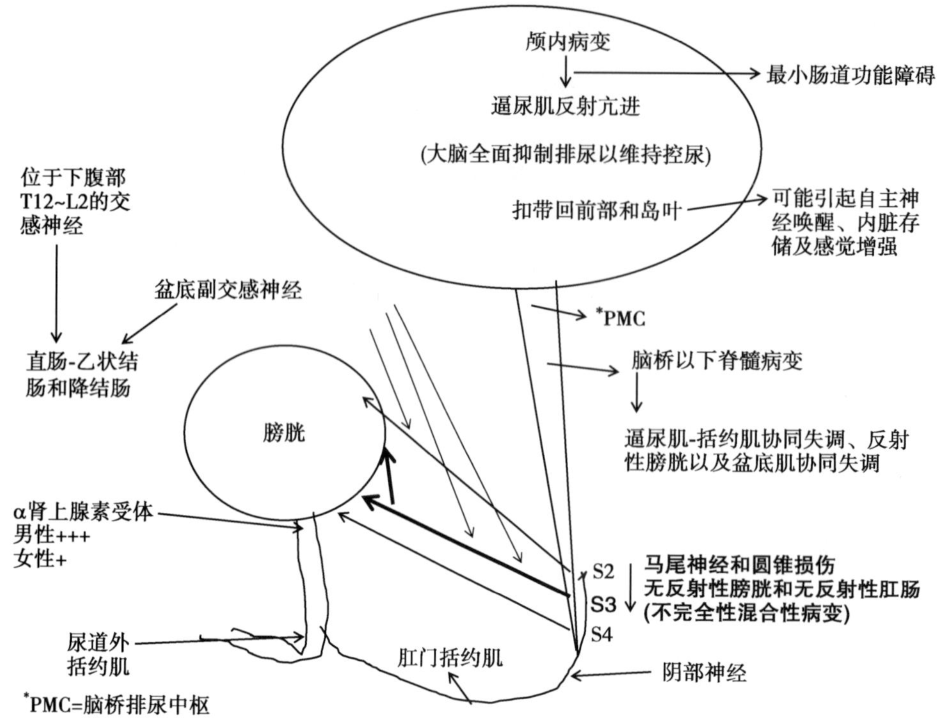

图 51-2　膀胱和肠道的神经支配：去神经支配可能引起的损害

临床表现

神经源性膀胱功能障碍的表现多样，包括尿失禁、尿潴留、耻骨上或骨盆疼痛、排尿不全、阵发性高血压伴发汗（自主神经反射异常）、反复尿路感染和隐匿性肾功能恶化。由于损伤程度和神经系统疾病的病理生理基础不同，神经源性膀胱功能障碍的症状也有所不同。膀胱引流不畅、膀胱内压力高、反复的尿路感染会导致上尿路损伤。

诊断学检查

体格检查

对肢体的残疾水平以及四肢的运动能力进行评估非常重要。对上肢的力量和灵活性、对下肢的肌张力和反射的评估有助于指导制订康复目标。对不完全四肢瘫患者进行神经泌尿系统的检查时，若患者肛周感觉正常、肛门括约肌主动收缩，则提示为不完全性脊髓损伤[4]。对生殖器的检查主要关注阴茎的状况：是否为包皮环切术后状态、阴茎的大小和皮肤状况。检查的关键是区分下运动神经元性膀胱和上运动神经元性膀胱（表 51-1）。

长期留置尿管的患者（尤其是女性），未行固定的导尿管可能造成尿道括约肌和尿道的损伤，导致尿管周围尿液渗漏。因此，在耻骨上用胶布固定导尿管对预防该并发症至关重要。女性的盆腔检查可发现引起排尿障碍的其他因素，如子宫脱垂、子宫肿块或肿瘤。

对男性进行肛门直肠指检时记录前列腺的大小和粪便有无嵌顿也很重要。直肠负荷过大时也会影响膀胱的排空功能。

神经泌尿系统检查

神经系统的一般检查如发现肛门括约肌的自主收缩则提示机体对会阴肌具有控制能力。对于四肢瘫患者，则提示为不完全性脊髓损伤[4]。此外还需要进行球海绵体反射的检查，球海绵体反射阳性提示骶反射弧（S2、S3、S4）完整。膝反射的存在反映了 L2～L4 水平脊髓的状态，膝反射亢进提示盆膈张力增高及逼尿肌-括约肌协同失调。足趾屈障碍提示 S2 节段的损伤，或是圆锥以上的病变，提示尿道外括约肌的损伤及膀胱可能受累（图 51-2）。损伤节段以下出现深反射的恢复提示已度过脊髓休克期。

记录腹部肌肉组织的张力、触诊结肠以检查是否存在粪块、对膀胱进行触诊可发现膀胱或肠道的排空不全。膀胱残余尿量可以通过超声检查估算，和/或通过导尿确定。

表 51-1 下运动神经元和上运动神经元神经源性膀胱的主要特点比较

	下运动神经元性膀胱	上运动神经元性膀胱
泌尿问题	排空障碍	储尿障碍
原因[a]	最常见膀胱松弛、括约肌痉挛或两者兼有 脊髓休克时的反射弧功能异常 其他原因包括脊髓圆锥综合征、马尾综合征、脊髓灰质炎、急性脑血管意外(逼尿肌无反射)	最常见痉挛性膀胱、括约肌无力或两者皆有 在脊髓损伤中,度过初始创伤期,会出现反射弧功能的恢复 其他原因包括亚急性脑血管意外(逼尿肌反射亢进)和多发性硬化(最常见的是逼尿肌反射亢进)
病变部位	累及排尿中枢(S_2~S_4);仅累及控制膀胱的周围神经	骶段排尿中枢以上的节段(S_2 以上)
临床表现	扩张的、无反射的、松弛的膀胱 紧张的、痉挛的括约肌	缩小的、过度活跃的痉挛性膀胱
贮尿障碍	排尿障碍	
治疗	间歇性导尿 Credé 动作(耻骨上加压) Valsalva 动作 诱导排尿的药物: • 胆碱能受体刺激剂(如氨甲酰甲胆碱) • α 受体阻滞剂(如哌唑嗪、苯氧基苯甲胺、特拉唑嗪、多沙唑嗪)	增强尿液储存的药物: • 最常用的是抗胆碱药(如托特罗定和丙胺太林) • 平滑肌松弛剂(如奥昔布宁) • α 受体激动剂和 β 受体激动剂(如丙米嗪、麻黄碱)维持尿液存储

[a] 这些是常见的膀胱病理类型。然而,同一种病因可能既表现为下运动神经元性膀胱又表现为上运动神经元性膀胱,或是在疾病自然进程的不同阶段表现出上运动神经元性膀胱和下运动神经元性膀胱的不同病理特征。例如,多发性硬化症患者可能存在逼尿肌反射亢进、逼尿肌反射消失或逼尿肌括约肌功能障碍,脑血管意外患者可能首先出现逼尿肌反射消失,之后表现为逼尿肌反射亢进。

摘自 CUCCURULLO SJ. Physical medicine and rehabilitation board review. 2nd ed. New York:Demos Medical;2010:571。

仔细评估膀胱功能障碍非常重要。圆锥以上的脊髓损伤可导致上运动神经元性膀胱,即反射性膀胱。以下表现可怀疑上运动神经元性膀胱:膝反射亢进、跟腱反射亢进、肛门周围感觉缺失以及球海绵体反射阳性。马尾神经和圆锥损伤通常与下运动神经元性膀胱有关,并伴有踝反射消失和球海绵体反射消失。严重的圆锥损伤可导致无反射性或弛缓性膀胱。

早期治疗

脊髓损伤后的急性期

急性期通常持续数日至 3~4 周。急性期膀胱无反射活动,必须进行充分的引流,防止无反射性膀胱过度扩张。膀胱过度扩张可能导致逼尿肌损伤和逼尿肌张力下降。福莱导尿管有助于保证膀胱的引流。代谢反应和利尿的初始阶段结束后,可以进行间歇性导尿以减少尿路感染和结石的发生。根据患者的一般情况,在允许的情况下进行训练,每 4~6h 进行一次自我导尿。导尿的频率限制在 24h 内不超过 5 次,每次尿量不得超过 500mL[5]。

延续医疗

所有神经损伤的患者应进行基线血液实验室检查,并在随访时复查血尿素氮和血肌酐浓度,肾脏和膀胱超声检查可评估肾脏的状况,如肾脏的大小、形状,是否存在肾积水、结石病、输尿管积水。如果怀疑膀胱输尿管反流或尿道狭窄,排泄性膀胱尿道造影可能有助于诊断和治疗。如怀疑肾结石,通过非对比增强的计算机断层显像可确定结石的大小和位置。在处理肾结石时,可以进行静脉尿路造影。锝(^{99m}Tc-MAG3)扫描可用于随访监测肾功能[6]。

膀胱镜检查可以评估血尿、排除膀胱肿瘤和尿道狭窄。因此,建议有此类疾病的患者每年进行膀胱镜检查,特别是合并其他膀胱癌危险因素,如吸烟史或膀胱癌家族史。初始管理见图 51-3。

尿流动力学评估

尿流动力学检查包括膀胱压力容积测定和同步进行的盆底肌肌电图检查,该检查对于正确记录膀胱压力和逼尿肌-括约肌协同失调的诊断非常重要(图 51-4)。应对所有神经系统疾病患者进行尿流动

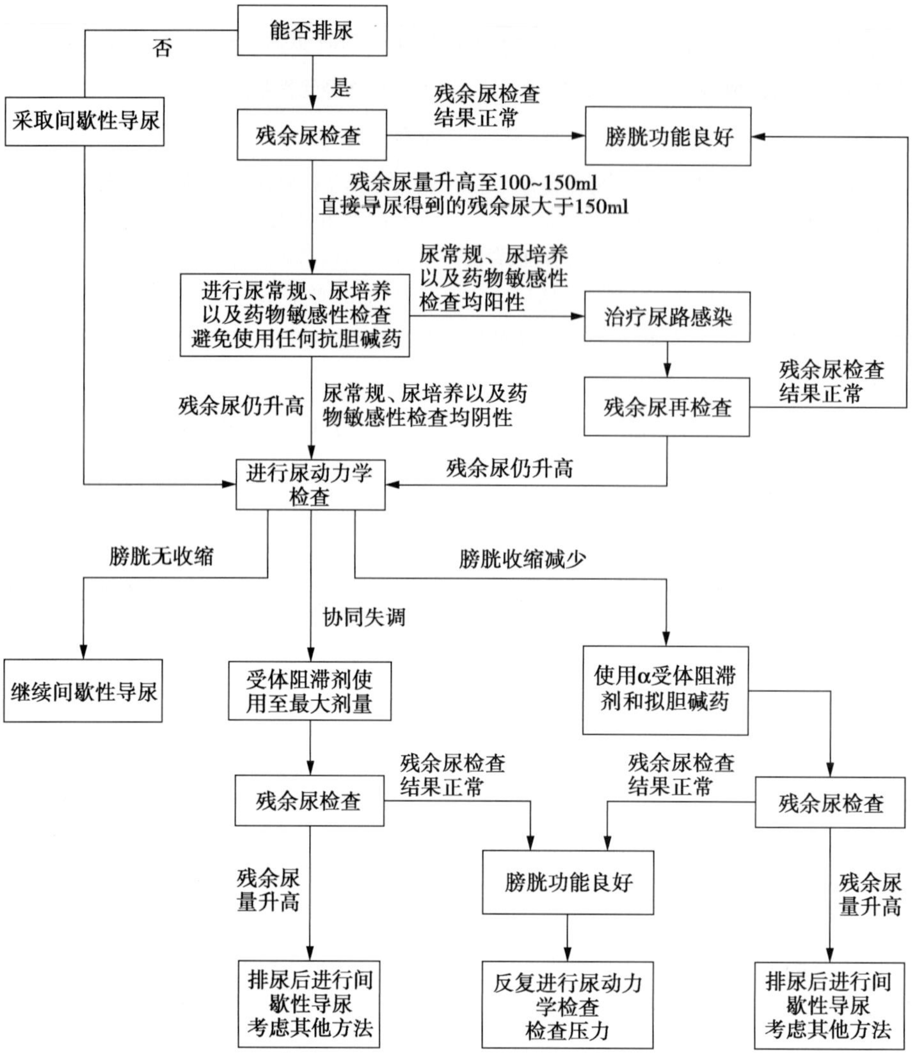

图 51-3　已知病因的神经源性膀胱患者的早期治疗流程(经允许摘自 the JFK-Johnson Rehabilitation Institute, Edison, NJ)

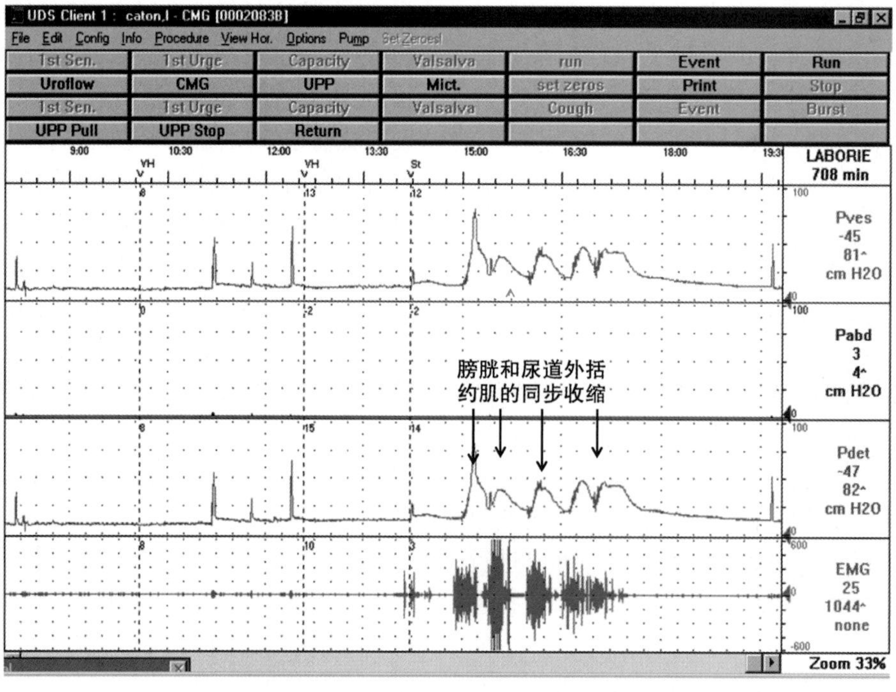

图 51-4　四肢瘫患者的逼尿肌-括约肌协同失调

力学检查。该检查对膀胱功能障碍的基线记录很有用，可以测定静息和尝试排尿时的膀胱内压、膀胱容量、逼尿肌-括约肌协同失调、残余尿量。膀胱充盈期和尝试排尿时的血压监测有助于预测和诊断自主神经反射障碍[7]。电视透视监控对于诊断膀胱输尿管反流非常有用，也有助于监控尿道内、外括约肌的功能。

中枢神经系统在损伤后的急性期处于休克状态。最好通过远端反射判断休克已经解除后再进行尿流动力学检查（图 51-4）。

长期的膀胱管理和随访

间歇导尿

对于能够自我导尿的患者，间歇性导尿是膀胱引流首选的治疗方式[8,9]。手功能障碍的四肢瘫痪患者需要护理人员的帮助才能进行导尿。部分患者通常更倾向于选择留置导尿管或耻骨上引流，使用 12F 小导尿管。在医院导尿采用无菌技术，在家庭自行导尿时建议采取清洁技术，正确洗手并清洁导尿管（煮沸并保存在干净的盒子中）。男性距离尿道口 11cm 处，可能因尿道外括约肌痉挛导致插管困难，距离尿道口 17cm 处，则可能因膀胱颈问题导致插管困难（图 51-5）。尿道括约肌痉挛时可将 1% ~ 2% 的利多卡因凝胶涂抹于导尿管头上，并在插入导管前轻轻按摩阴囊后部。如膀胱颈存在问题，可能需要使用 Coudé 导尿管或弯头导尿管。下尿路的经直肠超声检查[10]和/或排泄性膀胱尿道造影可以明确插管困难的位置。

尿液检查中发现脓细胞，微生物尿培养呈阳性，发热超过正常体温 0.8℃（1.5℉），则怀疑存在尿路感染。此时需要根据药物敏感性结果及培养结果选择治疗[11-12]。

逼尿肌反射亢进

逼尿肌反射亢进是大多数上运动神经元病变的并发症。小剂量抗胆碱药可以增加膀胱容量并控制自主神经反射障碍，以维持两次导尿的连续性。当前可用的主要抗毒蕈碱药物包括奥昔布宁、托特罗定、达非那新、索非那新和曲司氯铵。临床对比性研究已经证实奥昔布宁比和索非那新可能比托特罗定更有效。尽管托特罗定的药物耐受性更好，但是由于 M3 受体分布广泛（尤其在涎腺），口干和便秘是影响抗胆碱药服用依从性的主要问题。除曲司氯铵以外，大多数抗胆碱药为叔胺，可以穿过血-脑屏障，从而增强抗胆碱能作用。但是，有证据表明它们可能会导致记忆力下降，特别是在老年患者中该不良

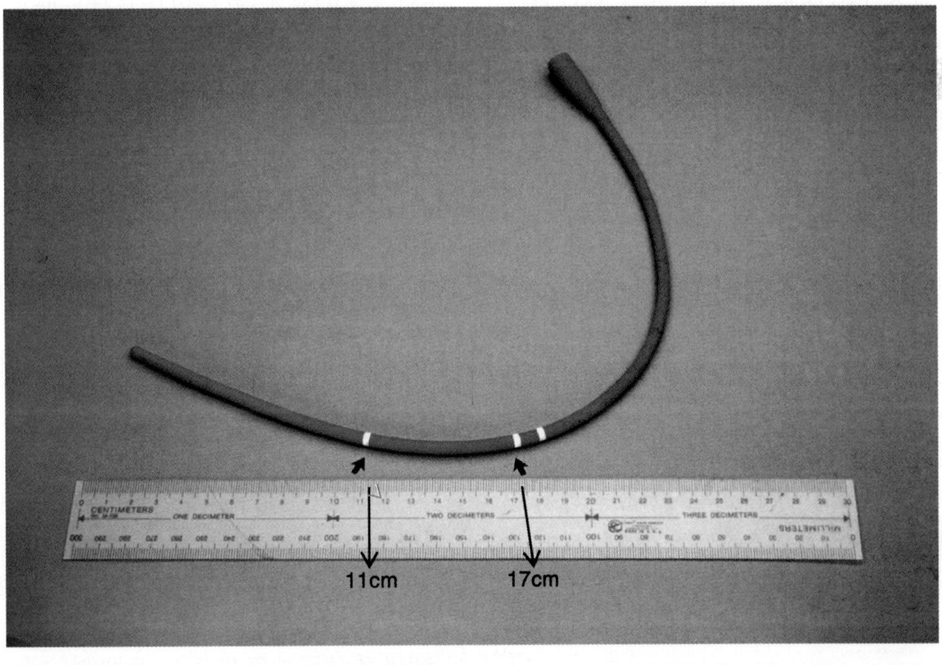

图 51-5　在 11cm 和 17cm 处标有记号的导尿管：在 11cm 处出现的插管困难可能由尿道外括约肌痉挛引起，在 17cm 处出现的插管困难可能由膀胱颈问题引起（经允许摘自 PERKASH I，FRIEDLAND GW. Transrectal ultrasonography of the lower urinary tract：Evaluation bladder neck problems. Neurourol Urodynam，1986，5：299-306）

反应更为显著[14]。

膀胱过度活跃的患者，如抗胆碱能药和/或 α 受体阻滞剂效果不佳，可以定期进行膀胱局部 A 型肉毒毒素（保妥适）注射。肉毒毒素可以阻止胆碱能突触前膜释放乙酰胆碱，从而抑制逼尿肌的收缩[15]。在膀胱镜下行膀胱壁的黏膜下注射，使用硬质或可弯的膀胱镜在膀胱壁的多个位点进行注射，每个位点注射 0.5mL，总剂量为 100～300U 保妥适[16]。

泌尿系统并发症

脊髓损伤患者很容易出现泌尿系统并发症，因此需要定期监测以及时预防和处理此类并发症。尿路感染的频繁发生可导致上尿路改变、结石病、肾盂肾炎和肾功能恶化。泌尿科医师作为医疗团队的一员，需要对脊髓损伤的患者进行细致的泌尿系统随访。

自主神经反射障碍是 T6 或 T6 以上脊髓节段损伤的常见并发症。最常见的原因是膀胱过度扩张[17-18]和/或直肠负荷过大[19]。强烈的感觉传入并上行至脊髓中枢，引起胸腰交感神经的反射性兴奋，导致广泛的血管收缩，以内脏血管的收缩最为明显，从而发生外周动脉高血压。在急性发作中，如果通过排空膀胱和直肠后症状仍得不到控制，可口服 30mg 硝苯地平或涂抹硝酸甘油软膏控制血压。脊髓损伤患者的正常收缩压可能低于 100mmHg，因此在治疗过程中需关注患者血压水平。对于急性自主神经反射障碍的其他有效药物包括肼屈嗪静脉注射 10～20mg 或肌内注射 10～50mg。初次使用时应降低剂量，并在必要时每 20～30min 重复使用一次，并监测以维持较低的血压。药物治疗还包括 α 受体阻滞剂（如哌唑嗪、特拉唑嗪、胍乙啶和可乐定）和抗胆碱药（如奥昔布宁和托特罗定）。对于自主神经反射障碍的长期治疗，可以考虑使用可乐定（0.1～0.3mg，口服，每日 2 次）[20]。

自主神经反射障碍通常与逼尿肌-括约肌协同失调有关。经尿道括约肌切开术等方法可以改善排空功能，并缓解患者的自主神经反射障碍。频繁发生自主神经反射障碍及手功能较差的四肢瘫患者应考虑行经尿道括约肌切开术（最好使用激光）和外引流技术[20]。

尿路感染

脊髓损伤患者伴有膀胱出口阻塞、排尿压过高（>50cm）、大量残余尿或肾结石时，发生尿路感染的机会也相对增加。膀胱容易过度扩张，并可能导致膀胱输尿管反流。留置导尿管和耻骨上引流的患者经常发生感染，而在引流充分的情况下，患者可能不会表现出感染症状。一部分患者容易出现周期性有症状的尿路感染，这些症状通常与尿管弯折和/或置入、更换尿管过程中造成的尿道损伤有关[13]。在有症状的尿路感染患者中通常存在脓尿，但脓尿缺乏特异性。无脓尿通常提示无症状性尿路感染。

发热超过正常体温 1.5℃ 伴有脓尿的患者可能需要根据尿培养结果选择药物治疗。尚无证据证明针对无症状性菌尿的治疗是有益的，并且有一定风险可能产生耐药的尿路致病菌。不建议预防性使用抗生素，因为几项研究中都未能证实其益处，且可能导致抗生素耐药[21]。

在一些反复出现症状性尿路感染的患者中，每天服用 1 次或 2 次呋喃妥因 100mg 有助于减轻感染。在更换导尿管前后，用 50mL 含有新孢菌素（120mg）和多合蛋白 B（60mg/L）的溶液进行膀胱冲洗被证实可有效减少感染。这两种抗生素均具有约 5min 的杀菌作用[22-23]。

尿流改道术和其他介入治疗

尿流改道术（有或没有增生）适用于尿道受损、膀胱狭窄或盆底广泛溃疡的患者。该操作需要征询泌尿科专家的意见，进行协作管理。骶神经根电刺激器也同样适用此类患者。但患者必须具有完整的骶反射。骶神经根电刺激的目的是改变排尿反射通路中涉及的躯体神经和传入神经的信号转导。此外，脊神经后根切断术可能导致肠道松弛。因此在实施此类介入操作之前，应向患者进行充分的宣教和沟通。当刺激器关闭时，他们应该能够自主排空膀胱（或通过 Valsalva 动作），或者能够进行间歇性自我导尿[24]。

神经损伤伴盆底肌协同失调患者的肠道功能障碍

在神经系统受损的患者中，导致便秘的病理生理机制包括肛门直肠协同失调引起的排便障碍[25-26]、腹肌无力、直肠感觉受损和结肠运输时间延迟[27-28]。大便失禁的原因包括外括约肌收缩受损（圆锥和马尾神经损伤）、无抑制的直肠收缩及直肠感觉受损，必须进行仔细的直肠指检来明确这些问题，并排除脱肛。此外，为补充肛门直肠测压（盆底肌肌电图）检查，还可以考虑进行排便造影，以排除协同失调、运送缓慢和其他便秘的原因。排便造影可以监测结构性异常、评估盆底肌运动及其支撑的器官运动的功能状态。过度下降(会阴下降综合征)也可能是便秘的病理生理机制。磁共振成像和/或盆底超声检查可以进一步补充诊断。

盆底肌协同失调治疗策略

盆底肌是可以自主控制的,因此可以通过生物反馈等各种方式来改善其功能。但是,生物反馈对神经功能受损的患者无效,除非该患者为不完全性神经损伤。因此,通过仔细的神经系统检查和肛门直肠测压检查排除神经损伤非常重要。对大多数神经源性直肠(上运动神经元性直肠)患者进行充分的肠道排空管理计划,需个性化地设置排便时间、饮食控制、考虑使用甘油栓剂。无反射性直肠(圆锥和马尾神经损伤引起)患者需要在排便前 8~12h 服用泻药以保证肠道排空。对于难以进行有效排便的患者,通常需要多种治疗策略联合运用。

(郑瑜 译,潘化平 陆晓 校)

参考文献

1. DeGroat WC, Wickens C. Organization of the neural switching circuitry underlying reflex micturition. *Acta Physiol (Oxf)*. 2013;207(1):66–84.
2. Block BF. Central pathways controlling micturition and urinary continence. *Urology*. 2002;59(5 Suppl 1):13–17.
3. Vogt BA, Nemchausky EA, Hof PR. Human cingulate cortex: surface features, flat maps, and cytoarchitecture. *J Comp Neurol*. 1997;359:490–506.
4. Rouzade-Dominguez ML, Miselis R, Valentino RJ. Central representation of bladder and colon revealed by dual trassyanptic tracing in the rat: substrates for pelvic visceral coordination. *Eur J Neurosci*. 2003;18(12):3311–3324.
5. Schneider RC, Cherry G, Pantek H. The syndrome of acute central cervical spinal cord injury; with special reference to the mechanisms involved in hyperextension injuries of cervical spine. *J Neurosurg*. 1954;11(6):546–577.
6. Perkash I. Intermittent cauterization and bladder rehabilitation in spinal cord injury patients. *J Urol*. 1975;114(2):230–233.
7. Tempkin A, Sullivan G, Paldi J, Perkash I. Radioscope renography in spinal cord injury. *J Urol*. 1985;133:228–230.
8. Perkash I. Pressor response during cystomanometry in spinal injury patients complicated with detrusor sphincter dyssynergia. *J Urol*. 1979;121:778–782.
9. Guttmann L, Frankel H. The value of intermittent catheterization in early management of traumatic paraplegia and tetraplegia. *Paraplegia*. 1966;4:63–84.
10. Perkash I. Intermittent catherization: the urologist's point of view. *J Urol*. 1974;111:356–360.
11. Perkash I, Friedland JW. Transrectal ultrasonography of the lower urinary tract: evaluation of bladder neck problems. *Neurourol Urodyn*. 1986;5:299–306.
12. Rhame F, Perkash I. Urinary tract infections occurring in recently injured spinal cord patient intermittent catherization. *J Urol*. 1979;122:669–673.
13. Hooton TM, Bradley SF, Cardenas DD, et al. Diagnosis, prevention, and treatment of catheter-associated urinary tract infection in adults: 2009 International Clinical Practice Guidelines from the Infectious Diseases Society of America. *Clin Infect Dis*. 2010;50(5):625–663.
14. Katz IR, Prouty Sands L, Bilker W, et al. Identification of medications that cause cognitive impairment in older people: the case of oxybutynin chloride. *J Am Geriatric Soc*. 1988;46:8–13.
15. Simpson LL. Molecular pharmacology of botulinum toxin and tetanus toxin. *Annu Rev Pharmacol Toxicol*. 1986;26:427–453.
16. Schurch B, Stöhrer M, Kramer G, et al. Botulinum-A toxin for treating detrusor hyperreflexia in spinal cord injured patients: a new alternative to anticholinergic drugs? Preliminary results. *J Urol*. 2000;164:692–697.
17. Krassioukov A, Warburton DE, Teasell R, Eng JJ. A systematic review of the management of autonomic dysreflexia after spinal cord injury. *Arch Phys Med Rehabil*. 2009;90(4):682–695.
18. Lindan R, Joiner F, Freechafer A, Hazel C. Incidence and clinical features of autonomic dysreflexia in patients with spinal cord injury. *Paraplegia*. 1980;18:285–292.
19. Cosman BC, Vu TT. Lidocaine anal block limits autonomic dysreflexia during anorectal procedures in spinal cord injury: a randomized, double-blind, placebo-controlled trial. *Dis Colon Rectum*. 2005;48(8):1556–1561.
20. Kaynan AM, Agarwal M, Perkash I. Neurogenic bladder. In: Fontera W, Silver J, Rizzo T, eds. *Essentials of Physical Medicine and Rehabilitation*. Philadrlphia, PA: Elsevier/Saunders; 2015:715–725.
21. Perkash I. Transurethral sphincterotomy provides significant relief in autonomic dysreflexia in spinal cord injured male patients: long-term follow-up results. *J Urol*. 2007;177:1026–1029.
22. Goetz LL, Cardenas DD, Kennelly M, et al. International spinal cord injury urinary tract infection basic data set. *Spinal Cord*. 2013;51:700–704. doi:10.1038/sc.2013.72.
23. Govan DE, Perkash I. Urethral catheterization: a method to protect the urinary tract against bacterial contamination and infection. *Invest Urol*. 1968;5:394–405.
24. Van Voskuilen AC, Ooerlemans DJ, Weil EH, de Bie RA, van Kerrebroeck PE. Long-term results of neuromodulation by sacral nerve stimulation for lower urinary tract symptoms: a retrospective single centre study. *Eur Urol*. 2006;49:366–372.
25. Perkash I. Pelvic floor dyssenergia: it's relevance to the anorectal bowel dysfunctions and management guidelines. *J Gastrointest Dig Syst*. 2013;3:e117. doi:10.4172/2161-069X.1000e11.
26. Tantiphlachiva K, Rao P, Attaluri A, Rao SSC. Digital rectal examination is a useful tool for identifying patients with dyssynergia. *Clin Gastroenterol Hepatol*. 2010;8:955–960.
27. Nino-Murcia M, Stone JM, Chang PJ, Perkash I. Colonic transit in spinal cord–injured patients. *Invest Radiol*. 1990;25:109–112.
28. Stone JM, Wolfe VA, Nino-Murcia M, Perkash I. Colostomy as treatment for complications of spinal cord injury. *Arch Phys Med Rehabil*. 1990;71:514–518.

第52章 伤口治疗

Rachna Hajela Soriano, Mary H. Zeigler, and Allison Kessler Vear

引言

在美国,压疮是发病率、死亡率和医疗费用增加的一个重要原因。由于报告和分类的不同,压疮的发病率和流行率在不同研究中差异很大。压疮的发生率在急症医疗中为 0.4%~38%,长期医疗中为 2.2%~23.9%,家庭医疗为 0%~29%[1]。美国疾病控制和预防中心(CDC)估计 2004 年有 11% 的疗养院患者存在压疮[2]。估计住院期间与压疮有关的费用是 43 180 美元,而治疗单个全皮肤层压疮的总费用为 70 000 美元[3]。据估计,美国每年用于治疗压疮的总金额为 110 亿美元[4]。2006 年的一份报告指出,美国有 503 300 人因压力损伤所造成的疾病而住院,其中以压疮为主要诊断的有 45 500 例[5]。这些入院患者中,最终有 1/25 的人死亡[6]。

病理生理学

皮肤损伤可能由多种机制引起。压力损伤是对皮肤持续性压迫引起的损伤,通常在骨性隆起处,可导致对其下组织的损害。虽然造成损伤所需的压力大小存在差异,但是动物模型表明,压力超过 60mmHg 会导致严重的组织缺血[7]。可测量的组织学改变通常发生在 2~6h 内[8]。动物模型也显示,细胞死亡与所施加的压力成正比,压力越高,细胞死亡的速度越快。有趣的是,肌肉比皮肤更容易受到影响。压疮损害在皮肤和浅表皮下组织出现损伤前通常是已经在内部形成的。尽管有下层的损伤,但是表层皮肤仍可看起来完好无损[9]。在文献记载的 200 个危险因素里,最常见的因素包括行动受限、感觉丧失、皮肤完整性受损(受年龄、营养和循环等因素影响)、水分以及存在摩擦力或剪切力[10]。

在 2014 年,美国压疮顾问小组(NPUAP)、欧洲压疮顾问小组(EPUAP)和泛太平洋地区压力性损伤联盟(PPPIA)将压疮定义为"通常在骨性隆起上,由于持续压力造成的皮肤和/或皮下组织的局部损伤"。这个定义包括与剪切力相关的压疮。许多因素也与压疮有关,其中最主要的因素是活动障碍[11]。虽然压疮可以发生在任何部位,但最常发生在骨性隆起处,如骶骨、跟骨、尾骨、足跟和股骨大转子(图 52-1)。对于康复患者来说,这种压疮通常是由于石膏、支架、矫形器或医疗设备的压力和剪切力造成的。

由于慢性残疾和疾病的性质,康复患者是压疮的高风险人群。许多患者合并神经功能障碍(如脊髓损伤、卒中、脑损伤、帕金森病和多发性硬化症),并发症包括运动和感觉功能下降、神经性肠道与膀胱、认知障碍和运动痉挛。在康复治疗室还可以看到癌症、糖尿病、心脏和呼吸系统疾病以及感染等急性疾病的患者,所有这些疾病因素都可促进压疮的形成。

理想情况下,预防应是压疮管理的总目标。早期发现压疮或高危皮肤可预防恶化[12]。压疮的评估和诊断从彻底的皮肤检查开始。最好在患者入院后 24h 内进行,由医生和护士或伤口医疗团队来操作。团队成员必须进行准确一致的评估。NPUAP/EPUAP 压疮分类系统是被公认和接受用来评估和界定压疮分期的工具[6]。这个分类系统是基于压疮的穿透深度来分类的(如表皮、真皮、脂肪组织、肌肉和骨骼,图 52-2)。美国医疗保健研究与质量局(AHRQ)已经发布了预防压疮的指南[13](表 52-1)。

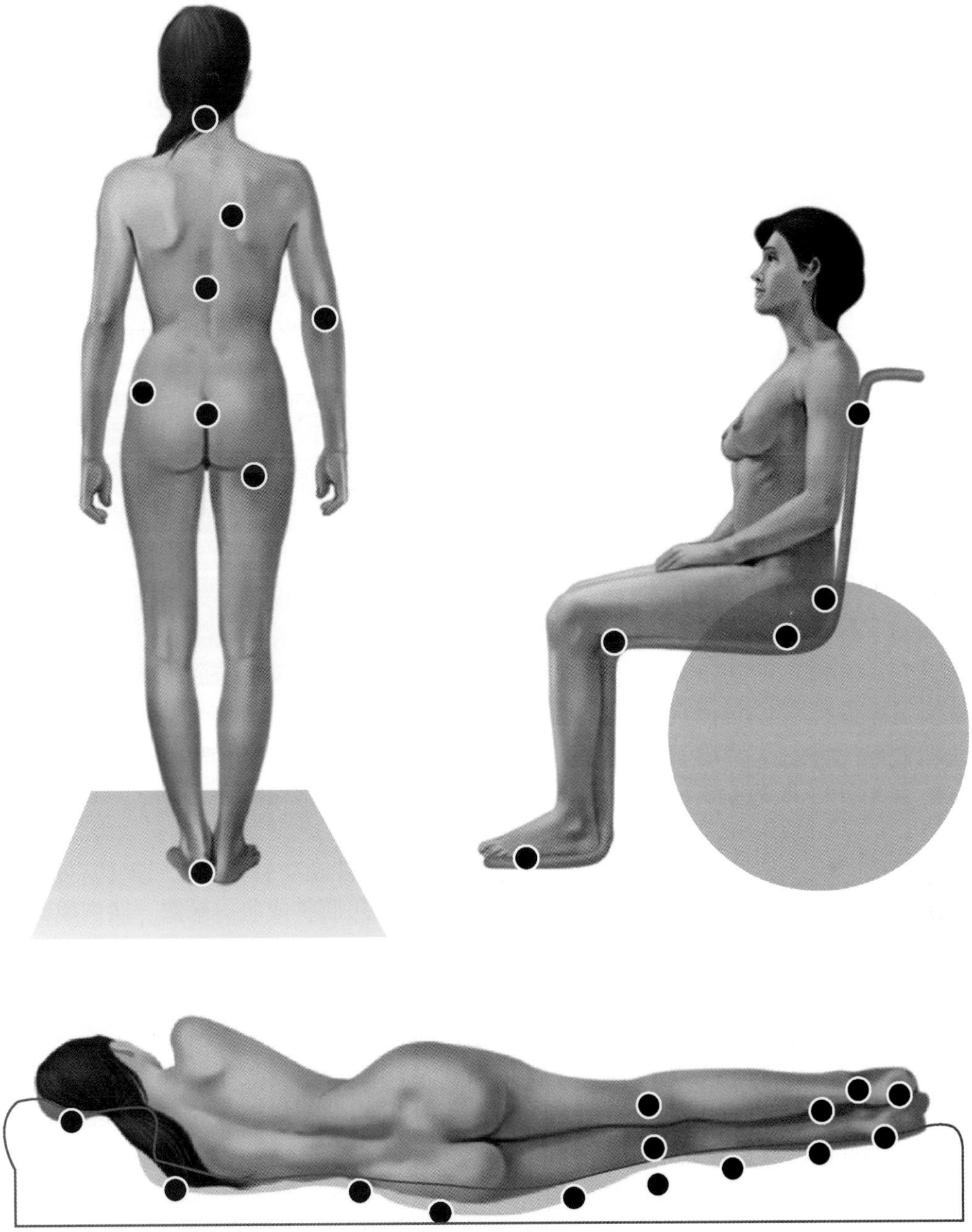

图 52-1　压疮的位置。最常见的形成压疮的部位是骶骨、尾骨、根骨和髋关节的大转子(摘自 Preventing Pressure Ulcers: A Patient’s Guide. Washington, DC: US Department of Health and Human Services; 1992, USGPO 617-025/68298)

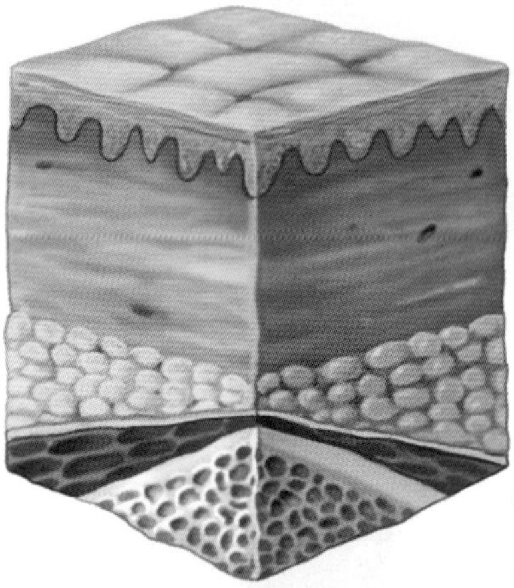

图 52-2　表皮和深层组织层

表 52-1　AHRQ 关于压疮预防和治疗的指南

入院后 8h 内评估风险并制订医疗计划
每天检查高风险患者(所有易感部位)
用温和的肥皂和水保持皮肤清洁
用防潮垫保持清洁皮肤干燥
使用升降板、床梯架或两者以减少摩擦和剪切力
在患者附近张贴翻身时间表
用充气足跟升降机减轻根骨压力
避免使用甜甜圈形垫
尽可能保持床头平坦
使用减压椅垫,使得可以经常变换体位
保持并鼓励活动,避免卧床休息
关注低蛋白血症、贫血或体重指数(BMI)异常患者的营养问题
教育患者和家人预防压疮

国际 NPUAP/EPUAP 压疮分类系统

Ⅰ期:指压不变白的红斑

Ⅰ期包括完整的表皮,通常在骨性隆起的局部区域有指压不泛白的红斑。深色皮肤可能不能观察到指压泛白现象:该区域皮肤的颜色可能与周围区域皮肤的颜色不同。该区域与邻近组织相比,可能会出现疼痛、触感坚硬或松软、温度异常。深色皮肤的个体做Ⅰ期诊断较困难,此类人可归为高危人群(危险的征兆,图 52-3)。

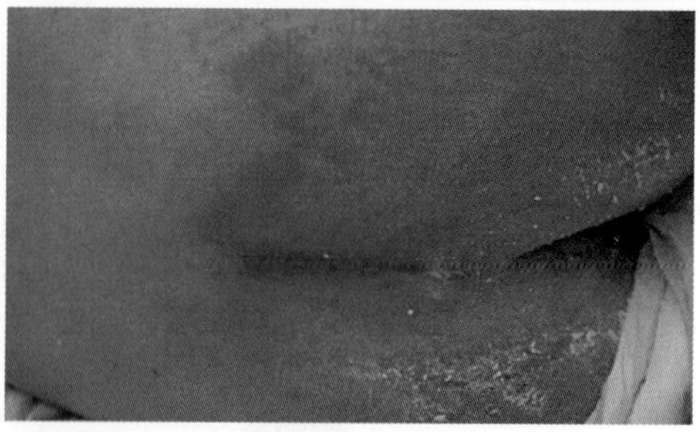
图 52-3　Ⅰ期压疮(经允许摘自 the Rehabilitation Institute of Chicago)

Ⅱ期:部分皮肤缺损

Ⅱ期涉及真皮层,部分皮肤厚度丧失,表现为浅表的开放性红或粉色创面,无组织脱落。也可表现为完整的或开放的/破溃的充满浆液或血清液体的水疱。创面为一个有光泽的或干燥的组织脱落或瘀肿的浅表溃疡(瘀肿应怀疑深部组织损伤)。此分期不适用于描述皮肤撕裂伤、带状烧伤、会阴部皮炎、浸液或擦伤性皮炎(图 52-4)。

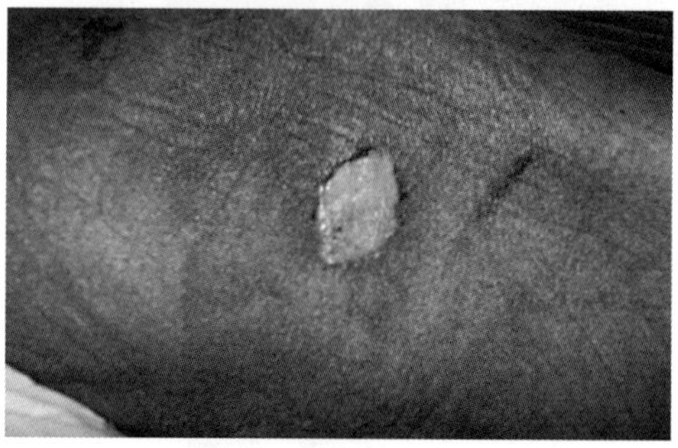
图 52-4　Ⅱ期压疮(经允许摘自 the Rehabilitation Institute of Chicago)

Ⅲ期:全皮肤层缺损

Ⅲ期涉及表层和真皮层损伤,可见皮下脂肪,但没有骨骼、肌腱或肌肉暴露。肌肉腐烂可能存在,但不会掩盖组织损伤的深度。可能会出现窦道。Ⅲ期压疮的深度因解剖位置的不同而变化。鼻梁、耳、枕骨部和足踝部没有皮下组织,这些部位的Ⅲ期压疮较为浅表。相反,皮下脂肪较多部位可发展成非常深的Ⅲ期压疮,骨骼、肌腱不可见或不可直接触碰到(图 52-5)。

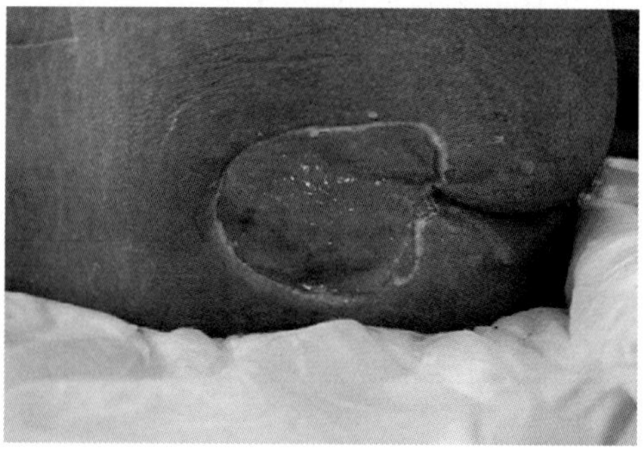
图 52-5　Ⅲ期压疮(经允许摘自 the Rehabilitation Institute of Chicago)

Ⅳ期:组织全层缺损

Ⅳ期涉及表皮、真皮层和皮下脂肪损伤,伴有骨骼、肌腱或肌肉暴露。伤口创面可部分伴有坏死组织或焦痂——常伴有潜行性伤口和窦道。Ⅳ期压疮的深度因解剖位置的不同而变化。鼻梁、耳、枕骨部和足踝部没有皮下组织,这些部位Ⅳ期压疮较为表浅。Ⅳ期压疮可深及肌肉和/或支撑组织(如筋膜、肌腱或关节囊),有时可伴有骨髓炎。可观察到暴露的骨骼/肌腱,或通过触诊可及(图 52-6)。

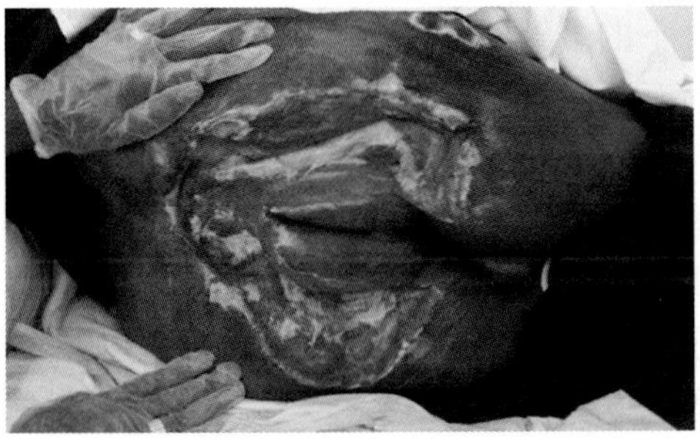

图 52-6　Ⅳ期压疮(经允许摘自 the Rehabilitation Institute of Chicago)

不可分期:深度未知

此期涉及全层组织损伤,压疮创面底部被坏死组织(黄色、棕褐色、灰色、绿色或棕色)和/或焦痂(棕褐色、棕色或黑色)覆盖。除非清除足够多的坏死组织和/或焦痂以暴露出创面底部,否则压疮的实际深度、分类和分期不能确定。足跟处稳定的焦痂(干燥、附着紧密、完整且无红肿或波动性)相当于"机体天然的(生物的)遮盖物",不应该被清除(图 52-7)。

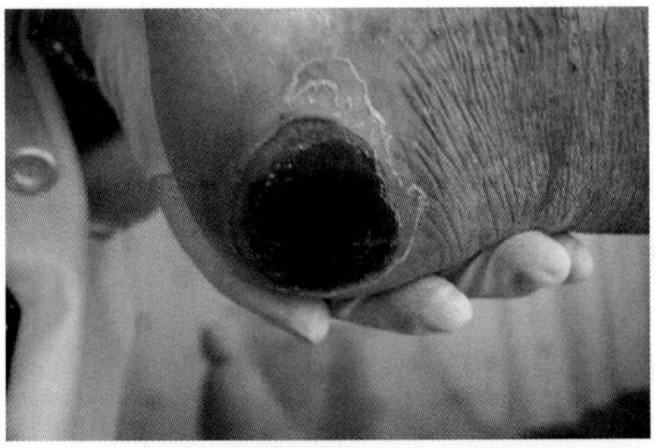

图 52-7　不可分期压疮(经允许摘自 the Rehabilitation Institute of Chicago)

可疑深部组织损伤期:深度未知

此期最主要的症状是由于压力和/或剪切力造成皮下软组织损伤,在完整但褪色的皮肤上出现局部紫色或褐红色,或形成充血性水疱。与邻近组织相比,该区域的组织可先出现疼痛、触感坚硬、糜烂、松软,温度较高或较低。对于深肤色个体诊断深层组织损伤较为困难。此期也包括在深色创面上形成一个比较薄的水疱,随后可被一层薄的焦痂覆盖。即使接受了最佳治疗,暴露更多的组织层,发展进程也会加快(图 52-8)。

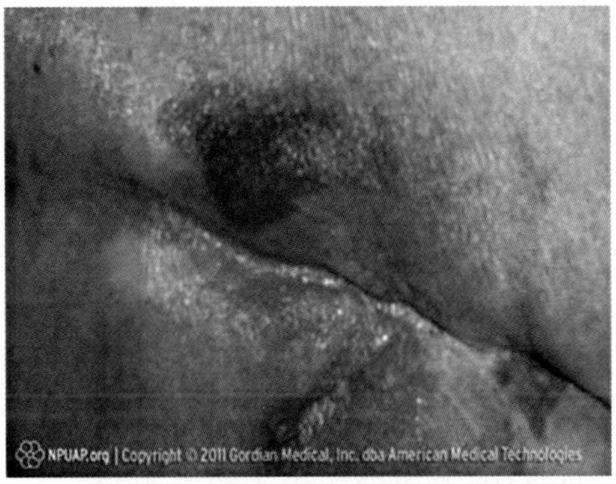

图 52-8　可疑深度组织损伤期(经允许摘自 the Rehabilitation Institute of Chicago)

处罚和赔偿

美国医疗保险和医疗补助服务中心(CMS)将压疮视为"不可发生事件"。医院内发生压疮或恶化时,医疗系统就会承受严重的经济处罚。如果医疗机构没有按时提交每月的压疮数据,或者提供者之间对医疗文件中的压疮分期存在分歧,CMS 也会对医疗机构进行经济处罚[14]。

导致压疮的作用机制

患者与轮椅或床等支撑表面的接触可导致患者与接触面之间产生支持力和剪切力。这个过程称为外部机械载荷力,可以是支持力(垂直于皮肤表面的力),也可以是剪切力(平行于皮肤对皮肤表面),或两者兼有。压力被定义为单位表面积上的作用力。压力和剪切力会导致真皮层、皮下组织层、筋膜层和肌肉变形。这种变形会引起应变(衡量相对形变)和应力(单位面积产生的内力)[6]。

软组织的持续形变可引起局部缺血,导致缺氧。缺氧会引起营养供给不足和代谢废物堆积。代谢废物导致细胞缺乏营养和 pH 发生变化,从而导致组织损伤和细胞死亡。深层组织、皮下组织和肌肉更容易受到缺血性损伤。动物研究表明,骨骼肌在发生持续形变后，仅 2～4h 内就会出现缺血性改变。

患者坐轮椅后，肌肉可以在数 min 内产生 50% 的内部应变，可引起组织的微细损伤。组织损伤会导致进一步的应变和应力作用，且长时间缺血再灌注可能会释放氧自由基，进一步加重损伤[11]。

目前，准确的压疮作用机制还不完全清楚。可能进行研究的领域包括：①微气候（皮肤和支持组织之间的湿度和温度）及其与Ⅰ期和Ⅱ期压疮发展的相关性；②浅表压疮和全皮肤层压疮的不同病因；③充分解释皮肤与形变程度的关系。

风险因素

有许多危险因素可使患者发生压疮。目前已经有几种风险评估工具来确定压疮风险的存在。最著名、可靠且最有预测效度的是 Braden 和 Norton 量表。然而，随着知识体系不断更新，这些只侧重于活动、移动、营养、感知觉、摩擦力和剪切力量表的准确性是有限的，这意味着需要考虑更多的因素。在评估风险等级时，用已制订的、可靠的、有效的量表与谨慎的临床判断相结合是当前最佳的实施方法。

风险因素可分为固有因素和外在因素。固有因素包括年龄、神经功能障碍（运动、感觉和认知功能障碍）、骨科创伤、心肺疾病、糖尿病、恶性肿瘤、血流动力学异常、周围性血管疾病、营养不良、脱水、肥胖和急性疾病。其他固有因素包括吸烟、压疮史（已治愈）和某些特定药物，如镇静剂、催眠药和类固醇[15-16]。外在因素包括压力、摩擦力、剪切力、水分（肠和/或尿失禁）和医疗器械（夹板、支具、石膏、导管等）。预防方案中必须处理所有确定的危险因素。

预防

根据卫生机构的政策，患者入院时和随后定期进行全面的全身皮肤评估是至关重要的。如果有可能，皮肤评估必须包括检查被支架、石膏或医疗设备遮挡的区域。

符合皮肤完整性改变的表现为指压不泛白的红斑、水肿、局部疼痛、组织温度升高、皮肤温度变化以及与邻近组织相比较的组织一致性的变化。深肤色的人在受伤处会表现出更深的颜色。

适当地保持清洁、皮肤水分、含水量和营养对于健康的皮肤是必要的。使用可平衡 pH 的皮肤清洁剂有助于保持皮肤表层的弱酸性，这样可以抵抗细菌，减少干燥和刺激。润肤剂和充足的水分可以保持皮肤湿润。禁止在有破裂风险的皮肤区域进行按摩或剧烈摩擦，避免对脆弱的毛细血管或皮肤造成潜在损害。

建议提高对患者排泄的控制，以防止皮肤受到水分、粪便和尿液污染物的影响。某些患者可能需要留置导尿管和粪便控制装置，而其他患者则可用作用于肠道和膀胱的相关技术来调节排泄，如每天使用栓剂、间歇膀胱导尿技术。在任何情况下，应该在所有清洗会阴的步骤完成之后使用防护产品。通风条件下的缓解期可以短暂使用吸水性产品。

对有压疮风险的患者或已存在压疮的患者都应该进行营养评估和筛查。注册营养师可以参与评估患者的当前体重和最佳体重、体重指数、蛋白质能量营养不良症、目前的食物摄入量、牙齿健康状况、病史和手术史以及与食物相关的心理社会影响或文化影响等因素。

虽然实验室测量不应作为营养不良的单一指标（如血清白蛋白和前白蛋白水平），但是可以用来完善整体评估。半衰期为 20d 的血清白蛋白以及影响其准确性的因素（如感染、压力、手术、类固醇和脱水）会使检测数据不够准确。虽然前白蛋白的半衰期较短（24～48h），但它也可能受到炎症和压力的影响。目前的文献建议，压疮患者每日营养供给量至少为 30～35kcal/kg，蛋白质 1.25～1.5g/kg，每 1kcal 应摄入 1mL 的液体[11]。现在的食品业提供各种改良的高蛋白和高热量的营养补充剂，可以很容易地添加到患者的口服或肠内营养剂中。

为了预防压疮和/或治疗现有的压疮，必须定期给患者进行体位更换或减压。在康复治疗中，患者可能会失去感觉和/或运动能力。因此，即使这类患者长时间保持同一姿势，也不会感到体表的不适或疼痛感，也不会自行改变体位来减压。每个康复阶段都包含了指导患者/护理人员如何正确地翻身和减压。

体位变化的频率必须由个体的状况来决定，如组织耐受性、现有的压疮、危险程度和患者的整体状况。例如，应鼓励骶骨压疮的患者每 2～4h 翻身一次，不能仰卧。然而，坐骨结节处压疮的患者可能会仰卧于床上，因为仰卧时，负荷和压力在骶骨上，而不是在坐骨结节处。一般来说，在可以忍受的情况下，患者可每 2h 翻身一次。而侧卧位时，应将患者置于 30°而不是 90°的体位，并在骨突处放置枕头，如两个膝关节和两个足踝之间。研究表明,30°侧卧和俯卧时的支撑压力低于90°侧卧时的支撑力[11]。

摩擦力和剪切力可以通过以下干预措施来解决:①当床头抬高时,抬高膝垫;②更换体位时,在升降板下垫一块塑料板;③使用升降器帮助患者更换体位和转移;④在易患压疮处使用隔离乳霜、水胶体或泡沫敷料;⑤直接去除皮肤上多余的水分。

轮椅的坐姿更换也必须包含在制订的日常减压技术中。如果患者能够独立更换坐姿,可以每20~30min做一次身体前倾、左右移动、身体后倾或上臂支撑,每次持续2~3min;如果患者不能独立完成,需要护理人员的帮助或电动轮椅向后倾斜60°来辅助完成,从而减轻大腿的压力。同时也建议为有压疮高危因素的患者或已存在压疮的患者,适当处理轮椅和床的支撑面,以更好地重新分配压力(如凝胶、通风或泡沫)。

可以通过在小腿下放置一些减压靴或枕头来减轻足跟的压力,以便让足通过枕头处于悬空状态。特别要注意患者穿的鞋子,应该使用稍大尺码的鞋子、隔离乳霜和规定适当的脱鞋频率来防止压疮。

治疗

伴有坏死组织压疮的管理包括许多要素。治疗任何可能影响伤口愈合的潜在疾病是非常重要的,如血糖管理、感染控制、营养支持和/或戒烟,并使用适当的减压支撑面、保持伤口清洁和避免感染。坏死的伤口可能需要清创处理。清创方式可以是自溶、酶解、外科器械清创、机械清创或较低频率的蛆虫清创。

自溶清创,是使用保湿的敷料来促进身体自身的内源性酶来分解坏死组织。自溶作用是有选择性的,并且其技术含量最低。自溶清创适用于不能忍受其他更刺激性更强的清创形式的患者,是一种最好用于干燥或潮湿的坏死伤口的保守方法。

酶解或化学清创也可清除坏死组织[17]。酶解清创是一种更高选择性的清创形式,需要应用局部酶制剂(Santyl胶原酶)促进伤口表面坏死组织的乳化作用。酶解清创是通过使创面上坏死的胶原组织变性,从而软化大面积坏死组织的最有效的清创技术。不能同时使用可能使酶失活的化学药品或重金属离子。在大量引流伤口时,酶制剂可能会被冲洗掉而失活。一些患者在使用酶制剂时还会出现短暂的刺激、疼痛或创周红肿。

手术清创被认为是清除坏死组织最快、最有效的方法。通常要广泛切除包括伤口边界以外的活性组织,以确保坏死与感染组织的完全清除[18]。广泛切除是为了将慢性伤口转变为急性伤口,提高伤口愈合的能力。外科器械清创是指使用无菌手术刀、镊子或剪刀来清理坏死组织。这种方法更为保守,该方法通常在伤口边缘留一层薄的坏死组织,以便在清除过程中不会损伤活性组织。禁用于干性坏疽、动脉血流严重受损或凝血功能受损的患者。

机械清创是指利用机械能(mechanical energy)去除坏死组织。方法包括使用纱布的软磨法、干湿敷料、水疗法和负压伤口疗法。软磨法是使用纱布或附有海藻酸钙的敷料来清除不粘连的湿润坏死组织。干湿敷料长期以来被认为是一种主要方法。它是一种非选择性的清创方法,先将湿润的纱布覆盖在创面上,使之变干,坏死组织碎片嵌入纱布。纱布移除时,坏死组织也会被清除。但是它也确实存在一些缺点。由于这种方法是非选择性的,如果创口表面存在健康的肉芽组织,也会被移除,也可能伴有疼痛、出血和浸润。水疗包括涡流、注射器清洗和针式冲洗、喷射式灌洗、脉冲式灌洗、超声波清创。因为目前缺乏有关涡流对治疗伤口有益的证据,并且更新的技术已经可用,所以现在已经不提倡用涡流来清创。

注射器清洗和针式冲洗使用35mL注射器和19号针。针与伤口的夹角成直角,可帮助冲洗伤口碎片和减少创口表面细菌污染。喷射式灌洗是使用设备输出的加压水流进行伤口冲洗来清洁、除臭和清除松散的坏死组织,例如WaterPik[19]。进行脉冲式灌洗时,患者需要在一个单独房间内,并且确保这个房间的墙壁、门以及所有设备没有被污染。负压伤口疗法是机械清创的另一种形式。它是由一个计算机控制的真空泵,借泡沫或纱布敷料,将负压直接施加在创面上[20]。负压伤口疗法的敷料有助于引流和坏死组织清创,同时还可以保持伤口湿润。

蛆虫清创疗法(MDT)可以追溯到16世纪。这种清创方法是将普通绿蝇(丝光绿蝇)中的无菌幼虫涂抹在伤口表面[21]。蛆虫会选择性地清除坏死组织。这种生物清创也被认为是抗菌的,因为幼虫分泌的氨可提高伤口的pH。目前,此方法没有出现过中毒或变态反应,但是疗效比利器或手术清创要慢很多。

伤口愈合的类型

伤口愈合可分为一期愈合和二期愈合。手术治疗可促进一期愈合,而开放性伤口被再生组织修复为二期愈合。手术治疗可以直接通过左右缝合、皮瓣转移或皮肤移植来拉近伤口边缘。伤口的深度、位置和形状会影响二期愈合的速度。伤口愈合都会经历炎症、修复和成熟阶段。

很多方法有助于伤口的二期愈合,包括维持伤口湿润环境敷料的类型、真空辅助治疗、电磁刺激和高压氧治疗。在开放伤口组织周围进行电磁刺激会在这些组织内形成一个愈合电场,并可能涉及各种不同的脉冲射频刺激。近年来负压伤口疗法(NPWT)的发展显著加快,部分原因是案例研究和对照试验证明了该治疗的有效性。NPWT 可通过多种方法来促进伤口愈合,包括清除伤口渗出物以形成正确的湿润环境、清除腐肉以降低伤口的生物负荷、减少水肿和增加血流。NPWT 还可以让组织黏合,促进创面收缩和提高愈合率。

高压氧治疗(HBOT)是一种让患者在超过137.3kPa(1.4ATA)下吸入 100% 的氧气的治疗方法,多年来一直用于治疗慢性不愈合的伤口。HBOT 对于组织缺氧的患者[可通过经皮氧气监测(TCOM)来测量]非常有效[22]。通常在 2.0~2.5ATA 的密闭室中进行治疗,90min 的纯氧呼吸期间会穿插 5~10min 的空气呼吸。

不能愈合的伤口应考虑手术治疗。任何骨髓炎的治疗必须在手术治疗前进行。在一期伤口愈合中可以考虑皮肤移植或皮瓣转移。皮瓣是一种组织,其血液供应有利于伤口愈合。皮瓣是由皮瓣的血液供应或形成皮瓣的组织类型来进行分类。与皮肤移植相比,皮瓣的优点之一是可以使用分层组织,可以提供更具有耐受性和持久性的愈合。这种手术技术性强,可能需要很长时间,成功率在 90% 左右。

小结

未来的伤口医疗管理既要做到快速处理压疮,又要注重预防。压疮的预防应作为最终目标,因为治疗压疮可能影响患者发病率和死亡率,且增加医疗费用。

(赵彦 译,林爱翠 校)

参考文献

1. National Pressure Ulcer Advisory Panel. *Adv Skin Wound Care*. July–August 2001;14(4, part 1 of 2):208–215.
2. Park-Lee E, Caffrey C. *Pressure Ulcers Among Nursing Home Residents: United States, 2004* (NCHS data brief no. 14). Hyattsville, MD: National Center for Health Statistics; 2009.
3. Zaratkiewicz S, Whitney JD, Lowe JR, et al. Development and implementation of a hospital-acquired pressure ulcer incidence tracking system and algorithm. *J Healthc Qual*. 2010;32(6):44–51.
4. Sen CK, Gordillo GM, Roy S, et al. Human skin wounds: a major and snowballing threat to public health and the economy. *Wound Repair Regen*. 2009;17(6):763–771.
5. Russo CA, Steiner C, Spector W. *Hospitalizations Related to Pressure Ulcers, 2006* (HCUP statistical brief no. 64). Rockville, MD: Agency for Healthcare Research and Quality, December 2008. Available at http://www.hcup-us.ahrq.gov/reports/statbriefs/sb64.pdf.
6. National Pressure Ulcer Advisory Panel and European Pressure Ulcer Advisory Panel. *Pressure Ulcer Prevention and Treatment: Clinical Practice Guideline*. Washington, DC: National Pressure Ulcer Advisory Panel; 2009.
7. Herrman EC, Knapp CF, Donofrio JC, Salcido R. Skin perfusion responses to surface pressure induced ischemia: implications for the developing pressure ulcer. *J Rehabil Res Dev*. 1999;36:109–120.
8. Thomas DR. Does pressure cause pressure ulcers? An inquiry into the etiology of pressure ulcers. *J Am Med Dir Assoc*. 2010;11:397.
9. Wound, Ostomy and Continence Nurses Society. *Guideline for Prevention and Management of Pressure Ulcers (Injuries)* (WOCN Clinical Practice Guideline Series 2). Mt. Laurel, NJ: WOCN; 2016.
10. Byrne DW, Salzberg CA. Major risk factors for pressure ulcers in the spinal cord disabled: a literature review. Division of Plastic and Reconstructive Surgery, New York Medical College, Westchester County Medical Center, Valhalla, NY, and The Spinal Cord Injury Unit, Castle Point Veterans Affairs Medical Center, Castle Point, NY.
11. National Pressure Ulcer Advisory Panel, European Pressure Ulcer Advisory Panel, and Pan Pacific Pressure Injury Alliance. *Prevention and Treatment of Pressure Ulcers: Clinical Practice Guideline*. Haesler E, ed. Osborne Park, Western Australia: Cambridge Media; 2014.
12. Anton PM. Maintaining skin integrity. In: Mauk KL, ed. *Rehabilitation Nursing: A Contemporary Approach to Practice*. Sudbury, MA: Jones & Bartlett Learning; 2012:101.
13. Bergstrom N, Bennett MA, Carlson CE, et al. *Treatment of Pressure Ulcers* (Clinical practice guideline no. 15; AHCPR publication no. 95-0652). Rockville, MD: US Department of Health and Human Services, Public Health Service, Agency for Health Care Policy and Research; December 1994.
14. Centers of Medicare and Medicaid Services. Medicare program: changes to the hospital inpatient prospective payment systems and fiscal year 2008 rates—final rule. *Fed Regist*. 2007;72:47130–48175.
15. McNichol L, Watts C, Mackey D, Beitz JM, Gray M. Identifying the right surface for the right patient at the right time: generation and content validation of an algorithm for support surface selection. *J WOCN*. 2015;42(1):24.

16. Mackintosh R, Gwilliam A, Williams M. Teaching the fruits of pressure ulcer staging. *J WOCN*. 2014;41(4):382.
17. Schultz GS, Sibbald R, Falanga V, et al. Wound bed preparation: a systematic approach to wound management. *Wound Repair Regen*. 2003;11:1–23.
18. Vowden K, Vowden P. *Wound Bed Preparation*. World Wide Wounds; 2002. Available at www.worldwidewounds.com/2002/april/Vowden/Wound-Bed-Preparation.html.
19. Loehne HB. Wound debridement and irrigation. In: Kloth LC, McCulloch JM, eds. *Wound Healing: Alternatives in Management*. 3rd ed. Philadelphia, PA: FA Davis; 2002:203–231.
20. Morykwas MJ, Argenta LC. Use of negative pressure to increase the rate of granulation tissue formation in chronic open wounds. Presented at the Annual Meeting of the Federation of American Societies for Experimental Biology, New Orleans, 1993.
21. Horobin AJ, Shakesheff KM, Pritchard DI, et al. Maggots and wound healing: an investigation of the effects of secretions from *Lucilia sericata* larvae upon the migration of human dermal fibroblasts over a fibronectin coated surface. *Wound Repair Regen*. 2005;13:422–433.
22. Knighton DR, Silver IA, Hunt TK. Regulation of wound healing angiogenesis effect of oxygen gradients and inspired oxygen concentration. *Surgery*. 1981;2:262–270.

第 53 章 康复医学科紧急事件

Dorianne R. Feldman, Andrew M. Nava, Dawn M. Myers, and R. Samuel Mayer

康复科住院医生的主要职责之一是预防和管理医疗并发症。康复医生可能会感到任务艰巨，是因为需要住院进行急性康复的严重残疾患者常有许多合并症。大部分患者因为长期制动引起的多器官系统并发症。此外，康复医生因被要求能够降低急性医疗的再入院率正承受越来越大的压力。

在康复科预防发病率和死亡率需要执行基本的患者安全原则。在这些原则中最重要的是团队合作和沟通，这是康复专业人士引以为豪的技能。但是康复过程中，一些人可能并不熟悉医疗紧急情况的沟通技巧。科主任有必要确保所有工作人员都接受了 SBAR（情况、背景、评估、应对）等沟通工具的培训[1]。

控制感染至关重要，包括密切监测和执行正确的手卫生。康复科应实施规范入院的章程，以确保采取适当的预防措施（例如预防静脉血栓栓塞）。出院药物整合可防止再次住院[2,3]。最后，康复方案应通过实施监测评估来反映质量的提高。

本章介绍了康复中主要的并发症，并提供了预防、诊断和治疗的建议，以及相关的治疗预防措施。

静脉血栓栓塞症

背景

在一般人群中，静脉血栓栓塞（VTE）的患病率约为 0.2%，但是已发现的和未发现的静脉血栓栓塞的发生率差异很大[4]。在卒中、重大骨科或普外科手术、脊髓损伤或其他重大创伤和致残疾病的恢复期患者中，静脉血栓栓塞的发生率显著增加。肺栓塞（PE）在未治疗的近端深静脉血栓（DVT）患者中发生率为 26%～67%，死亡率为 11%～23%[5]。美国静脉血栓栓塞的经济负担/直接成本估计为每年 30 亿～40 亿美元，不包括损失工作日和生产力的额外间接成本。使用指南进行的静脉血栓栓塞预防可将康复患者静脉血栓栓塞的发生率降低为原来的 1/6[6]。

预防

康复科预防深静脉血栓/静脉血栓栓塞取决于初步诊断（表 53-1）。表 53-1 中的建议基于美国胸科医师协会指南[7]。

诊断

监测体征/症状，包括肿胀、压痛、凹陷性水肿、腹壁静脉怒张、发热和红斑。Wells 等[8]描述了一种临床预测规则，有助于确定所需的诊断测试。静脉超声成像是诊断深静脉血栓（DVT）的"金标准"。胸部计算机断层血管造影是正常肾功能患者肺栓塞（PE）的首选检查方法，肾损害患者宜采用通气-灌注式扫描[9]。

表 53-1　静脉血栓栓塞预防建议

适应证	建议
一般内科或肿瘤科患者，制动>48h	大剂量普通肝素 5 000U，3 次/d
普外科	• 低风险（<40 岁；40～60 岁、小手术）：无须处理 • 中度风险（40～60 岁、大手术；>60 岁）：肝素 5 000U，2 次/d • 高风险：肝素 5 000U，3 次/d，或低分子量肝素
脊髓损伤	低分子量肝素或者大剂量普通肝素
创伤性脑损伤	间歇性气动加压装置+小剂量肝素 5 000U，2 次/d（非颅内出血禁忌证）
全髋关节置换术或髋关节骨折	低分子量肝素、磺达肝癸钠、阿哌沙班、达比加群酯、利伐沙班、调整剂量维生素 K 拮抗剂，间歇性气动加压装置 10～14d；随后予阿司匹林 325mg，2 次/d，14d
全膝关节置换术	阿司匹林 325mg，2 次/d，21d；或低分子量肝素、磺达肝癸钠、阿哌沙班、达比加群酯、利伐沙班、调整剂量维生素 K 拮抗剂，间歇性气动加压装置 10～14d。随后予阿司匹林 325mg，2 次/d，14d
急性缺血性卒中和活动受限	大剂量普通肝素或低分子量肝素（若无颅内出血）或间歇性气动加压装置（若有颅内出血）

治疗

治疗包括低分子量肝素（LMWH，依诺肝素钠）1.0mg/kg，每日 2 次或 1.5mg/kg，每日 1 次；调整普通肝素（UFH）剂量，使活化部分凝血活酶时间（APTT）维持在 46～70s。对于华法林或维生素 K 拮抗剂，目标是保持国际标准比值（INR）在 2.0～3.0。治疗的持续时间可能会不同。对于初发静脉血栓栓塞且具有短暂危险因素（例如手术、急性损伤、妊娠）的患者，推荐使用维生素 K 拮抗剂持续 3～6 个月。利伐沙班是另一种选择。对于首次出现静脉血栓栓塞并发癌症的患者，建议先用低分子量肝素治疗 3～

6 个月，然后再使用维生素 K 拮抗剂治疗，直到癌症控制。对于初次出现特发性静脉血栓栓塞且病因不明的患者，建议进行 6~12 个月的维生素 K 拮抗剂治疗（考虑不确定性治疗）。首次发作静脉血栓栓塞且具有血栓前基因型（例如蛋白 S、蛋白 C 和抗凝血酶缺乏症）的患者，如有存在不止一种血液高凝状态，则可以接受维生素 K 拮抗剂治疗。复发性静脉血栓栓塞的患者建议采用维生素 K 拮抗剂治疗[5,10]。

治疗注意事项

当血栓形成后不久，松散地附着在血管壁上时，深静脉血栓栓塞的风险被认为是最大的。尽管如此，最近的指南不再推荐在确诊深静脉血栓/静脉血栓栓塞后长期卧床[5]。在抗凝剂初始/负荷剂量后 4~6h 可以恢复治疗。相反，对于过度抗凝的患者应该推迟治疗，直到问题得到纠正。

肺炎、误吸、肺不张

背景

医源性肺炎占所有住院病例的 1%，具有很高的死亡率，据估计占住院患者的 18%[11-12]。吸入性肺炎的患病率是可变的（22%~71%），通常与合并症有关。5%~15% 的住院肺炎是由误吸引发[13-14]。约 90% 的麻醉患者会出现肺不张。据报道，15%~20% 患者出现肺塌陷[15]。

预防

所有高危患者都应接种肺炎球菌和流感疫苗。预防肺炎的措施包括尽可能避免插管，尽量减少镇静，改善和维持身体状况，尽量减少气管内管套（ET）（如果患者需要插管）上方的分泌物聚集，维持呼吸机回路，抬高床头。可通过饮食调整、常规口腔护理、幽门后管饲、抬高床头、吞咽康复和使用促胃动力药物（如莫沙必利）预防误吸[14]。肺不张的预防包括实施胸部物理治疗、使用激励式肺量计和深呼吸练习[16]。

诊断

肺炎可通过一个新的或进展性的影像学表现及以下 3 种临床特征中的至少 2 种来诊断：发热 > 38℃、白细胞增多或白细胞减少以及脓性分泌物，这是开始经验性抗菌治疗的一个临床标准组合。推荐进行血液检查（即全血细胞计数）以及血液检查和痰培养[11-12]。诊断吸入性肺炎需要证据表明，有吸入危险因素的患者某一相关肺段出现新的影像学特征。

治疗

抗生素是主要的治疗手段。培养的标本及药敏试验对于确定致病菌至关重要。经验性抗生素治疗应在确诊后（4h 内）尽快开始，但应在培养标本收集后进行。抗生素应根据培养和药敏试验结果进行调整。抗生素的使用通常与当地医院的政策相一致并以现有的处方药为基础。只要细菌不是非发酵革兰氏阴性杆菌，7d 疗程的抗生素与 10d 疗程的效果一样[17]。

治疗注意事项

应当经常进行脉搏血氧饱和度测量，确保充足的氧合。对于肠内营养的患者，应保持头部直立，以防止误吸。应当根据病原体和医院政策/指南实施抗感染治疗。

心脏疾病和心律失常

背景

心律失常在康复科患者中较为常见，以房性心律失常居多[18]。心房颤动（房颤）是目前康复科最常见的房性心律失常。在美国，有超过 220 万房颤患者，且有很强的年龄依赖性，有 4% 的 60 岁以上老人和 8% 的 80 岁以上老人患有房颤[19]。室性期前收缩也经常发生，可发生在有或没有心脏疾病的患者之中。窦性心动过缓通常是慢性的，但急性或症状性窦性心动过缓是新发心肌梗死或心力衰竭的一种表现，需要进一步检查（如心电图、实验室检查和心脏科会诊）。据估计，目前美国每年心脏性猝死的人数估计在 18 万~25 万，主要是源于心室颤动和室性心动过速[20]，但康复科不常见。

预防

虽然患者来康复科时通常都已经在使用控制心率的药物，但康复团队应谨慎进行心脏监测，并识别任何的心脏相关的变化和症状。识别可能改变心律的药物（如抗精神病药、抗生素）或电解质水平（如利尿剂）是至关重要的。频繁的实验室检查可能也是必要的，包括监测钾和镁的水平。其他可能改变心率和心律的因素包括疼痛和水合作用状态。

诊断

静息 12 导联心电图、运动试验、影像学（核灌注、磁共振成像、心脏 CT）、药物应激试验、动态心电图、植入式记录器、超声心动图、放射性核素血管造影术、冠状动脉造影术和心内记录的电生理检测均可用于诊断[21]。

治疗

不稳定性心律失常的急性处理应遵循高级心血管生命支持（ACLS）解决方案。非药物治疗包括植入式心律转复除颤器（ICD）、可穿戴自动除颤器、电解质管理（即钾、镁）、手术（致心律失常性病灶切除、消融、心脏交感神经切除术、动脉瘤切除术和外科或经皮冠状动脉血管重建术）。

治疗注意事项

有伴随症状的患者应避免治疗。理想情况下，运动心率参数是通过心电图压力测试来设定的。在没有这些数据的情况下，高危患者的心率参数一般应保持在最大心率的 65% 以下，其他患者应保持在 80% 以下[22]。

谵妄

背景

谵妄影响 11% ~ 42% 的内科患者，并使 24% ~ 89% 的老年患者住院复杂化。谵妄在普通人群中的患病率为 0.5% ~ 13%。9% ~ 28% 的患者出现谵妄，36% 的患者在紧急髋关节手术后出现谵妄，约 71% 的患者出现败血症。谵妄给美国医疗系统带来的经济负担是每例患者每年超过 6 万美元[23-25]。

预防

早期识别有风险的患者至关重要。高危患者的早期治疗策略（如环境控制）对于预防谵妄是很重要的。建议尽可能避免制动、便秘、中枢神经系统激活药物（例如抗胆碱能药、抗组胺药、苯二氮䓬类药物、麻醉药等）和导管[23-24,26-27]。进一步的预防策略包括保持良好的营养，根据需要提供喂养/液体帮助，以及使用辅助功能来改善定位和提供频繁的定位。通过提供家庭照片、时钟、日历和带有风景的窗口及以语言方式对患者进行重新定向可能会减轻因在陌生环境中迷失方向而导致的混乱。如有可能，应避免在睡眠时间进行护理和医疗程序，包括药物治疗。应减少夜间噪声。工作的连续性、早期活动、适当的疼痛处理及使用辅助工具以改善视力/听力对预防谵妄至关重要[23-24,26-27]。也可以使用催眠药，优选氟哌啶醇和喹硫平。由于严重的不良反应，老年人通常避免使用抗精神病药[23-24]。

诊断

急性谵妄是指在数小时到数天内出现混乱、注意力不集中或思维/行为紊乱。其他特征还包括一日中变动出现的意识丧失、知觉障碍或睡眠/觉醒周期紊乱。建议使用诊断和统计手册（DSM）标准、全球注意力评定量表（GAR）或类似评估工具诊断谵妄[23-24,27]。

治疗

一线治疗包括治疗基本的健康状况及完整的药物审查来识别任何会引起谵妄的药物[23-24,26-27]。二线治疗包括一系列旨在防止患者危及自己或他人、控制躁动或幻觉的药物治疗。氟哌啶醇和喹硫平是首选的抗精神病药物，但对于有脑损伤病史的患者，使用这些药物时应格外小心[26]。其他抗精神病药物，包括奥氮平、利培酮和阿立哌唑，由于严重的不良反应，通常不推荐在老年人中使用。胆碱酯酶抑制剂也已被用于治疗（如多奈哌齐、利斯的明），但缺乏强有力的文献证据。其他可以使用的药物包括加巴喷丁和苯二氮䓬类药物，但仅限于震颤性谵妄，因为它们可能会加重谵妄[24,27]。

综上，应尽早提供环境调整和药物干预。

癫痫

背景

癫痫影响到 0.5% ~ 1% 的美国人，据估计每年 10 万人中约有 50 例新发病例[28]。在康复科，医务人员可能会碰到外伤性脑损伤的患者。这些患者可能更容易发生癫痫，应该进行充分的监测。住院的外伤性脑损伤患者中癫痫发作的发生率为 10%，癫痫集中发生在损伤或瘢痕区域。大多数癫痫发作发生在创伤性脑损伤后的最初几天或几周内，但也有可能发生在几个月以后。大多数外伤性脑损伤相关癫痫患者(70%~80%)对抗癫痫药物有一定的反应,可恢复大部分活动[29]。

预防

一般来说,医生应该避免使用降低癫痫发作阈值或降低抗癫痫药物疗效的药物,还应监测电解质(如钙、镁)。关于抗癫痫药物(如苯妥英钠、苯巴比妥及其联合用药,卡马西平、丙戊酸钠或镁)在创伤后癫痫发作中的研究因样本量小而受到影响,证据不确定。对于大多数被测试的治疗方案,最好的预测效果是创伤后癫痫发作减少25%以下,远远低于大多数研究设计的50%的降低率[30]。左乙拉西坦在创伤后癫痫预防方面的效果与苯妥英钠相当,并且已经证明其副作用和监测注意事项较少。脑外伤基金会建议使用苯妥英钠进行早期创伤后癫痫预防[31]。

诊断

病史、体格检查和癫痫分型最重要。辅助检查包括全血细胞计数、代谢功能全套试验、肌酸磷酸激酶(CPK)、乳酸脱氢酶(LDH)、动脉血气(ABG, PCO_2)、氨浓度、脑电图(EEG)和心电图(ECG)。如果怀疑有感染性病因,可以考虑行腰椎穿刺。局灶性神经体征需要立即进行神经影像学检查(CT扫描、MRI)[32]。

治疗

仅在2次记录的癫痫发作后才建议进行药物干预,除非患者正处于癫痫持续状态[33]。全身性癫痫发作可以用丙戊酸盐或拉莫三嗪治疗。在癫痫持续状态的急性发作中,立即处理应着重于气道保护和提供氧气。理想做法是先用大口径针开放静脉通道,然后再注入50%葡萄糖。静脉内药物包括劳拉西泮4mg或地西泮10mg(可在10min后给予额外剂量)。静脉注射苯妥英钠15mg/kg应缓慢,以防止苯二氮䓬水平下降引起癫痫复发。如果癫痫发作持续,则患者可能需要进一步的巴比妥类药物或静脉麻醉药(例如苯巴比妥10~20mg/kg)[34]。在所有外伤性脑损伤患者中,建议在外伤性脑损伤后7d内开始预防癫痫治疗。在预防创伤后癫痫的所有抗癫痫药物中,苯妥英钠的研究最广泛,但左乙拉西坦已显示出相对同等的治疗效果,并且不良反应较少、监测频率较低。尽管如此,研究表明左乙拉西坦可能与癫痫发作趋势增加有关[35]。

治疗注意事项

应当采取癫痫预防措施(尤其是对所有创伤性脑外伤患者),包括将床置于较低位置、抬高侧栏、使用加垫的侧栏。采用预防误吸措施,如床头抬高。避免可能存在潜在危险的情况。至少3个月或根据州法律禁止驾驶。还鼓励对癫痫发作患者进行家庭教育。

卒中:急性和反复发作

背景

卒中是美国第3大死亡原因。每年有700 000美国人罹患卒中,160 000人因此死亡[36]。卒中给美国医疗保健系统带来450亿美元的经济负担[37]。全球残疾负担的3%因卒中造成[38]。卒中的类型包括缺血性卒中(80%)、出血性卒中(15%)和蛛网膜下腔出血(5%)。卒中的病因分为血栓性(50%)、心源性(20%)、腔隙性(25%)和其他(如血管炎、动脉夹层,5%)。

预防

康复科住院的二级预防主要依靠预防新发卒中和降低相关危险因素。缺血性卒中患者应开始服用抗血小板药物(如阿司匹林或氯吡格雷)和降脂药物(如他汀类)[39]。栓塞性卒中患者需要使用华法林进行抗凝治疗,通常将INR控制在2.0~3.0。血压应当使用适当的抗高血压药物进行调控。脑干卒中时,收缩压应维持在最低限度水平,以防止进一步缺血。

诊断

在康复科住院中,诊断卒中的重点是识别新出现的神经功能缺损。当患者出现头痛、精神状态改变等症状时,应及时、迅速对患者进行评估。对出现上述临床症状的患者或疑似新发缺血或出血的患者,应进行紧急头部CT扫描或MRI检查(同时进行脑血管造影)[37]。

治疗

及时识别对于降低卒中的发病率和死亡率至关重要。一旦排除颅内出血,就应该服用阿司匹林。对于症状发作时间少于4.5h的患者,可以通过静脉注射组织型纤溶酶原激活剂（tPA）来尝试溶解血栓。如有必要，可进行血管内再通治疗（动脉内tPA，血管成形术，使用专用导管、激光或超声波能量对血凝块进行机械性破坏）。卒中后立即采取的干预措施应当侧重于通过呼吸和心脏护理维持生命，包括控制血压（初始允许高血压）、监测血氧饱和度和血糖水平、预防代谢紊乱、维持器官功能和控制颅内压升高。可以使用抗生素、解热镇痛药和胰岛素来控制感染、发热和高血糖。

治疗注意事项

对于新出现神经功能缺损的患者，或者在患者症状明确、病情稳定、心脏参数确定前，应当避免活动。

高血压急症

背景

美国有 5 000 多万人受到高血压影响，全球则有 10 亿人[40]。高血压的发病率随着年龄的增长而增加且在男性中更高。非裔美国人的高血压发病率是白种人的 2 倍[40]。男性患病率和发病率略高于女性。据估计，约有 1% 的高血压患者将在其生命中的某个时候发展为高血压危象[40-41]。而近几十年来，因高血压危象住院治疗的人数增加了 2 倍。对于脊髓损伤患者，医生应当监测自主神经反射异常的症状和体征（参见第 15 章和第 16 章）。

预防

预防高血压危象的关键是充分控制血压，这是通过药物干预、提高药物治疗依从性和生活方式改变来实现的。

诊断

高血压危症的特征是血压严重升高（>180/120mmHg），同时伴有急性终末器官损害。辅助检查应该包括用以评估肌酐水平和电解质紊乱的基础代谢功能检查试验组合、血常规、心电图和眼底镜检查[40-42]。

治疗

应确定患者是否患有高血压急症或高血压危症（终末器官损害的阳性症状或体征，如胸痛、头痛或视力改变）。对于高血压危症患者，应当开始紧急静脉注射抗高血压药物治疗。其中最常见的包括肼屈嗪、硝普钠、拉贝洛尔和硝酸甘油。对于高血压急症患者，治疗的目标是通过口服药物在 24~48h 内逐渐降低血压。治疗高血压急症的口服药物包括肼屈嗪、硝苯地平、可乐定、血管紧张素转换酶（ACE）抑制剂、米诺地尔、拉贝洛尔、哌唑嗪和尼莫地平。

治疗注意事项

一般来讲，当静息收缩压>210mmHg，静息舒张压超过 100~110mmHg，或患者出现症状（例如头痛、视力改变、胸痛等）时，应进行治疗。

免疫功能低下和全血细胞减少症

流行病学

康复科中免疫功能低下或全血细胞减少症的患者通常具有接受过各种血液和肿瘤恶性肿瘤化疗的病史。统计数据显示，1/2 男性和 1/3 女性会在一生中患上癌症[43]。每年全球有 1 000 万人被诊断出癌症。目前全球大约有 2 500 万癌症幸存者。

预防

在康复过程中，应当监控药物的不良反应事件，中止使用违规药物。应当监测全血细胞减少症患者的血红蛋白/血细胞比容、白细胞和血小板计数的急性变化，以及与这些变化相关的症状和体征。

诊断

对于免疫功能低下的癌症患者，使用全细胞计数（分类）进行频繁监测是标准方法。

治疗

对于有症状的贫血和血小板减少（新鲜冰冻血浆、血小板）患者，使用输血（浓缩红细胞）通常是必要的。白细胞计数降低使用粒细胞集落刺激因子如非格司亭治疗。贫血可以使用促红细胞生成素治疗。

治疗注意事项

由于贫血高度依赖基础疾病的长期过程和症状，通常情况下基础疾病导致的长期贫血患者不需要治疗、预防贫血。但是应当监控贫血相关症状（如新发心动过速、疲劳等），以及血红蛋白水平的急性下降。有症状或血红蛋白出现急性变化的患者，可以进行轻度活动，可能需要更长的休息时间以及更低的强度和更长持续时间的治疗。同样重要的是要记住血红蛋白水平可能会影响血氧饱和度。中性粒细胞减少症患者通常不需要特殊治疗预防措施，除非出现发热或感染体征/症状。中性粒细胞计数<0.5×10^9/L 的患者应避免运动，并采取中性粒细胞减少预防措施。血小板异常的患者的治疗注意事项见表 53-2[43-45]。

表 53-2 血小板减少症患者的治疗注意事项

血小板水平	注意事项/预防措施
>150×10^9/L	正常活动
$(50\sim150)\times10^9$/L	渐进式抗阻运动，骑自行车注意拉伸运动和跌倒高风险运动
$(20\sim50)\times10^9$/L	轻度运动，仅限主动关节活动度范围内，允许步行
<20×10^9/L	禁止锻炼，部分日常生活能力

应该注意的是，INR>3.0 的患者关节积血的风险增高，应避免阻力训练或拉伸运动，还应当采取防摔倒措施。治疗师可以选择使用软组织松动术（3~4 级关节松动术）。在采取中性粒细胞减少预防措施的情况下，严重免疫功能缺陷的患者可以进行床旁治疗，应避免在康复训练室锻炼。INR>5.0 的患者应当卧床休息。

尿路感染

背景

每年有超过 10 万人因尿路感染而住院[46]。大多数感染是由革兰氏阴性杆菌引起的，大肠杆菌占分离病原体的 75%[47]。大多数医院获得性尿路感染是由于留置尿管和疾病的并发症，如尿潴留、神经源性膀胱和良性前列腺增生[48]。

预防

严格遵守一般感染原则，包括手卫生、监测、无菌导管插入、正确的维护和教育，这些对预防尿路感染至关重要。对于导管相关性尿路感染，严格遵守无菌技术至关重要。应避免插入留置式导管，并实行早期取出和维护（例如无菌操作、封闭引流系统、避免常规膀胱冲洗）[49]。

诊断

无症状菌尿症在住院患者中很常见。只有在出现症状（例如排尿困难、尿急、尿频等）时，才进行尿路感染的诊断。尿液分析、尿液培养和尿液显微镜检查应只对有症状的患者进行，避免对无症状菌尿症患者进行治疗[48,50]。

治疗

抗生素在尿路感染中的使用取决于感染是复杂性还是单纯性（表 53-3、表 53-4）。抗生素的使用还取决于医院的处方供应以及患者的过敏情况[51]。发热患者的经验性治疗包括头孢曲松和氨曲南。对于肠球菌引起的尿路感染，阿莫西林可作为经验性治疗的一线用药。对于不能耐受口服药物的患者，头孢曲松 1g 静脉注射，每日 1 次，持续 7d；或使用哌拉西林/他唑巴坦 3.375g 静脉注射，每 6h 1 次，持续 7d。对青霉素过敏的患者应接受氨曲南 1g 静脉注射，每 8h 1 次，7d 治疗。

表 53-3 简单尿路感染治疗

经验性治疗（培养结果出来前）	抗生素剂量和疗程
一线	呋喃妥因 100mg 口服，2 次/d，连续服用 5d；磺胺甲噁唑/甲氧苄啶 160/800mg 口服，2 次/d，连续服用 3d
二线	环丙沙星 250mg 口服，2 次/d，连续服用 3d；或左氧氟沙星 250mg 口服，1 次/d，连续服用 3d
三线	阿莫西林/克拉维酸 875/125mg 口服，2 次/d，连续服用 3~7d

表 53-4 复杂尿路感染的治疗

经验性治疗（培养结果出来前）	抗生素剂量和疗程
一线	环丙沙星 500mg 口服，2 次/d，连续服用 7d；或左氧氟沙星 750mg 口服，1 次/d，连续服用 7d
二线	呋喃妥因 100mg 口服，2 次/d，连续服用 7d；或磺胺甲噁唑/甲氧苄啶 160/800mg，口服，2 次/d，连续服用 7d
三线	阿莫西林/克拉维酸 875/125mg 口服，2 次/d，连续服用 3~7d

治疗注意事项

尿路感染的患者应该按照医院的政策/指南采取感染控制预防措施。

艰难梭菌感染

背景

最近的统计显示，每年有多达 50 万例患者感染艰难梭菌。在这些患者中，大约有 29 000 例在初步诊断后 30d 内死亡，其中 80% 以上的死亡发生在 65 岁以上的患者中[52]。据估计，艰难梭菌感染每年给美国医疗保健系统带来的损失近 50 亿美元。近 70% 的艰难梭菌感染与在医疗保健机构接受住院治疗的患者有关，在美国的疗养院中发生了超过 100 000 例艰难梭菌感染[53]。

预防

谨慎使用抗生素是预防的主要手段。研究表明，约 50% 的处方没有标明抗生素的使用，这种做法增加了感染的风险[54]。质子泵抑制剂（PPI）也被证明会增加艰难梭菌感染的风险。对于有症状的患者，需要早期发现和隔离。艰难梭菌的标准预防措施包括在治疗或接触患者时穿戴手套和隔离衣[55]。手消毒液是无效的，应该在离开房间时用肥皂和水彻底洗手[56]。房间和表面应该用漂白剂或其他杀孢子消毒剂进行清洗[56]。如果患者准备转院，工作人员应该告知接收机构诊断结果。重要的是要记住，症状消失后孢子仍会继续脱落数周时间[57]。

诊断

住院患者，在 24h 内出现 3 次或 3 次以上未成形粪便，且没有服用泻药或存在已知医学病因，应当怀疑艰难梭菌。诊断可通过艰难梭菌粪便试验阳性或结肠镜检查及组织病理学发现假膜性结肠炎。提供者应在粪便取样前 24～48h 停止使用泻药，如果需要复检，则应该每 7d 送检一次。后续样本无须进行记录归结。值得注意的是，超过 50% 的住院患者携带艰难梭菌（无症状携带者）。

治疗

一般来说，治疗应该持续 10～14d。无症状患者不需要治疗。对于轻中度疾病患者，甲硝唑 500mg 口服，每 8h 1 次是首选的药物治疗方案。对于口服不能耐受的患者可以采用静脉注射甲硝唑。对于重症患者（腹泻、白细胞计数 $>15\times10^9$/L、血清肌酐高于基线水平 >50%），可以参考万古霉素 125mg 口服，每 6h 1 次。艰难梭菌感染的并发症包括低血压、肠梗阻、中毒性巨结肠和穿孔。在这种情况下，应考虑进行紧急外科手术会诊，评估结肠切除术的可能，并进行感染性疾病会诊，通过鼻胃管（NGT）鼻饲万古霉素 500mg，每 6h 1 次联合甲硝唑 500mg 静脉注射，每 8h 1 次。

治疗注意事项

急性腹泻患者应该被隔离，一旦症状消失就可以恢复康复治疗。患者也不应进入社区就餐区域，应根据医院指导方针进行感染控制。

糖尿病管理

背景

糖尿病影响约 2 900 万人，占人口的 9.3%。2012 年，新诊断的糖尿病患者达 170 万例。糖尿病是美国第 7 大死亡原因，也是导致其他合并症的重要因素，包括脑血管疾病和心脏病[58]。

治疗

二甲双胍是治疗的一线药物。二甲双胍治疗的禁忌证包括肾脏疾病（男性肌酐 >1.5mg/dL，女性 >1.4mg/dL），肝病（例如肝硬化），代谢性酸中毒或近期造影剂负荷。如果单一疗法在 3 个月内不能达到或维持糖化血红蛋白（HbA1c）水平目标，应该考虑添加第 2 种药物。口服药物包括磺酰脲类、d-苯丙氨酸衍生物、α-葡萄糖苷酶抑制剂、GLP-1 受体激动剂和 DPP-4 抑制剂。对于有明显症状或血糖/HbA1c 水平升高的新诊断患者，可以开始胰岛素治疗。由于疾病进展，最终需要使用胰岛素。康复科患者通常在入院时接受胰岛素治疗，应尽快改回其先前的口服药物治疗。胰岛素管理可能具有挑战性，并且通常需要复合制剂，包括短效、长效和预混胰岛素治疗方案。接受肠管喂养的患者也需要调整胰岛素，胰岛素的调整应基于喂养类型和频率[59-60]。

治疗注意事项

所有医护人员应注意低血糖的体征和症状。应该在每晚用餐时进行末梢血糖水平评估。如果患者出现低血糖或出现症状，应立即通知医务人员[61]。

电解质紊乱

高钾血症

高钾血症定义为血清钾水平>5.0mmol/L。原因包括饮食摄入增加，钾丢失减少[急性肾衰竭/慢性肾衰竭(ARF/CRF)，使用保钾利尿剂和血管紧张素转化酶抑制剂(ACEI)]，细胞外转移(肿瘤溶解、烧伤、横纹肌溶解等)和检测错误。临床表现包括心律失常、肌肉无力、松弛性麻痹、肠梗阻、传导阻滞、心动过缓，ECG上的T波高尖，PR延长和深腱反射(DTR)丧失。ECG改变患者的症状性高钾血症的管理包括静脉输注10% $CaCl_2$ 10mL或葡萄糖酸钙20mL，胰岛素10U+50%葡萄糖50mL和碳酸氢钠1mmol/kg。清除钾的确定性治疗：①离子交换树脂；②尿量和利尿剂增加；③沙丁胺醇和沙丁胺素；④血液透析[62-64]。

低钾血症

低钾血症定义为血清钾<3.5mmol/L。原因包括摄入减少、肾功能减退、胃肠道(GI)丢失和细胞外转移。临床特征包括快速性心律失常、肌肉无力、深腱反射丢失、感觉异常、肠梗阻、便秘、恶心、呕吐和多尿。处理方法包括停用排钾剂和纠正相关的低镁血症。对于轻度低钾血症，通常需要口服补充剂(数日至数周内每日补充40~100mmol)至完全正常水平。对于严重的低钾血症，应考虑静脉输注10~30mmol/h或最高40mmol/h[62-64]。

高镁血症

高镁血症的原因包括肾衰竭和摄入过多。临床特征包括低血压、心动过缓、反射不足、呼吸抑制和昏迷。处理方法可能包括针对肾衰竭患者的透析。在没有肾衰竭的患者中，应考虑给予钙或利尿剂。

低镁血症

低镁血症可能由于胃肠道或肾脏病因。临床特征包括心律失常(尖端扭转型心动过速)、无力、震颤、手足抽搐和癫痫发作。对于有症状的患者，应考虑静脉滴注10mmol硫酸镁超过15min，并重复剂量或输注(20~60mmol/h)，血清镁目标为1.0~1.5mmol/L[62-64]。

疼痛

背景

重要的是要作出正确的诊断，并在控制疼痛时考虑可治疗的疾病和合并症。医务人员必须对治疗建立合乎实际的期望。全面的心理评估(包括成瘾性疾病和抑郁症的风险)是有益的。在干预前后评估疼痛水平和功能以及适当的药物和辅助疗法试验也很重要。应记录对疼痛程度和功能的重新评估，包括四个A：镇痛(analgesia)、日常生活活动(ADL)、不良事件(adverse event)和与药物有关的异常行为(aberrant drug-related behavior)。医生应根据患者的重新评估结果修改药物/治疗方法[65]。

治疗

处理疼痛时，应采取循序渐进的方法。开始使用传统镇痛药进行治疗并非没有道理。例如麻醉药阻滞、对乙酰氨基酚和非甾体抗炎药(NSAID)。应密切注意禁忌证，例如胃肠道出血和肾脏或肝病的病史。也可以使用三环类抗抑郁药(如去甲替林)，但由于其抗胆碱能特性，建议谨慎使用。

对于中度至重度疼痛的患者，可以使用阿片类药物。使用阿片类药物前确定患者是突发性疼痛还是慢性疼痛至关重要。如果发生疼痛时，患者会抱怨是自己的动作或活动所引起，则按时或按处方开具短效阿片可能会有所帮助，例如在治疗前30min服用药物。如果疼痛持续，建议使用长效阿片类药物。第2个目标是避免混合使用不同种类的阿片类药物(如长效吗啡化合物与短效氢吗啡酮)，因为将会限制以后阿片类药物的选用。

虽然阿片类药物通常有效，但是这种强效药物具有许多不良反应，包括谵妄、嗜睡、呼吸抑制和成瘾倾向。老年人的疼痛管理可能尤其具有挑战性，因为必须在控制疼痛和可能出现的精神异常之间取得平衡。其他镇痛药包括钙通道α2-8配体(如加巴喷丁、普瑞巴林)，局部用药(如5%利多卡因贴剂、辣椒素)和骨骼肌松弛剂。对于神经性疼痛患者，加巴喷丁和普瑞巴林等药物通常是一线治疗。局部治疗(如利多卡因和双氯芬酸贴剂)也经常使用，且风险较低[66-68]。

(潘化平　译，郑瑜　陆晓　校)

参考文献

1. Vardaman JM, Cornell P, Gondo MB, et al. Beyond communication: the role of standardized protocols in a changing health care environment. *Health Care Manage Rev*. 2012;37(1):88–97.
2. Lehnbom EC, Stewart MJ, Manias E, Westbrook JI. Impact of medication reconciliation and review on clinical outcomes. *Ann Pharmacother*. 2014;48(10):1298–1312.
3. Egan M. Clinical dashboards: impact on workflow, care quality, and patient safety. *Crit Care Nurs Q*. 2006;29(4):354–361.
4. Ganz PA, Haksell M, eds. *Cancer Treatment*. 3rd ed. Philadelphia, PA: Saunders; 1990:885.
5. Kitamura Y, Ohno Y, Kasahara S, et al. Statistical estimation of the number of breast cancer patients with disabilities resulting from surgery. *Breast Cancer*. 2005;12(2):130–134.
6. Mayer RS, Halpert DE, Streiff MB, Hobson DB, Berenholz SM. Implementation of evidence-based guidelines for venous thrombo-embolism prophylaxis leads to decreased incidence of venous thrombo-embolism among rehabilitation inpatients. Presented at the Annual Meeting of the Association of Academic Physiatrists, Colorado Springs, CO, February 2009.
7. Guyatt GH, Norris SL, Schulman S, et al. Methodology for the development of antithrombotic therapy and prevention of thrombosis guidelines. Antithrombotic Therapy and Prevention of Thrombosis, 9th ed.: American College of Chest Physicians Evidence-Based Clinical Practice Guidelines. *Chest*. 2012;141(2 Suppl):53S–70S.
8. Wells PS. Advances in the diagnosis of venous thromboembolism. *J Thromb Thrombolysis*. 2006;21(1):31–40.
9. Snow V, Qaseem A, Barry P, et al. Management of venous thromboembolism: a clinical practice guideline from the American College of Physicians and the American Academy of Family Physicians. *Ann Intern Med*. 2007;146(3):204–210.
10. Rustoen T, Fossa SD, Skarstein J, Moum T. The impact of demographic and disease specific variable on pain in cancer patients. *J Pain Symptom Manage*. 2003;26(2):696–704.
11. Tishelman C, Denger LF, Rudman A, et al. Symptoms in patients with lung cancer. *Cancer*. 2005;104(9):2013–2021.
12. Wang XS, Cleeland CS, Mendoza TR, et al. The effects of pain severity on health-related quality of life. *Cancer*. 1999;86(9):1848–1855.
13. Smith TJ, Staats PS, Deer T, et al. Randomized clinical trial of an implantable drug delivery system compared with comprehensive medical management for refractory cancer pain: impact on pain, drug-related toxicity, and survival. *J Clin Oncol*. 2002;20(19):4040–4049.
14. Anton L. Pressure ulcer prevention in older people who sit for long periods. *Nurs Older People*. 2006;18(4):29–35.
15. Lucas LK, Lipman AG. Recent advances in pharmacotherapy for cancer pain management. *Cancer Pract*. 2002;10(Suppl 14):S20.
16. McTiernan A. Physical activity after cancer: physiologic outcomes. *Cancer Invest*. 2004;22(1):68–81.
17. Pugh R, Grant C, Cooke RP, Dempsey G. Short-course versus prolonged-course antibiotic therapy for hospital-acquired pneumonia in critically ill adults. *Cochrane Database Syst Rev*. 2011;(10):CD007577.
18. Weiger WA, Smith M, Boon H, et al. Advising patients who seek complementary and alternative medical therapies for cancer. *Ann Intern Med*. 2002;137:889–903.
19. Cavaliere R, Schiff D. Neurologic toxicities of cancer therapies. *Curr Neurol Neurosci Rep*. 2006;6(3):218–226.
20. Meyerson BA. Neurosurgical approaches to pain treatment. *Acta Anaesthesiol Scand*. 2001;45:1108–1113.
21. Ventrafridda V, Ripamonti C, De Conno F. Symptom prevalence and control during cancer patients' last days of life. *J Palliat Care*. 1990;6:7–11.
22. Fletcher GF, Ades PA, Kligfield P, et al. Exercise standards for testing and training: a scientific statement from the American Heart Association. *Circulation*. 2013;128(8):873–934.
23. Cherney NI, Portenoy RK. The management of cancer pain. *CA Cancer J Clin*. 2000;44(5):262–303.
24. Ganz PA, Bower JE. Rehabilitation of the patient with cancer. In: Abeloff MD, Armitage JO, Niederhuber JE, Kastan MB, Mckenna RW, eds. *Clinical Oncology*. 4th ed. Philadelphia, PA: Elsevier; 2004:732–747.
25. McDaniel JS, Musselman DI, Porter MR, Reed DA, Nemeroff CB. Depression in patients with cancer: diagnosis, biology and treatment. *Arch Gen Psychiatry*. 1995;52:89–99.
26. Koenig HG, Shelp F, Goli V, Cohen HJ, Blazer DG. Survival and healthcare utilization in elderly inpatients with major depression. *J Am Geriatr Soc*. 1989;37:599–606.
27. Alter CI, Pelcovitz D, Axelrod A. Identification of PTSD in cancer survivors. *Psychosomatics*. 1996;37:130–150.
28. Jonker-Pool G, van Basten JP, Hoekstra HJ. Sexual functioning after treatment for testicular cancer. *Cancer*. 1997;80:454–464.
29. Zrinzo LU, Crocker M, Zrinzo LV, Thomas DG, Watkins L. Commercial flight and patients with intracranial mass lesions: a caveat. Report of two cases. *J Neurosurg*. 2006;105(4):627–630.
30. Goldberg CR, Hirschfeld A. Hemorrhage within brain tumors in association with long air travel. *Acta Neurochir (Wien)*. 2002;144(3):289–293.
31. Torbic H, Forni AA, Anger KE, Degrado JR, Greenwood BC. Use of antiepileptics for seizure prophylaxis after traumatic brain injury. *Am J Health Syst Pharm*. 2013;70(9):759–766.
32. Pickard-Holley S. Fatigue in cancer patients: a descriptive study. *Cancer Nurs*. 1991;14(1):13–19.
33. Schover LR, Fouladi RT, Warnecke CL. Defining sexual outcomes after treatment for localized prostate carcinoma. *Cancer*. 2002;95:1773–1785.
34. Koukaras D, Spilotis J, Scopa CD. Radical consequence in the sexuality of male patients operated for colorectal carcinoma. *Eur J Surg Oncol*. 1991;17:285–288.
35. Guidry JJ, Aday LA, Zhang D, Winn RJ. Transportation as a barrier to cancer treatment. *Cancer Pract*. 1997;5(6):361–366.
36. Curt GA. Fatigue in cancer. *BMJ*. 2001 Jun 30;322(7302):1560.
37. Hartvig P, Aulin J, Wallenberg S, Wagenius G. Physical exercise for cytotoxic drug-induced fatigue. *J Oncol Pharm Pract*. 2006;12(4):183–191.
38. Hartvig P, Aulin J, Hugerth M, Wallenberg S, Wagenius G. Fatigue in cancer patients treated with cytotoxic drugs. *J Oncol Pharm Pract*. 2006;12(3):155–164.
39. Portenoy RK, Lesage P. Management of cancer pain. *Lancet*. 1999;353(9165):1695–1700.
40. Vallieres I, Aubin M, Blondeau L, Simard S, Giguere A. Effectiveness of a clinical intervention in improving pain control in outpatients with cancer treated by radiation therapy. *Int J Radiat Oncol Biol Phys*. 2006;66(1):234–237.

41. Demark-Wahnefried W, Pinto BM, Gritz ER. Promoting health and physical function among cancer survivors: potential for prevention and questions that remain. *J Clin Oncol*. 2006;24(32):5125–5131.
42. Chochinov HM. Depression in cancer patients. *Lancet Oncol*. 2001;2:499–505.
43. Edwards BK, Brown ML, Wingo PA, et al. Annual report to the nation on the status of cancer, 1975–2002, featuring population-based trends in cancer treatment. *J Natl Cancer Inst*. 2005;97(19):1407–1427.
44. Montazeri A, Gillis CR, McEwen J. Quality of life in patients with lung cancer: a review of literature from 1970 to 1995. *Chest*. 1998;113(2):467–481.
45. Ganz PA. Monitoring the physical health of cancer survivors: a survivorship-focused medical history. *J Clin Oncol*. 2006;24(32):5105–5111.
46. Urinary tract infections. Available at http://www.ncbi.nlm.nih.gov/pubmed/?term=25732782.
47. Lee JBL, Neild GH. Urinary tract infection. *Medicine*. 2007;35(8):423–428.
48. Urinary tract infections. Available at http://www.ncbi.nlm.nih.gov/pubmed/?term=23958364.
49. Chenoweth C, Saint S. Preventing catheter-associated urinary tract infections in the intensive care unit. *Crit Care Clin*. 2013;29(1):19–32.
50. Rowe TA, Juthani-Mehta M. Diagnosis and management of urinary tract infection in older adults. *Infect Dis Clin North Am*. 2014;28(1):75–89.
51. Nicolle LE. Urinary tract infection: traditional pharmacologic therapies *Dis Mon*. 2003;49(2):111–128.
52. Leffler DA, Lamont JT. *Clostridium difficile* infection. *N Engl J Med*. 2015;372(16):1539–1548.
53. Surawicz CM, Brandt LJ, Binion DG, et al. Guidelines for diagnosis, treatment, and prevention of *Clostridium difficile* infections. *Am J Gastroenterol*. 2013;108(4):478–498; quiz 499.
54. Vital signs: preventing *Clostridium difficile* infections. Available at http://www.cdc.gov/mmwr/preview/mmwrhtml/mm6109a3.htm.
55. Freeman J, Bauer MP, Baines SD, et al. The changing epidemiology of *Clostridium difficile* infections. *Clin Microbiol Rev*. 2010;23(3):529–549.
56. Barbut F, Jones G, Eckert C. Epidemiology and control of *Clostridium difficile* infections in healthcare settings: an update. *Curr Opin Infect Dis*. 2011;24(4):370–376.
57. Cohen SH, Gerding DN, Johnson S, et al. Clinical practice guidelines for *Clostridium difficile* infection in adults: 2010 update by the Society for Healthcare Epidemiology of America (SHEA) and the Infectious Diseases Society of America (IDSA). *Infect Control Hosp Epidemiol*. 2010;31(5):431–455.
58. Data and statistics | diabetes | CDC. Available at http://www.cdc.gov/diabetes/data/index.html.
59. Golden SH, Hill-Briggs F, Williams K, Stolka K, Mayer RS. Management of diabetes during acute stroke and inpatient stroke rehabilitation. *Arch Phys Med Rehabil*. 2005;86(12):2377–2384.
60. Executive Summary: Standards of Medical Care in Diabetes—2014. Available at http://care.diabetesjournals.org/content/37/Supplement_1/S5.extract.
61. Applying principles of exercise testing and prescription. *J Acute Care Phys Ther*. Available at http://journals.lww.com/jacpt/Abstract/2012/03010/Applying_Principles_of_Exercise_Testing_and.2.aspx.
62. Barron R, Freebairn R. Electrolyte disorders in the critically ill. *Anaesth Intensive Care Med*. 2010;11(12):523–528.
63. Electrolyte disorders. Available at http://www.ncbi.nlm.nih.gov/pubmed/?term=25155728.
64. Fisher L, McNaughton PD. Electrolyte and metabolic disturbances in the critically ill. *Anaesth Intensive Care Med*. 2006;7(5):151–154.
65. Brennan MJ, Stamos S. Strategies to optimize pain management with opioids while minimizing risk of abuse. *PMR*. 2010;2(6):544–558.
66. Kroenke K, Krebs EE, Bair MJ. Pharmacotherapy of chronic pain: a synthesis of recommendations from systematic reviews. *Gen Hosp Psychiatry*. 2009;31(3):206–219.
67. Chou R, Fanciullo GJ, Fine PG, et al. Clinical guidelines for the use of chronic opioid therapy in chronic noncancer pain. *J Pain*. 2009;10(2):113–130.
68. Walsh D, Rivera NI, Davis MP, Lagman R, Legrand SB. Strategies for pain management: Cleveland Clinic Foundation guidelines for opioid dosing for cancer pain. *Support Cancer Ther*. 2004;1(3):157–164.

第 54 章　康复心理学

Monica F. Kurylo and Kathleen S. Brown

引言和回顾

本章主要介绍康复心理学；介绍学科简史；说明①接受康复心理学咨询或转诊的存在医学和精神/行为健康问题的人群；②康复心理师的工作范围；③康复心理学的评估和治疗方式。

康复心理师与其他医疗工作者共同应对美国医疗的变化，确保医疗质量[1]。康复心理师与康复的多学科成员合作，通过解决心理健康需求，调整以适应失能、认知和疼痛问题以及改善依从性来降低医疗费用。Scherer[2]将康复心理学定义为"专注于研究和应用心理学知识和技术，使失能和患慢性疾病的个体在有生之年实现健康和获益、独立和选择、功能和社会参与的最大化。"康复心理师与其他医疗工作者共同改变美国的医疗服务，提升医疗质量[3,4]。康复心理师承担不同的角色：临床医生、研究人员、教育者、失能者的支持者、医疗管理者、政策制定者以及项目开发人员。而且，他们还是心理学、康复心理学以及其他多学科组织的成员。许多康复心理师已经或正在寻求委员会的认证，以承认他们在该领域接受的专业培训和具备的能力。

为了说明康复心理学的治疗内容，本章以下列患者为例：TM 是一名 60 岁的老年男性，他在工作时因为化学爆炸，身体表面大约 45% 的面积（TBSA）发生化学烧伤，同时合并吸入性烧伤。TM 在重症监护和严重烧伤病房住院 6 周，康复病房住院 4 周。此次受伤及前几年因服役上战场，他均被诊断为创伤后应激障碍（PTSD），并给予精神药物的治疗，但没有接受心理治疗。为了帮助 TM，康复心理师进行了评估：①针对身体限制和需求的调整；②残损相关的身体变化；③情感功能；④潜在的认知障碍和保留的认知功能；⑤职业能力；⑥可觉察的性功能和亲密关系的挑战和变化；⑦药物使用/滥用；⑧社会和行为功能。在该案例中，康复心理师提供了认知行为心理治疗，对 TM 的妻子进行宣教，并咨询了 TM 住院和门诊的医生和其他医疗人员，以了解他的情感、认知和职业功能。

这是康复心理学面对的一个典型的患者。康复心理师为患者及其家人和其他重要的人提供颇具广度和深度的关怀，包括童年到老年。

康复心理学简史

康复医学、物理医学及康复心理学都是在 20 世纪 40 年代随着医疗技术的进步而发展起来的，帮助有严重残损和功能改变的人维持生活质量[5-6]。一些人受益于早期康复干预，其中包括第二次世界大战时期的士兵。然而物理治疗主要针对身体损伤，康复心理学则是处理受伤后的情绪反应。他们的目标都是为了功能恢复。随着医学技术的不断进步和人们对人均寿命期望的增加，理疗师和康复心理学者对残损和疾病的评估和管理范围已经扩大。

康复心理学作为心理学的亚专业，1952 年才被引入美国心理协会，但康复心理师在这之前早就参与到医疗服务中。早期的影响，如美国失能儿童和成人协会的建立、在职业康复中州联邦合作关系的建立、1921 年退伍军人局的建立推动了最终的亚专业认证[5]。20 世纪初、中期，随着脑损伤、卒中和其他神经系统损伤创伤中心的建立以及 1990 年美国失能者法案（ADA）的通过，该领域得到进一步发展。

如今，康复心理师不仅成为本地组织中的心理小组成员，还成为一些机构的跨学科组织［如美国康复医学会（ACRM）、全国康复协会和国际康复专业协会]和多学科团队中的成员。康复心理师在重症监护、急性护理和亚急性护理医院、住院和门诊康复机构、军队和退伍军人管理局医疗中心、护理机构和长期护理机构内发挥协助作用。许多康复心理师在康复心理学和/或神经心理学领域通过美国专业心理学委员会(ABPP)认证,这是一个国家级专业认证,类似物理医学和康复医学认证。虽然很多机构并不要求专业委员会认证,但要求认证是一个趋势,尤其是在学术机构中。CARF(前身为康复机构认证委员会)认为康复心理师是住院康复机构治疗团队中的重要成员。

适用人群和工作范围

康复心理师评估和治疗各种损伤和疾病的患者。康复心理师评估和治疗的最常见的损伤/疾病包括脑外伤(TBI)、脑血管意外(CVA 或卒中)、脊髓损伤、创伤性或非创伤性截肢、烧伤、骨骼损伤(单发或多发)、神经系统性疾病包括阿尔茨海默病、多发性硬化症、吉兰-巴雷综合征(GBS)和帕金森病。康复心理师还会参与对脑肿瘤、长期癌症治疗导致虚弱及姑息性护理的肿瘤康复患者的治疗。进展性感觉、运动和身体障碍的患者需要接受康复心理师的治疗。基本上,任何需要住院或门诊康复治疗的患者都可能会接受康复心理师的治疗,因为在大多数情况下他们都是治疗团队的成员。

康复心理学的重点是对失能相关的问题进行全面的评估和治疗,包括限制功能发挥的社会的、生理的评估与治疗以及政策环境。这些服务是在团队合作的背景下,从个体与环境相互作用的角度提供的。为了最大限度提高患者的疾病自我管理能力,防止并发症,预防和治疗心理合并症以及促进重返社会,与功能失调有关的医疗显得尤为重要。适当评估和干预的目标是使失能患者的功能限制和局限性最小化,使个人的功能达到最佳,以回归日常活动。

康复心理师干预患者的多个方面,包括失能、损伤或受限、个人与家庭力量和社会现状。当失能个体还是社会弱势群体,如社会经济地位低(SES)、明显的种族或族裔群体、语言多样的个人、老年人时,他们获得康复服务的机会普遍存在差距[7]。知悉可获得的社区服务方案对最大限度地提高个人日常生活能力十分重要。最终目标是提高他们的生活质量。失能者的功能模式,例如世界卫生组织的国际功能、失能和健康分类(WHO-ICF)强调对损伤和失能的生物-心理-社会理解。这些模式强调了对失能者社会和文化方面的理解的重要性。

虽然本章主要介绍评估和干预,但康复心理师需参与研究、实施、宣传、公共政策以及项目的开发和管理。该方面工作的很多信息可以在其他读物中找到[8-10]。

TM 的初始治疗包括对患者、家属和相关人员进行评估和简短的教育干预。在门诊治疗中已能使用更具体的干预方式,这些干预方式旨在对 TM 的烧伤、因工作中的爆炸导致患者住院的反复反应、患者对住院和护理带来生活改变和严重伤害的反应及对先前战争事件所引起的心理应激反应的再现,产生有关的长期调整和教育。以下描述了康复心理师如何参与对 TM 等患者的评估和干预。

评估

康复心理师通过采访患者及其亲人,使用评估工具,观察患者并接收其他从事该患者治疗的卫生专业人员的反馈来进行评估。与失能有关并涉及家庭、社会、文化、差异性和环境的评估对于治疗计划和优化社区功能非常重要。《失能者评估和干预指南》强调了评估和提供心理服务对于更好地服务个体需求以及区分失能者的各种需求,最大化他们的健康和福祉、独立性、选择、功能性活动和社会参与是非常重要的[11]。除了身体缺陷,需要考虑与多样性有关的问题(如年龄、性别、性取向、社会地位、宗教、种族和种族)。军人或退伍军人身份可能是其身份的重要组成部分,并可能对其适应失能或评估手段产生不同的影响。需要将失能者最大限度地包括在决策中,并将其偏好和价值观纳入评估结果的概念化中。应该制订反映其价值观的治疗方案,而不是强加自己的偏见。评估过程用于制订一个说明失能的影响、可调整的多学科治疗计划。

患者转诊给康复心理师进行评估的要素:①患者及家庭与损伤、疾病和失能有关的生理、认知、情绪和社会适应的评估;②认知、情绪和行为功能障碍的评估;③确定在家里、学校和/或工作场所的有或无住宿条件下工作能力的神经心理学评价；④自我护理和独立生活技能的评估；⑤对性心理功能的评估，重点放在与失能有关的变化和适应技术的使用方面的教育；⑥社会和娱乐参与的评估；⑦自我健康管理和预防继发并发症的评估；⑧评估照顾者的状况和功能，包括照顾者的知识和技能、社会支持和自我照顾（表 54-1）。

表 54-1　应对心理困扰：个体康复的共同目标

接受悲伤、失落和功能受限
创伤或疾病后正常的情绪反应
灌注希望
克服挫折
持有现实的目标和期望
接受他人的帮助
避免有害思想
处理工作和人际关系的变化
重建自我形象
重新定义人生目标
使用社会支持系统
尽力解决问题
用积极的自我对话代替消极的
留出时间放松和消遣
使用幽默
专注于精神上的事物

摘自 MINNITI N，TAWADROUS N. Psychological evaluation & intervention in acute rehabilitation. //MAITIN IB，CRUZ E. Current diagnosis & treatment：physical medicine & rehabilitation，New York：McGraw-Hill；2014。

情绪评估的标准工具也被使用在一般的临床心理环境中。抑郁情绪的评估采用老年抑郁症量表[12]及其简化版（该版的第 15 和第 5 条[13-14]，患者健康问卷-9[15]和贝克抑郁量表[16]）；焦虑情绪评价工具如贝克焦虑量表（BAI）[17]；广泛性焦虑症 7 项量表（GAD-7）[18]；急性应激或创伤后应激用事件影响量表[19]或简称 PCL-C，一种简化版（民用版）的创伤后应激障碍检查表[20]。所有这些工具都能描述症状并指导治疗。在 TM 案例中，抑郁、焦虑和创伤后应激筛查工具被用于住院期间和住院后以监测他的症状并帮助确定治疗重点。

衡量应对和适应失能的工具有失能接受量表[21]、应对方式问卷[22]、Katz 适应量表和活动模式指标[23]。每种测量方法通常代表一种特定的理论方法，通常涉及特定的行为、动机或信仰领域。对与干预相关的特定环境或行为特征的评估，如刺激控制或应急管理，通常侧重于有助于综合评估的因素，以开发特定干预的基本原理，发展与患者和/或重要他人的工作关系，处理情绪反应，并促成支持干预的期望和归因（表 54-2）。

疼痛评估也很重要，可以使用多种工具进行评估，包括 Wong Baker FACES 面部表情疼痛量表[24]、简明疼痛量表[25]或数字和视觉模拟疼痛评分量表[26]（图 54-1）。疼痛管理不当会导致情绪问题，康复患者尤其是住院患者通常存在慢性疼痛。

认知筛查措施对于确定患者从心理治疗中获益的程度至关重要。筛查工具包括圣路易斯大学精神状态检查（SLUMS）[27]、蒙特利尔认知评估（MoCA）[28]和神经心理状态评估的可重复系列[29]。

在整个过程中，疼痛和认知评价工具均被连续用于监测 TM 的疼痛控制和改善认知能力。这使得心理干预的参与度逐步提高，最终将开始推荐的放松技巧的责任从其家人和医院工作人员转移到患者自己身上。

已经建立了评估工具，供不同的康复人群使用，以解决自我护理、工作和独立生活的能力问题。住院患者医疗康复时，通常使用测量指标如 Barthel 指数（BI）[30]和功能性独立量表[31]来量化身体失能程度和自理能力。功能评估量表（FAI）[32]、匹配人与技术（MPT）模型[33]和 Craig 残障评估与报告技术（CHART）[34]主要用于门诊或职业康复机构的心理和职业功能层面。

作为评估过程的一部分，康复心理师可以咨询其他专业人士，如律师、政府机构、教育机构、职业康复部、保险公司和病案管理人员，以优化个人的社区功能。这类咨询可能包括与教育或职业方面的影响有关的对后天认知缺陷的评估，以及为重返学校或工作制订合理的适应措施。其他目标可能包括用于法医学目的的量化事故相关的“损失”，以及与出院计划相关的建议，此外，还可能提出关于恢复病前活动（如驾驶）的建议。

康复心理师通过对个人的评估，为治疗和研究团队以及社区的重返社会机构提供了至关重要的支持。康复心理师还评估项目开发的团队功能。下文将描述评估和干预之间的联系。

表 54-2 康复环境中常用的神经心理学工具

简易筛选系列	画钟测验
可重复的神经心理状态评估系列(RBANS)[a]	面部识别测试(FRT)[o]
简明认知神经心理学检查(BCNE)[b]	Rey-Osterrieth 复杂图形测验(ROCF)[p]
神经行为认知状态检查(认知学家)[c]	**体感和运动能力**
神经心理学评估组合(NAB),筛选模块[d]	手指定位[q]
唤醒、定向和精神状态	右-左方向[l]
加尔维斯顿定向和健忘症测试(GOAT)[e]	开槽钉板[q]
混淆评估法(CAM)[f]	手指敲击试验(FTT)[r]
蒙特利尔认知评估(MoCA)[g]	**学习与记忆**
韦氏记忆量表第 4 版(WMS-Ⅳ)[h] 的一般认知筛查	加州语言学习测验第 2 版,简式(CVLT-Ⅱ-SF)[s]
注意力和集中	霍普金斯语言学习测试修订版(HVLT-R)[t]
韦氏成人智力量表第 4 版(WAIS-Ⅳ)[i] 的数字跨度	韦氏记忆量表Ⅳ(WMS-Ⅳ)[h] 的子测验
符号数字模式试验(SDMT)[j]	NAB 记忆模块的子测试[d]
韦氏记忆量表第 3 版(WMS-Ⅲ)[k] 的精神控制	简明视觉记忆测验修订版(BVMT-R)[u]ROCF[p]
NAB 注意模块的子测验[d]	**执行功能**
消除任务,如果怀疑是偏侧不注意(如字母或划线消除)	流畅性(语义、音素、设计)
语言	威斯康星卡片分类测试-64(WCST-64)[v]
波士顿命名测试[l]	试制试验[r]
NAB 语言模块的子测试[d]	NAB 执行功能模块的子测试[d]
波士顿失语症诊断检查中的复杂概念材料[m]	Delis-Kaplan 执行功能系统的子测试[w]
Token 测试的简版[n]	
视觉感知与建构	
线路走向判断(JLO)[o]	

[a]Randolph C. Repeatable battery for the assessment of neuropsychological status(RBANS):manual. San Antonio,TX:Pearson;1998。

[b]Tonkology J. The brief neuropsychological cognitive examination (BNCE). Western Psychological Services; 1997. Available at: https://www. wpspublish. com/store/p/2683/bnce-brief-neuropsychological-cognitive-examination. Accessed online 23 July 2018。

[c]Kiernan RJ,Mueller J,Langston JW. Cognistat(the neurobehavioral cognitive status examination). Fairfax,CA:Northern California Neurobehavioral Group;1996。

[d]Stern RA,White T. Neuropsychological assessment battery(NAB):Language module stimulus book. Lutz,FL:Psychological Assessment Resources;2003。

[e]Levin HS,O' Donnell VM,Grossman RG. The Galveston orientation and amnesia test(GOAT):a practical scale to assess cognition after head injury. J Nerv Ment Dis 1979;167:675-684。

[f]Inouye SK,Van Dyke,CH,Alessi C. Clarifying confusion:the confusion assessment method(CAM). Ann Intern Med 1990;113:941-948。

[g]Nasreddine ZS,Phillips NA,Bedirian V,et al. The Montreal cognitive assessment,MoCA:a brief screening tool for mild cognitive impairment。J Am Geriatr Soc 2005;53:695-699。

[h]Wechsler D. Wechsler memory scale. 4th ed. San Antonio,TX:Pearson;2008。

[i]Wechsler D. Wechsler adult intelligence scale. 4th ed. San Antonio,TX:Pearson;2008。

[j]Smith A. Symbol digit modalities test(SDMT). Los Angeles,CA:Western Psychological Services;1982。

[k]WAIS-Ⅲ,Weschler Adult Intelligence Scale,third edition. Weschler Memory Scale,third edition:Technical manual. (1997). San Antonio:Psychological,Harcourt,& Brace。

[l]Goodglass H,Kaplan E. Boston naming test. Philadelphia,PA:Lippincott Williams & Wilkins;2000。

[m]Goodglass H,Kaplan E. Boston diagnostic aphasia examination(BDAE). Philadelphia,PA:Lippincott Williams & Wilkins;1983。

[n]De Renzi E,Faglioni P. Normative data and screening power of a shortened version of the token test. Cortex 1978;14:41-49。

[o]Benton AL. Contributions to neuropsychological assessment:A clinical manual. New York:Oxford University Press;1994。

[p]Strauss E,Sherman EM,Spreen O and Spreen O. A compendium of neuropsychological tests:Administration,norms,and commentary。Oxford:Oxford University Press;2006。

[q]Matthews CG,Klove K. Instruction manual for the adult neuropsychology test battery. Madson,WI:University of Wisconsin Medical School;1964。

[r]Reitan RM,Wolfson D. The Halstead-Reitan neuropsychological test battery:theory and interpretation. Tucson,AZ:Neuropsychology Press;1985。

[s]Delis DC. California verbal learning test,second edition CvLT-Ⅱ;adult version;manual. San Antonio,TX:Pearson;2000。

[t]Brandt J,Benedict RHB. Hopkins verbal learning test-revised. Lutz,FL:Psychological Assessment Resources;2001。

[u]Benedict RH. Brief visuospatial memory test—revised. Lutz,FL:Psychological Assessment Resources;1997。

[v]Kongs SK,Thompson LL,Iverson GL,Heaton RK. Wisconsin card sorting test—64 card version professional manual. Lutz,FL:Psychological Assessment Resources;2000。

[w]Delis DC,Kaplan E,Kramer JH. Delis-Kaplan executive function system examiner's manual. San Antonio,TX:Pearson;2001。

摘自 Minniti N,Tawadrous N. Psychological Evaluation & Intervention in Acute Rehabilitation. In:Maitin IB,Cruz E,eds. CURRENT Diagnosis & Treatment:Physical Medicine & Rehabilitation,New York,NY:McGraw-Hill;2014。

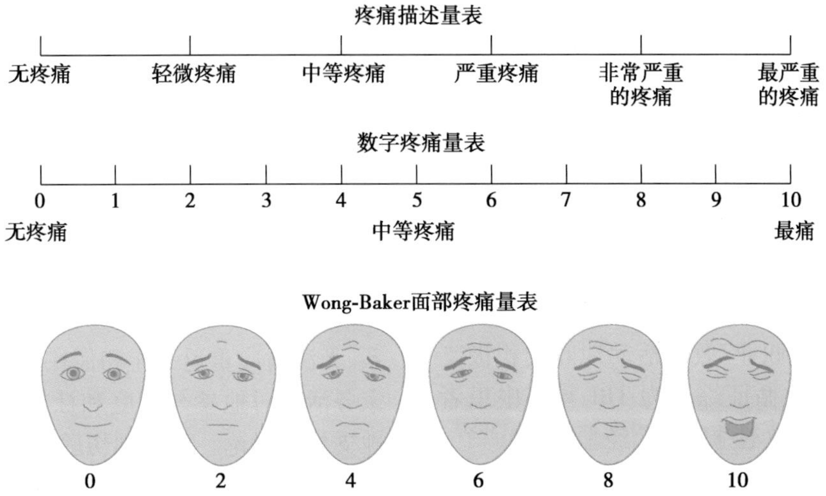

图 54-1　疼痛强度量表(上方的量表摘自 Hicks CL, von Baeyer CL, Spafford P, et al. Faces pain scale-revised: toward a common metric in pediatric pain measurement. Pain 2001;93:173. 下方的量表经允许摘自 Faces Pain Scale —Revised, © 2001, International Association for the Study of Pain)

干预

失能者可能会出现严重的心理问题,也可能会出现由身体损伤/失能引起或与之相关的新的心理和社会问题[35]。康复心理学的重点是应用评估和诊断的结果来促进功能性任务的执行和社会角色的参与,以便在所有环境中最大限度地提高个人的生产参与度。虽然康复心理学植根于医学背景下,在这种背景下失能被视为一个需要治疗的医学问题,但现在通过“以人为本”的观点,失能被看作是一个被排除在日常生活之外的问题,这一观点指导了康复心理师的工作[36-37]。在治疗计划中,干预措施旨在促进对疾病/伤害的适应,同时尽量减少固有限制。对基于证据的干预措施进行了修改,以解决个人、夫妻或家庭面临的活动受限和社会角色参与受限的具体挑战。

失能者可以从心理治疗干预中受益,这些干预措施旨在改善由身体、任务和社会功能的改变以及先前的个人、家庭和社区角色的破坏而产生的情绪困扰。治疗干预可涉及情绪、认知和/或行为领域,并有助于将失能个体的注意力从病前的自尊来源(如身体力量)转移到受损较小的领域,如认知能力和个性优势[38-39]。同样,在家庭和社区层面,这种情感、认知和行为重点的转变也可以通过帮助发展生理和社会环境中的适应能力而显著减少失能。

为了最大限度地实现自主权,干预措施可从外部着眼,以解决行为适宜性(如通过行为矫正治疗计划)、社会融合、社区参与或社区准入(由于环境和态度障碍),或优化职业或娱乐功能。干预措施可能涉及与服务机构、学校和工作场所的协调,以调整任务、提供支持和改变身体、社会和政策环境以减少失能。为了优化个人功能,可能有必要倡导患者的权利、无障碍性和公正性。失能通常与继发性损伤有关,如失眠、疼痛和疲劳,这些都会对性行为和生活质量产生负面影响。因为人类的性行为是由性功能、性的自我概念和性关系组成的,失能会干预性行为的满足。例如,与行动障碍相关的失能会对性功能产生负面影响,包括自由表达自己的能力和性反应的能力。态度上的限制、身体上的限制、沟通问题、缺乏金钱和/或获得个人援助服务的机会以及交通困难都可能单独或综合导致性行为的充分表达受到阻碍[40]。在结构化场所内,性权利问题往往无人关注。因为失能者是有性需求的,因此需要注意包容失能者并使他们感到满意。

康复心理师干预缓解抑郁。例如,认知行为疗法(CBT)已被发现对获得性脑损伤(ABI)[41-42]、冠心病[43,44]有效。在 CBT 的结构化会话中考虑认知缺陷,例如记忆力障碍的重复,是很重要的[41]。CBT 和放松疗法一直是许多康复患者的标准治疗方法,包括必须处理心理困扰和失能的慢性疼痛患者。此外,基于可接受的干预措施,如基于正念的减压计划和接受与承诺治疗(ACT)已经成为 CBT 治疗慢性疼痛患者的替代疗法[45-46]。Veehof 等[47]建议,治疗应结合正念和行为方法。基于证据的实践,如动机式访谈(MI)通常被用于受药物滥用影响的人群,但最近已被用于促进对急性发作性失能(如卒中)的调整[48]。由许多神经疾病和医疗条件引起的认知障碍会影响注意力、记忆力、推理能力、解决问题和执行等能力。这种缺陷可能导致日常安全、生产力、独立性和社会交往的功能受限[49-50]。认知康复包括一系列完善的行为干预措施,旨在减少认知功能障碍和/或帮助个人制订补偿策略,以改善日常功能[51-53]。干预措施包括:①直接注意力训练;②外部记忆/组织辅助工具的选择与训练;③内部记忆策略训练;④元认知策略训练;⑤社会语言实用学训练;⑥环境改造;⑦患者、家庭和雇主的脑损伤教育;⑧在逐步重返社区和职业/教育活动期间的积极支持[54]。一系列全面的循证综述为 TBI 和卒中患者认知康复干预的有效性提供了经验支持[51-53]。Kakos 等[55]证明,不能为心脏病患者提供适当范围、强度、时间和持续时间的认知康复干预措施,会导致更高程度的失能,对药物干预的依赖性增加,长期护理费用增加,以及增加家庭负担。

康复心理师与帮助失能团队一起工作。由于失能是人-任务-环境交互作用的结果,因此必须注重有效的团队运作,以优化结果。在康复方面,团队不仅包括直接服务提供者,还包括患者、家庭和重要的其他人,以及可用的社区、学校和工作关系[56-58]。阻碍团队有效运作的障碍包括等级观念、不健康的压力反应、缺乏对协调团队医疗优势的理解、害怕变革、风险规避以及培养创业精神等挑战。康复心理师与康复团队、系统和项目合作,包括监测和理解康复团队功能、康复结果和促进跨学科康复团队运作。

一系列研究集中在为失能者提供护理的家庭成员身上,他们自己也面临着相关的生理、心理、情感、社会和经济问题的风险[59-61]。此外,康复心理师帮助照料者了解他们所爱的人的困难和管理问题行为,获得和使用社会支持,并提供干预措施来维持照料者的健康和幸福[59,62-63]。满足照顾者的需求可以改善和维持对慢性病或失能者提供的护理,从而改善疗效[64]。在照顾他人的过程中,照顾者必须照顾好自己,避免筋疲力尽和先前可行的医疗计划失败。

康复心理学也有助于降低工伤的发病率和成本。Wegener 和 Stiers[65]证明,在工作环境中(而不是在社区护理环境中)为受伤工人提供康复心理服务,可以显著减少离岗天数,降低工人的补偿成本。所有少数群体的个人,包括失能者,都可能在工作场所分享负面经验,包括成见、边缘化、歧视和权力被剥夺。

在 TM 病例中,住院期间启用的干预措施包括 CBT 法中使用的简单、结构化的放松技术,使用技术减少在其他康复治疗过程中可能出现的症状时对患者、配偶及其同事进行教育。康复心理师观察了 TM 的康复治疗过程,并从护理和治疗人员那里得到了 TM 使用放松技术能力的反馈。随着时间的推移与 TM 健康状况和认知能力的提高,人们采用了更全面且集中的 CBT 技术,包括用焦虑等级搭配放松技巧和暴露疗法。同时还提供了关于性功能和亲密关系、无法适应重返工作和他在家庭中角色的改变(如家务活和对他参与家庭和社会功能的期望)的治疗性支持性讨论。由于创伤后应激障碍和相关症状的严重性,患者无法重返工作岗位,但最终获得了自理、财务和驾驶方面的独立性。现在,他喜欢花更多的时间和家人在一起,并轻松地回归了其在家庭中的角色,如丈夫、父亲和祖父。

小结

综上所述,本章描述了康复心理师的角色和功能,介绍了作为一个专业领域,康复心理学的历史、人群和工作范围,以及康复心理师在情绪、调节、认知和疼痛管理方面的评估和干预。作为治疗团队的博士级成员,康复心理师可以帮助治疗团队更好地了解和满足不同人群在康复医学方面的需求。

(林爱翠 译,赵彦 陆晓 校)

参考文献

1. Butt L, Caplan B. The rehabilitation team. In: Frank RG, Rosenthal M, Caplan B, eds. *Handbook of Rehabilitation Psychology*. 2nd ed. Washington, DC: American Psychological Association; 2010:451–458.
2. Scherer MJ. Rehabilitation psychology. In: Corsini RJ, Craighead WE, Weiner IB (eds). *Corsini Encyclopedia of Psychology*. Hoboken, NJ: Wiley; 2010:1–3.
3. Ashkanazi GS, Hagglund KJ, Lee A, Swaine Z, Frank RG. Neuropsychological practice in rehabilitation. In: Frank RG, Rosenthal M, Caplan B, eds. *Handbook of Rehabilitation Psychology*. 2nd ed. Washington, DC: American Psychological Association; 2010:439–450.
4. Brown KS, DeLeon PH, Loftis CW, Scherer MJ. Rehabilitation psychology: realizing the true potential. *Rehabil Psychol*. 2008;53(2):111–121.
5. Cox DR, Hess DW, Hibbard MR, Layman DE, Stewart RJ Jr. Specialty practice in rehabilitation psychology. *Prof Psychol Res Pr*. 2010;41:82–88.
6. Sherwin E. A field in flux: the history of rehabilitation psychology. In Kennedy P, ed. *The Oxford Handbook of Rehabilitation Psychology*. Oxford: Oxford University Press; 2012:30–31.
7. Cuthbert JP, Corrigan JD, Harrison-Felix C, et al. Factors

that predict acute hospitalization discharge disposition for adults with moderate-to-severe traumatic brain injury. *Arch Phys Med Rehabil*. 2011;92:721–730.

8. Beatty PW, Hagglund KJ, Neri MT, et al. Access to health care services among people with chronic or disabling conditions: patterns and predictors. *Arch Phys Med Rehabil*. 2003;84(10):1417–1425.
9. Heinemann A. Putting outcome measurement in context: a rehabilitation psychology perspective. *Rehabil Psychol*. 2005;50(1):6–14.
10. McCrea M, Pliskin N, Barth J, et al. Official position of the military TBI task force on the role of neuropsychology and rehabilitation psychology in the evaluation, management, and research of military veterans with traumatic brain injury. *Clin Neuropsychol*. 2008;22(1):10–26.
11. American Psychological Association. *Guidelines for Assessment of and Intervention with Persons with Disabilities*. Washington, DC: American Psychological Association; 2012.
12. Yesavage JA, Brink TL, Rose TL, et al. Development and validation of a geriatric depression screening scale: a preliminary report. *J Psychiatr Res*. 1983;17(1):37–49.
13. D'ath P, Katona P, Mullen E, Evans S, Katona C. Screening, detection and management of depression in elderly primary care attenders: I. The acceptability and performance of the 15-item geriatric depression scale (GDS15) and the development of shorter versions. *Fam Pract*. 2011;11:260–266.
14. Hoyl MT, Alessi CA, Harker JO, et al. Development and testing of a five-item version of the geriatric depression scale. *J Am Geriatr Soc*. 1999;47(7):873–878.
15. Kroenke K, Spitzer RL, Williams JB. The PHQ-9. *J Gen Intern Med*. 2001;16:606–616.
16. Beck AT, Steer R, Brown GK. *Manual for the Beck Depression Inventory–II*. New York, NY: Psychological Corporation; 1996.
17. Beck AT, Steer RA. *BAI, Beck Anxiety Inventory*. New York, NY: Psychological Corporation; 1990.
18. Spitzer RL, Kroenke K, Williams JBW, Lowe B. A brief measure for assessing generalized anxiety disorder. *Arch Intern Med*. 2006;166:1092–1097.
19. Weiss DS, Marmar CR. The impact of event scale–revised. In: Wilson JP, Keane TM, eds. *Assessing Psychological Trauma and PTSD*. New York: Guilford Press; 1997: 399–411.
20. Lang AJ, Stein MB. An abbreviated PTSD checklist for use as a screening instrument in primary care. *Behav Res Ther*. 2005;43:585–594
21. Linkowski DC. A scale to measure acceptance of disability. *Rehabil Counsel Bull*. 1971;14(4):236–244
22. Folkman S, Lazarus RS. *Manual for the Ways of Coping Questionnaire*. Mountain View, CA: Consulting Psychologists Press; 1988.
23. Katz S. Assessing self-maintenance: activities of daily living, mobility, and instrumental activities of daily living. *J Am Geriatr Soc*. 1983;31(12):721–727.
24. Wong DL, Baker CM. Pain in children: comparison of assessment scales. *Pediatr Nurs*. 1988;14(1):9–17.
25. Cleeland CS. *The Brief Pain Inventory*. Parnassus, CA: Pain Research Group; 1991.
26. Downie WW, Leatham PA, Rhind VM, et al. Studies with pain rating scales. *Ann Rheum Dis*. 1978;37(4):378–381.
27. Tariq SH, Tumosa N, Chibnall JT, Perry HM III, Morley JE. The Saint Louis University Mental Status (SLUMS) examination for detecting mild cognitive impairment and dementia is more sensitive than the mini-mental status examination (MMSE): a pilot study. *Am J Geriatr Psychiatry*. 2006;14(11):900–1010.
28. Nasreddine ZS, Phillips NA, Bédirian V, et al. The Montreal Cognitive Assessment, MoCA: a brief screening tool for mild cognitive impairment. *J Am Geriatr Soc*. 2005;53(4):695–699.
29. Randolph C, Tierney MC, Mohr E, Chase TN. The Repeatable Battery for the Assessment of Neuropsychological Status (RBANS): preliminary clinical validity. *J Clin Exp Neuropsychol*. 1998;20(3):310–319.
30. Wade DT, Collin C. The Barthel ADL Index: a standard measure of physical disability? *Int Disabil Stud*. 1988;10(2):64–67.
31. Keith RA. The functional independence measure: a new tool for rehabilitation. *Adv Clin Rehabil*. 1987;2:6–18.
32. Crewe NM, Athelstan GT. Functional assessment in vocational rehabilitation: a systematic approach to diagnosis and goal setting. *Arch Phys Med Rehabil*. 1981;62(7):299–305.
33. Scherer MJ. *The Matching Person and Technology (MPT) model and assessment instruments*. Webster, NY: Institute for Matching Person and Technology; 1991.
34. Whiteneck GG, Brooks CA. Craig Handicap Assessment and Reporting Technique (CHART). *J Rehabil Outcomes Measure*. 2000;4(4):3–5.
35. Cox DR, Cox RH, Caplan B. *Specialty Competencies in Rehabilitation Psychology*. New York. NY: Oxford University Press; 2013.
36. Chan FE, Da Silva Cardoso EE, Chronister JA. *Understanding Psychosocial Adjustment to Chronic Illness and Disability: A Handbook for Evidence-Based Practitioners in Rehabilitation*. New York, NY: Springer; 2009.
37. Dunn DS, Elliott TR. The place and promise of theory in rehabilitation psychology research. *Rehabil Psychol*. 2008;53(3):254–267.
38. Keany KC, Glueckauf RL. Disability and value change: an overview and reanalysis of acceptance of loss theory. *Rehabil Psychol*. 1993;38(3):199–210.
39. Wright BA. *Physical Disability, A Psychosocial Approach*. 2nd ed. New York, NY: Harper Collins; 1983.
40. Shuttleworth RP, Mona L. Disability and sexuality: toward a focus on sexual access. *Disabil Stud Q*. 2002;2(4):2–9.
41. Coetzer R. A clinical pathway including psychotherapy approaches for managing emotional difficulties after acquired brain injury. *CNS Spectrums*. 2009;14(11):632–638.
42. Stalder-Lüthy F, Messerli-Bürgy N, Hofer H, et al. Effect of psychological interventions on depressive symptoms in long-term rehabilitation after an acquired brain injury: a systematic review and meta-analysis. *Arch Phys Med Rehabil*. 2013;94(7):1386–1397.
43. Gary RA, Dunbar SB, Higgins MK, Musselman DL, Smith AL. Combined exercise and cognitive behavioral therapy improves outcomes in patients with heart failure. *J Psychosom Res*. 2010;69(2):119–131.
44. Rutledge T, Redwine LS, Linke SE, Mills PJ. A meta-analysis of mental health treatments and cardiac rehabilitation for improving clinical outcomes and depression among patients with coronary heart disease. *Psychosom Med*. 2013;75(4):335–349.
45. Kabat-Zinn J. *Full Catastrophe Living: Using the Wisdom of Your Body and Mind to Face Stress, Pain and Illness*. New York, NY: Delacorte; 1990.
46. Hayes SC, Strosahl K, Wilson KG. *Acceptance and Commitment Therapy*. New York, NY: Guilford Press; 1999.

47. Veehof MM, Oskam MJ, Schreurs KMG, Bohlmeijer ET. Acceptance-based interventions for the treatment of chronic pain: a systematic review and meta-analysis. *Pain*. 2011;152:533–542.
48. Watkins CL, Wathan JV, Leathley MJ, et al. The 12-month effects of early motivational interviewing after acute stroke: a randomized controlled trial. *Stroke*. 2011;42(7):1956–1961.
49. Langenbahn DM, Ashman T, Cantor J, Trott C. An evidence-based review of cognitive rehabilitation in medical conditions affecting cognitive function. *Arch Phys Med Rehabil*. 2013;94(2):271–286.
50. Patterson CJ, Gauthier S, Bergman H, et al. The recognition, assessment and management of dementing disorders: conclusions from the Canadian Consensus Conference on Dementia. *CMAJ*. 1999;160(12):S1.
51. Cicerone KD, Dahlberg C, Kalmar K, et al. Evidence-based cognitive rehabilitation: recommendations for clinical practice. *Arch Phys Med Rehabil*. 2000;81(12):1596–1615.
52. Cicerone KD, Dahlberg C, Malec JF, et al. Evidence-based cognitive rehabilitation: updated review of the literature from 1998 through 2002. *Arch Phys Med Rehabil*. 2005;86(8):1681–1692.
53. Cicerone KD, Langenbahn DM, Braden C, et al. Evidence-based cognitive rehabilitation: updated review of the literature from 2003 through 2008. *Arch Phys Med Rehabil*. 2011;92(4):519–530.
54. Helmick K. Cognitive rehabilitation for military personnel with mild traumatic brain injury and chronic post-concussional disorder: results of April 2009 consensus conference. *NeuroRehabilitation*. 2010;26(3):239–255.
55. Kakos LS, Szabo AJ, Gunstad J, et al. Reduced executive functioning is associated with poorer outcome in cardiac rehabilitation. *Prevent Cardiol*. 2010;13(3):100–103.
56. Farmer J, Clark M, Sherman A. Rural versus urban social support seeking as a moderating variable in traumatic brain injury outcome. *J Head Trauma Rehabil*. 2003;18(2):116–127.
57. Farmer J, Marien W, Clark M, Sherman A, Selva T. Primary care supports for children with chronic health conditions: identifying and predicting unmet family needs. *J Pediatr Psychol*. 2004;29(5):355–367.
58. Farmer D, Muhlenbruck L. Pediatric neuropsychology. In: Frank R, Elliott T, eds. *Handbook of Rehabilitation Psychology*. Washington, DC: American Psychological Association; 2000: 377–397.
59. Chwalisz K, Dollinger SC. Evidence-based practice with family caregivers: decision-making strategies based on research and clinical data. In: Frank RG, Rosenthal M, Caplan B, eds. *Handbook of Rehabilitation Psychology*. 2nd ed. Washington, DC: American Psychological Association; 2010:301–332.
60. Elliott TR, Shewchuk RM, Richards JS. Caregiver social problem-solving abilities and family member adjustment to recent-onset physical disability. *Rehabil Psychol*. 1999; 44(1):104–123.
61. Kurylo MF, Elliott TR, Shewchuk RM. Focus on the family caregiver: a problem-solving training intervention. *J Counsel Dev*. 2001;79:275–281.
62. Elliott T, Pezent G. Family caregivers of older persons in rehabilitation. *NeuroRehabilitation*. 2008;23(5):439–446.
63. Lim JW, Zebrack B. Caring for family members with chronic physical illness: a critical review of caregiver literature. *Health Qual Life Outcomes*. 2004;2(50):1–9.
64. Holicky R. Caring for the caregivers: the hidden victims of illness and disability. *Rehabil Nurs J*. 1996;21(5):247–252.
65. Wegener ST, Stiers W. Prevention, assessment and management of work-related injury and disability. In: Frank R, Rosenthal M, Caplan B, eds. *Handbook of Rehabilitation Psychology*. 2nd ed. Washington, DC: American Psychological Association; 2010: 407–416.

第55章　住院康复的常规主题

Craig DiTommaso, Fabiolla Siqueira Kopp, and Cole R. Linville

背景/历史

本章旨在简要概述一般住院康复病房可能遇到的常见情况和问题,有关主题的深入回顾,请参阅本书中相应的章节。

急性住院康复是由医疗保险和医疗补助服务中心(CMS)定义的急性病后医院水平的医疗照护。急性住院康复可以在医院内的特定住院康复机构(IRF)中进行,也可以作为独立康复医院进行。美国的IRF,必须提供每天至少3h、每周5d的治疗,每天24h的护理照护,每周至少3d由具有康复专业知识的医生进行监督[1]。

要获得住院康复的资格,患者必须有复杂的护理照护、持续的医疗管理和足够的康复需求。康复需求包括积极和持续的物理治疗及作业治疗,言语-语言病理学和/或假肢或者矫形专家可能要参与其中。在复杂的情况下,如需要透析的患者,CMS允许将治疗分散在7d内,前提是患者每周能够完成15h的强化治疗。此外,患者应在住院康复期间在合理时间内提高功能能力、适应损伤或达到独立,同时获得一些可评估的收益。这通常通过功能独立性量表(FIM)评分来量化[2](图55-1)。

IRF为患者提供整体和协调的跨学科治疗。治疗团队由康复医生领导,团队可能包括以下部分或全部人员:物理治疗师、作业治疗师、言语和语言病

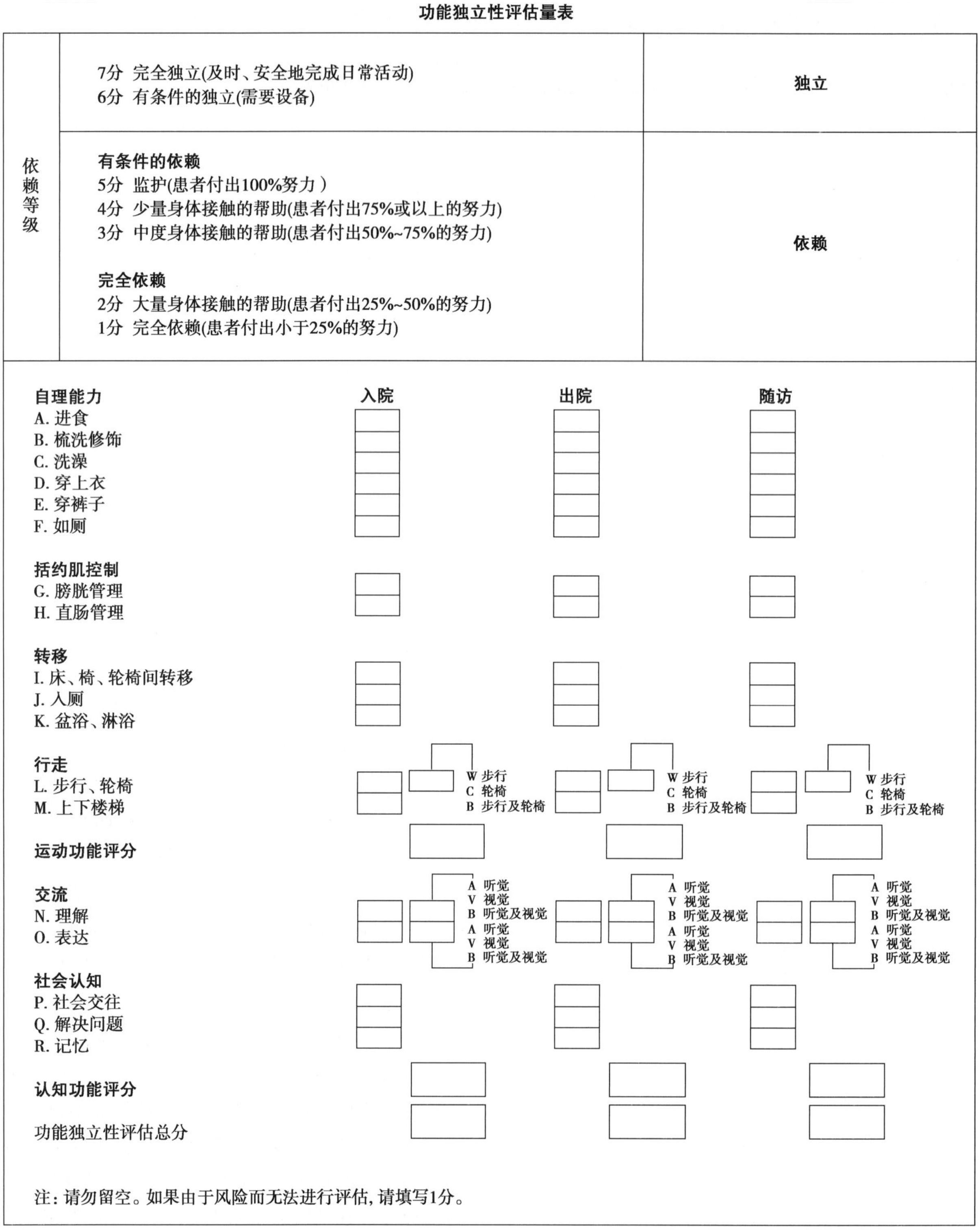
功能独立性评估量表

依赖等级		
	7分 完全独立(及时、安全地完成日常活动) 6分 有条件的独立(需要设备)	独立
	有条件的依赖 5分 监护(患者付出100%努力) 4分 少量身体接触的帮助(患者付出75%或以上的努力) 3分 中度身体接触的帮助(患者付出50%~75%的努力) **完全依赖** 2分 大量身体接触的帮助(患者付出25%~50%的努力) 1分 完全依赖(患者付出小于25%的努力)	依赖

自理能力　入院　出院　随访
A. 进食
B. 梳洗修饰
C. 洗澡
D. 穿上衣
E. 穿裤子
F. 如厕

括约肌控制
G. 膀胱管理
H. 直肠管理

转移
I. 床、椅、轮椅间转移
J. 入厕
K. 盆浴、淋浴

行走
L. 步行、轮椅
M. 上下楼梯
W 步行
C 轮椅
B 步行及轮椅

运动功能评分

交流
N. 理解
O. 表达
A 听觉
V 视觉
B 听觉及视觉

社会认知
P. 社会交往
Q. 解决问题
R. 记忆

认知功能评分

功能独立性评估总分

注：请勿留空。如果由于风险而无法进行评估，请填写1分。

图 55-1　功能独立性评估表（经允许摘自 1997 Uniform Data System for Medical Rehabilitation. a Division of UB Foundation Activities，Inc）

理学家、营养学家/营养师、神经心理学专家、药剂师、病例管理人员、社会工作者、治疗性娱乐治疗师及其他咨询服务人员。治疗团队应定期召开会议，沟通目标并协调每位患者的治疗[1]。

其他级别的急性后医疗包括长期急性医疗医院（LTAC 或 LTCH）和专业护理机构（SNF）。LTAC 中心为有更高医疗需求的患者提供每日医生评估、24h 护理和不同数量的康复治疗。SNF 通常是在疗养院内或附属于疗养院的短期机构，要求必须提供每天 8h 的护理监督和每 30d 至少提供一次医生监督。

急性住院患者常见康复诊断概述

CMS 要求 IRF 按照“60-40 规则”操作。这意味着某个 IRF 收治的 60% 患者必须属于特定的诊断类别，以保持 IRF 认证[3]（表 55-1）。

表 55-1　符合 CMS 的诊断类别

脑卒中	脑损伤
脊髓损伤	严重多发伤
截肢	股骨骨折/多关节炎
严重骨关节炎	神经肌肉疾病
先天性畸形	烧伤
血管炎	膝关节或髋关节置换

脑卒中

脑卒中是指脑细胞因缺血或出血而死亡，并伴有随后的神经系统改变。缺血性卒中是更常见的脑卒中类型，发生在血流中断时。这可能是由于动脉粥样硬化斑块引起的动脉血栓形成，或当血块滞留在较小的脑血管中时，也可能发生栓塞问题。血栓的来源通常是心脏，也可能是其他血管[4]。腔隙性梗死是另一种常见的缺血性卒中。它影响大脑深部结构，几乎总是与高血压有关[5]。出血性卒中通常发生在血管破裂时。脑出血最常见的病因是控制不佳的高血压[5]。疾病的模式将反映大脑受影响的区域（图 55-2）。

脑损伤

脑功能障碍发生在任何脑损伤后，导致生理、认知、语言和/或行为功能的病理变化。常见的脑功能障碍之一是创伤性脑损伤。脑外伤最常见的原因是当头部承受足够的力使大脑在颅骨内移动[6,7]。创伤性脑损伤可导致原发性和继发性损伤。大脑的原发性损伤如脑挫伤，会立即发生；继发性损伤是由于与脑肿胀和水肿相关的一系列化学分子损伤引起的[8]。创伤性脑损伤可以是局灶性的，也可以是弥漫性的。弥漫性轴索损伤是由于向心力作用于大脑，导致神经和神经连接的拉伸和损伤。由于位置和脑内密度的差异，弥漫性向心性损伤发生在大脑白质和灰质之间以及胼胝体周围[9]。缺氧性脑损伤是另一种类型的脑功能障碍，是缺氧所致。心肺衰竭和濒于溺水是常见的病因。代谢性脑损伤可由其他损伤引起，如长期严重低血糖[10]。其他脑损伤包括肿瘤、感染和影响大脑的其他有害过程等。

脊髓损伤

脊髓损伤是指脊髓受损导致损伤平面以下运动功能、感觉和/或自主神经功能破坏。脊髓损伤可进一步分为完全性损伤，即患者在损伤平面以下没有运动或感觉功能；或不完全性脊髓损伤，在损伤平面

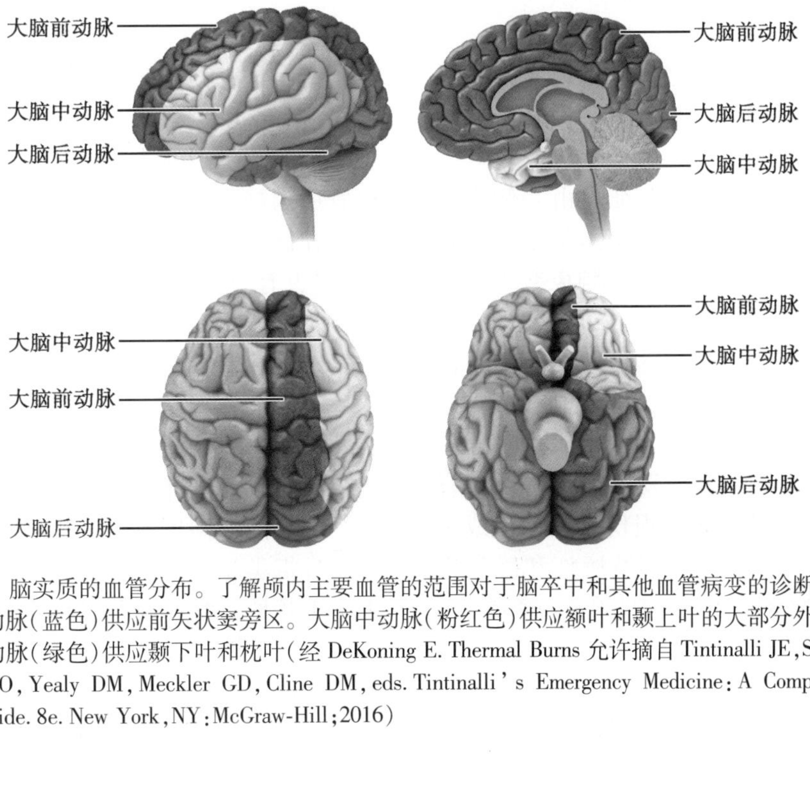

图 55-2　脑实质的血管分布。了解颅内主要血管的范围对于脑卒中和其他血管病变的诊断很重要。大脑前动脉（蓝色）供应前矢状窦旁区。大脑中动脉（粉红色）供应额叶和颞上叶的大部分外侧皮质。大脑后动脉（绿色）供应颞下叶和枕叶（经 DeKoning E. Thermal Burns 允许摘自 Tintinalli JE，Stapczynski J，Ma O，Yealy DM，Meckler GD，Cline DM，eds. Tintinalli's Emergency Medicine：A Comprehensive Study Guide. 8e. New York，NY：McGraw-Hill；2016）

以下有保留功能。脊髓损伤也分为外伤性（由脊髓外伤引起）或非外伤性（脊髓的任何其他损伤）。

外伤性脊髓损伤最常见的原因是车祸。跌倒是第二常见的原因，在年轻人和老年人中呈双峰分布[11]。外伤性脊髓损伤可根据国际脊髓损伤神经学分类标准进一步分类[12]。非创伤性脊髓损伤发生于包括肿瘤、感染和脊髓梗死等疾病中。有些特定的综合征与某些脊髓损伤有关（图 55-3）。

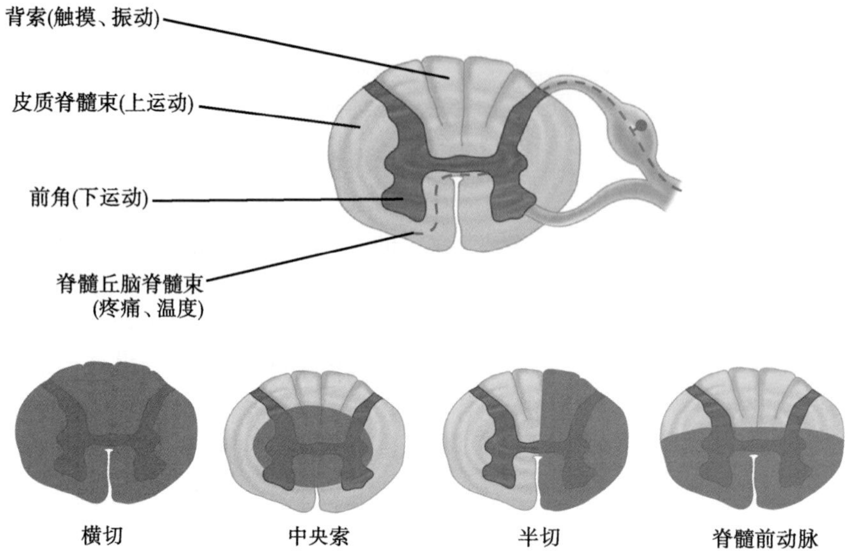

图 55-3　脊髓损伤模式（经 Halpern CH，Grady M. 允许摘自 Brunicardi F，Andersen DK，Billiar TR，Dunn DL，Hunter JG，Matthews JB，Pollock RE，eds. Schwartz's Principles of Surgery，10e New York，NY：McGraw-Hill；2015）

1. 中央索综合征　该综合征的特点是手臂麻痹无力，双腿相对较轻，损伤平面以下的疼痛感、轻触觉和本体感觉丧失。

2. 脊髓前索综合征　通常与血管损伤有关，该综合征导致损伤平面以下的变化，表现为运动功能、疼痛感和温度感丧失，而触觉和本体感觉（空间位置感）保留。

3. 脊髓后索综合征　该综合征表现为损伤平面以下的本体感觉和振动感丧失，而运动功能和疼痛感、温度感和触觉保留。

4. 脊髓半切综合征　该综合征是由一侧脊髓损伤引起的，同一侧脊髓损伤丧失运动功能、本体感觉、振动和触觉。另一侧由于脊髓丘脑束交叉的位置，患者丧失痛觉和温度觉。

5. 脊髓圆锥综合征　该综合征与 T12～L2 椎体水平损伤有关，累及包括肠、膀胱、性功能和感觉的骶段。

6. 马尾综合征　该综合征发生在损伤低于脊髓在 L2 椎体水平分裂的位置。损伤累及单个或多个神经根，临床表现包括疼痛、下肢瘫痪和感觉丧失。虽然这可以影响双腿，但通常只累及一条腿。

多发伤（多发性严重创伤）

多发性严重创伤是用损伤严重程度评分（ISS）来定义的，这是一种用于评估多发伤患者创伤严重程度的评分系统，并与发病率和死亡率相关。ISS 范围为 1～75 分；多发性严重创伤（或多发性创伤）的定义是 ISS>15 分，75 分被认为是无法救治的。该量表主要用于创伤中心，分数的计算非常受限[13-14]。

截肢

在美国，截肢最常见的原因是血管疾病，包括糖尿病、外周动脉疾病、创伤和癌症[15]。儿童患者也可能有先天性肢体缺陷[16]。目前，导致截肢的血管原因越来越多，而创伤性和癌症相关的截肢手术正在减少。通常，住院康复更适合下肢截肢患者，但也有过上肢截肢患者从住院康复中受益的案例[17]。

股骨近端骨折

股骨近端骨折通常被称为髋部骨折。根据 CMS 指南，通常符合住院康复治疗的条件。骨质疏松是一个主要的危险因素[18]。股骨粗隆间骨折是最常见的骨折类型[19]。小转子近端骨折在女性和老年人中更常见。股骨颈骨折不太常见，但通常被归于这一分组。根据手术入路，股骨转子间骨折和股骨颈骨折的康复可以在术后立即开始。值得注意的是，低于转子水平的骨折不归为髋部骨折，可能不符合住院康复的条件。

多关节炎

多关节炎的诊断范畴内含有多种不同的疾病诊断，但根据 CMS 指南[20]，这些患者很难获得住院康复资格（图 55-4）。住院康复患者必须具有明显的行走和其他日常生活活动（ADL）功能损害。患者还必须尝试过广泛的住院康复替代方案但失败了，或者最近出现了其他级别医疗无法解决的疾病突发事件（表 55-2）。

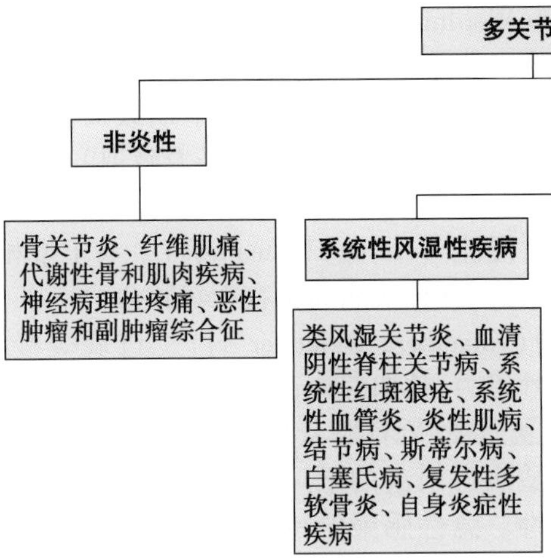

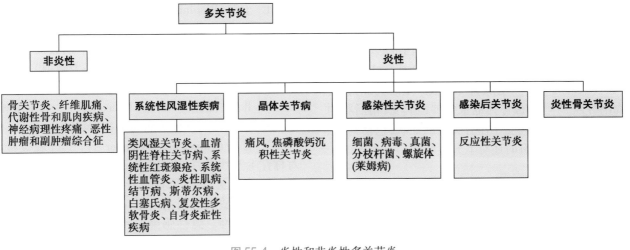

图 55-4　炎性和非炎性多关节炎

表 55-2　多关节炎分类

多关节类风湿关节炎	一种自身免疫性炎症疾病，影响多个器官系统，包括双关节。该病引起滑膜内炎症，导致血管痉挛和关节破坏
银屑病性关节炎	血清阴性的关节病，包括多个关节炎，可加重
血色素沉着症	过多的铁储存会导致器官功能障碍和进行性关节炎，包括臀部
黑尿症	尿黑酸氧化酶缺乏导致大关节炎
肝豆状核变性	器官、膝关节和脊柱的铜沉积

严重骨关节炎

骨关节炎（OA）是一种导致关节软骨退化的慢性退行性关节病。累及 2 个或多个负重关节（包括臀部、膝、肩和肘）关节畸形、活动范围减小、关节周围肌肉萎缩、活动能力和日常生活能力显著下降的严重 OA 患者符合住院康复入院标准。这些人只有在其他强度较低的康复干预措施失败后才符合 CMS 的要求，他们必须证明，通过其他干预措施或在其他水平的医疗上无法实现改善。

神经肌肉疾病

多发性硬化症（MS）是一种自身免疫性脱髓鞘疾病，可以影响大脑和脊髓，导致多种不同的症状。常见的损伤包括感觉丧失、虚弱或瘫痪以及认知障碍。多发性硬化症有许多不同的亚型，包括复发-缓解型、继发进行性、原发进行性和进行性复发[21]。发作间期症状可能改善或消失，但随着疾病的进展，可能会出现永久性神经功能缺损。脑和脊髓的影像学检查通常显示脑室周围白质斑块。痉挛很常见。

1. 帕金森病　是一种累及中脑黑质细胞死亡的神经退行性疾病，会导致多巴胺释放减少，以及伴随震颤和僵硬的运动相关的缺陷[22]。认知缺陷通常在疾病后期出现，可能伴随自主神经不稳定。

2. 多发性神经病　包括一组具有多种病因和表现的疾病。这些疾病的共同特征是周围神经病理学基础。

（1）遗传性神经病变：通常有感觉丧失、共济失调和肌肉痉挛发生率增加等症状。

（2）遗传性运动感觉神经病变（HMSN）或遗传性运动感觉神经病（Charcot-Marie-Tooth）：是一种常见的疾病，经常报告力量和感觉缺陷[23-24]。

（3）遗传性感觉和自主神经病变（HSAN）：包括疼痛和温度感觉丧失、热调节失调、膀胱功能障碍和认知缺陷等症状[23]。

（4）遗传性运动神经病（HMN）：包括前角细胞

异常，导致脊髓远端肌肉萎缩和上下肢无力[23,25]。

3. 获得性神经病 是指与医疗条件、炎症过程或药物相关的典型周围神经损伤。常见原因包括糖尿病、甲状腺疾病、淀粉样变性、结节病、干燥综合征、卟啉症、尿毒症、接触铅和/或汞、叶酸缺乏、化疗药物、酗酒、维生素 B_{12} 缺乏、吡哆醇（维生素 B_6）缺乏，急性炎症性脱髓鞘性多神经根病（AIDP）/吉兰-巴雷综合征、慢性炎症性脱髓鞘多神经根病（CIDP）、接触砷、单克隆免疫球蛋白病、白喉、人免疫缺陷病毒（HIV）/获得性免疫缺陷综合征（AIDS）、麻风病、莱姆病等。严重疾病可导致严重的炎症，损害周围神经[26]。这被称为危重症神经病变，稍后将讨论。获得性神经病变往往有类似的症状，包括灼烧、疼痛、感觉异常，有时还有上升性麻痹。

神经肌肉接头疾病

有许多神经肌肉接头疾病，比较常见的有以下几种。

1. 重症肌无力 一种对突触后乙酰胆碱受体的自身免疫反应[27]。症状包括眼肌和近端肌肉无力，休息后症状有所改善。

2. Lambert-Eaton 肌无力综合征 一种自身免疫性疾病，是一种典型的副肿瘤综合征。靶点是突触前膜，其结果是乙酰胆碱释放减少[27]。症状包括近端无力（尤其是小腿）随着运动而改善，可能存在自主神经不稳定症状。

3. 肉毒中毒 肉毒梭菌毒素可阻断乙酰胆碱的突触前释放[28]。症状包括延髓症状（上睑下垂、吞咽困难）、胃肠道症状以及呼吸和心脏功能障碍。

肌病（先天性和营养不良除外）

肌病是一组疾病，这些疾病都有潜在的肌肉病理学改变并导致肌无力。近年来，许多康复医师使用失用性肌萎缩一词，但确切的诊断标准仍存在争议[29]。其他肌病按类别如下。

1. 代谢类 庞贝病（酸性麦芽糖酶缺乏症）、麦卡德尔病（肌磷酸化酶缺乏症）、磷酸果糖激酶缺乏症、高钾/低钾型周期性瘫痪。

2. 炎性类 多发性肌炎/皮肌炎、结节病、感染。

3. 内分泌类功能紊乱所致肌病 甲状腺、甲状旁腺、肾上腺、垂体。

4. 中毒性肌病 酒精、利尿剂、长春新碱、类固醇、生长抑素中毒。

运动神经元疾病

运动神经元疾病是一组具有相似病理基础的诊断。患者可以从康复机构中受益，但目标应该围绕适应疾病和提供照顾者教育。考虑肌肉过度疲劳的患者有加重无力的风险，典型的目标是治疗性运动和提高耐力（而不是力量训练）[30]。

脊髓肌萎缩

1. Ⅰ型（Werdnig-Hoffman 病） 影响下运动神经元，在脊髓肌萎缩（SMA）所有类型中发病最早（3~6 个月）和预后差（通常在生命早期致命）。典型症状包括婴儿软弱无力综合征（张力减退）、哭声微弱、舌头痉挛、呼吸衰竭，需要通气支持[31]。

2. Ⅱ型（慢性 Werdnig-Hoffman 病） 与Ⅰ型相似，但进展较慢。这种疾病通常在中年致命[31]。

3. Ⅲ型（Kugelberg-Welander 病） 进展缓慢，对称性上升性乏力，预期寿命正常[31]。

4. 脊髓灰质炎/后脊髓灰质炎综合征 是一种由小核糖核酸病毒引起的下运动神经元疾病，伴有前角细胞变性。急性感染的特点是严重无力，功能有所恢复。这些患者在数年或数十年内保持稳定，直到无力慢慢恢复[32]。

5. 肌萎缩侧索硬化症（ALS） 是一种原因不明的前角细胞变性所致的上下运动神经元疾病。这种情况最常见于 50 多岁的男性，他们首先出现不对称的上升性萎缩和无力，伴随着协调代偿的增强。预后非常差，半数患者在确诊后 3 年内死亡[33]。

危重症神经肌肉疾病

危重症神经肌肉疾病通常是在重症监护室（ICU）环境下诊断的，或是经历长期炎症过程的患者。常见危险因素包括感染、创伤或其他引起全身炎症反应综合征（SIRS）的损伤。

1. 脓毒性脑病 是 SIRS 的一种并发症，被认为与血-脑屏障的改变有关。症状包括精神状态改变和/或认知缺陷，但疾病最初可能表现为运动协调或运动计划的问题[34]。

2. 在危重症多发性神经病（CIP）中，神经传导研究（NCS）和肌电图（EMG）评估可以证明轴突和脱髓鞘的运动性和感觉性周围性多发性神经病。神经活检可以考虑，但不典型。肌肉无力和感觉丧失是典型的表现[35]。

3. 危重症肌病（CIM） 可能与长时间制动、SIRS、神经肌肉阻断剂或类固醇有关，导致急性炎症性肌病，出现肌肉细胞崩溃。它通常是用体格检查诊断，但可以考虑 NCS/EMG 和/或肌肉活检[35]。

先天性畸形

出生时的缺陷有无数种可能。尽管少见，在住院患者康复环境中可能看到的诊断简要回顾如下：

1. 先天性肢体缺陷 通常发生在怀孕的前 3 个月，危险因素包括沙利度胺和米索前列醇[36]。住院患者康复的目标包括改善日常生活能力、活动能力和转移以及满足任何假肢需求。

2. 先天性脊柱侧弯 是发育过程中脊柱异常形成的结果[37]。住院患者康复的目标包括提高日常生活能力、活动能力和转移能力，并满足任何矫形或手术需求。

3. 脑瘫 是未成熟大脑的一种非进展性病变，可能导致任何运动和姿势障碍（如痉挛性或运动障碍性障碍）、认知障碍和/或感觉问题。肌张力障碍和痉挛在这类人群中很常见，可能需要强化治疗、药物治疗和物理治疗[38]。

4. 脊柱裂 是脊柱胚胎发育过程中出现的一组神经管缺损，是儿童最常见的脊髓疾病[39]。

遗传性神经肌肉疾病

遗传性神经肌肉疾病患者很少进入住院康复机构，但也有一些人有住院康复的要求。一些可能的肌病诊断如下。

1. 营养不良性肌病 杜氏肌肉营养不良症、贝克肌营养不良、先天性肌营养不良、面肩肱肌营养不良、埃默里-德赖弗斯肌营养不良和肢带综合征[40]。

2. 先天性肌病 线粒体肌病、中央核肌病、微小轴空病、线状体肌病、肌管肌病、先天性 I 型纤维占优势和纤维比例失调，各种亚细胞细胞器、微小变化和其他非特异性先天性肌病[40]。

3. 强直性肌病 强直性肌营养不良（MMD）、先天性肌强直、Schwartz-Jampel 综合征和先天性强直性肌营养不良[40]。

遗传性神经肌肉接头疾病

1. 先天性肌无力综合征 是一组由编码神经肌肉传递完整性所必需的蛋白质基因突变引起的遗传性疾病[41]。

2. 周围神经疾病 ①遗传性运动感觉神经病变（HMSN）；② 夏科-马里-图思（Charcot-Marie-Tooth，CMT）Ⅰ型到Ⅳ型。这是遗传性神经病变中最常见的形式，具有多种表型、遗传模式和致病基因[42]。

遗传性运动神经元疾病

1. 脊髓性肌萎缩症（SMA） 是一种先天性疾病，由脊髓前角细胞和脑干运动核变性引起。其特点是肌肉无力、肌肉萎缩、上下运动神经元征（SMA Ⅰ型最早出现，最严重）。

2. Friedreich 共济失调 是一种脊髓小脑变性综合征，由于缺乏线粒体蛋白（frataxin）。这种疾病通常出现在 20 岁以前，患者出现步态共济失调，并以上升的方式进展[43,44]。

3. 青少年类风湿关节炎和其他关节炎 设定适当的门槛时，这些诊断被认为是住院患者康复的可接受诊断。

烧伤

烧伤是对皮肤的一种急性损伤，最常见的原因是热，也可能发生在冷暴露、化学物质、电和辐射中。暴露在外的胶原蛋白会引起炎症反应，增加毛细血管通透性，降低渗透压，使血管内容量急剧减少，导致低血容量和休克[45]。烧伤疼痛严重，容易感染，需要足够的营养来愈合[46]。烧伤康复的目标包括控制瘢痕，向康复医师申请早期活动和夹板，以保持活动范围和防止瘢痕导致活动受限。其他并发症包括特发性周围性多发性神经病变和异位骨化，其中肘关节是最常见的受累关节（图 55-5）。

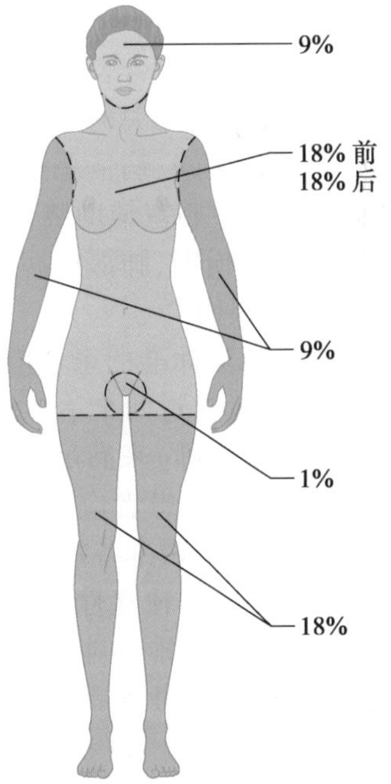

图 55-5 按身体面积划分的烧伤面积百分比（经 Ladde JG. 允许摘自 Tintinalli JE，Stapczynski J，Ma O，Yealy DM，Meckler GD，Cline DM，eds. Tintinalli's Emergency Medicine：A Comprehensive Study Guide. 8e. New York，NY：McGraw-Hill；2016）

脉管炎

系统性脉管炎可导致关节炎，随后会出现无力和疼痛，导致行走和其他日常生活活动能力的严重损害，如：

1. 风湿性多肌痛 与颞动脉炎（巨细胞动脉炎）有关。患者有影响骨盆、肩部和颈部近端肌肉的症状，伴有晨僵、肌肉压痛及相关的肌痛/关节痛[47]。

2. 结节性多动脉炎 是系统性坏死性血管炎，累及中小动脉和相关关节炎[48]。

3. Churg-Strauss 综合征 现称嗜酸性肉芽肿伴多发性血管炎，包括嗜酸性粒细胞和肉芽肿形成及相关的神经病变[49]。

膝关节或髋关节置换

根据 CMS 指南，膝关节或髋关节置换患者需要满足表 55-3 中一个或多个标准，才有资格在美国进行住院康复治疗。

表 55-3 膝关节和髋关节置换标准

- 在急诊住院期间，患者在特定住院康复机构入院前立即接受了单侧膝关节或髋关节置换手术
- 患者极度肥胖，体重指数至少为 50
- 患者年龄在 85 岁或以上

虽然 60% 的患者必须符合表中的标准，但 40% 的患者可以有与这些标准无关的其他诊断，且仍然适合住院康复，如医疗欠缺、病情恶化、弥漫性肌无力、心/肺/肝/肾移植、左心室辅助装置（LVAD）、自主神经功能障碍、心脏损害、肺部疾病、癌症和其他无须合并疾病的骨科损伤[50]。

符合 CMS 住院康复标准的患者应能够进行康复治疗。患者必须至少通过两个治疗学科（物理治疗、作业治疗和语言治疗师）来满足其需求，其中一个学科必须是物理治疗。患者应能在一天中耐受 3h 的康复或在入院后 48h 内准备好耐受 3h 的康复。患者必须具备显著提高其独立性水平的能力。此外，患者应有合理的出院安排，包括在出院时获得适当的协助[50]。在入院接受康复治疗前，应尽可能完成手术或侵入性操作。

住院康复机构出现的并发症

自主神经反射障碍

自主神经反射障碍（AD）是脊髓损伤的并发症，定义为收缩压突然升高超过患者基线约 20mmHg[51]。AD 通常与 T6 平面以上完全性脊髓损伤相关[51]。除高血压外，AD 还伴有心动过缓、头痛、鼻塞、损伤平面以上的出汗或潮红。AD 期间出现的症状通常是由病变下方的伤害性刺激触发的。常见的诱因有留置导尿管扭转、便秘、内生足趾甲、压疮、月经和其他有害刺激[51]。

最初的治疗包括抬起床头，脱掉所有压力性衣物（包括压力袜、腹部绷带、饰品、紧身裤等）。如果有留置导尿管，冲洗导管以确保没有阻塞。考虑膀胱扫描，如有需要给患者插管。如果患者便秘，需要使用栓剂，重要的是用利多卡因胶浆对直肠区域进行局部麻醉，等待 15~20min，然后插入栓剂。优化疼痛管理是至关重要的，因为损伤平面以下的疼痛也会引发 AD[51]。

急性期管理包括每 5min 评估一次血压。如果血压继续高于患者的基线水平，建议使用快速降压药物，如硝普钠糊剂或贴片[51]。长效高血压药物是最后的选择。如果 AD 持续超过 1~2h，应考虑将患者转移到急诊室/重症监护室进行持续血压监测。如果压力继续失控，AD 可能导致癫痫发作、脑卒中和死亡。需要特别注意孕妇，如果血压在去除有害刺激后继续升高，考虑先兆子痫和相关的分娩。将这些患者转移到妇产科进行密切监测可能是谨慎的做法[52]。

高血压、低血压和直立性低血压

住院患者康复期间会出现许多血压问题，因此随着活动强度的增加，应密切监测血压。一般来说，血压问题在康复的最初几天更常见，然后随着时间的推移而稳定下来。接下来将讨论一些更常见的问题。

直立性低血压是指收缩压从基线下降超过 20mmHg，伴有反射性心动过速。通常伴有头晕和晕厥前症状。直立性低血压经常发生在由于长期卧床或神经损伤而失去自主神经系统控制的个体。

一线治疗包括增加静脉回流到心脏，方法是将患者平躺，使用压力袜和腹部绷带，并可能将患者置于 Tredelenberg 体位（头低位）。抗高血压药物通常需要在早期住院康复期间进行调整，且患者饮食应遵医嘱[53]（表 55-4）进行调整。

高血压也会影响住院患者的康复。收缩压高于 140mmHg 或舒张压高于 95mmHg 是值得关注的[53]。有必要监测高血压急症的症状和体征，如头痛、视力模糊、胸痛、头晕，甚至烦躁不安。对于近期脑卒中（<1 个月）的患者，需要避免低血压、低灌注[53]。降压药物有多种选择，疑难病例可从内科或神经科会诊中获益。

表 55-4 直立性低血压的初始治疗

- 患者宣教:直立性低血压的机制和压力源
- 高盐饮食(10~20g/d)
- 高液体摄入量(2L/d)
- 将床头抬高 10cm(4 英寸),以减少仰卧高血压
- 保持姿势刺激疗法
- 学习物理对抗
- 穿紧身衣
- 纠正贫血

误吸

误吸是指颗粒物或口腔分泌物从口腔和鼻腔进入喉、气管和下呼吸道。它可以表现为咳嗽、声音潮湿、发声困难、呼吸困难或气喘[54]。误吸通常影响吞咽能力发生变化的患者。

误吸患者通常表现为呼吸急促和焦虑。重要的是要测定血氧饱和度,获得动脉血气测定结果,并根据需要提供补充氧气。如果患者病情稳定,没有窒息迹象,应监测感染迹象,如发热、心动过速、白细胞计数升高和觉醒减弱。然而,这些迹象可能在几天后才会显现出来。有误吸风险的患者需要由言语/语言治疗师密切监控。如有必要,进行胸部 X 线检查或胸部 CT 扫描,并重复吞咽检查。如果怀疑感染,可咨询内科、呼吸科或感染病科。

先前对吞咽声的研究表明,吞咽过程中声音质量与口腔/鼻腔材料的穿透或误吸之间没有关联[54]。然而,声音质量可能代表患者存在误吸风险。在进餐和管饲期间,应将床头保持在 45°~90°,采取误吸的预防措施。另外,在患者睡觉时保持床头在 30°以上有助于避免胃食管反流时误吸。

肾上腺素能神经功能障碍

自主神经功能障碍是机体自主神经系统的失调,在严重的创伤性脑损伤中很常见。它最常见于重症监护病房住院期间和康复早期。这种功能障碍通常会随着时间的推移而改善,但仍有一小部分患者有持续的症状[55]。

机制涉及丘脑和下丘脑之间的神经递质及其与皮质的连接不平衡。这导致儿茶酚胺在生理或环境刺激下进入循环[55]。肾上腺素能功能障碍通常表现为高血压、收缩压通常高于 140mmHg、心动过速(心率>120 次/min)、体温过高(>38.5℃)、大汗、烦躁不安、痉挛、肌张力障碍和姿势的恶化[55]。

与自主性反射障碍相似,第一步是消除有害刺激。最初,评估膀胱的潴留,排除有害刺激、感染、便秘和/或月经来潮是有必要的。临床医生应该在最初的 1h 内每隔 15~20min 监测一次血压和体温。有时药物如对乙酰氨基酚,可以帮助管理发热和疼痛。如果患者出现剧烈疼痛,短效阿片类药物可能有助于减轻疼痛和抑制交感神经亢进。如果担心体温高于 102℉(38.9℃),考虑使用冰毯或静脉注射冷生理盐水帮助降温[56]。

β 受体阻滞剂(如普萘洛尔)可用于通过上述措施持续性高血压未能缓解超过 30~60min 的患者[55]。需要密切监测患者服用后是否出现低血压。在严重肾上腺素能功能障碍的情况下,定期服用普萘洛尔、吗啡和/或加巴喷丁可能会有所帮助[55]。对于难治性病例,许多病例报道了鞘内注射巴氯芬的改善情况[55]。

精神状态和觉醒的改变

与患者基线精神状态的任何变化都需要密切监控。有无数可能的原因,但康复医师应高度怀疑新发或复发性卒中、脑积水、癫痫发作、感染、低血糖、缺氧、谵妄和电解质失衡[56]。脑损伤或脑卒中患者的沟通能力可能下降,精神状态的改变可能是一个重要的信号,表明需要进一步的检查。

评估精神状态的急性变化时如果能记录变化是突然的还是进展性的会更好。这有助于确定病因,如低血糖或相关低血压。同样,谵妄,尤其是夜间更严重的谵妄,可以根据环境线索做出预测。在适当的情况下,应排除感染、神经内分泌功能障碍和其他引起脑病的原因,如血氨升高[56](图 55-6)。无造影剂的头颅 CT 扫描可用于评估脑积水或新的颅内事件[56]。最后,鼓励避免使用可能导致过度睡眠的药物,如苯二氮䓬类药物或抗精神病药物,因为它们会加重精神错乱[56]。

与脑损伤部位密切相关的低觉醒患者可能会受益于神经刺激剂,如莫达非尼、金刚烷胺或哌甲酯[57]。这些药物会有不良反应,应慎用。

过度行为(激动)和攻击性

过度行为和攻击性的问题包含了一个复杂的多学科方法来识别引发行为的潜在原因和治疗。对于外伤性脑损伤患者,这可能是预期恢复的部分表现,如 Rancho Los Amigos 认知功能量表[58]所示(图 55-7)。

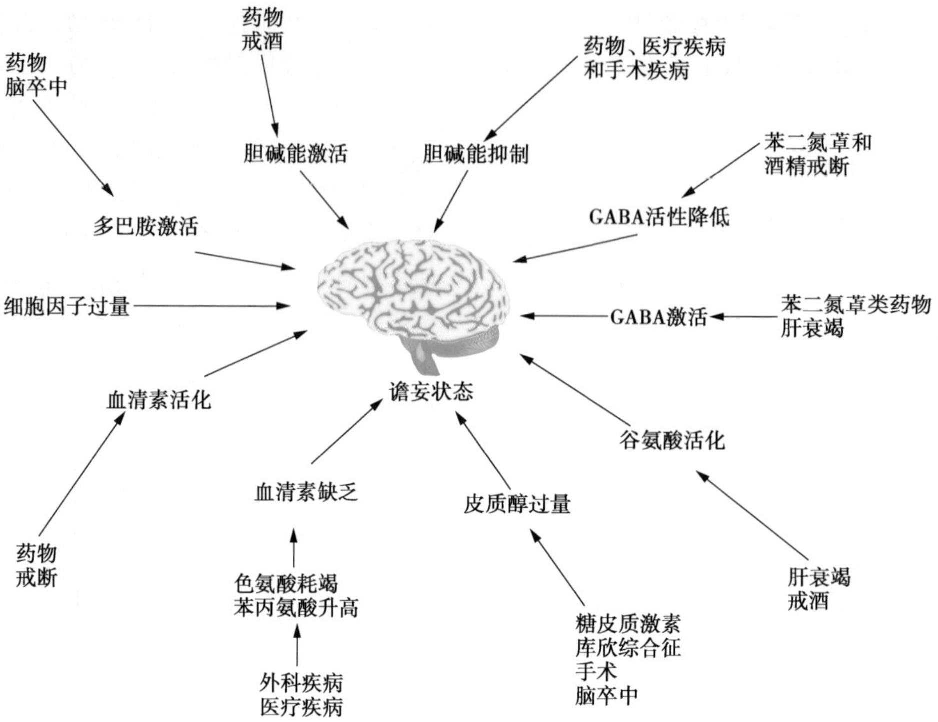

图 55-6　谵妄的病理生理学表现了一系列复杂的相互关联的事件。对于 1 例患者，可能有多种途径导致谵妄[经允许摘自 Flacker JM, Lipsitz LA, et al. Neural mechanisms of delirium: current hypotheses and evolving concepts. J Gerontol A Biol Sci Med Sci. 1999; 54(6): B239-46]

分级	描述
Ⅰ	无应答
Ⅱ	广泛应答
Ⅲ	局部应答
Ⅳ	混乱、激动地应答
Ⅴ	混乱、不恰当地应答
Ⅵ	混乱、适当地应答
Ⅶ	自主、适当地应答
Ⅷ	有目的、适当地应答

图 55-7　Rancho Los Amigos 认知恢复量表[改编自 Hagen C, Malkmus D, Durham P. (1980). Levels of cognitive functioning, Rehabilitation of the Head Injured Adult: Comprehensive Physical Management, Downey, CA: Professional Staff Association of Rancho Los Amigos National Rehabilitation Center]

最近，量表增加了第 9 级和第 10 级，以说明那些身体上看起来可以独立，但可能仍然存在认知缺陷、需要一定程度的监督的患者。过度行为可能表现为不安、静坐不能（一种无法控制的移动感）、去抑制或情绪不稳定。最初，重要的是评估器质性原因，如低血压、低血糖、感染、疼痛、睡眠不良、谵妄加重、电解质失衡和癫痫发作[59]。患者不能表达需求，感到沮丧或困惑，害怕周围环境的人，会表现出缺乏治疗合作、拒绝下床或攻击性。一旦排除了器质性原因，彻底的药物排查是很重要的，接下来就是环境的改变。常用的技术侧重于减少外部刺激，如电视音量、一次一人与患者交谈、减少来访者数量以及确保患者夜间睡眠良好[58]。对于非卧床患者，允许他们在协助下在机构内踱步可能会有帮助。其他替代方案包括通过视频监控、1∶1 床边监控或夜间 Craig 床/网床加强监控。康复医师通常会保留一些约束，如 Posey 马甲和手腕上的约束，但只作为最后的手段，因为它们会加剧攻击行为[58]。

O-Log 和焦虑行为量表[60]评估精神错乱，可以定期进行，以确定患者的进展情况。O-Log 量表注重方向感，允许患者自发地回答问题，并提供语言提示。焦虑行为量表可以帮助评分者确定一段时间内焦虑行为的类型和时间。神经心理师在评估这些量表和制订行为管理计划以教育家庭和员工方面起着至关重要的作用[57]。对于持续的破坏性行为，可以使用药物干预。非典型抗精神病药物和苯二氮䓬类药物常被使用，但众所周知具有潜在的不良反应，还会干扰神经可塑性[61]。文献建议对能够耐受的患者使用大剂量亲脂性 β 受体阻滞剂，如普萘洛尔[61],5-羟色胺选择性受体抑制剂、哌甲酯、丙戊酸和某些三环类抗抑郁药是众所周知的有助于抑制攻击性或躁动的选择[61]。

癫痫

癫痫发作在脑损伤或脑卒中患者的住院康复过程中并不少见。新的、原因不明的癫痫发作可能需要在急诊医院做进一步的评估。有许多可能的因素会加剧癫痫发作,包括药物不良反应、感染、电解质异常、结构异常或大脑改变。癫痫发作可按症状分类,包括复杂型与单纯型,全身型与局灶型。

癫痫发作时,第一步是将患者侧卧,并在适当的时候抬高头部,以避免误吸。静脉通路建立是输液和获取实验室样本的关键。应尽快服用抗癫痫药物。有几种药物可用于静脉注射或肌内注射。最常用的药物是劳拉西泮(0.1mg/kg 肌内注射或静脉注射)、地西泮(10mg/kg,直肠)或负荷剂量的左乙拉西坦(1 000g)或苯妥英钠(10~20mg/kg),直至发作停止[62]。许多康复机构都有急性发作管理协议。脑电图(EEG)通常用于明确发作的起源或者在亚临床发作的情况下明确是否真的发作了。

跌倒

跌倒在住院康复机构中相当常见,因此记录事件的任何信息都非常重要。记录应包括患者跌倒的方式和原因,以及是否有意识丧失、瘀伤、精神状态或关节活动范围的变化。应尽快通知家属。康复机构通常有跌倒的治疗方案,这可能包括对受伤或瘀伤的身体部位进行 X 线检查,以及护士或医生对疼痛部位的评估。如果头部受伤,随后精神状态发生变化,医生可以考虑进行适当时间的头部 CT 扫描。

一旦明确了跌倒的原因,谨慎的做法是确定预防进一步跌倒所需的干预措施,例如加强监督,将患者移进护理站,如有可能,安装视频监控系统[63]。

鞘内注射巴氯芬泵并发症

鞘内注射巴氯芬(ITB)用于治疗严重下肢痉挛和肌张力障碍,持续性自主神经失调也可以用 ITB 泵治疗(图 55-8)。这些患者定期与专家预约,询问并重新加注泵中的药物。有时,尽管精心护理,患者仍会出现鞘内巴氯芬停药或过量用药的情况。出现恶心、呕吐、瘙痒和无力加剧的患者可能巴氯芬过量,应密切监测心律失常和呼吸衰竭相关情况[64]。考虑到呼吸衰竭的风险,建议在重症监护室密切监护。

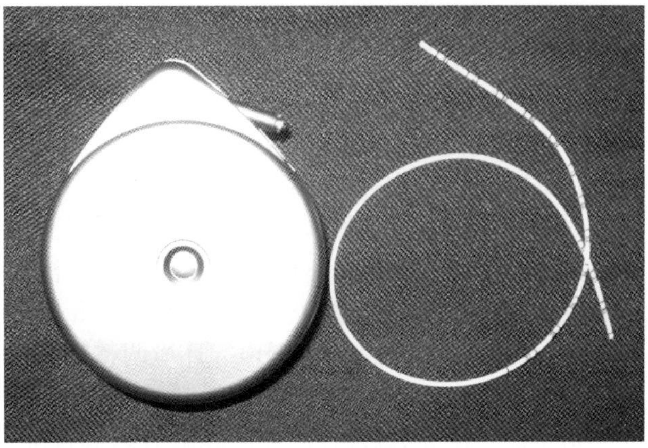

图 55-8　鞘内注射巴氯芬泵(经允许摘自 Ladde JG. Central Nervous System Procedures and Devices. In: Tintinalli JE, Stapczynski J, Ma O, Yealy DM, Meckler GD, Cline DM, eds. Tintinalli's Emergency Medicine: A Comprehensive Study Guide. 8e. New York, NY: McGraw-Hill; 2016)

巴氯芬停药的临床表现为发热、心动过速、烦躁不安、肌肉僵硬、横纹肌溶解和精神状态改变。如果怀疑停药反应,应口服巴氯芬或地西泮 2mg 静脉给药。这是一个临时措施,直到药物可以通过泵输送。在紧急情况下,可以进行腰椎穿刺和鞘内注射巴氯芬。应检查泵,以确认输送的剂量,并评估是否存在任何错误或警报。泵导管可通过脊柱 X 线片和染色剂检查进行评估,以评估尖端是否扭结、断裂或移动[64]。使用不透射线染色剂的专用 CT 或透视检查有助于识别导管和泵系统故障。

管道脱落(经皮内镜管和气管切开术)

在多种原因引起的呼吸衰竭和严重吞咽困难的患者中,常见到食管和气管造口术。在转移、洗澡、换衣服或治疗过程中,管子可能会脱落,也可能会被意识混乱的患者拔除。

经皮内镜下胃管有胃锚,可防止被拔除。如果胃管被移走并怀疑在胃外,则可以通过促胃液素染色的瘘管造影来确定位置。在极少数情况下,胃管完全从腹壁拔除,胃肠专家应立即对患者进行评估。在胃肠道评估确认胃管可行之前,可以插入临时胃管或导管。

气管造口管可能在住院患者康复期间脱落。对于呼吸窘迫的患者,考虑在急诊科进行紧急评估。氧气可以通过气管环或气管造口周围的面罩提供。如果患者无呼吸窘迫,可以由医生行气管造口术,通过鼻插管或无呼吸面罩补充氧气。建议遵守所在康复机构的协议。

睡眠障碍和疲劳

由于环境和医疗问题，在医院睡觉对患者来说是非常有挑战性的。住院部常见的疾病有失眠、阻塞性睡眠呼吸暂停和昼夜节律紊乱。

对睡眠障碍患者的第1项管理是改善睡眠卫生和认知行为疗法。最近的研究表明，认知行为疗法在帮助患者睡眠方面非常成功[65]。在睡前1~2h关闭音乐和电视、调暗灯光和降低噪声等环境调整都可以帮助患者入睡。避免白天过度睡眠通常是有帮助的。

由于缺乏阳光，以及住院期间睡眠时间被打乱，昼夜节律紊乱很常见。昼夜节律紊乱最好用活动描记法监测[66]。褪黑素是治疗昼夜节律紊乱的一种可能的药物治疗干预措施。褪黑素是松果体释放的一种激素，有助于大脑同步睡眠-觉醒周期[67]。对于老年患者和神经损伤患者，通常建议避免使用镇静药物，因为这些患者跌倒的风险增加，使用镇静药物可能使这种风险叠加，还可能使患者平衡能力下降。

异位骨化

异位骨化(HO)是指在正常情况下不会发生的软组织中骨的形成。该过程还不清楚，但有证据表明它是由间充质细胞无限制分化为成骨细胞[68]介导的(图55-9)。HO更常见于活动能力下降、严重

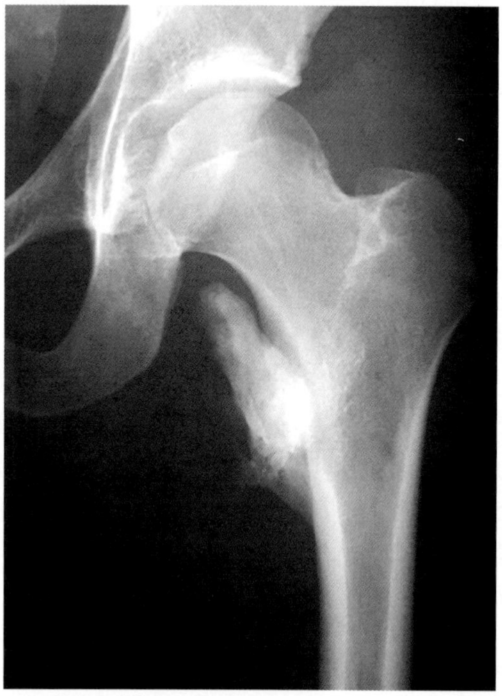

图55-9 较大的髋部异位骨化(经允许摘自McElroy K, Innerfield C, Cuccurullo S, Rossi RP. Joint Replacement. In: Maitin IB, Cruz E, eds. CURRENT Diagnosis & Treatment: Physical Medicine & Rehabilitation, New York, NY: McGraw-Hill; 2014)

痉挛和自主神经失调的患者[69]。它通常发生在大关节，发病率因损伤类型而异。脊髓损伤患者则主要发生在髋部、膝盖、肘部和肩部。外伤性脑损伤患者，它同样影响上肢和下肢。然而，一些研究表明，髋部受累较多，其次是肘部、肩部和膝盖[70]。截肢后残肢的远端也可发现。

HO通常表现为关节活动范围的减少，伴随着皮温升高、疼痛和发热的增加。碱性磷酸酶水平逐渐增加提示HO的发生。然而，由于其与骨折和急性炎症有很强的相关性，这并不是特异性的。诊断可以通过X线检查或骨扫描，但这只能在骨钙化后才能显示HO。三相骨扫描对诊断HO是敏感和特异的，可以更早地检测到，但成本更高、耗时更长[70]。

治疗使用抗炎药和破骨细胞抑制剂依替膦酸盐[71]。在特殊情况下，如果患者功能受损，ADL、卫生和行动能力受限，建议切除HO。然而，这通常是针对大约发病后9~12个月，已经骨成熟的慢性病例。

压疮

压疮是指在枕骨、肘部、坐骨、骶骨和足跟等突出部位的皮肤或深层组织的损伤。它发生在血管内压持续增加后，常与制动相关。压疮的危险因素包括感觉减退、尿失禁或大便失禁和营养不良[72]。美国压疮咨询委员会(NPUAP)将压疮分为Ⅰ、Ⅱ、Ⅲ和Ⅳ期以及深部组织损伤。Ⅰ期压疮是一种不可退的红斑，伴有皮温增加、硬化或变色；Ⅱ期压疮包括部分表皮厚度，可能出现水疱；Ⅲ期压疮累及所有皮肤层和皮下组织；Ⅳ期压疮累及所有皮肤层、肌肉，可能有骨外露。压疮不应与深部组织损伤、擦伤、剪切或摩擦损伤或撕裂伤混淆(图55-10)。

建议患者在床上频繁翻身，并在坐位时转换坐姿。目前，没有足够证据表明多久一次以及哪种体位能更有效地防止压疮的发生，但是卧位2~3h，坐位15~20min变换一次是共识[73]。Gillespie等[98]进行了Cochrane回顾，并提供了支持性证据证明给患者翻身是预防压疮的良好措施。

高危患者入院时应进行皮肤评估，正确选择床垫可以降低发生压疮床的风险[73]。2008年，CMS实施了一项规定，如果患者在住院期间出现新的压疮，医院将不会被偿还其治疗压疮的费用。

肺栓塞与深静脉血栓形成

在住院康复治疗中，深静脉血栓形成(DVT)的发生率较高，尤其是在伤后2周。脑外伤患者中发

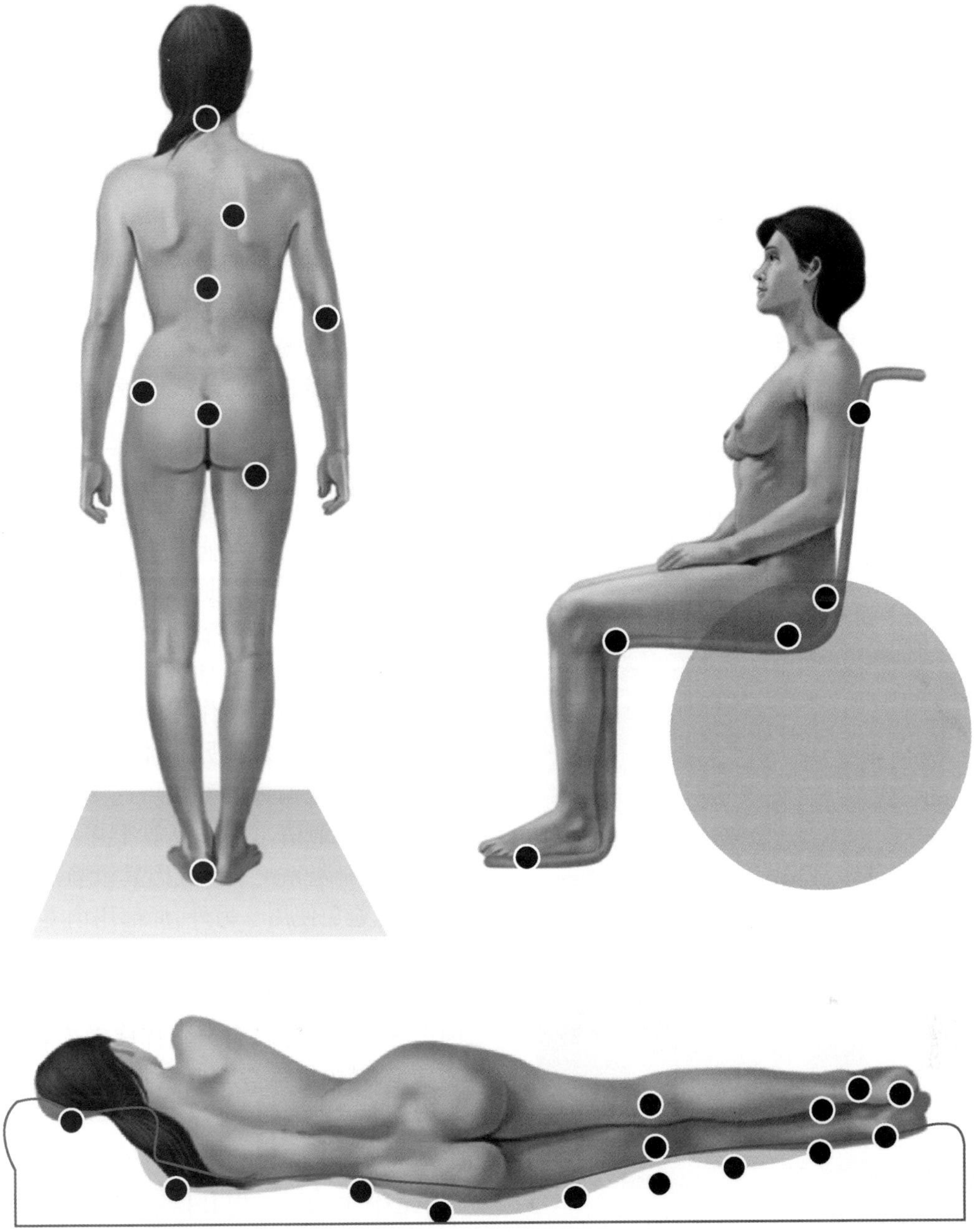

图 55-10 最常见的压疮发生部位(摘自 Preventing Pressure Ulcers:A Patient's Guide. Washington, DC:US Department of Health and Human Services;1992,USGPO 617-025/68298)

病率可高达 40%[74]。随着损伤程度的加重和制动时间的延长,DVT 发生的风险更高。早期的预防性干预,如低分子量肝素的药物干预。骨科手术后,患者至少需要 10~14d 的药物治疗[75]。脊髓患者开始预防的适应证取决于患者出血的风险,预防治疗的时间取决于损伤的完整性、骨折或癌症的存在,年龄根据脊髓医学联合会的临床实践指南来确定。DVT 治疗对于预防肺栓塞非常重要,肺栓塞可能是致命的。肺栓塞患者长期使用华法林或直接口服抗凝剂治疗 8~12 周[76]。

治疗选项

肠道管理

许多住院康复的患者会有直肠张力障碍或结肠反射减少,这是由于脊髓损伤、脑损伤(创伤、卒中、脑病)继发的神经连接异常,和/或由于活动能力下降而导致的粪便传输变慢[77]。针对这些患者的肠道治疗方案通常包括大便软化剂,如 Colace、泻药如番泻叶或 MiraLAX,以及刺激性栓剂(如比沙可啶)。

除了栓剂，患者可能需要手指刺激结肠-肠反射和增强肠蠕动。手指刺激是指插入戴手套的手指并沿着直肠壁周环转[77]。

在完全性下运动神经元病变中，患者的肛门括约肌会松弛。如果大便松散（黏度低），这些患者通常会发生大便失禁；如果大便太浓（黏度过高），则会便秘。患者的肠道管理通常包括膨大剂（如纤维）及使粪便保持柔软但成形的软化剂。为了排便，患者有时需要手动排便和做 Valsava 动作[77]。

住院康复期间，由于传输慢而导致的便秘相当常见[78]。入院时，可能需要谨慎地进行腹部 X 线检查，以评估粪便负荷，因为这可能会影响患者参与治疗（图 55-11）。对于无神经源性功能障碍的患者，粪便负荷高，可通过口服泻药和栓剂或灌肠治疗。目标是每天或隔日排便 1 次，这取决于患者的病前排便频率。

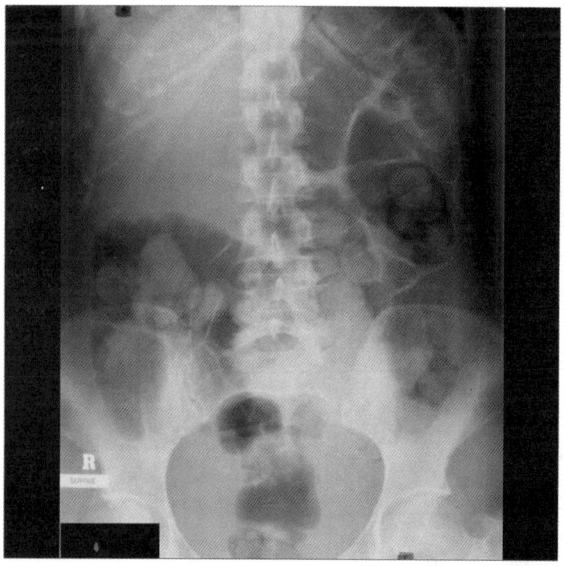

图 55-11　便秘的腹部 X 线片

腹泻可能是由于反复使用抗生素或药物导致的结肠炎。粪便疏松、水样便的患者还应通过腹部 X 线片评估便秘情况，并可能受益于定期排便的习惯，可通过口服泻药、使用大便填充剂或纤维等方式。

神经源性膀胱

由于脊髓损伤和脑卒中患者数量众多，在康复机构中，膀胱的管理是康复中尤为重要的一部分。膀胱功能障碍有多种原因，包括解剖结构的改变、神经系统的紊乱及排尿中枢的直接损伤。膀胱的处理取决于表现的病因，可能需要咨询泌尿科医生。患者应定时排尿，以避免尿失禁，并重新训练膀胱。最佳治疗有助于预防感染，减少或消除夜间排尿，改善睡眠和整体生活质量。

入院时排除尿路感染是很重要的，因为它可以模拟神经源性膀胱，混淆评估。尿潴留可根据患者尿路感染史，采用清洁或无菌间歇导尿。如果患者不能达到出院后独立排尿，可能需要对膀胱管理和适应设备进行进一步的宣教。可暂时放置留置导管，患者应随访泌尿科医生。急性住院康复出院后的泌尿科会诊有助于监测肾脏疾病、男性良性前列腺增生和膀胱癌的膀胱功能。药物改善膀胱收缩和出口阻力可能是必要的，以加强膀胱管理。

痉挛

痉挛是上运动神经元损伤的一种症状，与脑性瘫痪、多发性硬化症、脑卒中、创伤性脑损伤、脊髓损伤等诊断有关。痉挛是指肌肉张力的变化，这种变化与速度有关。保守治疗通常包括运动范围练习、牵伸和石膏。对于全身痉挛的患者，口服药物可能会有所帮助。中枢性作用的药物包括苯二氮䓬类、巴氯芬和替扎尼定。另一种选择是丹曲林，它可以抑制肌肉肌质网钙的释放。这些药物有包括镇静、低血压和转氨酶水平升高等很多不良反应，需谨慎使用中枢神经系统紊乱或因其镇静剂成分而受伤的患者，应避免使用。另外，局部用肉毒毒素去神经支配或苯酚注射神经松解术治疗痉挛，无论是否联用口服药物都有帮助。遗憾的是，住院患者康复期间，因经济原因常常阻碍肉毒杆菌毒素和苯酚的使用。在美国，鞘内巴氯芬泵已被批准用于对治疗无效的下肢痉挛[79]。

住院单元最常见的药物

住院康复病房通常使用多种药物。对于每次开始使用的药物，都要查看患者的药物列表，以了解药物相互作用，并遵循“低剂量开始，缓慢加量”。最常用的药物包括以下类别。

1. 神经激动剂

（1）金刚烷胺（50mg/d；最大剂量 400mg/d）：一种 N-甲基-d-天冬氨酸受体阻滞剂，具有弱多巴胺激动剂和毒蕈碱拮抗作用。在住院部，它被用于觉醒能力差、静坐不能、帕金森病、冷漠和一般认知的患者。研究表明，这种药物可以加速脑外伤后意识障碍患者的康复[80]。常见不良反应包括抗胆碱能症状、头晕、恶心，如果突然停药，可能还有抗精神病药的恶性综合征。有可能降低癫痫患者的癫痫发作阈值,但这并没有在文献中显示。

(2) 哌甲酯及其衍生物(0.3mg/kg,每日 2 次;最大剂量 60mg/d):去甲肾上腺素和多巴胺释放剂及再摄取抑制剂。这是一种治疗注意力缺陷-多动障碍的著名药物,在脑损伤人群中被用于帮助觉醒,改善注意力、处理速度和工作记忆[81]。常见不良反应包括心动过速、焦虑和失眠。它可能导致厌食症,有心肌梗死和猝死病例报道,心律失常患者应慎用。

(3) 莫达非尼(100mg/d;最大剂量 400mg/d):阻断多巴胺再摄取。它可以用于睡眠障碍和脑损伤后的唤醒[82]。常见不良反应包括头晕、焦虑和失眠。因为它对情绪、知觉和感觉有影响,所以是一种四级管制药物。这种药物及其衍生物也用于治疗勃起功能障碍,脊髓损伤患者由于存在自主神经反射障碍的潜在风险,应慎用。

2. 情绪和情感　选择性 5-羟色胺再摄取抑制剂,如氟西汀(剂量:20mg/d;最大剂量:80mg/d)和舍曲林(剂量:25mg/d;最大剂量:200mg/d)已用于情绪障碍、创伤性脑损伤后的攻击性、冷漠、病理性哭笑患者。常见不良反应包括头晕、失眠或嗜睡、抗利尿激素分泌不当综合征(SIADH)、恶心、呕吐和腹泻。这类药物已经被证明有助于脑卒中后患者的运动恢复。舍曲林具有弱的去甲肾上腺素和多巴胺亲和力。

3. 失语症　多奈哌齐(剂量:5mg/d;最大剂量:10mg/d)和利福西明(剂量:1.2mg/d;最大剂量:12mg/d)都是乙酰胆碱酯酶抑制剂。它们最常用于治疗阿尔茨海默病[83],也用于治疗失语症和多发性脑梗死痴呆症。它们被认为有助于改善注意力、工作记忆和执行功能障碍。多奈哌齐作用于中枢,外周作用极小,因此不良反应较少。常见的不良反应包括厌食、恶心和呕吐。QT 间期延长的可能性较小,发生的患者不到 1%,而心动过缓的发生率则约为 1%。

4. 神经源性肠道管理　良好的排便计划目标是预防大便失禁,并实现定期排便,充分利用排便时的完整反射。除了保持足够的水分和增加活动,以下药物可以帮助调节肠道蠕动[77]。

(1) 番泻苷(剂量:2 片/d;最大剂量:4 片,每日 2 次):这是一种刺激性泻药,可以增加胃肠动力,可以在饭后服用,如午餐,以利用胃结肠反射。然而,当长期使用时,它会导致结直肠黑变病,一种由于直接作用于壁内神经而损伤肌间神经丛神经元的疾病。高剂量时,会引起恶心、呕吐和抽筋。

(2) 比沙可啶(5mg/d;最大剂量 30mg/d):通过刺激肠黏膜诱导副交感神经介导的蠕动。长期使用可导致结肠功能障碍,如慢性便秘、痉挛和结肠反射减弱。也可能导致电解质异常、恶心和呕吐。

(3) 聚乙二醇 3 350[17mg/d 溶解在 4~8 盎司(120~240mL,1 盎司约 30mL)液体中]:是一种工业药剂,当在中等分子量下使用时,它会变成渗透剂。它保留粪便中的水分,导致更频繁地排便。长时间使用超过 2 周和更高剂量可能导致代谢性酸中毒。常见的不良反应包括恶心、腹胀和胃排空延迟。

(4) 镁乳和其他镁衍生物(剂量因剂型而异):起到渗透剂的作用,在粪便中保留水分,增加排便频率。与其他药物一样,它会引起腹痛、恶心、呕吐和电解质异常。

(5) 栓剂:如甘油、植物油基比沙可啶、比沙可啶灌肠或多库酯钠灌肠对便秘或阻生的患者有效。由于会引起电解质紊乱和肾脏损伤,应慎用。

5. 神经源性膀胱

(1) 奥西布宁(5mg,每日 2 次;最大剂量 5mg,每日 4 次):是一种用于膀胱过度活跃的抗毒蕈碱药物。它作用于膀胱平滑肌,增加膀胱容量,减少逼尿肌收缩的频率。因此,尿频和尿失禁发作减少。常见的不良反应包括便秘和口干。然而,研究表明高达 15% 的患者会出现头晕和困倦[83]。

(2) 坦索罗辛(0.4mg/d;最大剂量 0.8mg/d):是前列腺、尿道和膀胱颈平滑肌的 α_1 受体拮抗剂,可改善尿流量。这种药物已被美国 FDA 批准用于治疗良性前列腺增生症。然而,它通常用于神经源性膀胱患者,以改善尿液流出量和逼尿肌过度收缩,甚至用于女性[84]。常见的不良反应包括头晕和头痛,一些报道的病例包括失眠和阴茎勃起。

(3) 托特罗定(2mg,每日 2 次;最大剂量 4mg/d)是一种抗胆碱药,作用于毒蕈碱受体(M1 和 M2),通过放松膀胱平滑肌和减少逼尿肌过度收缩来减少急迫性尿失禁。常见的不良反应包括便秘、口干、瞳孔扩大和嗜睡。

6. 癫痫

(1) 苯妥英钠(100mg 口服,每日 3 次;最大剂量 600mg/d):如果静脉用药,治疗剂量为 10~20μg/mL。它是钠、钙和钾通道的膜稳定剂。用于癫痫持续状态。心律失常患者是该药物禁忌证。它有时被用来预防脑损伤后的癫痫发作。常见的不良反应包括恶心、呕吐、眼球震颤、震颤和牙龈增生。它已经被证明会导致认知障碍[85-86]。

（2）左乙拉西坦（500mg，每日 2 次；最大剂量 3 000mg/d）：其作用机制尚不清楚，但似乎并不影响神经递质的活动。它可以防止癫痫样病灶的过度同步化。它也用于预防脑损伤后的癫痫发作。最常见的不良反应包括嗜睡、攻击性、易怒、厌食和头晕。

（3）托吡酯（25mg，每日 2 次；最大剂量 400mg/d）：用于治疗部分性癫痫发作，也被广泛用于治疗偏头痛。它是一种膜稳定剂，可阻断钠通道和 γ-氨基丁酸（GABA）A 受体激动剂。常见的不良反应包括头晕、嗜睡和共济失调。有一些高氨血症的病例报告。

7. 痉挛

（1）巴氯芬（5mg，每日 3 次；最大剂量 80mg/d）阻断 GABA 受体，在中枢阻断单突触和多突触反射的传递（阻断 α 运动神经元），在脊髓水平尤其阻断上运动神经元。常见的不良反应包括心动过缓、低血压、癫痫发作和尿潴留。戒断症状包括瘙痒、心动过速、烦躁、痉挛加剧、癫痫、低血压或高血压。它也可以被送入脊髓膜腔，用于治疗脊髓损伤、多发性硬化症、脑瘫和脑损伤患者的痉挛。

（2）地西泮是一种抗焦虑药，具有 GABA 激动剂的特性，直接作用于边缘系统，从而降低焦虑。剂量和最大每日剂量是可变的，但与大多数形成习惯的物质一样，谚语“小剂量起始，逐渐加量”是适用的。它还增加了氯离子通道打开和关闭的频率，稳定了细胞膜，防止了癫痫的扩散。它的 GABA 激动剂特性也在脊髓水平上起作用，以减少反射弧反应和减少痉挛。这种药物可以引起镇静，低血压，并增加由于 GABA 刺激引起的混乱。对于因中枢神经系统抑制而导致的脑损伤患者，通常避免使用这种药物，使认知障碍恶化。

（3）丹曲林影响微管内钙的有效性，降低骨骼肌活动和痉挛。它的作用是周围性的，因此有较少的镇静不良反应。它也用于治疗恶性精神病综合征。常见的不良反应包括腹泻、困倦和虚弱，慢性使用者可引起剧烈的肝毒性。

（4）替扎尼定是一种中枢 α_2 肾上腺素能激动剂，其结构与可乐定相似，但药效较弱。理想情况下，临床医生应该从最低剂量（2mg，每日 3 次）开始，并逐渐增加；每日最大剂量为 36mg/d。它能在突触前减少运动神经元的放电。它可以引起攻击性、易怒、嗜睡或失眠、心动过缓和低血压。它也会引起肝毒性。

8. 肌肉抽动　环苯扎林（10mg，每日 3 次；最大剂量 60mg/d）是一种骨骼肌松弛剂，能够降低脑干水平的躯体运动活动。其结构类似于三环类抗抑郁药。它有许多常见的抗胆碱能不良反应，但更严重的是可发生抗精神病药恶性综合征，需要根据肝脏损害进行调整。

9. 自主神经功能障碍

（1）可乐定是一种 α_2 肾上腺素受体激动药，可导致交感神经输出减弱、肌肉松弛、低血压、心动过缓和肾血管阻力。这些作用有助于控制自主神经功能障碍的症状。但是，由于它的立即释放特性会使血压骤降，因此应谨慎使用。

（2）β 受体阻滞剂和钙通道阻滞剂通常用于有自主神经功能障碍的患者，以帮助降低血压。它们也有助于减少焦虑和攻击性，但由于其不良反应是低血压和心动过缓，因此很少用于此目的。

10. 睡眠

（1）劳拉西泮：常用于失眠。研究表明，苯二氮䓬类药物可减少较浅睡眠时间和觉醒频率，增加睡眠总时间。然而，它已被证明会导致谵妄、共济失调和顺行性记忆障碍[87]。最后，长期使用这种药物（首次接触后超过 5 年）与阿尔茨海默病有关[88]。无论病因如何，通常建议老年人和脑损伤患者避免使用这种药物。

（2）曲唑酮：通过拮抗 5-羟色胺受体来抑制 5-羟色胺的摄取。它是一种与三环类抗抑郁药无关的三唑啉。它还具有 α_1 受体拮抗剂的特性。它有助于睡眠和镇静。由于缺乏抗胆碱能作用，特别是在脑损伤人群中，它被选为其他助眠药。不良反应包括直立性低血压、恶心、呕吐、QT 延长，以及一些运动障碍的病例报告。停药会导致焦虑、腹痛、失眠、梦境生动。

（3）褪黑激素：是松果体在夜间产生的一种激素。它能诱导睡眠，有助于改善睡眠-觉醒周期。它不一定是一种良性的药物。它能引起幻觉、噩梦、困惑和眩晕。有一个病例报告在使用 1 年后停药导致运动障碍和静坐不能[89]。

（4）唑吡坦：不被认为是苯二氮䓬类药物，但与中枢神经系统中 GABA-苯二氮䓬复合物的 GABA A（α）受体结合。在多声像图中，它的作用类似于苯二氮䓬类药物，减少入睡时间，增加睡眠时间。然而，它与正常的睡眠-觉醒周期非常相似，因为第 3 和第 4 阶段增加，不良反应较少[90]。它被认为可以通过一系列的 GABA 激活通路通过丘脑激活皮层。

这些影响会导致任何病因的脑损伤后微小意识状态或处于植物状态的患者的意识的反常增加[91]。不良反应包括恶心、呕吐、困倦、意识混乱、睡眠驾驶、梦游和头痛。呼吸抑制很少见。

11. 疼痛

（1）伤害性：由于有害刺激而产生的不愉快的感觉和情感体验。

1）利多卡因贴片（5%）（每个区域 1～3 贴，持续 12～24h）通过抑制钠通道来稳定神经元细胞膜。它通常用于局部神经传导阻滞，引起慢性或急性疼痛和带状疱疹后遗神经痛。它通常是一种安全的药物，但会引起皮肤刺激和局部水肿以及其他全身毒性。

2）泼尼松和甲泼尼龙（Medrol）剂量包（剂量随治疗目的而变化）是具有肾上腺皮质激素特性（糖皮质激素和盐皮质激素）的有效合成抗炎药。它们有多种代谢物影响不同的器官系统，包括肾上腺皮质替代和免疫抑制。它们有广泛的不良反应，最严重的是胃肠道出血、高血压、精神病和慢性骨质疏松症。

3）曲马多（25mg/d，逐渐加量；最大剂量400mg/d）是可待因的合成物、中枢作用类似物。这是众所周知的通过阻断这些神经递质的再吸收来增加血清素和去甲肾上腺素的可用性。M_1 是活性代谢产物，对 μ 阿片受体有很高的亲和力。因此，这种药物具有阿片类和非阿片类镇痛作用[92]。用于急慢性中度至重度疼痛或带状疱疹后神经痛。它还没有被证明像其他阿片类药物一样引起抗组胺作用。最常见的不良反应包括恶心、呕吐和嗜睡。曲马多本身不会引起癫痫发作，但根据产品信息和病例报告，结合 5-羟色胺再摄取抑制剂、神经抑制剂或其他降低癫痫发作阈值的药物，可以看到有癫痫发作[93]。

4）非甾体抗炎药（NSAID）能降低外周组织前列腺素，减轻疼痛、炎症和发热。此外，非甾体抗炎药特别有助于缓解骨膜炎症疼痛和骨痛（即骨转移）。最常见的药物有双氯芬酸（片剂或凝胶形式）、布洛芬、塞来昔布和萘普生。这些药物的主要不良反应是胃肠道黏膜刺激和出血、水肿、肾毒性和支气管痉挛。

5）对乙酰氨基酚和对乙酰氨基酚与阿片类药物合用通过中枢抑制环氧合酶 2 提高痛阈。它们还阻止前列腺素在下丘脑中枢神经系统温度调节中心的释放，从而降低核心温度。它可以引起皮疹、恶心、呕吐和反跳头痛，严重的情况下导致肝功能衰竭。

（2）神经源性。神经源性疼痛发生在外周或中枢神经系统受伤时。住院部常见的症状有复杂的局部疼痛综合征、中枢性疼痛综合征、丘脑综合征（Dejerine-Roussy 综合征）和肌筋膜疼痛综合征。治疗这些综合征最常用的药物是阿米替林和加巴喷丁。阿米替林（剂量：25mg/d；最大剂量：300mg/d）是一种三环类抗抑郁药，已知能抑制去甲肾上腺素和血清素再摄取。它也用于抑郁症。主要不良反应包括镇静，老年患者使用这种药物应小心。加巴喷丁（剂量：100mg，每日 3 次；最大剂量：3 600mg/d）是一种膜稳定剂，可阻断电压门控性钙通道。它在结构上与神经递质 GABA 相似，但对 GABA 受体没有影响。这种药物也被用来治疗癫痫和带状疱疹后神经痛。

12. 预防

（1）深静脉血栓形成（DVT）。如果没有近期手术或出血等禁忌证，预防 DVT 通常使用肝素（每 8h 5 000U）和低分子量肝素（依诺肝素每日 40mg）。脑部和脊髓损伤的患者需要在住院期间接受治疗。值得注意的是，对于这些损伤，预防 DVT 的剂量和治疗时间长短的大多数决定都是基于由美国瘫痪退伍军人协会（the Paralyzed Veterans of America）资助的脊髓医学临床实践指南。当对骨科手术患者的预防性治疗有疑问时，可查阅 Guideline Clearhouse——一个很好的参考资料库。

（2）胃肠道溃疡和胃炎。预防胃溃疡的抑酸治疗通常在重症监护病房开始，此后这种疗法很少停止。患者通常会在住院康复病房接受质子泵抑制剂或抗组胺药治疗，最合适的步骤是先确定因胃炎、胃食管反流或消化性溃疡病史而处于持续风险中的患者。研究表明，约有 3%～4% 的无明显危险的患者出院后服用这些药物[69]。

13. 异位骨化

（1）吲哚美辛（25mg，每日 3 次，6 周；最大剂量：200mg/d）是一种用于预防 HO 的非甾体抗炎药。不良反应包括恶心、呕吐、胃肠道出血、卒中风险增加、高血压和史-约综合征。

（2）依替膦酸盐（剂量：每天 20mg/kg，持续 2 周，然后每天 10mg/kg，持续 10 周）是一种双膦酸盐。这种药物停药后的效果会持续几个月。抑制羟基磷灰石晶体生长，诱导破骨细胞凋亡。常见的不良反应包括恶心、呕吐、头痛、抽筋，最严重的是史-约合征[94]。

14. 头痛

（1）托吡酯（剂量：25mg，每日 2 次；最大剂量：

400mg/d)用于治疗部分性癫痫,也是众所周知的治疗偏头痛的药物。它是一种阻止钠通道的膜稳定剂,也是 GABA 受体的激动剂。常见的不良反应包括头晕、嗜睡和共济失调。有一些高氨血症的病例报告。

(2) 如前所述,非甾体抗炎药如对乙酰氨基酚。

干预措施和替代治疗

在住院患者康复过程中,干预措施和替代治疗的作用具有区域性和组内差异性。每个康复机构的可用资源可能会影响干预措施和替代治疗的使用。

关节和软组织注射

许多类型的注射可以发生在患者的床边,目前的趋势是在超声引导下进行这些注射。它们用于改善关节疼痛,通常是在炎症的情况下。例如,关节内注射、囊内注射和扳机点注射是常见的床边干预措施,通常的做法是局部注射皮质类固醇的麻醉剂混合物。注射治疗的效果通常是根据疼痛的改善、活动范围的改善以及治疗进展的改善来衡量的。

硬膜外和椎板内类固醇注射也可能发生在急性住院康复期间。这些几乎都是为了缓解与神经根炎、神经根病和椎管狭窄有关的疼痛。星状神经节注射治疗复杂的局部疼痛综合征通常用于诊断和治疗。住院患者康复期间注射的使用往往受到资金和资源的限制。总的来说,注射可以显著改善康复过程中的进展。

针灸

针灸是一种传统的中国技术,具有多种现代排列方式。针灸在现代住院患者康复中的主要用途是改善疼痛、失眠、头痛和慢性疲劳。针灸被认为是以气为基础恢复体内能量流动的自然平衡,用小针头刺激身体特定的解剖区域[95-96]。针灸的其他用途仍在研究中,例如脑卒中患者的疼痛和吞咽困难。

物理疗法

物理疗法通常是由康复医师为疼痛控制、痉挛、异常疼痛和其他情况开具的处方,以最终促进治疗进展和患者的独立性。在所有康复方法中,以下是常见的:手法治疗和活动,浅表热疗,深热疗,冷疗,电刺激,石蜡浴和牵引。在某些情况下,电刺激被用来帮助完成功能性任务。

高压氧治疗

高压氧治疗(HBOT)是一种公认的通过增加受伤组织的氧合而促进伤口愈合的治疗方法。然而,对于应用高压氧疗法治疗肌肉骨骼或神经系统疾病尚无共识。高压氧疗法可导致癫痫发作、气压伤、鼓膜破裂和其他损伤。尽管缺乏证据,一些住院康复机构提供高压氧疗法进行神经康复。

瑜伽、普拉提、太极拳

越来越多的人意识到,这些形式的辅助疗法有助于改善本体感觉、减轻疼痛、控制血压和减轻压力,从而改善总体健康状况。虽然人们普遍认为这些技术是传统疗法的有益辅助,但在急性住院患者康复治疗中实施这些疗法仍然很困难。开展这些辅助疗法的康复机构发现这些干预可以促进康复进程[97-98]。

营养补充剂、草药和顺势疗法

应给患者提供所需的营养补充剂和草药。许多患者在住院康复期间要求继续进行病前补充或开始新的补充,以支持他们的康复。患者、药剂师和康复医师之间的密切配合可以确保补充剂或草药不会干扰医疗治疗。目前,几乎没有实证证据支持将任何特定的补充剂用于康复目的。然而,诸如葡糖胺、洋甘菊、胆碱、银杏叶、姜黄素、左旋肉碱、维生素 C、维生素 B_6、叶酸和锌等产品都是受欢迎的草药和补充剂,患者可能会对此产生疑问。

家庭支持

医疗保健提供者、患者、家庭和护理者之间的复杂互动是一个重要而微妙的主题,如深入讲解恐怕要整本书,一章中的一段是难以说全的,因为没有一条准则适用于所有可能的情况,本章仅列出一些成功互动的基本原则。3 个重要的主题包括患者的自主权、尊重家庭和照顾者以及无伤害的承诺。

尽管住院康复的过程经常伴随着患者的问题,但对患者决定的深切尊重是康复的一个重要原则。如果没有自主性,患者往往会失去兴趣,减少对康复的投入。因此,成功只有在医生和患者之间形成合作关系时才会发生。一个有才华的康复医生授权患者利用他或她的自主权来获得成功,而不是让它成为患者和团队之间的摩擦点。

对家庭成员和照顾者的尊重在全面康复中没有得到应有的重视。康复医生了解,从住院康复机构出院后,康复过程仍会持续很长时间,通常是家庭决定了从住院康复到家庭的转变是成功还是失败。通过尊重照顾者的角色,住院康复计划可以为将来成功奠定基础。

最后,作为康复医生,我们有权极大地改善患者的生活。当患者在康复过程中受到伤害时,不仅会造成直接伤害,还会破坏医患关系。对于许多需要住院康复的患者来说,持续的医生干预是必要的。这种关系的损伤会限制患者的康复,严重影响患者多年的生活质量。

小结

住院患者康复涉及多学科和复杂的干预措施,目标是帮助患者及其家属尽可能恢复功能和独立性,使其尽可能接近患者先前的功能水平。为了满足住院患者康复的要求,患者需要医生的监督,24h 护理,并每天至少适当地参加 3h 的治疗。治疗方法通常包括物理疗法、作业疗法、言语语言疗法或综合治疗。通常会咨询修复和矫形专家。联合应用补充和替代医学通常是受欢迎的,但是会受费用来源和循证医学的限制。

(吴雏燕 译,朱奕 陆晓 校)

参考文献

1. Coverage Policies for Inpatient Rehabilitation Services. *Medicare Learning Network*. May 2012.
2. *The FIM Instrument: Its Background, Structure, and Usefulness*. Amherst, NY: Uniform Data System for Medical Rehabilitation; 2014.
3. The Centers for Medicare and Medicaid Services (CMS). *Specifications for determining IRF "60% Rule" Compliance*. October 1, 2015:1–14.
4. Wolf PA, Dawber TR, Thomas HE Jr, Kannel WB. Epidemiologic assessment of chronic atrial fibrillation and risk of stroke: the Framingham study. *Neurology*. 1978;28:973–977.
5. Veglio F, Paglieri C, Rabbia F, et al. Hypertension and cerebrovascular damage. *Atherosclerosis*. 2009;205:331–341.
6. Ommaya AK, Goldsmith W, Thibault L. Biomechanics and neuropathology of adult and paediatric head injury. *Br J Neurosurg*. 2002;16(3):220–242.
7. Menon DK, Schwab K, Wright DW, et al. Position statement: definition of traumatic brain injury. *Arch Phys Med Rehabil*. 2010;91:1637–1640.
8. Signoretti S, Lazzarino G, Tavazzi B, et al. The pathophysiology of concussion. *PMR*. 2001;3:S359–S368.
9. Meythaler JM, Peduzzi JD, Eleftheriou E. Current concepts: diffuse axonal injury-associated traumatic brain injury. *Arch Phys Med Rehabil*. 2001;82(10):1461–1471.
10. Fitzgerald A, Aditya H, Prior A. Anoxic brain injury: clinical patterns and functional outcomes. A study of 93 cases. *Brain Injury*. 2010;24(11):1311–1323.
11. Jain NB, Ayers GD, Peterson EN, et al. Traumatic spinal cord injury in the United States, 1993–2012. *JAMA*. 2015;313(22):2236–2243.
12. Kirshblum SC, Waring W, Biering-Sorensen F, et al. Reference for the 2011 revision of the international standards for neurological classification of spinal cord injury. *J Spinal Cord Med*. 2011;34(6):547–554.
13. Baker SP, O'Neill B, Haddon W Jr, et al. The injury severity score: a method for describing patients with multiple injuries and evaluating emergency care. *J Trauma*. 1974;14(3):187–196.
14. Baker SP, O'Neill B. The injury severity score: an update. *J Trauma*. 1976;16(11):882–885.
15. Varma P, Stineman MG, Dillingham TR. Epidemiology of limb loss. *Phys Med Rehabil Clin North Am*. 2014;25(1):1–8.
16. Gold NB, Westgate MN, Holmes LB. Anatomic and etiological classification of congenital limb deficiencies. *Am J Med Genet*. 2011;155:1225–1235.
17. Davidson JH, Jones LE, Cornet J, et al. Management of the multiple limb amputee. *Disabil Rehabil*. 2002;24(13):688–699.
18. Siris ES, Adler R, Bilezikian J, et al. The clinical diagnosis of osteoporosis: a position statement from the National Bone Health Alliance Working Group. *Osteoporosis Int*. 2014;25(5):1439–1443.
19. Lo JC, Zheng P, Grimsrud CD, et al. Racial/ethnic differences in hip and diaphyseal femur fractures. *Osteoporosis Int*. 2014;25:2313–2318.
20. Centers for Medicare and Medicaid Services (CMS). Inpatient rehabilitation facility PPS and the 75 percent rule. 2007:1–17.
21. Hauser SL Chan JR, Oksenberg JR. Multiple sclerosis: prospects and promise. *Ann Neurol*. 2013;74:317–327.
22. Bergman H, Deuschl G. Pathophysiology of Parkinson's disease: from clinical neurology to basic neuroscience and back. *Move Disord*. 2002;17(3):S28–S40.
23. Sagnelli A, Piscosquito G, Pareyson D, et al. Inherited neuropathies: an update. *J Neurol*. 2013;260:2684–2690.
24. Saporta MA. Charcot-Marie-Tooth disease and other inherited neuropathies. *Continuum*. 2014;20(5):1208–1225.
25. Fridman V, Reilly MM. Inherited neuropathies. *Semin Neurol*. 2015;35:407–423.
26. Shepherd S, Ayush B, Lerner DP. Review of critical illness myopathy and neuropathy. *The Neurohospitalist*. 2017;7(1):41–48.
27. Nicolle MW. Myasthenia gravis and Lambert-Eaton myasthenic syndrome. *Continuum*. 2014;20(5):1413–1425.
28. Lam SM. The basic science of botulinum toxin. *Facial Plast Surg Clin North Am*. 2003;11(4):431–438.
29. Malavaki CJ, Sakkas GK, Mitrou GI. Skeletal muscle atrophy: disease-induced mechanisms may mask disuse atrophy. *J Muscle Res Cell Motil*. 2015;36(6):405–421.
30. Ng L, Khan F, Young CA, Galea M. Symptomatic treatments for amyotrophic lateral sclerosis/motor neuron disease. *Cochrane Database Syst Rev*. 2017;1:CD011776.
31. Chung BH, Wong VC, Ip P. Spinal muscular atrophy: survival pattern and functional status. *Pediatrics*. 2004;114(5):e548–e553.
32. McNalley TE, Yorkston KM, Jensen MP, et al. Review of secondary health conditions in postpolio syndrome: prevalence and effects of aging. *Am J Phys Med Rehabil*.

2015;94(2):139–145. doi:10.1097/PHM.0000000000000166.
33. Mandrioli J, Faglioni P, Nichelli P, Sola P. Amyotrophic lateral sclerosis: prognostic indicators of survival. *Amyotroph Lateral Scler*. 2006;7(4):211–220.
34. Sonneville R, de Montmollin E, Poujade J, et al. Potentially modifiable factors contributing to sepsis-associated encephalopathy. *Intensive Care Med*. 2017;43(8):1075–1084. doi:10.1007/s00134-017-4807-z.
35. Hermans G, De Jonghe B, Bruyninckx F, Van den Berghe G. Clinical review: critical illness polyneuropathy and myopathy. *Crit Care*. 2008;12(6):238. doi:10.1186/cc7100.
36. McGuirk CK, Westgate MN, Holmes LB. Limb deficiencies in newborn infants. *Pediatrics*. 2001;108(4):e64.
37. Alsiddiky AM. An insight into early onset of scoliosis: new update information: a review. *Eur Rev Med Pharmacol Sci*. 2015;19(15):2750–2765.
38. Paulson A, Vargus-Adams J. Overview of four functional classification systems commonly used in cerebral palsy. *Children (Basel)*. 2017;4(4):pii: E30. doi:10.3390/children4040030.
39. Mohd-Zin SW, Marwan AI, Abou Chaar MK, et al. Spina bifida: pathogenesis, mechanisms, and genes in mice and humans. *Scientifica (Cairo)*. 2017;2017:5364827. doi:10.1155/2017/5364827.
40. Sansone VA. The dystrophic and nondystrophic myotonias. *Continuum*. 2016;22(6):1889–1915.
41. Beeson D. Congenital myasthenic syndromes: recent advances. *Curr Opin Neurol*. 2016;29(5):565–571. doi:10.1097/WCO.0000000000000370.
42. Berciano J, Garcia A, Gallardo E, et al. Intermediate Charcot-Marie-Tooth disease: an electrophysiological reappraisal and systematic review. *J Neurol*. 2017. 264(8):1655–1677. doi:10.1007/s00415-017-8474-3.
43. Bürk K. Friedreich ataxia: current status and future prospects. *Cerebellum Ataxias*. 2017;4:4. doi:10.1186/s40673-017-0062-x.
44. Cartotto R. Fluid resuscitation of the thermally injured patient. *Clin Plast Surg*. 2009;36(4):569–581. doi:10.1016/j.cps.2009.05.002.
45. Reintam Blaser A, Starkopf J, Alhazzani W, et al. Early enteral nutrition in critically ill patients: ESICM clinical practice guidelines. *Intensive Care Med*. 2017 Mar;43(3):380–398. doi:10.1007/s00134-016-4665-0.
46. Buttgereit F, Dejaco C, Matteson EL, Dasgupta B. Polymyalgia rheumatica and giant cell arteritis: a systematic review. *JAMA*. 2016;315(22):2442–2458. doi:10.1001/jama.2016.5444.
47. De Virgilio A. Polyarteritis nodosa: a contemporary overview. *Autoimmun Rev*. 2016;15(6):564–570. doi:10.1016/j.autrev.2016.02.015.
48. Wechsler ME, Akuthota P, Jayne D, et al. Mepolizumab or placebo for eosinophilic granulomatosis with polyangiitis. *N Engl J Med*. 2017;376(20):1921–1932. doi:10.1056/NEJMoa1702079.
49. Centers for Medicare and Medicaid Services (CMS). Medicare program: inpatient rehabilitation facility prospective payment system for federal fiscal year 2017. Final rule. *Fed Reg*. 2016;81(151):52055–52141.
50. Eldahan KC, Rabchevsky AG. Autonomic dysreflexia after spinal cord injury: systemic pathophysiology and methods of management. *Auton Neurosci*. 2017;209:59–70. doi:10.1016/j.autneu.2017.05.002.
51. Camune BD. Challenges in the management of the pregnant woman with spinal cord injury. *J Perinat Neonat Nurs*. 2013;27(3):225–231. doi:10.1097/JPN.0b013e31829ca83f.
52. Wecht JM, Bauman WA. Implication of altered autonomic control for orthostatic tolerance in SCI. *Auton Neurosci*. 2018;209:51–58. doi:10.1016/j.autneu.2017.04.004.
53. Ortega O, Martín A, Clavé P. Diagnosis and management of oropharyngeal dysphagia among older persons, state of the art. *J Am Med Dir Assoc*. 2017;18(7):576–582. doi:10.1016/j.jamda.2017.02.015.
54. Meyer KS. Understanding paroxysmal sympathetic hyperactivity after traumatic brain injury. *Surg Neurol Int*. 2014;5(Suppl 13):S490–S492. doi:10.4103/2152-7806.144632.
55. Hinson HE, Schreiber MA, Laurie AL, Baguley IJ, Bourdette D, Ling GSF. Early fever as a predictor of paroxysmal sympathetic hyperactivity in traumatic brain injury. *J Head Trauma Rehabil*. 2017;32(5):E50–E54. doi:0.1097/HTR.0000000000000271.
56. Wortzel HS, Arciniegas DB. Treatment of post-traumatic cognitive impairments. *Curr Treat Options Neurol*. 2012;14(5):493–508. doi:10.1007/s11940-012-0193-6.
57. Williamson DR, Frenette AJ, Burry L. Pharmacological interventions for agitation in patients with traumatic brain injury: protocol for a systematic review and meta-analysis. *Syst Rev*. 2016;5(1):193. doi:10.1186/s13643-016-0374-6.
58. Folweiler KA, Bondi CO, Ogunsanya EA, et al. Combining the antipsychotic drug haloperidol and environmental enrichment after traumatic brain injury is a double-edged sword. *J Neurotrauma*. 2017;34(2):451–458. doi:10.1089/neu.2016.4417.
59. Iaccarino MA, Bhatnagar S, Zafonte R. Rehabilitation after traumatic brain injury. *Handb Clin Neurol*. 2015;127:411–422. doi:10.1016/B978-0-444-52892-6.00026-X.
60. Soble JR, Critchfield EA, O'Rourke JJ. Neuropsychological evaluation in traumatic brain injury. *Phys Med Rehabil Clin North Am*. 2017;28(2):339–350. doi:10.1016/j.pmr.2016.12.009.
61. Zimmermann LL, Diaz-Arrastia R, Vespa PM. Seizures and the role of anticonvulsants after traumatic brain injury. *Neurosurg Clin North Am*. 2016;27(4):499–508. doi:10.1016/j.nec.2016.06.001.
62. McKechnie D, Pryor J, Fisher MJ. Falls and fallers in traumatic brain injury (TBI) rehabilitation settings: an integrative review. *Disabil Rehabil*. 2015;37(24):2291–2299. doi:10.3109/09638288.2014.1002578.
63. Vender JR, Hester S, Waller JL, Rekito A, Lee MR. Identification and management of intrathecal baclofen pump complications: a comparison of pediatric and adult patients. *J Neurosurg*. 2006;104(1 Suppl):9–15.
64. Jacobs GD, Pace-Schott EF, Stickgold R, Otto MW. Cognitive behavior therapy and pharmacotherapy for insomnia: a randomized controlled trial and direct comparison. *Arch Intern Med*. 2004;164(17):1888–1896.
65. Martin JL, Hakim AD. Wrist actigraphy. *Chest*. 2011;139(6):1514–1527.
66. Lin C, Chao H, Li Z, et al. Melatonin attenuates traumatic brain injury-induced inflammation: a possible role for mitophagy. *J Pineal Res*. 2016;61:177–186.
67. Peterson JR, Peterson JR, De La Rosa S, Sun H, Eboda O. Burn injury enhances bone formation in heterotopic ossification model. *Ann Surg*. 2014;259:993.
68. Dizdar D, Tiftik T, Kara M, et al. Risk factors for developing heterotopic ossification in patients with traumatic brain injury. *Brain Injury*. 2013;27(7–8):807–811.
69. Cipriano CA, Pill SG, Keenan MA. Heterotopic ossification following traumatic brain injury and spinal cord injury. *J Am Acad Orthop Surg*. 2009;17(11):689–697.

70. Cullen N, Perera J. Heterotopic ossification: pharmacologic options. *J Head Trauma Rehabil*. 2009;24:69–71.
71. Michel J, Willebois S, Ribinik P, et al. As of 2012, what are the key predictive risk factors for pressure ulcers? Developing French guidelines for clinical practice. *Ann Phys Rehabil Med*. 2012;55:454–465.
72. McInnes E, Jammali-Blasi A, Bell-Syer SE, Dumville JC. Support surfaces for pressure ulcer prevention. *Cochrane Database Syst Rev*. 2011:CD001735.
73. Mayer RS, Streiff MB, Hobson DB, Halpert DE, Berenholtz SM. Evidence-based venous thromboembolism prophylaxis is associated with a six-fold decrease in numbers of symptomatic venous thromboembolisms in rehabilitation inpatients. *Phys Med Rehabil*. 2011;3: 1111–1115.
74. Falck-Ytter Y, Francis CW, Johanson NA, et al. Prevention of VTE in orthopedic surgery patients: antithrombotic therapy and prevention of thrombosis, 9th ed: American College of Chest Physicians Evidence-Based Clinical Practice Guidelines. *Chest*. 2012;141:e278S.
75. Guyatt GH, Akl EA, Crowther M, Gutterman DD, Schuünemann HJ. Executive summary: antithrombotic therapy and prevention of thrombosis, 9th ed: American College of Chest Physicians Evidence-Based Clinical Practice Guidelines. *Chest*. 2012;141(2 Suppl):7S–47S.
76. Emmanuel A. Rehabilitation in practice: managing neurogenic bowel dysfunction. *Clin Rehabil*. 2010;24:483–488.
77. Klein J, Holowaty S. Managing constipation: implementing a protocol in a geriatric rehabilitation setting. *J Gerontol Nurs*. 2014;40:18–27.
78. Lazorthes Y, Sallerin-Caute B, Verdie JC, Bastide R, Carillo JP. Chronic intrathecal baclofen administration for control of severe spasticity. *J Neurosurg*. 1990;72:393–402.
79. Giacino JT, Whyte J, Bagiella E. Placebo-controlled trial of amantidine for severe traumatic brain injury. *N Engl J Med*. 2012;366(9):819–826.
80. Warden DL, Gordon B, McAllister TW, et al. Guidelines for the pharmacologic treatment of neurobehavioral sequelae of traumatic brain injury. *J Neurotrauma*. 2006; 23(10):1468–1501.
81. Rivera VM. Modafinil for the treatment of diminished responsiveness in a patient recovering from brain surgery. *Brain Injury*. 2005;19(9):725–727.
82. Hort J, O'Brien JT, Gainotti G, et al. EFNS guidelines for the diagnosis and management of Alzheimer's disease. *Eur J Neurol*. 2010;17(10):1236–1248.
83. Kakizaki H, Ameda K, Kobayashi S, et al. Urodynamic effects of alpha$_1$-blocker tamsulosin on voiding dysfunction in patients with neurogenic bladder. *Int J Urol*. 2003;10(11):576–581.
84. Jones KE, Puccio AM, Harshman KJ, et al. Levetiracetam versus phenytoin for seizure prophylaxis in severe traumatic brain injury. *Neurosurg Focus*. 2008;25(4):e3.
85. Temkin NR, Dikmen SS, Wilensky AJ, et al. A randomized, double-blind study of phenytoin for the prevention of post-traumatic seizures. *N Engl J Med*. 1990;323:497–502.
86. Solomon CG, Winkelman JW. Insomnia disorder. *N Engl J Med*. 2015;373(15):1437–1444.
87. Billioti de Gage S, Moride Y, Ducruet T. Benzodiazepine use and risk of Alzheimer's disease: case-control study. *BMJ*. 2014;349:g5205.
88. Giladi N, Shabtai H. Melatonin-induced withdrawal emergent dyskinesia and akathisia. *Mov Disord*. 1999;14(2): 381–382.
89. Kovacic P, Somanathan R. Zolpidem, a clinical hypnotic that affects electronic transfer, alters synaptic activity through potential GABA receptors in the nervous system without significant free radical generation. *Oxidat Med Cell Long*. 2009;2(1):52–57.
90. Whyte J, Rajan R, Rosenbaum A, et al. Zolpidem and restoration of consciousness. *Am J Phys Med Rehabil*. 2014;93:101–113.
91. Ripple MG, Pestaner JP, Levine BS. Lethal combination of tramadol and multiple drugs affecting serotonin. *Am J Forensic Med Pathol*. 2000;21:370–374.
92. Scott LJ, Perry CM. Tramadol: a review of its use in perioperative pain. *Drugs*. 2000;60(1):139–176.
93. Murphy CE, Stevens AM, Ferrentino N, et al. Frequency of inappropriate continuation of acid suppressive therapy after discharge in patients who began therapy in the surgical intensive care unit. *Pharmacotherapy*. 2008;28(8):968–976.
94. Barad A, Maimon Y, Miller E, et al. Acupuncture treatment in geriatric rehabilitation: a retrospective study. *J Acupunct Meridian Stud*. 2008;1:54–57.
95. Acupuncture. NIH Consensus Statement Online 1997; 15(5):1–34.
96. Van Puymbroeck M, Miller KK, Dickes LA, Schmid AA. Perceptions of yoga therapy embedded in two inpatient rehabilitation hospitals: agency perspectives. *Evid Based Complement Alternat Med*. 2015;2015:1–7.
97. Ni M, Mooney K, Richards L, et al. Comparative impacts of tai chi, balance training, and a specially-designed yoga program on balance in older fallers. *Arch Phys Med Rehabil*. 2014;95:1620–28.e30.
98. Gillespie BM, Chaboyer WP, McInnes E, Kent B, Whitty JA, Thalib L. Repositioning for pressure ulcer prevention in adults (review). *Cochrane Database Syst Rev*. 2012:CD009958.

第 56 章　痉挛与挛缩

Joel Stein and Nasim Chowdhury

引言

本章着重介绍痉挛和挛缩的临床诊断、病理生理学和医疗措施。痉挛是不自主的速度依赖性的肌张力增高，是上运动神经元综合征的一个症状。

- 挛缩是肢体总体主动和被动活动范围的丧失，可由关节、肌肉或软组织的活动受限所致。
- 痉挛和挛缩均是导致残疾的重要原因。
- 痉挛的临床评估包括改良 Ashworth 分级和 Tardieu 分级。
- 痉挛可使用口服药如巴氯芬、替扎尼定或鞘内置入巴氯芬泵治疗。肉毒毒素和其他神经松解药物注射用于局部治疗。
- 挛缩处理的关键在于预防。一旦发生挛缩，可采用康复手段如牵伸、适当的体位摆放和夹板治疗。
- 如发生挛缩，可能需要外科松解。

定义

痉挛

Lance 等[1]定义痉挛为"一种以速度依赖性紧张性牵张反射增强、伴有腱反射亢进为特点的运动障碍，是由牵张反射亢进导致"。然而，这一定义忽略了痉挛的常见表现，例如，脊髓损伤后导致的痉挛出现阵挛和屈肌抽搐并不包括在 Lance 的定义中。虽然痉挛的定义有很多种，目前尚未确定哪一种定义是公认的[2]。

痉挛是中枢神经系统（central nervous system，CNS）损伤常见的表现，是上运动神经元（upper motor neuron，UMN）综合征的特征。这一综合征在其他章节描述更为详细，定义为脑及脊髓前角的下运动神经元连接通路的运动神经元损伤。这一通路上任何部位的损伤都会导致典型的临床表现[3]。这些症状包括阵挛、屈肌抽搐、由肌肉过度或不适当活动所致的腱反射亢进（图 56-1）。痉挛成为包含上述特征的定义[4]。大部分上运动神经元综合征的阳性症状由异常的外周感觉反馈如疼痛、皮肤刺激和肌肉牵张引起的反射所致[4]。牵张反射是指本体感觉反射，不是持续牵伸带来的紧张性反射，而是短暂牵伸导致的阵挛或时相性反射[4]。疼痛反射的例子有屈肌和伸肌抽搐，以及一种常见的皮肤反射，即巴宾斯基征。

肌张力障碍和痉挛型肌张力障碍

明确区分肌张力障碍与痉挛非常重要。肌张力障碍临床表现与痉挛有些相似，但发生机制和病因不同。肌张力障碍是一种以不自主、重复性和结构性肌肉收缩为特征的运动障碍，本质上可能为强直、间歇性收缩，常导致异常姿势或扭转、屈曲、过伸或蜷曲等异常运动（如眼睑痉挛或斜颈）[5]。而痉挛是上运动神经元综合征的成分，常具有明确的一处或多处病灶，而肌张力障碍患者常没有明确定义的脑部病灶导致其运动障碍，尽管有时能够发现病因[6]。虽然缺乏明确的解剖病灶，生理学研究将其功能性异常定位于延髓脑干和/或基底核，研究发现这些区域的损伤能导致肌张力障碍[5]。

肌张力障碍可以是局灶性或是整体性的，可以是遗传性、散发性，或是由特定原因如脑部损伤、代谢性、神经退行性、中毒甚至药物等引起的继发性改变[5]。肌张力障碍通常由锥体外系功能障碍导致，偶

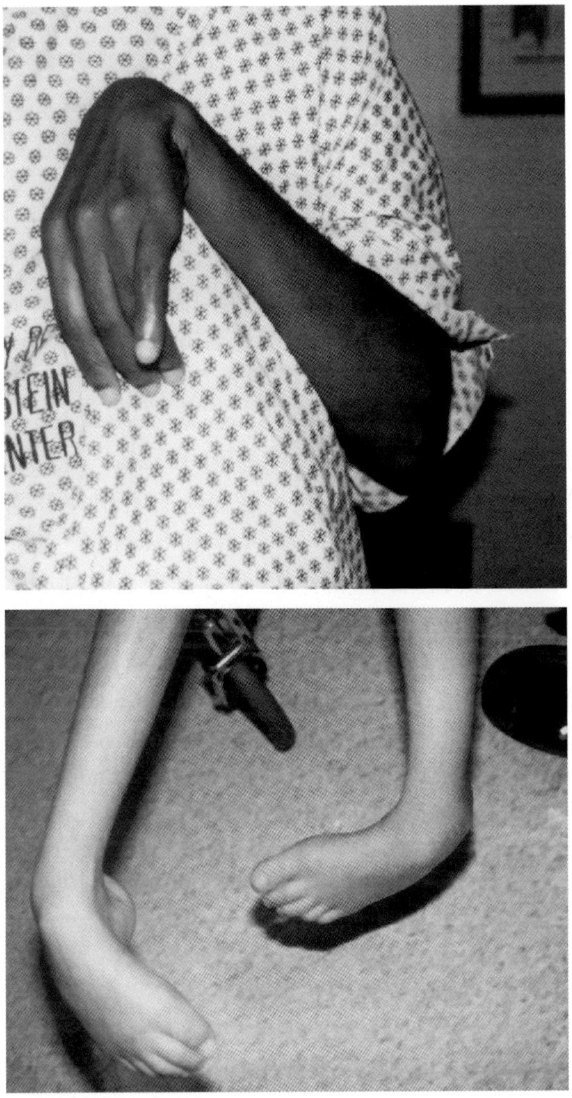

图 56-1 一例痉挛未治疗的患者。(A)患者上肢挛缩;(B)痉挛患者的马蹄内翻足畸形(经允许摘自 Keenan ME, Mehta S, McMahon PJ. Chapter 12. Rehabilitation. In: Skinner HB, McMahon PJ, eds. Current Diagnosis & Treatment in Orthopedics, 5e New York, NY: McGraw-Hill; 2014)

尔也可在外伤后产生,但不会出现痉挛[6]。肌张力障碍出现的肌张力增高、不自主活动及其所致的异常姿势,例如脑卒中后肌张力障碍,常被误认为痉挛[7]。

痉挛型肌张力障碍是一种临床疾病,表现为同时存在痉挛和肌张力障碍[8]。痉挛型肌张力障碍一方面对牵伸敏感,肌电图证实肌肉活动随着间断性牵伸增高,而数秒的持续性牵伸能够抑制痉挛型肌张力障碍(受累肌肉的肌电图活动下降),由此改善剩余肌肉的活动[8]。Denny-Brown[9]提出了一种类似的定义:张力性挛缩导致偏瘫姿势(肩内收和肘、腕、手指屈肌优势)称为痉挛型肌张力障碍。

痉挛型肌张力障碍出现于外伤性脑损伤患者,但脊髓损伤不常见[10]。Denny-Brown 在猴中的研究为这一发现提供了可能的解释。研究描述了尽管离断了猴的背根神经,仍有持续性张力性挛缩合并痉挛型肌张力障碍[9]。这一发现显示痉挛型肌张力障碍和痉挛类似,对牵伸和长度敏感,与脊髓反射无关[8-10]。对痉挛有典型效果的治疗如巴氯芬,通常对肌张力障碍效果不佳。以肉毒毒素注射等的一些治疗对痉挛、肌张力障碍和痉挛型肌张力障碍都有效[8,10]。

挛缩

痉挛可导致挛缩形成。挛缩的定义是由关节、肌肉和/或软组织受限导致的肢体的主动和被动关节活动范围的丧失[11]。通常包括肌肉、肌腱、韧带和关节囊在内的特定结缔组织受限导致了挛缩的发生[12]。这些类型的挛缩无法完全区分,常同时发生。挛缩可在长期肢体制动和下肢缺乏负重后发生[13]。痉挛、营养不良性肌病、神经系统疾病、外伤、烧伤和其他任何会导致制动的疾病会使患者出现挛缩的高风险[13-14]。

虽然本章重点围绕成人的痉挛和挛缩,但应认识到痉挛和挛缩是儿童致病的重要原因之一。脑瘫是导致儿童痉挛最常见的原因[15]。虽然儿童与成人的很多治疗和诊断原则是类似的,但本章重点探讨成人。

流行病学

导致上运动神经元综合征的很多疾病会导致痉挛,最常见的是脑卒中、外伤性脑损伤、多发性硬化、脊髓损伤、脑瘫和运动神经元疾病(表 56-1)。总体人群痉挛发病率的信息不完整,但常见疾病的痉挛发病率是有数据的。

表 56-1 美国的痉挛患病人数

疾病	患病人数[a]	痉挛的合理比率	痉挛患者估计人数
脑瘫	750 000	50%	375 000
多发性硬化	400 000	60%	240 000
脑血管意外	7 000 000	20%	1 400 000
脑外伤	1 500 000	33%	500 000
脊髓损伤	200 000	50%	100 000
总体(所有疾病)			2 615 000

[a] 摘自 prevalence obtained from Lundstrom E, Terent A, Borg J. Prevalence of disabling spasticity 1 year after first-ever stroke. Eur J Neurol. 2008;15:533-539。

Wissle 等[16]的综述发现,文献报道脑卒中后痉挛的发病率差异很大,为 4% ~42.6%。综述分析了脑卒中后痉挛发生的病程,结果发现 4% ~27% 是"早期"受累(脑卒中后 1~4 周)发生,19% ~26.7% 是"亚急性期"受累(脑卒中后 1~3 个月),而 17% ~42.6% 为慢性期受累(脑卒中后>3 个月)。另一项 Wallmark 等[17]研究分析了蛛网膜下腔出血后痉挛的患病率,蛛网膜下腔出血后痉挛的患病率约 20%,与其他类型的脑卒中后痉挛的患病率并无差异。Thibault 等[18]研究了脑损伤后意识障碍患者的痉挛。65 例患者中,40 例是外伤源性,其中 89% 具有不同程度的痉挛[改良 Ashworth 分级(MAS)≥1],包括 39 例严重痉挛患者(MAS≥3)[19]。

其他研究关注了外伤性脊髓损伤后的痉挛流行病学[20]。Maynard 等[21]的 2 项研究中,第 1 项分析了一家脊髓损伤中心 96 例患者的痉挛发生率。研究发现 67% 的患者在出院时出现痉挛,而 37% 的患者需要药物治疗。同时还发现与下胸段和腰段水平损伤患者相比,颈段和上胸段损伤的患者中痉挛发生频率更高[21]。Maynard 等[21]第 2 项研究分析了 13 个脊髓损伤中心的 466 例患者,发现 26% 的患者在出院时接受了抗痉挛治疗。2 项研究中需要痉挛治疗的患者比率均在随访中增高,在第 1 项研究中从 37% 增高至 49%,在第 2 项研究中从 26% 增高至 46%[21]。Hagen[22]报道了痉挛通常在损伤后 2~6 个月出现,最终有 70% 的患者会产生痉挛。

Pozzili[23]发现高达 80% 的多发性硬化患者在病程中经历了不同程度的痉挛。Patti 和 Villa[24]报道 200 例 35 岁以下的多发性硬化患者痉挛的患病率超过 50%。

挛缩继发于多种疾病,Fergusson 等[16]关于多种病因导致关节挛缩的流行病学研究的系统文献综述证实了这一点。本章重点讨论神经疾病导致的挛缩,烧伤或外伤导致的挛缩参见相应章节。

不同人群中挛缩的比率差异很大。O'Dwyer 等[7]发现脑卒中患者一半会在 13 个月内出现肌肉挛缩,最早发生的挛缩早至脑卒中后 2 个月。Sackley 等记录了 122 例脑卒中患者 60% 的挛缩率[25],而 Pinedo 和 de la Billa[26]发现 73 例偏瘫型脑卒中患者的挛缩率达到 23%。Singer 等[12]发现 105 例中到重度脑损伤患者的挛缩率为 16.2%[27],Pohl 和 Mehrholz[28]报道 50 例严重脑损伤患者中 56% 有至少一侧肩关节的挛缩,Yarkonoy 和 Sahgal[29]报道 75 例颅脑外伤患者挛缩率为 84%,且昏迷时间和挛缩的发生呈正相关。Vogel 等[30]研究 216 例脊髓损伤患儿发现,23% 出现髋关节挛缩,16% 具有踝关节挛缩,7% 有肘关节挛缩。有意思的是,Vogel 等[30]发现不同类型的挛缩与损伤和严重程度相关,髋关节挛缩与 ASIA 分级更完全性的损伤相关,而肘关节挛缩与不完全损伤相关。

病理生理学

痉挛

痉挛是对脊髓反射弧下行抑制丧失和对前庭神经核和网状结构中姿势控制中心的皮层抑制丧失所致[31](图 56-2)。上运动神经元损伤阻断了中枢神

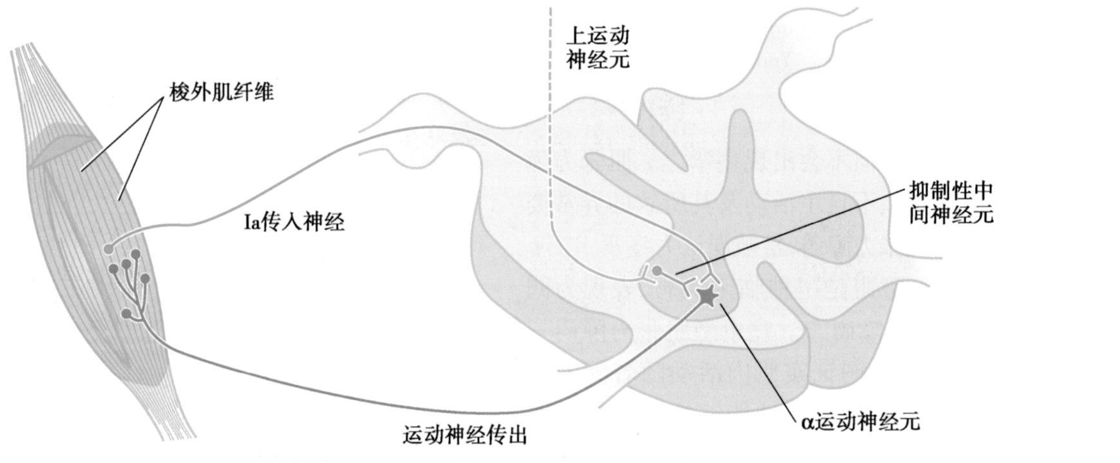

图 56-2 抑制性中间神经元下行控制单突触肌肉牵张反射。来自肌肉纤维的 Ia 传入神经,当肌肉被牵伸时被激活,来自运动神经的突触(蓝色)传出到被牵伸的肌肉,引起肌肉收缩抵抗活动。来自运动皮层的锥体束上运动神经抑制下运动神经元的脊髓反射,间接激活脊髓抑制性中间神经元池。巴氯芬通过刺激突触后 γ 氨基丁酸(GABA)受体,恢复抑制性。替扎尼定通过突触前刺激脊髓抑制性中间神经元的 GABA 释放(经允许摘自 Standaert DG, Roberson ED. Treatment of Central Nervous System Degenerative Disorders. In:Brunton LL,Chabner BA,Knollmann BC,eds. Goodman & Gilman's:The Pharmacological Basis of Therapeutics,12e New York,NY:McGraw-Hill;2011)

经系统抑制和兴奋的通路，可能会导致前角运动神经及其相关脊髓反射的抑制缺失[10]。皮质脊髓束损伤的实验动物，如损伤前庭神经核或行背根神经切断后，会出现痉挛改善[31]。这说明痉挛可能继发于脑抑制缺失的脊髓反射整体增强[31]。

痉挛的两种病理生理学机制为脊髓机制（脊髓神经元功能的相应改变）和脑机制（包括脊髓上和节段上机制）[32]。这两种机制说明痉挛是由脊髓损伤后引起反射弧过度敏感或脊髓以上中枢神经系统损伤导致下行抑制丧失，表现为神经冲动异常[33]。这两种机制被认为是脊髓型痉挛和脑型痉挛之间差异的基础。例如“折刀现象”在脊髓型痉挛更为突出，速度依赖性的被动牵伸时阻力增高、又突然消失，使得受累肢体活动很像折叠式小刀[62]。其他差异包括与脑型痉挛相比，脊髓型痉挛的阵挛更为显著、屈肌抽搐更频繁。

中枢神经系统运动成分损伤后即刻，出现瘫痪、肌肉松弛、肌肉逐渐短缩[4,8]。损伤后数周内，神经重塑使得肌肉过度活动，和对外周输入的脊髓反射反应异常[8]。这一神经重新分布来自中间神经元脊髓节段水平的出芽，替代了变性的下行纤维[9]。痉挛不同成分的出现源自现有正常反射的失抑制[4]。例如阵挛的出现源自间断牵张反射（在非病理状态下，这是一种正常的腱反射）的失抑制或过度反应[4]。而屈肌痉挛源自正常伤害性反射的失抑制[4]。例如，对足的疼痛刺激会导致反射性踝背屈、屈髋和屈膝这一疼痛刺激的固定的退缩反射[4]。对这一反射的去抑制导致疼痛刺激时的屈肌痉挛反应[4,34]。

挛缩

挛缩形成发生过程：首先，制动时肌肉失去负荷，随后出现萎缩，肌原纤维丢失，结缔组织和脂肪在肌肉内聚集[34]。动物研究发现制动于短缩体位（shortened position）导致肌肉失去负荷与肌肉萎缩率相关[34]。而且，制动还会导致肌纤维直径下降，合成蛋白能力下降，导致整体肌肉容量下降[34]。将肌肉保持于短缩位会导致肌原纤维丢失，而这一现象在关节制动于中立位的患者中不会出现[34]。剩余的肌原纤维适应了缩短的休息位，并优化重组以能在制动长度实现最大的张力[34]。制动发展到挛缩形成的下一步是肌肉间结缔组织的量变和质变[35]。肌肉纤维组织内胶原的比率增加，随之出现垂直方向胶原纤维数量的增加。另外，尤其在慢性偏瘫患者中观察到偏瘫侧骨骼肌脂肪成分相对于非偏瘫侧增高，偏瘫肌肉的肌腱中脂肪聚集，这在弛缓型和痉挛型的偏瘫均会出现[35]。

临床评估

与任何临床检查一样，患者的评估从进入检查室时就应当开始。如果能够步行，患者走进检查室的过程是评估步态的一个机会。例如，剪刀状步态一般提示髋内收肌痉挛，导致迈步跨越中线[36]。病理性划圈步态的患者具有踝背屈无力和跖屈痉挛和/或挛缩[37]。踝背屈不足会导致跌倒和损伤[37]。

对于无法步行的患者评估始于注意其在轮椅中的姿势。肢体姿势，例如将肘关节保持于屈曲位，可能是痉挛的证据。偏瘫患者常可观察到肩内旋和内收、屈肘、前臂旋前、屈腕和屈指的组合。

对痉挛患者应当进行全身皮肤检查。挛缩和痉挛会导致肢体或身体处于某种姿势，使得皮肤持续接触其他身体部位，令皮肤难以清洁，浸渍、感染的风险增高，最终导致压疮形成。应对所有肢体进行详细的神经系统检查和肌肉骨骼检查，包括腱反射、病理反射（如巴宾斯基征、霍夫曼征）、感觉、力量和运动控制、肌张力、肌肉体积/萎缩和关节活动范围。多种神经系统疾病是单侧性（如脑卒中）或不对称性的（如脑外伤、多发性硬化），因此应当总是进行双侧对比。

检查肢体痉挛的时候，近端和远端关节均应进行主动和被动活动范围检查。临床医生应当在关节活动中观察和触诊肌肉痉挛，评估关节快速和缓慢牵伸时的阵挛，并意识到尤其病程较长时，痉挛常合并一定程度的肌肉挛缩[38]。以下几个临床量表可以在检查中定量评估痉挛的程度和类型。

改良 Ashworth 量表

改良 Ashworth 量表（Modified Ashworth Scale, MAS）是最为常用的评估肌张力增高或痉挛的量表。这一量表分级从 0 到 4，评估跨越关节的肌肉活动，根据在屈曲或伸展阻力发生的位置和卡顿来分级。例如在快速肘关节屈曲时，肱三头肌应当放松。如果肱三头肌张力增高，检查者会在被动屈曲肘关节时感到困难，阻力和卡顿出现的角度和位置使检查者能够用这一量表评估肱三头肌的痉挛。0 级代表被动活动没有阻力，而 4 级代表关节强直。MAS 评级为 1 级代表阻力发生于关节活动的末端，而 1+级代表阻力比 1 级时的范围大，但是仍不超过一半的关节活动范围。2 级表示在一半以上或大部分关节活动范围内均有阻力或卡顿，而 3 级代表关节被动活动困难（表 56-2）。

表 56-2　改良 Ashworth 量表

分级	受累肌肉的描述
0	无肌张力增高
1	肌张力增高，在受累关节活动范围的终末端感到阻力
1+	肌张力增高，在受累关节不到一半的关节活动内感到卡顿且伴有较小的阻力
2	肌张力增高，大部分关节活动范围内均感到阻力，但受累关节能够轻松活动
3	肌张力增高，关节被动活动困难
4	受累关节强直

摘自 Bohannon 和 Smith[39]。

摘自 Bohannon RW, Smith MB. Interrater reliability of a Modified Ashworth Scale of muscle spasticity. Phys Ther. 1987;67(2):206-207。

Tardieu 量表

MAS 量表的不足是无法区分痉挛的神经系统和软组织影响[35]。在 1954 年，Tardieu 等提出了一个临床量表，随后得到 Held 和 Peierrot-Deseilligny 的修改，并得到 Boyd 和 Graham 的改进，最终形成了改良 Tardieu 量表（Modified Tardieu Scale，MTS，表 56-3）。这一量表和 MAS 不同，考虑了缓慢和快速被动活动中产生的阻力，能够评估代表痉挛的动态或神经成分的"痉挛角度"[35]。这一角度是指快速活动（R_1）时阻力最早出现的角度和缓慢肌肉牵伸（R_2）时关节活动的最大角度的差值。MTS 也包含"肌肉反应的质量"，将其评为 0～5 级（有的评为 0～4 级）：0 级代表被动关节活动没有阻力，而 5 级代表关节僵硬无法活动。本测试采用 3 种不同的速度：v_1（尽可能慢）、v_2（肢体顺重力下落的速度）、v_3（尽可能快的速度）[35]。

Penn 痉挛频率量表

Penn 痉挛频率量表并不直接评估痉挛，而是让评估者列举患者痉挛发生的次数和感受（表 56-4）。这一量表分为 0~4 级：0 级代表没有痉挛，4 级代表每小时自主发生的痉挛次数超过 10 次，1 级代表痉挛只在刺激时发生，2 级代表每小时发生痉挛次数小于 1 次，3 级代表每小时发生的痉挛次数为 1～10 次。

表 56-3　改良 Tardieu 量表

应当在每日的同一时间、相同体位下评估某一肢体。其他关节（例如颈部）必须在评估中保持统一体位。每一个肌群对牵伸的反应根据特定速度来评级，使用 X 和 Y 两个参数
牵伸
v_1：尽可能慢（使牵张反射最小化）
v_2：肢体顺重力下落的速度
v_3：尽可能快（比肢体自然顺重力下落的速度快）
肌肉反应的质量（X）
0：在整个被动活动的过程中没有阻力
1：在整个被动活动过程中有轻微阻力，没有感到在明确角度出现明显卡顿
2：在明确的角度出现明显卡顿，干扰被动活动，之后放松
3：在明确的角度出现短时间的阵挛（非持续性）（张力维持时间<10s）
4：在明确的角度出现长时间的阵挛（持续性）（张力维持时间>10s）
肌肉反应的角度（Y）
评估所有关节相对于肌肉最小牵伸下的角度（与关节 0°相比），而髋关节是相对于休息解剖位的角度

摘自 Gracies，Marosszeky，Renton 等[40]。

摘自 Gracies J-M, Marosszeky JE, Renton R, et al. Short-term effects of dynamic Lycra splints on upper limb in hemiplegic patients. Arch Phys Med Rehabil. 2000;81(12):1547-1555。

表 56-4　Penn 痉挛频率量表

评分	描述
0	没有痉挛
1	刺激后产生轻微痉挛
2	偶发的痉挛，每小时不超过 1 次
3	每小时痉挛多于 1 次
4	每小时痉挛多于 10 次

摘自 Penn RD，Savoy SM，Corcos D 等[41]。

摘自 Penn RD, Savoy SM, Corcos D, et al. Intrathecal baclofen for severe spinal spasticity. N Engl J Med. 1989;320:1517-1521. Copyright © 1989. Massachusetts Medical Society. Reprinted with permission from Massachusetts Medical Society。

工具评估

量角器通过测量最大的关节屈曲或伸展角度来评估关节的挛缩[42]。评估关节角度的量角器种类很多，有便宜的塑料量角器，也有昂贵的电子设备。然而，研究发现量角器评估踝关节活动和后足的活动角度不可靠[43]。为了解决这一问题，发明了很多设备以提供准确的踝背屈角度测量。这些设备包括等值仪、机械性等值仪、双平面测角仪和 Iowa 踝关节测定器[43];弓步测试能更好地测量踝关节角度。

对于下肢痉挛的测量,股四头肌的痉挛可以采用重锤测试,测试时患者取仰卧位,大腿放松置于桌面。在膝关节完全伸展的情况下抬起下肢,对抗重力,然后允许下肢下落,来回屈伸摆动数个周期直到停止。腿的活动可以用加速度计记录,与正常人的模式相比较[10]。同步力矩测试能够定量被动活动的阻力[4]。

治疗方案

适应证

痉挛和挛缩的治疗中,区分哪些患者能够获益,哪些可能起反作用尤其重要。治疗方案可分为 3 大类:非药物治疗、药物治疗和手术治疗。下文将深入讲述每一类。

总体来说,每个患者都应当尝试非药物治疗干预,除非有特殊的禁忌证,如处理痉挛需要主动活动的肢体骨折或在有蜂窝组织炎的皮肤上使用支具。痉挛和挛缩导致疼痛的患者,尤其在非药物治疗无法缓解疼痛时应当接受药物治疗。保持卫生(例如如厕)是另一个需要考虑是否增加药物来处理痉挛的因素。如果痉挛或挛缩影响患者排便后的充分清洁,患者可能很适合增加药物治疗。皮肤破损也需要考虑,如果肢体位置导致皮肤破损,压疮和感染的风险大大增加,应当及时处理。其他需要治疗的临床情况包括改善步态,帮助支撑和转移,方便导尿,改善患者完成性活动的能力,以及改善外观,帮助患者改善社会融入和降低社交焦虑。

区分患者是否无法从药物治疗中获益也非常重要,实际上有可能药物会起反作用。首先一如既往的原则是无害原则,例如,某个患者适应了痉挛或者挛缩,使用它们作为肌力不足的代偿。获得完整的病史和体格检查非常重要,应了解日常生活能力受限的患者可能需要痉挛肢体的肌张力来完成他/她的日常生活活动。例如肘关节张力增高能帮助患者控制物品,手指屈肌挛缩能用于抓握。下肢张力的增高在患者站立时也是必需的,降低肌张力的药物可能会使患者丧失站立能力。痉挛和下肢肌张力增高还能够预防某些患者卧位的压疮。

非药物治疗

痉挛的干预整体原则应当始于最保守的方式,按照需要逐渐晋级。Dávila 和 Johnston-Jones[44]描述了肘关节挛缩的非手术治疗、手术治疗和术后干预,这些方案能够应用于任何挛缩的处理。他们报道了大量非药物治疗方法,包括湿热,使用软组织松动松解肌筋膜,让治疗师频繁地主动和被动活动关节,早期和频繁使用矫正夹板,由治疗师加强力量训练[44]。他们要求所有的手术患者参与术后强化治疗,配合术后治疗 6~8 周,这些措施增加了术前治疗控制关节囊内挛缩的益处[44]。

有人提议针灸可能能够改善脑卒中后痉挛。Park 等[45]的荟萃分析纳入了 8 个临床研究、399 例患者,发现与对照组相比,患者的临床结局评估中 MAS 的改善没有显著性差异。这项荟萃分析并未将疼痛的改善纳入评估,掩盖了降低伤害性输入的重要性,因为如泌尿系统感染、皮肤破损都会加重痉挛[46]。此时必须进行全面的病史采集和体格检查,因为伤害输入会导致痉挛的加重,而去除相应的伤害性刺激能够很容易解决问题。

药物治疗

治疗痉挛常用的口服药物包括替扎尼定、巴氯芬和丹曲林(表 56-5)。除了上述药物以外,还有多种药物曾被用于治疗痉挛,包括抗惊厥药物和可乐定。可乐定片剂对痉挛治疗有一定的作用,但由于其最常见的不良反应——低血压被限制应用[47]。临床医生能够应用可乐定的降血压作用来治疗痉挛及其伴随的高血压,例如在脊髓损伤患者中的自主神经过反射导致的痉挛。

表 56-5 常用痉挛药物的用法

药物	作用机制	推荐剂量[a]	常见副作用
巴氯芬[b]	拮抗 GABA-B 受体	5mg,每日 3 次;每 3d 加量 5mg,至每日最大剂量 80mg	困倦、无力、头晕
替扎尼定	拮抗 α_2 肾上腺素能受体	起始 2mg,增加至每次 2~4mg,隔 1~4d 加量;最大剂量:每日 36mg	嗜睡、口干、疲劳
丹曲林	抑制钙释放通道受体	每日 25mg,7d;之后 25mg,每日 3 次,7d;随后 50mg,每日 3 次,7d;100mg,每日 3 次,最大剂量 100mg,每日 4 次	困倦、头晕、无力

[a] 所有推荐剂量来自厂商包装说明书。[b] 作者在临床应用中所使用过的最大剂量。

1. 巴氯芬　巴氯芬是最常用的治疗痉挛的药物。它是一个 GABA-B 受体的激动剂，成功用于疼痛和痉挛治疗[48]。巴氯芬有口服和通过置入泵进行鞘内注射的两种剂型[49]。Bertman 和 Advokat[50] 研究了巴氯芬在慢性脊髓损伤大鼠中的抗伤害性和抗痉挛的作用，并未发现耐受性，但是临床上有些患者（尤其是接受鞘内注射巴氯芬的患者）确实出现不同程度的药物耐受。

巴氯芬通过阻断脊髓背根神经兴奋性神经递质的传导起作用[51]。鞘内巴氯芬（intrathecal baclofen，ITB）使作用于脊髓受体的剂量最大化，且将口服巴氯芬的全身性不良反应最小化[51]。口服巴氯芬常见的不良反应包括困倦、虚弱和头晕[49]。口服巴氯芬半衰期相对较短，4.5～6.8h[48]。FDA 批准的口服巴氯芬最大剂量是每日 80mg，但临床上也有使用到每日 120mg 甚至更高的剂量[49]。

2. 替扎尼定　替扎尼定是 α_2 受体激动剂，在多发性硬化患者的痉挛中有效[52]。它会导致脊髓中间神经元兴奋性氨基酸释放和小脑脊髓促进通路的抑制[53]。研究报道替扎尼定有类似中间神经元活动的抑制作用，解释其额外的镇痛和抗惊厥作用[53]。Nance 等[52] 进行了一项多中心研究以探讨口服替扎尼定在长期脊髓损伤（损伤后至少 1 年）的有效性和安全性，发现替扎尼定在这一人群中有效，而其常见的不良反应有嗜睡、口干和疲劳。替扎尼定与可乐定结构和生化作用类似，而它的心血管反应比可乐定小[54]。

3. 丹曲林　丹曲林钠主要通过影响钙离子穿过肌质网作用于骨骼肌水平[54]。其作用机制包括抑制肌质网上主要的钙释放通道——兰尼碱受体，以降低细胞内钙的聚集[54]。丹曲林口服后大约 70% 吸收[55]。丹曲林也用于恶性高热、抗精神病药的恶性综合征和二亚甲基双氧苯丙胺（摇头丸）中毒的治疗[55]。

4. 四氢大麻酚（tetrahydrocannabinol，THC）　大麻主要化学成分是四氢大麻酚，在很多疾病中作用有限，而对 HIV 消耗和化疗所致的恶心呕吐效果可靠[56]。大麻长期以来被报道对神经性疼痛的有镇痛效果，也作为一种有效的解痉药。但由于对大麻的精神影响作用和成瘾风险的顾虑阻碍了其应用的精确研究[23]。在作者的临床应用中，有证据显示使用大麻的患者能够缓解疼痛，降低痉挛（但是没有对照研究）。

近来一种口腔黏膜喷剂（9-δ-四氢大麻酚和大麻比率为 1∶1）得到多个欧盟国家的批准，用于对其他抗痉挛药物抵抗的多发性硬化相关痉挛的患者。临床研究发现：约一半对其他口服抗痉挛药物存在抵抗的患者在该药应用最初 4 周治疗（试验期间）痉挛症状缓解；在最初有反应的患者中，3/4 痉挛显著改善（比基线降低 30% 甚至更多）。不良反应有限，主要为轻到重度的嗜睡和头晕[23]。

奈比隆是一种人造大麻制剂，由于它被发现能够导致 11 例脊髓损伤患者中大多数受累肌肉 MAS 评分和总 MAS 评分的显著下降，副作用轻微可耐受，因此可能对脊髓损伤患者的痉挛缓解有效[57]。

非口服药物

1. 肉毒毒素　肉毒毒素在痉挛治疗中的作用已得到广泛研究。这种毒素由肉毒杆菌产生，有 7 种分型，所有分型都作用于同样的靶器官，效果类似[37]。肉毒毒素的主要机制是阻断乙酰胆碱释放到突触接头，从而阻断神经肌肉信号转导，产生乏力和降低肌张力（图 56-3）[37]。不同分型的肉毒毒素在不同位点影响这一过程。例如，肉毒毒素 A 作用于突触相关蛋白-25（synaptosomal-associated protein-25，SNAP-25），而肉毒毒素 B 作用于囊泡相关膜蛋白（也称突触泡蛋白）[37]。使用肉毒毒素能够在注射 2～3d 产生局部无力或肌张力下降，4～6 周到达最大效果，其作用在约 3 个月后逐渐消退[37]。商用的肉毒毒素有两种类型，在美国有 4 种制剂。肉毒毒素 A 有 onabotulinumtoxinA、abobotulinumtoxinA 和 incobotulinumtoxinA[37]。市场上的肉毒毒素 B 名为 rimabotulinumtoxinB[37]。

2. 其他神经溶解注射　多年来苯酚或乙醇注射用于神经破坏性治疗，虽然由于其有效性、安全性和肉毒毒素注射的应用，这些方法使用不太广泛。这些注射主要用于周围神经或周围神经的运动分支（常称“运动点阻滞”），通过使蛋白变性导致周围神经的脱髓鞘和轴突损伤。注射到有较多感觉成分的神经的重要风险之一是感觉障碍（例如正中神经和尺神经），因此运动分支阻滞会避开这些区域的感觉神经纤维。这些注射的作用时间长短不一，有的是持续数月，有的是永久性的。在某些广泛痉挛的儿童中，有的临床医生会在一次注射中联合使用肉毒毒素和苯酚（或者乙醇），实现单次注射多水平化学神经松解（single-event multilevel chemoneurolysis，SEMLC）[58]。

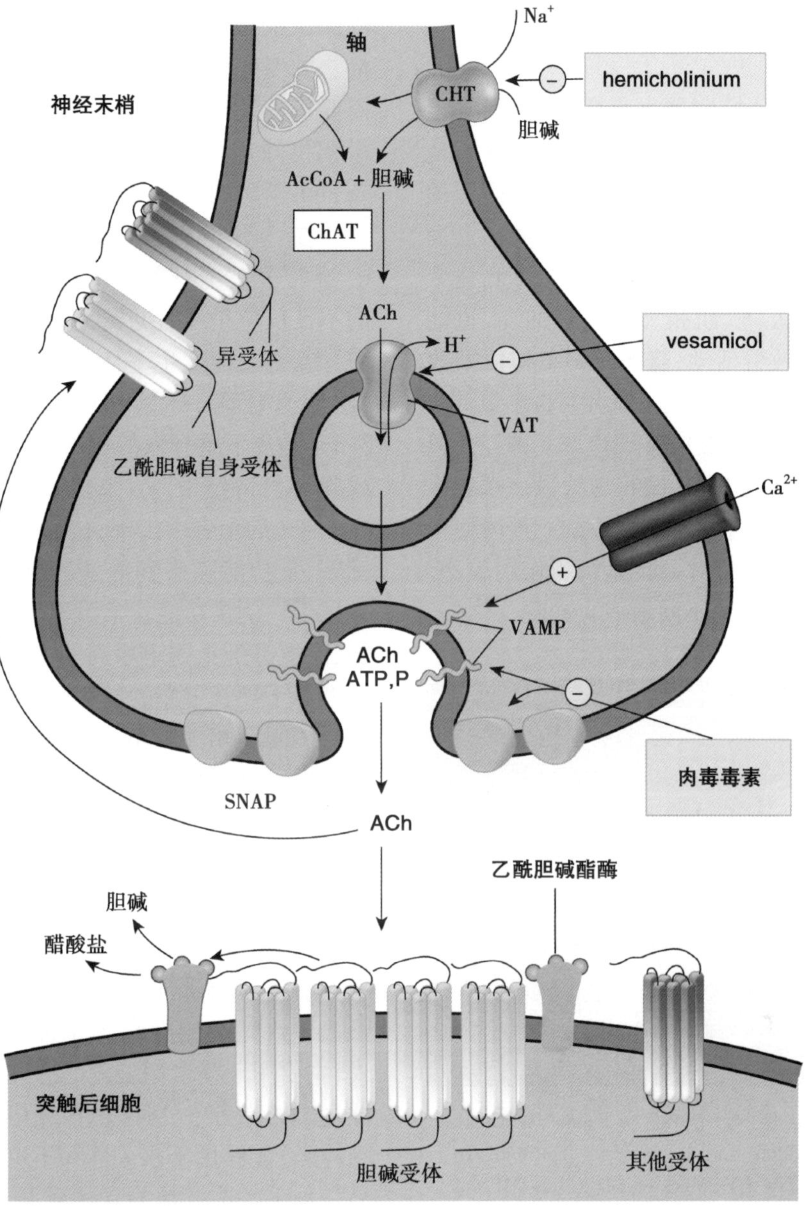

图 56-3　肉毒毒素作用于胆碱能突触的机制。胆碱被 Na^+ 依赖性胆碱转运体（CHT）转运到突触前神经间隙，这一过程可被药物 hemicholinium 阻断。乙酰胆碱（ACh）是由胆碱乙酰转移酶将胆碱和乙酰辅酶 A 在细胞质内合成的。乙酰胆碱随后被囊泡相关转运蛋白（VAT）和肽和腺苷从细胞质转运到囊泡。这一过程可被药物 vesamicol 阻断。当电压敏感性钙离子通道开放时，乙酰胆碱从神经末梢释放，允许 Ca^{2+} 内流，导致囊泡和膜表面融合，释放乙酰胆碱和协同递质至突触裂隙。这一过程包含突触相关蛋白（SNAP）和囊泡相关膜蛋白，能够被肉毒毒素阻断。乙酰胆碱失访可作用于突触后靶点（例如平滑肌）上的毒蕈碱 G 蛋白偶联受体或自主神经节或骨骼肌终板（图中未显示）上的烟碱受体。在突触接头处，乙酰胆碱会被乙酰胆碱酯酶降解。突触前神经末梢上的自身受体和异受体调节神经传导释放（经允许摘自 Neurotransmitters & Neuromodulators. In：Barrett KE，Barman SM，Boitano S，Brooks HL，eds. Ganong's Review of Medical Physiology，25e New York，NY：McGraw-Hill；2016）

外科手术方法

鞘内巴氯芬泵置入

口服药常无法充分控制严重痉挛，因为只有很少的药物能够进入中枢神经系统[59]。全身性不良反应也限制了增加最大口服剂量。解决这一问题的方法是将药物直接浸润脊髓，使得中枢剂量最大而副作用更小[59]。鞘内巴氯芬释放能有效降低痉挛的阳性症状，如反射亢进、肌张力增高和抽动，也能减轻痉挛相关疼痛，改善活动，降低照护负担以及改善转移能力[60]（图 56-4）。鞘内巴氯芬泵将巴氯芬释放到鞘内，通常用于治疗下肢或躯干痉挛。神经外科医生将泵植入腹部皮下，根据传统将导管另一端置入 T11~T12 水平[35]。将导管置入下胸段或上腰段使得药物在颈部区域聚集较少，对上肢痉挛的作用较小。研究探索了导管置入脊柱的不同水平的效果。

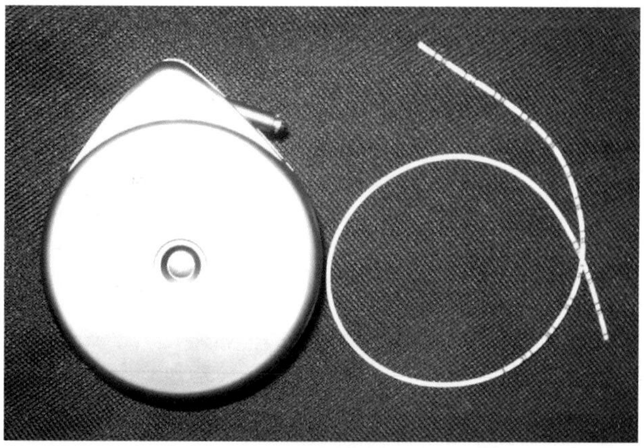

图 56-4　典型巴氯芬泵（经允许摘自 Ladde JG. Central Nervous System Procedures and Devices. In：Tintinalli JE, Stapczynski J, Ma O, Yealy DM, Meckler GD, Cline DM, eds. Tintinalli's Emergency Medicine：A Comprehensive Study Guide, 8e New York, NY：McGraw-Hill；2016）

McCall 和 MacDonald[61] 综述了 48 例导管置入颈段的患者，发现上下肢的痉挛均得到控制，且并发症并没有增多。Grabb 等[62] 也尝试将导管末端置于比传统位置更高的水平以增强药物对上肢痉挛的作用。他们将导管置于痉挛型四肢瘫儿童的 T6~T7 水平，发现对下肢有持续性作用，且对上肢作用增强，与传统导管放置位置相比需要的药物剂量更小。Ughratdar 等[63] 实施了一项回顾性研究，对 20 例矫正和未矫正的严重脊柱侧弯的儿童实施了颈段鞘内巴氯芬泵置入，认为其安全性和可行性良好。Dziurzynski 等[64] 也发现颈段导管在 3 例腰椎融合儿童患者中是安全的。

鞘内泵对痉挛治疗有效，但是管理这些患者的临床医生必须意识到使用鞘内巴氯芬泵潜在的并发症。并发症会降低巴氯芬的治疗效果，而临床医生需要迅速发现和处理[65]。并发症有多种，可能与剂量相关，如剂量过高或剂量回撤，大部分时间并发症来自可预防的人为操作失误或泵功能异常[66]。

在一项 400 例鞘内巴氯芬泵患者的研究中，Taira 等[67] 发现全身副作用发生率达到 37%。最常见的不良反应是导管问题，发生于 8.5% 的患者中[67]。按导管并发症发生率从高到低排：导管移位、导管断裂、导管梗阻、导管扭曲和导管移出[67]；其次是 3.3% 的皮下脑脊液的积聚或渗漏和 3% 的设备相关或外科伤口感染[67]；泵故障是最少见的并发症，仅在 1.8% 的患者中出现，包括报警异常、记录错误、泵旋转、泵功能障碍和灌注率异常[67]。Murphy 等[68] 描述了一例泵功能正常没有程序错误而痉挛显著增加、巴氯芬剂量需求增高的患者，最终发现患者的症状来源于导管末端的肉芽肿形成。并发症也和置入本身的问题相关。Awaad 等[65] 发现 44 名儿童和成人鞘内巴氯芬泵置入患者中有 4 例置入物感染。

其他外科手术选项

如果保守治疗、药物治疗和鞘内巴氯芬泵均无法缓解严重痉挛症状，需要考虑其他外科手术。有多种矫形手术可以采用，包括腱切断术、肌腱延长术、截骨术和肌腱转移术[20]。选择性背根切除术或毁损导致痉挛的脊髓感觉神经根是另一种手术方式，主要用于痉挛型脑瘫的患儿。最终，在严重局灶性痉挛的患者中，可考虑神经切除术（移除一部分周围神经）能够用于永久性和不可逆的损伤周围神经。另一种手术选择是关节融合术。应当注意到一些处理痉挛和挛缩的外科手术是不可逆的，如果在早期能明智地使用夹板、适当的体位摆放等非药物治疗方法，常可避免手术[20]。发展中国家资源显著不足，常常没有外科手术可以选择，在这些国家挛缩的处理通常是非手术方式（例如在印度用瑜伽姿势和运动来处理挛缩）[69]。

小结

痉挛和挛缩的原因众多，来自复杂的生化级联反应。痉挛与挛缩本质的研究广泛，包括多种研究手段。痉挛和挛缩的充分的诊断和治疗对患者的生活质量有很大的积极影响。以往数十年多种药物和设备的研发能更好地处理这些问题。作为康复医师，在帮助降低患者的照护负担、家庭负担和健康照护系统的负担等方面具有巨大的潜力。全面有效的康复医疗评估和治疗为这些患者带来诸多好处，包括极大改善生活质量、避免感染、改善卫生状况、缓解社交隔绝的感受以及减轻疼痛。

（朱奕 译，吴雌燕 陆晓 校）

参考文献

1. Lance JW. Symposium synopsis. In: Feldman RG, Young RR, Koella WP, eds. *Spasticity: Disordered Motor Control*. Chicago, IL: Year Book Medical; 1980:485–494.
2. Ibuki A, Bernhardt J. What is spasticity? The discussion continues. *Int J Ther Rehabil*. 2007;14(9):391–395.
3. Purves D, Augustine GJ, Fitzpatrick D, et al., eds. Damage to descending motor pathways: the upper motor neuron syndrome. In: *Neuroscience*. 2nd ed. Sunderland, MA: Sinauer Associates; 2001. Available at http://www.ncbi.nlm.nih.gov/books/NBK10898/.
4. Sheean G. The pathophysiology of spasticity. *Eur J Neurol*. 2002;9(suppl 1):S3–S9. Available at http://onlinelibrary.wiley.com/doi/10.1046/j.1468-1331.2002.0090s1003.x/full.
5. Jankovic J, Mitchell FB. Therapeutic uses of botulinum toxin. *N Engl J Med*. 1991;324:1186–1194. doi:10.1056/NEJM199104253241707.
6. Jankovic J, Van Der Linden C. Dystonia and tremor induced by peripheral trauma: predisposing factors. *J Neurol Neurosurg Psychiatry*. 1988;51:1512–1519.
7. O'Dwyer LA, Neilson PD. Spasticity and muscle contracture following stroke. *Brain*. 1996;119:1737–1749. doi:10.1093/brain/119.5.1737.
8. Gracies J-M, Simpson DM. Spastic dystonia. In: Brin MF, Comella C, Jankovic J, eds. *Dystonia: Etiology, Clinical Features, and Treatment*. Pennsylvania, PA: Google Books; 2004.
9. Denny-Brown D. *The Cerebral Control of Movement*. Liverpool: Liverpool University Press; 1966.
10. Sheean G, McGuire JR. Spastic hypertonia and movement disorders: pathophysiology, clinical presentation, and quantification. *PM&R*. 2009;1(9):827–833. doi:10.1016/j.pmrj.2009.08.002.
11. Skalsky AJ, McDonald CM. Prevention and management of limb contractures in neuromuscular diseases. *Phys Med Rehabil Clin North Am*. 2012;23(3):675–687. doi:10.1016/j.pmr.2012.06.009.
12. Jamshed N, Schneider EL. Are joint contractures in patients with Alzheimer's disease preventable? *Ann Long Term Care*. 2010;18(8):26–33.
13. McDonald CM. Limb contractures in progressive neuromuscular disease and the role of stretching, orthotics, and surgery. *Phys Med Rehabil Clin North Am*. 1998;9(1):187–211.
14. Fergusson D, Hutton B, Drodge A. The epidemiology of major joint contractures: a systematic review of the literature. *Clin Orthop Relat Res*. 2007;456:22–29. PMID: 17179779.
15. Mandigo CE, Anderson RCE. Management of childhood spasticity: a neurosurgical perspective. *Pediatr Ann*. 2006;35(5):354–362.
16. Wissel J, Manack A, Brainin M. Toward an epidemiology of poststroke spasticity. *Neurology*. 2013;80(3 suppl 2):S13–S19. doi:10.1212/WNL.0b013e3182762448.
17. Wallmark S, Ronne-Engström E, Lundström E. Prevalence of spasticity after aneurysmal subarachnoid hemorrhage. *J Rehabil Med*. 2014;46(1):23–27. doi:10.2340/16501977-1229.
18. Thibaut A, Chatelle C, Wannez S, et al. Gosseries spasticity in disorders of consciousness: a behavioral study. *Eur J Phys Rehabil Med*. 2015;51(4):389–397.
19. Thibaut A, Chatelle C, Wannez S, et al. Gosseries spasticity in disorders of consciousness: a behavioral study. *Eur J Phys Rehabil Med*. 2014. Available at http://www.ncbi.nlm.nih.gov/pubmed/25375186.
20. Sezer B, Akkus S, Uğurlu FG. Chronic complications of spinal cord injury. *World J Orthop*. 2015;6(1):24–33. doi:10.5312/wjo.v6.i1.24, PMCID: PMC4303787.
21. Maynard FM, Karunas RS, Waring WP. Epidemiology of spasticity following traumatic spinal cord injury. *Arch Phys Med Rehabil*. 1990;71(8):566–569. PMID: 2369291.
22. Hagen EM. Acute complications of spinal cord injuries. *World J Orthop*. 2017;6(1):17–23. doi:10.5312/wjo.v6.i1.17, PMCID: PMC4303786.
23. Pozzilli C. Advances in the management of multiple sclerosis spasticity: experiences from recent studies and everyday clinical practice. *Expert Rev Neurother*. 2013;13(12 Suppl):49–54. doi:10.1586/14737175.2013.865877.
24. Patti F, Vila C. Symptoms, prevalence and impact of multiple sclerosis in younger patients: a multinational survey. *Neuroepidemiology*. 2014;42(4):211–218. doi:10.1159/000360423.
25. Sackley C, Brittle N, Patel S, et al. The prevalence of joint contractures, pressure sores, painful shoulder, other pain, falls, and depression in the year after a severely disabling stroke. *Stroke*. 2008;39(12):3329–3334. doi:10.1161/STROKEAHA.108.518563.
26. Pinedo S, de la Villa FM. Complications in the hemiplegic patient in the first year after the stroke. *Rev Neurol*. 2001;32:206–209.
27. Singer BJ, Jegasothy GM, Singer KP, Allison GT. Incidence of ankle contracture after moderate to severe acquired brain injury. *Arch Phys Med Rehabil*. 2004;85:1465–1469.
28. Pohl M, Mehrholz J. A new shoulder range of motion screening measurement: its reliability and application in the assessment of the prevalence of shoulder contractures in patients with impaired consciousness caused by severe brain damage. *Arch Phys Med Rehabil*. 2005;86:98–104.
29. Yarkony GM, Sahgal V. Contractures: a major complication of craniocerebral trauma. *Clin Orthop Relat Res*. 1987;219:93–96. Available at http://www.ncbi.nlm.nih.gov/pubmed/3581588.
30. Vogel LC, Krajci JA, Anderson CJ. Adults with pediatric-onset spinal cord injury: part 2. Musculoskeletal and neurological complications. *J Spinal Cord Med*. 2002;25:117–123.
31. Purves D, Augustine GJ, Fitzpatrick D, et al., eds. *Damage to Descending Motor Pathways: The Upper Motor Neuron Syndrome*. Sunderland, MA: Sinauer Associates; 2001.
32. Mukherjee A, Chakravarty A. Spasticity mechanisms: for the clinician. *Angshuman Front Neurol*. 2010;1:149. doi:10.3389/fneur.2010.00149, PMCID: PMC3009478.
33. Ivanhoe CB, Reistetter TA. Spasticity: the misunderstood part of the upper motor neuron syndrome. *Am J Phys Med Rehabil*. 200483(10 Suppl):S3–S9. Available at http://www.ncbi.nlm.nih.gov/pubmed?holding=cuwmclib_fft_ndi&otool=cuwmclib&term=Spasticity%3A+The+Misunderstood+Part+of+the+Upper+Motor+Neuron

+Syndrome.
34. Gracies J-M. Pathophysiology of spastic paresis. I: Paresis and soft tissue changes. *Muscle Nerve*. 2005;31(5):535–551. doi:10.1002/mus.20284.
35. Singh P, Joshua AM, Ganeshan S, Suresh S. Intra-rater reliability of the modified Tardieu scale to quantify spasticity in elbow flexors and ankle plantar flexors in adult stroke subjects. *Ann Indian Acad Neurol*. 2011;14(1):23–26. doi:10.4103/0972-2327.78045, PMCID: PMC3098519.
36. Qureshi AZ, Adiga S. Adductor tenotomy and selective obturator neurectomy for the treatment of spasticity in a man with paraplegia. *J Spinal Cord Med*. 2013;36(1):36–39. doi:10.1179/2045772312Y.0000000022, PMCID: PMC355510.
37. Wilkenfield AJL. Review of electrical stimulation, botulinum toxin, and their combination for spastic drop foot. *J Rehabil Res Dev*. 2013;50(3):315–326. Available at http://www.rehab.research.va.gov/jour/2013/503/wilkenfeld503.html.
38. Perry J. Rehabilitation of spasticity. In: Feldman RG, Young RR, Koella WP, eds. *Spasticity: Disordered Motor Control*. Miami, FL: Symposia Specialists; 1980: 87–100.
39. Bohannon RW, Smith MB. Interrater reliability of a Modified Ashworth Scale of muscle spasticity. *Phys Ther*. 1987;67(2):206–207.
40. Gracies J-M, Marosszeky JE, Renton R, et al. Short-term effects of dynamic Lycra splints on upper limb in hemiplegic patients. *Arch Phys Med Rehabil*. 2000;81(12):1547–1555.
41. Penn RD, Savoy SM, Corcos D, et al. Intrathecal baclofen for severe spinal spasticity. *N Engl J Med*. 1989;320: 1517–1521. doi:10.1056/NEJM198906083202330.
42. Hildebran KA, Holmberg M, Shrive N. A new method to measure post-traumatic joint contractures in the rabbit knee. *J Biomech Eng*. 2003;125(6):887–892.
43. Assal MS, Jane B, Rorh E, et al. Assessment of an electronic goniometer designed to measure equinus contracture. *J Rehabil Res Dev*. 2003;40(3):235–240.
44. Dávila SA, Johnston-Jones K. Managing the stiff elbow: operative, nonoperative, and postoperative techniques. *J Hand Ther*. 2006;19(2):268–281.
45. Park S-W, Yi S-H, Lee JA, et al. Acupuncture for the treatment of spasticity after stroke: a meta-analysis of randomized controlled trials. *J Alternative Complement Med*. 2014;20(9):672–682. doi:10.1089/acm.2014.0097.
46. Hinderer SR, Dixon K. Physiologic and clinical monitoring of spastic hypertonia. *Phys Med Rehabil Clin North Am*. 2001;12(4):733–746.
47. Weingarden SI, Belen JG. Clonidine transdermal system for treatment of spasticity in spinal cord injury. *Arch Phys Med Rehabil*. 1992;73(9):876–877.
48. Keegan BM, Beveridge TJ, Pezor JJ, et al. Chronic baclofen desensitizes GABA B–mediated G-protein activation and stimulates phosphorylation of kinases in mesocorticolimbic rat brain. *Neuropharmacology*. 2015; pii: S0028–3908(15)00068-4. doi:10.1016/j.neuropharm.2015.02.021.
49. Veerakumar A, Cheng JJ, Sunshine AX, Zorowitz RD, Anderson WS. Baclofen dosage after traumatic spinal cord injury: a multi-decade retrospective analysis. *Clin Neurol Neurosurg*. 2015;129:50–56.
50. Bertman LJ, Advokat C. Comparison of the antinociceptive and antispastic action of (−)-baclofen after systemic and intrathecal administration in intact, acute and chronic spinal rats. *Brain Res*. 1995;684:8–18.
51. Shamsoddini A, Amirsalari S, Hollisaz M-T, et al. Management of spasticity in children with cerebral palsy. *Iran J Pediatr*. 2014;24(4):345–351. PMCID: PMC4339555.
52. Nance PW, Bugaresti J, Shellenberger K, Sheremata W, Martinez-Arizala A. Efficacy and safety of tizanidine in the treatment of spasticity in patients with spinal cord injury. *Neurology*. 1994;44(11 suppl 9):S44–S51; discussion S51–S52.
53. Coward DM. Tizanidine: neuropharmacology and mechanism of action. *Neurology*. 1994;44(11 suppl 9):S6–S10; discussion S10-1.
54. Ward A, Chaffman MO, Sorkin EM. Dantrolene: a review of its pharmacodynamic and pharmacokinetic properties and therapeutic use in malignant hyperthermia, the neuroleptic malignant syndrome and an update of its use in muscle spasticity. *Drugs*. 1986;32(2):130–168.
55. Krause T, Gerbershagen MU, Fiege M, Weisshorn R, Wappler F. Dantrolene: a review of its pharmacology, therapeutic use and new developments. *Anaesthesia*. 2004;59:364–373.
56. Taylor T. Supporting research into the therapeutic role of marijuana. Position paper, American College of Physicians, New York; 2008. https://www.acponline.org/acp_policy/policies/supporting_research_therapeutic_role_of_marijuana_2016.pdf. Accessed online on July 23, 2018.
57. Pooyania S, Ethans K, Szturm T, Casey A, Perry D. A randomized, double-blinded, crossover pilot study assessing the effect of nabilone on spasticity in persons with spinal cord injury. *Arch Phys Med Rehabil*. 2010;91(5): 703–707. doi:10.1016/j.apmr.2009.12.02, PMID: 20434606.
58. Kim H, Lee Y, Weiner D, et al. Botulinum A injections to salivary glands: combination with single event multilevel chemoneurolysis in 2 children with severe spastic quadriplegic cerebral palsy. *Arch Phys Med Rehabil*. 2006;87(1):141–144.
59. Penn RD, Kroin JS. Intrathecal baclofen alleviates spinal cord spasticity. *Lancet*. 1984;1(8385):1078.
60. Emery E. Intrathecal baclofen: literature review of the results and complications. *Neuro-Chirurgie*. 2003; 49(2–3 Pt 2):276–288. Available at http://europepmc.org/abstract/med/12746703, PMID:12746703.
61. McCall TD, MacDonald JD. Cervical catheter tip placement for intrathecal baclofen administration. *Neurosurgery*. 2006;59(3):634–640. Available at http://www.ncbi.nlm.nih.gov/pubmed/16955045.
62. Grabb PA, Guin-Renfroe S, Meythaler JM. Midthoracic catheter tip placement for intrathecal baclofen administration in children with quadriparetic spasticity. *Neurosurgery*. 1999;45(4):833–836; discussion 836–837. Available at http://www.ncbi.nlm.nih.gov/pubmed/10515478.
63. Ughratdar I, Muquit S, Ingale H, et al. Cervical implantation of intrathecal baclofen pump catheter in children with severe scoliosis. *J Neurosurg Pediatr*. 2012;10(1): 34–38. doi:10.3171/2012.3.PEDS11474.
64. Dziurzynski K, Mcleish D, Ward M, Iskandar BJ. Placement of baclofen pumps through the foramen magnum and upper cervical spine. *Childs Nerv Syst*. 2006;22(3):270–273.
65. Awaad Y, Rizk T, Siddiqui I, et al. Complications of intrathecal baclofen pump: prevention and cure. *ISRN Neurol*. 2012; Article ID 575168.
66. Mohammed I, Hussain A. Intrathecal baclofen withdrawal syndrome: a life-threatening complication of baclofen pump. A case report. *BMC Clin Pharmacol*. 2004;4:6. doi:10.1186/1472-6904-4-6.

67. Taira T, Ueta TY, Kimizuka M, et al. Rate of complications among the recipients of intrathecal baclofen pump in Japan: a multicenter study neuromodulation. *Neuromodulation*. 2013;16(3):266–272. doi:10.1111/ner.12010.
68. Murphy PM, Skouvaklis DE, Amadeo RJ, et al. Intrathecal catheter granuloma associated with isolated baclofen infusion. *Anesth Analg*. 2006;102(3):848–852.
69. Mukherjee AK, Mokashi MG. The incidence and management of joint contracture in India. *Clin Orthop Relat Res*. 1987;(219):87–92.

第 57 章 言语、语言和吞咽障碍

Rachel Mulheren, Donna Tippett, Alba Azola, and Marlis González-Fernández

沟通障碍和吞咽障碍会在整个生命周期中发生，可能由神经功能异常，头部、颈部或呼吸系统的异常所致。临床医学和康复医学之间的合作是有效评估和治疗沟通、吞咽障碍的关键。本章将讨论沟通、吞咽障碍中正常功能、发病率和患病率、病因、损伤类别和治疗选择等内容。

沟通障碍

引言

言语是指通过协调呼吸、发声、共鸣、构音和韵律而产生声音的运动过程。语言是将声音象征性地组织成有目的的词和句子以表达思想的载体，并且包括形态和句法类的语言元素以及韵律的副语言元素[1]；认知是指个体心理过程和系统，如注意力、知觉、记忆、组织和执行功能等[2]。

有效的沟通需要完整的神经通路和外周结构来计划、调整和处理言语、语言和认知的关系。沟通和认知的神经激活模式十分广泛，包括大脑、脑干、边缘系统和小脑的结构和回路（表 57-1）。

表 57-1 脑叶的主要功能

脑叶	位置	功能	损伤
额叶	大脑最前部	语言产生 计划和实施 判断与推理 注意力 情感控制 抑制 适应变化 观察力	语用能力差 思维呆板 忍耐力不足 注意力不佳 情绪不稳定 无法表达语言（Broca 失语症） 难以解决问题
颞叶	大脑半球侧面	听觉感知 听觉理解 记忆获取 视觉感知 事物分类	理解语言困难 （韦尼克失语症） 面容失认症 对所见所闻有选择地干扰 失忆
顶叶	枕叶与中央沟之间	感觉整合：触觉、压力觉、痛觉、温度觉、味觉	注意力不集中 命名性失语症 失读症 失写症 计算困难 运动知觉、意识差 单侧忽略
枕叶	大脑最后部	视觉处理 视觉识别 视觉联想	视野分割 难以定位环境中的物体 阅读或写作困难

例如，在口语中，人类需要颞叶来帮助输入与理解，额叶进行组织与输出，枕叶使手势和面部表情形象化，顶叶协调感觉统合运动[3]，小脑和基底核改善并协调言语运动，脑干主要负责传递和接收言语和听觉间的神经信号[4,5]（表 57-2）。

言语、语言和认知障碍可能独立存在或相互联系，可能是先天性或后天性的。言语障碍包括构音障碍、言语失用、发声障碍和口吃；语言障碍包括听理解、阅读理解、语言表达和书面语表达方面的障碍，例如儿童语言发育迟缓或成人失语症；认知交流障碍会影响注意力、记忆力，解决问题、推理、组织、计划和观察力等方面。

表 57-2 大脑下皮层结构的主要功能

结构	位置	功能	损伤
丘脑	前脑中枢	感觉运动输入大脑其他区域 有助于皮质介导的言语和语言功能	痛阈降低 对侧躯体感觉受损
下丘脑	丘脑腹侧	内分泌功能调节 激素系统调节 温度调节 血容量 食物和水的摄入 生殖系统 昼夜节律 清醒，活动水平，新陈代谢 情感表达	进食和饮水困难 体温调节控制受损 睡眠-觉醒周期受损 盐代谢改变 难以表达情感 内驱力不良
海马体	丘脑和大脑皮层之间	对近期的工作记忆有重要作用 抑制习惯性不成功的行为 空间导航	无法形成新的记忆（顺行性失忆症） 无法记忆空间布局或地标 地形定向障碍
杏仁核	位于大脑内侧颞叶深处	参与形成和储存与情感事件有关的记忆 情绪和动机的调节	安全意识下降 对风险认识不足 无法将抽象概念迁移至现实事物中
基底核	包括尾状核、壳核和苍白球	运动控制与组合 肌张力调节 驱动力、动作执行和认知功能的调节	活动减少、静坐不能 迟发性运动障碍 震颤、舞蹈症 中枢去抑制

流行病学

根据美国国家耳聋与沟通障碍研究所（National Institute on Deafness and Other Communication Disorders，NIDOCD）的数据，1/6 的美国人患有沟通障碍。约 8% 神经源性运动言语障碍患者有言语失用症（apraxia of speech，AOS），AOS 通常与失语症同时发生[6-8]。估计每 1 000 人中有 1～2 人出现儿童言语失用症（childhood apraxia of speech，CAS）[9-10]，另外估计有 1%～2.4% 的儿童和 1% 的成年人患有口吃[11-13]。据报告，约有 750 万人存在发声障碍（NIDOCD2010 年），且在需要频繁发声的职业（如教师）中更为常见[14]。

在美国约 100 万人存在神经源性语言障碍，与累及 200 万人的痴呆症有关[15]。据报道，美国有 8% 的儿童患有发育性语言障碍，而 10% 的儿童至少患有中度语言障碍[16]。美国每年约有 140 万脑卒中后患者发生认知交流障碍，在儿童中发现了 100 万～200 万与创伤相关的认知交流障碍病例[17-18]。

障碍

构音障碍涉及构音、响度和音调的控制、嗓音音质（例如声音嘶哑）、共鸣（例如鼻音过高或鼻音不足）、速率或节奏等方面受损，是由发声肌肉无力、迟钝、不协调和肌张力反复变化导致的[19]。构音障碍可按病因、预期病程、发病年龄以及受损的语言过程或功能组成进行分类[20]，梅奥（Mayo）诊所开发了一种基于知觉特征和病因类型的构音障碍分类系统[21,22]（表 57-3）目前被广泛使用。

表 57-3　神经性言语障碍类型、病因和特征

类型	累及神经系统	病因	特征
弛缓型	下运动神经元	脑干卒中、肌营养不良、重症肌无力	单一响度、气息声、鼻音重、鼻漏气、构音不准、单一音调
痉挛型	上运动神经元	卒中、颅脑损伤、进行性核上麻痹	音量低、硬起音、低音调、鼻音重、构音不准、语速慢、重音不稳
运动过多型	锥体外系、基底核	亨廷顿病、脑瘫	响度过大,发声紧张,发声中断,鼻音过高,发声不精确,语速不稳
运动过少型	锥体外系、黑质	帕金森病	音量低、气息声、单一音调、构音不准,语速增快
共济失调型	小脑	共济失调综合征、小脑卒中	响度过大、音调变化大、重音不稳、语速不稳、异常停顿
混合型	上下运动神经元	多系统萎缩、多发性硬化	混合特征,如痉挛型/弛缓型、痉挛型/共济失调型、运动减少型/痉挛型/共济失调型

AOS 是一种发音程序的障碍,伴有言语肌肉活动的定位和顺序受损,而没有言语肌肉的虚弱、缓慢或不协调[22-23]。AOS 的典型特征包括费力地尝试进行自我矫正、持续性的韵律异常(节奏、重音或语调异常)、重复发声的不一致性以及启动发声的困难[24]。口吃是一种典型的流利性障碍,通常表现为语音的重复、延长或阻塞[12]。口吃患者也可能会因不适应而出现伴随症状,如与交流内容无关的面部、头部或颈部的异常运动[25]。发声障碍的特征是音调、响度、音质受损或失声,以及这些发声问题导致代偿策略。构音障碍患者也可能伴随发声障碍问题。

失语症是一种语言障碍,主要特征表现为听理解、口语表达、阅读理解和/或书面表达受损,失语的性质和程度取决于病变损伤的区域和大小。典型的失语症分类由损害的部位决定,且经常伴随言语流畅性、听理解、复述和命名障碍[26](表 57-4)。

因此,失语症的分类是基于对言语流畅性、理解能力和语言复述所进行的全面评估(图 57-1)。

失语症亚型进一步强调自发言语、找词能力、听理解和言语流利性等特征,这些临床评估也有助于确定损伤部位(表 57-5)。

各种综合征的相关症状分类被认为与梗死相关部位导致血液供应中断以及周围区域的血供不足有关[27]。在流畅性失语症中,韵律无损伤;而在非流畅性失语症中,言语输出费力且受限[28]。保留复述功能是经皮质失语症的典型特征[29-30],除传统失语症候群外,其他诊断包括皮层下失语症和原发型进行性失语症,后者是一种神经退行性语言障碍[31-33]。

表 57-4　典型失语症亚型及其特征

失语症亚型	流畅性	听理解	复述	命名
运动性(Broca)失语	受损	受损或无损	受损	受损
感觉性失语(韦尼克失语)	无损	受损	受损	受损
传导性失语	无损	无损	受损	受损或无损
命名性失语	无损	无损	无损	受损
完全性失语	受损	受损	受损	受损
经皮质运动性失语	受损	受损或无损	无损	受损
经皮质感觉性失语	无损	受损	无损	受损
经皮质混合性失语	受损	受损	无损	受损

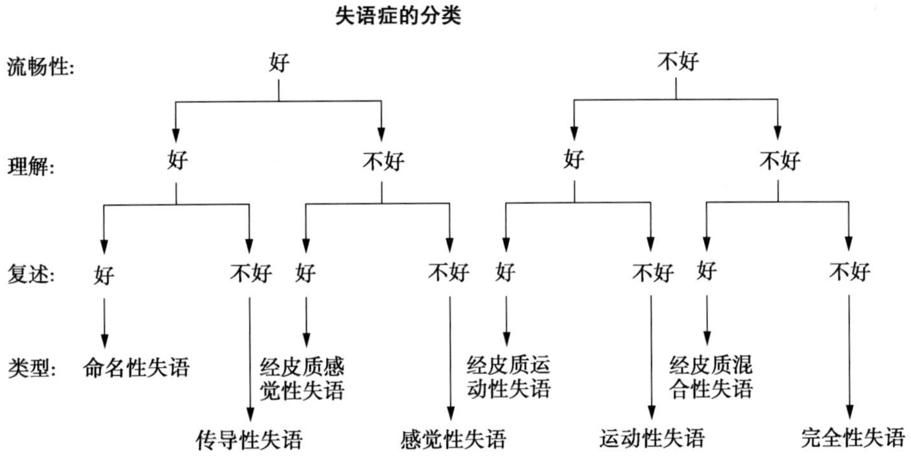

图 57-1　失语症的分类(经允许摘自 Schwartz T,Ciniglia L. Rehabilitation of Speech,Language,Cognitive,& Swallowing Disorders. In:Maitin IB,Cruz E,eds. CURRENT Diagnosis & Treatment:Physical Medicine & Rehabilitation,New York,NY:McGraw-Hill;2014)

表 57-5　失语症亚型

类型	病灶位置	主要临床特征
运动性(Broca)失语	优势侧额下回后部皮质或皮质下	自发语言不流利,说话费力,句长短,听理解正常,复述差,命名障碍
感觉性失语(韦尼克失语)	优势侧颞上回后 1/3 区域及其周围部分	自发语言流利但错乱,听理解严重障碍,复述差,命名障碍
传导性失语	优势侧颞叶狭部、顶叶皮质下的弓状束和联络纤维	自发语言流利但错乱,听理解正常,复述极差,命名严重障碍
命名性失语	优势侧颞枕顶叶结合区	自发语言流利但内容无意义,听理解正常,复述正常,命名严重障碍
经皮质运动性失语	优势侧额叶内侧面运动辅助区或额叶弥散性损害	自发语言不流利,听理解正常,复述正常,命名障碍
经皮质感觉性失语	优势侧颞顶分水岭区(主要涉及角回和颞叶后下部)	自发语言流利但错乱,听理解严重障碍,复述正常,命名障碍
完全性失语	颈内动脉或大脑中动脉分布区	自发语言较少且不流利,听理解、复述和命名严重障碍
皮层下失语	内囊(白质通路),基底核,丘脑	丘脑失语:听理解和命名障碍 非丘脑性失语:自发语言流利性受损,语法和韵律障碍,复述正常

病理生理学

言语障碍可归因于神经或结构异常,而构音障碍可能由于中枢或周围神经系统、神经肌肉接头或肌肉系统的紊乱或损害引起[21,22,34]。AOS 最常发生在大脑左半球卒中后[35-37],它也可能是由进行性神经系统疾病引起的[38-40]。CAS 从出生开始就存在,并且被认为有遗传因素所致[41-42],发育性口吃通常是遗传和环境因素共同作用的结果[43]。在极少数情况下,后天性口吃也可能是卒中或脑肿瘤等脑损伤疾病的症状之一[44-45]。发声障碍可能是由于中枢神经系统或外周神经系统受损,以及先天性或后天性结构缺陷引起的。

失语的最常见原因是左脑半球卒中,例如影响 Broca 区或韦尼克区的大脑中动脉梗死[46-47]。尽管罕见,但已有报道存在右半球卒中后失语的情况[48-49]。当源自皮层下结构的卒中导致大脑皮质的灌注不足时,也可能出现失语[50](图 57-2)。

认知交流障碍可能是由非连续性或弥漫性脑损伤引起。诸如痴呆和原发性进行性失语症之类的进

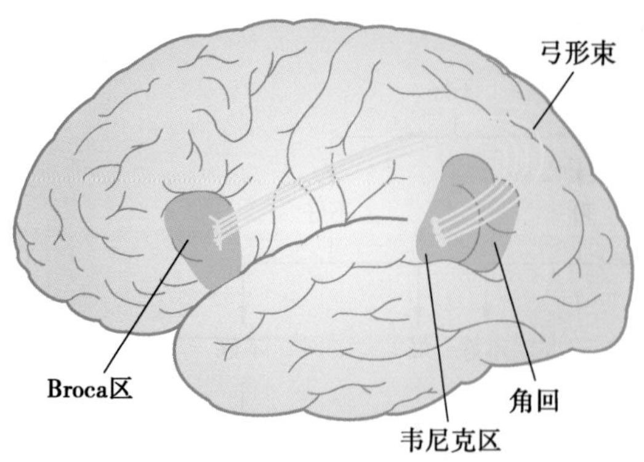

图 57-2　大脑半球中与语言功能有关的区域位置。Wernicke 区位于颞上回的后端,与听觉和视觉信息的理解有关,它通过弓状束投射到额叶的 Broca 区。Broca 区将从 Wernicke 区接收到的信息处理成一个详细而协调的发声模式,然后通过构音区将该模式投射到运动皮层,运动皮层控制唇、舌和喉部的适当运动来产生言语(经允许摘自 Learning, Memory, Language, & Speech. In: Barrett KE, Barman SM, Boitano S, Brooks HL, eds. Ganong 's Review ofMedical Physiology, 25e New York, NY: McGraw-Hill;2016)

行性神经系统疾病涉及认知功能的逐渐恶化,而创伤性脑损伤(TBI)与认知交流障碍的严重程度和不同表现有关[51-53]。

言语、语言和认知交流障碍可能是由医源性原因引起的,例如头颈癌化疗或手术后的发声障碍[54],认知交流障碍也可能与药物滥用或暴露于环境毒素有关[55-57]。然而,部分言语、语言和认知交流障碍的病因仍然未知。

诊断

言语-语言病理学家通过筛查和正式检查来寻找沟通障碍的表现,如句子复述过程中言语表达不准确、遵循复杂指令或难以命名图片中的物体。患者表现出的症状有助于诊断,例如言语或语言缺陷急性发作是卒中的特征,而渐进性发作则提示存在进行性神经系统疾病(表 57-6)。

鉴别诊断

言语和语言障碍虽然是伴随发生的,但却有不同的诊断工具[20]。构音障碍是一种由于神经系统异常导致的言语障碍,而其他言语障碍则是由于结构病因引起的,例如头颈癌或腭裂。由声带损伤或声带运动障碍引起的发声障碍导致音质异常(如声音嘶哑、粗糙)也有独立的诊断工具。然而,感知性嗓音偏差(例如声音嘶哑、紧张、响度低)也可纳入构音障碍的范畴,甚至可能是某些病因的病理表现。

表 57-6　标准化言语语言评估中语言领域评估

语言区	描述
听理解	倾听和处理口头信息的能力,包括对疑问句(选择疑问句如是否,一般疑问句如什么、为何、哪里等)的理解,字面和比喻性语言,单词、短语、句子、段落、故事和会话等,还包括能够遵循增加长度和复杂性的命令
口语复述	重复听到的东西的能力
自发言语	对常用的一系列语言和机械记忆的短语进行口头表达,这种语言和短语是在个人无意识的情况下发生的(例如,一周中的几天或数到 10 天)
词语回忆	在结构化命名过程中以及在会话层面上命名物体和图片的能力
流畅性	产生一个不间断的短语长度的话语的能力,通常超过 4 个单词的长度,包括声音、音节、单词和短语连接在一起的流畅性
叙事能力	交谈、讨论话题、复述故事或笑话、评论、提问和回答问题等的能力
语法用法	根据特定语言的句法规则将单词和句子组织成逻辑结构的能力
书面表达	包括抄写、听写、写作、拼写和绘图
阅读理解	包括单词和句子层面的理解、口语阅读和口语拼写
语用(社交)	包括主动发起对话、在讨论中轮流发言、在社交场合使用适当的语言等
非口语沟通	手势、面部表情、指示、眼神交流等

此外,构音障碍的特征是由于发声肌肉无力、运动缓慢、不协调或肌张力异常而导致可预测的声音错误,而在肌肉功能正常的情况下,言语失用则是不规则的发声障碍[20,22,58-59](表 57-7)。最后,患者想传递的信息内容,通常在构音障碍和言语失用的运动性言语障碍中可以保存完好,而在失语症中会表现出信息内容异常。

表 57-7　神经性言语障碍、言语失用症和失语症的特征区分

	神经性言语障碍	言语失用症	失语症
内容	无损	无损	受损
理解	受损	无损	受损
运动执行	受损	无损	无损
运动计划	无损	受损	无损

诊断分析

言语病理学家会进行言语与口腔运动检查，以评估呼吸系统、喉、腭帆和咽部、舌、唇、面部、齿和下颌的情况。通常使用正式的检查，如弗朗察构音障碍评估量表（Frenchay Dysarthria Test）或成人失语症成套检验第2版（Apraxia Battery for Adults-2）两种测试工具[60-61]。言语清晰度测试工具主要为构音障碍清晰度评估量表（Assessment of Intelligibility of Dysarthric Speech）[62]。言语嗓音感知量表可用于评估嗓音特征，例如嗓音听感知一致性评估（Consensus Auditory-Perceptual Evaluation of Voice，CAPE-V）[63]。可以使用专门的设备和软件来获得客观的声学测量结果。发声功能是通过在言语和非言语任务期间内镜观察喉和周围结构来评估的，声带的振动情况是在快速的光脉冲或频闪检查下评估的。

西方失语症成套测验（Western Aphasia Battery）和波士顿诊断性失语症测验（Boston Diagnostic Aphasia Examination）等全面的语言评估量表提供了对所有语言模态的检查[64-65]。也可以进行补充测试以检查特定的缺陷区域，例如波士顿命名测试第2版（Boston naming test-2）和失语症阅读理解成套检验（Reading Comprehension Battery for Aphasia）[66-67]。选择蒙特利尔认知评估量表（Montreal Cognitive Assessment，MoCA）或罗斯信息处理评估量表（Ross Information Processing Assessment）可以用来评估患者定向力、注意力、短期记忆和推理能力等[68-69]。特定的问卷调查，如失语症沟通信心评分量表（Communication Confidence Rating Scale for Aphasia）和沟通生活质量评分量表（Quality of Communication Life Scale）可以评估沟通障碍对患者生活质量的影响[70-71]。其他学科报告，包括神经学、影像学、神经心理学和耳鼻咽喉科等，对沟通和认知的临床评估均进行了补充。

治疗

对于交流障碍患者临床管理的目标应该是个体化的，且基于相应测试结果和患者家庭的目标。治疗可分个体或小组治疗，重点在于恢复、补偿或两者的结合。有许多标准化的治疗方案可供使用，例如用于Broca失语症的韵律疗法（melodic intonation therapy，MIT）和用于帕金森病等构音障碍的Lee Silverman嗓音疗法[72-74]。在严重受损的情况下，以电子设备或沟通板的形式通过补偿性和替代性交流（augmentative and alternative communication，AAC）来补充或替代口语交流[75]。

已有研究表明医疗干预措施结合行为疗法可改善沟通[76]。采用重复经颅磁刺激（repetitive transcranial magnetic stimulation，rTMS）的方案可通过抑制过度活跃的右半球语言镜像区来改善非流畅性失语症患者的命名功能[77-79]。另外，用于恢复对缺血组织灌注的医学疗法，例如颈动脉支架植入术、动脉内膜剥脱术、血管内治疗、溶栓和暂时引起的血压升高治疗都可以改善语言或认知能力[80-82]。

结论

言语、语言和认知对于沟通的产生和理解至关重要。这些过程背后的神经生理学和解剖学的任何受损都可能导致交流障碍。目前存在多种治疗方法可针对性改善临床评估结果和患者表现出的特定交流障碍。

吞咽障碍

引言

吞咽是一个高度复杂的神经肌肉运动过程，需要对呼吸、消化道结构进行精确协调，才能在保护呼吸道的同时，安全地将食团从口腔推入胃中。根据食团的位置，这一过程可分为四个阶段，而不同黏稠度的食团所对应的吞咽过程也不尽相同[83]（图57-3）。

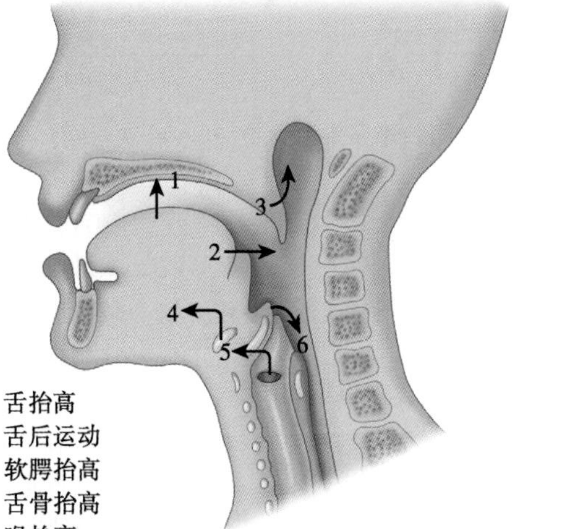

图57-3 吞咽口咽阶段发展顺序（经允许摘自 Reprinted with permission from De Meester TR，Stein HJ，Fuchs KH. Physiologic diagnostic studies. In：Zuidema GD，Orringer MB，eds. Shackelford's surgery of the alimentary tract. 3rd ed.，vol. I. Philadelphia，PA：Saunders；1991：95. Copyright Elsevier）

在饮水过程中，首先液体食团停留在口腔前部，而后部的舌头和软腭则防止食团过早溢至咽部（口腔准备阶段）。然后，在口腔推进阶段开始时，舌前部接触硬腭并向后移动，推动液体食团通过口腔进入口咽部。

在固体食团的吞咽有两个不同的口腔阶段。在第一阶段中，舌头和脸颊的协调运动将固体食团移动至下牙。然后通过唾液和咀嚼分解食团，为咽期做准备。第二阶段的运输是通过将制备好的食团从舌侧转移至口咽，该过程与口腔液体推进状态下的过程相同（图 57-4）。

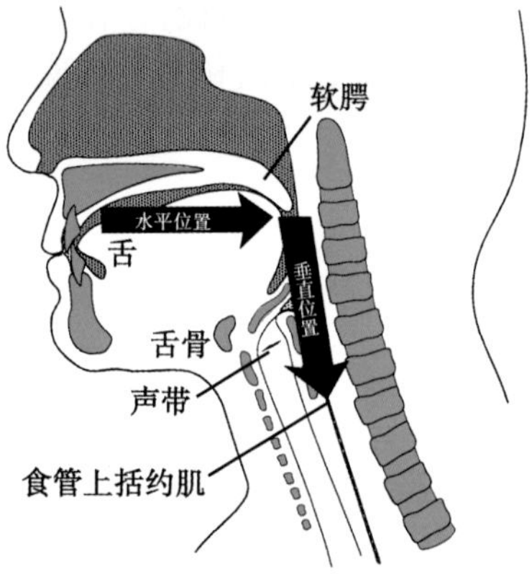

图 57-4 口咽吞咽机制可分为水平和垂直两个基本结构子系统，它们反映了食团流的方向［改编自 Robbins JA. Normal swallowing and aging. Semin Neurol. 1996；16(4)：309.］

咽期包括 4 个阀门，这些阀门引导食团穿过咽部，同时阻止食团进入呼吸道[84]。第 1 个阀门是腭咽部。腭咽部由软腭和咽壁组成，它封闭鼻咽，产生足够的压力推动食团。第 2 个阀门是喉部。真声带闭合、假声带推进和会厌内翻是喉的三级保护功能，用以防止食团进入呼吸道。第 3 个阀门是下咽部。下咽产生压力，推动食团通过咽喉。第 4 个阀门是食管上括约肌，它在吞咽过程中会松弛，允许食团进入食管。在食管阶段，食管的蠕动和重力作用使食团通过食管下括约肌进入胃部（表 57-8）。

吞咽是由一个复杂的神经网络控制的，脑干的吞咽中枢模式发生器（central pattern generator，CPG）通过传出神经纤维控制吞咽动作。传入纤维提供食团性质的反馈，以调整和管理特定的食团。脑功能成像和脑部病变研究表明，吞咽网络有多个结构，包括基底核、小脑、岛叶、丘脑、运动和感觉皮层[85-86]。吞咽网络受损可能导致一个或多个吞咽阶段中吞咽时序、肌力、活动度的缺陷，以及吞咽结构的不协调。

流行病学

据报道，吞咽困难或吞咽障碍患者占总人口的 16%[87]。吞咽障碍在老年人和卒中人群占极高比例[88-89]。吞咽障碍对生活质量有显著影响，并与患病率和死亡率升高、脱水、营养不良和肺部感染的发生有关[90-91]。

表 57-8 吞咽阶段

动作	肌肉	功能	脑神经支配
口腔准备阶段：准备吞咽食物（15~30 次咀嚼）			
张嘴	下颌舌骨肌	下颌向下	三叉神经（脑神经Ⅴ）
	颏舌骨肌	下颌向下	
	翼外肌	下颌向前	
摄入食团；在饮料杯或器皿上唇闭合	翼内肌	下颌向上	面神经（脑神经Ⅶ）
	口轮匝肌	嘴闭合	
	颧骨肌	嘴角横向运动	
舌头：卷成杯状以盛液体食物，将固体食物移至磨牙进行咀嚼	颏舌肌	伸缩舌头	舌下神经（脑神经Ⅻ）
	茎突舌肌	向上和向后拉舌头	
	腭舌肌	抬高舌头	
下颌打开和关闭以研磨食物	咀嚼肌	闭合、抬起并抬高下颌	三叉神经（脑神经Ⅴ）
	颞肌	抬起和伸出下颌	
唾液有助于食团的形成	（唾液腺）	—	舌咽神经（脑神经Ⅸ）
面颊变平以保存食物	笑肌	缩回双唇	面神经（脑神经Ⅶ）
	颊肌	侧拉嘴角，将嘴唇紧贴牙齿	
味道和感觉	—	舌前 2/3	三叉神经（脑神经Ⅴ）
	—	舌后 1/3	舌咽神经（脑神经Ⅸ）

续表

动作	肌肉	功能	脑神经支配
口腔期：经口后向咽部传递（约 8s）			
舌后部降低	下颌舌骨肌	下颌向下	三叉神经（脑神经Ⅴ）
	颏舌肌	舌向下	迷走神经（脑神经Ⅹ）
	舌下肌	舌两侧缘向下	舌下神经（脑神经Ⅻ）
舌尖抬高	上纵肌	舌尖向上	迷走神经（脑神经Ⅹ）
舌头在硬腭上以快速挤压食团	腭舌肌	舌上抬	舌下神经（脑神经Ⅻ）
	舌下肌	舌两侧缘向下	
软腭开始向上	上提肌	抬高软腭	迷走神经（脑神经Ⅹ）
	悬雍垂	缩短和抬高软腭	
咽壁收缩	上、中、下缩肌	咽缩	舌咽神经（脑神经Ⅸ）和迷走神经（脑神经Ⅹ）
嘴唇紧闭	口轮匝肌	双唇并拢	面神经（脑神经Ⅶ）
咽期：反射性吞咽开始（1~2s）			
食团接触舌体、软腭和舌后根	—	反射性吞咽	—
软腭继续抬升	—	—	迷走神经（脑神经Ⅹ）
声带内收	环杓侧肌	闭合声带	—
	环状肌	闭合声带	
舌骨和喉部向上向前移动	二腹肌	把舌骨向上向前抬	舌咽神经（脑神经Ⅸ）
	颏舌骨肌	抬喉	三叉神经（脑神经Ⅴ）
	舌下肌	舌骨抬高	
	茎突咽肌	喉部抬高	
		抬喉	
会厌内翻；会厌下降以覆盖喉口	会厌肌	会厌内翻	迷走神经（脑神经Ⅹ）
环咽下缩肌松弛	—	—	—
咽收缩	上、中、下缩肌	—	舌咽神经（脑神经Ⅸ）和迷走神经（脑神经Ⅹ）
食管期：食团向胃移动			
蠕动性收缩	—	向下（波浪状）	迷走神经（脑神经Ⅹ）
食物向下移动到食管	食管肌	—	—
口腔和咽腔的肌肉恢复到静止状态	腭舌肌	拉紧软腭	舌咽神经（脑神经Ⅸ）
	腭咽肌	下拉软腭	—
	颏舌肌	降低软腭	副神经（脑神经Ⅺ）
		舌头回缩	迷走神经（脑神经Ⅹ）

口咽吞咽障碍源于结构或神经源性病因。结构上的原因包括肿瘤、狭窄（术后、化疗或特发性）、食管憩室、环咽肌切迹、带状和外源性压迫。与局限于大脑半球的卒中相比，脑干卒中患者吞咽障碍更为常见，且持续时间更久[91]。合并吞咽障碍的卒中幸存者患肺炎的风险增加了 3 倍[91]。吞咽障碍的其他神经源性病因包括头部外伤、帕金森病、肌萎缩侧索硬化症、多发性硬化症、重症肌无力和肌肉疾病。确定导致吞咽障碍的具体结构或系统原因至关重要，因为这些情况需要针对性治疗[92]（表 57-9）。

诊断

临床检查

评估吞咽障碍的第一步是仔细收集病史资料。收集吞咽障碍病史有 3 个基本目的：①确定是否存在吞咽障碍（与独立出现的口干症或吞咽痛相鉴别）；②确定症状的部位（口腔、咽、食管）；③将结构异常与神经肌肉疾病区分开来[92]。

表 57-9 口咽性吞咽障碍

1. 中枢神经系统疾病
- 脑损伤：脑血管意外、脑血管疾病、脑瘫
- 脑部肿瘤
- 痴呆症，包括阿尔茨海默病
- 帕金森病和其他锥体外系病变
- 感染性疾病：狂犬病、破伤风、神经梅毒、莱姆病
- 代谢性脑病、脑炎、脑膜炎
- 多发性硬化症（延髓和假性延髓麻痹）
- 肌萎缩性侧索硬化症（运动神经元疾病）
- 脊髓灰质炎和脊髓灰质炎后综合征

2. 脑神经疾病（Ⅴ、Ⅶ、Ⅸ、Ⅹ、Ⅻ）
- 基底膜性脑膜炎（慢性炎症性、肿瘤性）
- 神经损伤
- 神经病变（吉兰-巴雷综合征、亨廷顿病、家族性自主神经失调、结节病、糖尿病和其他原因）

3. 神经肌肉疾病
- 重症肌无力
- 兰伯特-伊顿重症肌无力或副肿瘤综合征
- 肉毒杆菌毒素、白喉
- 氨基糖苷类和其他药物

4. 肌病
- 肌炎（多肌炎、皮肌炎、结节病）
- 代谢性肌病（线粒体肌病、甲状腺肌病、库欣综合征、肝豆状核变性）
- 原发性肌病（强直性肌营养不良、眼咽肌营养不良）

5. 结构性疾病
- 内在梗阻（口咽肿瘤、环咽肌切迹、出口狭窄）
- 食管憩室
- 骨质增生
- 先天性缺陷（如腭裂、憩室）
- 牙列不良
- 黏膜炎（如念珠菌、疱疹、巨细胞病毒）、口腔溃疡、口干

6. 医源性疾病
- 手术并发症
- 辐射（急性或慢性）
- 慢性损伤（腐蚀性、药物导致）
- 药物副作用（如抗精神病药、化疗、长效青霉胺）

改编自 Fauci AS et al. eds. Harrison's Principles of Internal Medicine. 17th ed. New York, NY: McGraw-Hill; 2008。

口咽性吞咽障碍患者通常会感觉到食物粘在喉部、吞咽障碍、呛咳、吞咽后声音变化、反复且费力地吞咽和/或鼻反流等感觉。探查症状的发作，持续时间和进展可提供可能病因的诊断线索[92]。发现吞咽障碍后，通常将患者转至言语病理学家进行进一步评估。

吞咽的临床评估包括口部机制检查，以评估上呼吸道、消化道和脑神经的完整性。面部、口腔和颈部结构的力量和对称性在独立的和有目的的运动中进行测试。在静止和吞咽唾液时，可以触诊喉部上方的颈部表面。注意认知和交流障碍，因为它们会对安全吞咽的能力产生负面影响[93]。评估可能包括要求患者吞咽不同量的液体和固体，以评估吞咽障碍的症状和体征。诸如吞咽障碍特异性生活质量量表（Swallow Quality of Life，SWAL-QOL）和吞咽障碍特异性照护质量量表（Swallow Quality of Care，SWAL-CARE）等问卷调查可帮助评估者了解吞咽障碍对患者生活质量的影响程度[94]。临床评估的结果指导是否需要进一步的仪器测试、推荐的营养摄入水平以及制订治疗计划的决策。吞咽临床评估后通常会进行器械检查，以便直接查看吞咽机制并通过间接措施降低误吸的风险[95]。

工具检查

吞咽造影录像检查（video fluoroscopic swallowing study，VFSS）是评估吞咽功能的"金标准"，由言语语言病理学家与放射科医生或康复医师共同完成。VFSS 期间，患者需要服用不同浓度和体积的钡和钡混合物。检查者喂服钡剂或患者自己通过吸管、勺子和/或杯子服用钡剂，然后以每秒 15～30 帧的速度拍摄连续的放射图像。吞咽结构和功能的直接可视化可以评估食团控制和推进、时序和协调性、喉渗漏或误吸以及吞咽后残留的食团情况。在 VFSS 期间，还应尝试采取改善吞咽安全性的策略，如下颌收拢或声门上吞咽。建议使用标准化工具记录生理结果和损伤情况，其中一种可选工具是改良吞咽障碍量表（Modified Swallow Impairment Profile，MBSImP）[96]（图 57-5）。

纤维内镜下吞咽功能检查（Fiberoptic Endoscopic Evaluation of Swallowing，FEES）是一种将柔性内镜穿过鼻腔到达口咽水平的器械检查过程。这允许康复医师在患者吞咽不同浓度和量的液体和固体时，观察咽部和喉部解剖结构。FEES 可直接观察吞咽的解剖学和生理状况以及残留、渗漏和误吸的存在和程度。由于吞咽过程中咽壁的运动和会厌的倒置会反射光线并使视野模糊，故 FESS 中喉部的可视性会受到影响。VFSS 和 FEES 结果的直接比较存在局限，因为基于 FEES 的分数会比 VFSS 的分数提示更严重的吞咽障碍[97]。

压力测量提供了吞咽过程中咽和食管产生压力的时空测量。这种检查方式主要用于食管运动障碍的诊断，也有助于口咽吞咽障碍的诊断[98]。下颌和颈前肌电图（electromyography，EMG）可用于评估运动障碍患者的吞咽障碍，并在康复训练期间提供生物反馈；但是这种方法无法反映吞咽时特有的肌肉活动[99]。

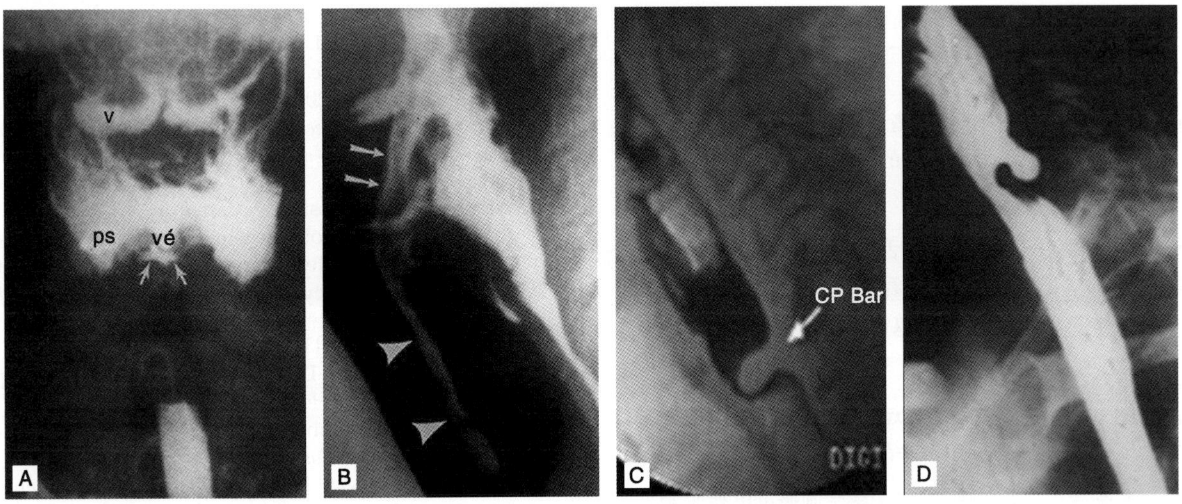

图57-5 吞咽造影录像研究。口咽运动障碍的影像学表现：(A)咽部正视图显示残留食团，值得注意的是造影剂在会厌谷(v)和梨状窦(ps)中保留。虽然没有吞咽，但有造影剂进入喉前庭(vé)、声带之间和心室(箭头所示)；(B)从咽喉部的侧向位置的画面显示吞咽过程中咽闭合不完全，喉渗透(箭头)和误吸(箭头)向下进入气管。食团通过开放的环咽肌进入颈段食管，颈椎退行性变；(C)环咽肌切迹；(D)食管憩室。(A. 经允许摘自 Jones B, ed. Normal and abnormal swallowing: imaging in diagnosis and therapy. 2nd ed. Berlin: Springer-Verlag; 2003. B. 经允许摘自 Jones B, Donner MW, eds. Normal and abnormal swallowing: imaging in diagnosis and therapy. Berlin: Springer-Verlag; 1991)

治疗

吞咽障碍治疗包括治疗病因过程、预防并发症(如吸入性肺炎)、代偿和恢复策略训练及环境改造[100]。因为促进口腔摄入对维持和改善功能至关重要，所以在治疗开始时，治疗师需要确定在何种情况下(如食团性状、位置动作)患者可以安全吞咽。治疗计划是根据每个患者的实际情况和个人需求制定的，包括直接和间接的治疗方式。

直接吞咽疗法的目标是通过饮食调整和口服补偿性策略来实现安全吞咽。固体食物可以通过机械方式改变性状以便进食。对于缺乏食团控制的患者，建议使用增稠的液体，而对于不能产生足够的推进力或食管上括约肌的开口减少的患者，更适合使用稀液体。不同的食团给予形式(汤匙、吸管、杯子、不同容量)可以改善食团控制能力，降低误吸风险。体位动作也可以提高吞咽的安全性，同时还需考虑到每个患者的解剖结构、生理以及期望的结果。例如，颈部伸展(下颌向上的姿势)有助于前后口腔运动，但它可能会导致气道保护不良的患者渗漏或误吸。行为治疗，如声门上吞咽(吞咽前屏住呼吸)，可通过延长喉部闭合来防止误吸[101]。此外，门德尔松动法(Mendelsohn Maneuver)和用力吞咽可延长舌根回缩与食管上括约肌开放时间，以清除咽部残留物[102-103]。口咽假体可以弥补腭咽闭合不足，引入不同的温度、味道和化学特性可以改善吞咽启动时机[104-105]。

间接吞咽疗法旨在提高吞咽肌肉的柔韧性、力量和协调性，而无须使用外部食团。具体训练包括食团推进训练、喉部抬高、声带内收、舌咽底壁强化。食管上括约肌开放不足可通过 Shaker 疗法(仰卧位时抬起头和收拢下颌)来治疗[106]。神经肌肉电刺激(neuromuscular electrical stimulation, NMES)已被报道可被通过收缩吞咽相关肌肉来改善吞咽功能；然而，由于存在相互矛盾的证据，它的使用仍然有争议[107](表57-10)。

如果患者无法进行经口进食，就需要另一种营养摄入形式。鼻胃管(NG)可以提供短期(30天)肠内营养，其相关风险包括反流吸入、移位、放置不当和咽部或食管组织溃疡。长期来看，经皮胃造口术(percutaneous gastrostomy, PEG)或空肠造口管(percutaneous jejunostomy tube, PEJ)可提供营养摄入。尽管 PEG 管的误吸率低于 NG 管，但与口服进食相比，肠内营养可能增加痴呆患者吸入性肺炎的风险[108-109]。为了维持和改善吞咽功能，可以在患者经口进食期间开始间接吞咽治疗和口服刺激。

吞咽障碍的外科治疗可用于食管和食管上括约肌憩室或狭窄。食管上括约肌张力过高的患者可从扩张术、化学阻滞术(肉毒杆菌毒素注射)或外科环咽肌切开术中受益。药物治疗有助于治疗与吞咽障碍相关的某些症状。抗胆碱药可减少唾液分泌，防止吸入口腔分泌物，肉毒杆菌毒素注射可用于控制口唇紧张、舌肌张力障碍、环咽张力过高和腹泻。

表 57-10 咽部强化训练

训练	描述
Masako 训练	吞咽时,患者将前舌夹在牙齿之间,以增加舌根的力量及其收缩并接触咽壁的能力
Mendelsoh 训练	要求患者在舌咽抬高和咽部收缩的高峰时暂停吞咽,并将此姿势延长几秒钟,然后放松,让吞咽机制回到预吞咽位置
用力吞咽	患者试图通过"用力"吞咽来增加吞咽机制内部结构施加在食团上的压力
热触觉刺激	在吞咽前,提供感觉刺激可以作为神经系统的一个提醒机制,帮助准备下一次吞咽的吞咽机制,通过将寒冷的触觉刺激呈现给口腔前部来实现
Shaker 训练	一种旨在通过增加有助于括约肌张开的某些肌肉群的力量来改善食管上括约肌张开的训练过程;患者仰卧,抬头(而不是肩膀)至刚好能看到足趾

结论

吞咽是一系列严格控制的运动过程,需要有效保护呼吸道和有效地输送食团到胃部。吞咽障碍可由多种结构或神经系统异常引起,因此诊断和治疗应根据病因、表现和患者需求进行调整。对于吞咽障碍患者的诊断和治疗,必须采取多学科的方法。早期评估和针对性治疗可降低吞咽障碍并发症的风险。

(刘杰 译,刘守国 陆晓 校)

参考文献

1. Fogle PT. (2019). Essentials of Communication and its Disorders (Chapter 1). In: *Essentials of Communication Sciences & Disorders*. Burlington, MA: Jones & Bartlett Learning; 2013:2–23.
2. Ross ED. Cerebral localization of functions and the neurology language: fact versus fiction or is it something else? *Neuroscientist*. 2010;16:222–243.
3. Manasco H. Introduction. In: Manasco H, ed. *Introduction to Neurogenic Communication Disorders*. Burlington, MA: Jones & Bartlett; 2014:1–11.
4. Hickok G. The functional neuroanatomy of language. *Phys Life Rev*. 2009;6(3):121–143.
5. Wildgruber D, Ackermann H, Grodd W. Differential contributions of motor cortex, basal ganglia, and cerebellum to speech motor control: effects of syllable repetition rate evaluated by fMRI. *NeuroImage*. 2001;13(1):101–109.
6. Barlow SM, Estep M. Central pattern generation and the motor infrastructure for suck, respiration, and speech. *J Communn Disord*. 2006;39(5):366–380.
7. Duffy JR. *Motor Speech Disorders: Substrates, Differential Diagnosis, and Management*. 2nd ed. St. Louis, MO: Elsevier Mosby; 2005.
8. Wambaugh JL, Nessler C, Cameron R, Mauszycki SC. Acquired apraxia of speech: the effects of repeated practice and rate/rhythm control treatments on sound production accuracy. *Am J Speech-Language Pathol*. 2012;21(2):S5–27.
9. Shriberg LD, Aram DM, Kwiatkowski J. Developmental apraxia of speech: I. Descriptive and theoretical perspectives. *J Speech Lang Hear Res*. 1997;40(2):273–285.
10. Shriberg LD. Five subtypes of developmental phonological disorders. *Clin Commun Disord*. 1994;4(1):38–53.
11. Beitchman JH, Nair R, Clegg M, Patel P. Prevalence of speech and language disorders in 5-year-old kindergarten children in the Ottawa-Carleton region. *J Speech Hear Disord*. 1986;51(2):98–110.
12. Guitar B. *Stuttering: An Integrated Approach to its Nature and Treatment*. 4th ed. Baltimore, MD: Lippincott Williams & Wilkins; 2014.
13. Bloodstein O, Bernstein Ratner N. *A Handbook on Stuttering*. 6th ed. Clifton Park, NY: Delmar Cengage Learning; 2008.
14. Roy N, Merrill RM, Thibeault S, et al. Prevalence of voice disorders in teachers and the general population. *J Speech Lang Hear Res*. 2004;47(2):281–293.
15. National Institute on Deafness and Other Communication Disorders. Strategic plan: Plain language version FY 2003–2005, 2010. Available at http://www.nidcd.nih.gov/about/plans/strategic/pages/strategic03-05PL.aspx.
16. National Institute on Deafness and Other Communication Disorders. Statistics on voice, speech, and language, 2010. Available at http://www.nidcd.nih.gov/health/statistics/page/vsl.aspx.
17. Tompkins CA. *Right Hemisphere Communication Disorders: Theory and Management*. San Diego, CA: Singular Publishing Group; 1995.
18. Ylvisaker M, Szekeres SF, Feeney T. Communication disorders associated with traumatic brain injury. In: Chapey R, ed. *Language Intervention Strategies in Aphasia and Related Neurogenic Communication Disorders*. 5th ed. Baltimore, MD: Lippincott Williams & Wilkins; 2008: 879–962.
19. Darley FL. Foreward. In: Berry WR, ed. *Clinical Dysarthria*. San Diego, CA: College-Hill Press; 1983:xiii–xv.
20. Duffy JR. Defining, understanding, and categorizing motor speech disorders. In: Duffy JR, ed. *Motor Speech Disorders: Substrates, Differential Diagnosis, and Management*. 3rd ed. St. Louis, MO: Elsevier Health Sciences; 2013:3–13.
21. Darley FL, Aronson AE, Brown JR. Differential diagnostic patterns of dysarthria. *J Speech Hear Res*. 1969;12(2):246–269.
22. Darley FL, Aronson AE, Brown JR. *Motor Speech Disorders*. Philadelphia, PA: Saunders; 1975.
23. Kent RD, Rosenbek JC. Acoustic patterns of apraxia of speech. *J Speech Lang Hear Res*. 1983;26(2):231–249.
24. Wertz RT, Lapointe LL, Rosenbek JC. *Apraxia of Speech in Adults: the Disorder and its Management*. Orlando, FL: Grune & Stratton; 1984.
25. Prasse JE, Kikano GE. Stuttering: an overview. *Am Fam Physician*. 2008;77(9):1271–1276.
26. Damasio AR. Aphasia. *N Engl J Med*. 1992;326(8):531–39.
27. Hillis AE. Aphasia: progress in the last quarter of a century. *Neurology*. 2007;69(2):200–213.

28. Goodglass H, Kaplan E, Barresi B. *The Assessment of Aphasia and Related Disorders*. 3rd ed. Baltimore, MD: Lippincott Williams & Wilkins; 2001.
29. Freedman M, Alexander MP, Naeser MA. Anatomic basis of transcortical motor aphasia. *Neurology*. 1984;34(4):409–417.
30. Alexander MP, Hiltbrunner B, Fischer RS. Distributed anatomy of transcortical sensory aphasia. *Arch Neurol*. 1989;46(8):885–892.
31. Kuljic-Obradovic D. Subcortical aphasia: three different language disorder syndromes? *Eur J Neurol*. 2003;10(4):445–448.
32. Mesulam MM. Primary progressive aphasia. *Ann Neurol*. 2001;49(4):425–432.
33. Mesulam MM. Primary progressive aphasia and the language network: the 2013 H. Houston Merritt Lecture. *Neurology*. 2013;81(5):456–462.
34. Darley FL, Aronson AE, Brown JR. Clusters of deviant speech dimensions in the dysarthrias. *J Speech Lang Hear Res*. 1969;12(3):462–496.
35. Dronkers NF. A new brain region for coordinating speech articulation. *Nature*. 1996;384:159–161.
36. Hillis AE, Work M, Barker PB, et al. Re-examining the brain regions crucial for orchestrating speech articulation. *Brain*. 2004;127(7):1479–1487.
37. Wertz RT, Lapointe LL, Rosenbek JC. *Apraxia of Speech in Adults: the Disorder and its Management*. Orlando, FL: Grune & Stratton; 1984.
38. Duffy JR. Apraxia of speech in degenerative neurologic disease. *Aphasiology*. 2006;20(6):511–527.
39. Josephs KA, Duffy JR, Strand EA, et al. Characterizing a neurodegenerative syndrome: primary progressive apraxia of speech. *Brain*. 2012;135(Pt 5):1522–1536.
40. Ogar J, Slama H, Dronkers N, Amici S, Luisa Gorno-Tempini M. Apraxia of speech: an overview. *Neurocase*. 2005;11(6):427–432.
41. Lewis BA, Freebairn LA, Hansen A, et al. Family pedigrees of children with suspected childhood apraxia of speech. *J Commun Disord*. 2004;37(2):57–75.
42. Shriberg LD, Lohmeier HL, Strand EA, Jakielski KJ. Encoding, memory, and transcoding deficits in childhood apraxia of speech. *Clin Linguist Phonet*. 2012;26(5):445–482.
43. Felsenfeld S, Kirk K, Zhu G, Statham D, Neale M, Martin N. A study of the genetic and environmental etiology of stuttering in a selected twin sample. *Behav Genet*. 2000;30(5):359–366.
44. Grant AC, Biousse V, Cook AA, Newman NJ. Stroke-associated stuttering. *Arch Neurol*. 1999;56(5):624–627.
45. Peters KB, Turner S. Acquired stuttering due to recurrent anaplastic astrocytoma. *BMJ Case Rep*. 2013 Nov 19;2013. doi:10.1136/bcr-2013-009562.
46. Lendrem W, Lincoln NB. Spontaneous recovery of language in patients with aphasia between 4 and 34 weeks after stroke. *J Neurol Neurosurg Psychiatry*. 1985;48(8):743–748.
47. Pedersen PM, Stig Jørgensen H, Nakayama H, Raaschou HO, Olsen TS. Aphasia in acute stroke: incidence, determinants, and recovery. *Ann Neurol*. 1995;38(4):659–666.
48. Carr MS, Jacobson T, Boller F. Crossed aphasia: analysis of four cases. *Brain Lang*. 1981;14(1):190–202.
49. Dewarrat GM, Annoni JM, Fornari E, et al. Acute aphasia after right hemisphere stroke. *J Neurol*. 2009;256(9):1461–1467.
50. Hillis AE, Wityk RJ, Barker PB, et al. Subcortical aphasia and neglect in acute stroke: the role of cortical hypoperfusion. *Brain*. 2002;125(Pt 5):1094–1104.
51. Gorno-Tempini ML, Hillis AE, Weintraub S, et al. Classification of primary progressive aphasia and its variants. *Neurology*. 2011;76(11):1006–1014.
52. Borgaro SR, Prigatano GP, Kwasnica C, Rexer JL. Cognitive and affective sequelae in complicated and uncomplicated mild traumatic brain injury. *Brain Injury*. 2003;17(3):189–198.
53. Levin HS, Eisenberg HM, Benton AL. *Mild Head Injury*. New York, NY: Oxford University Press; 1989.
54. Starmer HM, Tippett DC, Webster KT. Effects of laryngeal cancer on voice and swallowing. *Otolaryngol Clin North Am*. 2008;41(4):793–818.
55. Cone-Wesson B. Prenatal alcohol and cocaine exposure: influences on cognition, speech, language, and hearing. *J Commun Disord*. 2005;38(4):279–302.
56. Oscar-Berman M, Kirkley SM, Gansler DA, Couture A. Comparisons of Korsakoff and non-Korsakoff alcoholics on neuropsychological tests of prefrontal brain functioning. *Alcohol Clin Exp Res*. 2004;28(4):667–675.
57. Hanna PA, Jankovic J, Kirkpatrick JB. Multiple system atrophy: the putative causative role of environmental toxins. *Arch Neurol*. 1999;56(1):90–94.
58. McNeil MR, Pratt SR, Fossett TRD. The differential diagnosis of apraxia of speech. In: Maassen B, Kent R, Peters H, van Lieshout P, Hulstijn W, eds. *Speech Motor Control: In Normal and Disordered Speech*. New York, NY: Oxford University Press; 2004: 389–412.
59. Yorkston KM, Beukelman DR, Bell KR. *Clinical Management of Dysarthric Speakers*. San Diego, CA: College Hill Press; 1988.
60. Enderby PM, Palmer R. *Frenchay Dysarthria Assessment*. 2nd ed. Austin, TX: Pro-Ed; 2008.
61. Dabul BL. *Apraxia Battery for Adults (ABA-2)*. 2nd ed. Austin, TX: Pro-Ed; 2000.
62. Yorkston KM, Beukelman DR, Traynor C. *Assessment of Intelligibility of Dysarthric Speech*. Austin, TX: Pro-Ed; 1984.
63. Kempster GB, Gerratt BR, Verdolini Abbott K, Barkmeier-Kraemer J, Hillman RE. Consensus auditory-perceptual evaluation of voice: development of a standardized clinical protocol. *Am J Speech Lang Pathol*. 2009;18(2):124–132.
64. Kertesz A. *Western Aphasia Battery–Revised (WAB-R)*. San Antonio, TX: Pearson; 2006.
65. Goodglass H, Kaplan E, Barresi B. *Boston Diagnostic Aphasia Examination (BDAE-3)*. 3rd ed. San Antonio, TX: Pearson; 2000.
66. Kaplan E, Goodglass H, Weintraub S, Segal O, van Loon-Vervoorn A. Boston Naming Test (BNT-2). 2nd ed. Austin, TX: Pro-Ed; 2001.
67. Lapointe LL, Horner J. *Reading Comprehension Battery for Aphasia (RCBA-2)*. 2nd ed. Austin, TX: Pro-Ed; 1998.
68. Nasreddine ZS, Phillips NA, Bédirian V, et al. The Montreal Cognitive Assessment, MoCA: a brief screening tool for mild cognitive impairment. *J Am Geriatr Soc*. 2005;53(4):695–699.
69. Ross-Swain D. *Ross Information Processing Assessment*. 2nd ed. Austin, TX: Pro-Ed; 1996.
70. Cherney LR, Babbitt EM, Semik P, Heinemann AW. Psychometric properties of the communication confidence rating scale for aphasia (CCRSA): phase 1. *Top Stroke Rehabil*. 2011;18(4):352–360.
71. Paul DR, Frattali CM, Holland AL, et al. *The American Speech-Language-Hearing Association Quality of Communication Life Scale*. Rockville, MD: American Speech-Language-Hearing Association; 2004.
72. Sparks RW, Holland AL. Method: melodic intonation therapy for aphasia. *J Speech Hear Disord*. 1976;41(3):287–297.
73. Ramig LO, Sapir S, Fox C, Countryman S. Changes in

vocal loudness following intensive voice treatment (LSVT) in individuals with Parkinson's disease: a comparison with untreated patients and normal age-matched controls. *Move Disord*. 2001;16(1):79–83.

74. Sapir S, Spielman JL, Ramig LO, Story BH, Fox C. Effects of intensive voice treatment (the Lee Silverman voice treatment [LSVT]) on vowel articulation in dysarthric individuals with idiopathic Parkinson disease: acoustic and perceptual findings. *J Speech Lang Hear Res*. 2007;50(4):899–912.
75. Fried-Oken M, Beukelman DR, Hux K. Current and future AAC research considerations for adults with acquired cognitive and communication impairments. *Assist Technol*. 2012;24(1):56–66.
76. Holland R Crinion J. Can tDCS enhance treatment of aphasia after stroke? *Aphasiology*. 2012;26(9):1169–1191.
77. Martin P, Naeser MA, Theoret H, et al. Transcranial magnetic stimulation as a complementary treatment for aphasia. *Semin Speech Lang*. 2004;25(2):181–191.
78. Naeser MA, Martin PI, Nicholas M, et al. Improved naming after TMS treatments in a chronic, global aphasia patient: case report. *Neurocase*. 2005;11(3):182–193.
79. Naeser MA, Martin PI, Ho M, et al. Transcranial magnetic stimulation and aphasia rehabilitation. *Arch Phys Med Rehabil*. 2012;93(1 Suppl):S26–34.
80. Hillis AE, Kleinman JT, Newhart M, et al. Restoring cerebral blood flow reveals neural regions critical for naming. *J Neurosci*. 2006;26(31):8069–8073.
81. Khurshid S, Trupe LA, Newhart M, et al. Reperfusion of specific cortical areas is associated with improvement in distinct forms of hemispatial neglect. *Cortex*. 2012;48(5):530–539.
82. Motta M, Ramadan A, Hillis AE, Gottesman RF, Leigh R. Diffusion-perfusion mismatch: an opportunity for improvement in cortical function. *Front Neurol*. 2015;5:280.
83. Matsuo K, Palmer JB. Anatomy and physiology of feeding and swallowing: normal and abnormal. *Phys Med Rehabil Clin North Am*. 2008;19(4):691–707. doi:10.1016/j.pmr.2008.06.001.
84. Logemann JA. Swallowing disorders. *Best Pract Res Clin Gastroenterol*. 2007;21(4):563–573.
85. Hamdy S, Rothwell JC, Brooks DJ, et al. Identification of the cerebral loci processing human swallowing with $H_2^{(15)}O$ PET activation. *J Neurophysiol*. 1999;81(4):1917–1926.
86. Mosier K, Bereznaya I. Parallel cortical networks for volitional control of swallowing in humans. *Exp Brain Res*. 2001;140(3):280–289.
87. Eslick GD, Talley N. Dysphagia: epidemiology, risk factors and impact on quality of life—a population-based study. *Aliment Pharmacol Ther*. 2008;27(10):971–979.
88. González-Fernández M, Humbert I, Winegrad H, Cappola AR, Fried LP. Dysphagia in old-old women: prevalence as determined according to self-report and the 3-ounce water swallowing test. *J Am Geriatr Soc*. 2014;62(4):716–720.
89. Mann G, Hankey GJ, Cameron D. Swallowing function after stroke: prognosis and prognostic factors at 6 months. *Stroke*. 1999;30(4):744–748.
90. Altman KW, Yu GP, Schaefer SD. Consequence of dysphagia in the hospitalized patient: impact on prognosis and hospital resources. *Arch Otolaryngol Head Neck Surg*. 2010;136(8): 784–789.
91. Martino R, Foley N, Bhogal S, et al. Dysphagia after stroke: incidence, diagnosis, and pulmonary complications. *Stroke*. 2005;36(12):2756–2763.
92. Cook IJ. Diagnostic evaluation of dysphagia. *Nat Clin Pract Gastroenterol Hepatol*. 2008;5(7):393–403.
93. Martin B, Corlew M. The incidence of communication disorders in dysphagic patients. *J Speech Hear Disord*. 1990;55(1):28–32.
94. McHorney CA, Robbins J, Lomax K, et al. The SWAL-QOL and SWAL-CARE outcomes tool for oropharyngeal dysphagia in adults: III. Documentation of reliability and validity. *Dysphagia*. 2002;17(2):97–114.
95. Logemann JA, Pauloski BR, Rademaker A, et al. Impact of the diagnostic procedure on outcome measures of swallowing rehabilitation in head and neck cancer patients. *Dysphagia*. 1992;7(4):179–186.
96. Martin-Harris B, Brodsky MB, Michel Y, et al. MBS measurement tool for swallow impairment—MBSImp: establishing a standard. *Dysphagia*. 2008;23(4):392–405.
97. Kelly AM, Drinnan MJ, Leslie P. Assessing penetration and aspiration: how do videofluoroscopy and fiberoptic endoscopic evaluation of swallowing compare? *Laryngoscope*. 2007;117(10):1723–1727.
98. Kigge MA, Thibeault S, McCulloch TM. Implementation of high-resolution manometry in the clinical practice of speech language pathology. *Dysphagia*. 2014;29(1):2–16.
99. Azola A, Macrae P, Taylor-Kamara I, et al. The relationship between submental surface electromyography and hyolaryngeal kinematic measures of Mendelsohn maneuver duration. *J Speech Lang Hear Res*. 2015;58(6):1627–1636.
100. González-Fernández M, Daniels SK. Dysphagia in stroke and neurologic disease. *Phys Med Rehabil Clin North Am*. 2008;19(4):867–888.
101. Ohmae Y, Logemann JA, Hanson DG, Kaiser P, Kahrilas PJ. Effects of two breath-holding maneuvers on oropharyngeal swallow. *Ann Otol Rhinol Laryngol*. 1996;105(2):123–131.
102. Lazarus C, Logemann JA, Song CW, Rademaker AW, Kahrilas PJ. Effects of voluntary maneuvers on tongue base function for swallowing. *Folia Phoniatr Logopaed*. 2002;54(4):171–176.
103. Hind JA, Nicosia MA, Roecker EB, Carnes ML, Robbins J. Comparison of effortful and noneffortful swallows in healthy middle-aged and older adults. *Arch Phys Med Rehabil*. 2001;82(12):1661–65.
104. Logemann JA, Pauloski BR, Colangelo L, et al. Effects of a sour bolus on oropharyngeal swallowing measures in patients with neurogenic dysphagia. *J Speech Lang Hear Res*. 1995;38(3):556–563.
105. Rosenbek JC, Roecker EB, Wood JL, Robbins J. Thermal application reduces the duration of stage transition in dysphagia after stroke. *Dysphagia*. 1996;11(4):225–233.
106. Logemann JA, Rademaker A, Pauloski BR, et al. A randomized study comparing the shaker exercise with traditional therapy: A preliminary study. *Dysphagia*. 2009;24(4):403–411.
107. Blumenfeld L, Hahn Y, Lepage A, Leonard R, Belafsky PC. Transcutaneous electrical stimulation versus traditional dysphagia therapy: a nonconcurrent cohort study. *Otolaryngol Head Neck Surg*. 2006;135(5):754–757.
108. Dwolatzky T, Berezovski S, Friedmann R, et al. A prospective comparison of the use of nasogastric and percutaneous endoscopic gastrostomy tubes for long-term enteral feeding in older people. *Clinl Nutr*. 2001;20(6): 535–540.
109. Finucane TE, Christmas C, Travis K. Tube feeding in patients with advanced dementia: a review of the evidence. *JAMA*. 1999;282(14):1365–1370.

第五篇　儿童康复

第五篇

第 58 章　儿童神经疾病

Heakyung Kim, Hannah Aura Shoval, and Nahyun Kim

引言

儿童神经疾病有其独特的特点。幼年期骨骼具有高度可塑性，作用于骨骼和关节的肌肉力量失衡（痉挛和无力）会导致肌肉骨骼并发症，如股骨过度前倾、髋关节半脱位和脱位，以及髋关节、膝关节和踝关节屈曲挛缩。不同于成年人的是，儿童大脑仍在发育，尤其 2 岁前，树突和突触的形成非常活跃。此外，儿童在第一次学习新技能时可能面临因补偿获得性神经疾病所致的额外挑战[1]。

脑性瘫痪

脑性瘫痪（脑瘫）是一种病因和严重程度各异的异质性疾病。它的特征是“在 3 岁前，由于发育中的胎儿或婴幼儿大脑[2]的非进行性损伤引起活动受限的运动和姿势发育障碍”[3]。运动障碍常伴有感觉、认知、沟通、知觉和/或行为障碍和/或癫痫发作[4]。

脑瘫按照肢体受累部位可分为偏瘫、双瘫和四肢瘫；按照运动障碍特征可分为痉挛型、不随意运动型（包括张力障碍、舞蹈和手足徐动类型）、共济失调型和混合型（上述各型的组合）。大肌肉群运动功能分级系统（gross motor function classification system, GMFCS）（表 58-1）常用于脑瘫严重程度分级，并且目前还可以使用针对特定年龄的 GMFCS 扩展修订版[5]。

流行病学

脑瘫的患病率为 0.15%～0.4%，是儿童时期最常见的运动残疾[6]。约 80% 归因于产前因素（早产，母体感染和低出生体重等），10% 归因于围生期因素（窒息等），还有 10% 归因于产后因素（创伤，脑膜炎等）[7]。

诊断

脑瘫是一种基于特有病史和检查的临床诊断。病史应包括详细的出生史，尤其是胎龄、出生体重以

表 58-1 脑瘫的分型

部位分型	
偏瘫	单侧
双瘫	双侧
四肢瘫	
运动分型	
痉挛型	与运动速度相关的张力增高、伸展受限伴反射亢进
不随意运动型(张力障碍型、手足徐动型)	反复出现的不受控制的不自主运动,张力通常会变化 张力障碍型是指张力亢进伴运动不足,表现为姿势扭曲或紧张性的重复运动 手足徐动型是指张力减退伴运动亢进,表现为不自主的剧烈运动,伴有舞蹈样动作
共济失调型	全身肌张力低下伴肌肉协调性丧失
混合型	最常见的混合型是痉挛型合并不随意运动型
大肌肉群运动功能分级系统(GMFCS)	
Ⅰ	无障碍步行
Ⅱ	有障碍步行
Ⅲ	使用手持移动设备步行
Ⅳ	有限制地自我移动;可以使用电动轮椅
Ⅴ	在手动轮椅上移动

及各种妊娠及分娩的并发症,包括缺氧、黄疸和感染[7]。通常儿童的发育里程碑会有所延迟,尤其是运动方面[7]。系统回顾应包括咀嚼和吞咽困难(有时会是首发症状)、癫痫发作、疼痛、肠道和膀胱功能异常、言语障碍和认知障碍[7]。对于出血性脑实质梗死,检查时应评估其特征是进展性还是退行性,从而提示其是遗传性还是代谢性病因[7]。家族史应包括询问家庭成员有无各类神经、遗传和代谢性疾病。

体格检查应包括是否有异常运动和/或肌张力增高或降低[7]。此外,还应寻找遗传疾病的各种表型,包括头颅形状、面部特征和肢体状况。对于 3 个月大的婴儿,缺乏或异常的不安运动(夸张的幅度,速度或抖动)提示神经功能受损的敏感度为 95%,特异度为 96%,结合早产儿磁共振表现,几乎能准确地预测脑瘫的发生[7]。到 18 月龄时,运动障碍通常很明显,但脑瘫的诊断往往在 2~4 岁才确诊[7]。

影像学检查应包括脑部 MRI 以明确诊断、协助制订个性化治疗方案,同时为病情进展提供证据。但是,20% 的脑瘫儿童的神经影像学未见明显异常[8]。应进一步考虑遗传和代谢检查,尤其是在病史不符合脑瘫诊断标准的情况下(即失去先前获得的里程碑功能或症状进行性加重)[7]。

治疗

对干预措施的回顾,发现以下方法有效[9]:①肉毒毒素、地西泮和选择性脊神经后根切断术;②稳定踝关节活动度的石膏疗法;③髋关节监测;④家庭治疗方案,限制-诱导疗法、双手训练、情景聚焦功能训练和肉毒毒素注射后的作业治疗;⑤体能训练;⑥双膦酸盐改善骨密度;⑦压力护理以减少压疮的发生;⑧抗惊厥药控制癫痫发作。

常见的口服药物包括地西泮(速效并在特定时间内有助于缓解痉挛)和长效巴氯芬(更适合于缓解持续疼痛或降低影响功能的持续性的高肌张力)。需要仔细评估与治疗喂养困难、流涎、智力障碍、癫痫发作、交流困难、视力和听力受损、异常痛觉和触觉、睡眠障碍和便秘问题[7]。孤独、疼痛、性需求和妇科需求等特殊问题也不容忽视。辅具和矫形器常用于帮助维持和改善功能及生活质量。

外科手术干预包括:通常由于痉挛引起的脊柱侧凸、髋关节发育不良、肌腱挛缩和骨骼畸形的矫形手术;鞘内注射巴氯芬泵或选择性脊神经后根切断术。

预后

运动里程碑出现的年龄可以帮助预测患儿将来是否能够独立行走[10]。最常见的里程碑是在 2 岁时能够独坐意味着患儿将来能够步行[10,11]。步行能力、智商、言语质量和手功能可预测未来就业能力[4]。生活质量与功能障碍的程度无关[12]。当患儿疼痛症状得到控制并且能融入社区时,其生活质量可与非脑瘫群体无异[7]。

脊髓功能障碍

脊髓发育不良

脊髓发育不良(又称脊柱裂)是一种先天性畸形,在妊娠的第 1 个月内神经板未能闭合时会发生,在美国每年新出生的婴儿中会有大约 1 500 例[13]。脊髓和椎骨的形成大约从妊娠第 18 天开始,妊娠 35

天时完成椎管从头端发育直至尾部闭合的过程。大多数开放性神经管缺陷发生在胚胎发育的第 22~26 天[14]。病因可能是多因素的,例如遗传、环境和营养因素等。脊柱裂在美国东部更为常见,这种地区差异目前原因不明,并且研究还不能最终确定流行的季节性变化。妊娠前和妊娠早期摄入天然叶酸或合成叶酸不足,会增加脊柱裂的风险。现行叶酸每日推荐摄入量(RDA)为 400μg,并建议妇女在妊娠期间也服用。脊柱裂风险的增加与单独或共同服用丙戊酸或卡马西平,或与其他抗惊厥药物联合使用有关。这种疾病存在遗传倾向,如果第一个孩子患有脊柱裂,那么第二个孩子患相同情况的概率为 2%~5%。此外,30 岁以上母亲所生子女的患病率也有所增加。孕前肥胖、孕妇糖尿病和妊娠早期前数周体温升高也与患脊柱裂风险增加有关[15]。

隐性脊柱裂是最轻型的脊柱裂:脊柱上有一个很小的间隙,但背部没有开口或囊。脊髓和神经通常正常。当脑膜囊超出椎管范围(不包含任何神经元)会发生脑膜膨出。脂肪性脊髓脊膜膨出是指囊内存在脂肪组织和神经元。最常见的开放性神经管畸形是脊髓脊膜膨出,这是一种由脑膜和脊髓组织通过脊椎骨缺损形成的脑脊膜疝,通常在腰骶部[14](图 58-1)。85% 的脊髓脊膜膨出患儿发生小脑扁桃体下疝畸形(Arnold-Chiari 畸形),可能需要进行脑室-腹腔分流术。大多数脊髓脊膜膨出患儿都合并神经源性膀胱和神经源性肠道。

孕妇血清甲胎蛋白(AFP)和超声常规用于鉴别胎儿是否患有脊柱裂或无脑畸形。超声用于评估畸形的严重程度。当超声检查异常且孕妇血清 AFP 水平较高时,建议采用羊膜穿刺术检查羊水中 AFP 水平。高 AFP 可见于开放性腹管缺损,例如腹裂和脐膨出[15]。

脊髓脊膜膨出的治疗主要是针对缺损的初期封闭和保留任何可存活的神经结构。传统做法是在分娩后 48h 内进行脊髓脊膜膨出闭合术。如延迟超过 72h,脑膜炎、脑室炎和脑积水相关并发症的发生风险增加。与产后修复相比,妊娠前 26 周的产前修复可改善神经功能预后并降低分流的依赖性,尽管进行这些手术会增加早产和产妇发病的风险[16]。脊髓脊膜膨出的长期并发症包括终身瘫痪、不同程度的智力障碍、肠道和膀胱功能障碍、骨科残疾和脑积水。脊髓栓系综合征可能继发于先前暴露的神经元和周围组织之间的粘连。儿童 Arnold-Chiari Ⅱ 型畸形可能有与分流相关的并发症。

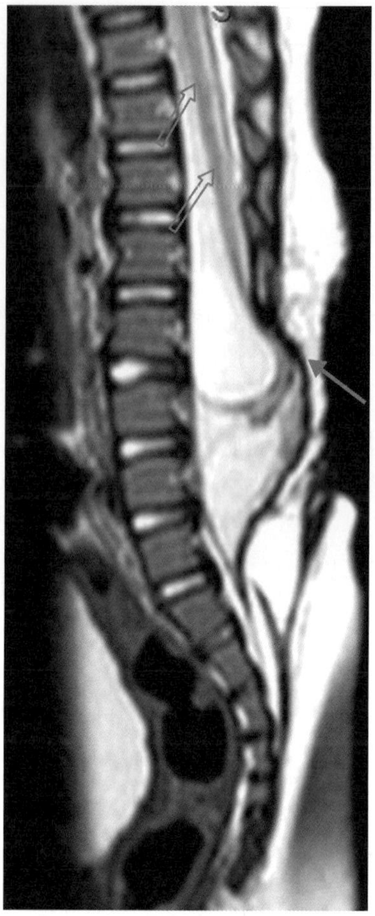

图 58-1 矢状面 T2 MRI 显示脊髓脊膜膨出(箭头)和脊髓下段(空心箭头)(经允许摘自 Shah S, Hagopian T, Klinglesmith R, Bonfante E. Diagnostic Neuroradiology. In: Elsayes KM, Oldham SA. eds. Introduction to Diagnostic Radiology New York, NY: McGraw-Hill; 2014)

创伤性脊髓损伤

据统计,18 岁及以下儿童和青少年中,脊髓损伤(SCI)的发病率为每 10 万儿童和青少年有 1.99 人[17],在 5 岁以下儿童中罕见[18]。儿童和青少年发生脊髓损伤的最常见原因是车祸,其次是暴力和运动损伤。儿童脊髓损伤的特有病因包括车祸时腰段安全带损伤、被虐待、延迟发作的神经缺陷以及产伤。脊髓损伤可能是由于与唐氏综合征或骨骼发育不良、感染(扁桃体咽炎)和炎症性疾病(幼年类风湿性关节炎)等综合征相关的非创伤性上颈椎不稳引起的[19-20]。婴幼儿上段颈椎(C1-C3)更容易受到损伤,并由于头部相对较大,脊柱结构不牢固以及颈部肌肉不发达,更容易遭受颈椎完全损伤(80%)[20-21]。10 岁以下儿童由于继发于枕骨髁较浅的脊柱活动性增加、关节突的水平位置(30°对比成人的 60°~70°)、钩突小、未成熟的钩椎关节、后关节囊弹性增加、椎体与其终板之间的软骨连接等原因,比成年人更易出现无影像学异常的脊髓损伤[22]。

8 岁时,儿童发生脊髓损伤的概率与成年人相似,随着屈曲支点逐渐从 C2-C3 移到 C5-C6,在 C1-C2 水平受伤较少,而在 C5-C6 水平受伤较多[23]。车祸时腰椎安全带损伤最常见于体重不足 27. 2kg 的儿童,因为腰段高于骨盆边缘[24]。最常见的腰椎损伤位置在 L2-L4,尽管其中 23% ~30% 儿童无影像学异常的表现。

儿童脊髓损伤后的治疗和预防与成人相似,但脊髓损伤儿童的某些医疗问题在发病率和管理方面更为独特。12 岁以上的儿童应预防深静脉血栓形成,可包括用抗凝剂和分级弹力袜。分级弹力袜优于弹力绷带,因为弹力绷带不均匀地包裹可能会导致静脉阻塞并增加深静脉血栓形成的风险[25]。低分子量肝素(LMWH)是预防抗凝的理想药物,而且由于儿童新陈代谢的速率不同,剂量必须与抗 X a 因子水平密切结合[20]。LMWH 不应该用于 13 岁以下的儿童,因为这会增加下肢和骨盆骨折的风险。

高钙血症常见于脊髓损伤后,常见于青少年和年轻成年男性,通常发生在受伤后的前 3 个月。高钙血症的典型表现包括隐匿性发作的腹痛、恶心、呕吐、不适、嗜睡、多尿、多饮和脱水。患者也可能出现行为改变或急性精神错乱。高钙血症的治疗包括静脉注射生理盐水,给予呋塞米促进肾脏对钙的排泄,或单剂量静脉注射帕米膦酸钠[20]。脊髓损伤引起自主神经反射异常在儿童和青少年群体中与成年脊髓损伤患者比例相当。血压高于同年龄基线 20 ~40mmHg,应被视为自主神经功能异常的标志[26]。如果保守治疗对高血压没有效果,则应对年幼的儿童和婴儿应用硝普钠或硝苯地平(0. 25mg/kg)。复发性自主神经功能异常的患者可以用哌唑嗪 25 ~150μg/(kg · d),每 6h 1 次服用,或特拉唑嗪(每日 1 ~5mg)治疗。T6 或以上部位的损伤会干扰胸腔交感神经和下半身随意肌的中枢控制,导致体温多变的状态。婴幼儿特别容易受到极端环境温度的影响,因为他们的体表面积相对较大,且交流和认知能力有限。相反,脊髓损伤患者由于其不可预测的行为和判断力,可能容易发生体温过低或体温过高。应该对脊髓损伤的年轻人进行心血管疾病风险评估,包括肥胖、久坐的生活方式、高脂血症、高血压、吸烟和家族史。对有高危家族史的儿童应进行血脂异常筛查[20]。神经源性膀胱对许多脊髓损伤患者来说是一个严重的问题。与成人脊髓损伤相似,对儿童进行神经源性膀胱管理的主要目标是保护肾功能,防止危及生命的并发症以及提高自控能力。间歇性清洁导尿是标准护理。间歇性导尿应在 3 岁时开始使用,目标是在 5 ~ 7 岁时获得完全的独立能力。由于生理过程类似,神经源性肠道的许多管理原则与成年人相同。一般 2 ~ 4 岁的儿童可以成功地进行排便训练。尽管应首先尝试使用胃结肠反射、重力辅助姿势和耻骨上压迫(Credé 手法)等保守措施,但超过 80% 的儿童使用口服、直肠或联合用药方案来控制神经源性肠道和膀胱[19]。异位骨化在儿童中较少见,发病率约为 3%,并且在儿童中出现的时间比成年人晚,发生在受伤后 4 个月左右[27]。儿童脊髓损伤人群发生乳胶过敏的风险增加,发生率为 6% ~18%。乳胶过敏的危险因素包括接触乳胶的年龄(年龄越小风险越高)和反复接触乳胶的次数,应尽一切努力防止接触[20]。乳胶过敏可能表现为局部或全身性荨麻疹、喘息、血管性水肿或变态反应。对于不能解释的术中变态反应或对香蕉、猕猴桃、牛油果或板栗过敏的个体,应怀疑乳胶过敏[28]。

青春期前遭受脊髓损伤的儿童肌肉骨骼并发症的发生率较高,如脊柱侧凸和髋关节脱位[29]。脊髓损伤儿童由于成长过程中认知和身体发育的动态变化以及脊髓损伤对这一复杂过程的影响,形成了独特的管理难题。对脊髓损伤儿童和青少年的治疗和照护应该以发育为基础,使用适当的策略来促进患儿适应认知和身体的发育,并在生理和情感成熟度方面最大限度地帮助其提高个体独立性。儿童和青少年脊髓损伤康复的目标是最大限度地发挥其功能和独立性,并为其成功过渡到成年做好准备。根据受伤时的年龄,获得某些功能(如排便和膀胱控制)可能不是康复习得而是顺应身体的发育,因为他们从未获得过这种功能[19]。

脑损伤

创伤性脑损伤

创伤性脑损伤(TBI)可定义为由外部机械力引起的大脑功能障碍,可导致各种各样的临床表现,从轻度的暂时性意识模糊到昏迷乃至死亡。

流行病学

儿童创伤性脑损伤的发生率从出生到 4 岁最高,15 ~16 岁为第 2 高峰。跌倒是婴幼儿和学龄前儿童创伤性脑损伤最常见的原因，运动损伤是学龄儿童和青少年创伤性脑损伤的主要原因。机动车事故在15~16岁年龄段最为常见。儿童中严重的创伤性脑损伤最常见的原因是车祸，年幼儿中殴打所致损伤是最常见的原因。大多数（80%~90%）创伤性脑损伤是轻度的[30]。

诊断和分类

诊断的依据是创伤史和脑损伤的症状和体征，如意识丧失、意识模糊、注意力差、记忆力差、平衡协调能力差、虚弱或麻木、恶心或呕吐、视物模糊、耳鸣、味觉差、口齿不清、畏光和恐惧、疲劳、睡眠改变、情绪变化、头痛、癫痫发作、瞳孔扩张，以及鼻腔或耳朵流出清澈液体。应密切观察儿童的饮食、睡眠、情绪、注意力和对玩具的兴趣变化[31]。

复苏后儿童的格拉斯哥昏迷评分（GCS）和使用儿童定向力和遗忘测试（COAT）得到的创伤后失忆持续时间（PTA），可以用来判断创伤性脑损伤的严重程度[32]。成人轻度创伤性脑损伤的定义通常也用于儿童：世界卫生组织（WHO）将其定义为意识模糊或定向障碍；意识丧失（LOC）少于30min；PTA低于24h；以及暂时性神经功能异常，如局灶性体征、癫痫发作或颅内损伤但不需手术（30min后GCS评分13~15分）[33]。中度创伤性脑损伤GCS评分为9~12分，重度为GCS评分小于9分[34]。

严重创伤性脑损伤可分为3个阶段：无意识、创伤后遗忘和有意识。在无意识状态下，患者会经历以下状态：昏迷状态（闭眼和无反应）、植物状态（睡眠-觉醒周期存在，睁眼，一些基本的反射存在）和微小意识状态（不能执行一步命令）。一旦能够连续2d通过定向力和遗忘测试，说明患者已经度过了创伤后遗忘阶段，并能够保留新的信息，可以从康复中获益更多[35]。

治疗

对于急性创伤性脑损伤，第一步是管理气道、呼吸和循环（ABC），然后快速评估原发性损伤和危及生命的紧急情况[33]。早期神经影像学检查有助于确定是否需要脑室外引流或颅骨去骨瓣减压术[33]。建议使用儿童重症监护病房（ICU）密切监测血流动力学和颅内压（ICP）[33]。镇静剂和镇痛药（通常是阿片类药物和苯二氮䓬类药物）可用于缓解疼痛和焦虑症，并与呼吸机同步进行。脱水剂（最好是3%的高渗氯化钠溶液）可降低颅内压[33]。临床和亚临床癫痫发作都很常见，严重的创伤性脑损伤患者应考虑使用抗癫痫药物预防[33]。其他监测包括避免高血糖和控制动脉二氧化碳分压在35~40mmHg。患者头部应保持30°，由颈圈固定[33]。

对所有脑损伤后遗症的管理，包括非常轻微的脑损伤后遗症，必须进行家庭宣教，仔细观察脑损伤后遗症的症状和迹象，如全面认知能力的损害，包括注意力、执行力、记忆力和语言能力，这些都会妨碍未来的学习，并与学习技能的困难度相关[37]。晚期神经行为缺陷可能包括多动、注意力不集中、行为攻击、社交退缩、冷漠和动机下降。有证据表明，避免高难度的认知活动可能是有益的，但相关认知残留程度和持续时间尚不清楚[36]。管理策略还包括进入课堂的过渡性支持，以及额外时间的监测和协助[37]。创伤性脑损伤通常会导致短暂或永久性垂体功能减退，因此幸存者应该对可能的内分泌紊乱进行连续筛查[38]。

预后

总的来说，对于相似的损伤程度和类型，大多数报告表明儿童比成人的预后更好，持续性植物状态或死亡可能性较低[10]。当大脑受到严重损害时，儿童大脑强大的可塑性会增强其恢复能力。预测儿童不良结局的一般因素包括4岁以下或青春期（可能与这些年龄段的损伤机制有关），GCS评分低，PTA时间长，昏迷时间延长以及继发性损伤，包括低血压、缺氧和低体温。总体恢复主要发生在起病6~12个月，随后几年恢复缓慢并趋于平稳，尽管如此，儿童往往比成年人有更长的恢复期。大多数运动恢复发生在早期阶段，而认知和智力恢复可持续多年。

脑肿瘤

脑肿瘤约占所有儿童恶性肿瘤的20%，发病率仅次于急性淋巴细胞白血病。儿童脑肿瘤的位置和临床表现与成人不同。儿童脑肿瘤最常见类型是星形细胞瘤、髓母细胞瘤和室管膜瘤[39]。症状包括：运动不稳；视力丧失（尤其周围性视力丧失）；视物重影，特别是伴有头痛、逐渐出现的言语障碍和听力丧失（伴或不伴头昏、视物模糊）；持续头痛（早晨更严重）；持续性头痛伴恶心或呕吐；或头痛伴无力、麻木、视物重影、记忆力减退、定向障碍和意识模糊。治疗根据肿瘤的类型、分级和部位而有所不同，并受到儿童年龄和身体状况的影响。对大多数儿童来说，治疗从手术开始。术后活检将有助于对肿瘤进行分类和分级。外科干预后还可以使用其他疗法，如化疗、放疗、骨髓移植以及康复治疗。

大多数脑肿瘤患者会出现残疾后遗症。治疗后的并发症包括肢体瘫痪、痉挛、肌肉无力、认知功能障碍、视知觉改变以及神经源性肠道和膀胱。预后因素会影响康复目标和期望值,但治疗团队必须提供凝聚力,给予希望,促进功能恢复和生活质量的改善。住院患者的康复,尤其是术后康复,已被证实能够改善功能,并且回归家庭的概率与其他神经疾病(如中风或创伤性脑损伤)相同。治疗后的迟发后遗症,如认知功能障碍、不育[40]和适应性能力差[41]并非儿童独有。由于儿童可以在治疗后存活数十年,因此必须向父母和各年龄段的脑肿瘤幸存者提供有关迟发后遗症的宣教。质子治疗被认为可以在不影响儿童脑肿瘤患者生存率的情况下降低后遗症发生率,这一假设目前正用最新的质子设备进行临床试验[42]。

缺氧缺血性脑病

新生儿缺氧缺血性脑病,即围生期窒息,临床和实验都证实有急性或亚急性脑损伤。出生窒息导致全球 84 万(23%)新生儿死亡[43]。美国儿科学会(AAP)和美国妇产科学会(ACOG)在缺氧缺血性脑病的指南中指出,围生期窒息严重到导致急性神经系统损伤时必须满足以下所有条件:①严重的代谢性或混合性酸中毒(pH<7)(如果条件允许采样脐动脉血液);②Apgar 评分 0~3 分持续时间超过 5min;③新生儿神经系统后遗症(如癫痫、昏迷、肌张力低下);④多器官受累(如肾、肺、肝、心、肠道)[44-45]。缺氧缺血性脑病急性期的症状和体征因病情严重程度而异,包括全身性肌张力减低、肌肉牵张反射减弱、新生儿反射消失或迟钝、呼吸不规则可能需要通气支持以及多器官功能障碍。随着时间的推移,缺氧缺血引起皮质脊髓束损伤的婴儿可以出现痉挛状态。缺氧缺血性脑病常常被报道为新生儿惊厥的最常见原因,大多数惊厥发作发生在出生后 12~24h 内。初步复苏和稳定后,治疗缺氧缺血性脑病的措施包括低温治疗、支持疗法(重在充分通气和灌注,谨慎体液管理)、避免低血糖和高血糖,以及控制癫痫发作。干预策略旨在避免脑损伤的加重。鉴于目前的知识水平,在治疗窗口内(出生后前 6h)以低温疗法持续 72h,同时缓慢复温,这对危重新生儿脑病的治疗至关重要[46]。许多幸存的窒息患儿会出现诸如脑瘫、智力障碍、学习困难和其他残疾等问题[47]。因此,在新生儿 ICU 中开展康复治疗十分重要。待病情稳定后,可以根据残疾情况将他们送回家或转诊至康复中心,并由早期干预计划小组进行评估,以接受持续的治疗服务。

非意外性创伤

摇晃婴儿综合征是由于严重的加速和减速导致大脑向颅骨推挤而发生的婴儿意外性头部创伤,亦是非意外创伤受害儿童中最常见的死亡原因。通常发生在 1 岁以内。

因为缺乏头部创伤的病史,摇晃婴儿综合征的诊断经常被忽略,且婴儿表现出的症状和体征可能是非特异性的,如呕吐、喂养不良、易怒或嗜睡。MRI 和眼部检查用于确定大脑和视觉损伤的程度,β-淀粉样前体蛋白免疫组化染色用于检测轴索损伤。

摇晃婴儿综合征的症状包括硬膜下、蛛网膜下和视网膜出血。因此,进行全面的鉴别诊断非常重要,包括出生创伤、凝血障碍、先天性血管畸形、自发性硬膜下出血和代谢病如戊二酸尿症 1 型。手术包括硬膜下出血清除术和单孔入路切开术,但许多病例预后不良。由于摇晃婴儿综合征的严重性及其带来的创伤,有时甚至是致命的影响,对新生儿父母、护士和医生进行有关综合征的宣教以防止事故发生是非常重要的[48-49]。

神经病

周围神经病是周围神经的一种疾病,可由许多全身性疾病、药物和毒素引起。典型的症状有无力感、感觉丧失(麻木)和/或阳性症状(如感觉异常、疼痛或灼热感)。

遗传性运动感觉神经病

遗传性运动感觉神经病(HMSN),又称腓骨肌萎缩症(CMT),是最常见的遗传性神经病,估计患病率为 1/2 500[50]。CMT 是一种最常见的导致远端至近端无力伴有肌萎缩和感觉缺陷的疾病,发病时通常影响足和下肢。Dyck 最初将 CMT 疾病分类为 HMSN Ⅰ~Ⅶ型(表 58-2)。然而,由于遗传学的快速发展,已经发现了越来越多 CMT 疾病的遗传亚型,而 Dyck 的分类不能描述每个类别中的遗传异质性[51]。Ⅰ型 CMT 最常见,占所有 CMT 的 50%~80%。基于遗传模式、病理学和遗传学的角度对 CMT 疾病的单基因病因分析的综述已做了简化[52]。

表 58-2　遗传性运动感觉神经病变的最初分类

类型	描述
Ⅰ	显性遗传性肥大性脱髓鞘性神经病
Ⅱ	显性遗传性神经病变
Ⅲ	婴儿肥大性神经病
Ⅳ	与植烷酸过多相关的肥大性神经病
Ⅴ	伴有痉挛性截瘫
Ⅵ	伴有视神经萎缩
Ⅶ	伴有视网膜色素变性

CMT 疾病最典型的临床体征是远端肢体无力和肌肉萎缩。神经病变与神经长度有关，这意味着体内最长的神经首先受到影响，且最严重。因此在疾病进展过程中，下肢通常比上肢更早受累。在学步儿童中，最早的临床表现是运动发育迟缓和足下垂，常有绊倒或跌倒。之后阶段，跑步缓慢、足踝受伤和动作笨拙是危险信号。最典型的足部异常是高足弓和锤状趾，但扁平足很少见。直到孩子长大并且在学校难以穿衣服、系鞋带或写字时，才会表现出手无力。德热里纳-索塔斯病（Dejerine-Sottas 病）是一种罕见的、严重的儿童 CMT 疾病，表现为婴儿柔软无力，如全身肌张力低、髋关节发育不良、吸吮力差，以及更严重的呼吸问题等非特异性临床症状。新生儿期过后，大多数婴儿能存活下来并最终获能改善运动技能，但有不同的延迟[53]。

HMSN 的诊断是依靠病史、临床表现、发病速度、电生理检查和遗传学研究。包括肌电图和神经传导研究（EMG/NCV）在内的电生理检查是用于确认和识别各种形式的神经病以及鉴别脱髓鞘和轴索损伤类型的首选测试。如果 EMG/NCV 测试确认为脱髓鞘的 CMT 疾病，则应进行 PMP22 基因重复的遗传检测作为下一个最有价值的检查，70% 的患者呈阳性。但阴性基因结果不能排除 CMT 疾病的诊断，尤其是轴索损伤的类型[53]。

目前尚无治疗 CMT 疾病的有效方法。三环类抗抑郁药、加巴喷丁和抗惊厥药物可用于治疗神经疼痛。低强度运动和伸展运动似乎具有有益的影响。进展性足部畸形需要整形外科手术治疗，包括肌腱延长和/或转移，截骨术和关节融合术。踝足矫形器已用于改善踝关节不稳定性和步态平衡能力。基于遗传学的疗法，如可以纠正无意义的突变或促进基因表达调控的分子，在未来治疗 CMT 疾病的特定治疗方法中有很大的前景[53]。

臂丛神经病

臂丛神经病发生在两个不同年龄组。新生儿臂丛神经麻痹（NBPP）是公认的分娩并发症，占活产婴儿的 0.04%～0.4%[54]。臂丛神经病发病率的下一个高峰出现在年轻成年人中（通常为男性），通常由机动车事故或穿透伤引起的。本章重点介绍 NBPP。

NBPP 被定义为在分娩困难期间对臂丛神经根的任何损伤。主要是由于不可预测的危险因素，例如肩难产或体重超过 4kg 的巨大儿出生。诊断和评估都是基于临床检查，如两臂之间主动运动的不对称和受累臂的软弱无力，可合并典型的霍纳综合征三联征，即上睑下垂、瞳孔缩小和眼球内陷。患有 Erb 麻痹（C5、C6 和/或 C7 神经根受累引起的上肢神经根麻痹）的婴儿表现出典型的自主性姿势：肩关节内收内旋、肘关节伸展、前臂旋前、腕关节伸展。如果病变延伸到 C7 根部，腕关节将处于尺侧倾斜的屈曲状态，手指会保持屈曲的生理张力。厄尔布麻痹是最常见的神经节后病变，在 NBPP 患儿中发生率超过 75%。导致远端瘫痪的 Klumpke 麻痹表现为腕部和手部无反应，而肘部和肩部保持正常功能。这种情况很少见，占比不到 2%。完全瘫痪的婴儿（即上肢完全不活动并悬挂着），约占病例的 20%。通常表明远端根部的根性撕脱伤，预后不佳。婴儿可能有交感神经系统的症状和体征，如血管舒缩性问题导致皮肤斑点、局部寒冷、出汗和霍纳综合征。进一步检查应包括肩部 X 线检查以排除肩胛骨或肱骨骨折，胸部 X 线检查以排除膈神经麻痹[55]。

新生儿的肌电图（EMG）很难解读，并且该研究的使用一直存在争议[56]。如果需要手术，应该进行颈椎 MRI 以确定是否存在神经节前撕裂。预后取决于损伤程度（节前或节后）、节后撕裂的大小和严重程度、恢复速度和初始治疗效果。自愈现象很常见（75%～95%），但有些儿童从轻度运动受累到完全丧失上肢功能，有不同程度的后遗症（20%～30%）。首先应该是保守治疗，NBPP 婴儿如果在头 2 个月内没有恢复，应该进行多学科团队管理。对于完全瘫痪婴儿，建议在 3 个月大时进行神经外科手术；对于肱二头肌没有恢复的部分麻痹婴儿，建议在 5～6 个月大时进行神经外科手术。然而有些方面，如神经修复的适应证和时机仍然存在争议[55]。

康复治疗包括制订针对短期和长期目标的治疗计划。评估和治疗应该早在婴儿出生第 1 天就开始，尤其是在婴儿其他医学方面都稳定的情况下。

NBPP 患儿早期治疗的最重要目标是维持软组织弹性和关节的活动度。被动的关节活动度训练至关重要,必须教给父母和看护人,让其在家中常规进行。刺激失神经支配的肌肉活动的运动训练应该尽早开始,且持续到神经不再恢复为止(可能持续数年)。这将有助于防止或尽量减少软组织挛缩,并尽量减少无效的替代运动。肉毒毒素作为辅助方法可用于调节主动和拮抗肌群,通过暂时放松肌肉以促进运动并改善运动范围[57]。

获得性/中毒性神经病

很多化学物质、毒素和药物会引起周围神经病。过量维生素也具有神经毒性。慢性铅中毒会引起运动神经病,称为多发性神经炎。它选择性地累及较大的神经,如腓总神经、桡神经和正中神经[58]。砷中毒会引起疼痛的烧灼性感觉异常和运动性多发性神经病[59]。儿童中毒性神经病最常见原因是处方药。多发性神经病可能是由于使用抗代谢药物和免疫抑制药物(如长春新碱、顺铂和紫杉醇)作为肿瘤和免疫疾病(如幼年型特发性关节炎)的化疗而引起的并发症。这种神经病是由轴索变性而不是原发性脱髓鞘引起的[60]。与白喉、莱姆病、西尼罗病毒病、麻风病、疱疹病毒(贝尔麻痹)和狂犬病有关的生物神经毒素也会引起周围神经或前角细胞受累,导致无力或瘫痪[61]。

卡压性神经病

卡压性神经病在儿童中是罕见的并发症[62]。由于尺神经在肘关节周围弯曲,其卡压的风险增加更高。任何改变肘关节正常解剖结构的病理状况都可能导致神经被牵伸或刺激。尺神经病是儿童中最常见的上肢单神经病变,最常见于肘管[63]。病因包括但不限于:急性创伤、骨-筋膜室综合征的压迫、棒球投掷伤和胰岛素依赖型糖尿病。迟发性尺神经麻痹是一种慢性临床疾病,其特征是为迟发性尺神经病。通常由于外侧髁不愈合而导致肘外翻畸形,从而导致尺神经麻痹[64]。桡神经病罕见。虽然腕管综合征(CTS)在儿童中很少见,但患有Ⅰ、Ⅱ和Ⅲ型黏多糖贮积症和黏脂贮积症的儿童患病风险有所增加[65]。

下肢最常见的卡压是发生在腓骨头的腓骨单神经病,表现为单足下垂。常见的病因包括短腿石膏压迫、长时间手术定位压迫和外伤。坐骨神经病不常见,可能由直接创伤和医源性机制引起,很少由肿瘤、血管和卡压性损伤引起[66]。

吉兰-巴雷综合征

吉兰-巴雷综合征(GBS)是弛缓性麻痹的最常见原因,每年发病率为(1.2~3)/10 万[67]。它由急性炎症性脱髓鞘性多神经根病(AIDP)引起的,导致无力状态和肌腱反射减弱或消失。GBS 是典型的感染后疾病,正如快速进展的单相病程,通常在感染后短时间内发生,一般不超过 1 个月。与 GBS 相关的感染有空肠弯曲菌、巨细胞病毒、EB 病毒、甲型流感病毒、肺炎支原体和流感嗜血杆菌。也有在接种狂犬病疫苗和各种甲型流感病毒疫苗后不久就出现 GBS 病例报道。通常对于有 GBS 病史患者,不禁忌接种疫苗,除非在过去 3 个月中发生过一次或与接种疫苗相关的 GBS。但是可能会根据具体情况讨论风险和益处[68]。GBS 有几个公认的类型,包括急性运动轴索神经病(AMAN)、急性运动感觉轴索神经病(AMSAN)和米勒-费希尔综合征(Miller-Fisher 综合征)。米勒-费希尔综合征的特征是眼肌麻痹、共济失调和反射消失的三联征[69]。

GBS 会快速导致双侧进行性上行性无力,主诉为手指运动障碍和下肢近端肌无力[69]。通常会在 2~4 周内出现相对良性的呼吸道疾病或胃肠道疾病。大多数患者会在 2 周内达到最低点,极少数情况下进展可持续至发病后 6 周,被认为是亚急性 GBS。20%~30%的患者在进展期出现呼吸衰竭,需要在 ICU 呼吸机通气。GBS 的无力可累及脑神经,特别是第Ⅶ对脑神经受累出现面部下垂。反射最初可能是正常的,特别是单纯的运动和轴索损伤类型,大多数患者受累肢体会出现或进展为肌腱反射减弱[68],在少数情况下反射亢进[70]。可能与 GBS 相关的自主变化包括心动过速、心动过缓、面部潮红、直立性低血压和尿潴留。

GBS 一般是在临床基础上诊断的。GBS 的实验室检查是经典的脑脊液蛋白细胞分离,即蛋白水平增加而细胞数正常。然而正常的蛋白水平(特别是在发病后第 1 周测定)并不能否定诊断或甚至排除 GBS[71]。此外,15% 患者脑脊液(CSF)细胞计数有轻微增加(5~50/μL)[72]。

神经传导研究表明,传导速度延迟,远端潜伏期延长,F 波延长和肌电信号减少。MRI 对脊神经根的高信号很敏感,但对诊断没有特异性。但选择性前神经根 MRI 高信号强烈提示 GBS 可能[69]。

早期静脉注射免疫球蛋白(IVIG)或者血浆置换

至关重要，已经被证明是有益的，特别是对于快速进展性肌无力患者[68]。皮下注射常规肝素或低分子量肝素（LMWH）常用于治疗不能活动的患者，以防止下肢深静脉血栓形成（DVT）和随之而来的肺栓塞。呼吸肌受累者必须测量吸气负压（NIF）。正常NIF通常 > 60cmH_2O，但如果NIF下降或接近20cmH_2O时，需要呼吸支持。在急性药物治疗后，强化康复治疗有助于GBS患者恢复基本功能状态。约80%的GBS患者在发病后6个月能独立行走，约60%的患者在发病后1年达到运动强度的完全恢复。少部分患者（5%～10%）出现恢复时间延长，呼吸机依赖达数月，恢复非常缓慢且不能痊愈。预后不良的因素包括先前的胃肠道感染或腹泻疾病、年龄较大（57岁或以上）、上肢肌肉力量差、急性住院时间超过11天、ICU需求、需要机械通气、医学研究委员会（MRC）评分低于40分、需要转至康复机构。平均复合肌肉动作电位（CMAP）幅度小于正常下限的20%，以及在初始电生理研究中存在不兴奋的神经是功能较差的其他预测因素。发病1个月后的随访电生理研究表明，与平均振幅低的初始测试相比，持续较低的平均CMAP具有更高的敏感度和特异度[69]。脑脊液中高浓度的神经丝蛋白（NfH，一种轴突蛋白）是判断GBS预后的指标[73]。脑脊液中神经元特异性烯醇化酶和S-100b蛋白水平的增加，以及IgM抗GM1免疫球蛋白（IgM）的长期增加也与病程延长有关[67]。

营养不良/肌病

肌病是以肌纤维功能障碍引起的肌肉无力为主要症状的神经肌肉疾病。肌病的其他症状包括肌肉抽搐、僵硬和痉挛。肌病可以是遗传性的（如肌营养不良）或后天的（如常见的肌肉抽搐）。肌病有几种分类：先天性肌病、肌营养不良、线粒体肌病、肌糖原贮积病、皮肌炎、骨化性肌炎、家族性周期性麻痹、多发性肌炎（包括包涵体肌炎），以及相关的肌病（包括神经性肌强直和常见肌肉抽筋、僵硬和手足抽搐）。肌营养不良是以肌肉无力和萎缩为特征，伴或不伴有神经损伤的一组遗传性疾病。最常见的肌营养不良症是杜氏肌营养不良（DMD），其次是贝克肌营养不良（BMD）。

肌病的治疗取决于疾病状况和特定的因素。对于某些症状，支持疗法或对症治疗是仅有的有效或必要的方法。这些症状的治疗通常包括药物治疗（如免疫抑制剂）、物理治疗、支撑肌无力肌肉的支具和手术。临床医生应为肌营养不良的患者提供体育锻炼和运动强度的建议。有氧训练结合有监测的最大强度训练计划可能是安全的。轻柔、低强度的有氧训练，如游泳或固定式自行车运动，可以改善心血管功能，增加肌肉效率并减轻疲劳。

肌营养不良症患者应充分补充水分，不要运动至筋疲力尽，应避免进行超强度运动。参加运动计划的肌营养不良患者应接受过度劳累无力和肌红蛋白尿等警告信号的宣教，包括运动后30min内感觉无力而不是有力，运动后24～48h内肌肉过度酸痛、严重的肌肉抽筋、四肢沉重和呼吸急促。肌营养不良医学治疗的系统性综述认为基因转移、成肌细胞移植、抗肌抑素中和抗体或生长激素对临床进程和长期安全性的影响尚待确定[74]。

杜氏/贝克肌营养不良

杜氏肌营养不良（DMD）是X连锁遗传性神经肌肉疾病，由抗肌萎缩蛋白基因突变引起，是全世界最普遍的神经肌肉疾病。贝克肌营养不良症（BMD）是较轻度的营养不良症[75]。根据最近的Meta分析提示，DMD和BMD的患病率分别为每10万名男性4.78和1.53。DMD的发病率为10.71/10万～27.78/10万[76]。抗肌萎缩蛋白的缺失会引起骨骼肌和心肌的退化，导致与DMD相关的特征性进行性肌无力和消瘦（图58-2）。DMD的病程进展很快，一旦患者2～4岁出现临床症状通常在10岁左右需要使用轮椅。

BMD的出现时间通常晚于DMD，5～15岁[75]，且病情的严重程度或病程因患者而异。DMD和BMD的诊断基于对临床特征的仔细检查，并通过包括肌肉活检和/或基因检测等测得到证实。分子遗传学诊断测试可用来确定大多数DMD基因的变化。在大约65%的患者中发现外显子缺失，并且在6%～10%的患者中发现了基因重复。其次可以用全基因测序的方法来进行定性。

皮质类固醇一直被认为是延缓DMD进展的“金标准”疗法，且显著延长了DMD患者的预期寿命。泼尼松/泼尼松龙和地夫可特，是DMD治疗中最常用的2种皮质类固醇，每天或间歇给药。最常用的3种治疗方案：泼尼松0.75mg/d，地夫可特0.9mg/（kg·d）；或泼尼松0.75mg/（kg·d）（连续应用10d和停药10d交替）。这两种药物在短期治疗试验（6个月至2年）中同样有效，可改善肌肉力量和

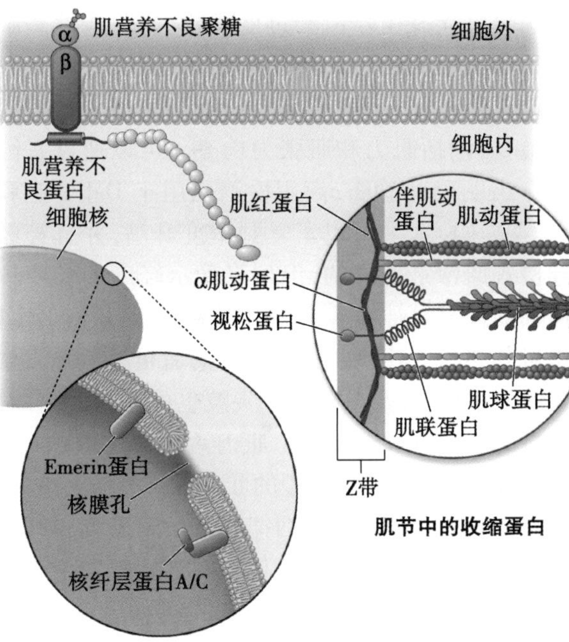

图 58-2　核膜和肌节中部分与肌肉营养不良有关的蛋白。如解图所示，Emerin 和 Lamin A/C 是内核膜的成分。在肌小节中存在几种与营养不良相关的蛋白质，包括肌钙蛋白、伴肌动蛋白、钙蛋白酶、肌动蛋白和肌收缩蛋白。还说明了抗肌萎缩蛋白-抗肌萎缩蛋白聚糖复合物的位置（经允许摘自 Amato AA，Brown RH，Jr.. Muscular Dystrophies and Other Muscle Diseases. In：Kasper D，Fauci A，Hauser S，Longo D，Jameson J，Loscalzo J. eds. Harrison's Principles of Internal Medicine，19e New York，NY：McGraw-Hill；2014）

功能，以防引起临床未考虑到的严重不良反应[77]。细胞疗法和基因疗法是其他潜在疗法。如使用氨基糖苷类药物进行突变抑制治疗，促性腺激素替代抗肌萎缩蛋白，反义寡核苷酸（AONs）和外显子跳跃疗法[78]。

抗肌萎缩蛋白的病理生理机制还需要进一步研究，以便开发出新颖有前景的药物，这些药物将有助于合成新分子和输送系统（纳米材料），从而克服 DMD 所引起的不稳定性和降解。针对特定问题的新药物将提供有前景的 DMD 治疗方案。

肢带型肌营养不良

肢带型肌营养不良（LGMD）是指一组异质性的常染色体遗传性肌营养不良，进行性肌无力主要影响骨盆带肌和肩胛带肌。根据已鉴定的基因序列，它可进一步分为 1 型（常染色体显性遗传）和 2 型（常染色体隐性遗传），并根据鉴定出的基因序列用字母连续标记[79-80]。大多数 LGMD 很少见，估计患病率在（0.07~0.43）/10 万[81]。

临床上，所有患者都为进行性，对称性近端肌无力的病史，通常在童年和成年之间开始。骨盆带肌无力通常是首发症状，患者都有发生呼吸衰竭和心脏并发症的高风险[81]。

LGMD 的诊断评估包括基因检测、肌肉活检和肌酸激酶（CK）测定。常染色体隐性遗传性 LGMD 患者血清 CK 水平极高。MRI 有助于区分不同类型的 LGMD。

目前尚无针对 LGMD 的治疗方法，但有一些支持性治疗的建议，以保持生活独立性和生活质量。建议持续积极地牵伸无力的肌肉，支撑不活动的关节，考虑对关节挛缩和脊柱侧凸进行矫形手术。建议定期随访心肺专科，防止因心脏并发症和呼吸衰竭而导致猝死。临床医生应将患者转诊至专门为神经肌肉疾病患者提供诊疗的多学科诊所。在医学治疗方面，基因治疗、成肌细胞移植、抗肌生成素中和抗体和生长激素的有效性和安全性尚待确定[81]。

面肩肱型肌营养不良

面肩肱型肌营养不良（FSHMD）是仅次于 DMD 和强直性肌营养不良的第 3 大常见肌营养不良症。FSHMD 是一种常染色体显性遗传病，有 2 种类型。1 型是由位于染色体 4q35 上的 D4Z4 重复区域内的缺失引起的。2 型是由 18p11.32 号染色体上 SMCHD1 突变与 4 号染色体等位基因共同引起的[82-83]。

FSHMD 可表现为主要涉及骨骼肌的不稳定且进展缓慢的疾病。该病通常在 20 岁之前出现。最初的症状和体征包括肩胛带、眼部和四肢肌群的无力和萎缩。翼状肩胛是一种典型特征表现（图 58-3）。

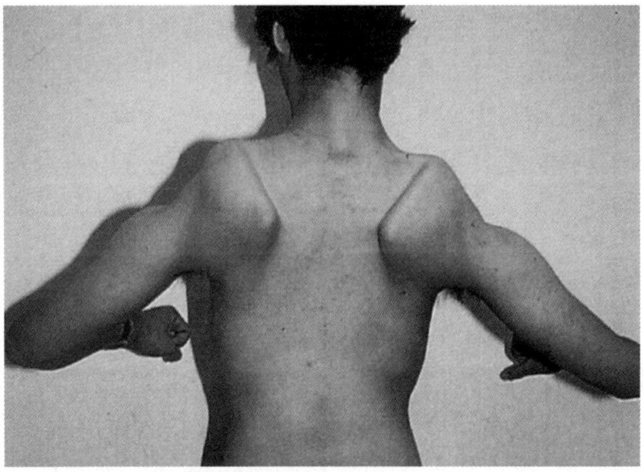

图 58-3　面肩肱型肌营养不良（经允许摘自 Amato AA，Brown RH，Jr. Muscular Dystrophies and Other Muscle Diseases. In：Kasper D，Fauci A，Hauser S，Longo D，Jameson J，Loscalzo J. eds. Harrison's Principles of Internal Medicine，19e New York，NY：McGraw-Hill；2014）

尽管 FSHMD 通常不影响死亡率,但可能导致高达 20% 的 50 岁以上的严重残疾,从而导致独立生活能力的丧失和对轮椅的全时间依赖[84]。早发性 FSHMD,其更严重的无力与中枢神经系统受累有关,如智力障碍、癫痫、视网膜血管病变和感觉神经性听力减退[85]。

肌强直

肌强直性疾病为一组由基因决定的异质性疾病,因存在肌强直而统一归类,被定义为肌肉收缩后无法松弛[86]。这些疾病分为强直性肌营养不良(DM)组和非营养不良性肌强直(NDM)组。NDM 是由钠(SCN4A)或氯(CLCN1)通道编码基因突变引起的一组罕见疾病。NDM 包括先天性肌强直(MC)、先天性副肌强直(PMC)和钠通道肌强直(SCM)。除 MC 外,所有这些都是常染色体显性遗传疾病,而 MC 以显性或隐性方式遗传的。

强直性肌营养不良

强直性肌营养不良(DM)是一种常染色体显性疾病,与肌强直、进行性肌无力和肌外疾病(如心律不齐和内分泌功能障碍)有关。根据分子遗传学检测结果对其进行分类,发现 1 型疾病的染色体 19q13.3 上的三核苷酸(CTG)重复序列扩增,2 型疾病的染色体 3q21.3 上的四核苷酸(CTG)重复序列扩增。在大多数病例中,较大的重复扩增与该病的更早发作和更严重形式有关。DM 1 型可根据出现的年龄细分为几种临床表型,包括先天性、幼儿期、成人和晚发型。先天性 DM 1 型是最严重的,与多发性关节挛缩、面瘫,智力障碍、严重肌张力低下和全身无力有关。在新生儿期,吞咽困难和呼吸困难导致死亡率增加。

传统上,DM 1 型出现在生命的第 2~40 年,最初的症状是面部无力,包括上睑下垂、颈部伸展/屈曲无力和远端无力(倾向于指屈伸肌和趾屈伸肌)。颞肌萎缩、上睑下垂和前额秃顶导致特征性肌强直外貌。吞咽困难和构音障碍通常是常见的突出症状。肌肉萎缩通常与进行性肌无力和肌强直同时发生,尤其是在手部。随着时间的推移,无力往往会缓慢发展,超过 95% 的患者在平均病程 16~19 年后仍能行走[79]。DM 有许多全身各系统疾病特征。常见的心脏病包括传导阻滞和心肌病。大多数患者在 50 岁前就有白内障。胃肠道(GI)症状包括胃轻瘫、反流、便秘和腹泻。胰岛素抵抗和性腺功能减退的内分泌病也可能发生。白天过度嗜睡、非阻塞性睡眠呼吸暂停和轻度认知障碍是常见的。

对 DM 患者的评估应包括全面的家族史采集和体格检查,包括肌力和肌张力检查。可以通过基因检测作出明确的诊断,商用检测可用于 DM 1 型和 DM 2 型。CK 水平可以正常到中度升高,并且神经传导检查通常是正常的,但可以显示轻度的长度依赖性轴突性多发神经病。EMG 结果显示,所有 DM 1 型患者和 90%~100% 的 DM 2 型患者可见肌强直放电。肌病单位、纤颤电位和正尖波也可见到,但有时被突显的肌强直放电掩盖。肌肉活检显示 DM 1 型的Ⅰ型纤维萎缩和 DM 2 型的Ⅱ型纤维萎缩。

肌强直的治疗包括美西律、奎宁、苯妥英和其他抗惊厥药物。物理治疗和其他康复措施有助于改善肌肉功能[86]。

非营养不良性肌强直

先天性肌强直(MC)是一种影响骨骼肌的疾病。从儿童期开始,患者就会出现肌强直,通常发生在下肢,但可以包括任何骨骼肌。肌强直的程度各不相同,但在休息一段时间后的运动过程中尤为明显。反复活动可以暂时缓解肌肉僵硬,这种现象被称为“热身效应”。先天性肌强直的两种主要类型被称为汤姆森病(Thomsen disease)和贝克病(Becker disease)。这些疾病以症状的严重程度和遗传方式来区分。贝克病通常会在儿童后期出现,并导致更严重的肌肉僵硬,尤其是男性。贝克病患者经常休息后一段时间后运动会出现暂时性肌肉无力发作,尤其是手臂和手部。随着时间的推移,还会出现轻度的永久性肌肉无力。而在汤姆森病患者中看不到这种肌肉无力[79]。

先天性副肌强直(PMC)是一种由 SNC4A 基因突变引起的常染色体显性遗传病。典型症状是在生命的前 10 年,面部和手部的僵硬最明显。寒冷通常会使病情恶化,长时间暴露于寒冷环境中会使患者变得严重无力,即使复温仍需要数小时才能改善。临床检查和电生理研究有助于在进行商业化的基因检测前缩小检测范围。尽管其他形式的 NDM 中存在轻微耐寒性,但对寒冷明显的敏感性最能提示 PMC。在 MC 中,肌强直往往在下肢更为突出,导致快速站立困难。为了区分各种 NDM,闭眼性肌强直、紧握和闭眼性副肌强直与 SCN4A 突变更为常见,而热身现象与 MC 密切相关。NDM 的治疗包括避免引发因素,必要时对症治疗。最近的一项随机对照试验支持使用美西律治疗肌强直[86]。

其他肌营养不良

先天性肌营养不良是指一组异质性的早发型肌营养不良。患儿通常在出生时或出生 6 个月前就有症状。先天性肌营养不良的特征包括肌张力低、肌肉无力和肌肉牵张反射减弱,伴或不伴关节挛缩。喂养困难和呼吸功能不全很常见;其他特征包括小头畸形、眼部异常、脑畸形、关节松弛、肌肉萎缩或肥大[87]。

埃默里-德赖弗斯肌营养不良(EDMD)的临床三联征是儿童早期发病、慢性进行性肌无力和心脏受累。心脏受累包括心悸、晕厥、运动耐力差和充血性心力衰竭等表现。EDMD 中的肌肉萎缩最初见于腹部,后来扩展到肩胛带和骨盆带肌。临床差异从儿童早期严重发病到成年晚期缓慢发病。通常,在最初 20 年中出现关节挛缩,然后是肌无力和萎缩。心脏受累通常发生在第 2 个 10 年后。需要进行基因检测结合临床发现以诊断 EDMD。

已知 3 种导致 EDMD 的致病变体:导致 X 连锁 EDMD(XL-EDMD)的 EMD(编码 emerin)和 FHL1(编码 FHL1),导致常染色显性遗传 EDMD(AD-EDMD)的 LMNA(编码 lamin A 和 C)和常染色体隐性遗传 EDMD(AR-EDMD)。

目前尚无确定的 EDMD 治疗方法,但可以对症治疗。挛缩和脊柱侧凸需要矫形外科手术。处理心脏并发症需要植入心脏起搏器或抗心律失常药物。随着疾病的进展,需要呼吸辅助工具,例如呼吸肌训练、辅助咳嗽技术和机械通气。建议进行物理治疗和牵伸运动以防止挛缩,并植入心脏除颤器以降低猝死风险[88]。

先天性肌病

先天性肌病是一组肌酸激酶水平正常、肌肉活检有特征性表现的临床异质及早发性神经肌肉疾病[89]。中央轴空病(CCD)和多微小轴空病(multi-minicore disease,MmD)和线粒体肌病(NM)、中央核肌病(CNM)和先天性纤维型失调症(CFTD)是其主要类型。还有其他形式的先天性肌病更为罕见,通常仅限于少数家庭或患者[90]。目前还没有治愈任何一种先天性肌病的方法,主要是支持治疗,旨在提高患者的活动能力,解决骨骼、心肺疾病和其他潜在合并症,如恶性高热风险的增加[91]。

其他疾病

脊髓性肌萎缩症

脊髓性肌萎缩症(SMA)是婴儿死亡的最常见的遗传性疾病,总携带率为 1/54,发病率为 1/1.1 万[92]。SMA 的特征是由于前角细胞的变性导致近端对称性肌肉无力。超过 95% 的 SMA 患者是由常染色体隐性遗传引起的。人类在染色体 5q13 区域有两个几乎相同的倒置 SMN 基因(SMN1 和 SMN2)。SMN1 基因的纯合缺失或突变会导致 SMA,而 SMN2 基因主要产生短小的、不稳定的 SMN 信使 RNA(mRNA)。SMA 的临床严重程度与 SMN2 基因拷贝数呈负相关,SMN2 基因拷贝数为预测 SMA 临床严重程度提供了一个良好的生物标志物[93]。SMA 的严重程度差别很大,临床根据发病年龄和发育过程中获得的最大肌肉群运动功能分为 4 种主要表现[94]。1 型 SMA 婴儿永远不能独坐。2 型 SMA 儿童在童年时期的某个时候会能独坐,但永远不能独走。3 型 SMA 儿童能够在童年的某个时候独走。4 型 SMA 在成年发病,0 型 SMA 在产前发作且生后数周内死亡(表 58-3)[95-96]。

表 58-3 脊髓性肌萎缩症分类[93]

类型	发作年龄	最高运动功能	自然死亡年龄	SMN2 数量
0	产前	呼吸支持	<1 月	1
1	0~6 个月	不能独坐	<2 岁	2
2	<18 个月	不能独站	>2 岁	3,4
3	>18 个月	独站	成人	—
3a	18 个月~3 岁	独站	成人	3,4
3b	>3 岁	独站	成人	4
4	>21 岁	独站	成人	4~8

目前尚无法治愈 SMA。但了解这种疾病的自然病史以及早期诊断和临床干预,制定临床照护标准,从而有助于延长患儿寿命[97]。1 型和 2 型 SMA 的婴幼儿死亡的最终原因通常是呼吸衰竭,但事实证明,尽早实施无创通气支持可改善 1 型 SMA 婴儿的生存率和生活质量[98]。研究表明,积极使用无创通气支持和肠内营养,1 型 SMA 患儿 1 岁以上的存活率可提高到 70% 甚至更高[98,99](图 58-4)。

对 1 型 SMA 婴儿进行无创肺干预的目的是预

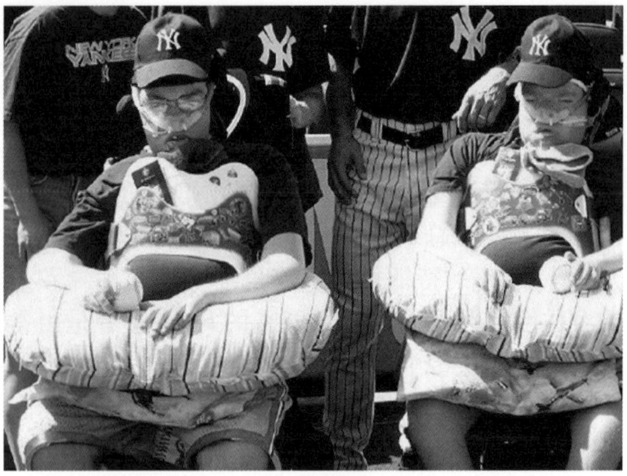

图 58-4　患有 1 型脊髓性肌萎缩症（Werdnig-Hoffman 病）的兄弟。自 4 个月大起一直依赖持续间歇性无创正压通气，白天戴护目镜的前提下使用鼻套管接口。患者的嘴唇太脆弱，不能使用经口插管；自婴儿期起就开始使用鼻胃管喂养；虽然他们的肺活量只有 0~10mL 持续了 10 余年，但期间他们都是无创管理的（经允许摘自 Bach JR. Management of Neuromuscular Respiratory Muscle Dysfunction. In：Grippi MA，Elias JA，Fishman JA，Kotloff RM，Pack AI，Senior RM，Siegel MD eds. Fishman's Pulmonary Diseases and Disorders，Fifth Edition New York，NY：McGraw-Hill；2015）

防并希望逆转胸壁顺应性的改变和肺发育不良[100]。经面罩的双水平气道正压通气（Bi-PAP）通常具有良好的耐受性，并已被证明可以改善日间的高碳酸通气反应[101]。伴有这种呼吸无力程度的婴儿也会出现轻微的咳嗽，增加误吸、因黏液堵塞引起的低氧血症和反复肺部感染的风险。有黏液堵塞风险婴儿在发生急性疾病时，应全天进行血氧浓度测定，并建议使用辅助气道清除法。具有永久性通气支持的气管切开术可以在 SMA 患者中成功实施[102]。不能走动的 SMA 患者出现挛缩的风险增加。

治疗的主要目的是通过定期牵伸和支撑操作保持灵活性和预防挛缩。物理治疗通过使用站立架或移动机器人实施站立训练，并结合如游泳、水疗和适应性运动类的活动，可以最大限度地提高耐力、体能和安全性。手动和电动轮椅最早可在 18~24 个月大时开始使用。几乎所有无活动的 SMA 患者都有脊柱侧凸。脊柱融合和支撑是脊柱侧凸的首选治疗方法，但疗效尚无明确共识。目前旨在提高运动神经元 SMN 基因表达水平的临床试验已为将来 SMA 治疗提供了广阔前景[93]。

脊髓灰质炎

脊髓灰质炎是由脊髓灰质炎病毒引起的脊髓和脑干前角运动神经元疾病。脊髓灰质炎会导致松弛的不对称性肌无力和肌肉萎缩。1955 年脊髓灰质炎病毒疫苗的成功引入，之后该疫苗纳入常规免疫计划，现在通过适当的免疫接种几乎可以完全预防脊髓灰质炎。直到 1998 年，每年 8~10 例与疫苗病毒有关的病例被报道。1965 年以来，发病率一直低于 0.01/10 万人口[103]。2005 年在明尼苏达州阿米什社区的未接种疫苗的儿童中发现了 4 例疫苗衍生的脊髓灰质炎病例[104]。1979 年以来，美国没有野生型脊髓灰质炎病毒感染的病例报道，但在非洲和东南亚某些地区（包括巴基斯坦、阿富汗和尼日利亚）仍然存在着野生脊髓灰质炎病毒的本地传播。最近也证实了野生脊髓灰质炎病毒 1 型是叙利亚和伊拉克（WPV1）脊髓灰质炎病例的原因[103]。

物理治疗在瘫痪康复中起着重要作用。频繁的被动活动和关节夹板可以防止挛缩和关节强直。延髓性脊髓灰质炎患者可能会有吞咽和呼吸困难，因此需要进行胸部物理治疗以防止肺不张等肺部并发症。为了防止压疮，经常需要对瘫痪患者进行体位更换。

脊髓灰质炎后综合征（PPS）是脊髓灰质炎幸存者从最初的脊髓灰质炎病毒急性发作恢复数年后可能会发生的疾病。大多数情况下，脊髓灰质炎幸存者先前受脊髓灰质炎感染影响的肌肉开始逐渐出现新的萎缩。最常见的是疲劳、疼痛、呼吸和睡眠问题，以及跌倒风险的增加。关节退行性变和骨骼畸形（如脊柱侧凸）的增加引起的疼痛很常见，并且可能先于肌无力和肌肉萎缩。脊髓灰质炎后综合征很少威胁生命，但呼吸和吞咽肌无力会导致严重的功能和医疗问题。对症状发展时间和继发性健康状况发病率的了解不足，导致我们无法满足脊髓灰质炎后综合征患者的康复需求[105]。

多发性肌炎/皮肌炎

多发性肌炎（PM）和皮肌炎（DM）是两种炎症性肌病，其临床特征、组织病理学、治疗反应和预后各不相同。尽管他们的临床表现有所不同，但它们均表现出对称的近端肌无力。

DM 的诊断标准包括至少一种皮肤症状，如眼睑紫红斑（向阳性皮疹）伴眶周水肿，掌指关节和指间关节的紫红色丘疹（Gottron 征），或四肢关节伸肌侧轻度红色至紫红色斑（图 58-5）。钙化在患 DM 的儿童和青少年中更为常见[106]。DM 与特定恶性肿瘤密切相关，包括卵巢癌、肺癌、胰腺癌、胃癌和结直肠

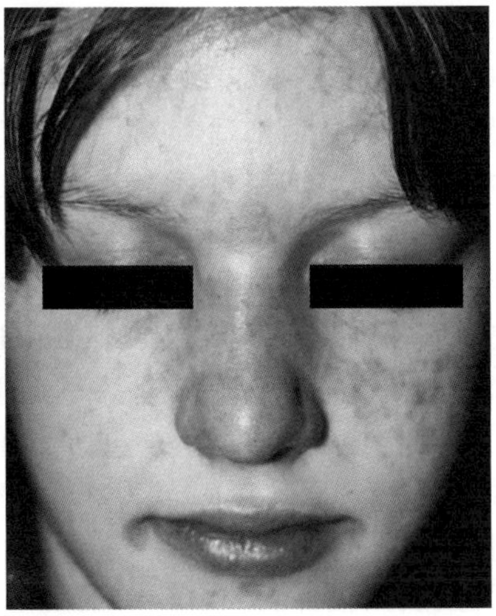

图 58-5　皮肌炎，眼眶周围紫红色斑是典型的阳性皮疹特征（图片供稿人：James Krell）

癌。约 15% 的成年 DM 患者，尤其是 40 岁以上的成年人，要么已患恶性肿瘤，要么将来发展成恶性肿瘤。青少年 DM 患者患白血病和淋巴瘤的风险增加了 16 倍[107]。

就病理生理而言，DM 是一种体液介导的微血管病，而 PM 是一种 T 细胞介导的病变（对单个非坏死肌纤维的细胞毒性攻击）。

PM/DM 的治疗主要取决于经验性使用皮质类固醇和免疫抑制剂。尽管使用皮质类固醇可改善 PM/DM 的总体预后，但 PM/DM 仍与严重肌肉无力和内脏受累发病率的增加有关。只有 20%～40% 接受治疗的患者可实现缓解 PM/DM，而 60%～80% 的患者将经历多周期或慢性持续病程[108]。高达 80% 接受治疗的 PM/DM 患者仍处于残疾状态[109]。由于癌症、呼吸系统疾病、心脏病的并发症及感染的死亡率增加，PM/DM 患者的总死亡率比普通人群高 3 倍。如果 PM/DM 患者年龄较大，并且累及肺和心脏系统、吞咽困难、癌症和血清肌炎特异性抗体（包括抗 Ro52 和抗 Jo1 抗体，抗信号识别颗粒抗体，抗 155/140 和抗 CADM-140 抗体共存），则预后较差[107]。物理医学和康复的作用是通过预防并发症（如关节挛缩和无力）来维持患者的功能，并在疼痛的治疗中发挥作用[110]。

脑卒中

新生儿脑卒中发生率约为每 4 000 例活产中有 1 例。每年每 10 万名儿童中有 1～2 名儿童发生动脉缺血性卒中。从出生到 18 岁，每年每 10 万名儿童中约有 11 名患脑卒中，2 岁以下儿童的发病率略有增加[111-112]。男孩和非裔美国儿童比其他群体的脑卒中风险更高。

高血压、心律失常和动脉粥样硬化是成人脑卒中的常见原因，但很少是儿童脑卒中的原因。儿童脑卒中的常见危险因素包括先天性心脏病、镰刀型红细胞疾病、免疫系统紊乱、脑动脉病变、凝血酶原异常、头颈部创伤、母亲不孕史、母体羊水感染、妊娠期间胎膜早破以及母亲妊娠高血压综合征等[113]。

尽管可以在儿童和成人中识别常见的脑卒中警告信号，但不同年龄的儿童会出现一些特定的症状。新生儿和婴儿可能会出现癫痫发作、极度嗜睡和仅活动一只手臂的倾向；在儿童和青少年，则是严重的头痛和呕吐、嗜睡、头晕和失去平衡。尽管存在危险因素和出现局灶性迹象，儿童动脉缺血性卒中的诊断通常会出现相当长的延迟，这很可能与医务人员对卒中缺乏认识有关[114]。

神经影像学在评估疑似急性脑卒中患者中起着至关重要的作用，尤其是在开始治疗之前。非增强计算机断层扫描（CT）对于区分出血性和缺血性卒中十分重要，这种区别对于指导适当的治疗非常重要。如果存在脑实质出血，则急性期的影像学评估可能包括颅内动脉的 CT 血管造影，以评估潜在的脑血管畸形或动脉瘤。有时会需要增强和非增强 MRI，以评估潜在的出血病因。对于缺血性卒中患者，MRI 或磁共振血管造影（MRA）是首选成像方式，还应进行超声心动图检查以评估心源性疾病。MR 扩散加权成像（DWI）可以更明确地估计缺血程度[115]。

目前儿童脑卒中的治疗方法包括支持疗法（维持正常体温、适当水化、正常血糖水平）、控制高血压、通过脑电图（EEG）和抗惊厥药物检测并治疗癫痫、管理颅内压以及为镰刀型红细胞疾病患儿输血。预防血栓形成或增长的药物抗血栓治疗可用于儿童，但一般不用于婴儿。组织纤维蛋白溶酶原激活剂（tPA）是治疗成人缺血性卒中最佳方法之一。tPA 的使用存在争议，目前仅限于针对 18 岁以下儿童的临床试验，因此有必要对该治疗的安全性和有效性进行进一步的研究。与出血性脑卒中（较少见的缺血性脑卒中）相关的手术目的是减轻脑部压力。

脑白质营养不良

脑白质营养不良是一种脑白质（髓鞘缺乏或减少）的遗传代谢性疾病。一些脑白质营养不良直接影响髓鞘和髓鞘生成细胞。基因控制了与髓鞘形成有关的一种化学物质,所以每一种脑白质营养不良症都是基因缺陷引起的。

特异性脑白质营养不良包括异染性脑白质营养不良、克拉伯病、肾上腺脑白质营养不良、佩利措伊斯-梅茨巴赫病、海绵状脑白质不良、伴有中枢神经系统低髓鞘化的儿童共济失调、白质消融性白质脑病、亚历山大病,雷弗素姆病和脑腱黄瘤病。脑白质营养不良疾病最常见的症状是婴儿或儿童的功能退化,这些婴儿或儿童发病前发育正常。最突出的症状是躯体张力、动作、步态、语言、进食能力、视力、听力和行为的逐渐丧失。认知能力和身体发育往往会下降。脑白质营养的症状因类型而异,在疾病的早期阶段难以识别。预后也根据不同类型而不同,大多数治疗是对症治疗和支持性治疗。支持疗法包括药物治疗,物理、作业和言语治疗,营养、教育和娱乐干预。骨髓移植有望成为脑白质营养不良某些类型的成功治疗选择[116]。

遗传性共济失调

遗传性共济失调是一种异质性疾病,主要表现为进行性共济失调合并或伴有周围神经病、锥体外系症状、锥体束症状、癫痫发作和多系统受累。其特点是缓慢进展的步态不协调,手、语言和眼球运动协调性差。小脑萎缩也常发生。遗传性共济失调按遗传模式分类:常染色体显性遗传、常染色体隐性遗传、X 连锁遗传或线粒体遗传模式遗传。目前对遗传性共济失调尚无特效治疗方法,但推荐使用辅助设备和支持疗法等康复疗法来支持和维持功能[117]。

精神发育迟缓/智力障碍

智力障碍(ID)曾称精神发育迟缓,18 岁前可确诊,其特点是智力或精神能力低于平均水平,且缺乏日常生活所需的技能。人们普遍认为,ID 影响约 1% 的人口,其中 85% 患有轻度智力障碍。多达 2/3 的 ID 儿童病因不明。ID 患儿局限性体现在两个方面:①智力功能,也称智商(IQ),指的是一个人学习、推理、决策和解决问题的能力;②适应能力,包括日常生活必需技能的适应性行为,如能够有效沟通、与他人互动和照顾自己的能力。

根据 ID 的严重程度,症状可能在婴儿期出现,也可能直到孩子到了上学年龄才显现出来。ID 的常见症状是粗大运动功能发育迟缓、言语障碍和暴躁易怒等行为问题。

ID 诊断的 3 个要素:与父母的交流,对孩子的观察以及对智力和适应行为的测试。一般人的平均智商为 100。儿童智商低于 70~75 则考虑可能存在智力障碍。只有在智商和适应行为上都有缺陷,才会考虑为智力障碍。如果只有一个方面缺陷,则不考虑。

一旦确诊,需要与专业团队和父母一起制订个性化的家庭服务计划(IFSP)。IFSP 概述儿童的具体需要和有助于儿童成长的服务。早期干预计划(EIP)适用于出生至 3 岁的儿童,包括言语治疗、作业治疗、物理治疗、家庭咨询以及特殊辅具和营养服务的培训。

根据《残疾人教育法》(IDEA)的规定,学龄期智力障碍(包括学龄前儿童)有资格通过公立学校系统免费接受特殊教育。这包括家长和教育工作者共同努力,制订个性化教育计划(IEP),概述儿童的需求以及学校为满足这些需求和实现共同学业目标提供的服务。特殊的教育计划,对学习环境进行调整、适应和修改,使智力障碍儿童在课堂上取得成功[118-120]。

关节挛缩

关节挛缩或者多发性关节挛缩(AMC)定义为由出生前发生且出生时明显的非进行性多关节挛缩。多发性关节挛缩发病率从每 3 000~5 000 名活产婴儿中约有 1 名[121]。

关节挛缩的主要原因是胎儿运动障碍,由神经源性、肌源性或结缔组织异常或子宫内运动的机械限制引起的胎儿畸形所致。胎儿运动障碍也可能是由母体疾病引起的,如感染、药物、创伤和其他母体疾病。关节挛缩的原因多种多样,尚未完全了解,但推测是多因素的。大多数情况下不是遗传疾病,但是约 30% 的病例可以确定遗传病因[122]。

本病有 3 个亚型:①主要累及肢体挛缩;②伴有其他系统异常的肢体挛缩;③伴有中枢神经系统异常的肢体挛缩。肌发育不良(最常见的关节挛缩形式)是一种中枢神经系统功能正常的散发性多发性的挛缩综合征。典型表现为下肢和/或上肢的多关节对称受累,且肌肉组织经常被脂肪和纤维组织所取代。其发病率为每 1 万例活产中有 1 例,约占所有先天性挛缩的 30%。通过适当的综合康复和手术治疗,可以使 85% 的患者在 5 岁时达到行走功能[123]。

儿童关节挛缩的综合治疗需要在出生后尽快开始,以优化生活质量。首先,必须进行康复,包括物理治疗、控制挛缩以及将来的社会和职业康复；其次，为了维持或矫正关节活动度和防止复发性畸形，需要个体化矫形治疗；最后，可以考虑使用广泛的外科技术来纠正肌肉骨骼畸形，通常用于先天性挛缩患者。照料人员应接受有关康复方案的宣教，并应与患儿一起参与进行日常锻炼[123-124]。

（顾琴 译，朱登纳 张梦清 徐开寿 校）

参考文献

1. Crowe LM, Catroppa C, Babl FE, Rosenfeld JV, Anderson V. Timing of traumatic brain injury in childhood and intellectual outcome. *J Pediatr Psychol*. 2012;37(7):745–754. doi:10.1093/jpepsy/jss070.
2. Rosenbaum P, Paneth N, Leviton A, et al. A report: the definition and classification of cerebral palsy April 2006. *Dev Med Child Neurol*. 2007;49(suppl 109):8–14. doi:10.1111/j.1469-8749.2007.tb12610.x.
3. Rosenbaum P, Stewart D. The World Health Organization International Classification of Functioning, Disability, and Health: a model to guide clinical thinking, practice and research in the field of cerebral palsy. *Semin Pediatr Neurol*. 2004;11(1):5–10. doi:10.1016/j.spen.2004.01.002.
4. Manuscript A. *NIH Public Access* 2010;60(1):214–225. doi:10.1016/j.brainresrev.2008.12.009.Descending.
5. Palisano RJ, Rosenbaum P, Bartlett D, Livingston MH. Content validity of the expanded and revised Gross Motor Function Classification System. *Dev Med Child Neurol*. 2008;50(10):744–750. doi:10.1111/j.1469-8749.2008.03089.x.
6. Data and Statistics for Cerebral Palsy. Available at https://www.cdc.gov/ncbddd/cp/data.html#references.
7. Sewell MD, Eastwood DM, Wimalasundera N. Managing common symptoms of cerebral palsy in children. *BMJ*. 2014;349:g5474. doi:10.1136/bmj.g5474.
8. Prasad R, Verma N, Srivastava A, Das BK, Mishra OP. Magnetic resonance imaging, risk factors and co-morbidities in children with cerebral palsy. *J Neurol*. 2011;258(3):471–478. doi:10.1007/s00415-010-5782-2.
9. Mcintyre S, Morgan C, Campbell L, et al. A systematic review of interventions for children with cerebral palsy: state of the evidence study design. *Dev Med Child Neurol*. 2013;55(10):895–910. doi:10.1111/dmcn.12246.
10. Wu YW, Day SM, Strauss DJ, Shavelle RM. Prognosis for ambulation in cerebral palsy: a population-based study. *Pediatrics*.2004;114(5):1264–1271.doi:10.1542/peds.2004-0114.
11. Molnar GE, Gordon SU. Cerebral palsy: predictive value of selected clinical signs for early prognostication of motor function. *Arch Phys Med Rehabil*. 1976;57(4):153–158.
12. Dickinson HO, Parkinson KN, Ravens-Sieberer U, et al. Self-reported quality of life of 8–12-year-old children with cerebral palsy: a cross-sectional European study. *Lancet*. 2007;369(9580):2171–2178. doi:10.1016/S0140-6736(07)61013-7.
13. Spina bifida: Data and Statistics. Centers for Disease Control and Prevention. Available at http://www.cdc.gov/ncbddd/spinabifida/data.html. Accessed May 22, 2016.
14. Sav A. Pathological anatomy of spina bifida. In: Özek MM, Cinalli G, Maixner W, eds. *Spina Bifida: Management and Outcome*. New York, NY: Springer; 2008:43–57.
15. Mitchell LE, Adzick NS, Melchionne J, et al. Spina bifida. *Lancet*. 2004;364(9448):1885–1895.
16. Adzick NS, Thom EA, Spong CY, et al. A randomized trial of prenatal versus postnatal repair of myelomeningocele. *N Engl J Med*. 2011;364(11):993–1004.
17. Vitale MG, Goss JM, Matsumoto H, Roye DP Jr. Epidemiology of pediatric spinal cord injury in the United States: years 1997 and 2000. *J Pediatr Orthop*. 2006;26(6):745–749.
18. Schottler J, Vogel LC, Sturm P. Spinal cord injuries in young children: a review of children injured at 5 years of age and younger. *Dev Med Child Neurol*. 2012;54(12):1138–1143.
19. Powell A, Davidson L. Pediatric spinal cord injury: a review by organ system. *Phys Med Rehabil Clin North Am*. 2015;26(1):109–132.
20. Vogel LC, Betz RR, Mulcahey MJ. Spinal cord injuries in children and adolescents. *Handb Clin Neurol*. 2012;109:131–148.
21. Vogel LC, Hickey KJ, Klaas SJ, Anderson CJ. Unique issues in pediatric spinal cord injury. *Orthop Nurs*. 2004;23(5):300–308.
22. Carroll T, Smith CD, Liu X, et al. Spinal cord injuries without radiologic abnormality in children: a systematic review. *Spinal Cord*. 2015;53(12):842–848.
23. Huisman TA, Wagner MW, Bosemani T, Tekes A, Poretti A. Pediatric spinal trauma. *J Neuroimaging*. 2015;25(3):337–353.
24. Achildi O, Betz RR, Grewal H. Lapbelt injuries and the seatbelt syndrome in pediatric spinal cord injury. *J Spinal Cord Med*. 2007;30(suppl 1):S21–S24.
25. Vogel LC, Lubicky JP. Lower extremity compartment syndrome in an adolescent with a spinal cord injury. *J Spinal Cord Med*. 2001;24(4):278–283.
26. Linsenmeyer T. Acute management of autonomic dysreflexia: adults with spinal cord injury presenting to health-care facilities. *J Spinal Cord Med*. 1997;20(3):284–309.
27. Garland DE. A clinical perspective on common forms of acquired heterotopic ossification. *Clin Orthop Relat Res*. 1991;263:13–29.
28. Fisher AA. Association of latex and food allergy. *Cutis*. 1993;52(2):70–71.
29. Betz RR. Orthopaedic problems in the child with spinal cord injury. *Top Spinal Cord Inj Rehabil*. 1997;3(2):9–19.
30. Cassidy JD, Carroll LJ, Peloso PM, et al. Incidence, risk factors and prevention of mild traumatic brain injury: results of the WHO Collaborating Centre Task Force on Mild Traumatic Brain Injury. *J Rehabil Med*. 2004;43(suppl):28–60.
31. Available at http://www.medicalclinicsofnyc.com/traumatic-brain-injury/.
32. Iverson GL, Woodward TS, Iverson AM. Regression-predicted age norms for the Children's Orientation and Amnesia test. *Arch Clin Neuropsychol*. 2002;17(2):131–142.
33. Mtaweh H, Bell MJ. Management of pediatric traumatic brain injury. *Curr Treat Options Neurol*. 2015;17(5):348. doi:10.1007/s11940-015-0348-3.
34. Department of Defense and Department of Veterans Affairs. Traumatic Brain Injury Task Force. Available at http://www.cdc.gov/nchs/data/icd9/Sep08TBI.pdf.
35. Ewing-Cobbs L, Levin HS, Fletcher JM, Miner ME, Eisenberg HM. The Children's Orientation And Amnesia test: relationship to severity of acute head injury and to recovery of memory. *Neurosurgery*. 1990;27(5):683–691.
36. McAbee GN. Pediatric concussion, cognitive rest and position statements, practice parameters, and clinical practice guidelines. *J Child Neurol*. 2014;30(10):2014–2016. doi:10.1177/0883073814551794.
37. Kirkwood MW, Yeates KO, Wilson PE. Pediatric sport-related concussion: a review of the clinical management

of an oft-neglected population. *Pediatrics*. 2006;117:1366.
38. Reifschneider K, Auble BA, Rose SR. Update of endocrine dysfunction following pediatric traumatic brain injury. *J Clin Med*. 2015;4(8):1536–1560. doi:10.3390/jcm4081536.
39. MacDonald TJ. Pediatric Ependymoma: Epidemiology. *Medscape*. Available at http://emedicine.medscape.com/article/986333-overview - a6. Accessed May 22, 2016.
40. Pfitzer C, Chen CM, Wessel T, et al. Dynamics of fertility impairment in childhood brain tumour survivors. *J Cancer Res Clin Oncol*. 2014;140(10):1759–1767.
41. Ashford JM, Netson KL, Clark KN, et al. Adaptive functioning of childhood brain tumor survivors following conformal radiation therapy. *J Neurooncol*. 2014;118(1):193–199.
42. Laprie A, Hu Y, Alapetite C, et al. Paediatric brain tumours: a review of radiotherapy, state of the art and challenges for the future regarding protontherapy and carbontherapy. *Cancer Radiother*. 2015;19(8):775–789.
43. Perlman JM. Brain injury in the term infant. *Semin Perinatol*. 2004;28(6):415–424.
44. American Academy of Pediatrics, Committee on Fetus and Newborn. Use of inhaled nitric oxide. *Pediatrics*. 2000;106(2 Pt 1):344–345.
45. American College of Obstetricians and Gynecologists. Fetal and neonatal neurologic injury (ACOG Technical Bulletin Number 163). *Int J Gynaecol Obstet*. 1992;41(1):97–101.
46. Wachtel EV, Hendricks-Muñoz KD. Current management of the infant who presents with neonatal encephalopathy. *Curr Probl Pediatr Adolesc Health Care*. 2011;41(5):132–153.
47. Bryce J, Boschi-Pinto C, Shibuya K, Black RE. WHO estimates of the causes of death in children. *Lancet*. 2005;365(9465):1147–1152.
48. Paul AR, Adamo MA. Non-accidental trauma in pediatric patients: a review of epidemiology, pathophysiology, diagnosis and treatment. *Transl Pediatr*. 2014;3(3):195–207.
49. Mian M, Shah J, Dalpiaz A, et al. Shaken baby syndrome: a review. *Fetal Pediatr Pathol*. 2015;34(3):169–175.
50. Nelis E, Van Broeckhoven C, De Jonghe P, et al. Estimation of the mutation frequencies in Charcot-Marie-Tooth disease type 1 and hereditary neuropathy with liability to pressure palsies: a European collaborative study. *Eur J Hum Genet*. 1996;4(1):25–33.
51. Dyck PJ. Inherited neuronal degeneration and atrophy affecting peripheral motor, sensory and autonomic neurons. In: Dyck PJ, Thomas PK, Lambert EH, eds. *Peripheral Neuropathy*. Philadelphia, PA: Saunders; 1975: 825–867.
52. Hoyle JC, Isfort MC, Roggenbuck J, Arnold WD. The genetics of Charcot-Marie-Tooth disease: current trends and future implications for diagnosis and management. *Appl Clin Genet*. 2015;8:235–243.
53. Jani-Acsadi A, Ounpuu S, Pierz K, Acsadi G. Pediatric Charcot-Marie-Tooth disease. *Pediatr Clin North Am*. 2015;62(3):767–786.
54. Foad SL, Mehlman CT, Ying J. The epidemiology of neonatal brachial plexus palsy in the United States. *J Bone Joint Surg Am*. 2008;90(6):1258–1264.
55. Abid A. Brachial plexus birth palsy: management during the first year of life. *Orthop Traumatol Surg Res*. 2016;102(suppl 1):S125–S132.
56. Heise CO, Siqueira MG, Martins RS, Gherpelli JL. Clinical-electromyography correlation in infants with obstetric brachial plexopathy. *J Hand Surg Am*. 2007;32(7):999–1004.
57. Yang LJ. Neonatal brachial plexus palsy: management and prognostic factors. *Semin Perinatol*. 2014;38(4):222–234.
58. Wong VC, Ng TH, Yeung CY. Electrophysiologic study in acute lead poisoning. *Pediatr Neurol*. 1991;7(2):133–136.
59. Mochizuki H, Yagi K, Tsuruta K, et al. Prolonged central sensory conduction time in patients with chronic arsenic exposure. *J Neurol Sci*. 2016;361:39–42.
60. Diezi M, Buclin T, Kuntzer T. Toxic and drug-induced peripheral neuropathies: updates on causes, mechanisms and management. *Curr Opin Neurol*. 2013;26(5):481–488.
61. Sarnat HB. Toxic Neuropathies. In: Kliegman RM, Stanton BF, St. Geme J, Schor NF, Behrman RE, eds. *Nelson Textbook of Pediatrics*. 20th ed. New York, NY: Elsevier; 2015: 3006.
62. Jones HR Jr, Gianturco LE, Gross PT, Buchhalter J. Sciatic neuropathies in childhood: a report of ten cases and review of the literature. *J Child Neurol*. 1988;3(3):193–199.
63. Felice KJ, Jones HR Jr. Pediatric ulnar mononeuropathy: report of 21 electromyography-documented cases and review of the literature. *J Child Neurol*. 1996;11(2):116–120.
64. Thiyam R, Lalchandani R. Tardy ulnar nerve palsy after fracture non-union medial epicondyle of humerus: an unusual case. *J Clin Orthop Trauma*. 2015;6(2):137–139.
65. Yuen A, Dowling G, Johnstone B, Kornberg A, Coombs C. Carpal tunnel syndrome in children with mucopolysaccaridoses. *J Child Neurol*. 2007;22(3):260–263.
66. Srinivasan J, Ryan MM, Escolar DM, Darras B, Jones HR Jr. Pediatric sciatic neuropathies: a 30-year prospective study. *Neurology*. 2011;76(11):976–980.
67. Seneviratne U. Guillain-Barré syndrome. *Postgrad Med J*. 2000;76(902):774–782.
68. Willison HJ, Jacobs BC, van Doorn PA. Guillain-Barré syndrome. *Lancet*. 2016;388(10045):717–727.
69. Andary MT, Oleszek JL, Maurelus K, White-McCrimmon RY. Guillain-Barré syndrome. *Medscape*. Available at http://emedicine.medscape.com/article/315632-overview. Accessed July 4 2016.
70. Yuki N, Kokubun N, Kuwabara S, et al. Guillain-Barré syndrome associated with normal or exaggerated tendon reflexes. *J Neurol*. 2012;259(6):1181–1190.
71. Wong AH, Umapathi T, Nishimoto Y, et al. Cytoalbuminologic dissociation in Asian patients with Guillain-Barré and Miller-Fisher syndromes. *J Peripher Nerv Syst*. 2015;20(1):47–51.
72. Fokke C, van den Berg B, Drenthen J, et al. Diagnosis of Guillain-Barré syndrome and validation of Brighton criteria. *Brain*. 2014;137(1):33–43.
73. Petzold A, Brettschneider J, Jin K, et al. CSF protein biomarkers for proximal axonal damage improve prognostic accuracy in the acute phase of Guillain-Barré syndrome. *Muscle Nerve*. 2009;40(1):42–49.
74. Narayanaswami P, Carter G, David W, Weiss M, Amato AA. Evidence-based guideline summary: diagnosis and treatment of limb-girdle and distal dystrophies. Report of the Guideline Development Subcommittee of the American Academy of Neurology and the Practice Issues Review Panel of the American Association of Neuromuscular and Electrodiagnostic Medicine. *Neurology*. 2015;84(16):1720–1721.
75. Emery AE. Population frequencies of inherited neuromuscular diseases: a world survey. *Neuromuscul Disord*. 1991;1(1):19–29.
76. Mah JK, Korngut L, Fiest KM, et al. A systematic review and meta-analysis on the epidemiology of Duchenne and Becker muscular dystrophy. *Neuromuscul Disord*. 2014;24(6):482–491.
77. Matthews E, Brassington R, Kuntzer T, Jichi F, Manzur AY. Corticosteroids for the treatment of Duchenne muscular

dystrophy. *Cochrane Database Syst Rev*. 2016;(5):CD003725.
78. Huard J, Mu X, Lu A. Evolving paradigms in clinical pharmacology and therapeutics for the treatment of Duchenne muscular dystrophy. *Clin Pharmacol Ther*. 2016;100(2):142–146.
79. Mah JK, Korngut L, Fiest KM, et al. A systematic review and meta-analysis on the epidemiology of the muscular dystrophies. *Can J Neurol Sci*. 2016;43(1):163–177.
80. Mercuri E, Muntoni F. Muscular dystrophies. *Lancet*. 2013;381(9869):845–860.
81. Narayanaswami P, Weiss M, Selcen D, et al. Evidence-based guideline summary: diagnosis and treatment of limb-girdle and distal dystrophies. Report of the Guideline Development Subcommittee of the American Academy of Neurology and the Practice Issues Review Panel of the American Association of Neuromuscular and Electrodiagnostic Medicine. *Neurology*. 2014;83(16):1453–1463.
82. Padberg GW, Lunt PW, Koch M, Fardeau M. Diagnostic criteria for facioscapulohumeral muscular dystrophy. *Neuromuscul Disord*. 1991;1(4):231–234.
83. Lemmers RJ, Tawil R, Petek LM, et al. Digenic inheritance of an *SMCHD1* mutation and an FSHD-permissive *D4Z4* allele causes facioscapulohumeral muscular dystrophy type 2. *Nat Genet*. 2012;44(12):1370–1374.
84. Wang LH, Tawil R. Facioscapulohumeral Dystrophy. *Curr Neurol Neurosci Rep*. 2016;16(7):66.
85. Jardine PE, Koch MC, Lunt PW, et al. De novo facioscapulohumeral muscular dystrophy defined by DNA probe p13E-11 (D4F104S1). *Arch Dis Child*. 1994;71(3):221–227.
86. Hahn C, Salajegheh MK. Myotonic disorders: a review article. *Iran J Neurol*. 2016;15(1):46–53.
87. Bönnemann CG, Wang CH, Quijano-Roy S, et al. Diagnostic approach to the congenital muscular dystrophies. *Neuromuscul Disord*. 2014;24(4):289–311.
88. Bonne G, Leturcq F, Ben Yaou R. Emery-Dreifuss muscular dystrophy. In: Pagon RA, Adam MP, Ardinger HH, et al., eds. *GeneReviews*. Seattle, WA: University of Washington, 1993–2016; GeneReviews (Internet); September 29, 2004 (updated November 25, 2015). Available at http://www.ncbi.nlm.nih.gov/books/NBK1436/. Accessed September 6, 2016.
89. North KN, Wang CH, Clarke N, et al. Approach to the diagnosis of congenital myopathies. *Neuromuscul Disord*. 2014;24(2):97–116.
90. Jungbluth H, Ochala J, Treves S, Gautel M. Current and future therapeutic approaches to the congenital myopathies. *Semin Cell Dev Biol*. 2017;64:191–200.
91. Wang CH, Dowling JJ, North K, et al. Consensus statement on standard of care for congenital myopathies. *J Child Neurol*. 2012;27(3):363–382.
92. Sugarman EA, Nagan N, Zhu H, et al. Pan-ethnic carrier screening and prenatal diagnosis for spinal muscular atrophy: clinical laboratory analysis of >72,400 specimens. *Eur J Hum Genet*. 2012;20(1):27–32.
93. Kolb SJ, Kissel JT. Spinal muscular atrophy. *Neurol Clin*. 2015;33(4):831–846.
94. Munsat TL, Davies KE. International SMA consortium meeting (26–28 June 1992, Bonn, Germany). *Neuromuscul Disord*. 1992;2(5–6):423–428.
95. Russman BS. Spinal muscular atrophy: clinical classification and disease heterogeneity. *J Child Neurol*. 2007;22(8):946–951.
96. Zerres K, Davies KE. 59th ENMC International Workshop. Spinal muscular atrophies: recent progress and revised diagnostic criteria, 17–19 April 1998, Soestduinen, The Netherlands. *Neuromuscul Disord*. 1999;9(4):272–278.
97. Wang CH, Finkel RS, Bertini ES, et al. Consensus statement for standard of care in spinal muscular atrophy. *J Child Neurol*. 2007;22(8):1027–1049.
98. Oskoui M, Levy G, Garland CJ, et al. The changing natural history of spinal muscular atrophy type 1. *Neurology*. 2007;69(20):1931–1936.
99. Finkel RS, Weiner DJ, Mayer OH, McDonough JM, Panitch HB. Respiratory muscle function in infants with spinal muscular atrophy type I. *Pediatr Pulmonol*. 2014;49(12):1234–1242.
100. Roper H, Quinlivan R. Implementation of "the consensus statement for the standard of care in spinal muscular atrophy" when applied to infants with severe type 1 SMA in the UK. *Arch Dis Child*. 2010;95(10):845–849.
101. Nickol AH, Hart N, Hopkinson NS, et al. Mechanisms of improvement of respiratory failure in patients with restrictive thoracic disease treated with non-invasive ventilation. *Thorax*. 2005;60(9):754–760.
102. Gilgoff IS, Kahlstrom E, MacLaughlin E, Keens TG. Long-term ventilatory support in spinal muscular atrophy. *J Pediatr*. 1989;115(6):904–909.
103. Estrada B. Pediatric Poliomyelitis: Epidemiology. *Medscape*. Available at http://emedicine.medscape.com/article/967950-overview - a6. Accessed July 4 2016.
104. Centers for Disease Control and Prevention (CDC). Poliovirus infections in four unvaccinated children—Minnesota, August–October 2005. *MMWR Morb Mortal Wkly Rep*. 2005;54(41):1053.
105. McNalley TE, Yorkston KM, Jensen MP, et al. Review of secondary health conditions in postpolio syndrome: prevalence and effects of aging. *Am J Phys Med Rehabil*. 2015;94(2):139–145.
106. Findlay AR, Goyal NA, Mozaffar T. An overview of polymyositis and dermatomyositis. *Muscle Nerve*. 2015;51(5):638–656.
107. Marie I. Morbidity and mortality in adult polymyositis and dermatomyositis. *Curr Rheumatol Rep*. 2012;14(3):275–285.
108. Bronner IM, van der Meulen MF, de Visser M, et al. Long-term outcome in polymyositis and dermatomyositis. *Ann Rheum Dis*. 2006;65(11):1456–1461.
109. Ponyi A, Borgulya G, Constantin T, et al. Functional outcome and quality of life in adult patients with idiopathic inflammatory myositis. *Rheumatology (Oxford)*. 2005;44(1):83–88.
110. Alexanderson H. Physical exercise as a treatment for adult and juvenile myositis. *J Intern Med*. 2016;280(1):75–96.
111. National Stroke Association. Pediatric Stroke. Available at http://www.stroke.org/understand-stroke/impact-stroke/pediatric-stroke. Accessed May 22, 2016.
112. Amlie-Lefond C, deVeber G, Chan AK, et al. Use of alteplase in childhood arterial ischaemic stroke: a multicentre, observational, cohort study. *Lancet Neurol*. 2009;8(6):530–536.
113. Bernard TJ, Goldenberg NA, Armstrong-Wells J, Amlie-Lefond C, Fullerton HJ. Treatment of childhood arterial ischemic stroke. *Ann Neurol*. 2008;63(6):679–696.
114. Srinivasan J, Miller SP, Phan TG, Mackay MT. Delayed recognition of initial stroke in children: need for increased awareness. *Pediatrics*. 2009;124(2):e227–e234.
115. Wintermark M, Sanelli PC, Albers GW, et al. Imaging rec-

ommendations for acute stroke and transient ischemic attack patients: a joint statement by the American Society of Neuroradiology, the American College of Radiology, and the Society of NeuroInterventional Surgery. *J Am Coll Radiol*. 2013;10(11):828–832.
116. National Institute of Neurological Disorders and Strokc (NINDS). NINDS Leukodystrophy Information Page. Available at http://www.ninds.nih.gov/disorders/leukodystrophy/leukodystrophy.htm. Accessed September 7, 2016.
117. Jayadev S, Bird TD. Hereditary ataxias: overview. *Genet Med*. 2013;15(9):673–683.
118. Intellectual Disability. WebMD. Available at http://www.webmd.com/parenting/baby/intellectual-disability-mental-retardation. Accessed July 20, 2016.
119. Centers for Disease Control and Prevention (CDC). Facts about Intellectual Disability. Available at http://www.cdc.gov/ncbddd/actearly/pdf/parents_pdfs/IntellectualDisability.pdf. Accessed July 20 2016.
120. Kaneshiro NK. Intellectual disability. *Med Encyclopedia*. 2015. Available at https://www.nlm.nih.gov/medlineplus/ency/article/001523.htm. Accessed July 20, 2016.
121. Kowalczyk B, Feluś J. Arthrogryposis: an update on clinical aspects, etiology, and treatment strategies. *Arch Med Sci*. 2016;12(1):10–24.
122. Alves PV, Zhao L, Patel PK, Bolognese AM. Arthrogryposis: diagnosis and therapeutic planning for patients seeking orthodontic treatment or orthognathic surgery. *J Craniofac Surg*. 2007;18(4):838–843.
123. Hall JG. Arthrogryposis multiplex congenita: etiology, genetics, classification, diagnostic approach and general aspects. *J Pediatr Orthop B*. 1997;6(3):159–166.
124. Fassier A, Wicart P, Dubosset J, Seringe R. Arthrogryposis multiplex congenita. Long term follow up study from birth until skeletal maturity. *J Child Orthop*. 2009;3(5):383–390.

第 59 章　儿童肢体缺失问题

Ana-Marie Rojas and Deborah Gaebler-Spira

引言

儿童肢体缺失涉及胚胎学、生理学和情感发展。儿童肢体缺失分为先天性与获得性肢体缺失两大类。先天性肢体缺失常伴随着其他非肌肉骨骼的异常，这些先天缺失取决于基因或胚胎发育期间的异常。获得性肢体缺失指出生后的肢体缺失。获得性肢体缺失可继发于癌症、感染或创伤。与成年人的残肢为静态性质不同，儿童的残肢具有生长发育能力，进而可能引起并发症[1]（图 59-1）。

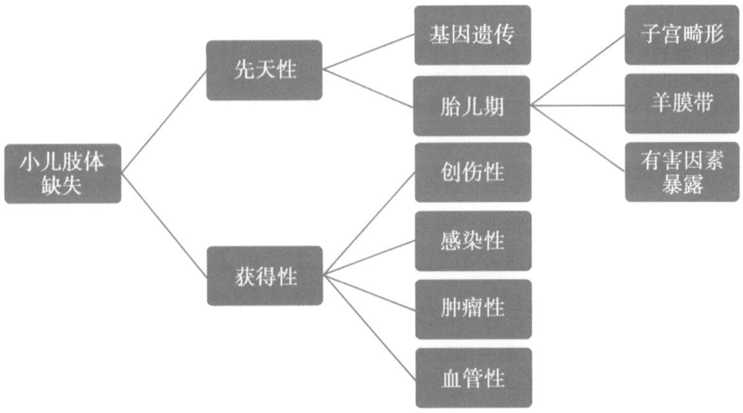

图 59-1　儿童肢体缺失分类法

儿童肢体缺失的治疗需要多学科合作。本章集中介绍儿童先天性和获得性肢体缺失相关的医学、功能和康复问题。

术语

人们力求使用描述性方法划分肢体缺失的分类与命名问题，该方法重点关注解剖与表型结果，而不管病因学如何。希腊和拉丁文常被用来命名先天性肢体缺失，形成了像“半肢畸形”“残肢”“短肢”等命名术语，这些注定给人不精确和容易混淆的感觉。20 世纪 60 年代以来，肢体缺失的命名问题经过多种努力[2-7]，最后达成了共识，在国际假肢与矫形器协会（ISPO）组织下成立国际命名小组[6,8]。ISPO 分类法制订了合乎逻辑和精确的先天性肢体缺失的命名方法（图 59-2）。该方法将所有畸形划分为横向与纵向。横向缺失没有远端残留部分，相反，纵向缺失有远端残留部分。横向缺失以骨骼缺失部分来命名。纵向缺失以受累骨骼命名、从最长的长骨近端开始（需要完善）。没有被命名的骨骼被认为是正常存在的，受累骨骼分为全部和部分缺如。横向缺失约占 1/3，而纵向缺失则是部分或完全骨缺失。然后，识别受累指（趾）。指（趾）数目从肢体的桡侧或胫侧开始计数。“列”指掌骨及其远端相应的指骨或跖骨及其远端相应的趾骨。

描述儿童获得性截肢的术语参照成人肢体缺失的常规术语（图 59-3）。

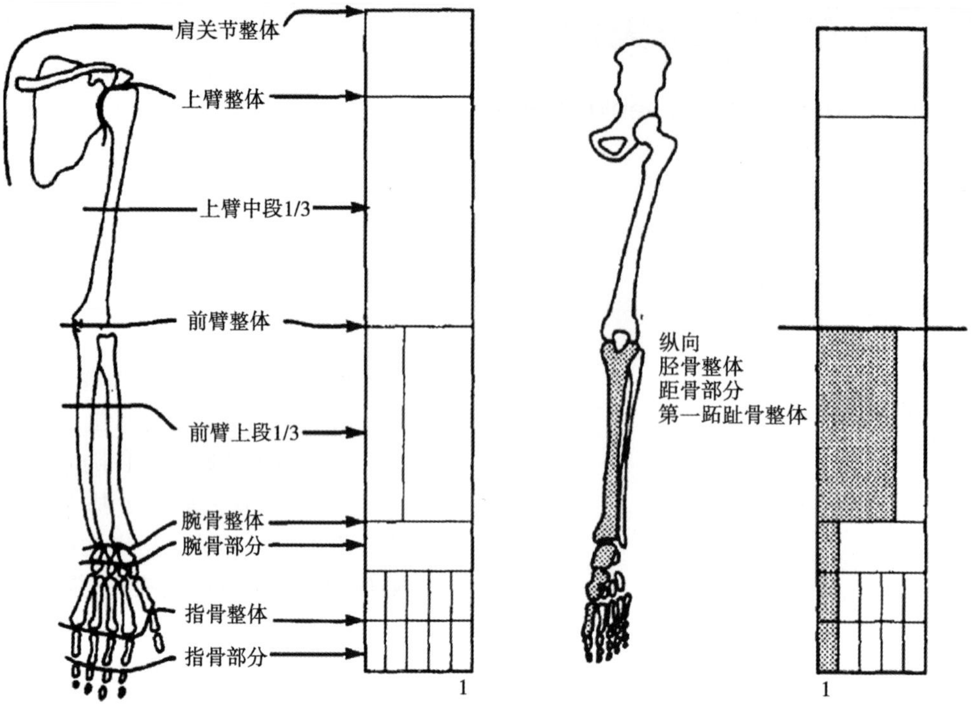

图 59-2 先天性肢体缺失的 ISPO 分类。(左)不同层次的横向缺失实例(右)纵向缺失的实例(经允许转载 Day,H. J. B. The ISO/ISPO classification of congenital limb deficiency. Prosthetics and Orthotics International 15(2),pp. 67-69. Copyright © 1991 by The International Society for Prosthetics and Orthotics. Reprinted by permission of SAGE Publications,Ltd)

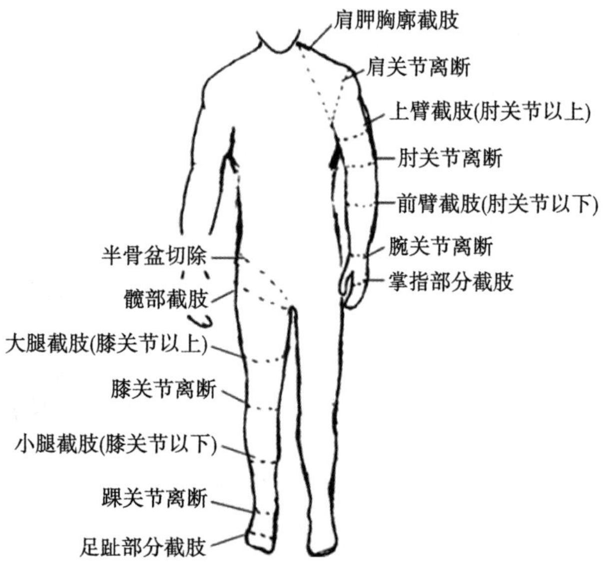

图 59-3 儿科获得性截肢分类(经允许摘自 Bryant PR, Pandian G. Acquired limb deficiencies:1. Acquired limb deficiencies in children and young adults. Arch Phys Med Rehabil. 2001;82:S3-8.)

流行病学

先天性肢体缺失

出生缺陷占全部活胎的 3%,各种类型出生缺失的 6% 为肢体缺失,占全部儿童截肢的 60%。根据某些国家注册系统,肢体缺失的发生率占出生人数的(3~12.8)/10 000[3,9]。上肢缺失∶下肢缺失为 2∶1,左侧肢体缺失∶右侧肢体缺失为1.2∶1[10,11]。纵向缺失比终末端横向缺失更常见[3]。虽然这些婴儿中有些同时存在上、下肢短小畸形,但是单侧缺失更为常见,是双侧缺失的 4 倍[10]。

产前诊断技术的提升能够早期诊断肢体缺失[12-15]。先天性肢体缺失和短小,可以在胎儿期通过超声在宫内完成诊断[16-19]。其他检测,如羊膜穿刺术、绒毛膜采样,有助于揭示肢体缺失伴随的综合征。这些研究信息为胎儿结构异常的孕妇和家庭提供了更好的产前诊断与教育咨询[18]。

获得性肢体缺失

创伤导致肢体缺失的概率是先天缺失的 2 倍。美国 0~17 岁人群中创伤性肢体缺失入院的概率为 1.32/10 万[20]。其中,大半的创伤发生在男性。手指和拇指截肢占创伤性截肢的绝大部分,呈双峰分布,为 0~2 岁和 13~17 岁。50% 以上的创伤性截肢为完全性截肢。由于割草机和/或其他工具引起的青少年截肢比例更高。门夹伤引起的截肢多发小年龄段,随着年龄增大发生率降低[21]。车祸占全部损伤的 16%，其中 77% 最终要截肢[22]。

其他创伤性截肢的原因：边远地区，涉及农场工作、割草机、高压线的事故为主要原因，其他原因可能包括枪伤、车祸、烧伤、电动工具、船舶事故；战争和冲突地区，爆炸伤和枪伤是肢体缺失最常见的原因；创伤性截肢也可能发生在自然灾害地区，且儿童与成人机会均等。获得性截肢的疾病原因包括血管性疾病、感染和罹患肿瘤后的切除。

骨肉瘤是 10~20 岁儿童和青少年中最常见的恶性骨肿瘤。10 岁以内儿童最常见的原发恶性骨肿瘤是尤因肉瘤[23]。骨肉瘤最常发生于四肢长骨干骺端生长板附近。最常见的部位是股骨远端、胫骨近端和肱骨近端[23]。手术目的是获得适合矫形器佩戴且无肿瘤存在的肢体。肿瘤截肢前后，常需要化疗和放疗。周围神经病等并发症可导致疼痛，干扰矫形器的适配。基本上，肿瘤相关截肢都是手术切除的结果。感染和血管并发症相关的截肢在儿童并不多见。感染性血栓可导致肢体或指（趾）的自发截肢。众所周知，脑膜炎球菌感染常累及四肢。脑膜炎球菌血症每年累及 3 000 人，小于 2 岁儿童高发[24]。由于免疫系统发育不成熟[24]，小于 5 岁儿童在脑膜炎球菌患者中占 2/3。由于生长板受累，导致成角畸形，需要骺板阻滞术[25]。皮肤和肢体同时受累，需要多处手术植皮[24,26-28]。其他感染，例如肺炎球菌败血症，可产生暴发性紫癜，以急性快速进展性皮肤出血性坏死和血栓形成为特征[29]。

与感染导致的肢体缺失相似，继发于血管事件的肢体缺失在儿童并不常见。抗磷脂综合征可导致血管并发症（与感染性原因相似）[30]。随着医学进步，复杂心肺缺失的婴儿得以存活，先天性心肺疾患儿童截肢发生率可能会增加。在成人，体外膜氧合器伴随着截肢风险增加[31-33]。这些并发症在儿童的发生率与治疗方案目前尚不明确。

病理生理学

肢体的发育是一个复杂的胚胎过程，开始于遗传组成，并持续到出生。中胚层的肢体形成发生在妊娠 26 天，并持续分化到妊娠 8 周。四肢各节段按近端至远端顺序发育，上肢发育早于下肢。

许多基因已被证明在胚芽的发育中起作用[34]。虽然这些基因中的只有小部分表达了遗传，但 80% 以上是可遗传的。肢体缺失与更多的系统性和非肌肉骨骼的异常相关。约 50% 的下肢肢体缺失有伴随的异常，如染色体不规则或其他综合征。其他的出生缺失也见于 60% 的上肢缺失患儿[35]。在肢体缺失患儿中，57.9% 有伴随的畸形[36]（表 59-1）。

表 59-1　肢体缺损相关畸形

畸形[36]
• 波伦综合征
• 缺指(趾)-外胚层发育异常-唇腭裂综合征
• 口-面-指综合征或 Papillon-League 综合征
• 血管骨肥大综合征(Klippel-Trenaunay-Weber syndrome)
• VACTERL 或其他眼-耳-脊椎谱系综合征
• CHARGE 综合征或角膜缺损，心脏缺陷，鼻后鼻孔闭锁，生长发育迟缓，生殖器官和/或泌尿系统异常，耳朵异常和耳聋
• 汤斯-布罗克斯综合征(Townes-Brocks syndrome)
• Moebius 综合征
• Du Pan 综合征或生长分化因子 5 缺乏症
• 史-莱-奥综合征(Smith-Lemli-Opitz syndrome)或 7-脱氢胆固醇还原酶缺乏症
• Hypoglossia-hypodactyly 综合征
• 羊膜束带综合征(ABS)
• 德朗热综合征
• 鲁宾斯坦-泰比综合征(Rubinstein-Taybi syndrome)或阔拇指-踇趾综合征
• 范可尼贫血
• 血小板减少伴桡骨缺失综合征
• Roberts 综合征或假沙利度胺综合征
• Holt-Oram 综合征
• 胎儿己烯雌酚综合征

摘自 Stoll C, Alembik Y, Dott B, Roth MP. Associatedmalformations in patients with limb reduction deficiencies. Eur J Med Genet. 2010; 53: 286-290。

心血管系统、生殖系统和中枢神经系统的畸形最常见，其次是肾脏系统和消化系统。伴随畸形的总发病率在婴儿超过 1/2[36]。因此，有必要常规随访。

一旦胚胎形成，子宫畸形致妊娠期压力异常、药物和环境暴露可导致其他先天肢体缺失。2001 年 McGuik 等估计 34% 先天肢体缺失是由于血管中断，5% 是由于致畸性暴露。30% 有基因缺失，其余 32% 的病因学不明。羊膜束带是常见病因，尤其对于先天上肢横断截肢畸形。环境对于肢体发育来讲也必须是最佳的。母亲的身体状况，例如糖尿病（包括妊娠糖尿病），已经被证明会增加肢体缺失的风险。在

20世纪60年代，沙利度胺(反应停)的使用已经成为众所周知的导致先天性肢体缺失的原因[37]。在许多国家，该药物在被发现致畸后而得到规范使用。尽管努力地规范管理，但由母亲摄入该药物引起的先天性肢体缺失仍在其他国家有报道[38-40]。母亲服用某些药物，如丙戊酸和钙通道阻滞剂，也被证明有负面影响[41,42]。胎儿在妊娠的前3个月是最脆弱的。吸烟会增加指/趾畸形的风险[43]。如同在农业环境中容易接触化学品一样，产妇职业也可能起作用[44,45]。随着胎儿长大，畸形子宫可能会对胎儿产生压迫，干扰其正常发育[46]。产前补充维生素可降低肢体畸形的风险[47]。

其他形式的先天性肢体短小可能需要参照肢体缺失的治疗。股骨近端局灶性缺失是一种罕见的先天性疾患，表现为股骨近端部分或全部发育不良，婴儿期即呈现出肢体短小。股骨近端局灶性缺失包括股骨头发育不良，乃至除了远端股骨骨骺以外的股骨全部缺如。90%股骨近端局灶性缺失为单侧发病。

关节挛缩症是另一种伴随肢体短小的综合征。该综合征指多发性关节挛缩，可累及身体两个及以上部位；在某些情况甚至影响全部四肢[48]。总体发病率占存活出生人口的1/3 000。临床发现其病因多样，某些情况下甚至危及生命[49]。

治疗

手术方案

获得性和先天性肢体缺失的外科手术评估与治疗力图获得最佳的残肢功能，既无疾病、又适合安装假肢。获得性肢体缺失患者，遵循儿童截肢外科原则会获得最佳的肢体功能。手术治疗上肢肢体缺失并不常见。手外科手术，尤其是恢复拇指功能，有利于更好地对掌和抓握。最桡侧手指拇指化可提供对掌功能[50]。第2或3列足趾䠆趾化可最大程度减少步态力学异常[50-54]。多指的结扎有感染、坏疽和残留的敏感皮肤赘生物的并发症[55]。因此，外科手术干预前一定要考虑功能方面的获益。

原则：①保留骨骼长度；②保存重要的生长板；③尽量行关节离断术而非经骨截肢术；④尽可能保留膝关节；⑤保证肢体近端稳定和正常[56]。遵循这些下肢截肢的手术原则，有助于维持更好的步态，更加节约能量，改善行走时的功能[57,58]。

尽可能保持四肢的长度，这是手术的基本原则，对儿童和成人都适用。对于需要截肢的生长中儿童，采用关节离断而不是经骨干截肢可能是首选方法[59]。关节离断的方法保留了骨骺生长板，能够确保骨骼纵向生长[56]。关节离断的方法也可以避免截骨端的生长或新骨附加性过度生长。

先天性下肢缺失的治疗具有挑战性。外科手术常被用来矫正畸形和改善残肢功能。有几种常见的先天性下肢缺失需要外科手术翻修。

腓骨的纵向缺失表现为腓骨缺如、胫骨短小以及常伴有同侧股骨短小。这种肢体缺失的并发症常见胫骨前弓。前方凸起被看作皮下组织的小凹陷。下肢常呈膝外翻，且随着儿童生长而显得更加明显。由于缺乏外侧支撑，受累远端在负重相通常呈马蹄外翻状。外侧跗骨和外侧列的缺如也常见于这类外侧纵向长骨缺如的疾患。随着儿童成长，腘窝区域变得突出，内侧腘绳肌下降远低于外侧腘绳肌，常导致髋外旋。Birch等的分类系统既考虑了足和上肢的功能，又考虑了肢体长度差异的百分比[60]。该分类系统给每一种类型都给出了治疗指南。

治疗目标是获得正常的负重，此外还要获得等长的肢体。先天性腓骨缺如的治疗是基于足的功能和腿的长度差异，而不是腓骨外观形态[61]。

治疗这种缺失最常见的外科手术是Syme和Boyd截肢，能够成功地提供行走所需的负重端表面(佩戴或不佩戴假肢)[61,62]。为了避免干扰儿童正常的发育里程碑，截肢可在孩子开始拉站的时候实施。除了踝关节离断术，如果膝外翻十分严重，妨碍了假肢适配，必要时可以采取单侧骨骺阻滞术或截骨矫形术来纠正成角畸形。肢体延长术也有必要实施以便获得等长肢体。成年后，接受肢体延长术的患者比采用截肢术的患者具有更好的功能，生活质量也高于平均水平。截肢的患者童年时较少时间用于治疗，17个生活质量指标中，仅有1个指标的评估结果较优[63]。

先天性股骨短小(congenital short femur，CSF)股骨近端和同侧髋臼是完整的，盂唇存在、防止髋关节半脱位。股骨近端局灶性缺失(proximal femoral focal deficiency，PFFD)的临床表现包括大腿短小、呈屈曲、外旋、外展位。影像学表现：股骨显著短小，常伴有其他股骨近端畸形，如髋内翻、存在假关节、髋臼发育不良。尽管PFFD存在股骨和同侧髋的解剖畸形，但是关节相对稳定。手术增加髋关节稳定性是存在争议的。腓骨缺如也常出现。

Aitken 分类方法力图根据短缩程度和股骨近端解剖缺失来划分病理表现(AITKEN G. Proximal focal femoral deficiency, definition, classification, and management. In: Aitken G, ed. Proximal focal femoral deficiency: a congenital anomaly. Washington, DC: National Academy of Sciences; 1969: 1-22)。同时,其他以临床为根据、以治疗为导向的分类方案已见报道[64]。

畸形的治疗方法多样。对于不需要手术的患者,增高鞋垫和假肢可矫正肢体不等长。假肢是近端矫形器与远端假肢构件的结合。外固定架可以考虑用来延长股骨。健侧腿的限时骺板阻滞术可抑制该侧肢体的生长,降低受累肢体与健肢等长需要的长度。越来越多的病例采用踝关节离断术结合膝关节融合术。目前的观点支持手术治疗 PFFD,手术具有更好的美容和功能结果,但 Kant 等[65]研究表明,对于成年人来说,使用非手术延长假肢与手术治疗的患者在活动能力方面得分相近。与 Syme 截肢相比,非手术方法具有较少的肌肉骨骼和残肢问题、较少的公共交通问题和更高的满意度。

对于股骨远端受累且膝关节不可挽救的患者,考虑采用 Van Ness 旋转成形术。该手术包括去除股骨远端和胫骨近端骨骺,将截骨远端和足旋转 180°并内固定[53,57]。旋转后的足发挥膝关节的功能,踝关节的背屈替代膝关节的屈曲、跖屈替代膝关节伸直。术中尽量保留完整的腓骨。该手术用于烧伤、骨肉瘤或其他股骨生长异常。

胫骨纵向缺失是更为少见的肢体缺失。胫骨是主要的负重骨。胫骨纵向缺失的临床表现可能包括:足和小腿内翻、下肢短、膝和踝不稳定。足列也可能缺失。股骨远端分叉不仅与较多的遗传信息有关,而且可能增加假肢装配的难度。当胫骨完全缺失时,治疗的选择是膝关节离断。随着他或她的成长,腓骨不能够承受个体的重量。对于有胫骨部分缺失的儿童,外科医生在足截肢的同时实施完整腓骨与胫骨的融合术。足跟垫为儿童创造了行走界面,在不佩戴假肢的情况下提供了稳定性。若存在过度的肢体长度缺失,残肢将采取经胫骨截肢术。侧弓是一种常见的并发症,导致腓骨头突出,使假肢安装难度增加。

并发症

骨生长

长骨截骨平面末端过度生长,常呈铅笔尖状,是一种常见的儿童截肢并发症[66,67]。发生率估计为 4%~43%。发生的平均时间为首次截肢后 40 个月。与上肢相比,下肢截骨端的过度生长更多见[68]。与骨干水平截肢相比,干骺端水平截肢有 50% 发生残端铅笔尖状改变。关节离断术从未出现这类情况。在附着生长期间,远端骨开始形成一个冰锥的形状。当尖端对软组织造成损伤时,法氏囊就会形成以保护远端残骨。在此期间,患儿可能会有明显的疼痛,无法忍受佩戴假肢。用放射学成像的方法可对严重程度进行分级[69]。

为了适应这些解剖上的变化,必须频繁调整假肢的接受腔。吸入、类固醇注射和残肢包扎等治疗通常无效。遗憾的是,截骨端的生长速度快,以致骨头会刺穿皮肤,在该阶段,治疗的选择是手术翻修。远端切除和使用自体移植或塑料聚合物覆盖残肢骨端是外科选择[70]。其他手术干预,如改进的 Ertl 手术,研究发现对骨骼未成熟的患者无益处[71]。创伤性截肢可能更加需要手术翻修来治疗这种并发症。如果截肢时超过 12 岁或采取关节离断术,通常不需要翻修手术[72]。一旦手术成为必要,问题很可能再次出现,直到骨骼成熟。每切除一次骨,骨的总长度就会减少,从而影响其力学优势和对假肢的潜在控制。截骨端周围会形成骨刺,可能需要手术切除。由此产生的残肢瘢痕妨碍了负重,需要对假肢进行改造。需要整形外科医生参与重建皮瓣或复杂的残肢修复[73-74]。

幻肢感和幻肢痛

一个人对失去肢体的意识称为幻肢感。这通常并不痛苦或不愉快。虽然儿童不会感到疼痛,但是有先天性缺失的儿童确实会有幻肢感[75]。如果认识到大脑是感觉信息的产生者,那么可以理解肢体缺失儿童的幻觉[73]。幻肢疼痛很少发生在 10 岁以下的儿童或生长期间,青少年中可有报道[76]。此外,与获得性截肢的儿童相比,先天性肢体缺失患儿不太可能体验到幻肢感[77-78]。在肿瘤切除截肢手术中,幻肢感和幻肢痛更为常见。

当疼痛出现并影响功能或生活质量时,对幻肢感的管理是必要的。一些药物已经在成人中进行了研究,但在儿童中疗效尚未明确。

神经学、神经生理学和精神病理学的治疗方法可能有帮助。镜像疗法等在较大儿童中有效[79]。

其他并发症

在儿童截肢患者中,存在远端胫腓骨融合可能会增加发展为进行性内翻畸形的风险,应该在儿童生长过程中进行监测。远端胫腓骨融合可能会破坏正常的纵向差异生长，并可能导致这种进行性成角畸形。严重畸形可能需要调整假肢或手术矫正，以提供正常的机械轴。若能及早发现畸形，胫骨近端外侧半骺板阻滞术有效。我们不建议在幼童的终末期生长时进行骨融合[80]。

截肢后肢体长度差异常见。在生长期，这些必须加以监测。显著差异可影响步态和假肢适配[26,63,81]。

假肢治疗

上肢

在婴儿期，手臂用于探索环境。随着年龄增大，手臂和手允许触摸、抓放和操纵物体。由于手部再植术比其他非抢救性手术具有更好的功能和美观效果，故常被应用[82-85]。裸露的皮肤优于假肢阻碍或包裹的四肢。假肢装置作为一个机械工具，难以替代感觉功能。上肢假肢的接受度是可变的；肢体缺失越靠近近端，儿童的依从性越差[86]。此外，家长对肢体缺失的接纳也是至关重要的。

手指缺失　手指缺失很常见，但很少单独出现。当尝试上肢假肢时，要在功能和完整的感觉之间达到平衡。必须考虑到异常情况。

部分手和腕缺失　手的部分缺失常见，其功能有手腕离断。缺少拇指对掌功能导致患肢难以完成抓握任务。小的、发育不全的退化手指经常出现。它们很少有问题，通常会被保留下来。

前臂横断缺失　前臂横断缺失是最常见的主要的肢体缺失。经桡骨或肘部以下截肢会导致类似的功能结局。同侧肱骨缩短和小结节的存在是常见的。手术干预在队列研究结果中是有争议的[87,88]。对于较短的残余前臂，一个常见的并发症是桡骨近端不稳定，导致完全伸展时向前半脱位。这给假肢装配带来了挑战。对于较长的残肢，达到前臂中间、1/3 的长度，往往更容易安装假肢，因为它们有更多的表面积来分散接受腔表面的力量，并有较长的杠杆臂以便患者可以控制假肢。

如果拒绝尝试或接受假肢干预，则可以通过肘部皱襞、两腿之间、腋窝区域或下巴下夹持物体来替代完成双手操作。

纵向前臂缺失　根据桡侧轴旁缺如的分类，可因拇指发育不全或缺指而影响握持能力。在这些情况下，往往需要讨论是否行拇指化或足趾转移替代拇指的手术。桡侧缺失的治疗围绕重建拇指展开。

尺侧受累时，拇指和另一根手指通常存在，使抓握功能保留而无须干预。在中央纵列发育不良，通常称为龙虾爪，手和/或足的中央部位缺失。这可以表现为一种轻微的症状，仍然存在尺侧和桡侧的手指，也可以表现为两个较长较粗的手指。这种情况下的功能会有所不同。许多人不需要假肢修复，因为肢体有完整的长度、抓握和触觉能力。儿童如果缺乏拇指所具备的对掌能力，建议手术重建。

肘和经肱骨缺失　因为受累关节增多，上肢功能受到更多影响。真正的肘关节离断保留了肱骨远端骨骺，这对残肢的整体生长很重要。任何关节离断术的缺点是缺乏空间来安装假肢部件和难以保持肱骨等长。

在经肱骨缺失中，残肢的长度通常是中等或较短。此外，该水平的缺失以前被认为最常见出现骨干过度生长。多次手术后，会导致短而无功能的残肢。

肱骨纵向缺失　当存在肱骨纵向缺失时，常合并桡骨、尺骨和手指的缺失。因为手臂较短，所以在尝试进行双手操作时，工作区域较小。与前臂纵向缺失相比，在这个水平的缺失经常得以提供假肢配件。肩部复合体经常合并缺失。因此，如果这类患儿适配假肢，那么最好选择创造性的方法。外在动力的假肢可能最易接受，通过残余手指来操纵假肢。

肩和肩胛胸壁关节的缺失　随着肢体缺失程度达到肩及肩以上，解剖臂的功能恢复变得越来越困难。有肱骨残端的儿童可使用这些部分来协助他们的活动。手持和操纵物体需要更多的想象力。这些孩子经常用口衔着东西，或者夹在下颌和胸部之间，或者夹在下颌和肩膀之间。

在肩部水平的双侧缺失中，将强烈鼓励孩子使用脚抓握和操纵物体。

大部分身体运动或偏移要求启动上肢假肢，这一机制在肩关节离断的患者不存在，原因在于作为控制输入源的肩关节屈曲不再存在。肢体缺失越靠近近端，操纵该假肢就越困难。由于缺乏明显的功能改善，在该水平上假肢的使用依从性很差。

上肢的假肢治疗和适应性设备　上肢假肢适配取决于肢体缺失的水平。与成年人一样，假肢的选择分为被动型、身体动力型和外部动力型。儿童装配假肢的主要目的是达到与年龄相适的里程碑(表 59-2)。当认知能力正常时，肢体缺失儿童会在正常时期达到适当的里程碑，任何偏差都必须进行调查。

表 59-2 假肢使用时年龄相适应的运动里程碑

0~3 个月	4~6 个月	7~9 个月	10~12 个月	13~18 个月
抬头	坐着时,用手支撑自己	坐着伸手去够玩具而不摔倒	牵着手可站立和沿着家具转圈走	独立行走
俯卧时,可撑起身体	从仰卧位翻身至俯卧位,从俯卧位翻身至仰卧位	可从仰卧位或俯卧位移动至坐位	独站,独走几步	蹲下来捡玩具
能够握拳和松开拳头	当支撑着站起来,双腿可以承受整个重量	交替腿部运动,手、膝匍匐向前移动	开始独走	叠起两个物体
能把手放到嘴里	趴着的时候伸手拿玩具	双手探索玩具	利用各种体位转换去探索环境和得到想要的玩具	帮助下穿脱衣服
兴奋时,可移动腿和手臂离开支撑表面	伸出双手,和脚一起玩	俯卧位时,可通过肘支撑抬头	自由坐,扭身玩	
尝试去够胸前的玩具	用双手探索玩具	头转向,用视觉跟踪目标物体	投掷物品时,保持平衡	
	伸手抓住玩具,玩具换手	在翻身、独坐和挪动时,展示更多的控制能力	拍手	
	将手和物品送到嘴边	开始爬和尝试站立	当身体在运动时,环顾四周	
		喜欢各种各样的活动:跳上跳下,前后摇摆	伸长脖子去看周围的角落或其他障碍物	
		用拇指和其他手指捡起小物体	将物体放到大杯子里面	
		试着身体靠过去,伸手去拿,扔玩具	用拇指和示指捡起微小的物体	
		在简单的游戏中,模仿别人	用手指独立进食	
		用手和口探索和检查物体		
		一次翻几页厚厚的纸质书		
		试验用多少力量去捡起不同的物体		

最初的装配和处方是经过以家庭为中心的整个团队同意的:医生、辅具师、作业治疗师、患者及其家人。对学龄儿童来说,学校表现至关重要,而理解这些预期是关键。传统上,假肢是在 6 月龄时推荐使用,这个年龄的孩子能达到坐姿平衡。然而,目前观点认为 3 月龄的儿童就可以佩戴假肢。假肢适配的年龄需要临床经验来指导。早期假肢装配的目的是鼓励双手协同运动,建立佩戴模式可提供对称性爬行,减少"残肢依赖"——残肢末端的感觉依赖[89-90]。假肢必须佩戴舒适,佩戴相对容易,与非受累肢体的长度相等,允许残肢生长,并提供家庭可接受的修复。在临床评估期间介绍假肢装置时,提供模型给家长和患者是很有帮助的。假肢的介绍是根据临床经验而不是循证医学的指导[91]。

通常第一种假肢干预是被动型假肢。有几种选择,包括手、不同形状的挂钩、手套等。手样终端假肢是首选。对于婴儿,手的选择具有握拳和张开的能力。这个假肢将允许爬行和协助坐位平衡。

长残肢如腕关节脱臼和长前臂截肢,引入假肢是有争议的。双手运动和通过残肢负重维持坐位稳定并不受肢体缺失的限制。然而,一些人认为,早期使用假肢可能会建立一种穿戴模式,这将对未来的依从性产生积极的影响。在部分手部截肢中,要考虑对掌和抓握能力。

涉及远端肘关节的肢体缺失需要适当的悬挂装置。最初的假肢是自我悬挂的,通常是带或不带悬挂套的髁上设计。8 字形吊带安全可用。松紧带/扣或扣件可以达到提供一种简单的穿脱方式。

在更靠近近端的肢体缺失中,双手协同则成为一种挑战。因为早期的婴儿缺乏管理人工肘关节的认知能力,因此,使用一个弯曲的"香蕉臂"就可以达到中线位和双手协同运动的目的。

引入假肢时,一些同步发育里程碑如翻身等,就需要被禁止。10~12 月龄儿童应该开始拉站、扶走和步行。这种成熟程度与孩子执行简单的抓握和放松活动的能力有关。因为早期的成功经验会影响假肢的接受度,所以推荐简单的控制系统。儿童的注意力持续时间必须至少有 5min(通常 5 岁前),儿童必须愿意与作业治疗师一起学习操作终端设备所需的动作。幼童的快速生长需要假肢矫形师经常调整接受腔。学步的孩子可以通过因果关系学习肌电控制。

终端设备激活的方式包括身体驱动和肌电驱动。从传统经验看,4~5岁儿童才会开始使用肌电手。目前的设备更小、更轻、操作更简单,20月龄儿童可以成功操控[92]。

首选的装置是由一个电极控制的电动自发张开手。通过同侧腕伸肌收缩激活手的张开,而放松则手自动关闭。这样就不需要为了持续抓握而保持收缩。在尝试这个操作系统之前,需要仔细检查肌肉的活动和力量。随着儿童年龄的增长,可以在前臂屈肌侧添加另一个电极,使终端装置能够随意地打开和关闭。

德国的一项研究调查了这些设备的功能[93]。据报道,平均使用时间为每天8h。报道的儿童设备功能优点包括个人卫生、喂养、穿衣/脱衣和手工艺劳动。使用这种设备的一些缺点包括没有温度或力学反馈。成年人的肌电手被认为抓握速度慢且噪声大,但在儿童中,这些并不是限制性因素。

身体动力装置在儿童阶段不太受欢迎,原因在于患儿缺乏必要的力量、肩部运动和认知能力来操控假肢。如果选择这类假肢,首选主动闭合的终端装置,可利用松紧带或弹簧的力量来进行连续抓握。然而,患儿必须足够强壮,以克服拉绳或弹簧的拉力。孩子和父母更喜欢修饰美观的手。当穿戴美容手套后,这种以身体为动力的设备会损失40%的效率。如果使用美容手套,首选的终端设备作为随意关闭设备将更有效。该装置由8字形吊带控制。持续的抓握必须施加一个恒定的力,而孩子施加在吊带上的力与抓握力成正比[94]。4~5岁时,大多数儿童能够操作目前所有类型的假肢[94]。

对于经肱骨截肢的肢体缺失,人工肘关节的加入是一个新的挑战。悬吊是通过吊带或硅胶吸力提供的。硅胶吸力释放肩关节的活动度(range of motion,ROM)。第一种适合抓握的假肢使用了摩擦型肘关节以允许终端设备的定位。必须增加屈曲和伸展停止的部件,以允许在承重位置作用时(如爬行)不崩溃。一旦孩子开始走路,就需要配置激活终端设备。在选择终端设备时,应考虑外观、成本、操作简便和重量等因素。肌电手的外形很吸引人,而且一旦孩子有了认知能力就可以操作它,但肌电手又重又贵。身体动力假肢需要患儿有足够的力量和认知能力。终端设备的使用早在2~3岁时就会有需求。因此,传统的身体动力肘直到4~5岁才被推荐使用。即使在这个年龄,操控肘关节假肢也很有挑战性。可以考虑使用电动肘,但该设备的重量可能会限制其使用。

肩关节离断患儿面临3个挑战:肩、肘和终端设备。假肢选择包括被动内骨骼肩关节和肘关节,以及主动终端设备。外部供能的假手可以用电机械摇杆开关或力感电阻来控制。保持肩在所有空间平面具有良好的关节活动度至关重要,以便允许与输入设备保持接触。从这些设备中获得的功能收益是有争议的。假肢装置必须对儿童有用,否则孩子不会使用它。

对于双侧上肢完全截肢的患者,罕见手术翻修。足趾可用于控制开关或肌电传感器[86]。

训练 患儿假肢治疗前训练聚焦于父母的需要。家庭教育有助于接受肢体缺失的现实。假肢治疗计划包括对现有技术的期望进行诚实的讨论。肢体缺失患儿应该发育并达到发育里程碑。鼓励父母像正常儿童一样对待。互助小组可能会有帮助,特别有类似肢体缺失的家庭和孩子共同面对时。

儿科治疗师是团队的重要成员。特别在上肢,作业治疗师将与孩子和家庭密切合作。最初的重要目标是增加俯卧姿势的耐受性。这种体位会促进躯干的伸展和活动。即使大肌肉群运动里程碑没有延迟,也因单侧肢体缺失丧失对称性而受到影响。儿童擅长补充肢体缺失。治疗师的康复计划是为假肢治疗搭建桥梁,并提供一个儿童有/无假肢都可以探索的环境。目的是提高儿童对肢体缺失和假肢装置的认识。在治疗期间,鼓励儿童使用假肢进行转移动作,包括坐和爬行,并鼓励儿童在使用优势侧手完成其他任务时使用假肢负荷。当佩戴终端设备后,治疗师将为孩子和家人一起提供初步的指导。有组织、创造力和参与性的方法学习使用假肢,已被证明对获得信心和能力是有利的[95-96]。教假肢学习优势手是不现实和不合适的。最初,假肢学习握住物体,让优势侧手操纵物体是有用的。在肌电训练中,治疗师会鼓励能使手张开的动作。电极的放置在手臂的伸侧。通过鼓励主动活动加强伸肌。抓握中释放通过肌肉的放松实现。孩子需要反复训练学习。

作为多学科团队的一员,治疗师应该在假肢交付后1个月内随访。一个理想的多学科合作临床组织应该包括假肢矫形师、物理治疗师和医生,对患者及其家庭都进行评估。

在美国,患有肢体缺失的儿童可以通过"504计划"来获得适当的家庭设施。除了电脑操作和其他与学校有关的活动外,还可能包括帮助最大限度发挥功能的调整,例如抓握和精细控制纸张和书写。

通过给同学和老师提供教育材料来实现同伴教育。必须进行身体适应性训练，同时积极鼓励孩子参加所有适合的活动。可以安装假肢专门的自适应假肢组件，使体育活动成为可能。

已有几种功能评估模型（表 59-3）。儿童可以选择也可以不选择使用假肢装置。他们在发展自适应技术以实现功能方面非常敏捷。儿童一般在 3.5~13 岁时不使用假肢。理想情况下，儿童期的假肢训练将为其成年后的成功奠定基础[97]。长远目标必须牢记在心。

表 59-3　上肢假肢功能评估工具

- 辅助手功能评估
- 假肢上肢功能指数
- 新布伦斯维克大学假肢功能测试
- 儿童截肢假肢项目-功能状态指数
- 儿童截肢假肢项目-学龄前功能状态指数
- Shriner 医院上肢评估
- 机电控制能力
- 单侧肘下试验
- 儿科结局数据收集工具

上肢假肢的新进展和新技术　目标肌肉神经再支配（TMR）已被用于成人，并已被证明是一种为上肢高位截肢患者创造额外的、生理上合适的肌电部位的有效手段[98-103]。这项技术甚至用于截肢急性护理中的初始假肢管理[104]。甚至感觉神经移植也在探索中[99-105]。

计算机辅助设计（CAD）程序和图像编辑软件的进步为设计和实现 3D 打印提供了可能性，目的是以非常低的成本制造定制的假肢手设备[106]。从历史上看，假肢设备的 3D 打印仅限于手，为手指缺失制作的假肢还没有被证明能增强功能。这种低成本 3D 打印假肢设备的功能性、有效性、耐久性、效益和排斥率正在研究中。

下肢

先天性下肢缺失较先天性上肢缺失少见。然而，外伤性下肢缺失则更为常见。不管病因如何，手术、假肢和康复管理都很复杂。下肢肢体缺失最具挑战性的方面之一，是需要外科干预来纠正畸形并提供更有功能的残肢。下肢假肢通常较好地被儿童接受。

假肢介入和下肢适应性设备　较低位置肢体缺失的患儿，9~10 月龄能够牵着站立时，就应该开始安装假肢[107]。此年龄安装假肢的目的是促进正常的双腿直立，提供发展交叉步态的机会和正常外观。假肢应该设计简单，可随生长调节，悬挂固定可靠且重量轻。

假肢治疗下肢有几个前期目标，家庭教育、对功能的期望和并发症是主要关注焦点。力量、协调性、关节活动度、皮肤状况和感觉的评估是在综合考虑儿童发育、情绪和年龄的背景下进行的，这些因素预测了患儿操控假肢的能力。儿童的兴趣和活动指导着假肢的适配过程。

由于操控假肢膝关节过于复杂，幼童的经股骨假肢通常不使用膝关节。新的轻型膝关节假肢的出现使早期装配膝关节允许从爬行过渡，从而鼓励更多典型的运动发展，减少环转、提髋和跳跃等代偿[108]。传统上，膝关节假肢通常在 3~5 岁增加，同时可以手动锁定[109]。内骨骼结构易于适应生长需要，外骨骼则更持久。获得性肢体缺失术后肿胀消退后，在最初 3 个月内可能需要预备性假肢。对于正在接受化疗的儿童，可使用容量可调的接受腔。

外伤性肢体缺失的患儿的治疗方式与成人相似，并特别考虑骨骼过度生长。继发于癌症的获得性肢体缺失可能在儿童接受化疗和放疗时出现肢体体积波动。继发于感染或坏死的肢体缺失患儿，当需要多次伤口干预时，假肢接受腔的调整也相当常见。

在先天性下肢肢体缺失中，可能同时存在肢体部分缺失和残肢畸形的情况，这需要创造性的假肢评估和适配，给穿/脱衣服和假肢以及假肢的使用带来了挑战。

在腓骨缺失和踝关节离断的肢体缺失患者，假肢装配是成功的。随着儿童成长，踝关节周围的软组织会逐渐萎缩，踝关节周围状况也会越来越清晰。外踝不存在，导致远端残骨呈较不理想的球根状。因此，唯一的悬吊固定办法是不适当的[110]，故悬架设有腰带和叉带。

当幼童变得更加活跃和残肢变得更加成熟时，采用悬套和解剖悬架。Boyd 截肢儿童可以更早地利用这一点，因为远端残肢更早地变成球根状，从而提供更好的悬吊。

根据畸形的严重程度，对股骨畸形患儿的干预措施从鞋垫到经股骨假肢各不相同。轻度首先考虑矫形器。随着腿长差异的增加，就需要更多的假肢设计。膝关节线的高度可能是不对称的，从而导致步态模式改变。经胫骨假肢用于具有稳定的膝关节和高于对侧膝关节中心的儿童。这样做的好处是相对于髋伸肌群,在早期支撑相由股四头肌可维持更好的步态力学稳定和控制外在膝关节屈曲运动。缺点是由于胫骨长度的不同,坐位时显示不同的膝盖高度,不过在儿童中耐受性良好。

如果整个腿的长度,包括足或踝关节离断的残肢长度,等于或更靠近对侧膝关节近端,则建议采用PFFD型经股骨假肢。捕捉假肢近端轮廓(有或无足)和确定合适的假肢高度是假肢矫形师要考虑的两个问题。如果髋关节解剖异常,建议采用坐骨包容接受腔,以阻止骨盆相对于股骨的运动,防止股骨头半脱位。皮肤监测是重要的,高接受腔可能给对侧会阴带来压力。

当在经股骨假肢上增加膝关节时,"外铰链"与弹性扩展辅助装置一起使用,以便保持初始触地和触地反应时的稳定。因为在最初装配假肢时儿童的体型较小,所以常用单枢轴上肢铰链。刚开始可以加一个锁定膝关节以提供稳定性,并可在坐位时解锁。因为当膝关节弯曲时,铰链"缩短"了小腿,所以当他们长大后,多中心膝关节可以解决髋关节不稳定和假肢的控制,使摆动相廓清,坐位时确保股骨长度差异最小。

这些儿童可以使用大量假膝和假足,前提是这些假膝和假足有足够的空间装配,而且与儿童的功能水平相适应,儿童可以从中获益。即使截肢位置更高,儿童也经常是可变节奏的步行者,他们可以利用高科技组件,能够适应速度和地形变化[111-113]。

接受腔的设计与年龄相关。儿童可能在很小的时候就有一个相对侵入性接受腔来抓住肢体并提供最大的稳定性。长大后,接受腔将被修剪得更低,原因在于所有良好的髋关节肌肉组织,包括髋关节内收肌,将使儿童能够很好地控制假肢和仅有轻微的偏差步态行走。

部分胫骨缺失的儿童可安装一种类似于标准经胫骨设计的假肢。儿童可以使用大多数选择的胫骨假肢,包括针锁衬和多轴动态反应足。

一旦假肢合适,物理治疗的目标是发展一个正常的步态模式,包括步长、复步长和步速。20个月时,正常儿童可以在别人的帮助下单脚站立;3岁时,短时单脚站立;4岁时,单脚站立几秒钟;5岁时,单脚站立更长时间。幼童的步态可以描述为一种宽基底步态,下肢外旋、外展和屈曲。随着他们的步态逐渐成熟,这些特征会转变为更窄基底的足跟-足趾成年人模式。

物理治疗技术包括适当的对线、控制重心转移和平衡活动。多中心的膝关节假肢允许一个更正常的节奏。运动学研究表明肢体的联合收缩减少可能导致关节不稳定,因此加强关节的主动肌和拮抗肌训练很重要。步态训练前,宜进行原地踏步训练,注意,玩耍是儿童的主要动力。

需要调整假肢,尤其是在早期的接受腔水平需要特别频繁但轻微的调整。出现跛行或拒绝佩戴该设备可考虑调整假肢。

双侧下肢截肢儿童的功能目标是乐观的。儿科结局数据收集工具(PODCI)评估的先天性和获得性截肢的儿童下肢假肢的功能结果反映了良好接受度和使用效果。只要孩子有用来保持平衡的手臂,他们就应该学会走路。

青少年活动范围扩大,包括使用公共交通或通过驾驶可到达的社区。截肢的部位或肢体缺失程度将决定截肢者驾驶标准车辆的难度。在大多数情况下,部分或完全截肢者将需要适应性驾驶设备来弥补失去的能力,以达到和实现操作驾驶。大多数截肢者都能够独立地进出一辆标准尺寸的轿车。现有的驾驶辅助设备可用于具有正常上肢力量和活动能力的驾驶员。控制系统包括推拉控制、推直角控制和推扭控制。每个都有加速和制动系统连接到可用的上肢功能。国家对设备的驾驶和安装许可证不尽相同。医生应该意识到他们有责任证明潜在司机的能力。对驾驶能力的评估,以及具体的设备改造,应该进行讨论,并提供给多肢和复杂肢体缺失的人。

下肢假肢修复很常见,轮椅主要适合有复杂的下肢需要或有双侧高位截肢的儿童,四肢截肢者要考虑使用电动轮椅。

小结

肢体缺失的孩子最终会长大成人。虽然青春期可能出现过度使用和适应不良的担忧,但是这些问题与青春期后的发育高峰有关。儿童时期的康复训练使儿童能够随着年龄的增长,承担起照料假肢和自己健康问题的责任。

随着儿童年龄的增长,重点应该从治疗转向体育活动,减少对肥胖和随后的代谢综合征的担忧。继续参与成人医疗和康复领域的专业人员工作是照护转移的一部分。不论病因如何,对成人截肢者的资源和知识确保了一个平稳过渡。像所有父母一样，失去肢体和截肢孩子的父母第一要务是努力为孩子争取最好的生活。儿科团队以乐观、专业的医疗经验来照顾孩子和家庭，以确保最佳的功能结局。儿童及家庭在其儿童期获得的经验奠定了成人期成功适应和功能的基础。

（师东良 译，吴德 徐开寿 校）

参考文献

1. Bryant PR, Pandian G. Acquired limb deficiencies: 1. Acquired limb deficiencies in children and young adults. *Arch Phys Med Rehabil*. 2001;82:S3–S8.
2. Hall C, Lambert C, O'Rahilly R, Swinyard C. Nomenclature for congenital skeletal limb deficiencies, a revision of the Frantz and O'Rahilly classification. *Artif Limbs*. 1966;10:24–35.
3. Gold NB, Westgate MN, Holmes LB. Anatomic and etiological classification of congenital limb deficiencies. *Am J Med Genet A*. 2011;155a:1225–1235.
4. Henkel HL, Willert HG, Gressmann C. [An international terminology for the classification of congenital limb deficiencies: recommendations of a working group of the International Society for Prosthetics and Orthotics (author's translation)]. *Arch Orthop Trauma Surg*. 1978;93:1–19.
5. Henkel L, Willert HG. Dysmelia: a classification and a pattern of malformation in a group of congenital defects of the limbs. *J Bone Joint Surg Br*. 1969;51:399–414.
6. Kay HW, Day HJ, Henkel HL, et al. The proposed international terminology for the classification of congenital limb deficiencies. *Dev Med Child Neurol Suppl*. 1975:1–12.
7. Tonkin MA, Tolerton SK, Quick TJ, et al. Classification of congenital anomalies of the hand and upper limb: development and assessment of a new system. *J Hand Surg Am*. 2013;38:1845–1853.
8. Day HJ. The ISO/ISPO classification of congenital limb deficiency. *Prosthet Orthot Int*. 1991;15:67–69.
9. Syvanen J, Nietosvaara Y, Ritvanen A, Koskimies E, Kauko T, Helenius I. High risk for major nonlimb anomalies associated with lower-limb deficiency: a population-based study. *J Bone Joint Surg Am*. 2014;96:1898–1904.
10. Canfield MA, Honein MA, Yuskiv N, et al. National estimates and race/ethnic-specific variation of selected birth defects in the United States, 1999–2001. *Birth Defects Res A Clin Mol Teratol*. 2006;76:747–756.
11. Vasluian E, van der Sluis CK, van Essen AJ, et al. Birth prevalence for congenital limb defects in the northern Netherlands: a 30-year population-based study. *BMC Musculoskel Disord*. 2013;14:323.
12. Centers for Disease Control and Prevention. Chorionic villus sampling and amniocentesis: recommendations for prenatal counseling. *MMWR Recomm Rep*. 1995;44:1–12.
13. Holmes LB. Chorionic villus sampling and hemangiomas. *J Craniofac Surg*. 2009;20(suppl 1):675–677.
14. Golden CM, Ryan LM, Holmes LB. Chorionic villus sampling: a distinctive teratogenic effect on fingers? *Birth Defects Res A Clin Mol Teratol*. 2003;67:557–562.
15. Froster UG, Jackson L. Limb defects and chorionic villus sampling: results from an international registry, 1992–94. *Lancet*. 1996;347:489–494.
16. Graham JM Jr, Otto C. Clinical approach to prenatal detection of human structural defects. *Clin Perinatol*. 1990;17:513–546.
17. Park YW. Diagnosis of fetal anomalies by sonography. *Yonsei Med J*. 2001;42:660–668.
18. Gagnon A, Wilson RD, Allen VM, et al. Evaluation of prenatally diagnosed structural congenital anomalies. *J Obstet Gynaecol Can*. 2009;31:875–881, 82–89.
19. Kasperski SB, Wilson RD. Prenatal evaluation of the fetus with limb deficiency/hypoplasia: a case report and review of common congenital limb anomalies. *J Pediatr Rehabil Med*. 2009;2:189–193.
20. Conner KA, McKenzie LB, Xiang H, Smith GA. Pediatric traumatic amputations and hospital resource utilization in the United States, 2003. *J Trauma*. 2010;68:131–137.
21. Hostetler SG, Schwartz L, Shields BJ, Xiang H, Smith GA. Characteristics of pediatric traumatic amputations treated in hospital emergency departments: United States, 1990–2002. *Pediatrics*. 2005;116:e667–e674.
22. Trautwein LC, Smith DG, Rivara FP. Pediatric amputation injuries: etiology, cost, and outcome. *J Trauma*. 1996;41:831–838.
23. Ottaviani G, Jaffe N. The epidemiology of osteosarcoma. In: Jaffe N, Bruland OS, Bielack S, eds. *Pediatric and Adolescent Osteosarcoma*. New York, NY: Springer; 2009: 3–30.
24. Wick JM, Krajbich I, Kelly S, Dewees T. Meningococcemia: the pediatric orthopedic sequelae. *AORN J*. 2013;97: 559–578.
25. Wheeler JS, Anderson BJ, De Chalain TM. Surgical interventions in children with meningococcal purpura fulminans: a review of 117 procedures in 21 children. *J Pediatr Surg*. 2003;38:597–603.
26. Buysse CM, Oranje AP, Zuidema E, et al. Long-term skin scarring and orthopaedic sequelae in survivors of meningococcal septic shock. *Arch Dis Child*. 2009;94:381–386.
27. Dinh TA, Friedman J, Higuera S. Plastic surgery management in pediatric meningococcal-induced purpura fulminans. *Clin Plast Surg*. 2005;32:117–121, ix.
28. Klebanovas J, Barauskas V, Cekanauskas E, Malcius D, Grinkeviciute D. Purpura fulminans: soft tissue damage as a manifestation of bacterial sepsis. *Eur J Pediatr Surg*. 2005;15:120–124.
29. Meiners PM, Leon-Villapalos J, Dziewulski P. Pneumococcal septicemia with purpura fulminans in an 11-month-old child. *J Plast Reconstr Aesthet Surg*. 2006;59:1377–1380.
30. Bhat MA, Kawoosa MS, Bhat JI, Ali SW. Antiphospholipid syndrome in a neonate. *Pediatr Dermatol*. 2011;28:342–345.
31. Aziz F, Brehm CE, El-Banyosy A, Han DC, Atnip RG, Reed AB. Arterial complications in patients undergoing extracorporeal membrane oxygenation via femoral cannulation. *Ann Vasc Surg*. 2014;28:178–183.
32. Gander JW, Fisher JC, Reichstein AR, et al. Limb ischemia after common femoral artery cannulation for venoarterial extracorporeal membrane oxygenation: an unresolved problem. *J Pediatr Surg*. 2010;45:2136–2140.
33. Bisdas T, Beutel G, Warnecke G, et al. Vascular complications in patients undergoing femoral cannulation for extracorporeal membrane oxygenation support. *Ann Thorac Surg*. 2011;92:626–631.
34. Browne ML, Carter TC, Kay DM, et al. Evaluation of genes involved in limb development, angiogenesis, and coagulation as risk factors for congenital limb deficiencies. *Am J Med Genet A*. 2012;158a:2463–2472.
35. Koskimies E, Lindfors N, Gissler M, Peltonen J, Nietosvaara Y. Congenital upper limb deficiencies and associated malformations in Finland: a population-based

study. *J Hand Surg Am*. 2011;36:1058–1065.
36. Stoll C, Alembik Y, Dott B, Roth MP. Associated malformations in patients with limb reduction deficiencies. *Eur J Med Genet*. 2010;53:286–290.
37. Holmes LB. Teratogen-induced limb defects. *Am J Med Genet*. 2002;112:297–303.
38. Kouros N. Cases of babies in Brazil born with thalidomide defects. *Monash Bioethics Rev*. 2013;31:29–30.
39. Vianna FS, Lopez-Camelo JS, Leite JC, et al. Epidemiological surveillance of birth defects compatible with thalidomide embryopathy in Brazil. *PLoS One*. 2011;6:e21735.
40. Schuler-Faccini L, Soares RC, de Sousa AC, et al. New cases of thalidomide embryopathy in Brazil. *Birth Defects Res A Clin Mol Teratol*. 2007;79:671–672.
41. Pandya NA, Jani BR. Post-axial limb defects with maternal sodium valproate exposure. *Clin Dysmorphol*. 2000;9:143–144.
42. Sorensen HT, Czeizel AE, Rockenbauer M, Steffensen FH, Olsen J. The risk of limb deficiencies and other congenital abnormalities in children exposed in utero to calcium channel blockers. *Acta Obstet Gynaecol Scand*. 2001;80:397–401.
43. Man LX, Chang B. Maternal cigarette smoking during pregnancy increases the risk of having a child with a congenital digital anomaly. *Plast Reconstr Surg*. 2006;117:301–308.
44. Engel LS, O'Meara ES, Schwartz SM. Maternal occupation in agriculture and risk of limb defects in Washington state, 1980–1993. *Scand J Work Environ Health*. 2000;26:193–198.
45. Schwartz DA, LoGerfo JP. Congenital limb reduction defects in the agricultural setting. *Am J Public Health*. 1988;78:654–658.
46. Graham JM, Miller ME, Stephan MJ, Smith DW. Limb reduction anomalies and early in utero limb compression. *J Pediatr*. 1980;96:1052–1056.
47. Yang Q, Khoury MJ, Olney RS, Mulinare J. Does periconceptional multivitamin use reduce the risk for limb deficiency in offspring? *Epidemiology*. 1997;8:157–161.
48. Bamshad M, Van Heest AE, Pleasure D. Arthrogryposis: a review and update. *J Bone Joint Surg Am*. 2009;91(suppl 4): 40–46.
49. Vuopala K, Leisti J, Herva R. Lethal arthrogryposis in Finland: a clinico-pathological study of 83 cases during thirteen years. *Neuropediatrics*. 1994;25:308–315.
50. Satake H, Ogino T, Takahara M, Watanabe T, Iba K. Radial longitudinal deficiencies with hypoplastic/absent thumbs and cutaneous syndactyly of the most radial digits. *J Hand Surg Am*. 2010;35:1497–1501.
51. Chang J, Jones NF. Radiographic analysis of growth in pediatric microsurgical toe-to-hand transfers. *Plast Reconstr Surg*. 2002;109:576–582.
52. Godshall M. Toe-to-hand transplantation surgery. *Orthop Nurs*. 2006;25:13–19; quiz 20–21.
53. Jones NF, Gupta R. Postoperative monitoring of pediatric toe-to-hand transfers with differential pulse oximetry. *J Hand Surg Am*. 2001;26:525–529.
54. Yildirim S, Calikapan GT, Akoz T. Reconstructive microsurgery in pediatric population: a series of 25 patients. *Microsurgery*. 2008;28:99–107.
55. Patillo D, Rayan GM. Complications of suture ligation ablation for ulnar polydactyly: a report of two cases. *Hand*. 2011;6:102–105.
56. Krajbich JI. Lower-limb deficiencies and amputations in children. *J Am Acad Orthop Surg*. 1998;6:358–367.
57. Draganich LF, Simon MA. Comparative assessment of gait after limb-salvage procedures. *J Bone Joint Surg Am*. 1990;72:1430.
58. McClenaghan BA, Krajbich JI, Pirone AM, Koheil R, Longmuir P. Comparative assessment of gait after limb-salvage procedures. *J Bone Joint Surg Am*. 1989;71:1178–1182.
59. Weisz JR, Weiss B. Studying the "referability" of child clinical problems. *J Consult Clin Psychol*. 1991;59:266–273.
60. Birch JG, Lincoln TL, Mack PW, Birch CM. Congenital fibular deficiency: a review of thirty years' experience at one institution and a proposed classification system based on clinical deformity. *J Bone Joint Surg Am*. 2011;93:1144–1151.
61. Birch JG, Walsh SJ, Small JM, et al. Syme amputation for the treatment of fibular deficiency: an evaluation of long-term physical and psychological functional status. *J Bone Joint Surg Am*. 1999;81:1511–1518.
62. Hamdy RC, Makhdom AM, Saran N, Birch J. Congenital fibular deficiency. *J Am Acad Orthop Surg*. 2014;22:246–255.
63. Walker JL, Knapp D, Minter C, et al. Adult outcomes following amputation or lengthening for fibular deficiency. *J Bone Joint Surg Am*. 2009;91:797–804.
64. Gillespie R, Torode IP. Classification and management of congenital abnormalities of the femur. *J Bone Joint Surg Br*. 1983;65:557–568.
65. Kant P, Koh SH, Neumann V, Elliot C, Cotter D. Treatment of longitudinal deficiency affecting the femur: comparing patient mobility and satisfaction outcomes of Syme amputation against extension prosthesis. *J Pediatr Orthop*. 2003;23:236–242.
66. Vocke AK, Schmid A. Osseous overgrowth after post-traumatic amputation of the lower extremity in childhood. *Arch Orthop Trauma Surg*. 2000;120:452–454.
67. Tenholder M, Davids JR, Gruber HE, Blackhurst DW. Surgical management of juvenile amputation overgrowth with a synthetic cap. *J Pediatr Orthop*. 2004;24:218–226.
68. Klimisch J, Carmichael KD, Muradov P, Evans EB. Prevalence of stump overgrowth in pediatric burn patient amputations. *J Pediatr Orthop*. 2011;31:216–219.
69. O'Neal ML, Bahner R, Ganey TM, Ogden JA. Osseous overgrowth after amputation in adolescents and children. *J Pediatr Orthop*. 1996;16:78–84.
70. Vannah WM, Davids JR, Drvaric DM, Setoguchi Y, Oxley BJ. A survey of function in children with lower limb deficiencies. *Prosthet Orthot Int*. 1999;23:239–244.
71. Drvaric DM, Kruger LM. Modified Ertl osteomyoplasty for terminal overgrowth in childhood limb deficiencies. *J Pediatr Orthop*. 2001;21:392–394.
72. Abraham E, Pellicore RJ, Hamilton RC, Hallman BW, Ghosh L. Stump overgrowth in juvenile amputees. *J Pediatr Orthop*. 1986;6:66–71.
73. Grimer RJ. Surgical options for children with osteosarcoma. *Lancet Oncol*. 2005;6:85–92.
74. Dedmond BT, Davids JR. Function of skin grafts in children following acquired amputation of the lower extremity. *J Bone Joint Surg Am*. 2005;87:1054–1058.
75. Melzack R, Israel R, Lacroix R, Schultz G. Phantom limbs in people with congenital limb deficiency or amputation in early childhood. *Brain*. 1997;120(Pt 9):1603–1620.
76. Krane EJ, Heller LB. The prevalence of phantom sensation and pain in pediatric amputees. *J Pain Symptom Manage*. 1995;10:21–29.
77. Wilkins KL, McGrath PJ, Finley GA, Katz J. Prospective diary study of nonpainful and painful phantom sensations

in a preselected sample of child and adolescent amputees reporting phantom limbs. *Clin J Pain*. 2004;20:293–301.
78. Wilkins KL, McGrath PJ, Finley GA, Katz J. Phantom limb sensations and phantom limb pain in child and adolescent amputees. *Pain*. 1998;78:7–12.
79. Clerici CA, Spreafico F, Cavallotti G, et al. Mirror therapy for phantom limb pain in an adolescent cancer survivor. *Tumori*. 2012;98:e27–30.
80. Segal LS, Crandall RC. Tibia vara deformity after below knee amputation and synostosis formation in children. *J Pediatr Orthop*. 2009;29:120–123.
81. Osebold WR, Lester EL, Christenson DM. Problems with excessive residual lower leg length in pediatric amputees. *Iowa Orthop J*. 2001;21:58–67.
82. Mohan R, Panthaki Z, Armstrong MB. Replantation in the pediatric hand. *J Craniofac Surg*. 2009;20:996–998.
83. Caroli A, Adani R, Castagnetti C, Squarzina PB, Pancaldi G, Cristiani G. Replantation and revascularization of large segments of the hand and forearm. *Ital J Orthop Traumatol*. 1991;17:433–447.
84. Graham B, Adkins P, Tsai TM, Firrell J, Breidenbach WC. Major replantation versus revision amputation and prosthetic fitting in the upper extremity: a late functional outcomes study. *J Hand Surg Am*. 1998;23:783–791.
85. Matsuda M, Kato N, Hosoi M. The problems in replantation of limbs amputated through the upper arm region. *J Trauma*. 1981;21:403–406.
86. Beasley RW. General considerations in managing upper limb amputations. *Orthop Clin North Am*. 1981;12:743–749.
87. Matsuno T, Ishida O, Sunagawa T, Suzuki O, Ikuta Y, Ochi M. Radius lengthening for the treatment of Bayne and Klug type II and type III radial longitudinal deficiency. *J Hand Surg Am*. 2006;31:822–829.
88. Chen GX, Zhou ZA, Yang L. Ulnar lengthening using a half-ring sulcated external fixator for ulnar longitudinal deficiency: a case report. *Cell Biochem Biophys*. 2013;67:809–812.
89. Crandall RC, Tomhave W. Pediatric unilateral below-elbow amputees: retrospective analysis of 34 patients given multiple prosthetic options. *J Pediatr Orthop*. 2002;22:380–383.
90. Muilenburg TB. Prosthetics for pediatric and adolescent amputees. *Cancer Treat Res*. 2009;152:395–420.
91. Meurs M, Maathuis CG, Lucas C, Hadders-Algra M, van der Sluis CK. Prescription of the first prosthesis and later use in children with congenital unilateral upper limb deficiency: a systematic review. *Prosthet Orthot Int*. 2006;30:165–173.
92. Datta D, Ibbotson V. Powered prosthetic hands in very young children. *Prosthet Orthot Int*. 1998;22:150–154.
93. Biddiss EA, Chau TT. Upper limb prosthesis use and abandonment: a survey of the last 25 years. *Prosthet Orthot Int*. 2007;31:236–257.
94. Kuyper MA, Breedijk M, Mulders AH, Post MW, Prevo AJ. Prosthetic management of children in The Netherlands with upper limb deficiencies. *Prosthet Orthot Int*. 2001;25:228–234.
95. Buffart LM, Roebroeck ME, van Heijningen VG, Pesch-Batenburg JM, Stam HJ. Evaluation of arm and prosthetic functioning in children with a congenital transverse reduction deficiency of the upper limb. *J Rehabil Med*. 2007;39:379–386.
96. Hermansson LM. Structured training of children fitted with myoelectric prostheses. *Prosthet Orthot Int*. 1991;15:88–92.
97. Meier RH 3rd, Melton D. Ideal functional outcomes for amputation levels. *Phys Med Rehabil Clin North Am*. 2014;25:199–212.
98. Cheesborough JE, Smith LH, Kuiken TA, Dumanian GA. Targeted muscle reinnervation and advanced prosthetic arms. *Semin Plast Surg*. 2015;29:62–72.
99. Hebert JS, Olson JL, Morhart MJ, et al. Novel targeted sensory reinnervation technique to restore functional hand sensation after transhumeral amputation. *IEEE Trans Neural Syst Rehabil Eng*. 2014;22:765–773.
100. Kuiken T. Targeted reinnervation for improved prosthetic function. *Phys Med Rehabil Clin North Am*. 2006;17:1–13.
101. Kuiken TA, Li G, Lock BA, et al. Targeted muscle reinnervation for real-time myoelectric control of multifunction artificial arms. *JAMA*. 2009;301:619–628.
102. Kung TA, Bueno RA, Alkhalefah GK, Langhals NB, Urbanchek MG, Cederna PS. Innovations in prosthetic interfaces for the upper extremity. *Plast Reconstr Surg*. 2013;132:1515–1523.
103. Lake C, Dodson R. Progressive upper limb prosthetics. *Phys Med Rehabil Clin North Am*. 2006;17:49–72.
104. Cheesborough JE, Souza JM, Dumanian GA, Bueno RA Jr. Targeted muscle reinnervation in the initial management of traumatic upper extremity amputation injury. *Hand*. 2014;9:253–257.
105. Schultz AE, Marasco PD, Kuiken TA. Vibrotactile detection thresholds for chest skin of amputees following targeted reinnervation surgery. *Brain Res*. 2009;1251:121–129.
106. Zuniga J, Katsavelis D, Peck J, et al. Cyborg beast: a low-cost 3D-printed prosthetic hand for children with upper-limb differences. *BMC Res Notes*. 2015;8:10.
107. Abudu A, Grimer R, Tillman R, Carter S. The use of prostheses in skeletally immature patients. *Orthop Clin North Am*. 2006;37:75–84.
108. Geil M, Coulter C. Analysis of locomotor adaptations in young children with limb loss in an early prosthetic knee prescription protocol. *Prosthet Orthot Int*. 2014;38:54–61.
109. Cummings DR. Pediatric prosthetics: an update. *Phys Med Rehabil Clin North Am*. 2006;17:15–21.
110. Scherl SA. Common lower extremity problems in children. *Pediatr Rev*. 2004;25:52–62.
111. Andrysek J, Naumann S, Cleghorn WL. Design and quantitative evaluation of a stance phase-controlled prosthetic knee joint for children. *IEEE Trans Neural Syst Rehabil Eng*. 2005;13:437–443.
112. Centomo H, Amarantini D, Martin L, Prince F. Kinematic and kinetic analysis of a stepping-in-place task in below-knee amputee children compared to able-bodied children. *IEEE Trans Neural Syst Rehabil Eng*. 2007;15:258–265.
113. Centomo H, Amarantini D, Martin L, Prince F. Differences in the coordination of agonist and antagonist muscle groups in below-knee amputee and able-bodied children during dynamic exercise. *J Electromyogr Kinesiol*. 2008;18:487–494.

第 60 章　儿童肌肉骨骼疾病

Heakyung Kim and Hannah A. Shoval

幼年特发性关节炎

引言

国际风湿病学会联盟(International League of Associations for Rheumatology,ILAR)将幼年特发性关节炎(juvenile idiopathic arthritis,JIA)定义为一种 16 岁以前发作、持续至少 6 周、排除其他已知疾病的慢性炎症性关节炎[1]。JIA 分为全身型、少关节炎型、多关节炎型、银屑病相关型、附着点炎相关型和其他型(表 60-1)[2]。

流行病学

系统回顾研究中发现,JIA 的发病率为(1.6~23)/10 万,患病率为(3.8~400)/10 万[3],其中女孩的发病率和患病率约高出 1 倍。

病理生理学

关节炎症被认为与人类白细胞抗原的多态性有关,引起抗原活化的 T 细胞释放细胞因子[4]。细胞因子进而刺激软骨细胞、破骨细胞和成纤维细胞释放金属蛋白酶,最终导致骨和软骨的侵蚀、关节滑膜炎症和血管翳的形成[4]。

表 60-1　幼年特发性关节炎的分型

幼年特发性关节炎类型	定义
全身型	关节炎和发热持续 2 周以上并满足以下条件之一： 1. 消退性红斑疹 2. 全身淋巴结肿大 3. 肝大和/或脾大 4. 浆膜炎
少关节炎型	发病前 6 个月内出现 1~4 个关节的炎症
多关节炎型（类风湿因子阴性或阳性）	发病前 6 个月内出现 5 个或以上关节的炎症
银屑病相关型	关节炎并伴有 • 银屑病 或 • 以下 2 项或以上： 指头炎、指甲凹陷或剥离、一级亲属患有银屑病
附着点炎相关型	关节炎和/或附着点炎并伴有以下 2 项或以上： • 骶髂关节压痛/炎性腰骶部疼痛 • HLA-B27 • 男性关节炎发作≥6 岁 • 急性前葡萄膜炎 • 强直性脊柱炎、附着点炎相关关节炎、骶髂关节炎伴炎性肠病（IBD）、Reiter 综合征或一级亲属患急性前葡萄膜炎病史
其他型	无法满足上述的分类标准或满足两型或以上的关节炎

摘自 Harris JG，Kessler EA，Verbsky JW. Update on the treatment of juvenile idiopathic arthritis. Curr Allergy Asthuma Rep. 2013；13（4）：337-346. doi：10. 1007/s11882-013-0351-2。

病史和体格检查

除详细的关节疼痛病史外，询问全身症状（如发热持续时间，是否合并浆膜炎、急性前葡萄膜炎和淋巴结病）同样重要[4]。银屑病或风湿病的家族史［尤其是强直性脊柱炎、附着点炎相关关节炎、骶髂关节炎伴炎性肠病（inflammatory bowel disease，IBD）、莱特尔（Reiter）综合征和急性前葡萄膜炎］对于诊断和分型很有意义[4,11]。

实验室检查/影像学检查

实验室检查　JIA 患者常见白细胞和血小板计数增多及贫血[5]。炎症相关指标可能升高，包括红细胞沉降率（ESR）、C 反应蛋白（CRP）或铁蛋白。还应检测类风湿因子（10 岁以下儿童罕见）[6]、抗环瓜氨酸肽抗体、HLAB-27 和抗核抗体（ANA）。而双链脱氧核糖核酸（dsDNA）、Smith（Sm）抗原、干燥综合征相关抗原 A（SSA 或 Ro）、干燥综合征相关抗原 B（SSB 或 La）或核糖核蛋白（RNP）的结果通常为阴性。

影像学检查　X 线片提示软组织肿胀、骨量减少、关节间隙变窄、侵蚀、生长障碍（骨骺过度生长）和关节半脱位[7]。X 线片上也可见到肝脾大、心包或胸腔积液等全身症状的影像表现[7]。磁共振成像（MRI）显示滑膜肥大、关节积液以及骨化和软骨侵蚀。在 T1 加权像上活动性滑膜炎可能表现为信号增强[7]。

常规治疗方案

常规治疗方案基于 JIA 的类型、疾病的活动度（低、中和高）以及是否存在不良预后的特征等制订[8]。预后和改善情况的评价基于医生对疾病活动度的整体评估、父母/患者对其健康状况的整体评估、功能评估、活动性关节数、限制性关节数和 ESR[8]。

常规治疗/物理治疗/支具/生活方式干预

适度的运动疗法有助于解决 JIA 儿童常见的问题，包括肌肉萎缩、骨量不足、疼痛及有氧运动能力的下降[9]。一般首选低强度运动和水上活动。Cochrane 的系统综述显示运动疗法对 JIA 有改善的趋势，但尚无统计学意义[9]。腱鞘炎患者可使用电疗和超声治疗；急性关节炎时可使用按摩和冷热疗法[9]。建议患者使用支具以维持关节稳定、克服轴向对线不良，并鼓励患者根据具体情况适当负重[9]。

注意事项包括：当关节存在活动性炎症时，应避免负重锻炼；如果患者有颈部关节炎，在参加碰撞/接触性运动之前，应通过颈椎屈伸位 X 线片筛查颈 1~2 的不稳定状态；全身型或附着点炎相关型关节炎（HLA-B27 相关型关节炎）的患者应进行心功能评估[10]；如果患者有下颌受累，建议在有下颌和牙齿损伤风险的活动中使用口腔防护器具；如果患者有葡萄膜炎，在有眼部损伤风险的活动中使用眼睛防护器具[10]。

在生活方式干预方面，监测和补充钙剂和维生素 D 非常重要，尤其是对于使用皮质类固醇的患者。

同时,提供心理和社会融合支持是有益的[9]。此外,建议定期进行眼科检查,筛查葡萄膜炎[1]。

药物治疗

药物用于控制疾病进展、防止残疾发生,并将免疫调节剂引起的损伤和虚弱等副作用降至最低[2,8,12]。非甾体抗炎药(NSAID)是最常用的镇痛药,具有抗炎作用。患者对不同 NSAID 的反应不同。糖皮质激素可应用于关节内和全身。非生物制剂的缓解病情抗风湿药物(DMARDs)包括 JIA 的首选药物——甲氨蝶呤(已获 FDA 批准使用)[2]、柳氮磺胺吡啶和来氟米特。生物制剂的 DMARD 包括白细胞介素 1(IL-1)抑制剂、肿瘤坏死因子(TNF)抑制剂和单克隆抗体。药物安全性监测包括全血细胞计数(CBC)、肝功能检查(LFT)和血清肌酐测定[8]。在开始进行甲氨蝶呤或 TNF-α 治疗前建议先完成结核病、乙肝和丙肝的筛查[8]。

介入治疗/手术治疗

个案报道,滑膜切除术作为最后的手段是有帮助的[1]。

幼年脊柱关节病

引言

幼年脊柱关节病(juvenile spondyloarthropathy,JSpA)以关节炎和中轴关节异常新骨形成[13]导致骨化为特征[1]。强直性脊柱炎(Ankylosing spondylitis,AS)是疾病的最初形态,X 线片提示骶髂关节炎,但在儿童,髋关节及其周围更可能出现关节炎和附着点炎[14]。JSpA 是一种附着点炎相关型或其他型 JIA 的亚型[14]。

流行病学

幼年脊柱关节病占幼年关节炎病的 2%~11%[14]。

病理生理学

JSpA 是一种炎症性自身免疫反应性疾病,HLA-B27 起关键作用[14]。

诊断

JSpA 的诊断要求:小于 17 岁的儿童,满足欧洲脊柱关节病研究组(ESSG)脊柱关节病分类标准[1],即炎症性脊柱疼痛、不对称或以下肢为主的滑膜炎[13]。此外,还必须具有以下至少 1 项:银屑病、炎性肠病、双侧臀部间交替出现的疼痛、肌腱端病、骶髂关节炎的 X 线片证据以及家族史,或在关节炎确诊后 2 个月内具有以下疾病之一:急性腹泻、尿道炎或宫颈炎[15]。

病史和体格检查

关节炎、附着点炎和/或背痛的复发和缓解很常见[16]。典型进展为外周关节的关节炎/附着点炎,其次为髋关节、骶髂关节和脊柱[13]。肌肉骨骼系统的主诉或急性前葡萄膜炎可先于诊断出现[13]。检查患者是否存在附着点炎、骶髂关节炎、趾(指)炎、急性前葡萄膜炎(表现为眼睛发红及疼痛)、指(趾)甲凹陷和银屑病[13]。外周关节检查应包括髋关节(外旋以确定是否存在不对称),以及肩关节和颞下颌关节(temporomandibular joint,TMJ)。儿童 Schober 试验对 10 岁以上患者有效[13]。

实验室检查/影像学检查/活检

实验室检查 与 JIA 相同。此外,全血细胞计数可见小细胞性贫血或血小板计数升高[13]。JSpA 的主要标志是 HLA-B27[14]。如果怀疑炎性肠病,可以做粪便检查[13]。抗核抗体一般无异常[13]。

影像学检查 骨盆前后位 X 线片用于判断结构的损伤,通常出现在疾病晚期,即成年期[13]。MRI,尤其是 STIR 序列和增强序列可用于发现早期炎症/病损[13]。增强序列在儿童中的应用至关重要,与成人不同,其可检测到不伴骨髓水肿的滑膜信号增强[17]。

常规治疗/物理治疗/支具/生活方式干预

防止关节(包括脊柱)活动度丧失的牵伸技术是治疗的关键[9,13,18]。足部附着点炎的患者可使用矫形器,尤其是支撑足跟和跖关节的矫形器[13]。生活方式干预参照 JIA。

药物治疗

一线治疗药物为 NSAID,有助于疼痛的管理、可减缓新骨的形成[13]。其中,托美丁和舒林酸疗效显著[13]。在难治性病例中,也可使用 TNF 拮抗药物。

介入治疗/手术治疗

骨科手术在 JSpA 治疗中的作用有限,但关节置换术可用于长期患病的成人[13]。

血友病

引言

血友病(hemophilia)是一种 X 连锁隐性遗传出血性疾病[19]。关节出血可引起慢性关节疾病和疼痛;脑出血可导致瘫痪和死亡;皮肤、肌肉或软组织出血可发生血肿[20]。最常见的血友病是 A 型血友病(典型的血友病)和 B 型血友病(克里斯马斯病)[20]。

流行病学

血友病的发生率约为男性新生儿的 1/5 000[20]。美国目前约有 20 万男性罹患血友病[20]。A 型血友病的发生率约为 B 型血友病的 4 倍[20]。血友病患者如果接受治疗,寿命可能达到正常[21]。

病理生理学

血友病是 X 染色体上的基因突变引起的,导致 A 型血友病(典型血友病)中凝血因子Ⅷ或 B 型血友病中凝血因子Ⅸ的缺失或减少[20]。关节内血液释放的铁引起炎症和关节软骨的损伤[22]。幼儿软骨特别敏感,更易出现症状[22]。

诊断

凝血因子Ⅷ和Ⅸ水平是明确诊断和评估严重程度的重要标志[23]。婴儿可在出生后不久通过血液进行检测,也可在产前进行基因检测[24]。

病史和体格检查

新生儿包皮环切术或足跟针刺抽血后出血时间过长,以及分娩后的颅内出血[23];年龄较大时出现血尿、鼻出血时间延长、月经量多,以及口腔操作、手术或外伤后出血等是疾病的重要线索[25]。关节积血通常在数小时内进展,常伴有烧灼感[26]。约 70% 的患者有血友病的家族史[27]。

体格检查:局部隆起的肿块、瘀斑、黏膜出血、胃肠道(GI)出血、血肿和关节积血[28]。关节积血可引起炎症反应、出现红、肿、热、痛[28]。受累关节保持镇痛的屈曲位,伴有活动受限[29]。

实验室检查/影像学检查

实验室检查包括凝血因子Ⅷ和活化部分凝血活酶时间(APTT)、凝血酶原时间(PT)、纤维蛋白原、血管性血友病因子(vWF)测定,血小板通常正常。CBC 可显示贫血[23]。可进一步对临床表型进行基因检测,并确定是否需要进行遗传学咨询[30]。大关节和有症状关节的 MRI 是评价血友病相关关节破坏存在和进展最可靠的成像方法[31]。

常规治疗

早期(一般在第 1 或第 2 个关节出血后)使用凝血因子可预防自发性出血和儿童极易发生的严重关节损伤[21,22];成人的预防则存在争议[22]。然而,患者可能产生抗凝血因子的抗体[21]。最新的研究进展包括延长凝血因子的半衰期,降低给药频率和剂量以及降低免疫产生的各种重组因子[21]。非凝血因子替代品正在研发中,包括新的蛋白和基因疗法[21]。去氨加压素也可用于提高凝血因子Ⅷ和 vWF 的水平[21]。

关节积血应在休息、加压、抬高、冰敷后[29],及时进行凝血因子置换治疗,一旦疼痛和肿胀消退,会出现典型的关节活动度、关节周围肌肉和本体感觉的改善[29]。对于关节疼痛,尽管有证据表明环氧化酶-2(COX-2)抑制剂对 12 岁以上的患者可能是安全的[32],但临床上一般避免使用 NSAID。鼓励进行各种体育运动,有利于肌肉骨骼训练和社交健康[32]。除非患者接受充分的预防治疗,否则应避免碰撞、密切接触和高速运动[33]。矫形器有助于制动(在活动性出血期间)、运动控制、卸载应力和重量以及改善姿势[34]。夜间也可使用矫形器,防止睡眠时不慎受伤[34]。

介入治疗/手术治疗

关节穿刺术适用于前 12h 内的大关节、紧张关节和疼痛关节出血[28]。然而,这是有争议的,它不仅增加了感染的风险,还可能因为血液不凝固而引起更多的出血[28]。在复发性关节积血的病例中,建议进行放射性治疗或手术滑膜切除[28]。关节置换术是治疗晚期关节明显退变和疼痛的方法[35]。

镰状细胞贫血

流行病学

根据世界卫生组织(WHO)的数据,全球约 5% 的人口携带血红蛋白(Hb)突变[36]。来自非洲、加勒比海、中南美洲、印度、地中海和中东地区的人，镰状细胞性状的概率较高[37]。可能因为镰状细胞的特性使这些地区的人们免受区域内流行的某种疟疾的侵害[38]。在美国，有9万~10万人患有镰状细胞贫血(sickle cell anemia，SCA)[38]。

病理生理学

在镰状细胞病(sickle cell disease，SCD)中，血红蛋白S(HbS)发生突变，亲水性谷氨酸被疏水性缬氨酸所取代，引起蛋白质的聚合反应，导致红细胞形似"镰刀状"并变得"脆硬"，从而引起血管闭塞(VOC)以及血管内和血管外溶血[38]。

诊断

通过新生儿筛查诊断，大多数应用Hgb电泳，有时使用DNA测序技术证实[38]。也可通过绒毛取样(孕早期)或羊膜腔穿刺(孕中期)诊断[38]。

病史和体格检查

病史应关注常见并发症的症状和体征，包括疼痛性VOC(腰背部、腿部和手臂不适，20岁左右最常见)、急性胸部综合征(2~5岁发病率最高)、脑卒中、胆囊炎/结石、脾隔离症、贫血、肺动脉高压和生长/发育受损。慢性疼痛可能源自关节炎、关节病、下肢溃疡或椎体塌陷。骨性压迫神经或铁超负荷引起的神经病变可能出现神经性疼痛[39]。常见的肌肉骨骼并发症包括骨髓增生、骨坏死/梗死、骨髓炎、脓毒性关节炎(通常为沙门菌)[39-40]、骨量减少和骨质疏松。

体格检查可发现红肿、关节积液或压痛、VOC体征。在2岁以下儿童中，VOC通常出现在手部或足部，称为指头炎。隐匿性卒中(39%以上的镰状细胞病患者中)的神经系统检查至关重要[41]。

实验室检查/影像学检查/活检

CBC可能提示贫血、白细胞和血小板计数增多。在VOC危象中，HgbS百分比、网织红细胞计数、类型和筛查[38]以及ESR都有助于排除骨髓炎[40]。

胸部X线片用于诊断急性胸部综合征。MRI用于诊断脑卒中。梗死椎体终板可形成"鳕鱼椎体"(双凹状)[42]。为了筛查，建议2~16岁患者每年进行经颅多普勒检查[38]。一些医院使用X线片筛查股骨头缺血性坏死；使用超声心动图筛查肺动脉高压；使用MRI筛查无症状性卒中/血管病变[38]。

药物治疗/预防/常规治疗

羟基脲可用于增加胎儿Hgb的表达。Hgb预防性输血用于抑制患者的红细胞生成[43]。增加血红蛋白F的新兴疗法包括基因治疗和造血前体治疗[38]。VOC危象的治疗包括静脉输液、积极的疼痛治疗和输血。急性胸部综合征的治疗包括经验性使用抗生素、呼吸支持及在严重的病例中应用皮质类固醇[38]。

推荐接种肺炎球菌多糖、b型流感嗜血杆菌、肺炎球菌结合(PCV13)疫苗以及预防性使用青霉素。需要每年进行一次眼科检查来筛查镰状细胞视网膜病变[38]。在常规治疗方面，认知行为疗法是最有效的支持治疗[44]。

介入治疗/手术治疗

造血干细胞骨髓移植是唯一的治愈方法，但考虑到感染的可能、移植物抗宿主病和移植物衰竭的发病率和死亡率，它仅用于严重的镰状细胞病。建议所有大手术都应进行围手术期输血[38]。

肌肉骨骼感染

引言

肌肉骨骼感染(musculoskeletal infections)可分为骨、关节和软组织感染，包括椎间盘炎、屈肌腱鞘炎和肌肉内脓肿[45]。本节重点介绍骨感染(急性细菌性骨髓炎，ABO)和关节感染(急性细菌性关节炎，ABA)[46]。

流行病学

在美国和其他发达国家，ABO的发病率为(10~80)/10万，ABA的发病率为(4~10)/10万[46]。与创伤相比，其大多数通过血液传播，甲氧西林敏感金黄色葡萄球菌(MSSA)和耐甲氧西林金黄色葡萄球菌(MRSA)为常见的病原体[47]。一项研究观察了ABO/ABA细菌培养的聚合酶链反应(PCR)，发现金氏金氏菌(Kingella kingae)是1~2岁儿童中最常见的病原体[48]。儿童肌肉骨骼感染发病高峰在2~6岁[46]，髋部和下肢最常受累[46]。并发症包括败血症(常见死亡原因)、心内膜炎、深静脉血栓形成(DVT)、感染性肺栓塞、肢体不等长、缺血性坏死(AVN)和病理性骨折等[46]。

病理生理学

隐性菌血症发生于对入侵细菌易感的解剖学部位[49]。

诊断

诊断依据以下4项标准：发热；拒绝负重；白细胞增多>12×10^9/L；ESR>40mm/h（在一项研究中ABO诊断特异性为93%，灵敏性为99%）[50]。可将关节液接种到血培养瓶中，供难培养菌生长[46]。

病史和体格检查

ABO的典型表现是发热的同时患肢使用减少或拒绝负重[46]。盆腔、骶髂关节或椎体的感染常出现隐性腹部或腰部疼痛而掩盖真实病情[46]。为了鉴别可能的病原体，病史应包括近期旅行史、动物暴露、饮食和免疫状态、镰状细胞病和近期疾病[46]。

体格检查对关节或骨骼典型的红斑、肿胀、温热和压痛具有重要意义[46]。伴随体征有黏膜红斑、结膜充血、心脏杂音或摩擦音，肺部检查呼吸音异常，腹痛或器官肿大时，应注意关节活动度的减少、皮肤创伤、皮疹或神经系统缺陷，例如肌无力或反射异常[46]。应监测生命体征以寻找可能的败血症征象[46]。

实验室检查/影像学检查/活检

实验室检查应包括CBC、血培养、ESR和CRP测定。降钙素原（0.4ng/mL的临界值）是一种特异性标志物[51]。

建议先进行X线片检查，然后进行超声和MRI检查[46]。X线片有助于排除骨折[46]。MRI可显示骨皮质和骨髓水肿/炎症及相关软组织感染，对手术规划非常重要[46]。超声用于检查可疑的深部关节感染[46]。

治疗：药物治疗和介入治疗/手术干预

立即进行关节引流和冲洗可以控制感染源、保留关节功能、进行微生物学诊断/确认病原体，以选择最合适的抗生素[46]。CRP水平应控制平稳，并有望在前48h内降低至5mg/dl以下，否则，很可能忽略某个感染源[52]。最初的经验性治疗应包括针对常见病原体使用静脉抗生素，如金黄色葡萄球菌、链球菌和金氏金氏菌[46]。越来越多的研究建议尽快从静脉使用抗生素改为口服抗生素[53-54]，并根据CRP、发热和疼痛[52,55]来决定何时更换。

软组织损伤

概述

病史和体格检查

病史包括损伤机制和典型的疼痛相关问题，包括强度、类型、诱因、发作和持续时间、伴随症状、加重和缓解因素、既往尝试的治疗，以及损伤史和任何危险信号。详细的体格检查包括疼痛的位置、受累区域上下关节有无牵涉痛、脊柱有无根性疼痛，以及相关的血管和神经性检查。

影像学检查

X线片用于观察骨骼（至少包含2个视角，如前后位和侧位），电子计算机断层扫描（CT）和MRI用于观察软组织和横断面的解剖。当临床诊断不明确时，影像学检查更有意义。损伤程度的客观测量会影响治疗，且排除其他相关损伤。超声检查由于不需要镇静，对儿童更有价值。影像检查在儿童中不常用，因为辐射暴露以及儿童骨骼中软骨的高比率[2]。将影像学结果与临床病史和体格检查相结合是至关重要的，有许多偶然的发现，如峡部裂和椎间盘突出，通常是无症状的。

急性创伤：骨折、扭伤/拉伤/挫伤

急性创伤的流行病学

15岁以下儿童中，跌倒是非致命性损伤的主要原因，其后是被物体击中或撞击[1]。15~19岁的儿童中，急性创伤的主要原因是被物体击中或撞击、跌倒和机动车损伤[1]。此外，还必须考虑儿童虐待的问题。

骨折

流行病学　儿童最常见的骨折部位在上肢。前臂骨折占儿童骨折的40%，其中75%在桡骨远端[4]。

病理生理学　儿童骨骼与成人骨骼有所不同。第一，儿童有可能骺板（生长板）被破坏，从而导致完全或部分生长障碍[56]。骨骺骨折通常采用Salter-Harris分类（图60-1）[56]。Ⅰ型和Ⅱ型不穿过骨骺，一般不会引起生长障碍[56]。15%~30%儿童骨折为生长板骨折[3]。第二，儿童骨骼骨化不全，导致其变弱变软，可引起骨骼弯曲，更易骨折[56]。由于儿童骨骼弱于韧带，该年龄段骨折一般多于韧带损伤。同样的机制可能导致成人肌肉或肌腱的拉伤，但是会导致青少年的撕脱骨折[56]。弯曲型骨折：一侧骨

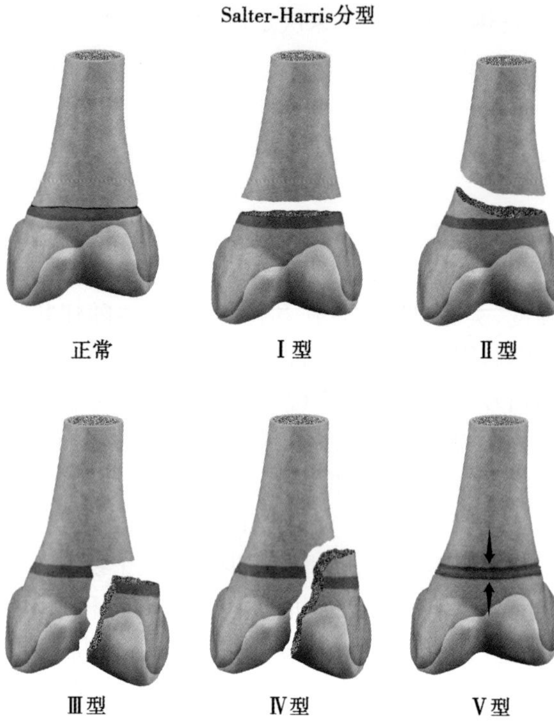

图 60-1 Salter-Harris 分型（经允许摘自 Speer M, Mahlmann M, Caero J, Morani AC. Pediatric Radiology. In：Elsayes KM，Oldham SA，eds. Introduction to Diagnostic Radiology，New York NY：McGraw-Hill：2014）

弯曲而另一侧保持完整的屈曲或伸直型骨折，以及一侧骨弯曲而另一侧有部分骨折的青枝骨折。第三，儿童骨骼中的骨化中心使影像学诊断更加困难[56]。第四，儿童骨骼具有更快和更好的愈合、重塑和自我矫正成角的能力[56]。重要原则包括按骨龄行适当治疗、基于接触面和作用力的骨重塑潜力，以及后期退行性关节疾病的风险。疾病的早期发现很关键。

常规治疗　治疗取决于骨折的严重程度及类型、开放性（骨折刺破皮肤）或闭合性、受累部位、对线以及骨折是否通过生长板。保守治疗包括石膏或夹板固定，以减少疼痛、限制运动和牵引对线。内固定或外固定手术很常见。内固定器械在皮下，包括骨外侧的金属板或螺钉、穿过骨髓或小骨片的金属棒和钢丝。部分病例需要在愈合后可取出内固定器械。另一方面，外固定是将固定针或螺钉放置在骨折部位的上方和下方，然后连接到皮肤外侧的金属棒上（愈合后拆下）。

桡骨远端骨折最常见，分为屈曲型/伸直型骨折（非常常见，骨折使用短臂石膏固定 3~4 周，随后恢复正常活动）、青枝骨折、完全骨折（横向）、粉碎性骨折（多块）和骨骺骨折（Salter-Harris Ⅰ~Ⅴ）[57]。上肢的其他常见骨折包括锁骨骨折（通常采用保守治疗，吊带固定 2~3 个月，受伤后 3~4 个月恢复运动）和肱骨髁上骨折（通常采用闭合复位经皮内固定手术治疗和长臂石膏固定）[57]。常见的下肢骨折包括骨盆、股骨干、股骨颈、胫骨隆突、胫骨、踝关节和跖指骨骨折，以及踝关节“三平面骨折”[58]。

扭伤/拉伤/挫伤

“扭伤”是韧带损伤，而“拉伤”是肌肉或肌腱的损伤。“挫伤”是肌肉和结缔组织的直接损伤，导致肌肉出血和瘀伤。反复运动也可引起慢性拉伤[59-60]。挫伤一般是由于急性损伤所致。考虑儿童的软组织损伤时，排除骨折很关键，因为骨折在儿童中更为常见。扭伤、拉伤和挫伤通常采用保守治疗，包括冰敷、加压、抬高、NSAID 治疗疼痛、相对休息和损伤部位保护。如果症状、损伤严重或儿童无法依从休息，建议用石膏或支具固定。严重的扭伤也需要固定，通常为 10d[61]。可使用轮椅或拐杖等辅助器具使受伤部位休息。在肌肉、肌腱或韧带的严重软组织损伤中，可能需要手术进行对线、稳定或解剖复位，以改善损伤区域的功能，防止损伤恶化或出现并发症，如 AVN。康复计划对于成功恢复运动及之前的功能水平、预防进一步损伤至关重要。

最常见的拉伤发生在腰背部和腘绳肌[62]。愈合时间变化很大，可能需要数周至数月。

挫伤常见于钝性碰撞的体育运动中，尤其是足球、曲棍球等接触性运动，常见于股四头肌。肌肉出血后，形成肉芽组织，成熟后为致密的胶原性瘢痕，可导致严重失能[63]。鼓励主动活动，一旦患者能够实现屈曲 90°，则要开始逐步强化锻炼[63]。被动活动可能导致出血增加，因此不建议使用[63]。严重挫伤需要 4~6 周才能愈合[63]。可以使用特殊的大腿防护装置防止进一步损伤[63]。股四头肌挫伤的并发症包括罕见的大腿骨筋膜间室综合征和骨化性肌炎[63]。

最常见的扭伤（及一般的运动损伤）发生在踝关节[63-64]。韧带损伤分为：Ⅰ级扭伤（轻度），没有明显的组织破坏，功能丧失极少，仅累及距腓前韧带[61]；Ⅱ级扭伤（中度），伴有一定程度的组织破坏和功能丧失，累及距腓前和跟腓韧带[61]；Ⅲ级扭伤（重度），伴有累及所有外侧韧带甚至包括三角韧带的内侧韧带[61]。Ⅲ级扭伤和骨间韧带损伤更易出现骨软骨骨折和慢性的不稳定[61]。距腓前韧带损伤最常见，发生于踝关节内翻损伤时[61]。体格检查包括前抽屉试验，即在保持腿部静止的情况下，足跟向前平移时感到松弛[61]。内翻、外翻时足部受力有助于确定疼痛的原因。胫腓骨间膜损伤时可发生下胫腓骨联合扭伤，通过胫腓骨挤压试验诊断，即挤压小腿中段的胫腓骨，患者感到踝关节前方和近端疼痛[61]。Ottawa 踝关节损伤诊断标准建议：如果存在急性钝性损伤伴足踝区疼痛、踝后缘或尖端触诊压痛、受伤后不能立即负重，则应进行 X 线片检查，这适用于 6 岁以上的儿童[61]。康复训练必须包括本体感觉训练。一些运动员可使用支具或胶带稳定踝关节[63]。慢性踝关节不稳在骨骼发育不全的运动员中并不常见[63]。

膝关节最常见的扭伤是前交叉韧带损伤，可能需要手术处理[63]。此类损伤的发生率约为 0.01%[64]。在肩关节中，肩锁分离是最常见的韧带损伤。体格检查：肩关节屈曲、内收或外展时有明显疼痛；肩锁关节触诊压痛；肩锁关节分离（相较非受累侧）。保守治疗采用吊带悬吊 3～7d 或采取手术治疗，视病情的严重程度而定。

慢性损伤：滑囊炎/肌腱病

儿童由于骨骼发育不成熟，容易过度使用而损伤[63]，包括滑囊炎（bursitis）和肌腱病（tendinopathy）等。

滑囊炎

滑囊炎是由滑囊炎症引起的，滑囊是一种充满液体的囊袋，可起到缓冲的作用。滑囊炎出现的常见位置是肩峰下、鹰嘴、髌前和髌下以及坐骨和转子滑囊[65]。慢性滑囊炎是由暴露于长期压力、反复过度使用、轻微创伤或炎性关节病引起的[65]。浅表关节滑囊炎可抽吸并分析有无结晶及感染。滑囊炎的典型自然史是自限性的并将逐渐改善，但有些病例会转为慢性[65]。常规治疗是保护关节，使用 NSAID 药物缓解疼痛[65]。发炎的滑囊可注射麻醉剂或糖皮质激素作为诊断性治疗。如果疼痛消退，则支持滑囊炎的诊断[63,65]。

转子滑囊炎通常与髂胫束肌腱炎或“髋关节弹响综合征”相关。一般采用保守治疗，除了冰敷外，重点是拉伸髂胫束和髋外展肌群。大转子滑囊内注射皮质类固醇可为保守治疗无效的病例提供实质性疗效。

肌腱病

肌腱病是一种慢性肌腱损伤，可由多种原因引起。肌腱炎是指急性肌腱损伤伴炎症，通常应用 NSAID、物理治疗以及手法治疗进行处理，包括软组织活动和拉伸[66]以及类固醇、利多卡因和富血小板血浆（PRP）注射。但从长远看，有证据表明皮质类固醇的疗效劣于保守治疗[67]，这可能是由于类固醇削弱了肌腱功能[66]。富血小板血浆注射的证据有限，但有限的研究显示了一些改善[66]。未来的发展包括干细胞治疗、生长因子治疗和基因转移[66]。体外冲击波疗法（ESWT）可能有益，尤其是在插入性和钙化性肌腱病中[66]。

疼痛放大综合征：纤维肌痛和复杂区域疼痛综合征

引言

“疼痛放大综合征”（amplified pain syndrome）是一个术语，表示与可识别的器质性病因不成比例的疼痛和残疾相关的各种临床模式[68]，包括纤维肌痛（fibromyalgia）、复杂区域疼痛综合征（complex regional pain syndrome，CRPS）、肌筋膜疼痛等。这些疾病可以看作一个有重叠症状的连续体，包括多个痛点和自主体征、过度警觉和持续或间歇性疼痛模式[69]。

纤维肌痛通常是超过 3 个月的广泛性肌肉和关节疼痛的结合，并伴有相关症状，包括疲乏、睡眠困难、焦虑和“压痛点”[70]。研究者将美国风湿病协会（ACR）的成人标准（图 60-2）[71]应用于儿童，包括超过 3 个月受累身体区域的数量、疲乏症状严重程度、未恢复精神的觉醒和儿童的认知症状等。复杂区域疼痛综合征可分为：1 型，无特定神经损伤；2 型，有特定神经病变[72]。成人使用的“布达佩斯标准”包括：与刺激事件不成比例的持续疼痛；在感官分类、血管舒缩、排汗/水肿和运动型/营养型疼痛中特定数量的症状和体征；无更好解释体征和症状的诊断[73]。目前，尚未在儿童中验证任何标准[73]。

流行病学

女性受影响的可能性是男性的 4 倍。患者往往具有较高的社会经济地位[69]。平均发病年龄为 12 岁，7 岁以下很少发生[74]。据估计，青春期前“广泛性疼痛”的患病率约为 7.5%[74]。

病理生理学

疼痛放大综合征病理生理学因素多种多样，包括中枢敏感化和中枢神经系统改变、小纤维变化和外周皮肤神经异常[73]。这些症状是遗传、神经生物和心理社会共同作用的结果[75]。功能磁共振（fMRI）提示复杂区域疼痛综合征患者的中枢神经处理存在异常[76]。

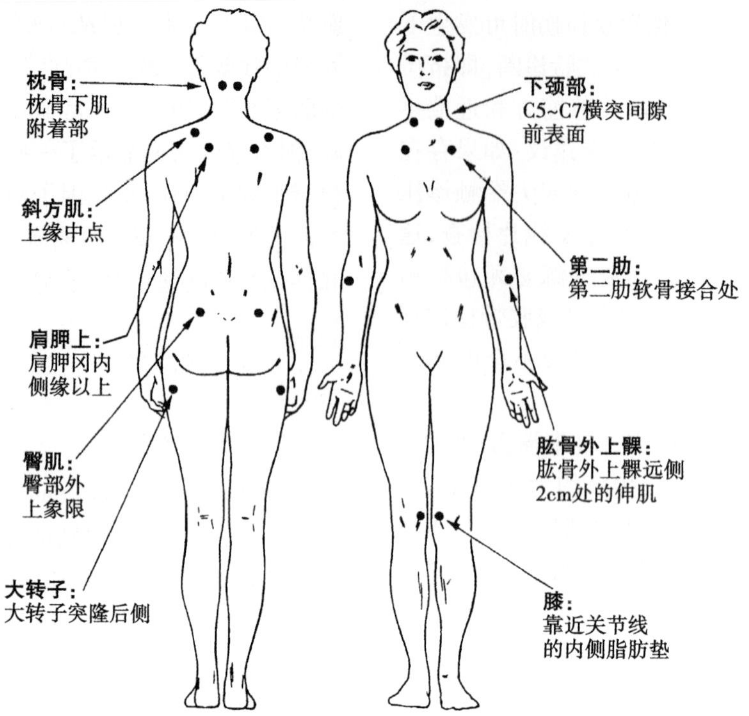

图 60-2　1990 年 ACR 纤维肌痛标准的 9 对压痛点的位置(经允许摘自 Primer on the Rheumatic Diseases,12 ed. 2001:188)

病史和体格检查

病史应包括心理社会应激源以及近期重大生活事件[69]。典型的患者有明显的残疾,可能爬行移动或表达异常性疼痛[69]。通常患者已发育成熟,是一个擅长学校和课外活动的完美主义者[69,77]。有时会伴有一些轻微的创伤[69]。应询问患者是否注意到皮肤颜色变化、出汗、体温变化或肿胀,体格检查时也应注意[69]。儿童通常表现为腿部受累、体温降低、明显的精神心理问题和较少的神经系统症状[68]。应进行全面的神经系统检查,记录是否存在异常性疼痛或无力[69]。

实验室检查/影像学检查

实验室检查包括 CBC、电解质、血尿素氮(BUN)/肌酐、肌酸激酶(CK)、莱姆效价、白细胞计数、CRP、ESR、ANA、抗 SS-A/SS-B 抗体、抗 dsDNA 抗体和甲状腺功能检查(TFT),包括游离 T3、游离 T4 和甲状腺促激素(TSH)[73,78]。影像学检查可有骨性水肿和骨量减少的表现。骨扫描通常显示摄取率降低,与成人相反,成人的摄取率增加更为典型[79]。肌电图(EMG)通常正常。

常规治疗

对患者及家长进行健康教育和心理行为治疗很关键[80]。改变生活方式可以减少家庭和个人的压力和/或解决感知的压力[80]。多学科康复非常有效,应包括以动员、脱敏和强化为目的物理治疗和认知行为治疗结合调整及应对策略[72]。对于门诊治疗失败或有更严重残疾的患者,可使用强化住院康复或日间病房[73]。药物治疗在儿童中的证据有限,最常用的是 NSAID、三环类抗抑郁药和抗惊厥药如加巴喷丁[73,80-81]。儿童通常比成人具有更好的结局和治疗的反应性[80]。

交感神经阻滞治疗效果的研究很少,系统综述也提示获益证据不高,尤其是长期获益[73]。脊髓刺激器和手术、化学或射频交感神经切除术也几乎没有支持性证据[73]。在选择的难治性病例中,可试用硬膜外或周围神经导管治疗[73]。

烧伤

定义

烧伤(burns)是热能传递至皮肤、黏膜或软组织(包括神经和肌肉)并对其造成损伤的急性损伤[82]。

流行病学

美国每年有超过 100 万烧伤患者,其中约 50% 需要医学治疗[83]。在烧伤死亡病例中,约一半与吸入性损伤是密切相关的[84]。80% 的死亡与一氧化碳中毒有关[84]。

病理生理学

烧伤包括电(通常是大龄儿童和青少年,深层组织包括神经和肌肉中隐匿性的损伤)、化学、放射性、摩擦,以及常见于婴儿和儿童的烫伤和接触性烧伤[82]。

病史和体格检查

病史必须包括患者的人口统计学资料、医学疾病史(尤其是镰状细胞病、糖尿病和化疗史)、受伤机制[82]、电击伤的电压和化学烧伤的特殊化学制品种类。

采集生命体征有助于评价气道、呼吸、循环和液体复苏的需求[82]。应脱掉所有衣物,包括尿布[82]。鼻或口的烟灰[82]、烧焦的鼻毛/眉毛[84]、碳质痰(carbonaceous sputum)[84]以及面部损伤都应考虑可能的吸入性损伤。神经系统症状可提示一氧化碳中毒[84]。根据烧伤的表面积和深度分为浅表(仅累及表皮)、部分深层(部分损伤真皮)或全层(完全损伤真皮且皮肤无活性或无法确定)烧伤。总体表面积使用改良的 Lund Browder 图计算,不包括浅表烧伤[82,84]。

实验室检查/影像学检查

检验血清一氧化碳水平[84]。133 氙扫描可诊断吸入性损伤[84]。

伤口敷料和介入治疗/手术治疗

小于总体表面积(TBSA)5%的轻微部分深层烧伤,首先应清创,然后用磺胺嘧啶银或杆菌肽软膏和敷料覆盖[82]。每天揭开并更换有渗液的敷料。上皮化一般发生在 7~14d[82],3 周内愈合[84]。轻、中度(5%~10% TBSA)部分深层烧伤用生物或生物复合敷料覆盖,并持续使用直到 7~14d 出现新的上皮生长[82]。在某些情况下,添加银离子可产生广谱抗菌作用[82]。根据美国烧伤协会的规定,需要转诊至烧伤中心的严重烧伤包括但不限于:超过 10%的部分深层烧伤或任何程度的全层烧伤,电/化学烧伤,吸入性损伤,严重并发症或相关损伤,疑似故意损伤,影响面部、手、足、生殖器、会阴或主要关节的损伤,以及鼻或口腔中有烟灰的烧伤[82]。

如果担心一期愈合会导致功能下降,则应使用皮肤移植物进行早期焦痂手术切除,尤其是部分深层和全层烧伤[84]。口周烧伤和胸部烧伤需手术治疗,以防止血管损伤,降低肺顺应性/通气量,并显著增加吸气峰压[84]。支气管镜检查可协助诊断吸入性损伤[84]。

治疗方法/支具应用/生活方式干预

康复治疗的目标是克服代谢状态,提高肌肉力量和适应能力,最大限度地减少瘢痕和挛缩[85]。建议平衡有氧运动和抗阻运动,以避免加重高代谢状态[86]。各种认知和行为治疗技术可以控制疼痛和焦虑[87],包括按摩[88-89]。

瘢痕和挛缩可能会使交际上、身体上和心理上极度衰弱,显著影响言语和进食等功能。有关封闭性敷料、皮质类固醇、干扰素、冷冻手术、放疗、压力疗法、按摩、激光治疗、维 A 酸、硅凝胶薄膜、提取物、局部用药和针对胶原蛋白合成的其他疗法的证据有限[85]。根据经验使用凝胶布、水凝胶或硅胶定制压力衣(24mm 厚,每天使用 23h),可减少瘢痕增生和挛缩[85]。早期夹板固定和全身积极伸展也可预防挛缩。

患者营养需求增加,经口摄入不足应尽快通过肠内营养补充[84]。总的目标是每天增加蛋白质 2. 5g/kg(体重),根据需要使用胰岛素将血糖控制在 130~140mg/dl,并补充多种维生素、维生素 C、维生素 A 和硫酸锌[84]。

药物治疗

镇痛药、改善认知药物和抗焦虑药的联合应用对疼痛和焦虑的管理最有效[90]。很多药物可用于处理烧伤后的高代谢和分解代谢状态,用于增加能量、克服体重减轻、骨矿物质含量降低和影响长达数年的激素变化[74,91-93]。丙醇[94]和苯丙酸诺龙(睾酮的合成衍生物)可降低分解代谢[84,95]。还可以使用重组生长激素。

成骨不全

成骨不全(osteogenesis imperfecta, OI)是一种结缔组织疾病,最常见的原因是 I 型胶原蛋白基因突变[96],由于骨骼质量变差导致骨量降低和骨折增加[96-97]。在流行病学上,其发病率为(1~2)/10 000[98]。大多数病例为常染色体显性遗传,但有些为隐性遗传[97]。成骨不全是原发性骨质疏松症最常见的病因[97]。

病史和体格检查

骨折和脱位病史必须包括椎体压缩性骨折、骨折/脱位的数量和部位以及骨折是否由微小创伤所致[99]。背痛或僵硬可能是椎体骨折的症状。发育史常提示运动发育迟缓,包括粗大和精细运动[99]。必须注意功能的损害及需要何种辅助[99]。病史还应包括颅底凹陷、脊髓压迫和脑积水的症状,如笨拙、吞咽问题以及用力、咳嗽和行走时加重的头痛[99]。家族史应包括身材矮小、骨折、脱位、牙齿易磨损、疝气、早发性骨质疏松、听力丧失和近亲婚配[97]。

体格检查可发现韧带松弛、听力丧失、肌腱断裂、运动发育迟缓、生长迟缓、蓝色或深灰色巩膜、骨折后骨痂肥大、骨间膜形成导致旋前/旋后困难、桡骨头脱位导致前臂弯曲畸形、脊柱侧凸、碎牙或明显的过顶透光率(overbite lucency)、下肢不等长、扁平足和非典型面容[97]。

影像学检查

应进行骨骼检查或X线片[97],尤其是对于婴儿。脊柱X线片应包括脊柱侧凸序列的检查。MRI和CT扫描可显示颅颈交界区的脊髓压迫或脊髓空洞。双能X线片吸收测定法(DXA)用于测定骨密度,但已愈合的压缩性骨折也可能导致骨密度增加,因此应对单个椎体进行分析。

治疗

可选择非手术治疗(物理治疗、康复训练、支具和夹板固定)、手术治疗(髓内棒定位、脊柱和颅底凹陷手术)和药物治疗(增加骨强度和减少骨折数量的药物,如双膦酸盐或生长激素,取决于成骨不全的类型)[98]。

腰背痛

腰背痛(back pain)最常见的原因是过度使用或急性创伤导致的肌源性疼痛。疼痛通常在扭转或抬起时加重[99]。肌肉疼痛可以通过短效抗炎药物和锻炼改善,尤其是强化核心肌群和腘绳肌拉伸的训练[5]。病史应包括询问儿童的危险信号,包括年龄小于4岁;发热;体重减轻;严重、持续或稳定加重的疼痛;夜间疼痛;神经功能障碍;外伤史、恶性肿瘤、结核病史或接触史[100]。

峡部裂

峡部裂(spondylolysis)是关节间部的骨折,可由急性创伤或脊柱反复地屈曲、伸展或旋转引起。最常见的骨折部位在L5,L4不常见[6]。体操运动员和潜水员发病最多[7]。通常为单侧、局部的疼痛,并因过度伸展而加重。疼痛可遍及背部,感觉似肌肉劳损[6]。X线片可能无法在早期显示骨折,骨扫描可用于早期诊断。以前,患者需要使用胸腰椎矫形器治疗;现在治疗原则是限制活动,通常不需要支具。如果患者不遵守活动限制,支具则需发挥作用。如果骨折仍有疼痛[7]或进展为脊椎滑脱[6],通常进行关节融合术。对于L5峡部缺损,进行L5~S1关节融合术;对于L4峡部缺损,进行直接修复或L4~S1关节融合术[7]。

脊椎滑脱

脊椎滑脱(spondylolisthesis)是指一个椎体相对于另一个椎体发生滑移。Wiltse分级根据病因,可分为Ⅰ型,发育异常型,由于先天性骶椎圆整,使L5更容易向前滑动;Ⅱ型,峡部裂型,常见于儿童和运动员,由于应力性骨折引起峡部断裂;Ⅲ型,退行性变型,好发于40岁以上的患者。滑脱程度评估有助于治疗方案的选择,采用Meyerding分级进行分类,其中Ⅰ级为25%;Ⅱ级为26%~50%;Ⅲ级为51%~75%;Ⅳ级为76%~100%;Ⅴ级为100%以上,称为脊椎前移。Ⅱ级及以上应转介外科会诊(表60-2)。

表60-2 Meyerding滑脱分级

分级	定义
Ⅰ	0%~25%
Ⅱ	26%~50%
Ⅲ	51%~75%
Ⅳ	76%~100%
Ⅴ	脊椎前移:L_5(和上述整个脊柱)完全滑到S_1椎体前方的情况

滑脱百分比测量为L_5下后角至S_1上后角的距离除以S_1上终板的长度。脊椎滑脱通常被分类为低级别(0%~50%)与高级别(>50%),这种分类影响手术治疗方案的选择。

脊椎滑脱的危险因素包括生长突增、运动和遗传因素。特殊检查包括伸展痛(单腿过伸试验:单脚站立并使背部伸展)和脊柱深触诊疼痛或台阶征。X线片采用腰椎前后位和侧位,斜位通常不建议。单光子发射计算机断层扫描(SPECT)和MRI也用于诊断。通常应用泰诺林行保守治疗(由于可能的骨愈合障碍,临床上不建议使用NSAID)。常规治疗以加强核心肌群力量、相对休息、避免腰椎穿刺和疼痛活动为主,通常约90d。腰背部支具/支撑可能有助于限制活动,但与更好的疗效无关,并可能削弱核心肌肉的力量[101]。手术治疗为脊柱融合术,如果有神经压迫,则行椎板减压术。

幼年脊柱后凸畸形

幼年脊柱后凸畸形(scheuermann juvenile kyphosis)的定义是根据脊柱侧位X线片的测量,至少有3个相邻椎体楔形变达到5°。通常采用保守治疗,包括以维持ROM为目的的强化和伸展练习。镇痛药和避免沉淀物积聚至关重要。如果疼痛持续或脊柱后凸超过60°,可能需要支具或其他骨科干预,包括矫正手术和融合手术(图60-3)。

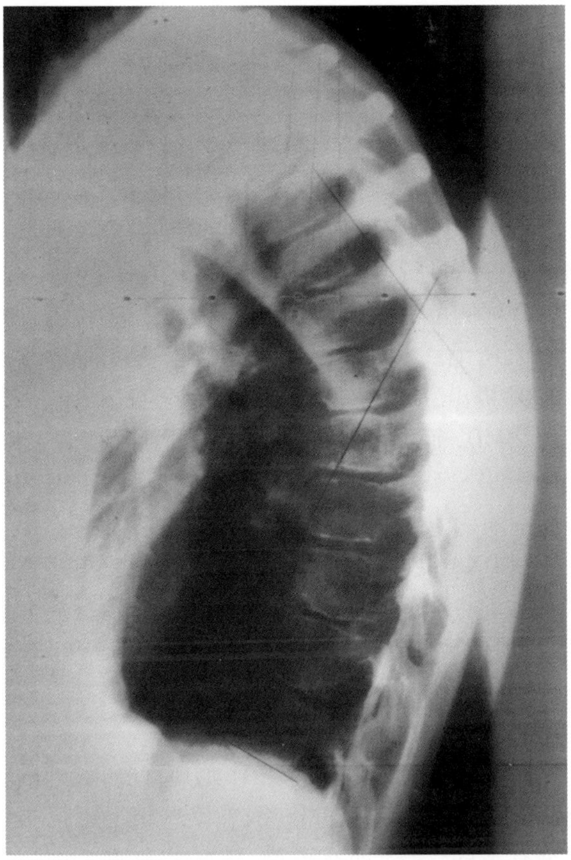

图 60-3　幼年脊柱后凸畸形的特征为椎体楔形变、终板改变和脊柱后凸（经允许摘自 Rab GT. Chapter 10. Pediatric Orthopedic Surgery. In：Skinner HB，McMahon PJ，eds. Current Diagnosis & Treatment in Orthopedics，5e New York，NY：McGraw-Hill；2014）

椎间盘相关疼痛

椎间盘相关疼痛（包括椎间盘突出）相对罕见，尤其在 10 岁前，但约 10% 的青少年持续性腰背痛与椎间盘相关[102-103]。

先天性骨骼疾病

先天性骨骼疾病（congenital skeletal disorders）为骨骼严重受累的遗传性疾病，包括骨骼发育不良、代谢性骨病、骨发育不全（包括肢体缺陷[104]），以及骨骼畸形和/或骨量减少综合征[105]。骨骼发育不良是骨和软骨的生长或发育异常[106]，可对肌肉、肌腱和韧带产生影响[107]。最常见的发育不良是软骨发育不全[107]，其特征是四肢短小，由于 FGFR3 基因突变导致软骨不能进行骨化而致侏儒症，每 15 000～40 000 人中就有 1 人存在这种情况[108]。最常见的致命性发育不良是致死性发育不良，其次是成骨不全[109]。

引言

先天性肢体缺损通常分为横向缺损（轴向，无远端部分）和纵向缺损（沿骨骼长轴，有远端部分）。较常见的肢体畸形包括并指（趾）畸形，涉及 1 个以上指（趾）的结合；多指（趾）畸形，肢体上有 5 个以上指（趾）。

流行病学

肢体缺陷的发生率约为出生婴儿的 1/2 000[104]，上肢与下肢的比例为 3∶1[110]。重要的是，超过 80% 的遗传性肢体缺陷与非肌肉骨骼异常相关，尤其是上肢异常与颅面、心脏和血液疾病相关[110]。

病理生理学

由于妊娠前 3 个月肢体芽形态异常，导致肢体缺陷。其病因多种多样，包括基因异常（如遗传综合征）、血管因素、糖尿病（母体和妊娠期）、羊膜带异常（通常导致手指截肢）、毒素（包括吸烟，常见手指、足趾异常[110]，尤其是下肢纵向缺陷[104]）、感染（如水痘）[102]、母体体温过高[104]以及应用沙利度胺[110]。羊膜带异常通常是横向缺损的原因，但必须首先排除亚当斯-奥利弗综合征（Adams-Oliver syndrome）[104]。其他可能的风险因素包括绒毛膜绒毛取样（CVS）、子宫异常和某些药物（如丙戊酸）治疗[104,110]。

病史和体格检查

应采集妊娠史，包括药物使用和治疗情况、CVS、糖尿病和孕早期高热[104]。还应采集三代家族史，包括流产、近亲婚配和先天性异常[104]。全面的体格检查应包括脊柱、生殖器、直肠和其他相关的异常（包括颅面异常）[104]以评估患肢的功能和代偿[104]。

实验室检查/影像学检查/活检

所有肢体缺损都应拍摄受累肢体的 X 线片，并进行遗传学转诊。对于横向缺损，应注意胎盘病理[104]；对于纵向缺损，应进行健侧肢体的 X 线片检查，有时应进行全面的骨骼检查[104]。如果存在神经功能缺损，MRI 是必要的[104]。应做染色体微阵列，必要时做分子检测。如果存在放射性缺损，患者还需要进行 CBC、超声心动图和二环氧丁烷（DEB）诱导的染色体断裂试验，这些通常与某些综合征和其他异常相关[104]。

影像学诊断可以从分析长骨、手、骨盆和脊柱的信息开始[111]。颅骨、足部等扁骨影像学表现在某些情况下也有意义[111]。

治疗

诊断十分关键，治疗方案取决于受影响的系统。预防性治疗包括产前维生素[110]和避免毒素的使用。

治疗目标包括加强和维持 ROM、尝试并找到最理想的矫形器/假体,并学习如何使用[110]。根据年龄、成熟度使用矫形器/假体,以实现发育里程碑和最大化功能和/或外观为目标[110]。手术治疗的适应证和作用很多,包括改善承重面、下肢长度差异、步态力学、鞋或假体的适合性以及指(趾)对掌[110]。

骨质减少/骨质疏松

流行病学

大多数原发性骨质疏松(osteoporosis)是由于成骨不全所致。骨质疏松儿童具有显著的长期发病率,因为前 20 年是 90% 骨量的发育时期[112]。

病理生理学

骨质疏松是骨量和骨密度下降导致骨质变脆的一种疾病[112]。骨质疏松/骨量减少(osteoporosis)可由各种影响骨质和/或数量的疾病引起[112]。原发病因包括成骨不全、结缔组织病和骨矿化减少,如低磷血症;也可为特发性[112];继发性病因包括药物治疗,如糖皮质激素、抗癫痫药和抗凝剂;负重减少;炎症性疾病,如 JIA;营养缺乏,如维生素 D 缺乏;厌食[112]。肾脏疾病、内分泌异常和浸润性疾病(如白血病或地中海贫血)也是继发性骨质疏松的病因[112]。

诊断

儿童不能仅通过评分来确诊,还需要"具有临床意义的骨折"。这种骨折的定义是 10 岁时有 2 处长骨骨折,19 岁时有 3 处长骨骨折,或在无高能量创伤(从超过 3m 的高处跌落或机动车事故)的情况下,高度损失超过 20% 的椎体骨折[113]。无局部疾病或高能量创伤的椎体压缩性骨折表明骨质疏松[113]。

病史和体格检查

病史采集应包括负重、日光暴露、类固醇的使用、青春期开始时间、既往骨折及其原因[112]。药物史,尤其是抗癫痫药,如苯巴比妥、苯妥英钠、丙戊酸、全身性类固醇和降低雌激素水平药物的应用[114]。长期使用质子泵抑制剂(PPI)和使用选择性 5-羟色胺再摄取抑制剂(SSRI)联合三环类抗抑郁药也与骨折增加有关[114]。

家族史应包括询问骨折频率/骨折原因。应在人群中进行营养评估。体格检查应包括过度活动试验,以识别潜在的胶原蛋白或结缔组织疾病[112]。生长史和青春期都是激素的标志,对于解释骨密度(BMD)的测量结果至关重要的[112]。

实验室检查/影像学检查/活检

实验室检查应包括血清钙、磷酸盐和 25-羟维生素 D(至少高于 50μg[112,115])、腹腔谷氨酰胺转氨酶、尿钙和肌酐。当具有临床相关性时,应检测激素。碱性磷酸酶(骨特异性)有助于标记治疗的反应[115]。严重骨骼脆性患者应转诊至内分泌科或骨骼健康诊所进行可能的基因检测和/或骨活检[112]。

脊柱侧位 X 线片可用于评价大于 20% 的无症状椎体压缩[112]。2013 年国际临床密度测定学会(ISCD)提出,应在住院患者中使用全身不计头和腰椎的 BMD,而不是在成人中使用的股骨近端 BMD[112,116],残疾儿童由于各种定位限制定位的硬件和挛缩因素,可使用股骨远端外侧 BMD[114]。儿童使用 DXA 受到很多限制[113-114,116],需要更多 5 岁以下儿童的规范性数据以证实,并且由于身高和青春期等原因[112],低估了儿童骨骼的真实密度,建议进行改良[112,117]。

生活方式/常规治疗/药物治疗

充足的膳食钙和维生素 D 尤其重要,额外的补充剂未被证明具有保护作用,在某些情况下已被证明是有害的[112]。如有可能,应强调负重练习。振动疗法、在低强度机械刺激的辅助下站立[115],已在许多动物研究以及身体残疾的儿童中被证明是有效的[118,119]。抑制骨吸收的双膦酸盐类是骨质疏松儿童最常用的药物。帕米磷酸盐Ⅳ常用于儿童,疗效确切[118,120]。降钙素和甲状旁腺素(PTH)也用于某些特定患者的治疗。

脊柱侧凸

引言

脊柱侧凸(scoliosis)是脊柱侧弯大于 10°[121-122]。任何小于 10°的情况均可视为姿势不对称[121]。早发性脊柱侧凸(early-onset scoliosis,EOS)是指发病年龄小于 10 岁[123-124];青少年特发性脊柱侧凸"(adolescent idiopathic scoliosis,AIS)是指 10~18 岁发病[121]。

流行病学

人群中 0.2%~6% 存在脊柱侧凸,已成为儿童和青少年最常见的骨科畸形[122]。AIS 是最常见的类型,较大弯曲多见于女性[125]。

病理生理学

EOS 可能由多种原因所致,包括先天性(椎体变形,部分成形或不对称,通常为半椎体)、神经肌肉(如肌营养不良、脊柱裂或脑瘫)、综合征(如马方综合征、埃勒斯-当洛斯综合征、神经纤维瘤病和普拉德-威利综合征）因素[123]。弯曲大多可随着儿童的生长而进展，但一般在 21 岁左右达到骨骼成熟后就会减少。AIS 的病理生理学尚不清楚，但可能是由于激素（褪黑素）、脑干或本体感觉障碍，或血小板、钙调蛋白紊乱，也可能是多因素联合所致，大多数有阳性家族史[122,125]。

病史和体格检查

应询问脊柱侧凸家族史和外伤史。记录出生缺陷，如心脏、肾脏、气管、食管异常、肛门闭锁、单脐动脉或其他肌肉骨骼或肢体异常，以及阿诺尔德-基亚里（Arnold-Chiari）畸形、骨骼发育不良和肌病[124]。

检查姿势对线：不平的肩、腰和臀；突出的肩胛骨；腰部一侧弯曲增加；身体向一侧倾斜；下肢不等长。进行 Adams 试验，即医生站在患者后方，视线水平在骨盆处时，患者缓慢向前倾斜，以寻找任何弯曲。脊柱侧凸测量仪可用于测量曲率[121]。寻找腹部或背部肌肉痉挛或拉伤的位置并进行疼痛保护，以排除非结构性（功能性）脊柱侧凸。因为弯曲本身并不是导致脊柱侧凸的原因，而是腹痛或肌肉痉挛等基础疾病导致患者使用脊柱弯曲的姿势站立，还应寻找韧带松弛及其他结缔组织疾病的体征，进行神经系统检查，并寻找综合征的体征，如咖啡斑。

实验室检查/影像学检查/活检

拍 X 线片应站立前后位和侧位，以确定脊柱的弯曲[125]。仰卧屈曲位[125]或侧向动力位 X 线片，即患者躺在检查床上，向一侧弯曲，然后另一侧可以帮助评估曲线的柔韧性[121]。平行于两个最倾斜椎体远端终板画一条线，其交叉点为 Cobb 角或弯曲角度（图 60-4）。曲线以最大曲度的凸面命名，多数曲线为左旋（左侧凸面）与右旋（右侧凸面）相反。脊柱、骨盆（Risser 量表）、手/腕关节 X 线片用于确定大致骨龄，以确定骨骼成熟前预期的剩余生长时间[121]。当出现不典型表现时，即不典型曲线模式（左胸曲线）、快速进展或神经症状，后颅窝至圆锥的 MRI 可排除椎管内的异常[125]。

药物治疗/常规治疗/支具应用/石膏疗法

治疗目标包括保护肺发育，维持肺功能、生长/身材，外形美观以及减轻疼痛[124]。儿童脊柱侧凸通常不出现疼痛，这与成人相反，退行性脊柱侧凸可能会导致疼痛，需要药物治疗，如 NSAID。一项评价多种类型治疗的综述发现，保守治疗降低 AIS 进展率的证据为 1b 等级，但未对特定类型的治疗做出评

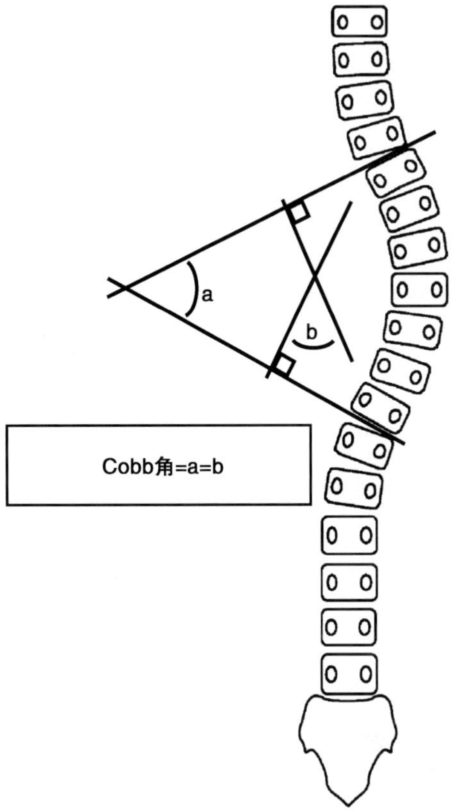

图 60-4　Cobb 角测量方法通常用于评估脊柱曲度。测量最倾斜椎体远端（顶部和底部）终板之间的角度。为使测量线与 X 线片吻合，常绘制与终板成 90°的线并测量它们的相对角度。在几何学上，这些角度相同（经允许摘自 Rab GT. Chapter 10. Pediatric Orthopedic Surgery. In: Skinner HB, McMahon PJ, eds. Current Diagnosis & Treatment in Orthopedics, 5e New York, NY: McGraw-Hill; 2014）

论[126]。支具应用和石膏疗法可用于延迟或避免手术[124]。麻醉状态下进行石膏疗法，脊柱在牵引中伸长和去旋转，每 2～3 个月更换一次[124]。支具常用于维持校正，包括定制成型的胸腰骶矫形器[124]。支具已证实对 AIS 有益，剂量-反应曲线为 12.9～17.6h，达到 90% 的治疗成功率[127]。

介入治疗/手术治疗

手术适应证取决于多种因素，包括弯曲程度、弯曲原因、弯曲类型、肺功能、每年的变化程度和剩余生长时间[124]。EOS 外科植入物的目标是允许脊柱和胸廓生长，但控制弯曲进展[124]。有 3 种类型的植入物可用于生长期儿童：基于牵引的策略最常用于 EOS，包括可扩张棒，如磁控生长棒；引导生长策略，将植入物放置在被棒围绕的椎体中，允许线性生长；基于压缩的策略，将器械放置在凸侧椎体生长板上，以阻止其生长[124]。对于 AIS，手术治疗通常是脊柱融合术[125]。

（王文达 译，周孜炫　徐开寿 校）

参考文献

1. Petty RE, Southwood TR, Manners P, et al. International league of associations for rheumatology classification of juvenile idiopathic arthritis: second revision, Edmonton, 2001. *J Rheumatol*. 2004;31(2):390–392.
2. Harris JG, Kessler EA, Verbsky JW. Update on the treatment of juvenile idiopathic arthritis. *Curr Allergy Asthma Rep*. 2013;13(4):337–346. doi:10.1007/s11882-013-0351-2.
3. Thierry S, Fautrel B, Lemelle I, Guillemin F. Prevalence and incidence of juvenile idiopathic arthritis: a systematic review. *Joint Bone Spine*. 2013;81(2):112–117. doi:10.1016/j.jbspin.2013.09.003.
4. Myers LK. Epidemiology, pathophysiology, and clinical presentation. *Adv Stu Pharm*. 2008;5(6):170–175.
5. Yukiko KM. Systemic juvenile idiopathic arthritis: clinical manifestations and diagnosis. *Up To Date*. Available at http://www.uptodate.com/contents/systemic-juvenile-idiopathic-arthritis-clinical-manifestations-and-diagnosis?source=machineLearning&search=diagnosing+JIA&selectedTitle=1percent7E150&sectionRank=2&anchor=H100154015#H100154015. Accessed February 24, 2016.
6. Weiss PF. Polyarticular juvenile idiopathic arthritis: clinical manifestations, diagnosis, and complications. *Up To Date*. Available at http://www.uptodate.com/contents/polyarticular-juvenile-idiopathic-arthritis-clinical-manifestations-diagnosis-and-complications?source=machineLearning&search=diagnosing+JIA&selectedTitle=2percent7E150&sectionRank=1&anchor=H5#H516508956. Accessed February 24, 2016.
7. Juvenile Idiopathic Arthritis: Radiographic Features. Available at http://radiopaedia.org/articles/juvenile–idiopathi.
8. Beukelman T, Patkar NM, Saag KG, et al. American College of Rheumatology recommendations for the treatment of juvenile idiopathic arthritis: initiation and safety monitoring of therapeutic agents for the treatment of arthritis and systemic features. *Arthritis Care Res*. 2011;63(4):465–482. doi:10.1002/acr.20460.2011.
9. Takken T, Van Brussel M, Engelbert RHH, et al. Exercise therapy in juvenile idiopathic arthritis: a Cochrane Review. *Eur J Phys Rehabil Med*. 2008;44(3):287–297. Available at http://www.ncbi.nlm.nih.gov/pubmed/18762738.
10. Houghton K. Physical activity, physical fitness, and exercise therapy in children with juvenile idiopathic arthritis. *Phys Sport Med*. 2012;40(3):77–82. doi:10.3810/psm.2012.09.1979.
11. Cassidy J, Kivlin J, Lindsley C, Nocton J. Ophthalmologic examinations in children with juvenile rheumatoid. *Pediatrics*. 2006;117(5). doi:10.1542/peds.2006-0421
12. Smith CAM, Toupin-April K, Jutai JW, et al. A systematic critical appraisal of clinical practice guidelines in juvenile idiopathic arthritis using the Appraisal of Guidelines for Research and Evaluation II (AGREE II) instrument. *PLoS One*. 2015;10(9):e0137180. doi:10.1371/journal.pone.0137180.
13. Lin C, Milojevic D. Diagnosis and treatment of juvenile spondyloarthropathy and related diseases. *Pediatr Ann*. 2012;41:1–9. doi:10.3928/00904481-20121022-11.
14. Colbert RA. Classification of juvenile spondyloarthritis: enthesitis-related arthritis and beyond. *Nat Rev Rheumatol*. 2010;6(8):477–485. doi:10.1038/nrrheum.2010.103.Classification.
15. Akgul O, Ozgocmen S. Classification criteria for spondyloarthropathies. *World J Orthop*. 2011;2(12):107–115. doi:10.5312/wjo.v2.i12.107.
16. Job-Deslandre C. Spondylarthrite de l'enfant et l'adolescent. *Rev du Rhum Monogr*. 2015;82(1):33–37. doi:10.1016/j.monrhu.2015.03.005.
17. Lin C, MacKenzie JD, Courtier JL, Gu JT, Milojevic D. Magnetic resonance imaging findings in juvenile spondyloarthropathy and effects of treatment observed on subsequent imaging. *Pediatr Rheumatol Online J*. 2014;12(1):25. doi:10.1186/1546-0096-12-25.
18. Dagfinrud H, Kvien TK, Hagen KB. The Cochrane Review of physiotherapy interventions for ankylosing spondylitis. *J Rheumatol*. 2005;32(10):1899–1906. Available at http://www.ncbi.nlm.nih.gov/pubmed/16206344. Accessed November 22, 2015.
19. Mannucci PM, Tuddenham EG. The hemophilias: from royal genes to gene therapy. *N Engl J Med*. 2001;344(23):1773–1779. doi:10.1056/NEJM200106073442307.
20. Facts | Hemophilia | NCBDDD | CDC. Available at http://www.cdc.gov/ncbddd/hemophilia/facts.html. Accessed February 24, 2016.
21. Carr ME, Tortella BJ. JBM-42669 Future and emerging therapies for hemophilia: a brief review. *J Blood Med*. 2015:245–255.
22. Giangrande PLF. Management of haemophilia. *Paediatr Child Health (Oxford)*. 2011;21(8):344–347. doi:10.1016/j.paed.2011.03.004.
23. Diagnosis | Hemophilia | NCBDDD | CDC. Available at http://www.cdc.gov/ncbddd/hemophilia/diagnosis.html. Accessed February 24, 2016.
24. Data & Statistics | Hemophilia | NCBDDD | CDC. Available at http://www.cdc.gov/ncbddd/hemophilia/data.html. Accessed February 24, 2016.
25. Konkle BA, Josephson NC, Fletcher SN. Hemophilia B. 2014. Available at http://www.ncbi.nlm.nih.gov/books/NBK1495/. Accessed February 24, 2016.
26. Rodríguez-Merchán CE, ed. *Joint Surgery in the Adult Patient with Hemophilia*. New York, NY: Springer; 2014. Available at https://books.google.com/books?id=NP45BQAAQBAJ&pgis=1. Accessed February 24, 2016.
27. Rodriguez NI, Hoots WK. Advances in hemophilia: experimental aspects and therapy. *Hematol Oncol Clin North Am*. 2010;24(1):181–198. doi:10.1016/j.hoc.2009.11.003.
28. Rodriguez-Merchan EC. Musculoskeletal complications of hemophilia. *HSS Journal*. 2010;6(1):37–42. doi:10.1007/s11420-009-9140-9.
29. World Federation of Hemophilia. *Guidelines for the Management of Hemophilia*. Montreal: World Federation of Hemophilia; 2005. doi:10.1111/j.1365-2516.2012.02909.x.
30. Konkle BA, Josephson NC, Fletcher SN. Hemophilia A. 2014. Available at http://www.ncbi.nlm.nih.gov/books/NBK1404/. Accessed November 29, 2015.
31. Physicians of the American College of Physicians. *Internal Medicine Essentials: Hematology*. Available at https://www.acponline.org/acp_press/essentials/hematology-section.html. Accessed November 29, 2015.
32. Tsoukas C, Eyster ME, Shingo S, et al. Evaluation of the efficacy and safety of etoricoxib in the treatment of hemophilic arthropathy. *Blood*. 2006;107(5):1785–1790. doi:10.1182/blood-2004-09-3501.
33. Collins PW, Chalmers E, Hart DP, et al. Diagnosis and treatment of factor VIII and IX inhibitors in congenital haemophilia (4th ed.). UK Haemophilia Centre Doctors Organization. *Br J Haematol*. 2013;160(2):153–170. doi:10.1111/bjh.12091.
34. De la Corte-Rodriguez H, Rodriguez-Merchan EC. The

current role of orthoses in treating haemophilic arthropathy. *Haemophilia*. 2015. doi:10.1111/hae.12779.

35. Carlos E. Special features of total knee replacement in hemophilia. *Expert Rev Hematol*. 2013;6(6):637–642.
36. WHO | Sickle-cell disease and other haemoglobin disorders. Available at http://www.who.int/mediacentre/factsheets/fs308/en/. Accessed March 16, 2016.
37. Health supervision for children with sickle cell disease. *Pediatrics*. 2002;109(3):526–535. Available at http://www.ncbi.nlm.nih.gov/pubmed/11875155. Accessed November 29, 2015.
38. Driscoll CM. Sickle cell disease. *Pediatr Rev*. 2007;28(7):259–268.
39. Adams RJ, Ataga KI, Ballard H, et al. *The Management of Sickle Cell Disease*. Bethesda, MD: National Institutes of Health; 2002:1–206.
40. Wong AL, Sakamoto KM, Johnson EE. Differentiating osteomyelitis from bone infarction in sickle cell disease. *Pediatr Emerg Care*. 2001;17(1):60–63.
41. First B, Paper E. Central nervous system complications and management in sickle cell disease: a review. *Blood*. 2016;127(7):1–39. doi:10.1182/blood-2015-09-618579.
42. Manuscript A. NIH Public Access. 2010;60(1):214–225. doi:10.1016/j.brainresrev.2008.12.009.Descending.
43. Adams RJ, McKie VC, Hsu L, et al. Prevention of a first stroke by transfusions in children with sickle cell anemia and abnormal results on transcranial Doppler ultrasonography. *N Engl J Med*. 1998;339(1):5–11. doi:10.1056/NEJM199807023390102.
44. Williams H, Tanabe P. Sickle cell disease: a review of non-pharmacological approaches for pain. *J Pain Symptom Manage*. 2015;51(2):163–177. doi:10.1016/j.jpainsymman.2015.10.017.
45. McCarthy JJ, Dormans JP, Kozin SH, Pizzutillo PD. Musculoskeletal infections in children. *J Bone Joint Surg Am*. 2004;86(4):850–863. Available at http://jbjs.org/content/86/4/850.abstract. Accessed March 16, 2016.
46. Arnold JC, Bradley JS. Osteoarticular infections in children. *Infect Dis Clin North Am*. 2015;29(3):557–574. doi:10.1016/j.idc.2015.05.012.
47. Moumile K, Merckx J, Glorion C, et al. Bacterial aetiology of acute osteoarticular infections in children. *Acta Paediatr*. 2005;94(4):419–422. Available at http://www.ncbi.nlm.nih.gov/pubmed/16092454. Accessed March 15, 2016.
48. Chometon S, Benito Y, Chaker M, et al. Specific real-time polymerase chain reaction places *Kingella kingae* as the most common cause of osteoarticular infections in young children. *Pediatr Infect Dis J*. 2007;26(5):377–381. doi:10.1097/01.inf.0000259954.88139.f4.
49. Stephen RF, Benson MKD, Nade S. Misconceptions about childhood acute osteomyelitis. *J Child Orthop*. 2012;6(5):353–356. doi:10.1007/s11832-012-0435-x.
50. Kocher MS, Zurakowski D, Kasser JR. Differentiating between septic arthritis and transient synovitis of the hip in children: an evidence-based clinical prediction algorithm. *J Bone Joint Surg Am*. 1999;81(12):1662–1670. Available at http://www.ncbi.nlm.nih.gov/pubmed/10608376. Accessed February 16, 2016.
51. Maharajan K, Patro DK, Menon J, et al. Serum procalcitonin is a sensitive and specific marker in the diagnosis of septic arthritis and acute osteomyelitis. *J Orthop Surg Res*. 2013;8:19. doi:10.1186/1749-799X-8-19.
52. Arnold JC, Cannavino CR, Ross MK, et al. Acute bacterial osteoarticular infections: eight-year analysis of C-reactive protein for oral step-down therapy. *Pediatrics*. 2012;130(4):e821–e828. doi:10.1542/peds.2012-0220.
53. Zaoutis T, Localio AR, Leckerman K, et al. Prolonged intravenous therapy versus early transition to oral antimicrobial therapy for acute osteomyelitis in children. *Pediatrics*. 2009;123(2):636–642. doi:10.1542/peds.2008-0596.
54. Keren R, Shah SS, Srivastava R, et al. Comparative effectiveness of intravenous vs oral antibiotics for postdischarge treatment of acute osteomyelitis in children. *JAMA Pediatr*. 2015;169(2):120–128. doi:10.1001/jamapediatrics.2014.2822.
55. Copley LAB, Kinsler MA, Gheen T, et al. The impact of evidence-based clinical practice guidelines applied by a multidisciplinary team for the care of children with osteomyelitis. *J Bone Joint Surg Am*. 2013;95(8):686–693. doi:10.2106/JBJS.L.00037.
56. Hart ES, Albright MB, Rebello GN, Grottkau BE. Broken bones: common pediatric fractures, part I. *Orthop Nurs*. 2006;25(4):251–256. Available at http://www.ncbi.nlm.nih.gov/pubmed/16900069. Accessed April 20, 2016.
57. Hart ES, Grottkau BE, Rebello GN, Albright MB. Broken bones: common pediatric upper extremity fractures, part II. *Orthop Nurs*. 2006;25(5):311–23; quiz 324–25. Available at http://www.ncbi.nlm.nih.gov/pubmed/17035917. Accessed April 21, 2016.
58. Hart ES, Luther B, Grottkau BE. Broken bones: common pediatric lower extremity fractures, part III. *Orthop Nurs*. 2006;25(6):390–407; quiz 408–9. Available at http://www.ncbi.nlm.nih.gov/pubmed/17130761. Accessed April 21, 2016.
59. Sprains and Strains. Available at http://www.mayoclinic.org/diseases-conditions/sprains-and-strains/basics/causes/con-20020958.
60. Sprains and Strains. Available at http://www.niams.nih.gov/health_info/Sprains_Strains/sprains_and_strains_ff.asp.
61. Canares TL, Lockhart G. Sprains. *Pediatr Rev*. 2013;34(1):47–49. doi:10.1542/pir.34-1-47.
62. Strains. Available at http://www.orthoinfo.org/topic.cfm?topic=A00111.
63. Freedman LS. Lovell and Winter's pediatric orthopedics. *Arch Dis Child*. 1990;65:1263–1351. doi:10.1136/adc.65.12.1381-b.
64. NIH Child Sports Injuries. Available at http://www.niams.nih.gov/Health_Info/Sports_Injuries/child_sports_injuries.asp.
65. Todd DJ, Isaac ZM, Curtis MR. Bursitis: an overview of clinical manifestations, diagnosis, and management. *Up To Date*. Available at http://www.uptodate.com/contents/bursitis-an-overview-of-clinical-manifestations-diagnosis-and-management?source=machineLearning&search=bursitis&selectedTitle=1percent7E150&sectionRank=1&anchor=H5126571#H5126546.
66. Rees JD, Maffulli N, Cook J. Management of tendinopathy. *Am J Sports Med*. 2009;37(9):1855–1867. doi:10.1177/0363546508324283.
67. Coombes BK, Bisset L, Vicenzino B. Efficacy and safety of corticosteroid injections and other injections for management of tendinopathy: a systematic review of randomised controlled trials. *Lancet*. 2010;376(9754):1751–1767. doi:10.1016/S0140-6736(10)61160-9.
68. Malleson P, Clinch J. Pain syndromes in children. *Curr Opin Rheumatol*. 2003;15(5):572–580. doi:10.1097/00002281-200309000-00009.

69. Sherry DD. Diagnosis and treatment of amplified musculoskeletal pain in children. *Clin Exp Rheumatol*. 2001;19(6):617–620.
70. Yunus MB, Masi AT. Juvenile primary fibromyalgia syndrome: a clinical study of thirty-three patients and matched normal controls. *Arthritis Rheum*. 1985;28(2):138–145. Available at http://www.ncbi.nlm.nih.gov/pubmed/3871615. Accessed November 26, 2015.
71. Wolfe F, Clauw DJ, Fitzcharles M-A, et al. The American College of Rheumatology preliminary diagnostic criteria for fibromyalgia and measurement of symptom severity. *Arthritis Care Res (Hoboken)*. 2010;62(5):600–610. doi:10.1002/acr.20140.
72. Harden R, Oaklander A. Complex regional pain syndrome: practical diagnostic and treatment guidelines. *Pain Med*. 2013;14:180–229. doi:10.1111/pme.12033.
73. Borucki AN, Greco CD. An update on complex regional pain syndromes in children and adolescents. *Curr Opin Pediatr*. 2015;27(4):1. doi:10.1097/MOP.0000000000000250.
74. Mikkelsson M, Salminen JJ, Kautiainen H. Non-specific musculoskeletal pain in preadolescents: prevalence and 1-year persistence. *Pain*. 1997;73(1):29–35. Available at http://www.ncbi.nlm.nih.gov/pubmed/9414054. Accessed December 13, 2015.
75. Kashikar-Zuck S, Ting TV. Juvenile fibromyalgia: current status of research and future developments. *Nat Rev Rheumatol*. 2014;10(2):89–96. doi:http://dx.doi.org/10.1038/nrrheum.2013.177.
76. Lebel A, Becerra L, Wallin D, et al. fMRI reveals distinct CNS processing during symptomatic and recovered complex regional pain syndrome in children. *Brain*. 2008;131(Pt 7):1854–1879. doi:10.1093/brain/awn123.
77. Sherry DD. An overview of amplified musculoskeletal pain syndromes. *J Rheumatol Suppl*. 2000;58(Table I): 44–48.
78. Yokota S, Kikuchi M, Miyamae T. Juvenile fibromyalgia: guidance for management. *Pediatr Int*. 2013;55(4):403–409. doi:10.1111/ped.12155.
79. Goldsmith DP, Vivino FB, Eichenfield AH, Athreya BH, Heyman S. Nuclear imaging and clinical features of childhood reflex neurovascular dystrophy: comparison with adults. *Arthritis Rheum*. 1989;32(4):480–485. Available at http://www.ncbi.nlm.nih.gov/pubmed/2706031. Accessed December 13, 2015.
80. Sherry DD. Complex regional pain syndrome in children. *Up To Date*. 2014. Available at https://www.uptodate.com/contents/complex-regional-pain-syndrome-in-children. Accessed June 22, 2018.
81. Katholi BR, Daghstani SS, Banez GA, Brady KK. Noninvasive treatments for pediatric complex regional pain syndrome: a focused review. *PMR*. 2014;6(10):926–933. doi:10.1016/j.pmrj.2014.04.007.
82. Jamshidi R, Sato TT. Initial assessment and management of thermal burn injuries in children. *Pediatr Rev*. 2013;34(9):395–404. doi:10.1542/pir.34-9-395.
83. Bayat A, Ramaiah R, Bhananker SM, et al. Analgesia and sedation for children undergoing burn wound care. *Expert Rev Neurother*. 2010;10(11):1747–1759. doi:10.1586/ern.10.158.
84. Gonzalez R, Shanti CM. Overview of current pediatric burn care. *Semin Pediatr Surg*. 2015;24(1):47–49. doi:10.1053/j.sempedsurg.2014.11.008.
85. Atiyeh B, Janom HH. Physical rehabilitation of pediatric burns. *Ann Burns Fire Disasters*. 2014;27(1):37–43.
86. Al-Mousawi AM, Williams FN, Mlcak RP, Jeschke MG, Herndon DN, Suman OE. Effects of exercise training on resting energy expenditure and lean mass during pediatric burn rehabilitation. *J Burn Care Res*. 2010;31(3):400–408. Available at http://onlinelibrary.wiley.com/o/cochrane/clcentral/articles/338/CN-00785338/frame.html.
87. McGarry S, Elliott C, McDonald A, et al. Paediatric burns: from the voice of the child. *Burns*. 2014;40(4):606–615. doi:10.1016/j.burns.2013.08.031.
88. O'Flaherty LA, Van Dijk M, Albertyn R, Millar A, Rode H. Aromatherapy massage seems to enhance relaxation in children with burns: an observational pilot study. *Burns*. 2012;38(6):840–845. doi:10.1016/j.burns.2012.01.007.
89. Hernandez-Reif M, Field T, Largie S, et al. Children's distress during burn treatment is reduced by massage therapy. *J Burn Care Rehabil*. 2001;22(2):191–195; discussion 190. Available at http://search.proquest.com/docview/77053113?accountid=15292\nhttp://sfx.cbuc.cat/uab?url_ver=Z39.88-2004&rft_val_fmt=info:ofi/fmt:kev:mtx:journal&genre=article&sid=ProQ:ProQ:medlineshell&atitle=Childrens'+distress+during+burn+treatment+is+reduced+by+ma.
90. Thompson EM, Andrews DD, Christ-Libertin C. Efficacy and safety of procedural sedation and analgesia for burn wound care. *J Burn Care Res*. 2012;33(4):504–509. doi:10.1097/BCR.0b013e318236fe4f.
91. Branski LK, Herndon DN, Barrow RE, et al. Randomized controlled trial to determine the efficacy of long-term growth hormone treatment in severely burned children. *Ann Surg*. 2009;250(4):514–522. Available at http://ovidsp.ovid.com/ovidweb.cgi?T=JS&PAGE=reference&D=emed9&NEWS=N&AN=2009524506.
92. Gauglitz GG, Herndon DN, Kulp GA, Meyer WJ, Jeschke MG. Abnormal insulin sensitivity persists up to three years in pediatric patients post-burn. *J Clin Endocrinol Metab*. 2009;94(5):1656–1664. doi:10.1210/jc.2008-1947.
93. Hart DW, Wolf SE, Mlcak R, et al. Persistence of muscle catabolism after severe burn. *Surgery*. 2000;128(2): 312–319. doi:10.1067/msy.2000.108059.
94. Herndon DN, Hart DW, Wolf SE, Chinkes DL, Wolfe RR. Reversal of catabolism by beta-blockade after severe burns. *N Engl J Med*. 2001;345(17):1223–1229. doi:10.1097/00132586-200210000-00015.
95. Reeves PT, Herndon DN, Tanksley JD, et al. Five-year outcomes after long-term oxandrolone administration in severely burned children: a randomized clinical trial. *Shock*. 2015. doi:10.1097/SHK.0000000000000517.
96. Shaker JL, Albert C, Fritz J, et al. Recent developments in osteogenesis imperfecta. *F1000Res*. 2015;4:1–10. doi:10.12688/f1000research.6398.1.
97. Arundel P. Osteogenesis imperfecta. *Paediatr Child Health*. 20(5):225–231.
98. Antoniazzi F. Current and emerging treatments for the management of osteogenesis imperfecta. *Ther Clin Risk Manag*. 2010:367. doi:10.2147/TCRM.S5932.
99. Kim HJ, Green DW. Adolescent back pain. *Curr Opin Pediatr*. 2008;20(1):37.
100. Taxter AJ, Chauvin NA, Weiss PF. Diagnosis and treatment of low back pain in the pediatric population. *Phys Sportsmed*. 2014;42(1):94–104. doi:10.3810/psm.2014.02.2052.
101. Klein G, Mehlman CT MM. Nonoperative treatment of spondylolysis and grade I spondylolisthesis in children and young adults: a meta-analysis of observational studies. *J Pediatr Orthop*. 29(2):146–156.
102. Micheli LJ WR. Back pain in young athletes: significant differences from adults in causes and patterns. *Arch*

Pediatr Adolesc Med. 1995;149(1):15.
103. DePalma MJ. Nonspondylolytic etiologies of lumbar pain in the young athlete. *Curr Sport Med Rep*. 2006;5(1):44.
104. Wilcox WR, Coulter CP, Schmitz ML. Congenital limb deficiency disorders. *Clin Perinatol*. 2015;42:281–300.
105. Warman ML, Cormier-Daire V, Hall C, et al. Nosology and classification of genetic skeletal disorders: 2010 revision. *Am J Med Genet A*. 2011;155A(5):943–968. doi:10.1002/ajmg.a.33909.
106. Osteochondrodysplasia. *Merriam-Webster Medical Dictionary*. Available at http://www.merriam-webster.com/medical/osteochondrodysplasia.
107. Krakow D. Skeletal dysplasias. *Clin Perinatol*. 2015;42:301–319.
108. Available at http://ghr.nlm.nih.gov/condition/achondroplasia.
109. Donnelly DE, McConnell V, Paterson A, Morrison PJ. The prevalence of thanatophoric dysplasia and lethal osteogenesis imperfecta type II in Northern Ireland: a complete population study. *Ulster Med J*. 2010;79(3):114–118. Available at http://www.pubmedcentral.nih.gov/articlerender.fcgi?artid=3284715&tool=pmcentrez&rendertype=abstract. Accessed January 18, 2016.
110. Mathews DJM, Alexander MAM. *Pediatric Rehabilitation: Principles and Practice*. 5th ed. New York, NY: Demos Medical Publishers; 2015:636. Available at http://www.demosmedical.com/pediatric-rehabilitation-fifth-edition.html?gclid=CNa4rZLowsoCFUUTHwodHpsPNw. Accessed January 24, 2016.
111. Vanhoenacker FM, Hul W Van, Gielen J, de Schepper AM. Congenital skeletal abnormalities: an introduction to the radiological semiology. *Eur J Radiol*. 2001;40:168–183.
112. Harrington J. The child with multiple fractures, what next? *Pediatr Clin*. 2015;62:841–855. doi:10.1016/j.pcl.2015.04.006.
113. Gordon CM, Leonard MB, Zemel BS. 2013 Pediatric Position Development Conference: executive summary and reflections. *J Clin Densitom*. 17(2):219–224. doi:10.1016/j.jocd.2014.01.007.
114. Kecskemethy HH, Harcke HT. Assessment of bone health in children with disabilities. *J Pediatr Rehabil Med*. 2014;7(2):111–124. doi:10.3233/PRM-140280.
115. Mäyränpää MK, Tamminen IS, Kröger H, Mäkitie O. Bone biopsy findings and correlation with clinical, radiological, and biochemical parameters in children with fractures. *J Bone Miner Res*. 2011;26(8):1748–1758. doi:10.1002/jbmr.373.
116. Crabtree NJ, Arabi A, Bachrach LK, et al. Dual-energy x-ray absorptiometry interpretation and reporting in children and adolescents: the revised 2013 ISCD Pediatric Official Positions. *J Clin Densitom*. 17(2):225–242. doi:10.1016/j.jocd.2014.01.003.
117. Rubin C, Turner AS, Bain S, Mallinckrodt C, McLeod K. Anabolism: low mechanical signals strengthen long bones. *Nature*. 2001;412(6847):603–604. doi:10.1038/35088122.
118. Bachrach SJ, Kecskemethy HH, Harcke HT, Hossain J. Decreased fracture incidence after 1 year of pamidronate treatment in children with spastic quadriplegic cerebral palsy. *Dev Med Child Neurol*. 2010;52(9):837–842. doi:10.1111/j.1469-8749.2010.03676.x.
119. Reyes ML, Hernández M, Holmgren LJ, Sanhueza E, Escobar RG. High-frequency, low-intensity vibrations increase bone mass and muscle strength in upper limbs, improving autonomy in disabled children. *J Bone Miner Res*. 2011;26(8):1759–1766. doi:10.1002/jbmr.402.
120. Henderson RC, Lark RK, Kecskemethy HH, et al. Bisphosphonates to treat osteopenia in children with quadriplegic cerebral palsy: a randomized, placebo-controlled clinical trial. *J Pediatr*. 2002;141(5):644–651. doi:10.1067/mpd.2002.128207.
121. Adolescent Idiopathic Scoliosis | Scoliosis Research Society. Available at http://www.srs.org/patients-and-families/conditions-and-treatments/parents/scoliosis/adolescent-idiopathic-scoliosis. Accessed March 27, 2016.
122. Dayer R, Haumont T, Belaieff W, Lascombes P. Idiopathic scoliosis: etiological concepts and hypotheses. *J Child Orthop*. 2013;7(1):11–16. doi:10.1007/s11832-012-0458-3.
123. Williams BA, Matsumoto H, McCalla DJ, et al. Development and initial validation of the classification of early-onset scoliosis (C-EOS). *J Bone Joint Surg Am*. 2014;96(16):1359–1367. doi:10.2106/JBJS.M.00253.
124. Yang S, Andras LM, Redding GJ, Skaggs DL. Early-onset scoliosis: a review of history, current treatment , and future directions. *Pediatrics*. 2016;137(1).
125. Adolescent Idiopathic Scoliosis - Spine - Orthobullets.com. Available at http://www.orthobullets.com/spine/2053/adolescent-idiopathic-scoliosis. Accessed March 28, 2016.
126. Negrini S, Fusco C, Minozzi S, et al. Exercises reduce the progression rate of adolescent idiopathic scoliosis: results of a comprehensive systematic review of the literature. *Disabil Rehabil*. 2008;30(10):772–785. doi:10.1080/09638280801889568.
127. Weinstein SL, Dolan LA, Wright JG, Dobbs MB. Effects of bracing in adolescents with idiopathic scoliosis. *N Engl J Med*. 2013;369(16):1512–1521. doi:10.1056/NEJMoa1307337.

第 61 章　儿童心血管康复

Naomi Gauthier and Tracy Curran

背景

先天性心脏病与冠状动脉疾病

“心脏病”这个名词在儿童中的含义与成人略有不同。典型的成人冠心病是随时间推移而发展的获得性动脉粥样硬化或瓣膜变性，通常缩写为 CHD。而先天性心脏病或者先天性心脏缺损是解剖上的异常，是在胚胎时期心脏发育的过程中出现的，缩写也是 CHD，与冠心病的缩写相同，这个相同的缩写进一步模糊了这些重要的差异。本章 CHD 是指先天性心脏病或先天性心脏缺损，尽管使用先天性心脏“疾患”可能会更确切一些。

根据疾病防控中心（CDC）2010 年的数据，美国患有先天性心脏缺损的婴儿、儿童、青少年和年轻人超过 200 万。先天性心脏病是最常见的出生缺陷，在美国每年大概有 40 000 个新生儿（1%）患有先天性心脏病。心脏病有多种类型，其严重程度的差异以及独特的合并症使患者群体变得多样化。值得注意的是，儿童也可有获得性心脏病，但并不常见，而且疾病构成也跟老年人的典型心脏病不同。儿童获得性心脏病包括炎症性或感染性心脏病，如风湿性心脏病、心内膜炎和川崎病。遗传性心肌病和延迟表型表达的离子通道病也可能发生。某些严重的家族性高脂血症也可能导致年轻人的冠心病，但很罕见。

随着先天性心脏病领域的进步，如今先天性心脏病患儿比以往任何时代都活得更长、更健康。因此，医务人员为先天性心脏病患儿提供医疗保健，推动健康和积极的生活方式，使他们能够从生命的早期就最大限度地发挥潜能，这是非常重要的。成人心脏病的基础病理生理学与儿童先天性心脏病不同，因此，结构化、有监测的运动以及二级预防项目的目标在两者之间有很大不同，需要专业化的考虑。此外，这些年轻患儿所需的护理强度较低，护理专业性更高，使区域资源和专业知识都出现了缺口，这给配置儿童心脏康复项目带来了挑战。

所有年轻人的体力活动

在美国，所有年轻人活动不足是一个重大的健康问题，不仅仅针对心脏病患者。目前，大多数健康的美国儿童和青少年都没有达到身体锻炼的建议标准，即每天至少要进行 60min 中等到剧烈程度的体力活动[1]。随着年龄的增长，年轻人的体育活动参与度会逐步减少，这是一个令人担忧的趋势[2]。遗憾的是，先天性心脏病患儿与健康同龄人相比，日常体育活动水平更低，患肥胖症的风险更高，由于潜在缺陷的叠加，罹患其他心血管疾病的风险也更高[3]。因此，应该鼓励和推动先天性心脏病患者终身参与体力活动，除了获得即时的功能益处外，还可以预防获得性心脏病[4]。

成人心脏康复项目的研究表明，康复在生理和心理领域均有显著益处。35 年来，参与结构化运动和心脏健康项目的先天性心脏病儿童和青少年的记录也充分展现了这些益处[5]。尽管有明确的需求和益处，但相对成人患者来说，美国几乎不存在针对先天性心脏病儿童和青少年的儿童心脏康复项目，只有为数不多的几家医院为他们的先天性心脏病患儿提供这类项目。因此，更多的机构在医疗实践中创建、开发和实施这些心脏康复项目是至关重要的。

参与运动

医生经常面临两难的决定，无论怎么选都可能有争议：考虑到安全和心脏性猝死风险，是否允许先天性心脏病患儿参与体育运动。考虑到体育锻炼的好处和久坐生活方式的不良影响，有时这样的决定就是一个挑战。需要强调的是，应该鼓励所有先天性心脏病患儿活跃起来。儿童心脏康复计划有助于改善心血管功能，在某些情况下，可促使因手术而虚弱的患者恢复运动能力。决定是否参加竞技体育与参加日常的体育活动不同，需要深思熟虑和个性化的评估，在此不讨论。

儿童心脏康复项目的概述

目标

参加体育活动不仅对心血管有益，而且对社交和情绪也有诸多益处，包括建立友谊、提高自尊心及建立交流和支持感。理想情况下，儿童心脏康复计划将解决这一人群的血流动力学变化和发育需求。典型的成人心脏病康复项目目的是延缓潜在疾病发展的自然病程，并恢复以前的身体工作状态。相比之下，儿童及青年先天性心脏病患者康复目的是帮助他们最大限度地发挥潜力，其他目标包括增强对活动的信心和对自身健康的控制。此外，还包括提高运动能力，减少久坐行为，增加日常体育活动，提高自我效能，培养成就感，以及培养促进心脏健康的习惯，这会让参与者终身受用。

定义

虽然许多研究都提及体力活动和有组织的运动对先天性心脏病患者有益，但并没有最佳训练方案、训练强度或速度等数据，以及如何才能最好地实现行为改变和获得广泛的自信。因此，这些基本要素都是从成人经验中借鉴。

对该人群心脏康复的定义：先天性心脏康复和心脏健康计划是一个医学监督的计划，旨在提高先天性心脏病患者的心血管功能、自我效能和信心、社会功能、营养以及培养可以促进心脏健康的生活习惯。心脏康复包括医生开具的处方、适合发育水平的锻炼和身体活动目标、患者和家庭教育、学校或社区教育、心理社会评估、营养评估和成果评估。我们在研究中广泛参照成人的相关因素，为先天性心脏病患者制订了康复行动方案（表 61-1），根据专家共识和现有文献制订定更正式的课程前，该行动方案就是心脏康复的基础计划。

表 61-1　先天性心脏病人群的康复行动方案：波士顿儿童医院核心功能列表

- 患者评估
- 运动训练（包括测试、力量和柔韧性训练）
- 身体活动咨询
- 营养咨询
- 体重管理
- 心理管理
- 其他心血管危险因素：
  - 神经认知/发育（学习能力）水平
  - 血脂/血压评估
  - 其他合并症
  - 控制抽烟

训练原则

为了提高身体素质，美国运动医学院公布了遵循“FITT 原则”的训练指南，确定运动的频率、强度、时间和类型。对于前 3 项内容，CDC 建议每天至少 60min 中等强度或高强度的有氧运动。其中每周至少 3d 高强度运动，包括骑车、快走/跑步、跳舞或者剧烈游戏（如追逐抓人或打篮球）。此外，每周至少 3d 力量训练，如年幼的孩子在丛林健身房游戏或攀岩，较大的儿童和青少年进行体育运动或监督下的力量训练。最后，每周至少 3d，60min 中应该有一些时间用来进行增强骨骼的负重活动，如跳绳、跳跃、跑步，适当年龄的孩子可以做俯卧撑、引体向上或体重锻炼。设计运动时应考虑不同儿童的发展水平，增加多样性和趣味性，儿童的依从性会更好。

在这些指南中，主要有 2 种运动训练类型可以改善心血管功能：中等强度持续训练（MCT）和高强度间歇训练（HIIT）。MCT 是成人心脏康复项目的重要组成部分，其安全性和有效性已被证实。HIIT 是在短时间内达到接近最大强度的活动类型，优点是高效且能吸引儿童和青少年，从本质上来说，HIIT 项目模仿了操场上的游戏（如追逐游戏）。这两个项目都属于有规范监督的锻炼项目，且在其中都有自己的一席之地，有关成人的文献显示，它们有几乎同样的好处。治疗师要根据患者的性格特点、兴趣爱好、时间/空间限制以及存在的并发症（如骨科异常）等制订不同的训练计划。

诊断试验

儿童心肺运动试验

运动试验是心脏病患儿常用的无创性检查，有利于诊断和治疗。运动试验的主要目标之一，是收集重要客观的患者心肺功能的信息。儿童运动试验的目的：

- 明确心脏疾病和其他共患病影响运动能力的机制。
- 评估运动时的症状。
- 检测运动性心律失常。
- 评估运动时的动脉血氧饱和度。
- 评估运动时的肺功能限制情况。
- 作为先天性心脏病患者功能性系列评估方法。
- 确定个性化运动处方的指导原则。

运动试验时，最具挑战性的是确定适当的试验方案和设备模式。运动试验方案应该由临床问题和所需获得的数据来决定的。最常用的运动试验是心肺功能运动试验（CPET，也称代谢研究或 met-cart）和标准化跑步机试验，如 Bruce 协议。所有类型运动试验中，患者的心率、心电图（ECG）和血压都是持续监测的。氧饱和度和运动前/后肺活量也可以在适当的时候进行测定。徒手运动测试方案也有助于尝试诱发一些运动引起的症状，适用于某些特定的临床情况。

试验的安全性

对于先天性心脏病患儿，心肺功能运动试验的风险极低[6]。任何方案都需要权衡从试验中获取的益处、信息与潜在的风险。大多数不良事件是程度较轻的神经介导性晕厥和无临床意义的非持续性心律失常。虽然有不同的监测模式，但我们采用的模式是在心脏病门诊进行试验，并且所有病例都由专业的运动生理学家直接检测。门诊的护士和医生可以紧急处理任何突发事件。事先确定的高风险研究，可能占总研究的 10%，由医生直接进行监测。一些指南会将这些患者归入高风险类别[7]。尽管有这些指南，个别机构还是会制订自己的政策，因为本地的照护模式需要精准地掌握实验室可立即获得的资源。表 61-2 是波士顿儿童医院运动实验室列举的符合高风险标准的儿童，这些儿童需要仔细评估风险和收益，并在医生的监测下进行试验。

表 61-2　运动试验高危患儿：波士顿儿童医院

- 心律失常
  - 已知活动性室性心动过速
  - 儿茶酚胺敏感型多形性室性心动过速
- 心肌病
  - 肥厚型心肌病（不包括基因型阳性、表型阴性）
  - 扩张型心肌病伴中重度心室功能障碍
  - 超过轻度症状的限制性心肌病
  - 心肌病伴晕厥
- 先天性心脏病
  - 静息血氧饱和度≤85%
  - 未修复的发绀型先天性心脏病
  - 严重主动脉狭窄（>80mmHg）
  - 严重肺动脉狭窄（>80mmHg）
  - 伴中到重度右心室功能障碍的全/近全右心室压
  - 晕厥（由运动实验室工作人员决定）
- 植入式心脏除颤器
- 儿童冠心病
  - 伴严重冠状动脉瘤的川崎病
  - 心绞痛/心绞痛相关症状
- 肺动脉高压伴有
  - 静息时氧饱和度≤90%
  - 休息时>3/4 系统血压
  - 近期晕厥史
  - 严重的全心室功能障碍
- 症状
  - 未使用除颤器的心搏骤停
  - 运动性晕厥伴损伤或尿失禁，中度怀疑心脏性晕厥波士顿儿童医院 2013—2015 年运动试验的回顾性研究报告指出:在大样本儿科心脏病项目进行的运动试验中,危险的心律失常很罕见。预先定义的高风险标准能够识别所有出现最严重事件的患者。缺少任何一项标准都预示着发生需要终止试验的心律失常的风险非常低[8]。

儿童心脏康复的适用人群

先天性心脏病

以二级预防为目标的冠心病心脏康复计划与旨在满足儿童先天性心脏病患者血流动力学和发育需求的康复方案之间存在显著差异。与“康复”不同,先天性心脏病患者治疗的主要目标是优化血流动力学,并在生命的每一个阶段提高锻炼身体的信心。此外,为了避免先天性心脏病后期合并动脉粥样硬化疾病的风险增加,早期就要养成终身的有益心脏健康的习惯是很重要的。事实上,除了心脏缺陷带来的负担外,先天性心脏病患儿往往比同龄人更容易久坐,肥胖率也更高[6]。全国都在呼吁,要促进患有先天性心脏病的儿童、青少年和青年人进行体育锻炼[9]。尽管有必要,但可供利用的项目很少,关于促进健康和降低风险的最佳运动频率、强度、时间和活动类型的信息也很有限。此外,目前还没有已知的最佳训练方案能用来激励这些患者,使他们变得更加积极,促进儿科心血管健康教育,并让家庭成员参与到患儿心脏健康习惯的培养中。

先天性心脏病的类型

针对不同先天性心脏病的解剖差异,有着各种外科/介入治疗方案。例如,出生时只有一个心室的患儿可能会有多种继发性解剖异常和相关症状,包括肺动脉瓣或主动脉瓣缺陷(肺动脉或主动脉闭锁)、肺静脉连接异常、肺阻力异常、心内分流和发绀,以及向全身的流出道显著梗阻(如严重主动脉狭窄或主动脉缩窄)或向肺的流出道梗阻(如肺动脉瓣或肺动脉分支狭窄/发育不全)。任何患者都可能出现多种缺陷组合。本章不讨论解剖学和先天性心脏病修补方法,但是在考虑基本的运动原则时,可以归纳一些针对先天性心脏病的共性原则。

欧洲心脏病学会心脏病预防工作组提出了一个独特的方案,用血流动力学效应而不是解剖分类对先天性心脏病患者进行分类[10]。这些血流动力学方面的考虑大致可以概括如下:

- 有多少个心室,是否有功能或室壁厚度的病理改变?
- 动脉血氧饱和度水平?
- 是否有心律失常?
- 是否需要额外考虑解剖学、主动脉大小或冠状动脉解剖变异的复杂性?
- 是否有可能影响运动的全身血压或肺动脉压升高或容积负荷升高?

基于这些评估,可以根据欧洲指南的建议将先天性心脏病患者大致分到不同的初始训练区。未来对这种方法的安全性和有效性的研究可能有助于为今后的运动训练计划提出简明的建议。

先天性心脏病与基础运动生理学

心脏的主要作用是作为泵来输氧以满足组织的需要。运动中,需氧量会大大增加。在最大运动时心输出量需增加 5 倍,为了满足这个要求,身体的反应是将心率提高到静息水平的 3 倍,并通过 Starling 曲线的上升,使每搏输出量比静息时增加 50%(图 61-1)[6]。

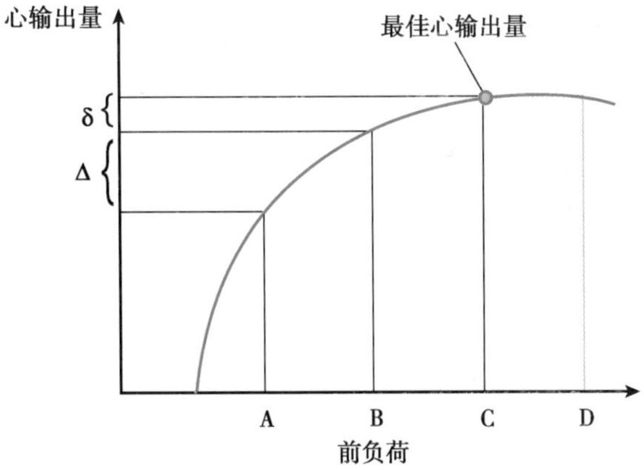

图 61-1　Starling 心脏功能曲线(经允许摘自 Nguyen H, Huang DT, Pinsky MR. Hemodynamic Monitoring. In: Tintinalli JE, Stapczynski J, Ma O, Yealy DM, Meckler GD, Cline DM, eds. Tintinalli's Emergency Medicine: A Comprehensive Study Guide. 8e. New York, NY: McGraw-Hill; 2016)

为了实现这一点,必须有足够的心脏变应性能力,适当的心脏收缩强度将全身和肺血管阻力降至基线水平 60% 的能力,以及足够的肌肉量和收缩力,以帮助增强静脉回流,满足增加的前负荷需求。因此,心血管系统中任何会影响这些参数的问题都会影响患儿的运动表现,进而影响活动能力及活动带来的愉悦感受。

很多因素在先天性心脏病中发生了改变，包括可能只有一个全心室而没有左右心室，只允许血流被动充满肺部，留下许多后遗症，如造成阻塞的残余病变、异常的肺血管反应性、窦房结功能障碍或心律失常以及这些治疗的副作用（如药物或起搏器设置）引起的变时性缺陷。此外，青春期发育和非心脏缺陷可能会影响个人能力，在制订心脏康复/运动训练计划时需要特别注意（参见“特殊注意事项”部分）。

运动训练与先天性心脏病

尽管先天性心脏病患者在运动方面可能存在挑战，但结构化运动展示了鼓舞人心的好处。例如，Rhodes 等[11]研究了 16 例参加了一个为期 12 周的有监测的运动计划的严重先天性心脏病患儿，发现峰值 VO_2 和无氧阈下的 VO_2 都有改善，而且这种影响持续到 1 年后。1983 年，更早的外科时代，Ruttenberg[12]报道了一个为期 9 周的监测运动项目，先天性心脏病患者参与运动项目后报告了一系列缺陷修复，效果良好。也有人研究了基于家庭的、混合的运动项目，根据选择的结果指标不同，结果变化不同，但总体以积极有益的结果为主[13]。2013 年，Duppen 等[14]对文献进行了系统综述，研究了 31 篇关于先天性心脏病患者运动训练项目的研究结果，没有发现任何不良反应报告，且多项体能参数都有所提高。然而，并没有研究涉及最佳训练方案。到目前为止，大部分研究都受限于样本量小、脱落率高、结果衡量标准不一致，以及缺乏针对培训强度、类型、频率和地点（家庭与设施）等潜在改善因素的研究。关于最佳运动项目的构成、教育课程和结果衡量标准，还有很多东西需要学习。

特殊注意事项

鉴于先天性心脏病的复杂性和运动的需要，不能对特殊注意事项进行全面的综述，但有几点应该强调。这些包括接受 Fontan 手术的单心室患者的特殊血流动力学、有起搏器的患者、具有非心脏因素的患者，如某些高患病率的遗传疾病、神经发育和行为障碍、焦虑、注意力缺陷高反应性障碍（ADHD）等，以及其他系统性问题，如先天性骨科异常或神经系统后遗症（包括卒中）。

Fontan 修复术的患者只有一个有效的泵出腔，上、下腔静脉通过手术直接与肺动脉相连，使血液被动地流入肺部（图 61-2）。

缺少往肺的泵出室极大地限制了运动时心脏增加肺血流量的能力，而肺血管反应性的异常也限制了静脉回流到心脏。这反过来又限制了心室前负荷和限制心输出量增加以提供氧气满足运动组织需要的能力。此外，动脉血氧饱和度可能降低，并可能伴有相关变时性功能不全，进一步限制了运动能力。窦房结功能障碍和起搏器的使用在该人群和其他先天性心脏病亚型患者中并不少见，将直接影响运动量的增加而导致心输出量增加。最后，据估计，至少 15% 的先天性心脏病患者有遗传性疾病，20% ~ 30% 有其他身体或认知障碍[15]。此外，先天性心脏病患儿和成人冠心病患者的卒中风险增加。治疗师在制订先天性心脏病患者的训练计划时，应该考虑设定期望值、学习策略和确定适当的结果评估标准这些变量。

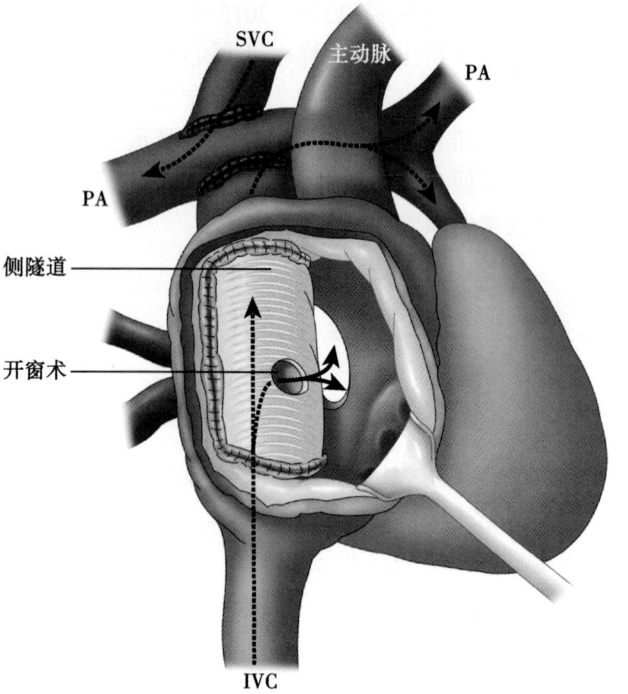

图 61-2　丰唐修补术（经允许摘自 Kopf GS, Kleinman CS, Hijazi ZM, et al. Fenestrated Fontan operation with delayed transcatheter closure of atrial septal defect: improved results in high-risk patients. J Thorac Cardiovasc Surg. 1992; 103: 1039. Copyright Elsevier）

心脏移植患者/心室辅助装置

儿童心力衰竭患者受益于医疗管理策略的改进、心脏移植和最近心室辅助装置（VAD）的小型化，可能很快会有越来越多的患者离开医院去上学和参加社区活动（图 61-3）。

研究表明，在使用 VAD 的成人心力衰竭患者中，进行运动训练能改善身体状况。由于技术限制，

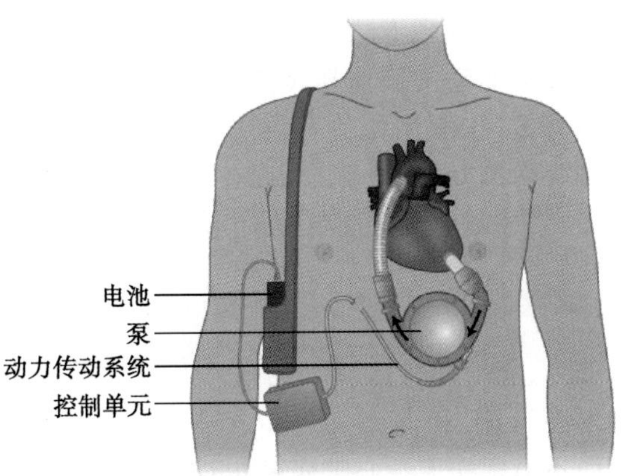

图 61-3 心室辅助装置(经允许摘自 Niemann JT. Cardiomyopathies and Pericardial Disease. In:Tintinalli JE, Stapczynski J, Ma O, Yealy DM, Meckler GD, Cline DM, eds. Tintinalli's Emergency Medicine: A Comprehensive Study Guide. 8e. New York, NY: McGraw-Hill;2016)

最近才开始在门诊使用 VAD。儿童相关的研究相对滞后，一些早期研究证明，不论是婴儿还是学龄期住院患儿，进行一定的活动是安全和有效的。2013 年，医疗保险和医疗救助服务中心(CMS)认识到运动对于正在接受医疗管理的成人心力衰竭患者是有益的，宣布心力衰竭是心脏康复计划的适应证之一。儿童心力衰竭患者没有做过严格的研究，但早期研究已经提示参与运动的安全和可行[16]。

其他心血管疾病

除先天性心脏病外，儿童心脏康复计划还有许多其他适应证。有人建议将运动作为体位性心动过速综合征(POTS)患者治疗方案的一部分[17]。这对许多严重失调、虚弱的患者来说可能是一个挑战，因为运动会加剧这些症状。然而，研究表明，运动可以显著减轻 POTS 患者的症状。

本杰明·莱文(Benjamin Levine)领导的得克萨斯州的一个团队开创了一种针对 POTS 患者的运动训练方案，许多其他机构也采用了这种方法。这种训练方案推荐患者进行心脏和力量训练。训练计划应持续至少 3 个月，患者应以水平位或坐位(横卧自行车/划船者)开始训练，并随着时间的推移逐渐向直立位发展。划船是一种强烈推荐的运动方式，可以贯穿一生。力量训练应每周至少进行 2d，持续 20~25min，重点放在下半身锻炼上。每次心脏锻炼都应监测心率，应事先由运动生理学家或心脏病学家规定每个人的具体的训练心率范围，应该强化并大力鼓励他们将运动作为日常生活的一部分。POTS 患者可能会遇到一些挫折，但只要能够恢复锻炼，就会感觉越来越好。

外周血管性疾病(PVD)虽然在儿童中不太常见，但确实会发生，并且会导致生活质量的显著下降。间歇性跛行(IC)是最常见的劳累症状，引起下肢疼痛、不适和痉挛。一般来说，症状在休息几分钟后就会消失，但更严重的 PVD 可能需要医疗干预。美国心脏病学会(ACC)/美国心脏协会(AHA)提供了基于成年外周动脉疾病患者的管理实践指南[18]。研究表明，有间歇性跛行症状的 PVD 成年患者在监督下完成运动训练计划后，总体功能和生活质量均得到改善。ACC/AHA 已经为 PAD 患者确定了两种类型的结构化运动计划。第一种是在临床机构里进行的有监督的运动计划，主要方式是间歇步行。该计划由专业的医务人员进行监督，至少持续 12 周。每周应进行 3 次锻炼、每次至少 30~45min。训练包括间歇性步行，直到接近最大程度的疼痛，休息一段时间，继续步行训练，交替进行。每个训练环节都应该包括热身和整理活动。还应注意的是，患者最初可能达不到该强度，但治疗目标随着时间的推移能达到预期的水平。第二种是在医务人员指导下进行的社区或家庭运动计划。运动训练计划的功能益处将在头 2 个月内显现出来，如果遵循锻炼制度，在整个计划过程中应该会持续改善。

由于现有的研究有限，儿童肺动脉高压(PAH)的运动指南和训练建议很少。与成人不同，目前没有针对儿童 PAH 的具体治疗指南，只有参考专家建议来对 PAH 儿童的诊断和治疗做出临床决定[19]。为了跟踪了解各年龄段 PAH 儿童的运动耐量，建议患者进行 6min 步行试验(6MWT)，但常模数据尚未得到很好的标准化，使用 6MWT 预测存活率也没有支持数据。鉴于晕厥或运动性猝死的风险，建议在患者进行体育(症状限定的)活动前进行心肺功能运动试验(CPET)和全面评估[19]。严重 PAH(WHO 功能分级Ⅲ或Ⅳ级)或近期有晕厥史的患者不应参加竞技体育[19]。然而，建议此类患者进行轻到中度有氧运动，避免剧烈的等长运动，并允许根据需要自我限制[19]。为这一独特的患者群体制订安全有效的运动计划还需要进行额外的研究。

肥胖

肥胖在儿童和青少年时期已经变得越来越普遍，并与高胆固醇血症和高血压的发生率相关以及增加卒中、糖尿病和心血管疾病发生的风险。充分的证据表明，随着时间的推移，有规律的体力活动可以减少心血管危险因素。遗憾的是，大多数儿童没有达到美国体力活动的建议，这导致了美国青少年体质的下降和肥胖率的增加。大多数超重或肥胖的儿童和青少年可以安全有效地遵循指南进行运动，只是需要在强度和持续时间上进行调整。肥胖者应从可以耐受的中等强度有氧运动开始，并逐步增加锻炼时间，直到达到60min。然后可以逐渐增加高强度的活动，每周至少3d。力量和柔韧性练习应作为平衡锻炼计划的一部分。结合健康饮食、体育活动、以家庭为基础的行为疗法的体重管理计划，已被证实对儿童肥胖人群最有效[20]。家庭和社会支持、目标设定、愉快的活动，可实现的运动以及鼓励都应该包括在每天的运动计划中[21]。

运动处方

先天性心脏病患者的家庭运动计划

有监督的运动训练是安全有益的，推荐先天性心脏病术后儿童参与。然而，这些项目通常面临着各种各样的挑战，包括依从性和地域障碍。患者的参与通常受到可获得性、所在位置和家庭支持的限制，使得患者很难参加有监督的运动计划。有限的文献中有个共识：家庭运动计划应该是个性化的，为每个患者量身定做，包括特定的目标心率训练范围[22]。大多数研究报道了运动计划对健康的益处，其运动时长为6周到8个月[23]。虽然没有正式的运动方案推荐，但文献表明，运动强度为峰值VO_2或峰值心率的50%～80%，每周2～4次，每次20～45min的有氧运动能提高运动能力。

Longmuir的研究鼓励其他形式的锻炼，如阻力训练、柔韧性、协调性、游戏和技能发展。最近一项研究中，61例Fontan术后单心室患儿被随机分为运动处方组和活动教育干预组[24]。两组均被鼓励每天增加中等强度至剧烈的体育活动，提高运动技能和健康相关的体能，建立积极的态度，促进健康、积极生活方式的自我效能感。研究表明，运动处方和活动教育在维持中等到剧烈程度的体育活动、提高粗大运动技能、运动能力和身体素质方面同样有效。

该证据支持了应鼓励先天性心脏病患儿尽早参与体力活动，使患儿养成固定的体力活动习惯，这种行为习惯有望伴随终身。应注意评估心血管反应、症状和肌肉骨骼损伤的风险，注意可能需要停止运动计划并由心脏病专家进行评估的警告信号，如血压下降或对运动的高血压反应、峰值心率减慢或心率储备降低（未服用相关药物情况下）、新发或恶化的心律失常、心电图监测期间ST波的显著变化，非预期发绀，或新的或无法解释的劳累症状[3,7]。

综合运动计划

如今，能跟踪身体活动的技术和可穿戴设备的应用发展迅速，在儿童和青少年中越来越受欢迎。目前尚不清楚先天性心脏病患儿对心脏康复的技术需求和兴趣，但我们预测，随着新技术的发展，大多数患儿将对参与心脏康复计划表现出极大的兴趣。Buys等[25]编制并向298例参与心脏康复的成人心血管病患者和一家成人先天性心脏病门诊患者发放了技术使用问卷。结果表明，患者对家庭心脏康复技术表现出了较高的兴趣，游戏和虚拟康复训练是最吸引人的。此外，患者对通过互联网和手机接受心脏康复表现出明显的兴趣。这项研究的另一项发现是年轻患者的兴趣更高，这表明在未来心血管疾病的患者中会有很大的潜力。需要注意的是，研究发现2/3的成年先天性心脏病患者对基于新技术的心脏康复感兴趣。这并不奇怪，因为科技在年轻人中的使用率更高，这支持了以下观点：随着新技术的发展，大多数患者将对参与心脏康复计划表现出极大的兴趣。

现有的心脏康复项目和/或鼓励健身的医院如果能够与创新技术相结合，应该能提高患者对体力活动的依从性，并克服地域障碍。混合运动计划应该将传统的以机构为中心的服务与通过应用程序、短信、视频、游戏和/或社交媒体提供的在线支持结合起来，并且应该逐步发展到能够吸引所有年龄和背景的人。康复计划应该容易学习、有趣、有用，并能够根据每个患者的生理需要进行调整。主要目标应该让患者养成习惯，终身进行有趣的体力活动！

小结

鼓励和促进先天性心脏病患儿的体力活动应纳入目前存在的标准医疗模式中。医疗人员和运动生理学家应合作，共同制订和实施具体的儿童心脏康复计划，最大限度地提高患者的心血管功能，提高自我效能和信心，并激励患者采用积极的生活方式，同时保持他们养成的习惯，终身改善心血管健康。为了达到这些目标的最佳运动训练和教育模块，现在需要进行严格评估。开发一个与新技术以及适当的结果评价标准结合起来的标准化儿童心脏康复计划，可使先天性心脏病患儿真正茁壮成长，最大限度地发挥功能。

（王素娟 译，余永林 徐开寿 校）

参考文献

1. How much physical activity do children need? Centers for Disease Control and Prevention. Available at https://www.cdc.gov/physicalactivity/basics/children/index.htm.
2. Physical activity guidelines for Americans midcourse report strategies to increase physical activity among youth. Available at https://health.gov/paguidelines/midcourse/.
3. Longmuir PE, Brothers JA, de Ferranti SD, et al. Promotion of physical activity for children and adults with congenital heart disease. *Circulation*. 2013;127:2147–2159.
4. Longmuir P, Tyrrell P, Corey M, et al. Home-based rehabilitation enhances daily physical activity and motor skill in children who have undergone the Fontan procedure. *Pediatr Cardiol*. 2013;34(5):1130–1151.
5. Goldberg B, Fripp RR, Lister G, et al. Effect of physical training on exercise performance of children following surgical repair of congenital heart disease. *Pediatrics*. 1981;68(5):691–699.
6. Rhodes J, Ubeda Tikkanen A, Jenkins K. Exercise testing and training in children with congenital heart disease. *Circulation*. 2010;122(19):1957–1967. doi:10.1161/circulationaha.110.958025.
7. Paridon SM, Alpert BS, Boas S, et al. Clinical stress testing in the pediatric age group: a statement from the American Heart Association Council on Cardiovascular Disease in the Young, Committee on Atherosclerosis, Hypertension, and Obesity in Youth. *Circulation*. 2006;113:1905–1920.
8. Barry OM, Gauvreau K, Rhodes J, et al. Incidence and predictors of dangerous arrhythmias during pediatric exercise tests. *Circulation*. 2017;136(Suppl_1):A14683.
9. Longmuir PE, Tremblay MS, Goode RC. Postoperative exercise training develops normal levels of physical activity in a group of children following cardiac surgery. *Pediatr Cardiol*. 1990;11(3):126–130.
10. Budts W, Roos-Hesselink J, Rädle-Hurst T, et al. Treatment of heart failure in adult congenital heart disease: a position paper of the Working Group of Grown-Up Congenital Heart Disease and the Heart Failure Association of the European Society of Cardiology. *Eur Heart J*. 2016;37(18):1419–1427. doi:10.1093/eurheartj/ehv741
11. Rhodes J, Curran TJ Camil N, et al. Impact of cardiac rehabilitation on the exercise function of children with serious congenital heart disease. *Pediatrics*. 2010;116(6):1339–1345.
12. Ruttenberg HD, Adams TD, Orsmond GS, Conlee RK, Fisher AG. Effects of exercise training on aerobic fitness in children after open heart surgery. *Pediatr Cardiol*. 1983;4(1):19–24.
13. Longmuir PE, Turner JA, Rowe RD, Olley PM. Postoperative exercise rehabilitation benefits children with congenital heart disease. *Clin Invest Med*. 1985;8(3):232–238.
14. Duppen N, Takken T, Hopman MT, et al. Systematic review of the effects of physical exercise training programmes in children and young adults with congenital heart disease. *Int J Cardiol*. 2013;168(3):1779–1787. doi:10.1016/j.ijcard.2013.05.086. Epub 2013 Jun 6.
15. Centers for Disease Control and Prevention. Physical activity guidelines for Americans: children and adolescents, 2010. Available at www.cdc.gov/ncbddd/heartdefects/data.html#References.
16. McBride M, Binder T, Paridon S. Safety and feasibility of inpatient exercise training in pediatric heart failure: a preliminary report. *J Cardiopulm Rehabil Prevent*. 2007;27(4):219–222.
17. Raj SR. Postural tachycardia syndrome (POTS). *Circulation*. 2013;127(23):2336–2342.
18. Gerhard-Herman MD, Gornik HL, Barrett C, et al. 2016 AHA/ACC guideline on the management of patients with lower extremity peripheral artery disease: executive summary. *Vasc Med (Lond)*. 2017;22(3):NP1.
19. Abman SH, Hansmann G, Archer SL, et al. Pediatric pulmonary hypertension. *Circulation*. 2015;132(21):2037–2099.
20. Ogden CL, Carroll MD, Lawman HG, et al. Trends in obesity prevalence among children and adolescents in the United States, 1988–1994 through 2013–2014. *JAMA*. 2016;315(21):2292–2299.
21. Hassink SG, Zapalla F, Falini L, Datto G. Exercise and the obese child. *Prog Pediatr Cardiol*. 2008;25(2):153–157.
22. Brassard P, Poirier P, Martin J, et al. Impact of exercise training on muscle function and ergoreflex in Fontan patients: a pilot study. *Int Cardiol*. 2006;107(1):85–94.
23. Opocher F, Varnier M, Sanders SP, et al. Effects of aerobic exercise training in children after the Fontan operation. *Am J Cardiol*. 2005;95(1):150–152.
24. Longmuir PE, Tyrrell PN, Corey M, Faulkner G, Russell JL, McCrindle BW. Home-based rehabilitation enhances daily physical activity and motor skill in children who have undergone the Fontan procedure. *Pediatr Cardiol*. 2013;34(5):1130–1151.
25. Buys R, Claes J, Walsh D, et al. Cardiac patients show high interest in technology enabled cardiovascular rehabilitation. *BMC Med Inform Decision Making*. 2016;16(1):95.

第 62 章　儿童运动障碍

Joanna S. Blackburn

运动障碍概述

运动障碍是一组神经系统综合征，包括自主运动功能障碍、异常姿势、异常的不自主运动，或在不适当或意外时间表现出正常运动[1,2]。这些运动异常不是由于无力或痉挛所致。运动障碍传统上分为运动功能亢进和运动功能减退。运动功能亢进的特点是运动过度，而运动功能减退的特点是运动过少。在儿童时期，运动功能亢进比运动功能减退更为常见。运动功能亢进的运动障碍包括抽动、刻板重复、舞蹈症、手足徐动症、颤搐、肌张力障碍、肌阵挛和震颤。原发性运动功能减退的运动障碍是帕金森病，其特征是运动迟缓、震颤、肌强直和姿势不稳。帕金森病是成人中最常见的运动功能障碍，在儿童中则极为罕见。

运动障碍源于基底神经节回路的异常。基底神经节是皮层下结构，包括纹状体（尾状体、壳核、伏隔核）、丘脑底核、苍白球（内侧部、外侧部、腹侧苍白球）和黑质（致密部、网状部）。基底神经节的输入来自大脑皮层和丘脑。基底神经节的输出主要来自内侧部苍白球、腹侧苍白球和黑质网状部。其输出对脑干和投射至大脑皮层的丘脑核团有显著抑制作用。这些复杂的神经回路可促进所需运动模式的出现和抑制不必要的运动模式。除了运动控制，基底神经节还可能在认知和情绪控制方面发挥作用[2]。

基底神经节和小脑共同控制皮质脊髓系和锥体外系系统，了解这对临床医生来说很重要。皮质脊髓综合征的特征是丧失随意运动并伴随痉挛。相反，锥体外系综合征的特征是存在非随意运动（表 62-1）。

表 62-1　皮质脊髓综合征和锥体外系综合征的临床差异

	皮质脊髓束综合征	锥体外系综合征
肌张力变化的特征	折刀样（痉挛状态）	可塑性、整个被动运动过程中均等变化（僵直），或间歇性（齿轮样）
高肌张力肌群分布	手臂屈肌，腿伸肌	广泛，但主要在四肢和躯干屈肌中
非随意运动	消失	出现震颤、舞蹈症、手足徐动症、肌张力障碍
腱反射	增加	正常或轻微增加
巴宾斯基征	出现	消失
随意运动麻痹	出现	消失或轻微

运动障碍的分类

采用多种方案对运动障碍进行分类。可根据临床特征（如发病年龄、身体分布、临床表现、对治疗的反应）、病因（原发与继发）、解剖定位、神经病理学表现或遗传和分子标准进行分类[3-7]。通常会同时使用多个分类系统，例如，肌张力障碍可以同时根据临床特征和病因进行分类[8,9]。运动障碍的分类面临诸多挑战，包括可变的术语，遗传异质性，临床异质性和遗传发现[4]。随着时间的推移及对运动障碍的理解和诊断能力的提高，其分类方案亦不断变化。

运动障碍的诊断方法

对有运动障碍的儿童进行评估的第一步是确定运动是正常的还是异常的。虽然这听起来很简单，但在儿童人群中区分正常和异常的运动模式是有挑战性的，因为它们会随着孩子的年龄而变化。例如，婴儿的舞蹈症可能是正常的，而蹒跚学步的孩子出现舞蹈症则是不正常的。下一步是确定其运动功能是亢进还是减退。一旦建立了这一广泛的范畴，就必须明确运动障碍的具体类型或运动障碍的组合类型。评估异常运动的以下组成部分可帮助识别存在的特定类型的运动障碍：①临床表现（持续时间、速度、振幅、痉挛、重复性或刻板性，可识别的不同动作或姿势的数量）；②时间进程（节律性，间歇或连续，正在进行或持续存在、是否存在离散运动片段）；③触发因素（与随意运动、姿势、休息、情绪状态的关系）；④抑制性或分散性；⑤患病部位的分布[6]。在许多儿童中，特别是继发性运动障碍的儿童，多种运动障碍可能出现在同一儿童身上，使得这个过程更具挑战性。运动障碍的正确分类是至关重要的，因为它将指导进一步的诊断、评估和治疗计划，并影响预后。

每个运动障碍的患儿都应该进行完整的病史采集，包括出生史、发育史、家族史，以及全面的体格检查和完整的神经系统检查。全面体格检查主要包括评估面部畸形特征、头部大小或形状异常、心脏杂音、器官肿大、背部中线缺损和肢体/关节异常，以及彻底的皮肤检查以发现有无色素异常。完整的神经系统检查包括精神状态检查、言语表达和理解评估、脑神经检查、运动检查（肌容积、张力、力量、反射、异常运动）、感觉检查、小脑检查和步态检查。如果在检查期间没有出现非随意运动，让家属提供相关的运动视频非常有帮助。

阵发性运动障碍

抽动障碍

抽动表现为重复的、可单独识别的、间歇性的运动或几乎总是短暂抑制的运动片段。抽动通常与执行运动的冲动意识有关[6]。抽动的主要特征：①抽动的消退和消退模式；②混合新发及旧发抽动的变化特征；③前驱驱动的感觉；④不同时间控制抽动发作的能力。抽动症最常涉及面部和上半身。压力、焦虑、兴奋、疲劳或疾病期间易诱发抽动，集中注意力时则可改善抽动症状。

抽动可分为运动型抽动和语音型抽动，进一步可分为简单型或复杂型抽动。简单运动抽动包括眨眼、做鬼脸和耸肩。简单语音抽动包括吸气和清嗓子。复杂运动型抽动包括一系列连续的运动或动作，这些动作可能是有目的的，如重复地触摸。复杂语音型抽动包括模仿言语（重复他人话语），言语重复（重复自己的话），和发出秽语语言（说脏话）。

抽动障碍的分类详见《精神障碍诊断与统计手册》第 5 版（DSM-5）说明，它是基于抽动障碍的类型以及抽动障碍的持续时间来分类[10]。当抽动出现时间少于 1 年时，可诊断为暂时性抽动障碍。当运动或语音抽动症状出现 1 年以上方可诊断为持续性（慢性）运动或语音抽动。多发性运动型抽动和至少 1 次语音型抽动、症状出现 1 年以上可诊断为抽动秽语综合征。

研究表明，约 20% 的儿童出现短暂的抽动障碍，约 1.6% 的儿童出现慢性抽动障碍，0.5% ~ 1% 的儿童出现抽动秽语综合征[11-13]。抽动障碍男孩比女孩更常见，比例为（3 ~ 4）: 1[11,14]。此外，抽动障碍共患注意力缺陷多动障碍（ADHD）、强迫症（OCD）、焦虑、情绪障碍、睡眠障碍、学习障碍和行为障碍等。因此对抽动障碍儿童进行评估时，应对这些情况进行筛查。

如果抽动不影响孩子的日常生活，暂不需要治疗。此时唯一要做的是加强对父母、孩子和老师的教育。如果抽动引起心理社会问题或身体疼痛，可以考虑行为治疗和或药物治疗（表 62-2）。抽动的主要行为干预是习惯逆转疗法，其有效性和安全性已在随机、盲法、对照试验中得到证实[15]。对于抽动症的药物治疗而言，一线治疗药物常指非抗精神类药物。有证据表明 α_2 受体激动剂（可乐定和胍法辛）[12,16]和托吡酯是有效的[17-18]。二线治疗药物包括多巴胺受体拮抗剂，如典型的抗精神病药氟哌啶醇、匹莫齐特和氟奋乃静[19-20]，非典型抗精神病药，如利培酮[21,23]和阿立哌唑等[24-26]。尽管这些药物有效，但诱导迟发性运动障碍风险在内的副作用往往限制其使用。

表 62-2 抽动障碍的药物选择

行为疗法	一线药物	二线药物	三线药物	手术
习惯逆转疗法	胍法辛	哌咪清	四苯喹嗪	深部脑刺激
抽动症的综合行为干预	可乐定	氟奋乃静	依考匹泮	
	托吡酯	氟哌啶醇	肉毒毒素	
		利培酮		
		阿立哌唑		
		奥氮平		
		齐拉西酮		
		喹硫平		

刻板重复

刻板重复特指不自主的、有模式的、重复的、简单的动作，这些动作常伴一定节奏，且每次重复都以相同的方式出现，可自发抑制[6,27-28]。动作中通常出现简单重复的来回动作，如挥手、拍打或摇摆。刻板重复也包括一系列更复杂的动作。其主要特征是分散注意力可阻止这些刻板重复动作的出现。刻板重复往往发生在兴奋、压力、全神贯注或无聊时，但往往不会影响活动。其持续时间是可变的，从数秒到数小时。

原发性刻板重复可发生在正常发育儿童中，且较为常见[28]。继发性刻板重复则发生在有潜在神经发育障碍的儿童中，如孤独症谱系障碍和雷特综合征[29,30]。多数情况下，刻板重复是不需治疗的。行为疗法已经在有刻板重复的儿童身上取得了一些疗效[31,32]。而在有神经发育障碍的儿童中，利培酮和阿立哌唑则可减少其重复行为[33-34]。

运动功能亢进的运动障碍

舞蹈症、颤搐、手足徐动症

舞蹈症是一种持续的、随机出现的序列，由一个或多个离散的不自主的动作或动作片段组成[6,35]。在许多不同的疾病中均可出现舞蹈症(表 62-3)。

舞蹈症的主要特征是舞蹈动作在时间、位置、方向和持续时间方面不可预测。这些动作似乎是从身体的一个部位变换到另一部位。舞蹈症是持续性的，休息和随意运动时都发生，但会因随意运动的出现而加重。舞蹈症较轻时，患儿可表现为烦躁不安。患儿可能会通过将异常运动融入一个明显有目的的运动中来试图掩盖舞蹈症。舞蹈症的其他症状包括运动不持续性，即无法维持自主肌肉收缩。

表 62-3 舞蹈症病因

遗传性疾病
亨廷顿病、良性遗传性舞蹈症、神经性棘红细胞增多症、齿状核红核苍白球路易体(dentatorubropallidoluysian)萎缩、威尔逊病
免疫介导性舞蹈症
风湿性舞蹈症、妊娠舞蹈症
红斑狼疮
抗磷脂抗体
副肿瘤，常伴有其他运动的副肿瘤
药物性舞蹈症
抗精神病药(吩噻嗪、氟哌啶醇、甲氧氯普胺等)、口服避孕药、苯妥英钠(偶见其他抗癫痫药)、过量服用左旋多巴和多巴胺激动剂、可卡因
系统性疾病的舞蹈症症状
甲状腺功能亢进症、真性红细胞增多症、高渗性非酮症性高血糖、艾滋病中的弓形虫病
偏头痛
卒中、震颤、血管畸形

以下是评价舞蹈症运动不持续性的一些检查动作：①手指抓握(让儿童抓捏测试者的手指；感觉握力变化)；②降落征(让儿童将双臂举过头顶，双臂伸直，掌心向外，孩子的手臂会不由自主地将掌心转向下)；③伸舌(当让儿童保持伸舌时，舌头会缩回，形成短舌的外观)。舞蹈症与大脑皮层、基底神经节、小脑和丘脑功能紊乱有关[6]。引起舞蹈症的病因包括链球菌相关性舞蹈症(风湿性舞蹈症)、感染、自身免疫性疾病、甲状腺功能亢进、中毒、药源性以及遗传和代谢紊乱。

舞蹈症的治疗取决于发病原因。继发性舞蹈症在潜在病因得到治疗后往往会改善。对于舞蹈症的症状性治疗，多巴胺阻滞剂是减少舞蹈症最有效的药物。第一代抗精神病药物(典型的抗精神病药物)是治疗舞蹈症的最常用药，尽管缺乏有力的证据支持。第二代抗精神病药物(非典型抗精神病药物)也用于治疗舞蹈症，包括奥氮平、氯氮平、喹硫平和利培酮，但循证证据水平不同[36-40]。四苯喹嗪，一种消耗多巴胺的药物，已被证明对舞蹈症有效[41]。抗癫痫药物也被用于治疗舞蹈症，包括卡马西平[42-43]、丙戊酸盐[42,44]、托吡酯[45-46]、左乙拉西坦[47-49]和加巴喷丁[50-51]，尽管证据仍然有限。手术干预，如苍白球损毁术、丘脑切开术，深部脑刺激可考虑用于特定的患者。

颤搐或投掷症通常被认为与舞蹈症有关。其特征表现为无法控制的、严重的、主要累及近端肢体的大幅度舞蹈样动作。颤搐通常是单侧（偏侧），与对侧丘脑底核病变有关[52]。

手足徐动症是一种缓慢的、持续的、不自主的扭动，可妨碍稳定姿势的维持[6]。与舞蹈症不同的是，手足徐动症反复发生在同一身体部位并且是缓慢的、流畅的、连续的，这与舞蹈症多变的、突兀的运动片段相反。而与舞蹈症相似的是，手足徐动症往往会因随意运动的出现而加重。手足徐动症易累及肢体远端、颜面、颈和躯干。手足徐动最常见于肌张力障碍或舞蹈症患者，常被认为是肌张力障碍或舞蹈症谱系的一部分[53-54]。

肌张力障碍

肌张力障碍是指不自主的持续或间歇性肌肉收缩，进而出现扭转和重复运动、异常姿势或两者兼而有之[7,35]。该类型中的异常姿势往往发生在同一方向；有固有模式，涉及同一组肌肉，且与肌肉过度活跃有关[8]（图 62-1）。

当参与随意运动的拮抗肌或邻近肌肉发生不必要收缩时，就会出现肌肉过度活跃[55]。肌张力障碍可由随意运动诱发或加重，严重程度可随体位、特定任务、情绪状态或意识水平而波动[7]。任务特异性是指肌张力障碍只发生在一种特定类型的活动中。书写痉挛就是任务特异性的例子，其肌张力障碍只出现在书写过程中，以及肌张力障碍出现在向前行走时而不是向后行走时。肌张力障碍的一个独特特征是存在一种感觉诡计（sensory trick）。即儿童可通

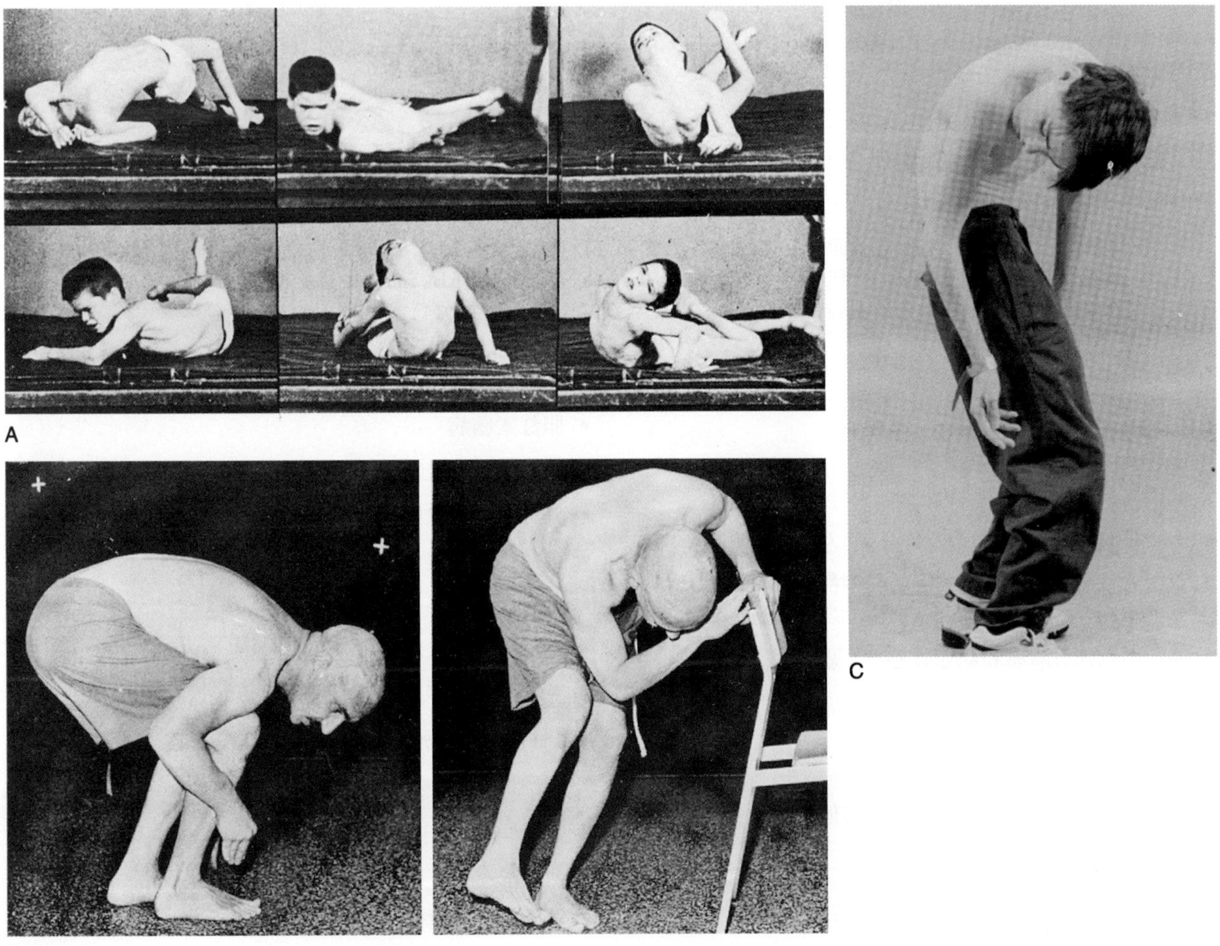

图 62-1　肌张力障碍畸形。（A）肌张力障碍患儿的特征性肌张力障碍畸形；（B）成年期发病的散发性严重轴性肌张力障碍；（C）有肌张力障碍的年轻男患者的异常姿势（图片供稿人：Dr. I. S. Cooper and Dr. Joseph M. Waltz）

过某种动作减少肌张力障碍，如触摸手背可使肌张力障碍的手更容易张开。

肌张力障碍与基底神经节损伤有关，尤其是苍白球和壳核部受损，虽然其他脑区包括小脑、脑干和皮质也可能受到影响[6,56-58]（图 62-2）。

原发性肌张力障碍在孤立的肌张力障碍发生时出现。原发性肌张力障碍最常见的原因是遗传因素。继发性肌张力障碍发生在除肌张力障碍外还有神经系统或全身性疾病的儿童。继发性肌张力障碍的病因多种多样，包括缺氧缺血损伤、中枢神经系统感染、自身免疫性疾病、血管疾病、脑畸形以及代谢性和神经退行性疾病（表 62-4）。

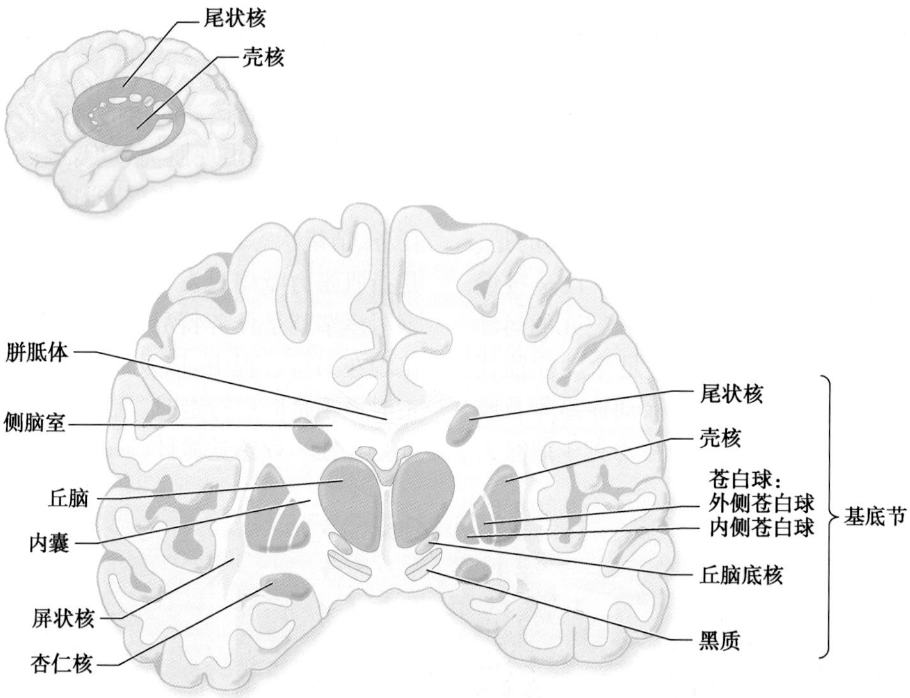

图 62-2　肌张力障碍：冠状面基底神经节各组成部分概述（经允许摘自 Chapter 4. Abnormalities of Movement and Posture Caused by Disease of the Basal Ganglia. In：Ropper AH，Samuels MA，Klein JP，eds. Adams & Victor's Principles of Neurology，10e New York，NY：McGraw-Hill；2014）

表 62-4　肌张力障碍的病因

遗传性和退行性肌张力障碍	• 胆红素脑病
• 亨廷顿病	• 获得性肝脑变性
• 畸形性肌张力障碍（显性和隐性）	• 获得性免疫缺陷综合征
• 青少年肌张力障碍：帕金森综合征（左旋多巴反应）	• 溶酶体贮积症
• 肌张力障碍伴其他退行性疾病（神经性耳聋、纹状体坏死伴视神经损伤、截瘫性肌萎缩）	• 多发性硬化伴脊髓病变
• 局灶性肌张力障碍和职业性痉挛（见第 6 章），其中一些与遗传性扭转肌张力障碍有关	• 副肿瘤性纹状体钙化（Fahrs 病）
• 帕金森病（偶发）	• 豆状核毒性坏死（例如甲醇）可以延迟
• 进行性核上性麻痹	**特发性局灶性肌张力障碍**
• 吩噻嗪、氟哌啶醇、甲氧氯普胺和其他抗精神病药的急性或慢性中毒	• 痉挛性斜颈
• 帕金森病中左旋多巴过量	• 眼睑痉挛
症状性（继发性）肌张力障碍	• 面肌痉挛
• 威尔逊病	• 颌下肌张力障碍
• 脑缺氧引起的双侧手足徐动（脑瘫）	• 痉挛性发声障碍
	• 作家的痉挛和其他职业痉挛

肌张力障碍治疗主要是对症治疗，以改善功能为目标。康复方法包括物理治疗、作业治疗和言语治疗、预防骨科并发症且优化发育，以及实施适应性技术以辅助日常生活活动和提高自主能力[59]。肌张力障碍的药物治疗可考虑使用多种药物（表 62-5）。病因不明的儿童肌张力障碍可考虑试验性应用左旋多巴。多巴反应性肌张力障碍患儿，使用左旋多巴治疗后可观察到肌张力障碍显著改善或完全消失[59-61]。这项试验具有潜在的诊断和治疗双重价值。对于其他形式的肌张力障碍，左旋多巴的反应更多样化[62-63]。通常认为抗胆碱药（主要是苯海索）治疗肌张力障碍最有效[60,64-65]。巴氯芬被广泛用于治疗痉挛，但其在肌张力障碍中的疗效证据有限。已经注意到，与苯海索合用可减轻痉挛引起的疼痛，并提供额外益处[2]。如果口服巴氯芬有效，但由于其副作用，使用剂量较严格，则建议行巴氯芬鞘内注射[66-68]。肉毒毒素注射是治疗局灶性和节段性肌张力障碍的有效方法[69]。其他药物可能对治疗儿童肌张力障碍有效，包括氯硝西泮、替扎尼定、可乐定、多巴胺拮抗剂和多巴胺消耗剂。最后，深部脑刺激（DBS）在某些儿童期肌张力障碍的严重患者中有用。儿童原发性肌张力障碍，特别是 DYT-1 肌张力障碍的疗效优于继发性肌张力障碍[70-73]。

表 62-5　治疗肌张力障碍的主要药物和建议的剂量

药物	初始剂量	目标剂量	主要副作用
左旋多巴胺	每日 1mg/kg，每日 3 次	每日 3～5mg/kg（每天可能高达 8～10mg/kg），每日 3 次	胃肠道症状
苯海索	每日 0.1～0.2mg/kg，每日 3 次	每日 0.2～0.7mg/kg，每日 3 次	嗜睡、记忆问题、尿潴留、便秘、口干
巴氯芬	4 个月～2 岁：2.5mg，每日 1 次	4 个月～2 岁：40mg/d，每日 3 次	嗜睡、胃肠道症状
	2～7 岁：5mg，每日 1 次	2～7 岁：60mg/d，每日 3 次	
	≥8 岁：5mg，每日 3 次	≥8 岁：60～80mg/d，每日 3 次	
氯硝西泮	每日 0.01mg/kg	每天 0.2mg/kg（平均 1～4mg/d）	嗜睡，行为改变
四苯喹嗪	每日 0.5mg/kg	每日 4～5mg，每日 3 次（最多 150mg/d）	嗜睡、沮丧、帕金森病

肌阵挛

肌阵挛是指由于一块或多块肌肉突然收缩或松弛导致的突然、短暂、类似休克的非随意运动[6,35]。肌阵挛可在多个肌肉同时收缩时同步，也可以在多个肌肉按可预测的顺序收缩时扩散，或者在不同时间肌肉收缩时异步收缩[6]。正性肌阵挛是由短暂的肌肉收缩引起的，而负性肌阵挛是由短暂的肌张力丧失引起。根据受累肌肉的数量和类型，肌阵挛可呈现局灶性、节段性或全身性发作。肌阵挛性抽搐可出现节律性，但更多时候是不规则的。当肌阵挛以有节律的方式呈现时，会被误认为是震颤。在某些情况下，肌阵挛可能对刺激很敏感[35]。儿童肌阵挛通常由灰质病变引起，包括肿瘤、代谢性疾病、神经退行性疾病或中枢神经系统感染[6]。

评估肌阵挛的关键检查方法[35]：①观察患者时会发现，肌阵挛导致患病部位出现明显抽动，这有别于肌束抽搐或肌纤维颤搐，后者会引起短暂的肌肉收缩，但不会导致可见的身体运动；②肌阵挛可在休息时发生，也可由动作诱发；确保观察患者处于休息状态（安静地坐在或躺在检查台上），并试图进行随意活动；③通过触摸或被动伸展或提供视觉或听觉刺激（如闪烁的光线或响亮的拍手声）来测试刺激诱发的肌阵挛。肌阵挛的治疗采用对症治疗且往往疗效甚微。治疗方案包括左乙拉西坦[74-76]、吡拉西坦[77-78]、氯硝西泮[79]、丙戊酸钠和唑尼沙胺[80]。

震颤

震颤的特征是绕关节轴不自主、有节奏地来回运动或振荡运动，会影响一个或多个身体部位[6,35]。震颤常由主动肌和拮抗肌的节律性交替收缩引起。震颤可根据注意到震颤发生的时间来分类（图 62-3）。静止性震颤发生在身体完全静止时。当孩子安静地坐着，双手放在膝盖上时就很明显。注意力分散，如倒数或闭眼，会引起静止性震颤。静止性震颤通常随随意运动而消失。动作性震颤伴随着运动或肌肉收缩而发生。该型震颤包括：①姿势性震颤，当儿童抬起和伸展手臂，并把手臂举起抵抗重力时可观察到

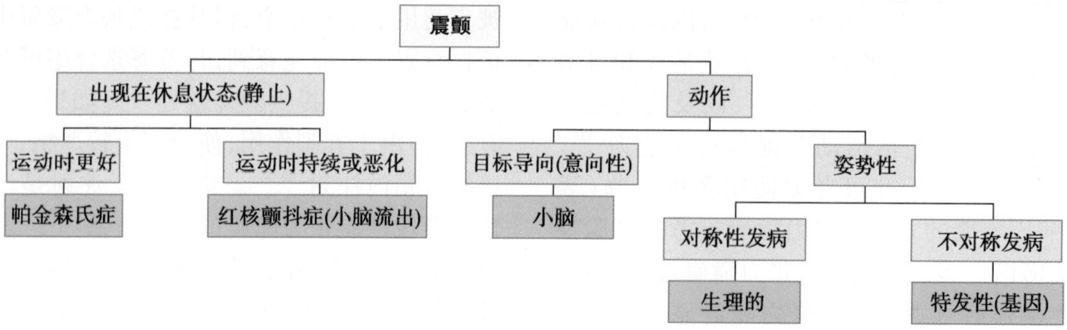

图 62-3 震颤的分类(经允许摘自 Chapter 6. Tremor, Myoclonus, Focal Dystonias, and Tics. In: Ropper AH, Samuels MA, Klein JP, eds. Adams & Victor's Principles of Neurology, 10e New York, NY: McGraw-Hill; 2014)

这种震颤;②运动性震颤,伴随随意运动出现。运动性震颤可进一步细分为单纯运动性震颤,存在于整个运动过程中;③意向性震颤,在接近预定目标时出现或恶化,如指鼻测试;④等长型震颤,发生在对抗静止物体时发生肌肉随意收缩。震颤也可以是混合的,可见静止性和动作性震颤的结合。在儿童休息时,通过触诊受累肌肉和被动移动相关肢体,也可感到震颤。肢体被动运动时感受到的震颤称为齿轮样运动。

在儿童中,震颤可由多种疾病引起,包括遗传性疾病(含特发性震颤)、代谢紊乱、神经退行性疾病、局灶性损伤和药物中毒[81-83]。儿童震颤很少与帕金森病有关。治疗震颤最深入研究的药物是普萘洛尔和扑米酮。其他证据有限的药物包括加巴喷丁、普瑞巴林和托吡酯。DBS 只有在治疗儿童震颤的罕见病例中才会考虑。

运动功能减退型运动障碍

帕金森病

帕金森病主要表现为运动功能减退型运动障碍,儿童中较少见。帕金森病的主要临床特征是运动迟缓(运动缓慢)、运动减少(运动缺乏和动作太小)、静止性震颤、肌肉僵直和姿势不稳。以下是一些评估帕金森病的关键检查方法[35]。①嘱患者做大幅的、有规律的、重复的交替动作,如敲手指、敲足趾、手的张开闭合,观察有无进行性疲劳、动作幅度变小或动作缓慢,这些是帕金森病典型症状。必须与运动缓慢而无疲劳或运动减少相鉴别,后者可见于小脑疾患或锥体功能障碍。②观察自发运动是否减少或消失。可观察是否存在眨眼频率减少、面部表情减少(表情缺乏)和走路时摆臂动作减少。③通过在多个方向和变速下检查肌张力来评估是否存在强直。强直是在整个运动范围的屈曲和伸展过程中,可感觉到张力的稳定增加,而不随屈曲或伸展速度而变。这些特征不同于肌痉挛,后者的增加取决于运动的方向和速度。④测试姿势不稳定性时,嘱患者背对检查者站立,轻轻后拉。如果患者需要后退一步来保持平衡或摔倒,则说明他或她的姿势不稳。震颤评估前文已讨论。帕金森病的主要治疗方法是使用左旋多巴或多巴胺激动剂。

小结

儿童期出现的运动障碍多是运动功能亢进,包括抽动、刻板重复、舞蹈症、手足徐动症、颤搐、肌张力障碍、肌阵挛和震颤。运动障碍是由基底神经节复杂回路异常引起。当评估患有运动障碍的儿童时,正确识别运动障碍的临床表征对明确诊断和治疗至关重要。目前,运动障碍的治疗主要是对症治疗,但疗效往往令人失望。理想的治疗应包括康复医生、神经科医生、遗传学家和治疗师的多学科合作方法。随着对运动障碍遗传因素诊断能力的提高,有可能出现更多靶向、疾病特异性且有效的治疗方法。

(唐红梅 译,苑爱云 徐开寿 校)

参考文献

1. Fahn S, Jankovic J, Hallett M. *Principles and Practice of Movement Disorders*. 2nd ed. New York: Elsevier/Saunders; 2011.
2. Singer HS, Mink JW, Gilbert DL, Jankovic J. *Movement Disorders in Childhood*. 2nd ed. Amsterdam: Elsevier/Academic Press; 2016.
3. Fahn S. Classification of movement disorders. *Mov Disord*. 2011;26(6):947–957.
4. Klein C. Movement disorders: classifications. *J Inherit Metab Dis*. 2005;28(3):425–439.
5. Sanger TD, Chen D, Delgado MR, et al. Definition and classification of negative motor signs in childhood.

Pediatrics. 2006;118(5):2159–2167.
6. Sanger TD, Chen D, Fehlings DL, et al. Definition and classification of hyperkinetic movements in childhood. *Mov Disord*. 2010;25(11):1538–1549.
7. Sanger TD, Delgado MR, Gaebler-Spira D, Hallett M, Mink JW, Task Force on Childhood Motor Disorders. Classification and definition of disorders causing hypertonia in childhood. *Pediatrics*. 2003;111(1):e89–e97.
8. Albanese A, Bhatia K, Bressman SB, et al. Phenomenology and classification of dystonia: a consensus update. *Mov Disord*. 2013;28(7):863–873.
9. Lumsden DE, Gimeno H, Lin JP. Classification of dystonia in childhood. *Parkinsonism Relat Disord*. 2016;33:138–141.
10. American Psychiatric Association, DSM-5 Task Force. *Diagnostic and Statistical Manual of Mental Disorders*. 5th ed. Washington, DC: American Psychiatric Association; 2013.
11. Knight T, Steeves T, Day L, et al. Prevalence of tic disorders: a systematic review and meta-analysis. *Pediatr Neurol*. 2012;47(2):77–90.
12. Scahill L, Specht M, Page C. The prevalence of tic disorders and clinical characteristics in children. *J Obsess Compuls Relat Disord*. 2014;3(4):394–400.
13. Scharf JM, Miller LL, Gauvin CA, et al. Population prevalence of Tourette syndrome: a systematic review and meta-analysis. *Mov Disord*. 2015;30(2):221–228.
14. Freeman RD, Tourette Syndrome International Database C. Tic disorders and ADHD: answers from a world-wide clinical dataset on Tourette syndrome. *Eur Child Adolesc Psychiatry*. 2007;16(Suppl 1):15–23.
15. Piacentini J, Woods DW, Scahill L, et al. Behavior therapy for children with Tourette disorder: a randomized, controlled trial. *JAMA*. 2010;303(19):1929–1937.
16. Gaffney GR, Perry PJ, Lund BC, et al. Risperidone versus clonidine in the treatment of children and adolescents with Tourette's syndrome. *J Am Acad Child Adolesc Psychiatry*. 2002;41(3):330–336.
17. Jankovic J, Jimenez-Shahed J, Brown LW. A randomised, double-blind, placebo-controlled study of topiramate in the treatment of Tourette syndrome. *J Neurol Neurosurg Psychiatry*. 2010;81(1):70–73.
18. Yang CS, Zhang LL, Zeng LN, Huang L, Liu YT. Topiramate for Tourette's syndrome in children: a meta-analysis. *Pediatr Neurol*. 2013;49(5):344–350.
19. Sallee FR, Nesbitt L, Jackson C, Sine L, Sethuraman G. Relative efficacy of haloperidol and pimozide in children and adolescents with Tourette's disorder. *Am J Psychiatry*. 1997;154(8):1057–1062.
20. Shapiro E, Shapiro AK, Fulop G, et al. Controlled study of haloperidol, pimozide and placebo for the treatment of Gilles de la Tourette's syndrome. *Arch Gen Psychiatry*. 1989;46(8):722–730.
21. Gilbert DL, Batterson JR, Sethuraman G, Sallee FR. Tic reduction with risperidone versus pimozide in a randomized, double-blind, crossover trial. *J Am Acad Child Adolesc Psychiatry*. 2004;43(2):206–214.
22. McDougle CJ, Epperson CN, Pelton GH, Wasylink S, Price LH. A double-blind, placebo-controlled study of risperidone addition in serotonin reuptake inhibitor-refractory obsessive-compulsive disorder. *Arch Gen Psychiatry*. 2000;57(8):794–801.
23. Scahill L, Leckman JF, Schultz RT, Katsovich L, Peterson BS. A placebo-controlled trial of risperidone in Tourette syndrome. *Neurology*. 2003;60(7):1130–1135.
24. Lyon GJ, Samar S, Jummani R, et al. Aripiprazole in children and adolescents with Tourette's disorder: an open-label safety and tolerability study. *J Child Adolesc Psychopharmacol*. 2009;19(6):623–633.
25. Yoo HK, Joung YS, Lee JS, et al. A multicenter, randomized, double-blind, placebo-controlled study of aripiprazole in children and adolescents with Tourette's disorder. *J Clin Psychiatry*. 2013;74(8):e772–e780.
26. Zheng W, Li XB, Xiang YQ, et al. Aripiprazole for Tourette's syndrome: a systematic review and meta-analysis. *Hum Psychopharmacol*. 2016;31(1):11–18.
27. Edwards MJ, Lang AE, Bhatia KP. Stereotypies: a critical appraisal and suggestion of a clinically useful definition. *Mov Disord*. 2012;27(2):179–185.
28. Mahone EM, Bridges D, Prahme C, Singer HS. Repetitive arm and hand movements (complex motor stereotypies) in children. *J Pediatr*. 2004;145(3):391–395.
29. Chin Wong L, Hung PL, Jan TY, Lee WT, Taiwan Rett Syndrome Association. Variations of stereotypies in individuals with Rett syndrome: a nationwide cross-sectional study in Taiwan. *Autism Res*. 2017;10(7):1204–1214.
30. Maski KP, Jeste SS, Spence SJ. Common neurological co-morbidities in autism spectrum disorders. *Curr Opin Pediatr*. 2011;23(6):609–615.
31. Boyd BA, McDonough SG, Bodfish JW. Evidence-based behavioral interventions for repetitive behaviors in autism. *J Autism Dev Disord*. 2012;42(6):1236–1248.
32. Rapp JT, Vollmer TR. Stereotypy I: a review of behavioral assessment and treatment. *Res Dev Disabil*. 2005;26(6):527–547.
33. Carrasco M, Volkmar FR, Bloch MH. Pharmacologic treatment of repetitive behaviors in autism spectrum disorders: evidence of publication bias. *Pediatrics*. 2012;129(5):e1301–10.
34. Rajapakse T, Pringsheim T. Pharmacotherapeutics of Tourette syndrome and stereotypies in autism. *Semin Pediatr Neurol*. 2010;17(4):254–260.
35. Abdo WF, van de Warrenburg BP, Burn DJ, Quinn NP, Bloem BR. The clinical approach to movement disorders. *Nat Rev Neurol*. 2010;6(1):29–37.
36. Bonelli RM, Mahnert FA, Niederwieser G. Olanzapine for Huntington's disease: an open label study. *Clin Neuropharmacol*. 2002;25(5):263–265.
37. Bonelli RM, Niederwieser G. Quetiapine in Huntington's disease: a first case report. *J Neurol*. 2002;249(8):1114–1115.
38. Parsa MA, Szigethy E, Voci JM, Meltzer HY. Risperidone in treatment of choreoathetosis of Huntington's disease. *J Clin Psychopharmacol*. 1997;17(2):134–135.
39. Safirstein B, Shulman LM, Weiner WJ. Successful treatment of hemichorea with olanzapine. *Mov Disord*. 1999;14(3):532–533.
40. van Vugt JP, Siesling S, Vergeer M, van der Velde EA, Roos RA. Clozapine versus placebo in Huntington's disease: a double blind randomised comparative study. *J Neurol Neurosurg Psychiatry*. 1997;63(1):35–39.
41. Jankovic J. Dopamine depleters in the treatment of hyperkinetic movement disorders. *Expert Opin Pharmacother*. 2016;17(18):2461–2470.
42. Genel F, Arslanoglu S, Uran N, Saylan B. Sydenham's chorea: clinical findings and comparison of the efficacies of sodium valproate and carbamazepine regimens. *Brain Dev*. 2002;24(2):73–76.
43. Harel L, Zecharia A, Straussberg R, Volovitz B, Amir J. Successful treatment of rheumatic chorea with carbamazepine. *Pediatr Neurol*. 2000;23(2):147–151.

44. Giroud M, Dumas R. Valproate sodium in postanoxic choreoathetosis. *J Child Neurol*. 1986;1(1):80.
45. Driver-Dunckley E, Evidente VG. Hemichorea-hemiballismus may respond to topiramate. *Clin Neuropharmacol*. 2005;28(3):142–144.
46. Gatto EM, Uribe Roca C, Raina G, et al. Vascular hemichorea/hemiballism and topiramate. *Mov Disord*. 2004;19(7):836–838.
47. Vles GF, Hendriksen JG, Visschers A, et al. Levetiracetam therapy for treatment of choreoathetosis in dyskinetic cerebral palsy. *Dev Med Child Neurol*. 2009;51(6):487–490.
48. Recio MV, Hauser RA, Louis ED, et al. Chorea in a patient with cerebral palsy: treatment with levetiracetam. *Mov Disord*. 2005;20(6):762–764.
49. Zesiewicz TA, Sullivan KL, Hauser RA, Sanchez-Ramos J. Open-label pilot study of levetiracetam (Keppra) for the treatment of chorea in Huntington's disease. *Mov Disord*. 2006;21(11):1998–2001.
50. Chudnow RS, Mimbela RA, Owen DB, Roach ES. Gabapentin for familial paroxysmal dystonic choreoathetosis. *Neurology*. 1997;49(5):1441–1442.
51. Kothare SV, Pollack P, Kulberg AG, Ravin PD. Gabapentin treatment in a child with delayed-onset hemichorea/hemiballismus. *Pediatr Neurol*. 2000;22(1):68–71.
52. Benabid AL, Benazzouz A, Limousin P, et al. Dyskinesias and the subthalamic nucleus. *Ann Neurol*. 2000;47 (4 Suppl 1):S189–S192.
53. Morris JG, Grattan-Smith P, Jankelowitz SK, et al. Athetosis II: the syndrome of mild athetoid cerebral palsy. *Mov Disord*. 2002;17(6):1281–1287.
54. Morris JG, Jankelowitz SK, Fung VS, et al. Athetosis I: historical considerations. *Mov Disord*. 2002;17(6):1278–1280.
55. Mink JW. The basal ganglia and involuntary movements: impaired inhibition of competing motor patterns. *Arch Neurol*. 2003;60(10):1365–1368.
56. Jinnah HA, Hess EJ. A new twist on the anatomy of dystonia: the basal ganglia and the cerebellum? *Neurology*. 2006;67(10):1740–1741.
57. Le Ber I, Clot F, Vercueil L, et al. Predominant dystonia with marked cerebellar atrophy: a rare phenotype in familial dystonia. *Neurology*. 2006;67(10):1769–1773.
58. Loher TJ, Krauss JK. Dystonia associated with pontomesencephalic lesions. *Mov Disord*. 2009;24(2):157–167.
59. Roubertie A, Mariani LL, Fernandez-Alvarez E, Doummar D, Roze E. Treatment for dystonia in childhood. *Eur J Neurol*. 2012;19(10):1292–1299.
60. Jankovic J. Treatment of dystonia. *Lancet Neurol*. 2006;5(10): 864–872.
61. Termsarasab P, Thammongkolchai T, Frucht SJ. Medical treatment of dystonia. *J Clin Mov Disord*. 2016;3:19.
62. Brunstrom JE, Bastian AJ, Wong M, Mink JW. Motor benefit from levodopa in spastic quadriplegic cerebral palsy. *Ann Neurol*. 2000;47(5):662–665.
63. Pozin I, Bdolah-Abram T, Ben-Pazi H. Levodopa does not improve function in individuals with dystonic cerebral palsy. *J Child Neurol*. 2014;29(4):534–537.
64. Balash Y, Giladi N. Efficacy of pharmacological treatment of dystonia: evidence-based review including meta-analysis of the effect of botulinum toxin and other cure options. *Eur J Neurol*. 2004;11(6):361–370.
65. Carranza-del Rio J, Clegg NJ, Moore A, Delgado MR. Use of trihexyphenidyl in children with cerebral palsy. *Pediatr Neurol*. 2011;44(3):202–206.
66. Albright AL, Ferson SS. Intrathecal baclofen therapy in children. *Neurosurg Focus*. 2006;21(2):e3.
67. Pin TW, McCartney L, Lewis J, Waugh MC. Use of intrathecal baclofen therapy in ambulant children and adolescents with spasticity and dystonia of cerebral origin: a systematic review. *Dev Med Child Neurol*. 2011;53(10):885–895.
68. Woon K, Tsegaye M, Vloeberghs MH. The role of intrathecal baclofen in the management of primary and secondary dystonia in children. *Br J Neurosurg*. 2007;21(4):355–358.
69. Sanger TD, Kukke SN, Sherman-Levine S. Botulinum toxin type B improves the speed of reaching in children with cerebral palsy and arm dystonia: an open-label, dose-escalation pilot study. *J Child Neurol*. 2007;22(1):116–122.
70. Kupsch A, Benecke R, Muller J, et al. Pallidal deep-brain stimulation in primary generalized or segmental dystonia. *N Engl J Med*. 2006;355(19):1978–1990.
71. Marks WA, Honeycutt J, Acosta F Jr, et al. Dystonia due to cerebral palsy responds to deep brain stimulation of the globus pallidus internus. *Mov Disord*. 2011;26(9):1748–1751.
72. Panov F, Gologorsky Y, Connors G, et al. Deep brain stimulation in DYT1 dystonia: a 10-year experience. *Neurosurgery*. 2013;73(1):86–93; discussion 93.
73. Vidailhet M, Yelnik J, Lagrange C, et al. Bilateral pallidal deep brain stimulation for the treatment of patients with dystonia-choreoathetosis cerebral palsy: a prospective pilot study. *Lancet Neurol*. 2009;8(8):709–717.
74. Frucht SJ, Louis ED, Chuang C, Fahn S. A pilot tolerability and efficacy study of levetiracetam in patients with chronic myoclonus. *Neurology*. 2001;57(6):1112–1114.
75. Genton P, Gelisse P. Antimyoclonic effect of levetiracetam. *Epileptic Disord*. 2000;2(4):209–212.
76. Striano P, Manganelli F, Boccella P, Perretti A, Striano S. Levetiracetam in patients with cortical myoclonus: a clinical and electrophysiological study. *Mov Disord*. 2005;20(12):1610–1614.
77. Fedi M, Reutens D, Dubeau F, et al. Long-term efficacy and safety of piracetam in the treatment of progressive myoclonus epilepsy. *Arch Neurol*. 2001;58(5):781–786.
78. Ikeda A, Shibasaki H, Tashiro K, Mizuno Y, Kimura J. Clinical trial of piracetam in patients with myoclonus: nationwide multiinstitution study in Japan. The Myoclonus/Piracetam Study Group. *Mov Disord*. 1996;11(6):691–700.
79. Levy A, Chen R. Myoclonus: pathophysiology and treatment options. *Curr Treat Options Neurol*. 2016;18(5):21.
80. Hainque E, Vidailhet M, Cozic N, et al. A randomized, controlled, double-blind, crossover trial of zonisamide in myoclonus-dystonia. *Neurology*. 2016;86(18):1729–1735.
81. Keller S, Dure LS. Tremor in childhood. *Semin Pediatr Neurol*. 2009;16(2):60–70.
82. Louis ED, Dure LSt, Pullman S. Essential tremor in childhood: a series of nineteen cases. *Mov Disord*. 2001;16(5): 921–923.
83. Tan H, Turanli G, Ay H, Saatci I. Rubral tremor after thalamic infarction in childhood. *Pediatr Neurol*. 2001;25(5): 409–412.

第 63 章　儿童肿瘤康复

Katarzyna Ibanez, Cody C. Andrews, Alecia Daunter, Laura Gilchrist, Brianne Morris, and Lauren Ward

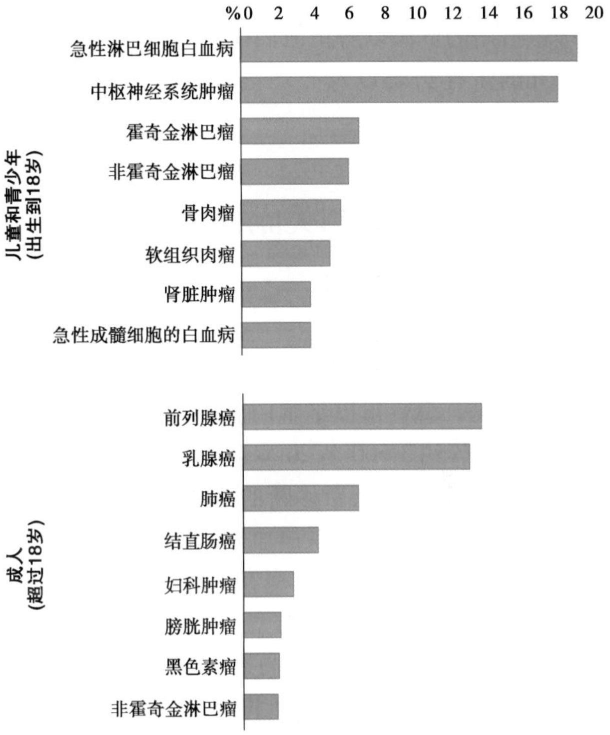

图 63-1　儿童与成人的高发肿瘤比较图（经允许摘自 Tanaka R, Zweidler-McKay PA. Pediatric Cancers. In: Kantarjian HM, Wolff RA, eds. The MD Anderson Manual of Medical Oncology, 3e New York, NY: McGraw-Hill; 2016）

引言和流行病学

2010—2014 年，美国有 75 000 多名儿童（0~19 岁）诊断为癌症。其中，白血病和淋巴瘤最常见，占 40% 以上，其次是中枢神经系统（CNS）肿瘤，占 17%。在同一时期，将近 10 000 名儿童死于癌症[1]（图 63-1）。癌症儿童的存活率正在提高，因此青少年和青年人的幸存人数增加。随着儿童年龄的增长，癌症及其治疗带来的长期影响与任何老龄人群均可见并发症混合出现[2]。癌症及其治疗造成的生理和心理上的创伤都需要康复干预。

康复目标

恰当的康复治疗策略取决于儿童的肿瘤类型、治疗方法和预后。康复管理策略需要随着患儿的年龄和成长状况进行相应调整，甚至是成年之后。Dietz 分类法是确定癌症康复目标的一种框架[3]，它定义了 4 种干预措施的目标：预防、恢复、支持和舒缓。例如，接受根治治疗的儿童可能主要受益于预防疗法和恢复疗法，而晚期癌症患儿更适合于支持疗法和舒缓疗法。预防活动受限相关的并发症至关重要。还应筛查儿童是否达到符合年龄的发育里程碑，并使他们的认知、心理和社会/情感达到最佳状态。康复团队的成员（包括康复医师，物理、作业、言语和娱乐治疗师，儿童生活专家，心理学家，社会工作者和管理人员)需要共同努力,并与肿瘤学团队进行沟通,制订最合适和一致的康复方案。应考虑为幼儿提供早期干预服务和学前特殊教育。学龄儿童可能需要个性化的教育计划(IEP)或其他教育环境,如在家上学。中枢神经系统肿瘤患儿或接受神经毒性药物化疗患儿可能需要正规的神经心理学测试。家庭和社区支持的重要性不可低估,应向看护者提供可用的资源以防止他们倦怠和疲劳。癌症幸存患儿的生存护理以及心理健康管理变得越来越重要。

特定癌症诊断及相关副作用

白血病

白血病是最常见的儿科癌症,约占所有儿童期癌症的30%。急性淋巴细胞白血病(ALL)是最常见的亚型。每年约3 500名20岁以下的年轻人被诊断为ALL[4]。幸运的是,新诊断的ALL患儿的总体生存率约为85%。急性髓系白血病(AML)较少见,预后与亚型有关,5年总生存率在60%~70%[4]。儿童ALL的管理基于疾病的类型和危险分级,主要治疗方法是化疗。对于具有较高风险或疾病复发的患者,可以使用大剂量化疗和造血干细胞移植(HSCT)。中枢神经系统放疗已被鞘内注射治疗所取代。ALL分期治疗的原则包括诱导治疗(强化治疗,1个月)、巩固治疗(1~2个月)、延迟强化治疗(2个月)和维持治疗(2年)。治疗主要在门诊进行,持续2.5~3年。主要的化疗药物包括长春新碱、L-天冬酰胺酶、地塞米松和甲氨蝶呤。鞘内注射治疗(IT)通常使用甲氨蝶呤。对于高危的ALL儿童,可以加用其他药物,包括蒽环类药物、依托泊苷、环磷酰胺和阿糖胞苷。

治疗的副作用很普遍。化疗诱导性周围神经病(CIPN)可发生在多达80%的患者中[5-6]。与接受长春新碱治疗的成人主要发展为感觉神经病不同,儿童倾向于发展为感觉运动混合的远端多神经病。神经性疼痛也可能发生,骨坏死在ALL患者的发生率可高达17%,并且与皮质类固醇治疗有关,在10岁及以上的患者中更常见,最常发生在膝关节,其他关节也会受影响[7]。蒽环类药物治疗的患者可能发生心脏毒性,虽然其发生率不到1%,但这种副作用可能在治疗结束后数年才发生。接受蒽环类药物治疗的儿童癌症幸存者中约有65%在停止治疗6年后检测到结构性或功能性左心室异常[8]。

与ALL相似,AML的主要治疗方法也是化疗,而对高危、难治性或复发性病例可进行造血干细胞移植。诱导治疗持续几个周期,通常住院进行,一旦病情缓解,患者将接受巩固治疗。HSCT用于有预后不良标志物的患儿或复发病例。有时候也使用鞘内(IT)注射治疗。诱导化疗通常使用阿糖胞苷和蒽环类药物,巩固治疗是一个更高强度的阶段,可能使用阿糖胞苷和其他药物。鞘内注射治疗用于中枢神经系统的预防。AML存活者中可见心脏毒性。对接受积极治疗的儿童需采取针对出血和免疫抑制的预防措施。CIPN患者可能需要支具来改善柔韧性、足踝结构的生物力学力线和步态。

淋巴瘤

霍奇金淋巴瘤(HL)和非霍奇金淋巴瘤(NHL)是淋巴瘤主要类型。HL和NHL分别约占儿童癌症的3%和5%[4]。淋巴瘤的诊断和分型依赖于淋巴结活检,其他影像学检查(CT、PET)可用于确定疾病的分期。HL通常用化疗和放疗。化疗药物包括多柔比星(阿霉素)、博来霉素、长春碱、达卡巴嗪(ABVD)以及其他药物,例如依托泊苷、长春新碱和泼尼松。初始肿瘤部位的放疗通常在化疗之后,难治性或复发性淋巴瘤可以用大剂量化疗和干细胞移植、单克隆抗体疗法(本妥昔单抗)或免疫疗法治疗。

CIPN是常见的问题,因为它通常表现为远端的感觉神经和运动神经病,并且可持续存在[5]。疲劳是常见的表现,治疗完成后也会持续存在。肺纤维化是博来霉素以及胸壁放疗的副作用,胸部或颈部的放疗可能影响甲状腺功能,生育能力也会受到影响。NHL主要的治疗方法是化疗,通常采用联合化疗,常用药物包括长春新碱、环磷酰胺、阿糖胞苷、多柔比星(阿霉素)、甲氨蝶呤、L-天冬酰胺酶、泼尼松和/或地塞米松,放疗很少使用。用于治疗NHL的化疗药物也可能导致CIPN、代谢性骨病、心脏和肺功能障碍以及生育问题。

造血干细胞移植

造血干细胞移植(HSCT)用于治疗一些恶性、非恶性血液和免疫疾病。自体HSCT包括在强烈化疗后输注个体自身的造血祖细胞。异基因HSCT包括输注相关或不相关的供体祖细胞。移植物抗宿主病(GVHD)是同种异体HSCT最严重的并发症,这是T细胞介导的过程,植入的免疫系统攻击宿主的组织[9]。

主要的治疗方法是免疫调节治疗，如皮质类固醇、白介素-2 抑制剂（如他克莫司）和环孢素等药物。体外光分离置换法可以用来分解 T 细胞复合物。GVHD 有急性和慢性两种形式，因为慢性 GVHD 具有最重要的生理影响，故本节重点介绍慢性 GVHD。任何组织都可能受到影响，但是有丝分裂旺盛的组织如胃肠道和皮肤受累最明显[10,11]。硬皮病或筋膜 GVHD 是皮肤系统最常见的表现，可导致皮肤绷紧、溃疡以及活动度（ROM）丧失。周围性水肿通常是最初的表现，应积极治疗[12]（图 63-2）。

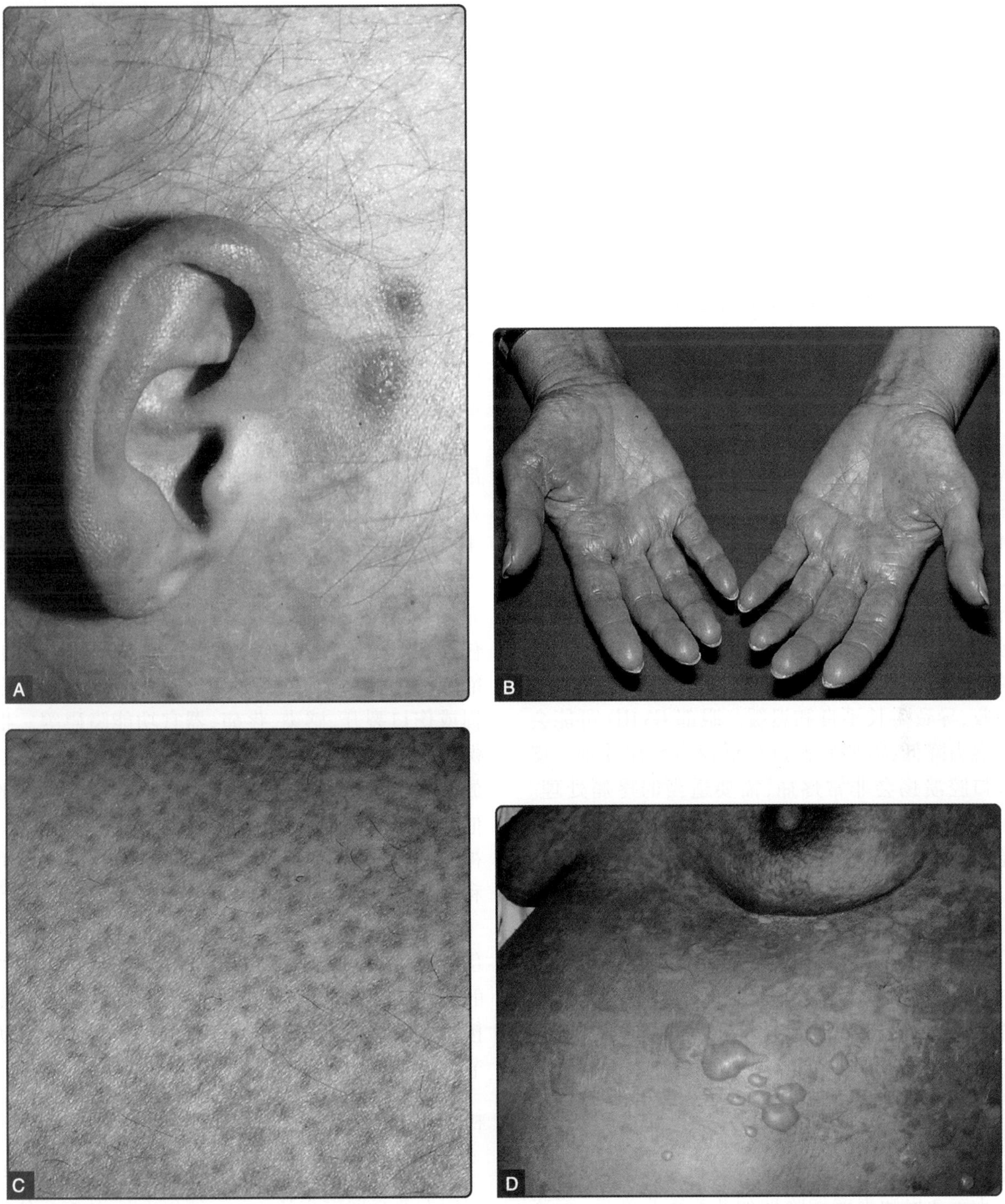

图 63-2　急性移植物抗宿主皮肤表现谱。急性皮肤移植物抗宿主反应。累及耳朵（A）、手掌（B）和脚掌的红斑是早期皮肤受累的特征。（C）滤泡移植物抗宿主病。毛囊周围受累是皮肤受累的早期表现。（D）GVHD[1]相关的坏死溶解。异基因 HCT 治疗 10 个月后复发的急性淋巴细胞白血病，在输入供体白细胞后出现急性 GVHD，表现为大疱形成和皮肤脱落（经允许摘自 Cowen EW. Chapter 28. Graft-versus-Host Disease. In：Goldsmith LA，Katz SI，Gilchrest BA，Paller AS，Leffell DJ，Wolff K，eds. Fitzpatrick's Dermatology in General Medicine，8e New York，NY：McGraw-Hill；2012）

应进行物理治疗(PT)、作业治疗(OT)以管理关节活动度(ROM)。应根据需要使用诸如踝足矫形器(AFO)等支具预防踝关节跖屈挛缩并改善步态,应用腕关节夹板预防腕屈曲挛缩[13]。严重病例可以使用阶段性石膏以恢复功能性 ROM。有些治疗方法如蜡疗、超声波药物导入治疗和地塞米松的离子导入法,尚未在 GVHD 患者中使用,但可能有效[12-14]。受累区域的皮肤也同样有较高的破裂风险。

父母参与牵伸、夹板使用和康复计划至关重要,可以确保依从性并确保正确使用矫形器并保护皮肤完整性。尽管 GVHD 不会直接影响骨骼,但长期使用皮质类固醇可增加儿童骨折的风险[15]。应监测维生素 D 的水平,并应根据需要补充。

骨坏死,特别是在股骨头坏死,是长期使用皮质类固醇的潜在严重并发症,尤其是青少年[7]。如果突发疼痛和 ROM 减少,应该进行影像学检查,先从 X 线平片检查开始,如果结果不一致但仍高度怀疑,可行磁共振成像(MRI)检查。

神经肌肉系统也有出现并发症的风险。类固醇相关肌病会导致近端肌肉无痛性无力,这是长时间使用皮质类固醇的常见并发症。由于停用糖皮质激素通常不是最佳选择,因此康复策略应侧重于提高力量,采用适应性技巧和辅具。GVHD 患儿也可能因先前的化疗而患多发性神经病,并因筋膜限制而导致压迫性神经病。GVHD 还有许多其他表现,需要跨学科进行适当的管理。胃肠道 GVHD 会减少营养吸收,导致生长不良和迟缓。眼部 GVHD 可能会导致视力降低,需要转诊进行低视力治疗计划。皮肤和口腔溃疡会非常疼痛,需要适当的疼痛处理。每个孩子应针对其特定的 GVHD 表现和障碍接受量身定制的康复计划。

脑部肿瘤

美国每年约有 2 900 名 20 岁以下的儿童诊断为脑部肿瘤[4],这是儿童中最常见的实体瘤,也是儿童癌症相关死亡的主要原因。尽管分子特征变得越来越重要,决定了治疗和预后,但脑肿瘤通常根据组织学和起源部位进行分类。总的来说,星形细胞瘤是最常见的儿童脑肿瘤,而髓母细胞瘤是最常见的恶性脑肿瘤。约 60% 的儿童脑肿瘤位于幕下,幕上肿瘤在小于 2 岁和青春期晚期的儿童更为常见,而幕下肿瘤在 3~11 岁的儿童中占主导地位。

治疗方式包括手术切除、放疗、化疗和免疫治疗。有时需要大剂量化疗加自体造血干细胞移植(如高危的髓母细胞瘤)。癌症的副作用及其治疗取决于肿瘤的组织学、大小和部位,神经功能障碍包括构音障碍、吞咽困难、视力和听力受损、共济失调、失用、偏瘫、感觉丧失、痉挛、肠道和膀胱功能障碍、癫痫和认知障碍。后颅窝肿瘤切除后可能出现后颅窝综合征(缄默、吞咽困难、脑神经功能障碍、无力、情感不稳等)。全神经轴的放疗会导致长期的神经心理后遗症,也可能导致放射性坏死和继发性卒中。全面的康复干预措施应尽早启动,贯穿儿童整个治疗过程,并一直持续整个生存期。应该关注肌张力管理、支具应用和辅助设备的需求,应该针对癫痫发作、开颅术后、分流术后和脊柱损伤采取预防措施。

骨肿瘤

美国每年约有 700 名儿童被诊断恶性骨肿瘤。恶性骨肿瘤占所有儿童恶性肿瘤的 6%,其中骨肉瘤占 56%,尤因肉瘤占 34%[4]。骨肿瘤发病高峰在 15 岁,这时刚好是青春期生长发育高峰期。新诊断的恶性骨肿瘤患者通常需要接受广泛的检查和影像学评估。

治疗方案通常包括化疗(全身控制)、手术(局部控制——肿瘤切除、保肢手术或截肢)和/或放疗。尤因肉瘤对放疗敏感,而骨肉瘤对放疗不敏感。如果有肺转移的迹象或证据,患者通常会接受开胸手术和/或放疗。用于全身控制的多方案化疗可能有躯体、社会心理和社会经济的后遗症。躯体并发症包括虚弱无力、疼痛、神经病变、平衡受损和心脏功能障碍。用于局部控制的手术可能导致伤口愈合受损或伤口裂开、感染、疼痛、器官功能障碍等。根据保肢手术的类型,患者可能有负重受限和活动限制。放疗可能会损害皮肤完整性和导致疲劳。治疗的其他副作用可能包括水肿/淋巴水肿、心脏功能障碍、神经病变、虚弱、平衡受损、活动耐力受限以及抑郁和焦虑。

康复干预的目标是恢复功能、减少残疾/障碍、尽量节约体力、提供照顾者教育和培训,减轻照顾者的负担。在保肢手术或截肢术后,患者需要康复干预以协助早期活动、学习辅具的使用、负重和预防关节挛缩、步态训练和力量训练。

神经母细胞瘤

神经母细胞瘤是婴幼儿中最常见的癌症,占美国所有儿童期癌症的 6%。每年大约有 700 名儿童被诊断患有神经母细胞瘤,其中大多数诊断时小于 5 岁。5 年生存率是 80%,高危病例为 40%~50%。肿瘤起源于交感神经系统的胚胎细胞,肿瘤可以起始于交感神经系的任何地方,最常见于腹部。有时可能通过影像学检查或尿液检查发现儿茶酚胺代谢物的升高而发现[16]。颈部肿瘤可能导致霍纳综合征[17],椎旁肿瘤可以导致任何程度的神经根压迫症状,其中 5% 可出现更严重的脊髓压迫[18-19]。常见的转移部位包括骨皮质、骨髓和肝脏,眼眶的骨骼转移非常常见。肿瘤分泌血管活性肠肽,可出现顽固性水样泻[20]。眼阵挛肌阵挛综合征发生率为 2%~4%,并表现为特征性的快速眼球运动、无规律的肌肉运动和共济失调[21]。超声是最常用的影像检查方式,CT 可以为外科切除明确解剖结构,评估急诊病例的脊髓压迫。间碘苄基胍(MIBG)显像可用于评价骨和软组织损伤[18]。氟代脱氧葡萄糖(F-fluorodeoxyglucose)正电子发射扫描也可用于评估转移性肿瘤[16]。

神经母细胞瘤的治疗选择包括手术切除、化疗、生物治疗和放疗。脊髓压迫患者的最佳治疗方法仍然存在争议,高剂量化疗和紧急椎板切除减压术有类似的神经学预后[22]。大多数化疗方案使用蒽环类药物(如多柔比星)、铂剂(如顺铂)、依托泊苷、微管灭活剂(如长春新碱)和烷化剂(如环磷酰胺)的组合。高危患者可以接受清髓性化疗,然后进行自体干细胞移植。最近,生物制剂也显示出其希望。3F8 是一种抗 GD2 抗体,与其他研究的药物相比,在临床上显示出最大的希望。对这些药物引起的疼痛和功能受限性神经病,应进行监测和对症治疗。发病年龄较小的患者其生长发育会受到影响,因此必须尽早进行干预。运动能力、认知和社交技能可能会受到影响。

康复治疗预防措施包括负重和/或脊柱预防措施,具体取决于骨转移的位置和程度。为家庭/患者提供有关活动调整的教育,目的是在游戏、自我照顾以及学校参与和休闲活动中获得最大的独立能力。

视网膜母细胞瘤

美国每年有 250~300 名儿童诊断为视网膜母细胞瘤,约占所有儿童期癌症的 3%。诊断时,大多数儿童不超过 3 岁。40% 的病例是遗传性的,可能是双侧的。根据肿瘤的位置和范围,治疗包括摘除手术、局部治疗策略、放疗和化疗。如果可以保留眼球,则应采用冷冻疗法、激光疗法或近距离放疗进行局部治疗。放疗可能是外照射或近距离放疗。化疗可以是全身或局部实施。全身化疗方案通常包括长春新碱、依托泊苷和卡铂。美法仑可用于动脉内和玻璃体内化疗,卡铂也可用于动脉内和结膜下化疗[23]。

康复干预在这些患者中通常是必要的。应该根据年龄对视觉追踪、扫描、扫视、会聚/发散等视觉功能以及视感知和运动技能进行评估。学龄儿童可以从教室座位安排、辅助笔记记录、录音设备和其他辅助性技术中受益。由于视觉障碍,可能会影响平衡、步态以及姿势和安全意识。可以转介由联邦政府支持的机构提供康复干预服务。

肾母细胞瘤

肾母细胞瘤是儿童中最常见的肾癌。美国每年约 500 例新发病例,占儿童癌症的 5%[4]。低危组织学类型和高危组织学类型早期的病例存活率为 80%~90%。治疗通常包括手术切除、化疗和放疗。化疗通常用放线菌素 D 和常规剂量的长春新碱,在高危组织学类型的肿瘤需添加其他药物。CIPN 是常见的副作用,对于高危组织学类型的肿瘤患者,使用多柔比星可导致心脏毒性。放疗通常照射腹部的一侧,由于患侧骨骼生长缓慢,长期治疗可能导致脊柱侧弯和生育问题。

除了近端和远端力量强化训练外,这些患者通常还受益于核心力量强化训练。评估瘢痕及其周围的切口部位和软组织的活动性很重要,可以通过手法来预防疼痛和预防活动度降低。

治疗干预措施概述

可以在多种环境中提供 PT、OT 和言语/吞咽治疗,包括急性照护、住院康复、门诊康复、家庭照护、临终关怀和长期照护环境设置。在患者的整个治疗过程中,康复服务必不可少。PT 和 OT 解决了儿童发育、功能活动、社交和休闲活动相关的问题。儿童在诊断时可能尚未获得成熟的生长和技能,疾病的进程和治疗方法可能会改变儿童的发育过程。

儿童康复评估和干预措施必须适合年龄,并考虑儿童的发育水平、癌症类型、药物治疗和副作用。治疗干预措施是个性化的,可以满足每个患者的需求,并满足患者和家庭的特定功能目标。治疗师应讨论康复的作用、家庭锻炼计划(HEP)的重要性,鼓励患者每天积极参加与年龄相适应的活动、日常生活活动(ADL)、娱乐以及自身的功能独立性。

物理治疗

物理治疗(PT)评估包括评估适合年龄的粗大运动功能、ROM、柔韧性、姿势、力量、感觉、平衡、步态/运动能力和心肺耐力。ROM 通常使用量角器进行评估。踝背屈 ROM 在俯卧位距下关节中立位评估。腘绳肌柔韧性下降(腘窝角增加)和髋关节旋转角度减少也很常见。考虑到发生 GVHD 的风险,在异基因 HSCT 后进行准确、频繁的 ROM 测量至关重要。ROM 受限的治疗包括主动或被动拉伸紧张的肌肉、手法治疗[如肌筋膜松解(MFR)],进行 HEP 教育以便在家中进行常规拉伸及提供夹板或矫形器以便在家中进行持续被动拉伸。

核心力量低下和体力不足会导致脊柱对线异常、脊柱侧凸和不对称。治疗姿势性功能障碍常采用支具和手法治疗(如瘢痕按摩、软组织松动、MFR、颅骶技术,NDT)。感觉缺陷的正式评估可以通过使用克力的单纤维尼龙丝试验、振动感觉、本体感觉或空间位置来确定足部 CIPN 的程度。有时,脱敏技术用于降低由于外科手术导致的或来自 CIPN 感觉障碍的敏感性。应注意观察或测量步态模式、支撑面积、步长和姿势。

CIPN 人群常见的步态障碍包括足掌拍地、足下垂、足外翻、尖足、步长缩短、膝过伸、跨阈步态、蹒跚步态和髋部上抬。应该考虑年龄和发育水平,因为步态直到 3 岁才完全成熟。共济失调常见于脑肿瘤患儿,考虑患儿术后的负重状态以及根据需要提供必要的辅助设备是很重要的,提供步态训练(运动平板、用于轻度异常步态的减重运动平板训练、矫形/支具)。平衡障碍需要评估视觉、前庭和神经肌肉系统。为了改善平衡,可以使用神经肌肉再学习技术在各种姿势和平面上挑战平衡。单腿站立训练和平衡仪上的重心转移对年长的孩子很有帮助,对于年幼的孩子来说,在平整的地面上玩耍可以挑战平衡,如跳格子游戏和足球等创造性游戏。在癌症治疗期间和治疗后,心肺耐力会下降,6 分钟步行测试通常用于 5 岁以上的儿童,以确定他们的心血管耐力。改善儿童心血管功能的治疗包括脚踏车(pedalo)、跑步机、健步舞、自行车、跑步和跳绳等活动。

作业治疗

作业治疗(OT)致力于改善运动、感觉和认知能力,以促进儿童日常活动的独立性。PT 可能包括自我照护、学校活动、娱乐和休闲任务。在游戏的基础上设计治疗性活动和运动,OT 旨在通过执行日常活动(如穿衣服、完成家庭作业或玩最喜欢的游戏)来提高孩子的独立性。常见的干预措施集中在增强力量、耐力、协调和特定技能的发展,改造活动和环境,使用补偿和补救策略,推荐适应设备以及夹板/矫形器。治疗的目标包括与年龄相匹配的 ADL 独立性(即穿衣、洗漱、进食、如厕和洗澡)、提高认知(即注意力、记忆力和执行功能)、改善粗大和精细运动协调性、视觉运动整合、感觉处理困难、社交互动、游戏技能以及休闲活动。在治疗过程中,作业治疗师将与家人和其他团队成员一起解决社会心理问题,如社交技能下降、行为和感觉处理困难、习得性无助、睡眠障碍、抑郁、焦虑、自卑和自我评价的降低。

言语/吞咽治疗

CNS 肿瘤或涉及头颈部肿瘤以及接受可能影响听力治疗的患者可能出现语言表达和理解障碍。言语病理学家可以通过康复和补偿策略,如手语、图片交换系统(PECS)或增强交流设备,以减轻这些影响。在家庭和学校环境中可能需要适当的交流技术,以最大限度地提高独立性。影响耳、面部或脑神经的肿瘤患者应完成听力筛查。言语迟缓或正在接受可能具有耳毒性药物治疗的患儿需进行听力筛查,并咨询听力专家。

咳嗽、呕吐、吞咽疼痛或进食异物感,均应进一步评估,并转介具有吞咽评估专业知识的言语病理学家或作业治疗师。这些专业人员将推荐安全饮食和吞咽补偿策略。治疗导致的味觉和嗅觉的改变,会使许多儿童对某些口味或质地产生敏感或反感。这些孩子可能会从喂养和感官策略中受益,以改善营养摄入,还应考虑转诊给营养师。

认知障碍可能是化疗或放疗的副作用,也可能是中枢神经系统肿瘤的直接作用。建议咨询儿科神经病理学家、作业治疗师和言语病理学家,教育专家可以协助将康复小组的建议纳入患者的 IEP。

标准化评估

在门诊,可使用标准化评估来评估运动发育、认知、适应和自助技能、沟通和社交技能等领域,以与同龄人进行比较,并证明其随时间进步。但是,标准化评估尚未在儿童肿瘤人群中验证。PT 和 OT 中针对婴儿到学龄前/学龄儿童的标准化评估的包括夏威夷早期学习量表(Hawaii Early Learning Profile, HELP)、艾伯塔婴儿运动量表(AIMS)、儿童发展评估(DAY-C)、皮博迪运动发育量表(PDMS)和贝利婴儿发育量表(BSID)。Bruinicks-Oseretsky 运动能力测验(BOT-2)通常用于 4~21 岁儿童,以评估他们的粗大和精细运动能力。儿童版 berg 平衡量表(PBS)可用于儿童日常任务中的功能平衡的评估。6 分钟步行测试是评估 5 岁以上患者心肺耐力的好方法。功能性移动评估(Punctional Mobility Assessment,FMA)可用于骨肉瘤患者的评估。OT 可以对青少年进行认知评估,如蒙特利尔认知评估(MOCA)可以识别特定的缺陷能区,例如定向、记忆、注意力和概念性思维技能。诸如“感官加工度量”或“感官特征”类的工具也可以用于识别特定的感官加工需求。作业治疗师可以使用儿科生活质量量表(PedsQL)或加拿大作业表现量表(Canadian Occupational Performance Measure,COPM)对日常活动的能力进行主观评估,协助制订目标,并确定治疗方向。

支具和适应性设备

矫形器干预可以帮助恢复身体对线和 ROM,或防止挛缩和其他姿势功能障碍。足矫形器通常用于矫正接受长春新碱治疗导致的扁平足、足外翻和内旋/外旋。在更严重的 CIPN 或脑肿瘤和骨肉瘤患者中,踝足矫形器用于矫正足下垂。有时手术后需要使用膝关节支具,以预防膝关节弯曲、膝反张或为膝伸肌。拉伸夹板可以用来改善踝关节的 ROM,维持延展时间。鞋子内部或外部使用鞋垫来纠正两腿长度不一致。患者也可以利用“8”字支具进行姿势矫正,胸腰骶椎矫形器(TLSOs)用于纠正或防止脊柱不对称或脊柱侧弯。上肢支具用于改善对线、关节保护和牵伸,以及防止挛缩。腕部和手部矫形器,如定制或预制的休息位手夹板和用于伸展、对线和功能性使用的腕部翘起(cock-up)夹板,以及用于防止屈曲挛缩的肘部伸展支具,对神经受累(如偏瘫、偏瘫)或 GVHD 患者是有益的。矫形外科和神经科的患者使用肩部支具可以减少半脱位和促进肩肱关节对线和节律。作业治疗师还可以使用热塑性材料定制上肢矫形器、神经科和矫形外科患者避免足下垂的足部夹板和用于保护化疗伤口的定制胸板,使儿童重返运动场。选用矫形器的考虑因素包括年龄、典型与非典型发育、治疗和预后、生活质量和依从性。

虽然保肢手术的策略减少了截肢手术的比例,但是截肢后的孩子仍需要上肢或下肢假肢,具体情况视孩子的截肢水平、预后、功能状态和预期的生长情况而异。

化疗引起的周围神经病变

无论是成人还是儿童,CIPN 被认为是癌症治疗中一种常见的、潜在的剂量依赖性的副作用。暴露于许多不同的化疗药物会导致周围神经损伤(表 63-1),并可导致细胞体、轴突、髓鞘和/或末端受损。如果感觉神经受到影响,症状可能包括感觉异常和疼痛,运动神经受累导致远端肢体无力,自主神经受累可导致体温调节功能、血压和肠蠕动改变。症状通常以袜套和手套的方式从双侧手和脚开始,但是在严重病例仍可以发现双侧不对称。额外的化疗剂量可能会导致症状的严重程度增加和近端受累,甚至在治疗完成后继续进展(擦伤效应)。有时,严重的 CIPN 可能会早发,遗传性周围神经病(如 Charcot-Marie Tooth 综合征)、肝功能不全或 CYP3A5 表达降低患儿,在使用一两次长春新碱后会出现严重症状[24]。

诊断应包括周围神经检查,对于有轻中度体征的患者,可以使用经过验证的量表进行临床测试,如儿科改良整体神经病变评分(the Pediatric Modified Total Neuropathy Score)或整体神经病变评分-儿科长春新碱(the Total Neuropathy Score-Pediatric Vincristine)[5-6]。这两个量表都包括振动、深部肌腱反射和远端力量的临床测量。儿童和青少年 CIPN 的特征

表 63-1　可引起周围神经病变的化学治疗剂

药物	适用的癌症类型	引发的周围神经病变
长春新碱	急淋、急非淋、淋巴瘤、肾母细胞瘤、中枢神经系统肿瘤、神经母细胞瘤,尤因肉瘤,其他	混合感觉和运动神经病变;可能发生或者在治疗结束后继续恶化
顺铂	生殖细胞肿瘤,高危淋巴瘤,高危神经母细胞瘤,中枢神经系统肿瘤,骨肉瘤	主要是感觉神经病变;减少振动感觉
奥沙利铂	难治性实体肿瘤	主要是感觉神经病变,耳毒性
硼替佐米	复发白血病,淋巴瘤	感觉神经病伴神经性疼痛常见
沙利度胺	很少用于实体肿瘤	感觉神经病变伴疼痛性感觉异常,轻度运动神经病变
紫杉烷	很少用于儿童	感觉神经病变伴轻度运动受累

性表现为远端深部腱反射丧失、大脚趾伸直和踝背屈无力、感觉异常伴或不伴有振动感觉缺陷。对于起病迅速或严重的儿童,包括远端肌肉组织瘫痪,可以进行肌电图和神经传导速度测试。在一些患者身上可以看到神经性疼痛,但是很少有确凿证据的治疗选择。大多数抗惊厥药物和三环类抗抑郁药物对其他形式的神经性疼痛均有一定疗效,但在随机对照试验中尚未发现对 CIPN 有效。度洛西汀的疗效有限,运动训练和神经调节治疗可能有一些益处[25]。

小结

综合康复干预必不可少,应尽早实施以减轻癌症诊断和治疗的负面影响。康复的目标应根据儿童和家庭的目标、功能状态的变化、预后以及对治疗的反应进行调整。应制定活动的预防措施。长期后遗症会一直持续到成年期,幸存患儿可以继续从结构化康复干预和监测中受益。

(余永林 译,王素娟 徐开寿 校)

参考文献

1. US Cancer Statistics Working Group. United States Cancer Statistics: 1999–2014 Incidence and Mortality Web-Based Report. Washington, DC: US Department of Health and Human Services, Centers for Disease Control and Prevention and National Cancer Institute; 2017. Available at www.cdc.gov/uscs. Accessed September 12, 2017.
2. Phillips SM, Padgett LS, Leisenring WM, et al. Survivors of childhood cancer in the United States: prevalence and burden of morbidity. *Cancer Epidemiol Biomarkers Prev*. 2015;24(4):653–663.
3. Dietz JH Jr. Rehabilitation of the cancer patient. *Med Clin North Am*. 1969;53(3):607–624.
4. Ward E, DeSantis C, Robbins A, Kohler B, Jemal A. Childhood and adolescent cancer statistics, 2014. *CA Cancer J Clin*. 2014;64(2):83–103.
5. Gilchrist LS, Tanner LR, Ness KK. Short-term recovery of chemotherapy-induced peripheral neuropathy after treatment for pediatric non-CNS cancer. *Pediatr Blood Cancer*. 2017;64(1):180–187.
6. Lavoie Smith EM, Li L, Chiang C, et al. Patterns and severity of vincristine-induced peripheral neuropathy in children with acute lymphoblastic leukemia. *J Peripher Nerv Syst*. 2015;20(1):37–46.
7. Kunstreich M, Kummer S, Laws HJ, Borkhardt A, Kuhlen M. Osteonecrosis in children with acute lymphoblastic leukemia. *Haematologica*. 2016;101(11):1295–1305.
8. Lipshultz SE, Colan SD, Gelber RD, et al. Late cardiac effects of doxorubicin therapy for acute lymphoblastic leukemia in childhood. *N Engl J Med*. 1991;324(12):808–815.
9. Lee SJ, Flowers ME. Recognizing and managing chronic graft-versus-host disease. *Hematology Am Soc Hematol Educ Program*. 2008:134–141.
10. Ballester-Sanchez R, Navarro-Mira M, Sanz-Caballer J, Botella-Estrada R. Review of cutaneous graft-vs-host disease. *Actas Dermosifiliogr*. 2016;107(3):183–193.
11. Shi CR, Huang JT, Nambudiri VE. Pediatric cutaneous graft versus host disease: a review. *Curr Pediatr Rev*. 2017;13(2):100–110.
12. Smith SR, Haig AJ, Couriel DR. Musculoskeletal, neurologic, and cardiopulmonary aspects of physical rehabilitation in patients with chronic graft-versus-host disease. *Biol Blood Marrow Transplant*. 2015;21(5):799–808.
13. Choi IS, Jang IS, Han JY, Kim JH, Lee SG. Therapeutic experience on multiple contractures in sclerodermoid chronic graft versus host disease. *Support Care Cancer*. 2009;17(7):851–855.
14. Smith SR, Asher A. Rehabilitation in chronic graft-versus-host disease. *Phys Med Rehabil Clin North Am*. 2017;28(1):143–151.
15. Rousseau-Nepton I, Lang B, Rodd C. Long-term bone health in glucocorticoid-treated children with rheumatic diseases. *Curr Rheumatol Rep*. 2013;15(3):315.
16. Maris JM, Hogarty MD, Bagatell R, Cohn SL. Neuroblastoma. *Lancet*. 2007;369(9579):2106–2120.
17. Mahoney NR, Liu GT, Menacker SJ, et al. Pediatric Horner syndrome: etiologies and roles of imaging and urine studies to detect neuroblastoma and other responsible mass lesions. *Am J Ophthalmol*. 2006;142(4):651–659.
18. De Bernardi B, Pianca C, Pistamiglio P, et al. Neuroblastoma with symptomatic spinal cord compression at diagnosis: treatment and results with 76 cases. *J Clin Oncol*. 2001;19(1):183–190.
19. Plantaz D, Rubie H, Michon J, et al. The treatment of neuroblastoma with intraspinal extension with chemotherapy followed by surgical removal of residual disease: a prospective study of 42 patients—results of the NBL 90 Study of the French Society of Pediatric Oncology. *Cancer*. 1996;78(2):311–319.
20. Kaplan SJ, Holbrook CT, McDaniel HG, Buntain WL, Crist WM. Vasoactive intestinal peptide secreting tumors of childhood. *Am J Dis Child*. 1980;134(1):21–24.
21. Matthay KK, Blaes F, Hero B, et al. Opsoclonus myoclonus syndrome in neuroblastoma a report from a workshop on the dancing eyes syndrome at the advances in neuroblastoma meeting in Genoa, Italy, 2004. *Cancer Lett*. 2005;228(1–2):275–282.
22. Angelini P, Plantaz D, De Bernardi B, et al. Late sequelae of symptomatic epidural compression in children with localized neuroblastoma. *Pediatr Blood Cancer*. 2011;57(3):473–480.
23. Board PPTE. *Retinoblastoma Treatment (PDQ): Health Professional Version*. Bethesda, MD: National Cancer Institute; 2017.
24. Kandula T, Park SB, Cohn RJ, Krishnan AV, Farrar MA. Pediatric chemotherapy induced peripheral neuropathy: a systematic review of current knowledge. *Cancer Treat Rev*. 2016;50:118–128.
25. Majithia N, Loprinzi CL, Smith TJ. New practical approaches to chemotherapy-induced neuropathic pain: prevention, assessment, and treatment. *Oncology (Williston Park)*. 2016;30(11):1020–1029.

第 64 章　儿童康复：问题与结局概述

Robert Rinaldi and Mike DiChiaro

引言

特殊医疗保健需求(special health care needs, SHCN)儿童数量的日益增长代表着有特殊需求的患者群体不断增加，从医疗保健服务和政策层面来看，积极有效的康复对这些有特殊医疗保健需求的儿童至关重要。物理医学与康复学(physiatry)作为一门专业的学科，尤为适合 SHCN 儿童的管理，并在减轻这些儿童残障和残疾程度方面发挥重要作用。对康复医师(physiatrist)来说，需深入了解身体和认知发展对常见生理问题的作用和影响，以及这些问题在儿童和成人间的差异。本章旨在阐述儿科康复医师面临的诸多常见问题，并指出儿科群体的特性问题。

特殊医疗保健需求的流行病学

根据联邦妇幼保健局的定义，SHCN 儿童是指罹患慢性疾病、发育、行为和情绪方面有较高风险的儿童，他们对保健相关服务需求的类型和数量较普通儿童多[1]。在过去 10~15 年间，诸多研究试图解析儿童失能的患病率。据估计，2001 年美国约有 12.8%的儿童符合 SHCN 的标准，其中有相当大比例儿童(17%)的医疗保健需求未得到满足[2]。Boyle 等[3]证实，1997—2008 年，发育障碍型疾病的患病率从 12.8%上升到 15%。另一个需关注的问题是，随着年龄的增长，儿童失能对个人健康的影响以及在儿童过渡到以成人为基础的照料时所产生的影响。最近一项评估脑瘫(cerebral palsy, CP)和脊柱裂(spina bifida, SB)患者成年期预后的研究表明，脑瘫和脊柱裂患者伴慢性疼痛的发生率(59%)增加，脑瘫患者步行能力进行性恶化(44%)的发生率增加，脊柱裂患者有氧健身能力差(80%)的发生率增加[4]。为了进一步明确 SHCN 儿童随着年龄增长而出现的生理和功能变化，显然需要更多的研究支持。

并发症

身体失能儿童所面临的并发症与失能成年患者类似，针对这些并发症的一般管理策略也较相似。然而，由于儿童和成人之间存在关键差异，可能需要修改这些策略或者应考虑额外的其他因素以更有效的治疗失能儿童。这些差异主要是继发于儿童时期的发育，包括身体发育、认知发育、神经运动发育和心血管适应。

肌张力和痉挛

在儿童康复治疗中，有许多肌张力和运动障碍导致的并发症，本节将讨论几种常见类型。痉挛是一种不自主的、速度依赖性的肌肉张力增高，通常是由于锥体上运动神经元对下运动神经元和脊髓反射的抑制丧失所致(图 64-1)。

痉挛程度从轻度到重度不等，累及范围从孤立的肌肉到弥漫性受损。虽然痉挛可以影响任何肌肉，但在四肢痉挛可见共同的协同模式。对上肢痉挛来说，常见的痉挛模式表现为内收、内旋和肩关节屈曲、肘关节屈曲、前臂旋前、腕关节屈曲伴尺偏、手指屈曲和拇指内收。对下肢痉挛来说，常见的下肢

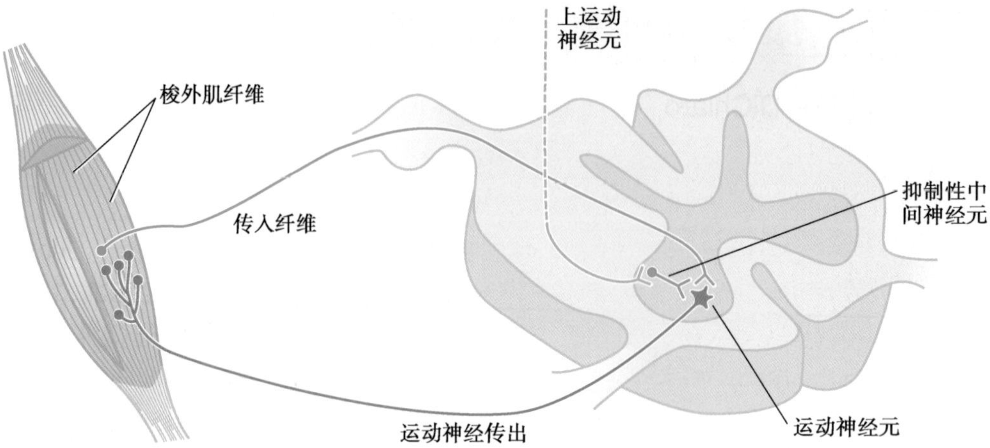

图 64-1　痉挛的病理生理学。通过抑制性中枢神经元控制下行的单突触肌牵张反射。当肌肉被快速拉伸时，来自肌梭的初级 Ia 传入纤维被激活，直接与运动神经元突触连接到伸展的肌肉，引起肌肉收缩并抵抗运动。大脑皮质锥体上运动神经元通过激活脊髓抑制性中间神经元间接抑制脊髓反射和下运动神经元。中枢神经系统损伤后，锥体上运动神经元的抑制作用被移除，反射释放，并变得更加活跃，导致反射亢进和痉挛产生。巴氯芬通过刺激突触后 GABA 受体来恢复丢失的抑制作用。替扎尼定可在突触前刺激脊髓抑制性中间神经元释放 GABA（经允许摘自 Standaert DG, Roberson ED. Treatment of Central Nervous System Degenerative Disorders. In：Brunton LL, Chabner BA, Knollmann BC, eds. Goodman & Gilman's：The Pharmacological Basis of Therapeutics, 12e New York, NY：McGraw-Hill）

痉挛模式有髋关节屈曲内收、膝关节屈曲、马蹄足或马蹄内翻足，可能伴有足趾屈曲和/或踇趾伸展。

共济失调和肌张力障碍的病因非常广泛，临床表现形式各异，可影响身体局部或整体功能。

共济失调表现为肌肉协调性障碍的自主运动困难。肌张力障碍则是一种不自主的间歇性或持续性肌肉收缩综合征，包括主动肌和拮抗肌共同收缩。还有许多其他类型的肌张力和运动障碍，包括肌张力减退、混合张力、舞蹈症、手足徐动、颤搐、肌阵挛和失用症等。

肌张力和运动障碍通常会损害身体整体或局部运动功能，并可影响身体其他部位的运动和协同完成任务的方式。大多数情况下，这些障碍会对儿童的粗大运动、精细运动和口腔运动技能带来严峻挑战。而对于已经掌握的技能，完成这些任务则需更多的时间和精力，且常伴随疼痛和疲劳。随着孩子年龄的增长，新功能的获得往往需要增强其身体和认知能力。随着这些挑战的愈发严峻，里程碑式发育可能会延迟，或者可能会先以非典型的方式出现。如果没有及时调整、引入辅具/设备和/或治疗性训练或协助，后续的里程碑式运动可能因太具挑战性而无法达到。例如，下肢肌张力障碍的儿童在其典型的发育年龄可以翻身，但爬行可能会延迟或表现为匍匐爬行。尽管如此，这仍然是孩子探索家庭环境的有效手段。尽管患儿匍匐爬行可能独立完成，但其独立步行可能需要支撑和设备的辅助，以及介入步态训练的物理治疗。在某些情况下（通常伴痉挛），高肌张力可以加强某些功能，通过四肢或躯干提供积极的支持。例如，躯干肌张力的增高可改善坐姿平衡，下肢肌张力的增高可使站立转移更容易或可改善行走姿势，上肢肌张力的增高则可通过增加抓力来帮助其有效抓握物体。

随着时间的推移，因肌张力异常引起的异常运动模式会导致运动发育功能受限、骨和关节畸形、骨关节炎早期发生的风险增加和神经卡压等。肌张力增高可导致关节活动度（range of motion, ROM）受限，如果持续增高，则会导致关节畸形、挛缩和功能障碍进一步恶化。以蹲伏步态为例，随着患儿步行能量需求的增加、可行走距离的减少以及随后的跌倒风险增高，这种步态模式的并发症会随着时间的推移变得更加明显。特别需要指出的是，由于肌张力和异常的功能力学可导致髋和足的杠杆臂功能障碍，使得已经受损肌肉的力量和功能进一步下降，进而导致骨骼和关节畸形（最重要的是下肢）尤为突出。

脑积水

脑积水是脑内脑脊液（cerebrospinal fluid, CSF）的产生、吸收或流动异常引起的一种损害。通常会导致脑室系统增大，对邻近神经组织造成弥漫性（如侧脑室扩大）和/或局灶性压力（如第三和第四脑室扩大）。进而引起头痛、意识和认知水平下降、呕吐、步态失衡、下肢痉挛、视物模糊或复视等症状。脑积水患儿常出现眼睛向下看的“落日眼”现象（图 64-2）。

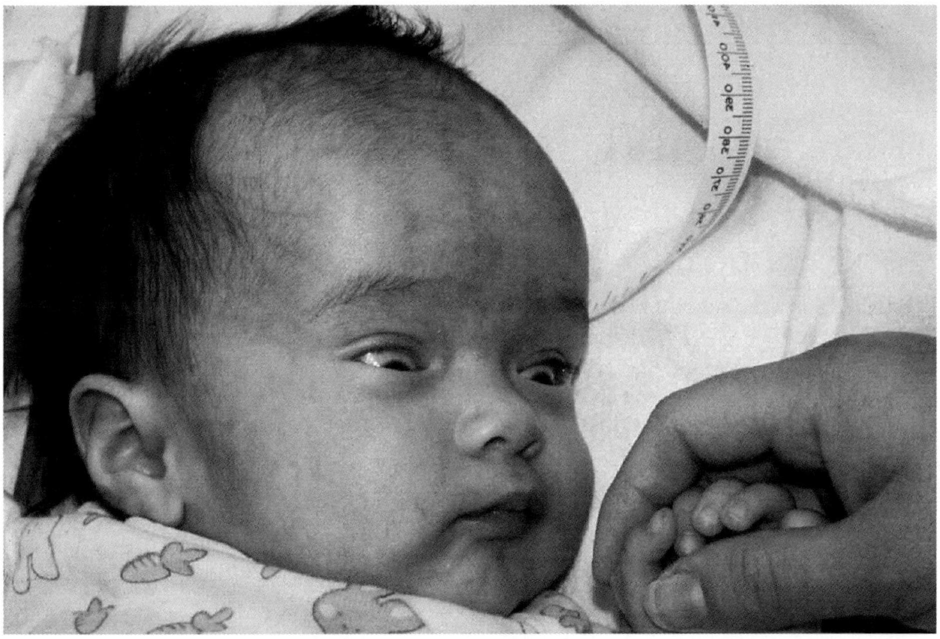

图 64-2　落日眼现象:眼睛向下看(图片由 Stephen W. Corbett,MD 供稿)

在儿童康复中,脑积水通常继发于其他疾病或损伤,而原发状况对于脑积水如何通过生长发育影响患儿功能非常重要。外伤性脑损伤或早产后最常继发颅内出血、创伤后脑积水的发生发展很可能预示所有恢复区域的预后较差,尤其是表现为认知和情绪/行为(记忆、注意力和易怒)方面。脊髓脊膜膨出伴脑积水的患儿执行功能、记忆力和加工速度受损,而无脑积水的患者则其神经心理功能相对正常[5]。

吞咽困难

吞咽困难是 SHCN 患儿的常见问题,对整体健康、生长和发育有重要影响。吞咽困难的主要挑战是安全地为儿童提供足够的营养、水和必要的药物,同时尽量减少误吸相关感染和其他并发症的风险。充足的营养对所有儿童至关重要,尤其是对失能儿童,他们可能需要较高的热量或有特殊营养需求,且从医学角度上可能更容易生病。此外,对于大多数家庭或护理人员来说,在有效的时间内提供适当的营养也很重要。评估吞咽功能的关键是制订一种安全高效的方法以满足肠道需要。当对吞咽困难患儿的代偿不足时(如身体姿势、下颌缩进、固体和液体的质地、一口进食量、吸管大小、进食节奏等),短期风险主要是肺部感染,如吸入性肺炎。在较长时间内,吞咽困难的代偿不足会导致经口摄入的抵抗或无法摄取足够量的食物,这可能会对身体生长、发育各个领域的发展和整体健康状况产生负面影响,降低生活质量和预期寿命。

癫痫发作

癫痫发作对生长和发育中的儿童来讲,因受多种因素影响而临床结局差异很大。儿童的当前年龄是决定是否对儿童产生潜在有害影响的一个关键因素[6]。其他重要因素还包括癫痫发作的起始年龄、发作类型及部位、局灶性发作还是全面性发作、发作的频率、进展或随时间的变化以及药物和治疗的反应及副作用(图 64-3)。

癫痫发作会影响幼年大脑的功能,并对典型的生理性脑发育过程产生负面影响。长时间的癫痫发作或癫痫持续状态可直接损伤大脑。相反,尚无证据表明高热惊厥会导致长期失能。癫痫发作引起的常见并发症包括智力和学习障碍、行为和社会问题,以及运动和运动控制、肌张力、姿势和平衡等异常。在这一系列广泛并发症中,存在着各种潜在个体损害。

无潜在结构异常(如皮质发育不良或肿瘤)的局灶性或部分性癫痫发作可能有更集中的并发症,这与大脑受累部位和与之密切相关的其他区域的功能有关。相比之下,频繁的、全面的或特殊类型的癫痫发作,如睡眠中的癫痫性电持续状态(electrical status epilepticus in sleep,ESES)或婴儿痉挛,通常会导致所有发育的延迟,有时还会导致倒退。对治疗的反应也是影响发育的广度和严重程度的一个重要因素。癫痫药物在发挥主要作用的同时也会对发育产

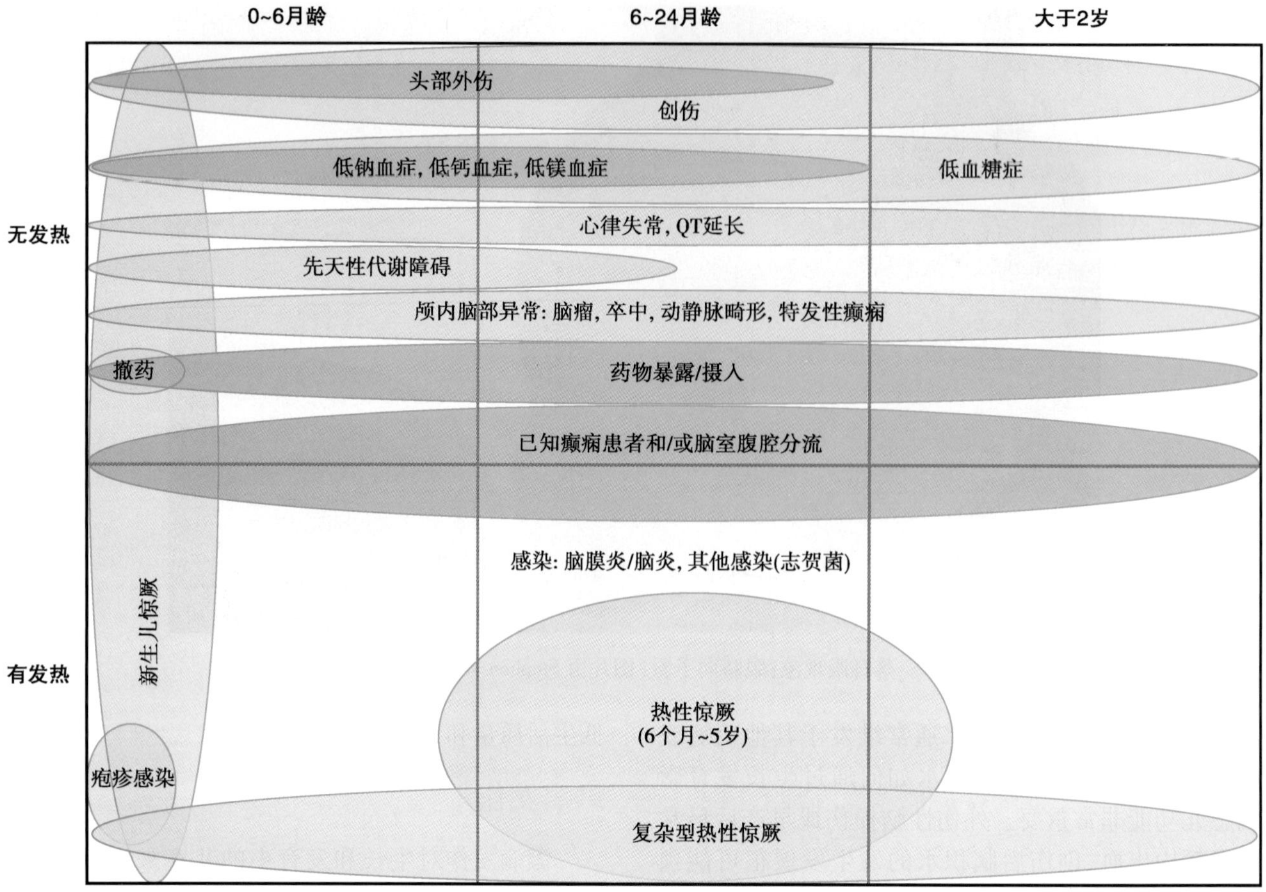

图 64-3　基于年龄的儿童癫痫发作评估(经允许摘自 Holsti M. Seizures in Infants and Children. In:Tintinalli JE,Stapczynski J,Ma O,Yealy DM,Meckler GD,Cline DM,eds. Tintinalli's Emergency Medicine:A Comprehensive Study Guide,8e New York,NY:McGraw-Hill;2016)

生重要影响。考虑到这一点，对单一疗法有效的癫痫可能比多种药物联合治疗或疗效不足的癫痫有更少的发育方面的并发症。

肌肉骨骼疾患

身体功能受损的儿童均可见软组织挛缩、骨质疏松和异位骨化。挛缩在痉挛和神经肌肉疾病的儿童中很常见，往往会导致严重的功能障碍。儿童挛缩的治疗选择与成年人类似。这些治疗方案包括被动和主动 ROM 训练、体位管理、夹板固定、矫形支具、阶段性石膏疗法、抗痉挛药物治疗及外科手术。

通常用于治疗挛缩的外科手术包括肌腱切断术、肌腱延长术和肌腱松解术。肌腱松解术是否比肌腱延长术或肌腱切断术的功能预后更好，目前还存在争议[7,8]。由于儿童呈现线性身体生长，儿童术后挛缩复发的风险很高。大多数研究表明，如果在 6 岁后手术，复发的风险会降低[9-10]。肉毒毒素注射联合 ROM 训练及体位管理的方案可有效减少挛缩或者维持 ROM 至出现最佳的手术时机。

在无步行能力或步行受限的儿童中，骨量减少是一个值得关注的问题。这类儿童包括罹患脑瘫、神经肌肉疾病和脊柱缺陷患者。和成年人一样，双能 X 射线吸收法(dual-energy x-ray absorptiometry，DEXA)可用来评估骨量丢失及骨质疏松的程度。然而，由于 T 评分是基于成人峰值骨密度，因此不适用于儿童。而 Z 评分比较了儿童的骨密度与年龄和性别匹配的标准，可以用于儿童[11]。Z 评分≤-2 结合具有临床意义的骨折病史可诊断儿童骨质疏松症。保守治疗措施包括优化基础条件的管理，保持适当的钙和维生素 D 摄入量，鼓励负重的体力活动。双膦酸盐在儿童中的应用尚不明确[12-13]。

心血管疾病

虽然静脉血栓栓塞(venous thromboembolism，VTE)在儿科人群中的发病率并不高，每 10 000 名住院儿童中有 5.3 例发生，但应考虑到 VET 的存在并意识到它是住院治疗的并发症。大多数 VTE 患儿(63%)有慢性复杂的医疗问题[14]。儿童血栓栓塞的主要原因是中心静脉导管的应用(63%),以及其他相关原因包括创伤、肿瘤、狼疮和肾病综合征。在儿童外伤人群中,脊髓损伤患儿有较高并发 VTE 的风险,据统计损伤后第一年其发病率为 4.4%(14 岁以下儿童为 1.1%,14~19 岁儿童为 4.4%)[15]。目前临床实践并未对 14 岁以下儿童外伤患者行常规抗凝预防。此外,在支持使用预防措施的儿童创伤人群中尚缺乏循证共识,因此,目前无一致的指导方针可循[15]。

感觉和认知功能障碍

语言与学习/认知障碍

语言和认知障碍在 SHCN 儿童中很常见,了解这些障碍对于更好地指导儿童全面发展非常重要。语言障碍表现为理解语言困难(接受性语言障碍)或语言表达输出困难(表达性语言障碍)。在认知方面,儿童中枢神经系统疾病(脑瘫、创伤性脑损伤等)常见的损害包括注意力、记忆力、执行功能和加工速度损害等。这些通常与社会、情绪和行为调节有关。与运动发育里程碑一样,认知、社交、情感和行为里程碑建立在先前获得的里程碑之上,每一步都对实现进一步里程碑的能力至关重要。

幼儿语言发展从接受性语言开始,发展到表达性语言、阅读解码和理解,再到书面语言。在认知和执行功能方面,发育里程碑始于自我调节,进而是情绪调节、启动、组织和监控,最后是问题解决和判断,这是独立生活所需的基本技能。在社区和典型的课堂环境中,这些技能的适龄性获得对于成功至关重要。当失能儿童在社会和学校出现问题时,必须认识到,对于有能力缺陷的儿童来说,这些问题往往从根本上受儿童发展和认知状况所带来的挑战所驱动。因为行为通常不是主要问题,常见的行为干预往往不会有所帮助。相反,学习和行为准则,如学校的个性化教育计划(individualized education program, IEP)非常有效。这些课程可指导学校在儿童发育和认知/情感能力方面进行教学,为儿童提供在学校取得成功和实现进一步发育里程碑的最佳机会。最后,识别儿童的发育状况及发育进度也很重要,以帮助预测儿童是否可能实现独立,或是否需要终身帮助和或监督,以便制订适当的生活照料计划。

听力障碍

听力对语言能力的发展至关重要,对学习也很重要[16]。听力障碍有多种原因,包括遗传性、先天性或获得性。发病年龄、听力损失的严重程度、早期发现和干预对于因听力损失引起的长期并发症至关重要。早期发现并辅以助听器支持的轻度至中度听力损失对语言和认知发展的影响很小。识别和治疗的延迟会导致语言缺陷,并给认知和社交发展带来挑战。幼年时严重的听力损失通常需要植入人工耳蜗。通过早期植入和言语治疗,儿童可以朝着同龄人的方向发展言语,通常只残留轻微的语言障碍[17]。如果没有在早期及时干预,这些患儿的语言发展则会存在明显的障碍,此时整合不同的有效沟通策略(例如手语)变得至关重要。

特殊医疗保健需求儿童的教育支持

由于身体、认知和行为方面的缺陷,SHCN 患儿在学习环境中面临很大困难。紧随其后,这些孩子的学习成绩不佳、社会参与度低、遭受欺凌和社交能力下降的风险增大。因慢性疾病或行为健康问题而导致功能受限的儿童特别容易受到学习成绩差的影响[18]。20 世纪六七十年代,联邦授权在学术环境中帮助支持 SHCN 儿童,包括 1970 年《残疾人教育法案》、1973 年《康复法案》和 1974 年《教育修正案》。1975 年的《残疾儿童教育法案》(*Education for All Handicapped Children Act*, EAHC; Pub. Law 94-142)的实施产生了重大的影响。《残疾人教育法案》(*Individuals with Disabilities Education Act*, IDEA)是其中的一部分。1975 年,美国国会颁布了第 94-142 号公法,以确保失能儿童有机会像其他儿童一样,接受 22 岁以下免费适当的公共教育。

在过去的 30 年里,EAHC 进行了多次的修订,包括在 1986 年修订了强制性婴幼儿条款,1990 年修订了过渡计划(transition planning)将其作为学校的一项要求。最近的一次重大修订是在 2004 年,增加了 C 部分,以确保失能婴幼儿(出生至 3 岁)及其家庭能够获得早期干预服务。B 部分确保 3~22 岁的儿童和个体接受特殊教育和服务。IDEA 核心理念包括保证免费进行适当的公共教育(free appropriate public education, FAPE)、创建个性化教育计划(individualized education programs, IEP)和在限制最小的环境中进行教育(least restrictive environment, LRE)。然而,由于诸多因素的影响,包括对差异巨大的 SHCN 儿童总体人群进行评估的复杂性,以及教学方法和教育环境设计的广泛差异等,使得这些措施在提高学业成绩和社会融合方面的总体功效仍然难以评估[19-21]。

儿童的精神和心理问题

与一般群体相比，情绪和行为问题在失能儿童中更为常见。它们可能与身体和/或智力障碍的程度有关，并可能因感觉受损和整体健康并发症的出现而复杂化。研究表明，与健康同龄人相比，脑瘫儿童在注意力、抑郁和焦虑方面的挑战更大。这些往往可引起攻击和退缩行为，进而导致社会活动和更密切的关系建立减少[22]。在欺凌行为最严重的中学，这些挑战往往更为复杂。青少年时期，当患者考虑可能过渡到独立生活时，这些挑战也会更明显[23]。这些担忧和挣扎的时机在青春期至的时期关重要，因为这是发展自我调控向追求长远目标和社会参与过渡的重要时期。心理健康问题和药物滥用会使这一过渡更具挑战性[24]。

失能个体的抑郁和自杀率更高。尽管有关儿童的数据有限，但不同国家的几项研究表明，一般来说，失能患儿患抑郁症的比例更高。澳大利亚最近的一项研究表明，这一比率是普通人群的 2 倍[25]。值得注意的是，脊髓损伤患者的自杀率是普通人群的 5 倍[26]。自杀的方法主要与可获得的手段有关。

儿童疼痛

与成年人一样，儿童发生疼痛会导致他们退出社交活动、旷课和症状内化。尽管很少有全面的综述研究报道，但儿童慢性疼痛的发病率在个别研究中差异很大。最近一份有关儿童慢性疼痛流行病学的系统综述表明，头痛、肌肉骨骼疼痛、背痛、腹痛和复合性疼痛的中位患病率为 11%～38%，女性患病率高于男性[27]。这些高患病率强调了早期识别和适当管理儿童疼痛的重要性。由于语言和认知发展的自然限制或认知障碍，不能准确地评估疼痛是儿科中遇到的一个重要难题。疼痛评估工具通常分为 3 类：自我报告、观察/行为评估、生理评估。人们普遍认为，自我报告和观察/行为测量相结合是儿科疼痛评估中最可靠的工具[28-29]。视觉模拟量表（Visual Analog Scales，VAS）是最常用的自我报告工具，大量证据支持 VAS 疼痛等级可作为 3 岁以上儿童疼痛体验的有效指标。此外，VAS 得分与家长报告得分之间有很强的相关性[28]。在幼儿中，有认知和语言障碍的儿童或处于严重痛苦中的儿童，最好使用观察/行为量表[29]。他们通过操作定义、主观表现和可观察到的行为进行客观的监控，详情请参阅第 42 章。

讨论/小结

儿童康复医师面临的许多临床和医疗并发症与成年人相似。因此，儿童身体并发症和问题的临床处理方法类似于成年人处理特定问题的方法。然而，在儿科中，对这些问题的评估和管理的关键差异在于基于年龄的发育影响。在管理儿童时，必须仔细权衡这些差异，以便采用适当的管理策略并取得最佳效果。此外，儿科康复管理的许多方面还缺乏一致的证据支持。这强调了对患者的管理需要采取务实的方法，同时也需要在儿童康复医学方面进一步研究。

（苑爱云　译，唐红梅　徐开寿　校）

参考文献

1. McPherson M, Arango P, Fox H, et al. A new definition of children with special health care needs. *Pediatrics*. 1998;102:137–140.
2. van Dyck PC, Kogan MD, McPherson M, Weissman GR, Newacheck PW. Prevalance and characteristics of children with special health care needs. *Arch Pediatr Adolesc Med*. 2004;158:884–890.
3. Boyle CA, Boulet S, Shrieve LA, et al. Trends in prevalence of developmental disabilities in US children, 1997–2008. *Pediatrics*. 2011;127:1034–1042.
4. Roebroeck ME, Jahnsen R, Carona C, Kent R, Chamberlain MA. Adult outcomes and lifespan issues for people with childhood-onset physical disability. *Dev Med Child Neurol*. 2009;51:670–678.
5. Lindquist B, Persson EK, Uvebranst P, et al. Learning, memory and executive function in children with hydrocephalus. *Acta Paediatr*. 2008;97(5):596–601.
6. Holmes G, Milh M, Dulac O. Maturation of the human brain and epilepsy. In: Stefan H, Theodore WH, ed. *Handbook of Clinical Neurology*. Vol 107. New York, NY: Elsevier; 2012.
7. Dietz FR, Albright JC, Dolan L. Medium-term follow-up tendon lengthening in the treatment of ankle equinus in cerebral palsy. *Iowa Orthop J*. 2006;26:27–32.
8. Dreher T, Buccoliero T, Wolf SI, et al. Long-term results after gastrocnemius-soleus intramuscular aponeurotic recession as a part of multilevel surgery in spastic diplegic cerebral palsy. *J Bone Joint Surg Am*. 2012;94(7):627–637.
9. Rattey TE, Leahey L, Hyndman J, Brown DC, Gross M. Recurrence after Achilles tendon lengthening in cerebral palsy. *J Pediatr Orthop*. 1993;13(2):184–187.
10. Biedermann R, Kaufmann G, Lair J, et al. High recurrence after calf lengthening with the Ilizarov apparatus

for treatment of spastic equinus foot deformity. *J Pediatr Orthop*. 2007;16(2):125–128.
11. Khoury DJ, Szalay EA. Bone mineral density correlation with fractures in nonambulatory pediatric patients. *J Pediatr Orthop*. 2007;27(5):562–566.
12. Boyce AM, Tosi LL, Paul SM. Bisphosphonate treatment for children with disabling conditions. *PMR*. 2014;6(5):427–436.
13. Eghbali-Fatourechi G. Bisphosphonate therapy in pediatric patients. *J Diabetes Metab Disord*. 2014;13:109. doi:10.1186/s40200-014-0109-y.
14. Raffini L, Huang YS, Witmer C, Feudtner C. Dramatic increase in venous thromboembolism in children's hospitals in the United States from 2001–2007. *Pediatrics*. 2009;124(4):1001–1008.
15. Thompson AJ, McSwain SD, Webb SA, Stroud MA, Streck CJ. Venous thromboembolism prophylaxis in the pediatric trauma population. *J Pediatr Surg*. 2013;48:1413–1421.
16. Dufresne D, Dagenais L, Shevell M. Epidemiology of severe hearing impairment in a population-based cerebral palsy cohort. *Pediatr Neurol*. 2014;51:641–644.
17. Moeller PM, Hoover B, Putman C, et al. Vocalizations of infants with hearing loss compared with infants with normal hearing: I. Phonetic development. *Ear Hear*. 2007;28(5):605–627.
18. Forrest CB, Bevans KB, Riley AW, Crespo R, Louis TA. School outcomes of children with special healthcare needs. *Pediatrics*. 2011;128(2):303–312.
19. Freeman SF, Alkin MC. Academic and social attainment of children with mental retardation in general education and special education settings. *Remedial Spec Educ*. 2000;21(1):3–18.
20. Brownell MT, Sindelar PT, Keily MT, Danielson LC. Special education teacher quality and preparation: exposing foundations, constructing a new model. *Except Child*. 2010;76(3):357–377.
21. Schulte AC, Villwock DN. Using high-stakes tests to derive school level measures of special education efficacy. *Exceptionality*. 2004;12(2):107–126.
22. Sigurdardottir S, Indredavik MS, Eiriksdottir A, et al. Behavioral and emotional symptoms of preschool children with cerebral palsy: a population study. *Dev Med Child Neurol*. 2012;52:1056–1061.
23. Donkervoort M, Roebroeck M, Wiegerink D, et al. Determinants of functioning of adolescents and young adults with cerebral palsy. *Disabil Rehabil*. 2007;29(6): 453–463.
24. Davidson LL, Grigorenko EL, Boivin MJ, Rapa E, Stein A. A focus on adolescence to reduce neurological, mental health and substance-use disability. *Nature*. 2015;527(7578):S161–S166.
25. Kemp BJ, Krause JS. Depression and life satisfaction among people ageing with post-polio and spinal cord injury. *Disabil Rehabil*. 1999;21:241–249.
26. Soden JR, Walsh J, Middleton WJ, et al. Causes of death after spinal cord injury. *Spinal Cord*. 2000;38:604–610.
27. King S, Chambers CT, Huguet A, et al. The epidemiology of chronic pain in children and adolescents revisited: a systemic review. *Pain*. 2011;152:2729–2738.
28. Cohen LL, Lemanek K, Blount RL, et al. Evidence based assessment of pediatric pain. *J Pediatr Psychol*. 2008;33(9): 939–955.
29. Von Baeyer CL, Spagrud LJ. Systemic review of observational (behavioral) measures of pain for children and adolescents aged 3 to 18 years. *Pain*. 2007;127:140–150.

第 65 章　儿童康复患者的病史和体格检查

Vikki A. Stefans

本章围绕儿童患者病史和体格检查的目的与方法，着重强调病史、体格检查和功能状态评估的重要性。本章的目的是帮助有经验的临床医生在临床诊疗中对这类患者作出重要区分。

引言

病史采集和体格检查的目的不仅是要进行临床诊断，还要对患者的功能进行评估功能状态进行评估。与此同时，明确患者及其家人的目标确定患者和家人期望达到的目标，并与他们建立良好的融洽的合作关系。儿童物理医学和康复中，还包括了儿童和青少年的成长发育发育进程，以及家长在面对有特殊需要或长期残疾的患者时所产生的复杂情绪。每个家庭通常对这些特殊儿童有着独特的看法不同的想法。

准确的诊断对于治疗效果和预后评估至关重要在管理效率和失能的预后上很有意义。患者可能带着明确的问题和原因前来咨询，或者需要协助寻找遗漏的诊断。尽管重点在肌肉骨骼和神经系统上，但整体健康仍至关重要。因此，进行全面的体格检查必不可少。应阐明身体失能状况对其他系统的影响，为了避免可能产生功能限制的并发症，通常需要筛查介入和额外的专业医疗照护，常见的包括心肺功能障碍、营养状况、代谢、肝肾疾病和皮肤完整性。

需要关注家庭情感的影响以及对儿童失能的理解[1]。父母是怎么看待这些孩子的？父母是否将这类孩子看作是身患疾病、垂死或需要治疗的？在他们眼里，这种病情是困境还是他们的不足抑或是失败？家庭内是否充斥着内疚、恐惧、羞愧或担心别人如何看待他们，以及作为父母他们是否带有外界的评价的他们如何被评价？他们是否愿意让自己的孩子公开地参加活动？他们是否有足够的情感准备来支持孩子的日常需求，并努力为家庭创造更好的生后环境以及提高自己和整个家庭达到最佳的生活水平？儿童或青少年对他们自己和目前所处的状况有什么了解？

国际功能分类（International Classification of Functioning，ICF）涵盖以下几个方面可解决以下问题：病理生理水平上的异常状态（损伤或疾病）、功能层面的缺陷、在社区生活中的活动与限制参与（活动与参与）中对履行适当角色的影响，以及相关的需要考虑的环境因素[2]。

临床病史

儿童病史可能以多种形式组成（表 65-1）。每次

表 65-1　儿童康复病史和体格检查

主诉
现病史
既往病史[a]
出生史和生长发育史[a]
教育史和治疗史[a] 和目前的状态
目前的功能状态：运动/膀胱功能，日常活动（ADL），包括喂养方式和交流
正在使用或需要的辅助设备（如有）
家族史[a]
社会环境史
额外的病史：包括特殊感觉、频繁感染、药物过敏史和不良反应

[a] 可能仅在初步评估时才需要，然后在获得其他问题或信息时进行回顾。

就诊都必须包含患者或家人的主诉。接诊者应询问患者或家人在就诊过程中最关心的问题，需要注意的是，不论这个问题是患者自己或家人最关心的，或是他们口中另一个家庭成员或者治疗师所关注的。理想情况下，可以从图表分析中收集和验证临床病史。最好的情况是总结和回顾已知的内容。患者和家属通常会积极地回顾过去发生的事，但是准确性也很重要。在纸质或电子系统中进行复制粘贴或重写会造成永久的错误。此外，患者的观点可能与医生的期望大相径庭。

妊娠期和分娩期的全面检查至关重要，包括推算预产期、出生测量和是否需要抢救或延长新生儿住院治疗时长。如果患者不愿提供有关孕期滥用药物的信息（这是很常见的情况），应谨慎地询问，但如果这些信息已被问到，则考虑省略重复的内容。很多家庭相信适当的产前护理可以预防所有先天畸形，尽管事实并非如此，但内疚感和因婴儿出现问题而产生的自责会使父母在情感上不堪重负，且会不经意增强这种情感[3]。同样，有时遗传或其他可诊断的情况被错误地归因于此类产前因素。既往疾病史、外伤史、事故和住院史都应做相应的记录。

了解父母首次发现问题出现的时间有助于诊断。有些人在出生前就发现了问题；其他人可能担心过此类问题的发生，但是又打消了疑虑。发育里程碑应该予以记录，通常家长会记住有关大肌肉群运动事件发生的时间点，例如第一次翻身、独坐、站立、行走和说话（表 67-1）[4]。

如果有语言发育的落后，应进行听力测试（如使用耳机或隔间进行的听力检查）（图 65-1）。

通常，父母怀疑孩子听觉异常，结果往往是正确的，但父母认为孩子听觉正常的情况却不一定属实。需要注意的是，聪颖的聋哑儿童可能会敏锐地捕捉到微小的视觉信息，并对其作出反应然后转向它们，仿佛就好像他们能听到一样。临床医生应询问用手

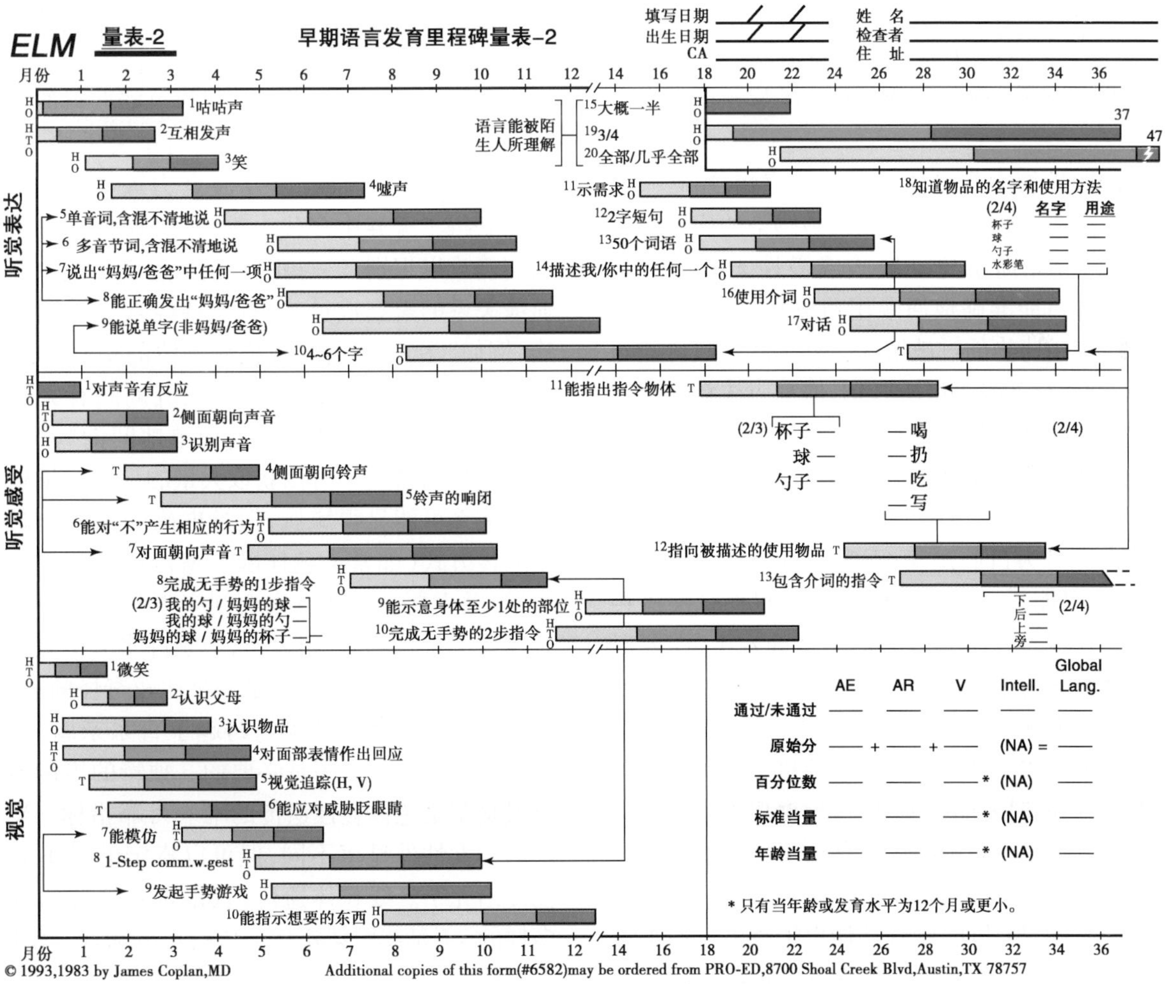

图 65-1　早期语言发育里程碑量表-2（经允许摘自 Coplan J：Early Language Milestone Scale. 2nd edition. Pro Ed，Austin，TX，1993）

习惯，尽管这些习惯应该从幼儿园开始养成的养成应该是从幼儿园到一年级，但要到学龄前才能很好地确定。询问孩子“可以”做什么可能会产生误导，因为这可能仅在治疗期间或不定期发生。了解孩子的如厕习惯也很关键，通过检查孩子内裤的情况可能有助于确认相关病史。现实生活中对儿童功能的了解对于满足装备和其他看护需求至关重要。对于大龄儿童，必须准确地了解在学校的情况。特殊学校不仅提供特殊教育，还有如阅读计划和言语治疗等服务，而普通学校也可能提供特殊教育支持[5]。对于有行为障碍的、视觉障碍或耳聋的孩子，可以提供适应性教育和咨询帮助。可以为行为障碍、视力低下或耳聋患儿，提供适应性教育或咨询性帮助。家中的特殊教育辅导通常由学区提供，这与家庭自行为孩子提供的教育是不同的。为应对严重健康问题的家中指导是通过学区提供的，它区别于父母选择为孩子提供教育的家庭学校。当一个家庭中只有失能儿童在家上学时，可能会引发关于与学区合作的担忧会引起担忧，即与当地学区的合作可能不尽如人意，或者该家庭认为失能儿童需要一个更加受保护且期望较低的环境。确定社区的娱乐活动资源很重要。

除回顾发育史和身体功能外的症状，还有一些特殊因素需要考虑。常患疾病或易感染的病史很重要，因为它可能提示免疫缺陷或慢性无症状肺损害[6]。应尽可能准确地回顾用药史和过敏史，并列出一份已使用药物的过敏情况。真正的过敏可能与其他不良反应/不耐受有所区别，但都应注意。家庭对这些反应的理解和医学判断都很重要。在任何年龄都需要注意药物滥用，和获得处方药/非处方药的机会途径[7]。

进食史可为口腔运动、吞咽或口腔感觉异常提供依据，或可能预示着严重的胃炎或胃食管反流相关疾病的发生。以防儿童营养不良的发生，需要对发生这种情况的细节足够关注重视，因为忽视可能导致严重后果因轻视或忽视造成的后果会很严重。抚养一个感觉或运动功能有障碍的孩子确实很具有挑战性困难，同时要明确的是，这种挑战并非由于父母的疏忽或不足所导致的。不是由于父母能力不足或注意力不集中所致[8]。

除排便外，肠功能、膀胱功能也很重要。如果考虑肌肉相关疾病，请特别询问是否有异常的红色或茶色尿，以作为肌红蛋白尿的指征。其他要考虑的重要因素包括躯体僵硬程度，在早晨还是在休息之后偶尔发生，抑或是持续性的；主观的虚弱和疲劳是在一天中随着时间的推移而加重或保持稳定；较差的耐力；协调力欠佳或者说“笨拙”；记忆力差和学习困难；长时间注意力困难，注意力下降或做白日梦[9]。

由于需求和期望有所不同，因此行为主诉可能会发生在家中或学校，或在两者中都发生。这些问题中，睡眠障碍可能是所有情况下最令人困扰的症状，但可能它不是自然发生的。尽管父母产生了严重且明显的疲倦，可能出于羞愧或尴尬而将其降至最低，但也不能将其视为超出正常的抚养压力[10]。

疼痛的表达并不总是直接和明确的，尤其是当涉及到不能言语的大龄儿童时。疼痛不会真正意义上地被报告，每个父母叙述能力不同，故描述不会说话的大龄儿童所表达信息也有所不同。畸形或肌肉痉挛可能会导致承重疼痛，尤其是足部疼痛时，经常会因为“疲倦”而频繁停下来休息，一些语言表达欠佳的孩子表现为在行走较长距离的路程中间突然坐下，这也可能是疼痛的一个迹象。坐下时可能表明这种情况的发生[11]。

家族史对于评估潜在的任何可能获得的遗传病和某些非遗传病并发症的风险时至关重要，如创伤后偏头痛、血栓形成，以及注意力或行为问题[12]。即使获得了家族中多代人的信息，遗传模式可能仍不明确难以识别。一些困难包括患者为被收养而非血缘关系的家庭成员，还有一些经常会被误诊的疾病，例如“多发性硬化”或模糊不清的疾病（如“必须佩戴腿部支具”或“跛行”）。还应询问有关对手术或麻醉反应的家族史。通过简单地问询“家中还有谁有类似的情况？”可以获取大量的信息。虽然询问血缘关系可能显得尴尬，但是准确的家族史对于确定遗传方式（如常染色体隐性遗传疾病和假显性遗传）至关重要。可能有人会问亲生父母是否有可能有血缘关系，例如远亲表亲，但是许多人事先不知道这层关系，这确实看起来是一个比较奇怪的问题，但是它有助于诊断。如果它跨越了直系亲属，花大量时间制作一个族谱图是必要的。独特的男传男遗传方式是常染色体显性遗传的唯一可靠指标。X 连锁疾病的女性外显率不同，但可以肯定的是不会由男性传给儿子。线粒体遗传（仅沿母系遗传的方式是多样的）不是线粒体疾病遗传的唯一途径。实际上，大多数线粒体疾病是常染色体隐性遗传，并由核 DNA 编码，少数是 X 连锁，更少一部分占主导地位。一些常染色体显性情况随着后代的增加而恶化，通常是由于三联体重复序列的扩增。患病较轻的父母和祖父母可能没有意识到他们的病情,因此对于临床医生而言,对这些情况保持高度警惕是很重要的。所以保持敏感是很重要的,即使这些情况对临床医生来说是显而易见的。

临床检查

体格检查首先评估生命体征和生长参数[13]。血压随年龄增长的正常范围见图 65-2。

心动过速可反映焦虑、疼痛或心脏病。一定不能忽略呼吸窘迫,因为较快的呼吸频率不伴痛苦可能被忽视,但是可能是乳酸酸中毒或水杨酸中毒等疾病的信号。小头畸形(头部发育不全或停止)和大头畸形(异常增大)是诊断的重要线索。特定条件下的情况在生长曲线图中都有所体现,但是随着时间的推移,身高、体重和头围的增长轨迹更为重要。一个低于 5% 的数值可能不意味着存在问题,但如果其

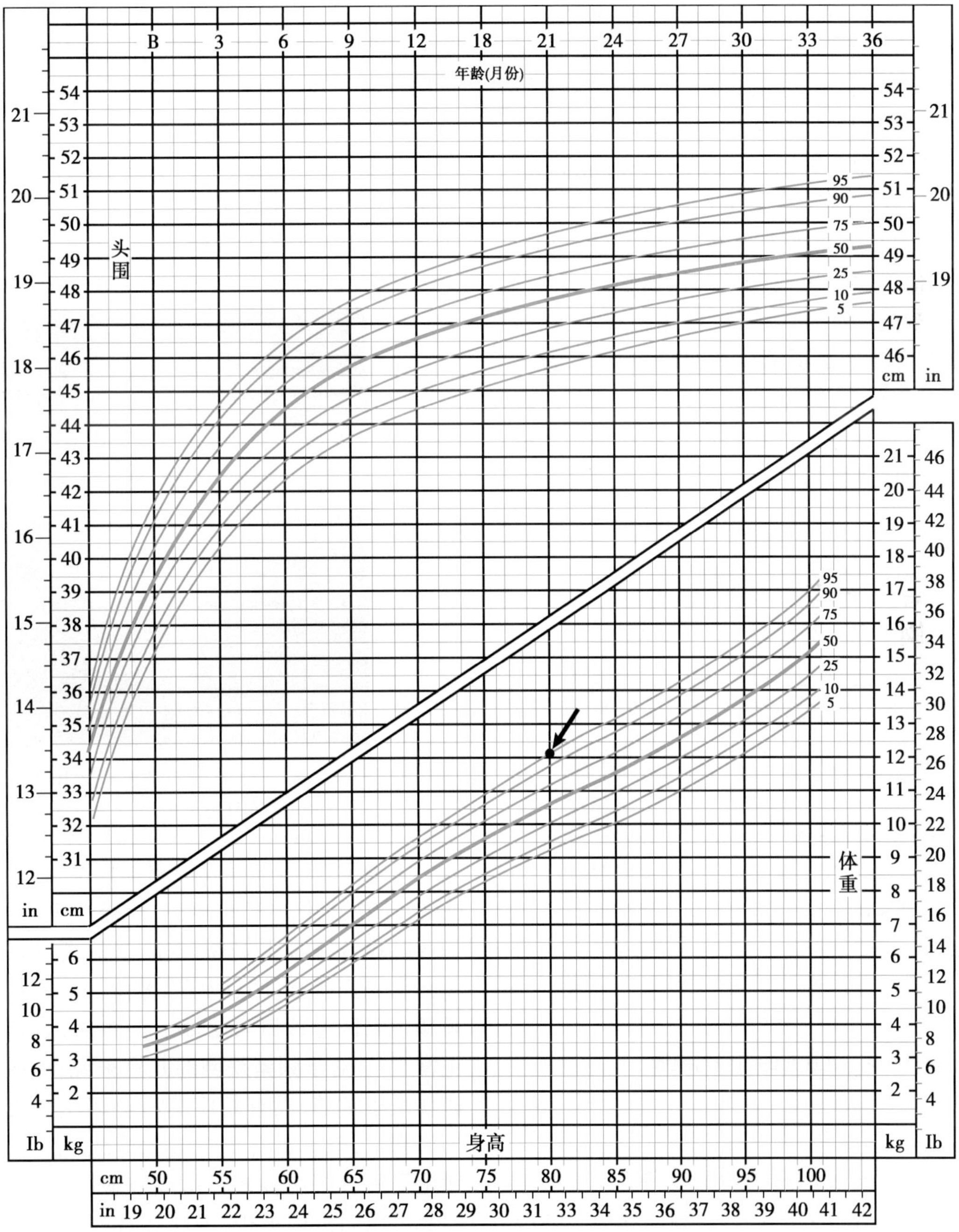

图 65-2　标准体格生长图(经允许摘自 Chapter 3. Summarizing Data & Presenting Data inTables & Graphs. In:Dawson B,Trapp RG,eds. Basic & Clinical Biostatistics,4e New York,NY:McGraw-Hill;2004)

增长轨迹与标准曲线不平行或从较高点突然下降，则更值得关注。更值得关注的是不能与曲线平行跟进或者从更高水平的突然下降。相比于普通人群而言，实验室营养状况评估常常更加有用且必要。家庭常常没能正确认识儿童肥胖，这需要更为细致的关注。这个问题应该更加细致地解决[14]。实际上，仅依赖体重百分比或体重指数（BMI）的指标可能不够准确，对于肌肉发达的人来说，这个指标可能较高，而对于身体脂肪百分比≥40%的人来说该指标可能偏低。

对于有特殊需求的儿童，常规检查的流程与一般儿童并无太大差异。检查通常从心肺开始，接着是腹部，最后是可能导致不适的部分。通过观察儿童的自发运动模式、他们如何操作听诊器或鞋子等物品，以及他们是否能够区分医疗人员和熟悉的照顾者，我们可以获得大量有关他们的信息。对于那些对感觉敏感的儿童，他们往往更能接受坚定、稳定的触诊，而不是犹豫不决或轻微的快速触诊。向孩子演示如何在自己或毛绒玩具上使用检查工具，或者先让孩子在身体的舒适部位体验检查工具，都是降低检查难度的有效方法。

除头围外，任何开放性囟门的形状和饱满程度都是识别的重要线索（图 65-3）。

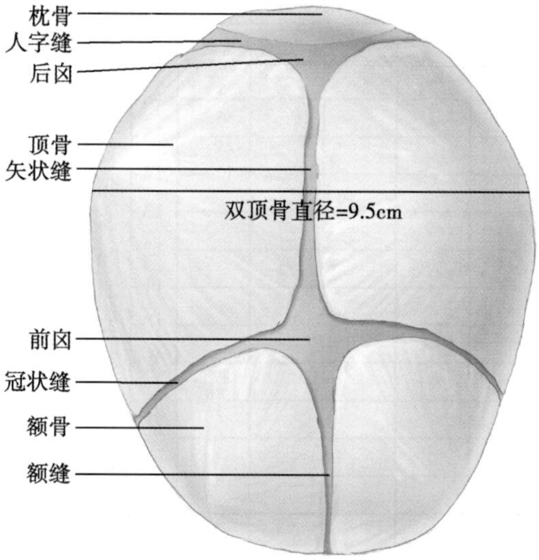

图 65-3　足月儿的囟门与颅缝

正常情况下，前囟在 12~18 个月时闭合，后囟在 2~3 个月时闭合。可以沿着预期的骨缝触及骨连接处，有时可以触及明显的异常结构，例如外伤后蛛网膜囊肿造成的颅骨生长性骨折[15]。婴儿头颅血肿在完全消退前可能感觉像是由于钙化造成的凹坑。畸形特征实际上既可以真实地测量，也可以主观地判断，例如低位耳朵通常低于双内眼角的轴线，并伴有宽眼距[16]。斜头与斜颈应加以鉴别。一字眉、上颌发育不全（最好从侧面观察）、长人中、薄上唇、下颌骨隐斜及任何情况下的面部不对称（例如，由于降口角肌发育不良而导致的哭相不对称）都应该注意。

住院的儿童康复患者每日应该反复进行身体检查，评估呼吸、心音、腹部情况、肠鸣音和四肢水肿情况。应该准确地识别和处理呼吸窘迫的情况，包括气促、呻吟、鼻翼扇动、吸气性喘鸣、鼻音、啰音、爆裂音、低音或高音的喘鸣音，以及胸部扩张受限和气体进入。气促或过清音可能是乳酸或其他代谢性酸中毒的症状。在检查肥胖患者的肝脏时，叩诊甚至听诊可能是检查肝大的更好方法[17]。

皮肤和肢体的检查包括杵状指、发绀和水肿的评估，同时也需要对肌肉体积、肌张力、关节和 ROM 进行更深入的评估（图 65-4）。

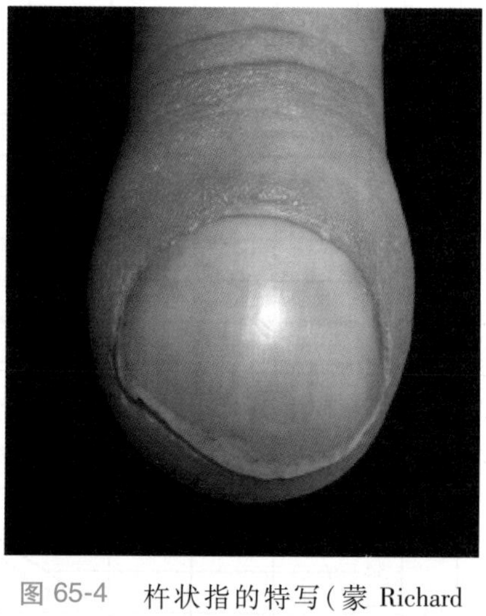

图 65-4　杵状指的特写（蒙 Richard P. Usatine，MD 惠赠）

一般来说，皮肤评估应更加仔细，包括皮肤营养变化、指甲感染或其他异常，神经性皮肤病的症状，如灰叶斑或咖啡牛奶斑，皮肤清洁度、压力区、正常和异常瘀伤状态，瘀点瘀斑，紫癜。可以通过观察巩膜颜色来区分黄疸与胡萝卜素血症，后者巩膜颜色正常[18]。对于频繁跌倒的儿童来说，一些胫骨上的瘀伤是正常的；没有相应的病史却存在或位置异常的瘀伤，可能提示由非外伤造成的。若为家庭冲突，无论受害方瘀伤多么轻微或被解释得多么完美，他们都可以向机构报告，因此客观的事件及注意到亲子互动的质量都是非常宝贵的。在反复检查中，蒙古斑是持续存在的，不应该被误认为是瘀伤。

成骨不全症（osteogenesis imperfecta，OI）或血小板减少症患儿可能会被误认为是被虐待的儿童受害者。即使没有蓝色巩膜或牙齿问题，成骨不全的变异也可能存在（图 65-5）。

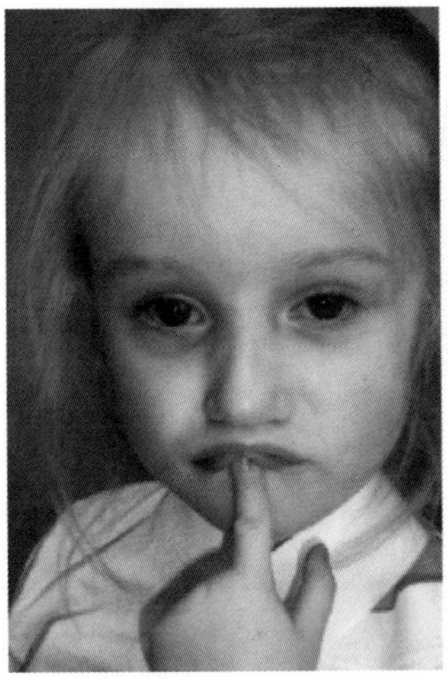

图 65-5　成骨不全轻症伴蓝色巩膜的女童

颅骨 X 线片呈缝间骨常提示成骨发育不全。对于皮肤白皙的儿童，因鞋子或袜子压力留下的压痕是正常的，且会持续 40～60min。膝关节处增厚的皮肤或囊肿的形成表明，儿童虽然已超过爬行阶段的年龄，但其运动发育仍处于爬行阶段。棘皮症或色素沉着可能提示胰岛素抵抗或某一区域的慢性刺激[19]。皮下组织和水合状态很重要，腹部皮肤松弛表明最近体重明显下降。

杵状指可作为严重肺部或胃肠道疾病的征兆，其畸形可能很明显，也可能只是指甲与指甲板的正常角度被填平而不易被发现。远端肢端骨质溶解可出现在一些感觉神经性疾病，类似于杵状指。在一些肌肉活动较少的部位，蓝色或紫色色素沉着很常见，有时结果却是戏剧性的，这些受影响的肢体触摸起来很凉，但毛细血管却充盈良好。但可以肯定的是，观察到的颜色变化反映了静脉而非动脉的血供问题。虽然多处的凹陷性水肿或非凹陷水肿需要警惕，但不伴有红肿热痛的弥漫性浮肿可能不是主要问题。

骨科和风湿病相关检查是儿童康复检查的关键部分。标准关节活动度随年龄的变化而变化，主要是因为婴儿出生时髋关节和膝关节轻度屈曲，并伴有胫骨内旋。运动范围受限或过大可能提示神经肌肉不协调，例如 L_5 脊柱裂患者的足背屈范围过大表明足底屈曲无力。经典的先天多发性关节挛缩常表现为腕关节屈曲、肘关节过伸、马蹄足、髋关节和膝关节挛缩[20]。全身性关节过度活动可能提示肌张力降低或异常胶质蛋白的形成，皮肤过度伸展也应引起重视。即使是轻微的挛缩或畸形也可能提示潜在的特异性神经系统性疾病。肘关节挛缩在Ⅵ型胶原（Bethlem-Ullrich）先天性肌营养不良和 Emery-Driefuss 肌营养不良中都很常见，但是毛囊角化症只与前者密切相关。评估腘绳肌和跟腱时，必须正确控制相关的关节。为了检查腘绳肌，需要确保髋关节屈曲 90°，同时防止骨盆后倾，此时患者通常应处于仰卧状态。而检查跟腱时，应通过尽量伸展膝盖来进行。如果在伸展时脊柱出现前凸，这可能意味着髋关节屈曲挛缩的检查被遗漏。

对侧小腿屈曲以固定骨盆位置可以达到这个效果（托马斯试验，图 65-6）。如果有膝关节屈曲挛缩，可以用膝关节（而不是足踝）抵在桌子的边缘。

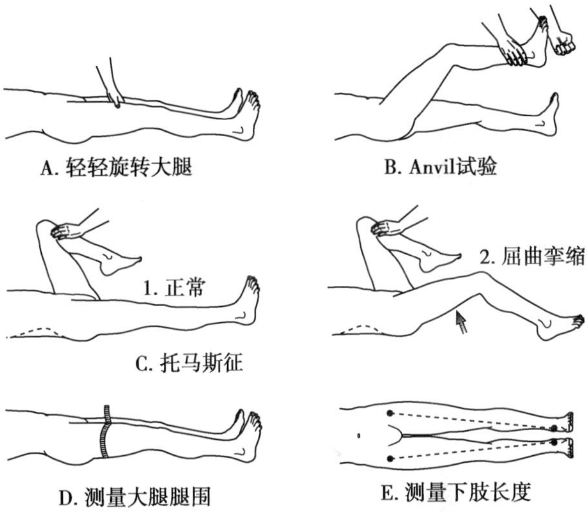

图 65-6　托马斯试验

常规颈椎、膝关节和肩关节的活动可能适用于有外伤史的大龄患儿，但必须时刻注意骨质较脆或韧带松弛的预防措施。关节的被动活动需要治疗师的手非常靠近患儿关节的情况下进行，而不是通过长骨进行关节的活动，并且关节活动范围必须充分，除非在成骨发育不全症、严重的骨质疏松症或已知有严重的出血因素（如血友病）的情况下进行。

对存在脊柱侧弯或髋关节半脱位风险的患儿，以及首次就诊的患儿，都必须对脊柱和髋关节进行评估。从不同的方位（后面、前面、侧面）及从坐位和站立时前屈位的侧面对脊柱检查至关重要。视觉正常的情况下，人们通常可以看到脊柱 10°或更多角度的弯曲，但观察肥胖患者的旋转程度和显著的曲线就相当困难了。应注意包括骨盆倾斜运动或倾斜角度在内的体位改变。例如脊柱过度前凸和后凸，这种姿势变化的灵活度和对称性均应仔细描述（图 65-7）。

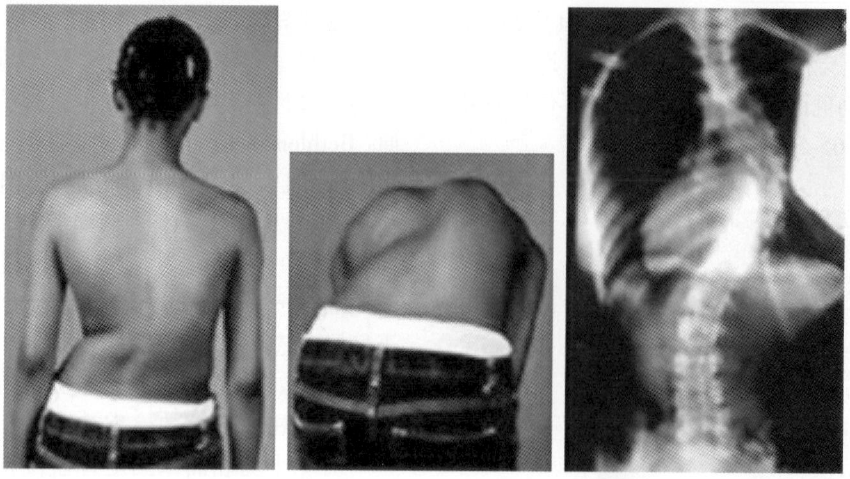

图 65-7　脊柱侧凸的临床表现和影像学特征

脊柱侧凸 X 线片可用于获得患者的基线数据并能客观评估其发育情况。由于骨盆的不对称，腿长差异可能真实存在或较明显。检查站立时的髂嵴水平，辨别因代偿姿势造成较长侧肢体的膝过屈或短侧肢体的马蹄足都是必要的。1/4～1/2 英寸(1 英寸≈2. 54cm)的木块可以用来代偿这种差距，从而使骨盆达到同一水平。这通常与骨科或遗传相关因素的下运动神经元或肢体生长的差异有关，并且不会因为上运动神经元状况而改变不对称的模式。明显的脊柱后凸畸形提示为舒尔曼病(图 65-8)。

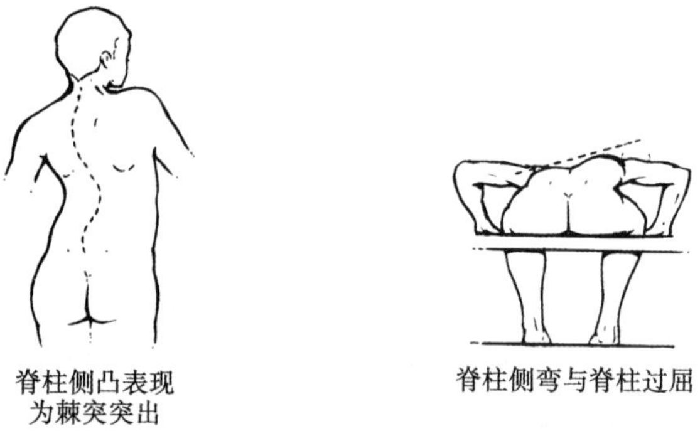

图 65-8　从后方对弯曲的脊柱进行结构性脊柱侧弯检查，发现两个直立的脊柱肌肉不等高

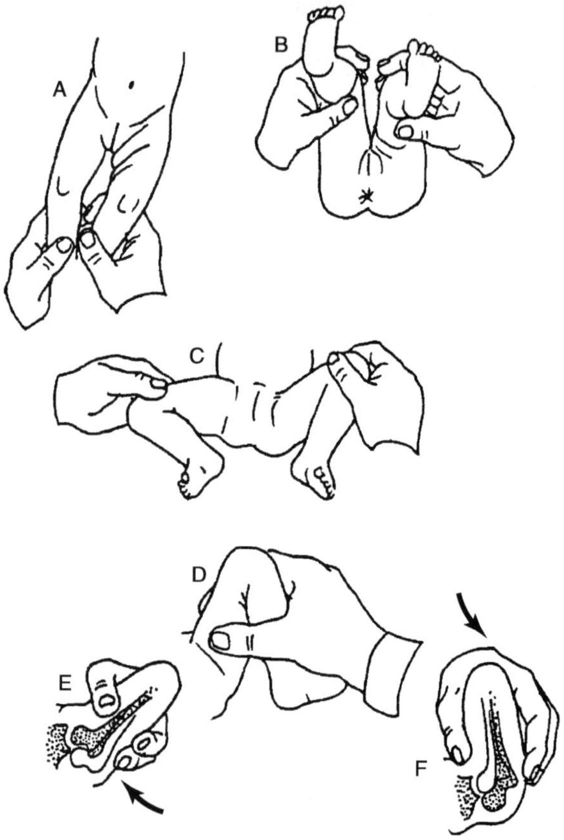

图 65-9　发育性髋关节脱位的临床检查。在所有的图像中，患儿的左侧髋关节是病侧。(A)不对称的皮肤纹理。(B) Galeazzi 测试。(C)外展受限。(D-F)弹进弹出试验(见文本)(经允许摘自 Rab GT. Chapter 10. Pediatric Orthopedic Surgery. In：Skinner HB，McMahon PJ，eds. Current Diagnosis & Treatment in Orthopedics，5e New York，NY：McGraw-Hill；2014)

髋关节的评估是通过仰卧位时测量双侧股骨长度差异(盖氏征)、判断外展时对称程度，并用改良的弹进弹出试验(通常较大的儿童一次完成一侧)来判断半脱位(图 65-9)。虽然皮肤纹理不对称不是可靠的指标，但如果出现也应该注意。前脱位比后脱位少见，但更易发现，表现为内收受限。髂胫束紧绷也会限制内收，但髋关节伸展活动多于屈曲。髋关节疼痛可能涉及膝盖，有时候反之亦然。体格检查和放射线检查(在适当的情况下)在任何时候都应从双侧肢体进行。

股骨头骨骺滑脱可能伴或不伴有外伤史，尤其表现患侧髋关节延长，同时伴有内旋受限。可以通过 X 线检查确诊(图 65-10)[21]。

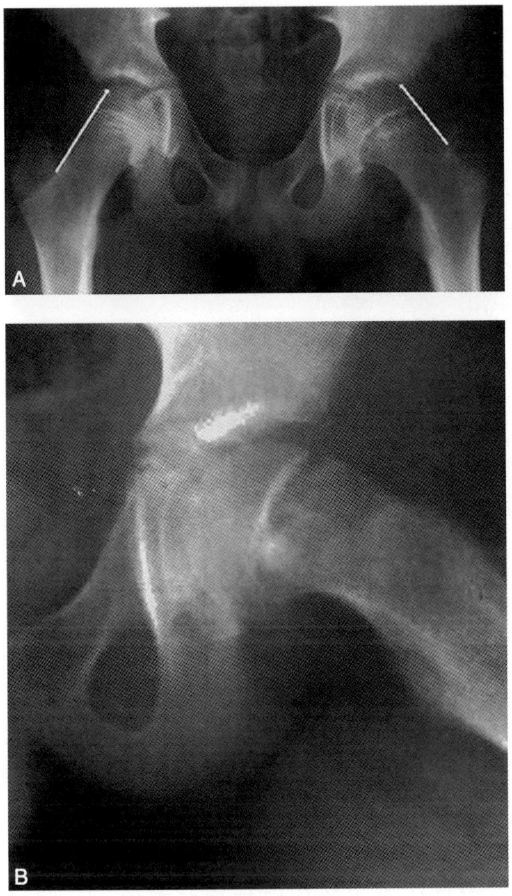

图 65-10　股骨头骨骺滑脱的 X 线。(A) Klein 线提示左侧骨骺滑脱。(B) 骨骺滑脱伴骺板增宽(经允许摘自 Bailey J, GuY, Olufade A, Maitin IB, Weinik M. Rehabilitation of Common Musculoskeletal Conditions. In: Maitin IB, Cruz E, eds. CURRENT Diagnosis & Treatment: Physical Medicine & Rehabilitation, New York, NY: McGraw-Hill; 2014)

肢体发育不良可能表现为不对称的神经功能障碍,以下运动神经元的表现为主(例如偏瘫型脑性瘫痪较轻微,而臂丛神经麻痹或远端脊髓畸形中表现则更明显)[22]。身体、面部或肢体的单侧肥大可能发生于一些遗传综合征,如贝-维综合征(Beckwith-Widemann syndrome)或血管骨肥大综合征(Klippel-Trenaunay syndrome)[23]。炎性病变可能会刺激骺板,并且旧伤可能已经损坏了骺板。在阿姆斯特丹型侏儒征(Cornelia de Lange syndrome),其他一些遗传综合征以及尾部退化序列中,通常有四肢短小并且伴或不伴有其他畸形[24]。第四、五掌骨短小,指屈曲,肌肉群缺失以及肢体缺陷应该考虑相关综合征。

冠状面和旋转对线的正常值也与年龄有关。出生时轻度的足外翻/跟骨外翻是正常的,不应伴有僵硬或疼痛,但是在行走时应该加以纠正。膝内翻和膝外翻随着年龄增长有正常变化,从出生到独立行走时的变化达 15°,在 18~36 个月时膝外翻达最大角度(10°~15°),然后从 7~8 岁至成人逐渐恢复正常,女性的轻度膝外翻是正常的(图 65-11)。

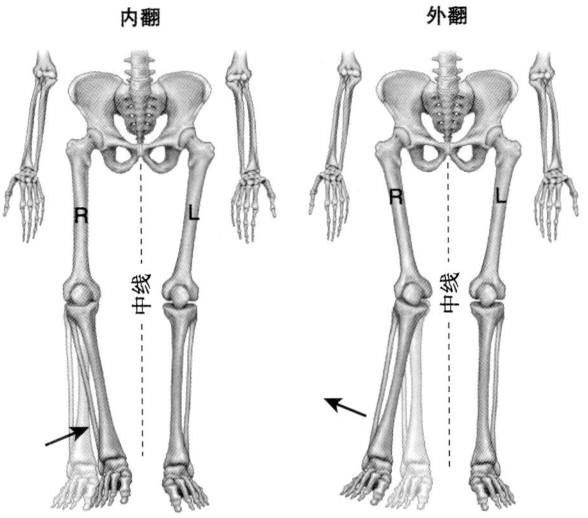

图 65-11　内翻和外翻是矫形学中用来描述冠状面成角畸形的术语。在内翻畸形中,关节远端(膝关节处的胫骨)偏向中线;在外翻畸形中,关节远端偏离中线

胫骨弓形弯曲如果持续存在或程度严重,则应考虑同时伴有胫骨内翻(Blount 病,与膝内翻相关的胫骨弓形弯曲),需要进行矫形治疗;在成骨不全和其他一些骨发育不良中可以见到多发性长骨弯曲(图 65-12)[25]。

棱角分明的轮廓提示存在假关节形成,可见于神经纤维瘤。胫骨扭转的角度从出生时的内旋 0°~

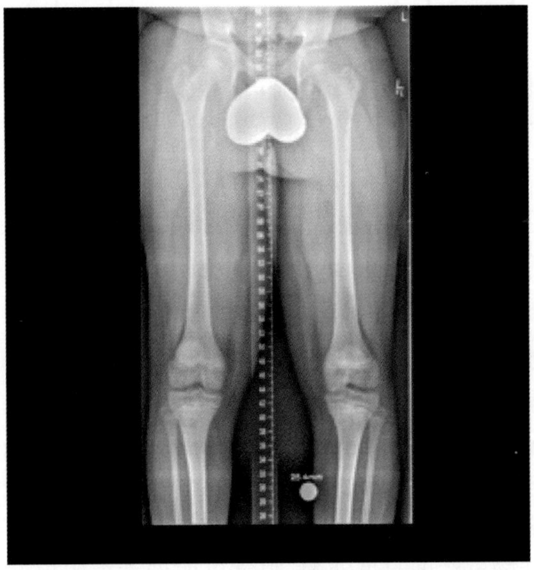

图 65-12　Blount 病的膝内翻

5°到成年后外旋15°。一些女性股骨前倾角在出生时可达到40°,到了8岁时可能是10°或稍高一点。

造成足内翻和足外翻的原因多种多样,从髋关节到距下关节到足部的相关疾病均是成因[26](图65-13)。在这种情况下,应该确定膝足在站立和行走时是否朝同一方向。在仰卧位屈髋或坐位时内旋腿和足,可以用来检查髋关节过度外旋,在检查时应该略微超过自身的内旋角度。股骨头骨骺滑脱时出现不对称或内旋缺失,伴有过度的外旋,并且随着髋关节屈曲明显加重时,需要立即骨科就诊。膝盖和脚趾向内的外旋受限表明股骨前倾,这可能在3~8岁间消失或在物理治疗后好转。如果膝关节没有像脚趾那样转动,则应该在坐位时对股骨髁和踝关节进行检查。6~7岁时,内踝正常的角度是15°~20°。腿的动态内旋是对内侧腘绳肌施压造成的,而非旋转胫骨。这是一种常见的痉挛模式。脊柱裂时有时会出现相反的情况,即外侧腘绳肌较内侧腘绳肌更活跃。

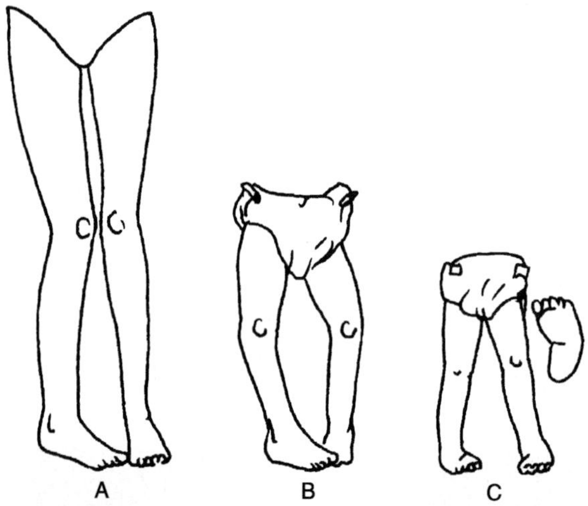

图65-13　造成足内翻的原因。造成足内翻的原因包括股骨前倾角的增大(A),胫骨内旋(B)和跖骨内收(C)(经允许摘自Rab GT. Chapter 10. Pediatric Orthopedic Surgery. In:Skinner HB, McMahon PJ, eds. Current Diagnosis & Treatment in Orthopedics, 5e New York, NY: McGraw-Hill;2014)

为了确定负重对下肢的影响,检查时双足应该处于距下中立位,踝关节处于90°。通常情况下,可以触诊到前肌腱两侧约一半的距骨头。如果发现前脚掌在这个矫正的位置上旋转,这表明外翻足承受了较大负荷(图65-14)。当患者站立时,从后面观察跟腱和任何异常的侧弯有助于确定更细微的足内翻或外翻。严重的足外翻,距骨可能处于半脱位并在中间直接承重,足部呈摇椅状。尽管足跟呈跖行外

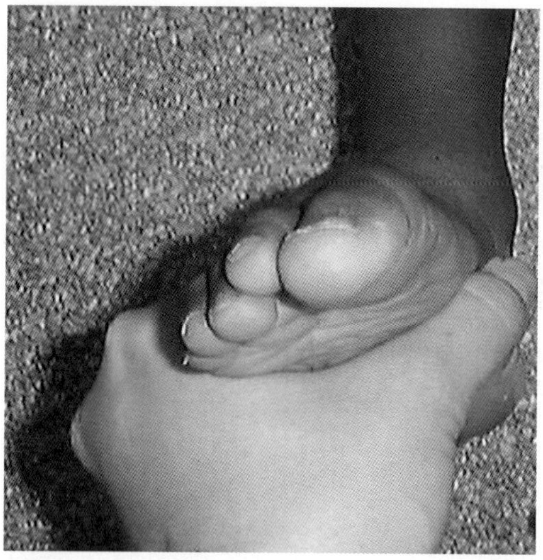

图65-14　前足代偿性后旋,距下关节矫正后,第一跖趾关节向上旋转

观且与地面接触,跟腱可能非常短且紧。

确定旋前足或外翻足的柔韧度与灵活性是很重要的。如果发现跗骨联合(跗骨之间的异常连接),或距骨半脱位伴足部僵硬,则应该考虑行X线摄片检查并于骨科就诊,特别是当有负重疼痛和对矫形器耐受性差的时候。

弓形足伴或不伴旋后都需要重视,它可能提示长度依赖性周围神经病变,足底筋膜紧绷和/或足部固有肌群无力,或联合以上疾病(图65-15)。

爪形趾提示固有肌群无力。"跖骨内收"是指前足的内翻与内收(图65-13)。第5跖骨头侧向突出,应通过刺激足部外侧和过度的被动矫正来进行纠正[27]。如果不进行纠正,也需要到骨科进行就诊,即使这种情况只出现了1次。

马蹄内翻足,即内翻足呈马蹄状,包含跖骨内收、旋后与马蹄足(图65-16)。

䠀趾外翻是固定的䠀趾外展,伴长期外翻畸形。父母通常关注脚趾的朝向,并对不同的关节进行不同的描述:"内八字"可以用于任何原因引起的外旋,"足内翻"可以是外翻或内翻,"剪刀样"可以是内收或内旋。由旋转偏差引起的组合现象并不少见,纠正一种姿态有时会使整体形象变得更糟。例如矫正了外翻,前倾态儿童在整体上可能会产生更多的内旋,为避免患儿因此种情况而拒绝矫形治疗,最好提前解释。

触诊易触及的肌肉也是必要的。腓肠肌的萎缩或增大提示周围神经疾病或脊髓疾病,当营养不良时触诊会有典型的橡胶感。在遗传性运动感觉神经病的几种类型中,增大的周围神经是可以触及

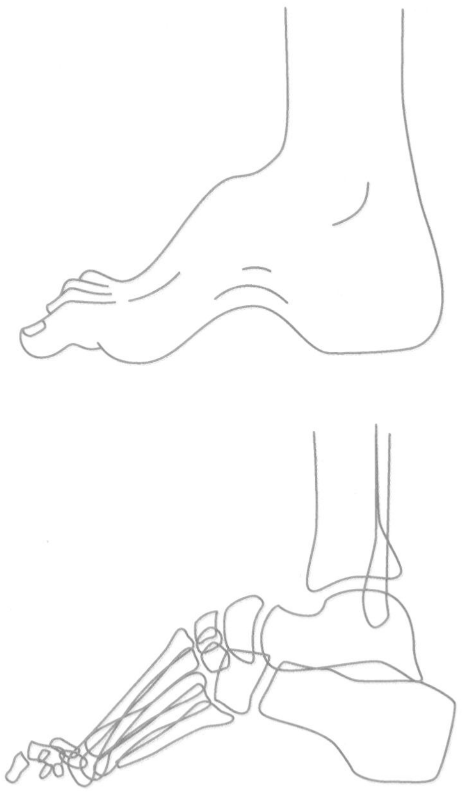

图 65-15　弓形足:临床表现和 X 线外观

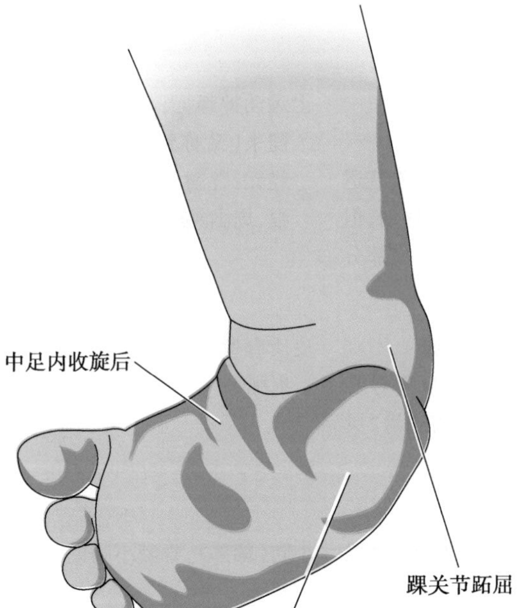

图 65-16　先天性右侧马蹄内翻足的临床表现

的[28]。肌肉压痛伴爬楼梯的疼痛史常常提示幼年型皮肌炎,这种病有特殊的皮肤表现,特别是 Gottron 丘疹和眼部向阳疹,少数可观察到皮肤的钙化[29]。

应对关节积液、关节摩擦音、生长痛、肌腱附着物进行检查。此外,应该按关节线进行触诊,任何压痛、肥大、炎性滑膜炎、隆起或异常响声都应该引起重视。应区分滑囊与实际的关节腔。

皮肤的检查应该注意茧、疣状肥大和皮疹,要注意到所有可能引起接触性皮炎的病史,如摩擦、压力过大等。对压痛的定位是至关重要的,例如髌腱炎(跳跃膝)、髌骨下级/腱附着端(髌骨软骨病)和胫骨结节(胫骨结节骨软骨综合征),跟腱和跟骨(跟骨骺炎)。

不同类型的关节炎其关节畸形或肥大是有区别的。在手部,对称的远端指间关节(distal interphalangeal joint,DIPJ)受累,通常一侧更严重,提示骨关节炎。不对称的指甲凹陷提示银屑病。类风湿性关节炎的病变部位通常在掌指关节(metacarpophalangeal joint,MCPJ)、腕关节和近端指间关节[30],有时可触及皮下结节。任何类型的儿童免疫相关型关节炎,都需要特别注意眼科裂隙灯检查有无葡萄膜炎(图 65-17)。

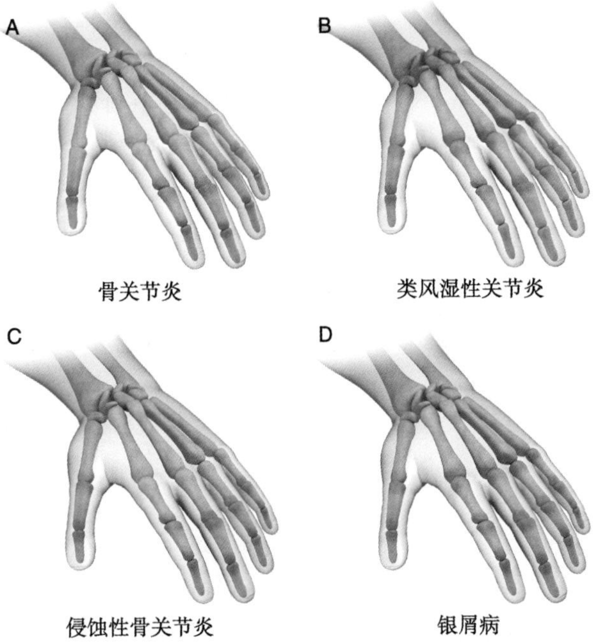

图 65-17　关节炎在手中的分布情况。(A)骨关节炎的特征是关节间隙变窄,骨赘形成,以及在近端和远端指间关节、拇指腕骨和指间关节处形成软骨下硬化。焦磷酸钙晶体关节炎也有类似的分布,但在腕部可以看到典型的软骨钙质沉着症。(B)类风湿性关节炎的特点是累及桡腕关节,腕间关节,掌指关节,近侧指间关节,中央和边缘骨质破坏,关节周围骨质疏松,关节畸形。幼年型特发性关节炎(原幼年类风湿性关节炎)的分布与类风湿性关节炎相似。(C)侵蚀性骨关节炎是近端和远端指间关节受累,伴有"鸥翼征",以及关节强直。(D)银屑病的特征是累及远端指间关节,终末束侵蚀,"鼠耳征""铅笔"畸形,"腊肠指",关节强直和蓬松的骨膜反应

在18个区域中的11个区域出现牵扯痛或压痛点提示纤维肌痛。相比之下，痛觉过敏、头发或指甲提示的营养不良、发达肌肉的水肿、负重不耐受、颜色或体温变化、皮肤萎缩则提示复杂区域疼痛综合征。

神经系统检查必须全面且具体，特别是需要明确诊断时。一个行动对称、具有良好的步态功能或运动型外观的全面印象可能是极具欺骗性的。异常的神经系统表现包括：乏力；肌张力降低；肌张力亢进或痉挛/锥体系或锥体外系或合并；异常不自主运动；肌强直；小脑、外周或合并的共济失调；感觉丧失，前后柱、知觉或合并；自主神经功能紊乱；脑神经病变和特殊感觉中枢损伤。“张力”是指对被动运动的抵抗，“有力”或“乏力”是指主动产生的肌肉力量。这种情况可能被家庭认为是“乏力”，甚至与麻木或缺乏“感觉”混为一谈。原始反射和姿势反射也是神经发育的一部分。在发育过程中，原始反射应该逐渐消失或整合到正常的姿势中，一小部分反射总是病理性的（表65-2列出了神经发育的里程碑）。

表65-2　神经系统检查：幼儿及以上

类别	操作	评估
精神状况	意识水平；认知水平；定位；语言；发育/认识情况；情感	皮层和皮层下通路，执行功能
脑神经	第Ⅰ对：嗅觉，通常被忽略 第Ⅱ对：瞳孔对光反射（感觉），视力，视野，眼底 第Ⅲ、Ⅳ、Ⅵ对：瞳孔对光反射（运动），睁眼，眼外肌运动，会聚 第Ⅴ对：面部感觉（上、中、下：V_1，V_2，V_3）；咀嚼肌（下颚） 第Ⅶ对：上—闭眼、抬眉；下—微笑、做鬼脸、露齿 第Ⅷ对：对每只耳朵打响指；适当时进行Rinne and Weber测试 第Ⅸ、Ⅹ对：抬高上颚（通常忽略呕吐）；发声 第Ⅺ对：转头（胸锁乳突肌）和耸肩（斜方肌） 第Ⅻ对：伸舌，舌有无肿大	皮层通路，脑干（中脑，脑桥，延髓）和周围的脑神经
运动	肌张力：头控和身体姿势，放松四肢的被动活动 肌肉体积：触诊有无萎缩或纤维化 肌力：近端（肩外展/髋关节屈曲）至远端（手指运动，踝关节运动）；分级：0级=无移动；1级=肌肉收缩；2级=水平移动，但不能抵抗重力；3级=抵抗重力；4级（4-/4/4+）=抵抗部分阻力；5级=正常肌力	上运动神经元：运动皮层，皮质脊髓束（又称锥体束）；下运动神经元：脊髓前角细胞，脊髓神经根，周围神经
反射	肌腱拉伸反射：肱二头肌，肱三头肌，肱桡肌，髌骨，跟腱 分级：0级=反射消失；1级=用力可引出反射；2级=反射存在而没有波及相邻的肌肉群（如果运动幅度大，可以描述为“灵敏的”）；3级=反射波及邻近肌肉群；4级=阵挛 皮肤感觉反射：腹部反射，提睾反射	皮质脊髓束：感觉和运动神经反射弧
步态	评估过宽步态的随意姿势：步行，跑步，用脚跟/脚趾行走，直线连足行走（向前，向后）	小脑（蚓部），脊髓小脑束，其他
协调性（躯干、肢体）	平稳的眼神；伸手拿物；指鼻试验和跟胫试验；快速轮替试验注意到异常动作	小脑（半球或蚓部）
感觉	轻触觉，温觉，针刺觉，振动（用音叉），本体感觉 闭目直立试验：躯干的平衡与恢复 皮层：两点识别，物体识别	周围神经 后柱 脊髓丘脑束 丘脑 顶叶

出生 1~2 个月内的婴儿还不能完成视觉追踪，但是应该稳定在一个恒定的偏差。婴儿在 2 个月左右能完成水平视觉追踪，并在 3 个月左右开始追踪物体。2 个月时手可以进行拍打动作，3 个月时可以完成抓握物体，4 个月时手到中线，6 个月时移动物体，8~10 个月时捏物。绘画的里程碑包括 2 岁时画直线，3 岁时画圆圈，4 岁或 4.5 岁时画正方形或十字，5 岁时画菱形。

对于年纪较小的儿童，如果他们不配合徒手肌力检查（manual muscle testing，MMT），可以通过观察 Gower 征来评估抗重力动作。这一征象表现为儿童使用双上肢支撑，将手放到头顶并模仿俯卧撑或手推车的姿势。在检查时，务必注意下肢的肌肉，尤其是髋关节的伸展、外展和跖屈。这些动作应该是对抗重力的，而不仅仅是在坐位或仰卧位进行（图 65-18）。

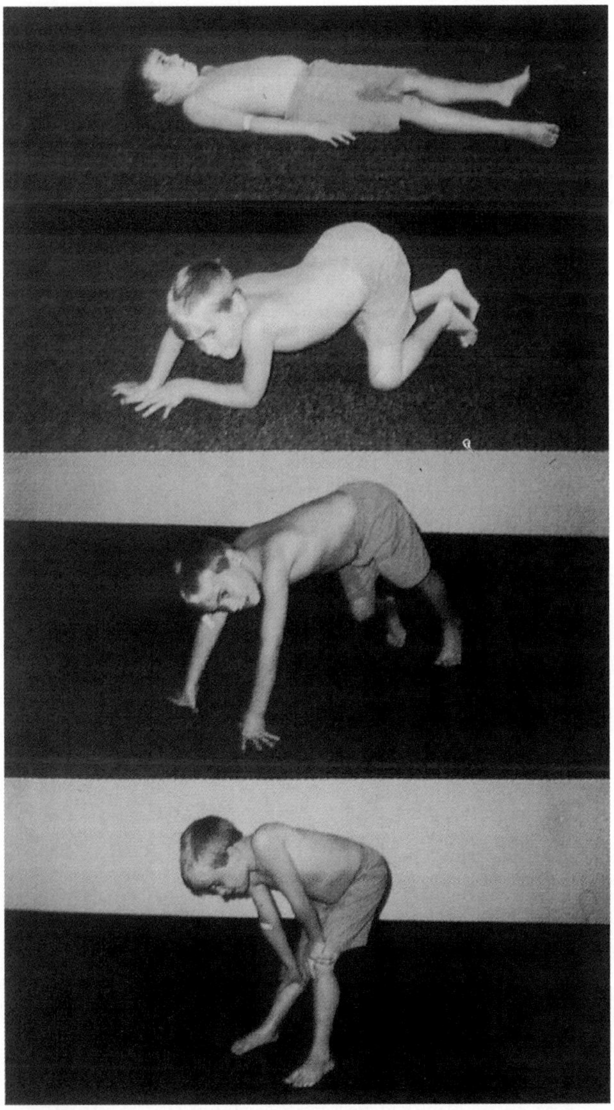

图 65-18　Gower 征的标志是患者靠手臂支撑腿部从地板上站起来

0 级为肌肉无收缩，1 级肌肉有收缩但肢体不能移动，2 级可以在床上平移，3 级能抵抗重力，4 级能抵抗部分外部阻力，5 级是正常肌力。在 2~4 级时予以负号表示没有完全达到标准；在 1~4 级时若差一点就可以达到更高的等级可以用加号表示，例如快达到正常肌力时可以用 4+级来表示。

足底屈肌可以抵抗手的压力，提示是 2 级而非 4 级；这必须根据整个身体的重量来进行测试，因此，除非患者能用脚趾站起来，且只需极少的稳定以保持平衡，否则不能评为 3 级。仰卧位的髋关节伸展测试不超过 1~2 级，坐位的外展测试不超过 2 级。在重力消除的情况下，这些肌肉可能会受到一点阻力，但当患者采取正确的站立、侧卧或俯卧姿势时，可能无法对抗重力移动肢体。

即使肩胛骨运动达到 4 级或稍好于 4 级，也应注意到翼状肩胛，同时也应注意肩前屈和外展。颈部屈肌无力的检查最好是在仰卧位。当正确地进行临床检查时，0~5/5 肌力分级是十分一致且灵敏的，但是研究时，测力法应该更精确。肌张力降低伴乏力与中枢性张力减退的鉴别在临床诊断中十分关键，与染色体、代谢、中枢神经系统疾病相比，更多应该考虑下运动神经元/运动单元相关的疾病。

深部肌腱和病理反射的检查最好用 Queen Square 叩诊锤或有长手柄且灵活的锤子进行评估，同时用窄圆盘作为刺激定位。通过对腱器官的突然牵拉来激活腱器官，穿过脊髓后根到前根的单突触反射使肌肉产生一个短暂的收缩。这也是髋内收肌突然牵拉产生的折刀感的原理。如果这条神经通路通路是完整的，它们会受到上游节段的控制和抑制；如通路不受损完整，则会导致神经造成过度活跃。当反射的阈值降低时，深部肌腱或牵张反射就会成为痉挛的基础。反射亢进也可见于低钙血症和低镁血症等代谢紊乱，且可能有扩散现象。局部反射亢进可以通过轻拍松弛的下颌骨、肘部的肱二头肌和肱三头肌肌腱、腕部的肱桡肌、手指屈肌（霍夫曼征）、腘绳肌，以及髌腱、膝盖、跟腱引出。肌腱的拉伸应该在肢体处于放松的情况下进行，而非完全性的。如果患者能够配合，反射消失的诊断应该在他们安静且放松的情况下进行检查。检查下颌、肱二头肌和腘绳肌的最佳方法通常是检查者将手或手指放在被检查者相应的部位敲打，而不是直接敲打。需要注意的是有些患者会得到正常的结果而“作弊”。0 为反射消失，+1 为反射减退，+2 正常反射，+3 为反射亢进并有轻微阵挛，+4 为持续性阵挛。

在没有病理反射或虚弱的情况下，1+至 3+可能是正常的。需要注意的是所有的张力亢进并不都是痉挛。短暂性长束征常见于癫痫发作后，反射亢进发生于低钾血症、碱中毒或低镁血症时，但通常不伴有 Babinski 征或其他征象。

僵硬的感觉不是折刀样的扣紧和松开，它可以是持续的阻力（“铅管样强直”）或齿轮样强直，提示锥体外系的参与。上下运动神经元均损伤，可以见于脊柱裂患者的下肢，脊髓空洞或脊髓栓系等其他损伤的患者，他们不会表现出明显的折刀样改变或阵挛，因此他们增加的肌张力可以模仿这种情况。齿轮样强直的症状可以很细微，可能先是在手腕处触及，然后是肘部或足踝处。强直和痉挛常常同时发生。

多突触反射也反映了皮质脊髓通路的完整性。巴宾斯基征和相关反射消失的年龄不同，时间从数月到数年，如果在膝关节伸展时进行测试，任何年龄段都不会出现明显的踇趾上翘、其余四趾呈扇形散开、足背屈的情况（图 65-19）。踝阵挛应具体描述为持续性的或非持续性的。

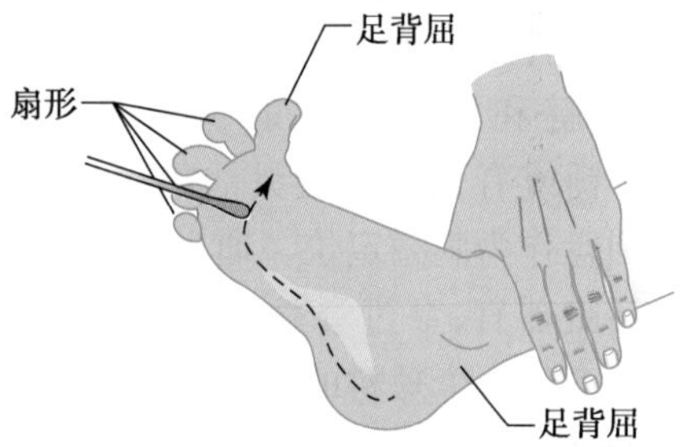

图 65-19　跖伸肌反射（巴宾斯基征）。它是通过用力划过足底外侧缘而引起的（经允许摘自 The Nervous System. In：LeBlond RF，Brown DD，Suneja M，Szot JF，eds. DeGowin's Diagnostic Examination，10e New York，NY：McGraw-Hill；2014）

还有其他方法可以在不触碰足底的情况下诱发反射，如在外踝沿足轴线的查多克（Chaddock）征，或者沿胫骨从上向下的奥本海姆（Oppenheim）征，这些动作不太可能被自发性的回避动作所掩盖。当痉挛状态更加明显时，可以观察到自发反射。正常的反应要么是不动，要么是踇趾向足心方向回缩和足轻微外翻。

异常肌张力会影响运动模式和反射活动，并且影响其中的一个环节可能使其他的关节松弛。例如，脊髓自主反射（Marie-Foix 反射）通过被动弯曲僵硬肢体的足趾，引起踝关节背屈和膝关节、髋关节的屈曲。脑性瘫痪儿童的特征往往不同于卒中成年患者或大龄儿童，特别是上肢，可以看到肩外展和外旋，而不是内收和屈曲。另一个可能的影响是，如果在痉挛的情况下完成协同动作，那么徒手肌力检查是需要质疑的；如果患者在膝关节伸展的情况下不能完成分离运动，那么踝关节的背屈可能会被错误地分为 0 级；但当抵抗髋关节和膝关节屈曲时，可能被评估为 4 或 4+级（表 65-3）。

表 65-3　脑性瘫痪的分型：相关病因、术语重叠和混淆的原因

单肢瘫：很少只有一侧肢体受到影响，这可能代表更多的上肢偏瘫或轻度、非常不对称的双瘫
双肢瘫：腿部比手臂更容易受影响；可能仅有轻微的手部姿势异常或精细运动障碍。这种类型最常见于早产儿、脑室内出血、脑室周围白质软化。相对轻的痉挛伴有某些共济失调和构音障碍是双瘫型脑瘫“延髓型”变异的典型表现，与后部脑损伤和妊娠早期分娩有关。真正的截瘫不是脑瘫的典型表现
偏瘫：肢体一侧受累，对侧正常，常见于单侧脑畸形或宫内脑血管意外（intrauterine cerebrovascular accident，CVA，图 65-20）。上肢和下肢受累通常相似，或手臂受累更多，双重性偏瘫表明四肢全部受累，但是身体的一侧比另一侧受累更多。但是，如果主要出现在下肢，则“非对称性双瘫”可能是首选术语
三肢瘫：表明 3 个肢体受累，通常为非对称性双瘫伴一侧手臂轻度受累
四肢瘫：表明四肢都受累，同时伴有躯干和头/颈控制受损。代替术语包括“全身受累”，甚至“五肢瘫”。这与严重的双肢瘫重叠，如果腿部受影响较大，则可以使用这个术语。在皮质缺氧缺血性脑病（hypoxic ischemic encephalopathy，HIE）引起的四肢瘫中，手臂通常更严重；而在锥体外系疾病中，手臂和腿部受累通常是相似的

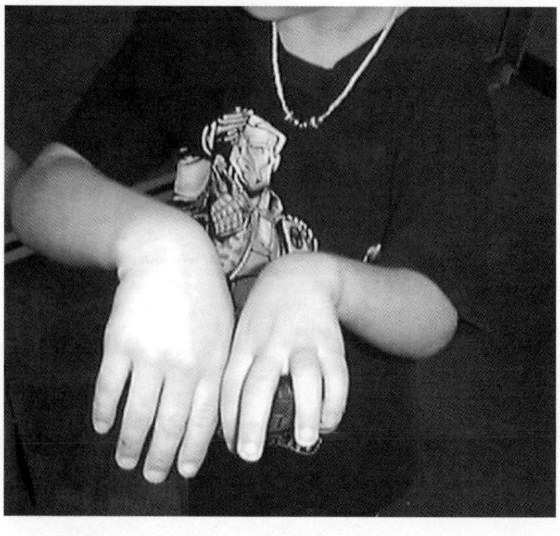

图 65-20　偏瘫性脑性瘫痪典型的肢体大小/长度差异

感觉和小脑检查可能局限于粗略的触觉或针刺检查，观察分腿站立、动态平衡和躯干控制。有些聪明的儿童三四岁的时候就能够配合正式的全面检查。如果婴儿还太小，不能通过针刺产生预期反应，那么可以通过触摸来判断其皮节区范围，并在每次触摸时通过询问“正常还是不同?”，并以“是”来进行回答。检查者应该注意改变感觉刺激的节律。在使用美国脊髓损伤协会（American Spinal Injury Association，ASIA）分类之前，应该检查骶骨和直肠的感觉（图 65-21）。

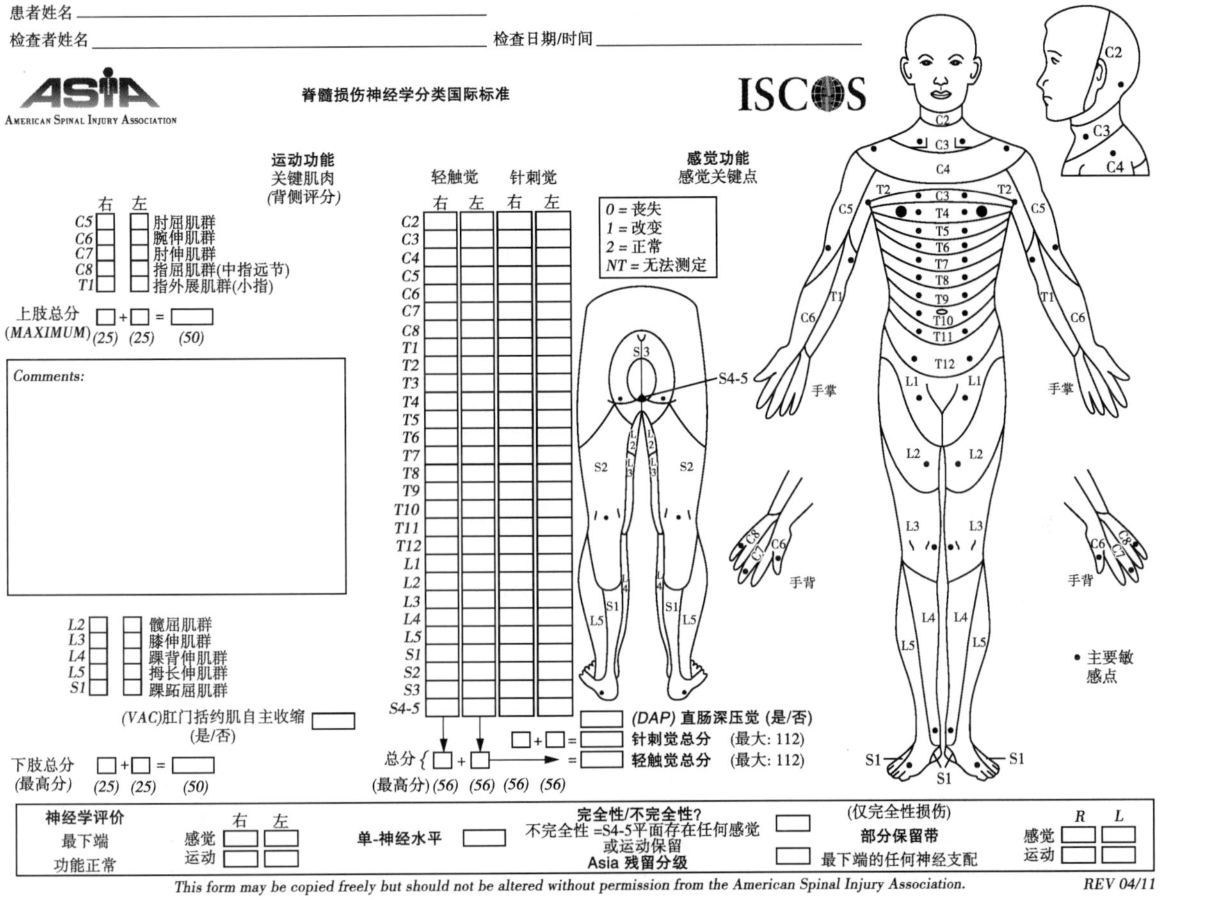

图 65-21　脊髓损伤综合评定量表（摘自 American Spinal Injury Association. Revised November 2015）

共济失调是指运动的获得失调，即运动过度调整和调整欠缺，在准确定位前反复纠正目标。它在触手可及的距离内拿物品时表现得很明显。在步态方面，由于这些患者不能代偿地增加步幅，因此痉挛状态使人感到不稳定。共济失调可能会引起非常轻微的虚弱，这可能归因于无法完全同步活动所有肌肉或肌肉群。必须确定的是共济失调的原因是小脑性的、本体感觉还是两者结合。

眼球震颤或眼动失用症（自主眼球运动或扫视困难）可能与小脑疾病有关。位置感测试时，注意不能用视觉“作弊”，并且不要在足趾的顶部、底部或远端进行测试。正常情况下，几度的微小移动及其方向是很容易被察觉的，在神经系统完整健全的受试者身上进行测试可以帮助我们更好的理解这一点。龙贝格征阳性表明本体感觉障碍，检查方式为受检者直立，双足并拢，双上肢向前平伸，闭目时难以维持平衡。

与脊髓前角感觉不同的本体感觉消失是脊髓半切征（Brown-Sequard 征）。脊髓空洞症典型的表现是脊髓前角感觉受损，尤其是温度觉，同时保留脊髓后角感觉，导致上肢不可察觉的伤害。必须肉眼检查无感觉或感觉不良的区域是否受伤，并保护其受到压力或创伤。最后，“皮质”感觉功能可以通过体表图形觉进行测试，这个测试可能与获得或恢复患肢的自愿控制和精细运动技能的预后有关。如果在测试前先演示，大多数孩子都能分辨出 X 和 O。常见的、熟悉的质地或物体放在手中应该是可辨认的。

应尽可能全面地完善脑神经检查，并对检查的脑神经做好记录（表 65-4）。

表 65-4 儿童脑神经检查

Ⅰ	在创伤性脑损伤和食物偏好改变的情况下,嗅觉可能是异常的。用橙子、咖啡或肥皂等熟悉但无刺激性的气味分别测试每侧鼻孔
Ⅱ	包括视力、视野(双侧同时刺激视觉忽视,如同躯体感觉忽视)、瞳孔对称性和反应及眼底检查以评估视神经有无肿胀或苍白。人们应该意识到,在诊室可完成的检查敏感度是有限的,而且经常需要眼科会诊。盲眼对另一只眼的光线有反应(Marcus Gunn 现象),并且不应对视动震颤刺激产生反应,但如果是皮质性的视力丧失、某些视神经炎或神经病变疾病,瞳孔反应可能是正常的。霍纳综合征是因为它引起轻度上睑下垂和眼球内陷,伴有小瞳孔(瞳孔缩小),实际上不是脑神经病变,而是上自主神经(C_8~T_1 水平)系统中交感神经病变引起。外伤性虹膜麻痹还可以导致反应不良的大瞳孔(瞳孔散大),如埃迪综合征,反映异常的副交感神经支配,可能伴有反射减弱甚至消失,但通常病变是良性的
Ⅲ、Ⅳ、Ⅵ	第Ⅲ对脑神经损害会引起更严重的上睑下垂伴有瞳孔散大,而不是瞳孔缩小,以及内收和抬高的眼外肌运动(extraocular movements,EOMs)减弱("向下和向外"位置,图 65-22)。上睑下垂不仅见于霍纳综合征和第Ⅲ对脑神经损伤,还与一些肌肉损伤相关,包括面肩胛肱型肌营养不良症、肌强直性营养不良和重症肌无力,也可能见于先天性疾病或外伤后。需要注意的是,眼外运动不受面肩肱型肌营养不良症和肌强直性营养不良的影响。甲状腺肌病、眼咽型肌营养不良和线粒体疾病都可能引起。第Ⅳ对脑神经麻痹产生轻微的眼球凹陷消失和眼球不能旋转是很难鉴别的,特别是同时存在第Ⅲ对脑神经损伤的情况下,除非患者可以可靠地描述复视的方向,或者可以观察到巩膜或虹膜上标记的旋转。第Ⅵ对脑神经麻痹导致外展受限。这 3 条神经都可能受到颅内压增高(increased intracranial pressure,ICP)的影响。杜安综合征是一种内收和外展收缩,这种收缩限制了眼球运动并稍微回缩眼球以进行水平运动,它通常是先天性的,可能是单独存在的,也可能是其他综合征的一部分
Ⅴ	三叉神经包括面部感觉(眼部、上颌骨和下颌骨)和咀嚼肌;角膜反射是由角膜传入,经由面神经传出至眼轮匝肌
Ⅶ	面神经覆盖面部所有肌肉,患者应该能够露出所有的牙齿,紧紧地闭上双眼达到可以遮住睫毛的程度,并能鼓起脸颊。前额通常有足够的神经网支配,在上运动神经元支配的情况下,前额几乎可以正常运动,如果上下面肌有同程度瘫痪表明神经周围性损伤。咸和甜的味觉也可以进行测试
Ⅷ	在没有特殊设备的情况下,无法在普通诊所进行对听力和前庭功能灵敏度的测试,语言和言语发育迟缓/缺陷需要于听力中心就诊。即使存在听力下降,听觉信息处理也可能是一个问题。打响指之类是非常简陋的测试,简单易行,用来评估患者对声音指令的反应也是可行的,但是因为这些测试非常容易不经意地给出视觉、触觉和语境信息,会干扰测试结果。在龙贝格测试中,眼球震颤,站立不稳,甚至连续测试都一致地倒向同一侧,也不能完全确定就是前庭神经功能障碍;林纳试验(音叉通过空气传到耳朵的声音比通过乳突传到耳朵的声音更大)和韦伯试验(用中线骨传导位置来影响听觉)测试传音性和感音性听力损失也可能是主观的:这些试验都需要进一步的查证。
Ⅸ	舌咽神经的功能可以通过舌咽反射测试,但这只是一个简略的评估。应进行上腭运动发声评估。实际上,它几乎不影响吞咽功能的充分性
Ⅹ	迷走神经只能部分观察到,这与咽功能和发声的对称性有关
Ⅺ	检查斜方肌和胸锁乳突肌
Ⅻ	测试舌头的突起,并在这块最直接可见的肌肉中寻找整个舌头或半腱肌的束状隆起

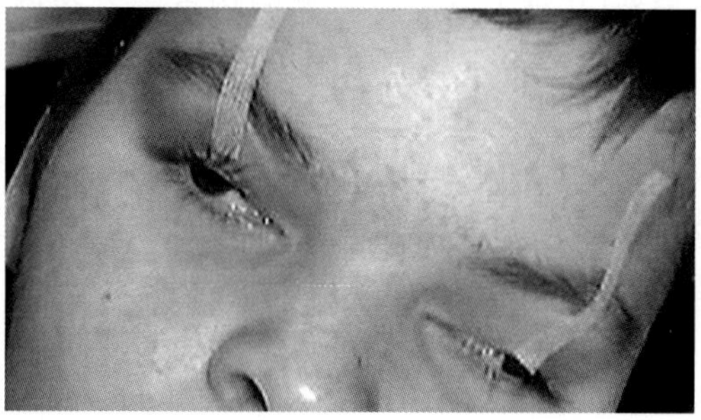

图 65-22 外伤后双侧的第Ⅲ对脑神经麻痹,左侧更严重

儿童心理状态检查包括对一般行为、活动水平、安全意识、情感,以及对定向和意识水平的常规测试。改良的格拉斯哥昏迷量表和儿童定向和遗忘测试(COAT)是常见的评估。面瘫可能被错误地认为是情感淡漠或抑郁症,例如,莫比斯综合征、肌强直性营养不良或药物引起的帕金森病。改良的格拉斯哥昏迷量表(MGCS)可以评估无语言患儿的情况,其语言评分:5 分,患者有微笑,对声音有反应,视觉追踪,社交互动;4 分,如果哭泣可以被安抚;3 分,呻吟;2 分,只有急躁地哭泣;1 分,没有反应(表 65-5)。

表 65-5　改良后的格拉斯哥昏迷评分

睁眼反应	4 分 自然睁眼	自发的
	3 分 呼叫会睁眼	声音刺激
	2 分 疼痛睁眼	疼痛刺激
	1 分 无反应	对刺激无反应
语言反应	5 分 合适的刺激后能产生微笑、咯咯笑、哭等反应	定向能力正确，表达时间、人物、地点；说话恰当
	4 分 易怒的，哭泣	迷糊的
	3 分 不恰当的哭泣	不恰当的文字或回答
	2 分 哼声，呻吟	说话不能被理解
	1 分 无反应	无反应
肢体反应	6 分 自主运动	听从指令
	5 分 对触碰产生回缩	对疼痛定位
	4 分 对疼痛产生回缩	对疼痛产生回缩
	3 分 异常的肢体屈曲（去皮质强直）	疼痛后屈曲（去皮质强直）
	2 分 异常的伸展（去大脑强直）	疼痛后伸展（去大脑强直）
	1 分 无反应	无反应

步态和运动分析本身就是一门完整的学科。本章重点在于临床环境下的观察，而不是在步态实验室中使用仪器或视频进行步态分析。当婴儿开始走路时，高防卫手臂姿势和足趾向上的“蹒跚学步”是正常的。步态模式直到 3~5 岁才完全成熟，步幅逐步增加、步频逐渐减少，直到成年。3 岁前足趾行走都是正常的，18 个月前会有膝内翻，甚至在学龄前行走时内旋步态才会消失。

超过 16~18 个月才会行走则需要进行全面检查。在没有特别虚弱的情况下拒绝行走意味着行走会带来剧烈的疼痛，必须考虑骨科、炎症和肿瘤的原因。家庭成员常常抱怨“笨拙”的步态或“平衡”问题，这可能是由于虚弱、共济失调、痉挛或锥体外系原因引起的。

典型和常见的步态偏差见表 65-6。

特定的肌群无力会根据因为生物力学产生偏差，

表 65-6　儿童康复中的步态模式

减痛步态	减少患侧的负重和/或在患侧站立的时长
痉挛型偏瘫/偏瘫步态	单侧旋转、足下垂、提髋，以及其他痉挛的症状，并伴有尿毒症脑病表现（uremic encephalopathy，UE）
痉挛型截瘫/截瘫	强直、内收（剪刀步态）、双腿内旋及其他痉挛的症状；在二瘫型脑瘫和许多遗传疾病中，也会出现一定程度的精细运动障碍
跨阈步态	由于背屈肌无力（非痉挛），远心端腿部肌肉萎缩和深部腱反射减弱。在某些情况下，上运动神经元步态是交替的屈伸协同作用，这种协同作用往往是不稳定的，不应该被认为是下运动神经元疾病中的跨阈步态模式
感觉性共济失调	步幅宽且不稳定，无视觉输入时情况更糟，双足前后直线走协调困难；龙贝格征阳性，位置感减弱
小脑共济失调	步态宽且不稳定，有/无视觉输入之间没有太大差别；双足前后直线走非常困难；位置感在正常范围内，但辨距障碍和轮替运动障碍更为突出。躯干控制站着比坐着更困难
眩晕	不稳定，一直向一边倒
失用症	起步困难，缓慢步态，步态蹒跚
帕金森病	拖曳，步幅短；运动功能减退；齿轮样强直，抓握反射，静息性震颤，痴呆，大小便失禁；可能有前冲步态，无法跟上重心或开始前进
肌张力障碍	持续的异常姿势、扭曲，或者夸张动作，也见于迟发性运动障碍
舞蹈症	不规则的、舞蹈样步态，常见自发性的膝关节和髋关节屈曲。上肢的手足徐动症和舞蹈病常同时出现
焦虑	可能会产生宽基、缓慢的步态，步幅较短（如害怕空旷地方或跌倒）
心理因素/站立行走不能	奇怪的、不稳定的步态，通常不会跌倒受伤。应该对患者进行评估，看是否有虚弱无力和其他身体转换障碍的体征。通常被误认为是共济失调，但有一个区别：尽管步态存在严重偏差，但是患者很少会真的摔倒，除非知道有人会马上出现在身边抓住他/她

从而使重心处于有利位置，以减少对较弱肌肉的压力。人的重心位于骶骨上前方。如果髋伸肌较弱，重心通过向后倾斜和过度的前凸，转移到髋关节后。特伦德伦堡步态的重心转移更接近每个髋关节，因此，在重心和关节之间的杠杆臂有效地减少做功，减少了起步阶段时在较弱(或短/弱势)的髋关节上的负荷。为了代偿股四头肌无力，需要在膝关节前侧转移身体重量；如果髋部肌肉无力，则通过足趾行走来完成，如果没有则可以通过反屈行走来实现。足底屈曲力弱则要求重心保持在踝关节线后方(表 65-7)。

表 65-7　异常步态和肌肉无力之间的关系

单独的足底屈肌无力	步幅短，患侧翻转不能；如果是双侧，类似"假肢"步态；在某些情况下，蹲下就好像挂在跟腱复合体上
单独的股四头肌无力	如果是单侧的，则在大腿上用手反屈可能会非常细微
特伦德伦堡/蹒跚步态	步基略宽、倾斜、摇摆、趾行；脊柱前凸；可见近端无力或髋关节病变

紧绷(缩短)的肌肉群也会产生不同的效果，这在一定程度上取决于造成紧绷的原因和其他相关问题。有问题受影响的的肌肉通常为多关节肌肉交叉多个关节，因此，一个以上的骨骺的受累往往是造成大多数生长恶化趋势的主要原因。

髋关节屈曲挛缩会导致下肢关节的屈曲增加和代偿性脊柱前凸，在进行托马斯检查前，这种现象可能比表面上更严重。

腘绳肌紧张与蹲伏、步幅短、髋关节过伸或持续屈曲(如果部分是痉挛状态)有关。痉挛时，内侧腘绳肌通常问题更大，并产生过度内旋，有别于过度内收而呈现的剪刀样动作。

髂胫束紧绷会产生过度外展，远远超过改善特伦德伦堡步态或共济失调步态的程度，也可能会限制步幅长度，因为伸展的髋关节会进一步紧绷。

股直肌紧绷限制了髋关节伸展和屈膝，跑步时会比步行时更明显。

在翻身过程中，腓肠肌收紧会导致足趾行走或弯腰，也可能使足外翻而导致平足。内旋增加了足部位置的松弛度，减少了跟腱的张力。

其他诊断程序应作为体格检查的扩展手段。

电生理检查

儿童康复中电生理评估的具体内容，详见第 66 章。儿童电生理评估的适应证包括可能的压迫性神经病变、周围神经病的诊断、非典型遗传性运动和感觉神经病(HMSN)中脱髓鞘型、轴突型和混合型的诊断、前角细胞病与肌病、神经系统性疾病和肌强直的诊断。尽管重症肌无力样综合征的抗体测试和重症肌无力的基因测试更具特异性和敏感性，但重复性刺激对重症肌无力样综合征或重症肌无力都是有益的。

电生理检查通常对上运动神经元损伤性疾病没有帮助，反而可能造成轻微的过敏和异常的模式，会造成混淆。诱发电位有不同的诊断目的，听觉诱发电位可以用振幅和频率进行听力评估，或者在 60dB 时进行脑干通路完整性的评估。视觉诱发反应与视觉功能没有必然联系，研究对预后信息的有效性给出了各种结果。脊柱手术中的体感诱发电位(SSEP)监测可以提醒外科医生即将发生的脊髓功能损害。

运动分析

正规的步态分析室或运动分析是手术计划和研究的理想选择。简单的测量方法，如步长、步频和足底压力可以用更便宜的设备完成，且可能有助于提供从矫形或其他干预中获益的客观证据，但是肌电图(electromyogram，EMG)加上充分的 3D 运动分析可以明确肌肉病理，并指导矫形干预的最佳选择，以改善步态。

尿动力学

自主排尿后立即完成残余尿量检查，结果通常接近于零。虽然有些残余尿液不需要处理，但表明有一定程度的尿潴留，并且应该明确病因。用导管插入后测量的容积来验证便携式膀胱扫描仪，可促进这种侵入性较小的方式长期使用。对所有疑似神经源性膀胱的患者在泌尿外科会诊中进行完整的尿动力学检查。真性神经源性膀胱通常与脊髓、周围神经或自主神经受累有关，排尿压力高的患者(排尿口压力)，通常伴有协同肌力异常(括约肌与逼尿肌同时收缩)，并且上尿路发生的风险较大。无抑制膀胱常伴大脑损伤，定义为收缩和紧急排空但非高压力，比较常见并且可以用抗胆碱药治疗。功能性排尿困难也属于协同失调，被称为"非神经源性神经膀胱"，这可能更适合生物反馈和行为治疗。

实验室检查

对新生儿的实验室结果进行审核至关重要，各数值之间区别甚微。错误和遗漏都可能存在。检查中肌酸激酶的阈值应该维持较低水平，特别是在全面性发育迟缓和趾行的男性，所有虚弱和肌张力低下的儿童都应该完善肌酸激酶检查。记住，谷草转氨酶(AST)和谷丙转氨酶(ALT),不仅是转氨酶,也是肌肉指标;γ-谷氨酰转移酶(GGT)是肝脏特有的酶。

应该检查和纠正维生素 D 水平,因为纠正维生素 D 缺乏(<20μg/L)或减少(低于 30~50μg/L)可以改善健康状况并减轻疼痛。1,25-羟基维生素 D 水平反映了肾功能和甲状旁腺激素状态,而不是反映维生素 D 水平。它在高钙血症中含量较低。

如果维生素 D 或钙水平很低,则甲状旁腺激素水平应轻度升高,肾脏疾病时可能更高。骨质疏松/骨质减少的实验室检查可以是个体化的,但通常包括钙、磷、碱性磷酸酶、维生素 D、甲状旁腺激素和甲状腺的功能。肝功能测试(LFT)和生长激素水平可以考虑,但后者更倾向专科病并且用于内分泌就诊。

脊髓损伤的"抑郁"患者在伤后数周或数月内可能伴有肠梗阻和轻度痉挛,在接受心理咨询之前应该判断是否为制动性高钙血症。急救中,电解质平衡紊乱是颅脑外伤后、服药后常见的并发症。评估电解质摄入和排出的数据,获得包括血清钠测定在内的基本代谢途径,同时尽可能获得血清渗透压和尿钠渗透压,以协助鉴别诊断(表 65-8)。

表 65-8　抗利尿激素分泌失调综合征、脑性耗盐综合征和尿崩症(DI)的鉴别

	抗利尿激素分泌失调综合征	脑性耗盐综合征	DI
血清钠	↓	↓	↑
尿钠	正常的,较低	↑↑	↑
血清渗透压	↓	正常偏高变化	↓
尿渗透压	↑	↑	↓
血管内容积状态	扩大-限制	缩小-增加 Na^+	非常小

注意:更多组合的可能性。

大多数抗癫痫药物不需要定期监测药物浓度,但如果存在毒性或难以解释的无效,则应进行评估。药物毒理学结果可能会提醒医生、患者或家属的药物滥用问题,这些问题都应该得到解决,并且药物控制已经成为疼痛诊疗单元的评价标准。上述情况在儿科人群中是不常见的,但可能会发生。遗憾的是,尽管训练弱势儿童描述疼痛或验证父母的描述在理论上听起来容易,但在实际操作中却并不容易识别。

风湿性疾病的检查始于红细胞沉降率和抗核抗体,但是低阳性效价并不少见,并不意味着自身免疫性疾病。炎性肌病的初步诊断主要靠临床,风湿病的诊断宜选择适当的检查。这些检查在纤维肌痛患者中通常是阴性的,其诊断主要基于临床。

在全面性发育障碍中,医生应该检查血浆和尿液中的氨基酸、有机酸、乳酸和丙酮酸,并重新检查甲状腺功能(通常是促甲状腺激素和甲状腺素,因为如果垂体功能减退,促甲状腺素水平会降低)。共济失调检查应包括甲胎蛋白,共济失调毛细血管扩张症患者甲胎蛋白水平在毛细血管扩张出现前会升高。低血清白蛋白、维生素 E 和辅酶 Q 水平也可以指向罕见的原因。如果考虑有脑白质营养不良,应完善长链脂肪酸(VLCFA)的检查,通过运铁蛋白等电位聚焦、铜代谢、黏多糖和/或黏脂病筛查检测先天性糖基化障碍(CDGS),以及在适当的临床情况下检测肉毒碱/酰基肉毒碱。肌张力障碍和运动障碍可能需要尿酸水平、铜水平、肝功能测定和基因评估。

基因检测则比较特殊。如果表型是典型的,单基因检测或者非常集中的 panel 测序是可以完成的;对于发育迟缓、自闭症和/或者畸形的一般评估则需要从染色体微阵列开始和脆性 X 综合征检测。更多的细节将在本章后面提供。

滑膜液分析

关节积液伴疼痛可能是感染性的或炎性的,培养对于脓毒症的婴儿和性活跃的青少年来说至关重要的。细胞计数、革兰氏染色、葡萄糖和蛋白质水平均应检测。炎性关节病可能与葡萄膜炎相关,应于眼科就诊完善裂隙灯检查。

影像学检查

膝关节或髋关节疼痛应同时进行膝关节和髋关节 X 线检查。对于大多数髋关节病理学来说,前后位和青蛙外展侧位都是必要的。对于髋关节半脱位来说,如果只能获得一个侧位,那么良好的前后位是最好的选择,如果股骨头骨骺滑脱(SCFE)不行侧位片则无法看到。核医学骨扫描可用于异位骨、炎症、创伤的检查,这些在平片上表现不明显。然而,轴位骨骼 CT 可能是最敏感的骨折检测方法。骨密度测试是一个完全不同的检查,最常用双能 X 线吸收仪,如果条件允许,也可以通过定量 CT 进行,它可以精确评估和定量骨矿物质含量,以诊断骨质减少/骨髓坏死,并为后续的治疗提供指导意见。

当考虑上运动神经元性疾病时(无论先天性或外伤性),非对比增强的磁共振成像是寻找更微小的结构改变或弥漫性轴索损伤的选择,怀疑炎症或肿瘤性病变需要对比增强。CT 在评估钙化上更胜一

筹,也能更快地检测需要神经外科紧急处理的疾病,还可作为卒中患者溶栓禁忌证评估的次要选择。MR或CT血管造影对于检测和处理创伤性疾病或血管炎性疾病是十分重要的,MR光谱学检查将有助于确定缺氧缺血性脑病(HIE)的类型和程度或某些代谢性疾病。

头颅超声可用于囟门未闭时筛查出血或脑室扩大,"有限磁共振成像"可用于跟踪脑室大小,辐射较CT少,所需时间比标准磁共振成像少。四肢的CT、磁共振成像或超声可以描述压疮的程度、水肿的类型或肌肉的组成。椎旁肌萎缩可能提示脊髓性肌萎缩症(SMA),尤其考虑是非典型的3型。超声和透视用于介入操作的引导。功能性磁共振成像可以在特定的任务中评估大脑中代谢活跃的区域,如语言;脑磁图可以评估大脑中的连接通路:这些通常用于制订癫痫手术的计划,可能在创伤性脑损伤/脑震荡方面有研究应用(图65-23)。

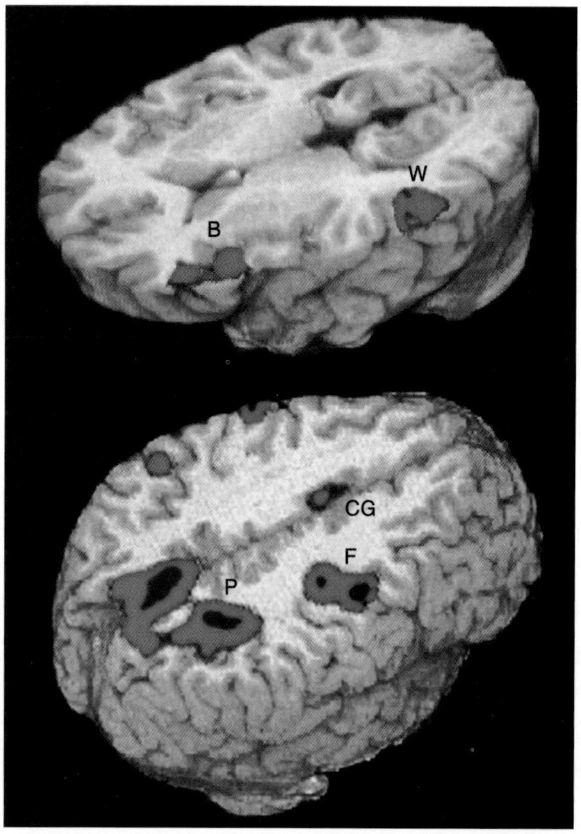

图65-23 神经系统完整的受试者的语言和空间注意的功能性磁共振成像。深色区域显示与任务相关的显著激活区域。(上图)受试者被要求判断两个词是否是同义词。任务导致了语言中枢的两个区域—Broca区(B)和Wernicke区(W)同时被激活。这种激活只发生在左半球。(下图)受试者被要求将空间注意力转移到外围目标上。这项任务同时激活了3个注意中枢:后顶叶皮质(P),额眼区(F)和扣带回(CG)。激活主要发生在右半球(蒙Darren Gitelman,MD惠赠)

牢记MRI的禁忌证是所有类型的金属物品。许多心血管植入物的患儿可以安全地行磁共振成像检查,但是必须提前进行检查,需除外临时心脏起搏器、许多永久心脏起搏器、心室辅助装置和植入式心律转复除颤器(ICD)。迷走神经刺激器和人工耳蜗植入通常不安全。手术夹材料、钢丝等必须单独评估;许多骨科植入物现在是安全的,但事先要进行确认。透皮贴剂包括可乐定、东莨菪碱、睾酮素或芬太尼贴剂检查前应该移除。如果怀疑有炎症或肿瘤,应考虑使用造影剂,但造影剂是肾脏疾病的禁忌。如果存在造影剂禁忌证,应咨询放射科医生,大多数科室都有完善检查前的清单。

神经心理学评估

神经心理学评估是用来详细评估认知功能,以确定注意力、工作记忆、执行功能缺陷、特定学习障碍,以及情感问题对学习和行为功能的影响[31]。这通常比教育系统提供的成绩和智商测试更广泛,更敏感。此外,这样的测试可以作为适应需求的证明文件,以及指导个人如何最好地学习和保留新知识。目前正在开发能够在较短时间内完成的一系列测试,用于对脑震荡恢复的后续验证。

神经肌肉活检

如果免疫学检查或基因测试不能明确诊断,神经肌肉活检可能是评估神经肌肉疾病的后续手段,应该是确定表型的步骤之一(如营养不良与原发性炎症与肌原纤维肌肉疾病)。这里需要避免很多的误区,最后的结果也并不总是具体的诊断。

1. 如果光学显微镜下组织是正常的,就应该考虑用电子显微镜。

2. 异常的免疫染色模式并不局限于缺失或异常的单一蛋白,例如,肌营养不良蛋白1a(先天性肌营养不良)、肢带型肌营养不良症2I型KFRP基因(LGMD2I)和其他肌营养不良症和肌原性糖蛋白在任何一种肌聚糖蛋白病变中,肌糖聚糖蛋白都表现染色异常。

3. 肌纤维类型比例失调和纤维类型优势会相互混淆,可能是非特异性的。"比例失调"是指1型纤维比2型纤维小,并伴有ACTA1、RYR1、SEPN1或TPM3基因异常有关。ACTA1可与线状体肌病相关;RYR1可与多或微小肌病相关,并有恶性高血压的风险;COLVI肌病既可表现为不均衡,也可表现为具有数量优势,或两者兼有(大量萎缩1型纤维)。1型纤维在神经性疾病和前角细胞疾病中也占主导地位,所以是非特异性的。通过力量训练,2 型纤维比 1 型纤维更容易肥大,且可能在失用、神经肌肉接头疾病和其他全身性疾病中选择性变小。

4. 肌纤维萎缩的模式可以表明是神经病变还是肌病:成组的、角形的纤维表明是神经源性的,而更分散的、圆形的纤维则主要是肌病。这些纤维可以重叠,在肢带型肌营养不良 2A 型(LGMD2a, calpainopthy)中,可以看到小组萎缩的纤维,但通常是圆形的。

5. 神经活检并不是遗传性运动感觉神经病的常规诊断方法。肌肉活检对于强直性肌张力障碍、周期性瘫痪、神经肌肉接头疾病或内分泌性肌病通常不起作用。

吞咽的电视透视检查、超声或纤维内镜下吞咽评估(fiberoptic endoscopic evaluation of swallowing, FEES)和其他胃肠道成像提供的吞咽困难相关功能障碍的证据不明显[32]。高达 40% 的神经源性吸入是"无声的"(即没有明显的咳嗽和窒息预示),长期低水平的吸入可能导致肺部健康状况不佳,即使临床评估表明严重的窒息发作不太可能发生[33]。胃反流和排空可通过锝扫描进行评估,而钡造影可以清楚地看到结构异常,可以明显发现大体功能异常。如果胃炎和胃食管反流(gastroesophageal reflux, GER)的经验性试验没有帮助时,则需要内镜检查。肠系膜上动脉阻塞性综合征患者胃排空极度延迟,CT 扫描也可观察到解剖性梗阻。透视检查时介入放射科医师可将非手术饲管放置在梗阻部位旁,进行必要的营养康复以逆转 SMA 综合征。

肺功能测试/多导睡眠描记术可用于呼吸衰弱(疾病进展过程中的一部分)患者[33]。当存在未知肌病时也应考虑,因为某些情况会造成呼吸肌不成比例地收缩。吸气功能的肺活量测量取决于身高以及年龄(以标准百分比表示),因此测量时应谨慎,对无法站立进行测量的患者可使用完全伸展的臂距,并应考虑使用绝对数。

最佳的呼气功能是通过咳嗽峰值流量(CPF)试验进行评估的,结果低于 270L/min 时,应在病毒性疾病开始前进行预防性护理。最大吸气压(MIP)和最大呼气压(MEP)测量也可以长期随访。对于不能耐受或不能使用的患者,可以采用被动测量方法评估通气情况,如呼吸末二氧化碳($ETCO_2$),要考虑肺不张造成 $ETCO_2$ 偏低。出现以上情况时,可通过毛细血管或动脉血气分析检查 PCO_2 的相关性。肺栓塞可能是基于呼吸窘迫和低 PO_2 产生的,可以通过胸部 CT 扫描或 VQ 扫描来证实,静脉多普勒较敏感且具特异性,足以检测到临床相关的深静脉血栓。

心脏测试包括电传导性(ECG, DCG)、心脏结构、肌肉功能(3D 超声心动图,包括射血和缩短射血分数),同样也应用于某些神经肌肉疾病(请参阅第 61 章)。最近,心脏磁共振成像已被提议作为一种早期发现心肌功能障碍和早期纤维化的方法。特定神经肌肉疾病中的心肺预防监测的医疗指南已经制定,包括迪谢内(Duchenne)肌营养不良、Emery-Driefuss 肌营养不良、面肩肱型肌营养不良症、肌强直性营养不良和其他肢带类型。应注意窦性心律失常无论从临床表现还是心电图来看都是正常的,预计随着呼吸的变化而变化。如果家庭误解了"功能性杂音"的定义可能会对"心律失常"感到恐慌,并会有意识地去限制活动。心电图上没有其他 QRS 波变化的心室肥大在年轻、健康的心脏中也很常见,如果有临床怀疑或者超出正常年龄标准,可以用心电图来验证。

基因检测

尽管基因检测具有复杂性和局限性,但它有可能成为最具特异性和最有助于诊断、预后和治疗辅助手段。该领域在过去的 10 年中迅速发展,为医务人员提供了更多强有力的检测选择,并在分子水平上阐明了病理基础。一些实验室需要知情同意文件,或者要求提供遗传咨询的免责声明。

减轻内疚感和恐惧感是很重要的,因为没有人可以自己选择传给下一代的基因,每个人都携带着几个有害的隐性基因,而且这些基因通常只是偶然地与配偶的基因相匹配。因为在某些家庭中,遗传病的携带者可能被其他成员指责,故保密和自主权必须得到尊重。在检查过程中,患者必须意识到可能出现的非亲子关系或血缘关系。

基于 2008 年《遗传信息非歧视法案》(*Genetic Information Nondiscrimination Act of 2008*, GINA),在申请医疗保险或就业过程中,不允许因为基因而歧视,但它仍然可以被提供给人寿保险,并成为医疗记录的一部分[34]。基因检测的费用通常没有纳入保险公司的支付范围,尤其是在门诊患者中,尽管有时患者会呼吁,解释为什么在医学上有必要行基因检测并可能产生潜在的阳性结果,而且它可能比非基因检测费用低且耗时短。对于肌肉营养不良和一些其他罕见疾病来说,免费或低成本测试的选择有限。遗传咨询对于帮助选择最佳、最具性价比和有效的检测方法,获得适当和全面的知情同意及了解诊断后的影响是非常宝贵的。甚至强烈要求对全外显子组或全基因组测序提供正式的遗传咨询。

作为康复医师，重要的是与遗传咨询师密切合作，确保准确发送关于突出表型特征的报告。如果同意将其包括在内，除少数严重且可在医学上治疗的疾病外，实验室的政策可能会禁止提供“无关”基因的信息。如果要成为一个亲密的协作者或者要求进行测试，就需要理解和考虑很多的事情。

1. 人类基因组是由围绕组蛋白以压缩形式存储的 DNA 组成的，通常存在于细胞核中的 23 对染色体中，包括按大小排序的 1 至 22 对常染色体和 X、Y 的性染色体加线粒体 DNA。甲基化和乙酰化提示：DNA 的某些部分在特定的时间以某种形式在特定的细胞中转录。DNA 中的碱基是 A（腺嘌呤）与 T（胸腺嘧啶）配对，G（鸟嘌呤）与 C（胞嘧啶）配对；RNA 中尿嘧啶的碱基是 U 而不是 T。

2. 基因组由外显子和内含子组成，前者直接为蛋白质编码，后者是非编码蛋白，但可能影响转录。整个外显子组大约有 180 000 个外显子和 30 兆碱基对，约占整个基因组的 1%。内含子必须在转录时隔开，转录后与外显子连接在一起，这样才能从中转录出完整的信使 RNA（mRNA）。mRNA 离开细胞核到达细胞质中的核糖体，转运 RNA（TRNA）可以带来合适的氨基酸来合成蛋白质（翻译）。每个氨基酸由 1 个或多个特定的三碱基对序列或密码子编码，而 UAA 或 UGA 序列是终止密码子。DNA 复制是细胞分裂时发生的另一个过程。这些过程通常不会出错，具有修复和校正机制，但它们不是绝对可靠的。合成酶、转录酶和反转录酶执行这些任务。

3.“基因型”指的是基因组，“表型”指的是临床表现。如果每个人都有一个与某种疾病表型相关的基因，但没有出现这些症状和体征，那么他或她就没有得这种疾病。患有相关疾病的可能性被称为异常基因型的“外显率”。表型通常是随着时间进化的，病情也通常随着年龄的增长而发展。

4. 病理发生在从染色体到单碱基对突变的任何水平。常见的染色体或核型水平的例子包括三体性，如唐氏综合征 21 号染色体的三体性和 5p-（5 号染色体短臂丢失一个拷贝）引起的猫叫综合征。

在核型上甚至看不到较小的缺失和重复，甚至 3 倍重复，但是可以在单核苷酸多态性分析或染色体微阵列检测中发现拷贝数变异，这是目前遗传学研究最常见的起点，除非是众所周知的全染色体或部分染色体单体或三体的经典图片。一些拷贝数变异很常见，并且是良性的，因为它们存在于足够的没有疾病迹象的人群中。单核苷酸多态性分析也通常会报告“纯合区域”，表明某种程度的同源或单亲源二体。这些区域更有可能含有隐性疾病基因，可以通过各种在线工具进行搜索，然后针对最合适的基因进一步分析。仅在纯合区域存在隐性遗传的疾病基因并不能证明该个体患有该疾病。

基因测序可在最精细的层面上检测出标准人类基因组的变化，包括非常小的缺失、碱基对替换或插入。替换可能是错义的，改变了编码的氨基酸；替换可能是无意义的，造成了终止密码子；或者沉默的，仅仅用其替代密码子之一编码相同的氨基酸。由于对剪接位点的影响，它们有时仍然会影响转录。根据定义，许多变异被认为是在正常范围内，称为单核苷酸多态性（SNP），约占 10% 的人口总数或更多。特定的基因，与特定表型相关的特定基因组（“panels”），整个外显子组或整个基因组都可以测序。一些变异与疾病（“未知变体”）和已知致病变体之间存在不确定关系，另外一些研究，如蛋白质预测工具、跨物种序列相对守恒的评估、验证实验室和对先证者及其父母的临床评估，可能有助于确定找到诊断答案。除了测序之外，还有导致疾病的异常现象，特别是重复序列的数量过多或不足可能编码有毒的 RNA（如强直性营养不良的 DMPK 基因，大部分的脊髓小脑萎缩、弗里德赖希共济失调、亨廷顿病），或允许正常抑制基因的表达（如在面肩肱型肌营养不良症中的 DUX4 基因）。如果怀疑这些情况，应该进行特定的检测。甲基化分析是针对从母亲和父亲处遗传而产生不同影响的基因进行的，最常见的例子是 Angelman 综合征和 Prader-Willi 综合征基于 15q 关键区域的变化。

5. 选择最佳的初始测试，在初始结果是阴性或模棱两可的情况下正确地进行并不总是那么容易。单核苷酸多态性分析或基因芯片可以检测到整个基因组的拷贝数变异，但不能检测到三核苷酸重复，通常可以检测到 CMT1a 中常见的 PMP22 重复或肌营养不良症中常见的全外显子缺失或重复，但不能检测到只有少数碱基对的较小的重复。

明确界定表型的 Panels 测序可能覆盖深度更大，但成本可能高达或高于整个外显子组测序。一些 Panels 测序不具有成本效益，因为它们包含许多条件，并不真正具有表型。例如，一个包括同时伴有先天性或早发型营养不良、肌强直性营养不良 2 型的 Panel 测序是不合理的。如果遗传显然是常染色体显性遗传的脱髓鞘情况，一个“全面的”CMTD Panel 测序也是不合理的。此外，一些 Panel 有一个阳性结果的概率很低，目前的标准诊断仍然依靠临床，如 Ehlers-Danlos 综合征。测序仅仅是不受拷贝数变异或三核苷酸重复序列的影响。特异性重复/缺失分析常通过多重连接探针扩增技术（MLPA）进行，在测序为阴性或发现与隐性疾病表型有关的基因发生杂合性变化的情况下可以进行。同样，也有等位基因存在扩增、重复或缺失但本身不会引起疾病的情况，测序在后期可以作为一个检测手段。

其中一些病例可能是非典型的或轻型的。在许多情况下，影响表型的不仅仅是基因的改变，还有改变的位置和方式。许多疾病可能是由一个或多个途径中的任何基因引起的；相反，一个单一基因可能与几个不同的疾病或表型有关，这取决于蛋白质结构异常、功能障碍或缺失的部分。最后，表型并不总是一个变异的结果，而是可以代表基因或调节严重性的其他因素之间的相互作用，例如，由于纯合 SMN1 改变（通常是缺失）而导致的脊髓性肌萎缩症患者的 SMN2 拷贝数改变。

6. 另一个概念是“开放阅读框”。如果省略了某些外显子，仍然可以剪接 RNA，该 RNA 编码具有所有关键结合位点的功能合理的蛋白质，其他外显子则不会。每个氨基酸由 3 个碱基编码，任何给定的外显子可以以碱基 1、2 或 3 开始和结束。这是易获得的外显子图和开发出外显子跳跃化合物以改变这种情况的基础。此外，如果省略 3 个碱基或者改变 1 个碱基，就会缺少 1 个氨基酸或者改变了 1 个氨基酸，但是通常可以继续正确地生成剩余的蛋白质。即便如此，蛋白质的形状和功能会受到严重影响。然而，如果缺少 1 个或 2 个碱基，序列从那个改变点就开始错误，终止密码子也可能过早地形成。这被称为“无效突变”，即蛋白质产物缺失或严重缩短，通常会比单一氨基酸错误生成的蛋白质产生更严重的疾病（图 65-24）。

7. 基因组中的所有变异都有传统的标记，包括位置数和置换或其他相关的变化。对于点突变，如果是基因组/DNA，则最常见的是 g 或 c；如果是蛋白质，则是 p；如果是线粒体基因组/DNA，则最常见的是 m。在数字前面加上野生型碱基或氨基酸，接着是改变的碱基或氨基酸或跟随带有野生型和“大于”（>）符号的数字表示其位置。发生这种情况的基因名称是特定的。删除和重复可以合适地表示为外显子号码或序列号。例如，患迪谢内肌营养不良是由于 DMD 基因外显子 48~50 缺失或 a3425g 或 c3425a>g 点突变引起的。氨基酸变化可以用 3 个字母的缩写或单字母编码来表示，例如 Lys1780Arg 或 K1780R。在线的氨基酸属性表很容易获得，而且还能显示极性、带电的、非极性、中性的氨基酸，因为从一组到另一组的变化更有可能对蛋白质结构和功能产生重大影响，而一个类别内的变化可能产生的影响较小。

8. 各种免费的在线工具、数据库和注册表可能有助于评估具体情况。有时候基因检测报告会包含对这些的参考说明，有时候他们可能会相互冲突。常用的在线蛋白质预测工具是 SIFT 和 Polyphen2，PROVEAN，MutationTaster，MutPred，Raptor 及其他可用的工具，可能信息量更大。文献表明，在与患者相似的未受影响的个体中，突变是罕见甚至不存在的；物种间突变的位置高度保守，表明其致病的可能性更大，但有时仍不清楚某种特定的变异是否是患者的病因病情的原因。此时可能仍然需要酶测定，甚至需要电生理检查或组织活检。

9. 产前诊断通常超出了康复医师的诊疗范围，

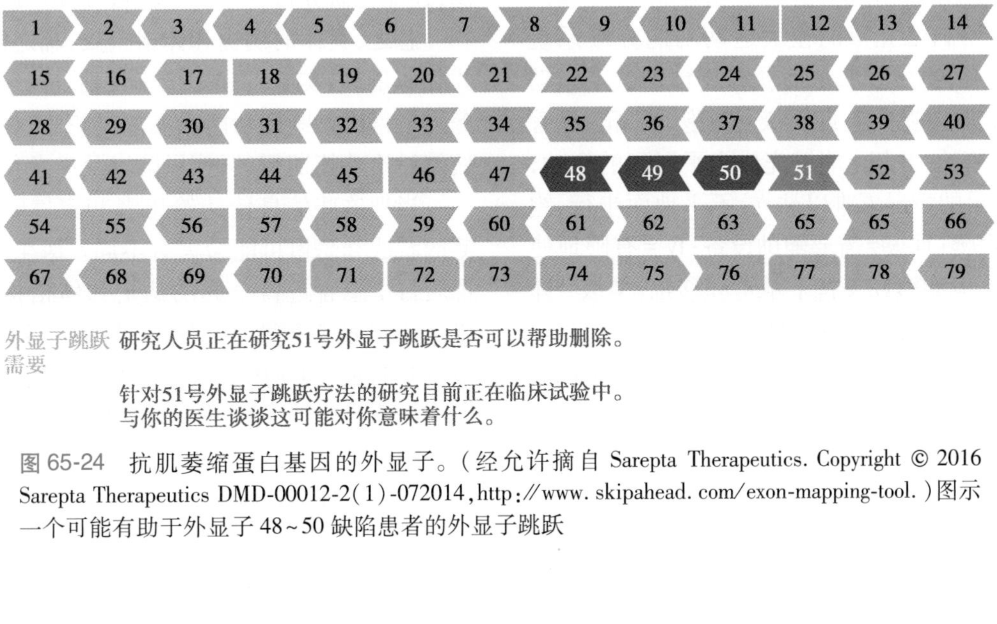

图 65-24　抗肌萎缩蛋白基因的外显子。（经允许摘自 Sarepta Therapeutics. Copyright © 2016 Sarepta Therapeutics DMD-00012-2（1）-072014，http://www.skipahead.com/exon-mapping-tool.）图示一个可能有助于外显子 48~50 缺陷患者的外显子跳跃

但可以通过非侵入性胎儿 DNA 检测(NIPT)、羊膜穿刺术、绒毛取样进行检测。单次高分辨率超声可以预测唐氏综合征或其他综合征常见的结构问题,及时识别神经管疾病,以便选择剖宫产或胎儿手术治疗脊柱裂和/或脑积水。

标准化的功能评估工具的优势在于可以提供更多疾病的基线严重程度、疾病进展的客观证据,以及在过程中治疗和管理的有效性;缺点在于对比主观的自我评估会耗费临床医生更多的时间。

一般功能状态　WeeFIM 是功能独立性评定(FIM)的儿科版本,旨在反映患儿日常执行如移动、如厕和沟通任务的能力和独立性[35]。这个评定工具有 18 个项目且其已通过程序基准测试。儿科残疾评定量表(the Pediatric Evaluation of Disability Inventory,PEDI)在评定时有点复杂,但同样可以使用。

经过验证的、客观的发育筛查和测试及针对特定功能问题的测试可能适用于某些临床情况,并且对研究目的至关重要。起立行走试验、6min 步行距离、北极星步行量表及其他更多的疾病特异性测试,主要反映力量和较小程度的耐力和平衡。贝利婴儿发展量表这种更加注重发育评估的测试通常用于提供延迟百分数,使患儿有接受治疗的资格,尽管这些评估可能没有反映具体指标,但可以通过"知情的临床意见"和附加文件来处理。众所周知,那些患有偏瘫或挛缩的聪明儿童的代偿能力非常强,因此有时可能需要进行额外的干预。

需要注意的是,像丹佛发育筛查用于普通人群的筛查,用于需要康复的儿童则效果欠佳,不再推荐[36]。M-CHAT 专门针对自闭症的筛查,可以在网上免费获得。它们可以识别需要正式评估的儿童。人们可以通过粗大运动功能测试(GMFM)等工具或更简单地使用脑瘫儿童的粗大运动功能分级系统(GMFCS)评估独立运动,从而获得更精确的上运动神经元运动功能的图像,即Ⅰ级=能跑、跳、爬,尽管可能缓慢或笨拙;Ⅱ级=能够完成水平层面的运动,但在没有扶手的情况下难以站立、不平地面步行、跑步、跳跃或攀爬;Ⅲ级=需要辅助设备;Ⅳ=有限地使用辅助设备,但能够在支持下承重和移位;Ⅴ级=即使在辅助设备情况下,仍难以移动[37]。

早期康复过程中,常用 Rancho Los Amigos 量表对创伤性脑损伤的恢复阶段通进行评估。这些尚未得到正式验证,但在临床上对判断转入急性康复项目的时机非常有用。

对家庭进行脑损伤进展和恢复的教育至关重要,特别是焦虑阶段尤为重要。根据 Ranchos Los Amigos 量表对急性期后康复的记录,将脑损伤通常的 8 个恢复阶段进行了修改。对该量表的以下修改/补充:Ⅷ阶段,需要在旁协助;Ⅸ阶段,在需要时才进行协助;Ⅹ阶段,能在低效率的情况下,独立使用辅助器具的能力。

儿童改良的格拉斯哥昏迷量表更适用于危重症患者,但通常用于评估初次损伤的严重程度和潜在的医疗需求:①死亡;②持续的植物状态;③严重残疾/护理依赖;④中度残疾/特殊设备需求;⑤轻度残疾/独立,但与伤前功能相比可能有一些变化。

疼痛分数通常包括在"生命体征"中,对于不认识数字的儿童,可以用面部表情进行评分。疼痛虽然是主观的,但有助于追踪患儿对干预的反应。

如果医务人员无法对患者进行心理咨询,那么应该使用问卷对强迫症、抑郁症和焦虑症评估进行替代。患者通常表现为敌意、愤怒或攻击性行为,而不是明显的恐惧或悲伤。

如果怀疑有抑郁症,必须要询问有无自杀倾向,通常是非正式询问,但应记录在案。典型的一系列问题:首先问他是否感到绝望或者不值得活着;如果是这样,他/她是否曾经想过伤害自己或他人。如果他/她继续肯定,那么医护人员应询问患者会如何伤害自己、是否有特定的计划,以及是否告知任何人或作出任何准备,例如赠送珍爱的物品。理想的情况是,需要评估执行这些计划的方式及其能提供的支持和监督的程度。

健康相关的生活质量量表、CHAR 及其他类似的量表旨在评估残疾程度和社会参与水平。这些量表不仅可以询问关于运动、活动和外出等方面的信息,还能为研究目的或特定项目提供定量数据。

总之,具体的病史和体格检查,辅之以额外的正式临床量表、实验室和影像学评估,应该能够指导医务人员得出诊断和功能状态的结论。这个初步的评估是讨论功能期望、医疗风险以及患者预后的基础。

当把这些信息传达给患者和家属时,他们对诊断的看法和恐惧可能会大有不同。医生不可能每次都对每个患者进行全面的病史和体格检查,但是可以回顾并完成遗漏的部分,并重复可能变化的部分。最重要的是,当对患者或家属有所帮助的时候,医生应该毫不犹豫地采取下一步措施并深入检查。尽管不是次次都可行,特异的分子诊断对于选择新的治疗方法和管理多种疾病也是越来越重要。

(周孜炫 译,王文达　徐开寿 校)

参考文献

1. Nair M, Paul LT, Latha P, Parukkutty K. Parents' knowledge and attitude regarding their child's cancer and effectiveness of initial disease counseling in pediatric oncology patients. *Indian J Palliat Care*. 2017;23(4):393–398. doi:10.4103/IJPC.IJPC_83_17.
2. Maritz R, Aronsky D, Prodinger B. The international classification of functioning, disability and health (ICF) in electronic health records. a systematic literature review. *Appl Clin Inform*. 2017;8(3):964–980. doi:10.4338/ACI-2017050078.
3. Ekwo EE, Kim JO, Gosselink CA. Parental perceptions of the burden of genetic disease. *Am J Med Genet*. 1987;28(4):955–963.
4. Dosman CF, Andrews D, Goulden KJ. Evidence-based milestone ages as a framework for developmental surveillance. *Paediatr Child Health*. 2012;17(10):561–568.
5. Hock MF, Brasseur-Hock IF, Hock AJ, Duvel B. The effects of a comprehensive reading program on reading outcomes for middle school students with disabilities. *J Learn Disabil*. 2017;50(2):195–212. doi:10.1177/0022219415618495. Epub 2016 Aug 4.
6. AlKhater SA. Approach to the child with recurrent infections. *J Family Community Med*. 2009;16(3):77–82.
7. Byrnes K. Conducting the pediatric health history: a guide. *Pediatr Nurs*. 1996;22(2):135–137.
8. Arts-Rodas D, Benoit D. Feeding problems in infancy and early childhood: Identification and management. *Paediatr Child Health*. 1998;3(1):21–27.
9. Santos JD, Lopes RI, Koyle MA. Bladder and bowel dysfunction in children: an update on the diagnosis and treatment of a common, but underdiagnosed pediatric problem. *Can Urol Assoc J*. 2017;11(1-2suppl1):S64–S72. doi:10.5489/cuaj.4411.
10. Ogundele MO. Behavioural and emotional disorders in childhood: A brief overview for paediatricians. *World J Clin Pediatr*. 2018;7(1):9–26. doi:10.5409/wjcp.v7.i1.9.
11. Srouji R, Ratnapalan S, Schneeweiss S. Pain in children: assessment and nonpharmacological management. *Int J Pediatr*. 2010;2010:474838. doi:10.1155/2010/474838.
12. Shugar AL. The family history: an integral component of paediatric health assessment. *Paediatr Child Health*. 2003;8(1):33–35.
13. Menard SW. Physical examination of children and adolescents. *Nurse Pract Forum*. 1997;8(4):154–159.
14. Lupi JL, Haddad MB, Gazmararian JA, Rask KJ. Parental perceptions of family and pediatrician roles in childhood weight management. J Pediatr. 2014;165(1):99–103.e2. doi:10.1016/j.jpeds.2014.02.064. Epub 2014 Apr 8.
15. Kiesler J, Ricer R. The abnormal fontanel. *Am Fam Physician*. 2003;67(12):2547–2552.
16. Jones KL, Adam MP. Evaluation and diagnosis of the dysmorphic infant. *Clin Perinatol*. 2015;42(2):243–261, vii-viii. doi:10.1016/j.clp.2015.02.002.
17. Mathew JL, Singhi SC. Approach to a child with breathing difficulty. *Indian J Pediatr*. 2011;78(9):1118–1126. doi:10.1007/s12098-011-0424-y. Epub 2011 Jun 1.
18. Lascari AD. Carotenemia. A review. *Clin Pediatr (Phila)*. 1981;20(1):25–29.
19. Ten S, Maclaren N. Insulin resistance syndrome in children. *J Clin Endocrinol Metab*. 2004;89(6):2526–2539.
20. Bernstein RM. Arthrogryposis and amyoplasia. *J Am Acad Orthop Surg*. 2002;10(6):417–424.
21. Peck DM, Voss LM, Voss TT. slipped capital femoral epiphysis: diagnosis and management. *Am Fam Physician*. 2017;95(12):779–784.
22. Le JT, Scott-Wyard PR. Pediatric limb differences and amputations. *Phys Med Rehabil Clin N Am*. 2015;6(1):95–108. doi:10.1016/j.pmr.2014.09.006.
23. Weksberg R, Shuman C, Beckwith JB. Beckwith-Wiedemann syndrome. *Eur J Hum Genet*. 2010;18(1):8–14. doi:10.1038/ejhg.2009.106.
24. Boyle MI, Jespersgaard C, Brøndum-Nielsen K, Bisgaard AM, Tümer Z. Cornelia de Lange syndrome. *Clin Genet*. 2015;88(1):1–12. doi:10.1111/cge.12499. Epub 2014 Oct 28.
25. Birch JG. Blount disease. *J Am Acad Orthop Surg*. 2013;21(7):408–418. doi:10.5435/JAAOS-21-07-408.
26. Harris E. The intoeing child: etiology, prognosis, and current treatment options. *Clin Podiatr Med Surg*. 2013;30(4):531–565. doi:10.1016/j.cpm.2013.07.002. Epub 2013 Jul 31.
27. Galluzzo AJ, Hugar DW. Congenital metatarsus adductus: clinical evaluation and treatment. *J Foot Surg*. 1979;18(1):16–22.
28. Noto Y, Shiga K, Tsuji Y, et al. Nerve ultrasound depicts peripheral nerve enlargement in patients with genetically distinct Charcot-Marie-Tooth disease. *J Neurol Neurosurg Psychiatry*. 2015;86(4):378–384. doi:10.1136/jnnp-2014-308211. Epub 2014 Aug 4.
29. Quartier P, Gherardi RK. Juvenile dermatomyositis. *Handb Clin Neurol*. 2013;113:1457–1463. doi:10.1016/B978-0-444-59565-2.00014-9.
30. Amini B, Metwalli ZA. Musculoskeletal. In: Elsayes KM, Oldham SA. eds. *Introduction to Diagnostic Radiology*. New York, NY: McGraw-Hill; 2014. Available at http://accessmedicine.mhmedical.com/content.aspx?bookid=1562&sectionid=95878512. Accessed July 05, 2018.
31. Rourke BP, Ahmad SA, Collins DW, Hayman-Abello BA, Hayman-Abello SE, Warriner EM. Child clinical/pediatric neuropsychology: some recent advances. *Annu Rev Psychol*. 2002;53:309–339.
32. Dodrill P, Gosa MM. Pediatric dysphagia: physiology, assessment, and management. *Ann Nutr Metab*. 2015;66(suppl 5):24–31. doi:10.1159/000381372. Epub 2015 Jul 24.
33. Blonshine SB. Pediatric pulmonary function testing. *Respir Care Clin N Am*. 2000;6(1):27–40.
34. Clifton JM, VanBeuge SS, Mladenka C, Wosnik KK. The Genetic Information Nondiscrimination Act 2008: what clinicians should understand. *J Am Acad Nurse Pract*. 2010;22(5):246–249.
35. Williams KS, Young DK, Burke GAA, Fountain DM. Comparing the WeeFIM and PEDI in neurorehabilitation for children with acquired brain injury: a systematic review. *Dev Neurorehabil*. 2017;20(7):443–451. doi:10.1080/17518423.2017.1289419. Epub 2017 Mar 9.
36. Cadman D, Chambers LW, Walter SD, Feldman W, Smith K, Ferguson R. The usefulness of the Denver Developmental Screening Test to predict kindergarten problems in a general community population. *Am J Public Health*. 1984;74(10):1093–1097.
37. Wong EC, Man DW. Gross motor function measure for children with cerebral palsy. *Int J Rehabil Res*. 2005;28(4):355–359.

第66章　儿童电诊断检查

Talia Collier

引言

与成人一样,儿童患者电诊断检查是对神经系统查体的拓展,有助于评估神经肌肉系统的生理功能。然而,由于儿童与成人在病理、正常参考值、技术因素和诊断方法方面均有差异,儿童电诊断检查需要电诊断医师更深层次的考虑。例如,常见于成人的局灶性周围神经卡压在儿童中并不常见,但发生在儿童时期的许多神经肌肉疾病如先天性肌病则比较常见。婴幼儿与成人的神经在生理功能和解剖上有差异,良好的肌电图(electromyogram,EMG)技术对准确解读检查结果并进行诊断至关重要。取得患儿配合有助于为顺利完成耐受性良好的检查打下基础。本章从不同方面对儿童电诊断检查进行了探讨,以便为读者提供有用的信息以优化临床实践。

病理生理学

虽然儿童的神经病理生理与成人相似,但在检查时还必须考虑到一些重要的差异。从受孕开始,神经就经历了一个成熟的过程,在此过程中郎飞结的结间距在5岁左右达到顶峰。神经髓鞘化开始于妊娠第10~15周,通常在5岁完成。儿童神经的直径小于成人[1]。鉴于儿童的身高较矮,儿童的神经长度往往比青春期后的相对应节段的短。这些结构上的差异,加上神经长度较短,可能会影响儿童神经传导检查(nerve conduction study,NCS)的值。这些因素导致儿童的神经传导速度成为一个非常敏感的参数。以上问题使儿科检查更容易受测量误差的影响。技术性注意事项的讨论参见“神经传导检查”。

在神经损伤方面,儿童和成人的神经都可能发生脱髓鞘损伤、轴突损伤或复合损伤。脱髓鞘损伤首先发生髓鞘破坏,然后是修复的过程。在轴突损伤中,受影响区域远端神经轴突发生沃勒变性,根据轴突损伤的程度,可能出现不能完全再生的情况。患儿宫内神经损伤也应考虑。胎儿宫内酒精暴露研究发现,新生儿运动神经的波幅和传导速度均有降低,且在生后1年也没有得到改善。这一发现反映了产前髓鞘和轴突损伤的后遗症[2]。因此解释儿童检查数据时,尤其是对新生儿和婴儿,必须考虑产前和/或产后神经损伤的风险。

由于儿童神经长度较成人短,儿童神经损伤的恢复时间可能比成人短。动物研究表明,低龄大鼠的轴突再生速度比高龄大鼠更快,开始恢复的延迟时间也更短。这一发现支持了年龄相关的神经恢复差异性[3]。儿童检查时,这些生理功能的差异在解释电诊断数据时是很重要的。

电诊断总论

儿童肌电图检查时,为了更容易获得一些必要的信息,其技术方法与成人检查存在一些差异。首先可能需要一个更大的检查室或区域来容纳患儿的父母/家人、适应性设备和一些儿童患者所需要的额外的支持人员。电诊断检查室应该有电屏蔽,尽量减少可能导致错误解读儿童检查结果的外部干扰。橱柜和抽屉内应备有绷带、纱布、酒精棉签、研磨膏、卷尺、蒸汽冷却喷雾剂和剪刀。剪刀可以用于修剪一次性电极片以适应患儿的肢体。一项成人研究显示,在进行上肢针刺检查时使用氯乙烷喷雾剂的试验组与使用水喷雾剂的对照组相比,患者满意度更高,疼痛评分更低[4]。在进行成人腓肠肌肌电图检查时外用利多卡因乳膏与氯乙烷喷雾剂的效果相似[5]。蒸汽冷却喷雾剂通常用于儿童检查,以减少疼痛和提高患儿耐受性。虽然尚无将蒸汽冷却喷雾剂运用于儿童肌电图检查的研究,但已有研究报道其在儿童疫苗接种和静脉穿刺时使用。选择和使用蒸汽冷却喷雾剂时,应遵循生产厂家的安全预防措施和说明,以最大限度地提高儿童患者的使用安全性[6]。

检查时,尽量减少儿童的不适是成功完成检查的一个重要因素。我们的目标是准确解决电诊断检查问题的同时,尽可能减少检查持续的时间和造成的不适。儿童生活专家以及音乐、游戏、玩具或其他可以转移儿童注意力的物品经常用于帮助患儿和家人完成具有挑战性的检查。一项调查研究发现,2~6 岁患者往往表现出极端的应激行为,包括尖叫、乱动和试图离开检查台。该年龄段的儿童可能需要额外的照顾,以减少检查造成的压力。尽管父母在场是否有利于检查还存在争议,但接受调查的大多数医生表示进行儿童电诊断检查时患儿父母是在场的。还有一个有效且常用的做法是,在进行神经刺激时先在检查者或父母身上并展示给患儿看,以减轻焦虑。让患儿观看检查设备屏幕的效果因人而异:有的患儿会更加焦虑,有的注意力会被吸引。虽然可以考虑进行麻醉,但大多数医生更愿意尝试在儿童清醒时进行检查,以获得最佳的肌电图数据[7]。

用于儿童检查的仪器与用于成人的仪器相似。设备包括记录电极、放大器、转换器、过滤器,和能够提供 20Hz、30Hz 和 50Hz 刺激的 EMG 设备。由于婴幼儿无法主动配合激活肌肉,可能需要高频率的重复性神经传导研究。为了舒适性,重复性神经传导研究必要时最好在麻醉下进行。儿童刺激器的 2 个刺激头之间距离较小,以便更准确地进行神经去极化和测量(图 66-1)。可以使用圆盘电极或一次性

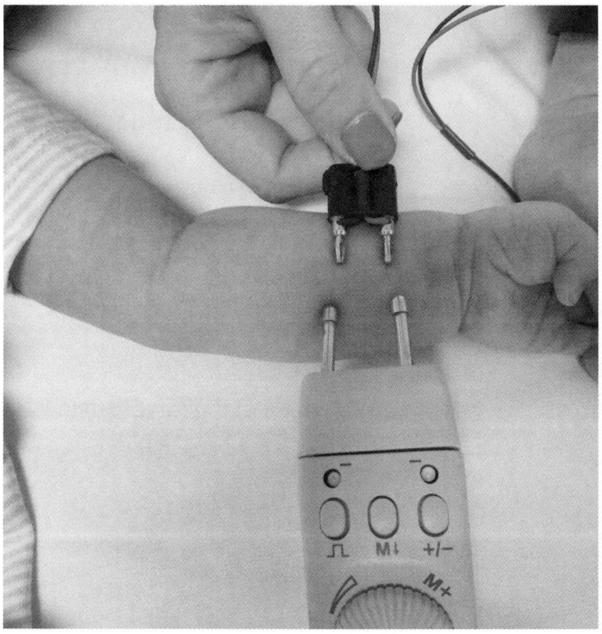

图 66-1　儿童刺激器(较小)和成人刺激器(较大)的大小比较

电极。如果房间不能被屏蔽,电极线应该是短且有屏蔽性的。单极电极或同心圆针电极可用于针刺肌电图,相关内容将在“肌电图”一节中进一步讨论。

神经传导检查

与成人一样,儿童神经传导检查要对感觉神经和运动神经进行检查。由于儿童肢体较小,需要调整检查程序。此外,儿童的正常参考值是和其年龄相关的,因此熟悉神经成熟的进程是必要的。认识到儿童检查可能出现的各种技术陷阱和挑战也很重要。

神经刺激通常在儿童和成人相似的解剖部位进行。但是由于儿童的四肢较小,标准的成人远端刺激部位的测量方法不适用于儿童,因为这会导致刺激部位太靠近心端,同时因位置太深无法用表面探针实现充分的刺激。发表的正常参考值表列出了应用远端潜伏期和远端节段测量的范围。因此,除非远端潜伏期明显处于异常范围,否则很难辨别远端潜伏期是否真的延长。实际上,远端潜伏期延长在儿童很罕见。因为大多数小儿神经传导检查评估的是广泛性而非局灶性的神经病,所以更多地强调振幅和神经传导速度而不是潜伏期延长[8]。在有局灶性神经损伤和单侧肢体乏力的幼儿中,对侧肢体是一个很好的参考。远端运动潜伏期(DML)可通过 Slomic 等的公式校正到标准距离:

$$\text{校正 DML} = \text{实测 DML} - (L - X)/MCV$$

其中 L 为刺激阴极到作用记录电极的距离,X 为标准距离(上肢神经 4cm,下肢神经 5cm),MCV 为运动传导速度[13]。

有研究给出了 0~72 月龄儿童的正中神经、尺神经、腓神经和胫神经的校正 DML 的正常值[9]。婴儿和 2 岁以下的儿童使用儿童神经刺激探针(图 66-1)。儿童刺激器的阴极和阳极之间的距离小于 15mm,这可以使电流更好地传导到目标神经上,从而降低相邻神经共刺激的发生率。

一次性电极对婴幼儿很有帮助。它们可以很容易地修剪成较小的尺寸以便放置在患儿的小手或小脚上。黏性接触面可以使一次性电极固定在位。标准的金属圆盘电极也可以使用,但是用胶带固定这些电极很困难,尤其是婴儿在温暖的房间里哭闹出汗时。

由于出生时周围神经髓鞘化不完全,潜伏期、传

导速度和波幅的正常参考值取决于儿童的年龄。Miller 和 Kuntz[10]在 1986 年发表了 0~15 岁儿童的正常参考值,Parano[11]在 1993 年发表了 0~14 岁儿童的正常参考值(表 66-1)。周围神经髓鞘化开始于孕 15 周[12]。足月儿的感觉和运动神经传导速度约为成人的 50%。随着髓鞘化的进程,神经传导速度通常在 3~5 岁时达到成人水平。运动神经传导速度在生后 1 年增长最快,下肢运动传导速度平均值在 12 个月时达到成人参考范围的低限,上肢运动传导速度平均值在 24 个月时达到成人参考范围的低限。足月儿拇展肌(abductor hallucis,AH)的运动神经波幅是成人参考值的一半,拇短展肌(abductor pollicis brevis,APB)、小指展肌(abductor digiti minimi,ADM)和趾短伸肌(extensor digitorum brevis,EDB)的运动神经波幅是成人的 1/3。AH 以及手部肌肉的运动神经波幅分别在 2~4 岁时达到成人水平。相比之下,14 岁时的 EDB 仍然小于成人[9]。有报道称在儿童早期各条神经成熟速度存在变异。相对于尺神经和腓神经,正中神经的传导速度在生后 3 年可能会延迟成熟[1]。在小于 2 岁的婴幼儿中,已发现胫神经的运动神经传导速度(motor nerve conduction velocity,MNCV)慢于尺神经、正中神经和腓神经的 MNCV[10]。儿童神经传导检查的波形也存在差异。婴儿和儿童的感觉神经动作电位有两个明显的波峰。造成这种波形的原因是两类神经纤维的成熟速率有差异[13]。有 1/3 的 0~6 岁儿童尺神经的复合运动动作电位(compound motor action potentials,CMAP)可出现两个负向波峰[9]。在解释这些数据时,电诊断医生不应该对这些可能出现在儿童的波形变异感到奇怪。

表 66-1　神经传导速度检查

新生儿(0~1 月龄)						
感觉神经						
神经	神经数量	波幅/μV	波峰潜伏期修正值/ms	神经传导速度/($m \cdot s^{-1}$)	传导距离/mm	
正中神经,逆向	3	7~15	2.1~3.4	25.1~31.9	42~54	
正中神经,顺向[a]	20	6.22(1.30)	—	22.31(2.16)	解剖长度	
尺神经,逆向	1	10	2.3~3.0	26.4~29.6	41	
腓神经,逆向	1	8	3.0	—	55	
腓神经,顺向[a]	20	9.12(3.02)	—	20.26(1.55)	解剖长度	
足底内侧神经	3	10~40	2.4~3.2	—	44~58	
运动神经						
神经	神经数量	波幅/μV	起始潜伏期/ms	神经传导速度/($m \cdot s^{-1}$)	传导距离/mm	终点潜伏期/ms
正中神经	4	2.6~5.9	2.0~2.9	22.4~27.1	19~30	—
正中神经[a]	20	3.00(0.31)	2.23(0.29)	25.43(3.84)	解剖长度	16.12(1.5)
尺神经	56	1.6~7.0	1.3~2.9	20.0~36.1	10~34	—
腓神经	4	1.8~4.0	2.1~3.1	21.0~26.7	19~38	—
腓神经[a]	20	3.06(1.26)	2.43(0.48)	22.43(1.22)	解剖长度	22.07(1.46)
胫神经	—	—	—	—	—	—
>1~6 月龄						
感觉神经						
神经	神经数量	波幅/μV	波峰潜伏期修正值/ms	神经传导速度/($m \cdot s^{-1}$)	传导距离/mm	
正中神经,逆向	4	13~52	1.5~2.3	—	43~63	
正中神经,顺向[a]	23	15.86(5.18)	—	35.52(6.59)	解剖长度	
尺神经,顺向	2	8	1.6~2.1	37.7~40.0	45~58	
腓神经,逆向	2	9~10	2.0	—	58	
腓神经,顺向[a]	23	11.6(3.57)	—	34.63(5.43)	解剖长度	
足底内侧神经	2	17~26	1.7~1.8	35.4~35.7	45~55	

续表

运动神经

神经	神经数量	波幅/μV	起始潜伏期/ms	神经传导速度/(m·s^{-1})	传导距离/mm	终点潜伏期/ms
正中神经	6	3.5~6.9	1.6~2.2	37.0~47.7	21~41	—
正中神经[a]	23	7.37(3.24)	2.21(0.34)	34.35(6.61)	解剖长度	16.89(1.65)
尺神经	22	2.5~7.4	1.1~3.2	33.3~50.0	17~44	17
腓神经	10	1.6~8.0	1.7~2.4	32.4~47.7	25~41	22~25
腓神经[a]	23	5.23(2.37)	2.25(0.48)	35.18(3.96)	解剖长度	23.11(1.89)
胫神经	—	—	—	—	—	—

>7~12 月龄

感觉神经

神经	神经数量	波幅/μV	波峰潜伏期修正值/ms	神经传导速度/(m·s^{-1})	传导距离/mm
正中神经,逆向	6	14~64	1.4~2.7	39.1~60.0	55~68
正中神经,顺向[a]	25	16.00(5.18)	—	40.31(5.23)	解剖长度
尺神经,逆向	—	—	—	—	—
腓神经,逆向	5	10~28	12~22	40.6	57~76
腓神经,顺向[a]		15.10(8.22)	—	38.18(5.00)	解剖长度
足底内侧神经	6	15~38	1.3~1.8	39.4~40.3	65~79

运动神经

神经	神经数量	波幅/μV	起始潜伏期/ms	神经传导速度/(m·s^{-1})	传导距离/mm	终点潜伏期/ms
正中神经	13	2.3~8.6	1.5~2.8	33.3~46.3	19~43	13~16
正中神经[a]	25	7.67(4.45)	2.13(0.19)	43.57(4.78)	解剖长度	17.31(1.77)
尺神经	28	3.2~10.0	0.8~2.2	35.0~58.2	19~46	13~16
腓神经	19	2.3~6.0	1.4~3.2	38.8~56.0	22~55	19~23
腓神经[a]	25	5.41(2.01)	2.31(0.62)	43.55(3.77)	解剖长度	25.86(1.35)
胫神经	3	12.5~25.0	1.9~2.8	35.4~52.2	38~46	19~24

>1~2 岁

感觉神经

神经	神经数量	波幅/μV	波峰潜伏期修正值/ms	神经传导速度/(m·s^{-1})	传导距离/mm
正中神经,逆向	23	14~82	1.2~2.0	46.5~57.9	57~91
正中神经,顺向[a]	24	24.00(7.36)	—	46.93(5.03)	解剖长度
尺神经,逆向	5	10~70	1.5~1.8	54.8~63.2	55~61
腓神经,逆向	9	8~30	1.0~1.8	—	45~86
腓神经,顺向[a]	24	15.41(9.98)	—	49.73(5.53)	40~100
足底内侧神经	12	15~60	11~1.9	42.6~57.3	61~93

续表

运动神经						
神经	神经数量	波幅/μV	起始潜伏期/ms	神经传导速度/(m·s^{-1})	传导距离/mm	终点潜伏期/ms
正中神经	16	3.7~11.6	1.8~2.8	39.2~50.5	22~43	14~18
正中神经[a]	24	8.90(3.61)	2.04(0.18)	48.23(4.58)	解剖长度	17.44(1.29)
尺神经	53	2.6~9.7	1.1~2.2	41.3~63.5	24~48	14~17
腓神经	36	1.7~6.5	1.6~3.5	39.2~54.3	22~58	21~26
腓神经[a]	24	5.80(2.48)	2.29(0.43)	51.42(3.02)	解剖长度	25.98(1.95)
胫神经	9	9~19	2.0~2.7	43.6~53.4	39~57	22~26
>2~5岁						
感觉神经						
神经	神经数量	波幅/μV	波峰潜伏期修正值/ms	神经传导速度/(m·s^{-1})	传导距离/mm	
正中神经,逆向	41	13~160	1.8	47.6~65.2	55~120	
尺神经,逆向	3	8~29	1.3~1.7	55.8~60.8	62~77	
腓神经,逆向	36	7~68	1.0~1.6	47.6~62.0	66~147	
足底内侧神经	14	12~40	1.1~1.7	45.0~60.5	58~106	
运动神经						
神经	神经数量	波幅/μV	起始潜伏期/ms	神经传导速度/(m·s^{-1})	传导距离/mm	终点潜伏期/ms
正中神经	60	3.2~13.8	1.9~3.5	38.2~65.0	31~67	14~27
尺神经	106	2.8~14.9	1.3~2.5	44.8~72.0	27~76	15~20
腓神经	103	0.9~10.0	1.8~4.5	42.2~62.8	29~84	16~34
胫神经	14	7~20	2.1~3.1	42.3~63.8	40~68	23~28
>5~10岁						
感觉神经						
神经	神经数量	波幅/μV	波峰潜伏期修正值/ms	神经传导速度/(m·s^{-1})	传导距离/mm	
正中神经,逆向	35	17~66	0.9~1.5	55.4~76.0	86~135	
尺神经,逆向	3	30~42	1.0~1.5	58.5~68.6	85~110	
腓神经	52	6~37	0.9~1.5	50.4~67.1	70~144	
足底内侧神经	16	8~55	1.1~1.5	50.8~61.0	88~133	
运动神经						
神经	神经数量	波幅/μV	起始潜伏期/ms	神经传导速度/(m·s^{-1})	传导距离/mm	终点潜伏期/ms
正中神经	99	3.0~14.3	2.0~4.4	44.9~71.2	32~79	17~27
尺神经	133	4.1~16.5	1.5~4.0	48.0~77.2	31~98	16~25
腓神经	121	1.1~9.8	2.2~6.2	42.7~67.0	51~100	28~42
胫神经	9	6.0~16.5	2.2~4.9	47.35~61.1	41~88	27~40

续表

>10~15 岁					
感觉神经					
神经	神经数量	波幅/μV	波峰潜伏期修正值/ms	神经传导速度/(m·s⁻¹)	传导距离/mm
正中神经,逆向	54	13~76	0.9~1.4	59.8~75.5	110~138
尺神经,逆向	19	7~60	0.9~1.4	58.6~70.7	98~118
腓神经,逆向	90	7~48	0.8~1.5	42.7~65.2	135~148
足底内侧神经	13	7~44	1.1~1.2	53.9~63.0	105~175

运动神经						
神经	神经数量	波幅/μV	起始潜伏期/ms	神经传导速度/(m·s⁻¹)	传导距离/mm	终点潜伏期/ms
正中神经	142	4.8~17.6	2.1~4.0	49.4~68.1	47~84	18~28
尺神经	164	5.8~17.3	1.7~3.8	49.2~72.4	45~87	19~30
腓神经	157	1.3~16.2	2.7~6.0	41.4~61.2	55~101	38~56
胫神经	31	5.8~22.0	2.6~4.8	43.0~58.1	50~95	37~55

括号中的数字是标准差;解剖长度用在无距离记录的 Parano 检查中。刺激正中神经应在腕关节,刺激腓神经应在踝关节,刺激腓肠神经在外踝或外踝下方,电极在踝关节上方 4~10cm 处。

[a]摘自 Parano et al. Electrophysiologic correlates of peripheral nervous system maturation in infancy and childhood. J Child Neurol. 1993;8:336-38;所有其他摘自 Miller TG,Kuntz NL. Nerve conduction studies in infants and children. J Child Neurol. 1986;1:19-26。

儿童神经传导检查中的 F 波潜伏期有助于评估近端脱髓鞘的情况,如吉兰-巴雷综合征的多发性神经根神经炎。因为 F 波检查不需要测量远端肢体长度,避免可能引入的测量误差,因此更有利于对幼儿进行检查[10]。6 个月~6 岁,F 波潜伏期呈线性增加[11]。即便考虑到婴儿的神经传导速度较成人慢,婴儿 F 波潜伏期也较成人更短,因为婴儿的肢体长度较成人短。H 反射在新生儿及 1 岁以下婴儿的手部肌肉中很容易被记录到[1]。

在对儿童进行神经传导检查时,了解各种技术陷阱很重要。潜在的误差包括意外的神经共刺激、肌肉反应的体积传导效应、测量较短肢体节段带来的测量误差以及较小的手指和肢体的温度变化。神经共刺激在低电流设置时也可能发生,因此电流增加时应密切监测神经结构的变化。观察刺激相关的肌肉收缩模式也有助于确保只有预期的神经受到刺激。由于儿童患者的肢体较小,可能会无意中刺激到附近的其他神经。共刺激的另一个可能的标志是运动曲线上的一个小的正向弯曲。这一现象可能提示作用电极没有放置在理想的肌肉运动点上。

儿童神经传导检查还有其他技术因素需要考虑。如前所述,在对较短神经节段进行检查时,测量误差会被明显放大,因此测量时应小心谨慎以尽量减少测量误差。和成年人一样,温度可能会影响神经传导检查的测值。在所有神经传导检查中,监测并保持目标温度都是非常重要的,手部的目标温度是 32℃ 以上,足部是 30℃ 以上[14]。虽然可以使用温度校正因子,但最好是用热敷包或温暖的毯子来复温冰冷的肢体,因为成人温度校正因子对儿童患者的准确性尚不清楚。此外,病变神经的温度校正因子的准确性尚未确定。新生儿和小婴儿难以像成年人一样保持核心体温。为了防止不必要地降低婴儿的体温,需要尽量遮盖没有被直接检查的躯干和四肢。

许多儿童电诊断结果涉及肌无力,这种情况不能排除神经肌肉接头功能障碍。儿科重复神经电刺激的实施方案与成人推荐方案相同。因为取得儿童的配合可能很困难,因此该项检查最困难的地方在于固定儿童的肢体以避免运动伪影。静脉输液夹板可能有助于固定手。检查幼儿近端时要想取得安静的基线通常很困难,所以可能需要镇静。镇静对不能配合神经肌肉接头检查推荐方案的幼童是有益的。快速刺激相当疼痛,这种情况下镇静有利于完成检查。美国神经肌肉和电诊断医学会(American Association of Neuromuscular and Electrodiagnostic Medicine,AANEM)建议,必须仔细监测温度以达到目标温度(35℃)[15]。神经肌肉接头功能的评估在“特殊研究”章节中有进一步的讨论。

肌电图

针刺肌电图是儿童电诊断检查的重要组成部分。与成人一样，儿童针刺肌电图用于评估肌病，定位神经损伤，以及识别神经病和运动神经元病相关的去神经支配征象。由于其发病特点，一些诊断(如先天性肌病、分娩性臂丛神经损伤、脊肌萎缩症)是儿童肌电图检查者经常遇到的[16]。许多检查者觉得对青少年和大年龄儿童进行检查比较得心应手，而对新生儿和婴儿的检查似乎更具挑战性。通过增加个人对儿童检查的技术和差异的理解，儿童肌电图可以成为神经肌肉疾病专家的重要诊断设备之一。

与儿童或青少年建立融洽的关系是进行可靠的肌电图检查的重要的第一步。一些患者可能因为太小或有认知缺陷无法理解检查的要求。用清晰、简明的语言解释也很重要，可以减轻焦虑[17]。避免使用像“针”这样有负面含义的词，而使用替代的叙述词如“记录电极”“细线”或“天线”，可以进一步减少恐惧。有些人觉得肌电图的声音是他们的“肌肉在说话”，这种想法很有趣，有助于将情绪转变成兴趣[7]。与患儿及其家人进行有效的沟通可以减轻孩子的担忧。另外，使用游戏、视频或音乐等吸引患儿注意力对许多低龄患儿也是有效的。儿童生活专家、音乐治疗师或辅助护士也可以在肌电图检查时吸引患儿的注意力，有时可获得难以置信的良好效果。

儿童肌电图检查相关并发症发生率的数据很少。与成人检查一样，将记录电极通过皮肤插入儿童受检者的肌肉会带来疼痛、感染和出血的风险。局部使用利多卡因/丙胺卡因乳膏可减轻不适。但这些乳膏往往作用不大，因为它们发挥作用需要一定的时间、需要预处理的部位较多，但婴儿和儿童的最大总剂量有限。局部使用蒸汽冷却喷雾剂可能是减少与插入记录电极有关疼痛的更好的选择。用酒精棉签清洗皮肤，避免针头放置在皮肤破损或感染的附近，可以减少感染的风险。由于婴儿和幼童体型小、肌肉薄，在评估胸腔附近区域时必须非常小心，避免气胸发生。使用抗凝药物或有凝血功能障碍的患者，只检查浅表肌肉并在检查后持续施加压力，可将出血或血肿的风险降到最低。然而，与成年人相似，这些并发症的风险是微乎其微的[18]。

对同心圆针记录电极或单极记录电极的偏好通常基于肌电图检查者的训练和经验。两种记录电极都可用于儿童肌电图检查。通常使用 25mm 长的 26~30 号的一次性记录电极。青少年可能需要像成人一样使用更长的电极，长度取决于肌肉深度和身体体质。鉴于一些新生儿和婴儿疾病的严重程度，肌电图检查者在新生儿或儿科重症监护病房(ICU)进行诊断性检查的情况并不少见[16]。与单极记录电极相比，同心圆针记录电极对外界噪声的敏感性较低。同心圆针记录电极有助于减少附近生命支持设备及其他医疗设备或 ICU 设备的电干扰。然而，同心圆针电极测量的运动单位动作电位(motor unit action potential，MUAP)持续时间更短，且 MUAP 波幅更低[14]。

理想的儿童肌电图评估需要患者主动配合检查者，可以充分放松肌肉并按一定的强度激活肌肉，婴幼儿很难完全配合。MUAP 检查通常不能像神经传导检查那样镇静患者。可以请麻醉团队或 ICU 团队提供有意识镇静，根据患儿觉醒的程度和执行指示的能力也许可以完成部分 MUAP 检查。然而，这些检查通常只能提供关于运动单位募集的有限信息。在新生儿和婴儿中，使用原始反射如拥抱反射可以激活肌肉以便评估。对幼儿运动的仔细体检可以指导检查者确定可能为评估提供足够的 MUAP 的肌肉。同时，不太活跃的肌肉可能成为评估插入电活动和自发电活动的理想位置。让幼儿完成一项能激活所需肌肉的任务或活动可以改善 MUAP 的募集。为儿童肌电图检查制订计划时，应尽量将测试的肌肉数量限制在精准电诊断检查所需的基本肌肉上，以最大减少患儿的痛苦和不适。此外，应尽量避免对双侧肢体进行检查，为未来的肌肉活检保留潜在的位置。

儿童和成人患者的肌电图 MUAP 评估是相同的。电诊断检查医师通常需要评估肌肉的插入电活动、肌肉的自发电活动、运动单位的形态、运动单位募集和干扰模式[19]。根据波幅、时限和相位的数量对儿童的 MAUP 进行定量评价。儿童 MUAP 的波动(或稳定性)理论上是可以测量的，但需要合作的患儿提供一个稳定、缓慢的放电率，以保证评估的准确性。正常新生儿和 3 个月婴儿相关研究显示，双相波较三相波占主导地位，同时 MUAP 时限比成人短近 25%[20-21]。然而，Sacco 等在年轻患者中发现了较小的波幅，do Carmo 的儿童样本数据提示了较大的 MUAP 波幅。在前角细胞疾病、轴索神经病和某些肌病中可以观察到自发性电活动，包括纤颤电位和正锐波[22]。先天性肌强直性营养不良的肌强直性放电这种特征性的表现可能在婴儿期还没有表现出来或表现不典型[23]。虽然在肌肉疾病患儿中可能看到短时程、低振幅、早期募集模式的肌病，但在已确诊的肌源性疾病患儿中观察到正常婴儿肌电图的情况也并不少见[24]。与此相反，先天性肌营养不良的肌电图往往显示出典型的肌源性疾病的表现[25]。抛开儿科患者中进行针肌电图检查的技术层面的问题，从针刺肌电图检查中获得的信息都可以极大地明确诊断。

特殊检查

除了外周神经电诊断检查，特殊检查在患儿评估中也有作用，如运动诱发电位(motor evoked potentials, MEP)和体感诱发电位(somatosensory evoked potentials, SSEP)。外科手术时对儿科患者进行的术中电诊断监测也很重要。然而，关于这些检查在儿科人群中的完整效用和准确性，以及这些研究是否改善了结果，尚存在一些争议。神经肌肉接头功能障碍的肌电图评估在患儿中也很常见(图 66-2)。

与其他在儿童中实施的电诊断检查类似，术中监测技术也必须考虑神经系统发育所带来的影响。儿童检查时应该注意一些变异，包括不完全髓鞘化、皮质脊髓束和 α 运动神经元之间较少的单突触连接以及更低的传导速度。研究显示 SSEP 可以准确地评估早产儿的感觉系统。一项对 102 例正常婴儿的研究显示，SSEP 的周围神经传导速度和周围运动神经波幅随年龄增长线性增加，而潜伏期随年龄增长线性降低。这些发现反映了婴儿中枢神经传导通路的成熟过程[26]。此外，麻醉药物的种类可能会影响幼儿的反应。某些遗传疾病患儿可能对麻醉更敏感，或术中监测发现反应减少。麻醉药物如地氟醚、七氟醚、丙泊酚、依托咪酯、氯胺酮、右美托咪定、瑞芬太尼、舒芬太尼和神经肌肉阻断剂(neuromuscular blocking agents, NMB)已被证明可能影响各种电诊断检查结果，包括 SSEP 和 MEP[27]。传统上，SSEP 用于手术中监测儿童和成人患者的中枢神经系统(central nervous system, CNS)的变化。SSEP 是由电刺激感觉神经或混合末梢神经引起的，这种电刺激可以帮助识别皮层和/或脊髓感觉通路的损伤。大多数病例刺激胫神经并在腰椎、颈椎和头顶皮肤进行记录。除刺激尺神经和正中神经外，还可以进行皮肤刺激、皮节刺激、运动点刺激、椎旁刺激和锁骨上刺激。然而，这些技术在儿童患者中并不常用[28]。SSEP 是用于术中监测的准确的诊断工具。最近一项研究表明，在先天性和特发性脊柱侧凸手术病例中，术中监测 SSEP 患者的总损伤率为 0.63%。单独使用 SSEP 对神经损伤的检测具有 95.0% 的敏感性和 99.8% 的特异性。该研究回顾了 477 例病例，其中 20 例发现 SSEP 有显著变化，20 例

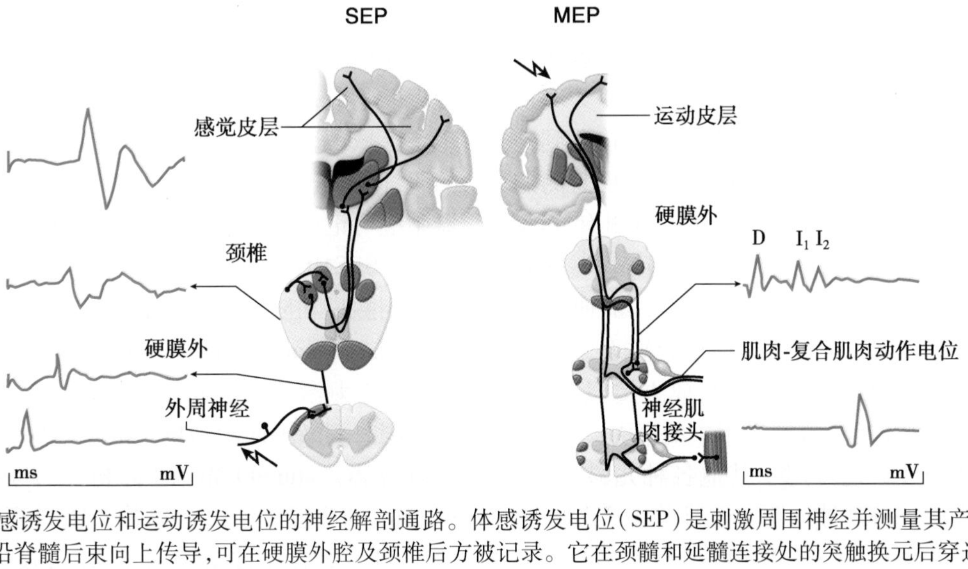

图 66-2 体感诱发电位和运动诱发电位的神经解剖通路。体感诱发电位(SEP)是刺激周围神经并测量其产生的反应电位。电兴奋沿脊髓后束向上传导，可在硬膜外腔及颈椎后方被记录。它在颈髓和延髓连接处的突触换元后穿过中线，通过脊髓丘脑通路上升到丘脑中再一次换元，再到达感觉皮层，皮层的反应电位可以被测量。运动诱发电位(MEP)是通过刺激运动皮层产生的，并通过皮质脊髓束向下传导至脊髓的前角细胞。在那里换元后，通过周围神经，穿过神经肌肉接头(NMJ)产生肌肉反应。在硬膜外间隙，MEP 可以通过直接和间接(通过联络神经元)刺激运动皮层产生的 D 波和 I 波来测量。它也可以作为肌肉中的复合肌肉动作电位(CMAP)被测量(经允许摘自 Sloan TB, Janik D, Jameson L: Multimodality monitoring of the central nervous system using motorevoked potentials. Curr Opin Anaesthesiol. 2008; 21: 560)

中有 19 例为真阳性。这些结果与既往的数据一致[29]。

MEP 可以评估运动系统，从运动皮层到前角细胞，然后到支配肌肉的周围神经[14]。MEP、比 SSEP 对运动变化更敏感。导致 MEP 在许多机构临床应用受限的原因包括缺乏接受过 MEP 培训的从业者以及检查造成患者的不适。有许多方法可以获得 MEP，包括直接运动皮层刺激和皮层下映射。大多数情况下会进行经颅 MEP（transcranial MEP，TcMEP），即记录肌肉对由两个头皮电极传递到运动皮层的一系列电脉冲反应。MEP 可能对麻醉特别敏感，因此，在这种情况下需要考虑特殊的预防措施。与成人相比，2 岁及以上的儿童需要更大的传递电荷和更多的刺激脉冲来获得足够的 TcMEP 反应[30]。对于接受各种脊髓手术的 2 岁以下儿童，需要较高的 TcMEP 刺激阈值。这种对刺激需求的增加与神经传导速度的减慢有关，这种情况可能一直持续到 16 岁左右皮质脊髓束轴突完全髓鞘化为止[31]。

MEP 和 SSEP 都被用于儿外科患者，并被发现在脊柱手术中特别有用。单靠 SSEP 并不总能反映手术过程中的运动障碍，因为有的病例在术中监测 SSEP 时正常但术后发现存在明显运动功能障碍。而 MEP 在预测术后感觉变化和感觉异常方面不太可靠。因此，术中监测可能需要同时做 SSEP 和 MEP。在一项对 1 121 例同时使用 SSEP 和 TcMEP 进行监测的脊柱侧凸手术的大型回顾性研究中，研究者发现 TcMEP 监测在鉴别 7 例醒后出现短暂神经功能缺陷的患者中具有 100% 的敏感性。7 例患者中，2 例仅出现感觉症状，但 TcMEP 仍能检测到这些变化。在 TcMEP 显著变化的患者中，同步监测的 SSEP 信号却没有变化。据报道 SSEP 监测有 43% 的敏感性。此外，SSEP 的变化滞后于 TcMEP 的变化[32]。在一项对髓内脊柱肿瘤术中监测的研究发现，12 例接受肿瘤切除手术的患儿的 TcMEP 变化与术后即刻的运动功能障碍有关。与成人类似，儿童患者的 SSEP 变化也可能反映了术中的牵引[9]。

TcMEP 和 SSEP 还可用于其他各种儿科疾病。在脊柱裂患者中，SSEP 被证明与 8 月龄以上婴儿的临床感觉测试相关[33]。SSEP 还可用于监测脊柱手术中与体位有关的臂丛神经损伤的风险。作者指出，利用尺神经 SSEP 监测可以快速识别牵张-压迫损伤[34]。脑外科手术，包括肿瘤切除和脑血管介入术，也已经采用了 SSEP 监测。SSEP 在小儿癫痫手术中的作用也在研究中[35-36]。尽管 SSEP 在过去是脊柱手术的标准护理，但有更多的研究表明 MEP 的重要性，以及术中联合监测 MEP 在儿童和成人病例中都可能是有益的。

最后，许多电诊断检查包括对神经肌肉接头（neuromuscular junction，NMJ）障碍的肌无力进行评估，以作为鉴别诊断的一部分。在儿科患者中可进行重复性神经传导研究（repetitive nerve conduction studies，RNS）。正如神经传导检查部分所讨论的，针对儿童的方案与针对成人的方案相似，但可能需要镇静来帮助完成检查。对儿童患者使用 3Hz 的低频 RNS，突触后障碍的阳性结果包括第 1 个和第 4 个复合运动单位波幅（compound motor amplitude potential，CMAP）之间超过 10% 的衰减。超过 10% 的衰减同时合并低频 RNS 不能完全排除突触前障碍。在肉毒杆菌中毒等突触前障碍性疾病中，波幅会大幅升高，有时会超过 40%～100%。这种波幅的升高在高频率 RNS 或运动后出现尤其具有诊断意义。通常使用的肌肉如鼻肌、斜方肌和肘部肌肉在儿科患者中可能很难实施。在儿科患者中选用指总伸肌和小指展肌在婴儿和儿童患者中更可能成功[16]。对小年龄个体进行运动测试也有困难。因此，对于低龄患儿可能需要使用 30～50Hz 的高频率 RNS 代替主动运动。因为会造成疼痛，所以通常是在麻醉下进行的。

另一种评估 NMJ 疾病（特别是突触后疾病如重症肌无力）的方法是单纤维肌电图（SFEMG）。SFEMG 是由一根单纤维针完成的，针上有 2 个十分接近的电极，为作用电极和参考电极。这一微小的记录区域可以一次性测量 1 个运动单位的 2 条相邻的肌纤维。这是由一个触发器系统完成的。该触发器系统可记录一个运动单位的两条肌纤维触发的时间差。SFEMG 能检测到的 NMJ 疾病的阳性结果包括正相颤抖和阻滞。另外，还有刺激单纤维肌电图（stimulation single-fiber EMG，stimSFEMG）。该技术使用一个刺激单极电极引起肌肉痉挛。单纤维电极可以同时刺激不同运动单位的不同肌肉纤维且不使用触发器。stimSFEMG 可分析 1 个运动单位，而 SFEMG 可分析 2 个运动单位。颤抖现象在 stimSFEMG 可能更难以被精确测量，而且没有儿科标准。这 2 种检查技术在儿科患者的实施可能都有困难，同时麻醉可能是必不可少的[37]。需要结合 RNS、SFEMG 和其他诊断性检查或基因检测结果来评估 NMJ 疾病的情况并不少见。

小结

儿童肌电图评估有很多方面需要考虑。生长中的四肢和成熟中的神经生理功能可能改变波形和数据，了解这些因素是至关重要的。技术层面的考虑和患儿的舒适度是完成检查的前提，肌电图专家认识到这点，将会提高检查的成功率。

（张婷　译，张树新　徐开寿　校）

参考文献

1. Thomas JE, Lambert EH. Ulnar nerve conduction velocity and H-reflex in infants and children. *J Appl Physiol*. 1960;15:1–9. Cited by Dumitru D. *Electrodiagnostic Medicine*. 2nd ed. Philadelphia, PA: Hanley & Belfus; 2002.
2. Avaria M, Mills JL, Kleinsteuber K, et al. Peripheral nerve conduction abnormalities in children exposed to alcohol in utero. *J Pediatr*. 2004;144(3):338–343.
3. Komiya Y. Axonal regeneration in bifurcating axons of rat dorsal root ganglion cells. *Exp Neurol*. 1981;73:824–826.
4. Moon Y-E, Kim S-H. Effects of ethyl chloride spray and parameters of needle electromyography in the upper extremity. *Arch Phys Med Rehabil*. 2014;93:869–875.
5. Moon Y-E, Kim S-H, Choi W-H. Comparison of the effects of vapocoolant spray and topical anesthetic cream on pain during needle electromyography. *Arch Phys Med Rehabil*. 2013;94:919–924.
6. Farion KJ, Splinter KL, Newhook K, Gaboury I, Splinter WM. The effect of vapocoolant spray on pain due to intravenous cannulation in children: a randomized controlled trial. *CMAJ*. 2008;179:31–36.
7. Hays RM, Hackworth SR, Speltz ML, Weinstein P. Practice patterns of pediatric EMG. *Arch Phys Med Rehabil*. 1993;74:494–496.
8. McDonald C, Electrodiagnosis in pediatrics. In: Alexander M, Matthews D, eds. *Pediatric rehabilitation: Principles and Practice*. 4th ed. New York, NY: Demos Medical Publishing; 2010:127–163.
9. Garcia A, Calleja J, Antolín FM, Berciano J. Peripheral motor and sensory nerve conduction studies in normal infants and children. *Clin Neurophysiol*. 2000;3:513–520.
10. Miller TG, Kuntz NL. Nerve conduction studies in infants and children. *J Child Neurol*. 1986;1:19–26.
11. Parano E, Uncini A, De Vivo DC, Lovelace RE. Electrophysiologic correlates of peripheral nervous system maturation in infancy and childhood. *J Child Neurol*. 1993;8:336–338.
12. Gamble HJ, Breathnach AS. An electron-microscope study of human fetal peripheral nerves. *J Anat*. 1965;99(Pt 3): 573–584. As cited by Miller RG, Kuntz NL. Nerve conduction studies in infants and children. *J Child Neurol*. 1986;1:19–26.
13. Wagner AL, Buchthal F. Motor and sensory conduction in infancy and childhood: reappraisal. *Dev Med Child Neurol*. 1972;14:189–216. PubMed PMID: 4337754. As cited by McDonald C. Electrodiagnosis in pediatrics. In: Alexander M, Matthews D, eds. *Pediatric Rehabilitation: Principles and Practice*. 4th ed. New York, NY: Demos Medical Publishing; 2010: 127–63.
14. Dumitru D. *Electrodiagnostic Medicine*. 2nd ed. Philadelphia, PA: Hanley & Belfus; 1997, 2002.
15. AAEM Quality Assurance Committee. American Association of Electrodiagnostic Medicine. Practice parameter for repetitive nerve stimulation and single fiber EMG evaluation of adults with suspected myasthenia gravis or Lambert-Eaton myasthenic syndrome: summary statement. *Muscle Nerve*. 2001;24(9):1236–1238.
16. Pitt MC. Nerve conduction studies and needle EMG in very small children. *Eur J Paediatr Neurol*. 2012;16:285–291.
17. Jerath NU, Strader SB, Reddy CG, Swenson A, Kimura J, Aul E. Factors influencing aversion to specific electrodiagnostic studies. *Brain Behav*. 2014;4:698–702.
18. Boon AJ, Gertken JT, Watson JC, et al. Hematoma risk after needle electromyography. *Muscle Nerve*. 2012;45:9–12.
19. Stålberg E, Falck B. The role of electromyography in neurology. *Electroencephalogr Clin Neurophysiol*. 1997;103:579–598.
20. do Carmo RJ. Motor unit action potential parameters in human newborn infants. *Arch Neurol*. 1960;3:136–140.
21. Sacco G, Buchthal F, Rosenfalck P. Motor unit potentials at different ages. *Arch Neurol*. 1962;6:66–373.
22. Darras BT, Jones HR Jr. Neuromuscular problems of the critically ill neonate and child. *Semin Pediatr Neurol*. 2004;11:147–168.
23. Darras BT, Jones HR Jr. Diagnosis of pediatric neuromuscular disorders in the era of DNA analysis. *Pediatr Neurol*. 2000;23:289–300.
24. Cetin E, Cuisset JM, Tiffreau V, Vallée L, Hurtevent JF, Thevenon A. The value of electromyography in the aetiological diagnosis of hypotonia in infants and toddlers. *Ann Phys Rehabil Med*. 2009;52:546–555.
25. Quijano-Roy S, Renault F, Romero N, Guicheney P, Fardeau M, Estournet B. EMG and nerve conduction studies in children with congenital muscular dystrophy. *Muscle Nerve*. 2004;29:292–299.
26. Klimach VJ, Cooke RW. Maturation of the neonatal somatosensory evoked response in preterm infants. *Dev Med Child Neurol*. 1988;30:208–214.
27. Busso O, McAuliffe JJ. Intraoperative neurophysiological monitoring in pediatric neurosurgery. *Pediatric Anesth*. 2014;24:690–697.
28. Aminoff MJ, Eisen AA. AAEM minimonograph 19: somatosensory evoked potentials. *Muscle Nerve*. 1998;21: 277–290.
29. Thirumala PD, Bodily L, Tint D, et al. Somatosensory-evoked potential monitoring during instrumented scoliosis corrective procedures: validity revisited. *Spine J*. 2014;14:1572–1580.
30. Lieberman JA, Lyon R, Feiner J, Diab M, Gregory GA. The effect of age on motor evoked potentials in children under propofol/isoflurane anesthesia. *Anesth Analg*. 2006; 103(2):316–321.
31. Boyd SG, Rothwell JC, Cowan JM, Webb PJ, Morley T, Asselman P. A method of monitoring function in corticospinal pathways during scoliosis surgery with a note on motor conduction velocities. *J Neurol Neurosurg Psychiatry*. 2006;49:251–257. As cited by Fulkerson DH, Satyan KB, Wilder LM, et al. Intraoperative monitoring of motor evoked potentials in very young children. *J Neurosurg Pediatr*. 2011;7:331–37.
32. Schwartz DM, Auerbach JD, Dormans JP, et al. Neurophysiological detection of impending spinal cord injury during scoliosis surgery. *J Bone Joint Surg Am*. 2007;89: 2440–2449.

33. Duckworth T, Yamashita T, Franks CI, Brown CH. Somatosensory evoked cortical responses in children with spina bifida. *Dev Med Child Neurol*. 1976;18:19–24.
34. Schwartz DM, Drummond DS, Hahn M, Ecker ML, Dormans JP. Prevention of positional brachial plexopathy during surgical correction of scoliosis. *J Spine Disord*. 2000;13:178–182.
35. Wray CD, Wray CD, Blakely TM, et al. Multimodality localization of the sensorimotor cortex in pediatric patients undergoing epilepsy surgery. *J Neurosurg Pediatr*. 2012;10(1):1–6. doi:10.3171/2012.3.PEDS11554.
36. Cheng JS, Ivan ME, Stapleton CJ, et al. Intraoperative changes in transcranial motor evoked potentials and somatosensory evoked potentials predicting outcome in children with intramedullary spinal cord tumors. *J Neurosurg Pediatr*. 2014;13:591–599.
37. Pitt MC. Neurophysiologic strategies for the electrodiagnosis of neuromuscular disorders in children. *Dev Med Child Neurol*. 2008;50:328–333.

第 67 章　残疾儿童的临床管理

Joshua A. Vova

半个世纪以来，儿童残疾的发病率急剧上升，从1969 年的 3%左右增加到 2009 年的 15.1%[1,2]。这不仅是因为诊疗水平的发展，还与人们对儿童期行为和发育障碍的认识标准提高有关[1,2]。尽管这些患儿只占总人口的小部分，但他们占用了儿童医院近 50%的住院天数和住院费用[3]。儿童康复学是专为先天性或获得性身体残疾的儿童提供全面和同步医疗的学科。

在儿童康复医师眼里，这些患儿被归入“有特殊医疗卫生需求的儿童（children with special health care needs，CSHCN）”范畴，其定义为“由于慢性生理、发育、行为或情绪问题的风险增加，从而像普通儿童一样需要一种或多种健康及相关服务的人”[4]。大多数患儿需要多学科专家的指导和普通的健康框架、计划和指导等。因为有 800 多种先天性综合征会导致儿童残疾，因此任何一位医生都不可能做到对每一种疾病了如指掌。有效的医疗不仅需要专业领域的广泛合作，还需要基于患者和家庭成员的家庭单元。1992 年，美国儿科学会（American Academy of Pediatrics，AAP）将“医疗之家”定义为“提供无障碍、全面、同步、热情、以家庭为中心、以社区为基础和充满人文关怀”的地方。对 CSHCN 来说，协作医疗改善预后，并减少了住院率[4]。儿童康复医师对医疗之家的维持至关重要，虽然他们不能取代初级保健医生，但在医疗的协作、鉴别和维护方面作用重大；此外，他们以功能为导向，指导治疗、支持服务和医疗协作，被 Benedict 认为是高质量医疗之家的决定因素[5]。有一个协作的医疗之家不仅有利于孩子，而且在医疗之家的 CSHCN 父母有更好的应变能力[6]。CSHCN 和家庭可以从有儿童康复医师的团队中获益。

生长与发育

儿童康复医师通过不断评估残疾儿童的需求来促进其生长和发育。重视健康促进和预防继发性医疗问题对优化躯体性能和功能至关重要，初步理解典型的发育里程碑是评估残疾儿童的关键（表 67-1）。

儿童的身高、体重和头围的测量是评估其健康状况的基本组成部分，需要选择合适的生长曲线图进行测量、追踪和连续比较，从生长发育和成熟的视角来分析这 3 个关键因素。

身高或体形是入门级的识别参数，追踪简易。除了按性别、种族划分的曲线图外，还有一些疾病划分的曲线图，如 21-三体综合征、William 综合征、先天性软骨发育不全、特纳综合征、普拉德-威利综合征和马方综合征等与非典型生长速率相关的特殊生长曲线图以及与这些疾病相关的临床表现，了解这些综合征的常见临床表现有助于预测未来的发育（表 67-2）。

身高的评估受到机械性、神经性或骨骼畸形的影响，测量臂长或者坐高可以更精准地评估由于神经肌肉疾病引起脊柱侧弯或下肢萎缩的儿童[7]，还有膝-足节段的高度也被证明是一种追踪身高有效的测量方式[8]。一部分儿童的残疾可能与典型生长发育的改变有关（如 21-三体综合征、特纳综合征、先天性软骨发育不全和马方综合征），而另一部分可能是其他因素导致了生长障碍。生长障碍或发育不良与躯体、神经发育以及骨骼健康相关的不良结局有关[9,10]。

表 67-1 儿童的发育里程碑

年龄	粗大运动	精细运动	视觉感知	语言	社会-情感互动
新生儿	四肢屈曲、头控差	双手握拳、握持反射	距离约 38cm（15 英寸）能注视脸，视力 20/400	受到惊吓会睁大眼睛伴随发声、变换哭声	与其他事物相比更专注于脸
2 月龄	拉起坐时头后仰，俯卧位时抬头，直立时竖头	握持反射消失，双手自然张开，双手中线位，可以握住放在手中的物体	视线可以水平和垂直追踪	咯咯地笑，能发元音	社交性微笑，互动有反应
3 月龄	拉起坐时没有头后仰，俯卧位时可以抬胸	伸手触摸并敲打玩具	视线能环顾、追踪，盯着自己的手	咯咯地笑，发元音增多	对镜子中的图像感兴趣，喜欢微笑，调皮，能被逗笑出声
4 月龄	可以主动背翻	主动抓握	视线定位可以远近交换	高声尖叫	(+)凝视观察
6 月龄	可以靠坐，可以自主前后翻滚	可以拽拉物件，两手可以互换物件	视线可以追踪掉落的勺子 拉着绳子获取圆盘	发音中夹着辅音，叫名字可以转头	基本情绪出现：快乐、趣味、惊讶、恐惧、愤怒、悲伤和厌恶
9 月龄	可以独坐，可以从仰卧位变为坐位，可以扶站，会爬，可以扶着家具在家里转	张开手指抓握，不成熟地用指尖钳夹，会用手指戳或者卷东西	可以寻找隐藏的事物，可以正确地把杯子朝上	会咿咿呀呀发非多音节“mama”“baba”音(+)共同注意	(+)看到陌生人会紧张 参与互动游戏和捉迷藏 对照顾者依赖
11 月龄	能独站、牵手走路	把小物体放进杯子里	把事物联系起来	会清楚地发“mama”“baba”音 根据手势给出玩具	向大人展示和分享玩具
12 月龄	能独站、能独走几步	能用指尖捏，可以翻书	意识到事物的永久存在，关注图片	能清楚地说一个字，能认物	手指物体表示想要得到 依恋模式 象征游戏
15 月龄	会独立行走，宽基步态	无意识地涂画，能搭 2 层积木	寻找被替换的玩具，可以在拼图中放一个圆形	可以清楚说“mama”“baba”音以外的 2 个字 可以听从指令（不用手势）直接拿取玩具，能把术语和手势结合起来表达意图	说“你好”和别人打招呼，能认清镜子中的自我形象
18 月龄	可以自己爬上大人的椅子，会跑，在别人的帮助下可以爬楼梯	能搭 3 层积木，能描画直的线	能延迟模仿，可以把 4 个形状放在对应的拼图中	会使用超过 5 个字，能识别 4 个身体部位	分享经历，会说“不”回应
24 月龄	可以上下楼梯，可以踮脚走路，能双脚跳，跑得很稳	能描画直的和圆形线，可以自己用勺子吃饭，自己穿简单的衣服	可以把没有命名的 3 个物体配对，可以套叠 4 个杯子	会使用 100～200 个字、2 个短语，50% 的言语能被听懂。使用人物名词“我”“我的”等 能识别 6 个身体部位，会用现在时态	能正确应答，自我意识情感出现，出现共情，平行游戏

续表

年龄	粗大运动	精细运动	视觉感知	语言	社会-情感互动
30 月龄	可以双脚跳一个台阶，同一只脚跳 1~3 次	可以搭 8 层积木，可以开关拉链	可以分类物品，可以配对图片	理解介词	可以进行物体替换
36 月龄	可以骑小三轮自行车，可以同一只脚跳 4~6 次	可以画一个圆，扣上和解开大纽扣，熟练地使用勺子，会用剪刀剪纸画	演示图片记忆，根据大小和颜色进行匹配，理解空间概念（如小，大）	会说 3~4 个字的句子，75% 的言语能被听懂，会使用复词，会使用"什么"或者"谁"进行提问，可以辨认 2 种颜色	会互补的角色扮演，幻想游戏增加（如超人），能区分好和坏
4 岁	会双脚交换上下楼梯，能跳远，可以独脚跳	画十字和正方形，很好地使用蜡笔，会用叉子	能区分左右	100% 的言语能被理解，会区分性别，会用"为什么"提问	能合作游戏，能理解别人的观点
5 岁	能单腿站立 10s	会画三角形，写一些字母	增加空间意识	定义简单的词汇	增加假装游戏
6 岁	可以在平衡木上安全地行走	可以自己系鞋带，熟练地 3 指抓铅笔，会画菱形	(+)会复杂的空间记忆	通过认字阅读，能重复复杂的句子	可以进行有规则游戏，道德自我的持续增加

Photo contributor：A Brief Child Development Code Card，developed by Prachi Shah，MD，and Teri Turner，MD，MPH，Medical Department of Pediatrics，Baylor College of Medicine，Texas Children's Hospital，Houston，Texas。

表 67-2　常见的遗传异常和综合征的临床特征

综合征	遗传学/遗传模式	临床发现
唐氏综合征	21 三体	肌张力低下、面圆而扁平、斜睑裂、小耳朵、智力障碍、心内膜垫缺损（40%）、颈短、关节异常灵活、容易发生 C_1 ~ C_2 锥体半脱位
爱德华综合征	18 三体	手指重叠紧握、胸骨过短、指尖纹状、哭声微弱、室间隔或房间隔缺损、骨骼肌张力低、发育不全
帕塔综合征	13 三体	前脑无裂畸形、小头畸形、严重智力障碍、多指/趾畸形、指甲过度突出、足跟（足底）突出、唇腭裂、心脏异常
先天性短颈综合征	GDF6 和 GDF3 突变，常染色体显性遗传	C_2 ~ C_7 锥体融合、颈部活动受限、颈短、后发线低、脊柱裂、脊柱侧凸
阿姆斯特丹型侏儒征	常染色体显性遗传，Nipped-B 同源基因中发生突变	连体眉（连心眉）、多毛症、上唇薄向下弯、肢体小或肢体缺陷、哭声低沉、智力障碍
特纳综合征	45XO	身材矮小、淋巴水肿、婴儿水囊状淋巴管瘤引起的蹼状颈、主动脉弓狭窄、主动脉瓣双瓣、马蹄肾、注意缺陷多动障碍、无月经
努南综合征	常染色体显性遗传	蹼状颈、漏斗胸、隐睾、肺动脉狭窄、心脏缺损、身材矮小、脊柱侧弯
普拉德-威利综合征	父源第 15 号染色体缺失	肌张力低下、肥胖、手脚小、脊柱侧弯、食欲亢进、智力障碍
快乐木偶综合征	母源第 15 号染色体缺失	"木偶样"步态、共济失调、不平稳的手臂动作、不合时宜的大笑、发育迟缓、言语障碍
VATERR 联合征	尚不明确	椎体异常、肛门闭锁、气管食管瘘、桡骨发育不良、肾脏异常
毛细血管扩张性共济失调综合征	常染色体隐性遗传，ATM 基因突变	进行性共济失调、毛细血管扩张、构音障碍、淋巴细胞减少、免疫缺陷
雷特综合征	MeCP2 突变	发育倒退、绞手或洗手动作、肌张力障碍、憋气、步态不稳、严重便秘
弗里德赖希共济失调症	异位蛋白常染色体隐性遗传（三核苷酸重复）	进行性共济失调步态、构音障碍、肌肉无力、本体感觉和振动感减弱、心肌病

摘自 Dy R，Frando M，V oto H，Baron K. Pediatric Rehabilitation. In：Maitin IB，Cruz E. eds. Current Diagnosis & T reatment：Physical Medicine & Rehabilitation New Y ork，NY：McGraw-Hill；2014。

评估残疾儿童时，记录绝对体重与评估儿童的成长速度和轨迹一样重要，追踪体重的表格同样按性别和具体残疾状况来划分，许多神经功能障碍的儿童难以保证适当的热量摄入、难以保护呼吸道功能或维持沟通[2,11]。生长障碍可以见于许多慢性疾病，如囊性纤维化、癌症、慢性肾病、先天性心脏病和风湿病等；慢性炎症如癌症或风湿病，会抑制食欲并导致蛋白质储备丢失[12]，炎性细胞因子和营养不良一起导致生长激素抵抗[13]；炎性细胞因子如肿瘤坏死因子，可以直接作用于中枢神经系统（central nervous system，CNS）改变食欲、能量代谢及释放额外的导致肌肉消耗的信号[14]。还有一些有严重神经功能障碍患儿，存在照顾者有意制造营养不良，使他们体形变小，从而减轻照料时的体重负担的情况[2]。脑瘫等神经系统疾病患儿还因一些非营养因素导致乏力和肌肉生长异常，如活动减少、移动受限和神经输入等可间接影响体重的增加和生长。偏瘫患儿患侧的生长和脂肪量下降已经被注意到[15]。

有些不能独立行走的残疾儿童（如脊髓损伤或脊柱裂患儿）与能行走的同龄人相比，可能因需要的卡路里较少，存在肥胖和伴随其他内科并发症的风险。而肥胖会进一步导致功能障碍加重；伴随儿童的成长，肌肉力量和体重也随之增加。肌肉功能是线性函数，与横截面积成比例增加[16]；体重是体积的指数函数，按体积的三次方增加。因此，如果儿童患有先天性肌肉无力疾病如脑瘫或脊柱裂等，无论体重正常与否，最终都可导致不能行走。儿童罹患迪谢内肌营养不良（Duchenne muscular dystrophy，DMD）等疾病给医疗服务人员带来了独特的挑战，使用激素类治疗一方面可以改善功能，另一方面造成生长速度减缓、食欲增加和肥胖的风险，肥胖进一步使本来就已经无力的肌肉工作量增加，使功能下降。

内分泌紊乱在残疾儿童并不罕见，常出现营养和骨骼方面的问题。神经管缺陷的儿童由于脱氢表雄酮（dehydroepiandrosterone，DHEAS）的分泌增多而提前出现肾上腺功能初现和阴毛初现的发生率增高，但是这些变化并不代表真正的中枢性性早熟。先天性大脑畸形的儿童更容易出现青春期提前[17]，如果有大脑中线结构的异常，可能会有垂体多发畸形等风险。瘦弱的儿童则会因低脂肪储存和营养不足而出现青春期推迟[18]。这些物质在骨矿物质储积和情感与家庭互动中起重要作用[18]，青春期推迟的孩子也会出现大脑和情感的成熟推迟。

骨骼健康

CSHCN 格外容易出现骨骼健康问题，如不能行走的儿童在日常生活活动（activities of daily living，ADL）存在风险并可能出现不完全性骨折，或者能行走的激素依赖儿童可能因压缩性骨折而出现背部疼痛[19]。多种因素共同作用，许多 CSHCN 特别容易出现营养不良。除了钙和维生素 D 的缺乏，其他营养物质如维生素 K、维生素 C、维生素 A、镁和锌对维持骨骼健康也很重要。由于户外活动时间较少或穿过多的衣服减少了阳光的照射，残疾儿童的维生素 D 吸收也会受到影响[20-21]。骨矿化同样受到骨骼所承受力的影响，骨骼对负荷和受力产生的反应称“沃尔夫定律”，指出骨骼会根据需求进行适应，能根据受力状态改变形状和结构[22]。活动受限或不能行走的儿童有骨骼发育障碍的风险，因为他们不能像可以活动的人一样通过受力状态使骨骼重建并变得更坚固。除了激素类，还有质子泵抑制剂、选择性血清素再吸收抑制剂、三环类抗抑郁药[23-24]和抗癫痫药物[20]等也在骨矿化和骨质疏松中发挥作用。

测量儿童的骨密度比较困难，风险因素不单单是双能 X 线骨密度仪（dual-energy x-ray absorptiometry，DXA）带来的，骨骼也会随着生长而不断变化[22]。DXA 扫描时，由于挛缩、痉挛、运动障碍或患者依从性等因素定位困难；此外，金属物件也可能影响检查结果。首选骨骼测量的部位是脊柱后前位和除头以外全身。由于骨骼发育的可变性，生长中的儿童股骨近端测量意义不大。如果有肌肉骨骼障碍或营养不良的风险，软组织测量也是有用的[25]。

骨密度 Z 分数小于均值 2 个标准差的儿童被定义为“骨密度龄低”。儿科临床诊断骨质疏松症不是基于骨密度，而是根据通常伴有的功能不全性骨折[26]。儿科对于骨密度较低的儿童，使用预防性药物仍然是一个有争议的话题，但有骨折的儿童通常使用双膦酸盐类药物治疗。双膦酸盐类药物虽然用于治疗成骨不全症，但是对儿童患者来说属于适应证外用药[27-28]。传统上，通过静脉给药帕米膦酸钠治疗骨质疏松症，现在已有通过口服阿仑膦酸钠作为替代，以避免静脉给药。但是仍未建立阿仑膦酸钠的儿科公认使用方案，已报道的方案从每周 1mg/kg 到每天 1mg/kg[29]。这些药物的副作用主要呈流感样症状，成人文献中也有颌骨骨坏死和非典型性股骨骨折的报道。高危儿童或接受治疗的儿童应监测钙和维生素 D 水平，并在必要时予以补充。建议婴儿补钙量为 250mg/d，青少年补钙量为 1 300mg/d[30]。而 25-羟维生素 D 水平低于 32nmol/L 时应补充维生素 D，20～32nmol/L 建议补充 1 000IU，2 次/d；20nmol/L 以下建议补充 2 000IU，2 次/d[31]，同时鼓励负重锻炼；对于 25-羟维生素 D 水平低于 20ng/L 的患者可以考虑每周高剂量补充 50 000IU，疗程为 6～12 周[86]。

视觉与听觉

视觉和听觉障碍常见于 CSHCN。脑瘫或创伤性脑损伤是儿童皮质性视觉障碍的重要风险因素；癌症、幼年类风湿性关节炎或肌营养不良患儿需要激素类治疗也有白内障的风险；许多曾在新生儿重症监护病房（neonatal intensive care unit，NICU）接受过耳毒性抗生素治疗的儿童，包括脑膜炎或巨细胞病毒（cytomegalovirus，CMV）感染，或有创伤性脑损伤，也有听力障碍的风险，必须进行适当的健康筛查。

视觉

各种原因可能会导致 CSHCN 出现视力障碍。如早产儿有视网膜病变的风险，最终可能会影响视力或导致近视；他们还存在注视异常的风险，比如斜视。

中枢神经系统损伤的儿童，如脑瘫、卒中或创伤性脑损伤，皮质性视觉障碍的风险很高。脑瘫、脑室出血或缺氧患儿还有视神经发育不全或视野损伤的风险，这与他们出生时的神经损伤有关，需要长期接受眼科医生的随访评估[32]。有的疾病可能与视力障碍有关，例如马方综合征患儿有晶状体脱位的风险；风湿病、器官移植和迪谢内肌营养不良等接受慢性激素类治疗的儿童有白内障的风险。

对于残疾儿童来说，重要的是要意识到视觉障碍的可能性，并在发育早期解决这些问题。早期的临床检查包括瞳孔、红光反射和眼对位检查；3 个月的儿童就能跟踪移动的物体；3 岁后儿童应接受视力检查。监护人确保有 CSHCN 在儿童眼科门诊随访很重要。

听觉

神经异常的儿童也普遍存在听力问题。据估计，30%～40% 脑瘫儿童可能有听力异常[33]。临床检查发现与潜在听力障碍相关的症状包括眼距过宽、眼睛异常色素沉着、耳郭畸形、唇腭裂、小头畸形和面部发育不全等[34]。听力异常还可能与有巨细胞病毒感染、胆红素脑病、低出生体重、缺氧缺血性损伤和耳毒性抗生素等临床病史有关；接受体外膜氧合（extracorporeal membrane oxygenation，ECMO）或长期人工呼吸的儿童也有听力障碍的风险；慢性耳部感染罹患传导性听力损失的风险也会增加；创伤性脑损伤有导致传导性和感音性听力受损的风险。

高危儿或表现出沟通障碍的儿童应该接受听力检查，听力对发育和语言技能的习得很重要，必须对高危儿童进行监测。脑干听觉诱发反应（brainstem auditory evoked response，BAER）试验和耳声发射（otoacoustic emission，OAE）试验可用于新生儿筛查，常规筛查性测听通常用于 4 岁以上有沟通能力的儿童，无法交流的儿童或被诊断有听力障碍的儿童可能需要听觉脑干反应（auditory brainstorm response，ABR）筛查。24～30 个月时，有 1 个或多个风险因素的儿童都应进行持续的与发育相当的听力筛查和至少 1 次诊断性听力学评估[34]。

免疫接种

一般来说，大多数残疾儿童需要按照疾病控制和预防中心（Centers for Disease Control and Prevention，CDC）公布的时间表进行例行免疫接种。CSHCN 的免疫接种率与未受影响的儿童相当[35]。

对免疫功能低下的儿童进行免疫接种往往要给予特别的顾虑：如原发性遗传性免疫系统疾病的儿童无法接种活疫苗，包括活流感、麻疹-腮腺炎-风疹（measles-mumps-rubella，MMR）、水痘、口服脊髓灰质炎和轮状病毒疫苗；感染人类免疫缺陷病毒（human immunodeficiency virus，HIV）的儿童，如果免疫抑制不严重，可以接种活疫苗；因器官移植或癌症治疗而接受免疫抑制或辐射治疗的儿童可以在治疗前接受疫苗[36]；迪谢内肌营养不良患儿由于长期使用皮质类固醇而导致免疫抑制，每天使用 20mg 以上、超过 10d 的儿童存在免疫抑制的风险[37]。

心肺疾病、肾脏疾病、代谢异常、囊性纤维化和糖尿病等慢性全身性疾病患儿感染流感病毒、水痘病毒和肺炎球菌等并发症的风险增加。研究表明约 50% 神经系统疾病患儿接种流感疫苗[38]，虽然与健康儿童相当，但免疫缺陷人群与感染相关的发病率和死亡率风险较高，他们因呼吸道感染而住院的风险是同龄儿童的 5～7 倍[39]。2009 年流感大流行期间,死亡儿童中64%有神经发育障碍性疾病,最常见的是脑瘫或智力残疾[40];神经肌肉无力的儿童上呼吸道感染的风险更高,包括气管切开、肌营养不良、脊髓损伤和脑瘫。

癫痫儿童不受免疫限制,但部分疫苗证实有引起发热性疾病的风险,可能会加剧癫痫发作。由于百日咳疫苗是在婴儿期接种的,接种疫苗可能会导致本已存在的癫痫病被发现,这可能会引起免疫方面的一些混乱。婴儿期接种百日咳疫苗可能同时或加速对与癫痫发作相关疾病的认识,如婴儿痉挛或严重的肌阵挛性癫痫,会与接种百日咳疫苗的作用混淆。因此,近期有癫痫发作史的婴儿一般应推迟百日咳疫苗接种,直到排除进行性神经系统疾病或确定早期癫痫发作的原因。此外,癫痫儿童接种MMR和水痘疫苗时通常分别进行,而不是使用联合疫苗[36]。

教育

美国在1997年和2004年分别通过两部法案开始为婴幼儿提供治疗服务,其目的是为从出生至3岁的儿童开展以家庭为中心的免费医疗服务,目的是提高残疾婴幼儿的发育、降低教育成本、最大化独立生活、提高家庭的能力以满足CSHCN的需要,提高国家和地方政府的能力以识别并为所有儿童提供服务。早期干预服务包括:

- 家庭培训、咨询和家访。
- 特殊指令。
- 言语-语言病理学和听力学服务。
- 作业治疗。
- 物理治疗。
- 服务协调。
- 社会工作。
- 心理服务。
- 视觉服务。
- 辅助技术和服务。
- 接受早期干预服务所需的交通及相关费用。

婴幼儿的发育迟缓分为身体发育、认知发育、交流发育、社会/情感发育和适应性发育。

法案提供了一种促进家长参与和提高可行性的机制,同样需要目标测试和策略。目标是为这样的儿童提供一个协作团队模型,从而创建最低的限制性环境的方法。美国联邦授权地方教育机构为CSHCN提供治疗,帮助他们接受特殊教育或通识教育课程,所提供的治疗必须与儿童的学业和功能需求有关。

心理方面

传统形式化程序的最后一环是心理学和神经心理学的服务及社会工作,这些集中致力于对身体、功能或情感残疾的康复或调整,允许以患者为中心的各种测试和支持干预,以确定利弊关系。这些工作也为那些由于先天性或获得性障碍的儿童带来压力和动力的家庭提供管理渠道。他们的干预对受伤较轻的儿童(如脑震荡)也很重要,有助于诊断和治疗,以便适时地重返学校和户外活动。

对先天性或后天残疾儿童的心理治疗,情况比成年人复杂。处理残疾儿童的需求时,儿科医疗专业人员在初步评估时必须考虑多种因素,治疗师必须熟悉多种先天性和发育性残疾,儿童可能有新获得的残疾,如创伤性脑损伤,或长期残疾的后遗症,如癌症。通常情况下,医疗状况会因合并症而变得复杂,如精神障碍或学习障碍;家庭动力和社会环境也会对孩子产生影响,父母对孩子问题的反应对孩子和父母的心理健康都起着至关重要的作用[41-42]。教养方式对生活质量的影响甚至比疾病严重程度、社会经济地位、智商和焦虑更大,那些被父母培养得独立的孩子有更好的心理健康、更高的自尊、更好的行为和更少的社会限制[43]。此外,必须以匹配儿童发育年龄的方式处理心理和情感问题[44]。

除了提到的更传统的治疗师,一个综合团队可能还包括许多其他的贡献者:教育专家(教师)是治疗小组和被治疗的儿童家庭、学校系统之间的有效接口;将医学的语言翻译成教育界的语言以及将医疗计划/神经心理学的建议整合到个人教育计划中是必不可少的;音乐治疗师利用音乐使患儿的生活环境正常化,并通过参与音乐欣赏和制作来提高功能性的技能;娱乐治疗师帮助儿童恢复运动、社交和认知功能,致力于减少因疾病或致残状况而对参与社区和社会状况造成的限制,采用艺术和手工艺、戏剧、音乐、舞蹈、体育、游戏和重返社区实地考察等形式,有助于参与者建立信心,发展应对技能,并将在治疗环境中学习到的技能融入社区环境,同时改善患者的身体、社交和情绪健康;儿童生活治疗师擅长治疗性游戏和活动,以协助儿童处理医疗程序、诊断和副作用。这些贡献者对于那些在功能、认知或情感上存在挑战的儿童也很重要,挑战可能是新的,也可能是原来的问题逐渐发展产生的继发问题。

青春期与性行为

发育障碍性疾病和慢性疾病的儿童在发展自我形象方面可能有困难，并对性发育产生影响。这些儿童可能会因为与同龄人不同而遭排斥[45]。他们因为自我形象差，可能更容易成为被欺负的对象。青少年会变得焦虑和更关注青春期的变化。与同龄人相比，CSHCN 可能由于其基本医疗条件或药物而加速或推迟了青春期，也给其青春接受期增加了额外的压力。CSHCN 可能会有胃造瘘管、造口、截肢、截瘫、挛缩等，或截瘫加重性冷淡或性无能[46]。这些性冷淡可能会对自尊构成严重威胁，进而导致为了证明自己的正常而滥交的行为，从而增加罹患性传播疾病和怀孕的风险[46]。有关避孕和性传播疾病的讨论也必须在这些儿童性成熟期以适当的方式进行。智力障碍的儿童遭受身体虐待和性虐待的风险也在增加[37,45-46]，对父母和患者的教育是必要的。临床医生应该能够提供有关性行为问题的准确、公正信息，并不感到尴尬。如果他们不能解决这些问题，那么在社区中拥有解决这些问题的资源就很重要。通常 CSHCN 在体检期间没有同龄人，也没有与其他青少年同等程度的隐私来询问个人问题[47]，如脊髓损伤的青少年需要接受与成人同样的适应性教育，他们可能没有意识到在互联网上可引发性引诱和骚扰的危险[48]。

当有特殊医疗卫生需求的女童需要与同龄人同等的妇科护理时，可能会因沟通困难、认知局限、挛缩/痉挛、体位困难、家庭对护理需要的认识或拒绝承认而变得复杂[46]。在医联体中，CSHCN 应该有一个安全的空间来询问和接受智力相当的关于性行为和亲密行为的信息。

呼吸系统疾病

CSHCN 会增加呼吸系统疾病和功能障碍的风险。由于功能障碍，许多儿童面临原发性呼吸功能障碍的风险：如许多早产患者出生时支气管肺发育不良或胃食管反流发生率高，可导致慢性误吸，慢性误吸可导致反应性气道疾病、慢性支气管炎、复发性肺炎、肺不张、肺间质性疾病和支气管扩张等；神经肌肉疾病有先天性呼吸肌无力、胸壁顺应性异常和呼吸中枢控制异常的危险[49-50]。多数情况是多种因素的结合导致了并发症。

在对儿童进行初步评估时，详细的病史是很重要的，如出生后的呼吸事件，包括早产、胎粪吸入、补充氧气、需要呼吸机、气管软化、喉软化和肺支气管发育不良等；此外，还需要了解过敏症状、哮喘、下呼吸道感染、上呼吸道感染、胃食管反流疾病、睡眠障碍等情况；睡眠障碍表现为早上难以醒来、清晨头痛、厌食、打鼾、间断睡眠，难以集中注意力或白天嗜睡等；神经肌肉疾病患者可能会出现延髓无力或胸壁无力，这也可能导致呼吸系统的并发症；严重的脊柱侧弯和肥胖也会导致限制性肺病[49-50]。

呼吸评估的诊断工具包括脉搏血氧测定、血气分析、肺功能测试和多导睡眠脑电图。慢性误吸中“隐匿型误吸”在临床评估中容易被忽略。视频内镜下吞咽造影检查或吞咽纤维内镜检查（fiberoptic endoscopic evaluation of swallowing，FEES）评估可用于更好地评估吞咽功能；分泌物管理在维持呼吸系统健康中起着至关重要的作用。手法物理治疗包括体位引流、振动疗法或人工胸部叩击等。使用体位引流时必须小心，因为某些合并症可能会影响其应用，如严重胃食管反流患者不能俯卧位；还必须意识到骨质减少、脊柱侧弯和某些部位挛缩问题的存在。神经肌肉无力的儿童也可以从辅助咳嗽中受益，手法或机械方法都可以。将空气堆积和舌咽呼吸等方法与人工辅助咳嗽结合的方法，已在脊髓性肌萎缩和迪谢内肌营养不良儿童中证实成功[51-52]。机械吸气-呼气装置是另一种选择。它们的工作原理是交替向气道施加正负压，近似于咳嗽。在一项研究中显示，机械吸入-呼气装置减缓了神经肌肉疾病患者的衰退并提高了肺活量[53]。如果患者继续出现低通气或高碳酸血症的症状，则可能需要考虑使用无创或有创呼吸支持。

流涎

流涎对 CSHCN 来说也是需要关注的问题。除了对皮肤刺激和复发性呼吸道感染的担忧，还可能伴有严重的社会尴尬，过度流涎可能导致孤立、尴尬和口臭。发育迟缓的儿童在 4～6 岁以后流涎是病理性的[54]。有几个因素可以导致过度流涎：吞咽障碍、口咽控制不良、头部控制不良、解剖畸形、气道阻塞和药物副作用。流涎儿童与不流涎儿童有相似腮腺和下颌腺[55]。

流涎的处理包括口肌运动疗法、药物干预或手术干预。药物选择包括甘氨酸、东莨菪碱贴片或舌下含服阿托品;流涎儿童症状没有缓解也缺乏更保守的治疗方法时,可考虑下颌下腺和/或腮腺的肉毒杆菌毒素。如果没有其他选择,可以考虑手术结扎腮腺和下颌腺。值得注意的是,必须注意不要使分泌物太稠厚,因为这会使神经受损的儿童更难清除口腔分泌物。唾液对保护牙齿免受龋齿困扰是必要的,医生必须确保不能完全消除唾液的产生。结扎也存在一些家庭不能接受的美容副作用,如存在持续面部或腺体肿胀的危险,还有其他风险,包括口干症、经口喂养延迟和吸入性肺炎等。此外,唾液管结扎术并不能消除将来因大量流涎复发而进行手术干预的可能性[87]。

睡眠

CSHCN 容易出现睡眠障碍,反复收住 ICU 可能会导致睡眠-觉醒周期的逆转,需要重新调整;频繁的药物治疗和隔夜喂养也可能导致睡眠中断。睡眠障碍不仅会对儿童造成干扰,也会对整个家庭造成干扰。睡眠结构的直接破坏可能会带来困难,包括快速动眼睡眠(rapid-eye-movemen,REM)的缺失、睡眠纺锤波的异常以及高频率的睡眠唤醒[56]。这些困难可能是由于大脑异常或损伤造成的。睡眠不健康也可能由疼痛引起。CSHCN 可能有痉挛、挛缩、胃食管反流、神经性疼痛或不宁腿综合征。有视觉问题或其他发育障碍的儿童,可能会因为无法利用环境线索而打乱他们的昼夜节律。阻塞性睡眠呼吸暂停也是 CSHCN 的一个常见问题。有时药物会导致 CSHCN 白天过度嗜睡或无意中产生刺激作用,降低晚上睡觉的欲望。

脑瘫、肌营养不良和脊髓损伤的儿童有发生限制性肺病和夜间低通气、低氧血症和/或高碳酸血症的危险。解决睡眠需求要先记录行为史:有无午睡和睡眠习惯、药物治疗、打鼾或呼吸困难等。对患者睡眠卫生的准确评估(就寝时间、床上活动、睡眠时长和行为强化)有助于评估适当的治疗方案。多导睡眠脑电图可能有助于确定适当的行动方案,如持续气道正压(continuous positive airway pressure, CPAP)、腺样体切除术或药物干预。

从药理学上讲,儿科人群中可以考虑多种药物。褪黑素是一种由松果体合成和分泌的激素。外源性褪黑素对残疾儿童有很好的疗效[57-58]。这种药物可以减少睡眠潜伏期,增加睡眠维持能力,增加总睡眠时间。成人药物经常在未经美国 FDA 的批准情况下,被用于儿童睡眠障碍的治疗。可乐定常用于残疾儿童,它被证明会增加进入睡眠的潜伏期和 REM 睡眠抑制,但有效治疗时间比较短。副作用包括低血压、心动过缓、口干、易怒和烦躁,对这种药物的耐受性会随着时间的推移而增加,从而导致剂量的增加和潜在副作用的风险[59]。抗抑郁药也常用于儿科人群,常用的药物包括曲扎酮(trazadone)、米氮平、阿米替林和多塞平。由于存在传导异常、心动过速和低血压的风险,必须谨慎使用三环抗抑郁药类。苯二氮䓬类药物一般不用于儿童人群,唯一的例外可能是氯硝西泮因为能抑制癫痫发作用于神经功能受损儿童。氯硝西泮可以提高觉醒阈值并抑制慢波睡眠[59],但有白天残留镇静、记忆障碍、行为抑制解除和依赖的风险。

痉挛

由于不活动和或痉挛,许多 CSHCN 面临挛缩的重大风险。如果关节被固定或未被充分调动,关节和软组织的结构变化会导致挛缩[60]。许多神经系统疾病也与痉挛有关,最普遍接受的痉挛定义是 1980 年由 James Lance 称为“一种运动障碍,其特征是(肌肉张力)的速度依赖性增强,并伴有过度的肌腱抽动,这是由拉伸反射的过度兴奋引起的”[61]。除了增加肌肉张力和过度活跃的反应,痉挛也会导致肌无力和协调性差[62]。痉挛是运动神经元的兴奋性和抑制性输入之间的不平衡引起的,并由于中枢神经系统损伤导致拮抗肌肉的激活增加。痉挛还会引起肌肉、肌腱和胶原组织性质的继发性变化,如僵硬、纤维化和萎缩[63]。不受控制的痉挛可能影响活动、锻炼、活动范围和日常生活能力,引起慢性疼痛并导致挛缩和/或压疮[64]。然而也有一些积极的影响与痉挛相关,可以帮助不能行走患儿保持肌肉张力,支持循环功能,防止深静脉血栓形成,帮助行走或转移[65]。

除了挛缩,运动受限也可能导致压疮或骨折,康复医师评估潜在的风险并实施策略以改善结果。依赖轮椅或无法行动患儿压疮的风险增加。溃疡的因素包括长期压力、不活动、修剪、摩擦和营养不良。尿和大便失禁也引发压疮的发生[66]。CSHCN 也有骨质减少和骨质疏松的风险,可导致病理性骨折或慢性疼痛,不活动、营养不良和癫痫药物可能会降低骨密度[67]。

儿科康复医师面临的最大挑战是如何处理高的肌张力，异常的肌张力模式可以被识别为痉挛性、肌张力障碍或强直，这些异常并不是孤立出现的，儿童通常会表现出一系列的肌张力模式。

肌张力障碍通常是由于丘脑或基底神经节的损伤而发生的。肌张力障碍被定义为主动与拮抗肌群异常非自主的联合收缩，引起颈部、躯干和四肢的异常姿势[68]。肌张力障碍可为局灶性或全身性。与痉挛不同，肌张力障碍可在休息时发生，但也可在运动时引起。原发性肌张力障碍是一种病因不明的神经系统疾病，或已知的基因突变导致的神经系统疾病，其主要是肌张力障碍，如早期孤立性肌张力障碍（early-onset isolated dystonia，DYT-1）；继发性肌张力障碍或获得性肌张力障碍，是继发于另一种脑神经损伤，如缺氧脑损伤、卒中或线粒体疾病[69]。

不受控制的张力可能会干扰活动、锻炼、活动范围和日常生活能力，引起慢性疼痛并导致挛缩和/或压疮[64]。然而，异常肌张力模式也会有一些积极的影响，可以帮助不能行走的患儿保持肌张力，有助于支持循环功能，可以防止深静脉血栓形成，可以帮助行走或转移[65]。处理肌张力时，临床医生必须平衡肌张力增加的积极和消极影响。异常的张力一般不会随时间而增加，但有一些外部因素会影响张力，如感染、嵌塞、压疮、疼痛、深静脉血栓形成、颅内压升高、压力、疲劳、睡眠剥夺、环境变化，甚至心理因素等。肌张力的治疗有非药物治疗、药物治疗或外科手术。可能影响治疗方法的因素：严重程度、长期性、分布、损伤部位和共患病[70]。痉挛或肌张力障碍不一定在上运动神经元损伤后立即发生，可能需要数周或数月才能发生，随着神经系统的恢复，可能会得到改善。与存在长期问题并发展为软组织改变和挛缩的患儿相比，短期痉挛可能需要较少的侵入性治疗，但为了在康复过程中最大限度地恢复，必须立即处理痉挛。设计治疗计划的跨学科团队通常包括物理治疗师、作业治疗师、矫形师、康复医生、神经科医生、骨科医生和/或神经外科医生[64]。

非药物治疗

所有痉挛患者治疗的最重要部分是物理和作业治疗。治疗的目标是改善和保持关节周围的活动度，加强肌肉训练以改善功能[64]。当肌肉痉挛时，关节周围肌肉力量的不平衡会导致挛缩和畸形。拉伸、运动学习、肌力训练和强制-诱导疗法等技术经常被用于改善肌肉肌腱单位的特性。阶段性石膏疗法可以用来固定一个痉挛的肢体在伸展位，它使用一系列的石膏来持续牵伸肌肉，提高被动关节活动度。通过使用石膏，肌肉保持缓慢的、持续的张力，这可以调节肌肉对感觉刺激的反应，也可以改善肌肉纤维（肌节）的长度和数量，以及结缔组织的数量[71]。其他可能改善痉挛的技术包括肌效贴、振动疗法和电刺激，使用本体感受反馈和牵张来影响运动[64]。

使用矫形器或支具是治疗痉挛的常见方法。矫形的目的是减少疼痛，防止挛缩，改善功能，弥补力量或感觉的损失，并减少痉挛。一个合适的矫形器可以帮助改善张力和反射，以改善患儿的功能和预防畸形。矫形器应用通常由医生、治疗师和矫形师共同决定，确定适当的设计，帮助患儿完成功能和防止进一步的畸形。

药物治疗

口服药物通过抑制兴奋性神经递质或增强脊髓水平的抑制性神经递质的作用已被证实。口服药物在治疗痉挛方面有一些优势。它们是非侵入性、非永久性的，并且已经被证明临床有效。但有些药物可能伴随副作用，包括肌无力和嗜睡，并影响疗效。

许多导致痉挛的兴奋性脊髓皮层通路被认为受到γ-氨基丁酸（gamma-aminobutyric acid，GABA）的影响，这是一些药物选择的主要基础（图 67-1）[65]。GABA 受体有两种：$GABA_A$ 和 $GABA_B$。苯二氮䓬类药物，如地西泮（安定）和氯硝西泮，是治疗痉挛最常见和最古老的一类药物。苯二氮䓬类药物在 $GABA_A$ 受体附近作用，使细胞膜超极化，从而引起多突触和单突触反射的突触前抑制[62-64]。然而药物对中枢神经系统的影响是一个限制因素，会因镇静而加剧潜在的认知缺陷；苯二氮䓬过量也可能导致嗜睡、昏迷或死亡；如果突然中断或停药，还会有生理成瘾的风险及危及生命的停药综合征；临床证据表明，这些药物可能会干扰脑损伤和卒中后的神经恢复：这都限制了它们的使用[65]。

巴氯芬是一种 $GABA_B$ 激动剂。巴氯芬穿过血脑屏障并作用于脊髓，在突触前和突触后发挥作用。由于这些特性，推荐用于由大脑和脊髓引起的痉挛。潜在的副作用还包括镇静、精神错乱、头晕和恶心。巴氯芬还可以降低癫痫患者的发作阈值，突然戒断还会导致癫痫发作、精神状态改变或心血管疾病。加巴喷丁（神经蛋白）是一种抗惊厥药，其化学结构与 GABA 非常相似。虽然现在常用于神经性疼痛，

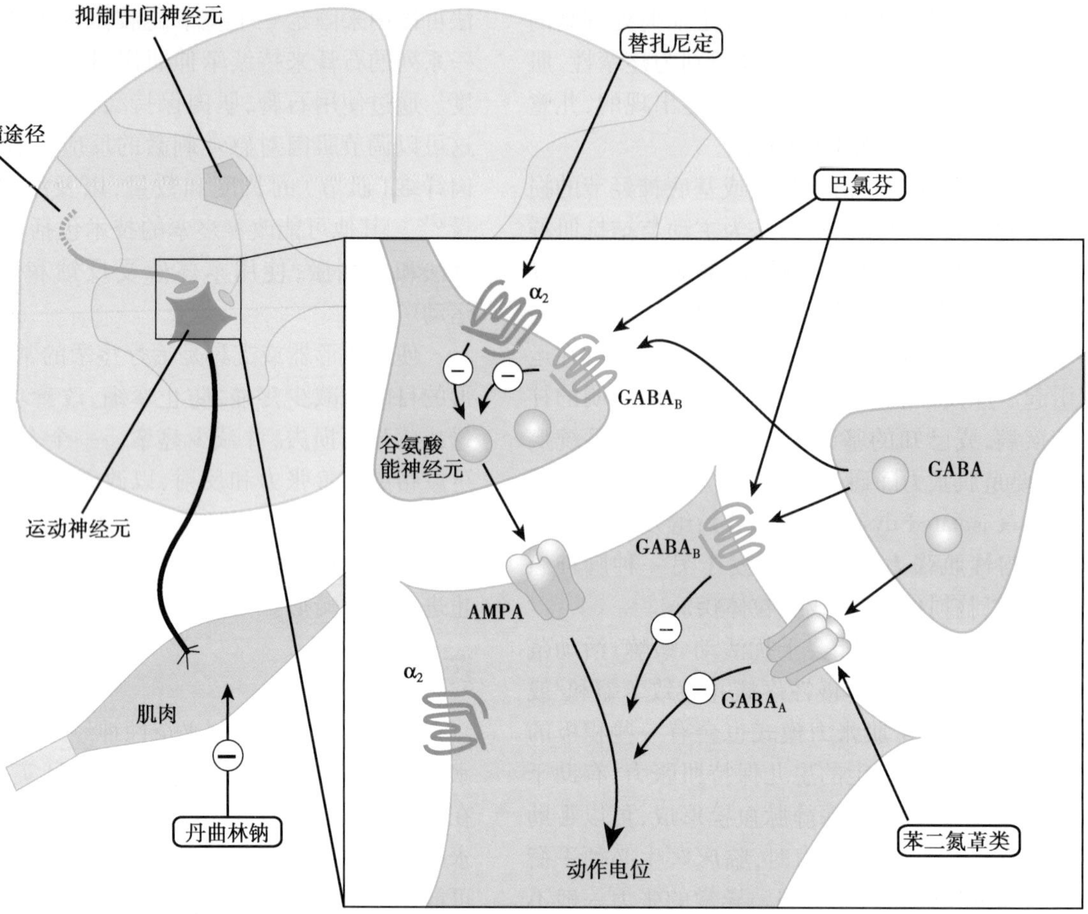

图 67-1　在脊髓中替扎尼定(α_2)、苯二氮䓬类($GABA_A$)和巴氯芬解痉作用的假设部位。替扎尼定还有突触后抑制作用,丹曲林钠作用于骨骼肌的肌质网(经允许摘自 Kruidering-Hall M, Campbell L. Skeletal Muscle Relaxants. In: Katzung BG. eds. Basic & Clinical Pharmacology, 14e New York, NY: McGraw-Hill; 2018)

但在非常高的剂量下,对减少痉挛有一定的疗效。副作用包括共济失调、头痛、震颤、嗜睡、晕厥和眼球震颤[62-63]。

另一类已用于治疗痉挛的药物是咪唑啉和 α_2 肾上腺素能制剂,包括可乐定,众所周知它和替扎尼定(盐酸替扎尼定)是调控血压的药物,可以抑制脊髓水平的突触前传入及抑制谷氨酸(一种兴奋性神经递质)的释放[62]。由于副作用和临床疗效不佳,这些药物比之前提到的其他药物使用较少[63,65],副作用包括低血压、镇静、头晕、幻觉、疲劳和肝毒性[62-63]。

丹曲林钠是治疗痉挛唯一的药物,作用不局限于中枢神经系统,还直接作用于周围的肌肉[63],作用机制是阻止钙从肌质网释放,可导致肌肉收缩性下降。部分临床医生认为脑源性痉挛患者可能更容易耐受这种情况,因为它不会集中作用;副作用是嗜睡和疲劳[62],因为其限制了所有肌肉的收缩,全身无力也是一个潜在的副作用。丹曲林钠比其他药物有明显更高的肝毒性风险,高剂量丹曲林钠和超过 40 岁妇女使用则肝毒性风险增加[63]。

治疗张力障碍通常口服药物可以重叠使用。巴氯芬、苯二氮䓬类药物和加巴喷丁可用于治疗两种肌张力模式。

左旋多巴是治疗多巴反应性肌张力障碍的首选药物。初始剂量通常是每日 1mg/kg,分 3 次;滴定剂可在一周内增至 10mg/(kg·d),平均剂量每日 4~5mg/kg,主要副作用有恶心、呕吐、便秘、幻觉和运动困难[72]。原发性肌张力障碍可能对抗胆碱药也有反应[73]。儿童通常比成年人能承受更高的剂量。苯海索的起始剂量为每日 0.03~0.06mg/kg,每日 3~4 次[73]。建议每 3~7d 增加 0.03~0.06mg/kg,直到肌张力得到充分控制或出现不良反应。药物用到 8~10mg/d 才可能产生效果[74]。有些儿童耐受剂量则可能高达 60mg/d[73]。抗胆碱药物的副作用有口干、记忆障碍、嗜睡、尿潴留、便秘和热耐受不良等。其他常用的抗胆碱药包括苯海拉明、苯托品、比哌立登(biperiden)和乙索普罗酮(ethopropazone)等[74]。

注射治疗

注射药物也称化学去神经技术,在痉挛治疗中起着重要作用。神经肌肉阻滞用于恢复主动与拮抗肌群之间的平衡,痉挛的肌肉会缩短和收缩。然而,拮抗肌可能会变得过度拉长并进一步削弱,从而导致失衡。有几种注射药物可以阻断神经肌肉。肉毒杆菌毒素通过直接作用于肌肉来减少痉挛[75]。酒精和苯酚通过直接破坏神经产生作用[76]。

FDA 在 1989 年首次批准肉毒毒素用于眼睑痉挛。市场上有 3 种不同类型的 A 型肉毒毒素(onabotulinumtoxinA、abobotulinumtoxinA 和 incobotulinumtoxinA)和 1 种 B 型肉毒毒素(rimabotulinumtoxinB)。肌内注射时,肉毒毒素会干扰神经肌肉连接处乙酰胆碱的释放,从根源上阻断神经冲动,使肌肉变弱,帮助患者更好地控制肌肉,加强拮抗肌肉和/或耐受矫形支具/石膏。可能导致肉毒毒素注射治疗反应不良的因素:定位方法差、抗体形成和肌肉纤维化。强烈建议使用肌电图、电刺激或超声等定位技术来定位注射的肌肉[75]。即使经验丰富的医生,未使用定位技术也会使下肢的定位精度降低 25%~50%,上肢的定位精度降低 40%~70%[77]。没有研究表明一种定位技术优于其他技术。3 个月后才能重复注射,以减少全身影响和抗体形成的风险。随着时间的推移,4%~10% 的患者会产生肉毒杆菌抗体,降低重复注射的效果[65]。为了最大限度地提高疗效和限制潜在的并发症,强烈建议患者向了解剂量、副作用类型和频率以及注射肌肉定位方法的医生咨询。调整剂量其他重要的因素包括肌肉大小和体积、患者的营养状况、对注射肌肉运动终板的熟悉程度以及以前注射的经验。潜在的副作用包括出血、感染、疼痛、虚弱、吞咽问题、呼吸问题和类似流感等疾病[75]。

苯酚和酒精是减轻痉挛的神经溶解剂,酒精通过从髓鞘中提取磷脂、胆固醇和黏肽,导致神经松解[78]。这种药剂在低浓度下使用时,可为轴突再生保留架构。酒精会引起不愉快的感觉,因此经常与局部麻醉剂混合使用。酚类化合物的制备需要复方制剂或商业药剂,与酒精不同的是它们确实有局部麻醉作用,因此在注射前通常不会与局部麻醉剂混合。浓度超过 5% 会导致非选择性的节段性脱髓鞘及蛋白质凝固[78]。酒精和苯酚减少痉挛的作用机制是通过化学变性神经纤维减少神经传递,要求临床医生能够使用电刺激和/或超声定位神经,并缓慢地直接神经注射直到刺激减弱[64]。苯酚和酒精的作用时间比肉毒杆菌毒素长,但也有更多潜在的副作用风险,注射会非常痛苦,特别是儿童需要镇静。其他风险包括感觉迟钝、血管硬化、筋膜室综合征、静脉血栓形成和皮肤坏死[79]。苯酚和酒精注射一般与肉毒毒素共同使用,由于肉毒毒素的剂量限制,多次注射视力可能会限制药效。临床医生可以使用苯酚或酒精针对较大的肌肉(例如内收肌和腘绳肌),这通常需要大剂量的肉毒毒素,且集中在肉毒毒素注射部位[76]。没有认识到这些限制可能会导致剂量不足和随后治疗计划的失败。

手术治疗

鞘内巴氯芬泵

鞘内注射巴氯芬用于治疗痉挛,一般通过外科植入机械装置,该装置通过导管直接将巴氯芬注入脊髓周围的鞘内间隙。导管植入位置灵活使其成为治疗上肢和/或下肢痉挛的有效策略。当前面讨论的方法对痉挛无效时,可以采用鞘内注射巴氯芬。其优点是高浓度巴氯芬直接注入脊髓周围的活动区域,不会因口服药物产生全身的副作用。该方法允许根据患儿需要提供一致的药物剂量或灵活的方案[80]。虽然初始植入该装置需要外科手术,但调整剂量和药物补充可以在医生办公室内进行。需要有经验的医生给药,避免过量可能产生的副作用。此外,手术植入的风险包括感染,因脑脊液泄漏引起的头痛,导管移位、断开或阻塞[81]。

选择性脊神经后根切断术

选择性脊神经后根切断术是一种针对下肢痉挛的外科干预。该手术需要神经外科医生进行椎板切除术或椎板切开术,选择性分离 L2-S2 运动神经和感觉神经根。该过程调节传入到较低运动神经元的输入,以抵消假定失去的上运动神经元的调节[82]。对个别感觉神经根进行电刺激,对表现出异常模式的感觉反馈进行选择性消融[83],目的是在减少痉挛和保持功能之间掌握平衡。这种手术的潜在风险包括感觉过敏、丧失膀胱功能以及丧失以前的行走能力。为了从该手术中获得最大的好处,适应证是 3~7 岁没有肌张力障碍的痉挛性双瘫患者,他们的行走预后良好[84]。当外科干预与积极的物理治疗结合时,患者的功能有更大的改善[84]。这类治疗通常需要每周 4~5 次,持续 3~6 个月,以最大限度地恢复功能。

矫形外科手术

痉挛的矫形手术主要用于矫正痉挛或平衡痉挛肌肉的力量。长时间痉挛可能会导致肌肉和软组织挛缩或骨性畸形。松解可能导致畸形的肌肉，可以达到更有利的平衡。矫形外科医生可以通过肌腱切断、单独延长肌腱或肌肉周围筋膜的肌内延长来功能性地延长短肌肉，也可以考虑转移一块肌肉来弥补较弱的拮抗肌。骨骼也可以重新定位或重塑，以帮助保持运动[85]。

痉挛患者的治疗是一个复杂的过程。虽然神经系统状况通常是静态的，但肌肉、骨骼、肌腱以及最终功能的变化是一个需要积极管理的动态过程。痉挛患儿的管理需要经验丰富的医生和综合卫生专业人员的多学科团队。

耐用医疗设备

除对 CSHCN 的物理干预外，耐用医疗设备（durable medical equipment，DME）尤为重要。儿童早期发育要求儿童使用精细和粗大运动技能来探索和操纵周围环境，如果相应的发育时期不能实现，可能会导致正常发育的延迟、习得性无助和社会化的障碍[7]。使用的设备也应该是重量、大小和发育适宜的，这样儿童才能充分利用。儿童康复医师将与治疗师、假肢矫形师一起工作，以确定适合儿童的设备。开具增强沟通设备或环境控制的处方需要几个团队成员，包括 1 名作业治疗师、1 名语言治疗师和 1 名康复工程师。然而，团队中最重要的成员是患者和家属，因为他们必须就设备的必要性和功能达成一致才能开始使用。

DME 可能是 CSHCN 的重要需求。这类产品包括专门的床上用品、专门的座椅和移动设备、姿势设定设备、娱乐设备和通信辅助技术。矫形器是为需要稳定的身体现有部分提供支撑和支撑的设备。假肢是一种替换身体缺失部分的装置。儿童使用 DME、矫形器和假肢与成人不同。对儿童来说，必须改变设备以适应成长，必须清楚儿童的发育里程碑。

小结

CSHCN 可能有许多直接或间接与他们突出的医疗问题相关的医疗条件。最重要的是，康复医师必须具备相关系统的知识，因为这是为这些儿童提供全面照护的必要条件。儿童康复的关键之一是能够管理一个多学科团队和协调复杂患儿的复杂医疗护理。教育家庭很重要的，能够对儿童的照顾有适当的期望和目标。

（吴德　译，师东良　徐开寿　校）

参考文献

1. Kaziny BD. The prehospital care of children with special health care needs. *Clin Pediatr Emerg Med*. 2014;15(1):89–95.
2. Ayyangar R. Health maintenance and management in childhood disability. *Phys Med Rehabil Clin North Am*. 2002;13(4):793–821.
3. Berry JG, Hall M, Hall D, et al. Inpatient growth and resource use in 28 children's hospitals: a longitudinal, multi-institutional study. *JAMA Pediatr*. 2013;167(2):170–177.
4. Medical Home Initiatives for Children with Special Needs Project Advisory Committee. American Academy of Pediatrics. The medical home. *Pediatrics*. 2002; 110(1 Pt 1):184–186.
5. Benedict RE. Quality medical homes: meeting children's needs for therapeutic and supportive services. *Pediatrics*. 2008;121(1):e127–e134.
6. Drummond A, Looman WS, Phillips A. Coping among parents of children with special health care needs with and without a health care home. *J Pediatr Health Care*. 2012;26(4):266–275.
7. Alexander MA, Matthews DJ. *Pediatric Rehabilitation: Principles and Practice*. 4th ed. New York, NY: Demos Medical; 2010.
8. Chumlea WC, Guo SS, Steinbaugh ML. Prediction of stature from knee height for black and white adults and children with application to mobility-impaired or handicapped persons. *J Am Diet Assoc*. 1994;94(12):1385–1388, 1391; quiz 1389–90.
9. Spady DW, Payne PR, Picou D, et al. Energy balance during recovery from malnutrition. *Am J Clin Nutr*. 1976;29(10): 1073–1088.
10. Victora CG, Adair L, Fall C, et al. Maternal and child undernutrition: consequences for adult health and human capital. *Lancet*. 2008;371(9609):340–357.
11. Rempel G. The importance of good nutrition in children with cerebral palsy. *Phys Med Rehabil Clin North Am*. 2015;26(1):39–56.
12. Mak RH, Cheung W. Energy homeostasis and cachexia in chronic kidney disease. *Pediatr Nephrol*. 2006;21(12): 1807–1814.
13. Mauras N. Growth hormone therapy in the glucocorticosteroid-dependent child: metabolic and linear growth effects. *Horm Res*. 2001;56(Suppl 1):13–18.
14. Kyle UG, Shekerdemian LS, Coss-Bu JA. Growth failure and nutrition considerations in chronic childhood wasting diseases. *Nutr Clin Pract*. 2015;30(2):227–238.
15. Stevenson RD, Roberts CD, Vogtle L. The effects of non-nutritional factors on growth in cerebral palsy. *Dev Med Child Neurol*. 1995;37(2):124–130.
16. Gage J. *The Treatment of Gait Problems in Cerebral Palsy*. London: Mac Keith Press; 2004.
17. Siddiqi SU, Van Dyke DC, Donohoue P, et al. Premature sexual development in individuals with neurodevelopmental disabilities. *Dev Med Child Neurol*. 1999;41(6):392–395.
18. Zacharin M. Endocrine problems in children and adoles-

cents who have disabilities. *Horm Res Paediatr*. 2013;80(4): 221–228.
19. Cheong JL, Hunt RW, Anderson PJ, et al. Head growth in preterm infants: correlation with magnetic resonance imaging and neurodevelopmental outcome. *Pediatrics*. 2008;121(6):e1534–40.
20. Hamed SA. Influences of bone and mineral metabolism in epilepsy. *Expert Opin Drug Saf*. 2011;10(2):265–280.
21. Henderson RC, Gilbert S, Clement M, et al. Altered skeletal maturation in moderate to severe cerebral palsy. *Dev Med Child Neurol*. 2005;47(4):229–236.
22. Kecskemethy HH, Harcke HT. Assessment of bone health in children with disabilities. *J Pediatr Rehabil Med*. 2014;7(2):111–124.
23. Rabenda V, Nicolet D, Beaudart C, et al. Relationship between use of antidepressants and risk of fractures: a meta-analysis. *Osteoporos Int*. 2013;24(1):121–137.
24. Rizzoli R, Cooper C, Reginster JY, et al. Antidepressant medications and osteoporosis. *Bone*. 2012;51(3): 606–613.
25. Lewiecki EM, Gordon CM, Baim S, et al. International society for clinical densitometry 2007 adult and pediatric official positions. *Bone*. 2008;43(6):1115–1121.
26. Bianchi ML, Baim S, Bishop NJ, et al. Official positions of the International Society for Clinical Densitometry (ISCD) on DXA evaluation in children and adolescents. *Pediatr Nephrol*. 2010;25(1):37–47.
27. Reyes C, Hitz M, Prieto-Alhambra D, et al. Risks and benefits of bisphosphonate therapies. *J Cell Biochem*. 2016;117(1): 20–28.
28. Thomas IH, DiMeglio LA. Advances in the classification and treatment of osteogenesis imperfecta. *Curr Osteoporos Rep*. 2016;14(1):1–9.
29. Szalay EA. Bisphosphonate use in children with pediatric osteoporosis and other bone conditions. *J Pediatr Rehabil Med*. 2014;7(2):125–132.
30. Golden NH, Abrams SA. Committee on optimizing bone health in children and adolescents. *Pediatrics*. 2014;134(4): e1229–e1243.
31. Ness K, Apkon SD. Bone health in children with neuromuscular disorders. *J Pediatr Rehabil Med*. 2014;7(2): 133–142.
32. Ghasia F, Brunstrom J, Gordon M et al. Frequency and severity of visual sensory and motor deficits in children with cerebral palsy: gross motor function classification scale. *Invest Ophthalmol Vis Sci*. 2008;49(2):572–580.
33. Jones MW, Morgan E, Shelton JE. Primary care of the child with cerebral palsy: a review of systems (part II). *J Pediatr Health Care*. 2007;21(4):226–237.
34. Harlor AD Jr, Bower C; Committee on Practice and Ambulatory Medicine; Section on Otolaryngology-Head and Neck Surgery. Hearing assessment in infants and children: recommendations beyond neonatal screening. *Pediatrics*. 2009;124(4):1252–1263.
35. O'Connor KS, Bramlett MD. Vaccination coverage by special health care needs status in young children. *Pediatrics*. 2008;121(4):e768–74.
36. *Red Book*. In: Kimberlin DW, et al. ed. *2015 Report of the committee on infectious diseases*. 30th ed. Itasca, IL: American Academy of Pediatrics; 2015:1064.
37. Marik PE, Varon J. Requirement of perioperative stress doses of corticosteroids: a systematic review of the literature. *Arch Surg*. 2008;143(12):1222–1226.
38. Smith M, Peacock G, Uyeki TM, et al. Influenza vaccination in children with neurologic or neurodevelopmental disorders. *Vaccine*. 2015;33(20):2322–2327.
39. Havers F, Fry AM, Chen J, et al. Hospitalizations attributable to respiratory infections among children with neurologic disorders. *J Pediatr*. 2016;170:135–141, e5.
40. Blanton L, Peacock G, Cox C, et al. Neurologic disorders among pediatric deaths associated with the 2009 pandemic influenza. *Pediatrics*. 2012;130(3):390–396.
41. Earl DT, Blackwelder RB. Management of chronic medical conditions in children and adolescents. *Prim Care*. 1998;25(1):253–270.
42. Pratt HD, Greydanus DE. Intellectual disability (mental retardation) in children and adolescents. *Prim Care*. 2007;34(2):375–386.
43. Aran A, Shalev RS, Biran G, et al. Parenting style impacts on quality of life in children with cerebral palsy. *J Pediatr*. 2007;151(1):56–60, e1.
44. Drahota A, Malcarne VI. Concepts of illness in children: a comparison between children with and without intellectual disability. *Intellect Dev Disabil*. 2008;46(1):44–53.
45. Greydanus DE, Rimsza ME, Newhouse PA. Adolescent sexuality and disability. *Adolesc Med*. 2002;13(2):223–247, v.
46. Greydanus DE, Omar HA. Sexuality issues and gynecologic care of adolescents with developmental disabilities. *Pediatr Clin North Am*. 2008;55(6):1315–1335, viii.
47. Betz CL. Developmental considerations of adolescents with developmental disabilities. *Issues Compr Pediatr Nurs*. 1994;17(3):111–120.
48. Mitchell KJ, Finkelhor D, Wolak J. Risk factors for and impact of online sexual solicitation of youth. *JAMA*. 2001;285(23):3011–3014.
49. Fauroux B, Khirani S. Neuromuscular disease and respiratory physiology in children: putting lung function into perspective. *Respirology*. 2014;19(6):782–791.
50. Khatwa UA, Dy FJ. Pulmonary manifestations of neuromuscular diseases. *Indian J Pediatr*. 2015;82(9):841–851.
51. Bach JR, Bianchi C, Vidigal-Lopes M, et al. Lung inflation by glossopharyngeal breathing and "air stacking" in Duchenne muscular dystrophy. *Am J Phys Med Rehabil*. 2007;86(4):295–300.
52. Marques TBC, Neves J de C, Portes LA, Salge JM, Zanoteli E, Reed UC. Air stacking: effects on pulmonary function in patients with spinal muscular atrophy and in patients with congenital muscular dystrophy. *Jornal Brasileiro de Pneumologia*. 2014;40(5):528–534. doi:10.1590/S1806-37132014000500009.
53. Stehling F, Bouikidis A, Schara U, et al. Mechanical insufflation/exsufflation improves vital capacity in neuromuscular disorders. *Chron Respir Dis*. 2015;12(1):31–35.
54. Sidebottom AJ, May JE, Madahar AK. Role of botulinum toxin A injection into the submandibular salivary glands as an assessment for the subsequent removal of the submandibular glands in the management of children with sialorrhoea. *Br J Oral Maxillofac Surg*. 2013;51(2):113–116.
55. Cardona I, Saint-Martin C, Daniel SJ. Salivary glands of healthy children versus sialorrhea children, is there an anatomical difference? An ultrasonographic biometry. *Int J Pediatr Otorhinolaryngol*. 2015;79(5):644–647.
56. Newman CJ, O'Regan M, Hensey O. Sleep disorders in children with cerebral palsy. *Dev Med Child Neurol*. 2006;48(7):564–568.
57. Malow BA, Byars K, Johnson K, et al. A practice pathway for the identification, evaluation, and management of insomnia in children and adolescents with autism spectrum disorders. *Pediatrics*. 2012;130(suppl 2):S106–S124.
58. Schwichtenberg AJ, Malow BA. Melatonin treatment in

children with developmental disabilities. *Sleep Med Clin.* 2015;10(2):181–187.
59. Chhangani B, Greydanus DE, Patel DR, et al. Pharmacology of sleep disorders in children and adolescents. *Pediatr Clin North Am.* 2011;58(1):273–291, xiii.
60. Akeson WH, Amiel D, Abel MF, et al. Effects of immobilization on joints. *Clin Orthop Relat Res.* 1987;(219):28–37.
61. Lance JW. The control of muscle tone, reflexes, and movement: Robert Wartenberg Lecture. *Neurology.* 1980;30:1303–1313.
62. Zafonte R, Lombard L, Elovic E. Antispasticity medications. *Am J Phys Med Rehabil.* 2004;83(suppl):S50–S58.
63. Watanabe TK. Role of oral medications in spasticity management. *PM R.* 2009;1(9):839–841.
64. Ronan S, Gold JT. Nonoperative management of spasticity in children. *Childs Nerv Syst.* 2007;23(9):943–956.
65. Thibaut A., Chatelle C, Ziegler E, et al. Spasticity after stroke: physiology, assessment and treatment. *Brain Inj.* 2013;27(10):1093–1105.
66. Benbow M. Pressure ulcer prevention and pressure-relieving surfaces. *Br J Nurs.* 2008;17(13):830–835.
67. Apkon SD. Osteoporosis in children who have disabilities. *Phys Med Rehabil Clin North Am.* 2002;13(4):839–855.
68. Albanese A, Bhatia K, Bressman SB, et al. Phenomenology and classification of dystonia: a consensus update. *Mov Disord.* 2013;28(7):863–873.
69. Fahn S. Concept and classification of dystonia. *Adv Neurol.* 1988;50:1–8.
70. Gormley ME Jr, O'Brien CF, Yablon SA. A clinical overview of treatment decisions in the management of spasticity. *Muscle Nerve Suppl.* 1997;6:S14–S20.
71. Preissner KS. The effects of serial casting on spasticity: a literature review. *Occup Ther Health Care.* 2002;14(2):99–106.
72. Segawa M. Dopa-responsive dystonia. *Handb Clin Neurol.* 2011;100:539–557.
73. Tabbal SD. Childhood dystonias. *Curr Treat Options Neurol.* 2015;17(3):339.
74. Dressler D, Altenmueller E, Bhidayasiri R, et al. Strategies for treatment of dystonia. *J Neural Transm (Vienna).* 2016;123(3):251–258.
75. Lim EC, Quek AM, Seet RC. Accurate targeting of botulinum toxin injections: how to and why. *Parkinsonism Relat Disord.* 2011;17(suppl 1):S34–S39.
76. Gooch JL, Patton CP. Combining botulinum toxin and phenol to manage spasticity in children. *Arch Phys Med Rehabil.* 2004;85(7):1121–1124.
77. Chin TY, Nattrass GR, Selber P, et al. Accuracy of intramuscular injection of botulinum toxin A in juvenile cerebral palsy: a comparison between manual needle placement and placement guided by electrical stimulation. *J Pediatr Orthop.* 2005;25(3):286–291.
78. Deer TR. *Interventional and Neuromodulatory Techniques for Pain Management.* Philadelphia, PA: Elsevier/Saunders; 2012:v.
79. Akkaya T, Unlu E, Alptekin A, et al., Neurolytic phenol blockade of the obturator nerve for severe adductor spasticity. *Acta Anaesthesiol Scand.* 2010;54(1):79–85.
80. Krach LE, Kriel RL, Nugent AC. Complex dosing schedules for continuous intrathecal baclofen infusion. *Pediatr Neurol.* 2007;37(5):354–359.
81. Zdolsek HA, Olesch C, Antolovich G, et al. Intrathecal baclofen therapy: benefits and complications. *J Intellect Dev Disabil.* 2011;36(3):207–213.
82. Lazareff JA, Garcia-Mendez MA, De Rosa R, et al. Limited (L4–S1, L5–S1) selective dorsal rhizotomy for reducing spasticity in cerebral palsy. *Acta Neurochir (Wien).* 1999;141(7):743–751; discussion 751–752.
83. Hurvitz EA, Marciniak CM, Daunter AK et al. Functional outcomes of childhood dorsal rhizotomy in adults and adolescents with cerebral palsy. *J Neurosurg Pediatr.* 2013;11(4):380–388.
84. McLaughlin J, Bjornson K, Temkin N, et al. Selective dorsal rhizotomy: meta-analysis of three randomized controlled trials. *Dev Med Child Neurol.* 2002;44(1):17–25.
85. Sussman MD, Aiona MD. Treatment of spastic diplegia in patients with cerebral palsy. *J Pediatr Orthop B.* 2004;13(2):S1–S12.

第 68 章 假肢和矫形器：儿童考虑因素

Jacqueline Adolph

本章旨在突出与儿童假肢和矫形器处方相关的特殊主题，有关这些主题的详细介绍请参见第 48 章和 79 章。详细的评估和病史对于制订儿童康复人群的综合管理计划非常重要。此外，除考虑病因和参与程度，还应考虑患儿的治疗目标、发育水平、家庭支持及依从性。通常，儿童需要父母或照顾者的帮助才能穿脱装置，并正确进行佩戴和保养。与成人不同，儿童由于生长和活动需要更频繁地随访和调整装置。本章主要讨论儿童假肢和矫形器，描述了常见病因和假肢矫形设计的考虑因素。管理儿童人群近期和远期健康状况的治疗决策应由完整的医疗团队作出，包括但不限于患儿、家属和/或照顾者、康复医师、假肢矫形器师、物理治疗师、作业治疗师、娱乐治疗师、护士和社会工作者。

儿童患者假肢的考虑因素

发病率和病因

截肢或肢体缺陷的病因是假肢设计、对线和组件选择的重要因素。肢体缺失或缺陷的病因可能包括感染、肿瘤等原发性疾病，也可能由创伤所致。其中，70% 的患儿是先天性肢体畸形，另外 30% 的患儿是截肢所致[1]。在活产婴儿中，先天性肢体畸形的发病率是 5/10 000～10/10 000[2]，其中上肢缺陷的发生率是下肢缺陷的 3 倍[3]。

考虑因素

决定儿童患者是否应用假肢时需要考虑许多因素。其中，接受腔装配对假肢的整体装配和功能至关重要。如果接受腔舒适且适配良好，患儿会受益于其预期提供的功能；反之，如果接受腔不舒服，患儿会拒绝佩戴假肢。假肢技术人员确保应用专业知识正确装配接受腔。在本章讨论的假肢适配设计中，一些针对儿童群体的常见考虑因素包括调整和更换的频率、家庭参与、残肢长度、骨骼过度生长、对线、特定活动的假肢和部件尺寸。

频繁调整和更换

由于儿童患者的生长和更高的身体需求，与成人相比，需要更频繁地调整和更换假肢。通常儿童假肢接受腔可以使用 1 年，但这取决于儿童身体的生长速度和活动水平[4]。骨骼式假肢的设计具有一定的制作后调整能力，以便根据需要调整假肢和更换部件（例如假足、终端设备或接受腔）。组件可以相应改变以适应儿童患者的生长、活动水平和功能需求。有几种方法可以使假肢设计适应儿童的生长，以推迟更换的时间（表 68-1）。接受腔的设计应考虑儿童肢体纵向和环向生长。随着儿童患者的成长，可以更换单个部件（例如假足、腿管、连接件、接受腔）或者更换全新的假肢。

残肢长度

残肢长度影响假肢的控制和设计选择。肢体越长，活动臂也越长，患儿对假肢的控制力越大。肢体过长或过短均会导致组件和设计的选择受限。通过关节离断术，患儿保留生长板，保持负重能力，避免骨过度生长[1,5-6]。但是，经关节离断的假肢在匹配健侧时，外观可能是一个挑战。例如，膝关节离断假肢比经股骨截肢假肢更易控制，但其假肢膝关节中心会低于健侧膝关节中心。

表 68-1 假肢适应生长的方法

生长调节组件	适应生长的方法
多层接受腔(洋葱皮)	内接受腔的多薄层可以拆卸,以适应体积变化和纵向生长
残肢末端垫	残肢末端衬垫厚度可减小,使纵向生长
气囊	气囊可以放气以适应容积变化
可调腿管	总高度可以加长,以匹配健侧的增长
凝胶套悬吊	改变凝胶套厚度以适应增长(例如从 9mm 减少到 6mm)
多层残肢袜	改变袜子厚度以适应生长(例如 5 层到 3 层)
热塑性接受腔设计	增加可调性和热塑性(与树脂工艺相比)

家庭参与

家庭参与始于对患儿的病情、预后和治疗建议的理解和接受。幼龄儿童假肢的治疗计划一般由家属或照料者决定。随着年龄的增长,儿童应该更多地参与到假肢的设计和治疗决策中。此外,幼龄儿童假肢的穿脱应该从需要帮助逐渐过渡到独立完成。

骨生长过度

骨或骨膜过度生长是经骨干截肢的结果[3],最常见于肱骨,其次是腓骨、胫骨和股骨[4](图 68-1)。

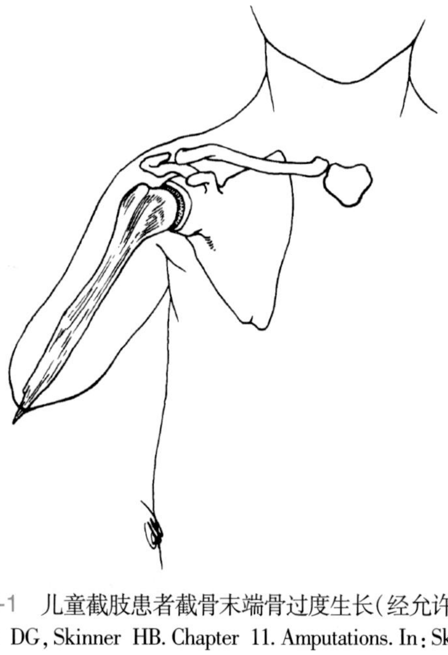

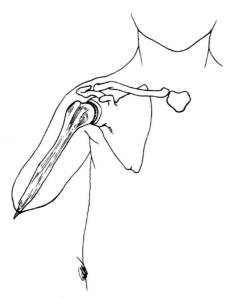

图 68-1 儿童截肢患者截骨末端骨过度生长(经允许摘自 Smith DG, Skinner HB. Chapter 11. Amputations. In: Skinner HB, McMahon PJ, eds. Current Diagnosis & Treatment in Orthopedics, 5e New York, NY: McGraw-Hill; 2014)

为了防止骨过度生长,最好进行关节离断术以保留生长板[5]。当软组织生长速度落后于底层骨时,会出现远端过度增长疼痛,从而常常导致疼痛和不适而无法佩戴假肢。黏液囊是骨过度生长的一个良好指标[3]。手术干预的主要目的是减少与骨过度生长相关的疼痛[5]。

对线

假肢技术人员将适当调整假肢对线以获得最好的舒适和功能。如果假肢对线不良,儿童可能会出现肢体、关节不适或步态异常。许多先天性肢体缺陷都有不同角度的畸形,在假肢设计中必须予以调整以适应畸形[3],但可能产生美观问题。下肢假肢的对线应与正常儿童的步态和承重力线相匹配。例如,婴儿通常行走时基底宽、屈髋屈膝,因此,其假肢应以类似的方式设计[6]。

特定活动的假肢

标准假肢通常用于日常生活活动(activities of daily living, ADL)、学校活动以及家庭和社区活动,而特定活动专用假肢是为某些特殊活动而设计的。例如,跑步和游泳假肢均不能用于日常步行。上肢假肢可以设计成各种各样的终端设备,如体操手臂或拉小提琴的手臂等。

组件尺寸和选择

与成人相比,儿童可选择的组件较少。家长和假肢技术人员应对目标和期望进行讨论,以选择适合儿童功能水平、年龄和身体现状的部件。随着孩子的成长,可适用的组件会相应增加。

上肢假肢:儿童考虑因素

对于儿童上肢假肢的使用者,假肢的功能实现和成功适配应该基于每个儿童的需要。在假肢治疗决策中,与患儿及其家人就期望和目标进行细致的讨论至关重要。部件的不同选择和设计取决于假肢的目标是美观补偿、抓取物体,还是完成特定活动,或者这些都有。此外,通过经验丰富的作业治疗师对于假肢佩戴者进行专业培训是必不可少的[7]。

装配时机

对于上肢缺陷和截肢的儿童,应在其学会坐立并具有跨过中线能力或大约 6 个月时开始安装假肢[7]。第一个假肢应该是带有被动终端装置(terminal device, TD)的被动式假肢,如不带关节的张开的手、放松微屈的手或手套[7]。悬吊应为自悬吊式或袖套式悬吊,尽量减少使用悬吊带[7]。当儿童可以控制这些装置时,可开始引入抓物 TD,如钩和手。经桡骨截肢患者可以在 1 岁时装配单次抓取、释放的 TD[4]。对于经肱骨截肢者来说,关节活动通常始于 20 个月时,装配被动阻尼肘关节,通过锁定或不锁定关节为双侧手部活动提供初始姿势摆放[7]。通常在 5 岁左右可以达到通过肩关节屈伸、外展和下沉的联合运动激活肘关节锁[8]。对于肩关节离断的婴儿,当达到坐姿平衡时,可以应用被动阻尼肩关节组件[7]。

被动式假肢

对于幼童来讲,被动式假肢可以帮助实现早期里程碑式的发育,例如使用假肢作为平衡的支撑,或通过使用假肢帮助爬行[7]。随着儿童的成长,由于美观的原因,被动式假肢可以继续作为一种轻量装备选择。

与成人类似,传统的悬吊带、自悬吊式接受腔设计和凝胶套是上肢悬吊的较优选择。自悬吊系统通常不需要使用悬吊带,但可能需要使用牵拉套。

终端设备

TD 可以是被动的、电动的、主动开关式的。儿童主动开放设计包括钩、计算机辅助的终端装置(computer-aided process planning TD,CAPP TD)和机械手。虽然戴在机械手上的手套可以提高美观性,但它需要儿童更多的力量来操作设备,增加了整体重量[9]。Fillauer 公司的 CAPP TD 具有较大的手掌空间和弹簧负载的抓握能力,是一个很好的初始 TD,因为它可以在后期激活预制电缆的功能,具有适应儿童能力提升的功能区间[7]。电动手操作时并不费力,但增加了额外的重量。青少年电子手分为两种抓握模式:手掌抓握(手)和对侧抓握(Ottobock 的电动手),但手掌抓握模式通常到成年后才可使用[7]。

外部动力性假肢应该从单点激活开始,随着儿童具备相应的认知能力和姿势控制能力,逐渐发展到双位点激活。例如单点激活包括主动打开和自动关闭。由于电动手较重且加入了传感器和电池,导致肌电假肢的重量和体积也增加。不过,外部动力手没有悬吊带和索控,美观性得到提高。学龄期儿童可使用电动肘部,如青春期前儿童可使用的电动肘(liberating technologies)[7]。咨询当地的假肢技术人员是很重要的,这样可以了解哪些组件是可用的,是最适合患者的。

下肢假肢:儿童考虑因素

对于儿童下肢假肢使用者,假肢治疗因病因、年龄、参与程度、活动程度和残肢远端与地面之间的可用空间而异。与上肢假肢使用一样,由经验丰富的治疗师进行专业培训对于假肢的成功使用非常重要。

装配时机

下肢假肢的安装应在儿童可以站立时开始[1]。对于经胫骨截肢者,第一个假肢应该是带有髁上环带悬吊髌韧带承重的接受腔和固定的踝跟缓冲垫(solid ankle cushion heel,SACH)[4]。对于经股骨截肢者,第一个假肢应该包括带有 Silesian 悬吊带的坐骨包容式接受腔[4]。组合膝关节装置的时机在文献报道中有所不同,但最近的研究表明,儿童膝关节装置早在“拉起-站立”里程碑时就可开始受益[1]。

活动水平

大多数儿童患者的活动要求较高,需达到 K4 活动水平[3]。此外,与大多数成人假肢不同,儿童假肢往往磨损更多。儿童对假肢的要求更高,因此,在设计中应选择更耐用的材料,且需要更频繁地修复和更换。

假足

对于儿童来说,SACH 足是一个好用、耐用、轻巧的选择。一旦儿童的足长达到 15cm,就会更多地选择高性能假足[6]。Boyd 或 Syme 关节离断术患儿可以使用低结构高度假足,但其动态响应能力有限[6]。

膝关节

膝关节装置可在儿童 18 个月,甚至达到“拉起-站立”里程碑时[1,3]就可以及早应用。早期将膝关节装置纳入设计中,可促进儿童爬行和跪立[1]。可供选择的儿童膝关节假肢有限[1]。单轴膝关节重量轻、耐用。多轴膝关节提供更大的活动范围,是经常爬行或跪立儿童的理想选择,也适合膝关节离断或残肢较长的儿童,以改善膝关节的对称性。液压控制膝关节适应可变的阻尼,但必须满足相应的尺寸和重量参数,因此适用于青少年[1]。对于没有足够膝关节空间的儿童，应考虑使用前弹力带的外侧铰链[1]。虽然支撑期控制膝关节对成人有益，但对于许多儿童，不仅降低了活动水平，而且是一种负担。通过假肢技术人员的对线调整可以增加膝关节的稳定性。

悬吊装置

与成人不同的是，负压悬吊并不是理想的悬吊方法，因为它需要稳定的容积。随着孩子的成长，残肢形状和体积的变化使得负压悬吊不切实际。对于合适的儿童患者，内衬套（可以是袖套式海绵内衬套或带锁凝胶套）能够适应生长，但也会增加体积和重量，并且需要严格遵守卫生要求，以避免皮肤并发症和感染[1]。销锁式（pin-locking）或系索式（lanyard-locking）锁凝胶衬套，可以提供良好的悬架，并且通常不需要任何辅助悬吊[1]。而海绵衬套需要袖套来保持悬吊。也可选择自悬吊、袖套悬吊和悬吊带悬吊。经股骨截肢假肢也可以用销锁或系索以及 Silesian 或骨盆带悬吊[5]。

儿童患者矫形器考虑因素

明确矫形器的目标并将其传达给矫形师将有助于确定合适的矫形设计。与成人一样，矫形治疗旨在改善功能，预防或减缓畸形及挛缩的发展，减轻疼痛，提供稳定性和支撑，提高肌力，限制活动范围，解除体表或关节负荷。根据疾病诊断、预后、病情严重程度、表现、发展和生长发育情况，病情和治疗建议也会有所不同。

病因

许多儿科疾病需要矫形器治疗。接下来将讨论需要矫形器管理的几种常见疾病。

脑瘫

对于脑瘫（cerebral palsy，CP）儿童，矫形治疗可能因脑瘫的分类、发育年龄、痉挛与肌张力、肌无力和步态异常等而有所不同。矫形管理包括姿势和挛缩管理、步态和功能辅助器具适配。脑瘫常见表现包括反射亢进、阵挛、蹲伏步态、剪刀步态、尖足、足外翻、足内翻等[10]。

矫形器可设计用于降低张力，如全长足底板设计和跖骨垫，以减轻痉挛性反射[5]。脑瘫儿童可以适配踝-足矫形器（ankle-foot orthosis，AFO），以矫正踝关节或足部畸形及改善步态，当需要更多膝关节控制时可选择膝-踝-足矫形器（knee-ankle-foot orthosis，KAFO），髋-膝-踝-足矫形器（hip-knee-ankle-foot orthosis，HKAFO）可以增加对髋部的控制。研究表明，在脑瘫儿童中使用 AFO 可改善步速、步长、步幅、单侧支撑相时间，并可以减少步行能量消耗，表现为使用 AFOs 可减少净耗氧量[10]。单一反作用于地面的后入式型 AFO 通过提供膝关节伸展力矩来控制站立时胫骨前移，适用于有蹲伏步态的儿童，因为它减少或消除了蹲伏，同时还能保持足踝在摆动中的位置[10]。站立、行走和坐姿髋部矫形器（standing，walking，and sitting hip，SWASH）是一种可调节的髋关节矫形器，通常用于在坐位时保持臀部外展以增加坐位平衡、站立时需要转换到平行位置以控制剪刀步态的脑瘫儿童[11]。该装置禁用于有髋关节脱位或髋关节挛缩 20 度以上风险的患者[11]。挛缩控制的矫形器可用于不同关节。例如手腕-手-手指矫形器（wrist-hand-finger orthosis，WHFO）、肘关节矫形器、髋关节矫形器、膝关节矫形器或 AFO。由于脑瘫儿童临床表现不同，其矫形治疗也有很大差异。

脊髓发育不良（脊柱裂）

脊柱裂患儿的矫形治疗根据脊柱裂的类型、受累程度、发育年龄、感觉、肌力差和步态异常而有所不同。矫形管理包括用于姿势和挛缩管理、步态和功能辅助的设备。脊柱裂常见的临床表现包括脊柱侧凸或后凸、髋关节脱位、膝关节屈曲挛缩、马蹄足、马蹄内翻足、弓形足、摇椅足和僵硬的马蹄内翻足[5]。由于脊髓发育不良的儿童同时有运动和感觉缺陷，正确的皮肤监测对降低皮肤破损的风险至关重要。在胸椎和高腰椎水平，静踝 AFO 与站立架或助行器一起为足部和踝关节提供稳定性，以便站立活动和自由使用上肢[12]。对于步行，可使用 HKAFO、往复式步态矫形器（reciprocating gait orthosis，RGO）或 KAFO。当髋关节控制需要髋关节屈肌力量来启动时，可使用 HKAFO[12]。RGO 包括通过髋关节连接到骨盆带的双侧 KAFO 和需要髋关节主动屈曲来驱动对侧髋关节伸展和实现互动步态模式的索控传动系统。理想的 RGO 使用者应具有良好的上肢力量，以便使用辅助设备并具备足够的髋关节屈肌力量[12]。髋关节和膝关节屈曲挛缩超过 30°、肥胖以及明显的脊柱畸形均禁用 RGO[12]。RGO 通常用于胸椎和腰椎高位脊髓发育不良的儿童[12]。下腰椎和骶骨水平的治疗方法因使用 AFO 和 KAFO 而不同[12]。静踝或地面反作用力 AFO 通常用于控制胫骨前移和限制蹲位。当 AFO 不能矫正冠状面和矢状面畸形时，可能需要使用 KAFO。在骶骨下部，当足部矫形器不能控制距下关节力线时，可以使用加利福尼亚大学生物力学实验室矫形器（University of California Biomechanics Laboratory orthosis，UCBL）、踝上矫形器（supramalleolar orthosis，SMO）或 AFO 来提供力线控制、重量分布、减震以及关节运动控制[12]。对于同时伴有明显脊柱侧凸的脊柱裂患者，胸腰骶部矫形器（thoracolumbosacral orthosis，TLSO）可用于延迟融合和防止侧凸 20°～40°的曲线进展[12]。

儿童神经肌肉疾病

神经肌肉疾病包括后天性疾病，如古兰-巴雷综合征、脊髓灰质炎和重症肌无力，也包括遗传性疾病，如脊髓性肌肉萎缩症和肌营养不良症[5]。这些患者经常出现的肌张力低下、挛缩、畸形和步态异常可以通过矫形器来治疗。当失去独立行走能力时，AFO 或 KAFO 等矫形器可延长步行时间[5]。胸腰骶部矫形器（thoracolumbosacral orthosis，TLSO）可用于减缓脊柱侧凸的进展、保持坐姿和平衡[5]。

下肢常见疾病

许多儿童畸形可以通过矫形器保守治疗。儿科下肢疾病较多，这里讨论常见的疾病表现和治疗。

跖骨内收（内八字足）

直楦、反楦或 Bebax 鞋可以保持前足外展[13]。严重者可定制热塑性 AFO 或 KAFO 以防止前足内翻[13]。

先天性马蹄内翻足

马蹄内翻足、内收和旋后中足、短肢可进行矫形器治疗[13]。直楦、反楦和 Bebax 鞋用于轻微矫正[13]。Denis Browne 连杆和鞋专门针对马蹄内翻足设计。矫正鞋拧入杆上可调节的踏板，以保持足的外旋、中足外展和踝关节背屈[13]。这些矫形器单独使用或与 Ponsetti 系列石膏疗法结合使用[13]。定制的 AFO 或 KAFO 可用于纠正马蹄内翻足畸形[13]。

扁平足

对于儿童柔韧性扁平足所致的疼痛，定制的足部矫形器或 UCBL 可以通过矫正足部和足踝姿势来缓解疼痛[13]。对于疼痛僵硬的表现，定制的调节性足部矫形器将在不矫正的情况下缓解疼痛[13]。由于纵弓在 6 岁开始发育，扁平足在儿童中很常见，不一定需要治疗[13-14]。

弓形足

僵硬的后足内翻和跖屈或马蹄前足具有较高的内侧纵弓，可用定制 AFO，以适应畸形、减轻疼痛和不适[13]。

胫骨内翻

这种进行性弓形畸形常见于超重的早期步行者[13]。对于婴儿或早发性疾病，传统的 Blount 支具、KAFO、A 形框架 KAFO 或弹性 Blount KAFO 可进行矫正，同时还可控制膝关节的屈曲和旋转[13]。对于青少年或晚发性疾病，矫正治疗无效[13]。

胫骨前外侧弓

通常是胫骨假性关节病的前兆，这种情况可应用支持性矫形器以防止骨折[13]。对于婴儿来说，定制的带有全触式支撑前壳的无关节 KAFO 是理想的选择[13]。幼儿应考虑可能进展到膝关节[13]。

先天性髋关节脱位

髋关节发育不良包括半脱位、脱位和髋臼发育不良。矫形治疗的目标包括减缓髋关节、髋臼和股骨头的发育，同时也避免关节僵硬、感染和缺血性坏死[11]。如果早期诊断（在最初几个月内），患者需要穿着 Pavlik 吊带 3～4 个月[4]，以支撑髋关节屈曲和外展[11]。X 线片可以确认矫形器的适当位置[11]。尽管 Pavlik 吊带是婴儿最常见的矫正治疗方法，但它也有发生髋关节后脱位或下脱位、股神经麻痹及股骨头缺血性坏死的风险[11]。可供选择的矫形治疗包括 Frejka 枕头、Von Rosen 矫形器、Ilfeld 矫形器和 Plastazote 髋关节矫形器[11]。

股骨头骨骺炎

以股骨近端缺血性坏死为特征，该病的矫形治疗目标是保持髋关节外展[11]。目前的文献不支持仅使用矫形器干预来治疗[11]。矫形设计包括多伦多矫形器、Newington 矫形器，更常用的 Atlanta Scottish Rite 矫形器，这些矫形器均能在髋关节和膝关节不同运动时保持髋关节外展[11]。

术后髋关节矫形器

大腿袖口与髋关节骨盆部分相连，可以对髋关节屈曲/伸展和外展/内收进行增量调整，是髋关节术后髋关节石膏固定的一个很好的替代品，因为它消除了冗长的石膏应用过程，并可以对手术部位进行目检[11]。Orthomerica 公司的 Newport Jr 和 Bolt 公司的 Lil' Hip Hugger 是两种常见的选择[11]。

脊柱、头部和颈部的常见疾病

儿童的脊柱、头部和颈部疾病较多，以下为一些常见疾病的表现和治疗。

特发性脊柱侧凸

脊柱侧凸治疗的目标是早期诊断和监测以控制弯曲进展[17]。脊柱侧凸的矫形管理取决于弯曲度、发病年龄、曲线大小、进展速度和骨骼成熟度[15]。儿童脊柱矫形器治疗用于预防高风险曲线的进展。高风险曲线的定义是 Cobb 角为 25°~45°，Risser 征为 0 或 1[15]。虽然波士顿矫形器是当今最常用的矫形器之一，但其他类型的 TLSO 也有应用：密尔沃基(Milwaukee)、威尔明顿(Wilmington)TLSO、迈阿密(Miami)TLSO、罗桑伯格(Rosenberger)矫形器、查尔斯顿(Charleston)矫形器、普罗维登斯(Providence)矫形器、SpineCor 和 Cheneau 矫形器[15]。查尔斯顿和普罗维登斯矫形器是为夜间佩戴而设计的[15]。一些研究认为，随着佩戴时间的延长，矫正效果会得到提高，而其他研究则认为，间歇佩戴同样有效[15]。

舒尔曼病

僵硬畸形且连续三个以上的椎骨楔入超过 5°、Schmorl 结节、椎间盘间隙狭窄和不规则的隆起线，可以用矫形器进行保守治疗[15]。矫形治疗包括针对低胸段或胸廓畸形的定制 TLSO 和密尔沃基 TLSO，包括 T6 及 T6 以上水平损伤应用的颈环[15]。

斜形头、短头和舟状头

定制的颅骨重塑矫形器用于治疗斜形头、短头和舟状头。头盔通过增加或移除头矫形器中的衬垫材料或调整外壳形状以引导头颅生长[16]。早期干预可最大限度地提高矫形干预的效果[16]。建议对 4~8 个月的儿童进行治疗，其疗程受病因、开始治疗的年龄、有无斜颈、畸形严重程度和颅骨生长模式的影响，但通常为 3~6 个月[16]。对于设计用于保护头部和维持手术程序的头盔，应在 5d 后塑形以减少肿胀[16]。

先天性斜颈

斜颈的特点是胸锁乳突肌纤维化，导致头部向同侧肩部倾斜，而下颌向对侧肩旋转。当斜颈儿童不能通过运动或姿势改变头部倾斜时，矫形干预可以作为辅助治疗[17]。对于 4 个月以上儿童，可以在白天放置管状斜颈矫形器(TOT)颈托来改善颈椎力线，并矫正头部倾斜[17]。

姿势和挛缩管理

挛缩管理主要针对关节无抵抗、关节活动范围受限。这些矫形器因矫正的关节而异。例如用于踝关节位置设定的静踝 AFO 或 PRAFO、用于膝关节位置设定的膝矫形器、用于髋关节位置设定的 SWASH 或髋矫形器以及用于上肢位置设定的肘关节矫形器和 WHFO。这些矫形器可以是固定的，以保持当前的关节活动范围，防止挛缩进展，或者可以随着活动范围的变化而调整。可调装置可以通过螺丝扣、可调刻度盘或张力接头调节刚性止动的角度或施加在挛缩肌肉上的张力。

小结

患儿与家属的配合是儿童矫形治疗成功的关键。此外，重要的是，医疗团队的所有成员都要了解儿童的目标和治疗方案。经常到假肢矫形师处随访，以确保治疗计划进展顺利。儿童疾病的矫形器和假肢管理是疾病医疗管理的重要组成部分。

(朱登纳 译，顾琴 徐开寿 校)

参考文献

1. Rotter DB. Knee Disarticulation and transfemoral amputation: pediatric prosthetic considerations. In: Krajbich J, Pinzur M, Potter B, Stevens P, eds. *Atlas of Amputations and Limb Deficiencies: Surgical, Prosthetic, and Rehabilitation Principles*. Rosemont, IL: American Academy of Orthopaedic Surgeons; 2016:901–907.
2. Foster UG, Baird PA. Congenital defects of lower limbs and associated malformations: a population based study. *Am J Med Genet*. 1993;45(1):60–64.
3. Giavedoni BJ. Prosthetic considerations in the pediatric patient. In: Smith D, Michael J, Bowker J, eds. *Atlas of Amputations and Limb Deficiencies*. Rosemont, IL: American Academy of Orthopaedic Surgeons; 2016:777–781.
4. Uustal H, Baerga E, Joki J. Prosthetics and orthotics. In: Cuccurullo SJ, ed. *Physical Medicine and Rehabilitation Board Review*. New York, NY: Demos Medical; 2015: 471–550.
5. Rossi R, Alexander M, Cuccurullo SJ. Pediatric rehabilitation. In: Cucurullo SJ, ed. *Physical Medicine and Rehabiliation Board Review*. New York, NY: Demos Medical; 2015:733–830.
6. Okumura RM. Amputations distal to the knee: pediatric prosthetic considerations. In: Krajbich J, Pinzur M, Potter B, Stevens P, et al., eds. *Atlas of Amputations and Limb Deficiencies: Surgical, Prosthetic, and Rehabilitation Principles*. Rosemont, IL: American Academy of Orthopaedic Surgeons; 2016:881–888.
7. Lipschutz RD. Upper limb prostheses for children. In: *Atlas of Amptutations and Limb Deficiencies: Surgical, Prosthetic, and Rehabilitation Principles*. Rosemont, IL: American Academy of Orthopaedic Surgeons; 2016: 831–842.
8. Patton J. Developmental approach to pediatric prosthetic evaluation and training. In: Meier R, Atkins D, eds. *Comprehensive Management of the Upper-Limb Amptuee*. New York, NY: Springer-Verlag; 1989:137–149.
9. Smit G, Bongers RM, Van der Sluis CK, Plettenburg DH.

Efficiency of voluntary opening hand and hook prosthetic devices: 24 years of development? *J Rehabil Res Dev*. 2012;49(4):523–34.
10. Novacheck TF. Orthoses for cerebral palsy. In: Hsu JD, Michael JW, Fisk JR, eds. *AAOS Atlas of Orthoses and Assistive Devices*. Philadelphia, PA: Mosby Elsevier; 2008:487–500.
11. McClure SK, Tosi LL. Pediatric hip orthoses. In: Hsu JD, Michael JW, Fisk JR, eds. *AAOS Atlas of Orthoses and Assistive Devices*. Philadelphia, PA: Mosby Elsevier; 2008:465–80.
12. Malas BS, Sarwark JF. Orthoses for myelomeningocele. In: Hsu JD, Michael JW, Fisk JR. eds. *AAOS Atlas of Orthoses and Assistive Devices*. Philadelphia, PA: Mosby Elsevier; 2008: 501–10.
13. Gabriel K. Congenital and acquired disorders. In: Hsu JD, Michael JW, Fisk JR. eds. *AAOS Atlas of Orthoses and Assistive Devices*. Philadelphia, PA: Mosby Elsevier; 2008: 451–464.
14. Staheli LT, Chew DE, Corbett M. The longitudinal arch: a survey of eight hundred and eighty-two feet in normal children and adults. *J Bone Joint Surg Am*. 1987;69(3):426–8.
15. Katz DE. Orthoses for spinal deformities. In: Hsu JD, Michael JW, Fisk JR. eds. *AAOS Atlas of Orthoses Ad Assistive Devices*. Philadelphia, PA: Mosby Elsevier; 2008: 125–140.
16. Fish DJ, Lima D. Cranial remolding orthoses. In: Hsu JD, Michael JW, Fisk JR. eds. *AAOS Atlas of Orthoses and Assistive Devices*. Philadelphia, PA: Mosby Elsevier; 2008:511–524.
17. Freed SS, Coulter-O'Berry C. Identification and treatment of congenital muscular torticollis in infants. *J Prosthet Orthot*. 2004;16(4):18-23.

第 69 章　康复医学中以家庭为中心的医疗和共同决策

Amy J. Houtrow

以家庭为中心的医疗是患者及其家庭与医疗体系之间的合作。它是一种鼓励患者和家庭与健康提供者共同决策，以做出解决风险和利益以及患者和家庭偏好、价值观和环境的医疗方法。以家庭为中心的医疗是以价值为基础的医疗的一个重要组成部分，其重点是提高结果、满意度和效率。本章回顾了以家庭为中心的医疗和康复医疗背景下的共同决策原则。虽然相关的术语“以患者为中心的医疗”经常与“以家庭为中心的医疗”交替使用，但本章将使用以家庭为中心的医疗，因为在康复医学中，家庭通常会全面深入地参与决策。家庭可以由传统的家庭单位或其他社会单位组成，在这些单位中，有关各方对相互的关系承担共同的社会义务。

以家庭为中心的医疗概述

以家庭为中心的医疗起源于 20 世纪五六十年代，但直到最近才被认为是所有患者的医疗标准[1-3]。许多情况下，以家庭为中心的医疗仍然是令人向往的，遗憾的是，在提供以家庭为中心的医疗方面存在差异[4,5]。多个机构、医疗学会认为以家庭为中心的医疗是患者满意度、健康和保健质量的组成部分。妇幼保健的任务是“为有特殊保健需要的儿童提供和促进以家庭为中心、以社区为基础、协调一致的医疗，并促进服务于这些儿童及其家庭的以社区为基础的系统的发展”[6]。美国医学研究所的报告《跨越质量鸿沟:21 世纪的新卫生系统》呼吁卫生保健安全、有效、以患者为中心、高效和公平[7]。在这种医疗模式中，患者和家庭的参与是临床决策的核心[7]。专业学会，如美国儿科学会，提倡以家庭为中心的医疗成为医疗标准[8]。医疗保健研究和质量署提倡以关系为基础的医疗，这种医疗以人的需求为导向，以理解他或她的独特需求、价值观和偏好为基础[9]。

从临床医生的角度，以家庭为中心的医疗的特点是尊重和有尊严地对待患者和家庭，并分享信息，以便患者和家庭能够就目标和治疗作出知情的决定。患者、家属和临床医生之间的合作关系是以家庭为中心的医疗关系的基石[10]。在以家庭为中心的医疗关系中，临床医生倾听，表现同理心和同情心，并将家庭的优先事项纳入临床治疗[10]。个性化的灵活性和响应性是参与共同决策以实现预期结果所必需的[10]。表 69-1 详细介绍了从多种来源的以家庭为中心的医疗的基本原则[7-9,11-12]。以家庭为中心的医疗的其他特点包括认识到社区服务的重要性，鼓励家庭对家庭的支持，并庆祝成功[1,13]。患者

表 69-1　以家庭为中心的医疗原则

信息交流	公开、客观、公正地交换信息，应在文化和语言多样性范围内提供卫生信息，并考虑患者家庭的健康素养
尊重差异	尊崇不同的价值观、文化、语言传统和关心的偏好。以文化敏感的方式认识技能、知识和偏好
合作关系和协作	鉴于环境情况和可能缺乏指导治疗的证据，需要共同努力阐明最佳选择。协作级别没有事先设定，可能是变动的
商谈	以灵活的方式公开描述选择和预期结果
适应性	确保有能力提供与患者及其家庭价值观、需求和偏好相符合的定制服务
参与	让家庭参与各级医疗、医疗教育、决策、方案制订、研究和设施设计
家庭背景下的关怀	作出决定不是孤立的，而是在其家庭和社区范围内考虑到患者。应在发展、恢复、过渡的各个阶段提供支持，并视患者和家属的需要提供支持

和家属认为，与医生相比，以家庭为中心的医疗看重的方面是不一样的。患者和家属报告更看重可用性和可及性、交流、合作关系、及时和具体的信息、宣传和协调、教育和顾问服务[2]。相比之下，医生认为教育和咨询、信息、政策、情感支持、共同目标设定和协调至关重要[2]。这些清单具有相当的一致性，但离达成共识还有待时机。

提供以家庭为中心的医疗本身是一个可取的结果，而且对患者重要的结果有有益的影响，例如减少急诊室就诊次数和对医疗提供的满意度[10,14-15]。强有力的家庭-提供者合作关系的价值(以家庭为中心的医疗的标志)体现在：患者和家庭满意度较高，更容易获得专家服务，更稳定的健康状况，在医疗协调方面得到更多帮助，未满足的需求较少，急诊科就诊较少，以及有特殊保健需求的儿童较少旷课[13,15-17]。提供有效的长期的医疗是许多康复工作者实践的重点，应该以家庭为中心，以证据为基础[14]。

遗憾的是，以家庭为中心的医疗没有得到充分落实。从共同决策和以家庭为中心的医疗中受益最大的患者和家庭往往不太可能接受这种治疗[18]。例如，超过一半的残疾儿童家庭报告以家庭为中心的医疗，而有其他类型的特殊医疗需求的儿童占68%[19]，以家庭为中心的医疗很难在一个以数量驱动偿付的医疗卫生系统中实现。为了使以家庭为中心的医疗成功地为医疗卫生提供者、患者和家庭服务，以家庭为中心的价值观必须在组织层面上被领导所接受[2]。传统的实践模式与长期健康问题患者的需求不匹配[14,20]。专注于整个人而不是诊断，意味着将患者和家庭的价值观、偏好和情况纳入所有组织层面的医疗规划和交付[14]。以家庭为中心的医疗可能理想但在传统实践环境不现实，因为提供以家庭为中心的照顾可能需要更长的临床经验。卫生信息系统需要加以调整，以便能够简单地收集患者的更多信息，这些信息以一种有用的方式组织起来，易于获得，以便以家庭为中心的医疗和共同决策得到优化[10]。

虽然以家庭为中心的医疗对机构来说可能更昂贵，因为需要更多的时间来应对各种情况，但从长远来看，这种做法可能更具成本效益，因此在战略上是有益的[2]。此外，提供者-家庭的合作关系挑战了医生单方面负责的家长式医疗决策模式[12]。医生们在传统的医疗模式中仍然感觉更舒服，部分原因是他们没有接受过解决心理问题的培训，并且可能感到在以家庭为中心的医疗所必需的沟通策略方面缺乏技巧[2]。幸运的是，在康复医学领域，提供者本质上倾向于合作，并且经常与患者和亲属保持纵向关系，这可以加强合作关系、信任和沟通。在医疗机构信任度下降的时代，这一点尤为重要[21]。

康复医学中实施以家庭为中心的医疗

住院康复

在康复中，以家庭为中心的医疗可以在许多不同的环境中实施。在住院康复单元、查房、会议、出院计划中可以重新配置为以家庭为中心。以团队为基础的以家庭为中心的查房应该提供共同的目的感，集体和个人权力感，积极倾听和分享领导力的机会，同时明确解决问题，尊重每个人，并高度重视合作和商谈[1]。患者和家属与跨学科团队共同制订管理计划，确定关注点并回答问题。对于管理计划的各个方面，共同决策可能会涉及患者和家庭。例如，有药敏结果的泌尿道感染的治疗是相对简单的，并且需要最少的讨论。相反，放置巴氯芬泵的决定需要更广泛的讨论和涉及风险和获益、替代治疗选择以及潜在的可能治疗结果的协作决策过程。以家庭为中心的查房是保证患者及家属对治疗方案满意，确定是否存在持续成功的障碍，积极解决问题的场所[1]。以家庭为中心的查房也是床边教学的绝佳场所[22-23]。这种教育机会延伸到患者和家庭，可以帮助他们巩固对问题的理解，反之就会增加混乱[24-25]。虽然有人担心家庭会对床边教学感到不舒服，但大量证据表明恰恰相反[22,25-26]。出院计划是获得以家庭为中心的医疗的益处的另一个机会，因为它与更好的出院结果有关[27]。这可以作为查房的延伸，本身也可以作为跨学科团队的子集的实施过程。

虽然患者和家庭通常不参加每周的团队会议，但他们可以被纳入这个过程。可以通过邀请他们在场得以实现，或者在将家庭纳入团队会议似乎不可行的情况下，通过与社会工作者、个案经理或其他适当的团队成员沟通，确保患者和家庭的声音得到倾听。其他选择不涉及参加团队会议，但涉及加强家庭中心，包括建立患者和家庭咨询委员会和家庭支持小组[12]。在儿科康复中，以家庭为中心的医疗模式比成人康复更普遍。大多数住院儿科康复项目已经有家庭参加为康复住院设置时期的初步评估和规划会议，但这在成人康复中并不常见。此外，儿童康复项目还经常举行家庭会议和广泛的家庭培训，为安排做好准备。对于有兴趣推进以家庭为中心的团队会议或巡回活动的康复中心来说,包括时间跟踪、目标实现以及患者和家庭满意度的质量改进项目可以帮助确定以家庭为中心的医疗价值。

门诊康复医疗

以家庭为中心的医疗是门诊医疗中的医疗标准,在长期医疗中尤为重要[2]。以家庭为中心的医疗是家庭医疗模式的关键组成部分[28-29]。虽然康复医师不倾向于在医疗家庭模式中实践,但可以通过接受以家庭为中心的医疗概念来加强他们提供的医疗[29]。美国妇幼保健署已经确定了 6 项提供者行动,从家庭的角度来看,这些行动表明在门诊环境中实施了以家庭为中心的医疗。这些行动也适用于成人康复。提供者行动包括:①花费足够的时间;②仔细倾听;③对家庭价值观和习俗敏感;④在需要时提供具体信息;⑤让家人感觉像一个合作者,并在需要时提供解释服务[12,30]。随着时间的推移,患者和家属在处理长期健康问题方面越来越专业,因此他们需要信息更新。富有成效的慢性疾病管理确保循证治疗实施的同时患者得以自我管理和激活[14]。此外,门诊医疗经常要求康复医师支持。这项活动属于以家庭为中心的医疗,因为以家庭为中心的医疗包括解决失能者运作和生活的环境(社会、文化、精神、政治)[2]。社会系统需要鼓励参与而不是污名化失能,政府系统需要提供负担得起的保险、财政支持和消除环境障碍的政策[2]。康复医师是失能者获得参与、平等和机会的关键支持者。

共同决策概述

患者/家庭与提供者的合作关系提供了以家庭为中心的医疗的桥梁,是成功共同决策的关键,这是以家庭为中心医疗的一个重要方面[7]。共同决策的核心是一个互动过程,患者、家庭和提供者同时参与决策的各个方面,以达成决策或治疗计划[31-32]。共同决策的主要特点:①信息在至少两方之间双向共享;②双方(所有)都知道并了解备选方案;③双方(所有)都将其知识和优先事项平等地纳入决策过程[31]。它并不像一些提供者错误认为的那样,是鼓励患者和家属接受提供者所选择的治疗方法的一种手段[33],这也不是把决定权交给患者和/或家属。双方都有责任[34]。共同决策制订并不免除提供者的角色。提供者的专业知识至关重要,不能缺席这一过程。医疗服务提供者有责任利用其知识和专业知识来提供治疗选择,并讨论风险、利益和可能的结果,以患者的最大利益为出发点。应讨论和商定每个伙伴在决策过程中所起的作用。这些角色可能会随着时间的推移根据环境和偏好而改变[34]。表 69-2 提供了 3 套不同的共同决策步骤,提供者可用于改善其对共同决策的适应性。

合作关系和共同决策价值的证据是强有力的。合作关系与多个随机对照试验中更有效地使用服务相关[13]。共同决策的使用与提高患者和家庭满意度、治疗计划遵守率和健康结果有关[32]。合作已被证明可以改善儿科康复的参与度和干预结果[17]。参与决策的患者和家庭更有可能遵循商定的计划[20]。

表 69-2 共同决策步骤

医疗保健研究和质量机构分享的方法[35]	Towle 和 Godolphin 论述的医生能力要求[34]	Kriston 等人分享的共同决策实践步骤[36]
1. 寻求患者的参与 2. 帮助患者探索和比较治疗方案 3. 评估患者的价值观和偏好 4. 与患者共同作出决定 5. 评估患者的决定	1. 与患者/家庭发展合作关系 2. 了解患者/家庭对信息的偏好 3. 了解患者/家庭对决策角色的偏好 4. 确定并回应患者/家庭的期望、目标、关注点和想法 5. 确定可能的选择并评估证据 6. 在患者/家庭对他们在决策中的作用和他们对信息的渴望的偏好的背景下,提出选择的证据 7. 与患者/家庭作出决定 8. 商定行动计划 9. 安排跟进	1. 确定需要作出的决定 2. 确定主要的参与者 3. 阐述合作伙伴的权益、目前的风险和收益 4. 无偏见地呈现合理可用的治疗方案 5. 调查患者/家庭对决定的理解和期望 6. 确定合作关系中所有各方的偏好和优先事项 7. 敏感地谈判 8. 作出决定 9. 安排跟进或重访决定,确保结案

虽然共同决策在临床中可能需要更长的时间，但从长远来看，由于改善了健康状况，共同决策可能会更有效[34]。使用以各种形式提供无偏见信息的决策辅助工具及改进医疗卫生专业人员培训，可能有助于在临床实践中采用共同决策[37]。事实上，由于确定了决策辅助工具的价值，《平价医疗法》要求卫生和公共服务部开发、测试和传播患者决策工具[32]。迄今为止，大多数决策工具都是针对成人的，但依然存在国际认可的标准可以指导决策工具的创建[38]。

共同决策将根据遇到的问题类型或临床情况采取不同的形式。其中的目标和路径是明确、直接且简单的问题，需要很少的时间和精力，就像前面给出的泌尿道感染的例子。在复杂的情况下，需要培训和专门知识来制订实现预期目标的路线图，这需要更多的时间来分享信息和解释。在复杂的问题中，目标的实现可能开始就不为人知，或治疗计划是暂时的，将为未来的决定提供信息，这是最具挑战性的，但也从共同决策中获益最大[39]。许多临床决定没有“正确”的答案。经常面临的临床情况是，并非所有的选择或结果都是已知的，证据是模棱两可或不清楚的[39]。此时提供者、患者和家人可能对他们的角色感到不安或者可能不知道如何推进决定。当共同决策面临挑战时，这个过程往往在缺乏共识的情况下“停滞不前”。重新审视突出问题并提供决策时间表可以帮助克服“要点”并提供前进的道路。在收集更多信息时，可以推迟作出决定。推迟作出决定时，应明确表示。在这种情况下，决策可能是一个漫长的过程。重要的决定往往需要反复讨论，因为这些决定可能导致不确定的结果，并戏剧性地改变日常的家庭生活[40]。一些患者和家庭受益于其他值得信赖的提供者或同伴的加入。探索支持选项和解决不相关的问题（例如财务问题）有助于使过程更加成功[40]。一般医学决策是从患者（消费者）的自主决策到临床医生作出决定的家长式决策的连续过程中产生的[41-42]。

发生机动车事故后，急诊科休克创伤室的临床医生应该对不稳定、无意识的患者承担决策责任（除非有现有的先进指令）。相反，潜在的患者有自主权决定何时寻求医疗保健以解决新的或存在的问题。在极端情况之下，存在不同层次的共同决策，患者和家属或提供者或多或少地承担决策责任[42]。在共同决策模型中，提供者和患者都不承担决策责任，它是共享的[40]。

在共同决策实践中考虑医学证据的使用时，必须认识到医学证据是广义的，不一定必须为检查室中的个别患者确定最佳治疗方案[39]。例如，如果两种治疗痉挛的药物同样有效，但一种会引起更多的嗜睡，那么提供者通常会推荐不会引起昏昏欲睡的药物。如果患者在共同决策过程的信息交换部分与提供者分享自己入睡有困难的信息，提供者和患者可以决定使用具有嗜睡副作用的药物。在共同决策中，提供者将分享证据并参与对话，包括从患者的角度理解什么是重要的。提供者和患者共同制订一项治疗计划，根据证据和患者的特定健康因素和偏好制订治疗计划。

在临床中，医生通常在获取病史、安排检查、分配诊断和制订治疗方案时担任领导[20]。当家庭提供信息、提出问题、介绍讨论主题和根据他们的价值观和情况评估选项时，家庭就承担领导责任[20]。分享领导力是共同决策的标志。医生需要随机应变，并根据多种因素，包括家庭的经验、环境、价值观和愿望，调整他们对家庭的态度。在引导和适应临床情况时灵活的方法是必要的[20]。在某些临床情况下，医生应该在整个诊疗期间保持领导地位，例如面在紧急情况下面对无意识的患者[20]。在其他临床情况下，患者和家属可能会在大多数情况下保持领导地位[20]。除领导力分享之外，临床诊疗还有各种各样的互动。高度互动的特点是积极交流思想[20]。就一个复杂的问题作出决定往往需要反复地高互动接触。当诊疗计划明显时，低相互作用往往是充分的。当交互作用较低，医生引导时，诊疗可以描述为“指导”[20]。当互动较低、家庭主导时，诊疗可以被描述为“支持”[20]。相反，在高互动、高医生领导的诊疗中，医生是“教学”[20]。如合作的诊疗中，互动很高，但家庭处于领导地位[20]。患者/家庭与提供者合作关系允许根据情况在诊疗类型之间变动。当患者和家庭以及提供者不能就适当的临床方法达成共识时，沟通就会中断[20]。当诊断是新的，患者和家庭往往希望从他们的临床医生得到更多的信息、更多的教学[20]。当患者和家庭拥有广泛的专业知识，包括医学知识时，他们可能希望更多的合作或支持[20]。在持续医疗提供方面，有效的共同决策和以家庭为中心的医疗需要一种灵活的方法，随着时间的推移和不同的情况而变化[20]。

共同决策面临许多挑战，包括临床情况的复杂性、为决策提供信息的临床证据的可用性和适用性、对患者和家庭偏好的影响（大家庭、宗教）、缺乏明确的治疗目标、在诊疗中的提供者时间有限、对如何达成共同决策缺乏理解、举行会议的临床空间有限、缺乏足够的保险、改变实践风格的愿望有限以及缺乏医疗的连续性[14,39,43,44]。此外,低识字率和低健康素养与有限的健康知识有关,可能意味着一些家庭可能无法理解复杂的医疗信息来指导决策,从而导致结果不佳[32,45]。在健康知识水平较低的情况下,必须有额外的时间和注意确保以可理解的方式分享信息。也可能存在这样的情况,患者和家庭出于各种原因,在决策方面更倾向于较少的自主权[33]。即使在与儿童打交道时,也应采用共同决策,并试图让儿童参与自己的临床医疗决策[46]。共同决策过程中,提供者应做好父母和儿童之间不和谐的准备。在康复医学中,更多的挑战可能包括必须作出决定的紧张环境、在预期长期残疾的情况下管理急性问题的必要性、患者存在大量共患病及平衡可能与家庭目标相反的患者愿望。很少有提供者认为最好的选择是与患者或家庭的愿望发生严重冲突。此时,可能需要进行道德咨询或法律干预。在大多数情况下,共同决策过程涉及客观的信息共享,确保所有各方都理解,对这些选择及其可能的后果进行尊重的对话将获得双方都可以接受的决定,尤其是当提供者、家庭/患者有信任关系时。

慢性疾病和残疾患者及其家庭的要求与急性疾病截然不同。患者和家庭不断地在环境的变化中航行,他们需要医生的指导,才能自信地作出健康决定[14]。严重的伤害或疾病不可避免地破坏家庭关系。不同的家庭进行重组,处理压力,并为所有成员提供一个健康的愈合环境的能力是不同的[2]。同样,在诊断残疾的关键时期,家庭需要有关教育和社会资源的信息,以及提供者的情感支持,往往超过典型诊疗活动中通常需要的[47]。高质量的以家庭为中心的医疗应包括共同的决策实践,促进对环境和偏好的理解,以增强患者和家庭的自主权及个性化管理[14]。治疗的决策应该根据患者和家庭的偏好、期望和情况进行个体制订[14]。医生为预防疾病和改善功能提供指导,但由家庭决定是否遵循这些建议[20]。了解家庭的情况、价值观和社会心理需求往往是确保积极参与医疗的必要条件[20]。

推进康复方面的共同决策实践

康复医学本质上是合作的。参加跨学科团队对于儿科医学和康复(PM&R)医师来说是相对常规的。虽然关于跨学科共同决策的文献有限[48],但实际上 PM&R 医生经常参与其中。例如,为住院康复设定治疗目标时,提供者之间的共同决策是必要的(也是加强与患者和家庭共同决策之处)。共同决策至关重要,因为当作业治疗师的目标与物理治疗师的目标不一致时,治疗计划就会分崩离析。在共同决策模式中,将进行对话和信息交流以达成一致的康复目标。在很大程度上,差异可以直接推断出来,但感知到的权力差异会阻碍有效的共同决策[49]。有时,在康复模型中,差异是由医生领导作出决定,而不是真正的协作共同决策过程。为了改善团队动态,康复计划应该考虑跨学科的共同决策培训。与参与团队会议的患者和家属的合作模式也可以添加到增强目标设置以及治疗计划的跟进中。这一点已在儿科康复医疗实施中得到证明[17]。确定需求、分担责任和赋予家庭自主权是成功合作模式的关键组成部分[17]。更广泛地考虑到患者及其家庭生活的背景,有助于提供个性化的服务;通过分担决策责任,实现目标的能力得到提高;赋予家庭自主权有助于明智决策和患者及家庭的激活[17]。

专业知识在医患关系中造成了明显的权力失衡,认识到这一点对于医生与患者及家庭进行决策至关重要[34]。此外,认识到自己的偏见也是很重要的,因为医生更有可能向在社会人口统计学上与他们相似的患者和家庭提供信息并分享决策[20]。与患者和家庭建立信任关系对成功的合作关系至关重要。信任影响患者和家人寻求医疗、分享信息、接受治疗和遵循建议的意愿,也与满意度呈正相关[21]。在康复中,目标发展应该在治疗提供者和患者及家庭之间共享。目标应该是具体的、可实现的和可衡量的[17]。使用评分问题(例如,在 1~10 分的范围内,所评估事项的重要性可以打几分?)可以促进治疗计划的制订,因为它允许患者和家庭确定什么对他们很重要,并帮助合作关系优先考虑目标[17]。这类合作已被证明可以改善儿童康复的参与和干预结果[17]。

对于希望改进和衡量其共同决策实践的临床方案,可以创建一个质量改进项目,以便在实施共同决策培训方案前后从患者和家庭的角度衡量共同决策。妇幼保健署设置了 4 个问题,可用于衡量共同决策[5]。

- 你孩子的医疗保健提供者多久与你讨论一次他或她的医疗保健或治疗的选择范围?你会说从来没有,有时,通常,还是一直有?
- 医疗保健提供者多久鼓励你提出问题或提出关切?你会说从来没有,有时,通常,还是一直有?
- 医疗保健提供者是否经常让你很容易地提出问

题或担忧？你会说从来没有，有时，通常，还是一直有？

- 医疗保健提供者多久一次考虑并尊重你认为对你的孩子最有效的医疗保健和治疗选择？你会说从来没有，有时，通常，还是一直有？

以家庭为中心的医疗是慢性病和残疾管理的医疗标准。成功地将共同决策和其他以家庭为中心的医疗原则结合起来对康复提供者是一个挑战。个人、实践和系统层面的变化是以家庭为中心的医疗得到充分实施的必要条件。对于促进以家庭为中心的医疗原则，康复提供者在医学领域拥有独一无二的优势，因为他们非常注重合作，而且康复提供者往往可以长期与他们的患者及家庭建立深厚的关系。康复提供者应该通过在整个卫生保健系统中实践、教学和推广以支持以家庭为中心的医疗。

（张树新 译，张婷　徐开寿 校）

参考文献

1. Rosen P, Stenger E, Bochkoris M, Hannon MJ, Kwoh CK. Family-centered multidisciplinary rounds enhance the team approach in pediatrics. *Pediatrics*. 2009;123:e603–608.
2. Bamm EL, Rosenbaum P. Family-centered theory: origins, development, barriers, and supports to implementation in rehabilitation medicine. *Arch Phys Med Rehabil*. 2008;89:1618–1624.
3. Jolley J, Shields L. The evolution of family-centered care. *J Pediatr Nurs*. 2009;24:164–170.
4. Coker TR, Rodriguez MA, Flores G. Family-centered care for US children with special health care needs: who gets it and why? *Pediatrics*. 2010;125:1159–1167.
5. Butler AM, Elkins S, Kowalkowski M, Raphael JL. Shared decision making among parents of children with mental health conditions compared to children with chronic physical conditions. *Matern Child Health J*. 2015;19:410–418.
6. Maternal and Child Health Bureau. Achieving and measuring success: a national agenda for children with special health care needs. Available at www.mchbhrsagov/programs/specialneeds/measuresuccesshtm. Accessed January 2011.
7. Institute of Medicine (US). Committee on quality of health care in America. *Crossing the Quality Chasm: A New Health System for the 21st Century*. Washington, DC: National Academy Press; 2001.
8. Committee on Hospital Care, Institute for Patient- and Family-Centered Care. Patient- and family-centered care and the pediatrician's role. *Pediatrics*. 2012;129:394–404.
9. Rich E, Lipson D, Libersky J, Parchman M. Coordinating care for adults with complex care needs in the patient-centered medical home: challenges and solutions. AHRQ Publication No 12-0010-EF, January 2012, Agency for Healthcare Research and Quality, Rockville, MD.
10. Dunst CJ, Trivette CM, Hamby DW. Meta-analysis of family-centered helpgiving practices research. *Ment Retard Dev Disabil Res Rev*. 2007;13:370–378.
11. Epstein RM, Fiscella K, Lesser CS, Stange KC. Why the nation needs a policy push on patient-centered health care. *Health Aff (Millwood)*. 2010;29:1489–1495.
12. Kuo DZ, Houtrow AJ, Arango P, Kuhlthau KA, Simmons JM, Neff JM. Family-centered care: current applications and future directions in pediatric health care. *Matern Child Health J*. 2012;16:297–305.
13. Kuhlthau KA, Bloom S, Van Cleave J, et al. Evidence for family-centered care for children with special health care needs: a systematic review. *Acad Pediatr*. 2011;11:136–143.
14. Wagner EH, Bennett SM, Austin BT, Greene SM, Schaefer JK, Vonkorff M. Finding common ground: patient-centeredness and evidence-based chronic illness care. *J Altern Complement Med*. 2005;11(suppl 1):S7–S15.
15. Kuo DZ, Bird TM, Tilford JM. Associations of family-centered care with health care outcomes for children with special health care needs. *Matern Child Health J*. 2011;15:794–805.
16. Denboba D, McPherson MG, Kenney MK, Strickland B, Newacheck PW. Achieving family and provider partnerships for children with special health care needs. *Pediatrics*. 2006;118:1607–1615.
17. An M, Palisano RJ. Family-professional collaboration in pediatric rehabilitation: a practice model. *Disabil Rehabil*. 2014;36:434–440.
18. Fiks AG, Localio AR, Alessandrini EA, Asch DA, Guevara JP. Shared decision-making in pediatrics: a national perspective. *Pediatrics*. 2010;126:306–314.
19. Houtrow AJ, Okumura MJ, Hilton JF, Rehm RS. Profiling health and health-related services for children with special health care needs with and without disabilities. *Acad Pediatr*. 2011;11:508–516.
20. Feldman HM, Ploof D, Cohen WI. Physician-family partnerships: the adaptive practice model. *J Dev Behav Pediatr*. 1999;20:111–116.
21. Hall MA, Camacho F, Dugan E, Balkrishnan R. Trust in the medical profession: conceptual and measurement issues. *Health Serv Res*. 2002;37:1419–1439.
22. Rogers HD, Carline JD, Paauw DS. Examination room presentations in general internal medicine clinic: patients' and students' perceptions. *Acad Med*. 2003;78:945–949.
23. Gonzalo JD, Masters PA, Simons RJ, Chuang CH. Attending rounds and bedside case presentations: medical student and medicine resident experiences and attitudes. *Teach Learn Med*. 2009;21:105–110.
24. Cameron MA, Schleien CL, Morris MC. Parental presence on pediatric intensive care unit rounds. *J Pediatr*. 2009;155:522–528.
25. Landry MA, Lafrenaye S, Roy MC, Cyr C. A randomized, controlled trial of bedside versus conference-room case presentation in a pediatric intensive care unit. *Pediatrics*. 2007;120:275–280.
26. Lehmann LS, Brancati FL, Chen MC, Roter D, Dobs AS. The effect of bedside case presentations on patients' perceptions of their medical care. *N Engl J Med*. 1997;336:1150–1155.
27. Desai AD, Popalisky J, Simon TD, Mangione-Smith RM. The effectiveness of family-centered transition processes from hospital settings to home: a review of the literature. *Hosp Pediatr*. 2015;5:219–231.
28. American Academy of Pediatrics. The medical home. *Pediatrics*. 2002;110:184–186.
29. Council on Children with Disabilities, Medical Home Implementation Project Advisory Committee. Patient- and Family-Centered Care Coordination. A framework

for integrating care for children and youth across multiple systems. *Pediatrics*. 2014;133:e1451–1460.
30. US Department of Health and Human Services. *The National Survey of Children with Special Health Care Needs Chartbook 2005–2006*. Rockville, MD: USHHS; 2007.
31. Godolphin W. Shared decision-making. *Healthc Q*. 2009;12(Spec No Patient):e186–190.
32. Fiks AG, Jimenez ME. The promise of shared decision-making in paediatrics. *Acta Paediatr*. 2010;99:1464–1466.
33. Fiks AG, Hughes CC, Gafen A, Guevara JP, Barg FK. Contrasting parents' and pediatricians' perspectives on shared decision-making in ADHD. *Pediatrics*. 2011;127: e188–196.
34. Towle A, Godolphin W. Framework for teaching and learning informed shared decision making. *BMJ*. 1999;319: 766–771.
35. Agency for Healthcare Research and Quality. *The SHARE Approach*. Rockville, MD; 2015. Available at http://www.ahrq.gov/professionals/education/curriculum-tools/shareddecisionmaking/index.html.
36. Kriston L, Scholl I, Holzel L, Simon D, Loh A, Harter M. The nine-item shared decision making questionnaire (SDM-Q-9): development and psychometric properties in a primary care sample. *Patient Educ Couns*. 2010;80:94–99.
37. Legare F, Ratte S, Stacey D, et al. Interventions for improving the adoption of shared decision making by healthcare professionals. *Cochrane Database Syst Rev*. 2010:CD006732.
38. O'Connor AM, Bennett C, Stacey D, et al. Do patient decision aids meet effectiveness criteria of the international patient decision aid standards collaboration? A systematic review and meta-analysis. *Med Decis Making*. 2007;27:554–574.
39. Epstein RM, Gramling RE. What is shared in shared decision making? Complex decisions when the evidence is unclear. *Med Care Res Rev*. 2013;70:94S–112S.
40. Nelson KE, Mahant S. Shared decision-making about assistive technology for the child with severe neurologic impairment. *Pediatr Clin North Am*. 2014;61:641–652.
41. Lipstein EA, Brinkman WB, Britto MT. What is known about parents' treatment decisions? A narrative review of pediatric decision making. *Med Decis Making*. 2012;32:246–258.
42. Kon AA. The shared decision-making continuum. *JAMA*. 2010;304:903–904.
43. Joseph-Williams N, Elwyn G, Edwards A. Knowledge is not power for patients: a systematic review and thematic synthesis of patient-reported barriers and facilitators to shared decision making. *Patient Educ Couns*. 2014;94:291–309.
44. Legare F, Ratte S, Gravel K, Graham ID. Barriers and facilitators to implementing shared decision-making in clinical practice: update of a systematic review of health professionals' perceptions. *Patient Educ Couns*. 2008;73:526–535.
45. Rothman RL, Yin HS, Mulvaney S, Co JP, Homer C, Lannon C. Health literacy and quality: focus on chronic illness care and patient safety. *Pediatrics*. 2009;124(suppl 3): S315–S326.
46. Bartholome WG. Informed consent, parental permission, and assent in pediatric practice. *Pediatrics*. 1995;96:981–982.
47. Rahi JS, Manaras I, Tuomainen H, Hundt GL. Meeting the needs of parents around the time of diagnosis of disability among their children: evaluation of a novel program for information, support, and liaison by key workers. *Pediatrics*. 2004;114:e477–482.
48. Stacey D, Legare F, Pouliot S, Kryworuchko J, Dunn S. Shared decision making models to inform an interprofessional perspective on decision making: a theory analysis. *Patient Educ Couns*. 2010;80:164–172.
49. Legare F, Stacey D, Gagnon S, et al. Validating a conceptual model for an inter-professional approach to shared decision making: a mixed methods study. *J Eval Clin Pract*. 2011;17:554–564.

第六篇　电诊断与神经肌肉疾病

第六篇

第 70 章　电诊断的一般概念

Sarah M. Eickmeyer and Jason O. Kiene

引言

电诊断(electrodiagnostic,EDX)检测提供了外周神经系统的相关信息,是体格检查的延伸。除了常规的神经传导检测(nerve conduction studies,NCS)和肌电图(electromyogram,EMG),还包括延迟反应、重复神经刺激和单纤维 EMG 等特殊检测。每一项检测可以明确周围神经系统各个部分的功能——从 α 运动神经元,到神经肌肉接头,再到单个的肌纤维。本章介绍了 EDX 检测,并回顾了 EDX 检测中用到的神经电生理知识和常用仪器设备。同时会对各种类型 EDX 检测的基本术语进行介绍。

神经肌肉传递

神经元内,去极化和复极化循环产生动作电位。动作电位是神经元或肌细胞膜电位的瞬间变化。动作电位在细胞膜上产生了电流 I(毫安级)和电位差值或电压 V(毫伏级)。交流电(AC)环路(人体组织内)的电流阻力是指电阻抗 Z(千/百万欧姆)。在电生理上,$V=I\times Z$。

单个运动细胞和轴突的静息膜电位约为-70μV。当刺激强度达到阈电位时(多数细胞的阈电位为-30μV),细胞膜发生去极化。钠离子通道开放,钠离子流入细胞内。随着钾离子外流,钠离子通道慢慢失去活性,在 Na^+/K^+ 泵恢复到静息膜电位前引起一个起始的超极化。超极化间期也被认为是“相对不应期”(relative refractory period,RRP),因为此期间引起细胞膜去极化的刺激大于阈刺激。早于相对不应期的时间间期称为绝对不应期(absolute refractory period,ARP),因为此时钠离子通道还没有恢复,在通道恢复之前不会产生第二个动作电位。不应期有助于单向动作电位的传播(图 70-1)。

运动神经系统的起点是 α 运动神经元,位于脊

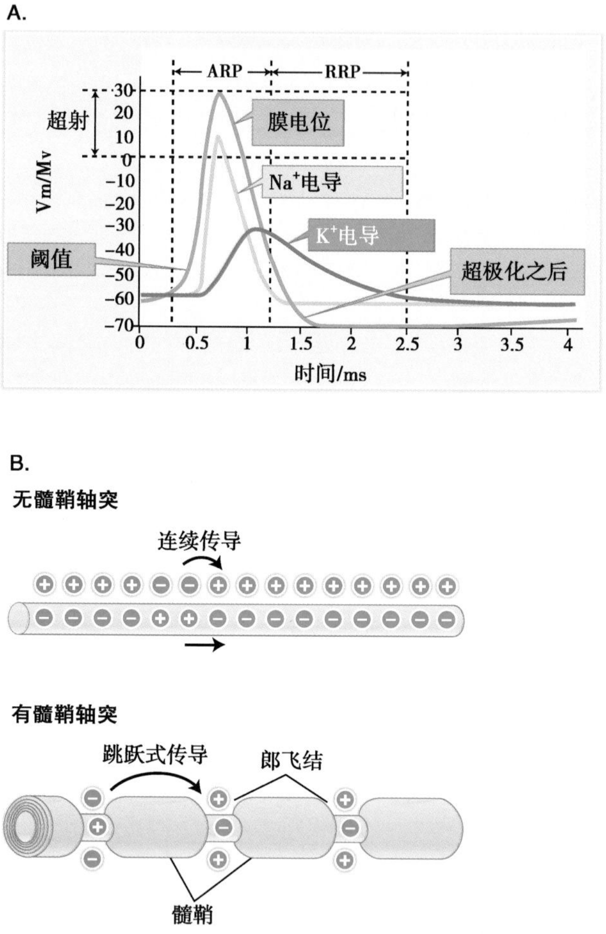

图 70-1　(A)神经动作电位。动作电位的上升归因于 Na^+ 电导的增加。复极化是由 Na^+ 电导下降和 K^+ 电导增加共同导致的;超极化后归因于持续的高 K^+ 电导。(B)动作电位的传导。局部电流导致在神经元膜的相邻区域中超过阈值电位。因为上游区域是难以传递,所以动作电位仅向下游传播。在有髓轴突中,动作电位通过跳跃传导从郎飞结的一个节点“跳”到下一个节点而更快地传导。ARP:绝对不应期;RRP:相对不应期(经允许摘自 General Physiology. In: Kibble JD, Halsey CR, eds. Medical Physiology: The Big Picture, New York, NY: McGraw-Hill; 2014)

髓腹角，它发出一根直径很大的神经纤维（10～20μm）。α 运动神经元发出轴突投射至腹侧和背侧支支配相应肌肉。其轴突及其支配的所有肌纤维被称为“运动单位”（图 70-2）。所需的运动越精细，单个运动单位中的肌纤维总数就越少。反之亦然。因此，用于眼外展的运动单位比屈肘所需的运动单位更少。轴突的全长均由髓鞘包裹，直至末端小丘之前，后者缺乏髓鞘并形成神经肌肉接头（NMJ）。

神经的髓鞘具有多种作用。如果没有髓鞘，由于周围组织的电阻，电流将在各个方向上流动并衰减。如果损失了太多电流，刺激会减弱，并且不会进一步传播动作电位。此外，髓鞘使神经轴突绝缘，可以保持更快的传导速度，因为有髓鞘的神经轴突可维持恒定的电流。髓鞘中的小裂口（郎飞结）集中了大量钠和钾离子通道，可维持膜电位，并可以触发动作电位。这种类型的传导称为“跳跃式传导”（图 70-3）。

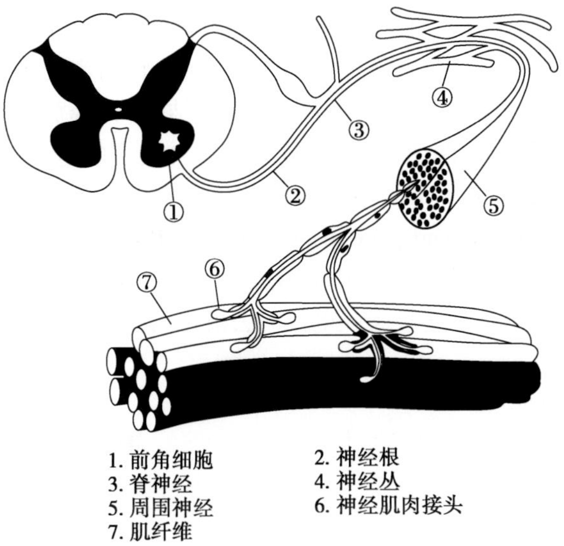

图 70-2　运动单位的解剖（经允许摘自 Sridhara CR, Williams FH, Goldman L. Mymyography. Maitin IB, Cruz E, eds. CURRENT Diagnosis &Treatment: Physical Medicine & Rehabilitation, NewYork, NY: McGraw-Hill; 2014）

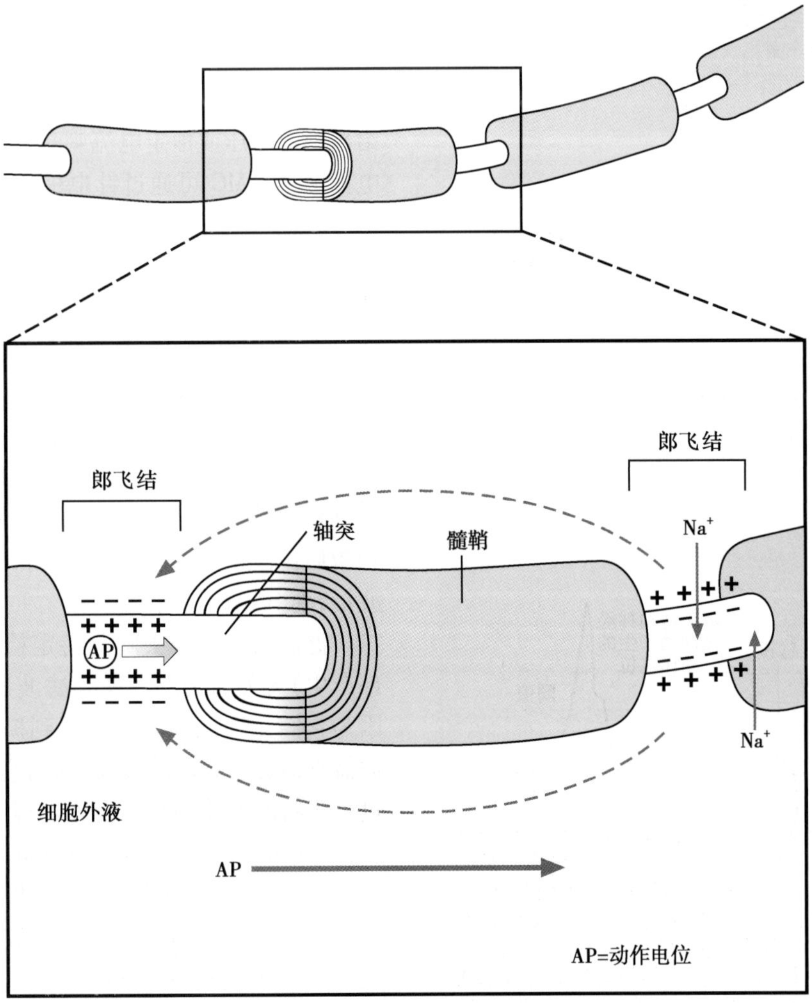

图 70-3　动作电位跳跃式传导沿轴突下传示意图（经允许摘自 Toy EC Case Files Neuroscience 2e, New York, NY: McGraw-Hill; 2015）

当动作电位到达轴突末端，由于髓鞘缺失，传导速度会降低。轴突末端的钙离子通道数量增加。当去极化时，钙离子涌入到轴突末端。钙内流促使富含乙酰胆碱（ACh）的囊泡与膜的结合，并释放到突触间隙中（图 70-2）。NMJ 处有两种类型的电位：终板电位（end-plate potential，EPP）和微型终板电位（miniature end-plate potentials，MEPP）。由于 ACh 量子的自发释放，MEPP 在运动终板上每 5s 发生 1 次。EPP 随终板跨膜电位的去极化而发生。当多个

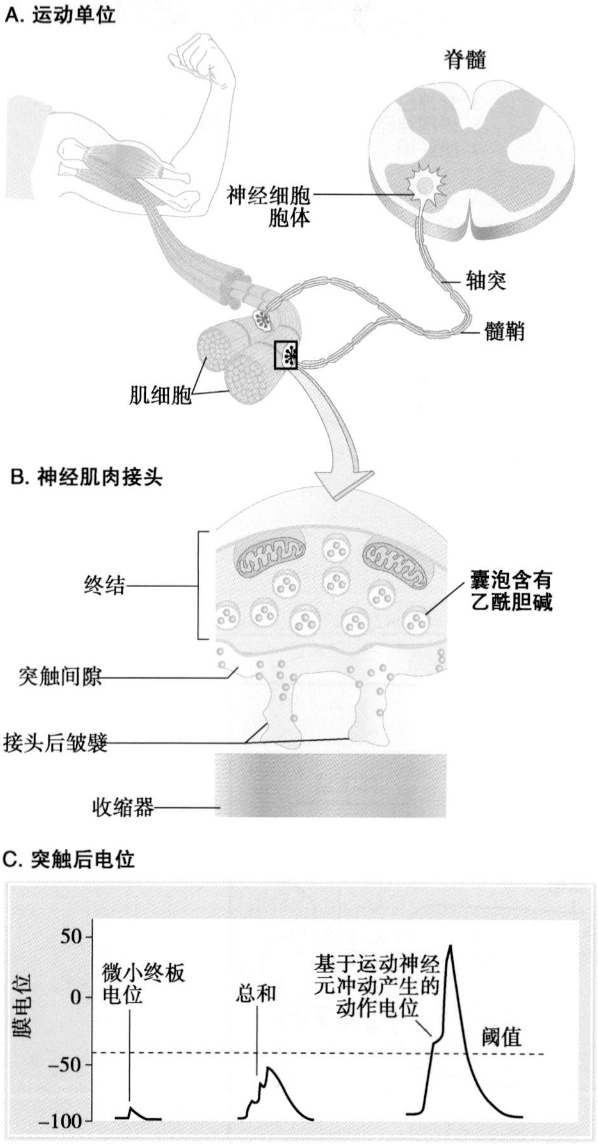

图 70-4　骨骼肌神经支配。（A）运动单位包括运动神经元和其支配的一组肌肉纤维。（B）神经肌肉接头。从运动神经元末端释放的乙酰胆碱激活肌膜中的烟碱样受体，产生兴奋性突触后电位。（C）终板电位。单个突触前囊泡中的乙酰胆碱具有极小的终板电位。运动神经元中的动作电位触发许多量子的释放，微小终板电位的总和超过肌纤维中动作电位的阈值（经允许摘自 General Physiology. Kibble JD，Halsey CR，eds. Medical Physiology：The Big Picture，New York，NY：McGraw Hill；2014）

EPP 发生时，钙离子会停留 200ms，因此如果出现第 2 动作电位，则可以释放更多的 ACh。这种现象被称为“易化”。一旦释放，ACh 就会与突触后膜中的 ACh 受体结合，从而导致电压门控性钠离子通道开放，导致运动细胞去极化，肌质网中钙离子释放以及最终的肌肉收缩（图 70-4）。

关于 NMJ，另一个重要概念是安全系数。安全系数是阈值水平和 EPP 最终强度之间的电压差。尽管量子会消耗，安全系数可以使膜在阈值之上保持去极化。如果 EPP 降到安全系数以下，则无法从轴突末端释放更多的 ACh。在重症肌无力等 NMJ 疾病中就是这种情况。

仪器设备

对 EDX 检测设备的充分了解是每位肌电图医师必不可少的。大多数设备系统由 1 个刺激器，1 个放大器以及带有显示屏和扬声器的计算机组成（图 70-5）。刺激器同时具有阴极（负极接线柱）和阳极（正极接线柱）。该设备通过基础功能模块相连接，以能和计算机进行信息交流。可以在不同的强度和频率下给出恒定电压或恒定电流刺激。NCS 可通过皮肤上的电极记录，EMG 可通过针电极记录。记录电极（G1）、参考电极（G2）和接地电极连接差分放大器。放大器获取从 G1 和 G2 电极收集的信号，去除公共波形，然后将信号发送到滤波器。该过程称为共模抑制。

在 EDX 检测中，将来自肌肉和神经的动作电位转化为波形进行观察和分析，这些波具有随时间变化的频率（周期或赫兹）和幅度。复合肌肉动作电位（compound muscle action potentials，CMAP）和感觉神经动作电位（sensory nerve action potentials，SNAP）是刺激后出现的所有波形的总和。CMAP 主要是低频波形，而 SNAP 是高频波形。

滤波器有助于去除与特定检测（运动、感觉或外部产生）无关的波形。高频滤波器也称低通滤波器，因为它们允许低频波形传递到模数转换器。低频滤波器则被称为高通滤波器，因为它们允许高频波形通过。了解滤波器的频率设置也很重要，以便在针电极检查（needle electrode examination，NEE）期间以最佳方式查看失神经电位并评估运动单位动作电位（motor unit action potentials，MUAP）。常见的运动滤波器设置为 2～5Hz（低）至 10kHz（高）。典型的感觉滤波器设置为 5～10Hz（低）至 2～3kHz（高）。针 EMG 设置通常在 10～20Hz（低）到 10kHz（高）的范围内。等级滤波

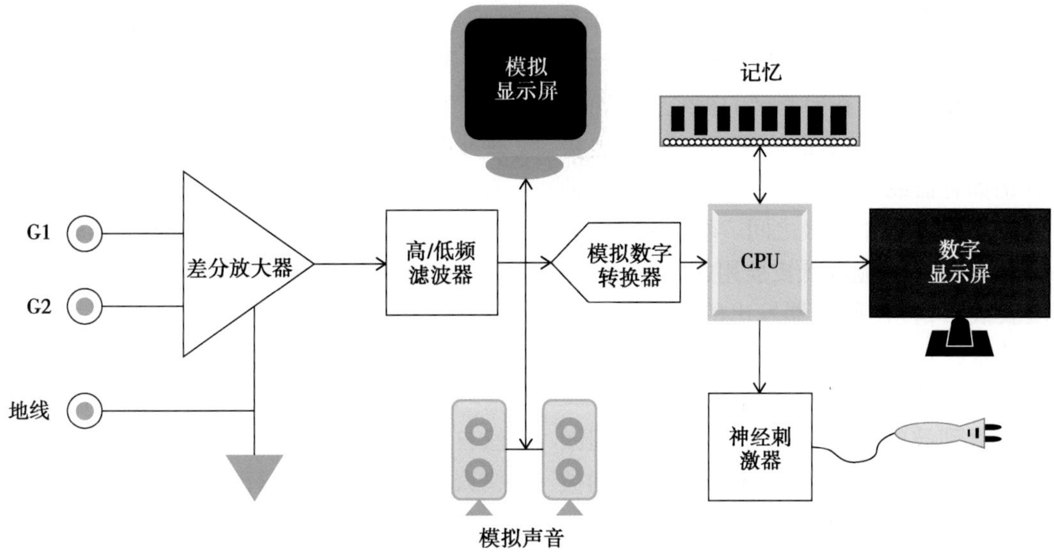

图 70-5　用于电诊断的仪器

器用于消除来自大多数电气设备的共模(60Hz)信号。

理解滤波器设置更改时引起的改变也是有帮助的。当增加低频滤波器频率时,低频波形通过减少,从而导致高频波形的峰值增加,SNAP 中缩短了峰值潜伏期,在 CMAP 中缩短了起始潜伏期。同样,降低高频滤波器时,高频波形通过减少,从而导致更长的峰值和起始潜伏期;增加低频滤波器或降低高频滤波器会产生较小的波幅,这是因为允许通过的波形总数较小。

信号通过设置的滤波器后,进入转换器。该转换器将信号从模拟信号转换为数字信号。在许多机器上,模拟声音不需要转换。但是,视频将转换为数字信号,然后将其显示在显示屏上并保存在计算机上。输入测量距离数值后,计算机可以算出传导速度,起始或峰值潜伏期以及波幅,这些都有助于肌电图医师对数据进行分析。

除放大器和滤波器外,EMG 设备还具有许多其他可调节的功能。“增益”是由于电放大而导致的动作电位波幅增加。“灵敏度”也相类似,但指的是放大信号的显示分辨率。当灵敏度降低时,波形将在屏幕上显得更大。“扫描”是指屏幕上每单位显示的毫秒数。增加扫描速度可以减少起始潜伏期。最佳扫描速度为每格 2ms,潜伏期读数的临床准确度为 0.1ms。

神经传导检测

神经传导检测(nerve conduction studies,NCS)的目的是检测周围神经系统(即髓鞘,轴突和肌肉)的损伤。这些检测可以在任何可触及的周围神经上进行。进行 NCS 时,电脉冲刺激神经,通过放置在皮肤上的电极记录反应。肌电图医师分析肌电图结果以明确肌肉和神经的反应程度。

NCS 有 2 种基本类型:运动和感觉。检测运动时的基本设置包括将活动电极(G1)放置在要测试的肌肉上(图 70-6)。将电极放置在肌肉上的位置很重要。

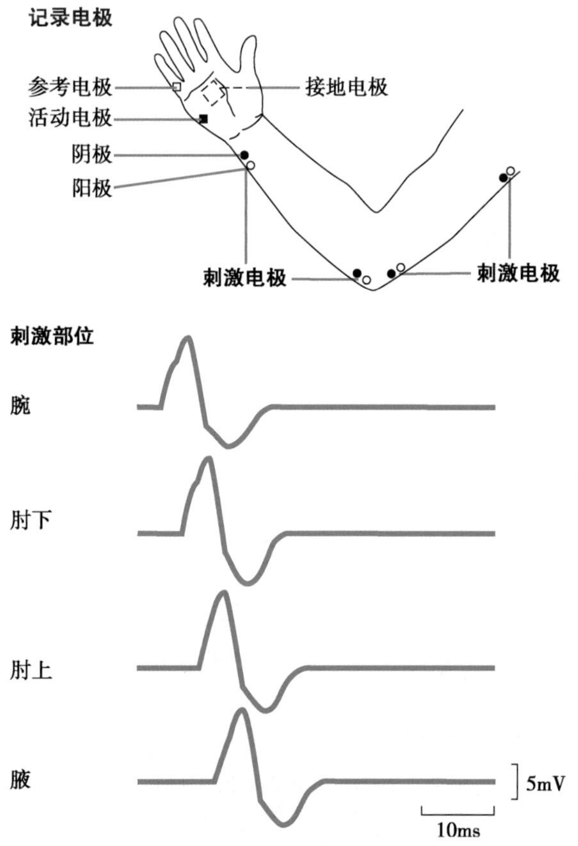

图 70-6　尺神经运动传导检测。用表面电极在神经不同部位记录超强刺激引起的小指展肌电反应(摘自 Aminoff MJ Electromyography in Clinical Practice. 4th ed. New York, NY: Churchill Livingstone; 1998. Copyright © Elsevier)

放置点通常位于肌肉起始点和附着点中间，但并非总是如此。在此处放置电极的原因是该点最靠近运动终板，具有最高的电信号。在要测试的神经上进行刺激，并在该神经支配的肌肉表面放置 G1。参考电极(G2)放置在诸如骨骼或肌腱等电绝缘区域上。接地电极应位于 G1 和刺激器的阴极之间。确定电极间预设的距离，皮肤表面涂抹能降低皮肤阻抗的物质(通常是超声凝胶或酒精)使刺激器发出的刺激到达神经。阴极应最靠近 G1 电极。如果极性相反，刺激点的距离发生变化，可能会出现潜伏期和速度误差。

进行刺激直到波幅达到峰值后，给予超强刺激(增加 10%~30%)以确保所测神经的所有轴突均被去极化。一旦达到超强刺激，波幅将不再增加。如果超强刺激过高，电流可能会使邻近的神经去极化(容积传导)，这可能会错误地增加波幅并缩短潜伏期(最多 0.2ms)。

标准刺激频率是每秒 1 次(1Hz)。但是如果出现水肿或肥胖，可能需要更长的刺激时间。对于所有运动检测，必须刺激两个部位以确定传导速度。原因是冲动通过无髓鞘包裹的末端轴突时，传导减慢。刺激最终都将通过相同的末端轴突，所以在计算速度时此段传导减掉(因为这两种刺激经过此段的传导时间是相同的)。

给予刺激后，计算机软件会使用复杂的数学算法自动标记波形进行测量。但是，标记通常可能是错误的，应该始终进行视觉验证。大多数实验室都有不同神经的 CMAP 标准值。重要的是波幅、起始潜伏期和传导速度(图 70-7)。“波幅”是指波形的

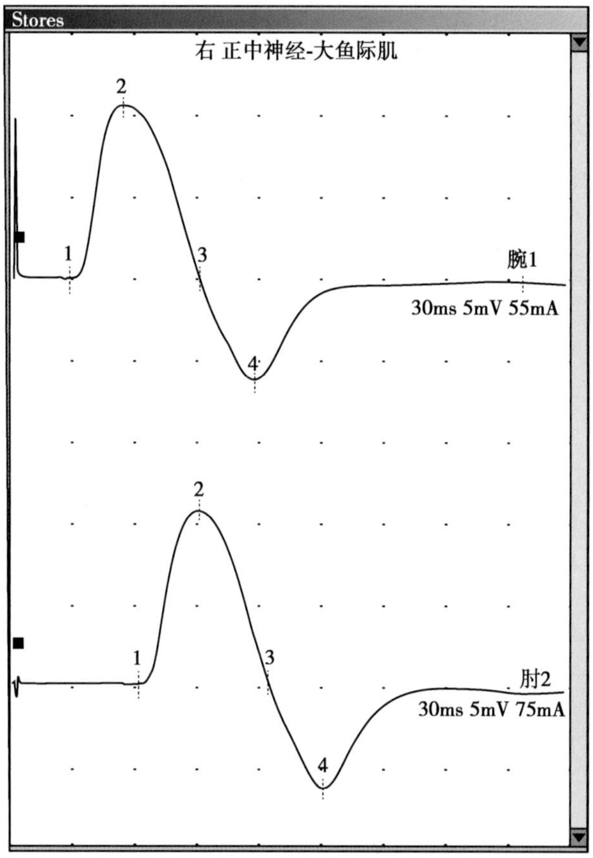

上波1为远端起始潜伏期，下波1为近端起始潜伏期
1~2为波幅

正中神经-大鱼际肌

部位	记录部位	潜伏期/ms	波幅/mV	相对波幅/%	节段	距离/(cm)	速度/(m/s)	温度/(℃)
腕	APB	3.10	10.6	100	腕-APB	8		
肘	APB	6.85	10.6	99.7	肘-腕	21.7	57.9	32.1

图 70-7　复合肌肉动作电位(经允许摘自 Sridhara CR, Williams FH, Goldman L. Electromyography. Maitin IB, Cruz E, eds. CURRENT Diagnosis & Treatment: Physical Medicine & Rehabilitation, New York, NY: McGraw-Hill; 2014)

底和峰值之间的距离（以 mV 为单位）。“潜伏期”是从刺激到反应开始的时间（以 ms 为单位），代表传导最快轴突的速度。“传导速度”是脉冲沿着神经向下传播的速度（以 m/s 为单位）。

运动检测主要是进行顺向传导检测，即冲动沿着神经传播的方向传导。感觉检测则可以是顺向或逆向检测。逆向是指脉冲传导的方向与正常神经生理传导方向相反。

进行感觉检测时可使用圆盘电极，一次性电极，条形电极或环形电极。放置 G1 和 G2 电极时，G1 靠近阴极，G1 和 G2 之间的最佳距离是 3～4cm。如果距离太近，则波幅可能会错误地减小，但潜伏期不变。与运动神经不同，感觉神经只需要一个刺激点即可确定传导速度。感觉检测最重要的通常是波幅和峰值潜伏期，即达到峰值波幅的时间（图 70-8）。重要的是，运动、室内的电活动或温度会更容易影响感觉检测。温度下降会导致峰潜伏期延长，波幅增加以及传导速度减慢。该机制是由于寒冷导致电压门控的 Na^+ 通道关闭得更慢，从而使更多的钠流入并延长了动作电位。

在一些 SNAP 检测中有太多伪像，需要确定感觉波形是否存在。发生这种情况时，使用叠加平均功能会很有帮助。叠加平均可从背景噪声中提取神经生理信号，减弱噪声，因此目标信号相对于背景噪声被放大。通常使用 10 次刺激来获得平均波形。

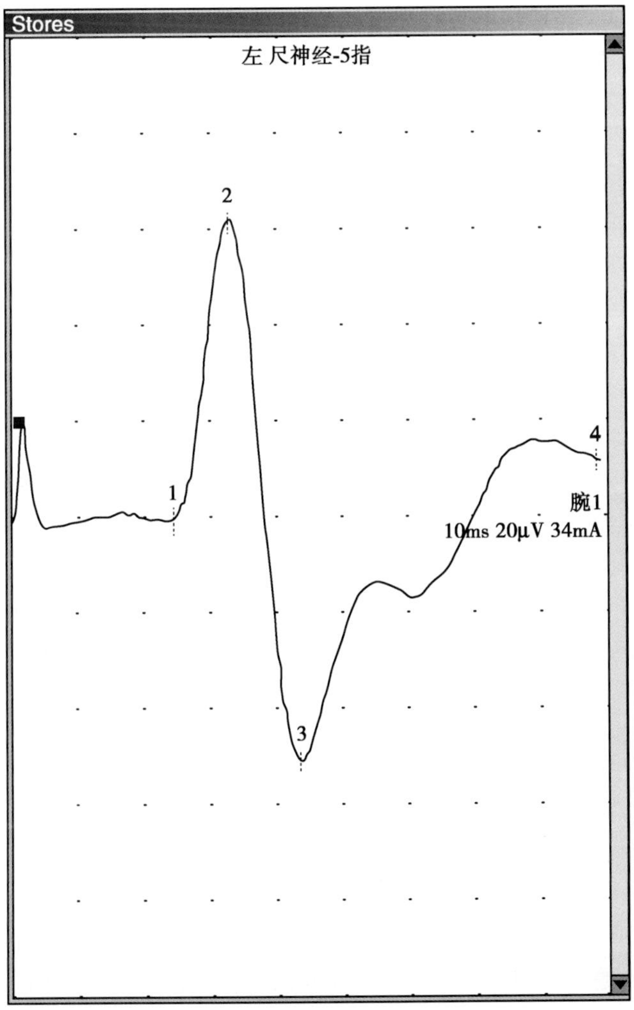

1 起始潜伏期　　2 峰潜伏期
1-2 负向峰波幅　　2-3 峰-峰 波幅
左 尺神经-5指

刺激部位	记录部位	起始/ms	峰/ms	NP波幅/μV	PP波幅/μV	距离/cm	速度/(m/s)	温度/℃
腕	DigV	2.70	3.65	62.5	112.9	14	51.9	32.1

图 70-8　感觉神经动作电位（经允许摘自 Sridhara CR, Williams FH, Goldman L. Electromyography. In: Maitin IB, Cruz E, eds. CURRENT Diagnosis & Treatment: Physical Medicine & Rehabilitation, New York, NY: McGraw-Hill; 2014）

针肌电图

NEE 基于病史、体格检查、NCS 结果以及周围神经和肌肉解剖结构知识。检查人员需要明确 NEE 检测因病史和体格检查出现无力或萎缩的肌肉。当 NCS 出现异常时,应进一步行针肌电图检查异常神经所支配的肌肉以及相同神经根的不同神经所支配的肌肉。在没有异常体格检查或 NCS 结果的情况下,NEE 应包括对受累肢体每个神经根和多条周围神经的肌肉进行检测,可能包括近端和远端肌肉或对侧肢体的肌肉,以确定受累范围。EMG 的详细体表定位解剖参考其他章节[2,5]。

自发电活动分析

NEE 首先分析插入活动。每次插入针电极时,肌肉纤维都会去极化,在正常肌肉中产生短暂的活动,持续几百毫秒。持续时间超过 300ms 的活动表明插入活动增加。每次插入后,肌肉通常处于电沉默状态,但有一些明显的正常自发活动。终板噪声是低波幅,持续时间短的单相负电位,具有典型的"贝壳"声,代表了极小的终板电位。终板放电通常被视为双相肌纤维动作电位,具有初始负向偏转、高频和不规则放电模式的特点。把终板放电看作为异常自发活动是最容易犯的常见错误。

单个肌纤维的异常自发活动包括纤颤电位、正锐波、复合重复放电(complex repetitive discharges,

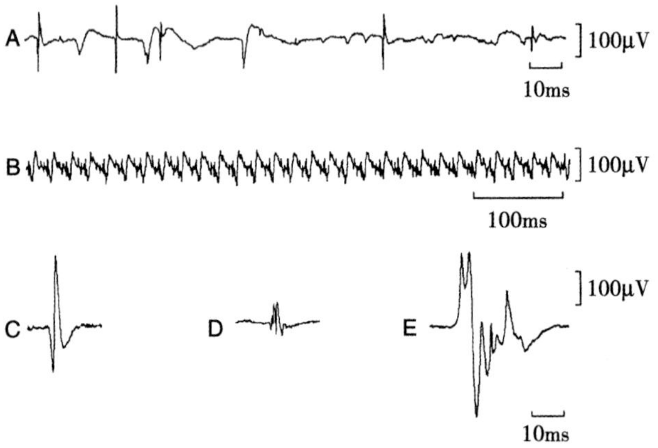

图 70-9 肌电图记录的电活动。(A)自发性纤颤电位和正锐波。(B)部分失神经支配肌肉中静息时记录的复杂重复放电。(C)正常的运动单位动作电位三相波。(D)小、短时程,多相运动单位动作电位,例如在肌病中通常会遇到的动作电位。(E)长时程、多相运动单位动作电位,例如在慢性神经性疾病中可能见到的(经允许摘自 Aminoff MJ. Electrodiagnostic Studies of Nervous System Disorders: EEG, Evoked Potentials, and EMG. In: Kasper D, Fauci A, Hauser S, Longo D, Jameson J, Loscalzo J, eds. Harrison's Principles of Internal Medicine, 19e NewYork, NY: McGraw-Hill; 2014)

CRD)和肌强直性放电(图 70-9)。纤颤电位表示失神经支配活动期,特征是初始正向偏转、低波幅和较短持续时间以及规则的放电模式,听起来像是"锡屋顶上的下雨声"。正锐波也表示失神经支配活动期,并具有起始端的正向偏转,随后是具有长持续时间和规则放电模式的负相。CRD 代表失神经支配的肌纤维间的旁触去极化,表示慢性失神经支配。CRD 是高频率的多个尖峰,可以完美地重复放电,通常会突然发作和终止,声音通常为"重型机械"或"空转摩托车"发动声。最后,肌强直性放电是单肌纤维动作电位,其波幅和持续时间具有特征性的起伏,听起来类似于"旋转引擎"或"俯冲轰炸机"的声音。肌强直放电可以在多种神经疾病或肌病中观察到,包括强直性肌营养不良、肌强直、肌病和慢性神经支配。

异常的运动单位动作电位(MUAP)也可能发生异常的自发活动,例如束颤电位、二联/三联/多联电位、肌纤维颤搐放电、痉挛电位、神经性肌强直放电和静止性震颤。1 个束颤电位是一整个运动单元的 1 次自发无意识放电,通常以非常慢的不规则频率 1~2Hz 触发,听起来像"爆米花"声。二联、三联和多联电位是自发的 MUAP,以 2 个、3 个或 3 个以上成组触发,类似于束颤电位,代表下运动神经元异常。肌纤维颤搐放电是有节律的、自发的成组性束颤,5~60Hz 阵发性高频率和低于 2Hz 的阵发低频率,听起来像"士兵行军"声。肌纤维颤搐最常与放射线诱发的神经损伤有关,但也可能发生在脱髓鞘病变和其他神经性损伤中。痉挛电位是与疼痛、不自主肌肉收缩相关的 MUAP 的重复高频放电。神经性强直放电是频率很高(150~250Hz)、递减、重复性 MUAP 放电,并伴有罕见的神经强直性综合征相关的特征性"砰砰"声。静止性震颤是几个不同 MUAP 的同步爆发,随后相对静默。静止性震颤中几种不同的 MUAP 触发的爆发模式可以与肌强直相区别,后者的爆发模式包含相同的 MUAP。

运动单位电位分析

接下来将继续分析 MUAP。检查人员将密切注意 MUAP 的形态、稳定性和触发模式。正常的 MUAP 波幅为 100μV~3mV,持续时间为 5~15ms,并且具有 2~4 个相位(图 70-10)。多于 4 个相位的 MUAP 被认为是多相波。大多数肌肉中如果多相波超过 10%,则认为异常。正常的 MUAP 电位是稳定的;不稳定的 MUAP 发生在 NMJ 疾病和失神经支配中。MUAP 通常以半节律模式发放,电位之间的变

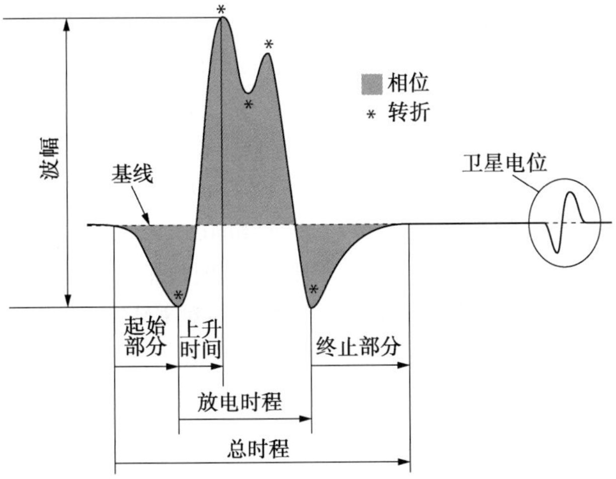

图 70-10　运动单位动作电位(经允许摘自 Sridhara CR, Williams FH, Goldman L. Electromyography. In: Maitin IB, Cruz E, eds. CURRENT Diagnosis & Treatment: Physical Medicine & Rehabilitation, New York, NY: McGraw-Hill; 2014)

化很小。当患者增加肌肉收缩力时,第 1 个 MUAP 触发频率提高,直到募集第 2 个 MUAP 时约为 10Hz。到第 1 个 MUAP 的触发频率增加到 15Hz 时,正常可募集到第 3 个 MUAP 触发。当患者无法提高 MUAP 触发频率时,通常出现了中枢神经系统受伤、疼痛或不配合等激活不良的情况,还可以减少募集,即在募集更多的运动单位(例如神经性损伤)前提高触发频率。也可以提早募集,即在招募更多的运动单位前降低触发频率。这种模式常见于肌源性损害。当多个 MUAP 出现使基线模糊不易辨别时,就呈现为全干扰模式。

NEE 具有一些特征性模式,可让检查者确定损伤是神经源性还是肌源性损害(图 70-9)。神经性病变通常在早期急性期(<3 周)显示 MUAP 的募集减少,随后在急性期(3~6 周)出现异常的自发活动。在亚急性期(6~12 周)出现多相 MUAP。在慢性期(3~6 个月以后)出现募集较少的大波幅、长时程的 MUAP。肌源性损害可能有或无异常的自发活动,但是 MUAP 通常波幅小、时程短、多相且早募集。这些经典模式有许多例外情况,不在本章讨论范围。

迟发反应:F 波和 H 反射

F 波和 H 反射这两种 NCS 称为迟发反应,更多地用于检查神经的近端部分(表 70-1)。

F 波是在 CMAP 之后(也称 M 电位)的迟发运动反应,上肢 F 波潜伏期为 25~32ms,下肢 F 波潜伏期为 45~56ms。可以从足或手部肌肉记录到 F 反射的神经通常是腓神经、胫神经、正中神经或尺神经。进行 F 波检测时,检查者将刺激器反转,向近端发送连续 10 次超强刺激(图 70-11)。刺激发生逆向去极

表 70-1　F 波和 H 反射

	F 波	H 反射
纤维类型	纯运动	感觉→运动反射
检测神经	所有	胫神经→比目鱼肌 正中神经→桡侧腕屈肌 股神经→股四头肌
刺激	超强刺激	次最大、长时程
测量值	最小潜伏期 时间离散度 出现率	最小潜伏期 H/M
常见疾病	早期 AIDP	S1 神经根病

AIDP,急性炎性脱髓鞘性多发性神经病。

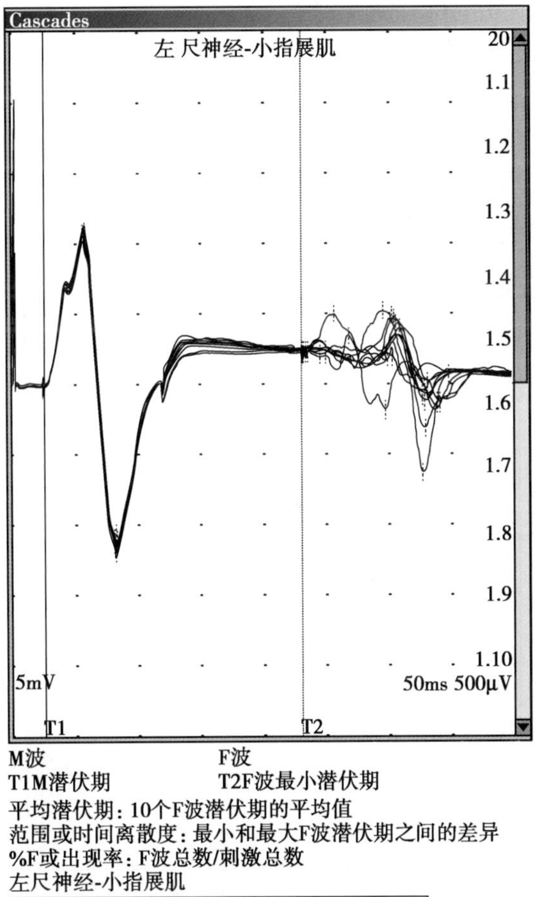

测量数据	F波潜伏期(ms)	F波出现率(%)
F波最小潜伏期	28.50	
F波最大潜伏期	31.25	
F波平均潜伏期	29.62	
F波潜伏期范围	2.75	
		100

图 70-11　F 波(经允许摘自 Sridhara CR, Williams FH, Goldman L. Electromyography. In: Maitin IB, Cruz E. CURRENT Diagnosis & Treatment: Physical Medicine & Rehabilitation, New York, NY: McGraw-Hill; 2014)

化沿着运动轴突向上，到达前角细胞后返回，顺向下传至同一运动轴突并由电极记录。F 波是纯运动反应，代表 1%~5% 的肌纤维。测量值包括最小（或最快）潜伏期、时间离散度（最快和最慢 F 波之间的差异）和出现率（每次刺激获得的 F 波的数量）。F 波对吉兰-巴雷综合征的早期诊断最有价值，F 波可表现为潜伏期延长或缺失，通常是该疾病的第一个特征性异常变化。

H 反射是真正的反射：Ia 肌梭的感觉传入、突触和通过 α 运动神经元的运动传出。它最可靠的记录位置是比目鱼肌的胫神经处，但有时可从正中神经或股神经获得。使用具有长时程脉冲的次最大刺激获得 H 反射。在低刺激下，存在 H 反射而没有 M 电位。随着刺激增加，H 反射降低，M 电位增加，直到 H 反射消失（图 70-12）。测量值包括最小（或最快）潜伏期和 H/M 比值，它表示最大 H 波幅与最大 M 波幅相比。H 反射在检测 S1 神经根病中最有效，尤其是患侧反射消失或延迟而健侧正常时。

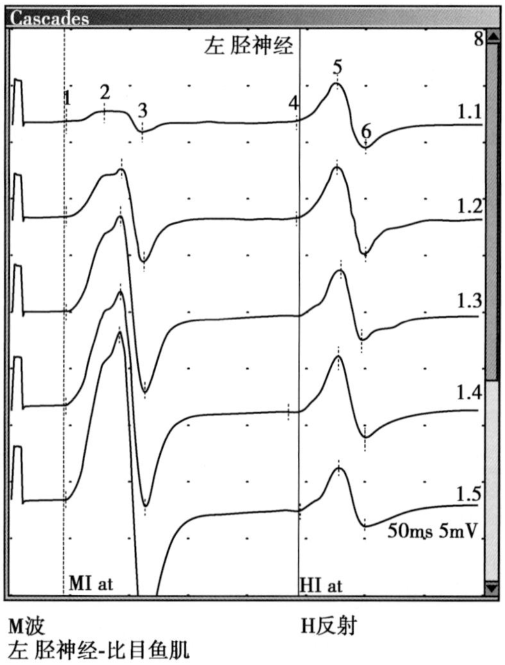

测量数据	潜伏期 (ms)	波幅 (mV)
M波	5.65	14.4
H反射	30.55	5.1

图 70-12 H 反射（经允许摘自 Sridhara CR, Williams FH, Goldman L. Electromyography. In: Maitin IB, Cruz E. CURRENT Diagnosis & Treatment: Physical Medicine & Rehabilitation, New York, NY: McGraw-Hill; 2014）

特殊检测：重复神经刺激、单纤维肌电图和瞬目反射

特殊检测是标准 NCS 和 NEE 检测的一个补充，通常包括重复神经刺激、单纤维肌电图和瞬目反射。重复神经刺激（repetitive nerve stimulation, RNS）用于评估可疑的 NMJ 病变。RNS 检测时，固定肢体重复进行标准运动神经传导检测并评估对 CMAP 结果的影响。RNS 的检测通常进行 5~10 串的慢频率（2Hz 或 3Hz）刺激。慢频率 RNS 后，NMJ 病变出现 U 形递减。由于可利用的乙酰胆碱即刻存储已耗尽，终板电位降低到阈值以下，不会触发肌纤维动作电位。经过短暂的剧烈运动后，检查者重复执行低频 RNS。在突触后 NMJ 疾病中，这段运动时间会使钙在突触前末端积聚，从而增加乙酰胆碱的释放。因此终板电位达到阈值，肌纤维动作电位触发，运动后易化发生。"运动后易化"是指对运动前 CMAP 递减的修复。在突触前 NMJ 病变中，由于钙蓄积的显著影响，运动后会出现递增反应（图 70-13）。

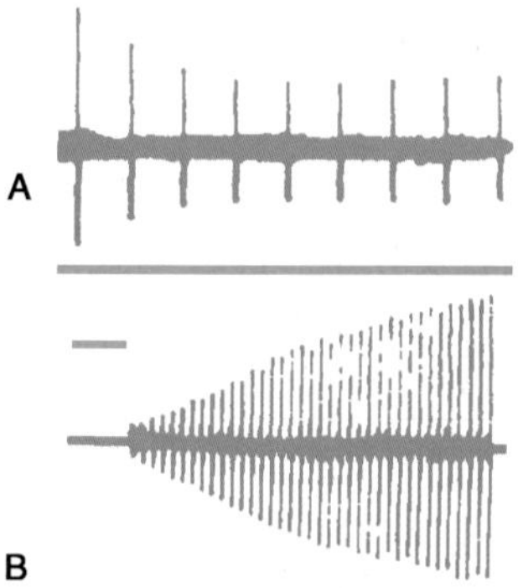

图 70-13 通过电刺激腕部尺神经，在小鱼际肌诱发复合动作电位。（A）重症肌无力患者前 4 个反应的典型减少模式，随后略有增加。以这种刺激速度（每秒 4 次），反应不会继续递减为 0。（B）兰伯特-伊顿综合征和燕麦细胞癌患者的典型症状是快速重复刺激（每秒 20 次）通常会明显增加到正常波幅。水平校准：250ms（经允许摘自 Chapter 45. Electrophysiologic and Laboratory Aids in the Diagnosis of Neuromuscular Disease. In: Ropper AH, Samuels MA, Klein JP, eds. Adams & Victor's Principles of Neurology, 10e New York, NY: McGraw-Hill; 2014）

单纤维肌电图（single-fiber electromyogram, SFEMG）是用于检测同一运动单位相邻肌纤维的放电同步性的先进技术。在 SFEMG 中观察到的两项指标是颤抖和阻滞。颤抖是对同一运动单位内相邻单条肌纤维之间放电时间变化的检测。阻滞是一个运动单位内单个肌纤维放电的缺失。当运动单位去极化时，MUAP 通常会在相对同一时间兴奋该运动

单位内的所有肌肉纤维。但是，在 NMJ 疾病中，存在颤抖或阻滞现象，提示存在 RNS 无法检测的 NMJ 问题。

瞬目反射评估三叉神经（CN Ⅴ）和面神经（CN Ⅶ）及其在脑桥和延髓中的连接。使用两通道记录，并且将表面电极放置在双侧眼轮匝肌上。检查者对眶上神经给予超强刺激，并比较 R_1 和 R_2 反应，寻找异常（图 70-14）。R_1 潜伏期代表同侧三叉神经对三

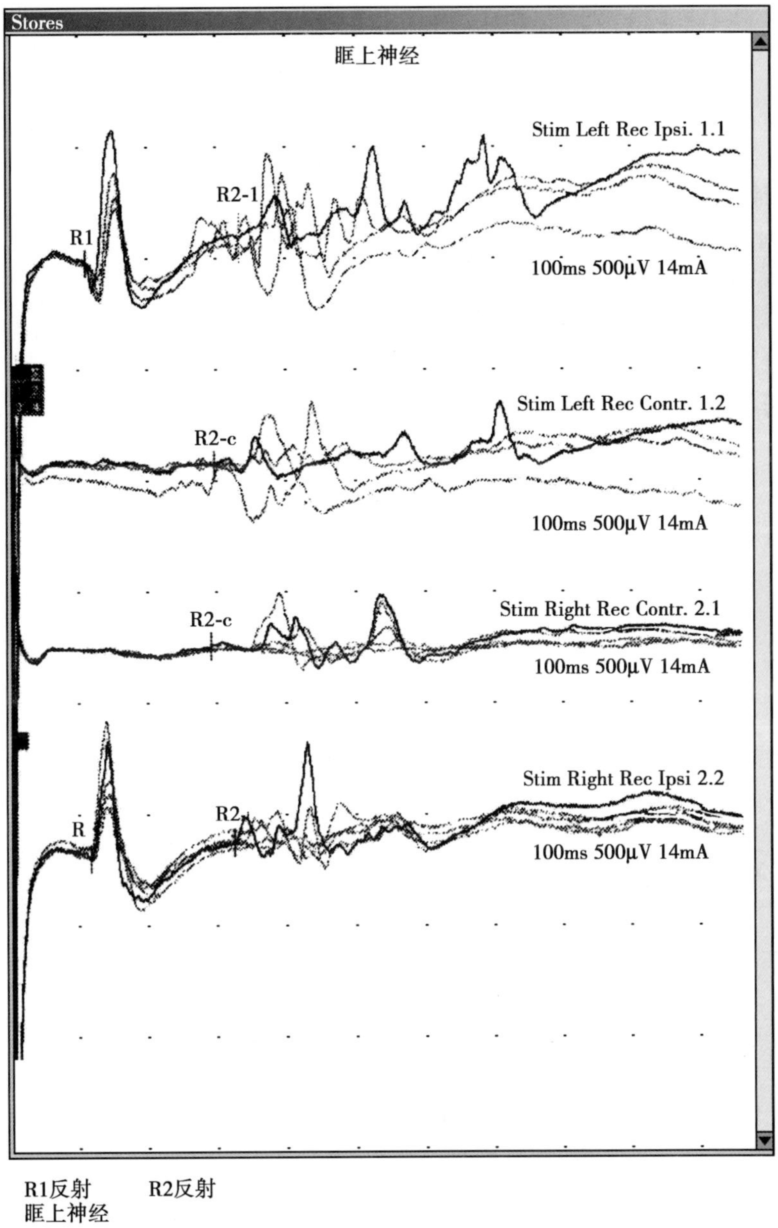

位点	肌肉	R1/(ms)	R2 Ipsi/(ms)	R2 Contra/(ms)
Stim L Rec Ipsi	L Orb Oculi	10.15	31.30	
Stim L Rec Cont	R Orb Oculi			27.70
Stim R Rec Ipsi	R Orb Oculi	10.70	30.40	
Stim R Rec Cont	L Orb Oculi			27.20

图 70-14　瞬目反射（经允许摘自 Sridhara CR，Williams FH，Goldman L. Electromyography. In：Maitin IB，Cruz E，eds. CURRENT Diagnosis & Treatment：Physical Medicine & Rehabilitation，NewYork，NY：McGraw-Hill；2014）

叉神经感觉核的反应，跨脑桥突触到面神经运动核，并下行至同侧面神经。R_2 潜伏期代表三叉神经对三叉神经脊束核的双侧反应，跨脑桥和延髓突触，至双侧对面神经运动核，下行至双侧面神经。存在几种异常模式，可以代表单侧或双侧三叉神经、面神经、脑桥或延髓病变。

小结

本章简要概述了神经电生理学、基本的 EDX 仪器以及常规 EDX 检测。读者可以参考其他章节进一步深入学习[1-6]。结合病史和体格检查，EDX 检测可以为学习周围神经系统疾病提供生理学层面的认识，并有助于制订全面的康复治疗计划。

（王红星　译，陈思靖　陆晓　校）

参考文献

1. Dimitru D. *Electrodiagnostic Medicine*. 2nd ed. Phildelphia, PA: Hanley & Belfus; 2002.
2. Lee Hang J, DeLisa JA. *Manual of Nerve Conduction Study and Surface Anatomy for Needle Electromyography*. Phildelphia, PA: Lippincott Williams & Wilkins; 2005.
3. Katirji B. *Electromyography in Clinical Practice: A Case Study Approach*. 2nd ed. Philadelphia, PA: Elsevier Health Sciences; 2007.
4. Kumbhare D, Robinson L, Buschbacher R. *Buschbacher's Manual of Nerve Conduction Studies*. 3rd ed. New York, NY: Demos Medical; 2015.
5. Perotto AO. *Anatomical Guide for the Electromyographer*. 4th ed. Springfield, IL: Charles C. Thomas; 2005.
6. Preston DC, Shapiro BE. *Electromyography and Neuromuscular Disorders: Clinical-Electrophysiologic Correlations*. 3rd ed. New York, NY: Elsevier Health Sciences; 2012.

第 71 章 神经肌肉疾病：运动神经元病

Lisa M. Williams, Habib Mofakham Fini, and Nanette C. Joyce

引言

运动神经元病(motor neuron disease, MND)是一组异质性神经系统疾病，其特征是大脑和脊髓的皮质脊髓束和前角细胞退行性变(图 71-1)[1]。尽管 MND 的病因多样且尚未阐明，已有证据支持多因素相互作用的过程参与其中，既可以通过基因遗传方式又可以通过环境暴露(如毒素、感染、自身免疫或其他原因)等散发方式致病[2-8]。常见的病理损害包括运动神经元的破坏，下运动神经元(lower motor neuron, LMN)、上运动神经元(upper motor neuron, UMN)或两者兼具的运动神经元选择性丧失[2]。最终导致肌肉无力和残疾，患者将失去正常的肢体、言语、吞咽和呼吸功能。

成人最常见的 MND 是肌萎缩性侧索硬化症(amyotrophic lateral sclerosis, ALS)，其特征为上运动神经元和下运动神经元损害同时存在[1](图 71-2)。ALS 由神经学家 Jean-Martin Charcot 于 19 世纪 70 年代首次描述，是 MND 的经典模式[1]。在美国，约四分之三个世纪以来，ALS 称为"Lou Gehrig 病"，该病名是以一名深受喜爱的美国棒球运动员的名字命名，他因患该病导致残疾而公开宣布结束职业生涯。然而，一项非常成功的筹款活动(ALS 冰桶挑战)引起了公众对该病认识的转变，"Lou Gehrig 病"这一名称已不再受人关注。本章将讨论 MND 的分类、诊断和临床评估，并从 ALS 患者的角度阐述 ALS 的治疗和管理策略。

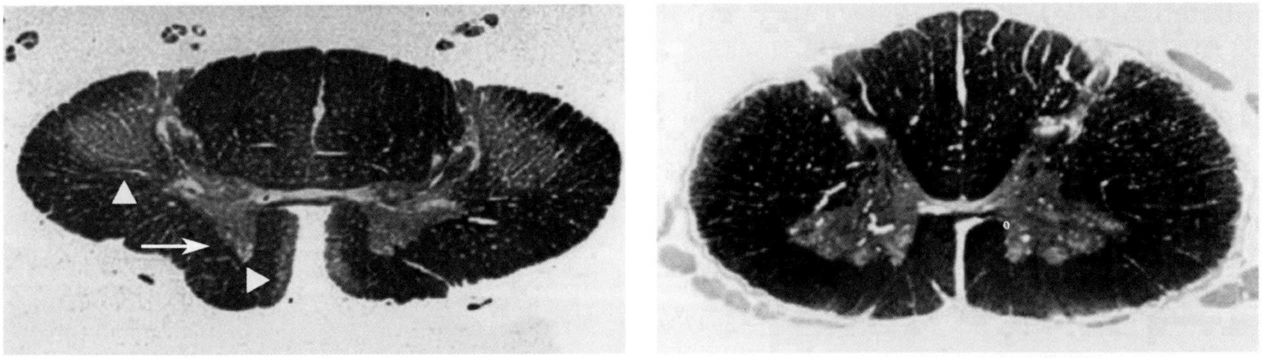

图 71-1 颈脊髓肌萎缩性侧索硬化。**(左图)**由于运动神经元的丧失，肌萎缩性侧索硬化的颈脊髓显示前角灰质明显萎缩(箭头)。脊髓的外侧索和前角(箭头)的浅染区域反映了外侧和前角皮质脊髓束中髓鞘状轴突的大量缺失。**(右图)**正常的颈脊髓。(图片摘自 Kinuko Suzuki, MD, Tokyo Metropolitan Institute of Gerontology; retired faculty, Department of Pathology and Laboratory Medicine, University of North Carolina, Chapel Hill, NC)

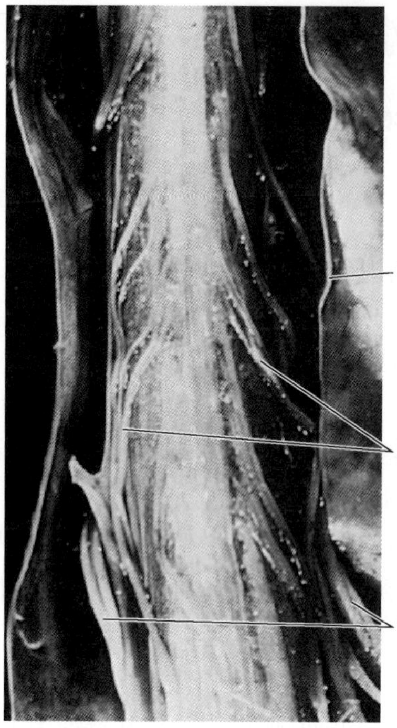

图 71-2　运动神经元病(肌萎缩性侧索硬化症)患者的脊髓(硬脑膜打开)的腹侧视图。注意,与正常背根相比,腹根变小了(由于运动神经元轴突的变性而导致)(经允许摘自 Discussion of Cases. In:Waxman SG, eds. Clinical Neuroanatomy,28e New York,NY:McGraw-Hill;2017)

运动神经元病的分类

MND 最早是根据患者存在 UMN、LMN 或同时合并 UMN 和 LMN 丧失的症状和体征进行分类[3]。使用此分类法有利于临床医生缩小鉴别诊断的范围。此外,可按病因进行分类,如分为遗传性与散发性,散发性可通过发病原因进行进一步地区分[3]。对病因的识别使临床医生可以对疾病的进展及预后进行预测(图 71-3)。运动神经元病的分类参考表 71-1。

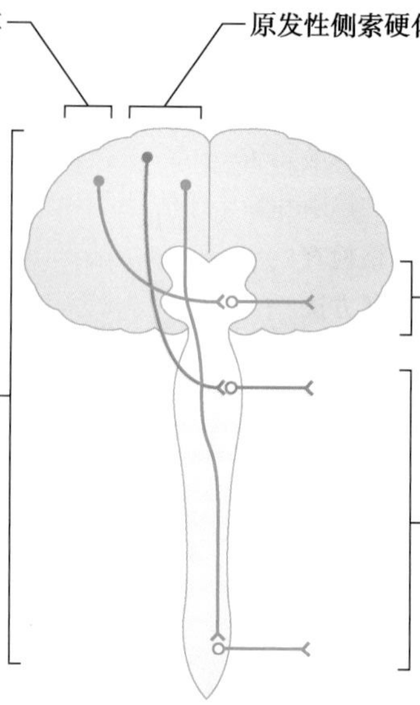

图 71-3　成人发病的运动神经元病综合征。上运动神经元显示为实心圆,下运动神经元显示为空心圆。脑皮质以深色、脑干以白色、脊髓以浅色阴影表示(经允许摘自 Motor Disorders. In:Simon RP,Aminoff MJ,Greenberg DA,eds. Clinical Neurology,10e New York,NY:McGraw-Hill;2018)

表 71-1　运动神经元病的分类

运动神经元病		基因突变	起病年龄	性别差异	上运动神经元病	下运动神经元病	病程进展
脊髓性肌萎缩(SMA)	SMA Ⅰ型(急性婴儿型)	SMN1, UBA1, DYNC1H1 和 VAPB	<6 个月	男性=女性	-	+	由于治疗不同,病程进展具有可变性;预期寿命显著缩短
	SMA Ⅱ型(慢性婴儿型)		6~18 个月	男性=女性	无	有	由于治疗不同,病程进展具有可变性;预期寿命显著缩短
	SMA Ⅲ型(青少年型)		2~17 岁	男性=女性	无	有	若治疗得当寿命可能不受影响
	SMA Ⅳ型(成人发病型)		中位 30 岁	男性=女性	无	有	若治疗得当寿命可能不受影响
	肯尼迪病(脊髓延髓肌萎缩症)	雄激素受体基因	15~60 岁	男性 女性携带者	无	有	若治疗得当通常可维持正常寿命

续表

运动神经元病		基因突变	起病年龄	性别差异	上运动神经元病	下运动神经元病	病程进展
典型 ALS	肌萎缩侧索硬化（ALS）	SOD1 C9ORF72 TARDBP SQSTM1 FUS UBQLN2 TBK1 OPTN	40~60 岁	男性>女性	+	+	3~5 年内快速进展并死亡
非典型 ALS	青少年型肌萎缩侧索硬化		<25 岁				
	进行性延髓麻痹（PBP）		可变	女性>男性	+/-	+（延髓）	可变的
	假性延髓麻痹		50~80 岁	女性>男性	+（延髓）	-	可变的
	原发性侧索硬化（PLS）	C9ORF72（罕见）	40~60 岁	男性>女性	+	-	缓慢
	进行性肌萎缩（PMA）		可变的	男性>女性	-（后期可能出现）	+	平均生存期 4 年
	脊髓灰质炎	病毒性（HTLV、WNV、HIV 和 polio）	可变的（病情稳定后>15 年）	男性=女性	无	有	若治疗得当通常可维持正常寿命

SOD1，超氧化物歧化酶基因；TARDBP，TAR-DNA 结合蛋白；SQSTM1，p62；UBQLN2，ubiliquin-2；TBK1，TANK 结合激酶 1；OPTN，视神经蛋白；SMN1，运动神经元生存基因-1；WNV，西尼罗河病毒；HIV，人体免疫缺陷病毒；HTLV，人 T 淋巴细胞营养病毒。

散发性运动神经元病：肌萎缩侧索硬化和非典型肌萎缩侧索硬化

散发性 MND 比遗传性 MND 更普遍，包括散发性 ALS 和非典型 ALS，例如进行性延髓麻痹（progressive bulbar palsy，PBP）、假性延髓麻痹、原发性侧索硬化症（primary lateral sclerosis，PLS）和进行性肌萎缩（progressive muscular atrophy，PMA）[9-10]。虽然通过我们对该类疾病认知的增加和新的基因遗传突变位点的发现，越来越多的既往被认为是散发性 ALS 的患者将被纳入家族性的范畴，但目前这些疾病仍被认为受环境因素影响而发病，

散发性 ALS 以同时出现的 LMN 和 UMN 进行性加重的退行性变性为特点，占 ALS 患者的 90%~95%[10]。据报道，散发性 ALS 的发病率为（1~2.6）/10 万，患病率约为 6/10 万[9-10]。其平均发病年龄为 58~60 岁，从症状出现到死亡的平均生存期为 3~4 年[9,11]。

关于散发性 ALS 异常细胞机制的新兴知识使人们对其病理生理的复杂性有了更全面的认识，但散发性 ALS 的病因尚不清楚[2]。运动神经元死亡的细胞过程是多因素导致的，包括但不仅限于兴奋性毒性、氧化应激、线粒体功能障碍和蛋白质错误折叠[12-18]。

非典型散发性 ALS 并不常见，所有散发性 ALS 病例中各型发病率：PBP，4.1%；PMA，2.5%~11%；PLS，0.9%[9-10]。这些变异型归属于散发性 ALS 的范畴，是由于这些患者中较多最终会发展为完全的 ALS 并出现 UMN 和 LMN 同时受累的症状，且逐渐进展至影响多个身体区域[19]。

- PBP 的特征是脑干和脊髓内局部下运动神经元的破坏导致延髓功能障碍，引起言语、吞咽和咀嚼功能受损。
- PMA 是纯下运动神经元变异型，上肢或者下肢不对称起病。它通常是一个进展较为缓慢的变异型[20]。
- PLS 是非典型变异型中进展最缓慢的一种，不少患者在确诊后的 20 余年内仍存活[21,22]。PLS 是主要以上运动神经元损害为主要特征的变异型，肢体或延髓区域不对称起病导致痉挛性瘫痪[21]。

遗传性运动神经元病

遗传性 MND 也可以根据受累的运动神经元的类型、症状发生时临床表现的对称或不对称以及年龄进行细分。与散发性 MND 相比，遗传性 MND 起病年龄跨度更广，可能在婴儿期就可以出现相关症状。这一组遗传性疾病包括家族性 ALS（UMN 和 LMN）、脊髓性肌萎缩（SMA：LMN）和遗传性痉挛性截瘫（HSP：UMN）。

家族性 ALS（familial ALS，fALS）发生的概率比散发性 ALS（sporadic ALS，sALS）小，占所有 ALS 病例的 5%～10%[9-10,23-24]，随着商业化分子基因检测技术的普及，其占比也逐步增加。fALS 在以非对称性、无痛性肌无力起病的典型临床表现上与 sALS 基本相同。

与 fALS 相关的基因有十几种且 fALS 存在不同的遗传模式，包括常染色体显性遗传、隐性遗传和 X 连锁遗传性疾病[25-30]。与 fALS 相关的最常见的基因突变是 C9ORF72 六核苷酸重复序列扩增，占所有 fALS 患者中的 20%[25]。该基因突变的外显率变异较大，在一个家庭不同成员的表型可包括仅有额颞叶痴呆、仅有 ALS 或 ALS 和额颞叶痴呆并存（FTDALS）[23]。其他较少见的基因突变包括在 1993 年发现的第一个致病性突变，超氧化物歧化酶 1（superoxide dismutase 1，SOD1）。其他还包括 FUS，在青少年起病的 ALS 患者中发现的最常见的突变及 TARDBP、UBQLN 和 TBK1，这些仅仅是不断增长的基因突变类型中的一部分。青少年 ALS 是 fALS 范畴的一个亚型，定义为 25 岁以前发病的 fALS[31]。青少年 ALS 通常与进行性加重但缓慢进展的疾病进程最为相关。

脊髓性肌萎缩（spinal muscular atrophy，SMA）是一组常染色体隐性遗传性疾病，以侵犯脑干和脊髓的下运动神经元所导致的对称性肢体无力为首发表现。SMA 的致病基因被定位在运动神经元存活基因 1（SMN1）、UBA1、DYNC1H1 和 VAPB 基因[9]。最常见的基因异常为导致 13 号染色体 5q 上 SMN1 基因第 7 号外显子（exon7）的纯合缺失。5qSMA 是儿童期第二常见的致死性常染色体隐性遗传性疾病（仅次于囊性纤维化）。在西方人群中，SMA 的发病率为 1/（6 000～10 000）活产婴儿，携带致病基因的频率为 1：（40～60）。SMA 分类基于症状发生的年龄以及所处的运动发育里程碑。SMA 有几种亚型，包括 SMA Ⅰ型（急性婴儿型）、SMA Ⅱ型（慢性婴儿型）、SMA Ⅲ型（青少年型）和 SMA Ⅳ型（成人发病型）（表 71-1）。其临床表型的严重程度受一个相关基因的修饰：运动神经元存活 2（survival of motor neuron two，SMN2）基因。SMN2 基因与 SMN1 基因几乎相同，但是由于其 mRNA 的翻译后修饰，仅有 10% 的可能性可产生完整长度的功能性的蛋白。患者所携带 SMN2 基因的拷贝数越多，其表型的严重性就越低。抑制 SMN2 基因的翻译后修饰已成为 SMA 的疾病修饰治疗的重要靶点。

脊髓延髓性肌萎缩（spinal bulbar muscular atrophy，SBMA），也称肯尼迪病，是最常见的 X 连锁成人起病 SMA，属于 SMA 家族[9]。这是一种三核苷酸重复序列扩增性疾病，超过 39 个 CAG 重复序列，从而累及雄激素受体[9]。每 50 000 名男性中有 1 人发病，进展较慢，常被误诊为 ALS[9]。这是一种对称性的累及延髓的下运动神经元病。

遗传性痉挛性截瘫（hereditary spastic paraplegia，HSP）是一种上运动神经元损害疾病，导致下肢痉挛性无力、神经源性膀胱和深感觉受损，患病率为（1.3～9.6）/100 000[32]。其遗传模式可为常染色体隐性、常染色体显性、X 连锁隐性遗传和线粒体遗传疾病，已有超过 41 个相关性基因被发现（病因的深入描述已超出本章的范围，详见 Fink 等关于遗传性痉挛性截瘫的综述）。该病的起病形式多样，可有青少年和成人的变异型[32]。儿童期发病常与脑性瘫痪混淆，但不同的是，HSP 通常缓慢进展并伴有对称性下肢痉挛性瘫痪。

感染相关的运动神经元病

除了遗传性或获得性 MND，该病也可能由病毒和其他感染性因素所致。曾称为“脊髓灰质炎”的急性弛缓性脊髓炎（acute flaccid myelitis，AFM）作为一个笼统的术语，用于描述病毒感染原因所导致的急性下运动神经元性 MND。目前被认为与多种病毒相关，包括脊髓灰质炎病毒、西尼罗河病毒（West Nile virus，WNV）和单纯疱疹病毒（herpes simplex virus，HSV）。小部分受这些病毒感染的患者会出现前角细胞病理改变[4-8]，在脑干和脊髓内从病毒亲和力强的部位向遭受破坏的灰质发展，从而导致非对称性急性弛缓性瘫痪。

20 世纪 50 年代，随着 Salk 和 Sabin 疫苗的研制成功，脊髓灰质炎病毒引起的 AFM 发病率急剧下降，美国的发病率是 1/100 万。脊髓灰质炎的暴发大多发生在没有广泛接种疫苗的流行地区，这给全世界未接种疫苗的人群的公共卫生构成了极大的威胁[33]。

WNV 是一种蚊媒传播的疾病，在过去的 10 年中已成为北美一个重要的健康问题，而且 56% 的病例与神经感染性疾病有关[34]。最初的病毒性前驱症状通常类似流感的症状，例如持续数天的发热、畏寒、恶心、腹泻和全身不适感[35]。无菌性脑脊髓炎可由更严重的病毒感染导致，可引起颈强直、头痛、恶心和呕吐。急性弛缓性肌无力可在数天后出现，发病前出现肌束颤动、肌痛和肌无力等症状。急性肌无力出现后可伴随缓慢但不完全性的恢复，并在数月至数年内趋于稳定。脑神经可能受累，其中最常见的是面神经和舌咽神经。据估计，10% ~ 15% 脊髓灰质炎病例可出现延髓受累表现[36-38]。

由逆转录病毒包括人类免疫缺陷病毒（human immunodeficiency virus，HIV）和人类嗜 T 淋巴细胞病毒 I（human T-cell lymphotrophic virus，IHTLV-1）引起的 MND 与 sALS 表现相似，在 ALS 的鉴别诊断中十分重要。两者都是通过性接触、共用针头和输血传播的血源性病原体。HTLV-1 脊髓病（也称热带痉挛性截瘫）的流行因地区而异，在日本、非洲、加勒比海岛屿和南美地区发病率最高[4,7]。HTLV-I 感染以进行性加重的脊髓病为特征，可引起上运动神经元的症状和体征。与 HIV 感染相关的 MND 涉及上运动神经元和下运动神经元。

运动神经元病的诊断和临床评估

ALS 的准确、早期诊断对于减少患者的焦虑情绪以及最大限度地延长预期寿命至关重要。然而，由于症状可能模糊不清并且与其他疾病的症状重叠，诊断通常很困难，尤其是在疾病的早期阶段。在缺乏已知的 ALS 生物标记物的情况下，诊断是基于临床的，并主要通过观察症状随时间推移的变化、电生理诊断结果并排除类 ALS 的疾病而进行诊断（表 71-2）[39-40]。

表 71-2　ALS 的鉴别诊断

疾病分类	鉴别诊断	主要临床表现		
		LMN	UMN	延髓
自身免疫性	运动为主的 CIDP	+		
	多灶性运动神经病伴传导阻滞	+		
	神经痛性肌萎缩	+		
	散发性包涵体肌病	+		
	原发进行性多系统萎缩	+	+	+
散发性	原发性侧索硬化		+	+
	进行性延髓麻痹		+	+
	进行性肌萎缩	+		
	良性肌束震颤综合征			
感染性	病毒诱导的 MND		+	
	HIV—HTLV-1—莱姆病—肠道病毒			
	脊髓灰质炎（脊髓灰质炎病毒、WNV、HSV）	+		
肿瘤	放射性脊髓神经根神经病	+	+	+
	副肿瘤综合征	+	+	
	淋巴组织增生性疾病	+		
营养	代谢性 B12-铜缺乏脊髓病	+		
内分泌	甲状腺功能减退症	+		
外伤/先天性	脊髓空洞症		+	
	青少年上肢远端肌萎缩（平山病）	+		
	颈髓神经根病	+	+	

续表

疾病分类	鉴别诊断	主要临床表现		
		LMN	UMN	延髓
家族性	脊髓性肌萎缩(SMA)	+		
	脊髓延髓肌萎缩(肯尼迪病)	+		
	遗传性痉挛性截瘫		+	
	家族性包涵体肌病	+		
	神经痛性肌萎缩			

因此,全面的临床和体格检查至关重要。MND 亚型发病率和死亡率的变异性进一步凸显了识别可治性的 MND 的必要性,例如伴传导阻滞的多灶性运动神经病、SMA 等,以减缓疾病进展并最大化地获得健康预后。

病史和体格检查

对疑似 MND 患者的评估在很大程度上取决于病史和体格检查。获得的重要病史包括症状开始出现的时间对称性或非对称性无力,以及肢体近端或远端症状。可以通过询问吞咽困难、构音困难或流涎的病史来确定是否累及延髓。MND、ALS 或痴呆的家族史也可提供重要的参考信息。

体格检查时应该去除患者的衣物,重点关注肌肉骨骼系统和神经系统的体征。对于精神障碍、记忆障碍和呼吸系统功能的评估也十分重要。识别上运动神经元和下运动神经元体征发展的模式有助于鉴别类运动神经元病的疾病,例如多灶性神经病和中枢神经系统(CNS)病变。对脊髓的所有节段包括颈髓、胸髓、腰髓和延髓都应评估。上运动神经元损害体征的检查结果包括腱反射亢进、痉挛、阵挛和巴宾斯基征阳性。还应对病理性长传导束征如下颌反射、掌颏反射、霍夫曼征、腹壁反射等进行评估。如果在肌肉萎缩明显的肢体发现反射存在或仅有微弱存在,也被认为是病理性的。下运动神经元损害体征的特点是肌张力降低、肌肉萎缩和肌束颤动。脊髓受累起病的 ALS 患者可出现头下垂及中轴肌肉无力的表现。

在非典型 ALS 如 FTDALS 中,简易精神状态量表的检查可能存在异常。延髓区域的肌肉萎缩和舌肌萎缩、纤颤、动作受限和肌力下降是 MND 如 ALS 的特征性表现。情绪和不良影响的评估也很重要,失去皮层抑制以及强哭强笑的表现可能提示假性延髓麻痹。应对患者呼吸系统进行仔细评估,并进行肺功能检查。感觉系统、小脑功能以及眼外肌等检查在 MND 病程早期应正常[19,35]。

电生理诊断方法

临床神经生理检查是 ALS 诊断的重要组成部分(表 71-3)。周围神经传导检测(nerve conduction

表 71-3　可疑 ALS 的神经电生理评估

肌电图(EMG):失神经和神经再支配检测

失神经和神经再支配的诊断标准

运动单位动作电位(MUAP)慢性失神经支配

- 募集减少:定义为 MUAP 的减少
- 多相波:定义为大于 5 个时相
- 正常至巨大波幅(>5mV)

主动/进行性失神经

- 复杂性束颤电位:多相波,长时限
- 正锐波(PSW)
- 纤颤电位

ALS 中 EMG 神经源性改变的诊断标准

- LMN 的评估:临床和神经电生理的异常具有同等意义
- 束颤电位等同于纤颤电位和正锐波
- 在临床体检正常的肌肉记录到纤颤电位和正锐波

ALS 的神经传导速度检测:排除其他疾病

感觉神经检测

- 正常感觉神经动作电位(SNAP)不伴局灶卡压性神经病

运动神经检测

- 复合肌肉动作电位(CMAP)波幅<正常的 150%
- 没有传导阻滞
- 没有短暂性波形离散

F 波(迟发反应)可能有助于鉴别

- F/M 波波幅比
- F 波出现率降低

其他电诊断技术

单纤维肌电图

- jitter 值正常或增高

重复神经电刺激

- 反应正常或降低

经颅磁刺激(TMS)

studies,NCS)和针极肌电图(needle electromyography,EMG)均应作为临床病史和体格检查的延伸。感觉运动神经病易与 MND 混淆,可通过 NCS 进行识别。除了能发现隐匿性下运动神经元病外,EMG 还有助于临床医生区分单纯上运动神经元损害疾病以及下运动神经元病[39-40]。

应对 4 个身体区域包括延髓段、颈段、胸段和腰骶段中的至少 3 个区域进行评估[40]。非对称性的运动神经传导异常并伴感觉神经传导检测正常是 ALS 的常见模式。广泛的慢性神经源性损害的证据,例如运动单位募集减少和时限延长、波幅增加、运动单位动作电位(motor unit action potential,MUAP)多相波可确定该病的慢性病程,为满足 ALS 诊断标准所必需的[39]。异常的自发活动,包括正锐波、纤颤和束颤电位(fasciculation potential,FP)可用于量化疾病的活动程度,并为确定受累的身体区域及明确诊断提供依据。尽管 FP 并非 ALS 所特异,并且可以在正常的情况下出现,如良性束颤综合征,当它们与临床体检中发现的其他运动轴索损伤和肌无力的同时出现时,提示病理性可能性大[39-42]。因未成熟神经纤维再生支配所导致的不稳定性,神经肌肉接头损害可见于 ALS 患者,不应将 ALS 与重症肌无力或其他神经肌肉疾病相混淆[40]。

临床诊断确定性的建立

El Escorial 标准是由世界神经病学协会工作组于 1994 年制订的,1998 年进行了更新,并且在 2008 年再次更新了 Awaji-Shima 共识,以 2 个临床诊断类别(很可能的、可能的和确定的 ALS)对诊断确定性进行分层(图 71-4)[42-43]。Awaji-Shima 共识强调了 EMG 能够识别临床 LMN 异常的能力,从而扩展了有助于量化疾病受累区域的临床检查。ALS 诊断时,必须有起病时局灶性症状,随时间推移在同侧肢体或身体不同区域之间扩散的证据[39]。应记录每个身体区域 UMN 和 LMN 损害的表现。诊断的确定性基于同时具有 UMN 和 LMN 症状和体征的身体部位的数量。明确 ALS 的诊断需要身体 3 个区域同时具有 UMN 和 LMN 的临床表现[39,42-43]。

实验室评估

应当根据体检结果循序渐进地安排 ALS 的实验室检查,以排除类似 ALS 的相关疾病(表 71-4)。实验室检查包括生化、血液学、营养学和内分泌功能等常规检测,还可以对血管炎性、副肿瘤性、自身免疫性和感染性的因素进行评估[39]。应进行腰椎穿刺术检测脑脊液(cerebrospinal fluid,CSF)蛋白。分子

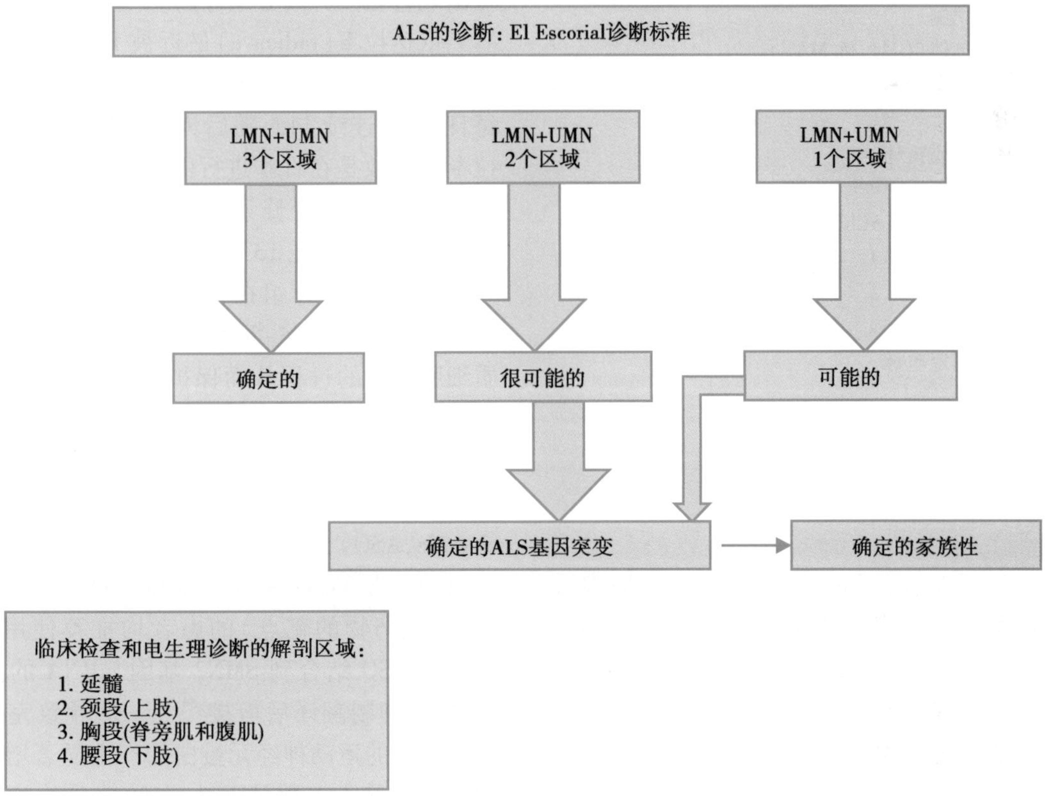

图 71-4 ALS 的诊断:El Escorial 诊断标准

遗传学检测用于明确有无与 ALS 或其他 MND 相关的基因突变。对于对称性 LMN 损害为主的肢体无力、男性乳房发育和延髓麻痹的男性患者,应考虑进行 SBMA 基因检测,而对于对称起病、肢体近端无力重于远端 LMN 损害症状的某些患者应进行 SMA 基因检测[44]。

表 71-4 可疑 ALS 患者的实验室检查流程

感染
HIV 血清学
梅毒
人类 T 淋巴细胞病毒(HTLV)血清学(Ⅰ型和Ⅱ型)
莱姆病血清学
腰椎穿刺术
CSF 评估
营养学
维生素 B_{12}
甲基丙二酸
叶酸
内分泌
HgA_{1C}
促甲状腺激素
甲状旁腺素
免疫学
红细胞沉降率
C 反应蛋白
抗核抗体(ANA)
血管紧张素转化酶
抗神经节苷脂抗体(GM1,抗 MAG)
血管炎
可提取性核抗原
抗中性粒细胞胞质抗体
神经肌肉接头
乙酰胆碱受体抗体(抗 AChR 抗体)
肌肉特异性肌酶(MuSK)
副肿瘤
副肿瘤抗体
血清蛋白免疫固定电泳
基因检测
C9orf72,SOD1,TARDBP,FUS
肌肉活检

病理学

在 ALS 诊断尚不明确的某些病例应进行肌肉活检,且可能有助于排除肌病或及肌营养不良性疾病。典型的组织学和免疫组化结果提示神经源性改变,包括肌纤维萎缩、肌纤维大小不等且纤维类型改变、纤维较致密和小角型肌纤维[19,35]。

神经影像学

目前学者们正在 MND 人群中研究放射影像学生物标志物的相关性。但是,颅脑和脊髓磁共振成像(magnetic resonance imaging,MRI)检查通常是用来排除类似 MND 的病理改变,例如多发性硬化、脊髓神经根神经病和脑或脊髓肿瘤浸润[45,46]。

疾病管理和康复治疗

疾病修饰治疗

人们仍在努力探寻可能延缓 ALS 进展的潜在药物治疗方法,但迄今为止药物开发仍受限制。试验性治疗方法包括靶向凋亡和减轻氧化应激的药物,以及干细胞和基因治疗[47-49]。

目前有 2 种经美国 FDA 批准可用于 ALS 的疾病修饰治疗的药物,以及 1 种可用于 SMA 治疗的药物。在过去的 20 年中,利鲁唑(2-氨基-6-三氟甲氧基苯并噻唑,也称 rilutek)是唯一可用的治疗药物[49-51]。它通过减少 CNS 中的谷氨酸能神经递质而提供神经保护作用。尽管一般情况下患者对利鲁唑的耐受性良好,仅有极少的副作用包括头晕、恶心和可逆性肝炎,但据报道,50mg 口服,每天 2 次的利鲁唑剂量仅能使中位生存期延长 2~3 个月[49-51]。服用利鲁唑的患者必须进行连续的转氨酶检测,一旦出现转氨酶升高必须停药。

依达拉奉(radicava)最近被 FDA 批准在美国使用。依达拉奉通过静脉输注给药,初始治疗周期为每日给药,连续 14d,随后为 14d 的无药物期。依达拉奉的疗效是在日本进行的为期 6 个月的临床试验中确定的,根据经修订的 ALS 功能评定量表(ALS-FRS-R)的评估,在 137 例随机接受药物或安慰剂治疗的患者中,治疗组在 24 周时疾病进展速度降低。该药物通过干扰氧-糖-血清剥夺/恢复-诱导星形胶质细胞凋亡的过程从而保护中枢神经系统,减慢疾病的进展[52]。

nusinersen 于 2016 年底获准在美国使用[53]。nusinersen 是一种反义寡核苷酸(antisense oligonucleotide,ASO),可通过腰椎穿刺鞘内注射给药。只要患者携带 SMN1 基因突变和 SMN2 基因的多个拷贝数(该药物的靶点)的患者均推荐使用 nusinersen[53]。ASO 结合到 SMN2 基因 mRNA 的内含子区域,从而抑制翻译后剪接[54-56]。这导致完整长度具有功能性的运动神经元蛋白的产生显著增加。临床试验数据绝大多数是阳性,41% 接受治疗的儿童达到了意想不到的运动里程碑[57]。nusinersen 仅有一个推荐剂量，即将 12mg 药物混合于 5mL 溶液[53]。该药具有一个药物负荷期，在 2 个月内接受 4 次药物剂量注射，每次间隔至少 2 周，随后每 4 个月进行一次维持剂量的注射[53]。该药的安全性良好，但由于会导致短暂性血小板减少和肾功能异常，在每次注射前建议进行血清血小板计数、凝血酶原时间/国际标准化比（PT/INR）和尿蛋白水平检测，部分接受治疗的儿童会出现尿蛋白升高[53]。

疾病相关共病管理

ALS 康复管理的目标是提供支持治疗，以改善生活质量和降低致残率[58]。随着循证研究的进展，相关指南也变得更加明确。目前一致认为在多学科 ALS 临床团队的领导下进行管理能够改善结局和提高生存率[58-59]。多学科的团队成员包括康复医师、神经内科医师、呼吸内科医师、呼吸治疗师（respiratory therapist，RT）、言语语言病理学家（speech language pathologist，SLP）、物理治疗师（physical therapist，PT）、作业治疗师（occupational therapist，OT）、护理师、营养师和姑息治疗专家。患者护理中必不可少的其他设施服务包括辅助性技术、矫形器、持久耐用的医疗设备、胃造口术、伤口护理、社会工作、神经心理学和临终关怀专家。患者宣教团体组织如 ALS 协作组和肌营养不良协会（Muscular Dystrophy Association，MDA）等在多学科临床诊疗中也发挥着关键作用，为患者及其家属提供与疾病相关的教育、设备和社会支持。

认知损害

由于额叶和颞叶的神经退行性变，半数以上的 ALS 患者存在认知障碍。轻度认知障碍包括视觉和言语记忆、语言流利性、精神思维速度，执行功能障碍最常见，仅 10%～15% 的患者符合额颞叶痴呆（frontal temporal dementia，FTD）的正式诊断[60]。由 C9orf72 基因突变所导致的 ALS 患者中 FTD 的发生率更高[60]。与 ALS 相关的认知异常可能会干扰自我看护、健康护理相关的以及临终关怀决策的选择。

管理策略　在所有 ALS 病例中均应常规进行认知障碍的筛查，在此后定期检查[58-59]。尽管简易精神状态量表检查快速且易于实施，但缺乏识别 FTD 的敏感性。针对 FTD 更特异性的评估包括 ALS 认知行为筛查（ALS-CBS）和加州大学旧金山分校（UCSF）筛查和爱丁堡认知评估筛查（ECAS），这些量表的检查比简易精神状态量表检查耗时更长[61]。

神经精神障碍

据报道，逐步明确 ALS 诊断期间患者将承受最严重的社会心理上的困扰，从而导致抑郁和焦虑。即将出现的残疾和死亡，以及自主控制和活动功能的丧失也将导致焦虑，并可能在疾病的晚期阶段导致抑郁。运动能力的逐步下降和身体功能的损害正在改变患者的生活。对于患者、照料者和家人来说，接受残疾的发生可能十分困难。

- **行为策略**　在多学科会诊中评估患者的情绪和对残障的适应性十分重要[58-59,62]。社会工作和咨询服务可以提供社会心理支持。鼓励患者寻找能够适应运动能力下降的辅助技术，从而扩展角色，提供更大的独立性，以及利用互联网获得相关群体的访问权限，从而为患者提供新的机会以增加生活意义以及提高疾病控制的感受。
- **管理策略**　选择性 5-羟色胺再摄取抑制剂（selective serotonin reuptake inhibitor，SSRI）和阿米替林等药物可能使患者获益，在同时存在腹泻和失眠的情况下，后者可能是首选[59]。应谨慎使用苯二氮䓬类药物治疗焦虑症状，尤其是对呼吸功能不全的患者，因为这些药物可能降低呼吸驱动力而促进呼吸衰竭。

假性延髓麻痹的影响

假性延髓麻痹（pseudobulbar palsy，PBA）是与不恰当和过度哭泣、发笑相关的不自主情感表现。PBA 可见于 50% 以上的患者，在延髓起病的 ALS 患者中最常见[58-59,63]。虽然 PBA 的病理生理机制尚不清楚，目前认为是由于运动皮层对脑干的抑制作用减弱而导致的情绪爆发[2]。

管理策略　PBA 可能会困扰患者及其照料者并影响生活质量。应当根据患者请求对 PBA 的症状进行治疗。

- **行为策略**：应不断向患者传达 PBA 表现出的情感不协调是一种普遍现象。咨询可能使患者及其家庭和照料者获益，并有助于理解问题及接受这一现象。
- **药物管理**：已发现右美沙芬/奎尼丁（nuedexta）可控制情绪爆发，并获得 FDA 批准用于 PBA 治疗。抗抑郁药如阿米替林和 SSRI 药物也较为常用[63-65]。

构音障碍的管理

构音障碍或言语障碍在 ALS 中很常见且有多种表现，包括痉挛性或弛缓性构音障碍、发音减弱和失音症。沟通能力的丧失会严重影响患者与家人，朋友和照料者之间的关系。有效的沟通对于维持生活质量和患者主观能动性十分重要。高科技和低科技的增强交替交流促进疗法(augmentative and alternative communication,AAC)均可使用。SLP 应该定期对患者的言语和交流能力进行评估[59]。应该在疾病早期讨论并提供 AAC,以增强学习并便于使用。

管理策略　对于因言语功能丧失而无法交流的人,高科技和低科技的 AAC 设备可以改变他们的生活,甚至可以使某些 ALS 患者继续工作。

- **高科技的 AAC 设备**:平板电脑、智能手机或 PC 可将文本转换为语音。这些设备可以从预设的句子或键入的单词创建语音。当上肢的运动功能受累而影响手持设备的使用时,眼动系统可提供很大的帮助,通过眼球活动与平板电脑建立互动连接(图 71-5)。声音储存是一种可将患者自然语音存档的选项,供以后使用 AAC 设备使用,并且应在疾病早期患者发声尚可理解的阶段就讨论是否使用。
- **低科技的 AAC 设备**:通过眨眼反应或眼球注视的指向利用字母表、句子或文字图片交流板进行信息沟通。

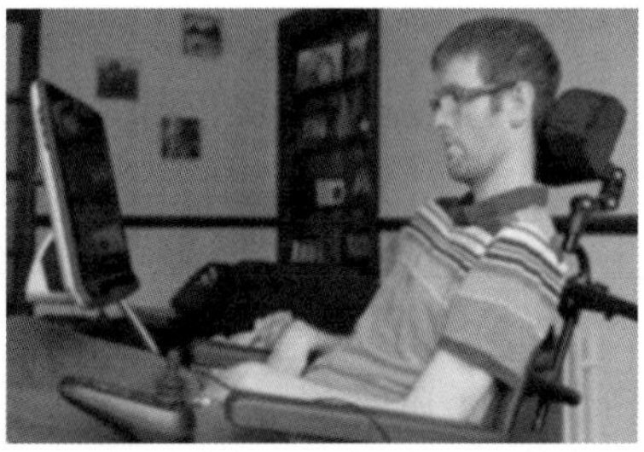

图 71-5　Tobii Dynoavox 眼动系统

吞咽困难

据报道,吞咽困难在疾病过程中的某些时段影响了超过 85% 的 ALS 患者,大大增加了残疾率和死亡率,包括吸入性肺炎、营养不良和生长发育不良[66-68]。延髓肌无力和痉挛导致吞咽困难,并影响吞咽过程的所有阶段[67]。口腔期吞咽障碍导致咀嚼功能和吞咽始动功能受损[67]。咽期吞咽障碍导致瓣膜和咽隐窝对食糜收集得不完全,喉前庭未完全闭合引起的误吸[59,67]。

管理策略　每次多学科团队会诊时均应进行常规体重监测和由 SLP 进行吞咽困难症状的筛查。关于护理目标的讨论应用于指导管理策略。

- **行为策略**
    - 饮食调整:建议通过改变食物质地来提高吞咽安全性,包括增加液体稠度、压碎药物、制成固体食物泥和避免干燥食物等策略[58-59]。
    - 应鼓励通过“下颌上抬练习”改善下颌位置,减少咀嚼的节奏并消除进食时的干扰[59]。
    - 照料者应学习海姆立克手法,以防发生误吸的情况。
- **外科手术干预**　关于通过胃造瘘管适当开始肠内喂养的讨论应在疾病过程的早期阶段开始。为了避免围手术期并发症,当患者用力肺活量不少于预计值的 50% 且体重减轻不超过基线的 10% 时,应考虑行胃造瘘术[58-59]。早期使用胃造瘘管开始肠内喂养可能会减轻与经口摄入减少相关的焦虑情绪,可以更容易地补充液体、药物和高热量的营养物质。如果患者愿意接受误吸的风险,可以继续经口喂食。通常有两种常用的胃造瘘管置入技术。
    - 经皮内镜胃造瘘术(PEG)置管,适合肠道功能异常的患者,对于可以耐受麻醉的患者,可采用侵入性较大的置管方法[59]。
    - 对于大多数患者来说,放射线引导下经皮胃造瘘术置管无疑是更安全的,在疾病晚期也可以安全放置,并且可以在无创通气(NIV)支持及镇静的条件下进行[59]。
- **其他治疗策略**　肉毒素注射上食管括约肌在一些研究中已被用于治疗 UMN 损害为主疾病的吞咽困难症状,临床应用仍在探索[68]。

营养管理

ALS 会导致患者处在高代谢状态。这一现象的原因尚未完全阐明,但很明显,患者对热量需求的增加,而且起病时伴随体重减轻的患者病程进展要快于没有体重减轻的患者[69]。由于食欲减退、吞咽困难和上肢功能受损,通常很难满足增加对热量需求。体重减轻和营养不良与疾病的快速发展和死亡风险的增加有关[69]。多学科门诊诊治时,应对体重、饮食、吞咽和肢体功能进行评估并解决相关问题。在病程早期开始高热量营养摄入对于存活能力至关重要。富含坚果类黄油、全脂乳制品、黄油和鳄梨等高热量营养密集型食物比添加食品更优。如果因手部功能受损影响热量的摄入,那么提供辅助设备和对器皿进行改进以增强独立进食能力非常重要。如果无力症状严重,则需要照料者帮助进食或建议行胃造瘘术。

唾液分泌管理

ALS 的唾液分泌问题主要分为 3 种类型:唾液

分泌过多、不易清除的浓稠分泌物和过度口干(也称口干症)。这些问题的发生机制和处理方法均有不同[58-59]。

- **流涎:**由于口咽部肌肉无力影响吞咽,稀薄液体状分泌物积聚并从口腔漏出[58-59]。
- **黏液浓稠:**通常在口咽后部产生,可因脱水和使用减少稀薄分泌物的药物治疗而加重。此外,分泌物的排泄能力会受口咽部肌肉无力的影响,有误吸呛咳危险的患者则会更加困扰[58-59]。
- **口干:**由于下颌肌肉力量减弱而影响了口腔的闭合性,出现强迫性张口呼吸。无创通气(NIV)通常会加剧这种症状。

管理策略 目标是通过在减少但不消除稀薄分泌物之间取得良好的平衡来优化分泌物管理。

- **流涎的处理**
  - **行为策略:**姿势和机械工具是常用的,包括"下颌上抬练习"以改善吞咽功能、使用吸引器机械清除分泌物以及手持毛巾吸取多余的唾液。
  - **药物管理:**抗胆碱药和抗毒蕈碱药物由于导致分泌物减少特性而被广泛使用。格隆溴铵(robinul)被认为是一线的治疗药物,由于其无法通过血脑屏障而具有较少的中枢神经系统副作用。当伴有抑郁、PBA 和失眠时,首选阿米替林。东莨菪碱是一种局部注射治疗药物,可用于无法安全吞咽的患者。
  - 腮腺和下颌下腺注射肉毒杆菌毒素可缓解长达 3 个月的流涎,如果口服药物无效则应考虑使用。
  - 其他长期管理策略包括对唾液腺进行放射治疗和手术消融。这些疗法通常用于难治性病例的姑息治疗。
- **黏稠分泌物的管理**
  - **行为策略:**首先评估缺水状态并调整不良药物,如抗胆碱药。
  - **药物管理:**愈创甘油醚是一种通常用于稀薄分泌物的处方祛痰药。可以使用乙酰半胱氨酸或高渗盐水进行雾化治疗。据报道,木瓜蛋白酶(木瓜中发现的一种酶)和小剂量普萘洛尔可以用于稀释稠密分泌物[59]。
  - **机械设备:**使用具有抽吸功能的吸引器(也称咳嗽辅助器)可增强咳嗽能力和清除黏液。
- **口腔干燥症(口干)的管理**
  - **行为策略:**首先评估缺水状态并调整不良药物,例如抗胆碱药和格隆溴胺(胃长宁)的过度治疗。
  - **管理:**可以采取多种方法来缓解口干,包括首先要确保适当的水化,避免因流涎而大幅度(过度)减少唾液分泌量。人工唾液替代制剂有凝胶剂、喷雾剂和锭剂,可以在药店买到。这些产品通常包含羧甲基纤维素、甘油和水。也可用湿棉签进行口腔护理来提高舒适度。

肠道和膀胱管理

由于行动不便,并且吞咽困难或咀嚼肌无力,高渗性脱水以及相关的自主神经系统功能紊乱导致的饮食结构多样性的降低,ALS 患者通常会出现便秘。如果因吞咽困难导致患者呛咳,通常会限制液体摄入量。同样,因行动不便导致如厕较困难也可能促使患者限制其液体摄入量,以减少排尿。首先应尝试优化纤维素和液体摄入。在临床试验中,西梅汁对软化粪便效果良好,加温可以达到更好的效果[70]。在西梅汁中添加滴定剂量的聚乙二醇(一种渗透性泻药)可以强化这两种药物的作用。治疗便秘的其他方法包括使用粪便软化剂(如多库酯钠)和灌肠剂。

膀胱功能障碍是 ALS 的常见症状。据报道,50 例 ALS 患者中,40% 主诉膀胱功能障碍的症状,35% 出现异常的尿液残余[71]。27% 的患者有尿急、尿频和尿失禁,而近 60% 的患者则表现出排尿迟疑、排尿不尽感、排尿后滴沥和紧张[71]。膀胱功能不全的检查应包括尿液分析和培养、基本代谢组学(basic metabonomics,BMP)、HgA1C 和肾脏超声检查。在某些情况下可能需要进行尿动力学检查。生活方式的改变包括定时排尿是急迫性尿失禁的一线治疗,一些患者要求使用避孕套和耻骨上尿管置入以减轻膀胱的负担。

疼痛治疗

疼痛是常见的主诉,尤其是在 ALS 晚期,疼痛可见于 2/3 的患者。常见的疼痛主诉是由于肌肉痛性痉挛、痉挛和关节病理性改变。这些症状可能会影响生活质量、功能、活动能力、转移和日常生活活动能力(activities of daily living,ADL)。

痉挛 针对痉挛的解痉治疗旨在减轻疼痛并改善功能性 ADL。首先尝试消除诱因,如疼痛和便秘。优化活动辅助设备的位置及开发治疗性关节活动范围的训练十分重要,这些是一线干预措施。现阶段缺乏药物治疗的证据,应谨慎使用肌肉松弛剂,因为其可能会加剧无力症状。巴氯芬是用于治疗痉挛的最常见药物,如果不耐受,可考虑使用替扎尼定或丹曲洛林(dantrolene)。可从低剂量开始并缓慢增加剂量至产生疗效,并有助于避免失去有益的痉挛和加剧无力表现。巴氯芬泵已用于痉挛较严重的病例,如 PLS。

痛性痉挛　肌肉痛性痉挛是 ALS 患者的常见且较为困扰的症状。家庭疗法包括服用奎宁水、咸菜汁和芥末。最近已证明美西律 150mg,每日 3 次可改善 ALS 患者的痛性痉挛症状[72]。使用时应行心电图(electrocardiogram,ECG)检查,随后每年随访 1 次评估有无出现 QT 间期延长。

疲劳　据报道,疲劳是 ALS 中第二大致残的疾病相关的表现[64]。疲劳通常是由多种因素导致,可由于肌肉萎缩、呼吸功能受损、高代谢综合征、睡眠障碍和抑郁情绪所导致[64]。

管理策略　对症状进行全面评估对于确定治疗和管理方法至关重要。

- **行为策略:**应考虑改善睡眠和情绪的策略以及保存体力的方法。通常建议定期小睡以保存体力。低强度的有氧运动和力量训练可以预防疾病早期的不适和相关的疲劳症状。然而,应小心避免过度运动从而加剧疲劳并导致功能损害。
- **药物管理:**试用神经兴奋剂如哌甲酯(莫达非尼)可能会改善疲劳症状[64]。

呼吸管理

ALS 的限制性-实质外-肺疾病是一个复杂的问题,其由于大脑运动皮层、脑干和脊髓的运动神经元异常而影响了呼吸肌的肌力、肌张力和控制性。在多学科门诊会诊时应进行常规的肺功能检查(pulmonary function test,PFT),包括仰卧位和坐位用力肺活量(forced vital capacity,FVC)和最大吸气压力(maximal inspiratory pressure,MIP)并用于指导患者护理。还应测量咳嗽峰流速以评估患者清除分泌物的能力[66]。

呼吸衰竭通常较为隐匿,最初的异常发生在睡眠过程中,尤其是在快速动眼(rapid-eye-movement,REM)睡眠期间,α 运动神经元控制骨骼肌的输入被抑制以防止其表现出梦境中的动作,仅存可能已经存在肌力减退的膈肌以完成几乎所有的呼吸作用。呼吸道感染、吸入性肺炎和慢性呼吸衰竭急性加重是导致 ALS 残疾和死亡、急诊就诊和住院的最常见原因[59,66]。

FCV 为预计值的 50%,MIP 为-60cmH_2O,并且在夜间脉搏血氧饱和度测定中氧饱和度低于 88% 超过 5min,符合启动 NIV 的 Medicare 标准[58-59,66]。可增强呼吸功能的设备如双水平气道正压通气(bilevel positive-airway-pressure,BiPAP)设备可交替改变高吸气流量和低呼气流量压力,已被证实可延长生存期[66,73]。可进行正式的睡眠监测来确定合适的参数设置,但 ALS 是一种进行性发展的疾病,必须根据需要重新评估和调整参数设置。

ALS 患者存在分泌物清除能力下降。当咳嗽峰流速降至 270L/min 或更低时,就需要使用咳嗽辅助设备,该设备可用于帮助清除分泌物,防止肺不张并保持胸壁的顺应性以减少呼吸做功[66,73]。使用外部高频胸壁振荡的可穿戴振动背心也可增加痰液的清除率。

膈肌起搏的研究正在探索阶段,但初步研究表明那些置入膈肌起搏器的受试者的生存时间下降[74]。更多针对以识别可能受益于膈肌起搏的 ALS 患者亚组的研究分析正在计划进行中。

NIV 失败时可建议患者采用经皮气管切开术有创通气(invasive ventilation with tracheostomy,TIV)。除非有潜在的实质性肺部疾病影响氧气在肺泡组织间的交换或疾病终末阶段用于减少缺氧和焦虑情绪,否则不建议过多补充氧气。补充氧气会降低呼吸驱动力,从而增加限制性肺部疾病患者的 CO_2 潴留。如果需要吸氧以维持血氧饱和度高于 92%,则应通过 NIV 或有创通气提高生理备用量,以防止急性高碳酸血症型呼吸衰竭。尽管如此,在疾病早期讨论治疗目标并建立明确的利用人工通气支持延长生存期的长期目标非常重要。

康复及运动管理

运动及日常生活能力损害

物理和作业治疗师是多学科团队的关键成员。进行性加重的运动功能丧失引起的持续进展的残疾是一个棘手的问题,患者常常感到自身无法控制。每位 ALS 患者丧失功能的模式都有其独特性,这也要求 ALS 的物理和作业治疗师为患者定期且经常性地进行运动功能评估。再者,作为患者的伙伴,他们需要创造性地解决问题,并找到延长患者功能独立的时间方法。例如,物理治疗师可以提供带有或不带有背带的正规步态训练器,在病程早期用以防止跌倒和功能恢复,有时仅仅数周的时间,就需要进行正式的运动能力评估。有创造性的治疗师可以改造常用的设备器械以获取新的功能。例如,开发用于支撑鱼竿的背带,以便于喜欢钓鱼的患者即使因手臂无力而无法支撑鱼竿,仍然可以继续钓鱼。

当失去功能独立性时,治疗师将为照料者提供培训,包括患者转运、安全的洗浴和穿脱衣物技术,被动式 ROM 程序以及肢位的摆放以减轻疼痛。

包括支撑架和轮椅在内的步行辅助设备

应该进行步态和肌无力模式的评估以确定跌倒风险,并为相关辅助设备的使用提供建议。在疾病早期应使用轻便的具有背屈辅助功能的碳纤维踝足矫形器(ankle-foot orthosis,AFO),可以延长运动功能保存的时间并节省体力。笨重的固定带可能会干扰步态并降低足底的贴地能力。一旦因踝足跖屈而出现关节挛缩的进展,除了进行 ROM 训练外,还可使用可调节的夜间拉伸夹板增加关节的柔韧性。随着肌无力的发展,患者从需要较少支撑的运动辅助设备(单点拐杖到四轮助行器)最终发展为需要电动轮椅辅助活动。手杖和助行器的尺寸各不相同,如果上肢功能受损,这些设备可能出现不适用的情况并可能增加跌倒风险。助行器可带有或不带有轮子,在疾病早期(作为主要的移动装置)及在疾病晚期的短距离移动(如果患者仍可以步行)与 AFO 同时使用对于患者是获益的。由于使用时所需能量增加,拐杖在 ALS 中并不实用。轻便的踏板车由于便携性而被经常使用,但由于缺乏座椅和腿部适应性支撑而难以适用于终末期的肌无力和残疾患者。在病程早期应开始规划使用具有倾斜功能的电动或手动轮椅,因为订购轮椅的过程可能很漫长。通常需要使用可倾斜的自定义座椅,以防止皮肤破溃及控制肢体水肿。如果存在膀胱功能损害,可能需要轮椅具有倾斜功能以便经尿道或经耻骨上导尿管置入操作和护理。

上肢功能损害的适应性设备

肌无力可影响手部的粗大和精细的动作。支撑的目的是延长 ADL 独立性时间。手功能损害可能会影响穿衣(难以扣纽扣和拉拉链)、梳洗(难以抓握刷子,吹风机或牙刷)和进食(难以使用厨房用具)。支撑设备(例如前臂平衡矫形器)可改善近端肢体无力而提高自我护理,而手部矫形器(夹板)可为无力的手部骨间肌提供支撑,从而提供更有效的生物力学优势来保持手部功能(图 71-6~图 71-11)。

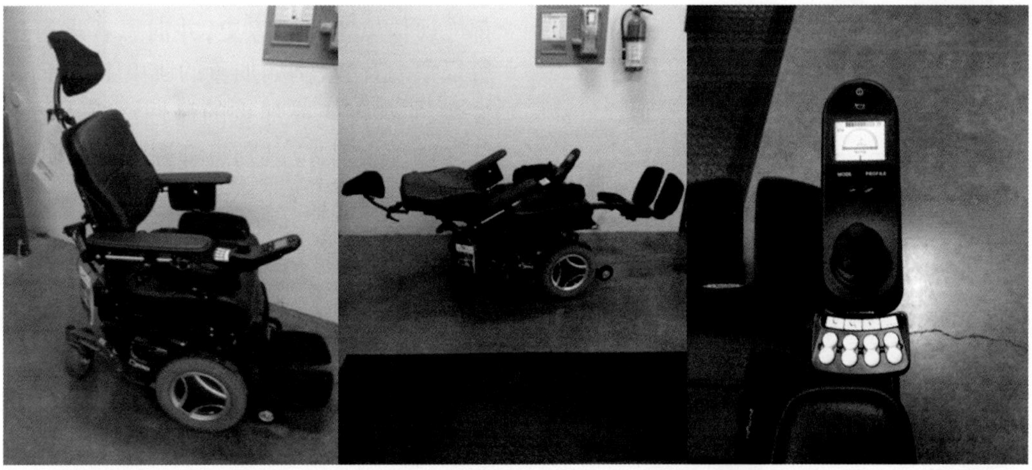

图 71-6　带有操纵杆控制和倾斜功能的电动轮椅

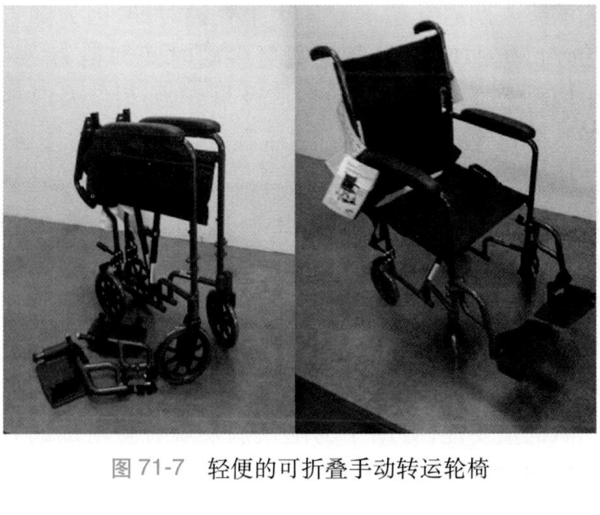

图 71-7　轻便的可折叠手动转运轮椅

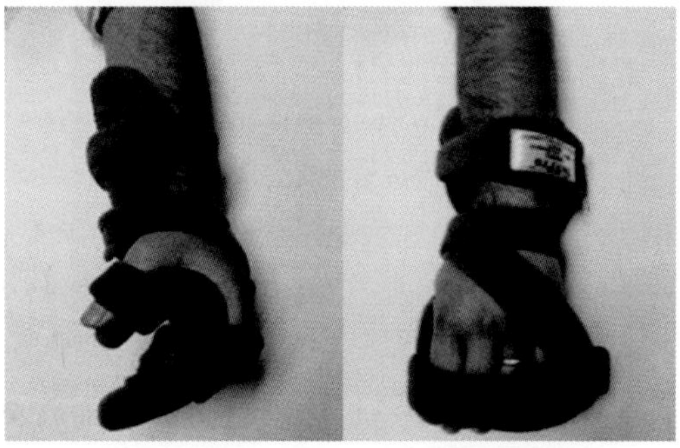

图 71-8　柔软的前臂和踝关节矫形器可保持手和手指的功能位以及足和足趾的姿势并防止挛缩

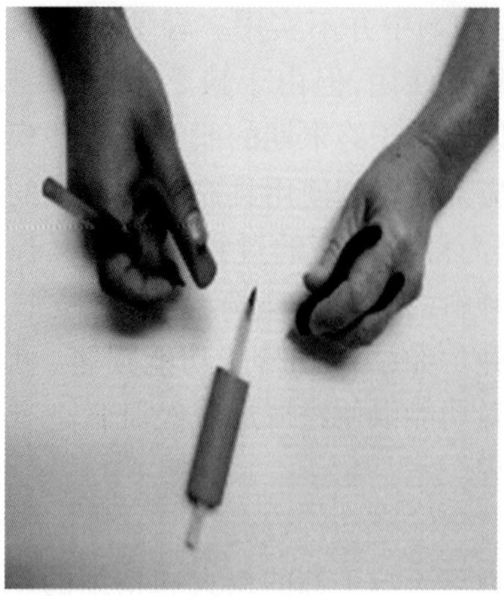

图 71-9　适应性的书写工具

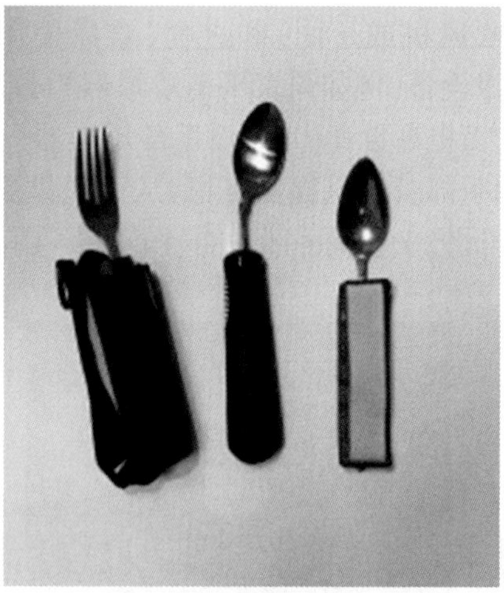

图 71-10　适应性的进食工具

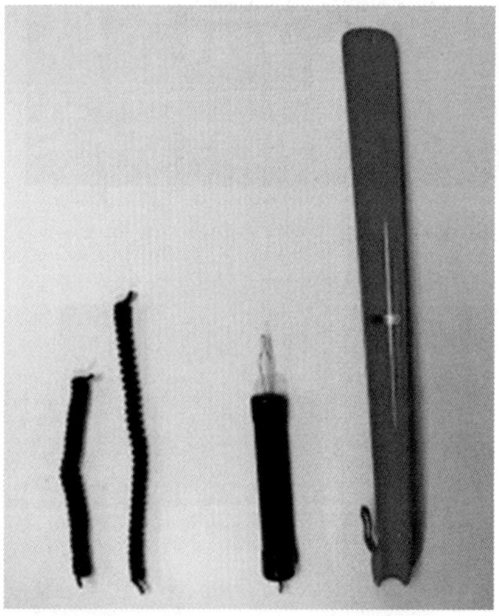

图 71-11　适应性的穿衣工具

脊柱矫形器

由于脊旁肌无力导致的背部疼痛及影响进食、交流和姿势，头下垂和姿势损害较常见。已有许多支撑设备，包括软颈托、费城颈托、可调节宽度的胸腰束身衣被用于 ALS 患者。然而，没有一个支撑设备被证实优于其他设备。为了找到最有效地减轻疼痛和改善姿势的方式，可能需要对几种不同支撑设备进行矫正舒适度的试验(图 71-12)。

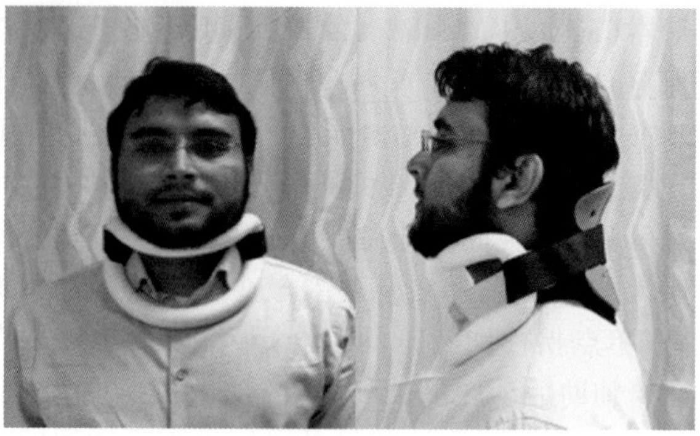

图 71-12　软颈托

运动与健身训练

对于 ALS 患者，轻至中等强度的有氧和力量训练似乎是安全的。轻度有氧训练可改善心血管健康，并对情绪和疲劳可以产生积极影响。每次就诊都应评估患者的锻炼史，并向患者进行过度运动预警征象的宣教，例如加重的肌束颤动和无力、严重的疲劳、肌肉疼痛或加重的痛性痉挛。如果存在以上任何一种表现，应鼓励患者调整运动计划，减少强度或运动时间[59-60]。

临终关怀

尽管许多有意义的对症治疗可改善 ALS 的生活质量并延长其生存期，但 ALS 始终是一个难以逆转的终末诊断，随着疾病的进展，相应的残疾程度和护理负担也逐步增加。对于患者而言，心理社会负担常发生在起病到确诊之间，以及后期由于未知因素笼罩的逐渐接近死亡过程中。对于照料者而言，疾病的终末期通常是承受压力最大的时期，因为随着治疗负担的增加需要花费更多的时间和精力[75]。由内科医师对 ALS 的看护应及早开始，后续及时地随访和讨论，重点是制订患者在疾病终末期的计划。这些互动为解决患者及其照料者的担忧以及减轻恐惧提供了机会。尽早询问患者度过疾病终末期的场所，以及他们所希望的在无法自我照顾时能够为自己提供治疗的人，能够鼓励他们积极主动地制订疾病晚期的计划。强调组建一支由患者的重要亲属及所有能够为患者提供 24h 治疗的人员所组成的治疗团队的重要性，有助于为随疾病发展日益增加的看护负担设定可实现的预期目标，优化护理结构可以为患者的主要照料者提供足够的休整,并提高生活质量,通过管理自己的看护团队可以使患者对自己的处境有更多可控性的感受。在疾病后期,医生和患者的互动应转向建立预设指令以及医生主导的生命支持治疗(physician order for life-sustaining treatment,POLST)模式,该模式确立了患者在紧急情况下进行生命支持治疗的意愿[76]。

应为所有 ALS 患者提供临终关怀服务。临终关怀可提供重要的丧葬、社会服务、护理和医疗支持,以满足濒临死亡的 ALS 患者及其家人的特殊需求。临终关怀要求医院证明患者处于即将生命终结的 6 个月内,以取得临终关怀服务的资格。值得注意的是,临终关怀医院应在患者转运至医院前购买耐久的医疗设备(durable medical equipment,DME),以防转运后出现设备短缺。此外,临终关怀服务具有地域性的差异。重要的是,ALS 医师必须了解其所在社区所提供的临终关怀服务。

最后,大多数患者会出现厌食症状,并出现越发严重的嗜睡。应使用阿片类药物和苯二氮草类药物积极控制疼痛和焦虑。启动氧疗可以减轻缺氧症状并减慢呼吸频率。如果患者已达到需要 24h 不间断 NIV 的程度,则可以在对其并发症进行妥善治疗减轻困扰的同时,按照患者的要求以渐进和可控的方式终止治疗。临终关怀为患者和家人提供了居家支持,同时也达到"最后希望"——有尊严地、无痛苦且平和地离世。

(何若洁 译,左蕾 陆晓 校)

参考文献

1. Rowland L. How amyotrophic lateral sclerosis got its name: the clinical-pathologic genius of Jean Martin Charcot. *Arch Neurol*. 2001;58:512–515.
2. Riva N, Goata F, Lunetta C, et al. Neurological update: recent advances in amyotrophic lateral sclerosis. *Neurology*. 2016;263:1241–1254.
3. Rutter-Locher Z, Turner M, Leight P, et al. Analysis of terms used for the diagnosis and classification of amyotrophic lateral sclerosis and motor neuron disease. *Amyotroph Lat Scl Fr*. 2016;17(7-8):600–604.
4. Jubelt B, Berger JR. Does viral disease underlie ALS? Lessons from AIDS pandemic. *Neurology*. 2001;57(6):945–946.
5. Jubelt B. Motor neuron diseases and viruses: poliovirus, retroviruses, and lymphomas. *Curr Opin Neurol Neurosurg*. 1992;5(5):655–658.
6. Jubelt B, Lipton HL. ALS: persistent scientists do not find persisting enteroviruses. *Neurology*. 2004;62(8):1250–1251.
7. Alfahad T, Nath A. Retroviruses and amyotrophic lateral sclerosis. *Antiviral Res*. 2013;99:180–187. doi:10.1016/j.antiviral.2013.05.006.
8. Armon C. An evidence-based medicine approach to the evaluation of the role of exogenous risk factors in sporadic amyotrophic lateral sclerosis. *Neuroepidemiology*. 2003;22:217–228.
9. National Institute of Neurological Disorders and Stroke (NINDS). *Motor Neuron Diseases Fact Sheet*. NINDA; 2015. Available at https://www.ninds.nih.gov/Disorders/All-Disorders/Motor-Neuron-Diseases-Information-Page.
10. Beghi E, Chiò A, Couratier P, et al. The epidemiology and treatment of ALS: focus on the heterogeneity of the disease and critical appraisal of therapeutic trials. *Amyotroph Lat Scl Fr*. 2011;12:1–10.
11. Talbott EO, Malek AM, Lacomis D, et al. The epidemiology of amyotrophic lateral sclerosis. *Handb Clin Neurol*. 2016;138:225–238.
12. Al-Chalabi A, Andersen P, Nilsson P, et al. Deletions of the heavy neurofilament subunit tail in amyotrophic lateral sclerosis. *Hum Mol Genet*. 1999;8:157–164. doi:10.1093/hmg/8.2.157.
13. Almer G, Vukosavic S, Romero N, et al. Inducible nitric oxide synthase up-regulation in a transgenic mouse model of familial amyotrophic lateral sclerosis. *J Neurochem*. 1999;72:2415–2425. doi:10.1046/j.1471-4159.1999.0722415.x.
14. Appel S, Zhao W, Beers D, et al. The microglial-motoneuron dialogue in ALS. *Acta Myol*. 2011;30:4–8.
15. Bacman S, Bradley W, Moraes C. Mitochondrial involvement in amyotrophic lateral sclerosis: trigger or target? *Mol Neurobiol*. 2006;33:113–131. doi:10.1385/MN:33:2:113.
16. Beckman J, Estévez A, Crow J, Barbeito L. Superoxide dismutase and the death of motoneurons in ALS. *Trends Neurosci*. 2001;24:S15–S20. doi:10.1016/s0166-2236(00)01981-0.
17. Beers D, Henkel J, Xiao Q, et al. Wild-type microglia extend survival in *PU.1* knockout mice with familial amyotrophic lateral sclerosis. *Proc Natl Acad Sci USA*. 2006;103:16021–16026. doi:10.1073/pnas.0607423103.
18. Wiedemann F, Winkler K, Kuznetsov A, et al. Impairment of mitochondrial function in skeletal muscle of patients with amyotrophic lateral sclerosis. *J Neurol Sci*. 1998;156:65–72. doi:10.1016/S0022-510X(98)00008-2.
19. Available at http://neuromuscular.wustl.edu/synmot.html#epid.
20. Liewluck T, Saperstein D. Progressive muscular atrophy. *Neurol Clin*. 2015;33(4):761–773.
21. Almeida V, de Carvahlho M, Scotto M, et al. Primary lateral sclerosis: predicting functional outcome. *Amyotroph Lat Scl Fr*. 2013;14(2):141–145.
22. Singer M, Statland J, Wolfe G, et al. Primary lateral sclerosis. *Muscle Nerve*. 2007;35:291–302.
23. Corcia P, Couratier P, Blasco H, et al. Genetics of amyotrophic lateral sclerosis. *Rev Neurol (Paris)*. 2017;pii:S0035-3787(16)30301-0. doi:10.1016/j.neurol.2017.03.030.
24. Cui F, Liu C, Huang X, et al. Epidemiological characteristics of motor neuron disease in Chinese patients. *Acta Neurol Scand*. 2014;130(2):111–117.
25. Panzeri C, De Palma C, Martinuzzi A, et al. The first *ALS2* missense mutation associated with JPLS reveals new aspects of ALS in biological function. *Brain*. 2006;129:1710–1719.
26. Bendotti C, Carrì M. Lessons from models of *SOD1*-linked familial ALS. *Trends Mol Med*. 2004;10:393–400.
27. Bergemalm D, Jonsson P, Graffmo K, et al. Overloading of stable and exclusion of unstable human superoxide dismutase-1 variants in mitochondria of murine amyo-

trophic lateral sclerosis models. *J Neurosci*. 2006;26:4147–4154. doi:10.1523/JNEUROSCI.5461-05.2006.
28. Rabizadeh S, Gralla E, Borchelt D, et al. Mutations associated with amyotrophic lateral sclerosis convert superoxide dismutase from an antiapoptotic gene to a proapoptotic gene: studies in yeast and neural cells. *Proc Natl Acad Sci USA*. 1995;92:3024–3028. doi:10.1073/pnas.92.7.3024.
29. Ralph G, Radcliffe P, Day D, et al. Silencing mutant *SOD1* using RNAi protects against neurodegeneration and extends survival in an ALS model. *Nat Med*. 2005;11:429–433. doi:10.1038/nm1205.
30. Raoul C, Abbas-Terki T, Bensadoun J, et al. Lentiviral-mediated silencing of *SOD1* through RNA interference retards disease onset progression in a mouse model of ALS. *Nat Med*. 2005;11:423–428. doi:10.1038/nm1207.
31. Liu ZJ, Lin HX, Liu GL, et al. The investigation of genetic and clinical features in Chinese patients with juvenile amyotrophic lateral sclerosis. *Clin Genet*. 2017;92:267–273. doi:10.1111/cge.13015.
32. Fink J. Progressive spastic paraparersis: Hereditary spastic paraparesis and its relation to primary and amyotrophic lateral sclerosis. *Semin Neurol*. 2001;21(2):199–207.
33. Minor PD, Lane B, Mimms S, Bar P. Scientific consultation on the safety and containment of new poliovirus strains for vaccine production, clinical/regulatory testing and research. Report of a meeting held at NIBSC, Potters Bar, Hertfordshire, UK, 6–7th July 2016. *Biologicals*. 2017;S1045–1056(17):30059–30053.
34. Maramattom B, Philips G, Sudheesh N, Arunkumar G. Acute flaccid paralysis due to West nile virus infection in adults: a paradigm shift entity. *Ann Indian Acad Neurol*. 2014;17(1):85–88.
35. Amato A, Russell J. *Neuromuscular Disorders*. 2nd ed. New York, NY: McGraw-Hill; 2016.
36. Maloney JA, Mirsky DM, Messacar K, et al. MRI findings in children with acute flaccid paralysis and cranial nerve dysfunction occurring during the 2014 enterovirus D68 outbreak. *AJNR Am J Neuroradiol*. 2015;36(2):245–250.
37. Shindarov L, Chumakov M, Voroshilova M, et al. Epidemiological, clinical, and pathomorphological characteristics of epidemic poliomyelitis-like disease caused by enterovirus. *J Hyg Epidemiol Microbiol Immunol*. 1979;23(3):284–295.
38. Berchenko Y, Manor Y, Freedman LS, et al. Estimation of polio infection prevalence from environmental surveillance data. *Sci Transl Med*. 2017;9(383).
39. Kojan S, Goodwin WE, Bryan WW, et al. Clinical and laboratory features of primary lateral sclerosis. *J Child Neurol*. 2000;15:200.
40. Joyce N, Carter G. Electrodiagnosis in persons with amyotrphic lateral sclerosis. *PM&R*. 2013;5(5):S89–S95. doi:10.1016/j.pmrj.2013.03.020.
41. de Carvalho M, Dengler R, Eisen A, et al. Electrodiagnostic criteria for diagnosis of ALS. *Clin Neurophysiol*. 2008;118:497–503.
42. Cortes-Vicente E, Pradas J, Marin-Lahoz J, et al. Early diagnosis of amyotrophic lateral sclerosis mimic syndromes: pros and cons of current clinical diagnostic criteria. *Amyotroph Lat Scl Fr*. 2017;25:1–8.
43. Brooks BR, Miller RG, Swash M, et al. El Escorial revisited: revised criteria for the diagnosis of amyotrophic lateral sclerosis. *Amyotroph Lat Scl Other Motor Neuron Disord*. 2000;1(5):293–299.
44. Chio A, Battistini S, Calvo A, et al. Genetic counselling in ALS: facts, uncertainties and clinical suggestions. *J Neurol Neurosurg Psychiatry*. 2014;85:478–485.
45. Christidi F, Karvasillis E, Riederer F, et al. Gray matter and white matter changes in non-demented amyotrophic lateral sclerosis patients with or without cognitive impairment: a combined voxel-based morphometry and tract-based spatial statistics whole-brain analysis. *Brain Imaging Behav*. 2017;12(2):547–563. doi:10.1007/s11682-017-9722-y.
46. de Albuquerque M, Branco LMT, Rezende TJR, et al. Longitudinal evaluation of cerebral and spinal cord damage in amyotrophic lateral sclerosis. Neuroimage Clin. 2017;14:269–276. doi:10.1016/j.nicl.2017.01.024.
47. Gibson SB, Bromberg MB. Amyotrophic lateral sclerosis: drug therapy from the bench to the bedside. *Semin Neurol*. 2012;32(3):173–178. doi:10.1055/s-0032-1329193.
48. Lomen-Hoerth C. Amyotrophic lateral sclerosis from bench to bedside. *Semin Neurol*. 2008;28:205–211.
49. Louvel E, Hugon J, Doble A. Therapeutic advances in amyotrophic lateral sclerosis. *Trends Pharmacol Sci*. 1997;18(6):196–203.
50. Gurney M, Fleck T, Himes C, et al. Riluzole preserves motor function in a transgenic model of familial amyotrophic lateral sclerosis. *Neurology*. 1998;50(1):62–66.
51. Miller R, Mitchell J, Moore D. Riluzole for amyotrophic lateral sclerosis (ALS)/motor neuron disease (MND). *Cochrane Database Syst Rev*. 2002;(2):CD001447.
52. Available at https://www.fda.gov/Drugs/InformationOnDrugs/ucm558438.htm.
53. Hoy S. Nusinersen: first global approval. *Drugs*. 2017;77(4):473–479.
54. Singh N, Howell M, Androphy E, et al. How the discovery of ISS-N1 led to the first medical therapy for spinal muscular atrophy. *Gene Ther*. 2017;24(9):520–526. doi:10.1038/gt.2017.34.
55. Chiriboga C, Swoboda K, Darras B, et al. Results from a phase 1 study of nusinersen (ISIS-SMN(Rx)) in children with spinal muscular atrophy. *Neurology*. 2016;86(10):890–897.
56. Jablonka S, Sendtner M. Developmental regulation of SMN expression: pathophysiological implications and perspectives for therapy development in spinal muscular atrophy. *Gene Ther*. 2017;24(9):506–513. doi:10.1038/gt.2017.46.
57. Bishop KM, Montes J, Finkel RS. Motor milestone assessment of infants with spinal muscular atrophy using the Hammersmith Infant Neurological Exam: 2. Experience from a Nusinersen clinical study. *Muscle Nerve*. 2018:57(1):142–146. doi:10.1002/mus.25705.
58. Andersen P, Abrahams S, Borasio G. EFNS guidelines on the clinical management of amyotrophic lateral sclerosis (MALS): revised report of an EFNS task force. *Eur J Neurol*. 2012;19:360–375.
59. Houseman G. Symptom management of the patient with amyotrophic lateral sclerosis. *J Hospice Palliat Nurs*. 2008;10(4):214–215.
60. Belzil V, Katzman RB, Petrucelli L.ALS and FTD: an epigenetic perspective. *Acta Neuropathol*. 2016;132(4):487–502.
61. Murphy J, Ahmed F, Lomen-Hoerth C. The UCSF screening exam effectively screens cognitive and behavioral impairment in patients with ALS. *Amyotroph Lat Scl Fr*. 2015;16(1–2):24–30.

62. Roos E, Mariosa D, Ingre C, et al. Depression in amyotrophic lateral sclerosis. *Neurology*. 2016;86(24):2271–2277.
63. Hubers A, Kassubek J, Gron G, et al. Pathological laughing and crying in amyotrophic lateral sclerosis is related to frontal cortex function. *J Neurol*. 2016;263(9):1788–1795.
64. Carter G, Weiss M, Lou J, et al. Modafinil to treat fatigue in amyotrophic lateral sclerosis: an open label pilot study. *Am J Hosp Palliat Care*. 2005;22(1):55–59.
65. Turner MR, Goldacre R, Talbot K, et al. Psychiatric disorders prior to amyotrophic lateral sclerosis. *Ann Neurol*. 2016;80(6):935–938.
66. Pisa FE, Logroscino G, Battiston PG, et al. Hospitalizations due to respiratory failure in patients with amyotrophic lateral sclerosis and their impact on survival: a population-based cohort study. *BMC Pulm Med*. 2016;16:136.
67. Tabor L, Gaziano J, Watts S, et al. Defining swallowing related quality of life profiles in individuals with amyotrophic lateral sclerosis. *Dysphasia*. 2016;31:376–382.
68. Restivo D, Casabona A, Nicortra A, et al. ALS dysphagia pathophysiology: differential botulinum toxin response. *Neurology*. 2013;80(7):616–620.
69. Marin B, Arcuti S, Jesus P, et al. Population-based evidence that survival in amyotrophic lateral sclerosis is related to weight loss at diagnosis. *Neurodegener Dis*. 2016;16(3-4):225–234.
70. Stacewicz-Sapuntzakis M. Dried plums and their products: composition and health effects—an updated review. *Crit Rev Food Sci Nutr*. 2013;53(12):1277–1302.
71. Lopes de Carvalho ML, Motta R, Battaglia MA, Brichetto G. Urinary disorders in amyotrophic lateral sclerosis subjects. *Amyotroph Lat Scl*. 2011;12(5):352–355.
72. Sephens H, Joyce N, Oskarsson B. National study of muscle cramps in ALS in the USA. *Amyotroph Lat Scl Fr*. 2017;18(1–2):32–36. doi:10.1080/21678421.2016.1245755.
73. Wolfe L, Joyce N, McDonald C, et al. Management of pulmonary complications in neuromuscular disease. *Phys Med Rehabil Clin North Am*. 2012;23(4):829–853.
74. Gonzalez-Bermejo J, Morélot-Panzini C, Tanguy ML, Meininger V, Pradat PF. Early diaphragm pacing in patients with amyotrophic lateral sclerosis (RespiStimALS): a randomised controlled triple-blind trial. *Lancet Neurol*. 2016;15(12):1217–1227.
75. Galvin M, Corr B, Madden C Mays I. Caregiving in ALS: a mixed methods approach to the study of Burden. *BMC Palliat Care*. 2016;15(1):81. doi:10.1186/s12904-016-0153-0.
76. Mitsumoto H, Bromberg M, Johnston W, et al. Promoting excellence in end-of-life care in ALS. *Amyotroph Lat Scl Fr*. 2005;6(3):145–154.

第 72 章　神经根和神经丛病变的康复

Leslie Rydberg, Matthew C. Oswald, Ny-Ying Lam and Nassim Rad

本章将讨论与神经根病变和神经丛病变相关的解剖结构、发病机制、流行病学特征、临床特征、诊断检查方法、特定疾病类型、康复管理和预后。

解剖结构

每条神经纤维都被神经内膜鞘所包围。神经纤维束集合成束，而神经束被神经鞘所包裹，其为神经提供拉伸强度和弹性。神经束位于神经外膜的网状结缔组织内，神经外膜可以保护神经使其免受压迫（图 72-1）[1]。

神经根

背侧神经根携带传入的感觉神经元，细胞体位于背根神经节（dorsal root ganglia，DRG）中。DRG 位于椎间孔中。腹侧根部主要包含 α，β 和 γ 型神经元，其携带运动神经元从脊髓走行。背侧和腹侧根出椎间孔后，汇合形成混合的脊神经（图 72-2）。

脊神经继而分为混合在一起的背侧和腹侧脊神经支。背侧脊神经支支配着颈背和躯干背面的椎旁肌肉和皮肤。腹侧脊神经支则在颈、腰和骶部区域合并形成各自对应的臂丛、腰丛和腰骶丛。

臂丛

臂丛神经是由颈部脊神经产生的交织的复杂网络，支配肩部和上肢。在臂丛神经起源的远端，颈交感神经干神经节通过相应的灰交通支连接脊神经前支，成为臂丛神经的“根”。C5～C6 的神经根汇合成上主干，C7 的神经根成为中主干，C8～T1 的神经根合并为下主干。锁骨上臂丛从前斜角和中斜角之间发出，并沿颈后三角横行。当神经丛走行至锁骨后和第一肋骨上方时，3 个主干中的每 1 个都分离成前部和后部分支。后部的各个分支结合在一起形成后索，其支配上肢的后部（感觉和运动）。前部分支结合形成内侧索和外侧索，支配上肢的前部（感觉和运动）。脊髓根据相对于腋动脉的位置来命名，但是通常也可以根据所支配的肢体相关联。锁骨下神经丛穿过腋窝，在这里神经束最终分裂成其末端分支（图 72-3、表 72-1）[2,3]。

尸检表明，多达 53% 的神经丛病存在臂丛神经支配的变异。25.5%～48% 的病例病变出现在前置丛（prefixed plexus），其中 C4 神经纤维占主要部分，而 2%～5% 的病例出现在后固定丛（postfixed plexus），T2 纤维占主要部分[4-6]。

腰丛

L1～L4 神经根的腹侧支形成腰丛，位于腰大肌后的腹膜后腔。腰丛近端神经是髂腹下神经（L1）、髂腹股沟神经（L1）和生殖股神经（L1～L2），它们为腹下壁和腹股沟内侧提供感觉。股外侧皮神经（L2～L3）在上棘附近的腹股沟韧带下延伸，并为前外侧大腿提供感觉。腰丛的两个最重要的分支是闭

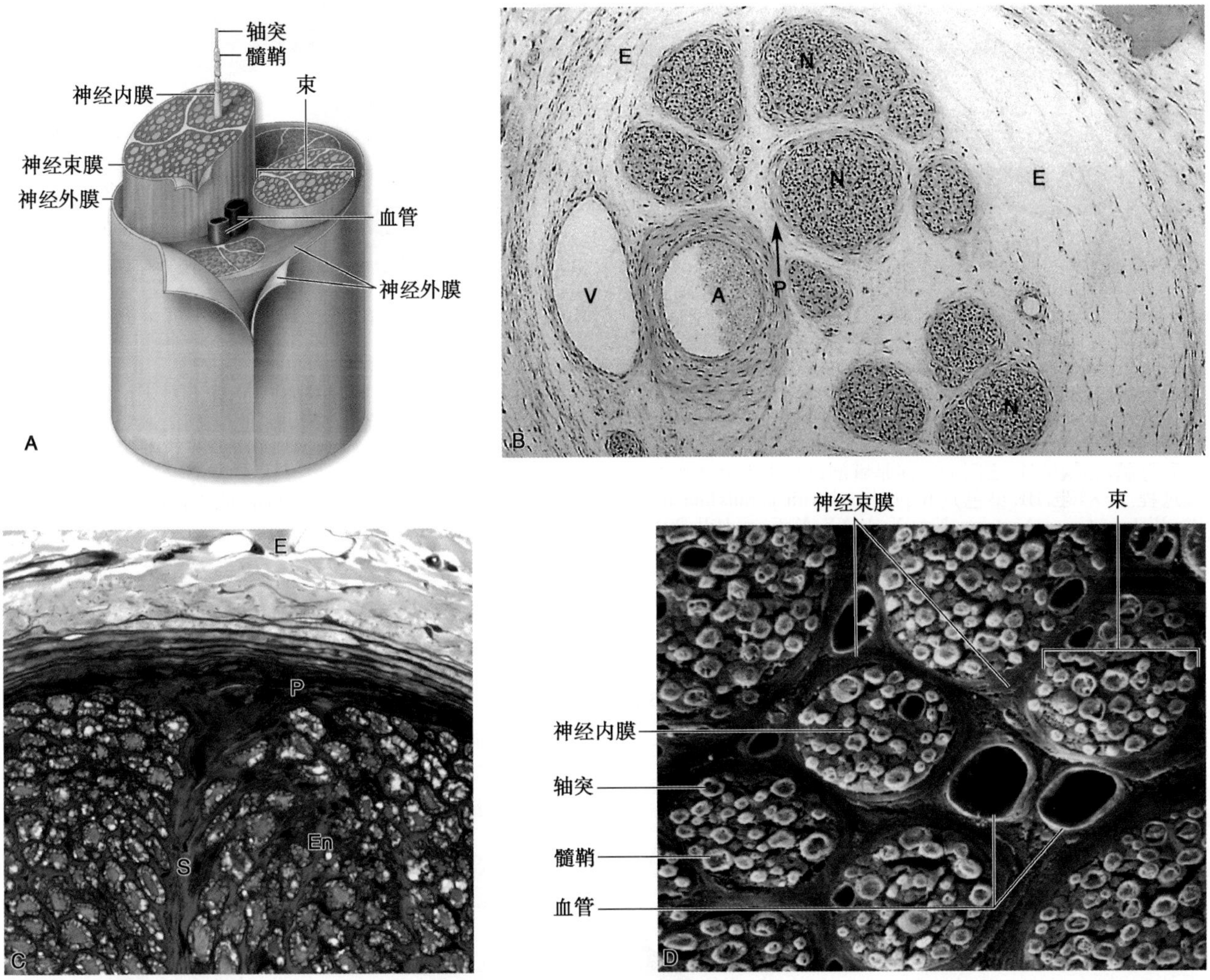

图 72-1　周围神经结缔组织：神经外膜，神经束膜和神经内膜。（A）放大的周围神经中这 3 个结缔组织层之间的关系。神经外膜（E）由 1 个密集的浅表区域和 1 个稀疏的深部区域组成，其中包含较大的血管。（B）显微镜下深层神经外膜（E）中的小静脉（V）和动脉（A）。神经纤维（N）捆扎成束。每个束都被神经束膜（P）包裹，该膜由数层不寻常的鳞状成纤维细胞组成，这些细胞均通过紧密连接在外围聚集。由此产生的血液-神经屏障有助于调节分束内的微环境。轴突和施万细胞又被一层薄的神经内膜所包裹（×140，HE 染色）。（C）结缔组织的隔片（S）通常从神经束膜延伸到较大的束；神经内膜（En）和神经束膜的片状性质，以及一些相邻的神经外膜（E）（×200，PT）。（D）大外周神经横断面的标准测量误差（SEM），显示多个分束，每个分束都被神经束膜所包裹，且分束中单个髓鞘周围包裹着神经内膜。每个分束至少包含一个毛细血管。这些毛细血管的内皮细胞紧密结合在一起，成为血液神经屏障的一部分，并调节释放到神经内膜的血浆物质的种类。较大的血管穿过深层的神经外膜，填充神经束膜和神经束周围的区域（×450）（Reproduced with permission from Nerve Tissue & the Nervous System. In：Mescher AL，eds. Junqueira's Basic Histology，14e New York，NY：McGraw-Hill；2016.）

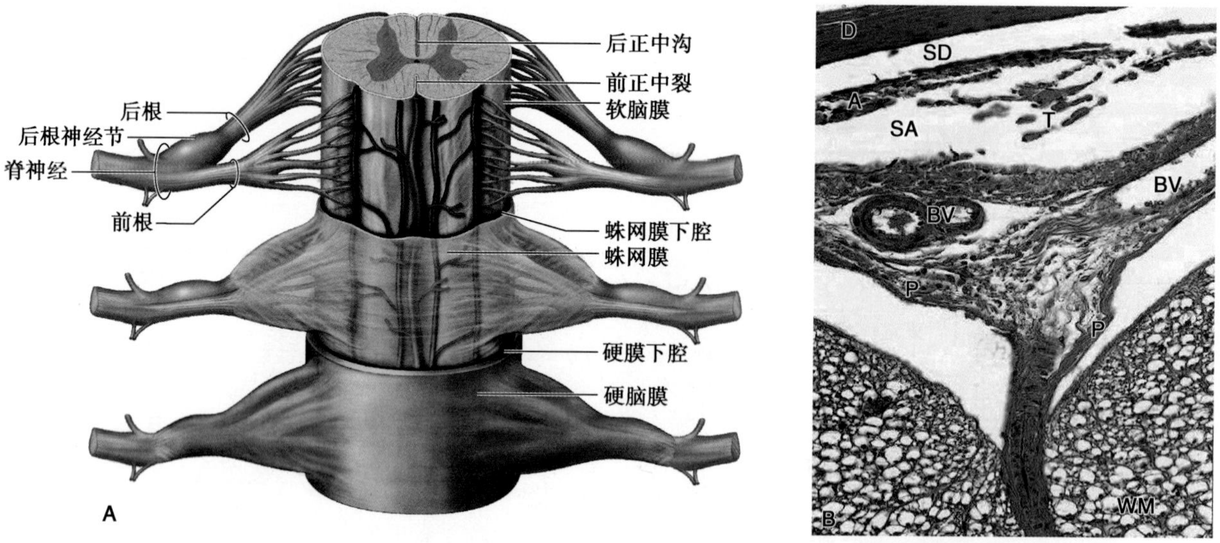

图 72-2　脊神经。(A)脊髓图展示了结缔组织的 3 个脑膜层之间的关系：最内层的软脊膜、蛛网膜和硬脊膜。此外还绘制了穿过蛛网膜下腔的血管和融合形成脊神经前后根的神经根。后根神经节含有感觉神经纤维的细胞体，位于椎间孔内。(B)前中裂附近区域的截面展示了硬脑膜(D)。在硬脑膜周围，硬膜外腔(未显示)包含缓冲性脂肪组织和血管丛。硬膜下腔(SD)是通过将硬脑膜与下面的组织分离开而产生的获得性腔隙。脑膜中层是较厚的网状蛛网膜基质(A)，包含较大的蛛网膜下腔(SA)和结缔组织小梁(T)。蛛网膜下腔充满了脑脊液(CSF)，蛛网膜充当中枢神经系统(CNS)与骨骼之间的减震垫。较大的血管(BV)穿过蛛网膜。最内层的脑膜(P)很薄，与蛛网膜没有明显的分界。有时它们被称为软蛛网膜或软脊膜。此处的脊髓和脊髓白质(WM)之间的空间是解剖过程中人为产生的。通常，软脊膜非常紧密地参与 CNS 组织表层星形胶质细胞的形成过程。(×100，HE 染色)(Reproduced with permission from Chapter 1. Back. In：Morton DA，Foreman K，Albertine KH，eds. The Big Picture：Gross Anatomy，New York，NY：McGraw-Hill；2011.)

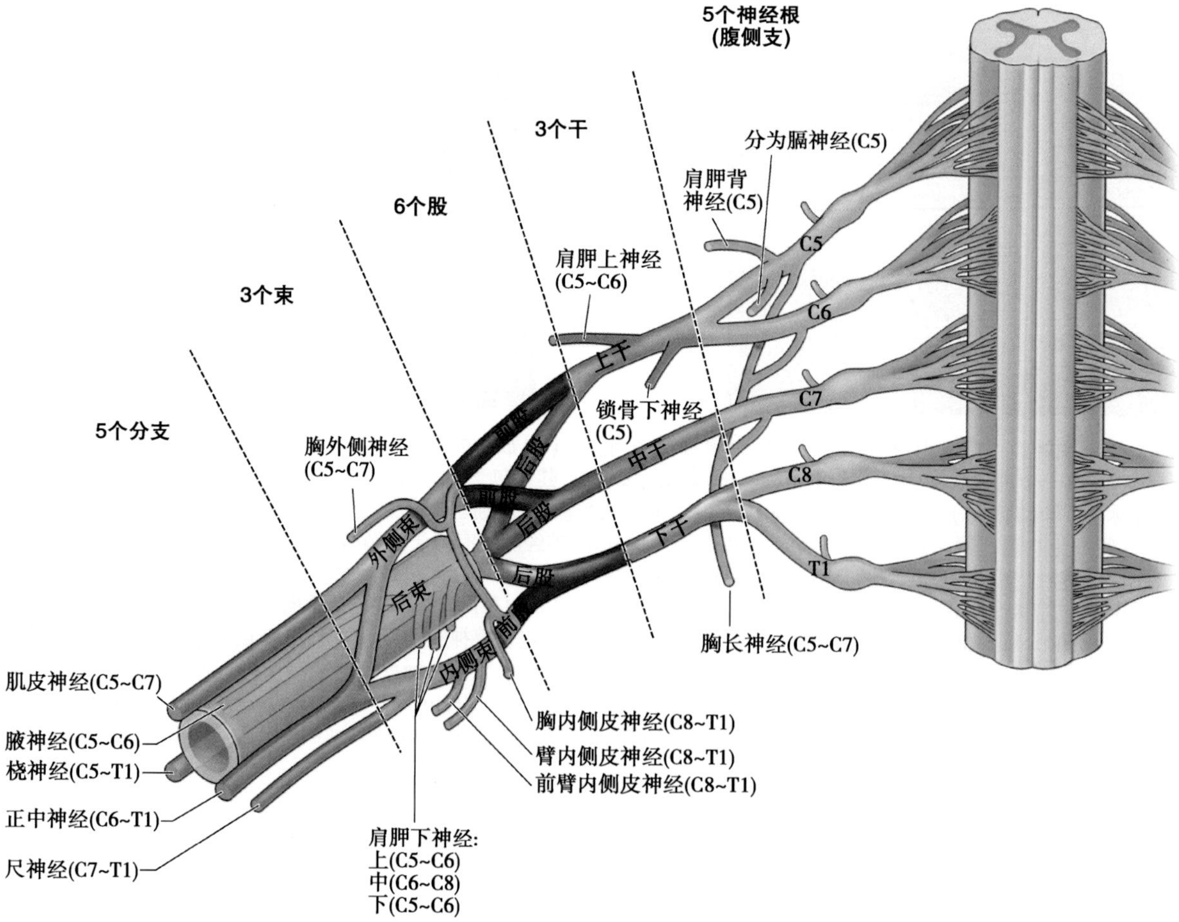

图 72-3　臂丛神经的示意图，显示分支、束、股、干以及神经根(Reproduced with permission from Chapter 29. Overview of the Upper Limb. In：Morton DA，Foreman K，Albertine KH，eds. The Big Picture：Gross Anatomy，New York，NY：McGraw-Hill；2011.)

表 72-1　臂丛终末分支的肌肉和感觉神经的支配范围

索	终末神经	神经所支配肌肉	感觉分布
外侧索	肩胛背神经(C_5)	菱形肌	
	肩胛上神经(C_5、C_6)	冈上肌、冈下肌	
	胸长神经(C_5、C_6、C_7)	前锯肌	
	胸外侧神经(C_5、C_6、C_7)	胸大肌(锁骨)	
	肌皮神经(C_5、C_6、C_7)	肱二头肌、肱肌、喙肱肌	前臂外侧皮肤(前臂外侧)
后索	腋神经(C_5、C_6)	三角肌、小圆肌	侧肩部
	桡神经(C_5、C_6、C_7、C_8、T_1)	肱桡肌、肱三头肌、肘肌、桡侧腕长伸肌、桡侧腕短伸肌、旋后肌、指总伸肌、示指伸肌、拇长伸肌、拇长展肌	前臂和手臂的背侧,手的背外侧
	肩胛上神经(C_5、C_6)	肩胛下肌	
	肩胛下神经(C_5、C_6)	大圆肌	
	胸背神经(C_6、C_7、C_8)	背阔肌	
内侧索	前臂内侧皮神经(C_8、T_1)		前臂内侧
	胸内侧神经(C_8、T_1)	胸大肌及胸小肌	
	尺神经(C_8、T_1)	拇短屈肌、尺侧腕屈肌、指深屈肌 4/5、第一骨间背侧肌、小指展肌、拇内收肌、蚓状肌 3/4、掌侧骨间肌	环指和小指
内侧索和外侧索	正中神经(C_5、C_6、C_7、C_8、T_1)	旋前圆肌、桡侧腕屈肌、指浅屈肌、拇短展肌、拇对掌肌,蚓状肌 1 和 2、拇短屈肌、骨间前神经:拇长屈肌、指深屈肌 2 及 3、旋前方肌	手外侧

孔神经(L2~L4)和股神经(L2~L4)。闭孔神经穿过内侧至腰大肌,并穿出闭孔,以向大腿内收肌提供神经支配,并向大腿内侧的一小部分区域提供感觉。股神经从腰大肌外侧穿过,并在腹股沟韧带下穿出,为屈髋肌和伸膝肌提供神经支配,并为小腿内侧(通过大隐神经)和大腿前内侧(通过大腿的内侧和中间皮神经)提供感觉。

腰骶丛

L5~S4 神经根的腹侧支形成腰骶神经丛,邻近梨状肌。L4 和 L5 神经根的分支形成腰骶干,连接骶神经丛(S1~S3)形成坐骨神经。坐骨神经通过较大的坐骨孔离开骨盆,经梨状肌下方,继而支配屈膝肌群。随后,坐骨神经分离成腓总神经和胫神经。腓总神经和胫总神经支配除了小腿内侧(隐神经)的其余腿部、踝部和足部肌肉,并为整个小腿和足提供感觉。腰骶神经丛起始部的远端形成臀上神经(L4~S1),支配髋外展肌和内旋肌,以及臀下神经(L5~S2),支配臀大肌。下臀部和大腿后部的感觉由大腿后部皮神经支配(S1~S3)。骶丛还参与了阴部神经(S2~S4)的形成,支配肛门外括约肌(图 72-4)[7,8]。

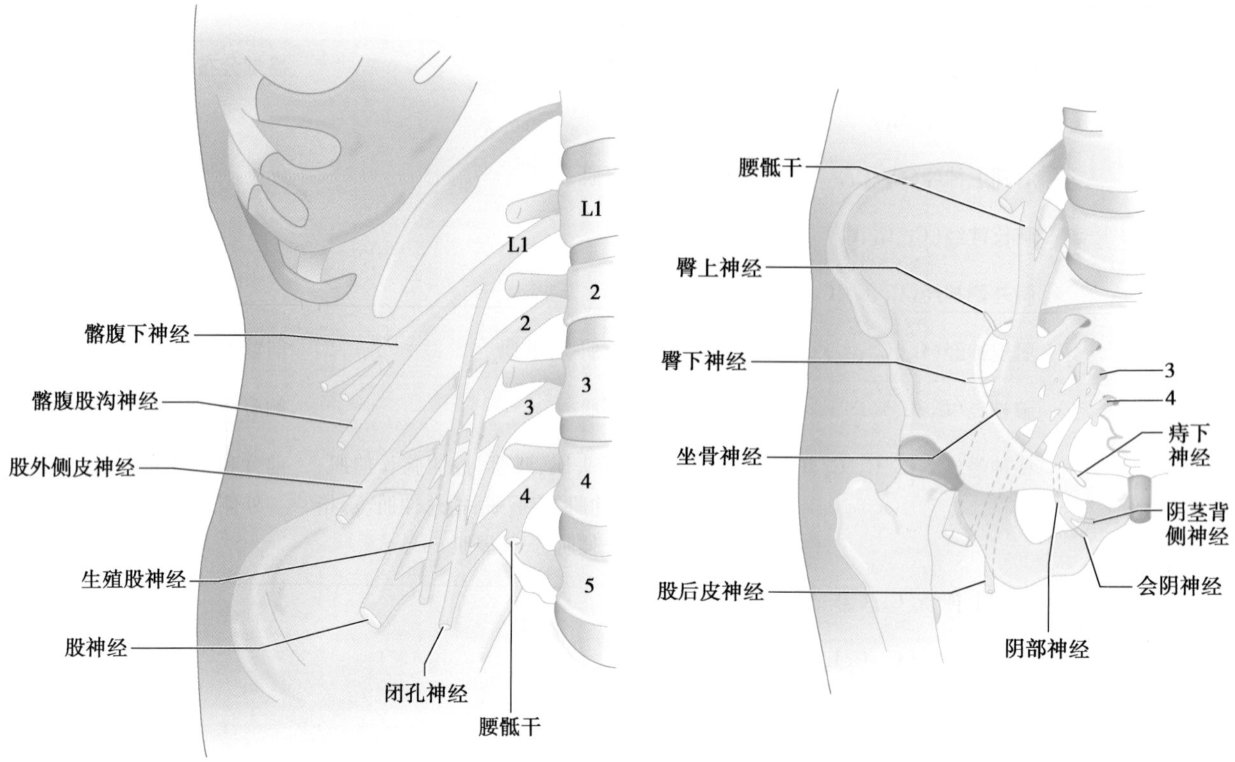

图 72-4 腰丛(左)和骶丛(右)图:腰骶干是腰丛和骶丛之间的联络点(经允许摘自 Haymaker W,Woodhall B. Peripheral Nerve Injuries. 2nd ed. Philadelphia,PA:Saunders,1953)

病理机制

神经损伤的病理生理与损伤的机制和严重程度有关。神经损伤后会出现两种病理类型:轴突丢失和脱髓鞘。轴突丢失导致病变部位远端的沃勒变性。髓鞘轴突的损伤可引起脱髓鞘及相关的传导减慢或传导阻滞[9]。

神经损伤可能发生在神经根、神经丛或周围神经的水平。神经根部水平的损伤包括脊椎病、椎间盘突出、肿瘤、感染和神经根撕脱。牵拉是臂丛损伤最常见的原因,其次是压迫、撕裂伤、局部缺血、肿瘤、辐射、胸廓出口综合征(thoracic outlet syndrome, TOS)和神经营养性萎缩[10]。单纯的腰丛病变很少见。腰骶神经根神经丛病变更为常见,包括炎性糖尿病和非糖尿病腰骶神经根神经丛病变[11]。

临床评估

全面的病史收集和体格检查是准确诊断神经损伤的关键。患者通常出现一系列症状,包括疼痛、感觉丧失和上肢或下肢无力。确定症状发作的日期、症状的进展以及包括恶性肿瘤、手术操作、辐射、创伤或感染在内的病史都非常重要。掌握皮肤、肌层和周围神经的神经支配方式的相关知识对于帮助临床确定病变部位和进行鉴别诊断都非常重要(表 72-2、图 72-5、图 72-6)。

表 72-2 肢体无力和疼痛的鉴别诊断

上肢
- 臂丛神经病
- 颈神经根病和颈椎病
- 上肢单神经病变
- 多发性单神经炎
- 多灶性运动神经病
- 肌萎缩性侧索硬化
- 颈髓病变(脊髓病、横贯性脊髓炎)
- 肩关节肌肉骨骼疾病
  - 肩袖损伤
  - 粘连性肩关节囊炎
  - 急性钙化性肌腱炎
  - 滑囊炎

下肢
- 腰骶神经丛病变
- 腰骶神经根病变
- 下肢单神经病变
- 多发性单神经炎
- 肌肉骨骼病(臀部)
  - 髋骨骨折
  - 髋关节炎
  - 缺血性股骨头坏死
  - 滑囊炎

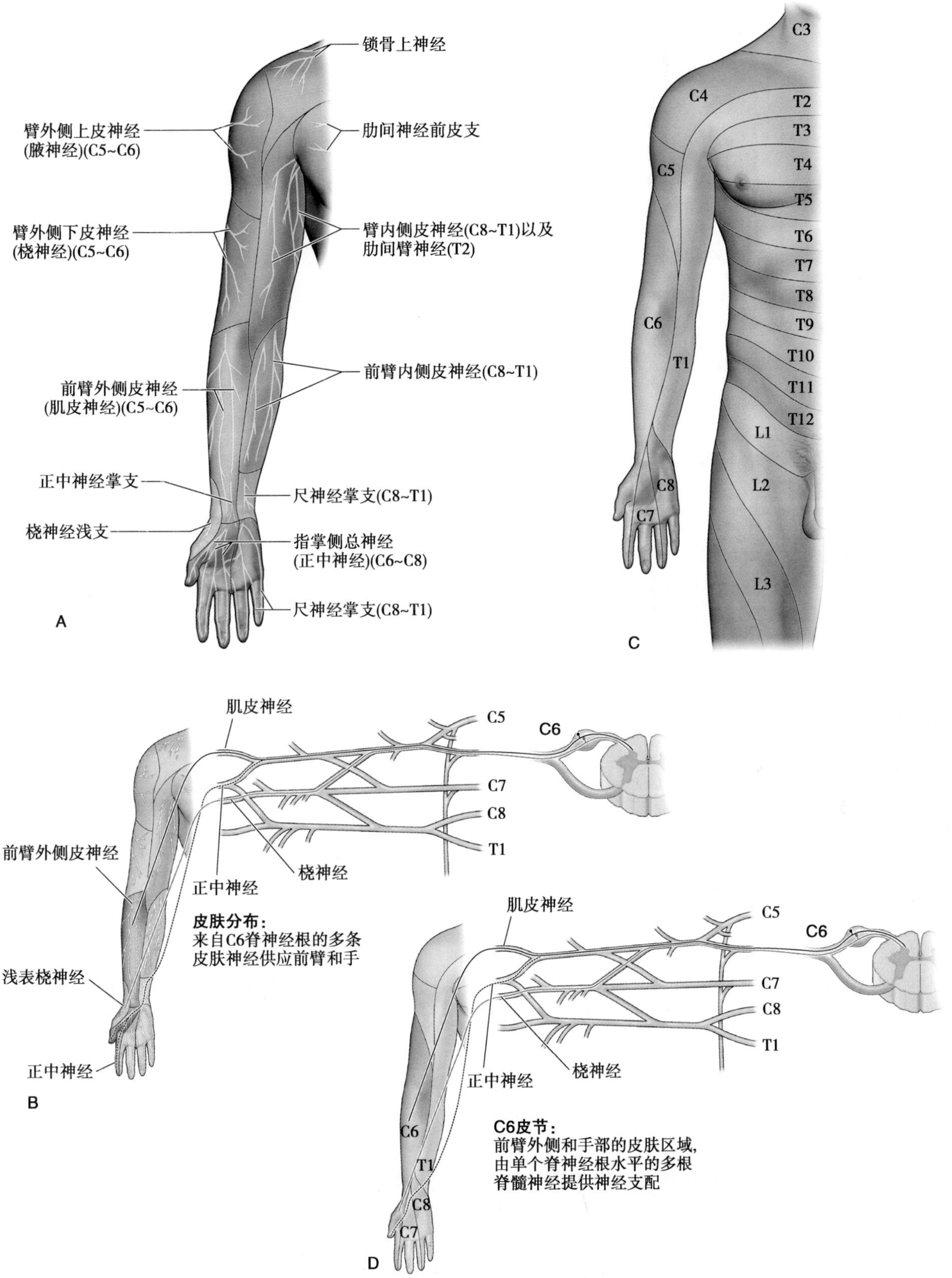

图 72-5　皮肤神经支配分布示意图。(A)皮肤分布；(B)无腺区分布；(C)前臂和手的侧面皮肤分布的示例；(D)C6 无腺区分别的示例

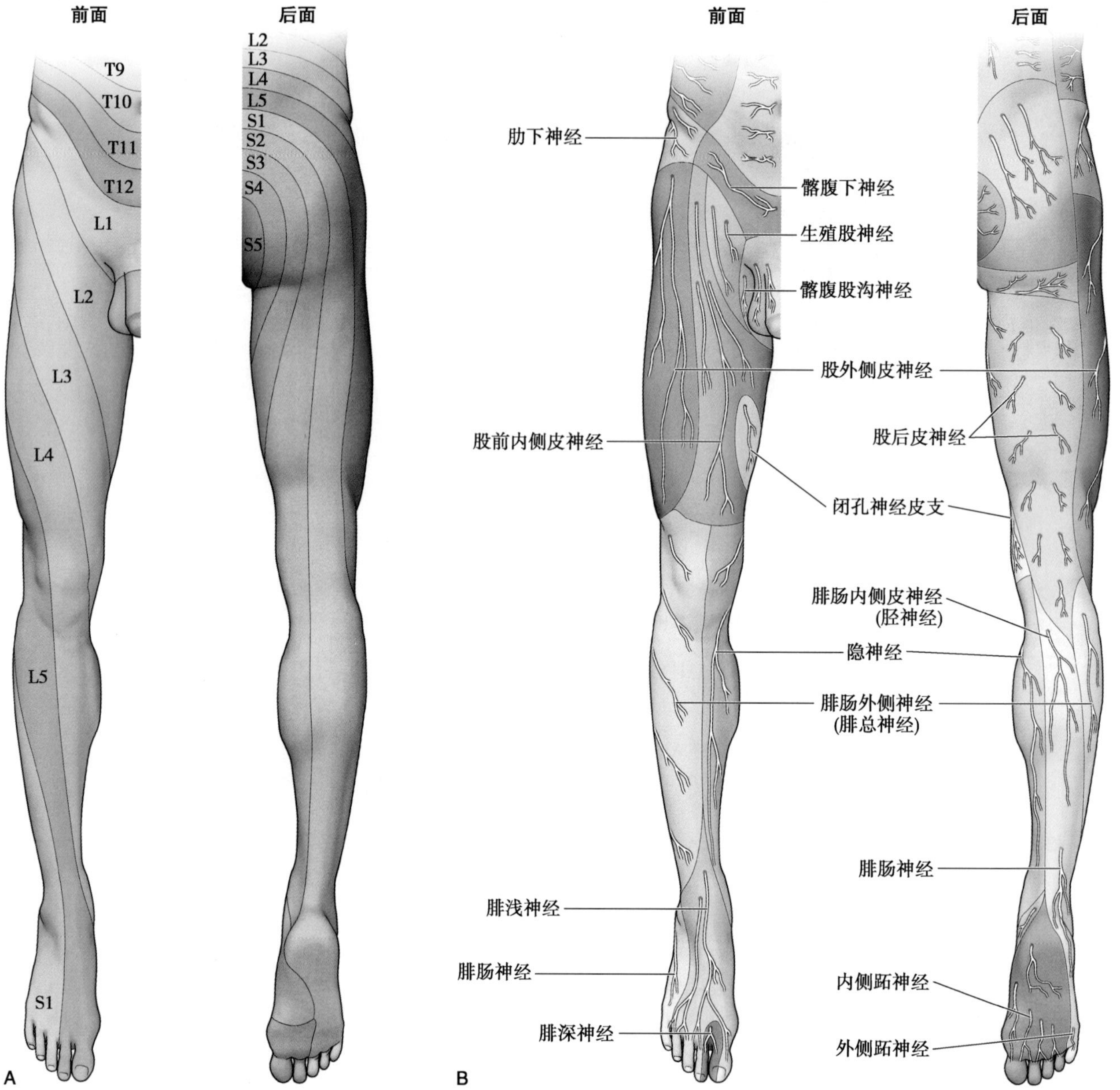

图 72-6　下肢的无腺区(A)和皮肤神经支配分布(B)

疼痛是神经根和神经丛病的常见症状。在神经丛病变中,疼痛可能先于无力出现,并描述为抽痛、隐痛或灼痛。臂丛神经病变可导致硬化瘤型(sclerotomal pattern)疼痛。上主干病变可能指肩膀或上臂病变,中主干病变指前臂病变,下主干病变指腋窝、内侧臂或手部病变。腰丛神经损伤可引起大腿前外侧和内侧部位疼痛,而腰骶神经丛损伤则导致大腿后部、腿和足部疼痛。放射痛本质上和神经痛类似,但通常会沿着更特定的皮肤模式扩散[7]。

感觉缺失或感觉异常是神经根和神经丛病变的常见表现。在神经根病中,感觉功能的改变以无腺区的形式表现;而在神经丛疾病中,感觉异常沿着与神经丛所影响的多个周围神经相关区域出现感觉症状通常是模糊的或笼统的,着重强调在体格检查中通过多模态测试区分出真正的感觉缺失的重要性。

无力是神经根和神经丛病变的常见主诉。不均衡或不完全的无力症状可能会使神经丛损伤的定位诊断复杂化。在神经根病变中,肌无力遵循肌节分布。患者可能会提及功能上新的限制(例如,在臂丛上主干神经病变或 C5～C6 神经根病变的情况下表现为无法梳理头发或手无法达到头顶)。

全面的神经系统检查包括肌力的检查,沿皮下和周围神经分布的多模式感觉评估以及对肌肉牵张反射的评估。受累肌肉的萎缩可能伴有长期的神经损伤。反射通常会减弱,反映出较低的运动神经元病变。在检查和解释感觉、运动异常时,应考虑病变模式以及皮节和肌节症状的重叠。

诱发性的体格检查可能有助于神经根病的诊断。Spurling 检查(椎间孔压缩测试)对颈神经根病具有很高的特异度(但敏感度较低)[12]。在评估椎间盘突出引起的腰骶神经根病变时,Lasegue 征(仰卧直腿抬高)具有很高的灵敏度,但特异度却不一,而交叉的直腿抬高具有高特异度,但敏感度低[13-15]。股神经拉伸测试可预测腰椎水平(L2~L4)的根性损害[16]。此外,上运动神经元体征(例如反射亢进或霍夫曼或巴宾斯基体征)的存在是有助于鉴别神经根或神经丛病变的重要表现。

诊断性检查

电生理检查

电生理检查包括感觉和运动神经传导研究(nerve conduction studies,NCS)和针极肌电图(needle electromyogram,EMG)。完善的电生理诊断评估可确定损伤的部位和类型,同时可排除可能的鉴别诊断,并尽量减少不必要的神经和肌肉的检测[17]。

感觉性 NCS 对于鉴别神经丛病变和神经根病变很重要。如果在神经细胞胞体和被测部位之间发生病变,NCS 可出现异常。由于神经丛病变在 DRG 的远端,观察到的 NCS 会出现异常。神经根病的病变在 DRG 附近。因此,NCS 测试的位置仍与 DRG 连续,并且相关的感觉性 NCS 提示正常。由于在 L2、L3 或 L4 水平上可检测的感觉性 NCS 相对缺乏,使用感觉性 NCS 区分这些水平的神经根病与神经丛病变很困难。

运动性 NCS 对于评估运动神经元脱髓鞘、轴突缺失或两者均存在的程度很重要。远端运动神经反应是轴突损伤后的重要预后因素[18]。

H 波可用于验证 S1 神经根病变。H 波类似于 S1 脊髓水平的单突触牵张反射,能够检测到背侧感觉神经节近端的损伤。由于在神经根、神经丛或周围神经的病变中均可出现 F 波异常,因此 F 波反应在诊断神经根病中的应用存在争议[19]。

EMG 有助于病变的定位。通常在本质上是轴突的下运动神经元病变中可观察到 EMG 的异常。EMG 的主要目标是识别电生理检查异常的模式。在神经根病中,由同一神经根但来自不同周围神经支配的肌肉都会出现异常(如 L5 神经根病在臀中肌、腓骨长肌和胫骨前肌中都有异常)。神经在肌组织分布中明显的自发活动是神经根病最可靠的诊断指标。必须检测位于同一区域、由相同的周围神经支配但根部水平不同的其他肌肉[20]。在神经丛病变中,异常的肌肉位于神经丛的特定部位(如腰丛神经病变可能会出现股内侧肌和长收肌的异常)。臂丛病变电生理检查见表 72-3。

表 72-3 臂丛神经病的电诊断检查

检查项目	锁骨上神经丛	锁骨下神经丛
	上主干	脊髓侧索
SNAP	正中神经Ⅰ,前臂外侧皮神经	正中神经Ⅰ,Ⅱ,Ⅲ;前臂外侧皮神经
CMAP	肌皮神经	肌皮神经(二头肌)
EMG	腋神经、C_5/C_6 桡神经、肌皮神经、正中神经 C_6	肌皮神经、正中神经 C_6
	中主干	后索
SNAP	正中神经、桡神经(很少)	桡部表层
CMAP	桡神经(指总伸肌)	腋神经(三角肌)
EMG	桡神经 C_7、正中神经 C_7	腋神经、桡神经
	下主干	内索
SNAP	尺神经、前臂内侧皮神经	尺神经、前臂内侧皮神经
CMAP	正中神经、尺神经	正中神经(拇短展肌)、尺神经(小指展肌、第一骨间背侧肌)
EMG	尺神经 C_8/T_1、正中神经 C_8/T_1、桡神经 C_8/T_1(+/-)	尺神经 C_8/T_1、正中神经 C_8/T_1

椎旁肌肌电图对于区分神经根病变和神经丛病变很重要[18]。椎旁肌受背侧混合支的支配,而根部病变接近于此,因此神经根病变时椎旁肌会受到影响。神经丛来自腹侧支,因此神经丛病变时椎旁肌是正常的,因为神经支配发生在神经丛的近端。但是,无症状患者尤其是对于老年人(60 岁以上)的椎

旁肌可能有自发性活动电位[21]。神经根病变和神经丛病变的 EMG 和 NCS 之间的差异见表 72-4。

表 72-4 神经根病变和神经丛病变之间 EMG 和 NCS 的差异

	神经根病变	神经丛病变
SNAP	正常	异常
CMAP	受影响的肌节异常	异常
椎旁肌	异常	正常

急性损伤后，EMG 异常遵循特定的模式。损伤后第 7 天观察到椎旁肌自发性活动电位，受伤后 5~6 周可观察到远端肌自发性活动电位，大多数会在 9 个月后消失[20]。慢性神经根病会出现神经运动单位动作电位发生变化，而自发性活动电位。

EMG 还可以确定病变严重程度。病变越严重（或完全性病变），自发性活动电位越多，运动单位越少甚至没有运动单位。确定轴突连续性对于确定是否需要手术治疗很重要，因为如果轴突连续性存在，可能会推迟手术探查的时间[22]。

Dillingham 等（2001 年）研究了需要检查的肌肉数量，以提高检测神经根病的敏感度。关于评估颈椎神经根病变，他们得出结论：通过椎旁采样检查 6 块肌肉可达 94%~98% 的敏感度。如果未测试椎旁肌，则需要检查 8 块肌肉才能达到 92%~95% 的类似敏感度[19]。在评估腰骶神经根病变时，测试包括椎旁肌在内的 5 块肢体肌肉时敏感度可达 94%~98%。测试 6 块肢体肌肉时敏感度可达 98%~100%。如果不筛查椎旁肌，则需要检查 8 块肌肉才能使腰骶神经丛病变的诊断敏感度达到 90%[23]。

影像学检查

影像学检查是一种重要的诊断工具，可用于帮助识别损伤的病因。在颈部疼痛患者中行放射学摄片对检测肿瘤、感染和椎间盘突出症的敏感度较低。磁共振成像（magnetic resonance imaging，MRI）是研究颈神经根病的一种可供选择的方式。尽管电生理检查对于诊断神经根病变具有很高的特异性，但 MRI 对于引起神经根病的解剖学变化的检测非常敏感。然而，MRI 也可以发现无症状患者的解剖学变化，并有助于诊断神经根受压引起的神经根病[20]。MRI 被认为是椎间孔外神经丛可视化的最佳成像技术[9]。已发现计算机断层扫描（computerized tomography，CT）脊髓造影可准确诊断中央管和椎间孔狭窄，也可用于椎管内结构的可视化，包括主要的背侧和腹侧根部。该项检查非常适用于有内固定的椎板切除术后患者。

臂丛神经严重损伤的患者应行平片检查颈椎、肩带（包括肱骨和锁骨）以及胸部，以鉴别出肿瘤以及与创伤相关的潜在骨折和脱位。

实验室检查对于神经根和神经丛损伤的检查有局限性。如果怀疑存在炎症，则检查葡萄糖代谢是否受损可能有意义。此外，炎性神经丛病变的检查中应包括红细胞沉降率、抗核抗体和其他自身免疫标记物（表 72-5）。

表 72-5 神经丛病变的病因

臂丛神经病变的病因

创伤
- 钝器伤、牵引伤或穿透伤
- 背包麻痹
- Burner 综合征
- 锁骨或肱骨头骨折
- 肩关节脱位
- 产科臂丛神经病变

炎症/自身免疫病
- 神经性肌萎缩（遗传性、特发性）

肿瘤
- 原发性肿瘤：神经鞘瘤、神经纤维瘤、神经母细胞瘤、肌纤维瘤、血管瘤、畸胎瘤、肉瘤
- 转移性：淋巴瘤、肺尖肿瘤
- 放射性神经丛病

医源性
- 胸骨切开术
- 术后麻痹
- 外科手术（如淋巴结清扫、中心静脉置管）

病毒或细菌感染

血管/缺血
- 脉管炎
- 动静脉畸形（AVM）
- 动脉瘤、血肿

结构性

颈肋或颈带（神经源性 TOS）

腰丛神经病变的病因

创伤
- 钝器伤、牵引伤或穿透伤

炎症/自身免疫病
- 糖尿病性肌萎缩
- 非糖尿病性腰骶神经根和神经丛病变

肿瘤
- 原发性肿瘤
- 浸润性/转移性
- 放射性神经丛病变

医源性
- 外科手术

感染：脓肿

占位性病变
- 腹膜后血肿
- 动脉瘤

特定疾病

神经根性疾病

神经根病变定义为肌节或皮节分布区域的疼痛、无力或麻木[24]。压迫性和非压迫性损伤均可引起神经根病变。

神经根压迫的原因包括前椎板关节的退行性改变和后椎骨关节突的退行性改变,也称脊椎病[25]。这些退行性改变可导致神经根出口受到压迫。椎间盘突出和髓核脱垂可引起 DRG 受压[10]。

一项基于人群的调查估计,颈椎神经根病的患病率约为每 1 000 人中患病 3. 5 例[26]。颈椎神经根病的发病率最高是在 50~60 岁。颈椎单神经根病最常见的受累神经根是 C7,其次是 C6[27]。

流行病学数据评估腰骶神经根病危险因素和患病率呈现出不一致的趋势。腰骶神经根病或坐骨神经痛的患病率是每 1 000 例男性中有 9. 8 例[28-30],男性出现的时间(50~60 岁)比女性(60~70 岁)要早[29,31]。而腰骶部神经根病的危险因素包括既往的下背部疼痛病史和吸烟史,以及需要体力劳动、长时间驾驶或持续腰部弯曲或旋转等职业史[31-32]。

神经根病的非压迫性原因包括脱髓鞘、感染、肿瘤浸润以及神经根缺血。与压迫性病变相比,非压迫性病变通常会影响多个肌节和皮节,而压迫性病变通常会影响单独某个神经根[10]。

神经根撕脱也是非压迫性神经根病的原因,并可伴有严重创伤引起的臂丛神经损伤,特别是牵引损伤。牵引力将根部套管拉入椎间孔,从而引起包裹的膜撕裂,如果力足够大,则神经根撕脱。近端神经根残端缩回,脑脊液(cerebrospinal fluid,CSF)充满神经孔,形成假性脊膜膨出,这是神经根撕脱伤的病理标志[33]。与神经根撕脱对应的体格检查表现是整个手臂的严重肌无力和感觉丧失、颈椎骨性损伤、脊髓损伤和霍纳综合征。对神经根撕脱患者的电生理检查评估通常会提示感觉 NCS 正常,提示神经节前病变[7]。腰骶丛神经根撕脱是罕见的,因为神经丛会受到骨盆的保护。CT 脊髓造影或 MRI 检查有助于确诊。

臂丛神经疾病

神经丛病比神经根病要罕见很多。明尼苏达州罗切斯特市的一项流行病学调查估计,臂丛神经病的年发病率为每 10 万人中 1. 64 例新发患者[34]。臂丛神经病的病因很广,从特发性或医源性原因到传染性或炎性过程,但最常见的原因是外伤。特定疾病的临床特征有助于区分这些病因。

创伤是臂丛神经病变的最常见病因,可通过直接压迫、穿透或牵引对其造成损伤。臂丛的几乎任何部分都可能受损,特别是在高速受伤时(如汽车碰撞)。严重的受伤可能伴有根性撕脱伤。在运动相关的损伤和其他闭合性牵引损伤中,锁骨上丛由于在颈后三角区的浅层走行而更易受损[35]。

背包麻痹是沉重的背包使肩部长时间受压,导致上主干的牵引损伤。患者表现为无痛性感觉异常、C5~C6 分布区域的感觉缺失以及肩带肌肉麻痹[7,36]。

由于在强行敲打肩膀后易造成锁骨上神经丛损伤,Burner 综合征或 Stinger 综合征最常发生在接触运动中。大学生足球运动员的发病率为 49%~65%[37]。目前,损伤机制:①头朝病灶侧面倾斜而直接冲击 Erb 点或颈椎伸展所造成的压迫;②头部向远离受压肩膀倾斜的方向倾斜所造成的牵拉。麻木、灼热性神经痛和无力等症状是短暂的,通常持续数分钟。通常病变会涉及上主干,尤其是在 C5~C6 根水平。应对球员进行颈椎损伤评估,并进行彻底的神经血管检查。对于颈痛或首次出现症状的患者,应进行颈椎 X 射线检查。任何持续超过 72h 的无力症状应在 3 周后进行电生理检查。只有运动员颈部可活动范围完全而无痛感、感觉异常消失、刺激或神经拉伸试验呈阴性以及手动运动力量测试正常,才可建议其重新参加运动[37-38]。

术后瘫痪是在术后立即出现的上主干的牵引或压迫性损伤。危险因素包括患者在头低足高位时手臂外展超过 90°且头部向对侧旋转。临床上,患者通常主诉无痛性无力症状,希望迅速完全康复[3]。

由于胸壁缩回或第一肋骨的医源性骨折可压缩或拉伸下主干,从而导致胸骨切开术后神经病变。电生理检查可发现尺神经感觉和运动功能(C8)比正中神经的运动功能或前臂内侧皮肤(medial antebrachial cutaneous,MAC)的感觉功能(T1)受到的影响更大[39]。

真正的神经性 TOS 是一种罕见的情况,是指下主干(C8、T1)在从颈椎肋骨或拉长的 C7 横突横越至第一肋骨的纤维带上受到牵引损伤。T1 纤维是最直接受累的,这在临床症状和电生理检查中均能得到反映。检查时可能会发现固有手部肌肉特别是正中神经支配的掌肌的萎缩。MAC 的感觉和正中神经的运动功能(T1)比尺神经的感觉和运动功能(C8)受到的影响更大[39-40]。手术切除颈肋或带可以缓解大多数患者的疼痛和感觉症状。但是,运动功能的恢复可能是不完全的[7,41]。

产科臂丛神经麻痹是一种与劳动有关的臂丛神经拉伸伤,对新生儿有重要影响。巨大儿和肩位难产是主要的危险因素。肩位难产可能需要过度牵引和胎儿头部相对于手臂的横向移位,来使得肩膀出盆。在美国,每千名活产婴儿的发病率约为 1.5 例[42]。其他确定的危险因素包括孕产妇糖尿病、多胎、臀位分娩、低或中位产钳顺产和胎吸[43-45]。

上主干最容易受到影响,导致 C5~C6 神经根水平的 Erb 麻痹,从而导致内收、内旋和伸展的松弛位置。在额外牵涉到 C7 水平时,手腕和手指可能会屈曲。还会发生全神经丛病及罕见的孤立性下神经丛损伤(Klumpke 麻痹)。据报道,超过 90% 的患者会自然恢复[46],有研究估计 20%~30% 的儿童会残留损伤[47-48]。在最初数月中,一般会采用物理疗法和保守疗法,并采取预防措施以防止挛缩形成。对于没有明显自发恢复的患者,适当的手术修复时机仍存在争议,通常选择 3~9 月龄[49-51]。

神经性肌萎缩症通常表现为肩部突发疼痛,伴上肢无力。特发性和遗传性神经性肌萎缩症具有共同的临床表现。总发病率是每年每 100 000 人中有 2~3 人发病。最近的一项研究表明,其发病率可能为 1/1 000[34,52-53]。特发性神经性肌萎缩症(idiopathic neuralgic amyotrophy, INA)也称 Parsonage-Turner 综合征,40~50 岁年龄段最高发。发热性疾病、外伤或侵入性手术后出现的 INA 报道表明,免疫介导或炎性过程会导致臂丛神经的损伤。25% 的 INA 会复发。

遗传性神经性肌萎缩症(hereditary neuralgic amyotrophy, HNA)是一种常染色体显性遗传病,是由于染色体 17q25 上 SEPT9 基因突变导致[54,55],其发作更频繁、发病年龄更早(10~20 岁),且臂丛神经以外的神经受累更多(56% 的病例),包括膈神经、脑神经和腰骶神经丛。

大部分(90%)神经性肌萎缩症患者会突然发生严重的持续性肩部或肩胛骨疼痛,随着受累手臂的移动而加剧[56-57]。2~3 周内疼痛改善,而无力和萎缩症状则在上肢以多变的分布形式发展[58]。症状通常是单侧的,上主干的胸长神经、肩胛上神经和腋神经最常受累。有 70% 患者存在受影响的神经分布中的感觉缺失,通常情况下,该症状不是患者的主诉[56]。

电生理诊断检查通常提示臂丛神经多灶性受累,无单个局灶性病变。治疗主要集中在急性期疼痛症状上,因为没有其他干预措施能够有效缩短康复时间[59]。大多数患者在数月甚至数年内自发康复。先前报道 80%~90% 的患者在 3 年内可以完全康复[60],但最近的研究表明,80%~90% 的患者在 3 年后仍存在持续的无力症状。此外,许多患者发展为慢性疼痛(INA, 46.2%; HNA, 62.5%)[56]。

腰骶神经丛疾病

腰骶神经丛病变的鉴别诊断远比臂丛神经病变要少。最常见的病因包括糖尿病性肌萎缩症、骨盆和腰椎区域的破坏性创伤、手术或放疗期间的医源性损害以及妊娠期间腰骶干的卡压性神经病变[61]。骨盆和腰椎区域的破坏性创伤包括枪伤、穿透伤以及骶骨或骨盆骨折。在这些情况下,应考虑 CT 脊髓造影以排除根性撕脱。

糖尿病性肌萎缩症是腰骶神经丛病最常见的病因[61]。它也称 Bruns-Garland 综合征或糖尿病性神经根神经丛病,在所有糖尿病患者中约占 0.8%,表现为小腿、大腿、臀部以及下背部的灼痛感或小腿近端肌肉无力。疼痛通常持续数月,然后逐渐减轻,而肌力则在数月至数年的时间内有所改善。病因被认为是继发于局灶性微血管炎。根据电生理检查评估,糖尿病性肌萎缩症与严重的 L2~L3 神经根病相似[62]。通常双腿均受累,但每条腿的症状发作可能不对称,且间隔数月。治疗手段包括镇痛和康复[61]。

占位性病变可引起腰骶神经丛的压迫性神经病变。其中包括腰大肌或髂肌的腹膜后血肿、大血管疾病(髂总动脉或腹下动脉的动脉瘤破裂),以及在分娩或妊娠的最后 3 个月胎儿头部将腰骶干压在盆腔边缘[61]。

肿瘤性神经丛损伤

原发性肿瘤性神经病变很少见,但可能由多种肿瘤引起,包括神经鞘瘤、神经纤维瘤和神经母细胞瘤。良性神经纤维瘤和丛状病变在神经纤维瘤病 I 型患者中很常见,并且多达 40% 的患者发生在腹盆腔区域[63]。肿瘤性丛状神经病变对腰骶神经丛的影响比臂丛更多。

晚期系统性癌症可能会并发转移性神经丛病,可引起臂丛和腰骶神经丛病变。转移性臂丛神经病变最常见于肺或乳腺肿瘤,通常首先侵入下神经丛(下主干和内侧索)。头颈部肿瘤可侵犯上神经丛。通常肩部和腋下疼痛是最常见的症状。转移性腰骶神经丛病变常见于结直肠腺癌、子宫恶性肿瘤、淋巴瘤和腹膜后肉瘤。通常表现为腿部疼痛,随后出现麻木和无力。骶丛病变常与结直肠肿瘤和宫颈癌相关。这些患者的疼痛会放射至小腿后部或大腿后部,还会出现痉挛、腘绳肌无力以及踝足底屈曲。神经丛的交感神经纤维受累会导致足部干热症状。

肿瘤性神经丛病可通过 MRI 确诊。如果尽管临床高度怀疑但仍未见到肿瘤,则应在 4~6 周内进行重复成像,因为可能会查出在初次成像时并不明显的肿瘤。治疗方法应包括放疗[64]。

放射性神经丛病必须与复发性肿瘤区分。放射疗法对轴突和神经脉管有直接的毒性作用。神经毒性与剂量有关,高于 1 000cGy 时,可在施万细胞、神经内膜成纤维细胞以及血管和神经周细胞中观察到病理学改变[65]。放射性神经丛病变伴有感觉异常和麻木,而查体可发现淋巴水肿。疼痛为主诉症状的通常不如肿瘤性神经病变多。同腰骶神经丛病变相比,放射神经丛病往往更常累及臂丛神经。上臂臂丛通常最易受放射性神经丛病的影响(77%),而肿瘤性和转移性神经丛病则通常影响下臂丛(75%)[64]。EMG 的一个关键发现是肌强直的出现。治疗主要集中在控制症状上,因为大多数患者的运动功能会逐渐减退[64]。

预后

神经损伤的预后取决于许多因素,包括损伤的机制和严重程度。神经失用症是最轻的损伤,涉及传导障碍,不会破坏轴突或神经束膜。沃勒变性不会发生,并且恢复是最好的[66-67]。运动纤维比感觉纤维受到的影响更大。恢复时间从数小时到数月不等;在没有干预的情况下功能完全恢复通常需要 12 周[68]。

轴索断裂指轴突和髓鞘破裂时神经纤维完全中断,仅保留神经的支撑结构。轴索断裂常见于挤压和拉伸伤,会发生沃勒变性[66-67]。通过侧支神经再生和近端神经再生都会使得神经恢复。如果神经中超过 70% 的轴突受损,则不会发生侧支神经支配的修复[61]。近端神经支配的修复速率为 1mm/d[68]。

最严重的损伤类型是神经断伤,即神经完全横断后的感觉和运动瘫痪。神经断伤常见于锐器伤、大面积创伤和严重牵拉伤。轴索断裂后的神经再生比神经断伤后的神经再生更好,因为完整的神经内膜和神经束膜可引导轴突通过其原始通道再生[66-67]。如果不进行手术,神经断伤恢复的预后很差[68]。

管理

一般康复概念

由于支撑关节的肌肉组织肌力减弱,关节挛缩的风险很高,这是由于激动肌和拮抗肌的不平衡或长时间姿势异常导致的。预防挛缩症至关重要,因为一旦形成便难以治疗。神经损伤后的急性期,应每天通过全关节范围活动(range-of-motion,ROM)锻炼(主动、被动或主动辅助型 ROM)在整个功能范围内活动关节。如果出现挛缩,可以考虑结合拉伸和 ROM 运动的治疗方式。超声波、透热疗法、热敷袋或漩涡浴等热敷方式可能会在拉伸前使软组织松弛。由于该人群感觉功能的变化,在使用热模式期间进行密切监视,对于避免灼伤很重要。

神经损伤后关节肌肉的不稳定以及关节本体感觉功能的缺失很容易导致关节损伤。应建议患者保持保护性体位。矫形器通过限制麻痹肢体的不协调和不受控制的运动来保持正确的体位并防止受伤。上肢功能依靠最佳的肩部运动来放置手臂。但是,在上丛神经损伤中,保留了手部功能后,肩胛带功能会变弱。在这种情况下,肩带可将手臂放置在适当的功能位置。理论上,肩带也可以减轻神经丛的牵引力,从而减轻疼痛,但仍应每天去除夹板和吊索进行 ROM 练习。

通过力量训练可以增强运动恢复。徒手肌力检查时残余肌力小于重力的肌肉应首先在无重力位置进行锻炼。一旦能够获得完整的主动 ROM 抵抗重力,便可以增加对抗力量。

患者缺乏本体感受性关节反馈会限制力量训练的进展,且容易受伤,特别是使用高抵抗力时。力量训练可以与生物反馈相结合,改善感官反馈。感觉训练可能包括感觉提示(视觉、触觉或本体感觉)或脱敏治疗。疼痛控制的改善是感官再训练和强化的继发效应。物理治疗师可以与作业治疗师协作,制订综合治疗计划,优化功能恢复。长时间卧床休息或缺乏运动和 ROM 可能对恢复过程有害。

诸如电刺激之类的方法在下运动神经元损伤中增强力量训练方面的能力仍存在争议。大鼠模型的研究表明，电刺激可促进神经再生。需要进一步的研究来评估其在加速人类神经恢复中的功效[69-70]。

疼痛治疗

疼痛是神经根和神经丛损伤的常见且令人虚弱不适的症状。神经性疼痛与炎性疼痛或伤害性疼痛不同，是因为由周围和 CNS 变化引起的。神经性疼痛可以多种方式出现。通常不疼痛的刺激会产生疼痛（异常性疼痛），疼痛的刺激会变得更加疼痛（痛觉过敏），且疼痛和非疼痛的刺激都可能被夸大（感觉过敏）[71]。神经性疼痛的药理治疗共识指南建议使用三环抗抑郁药，加巴喷丁、普瑞巴林或 5-羟色胺-去甲肾上腺素再摄取抑制剂（serotonin-norepinephrine reuptake inhibitors，SNRI）作为一线治疗药物。建议使用曲马多作为二线治疗药物，而将更强的阿片类药物作为三线治疗药物[72]。其他的非药物治疗，包括针灸、催眠、生物反馈和脱敏疗法等也有所尝试但其疗效尚未达成共识[71]。

神经根病的治疗

颈腰神经根病治疗方法的共识性指南尚未制订。目前采取保守的多模式治疗方法，包括药物、手动疗法和锻炼，已提示可以针对颈椎和腰骶神经根疾病取得良好的整体治疗效果[73-76]。

药物治疗应针对每位患者的疼痛和神经系统症状量身定制。重点是缓解疼痛，通常从使用对乙酰氨基酚等非甾体抗炎药开始[77]。口服皮质激素的逐渐减量治疗方法在减轻总体疼痛和缓解症状方面没有显著作用[78]。不建议长期使用全身性皮质类固醇。如前所述，神经性镇痛药物也是神经根痛治疗的核心要素。

保守治疗是椎间盘突出引起的颈椎神经根病的主要治疗手段，因为大多数患者在自然病程中症状均有改善[27,75,79-80]。保守治疗对椎间盘突出引起的腰骶神经根病的自然病程中也很有利[74,76,81]。机械诊断和治疗（mechanical diagnosis and treatment，MDT）对于一些颈根部和腰背痛的患者是一种有效的保守治疗干预措施。MDT 使用每个方向的重复末端范围的运动来评估疼痛，目的是确定方向偏向性，以引起有益的疼痛反应（集中或减轻神经根疼痛），认为重复运动有助于重新分配椎间盘和脊柱内的压力。几乎 50% 的神经根疼痛患者表现出偏向性，在这种情况下，尽管神经功能缺损，患者更有可能对保守治疗产生反应。该技术在较大的椎间盘突出或脱出的情况下效果不明显，因为如果环隙破裂，可能无法重新分配椎间盘压力。MDT 执业医师通过每天频繁的 MDT 锻炼来指导患者进行疼痛的自我管理，使患者能够在神经根恢复过程中控制和管理症状[82-84]。

对于经过治疗仍具有持续性腿部或手臂症状的患者，使用 X 线透视引导下的硬膜外类固醇注射（epidural steroid injections，ESI）可以有效缓解因椎间盘突出引起的单侧放射性短期疼痛症状[24,85-87]。在腰骶部而非颈椎的神经根病中，ESI 也可能对治疗因椎管狭窄引起的神经根痛也有作用[85,88]。理论上，将皮质类固醇药物注入硬膜外腔可改善疼痛并减轻受影响神经根的炎症。应在制订全面康复计划的过程中执行 ESI，以最大限度地提高康复率[88-89]。

手术适应证包括神经系统体征和症状结合影像学诊断且保守治疗超过 4~6 周仍失败的患者[90-92]。此外，进行性或严重神经系统缺损症状的患者应转诊接受手术治疗。手术包括有或没有融合的减压手术。虽然腰椎手术大体上说是安全的，但文献报道手术并发症包括伤口感染（1%~3%）、硬脊膜撕裂（0.8%~7.3%），神经根损伤（0.3%~1%）或再生（2%~15%）[90,92-95]。有证据表明，针对适当的患者采取颈椎减压术可以使得短期疼痛得到缓解[96-97]。

神经丛病的治疗

保守措施通常是一线疗法，但有时必须考虑外科手术干预。

对于利器导致的完全性神经横断伤以及血肿或假性动脉瘤压迫导致的继发性神经损伤，通常应在 72h 内立即进行重建[68]。最初最好行端到端吻合术[68]。对钝性横切，撕脱和尖锐撕裂伤可于数周后进行早期重建。延迟手术修复的时机可能会导致肌肉去神经支配，丧失重新支配的潜力，立即进行手术可能没有为自发恢复留取足够的时间。在受伤后的最初 6 个月内，先等待临床或肌电图的神经支配证据，然后再考虑手术干预可能是有益的。但是，12~18 个月后，如果未发生神经再生，不可逆的肌肉萎缩会影响手术干预的有效性。如果其他所有外科手术都已用尽，且瘫痪的肢体妨碍了日常功能，则可以考虑将截肢作为姑息性疗法[71]。

（左蕾 译，何若杰　陆晓 校）

参考文献

1. Sunderland SS. The anatomy and physiology of nerve injury. *Muscle Nerve*. 1990;13(9):771.
2. Johnson EO, Vekris M, Demesticha T, Soucacos PN. Neuroanatomy of the brachial plexus: normal and variant anatomy of its formation. *Surg Radiol Anat*. 2010;32(3):291–297.
3. Johnson EO, Vekris MD, Zoubos AB, Soucacos PN. Neuroanatomy of the brachial plexus: the missing link in the continuity between the central and peripheral nervous systems. *Microsurgery*. 2006;26(4):218–229.
4. Tubbs RS, El-Zammar D, Loukas M, et al. Intradural cervical root adjacent interconnections in the normal, prefixed, and postfixed brachial plexus. *J Neurosurg Spine*. 2009;11(4):413–416.
5. Matejcik V. Variations of nerve roots of the brachial plexus. *Bratisl Lek Listy*. 2005;106(1):34–36.
6. Uysal II, Seker M, Karabulut AK, et al. Brachial plexus variations in human fetuses. *Neurosurgery*. 2003;53(3):676–684; discussion 684.
7. Rubin DI. Diseases of the plexus. *Continuum Lifelong Learning Neurol*. 2008;14(3):156.
8. Jenkins DB. *Hollinshead's Functional Anatomy of the Limbs and Back*. Philadelphia, PA: Saunders, 2002.
9. Wilbourn AJ. Plexopathies. *Neurolog Clin*. 2007;25(1):139.
10. Hakimi K, Spanier D. Electrodiagnosis of cervical radiculopathy. *Phys Med Rehab Clin N Am*. 2013;24(1):1.
11. Laughlin RS, Dyck PJB, Dyck PJB. Electrodiagnostic testing in lumbosacral plexopathies. *Phys Med Rehab Clin N Am*. 2013;24(1):93.
12. Shah KC, Rajshekhar V. Reliability of diagnosis of soft cervical disc prolapse using Spurling's test. *Br J Neurosurg*. 2004;18(5):480–483.
13. De Luigi AJ, Fitzpatrick KF. Physical examination in radiculopathy. *Phys Med Rehabil Clin N Am*. 2011;22(1): 7–40.
14. Deville WL, van der Windt DA, Dzaferagic A, Bezemer PD, Bouter LM. The test of Lasegue: systematic review of the accuracy in diagnosing herniated discs. *Spine (Phila Pa 1976)*. 2000;25(9):1140–1147.
15. van der Windt DA, Simons E, Riphagen II, et al. Physical examination for lumbar radiculopathy due to disc herniation in patients with low-back pain. *Cochrane Database Syst Rev*. 2010(2):CD007431.
16. Suri P, Rainville J, Katz JN, et al. The accuracy of the physical examination for the diagnosis of midlumbar and low lumbar nerve root impingement. *Spine (Phila Pa 1976)*. 2011;36(1):63–73.
17. Lacomis D. Small-fiber neuropathy. *Muscle Nerve*. 2002;26(2):173.
18. Strakowski JA, Strakowski JA. Electrodiagnosis of plexopathy. *PM and R*. 2013;5(5):S50.
19. Dillingham TR, Lauder TD, Andary M, et al. Identification of cervical radiculopathies: optimizing the electromyographic screen. *Am J Phys Med Rehabil*. 2001;80(2):84–91.
20. Barr K. Electrodiagnosis of Lumbar Radiculopathy. *Phys Med Rehabil Clin N Am*. 2013;24(1):79.
21. Bugola MR, Date ES, Mar EY, Teraoka JK. The prevalence of lumbar paraspinal spontaneous activity in asymptomatic subjects. *Muscle Nerve*. 1996;19(3):350.
22. Simmons Z. Electrodiagnosis of brachial plexopathies and proximal upper extremity neuropathies. *Phys Med Rehabil Clin N Am*. 2013;24(1):13.
23. Dillingham TR, Lauder TD, Andary M, et al. Identifying lumbosacral radiculopathies: an optimal electromyographic screen. *Am J Phys Med Rehabil*. 2000;79(6):496–503.
24. Kreiner DS, Hwang SW, Easa JE, et al. An evidence-based clinical guideline for the diagnosis and treatment of lumbar disc herniation with radiculopathy. *Spine J*. 2014;14(1):180–191.
25. Carette S, Fehlings MG, Carette S, et al. Cervical radiculopathy. *N Eng J Med*. 2005;353(4):392.
26. Salemi G, Savettieri G, Meneghini F, et al. Prevalence of cervical spondylotic radiculopathy: a door-to-door survey in a Sicilian municipality. *Acta Neurol Scand*. 1996;93(2–3):184–188.
27. Wainner RS, Gill H. Diagnosis and nonoperative management of cervical radiculopathy. *J Orthop Sports Phys Ther*. 2000;30(12):728–744.
28. Tarulli AW, Raynor EM. Lumbosacral radiculopathy. *Neurol Clin*. 2007;25(2):387–405.
29. Heliovaara M, Impivaara O, Sievers K, et al. Lumbar disc syndrome in Finland. *J Epidemiol Community Health*. 1987;41(3):251–258.
30. Savettieri G, Salemi G, Rocca WA, et al. Prevalence of lumbosacral radiculopathy in two Sicilian municipalities. Sicilian Neuro-Epidemiologic Study (SNES) Group. *Acta Neurol Scand*. 1996;93(6):464–469.
31. Kostova V, Koleva M. Back disorders (low back pain, cervicobrachial and lumbosacral radicular syndromes) and some related risk factors. *J Neurol Sci*. 2001;192(1–2):17–25.
32. Heliovaara M. Occupation and risk of herniated lumbar intervertebral disc or sciatica leading to hospitalization. *J Chronic Dis*. 1987;40(3):259–264.
33. Rankine JJ. Adult traumatic brachial plexus injury. *Clin Radiol*. 2004;59(9):767.
34. Beghi E, Kurland LT, Mulder DW, Nicolosi A. Brachial plexus neuropathy in the population of Rochester, Minnesota, 1970–1981. *Ann Neurol*. 1985;18(3):320–323.
35. Ferrante MA, Wilbourn AJ. Electrodiagnostic approach to the patient with suspected brachial plexopathy. *Neurol Clin*. 2002;20(2):423–450.
36. Daube JR. Rucksack paralysis. *JAMA*. 1969;208(13): 2447–2452.
37. Aval SM, Durand P Jr, Shankwiler JA. Neurovascular injuries to the athlete's shoulder: Part I. *J Am Acad Orthop Surg*. 2007;15(4):249–256.
38. Safran MR. Nerve injury about the shoulder in athletes, part 2: long thoracic nerve, spinal accessory nerve, burners/stingers, thoracic outlet syndrome. *Am J Sports Med*. 2004;32(4):1063–1076.
39. Levin KH, Wilbourn AJ, Maggiano HJ. Cervical rib and median sternotomy-related brachial plexopathies: a reassessment. *Neurology*. 1998;50(5):1407–1413.
40. Tsao BE, Ferrante MA, Wilbourn AJ, Shields RW. Electrodiagnostic features of true neurogenic thoracic outlet syndrome. *Muscle Nerve*. 2014;49(5):724–727.
41. Tender GC, Thomas AJ, Thomas N, Kline DG. Gilliatt-Sumner hand revisited: a 25-year experience. *Neurosurgery*. 2004;55(4):883–890; discussion 890.
42. Foad SL, Mehlman CT, Ying J. The epidemiology of neonatal brachial plexus palsy in the United States. *J Bone Joint Surg Am*. 2008;90(6):1258–1264.
43. Geutjens G, Gilbert A, Helsen K. Obstetric brachial plexus palsy associated with breech delivery. A different pattern of injury. *J Bone Joint Surg Br*. 1996;78(2):303–306.

44. Mollberg M, Hagberg H, Bager B, et al. Risk factors for obstetric brachial plexus palsy among neonates delivered by vacuum extraction. *Obstet Gynecol*. 2005;106(5 Pt 1):913–918.
45. Mollberg M, Hagberg H, Bager B, et al. High birthweight and shoulder dystocia: the strongest risk factors for obstetrical brachial plexus palsy in a Swedish population-based study. *Acta Obstet Gynecol Scand*. 2005;84(7):654–659.
46. Michelow BJ, Clarke HM, Curtis CG, et al. The natural history of obstetrical brachial plexus palsy. *Plast Reconstr Surg*. 1994;93(4):675–680; discussion 681.
47. Eng GD, Binder H, Getson P, O'Donnell R. Obstetrical brachial plexus palsy (OBPP) outcome with conservative management. *Muscle Nerve*. 1996;19(7):884–891.
48. Pondaag W, Malessy MJ, van Dijk JG, Thomeer RT. Natural history of obstetric brachial plexus palsy: a systematic review. *Dev Med Child Neurol*. 2004;46(2):138–144.
49. Malessy MJ, Pondaag W. Obstetric brachial plexus injuries. *Neurosurg Clin N Am*. 2009;20(1):1–14, v.
50. O'Brien DF, Park TS, Noetzel MJ, Weatherly T. Management of birth brachial plexus palsy. *Childs Nerv Syst*. 2006;22(2):103–112.
51. Borschel GH, Clarke HM. Obstetrical brachial plexus palsy. *Plast Reconstr Surg*. 2009;124(1 Suppl):144e–155e.
52. MacDonald BK, Cockerell OC, Sander JW, Shorvon SD. The incidence and lifetime prevalence of neurological disorders in a prospective community-based study in the UK. *Brain*. 2000;123 (Pt 4):665–676.
53. van Alfen N, van Eijk JJ, Ennik T, et al. Incidence of neuralgic amyotrophy (parsonage turner syndrome) in a primary care setting—a prospective cohort study. *PLoS ONE*. 2015;10(5):e0128361.
54. Collie AM, Landsverk ML, Ruzzo E, et al. Non-recurrent SEPT9 duplications cause hereditary neuralgic amyotrophy. *J Med Genet*. 2010;47(9):601–607.
55. Hannibal MC, Ruzzo EK, Miller LR, et al. SEPT9 gene sequencing analysis reveals recurrent mutations in hereditary neuralgic amyotrophy. *Neurology*. 2009;72(20):1755–1759.
56. van Alfen N, van Engelen BG. The clinical spectrum of neuralgic amyotrophy in 246 cases. *Brain*. 2006;129(Pt 2):438–450.
57. van Alfen N. The neuralgic amyotrophy consultation. *J Neurol*. 2007;254(6):695–704.
58. England JD, Sumner AJ. Neuralgic amyotrophy: an increasingly diverse entity. *Muscle Nerve*. 1987;10(1):60–68.
59. van Alfen N, van Engelen BG, Hughes RA. Treatment for idiopathic and hereditary neuralgic amyotrophy (brachial neuritis). *Cochrane Database Syst Rev*. 2009(3):CD006976.
60. Tsairis P, Dyck PJ, Mulder DW. Natural history of brachial plexus neuropathy. Report on 99 patients. *Arch Neurol*. 1972;27(2):109–117.
61. Van Alfen N, Malessy MJA. Diagnosis of brachial and lumbosacral plexus lesions. *Handb Clin Neurol*. 2013;115:293.
62. Wilbourn AJ. Lumbosacral plexopathies. *Handb Clin Neurophysiol*. 2006;7(C):631.
63. Planner AC, Donaghy M, Moore NR. Causes of lumbosacral plexopathy. *Clin Radiol*. 2006;61(12):987–995.
64. Jaeckle KA. Neurologic manifestations of neoplastic and radiation-induced plexopathies. *Semin Neurol*. 2010;30(3):254.
65. Cavanagh JB. Prior X-irradiation and the cellular response to nerve crush: duration of effect. *Exp Neurol*. 1968;22(2):253.
66. Kaya Y, Sarikcioglu L. Sir Herbert Seddon (1903–1977) and his classification scheme for peripheral nerve injury. *Childs Nerv Sys*. 2015;31(2):177.
67. Seddon HJ. A classification of nerve injuries. *Br Med J*. 1942;2(4260):237.
68. Campbell WW. Evaluation and management of peripheral nerve injury. *Clin Neurophysiol*. 2008;119(9):1951.
69. Gordon T, English AW. Strategies to promote peripheral nerve regeneration: electrical stimulation and/or exercise. *Eur J Neurosci*. 2015; doi:10.1111/ejn.13005. [Epub ahead of print].
70. Willand MP, Chiang CD, Zhang JJ, et al. Daily electrical muscle stimulation enhances functional recovery following nerve transection and repair in rats. *Neurorehabil Neural Repair*. 2015;29(7):690–700.
71. Kelly BM, Leonard JA. Chapter 21, Rehabilitation concepts for adult brachial plexus injuries. In: Chung KC, Yang LJ, McGillicuddy JE, eds. *Practical Management of Pediatric and Adult Brachial Plexus Palsies*. Edinburgh: Saunders/Elsevier; 2012:301–317.
72. Attal N, Cruccu G, Baron R, et al. EFNS guidelines on the pharmacological treatment of neuropathic pain: 2010 revision. *Eur J Neurol*. 2010;17(9):1113.
73. Forbush SW, Cox T, Wilson E. Treatment of patients with degenerative cervical radiculopathy using a multimodal conservative approach in a geriatric population: a case series. *J Orthop Sports Phys Ther*. 2011;41(10): 723–733.
74. Saal JS, Saal JA, Yurth EF. Nonoperative management of herniated cervical intervertebral disc with radiculopathy. *Spine (Phila Pa 1976)*. 1996;21(16):1877–1883.
75. Murphy DR, Hurwitz EL, Gregory A, Clary R. A nonsurgical approach to the management of patients with cervical radiculopathy: a prospective observational cohort study. *J Manipulative Physiol Ther*. 2006;29(4):279–287.
76. Saal JA. Natural history and nonoperative treatment of lumbar disc herniation. *Spine (Phila Pa 1976)*. 1996;21(24 Suppl):2S–9S.
77. Visco CJ, Cheng DS, Kennedy DJ. Pharmaceutical therapy for radiculopathy. *Phys Med Rehabil Clin N Am*. 2011;22(1):127–137.
78. Holve RL, Barkan H. Oral steroids in initial treatment of acute sciatica. *J Am Board Fam Med*. 2008;21(5):469–474.
79. Wong JJ, Cote P, Quesnele JJ, et al. The course and prognostic factors of symptomatic cervical disc herniation with radiculopathy: a systematic review of the literature. *Spine J*. 2014;14(8):1781–1789.
80. Lees F, Turner JW. Natural history and prognosis of cervical spondylosis. *Br Med J*. 1963;2(5373):1607–1610.
81. Murphy DR, Hurwitz EL, McGovern EE. A nonsurgical approach to the management of patients with lumbar radiculopathy secondary to herniated disk: a prospective observational cohort study with follow-up. *J Manipulative Physiol Ther*. 2009;32(9):723–733.
82. Kopp JR, Alexander AH, Turocy RH, et al. The use of lumbar extension in the evaluation and treatment of patients with acute herniated nucleus pulposus. A preliminary report. *Clin Orthop Relat Res*. 1986(202):211–218.
83. Donelson R. Mechanical diagnosis and therapy for radiculopathy. *Phys Med Rehabil Clin N Am*. 2011;22(1):75–89.
84. Long A, Donelson R, Fung T. Does it matter which exercise? A randomized control trial of exercise for low back pain. *Spine (Phila Pa 1976)*. 2004;29(23):2593–2602.
85. Ghahreman A, Ferch R, Bogduk N. The efficacy of trans-

foraminal injection of steroids for the treatment of lumbar radicular pain. *Pain Med*. 2010;11(8):1149–1168.

86. Karppinen J, Malmivaara A, Kurunlahti M, et al. Periradicular infiltration for sciatica: a randomized controlled trial. *Spine (Phila Pa 1976)*. 2001;26(9):1059–1067.
87. Karppinen J, Ohinmaa A, Malmivaara A, et al. Cost effectiveness of periradicular infiltration for sciatica: subgroup analysis of a randomized controlled trial. *Spine (Phila Pa 1976)*. 2001;26(23):2587–2595.
88. Stout A. Epidural steroid injections for cervical radiculopathy. *Phys Med Rehabil Clin N Am*. 2011;22(1):149–159.
89. Rho ME, Tang CT. The efficacy of lumbar epidural steroid injections: transforaminal, interlaminar, and caudal approaches. *Phys Med Rehabil Clin N Am*. 2011;22(1):139–148.
90. Weinstein JN, Lurie JD, Tosteson TD, et al. Surgical vs nonoperative treatment for lumbar disk herniation: the Spine Patient Outcomes Research Trial (SPORT) observational cohort. *JAMA*. 2006;296(20):2451–2459.
91. Weinstein JN, Lurie JD, Tosteson TD, et al. Surgical versus nonoperative treatment for lumbar disc herniation: four-year results for the Spine Patient Outcomes Research Trial (SPORT). *Spine (Phila Pa 1976)*. 2008;33(25):2789–2800.
92. Weinstein JN, Tosteson TD, Lurie JD, et al. Surgical vs nonoperative treatment for lumbar disk herniation: the Spine Patient Outcomes Research Trial (SPORT): a randomized trial. *JAMA*. 2006;296(20):2441–2450.
93. Bruggeman AJ, Decker RC. Surgical treatment and outcomes of lumbar radiculopathy. *Phys Med Rehabil Clin N Am*. 2011;22(1):161–177.
94. Davis RA. A long-term outcome analysis of 984 surgically treated herniated lumbar discs. *J Neurosurg*. 1994;80(3):415–421.
95. Wiese M, Kramer J, Bernsmann K, Ernst Willburger R. The related outcome and complication rate in primary lumbar microscopic disc surgery depending on the surgeon's experience: comparative studies. *Spine J*. 2004;4(5):550–556.
96. Matz PG, Holly LT, Groff MW, et al. Indications for anterior cervical decompression for the treatment of cervical degenerative radiculopathy. *J Neurosurg Spine*. 2009;11(2):174–182.
97. Decker RC. Surgical treatment and outcomes of cervical radiculopathy. *Phys Med Rehabil Clin N Am*. 2011;22(1):179–191.

第 73 章　神经疾病的电诊断评估

Leslie Zuniga and Mark A. Ross

引言

电诊断检查是周围神经疾患的一项重要评估项目。疑似周围神经病变的评估涉及多方面内容，包括临床病史、神经系统检查、电诊断（EDX）检查和实验室检查。在病史采集和体格检查中，需关注无力的特征和感觉丧失的过程等关键问题（表 73-1）[1,3]。

作为综合评估的组成部分，电诊断检查能够帮助明确和定位周围神经疾病、评估神经纤维受累的类型（运动和粗大感觉纤维）、确定神经损伤的分布、推测病理生理机制（轴索丢失、脱髓鞘或两者混合存在）、判断严重程度，并帮助监测恢复情况或治疗效果（图 73-1）。

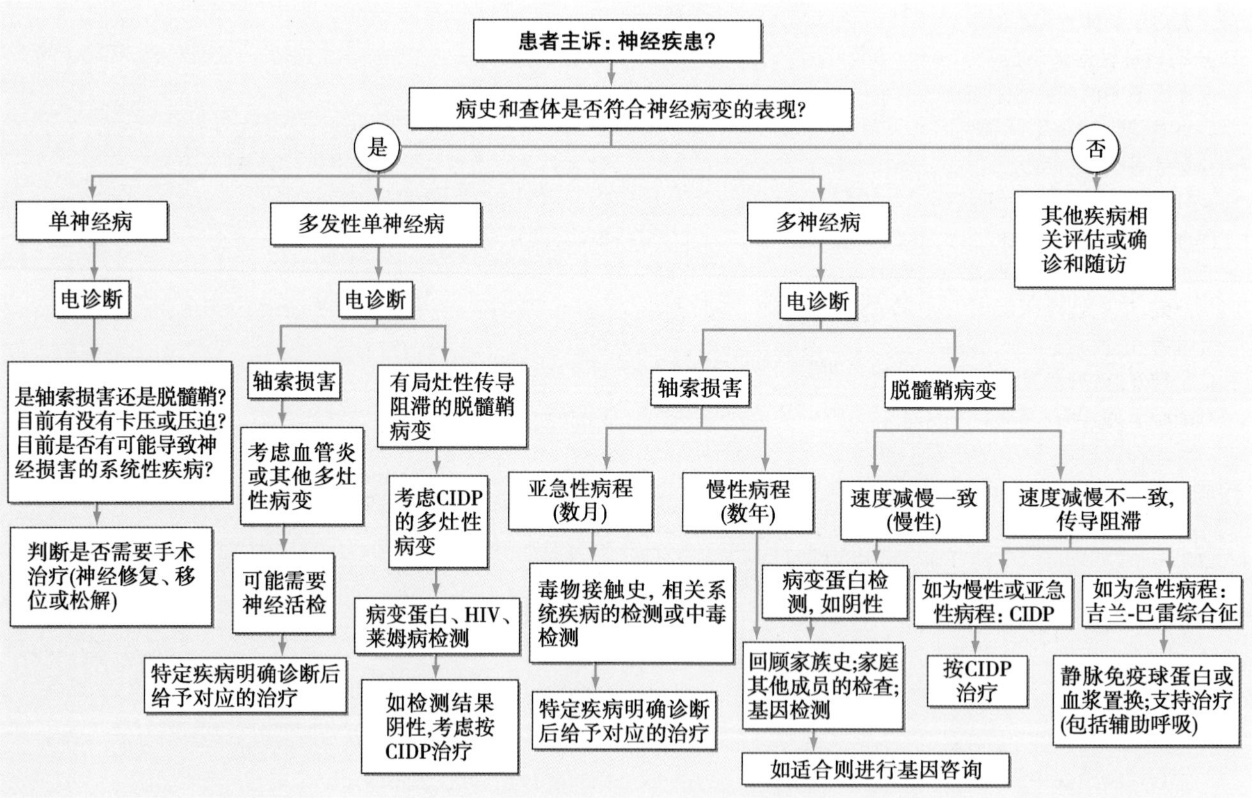

图 73-1　周围神经病评估流程。CIDP，慢性炎性脱髓鞘性多发性神经根神经病（经允许摘自 Amato AA，Barohn RJ. Peripheral Neuropathy. In：Kasper D，Fauci A，Hauser S，Longo D，Jameson J，Loscalzo J，eds. Harrison's Principles of Internal Medicine，19e New York，NY：McGraw-Hill；2014）

表 73-1　神经疾病的诊断路径：7 个关键问题

1. **累及哪些系统？**
   运动、感觉、自主神经或混合性
2. **无力是怎么分布的？**
   只累及远端，还是近远端都累及
   局灶性/非对称性，还是对称性
3. **感觉系统受累是什么特点？**
   温度觉减退或烧灼感或刺痛（如小纤维）
   振动觉或本体觉下降（如大纤维）
4. **是否有上运动神经元受累的证据？**
   无感觉丧失
   有感觉丧失
5. **病情是如何演变的？**
   急性（数天到 4 周）
   亚急性（4~8 周）
   慢期（>8 周）
   单相型、进展型或复发-缓解型
6. **有遗传性神经病变的证据吗？**
   神经病变家族史
   虽然有感觉异常的体征，但无感觉症状
7. **是否有其他医疗合并症？**
   恶性肿瘤、糖尿病、结缔组织病或其他自身免疫性疾病、感染（如艾滋病、莱姆病、麻风）
   可能导致中毒性神经病变的药物，包括非处方药
   既往史、药物、毒素

电诊断检查方法

对疑似神经病变患者的初次电诊断检查，应包括运动和感觉神经传导检查（NCS）以及针式肌电图（EMG）检查。初次检查哪些神经和肌肉应根据患者的临床表现进行个性化选择，应根据患者主要临床症状表现的区域和损伤特征来选择进行哪些神经的传导检查（表 73-2）[2]。

表 73-2　神经病变的分型

分型 1：对称性近端和远端肌无力伴感觉丧失
考虑炎性脱髓鞘性多发性神经病（GBS 和 CIDP）

分型 2：对称性远端感觉丧失，伴或不伴远端肌无力
考虑原因不明的或特发性多发性感觉神经病（CSPN）、糖尿病和其他代谢紊乱、药物、毒素、家族性 HSAN、CMT、淀粉样变性等

分型 3：远端不对称性肌无力伴感觉丧失
有多神经受累
　考虑多灶性 CIDP、血管炎、冷球蛋白血症、淀粉样变性、结节病、感染性疾病（麻风、莱姆病、乙肝、丙肝或戊肝、艾滋病、CMV）、HNPP 或肿瘤浸润
有单个神经/区域受累
　可能是上述任何一种，但也可能是压迫性单神经病、神经丛或神经根病

分型 4：不对称性近端和远端肌无力，伴有感觉丧失
考虑糖尿病导致的多发性神经根神经病或神经丛病、脑膜癌或淋巴瘤、遗传性或特发性神经丛病（HNPP、HNA）

分型 5：不对称性远端肌无力，不伴感觉丧失
有上运动神经元损伤表现
　考虑运动神经元病
没有上运动神经元损伤表现
　考虑进行性肌萎缩、青少年上肢远端肌萎缩（平山病）、多灶性运动神经病或多灶性获得性运动轴索病

分型 6：对称性感觉丧失，伴有上运动神经元损伤表现以及肢体远端神经反射消失
考虑维生素 B_{12}、维生素 E 和铜缺乏合并联合系统变性，以及周围神经病或遗传性脑白质营养不良（如肾上腺脊髓神经病）

分型 7：对称性肌无力，不伴感觉丧失
近端和远端肌无力
　考虑 SMA
远端肌无力
　考虑遗传性运动神经病（“远端”SMA）或不典型 CMT

分型 8：不对称性本体感觉丧失，不伴有肌无力
考虑感觉神经病的原因（神经节病）：
癌症（副肿瘤）
干燥综合征
特发性感觉神经病（可能是 GBS 变异型）
顺铂和其他化疗药物
维生素 B_6 毒性
HIV 相关感觉神经病

分型 9：自主症状和体征
考虑与自主神经紊乱有关的神经病：
遗传性感觉和自主神经病变
家族性和获得性淀粉样变性
糖尿病
特发性全自主神经功能不全（可能是吉兰-巴雷综合征的变异型）
卟啉症
HIV 相关的自主神经病变
长春新碱和其他化疗药物

CIDP，慢性炎症性脱髓鞘性多发性神经病；CMT，遗传性运动感觉神经病；CMV，巨细胞病毒；GBS，吉兰-巴雷综合征；HIV，人类免疫缺陷病毒；HNA，遗传性神经痛性肌萎缩；HNPP，遗传性压迫易感性神经病；HSAN，遗传性感觉和自主神经病；SMA，脊髓肌萎缩。

通常选择下肢作为评估的开始部位,因为大多数周围神经病变患者的症状和神经异常在下肢最严重。如果腿部神经检查结果异常,也应进行上肢神经传导检查,以确定神经病变的范围。如果患者以上肢症状为主,则应从上肢开始进行神经传导检查。如果患者的临床表现对称,那么可以只在一侧进行神经传导检查;如果患者表现为不对称性或多发性单神经炎的特征,比较受累神经与对侧肢体未受累神经有助于证明神经疾病的多灶性。

针式肌电图检查前进行神经传导检查,可以对受累的神经纤维类型和严重程度有一个总体印象。针式肌电图检查应依据临床病情的规律来选择远端和近端的肌肉进行。对于远端对称型神经病变的患者,通常首先检查下肢远端的肌肉。如果下肢远端肌肉未见异常,则需要选择足部远端的肌肉(如踇趾展肌或足部第一背侧骨间肌)进行检查,代表最远端分布的神经功能情况。如果腿部远端肌肉检查结果异常,则需要向上检查下肢近端的肌肉,以确定近端受累的程度。在一些病例中,需要检查腰骶部和胸段椎旁肌,以确定病变是否累及神经根水平。

电诊断检查用于神经病变的定位诊断时,需要综合神经传导和针式肌电图检查的结果来分析。感觉神经传导、运动神经传导和针式肌电图的结果,有助于明确周围神经病变并评估其他潜在的病变部位。表 73-3 列出了周围神经疾病检查常用的神经传导检查和针式肌电图检查的肌肉以评估外周神经功能。

表 73-3 评估周围神经病常用电生理检查

检查	说明
神经传导检查(记录部位)	
腓神经运动(趾短伸肌)	
腓神经运动(踇展肌)	
腓肠神经	多数患者需检查
足底内侧神经	60 岁以下的患者或仅有轻度感觉症状的患者检查
正中神经感觉(示指)	下肢神经传导检查结果异常时检查
尺神经运动(小指展肌)	下肢神经传导检查结果异常时检查
针式肌电图检查	
胫前肌	多数患者需检查
腓肠肌内侧头	多数患者需检查
踇展肌或第 1 骨间背侧肌	确认远端是否受累时或显示远端受累程度随距离增加而逐渐加强时
阔筋膜张肌或臀中肌	如远端肌肉异常,且需评估腰骶部神经根神经病或多发性神经根神经病时
臀大肌	
腰骶椎旁肌	
第一骨间肌(手)	

感觉和运动神经传导检查

感觉神经检查对周围神经的定位特别有帮助,因为异常的感觉神经动作电位(SNAP)提示疾病位于背根神经节或其远端。多发的上下肢神经 SNAP 波幅降低是周围神经疾病的可靠指标。当病变位于臂丛或腰骶丛时,亦会出现感觉神经传导检查结果异常,但神经根水平的神经疾病感觉传导常是正常的。如果患者下肢远端感觉神经传导正常,则应考虑多发性腰骶神经根病或多发性神经根病的可能(表 73-4)。

表 73-4 感觉神经正常值

神经	传导速度/(m/s)	感觉末端潜伏期/ms	SNAP/μV	距离/cm
正中神经(示指)	>40.0	<3.5 两侧差值<0.4	>20	14
尺神经(小指)	>45.0	<3.1 两侧差值<0.4	>18	14
桡神经(虎口)	>40.0	<2.5	>20	10
正中神经 vs. 桡神经(拇指伸展位)		<2.5 潜伏期差值<0.4		10
正中神经 vs. 尺神经(无名指感觉)		潜伏期差值<0.4		14
正中神经 vs. 尺神经(掌部顺向传导)		末端潜伏期差值<0.4		8
总感觉指数(CSI)[a]		<1.0		
前臂内侧皮神经	61.6±4.2	2.3±0.2	18.9±9.9(>5.0)	14
前臂外侧皮神经	62.7±4.9	2.2±0.2	11.4±5.2(>3.0)	14

续表

神经	传导速度/(m/s)	感觉末端潜伏期/ms	SNAP/μV	距离/cm
腓深神经感觉纤维(第一趾蹼)	42.0±5.0	2.9±0.4	3.4±1.2 与正常侧比较	12
腓浅神经:背内侧	<30:42	<30:3.3	<30:8	14
皮支	(31~50):40	(31~50):3.5	(31~50):5	
年龄矫正	(51~70):39	(51~70):3.6	(51~70):5	
	>71:36	>71:3.9	>71:现在	
腓肠神经	<30:43	<30:3.2	<30:8	14
年龄矫正	(31~35):39 (51~50):36 >71:35	(31~50):3.6 (51~70):3.9 >71:4.0	(31~50):7 (51~70):5 >71:现在	14
隐神经	范围 37~66	范围 2.1~3.8	范围 1~15 与正常侧比较	14
股外侧皮神经	范围 42~65	2.6±0.2	范围 5~25 与正常侧比较	14
足底(胫神经)感觉神经		3.2±0.3	>10	14
足底内侧 足底外侧		3.1±0.3	>8 与正常侧比较	14

SNAP,感觉神经动作电位。

[a]总潜伏期差异:①拇指桡神经/尺神经间;②环指尺神经/正中神经间;③掌部顺向传导尺神经/正中神经间。

复合肌肉动作电位(CMAP)波幅降低可见于周围神经疾病,但对周围神经疾病的特异性远低于SNAP 波幅降低。CMAP 也可在前角细胞病变、神经根病变、神经丛病变、神经肌肉传导障碍和肌病时降低。然而,运动神经传导检查可能会出现除了 CMAP 波幅降低外的许多其他异常,这些有助于分析周围神经疾病的进展情况。下文将进一步详细讨论这些特征(表 73-5 列出了正常值)。

表 73-5　运动神经正常值

神经	末端运动潜伏期/ms	CMAP/mV	传导速度/(m/s)	距离/cm
正中神经(APB)	<4.2 两侧差异<0.6	>0.4	>49.0	8
尺神经(ADM)	<3.5 两侧差异<0.6	>4.0	>49.0	8
正中神经 vs. 尺神经(APB vs. ADM 运动)	潜伏期差异<1.0			8
腋神经	3.9±0.5	与正常侧相比		
肌皮神经	4.5±0.6	与正常侧相比		
肩胛上神经 冈上肌 冈下肌	2.7±0.5 3.3±0.5	与正常侧相比		
桡神经(EIP)	2.4±0.5	两侧比较<50%异常	61.6±5.9	8
腓深神经(EDB)	<6.0	>2.0	>40.0	8

续表

神经	末端运动潜伏期/ms	CMAP/mV	传导速度/(m/s)	距离/cm
胫神经(AH)	<4.8	>2.0	>40.0	10
腓总神经	3.0±0.6(4.2)	3.9±1.2	66.3±12.9	
胫前肌	3.0±0.6(4.6)	5.9±2.4	55.3±10.2	
腓总神经				
股神经(VM)	6.0±0.7(7.4)	12.1±5.1(3.7) 与正常侧相比	66.7±7.4	
F 波[a]	最短潜伏期 正中神经 22~30 尺神经 22~31 腓神经 37~53 胫神经 40~59		时间离散度 正中神经 4ms 尺神经 4ms 腓神经 8ms 胫神经 8ms	
胫神经 H 反射(比目鱼肌)[b]	25~34 双侧比较<1.5			
面神经	3.6±0.35(<4.1)		与正常侧比较	
副神经	斜方肌上部 1.8~3.0 斜方肌中部 2.6~3.4 斜方肌下部 4.0~5.2		与正常侧比较	

CMAP,复合肌肉动作电位;APB,拇短展肌;ADM,小指展肌;EI,示指固有伸肌;EDB,指短伸肌;AH,跗趾展肌;VM,股四头肌内侧头。
[a]考虑年龄、身高和肢体长度;[b] 考虑年龄和肢体长度。

针式肌电图

针式肌电图检查有助于周围神经疾病的定位。针式肌电图异常提示周围神经源性损害,包括纤颤电位、波形增大、复杂的运动单位电位合并募集减少。针式肌电图检查异常结果的分布有助于确定周围神经疾病的类型。最常见的外周神经病变类型——远端对称性神经病变,纤颤电位和慢性神经源性运动单位电位的改变通常在远端肌肉最为严重,如足内肌、胫前肌和腓肠肌内侧头。轻症时,针式肌电图检查可能只在足部肌肉出现异常。在某些情况下,足部肌肉可能出现纤颤电位,下肢远端肌肉可能只出现运动单位电位的异常。重症时,类似的异常可见于下肢近端和上肢远端的肌肉。对于长期存在周围神经病的患者,失神经支配导致的神经再支配可能会一直持续下去,故可能不出现或很少出现纤颤电位(表73-6)。

表 73-6　肌电图电位特点

自发电位	波幅/μV	时限/ms	波形	发放速率/Hz	放电模式	声音
纤颤电位	20~300	<5	双相或三相	2~20	规律	雨点坠落声
正锐波(PSW)	20~300	10~100	有长尾巴的正尖波	5~10	规律	钝的砰砰声
束颤电位	500~5 000	5~20	双相、三相或多相	2 次发放间隔 1~5s	不规律	爆米花声
肌强直电位	10~1 000	变异	与纤颤电位和正锐波相似	15~150	高频率 盛衰现象	飞机俯冲的声音
复杂重复放电	100~1 000	稳定	稳定的多相波	10~50	高频率 恒定	摩托车引擎声
肌纤维颤搐	500~1 000	稳定	多相波	>50	半规律	士兵列队前行声

对于多发性神经根神经病变,不仅在肢体远端肌肉出现纤颤电位和运动单位电位时限增宽,肢体近端肌肉和椎旁肌也同样会出现。类似地,当神经病变刚起病或主要累及上肢时,针式肌电图可显示局限于上肢的异常,如腕管综合征或单一尺神经病变。多发性单神经病变的针式肌电图异常可局限于单个神经,而同一肢体内走行相邻的神经却不受影响。然而,在严重或慢性病例中,随着时间的推移,双侧下肢的多根神经可逐步受累,从而出现类似于远端对称性多发性神经病的临床表现。下肢针式肌电图的双侧对比检查可以发现神经异常程度的细微差异,有助于提高诊断多发性单神经病的敏感性。

轴索性和脱髓鞘性周围神经病变

周围神经病变有两个主要的病理生理过程:原发性轴索丢失(轴索变性)和原发性脱髓鞘。虽然这两个过程中的任何一个都可能是唯一的病理机制,但在许多患者身上这两种机制并存。电生理检查结果通常有助于明确病理机制的类型(表 73-7)。

表 73-7 电生理特征:轴索变性 vs. 节段性脱髓鞘

检查内容	轴索变性	节段性脱髓鞘
运动神经传导检查		
CMAP 波幅	降低	正常(CB 或末端离散除外)
末端潜伏期	正常	延长
传导速度	正常	减慢
传导阻滞	无	有
时间离散	无	有
F 波	正常或无	延长或无
H 反射	正常或无	延长或无
感觉神经传导检查		
SNAP 波幅	降低	正常或降低
末端潜伏期	正常	延长
传导速度	正常	减慢
针式肌电图		
自发电位		
纤颤电位	有	无
束颤电位	有	无
运动单位电位		
募集	减少	减少
形态	长时限/多相	正常

CB,传导阻滞;CMAP,复合肌肉动作电位;SNAP,感觉神经动作电位。

轴索神经病变的神经传导检查主要表现为 CMAP 和 SNAP 的波幅降低,分别反映了运动或感觉轴索的丢失。轴索性周围神经病变的神经传导速度相对保持得较好。然而,当轴索丢失主要发生在直径大、传导速度较快的有髓神经纤维时,正如 CMAP 波幅降低,传导速度也会减慢。因此,在 CMAP 波幅降低的情况下,应谨慎将周围神经病的性质定义为“脱髓鞘”。

对于轴索减少性神经病变,运动和感觉反应的减少程度有助于评估周围神经疾病的严重程度。运动和感觉动作电位完全消失提示神经病变严重。而传导速度轻度下降或末端潜伏期轻度延长,以及大部分波幅正常的运动和感觉传导则被认为是轻度的神经病变。针式肌电图检查也有助于判断轴索丢失性神经病变的严重程度。大量纤颤电位提示肌纤维失神经支配和相对缺乏神经再支配,这种情况比肌肉显示出宽大运动单位电位和未发现纤颤电位要更严重。

与轴索丢失相比,单纯或原发性脱髓鞘是周围神经病相对不常见的机制。髓鞘覆盖在大的有髓神经纤维表面以使神经能够通过跳跃的方式快速传导动作电位。当髓鞘减少或缺失时,动作电位的传导速度减慢,甚至无法传导。脱髓鞘最常见的表现是传导速度非常缓慢合并末端潜伏期延长,而 CMAP 和 SNAP 波幅保持不变。根据 CMAP 波幅的情况,速度减慢的程度至少为正常值下限的 70%~80% 可支持脱髓鞘。

脱髓鞘的其他神经传导检查内容包括传导阻滞和 CMAP 时间离散。传导阻滞是指局部脱髓鞘导致神经结构不完整,从而使动作电位无法沿轴索传导的情况[5]。如果远端轴索完整且有正常的髓鞘覆盖,在电刺激产生动作电位时,在远端轴索仍可以正常传导冲动。运动神经传导阻滞通常是近端刺激时 CMAP 波幅(和面积)减少,而远端刺激时波幅相对较大。确诊传导阻滞,需近端刺激获得的 CMAP 时限增加不超过 30%。诊断传导阻滞,需要近端刺激诱发的 CMAP 波幅降低的程度:正中神经和尺神经>50%,腓神经和胫神经>60%[6]。排除技术因素的影响,当某些神经(如腓神经、尺神经和正中神经)近端刺激较远端刺激产生的动作电位波幅降低>20% 时,可能提示轻度的局灶性传导阻滞。此外,间隔 2cm 进行的节段性神经传导可更好地鉴别轻度局灶性传导阻滞,其中 CMAP 的波幅和面积减低 10% 即可提示轻度传导阻滞[7]。

时间离散是多灶性脱髓鞘改变的另一神经传导表现，指近端神经刺激时，CMAP 负向波峰出现的时间相较于远端刺激延长。当动作电位在一段脱髓鞘神经的不同轴索中传导时，由于到达记录电极的时间不同步，造成时间离散度增加。这导致 CMAP 波时限过长和波形不规则。鉴别时间离散度增加的标准包括近端刺激比远端刺激产生的 CMAP 负向波峰持续时间增加>30%[8]。

当 F 波潜伏期延长达到以下程度时需考虑脱髓鞘损害：正常值上限的 120%～150%，或者偏离正常平均值 7～8 个标准差[4,6]。持续下降是指在 10～20 次连续刺激中获得的 F 波数量减少。正常低限被估，设为上肢 50%、胫神经 80%、腓神经仅 10%[6]。然而一些正常人的 F 波出现率却低于上述水平，故而应慎重解读低 F 波出现率，并且避免将其作为脱髓鞘的唯一判断标准。

时间离散度是指 F 波最短和最长潜伏期间的差异。当 F 波最短潜伏期仍在正常范围但时间过于离散时，这可能是脱髓鞘的早期表现。文献中正常值上限尚不统一[9]。一个简单的判断方法是时间离散的上限为上肢 6. 5ms、下肢 9. 5ms。最后，应该注意的是，异常 F 波对脱髓鞘神经病变并不具有特异性，因为其他影响近端神经或神经根的疾病也可以出现 F 波潜伏期延长。远端对称性多神经病变时 F 波显著延长的表现并不典型。

虽然纤颤电位的出现是提示轴索丢失的有用线索，但并不能排除脱髓鞘性病变的可能，因为许多脱髓鞘神经病变可能伴有继发性轴索丢失。在一些以传导阻滞为特征的脱髓鞘性神经病变中，针式肌电图可显示主动收缩时运动单元电位的募集减少。另一个提示脱髓鞘性神经病变的是在肌肉随意收缩时运动单位电位不能持续稳定地发放。这种现象称为速度依赖性传导阻滞或活动依赖性传导阻滞，是由于脱髓鞘神经纤维因不应期延长而无法维持高频率的电位发放所致[10]。患者产生的是短暂、爆发式运动单位电位发放，无法持续。然而，只要数秒短暂休息后，患者就能再次产生类似的运动单位电位。

在脱髓鞘性神经病变中，受累神经的数量和传导阻滞的程度可以用于评估神经病变的严重程度。末端潜伏期延长和传导速度减慢并不足以评估疾病的严重程度，因为这些特点与神经功能缺损并不相关。

遗传性和获得性脱髓鞘性神经病变

原发性脱髓鞘神经病变的特点是可以发生在遗传性（如遗传性运动感觉神经病 1a 型）或获得性（如 CIDP）神经病变中。神经传导检查的结果常有助于判断是遗传性还是获得性病变。在遗传性脱髓鞘神经病变中，由于髓鞘丢失或功能障碍通常沿神经全长均匀分布，神经传导检查会显示相对均匀的传导速度减慢或末端潜伏期延长而时间离散度不增加或无明显的传导阻滞。

获得性脱髓鞘性神经病的电生理诊断标准有多个版本，包括传导阻滞、时间离散度、传导速度减慢、末端潜伏期延长、F 波异常等[4,6,8,11-15]。总的来说，这些标准都要求脱髓鞘的电生理表现出现在多个神经上。典型的情况是，常见的卡压性神经病变部位被排除在脱髓鞘神经病变的证据外。表 73-8[11] 显示了一组常用于吉兰-巴雷综合征脱髓鞘神经病变的电生理诊断标准，患者必须至少具备 4 项电生理结果中的 3 项。

表 73-8 吉兰-巴雷综合征脱髓鞘性病变的肌电图诊断标准

2 条或以上运动神经传导检查：
CMAP≥50%；NCV<90% LLN
CMAP≤50%；NCV<80% LLN
2 条或以上运动神经传导末端潜伏期：
CMAP>LLN>115ULN
CMAP<LLN>125% ULN
1 条或以上神经传导阻滞：
P/D CMAP 波幅比值<0. 7 或明确的时间离散
1 条或以上神经 F 波潜伏期：
>125% ULN

必须满足以上 4 条中的 3 条。

LLN，正常值低限；P/D，近端/远端；ULN，正常值上限；NCV，神经传导速度。

混合性轴索损伤和脱髓鞘

神经损伤的第三种类型是指轴索损伤和脱髓鞘混合存在，很难判断这两种损伤哪一种为主。最近的分类使用“神经病变”这一术语来描述这类神经病变[6]。事实上，许多外周神经病变都属于这一类。例如，在许多神经病变中，CMAP 和 SNAP 的波幅都有所下降，传导速度有中等程度的减慢，不符合原发性脱髓鞘的明确标准，且针式肌电图示轴索丢失，并且运动单位电位时限延长，伴或不伴有纤颤电位。

电诊断的技术因素

在进行神经传导和针式肌电图检查时，需要考虑许多技术因素，包括生理因素和非生理因素。四肢的适宜温度是最重要的生理因素之一。在动作电位传递过程中，低温会延迟钠通道的失活，导致末端潜伏期延长和传导速度减慢，神经传导动作电位的波幅和时限也会增加。低温也可以影响针式肌电图检查，使运动单位电位的波幅增加和时限延长。总体来说，体温下降可能产生假阳性结果，使正常的神经出现异常表现。肢体远端的体温最好保持在 32～34℃。可以通过加热灯、加热袋或热水浴将肢体加热到所需的温度。

年龄会影响传导速度和波形。出生后传导速度迅速增加，1 岁时达到成人正常值的 75% 左右，3～5 岁时在髓鞘形成完整后达到成人正常值范围[16-17]。随着年龄的增长，运动和感觉神经元生理性减少，成年人的传导速度会随着年龄的增长而下降。到了 80 岁，这个速度大约减慢 10m/s。神经传导速度也有基于年龄的正常值。年龄也对 CMAP 和 SNAP 波幅有影响，随着年龄的增长波幅有明显的下降。正常的衰老过程也会导致运动单位的缓慢丢失，导致针式肌电图运动单位电位时限随着个体年龄的增加而增加。

身高对神经传导速度有影响，高者比矮者传导速度慢。神经的直径随着长度的增加而减小，导致长的肢体神经传导速度减慢。这对于需要将测量距离加倍计算的迟发反应很重要，其中包括 F 波和 H 反射。这些电位绝对潜伏期的正常值是基于肢体的长度和身高的。体型对 CMAP 和 SNAP 波幅也有影响，肥胖者的 CMAP 波幅往往低于非肥胖者[18]。男女之间的 CMAP 记录没有显著差异。

刺激问题

给予神经合适的刺激是神经传导检查需要考虑的一个重要非生理因素。所有神经传导检查都基于这样的假设：所有的轴索都受到最强的刺激。如果电流太低，就不能让所有的神经纤维都去极化，称为次强刺激。为了达到有意义的神经传导值，需要通过缓慢增加电流强度来达到超强刺激，直到记录的电位波幅不再增加。然后电流在最大刺激的基础上再增加 25%～30%，以确保电位波幅不再增加。常见的陷阱：一旦电位处于正常范围就停止增加电流，得到的正常值范围电位却不是该受试者的最大电位。相反，如果电流过高，它可能扩散并使周围的神经去极化，产生共同刺激。能熟练地将刺激器置于神经正上方的最佳位置，以最小的刺激强度获得最高的 CMAP 波幅是非常重要的。首先，根据解剖标志将刺激器置于神经的体表位置上，刺激强度增加，直到第一个小的次最大刺激被记录。然后在刺激器平行移动或滑动到不同的平行位置时，保持刺激电流不变，直到发现产生最大反应的位置，这就是最靠近神经的位置。一旦发现最佳位置，就把电流增加到超强刺激，这样可以减少技术错误，提高患者的耐受性和配合程度。

临床病例

病例 1：女性，59 岁，下肢麻木、刺痛 2 年。症状从足趾开始，然后逐渐蔓延到小腿中部。她形容脚“就像走在沙滩上一样”，她把这种异常感觉称为“如坐针毡”。她也开始注意到指尖有些刺痛感。查体发现双足固有肌萎缩，肌肉力量正常，踝反射未引出。感觉测试显示双踝振动觉减弱。双膝关节远端及双手指尖轻触觉和针刺觉减退。龙贝格征阴性。步态和协调性正常。神经传导和针式肌电图检查结果如下（表 73-9）。

表 73-9 病例 1 神经传导检查与针式肌电图（温度：上肢 31.6℃，下肢 30.4℃）

神经传导检查								
神经	神经类型	记录部位	刺激部位	波幅（正常值）	远端传导速度（正常值）/(m/s)	潜伏期（正常值）/ms	F 波潜伏期/ms	F 波预测值/ms
腓神经	运动	趾短伸肌	右侧	1.3mV(>2.0mV)	33(>41)	4.9(<6.6)	71.5	74.3
胫神经	运动	踇趾展肌	右侧	0.9mV(>4.0mV)	34(>40)	4.1(<6.1)	81.6	74.4
腓肠神经	感觉	踝	右侧	0μV(>0.0μV)	未引出			
正中神经	运动	拇短展肌	右侧	8.2mV(>4.0mV)	46(>48)	3.5(<4.5)	35.5	39.1
正中神经	感觉	示指	右侧	13μV(>15.0μV)	58(>56)	3.4(<3.6)		
尺神经	感觉	小指	右侧	8μV(>10.0μV)	49(>54)	3.0(<3.1)		

续表

针式肌电图								
肌肉	插入电位	纤颤电位	束颤电位	激活	募集	时限	波幅	多相
右骨间背侧肌（足）Ⅰ和Ⅱ	正常	0	0	正常	减少	+	+	+
右股四头肌外侧头	正常	0	0	正常	正常	正常	正常	+/-
右腓肠肌（内侧头）	增加	+	0	正常	减少	+	+	+
右侧胫前肌	正常	0	0	正常	正常	正常	正常	正常
右第一骨间背侧肌（足）	增加	++	0	正常	减少	++	+	+

通过询问病史和查体，患者可能罹患对称性多发性神经病，累及大的感觉神经纤维。电生理检查提示长度依赖性周围神经病变，依据主要是下肢远端异常。神经传导检查结果与轴索损害的表现一致，为波幅下降、正常的末端潜伏期正常以及传导速度下降至临界值。电生理检查提供以下证据：下肢远端肌肉的运动单位动作电位时限延长、波幅增高提示慢性失神经支配，纤颤电位提示活动性失神经支配。

病例 2：男性，80 岁，进行性无力、麻木 5d。平素体健，两周前出现腹泻和呼吸道症状，双手有烧灼样异常感觉和新出现的下腰痛。神经系统检查主要表现为对称性面部无力、弥漫性四肢瘫痪、全身反射消失，以及上下肢手套、袜套样针刺觉、轻触觉和振动觉消失。

根据病史，患者在罹患感染性疾病后迅速发展为亚急性多发性神经病，出现不对称的运动和感觉神经功能异常。神经传导检查表明，F 波消失或延迟出现、波幅轻度下降、传导速度减慢，符合脱髓鞘的特征改变（表 73-10）。也有证据提示近端神经传导阻滞、在 EDB（趾短伸肌）记录不到腓神经运动传导动作电位。腓肠神经传导正常，但正中神经和尺神经感觉纤维传导的波幅降低。这种保留腓肠神经功能的临床特征提示吉兰-巴雷综合征的诊断。针式肌电图可见由于运动神经近端传导阻滞导致的募集减少。上肢和下肢的运动单位电位增大提示神经再支配已经存在，如神经根病。另一种可能是在早期急性炎症脱髓鞘性多发性神经根病变（AIDP）中，较小的运动单位可能有传导阻滞，只能看到较大的、未被阻滞的运动单位电位。综上，神经传导和针式肌电图检查提示神经丛或神经根水平的近端神经脱髓鞘，符合急性脱髓鞘性感觉运动多发性神经病。

表 73-10　病例 2 神经传导检查与针式肌电图（温度：上肢 30.6℃，下肢 30.1℃）

神经传导检查								
神经	神经类型	记录部位	刺激部位	波幅（正常值）	远端传导速度（正常值）/(m/s)	潜伏期/ms（正常值）	F 波潜伏期/ms	F 波预测值/ms
面神经	运动	鼻	右侧	1.9mV（>1.8mV）		3.5（4.1）		
腓神经	运动	趾短伸肌	右侧	1.5mV（>2.0mV）	32（>41）	5.3（<6.6）	未引出	
胫神经	运动	踇趾展肌	右侧	3.8mV（>4.0mV）	34（>40）	4.1（<6.1）	未引出	
腓肠神经	感觉	踝	右侧	7μV（>0.0μV）	41（>40）	4.3（<4.5）		
正中神经	运动	拇短展肌	右侧	3.1mV（>4.0mV）	39（>48）	4.2（<4.5）	未引出	
尺神经	运动	小指展肌	右侧	5.4mV（>6mV）	42（>51）	3.1（<3.6）	38.6	28.7
正中神经	感觉	示指	右侧	8μV（>15.0μV）	53（>56）	3.4（<3.6）		
尺神经	感觉	小指	右侧	3μV（>10.0μV）	47（>54）	3.0（<3.1）		

续表

针式肌电图								
肌肉	插入电位	纤颤电位	束颤电位	激活	募集	时限	波幅	多相
右侧拇短展肌	正常	0	0	正常	减少	正常	正常	正常
右侧第一个骨间背侧肌	正常	0	0	正常	减少	正常	正常	正常
右肱二头肌	正常	0	0	正常	减少	+	+	+
右三角肌	正常	0	0	正常	减少	+	正常	++
右股四头肌外侧头	正常	0	0	正常	减少	+	+	+
右腓肠肌	正常	0	0	正常	减少	+	+	+
右第一骨间背侧肌（足）	正常	0	0	正常	减少	+	正常	+
右眼轮匝肌	正常	0	0	正常	明显减少	正常	正常	+

小结

电诊断检查是对疑有周围神经疾病患者的一项重要评估。运动和感觉神经传导检查结果的特征以及针式肌电图有助于判断神经病变的类型，发现潜在的病理生理改变（轴索损伤或脱髓鞘），并最终帮助缩小可能的病因范围。在解释神经病变患者的电生理检查结果时，应仔细考虑轴索性和脱髓鞘性神经病变的诊断标准，以便准确地界定神经病变的病理生理机制。

（陈思婧 译，王红星　陆晓 校）

参考文献

1. Donofrio PD, Albers JW. Polyneuropathy: classification by nerve conduction studies and electromyography. AAEM minimonograph 34. *Muscle Nerve*. 1990;13(10):889–903.
2. Sheikh SI, Amato AA. The dorsal root ganglion under attack: the acquired sensory ganglionopathies. *Pract Neurol*. 2010;10:326–334.
3. Lauia G. Small fibre neuropathies. *Curr Opin Neurol*. 2005;18:591–597.
4. Ad Hoc Subcommittee of the American Academy of Neurology AIDS Task Force. Research criteria for diagnosis of chronic inflammatory demyelinating polyneuropathy (CIDP). *Neurology*. 1991;41:617–618.
5. Pfeiffer G, Wicklein EM, Wittig K. Sensitivity and specificity of different conduction block criteria. *Clin Neurophysiol*. 2000;118(8):1388–1394.
6. Tankisi H, Pugdahl K, Fuglsang-Frederiksen A, et al. Pathophysiology inferred from electrodiagnostic nerve tests and classification of polyneuropathies: suggested guidelines. *Clin Neurophysiol*. 2005;116:1571–1580.
7. Olney RK. Consensus criteria for the diagnosis of partial conduction block. *Muscle Nerve*. 1999;8:225–229.
8. Van den Bergh PY, Pieret F. Electrodiagnostic criteria for acute and chronic inflammatory demyelinating polyradiculoneuropathy. *Muscle Nerve*. 2004;29(4):565–574.
9. Fisher MA. F waves: physiology and clinical uses. *Sci World J*. 2007;7:144–160.
10. Kaji R. Physiology of conduction block in multifocal motor neuropathy and other demyelinating neuropathies. *Muscle Nerve*. 2003;27:285–296.
11. Albers JW, Kelly JJ. Acquired inflammatory demyelinating polyneuropathy: clinical and electrodiagnostic features. *Muscle Nerve*. 1989;12:435–451.
12. Albers JW, Donofrio PD, McGonagle TK. Sequential electrodiagnostic abnormalities in acute inflammatory demyelinating polyneuropathy. *Muscle Nerve*. 1985;8:528–539.
13. Barohn RJ, Kissel JT, Warmolts JR, Mendell JR. Chronic inflammatory demyelinating polyradiculoneuropathy: clinical characteristics, course, and recommendations for diagnostic criteria. *Arch Neurol*. 1989;46:878–884.
14. Van den Bergh PY, Pieret F. Electrodiagnostic criteria for acute and chronic inflammatory demyelinating polyradiculoneuropathy. *Muscle Nerve*. 2004;29(4):565–574.
15. Koski CL, Baugmarten M, Magder LS, et al. Derivation and validation of diagnostic criteria for chronic inflammatory demyelinating polyneuropathy. *J Neurol Sci*. 2009;277:1–8.
16. Preston D, Shapiro B. *Electromyography and Neuromuscular Junction Disorders: Clincal-Electrophysiologic Correlatins*. 3rd ed. Philadelphia, PA: Elsevier; 2013.
17. García A, Calleja J, Antolín FM, Berciano J. Peripheral motor and sensory nerve conduction studies in normal infants and children. *Clin Neurophysiol*. 2000;111(3):513–520.
18. Buschbacher RM. Body mass index effect on common nerve conduction study measurements. *Muscle Nerve*. 1988;21:1398–1404.

第 74 章 神经肌肉接头疾病：重症肌无力

Mamatha Pasnoor, Mazen M. Dimachkie, Constantine Farmakidis, and Richard J. Barohn

引言

影响神经肌肉接头（neuromuscular junction，NMJ）的疾病一般是单纯运动综合征，通常会影响眼外肌，但也会影响近端肢体、延髓或呼吸功能。NMJ疾病可以分为自身免疫性、获得性、中毒性和遗传性疾病。自身免疫性NMJ疾病最常见，因此可采用免疫抑制疗法。自身免疫性NMJ疾病包括重症肌无力（myasthenia gravis，MG）、少见的兰伯特-伊顿肌无力综合征（Lambert-Eaton myasthenic syndrome，LEMS）。在儿童期可以看到许多由遗传因素导致的神经肌肉传导疾病，即先天性肌病-神经综合征，在成年却很少出现。肉毒中毒是NMJ的毒素所介导的疾病。所有NMJ疾病都会导致全身无力和疲劳，并有累及眼球的倾向。电生理检查可以检测到大多数此类疾病中神经肌肉传递的损害[1]。幸运的是，这些疾病大多可以治愈[2-4]（图 74-1）。

MG是其中研究最清楚的自身免疫性疾病[5]。早在1960年，在辛普森（Simpson）推测它是一种针对骨骼肌乙酰胆碱受体（AChR）抗体的自身免疫性疾病时，就怀疑其是由免疫介导的[6]。20世纪70年代的一系列研究突破证实了辛普森的假设。Lind-

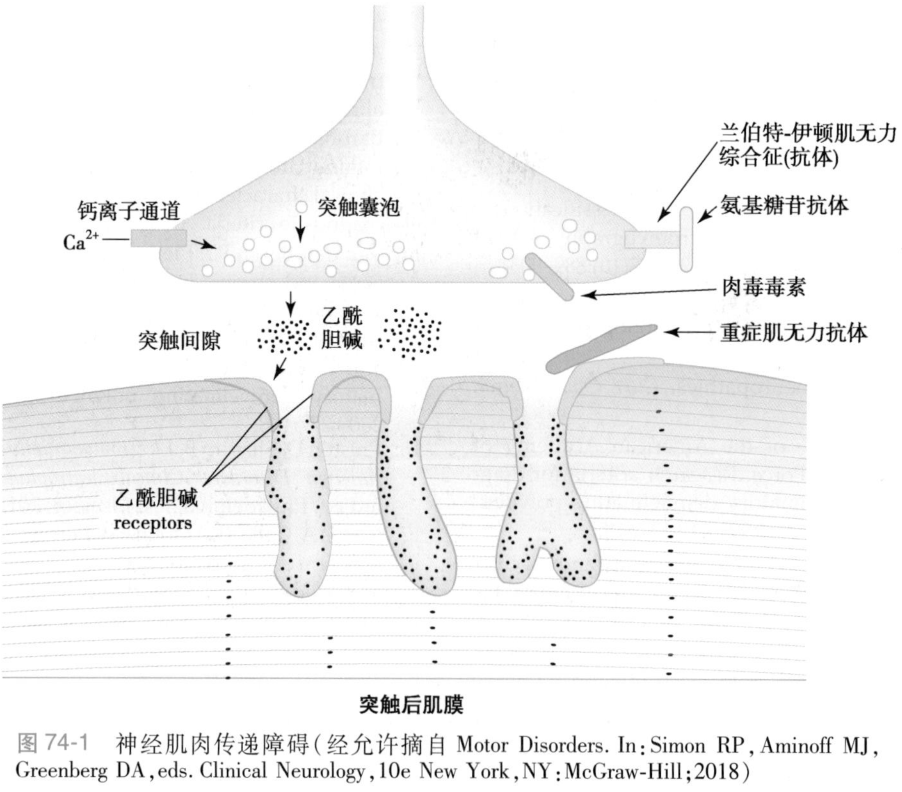

图 74-1 神经肌肉传递障碍（经允许摘自 Motor Disorders. In: Simon RP, Aminoff MJ, Greenberg DA, eds. Clinical Neurology, 10e New York, NY: McGraw-Hill; 2018）

strom 等通过用鳗鱼电器官中高度纯化的 AChR 免疫的兔子和大鼠,建立了实验性自身免疫 MG 动物模型[7,8]。随后,在 MG 患者血清中发现了高效价 AChR 抗体[9-10]。Engel 等[11-12]将 IgG 抗体和补体均定位在肌无力运动终板。研究显示针对 AChR 的循环 IgG 抗体与突触后膜结合并激活末端补体序列(C5b-9)或膜攻击复合物(MAC),导致 AChR 裂解并产生变性(图 74-2)。

MG 患者血浆 MAC 水平升高[13]。研究证明 AChR 抗体可阻断神经肌肉传递并加速与 IgG 交联的 AChR 的更新[14]。这一过程的结果是,突触后膜变简化,减少连接折叠并扩大突触间隙[15](图 74-3)。

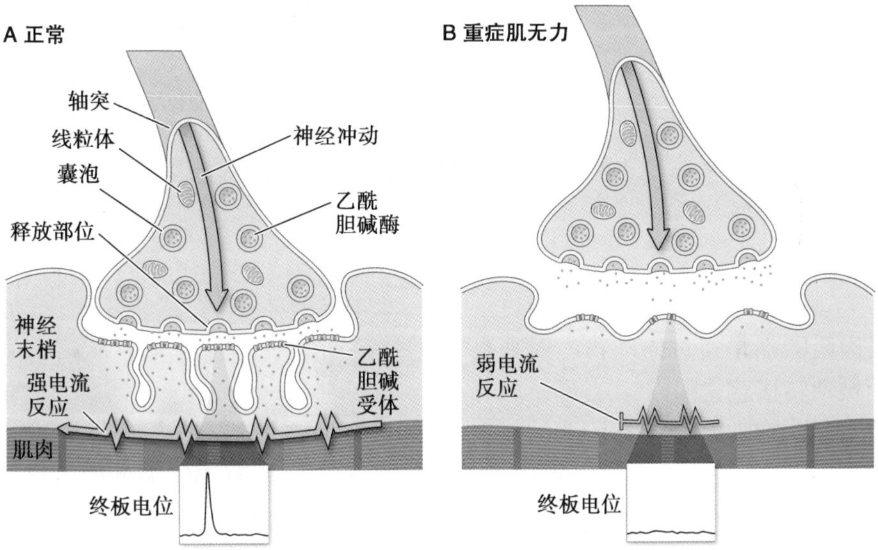

图 74-2 重症肌无力的发病机制(A)正常人;(B)重症肌无力患者(经允许摘自 Drachman DB, Amato AA. Myasthenia Gravis and Other Diseases of the Neuromuscular Junction. In:Kasper D, Fauci A, Hauser S, Longo D, Jameson J, Loscalzo J, eds. Harrison's Principles of Internal Medicine, 19e New York, NY:McGraw-Hill;2014)

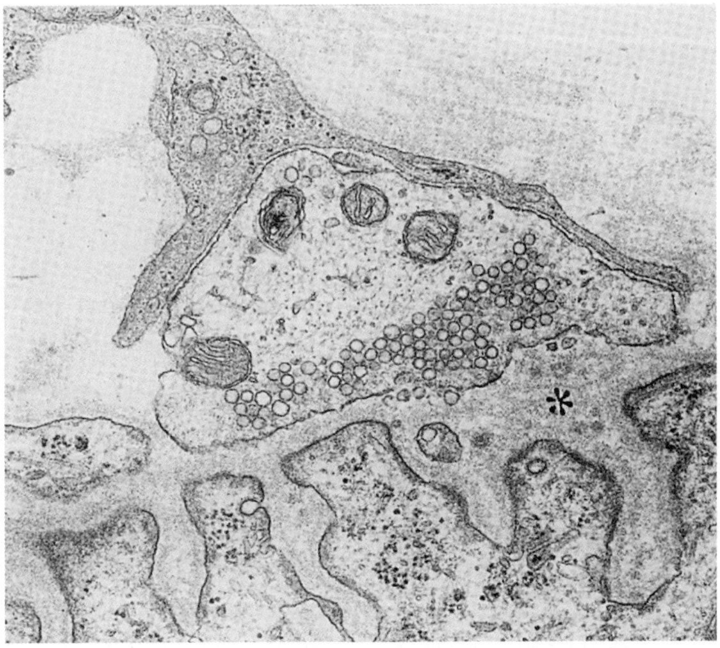

A

图 74-3 重症肌无力的终板变化(经允许摘自 Santa T, Engel AG, Lambert EH:Histometric study of neuromuscular junction ultrastructure:I. Myasthenia gravis. Neurology 22:71, 1972.)(照片提供者:AG Engel 博士)

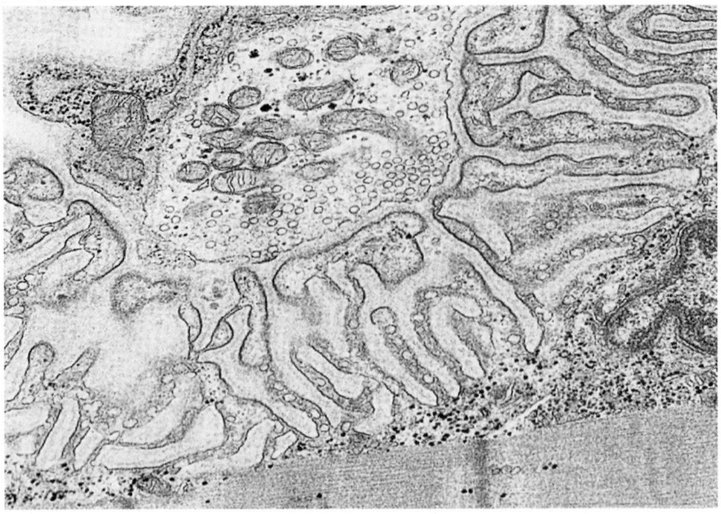

图 74-3(续)

此外,神经肌肉阻滞剂是通过向动物注射来自MG患者的IgG而被动转移获得的[16]。当母亲患有MG时,婴儿在出生时会表现出症状,即所谓的新生儿MG[17]。AChR是由5个亚基组成的大蛋白,在MG和实验性自身免疫MG中的抗体反应是多克隆的。对蛋白质中主要负责诱导产生该疾病抗体的部分进行了讨论。尽管已经促进了α亚基中主要免疫原性区域的产生[18],其他研究者对这一证据提出了疑问[19]。如果可以确定AChR最具致病性的决定因素,则可以设计出更合理、更特异性的免疫疗法。已知多种机制可导致MG丧失功能性AChR。其中包括补体介导的裂解,AChR的加速内在化和降解,最后通过抗体对AChR直接阻滞[20-21]。其中,补体介导的裂解被认为是丧失AChR最重要的方式。

引发免疫介导的NMJ功能障碍的过程仍然未知。胸腺可能发挥了作用,在接受胸腺切除术的MG患者中有75%有胸腺病理学发现,其中15%为胸腺肿瘤,其余为淋巴样增生[22]。胸腺和外周血中的淋巴细胞似乎对MG患者的肌肉组织更敏感[23-24]。胸腺中发现了肌样细胞,来自有或没有胸腺瘤的MG患者胸腺组织中都富含AChR反应性T细胞[25-26]。胸腺中淋巴细胞和肌样细胞的紧密结合,以及引起免疫耐受性破坏的一些刺激,可能导致自身免疫反应。MG可能有遗传倾向,各种MG人群中某些人类白细胞抗原(HLA)携带者的发病率增加[21]。在整个美国病例对照队列中[27],全基因组关联研究(GWAS)确定了CTLA4,HLA-DQA1和TNFRSF11A信号的关联。随后将CTLA4和HLA-DQA1复制到一个独立的意大利对照组病例中。

流行病学

MG是一种罕见疾病,大概每百万人口中约有125例[28]。所有MG患者中,11%~24%在儿童或青少年时期发病[29-30]。尽管男性在老年人群中占主导地位,但女性的比例略高,占比约3∶2。该病可在任何年龄发生,但在第3个和第6个10年出现高峰。5%~10%的MG患者与其他自身免疫性疾病相关。研究估计只有3.8%~7.1%的MG患者有该病的家族病史[31-32],而GWAS研究通过捕获更多的多基因变异,对与MG风险相关的遗传性做出了更高的估计(25.6%)[27]。

临床表现

病史和预后

MG的自然病程目前尚不清楚。在早期研究中,诊断仅限于受影响最严重的患者,死亡率为30%~40%[33-34]。一项来自荷兰的MG长期随访研究发现73例MG患者在发病后前7年的疾病严重程度为87%;25%的患者获得了完全缓解,18%的患者显著改善,16%的患者中度改善,16%的患者保持不变,2例患者恶化[35]。胸腺瘤患者病程较差。自1934年抗胆碱酯酶被引入以来,即使在轻度和不太显著的病例中,诊断也变得容易。胸腺切除术被认为可以改善早期发作的无胸腺瘤患者的自然病程。改善的重症监护设施和血浆置换尤其有益于20%间歇性呼吸功能不全的重症患者。使用改进的诊断工具,如确定针对 AChR 蛋白和肌肉特异性酪氨酸激酶的抗体,以及最近针对脂蛋白相关蛋白 4(LRP4)的抗体,单纤维肌电图(EMG)和重复性神经刺激,可提供更准确的诊断依据,排除其他肌无力综合征。较新的治疗选择改善了这些患者的预后。而其他相关自身免疫性疾病患者的结果可能较差。

症状和体征

MG 的特征是眼肌和四肢肌肉易疲劳、延髓麻痹。眼部表现为上睑下垂和复视,而延髓麻痹表现为构音障碍、吞咽困难和呼吸困难。一些患者表现为颌运动疲劳和下颌闭合无力。近端肢体和躯干肌肉往往比远端肢体肌肉力量弱。MG 的症状会随着压力、劳累、感染、大手术及白天的活动而恶化。最初休息可以减轻症状。然而,许多患者,尤其严重疾病患者,可能难以缓解这些症状。肌无力危象的特征是呼吸无力和无法吞咽。

Grob 等[36]仔细研究了 1940—2000 年的 1 976 例患者,大多数(85%)表现眼部症状。初期的症状是上睑下垂占 32%,复视占 14%,上睑下垂和复视占 36%,视物模糊占 3%。其他患者表现为腿、臂、脸、颈部或躯干无力,延髓麻痹症状和全身疲劳。在纯眼病患者中,56% 在 6 个月内发展为全身性疾病,78% 在 1 年内发展为全身性疾病。其中 13% 仍是纯眼科症状的,50% 有眼部和全身症状,13% 有眼球和延髓麻痹症状。也可能在疾病早期就达到最严重的程度。37% 的患者在 6 个月内达到最大或接近最大的严重性,而 66% 的患者在 1 年内达到了最大或接近最大的严重性。2 年后,只有 18% 的患者达到最严重程度的无力。回顾神经眼科系列病例中眼部 MG 时,发现只有小部分眼部 MG 病例发展为全身性 MG,免疫抑制治疗更降低了这种可能性(未用泼尼松治疗 12/59 例,用泼尼松治疗 0/38 例)[3,37]。

随着时间的流逝,MG 的死亡率统计数据急剧下降[38]。1940—1957 年,死亡率为 31%;1966—1985 年,死亡率为 7%。死亡率降低的两个主要原因是重症呼吸护理的改善和皮质激素的使用。目前,MG 死亡并不常见。1940—2000 年,10% 患有胸腺瘤。胸腺瘤患者的总体病程要比非胸腺瘤性全身疾病患者长。

美国重症肌无力基金会(Myasthenia Gravis Foundation of America,MGFA)的一个工作队开发了一个分类系统[39-40](表 74-1),取代了 Osserman 分类系统[41]。检查时,重要的是要确定是否存在眼睑下垂、持续向上凝视时上眼睑疲劳、左右水平注视或垂直注视时主要位置眼动是否有任何限制和复视。

表 74-1 MGFA 临床分类

Ⅰ级	任何眼肌无力,可能有闭眼的弱点,所有其他肌肉力量均正常
Ⅱ级	轻度无力,影响除眼部肌肉以外的其他肌肉;可能还会有不同严重程度的眼肌无力
Ⅱa	主要影响肢体、轴向肌肉或两者,也可能较轻地累及口咽部肌肉
Ⅱb	主要影响口咽、呼吸肌或两者,也可能较轻或相等地累及肢体或躯干肌肉或两者
Ⅲ级	中度无力,影响除眼肌以外的其他肌肉;可能还会有任何严重程度的眼肌无力
Ⅲa	主要影响肢体或轴向肌肉或两者,也可能较轻累及口咽部肌肉
Ⅲb	主要影响口咽或呼吸肌或两者。也可能较轻或相等地累及肢体或轴向肌肉或两者
Ⅳ级	严重的无力影响除眼部肌肉以外的其他肌肉;可能还会有任何严重程度的眼肌无力
Ⅳa	主要影响肢体或轴向肌肉或两者;也可能较轻累及口咽部肌肉
Ⅳb	主要影响口咽或呼吸肌或两者;也可能较轻或同等地累及肢体或轴向肌肉或两者
Ⅴ级	定义为插管,无论有无机械通气,但仅在常规术后管理中使用者除外。没有插管但使用饲管的患者划分为Ⅳb 级

眼轮匝肌无力的检测很关键,但常被忽略。许多有症状的 MG 患者出现该肌肉群双侧无力。还应检测下面部肌肉肌力(鼓腮吹气以抵抗阻力)和舌肌力量。注意语言模式可能会发现鼻音异常。检测颈部屈曲和伸展无力也很重要,因为这些肌肉群经常受累。肢体力量测试应包括手臂和腿部的近端和远端肌肉群。肢体近端的肌肉比远端的肌肉受到的影响更大。MG 患者很少会表现远端肌肉群特别是手指伸肌无力的倾向[42]。

已经有几种系统可以对 MG 的严重程度进行评分,尤其是在试验中,包括日常生活活动(ADL)[43]和定量 MG 评分[40,44]。包含 10 个项目的 MG 评分最近在成人中得到验证[45]。

辅助检查

大多数情况,临床医生可以根据神经系统病史和体格检查发现的异常情况作出 MG 的诊断。但是，通常会进行一项或多项测试以明确临床诊断。

依酚氯铵试验

在评估潜在的 MG 患者时，静脉注射 10mg 依酚氯铵是一种诊断测试。随着抗体测试的出现，现在不再常用。电泳测试可能有一些缺陷。最常见的错误是进行试验的医师在使用依酚氯铵前和后都没有客观的参数来测量。最有用的参数是每只眼睑的下垂程度。阳性测试的最佳指示是睑裂孔或完全下垂的眼睛睁开。如果没有下垂，即使在明确 MG 病例中依酚氯铵试验也可能难以解释。如果患者的眼外运动受到严重限制，且依酚氯铵可以显著改善，则为阳性。但是，除非依酚氯铵在眼睛中产生矫正，否则主观复视可能无法解决，这种情况很少见。构音障碍或吞咽功能的显著改善是依酚氯铵试验阳性的另一个指标。肢体力量或主观幸福感的轻度改善不足以认为试验阳性。此外，由于在其他神经系统疾病（如运动神经元疾病和周围神经病）中出现了短暂的主观改善，因此依酚氯铵试验阳性不是特异性的[46]。

依酚氯铵试验可以在门诊环境中轻松进行，无须在医院。成年人中，从 1mL 结核菌素注射器中抽出 1mL（10mg/mL）的烯酮。将 0.2mL 依酚氯铵直接注入静脉（通常是肘前）。如果 30～60s 后患者没有出现药物副作用（例如抽搐、出汗或恶心），可注射剩余的 0.8ml。当注入静脉输液管时，每份等分试样都需要用盐水冲洗。较严重的副作用比较少见，如支气管痉挛或由心动过缓引起的头晕，但应备阿托品。出现任何副作用或阳性反应时，无须再注射依酚氯铵。阿托品可用于严重心动过缓，但根据经验，很少需要使用。

如果患者上睑下垂，使用依酚氯铵前后测量和记录睑裂大小至关重要。对于客观结果较差且不易测量的患者，可能不应该首先使用依酚氯铵。因此，很少需要安慰剂注射。

对于不合作且难以在短时间内进行监测的婴幼儿，长效新斯的明可能是首选。肌内注射 0.15mg/kg，静脉注射 0.05mg/kg[47]。由于严重的毒蕈碱副作用，静脉内使用可能是危险的[48]。阳性反应通常 15min 后可见，30min 后最明显。使用新斯的明如果出现严重副作用，最好要注射阿托品。

电生理检查

重复刺激

NMJ 传导缺陷的经典电生理学特征是复合肌肉动作电位（compound muscle action potential，CMAP）对运动神经的重复刺激（repetitive stimulation，RS）的递减反应[49]（图 74-4）。这种典型的模式与兰伯特-伊顿肌无力综合征在短暂运动或快速重复性神经刺激下的 CMAP 幅度显著增加形成对比（图 74-5）。波幅降低是由于 NMJ 连续释放 ACh 囊泡时某些肌肉纤维未能达到阈值和收缩。未能达到终板阈值（EPP）以实现肌肉收缩的过程称为阻滞。振幅和面积降低的百分比是通过计算一系列刺激产生的第 1 个 CMAP 与每个连续刺激之间的比例。在大多数实验室中，在 2Hz 或 3Hz 时可获得 5 种响应，最大的衰减百分比可以在第 4 或第 5 种响应下测量。大于 10% 的衰减被认为是 RS 检测阳性。

某些患者基线时可显示减量反应。但是，通常需要短暂运动（通常为 1min）使 NMJ 疲劳，以便可以观察到减量。运动后力竭（postexercise exhaustion，PEE）通常发生在运动后的 2～4min。此外，有时在

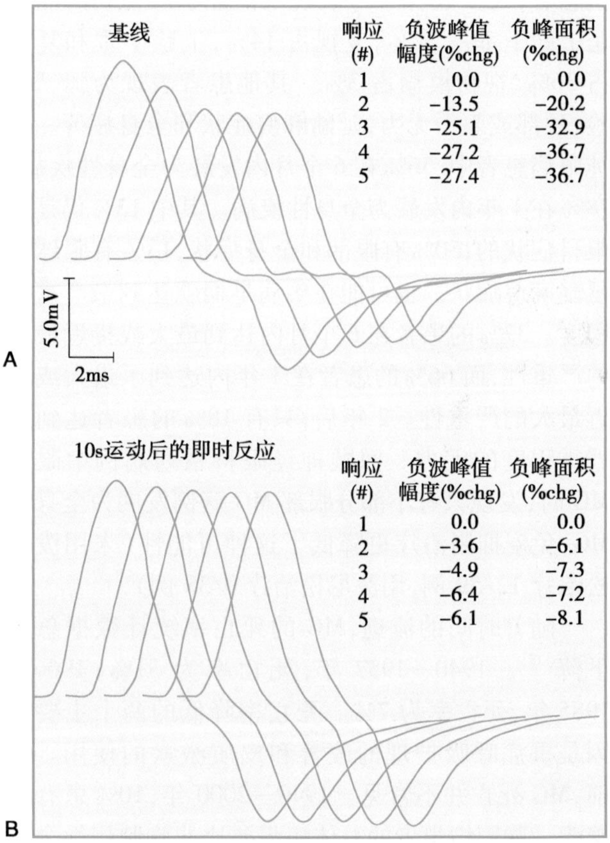

图 74-4　尺神经 3Hz 重复刺激；记录小指内收肌数字最小化。（A）基线，幅度降低 27%；（B）运动 10s 后，衰减立即消失，表明修复（摘自 Silvestri NJ，Barohn RJ，Wolfe GI. Acquired disorders of Neuromuscular junction. In Swaiman's Pediatric Neurology：Principles and Practice，6th ed. Edinburgh：Elsevier Saunders；2017）

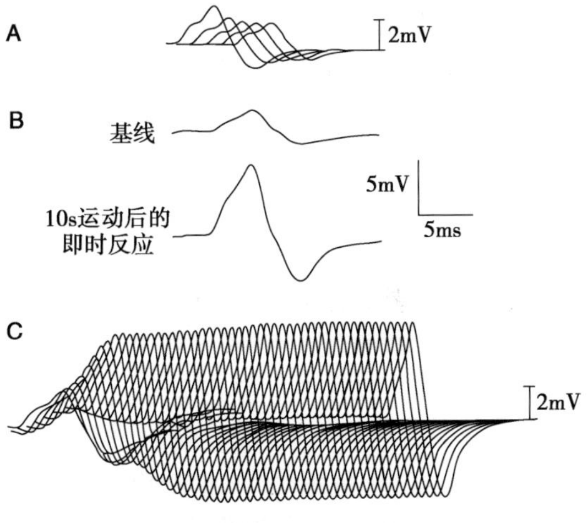

图 74-5 兰伯特-伊顿重症肌无力综合征的电诊断异常三联征。(A)低频刺激的递减反应;(B)短暂运动后振幅和面积增加超过 100% 的低幅基线复合肌肉动作电位;(C)高频重复刺激 1s(摘自 Silvestri NJ, Barohn RJ, Wolfe GI. Acquired disorders of Neuromuscular junction. In Swaiman's Pediatric Neurology: Principles and Practice, 6th ed. Edinburgh: Elsevier Saunders; 2017)

简短运动后(数秒钟内)即可观察到修复或衰减的改善(图 74-6)。

通常,对全身性 MG 患者刺激正中或尺神经后,RS 分别在远端的大鱼际或小鱼际的肌肉中记录。对于眼部 MG,通常在刺激面神经后可记录到眨眼或鼻肌反应。如果未观察到衰减,则可对近端肢体肌肉(斜方肌、面肌、三角肌、肱二头肌)进行 RS。手臂板可用于固定手部肌肉。由于运动伪影,在肢体近端肌肉中更容易出现假阳性结果。

由于 RS 反映 NMJ 传递的完整性,因此在临床上较弱的肌肉中更经常观察到递减。因此,即使全身性 MG 患者,如果仅面部和近端肢体无力,手部肌肉出现衰减的可能性不大。在纯眼部 MG 患者中,除非检查时肌肉无力,眼轮匝肌也可能不会出现衰减。

近端肌肉比远端肌肉更可能出现衰减反应。Stalberg 和 Sanders[50] 报道 38% 的患者报告远端肌肉衰减,而 64% 的患者近端肌肉衰减。其他研究也描述了类似的发现[51-52]。在眼部 MG 中,衰减较少见,仅 20%~50% 的患者可见[50,53]。临床怀疑抗骨骼肌特异性受体酪氨酸激酶(MuSK)的 MG 时应进行面部肌肉 RS,因为该类型患者中面部肌肉受累更为明

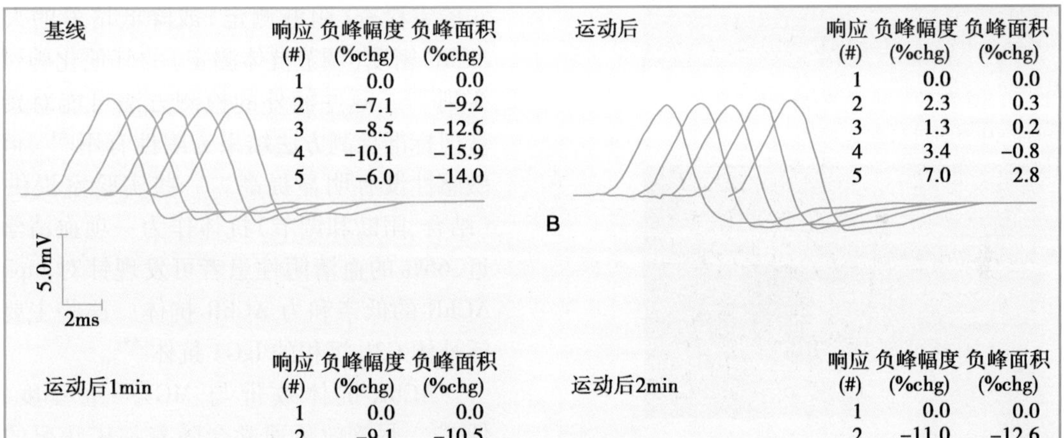

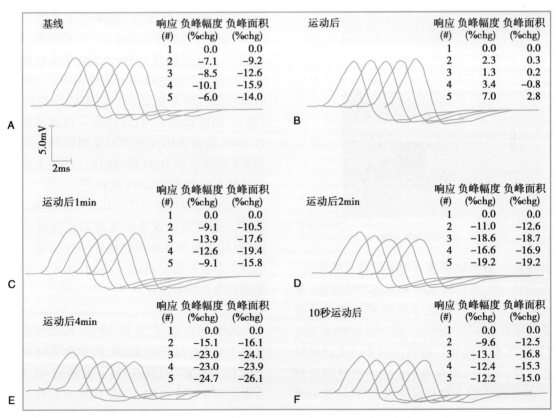

图 74-6 尺神经 3Hz 重复刺激;在小指内收肌记录(A)基线时,反应 4 仅有临界下降。(B-E)是运动后,立即出现 12%~13% 衰减(B),然后运动后 1min(C),这在 2min 和 4min(D,E)时进一步加重,表明运动后筋疲力尽。(F)经过 10s 的简短运动后,衰减得到改善(摘自 Silvestri NJ, Barohn RJ, Wolfe GI. Acquired disorders of Neuromuscular junction. In Swaiman's Pediatric Neurology: Principles and Practice, 6th ed. Edinburgh: Elsevier Saunders; 2017)

显[54]。当考虑为兰伯特-伊顿肌无力综合征时，应以更快的频率(即 20Hz 或 50Hz)执行 RS。

单纤维肌电图

单纤维肌电图(图 74-7 和图 74-8)是比 RS 更灵敏的评估 NMJ 传递功能的方法，如果其他测试阴性且临床高度怀疑 MG，则可以考虑使用单纤维肌电图。MG 中，EPP 在 NMJ 达到阈值所需的时间是可变的。衡量 EPP 上升时间变化的参数称为颤抖值，以微秒计。颤抖值是从单纤维 EMG 获得的最重要的数据。每个人，包括健康个体都有一定程度的颤抖。MG 患者的颤抖值增加。如果肌纤维的 EPP 从未达到阈值并且不发生去极化，则肌无力患者会发生阻滞。阻滞的频率(以百分比表示)也由单纤维 EMG 确定。在健康个体中，阻滞的百分比为零。

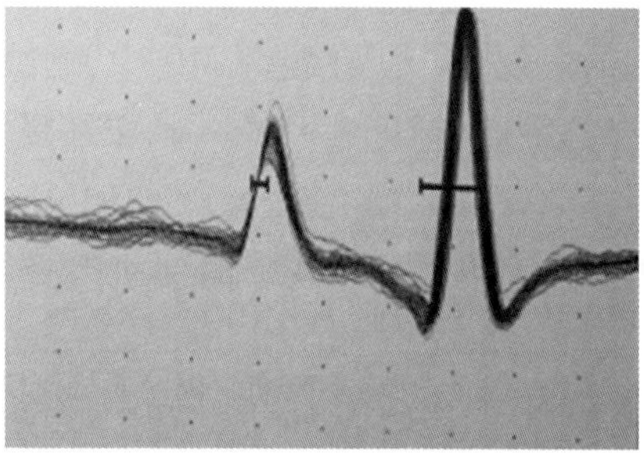

图 74-7　正常的单纤维 EMG

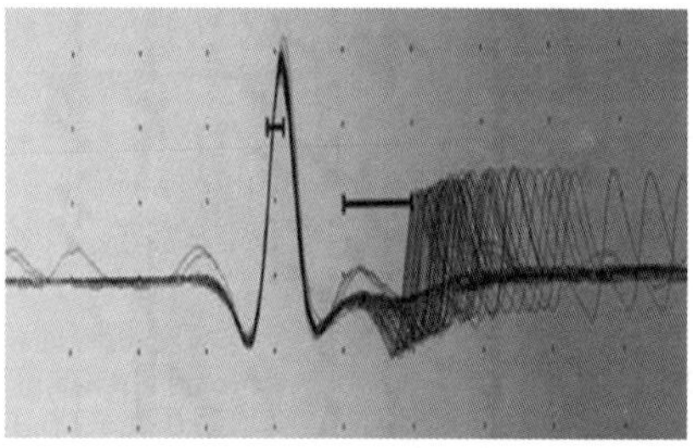

图 74-8　异常单纤维 EMG

单纤维肌电图无疑是成人 MG 的最灵敏检查。94%的全身性 MG 患者和 80%的眼部 MG 患者，单纤维肌电图异常[51,55]。但是，单纤维 EMG 有几个缺点。这是一项非常冗长的研究，需要患者的大力配合，并且很多人难以接受。需要使用非一次性单纤维电极也是缺点之一，但是最近使用一次性同心针的单纤维研究的正常人数据已经发布[56]。受刺激的单纤维肌电图可以在镇静下进行，需要配合度较小，尽管仍然是一个漫长的过程，但在儿童中可能是首选[57]。单纤维肌电图结果异常并非特异性诊断 MG，因为颤抖值的增加通常是由于其他神经肌肉疾病引起的，包括运动神经元疾病、周围神经病变和许多肌病[49]。传统的 EMG 针在 MG 中的诊断价值有限，但在 MuSK MG 患者[58]和重度 MG 患者中可以观察到短时限、小幅度早期募集的肌病单位。

抗体检测

抗 AChR 抗体

疑似 MG 患者血清中发现 AChR 抗体水平升高是最特异的诊断性测试。并非所有 MG 患者 AChR 抗体水平都升高。该方法对成人全身性 MG 最有帮助，85%患者中为阳性[9,28,51,59]。眼部 MG 患者中仅 50%可检测出 AChR 抗体[60]。血清阴性反应在单纯眼部 MG、轻度和缓解期 MG 中更为常见[61]。由于儿童早期就存在先天性肌无力综合征和血清阴性的自身免疫性 MG，因此很难在家族史为阴性的情况下区分这些疾病[47]。波动性无力或疾病严重程度以及对免疫疗法的良好反应有利于自身免疫[62]。

最常见的 AChR 抗体测试是使用 Bungarotoxin 的结合放射免疫分析，单位为 nmol/L。各实验室之间正常的上限有所不同(通常在 0.03nmol/L 和 0.5nmol/L)[63]。阻断 Bungarotoxin 与 AChR 结合的实验室检查(阻断测定)或降低培养的人肌管上的 AChR 密度(调节抗体测定)的其他化验试剂也可以买到[64]。这些额外的检测方法可能对疑似 MG 患者但标准检测方法结果为阴性有用[64]，但对诊断的敏感性没有明显提高。一些实验室提供所有 3 种(结合、阻断和调节)抗体作为一项血清学检测。最近，66%的血清阴性患者可发现针对 rapsyn 簇化的 AChR 的低亲和力 AChR 抗体。这些主要是可以激活补体 C3b 沉积的 IgG1 抗体[65]。

AChR 抗体效价与 MG 严重程度相关性很低[66]。尽管效价通常会随着临床状况的改善而下降，但抗体效价通常不能指导治疗决策。临床缓解的 MG 患者效价仍可能升高，但这并不表示需要继续进行免疫抑制治疗。

抗 MuSK 抗体

2001 年以来，已发现 40%～70%的血清阴性广义患者的 IgG 结合于 MuSK 的细胞外结构域[67-69]或占所有广义 MG 病例的 7%。据推测，抗 MuSK 抗体会阻止凝集素介导的 AChR 簇集并破坏正常的突触后结构[70]。在第 4 个 10 年中，具有明显特征的女性平均发病年龄是典型的[69,71]。最早报道的抗 MuSK MG 发病为 2 年[72]。已经观察到抗 MuSK MG 的 3 种主要模式。其中一种模式在临床上与抗 AChR 广义 MG 没有区别。其他两种模式是严重的眼肌无力和突出的颈部,肩和呼吸系统受累,在很大程度上避免了眼肌组织的活动。在这2个表型变异中,肢体力量相对完整[54,69]。在纯眼部MG中很少见到抗MuSK抗体[73]。与AChR MG相比,MuSK MG对常规治疗更难治[74]。在所有可疑的AChR抗体阴性的MG患者中都应考虑检测抗MuSK抗体。

横纹肌抗体和其他实验室研究

在AChR抗体前,就发现了MG患者横纹肌的抗体。这些抗体可针对多种肌肉蛋白,包括肌球蛋白,肌动蛋白、α-肌动蛋白、肌动蛋白和雷诺丁(ryanodine,RyR)。一般认为,如果MG患者存在抗横纹肌抗体,则应怀疑是否为胸腺瘤。据报道,多达84%的胸腺瘤患者中此抗体呈阳性[75]。但是,在没有胸腺瘤的患者和没有MG的胸腺瘤患者中也可能会发现这些抗体[76,77]。缺乏抗横纹肌抗体也不能排除胸腺瘤。40岁以上的MG患者中,已观察到抗肌动蛋白和抗RyR抗体预示着疾病更严重[76]。甲状腺功能检查通常在初次评估时进行,因为甲状腺疾病通常与MG共存[21]。

脂蛋白相关蛋白4 低密度脂蛋白相关蛋白4(LRP4)是最近发现的抗体。LRP4与凝集素相互作用,会激活MuSK,促进AChR的聚集并使其在NMJ处稳定。MG患者中AChR和抗MuSK抗体均为阴性的大约9.2%(2%~50%)发现了抗LRP4抗体[78]。LRP4抗体测试最近已开始商业化。

治疗

之前的75~80年,治疗取得了重大进展。20世纪30年代玛丽·沃克(Mary Walker)的研究报道了乙酰胆碱酯酶抑制剂应用的最初情况[79-80]。20世纪三四十年代,Blalock引出了现代MG胸腺切除术,尽管早在1913年,就报道了1例部分胸腺切除术可以改善MG伴甲状腺功能亢进的患者。直到最近胸腺切除术前瞻性、随机、单盲研究发表前,关于其疗效仍存在很大争议[81],但胸腺切除术仍然是治疗MG的常用方法[82]。20世纪50年代引入了新形式的乙酰胆碱酯酶抑制剂,即快速作用的静脉氯化埃托溴铵和口服溴吡斯的明[83-85]。可以说,20世纪50年代最大的进步是重症监护病房(ICU)的机械通气的发展,因此患者呼吸系统受到严重损害时,可以治疗处于急症中的肌无力,且基本上可以存活。皮质类固醇和血浆置换术(plasm permute,PE)于20世纪六七十年代才问世。

在接下来的几十年中,从移植排斥研究中引入了许多药物来抑制免疫系统。第一个药物是硫唑嘌呤(azathioprine,AZA)[86],然后是环孢素(cyclosporine,CSA)[87,88],之后是吗替麦考酚酯(mycophenolate mofetil,MM)[89-92]。20世纪八九十年代,静脉注射免疫球蛋白(intravenous immunoglobulin,IVIg)开始用于MG患者[93-97]。

在过去50年中,由于所有新的治疗方法的结合,MG的死亡率显著下降。1960年前,据估计MG的死亡率超过30%,而大多数专家认为MG的死亡率低于5%。目前大多数患者能够改善病情,部分患者会进入缓解期。

尽管旧药如泼尼松的费用仍然相对适中,但随着免疫抑制药物的问世,MG的治疗费用却有所上升,IVIg尤其如此。PE是一种昂贵的手术操作,需要复杂的设备和经过适当培训的医护人员来执行。

已完成的临床试验数据

尽管大多数已发表的研究都是非对照、非随机和非盲的,但在过去10年中,出现了许多随机对照试验。有效的治疗包括CSA、甲泼尼龙冲击、AZA、IVIg和他克莫司,最近进行了有关泼尼松在眼部MG中的研究[98]。MM和最近完成的甲氨蝶呤研究报道的结果均为阴性。基于最近的试验,美国FDA最近批准了依库丽单抗[99]。

皮质类固醇

尽管没有任何对照试验证明皮质类固醇(corticosteroid,CS)的有效性,但人们普遍认为这些药物对MG有效,并且自20世纪70年代以来一直是MG的一线治疗药物。此外,Benatar等在一项随机对照研究中显示,泼尼松对眼部MG有效。泼尼松继续作为MG的首选免疫抑制剂。尽管CS可以多种方式抑制免疫系统,包括抑制NF-κB、减少细胞因子和免疫抑制,但对MG有益反应的确切解释尚不清楚。CS可用于多种方案,且有多种给药途径。在大剂量用法中,每天泼尼松1~1.5mg/kg(60~100mg),持续2~4周,然后逐渐转变为隔日1次(qod)的用法[100]。另一种方法是Seybold和Drachman的低/慢方法[101]。它从10mg/d开始,泼尼松每5~7d增加10mg,然后将患者切换到qod用法。第三种方法是MM试验方案中的一种方法,即每天使用泼尼松20mg/d。对于控制良好的高血压患者、糖尿病患者以及MG危象或病情加重的患者,每日CS计划是必要的。MG的改善会在治疗开始后延迟2~4周,在某些情况下会延迟 2~3 个月，约 6 个月后可获得最大效果[102]。通常泼尼松 60~100mg，隔日 1 次，或同等剂量 2 个月。对于反应良好的患者，最好逐渐降低剂量，方法是每 2 周降低剂量不超过 5mg。当剂量减少到 20mg，隔日 1 次时，药物减量的速度放慢。但是，患者需要多年或无限期进行低剂量治疗（5~10mg，隔日 1 次）的情况并不罕见。先前的胸腺切除术似乎不影响类固醇戒断的结果[103]，但有助于降低泼尼松的剂量[104]。

在重症暴发性 MG 病例中，最好在住院时以静脉注射甲泼尼龙和 PE 的形式开始 CS，持续 3d。高风险（例如未控制好的高血压、糖尿病、骨质疏松症和肥胖症的患者）及基础严重虚弱的患者，如果对 CS 的反应不完全或服用 CS 时复发，则开始使用其他免疫抑制剂。与 CS 疗法同时应用一种免疫抑制药物，例如 AZA、MM、CSA 或 MTX。开始大剂量泼尼松治疗时，主要关注的是 1/3~1/2 患者，特别是重症 MG 患者的短暂性恶化[102,105]，该机制可能是 CS 直接影响 NMJ 功能[106]。有研究报道，8.6% 经历短暂恶化的患者需要插管[102]。

CS 治疗前，应进行结核菌素皮肤测试或 QuantiFERON-TB Gold 测试，之后立即进行基线双能 X 线吸收法（dual-energy x-ray absorptiometry，DEXA）扫描和眼科检查。口服钙 500~600mg，每日 2~3 次，维生素 D 400IU/d，可降低病理性骨折的风险。其他可能副作用包括人格改变和精神病学方面。尽管有许多潜在的副作用，但泼尼松被许多人认为是治疗 MG 最有效的口服免疫抑制剂[107-108]。

环孢素

环孢素（CSA）是一种钙调神经磷酸酶抑制剂，可降低白细胞介素-2（IL-2）水平和干扰素 γ，是治疗 MG 的二线选择。CSA 抑制辅助细胞毒性 T 淋巴细胞并允许表达抑制性 T 淋巴细胞。Tindall 等[87,88] 在 1987 年和 1993 年发表的 2 项研究，可能是最早报道免疫抑制疗法对 MG 患者有益的安慰剂对照随机试验。1987 年的研究表明，对于没有使用泼尼松或其他免疫抑制药物的患者，CSA 是一种有效的免疫抑制疗法[87]。1993 年的研究表明，CSA 对类固醇依赖的 MG 患者有效[88]。2 项研究的主要终点均为定量 MG（QMG）评分的修改版本。在 1993 年的研究中，廷德尔（Tindall）等能够证明 CSA 患者的 QMG 得分平均提高了 3.5 分，而接受安慰剂治疗的患者的 QMG 平均值降低了 0 分。此外，CSA 降低了抗 AChR 抗体水平，启动 CSA 后可以减少 CS 剂量。

CSA 的剂量每天 3~6mg/kg，通常分 2 次服用，而不是单次服用，以减少潜在的肾毒性。CSA 的临床获益为 1~2 个月（比 AZA 快，但比泼尼松慢），3~6 个月达到峰值，此后患者逐渐降低到最低有效剂量，每次降低 0.5~1mg/kg，2~3 个月降至 2~3mg/kg，甚至 100mg/d。4 周每天的剂量调整不得超过 1.0mg/kg。副作用包括高血压、肾毒性、瘤形成、多毛症、震颤、牙龈增生、感觉异常、头痛和肝毒性。服用这种药物时必须密切监测血药浓度和血清肌酸水平。某些药物，例如氨基糖苷抗生素、万古霉素、复方磺胺甲噁唑片、两性霉素 B、酮康唑、H_2 受体阻滞剂、他克莫司和非甾体抗炎药（NSAID）增强了 CSA 的肾毒性，而许多其他药物则干扰 CSA 的血液水平。

硫唑嘌呤

硫唑嘌呤（AZA）是一种抗代谢嘌呤类似物，可阻止 DNA/RNA 合成并抑制 T 淋巴细胞增殖。对于使用泼尼松时复发或长期服用大剂量泼尼松的患者，它是二线糖皮质激素免疫抑制剂。在回顾性病例中，AZA 有时也用作一线免疫抑制剂，而不是泼尼松[109-112]。AZA 治疗的回顾性研究表明，70%~90% 的 MG 患者有所改善[109-113]。但是唯一的一项随机对照试验显示，该药的起效时间延迟了 12~18 个月[86]。表明与安慰剂治疗的患者相比，AZA 治疗的患者在 18 个月时可以逐渐减少泼尼松的剂量。次要指标显示，接受 AZA 的患者复发率更低，缓解时间更长，副作用更少，体重增加更少。

以每天 2~3mg/kg 的剂量分次给予 AZA。从 50mg/d 开始，持续 1 周，然后逐渐增加剂量，使目标剂量达到 100~250mg。AZA 治疗前，建议测试硫嘌呤甲基转移酶活性。因为其缺乏预示着白细胞减少的风险增加。纯合子患者禁用 AZA，而杂合子患者可谨慎尝试降低剂量[114]。54 项观察性研究和一项随机对照试验的荟萃分析显示没有足够的证据证明硫嘌呤甲基转移酶活性预测试的有效性[115]。在临床，AZA 启动时每周监测一次患者的血细胞计数，然后每月监测一次。

治疗前两周，类似流感的可逆性急性超敏反应会影响 12% 的使用者。它与皮疹、转氨酶升高和胰腺炎有关。迟发的不良事件包括骨髓抑制、肝毒性和对感染的易感性、恶性肿瘤、致畸性、皮疹、脱发、发热和关节痛。只要患者保持稳定的 AZA 剂量，每周要进行 4 次全血细胞计数（CBC）和转氨酶测定，每月监测，持续 6 个月，随后每 3 个月进行一次测定。当转氨酶水平显著升高(超过正常水平的两倍)时,应停止 AZA 数月,直到转氨酶恢复正常,然后才可再次使用。根据治疗反应调整剂量并维持白细胞计数>3.5×10^9/L[3],绝对淋巴细胞计数<1×10^9/L。服用别嘌醇(主要排毒途径的抑制剂)的患者需要将 AZA 剂量减少至先前剂量的 25%~33%。由于严重白细胞减少症的风险,必须避免使用血管紧张素转化酶抑制剂(ACEI)。

吗替麦考酚酯(MM)

吗替麦考酚酯(MM)是一种耐受良好的免疫抑制剂,可阻断肌苷单磷酸脱氢酶,通过阻断嘌呤合成选择性抑制 B 和 T 淋巴细胞的增殖。最常见的成人给药方案是每天 2 次,口服 1g(最高剂量为 3g/d)。无对照的回顾性观察研究表明,60%~70% 接受这种疗法的患者功能得到改善[89-90]。随后,Meriggioli 等[92]针对 14 例使用 MM 与安慰剂的患者进行了为期 5 个月的随机、盲法、安慰剂对照的小型研究。所有人也都接受了免疫抑制治疗。研究发现,接受 MM 治疗的患者的 QMG 评分改善(降低)了 2.5 分,而在安慰剂组中,QMG 评分仅改变了-0.24,提示接受 MM 的患者有改善的"趋势",但是结果没有统计学意义。

MM 的这些观察性研究和小型安慰剂对照试验的经验促进了 MG 的 2 项大型 3 期关键性研究[116-117],2 项试验均未达到主要终点[118-119]。基于此信息,我们认为 MM 将成为 MG 的三线药物。然而这是有争议的,并且其他专家仍然认为,基于Ⅳ类证据而言,MM 非常有效[55,120]。MM 的主要副作用是腹泻、呕吐、感染风险增加,很少有白细胞减少症。在第 1 个月每周检查一次 CBC,然后减少检查频率。MM 的长期安全性仍存在疑问,但已有报道在 MG 中使用 MM 会导致原发性 CNS 淋巴瘤[121]。

他克莫司

除其他回顾性研究系列外,他克莫司在一项随机对照试验中已显示对 MG 有效[122]。研究纳入 212 例患者(其中一半泼尼松或 CSA 治疗),他克莫司分 2 次服用,剂量为每天 0.1mg/kg,后来调整为 7~8mg/mL 的血浆药物浓度[123]。平均随访时间近 50 个月(12~79 个月),95% 的患者他克莫司泼尼松撤药后,QMG 得分明显下降,且发现肌肉力量得到改善。随访结束时,超过 85% 的患者实现了完全稳定的缓解或药物缓解,有 5% 的患者达到了最低程度的症状。他克莫司的总体耐受性良好(高血压 1.9%,肾毒性 2.9%,如震颤或感觉异常的神经毒性 5.9%,糖尿病 1.4%)。

甲氨蝶呤

甲氨蝶呤(MTX)是一种抑制淋巴细胞增殖的抗叶酸药物,是一种潜在的有效的三线类固醇类免疫抑制剂。在 MG 中使用 MTX 的无对照的、小型病例系列研究将有助于推动更大型的研究[124-125]。一项小型单盲研究比较了 24 例重症 MG 患者使用 MTX(每周 17.5mg)与 AZA(每天 2.5mg/kg)时平均一个月泼尼松日需求量,结果表明 MTX 的疗效和耐受性与 AZA 相似,且 MTX 具有成本优势[126]。另一项 MTX 随机安慰剂对照试验,研究主要终点为 1 年后使用泼尼松的剂量,未能证实其疗效有统计学意义[61-62]。但是,接受安慰剂治疗的 25 例患者中有 7 例退出了研究,而接受 MTX 治疗的 25 例患者中只有 1 例停止了研究,且安慰剂组 3 例患者是因为 MG 症状加重退出。因此,MG 患者的 MTX 可能仍然起作用。MTX 通常从 7.5mg/周开始,如果有胃肠道症状,则单次服用或分 2 次服用,通常在 2 周内增加到 15mg/周,如有需要,可以增加到 20mg/周。同时每天口服叶酸 0.8~1mg/d,预防口腔炎。除口腔炎外,潜在的不良事件还包括脱发、肺炎、致畸性、诱发恶性肿瘤、对感染的易感性和肾功能不全。对于骨髓抑制和肝毒性监测,应在用药前 4 周每周监测 CBC、分类计数和肝功能,然后是每月监测,连续 6 个月,最后维持性剂量时保持每 3 个月监测一次。由于 MTX 存在诱发肺炎的风险,避免在间质性肺病患者中使用 MTX。

环磷酰胺

环磷酰胺(cytoxan)是一种氮芥子碱烷基化剂,可阻止细胞增殖,主要用于重症难治性 MG 患者。报道的用途有限,可以作为五线替代选择。很少有研究表明环磷酰胺对难治性 MG 患者有益[127-129]。毒性高和副作用高发是环磷酰胺治疗的缺点。在一项研究中,有 75% 的患者发生脱发,35% 患者白细胞减少症,25% 出现恶心和呕吐[127]。长期服用环磷酰胺会增加膀胱和淋巴网状恶性肿瘤的风险,这一点尤其值得关注。因此,仅在最难治的 MG 患者中才应将环磷酰胺视为五线治疗。

依库珠单抗

补体级联反应不同阶段的抑制被认为可使 MG 患者临床改善。依库丽单抗(一种重组人源化单克隆抗体,与 C5 补体蛋白结合并抑制其随后的裂解和 C5b-9 膜攻击复合物的形成)2017 年已被批准用于具有中重度症状的全身性 MG 的成年患者[99,99a]。

依库丽单抗在开始治疗前需要进行脑膜炎球菌疫苗接种(例如静脉输注推荐剂量,头 4 周每周 900mg;第五周为 1 200mg,此后每 2 周为 1 200mg)。

血浆置换

数十年来血浆置换(PE)一直是一种标准疗法。PE 可以从 MG 患者的血液中去除抗 AChR 抗体,几天内就可以改善,而 CS 需要数周内得到改善,而免疫抑制剂则需要数月才能得到改善。PE 直接去除体液因子,例如自身抗体、免疫复合物、补体、细胞因子和其他非特异性炎症介质。1976 年以来已用于重症患者[130],以改善诸如胸腺切除术等手术前的临床状况[131-133],其他药物调整而使 MG 加剧恶化,偶用于长期维持治疗。遗憾的是,尽管有研究表明 PE 等同于 IVIg,但尚未在 MG 中进行过安慰剂对照试验[96,134]。2011 年,Barth 等[134]研究纳入 84 例中重度 MG 患者(QMG>10.5)和肌无力加重患者,随机分为 IVIg 每天 1g/kg×2d 或 PE,血浆体积交换为 1.0,进行 5 次交换。AChR 抗体和更高的基线疾病严重程度预示了对治疗的更好反应。研究表明,治疗后 MGFA 分级提高的患者比例相同(IVIg 组为 69%,PE 组为 65%);两种治疗方法的改善时间相似;IVIg 和 PE 均降低了 QMG 评分,且 IVIg 的疗效与 PE 相当。

美国神经病学会(The American Academy of Neurology,AAN)治疗和技术评估小组委员会最近发表了一份报告,指出没有证据支持或反对在 MG 中使用 PE[70]。MG 的随机 PE 真假对照研究不可能进行。PE 的过程通常包括约 5 次交换,每次处理去除约 50ml/kg 血浆,最好用白蛋白或在某些情况下用新鲜冷冻血浆代替。MG 危象时,CS 应增加至高剂量,如静脉注射甲泼尼龙 60~100mg/d;应该停止使用溴吡斯的明溴化物,因为它在危象中无效,并且只能增加分泌。呼吸衰竭的患者应至少机械通气 5~7d。有关置换次数和清除总量很大程度上取决于患者的状况,包括临床反应和手术过程中血流动力学变化的耐受性。严重的难治性病例最多可进行 12 次左右的置换。但是通常在第 1 次或第 2 次置换后 48h 内即可看到改善。通常每隔 1d 或连续 3d 间隔不超过 2d 进行治疗,因此整个疗程在 7~10d 内完成[47]。

PE 的局限性包括静脉通路难以获得,因为它需要穿过锁骨下、颈内或股静脉的大双腔导管,以及并发症、费用高和临床效果短暂等问题。潜在并发症包括气胸、低血压、败血症、肺栓塞、静脉穿刺出血、血小板少,凝血参数时间延长、低血钙、柠檬酸盐中毒和贫血。体重 70kg 的成年人,总交换量约为 15 000mL。PE 期间重要的是监测血压、脉搏及出入液体量。每日监测 CBC、血小板计数、血钙、凝血酶原时间(prothrombin time, PT)、部分凝血活酶时间(partial thromboplastin time,PTT)和国际标准化比值(international normalized ratio,INR),如果凝血参数异常,则需保持单采血 1~2d。

静脉免疫球蛋白

在过去 20 年,神经科医生已将 IVIg 用于各种免疫介导的神经肌肉疾病,包括 MG,在早期回顾性研究中观察到的有效率约为 75%。IVIg 由数千名献血者血液汇集而成的丙种球蛋白产品,具有复杂的免疫调节作用机制。IVIg 在神经肌肉疾病中的可能作用机制包括干扰参与抗原呈递和自身抗体调节、细胞因子和黏附分子产生以及巨噬细胞 Fc 受体产生的共刺激分子。它还会破坏补体激活和 MAC 形成[135]。唾液酸化的 IgG Fc 片段对于 IVIg 的体内活性非常重要[136],它们通过凝集素受体 SIGN-R1 或 DC-SIGN 启动抗炎性级联反应。这导致炎症细胞上抑制性 Fc 受体以及 Fcγ 受体Ⅱb 的表面表达上调,从而减轻了自身抗体引发的炎症。

一项针对 IVIg 治疗全身性 MG 的随机、双盲、安慰剂对照试验启动后因为没有招募足够多的受试者而终止。在开放标签的 IVIg 延长试验中,最初接受安慰剂的患者在定量强度和电生理结果测量方面出现了有利的趋势[97]。

两项研究表明,与安慰剂相比,IVIg 对 MG 患者具有有益作用[134,137]。IVIg 的初始剂量通常为 2g/kg,可以在 2~5d 内使用。当较短时间间隔给药时,输注连续进行。然后,通常后续安排 2 次或 3 次 0.4~1g/kg 的输注,每次 2~4 周输完。然后在 3 个周期后对患者进行重新评估,以确定是否需要进一步治疗。

IVIg 优于血浆交换的优势包括给药相对容易和较少的副作用。轻度反应(例如头痛、恶心、畏寒、肌痛、胸部不适和背部疼痛)发生率为 10%,并通过减慢输注速度得到改善,并可以通过对乙酰氨基酚、苯海拉明(如果需要的话)、静脉注射甲泼尼龙进行预防。中度罕见的反应包括化学性脑膜炎、中性粒细胞减少症以及手掌、足底和躯干皮肤脱落引起的延迟性黄斑皮肤反应。在多达 5% 的成年人中观察到的主要并发症包括心血管、脑血管和深部静脉血栓形成事件、充血性心力衰竭和急性肾毒性[138-141]。其他副作用包括与脱水、先前蔗糖或麦芽糖稀释剂的使用有关的急性肾衰竭,变态反应,卒中,心肌梗死和由于高黏度综合征引起的肺栓塞。完全 IgA 缺乏症极为罕见,但此类患者不应接受 IVIg,因为可能会出现变态反应。

胸腺切除术

胸腺已被证明在 MG 的发展中发挥作用。约 10% 的 MG 患者合并胸腺瘤,其余约 70% 的全身性 MG 患者具有增生的胸腺变化,这在健康人中无法观察到。胸腺切除术是所有全身性 MG 胸腺瘤患者的必需治疗手段。非胸腺性 MG 的胸腺切除术已有 75 年的报道,随后的回顾性研究显示出益处。一些研究表明,胸腺切除术的益处发生在手术后的头几年,但 5 年后,手术治疗的患者和药物治疗的患者的临床改善率相似[142]。最近一项针对 126 例 MG 患者进行胸腺切除术的大型国际随机临床试验表明,经胸骨胸膜切除术的患者的临床结局得到改善,免疫抑制疗法的需求减少[104]。该试验纳入了 65 岁以下的患者。该试验未测试微创方式的胸腺切开术。胸腺在 MuSK 和其他抗体发展中的作用尚不清楚,证据表明,胸腺切除术对抗 MuSK MG 患者无益。

治疗建议

表 74-2 总结了我们在 2007 年之前对 MG 患者的治疗。但是,重要的是,作为医生,我们会根据发表的临床研究修改治疗建议。因此,根据先前的文献,表 74-2 第 2 栏中概述了截至 2018 年 MG 的当前治疗建议。此外,我们有许多新兴疗法,这些疗法最近已经接受或最近完成了随机对照试验。最有前途的是依库珠单抗,它是一种在最近的研究中证明有效的补体抑制剂[99]。FDA 批准了该药用于 MG。利妥昔单抗最近在美国国立卫生研究院(NIH)赞助的试验中接受了 MG 的测试(表 74-3)。

表 74-2　MG 治疗建议

	2007 年之前	2018 年
一线	依酚氯铵	溴吡斯的明
	溴吡斯的明	泼尼松
	泼尼松	胸腺切除术
	胸腺切除术	
二线	硫唑嘌呤	硫唑嘌呤
	吗替麦考酚酯	环孢素
	环孢素	IVIg
三线	IVIg	血浆置换
	血浆置换	依库丽单抗
四线		利妥昔单抗
		他克莫司
		吗替麦考酚酯
		甲氨蝶呤
五线		环磷酰胺

表 74-3　MG 的免疫抑制疗法

治疗方法	用药途径	剂量	副作用	需监测的项目
硫唑嘌呤	PO	每天总量 2~3mg/kg,每天 2 次	流感样、肝毒性、白细胞减少症、胰腺炎大红细胞增多症(macrocytosis)、肿瘤形成、感染、致畸性	每月复查白细胞计数、转氨酶
环磷酰胺	IV	0.5~1g/m^2	骨髓抑制、不育、脱发、出血、膀胱炎、感染、肿瘤、致畸性、恶心呕吐	每天至每周白细胞计数、尿常规分析
环孢素	PO	每天总量 3~6mg/kg,分成每天 2 次	肾毒性、感染、高血压、肝毒性、多毛症、震颤、牙龈增生、致畸性	每月监测血压、环孢素水平、肌酐/尿素氮、转氨酶
静脉用免疫球蛋白	IV	2g/kg,在 2~5d 内使用;然后 0.4~1g/kg,每次 2~4 周输完	低血压、心律不齐、发汗、潮红、肾毒性、头痛、恶心、无菌性脑膜炎、变态反应、卒中	心率、血压肌酐/尿素氮
甲氨蝶呤	PO	7.5~20mg,每周	肝毒性、肺纤维化、感染、肿瘤、不育、粒细胞减少、脱发、胃肠激惹、口腔炎、致畸性	每月监测转氨酶,CBC 2g 的大剂量时应考虑肝穿刺

续表

治疗方法	用药途径	剂量	副作用	需监测的项目
甲泼尼龙	IV	1g 加入 100mL 生理盐水中滴注 1~2h,每天或隔日 1 次,持续 3~5 次	心律失常、潮红、消化不良、焦虑、失眠、增重、高血糖症、低钾血症、感染	心率、血压、血糖、血电解质
吗替麦考酚酯	PO	1~1.5g,每天 2 次	骨髓抑制、胃肠道不适(腹泻、恶心、腹痛)周围水肿、发热、感染、机会性感染、恶性肿瘤、致畸性	每月 CBC
泼尼松	PO	60~100mg/d,维持 2~4 周,然后逐渐减量	高血压、水肿、增重、高血糖症、白内障、青光眼、胃肠道激惹、骨质疏松、感染、非感染性股骨头坏死、精神症状	体重、血压、血糖、血钾、是否有白内障形成
利妥昔单抗	IV	750mg/m^2,每天 2 次,维持 2 周单独使用或按照淋巴瘤方案	轻度输液相关不良反应(头痛、恶心、寒战)、变态反应、感染	CD 19 计数(<5%),IgG 水平(保持在正常下限 30%以上)
他克莫司	PO	每天总量 0.1~0.15mg/kg,分成 2 次	肾毒性、胃肠道不适(腹泻、腹痛)、高血压、电解质失衡、震颤、感染	血压、肌酐/尿素氮、电解质、每月维持 5~15μg/L
依库丽单抗	IV	头 4 周每 7d 900mg 第 5 周 1 200mg 其后每 2 周 1 200mg 治疗 2 周前应接种脑膜炎疫苗	肝毒性、致畸、脑膜炎感染风险增加、头痛、鼻咽炎、背痛、恶心	如果有全身感染,应停用

改编自 Dimachkie MM,Dimachkie MM. Idiopathic inflammatory myopathies,J Neuroimmunol. 2011;231(1-2):32-42。

肌无力危象的处理

肌无力危象的特征是肌肉无力加剧,导致呼吸衰竭,需要插管和机械通气。危象的处理通常包括入住 ICU、血浆置换、将类固醇的使用量增加到高剂量和每日剂量以及停用溴吡斯的明以免分泌物过多。患者通常需要至少 5~7d 的通气支持。

正在进行的临床试验

MG 还有许多其他疗法,包括补体抑制剂[99]、增强肌肉收缩的药物[143]、可以抑制 B 细胞的药物,如利妥昔单抗[144-155]和反义寡脱氧核苷酸药物(Monarsen),可以抑制乙酰胆碱酯酶。在一项随机对照试验中,NIH(https://clinicaltrials.gov/ct2/show/NCT02110706)通过 NeuroNEXT 网络完成了 AChR 抗体阳性 MG 利妥昔单抗的注册。主要结局指标是在第 52 周前的 4 周内,泼尼松平均每日剂量减少 75%或更多的。补体抑制剂 ecu-lizumab 的 2 期试验发现了令人鼓舞的结果,并且 3 期研究最近已完成,因此 FDA 批准了其用于全身型 MG[146]。贝利木单抗的试验是阴性的。贝立木单抗是与可溶性 BLyS 结合从而抑制 BLyS 与 B 细胞受体结合,并减少 B 细胞分化为产生免疫球蛋白的浆细胞的人类单克隆抗体[156]。一项 3 期临床试是关于 ARGX-113 的,它与人 FcRn 结合,抑制其功能并导致 IgG 快速降解的 za 同种异型的人 IgG1 衍生的 Fc 片段正在研究中。Rozanolixizumab 是一种抗 FcRn 单克隆抗体,正在 MG 治疗开发中,计划在 2019 年进行确认性阶段研究。我们正在进行一项由多中心研究者发起、行业资助的 MG 患者皮下 Ig 前期研究(https://clinicaltrials.gov/ct2/show/NCT02100969),以确定其是否安全有效。主要结局指标是从基线到第 12 周的 MG 严重程度变化(通过 QMG 评分衡量)。

(卫小梅 译,胡晓华 陆晓 校)

参考文献

1. Harper CM. Congenital myasthenic syndromes. *Semin Neurol*. 2004;24:111–123.
2. Barohn RJ. Treatment and clinical research in myasthenia gravis: how far have we come? *Ann NY Acad Sci*. 2008;1132:225–232.
3. Saperstein DS, Barohn RJ. Management of myasthenia

gravis. *Semin Neurol*. 2004;24:41–48.
4. Katz J, Barohn RJ. Update on the evaluation and therapy of autoimmune neuromuscular junction disorders. *Phys Med Rehabil Clin North Am*. 2001;12:381–397.
5. Vincent A, Palace J, Hilton-Jones D. Myasthenia gravis. *Lancet*. 2001;357:2122–2128.
6. Simpson J. Myasthenia gravis: a new hypothesis. *Scot Med J*. 1960;5.419-436.
7. Lindstrom JM, Lennon VA, Seybold ME, Whittingham S. Experimental autoimmune myasthenia gravis and myasthenia gravis: biochemical and immunochemical aspects. *Ann NY Acad Sci*. 1976;274:254–274.
8. Patrick J, Lindstrom J. Autoimmune response to acetylcholine receptor. *Science*. 1973;180:871–872.
9. Lindstrom JM, Seybold ME, Lennon VA, Whittingham S, Duane DD. Antibody to acetylcholine-receptor in myasthenia gravis: prevalence, clinical correlates, and diagnostic value. *Neurology*. 1976;26:1054–1059.
10. Almon RR, Appel SH. Serum acetylcholine-receptor antibodies in myasthenia gravis. *Ann NY Acad Sci*. 1976;274:235–243.
11. Engel AG, Lambert EH, Howard FM. Immune complexes (IgG and C3) at the motor end-plate in myasthenia gravis: ultrastructural and light microscopic localization and electrophysiologic correlations. *Mayo Clin Proc*. 1977;52:267–280.
12. Engel AG, Arahata K. The membrane attack complex of complement at the endplate in myasthenia gravis. *Ann NY Acad Sci*. 1987;505:326–332.
13. Barohn RJ, Brey RL. Soluble terminal complement components in human myasthenia gravis. *Clin Neurol Neurosurg*. 1993;95:285–290.
14. Drachman DB. Myasthenia gravis (first of two parts). *N Engl J Med*. 1978;298:136–142.
15. Engel AG, Tsujihata M, Lindstrom JM, Lennon VA. The motor end plate in myasthenia gravis and in experimental autoimmune myasthenia gravis: a quantitative ultrastructural study. *Ann NY Acad Sci*. 1976;274:60–79.
16. Toyka KV, Drachman DB, Griffin DE, et al. Myasthenia gravis: study of humoral immune mechanisms by passive transfer to mice. *N Engl J Med*. 1977;296:125–131.
17. Papazian O. Transient neonatal myasthenia gravis. *J Child Neurol*. 1992;7:135–141.
18. Tzartos SJ, Lindstrom JM. Monoclonal antibodies used to probe acetylcholine receptor structure: localization of the main immunogenic region and detection of similarities between subunits. *Proc Natl Acad Sci USA*. 1980;77:755–759.
19. Lennon VA, Griesmann GE. Evidence against acetylcholine-receptor having a main immunogenic region as target for autoantibodies in myasthenia-gravis. *Neurology*. 1989;39:1069–1076.
20. Drachman DB, Adams RN, Stanley EF, Pestronk A. Mechanisms of acetylcholine receptor loss in myasthenia gravis. *J Neurol Neurosurg Psychiatry*. 1980;43:601–610.
21. Meriggioli MN, Sanders DB. Autoimmune myasthenia gravis: emerging clinical and biological heterogeneity. *Lancet Neurol*. 2009;8:475–490.
22. Castleman B. The pathology of the thymus gland in myasthenia gravis. *Ann NY Acad Sci*. 1966;135:496–505.
23. Sommer N, Willcox N, Harcourt GC, Newsom-Davis J. Myasthenic thymus and thymoma are selectively enriched in acetylcholine receptor-reactive T cells. *Ann Neurol*. 1990;28:312–319.
24. Sommer N, Harcourt GC, Willcox N, Beeson D, Newsom-Davis J. Acetylcholine receptor-reactive T lymphocytes from healthy subjects and myasthenia gravis patients. *Neurology*. 1991;41:1270–1276.
25. Kao I, Drachman DB. Thymic muscle cells bear acetylcholine receptors: possible relation to myasthenia gravis. *Science*. 1977;195:74–75.
26. Wekerle TH, Paterson B, Ketelsen U, Feldman M. Striated muscle fibres differentiate in monolayer cultures of adult thymus reticulum. *Nature*. 1975;256:493–494.
27. Renton AE, Pliner HA, Provenzano C, et al. A genome-wide association study of myasthenia gravis. *JAMA Neurol*. 2015;72:396–404.
28. Drachman DB. Myasthenia gravis. *N Engl J Med*. 1994;330:1797–1810.
29. Millichap JG, Dodge PR. Diagnosis and treatment of myasthenia gravis in infancy, childhood, and adolescence: a study of 51 patients. *Neurology*. 1960;10:1007–1014.
30. Simpson JA. An evaluation of thymectomy in myasthenia gravis. *Brain*. 1958;81:112–144.
31. Pirskanen R. Genetic aspects in myasthenia gravis: a family study of 264 Finnish patients. *Acta Neurol Scand*. 1977;56:365–388.
32. Namba T, Brunner NG, Brown SB, Muguruma M, Grob D. Familial myasthenia gravis: report of 27 patients in 12 families and review of 164 patients in 73 families. *Arch Neurol*. 1971;25:49–60.
33. Starr MA. Myasthenia gravis. *J Nerv Ment Dis*. 1912;39:721–731.
34. Grob D, Brunner NG, Namba T. The natural course of myasthenia gravis and effect of therapeutic measures. *Ann NY Acad Sci*. 1981;377:652–669.
35. Oosterhuis HJ. The natural course of myasthenia gravis: a long term follow up study. *J Neurol Neurosurg Psychiatry*. 1989;52(10):1121–1127.
36. Grob D, Brunner N, Namba T, Pagala M. Lifetime course of myasthenia gravis. *Muscle Nerve*. 2008;37:141–149.
37. Mittal MK, Barohn RJ, Pasnoor M, et al. Ocular myasthenia gravis in an academic neuro-ophthalmology clinic: clinical features and therapeutic response. *J Clin Neuromusc Dis*. 2011;13:46–52.
38. Grob D, Arsura EL, Brunner NG, Namba T. The course of myasthenia gravis and therapies affecting outcome. *Ann NY Acad Sci*. 1987;505:472–499.
39. Jaretzki A 3rd, Barohn RJ, Ernstoff RM, et al. Myasthenia gravis: recommendations for clinical research standards. Task Force of the Medical Scientific Advisory Board of the Myasthenia Gravis Foundation of America. *Neurology*. 2000;55:16–23.
40. Barohn RJ. Standards of measurements in myasthenia gravis. *Ann NY Acad Sci*. 2003;998:432–439.
41. Osserman KE, Kornfeld P, Cohen E, et al. Studies in myasthenia gravis; review of two hundred eighty-two cases at the Mount Sinai Hospital, New York City. *AMA Arch Intern Med*. 1958;102:72–81.
42. Nations SP, Wolfe GI, Amato AA, Jackson CE, Bryan WW, Barohn RJ. Distal myasthenia gravis. *Neurology*. 1999;52:632–634.
43. Wolfe GI, Herbelin L, Nations SP, Foster B, Bryan WW, Barohn RJ. Myasthenia gravis activities of daily living profile. *Neurology*. 1999;52:1487–1489.
44. Barohn RJ, McIntire D, Herbelin L, Wolfe GI, Nations S, Bryan WW. Reliability testing of the quantitative myasthenia gravis score. *Ann NY Acad Sci*. 1998;841: 769–772.
45. Burns TM, Conaway MR, Cutter GR, Sanders DB. Construction of an efficient evaluative instrument for myasthenia gravis: the MG composite. *Muscle Nerve*.

2008;38:1553–1562.
46. Oh SJ, Cho HK. Edrophonium responsiveness not necessarily diagnostic of myasthenia gravis. *Muscle Nerve*. 1990;13:187–191.
47. Andrews PI. Autoimmune myasthenia gravis in childhood. *Semin Neurol*. 2004;24:101–110.
48. Wolfe GI, Barohn R, Galetta SL. Drugs for the diagnosis and treatment of myasthenia gravis. In: Zimmerman TJ, Kooner KS, Shariv M, Fechtner RD, eds. *Textbook of Ocular Pharmacology*. Philadelphia, PA: Lippincott Raven; 1997.
49. Oh SJ. *Electromyography: Neuromuscular Transmission Studies*. Baltimore, MD: Williams & Wilkins; 1988.
50. Stalberg E, Sanders DB. Electrophysiologica testing of neuromuscular transmission. In: Stalberg E, Young RR, eds. *Clinical Neurophysiology*. London: Butterworth; 1981.
51. Oh SJ, Kim DE, Kuruoglu R, Bradley RJ, Dwyer D. Diagnostic sensitivity of the laboratory tests in myasthenia gravis. *Muscle Nerve*. 1992;15:720–724.
52. Vial C, Charles N, Chauplannaz G, Bady B. Myasthenia gravis in childhood and infancy: usefulness of electrophysiologic studies. *Arch Neurol*. 1991;48:847–849.
53. Evoli A, Tonali P, Bartoccioni E, Lo Monaco M. Ocular myasthenia: diagnostic and therapeutic problems. *Acta Neurol Scand*. 1988;77:31–35.
54. Muppidi S, Wolfe GI. Muscle-specific receptor tyrosine kinase antibody-positive and seronegative myasthenia gravis. *Front Neurol Neurosci*. 2009;26:109–119.
55. Sanders DB, Howard JF Jr. Single-fiber electromyography in myasthenia gravis. AAEE minimonograph 25. *Muscle Nerve*. 1986;9:809–819.
56. Stalberg EV, Sanders DB. Jitter recordings with concentric needle electrodes. *Muscle Nerve*. 2009;40:331–339.
57. Jabre JF, Chirico-Post J, Weiner M. Stimulation SFEMG in myasthenia gravis. *Muscle Nerve*. 1989;12:38–42.
58. Padua L, Tonali P, Aprile I, Caliandro P, Bartoccioni E, Evoli A. Seronegative myasthenia gravis: comparison of neurophysiological picture in $MuSK^+$ and $MuSK^-$ patients. *Eur J Neurol*. 2006;13:273–276.
59. Vincent A, Newsom-Davis J. Acetylcholine receptor antibody as a diagnostic test for myasthenia gravis: results in 153 validated cases and 2,967 diagnostic assays. *J Neurol Neurosurg Psychiatry*. 1985;48:1246–1252.
60. Provenzano C, Marino M, Scuderi F, Evoli A, Bartoccioni E. Anti-acetylcholinesterase antibodies associate with ocular myasthenia gravis. *J Neuroimmunol*. 2010;218(1-2):102–106.
61. Afifi AK, Bell WE. Tests for juvenile myasthenia gravis: comparative diagnostic yield and prediction of outcome. *J Child Neurol*. 1993;8:403–411.
62. Anlar B, Ozdirim E, Renda Y, et al. Myasthenia gravis in childhood. *Acta Paediatr*. 1996;85:838–842.
63. Lennon VA. Myasthenia gravis: diagnosis by assay of serum antibodies. *Mayo Clin Proc*. 1982;57:723–724.
64. Howard FM Jr, Lennon VA, Finley J, Matsumoto J, Elveback LR. Clinical correlations of antibodies that bind, block, or modulate human acetylcholine receptors in myasthenia gravis. *Ann NY Acad Sci*. 1987;505:526–538.
65. Vincent A, Leite MI, Farrugia ME, et al. Myasthenia gravis seronegative for acetylcholine receptor antibodies. *Ann NY Acad Sci*. 2008;1132:84–92.
66. Roses AD, Olanow CW, McAdams MW, Lane RJ. No direct correlation between serum antiacetylcholine receptor antibody levels and clinical state of individual patients with myasthenia gravis. *Neurology*. 1981;31:220–224.
67. Hoch W, McConville J, Helms S, Newsom-Davis J, Melms A, Vincent A. Auto-antibodies to the receptor tyrosine kinase MuSK in patients with myasthenia gravis without acetylcholine receptor antibodies. *Nat Med*. 2001;7:365–368.
68. McConville J, Farrugia ME, Beeson D, et al. Detection and characterization of MuSK antibodies in seronegative myasthenia gravis. *Ann Neurol*. 2004;55:580–584.
69. Sanders DB, El-Salem K, Massey JM, McConville J, Vincent A. Clinical aspects of MuSK antibody positive seronegative MG. *Neurology*. 2003;60:1978–1980.
70. Jha S, Xu K, Maruta T, et al. Myasthenia gravis induced in mice by immunization with the recombinant extracellular domain of rat muscle-specific kinase (MuSK). *J Neuroimmunol*. 2006;175:107–117.
71. Evoli A, Tonali PA, Padua L, et al. Clinical correlates with anti-MuSK antibodies in generalized seronegative myasthenia gravis. *Brain*. 2003;126:2304–2311.
72. Murai H, Noda T, Himeno E, et al. Infantile onset myasthenia gravis with MuSK antibodies. *Neurology*. 2006;67:174.
73. Wolfe GI, Trivedi JR, Oh SJ. Clinical review of muscle-specific tyrosine kinase-antibody positive myasthenia gravis. *J Clin Neuromusc Dis*. 2007;8:217–224. doi:210.1097/CND.1090b1013e318137a318124b.
74. Pasnoor M, Wolfe GI, Nations S, et al. Clinical findings in MuSK-antibody positive myasthenia gravis: a U.S. experience. *Muscle Nerve*. 2010;41(3):370–374.
75. Limburg PC, The TH, Hummel-Tappel E, Oosterhuis HJ. Anti-acetylcholine receptor antibodies in myasthenia-gravis: 1. Relation to clinical-parameters in 250 patients. *J Neurol Sci*. 1983;58:357–370.
76. Romi F, Skeie GO, Aarli JA, Gilhus NE. The severity of myasthenia gravis correlates with the serum concentration of titin and ryanodine receptor antibodies. *Arch Neurol*. 2000;57:1596–1600.
77. Cikes N, Momoi MY, Williams CL, et al. Striational autoantibodies: quantitative detection by enzyme immunoassay in myasthenia gravis, thymoma, and recipients of D-penicillamine or allogeneic bone marrow. *Mayo Clin Proc*. 1988;63:474–481.
78. Zhang B, Tzartos JS, Belimezi M, et al. Autoantibodies to lipoprotein-related protein 4 in patients with double-seronegative myasthenia gravis. *Arch Neurol*. 2012;69:445–451.
79. Walker M. The treatment of myasthenia gravis. *Med Press*. 1946;216:81–84.
80. Walker MB. Treatment of myasthenia gravis with physostigmine. *Lancet*. 1934;223:1200–1201.
81. Gronseth GS, Barohn RJ. Practice parameter: thymectomy for autoimmune myasthenia gravis (an evidence-based review): report of the Quality Standards Subcommittee of the American Academy of Neurology. *Neurology*. 2000;55: 7–15.
82. Wolfe GI, Kaminski HJ, Aban IB, et al. Randomized trial of thymectomy in myasthenia gravis. *N Engl J Med*. 2016;375(6):511–522. Erratum in: *N Engl J Med*. 2017; 376(21):2097.
83. Westerberg MK, Shiderman FE. Effect of 3-hydroxy phenyldimethylethyl ammonium chloride (Tensilon) in myasthenia gravis. *Med Bull (Ann Arbor)*. 1951;17(9): 311–316.
84. Schwab RS, Timberlake WH. Pyridostigmin (mestinon) in the treatment of myasthenia gravis. *N Engl J Med*. 1954;251:271–272.
85. Tether JE. Mestinon in myasthenia gravis; preliminary report. *Dis Nerv Syst*. 1954;15:227–231.
86. Palace J, Newsom-Davis J, Lecky B. A randomized dou-

ble-blind trial of prednisolone alone or with azathioprine in myasthenia gravis. Myasthenia Gravis Study Group. *Neurology*. 1998;50:1778–1783.

87. Tindall RS, Rollins JA, Phillips JT, Greenlee RG, Wells L, Belendiuk G. Preliminary results of a double-blind, randomized, placebo-controlled trial of cyclosporine in myasthenia gravis. *N Engl J Med*. 1987;316:719–724.
88. Tindall RS, Phillips JT, Rollins JA, Wells L, Hall K. A clinical therapeutic trial of cyclosporine in myasthenia gravis. *Ann NY Acad Sci*. 1993;681:539–551.
89. Chaudhry V, Cornblath DR, Griffin JW, O'Brien R, Drachman DB. Mycophenolate mofetil: a safe and promising immunosuppressant in neuromuscular diseases. *Neurology*. 2001;56:94–96.
90. Ciafaloni E, Massey JM, Tucker-Lipscomb B, Sanders DB. Mycophenolate mofetil for myasthenia gravis: an open-label pilot study. *Neurology*. 2001;56:97–99.
91. Meriggioli MN, Ciafaloni E, Al-Hayk KA, et al. Mycophenolate mofetil for myasthenia gravis: an analysis of efficacy, safety, and tolerability. *Neurology*. 2003;61: 1438–1440.
92. Meriggioli MN, Rowin J, Richman JG, Leurgans S. Mycophenolate mofetil for myasthenia gravis: a double-blind, placebo-controlled pilot study. *Ann NY Acad Sci*. 2003;998:494–499.
93. Fateh-Moghadam A, Wick M, Besinger U, Geursen RG. High-dose intravenous gammaglobulin for myasthenia gravis. *Lancet*. 1984;1:848–849.
94. Arsura E. Experience with intravenous immunoglobulin in myasthenia gravis. *Clin Immunol Immunopathol*. 1989;53:S170–S179.
95. Cosi V, Lombardi M, Piccolo G, Erbetta A. Treatment of myasthenia gravis with high-dose intravenous immunoglobulin. *Acta Neurol Scand*. 1991;84:81–84.
96. Gajdos P, Chevret S, Clair B, Tranchant C, Chastang C. Clinical trial of plasma exchange and high-dose intravenous immunoglobulin in myasthenia gravis. Myasthenia Gravis Clinical Study Group. *Ann Neurol*. 1997;41:789–796.
97. Wolfe GI, Barohn RJ, Foster BM, et al. Randomized, controlled trial of intravenous immunoglobulin in myasthenia gravis. *Muscle Nerve*. 2002;26:549–552.
98. Benatar M, McDermott MP, Sanders DB, et al. Efficacy of prednisone for the treatment of ocular myasthenia (EPITOME): a randomized, controlled trial. *Muscle Nerve*. 2016;53:363–369.
99. Howard JF Jr, Barohn RJ, Cutter GR, et al. A randomized, double-blind, placebo-controlled phase II study of eculizumab in patients with refractory generalized myasthenia gravis. *Muscle Nerve*. 2013;48:76–84.

99a. Howard JF Jr, Utsugisawa K, Benatar M, et al. REGAIN Study Group. Safety and efficacy of eculizumab in anti-acetylcholine receptor antibody-positive refractory generalised myasthenia gravis (REGAIN): a phase 3, randomised, double-blind, placebo-controlled, multicentre study. *Lancet Neurol*. 2017 Dec;16(12):976–986. PMID: 29066163.

100. Warmolts JR, Engel WK. Benefit from alternate-day prednisone in myasthenia gravis. *N Engl J Med*. 1972;286: 17–20.
101. Seybold ME, Drachman DB. Gradually increasing doses of prednisone in myasthenia gravis: reducing the hazards of treatment. *N Engl J Med*. 1974;290:81–84.
102. Pascuzzi RM, Coslett HB, Johns TR. Long-term corticosteroid treatment of myasthenia gravis: report of 116 patients. *Ann Neurol*. 1984;15:291–298.
103. Miano MA, Bosley TM, Heiman-Patterson TD, et al. Factors influencing outcome of prednisone dose reduction in myasthenia gravis. *Neurology*. 1991;41:919–921.
104. Wolfe GI, Kaminski HJ, Aban IB, et al. Randomized trial of thymectomy in myasthenia gravis. *N Engl J Med*. 2016;375:511–522.
105. Evoli A, Batocchi AP, Palmisani MT, Lo Monaco M, Tonali P. Long-term results of corticosteroid therapy in patients with myasthenia gravis. *Eur Neurol*. 1992;32:37–43.
106. Miller RG, Milner-Brown HS, Mirka A. Prednisone-induced worsening of neuromuscular function in myasthenia gravis. *Neurology*. 1986;36:729–732.
107. Howard FM Jr, Duane DD, Lambert EH, Daube JR. Alternate-day prednisone: preliminary report of a double-blind controlled study. *Ann NY Acad Sci*. 1976;274:596–607.
108. Lindberg C, Andersen O, Lefvert AK. Treatment of myasthenia gravis with methylprednisolone pulse: a double blind study. *Acta Neurol Scand*. 1998;97:370–373.
109. Matell G. Immunosuppressive drugs: azathioprine in the treatment of myasthenia gravis. *Ann NY Acad Sci*. 1987;505:589–594.
110. Hohlfeld R, Michels M, Heininger K, Besinger U, Toyka KV. Azathioprine toxicity during long-term immunosuppression of generalized myasthenia gravis. *Neurology*. 1988;38:258–261.
111. Mantegazza R, Antozzi C, Peluchetti D, Sghirlanzoni A, Cornelio F. Azathioprine as a single drug or in combination with steroids in the treatment of myasthenia gravis. *J Neurol*. 1988;235:449–453.
112. A randomised clinical trial comparing prednisone and azathioprine in myasthenia gravis: results of the second interim analysis. Myasthenia Gravis Clinical Study Group. *J Neurol Neurosurg Psychiatry*. 1993;56:1157–1163.
113. Mertens HG, Hertel G, Reuther P, Ricker K. Effect of immunosuppressive drugs (azathioprine). *Ann NY Acad Sci*. 1981;377:691–699.
114. Evans WE, Hon YY, Bomgaars L, et al. Preponderance of thiopurine *S*-methyltransferase deficiency and heterozygosity among patients intolerant to mercaptopurine or azathioprine. *J Clin Oncol*. 2001;19: 2293–2301.
115. Booth RA, Ansari MT, Loit E, et al. Assessment of thiopurine S-methyltransferase activity in patients prescribed thiopurines: a systematic review. *Ann Intern Med*. 2011;154:814–823, w-295–818.
116. Muscle Study Group. A trial of mycophenolate mofetil with prednisone as initial immunotherapy in myasthenia gravis. *Neurology*. 2008;71:394–399.
117. Sanders DB, Hart IK, Mantegazza R, et al. An international, phase III, randomized trial of mycophenolate mofetil in myasthenia gravis. *Neurology*. 2008;71: 400–406.
118. Benatar M, Rowland LP. The muddle of mycophenolate mofetil in myasthenia. *Neurology*. 2008;71:390–391.
119. Sanders DB, Siddiqi ZA. Lessons from two trials of mycophenolate mofetil in myasthenia gravis. *Ann NY Acad Sci*. 2008;1132:249–253.
120. Hehir MK, Burns TM, Alpers J, Conaway MR, Sawa M, Sanders DB. Mycophenolate mofetil in AChR-antibody-positive myasthenia gravis: outcomes in 102 patients. *Muscle Nerve*. 2010;41:593–598.
121. Vernino S, Salomao DR, Habermann TM, O'Neill BP. Primary CNS lymphoma complicating treatment

of myasthenia gravis with mycophenolate mofetil. *Neurology*. 2005;65:639–641.
122. Yoshikawa H, Kiuchi T, Saida T, Takamori M. Randomised, double-blind, placebo-controlled study of tacrolimus in myasthenia gravis. *J Neurol Neurosurg Psychiatry*. 2011;82:970–977.
123. Ponseti JM, Gamez J, Azem J, Lopez-Cano M, Vilallonga R, Armengol M. Tacrolimus for myasthenia gravis: a clinical study of 212 patients. *Ann NY Acad Sci*. 2008;1132:254–263.
124. Hartmann J, Rivner MH. Methotrexate in myasthenia gravis. *Clin Neurophysiol*. 2009;120:e123–e124.
125. Raja D, Dimachkie MM, McVey L, et al. Methotrexate in the treatment of myasthenia gravis. *Neurology*. 2009;72:A54.
126. Heckmann JM, Rawoot A, Bateman K, Renison R, Badri M. A single-blinded trial of methotrexate versus azathioprine as steroid-sparing agents in generalized myasthenia gravis. *BMC Neurol*. 2011;11:97.
127. Perez MC, Buot WL, Mercado-Danguilan C, Bagabaldo ZG, Renales LD. Stable remissions in myasthenia gravis. *Neurology*. 1981;31:32–37.
128. De Feo LG, Schottlender J, Martelli NA, Molfino NA. Use of intravenous pulsed cyclophosphamide in severe, generalized myasthenia gravis. *Muscle Nerve*. 2002;26: 31–36.
129. Drachman DB, Jones RJ, Brodsky RA. Treatment of refractory myasthenia: "rebooting" with high-dose cyclophosphamide. *Ann Neurol*. 2003;53:29–34.
130. Pinching AJ, Peters DK. Remission of myasthenia gravis following plasma-exchange. *Lancet*. 1976;2:1373–1376.
131. Dau PC, Lindstrom JM, Cassel CK, Denys EH, Shev EE, Spitler LE. Plasmapheresis and immunosuppressive drug therapy in myasthenia gravis. *N Engl J Med*. 1977;297:1134–1140.
132. Behan PO, Shakir RA, Simpson JA, Burnett AK, Allan TL, Haase G. Plasma-exchange combined with immunosuppressive therapy in myasthenia gravis. *Lancet*. 1979;2:438–440.
133. Campbell WW Jr, Leshner RT, Swift TR. Plasma exchange in myasthenia gravis: electrophysiological studies. *Ann Neurol*. 1980;8:584–589.
134. Barth D, Nabavi Nouri M, Ng E, Nwe P, Bril V. Comparison of IVIg and PLEX in patients with myasthenia gravis. *Neurology*. 2011;76:2017–2023.
135. Dalakas MC. Intravenous immunoglobulin in autoimmune neuromuscular diseases. *JAMA*. 2004;291: 2367–2375.
136. Anthony RM, Ravetch JV. A novel role for the IgG Fc glycan: the anti-inflammatory activity of sialylated IgG Fcs. *J Clin Immunol*. 2010;30(suppl 1):S9–S14.
137. Zinman L, Ng E, Bril V. IV immunoglobulin in patients with myasthenia gravis: a randomized controlled trial. *Neurology*. 2007;68:837–841.
138. Tan E, Hajinazarian M, Bay W, Neff J, Mendell JR. Acute renal failure resulting from intravenous immunoglobulin therapy. *Arch Neurol*. 1993;50:137–139.
139. Steg RE, Lefkowitz DM. Cerebral infarction following intravenous immunoglobulin therapy for myasthenia gravis. *Neurology*. 1994;44:1180–1181.
140. Brannagan TH 3rd, Nagle KJ, Lange DJ, Rowland LP. Complications of intravenous immune globulin treatment in neurologic disease. *Neurology*. 1996;47:674–677.
141. Go RS, Call TG. Deep venous thrombosis of the arm after intravenous immunoglobulin infusion: case report and literature review of intravenous immunoglobulin-related thrombotic complications. *Mayo Clinic Proc*. 2000;75:83–85.
142. Oosterhuis HJ. Observations of the natural history of myasthenia gravis and the effect of thymectomy. *Ann NY Acad Sci*. 1981;377:678–690.
143. Sanders DB, Rosenfeld J, Dimachkie MM, Meng L, Malik FI. A double-blinded, randomized, placebo-controlled trial to evaluate efficacy, safety, and tolerability of single doses of tirasemtiv in patients with acetylcholine receptor-binding antibody-positive myasthenia gravis. *Neurotherapeutics*. 2015;12:455–460.
144. Illa I, Diaz-Manera J, Rojas-Garcia R, et al. Sustained response to rituximab in anti-AChR and anti-MuSK positive myasthenia gravis patients. *J Neuroimmunol*. 2008;201-202:90–94.
145. Maddison P, McConville J, Farrugia ME, et al. The use of rituximab in myasthenia gravis and Lambert-Eaton myasthenic syndrome. *J Neurol Neurosurg Psychiatry*. 2011;82:671–673.
146. Lebrun C, Bourg V, Tieulie N, Thomas P. Successful treatment of refractory generalized myasthenia gravis with rituximab. *Eur J Neurol*. 2009;16:246–250.
147. Ibrahim H, Dimachkie MM, Shaibani A. A review: the use of rituximab in neuromuscular diseases. *J Clin Neuromusc Dis*. 2010;12:91–102.
148. Takagi K, Yoshida A, Iwasaki H, Inoue H, Ueda T. Anti-CD20 antibody (rituximab) therapy in a myasthenia gravis patient with follicular lymphoma. *Ann Hematol*. 2005;84:548–550.
149. Gajra A, Vajpayee N, Grethlein SJ. Response of myasthenia gravis to rituximab in a patient with non-Hodgkin lymphoma. *Am J Hematol*. 2004;77:196–197.
150. Wylam ME, Anderson PM, Kuntz NL, Rodriguez V. Successful treatment of refractory myasthenia gravis using rituximab: a pediatric case report. *J Pediatr*. 2003;143:674–677.
151. Diaz-Manera J, Martinez-Hernandez E, Querol L, et al. Long-lasting treatment effect of rituximab in MuSK myasthenia. *Neurology*. 2012;78:189–193.
152. Nowak RJ, Dicapua DB, Zebardast N, Goldstein JM. Response of patients with refractory myasthenia gravis to rituximab: a retrospective study. *Therapeut Adv Neurol Disord*. 2011;4:259–266.
153. Zebardast N, Patwa HS, Novella SP, Goldstein JM. Rituximab in the management of refractory myasthenia gravis. *Muscle Nerve*. 2010;41:375–378.
154. Burusnukul P, Brennan TD, Cupler EJ. Prolonged improvement after rituximab: two cases of resistant muscle-specific receptor tyrosine kinase + myasthenia gravis. *J Clin Neuromusc Dis*. 2010;12:85–87.
155. Lindberg C, Bokarewa M. Rituximab for severe myasthenia gravis: experience from five patients. *Acta Neurol Scand*. 2010;122:225–228.
156. Hewett K, Sanders DB, Grove RA, et al. BEL115123 Study Group. Randomized study of adjunctive belimumab in participants with generalized myasthenia gravis. *Neurology*. 2018;90(16):e1425–e1434.

第 75 章　肌病

Marc van de Rijn, Dorothy Weiss Tolchin, and Sabrina Paganoni

引言

肌病是以原发性肌肉病变为特征的一种疾病[1]。可因先天性、后天性、其他疾病或有毒暴露引起。肌病的主要临床表现为肌无力，伴随症状可包括（但不限于）肌萎缩、抽搐、痉挛、肌阵挛、挛缩和疲劳。在不同类型的肌病中，肌肉的耐力和功能受到不同程度的损害。肌无力的类型、一系列相关的症状、疾病进展的程度及其他器官受累程度可能共同指向某个特定的诊断（图 75-1）。

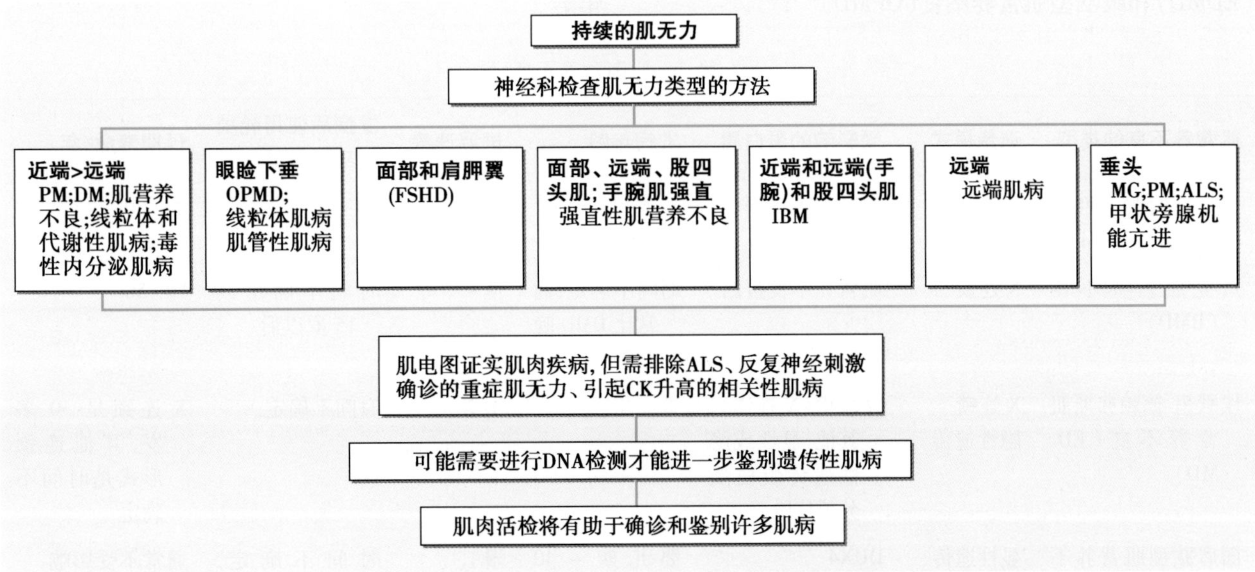

图 75-1　不同的肌无力临床表现、持续肌无力的检查评估。可以区分 7 种不同类型的肌病。结合实验室检查的结果或肌无力的临床表现可明确诊断。CK，肌酸激酶；DM，皮肌炎；FSHD，面肩肱型肌营养不良；IBM，包涵体肌炎；MG，重症肌无力；OPMD，眼咽肌营养不良；PM，多发性肌炎（经允许摘自 Amato AA, Brown RH, Jr. Muscular Dystrophies and Other Muscle Diseases. In: Kasper D, Fauci A, Hauser S, Longo D, Jameson J, Loscalzo J, eds. Harrison's Principles of Internal Medicine, 19e New York, NY: McGraw-Hill; 2014）

正确诊断很重要，因为它有助于临床医生制订准确的治疗方案[1]。本章将重点介绍临床常见的肌病，包括肌营养不良、强直性肌营养不良、炎性肌病、先天性肌病和危重症肌病。对于康复医师而言，熟悉这些疾病并早期干预会极大提高这些患者的生活质量。

患者肌无力随着时间进行性加重，康复医师在帮助患者尽可能维持现有功能并随着疾病进展进行调整治疗的过程中起着重要作用[2]。康复医师还要协调合适的康复治疗服务，并提供康复所需要的设备指导和安排康复时间。康复治疗团队应将患者及其家庭与社区服务联系起来。肌肉疾病患者的主要康复目标包括让患者参与适度的运动、给患者提供支持治疗、用轻巧的康复辅助设备帮助患者完成日常的生活活动、让患者最大限度地独立生活、对患者及其家属进行疾病健康教育、了解他们对疾病的预后期望、让患者积极主动地参与康复[2]。康复医师也可以让患者参与到适当的临床研究中，并与其他相关学科和康复亚专业合作，一起为患者及家庭提供一个协同医疗中心[2]。

肌营养不良

肌营养不良是一组遗传性疾病，可引起肌肉变性，肌肉被脂肪和结缔组织替代[1]。最常见的肌营养不良是进行性假肥大性肌营养不良(DMD)、贝克肌营养不良(BMD)、面肩肱型肌营养不良(FSHD)、四肢带状肌营养不良(LGMD)、埃默里-德赖弗斯肌营养不良(EDMD)和眼咽型肌营养不良(OPMD)[1]。

在分子水平上，大多数肌营养不良患者的蛋白-糖蛋白复合物中的关键分子功能障碍或功能缺失所致，导致肌膜变弱、肌肉坏死、脂肪替代和肌无力。当肌无力影响呼吸或心搏时，可危及生命(图 75-2)。

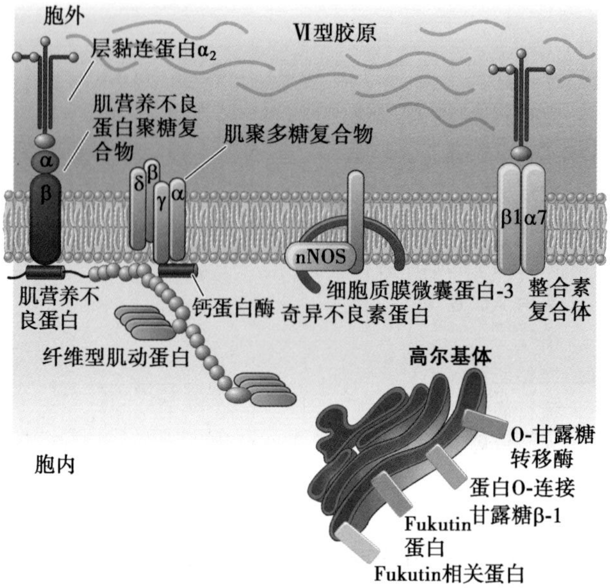

图 75-2　细胞膜和高尔基体中的某些与肌肉营养不良相关的蛋白质(经允许摘自 Amato AA, Brown RH, Jr. Muscular Dystrophies and Other Muscle Diseases. In: Kasper D, Fauci A, Hauser S, Longo D, Jameson J, Loscalzo J, eds. Harrison's Principles of Internal Medicine, 19e New York, NY: McGraw-Hill; 2014)。nNOS，神经元型一氧化氮合酶

表 75-1 列出肌营养不良患者发展到使用轮椅的平均年龄、肌病的遗传方式、受累的蛋白质、发病年龄。

表 75-1　肌肉营养不良

肌营养不良的类型	遗传模式	受影响的蛋白质	发病年龄	进展速度	发病后使用轮椅的平均年龄	预期寿命/年
进行性假肥大性肌营养不良(DMD)	X 连锁	肌营养不良蛋白	2~6 岁	中速	10~12 岁	20~30
贝克肌营养不良(BMD)	X 连锁	肌营养不良蛋白	时间不确定，通常比 DMD 晚几年	慢~中等	时间不确定或 15 岁以后	40~50
埃默里-德赖弗斯肌营养不良(EDMD)	X 连锁隐性遗传	埃默里(X 连锁)；其他：显性或隐性遗传蛋白质分子片段	青少年	中等	时间不确定	X 连锁是 30 多岁，其他连锁形式是时间不确定
面肩肱型肌营养不良(FSHD)	显性遗传	DUX4	婴儿期~40 多岁	慢	时间不确定，20%~30% 的 FSHD 患者最终需使用轮椅	通常不受影响

续表

肌营养不良的类型	遗传模式	受影响的蛋白质	发病年龄	进展速度	发病后使用轮椅的平均年龄	预期寿命/年
肢带型肌营养不良（LGMD）	显性/隐性遗传	时间不确定	时间不确定	中等	时间不确定	时间不确定
眼咽型肌营养不良（OPMD）	显性遗传	PABP2	30~40 岁	中等	通常没有	不受影响

流行病学和临床表现

作为 X 连锁遗传疾病，DMD 和 BMD 均出现在男童。DMD 的发病年龄较早、（表 75-1）症状更严重，比 BMD 更为普遍。DMD 更常见，每 3 500 名男童中就有 1 人患病[3]。患儿最初可能表现蹒跚步态，踮脚走路，明显脊柱前凸，容易跌倒，从地面站起来有困难或容易疲劳[1]。DMB 和 BMD 患者近端肌无力重于远端肌无力，下肢受累的程度往往重于上肢，通常存在心肌和膈肌无力[1]。由于肌肉组织被脂肪组织代替，小腿肌肉可出现假性肥大（图 75-3）。

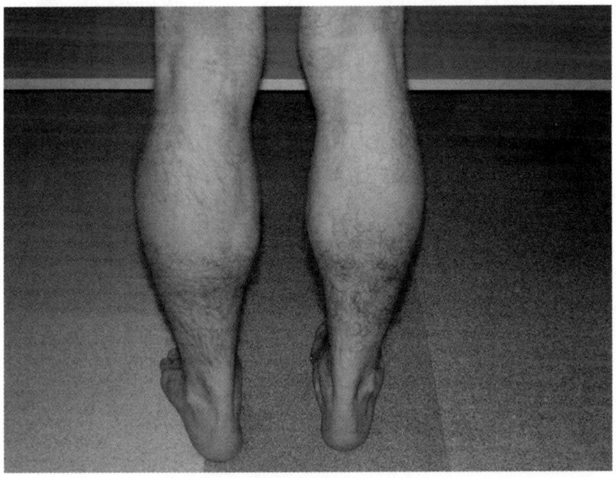

图 75-3　进行性假肥大性肌营养不良（DMD）患者小腿假肥大（经允许摘自 Lee ET，Chahin N. Neuromuscular Pathology. In：Reisner HM，eds. Pathology：A Modern Case Study New York，NY：McGraw-Hill；2015）

患者可能会出现高尔征，但这不是 DMD/BMD 特有的表现（典型的高尔征反映下肢近端肌无力，高尔征表现为当患者从蹲下改为坐姿时，用手臂抬起双腿时以弥补髋部和大腿近端的无力肌肉，图 75-4）。DMD 患者也可能存在智力障碍和言语障碍，而 BMD 则可能程度较轻。

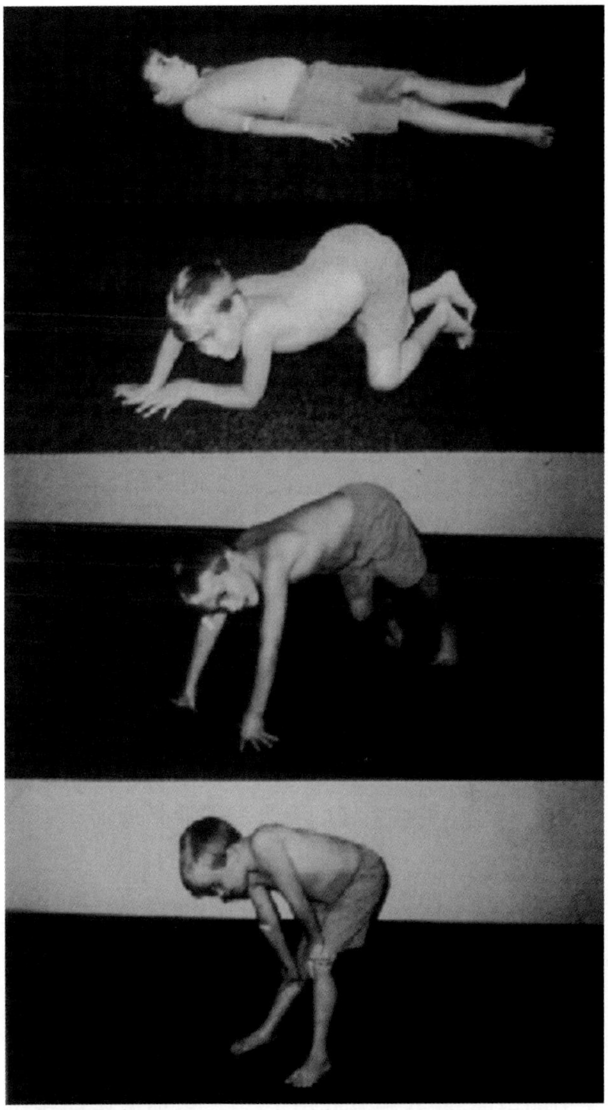

图 75-4　高尔征：图示患者企图用手臂从地板上站起来，抬起双腿（经允许摘自 Amato AA，Brown RH，Jr. Muscular Dystrophies and Other Muscle Diseases. In：Kasper D，Fauci A，Hauser S，Longo D，Jameson J，Loscalzo J，eds. Harrison's Principles of Internal Medicine，19e New York，NY：McGraw-Hill；2014）

实验室检查

肌酸激酶（CK）升高，可能高达正常上限的 50~100 倍。CK 通常在疾病早期达到高峰，然后随着肌肉数量的丧失而逐渐下降[4]。基因检测是 DMD 和 BMD 的最佳诊断性检测[5]。当基因检测不能确定时，活检可以帮助明确诊断。针极肌电图通常表现自发性活动增强，纤颤和正尖波，以及小的、短暂的运动单位动作电位（MUAP）[6]。

治疗

目前，DMD 的主要治疗方法是激素治疗，它可以延迟（但不能阻止）患者致残和最终使用轮椅[7,8]。由于激素的副作用，例如体重增加、睡眠障碍、行为改变等，并非所有家庭都选择使用激素[9]。

随着医疗技术的迅速发展，目前有许多非常有前景的药物正在临床试验中[10]。最近，一种外显子跳跃技术被批准用于携带某些突变基因的 DMD 患者[11]。外显子跳跃技术可跳过突变的外显子，可以生成缩短但功能正常的蛋白质。主要用于治疗相关的心肌疾病和进展性肺部疾病。补充维生素 D 预防骨质疏松症也是常用方法。

DMD 和 BMD 的长期治疗是支持性疗法[12-13]。早期用支具拉伸并使用夹板支撑上下肢来预防肌挛缩、保持其功能是有效的[14]。为更好地使用矫形器，应选择轻巧而结实、容易穿脱的矫形器。家庭教育对于确保安全、有效、正确地使用矫形器非常重要。一般认为，不超过身体极限水平的运动对 DMD 和 BMD 患者是安全的[15-16]。同所有神经肌肉疾病一样，运动强度应该控制在不引起肌疲劳或肌挛缩范围内。

最初，DMD 患者可能会从步态训练中受益，但因心肺和肌肉耐力受限，通常会导致患者较早开始使用轮椅。手臂无力和容易疲劳使手动轮椅的使用受到限制。应根据患者的需求和专业物理治疗师的建议量身定制电动轮椅。例如，轮椅的长短、宽度应该能调节，以适应患者体型的增长，并为放置呼吸机留出空间；而轮椅背应该是能调节弯曲度的，以适应脊柱前凸、脊柱侧弯或其他脊柱畸形。随着 DMD 病情进展，需要重新评估患者对轮椅的操控情况。简单的操纵杆一开始可能很容易操作，但随着上肢肌无力的进展，就开始不好用了[17]。添加操作杆新功能时还应考虑患者的认知能力。例如，如果在开动轮椅时需要父母或监护人的帮助，则操纵杆安装在后部会很好使用。此外，还应给予孩子选择某种特定功能的权利（如颜色）。

随着膈肌和呼吸肌无力的进展，患者和家属必须决定呼吸支持方式（无创，气管切开术，还是长期机械通气）[18]。在发生呼吸困难等紧急情况之前，物理治疗师应了解患者家属的需求。这是 DMD/BMD 患者护理的关键。治疗决策可以通过医护人员和患者家属交流作出。康复医生可以与患者家属单独谈话，也可以与呼吸科医生和姑息治疗医生共同谈话。请记住，每个患者家庭在有限时间内需要制订个体化的康复目标，重要的是要确定家庭的护理目标，包括可能影响医疗决策的经验，帮助作出与患者及其家庭的目标和价值观相一致的安全决策[19]。

DMD 和 BMD 患者的其他医疗需求可能包括治疗吞咽困难、反流、便秘、误吸、骨质疏松症（使用皮质类固醇和负重减少引起）以及监控脊柱侧弯情况。支具并不能减缓 DMD 和 BMD 的脊柱侧弯，脊柱融合术是阻止脊柱侧弯进展的早期干预措施[20]。

康复医师还要与学校和老师互动，提供优化学校设施的指导，并在必要时倡导学校提供服务（如物理治疗、作业治疗、言语治疗、健康教育、护理）。

埃默里-德赖弗斯肌营养不良

流行病学和临床表现

EDMD 最常见的形式是 X 连锁隐性突变，突变导致生成缺乏核膜的蛋白（Emerin）。由于其他基因突变，该病有常染色体显性和隐性形式的遗传。EDMD 的患病率约为 0.1/100 000[21]，发病年龄从儿童到成年，最典型的发病年龄在青少年时期。典型的临床特征是与肌肉无力程度不成比例的肌肉挛缩，尤其是在跟腱、屈肘肌群以及颈椎和腰椎旁肌肉[1]。肌无力通常出现在上肢肌肉中，肱二头肌及小腿后部肌肉会明显消瘦。髋部和肩带肌可能在疾病后期受到影响[1]。与 DMD 和 BMD 不同，EDMD 通常没有小腿假性肥大。

重要的是，EDMD 还伴有传导异常的扩张型心肌病，可导致心律不齐和心脏性猝死。因此，心脏科医生需要至少每年对患者进行一次心脏专科评估，以监测和评估潜在的植入式心律转复除颤器（ICD）的位置[22]。不同家庭和家庭内部成员的 EDMD 严重程度各不相同，对预后影响最大的是心脏受累程度。

实验室检查

CK 常正常或轻度升高[23]。针极肌电图显示是一种肌病模式[6]。基因检测可确诊[24-25]。

治疗

EDMD 患者每年行心电图检查以确定是否有心

脏传导异常[26]。康复治疗的主要包括物理治疗和作业疗法,可以优化肢体功能,引导患者积极地生活,指导患者合理、安全使用支具。康复医师应和骨科医生联合进行挛缩治疗。挛缩应早期治疗,尝试让患者每日行拉伸和支撑训练,体位摆放让患者感到舒适,并促使患者养成良好的卫生习惯。这些技术可能并不完全有效。出现严重挛缩,可以进行手术矫正[27]。手术后的拉伸、支撑、疼痛治疗、物理疗法、改良移动设备、患者的健康教育和随访,这些都是骨科手术处理后的关键步骤。

面肩肱型肌营养不良

流行病学和临床表现

FSHD 是一种常染色体显性遗传的缓慢进行性肌营养不良。肌肉损伤是过度表达肌肉毒性的 DUX4 蛋白引起的[28]。FSHD 是最常见的肌肉营养不良症之一,全世界范围的患病率估计为 1/7 500,还有许多未确诊的病例[29]。

临床表现并不一致[1]。年轻成年人中经典表现是日常活动困难。疾病早期,FSHD 患者可能表现面部肌肉、肩胛稳定肌、外旋肌和肘屈肌的不对称性肌无力。临床表现包括抗阻下无法完全闭上眼睛、无法吹口哨和肩胛骨翼状肩(图 75-5)。

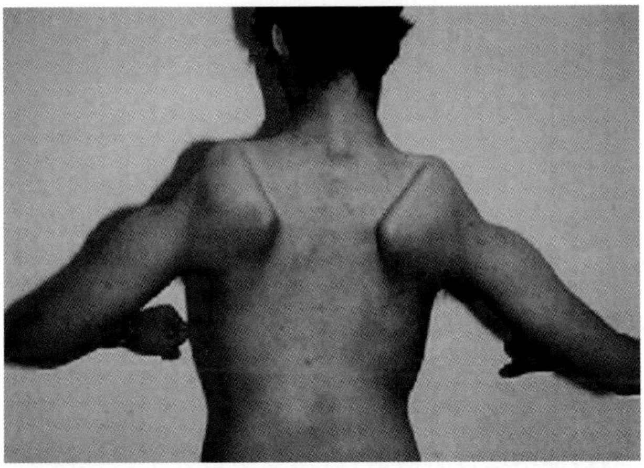

图 75-5　面肩肱型肌营养不良的翼状肩胛(经允许摘自 Amato AA, Brown RH, Jr. Muscular Dystrophies and Other Muscle Diseases. In: Kasper D, Fauci A, Hauser S, Longo D, Jameson J, Loscalzo J, eds. Harrison's Principles of Internal Medicine, 19e New York, NY: McGraw-Hill; 2014)

躯干、腹肌以及下肢肌肉(胫前肌、绳肌、骨盆带肌)的肌无力可能在疾病早期出现或随着时间而加重。检查时可能会发现比弗征阳性(仰卧患者抬头时脐部向上移动,这是由于上、下腹部肌肉肌力不成比例导致)。由于骨盆带肌和下肢肌无力,多达 1/3 的 FSHD 患者最终会用轮椅来提高安全性和灵活性。

实验室检查

CK 通常正常,偶稍微升高。神经传导检查(nerve conduction study, NCS)处于正常范围内,肌电图(EMG)显示肌病[6]。遗传学检查包括评估 D4Z4 重复位点的长度测试和甲基化的评估[30]。

治疗

FSHD 患者康复治疗的主要内容有以下几个方面[31]。

1. 安全运动建议(最大有氧运动和阻抗运动)[32,33],注意不要过度使用还没有达到抗重力的无力肌肉。

2. 肌无力的处理,包括足下垂的支具和步态训练,腹部肌无力的腹式结合训练。

3. 翼状肩胛的治疗(包括疼痛治疗和安全代偿策略)、矫形器、外科手术干预,如有临床指征时采用肩胛骨固定术[34-35]。

4. 疼痛处理(由于局部肌肉不协调和代偿使用肌肉造成的疼痛,典型的疼痛部位是背部、肩膀和臀部)[36]。

5. 疲劳管理,包括保存体力的策略和合适的调整性设备[37]。

医学模式的管理包括呼吸功能不全的筛查和护理。可能存在视力减退和感觉神经性耳聋,婴儿期发病会干扰患儿的学习和发育[30]。

肢带型肌营养不良

流行病学和临床表现

LGMD 是一组缓慢进展的肌营养不良,特征是对称性髋和肩带肌无力逐渐加重[1]。尽管其发病范围可能从婴儿期到成年期,但通常发生在青年时期。严重程度可能会有所不同,有些患者残疾程度较高。美国神经病学会和美国神经肌肉与电诊断医学协会的循证指南对 LGMD 的诊断和治疗提供亚型诊断和治疗的详细信息[38]。

需注意,LGMD 有常染色体显性遗传(LGMD 1)

和常染色体隐性遗传(LGMD 2)两种类型,字母标识能代表特定的亚群(例如,LGMD 2I 通常包括心肌病和小腿假性肥大)[1]。表型各异性通常使临床特定的亚型诊断变得不确定,且基因检测越来越多地用于确定患者的基本分子结构。某些亚型可能与呼吸道、心血管和胃肠道并发症关系密切[38]。

实验室检查

根据 LGMD 的亚型,CK 可以正常,也可以高达正常范围上限的 15~20 倍。患者常进行基因检测[38]。肌电图和肌肉活检(如果进行)可以出现肌病性改变[39]。

治疗

LGMD 的治疗主要根据临床表现[38]。LGMD 患者可能需要治疗心律失常,对心肌病或晕厥进行心脏干预治疗;呼吸功能不全或呼吸衰竭患者需要呼吸支持;因手臂肌无力无法进食的患者需插胃管以降低吞咽困难、误吸或营养不良的风险。脊柱畸形可损害起坐姿、呼吸以及舒适度,需早期监测和干预[39],应早期检测和干预骨质疏松(骨质疏松是所有制动状态的风险因素)。康复治疗包括使患者的活动合理和舒适,正确地使用康复辅助设备和移动设备。康复还包括对每个患者和家属进行有关疾病预期的健康教育,为疾病预期的变化进行规划,并确定临终关怀和支持的目标。

眼咽型肌营养不良

流行病学和临床表现

OPMD 是一种三核苷酸重复性疾病,成年期(40~50 岁)出现,常染色体显性遗传病[1]。法裔加拿大人的患病率是 1∶1 000,布哈拉犹太人的患病率是 1∶600[39-40]。临床表现缓慢进行性双侧上睑下垂(可能是不对称的)、眼外肌无力、咽肌无力和近端四肢肌无力。

实验室检查

CK 可正常至轻度升高。OPMD 患者可以进行基因检测。

治疗

OPMD 的并发症包括因代偿上睑下垂引起的颈部疼痛,以及吞咽困难引起的误吸,体重减轻和肺炎。可能需要通过手术处理上睑下垂和吞咽困难(插胃或空肠造口管)[41-42]。

强直性肌营养不良

流行病学和临床表现

1 型强直性肌营养不良(DM1)是常染色体显性遗传疾病[43]。由于遗传原因,DM1 的严重性可能会随着传代而增加。许多患者并没有感觉肌强直(即肌肉收缩后延迟放松),而检查中则很容易发现,尤其是强力握紧后的手中[1]。DM1 表现为远端肌肉无力和消瘦(手内肌、踝背屈肌),然后向近端发展。其他特征包括心脏传导异常、呼吸通气不足和睡眠呼吸暂停、胃肠动力异常、白内障、甲状腺功能异常、高血糖、认知障碍和不育。经典的面部外观是由于面部肌肉消瘦、额秃、眼睑下垂和开口而产生的[1](图 75-6)。2 型强直性肌营养不良(DM2,也称近端强直性肌病)具有相似的特征,发病年龄较晚,特征为近端肌无力,严重程度较轻,与疼痛相关[44]。

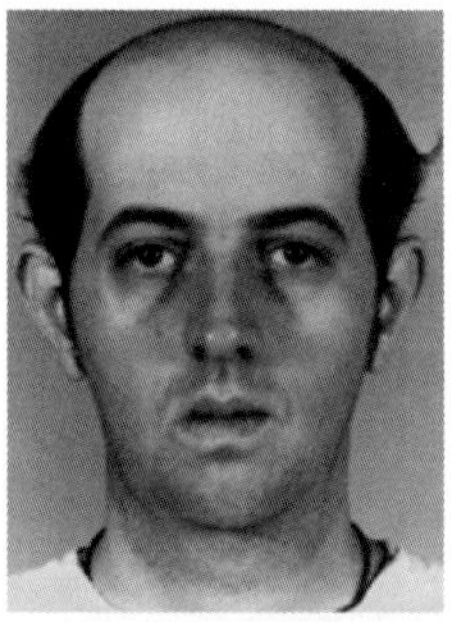

图 75-6 强直性肌营养不良的特征。额秃,双侧上睑下垂,颞肌、面部和胸锁乳突肌消瘦(蒙 R. Griggs 惠赠)

实验室检查

CK 正常至轻度升高。电诊断检查可能显示肌强直,如果进行肌肉活检,则显示营养不良性改变。可以进行基因检测来明确诊断[44-45]。

治疗

康复的关键作用在于协调多专科的护理,对患者进行健康教育,通过支具和使用康复设备减轻疲劳,以及治疗疼痛和僵硬感(美西律可以改善僵硬/肌强直)[46-47]。

先天性肌病

流行病学、临床表现和实验室检查

先天性肌病(CM)是缓慢进展的肌肉疾病,通常出生时就有症状。身体发育延迟很常见。CM 的特征见表 75-2[48]。

治疗

CM 治疗包括对症治疗和辅助治疗,康复专家需要处理包括骨骼畸形、关节挛缩(行动障碍引起)以及逐渐需要改变的康复设备。康复医师帮助患者预约必要的骨科手术或其他治疗时,必须与外科医生和麻醉师讨论某些因吸入性麻醉引起的高热。完整的康复计划包括帮助患者家庭获得可用的社区资源和教育资源,并将研究和患者家庭支持联系到一起[52]。患者和家庭教育材料可通过全国罕见病肌营养不良协会、特定疾病协会获得[53]。

表 75-2　先天性肌病

疾病	发生率	临床表现	组织学	肌电图表现
中央核心肌病	1∶250 000[49]	全身无力和肌张力低下(大腿近端>手臂)	中央核心位于 1 型肌肉纤维	NCS:正常
		没有眼外肌或颈部屈肌受累		EMG:纤颤和 PSW 电位。低振幅、短时限的多相 MUAP
中央核/肌管性肌病	2∶100 000(X-连锁遗传)[50]	全身无力(包括上睑下垂和眼轻瘫)	核位于肌肉纤维的中心,在纵向上形成链	NCS:振幅降低,CMAP 速度降低
		延长相高波形 呼吸系统受累可能很严重,需要机械通气		肌电图:插入活动增多(纤颤电位,正尖波,复杂的重复放电,强直性放电)。肌病性 MUAP
肾上腺肌病	1∶500 000[51]	全身肌肉无力,包括屈颈肌,无眼外肌肌无力,可能有严重的呼吸系统受累,需要机械通气	气膜棒	NCS:正常 EMG:较严重的类型中插入电位增加(纤维波和正尖波)

PSW,正尖波;MUAP,运动单位动作电位。

炎性肌病

病理生理学、流行病学、临床表现和实验室检查

约 30% 炎性肌病患者有针对细胞核和细胞质抗原的自身抗体。基于此,有学者提出针对炎性肌病的分子基础的自身免疫假说。表 75-3 总结了炎性肌病的基本特征:多发性肌炎(PM)、皮肌炎(DM)和包涵体肌炎(IBM)[54]。PM 和 DM 均表现为近端肌无力。PM 在成年期出现,而 DM 可能出现在童年或成年期。它们可能与肌痛、吞咽困难、心脏传导异常、间质性肺病和多发性关节炎有关。在肌无力出现之前、同时或之后,DM 患者面部、胸部、伸肌表面会出现皮疹(图 75-7)。PM 和 DM 可能与恶性肿瘤有关,如果怀疑应进行恶性肿瘤的彻底检查。

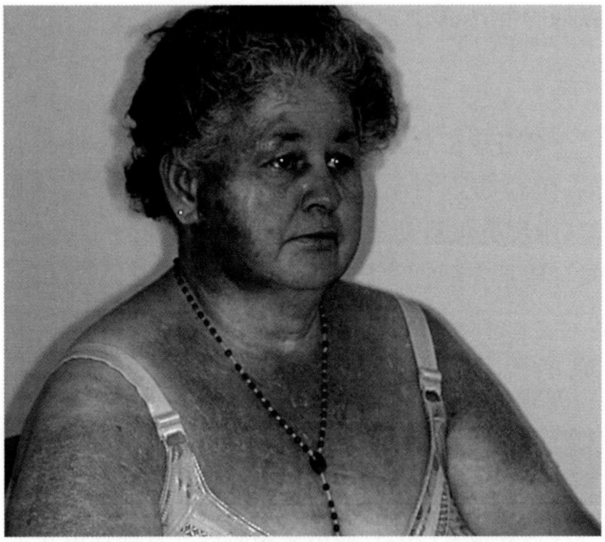

图 75-7　一例 55 岁西班牙裔妇女皮肌炎的最初表现。胸部、面部和手臂上可见明显的紫罗兰色带皮屑的红斑。面部侧面深红色的红斑尤其明显。头皮呈红色并瘢痕化(经 Richard P. Usatine,MD 允许引用)

表 75-3　炎性肌病

疾病	临床表现	CK	电诊断	肌肉活检	治疗
多发性肌炎	近端>远端肌肉无力 肌痛 潜在的心脏传导异常和间质性肺疾病 吞咽困难 可能与恶性肿瘤和其他结缔组织疾病有关	高达正常上限的50倍	肌电图：自发性纤颤电位，肌病性运动单位	血管周围，肌周炎性细胞浸润	免疫抑制治疗或治疗原发性恶性肿瘤（如果存在）
皮肌炎	肌无力：近端肌>远端肌 皮疹 肌痛 吞咽困难 潜在的心脏传导异常和间质性肺疾病 可能与恶性肿瘤和其他结缔组织疾病有关	高达正常上限的50倍	肌电图：自发性纤颤电位，肌病性运动单位	肌内膜炎症和肌束周围萎缩	免疫抑制治疗或治疗原发性恶性肿瘤（如果存在）
包涵体肌炎	远端和近端肌无力，通常在股四头肌和指深屈肌更明显 吞咽困难	正常至轻度增高	NCS：20%患者感觉神经动作电位异常 肌电图：插入电位增加，炎性肌病性运动单位	肌内膜炎性细胞浸润 镶边空泡	支持治疗

IBM 通常在 50 岁以后出现，且与 PM 和 DM 不同，男性发生率大于女性[55]。IBM 的临床特征包括不对称性无力以及腕部和手指屈肌萎缩、伸膝肌和踝背屈肌萎缩，吞咽困难也经常出现。疾病过程缓慢而隐匿，从症状发作到诊断可能需要很多年[56]。

治疗

免疫疗法对多发性肌炎和强直性肌营养不良有效，而对 IBM 则无效[1]。最低限度的有氧运动和轻、中度抗阻运动虽然可能无法提高肌力[59]，但已被证明是安全的[57-58]。

危重症肌病

危重症肌病（CIM）是一种 ICU 常见的肌病，患者呼吸机脱机困难[1]。CK 水平可能正常或升高。神经传导检查（NCS）显示受累肌肉复合动作电位波幅降低，而肌电图显示低振幅短时运动单位的早期募集[6]。该病只能支持治疗。尽管 2015 年发表在 Cochrane 上的回顾性分析发现，无法找到足够的证据显示 CIM 的物理治疗是否可以改善患者的功能或最终活动能力，但是临床治疗经验表明，早期的伸展运动、增加关节活动范围和增加活动可以防止出现制动并发症（压疮、挛缩、老化等）[60]。

肌病康复的一般原则

康复医师在肌病患者的整体治疗中起着非常重要的作用[2]，如治疗肌无力、疲劳和疼痛以及预防如挛缩、脱发、骨质疏松和肥胖等并发症的发生。康复医师需要给患者定制合适的支具、合适的康复治疗设备，需要为患者家庭提供康复教育，为有需求的残疾患者做社区宣传；康复医师需要了解对患者疾病的整体过程，需要协调患者所需的多种医学专科医生和医疗服务部门一起为患者服务。

1. 肌病康复的原则如下：康复治疗必须是多学科的，至少要包括物理疗法、作业疗法和言语疗法。必要时应包括文娱/作业治疗师、运动治疗师和呼吸治疗师[2]。

2. 康复医师必须在患者所需的多专业合作中

进行协调，因为患者除肌病外，通常有全身性疾病的表现。参与治疗者包括神经科医师、呼吸科医生、心血管病医生、消化科医生、内分泌医生、风湿病医生、骨科医生、麻醉师、营养师和遗传咨询师。从患者疾病确诊开始，姑息治疗医师就应全程参与，以帮助患者和家属制订长期康复计划，协助患者进行管理自己的身体、心理和生存状况，并在需要时进行临终关怀服务[2]。

3. 锻炼建议，尽管关于肌病怎样锻炼的证据有限，但专家共识和临床指南表明，肌病患者可以安全地进行亚极量（最大量的 70%）、低强度的有氧运动以提高耐力。尽管每种治疗方案都需要高度个体化，避免肌肉疲劳、疼痛、痉挛和出现肌红蛋白尿，但还是可以根据患者肌无力的类型针对性地锻炼肌肉。应该尽早开始牵伸和关节活动度训练，预防肌肉挛缩[1]。

4. 节省体力对保持耐力、防止疲劳和跌倒很有帮助，方法包括做一些坐着而不是站着的任务；如果说话令人疲劳，则使用补充性和替代性的交流方法；精心安排一天的作息时间表以充分休息。

5. 锻炼安全性至关重要。康复医师应在患者每次就诊时检查患者是否有跌倒、平衡障碍和肌无力进展程度。医师也应建议患者在家时采取防护措施以减少跌倒的危险（如地毯），并为所有走道安装良好的照明和扶手。

6. 设备，应尽早引入适应性、移动的康复设备，并且这种康复设备应设计成可修改的，以满足后期的需求，如安装呼吸机。为了使康复设备在患者需要时能及时使用，必须提前数周至数月对康复设备进行安装和订购，并对患者和家属进行培训。

7. 应该尽早、经常讨论疾病变化时治疗的目标，并明确临终时的选择和治疗，以便患者家属可以尊重患者的意愿。与姑息治疗医生沟通可能会有所帮助[19]。

8. 对于肌病患者来说，必要的健康教育，让患者对康复设备有充分的了解，以及通过与肌营养不良协会等倡导组织建立联系是很重要的。临床医生还应促进患者疾病档案信息联系，并以此进行科学研究，以便我们更好了解疾病进程和治疗方法。

小结

康复治疗是肌肉疾病以患者为中心的治疗模式的主要内容。重点是提高患者的肢体功能、确保患者的安全、增强患者活动的独立性和提高患者的生活质量。多学科协作能帮助患者感到充实、舒适和有成就。

（胡晓华 译，魏小梅　陆晓 校）

参考文献

1. Amato AA, Russell JA. *Neuromuscular Disorders*. 2nd ed. Boston, MA: McGraw-Hill Education Medical; 2016.
2. Paganoni S, Nicholson K, Leigh F, et al. Developing multidisciplinary clinics for neuromuscular care and research. *Muscle Nerve*. 2017;56(5):848–858.
3. Centers for Disease C, Prevention. Prevalence of Duchenne/Becker muscular dystrophy among males aged 5–24 years: four states, 2007. *MMWR Morb Mortal Wkly Rep*. 2009;58:1119–1122.
4. Kim EY, Lee JW, Suh MR, Choi WA, Kang SW, Oh HJ. Correlation of serum creatine kinase level with pulmonary function in Duchenne muscular dystrophy. *Ann Rehabil Med*. 2017;41:306–312.
5. Aartsma-Rus A, Ginjaar IB, Bushby K. The importance of genetic diagnosis for Duchenne muscular dystrophy. *J Med Genet*. 2016;53:145–151.
6. Paganoni S, Amato A. Electrodiagnostic evaluation of myopathies. *Phys Med Rehabil Clin N Am*. 2013;24:193–207.
7. Guglieri M, Bushby K, McDermott MP, et al. Developing standardized corticosteroid treatment for Duchenne muscular dystrophy. *Contemp Clin Trials*. 2017;58:34–39.
8. Gloss D, Moxley RT, Ashwal S, Oskoui M. Practice guideline update summary: corticosteroid treatment of Duchenne muscular dystrophy: report of the Guideline Development Subcommittee of the American Academy of Neurology. *Neurology*. 2016;86:465–472.
9. Bushby K, Finkel R, Birnkrant DJ, et al. Diagnosis and management of Duchenne muscular dystrophy, part 1: diagnosis, and pharmacological and psychosocial management. *Lancet Neurol*. 2010;9:77–93.
10. Reinig AM, Mirzaei S, Berlau DJ. Advances in the treatment of Duchenne muscular dystrophy: new and emerging pharmacotherapies. *Pharmacotherapy*. 2017;37:492–499.
11. Lim KR, Maruyama R, Yokota T. Eteplirsen in the treatment of Duchenne muscular dystrophy. *Drug Des Devel Ther*. 2017;11:533–545.
12. Kinnett K, Rodger S, Vroom E, Furlong P, Aartsma-Rus A, Bushby K. Imperatives for DUCHENNE MD: a simplified guide to comprehensive care for Duchenne muscular dystrophy. *PLoS Curr*. 2015;7.
13. Bushby K, Finkel R, Birnkrant DJ, et al. Diagnosis and management of Duchenne muscular dystrophy, part 2: implementation of multidisciplinary care. *Lancet Neurol*. 2010;9:177–189.
14. Weichbrodt J, Eriksson BM, Kroksmark AK. Evaluation of hand orthoses in Duchenne muscular dystrophy. *Disabil Rehabil*. 2017:1–9.
15. Alemdaroglu I, Karaduman A, Yilmaz OT, Topaloglu H. Different types of upper extremity exercise training in Duchenne muscular dystrophy: effects on functional performance, strength, endurance, and ambulation. *Muscle Nerve*. 2015;51:697–705.
16. Sveen ML, Jeppesen TD, Hauerslev S, Kober L, Krag TO, Vissing J. Endurance training improves fitness and

strength in patients with Becker muscular dystrophy. *Brain*. 2008;131:2824–2831.
17. Mannlein J, Pangilinan PH. Wheelchair seating for children with Duchenne muscular dystrophy. *J Pediatr Rehabil Med*. 2008;1:225–235.
18. Buu MC. Respiratory complications, management and treatments for neuromuscular disease in children. *Curr Opin Pediatr*. 2017;29:326–333.
19. Carter GT, Joyce NC, Abresch AL, Smith AE, VandeKeift GK. Using palliative care in progressive neuromuscular disease to maximize quality of life. *Phys Med Rehabil Clin N Am*. 2012;23:903–909.
20. Archer JE, Gardner AC, Roper HP, Chikermane AA, Tatman AJ. Duchenne muscular dystrophy: the management of scoliosis. *J Spine Surg*. 2016;2:185–194.
21. Deenen JC, Horlings CG, Verschuuren JJ, Verbeek AL, van Engelen BG. The epidemiology of neuromuscular disorders: a comprehensive overview of the literature. *J Neuromuscul Dis*. 2015;2:73–85.
22. Russo V, Politano L, Nigro G. Role of electrophysiological evaluation for the best device choice to prevent sudden cardiac death in patients with Myotonic Dystrophy Type 1 and Emery Dreifuss Muscular Dystrophy. *Trends Cardiovasc Med*. 2017. [Epub ahead of print]
23. Bialer MG, Bruns DE, Kelly TE. Muscle enzymes and isoenzymes in Emery-Dreifuss muscular dystrophy. *Clin Chem*. 1990;36:427–430.
24. Pillers DA, Von Bergen NH. Emery-Dreifuss muscular dystrophy: a test case for precision medicine. *Appl Clin Genet*. 2016;9:27–32.
25. Madej-Pilarczyk A, Kochanski A. Emery-Dreifuss muscular dystrophy: the most recognizable laminopathy. *Folia Neuropathol*. 2016;54:1–8.
26. Palladino A, D'Ambrosio P, Papa AA, et al. Management of cardiac involvement in muscular dystrophies: paediatric versus adult forms. *Acta Myol*. 2016;35:128–134.
27. Fishman FG, Goldstein EM, Peljovich AE. Surgical treatment of upper extremity contractures in Emery-Dreifuss muscular dystrophy. *J Pediatr Orthop B*. 2017;26:32–35.
28. Gatica LV, Rosa AL. A complex interplay of genetic and epigenetic events leads to abnormal expression of the DUX4 gene in facioscapulohumeral muscular dystrophy. *Neuromuscul Disord*. 2016;26:844–852.
29. UMMS Wellstone Center for FSHD. *Facts and statistics about FSHD*. Available at https://www.umassmed.edu/wellstone/overview/fshdfacts/. Accessed July 22, 2018.
30. Tawil R, Kissel JT, Heatwole C, et al. Evidence-based guideline summary: evaluation, diagnosis, and management of facioscapulohumeral muscular dystrophy: report of the Guideline Development, Dissemination, and Implementation Subcommittee of the American Academy of Neurology and the Practice Issues Review Panel of the American Association of Neuromuscular & Electrodiagnostic Medicine. *Neurology*. 2015;85:357–364.
31. King WM, Pandya S. *Physical therapy & FHSD*. Watertown, MA: FSH Society; 2007. Available at https://www.fsh-society.org/assets/pdf/PhysicalTherapyAndFSHD_May2009.pdf. Accessed July 22, 2018.
32. Andersen G, Heje K, Buch AE, Vissing J. High-intensity interval training in facioscapulohumeral muscular dystrophy type 1: a randomized clinical trial. *J Neurol*. 2017;264:1099–1106.
33. Bankole LC, Millet GY, Temesi J, et al. Safety and efficacy of a 6-month home-based exercise program in patients with facioscapulohumeral muscular dystrophy: a randomized controlled trial. *Medicine (Baltimore)*. 2016;95:e4497.
34. Orrell RW, Copeland S, Rose MR. Scapular fixation in muscular dystrophy. *Cochrane Database Syst Rev*. 2010:CD003278.
35. Van Tongel A, Atoun E, Narvani A, Sforza G, Copeland S, Levy O. Medium to long-term outcome of thoracoscapular arthrodesis with screw fixation for facioscapulohumeral muscular dystrophy. *J Bone Joint Surg Am*. 2013;95:1404–1408.
36. Miro J, Gertz KJ, Carter GT, Jensen MP. Pain location and intensity impacts function in persons with myotonic dystrophy type 1 and facioscapulohumeral dystrophy with chronic pain. *Muscle Nerve*. 2014;49:900–905.
37. Schipper K, Bakker M, Abma T. Fatigue in facioscapulohumeral muscular dystrophy: a qualitative study of people's experiences. *Disabil Rehabil*. 2017;39:1840–1846.
38. Narayanaswami P, Weiss M, Selcen D, et al. Evidence-based guideline summary: diagnosis and treatment of limb-girdle and distal dystrophies: report of the guideline development subcommittee of the American Academy of Neurology and the practice issues review panel of the American Association of Neuromuscular & Electrodiagnostic Medicine. *Neurology*. 2014;83:1453–1463.
39. Fan X, Rouleau GA. Progress in understanding the pathogenesis of oculopharyngeal muscular dystrophy. *Can J Neurol Sci*. 2003;30:8–14.
40. Abu-Baker A, Rouleau GA. Oculopharyngeal muscular dystrophy: recent advances in the understanding of the molecular pathogenic mechanisms and treatment strategies. *Biochim Biophys Acta*. 2007;1772:173–185.
41. Vemuri S, Christianson MD, Demirci H. Correcting myogenic ptosis accompanying extraocular muscle weakness: the "Bobby Pin" procedure. *Orbit*. 2016;35:267–270.
42. Acosta Merida MF, Marchena Gomez J, Afonso Deniz JM. Utility of surgical myotomy in the dysphagia due to oculopharyngeal dystrophy. *Rev Esp Enferm Dig*. 2016;108:843–844.
43. De Antonio M, Dogan C, Hamroun D, et al. Unravelling the myotonic dystrophy type 1 clinical spectrum: a systematic registry-based study with implications for disease classification. *Rev Neurol (Paris)*. 2016;172:572–580.
44. Meola G, Biasini F, Valaperta R, Costa E, Cardani R. Biomolecular diagnosis of myotonic dystrophy type 2: a challenging approach. *J Neurol*. 2017;264:1705–1714.
45. Chakraborty S, Vatta M, Bachinski LL, Krahe R, Dlouhy S, Bai S. Molecular diagnosis of myotonic dystrophy. *Curr Protoc Hum Genet*. 2016;91:9.29.1–9.29.19.
46. Gourdon G, Meola G. Myotonic dystrophies: state of the art of new therapeutic developments for the CNS. *Front Cell Neurosci*. 2017;11:101.
47. Logigian EL, Martens WB, Moxley RTT, et al. Mexiletine is an effective antimyotonia treatment in myotonic dystrophy type 1. *Neurology*. 2010;74:1441–1448.
48. Bonnemann CG, Wang CH, Quijano-Roy S, et al. Diagnostic approach to the congenital muscular dystrophies. *Neuromuscul Disord*. 2014;24:289–311.
49. Jungbluth H, Sewry CA, Muntoni F. Core myopathies. *Semin Pediatr Neurol*. 2011;18:239–249.
50. Jungbluth H, Wallgren-Pettersson C, Laporte J. Centronuclear (myotubular) myopathy. *Orphanet J Rare Dis*. 2008;3:26.
51. North KN, Laing NG, Wallgren-Pettersson C. Nemaline myopathy: current concepts. The ENMC International Consortium and Nemaline Myopathy. *J Med Genet*.

1997;34:705–713.

52. Vanasse M, Pare H, Zeller R. Medical and psychosocial considerations in rehabilitation care of childhood neuromuscular diseases. *Handb Clin Neurol*. 2013;113:1491–1495.
53. Jungbluth H, Ochala J, Treves S, Gautel M. Current and future therapeutic approaches to the congenital myopathies. *Semin Cell Dev Biol*. 2017;64:191–200.
54. Chhibber S, Amato AA. Clinical evaluation and management of inflammatory myopathies. *Semin Neurol*. 2015;35:347–359.
55. Callan A, Capkun G, Vasanthaprasad V, Freitas R, Needham M. A systematic review and meta-analysis of prevalence studies of sporadic inclusion body myositis. *J Neuromuscul Dis*. 2017;4:127–137.
56. Amato AA, Barohn RJ. Inclusion body myositis: old and new concepts. *J Neurol Neurosurg Psychiatry*. 2009;80:1186–1193.
57. Munters LA, Loell I, Ossipova E, et al. Endurance exercise improves molecular pathways of aerobic metabolism in patients with myositis. *Arthritis Rheumatol*. 2016;68:1738–1750.
58. Alexanderson H, Munters LA, Dastmalchi M, et al. Resistive home exercise in patients with recent-onset polymyositis and dermatomyositis: a randomized controlled single-blinded study with a 2-year followup. *J Rheumatol*. 2014;41:1124–1132.
59. Alexanderson H. Exercise in inflammatory myopathies, including inclusion body myositis. *Curr Rheumatol Rep*. 2012;14:244–251.
60. Mehrholz J, Pohl M, Kugler J, Burridge J, Muckel S, Elsner B. Physical rehabilitation for critical illness myopathy and neuropathy. *Cochrane Database Syst Rev*. 2015:CD010942.

第七篇　辅助治疗、假肢与矫形器

第七篇

第 76 章　物理因子

Jason Eggers and Cayce Onks

引言

物理因子(modalities)是能使组织产生治疗性改变的物理因素[1]。物理因子通常是综合治疗计划的组成部分。使用物理因子前,应先开具物理因子治疗处方(表 76-1),然后遵循处方使用相应的物理因子。本章将讨论这些物理因子、生理学特征、应用及其循证依据。

表 76-1　物理因子处方要素

诊断	身体习性(body habitus)
治疗目标	合并症
目标组织	外固定
应用时间点	植入物
使用场所	年龄
频率	性别
时程	

热疗

热传导及其生理学特点

目前临床上使用多种模式的热疗,包括浅层热疗和深层热疗。最常用的浅层热疗形式是加热垫、热敷袋、热气流疗法和石蜡浴,深层热疗形式包括超声波、短波透热疗法和微波透热疗法。

- 热传导通过以下方式之一进行:
- 传导:通过两个物体接触。
- 对流:通过媒介(空气、水、血液)。
- 蒸发:从液体变成气体。
- 辐射:由表面温度高于零度的物体发出。
- 转换:将电磁能或声能转换为热能。

生理上,热能通过多种作用在人体上产生治疗效果。加热可使小动脉和静脉系统血管扩张,从而增加损伤部位的血流供应,也可使神经传导速度略有增加,这可能有助于损伤后本体感觉的再训练。热能可以增加肌肉和肌腱的伸展性,改善关节僵硬。最后,热疗还具备镇痛效果[1]。热疗的禁忌证见表 76-2。

表 76-2　热疗法禁忌证和注意事项[2]

肿瘤	循环障碍
感觉障碍	出血
急性创伤	骺板表面
神经组织表面	生殖组织表面
妊娠	认知/沟通障碍
感染	皮肤完整性
水肿	植入物(金属、起搏器等)

浅层热疗

浅层热疗是指热能从设备或物体传递给患者,例如加热垫、热敷袋、石蜡浴和热气流疗法(漩涡)。需要注意的是,这些浅层热疗可以加热的结构深度不超过 2cm,因此,对更深层的结构是无效的。浅层热疗的禁忌证包括水肿和恶性肿瘤(表 76-3)。

表 76-3 浅层热疗使用的禁忌证和注意事项

感觉缺失
皮肤感觉迟钝
水肿
急性炎症、外伤或出血
循环障碍
出血性疾病
无法沟通或对疼痛作出反应
体温调节不良(如服用镇静药物)
恶性肿瘤
缺血
皮肤萎缩
瘢痕组织
不稳定型心绞痛或血压不稳
心肌梗死 6~8 周内失代偿性心力衰竭

摘自 Coveleski P. Therapeutic Modalities. In:Maitin IB,Cruz E,eds. CURRENT Diagnosis & Treatment:Physical Medicine & Rehabilitation, New York,NY:McGraw-Hill;2014。

加热垫

加热垫居家常见,也很容易在市面上买到。加热垫通过热传导起作用,能量来源于电或循环流体[1]。这种传导热可用于加热深度小于 1cm 的浅表组织。加热时应全程预防烫伤,尤其是在有明显骨性标志物的部位[1]。加热设备也应定期检查以防触电[1]。反复使用加热垫或湿热治疗包可能导致永久性皮肤改变,称为火激红斑(图 76-1)[3]。

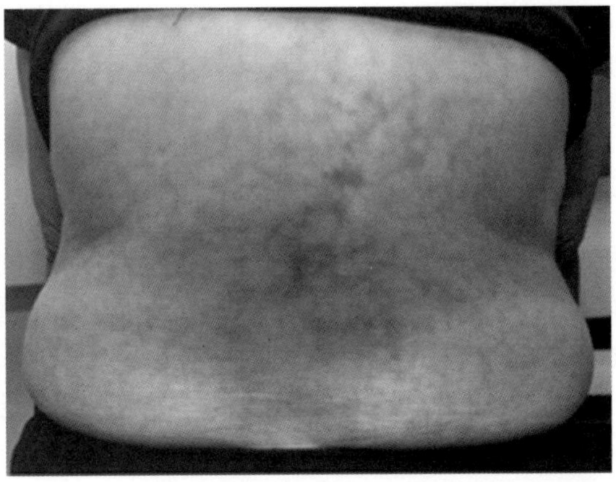

图 76-1 一名腰背痛女性使用加热垫导致的火激红斑(蒙 Richard P. Usatine,MD 惠赠)

热敷袋

热敷袋是另一种常用的热疗,尤其常用于门诊治疗肌肉痉挛、扭伤和骨关节炎。最常见的热敷袋是湿热治疗包(hydrocollator packs)。湿热治疗包是帆布袋用硅胶填充制成的。热敷袋可放置于水温为 166℉(74℃)的容器中[1]。使用时,将热敷袋从恒温水箱中取出,用毛巾或特制的湿热包(hydrocollator pads)包裹后使用,以分散治疗部位直接接触的热量。临床上,治疗时间 15~30min。使用过程中,须严防患者直接接触热敷袋。

研究表明,热敷袋使深度为 1~2cm 的组织温度上升 0.5~1.6℃(1~3℉)[4,5]。此外,研究显示热敷袋是提升皮肤和脂肪组织温度最有效的方法[6]。热敷袋对肩关节活动度也有明确的疗效[6]。研究发现,与单独牵伸相比,热敷联合牵伸治疗后关节活动度有明显的改善[6]。

热蒸汽疗法

热蒸汽疗法是利用对流的方式传导热量,该装置通常被设计用于上肢或下肢治疗。治疗时将肢体置于一个干燥、温热、充满循环流动的纤维颗粒的环境中,其中纤维颗粒为肢体提供触觉刺激,以防止肢体在高热环境下产疼痛[7]。这种固态-气体系统中的现象非常类似于沸腾的液体,又称“热气流”,该疗法因此得名[8]。

研究表明,热蒸汽疗法 20min 能显著提高组织温度[7,9-10]。还有研究表明,热蒸汽疗法能够缩短远端感觉神经的潜伏期,这可能为疼痛调节机制提供理论依据[10]。

目前的临床将热蒸汽疗法用作温热疗法,在治疗中进行主动活动度训练[11]。常见适应证包括骨关节炎、术后僵硬、扭伤和拉伤。也有成功使用该疗法治疗复杂的局部疼痛综合征的报道[12]。目前尚缺乏热蒸汽疗法临床结局的研究数据。

石蜡浴

石蜡浴采用石蜡和矿物油的混合物,两者的比例为(6~7):1[1]。传热方式为传导;石蜡的比热容低,因此具有更好的组织耐热性。使用时将蜡加热至 45~54℃。虽然皮下组织的温度可升高 5℃,但肌肉内的温度通常仅升高 1℃。治疗时,将需要治疗的肢体浸入蜡浴后迅速移出,以此在肢体表面形成一层蜡的隔热层。隔热层可保护肢体免受高温的蜡引起的烫伤。

石蜡浴相关研究始于 20 世纪 60 年代,当时研究显示,石蜡浸泡法使组织温度提升的幅度大于其他多种加热方式[5]。最近,临床试验结果显示,石蜡浴对类风湿关节炎、骨关节炎和硬皮病患者有显著疗效[13-15]。Cochrane 系统综述显示,石蜡浴联合运动可短期缓解手关节炎[16]。石蜡浴联合运动训练可缓解创伤后手和踝的僵硬[17-18]。因其价格低廉、容易购买，石蜡浴在家庭治疗中具有广泛应用。

深层热疗物理因子

超声波

超声波是一种机械振动声波，振动频率超出了人耳听觉频率上限。超声波在医学上用于诊断和治疗。治疗师常使用高频超声波(>20kHz)经过介质(凝胶或水)后加热深层结构。通过改变超声参数，诊断超声可产生图像，治疗超声可产生热效应。治疗超声通过逆压电效应工作，在这种效应中电流通过晶体产生声波。当组织吸收这些声波时，会引起分子振动，从而产生热效应[1]。应特别注意避免加热以下结构，包括心脏、大脑和妊娠子宫(表 76-4)。

表 76-4　治疗性超声禁忌证

除浅层热疗禁忌证(表 76-3)外，包括
液体腔
心脏
大脑
颈神经节
急性出血部位
缺血部位
起搏器、除颤器、刺激器或植入泵
分流器
透析、脑室腹膜分流
椎板切除术部位(一般包括脊柱)
金属，包括关节置换
未成熟的骺板
邻近肿瘤部位
对凝胶或衬垫过敏

摘自 Coveleski P. Therapeutic Modalities. In：Maitin IB，Cruz E，eds. CURRENT Diagnosis & Treatment：Physical Medicine & Rehabilitation，New York，NY：McGraw-Hill；2014。

治疗性超声可根据治疗目的调整其参数(表 76-5)。常选用的频率参数：深层加热，1MHz；浅层加热，3MHz。通过调整强度来改变直接作用于特定表面积的功率量，强度的单位为 W/cm^2。超声波的输出方式分为连续式和脉冲式。临床上认为脉冲式超声主要利用超声的非热效应。脉冲式超声的设置包括占空比，即脉冲持续时间的百分比，一般显示为时间百分比(50%)。也可以设置脉冲的持续时间和频率参数。治疗时间通常设置为 5~10min[1]。

表 76-5　超声波的设置

参数	描述
频率(MHz)	决定治疗的深度
强度(W/cm^2)	决定作用在组织的能量(热量)
持续时间(min)	治疗时间
模式	连续或脉冲
占空比(%)	脉冲模式下声波作用时间百分数(%)

超声治疗是一种非常常见的治疗方法。英国的一项调查中，84% 的物理治疗师使用过超声波[19]。尽管超声波非常普及，但大多数超声波研究都是在体外进行的，美国物理治疗协会(American Physical Therapy Association)的综述指出，缺乏超声波作用的体内研究[20]。多项综述表明，目前缺乏有关超声波的研究，几乎没有证据支持超声波对肌肉骨骼疾病的治疗作用[21,22]。多项 Cochrane 系统综述显示，超声治疗对慢性腰痛、腕管、急性骨折和急性踝关节扭伤几乎没有疗效[23-26]。另一方面，最近关于类风湿关节炎和骨关节炎的研究表明，超声治疗有助于增强手部力量，减轻疼痛和提高功能评分[27-29]。费城专家组还发现，连续式治疗性超声能有效缓解钙化性肌腱炎患者的短期疼痛[30]。这一领域需要进行更多临床对照实验。超声波可能会使一些全关节置换术中使用的甲基丙烯酸甲酯或高密度聚乙烯迅速升温，因此部分学者警告不要在这种情况下使用超声波[31]。

超声透入疗法

超声透入疗法是指利用超声波将治疗药物输送到皮肤或透过皮肤。已有假设提出药物可以通过声空化过程进行输送。声空化过程是当液体受到超过其抗张强度的力的作用时，液体被拉开从而在系统中形成空隙的过程[32]。该空隙被认为是药物能够进入人体并被输送到靶组织的机制。鉴于对当前研究及其不确定的临床结果的担忧，临床已不再普遍超声透入疗法[33]。

短波透热疗法

短波透热是将电磁能转化为热能[1]。电磁能以射频波的形式呈现，频率通常为 13. 56~40. 68MHz，该频率由美国联邦通信委员会(Federal communications commission)规定[1]。大多数装置配有一个发生器和放大器,产生一个能够产生热效应的频率[34](图 76-2)。然后,射频波通过变压器进行输送,变压器转换的电磁能在探头处弥散[34]。随后,振荡电磁场会产生快速离子运动并在组织中产生实际电流,进而在组织中产生效应[34]。最终的热效应取决于接受治疗的组织的电学特性。

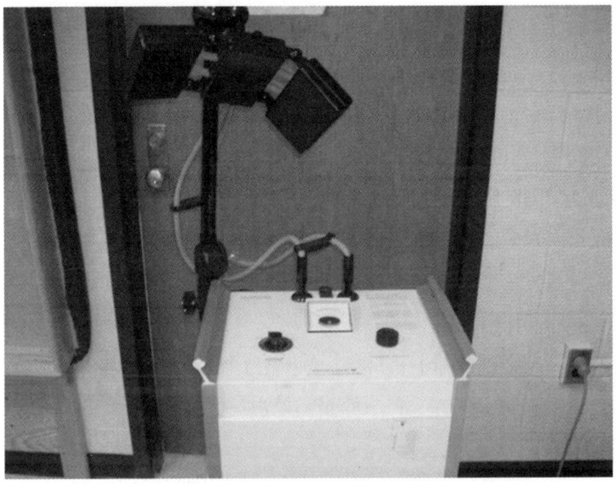

图 76-2　型号:Crusader 3 Model 875 透热仪

短波透热疗法可使深度为 1~3cm 组织的温度发生显著变化[35-37],其还可增加肌肉骨骼的主动顺应性并生理性减轻肌肉的僵硬度[37]。短波透热疗法的综述指出,与其他物理因子相比,短波透热疗法的加热和拉伸效应最佳[6]。粘连性关节囊炎患者短波透热疗法相比于浅表热敷组和对照组,可更好地改善肩关节评分指数和运动范围[38]。另一项类似研究显示,腓肠肌处短波透热疗法与浅表热疗或对照组相比,可以更好地改善踝关节活动度[39]。产生以上疗效所需的治疗时间为 15~30min[35-39]。

尽管尚未明确该疗法对健康是否有不利影响,对于暴露于射频电磁场仍有些顾虑[40]。此外,该设备还可能引起严重烧伤[34]。治疗师应当通过综合考虑解剖学、仪器输出强度、电极在组织上的位置,并与患者保持沟通,从而减少该治疗造成的伤害[34]。治疗时应使用非金属沙发或椅子,并且移除短波设备附近的所有金属物体[40]。

微波透热疗法

微波透热是另一种形式的电磁能,由射频转换成热能。915MHz 和 2 450MHz 的电磁能的微波在 1~4cm 的深部组织中具有热效应[41]。温度可达约 41℃。短波和微波透热疗法的主要区别是作用的组织深度和主要频率范围。治疗时间一般为 5~10min,每周 3 次。患者必须戴防护眼镜。目前微波透热疗法的临床试验很少,但有一项研究显示微波透热疗法能改善骨关节炎患者的疼痛、僵硬、肌力和身体功能,且疗效可维持 12 个月[42]。短波和微波透热疗法的禁忌证见表 76-6。

表 76-6　短波和微波透热疗法的禁忌证

除浅层热疗禁忌证外,还包括:
金属
首饰
局部缺血
恶性肿瘤
植入物、起搏器、刺激器、除颤器、泵等
小夹子、宫内节育器
活跃的生长板
感染
角膜接触镜(隐形眼镜)
月经期或妊娠期子宫
急性关节炎
人工耳蜗
眼睛
性腺

摘自 Coveleski P. Therapeutic. Modalities. In:Maitin IB,Cruz E,eds. CURRENT Diagnosis & Treatment:Physical Medicine & Rehabilitation,New York,NY:McGraw-Hill;2014。

冷冻疗法

冷冻疗法是应用某种冷却剂,以达到吸收组织热量、降低组织温度的目的[43]。冷冻疗法有助于控制疼痛、水肿、炎症以减轻痉挛[44]。常见冷敷袋、冰按摩、加压冰敷疗法和冷水浸泡疗法。冷冻疗法的常见禁忌证包括寒冷病(cryopathies),如冷球蛋白血症、阵发性冷性血红蛋白尿症、雷诺病或雷诺现象和冷过敏,以及动脉供血不足、感觉障碍和单纯性冷不耐受[44](表 76-7)。

表 76-7　冷冻疗法的禁忌证

无法沟通或对疼痛作出反应
冷过敏
冷球蛋白血症
雷诺现象或雷诺病
严重的冷升压反应
冷不耐受
局部缺血
温度调节不良
阵发性冷性血红蛋白尿症

摘自 Coveleski P. Therapeutic Modalities. In:Maitin IB,Cruz E,eds. CURRENT Diagnosis & Treatment:Physical Medicine & Rehabilitation,New York,NY:McGraw-Hill;2014。

虽然冷冻疗法已得到广泛应用，但大多数关于冷冻疗法的研究是探究与基础科学相关的生理效应，如血管收缩、减慢神经传导速度、减轻炎症反应、抑制代谢活动和延迟反应性血管扩张，而指导临床实践的临床研究很少。有研究显示，与单纯压力治疗相比，冷冻疗法联合压力治疗改善踝关节扭伤关节肿胀和负重能力的效果更好[45]，但有关浅层冷疗治疗腰痛的 Cochrane 系统综述未能得出任何结论[46]。运动医学中，训练或比赛后的运动员会使用冷水浸泡来帮助肌肉恢复或延迟肌肉酸痛的发作，该疗效已得到部分证据的支持[47-49]。

冷冻疗法应用于分布浅表的神经，特别是尺神经和腓神经部位，可引起神经麻痹[50-52]，其他不良反应包括冻伤[53-54]。

水疗法

水疗法使用热水或冷水来治疗疾病，常采用浸泡的方式。虽然水疗已是一种常用的传统理疗，但由于空间限制、费用、传播疾病的风险以及维护耗时等原因，现已很少使用。水疗法中冷热交替浸浴法(contrast baths)仍然用于运动医学，在冷冻疗法和热疗部分已有相关讨论。此外，它还可应用于烧伤康复，详细讨论请参阅第 87 章烧伤康复。

电疗法

电疗法是一种物理因子治疗，已有多种形式。如今的电疗仪通常有多种模式和波形，如干扰波、双向波、高压电、俄罗斯刺激、微电流和经皮电神经刺激(TENS)。TENS 应与功能性神经肌肉刺激(FNS)进行对比，FNS 又称神经肌肉电刺激。FNS 是利用电流刺激瘫痪或偏瘫肢体来诱发运动。以下仅讨论目前实践中最常用的类型及有疗效证据的类型。所有类型的电疗法均禁用于心前区、颈动脉窦、颈前区、妊娠子宫、活动性感染部位、恶性肿瘤、血栓性静脉炎、与透热疗法同时使用，以及身体内植入电子设备(如心脏起搏器、除颤器、脊髓电刺激仪或鞘内泵)的患者[55-56]。这些禁忌证并非源于实际受伤的案例，而是基于理论风险提出的建议。虽然电疗普遍被认为是安全的，但已有报告显示它可引起轻微的局部皮肤反应，包括烧伤、皮肤刺激、水疱、皮疹、瘀伤和肿胀和疼痛加重等不良反应[54,57]。

经皮电神经刺激

经皮电神经刺激(TENS)是以控制疼痛为目的，作用于皮肤的电刺激[58]。TENS 是基于疼痛闸门控制理论发展而来。其目的是通过刺激大直径的 A-β 初级感觉传入纤维来减轻疼痛，进而激活脊髓胶状质中的抑制性中间神经元，从而减少来自直径较小的 A-δ 和 C 纤维的痛觉信号的传递[59]。其优点是体积小，携带方便，可以全天佩戴。TENS 可以使用高频或低频电。高频被定义为 40～150Hz[59-60]，通常使用脉冲宽度为 50μs 或 100μs 来刺激感觉纤维[60]。低频电也称针刺样 TENS，频率 0.5～10Hz，脉冲宽度>150μs，以更大的刺激强度同时刺激运动纤维和感觉纤维[60]。除频率上的差异外，振幅、脉宽和波形也会发生变化[59]。其他模式包括短暂强刺激模式 TENS(>80Hz，>150μs)，突发脉冲模式 TENS(频率<10Hz 的低频脉冲)和调制型 TENS(治疗期间随机调制一个或多个刺激参数)[59]。因为研究发现不同个体对不同的刺激模式的反应可能存在显著差异，因此这些模式可能均有其价值[61-62]。

一项系统评价分析了多种物理因子对慢性腰痛的治疗效果，结果发现，使用高频或低频 TENS 可能会即刻减轻疼痛，但并没有从长期改善疼痛或感知失能[56]。从慢性腰痛的研究结果来看，高频 TENS 的效果似乎略好于低频[56]。

一项 Cochrane 综述分析了(TENS)对颈痛的效果，但由于大多数纳入研究的质量较差，因此无法得出明确的结论。在急慢性颈痛中，TENS 似乎可以轻微减轻疼痛，可能产生与手法或超声波疗法类似的效果，但不如运动疗法的效果好[63]。

虽然 Cochrane 综述无法确定 TENS 对膝骨关节炎的疗效[60]，但另一篇 meta 分析得出结论，使用 TENS 确实能在短期内缓解临床疼痛症状[64]。随后的关于膝关节骨性关节炎治疗效果的随机对照试验比较了运动治疗分别联合真的或者假的干扰电治疗组、TENS 组或短波透热疗法组的疗效，结果显示各组均不能显著减轻疼痛。但是，在接受其中某种真正的物理因子治疗的组别中，镇痛药用量显著减少了，可能表明它们确实可以缓解疼痛[65]。研究对象对不同的治疗方式的反应似乎没有显著差异，提示各种物理因子效果一样[65]。表 76-8 为 TENS 治疗的禁忌证。

干扰电疗法

传统的干扰电疗法(IFC)是采用两组电极，共 4 个电极接头，同时使用两组不同频率的电流，通常的

表 76-8　电疗的使用禁忌证

刺激颈动脉窦或电流穿过心前区/心脏
妊娠
癫痫
恶性肿瘤
皮肤无感知觉或皮肤萎缩
对凝胶或衬垫过敏
无法报告刺激强度或告知疼痛
动脉或静脉血栓，或血栓性静脉炎
经脑、眼、口或颈前放置电极

摘自 Coveleski P. Therapeutic Modalities. In：Maitin IB，Cruz E，eds. CURRENT Diagnosis & Treatment：Physical Medicine & Rehabilitation，New York，NY：McGraw-Hill；2014。

频率为 4 000Hz 和 4 100Hz。两组不同的频率在组织内“相互干扰”产生一个低频电流，达到镇痛的效果[60,66]。调制型 IFC 仅使用两个电极，直流电在组织中进行矢量相加，载波频率一般设置为 4 000Hz，差频为 80Hz，调制频率为 0～150Hz[60]。IFC 镇痛作用的可能机制包括痛觉的闸门控制学说、下行疼痛抑制、神经传导阻滞和循环增加，甚至安慰剂效应[55]。

尽管关于 IFC 疗效的证据非常有限，且不同的研究常常得出相互矛盾的结论，但 IFC 仍常规用于治疗各种肌肉骨骼疾病的疼痛。一项 meta 分析尝试评估这种疗法对肌肉骨骼疼痛的疗效[67]。基于这项分析，单独的 IFC 疗法似乎没有疗效，但联合其他治疗时可能有助于减轻疼痛[67]。

一项关于物理治疗对于膝关节骨性关节炎的网络 meta 分析研究显示，IFC 联合镇痛药、教育、家庭锻炼建议等常规治疗有一定的效果，提示 IFC 治疗对膝骨关节炎有一定的帮助[68]，但是因为现有的证据质量不高，Cochrane 综述未能得出 IFC 对膝骨性关节炎有疗效的结论[60]。

曾有报道 FC 应用于肩痛治疗时出现 1 例无癫痫病史的癫痫大发作[57]。使用 IFC 导致严重烧伤已经至少有 2 例报道[69-70]，这两个病例都涉及在感知觉受损的区域和埋有金属植入物的区域使用 IFC。鉴于此，不建议在感觉不敏感的区域和金属植入物所在区域使用 IFC。

离子导入疗法

离子导入法使用直流电将离子导入靶组织，达到治疗效果[71]。物理治疗中常用的药物包括地塞米松和非甾体抗炎药[71]。疗效的相关证据不足，而且一项关于治疗颈痛的 Cochrane 综述表明，在挥鞭样疼痛的急性期，离子导入法与不治疗差异无统计学意义[63]。由于疗效不确定和费用问题，以及存在其他可替代的治疗方法，离子导入法基本已经很少使用了。

低能量激光疗法

低能量激光疗法（LLLT）通常指使用“冷激光”[72]，这种激光不产生任何热量、声音或振动[73]。LLLT 是一种能产生 632～904nm 单一波长的光源，发射时可采取连续波或脉冲波的形式[72-73]。治疗作用据推测是继发于细胞的光化学反应。这些反应可能引起神经[74]和结缔组织[75]的改变、刺激软骨[76]以及抗炎和镇痛的作用[77-80]。此外，LLLT 还具有减少促炎细胞因子和增加抗炎生长因子和细胞因子的作用[81-83]。LLLT 可局部应用于受影响的关节、肌腱和/或穴位或扳机点。目前该治疗尚无严重不良事件的报道，轻微不良事件的发生率低，且发生率与安慰剂相似[72]。

有证据表明局部应用 LLLT 可能有助于某些肌肉骨骼疾病的诊断。据报道，治疗时额外使用 LLLT 对跟腱病[84]、粘连性关节囊炎[85]、膝骨关节炎[86]、类风湿关节炎[87]和慢性颈痛[72]是有帮助的。但关于非特异性腰痛治疗的 Cochrane 综述未能对 LLLT 的使用得出一个明确的结论，需注意许多试验使用的剂量不足以产生任何抗炎作用[73]。

有趣的是，LLLT 的疗效可能会延迟出现。关于腰痛的 Cochrane 综述发现，LLLT 治疗组在治疗 12 周后失能减少，这在稍早的评估中没有发现[88]。虽然研究者们对这种迟发性反应持保留态度，但理论上这可能与抗炎作用的迟发性有关。事实上，在 Cochrane 综述中纳入的两个小样本试验显示，LLLT 治疗组 6 个月后的复发率更低[89-90]。此外，一项 meta 分析研究了激光针灸对肌肉骨骼疼痛的效果，结果发现，与治疗后即时评估结果相比，长期随访的疼痛和功能性结果的积极效应更为一致[91]。

LLLT 的最佳治疗参数尚未完全确定。一些 LLLT 研究未能显示治疗效果，可能与剂量不适当有关[72,81,91-93]。世界激光治疗协会（World Association of Laser Therapy，WALT）发表了指南，根据诊断和所用激光的波长推荐应用部位和治疗剂量。随着更多研究成果在这一领域发表，这些指南也在不断更新。LLLT 的绝对禁忌证和相对禁忌证见表 76-9。

表 76-9 低能量激光治疗的禁忌证

绝对禁忌证
直接照射眼睛
妊娠
癌
甲状腺
出血
免疫抑制剂治疗
交感神经节、迷走神经分布区域或心脏区域(心脏病患者)
活跃生长板
相对禁忌证
感染组织
生殖器官
感觉障碍或反应能力受损

摘自 Coveleski P. Therapeutic Modalities. In:Maitin IB,Cruz E,eds. CURRENT Diagnosis & Treatment:Physical Medicine & Rehabilitation, New York,NY:McGraw-Hill;2014。

小结

支持或反对物理因子应用的证据均有限。每种治疗方式中的治疗参数设置具有广泛多样性,临床试验之间存在高度异质性,使得从单个研究中收集数据变得困难,并难以得出一个确定的结论。结果通常是相互矛盾的,但至少在一定程度上似乎与治疗方法的多样化和/或患者群体多样性有关。一般来说,现有的证据表明,物理因子作为止痛的辅助手段,可能会带来一些益处,但作为单独的干预措施通常效果不佳。在某些情况下,物理因子可能有助于减少无法或不愿服用药物的患者的药物用量。目前的证据通常并不特异性支持或反对使用某一种治疗方式。应根据个体偏好、禁忌证、患者耐受性、可利用性和成本来合理制订物理因子治疗方案。

(余秋华 译,张琪 温红梅 校)

参考文献

1. Weber D, Hoppe K. Physical Agent Modalities. In: Braddom R. *Physical Medicine & Rehabilitation*. 4th ed. Philadelphia, PA: Saunders; 2011:449–467.
2. Bativa M. Contraindications for superficial heat and therapeutic ultrasound: Do sources agree? *Arch Phys Med Rehabil*. 2004;85:1006–1012.
3. Dover J, Phillips T, Arndt K. Cutaneous effects and therapeutic uses of heat with emphasis on infrared radiation. *J Am Acad Dermatol*. 1989;20:278–286.
4. Weinberger A, Fadilah R, Lev A, Pinkhas J. Intra-articular temperature measurements after superficial heating. *Scan J Rehab Med*. 1989;21:55–57.
5. Abramson D, Tuck S, Chu L, Agustin C. The effect of paraffin bath and hot fomentations on local tissue temperatures. *Arch Phys Med*. 1964;45:87–94.
6. Nakano J, Yamabayaski C, Scott A, Reid W. The effect of heat applied with stretch to increase range of motion: a systematic review. *Phys Ther Sport*. 2012;13:180–188.
7. Vardiman J, Jefferies L, Touchberry C, Gallagher P. Intramuscular heating through fluidotherapy and heat shock protein response. *J Athl Train*. 2013;48(3):353–361.
8. Borrell R, Henley E, Ho P, Hubbell M. Fluidotherapy: evaluation of a new heat therapy. *Arch Phys Med Rehabil*. 1977;58(2):69–71.
9. Borrell R, Parker R, Henley E, Masley D, Repinecz M. Comparison of in vivo temperatures produced by hydrotherapy, paraffin wax treatment, and fluidotherapy. *Arch Phys Med Rehabil*. 1980;60(10):1273–1276.
10. Kelly R, Beehn C, Hansford A, Westphal K, Halle J, Greathouse DG. Effect of fluidotherapy on superficial radial nerve conduction and skin temperature. *J Ortop Sport Phys Ther*. 2005;35:16–23.
11. Dorf E, Blue C, Smith B, Koman L. Therapy after injury to the hand. *J Am Acad Orthop Surg*. 2010;18:464–473.
12. Rosenstein L, Scheman J, Wilson M, Covington E. Fluidotherapy, an adjunct treatment for complex regional pain syndrome: two case studies. *J Pain*. 2007;8:S50(797).
13. Dellhag B, Wollersjo I, Bjelle A. Effect of active hand exercise and wax bath treatment in rheumatoid arthritis patients. *Arthritis Care Res*. 1992;5(2):87–92.
14. Dilek B, Gozum M, Sahin E. Efficacy of paraffin bath therapy in hand osteoarthritis: a single blinded randomized controlled trial. *Arch Phys Med Rehabil*. 2013;94:642–649.
15. Mancuso T, Poole J. The effect of paraffin and exercise on hand function in persons with scleroderma: a series of single case studies. *J Hand Ther*. 2009;22:71–78.
16. Welch V, Brosseau L, Casimiro L, et al. Thermotherapy for treating rheumatoid arthritis. *Cochrane Database Syst Rev*. 2002;(2):CD002826. doi:10.1002/14651858.CD002826.
17. Sibtain F, Khan A, Shakil-ur-Rheman S. Efficacy of paraffin wax bath with and without joint mobilization techniques in rehabilitation of post-traumatic stiff hand. *Pak J Med Sci*. 2013;29(2):647–650.
18. Rashid S, Salick K, Kashif M, Ahmad A, Sarwar K. To evaluate the efficacy of mobilization techniques in post-traumatic stiff ankle with and without paraffin wax bath. *Pak J Med Sci*. 2013;29(6):1406–1409.
19. Haar G, Dyson M, Oakley E. The use of ultrasound by physiotherapists in Britain, 1985. *Ultrasound in Med & Biol*. 1987;13(10):659–663.
20. Baker K, Robertson V, Duck F. A review of therapeutic ultrasound: biophysical effects. *Phys Ther*. 2001;81:1351–1358.
21. Windt D, Heijden G, Berg S, Riet G, Winter A, Bouter LM. Ultrasound therapy for musculoskeletal disorders: a systematic review. *Pain*. 1999;81:257–271.
22. Robertson V, Baker K. A review of therapeutic ultrasound: effectiveness studies. *Phys Ther*. 2001;81:1339–1350.
23. Ebadi S, Henschke N, Nakhostin N, Fallah E, van Tudler M. Therapeutic ultrasound for chronic low back pain. *Cochrane Database Syst Rev*. 2014;(3):CD009169. doi:10.1002/14651858.CD009169.pub2.
24. Page M, O'Conner D, Pitt V, Massy-Westropp N. Therapeutic ultrasound for carpal tunnel. *Cochrane Database Syst Rev*. 2013;(3):CD009601. doi:10.1002/14651858.CD009601.pub2.

25. Griffin X, Smith N, Parsons N, Costa M. Ultrasound and shockwave therapy for acute fractures in adults. *Cochrane Database Syst Rev*. 2012;(2):CD008579. doi:10.1002/14651858.CD008579.pub2.
26. van den Bekerom M, van der Windt D, ter Riet G, van der Heijden G, Bouter L. Therapeutic ultrasound for acute ankle sprains. *Cochrane Database Syst Rev*. 2011;(6):CD001250. doi:10.1002/14651858.CD00125.pub2.
27. Casimiro L, Brosseau L, Robinson V, et al. Therapeutic ultrasound for the treatment of rheumatoid arthritis. *Cochrane Database Syst Rev*. 2002;(3):CD003787. doi:10.1002/14651858.CD003787.
28. Zeng C, Li H, Yang T, et al. Effectiveness of continuous and pulsed ultrasound for the management of knee osteoarthritis: a systematic review and network meta-analysis. *Osteoarthritis Cartilage*. 2014;22:1090–1099.
29. Loyola-Sanchez A, Richardson J, MacIntyre N. Efficacy for the management of knee osteoarthritis: a systematic review with meta-analysis. *Osteoarthritis Cartilage*. 2010;18:1117–1126.
30. Albright J, Allman R, Bonfiglio R, et al. Philadelphia panel evidenced-based clinical practice guidelines on selected rehabilitation interventions for shoulder pain. *Phys Ther*. 2001;81:1719–1730.
31. Lehmann J, Warren C, Wallace J, et al. Ultrasound: Considerations for use in the presence of prosthetic joints. *Arch Phys Med Rehabil*. 1980;61:502.
32. Polat B, Hart D, Langer R, Blankschtein D. Ultrasound-mediated transdermal drug delivery: mechanism, scope, and emerging trends. *J Control Release*. 2011;152:330–348.
33. Goraj-Szczypiorowska B, Zajac L, Skalska-Izdebska R. Evaluation of factors influencing the quality and efficacy of ultrasound and phonophoresis treatment. *Ortop Traumatol Rehabil*. 2007;9(5):449–458.
34. Coats G. Continuous shortwave (radio-frequency) diathermy. *Br J Sport Med*. 1989;23(2):123–127.
35. Draper D, Knight K, Fujiwara T, Castel J. Temperature change in human muscle during and after pulsed shortwave diathermy. *J Orthop Sports Phys Ther*. 1999;29:13–22.
36. Hawkes A, Draper D, Johnson A, Diede M, Rigby J. Heating capacity of rebound diathermy and moist packs at superficial depths. *J Athl Train*. 2013;48(4):471–476.
37. Mitchell S, Trowbridge C, Fincher A, Cramer J. Effect of diathermy on muscle temperature, electromyography, and mechanomyography. *Muscle Nerve*. 2008;38:992–1004.
38. Leung M, Cheing G. Effects of deep and superficial heating in the management of frozen shoulder. *J Rehabil Med*. 2008;40:145–150.
39. Robertson V, Ward A, Jung P. The effect of heat on tissue extensibility: a comparison of deep and superficial heating. *Arch Phys Med Rehabil*. 2005;86:819–825.
40. Shah S, Farrow A. Investigations of practices and procedures in the use of therapeutic diathermy: a study from the physiotherapists' health and safety perspective. *Physiother Res Int*. 2007;12:228–241.
41. Giombini A, Giovannini V, Di Cesare A, et al. Hyperthermia induced by microwave diathermy in the management of muscle and tendon injuries. *Br Med Bull*. 2007;83:379–396.
42. Rabini A, Piazzini D, Tancredi G, et al. Deep heating therapy via microwave diathermy relieves pain and improves physical function in patients with knee osteoarthritis: a double blind randomized clinical trial. *Eur J Phys Rehabil Med*. 2012;48:549–559.
43. Nadler SF, Weingand K, Kruse RJ. The physiologic basis and clinical applications of cryotherapy and thermotherapy for the pain practitioner. *Pain Physician*. 2004;7(3),395–399.
44. Allen RJ. Physical agents used in the management of chronic pain by physical therapists. *Phys Med Rehabil Clin N Am*. 2006;17(2),315–345.
45. Sloan JP, Hain R, Pownall R. Clinical benefits of early cold therapy in accident and emergency following ankle sprain. *Arch Emerg Med*. 1989;6:1–6.
46. French SD, Cameron M, Walker BF, Reggars JW, Esterman AJ. Superficial heat or cold for low back pain. *Cochrane Database Syst Rev*. 2006;(1):CD004750. doi:10.1002/14651858.CD004750.pub2.
47. Leeder J, Gissane C, van Someren K, Gregson W, Howatson G. Cold water immersion and recovery from strenuous exercise: a meta-analysis. *Br J Sport Med*. 2012;46(4),233–240.
48. Ascensão A, Leite M, Rebelo AN, Magalhäes S, Magalhäes J. Effects of cold water immersion on the recovery of physical performance and muscle damage following a one-off soccer match. *J Sports Sci*. 2011;29(3),217–225.
49. Rowsell GJ, Coutts AJ, Reaburn P, Hill-Haas S. Effects of cold-water immersion on physical performance between successive matches in high-performance junior male soccer players. *J Sports Sci*. 2009;27(6),565–573.
50. Drez D, Faust DC, Evans JP. Cryotherapy and nerve palsy. *Am J Sports Med*. 1981;9:256–257.
51. Collins K, Storey M, Peterson K. Peroneal nerve palsy after cryotherapy. *Phys Sport Med*. 1986;14:105–108.
52. Moeller JL, Monroe J, McKeag DB. Cryotherapy-induced common peroneal nerve palsy. *Clin J Sport Med*. 1997;7:212–216.
53. Saxena A. Achilles peritendinosis: an unusual case due to frostbite in an elite athlete. *J Foot Ankle Surg*. 1994;33:87–90.
54. Nadler SF, Prybicien M, Malanga GA, Sicher D. Complications from therapeutic modalities: Results of a national survey of athletic trainers. *Arch Phys Med Rehabil*. 2003;84(6),849–853.
55. Goats GC. Interferential current therapy. *Br J Sport Med*. 1990;24(2):87–92.
56. Poitras S, Brosseau L. Evidence-informed management of chronic low back pain with transcutaneous electrical nerve stimulation, interferential current, electrical muscle stimulation, ultrasound, and thermotherapy. *Spine J*. 2008;8(1):226–233.
57. Partridge CJ, Kitchen SS. Adverse effects of electrotherapy used by physiotherapists. *Physiotherapy*. 1999;85(6),298–303.
58. Claydon LS, Chesterton LS, Barlas P, Sim J. Dose-specific effects of transcutaneous electrical nerve stimulation (TENS) on experimental pain: a systematic review. *The Clin J Pain*. 2011;27(7),635–647.
59. Khadilkar A, Milne S, Brosseau L, et al. Transcutaneous electrical nerve stimulation for the treatment of chronic low back pain: a systematic review. *Spine*. 2005;30(23):2657–2666.
60. Rutjes AWS, Nüesch E, Sterchi R, et al. Transcutaneous electrostimulation for osteoarthritis of the knee. *Cochrane Database Syst Rev*. 2009;(4):CD002823. doi:10.1002/14651858. CD002823.pub2.
61. Johnson MI, Ashton CH, Thompson JW. An in-depth study of long-term users of transcutaneous electrical nerve stimulation (TENS): implications for clinical use of

TENS. *Pain*. 1991;44:221–229.
62. Tulgar M, McGlone F, Bowsher D, Miles J. Comparative effectiveness of different stimulation modes in relieving pain. Part II. A double-blind controlled long-term clinical trial. *Pain*. 1991;47(2):157–162.
63. Kroeling P, Gross A, Graham N, et al. Electrotherapy for neck pain. *Cochrane Database Syst Rev*. 2013;(8):CD004251. doi:10.1002/14651858.CD004251.pub5.
64. Bjordal JM, Johnson MI, Lopes-Martins RAB, Bogen B, Chow R, Ljunggren AE. Short-term efficacy of physical interventions in osteoarthritic knee pain. A systematic review and meta-analysis of randomised placebo-controlled trials. *BMC Musculoskeletal Disorders*. 2007;8:51.
65. Atamaz FC, Durmaz B, Baydar M, et al. Comparison of the efficacy of transcutaneous electrical nerve stimulation, interferential currents, and shortwave diathermy in knee osteoarthritis: a double-blind, randomized, controlled, multicenter study. *Arch Phys Med Rehabil*. 2012;93(5):748–756.
66. Palmer ST, Martin DJ, Steedman WM, Ravey J. Alteration of interferential current and transcutaneous electrical nerve stimulation frequency: effects on nerve excitation. *Arch Phys Med Rehabil*. 1999;80(9):1065–1071.
67. Fuentes JP, Armijo Olivo S, Magee DJ, Gross DP. Effectiveness of interferential current therapy in the management of musculoskeletal pain: a systematic review and meta-analysis. *Physical Therapy*. 2010;90(9):1219–1238.
68. Corbett MS, Rice SJC, Madurasinghe V, et al. Acupuncture and other physical treatments for the relief of pain due to osteoarthritis of the knee: network meta-analysis. *Osteoarthritis Cartilage*. 2013;21(9):1290–1298.
69. Satter EK. Third-degree burns incurred as a result of interferential current therapy. *Am J Dermatopathol*. 2008;30(3): 281–283.
70. Ford KS, Shrader MW, Smith J, Mclean TJ, Dahm DL. Full-thickness burn formation after the use of electrical stimulation for rehabilitation of unicompartmental knee arthroplasty. *J Arthroplasty*. 2005;20(7):950–953.
71. Hamann H, Hodges M, Evans B. Effectiveness of iontophoresis of anti-inflammatory medications in the treatment of common musculoskeletal inflammatory conditions: a systematic review. *Phys Ther Rev*. 2006;11(3):190–194.
72. Chow RT, Johnson MI, Lopes-Martins RAB, Bjordal JM. Efficacy of low-level laser therapy in the management of neck pain: a systematic review and meta-analysis of randomised placebo or active-treatment controlled trials. *Lancet*. 2009;374:1897–1908.
73. Yousefi-Nooraie R, Schonstein E, Heidari K, et al. Low level laser therapy for nonspecific low-back pain. *Cochrane Database Syst Rev*. 2008;(2):CD005107. doi:10.1002/14651858. CD005107.pub4.
74. Kudoh C, Inomata K, Okajima K, Motegi M, Ohshiro T. Effects of 830nm gallium aluminium arsenide diode laser radiation on rat saphenous nerve sodium-potassium-adenosine triphoshate activity: a possible pain attenuation mechanism explained. *Laser Ther*. 1989;1:63–67.
75. Kreisler M, Christoffers AB, Al-Haj H, Willershausen B, d'Hoedt B. Low level 809nm diode laser-induced in vitro stimulation of the proliferation of human gingival fibroblasts. *Lasers Surg Med*. 2002;30:365–369.
76. Bassler C, Datchy M, Reginster JY, et al. Human articular chondrocytes cultivated in three dimensions: effects of I.R. laser irradiation. *Proceedings International Congress on Lasers in Medicine and Surgery*. Bologna; 1985:381–385.
77. Ceccherelli F, Altafini, Castro L, Avila GL, Ambrosio F, Giron GP. Diode laser in cervicalmyofascial pain: a double-blind study versus placebo. *Clin J Pain*. 1989;5(4):301–304.
78. King CE, Clelland JA, Knowles CJ, Jackson JR. Effect of helium-neon laser auriculotherapy on experimental pain threshold. *Phys Ther*. 1990;70:24–30.
79. Tsurko VV, Muldiyarov PY, Sigidin YA. Laser therapy of rheumatoid arthritis (clinical and morphological study). *Ther ArKh*. 1983;55:97–102.
80. Mizokami T, Aoki K, Iwabuchi S, et al. Low reactive level laser therapy: a clinical study: relationship between pain attenuation and the serotonergic mechanism. *Laser Ther*. 1993;5:165–168.
81. Bjordal JM, Johnson MI, Iverson V, Aimbire F, Lopes-Martins RAB. Photoradiation in acute pain: a systematic review of possible mechanisms of action and clinical effects in randomized placebo controlled trials. *Photomed Laser Surg*. 2006;24:158–168.
82. Peplow PV, Chung T-Y, Baxter D. Application of low-level laser technologies for pain relief and wound healing. *Phys Ther Rev*. 2010;15:253–285.
83. Sakurai Y, Yamaguchi M, Abiko Y. Inhibitory effect of low-level laser irradiation on LPS-stimulated prostaglandin E2 production and cyclooxygenase-2 in human gingival fibroblasts. *Eur J Oral Sci*. 2000;108:29–34.
84. Sussmilch-Leitch SP, Collins NJ, Bialocerkowski AE, Warden SJ, Crossley KM. Physical therapies for Achilles tendinopathy: systematic review and meta-analysis. *J Foot Ankle Res*. 2012;5:15
85. Page MJ, Green S, Kramer S, Johnston RV, Mcbain B, Buchbinder R. Electrotherapy modalities for adhesive capsulitis (frozen shoulder). *Cochrane Database Syst Rev*. 2014;(10):CD011324. doi:10.1002/14651858.CD011324.
86. Alfredo PP, Bjordal JM, Dreyer SH, et al. Efficacy of low level laser therapy associated with exercises in knee osteoarthritis: a randomized double-blind study. *Clin Rehabil*. 2012;26(6),523–533.
87. Brosseau L, Robinson V, Wells G, et al. Low level laser therapy (Classes I, II and III) for treating rheumatoid arthritis. *Cochrane Database Syst Rev*. 2005;(4):CD002049. doi:10.1002/14651858.CD002049.pub2.
88. Djavid GE, Mehrdad R, Ghasemi M, Hasan-Zadeh H, Sotoodeh-Manesh A, Pouryaghoub G. In chronic low back pain, low level laser therapy combined with exercise is more beneficial than exercise alone in the long term: a randomised trial. *Aust J Physiother*. 2007;52:155–160.
89. Longo L, Tamburini A, Monti A. Treatment with 904 nm and 10600 nm laser of acute lumbago double blind control-laser. *Journ Eur Med Laser Ass*. 1991;3:16–19.
90. Soriano F, Rios R. Gallium Arsenide laser treatment of chronic low back pain: a prospective, randomized and double blind study. *Laser Ther*. 1998;10:175–180.
91. Law D, McDonough S, Bleakley C, Baxter GD, Tumilty S. Laser acupuncture for treating musculoskeletal pain: a systematic review with meta-analysis. *J Acupunct Meridian Stud*. 2015;8(1):2–16.
92. Bjordal JM, Couppé C, Chow RT, Tunér J, Ljunggren EA. A systematic review of low level laser therapy with location-specific doses for pain from chronic joint disorders. *Aust J Physiother*. 2003;49(2):107–116.
93. Bjordal JM, Lopes-Martins RAB, Joensen J, Iversen VV. The anti-inflammatory mechanism of low level laser therapy and its relevance for clinical use in physiotherapy. *Phys Ther Rev*. 2010;15:286–293.

第 77 章　物理治疗概述

David A. Scalzitti and Ellen Costello

引言

物理治疗是一门基于循证的专业，专注于恢复、维持和促进人体最佳的生理功能[1]。世界卫生组织的《国际功能、失能和健康分类》(*International Classification of Functioning, Disability and Health*, ICF)作为描述人体功能组成成分与健康相关条件之间关系的关键构架，已被全球物理治疗界所采纳[2,3]。物理治疗师提供的服务可能涉及 ICF 模型的所有方面，包括身体结构和身体功能的损伤、活动限制和参与限制。物理治疗师通常治疗有肌肉骨骼、神经肌肉、心血管、肺和皮肤功能障碍的患者。除患者治疗外，物理治疗师还在教育、研究、管理和咨询以及预防保健和促进最佳健康状态方面发挥作用。

历史概况

美国的物理治疗专业可以追溯到 20 世纪早期。1916 年小儿麻痹症的流行和第一次世界大战极大地促进了这一专业的发展，当时需要运动专家来治疗肌无力和伴有战争相关损伤的患者。为了满足人力资源的需求，美国于 1917 年设立了专科医院和物理重建部门[4,5]。重建援助人员在这个体系下接受培训以治疗战争中的伤者。小儿麻痹症的流行促使需要包括物理治疗师在内的卫生保健小组来检查和治疗小儿麻痹症的患儿。这些历史为当今的物理治疗师(physical therapist, PT)专业奠定了基础。

第二次世界大战及小儿麻痹症的爆发，扩大了对康复专业的需求，并在整个 20 世纪五六十年代促进了专业实践的发展[6]。康复专业在 20 世纪后半叶和 21 世纪初的发展离不开教育和执业需求的变化以及专业协会的壮大，这些都促进了实践和研究的发展。

物理治疗师教育

物理治疗师教育起源于第一次世界大战期间美国开发的 15 个“重建援助”培训项目[5]。大约在同一时间，整形外科医生 Robert Lovett 在波士顿开始为参与照顾小儿麻痹症儿童的人员进行特殊培训。大量在军队里接受过培训和接受过小儿麻痹症治疗培训的妇女是该行业的早期领导者。

20 世纪，物理治疗师从业者的教育要求有所提高。20 世纪早期最低教育要求是获得医院培训课程的证书，到 20 世纪 60 年代已发展为需要完成在学术院校和大学开展的学士学位课程[6]。由于物理治疗检查和干预变得越来越复杂，已经无法满足社会日益增长的需求，2003 年最低教育要求开始向学士学位后的学位过渡。2018 年 1 月 1 日起，专业博士学位(professional doctorate degree, DPT)被视为最低要求[7]。如今，美国有超过 225 所大学和学院提供临床博士级别的物理治疗专业学位。这些改变在一定程度上是医学、技术和研究进步，以及平均寿命延长的结果，这反过来使更多的人需要康复和物理治疗服务。此外，具有并发症和复杂健康问题老年人的需求日益增长，要求临床专家具有批判性思维和解决问题的能力，并做好为客户终身检查和治疗的准备。

物理治疗师可以在毕业后完成住院医师或专科医师的培训以提高其在专业领域的实践技能。此外，物理治疗师可以通过临床能力展示和正式测试成为认证的专家。目前，美国物理治疗专业委员会认可了8个专业领域:心肺、临床电生理学、老年医学、神经病学、肿瘤学、骨科、儿科、运动和妇女健康。

专业协会

1921年,美国沃尔特里德陆军医院(Walter Reed Army Hospital)物理治疗科的首席重建助理Mary McMillan创立了现在专业协会的前身:美国妇女物理治疗协会(American Women's Physical Therapeutic Association)。1922年,随着男性会员的加入,协会的名称改为美国物理治疗协会(American Physiotherapy Association)。协会旨在建立和维持专业标准、促进研究发展、传播文献著作和解决物理治疗师培训的问题[8]。自1921年以来,协会创办了Physical Therapy,该杂志被公认为是康复领域领先的同行评议期刊之一。20世纪40年代末,该协会再次更名为美国物理治疗协会(American Physical Therapy Association,APTA),目前拥有超过65 000名物理治疗师和助理物理治疗师以及29 000名学生会员[9]。APTA是世界物理治疗联合会(World Confederation of Physical Therapy,WCPT)的成员,WCPT是代表物理治疗专业的全球性组织。

APTA的愿景宣言是"通过优化运动来改善人类体验,从而改变社会"[10],APTA聚焦于消除群体和个体层面的运动障碍,并通过作为运动系统专家的物理治疗师的最佳实践和循证来提供有价值的服务[11]。该协会包括由美国所有州和哥伦比亚特区的51个分会,这些分会具有投票权。APTA有18个专业部门,无表决权参与管理特殊人群的病患治疗、教育、管理、研究和政策[12]。

许可和认证

20世纪50年代末,美国大多数州的物理治疗师的执业通过申请执照得以监管[13]。为了评估和标准化职业能力,1954年美国设立了国家物理治疗师考试,该考试最初由APTA制定。然而,由于潜在的利益冲突,美国联邦物理治疗委员会成立并负责发展和维持物理治疗师和助理物理治疗师的国家物理治疗师考试(National Physical Therapy Examination,NPTE)。考试的目的是"测试考生是否具备安全胜任初级工作所需的最低知识和教育水平来保障公众利益"[14]。

为了使考生有资格参加美国执照考试,并有资格为医疗保险客户提供服务,他们必须完成经认证的入门级专业物理治疗师课程。这些教育项目由物理治疗教育认证委员会(Commission on Accreditation of Physical Therapy Education, CAPTE)认证[15]。CAPTE是唯一被美国教育部(US Department of Education,USDE)和高等教育认证委员会(Council for Higher Education Accreditation,CHEA)认可的物理治疗课程认证机构。CAPTE作为专业课程认证机构的作用是评估学习项目,以确保每个学生都能获得优质教育,并确保向公众提供优质的物理治疗服务。课程的认证需要有初始的候选资格,一旦获得认证资格,就需要定期提交自我学习报告,证明其持续符合标准。

由于对物理治疗服务的需求日益增加,20世纪60年代末设立助理物理治疗师(physical therapist assistant,PTA)为患者/客户提供照护。PTA教育通常包括为期2年的经过认证的物理治疗助理教育项目。毕业后,大多数州和司法管辖区要求考生通过PTA的NPTE考试以获得执照或证书。PTA执行由执业物理治疗师制定治疗计划,并受物理治疗师的指导和监督。美国国家执业法限定PTA的具体作用,美国各州的具体做法可能有所不同[1,16]。

执业范围

APTA对物理治疗师的执业范围描述是动态的,具有专业、管辖权和个人成分[17]。专业的执业范围由一个独特的知识体系所限定,这由教育储备和研究证据所支持。执业的管辖范围由美国国家执业法的许可要求确定。国家执业法可能允许或限制某些形式的治疗。例如一些州(在某些情况下具有额外的权限)允许的执业范围包含干针疗法,而其他州不允许干针疗法。个人的执业范围与个体治疗师的知识、技能和能力相关,这是执业的专业和管辖范围的一部分。

APTA的《物理治疗师实践指南》中阐明了物理治疗实践、PTA和物理治疗师的角色以及物理治疗师执业的环境[1]。该指南定期更新以保持最新状态,可在线获取。指南明确了物理治疗师患者/客户管理模式的六个要素:检查、评估、诊断、预后、干预和结局指标。**检查**始于从患者处获取病史和对身体系统进行简要回顾,随之,物理治疗师开始临床决策,以确定与物理治疗相关的问题,以及是否需要咨询或转诊给其他医疗机构。物理治疗师进行作为体格检查一部分的评估和测试,帮助评估患者的功能状态。表77-1包含了指南中物理治疗师使用的26种测试方法。

表 77-1 根据《物理治疗实践指南》划分的物理治疗师可用的测试种类

有氧能力/耐力	机动性(包括移动)
人体测量特征	运动功能
辅助技术	肌肉表现
平衡	神经运动发育与感官处理
循环(动脉、静脉、淋巴管)	疼痛
社区、社会和公民生活	姿势
脑神经和周围神经完整性	关节活动度
生命教育	反射完整性
环境因素	自理与家庭生活
步态	感官完整性
表皮完整性	骨骼完整性
关节完整性和灵活性	通气与呼吸
心理功能	工作生活

经美国物理治疗协会批准摘自 http://guidetoptpractice. apta. org.

评估是一个持续进行的过程,物理治疗师整合从检查中获取的信息,然后用于明确物理治疗诊断和制订治疗计划。在照护的过程中持续进行评估,以便物理治疗师评估干预措施的反应和实现目标的进展。物理治疗师使用诊断对评估结果进行分类,以确定最恰当的干预策略。通常,物理治疗师使用的诊断类别与个体的功能相关,包含人体运动系统。基于诊断,治疗师作出预后判断,包括判断最佳的改善水平和达到该水平所需的时间。预后需包括治疗计划,特指帮助患者实现物理治疗目标的干预措施。物理治疗干预包括在患者治疗计划中采取的治疗方法。表 77-2 列举了物理治疗师使用的干预措施种类。物理治疗师选择基于循证的干预措施,以优化患者个体功能来达到适当的目标。来自临床实践指南、系统综述和随机临床试验的证据可通过物理治疗证据数据库(Physiotherapy Evidence Database,PEDro)在线获取(www. pedro. org. au)。美国物理治疗协会的骨科学组已为物理治疗师制定了许多临床实践指南。公众可在 www. orct. org/content/practice/clinical-practice-guidelines 网址查看。

结局指标用于描述患者的状态和物理治疗干预的结果。结局指标的测量应与功能相关,并应作为每一个护理事件的一部分进行记录。在线资源,如康复措施数据库(www. rehabmeaures. org)和 PTNow(www. ptnow. org)给物理治疗师提供检查和结局指标测量的多种不同工具的心理测量特性。

表 77-2 根据《物理治疗实践指南》[1]划分的物理治疗师可用的干预种类

患者指导
气道廓清技术
辅助技术
生物物理因子(如热、冷、声、电、光)
自我保健和家庭、工作、社区、社会和公民生活方面的功能训练
表皮修复与保护技术
手法治疗技术
运动功能训练
治疗性运动

经美国物理治疗协会批准摘自 http://guidetoptpractice. apta. org.

执业场所

物理治疗师在医院、康复中心、门诊部、家庭保健、学校系统、照护机构、运动场地等场所执业。临床决策是物理治疗师的基本技能。无论在哪个场所,物理治疗师都要确定患者的问题是否在物理治疗师的执业范围内,是否需要转诊给其他医疗机构,或者是否可以由物理治疗师单独管理或在医疗团队的范围内进行管理。

患者可由美国国家执业法(State Practice Acts)规定的医生和其他医疗保健专业人员转诊到物理治疗。此外,美国的所有司法管辖区都允许某种形式的直接接诊,其中物理治疗师可能是患者在医疗保健系统内检查或治疗的第一站[18]。在一些州,直接接诊不受限制,而在另一些州,在某些情况下(如已有的医疗诊断、就诊次数)设置了直接接诊限制。无论患者从何处就诊,治疗师和医疗团队其他成员之间的沟通对于优化患者管理至关重要。

与物理治疗师沟通时的注意事项

物理治疗师常关注许多与健康状况相关的注意事项,这需要医疗服务人员之间清晰明确的沟通来优化患者的安全问题并实现其治疗目标。

在损伤、创伤或外科手术后可采取负重预防措施(weight-bearing precautions)。负重的术语可因机构而异。此外,负重的预防措施也可能因骨折或修复的类型或医生的偏好而有所不同,因此在物理治疗转诊过程中涵盖这些信息是非常重要的。常用术语包括完全负重(full weight-bearing,FWB;100% 的身体重量/无限制）、部分负重（partial weight-bearing，PWB；通常为体重的 20%～50%）、耐受负重（weight-bearing as tolerated，WBAT；基于患者的舒适度进行限制，不超过 100% 的身体重量）、非负重（non-weight-bearing，NWB；0% 的身体重量；脚离开地面）及足趾接触负重（toe touch weight-bearing，TTWB；仅用于维持平衡，最小负重为 0%）[19]。

同样，在创伤或手术修复后，也可能会限制**关节活动度（range of motion，ROM）训练**。这些信息在物理治疗转诊过程中是必需的，常可作为注意事项或禁忌证，提示关节活动度训练的类型。常用的 ROM 的术语包括主动关节活动度训练（active range of motion，AROM；患者在不受限制的关节活动范围内进行主动的肌肉收缩）、主动辅助关节活动度训练（active-assistive range of motion，AAROM；使用外力或者重力协助患者完成运动）和被动关节活动度训练（passive range of motion，PROM；仅通过外力产生关节运动，患者无主动的肌肉收缩）。

需注意与异常实验室指标有关的运动或身体活动的注意事项及禁忌证。在开始检查、评估和治疗之前，物理治疗师会定期检查实验室指标及任何特殊测试的结果。常影响运动处方和功能性活动相关的临床决策的实验室指标包括血红蛋白（hemoglobin，Hb）、血细胞比容（hematocrit，Hct）、动脉血气（arterial blood gas，ABG）、白细胞计数、血小板计数、凝血酶原时间和血糖水平。在对患者进行诊断或排除心肌梗死或心功能不全的过程中，物理治疗师也需要考虑心脏特异性的实验室检查指标[20]。

对于经历过急性心肌梗死的患者，Hb 或 Hct 降低通常需考虑保障运动或功能性活动过程中心脏组织的充分氧合。尤其对于非手术候选者或体温升高的患者，这会加重其心脏负荷。在非心脏病患者中，出现低值时，首先考虑疲劳的问题。解决这个问题，有一个经验法则有良好的效果：对于 Hct<30% 或 Hb <80～100g/L 的患者，适当的运动和身体活动仍是必要的，尽管可能会导致疲劳、气短或心动过速。对于近期出现缺血事件且未进行血运重建的患者，建议在 Hct<30% 时进行运动。

凝血障碍、术后或因心功能不全而行预防性抗凝治疗的患者都需要特殊照顾。不同机构对于**血小板**计数变化的允许范围及相关活动的指南可能有所不同（表 77-3）。

表 77-3　血小板计数与物理治疗的注意事项[20-21]

血小板计数（$\times10^9$/L）	<10	<20～30	20～50	>50
活动水平指南	坚持 PT；仅允许功能性活动	胸部物理治疗干预过程中禁止叩拍/振动	允许轻微的运动，无 PROM，禁止抗阻训练	允许抗阻训练

数据源于 Academny of Acute Care Physical Therapy. Lab Values Interpretation Resource：Update 2013. Available at：http://www. acutept. org/；Brigham and Women's Hospital Department of Rehabilitation Services. Standard of Care：Hematopoietic Stem Cell Transplant（HSCT）In-Patient Phase. Available at：http://docplayer. net/8899399-Standard-of-care-hematopoietic-stem-cell-transplant-hsct-in-patientphase. html。

患者进行活动时还应考虑凝血酶原时间、凝血酶原时间国际标准化比值（prothrombin time international ratio，PT-INR）和部分凝血活酶时间（partial thromboplastin time，PTT）。如果 PT-INR 或 PTT 低于或超过目标范围，就必须重新评估锻炼和活动的风险和益处，并决定是否暂停物理治疗[20]。然而，需要注意的是，如果使用了低分子量肝素，如依诺肝素钠，则患者在给药后 3～5h 内就可进行治疗。这时没有特别针对运动的注意事项或禁忌证[22-25]。

如果考虑潜在的深静脉血栓（deep vein thrombosis，DVT）和肺栓塞（pulmonary embolism，PE）的风险，物理治疗师需熟练掌握 Well 临床决策规则[26-28]。物理治疗转诊包括的重要信息包括 DVT 和 PE 的既往史，以及近期手术史、近期制动情况或癌症病史。

当患者被转诊至物理治疗时，需重点关注患者的癌症或任何已确诊的骨转移病史。常转移到骨骼的原发性癌症包括肺癌、前列腺癌、乳腺癌和肾癌等，但可能会被患者误认为是软组织病变[29-30]。对于已明确骨转移的情况下，抗阻训练和承重活动可能会减少，这取决于骨转移的部位和累及骨量。文献中并没有明确记载原发性和溶解性病变与病理性骨折发生率之间的联系[31]。目前尚无预测病理性骨折的可靠标准。然而，已有研究表明占据骨皮层 2/3 以上的病变发生骨折的风险更高[32]。在考虑限制患者活动水平时，必须考虑多项因素。比如卧床的危害无论是在心理上还是在生理上，都可能超过可能永远不会发生的骨折的危害。

糖尿病病史和药物治疗的依赖性是需要告知物理治疗师的重要信息。需遵守的简要指南包括：运动前血糖水平要至少达到 100mg/dL，而上限不超过 250mg/dL。如果血糖水平高于 250mg/dL，运动需谨慎，并建议患者先检查尿液，推迟运动直到血糖水平处于安全范围内[33]。

物理治疗师可采取多种形式的治疗性训练，包括有氧训练、柔韧性训练、神经运动发育训练、放松训练、抗阻训练以及其他训练方式。应根据治疗目标、年龄、临床现状、合并症、习惯性身体活动水平及当前骨骼肌肉系统的完整性为每个患者制订个性化**运动处方**，包括运动类型、强度、持续时间、频率和进阶方案。尽管根据指南可以很容易地确定最大心率（220-患者年龄）及运动心率的范围，但需要注意的是，该公式适用于 40 岁以下的健康人群。对于一般患病人群来说，Karvonen 的心率储备公式是一个更好的选择，该公式考虑了患者的静息心率{运动心率范围=[（最大心率-静息心率）×强度百分比]+静息心率}[34]。心率的选择范围（如百分比）取决于患者发病前的状况及其功能目标。该公式中的最大心率可通过 220-患者年龄或标准运动测试中的最大心率确定。有合并症或正在服用心脏药物（如 β 受体阻滞剂）的患者由于心率对体力活动的反应可能会减弱，因此在确定合适的运动强度水平时需要额外考虑。尽管治疗师会在服用心脏药物的患者的运动期间持续监测心率和血压水平，但也经常使用另一种方法即 Borg 主观体力感等级量表（Rating of Perceived Exertion，RPE）来评估患者对体力活动的反应[35]。

表 77-4 总结了物理治疗在康复科室的实践应用情况。

表 77-4 物理治疗的常规实践应用

状况	应用
关节半脱位	贴扎（taping），神经肌肉电刺激，悬吊带
肌肉拉伤	软组织松解，治疗性训练，触发点疗法，生物物理因子治疗（如热、冷）
关节撞击综合征	手法治疗（包括关节和软组织松动）、治疗性训练、生物物理因子治疗
痉挛（神经生理性张力减退）	主被动关节活动度训练、生物物理因子治疗、矫正训练
卧床制动	体位管理和翻身、注意皮肤防护措施、床上活动训练（如滚动），转移训练（如从卧到坐，从坐到卧，转移至床边的便盆）
血管功能不全	注意心脏预防措施，识别低血压症状并适应治疗疗程，监测生命体征，将双腿抬高至心脏上方，通过使用加压设备和心脏手术椅减少静脉潴留
自主神经反射异常	识别症状（头痛、出汗、立毛、感觉异常）和体征（高血压、出汗和心动过缓），监测生命体征。将患者摆至头高脚低位，解开衣物，确定疾病来源（膀胱、肠道、皮肤、发热）
减压技术	患者及其家属的教育。减压至少 5min，每 20min 前倾或手动倾斜轮椅一次。选择合适的座垫
肠道管理	配合护理人员帮助患者进行直立位排便（包括使用滑板或升降梯转移），转移至床边的便盆

物理治疗中经典的神经促进理论

物理治疗师是神经康复团队的重要成员，历史上，曾在神经系统疾病和功能障碍患者的康复中应用多种神经促进理论。以下是一些经典的神经促进理论的简要回顾。然而，支持这些技术的研究证据有限[36]。目前的康复实践整合了许多策略来优化患者的功能状态[36-37]。当前的治疗可能还包括如强制性诱导运动疗法、减重步行训练、机器人和虚拟现实等技术，用以改善功能活动。

本体感觉神经肌肉促进技术

本体感觉神经肌肉促进技术（proprioceptive neuromuscular facilitation，PNF）是 20 世纪 50 年代初由 Kabat、Knot 和 Voss 提出的，其重点在于应用本体感觉刺激来诱发和改善运动活动[38-39]。运动通常以 3 个平面（矢状面、冠状面和水平面）的离心收缩组合为特征，从而使主动肌兴奋、促进、抑制和放松[40]。这些运动通常导致呈对角线模式的肌肉激活，阻力引导下的等张运动，反复的肌肉拉伸、收缩和放松。PNF 的用途之一是作为牵伸技术，已被证明可以改善主动和被动关节活动度[41]。PNF 的两种牵伸方式包括保持-放松牵伸和收缩-放松牵伸。保持-放松方式中，肌肉在关节活动度末端进行等长收缩，然后在放松时进行被动活动建立新的运动终点。而收缩-放松方式中肌肉是等张收缩。除上述康复目标外，PNF 的其他目标包括提高功能性运动能力、稳定性、耐力，并通过运动学习加速神经适应性。

神经发育技术

神经发育技术（neurodevelopmental technique，NDT）最初是由 Karl 和 Bertha Bobath 于 1942 年提出的，用于脑瘫儿童的管理，而后用于获得性神经损伤的成年人[42-43]。NDT 中的功能性活动旨在激发肌肉群的协同活动，并最终改善运动控制。理想情况下，NDT 的治疗方案可以根据患者的个人需求及功能目标进行个性化调整。

尽管 NDT 最初被誉为神经康复领域的一项突破，随着时间的推移，治疗师也广泛应用，但迄今为止几乎无高质量的证据来支持 NDT 的使用[44-45]。

运动治疗

运动治疗（sports therapy）一词最初是由瑞典物理治疗师 Signe Brunnstrom 提出，用于偏瘫患者治疗[46]。这种神经促进理论涉及在康复过程中将感觉刺激产生的协同模式和反射作为发展随意控制的一种方式[47]。

Brunnstrom 认为，协同模式的早期运用对最终发展更为高级的运动组合至关重要。这种模式一旦出现，就很难改变。此外，Brunnstrom 还描述了运动康复的 7 个阶段（表 77-5）。

表 77-5 Brunnstrom 描述的运动康复 7 个阶段

阶段	恢复模式
1	无意向性运动
2	存在基本的肢体协同运动，痉挛开始出现
3	表现为共同运动模式，痉挛加重
4	运动模式开始从协同运动中分离，痉挛缓解
5	痉挛持续缓解，分离运动出现
6	进行协调的关节运动
7	正常的运动功能

运动再学习

运动再学习技术最初是由澳大利亚物理治疗师 Carr 和 Shepherd 提出的。他们指出运动控制训练需要以任务为导向的策略[48-49]。在该模型中，运动再学习是通过在特定环境下的任务表现来得以促进的。Fitts 和 Posner 提出了运动学习过程中的 3 个不同阶段：认知、关联和自动[50]。这 3 个阶段为组织干预策略提供了一个框架。在运动学习或再学习期间，首先为动作制订一个认知计划，紧接着进行大量（相关的）练习，在这个过程中动作被不断学习和完善，直到最后形成“自动”的运动程序。

感觉刺激

20 世纪 50 年代 Margaret Rood 提出感觉刺激是感觉运动学习的一种形式。基于运动和感觉相互交织的假设，Rood 技术的特点是通过皮肤刺激强化治疗性训练[51]。通过抚摸、擦刷、物理因子的使用（冰敷、热敷）、振动和压力来加强本体感觉运动（例如关节分离、关节挤压、定位和阻力），从而达到最佳的肌肉功能[52]。

目前，神经功能障碍患者的康复已经进展到理解神经系统及其在人体运动中的作用，包括在治疗方案的设计中纳入运动控制和学习的原则以改善运动功能受限[37]。针对存在运动控制功能障碍的患者，研究者在 ICF 的框架下提出了一种以任务为导向的方法来进行评估并制订干预计划[53]。该方法评估了执行功能性任务所使用的策略、身体结构和功能的损伤，以及情境或环境因素如何影响任务的执行。人们通常选择以恢复功能和发展代偿策略的干预措施，来处理潜在的损伤，制订完成功能性任务的有效策略，并调整任务以适应环境条件的变化。

（高强 译，朱玉连 温红梅 校）

参考文献

1. *Guide to Physical Therapist Practice 3.0*. Alexandria, VA: American Physical Therapy Association; 2014. Available at http://guidetoptpractice.apta.org/.
2. World Health Organization (WHO). *International Classification of Functioning, Disability and Health*. Geneva: World Health Organization; 2001.
3. Escorpizo R, Stucki G, Cieza A, Davis K, Stumbo T, Riddle DL. Creating an interface between the International Classification of Functioning, Disability and Health and physical therapist practice. *Phys Ther*. 2010;90:1053–1063.
4. Vogel EE. The beginning of “modern physiotherapy.” *Phys Ther*. 1976;56:15–21.
5. Moffat M. The history of physical therapy practice in the United States. *J Phys Ther Educ*. 2003;17:15–25.
6. American Physical Therapy Association. *Today's Physical Therapist: A Comprehensive Review of a 21st Century Health Care Profession*. January 2011; 6–8. Available at https://www.apta.org/uploadedFiles/APTAorg/Practice_and_Patient_Care/PR_and_Marketing/Market_to_Professionals/TodaysPhysicalTherapist.pdf. Accessed May 2, 2017.
7. American Physical Therapy Association House of Delegates. *Educational Degree Qualification for Physical Therapist*. (HOD PO6-03-22-18). Available at https://

www.apta.org/uploadedFiles/APTAorg/About_Us/Policies/Education/EducationalDegreeQualificationsPT.pdf. Accessed May 2, 2017.
8. Beard G. Foundations for growth: a review of the first forty years in terms of education, practice, and research. *Phys Ther Rev*. 1961;41:843–861.
9. American Physical Therapy Association. *Membership dashboard as of April 30, 2017*. Available at http://www.apta.org/MembershipDevelopment/Statistics/MonthlyMemberTrends/. Accessed May 2, 2017.
10. American Physical Therapy Association. *Vision Statement for the Physical Therapy Profession*. Available at http://www.apta.org/Vision/. Accessed May 2, 2017.
11. American Physical Therapy Association. *Strategic Plan*. Available at http://www.apta.org/StrategicPlan/. Accessed May 2, 2017.
12. American Physical Therapy Association. *About us*. Available at http://www.apta.org/AboutUs/. Accessed May 2, 2017.
13. Murphy W. With vision, faith, and courage, 1920–1929. In: *Healing the Generations: A History of Physical Therapy and the American Physical Therapy Association*. Lyme, CT: Greenwich Publishing Group Inc.; 1995:142.
14. The Federation of State Boards of Physical Therapy Facts for Educators. *NPTE*. Available at https://www.fsbpt.org/Educators/FAQsforEducators.aspx#why-have-a-licensure-exam. Accessed May 2, 2017.
15. Commission on Accreditation in Physical Therapy Education. Available at http://www.capteonline.org/home.aspx. Accessed May 2, 2017.
16. American Physical Therapy Association. *Role of the PTA*. Available at http://www.apta.org/PTACareers/RoleofaPTA/. Accessed May 2, 2017.
17. American Physical Therapy Association. *The Physical Therapist Scope of Practice*. Available at http://www.apta.org/ScopeOfPractice/. Accessed May 2, 2017.
18. American Physical Therapy Association. *Direct Access in Practice*. Available at http://www.apta.org/DirectAccess/. Accessed May 2, 2017.
19. Johansson C, Chinworth SA. *Mobility in Context: Principles of Patient Care Skills*. Philadelphia, PA: FA Davis; 2012: chapter 14.
20. Acute Care Physical Therapy. *Lab Values Interpretation Resource: Update 2013*. Available at http://www.acutept.org/resource/resmgr/imported/labvalues.pdf. Accessed May 2, 2017.
21. Brigham and Women's Hospital Department of Rehabilitation Services. *Standard-of-Care-Hematopoietic-Stem-Cell-Transplant-HSCT-in-Patient-Phase*. Available at http://docplayer.net/8899399-Standard-of-care-hematopoietic-stem-cell-transplant-hsct-in-patient-phase.html. Accessed May 2, 2017.
22. Aldrich D, Hunt D. When can the patient with deep venous thrombosis begin to ambulate? *Phys Ther*. 2004;84:268–273.
23. Costello E, Elrod C, Tepper S. Clinical decision making in the acute care environment: a survey of practicing clinicians. *J Acute Care Phys Ther*. 2011;2:46–54.
24. Anderson CM, Overend TJ, Godwin J, Sealy C, Sunderji A. Ambulation after deep vein thrombosis: a systematic review. *Physiother Can*. 2009;61:133–140.
25. Aissaoui N, Martins E, Mouly S, Weber S, Meune C. A meta-analysis of bedrest versus early ambulation in the management of pulmonary embolism, deep vein thrombosis, or both. *Int J Cardiol*. 2009;137:37–41.
26. van Belle A, Büller HR, Huisman MV, et al. Effectiveness of managing suspected pulmonary embolism using an algorithm combining clinical probability, D-dimer testing, and computed tomography. *JAMA*. 2006;295:172–179.
27. Wells P, Owen C, Doucette S, Fergusson D, Tran H. Does this patient have deep vein thrombosis? *JAMA*. 2006;295(2):199–207.
28. Hillegass E, Puthoff M, Frese EM, et al. Role of physical therapists in the management of individuals at risk for or diagnosed with venous thromboembolism: evidence-based clinical practice guideline. *Phys Ther*. 2016;96:143–166.
29. Buckwalter JA, Brandser EA. Metastatic disease of the skeleton. *Am Fam Physician*. 1997;55:1761–1768.
30. Levine AM, Aboulafia AJ. Pathological fractures. In: Browner B, Levine A, Jupiter J, Trafton P, Krettek C, et al., eds. *Skeletal Trauma: Basic Science, Management and Reconstruction*. 3rd ed. Philadelphia, PA: WB Saunders; 2003:380–425.
31. Bunting RW, Shea B. Bone metastasis and rehabilitation. *Cancer*. 2001;92(4):1020–1028.
32. Jawad MJ, Scully SP. In brief: classifications in brief: Mirels' classification: metastatic disease in long bones and impending pathologic fracture. *Clin Orthop Relat Res*. 2010;468:2825–2827
33. American Diabetes Association. *Exercise and type 1 diabetes*. Available at http://www.diabetes.org/food-and-fitness/fitness/exercise-and-type-1-diabetes.html. Accessed May 2, 2017.
34. Karvonen M, Kentala K, Mustala O. The effects of training on heart rate: a longitudinal study. *Ann Med Exp Bio Fenn*. 1957;35:307–315.
35. Borg GAV. Psychophysical bases of perceived exertion. *Med Sci Sports Exerc*. 1982;14:377–481.
36. Chen J-C, Shaw F-Z. Progress in sensorimotor rehabilitative physical therapy programs for stroke patients. *World J Clin Cases: WJCC*. 2014;2(8):316–326. doi:10.12998/wjcc.v2.i8.316.
37. O'Sullivan SB. Strategies to improve motor function. In: O'Sullivan SB, Schmitz TJ, Fulk GD, eds. *Physical Rehabilitation*. 6th ed. Philadelphia, PA: FA Davis; 2014: 393–443.
38. Levine MG, Kabat H. Proprioceptive facilitation of voluntary motion in man. *J Nerv Ment Dis*. 1953;117:199–211.
39. Kabat H. Studies on neuromuscular dysfunction, XV; The role of central facilitation in restoration of motor function in paralysis. *Arch Phys Med*. 1952;33:521–533.
40. Griffin WJ. Use of proprioceptive stimuli in therapeutic exercise. *Phys Ther*. 1974;54:1072–1078.
41. Funk DC, Swank AM, Mikla BM, Fagan TA, Farr BK. Impact of prior exercise on hamstring flexibility: a comparison of proprioceptive neuromuscular facilitation and static stretching. *J Strength Cond Res*. 2003;17(3):489–92.
42. Lennon S. The Bobath concept: a critical review of the theoretical assumptions that guide physiotherapy practise in stroke rehabilitation. *Phys Ther Rev*. 1996;1:35–45.
43. Bobath K, Bobath B. The neuro-developmental treatment. In: Scrutton D, ed. *Management of the Motor Disorders of Children with Cerebral Palsy*. Philadephia, PA: JB Lippincott; 1984:6–18.
44. Mayston M. Bobath and NeuroDevelopmental Therapy: what is the future? *Dev Med Child Neurol*. 2016;58:994–994.
45. Mayston M, Rosenbloom L. Please proceed with caution. *Dev Med Child Neurol*. 2014;56:395–96.

46. Brunnstrom S. Motor testing procedures in hemiplegia: based on sequential recovery stages. *Phys Ther*. 1966;46:357–375.
47. Sawner K, LaVigne J. *Brunnstrom's Movement Therapy in Hemiplegia: A Neurophysiological Approach*. Philadelphia, PA: JB Lippincott; 1992.
48. Carr JH, Shepherd RB. A motor relearning programme for stroke. London: Butterworth-Heinemann Physiotherapy; 1987.
49. Dean CM, Shepherd RB. Task-related training improves performance of seated reaching tasks after stroke: a randomized controlled trial. *Stroke*. 1997;28:722–728.
50. Fitts PM, Posner MI. *Human Performance*. Belmont, CA: Brooks/Cole Pub Co.; 1967.
51. Eisenberg MG. *Dictionary of Rehabilitation*. New York: Springer Publishing Company; 1995:375.
52. Metcalfe AB, Lawes N. A modern interpretation of the Rood Approach. *Phys Ther Rev*. 1998;3(4).
53. Shumway-Cook A, Woollacott MH. *Motor Control: Translating Research into Clinical Practice*. 4th ed. Philadelphia, PA: Lippincott Williams & Wilkins; 2012:152–157.

第 78 章　作业治疗

Andrew Persch, Grace Reifenberg, Rebecca Weisshaar, Karen Guo, April Horstman, Claire Sroka, and Alli Hall

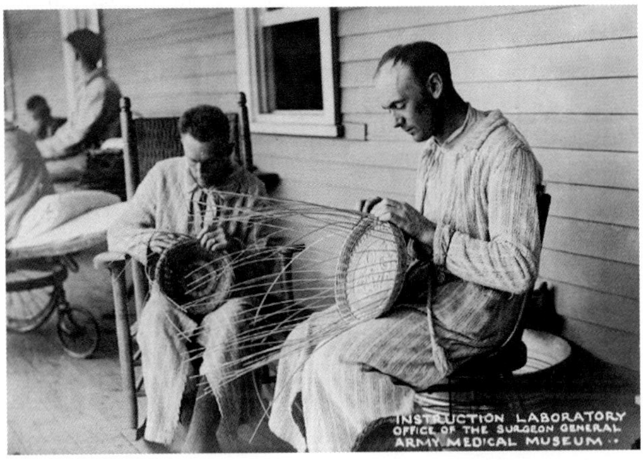

图 78-1　两名参与作业活动的士兵。这张照片展示了作业治疗的早期起源[来源于 Basket weaving for physical therapy (Reeve 000286), National Museum of Health and Medicine. https://www. flickr. com/photos/medicalmuseum/3305085454. Accessed September 27, 2018.]

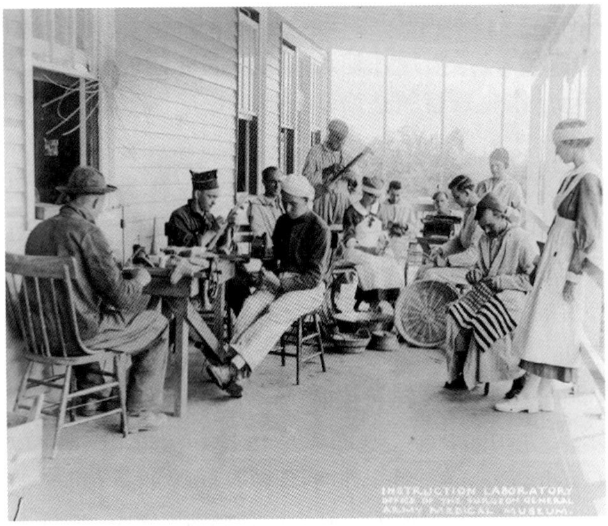

图 78-2　士兵们通过参与有意义的作业活动来帮助他们的康复。这幅图说明了作业治疗是以作业活动为基础[来源于 Physical and occupational therapy on the porch at Walter Reed (Reeve 000773), National Museum of Health and Medicine. https://www. flickr. com/photos/medicalmuseum/3305093988/]

背景

作业治疗专业人员通过促进患者参与有意义的作业活动来预防疾病、改善失能和恢复健康。第一次世界大战期间，第一批被称为“重建助手”的作业治疗师为受伤和因战争引发神经官能症的士兵提供治疗[1]。担任早期作业治疗师的有教师、秘书和艺术家，他们在战争中作出了贡献。为了促进康复，这些早期的治疗师们利用作业活动来调动患者的精神和双手。他们在治疗中教授手工艺品制作和职业技能，以分散伤员的注意力，促进身体活动，并提高士气(图 78-1、图 78-2)[2]。Mary Reilly 在 1962 年“Eleanor Clarke Slagle 演讲”中阐述了这种哲学“人，当被精神或意志所激励时，会通过使用双手来影响自己的健康状态[3]”。

1917 年，美国作业治疗师成立了第一个职业协会——全国作业治疗促进协会(NSPOT)。创始成员包括医生、护士、建筑师和精神病学家，他们对作业治疗专业的发展起到了推动作用。他们致力于在健康保健领域明确作业治疗的职责，并通过成立组织来扩大作业治疗专业的影响。1923 年，NSPOT 更名为美国作业治疗协会(AOTA)，Eleanor Clarke Slagle 担任第一任执行理事[4]。1941 年，美国加入第二次世界大战，作业治疗师的专业技能是以军人战后的功能康复为目标。作业治疗师的需求大大增加，特别是在军队医院，作业治疗服务扩展到各种各样的身心疾患状况[5]。

20 世纪 50 到 60 年代，作业治疗开始更加技术化和专业化。在这一时期，作业治疗师开始进入儿科，解决脊髓灰质炎、脑瘫和感觉处理障碍儿童的需求[4]。受到若干立法的影响，作业治疗专业的内涵逐步规范。例如，美国的联邦医疗保险和医疗补助计划（Medicare and Medicaid）及诸如《美国残疾人法案》《残疾人教育法》和《平价医疗法案》的通过，促使在门诊、住院部、社区和学校等诊疗体系中产生了新的作业治疗项目和服务[6-10]。20 世纪 70～90 年代，作业治疗专业发展出一种更加整体性的实践模式，服务范围从医院扩展到了社区[4]。新的实践领域重点关注生活质量，促进最佳功能和参与回归社区生活。这些新的实践领域包括预防和健康、人体工程学和工作项目、辅助技术，以及满足人口老龄化的需求[2]。

作业治疗实践框架

在《作业治疗实践框架》（*Occupational Therapy Practice Framework*）[11]这一专业指导文件中，作业治疗被定义为“治疗性地运用个人或群体的日常生活活动（作业），目的是增强或促进家庭、学校、工作场所、社区和其他环境中的角色、习惯和日常活动的参与”。这种将作业既作为治疗过程，又作为治疗结果的方式，在健康和康复行业中是独特的。当服务对象积极地参与到他们认为有目的和有意义的作业活动中时，就出现了期望进行社会参与。作业治疗包括几个重要的维度：作业（occupations）、个人因素（client factors）、表现技能（performance skills）、表现形式（performance patterns）、情境（context）和环境（environment）。各个维度都具有同等的价值，它们共同作用，影响康复对象的作业特性、健康、福祉和生活参与[11]。作业治疗为失能或无失能的各年龄层的康复对象提供康复和健康促进的服务。这些服务包括帮助已经存在患病、受伤、疾病状态、功能障碍、病损、失能、活动受限或参与受限，或有以上风险的人重获和保持健康[11]。

作业治疗理论

作业治疗专业在评估和干预方面有着深厚的传统，其基础是一系列不同的理论和参考架构[12]，以指导临床推理和决策[13]。其中，人-环境-作业（Person-Environment-Occupation，PEO）理论模式在专业中被广泛应用，推动了使人们能够在不同的环境中成功参与有意义的作业活动而进行各项评估和干预。PEO 模式是 Law 等[14]基于对人类生态学和人-环境相互作用的研究创建的[15-21]。该模式包括 4 个主要部分（图 78-3）：①人，一个独特的个体，具有不断发展的属性、生活经历和角色；②环境，行为发生的文化、社会经济、制度、物理和情境因素；③作业，一个人在生命周期内所参与的自我导向的、有意义的、功能性的任务和活动[22]；④作业表现，定义为“个体在特定环境中从事有目的的活动和任务的动态体验[14]”。这些组成部分在人的一生中相互作用，形成个体的作业表现。有观点认为，这些因素的相互作用性质会影响一个人的满意度、功能和生活质量[23]。

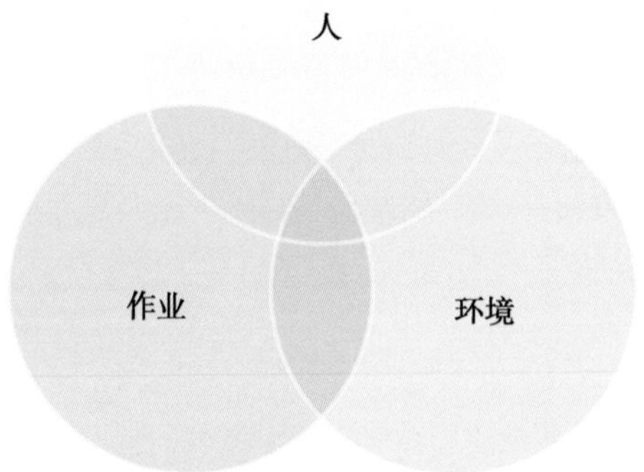

图 78-3　人-环境-作业模式示意图

作业治疗的新世纪发展

2017 年，作业治疗专业迎来了 100 周年纪念日，美国作业治疗协会通过了其“愿景 2025”，展望“作业治疗为促进人们参与日常生活提供有效的解决方案，使所有个体、群体和社区享有健康、福祉和生活质量最大化[24]”。这一愿景将指导作业治疗专业在未来 10 年中服务更广泛，合作更加密切有效，并成为政策和系统的领导者。

物理医学与康复医学中的作业治疗

必须强调的是，单凭简单的文字描述，特别是仅仅一个篇章，是不能概括一个专业的范围和多样性。本章将在物理医学与康复中阐释清晰作业治疗专业实践的“大框架”[25]。每个主题都引用了当前的证据，康复专业人员可以此作为出发点，以进一步探索作业治疗师如何向医疗保健系统中的各类康复对象提供照护服务。

心理健康

在康复环境中，作业治疗师可在确定神经或骨科损伤康复患者的心理健康问题方面发挥关键作用。Carota 和 Bogousslavsky[26] 发现，多达 50% 的脑卒中幸存者经历过心理或情绪困扰，包括情绪障碍、行为或人格改变、谵妄和感知认同障碍。目前的作业治疗研究表明，以问题解决为目标的行为干预[27]和动机性访谈[28]对治疗脑卒中引起的抑郁症是有效的。

心理健康领域的作业治疗包括对精神疾病、行为和物质滥用、健康促进和与失能相关的社会心理问题的评估、干预和项目设计[29]。作业治疗师具有独特的技能，能够评估和整合影响个人参与日常功能、角色和日常活动的心理社会、身体和环境因素，并通过参与有意义的活动来促进其独立性[30]。作业治疗的心理健康干预可以针对个人、小组或人群，可用于心理健康干预的策略包括教授解决问题的策略、动机性访谈、自我倡导训练、日常生活常规建立、任务调适和帮助发现支持系统[31]。

服务领域

健康服务人员将会在传统的物理医学与康复医学服务领域遇到作业治疗师，如门诊诊所、专科医疗中心、急危重症康复中心、长期照护机构、亚急性医疗机构、养老机构、家庭访视服务和日间照料机构等。其中，一个非常有意义的实例是在急危重症康复中，针对这些危及生命的健康状况，作业治疗能够在许多部门和单元发挥作用，如创伤单元、急诊外科、重症单元和短期住院稳定期间[32]。大量研究显示作业治疗对于在重症监护室接受机械通气的患者恢复早期活动具有重要作用[33-34]，通过让患者参与有意义的活动，防止病情进一步恶化，从而启动患者康复过程。Pohlman 和 Schweickert 定义了早期活动的治疗方案，侧重于在床上主动活动训练、坐在床边训练、参与自理活动等以最大程度唤醒患者的治疗性干预措施[33]。结果显示这些患者在出院时的功能表现更高，ICU 谵妄下降，并增加了初期使用重度镇静患者和机械通气患者的无呼吸机天数[33-34]。作业治疗对脑卒中患者的关键作用在于解决日常生活活动中各种认知和躯体障碍[35-36]。通过应用认知再训练和特定任务训练的方法[37]，作业治疗将重点从基于损伤的治疗转变为参与有意义的作业活动的自上而下的策略。

通过对患者进行全面的预防、安全、慢性疾病的自我管理、夹板护理和药物治疗教育，作业治疗干预对美国医疗保险和医疗补助服务中心（CMS）确定的半数医院获得性疾病产生了积极作用[38]。这些疾病问题包括“跌倒损伤、压疮、深静脉血栓形成、肺栓塞、血糖控制不良和静脉血栓栓塞[39]”。作业治疗师与跨学科团队紧密合作，制订以康复对象为中心的出院计划。作业治疗师通过评定患者的健康认知、视觉缺损和认知障碍等个人因素识别阻碍其顺利出院的关键因素，除此之外，还会在出院计划中推荐患者进行居家环境安全改良，耐用的医疗设备，使用辅助器具等，以使其达到最佳的日常活动和生活表现[40]。

脑卒中

在美国，脑卒中（stroke）是导致长期失能的第一大原因，每年有超过 79.5 万人受到影响[41]。脑卒中后，患者在完成日常生活、教育、工作、休闲和社会参与等有意义的作业活动时，可能会经历身体、认知和情绪等方面的困难，从而妨碍他们的独立性[42]。作业治疗是卒中康复的一个重要组成部分，因为它注重通过修复、补偿和适应策略来提高独立性和生活质量。根据卒中的严重程度、康复阶段和个体的目标，作业治疗干预可以针对不同的领域：①穿衣、洗澡、吃饭等日常生活活动；②神经肌肉无力和感觉丧失；③认知和视力障碍；④功能性活动和重返社区；⑤家居和工作场所的改造；⑥促进社会心理健康适应的应对策略；⑦驾驶评估和康复计划项目等[43]。研究发现，接受作业治疗的卒中患者比未接受干预或仅有常规护理的患者在个人日常生活活动上明显更独立，从而证明了作业治疗在卒中康复过程中的重要作用[27]。此外，以患者为中心的作业治疗可以提高卒中幸存者对有意义的日常任务的感知表现和满意度[44]。

颅脑损伤

美国每年至少发生 710 万起颅脑损伤（traumatic brain injuries，TBI）[45]。颅脑损伤会导致短期或长期的严重病损，影响认知、感觉、语言、情绪和身体功能[46]。根据颅脑损伤的严重程度，这些损伤可能会完全恢复。一些情况下，这些损伤也可能会导致部分或永久的失能。根据美国疾病预防与控制中心的数据显示，在美国有 320 万～530 万人伴有颅脑损伤相关的失能问题[45]。作业治疗师则能够很好地解决神经肌肉、认知和行为障碍，以促进更多的患者参与有意义的活动并重新融入社区。干预措施主要针对记忆、问题解决、注意力、执行功能、行为调节、神经肌肉损伤/功能，以及参与有意义的日常事务和工作等方面。根据颅脑损伤的严重程度，作业治疗师会制订个性化的干预措施，康复治疗的初期重点在于损伤后的修复，然后根据情况采取代偿性策略和环境改良措施。如果一个年轻男性遭遇颅脑损伤，由于社会心理功能、记忆、自我意识等方面的障碍导致其社区参与受限，此时作业治疗师将制订一个个性化的干预计划解决这些功能障碍问题，例如：①通过以患者为中心的目标设定提高自我意识和沟通能力；②通过躯体活动改善抑郁和愤怒情绪；③通过恢复性和补偿性策略改善记忆和回忆[47]。

脊髓损伤

2017 年，根据美国脊髓损伤数据中心统计，大约有 28.5 万人患有脊髓损伤（spinal cord injury，SCI）[48]。脊髓损伤可在个体生活的各个方面造成显著的功能障碍[49]。康复的目标是提高功能水平，减少继发症状发病率，提高整体生活质量。研究表明，早期干预可显著减少住院时间、挛缩发生频率、医疗并发症和整体医疗费用[50]。作业治疗师在为 SCI 患者提供治疗服务时发挥了独特的作用。作业治疗师评估个体的功能性活动耐力、日常活动参与度和独立性，为 SCI 患者及其家人提供干预措施和预防教育。对 SCI 人群的作业治疗干预通常以活动耐力、日常生活活动的参与、家居改造、重新融入工作、功能性活动、社区参与和驾驶康复为目标。研究进一步支持了作业治疗在 SCI 康复中的作用，因为它改善了转移活动、轮椅操作和社区活动能力等方面的功能独立性[51]。作业治疗在 SCI 人群中也扮演着重要的预防角色，包括教育患者和照护者安全转移技术、居家改造和适应策略，以及识别严重的并发症，如自主神经反射障碍和压疮。对于有压疮发生风险的 SCI 患者实施干预时，以社区为基础的作业治疗实践在提供全面的针对生活方式和环境因素的干预方面是十分有意义的[52]。

生产性老龄化

生产性老龄化被广泛定义为保持自理能力，从事各种志愿者或有偿工作的活动，照顾家庭[53]和接受继续教育[54]。在美国每天大约有 1 万人达到 65 岁[55]，其中超过 25% 患有多种慢性疾病，包括骨质疏松症、关节炎、高血压、慢性阻塞性肺疾病、心力衰竭、心脏病、痴呆和脑卒中等。此外，65 岁以上人群发生视力下降和年龄有关的眼部疾病的风险显著增加，影响到个人在家中活动的安全性并增加了跌倒的风险[56]。作业治疗师应与老年人及其家属一起努力，促进居家和社区日常活动的独立和安全[57]。为了维持日益增长的老年人群的功能活动，作业治疗服务的范围主要包括居家改良、预防跌倒、为促进健康而重整生活方式、视力康复、驾驶能力和社区活动以及姑息治疗。风湿性关节炎等慢性疾病往往伴有疼痛，且会显著影响个人进行必要的日常生活活动的能力，限制了其生活参与。干预措施的主要目标包括疼痛管理[58]、关节保护[58-59]、预防关节进一步变形、社区活动安全、常规药物的依从性[60]和节能技术[58]等，以提高老年人的作业表现。作业治疗师进行家庭评估并推荐辅助技术、适应性设备和家庭改造，以创造一个支持老年人并提高生活质量的环境[61]。

阿尔茨海默病

阿尔茨海默病（Alzheimer disease，AD）是一种渐进性的痴呆症，会导致严重的记忆丧失，语言障碍，决策能力、判断能力和个性改变[62]。阿尔茨海默病协会估算有超过 500 万美国人患有阿尔茨海默病，到 2050 年，这个数字可能会上升到 1 600 万[63]。作业治疗师的职责是帮助越来越多的阿尔茨海默病患者及其照护者获得最佳生活质量，具体方式为调整适应环境，设法尽可能参与有意义的作业活动、促进安全和提高生活质量。作业治疗干预措施通常包括恢复功能，例如通过日常锻炼提高日常生活活动和功能性活动的表现；功能维持，例如建立必要的支持来维持有意义的生活习惯和事务；改良，通过适应和补偿措施来确保安全和支持性的环境[64]。研究证据表明，个体化的作业治疗干预对 AD 患者及其照护者有显著的积极作用，主要表现：①改善生活质量、积极情绪、活动频率和自理状态[64]；②减轻照护者负担[64]；③提高效益比[65]；④改善患者及其照护者的健康状况[66]。

帕金森病

帕金森病（Parkinson disease，PD）是一种导致运

动和认知功能进行性下降的神经退行性疾病[67]。根据帕金森病基金会统计显示，目前有100万美国人患有帕金森病[68]。作业治疗师在支持PD患者方面扮演重要角色，能够协助他们尽可能长时间维持自我照顾、家务劳动、照顾者角色、工作和休闲活动的独立性。然而，随着病情进展，当无法再维持患者的功能水平时，作业治疗师会调整和改造个体的生活和社会环境，帮助患者建立新的有意义的作业活动[69]。研究表明，作业治疗可以显著提高PD个体在对其有意义的作业中的自我感知表现，以及对日常活动和工具性日常活动表现的满意度[70]。此外，作业治疗干预对PD患者在日常生活活动和任务中功能相关的预后也有积极的影响[71]。作业治疗是延长PD患者生活质量的重要组成要素。

多发性硬化

美国国家多发性硬化协会估计在全球范围内有230万多发性硬化（multiple sclerosis，MS）患者[72]。对于神经退行性疾病患者，例如MS患者，作业治疗干预的主要目标是减少失能的影响，保持或提高生活的独立性和质量，使个体继续参与其选择的任务和有意义的角色。许多MS患者的症状会引起独立性丧失和社交活动受限，可能导致生活质量下降[73]。虽然康复对MS等疾病的进展没有直接影响，但神经康复已被证实可以通过提高自我表现和独立性来减轻疾病症状带来的负担，从而最终提高生活质量。作业治疗通过适应和补偿策略（如节能技术）在延长MS患者的生活质量方面发挥着重要作用。

工伤

工作是作业治疗领域中有助于个人健康和福祉的8个作业领域之一[11]。与工作有关的伤害可能对个人的身心健康产生毁灭性影响，并导致脱离工作岗位，以及重返工作后工作表现的变化。作业治疗师通过对劳动者、工作环境和工作任务的技术性分析，确定和消除工作场所的危险，从而在预防工伤方面发挥积极作用[74]。过度劳累和跌倒导致了超过一半的工伤；因重复性动作任务造成的工伤，平均会导致脱离工作岗位22d。因此，减少工伤风险因素，例如重复性工作任务要求、跌倒风险和其他形式的工作场所和任务设计缺陷，是十分必要的[75]。

作业治疗师在工伤后介入到损伤所需的物理康复，并会持续的分析工作环境和工作需求，以更好地满足个体在整个康复过程中的需要。作业治疗师在上肢的康复中发挥着重要的作用，大约85%认证的手部治疗师本身也是作业治疗师[76]。工伤中有1/3是上肢损伤[75]，作业治疗师实施循证治疗，以增加个体在损伤后的工作独立性。例如，腕管综合征会造成平均28d的误工，在腕管综合征进行保守治疗时，作业治疗师可以为劳动者个体化地定制矫形器，并教个人如何进行肌腱和神经滑动练习，而所有干预措施都是有实证依据的[77-78]。

作业治疗师也可以执行功能性能力评估，这一评估可以确定安全的工作选择，以及工作中必要的调适[74]。工伤康复是一种康复形式，工伤者通过参与过渡性工作方案，在完成实际工作任务的过程中，接受工作指导和安全工作实践教育等，以取得康复治疗进展。作业治疗师、劳动者和雇主可以一起确定促进作业表现的环境改造，如重新配置工作区的布局使其更容易进入，改造办公桌使劳动者可以交替站立和坐着，以及在使用电脑工作时提供前臂支撑。事实上，有力的证据表明，改良工作场所设计可以减少有肌肉骨骼疼痛或损伤问题劳动者的疼痛、停工日和伤病率[79-83]。

驾驶康复

驾驶是许多成年人独立生活的重要组成部分。然而，一些获得性或慢性疾病，如关节炎、脑卒中、颅脑损伤、注意缺陷多动障碍、视觉缺陷和衰老，可能会导致驾驶安全性下降和表现下降[84]。研究表明，受伤或衰老导致的驾驶终止会增加外出活动减少[85]、生活质量降低[86]、抑郁症状加重[87]、进入长期护理机构的风险[88]。作业治疗师可以发挥独特的作用，评估个人的驾驶健康适宜状况，并采取干预方法来促进驾驶员在社区驾驶活动的安全性和独立性[89]。在驾驶评估中，作业治疗师可能会检查驾驶员的视觉敏锐度、认知能力和运动能力，以确定他们是否适合驾驶[90]。Golisz[91]在作业治疗的执业范围内确定了一些以证据为基础的提高老年人驾驶能力、驾驶表现和安全性的干预措施。主要包括驾驶员教育项目、增加家庭参与、认知-知觉训练、体能训练、模拟器训练和驾驶过程训练[90]。对脑卒中、颅脑损伤和低视力的研究也为这些干预提供了进一步的证据支持，并增加支持改良适应性设备和车辆改装等干预措施[92-94]。

居家改造

作业治疗中的居家改造是促进老年人居家“安

老”和参与日常生活活动,并增强独立性的一个重要组成部分。2010 年的美国退休人员协会(AARP)的研究发现,50 岁以上的人群中有 80% 希望尽可能久地居家生活[95]。AOTA 将居家改造定义为“为适应生活空间而作出的改变,以提高使用率、安全性、保密性和独立性[96]”。一项系统评价评估了居家改造干预对社区居住的有健康问题的成年人的生活参与的影响,发现居家改造能够改善功能,提高照护能力,减少老年人跌倒发生[97]。研究发现,有力的证据表明居家改造干预改善了虚弱老年人的功能结局指标,减少了日常活动的困难,提高了照护者的胜任力,显著降低了跌倒的风险[97]。居家改造过程:①对个人能力、家庭环境和作业目标的评估;②针对家庭安全和家庭环境可及性定制干预计划[98]。此外,作业治疗师经常培训患者或照顾者使用环境支持完成日常活动[99]。作业治疗在居家改造中具有独特而重要的作用,以促进老年人的安全性、参与性和独立性,使他们能够安全地居家安度晚年。

低视力

低视力是一种不能通过常规眼镜、角膜接触镜、药物治疗或手术来矫正的视力障碍,它干扰了个人进行日常活动的能力[100]。低视力显著影响个体的安全性、独立性和参与有意义的活动。美国盲人联合会估计,有多达 1 000 万美国人失明或视力受损[101]。研究显示参与有意义的休闲和社会活动非常重要,并会影响所有人,包括视力丧失的成年人的日常功能和心理健康[102]。此外,有视力障碍的老年人在完成工具性日常生活活动(如做饭、驾驶或药物管理)时遇到困难的可能性是视力正常的成年人的 3~4 倍[96]。作业治疗通过促进低视力患者的独立性和参与有意义的活动,在减少失能带来的影响方面发挥着独特的作用。例如,作业治疗师可以:①经常教授视觉扫描或跟踪等适应性技术,帮助患者更有效地使用其残存的视力;②推荐适应性装备,提供个性化培训;③实施预防性安全措施,如调整照明、识别危险因素、使用对比色分辨物体等[101]。作业治疗师是跨学科组成的视力康复团队的重要成员,该团队往往包括验光师、眼科医生、认证的定向力和活动专家、视力康复治疗师、认证的低视力治疗师、康复心理学家和咨询师。该跨学科团队治疗不同年龄阶段低视力患者,患者的病因包括老年性黄斑变性、白内障、糖尿病视网膜病、颅脑损伤和皮质视觉障碍[103]。视力康复分为 2 个阶段:①首先进行低视力评估和咨询;②训练和提高功能以尽可能维持独立。总之,作业治疗的关键作用在于通过功能恢复、对作业任务或环境的调适和改造等方式,促进低视力患者参与有意义的活动。

(张琪 译,余秋华 温红梅 校)

参考文献

1. Low JF. The reconstruction aides. *Am J Occup Ther*. 1992;46(1):38–43.
2. *The American Occupational Therapy Association Centennial Video*. Available at https://www.youtube.com/watch?v=DbCwf2CzGvw. Accessed September 27, 2018.
3. Reilly M. Occupational therapy can be one of the greatest ideas of 20th century medicine. 1961 Eleanor Clarke Slagle lecture. *Am J Occup Ther*. 1962;16:1–9.
4. Cole M. *Applied Theories in Occupational Therapy: A Practical Approach Instructor's Manual*. Thorofare, NJ: SLACK; 2008.
5. Hanson CS, Walker KF. The history of work in physical dysfunction. *Am J Occup Ther*. 1992;46:56–62.
6. American Occupational Therapy Association. *Coverage by Payer*. Available at https://www.aota.org/Advocacy-Policy/Federal-Reg-Affairs/Pay.aspx. Updated 2017.
7. Colker R, Waterstone JK. *Special Education Advocacy*. New Providence, NJ: LexisNexis; 2011.
8. Colker R. *The Disability Pendulum: The First Decade of the Americans with Disabilities Act*. New York: NYU Press; 2005.
9. US Congress. Patient protection and affordable care act. *Public law*. 2010;111(148):1.
10. Fisher G, Friesema J. Implications of the affordable care act for occupational therapy practitioners providing services to medicare recipients. *Am J Occup Ther*. 2013;67(5):502–506.
11. American Occupational Therapy Association. Occupational therapy practice framework: domain and process. *Am J Occup Ther*. 2014;68(1):S1–S48.
12. Willard HS, Schell BAB. *Willard & Spackman's Occupational Therapy*. Philadelphia, PA: Wolters Kluwer Health/Lippincott Williams & Wilkins; 2014.
13. Oberle L. Putting OT theory into action: knowing and applying frames of reference. *OT Practice*. 2016;22(3):12–15.
14. Law M, Cooper B, Strong S, Stewart D, Rigby P, Letts L. The person-environment-occupation model: a transactive approach to occupational performance. *Can J Occup Ther*. 1996;63(1):9–23.
15. Bronfenbrenner U. Toward an experimental ecology of human development. *Am Psychol*. 1977;32:513–531.
16. Baker FIJ. Quality of life in the evaluation of community support systems. *Eval Program Plann*. 1982;5(1):69–79.
17. Kahana E. A congruence model of person-environment interaction. In: Lawton MP, Windley PG, Byers TD, eds. *Aging and the Environment: Theoretical Approaches*. New York: Springer; 1982:97–121.
18. Kaplan S. A model of person-environment compatibility. *Environ Behav*. 1983;15(3):311–332.
19. Lawton MP. *Environment and Aging*. 2nd ed. Albany, NY: The Center for the Study of Aging; 1986.
20. Moos RH. Specialized living environments for older people: a conceptual framework for evaluation. *JOSI Journal of Social Issues*. 1980;36(2):75–94.
21. Weisman GD. Modelling environment-behaviour systems: a brief note. *J Man-Environ Rel*. 1981;1:32–41.
22. Law M, Baptise S, Carswell A, McColl MA, Polatajko H,

Pollock N. *Canadian Occupational Performance Measure Manual*. 2nd ed. Toronto, ON: CAOT Publication ACE; 1994.

23. Strong S, Rigby P, Stewart D, Law M, Letts L, Cooper B. Application of the person-environment-occupation model: a practical tool. *Can J Occup Ther*. 1999;66(3):122–133.
24. American Occupational Therapy Association. *AOTA unveils vision 2025*. Available at https://www.aota.org/AboutAOTA/vision-2025.aspx. Updated 2016.
25. Covey SR. *The 7 Habits of Highly Effective People: Powerful Lessons in Personal Change*. New York: Simon & Schuster; 2013.
26. Carota A. Stroke-related psychiatric disorders. In: Fisher M, ed. *Handbook of Clinical Neurology: Stroke Part II. Clinical Manifestations and Pathogenesis*. Vol 93. New York: Elsevier; 2009:623–651. Available at http://dx.doi.org/10.1016/S0072-9752(08)93031-1.
27. Legg L, Drummond A, Leonardi-Bee J, et al. Occupational therapy for patients with problems in personal activities of daily living after stroke: systematic review of randomised trials. *BMJ*. 2007;335(7626).
28. Hackett ML, Anderson CS, House A, Halteh C. Interventions for preventing depression after stroke. *Cochrane Database Syst Rev*. 2008;(3):CD003689.
29. American Occupational Therapy Association. *Occupational Therapy's Distinct Value: Mental Health Promotion, Prevention, and Intervention Across the Lifespan*. Available at https://www.aota.org/~/media/Corporate/Files/Practice/MentalHealth/Distinct-Value-Mental-Health.pdf. Updated 2016.
30. Brown C. *Occupational Therapy in Mental Health: A Vision for Participation*. Philadelphia, PA: F.A. Davis Company; 2011.
31. Mental health promotion, prevention and intervention in occupational therapy practice. *Am J Occup Ther*. 2017;71(2):1–19.
32. Calvello EJB, Hirshon JM, Narayan M, et al. Health systems and services: the role of acute care. *WHO Bulletin*. 2013;91(5):386–388.
33. Schweickert WD, Pohlman MC, Pohlman AS, et al. Early physical and occupational therapy in mechanically ventilated, critically ill patients: a randomised controlled trial. *Lancet*. 2009;373(9678):1874–1882.
34. Pohlman MC, Schweickert WD, Pohlman AS, et al. Feasibility of physical and occupational therapy beginning from initiation of mechanical ventilation. *Crit Care Med*. 2010;38(11):2089–2094.
35. Carter LT, Howard BE, O'Neil WA. Effectiveness of cognitive skill remediation in acute stroke patients. *Am J Occup Ther*. 1983;37(5):320–326.
36. Legg LA, Lewis SR, Schofield-Robinson OJ, Drummond A, Langhorne P. Occupational therapy for adults with problems in activities of daily living after stroke. *Cochrane Database Syst Rev*. 2017;7.
37. Wolf TJ, Polatajko H, Baum C, et al. Combined cognitive-strategy and task-specific training affects cognition and upper-extremity function in subacute stroke: an exploratory randomized controlled trial. *Am J Occup Ther*. 2015;70(2):1.
38. Centers for Medicare and Medicaid Services. *Hospital-Acquired Conditions*. Available at http://www.cms.gov/Medicare/Medicare-Fee-for-Service-Payment/HospitalAcqCond/Hospital-Acquired_Conditions.html/. Updated 2012.
39. Roberts PS. Occupational therapy's role in preventing acute readmissions. *Am J Occup Ther*. 2014;68(3).
40. American Occupational Therapy Association. *Occupational Therapy's Role in Acute Care*. Available at https://www.aota.org/~/media/Corporate/Files/AboutOT/Professionals/WhatIsOT/RDP/Facts/Acute-Care. Updated 2017.
41. Centers for Disease Control and Prevention (CDC). *Stroke Facts*. Available at https://www.cdc.gov/stroke/facts.htm. Updated 2017.
42. Reed KL. *Quick Reference to Occupational Therapy*. Austin, TX: Pro-Ed; 2003.
43. American Occupational Therapy Association. *The Role of Occupational Therapy in Stroke Rehabilitation*. Available at https://www.aota.org/About-Occupational-Therapy/Professionals/RDP/stroke.aspx. Updated 2017.
44. Phipps S. Occupational therapy outcomes for clients with traumatic brain injury and stroke using the canadian occupational performance measure. *Am J Occup Ther*. 2007;61(3).
45. Centers for Disease Control and Prevention. *Report to Congress on Traumatic Brain Injury in the United States: Epidemiology and Rehabilitation*. National Center for Injury Prevention and Control; Division of Unintentional Injury Prevention; 2015.
46. Centers for Disease Control and Prevention (CDC). *Potential Effects: TBI*. Available at https://www.cdc.gov/traumaticbraininjury/outcomes.html. Updated 2017.
47. Wheeler S, Acord-Vira A, Arbesman M, Lieberman D. Occupational therapy interventions for adults with traumatic brain injury. *Am J Occup Ther*. 2017;71(3):1-7103395010.
48. National Spinal Cord Injury Statistical Center. *Spinal Cord Injury: Facts and Figures at a Glance*. Available at https://www.nscisc.uab.edu/Public/Facts%20and%20Figures%20-%202017.pdf. Updated 2017.
49. Sezer N, Akkus S, Urgulu FG. Chronic complications of spinal cord injury. *World J Ortho*. 2015;6(1):24–33.
50. Meyer P. *System Outcome. In Midwest Regional Spinal Cord Injury Care System-Progress Report IX*. Chicago, IL: McGaw Medical Center; 1980.
51. Pillastrini P, Mugnai R, Bonfiglioli R, et al. Evaluation of an occupational therapy program for patients with spinal cord injury. *Spinal Cord*. 2008;46(1):78–81.
52. Ghaisas S, Pyatak EA, Blanche E, Blanchard J, Clark F, PUPS II Study Group. Lifestyle changes and pressure ulcer prevention in adults with spinal cord injury in the pressure ulcer prevention study lifestyle intervention. *Am J Occup Ther*. 2015;69(1).
53. Butler R. The study of productive aging. *J Gerontology, B: Psychol Sci Soc Sci*. 2002;57B:323.
54. O'Reilly P. Productive aging: an overview of the literature. *J Aging Soc Policy*. 1994;6(3):39–71.
55. US Department of Health and Human Services. *Aging*. Available at http://tinyurl.com/h9bef2h. Updated 2015.
56. American Foundation for the Blind. *Aging and Vision Loss Fact Sheet*. Available at http://www.afb.org/section.aspx?SectionID=68&TopicID=320&DocumentID=3374&rewrite=0. Updated 2017.
57. American Occupational Therapy Association. *Occupational Therapy's Distinct Value: Productive Aging*. Available at https://www.aota.org/~/media/Corporate/Files/Practice/Aging/Distinct-Value-Productive-Aging.pdf. Updated 2017.
58. Carandang K, Pyatak EA, Vigen CL. Systematic review of educational interventions for rheumatoid arthritis. *Am J Occup Ther*. 2016;70(6):1-7006290020.
59. Hand C, Law M, McColl MA. Occupational therapy interventions for chronic diseases: a scoping review. *Am J Occup Ther*. 2011;65(4).

60. Sanders MJ, Van Oss T. Using daily routines to promote medication adherence in older adults. *Am J Occup Ther*. 2013;67(1).
61. Szanton SL, Thorpe RJ, Boyd C, et al. Community aging in place, advancing better living for elders: a bio-behavioral-environmental intervention to improve function and health-related quality of life in disabled older adults. *J Am Geriatr Soc*. 2011;59(12):2314–2320.
62. American Occupational Therapy Association. *Alzheimer's Disease Tip Sheet*. Available at https://www.aota.org/About-Occupational-Therapy/Patients-Clients/Adults/Alzheimers.aspx. Updated 2017.
63. Alzheimer's Association. *2017 Alzheimer's Disease Facts and Figures*. Available at http://www.alz.org/facts/. Updated 2017.
64. Dooley NR. Improving quality of life for persons with alzheimer's disease and their family caregivers: brief occupational therapy intervention. *Am J Occup Ther*. 2004;58(5).
65. Graff MJ, Adang EM, Vernooij-Dassen MJ, et al. Community occupational therapy for older patients with dementia and their care givers: cost effectiveness study. *BMJ*. 2008;336(7636):134–138.
66. Graff MJL, Vernooij-Dassen MJM, Thijssen M, Dekker J, Hoefnagels WHL, Olderikkert MG. Effects of community occupational therapy on quality of life, mood, and health status in dementia patients and their caregivers: a randomized controlled trial. *J Gerontology. A: Bio Sci Med Sci*. 2007;62(9):1002.
67. Bhatia S. Impairments in activities of daily living in parkinson's disease: implications for management. *Neuro Rehabilit*. 2003;18(3):209–214.
68. Parkinson's Disease Foundation. *Statistics on Parkinson's*. Available at http://www.pdf.org/parkinson_statistics. Updated 2017.
69. Dixon L, Duncan DC, Johnson P, et al. Occupational therapy for patients with parkinson's disease. *Cochrane Database Syst Rev*. 2007;(3):CD002813.
70. Sturkenboom IH, Graff MJ, Hendriks JC, et al. Efficacy of occupational therapy for patients with Parkinson's disease: a randomised controlled trial. *Lancet Neurol*. 2014;13(6):557–566.
71. Murphy S. The effectiveness of occupational therapy-related treatments for persons with Parkinson's disease: a meta-analytic review. *Am J Occup Ther*. 2001;55(4).
72. National Multiple Sclerosis Society. *MS Prevalence*. Available at http://www.nationalmssociety.org/About-the-Society/MS-Prevalence. Updated 2017.
73. Kesselring J. Symptomatic therapy and neurorehabilitation in multiple sclerosis. *Lancet Neurol*. 2005;4(10):643–652.
74. Occupational therapy services in facilitating work participation and performance. *Am J Occup Ther*. 2017;71(2):1.
75. US Bureau of Labor Statistics. *Nonfatal Occupational Injuries and Illnesses Requiring Days Away from Work, 2015 (USDL-16-2130)*. Available at www.bls.gov/news.release/archives/osh2_11202008.pdf. Updated 2015.
76. Dimick MP, Caro CM, Kasch MC, et al. 2008 practice analysis study of hand therapy. *J Hand Ther*. 2009;22(4).
77. Muller M, Tsui D, Schnurr R, Biddulph-Deisroth L, Hard J, MacDermid JC. Effectiveness of hand therapy interventions in primary management of carpal tunnel syndrome: a systematic review. *J Hand Ther*. 2004;17(2).
78. Werner RA, Franzblau A, Gell N. Randomized controlled trial of nocturnal splinting for active workers with symptoms of carpal tunnel syndrome. *YAPMR*. 2005;86(1):1–7.
79. Shaw L, Prodinger B, Jacobs K, et al. Ergonomic interventions for office workers with musculoskeletal disorders: a systematic review. *Work*. 2010;35(3):335–348.
80. Palmer KT, Harris EC, Linaker C, Barker M, Lawrence W. Effectiveness of community- and workplace-based interventions to manage musculoskeletal-related sickness absence and job loss: a systematic review. *Rheumatology (Oxford)*. 2012;51(2):230–242.
81. Tullar JM, Brewer S, Amick BC 3rd, et al. Occupational safety and health interventions to reduce musculoskeletal symptoms in the health care sector. *J Occup Rehabil*. 2010;20(2):199–219.
82. van Oostrom SH, Driessen MT, de Vet HC, et al. Workplace interventions for preventing work disability. *Cochrane Database Syst Rev*. 2009;(2).
83. Yu W, Yu IT, Wang X, et al. Effectiveness of participatory training for prevention of musculoskeletal disorders: a randomized controlled trial. *Int Arch Occup Environ Health*. 2013;86(4):431–440.
84. The Association for Driver Rehabilitation Specialists. *Introducing ADED*. Available at http://c.ymcdn.com/sites/www.aded.net/resource/resmgr/fact_sheets/ADED_FactSheets_INTRO.pdf. Updated 2013.
85. Marottoli RA, de Leon CFM, Glass TA, Williams CS, Cooney LM Jr, Berkman LF. Consequences of driving cessation: decreased out-of-home activity levels. *J Gerontol B Psychol Sci Soc Sci*. 2000;55(6):334–340.
86. Sason S, Dietrich N, Patel K, Oliveira D. Quality of life among older drivers and nondrivers. *Am J Occup Ther*. 2017;71(4:1):1.
87. Fonda SJ, Wallace RB, Herzog AR. Changes in driving patterns and worsening depressive symptoms among older adults. *J Gerontol B Psychol Sci Soc Sci*. 2001;56(6):343–351.
88. Freeman EE, Gange SJ, Munoz B, West SK. Driving status and risk of entry into long-term care in older adults. *Am J Public Health*. 2006;96(7):1254–1259.
89. American Occupational Therapy Association. Driving and community mobility. *Am J Occup Ther*. 2010;64: S112–S124.
90. Dickerson AE, Meuel DB, Ridenour CD, Cooper K. Assessment tools predicting fitness to drive in older adults: a systematic review. *Am J Occup Ther*. 2014;68(6).
91. Golisz K. Occupational therapy interventions to improve driving performance in older adults: a systematic review. *Am J Occup Ther*. 2014;68(6).
92. Justiss MD. Occupational therapy interventions to promote driving and community mobility for older adults with low vision: a systematic review. *Am J Occup Ther*. 2013;67(3).
93. Wolf TJ, Chuh A, Floyd T, McInnis K, Williams E. Effectiveness of occupation-based interventions to improve areas of occupation and social participation after stroke: an evidence-based review. *Am J Occup Ther*. 2015;69(1).
94. Jones JG, McCann J, Lassere MN. Driving and arthritis. *Br J Rheumatol*. 1991;30(5):361–364.
95. AARP. *Home and Community Preferences of the 45+ Population*. Available at http://assets.aarp.org/rgcenter/general/home-community-services-10.pdf. Updated 2010.
96. American Occupational Therapy Association. *Home Modification and Occupational Therapy: Fact Sheet*. Available at https://www.aota.org/~/media/Corporate/Files/AboutOT/Professionals/WhatIsOT/RDP/Facts/HomeMod-Occ-Therapy.pdf. Updated 2016.
97. Stark S, Keglovits M, Arbesman M, Lieberman D. Effect of home modification interventions on the participation of community-dwelling adults with health

conditions: a systematic review. *Am J Occup Ther*. 2017;71(2):1-7102290010.

98. Seiber C, Smallfield S, Stark S. *Occupational Therapy Practice Guidelines for Home Modification*. Bethesda, MD: AOTA Press; 2014.
99. Christenson M. *Occupational Therapy and Home Modification: Promoting Safety and Supporting Participation*. Bethesda, MD: AOTA Press; 2011.
100. American Occupational Therapy Association. *Occupational Therapy Services for Persons with Visual Impairment: Fact Sheet*. Available at https://www.aota.org/~/media/Corporate/Files/AboutOT/Professionals/WhatIsOT/PA/Facts/Low%20Vision%20fact%20sheet.pdf. Updated 2016.
101. National Federation of the Blind. *Blindness and Low Vision: Fact Sheet*. Available at https://nfb.org/fact-sheet-blindness-and-low-vision. Updated 2017.
102. Berger S, McAteer J, Schreier K, Kaldenberg J. Occupational therapy interventions to improve leisure and social participation for older adults with low vision: a systematic review. *Am J Occup Ther*. 2013;67(3).
103. Markowitz M. Occupational therapy interventions in low vision rehabilitation. *Can J ophthal (Journal canadien d'ophtalmologie)*. 2006;41(3):340–347.

第 79 章　矫形器概述

Wendy Beattie, Jacob Lindquist, and Rebecca Spragg

引言

国际标准化组织将矫形器定义为“用于纠正神经肌肉和骨骼系统的结构和功能特征的外用装置”。矫形器可用于减轻疼痛、为组织愈合提供稳定位置、防止或纠正畸形、改善功能或上述功能的组合。在过去的 5 年里,矫形已经从一项涉及雕刻木材和弯曲金属的手工性工作,发展成为一门涉及微处理器、复合材料和计算机辅助设计和制造的科学。虽然材料和制作过程已经改变,矫形器的设计在很大程度上仍然是为个别患者定制的。当确定最佳的矫形治疗时,矫形医生必须考虑到患者的相关病史、潜在的疾病、生物力学系统和矫形器对系统的影响、感觉、皮肤完整性、预后,以及患者的偏好和期望的目标。这项工作是与家庭成员、医生、治疗师和医疗团队的其他成员共同合作完成的。本章将回顾上肢、下肢和脊柱矫形器的基本设计和管理原则。

上肢矫形器

上肢的解剖结构同时决定了上肢关节非常大的活动范围和灵巧的双手。在可能的情况下,有效的矫形治疗最大地保留了上肢功能范围和稳定的手的抓握和感觉输入。抓握通常是拇指、示指和中指的相互作用,这一动作需要拇指处于相对稳定的位置。上肢矫形可以是静态、渐进静态、动态或者三者的结合。静态矫形器将肢体固定在一个特定的位置,防止不必要的移动或使功能得以发挥。渐进式静态矫形器可随着患者关节活动度或者肌力的变化而缓慢改变关节的位置来提高关节活动范围。动态矫形允许随意运动的发生,然后矫形器会将肢体回复到休息位。这种矫形器最常用于主动肌丧失功能但拮抗肌存在功能的情况。深入了解个体病理表现是设计矫形器的必要步骤。

手指和手矫形器

手指的疾病包括骨折、软组织挛缩或断裂。锤状指是手指的远端指间关节(distal interphalangeal, DIP)屈曲,无法伸直。天鹅颈畸形包括近端指间关节(proximal Interphalangeal, PIP)过伸和 DIP 屈曲。这种畸形也见于风湿性关节炎或先天性结缔组织发育不全综合征患者。纽扣花畸形与天鹅颈畸形相反,特征是 DIP 过伸和 PIP 屈曲(图 79-1)。

猎人拇指(gamekeeper thumb)是尺侧副韧带的损伤。静态矫形器使用三点压力系统防止不必要的运动,以减少疼痛,保持活动范围,并改善功能。在某些情况下,保持位置可以使骨折或软组织愈合(图 79-2)。

手腕和拇指矫形器

神经损伤可能需要矫形器治疗。桡神经损伤可导致无法伸展手腕和掌指(metacarpophalangeal joint, MCP)关节。矫形器的运用使得腕关节保持伸展并潜在地为 MCP 关节提供动态伸展。尺神经损伤可能会导致爪形手畸形,治疗包括防止第四和第五 MCP 关节过伸。正中神经损伤可能会导致猿手畸

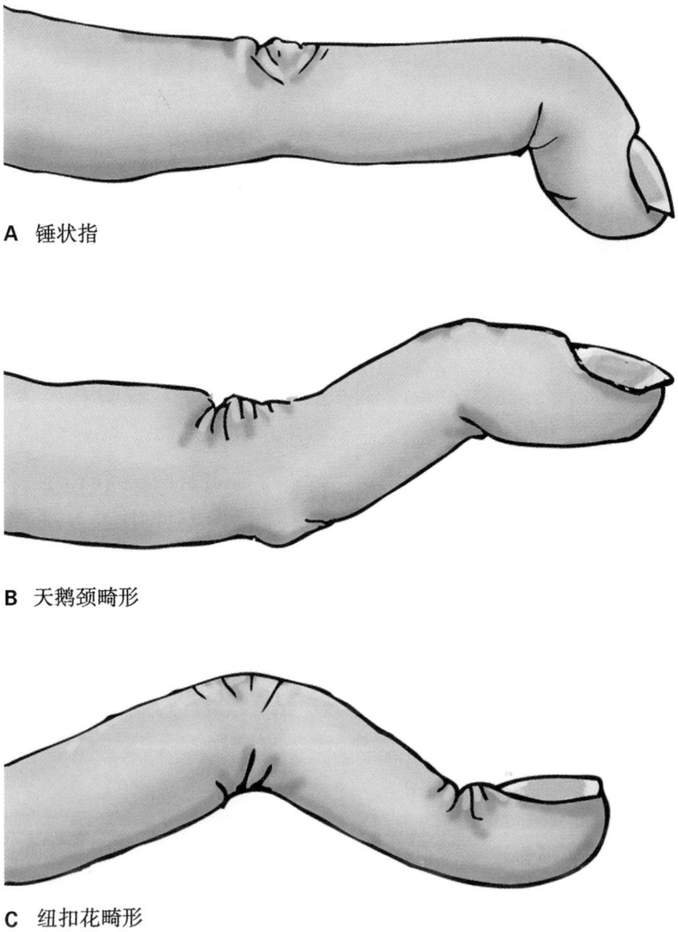

图 79-1 手指疾病：(A)锤状指，(B)天鹅颈畸形，(C)纽扣花畸形(经允许摘自 Davenport M. Arm and Hand Lacerations. In：Tintinalli JE，Stapczynski J，Ma O，Yealy DM，Meckler GD，Cline DM，eds. Tintinalli's Emergency Medicine：A Comprehensive Study Guide，8e New York，NY：McGraw-Hill；2016)

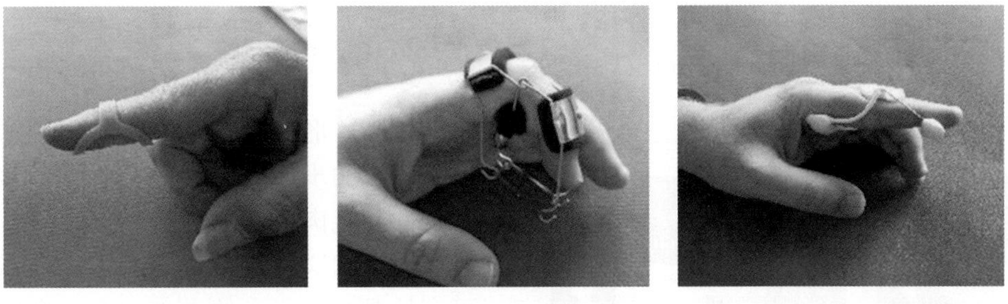

图 79-2 手指矫形器，从左起：防止屈曲的静态指环(可翻转使用以实现屈曲并限制伸位)、动态手指屈曲、动态手指伸展

形，矫形器治疗包括保持拇指对位，防止第二、第三 MCP 关节过度伸展。

许多炎症或过劳损伤可以通过矫形器治疗。De Quervain 综合征(狭窄性腱鞘炎的一种)引起的鼻烟窝的疼痛。腕手指矫形器可限制手腕和拇指的运动，使手腕骨折后的肿胀和疼痛减轻(图 79-3)。类风湿关节炎可导致手指关节挛缩，特别是尺侧偏移畸形。静态固定可以预防畸形和减少疼痛。腕管综合征通常是反复腕/指运动引起腕部正中神经的压迫造成的。矫形器可以在早期通过限制腕部运动来减轻症状，或者手术后使用以促进愈合(图 79-4)。

尺神经受压可导致肘管综合征，夜间通过矫形器使肘部保持屈曲状态，可预防并改善症状。网球肘和高尔夫肘分别是由于过度使用手腕的伸肌和屈肌引起的，两种情况都可以用压力带治疗，减少牵拉

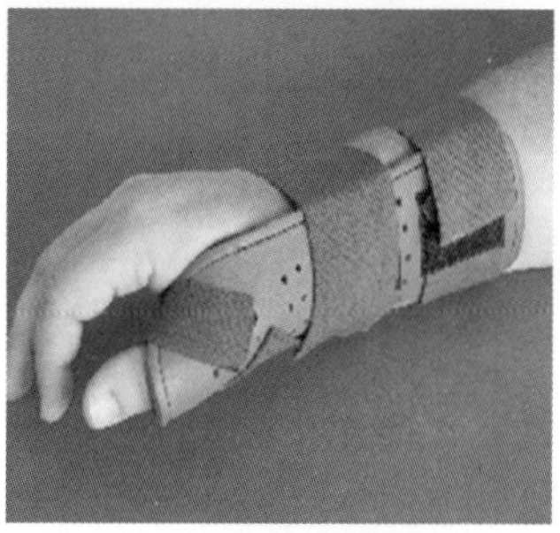

图 79-3　拇指矫形器

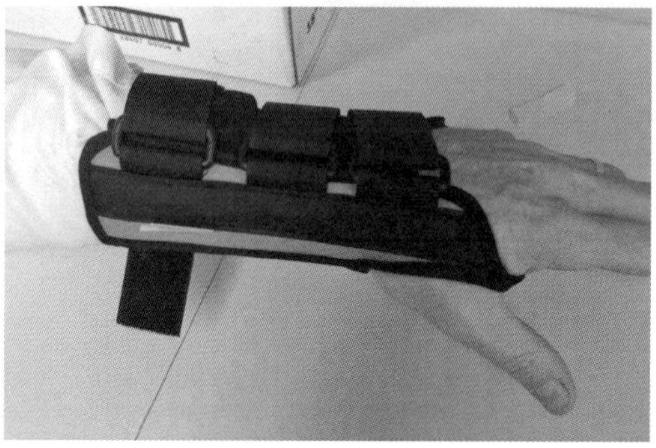

图 79-4　腕管综合征的腕部矫形器(经允许摘自 Taylor L, Yoo S. Orthotics. In: Maitin IB, Cruz E, eds. CURRENT Diagnosis & Treatment: Physical Medicine & Rehabilitation, New York, NY: McGraw-Hill; 2014)

发炎肌腱的角度。

上臂和肩矫形器

颈椎的脊髓损伤可能需要上肢矫形器的干预,防止挛缩的加重或功能的代偿。脊髓损伤患者的肩部需要有一定的力量以使上臂矫形器发挥作用。例如 C6 脊髓损伤的患者可使用抓握矫形器或腕关节驱动矫形器(图 79-5)。

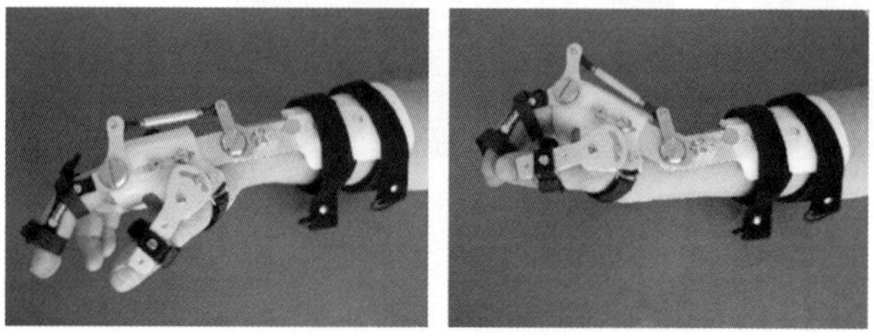

图 79-5　腕关节伸直及抓握矫形器

更高水平的脊髓损伤通常需要使用动力矫形器,代偿缺失的功能。

肩关节脱位和肩锁关节分离通常也可采用矫形器治疗。在损伤早期需要制动,然而由于反复发生的损伤,有些人使用矫形器来限制运动以防止再次受伤。

上肢骨折矫形器

无论是在石膏固定和软骨痂形成后,还是在早期治疗中,许多上肢和肩部骨折都可通过矫形器得到有效治疗。矫形器治疗为骨折伤口的伤口护理和卫生、关节早期活动、支具大小的调节提供可能。骨折矫形器利用三点力系统和周围的压力来稳定骨折点(图 79-6)。患者依从性很重要,因为不能正确佩戴矫形器可能会导致延迟愈合或骨不连、感染或进一步的损伤。肱骨和尺骨中段骨折可以用包围性骨折矫形器治疗。治疗肱骨远端 1/3 骨折的矫形器需要同时固定肘关节和前臂来限制前臂旋前和旋后。骨折矫形器使用压力来控制骨碎片,因此矫形器必须穿得很紧。锁骨近喙突端骨折可以用八字形锁骨矫形来治疗。在骨折矫形器下穿戴衬衫、袜子或袖子,以吸收汗水并防止刺激皮肤。

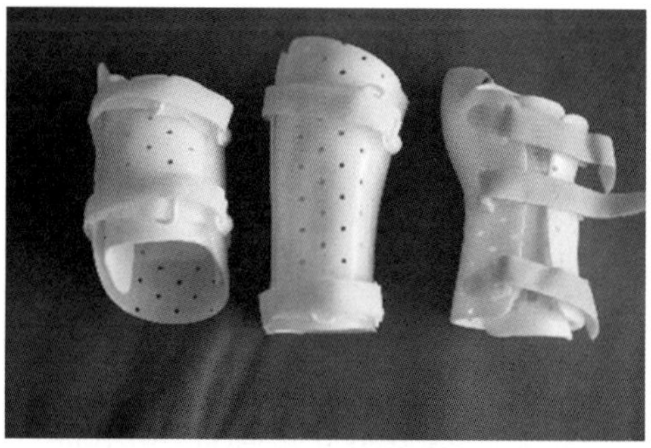

图 79-6　骨折矫形器,从左起:肱骨、尺骨和腕关节

下肢矫形器

下肢矫形器用于提高下肢平衡稳定性和活动能力。简单的步行会产生很大的力,必须通过韧带的稳定性和肌肉收缩来抵消,防止摔倒。下肢的病理改变会影响这些帮助平衡的力量,而矫形器的介入可有效改变这些力的大小和方向来促进平衡,并尽可能恢复运动功能。

足部矫正器

扁平足的严重程度不同,一般采用足部矫形器(foot orthoses, FO)或加州大学生物力学实验室矫形术(University of California Biomechanics Lab orthosis, UCBL)治疗。扁平足病因有许多,包括肥胖、韧带松弛和肌肉张力低下。治疗方案包括增加对内侧纵弓和内侧楔骨的支撑,增加载距突的压力。过度内翻时,限制前足内收和胫骨内旋来减少内侧纵弓的塌陷。

高弓足可由先天性、神经或遗传原因引起，其特点是高内侧纵弓。足弓高度的增加缩短了足的长度，减少了承重接触面积，导致足跟和跖骨头部的压力增加、足踝部僵硬、疼痛和皮肤破裂。矫形器治疗重点在于增加足底接触面积并防止畸形加重。这可能包括全接触式足部矫形器、用于调整或纠正后脚和/或前脚内翻姿势的矫形器和改变足底紧张程度的足跟垫（图 79-7、图 79-8）。

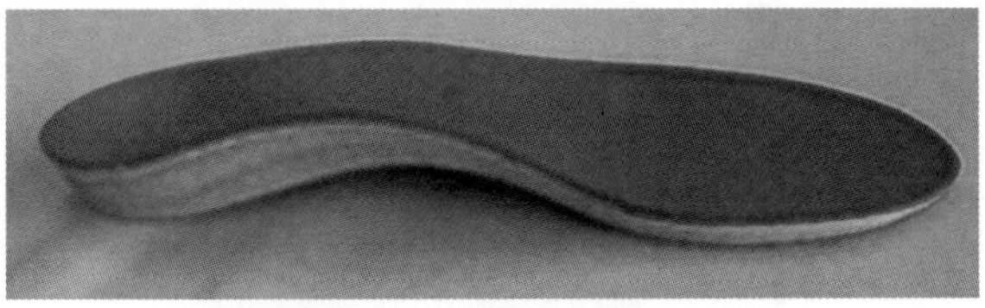

图 79-7　具有内侧纵向足弓支撑的足部矫形器

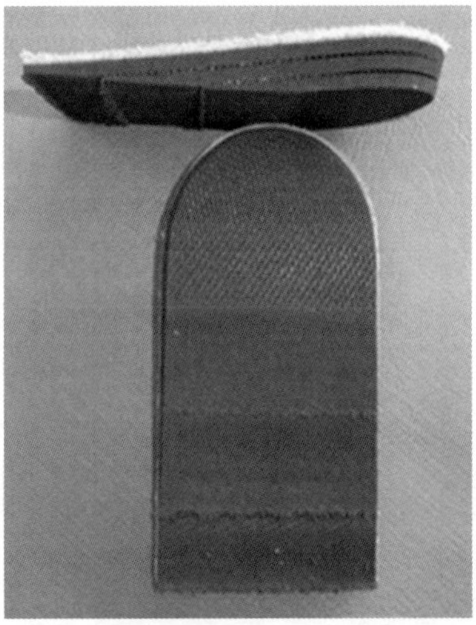

图 79-8　可调节鞋跟。上图：侧视图。下图：足底视图

测量下肢长度差异（leg length discrepancy，LLD）最准确的方法是患者负重下的 X 线片。临床常通过比较髂前上棘、髂后上棘或腰部的相对高度来测量。矫形治疗中，通常是在较短的肢体足下加一个垫片，如果可行的话，可以放在鞋里面或直接加在鞋上。

跖骨痛由跖骨头发炎引起，这通常是由于跖骨头部压力或剪切力的增加造成。Morton 神经瘤由趾神经受压引起，通常在第三和第四跖骨之间。这通常是由于穿戴较窄的鞋子或横弓塌陷造成的。跖骨痛和 Morton 神经瘤都可使用跖骨垫、在跖骨体施加压力的矫形器或更宽松的鞋子来增加跖骨头部之间的空间（图 79-9）。它可能也与马蹄足畸形有关。

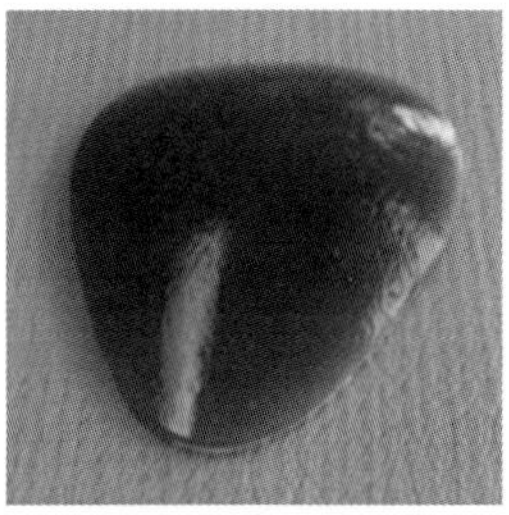

图 79-9　跖骨垫

足底筋膜炎是由创伤、过度使用或肥胖引起的，其特征是跟骨底部疼痛。疼痛通常在早上或者劳累当天晚上最为严重，可通过使用限制足底屈曲的夜间矫形器和/或维持纵向足弓和限制足底伸展的足部矫形器来治疗。慢性足底筋膜炎可导致足跟骨刺形成。不管足跟骨刺形成与否，治疗方法都相同。

踝关节矫形器

跟腱炎症由活动突然增加或过度使用引起，其治疗方法是限制肌腱上的应力或者限制背屈的范围、使用踝足矫形器（ankle foot orthosis，AFO）或者使用后跟垫（图 79-10）。

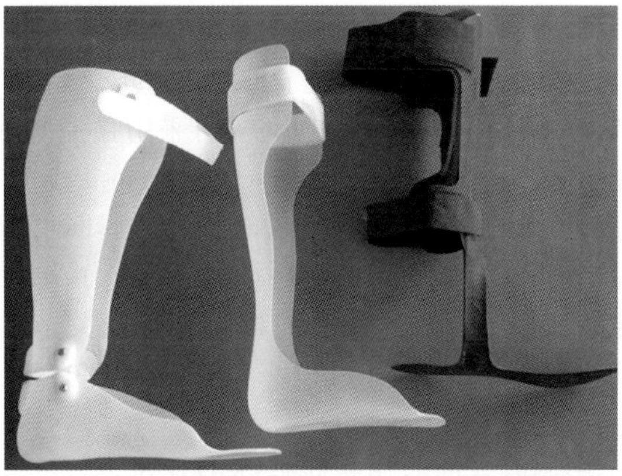

图 79-10　踝关节足部矫形器，从左起：铰接式、半固定和预制前板碳纤维矫形器

轻度内外侧踝关节不稳定可利用 UCBL 支具和可提供大量支撑的鞋来进行保护。当畸形更为复杂时，则需要更大的控制和杠杆，以纠正畸形。轻度至中度不稳定可由踝上矫形器控制（supramalleolar orthosis，SMO），再进一步使用 AFO。治疗目标是为患者提供必要的控制/保护，同时对其他功能正常的肢体部位产生最小的影响。不同的 AFO 可提供不同的控制。坚固并带有更多前边线的 AFO 将在一个或多个平面上为无力的脚踝和/或膝盖提供支撑。相反，后置弹簧（posterior leaf spring，PLS）AFO 的弹簧被向后连接到踝部，在步行摆动相控制跖屈，而在

站立相时提供最小支持。

夏科氏改变是神经相关疾病患者关节脱位和骨折的结果。夏科病的症状包括肿胀、发热和无疼痛性皮肤发红。矫形治疗的目标应该集中在使用全接触石膏(total contact cast,TCC)或 Charcot 约束矫形行走器(Charcot restraint orthotic walker,CROW)进行固定以防止关节进一步破坏,而最大限度地减少关节变形。

足下垂是由于在步行摆动相缺乏踝关节的主动背屈。有效的矫形器使用限制了摆动相的跖屈范围。可使用限制跖屈的 AFO。

膝关节矫形器

单室性骨关节炎(osteoarthritis,OA)可能由创伤或膝关节先天性错位引起。它与负重时疼痛增加有关,特别是在开始使用膝关节时。矫形器治疗应该在膝关节产生正确的运动以减轻关节内的压力。例如,膝内侧减压矫形器(膝内翻情况下)需要一个外翻的力量产生效应。膝关节矫形器的设计可以使用一个或两个铰链。

膝关节不稳定可能发生在矢状面,也可能发生在冠状面。矢状面的不稳定包括过伸或不受控制的屈曲。前者发生于膝关节伸肌力量不足、长期跖屈挛缩或膝关节囊后部的损伤,可采用膝关节矫形器或膝踝足矫形器(knee ankle foot orthosis,KAFO)治疗以防止过伸。不受控制的膝关节屈曲可能是膝关节伸展力量不足的结果(伸膝肌无力、踝跖屈肌或伸髋肌无力,这些肌肉都有助于膝关节的伸展)。根据无力程度,可以采用以下治疗方法:地面反应性 AFO 或坚固的踝关节 AFO,这两种方法都会限制胫骨的前移并伸膝;KAFO 矫形器拥有类似的膝关节结构并且能限制足背屈的范围;姿态控制 KAFO 矫形器能在站立情况下锁住关节,在步行摆动相时允许膝关节屈曲(图 79-11)。冠状位膝关节不稳定通常是由于内侧或外侧副韧带支撑不足或先天性畸形造成的。这种情况可以使用膝关节矫形器来提供内外侧的支撑,使关节在矢状面上的活动更加自由。

膝关节韧带损伤可用矫形器治疗,矫形器可预先控制膝关节的活动。例如,对于 MCL 或 LCL 损伤,矫形器会分别限制膝关节外翻或内翻的活动。ACL 矫形器会限制膝关节的伸展以及胫骨相对于股骨的前移。脱位和骨折的治疗包括固定或限制活动范围(图 79-12)。

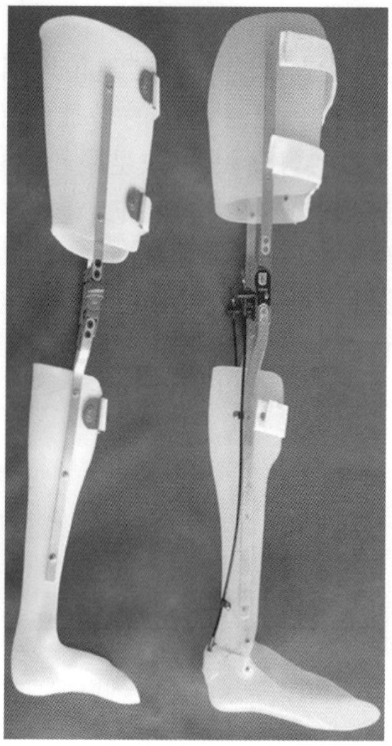

图 79-11　左:踝关节固定和下垂时膝关节锁定的膝踝足矫形器。右:站立控制膝踝足矫形器

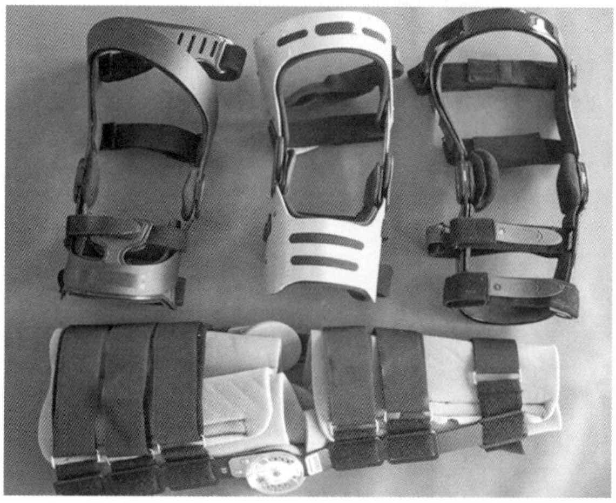

图 79-12　左上方和右上方:双直立 ACL 矫形器。上中:支撑膝关节的内、外侧负荷。底部:膝关节活动范围矫形器

膝踝足矫形器(KAFO)

KAFO 用于需要在冠状面控制膝盖的情况,如严重的膝反张或髋关节无力,特别是髋关节伸展无力。固定的膝关节行走时需要消耗较多能量,故应尽量避免固定膝关节。限制背屈、使用锁定膝关节的站立姿势以及微处理器控制的膝关节,都可以提供所需的稳定性,同时允许膝关节屈曲,使得步行变得更加省力。

髋膝踝足矫形器(HKAFO)

髋深层肌肉无力时需要将髋关节甚至胸段脊柱

固定到矫形器中。这些矫形器可以控制髋部的所有运动。其中一种是往复式步态（reciprocating gait orthosis，RGO，图 79-13）。尽管 RGO 矫形器允许往复式步态，但患者需要消耗很大的能量，因此其主要用于患者的家庭活动以及儿童，不常用于成人社区步行。动力外骨骼矫形器系统在未来可能为患者提供更多帮助。

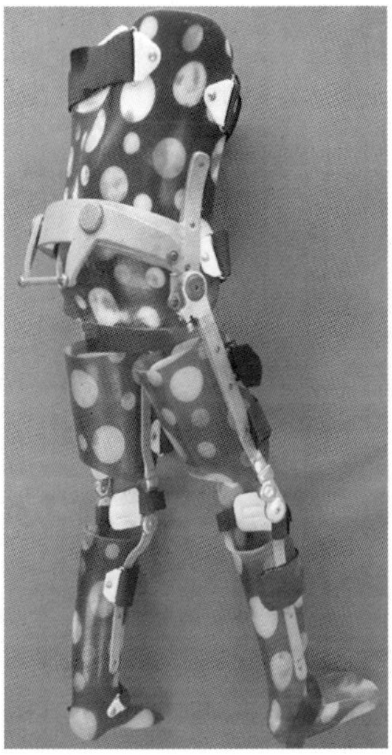

图 79-13 往复式步态矫形器

髋关节矫形器

髋关节矫形器可用于限制髋关节的屈曲、后伸、外展和内收。髋关节矫形器通常用于先天性髋关节脱位和髋关节术后。矫形器不能控制旋转，除非其向远端部位延伸，如 HKO 或 HKAFO 矫形器（图 79-14）。

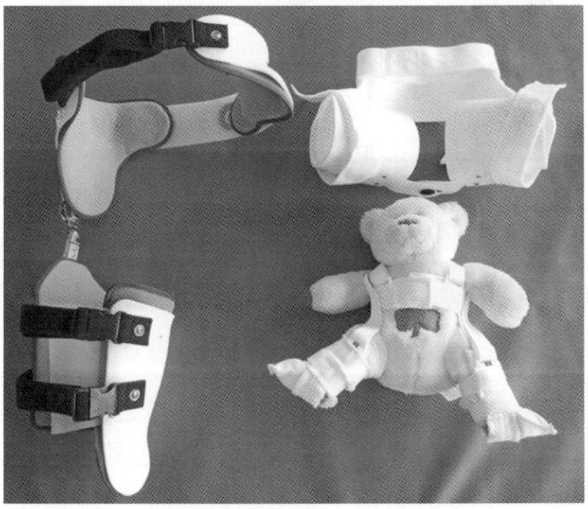

图 79-14 髋关节外展和屈曲控制矫形器

脊柱矫形器

脊柱矫形器用于减轻疼痛、稳定和预防进行性的脊柱畸形。需要使用脊柱矫形器的常见疾病包括骨折、退行性椎间盘疾病和脊柱侧凸。脊柱矫形器按其固定的脊柱节段命名，通常分为颈托矫形器、胸颈椎矫形器（cervical thoracic orthosis，CTO）、胸腰骶椎矫形器（thoraco lumbar sacral orthosis，TLSO）和腰骶椎矫形器（lumbar sacral orthosis，LSO）。在设计脊柱矫形器时，应着重考虑材料的选择及是选择成品还是定制品。脊柱矫形器可用软材料、热塑性塑料或金属和较硬的材料制作，从而提供更多的运动限制，并增加稳定性。

颈椎矫形器

柔软的颈托虽然不会产生不适感，但对颈椎的活动限制很小（图 79-15）。因此，它们主要用于减轻稳定性骨折或韧带损伤时产生的疼痛，如轻度挥鞭伤。它们还可以为患者提供运动觉输入，限制可能引发更多疼痛的粗大运动。颈椎稳定性骨折，如前端压缩性骨折，需要限制颈椎的屈伸活动。可以通过使用内部为软垫而外部为硬性塑料支撑的颈托来实现。这种类型的颈托包括迈阿密颈托、阿斯彭颈托和费城颈托。这些颈托能很好地减少颈椎的屈曲和伸展，但对侧屈和旋转没有多大的作用。颈部的屈曲和伸展同样可以通过二柱或四柱的颈托来限制，其支撑柱延伸到胸部。

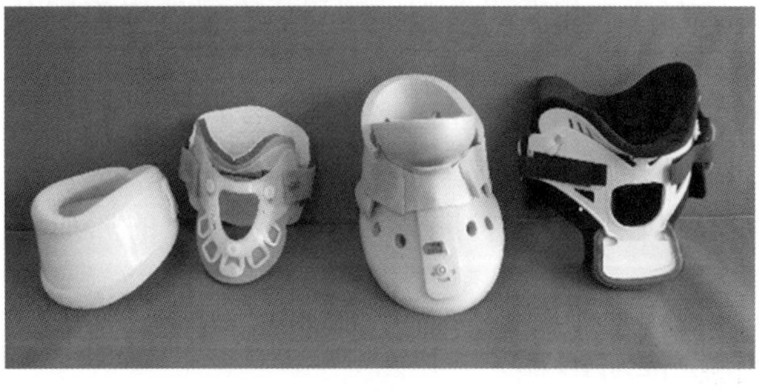

图 79-15 从左至右：软领、费城、阿斯彭、迈阿密颈托

当脊柱不稳定时，通过使用 CTO 将矫形器的端点延伸到胸椎和躯干上，以实现更大的运动控制。

CTO 中限制最大的是头圈矫形器，由于其固定钉在颅骨上（图 79-16），可用于非常不稳定的骨折，例如 C1 骨折（Jefferson 骨折）或 C2 骨折（Hangman 骨折），也可以用于颈椎手术后，以支持术后愈合。头圈矫形器可产生并发症，最常见为固定点的感染[1]。Minerva CTO 由一个前下颌/下巴的垫片和一个连接到胸部的后枕骨垫片组成。它能在所有平面提供良好支撑，并且比头圈矫形器的并发症少。胸骨-枕骨下颌固定器（Sternal-Occipital-Mandibular Immobilizer，SOMI）矫形器能够很好地控制颈椎的屈曲，但在伸展方面控制很少，其由一个连接枕骨垫片和下颌垫片的前胸垫片组成。由于矫形器没有后部胸椎部分，因此当患者仰卧时也可以佩戴。

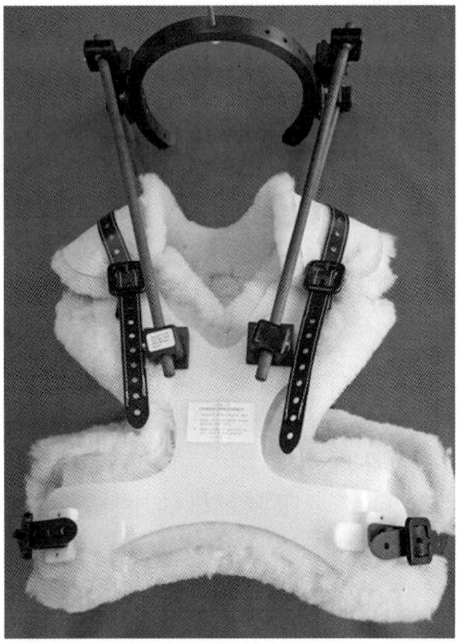

图 79-16 头圈颈托

颈胸交界矫形器

位于下颈椎或上胸椎的损伤需要使用颈胸交界矫形器来充分包绕伤处的上下椎体，包括迈阿密 CTO、阿斯彭 CTO 和耶鲁 CTO。这些设计的相似之处在于都有一个基础颈托连接到胸部。这些矫形器可以很好地控制下颈椎和上胸椎的屈曲和伸展。

胸腰椎矫形器

胸腰椎矫形器可用于退行性关节疾病、椎间盘突出和肌肉拉伤引起的急性背痛。矫形器的环形设计可以通过增加腹内压力来增加躯干的支撑和减少对脊柱的负荷。矫形器还可以提供运动觉提示，限制可能导致疼痛的运动。束腰带通常用于治疗腰痛。有许多预制的腰骶矫形器和胸腰骶矫形器（thoracolumbosacral orthoses，TLSO）设计中，均具有相同的限制运动方向的作用，包括前、后、侧屈或直立。急性期后的背痛不推荐使用矫形器，因其会导致脊柱肌肉的萎缩。

TLSO 可用于稳定骨折的非手术治疗，以限制活动并实现愈合，而预制矫形器通常足以达到这一目的。下胸椎和上腰椎前部压缩性骨折的治疗通常采用 TLSO 矫形器或者 Jewett 矫形器和脊髓前十字形过伸（cruciform anterior spinal hyperextension，CASH）矫形器（图 79-17）。多节段的压缩性骨折可能需要使用 TLSO 进行额外控制。TLSO 限制了脊柱在屈曲、伸展和侧屈时的活动。

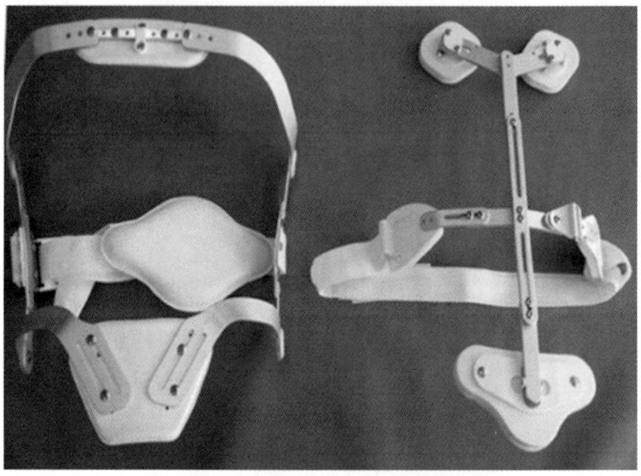

图 79-17 从左到右：Jewett，CASH

椎弓间骨折（脊椎峡部裂）需要限制脊柱伸展。波士顿重叠支撑教矫形器（Boston overlap brace，BOB）通常用于腰椎椎弓间骨折（图 79-18）。泰勒和奈特-泰勒 TLSO 是金属矫形器，也用于限制腰椎的后伸。

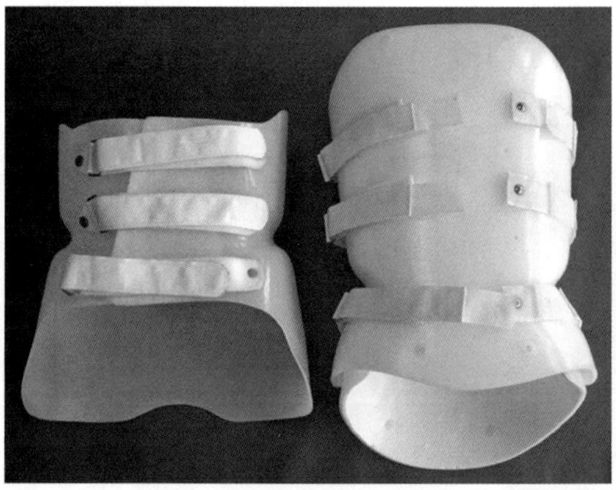

图 79-18 从左到右：BOB，翻盖式 TLSO

不稳定性骨折包括脱位性骨折、爆裂性骨折、多节段压缩性骨折和 Chance 骨折，常通过外科手术固定处理。由于骨折的不稳定系数很高，矫形器经常用于术后制动和促进恢复。当需要限制所有平面上的运动时,推荐使用个体定制化 TLSO。翻盖式设计的脊柱矫形器最常见,可穿上脱下,患者翻身时脊柱也能得到支撑。TLSO 由热塑性材料制成,可提供舒适的全接触式穿戴体验,并限制腰的屈曲、后伸、侧屈和旋转。

有些脊柱畸形需要矫形器治疗,以防止畸形进展。脊柱滑脱是上方椎体相对于下方椎体的向前滑脱,可用限制伸展的矫形器治疗,通常使用 BOB 矫形器。如果 L5~S1 连接处存在畸形,可能需要髋关节和大腿绑带来充分维持腰椎屈曲。过度的脊柱后突可发生在儿童和成年人,并导致驼峰样外观。可采用高前胸垫片式 TLSO 治疗。

脊柱侧弯矫形器

脊柱侧弯尽管是三个维度上的病理改变,但通常被定义为冠状面的弯曲。当 Cobb 角大于 10°时诊断为脊柱侧弯(图 79-19)。

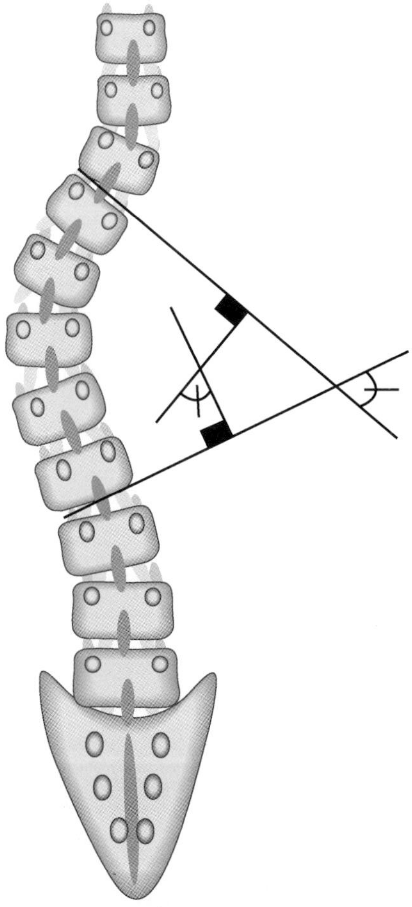

图 79-19　脊柱侧弯 Cobb 角测量(经允许摘自 from Vanderhave K. Orthopedic Surgery. In: Doherty GM, eds. CURRENT Diagnosis & Treatment: Surgery, 14e New York, NY: McGraw-Hill: 2014)

根据侧弯的严重程度和儿童的年龄,脊柱侧弯治疗可分为密切观察(10°~25°)、矫形器(25°~45°)和/或手术(大于 45°)。矫形器的目的是防止脊柱侧弯的加重。脊柱侧弯主要分为三类:神经肌肉型、特发型和先天型。

神经肌肉型脊柱侧弯继发于其他原发疾病,如脑瘫、脊柱裂、脊髓损伤或多发性硬化症。它通常需要个体化定制的 TLSO 来治疗,有分离式的或单口开放式的。目的是限制侧弯的加重和保持直立的姿势,以促进呼吸和消化。

先天性脊柱侧弯源于一个或多个椎骨的胚胎畸形,可发生在脊柱的任何位置。椎体异常包括半椎体和融合椎体,可通过 TLSO 维持正常姿势,以防止弯曲程度的加重、控制代偿角度和延缓手术等。

特发性脊柱侧弯没有确切的潜在原因,是最常见的脊柱侧弯类型,根据发病年龄分为:婴儿(0~3 岁)、少年(4~10 岁)和青少年(10~18 岁)。其中,青少年特发性脊柱侧弯最常见。根据弯曲的类型和位置可分为多种 TLSO。密尔沃基 CTLSO 矫形器可治疗高胸部侧屈(顶点高于 T7)。顶点在 T7 或以下的侧屈通常采用波士顿式 TLSO 治疗。为了最有效地预防侧屈的进展,波士顿 TLSO 每天至少穿戴 18h(图 79-20)[2]。也可选择夜间支架,包括 Providence Over-Corrective TLSO 和 Charleston 弯曲支架。成人脊柱侧弯通常采用保守治疗,目的是减少疼痛和防止神经系统并发症。如果使用 LSO 或 TLSO 不能有效地达到这些目的,则可能需要手术固定。

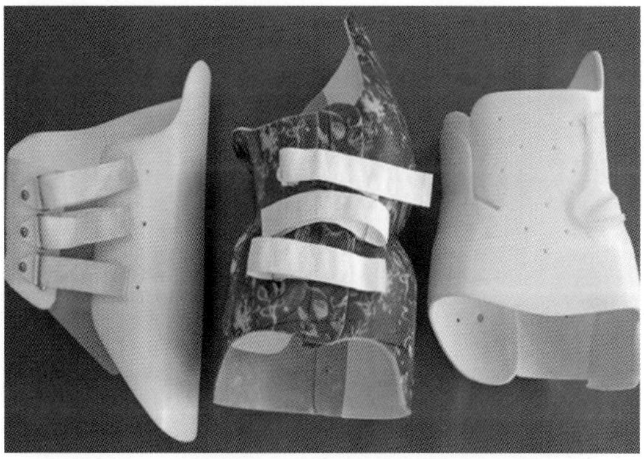

图 79-20　从左至右:Providence、Charleston、Boston TLSO

(朱玉连 译,高强　温红梅 校)

参考文献

1. Van Middendorp JJ, Slooff WB, Nellestein WR, Oner FC. Incidence of and risk factors for complications associated with halo-vest immobilization: a prospective descriptive cohort study of 239 patients. *J Bone Joint Surg Am.* 2009;91(1):71–79.
2. Weinstein SL, Dolan LA, Wright JG, Dobbs MB. Effects of bracing in adolescents with idiopathic scoliosis. *N Engl J Med*. 2013;369:1512–1521.

附加文献

Gellman H. The wrist and hand. In: Gates S, Pekka M, eds. *Musculoskeletal Primary Care*. Philadelphia, PA: Lippencott, Williams, & Wilkins; 1999:166–195.

Jamieson S, Davis A, Spires C. Orthotics. In: Brammer C, Spires C, ed. *Manual of Physical Medicine & Rehabilitation*. Philadelphia, PA: Hanley & Belfus; 2002.

Lusardi M, Jorge M, Nielsen C. *Orthotics and Prosthetics in Rehabilitation*. 3rd ed. St. Louis, MO: Elsevier; 2013.

Salter S. *Textbook of Disorders and Injuries of the Musculoskeletal System*. 3rd ed. Baltimore, MD: Williams & Wilkins; 1999.

第八篇　特殊疾病康复

第八篇

第 80 章　关节炎：类风湿关节炎、骨关节炎、结晶性关节病和血清阴性脊柱关节病

Justin Hata x Contents

类风湿关节炎

背景

类风湿关节炎（rheumatoid arthritis，RA）是一种慢性全身性炎性疾病，以关节滑膜炎为特征，可出现进行性关节破坏，最常见于手的掌指（metacarpophalangeal，MCP）关节和近端指间（proximal interphalangeal，PIP）关节。类风湿关节炎是一种自身免疫性疾病，因免疫系统过度活跃或其他器官系统炎症所引起，确切病因尚不清楚，可能与多种因素共同作用有关（表 80-1）。

表 80-1　类风湿关节炎的可能病因

遗传因素	双胞胎一致性研究显示 15% 的同卵双胞胎都会患类风湿关节炎；携带 HLA-DR4 基因的人 RA 发病率较不携带者高出 2 倍
环境因素	吸烟会增加终生患类风湿关节炎的风险

病理生理学

类风湿关节炎的病理生理过程最初表现为滑膜增生和水肿，然后新生血管形成、滑膜 T 细胞活化。活化的 T 细胞引发炎症级联反应[B 细胞活化，自身抗体产生浆细胞，刺激巨噬细胞和成纤维细胞，并最终分泌促炎性介质，包括白介素 1（interleukin 1，IL-1）、IL-6、粒细胞巨噬细胞集落刺激因子（granulocyte-macrophage colony-stimulating factor，GM-CSF）和 TNF-α]，并最终导致血管翳形成、骨质侵蚀和局部骨质疏松。类风湿血管翳可破坏软骨、肌腱和骨（图 80-1）。

遗传易感性与环境因素可能启动类风湿关节炎（RA）的发生，随后滑膜 T 细胞活化。

$CD4^+$ T 细胞被抗原递呈细胞（antigen-presenting cells，APCs）激活，这种激活通过 T 细胞受体和Ⅱ类主要组织相容性复合体（MHC）抗原之间的相互作用（信号 1），以及 CD28-CD80/86 途径以及其他途径通路（信号 2）的共同刺激。从理论上讲，配体结合 toll 样受体（ligands binding toll-like receptors，TLR）可能进一步刺激关节内部的 APC 活化。滑膜 $CD4^+$ T 细胞分化为 TH1 和 TH17 细胞，它们具有各自独特的细胞因子谱。$CD4^+$ TH 细胞反过来激活 B 细胞，其中一些分化为产生自身抗体的浆细胞。类风湿因子（rheumatoid factor，RF）和抗环瓜氨酸肽（anti-cyclic citrullinated peptide，CCP）抗体可在关节内部形成免疫复合物，激活补体途径并加剧炎症。T 效应细胞刺激滑膜巨噬细胞（macrophage）和成纤维细胞（fibroblasts）分泌促炎介质，其中包括肿瘤坏死因子 α（TNF-α）。

TNF-α 上调内皮细胞黏附分子，促进白细胞进入关节。它还可刺激其他炎症介质如 IL-1、IL-6 和粒细胞巨噬细胞集落刺激因子（GM-CSF）的产生。

TNF-α 在调节骨破坏与骨形成平衡中起关键作用。它上调 dickkopf-1（DKK-1）的表达，DKK-1 可以

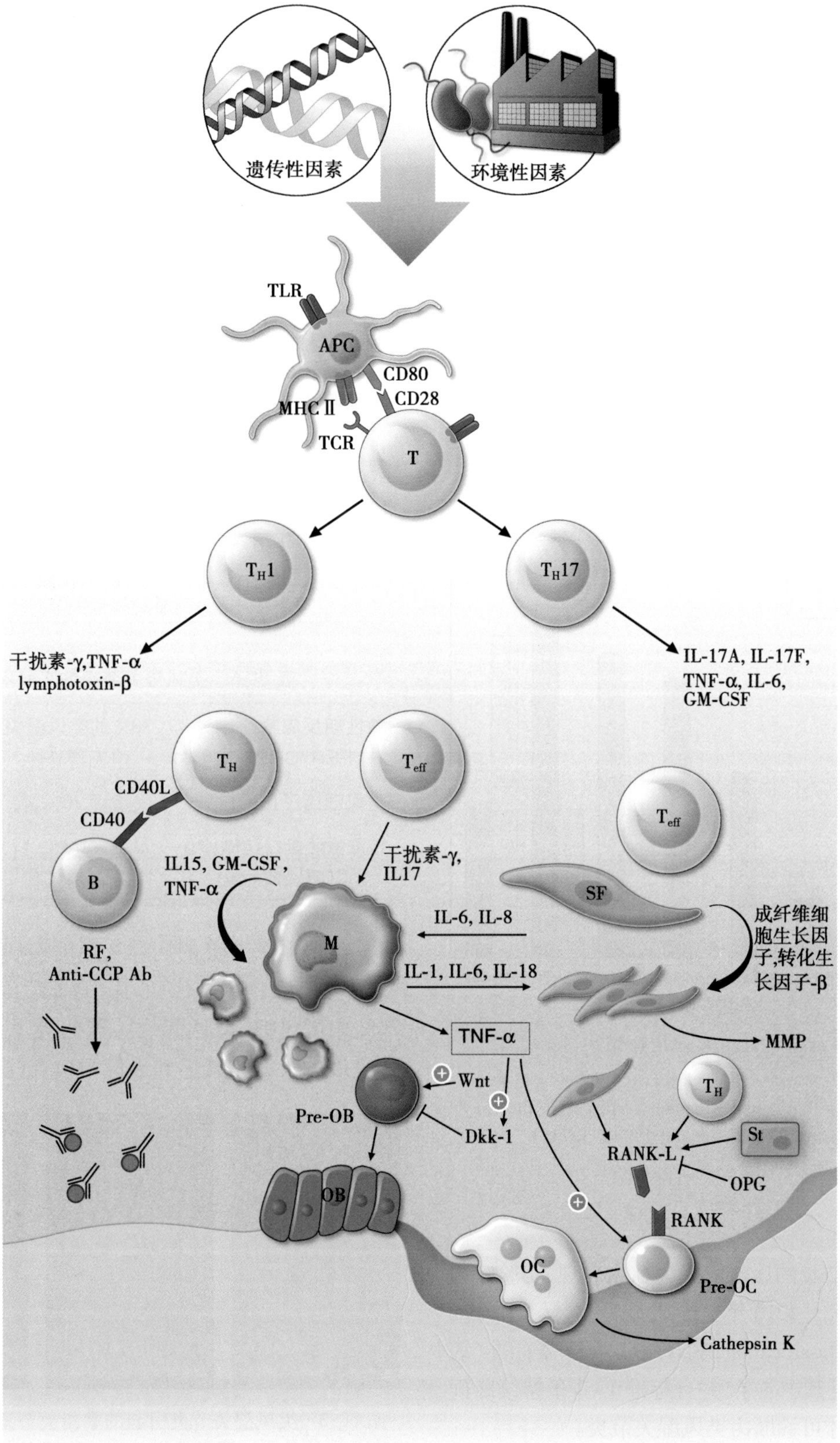

图 80-1　类风湿关节炎炎症和关节破坏的病理生理机制

内化成骨细胞前体上的 Wnt 受体。Wnt 是可促进成骨细胞生成和骨形成的可溶性介质。在类风湿关节炎中,骨形成通过 Wnt 途径被抑制,主要可能因 TNF-α 升高 DKK-1 水平所致。除抑制骨形成外,TNF-α 还刺激破骨细胞生成,但是其本身还不足以诱导破骨细胞前体(osteoclast precursors,Pre-OC)分化为能够侵蚀骨的活化的破骨细胞。破骨细胞的分化需要巨噬细胞集落刺激因子(macrophage colony-stimulating factor, M-CSF）和核因子-κB受体激活剂（receptor activator of nuclear factor-κB, RANKL）配体（RANKL）的存在，RANKL与RANK在Pre-OC表面结合。在关节内部，RANKL主要来源于基质细胞、滑膜成纤维细胞和T细胞。骨保护素（OPG）充当RANKL的诱饵受体，从而抑制破骨细胞生成和骨丢失。

流行病学

美国类风湿关节炎会影响总人口的0.7%～1.3%，并导致每年250 000例患者住院。在全球范围内，其发病率为0.1%（美国原住民）～7%（阿拉斯加人）[1]。一般发病年龄为30～50岁，患病率随着年龄的增长而增加，女性比男性高2～3倍（图80-2）。

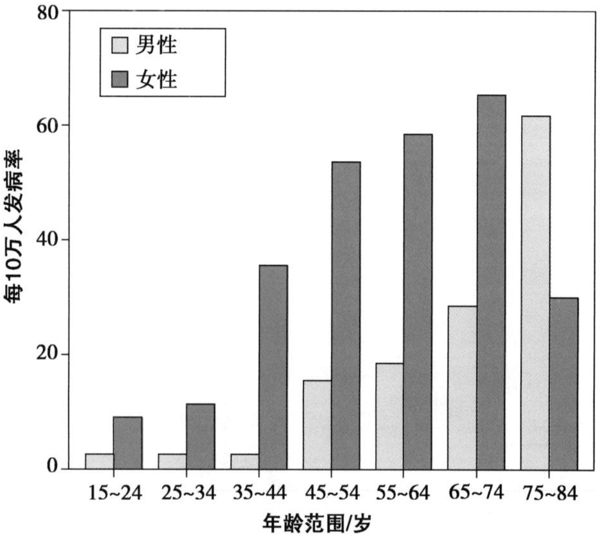

图80-2　RA年龄相关发病率与年龄相关（经Symmons DPM允许摘自Symmons DPM, et al. The incidence of rheumatoid arthritis in the United Kingdom: results from the Norfolk Arthritis register. Br J Rheumatol 1994;33:735）

诊断

类风湿关节炎的诊断依据为临床表现、实验室检查和影像学特征。2010年美国风湿病学会（American Rheumatology Classification, ACR）提出了7条标准（表80-2），必须满足其中4条，并且标准1～4条持续时间必须大于6周才可诊断为类风湿关节炎。

尽管没有任一试验可以明确地诊断类风湿关节炎，支持诊断的实验室检查见表80-3。

一旦诊断确立后，系列类风湿因子（RF）或抗环瓜氨酸抗体（抗CCP抗体）测试即不再显示益处。另外，有20%的类风湿关节炎为血清阴性，需依据其他条件来诊断。

表80-2　2010年美国风湿病协会对类风湿关节炎的分类

晨僵	在最大程度改善关节炎前，关节或关节周围晨僵时间>1h
>2个关节区域	>2个关节区域软组织同时出现肿胀或积液（不是单纯的骨性过度生长）。14个可能的区域是左/右PIP、MCP、腕关节、肘关节、膝关节、踝关节和MTP关节
手关节炎	腕关节/MCP/PIP>1个区域肿胀
对称性关节炎	同一关节区域两边同时出现（如前面第2行所定义）
类风湿结节	类风湿结节：皮下结节，位于骨突上方，外表面，或邻近区域
血清类风湿因子（RF）	血清类风湿因子异常
影像学改变	X线前后位手和腕关节典型的RA影像学改变，包括侵蚀或不明确的骨质脱钙，局限于受累关节或最明显的邻近关节

表80-3　类风湿关节炎的实验室检查

急性期反应物（ESR/CRP）	30%的类风湿关节炎患者存在，但无特异性
类风湿因子（RF）	灵敏度70%，特异度70%
抗瓜氨酸蛋白抗体（Anti-CCP antibody）	灵敏度70%，特异度98%

类风湿关节炎的病程从轻度疾病到快速进行性多系统炎症，轻重不一；其中约70%隐匿性起病，20%中度，10%急性起病。监测类风湿关节炎活动和进展的关键是查体和影像学检查（图80-3）。

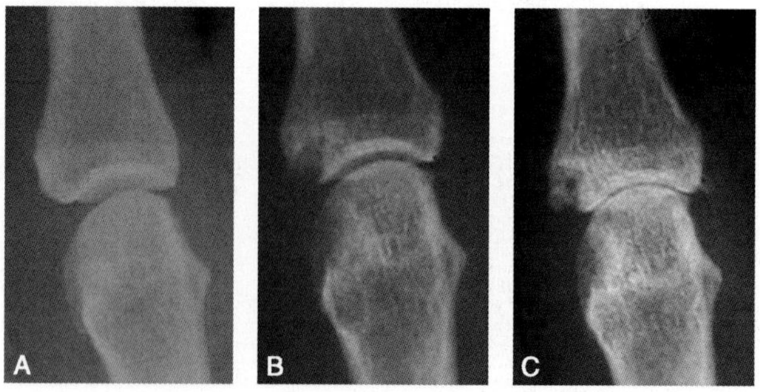

图80-3　类风湿关节炎引起的掌指关节渐进性破坏。图中显示的是同一第二掌指关节的连续X线片。（A）类风湿关节炎发作前一年，关节正常；（B）类风湿关节炎发作后6个月，邻近关节的骨破坏和关节间隙变窄；（C）患病3年后，关节软骨的广泛丢失导致关节间隙明显缩小（摘自O'Dell JR, Imboden JB, Miller LD. Chapter 15. Rheumatoid Arthritis. In: Imboden JB, Hellmann DB, Stone JH, eds. CURRENT Diagnosis & Treatment: Rheumatology, 3e New York, NY: McGraw-Hill; 2013）

在疾病早期阶段,主要病理是滑膜增生,表现为关节肿胀、晨僵、软组织水肿(骨膜炎,影像学可显示)。随着疾病进展,慢性或复发性炎症将导致骨边缘侵蚀和因关节软骨的丧失而导致的关节间隙变窄。这些晚期的结构变化,如果足够严重,将成为经典的类风湿关节炎体征,包括天鹅颈畸形、纽扣状畸形和尺骨偏斜(图 80-4~图 80-6),与骨关节炎的表现形成对比(图 80-7)。

类风湿关节炎的不良预后因素包括类风湿因子阳性、抗环瓜氨酸抗体阳性、起病隐匿、持续性滑膜炎、类风湿结节和影像学上的结构破坏性病变。类风湿关节炎的全身和关节外并发症差异很大,包括类风湿结节、血管炎、血液病、间质性肺病和心包炎。循环促炎剂(circulating pro-inflammatory agent)如细胞因子和免疫复合物与全身性炎症有关,且明显提高与疾病相关的过早死亡的风险。类风湿因子和抗环瓜氨酸抗体阳性使关节外并发症预后恶化。与全身性类风湿关节炎相关的两种典型症状为卡普兰综合征(类风湿尘肺)和费尔蒂综合征。两种情况都很罕见,约 1% 的慢性类风湿关节炎患者会出现该症状(表 80-4)。

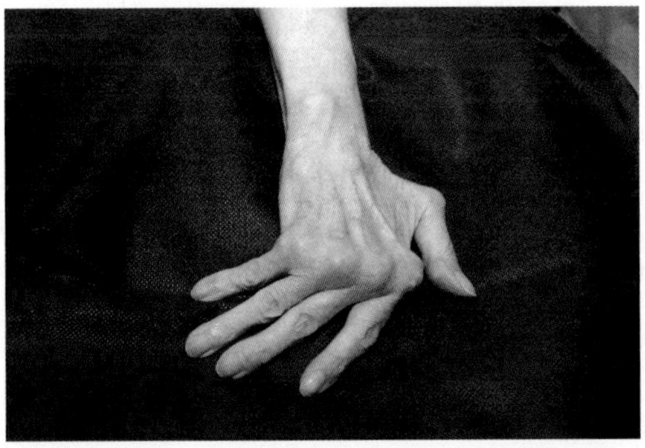

图 80-4　类风湿关节炎的特征性尺偏位

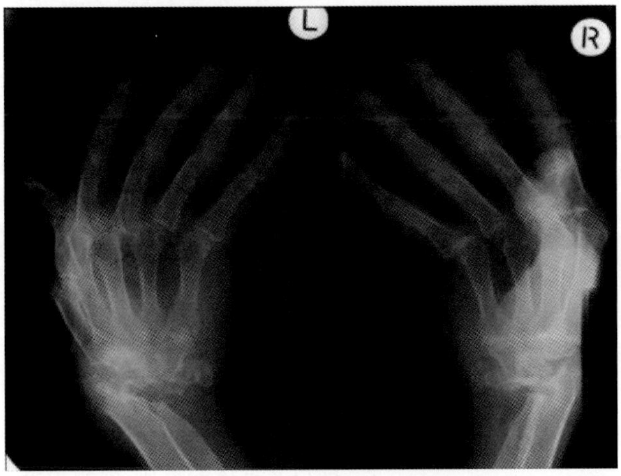

图 80-5　影像学发现:类风湿关节炎的尺骨偏移

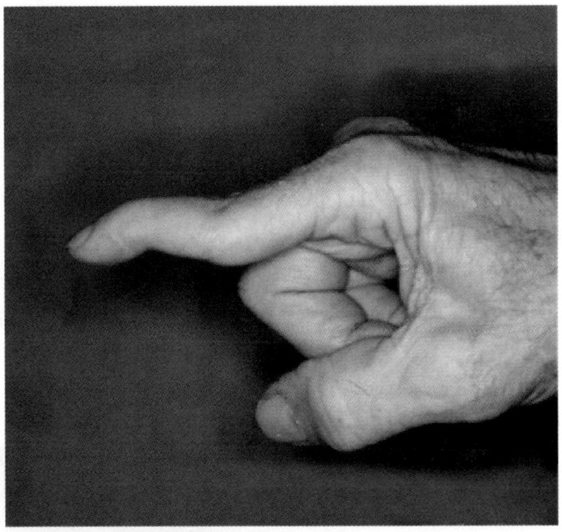

图 80-6　天鹅颈畸形。PIP 关节过度伸展和 DIP 关节的屈曲(蒙 Cathleen M. Vossler,MD 惠赠)

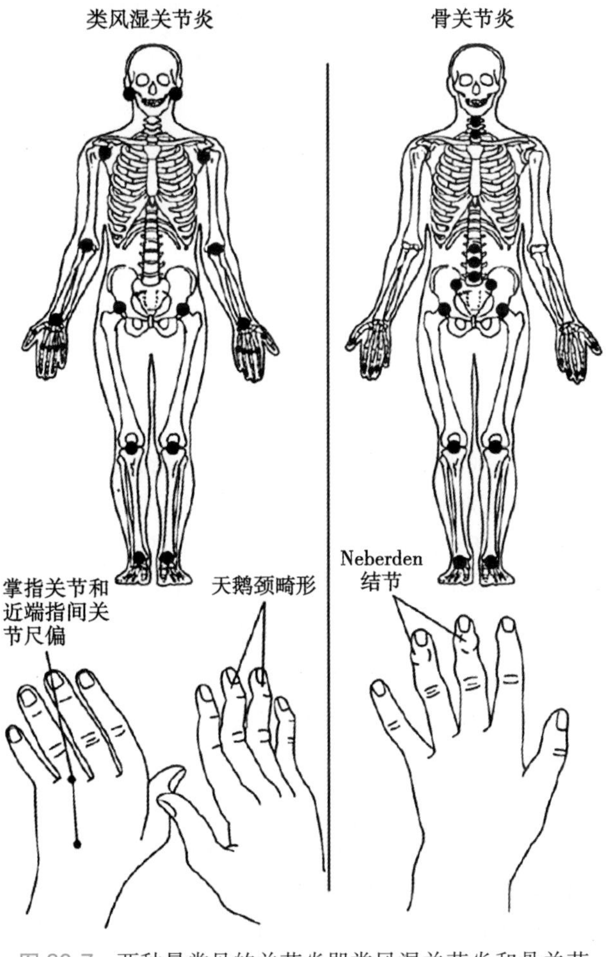

图 80-7　两种最常见的关节炎即类风湿关节炎和骨关节炎的关节分布对比。类风湿关节炎涉及几乎所有的滑膜关节,骨关节炎分布有较多的限制。重要的是,类风湿关节炎很少(如果有的话)累及远端指间关节,但骨关节炎常累及远端指间关节(摘自 Toy/Case Files:Internal Medicine 5/E New York,NY:McGraw-Hill;2017)

表 80-4　全身性类风湿关节炎的典型症状：卡普兰综合征和费尔蒂综合征

卡普兰综合征(又称类风湿尘肺病)	肺部周围圆形结节，直径 0.5～5.0cm，伴有或不伴有浑浊，且患者长期暴露于二氧化硅或矿煤中
费尔蒂综合征	以脾大、白细胞减少和类风湿关节炎为特征，但没有淋巴瘤。通常发生在慢性、血清阳性、结节性类风湿关节炎患者

类风湿关节炎还可能影响颈椎，导致颈椎不稳和半脱位，寰枢椎(C1～C2)半脱位是最常见的畸形。其临床症状包括疼痛、莱尔米特(Lhermitte)征阳性和与颈脊髓病一致的体征。所有类风湿关节炎患者初次出现症状时均应行动力位颈椎 X 线片检查，因为 50% 的放射学不稳定患者无症状。半脱位 >20% 或 4mm 时需注意，提示可能需要进一步的影像学检查或外科评估(图 80-8)。

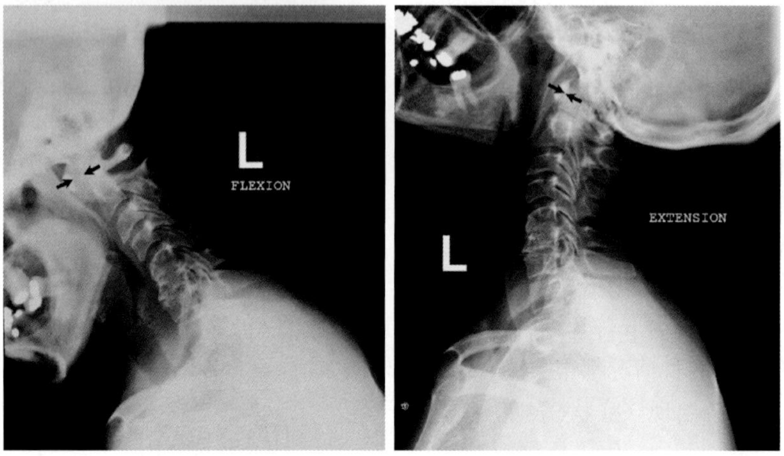

图 80-8　类风湿关节炎的颈椎 X 线片，显示寰枢椎半脱位。上颈椎侧位片显示齿状突后移。在屈曲位片(左侧)中，环齿间隙大约 5mm(箭头)。尽管儿童环齿间隙 4～5mm 可能在正常范围内，成人通常不应超过 2.5～3mm。测量在颈部屈曲位在间隙前方中间水平进行测量。半脱位在伸展位片上(右侧)不表现。此外，可见 C5～C6 和 C6～C7 椎间隙狭窄，骨质增生和骨赘形成

康复

类风湿关节炎治疗的最终目标是预防关节损伤，缓解疼痛和保持功能。因为骨破坏很难恢复，所以早期诊断和治疗是减少关节破坏和改善长期预后的关键。类风湿关节炎的管理有多种方法主要包括患者教育、非甾体抗炎药、抗风湿药(DMARD)、类固醇和保健。关节结构改变引起疼痛或影响日常活动时，可选择夹板和手术等治疗方式。

药物治疗

以上所有治疗都能有效缓解疼痛和保持功能，但仅 DMARD(例如甲氨蝶呤、来氟米特和环孢素)和皮质类固醇能预防全身性炎症，进而减少持续的关节侵蚀和畸形(表 80-5)。但是，长期使用糖皮质激素与各种全身不良反应有关，应慎用。目前，甲氨蝶呤是类风湿关节炎治疗的一线药物和主要基础药物，如果使用得当，会具有良好的疗效和耐受性。服用时，需要经常对患者进行肝功能检查以及补充叶酸。只有在甲氨蝶呤剂量最大化之后才考虑使用第二种 DMARD 或生物制剂进行联合治疗。

表 80-5　类风湿关节炎的药物治疗

甲氨蝶呤	治疗 RA 的基础用药，叶酸是典型的联合用药，具有良好的疗效。应常规监测肝肾功能。开始剂量为 10mg/周，至最大剂量 25mg/周
来氟米特	甲氨蝶呤之后的第二选择。能抑制嘧啶合成中的限速步骤。开始剂量为 10mg/d，可能需要负荷剂量
抗肿瘤坏死因子药物(英夫利昔单抗)	必须存在一个或多个非生物药物如甲氨蝶呤治疗数月无效。因为肝炎是甲氨蝶呤和来氟米特的禁忌证，对这类患者来说抗肿瘤坏死因子药物是一个不错的选择，但通常是联合用药
抗 B 细胞药物(利妥昔单抗)	通常用于对所有先前治疗无效的患者。靶向作用于 B 细胞上的 CD20 受体，防止类风湿因子和抗 CCP 抗体的形成，限制免疫复合物和炎症的形成

目前没有评估和监测类风湿关节炎患者状况的"金标准"。文献提出了各种定量评价方法,包括疾病活动评分(Disease Activity Score,DAS28),基于主诉的类风湿关节炎严重程度指数(Claims-Based Index for RA Severity,CIRAS)和患者活动量表(Patient Activity Scale,PAS)。炎性标志物、血生化检查、关节计数、放射学评分、医院就诊次数和日常活动可评估类风湿关节炎疾病严重程度。但是这些评价工具都有其自身的局限性,包括时间/成本、患者主观性以及需要经验丰富的提供者。最近超声引起了大家的关注,它能有效、敏感和可靠地评价类风湿关节炎的滑膜炎症。高分辨率超声能辅助诊断、定位关节和滑囊积液,据报道较普通 X 线片更敏感地发现早期骨侵蚀,且在诊断和治疗性关节注射程序中也是有益的。

治疗与替代处理选择

最近对 9 项关于类风湿关节炎物理治疗和作业治疗有效性的随机对照试验的 Meta 分析显示:物理治疗和作业治疗可有效缓解类风湿关节炎患者的疼痛;对很多患者来说,甚至比常规风湿病医疗更有益[2]。这些研究中,大多数治疗包括夹板的使用、教育、认知行为治疗,以及每周 2 次,共 8 周的适应、等张、等长和有氧运动。

类风湿关节炎的其他治疗选择包括手部治疗和手术,适用于需要缓解限制功能的畸形的患者。当畸形可被动校正时,手部治疗的目标是控制水肿、保持关节活动范围,并利用矫形器保护关节。可使用的矫形器是腕掌(carpal-metacarpal,CMC)关节矫形器,用于维持腕掌关节稳定性和保持拇指指底间隙。指导患者在夜间和白天进行功能性活动时尽量佩戴矫形器。但是,当畸形不能被物理治疗矫正时,手术可能是最终选择。类风湿关节炎的最常用手术包括关节滑膜切除术、关节置换术和肌腱移位术。关节滑膜切除术适于慢性关节肿胀且放射学关节表面仍保持良好的患者。由于医疗保健的改善,关节置换术不再普遍,但对于严重的关节退变患者是一种选择。

肌腱移位术通常不成功,但在肌腱断裂的情况下可能是必要的。类风湿关节炎的总体治疗目标是预防关节破坏,手术通常是最终选择。

骨关节炎

背景与流行病学

骨关节炎(OA)是最常见的关节炎,目前在美国约影响 2 700 万人,且该数字会随预期寿命的延长、肥胖比率的增加和缺乏改善疾病的治疗而增长。尸检显示一定程度的膝骨关节炎几乎普遍存在于年龄 60 岁以上的人群(表 80-6、图 80-9)。

表 80-6　骨关节炎的危险因素

不可变的因素	年龄(最大单一风险因素) 男性 代谢紊乱 遗传性疾病 既往受伤史 存在其他关节疾病
可变因素	BMI 增加 营养不良 周围肌肉无力
生物力学因素	关节劳损(由于体力活动或职业因素) 解剖上异常

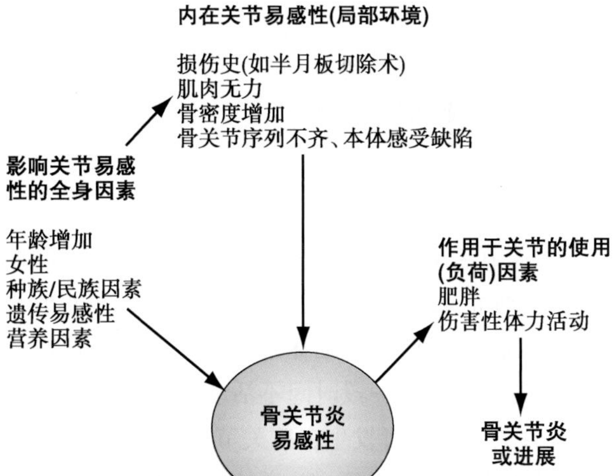

图 80-9　骨关节炎风险因素增加。无论是关节易感性(全身因素或局部关节环境中的因素)还是关节负荷,风险均增加。通常,载荷和易感因素结合引起疾病或促使其进展

病理生理学

骨关节炎可分为原发性(特发性)或继发性,继发性原因常包括创伤、发育、力学、代谢、内分泌或炎症。

有关骨关节炎的病理生理学的理论仍在发展。目前的理论将焦点扩展到关节软骨之外，除关节软骨，还包括软骨改变、滑膜、韧带、关节囊和肌肉之间的相互作用，以及软骨下骨的破坏和异常重塑。在生命早期，这些组织能够自我修复。随着年龄增长，软骨细胞对生长因子的反应下降，有丝分裂和合成活力降低，导致大的蛋白聚糖形成。随着骨关节炎的发展，滑膜（滑膜炎）和软骨细胞的炎性介质（NO、IL-1β 和 TNF）使分解代谢持续存在。这些局部作用促进疾病进展，并导致临床症状如关节肿胀/积液，僵硬和疼痛（伴或不伴有滑膜炎，图 80-10）。

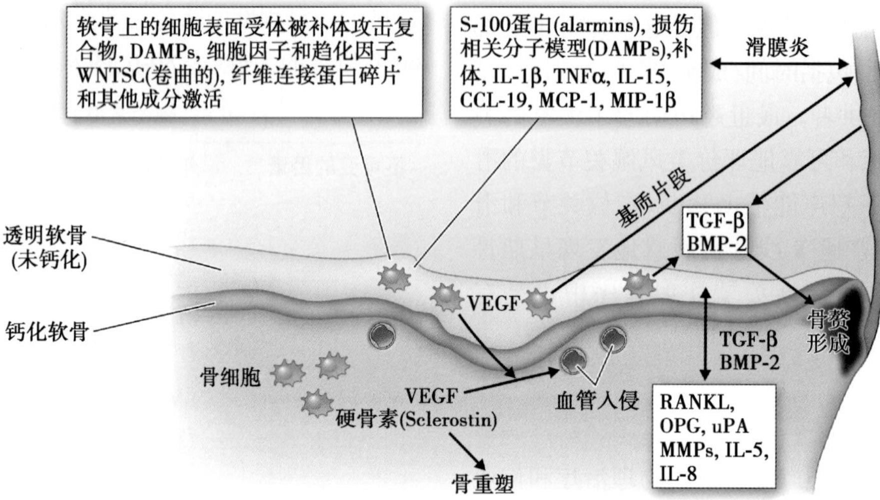

图 80-10　参与骨关节炎病程的选择性因素包括软骨细胞、骨和滑膜。滑膜炎导致细胞因子、警报蛋白、损伤相关分子模式（DAMP）分子和补体的释放，进而通过细胞表面受体激活软骨细胞。软骨细胞产生基质分子（2 型胶原，聚集蛋白聚糖）及负责降解基质的酶［例如 ADAMTS-5 和基质金属蛋白酶（MMP）］。骨侵袭通过软骨钙化发生，由血管内皮生长因子（VEGF）和其他分子触发（摘自 Loeser RF，et al. Osteoarthritis：A Disease of the Joint as an Organ. Arthritis Rheum. 2012；64：1697）

这些炎症结果最终导致软骨下骨硬化、关节囊增厚、滑膜增生和骨髓退行性改变（图 80-11）。

诊断

骨关节炎最常见的临床主诉是“疼痛随活动而加重”（通常表现为慢性过程）。持续时间小于 30min 的晨僵是常见的临床表现，且这种僵硬在一整天中可能会在任一段时间不活动后出现，称为“胶着”。骨关节炎既可发生在单关节也可累及多关节。最常累及的关节包括膝、髋、脊柱、手（近端指间关节 PIP、远端指间关节 DIP、腕掌关节）和足。涉及掌指关节、腕、肘和肩时应怀疑潜在的病理过程（创伤或其他全身性疾病，图 80-12）。

查体时，受影响的关节可能呈现骨性肿大（由于骨赘形成）、压痛、捻发性啰音和关节活动范围减小等特征。还可能存在软组织肿胀和积液，但是，其严重性往往不如炎性风湿性疾病。骨关节炎主要是依赖临床诊断，实验室检查和放射学检查并不必需，但

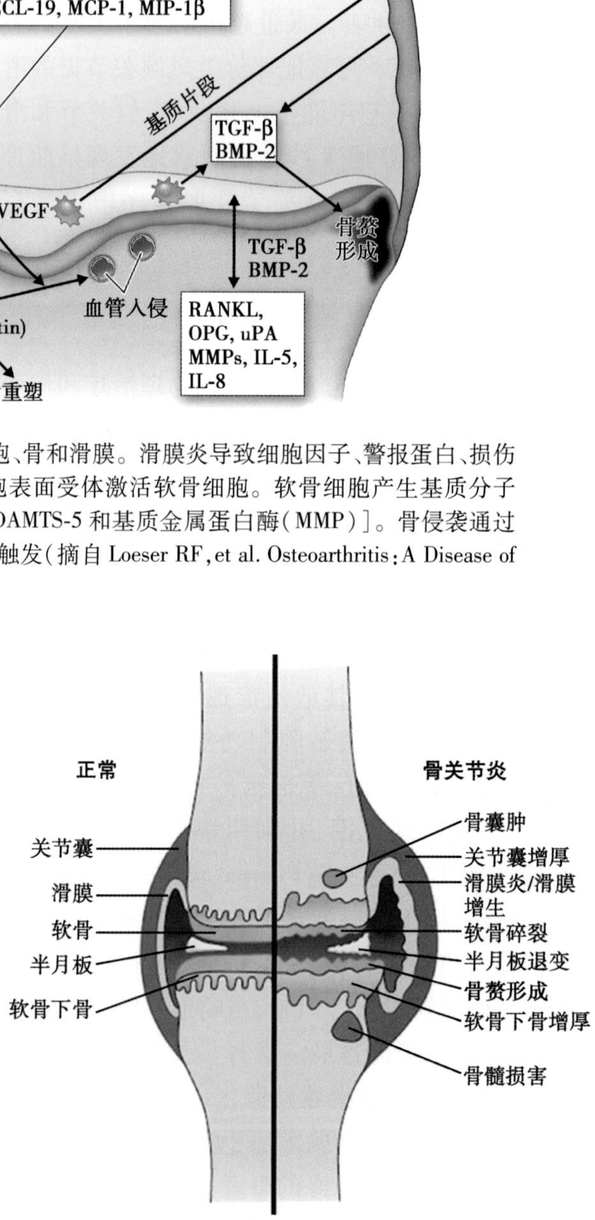

图 80-11　骨关节炎的病理学。骨关节炎关节的特征是关节软骨退化和丢失，软骨下骨增厚伴随着骨髓病变和囊腔，关节边缘的骨赘，程度不一的滑膜炎合并滑膜肥大，半月板变性（膝）和关节囊增厚［摘自 Loeser RF. Age-related changes in the musculoskeletal system and the development of osteoarthritis. Clin Geriatr Med. 2010；26（3）：371-386］

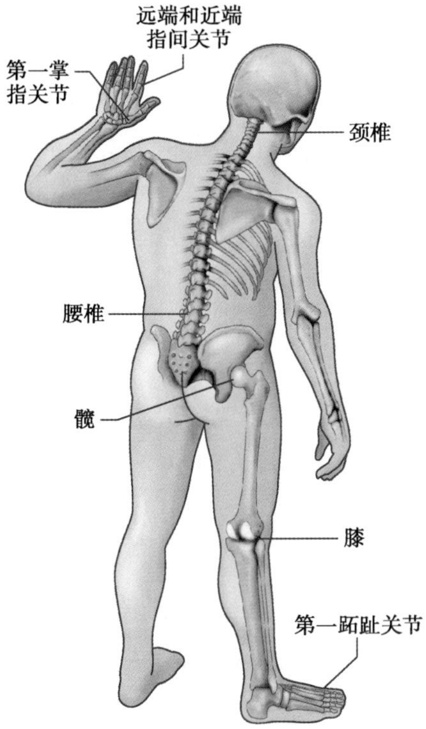

图 80-12　骨关节炎常影响的关节

是，由于它们可排除其他潜在疾病，故常需进行。

X 线片可发现骨赘、软骨下囊变、关节间隙变窄、关节畸形和移位（图 80-13、图 80-14）。

值得注意的是，影像学改变并不总与临床症状的严重程度相关。在开始治疗之前需行血细胞计数和血液生化检查，包括血糖、肝肾功能等，特别是在容易受到药物副作用影响的老年人。滑液和血清炎症标志物分析也有助于识别其他可能的疾病。软骨和骨代谢的分子生物标志物目前正在研究中。美国风湿病学会（ACR）已推出膝、髋和手骨关节炎的诊断标准（表 80-7～表 80-9），包括临床、放射学和实验室证据。

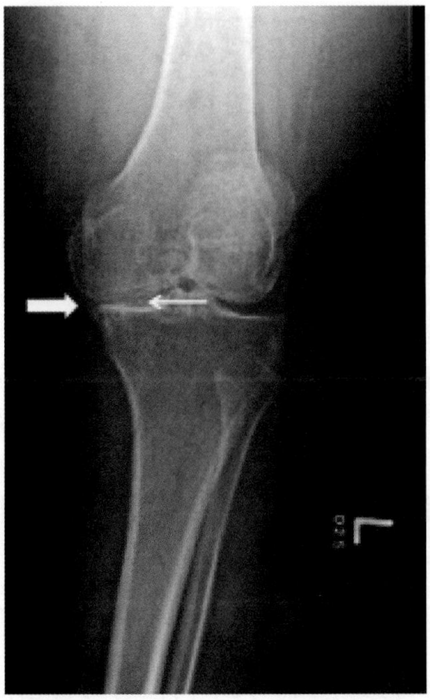

图 80-13　膝关节骨关节炎，显示骨赘（粗箭头）和内侧关节间隙变窄（窄箭头），以及内侧软骨下骨硬化

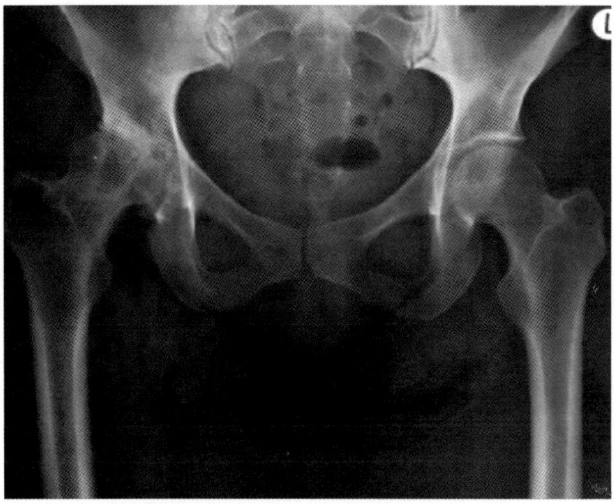

图 80-14　右髋严重骨关节炎

表 80-7　ACR 膝骨关节炎诊断标准[3]

一般情况*	年龄>50 岁，僵硬<30min
影像学表现	骨赘和骨赘
临床表现（至少 3 个）	捻发音、骨压痛、骨肿大、无明显发热
实验室检查（至少 5 个）	红细胞沉降率（ESR）<40mm/h，RF<1∶40，滑液白细胞计数<2×10^9/L

* 两个一般标准可以应用于临床和临床加实验室的最低限度。

改编自 Altman R，Asch E，Bloch D，et al. Development of criteria for the classification and reporting of osteoarthritis. Classification of osteoarthritis of the knee. Diagnostic and Therapeutic Criteria Committee of the American Rheumatism Association. Arthritis Rheum. 1986；29（8）：1039-1049。

表 80-8　伴疼痛的髋关节骨关节炎诊断标准（ACR）[4]

传统：临床和 X 线表现（至少 2 个）	ESR<20mm/h、骨赘、关节间隙狭窄（上方、轴向或内侧）
Tree：临床和 X 线	骨赘或 ESR<20mm/h，轴向关节间隙狭窄
临床表现	内旋<15°，ESR<45mm/h 或 屈曲<115°内旋>15°，年龄>50 岁，晨僵<60min

改编自 Altman R，Alarcon G，Appelrouth D，et al. The American College of Rheumatology criteria for the classification and reporting of osteoarthritis of the hand. Arthritis Rheum. 1990；33（11）：1601-1610。

表 80-9　伴疼痛、酸痛或僵硬的手部骨关节炎[9]诊断标准(ACR)

传统表现(至少 3 个)	10 个选定关节中 2 个硬组织增大*，2 个或更多远端指间关节的硬组织增大，<3 个 MCP 关节肿胀，所选关节畸形≥1 个*
Tree	10 个选定关节中有 2 个出现硬组织增大*，MCP 关节肿胀<3，2 个或 2 个以上 DIP 关节的硬组织增大，或选定关节的畸形≥2 个*

*选定的 10 个关节是：双侧第二和第三 DIP 和 PIP 关节，以及双侧 CMC 关节。

改编自 Altman R，Alarcon G，Appelrouth D\1\2t al. The American College of Rheumatology criteria for the classification and reporting of osteoarthritis of the hand. Arthritis Rheum. 1990;33(11):1601-1610。

康复

目前，大多数骨关节炎的治疗方法是对症治疗，特别是疼痛治疗和功能改善。胶原酶抑制剂、营养补充剂、多糖和其他分子制剂将来可能会起更重要的作用。特别是在医学和生理学的范围内，与骨关节炎相关的症状有太多可能的治疗选择，但是，许多此类治疗缺乏证据。AAPM&R 理事会目前认可美国骨科医师协会(AAOS)膝和盂肱关节骨关节炎治疗指南。

首先，确定局部疼痛产生的原因有助于制订骨关节炎治疗计划。疼痛可能与滑膜炎、积液、软骨下骨伤害感受器、关节周围的肌腱和滑囊有关。确定其他促成因素，例如膝内翻/外翻畸形、体重和社会心理问题同样重要。骨关节炎通常先选择保守治疗，然后根据症状的进展和治疗方法的是否有效而升级。有益的非药物治疗包括患者教育、个人管理计划(关节炎基金会，www. arthritis. org，可能是有用的患者资源)、运动-包括力量和低冲击的有氧运动(水中或地面)、超重($BMI>25kg/m^2$)患者的体重管理。

其他非药物干预措施包括物理治疗——关注力量、关节活动范围、缓解疼痛的物理治疗，包括 TENS、适应性步行辅助设备评价、手法治疗和其他干预措施。

力量练习和有氧运动似乎是骨关节炎康复的基石。力量练习可改善功能，提高生活质量并减轻疼痛[6]。有氧运动也显示了相似的减轻疼痛和改善功能作用。

对于严重骨关节炎，在非负重环境中的运动(水疗法或使用运动自行车)显示出极大的益处。在髌股关节炎中，强调股四头肌内侧头力量练习和闭合式动力链力量练习[7]。

作业治疗对于 ADL 训练、关节保护、能量节省和辅助用具评估特别重要。矫形器常用于骨关节炎，护膝(氯丁橡胶套筒、刚性框架、非负重型等)用于增强本体感觉反馈和稳定性，且可保暖。刚性支具还包括应用内侧/外侧力以“释放”对侧负荷。内侧和外侧楔形鞋垫可用来调节站立和行走力学，减少对侧膝关节腔室的负荷(表 80-10)。

表 80-10　AAOS 对膝关节骨关节炎的非手术建议[8]

强推荐	自我管理计划 低强度有氧运动 力量训练 神经肌肉健康教育 体育活动(符合国家指导方针) 非甾体抗炎药(口服和局部) 曲马多
中推荐	如果 $BMI>25kg/m^2$，需减轻体重
不确定(无法推荐或反对)	物理疗法(包括电疗法) 手法治疗 内侧减荷器支撑 对乙酰氨基酚 阿片类药物 止痛贴片 关节内糖皮质激素 生长因子注射 富血小板血浆(PRP)注射
中度不推荐	外侧楔形鞋垫 针头灌洗
强烈不推荐	针灸(无疗效，无潜在危害) 氨基葡萄糖和软骨素 关节内透明质酸

改编自 Brown GA. AAOS clinical practice guideline: treatment of osteoarthritis of the knee: evidence-based guideline. 2nd ed. J Am Acad Orthop Surg. 2013;21(9):577-579。

药物干预常需联合上述干预措施进行。对于特殊患者需采取个性化干预。治疗医师应考虑涉及的关节数量、疼痛/疾病的严重程度以及其他合并症。广泛使用的药物分为口服、局部和关节内用药。口服药物包括选择性和非选择性非甾体抗炎药、对乙酰氨基酚、曲马多和阿片类镇痛药。局部药物(霜剂、凝胶、贴剂)包括辣椒素(耗尽 P 物质)、水杨酸盐(在许多非处方药中很常见)、NSAID 和利多卡因。关节内注射药物包括皮质类固醇、增生治疗和透明质酸类药物(补充滑液，表 80-11)。

表 80-11　AAOS 对肩胛盂肱关节骨关节炎的非手术建议[9]

部分推荐	注射粘弹性补充剂
不确定（无法推荐或反对）	初步物理疗法 初始药物治疗 注射糖皮质激素 肩关节成形术后的物理治疗

改编自 Izquierdo R. AAOS：the treatment of glenohumeral joint osteoarthritis，guideline and evidence report. 1st ed. 2009。

由于骨关节炎的高发病率、对功能的影响及控制症状的困难，还可以选择其他几种补充和替代类药物或新兴疗法。口服补充剂包括氨基葡萄糖、硫酸软骨素、维生素和中草药补品。其他常见的非药物干预措施包括针灸、瑜伽和正念训练。

新型改善病情的治疗正在研究中（目前尚未批准），这些治疗介于症状处理和手术之间，包括富含血小板的蛋白质（platelet-rich protein，PRP）、生长因子（骨形态发生蛋白和成纤维细胞生长因子）、一氧化氮抑制剂、干细胞治疗、针对软骨下骨重塑的药物、针对 IL-β 和 TNF-α 的抗炎药、基因治疗（转移“抗关节炎”基因）、RNA 干扰和微小 RNA（目标软骨基因修复）。

晶体性关节病

背景与病理生理学

常见的晶体相关关节病包括痛风（美国最常见的炎性关节炎）、焦磷酸钙（calcium-pyrophosphate dehydrate，CPPD）和碱性磷酸钙（basic calcium phosphate，BCP）。这些疾病具有共同的病理生理学，包括晶体离子在过饱和状态下的累积，随之一系列新陈代谢事件促进其沉淀。

随着偏光显微镜的发展，晶体的鉴定和诊断方法已大大改善。

痛风的特征是尿酸盐结晶的形成（嘌呤代谢的分解产物），通常会影响中老年男性和绝经后妇女，其特征还在于尿酸增高和高尿酸血症。

在 CPPD 和 BCP 中，分别是无机焦磷酸盐（PPi）和磷酸盐（Pi）。晶体形成后产生炎性反应，单核细胞、中性粒细胞试图吞噬晶体，但由于晶体的不可溶性，常导致细胞死亡和胞内酶释放并反馈到炎性反应。

结晶性关节病发病的危险因素包括摄入饮食中高嘌呤含量、果糖和酒精、利尿剂的使用、肥胖症和慢性脱水（表 80-12）。

表 80-12　痛风危险因素

膳食摄入量	高嘌呤食物（如红肉、内脏、海鲜） 果糖 酒精（尤其是啤酒）
降低尿酸盐排泄的因素	药物（如利尿药氢氯噻嗪、环孢素） 肥胖 高血压 高血脂 肿瘤溶解综合征 代谢综合征 遗传性疾病
促进晶体沉淀的因素	脱水 pH 降低 体温降低 既往骨关节炎

诊断

结晶性关节病的诊断依据临床表现、实验室特征性检查和影像学检查，临床上主要表现为急性起病、剧烈疼痛、夜间加重。

最初只有一个关节受影响，下肢最常见的关节是第一跖趾关节。

实验室检查包括对滑液的分析，通常显示出白细胞计数升高，可见晶体，但葡萄糖和乳酸水平一般正常。补偿偏振光显微镜可用于鉴别晶体性关节病：痛风是双折射阴性，CPPD 是双折射阳性，而 BCP 是茜素红染色的非双折射团块（图 80-15、图 80-16；表 80-13）。

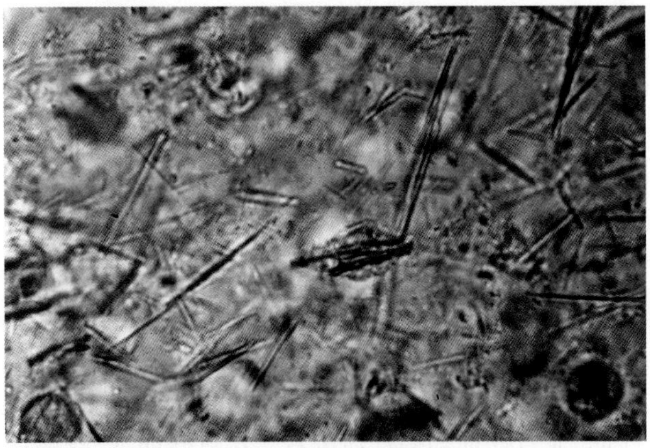

图 80-15　痛风：细胞外和细胞内尿酸单钠晶体，如在新鲜制备的滑液中所见，呈针状和棒状，这些晶体在补偿偏振光显微镜下呈强阴性双折射（negative birefringent）晶体（400×）

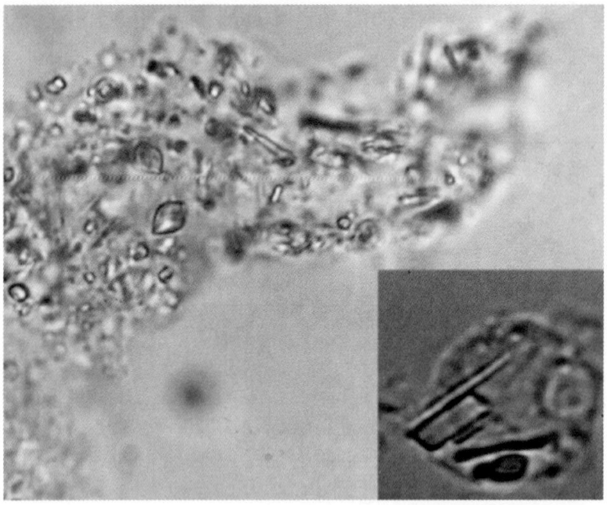

图 80-16　细胞内和细胞外焦磷酸钙晶体，如在新鲜制备的滑液中所见，呈矩形、棒状和菱形弱阳性双折射（positively birefringent）或非双折射晶体（补偿偏振光显微镜，400×）

表 80-13　晶体性关节病的诊断

临床表现	急性发作 通常在夜间发作 剧烈疼痛 单关节炎发作 下肢周围关节（最常见的第一跖趾关节） 红、肿、热、痛
实验室检查	滑膜液晶体，白细胞增多，血糖及乳酸水平正常 补偿偏振光显微镜 痛风：无双折射晶体 CPPD：有双折射晶体，通常为菱形或棒状
影像学表现	BCP：非双折射晶体，主要分布在中性粒细胞内，用茜素红染色 X 线：单侧肿胀，或骨皮质下囊肿，可能在慢性期才出现 超声：痛风/CPPD—双轨征；BCP—低回声伴后影

影像学检查包括放射学检查和超声。CPPD 痛风患者的超声检查可显示特征性双轮廓征（图 80-17）。

治疗

痛风可分为 4 个阶段：无症状性高尿酸血症、急性期、亚急性期和慢性痛风石。在急性期，治疗的初始目标是缓解疼痛，应用非甾体抗炎药或秋水仙碱（建议的剂量和频率各不相同）。值得注意的是，普通非甾体抗炎药最有效，吲哚美辛和非环氧化酶-2

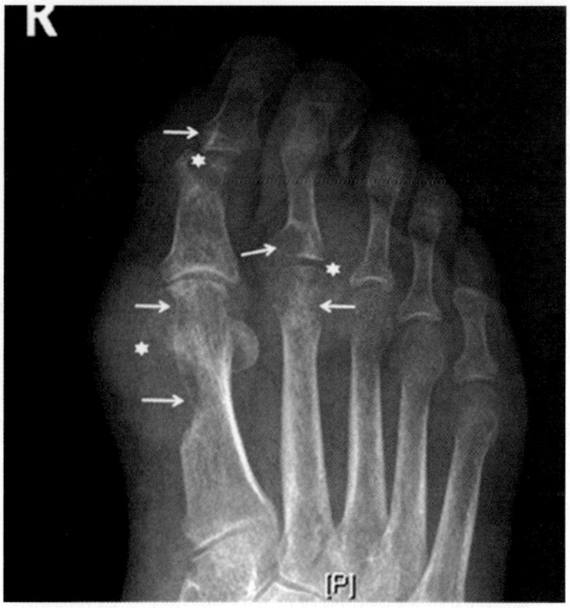

图 80-17　痛风石痛风引起的侵蚀性关节炎。注意大的痛风石（星状）和带有突出的边缘“鼠咬”样侵蚀（箭头）（摘自 Keenan RT, Krasnokutsky S, Pillinger MH. Gout, Pseudogout, and Osteoarthritis. In: McKean SC, Ross JJ, Dressler DD, Scheurer DB. eds. Principles and Practice of Hospital Medicine, 2e New York, NY: McGraw-Hill; 2017）

抑制剂（non-Cox-2 inhibitors）与更多的胃肠道不良事件相关。如果急性发作仅限于单关节或患者不能耐受秋水仙碱或非甾体抗炎药，关节内糖皮质激素注射可能有效。应重点预防复发，干预措施包括饮食调整、减重（如果适用）及其他危险因素、合并症的处理。

预防痛风发作最常用的药物是黄嘌呤氧化酶抑制剂（别嘌醇、非布索坦），应用时从低剂量开始，通常在急性发作后 2～4 周内使再发风险最小化。目标是将血清尿酸盐降低至<6.8mg/dL（过饱和水平），也有建议降至 5.0mg/dL。其他药物如丙磺舒，旨在增加尿酸排泄。

假性痛风和 BCP 的治疗方法类似于痛风。急性疼痛的对症治疗涉及非甾体抗炎药，包括选择性 COX-2 抑制剂、关节内皮质类固醇注射、全身性皮质类固醇、促肾上腺皮质激素（ACTH）和小剂量秋水仙碱。如果 CPPD 继发于低镁血症，补充镁剂可能有助于预防发作，其他代谢异常包括甲状旁腺激素（PTH）如果会致病，则应进行治疗。肩袖和肩峰下滑囊的 BCP 晶体相关性炎症，灌洗（tidal irrigation）和高频治疗超声可能有效，特别是在 Milwaukee 肩综合征。

血清阴性脊柱关节病

背景与病理生理学

血清阴性脊柱关节病（seronegative spondyloanthropathy，SpA）是一组炎性、风湿性疾病，包括强直性脊柱炎、银屑病关节炎、反应性关节炎和肠病性关节炎（克罗恩病和溃疡性结肠炎）。这些疾病拥有共同的与家族聚集和 HLA-B27 基因关联的遗传易感性，特征性表现包括周围和中轴关节炎、肌腱炎、指/趾炎，和眼、心脏、肺和皮肤等关节外表现，且类风湿因子阴性。TNF 在疾病进展中起关键作用。环境触发因素因疾病类型而异。感染，尤其是细菌，与反应性关节炎有关（主要是沙门菌、耶尔森菌和衣原体）。血清阴性脊柱关节病作为一组疾病，其患病情况与类风湿关节炎类似。

诊断

脊柱关节炎的诊断依据包括临床表现、影像学特征和家族史，确诊的关键特征包括症状的部位（中轴或外周）、影像学上骶髂关节炎的存在、血人类白细胞抗原 B27（HLA B27）（+）和全身表现（表 80-14）。

表 80-14　ASAS 脊柱关节炎的分类标准[10]

中轴型（腰痛≥3 个月，发病年龄<45 岁）		仅出现外周症状
骶髂关节炎加上≥1 个 SpA 特征	HLA-B27 阳性加上≥2 个 SpA 特征	关节炎/末端炎/指(趾)炎
SpA 特征		≥1 个以下特征
炎性腰痛		葡萄膜炎
关节炎		银屑病
肌腱炎（足跟）		克罗恩病/溃疡性结肠炎
葡萄膜炎		前期感染
指（趾）炎		HLA-B27 阳性
银屑病		影像学提示骶髂关节炎
克罗恩病/溃疡性结肠炎		或者
对非甾体抗炎药反应良好		≥2 个以下特征
SpA 家族史		关节炎
CRP 升高		附着点炎
HLA-B27 阳性		指（趾）炎
		炎性腰痛
		SpA 家族史

改编自 Lipton S，Deodhar A. The new ASAS classification criteria for axial and peripheral spondyloarthritis. Int J Clin Rheumatol. 2012；7（6）：675-682。

预后

预后不良的指标包括周围关节受累、发病年龄小、血沉升高以及对非甾体抗炎药反应差。葡萄膜炎往往是更严重疾病的标志

康复

脊柱关节炎患者的康复目标是调整姿势、改善受累部位关节活动范围、尽可能改善和提高功能，包括水疗、关节活动范围练习和肌肉力量练习的康复计划可改善功能[11]。

初始治疗的重点是早期诊断，因为大多数患者对非甾体抗炎药（疼痛性质为炎性而不是机械性）和物理治疗的反应良好。柳氮磺吡啶主要用来控制强直性脊柱炎和其他 SpA 的外周关节症状。抗 TNF 药物是控制病情的主要药物，且适用于非甾体消炎药无效者[12]。在中轴脊柱关节炎和未控制的持续性外周 SpA，当前的趋势是尽早开始使用抗 TNF 制剂（尽管长期安全性和有效性尚待评估）。皮质类固醇局部关节内治疗可能有效。二膦酸盐对炎症性疾病和潜在的骨质疏松可能有效。甲氨蝶呤在外周疾病中也有作用，但它对脊柱的影响尚不确定。

（叶超群　译，柳维林　万春晓　校）

参考文献

1. Somers EC, Thomas SL, Smeeth L, Schoonen WM, Hall AJ. Incidence of systemic lupus erythematosus in the United Kingdom, 1990–1999. *Arthritis Rheum*. 2007;57(4):612–618.
2. Park Y, Chang M. Effects of rehabilitation for pain relief in patients with rheumatoid arthritis: a systematic review. *J Phys Ther Sci*. 2016;28(1):304–308. doi:10.1589/jpts.28.304.
3. Altman R, Asch E, Bloch D, et al. Development of criteria for the classification and reporting of osteoarthritis. Classification of osteoarthritis of the knee. Diagnostic and Therapeutic Criteria Committee of the American Rheumatism Association. *Arthritis Rheum*. 1986;29(8):1039–1049.
4. Altman R, Alarcon G, Appelrouth D, et al. The American College of Rheumatology criteria for the classification and reporting of osteoarthritis of the hand. *Arthritis Rheum*. 1990;33(11):1601–1610.
5. Altman R, Alarcon G, Appelrouth D, et al. The American College of Rheumatology criteria for the classification and reporting of osteoarthritis of the hip. *Arthritis Rheum*. 1991;34(5):505–514.
6. Iwamoto J, Sato Y, Takeda T, Matsumoto H. Effectiveness of exercise for osteoarthritis of the knee: a review of the literature. *World J Orthopedics*. 2011;2(5):37–42. doi:10.5312/wjo.v2.i5.37.
7. Rahmann AE. Exercise for people with hip or knee osteo-

arthritis: a comparison of land-based and aquatic interventions. *Open Access J Sports Med*. 2010;1:123–135.
8. Brown GA. AAOS clinical practice guideline: treatment of osteoarthritis of the knee: evidence-based guideline. 2nd ed. *J Am Acad Orthop Surg*. 2013;21(9):577–579.
9. Izquierdo R. AAOS: the treatment of glenohumeral joint osteoarthritis, guideline and evidence report. 1st ed. 2009.
10. Lipton S, Deodhar A. The new ASAS classification criteria for axial and peripheral spondyloarthritis. *Int J Clin Rheumatol*. 2012;7(6):675–682.
11. Eppeland SG, Diamantopoulos AP, Soldal DM, Haugeberg G. Short term in-patient rehabilitation in axial spondyloarthritis—the results of a 2-week program performed in daily clinical practice. *BMC Research Notes*. 2013;6:185. doi:10.1186/1756-0500-6-185.
12. Caso F, Costa L, Del Puente A, et al. Pharmacological treatment of spondyloarthritis: exploring the effectiveness of nonsteroidal anti-inflammatory drugs, traditional disease-modifying antirheumatic drugs and biological therapies. *Therap Adv Chron Dis*. 2015;6(6):328–338. doi:10.1177/2040622315608647.

第 81 章　临终康复总论

Rev. Pamela S. Harris

引言

乍看起来，康复医学和缓和医学领域似乎截然相反，但实际上有很多共同点。这两个领域都通过跨学科团队的方式为患者及其家属提供全方位的医疗。缓和治疗的核心是制订个性化的患者医疗计划，将注意力集中在疼痛和症状控制上，最大限度地提高患者的功能、独立性和改善生活质量。患者的医疗计划是根据医疗目标制订的，随着其身体状况的变化，医疗计划也会发生相应改变。不论疾病处于哪一阶段，任何年龄阶段严重疾病的患者都应将缓和治疗作为医疗计划的一部分，而康复医疗机构常在患者的早期缓和治疗计划中占主导地位。图 81-1 显示了缓和治疗在重大疾病病程中的作用[1]。

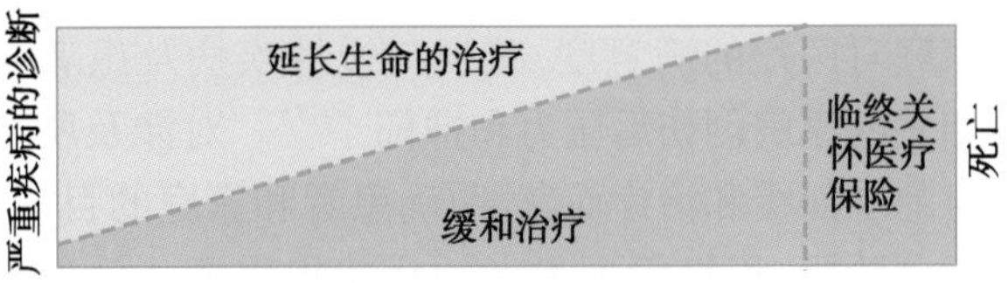

图 81-1　缓和治疗在疾病进程中的位置(摘自 Clinical Practice Guidelines for Quality Palliative Care. National Coalition for Hospice and Palliative Care. Available at: www.nationalconsensusproject.org)

尽管在积极治疗严重疾病的同时，应进行缓和治疗，但与常规预防和介入医疗相比，缓和治疗更注重症状管理和生活质量，而非注重治疗或控制疾病。加拿大魁北克省的 Balfour Mount 医生首次使用“缓和治疗一词”[2]。该术语来源于拉丁语词根 palliare(“掩盖”或“遮掩”[3])。世界卫生组织对缓和治疗的定义强调以患者为中心，对患者及其家属的身体、情感和心理困扰进行全面、跨学科的医疗(表 81-1)[4]。

表 81-1　世界卫生组织对缓和治疗的定义

缓和治疗是一种通过预防和减轻痛苦的方法，即早期识别、全面评估和控制疼痛及有关症状，并对生理、心理和精神问题予以重视，以改善面临危及生命疾病的患者及其家属的生活质量。缓和治疗： • 可在疾病早期与其他旨在延长生命的疗法（如化疗或放疗）结合使用，包括有助于更好了解和处理增加患者痛苦的临床并发症的研究 • 减轻疼痛和其他痛苦症状 • 肯定生命并将死亡视为正常过程 • 既不加速死亡也不推迟死亡 • 整合患者照护的心理和精神层面 • 提供支持体系，以帮助患者尽可能积极地生活直至死亡 • 提供支持体系，以帮助家人应对患者的疾病和丧亲之痛 • 如果需要，可使用团队方式解决患者及其家人的需求，包括丧亲咨询 • 提高生活质量，也可能对疾病的进程产生积极影响

摘自世界卫生组织（http://www. who. int/cancer/palliative/definition/en/）。

许多人错误地认为缓和治疗只与临终关怀相联。实际上，除临终关怀外，功能恢复和康复项目是良好的缓和治疗计划中不可或缺的部分。研究发现，早期缓和治疗与常规医疗的结合并不会缩短患者的寿命。相反，接受早期综合缓和治疗的患者甚至比只接受常规医疗治疗的寿命更长[5-7]。

缓和治疗可改善症状，减少患者住院次数。因此，缓和治疗包括临终关怀，不仅可以改善患者的医疗情况，还可降低与医疗相关的整体医疗成本[8-15]。

此外，由综合缓和治疗团队提供的医疗可以提高家庭对医疗的满意度，减少与慢性疾病及患者死亡相关的家庭创伤后压力和抑郁[16-17]。对涉及所有学科的全面缓和治疗而言，明确患者和家庭的目标、疗程分阶段、积极管理患者的症状很重要。最近一项研究发现，在没有跨学科支持的情况下进行一次性缓和治疗，不仅不会降低抑郁或焦虑评分，反而会提高家庭成员的创伤后应激评分[18]。

当然，患者濒临死亡时是最需要缓和治疗的。临终关怀是为绝症患者及其家属提供的特殊的缓和治疗。在美国，如果按正常病程，患者预测寿命为 6 个月或更短时，可以使用临终关怀[19]。临终关怀既不寻求延长生命，也不加速死亡进程。“临终关怀”一词的英文“hospice”与“hospitality”（热情好客）一样，都来自拉丁语词根 hospes，意为“客人，主人或陌生人”[20]。患者和濒死的人最开始是由其家属和朋友医疗的。19 世纪到 20 世纪初，法国、爱尔兰和美国整个东部都开设了专门的临终关怀场所。19 世纪和 20 世纪，随着医院、养老院、救济院的增加以及医疗知识内容的不断扩充，死亡医疗在工业化程度高的国家变得“医疗化”。患者死亡时不再在家中由家属陪伴。1937—1945 年，医院和相关机构的死亡率从 36. 7% 上升到 46. 3%[22]。据估计，到 20 世纪后期，美国有 70% ~ 80% 的死亡发生在医院或养老院中[23-24]。其他工业化国家也表现出类似的趋势[25-27]。

英国的 Cicely Saunders 夫人在 1967 年建立了圣克里斯托夫临终关怀机构，她的第一个家庭医疗团队成立于 1969 年，并将其医疗理念推广到社区[28]。

Saunders 提出了治疗“所有疼痛”的概念。她认为团队需要治疗所有伴随绝症而来的、不同方面的疼痛和痛苦，无论是身体上的、精神上的、情感上的还是心灵上的。除此之外，她还教导人们，持续的痛苦需要持续的控制。在圣克里斯托夫医院，Saunders 对吗啡控制疼痛的效果进行了研究[29]。Saunders 总结临终关怀：“你很重要，因为你就是你，直到你生命的尽头，你都很重要。我们将尽我们所能，不仅帮助你平静地死去，而且有尊严地活到你死去[30]。”由于她在促进临终关怀方面所做的杰出工作，1979 年她被封为英国女爵士。

Saunders 的经历也是 Florence Wald 的灵感来源，人们认为 Wald 将现代临终关怀的理念带到了美国。1968 年 Wald 去了圣克里斯托夫临终关怀医院。1971 年，Wald 建立临终关怀公司，1974 年又创办了康涅狄格州的临终关怀医院[31]。

大约在同一时期，出生于瑞士的精神病学家 Elisabeth Kübler Ross 博士因 1969 年发表《死亡与垂死》中悲伤阶段的理论而闻名于世。1972 年，她向参议院老龄问题委员会讲述了在美国死亡时会经历什么，并指出将濒死者作为“否认死亡”社会的一部分，只会使其他人无法直面自己的死亡。她倡导探访护士在家庭医疗方面给予家庭更多的“精神、情感和经济上的帮助，以促进家庭的临终医疗”[32]。

医疗方法

内容

美国家庭医生学会定义缓和治疗：“缓和治疗服务于所有年龄段的患者，他们患有慢性病或损伤，对日常供能产生不利影响或缩短预期寿命。缓和医疗由跨学科团队提供，团队成员由不同领域的人员构成,可能包括志愿协调员、丧亲协调员、牧师、心理学家、药剂师、护理员、家政人员、营养师、治疗师(如物理治疗师、作业治疗师、文体治疗师、游戏治疗师、儿童生活治疗师、音乐治疗师)、病例管理人员和训练有素的志愿者。除了疾病的生理方面,缓和治疗还涉及心理、精神和实践问题。医疗单元包括患者及其家属(家属由患者或代理人指定),家属不一定与患者存在亲戚关系,而是与患者有重要关系并能对患者提供相应支持的人"[33]。缓和治疗可由一级、二级或三级医疗服务提供者提供。一级缓和治疗包括鉴别严重疾病或绝症,并对患者提供适当的症状管理和转诊,以进行下一步治疗。二级缓和治疗是指缓和医学专家提供缓和治疗咨询服务和高级缓和治疗服务。三级缓和治疗通常在学术中心或专业医疗中心进行,除进行最复杂的治疗外,同时进行研究和教学[34]。缓和治疗医生在获得住院医生后还需要经过至少 1 年的专业培训才有资格获取由美国医学专业委员会(ABMS)颁发的临终关怀和缓和医学(HPM)亚专业证书。表 81-2 列出了 10 个 ABMS 组织委员会[35]。

表 81-2 临终关怀与缓和医学亚专业认证的组织委员会

- 美国内科医学委员会(ABIM)
- 美国麻醉学委员会(ABA)
- 美国急诊医学委员会(ABEM)
- 美国家庭医学委员会(ABFM)
- 美国妇产科委员会(ABOG)
- 美国儿科委员会(ABP)
- 美国物理医学与康复医学委员会(ABPMR)
- 美国精神病学与神经病学委员会(ABPN)
- 美国放射学委员会(ABR)
- 美国外科委员会(ABS)

理想情况下,所有医疗提供机构都能熟练地提供基本缓和治疗服务,如缓解症状,针对病情可能出现的变化预先制订医疗方案,告知患者可能出现的预后并与其共同探讨、选择治疗方案,当医疗方案需要更改时帮助患者作出决定。然而,大多数已经行医数十年的医生在培训期间并没有培训有关临终讨论具体指导的内容。即使正在接受培训的人,也没有准备好或不能自如地应对关于临终讨论的谈话[36-38]。目前,有一些教育项目可以帮助临床医生学会如何与患者及其家属进行临终讨论的对话。由罗伯特·伍德森·约翰逊基金会(Robert Woods Johnson Foundation)资助的美国医学协会伦理学研究所临终关怀医师教育项目(EPEC; http://www.epec.net),对非临终关怀和缓和医学医生提供初级缓和治疗的学习培训。还有专门供护理人员、急诊医学、长期护理、肿瘤学、退伍军人和儿科学习使用的模块,如 Vital Talk (http://vitaltalk.org/) 和 ePrognosis (http://eprognosis.ucsf.edu/communication) 提供相关在线培训。美国临终关怀和缓和医学学会(http://aahpm.org/education)除了在年会和美国各地举办的其他项目上提供继续教育课程外,还提供各种自学课程。医疗保健改进研究所于 2010 年启动了"对话项目"(http://theconversationproject.org),此项目为人们与所爱的人就其临终医疗展开对话提供帮助。他们已经研发了一些对话启动工具包,包括针对痴呆患者和严重疾病患儿的特殊工具包[39-42]。缓和医疗发展中心(https://www.capc.org)、美国国家临终关怀和缓和医疗组织(https://www.nhpco.org)为缓和医疗提供者提供了更多的资源。美国地方临终关怀医院也可能有宣教材料帮助解释患者会出现的常见症状和体征,或者如何解决诸如补水和营养等问题。但是,课程本身并不能代替与患者及其家属进行谈话实践练习,熟练地进行临终谈话需要经过实际谈话练习。当然,其他提高沟通技巧的课程对谈话也有帮助。

在美国,"国家共识项目"研究了 5 个主要的美国缓和医疗项目,以确定优质的关怀医疗。表 81-3 列举了认定的关键要素[43]。

表 81-3 美国共识项目关于缓和治疗的 12 个关键要素

- 患者人群:存在慢性衰弱或严重威胁生命的疾病、状况或损伤的所有年龄段患者
- 以患者家庭为中心的照护
- 缓和治疗的时机:理想的情况是从诊断时开始,一直持续到患者治愈或死亡,直至家属丧亲
- 综合照护:对身体、心理、社会和精神困扰的多层面照护
- 跨学科团队
- 注意缓解痛苦,旨在预防或减轻与疾病或其治疗有关的痛苦负担
- 有效的沟通
- 照护临终患者和丧亲者的技能
- 跨场所的照护连续性,在每个场所与专业人员和非专业照护人员合作以进行照护协调
- 平等的机会:团队应努力为所有患者提供平等的缓和治疗机会,而不考虑其年龄、性别、种族、民族、性取向或支付能力
- 质量评估和绩效改善

摘自 www.qualityforum.org/Publications/2006/12/A_National_Framework_andPreferred_Practices_for_Palliative_and_Hospice_Care_Quality.Aspx。

医疗场所

在高收入国家的急诊医院中,缓和治疗咨询团队越来越多,这些团队帮助提供症状管理,并帮助患者确定最能满足其需求和偏好的医疗目标。2015年缓和医疗发展中心报告显示,美国医院缓和治疗团队的数量持续增长:拥有 50 张及以上床位的美国医院中,67% 有缓和治疗团队,比 2008 年的 53% 有所上升。获得 A 级的州(A 级定义为超过 80% 的州医院成立了缓和治疗团队)的数量也有所增加,从 2008 年的 3% 上升到 2015 年的 17%,尽管不同地区的情况有所不同。2015 年第一次出现没有一个州的缓和治疗评分是 F 级(F 级定义为一个州有缓和治疗项目的医院低于 20%)。然而,差距仍然存在。2015 年美国的总体评分为 B 级(B 级定义为 61%～80% 的医院有缓和治疗项目),与 2011 年的评分相同[44]。

缓和治疗服务也可以整合到专科诊所,如肿瘤科、呼吸科或心血管科。一些家庭健康机构和临终关怀机构提供缓和性家庭健康服务,这类项目的可行性因地区而异。然而,目前美国的临终关怀和缓和治疗(HPM)提供者严重短缺,而且随着人口老龄化,短缺的情况预计会进一步恶化。美国 26% 的人口是"婴儿潮一代",从 2011 年开始,美国平均每天都有 1 万人年满 65 岁,这种状态将持续到 2030 年[45]。基于这些人群数据的统计,估计存在 6 000～18 000 名熟练的缓和治疗医生的缺口[46]。

临终关怀可根据患者情况选择在家中、小型公寓式医疗机构、医疗养老院、临终关怀养老院或者专门的医疗养老机构中进行(图 81-2)。过去美国临终关怀是以家庭为基础的医疗模式。最近几年,美国才出现了大量的临终关怀床位,为在社区无法充分控制症状的患者提供医疗。2011 年,1/5 的临终关怀机构运营着一个住院患者临终关怀单元(可能在医院内)或独立的临终关怀养老院/医疗养老机构,到 2013 年比例上升至约 1/3[47,48]。

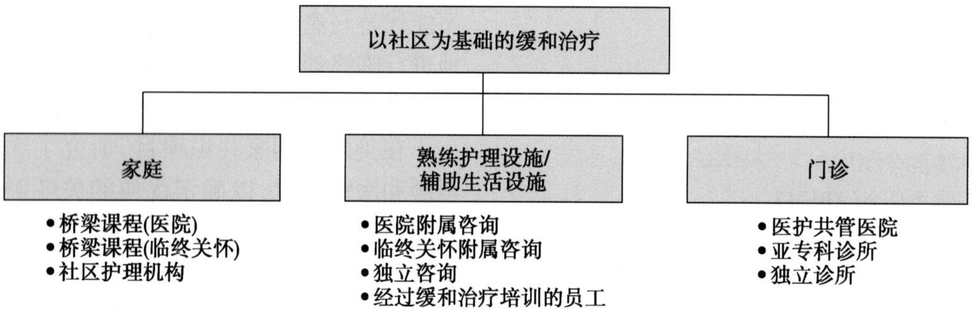

图 81-2　社区环境中的缓和治疗模式(经允许摘自 Jain N,Smith AK. Palliative Medicine Across the Continuum of Care Including Hospice. In:Halter JB,Ouslander JG,Studenski S,High KP,Asthana S,Supiano MA,Ritchie C,eds. Hazzard's Geriatric Medicine and Gerontology,7e New York,NY:McGraw-Hill;2017)

当然,临终关怀服务的有效性和提供临终关怀的方式因国家而异。2014 年,美国估计有 6 100 家临终关怀医院,美国 50 个州、哥伦比亚特区、美属维尔京群岛、关岛和波多黎各都有临终关怀院。2014 年这些临终关怀医院为约 170 万患者提供服务。然而即使如此,美国临终关怀系统仍然存在病程终末期患者才能转诊的困扰:2014 年,中位(第 50 百分位数)服务时间仅为 17.4d,平均服务时间为 71.3d[49]。

将美国和世界其他地区的服务进行比较有些困难,因为美国临终关怀是在限制时间基础上提供的,可能不适用于其他国家的缓和治疗服务(本章后的医疗临终关怀保险)。非政府组织(NGO)和宗教团体也可能在美国以外的一些地区提供缓和治疗。世界上,不同地区在数据统计、收集和报告方式上也存在差异。患者的诊断也可能因国而异。例如,在美国,对获得性免疫缺陷综合征(AIDS)患者的临终关怀只占患者医疗的很小比例。然而,撒哈拉以南非洲是受人类免疫缺陷病毒(HIV)影响最严重的地区,2014 年有 2 580 万 HIV 携带者。此外,撒哈拉以南非洲占全球新增艾滋病毒感染总数的近 70%。2014 年全球有 120 万人死于 AIDS 相关原因,相比之下,2012 年美国有 13 712 例患者死于 AIDS[50,51]。

一项在欧洲提供缓和治疗服务的研究发现,西欧国家已覆盖住院缓和治疗服务(62%)、家庭医疗团队(52%)和医院支助队(31%),中欧和东欧的覆盖率分别为 20%、14% 和 3%。英国、德国、意大利、波兰和奥地利都有完善的临终关怀服务网络[52]。2005—2012 年,约 1/4 欧洲国家专业的缓和治疗服务得到了显著改善,改善的国家主要在西欧。据报道,中欧和东欧地区只有 1/10 的患者可以享受缓和治疗家庭医疗团队的服务,而有医院支持的团队服务少到几乎可以忽略不计[53]。

根据亚太临终关怀网络,澳大利亚和新西兰拥有完善的缓和医疗服务,并纳入了政府资助的主流医疗保健[54,55]。据报道,日本、韩国和新加坡等工业化程度较高的国家和地区有较完善的缓和护理服务项目。然而在印度,只有 6 个组织为 10 亿人口提供临终关怀和缓和医疗服务[54]。

在非洲,2017 年 21 个国家没有确定的缓和治疗或临终关怀项目;11 个国家正在建设缓和治疗或临终关怀项目;11 个国家提供本地化的临终关怀或缓和医疗服务(服务通常由外部捐助者提供资助)。只有津巴布韦、乌干达、肯尼亚和南非将缓和治疗医疗纳入了正规的卫生服务体系中。许多非洲地区,非政府组织是缓和治疗提供的主要来源,但在阿片类药物的供应、劳动力培训和服务的可持续性方面遇到了困难[56]。

美国临终关怀保险和医疗临终关怀保险的保障范围

在美国,临终关怀由医疗保险和医疗补助服务中心(CMS)管理,并有相关法律和条例规定了按地域划分的临终关怀付款率及每个财政年度的总付款上限[57-59]。医疗补助和儿童健康保险计划(CHIP)可为低收入者提供临终关怀保险,覆盖人群包括了儿童、孕妇、老人和符合纳入标准的残疾人[60]。符合资格后,获得医疗补助前,患者可能会被要求支付一笔类似于可扣除的保险款的“扣除金”[61-63]。私人保险公司承保范围各不相同,但大多数保险公司对临终关怀保险资格确认方面都遵循一般医疗保险的指导方针。临终关怀医院也可以为没有医疗保险或贫穷的人提供医疗。

享受临终关怀医疗保险(MHB)同时有资格获得医疗保险 A 部分的患者,包括以下情况:

1. 患有终末期肾病,在因肌萎缩侧索硬化(ALS)而致残的第一个月,已领取残疾社会保障收入 24 个月,或年龄在 65 岁及以上。

2. 美国公民或连续 5 年的永久合法居民。

3. 支付医疗保险工资税至少 10 年[57]。

此外,患者必须由临终关怀医院的主任和主治医生证明为疾病终末期,按正常病程预期寿命为 6 个月或更短(执业护士可作为临终关怀患者主要治疗的医务人员,但不具备证明患者患有绝症的认证资格,只有与患者合作的医生才具备认证资格)。患者的医疗必须由医疗保险认证的临终关怀机构提供[57]。

患者或患者的委托人必须选择接受 MHB。在临终医疗期间,患者需放弃其他医疗保险服务的权利,包括其他临终关怀或家庭保健提供者的医疗,任何与临终状况和 6 个月临终征兆有关的医疗。这包括与临终关怀相当的服务,包含医院护理。患者不得同时接受疾病治疗和临终关怀,但下列情况例外:

- 小于 21 岁的未成年人可以同时接受的疾病治疗和临终关怀[62]。
- 截至 2016 年,还有 141 家临终关怀医院参与了医疗保险示范项目,同时试点临终关怀和普通医疗。医疗保险护理模式试点只对被确诊为晚期癌症、慢性阻塞性肺疾病、充血性心力衰竭或 AIDS 的患者开放,他们也可以选择接受临终关怀[62]。
- 在退伍军人事务部接受医疗的退伍军人接受医疗的同时也可以接受临终关怀[64]。

所有其他患者必须提供一份解除临终关怀的文书,才能回归正常的医疗。医保报销起止时间与进入或离开临终关怀医疗同步,再次出入院也不受前次影响,并不需要等待一定时间才能再次入院。

选择 MHB 后,患者可接受长达 90d 的医疗,称为保险期。保险期结束时,临终关怀医生须签署一份绝症再认证证明,这样患者可以享受第二次长达 90d 的保险期。当患者的医疗时间已满 150d,则需在第 180d 前由临终关怀医生或临终关怀执业护士对患者进行面对面的再认证。这样患者可能会获得不受 60d 限制的 MHB 保险期。但需注意,从第 3 天开始的每一阶段,患者需在重新认证的前一个月内进行一次面对面的再认证。面对面的认证是医疗临终关怀保险强制要求的,不收探访费用。但是,如果患者需要进行额外评估和管理探访,那么这些可与计费探访一起进行。如果临终关怀机构没有在最后期限内对患者进行面对面的探访,患者必须移出 MHB,在进行必要的探访评估后,患者可重新纳入进来。在此期间,临终关怀机构承担照顾患者的费用,直到患者重新进入保险期。如果患者不允许进行必要的面对面访问,他们可能会被从临终医疗保险名单中剔除[65]。

在每个保险期，临终关怀医生都要进行责任重新确认——根据病情进展情况，患者的预测寿命为6个月或更短。临终关怀医生必须详细描述上一段保险期内患者病情进展情况。如果患者病情稳定或没有进展，将从临终关怀机构的MHB名单中除名。当患者的病情发生变化时，可以再次接受临终关怀医疗。患者不管因任何原因离开临终关怀，无论是撤销或取消资格，当前认证期间内剩余天数都将作废。无论间隔多长时间，患者将在下一个认证保险期内才可再入院。如果患者是第三次及以上临终关怀保险期则需重新登记入院，且患者必须在入院前进行面对面的探访才能再次入院[65]。

无论哪里提供医疗，MHB都要求覆盖与晚期疾病和预测6个月预后的相关服务。表81-4列出了美国MHB所涵盖的服务[57]。跨学科团队至少由一名医生、注册护士和社会工作者组成。须为患者制订个性化的医疗计划，详细说明服务的频次以及提供的药物和设备；每两周在跨学科小组会议上讨论每一位患者的医疗方案，并及时调整医疗计划。

表81-4 缓和治疗医生的角色

关注患者 • 评估与诊断 • 讨论预后及治疗方案的选择 • 有效的症状管理 • 过渡至疾病后期阶段的指导和支持 • 指导制订治疗决策(风险、益处和负担) • 与其他治疗提供者合作以满足患者的需求 • 尊重患者的信仰、价值观和目标 • 关心他人 • 支持患者重新寻找意义、目标和希望 • 倡导帮助患者获得所需的服务 • 进行教学和研究以提高患者照护标准 **关注家庭成员** • 从治愈目标向舒适目标过渡的指导和支持 • 讨论诊断、预后和治疗方案的选择 • 指导制订符合患者意愿的治疗决策 • 教授照护患者的技巧 • 提供持续的情感支持和安慰	**关注自己** • 获得专业能力和认证 • 寻求同行建议 • 学习压力管理技巧并进行自我照护活动，包括花时间锻炼、与家庭成员互动和度假 **关注团队** • 认真参加团队会议，以帮助建立团队成员之间的相互信任 • 向团队成员寻求帮助 • 为提高团队医疗技能提供资源 • 关注并向其他团队成员学习 • 帮助团队专注于患者及其家庭的问题 • 留意自己和其他团队成员的疲惫和压力迹象 **关注组织** • 规范对组织资源的管理，以改善患者获得所需照护的机会 • 参加质量改进活动 • 适当的管理任务 • 将资源集中在最需要的地方，以减轻患者和家庭的痛苦 • 促进减少员工流失和改善患者预后的管理策略

摘自 Grant M, Dy SM, Porter Storey C Jr, ed. UNIPACT 1: a resource for hospice and palliative care professionals: the hospice and palliative care approach to serious illness; 9-12。

社会心理和精神因素

社会心理因素

一般来说，所有人在一生中都会经历疾病。经济困难、家庭矛盾和精神疾病使制订全面的患者医疗计划更加复杂。最糟糕情况下，患者可能处于虐待、忽视或成瘾环境中。患者可能与家属关系疏远，或者看护者自身健康状况差，与患者没有支持性关系，随着看护者身体状况的下降，患者将失去医疗。患者可能没有经济能力聘请护理人员或获得可替代的医疗生活安排。

老年照顾者在照顾日渐衰弱的亲人时，自身健康可能会进一步损害。过去核心家庭成员住得比较近，随着现代家庭流动性的增加使得医疗人员为患者提供医疗的可能性变得更加复杂。

在美国，当员工需要医疗身体有严重问题的配偶、子女或父母时，其工作单位每年可提供最多12周的无薪休假[66]，而一些弱势患者群体可能对医疗体系有根深蒂固的不信任，特别是在临终关怀和缓和医疗方面，因此可能没有得到应享有的临终关怀医疗。因缺乏临终关怀的第一手资料，他们对临终关怀的恐惧往往更加严重。这些人口包括残疾人士、非裔美国人和拉丁美洲人，以及无证移民。

2010年美国的3.039亿人中，约有5 670万人(18.7%)存在残疾，这使得残疾人成为美国最大的少数群体。约有3 830万人(12.6%)存在严重残疾。残疾人比健全人获得的预防性医疗服务要少得多。他们也更有可能处于贫困状态[67]。许多患者经受了多重健康危机的折磨，很难享有临终治疗[68,69,70]。

然而即使在家庭结构相对健康、完整的情况下，对死亡预测欠佳也会给患者和家属带来处理事务的压力。因此，完成遗嘱和信托、财产规划和提前做好医疗规划都是患者需要优先处理的重要任务。

还有一些任务需要解决。对于在家庭中有特定角色的人而言，学习处理新任务是具有挑战性的。在承担自己的职责的同时，以前没有负责赚钱、家居和车辆维修或家政的人必须学习新的技能，有时同时还需成为患者的主要照顾者。对患者及其家庭进行详细的跨学科社会心理评估是制订全面的支持性医疗计划至关重要的环节。

精神因素

精神不应与宗教相混淆。所有的人都有精神需求，但并非所有人都有宗教信仰。即使在死亡的过程中，人们也普遍需要找到生命的意义。当患者功能衰退时，他们将与失去掌控能力、失去目标和自我价值作斗争。找到一种新的目标和自我价值感对患者来说是困难的，因为人们通常会以“我能做什么”而不是“我是谁”来衡量自身价值。身患绝症的人必须抛弃许多以前设定的目标，因为这些目标现在无法实现。患者可能不仅为这些目标不能实现感到悲哀，还可能会后悔之前作出延迟实现这些目标的决定。

患者都关心的问题是，他们不想成为亲人的“负担”。临终关怀团队可能需要帮助患者认识到，他们可以为其所爱的人提供一个机会，让他们把关爱作为礼物送给自己。通常，最有可能提供照顾的人最难接受他人的照顾，让患者和照顾者换位思考可能会对他们接受照顾有帮助[71]。

面对死亡任务包括：

- 在一个人的生活中找到新的意义，重新定义自己（可能包括回顾生活和遗产的安排，以及学习接受别人的爱和照顾）。
- 关闭个人关系和社会角色（包括表达对亲人的赞赏和对疏远关系的和解）。
- 完成工作事务。
- 接受生命的终结，超越生命之外的东西。超越需要从现有的角色、期望和关系中分离出来，这对于想尽可能长时间与患者积极互动的家庭成员来说是非常困难的[71]。

通过与家人的对话、视频或录音、书面记录，讲述自己的人生故事，可以帮助患者为家人留下记忆的财富，但对精力日渐衰弱的患者来说，可能难以完成。

一些患者想参与策划纪念仪式。这也可以为家人提供机会，讨论哪些对他们所爱的人来说是重要的[72]。

精神评估的评估工具有多种[73-79]。这些工具通常是简单的筛查，以确定精神生活实践活动对患者和家庭的重要性，指导跨学科团队通过精神生活实践活动帮助患者和家庭在应对和面对绝症时找到安慰。团队的任何成员都可以进行简短的筛查，更深入的关怀将由临终关怀的顾问提供。

正式的精神表达对患者来说非常具有安慰作用，但当患者和家人之间、家庭成员之间对精神表达理解不一致或有分歧时，也会增加患者的压力。临终关怀团队有时必须鼓励患者表达，患者的表达可以作为精神关怀的指导。

Ira Byock 医生说，最基本的是，患者需要能够对所爱的人说四件事：

- “请原谅我。”
- “我原谅你。”
- “谢谢你。”
- “我爱你[80]。”
- 有些人还会加上一句“再见”。

濒死

临床症状

不是所有患者都会表现生命结束时的常见征兆；死亡过程中也可能出现各种迹象。患者也可能表现出其他特定疾病的症状，例如黄疸或者全身性水肿，这些症状可能会掩盖即将死亡的一些典型迹象。通常情况下，在死亡的早期阶段，患者可能会卧床不起，对进食、饮水或服药失去兴趣和嗜睡。这个阶段可能持续数小时到数周。随着死亡进程的推进，患者变得意识模糊，反应迟钝，无法充分清除分泌物，常出现谵妄、亢奋或乏力。在死亡的后期，患者可能处于近昏迷或昏迷状态数小时至数天。低血压和心动过速会导致心输出量降低。患者尿量减少，代谢失衡加剧。呼吸暂停和呼吸模式改变很常见。表 81-5 列举了濒死的常见迹象和症状。当患者走向死亡阶段，需要对家属提供更多的支持。特别是当患者表现出症状不稳定时，这会让家人感到非常困惑[81]。针对晚期癌症患者的研究发现 8 个预示患者即将死亡的生理指标。这些指标会在 5%～78% 的患者临终前 72h 内出现[82]。

表 81-5　临终前 6 个月医疗临终关怀保险常见报销内容

药物治疗
医疗设备使用
实验室检测
放射检查
急救服务
救护车和运输服务
短期住院临终关怀
症状的短期照护
连续 5 天暂缓出院
患者死亡后为家庭提供 13 个月的丧亲支持
治疗服务：PT，OT，言语治疗，饮食咨询，RT
跨学科团队照护

- 瞳孔无反射。
- 对言语刺激的反应减弱。
- 对视觉刺激的反应减弱。
- 无法闭眼。
- 鼻唇沟下垂。
- 颈部过度伸展。
- 喉咙发出呼噜声。
- 上消化道出血[82]。

预测

不同疾病的患者会表现不同的轨迹，并以不同的速度衰退。癌症和严重急性神经系统疾病（如脑血管意外）的患者衰退速度最快，其次是容易频繁恶化的、类似"过山车"轨迹的疾病，如心力衰竭和慢性阻塞性肺疾病。痴呆、慢性多系统衰竭和虚弱等疾病患者的衰退速度通常是最慢的[83,84]。

临终关怀中预测患者死亡时间是最容易受到各种变量影响的，尤其是预测患者生存时间的准确性。虽然大多数患者死亡前会进入更深程度的无反应状态，但并非所有患者临终前都会经历这个阶段。研究表明，部分患者在死亡当天具备一定的生活自理能力的（如可以少量进食、精神状态不稳定、有部分的生活自理能力，甚至能够下床活动）。白种人患者、男性患者、癌症患者以及最初在家中接受临终关怀医疗的患者突然死亡的风险要高于其他患者[84]。另外还有一些不确定因素可能影响死亡进程，如未解决的情绪或精神问题、水和营养的补充以及吸氧[85-87]。

有多种通用的和特定的疾病评估方法可以帮助评估预测患者的生存时间，但需要结合每个患者的具体状况选择使用。表 81-6 给出了一些评估方法，可以帮助确定最可能的预后和结果。维多利亚临终关怀缓和行为量表（PPS）是较常用的工具之一。PPS 是一种 11 分制的量表，0～100 分，每 10 分递增，它允许临床医生描述患者的功能状态，包括行动能力、日常生活活动（ADL）能力、警觉性和口腔摄入量。它在预测患者的死亡时间方面也具有良好的准确性[84,88-91]。研究发现，一旦患者卧床不起并在 ADL 中需要依赖（30%），其中位生存期为 5d，但也有 23% 的患者存活了 14d，12% 的患者存活了 30d。对口腔摄入量的诊断和测定能提供最小范围的死亡时间预测。当口腔摄入量减少到啜饮和小口咬（PPS 20%）时，中位生存期下降至 1d，但也有少数患者的生存期长达数周。当患者不能经口进食，只接受口腔照护（PPS 10%）时，其预测死亡的时间通常在数小时到数天[92-93]。

表 81-6　濒死的迹象和症状

一般情况	发热或体温过低
皮肤	苍白，发绀，斑疹，蜡样外观，肿胀减轻，先前水肿消退区出现细纹，易出现瘀伤，皮肤易破裂（Kennedy 溃疡）
眼睛	凝视，缺乏追视或眨眼，瞳孔呆滞，瞳孔散大
耳鼻咽喉	吞咽困难，咽部分泌物过多，分泌物流涎
肺部	气体交换减少，干啰音，呼吸暂停和潮式呼吸，呼吸急促
心血管	新发心律失常或恶化，低血压，心动过速，脉搏减少，四肢冰凉
胃肠道	厌食症，停止摄入食物和液体，肠蠕动减少，便秘
泌尿系统	尿量减少而尿液浓度颜色加深，沉淀物增加，可能有血尿
肌肉骨骼	卧床不起，僵硬或无力，体重减轻，肌肉萎缩
神经	主动活动减少，对环境无反应，无指令跟随，肌阵挛
精神	意识模糊，谵妄/躁动/幻觉，濒死意识，昏迷或近昏迷状态，运动时的焦虑或恐惧
实验室	电解质紊乱，白细胞增多，淋巴细胞减少，严重低白蛋白血症，低前白蛋白，低蛋白血症，肾前氮质血症

遗憾的是，研究表明临床医生并不擅长准确地预测死亡时间[94]。在一项研究中，大多数临床医生严重高估患者的生存时间，甚至超过实际情况的 5 倍，这可能使患者和家属无法优先考虑和完成必要的任务，因为他们觉得还来得及。对生存时间预测的高估也会使患者接受不必要的治疗，或者接受实际上使病情恶化而不是有助的治疗[95]。患者和家属会因为对预期寿命的估计过于乐观或悲观而感到非常痛苦。一般来说，最好给出预测范围，例如数小时到数天、数天到数周或数周到数个月，或者给出最小、平均和最大预期值范围的预测。临床医生应该告知患者和家属，此类估计通常是基于对特定疾病的平均预测值，但多种因素会影响个体的预后。对患者和家属而言，在医疗过程中，尤其当患者病情发生重大变化时，有关预期寿命预测的持续探讨是很重要的。

临终管理

对濒死状态管理的重要原则：良好的症状控制，与患者和家属的坦诚沟通，对家属进行关于死亡时间预测的教育（预测），以及对患者和家属跨学科团队的支持[96]。

疲劳

尤其在疾病进展早期，患者正试图积极参加重要活动时，疲劳通常是最困扰他们的症状，75% ~ 90% 的患者宣称疲劳甚至比疼痛更普遍[97-100]。应鼓励患者有规律和充足的夜间睡眠、活动节奏和使用能量节约技术，建议患者在大量能量消耗之间有足够的休息时间。患者常会试图在“状态好的一天”中做尽可能多的事，结果发现随后要承担数天能量透支的后果。如需进行耐力消耗大的特殊活动，建议患者在活动前后休息 1d。可以尝试使用精神刺激药物来提高患者的警觉性，但应在清晨服用，不得迟于中午，以防失眠。对于焦虑、睡眠障碍或心律失常患者应谨慎使用此类药物（图 81-3）。

口服类固醇药物，例如地塞米松（盐皮质激素活性低于其他口服类固醇），可能有助于改善患者的情绪、精力和食欲，增加体重。这类药物的效果是短暂的，最多维持几个月。药物引起的体重增加是由于脂肪和水潴留增加引起的，而不是肌肉含量增加引起的。常见的副作用有水肿、库欣样特征和血糖升高。

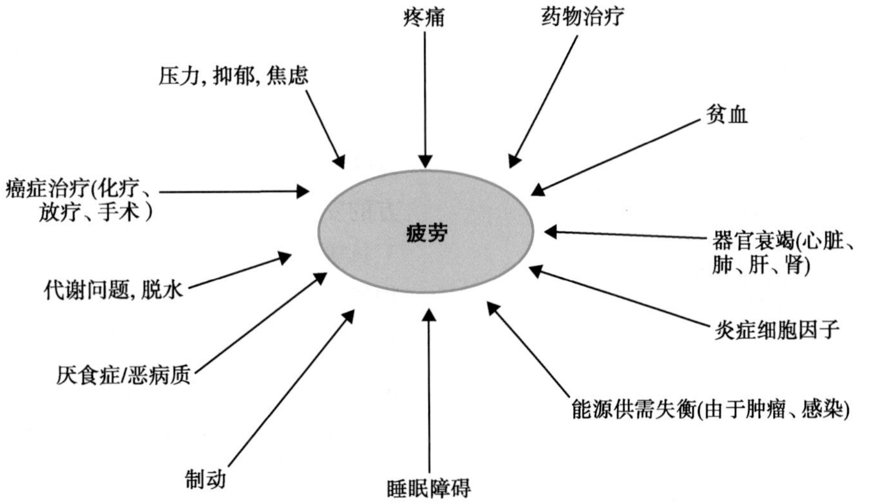

图 81-3　缓和治疗患者疲劳的管理（摘自 Elsayem A，Driver LC，Bruera E. The MD Anderson Palliative Care Handbook. Houston，TX：MD Anderson Cancer Center：2002）

尽管采取了各种措施来提高患者对外界的反应，但随着死亡的临近，患者通常会经历数小时至数天的无反应阶段。这个阶段对于试图与患者保持互动的家属来说是难以接受的，许多家属会错误地认为正在使用的药物使患者失去对外界的反应。因此，与家属讨论睡眠时间的增加是疾病发展的自然过程，这一点很重要。与家属讨论保持对患者症状的良好控制是必要的，在避免患者陷入出现疼痛或难以控制呼吸困难的情况下，可以尝试降低镇静药物的使用剂量。

疼痛

在生命末期，普遍存在疼痛。患者可能有多因素的疼痛：慢性疾病和与终末期诊断无关的损伤引起的疼痛、疾病引起的疼痛和晚期疾病治疗引起的疼痛。疼痛可以由生理、神经、脏器以及精神等因素单独或者共同导致。对于轻度症状，对乙酰氨基酚等非甾体抗炎药以及口服或注射类固醇可能会有所帮助。使用三环类抗抑郁药、抗癫痫药或补充剂（如α-硫辛酸）可能对特定的神经性疼痛有帮助。非药物疗法如按摩、分散注意力、引导想象、放松技术、冥想和表达疗法是控制疼痛的有效辅助手段。对于癌性疼痛，世界卫生组织开展了一种阶梯式管理方法（图 81-4）。

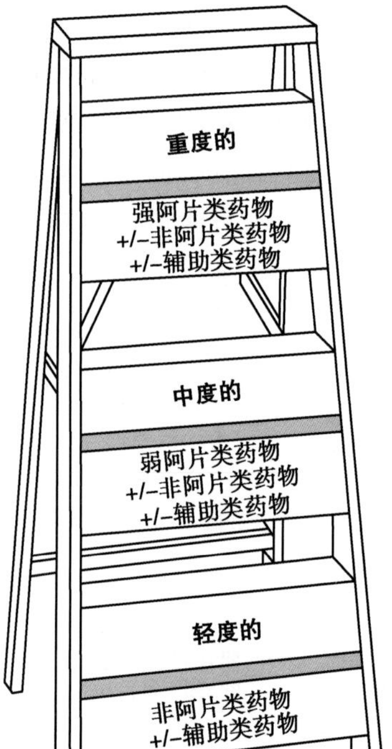

图 81-4　WHO 控制疼痛的阶梯式方法

物理治疗如治疗性仪器、触发点或关节注射和神经阻滞术可显著缓解局灶性疼痛。某些情况下也可使用鞘内泵，在美国，医疗保险和商业保险通常会为预期寿命 3 个月的患者提供该服务[101]。不过，此服务通常仅在高收入国家可使用，而且使用资格的标准因国家而异。疾病后期，因患者常无法去诊所，因此更多的技术性或侵入性物理治疗变得不实用。

阿片类药物仍然是中度至重度疼痛的主要治疗手段，同时对治疗呼吸困难、咳嗽和无法控制的腹泻也可能很有帮助。美沙酮对 NMDA 受体的拮抗活性增强，可能比其他阿片类药物对神经性疼痛更有效。但它必须谨慎使用，尤其是与其他延长 QT 间期的药物一起使用时，因为它有可能导致突发致命的尖端扭转型室性心动过速[102-104]。

对于持续或频繁疼痛的患者，无论是长效口服制剂、经皮贴剂还是持续输液（如患者自控镇痛），长效阿片类药物都是有利的。阿片类药物的供应在世界各地差别很大，甚至在某一国家的不同地区也可能有所不同。由于所有阿片类药物都是抗胆碱药，其副作用可能包括便秘和尿潴留、镇静或思维改变以及口干。在美国，使用阿片类药物必须强制执行肠道管理计划，这也是临终关怀医疗的质量衡量标准[105]。大多数时候口服肠道药物需要患者能够摄入足够量的水才能达到疗效。由于在濒临死亡时口腔摄入量减少，如果患者无法维持足够的液体摄入量，肠道管理方案可能需要改为手法辅助排便、栓剂或灌肠[106-113]。

在美国，关于阿片类药物和公共安全的讨论一直争执不休。2014 年，28 000 人死于过量服用阿片类药物和海洛因，这是历史上死亡人数最多的一年[114]。其中至少有一半的死亡是与阿片类处方药有关。在配置阿片类药物治疗疼痛前，必须进行全面的疼痛评估和社会心理筛查。医生可以通过风险评估和缓解策略（REMS）培训来提高阿片类药物处方的安全性，还可以使用诸如阿片类药物风险评估工具等筛查来评估可能存在较高药物滥用或挪用药物风险的患者[115]。减少阿片类药物滥用的策略：限制一次性开出的阿片类药物数量、让家属保存用药记录、专门人员监测药片数量、对患者和家属进行持续详细的社会心理评估。对于既往有对此类药物成瘾史的患者，不应剥夺其接受足量药物治疗、充分控制症状的资格，实际上，耐受性高的患者可能需要更高剂量的药物才能有效。已知有药物成瘾或挪用药物病史的患者可能需要正式的疼痛协议、将受控药物的盒子上锁、家庭辅助药物管理及专门人员进行药片计数，最大限度地提高阿片类药物使用的安全性。可以进行尿液药物检测，但这会增加临终关怀的治疗费用。此外，用正确的方式进行药物测试，可以避免错误地指责患者在滥用药物。正规的实验室色谱-质谱分析法可以分解和鉴定单个分子，其准确性远高于经常进行的免疫分析法即时检测，但其成本却高得多[116]。

胃肠道症状

便秘在生命末期很常见，通常与控制症状所需的抗胆碱能作用的药物有关。然而，患者自身也可能出现腹泻，尤其是当患有短肠综合征、吸收不良或倾倒综合征时[117,118]。

恶心和呕吐、饱腹感和厌食或恶病质通常是患者烦恼的症状，尤其是有腹腔内病变的患者。家属通常会努力让患者摄入一定数量或种类的食物。引导患者的愉悦感是很重要的，团队可能需要教会家属爱心医疗的替代方法，而不是试图喂饱患者。对心脏病、糖尿病患者可以取消饮食限制。饮食上，患者和家属也可以选择不遵循吞咽困难的一般指南的方案进行。较软、高热量的食物可能有助于促进摄入。与固体食物相比，营养液体补充剂（市场有销售）对患者来说可能更容易食用（图 81-5）。

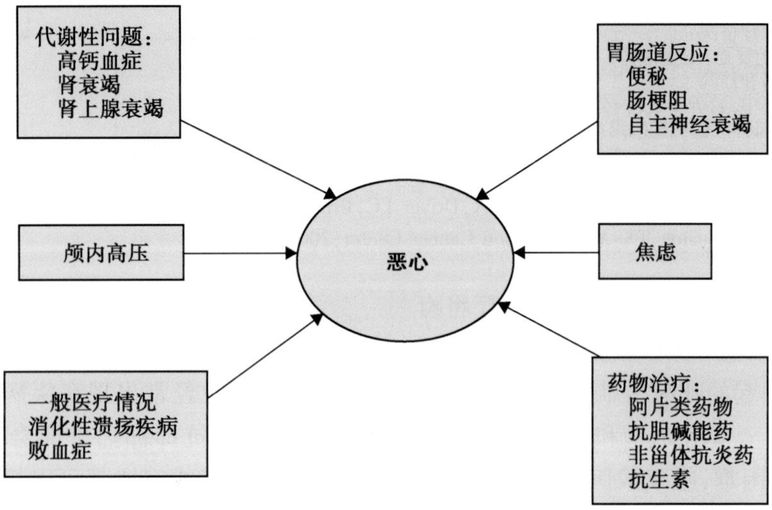

图 81-5 缓和治疗患者恶心的管理（摘自 Elsayem A，Driver LC，Bruera E. The MD Anderson Palliative Care Handbook. Houston，TX：MD Anderson Cancer Center；2002）

谵妄

谵妄在生命末期很常见，一项研究报道其发病率高达 88%，然而经过治疗，50% 的谵妄是可逆的[119]。缺氧、脱水和感染是引起谵妄的常见病因，对预测生存时间较长的患者，可从谵妄的治疗中受益。没有配戴眼镜或助听器的感觉剥夺可能会加重谵妄。尤其对于住院患者来说，保持对昼夜的区分是很重要的。潜在的痴呆是发生谵妄的另一个危险因素[119,120]。

对于濒临死亡的患者来说，试图逆转导致谵妄的因素可能不太现实。在这种情况下，治疗方法包括抗精神药物、镇痛药和长期吸氧[121]。由于尿潴留和便秘会加重谵妄，使用留置导尿管和帮助排便可能会有帮助。由于不良反应发生率高，高龄老人或有创伤后应激障碍（PTSD）的患者例如退伍军人不宜服用苯二氮䓬类药物。解决谵妄的非药物治疗方法有调低灯光、保持舒适的室温、关闭电视和播放柔和音乐来营造安静的环境。停止或减少可能加重谵妄药物的剂量和使用频率对谵妄治疗也有好处（图 81-6）。

呼吸困难

高达 70% 的癌症患者都有呼吸困难的症状。即使没有明显的肺部受累也可以出现呼吸困难[122]。呼吸困难的非药物疗法包括上述用于治疗疼痛的方法。除此之外，非药物治疗策略还包括吸氧、降低房间温度、用风扇给患者提供循环空气（但通常不会开）、抬高患者的头部和避免房间拥挤（同一时间访客过多）。苯二氮䓬类药物可能有助于控制呼吸困难引起的缺氧和焦虑，但也有明显的抗胆碱能副作用。阿片类药物如果使用得当，尤其进行如 ADL 等

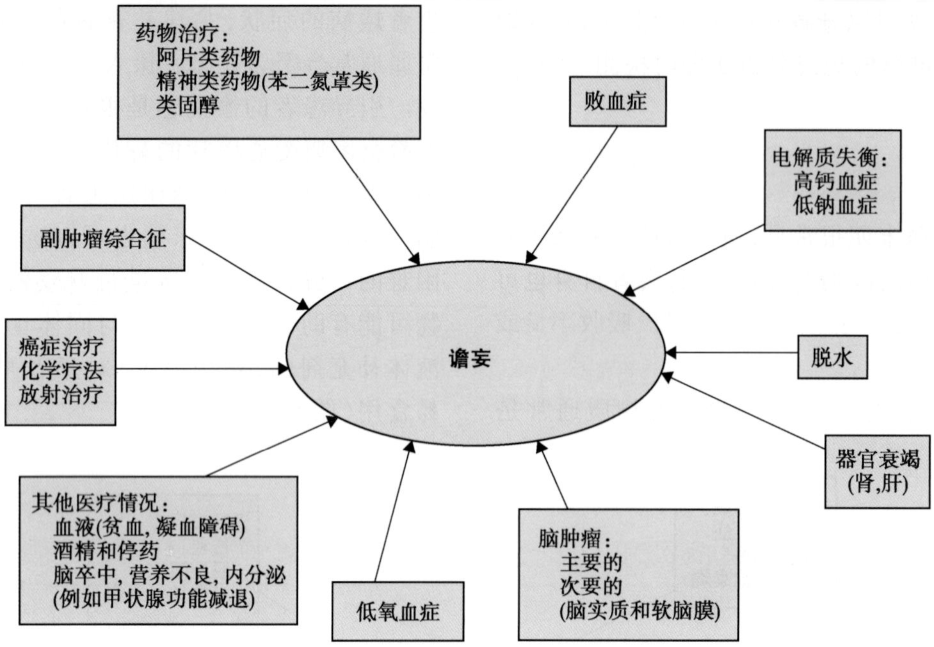

图 81-6　谵妄管理(摘自 Elsayem A, Driver LC, Bruera E. The MD Anderson Palliative Care Handbook. Houston, TX: MD Anderson Cancer Center; 2002)

可能加剧呼吸困难的活动前,先给予药物治疗将有助于缓解呼吸困难。鼓励一天少量多餐而不是每餐多食,可减少腹胀感引起的呼吸困难加重,还可减少进食引起的疲劳[123-127]。即使氧饱和度正常,患者也可能出现严重的呼吸困难,吸氧或医用空气可能仍有帮助[128]。同时使用合适的设备和能量节约技术也是很重要的。

分泌物

对于帕金森病、退行性神经系统疾病如肌萎缩侧索硬化或痴呆的患者,以及在生命最后的数小时到数天丧失有效吞咽能力的患者来说,难以控制分泌物往往是一个重大的问题。抗胆碱类药物例如含东莨菪碱的皮肤贴片或凝胶剂、舌下莨菪碱、格隆溴铵或口服阿托品滴眼剂,可能有助于防止分泌物进一步积聚[129,130]。由于除格隆溴铵以外的抗胆碱药物都可以穿过血脑屏障,因此抗胆碱药会加剧分泌物控制的混乱。在濒临死亡时,心动过速的恶化也常见。将患者由侧卧调整至近俯卧位,头部通常比身体略低,这有助于从口腔中排出分泌物或将分泌物汇集到呼吸道外,减少呼吸杂音。家属可能会因为患者嘈杂的呼吸音而感到不安,担心患者肺部是否充满了液体。对这一症状的关注至关重要,因为能帮助家属意识到患者的死亡是安详的,而不是在垂死挣扎。

抑郁

抑郁症也经常出现在疾病晚期(25%~77%)。当然,经典的抗抑郁药可能会有所帮助,但并非感到悲伤的患者或家属都可以接受药物治疗。当然,从药理学角度来解决抑郁症的方法是合理的,可能对患者非常有益。对于预期寿命非常有限的患者,选择性 5-羟色胺再摄取和 5-羟色胺-去甲肾上腺素再摄取抑制药物可能需要很长时间才能产生效果。如果预测寿命不到几周,兴奋性药物和口服类固醇可能对改善情绪更有效。表达疗法,如写日记、艺术疗法和音乐疗法可能有助于改善抑郁。预期寿命有限的患者也可能没有足够的精力进行广泛的认知行为治疗,但是来自社会工作者的支持性咨询也会对患者有所帮助。在帮助患者处理伴随的悲伤情绪方面,来自家庭、朋友和社区的支持作用是不可低估的。有时患者只是想暂时忘记即将死去的事实,因此,应该鼓励朋友和家属以尽可能正常的方式与患者沟通,而不是每次交流都关注即将到来的死亡。

临终管理咨询和照护服务

随时想了解患者状况的亲友的询问可能在无形中给患者和家属造成痛苦,朋友和熟人出于真诚的关心，不断询问患者的治疗或病情，可能会给家庭带来负担。现在有多个网站允许患者披露自己的信息，如关怀页面（https://www.carepages.com）和关爱之桥（https://www.caringbridge.org）。患者和家属可以发布更新，任何有权访问该网站的人都可以获得最新消息，这样，朋友们通过网站就可以直接收到关于患者的最新消息，家属们也不必一个一个接听朋友们的询问电话。朋友们还可以在网站上给患者及家属留言，患者和家属可以在空闲时阅读这些留言。来自朋友们的卡片和信件也是不错的选择，只要患者有精力，就可以随时阅读，如果愿意，还可以多次阅读。

在这个艰难的时刻，患者及其家属或许还没准备好面对因外界提供帮助所带来的心理负担。找一位亲密的朋友作为外界提供帮助的看门人可能是一个有用的策略。家人可以请看门人掌控用餐流程，并帮助他们完成家庭护理、家务管理和其他实际工作；家属们可能需要关闭电话、不回复电子邮件、在门上贴上请勿探视的标志。患者是护理需求的中心，其次是其家庭成员。真正的朋友、同事和熟人可能都会对患者的情况感到悲痛，觉得需要做些什么来帮助这家人，但他们的需求不应该凌驾于患者及其直系亲属的需求之上[131]。

管理家庭的期望

对于临床医生来说，认真的症状评估和管理十分重要，家庭期望值的管理对于家庭成员最终评估患者是否安详舒适地离世也同样重要。发绀、斑疹、四肢冰冷、呼吸模式改变和尿量减少等体征可能会让家属感到非常痛苦。通过解释身体内正在发生的病理生理变化来使这些体征合理化，可能会使家庭成员不那么害怕。护理过程中的提前告知可能会让患者家属识别其濒死迹象，如果提前告知家属在亲人在死亡过程中可能会遇到的事情，他们可能就不会那么忧虑。整个临终关怀团队对家庭进行持续的教育可以帮助家属减轻恐惧感，并为即将到来的变化作出更好的准备。

预期的悲伤

悲伤不是死亡时才开始的，而是在之前很久就已开始，有时甚至在正式诊断前就开始了。很多患者在严重疾病确诊前，可能就已经开始担心自己患有肿瘤，或者担心体重的变化或身体功能的改变。患者对严重诊断的反应各不相同。康复医疗提供者们都非常清楚，悲伤并不局限于死亡，悲伤的心路历程也可以在已严重失能的患者身上看到。患者可能会为失去形象、失去身体或精神功能、丧失性功能、失去独立性、失去对未来的计划、失去希望以及梦想而悲伤。病情严重的患者可能会因为残疾逐渐加重和功能逐渐下降，而经历数小时的悲伤过程。

Elisabeth Kübler Ross 医生在其 1969 年出版的《死亡与垂死》（*On Death and Dying*）一书中将悲伤分为 5 个阶段[132]：否认、愤怒、讨价还价、沮丧和接受。这几阶段在预期的悲伤和丧亲之痛中是普遍存在的，但它不是一个直线发展的过程。事实上，患者和家属可能在同一天经历多个阶段，而家属们在任何一天都可能处于不同的悲伤阶段。

一些患者想要谈论自身的疾病、恐惧感及在死后对家人的希望，另一些患者则可能现在就想仔细讨论自己内心的想法。倾听是有治疗作用的。向患者保证他们会得到照顾，不会在濒临死亡时被遗弃。应用一些简单技巧开启困难对话，询问患者是否有任何恐惧或想要谈论的事情，询问如何帮助患者。避免用轻视性的语句来抹平患者的恐惧，如，“以后会有时间讨论这个问题的”或者“当然，你的医疗不会给你的家人带来负担”[133]。

对于一些患者来说，被医疗抛弃的感觉是一种微妙的、未被认识到的悲伤来源。当患者之前接受肿瘤科或其他专业医学护理，或与康复医疗提供者有长期、密切的关系时，患者在临终前有时会想念之前医疗服务者提供的诊疗预约与持续护理，特别是当护理完全过渡到临终关怀团队时。虽然临终关怀团队将为患者提供新的支持系统，但他们可能并不能取代以前的护理提供者在患者护理中所扮演的角色[134]。临床医生可以要求临终关怀医疗者定期反馈患者的病情变化，根据最新病情及时联系患者和家属，让患者及其家属知道即使他们不再参与日常护理，仍然会关心患者。在临终关怀期间，行动不便会增加他们去诊室就诊的难度，但患者仍能见到他们的医生。当患者去诊室就诊时，需要与临终关怀机构协调，避免进行实验室检查和影像学检查，因为临终关怀机构制订的缓和治疗计划中通常不涵盖这些项目。一些医生会对不能来诊室就诊的患者进行上门服务。医生诊室或其团队的一个电话或一张卡片也会给患者及其家人带来很大的安慰。

正常的悲伤和丧亲模式

悲伤和哀悼者一样是个体化的，但在悲伤的过程中有典型的模式和时间框架。耶鲁大学的丧亲研究是一项纵向队列研究，观察了233名丧亲人士在3年期间的经历。这项研究评估了幸存者在失去亲人的1~24个月内经历怀疑、渴望、愤怒、抑郁和接受的变化模式。这项研究发现悲伤指标中的峰值出现的模式是一致的：

- 怀疑（1个月）。
- 渴望（4个月）。
- 愤怒（5个月）。
- 抑郁（6个月）。

在这段时间里，接受度有所提高。接受是最受认可的指标，即使在死亡后的第1个月也是如此。在整个研究过程中，渴望是最常见的负向指标。鉴于上述负向指标在丧亲后6个月内达到高峰，6个月后仍表现出高水平负向指标的人可能需要进一步评估是否存在延长哀伤障碍[135]。

虽然上面的时间框架是正确的，但家属和朋友普遍认为，最主要的丧亲者会在亲人死亡的第一时间最容易感受到悲伤、愤怒或沮丧。当然，丧亲者在亲人死后可能会有明显的悲伤期，但这段时间对于丧亲者来说也是需求持续不断和有重要活动需要完成的一个时期。安排葬礼或追悼会、支付医药费、完成商业事务、执行遗嘱，这些都是分散注意力的活动，可能会暂时缓解悲伤反应。患者死亡后紧接着的一段时间是死者主要家属得到最多支持的时候，他们会觉得有必要作为主人招待参加纪念活动的亲友。当丧亲者独自一人时，特别是在晚上，悲伤反应可能更常见，因为白天的活动会分散他们的注意力。如果丧亲者没能在几个月内“走出”悲伤时，亲朋好友可能会担心，而事实上，丧亲者需要一段时间才能有时间和精力投入到哀悼过程中。逝者和逝者家属之间的年龄、性别、文化和与逝者的亲疏关系都可能会影响家属所表现出的悲伤反应程度。

丧亲者有时会继续与逝者交谈、等待逝者回家、并在作决定时考虑逝者的喜好，这是很常见的。随着家属对逝者死亡接受度的提高，这些行动往往会随着时间的推移而减少。亲人逝世后的第一个生日、周年纪念日和假期可能是悲伤反应加剧的时候，一些家庭选择在这些场合保留特殊的仪式。还有一些家庭则无法想象没有死者的仪式，必须建立新的习惯。对可能增加的悲伤反应进行预见性咨询可能有助于家庭提前作好准备。

急性悲伤的一种不常见但很重要的早期生理表现可能是Takotsubo心肌病、应激性心肌病或“心碎”型心肌病（心碎综合征），这种情况只占急性冠脉综合征所有原因中的1%~2%，但在急性冠脉综合征的女性患者中高达5%。它是由极端压力引起的，如亲人的死亡。胸痛是最主要的症状。典型的是左心室中段不活动，伴有左心室心尖部膨胀。当心脏收缩时，心脏的轮廓看起来就像一个陶土制的章鱼壶，综合征由此得名。它更容易影响年长、绝经后的女性（不到10%的患者是男性）。低血压经常发生，可能需要重症监护治疗。治疗方法基本上与急性冠脉综合征相同。患者除非有严重或多种潜在的疾病，否则常在1~2个月内自然恢复，但约20%的患者可能会发展为充血性心力衰竭[136,137]。

复杂的悲伤和丧亲模式

当强烈的悲伤反应在死者死后很长一段时间仍然存在时，应该评估失去亲人的人是否有复杂的悲伤。在国际疾病分类（ICD）中，延长哀伤障碍与美国精神病学协会在《精神疾病诊断和统计手册》（DSM）中“持续性复杂哀伤”相关障碍的体征和时间框架上有一些不同，前者的诊断时间框架为6个月，而后者为12个月。这两种疾病都有以下特点。

- 与死者关系亲密。
- 对逝者的持续思念，往往到了令人无法承受的程度。
- 对自己在生活中的新角色感到困惑。
- 不信任他人或人际关系困难。
- 兴趣缺失和制订未来计划困难。
- 失去亲人的痛苦和愤怒。

- 对社会、职业和其他重要功能活动的不利影响。

DSM 对持续性复杂哀伤相关障碍的诊断还要求丧亲者的这种反应与其文化传统不一致或不相称[138]。

针对悲痛治疗试验的荟萃分析发现，在丧亲者中，复杂悲痛反应的发生率为 10%～20%[138]。风险因素包括：

- 既往有失去亲人的经历，特别是近期。
- 既往有失去亲人的情绪或焦虑症病史。
- 与逝者关系亲密，特别是当丧亲者是死者的主要照顾者时。
- 暴力或意外所致的死亡，特别是丧亲者目睹死亡过程或确认过死者的尸体。
- 缺乏社会支持。
- 童年创伤经历，如被虐待或被亲人忽视。
- 其他同时存在的生活压力[139]。

该综合征可能伴有焦虑、抑郁和自杀念头。可能会出现更多的身体疾病如高血压和心脏病的恶化。丧亲者可能表现为尼古丁、酒精或药物的滥用。丧亲者在执行 ADL 时可能会有困难。他们的社会活动和职业活动也会受到影响[139]。复杂悲痛的治疗需要专门的治疗（详见本章中的干预措施）。

丧亲的经历

通常情况下，丧亲者失去亲人的顺序和经历会有不同。配偶去世被认为是最严重的人生变故，但多重生活事件（甚至是本应令人愉快的事件，如度假和节日）可能会给已经沉浸在悲伤中的人带来更多的压力。特别是对于高龄的人来说，不断的经历朋友们的逝世是常见的事情。按时间顺序，朋友逝世的时间越近，其逝世所带来的影响就越具累积性。

要记录亡故的历史，可以询问以下问题。

- 家庭其他成员死亡。
- 丧亲者的健康状况的变化。
- 工作的变更。
- 财务或生活安排的变化。
- 日常生活的变化，包括社交、娱乐和教会活动。
- 家庭内部的法律纠纷。
- 即将发生的重大家庭事件[140,141]。

治疗性干预

随着死亡的临近，治疗团队在帮助家属为后事做准备方面发挥了重要作用。家属可能会对患者临床表现、药物管理、随着疾病进展可能发生的事情以及最近的生存时间预测有疑问。家属通常需要团队的支持才能表达复杂的情绪：悲伤、愤怒、欢乐或欢笑的时刻，甚至是对日常困难的护理任务的解脱感。家属往往希望患者快点衰弱，不要停留在令人无法接受的失能状态，但随后他们会因有这种想法而感到羞愧。能将这些情绪正常化的团队可以给家属带来很大的宽慰。对于团队来说，重要的是继续向家属告知和教育他们想知道的与即将到来的死亡相关的任何话题，提供情感支持以及识别出可能需要转介到专业心理精神健康服务机构的潜在的异常悲痛反应[142]。

当患者死亡时给予每个家属在场的机会是很重要的。有持续家庭冲突时，团队可能需要介入，以便让所有家庭成员都有时间与患者在一起。并不是所有家庭成员都会选择逝者离世时陪伴在身边。同样，即使某个家庭成员想陪在逝者身边，但也有可能当其暂时离开房间时，患者就离世了。家庭成员发现他们所爱的人在晚上某个时间去世了，可能会因为自己睡着了而不是陪在患者身边而感到内疚。让家庭成员为这些可能性做好准备，可以帮助减轻家庭成员因逝者死亡时没有陪伴身边而产生负罪感。

如果患者不是在家中死亡的，且家属也不在场（例如在医院、长期护理机构或住院临终关怀中心），应尽快通知家属患者死亡的消息，最好是由认识家属的人通知。如果家属愿意的话，在家属见到死者前，尸体不应该被移到停尸房或太平间。在面对亲人死亡时家属可能会非常震惊，无法表达他们在亲人死亡时可能遇到的所有问题。团队应该让家人知道，如果遇到问题，可以随时打电话向他们咨询。不应该把给刚刚丧失亲人的人服用抗抑郁药和抗焦虑药当作常规的处理方式，虽然这些药物可能当时会减轻与死亡相关的一些负面情绪，但它们只是推迟了丧亲者处理这些负面情绪的时间，反而延长了整个悲痛过程[143]。对于不能通过睡眠环境来解决的失眠，在睡前服用镇静药物可能会有帮助。病情严重时可以使用镇静、缓解焦虑的催眠药，但建议使用时间不超过 2 周。

医疗临终关怀保险要求向家属提供患者死亡后 13 个月的丧亲支持。个体化治疗由顾问或经认证的悲痛支持专家提供。经过一段时间的个体化悲伤治疗后，家庭成员可能会从临终关怀机构、社区或宗教团体等互助小组中受益。

丧亲者在复杂性哀伤情况下，需要得到专业的治疗。与创伤后应激障碍的治疗类似，复杂性哀伤的治疗通常包括认知行为治疗。这样的治疗可能包括在重组活动的同时让人们想到失去的亲人，将治疗的重点放在设定目标和发展关系上[144-147]。

如果家庭隔阂在死者去世前没有得到解决，可以鼓励丧亲者写日记，给死者写一封信，或者参加角色扮演练习来交流他们想对死者说的话。其他表达疗法如艺术疗法，也可为丧亲者提供情感发泄途径。一项荟萃分析显示，与人际关系治疗相比，复杂性哀伤的患者接受认知行为治疗的有效率几乎是前者的 2 倍[146,148]。

对于复杂性哀伤，药物几乎没有什么作用，但当丧亲者患有严重的抑郁症或之前就患有精神疾病时，药物治疗可以与悲伤疗法结合使用。

当丧亲涉及未成年人

失去亲人的未成年人

儿童对死亡的理解随年龄的不同而不同，也随儿童智力和情感的成熟程度而不同。表 81-7 显示了不同年龄的儿童对死亡的理解水平及其需求。一般来说，孩子需要与患者和家庭其他成员保持联系，需要随时了解患者病情的变化和预期的情况，需要与年龄保持一致的时间表，需要参与适龄儿童的活动，需要通过瞻仰死者的方式来结束这个过程[149]。

用简单、适合年龄的措辞与孩子交谈，避免委婉说法，应诚实回答问题。把死亡说成是人睡着了，可能会让孩子害怕睡着；把死亡说成是人被带走了同样会让年幼的孩子害怕自己也会被带走。向孩子解释，死亡意味着这个人的躯体将不再与他们在一起。重要的是要让孩子放心，他们的任何行为都不会导致他们所爱的人死亡。

表 81-7　预测工具

一般工具

Karnofsky 功能状态评分量表(KPS)

Victorian Hospice 缓和性功能量表(PPS)

改良 Lansky 功能评分量表(1~16 岁)

ePrognosis（可在 http://eprognosis. ucsf. edu/calculators/#/获得）；为各种疾病状态的特定预测工具提供在线计算器，以及在线计算 PPS 与预测。按 QxMD 计算（可在 https://www. qxmd. com/calculate/获得）；提供基于医学专业的在线疾病计算器

癌症

美国东部肿瘤协作组功能评分表(ECOG)

心脏

纽约心脏协会(NYHA)

美国心脏病学会/美国心脏协会

西雅图心脏衰竭模型（见 https://washington. edu/shfm/）；提供有关治疗干预措施改变引起的预后改变的在线计算器（如额外的药物干预）

肺

BODE 指数在线计算器（可从 http://www. qxmd. com/calculate/calculator_29/bode-indexfor-copd 获得）

痴呆症

Reisberg FAST（功能评定分期）量表

死亡风险指数评分

肾脏

临床肾病触摸式计算器（可在 http://touch chcalc. com/culators 获得）；包含几个线上计算器，包括数 Charlson 合并症指数和一些营养相关指标

肝脏

Childs-Turcotte-Pugh 评分

MELD 评分（有多种在线计算器可供使用）

危重疾病或创伤

急性疾病生理评估及慢性疾病健康评估（APACHE Ⅲ）评分（可在 http://www. quesgen. com/Apache Ⅲ. php 获得）；简化急性疾病生理评估（SAPS Ⅱ）用于预测医院内死亡率（可访问 http://clincalc. com/icumortality/sapsii. aspx）

颅脑损伤

格拉斯哥昏迷量表和格拉斯哥预后量表

如果患者是双亲中的一位，往往需要另一位孩子熟悉的有爱心的成年人专门地关注孩子的需求，包括计划需要父母参与的定期活动。这样可以允许另一位父母主要向患者提供照顾，同时确保孩子的需求也得到满足。一个经常出现的问题是，在患者死亡时，孩子是否应该出现在床边。答案取决于孩

子:年龄、性情和成熟度。如果孩子想尝试在场,孩子应该提前为他们将要看到或经历的东西作好准备。可以安排一个安静的活动给孩子做,不能指望孩子们安静地坐在亲人身边守夜。经验丰富的成年人应该观察孩子是否有过度紧张的迹象,如果孩子不能很好地应对这种场景,应该准备好把他们带出房间。建议孩子在尸体被带走之前应先看一看,以帮助他们了解死亡的真相[150]。

临终患者是未成年人

儿童和成人的症状管理原则是一样的。然而对于年幼孩子来说,评估可能更具挑战性,因为他们缺乏词汇来解释自己的症状。因此,许多儿科症状的评估都是通过观察量表来完成的。用于症状管理的药物一般也与成人相同,然而儿科的剂量是按体重计算的。因此,经常测量患儿的体重,避免用药过量或不足是很重要的。

对于住院患者,建议治疗应该在治疗室而不是患儿的病房进行,这样可以使病房成为一个“安全的地方”。然而,一项研究表明,患儿及其父母可能更愿意在患儿病房里进行一些小的治疗,如换药、抽血实验室检查或静脉输液,这样使患儿感到舒适,并避免了从复杂的医疗仪器下移动严重活动障碍的患儿所带来的不便[151]。

一般来说,濒死的儿童有几个心理社会需求:

- 能够参加适合年龄的活动。随着疾病的发展,必要时,改变参与方式或使用辅助性设备和能量节约技术。
- 无论是恐惧和担忧还是日常生活,都有一个人愿意倾听。并不是每一次谈话都需要有分量的话题,孩子们可能不想谈论死亡。但是父母可能更需要被倾听,所以应该找人与他们讨论面对孩子死亡的恐惧和情绪。
- 允许随时结束谈话,不必强迫说话。
- 参加帮助他们表达感激并准备道别的仪式。
- 参加愿望实现计划(如果有)。一次特殊的家庭旅行或活动可以让整个家庭留下永久的回忆。
- 要家人们向他保证,尽管会感到悲伤,但最终会没事的。
- 消除他的疑虑,保证在死亡过程中他们不会感到孤单。
- 设定适当的界限。缺乏界限会使孩子的感觉或行为失控[152]。

重要的是向患者提供与年龄相适应的可理解的医疗状况信息,并允许患者在其能力范围内参与决策。虽然很小的孩子讨论喜好的能力可能有限,但青少年对他们的医疗过程中会发生的事情肯定有非常强烈的自我意见。他们可能非常担心治疗会引起的身体变化:截肢、脱发、体重变化或其他影响身体外观的事情可能都是特别敏感的问题。青少年可能希望在朋友面前看起来尽可能正常,因此可能会抵触让他们看起来不一样的治疗方法,如辅助性移动设备。有些患者对外表非常敏感,以至于他们可能不想上学或者可能与朋友隔绝,而朋友们也往往不知道如何应对患者的变化[153]。另一些患儿可能会努力保持尽可能多的日常活动,无论是参加体育运动,参观向往的大学,还是参加学校的活动。随着疾病的进展,患者的参与能力通常会逐渐下降,参与这些活动可能会给患者带来巨大的能量消耗。

情感和其他心理社会挑战是青少年患者独有的。年轻的患者自然会在父母的照顾下,年长的患者已经成功地与父母分离,而青少年则处于这两个发育阶段之间。青少年患者正处于人生的一个重要阶段,即试图建立自我认同、发展性别认同和获得独立生活的技能,然而同时被迫重新依赖父母,并经常失去刚刚获得的技能,如开车或工作的能力[153]。接受过针对青少年需求专门培训的咨询师可以帮助引导青少年患者及其家人面临的矛盾情绪。

沟通和团队合作

沟通技巧

患者及其家属需要了解患者的情况,同时也需要感受到自己被倾听和理解。然而,几乎没有慢性病或严重疾病经验的人,可能没有办法用语言来描述他们正在经历的事情。他们可能不知道该问什么问题。尤其是当刚刚知道坏消息时,他们可能会感到震惊,可能无法有效地理顺思路。遗憾的是,随着对医疗时间限制的增加,就诊时间有缩短的趋势。研究发现医生往往会在面谈的前 18s 内打断患者,只依靠提出封闭式问题来获取信息[154]。仅允许患者用6s时间来表达全部顾虑[155]。研究表明，如果就诊是由医生主导的而不是由患者主导的，往往会增加就诊处方的数量，同时医疗服务提供者和患者满意度均下降，对慢性疾病的控制减少以及医疗事故诉讼的风险增加[156]。再加上关于严重的或者是有关绝症谈话的情绪叠加，这些风险就更高了。表81-8列出了一些有效沟通的障碍。

表81-8　未成年儿童与对死亡的理解

新生儿~3岁
认知：非常小的孩子会对情绪作出反应，他们可能会感知到有人消失或出现新的面孔，但他们不能理解死亡这个概念
悲伤的表现：易怒，摄取、排泄和睡眠模式的改变
照护：身体护理，安抚，保持尽可能有规律的日程安排，如父母不在的情况下提供爱的照顾，展示积极的应对技巧
3~6岁
认知：该年龄段儿童倾向于认为死亡是暂时的，并可能相信死者会回来。他们也可能表现出“魔力思维”，认为自己的言行导致了死亡，或者有能力让死者起死回生。他们可能难以理解像“天堂”这样的无形概念。他们仍然会对周围人的情绪作出显著的反应
悲伤的表现：如果不能使用恰当语言来表达他们的感受或担忧，就会采取行动。包括可能在游戏中表现出攻击性；行为退化（尿床、吸拇指、需要玩具或毯子）；沉迷游戏以避免不舒服的感觉；寻求关注；非特异性的身体症状（头痛、胃痛）；反复提出问题
照护：尽可能有规律地安排日程；提供锻炼、玩耍和表达（如艺术）的机会；用简单、具体的方式解释死亡（避免使用可能进一步让孩子感到恐惧的语言）；向孩子保证不是他们造成的死亡；宽容孩子行为的退化并温和地重新引导改正不当行为；利用关于死亡和失去的书籍；真诚地回答问题；帮助孩子说出并表达情感，并学习积极的应对技巧
6~9岁
认知：该年龄段部分儿童将能够理解死亡是永恒的，但不是所有儿童都能理解这一概念，他们可能害怕死亡会传染或者害怕死亡会带走他们，他们可能会对死者身体会发生什么或者死者是否会继续发挥他们的作用产生疑问，他们可能仍然难以理解诸如天堂之类的概念
悲伤的表现：持续的外向行为或攻击性；询问有关死亡的问题；含糊的身体不适的抱怨；不想上学或不参加日常的活动；担心他们可能做了什么导致死亡的事情。
照护：对年龄较小的孩子使用上述所有技巧。让孩子知道悲伤时所有的感觉都是正常的。重要的是要让孩子放心，他们的想法或行为不是导致死亡的原因，想办法缅怀他们所爱的人，分享美好的回忆，不要让失去的亲人显得不重要
9~13岁
认知：该年龄段儿童对死亡的概念更像是成人的理解，死亡是永久性的，孩子开始分析死亡对他们的影响
悲伤的表现：可能停止质疑；可能因害怕自己的死亡或亲人的死亡而感到难堪；可能对精神生活表现出越来越大的兴趣；可能与朋友的相处出现困难；持续的身体症状，如头痛或含糊的身体不适的抱怨；坚持要增强独立性；对死亡导致的生活发生了怎样的变化表示关注
照护：继续使用对待更年幼孩子的应对方法，鼓励孩子表达任何担忧或恐惧，不要期望孩子履行额外的职责或变得坚忍/为家庭坚强起来，从而给孩子带来额外的压力；并提供表达的渠道
13~18岁
认知：青少年通常对死亡有与成人相似的理解
悲伤的表现：将死亡理智化、浪漫化，或将死亡视为敌人是很常见的；将死亡的影响降至最低可能是应对脆弱的一种方式；更喜欢与朋友而不是家人一起哀悼；表现出更多的冒险行为；努力在快乐的想法或事件与悲伤的哀悼之间维持平衡；难以制订长期计划；质疑宗教信仰或与精神理念作斗争
照护：继续使用针对更小儿童的方法。为谈话提供支持，保持随时可以交流，但不要强行交谈。帮助年轻人理解死亡并给予支持。不要将成年人的责任感强加给孩子。就死亡和死亡对青少年的影响进行坦诚的对话。鼓励孩子将严重的症状向学校辅导员或职业治疗师咨询

摘自康涅狄格州东南部临终关怀中心丧亲计划“儿童对死亡的理解”。（https://www.hospicesect.org/丧亲服务）

环境在交流中很重要。与患者或家属坐在同一水平面；房间的温度和光线应该适宜；尽量避免人与人之间存在如书桌或餐桌之类的障碍；坐在与其他人有合理距离的地方；尽量不要坐在大房间的两头。

积极倾听。全神贯注倾听对方讲话。身体向对方倾斜，用点头等姿势让说话人知道你在听。重复对方最后一句话中的一两个关键词，或者转述和反思对方说过的话，可能会有所帮助。如果你不确定对方的意思，可以让他举个例子[157]。提出开放式问题，让患者或家属的回答不仅仅是“是”或“不是”。使用连续导语，如“嗯”“哦？”“然后呢？”，允许对方继续表达自己的想法或担忧[157]。

在提供信息时，重要的是首先询问患者或家属知道什么，以及他们想知道多少[158]。并不是每个人都准备好了得知严重的诊断后立即面对关于预后的讨论。其中一种方法叫作“问-说-问”。在这种策略中，医生询问患者知道什么，提供新的信息，然后再次询问患者有关的问题或顾虑[158]。这可能会引发后续的问题，如患者对目前所处情况的理解，可能还会讨论治疗方案的选择或医疗的目标。然而，有时患者不能一次吸收所有信息，需要分几次就诊讨论。在讨论过程中，需要有个人在场做笔记或者以后出现问题时提醒患者之前讨论的细节，通常是有帮助的。提供信息时，使用通俗易懂的语言。避免使用医学术语或弱化病情重要性的陈词滥调。

坏消息的传递不是一次性的。患者及其家属可能需要重复的信息才能理解诊断和预后的全部含义。医疗从业者往往低估患者及其家属想要了解病情的渴望。研究表明，患者在听到坏消息时会有一定的沟通偏好：

- 坦诚地交流。
- 病情名称。
- 有关这种疾病将如何影响他们及家人的信息。
- 既不过于乐观也不过于悲观的预后信息。
- 将亲人纳入讨论。
- 对感受的同理心。
- 鼓励表达担忧和提问。
- 相关资源和在哪里找到更多信息的实用建议[159,160]。

以家庭为中心的方法

患者之前没有经历过疾病和孤独，因此沟通必须包括患者视为家人的人。朋友、重要的其他人、为患者提供医疗服务的人以及患者的家属都可以包括在这个小组中。重要的是，患者指定向谁提供医疗保健信息。从实际的角度出发，指定一名家庭成员作为更多的大家庭联系人来接收最新信息通常是有帮助的。

在拥有大量移民的国家，宗教和文化因素可能会影响多数人口和少数人口之间的沟通。例如，在一些对孝道有很高期望的文化中，孩子们可能会感受到极大的压力，他们不能停止为父母提供的任何治疗，以免被指责没有充分地照顾父母。在另一些情况下，只有家庭中的男性长辈才有权获得有关患者的信息。这对缓和治疗团队来说，是很难接受的，尤其是当团队认为患者的自主权才是最重要的时候。患者可以选择使用知情拒绝权，即他们决定不接收有关自己病情的信息，而是将信息提供给家人[161]。团队应该询问患者的文化需求及在患者死亡时是否有任何特殊的仪式或特殊的护理要求，从而体现对患者的文化和宗教背景的重视。

然而，即使在患者处于主导文化的情况下，家庭系统的功能如何也会显著地影响其对绝症的体验。团队需要评估家庭互动的程度。如果家人之间过于亲密，家人可能会为患者的逝去而痛苦。这样的家庭在沟通方面也可能不那么开放，难以与家庭成员之外的人分享信息。如果家人之间过于疏远，家庭成员会非常独立，但家庭成员彼此之间几乎没有互动和支持[162]。

团队还必须评估家庭的沟通方式。拥有开放系统的家庭更有可能在家庭之外拥有支持性的关系，沟通可能会更清晰、更直接。他们鼓励交流和表达情感。然而，来自封闭家庭系统的人可能会有家庭外交流的规则，交流可能不明确或不具体，在提到患者病情时会使用委婉的说法，这通常是不鼓励的。通常情况下，成员们不会谈论个人的感受或信仰。他们可能被教导，家庭中最有权力的人才是决定该做什么的人。这些沟通方式都是可行的，但不同方式可能会影响家庭成员在持续沟通中传递和接收信息的意愿。开放式家庭系统也比非常封闭的家庭系统更容易受环境变化的影响[163]。

在每个家庭中,都有可能影响交流的小团体。可能会出现成对、三角关系和联盟形式[163,164]。这样的小团体可以在家庭系统内提供相互支持,也会因不同的观点而相互指责(例如,关于患者应该待在家中还是去护理机构)[164]。这会导致将家庭问题都怪罪于一个被认为有问题的人身上。一些家庭还根据出生顺序对成员有不同的期望。根据家庭的不同,最年长的孩子、最年长的女儿或在父母身边的最后一个孩子可能会成为父母的照顾者。

如果患者不能参与交流,那么交流就会变得更加复杂。在这种情况下,家庭成员经常被要求从患者的角度出发,用替代判断来表达患者的想法——假设患者能够沟通,在目前的情况下,他会怎么做。这不同于作出家人认为对患者最有利的决定,也不同于根据他们自己对患者的意愿作出决定。替代判断要求家属站在患者的立场上,根据患者特有的生活方式和患者可能说过有关的医疗偏好的事情作出决定[165]。对于家庭来说这仍然是困难的,特别是在一个从来没有人谈论过临终问题的封闭家庭系统中。此外,家属往往完全不熟悉现代医疗的复杂性,如果不了解疾病或其治疗方法,家属可能很难知道患者会如何选择[166]。在这种情况下,增强自主性可能是有帮助的。

增强自主性是由 Quill 和 Brody 提出的。研究小组先探索患者和家庭的目标和价值观,然后将它们综合到当前的医疗状况中,制订最符合他们目标的建议治疗计划。如果患者和家属不同意这些建议,他们仍然可以作出其他选择。有些家属认为自己的选择导致了患者的死亡,增强自主性已被证明可以减轻这些家属作出选择的负罪感[165-167]。并不是所有家庭都想要这样的建议,所以询问建议是否对他们有帮助很重要。因为一个家庭偏好的决策方式和其在决策中的实际作用之间的显著差异与家人抑郁症和创伤后应激障碍的发病率增加有关[168]。然而,大多数家庭成员确实希望参与决策,从临床医生处得到有价值的建议[169,170]。研究发现,医生提供这类建议会提高家庭对服务的满意度[171]。

患者有严重认知障碍时,如晚期痴呆症、先天性智力障碍或严重创伤性脑损伤,沟通需要简化,以避免患者因难以理解而感到痛苦。反复面对疾病的终末表现可能会让患者非常痛苦。重点可能是建立和加深与患者关爱和安慰的关系,关注于患者目前的状况。因此,沟通应该围绕团队如何让患者感到舒适,如何照顾患者而不是沟通具体的临终问题[172]。

随着死亡的临近,团队与患者的交流减少了,沟通的重点变成了患者的家人。但团队仍然应该关心患者,并让患者知道他们将在护理方面做些什么。家属经常对患者接受的治疗有疑问(特别是患者不再说话或不再作出反应时)。濒临死亡的患者可能会谈论看见了逝去的亲人,看见了其他地方,需要回家或去旅行[173-175]。

对于持续令人不安或可怕的经历,需要使用抗精神病药物进行治疗。临终患者在深度睡眠时面部表情的变化、手势、伸手、凝视、喃喃自语或言语混乱的情况很常见,尤其是谵妄患者。团队应该努力使家庭成员明白在临终过程中发生这些情况是正常的。

跨学科医疗动态

根据 MHB,一个跨学科的临终关怀团队(IDT)必须至少包括一名合格的医生、一名注册护士和一名社会工作者。虽然机构可能会选择一个包含最少参与者人数的 IDT,但这样的 IDT 不可能有效地进行全面评估和管理复杂的个体化患者医疗计划,也难以减轻患者及其家人的痛苦。IDT 需要行政支持,以维持一支人员充足、训练有素的团队,可提供直接的患者护理。这包括有足够的时间让团队成员讨论,为每个患者和家庭制订一个全面的护理计划,并发展成一个医疗团队[176](图 81-7)。

包括整个团队的 IDT 会议对机构来说需要耗费巨大的成本,占用大量资源,应该尽可能高效和有效。团队的发展需要对会议的目标有一个一致的理解,成员需要准备好向团队展示他们的专长。报告模板有助于团队成员组织其想法,并更好地报告患者及其家属正在经历的所有问题。IDT 最重要的作用是制订和实行减轻患者及其家庭痛苦的计划。然后,团队必须在 IDT 会议上决定要实现的其他目标。

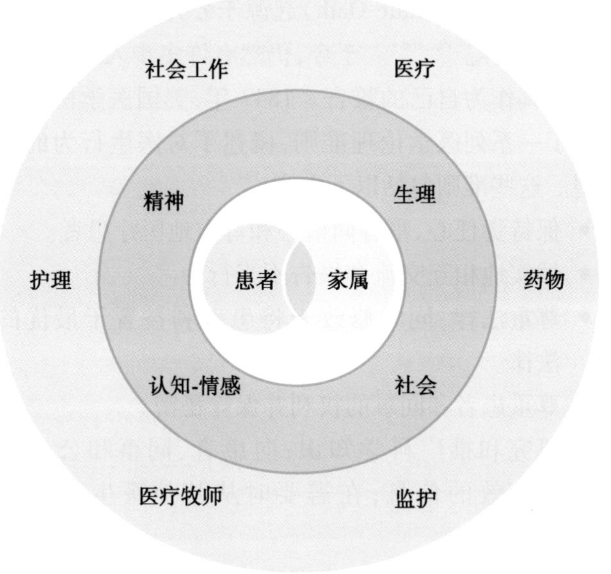

图 81-7　跨学科医疗模式(经允许摘自 Cagle JG, Widera EW. Geriatrics & Palliative Care. In: Williams BA, Chang A, Ahalt C, Chen H, Conant R, Landefeld C, Ritchie C, Yukawa M. eds. Current Diagnosis & Treatment: Geriatrics, Second Edition New York, NY: McGraw-Hill; 2014)

这次会议是不是一个继续教育的时间？这是分享团队成员的悲伤或沮丧的时间吗？现在是一起进行自我护理实践的时候吗？幽默在会议中的恰当作用是什么？团队建设练习会成为会议的一部分吗？除了 IDT 会议外，直接照顾患者的团队成员的非官方聚会也可以进行。这样的小组会议可能比直接向整个 IDT 提出所有问题更能有效地处理患者的迫切需求，特别是如果患者的医疗计划每 2 周才讨论 1 次[177]。

有效的团队拥有共同的目标，并致力于持续的质量改进[178]。他们设定具体的、可衡量的执行目标，并评估其在实现这些目标方面的有效性(例如在确定的时间内改善症状，从转诊到登记的时间或响应患者呼叫的时间)。表 81-9 概述了有效 IDT 的一些特征[157,179-181]。

影响家庭的交流议题和形式也会影响 IDT。团队管理者需要对出勤、绩效、如何处理团队内部的冲突以及如何在患者医疗中保持适当的界限以防止超负荷设定期望值[157,182,183]。

每个团队成员都应知道团队中其他成员的角色。虽然不需要扮演团其他队成员的角色，但每个成员都应该能够识别患者未满足的需求并对其进行适当的干预。例如，社会工作者探望看起来很痛苦的患者，可能会询问患者的疼痛情况，询问患者是否

表 81-9　有效沟通的障碍

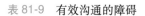

文化上
对死亡的有限体验
对医疗卫生不切实际的期望
影响信息披露方式、家庭内部决策方式以及儿童对父母责任的文化信仰
对医学界的信任有限
社会心理
患者和家属的恐惧包括：
因为医学治疗而丧失的独立性和改变的生活
症状和死亡过程
财务问题
参与者害怕面对自己的死亡
表现出或诱发情感反应
对情况了解不足
沟通技巧不足
体制障碍
医疗服务提供者和保险制度问题
纳入标准不一致
获得机会的差距
该组织对缓和治疗咨询服务的支持有限
语言障碍
提供者和患者/家属母语的不一致
技术性的医学语言
患者和家属词汇量或识字水平有限

摘自 Buckman R. Communication in palliative care: a practical guide. In: Doyle D, Hanks GWC, MacDonald N, Eds. Oxford Textbook of Palliative Medicine. 2nd ed. New York: Oxford University Press; 1998: 141-156; Buckman R, Kason Y. How to Break Bad News: A Guide for Health Care Professionals. Baltimore, MD: Johns HopkinsUniversity Press; 1992. Holland JC, Almanza J. Giving bad news. Is there a kinder, gentler way? Cancer 1999; 86(5): 738-740。

服用过药物，然后打电话给患者的医疗管理者或建议患者打电话咨询。医生和护士应该能够进行简单的心理和精神筛查，并在发现问题时适当地转诊。任何团队成员都可以根据需要为患者或家属提供简单的个人医疗帮助。

所有团队成员都需要接受症状管理方面以及特定工作职责的正规的继续教育。团队成员应该复习和理解针对患者和家属的机构教育材料，能够教授这些材料并回答有关问题。新的团队成员需要有适应期，最好是在这段时间里，除了与其本学科经验丰富的成员一起工作外，还能与其他学科的成员一起工作，这样新成员才能更好地理解每个学科给 IDT 带来的好处[184]。

临终关怀和缓和性护理工作是所有医疗保健中最有回报的工作之一，但患者相继离世可能会给团队成员带来负面影响。团队成员需要有表达悲

痛和沮丧的渠道,提出可以改善医疗的方法,缅怀和尊重那些他们曾经护理的人。团队成员需要有时间团结在一起,一起娱乐,以保持高昂的士气并相互支持[185]。

HPM 医生是跨学科团队的成员,既不是团队的领导者,也不是团队中最重要的成员。HPM 医生经常为其他团队成员提供咨询服务,使这些团队成员更紧密直接地照顾家庭患者。医生通常参与提供有关诊断和可用治疗的信息,但在缓和医学中,他们也要求提供关于作出治疗决策的指导。表 81-10 描述了从事缓和医学的医生的一些任务。担任医疗临终关怀主任的 HPM 医生还在终末期疾病的认证和再认证以及满足临终关怀机构监管要求方面发挥重要作用[186-188]。

表 81-10 有效跨学科团队的特点

获得充分的行政/机构支持
培养出有效的领导者
了解团队成员的个人角色和专业知识,同时仍然相互依赖和协作
进行正式的绩效评估
练习开放式交流
运用创造性的方法解决问题
提供关于患者照护的一致、全面和准确的文件
表现出灵活性
确保所有参与者都参与决策
表现出相互尊重,并合作愉快

除了在诊断和制订治疗计划方面的典型作用外,HPM 医生还被要求为患者和家属提供支持和指导,通常是帮助他们重新制订目标,并在面对不断恶化的疾病时找到新的人生价值。医生或执业护士的家访可能特别有价值,这可以更好地评估安全和环境、对辅助设备的需求、症状控制的程度,以及患者和家属对心理社会压力和精神痛苦的应对情况。医生家访的适应证可以是评估未控制或新发的症状,讨论复杂的治疗方案或侵入性操作,参加家庭会议,或评估病情好转的患者取消临终关怀计划的可能性[189-191]。

伦理和法律决策

职业精神

医生的行为准则已经提出了数千年。希波克拉底誓言(Hippocratic Oath)起源于公元前 5 世纪至公元前 3 世纪[192,193]。至今,仍然有许多步入职场的医生将其作为自己的誓言。1847 年,美国医学协会制订了一系列医学伦理准则,概述了对医生行为的期望。这些准则包括以下内容[194]。

- 保持责任心、富有同情心和尊重地医疗患者。
- 诚实地相互交流和报告不当行为。
- 尊重法律,同时修改未将患者利益置于最优的法律。
- 尊重患者和同事的权利并保守秘密。
- 研究和推广科学知识;向患者、同事和公众提供有效的信息;在需要时从其他医生处获得建议。
- 致力于改善社区和增进公共卫生的活动。
- 与患者保持恰当的关系。
- 把对患者的责任置于首位。
- 让所有人能够享有医疗服务。

医患关系伦理

生物伦理学是一个相对年轻的领域,诞生于 20 世纪 50 年代,是一个既依赖哲学、历史和神学,又依赖物理科学的领域。越来越多的医疗技术、家长主义和未经审查的医学实验有时侵犯了患者的权利,这都说明了建立医患行为准则的必要性。随着时间的推移,关于伦理的讨论继续进行,医学伦理学家、哲学家和宗教领袖在 20 世纪 80 年代制订了 4 项医学伦理原则(表 81-11)。

表 81-11 医学伦理的 4 项原则

不伤害:不使患者受到伤害
有利:保护患者的利益,促进患者健康及增进其幸福
自主:成年患者有权自己决定
公正:保护弱势群体,公平分配资源

当原则之间存在冲突时,医生有时并不同意一项原则比其他原则更重要。例如,在医生不伤害患者健康对患者作出决定与具备独立思考能力的患者作出可能有害健康的决定之间,该如何平衡两者的关系?如果医生认为患者有受伤的可能而不能安全、独立地生活在家里,但患者又不考虑其他选择,那么如何平衡患者的安全与独立?如果患者未在家中遭受实际伤害,那医生作为法定报告人,是否需要将患者的决定通知成人保护服务机构?因

此，这些原则似乎最有助于鉴别严重违反道德行为的情况，而在不太明确的情况下这些原则可能没有帮助[195,196]。

患者的权利

患者的权利在世界范围内没有标准化，不仅国家之间，而且国家内部的管辖范围内也存在差异。不过，国际上似乎一致认为，患者有隐私权、知情权、保密权[197]。特别是在欧洲和北美洲，有 4 种不同的医患关系模式。

- 家长主义模式：医生通过专业判断确定什么是最符合患者利益的，比向患者提供信息和让患者参与决策更为重要。
- 信息模式：医生只是信息的提供者，患者是决定最佳方案的决策人。
- 解释模式：医生帮助患者阐明自我的价值观，并选择最符合这些价值观的治疗方案。
- 协商模式：医生帮助患者确定在特定临床情况下可以实现的最佳健康相关价值是什么[198]。

缓和医学倾向于在解释模式中发挥更大的作用，让患者参与共同的决策。然而在某些情况下，另一种模式可能更有用。例如，在治疗认知能力非常有限的患者，考虑有高发病率或死亡率的治疗方案时，更倾向于使用家长主义的模式。

鉴于有时难以平衡利益冲突，寻求明确的患者权利的诉讼案件激增已不足为奇，美国出现了关于拒绝治疗的权利和要求治疗的权利的案件。下面简单介绍两个经典案例。请记住，法院的调查结果并不在美国各州或其他国家通用。监护人在各国或美国各州同意或撤回治疗的权利可能并不相同，须查阅所在区域现行法律。

1975 年，Karen Ann Quinlan 在 21 岁时遭受了缺氧性脑损伤，随后被诊断为持续性植物状态。其父亲向法院申请监护权，以便停止使用呼吸机作为“特殊的医疗手段”[199]。主治医生认为这不符合医疗标准因而拒绝中断呼吸机。然而，初审法庭拒绝了父亲监护权的请求并拒绝下令拆除呼吸机。Quinlan 的父亲在向新泽西州最高法院提出上诉后，法院推翻了下级法院的裁决，并下令拆除呼吸机并任命了 Quinlan 的父亲为监护人，前提是医院伦理委员会经协商后确定 Quinlan 没有恢复意识的可能性。法院认为，如果 Quinlan 清醒的话有权拒绝接受治疗，其监护人和家属的替代判断可以用来对其意愿作出最好的判断。法院还建议，医院伦理委员对撤回维持生命治疗决定的审查比在法庭上进行诉讼更可取。遗憾的是，很少有医院在案件发生后立即成立伦理委员会[200]。

Jahi McMath 于扁桃体切除术后出现出血并发症和心脏骤停，当时只有 13 岁，随后根据医院的规定，被宣布脑死亡。美国医学、生物医学和行为学科研伦理问题研究总统委员会[201]对脑死亡作出正式定义，并制订了法案（UDDA）[201,202]。遗憾的是，该法案没有规定选择什么手段来作为判断标准。在 Jahi 的案件中，其家属不接受她的脑死亡，母亲向法院提起了诉讼，要求医院继续维持 Jahi 的生命支持。在审判中提出的证据表明，拆除呼吸机 Jahi 没有自发的呼吸尝试，没有血液流向大脑，脑电图上没有任何活动。法官裁定，Jahi 已于 2013 年 12 月 12 日在法律上宣布死亡，也是医生宣布她脑死亡的时间，但法官命令继续给予生命支持，使家人有机会为她的医疗作出其他安排。Jahi 的父母将她带到新泽西州，该州的法律允许继续维持她的生命。由于内出血，Jahi 终于被移除生命支持系统，于 2018 年 6 月 22 日离世[203,204]。

决策

1990 年美国的《患者自主决定权法案》允许所有成年人预先制订医疗计划，并为医疗保健决策指定代理人或指定永久代理人委托书（DPOA）。如果一个人无法表达自己的意愿，代理人有权就其医疗保健作出决定。该法案还要求医院、专业护理之家、家庭卫生机构、临终关怀机构和保健机构告知患者其有提前制订医疗计划的权利，询问患者是否有这样的计划，不得歧视有计划的人，并指导工作人员、患者和公众了解这些文件[199,205-211]。

成年人预先制订医疗计划，指定医疗保健代理人，目的是最大限度地保护自己免受不期望的治疗。有些国家的法规允许在医院和其他机构中使用“请勿复苏（DNR）”或“请勿尝试复苏（DNAR）”指令，然而各国接受的此类指令的语言表达有所不同[212-218]。美国在复苏和维持生命治疗医嘱（POLST）中增加了针对成人重症患者维持生命医嘱的条款。患者可以提前选择生命末期希望接受的医疗介入方式[219]。美国各州之间在监护人是否能够就拒绝或撤回医疗干预作出决策以及是否需要法院介入的决策方面存在分歧。更重要的是，替代医疗决定者在生命支持技术方面的认知能力差异很大[220]。

对于讨论自己医疗偏好而能力有限的人，其能力有限的原因无论是与年龄还是与认知障碍有关，都需要医疗团队进行评估。行为能力是一种法律性决定；行动能力是一种功能性决定。如果患者能够了解自己的病情，以及特定治疗的风险和益处，就应该尽可能地参与到治疗意愿的制订中。与在场的患者家属进行此类讨论至关重要，防止有人指控患者是被迫作出特定治疗决定的。为了尽可能作出最佳决定，患者需要对与其理解水平相适应的足够的信息，进行全面、准确和诚实的讨论。完全知情同意包括讨论可能的风险、利益和负担。患者和其家属并不知道他们在医疗中可能面临的一切，因此讨论必须根据患者的情况和从治疗或技术中获益的可能性来进行。

争议

在前面讨论的具有里程碑意义的案例中，终止不期望的治疗和拒绝治疗的权利是最具争议性的主题。

缓和镇静

缓和治疗通常可以非常成功地控制症状，但少数患者可能无法缓解生理、心理、精神或生存上的痛苦。在这种情况下，缓和镇静可能是缓解这种无法忍受的痛苦的唯一方法。无法缓解的疼痛和呼吸困难是缓和镇静最常见的原因，但严重的焦虑、呕吐、谵妄或严重的精神运动性躁动也需要考虑缓和镇静。在美国，实施缓和镇静之前，应完成缓和治疗专家咨询，且用尽全部常规治疗手段[221-229]；并且实施缓和镇静应满足以下所有条件：

- 患者被诊断患有终末期疾病，预期寿命非常短，通常不超过几天至几周。
- 已采取了最大限度的医疗干预措施，但症状仍未得到控制。
- 提供了完整的社会心理和精神评估与医疗。
- 患者有 DNR 指令。
- 已与患者和家属讨论了 ANH。通常，如果需要缓和镇静，则不会继续使用 ANH，但这可能因文化背景而异。
- 患者和家属应该了解，缓和镇静通常持续至患者死亡，除非提前达成只在规定时间内尝试缓和镇静以缓解症状的共识。
- 已获得完全知情同意。应该寻求家属的一致意见。
- 遵循组织政策和程序，并记录所有步骤。
- 家属可以得到早期/全面的丧亲医疗[227]。

缓和镇静需要使用苯二氮䓬类或巴比妥类药物；阿片类药物不足以镇静至昏迷状态。然而，为了避免患者出现无法表达的症状，在缓和镇静期间应继续使用阿片类药物和其他安慰剂[230]。

缓和镇静通常需要住院进行临终关怀医疗，但如果有足够的医疗支持也可以在家中进行。如果患者在死亡前感到不适，家属可能会经历严重的痛苦，因此，如果在家中进行缓和镇静，充分的评估和药物治疗是至关重要的，持续的临终关怀医疗是必须的[231]。

表 81-12　对加速死亡请求的回应

- 以同理心回应，确保患者得到持续的支持。向患者承诺，团队将努力减轻其痛苦
- 确定患者是在谈论当前的计划还是在表达他们对未来可能面临的未知恐惧
- 确定患者正在经历的所有痛苦来源（生理、心理、情感、精神、社会和心灵），并制订全面的治疗计划
- 最大限度地治疗患者正在遭受的躯体症状
- 评估和治疗抑郁和焦虑，或协助患者接受专科治疗
- 帮助患者获得专家缓和治疗的咨询
- 评估患者的决策能力，并确定该请求是否符合其过去已知的关于可接受生活质量的意愿
- 就继续使用可能延长生命的治疗方法达成共识，例如 ANH、补充氧气和药物治疗
- 患者可选择自愿停止进食和饮水
- 对于接受上述干预措施后不能缓解症状，患者仍继续遭受难以忍受的痛苦时，可考虑使用缓和镇静

器官捐赠

器官捐赠可能会给患者和家属带来安慰。有许多人希望从其他悲惨情况中看到可能的美好回报。然而，如果家庭成员表达不赞同患者成为器官捐献者的意愿时，这会成为他们争论的焦点[232-236]。所

有患者都是潜在的器官捐献者，尽管许多患者因其传播的疾病和失去高级生命支持的死亡情况而被取消了器官捐献的资格。即使如此，这些患者也可能是捐赠角膜或某些其他组织的合适人选。重要的是尽快让当地器官捐献组织参与进来，因为它们更善于与捐献家庭沟通工作。在美国，器官捐赠卡通常印在驾驶执照背面，具有法律约束力。应该告诉家属，他们的亲人希望成为器官捐献者，而不是在死亡时才被问到器官捐赠的问题[232]。器官捐赠是一种慈善行为，或是患者及其家属可以自行决定的[237]。

昏迷

急性医源性昏迷或创伤性昏迷

与 ANH 和高级医疗支持有关的问题是，医疗保健提供者面临着最困难的伦理和医法领域。当患者处于昏迷状态时，家属发现必须代替患者作出艰难的治疗决定，而昏迷往往又是突然发生的。在治疗的早期，家属不确定在神经恢复的过程中会发生什么，却需要帮助决定采取何种积极的干预措施。预后研究可能有一定的帮助，但并不能完全缓解家庭成员的疑虑，也不能帮助家庭为患有严重失能的亲人提供长达数年甚至数十年时间的身体医疗或经济保障。

在讨论向昏迷患者提供持续医疗时，必须考虑所有这些问题：

- 患者病情最可能的结果是什么？
- 患者可接受的生活质量是什么？
- 患者的宗教或文化因素如何影响医疗决策？
- 谁来提供医疗？
- 医疗人员需要什么培训？
- 如果患者不在家中接受医疗，患者的长期医疗如何获取经济支持？

文献中关于昏迷结局的报道各不相同[238]。并不是所有的研究都将持续性植物状态（PVS）、最小意识状态（MCS）或严重失能分开，却都将它们全部归类为不良结局。同样，研究中恢复到某种程度的功能，可能包括从中度失能到良好恢复。然而，有些因素已被确定为昏迷（死亡或持续性植物状态）后的总体不良结果（表 81-13）[238,239]。

表 81-13　与昏迷后不良结局相关的因素

- 格拉斯哥昏迷量表评分较低
- 低氧/缺氧损伤的结局较颅内出血稍好，但比代谢性疾病所致的昏迷更差
- 年龄>40 岁
- 昏迷持续时间：持续 3 天的昏迷患者只有 7% 的可能性有中度至良好的恢复；持续 14 天的昏迷患者只有 2% 的可能性有中度至良好的恢复
- 角膜或瞳孔反射消失

临终昏迷和意识水平改变

大多数终末期疾病恶化的患者在死亡前，如果不陷入昏迷，也会数日处于非常微弱的意识状态。对于家庭来说，这是非常痛苦的时刻。他们经常询问患者是否能再次醒来进行交流，患者是否能听到他们的声音，是否承受着疼痛或痛苦但无法表达。

如果家属担心药物导致的镇静作用，可以进行一个有时间限制的试验，减少任何潜在的镇静药物，同时需了解控制良好症状，比试图促进清醒更为重要。如果家属希望患者尽可能清醒，因此拒绝使用控制症状的药物，这对护士和其他临终关怀人员将造成道德困扰，可能需要召开跨学科的家庭会议，以制订治疗指导原则，确定给药的种类及时间（例如，如果沐浴或改变姿势会使患者感到痛苦，应该提前给予阿片类药物）。随着死亡的临近，患者意识下降，治疗焦虑和谵妄的药物可能会减量或停药，有助于家属接受患者病情的变化与疾病的进展有关，而不是药物所致。

鼓励家属继续与患者交流。工作人员在医疗患者时应呼唤患者，并告知即将进行的工作。鼓励家属为患者进行重要的音乐、阅读仪式。家属可能想在患者床边分享他们的故事。监测患者是否有过度兴奋的迹象，如果患者出现躁动，请保持安静。如果大自然对某些患者很重要，而且环境接触是可行的，这些患者可以被带到户外。若不可行，也可以在房间里放些花或患者喜欢的其他自然芳香（然而，一些终末期疾病患者对强烈的气味更敏感，所以要监测是否有恶心或呼吸困难加重的情况）。用乳液按摩手部或四肢同样是家属与患者进行爱的互动的方式。

如果家属担心患者存在无法表达的症状，可以与家属讨论疼痛、呼吸困难及躁动的非言语症状评

估。考虑使用长效和/或定时给药的药物治疗方案，以防停药后症状加剧。如果患者在某种程度上感到不适，应鼓励家庭成员通知护理人员，以便在需要时给予其他药物治疗。如果患者在医院或其他机构，家属不在身边时，应制订时间表以保证工作人员能频繁评估患者情况。鼓励家庭成员照顾好自己，因为医疗昏迷患者常需连续昼夜，身心疲惫；鼓励他们规律饮食，并尽可能睡好觉。

小结

缓和医学涵盖了从严重疾病或有限生命疾病的诊断到家属丧亲的整个医疗过程。康复医疗提供者是早期缓和治疗方案的重要组成部分。康复医疗提供者有很大的机会被纳入持续缓和医疗中，参与提供积极主动治疗的方案。

- 为进行化疗或手术的癌症患者制订“康复前”强化方案，以对抗疲劳和过度虚弱。
- 为心肺疾病患者教授能量节约技术，并评估其对适应性设备需求。
- 为疾病相关认知障碍患者提供安全性评估和家庭评估。
- 在患者行动不便时，为家属提供辅助患者进行体力训练和安全转移技术的培训。

将自身融入专业场所可能有助于提供更及时的评估，并尽量减少患者必须参加的外出就诊的次数。然而，无论在何种情况下，康复医疗提供者将继续成为帮助患者在接近生命终点时保持最高水平的功能独立性和生活质量的组成部分。

（孔瑛　译，刘苏　万春晓　校）

参考文献

1. UNIPAC 1. *A National Framework and Preferred Practices for Palliative and Hospice Care Quality: A Consensus Report, by the National Quality Forum.* Washington, DC; 2006:1, Fig. 1. © 2006 by the National Quality Forum. Reproduced with permission.
2. The Ottawa Citizen. A moral force: the story of Dr. Balfour Mount. April 25, 2005. Available at http://www.canada.com/ottawacitizen/story.html?id=896d005a-fedd-4f50-a2d9-83a95fc56464%20. Accessed May 13, 2016.
3. *Palliare.* Available at http://www.latin-dictionary.org/palliare. Accessed May 10, 2016.
4. WHO. *Palliative.* Available at http://www.who.int/cancer/palliative/en/. Accessed May 16, 2016.
5. Temel JS, Greer JA, Muzikansky A, et al. Early palliative care for patients with metastatic non–small-cell lung cancer. *N Engl J Med.* 2010;363:733–742. doi:10.1056/NEJMoa1000678.
6. Portenoy RK, Sibirceva U, Smout R, et al. Opioid use and survival at the end of life: a survey of a hospice population. *J Pain Symtom Manage.* 2006;32(6):532–540.
7. Thorsteinsdottir B, Swetz KM, Feely MA, Mueller PS, Williams AW. Are there alternatives to hemodialysis for the elderly patient with end-stage renal failure? *Mayo Clin Proc.* 2012;87(6):514–516. doi:10.1016/j.mayocp.2012.02.016.
8. Back AL, Li YF, Sales AE. Impact of palliative care case management on resource use by patients dying of cancer at a Veterans Affairs medical center. *J Palliat Med.* 2005;8(1):26–35.
9. Brumley R, Enguidanos S, Jamison P, et al. Increased satisfaction with care and lower costs: results of a randomized trial of in-home palliative care. *J Am Geriatr Soc.* 2007;55(7):993–1000.
10. Higginson IJ, Evans CJ. What is the evidence that palliative care teams improve outcomes for cancer patients and their families? *Cancer J.* 2010;16(5):423–435.
11. Elsayem A, Swint K, Fisch MJ, et al. Palliative care inpatient service in a comprehensive cancer center: clinical and financial outcomes. *J Clin Oncol.* 2004;22(10):2008–14.
12. Zhang B, Wright AA, Huskamp HA, et al. Health care costs in the last week of life: associations with end of life conversations. *Arch Intern Med.* 2009;169(5):480–488. doi:10.1001/archinternmed.2008.587.
13. Shots. Health news from NPR. *Dying in a Hospital Means More Procedures, Tests and Costs.* June 15, 2016. Available at http://www.npr.org/sections/health-shots/2016/06/15/481992191/dying-in-a-hospital-means-more-procedures-tests-and-costs. Accessed June 21, 2016.
14. Unroe KT, Sachs GA, Dennis ME, Hickman SE, Stump TE. Effect of hospice use on costs of care for long-stay nursing home decedents. *J Am Geriatr Soc.* 2016;64(4). doi:10.1111/jgs.14070.
15. Wachterman W, Pilver C, Smith D, et al. Quality of end-of-life care provided to patients with different serious illnesses. *JAMA Intern Med.* 2016. doi:10.1001/jamainternmed.2016.1200.
16. The impact of advance care planning on end of life care in elderly patients: randomised controlled trial. *BMJ.* 2010;340:c1345. Available at http://dx.doi.org/10.1136/bmj.c1345.
17. Gelfman LP, Meier DE, Morrison RS. Does palliative care improve quality? a survey of bereaved family members. *J Pain Symptom Manage.* 2008;36(1):22–28. doi:10.1016/j.jpainsymman.2007.09.008.
18. Carson SS, Cox CE, Wallenstein S, et al. Original investigation. July 5, 2016. Effect of palliative care-led meetings for families of patients with chronic critical illness: a randomized clinical trial. *JAMA.* 2016;316(1):51–62. doi:10.1001/jama.2016.8474.
19. Medicare Hospice Benefits, U.S. Department of Health and Human Services, Centers for Medicare & Medicaid Services, 7500 Security Blvd. Baltimore, MD 21244-1850. CMS Product No. 02154. Revised February 2016; accessed May 16, 2016.
20. *Hospes.* Available at http://www.latin-dictionary.org/hospes. Accessed May 10, 2016.
21. *Vital Statistics of the United States 1945.* Washington DC: United States Government Printing Office; 1947:34. Available at http://www.cdc.gov/nchs/data/vsus/vsus_1945_1.pdf.

22. Hospice World. Available at https://www.hospiceworld.org/history.htm. Accessed May 16, 2016.
23. Field MJ, Cassel CK, eds. *A Profile of Death and Dying in America. Approaching Death: Improving Care at the End of Life. Institute of Medicine (US) Committee on Care at the End of Life*. Washington, DC: National Academies Press (US); 1997. Available at http://www.ncbi.nlm.nih.gov/books/NBK233601/table/ttt00002/?report=objectonly. Accessed May 16, 2016.
24. *Medicine Encyclopedia, Aging Healthy - Part 1 - Death and Dying - Medicalization of Dying, Cultural Diversity*. Available at http://medicine.jrank.org/pages/417/Death-Dying-Medicalization-dying.html#ixzz48vG8RgRP.
25. Burge F, Lawson B, Johnson G. Trends in the place of death of cancer patients, 1992–1997. *PMCID*. 2003;168(3): 265–270. Available at http://www.ncbi.nlm.nih.gov/pmc/articles/PMC140467/CMAJ. Accessed May 16, 2016.
26. Sarmento VP, Higginson IJ, Ferreira PL, Gomes B. Past trends and projections of hospital deaths to inform the integration of palliative care in one of the most ageing countries in the world. Available at http://pmj.sagepub.com/content/30/4/363.full#xref-ref-2-1.
27. Gomes B, Cohen J, Deliens L, et al. International trends in circumstances of death and dying among older people. In: Gott M, Ingleton C, eds. *Living with Ageing and Dying: Palliative and end of Life Care for Older People*. 1st ed. London: Oxford University Press; 2011:3–18.
28. St Christopher's. *Dame Cicely Saunders*. Available at http://www.stchristophers.org.uk/about/damecicely-saunders. Accessed May 10, 2016.
29. Clark D. *"Total pain": the work of Cicely Saunders and the maturing of a concept*. University of Glasgow, End of Life Studies, 2014. Available at http://endoflifestudies.academicblogs.co.uk/total-pain-the-work-of-cicely-saunders-and-the-maturing-of-a-concept/. Accessed May 13, 2016.
30. Saunders C. Care of the dying–1. The problem of euthanasia. *Nurs Times*. 1976;72(26):1003–1005.
31. Sullivan P, Washington Post Staff Writer. *The Washington Post*, Obituaries: Florence S. Wald, 91; U.S. Hospice Pioneer. November 13, 2008.
32. *Hospice: Background*. Available at http://www.nahc.org/assets/1/7/13-NHCHM-Hospice-background.pdf. Accessed May 19, 2016.
33. Smith L. Guidelines for delivering quality palliative care. *Am Fam Physician*. 2006;73(6):1104–1111.
34. von Gunten CF. Secondary and tertiary palliative care in US hospitals *JAMA*. 2002;287(7):875–881. doi:10.1001/jama.287.7.875.
35. *ABMS Subspecialty Certification in Hospice and Palliative Medicine*. Available at http://aahpm.org/certification/subspecialty-certification. Accessed July 24, 2016.
36. Rhodes RL, Tindall K, Xuan L, et al. Communication about advance directives and end-of-life care options among internal medicine residents. *Am J Hosp Palliat Care*. 2014 [Epub].
37. Szmuilowicz E, Neely KJ, Sharma RK, et al. Improving residents' code status discussion skills: a randomized trial. *J Palliat Med*. 2012;15(7):768–774.
38. IOM (Institute of Medicine). *Dying in America: Honoring Individual Preferences Near the End Of Life*. Washington, DC: The National Academies Press; 2014.
39. *Your conversation starter kit*. Available at http://theconversationproject.org/wp-content/uploads/2015/11/TCP_StarterKit_Final.pdf. Accessed June 21, 2016.
40. *Your conversation starter kit for families and loved ones of people with Alzheimer's disease or other forms of dementia*. Available at http://theconversationproject.org/wp-content/uploads/2016/05/TCP_StarterKit_Alzheimers.pdf. Accessed June 21, 2016.
41. *How to talk to your doctor (or any member of your health care team)*. Available at http://theconversationproject.org/wp-content/uploads/2016/06/TCP-TalkToYourDr-v1.2.pdf. Accessed June 21, 2016.
42. *Pediatric starter kit: Having the conversation with your seriously ill child*. Available at http://theconversationproject.org/wp-content/uploads/2016/05/TCP_PediatricSK_Forms.pdf. Accessed June 21, 2016.
43. National Quality Forum. Available at www.qualityforum.org/Publications/2006/12/A_National_Framework_and Preferred_Practices_for _Palliative _and_Hospice_Care_Quality.aspx). Accessed May 14, 2016.
44. *America's care of serious illness 2015. State-by-state report card on access to palliative care in our nation's hospitals*. Available at https://reportcard.capc.org/wp-content/uploads/2015/08/CAPC-Report-Card-2015.pdf. Accessed May 29, 2016.
45. Pew Research Center. *Baby boomers retire*. December 29, 2010. Available at http://www.pewresearch.org/daily-number/baby-boomers-retire. Accessed May 29, 2016.
46. Lupu D. American Academy of Hospice and Palliative Medicine Workforce Task Force. Estimate of current hospice and palliative medicine physician workforce shortage. *J Pain Symptom Manage*. 2010;40(6):899–911. doi:0.1016/j.jpainsymman.2010.07.004.
47. *NHPCO Facts and Figures: Hospice Care in America*. Alexandria, VA: National Hospice and Palliative Care Organization, October 2014. Available at http://www.nhpco.org/sites/default/files/public/Statistics_Research/2014_Facts_Figures.pdf. Accessed May 14, 2016.
48. *NHPCO Facts and Figures: Hospice Care in America*. Alexandria, VA: National Hospice and Palliative Care Organization, January 2012. Available at http://www.nhpco.org/sites/default/files/public/Statistics_Research/2011_Facts_Figures.pdf. Accessed May 14, 2016.
49. *NHPCO facts and figures: hospice care in America*. Alexandria, VA: National Hospice and Palliative Care Organization, September 2015. Available at http://www.nhpco.org/sites/default/files/public/Statistics_Research/2015_Facts_Figures.pdf. Accessed May 14, 2016.
50. World Health Organization. *Global health observatory data: HIV/AIDS*. Available at http://www.who.int/gho/hiv/en/. Accessed May 30, 2016.
51. Centers for Disease Control and Prevention. *HIV in the United States: at a glance*. Available at http://www.cdc.gov/hiv/statistics/overview/ataglance.html. Accessed May 30, 2016.
52. Centeno C, Clark D, Lynch T, et al. Facts and indicators on palliative care development in 52 countries of the WHO European region: results of an EAPC Task Force. *Palliat Med*. 2007;21(6):463-471. Available at http://www.ncbi.nlm.nih.gov/pubmed/17846085. Accessed May 17, 2016.
53. Centeno C, Lynch T, Garralda E, Carrasco JM, Guillen-Grima F, Clark D. Coverage and development of specialist palliative care services across the World Health Organization European Region (2005–2012): results from a European Association for Palliative Care Task Force survey of 53 countries. *Palliat Med*. 2016;30(4):351–62. doi:10.1177/0269216315598671.

54. Goh CR. The Asia Pacific Hospice Palliative Care Network: a network for individuals and organizations. *J Pain and Symptom Manage*. 2002;24(2):128–133. Available at http://www.jpsmjournal.com/article/S0885-3924(02)00459-1/pdf. Accessed May 17, 2016.
55. Lee CY, Komatsu H, Zhang W, et al. Comparison of the hospice systems in the United States, Japan and Taiwan. *Asian Nurs Res (Korean Soc Nurs Sci)*. 2010;4(4):163–173. doi:10.1016/S1976-1317(11)60001-7.
56. Clark D, Wright M, Hunt J, Lynch T. Hospice and palliative care development in Africa: a multi-method review of services and experiences. *J Pain Symptom Manage*. 2007;33(6):698–710. Available at http://www.ncbi.nlm.nih.gov/pubmed/17531910. Accessed May 17, 2016.
57. Centers for Medicare and Medicaid Services. *Medicare Hospice Benefits*. Available at https://www.medicare.gov/Pubs/pdf/02154.pdf. Accessed May 29, 2016.
58. Medicare Benefit Policy Manual chapter 9. *Coverage of hospice services under hospital insurance table of contents* (Rev. 209, 05-08-15). Available at https://www.cms.gov/Regulations-and-Guidance/Guidance/Manuals/Internet-Only-Manuals-Ioms-Items/Cms012673.html. Accessed May 29, 2016.
59. Part II - Department of Health and Human Services, Centers for Medicare & Medicaid Services 42 CFR Part 418. *Medicare and Medicaid programs: hospice conditions of participation*. Available at http://www.gpo.gov/fdsys/browse/collectionCfr.action?collectionCode=CFR to check for the most recent updates). Accessed May 29, 2016.
60. Kaiser Commission on Medicaid and the Uninsured. *Medicaid: an overview of spending on "mandatory" vs. "optional" populations and services, June 2005*. https://kaiserfamilyfoundation.files.wordpress.com/2013/01/medicaid-an-overview-of-spending-on.pdf. Accessed May 29, 2016.
61. Medicare.gov. *Medicaid*. Available at https://www.medicare.gov/your-medicare-costs/help-paying-costs/medicaid/medicaid.html. Accessed May 29, 2016.
62. *Patient Protection and Affordable Care Act: health-related portions of the Health Care and Education Reconciliation Act of 2010*. Available at http://www.hhs.gov/sites/default/files/ppacacon.pdf. Accessed May 30, 2016.
63. Centers for Medicare & Medicaid Services. Medicaid.gov. *Hospice Benefits*. Available at http://medicaid.gov/medicaid-chip-program-information/by-topics/benefits/hospice-benefits.html. Accessed May 29, 2016.
64. Department of Veterans Affairs. *Geriatrics and extended care: hospice care*. Available at http://www.va.gov/geriatrics/Guide/LongTermCare/Hospice_Care.asp#. Accessed May 29, 2016.
65. Medicare. *Face-to-face requirement affecting hospice recertification*. https://www.cms.gov/Medicare/Medicare-Fee-for-Service-Payment/Hospice/downloads/HospiceFace-to-FaceGuidance.pdf. Accessed May 30, 2016.
66. United States Department of Labor, Wage and Hour Division, Family and Medical Leave Act. https://www.dol.gov/whd/fmla/. Accessed June 12, 2016.
67. Brault MW. *Americans with disabilities: 2010, household economic status*. U.S. Department of Commerce, United States Census Bureau, 2012. Available at http://www.census.gov/prod/2012pubs/p70-131.pdf. Accessed June 14, 2016.
68. Marchioli J. *Disabilities outreach guide*. National Hospice and Palliative Care Organization, Item No. 821397, © Copyright 2009. Available at http://www.nhpco.org/sites/default/files/public/Access/Outreach_Disabilities.pdf. Accessed June 14, 2016.
69. Berlinger N, Gusmano MK. *Executive Summary: Undocumented Patients. Undocumented Immigrants and Access To Health Care*. Garrison, NY: The Hastings Center; 2014. Available at http://www.undocumentedpatients.org/executive-summary/. Accessed June 14, 2016.
70. Jaramillo S, Hui DJ. End-of-life care for undocumented immigrants with advanced cancer: documenting the undocumented. *Pain Symptom Manage*. 2016;51(4):784–788. doi:10.1016/j.jpainsymman.2015.11.009.
71. Byock IR. The nature of suffering and the nature of opportunity at the end of life. *Clin Geriatr Med*. 1996;12(2):237–252.
72. MacLean CD, Susi B, Phifer N, et al. Patient preference for physician discussion and practice of spirituality. *J Gen Internal Med*. 2003;18:38–43. doi:10.1046/j.1525-1497.2003.20403.x.
73. LaRocca-Pitts M. *FACT: a chaplain's tool for assessing spiritual needs in an acute care setting*. Available at http://www.professionalchaplains.org/files/publications/chaplaincy_today_online/volume_28_number_1/28_1laroccapitts.pdf. Accessed June 16, 2016.
74. LaRocca–Pitts M FACT: taking a spiritual history in a clinical setting. *J Health Care Chaplaincy*. 2008;15:1–12.
75. Koenig HG. An 83-year-old woman with chronic illness and strong religious beliefs. *JAMA*. 2002;288:487–493.
76. Puchalski CM, Romer AL. Taking a spiritual history allows the clinician to understand patients more fully. *J Palliat Med*. 2000;3:129–137.
77. Anandarajah G, Hight E. Spirituality and medical practice: using the HOPE questions as a practical tool for spiritual assessment. *Am Fam Prac*. 2001;63:81–88.
78. King DE. Spirituality and medicine. In: Mengel MB, Holleman WL, Fields SA, eds. *Fundamentals in Clinical Practice: A Text Book on the Patient, Doctor and Society*. New York: Plenum; 2002:651–669.
79. Maugans TA. The spiritual history. *Archives Fam Med*. 1997;5:11–16.
80. Byock I. *The Four Things that Matter Most*. New York: Atria Books. A division of Simon and Shuster, Inc.; 2014.
81. Sizoo EM, Braam L, Postma TJ, et al. Symptoms and problems in the end-of-life phase of high-grade glioma patients. *Neuro Oncol*. 2010;12(11):1162–1166.
82. Hui D, dos Santos R, Chisholm G, et al. Bedside clinical signs associated with impending death in patients with advanced cancer: preliminary findings of a prospective, longitudinal cohort study. *Cancer*. 2015;121:960–967. doi:10.1002/cncr.29048.
83. Taylor CA, Greenlund SF, McGuire LC, Lu H, Croft JB. Deaths from Alzheimer's Disease — United States, 1999–2014. *MMWR Morbidity and Mortality Weekly Report*. 2017;66(20):521–526.
84. Harris P, Wong E, Farrington S, et al. Patterns of functional decline in hospice: what can individuals and their families expect? *J Am Geriatrics Soc*. 2013;61(3). doi:10.1111/jgs.12144.
85. Clemens KE, Quednau I, Klaschik E. Use of oxygen and opioids in the palliation of dyspnoea in hypoxic and non-hypoxic palliative care patients: a prospective study. *Support Care Cancer*. 2009;17:367–377.
86. Abernethy AP, McDonald CF, Frith PA, et al. Effect of palliative oxygen versus room air in relief of breathlessness in patients with refractory dyspnoea: a double-blind, randomised controlled trial. *Lancet*. 2010;376:784–793.
87. Kars MC, Grypdonck MH, Beishuizen A, Meijer-van den Bergh EM, van Delden JJ. Factors influencing parental

readiness to let their child with cancer died. *Pediatr Blood Cancer*. 2010;54(7):1000–1008.
88. Weng L-C, Huand H-L, Wilkie DJ, et al. Predicting survival with the palliative performance scale in a minority–serving hospice and palliative care program. *J Pain symptom Manage*. 2009;37:642–648.
89. Harrold J, Rickerson E, Carol JT, et al. Is the palliative performance scale a useful indicator of mortality in a heterogeneous hospice population? *J Palliat Med*. 2005;8:503–509.
90. Morita T, Tsunoda J, Inoue S, et al. Validity of the palliative performance scale from a survival perspective. *J Pain Symptom Manage*. 1999;18:2–3.
91. Harris PS, Stalam T, Ache KA, et al. Can hospices predict which patients will die within six months? *J Palliat Med*. 2014;17(8):894–898. doi:10.1089/jpm.2013.0631.
92. Lau F, Downing M, Lesperance M, Karlson N, Kuziemsky C, Yang J. Using the Palliative Performance Scale to provide meaningful survival estimates. *J Pain Symptom Manage*. 2009;38(1):134–144.
93. Lau F, Maida V, Downing M, Lesperance M, Karlson N, Kuziemsky C. Use of the Palliative Performance Scale (PPS) for end-of-life prognostication in a palliative medicine consultation service. *J Pain Symptom Manage*. 2009;37(6):965–972.
94. Christakis NA, Lamont EB. Extent and determinants of error in doctors' prognoses in terminally ill patients: prospective cohort study. *BMJ*. 2000;320:469–472.
95. Prigerson HG, Bao Y, Shah MA, et al. A controlled trial to improve care for seriously ill hospitalized patients. The study to understand prognoses and preferences for outcomes and risks of treatments (SUPPORT). The SUPPORT Principal Investigators. *JAMA*. 1995;274(20):1591–1598.
96. von Gunton CF, Ferris FD, Emanuel LL. The patient–physician relationship. Ensuring competency in end-of-life care: communication and relational skills. *JAMA*. 2000;284(23).
97. Bruera E. Research in symptoms other than pain. In: Doyle D, Hanks GW, MacDonald N, eds. *Oxford Textbook of Palliative Medicine*. New York: Oxford University Press; 1993:87–92.
98. Komurcu S, Nelson KA, Walsh D, Donnelly SM, Homsi J, Abdullah O. Common symptoms in advanced cancer. *Semin Oncol*. 2000;27:24–33.
99. Portenoy RK, Itri LM. Cancer-related fatigue: guidelines for evaluation and management. *Oncologist*. 1999;4:1–10.
100. Lee KA, Portillo CJ, Miramontes H. The fatigue experience for women with human immunodeficiency virus. *J Obstet Gynecol Neonatal Nurs*. 1999;28:193–200.
101. Coverage Issues Manual: Centers for Medicare & Medicaid Services. Available at https://www.cms.gov/.../R143CIM.pdf. Accessed June 19, 2016.
102. Roden DM. Drug-induced prolongation of the QT interval. *New Engl J Med*. 2004;350:1013–1022.
103. Viskin S. Long QT syndromes and torsades de pointes. *Lancet*. 1999;354:1625–1633.
104. Al-Khatib SM, LaPointe NAM, Kramer JM, et al. What clinicians should know about the QT interval. *JAMA*. 2003;289:2120–2127.
105. National Quality Forum. *Palliative and end of life care*. Available at http://www.qualityforum.org/Projects/Palliative_Care_and_End-of-Life_Care.aspx. Accessed June 19, 2016.
106. Bruera E, Suarez-Almazor M, Velasco A, et al. The assessment of constipation in terminal cancer patients admitted to a palliative care unit: a retrospective review. *J Pain Symptom Manage*. 1994;9:515–519.
107. McMillan SC. Presence and severity of constipation in hospice patients with advanced cancer. *Am J Hosp Palliat Care*. 2002;19:426–430.
108. McShane RE, McLane AM. Constipation: consensual and empirical validation. *Nurs Clin North Am*. 1985;20:801–808.
109. Cimprich B. Symptom management: constipation. *Cancer Nurs*. 1985;8:39–43.
110. Snapes WJ. Therapy in patients with constipation. *Home HealthCare Consult*. 1996;3:4–17.
111. Maguire LC, Yon JL, Miller E. Prevention of narcotic-induced constipation. *N Engl J Med*. 1981;305:1651.
112. Cheskin LJ, Kamal N, Crowell MD, et al. Mechanisms of constipation in older persons and effects of fiber compared with placebo. *J Am Geriatr Soc*. 1995;43:666–669.
113. Hanlon M. Patients with constipation requiring a bowel management program. *J Wound Ostomy Continence Nurs*. 1997;24:325–329.
114. Rudd RA, Aleshire N, Zibbell JE, Gladden RM. Increases in drug and opioid overdose deaths—United States, 2000–2014. *Am J Transplant*. 2016;16(4):1323–1327.
115. Webster LR, Webster R. Predicting aberrant behaviors in opioid-treated patients: preliminary validation of the opioid risk too. *Pain Med*. 2005;6(6):432. Available at https://www.drugabuse.gov/sites/default/files/files/OpioidRiskTool.pdf. Accessed June 19, 2016.
116. Keary CJ, Wang Y, Moran JR, et al. Toxicologic testing for opiates: understanding false-positive and false-negative test results. *Prim Care Companion CNS Disord*. 2012;14(4). doi:10.4088/PCC.12f01371.
117. Adler HF, Atkinson AJ, Ivy AC. Effect of morphine and dilaudid on the ileum and of morphine, dilaudid, and atropine on the colon of man. *Arch Intern Med*. 1942;69:974–985.
118. Fallon M, O'Neill B. ABC of palliative care. Constipation and diarrhoea. *Br Med J*. 1997;315:1293–1296.
119. Lawlor PG, Gagnon B, Mancini IL, et al. Occurrence, causes, and outcome of delirium in patients with advanced cancer: a prospective study. *Arch Intern Med*. 2000;160:786–794.
120. Inouye SK. Prevention of delirium in hospitalized older patients: risk factors and targeted intervention strategies. *Ann Med*. 2000;32:257–263.
121. Fine RL. Depression, anxiety, and delirium in the terminally ill patient. *Proceedings (Baylor University Medical Center)*. 2001;14(2):130–133.
122. Berger A, Portenoy RK, Weissman DE, eds. *Principles and Practice of Supportive Oncology*. Philadelphia, PA: Lippincott-Raven; 1998:295–308.
123. Dudgeon D, Lertzman M. Dyspnea in the advanced cancer patient. *J Pain Symptom Manage*. 1998;16:212–219.
124. Light RW, Muro JR, Sato RI, Stansbury DW, Fischer CE, Brown SE. Effects of oral morphine on breathlessness and exercise tolerance in patients with chronic obstructive pulmonary disease. *Am Rev Respir Dis*. 1989;139:126–133.
125. Mazzocato C, Buclin T, Rapin CH. The effects of morphine on dyspnea and ventilatory function in elderly patients with advanced cancer: a randomized double–blind controlled trial. *Ann Oncol*. 1999;10:1511–1514.
126. Poole PJ, Veale AG, Black PN. The effect of sustained-

release morphine on breathlessness and quality of life in severe chronic obstructive pulmonary disease. *Am J Respir Crit Care Med*. 1998;1576(1):1877–1880.
127. Boyd KJ, Kelly M. Oral morphine as symptomatic treatment of dyspnoea in patients with advanced cancer. *Palliat Med*. 1997;11:277–281.
128. Booth S, Kelly MJ, Cox NP, Adams L, Guz A. Does oxygen help dyspnea in patients with cancer? *Am J Respir Crit Care Med*. 1996;153:1515–1518.
129. Wee B, Hillier R. Interventions for noisy breathing in patients near to death. *Cochrane Database Syst Rev*. 2008;(1):CD005177.
130. Wilders H, Menten J. Death rattle: prevalence, prevention, and treatment. *J Pain Symptom Manage*. 2002;23(4):310–317.
131. Silk S, Goldman B. How not to say the wrong thing. *Los Angeles Times*, April 7, 2013. Available at http://articles.latimes.com/2013/apr/07/opinion/la-oe-0407-silk-ring-theory-20130407. Accessed June 18, 2016.
132. Kubler-Ross E. *On Death and Dying: What the Dying have to Teach Doctors, Nurses, Clergy, and their Own Families*. New York: Scribner, a division of Simon and Shuster, 1969.
133. Help Guide. *When a loved one is terminally ill: talking about death and making end-of-life decisions*. Available at http://www.helpguide.org/harvard/dealing-with-a-loved-ones-serious-illness.htm. Accessed June 18, 2016.
134. Back AL, Young JP, McCown E, et al. Abandonment at the end of life from patient and clinician perspectives: loss of continuity and lack of closure. *Arch Intern Med*. 2009;169(5):474–479. doi:10.1001/archinternmed.2008.583.
135. Maciejewski PK, Zhang B, Block SD, Prigerson HG. An empirical examination of the stage theory of grief. *JAMA*. 2007;297(7):716–723. doi:10.1001/jama.297.7.716.
136. Hurst RT, Prasad A, Wells Askew J, Sengupta PP, Tajik AJ. Takotsubo cardiomyopathy: a unique cardiomyopathy with variable ventricular morphology. *J Am Coll Cardiol Img*. 2010;3(6):641–649. doi:10.1016/j.jcmg.2010.01.009.
137. Harvard Health Publications, Harvard Medical School. Takotsubo cardiomyopathy (broken-heart syndrome). Available at http://www.health.harvard.edu/heart-health/takotsubo-cardiomyopathy-broken-heart-syndrome. Accessed June 19, 2016.
138. Jordan AH, Litz BT. Prolonged grief disorder: diagnostic, assessment, and treatment considerations. *Professional Psychology: Research and Practice*. 2014;45(3):180–187. Available at http://dx.doi.org/10.1037/a0036836.
139. Mayo Clinic Staff. *Complicated grief factors*. Available at http://www.mayoclinic.org/diseases-conditions/complicated-grief/basics/risk-factors/con-20032765. Accessed June 19, 2016.
140. Help Guide. *Coping with grief and loss: understanding the grieving process*. Available at http://www.helpguide.org/articles/grief-loss/coping-with-grief-and-loss.htm. Accessed June 19, 2016.
141. Holmes TH, Rahe TH. The social readjustment rating scale. *J Psychosomatic Research*. 1967;11:213.
142. Osterweis M, Solomon F, Green M, eds. *Bereavement: Reactions, Consequences, and Care, chapter 9. Roles of Health Professionals and Institutions*. Washington, DC: Institute of Medicine (US) Committee for the Study of Health Consequences of the Stress of Bereavement; 1984. Available at http://www.ncbi.nlm.nih.gov/books/NBK217847. Accessed June 25, 2016.
143. Cash JC, Class CA, eds. *Adult–Gerontology Practice Guidelines*. New York: Springer; 2016:763.
144. Boelen PA, de Keijser J, van den Hout MA, van den Bout J. Treatment of complicated grief: a comparison between cognitive-behavioral therapy and supportive counseling. *J Consult Clin Psychol*. 2007;75:277–284.
145. Shear MK. Exploring the role of experiential avoidance from the perspective of attachment theory and the dual process model. *Omega J Death Dying*. 2010;61:357–369.
146. Wetherall JL. Complicated grief therapy as a new treatment approach. *Dialogues Clin Neurosci*. 2012;14(2):159–166. Available at http://www.ncbi.nlm.nih.gov/pmc/articles/PMC3384444. Accessed June 26, 2016.
147. Shear K, Monk T, Houck P, et al. An attachment-based model of complicated grief including the role of avoidance. *Eur Arch Psychiatry Clin Neurosci*. 2007;257:453–461.
148. Shear K, Frank E, Houck PR, Reynolds CF. Treatment of complicated grief: a randomized controlled trial. *JAMA*. 2005;293:2601–2608.
149. Hospice of Southeastern Connecticut Bereavement Program. *Children's understanding of death*. Available at http://www.hospicenet.org/html/understand.html. Accessed June 26, 2016.
150. American Cancer Society. *When death is near, should children be there for the actual event?* Available at http://www.cancer.org/treatment/childrenandcancer/helpingchildrenwhenafamilymemberhascancer/dealingwithaparentsterminalillness/dealing-with-a-parents-terminal-illness-time-of-death. Accessed June 25, 2016.
151. Fanurik D, Schmitz ML, Reach K, Haynes K, Leatherman I. Hospital room or treatment room: where should inpatient pediatric procedures be performed? *Children's Health Care*. 2000;29(2):103–111. doi:10.1207/S15326888CHC2902_3.
152. University of Rochester Medical Center health encyclopedia. *Psychosocial needs the dying child*. Available at https://www.urmc.rochester.edu/encyclopedia/content.aspx?ContentTypeID=90&ContentID=P03055. Accessed June 28, 2016.
153. Brown M, Sourkes B. The adolescent living with a life-threatening illness: psychological issues in children's project on palliative/hospice services. *ChiPPS Pediatric Palliative Care Newsletter*. 2006;5. Available at http://www.nhpco.org/sites/default/files/public/ChiPPS_enews_Sept_2006.pdf. Accessed June 28, 2016.
154. Miller RJ. Communication and truth telling in terminal illness. Paper presented at: Academy of hospice physicians annual assembly; 1992; Philadelphia, PA.
155. Marvel MK, Epstein RM, Flowers K, Beckman HB. Soliciting the patient's agenda: have we improved? *JAMA*. 1999;281(3):283–287.
156. Dugdale DC, Epstein R, Pantilat SZ. Time and the patient–physician relationship. *J Gen Intern Med*. 1999;14(1):S34–S40. doi:10.1046/j.1525-1497.1999.00263.x.
157. Campbell TC, Wood GJ, Storey CP, eds. Communication and team work. *UNIPAC 5: Resource for hospice and palliative care professionals*. 3rd ed. American Academy of Hospice and Palliative Medicine; 2008:15.
158. Back AL, Arnold RM, Baile WF, Tulsky JA, Fryer-Edwards K. Approaching difficult communication tasks

in oncology. *Cancer J Clinicians*. 2005;55(3):164–177.
159. Fitch MI. How much should I say to whom? *J Palliat Care*. 1994;10(3):90–100.
160. Back AL, Trinidad SB, Hopley EK, Arnold RM, Baile WF, Edwards KA. What patients value when oncologists give news of cancer recurrence: commentary on specific moments in audio–recorded conversations. *Oncologist*. 2011;16(3):342–350.
161. Kagawa–Singer M, Blackhall LJ. Negotiating cross-cultural issues at the end of life: "you got to go where he lives." *JAMA*. 2001;286(23):2993–3001.
162. Minuchin S. *Families and Family Therapy*. Cambridge, MA: Harvard University Press; 1974.
163. Satir V. *The New Peoplemaking*. Mountain View, CA: Science and Behavior Book; 1988.
164. White WL, Kunz C, Hogan J. *Communication Skills. Hospice Education Program for Nurses*. Washington DC: US Dept of Health and Human Services; 1981: publication number HRA 81–27.
165. Lang F, Quill T. Making decisions with families at the end of life. *Am Fam Physician*. 2004;70(4):790–723.
166. Rabow MW, Hauser JM, Adams J. Supporting family caregivers at the end of life: "they do not know what they don't know." *JAMA*. 2004;291(4):483–491.
167. Curtis JR, Patrick DL, Shannon SE, Treece PD, Engelberg RA, Rubenfeld GD. The family conference as a focus to improve communication about end-of-life care in the intensive care unit: opportunities for improvement. *Crit Care Med*. 2001;29(2):26–33.
168. Gries CJ, Engelberg RA, Kross KL, et al. Predictors of symptoms of posttraumatic stress and depression and family members after patient death in the ICU. *Chest*. 2010;137(2):280–287.
169. Johnson SK, Bautista CA, Hong SY, Weissfeld L, White DB. An empirical study of surrogates' preferred level of control over value-laden life support decisions in intensive care units. *Am J Respir Crit Care Med*. 2011;183(7):915–921.
170. White DB, Braddock CH, Bereknyei S, Curtis JR. Toward shared decision making at the end of life in intensive care unit: opportunities for improvement. *Arch Intern Med*. 2007;167(5):461–467.
171. Gries CJ, Curtis JR, Wall RJ, Engelberg RA. Family member satisfaction with end-of-life decision making in the ICU. *Chest*. 2008;133(3):704–712.
172. Thomson PM. Communicating with dementia patients on hospice. *Am J Hosp Palliat Care*. 2002;19(4):263–266.
173. David Kessler. Do the dead greet the dying? *CNN: Religion*. October 19, 2010. Available at http://www.cnn.com/2010/LIVING/10/18/o.end.of.life/. Accessed July 17, 2016.
174. Callanan C, Kelley P. *Final Gifts: Understanding the Special Awareness, Needs, and Communication of the Dying*. New York: Simon and Schuster Paperbacks; 1992.
175. Brotman B. Striking similarity of dying words: longtime hospice nurse believes patients are glimpsing the afterlife. *Chicago Tribune*, June 19, 2013. Available at http://articles.chicagotribune.com/2013-06-19/news/ct-x-dying-words-0619-20130619_1_hospice-nurse-maggie-callanan-death-awareness. Accessed July 17, 2016.
176. Katzenbach JR, Smith DK. The discipline of teams. *Harv Bus Rev*. 1993;71(2):111–120.
177. Demiris G, Washington K, Doorenbos AZ, Oliver DP, Wittenberg-Lyles E. Use of the time, interaction and performance theory to study hospice interdisciplinary team meetings. *J Hosp Palliat Nurs*. 2008;10(6):376–381.
178. Katzenbach JR, Smith DK. The discipline of teams. *Harv Bus Rev*. 1993;71(2):111–120.
179. Katzenbach JR, Smith DK. The discipline of teams. *Harv Bus Rev*. 1993;71(2):111–120.
180. Zeiss AM, Steffan AM. Interdisciplinary healthcare teams: the basic unit of geriatric care. In: Carstensen LL, Edelstein BA, Dornbrand L, eds. *The Practical Handbook of Clinical Gerontology*. Thousand Oaks, CA: SAGE; 1996.
181. Julia MC, Thompson A. Essential elements of interprofessional team work. In: Casto RM, Julia MC, Ohio State University Commission on Interprofessional Education and Practice, eds. *Interprofessional Care and Collaborative Practice*. Belmont, CA: Wadsworth; 1994: 43–57.
182. Wittenberg-Lyles E, Oliver DP, Demiris G, Regehr K. Interdisciplinary collaboration in hospice team meetings. *J Interprof Care*. 2010;24(3):264–273. doi:10.3109/13561820903163421.
183. Orchard CA, Curran V, Kabene S. Creating a culture for interdisciplinary collaborative professional practice. *Med Educ Online*. 2005;10:11. Available at http://www.med-ed-online.net/index.php/meo/article/viewFile/4387/4569. Accessed July 25, 2016.
184. Egan KA, Abbott P. Interdisciplinary team training: preparing new employees for the specialty of hospice and palliative care. *J Hospice Palliat Care Nurs*. 2002;4(3):161–171.
185. Developed by HPM Curricular Milestones/EPAs Workgroup with funding from AAHPM. *Hospice and palliative medicine entrustable professional activities. 11.03.15 HPM EPAs*. American Academy of Hospice and Palliative Medicine, 2015. Available at http://aahpm.org/uploads/HPM_EPAs_Final_110315.pdf. Accessed July 17, 2016.
186. Saunders CM, Baines M. *Living with Dying: the Management of Terminal Disease*. 2nd ed. New York: Oxford University Press; 1989.
187. Delbanco TL. Enriching the doctor-patient relationship by inviting the patient's perspective. *Ann Intern Med*. 1992;116(5):414–418.
188. Grant M, Dy SM, Porter Storey C Jr, eds. *UNIPAC 1: a resource for hospice and palliative care professionals: the hospice and palliative care approach to serious illness*. 9–12.
189. Kao H, Conant R, Soriano T, McCormich W. The past, present, and future of house calls. *Clin Geriatr Med*. 2009;25(1):19–34.
190. Cherin DA, Enguidanos SM, Jamison P. Physicians as medical center "extenders" in end-of-life care: physician home visits as the lynch pin in creating an end-of-life care system. *Home Health Care Serv Q*. 2004;23(2):41–53.
191. Naylor MD, Brooten D, Campbell R, et al. Comprehensive discharge planning and home follow-up of hospitalized elders: a randomized clinical trial. *JAMA*. 1999;281(7):613–620.
192. Edelstein L. *The Hippocratic Oath: Text, Translation and Interpretation*. Baltimore, MA: John Hopkins University Press; 1943:56.
193. North M, trans. *Greek medicine: the Hippocratic Oath*. National Institutes of Health, History of Medicine

Division, National Library of Medicine, 2002. Available at https://www.nlm.nih.gov/hmd/greek/greek_oath.html. Accessed July 25, 2016.
194. American Medical Association. *Principles of medical ethics*. Available at http://www.ama-assn.org/ama/pub/physician-resources/medical-ethics/code-medical-ethics/principles-medical-ethics.page. Accessed July 3, 2016.
195. McCullough LB. Was bioethics founded on historical and conceptual mistakes about medical paternalism? *Bioethics*. 2011;25(2):66–74.
196. Beauchamp TL. Principilism and its alleged competitors. *Kennedy Inst Ethics J*. 1995;5(3):181–198.
197. World Health Organization Genomic Resource Centre. *Patient's rights*. Available at http://www.who.int/genomics/public/patientrights/en/. Accessed July 4, 2016.
198. Emanuel EJ, Emanuel LL. Four models of the physician-patient relationship. *JAMA*. 1992;267:2221–22216. Available at http://d.umn.edu/~jfitzake/Lectures/MedSchool/GIMWeb2003/CML/Emanuel%20and%20JAMA%201992.pdf. Accessed July 4, 2016.
199. United States Conference of Catholic Bishops. *Ethical and religious directives for Catholic health care services*. 5th ed. USCCB, 2009. Available at http://www.usccb.org/issues-and-action/human-life-and-dignity/health-care/upload/Ethical-Religious-Directives-Catholic-Health-Care-Services-fifth-edition-2009.pdf. Accessed July 7, 2016.
200. Randal J. Are ethics committees alive and well? *Hastings Cent Rep*. 1983;13(6):10–12.
201. Guidelines for the determination of death: report of the medical consultants on the diagnosis of death to the President's Commission for the Study of Ethical Problems in Medicine and Biomedical and Behavioral Research. *JAMA*. 1981;246(19):2184–2186. doi:10.1001/jama.1981.03320190042025.
202. Uniform Determination of Death Act, 12 uniform laws annotated 589. West 1993 and West *suppl* 1997.
203. Goldschmidt D. Jahi McMath, California teen at center of brain-death controversy, has died. *CNN*, June 29, 2018. Available at https://edition.cnn.com/2018/06/29/health/jahi-mcmath-brain-dead-teen-death/index.html. Accessed July 25, 2018.
204. Luce JM. The uncommon case of Jahi McMath. *Chest*. 2005;147(4):1144–1151. Available at http://journal.publications.chestnet.org/pdfaccess.ashx?ResourceID=9653051&PDFSource=13. Accessed July 10, 2016.
205. Virtual Mentor. *AMA J Ethics* 2001;3(7). Available at http://journalofethics.ama-assn.org/2001/07/imhl1-0107.html. Accessed July 7, 2016.
206. Lewin T. Cruzan dies, outlived by a debate over the right to die. *New York Times*. December 27, 1990.
207. Vatican. *Address of John Paul II to the participants in the international congress on "life-sustaining treatments and vegetative state: scientific advances and ethical dilemmas."* March 20, 2004. Available at http://w2.vatican.va/content/john-paul-ii/en/speeches/2004/march/documents/hf_jp-ii_spe_20040320_congress-fiamc.html. Accessed July 7, 2016.
208. *Bush v Schiavo*, 885 So2d 321 (FL 2004).
209. Report of Autopsy. Medical Examiner, District Six, 2005;16. Available at http://www.earnedmedia.org/.
210. Kinney HC, Korein J, Panigrahy A, Dikkes P, Goode R. Neuropathological findings in the brain of Karen Ann Quinlan. *N Eng J Med*. 1994;330:1468–1475.
211. Bonanno MA. The case of baby K: exploring the concept of medical futility. *4 Annals Health L*. 1995;51. Available at http://lawecommons.luc.edu/annals/vol4/iss1/9. Accessed July 7, 2016.
212. Brown BA. The history of advance directives. A literature review. *J Gerontol Nurs*. 2003;29(9):4–14.
213. Galambos CM. Preserving end-of-life autonomy: the Patient Self-Determination Act and the Uniform Health Care Decisions Act. *Health Soc Work*. 1998;23(4):275–281.
214. Jennings B, Kaebnick GE, Murray TH. Improving end of life care: why has it been so difficult? *Hastings Center Special Report*. 2005;35.
215. Coppola KM, Ditto PH, Danks JH, Smucker WD. Accuracy of primary care and hospital-based physicians' predictions of elderly outpatients' treatment preferences with and without advance directives. *Arch Intern Med*. 2001;161(3):431–440.
216. Emanuel LL, Barry MJ, Stoeckle JD, Ettelson LM, Emanuel EJ. Advance directives for medical care–a case for greater use. *N Engl J Med*. 1991;324(13):889–895.
217. Allen RS, DeLaine SR, Chaplin WF, et al. Advance care planning in nursing homes: correlates of capacity and possession of advance directives. *Gerontologist*. 2003;43(3):309–317.
218. Teno JM. Advance directives for nursing home residents: achieving compassionate, competent, cost-effective care. *JAMA*. 2000;283(11):1481–1482.
219. What is POLST? Available at http://www.polst.org/about-the-national-polst-paradigm/what-is-polst/. Accessed July 10, 2016.
220. American Bar Association. *Default surrogate consent statutes as of June 2014*. Copyright ABA Commission on Law and Aging, 2014. Available at http://www.americanbar.org/content/dam/aba/administrative/law_aging/2014_default_surrogate_consent_statutes.authcheckdam.pdf. Accessed July 10, 2016.
221. Krakauer EL, Penson RT, Truog RD, King LA, Chabner BA, Lynch TJ Jr. Sedation for intractable distress of a dying patient: acute palliative care and the principal of double effect. *Oncologist*. 2000;5(1):53–62.
222. Quill TE, Lo B, Brock DW, Meisel A. Last–resort options for palliative sedation. *Ann Intern Med*. 2009;151(6):421–424.
223. Quill TE, Byock IR. Responding to intractable terminal suffering. *Ann Intern Med*. 2000;133 (7):561–562.
224. Brody H, Campbell ML, Faber–Langendoen K, Ogle KS. Withdrawing intensive life–sustaining treatment-recommendations for compassionate clinical management. *N Engl J Med*. 1997;336(9):652–657.
225. Lo B, Rubenfeld G. Palliative sedation in dying patients: "we turn to it when everything else hasn't worked." *JAMA*. 2005;294(14):1810–1816.
226. Burt RA. The Supreme Court speaks-not assisted suicide but a constitutional right to palliative care. *N Engl J Med*. 1997;337(17):1234–1236.
227. Rousseau P. Palliative sedation in the management of refractory symptoms. *J Support Oncol*. 2004;2(2):181–186.
228. Salacz M, Weissman DE. *Concepts #106: controlled sedation for refractory suffering-part 1*. Available at http://www.mypcnow.org/blank-t0d2x. Accessed July 16, 2016.
229. Salacz M, Weissman DE. *Fast acts and concepts #107:*

controlled sedation for refractory suffering-part 2. Available at http://www.mypcnow.org/blank-m3r0z. Accessed July 16, 2016.

230. Salacz, *Fast Facts part 1 and 2* (see endnotes 316, 317).
231. Martinez J, Groth L. Terminal sedation in the home. *J Hosp Pall Nurs*. 2000;2(1):31–34.
232. Arnold RM. *Fast facts and concepts #79: discussing organ donation with families*. 2006. Available at http://www.mypcnow.org/blank-rys9s. Accessed July 16, 2016.
233. Arnold RM, Siminoff LA, Frader JE. Ethical issues in organ procurement: a review for intensivists. *Crit Care Clin*. 1996;12(1):29–48.
234. Siminoff LA, Arnold RM, Caplan AL, Virnig BA, Seltzer DL. Public policy governing organ and tissue procurement in the United States. Results from the National Organ and Tissue Procurement Study. *Ann Intern Med*. 1995;123(1):10–17.
235. Siminoff LA, Gordon N, Hewlett J, Arnold RM. Factors influencing family's consent for donation of solid organs for transplantation. *JAMA*. 2001;286(1):71–77.
236. Workman MS, Mann OE. "No control whatsoever": end-of-life care on the medical teaching unit from the perspective of family members. *QJM*. 2007;100(7):433–440.
237. United States Department of Health and Human Services. *U.S. Government information on organ and tissue donation and transplantation: religious views on donation*. Available at http://www.organdonor.gov/about/religiousviews.html. Accessed July 16, 2016.
238. Brain Injury. *Coma: some facts*. Available at http://www.braininjury.com/coma.shtml. Accessed July 17, 2016.
239. Bates D. The prognosis of medical coma. *J Neurol Neurosurg Psychiatry*. 2001;71:i20–i23. doi:10.1136/jnnp.71.suppl_1.i20.

第 82 章　缓和医疗患者的管理

Noelle MC Javier and Marcos Montagnini

缓和医疗的定义

缓和医疗模式最初是为了满足癌症患者需求发展起来的。随着时间的流逝，其定义不断演进，目前适用于从急性到慢性，以及终末期疾病的任何阶段[1]。因此，缓和医疗原则可以并且应该尽早应用在患者医疗整个过程中，包括延长生命治疗和根治性治疗。Balfour Mount 博士根据拉丁语“披肩式祭服(pallium)”一词创造了“缓和医疗(palliative care)”这一术语，pallium 是指罩住人或者物体的外套。这一拉丁词源表明，缓和医疗可以有效地“遮盖”严重疾病的症状。

美国国家共识项目优质缓和医疗(The National Consensus Project for Quality Palliative Care，NCP)临床实践指南将缓和医疗定义为“以患者和家庭为中心的护理，通过提前控制、预防和缓解疼痛优化患者生活质量”。在整个疾病过程中，缓和医疗涉及解决患者身体、智力、情感、社会和精神方面的问题和需求。此外，该领域可以帮助患者行使自主权、获取信息和进行医疗决策。缓和医疗涵盖所有医疗机构，包括急症医院、康复机构、临终关怀机构、长期护理机构、门诊部，以及家庭和/或临终关怀组织内的社区项目。这些服务由一个跨学科的团队提供，包括临床医生、护士、社会工作者、牧师、治疗师和其他专业人员[2]。

晚期缓和医疗中心(The Center to Advance Palliative Care，CAPC)将缓和医疗(也称缓和医学)定义为针对严重疾病患者的专门医疗护理，重点是无论诊断结果如何都帮助严重疾病患者缓解症状、疼痛和压力。其目标是提高患者及其家庭成员的生活质量。缓和医疗团队由医生、护士和其他专家组成，他们与其他医疗团队成员一起为患者提供额外的支持，适用于任何年龄、任何阶段的严重疾病患者，并可为患者提供根治性治疗手段[3]。

世界卫生组织(World Health Organization，WHO)将缓和医疗定义为“一种改善致命性疾病患者及其家属生活质量的手段，它通过早期识别、评估、治疗疼痛及其他问题，以及生理、心理和精神方面的问题，来预防和缓解病痛[4]”。

根据美国国家临终关怀与缓和医疗组织(National Hospice and Palliative Care Organization)的规定，临终关怀是一种为生命垂危患者提供高质量、悉心护理的模式。临终关怀还以团队为导向，针对患者的需求和意愿，进行专业的医疗护理、疼痛处理和情感/精神支持，同时也为患者家属提供支持和帮助。临终关怀和缓和医疗的核心信念是：“我们每个人都有权利在没有痛苦的情况下有尊严地死去，我们的家人会得到必要的支持，并允许我们能够这样做。”[5]

临终关怀医疗保险将临终关怀作为医疗保健服务体系的一种，向经医生证明预期寿命少于 6 个月的绝症患者提供支持和服务。患者可以选择以舒适为导向的医疗，选择临终关怀来管理晚期疾病和相关情况而不是医疗保险(Medicare)覆盖的其他治疗[6]。

本质上，临终关怀被认为是为生命终末期患者提供的缓和医疗，而缓和医疗可以在任何时候适当地为任何类型严重疾病患者提供服务，甚至可以与恢复性、延长寿命的治疗同时进行[7]。

缓和医疗概述

缓和医疗的主要目标是为处于各个阶段的严重疾病患者提供尽可能高的生活质量，而不限于临终医疗。缓和医疗服务如促进沟通、设定目标、积极控制症状等，应与根治性和缓解性治疗一起提供给患者。人口结构的改变，如人口老龄化和死因向慢性疾病的转变，对重症患者及垂危患者的经历产生了重大影响[8,9]。一项 9 000 例重病患者的多中心临床研究发现，疼痛、呼吸困难、焦虑和抑郁等症状在美国三级医疗中心住院的重病患者中很常见[10]。在疾病早期即开始进行缓和医疗，可以改善临床治疗效果和质量，并可能延长生存期[11-12]。一项随机试验结果表明，在门诊对晚期疾病患者进行全面缓和医疗和缓解性治疗，可以改善症状管理和患者满意度[13]。此外，缓和医疗已被证明可以降低医疗成本，降低住院、诊断和治疗费用，以及不必要的重症和急诊治疗费用，特别是在患者濒临死亡时尤为显著[14]。早期缓和医疗的障碍很多，非癌症疾病如慢性阻塞性肺疾病（chronic obstructive pulmonary disease，COPD）或充血性心力衰竭（congestive heart failure，CHF）患者的疾病表现和发展轨迹差异很大，使得死亡预测非常困难。关于缓和医疗与临终关怀同义的误解仍然存在。临终关怀是在生命终末期时（即预期寿命少于 6 个月）为患者提供专业的缓和医疗，而缓和医疗是必须从患病早期至终末期为患者提供连续的照护。这一观点不但要被患者及其家属所认同，而且也要被不同部门的医疗服务者所认同，才能影响早期转诊和获得专业的缓和医疗。

缓和医疗服务范围

WHO 确定了缓和医疗的组成部分[15]。其中包括：

- 缓解疼痛和其他痛苦症状。
- 肯定生命，视死亡为正常过程。
- 既不加速也不推迟死亡。
- 整合患者医疗的心理和精神因素。
- 提供一个支持系统，帮助患者尽可能积极地生活，直到死亡。
- 提供一个支持系统，帮助家属应对亲人患病和丧亲之痛。
- 采用团队方式解决患者及其家属的需求，如有必要，包括丧亲咨询。
- 提高生活质量，可能对疾病进程产生积极影响。
- 在疾病早期，缓和医疗可与其他延长生命的疗法如化疗或放疗联合使用，也可以与更好了解和管理临床并发症的检查联合。

基于这些要素，缓和医疗的服务范围一般包括疼痛和非疼痛症状控制、交流和讨论医疗目标、协助医疗协调和过渡，以及向患者和家属提供心理社会和精神支持，这些内容将在下文分别描述。

疼痛和非疼痛症状控制

缓和医疗的主要原则之一是减轻疼痛和其他身体、情绪和心理症状。一项包含 19 个研究的荟萃分析结果表明，临终关怀和缓和医疗团队改善了患者的疼痛和其他症状[16]。

对导致疼痛和其他症状的原因进行全面评估是有效管理疼痛症状的基础。这些症状可能影响患者的身体功能、情绪、认知、营养和整体生活质量。疼痛作为一种症状往往是感觉、情绪和认知过程的综合反应。患者出现疼痛不需要实际的病理结构变化，这就导致完整的疼痛概念要包含上述诸多要素。因此，疼痛治疗需要将药物学（如阿片类药物）和非药物学（如咨询）两种模式结合起来。不同患病人群都会经历疼痛，包括癌症性和非癌症患者，如神经退行性疾病。Morrison 和 Siu 的研究表明，髋部骨折的晚期痴呆患者与认知功能完好的患者疼痛感相似，但前者在术前和术后接受的镇痛剂量明显较低[17]。

各种疾病患者均表现非疼痛症状，最常见的非疼痛症状包括便秘、慢性恶心和呕吐、厌食、呼吸困难、疲劳和谵妄[18]。这些症状的主观性质表明了其在不同疾病类型患者中的表现具有变异性，采取全面、多元的干预方法可以制订更为有效的治疗策略。

沟通和医疗目标的讨论

良好的沟通是提供高质量缓和医疗的重要组成部分。缓和医疗专家接受培训，以促进患者、家属和医疗提供者之间进行治疗目标讨论，并进行复杂的医疗决策。明确的治疗目标可产生适当和有益的医疗服务。Quill 在 2000 年的研究中强调了患者对临床医生与他们的沟通方式不满意[19]。在 SUPPORT（The Study to Understand Prognoses and Preferences for Outcomes and Risks of Treatments）研究中纳入 9 种威胁生命的疾病，存在 1 种或 1 种以上疾病的成人住院患者中，只有 47% 临床医生知道患者是否愿意选择复苏[20]。在制定目标时需要提出 4 个基本问题：考虑谁的目标，目标是否可以实现，目标是否有益，结果如何衡量。

整体和跨专业支持

缓和医疗作为一个专业，强调对患者及其家庭进行多维和整体的医疗。大多数会提供一个跨专业的团队，可能包括社会工作、护理、宗教、心理学、精神病学、哀伤管理、物理治疗、言语治疗、作业治疗和按摩治疗等其他专业的专家。

晚期患者的心理应激如抑郁增加了医疗服务占用率，且提高了死亡率[21]。罹患抑郁症的慢性、晚期和绝症的患者，可能会从药物治疗、心理治疗和咨询中获益[22]。另一方面，照料者也会经历患者的压力和挣扎。1999 年，Schulz 在研究中指出，情绪紧张的照料者的死亡风险要高得多[23]。

缓和医疗的另一个重要方面是精神照料。研究表明，患者和照料者希望临床医务人员帮助解决他们的精神问题[24-25]。

医疗的协调和过渡

严重疾病的患者及其家属已经艰难地理解了他们所要面对的新现实。而现有医疗系统由于复杂而分散的环境又增加了复杂性，可能会使他们在选择治疗时陷入困境。缓和医疗有助于协调医疗系统各利益相关者，促进医疗计划制订。这种协调始于患者、家庭和医务工作者之间的明确沟通，根据医疗的总体目标，制订合理适当的医疗计划。医疗计划的实施包括提供资源和过渡到适当的医疗环境。

疼痛治疗

疼痛是患者临终时最常见的症状之一。该人群中疼痛常常诊断不足和治疗不足，从而导致患者功能下降、抑郁、过度医疗、痛苦和死亡意愿增强[26]。

疼痛分为伤害性疼痛和神经性疼痛。伤害性疼痛由痛觉感受器受到刺激产生，包括躯体疼痛和内脏疼痛。躯体性疼痛来源于皮肤、皮下组织、黏膜、肌肉、肌腱、关节或骨骼。其痛觉定位准确，疼痛性质为锐痛、搏动性疼痛、钝痛、酸痛、刺痛或绞痛。骨转移癌、黏膜炎、软组织炎症或肿瘤侵犯组织，以及术后状态可引起躯体疼痛。内脏痛起源于影响内脏器官的病理过程，疼痛性质为深部疼痛、绞痛、挤压痛、牵扯痛或压迫样疼痛。往往定位不准确，常牵涉远处（牵涉性疼痛），可伴有恶心、呕吐和出汗。原发性或转移性肿瘤往往会扩张、浸润、压迫或牵拉胸腔和腹腔脏器，引起疼痛。神经性疼痛由周围或中枢神经系统病变引起的病理性疼痛，其性质为烧灼痛、麻木、刺痛、发麻和针刺痛，并可能与感觉或运动功能丧失有关。常见的引起神经性疼痛的疾病包括肿瘤浸润、创伤、放疗和化疗（如顺铂、沙利度胺、长春新碱等）。

癌性疼痛也可分为原发疾病引起的疼痛（如肿瘤浸润器官、骨骼、软组织、神经、神经丛和脑膜）、治疗引起的疼痛（如手术后疼痛综合征、化疗和放疗后的周围神经病变）、与癌症及其治疗无关的疼痛（如关节退行性变、慢性头痛、肌筋膜疼痛综合征、周围血管病）。重要的是，缓和医疗患者尤其是癌症患者可以出现不同原因的疼痛。

疼痛评估包括全面病史、体格检查和适当的辅助检查，应评估疼痛的发生、部位、持续时间、特征、严重程度、加重和缓解因素、时机、既往治疗、对药物的反应、功能活动、情绪和睡眠障碍。应使用疼痛量表评估疼痛程度。常用的疼痛量表包括数字评估量表 0~10（0 = 无疼痛；10 = 最严重疼痛）、疼痛温度计、面部表情量表、视觉模拟量表（VAS）和描述疼痛量表[27]。新发疼痛或常规镇痛治疗效果不佳时，需要重新评估病因和制订治疗计划。

WHO 推荐的癌症疼痛阶梯疗法仍是癌痛药物治疗的主要方法[28]。在一项癌症患者的研究中，根据 WHO 推荐的疼痛指南进行治疗，几乎 90% 的癌症患者疼痛得到完全缓解[29]（图 82-1）。

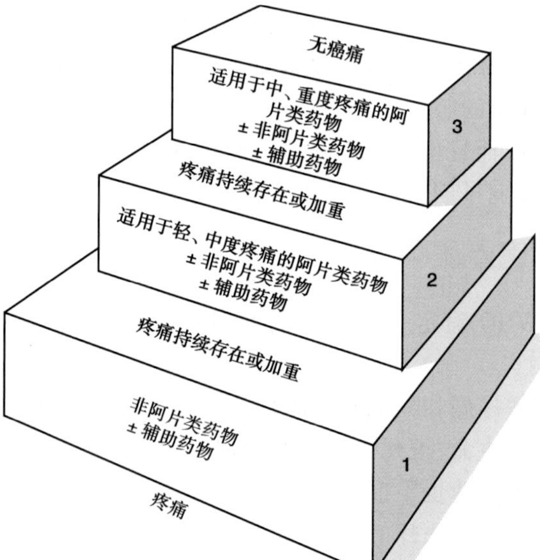

图 82-1 WHO 癌症疼痛阶梯疗法［摘自 the World Health Organization. © Copyright World Health Organization（WHO），2016］

WHO 疼痛控制阶梯方法的基本概念包括尽可能口服镇痛药、疼痛持续时全天候给药、根据疼痛强度选择初始药物。对于轻度疼痛（步骤 1），建议使用非阿片类药物、非甾体抗炎药（NSAID）和对乙酰氨基酚。对于中度疼痛（步骤 2），建议使用弱阿片类药物（例如可待因、氢可酮）联合对乙酰氨基酚或非甾体抗炎药。对于重度疼痛（第 3 步），强阿片类药物（吗啡、羟考酮、氢吗啡酮、芬太尼和美沙酮）是首选药物。辅助镇痛药（如抗惊厥药、治疗神经性疼痛的抗抑郁药）可用于任何疼痛水平，并可与阿片类药物和非阿片类药物联合使用。除传统镇痛药外，还应考虑其他方法，如手术、神经阻滞、放疗和化疗。

非甾体抗炎药和对乙酰氨基酚　非甾体抗炎药和对乙酰氨基酚是非阿片类镇痛药，常用于治疗轻度癌症相关疼痛。

对乙酰氨基酚具有良好的耐受性，不会干扰血小板和肾功能。但由于其潜在的肝毒性，最大剂量为 4g/d，最大单次剂量不超过 650mg。对于老年患者，最大剂量为 3g/d。严重肝病和重度酒精滥用是其相对禁忌证[30]。

非甾体抗炎药可用于治疗与炎症相关的轻中度疼痛和转移性骨痛。它们具有“天花板效应”和多种不良反应，包括肾毒性、消化不良、胃溃疡、胃肠出血、心血管毒性（心肌梗死、卒中和死亡）、体液潴留、高血压和肝毒性。于老年人、有消化性溃疡病史或 NSAID 胃十二指肠病史者、同时使用皮质类固醇或抗凝药物者，以及心血管疾病、高凝状态或肾脏疾病的患者，应慎用。短期使用时，选择性 Cox-2 抑制剂（塞来昔布）的胃肠道反应较小，但仍具有肾脏毒性和血栓形成作用。

阿片类镇痛剂　阿片类药物仍然是癌痛管理的基础。由于其安全性、可靠性、易于滴定和多种给药途径，被广泛使用。阿片类药物用于中、重度疼痛治疗，主要对伤害性疼痛有效；但是，也可与辅助镇痛药（如抗惊厥药和抗抑郁药）一起用于癌症相关神经性疼痛的管理[31]。

用于治疗中、重度癌痛的最常见阿片类药物为吗啡、羟考酮、氢吗啡酮、芬太尼、美沙酮和羟吗啡酮。氢可酮、可待因和曲马多通常用于治疗与癌症相关的轻度疼痛。

吗啡是治疗癌痛最常用的阿片类药物。它有短效和长效制剂，可口服、直肠和肠外给药。吗啡在肝脏中在细胞色素 P450-2D6 酶作用下代谢为吗啡 6-葡糖苷酸和吗啡 3-葡糖苷酸，两者均具有药理学活性，后经肾脏排泄。这些代谢物在肾功能不全患者体内蓄积，可产生阿片类药物毒性，表现为精神状态改变、镇静、肌阵挛、癫痫发作和痛觉过敏。吗啡的半衰期较短，约为 4h，但也有控释制剂，每日 1 次或 2 次给药即可产生持续镇痛作用。

羟考酮是一种合成的阿片类药物，可用于中重度癌痛治疗，半衰期较短（3.5～6h），经肝脏代谢。羟考酮有单药速释制剂，也可与阿司匹林和对乙酰氨基酚按一定比例组成复方制剂。也有缓释制剂，镇痛作用可达 8～12h[32]。

氢吗啡酮是一种合成的短效阿片类药物，可口服或肠外使用。它比吗啡药效更强，而且由于其活性代谢物比吗啡少，所以是肾衰竭患者的首选。

羟吗啡酮是一种半合成阿片类药物，有口服速释型和缓释型两种制剂，已证实其疗效和耐受性与吗啡和羟考酮相当[33]。

芬太尼是一种短效阿片类药物，用于治疗重度癌痛，可经皮、经黏膜和肠外给药。经皮制剂尤其适用于伴有吞咽困难的患者，可持续缓解疼痛 40～72h。芬太尼透皮贴剂只能在应用其他阿片类药物达到稳定的止痛状态时才能使用。芬太尼也有口腔黏膜剂型（糖锭）和口含片剂型，在已接受阿片类药物维持治疗的癌症患者出现爆发性疼痛时均可应用[34]。

美沙酮是一种合成的阿片类药物，尤其适用于对常规剂量的其他阿片类药物无反应的重度癌痛患者。美沙酮也可通过抑制与神经痛有关的 N-甲基-D-天冬氨酸（NMDA）受体而对神经性疼痛起作用。美沙酮在肝脏通过细胞色素 P-450 3A4 代谢，可安全用于肾功能不全患者。美沙酮可与由细胞色素 P-450 系统代谢的一些药物相互作用，开处方时需谨慎。已证实其可延长 QT 间期，在心脏病患者中必须谨慎使用。美沙酮的消除半衰期较长（15～190h），重复给药后会蓄积，产生药物毒性[35]。

曲马多和可待因用于治疗轻度疼痛。曲马多是可待因的合成类似物，可与 μ 阿片受体结合，抑制 5-羟色胺和去甲肾上腺素再摄取[36]。可待因是一种弱阿片类药物，有几种剂型，可与对乙酰氨基酚联合使用。可待因是一种很好的止咳药，但由于其潜在的肾毒性和谵妄副作用，其应用受到一定限制。

阿片类药物的副作用　阿片类药物常见的副作用包括便秘、恶心呕吐、镇静、意识模糊、呼吸抑制、尿潴留、瘙痒和肌阵挛[37]。

所有阿片类药物都会导致便秘，需要使用泻药辅助缓解症状。恶心和呕吐常发生于阿片类药物治疗开始时，通常是一过性的。可根据需要使用镇吐药（如丙氯拉嗪、昂丹司琼和甲氧氯普胺）控制阿片类药物引起的恶心和呕吐症状。在阿片类药物治疗开始时或增加阿片类药物剂量时，可能导致患者出现镇静和嗜睡[38]。阿片类药物减量或使用精神兴奋药物（如哌甲酯或莫达非尼）可抵消阿片类药物引起的镇静作用[39]。阿片类药物治疗开始时和剂量上调时可能发生呼吸抑制。临床明显的呼吸抑制常伴有嗜睡和精神状态变化，若发生这种情况，可以根据需要给予纳洛酮[37]。瘙痒与组胺释放相关，可通过抗组胺药控制症状。使用任何阿片类药物均可发生肌阵挛，通常与剂量相关。可以换用不同的阿片类药物或加用苯二氮䓬类药物控制该症状[37]。

辅助镇痛药　辅助镇痛药（协同镇痛药）是指主要作用不是治疗疼痛，但在某些情况下具有镇痛特性的药物。在缓和医疗疼痛管理中，抗惊厥药和抗抑郁药通常用于治疗神经性疼痛。

抗惊厥药　最常用于治疗神经性疼痛的两种抗惊厥药是加巴喷丁和普瑞巴林。两种药物均可有效治疗糖尿病神经病变和带状疱疹后神经痛[31]。加巴喷丁对已用阿片类药物治疗过的神经性癌痛也有效[40]。加巴喷丁和普瑞巴林耐受性良好，无显著的药物相互作用。这两种药物均经肾脏排泄，因此在肾损伤情况下必须降低剂量。其主要副作用包括镇静、头晕、嗜睡、水肿和体重增加。

抗抑郁药　大多数三环类抗抑郁药（阿米替林、丙米嗪、多塞平、氯米帕明、地昔帕明和去甲替林）可有效控制神经性疼痛[40]。这些药物的应用受到多种副作用的限制，包括镇静、尿潴留、便秘、口干、眼压升高、头晕、QT间期延长和心律失常，还可能导致老年患者出现谵妄、跌倒和认知损害。

某些选择性5-羟色胺和去甲肾上腺素再摄取抑制剂（selective serotonin and norepinephrine reuptake inhibitor，SNRI），如度洛西汀、文拉法辛和米那普仑等可有效控制神经性疼痛[40]。总体而言，SNRI类药物的副作用比三环类抗抑郁药更容易耐受，其最常见的副作用包括恶心、性功能障碍和嗜睡。

皮质类固醇　糖皮质激素通常作为辅助镇痛药物用于治疗多种癌症疼痛综合征，包括骨转移、上腔静脉综合征，肿瘤浸润或压迫引起的神经性疼痛、脊髓压迫、症状性淋巴水肿和颅内压升高。它们对食欲、能量水平、恶心和安宁感也有效果。常用的皮质类固醇有地塞米松、泼尼松和甲泼尼龙[41]。

非疼痛症状处理

晚期疾病患者会出现一系列症状，使终末期患者遭受极大痛苦。除了疼痛，晚期患者最常见的症状包括疲劳、厌食、恶病质、便秘、恶心呕吐、呼吸困难和谵妄。

提供缓和医疗时，全面的症状评估至关重要。症状评估应包括完整病史、体格检查、实验室检查和/或诊断性成像（如果适用），以确定潜在和可能的可医治原因。合适的症状管理通常使用药物和非药物进行。患者、家人和跨学科团队成员在确定医疗目标和治疗计划时应合作，对患者及其家属进行有关症状性质和进展，以及干预的潜在副作用方面的教育也很重要。

胃肠道症状

便秘

便秘是缓和医疗患者中非常常见的问题，几乎普遍存在于长期使用阿片类药物的患者中。这可能与多种因素有关，包括药物（阿片类、抗胆碱药、抗抑郁药、钙通道阻滞剂、5-羟色胺拮抗剂、长春花生物碱、沙利度胺、利尿剂、铁剂、抗酸药、抗惊厥药）、体力活动减少、低纤维饮食、脱水、代谢异常（高钙血症、低钾血症、尿毒症、甲状腺功能减退症）、脊髓病变、自主神经病变和胃肠道病变（痔疮、肠梗阻、肛裂、结肠狭窄、憩室病和既往肠道手术）等[42]。

便秘评估包括询问病史，以及集中于腹部和直肠区域的体格检查。由于许多应用于缓和医疗的药物都会引起便秘，所以必须进行药物复查。当怀疑肠梗阻或粪便嵌塞时，应进行影像学检查[42]。

便秘治疗应针对潜在的可逆性原因进行，通常需要使用泻药。适当时，应鼓励患者活动、摄入充足的液体和纤维，还应确保患者如厕时的私密性和舒适性。

泻药治疗的目标是实现舒适排便，而不是明确的排便频率。建议阿片类药物治疗患者经常使用泻药。

通常推荐使用蠕动剂如番泻苷（番泻叶）治疗阿片类药物引起的便秘。尽管缺乏有效证据，但粪便软化剂（多库酯钠）也常用于治疗阿片类药物引起的便秘。其他刺激性泻药（比沙可啶、蓖麻油）可能是有效的短期药物。根据需要，可以使用渗透剂（乳果糖、山梨醇、聚乙二醇）和盐水缓泻剂（氢氧化镁、柠檬酸镁）。灌肠剂和/或栓剂（比沙可啶）可应用于粪便嵌塞。自来水灌肠和油剂保留灌肠对直肠黏膜的刺激性较小，优于盐水灌肠。粪便嵌塞可能需要手动干预以解除嵌塞。虚弱的患者因粪便嵌塞和肠梗阻不能饮用足够的液体时，应避免使用容积成形剂（车前子和甲基纤维素）[42]。

常规泻药治疗难以治愈的阿片类药物引起的便秘，可以使用选择性作用于阿片外周受体的拮抗剂甲基纳曲酮和局部 2 型氯离子通道（CIC-2）激动剂鲁比前列酮[43]。

恶心和呕吐

恶心和呕吐是缓和医疗患者的常见症状，可使患者极度衰弱。其病理机制是各种刺激传入位于大脑延髓外侧网状结构中呕吐中枢从而引起症状：①位于第四脑室底的化学感受器触发区；②大脑皮质；③边缘系统；④咽和胃肠道；⑤前庭器官。介导恶心和呕吐的神经递质包括多巴胺、5-羟色胺、乙酰胆碱和组胺。

恶心和呕吐的病因众多，可能包括药物（阿片类药物、抗生素、抗惊厥药、地高辛、铁剂、SSRI、化疗药物）、电解质/代谢失衡（高钙血症、低钾血症、低钠血症、肝衰竭、尿毒症）、胃肠道病变（便秘、粪便嵌塞、腹膜癌性肠梗阻、胃轻瘫、腹部局部放疗、黏膜刺激）、前庭病变（晕动病、颅底肿瘤）、颅内压升高（颅内肿瘤、感染、出血、脑梗死）和情绪因素（焦虑、恐惧）等多种原因。

恶心和呕吐的评估包括全面病史、体格检查以及适当的实验室检查（如电解质、尿素氮、肌酐、转氨酶等）。当怀疑胃肠道病变（粪便嵌塞、肠梗阻、动力性肠梗阻）或中枢神经系统病变（脑肿瘤）时可进行影像学检查。

管理应针对根本原因，应用非药物和药物方法进行干预。非药物学方法包括少食多餐、避免油腻食物、用餐时保持安静、保持良好的口腔卫生和餐后服药（镇吐药除外）等。

通常需要使用镇吐药，有几种类型的镇吐药可用于缓解缓和医疗患者的恶心和呕吐，包括多巴胺拮抗剂、5-羟色胺拮抗剂、抗胆碱能药、抗组胺药、苯二氮䓬类药物和皮质类固醇等。

多巴胺拮抗剂（丙氯拉嗪、氯丙嗪、异丙嗪、氟哌利多、丁间醇醛、甲氧氯普胺）和 5-羟色胺拮抗剂（昂丹司琼、格拉司琼、多拉司琼、帕洛诺司琼）常用于治疗药物相关以及胃肠道病变和电解质/代谢失衡有关的恶心和呕吐。所有多巴胺拮抗剂均有可能引起镇静、低血压、锥体外系副作用和 QT 间期延长。甲氧氯普胺通常用于治疗胃轻瘫。5-羟色胺拮抗剂用于难治性恶心和化疗以及放疗引起的恶心和呕吐，这些药物虽然没有多巴胺拮抗剂的镇静副作用，但可导致便秘和 QT 间期延长[44]。

抗胆碱药（东莨菪碱、格隆溴铵、莨菪碱）和生长抑素类似物奥曲肽可减少胃肠道分泌，缓解恶心、呕吐和末端肠梗阻引起的痉挛[45]。

抗组胺药（苯海拉明、美克洛嗪、羟嗪、异丙嗪）可用于治疗前庭病变引起的恶心和呕吐。当存在强烈的焦虑情绪时，苯二氮䓬类药劳拉西泮可用于治疗强烈的焦虑，以及化疗引起的恶心[45-46]。

皮质类固醇（地塞米松）用于化疗相关恶心和颅内压升高。抗酸剂、H_2 受体阻滞剂（雷尼替丁、法莫替丁）和质子泵抑制剂（奥美拉唑、兰索拉唑、泮托拉唑）可减轻胃黏膜刺激、消化性溃疡、胃炎和食管炎引起的恶心和呕吐[45-46]。

新型镇吐药神经激肽-1（NK1）受体拮抗剂（阿瑞匹坦）与地塞米松和 5-羟色胺拮抗剂联合使用可用于治疗化疗引起的恶心和呕吐[45-46]。奥氮平也可用于治疗化疗引起的恶心和呕吐[47]。

大麻素及其衍生物在治疗化疗引起的恶心和呕吐、与获得性免疫缺陷综合征和晚期癌症有关的恶心和呕吐方面的疗效，因为缺乏支持其安全性和疗效的证据，所以不推荐使用[47-49]。

呼吸困难

呼吸困难是患者临终时的常见症状，使患者、家属和照料者非常痛苦。呼吸困难与多种因素有关，包括心肺疾病（充血性心力衰竭、慢性阻塞性肺疾病、肺纤维化、肺栓塞）、急性叠加疾病（肺炎、肺不张、胸腔积液、气胸）、癌症治疗（放射性肺炎）、癌症相关并发症（肺癌、胸腔积液、心包积液、上腔静脉综合征、癌性淋巴管炎）、心理因素（焦虑、恐惧）、神经肌肉疾病（肌萎缩侧索硬化）和其他原因（贫血、尿毒症）等。

呼吸困难评估包括完整病史和体格检查，以确定根本原因。诊断性评估应以治疗目标为指导。初步评估包括全血细胞计数、胸片、心电图和脉搏血氧饱和度。其他检查，如胸部 CT、动脉血气、肺功能检查、超声心动图和通气灌注扫描不适用于预期寿命为数天或数周的患者。

呼吸困难的管理包括治疗可能的可逆性原因（如抗生素治疗肺炎、利尿剂治疗充血性心力衰竭、支气管扩张剂和糖皮质激素治疗慢性阻塞性肺疾病），同时考虑患者的预期寿命、治疗干预的侵入性程度及患者/家属的治疗目标。

控制呼吸困难症状的非药物方法包括使用风扇、在床上坐直、缩唇呼吸或深呼吸以及放松疗法。

当低氧血症是呼吸困难的根本原因时，补充氧气可能有帮助。目前尚未观察到氧气可缓解非低氧血症患者的呼吸困难。在呼吸困难患者临终时使用无创正压通气（non-invasive positive pressure ventilation，NPPV）以较少呼吸功、减轻呼吸困难，并可通过减少维持舒适度所需的阿片类药物剂量来帮助患者维持清醒状态[50]。

呼吸困难的药物治疗包括阿片类、皮质类固醇、苯二氮䓬类和吩噻嗪类药物。阿片类药物的使用已成为晚期肺疾病患者呼吸困难对症治疗的一种既定的治疗策略。阿片类药物能降低呼吸急促的感觉，降低对缺氧和高碳酸血症的通气反应，减少静息和运动时的耗氧量[51]。吗啡因其有效性和易于给药，是最常用的药物；但也可使用其他阿片类药物（如羟考酮、可待因）进行治疗。小心滴定吗啡通常不会引起呼吸抑制。此外，没有研究发现使用阿片类药物治疗呼吸困难会增加死亡率[52]。

由于缺乏高水平显著的科学证据，因此不建议使用雾化吗啡。

皮质类固醇（地塞米松、泼尼松、甲泼尼龙）可有效治疗与肿瘤相关气道阻塞、癌性淋巴管炎、上腔静脉综合征、慢性阻塞性肺疾病、哮喘、间质性肺病、放射性肺炎、化疗相关肺炎等引起的呼吸困难。苯二氮䓬类药物（劳拉西泮、咪达唑仑）有助于缓解呼吸急促引起的焦虑[53]。吩噻嗪类药物（异丙嗪、氯丙嗪）可用于治疗阿片类药物或苯二氮䓬类药物治疗无效的呼吸困难[51]。

疲劳

疲劳是晚期癌症相关的最常见症状，与多种因素相关，包括癌症治疗（放疗、化疗、手术）、副肿瘤综合征、睡眠障碍、贫血、难以控制的疼痛和非疼痛症状、药物（阿片类、抗胆碱药、苯二氮䓬类、镇吐药、抗组胺药）、恶病质和肌肉萎缩、机体功能失调、情绪因素（抑郁、焦虑）和合并症（内分泌功能障碍、心脏病、肺病、肝病、尿毒症、感染）。

疲劳评估包括全面的病史和体格检查。需要评估疲劳发作时间、发作模式、持续时间、加重和缓解因素，以及对生活质量和功能的影响情况。评估还包括药物核查和识别可能的可逆因素。

治疗包括解决所能找出的潜在病因（疼痛、抑郁、贫血、睡眠障碍）。非药物措施包括对患者及其家属进行有关疲劳、睡眠卫生、压力管理、运动和节能策略等的教育。

疲劳的药物治疗包括对晚期疾病患者使用精神兴奋剂（哌甲酯、右旋苯丙胺、莫达非尼）和皮质类固醇（地塞米松）等药物[54]。

厌食/恶病质

厌食/恶病质是一种高代谢状态，特征为进行性体重减轻、脂肪分解、内脏和骨骼肌蛋白质减少以及严重的食欲减退[55]。厌食/恶病质是疾病进展和预后不良的标志，对患者的功能状态和生活质量产生负面影响[56]。

厌食/恶病质的病理生理学机制是癌症引起的持续炎症反应，由各种细胞因子尤其是肿瘤坏死因子介导。次要原因：①与口腔炎、味觉改变、吞咽困难、恶心呕吐、自主神经功能紊乱、胃轻瘫、胃肠病变、疼痛、化疗、放疗、药物、代谢改变（高钙血症、尿毒症）等因素相关的经口摄入障碍；②与癌症无关的分解代谢状态，如感染、心力衰竭、控制不佳的糖尿病、肾或肝衰竭；③衰老、长期卧床、生长激素缺乏症和睾酮缺乏等引起的肌肉萎缩[55,57]。

评估应包括对食欲、经口摄入量以及相关症状（如早饱、恶心和呕吐或黏膜炎、疼痛、抑郁、谵妄）的评估。厌食可能是药物（抗抑郁药、抗生素、铁补充剂、地高辛）的副作用，所以药物审核也很重要。体格检查应针对潜在的可能原因，如骨骼肌萎缩程度、肌力和活动状况等进行确定。

厌食/恶病质的管理包括治疗可逆性原因（疼痛、抑郁、停用某些药物、黏膜炎）、药物干预和饮食干预。用于厌食/恶病质缓和医疗的最常见药物包括皮质类固醇、孕激素和大麻素。甲氧氯普胺可通过刺激胃排空来缓解早饱。皮质类固醇（地塞米松、泼尼松）可促进晚期患者的食欲和幸福感，与体重显著增加无关，且这些药物的食欲刺激效果往往是短暂的。它们对同时伴有恶心、无力和疼痛的患者可能有益[54]。

醋酸甲地孕酮（孕激素制剂）可使癌症患者体重增加、食欲增加和幸福感增强。体重增加主要是脂肪量的增加。其耐受性良好，但可导致肾上腺功能不全、性腺功能减退、葡萄糖耐受不良和血栓栓塞事件发生（深静脉血栓形成）[54]。

大麻素如屈大麻酚可促进伴有厌食/恶病质的获得性免疫缺陷综合征患者体重增加，但对癌症相关厌食/恶病质无明显作用[54,58]。

饮食干预也很重要，包括提供患者偏爱的食物；少量多餐；提供柔软、糊状和易于吞咽的食物；避免食用气味和味道强烈的食物。

谵妄

谵妄是生命最后几周内最常见的精神障碍，临终前 24~48h 内最常见[59]。谵妄的特征是在短期内（数小时至数天）发生的注意力（无法定向、集中、维持和转移注意力）、意识和认知（记忆缺陷、定向障碍、语言、视觉空间能力或知觉）障碍。谵妄的其他特征包括精神运动障碍（活动减退、伴有交感神经兴奋的活动过度）、睡眠障碍以及多变的情绪障碍（恐惧、抑郁、欣快、困惑）。此外，病史、体格检查或实验室检查结果表明，谵妄可由医学疾病、药物中毒或戒断，或药物副作用引起的[60]。

导致晚期疾病患者发生谵妄的因素有多种，包括药物（阿片类、抗抑郁药、苯二氮䓬类、糖皮质激素、具有抗胆碱能活性的药物）、药物/酒精戒断、感染、脑肿瘤/转移、代谢因素（高钙血症、低钠或高钠血症、脱水、尿毒症、肝衰竭、低血糖或高血糖）、疼痛、缺氧、副肿瘤综合征和癌症治疗（化疗、放疗）。

通过病史、药物审核、体格检查和实验室检查来评估引起谵妄的潜在可逆性原因。

由于疾病晚期患者常同时存在可逆性和不可逆性因素，给谵妄的管理带来了独特的挑战。管理取决于患者及其家属的目标以及预期寿命。对于预期寿命非常有限的患者，谵妄是疾病自然进展的一部分，仅适合对症和支持治疗。对于预期寿命较长且仍在接受治疗的患者中，治疗可纠正原因并联合对症和支持治疗，这样的治疗策略是恰当的。

谵妄的药物治疗适用于激越、恐惧、好斗、妄想和幻觉患者。抗精神病药是临终治疗谵妄的首选药物，氟哌啶醇是最常推荐的药物，可通过口服、静脉注射、肌内注射或皮下注射途径给药。由于存在锥体外系副作用的风险，抗精神病药物应慎用于路易体痴呆、帕金森病痴呆和帕金森病患者。奥氮平、利培酮、喹硫平和阿立哌唑也被用于治疗临终谵妄[61]。

对于疗效不佳的激越患者，苯二氮䓬类药物与抗精神病药物联合应用对谵妄的作用可能有限，但也不推荐单独使用，除非谵妄是由苯二氮䓬类药物或酒精戒断引起的[61]。

还应制订有助于减少焦虑和定向障碍的措施，包括：安静、光线充足、有熟悉物品的房间，床边放置熟悉的人的照片、可见的时钟和日历，几个家庭成员和朋友在场，另外要避免过度刺激。

预后判断的方法和挑战

缓和医疗作为一个专科治疗的医学领域，针对不可治愈疾病的患者，已将判断预后作为一项核心技能。与急性疾病的预后不同，在缓和医疗中，预后与疾病的长期性和进展程度相关，通常是致残和限制生命的。有许多原因证明了对慢性和严重疾病进行预后判断的必要性。包括但不限于以下方面[62]：

1. 为患者及其家庭提供关于未来的重要信息。
2. 帮助患者了解自己的病情。
3. 帮助患者了解对他们最重要的事情。
4. 帮助患者及其家属明确目标。
5. 协助临床医生进行医疗决策。
6. 确定患者是否有资格接受其他适当的服务，如临终关怀或家庭护理。
7. 确定患者是否有资格参加临床试验。
8. 协助医疗团队制订符合患者及其家属目标的治疗计划。
9. 协助卫生系统总体政策制订和合适的资源分配。

预后判断是预估一般医学状况所致结局可能性的科学，结局可能是痊愈、残疾或死亡等。当疾病发展至晚期和终末期时，预后预测十分重要，应基于患者预期寿命、患者/家庭目标和生活质量，仔细评估治疗方案和替代方案的风险和获益。虽然预后判断对医疗决策至关重要，但临床指南很少提供具体的时间线来明确预后，从而影响这些决策。随着越来越多的国家调查和临床试验数据的出现，预后判断的科学取得了一些进展。现有的预后预测工具和计算器可用于临床决策，如针对老年人的 eprognosis. ucsf. edu 中提供了预测工具，而晚期肝病则可使用 MELD 评分（终末期肝病模型）。实际上，预后工具在预测短期预后方面比长期预后更准确。此外，根据患者身体功能因素的预后工具往往优于仅依赖诊断和人口统计学因素的工具。有几个系统综述可指导临床医生确定接近疾病终末期患者的预后，其中包括癌症和 6 项非癌症疾病。这些数据有助于确定是进行积极治愈性治疗从而延长患者预期寿命，还是考虑采用其他治疗方式如临终关怀进行治疗[63-64]。

预后判断的另一个主要挑战是临床医生参与此类讨论的舒适度。人们担心这些信息的传递会影响医患关系或患者的心理状况。相反，关于预后的讨论实际会提高患者的满意度，降低焦虑和抑郁，并减少使用替代疗法的可能性[65]。

理想情况下,应在疾病非紧急情况下进行预后讨论,以便患者和家属能够很好地理解这些信息,而不会被焦虑或压力压垮。当疾病急性发作时,情况正好相反[66]。Mack 等[67]进行的有关Ⅳ期肺癌或结肠癌患者的研究发现,在这些不太可能接受高侵袭性治疗(如化疗和住院治疗)的患者中,生命最后一个月前的临终讨论对其有很大影响。临床医务人员需要在合适的背景下分享信息,应向患者及其家属解释,了解预后有助于作出明智的医疗决策和生活选择。

缓和医疗中的康复治疗

概述

随着疾病进展,包括临终关怀患者在内的缓和医疗患者会经历高度的功能丧失、日常生活依赖(ADL)和活动能力受损[68-69]。结果是,身体残疾或虚弱影响生活的重要方面,常导致抑郁、生活质量差、照料者需求增加、卫生资源利用和住院需要增加[68,70-72]。体力、卧床时间、做自己想做的事情的能力是评价癌症患者及其家属生活质量的重要指标[68-69,73-74]。Breitbart 等[75]及 Morita 等[76]指出,患者感觉身体虚弱会成为他人的负担,这是癌症患者希望死亡的原因。Emanuel 等的研究认为,对他人的依赖性增加是患者对医助自杀感兴趣的强预测因素,这凸显了大多数临终关怀和缓和医疗患者在疾病过程中想要保持身体独立的愿望和意愿[77-79]。多项研究表明,尽可能长时间维持最佳的功能水平,尤其是活动能力,是缓和医疗下康复治疗的主要获益之一。此外,康复策略可减少家庭和照料者的护理负担;改善患者的整体生活质量、医疗满意度以及疼痛和焦虑等症状[68-69,77,80-81]。因此,康复的主要目标是帮助患者在残疾的情况下提高生活质量。缓和医疗和临终关怀机构的康复治疗可以帮助患者重新把握生活的许多方面,并尽可能保持独立和从事工作[82]。

康复治疗在缓和医疗和临终关怀机构中的作用已得到认可。它定义为帮助一个人达到与其生理或解剖损害、环境限制、愿望和生活计划相一致的最大生理、心理、社会、职业和教育潜能的过程[71]。病损(impairment)定义为病理学导致的心理、生理或解剖结构或功能的丧失或异常;而失能(disability)是指人类在正常方式或在正常范围内进行活动时受到的任何限制或能力缺失[83]。

缓和性康复的概念来源于 Dietz 根据疾病分期提出的癌症康复概念,即预防、恢复、支持和缓和医疗[84-85]。预防康复试图阻止或减轻癌症或其治疗引起的功能障碍。恢复性康复治疗是在预期很少或没有长期损害情况下,尽力使患者恢复到发病前的功能状态。支持性康复治疗是指在癌症和/或其治疗引起永久性损伤后,最大限度地发挥其功能。缓和性康复的主要目的是提供舒适措施和情绪支持以减少患者日常活动和自我护理时的依赖。

康复的益处

越来越多的循证医学研究表明,将康复的基本原则应用于临终关怀和缓和医疗中,可为该人群提供许多好处。这适用于癌症和非癌症患者。

Yoshioka[77]在 1994 年的前期研究中发现,接受康复治疗的临终关怀患者,其生活质量、活动能力以及疼痛、呼吸困难和下肢水肿等症状均得到改善。约 63% 的患者认为康复治疗方法有效这些方法包括治疗性锻炼、ADL 训练、床上锻炼、床上训练、胸部理疗、吞咽锻炼、温热疗法、间歇气压治疗、针灸、支具使用、吊带和夹板使用、借助枕头摆放放松体位等。几乎所有患者的疼痛、呼吸困难、下肢水肿和便秘均得到一定程度的缓解。最近,Porock 等[86]和 Oldervoll 等[87]的研究显示,体育运动计划改善了临终关怀和缓和医疗患者的疲劳、焦虑和生活质量。两项研究均采用了结构化运动计划。Porock 等[86]的研究表明,患者喜欢个体化的锻炼方法,不会加重疲劳。在 Oldervoll 等[87]的研究中,34 例患者完成 6 周的结构化运动计划。结果显示,患者的步行长度显著增加($P=0.007$)、平衡改善($P=0.07$)、疲劳评分下降($P=0.06$)、呼吸困难减轻($P=0.006$)、任务改善($P=0.02$)和社会功能改善($P=0.008$)[87]。

Sabers 等[88]和 Marciniak 等[89]均对住院癌症患者进行了综合康复。Sabers 等[88]研究发现患者在康复治疗 3d 时即出现疼痛、情绪、活动能力和生活质量的显著改善,且对回家和指导治疗感到舒适。完成问卷的患者中有 49% 认为他们从康复治疗中获益。肿瘤转移组患者的功能改善具有显著性。Marciniak 等[89]通过评估功能独立性(FIM)发现,与入院(平均 FIM 评分 42.9)前相比,康复治疗后,患者出院时(FIM 评分 56,$P<0.001$)的功能改善明显,所有癌症亚组患者从康复治疗中获得的益处相似。另外,肿瘤转移不影响功能结局,接受放疗的患者获得了更大的功能改善。

Montagnini 等[90]的研究结果支持住院康复治疗使 56% 的缓和医疗患者获益，这些患者的 ADL 评分在 2 周内和项目完成后得到改善。研究还发现较高的白蛋白水平与功能改善相关。这一研究的样本人群是 100 例完成 2 周住院康复治疗后从缓和医疗病房出院的连续缓和医疗患者。Scialla 及其同事[91]回顾性研究了接受综合多学科住院康复治疗的老年癌症无力患者，根据其康复需求，制订个性化的康复计划。所有患者的康复目标是将其功能状态最大化，达到损伤允许的水平。研究测定了功能独立性评定的运动功能评分（FIM-MM）和功能独立性评定的认知功能评分（FIM-CM）。从入院至出院，中位 FIM-MM 有所改善，这些改善包括身体功能、无力和认知方面。

Cole 等[92]报道了 200 例接受综合住院康复治疗的癌症患者，除颅内肿瘤患者仅表现出运动功能改善外，其余患者均有显著的运动和认知功能改善。

对于进展性非癌症疾病患者如慢性阻塞性肺疾病和充血性心力衰竭，有令人信服的证据表明，康复治疗在管理症状和改善整体生活质量方面发挥关键作用。

Guell 等[93]的研究表明，包括呼吸再训练和运动的住院肺康复 16 周，除了对运动能力和生活质量产生积极影响外，还可降低重度慢性阻塞性肺疾病患者的社会心理疾病发病率。两组在 6min 步行试验、呼吸困难、疲劳、情绪功能，以及抑郁、焦虑和症状困扰等心理疾病方面，存在统计学和临床显著差异。

Resqueti 及其同事[94]发现，家庭肺康复可改善重度慢阻肺患者运动耐量和生活质量，并可维持 6 个月。这项前瞻性对照试验共招募 29 例患者，他们在监督指导下在家中接受了 9 周的肺康复训练，结果显示其步行距离（$P = 0.001$）和呼吸困难（$P < 0.05$）均显著改善。

Freimark 等[95]研究了 56 例Ⅲ级充血性心力衰竭患者，这些患者在监督下进行心脏康复运动和康复项目训练，每周 2 次，共 18 周。其中 44 例患者完成整个研究。与对照组相比，训练后康复组的运动功能和血流动力学参数显著改善。两组在 6min 步行试验（$P<0.001$）、即刻峰后运动 CI（0.016）、Δ 峰值耗氧量（$P = 0.028$）和即刻峰后运动 SVR（$P = 0.045$）方面，存在显著变化。

尽管上述研究表明，在缓和医疗人群中进行康复有许多益处，但同样要强调的是，患者的病情每天都可能发生急剧变化，因此可以预见到患者功能状态会出现波动，须慎重地将理疗目标视为随病情动态变化的函数，并每日调整治疗目标。康复治疗师也必须保持一定的灵活性，尊重患者的选择和频繁中断康复治疗计划的决定。

缓和医疗患者的评估

对缓和医疗患者进行全面评估是康复计划制订的关键，应包括疾病部位、分期、既往和当前治疗、预期寿命、合并症、疼痛和非疼痛症状、药物、认知功能、情绪、营养状态和身体功能等信息。家庭和社区支持系统，以及财政资源评估也很重要。在确定运动强度、关节灵活性、步态模式和跌倒风险时，进行全面体格检查，特别是注意神经系统和肌肉骨骼系统至关重要。临终关怀和缓和医疗患者可以使用以下几个功能评估量表（表 82-1）。

表 82-1　功能评估工具

分类	评估工具	评分系统
身体功能	卡氏功能状态量表（KPS）	• 100 分制（100 分 = 功能正常，0 分 = 死亡） • KPS 分数为 50 分或更低与存活有限相关
	姑息功能状态量表（PPS）	• 100 分制（100 分 = 功能和活动正常，0 分 = 死亡） • 分数更低与存活有限相关
	东部肿瘤合作功能量表（ECOG）	• 5 分制（0 分 = 非常健康，5 分 = 死亡）[32] • ECOG 分数为 3 和 4 与存活有限相关
	埃德蒙顿功能评估工具（EFAT）	• 4 分制（0 分 = 功能独立，3 分 = 功能完全丧失）
	Katz 日常生活能力量表（ADL）	• 评估了 6 项内容 • 每项内容评为 0（依赖）或 1（独立） • 总分：6 分 = 功能完整；4 分 = 中度损害；2 分 = 重度损害[36-37] • 2 种及其以上 ADL 依赖导致临床下降和预后受限

续表

分类	评估工具	评分系统
	Lawton 工具性日常生活能力量表	• 评估了 6 项内容 • 每项内容评为 0 分(损害)或 1 分(功能正常),分数越高代表功能越好
	巴塞尔指数	• 评估患者在 10 项任务中表现 • 每一任务采用 5 分递增法(5-10-15) • 评分从 100 分(完全独立)到 0 分(卧床不起)
	功能独立性评测(FIM)	• 得出总分、运动评分和认知评分[42-43]。评分 18~126 分,评分越高代表独立水平越高
平衡/跌倒风险	Berg 平衡量表	• 14 项基于体能的平衡指标 • 每个任务以 5 分制进行测量,范围为 0(最低功能水平)~4 分(最高功能水平)(最高分=56 分) • 与跌倒风险相关的评分:41~56 分=低跌倒风险;21~40 分=中跌倒风险;0~20 分=高跌倒风险[44]
	Tinetti 平衡和步态量表	• 9 个平衡项目和 7 个步态项目 • 每个任务评分用 3 分制,为从 0 分(完全损伤)至 2 分(独立) • 步态的最高评分为 12 分,平衡为 16 分(共计 28 分) • 总分 19~24 分存在跌倒风险,总分<19 分存在跌倒高风险
	计时站立-行走(TUG)测试	• 完成任务的时间≥20s 代表跌倒高风险
耐力	6min 步行试验(6MWT)	• 主要测量指标为 6min 步行总距离

卡氏功能状态量表(Karnofsky Performance Scale,KPS)是为癌症患者开发的一种功能评估工具,总分为 100 分,各项功能对应于患者在家生活的能力和/或住院的需要。它也用于临终关怀和缓和医疗的预后评估[96-97]。

缓和功能状态量表(Palliative Performance Scale,PPS)是一种观察性评定患者步行、活动水平、自理能力、进食和意识水平的评估量表,可用于确定缓和医疗患者的潜在护理需求。这是一种可靠有效的工具,与癌症患者的生存时间密切相关[98]。

东部肿瘤合作量表(Eastern Cooperative Oncologic Scale,ECOG)是为癌症患者开发的用于临终关怀和缓和医疗预后评估的量表。这是一个 5 分制量表,评估患者的行走能力、自理能力和对他人的依赖性需求[99]。

KPS、PPS 和 ECOG 在临床实践中通常用作预后评估指标,虽然它们也提供了一般的功能信息。KPS 和 ECOG 评分与康复中使用的功能评分之间的相关性较差,尤其是在老年患者中使用时[100]。

埃德蒙顿功能评估工具(Edmonton Functional Assessment Tool,EFAT)由两部分组成,是为缓和医疗人群设计并经过验证的[101,102]。第一部分包括 10 项 4 分评定量表(0~4),包括沟通、精神状态、疼痛、呼吸功能、坐站平衡、活动能力、行走或轮椅移动、日常生活能力、疲劳和积极性;第二部分是在 4 分量表(0~4)基础上对患者功能状态进行整体评估。

Katz 日常生活能力量表(Katz Activities of Daily Living)最初是为慢性病患者和老年人开发的,但也常用于评估临终关怀和缓和医疗患者的功能状态。包括洗澡、穿衣、如厕、转移、大小便控制和进食等 6 项内容,每个类别被评定为依赖(0)或独立(1)[103]。

Lawton 工具性日常生活能力量表(Lawton Instrumental Activities of Daily Living)测量了 8 个功能领域,包括药物管理、电话使用、家务、食物准备、洗衣、财务管理、交通和购物。这一量表对评估患者目前的功能状态,以及随时间推移病情改善或恶化非常有用[104-105]。

Barthel 指数(Barthel Index)用于评估患者进行日常生活时的独立性。该量表有 10 项内容包括进食、穿衣、个人卫生、大便控制、小便控制、轮椅上下床、马桶转移、浴缸转移、平地行走或由轮椅推动以及上下楼梯[106-107]。

功能独立性评测(Functional Independence Measure,FIM)是一种综合的观察性评定量表,包括 18 个项目,有 7 个级别评分。1 分代表完全辅助,7 分代表完全独立。项目包括自理能力(6 项)、括约肌控制(2 项)、活动能力(3 项)、运动能力(2 项)、沟通能力(2 项)和社会认知能力(3 项)的评定。这是一个可靠有效的工具,可用于评估康复情况下的功能结局[107-108]。

跌倒风险的评估常采用 **Berg 平衡量表(Berg Balance Scale)**、**Tinetti 平衡和步态量表(Tinetti Assessment of Balance and Gait)**。两者都是基于功能表现的评估工具。

Berg 平衡量表评估了 14 项任务,内容包括从坐到站、转移、伸出手臂、转身和单脚站立时的平衡状态[109]。

Tinetti 平衡和步态量表包括 9 项平衡和 7 项步态测试内容。平衡项目包括坐位平衡、起身、试图起身、5s 内立即站立平衡功能、站立平衡、被推、闭眼、转身 360°、坐下。步态项目包括起步、步长和步高、步态对称性、步长连续性、行走路径、躯干稳定和行走姿态[110]。

计时站立-行走测试(Timed up and go,TUG)是用于老年人的功能评估工具。要求患者从坐位站起来,尽可能不使用近端肌肉,并向前走 3m,然后回到坐位。完成任务的平均正常时间约为 10s。如果完成任务的时间超过 20s,患者摔倒的可能性很大[111-112]。

6min 步行试验(6-Minute Walk Test,6MWT)是一种自定步速的耐力评估,根据患者在 6min 内行走的能力进行评定。6MWT 是一种有用的功能能力测量,广泛用于测量心肺疾病的康复干预效果。

表 82-1 概述了每种工具的评分系统[113]。

康复策略

提供康复服务

整个医疗服务体系都应该提供康复服务,一般包括医院系统内的急症医院和急症后过渡医疗病房、独立康复医院、专业护理机构、门诊和家庭环境。不同医疗机构的服务强度和范围不同,这取决于许多因素,包括疾病类型、整体病程、治疗并发症、患者和家庭的治疗目标以及参加不同类型康复服务的资格。

康复设置

康复治疗可在住院部、门诊和家庭中进行。康复费用可由 Medicare、Medicaid 和大多数私人保险公司根据其具体的报销标准进行支付。参加医疗保险临终关怀福利的患者有资格接受物理、作业治疗、言语治疗和适应性设备治疗,而不产生额外费用[114]。

Medicare 使用前瞻性支付系统为许多急性疾病后的康复进行支付,可以为某些疾病治疗提供预定的金额,并考虑到病情的严重性和共病情况。Medicaid 涵盖的康复服务可能因州而异。退伍军人健康管理局(VHA)可以在整个护理过程中提供康复治疗,根据服务相关水平和/或财务提供免费服务或适度的自付费用。大多数私人保险包括身体康复。患者可以直接与私人保险公司联系了解保险范围的详细信息。

康复团队

理想情况下,康复计划应在具有临终关怀和缓和医疗经验的康复医师领导下,由跨学科团队共同制订。该团队应由许多成员组成,包括物理治疗师、作业治疗疗法、言语治疗师、心理学家、护士、营养师、呼吸治疗师、娱乐治疗师、药剂师、义肢矫形师和病例管理人员[115]。一些癌症康复项目可使其他成员获益,如肠造口治疗师、职业咨询师、性治疗师、牙医、精神病医生、牙科保健员和颌面修复师等。这种协调一致发方法是康复治疗的基础。这一服务团队最适合解决和管理由于基础疾病和治疗并发症,以及多种致病因素和背景因素相互作用导致进行性残疾有关的康复需求。

物理治疗

在缓和医疗中,物理治疗的作用非常重要。表 82-2 改编自 Frost,突出了由物理治疗师评估的功能任务。物理治疗采用的具体干预措施包括疼痛控制的物理治疗、提供适应性和辅助性设备、环境改造、节能教育、治疗性运动和简化工作的技巧[79]。在医院缓和医疗病房,物理治疗师会针对常见的功能障碍,如失健、疼痛、失衡和局部无力等对患者进行治疗。

用于治疗疼痛的物理方法包括按摩、热、冷、超声、透热疗法、人工淋巴引流、软组织松动、经皮神经电刺激(transcutaneous electrical nerve stimulation,TENS)和神经肌肉电刺激(neuromuscular electrical stimulation,NMES)等[116]。物理治疗师根据患者身体损伤程度和类型,对设备类型提出建议。有辅助性设备和适应性设备两种类型的设备:前者包括有助于步行、移动、平衡、疼痛、疲劳、肌无力、关节不稳定、过度骨骼负荷和消除受影响肢体的负重的设备,

表 82-2 物理治疗处理的功能任务

功能任务	内容/描述
床上移动	• 滚动(仰卧位到侧卧位-右侧和左侧) • 舒适体位 • 减压体位 • 臀桥(将骨盆从床上抬起) • 仰卧位到坐位 • 坐位到仰卧位
转移	• 准备(即相对于床定位轮椅) • 由坐位到站位 • 转动(或滑动) • 由站位到坐位
行走或步态	• 辅助装置放置 • 步态评估 • 足放置

摘自 Frost M. The role of physical, occupational, and speech therapy in hospice: patient empowerment. Am J Hosp Palliat Care, 2001; 18: 397-402。

如拐杖、手杖、助行器、轮椅、滑板车、电梯、斜坡和转运板;适应性设备是指用于提供日常生活能力的器械[117],如功能性扶手、单手切菜板、摇臂刀,以及烹饪和进食用的三明治夹。物理治疗师还可为选择适合关节稳定和安全的矫形器提供建议,特别是对运动障碍患者,如上肢矫形器辅助操控物体、下肢矫形器促进关节稳定性和肌肉功能,以及躯干矫形器治疗骨不稳。

此外,物理治疗师可以与患者、家属和照料者合作,制订安全环境改造策略,为患者提供合适的生活或工作环境[118]。例如,将躺椅放在平台上帮助转移、在厨房里放一个高的凳子以容易够到柜橱、调整椅子的高度和扶手帮助转移等。物理治疗的另一个主要作用是提供能量节约和管理方面教育。此外,还向患者和照料者提供有关适应性或辅助性设备使用、良好身体功能(包括平衡和安全性)维持,以及跌倒预防策略的教育。良好的身体功能需要用治疗性运动改善和维持肌肉力量、关节柔韧性、活动范围和平衡。有多种类型的运动,包括被动、主动、助力、抗阻、渐进抗阻、拉伸和有氧运动。晚期疾病如癌症和终末期器官衰竭患者的康复计划包括分级有氧运动和拉伸运动。提高有氧运动的设备包括跑步机、测力计和划船机。

2013 年 Carson 和 McIlfatrick[119]定性评估物理治疗师对社区缓和医疗的患者提供康复治疗的经验发现,物理治疗师认为他们的作用是帮助缓和医疗患者最大限度地提高独立性和改善生活质量。这些观点与缓和医疗的总体理念一致,包括根据患者的情况帮助他们最大限度地发挥潜在功能和提高生活质量。治疗师也在缓和医疗中及时转诊、沟通、资源可用性、团队协作和培训等方面发现了一些问题。

作业治疗

2000 年,美国国家临终关怀和缓和医疗服务专家委员会(the National Council for Hospice and Specialist Palliative Care Services)肯定了作业治疗在肿瘤和缓和医疗患者康复中的重要性[120]。其作用包括评估 ADL 辅助需求、工作任务、自尊、就业、角色相关任务、娱乐、适应性设备的使用和出院计划。对功能缺陷进行持续筛查和监测,调整和满足不断变化的患者需求。表 82-3 显示了作业治疗师评估的功能任务。Lee 等[121]的研究评估了缓和医疗中作业疗法促进终末期癌症患者进食独立的有效性,结果显示,从基线到第 1 周,进食独立显著改善。研究还表明,在第 2 周和第 3 周,饮食独立性的改善是可持续的。结论表明,改善饮食的独立性可提高生活质量,改善 ADL,并最大限度地减少过度失能。

表 82-3 作业治疗处理的功能任务

功能任务	内容/描述
自理	• 洗澡 • 穿衣 • 修饰 • 如厕 • 进食
转移(与 ADL 和家庭管理有关)	• 沐浴或浴缸转移 • 卫生间转移 • 从地板、柜子、高架上取物 • 搬运物品
家庭管理	• 食品准备 • 管理水龙头、灯、门、抽屉 • 使用遥控器、电话、家用电器 • 食品管理(杂货清单、杂货购物) • 社会管理(交通、日历、通讯) • 理财

摘自 Frost M. The role of physical, occupational, and speech therapy in hospice: patient empowerment. Am J Hosp Palliat Care, 2001; 18: 397-402。

言语和语言治疗

Pollens 已经确定了言语和语言治疗(speech and language pathology therapy, SLP)在晚期疾病患者中的 4 种作用[122]。

1. 向患者、家属和临终关怀团队提供沟通、认知和吞咽功能方面的咨询。

2. 开发沟通技巧方面的策略，以支持患者在决策中的作用，保持社会亲密度，并协助患者实现临终目标。

3. 协助优化与吞咽困难症状相关功能，提高患者舒适度和满意度，与家属积极互动促进患者进食。

4. 与临终关怀团队沟通，提供和确认与患者整体医疗相关的输入信息。

言语和语言治疗可解决口腔咽喉功能的功能性任务和沟通过程中的认知问题。表 82-4 列出了言语治疗师解决的问题。根据 Frost，言语治疗师指导的活动与作业治疗师的相重叠，因为进食是 ADL 的一部分。准确的描述是，作业治疗专门解决食物入口的能力，而 SLP 治疗师解决嘴唇和胃之间发生的事情。言语治疗包括唇闭合、舌使用、包裹食物、有效咀嚼、会厌使用、食管张力和收缩（表 82-4）的治疗。

表 82-4 言语治疗处理的功能任务

功能任务	内容/描述
接收信息	• 听力理解 • 视觉理解 • 阅读理解
交流信息（表达需要）	• 口头表达 • 非言语和图形表达 • 言语理解力 • 声音质量和音量 • 韵律（音调、压力、强度和声音持续时间） • 反应潜伏期
口腔运动	• 舌协调 • 嘴唇闭合（食物和水） • 推注控制 • 转运时间 • 食物管理（包裹食物等） • 吞咽反射 • 咳嗽和窒息 • 摄入后发声质量 • 包裹食物 • 食物的黏稠度或液体的可接纳度（如薄/厚、浓、软、硬、常规固体） • 存在反流

摘自 Frost M. The role of physical, occupational, and speech therapy in hospice: patient empowerment. Am J Hosp Palliat Care, 2001; 18: 397-402。

对于出现吞咽困难的患者，可以采取简单的补救措施来帮助减轻症状。例如调整体位（使用重力帮助弱化的肌肉将食物引导至食管，减少误吸风险）、提示（坐在患者旁边的另一个人提醒他们嚼并吞咽每一次食物，然后再咬一次）、调整食物稠度和一口量大小，以及吞咽动作如降低下颌、额外的空吞咽等。

美国语言言语听力协会进一步总结了言语治疗师的执业范围[123]，解决以下领域典型和不典型的交流和吞咽障碍：

1. 言语和发声（发声、言语失用、构音障碍、共济失调、运动障碍）。

2. 共鸣（鼻音过重、鼻音过轻、共振、混合共振）。

3. 语音（音质、音调、响度、呼吸）。

4. 流畅性（口吃、语言错乱）。

5. 语言（理解和表达）上的音系、形态、句法、语义、语用、读写、语前沟通和副语言沟通等。

6. 认知（注意、记忆、排序、解决问题、执行功能）。

7. 进食/吞咽（口、咽、喉、食管、口面肌，包括舌头推力和口腔运动功能）。

（王继先 译，周景升 万春晓 校）

参考文献

1. Lanken PN, Terry PB, Delisser HM, et al. An official American Thoracic Society clinical policy statement: palliative care for patients with respiratory diseases and critical illnesses. *Am J Respir Crit Care Med*. 2008;177:912–927.
2. NCP. *Clinical practice guidelines for quality palliative care*. 3rd ed. 2013. Available at http://www.nationalconsensusproject.org/NCP_Clinical_Practice_Guidelines_3rd_Edition.pdf. Accessed October 29, 2015.
3. Center to Advance Palliative Care (CAPC). *About palliative care*. Available at https://www.capc.org/about/palliative-care/. Accessed October 29, 2015.
4. WHO. *Definition of palliative care*. Available at http://www.who.int/cancer/palliative/definition/en/. Accessed October 29, 2015.
5. NHPCO. *What is hospice care*. Available at http://www.nhpco.org/about/hospice-care. Accessed October 29, 2015.
6. Centers for Medicare and Medicaid Services (CMS). *Medicare Hospice Benefits*. Available at https://www.medicare.gov/coverage/hospice-and-respite-care.html. Accessed October 29, 2015.
7. Teno JM, Connor SR. Referring a patient and family to high-quality palliative care at the close of life: "We met a new personality…with this level of compassion and empathy." *JAMA*. 2009;301:651.
8. Murray SA, Kendall M, Boyd K, et al. Illness trajectories and palliative care. *BMJ*. 2005;330:1007–1011.
9. Seale C. Changing patterns of death and dying. *Soc Sci Med*. 2000;51:917–930.
10. Desbiens NA, Mueller-Rizner N, Connors AF, et al. The

symptom burden of seriously ill hospitalized patients. SUPPORT investigators. Study to Understand Prognoses and Preferences for Outcome and Risks of Treatment. *J Pain Symptom Manage*. 1999;17:248.
11. Bakitas M, Lyons KD, Hegel MT, et al. Effects of a palliative care intervention on clinical outcomes in patients with advanced cancer. The Project ENABLE II randomized controlled trial. *JAMA*. 2009;302(7):741–749.
12. Temel JS, Greer JA, Muzikansky A, et al. Early palliative care for patients with metastatic non-small cell lung cancer. *N Eng J Med*. 2010;363:733.
13. Rabow MW, Dibble SL, Pantilat SZ, McPhee SJ. The comprehensive care team: a controlled trial of outpatient palliative medicine consultation. *Arch Intern Med*. 2004;164:83.
14. May P, Garrido MM, Cassel JB, et al. Prospective cohort study of hospital palliative care teams for inpatients with advanced cancer: Earlier consultation is associated with larger cost-saving effect. *J Clin Oncol*. 2015;33:2745.
15. WHO. WHO Definition of Palliative Care. Available at http://www.who.int/cancer/palliative/definition/en/. Accessed October 30, 2105.
16. Manfredi PL, Morrison RS, Morris J, et al. Palliative care consultations: how do they impact the care of hospitalized patients? *J Pain Symptom Manage*. 2000;20:166.
17. Morrison RS, Siu AL. A comparison of pain and its treatment in advanced dementia and cognitively intact patients with hip fracture. *J Pain Symptom Manage*. 2000;19:240.
18. Dalal S, Del Fabro E, Bruera E. Symptom control in palliative care – Part I: Oncology as a paradigmatic example. *J Pain Med*. 2006;9:391–436.
19. Quill TE. Perspectives on care at the close of life. Initiating end-of-life discussions with seriously ill patients: addressing the "elephant in the room." *JAMA*. 2000;284:2502.
20. The SUPPORT Principal Investigators. A controlled trial to improve care for seriously ill hospitalized patients. The study to understand prognoses and preferences for outcomes and risks of treatments (SUPPORT). *JAMA*. 1995;274:1591.
21. Hotpof M, Chidgey J, Addington-Hall J, Ly KL. Depression in advanced disease: a systematic review Part 1. Prevalence and case finding. *Palliat Med*. 2002;16:81.
22. Rayner L, Price A, Evans A, et al. Antidepressants for the treatment of depression in palliative care: systematic review and meta-analysis. *Palliat Med*. 2011;25:36.
23. Schulz R, Beach SR. Caregiving as a risk factor for mortality: the Caregiver Health Effects Study. *JAMA*. 1999;282:2215.
24. Ehman JW, Ott BB, Short TH, et al. Do patients want physicians to inquire about their spiritual or religious beliefs if they became gravely ill? *Arch Intern Med*. 1999;159:1803.
25. Balboni MJ, Sullivan A, Amobi A, et al. Why is spiritual care infrequent at the end of life? Spiritual care perceptions among patients, nurses, and physicians and the role of training. *J Clin Oncol*. 2013;31:461.
26. Montagnini ML, Zaleon CR. Pharmacological management of cancer pain. *J Opioid Manage*. 2009;5:89–96.
27. Jacox A, Carr DB, Payne R, et al. *Management of Cancer Pain*. Clinical Practice Guideline No. 10. AHCPR Publication No. 96-0592. Rockville, MD: Public Health Service Agency for Health Care Policy and Research; 1996.
28. World Health Organization. *Cancer Pain Relief*. 2nd ed. Geneva: WHO; 1986.
29. Vargas-Schaffer G. Is the WHO analgesic ladder still valid? *Can Fam Physician*. 2010;56:514–517.
30. FDA. *Drug safety communication*. Available at http://www.fda.gov/Drugs/DrugSafety/ucm239821.htm. Accessed October 26, 2015.
31. Dworkin RN, O'Connor AB, Backonja M, et al. Pharmacological management of neuropathic pain: evidence-based recommendations. *Pain*. 2007;132(3):237–251.
32. Clearly JF. The pharmacologic management of cancer pain. *J Palliat Med*. 2007;10:1369–1394.
33. Sloan PA, Barkin RL. Oxymorphone and oxymorphone extended release. A pharmacotherapeutic review. *J Opioid Manage*. 2008;4:131–144.
34. Basskin LE. Oral transmucosal fentanyl citrate: a new dosage form for breakthrough malignant pain. *Am J Pain Manage*. 1999;9:129–138.
35. Chhabra S, Bull J. Methadone. *Am J Hospice Palliat Med*. 2008;25:146–150.
36. Lewis KS, Han NH. Tramadol: a new centrally acting analgesic. *Am J Health Syst Pharm*. 1997;54:643–652.
37. Cherny N, Ripamonti C, Pereira J, et al. Strategies to manage the adverse effects of oral morphine: an evidence-based report. *J Clin Oncol*. 2001;19:2542–2554.
38. Montagnini ML, Moat ME. Non-pain symptom management in palliative care. *Clin Fam Practice*. 2004;6:395–422.
39. Lawlor PG. The panorama of opioid-related cognitive dysfunction in patients with cancer: a critical literature appraisal. *Cancer*. 2002;94:1836–1856.
40. Caraceni A, Zecca E, Benezzi C, et al. Gabapentin for neuropathic pain: a randomized controlled trial from the Gabapentin Cancer Pain Study Group. *J Clin Oncol*. 2004;22:2909–2917.
41. Twycross R. The risks and benefits of corticosteroids in advanced cancer. *Drug Safety*. 1994;11:163–178.
42. Walters JB, Montagnini ML. Current concepts in the management of opioid-induced constipation. *J of Opioid Manage*. 2010;6:354–344.
43. Tarumi Y, Wilson MP, Szafran O, Spooner GR. Randomized, double-blind, placebo-controlled trial of oral docusate in the management of constipation in hospice patients. *J Pain Symptom Manage*. 2013;45:2.
44. Brenner DM, Chey DM. An evidence-based review of novel and emerging therapies for constipation in patients taking opioid analgesics. *Am J Gastroenterol Suppl*. 2014;2:38–46.
45. von Gunten CF, Gafford E. Treatment of non pain-related symptoms. *Cancer J*. 2013;19:397–404.
46. Kittelson SM, Elie M, Pennypacker L. Palliative care symptom management. *Crit Care Nurs Clin North Am*. 2015;27:315–339.
47. Prommer E. Olanzapine: palliative medicine update. *Am J Hosp Palliat Care*. 2013;30:75–82.
48. Tafelski S, Hauser W, Schafer M. Efficacy, tolerability, and safety of cannabinoids for chemotherapy-induced nausea and vomiting—a systematic review of systematic reviews. *Schmerz*. 2016;30:14–24.
49. Mücke M, Carter C, Cuhls H, Prub M, Radbruch L, Häuser W. Cannabinoids in palliative care: systematic review and meta-analysis of efficacy, tolerability, and safety. *Schmerz*. 2016;30:25–36.
50. Gifford AH. Noninvasive ventilation as a palliative measure. *Curr Opin Support Palliat Care*. 2014;8:218.
51. Rousseau P. Non pain symptom management in terminal care. *Clinic Geriatr Med*. 1996;12:13–27.
52. Hallenbeck J. Pathophysiologies of dyspnea explained:

why might opioids relieve dyspnea and not hasten death? *J Palliat Med*. 2012;15:848.
53. Clemens KE, Klaschik E. Dyspnea associated with anxiety-symptomatic therapy with opioids in combination with lorazepam and its effect on ventilation in palliative care patients. *Support Care Cancer*. 2011;19:2027.
54. Von Roeen JH, Paice JA. Control of common, non-pain cancer symptoms. *Semin Oncol*. 2005;32:200–210.
55. Steep L, Pakiz T. Anorexia and cachexia in advanced cancer. *N Clin North Am*. 2001;36:335–344.
56. Dewys WD, Begg C, Lavin PT, et al. Prognostic effect of weight loss prior to chemotherapy in cancer patients. Eastern Cooperative Oncology Group. *Am J Med*. 1980;69:491.
57. Stresser F, Bruera E. Update on anorexia and cachexia. *Hematol Oncol Clini North Am*. 2002;6:589–617.
58. Beal JE, Olson R, Lefkowitz L, et al. Long term efficacy and safety of dronabinol for AIDS associated anorexia/cachexia. *J Pain Symptom Manage*. 1997;d14:7–14.
59. Breibart W, Bruera E, Chochinov H, Lynch M. Neuropsychiatric syndromes and psychological symptoms in patients with advanced cancer. *J Pain Symptom Manage*. 1995;10:131–141.
60. American Psychiatric Association. *Diagnostic and Statistical Manual*. 5th ed. Washington, DC: APA Press; 2013.
61. Bush SH, Kanji S, Pereira JL, et al. Treating and established episode of delirium in palliative care: expert opinion and review of the current evidence base with recommendations for future development. *J Pain Symptom Manage*. 2014;48:231–248.
62. Doyle D, Hanks G, Cherny N, Calman K, eds. Predicting survival in patients with advanced disease. In: *Oxford Textbook of Palliative Medicine*. 3rd ed. New York: Oxford University Press; 2005:29–42.
63. Salpeter SR, Malter DS, Luo EJ, et al. Systematic review of cancer presentations with a median survival of six months or less. *J Palliat Med*. 2012;15:175.
64. Salpeter SR, Luo EJ, Malter DS, Stuart B. Systematic review of noncancer presentations with a median survival of six months or less. *Am J Med*. 2012;125:512.e1.
65. Chochinov HM, Tataryn DJ, Wilson KG, et al. Prognostic awareness and the terminally ill. *Psychosomatics*. 2000;41:500.
66. Yoong J, Park ER, Greer JA, et al. Early palliative care in advanced lung cancer: a qualitative study. *JAMA Intern Med*. 2013;173:283.
67. Mack JW, Cronin A, Keating NL, et al. Associations between end-of-life discussion characteristics and care received near death: a prospective cohort study. *J Clin Oncol*. 2012;30:4387.
68. Cheville AL. Rehabilitation of patients with advanced cancer. *Cancer Suppl*. 2001;92:1039.
69. Santiago-Palma J, Payne R. Palliative care and rehabilitation. *Cancer Suppl*. 2001;92:1049.
70. Morris JN, Suissa S, Sherwood S, Wright SM, Greer D. Last days: a study of the quality of life of terminally ill cancer patients. *J Chron Dis*. 1986;39:47.
71. Curtis EB, Krech R, Walsh TD. Common symptoms in patients with advanced cancer. *J Palliat Care*. 1991;7:25.
72. Donnelly S, Walsh D. The symptoms of advanced cancer. *Semin Oncol*. 1995;22:67.
73. Jordhoy MS, Ringdal GI, Helbostat JL, et al. Assessing physical functioning: a systematic review of quality of life measures developed for use in palliative care. *Palliat Med*. 2007;21:673.
74. Axelsson B, Sjoden PO. Quality of life of cancer patients and their spouses in palliative home care. *Palliat Med*. 1998;12:29.
75. Breitbart W, Chochinov H, Passik S. Psychiatric aspects of palliative care. In: Doyle D, Hanks G, eds. *Oxford Textbook of Palliative Medicine*. New York: Oxford University Press, 1998.
76. Morita T, Sakguchi Y, Hirai K, Tsuneto S, Shima Y. Desire for death and requests to hasten death of Japanese terminally ill cancer patients receiving hospitalized inpatient palliative care. *J Pain Symptom Manage*. 2004;27(1):44–52.
77. Yoshioka H. Rehabilitation for the terminal cancer patient. *Am J Phys Med Rehabil*. 1994;73:199.
78. Wallston KA, Burger C, Burger C, Smith RA, Baugher RJ. Comparing the quality of death for hospice and non-hospice cancer patients. *Med Care*. 1988;26(2):177–182.
79. Ebel S, Langer K. The role of the physical therapist in hospice care. *Am J Hosp Palliat Care*. 1993;10:32.
80. Nusbaum NJ. Rehabilitation and the older cancer patient. *Am J Med Sci*. 1998;15:40–49.
81. Olson E, Cristian A. The role of rehabilitation medicine and palliative care in the treatment of patients with end-stage disease. *Phys Med Rehabil Clin North Am*. 2005;16:285–305.
82. Kanach FA, Brown LM, Campbell RR. The role of rehabilitation in palliative care services. *Am J Phys Med Rehabil*. 2014;93:342.
83. Rondinelli R. Disability determination. In: DeLisa J, Gans B, Walsh N, eds. *Physical Medicine and Rehabilitation: Principle & Practice*. 4th ed. Philadelphia, PA: Lippincott Williams and Wilkins; 2005:169.
84. Cheville AL. Cancer rehabilitation. *Semin Oncol*. 2005;32:219–224.
85. Dietz JH. Rehabilitation of the cancer patient. *Med Clin North Am*. 1969;53:607–624.
86. Porock D, Kristjanson LJ, Tinnelly K, Duke T, Blight J. An exercise intervention for advanced cancer patients experiencing fatigue: a pilot study. *J Palliat Care*. 2000;16(3):30–36.
87. Oldervoll LM, Loge JH, Paltiel H, et al. Are palliative cancer patients willing and able to participate in a physical exercise program? *Palliat Support Care*. 2005;3:281.
88. Sabers SR, Kokal JE, Girardi JC, et al. Evaluation of consultation-based rehabilitation for hospitalized cancer patients with functional impairment. *Mayo Clin Proc*. 1999;74:855.
89. Marciniak CM, Sliwa JA, Spill G, Heinemann AW, Semik PE. Functional outcome following rehabilitation of cancer patient. *Arch Phys Med Rehabil*. 1996;77:54.
90. Montagnini ML, Lodhi M, Born W. The utilization of physical therapy in a palliative care unit. *J Palliat Med*. 2003;6:11.
91. Scialla S, Cole R, Scialla T, Bednarz L, Scheerer J. Rehabilitation for elderly patients with cancer asthenia: making a transition to palliative care. *Palliat Med*. 2000;14:121–127.
92. Cole RP, Scialla SJ, Bednarz L. Functional recovery in cancer rehabilitation. *Arch Phys Med Rehabil*. 2000;81:623.

93. Guell R, Resqueti V, Sangenis M, et al. Impact of pulmonary rehabilitation on psychosocial morbidity in patients with severe COPD. *Chest*. 2006;129:899.
94. Resqueti VR, Gorostizza A, Gáldiz JB, López de Santa María E, Casan Clarà P, Güell Rous R. Benefits of a home-based pulmonary rehabilitation program for patients with severe chronic obstructive pulmonary disease. *Arch Bronconeumol*. 2007;43(11):599–604.
95. Freimark D, Schechter M, Schwamenthal E, et al. Improved exercise tolerance and cardiac function in severe chronic heart failure patients undergoing a supervised exercise program. *Int J Cardiol*. 2007;116(3): 309–314.
96. Crooks V, Waller S, Smith T, Hahn TJ. The use of Karnoksky performance scale in determining outcomes and risk in geriatric outpatients. *J Gerontol*. 1991;46:139.
97. Mor V, Laliberte L, Morris JN. The Karnofsky performance status scale: an examination of its reliability and validity in a research setting. *Cancer*. 1984;53:2002.
98. Anderson F, Downing GM, Hill J. Palliative Performance Scale (PPS): a new tool. *J Palliat Care*. 1996;12:5.
99. Oken MM, Creech RH, Tormey DC, et al. Toxicity and response criteria of the Eastern Cooperative Oncology Group. *Am J Clin Oncol*. 1982;5(6):649–655.
100. Extermann M, Overcash J, Lyman GH, Parr J, Balducci L. Comorbidity and functional status are independent in older cancer patients. *J Clin Oncol*. 1998;16(4): 1582–1587.
101. Kaasa T, Wessel J. The Edmonton functional assessment tool: further development and validation for use in palliative care. *J Palliat Care*. 2001;17:5.
102. Chang VT, Hwang SS, Feuerman M. Validation of the Edmonton Symptom Assessment Scale. *Cancer*. 2000;88:2164.
103. Katz S, Downs TD, Cash HR, Grotz RC. Progress in development of the index of ADL. *Gerontol*. 1970;10:20.
104. Lawton MP, Brody EM. Assessment of older people: self-maintaining and instrumental activities of daily living. *Gerontol*. 1969;9:179.
105. Graf C. The Lawton Instrumental Activities of Daily Living (IADL) scale. *Ann Long Term Care*. 2007;15:21.
106. Granger CV, Devis LS, Peters MC, Sherwood CC, Barrett JE. Stroke rehabilitation: analysis or repeated Barthel index measures. *Arch Phys Med Rehabil*. 1979;60:14.
107. Granger CV, Hamilton BB, Keith RA. Advances in functional assessment of medical rehabilitation. *Top Geriatr Rehabil*. 1986;1:59.
108. Desrosiers J, Rochette A, Noreau L, Bravo G, Hebert R, Boutin C. Comparison of two functional independence scales with a participation measure in post-stroke rehabilitation. *Arch Gerontol Geriatr*. 2003;37:157–172.
109. Berg KO, Wood-Dauphinee SL, Williams JL, Maki B. Measuring balance in the elderly: validation of an instrument. *Can J Public Health*. 1992;83(2):S7.
110. Tinetti ME. Performance-oriented assessment of mobility problems in elderly patients. *J Am Geriatr Soc*. 1986;34:119.
111. Podsiadlo D, Richardson S. The timed "up &go": a test of basic functional mobility for frail elderly persons. *J Am Geriatr Soc*. 1991;39:142.
112. Kristensen MT, Foss NB, Kehlet H. Timed up and go test as a falls predictor post hip fracture surgery. *Phys Ther*. 2007;87:25–30.
113. Enright PL. The six-minute walk test. *Respir Care*. 2003;48:783.
114. CMS. *Medicare benefit policy manual: chapter 1-inpatient hospital services covered under part A: 2006*. Available at www.cms.gov/InpatientRehabFacPPS/Downloads/Revised_Section_110_MBP_Manual_DRAFT for Comment.pdf. Accessed Oct 22, 2015.
115. Stubblefield MD. Rehabilitation of the cancer patient. In: Devita VT, Hellman S, Rosenberg SA, eds. *Cancer, Principles, and Practice of Oncology*. Philadelphia, PA: Lippincott, Williams & Wilkins; 2011:2500.
116. Charlton JE, ed. *Core Curriculum for Professional Education in Pain*. Seattle, WA: IASP Press; 2005.
117. O'Sullivan SB, Schmitz TJ. Physical rehabilitation: assessment and treatment. In: *Physical Medicine*. 2nd ed. Philadelphia, PA: F.A. Davis Co; 1988:248.
118. Frost M. The role of physical, occupational, and speech therapy in hospice: patient empowerment. *Am J Hosp Palliat Care*. 2001;18:397.
119. Carson K, McIlfatrick S. More than physical function? Exploring physiotherapists' experiences in delivering rehabilitation to patients requiring palliative care in the community setting. *J Palliat Care*. 2013;29:36.
120. Cooper J, Littlechild B. A study of occupational therapy interventions in oncology and palliative care. *Int J Ther Rehabil*. 2004;11:329.
121. Lee WT, Chan HF, Wong E. Improvement of feeding independence in end-stage cancer patients under palliative care—a prospective, uncontrolled study. *Support Care Cancer*. 2005;13:1051.
122. Pollens R. Role of speech-language pathologist in palliative hospice care. *J Palliat Med*. 2004;7:694.
123. ASHA. *Discharge from speech-language pathology services*. Available at http://www.asha.org/policy/GL2004-00046.htm#sec1.4. Accessed July 25, 2018.

第83章　老年康复

Mooyeon Oh-Park

引言

世界人口正面临前所未有的结构变化。预计65岁及以上的人口数量将会从2010年的5.24亿增长到2050年的近15亿[1,2]。随着人口结构的转变，活动受限及其他失能的普遍程度也会相应增加。预防和延迟老年人口出现活动受限对公共卫生具有重要意义，康复医学专家的角色也将受到极大的重视。

老年人功能水平是多样化的，从能够达到高级奥林匹克运动员水平到不能独立活动和独立完成日常生活活动（activities of daily living，ADL）。老年人保持活力和防止功能衰退的需要也因人而异。随着年龄增长生理变化也具有普遍性。此外，器官系统功能衰退可能使老年人更容易受伤，且更难以康复。本章将讨论康复医学专家为老年人提供最佳医疗的关键信息，包括随年龄增长器官系统的生理变化，与跌倒和行动受限等常见疾病的相关性，以及在老年人群干预过程中的具体考虑因素。

老年相关生理改变

区分哪些变化是随年龄增长而发生的，哪些变化是疾病引起的，对于老年人的评估至关重要。一般来说，从30岁开始，大多数生理功能以每年1%的速度下降[3]。表83-1总结了与年龄相关的生理变化及其临床意义[4-6]。肌肉骨骼系统的变化与活动能力下降特别相关。

表83-1　多个器官和系统的年龄相关改变

器官/系统	年龄相关变化
肌肉骨骼系统	40岁后肌肉力量每年下降1.5%~2% 优先损失Ⅱ型纤维 肌肉爆发力的下降比肌肉力量的下降更明显（详见正文）
神经系统	大脑神经元消耗，前角细胞丢失 神经传导速度减慢
心血管系统	心排血量（CO）在30岁后以每年1%的速度下降 CO↓原因：对儿茶酚胺的心肌收缩反应↓，心肌僵硬度↑，渐进的主动脉硬化（后负荷↑） 有氧能力（最大摄氧量）↓
呼吸系统	20岁以后，肺活量呈线性↓：男性（26mL/年），女性（22mL/年）。残余体积（RV）随年龄↑ 肺活量（TLC）保持不变 RV/TLC由20岁时的20%升高至60岁时为35% 通气和灌注不匹配导致的肺泡-动脉氧差（A-a）↑ 由于免疫系统功能低下，口咽分泌物吸入，黏液纤毛器机械清理气管支气管树缓慢，咳嗽效果较差，易患肺炎

续表

器官/系统	年龄相关变化
肾脏/泌尿系统	肾小球数量↓(从30岁时的100万到65岁时的70万) 肌酐清除率↓ 肾小球滤过率(GFR)↓;30岁后下降速度为10%/10岁 由于年龄相关性的肌酐生成↓(肌肉质量↓),血清肌酐浓度随年龄变化无明显变化 即使根据血清肌酐浓度调整剂量,经肾小球滤过清除的药物的半衰期也可能延长(如氨基糖苷类、地高辛、青霉素、四环素) 尿液浓缩和稀释能力↓:脱水和低钠血症的易患性↑ 或因对排尿冲动的感觉减退或延迟导致尿失禁(≥65岁,男性17%,女性23%)和充溢性尿失禁
胃肠系统	老年性食管蠕动反应↓,非蠕动反应↑,转运时间延迟 吞咽时下括约肌松弛能力↓,可能导致吞咽困难和减少热量消耗 萎缩性胃炎(≥65岁,40%):有胃酸缺乏、内因子分泌不足、胃蛋白酶原生成减少的风险 低渗性结肠:粪便运输时间延长,脱水,最终导致慢性便秘 内外肛门括约肌失去控制 憩室病流行(≥80岁,50%) 肝功能随年龄增长变化不大,但药物(如地西泮)随年龄增长代谢变慢
内分泌系统	胰岛β细胞数量与功能↓ 释放更多不活跃的前体胰岛素原以响应葡萄糖的挑战,随年龄增长发展成为进行性外周胰岛素抵抗 去脂体重↓,脂肪含量相对↑(脂肪细胞大小↑,脂肪细胞数量不增加)
性功能	男性产生的精子减少,性反应会在50岁后延迟。阳痿并不是衰老的正常组成部分 绝经后女性子宫和卵巢功能↓,阴道分泌物↓
皮肤	随着年龄的增长,角质层细胞的更新率↓(例如65岁时,修复起疱皮肤上皮细胞所需时间较年轻人延长50%) 表皮细胞生长和分裂↓,真皮血管数量↓,导致患压力溃疡的风险增加 汗腺活动较少,单靠皮肤很难评估水合作用
听力	老年性耳聋——由于毛细胞的丢失和耳蜗的纤维变化,更加难以听到高频声音,同时难以区分声调和言语的变化 在嘈杂、拥挤的大房间里交谈很困难 中耳道或外耳道的传导性听力损失(如耳垢在外耳道堆积)
眼/视力	由于眼泪生成减少造成干眼 3种常见的疾病(白内障、青光眼、黄斑变性-中央视觉丧失)

老年相关肌肉骨骼系统改变

肌肉横截面积是肌力的主要决定因素。50岁后,由于肌肉纤维变细和数量的减少,肌肉横截面积以每年1%~1.4%的速度下降。肌肉力量的年度衰退速度取决于肌肉群和运动角速度,为1.4%~2.5%,大于肌肉质量的年度衰退速度[7]。下肢肌肉的等速肌力下降幅度大于上肢度。因脂肪质量相对增加,尽管肌肉质量下降,老人整体体重可能不会改变(肌肉减少型肥胖)[8]。这是随着年龄的增长,神经元死亡,侧支神经支配减少(图83-1)。

骨骼肌产生力和运动的能力可能会因以下因素的综合效应而受损:皮层和脊髓兴奋性下降,运动单位激活不完全(中枢运动驱动),周围神经功能障碍,细胞机制和能量供应能力减退,失去激素影响,兴奋收缩耦联机制改变及肌细胞收缩元素的改变[9](图83-2)。

与年轻人相比,老年人两种类型肌纤维中单个肌纤维产生力量的内在能力都降低了。然而,与Ⅰ型肌纤维相比,Ⅱ型肌纤维在上肢和下肢肌肉中都可能出现更严重的减少[10](图83-3)。

肌少症是一种以骨骼肌质量和力量进行性和全身性丧失为特征的综合征,并有发生诸如身体残疾、生活质量差和死亡等不良后果的风险[8]。肌少症主

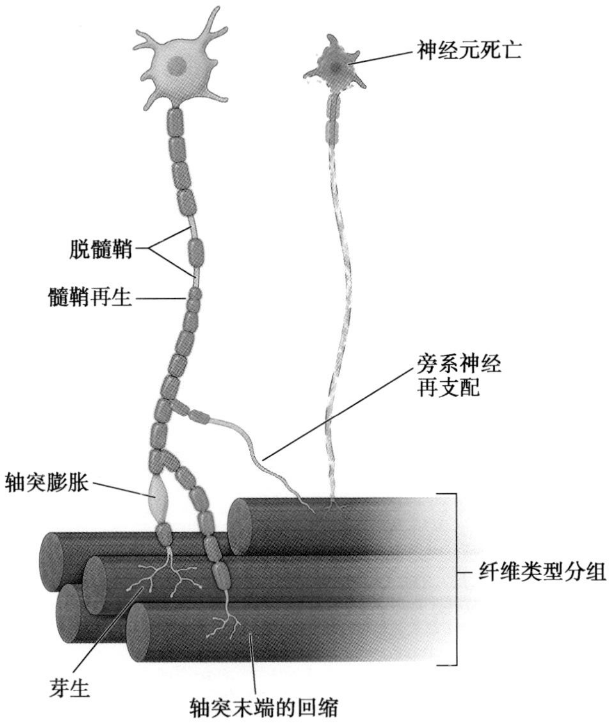

图 83-1　老年人骨骼肌肌纤维运动神经支配可能发生的年龄相关变化概述(经允许摘自 Manini TM, Gundermann DM, Clark BC. Aging of the Muscles and Joints. In: Halter JB, Ouslander JG, Studenski S, High KP, Asthana S, Supiano MA, Ritchie C, eds. Hazzard's Geriatric Medicine and Gerontology, 7e New York, NY: McGraw-Hill; 2017)

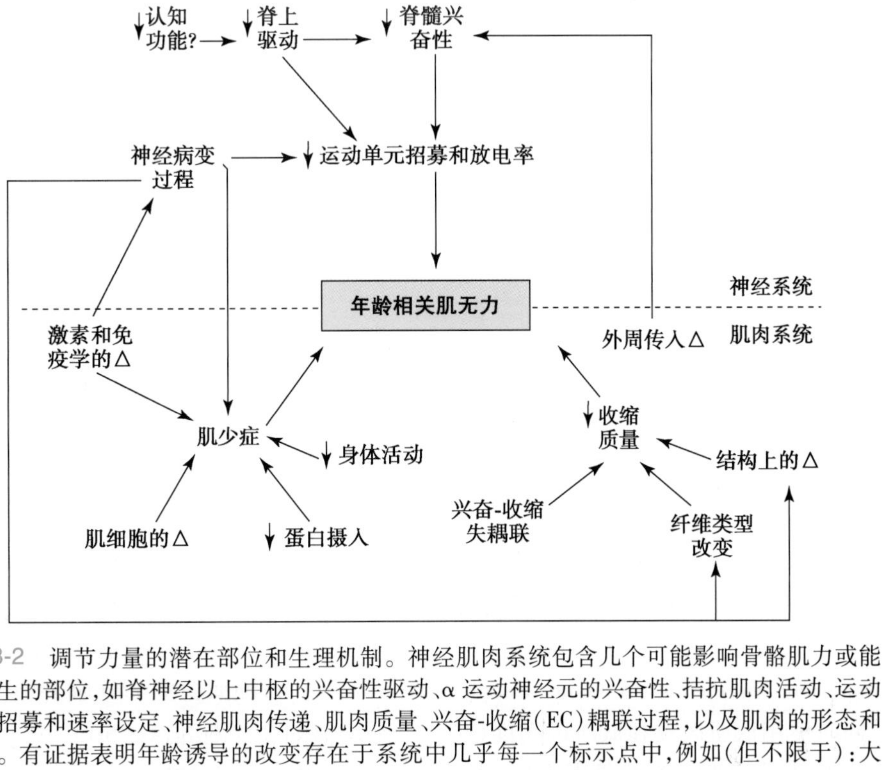

图 83-2　调节力量的潜在部位和生理机制。神经肌肉系统包含几个可能影响骨骼肌力或能量产生的部位,如脊神经以上中枢的兴奋性驱动、α 运动神经元的兴奋性、拮抗肌肉活动、运动单位招募和速率设定、神经肌肉传递、肌肉质量、兴奋-收缩(EC)耦联过程,以及肌肉的形态和结构。有证据表明年龄诱导的改变存在于系统中几乎每一个标示点中,例如(但不限于):大脑皮层兴奋性降低,脊髓兴奋性降低,最大运动单位放电率降低,神经传导减缓,肌肉结构改变,肌肉质量减少,肌细胞脂质含量增加及兴奋收缩失耦联[经允许摘自 Manini TM, Clark BC. Dynapenia and aging: an update. J Gerontol A Biol Sci Med Sci. 2012; 67(1): 28-40.]

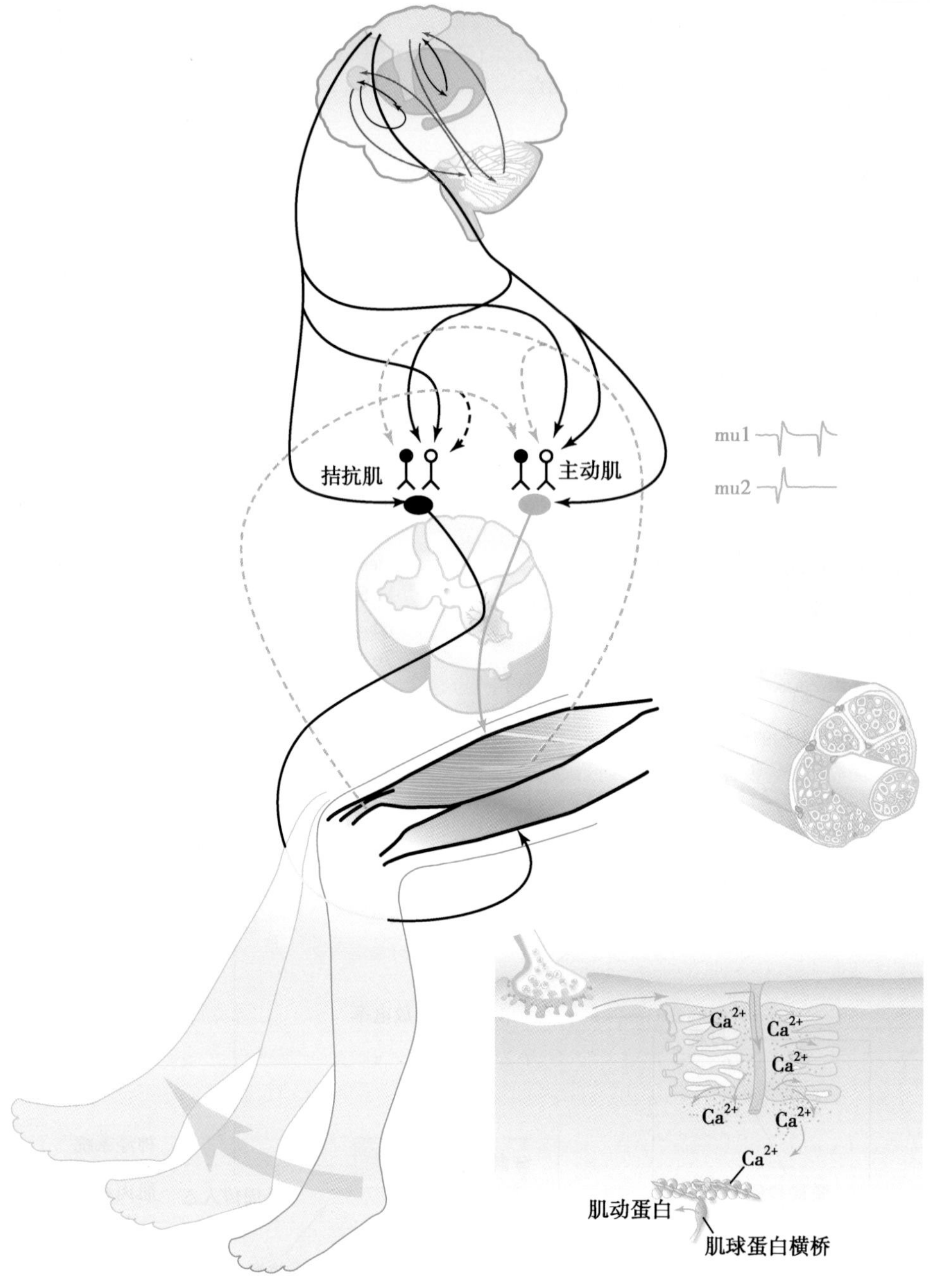

图 83-3　导致年龄相关性肌无力的潜在神经和肌肉因素的理论模型［经允许摘自 Clark BC，Manini TM. Sarcopenia =/= dynapenia. J Gerontol A Biol Sci Med Sci. 2008；63（8）：829-834］

要与衰老有关，也可在有一种或多种诱因（如卧床休息、器官衰竭、恶性肿瘤、营养不良）时继发。对于肌少症的诊断，欧洲老年人肌少症工作组（The European Working Group On Sarcopenia In Older People，EWGSOP）建议同时使用低肌肉量和低肌肉功能（力量或体能表现）。临床推荐双能 X 线骨密度仪（dual energy x-ray absorptiometry，DEXA）测量肌肉质量，而不是计算机断层摄影或磁共振成像，因为 DEXA 成本与辐射风险较低[11]。骨骼肌质量指数（skeletal muscle mass index，SMI，附属骨骼肌质量/身高^2）是用于确定肌肉质量的参数[8,11]。对于肌肉力量测量，建议使用手握或膝关节屈伸力量。机体功能是通过简易机体功能评估法或通常的步速来评估的[8,11]。诊断肌少症 SMI 临界值为 SMI 低于青年人平均值的 2 个标准差（SD）[8,11]。握力的临界值为女性 20kg，男性 30kg，低于这个值即为低握力。步速低于 0. 8m/s 被认为是机体功能下降[8,11]。

肌少症的患病率因人口和诊断标准的不同而差异很大：社区居住的老年人患病率为 1%～29%，长期护理人群中为 14%～33%[12]。肌少症还存在于其他综合征中，包括恶病质和衰弱。恶病质是一种复杂的代谢综合征，与潜在疾病有关，并以肌肉损失为特征[8,13]。大多数恶病质患者有肌少症，而大多数肌肉减少症患者可能没有恶病质。衰弱是一种老年综合征，由跨多个系统的与年龄相关的累积性功能下降导致，个体承受压力的能力下降，从而导致患者更易产生包括跌倒、住院和死亡在内的不利健康结果。

衰弱是根据表型特征进行定义的，存在 3 种以上以下情况的可定义为衰弱：意外的体重减轻、疲惫、虚弱、步速慢和身体活动少[14]。衰弱的概念超出了生理范畴，还包括心理和社会范畴，尽管年老体衰的人通常有肌少症[14-15]。

最近，与肌肉力量（产生最大肌力的能力）相比，肌肉爆发力（肌肉收缩力量和速度的产物）被认为是老年人功能表现的更具辨别性的预测指标[16-17]。肌肉爆发力小的老年人与肌肉力量不足的人相比，发生明显行动障碍的风险要高出 2～3 倍[17]。随着年龄的增长，肌肉爆发力比肌肉力量衰退得更快更早[18]。肌爆发力下降的假设机制包括能产生更高爆发力的Ⅱ型肌纤维的优先丧失、神经肌肉激活的损伤、脂肪向肌肉的膨胀、激素状态和炎症介质的改变[19]。

骨是一种复合结构，由被磷酸钙和羟基磷灰石矿化的细胞外基质（胶原和非胶原蛋白）、细胞（成骨细胞、破骨细胞、基质细胞）、脂质和水组成。通过骨吸收和骨形成进行的骨转换持续一生，每年有 5%～10% 的成人骨骼被替换[20]。一般来说，15～25 岁时骨量达到峰值，此峰值通常能维持约 10 年。在 30 岁早期，总骨量开始以每年 1% 的速度下降[21]。绝经后不久，女性骨量会经历更为急剧的损失。年龄增长相关骨丢失的临床意义将在本章的骨质疏松内容中详细描述。

老年相关步态改变

临床医生不应自动认为老年人的步态变化是老龄化的必然结果。老年人在 70 多岁时的步速和步幅比 20 多岁时减少了 10%～20%[22]。站立宽度和双支撑时间随着年龄的增长而增加，这可能反映了老年人在努力保持稳定的步态模式。异常步态模式将在本章后面的神经紊乱内容下进一步描述。

跌倒

在国际疾病分类第 10 版（ICD-10）中，有编号为 W00-W19 的许多跌倒的定义。世界卫生组织（WHO）将跌倒定义为无意中倒在地面、地板或其他较低的地方，不包括有意改变位置，倚靠在家具、墙壁或其他物体上[1,23]。

每年有 30%～60% 的老年人发生跌倒，其中 10%～20% 导致受伤、住院和/或死亡[1,24]。居住在社区的老年人中，每年每 3 个人中就有一个会跌倒，在长期护理环境中，摔伤和受伤的比例更高。与跌倒相关的直接损伤有骨折、头部/脊髓损伤和撕裂伤。跌倒的继发症有体温过低、肺炎、压疮、横纹肌溶解、静脉血栓栓塞和脱水。除了身体上的伤害，跌倒还会使老年人产生对跌倒的恐惧，形成恶性循环，导致机体活动受限、失健、抑郁和社会孤立[25]。

跌倒通常是环境障碍和人体在功能与疾病进程方面累积的年龄相关性变化之间相互作用的结果。预防措施包括处理相互作用的两个方面：减少环境障碍、管理年龄相关的损伤与疾病。内在的跌倒危险因素包括年龄增加、先前跌倒经历、下肢残疾（比值比 OR 3.8），平衡和步态异常（OR 1.9）、足部问题（OR 1.8）、视力障碍、直立性低血压、认知障碍（OR 5.0）、抑郁和尿失禁[24,26]。外在的跌倒危险因素包括环境障碍、使用镇静剂（OR 28.3）和多种药物。跌倒风险随危险因素的增多呈线性增加：无危险因素时跌倒风险为 8%，而危险因素≥4 个时跌倒风险为 78%[26]（图 83-4）。

美国疾病预防控制中心（CDC）提供了一个实用指南《预防老年人意外、死亡和伤害（STEADI）——老年人跌倒预防》，以鉴别具有跌倒风险的老年人，改变危险因素，并提供有效的干预[27]。简而言之，所有老年人都会被问以下几个关键的筛选性问题：去年跌倒过，站立或行走时感到不稳，或担心跌倒。如果他们的回答为肯定性的，则进一步评估其步态、力量和平衡能力，例如起立行走计时（TUG）测试。年纪较大的成年人如果完成该测试用时超过 12s，那么其跌倒的风险很高。体格检查：①步态、平衡、活动水平和下肢关节功能；②神经系统检查，包括肌力；③心血管状况（如体位血压）；④视力；⑤足部和鞋类检查。无论是否有跌倒的风险，建议每天至少摄入 800IU 维生素 D（±钙），进行力量和平衡训练，以及关于跌倒的全面教育[27]。对有较高跌倒风险的患者建议采取进一步措施来处理低血压、药物整合、足部问题，优化视力、家庭安全及转介康复。表 83-2 根据美国老年医学会/英国老年医学会预防老年人跌倒临床实践指南和 CDC 的 STEADI 总结了多种干预措施[27-28]。

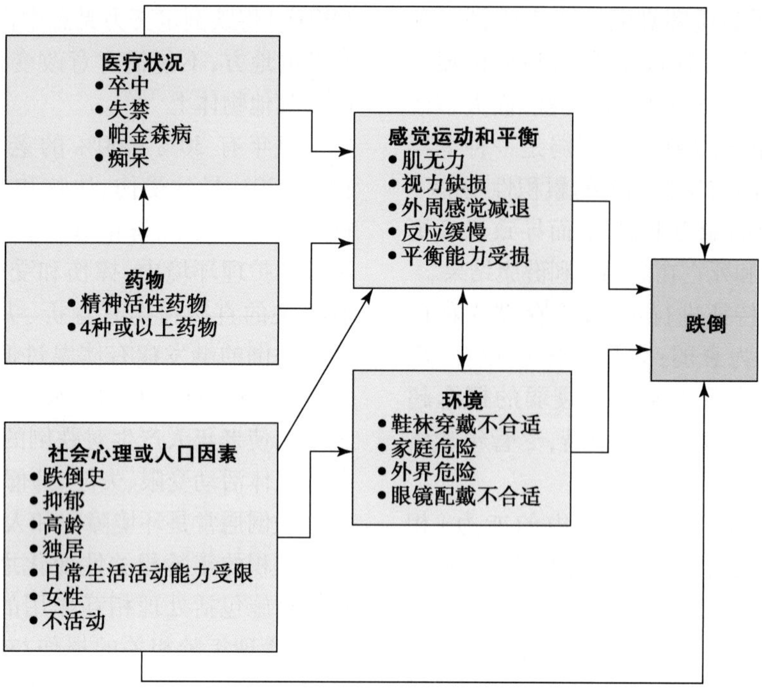

图 83-4　老年跌倒的危险因素模型

表 83-2　预防社区居住老年人跌倒的干预措施

危险因素	干预措施
多重用药 增加跌倒风险的药物：精神类药品、5-羟色胺再摄取抑制剂（SSRI）、三环类抗抑郁药（TCA） * SSRI 与 TCA 同等程度增加跌倒风险[28]	停药或减量 • 精神药物（抗惊厥药、苯二氮䓬类药物、抗抑郁药、阿片类药物、抗精神病药、镇静催眠药） • 可能导致头晕的药物（抗胆碱药、影响血压的药物、抗组胺药、肌肉松弛剂）
虚弱、平衡和/或步态障碍	• 对于居住在社区的老年人，所有多因素干预措施都应该包括锻炼 • 项目包括力量训练、平衡、步态和协调训练（如太极、物理治疗），以团体或个人项目进行，为期 12 周及以上（每周 1~3 次）[28] • 支持耐力和灵活性训练，但不应成为项目的唯一组成部分
直立性低血压（收缩压降低≥20mmHg 或舒张压≥10mmHg 或从仰卧位直立时感到头晕）	• 减少服用影响血压的药物 • 教育患者缓慢有序地站起来（先坐起来，再站起来） • 起床前轻轻运动 • 确保患者站起来时有东西可以抓 • 多喝水（除非有医学禁忌，否则每天 6~8 杯水或低热量饮料） • 弹性长袜，腹部绑带 • 药物（如氟氢可的松和米多君）
视力缺损（如白内障）	• 使视力评估和干预作为多因素评估的一部分
维生素 D 供应	• 800IU/d
足部问题	• 用医学方法解决足部疾病
不合脚的鞋子，磨损的鞋底，高跟鞋，穿着时没有系带或扣带	• 避免湿滑的袜子、低跟或高跟的鞋子
环境障碍	• 由专业医务人员对家庭环境进行筛查 • 去除松动的地毯、电线
缺乏对跌倒预防的教育	• 让老年人有机会获得预防跌倒的资源（如耐用的医疗设备、当地的锻炼计划），并采取具体行动来维持或改善健康或建立预防跌倒的技能（如安全进入浴缸）

常见肌肉骨骼损伤

骨质疏松

骨质疏松症是一种骨骼疾病，其特点为低骨量和骨组织的微结构退化，增加了骨质脆性和骨折的易感性。Ⅰ型骨质疏松症见于女性，是绝经后雌激素依赖型骨质流失加速所致。此型中骨吸收超过骨形成的速度，可能是由于细胞因子的增加和雌激素缺乏状态下破骨细胞活动的继发促进。Ⅱ型骨质疏松症随年龄增长而发生，男女均受影响。其机制是由于成骨细胞的数量减少，活性降低，从而导致骨形成减少。骨质疏松的程度根据骨密度界定（表 83-3）。

表 83-3 世界卫生组织对骨质疏松程度的诊断分类

分类	基于骨密度的定义
正常	骨密度与年轻正常成年人相比在 1 个标准差（SD）内（T 评分大于 -1.0）
骨量减少	骨密度比年轻正常成年人低 1～2.5 个 SD（T 评分为-1～-2.5）
骨质疏松症	BMD 比年轻正常成年人低 2.5 个 SD 或更多（T 评分小于-2.5）
严重或已确定的骨质疏松症	骨密度比有 1 个或多个脆性骨折的年轻人低 2.5 个 SD 或更多

经允许摘自 Malik RA. Osteoporosis & Hip Fractures. In：Williams BA，Chang A，Ahalt C，Chen H，Conant R，Landefeld C，Ritchie C，Yukawa M，eds. Current Diagnosis & Treatment：Geriatrics，Second Edition New York，NY：McGraw-Hill；2014。

全世界每年发生 900 万例继发于骨质疏松症的骨折[29]。50 岁后，1/3 的女性和 1/5 的男性会发生骨质疏松性骨折[30-32]。随着美国骨质疏松症发病率的增加[33]，骨质疏松性骨折的风险也预计会增加。例如，到 2050 年，男性髋关节骨折的发生率预计将增加 310%，女性将增加 240%[34]。在美国，按骨骼部位分类，脆性骨折的发生率：脊椎（27%）、腕部（19%）、髋关节（14%）、骨盆（7%）、其他部位（33%），其中与髋关节骨折相关的费用最高（占总护理费用的 72%，图 83-5）。

每年有 30 多万 65 岁及以上的老年人因髋关节骨折住院[35]。50 岁以上的白种人中，女性髋关节骨折的终生风险为 17.5%，男性为 6%[32]。绝大多数（>95%）的髋关节骨折由跌倒引起的。髋关节骨折通常发生在侧面着地的位置，而不是臀部，后者的骨折率要低得多[24,36]。75 岁以后，髋关节骨折的发生率比腕部骨折要高得多，反映人体失去了跌倒时用手腕支撑以保护髋部的能力[24]。相比男性，女性更

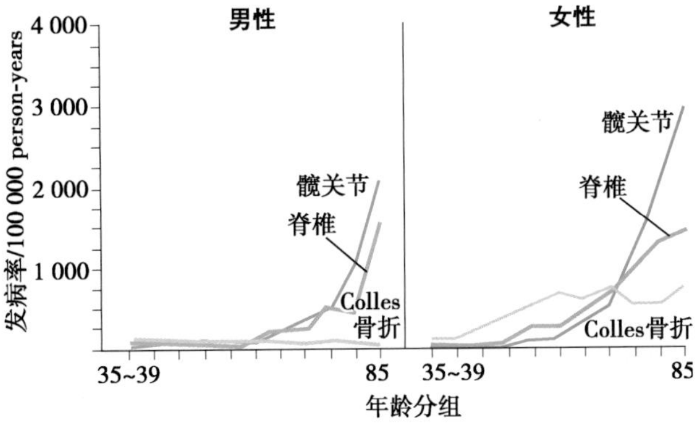

图 83-5 男性和女性 3 种常见的骨质疏松性骨折（Colles，髋关节，椎体）的发生率，绘制成骨折发生时年龄的函数［摘自 Cooper C，Melton LJ. Epidemiology of osteoporosis. Trends Endocrinol Metab. 1992；3（6）：224-229］

易发生跌倒和骨质疏松症，其髋关节骨折发生率占总数的 75%[35]。绝经 30 年后，女性会失去多达 35% 的骨皮质和 50% 的骨小梁[37]。长骨对骨量减少的反应通常是增加其直径，但骨皮质厚度减少[38]。除了年龄增长（≥75 岁）、女性和骨质疏松，髋关节骨折的其他危险因素还包括肌肉无力、足部畸形、感觉障碍、服用多种药物、认知障碍、抑郁、饮酒和服用苯二氮䓬类药物、直立性低血压和环境障碍（如绳松脱，表 83-4）。

表 83-4 老年人髋关节骨折危险因素

骨质疏松症/骨折	跌倒
65 岁以上妇女	年龄增加
70 岁以上男性	痴呆
白种人或亚洲人	先前跌倒经历
低体重［低于 57.7kg（127 磅）或体重指数低于 20kg/m²］	低体重
有骨质疏松家族史	肌肉强度低
脆性断裂的个人史	营养不良
一级亲属脆性骨折	多重用药
长期使用糖皮质激素	使用长效苯二氮䓬类药物
每天饮酒大于 2～3 杯	视力差
45 岁以下雌激素缺乏	自认身体不好
睾酮缺乏	从椅子上站起来困难
低钙摄入	静息性心动过速
维生素 D 缺乏	维生素 D 缺乏
久坐的生活方式	久坐的生活方式
当前吸烟	

经允许摘自 Malik RA. Osteoporosis & Hip Fractures. In：Williams BA，Chang A，Ahalt C，Chen H，Conant R，Landefeld C，Ritchie C，Yukawa M，eds. Current Diagnosis & Treatment：Geriatrics，Second Edition New York，NY：McGraw-Hill；2014。

采用 FRAX 算法，可利用以下信息预测骨折的 10 年发生率：国家，骨密度，年龄、性别和临床危险因素——个人骨折史，低体重指数，使用口服糖皮质激素治疗，类风湿关节炎，继发于另一种情况的骨质疏松，父母有髋关节骨折史，目前吸烟，每天 3 杯或 3 杯以上的酒精摄入量。

髋关节骨折的主要症状通常是腹股沟或大腿上部疼痛。根据受伤的严重程度，患者可能可以行走也可能不能行走[37]。对于移位的骨折，腿会发生外旋和缩短。鉴别诊断包括骨盆骨折、脊柱损伤、椎管狭窄、转子滑囊炎、肌肉撕裂和膝关节损伤。骨盆前后(AP)位平片可以进行侧位比较，制订术前计划。为了更好地观察股骨颈可能的骨折线，应获得患肢髋关节内旋的 AP 视图(图 83-6)。髋部交叉侧面投影有助于观察后部的骨折碎裂[37,39]。对于可疑指数高但平片不确定的患者，建议进行对骨折检测具有高灵敏度的磁共振成像(MRI)扫描[37]。

根据骨折位置可将髋关节骨折分为 3 大类：股骨颈(最常见的关节内骨折，约占髋关节骨折的 45% ~ 50%)、转子间骨折和转子下骨折[39](图 83-7)。

股骨颈骨折为关节内骨折，具有较高的股骨头不愈合和缺血性坏死风险。非移位性稳定骨折可用钢钉治疗。对于老年人移位型股骨颈骨折，可采用

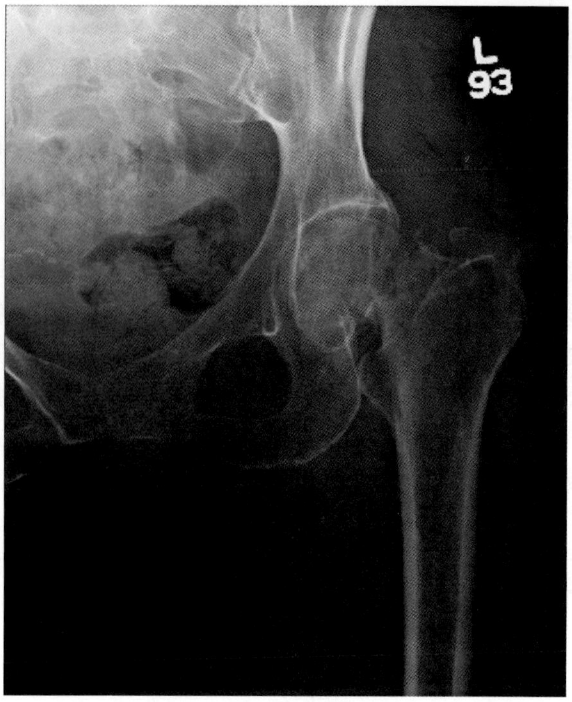

图 83-6　经颈股骨颈骨折，内翻成角，远端骨折碎片上偏置。股骨头在髋臼杯内，左髋关节也有退行性改变(图片贡献者：John E. Delzell, Jr. , MD)

半人工关节置换或全人工关节置换。髋关节置换术有 3 种手术入路：后外侧入路、前外侧入路和前入路。后外侧入路的优点是没有外展肌损伤，但缺点是有较高的脱位风险。前外侧和前路入路脱位风险

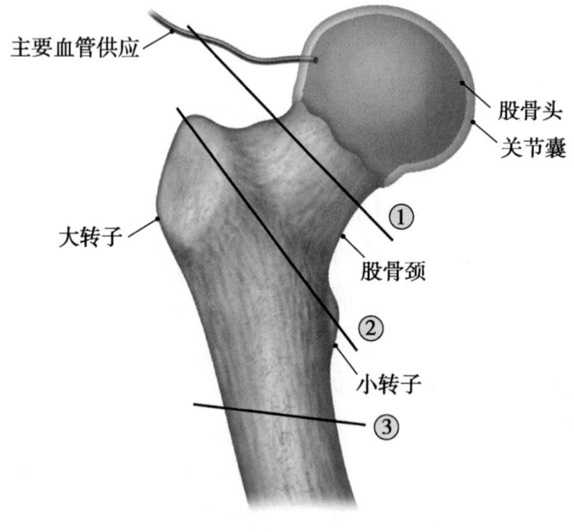

	骨折类型	解剖	影响
①	头下(囊内)	破坏股骨头的血供	股骨头不愈合和坏死的发生率较高
② ③	转子间 转子下	股骨头血供完好	股骨头不愈合和坏死的发生率较低

图 83-7　不同类型髋关节骨折的特点(经允许摘自 Immobility. In：Kane RL，Ouslander JG，Resnick B，Malone ML，eds. Essentials of Clinical Geriatrics，8e New York，NY：McGraw-Hill；2018)

低，但有可能造成外展肌损伤（前外侧入路），且在技术上要求更高（前路）[39]。股骨粗隆下骨折位于股骨干近端小粗隆以下，较股骨颈或股骨粗隆间骨折少见。股骨粗隆下骨折通常采用髓内髋螺钉治疗。

髋关节骨折

髋关节骨折患者出院后可以在不同环境下康复。尽管住院康复机构（IRF）的康复费用要比专业护理机构（SNF）高[40-41]，但长期来看，IRF 环境下康复可能因再入院率更低、功能结果更好而节省成本[42-43]。髋关节置换术或髋关节骨折后，与居家或在 SNF 治疗相比，在 IRF 治疗的患者再入院率最低[42,44]。

关节置换手术患者应接受髋关节预防措施的指导，这些措施是为了防止髋关节脱位而采取的基于手术方式的活动限制措施。后外侧入路的预防措施是髋关节不能屈曲超过 90°，不能内旋或内收过中线。在康复期间，常使用外展枕头来保护髋关节。对于前路入路，尽管有些外科医生可能会推荐伸位和外旋位，但没有预防措施的术后康复不会增加脱位风险。主要并发症为股骨颈骨折后不愈合、骨坏死、假体松动、髋关节脱位、感染、骨折（表 84-1）。

静脉血栓栓塞是一种危及生命的并发症，美国胸内科医师学会（ACCP）建议术后延长血栓预防至 35d[45-46]。其他与康复相关的并发症包括神经麻痹（坐骨神经、腓神经、股神经、闭孔神经、臀上神经）和四肢长度不一致。老年髋关节骨折患者即使出院后仍有较高的死亡率和明显的功能性障碍。20% 的老年髋部骨折患者在受伤 1 年内死亡[47]。多达 2/3 不能独立完成日常生活活动的老年人在髋关节骨折 1 年后仍不能独立完成[48]。

椎体压缩骨折

椎体压缩骨折（VCF）是继发于骨质疏松症的最常见骨折类型，50 岁及以上的绝经后妇女发生率为 25%，80 岁及以上的为 40%。约 30% 的女性到 75 岁时会有 1 次或多次椎体骨折[49]。

在美国，VCF 的发病率和死亡率非常高，每年的直接医疗费用超过 10 亿美元。

超过 40% 的患者甚至在疼痛发生 1 年后仍有明显的疼痛。VCF 患者存在身高下降、体位变形（脊柱后凸）、疼痛、活动能力和独立性下降、躯体形象扭曲造成的情绪困扰、生活质量低下等问题[33]。同时也有进一步发生椎骨骨折和包括髋关节骨折在内的非椎骨骨折的风险[50]。

由于没有明显的中央管损伤或脊髓病的症状，VCF 的治疗取决于症状的严重程度，从无症状到持续数月的能力丧失性疼痛不等。治疗的目标是控制疼痛、早期活动、预防畸形和恢复功能。可用包括非甾体抗炎药（NSAID）和阿片类在内的药物控制疼痛。临床医生应注意，这些药物可能会导致便秘，精神错乱和老年人跌倒。推荐使用 50～100IU 降钙素作为疼痛控制的辅助药物[51]。可以使用背部支撑或支撑架来限制屈曲（参见第 35 章和第 79 章），然而伴有骨质疏松时，存在椎体后骨折的风险[52]。早期活动、疼痛控制和对患者的教育是预防 VCF 术后进一步并发症的关键。除了家庭环境的改变（例如淋浴间的扶手、楼梯、松散的绳子和地毯等），生活方式的改变至关重要，包括限制弯曲和举重。

椎体增强手术的有效性存在争议，一般只用于对无创治疗没有反应或有禁忌证的患者[53]。在椎体成形术中，将骨水泥经皮注射到骨折的椎体中，不伴有椎体扩张。在后凸成形术中，置入一个球囊，充气，并用骨水泥填充以恢复椎体高度。两项关于椎体成形术的随机对照试验（RCT）报道，在疼痛缓解方面，干预组与假手术组没有差异[54,55]。这些研究受到了一些介入医师的批评，因为其纳入的患者范围太广，而且可能检验功效不足[56-57]。手术可能的并发症包括短暂性低血压，新增骨折，感染、骨水泥渗漏至硬膜外腔的风险增加，以及其他罕见但严重的情况（骨水泥渗漏至椎旁静脉引起的肺栓塞、心脏穿孔、脑栓塞和死亡）[58-59]。

骨关节炎

骨关节炎是最常见的关节疾病，65 岁及以上人群中 33.6% 患有该病[60]。骨关节炎（OA）是一种与年龄相关的疾病，常用关节结构的“日久损耗”来描述该病[61]。最近，OA 被理解为一种活跃的由关节内细胞介导的基质降解性生物过程[61]。当前医学界认为年老和 OA 之间关系是：当存在其他危险因素时（如肥胖、损伤、遗传学、生物力学缺陷），老龄相关的关节内变化（细胞衰老和基质变化）和关节外变化（肌少症、本体感觉减退）共同促进了 OA 的发展。

包括骨赘在内的骨性关节炎影像学改变在老年人中很常见，但与关节疼痛的症状没有很好的相关性[62]。关节炎造成的残疾程度取决于所涉及的关节，其中涉及膝关节的残疾最为严重。有影像学改变的膝关节骨性关节炎患病率，60～70 岁为 33%，80 岁以上为 43.7%[63]。该研究中有症状的膝关节骨性关节炎为 9.5%[63]。老年人群中髋关节 OA 较膝关节 OA 少见，75 岁以上人群患病率为 17%[64]。70 岁以上人群中，有症状手部 OA 患病率，女性为 26%，男性为 13%。糜烂性 OA 比非糜烂性 OA 炎症更严重，较为少见，最常见于老年妇女的指间关节。

来自不同专业组织的 OA 临床实践指南关注：①教育和自我管理；②运动和减肥；③辅助设备；④药物干预。推荐膝关节和髋关节 OA 患者进行陆上和水中低强度有氧运动[65]，以及柔韧性和力量锻炼。不同指南对于膝关节支架（如减压支架）和足跟楔子（内侧或外侧）的建议不一致[65-66]。除了美国矫形外科医生协会（AAOS）的指南外，大多数指南推荐对乙酰氨基酚作为一线药物[65-66]。二线药物是局部用药（辣椒素和局部非甾体抗炎药），适当考虑胃保护的风险。关节内类固醇注射可用于膝关节和髋关节 OA。关节内注射透明质酸的证据不足[65-67]。对于手术干预，合适的膝关节或髋关节 OA 患者建议进行关节置换术，但是不推荐使用针灌洗或关节镜下清创伤治疗有症状性 OA[66]。

影响活动的神经和精神状况

约 35% 的社区居住老年人存在步态异常，其中包括 16% 的神经性异常和 19% 的非神经性异常[68]。影响活动的常见神经疾病有：多发性梗死（15%）、帕金森病（12%）、小脑变性（7%）、压力正常性脑积水（7%）、脊髓型颈椎病（17%）、感觉异常（如周围神经或神经根紊乱，17%）和各种其他情况[6]。通常步态紊乱会因急性疾病和住院治疗而恶化。脊髓型颈椎病是由于退行性变和后韧带肥厚导致椎管狭窄，造成颈髓的机械压迫和血管损伤。患者表现为痉挛性步态和手部精细运动协调性下降。跌倒或其他创伤后，行走能力会急剧恶化。对于颈椎病的手术干预尚无明确共识。

65 岁及以上的成年人中有 1.5% 患有帕金森病[6]。除了运动迟缓、僵直或震颤外，还表现为姿势不稳定和拖曳步态。药物诱导的帕金森症越来越普遍，特别是在使用精神药物或神经抑制剂（D2 受体阻滞剂）镇静或治疗晕眩患者中。这些患者姿势控制能力受损，有跌倒的危险。虽然可逆，药物引起的帕金森病可能需要停药 2~3 个月才能恢复。

正常压力脑积水是一种可治疗的疾病，自发发生或作为蛛网膜下腔出血或脑膜炎的后遗效应发生。它表现为众所周知的痴呆、步态障碍和尿失禁三联征[3]。患者的典型步态表现为拖曳和犹豫，脚似乎被粘在地上（“磁性步态”）。步态障碍通常是第一症状，也是对干预反应最灵敏的症状[6,69]。

正常步态需要皮层下和脊髓运动系统自动接受脊髓上中枢的控制。多发性梗死和小血管疾病可能会使皮层区域和皮层下运动中心之间连接的完整性中断，导致老年人步态异常。叶下（基底神经节、丘脑、内外囊、脑岛）、边缘区和额叶的白质病变和腔隙性梗死似乎都与步态缓慢、步幅短有关。脑内小血管疾病患者也可能表现为步态变异性增加，步宽增加和步态拖曳[15]。

感觉缺陷可导致共济失调步态，有很多的鉴别诊断，包括副肿瘤、药物诱导（长春新碱、顺铂）、副蛋白血症和营养（维生素 B_{12} 缺陷）原因。感觉缺损的预后取决于可逆诊断的鉴别及代偿性平衡和步态训练。

谵妄、痴呆、抑郁

谵妄是一种认知功能的急剧下降，影响多达 50% 的住院老年患者[70]。谵妄的主要特征是急性病程剧烈波动、注意力不集中、思维混乱和意识水平改变[71]。在急症后护理或疗养院中出现谵妄会使死亡风险增加近 5 倍，且与功能和认知能力下降有关。在美国，由于对个人护理的需要和更长的住院时间（例如，卒中后谵妄患者比非谵妄患者多 9d）[73]，谵妄的费用估计超过 1 500 亿美元[72]。预防是谵妄最有效的策略，包括有针对性的定向干预、对认知障碍的治疗性活动、早期活动、减少使用精神药物、恢复睡眠卫生以及交流方法和设备（眼镜、助听器）[74]。住院康复时，入院时普遍的谵妄似乎是主要问题，确定诱发因素——如高危药物（如抗胆碱类药物、阿片类药物）——对治疗至关重要[75]。

老年人抑郁会增加残疾的风险，并影响康复治疗的参与和效果[76,77]。抑郁患者不遵从治疗建议的可能性是非抑郁患者的 3 倍[78]。因此，早期发现和适当的转诊是获得最佳恢复和康复效果的关键[77]。临床意义上的抑郁症状存在于大约 15% 的社区居住老年人中[79]，尽管与年轻人相比，重度抑郁在老年人中似乎不那么普遍[80]。超过一半的老年人抑郁症被归类为晚发性抑郁症，发生在那些在年轻时没有抑郁症病史的人身上[76]。抑郁的风险因素包括遗传易感性、甲状腺功能亢进或减退、舒张性低血压、医学疾病尤其是心脏病（25%）、卒中（20%~25%）及神经系统疾病（帕金森病，15%~20%）、药物(如β受体阻滞剂、抗帕金森药物、苯二氮䓬类、干扰素、钙通道阻滞剂、洋地黄、糖皮质激素)、残疾,应激性生活事件和社会孤立[76,81]。应激性生活事件可引发短暂的抑郁症状,而应激性生活事件后症状持续超过 2 个月可能表明抑郁[76]。财务困难是老年人生活中压力最大的事件之一,与持续的抑郁症状有关[82]。医学疾病患者的抑郁是临床医生提供最佳护理和康复的一个挑战,它还会因使食欲紊乱和体重下降而导致衰弱。老年抑郁症的神经机制之一可能是杏仁核、丘脑结构和调节情绪处理的额叶皮质之间的连接减少[81]。许多老年人也有抗抑郁的保护性因素,包括与年龄相关的心理弹性、情绪调节能力的增强及对事物的前瞻性[76]。由 15 个项目组成的老年抑郁量表(GDS-15)是一种专门为老年人开发的具有良好信度和效度的量表[83]。评分 0~15 分,分数越高表明抑郁症状越多。6 分或更高的分界点在检测社区中老年人的抑郁症时具有 94% 的敏感度和 85% 的特异度。抗抑郁药与心理治疗相结合已被证明是有效的,但是低依从性、不良反应[84]和跌倒的风险阻碍了它们在临床中的应用。最近的荟萃分析显示,运动干预在短期内对减轻老年人的抑郁症状是有效的[85]。运动的长期效果和运动方式尚未明确[85]。

营养与吞咽问题

饮食是人类生存的基本需要,也是一种社会行为,是人们与所爱之人联系、娱乐、交流的纽带[86]。不同人群中吞咽困难的患病率有很大差异:生活自理的老年人患病率为 13%~38%;居住于养老院的老人患病率为 68%;住院老人患病率高达 30%[87,88]。社区居住的老年人中,吞咽困难与脱水、营养不良和肺炎风险增加有关。由于营养不良的风险,特别是蛋白质能量营养不良的风险增加,吞咽困难可能与老年肌少症同时发生[89]。与年龄相关的吞咽功能改变(老年性吞咽)和年龄相关疾病(如腔隙性梗死)是老年人吞咽困难的诱发因素[88]。急性应激源或药物治疗可触发老年性吞咽困难。年龄对吞咽功能的影响包括:食物的口内准备和运输时间延长,导致食团进入气道的频率和深度增加[86,88]。不进行口腔护理时,餐后吞咽后更多的残渣会增加餐后细菌生长的风险。当老年人饭后斜靠椅背时,食物在食管内的滞留会造成食物逆流入咽部并有进入气管的危险。唾液减少、味觉和嗅觉敏锐度的降低也可能导致老年人吞咽功能的下降[88]。老年患者常报告吞咽药片困难是吞咽问题的第一个症状。有超过 2 000 种药物可能导致口干症(抗胆碱类药物、阿片类药物、利尿剂)或认知功能障碍(抗焦虑药、抗癫痫药、作用于中枢的抗高血压药),这也会导致吞咽困难[86]。老年患者经常要经历从急症医院到各种康复和护理机构的过渡。因吞咽困难产生的吸入和感染直接导致卒中人群中出现大量费用高昂的转诊和再入院[90-91]。

根据美国医学研究所的膳食参考摄入量,随着年龄的增长,能量需求减少,而维生素和矿物质的需求可能保持不变或增加,这是因为与年轻人相比,对营养物质的吸收和利用减少了[86,92]。一些研究认为,抑制肌少症需每天摄入蛋白质 1.0~1.3g/kg(体重),从蛋白质中摄取 20%~35% 的能量[93-94]。老年人存在钙[推荐膳食摄入量(RDA) 1 200mg/d]、维生素 D(RDA 15μg/d)、维生素 E(15μg/d)、维生素 K(90~120μg/d)、钾(4 700mg/d)和纤维(21~30μg/d)摄入量不足的风险。由于普遍的萎缩性胃炎,他们也面临维生素 B_{12} 缺乏的风险。最佳的干预策略包括从补偿性干预到更严格的锻炼方法。直立姿势可以使口咽吞咽处于垂直状态,并由于重力的作用进一步促进食管的运动[86]。康复的重点是增加头部和颈部肌肉的力量(例如颈部屈肌的等长收缩),同时结合行为、饮食和环境的改善[86]。

卧床与住院相关性失调

过去,卧床休息常规用于治疗包括心肌梗死、精神疾病和术后状态在内的疾病。然而,卧床休息的危害近年来得到了越来越多的认识[95],并更加重视尽早动员患者。正常的衰老与肌力、供氧能力、血管舒缩稳定性、骨密度、通气功能、泌尿功能、食欲和口渴等生理功能衰退有关。住院和卧床休息加速了这些变化,并可能使老年人进入不可逆转的功能衰退状态[96]。即使是年轻人,随着卧床休息,肌肉力量会以每天 1%~1.5%(每周 10%)的速度下降。此外,在卧床休息几天后出现的供氧能力下降和关节挛缩可能会导致本能够处理基本 ADL 的老年人产生依赖性[96]。卧床休息可导致血浆容量损失达 600mL,导致直立性低血压和跌倒风险[96]。骨矿物质流失随着卧床休息而加速,并且无论采取何种干预措施都可能无法完全恢复。

40%~50% 的老年人在住院后的 1d 内发生失

禁(功能性失禁)[96-97]。老年人面对最小扰动产生精神错乱的倾向增加。住院期间的感觉剥夺或过度刺激会导致精神错乱或谵妄。住院通常是一件突然的、没有计划的事情,许多老年人在医院的病床上没有感官辅助设备(例如眼镜或助听器)。仰卧位会减少通气,导致动脉氧压(PaO_2)进一步下降,而老年人的动脉血氧压已经很低了。低 PaO_2 也可引起住院老年人的精神错乱。患者不熟悉医院的食物,且治疗饮食可能不那么吸引人,可能导致营养不良和脱水[96]。避免住院潜在危害的干预措施包括早期制动、保持关节的功能位置、深呼吸/咳嗽、多喝水、保持对患者智力方面的刺激(家人和朋友来访)、维持正常的清醒-睡眠周期,以及日常调节与和解。这些干预措施不仅需要来自个别学科的认识,而且需要跨学科的团队方法才能取得成功。

大量证据表明,定期锻炼可以最小化久坐生活方式的生理影响,并通过限制慢性疾病的发展或进展来增加活动寿命[98]。老年人身体活动的推荐量和类型可能因一些因素而异,包括基线时的健康水平、疾病和残疾。理想的身体活动处方应该包括有氧(耐力)、力量和柔韧性练习。美国运动医学学院/美国心脏协会(ACSM/AHA)和美国卫生与公众服务部(DHHS)建议每周进行 150min 的中等强度活动或 75min 的高强度活动[98,99]。DHHS 指南还强调,如果可以耐受,延长活动时间、增加活动强度和频率(中等强度每周 300min 或剧烈活动每周 150min)有额外的好处。抗阻训练建议每周进行 2 次,包括 8~10 次主要肌群的运动,每个肌群重复 8~12 次。相比低速肌肉收缩,抗阻训练更强调高速收缩,从而能够更快地改善肌肉爆发力。此外,有新证据表明,与传统的慢速抗阻训练相比,高速度、低强度抗阻训练能在更大程度上改善老年人的身体机能[19]。对于主要肌群,建议每周进行 2 次柔韧性锻炼。对于经常跌倒的人或行动有问题的人,建议采用逐渐困难的姿势或减少感觉输入(例如,闭目站立)进行平衡练习。最近的研究表明,中等强度的耐力运动在短短 10min 内就有治疗效果[100]。对于身体状况严重失调或患有影响身体活动能力的慢性疾病的老年人,在开始身体活动时强度应较低,持续时间应较短。活动的推进应因人而异。例如,对于非常虚弱的老年人,肌力训练活动和平衡训练可能需要先于有氧活动[98]。老年人的活动实用指南是可以公开获得的[101]。

小结

随着全球老龄化,处理大量影响老年人功能问题的康复专家发挥着巨大的作用。老年康复方面的专业知识将使康复医师能够保持老年人的独立性,并将其残疾程度降到最低。

(刘培乐 译,胡筱蓉　万春晓 校)

参考文献

1. World Health Organization. *WHO global report on falls prevention in older age*. Available at http://www.who.int/ageing/publications/Falls_prevention7March.pdf. Accessed June 10, 2017.
2. National Institute on Aging. *Health & aging: humanity's aging*. Available at https://www.nia.nih.gov/research/publication/global-health-and-aging/humanitys-aging. Accessed June 10, 2017.
3. Schut LJ. Motor system changes in the aging brain: what is normal and what is not. *Geriatrics*. 1998;53(1):S16–19.
4. Boss GR, Seegmiller JE. Age-related physiologic changes and their clinical significance. *West J Medicine*. 1981;135:434–440.
5. Glass CA, Cash JC. *Adult-Gerontology Practice Guidelines*. New York: Springer Publishing Company; 2016.
6. Sudarsky L. Gait disorders: prevalence, morbidity, and etiology. In: Evzen R, Mark H, Joseph J, eds. *Advances in Neurology*. Vol 87. Philadelphia, PA: Lippincott Williams & Wilkins; 2001.
7. Frontera WR, Hughes VA, Fielding RA, Fiatarone MA, Evans WJ, Roubenoff R. Aging of skeletal muscle: a 12-yr longitudinal study. *J Appl Physiol*. 2000;88(4):1321–1326.
8. Cruz-Jentoft AJ, Baeyens JP, Bauer JM, et al. Sarcopenia: European consensus on definition and diagnosis: report of the European Working Group on Sarcopenia in Older People. *Age Ageing*. 2010;39(4):412–423.
9. Frontera WR, Suh D, Krivickas LS, Hughes VA, Goldstein R, Roubenoff R. Skeletal muscle fiber quality in older men and women. *Am J Physiol Cell Physiol*. 2000;279(3):C611–618.
10. Brunner F, Schmid A, Sheikhzadeh A, Nordin M, Yoon J, Frankel V. Effects of aging on Type II muscle fibers: a systematic review of the literature. *J Aging Phys Act*. 2007;15(3):336–348.
11. Lauretani F, Russo CR, Bandinelli S, et al. Age-associated changes in skeletal muscles and their effect on mobility: an operational diagnosis of sarcopenia. *J Appl Physiol*. 2003;95(5):1851–1860.
12. Cruz-Jentoft AJ, Landi F, Schneider SM, et al. Prevalence of and interventions for sarcopenia in ageing adults: a systematic review. Report of the International Sarcopenia Initiative (EWGSOP and IWGS). *Age Ageing*. 2014;43(6):748–759.
13. Evans WJ, Morley JE, Argiles J, et al. Cachexia: a new definition. *Clin Nutr*. 2008;27(6):793–799.
14. Fried LP, Tangen CM, Walston J, et al. Frailty in older adults: evidence for a phenotype. *J Gerontol A Biol Sci Med Sci*. 2001;56(3):M146–156.
15. de Laat KF, van Norden AG, Gons RA, et al. Gait

in elderly with cerebral small vessel disease. *Stroke*. 2010;41(8):1652–1658.
16. Bean JF, Kiely DK, LaRose S, Goldstein R, Frontera WR, Leveille SG. Are changes in leg power responsible for clinically meaningful improvements in mobility in older adults? *J Am Geriatr Soc*. 2010;58(12):2363–2368.
17. Bean JF, Leveille SG, Kiely DK, Bandinelli S, Guralnik JM, Ferrucci L. A comparison of leg power and leg strength within the InCHIANTI study: which influences mobility more? *J Gerontol A Biol Sci Med Sci*. 2003;58(8):728–733.
18. Aagaard P, Suetta C, Caserotti P, Magnusson SP, Kjaer M. Role of the nervous system in sarcopenia and muscle atrophy with aging: strength training as a countermeasure. *Scand J Med Sci Sports*. 2010;20(1):49–64.
19. Reid KF, Fielding RA. Skeletal muscle power: a critical determinant of physical functioning in older adults. *Exerc Sport Sci Rev*. 2012;40(1):4–12.
20. Parfitt AM. The coupling of bone formation to bone resorption: a critical analysis of the concept and of its relevance to the pathogenesis of osteoporosis. *Metab Bone Dis Relat Res*. 1982;4(1):1–6.
21. Kloss FR, Gassner R. Bone and aging: effects on the maxillofacial skeleton. *Exp Gerontol*. 2006;41(2):123–129.
22. Salzman B. Gait and balance disorders in older adults. *Am Fam Physician*. 2010;82(1):61–68.
23. World Health Organization. *Media centre fall fact sheet*. Available at http://www.who.int/mediacentre/factsheets/fs344/en/. Accessed June 10, 2017.
24. Rubenstein LZ. Falls in older people: epidemiology, risk factors and strategies for prevention. *Age Ageing*. 2006;35(2):ii37–ii41.
25. Deshpande N, Metter EJ, Lauretani F, Bandinelli S, Guralnik J, Ferrucci L. Activity restriction induced by fear of falling and objective and subjective measures of physical function: a prospective cohort study. *J Am Geriatr Soc*. 2008;56(4):615–620.
26. Tinetti ME, Speechley M, Ginter SF. Risk factors for falls among elderly persons living in the community. *N Engl J Med*. 1988;319(26):1701–1707.
27. Centers for Disease Control and Prevention. *STEADI - older adult fall prevention*. Available at https://www.cdc.gov/steadi/. Accessed June 10, 2017.
28. Panel on Prevention of Falls in Older Persons AGS, British Geriatrics S. Summary of the Updated American Geriatrics Society/British Geriatrics Society clinical practice guideline for prevention of falls in older persons. *J Am Geriatr Soc*. 2011;59(1):148–157.
29. Johnell O, Kanis JA. An estimate of the worldwide prevalence and disability associated with osteoporotic fractures. *Osteoporos Int*. 2006;17(12):1726–1733.
30. Kanis JA, Johnell O, Oden A, et al. Long-term risk of osteoporotic fracture in Malmo. *Osteoporos Int*. 2000;11(8):669–674.
31. Melton LJ, Atkinson EJ, O'Connor MK, O'Fallon WM, Riggs BL. Bone density and fracture risk in men. *J Bone Miner Res*. 1998;13(12):1915–1923.
32. Melton LJ, Chrischilles EA, Cooper C, Lane AW, Riggs BL. Perspective. How many women have osteoporosis? *J Bone Miner Res*. 1992;7(9):1005–1010.
33. Burge R, Dawson-Hughes B, Solomon DH, Wong JB, King A, Tosteson A. Incidence and economic burden of osteoporosis-related fractures in the United States, 2005–2025. *J Bone Miner Res*. 2007;22(3):465–475.
34. Gullberg B, Johnell O, Kanis JA. World-wide projections for hip fracture. *Osteoporos Int*. 1997;7(5):407–413.
35. Agency for Healthcare Research and Quality. *Healthcare cost and utilization project (HCUP)*. Available at http://hcupnet.ahrq.gov. Accessed August 5, 2016.
36. Nevitt MC, Cummings SR. Type of fall and risk of hip and wrist fractures: the study of osteoporotic fractures. The Study of Osteoporotic Fractures Research Group. *J Am Geriatr Soc*. 1993;41(11):1226–234.
37. Simon M. Johns Hopkins Geriatric Education Center Consortium: fixing hip fractures. Available at https://www.hopkinsmedicine.org/healthlibrary/conditions/adult/orthopaedic_disorders/hip_fracture_85,p08957. Accessed August 6, 2018.
38. Dorr LD, Faugere MC, Mackel AM, Gruen TA, Bognar B, Malluche HH. Structural and cellular assessment of bone quality of proximal femur. *Bone*. 1993;14(3):231–242.
39. Mears SC. Classification and surgical approaches to hip fractures for nonsurgeons. *Clin Geriatr Med*. 2014;30(2):229–241.
40. Kramer AM, Steiner JF, Schlenker RE, et al. Outcomes and costs after hip fracture and stroke. A comparison of rehabilitation settings. *JAMA*. 1997;277(5):396–404.
41. Herbold JA, Bonistall K, Walsh MB. Rehabilitation following total knee replacement, total hip replacement, and hip fracture: a case-controlled comparison. *J Geriatr Phys Ther*. 2011;34(4):155–160.
42. Riggs RV, Roberts PS, Aronow H, Younan T. Joint replacement and hip fracture readmission rates: impact of discharge destination. *PM R*. 2010;2(9):806–810.
43. Johansen I, Lindbak M, Stanghelle JK, Brekke M. Independence, institutionalization, death and treatment costs 18 months after rehabilitation of older people in two different primary health care settings. *BMC Health Serv Res*. 2012;12:400.
44. Munin MC, Seligman K, Dew MA, et al. Effect of rehabilitation site on functional recovery after hip fracture. *Arch Phys Med Rehabil*. 2005;86(3):367–372.
45. Friedman SM, Uy JD. Venous thromboembolism and postoperative management of anticoagulation. *Clin Geriatr Med*. 2014;30(2):285–291.
46. Falck-Ytter Y, Francis CW, Johanson NA, et al. Prevention of VTE in orthopedic surgery patients: antithrombotic therapy and prevention of thrombosis. 9th ed. American College of Chest Physicians Evidence-Based Clinical Practice Guidelines. *Chest*. 2012;141(2):e278S–325S.
47. Farahmand BY, Michaelsson K, Ahlbom A, Ljunghall S, Baron JA, Swedish hip fracture study G. Survival after hip fracture. *Osteoporos Int*. 2005;16(12):1583–1590.
48. Magaziner J, Hawkes W, Hebel JR, et al. Recovery from hip fracture in eight areas of function. *J Gerontol A Biol Sci Med Sci*. 2000;55(9):M498–507.
49. Nevitt MC, Chen P, Dore RK, et al. Reduced risk of back pain following teriparatide treatment: a meta-analysis. *Osteoporos Int*. 2006;17(2):273–280.
50. Kado DM, Browner WS, Palermo L, Nevitt MC, Genant HK, Cummings SR. Vertebral fractures and mortality in older women: a prospective study. Study of Osteoporotic Fractures Research Group. *Arch Intern Med*. 1999;159(11):1215–1220.
51. Knopp-Sihota JA, Newburn-Cook CV, Homik J, Cummings GG, Voaklander D. Calcitonin for treating acute and chronic pain of recent and remote osteoporotic vertebral compression fractures: a systematic review and meta-analysis. *Osteoporos Int*. 2012;23(1):17–38.
52. Kim HJ, Yi JM, Cho HG, et al. Comparative study of

the treatment outcomes of osteoporotic compression fractures without neurologic injury using a rigid brace, a soft brace, and no brace: a prospective randomized controlled non-inferiority trial. *J Bone Joint Surg Am.* 2014;96(23):1959–1966.

53. Agency for Healthcare Resarch and Quality. *ACR appropriateness criteria management of vertebral compression fractures.* Available at https://www.guideline.gov/summaries/summary/47655/acr-appropriateness-criteria--management-of-vertebral-compression-fractures?q=compression+fracture. Accessed November 11, 2016.
54. Buchbinder R, Osborne RH, Ebeling PR, et al. A randomized trial of vertebroplasty for painful osteoporotic vertebral fractures. *N Engl J Med.* 2009;361(6):557–568.
55. Kallmes DF, Comstock BA, Heagerty PJ, et al. A randomized trial of vertebroplasty for osteoporotic spinal fractures. *N Engl J Med.* 2009;361(6):569–579.
56. Noonan P. Randomized vertebroplasty trials: bad news or sham news? *Am J Neuroradiol.* 2009;30(10):1808–1809.
57. Goldstein CL, Chutkan NB, Choma TJ, Orr RD. Management of the elderly with vertebral compression fractures. *Neurosurgery.* 2015;77(4):S33–45.
58. Al-Nakshabandi NA. Percutaneous vertebroplasty complications. *Ann Saudi Med.* 2011;31(3):294–297.
59. Nairn RJ, Binkhamis S, Sheikh A. Current perspectives on percutaneous vertebroplasty: current evidence/controversies, patient selection and assessment, and technique and complications. *Radiol Res Pract.* 2011;2011:175079.
60. Centers for Disease Control and Prevention. *Osteoarthritis fact sheet.* Available at http://www.cdc.gov/arthritis/basics/osteoarthritis.htm. Accessed November 11, 2016.
61. Shane AA, Loeser RF. Why is osteoarthritis an age-related disease? *Best Pract Res Clin Rheumatol.* 2010;24(1):15.
62. Bedson J, Croft PR. The discordance between clinical and radiographic knee osteoarthritis: a systematic search and summary of the literature. *BMC Musculoskelet Disord.* 2008;9:116.
63. Felson DT, Naimark A, Anderson J, Kazis L, Castelli W, Meenan RF. The prevalence of knee osteoarthritis in the elderly. The Framingham Osteoarthritis Study. *Arthritis Rheum.* 1987;30(8):914–918.
64. Jordan JM, Helmick CG, Renner JB, et al. Prevalence of hip symptoms and radiographic and symptomatic hip osteoarthritis in African Americans and Caucasians: the Johnston County Osteoarthritis Project. *J Rheumatol.* 2009;36(4):809–815.
65. Nelson AE, Allen KD, Golightly YM, Goode AP, Jordan JM. A systematic review of recommendations and guidelines for the management of osteoarthritis: the chronic osteoarthritis management initiative of the U.S. bone and joint initiative. *Semin Arthritis Rheum.* 2014;43(6): 701–712.
66. American Academy of Orthopedic Surgeons. *Treatment of osteoarthritis of the knee evidence-based guideline 2013.* Available at https://www.aaos.org/research/guidelines/treatmentofosteoarthritisofthekneeguideline.pdf. Accessed August 6, 2018.
67. Rutjes AW, Juni P, da Costa BR, Trelle S, Nuesch E, Reichenbach S. Viscosupplementation for osteoarthritis of the knee: a systematic review and meta-analysis. *Ann Intern Med.* 2012;157(3):180–191.
68. Verghese J, LeValley A, Hall CB, Katz MJ, Ambrose AF, Lipton RB. Epidemiology of gait disorders in community-residing older adults. *J Am Geriatr Soc.* 2006;54(2): 255–261.
69. Ravdin LD, Katzen HL, Jackson AE, Tsakanikas D, Assuras S, Relkin NR. Features of gait most responsive to tap test in normal pressure hydrocephalus. *Clin Neurol Neurosurg.* 2008;110(5):455–461.
70. Inouye SK, Westendorp RG, Saczynski JS. Delirium in elderly people. *Lancet.* 2014;383(9920):911–922.
71. Inouye SK, van Dyck CH, Alessi CA, Balkin S, Siegal AP, Horwitz RI. Clarifying confusion: the confusion assessment method. A new method for detection of delirium. *Ann Intern Med.* 1990;113(12):941–948.
72. Leslie DL, Marcantonio ER, Zhang Y, Leo-Summers L, Inouye SK. One-year health care costs associated with delirium in the elderly population. *Arch Intern Med.* 2008;168(1):27–32.
73. Shi Q, Presutti R, Selchen D, Saposnik G. Delirium in acute stroke: a systematic review and meta-analysis. *Stroke.* 2012;43(3):645–649.
74. Inouye SK. Delirium in older persons. *N Engl J Med.* 2006;354(11):1157–1165.
75. Byun EK, Berry KM, Lee A, Oh-Park M. Delirium associated with lidocaine patch administration: a case presentation. *PM R.* 2016;8(6):597–601.
76. Fiske A, Wetherell JL, Gatz M. Depression in older adults. *Annual Review of Clinical Psychology.* 2009;5:363–389.
77. Vieira ER, Brown E, Raue P. Depression in older adults: screening and referral. *J Geriatr Phys Ther.* 2014;37(1):24–30.
78. DiMatteo MR, Lepper HS, Croghan TW. Depression is a risk factor for noncompliance with medical treatment: meta-analysis of the effects of anxiety and depression on patient adherence. *Arch Intern Med.* 2000;160(14):2101–2107.
79. Blazer DG. Depression in late life: review and commentary. *J Gerontol A Biol Sci Med Sci.* 2003;58(3):249–265.
80. Hasin DS, Goodwin RD, Stinson FS, Grant BF. Epidemiology of major depressive disorder: results from the National Epidemiologic Survey on Alcoholism and Related Conditions. *Arch Gen Psychiatry.* 2005;62(10):1097–1106.
81. Alexopoulos GS. Depression in the elderly. *Lancet.* 2005;365(9475):1961–1970.
82. Mojtabai R, Olfson M. Major depression in community-dwelling middle-aged and older adults: prevalence and 2- and 4-year follow-up symptoms. *Psychol Med.* 2004;34(4):623–634.
83. Yesavage JA, Brink TL, Rose TL, et al. Development and validation of a geriatric depression screening scale: a preliminary report. *J Psychiatr Res.* 1982;17(1):37–49.
84. Maidment R, Livingston G, Katona C. Just keep taking the tablets: adherence to antidepressant treatment in older people in primary care. *Int J Geriatr Psychiatry.* 2002;17(8):752–757.
85. Blake H, Mo P, Malik S, Thomas S. How effective are physical activity interventions for alleviating depressive symptoms in older people? A systematic review. *Clin Rehabil.* 2009;23(10):873–887.
86. Ney DM, Weiss JM, Kind AJ, Robbins J. Senescent swallowing: impact, strategies, and interventions. *Nutr Clin Pract.* 2009;24(3):395–413.
87. Barczi SR, Sullivan PA, Robbins J. How should dysphagia care of older adults differ? Establishing optimal practice patterns. *Semin Speech Lang.* 2000;21(4):347–361.
88. Sura L, Madhavan A, Carnaby G, Crary MA. Dysphagia in the elderly: management and nutritional considerations. *Clin Interv Aging.* 2012;7:287–298.
89. Akner G, Cederholm T. Treatment of protein-energy mal-

nutrition in chronic nonmalignant disorders. *Am J Clin Nutr*. 2001;74(1):6–24.
90. Kind AJ, Smith MA, Pandhi N, Frytak JR, Finch MD. Bouncing-back: rehospitalization in patients with complicated transitions in the first thirty days after hospital discharge for acute stroke. *Home Health Care Serv Q*. 2007;26(4):37–55.
91. Marik PE. Aspiration pneumonitis and aspiration pneumonia. *N Engl J Med*. 2001;344(9):665–671.
92. IOM. The Essential Guide to Nutrient Requirements. Washington DC: National Academy of Sciences; 2006.
93. Campbell WW, Trappe TA, Wolfe RR, Evans WJ. The recommended dietary allowance for protein may not be adequate for older people to maintain skeletal muscle. *J Gerontol A Biol Sci Med Sci*. 2001;56(6):M373–380.
94. Paddon-Jones D, Short KR, Campbell WW, Volpi E, Wolfe RR. Role of dietary protein in the sarcopenia of aging. *Am J Clin Nutr*. 2008;87(5):1562s–1566s.
95. Allen C, Glasziou P, Del Mar C. Bed rest: a potentially harmful treatment needing more careful evaluation. *Lancet*. 1999;354(9186):1229–1233.
96. Creditor MC. Hazards of hospitalization of the elderly. *Ann Intern Med*. 1993;118(3):219–223.
97. Resnick NM, Yalla SV. Management of urinary incontinence in the elderly. *N Engl J Med*. 1985;313(13):800–805.
98. Chodzko-Zajko WJ, Proctor DN, Fiatarone Singh MA, et al. American College of Sports Medicine position stand. Exercise and physical activity for older adults. *Med Sci Sports Exerc*. 2009;41(7):1510–1530.
99. U.S. Department of Health and Human Services. *2008 Physical Activity Guidelines for Americans*. Washington, DC: U.S. Department of Health and Human Services; 2008. Available at https://health.gov/paguidelines/. Accessed June 10, 2017.
100. Lee DC, Pate RR, Lavie CJ, Sui X, Church TS, Blair SN. Leisure-time running reduces all-cause and cardiovascular mortality risk. *J Am Coll Cardiol*. 2014;64(5):472–481.
101. Centers for Disease Control and Prevention. *Physical activity: How much physical activity do older adults need?* Available at https://www.cdc.gov/physicalactivity/basics/older_adults/. Accessed June 10, 2017.

第 84 章　髋部骨折、跌倒与康复医学

Afua Asante, Samuel Greenberg, and Levan Atanelov

引言

本章着重介绍髋部骨折患者康复及预防骨折的方法,着重强调造成髋部骨折最常见原因——跌倒的预防。

定义/解剖

髋臼股关节(又称髋关节)是连接股骨头和骨盆髋臼部分的球窝滑膜关节。髋部骨折通常指股骨上 1/4 骨折(又称股骨颈骨折,图 84-1)。

髋部骨折可以按照骨折部位和稳定性进行分类,稳定或不稳定是根据术后的稳定性进行评价。髋关节囊内包括股骨头及其周围包绕的软骨及结缔组织。髋关节囊内的骨折称为囊内骨折,髋关节囊外的骨折称为囊外骨折。关节囊内结构的血供通常来自髋臼侧的闭孔动脉的细小髋臼分支,以及供应股骨颈大部分血供的旋股内侧动脉的上支及下支。当股骨颈骨折同时累及旋股内侧动脉时,上述结构的动脉血供会受到影响,并且会提高发生股骨头缺血性坏死的概率,并影响骨愈合。髋部骨折的 3 个基本类型是股骨颈骨折(囊内骨折,最常见)、转子间骨折(在大小转子之间,次常见,囊外)、转子下骨折(从小转子至其下 2.5 英寸的骨折,囊外,1 英寸 = 2.54cm)[1,2]。

股骨颈骨折的稳定性可以通过简易的 Garden 分型将移位的骨折归为不稳定性骨折,将无移位的骨折归为稳定性骨折[3]。

转子间骨折一般通过 Jenson-Evans 分型根据骨折块的数量分为稳定性和不稳定性骨折[4,5](图 84-2)。

流行病学/危险因素

老年绝经后的偏瘦的白种女性更易发生髋部骨折。常见的原因为室内滑倒造成着地一侧髋关节的低能量创伤。髋部骨折不可改变的危险因素包括高龄和女性。数据显示,在男性人群中,髋部骨折的风险由 50 岁时的 22.5/10 000 上升至 80 岁时的 630/10 000;而在女性人群中,髋部骨折的风险由 50 岁时的 23.9/10 000 上升至 80 岁时的 1 289/10 000[6]。随着年龄的增长,女性髋部骨折发生风险约为男性的 2 倍(图 84-3)。

在 64 岁以上的人群中,美国每年有超过 700 000 例患者因髋部骨折住院治疗[7]。随着 65 岁以上人口比例逐渐增长,预计至 2030 年,髋部骨折患者会增加 12%[8]。

髋部骨折最常见的可改变险因素为骨质疏松和跌倒。超过 95% 的髋部骨折是由跌倒导致[9],最常见的是跌倒时患侧髋部着地[10]。骨质疏松降低了骨组织抵抗创伤的能力,增加了髋部骨折的风险[11]。遗憾的是,在美国超过 50 岁的人群中有 1 000 万例骨质疏松患者,另有 3 400 万人有发生骨质疏松的危险因素[12]。

高龄人群髋部骨折风险性高主要是因为骨组织韧性降低及跌倒的风险性增高特别是发生单侧跌倒。这造成骨折患者向前行进的动量减少,并带来缓慢的步态类型。年龄和性别因素与骨质疏松的相关性主要是因为年龄相关的激素水平降低造成,这也解释了相关激素水平加速下降的绝经后女性有较高骨质疏松发病率的原因[13]。然而值得注意的是,仍有一小部分缓慢增长的年轻人群由"高能量"损伤导致髋部骨折[14-16]。其他髋部骨折的危险因素包括应用类固醇类药物,或者应用具有中枢神经系统抑

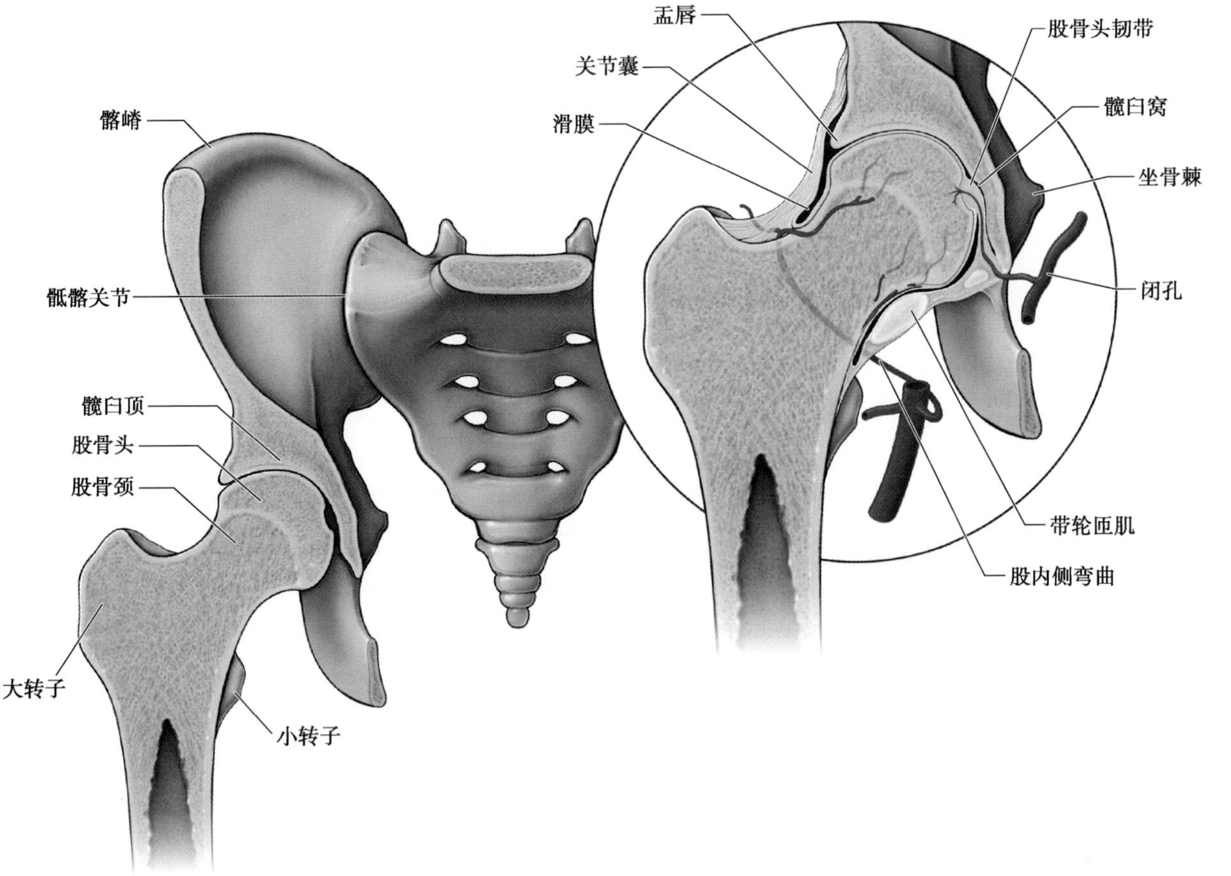

图 84-1　髋关节解剖（经允许摘自 Gluteal Region and Hip. In：Morton DA，Foreman K，Albertine KH，eds The Big Picture：Gross Anatomy，New York，NY：McGraw-Hill；2011）

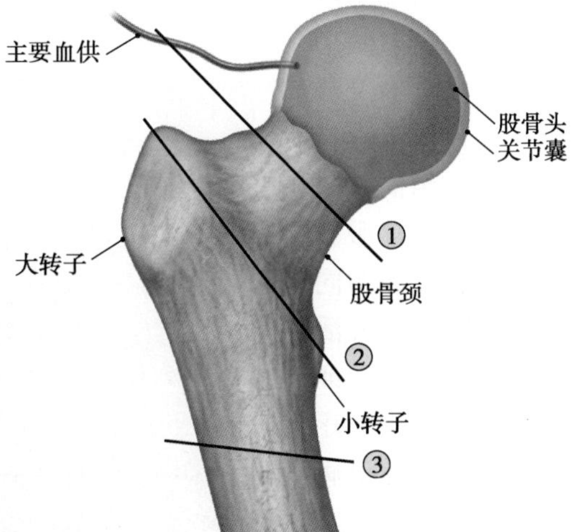

骨折类型	解剖	意义
① 头下型骨折（囊内骨折）	股骨头血供中断	骨不连或者股骨头坏死发生率高
② 转子间骨折 ③ 转子下骨折	股骨头血供完整	骨不连或者股骨头坏死发生率低

图 84-2　不同类型髋部骨折的分类（经允许摘自 Immobility. In：Kane RL，Ouslander JG，Resnick B，Malone ML，eds. Essentials of Clinical Geriatrics，8e New York，NY：McGraw-Hill；2018）

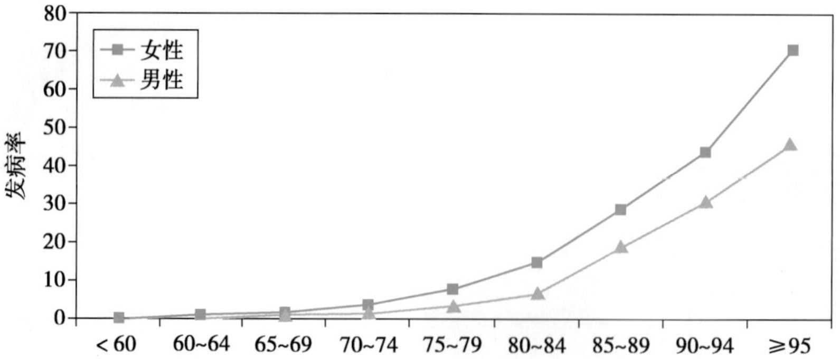

图 84-3 髋部骨折年龄相关的发病率统计（每千人/年）：Framingham 研究（经允许摘自 Samelson EJ, et al. Effect of Birth Cohort on Risk of Hip Fracture: Age-Specific Incidence Rates in the Framingham Study. Am J Public Health. 2002;92(5):858-862）

制副作用的药物（使用该类药物可能增加跌倒的风险），日常活动减少或活动能力受损，低体重，吸烟，慢性酒精中毒，糖尿病[17]。需要注意的是，苯二氮䓬类药物会使跌倒的风险增加 50%[18]。卒中患者在发病后第 1 年内髋部骨折的发生率为 1%，10 年内发生率为 10.6%。虽然总体发生率不高，但这是总体人群内发病率的 1.7 倍[19]。

髋部骨折的处理

捆绑支付和责任制医疗组织是比较典型的新型医疗模式，可能会影响髋部骨折的治疗。责任制医疗组织（Accountable Care Organizations，ACO）的定义是"医生、医院和其他提供医疗服务的组织自愿组成的提供医疗服务的协同合作的整体……如果一个 ACO 合作组能够在提供高质量医疗服务的同时又节省了医疗费用，ACO 合作组就能够从医疗保险项目中节省的费用中获得奖励"[20]。ACO 工作组简单的定义是不同的提供医疗服务组织共同承担医疗服务的风险并分享利益，以此在提供更好医疗服务的同时降低医疗费用。这给医疗服务组织提供了灵活性，如可以选择加强预防或选择费用低、疗效好、证据等级高的治疗方法（如选择戒烟），而不是将医疗费用花费在处理吸烟带来的诸如慢性阻塞性肺疾病（COPD）、卒中等并发症上。

捆绑支付的目的也是提供高质量的医疗服务，同时降低医疗费用以及提供高质量的医疗干预。针对某种特定的疾病，如说髋关节置换，支付的医疗费用会覆盖整个治疗过程，包括手术、麻醉、医疗、护理以及其他的从治疗开始到结束的相关治疗[21,22]。设计这种模式的目的是鼓励医疗组织选择效率高、浪费少的治疗策略[23]。目前，正在研究制订髋部骨折作为一个医疗实践的明确的定义（确切的起始和结束时间）[24]。为了讨论方便，这里定义髋部骨折的医疗事件为从急诊接诊开始到可能的手术治疗到最后完成院外门诊治疗及术后随访。本章将主要关注髋部骨折的治疗，本病需要急性期综合住院康复中心（ACIR）处理。

髋部骨折的外科处理：概述

股骨颈骨折是髋部骨折最常见的类型，可以分为稳定性骨折（无移位，骨折块连续）和不稳定性骨折（移位，骨折块不连续）（图 84-4）。非手术疗法导

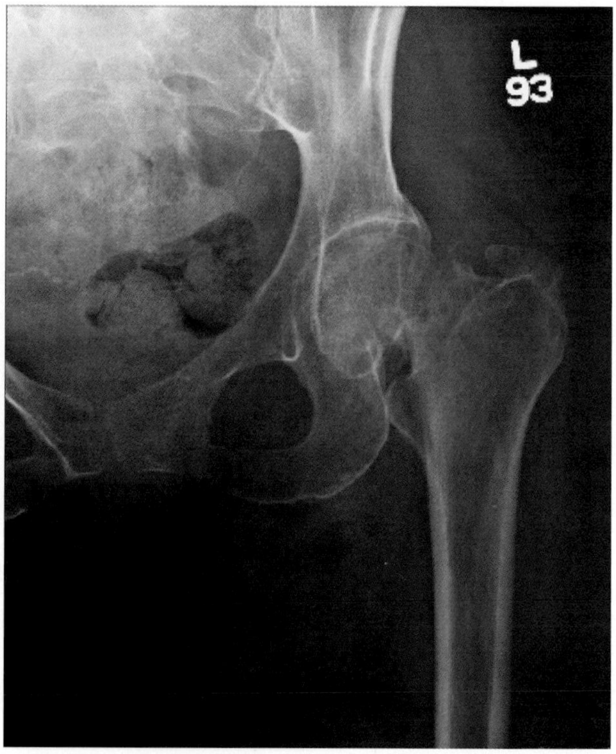

图 84-4 左侧经颈型股骨颈骨折。骨折端内翻成角并且远端骨折上端向外方移位，股骨头存在于髋臼中，同时有左侧髋关节退行性改变。（图片来自 John E. Delzell, Jr., MD）

致二次骨折移位(骨折碎片分离)的概率为 40%，因此稳定性股骨颈骨折应采用手术治疗增强稳定性。常用的方法之一是使用 3 个空心钉平行打入股骨颈。

老年性不稳定性(或移位的)骨折常使用关节置换手术(如全髋关节置换术)。转子间骨折是第二常见的髋部骨折类型。稳定性骨折采用滑动螺钉(连接了倒“L”形钢板的短臂和长臂部分)和以螺钉固定于股骨干侧方的滑动钢板(倒“L”形钢板的长臂部分)。髓内钉(置于骨髓腔内，即置于股骨干的中央)和髋关节滑动螺钉经常用于不稳定性骨折。转子下骨折是稳定性最差的骨折类型，不过也是最少见的骨折类型。这些类型的骨折仅使用髓内钉固定[1,2]。应该注意到，总体而言，患者的年龄、性别、骨折前活动水平、认知功能缺陷是与死亡率及功能相关的因素，而骨折类型则不是[25]。同时应该注意到，在年轻群体中的髋部骨折的处理可能会不同(图 84-5)[26]。

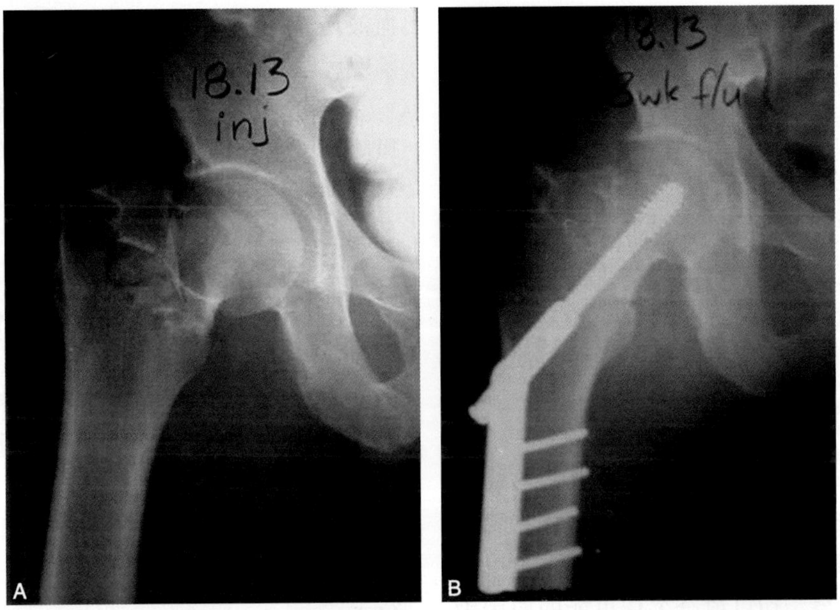

图 84-5　转子间粉碎性骨折。(A)正位片；(B)正位片显示髋关节加压螺钉和滑动钢板固定后(经允许摘自 Vanderhave K. Orthopedic Surgery. In：Doherty GM，eds. CURRENT Diagnosis & Treatment：Surgery，14e New York，NY：McGraw-Hill；2014)

髋部骨折的术后负担

髋部骨折后 1 年死亡率高达 20%，最易受影响的人群为男性、年龄超过 75 岁，且在疗养院中居住[27-32]。只有半数伤前能够独立活动的患者在髋部骨折后能够独立行走[33-35]，大于 20% 的患者需要长期亚急性期康复治疗[28,36-37]。髋部骨折患者常需要在 ACIR 中进行治疗，这样有助于进行高水平的功能训练和医学治疗。后文将讨论住院康复单元(IRF，即 ACIR)患者常见的术后医疗处理。

目前的康复治疗模式和在 ACIR 中治疗的生存率

虽然髋部骨折术后康复可以在 ACIR 中进行，也可以在亚急性康复中心(也称专业护理机构，SNF)或者家中进行，但有充足的数据表明 ACIR 为基础的康复能够提供更好的康复效果。理想情况下，髋部骨折康复应该提供快速、便捷、尽量低强度的、及时的髋关节功能康复方法，目的是使患者尽量恢复伤前活动水平。ACIR 水平的康复通过整合医生、护士、物理/职业治疗师团队以及社会工作者，致力于提供最佳的髋部骨折康复，以达到患者的要求。ACIR 的标准之一是(根据美国标准)保证每天 3h、每周 5d 或每周至少共 15h 的治疗[38]。

疼痛管理

许多髋部骨折患者术后会经历数月的疼痛期[39]。未充分治疗的疼痛会延长住院的时间、错过物理治疗时机及 6 个月时无法进行步行[40]，这可能是因为术后疼痛限制了物理治疗。

ACIR 中的物理治疗师及护理人员能够持续评估术后疼痛并提供治疗。在治疗前一般常规给予镇痛药物以增加患者的参与度。使用阿片类药物止痛可以使慢性疼痛的发生率减少9%，并且在第6个月时提高肢体功能[41]。阿片类药物广泛应用于髋关节疼痛的治疗后，需要密切观察患者便秘的症状。在ACIR机构中应该预防性处理使用阿片类药物出现的胃肠道症状。

肢体长度差异

肢体长度差异（一条腿的长度超过另一条腿）是该患者群体中另一种常见的伴发病[42-43]。通常，术后肢体长度不等的原因是肌肉不平衡造成的骨盆倾斜以及髋关节挛缩（如肌肉紧张使两侧大腿靠近），且可能通过治疗得到解决。肢体长度差异在半英寸（1英寸≈2.54cm）内通常可耐受，但差异超过2cm可能需要增高鞋垫矫正。

活动能力受损

髋关节术后一般会发生步行和转移能力的相对下降[44]。活动能力受损可能会继发压力性溃疡、肺不张/肺炎、血栓及跌倒。通常通过物理治疗和作业疗法以及预防性措施，如抗血小板聚集、诱发性肺量计（肺功能训练的仪器）、给患者多次翻身、预防跌倒等措施。

切口处理

ACIR中的医生和护士应该持续评估切口愈合情况。特别是术后切口没有达到外科切口的要求，如术后切口持续渗液超过3d、红肿加重、流脓以及其他切口感染的征象。切口愈合欠佳可能的原因为感染、水肿（肿胀）或者术后术区的再次创伤。水肿可以通过抬高患肢或下肢活动来控制（如踝泵练习或者步行）。感染可以通过保持切口干燥（每日更换2次干燥的无菌敷料带走切口渗出液，需要时可以增加频率）、术前或术后应用抗生素[45]、尽量保持切口清洁以及加强营养促进切口愈合（如维生素C、高蛋白饮食、复合维生素）来预防。

术后切口感染有可能在切口浅部也有可能在深部。一项研究表明髋关节术后1.2%的患者发生深部感染，1.1%的患者发生浅部感染[46]。浅表感染主要发生在皮肤层，不伴有深部关节疼痛，可以使用抗生素软膏进行治疗，如杆菌肽。如果怀疑有深部感染，应该开始全身应用抗生素。抗生素对于假体所在的深部感染的效果仍存争议[47-48]。只要假体稳定，即使怀疑有深部感染仍可进行康复训练，因为普遍认为即使感染存在，只要假体稳定，骨折仍能够愈合[49-53]。深部感染可能需要手术清理并引流，之后延长全身应用抗生素时间[1]。

切口愈合欠佳有可能是深部感染的征象，有可能源于切口护理欠佳（切口污染）、营养支持欠佳或假体放置失败。所有可能性都需要进行系统性评估。临床上如果怀疑有切口感染，应该进行细菌培养以进行精确的治疗。如果发生切口愈合不良，应该尽快判断原因，如果怀疑有深部感染，应该咨询外科医生。假体周围感染（人工假体周围的感染），在髋部骨折进行髋关节置换的患者中发生率为1%。假体周围感染的诊断有赖于实验室检查炎性指标的评估（血沉、C反应蛋白升高）、影像学检查（放射性核素骨扫描或PET）及微生物学检查（关节液培养、血液培养）[2,54,55]。

跌倒风险

患者术后体弱和活动能力下降都会增加跌倒的风险。跌倒的预防包括辅助患者转移下床、使用辅具、评估患者跌倒风险的因素并进行干预[56]。

负重的注意事项

术后可能会需要限制负重。因为患者的理解能力、上肢力量或肢体协调性的不同，这些负重限制对某些患者来说较难遵从。不遵从这些负重限制有可能会妨碍康复的进程。幸运的是，研究表明，髋关节术后患者能耐受的负重都能够被假体允许[57-58]，因此应该鼓励患者负重（除非发生移位的股骨颈骨折），并使用空心螺钉固定。这类患者建议进行部分负重或者指导患者进行可耐受的负重行走[59]。

髋关节脱位的预防

虽然髋关节手置换手术（通常在股骨颈骨折后进行）后通常不限制负重，但通常需要预防髋关节脱位。半髋关节置换术后发生脱位的患者少于10%。半髋关节置换术后发生脱位的危险因素包括：后方关节囊（后方髋关节囊切开）及术后髋关节过度屈曲和内收（向健侧髋关节）时内旋[60]。初次全髋关节置换髋关节脱位的发生率为1%～4%[61]，其中74%为后方髋关节脱位，16%为前方脱位，8%为侧方脱位[62]。

后方脱位的预防措施包括：屈髋不要超过90°、不要内旋、内收不要超过中线。这些预防措施可以通过使用腿间夹枕的方法保持髋关节外展位（使两侧大腿分开）实现，这样能使下肢与中线分离15°、屈髋时避免上肢前伸、使用穿袜/穿衣辅助器具、抬高的坐便器/洗脸台和浴缸进行如厕和清洁。发生脱位的危险因素包括：髋关节脱位史、依从性较差、冲动型人格、意识状态改变、髋关节翻修，这类人群可以使用髋关节外展支具限制髋关节活动[61,63-64]。

髋关节脱位可以表现为内旋时(股骨头指向身体中线)后方脱位或外旋时(股骨头远离身体中线)前方脱位。髋关节脱位通常通过“闭合性复位”进行处理,不需要通过手术的方法复位[1,64]。髋关节脱位的预防要根据手术方式的不同进行选择(表 84-1)。

表 84-1　基于不同手术入路的髋关节脱位预防

前入路关节脱位预防	后入路关节脱位预防	适用于所有入路的关节脱位预防
• 髋关节伸展不能超过中立位	• 髋关节屈曲不能超过 90°	• 髋关节屈曲不能超过 90°
• 髋关节外旋不能超过中立位	• 髋关节内收不能过躯体中线	• 髋关节内收不能过中线
	• 髋关节不能过度内旋	• 髋关节不能进行内、外旋
	• 使用高座椅(使髋关节屈曲度减小)	• 不能平卧
	• 使用长把手辅助器具	• 不能俯卧
	• 使用外展垫	• 不能进行桥式运动

改编自 McElroy K, Innerfield C, Cuccurullo S, Rossi RP. Joint Replacement. In: Maitin IB, Cruz E, eds. Current Diagnosis & Treatment: Physical Medicine & Rehabilitation, New York, NY: McGraw-Hill; 2014。

神经麻痹

已报道髋部骨折术后神经麻痹,特别是坐骨神经[65]、股神经[66]、闭孔神经[67]和隐神经[68]麻痹有明显特征。全髋关节置换术后坐骨神经麻痹的危险因素包括翻修手术、肢体延长、模块化股骨头更换以及术后髋关节脱位。此类病例可以使用足部支具防止马蹄足。

隐神经麻痹的危险因素包括术后将外展枕放置于腓骨头上部。隐神经损伤也可以使用足部支具防止马蹄足的发生,同时等待股神经麻痹(危险因素包括髂腰肌或股四头肌挛缩、外侧手术入路、骨水泥溢出及髂肌血肿)部分恢复。股神经麻痹可以通过膝关节制动处理。闭孔神经麻痹的危险因素包括骨水泥外溢、螺钉露头、使用牵开器。

静脉血栓

静脉血栓(血凝块)在没有使用预防血栓措施的患者中较常见,46% ~75% 患者可以发展为下肢的深静脉血栓,并可能脱落移动至肺部[69-73]。血栓发生的危险因素包括制动、血管内皮损伤、高凝状态(Virchow 三要素)。髋部骨折后,上述三个要素加速了血液的淤滞,因为手术可以减少活动、减弱小腿肌肉的泵功能、造成血管内皮损伤并且手术会造成血液的高凝状态。美国胸科医师学院(ACCP)将髋部骨折归于造成血液凝固的最高等级。在髋部骨折患者中静脉血栓预防(通常使用低分子量肝素),可以将下肢静脉血栓发生率降低 40%[74]。临床上,下肢静脉血栓表现为小腿疼痛或者压痛,伴或不伴肿胀。肺栓塞(血栓脱落移至肺部)表现为急性胸痛或呼吸受限。早期活动、踝泵练习、下肢机械性加压装置及低分子量肝素、磺达肝癸钠、阿司匹林或华法林(国际标准化比值控制在 2~3)应该在术后 8h 内开始应用,并持续至少 10d[74],以上方法都可以降低深静脉血栓发生的概率。即使经过积极的抗血栓治疗(97.6% 的患者)仍有 1.34% 的患者在第 3 个月时发展为症状性深静脉血栓。其中,0.25% 发展为肺栓塞,其中 19% 的患者死亡[75]。血栓的治疗包括使用华法林及皮下注射低分子量肝素,直到国际标准化比值达到治疗剂水平。术区出血应该关注,并应该与手术医生共同讨论治疗方案。肺栓塞患者应该在 ICU 中进行治疗,直至病情稳定。

治疗效果不佳

在康复机构中治疗后无进展是一种不幸的现象。由于患者功能进展是出院后自我康复和行动功能改善的标志,因此如果最近几日进展缓慢或者无进展将表明治疗没有明显效果。治疗无进展的原因:①人格特征、心理或认知问题而导致的患者配合不佳;②已经达到目前可达到的最大功能状态;③病情恶化;④疼痛;⑤失眠;⑥疲劳;⑦患者家庭因素。除非患者已达到其功能改善的平稳期,否则不但需要研究潜在的病因,促进患者康复,而且还需要评估是否存在潜在的亚临床医学状况。许多经验丰富的康复临床医生认为,治疗后无进展是医疗状况发生不利变化的最敏感标志之一。如果对治疗后无进展的原因进行充分研究,且患者仍然无法从治疗中得到改善,则可能难以证明患者继续接受ACIR治疗的必要性,这也许是考虑在不同水平的康复机构继续进行康复治疗的时机(例如,转移到亚急性康复机构或者回到家中按照康复方案继续康复)。

ACIR对髋部骨折患者的益处

出院回归家庭

康复治疗的目标之一是使患者能够脱离医疗的照护,重回家庭环境。研究表明,与在SNF中进行康复的患者相比,在IRF中进行康复训练的髋部骨折患者更容易出院返回家庭环境[76]。也有研究表明,在SNF水平的康复机构进行治疗的患者,与在IRF机构中治疗相比,更容易重返医疗机构(重返某种形式的医疗照护)[77]。与在SNF机构中治疗相比,患者在IRF机构中治疗的时间相对较短(在医疗机构中的治疗天数)[78-79]。

减少再入院率

在IRF机构中康复的患者经过180d急性期在院康复出院后再入院率较低[80]。IRF机构中康复的患者与SNF机构中康复的患者需要较少的家庭照料(帮助患者的专业照护)[79,81]。

功能恢复

功能独立性评测(FIM)用来评估患者从入院至出院的功能水平。在调整了基线水平特征及康复参与度之后,12周时,IRF组患者重新获得95%骨折前活动水平(以FIM评估)的比例是SNF组的8倍[76]。

IRF级别的在院康复在第6周、6个月、1年的评估中,与SNF组的家庭康复相比更能促进患者功能的恢复[77]。

获得更好的功能后从IRF治疗组出院意味着需要更少的家庭康复机构[79]家庭成员的帮助。特别是,研究表明患者出院时的功能水平是决定髋部骨折患者长期死亡率的重要因素,也是临床上可信的预测指标[82]。住院康复治疗显示出具有降低患者对跌倒的恐惧心理的作用[83]。

髋部骨折患者术后对功能的影响可长达数月。术后满9个月时常见的骨折后遗症包括抑郁状态、上肢功能障碍、认知能力下降、步态及平衡异常,术后达到11个月时可出现下肢功能障碍[84]。

特定项目的依赖性评估包括20%的患者穿裤子有困难,66%转移到马桶上或者离开马桶有困难,83%出入浴缸或淋浴有困难,90%上5级台阶有困难[84]。功能的最大化对老年患者尤其重要,因为他们通常有多种伴发病,并且缺少社会支持机制(如他们经常独居,出院后常无人照料)。

在IRF机构中的综合性护理使患者获得的不只功能上的进步,同时会获得:①多维度的预防跌倒的教育[83];②针对患者评估是否需要使用长期使用的医疗设备(如拐杖)及自适应器具(如方便穿脱袜子及鞋的装置);③训练患者对切口、肿胀(水肿)控制、综合性的预防措施(避免术后不安全的动作)进行合适的术后自行处理;④在髋部骨折术后,接受护士、医生和治疗人员的训练,并且这种训练是以患者为中心、以家庭为基础进行的,且被证明能够改善治疗效果[85]。ACIR机构会普遍提供上述以及其他治疗措施,为脆弱的患者群体提供更好的治疗效果[86-89]。

常见合并症的处理

IRF级别的护理为髋部骨折患者常见合并症的处理提供了密切监测,及时处理和强化教育。肥胖是髋部骨折患者常见的合并症[90]。进行股骨钉固定髋部骨折的肥胖患者更容易发生伤口感染、大转子骨折和肺栓塞[91]。此外,病态肥胖患者在下肢长骨骨折后需要更多的康复治疗[92]。对伤口感染、骨折和血凝块更严密的医学监测,以及IRF提供的强度更大的治疗,对于肥胖髋部骨折患者来说可能是最合适的。

糖尿病可能会对髋部骨折患者产生很深的影响。糖尿病已被证明是髋部骨折的危险因素[93-94]。一项研究表明,髋部手术后死亡率在糖尿病患者中增高[95]。随着越来越多的糖尿病患者接受髋部骨折康复治疗,以及患者中可能出现的严重并发症,在有医生密切监督的IRF机构中对这些患者进行密切监测可能是较审慎的选择。

尽管在评估康复机构本身的住院费用时,IRF水平康复较SNF水平护理昂贵[96],但18个月的随访结果显示,住院康复水平可降低总体护理费用[97]。可能由于急症护理设施的再住院率降低[80]、住院时间缩短[78]或从IRF出院时功能状态更好[76,77],对家庭护理的需求减少而降低花费[79]。

预防措施

预防髋部骨折的一线干预措施包括跌倒预防策略、咨询烟酒史和骨质疏松的治疗情况[98]。由于绝大多数髋部骨折是跌倒造成的，以下将重点介绍跌倒的预防策略。

跌倒康复：流行病学

老年人跌倒非常普遍：大约 1/3 的老年人存在跌倒风险[99]。有些跌倒是轻微的，个体可以轻松地恢复原状。跌倒引起的并发症可导致住院时间延长和总体医疗保健费用增加[44]。据估计跌倒造成的直接医疗费用为每年 300 亿美元[44]。跌倒导致的社会死亡率和发病率是惊人的。例如，95% 的髋部骨折是由于跌倒造成的[9]。髋部骨折 1 年内的死亡率为 20%~24%，65 岁以上的患者死亡率是年轻人群的 15 倍[28,100-102]。跌倒也导致照顾者负担增加。1/3 的跌倒幸存者在跌倒后 1 年内完全依赖家属或住在疗养院[28,103-104]。同样，老年人脑损害中超过 2/3 是跌倒造成的，仅脑损害就占伤害死亡总数的 30%[105-107]。必须强调的是，老年人更容易遭受严重的脑损伤且死亡率更高[108-109]。最后，甚至发现，大约 1/3 的跌倒者存在对跌倒的恐惧，会导致严重的功能受限，而这与损伤无关[38,110]。门诊卒中患者在住院康复后，跌倒率 23%，其中约一半造成严重损害，11% 伴有骨折[111]。有研究显示，老年患者住院康复后的 3 个月里，有 34% 发生跌倒，而在综合医院出院后 3 个月内发生率为 27.2%[112-113]。

与跌倒相关的康复诊断

在康复领域，有许多疾病与跌倒发生发生率增加有关（图 84-6）。

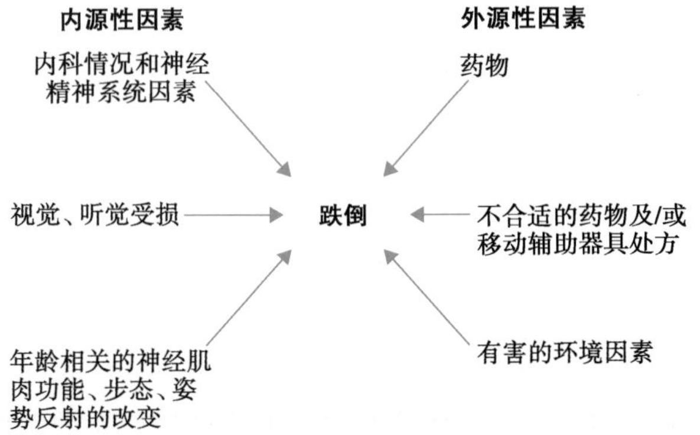

图 84-6　引起跌倒的内源性或外源性因素（经允许摘自 Falls. In：Kane RL，Ouslander JG，Resnick B，Malone ML，eds. Essentials of Clinical Geriatrics，8e New York，NY：McGraw-Hill；2018）

神经和精神疾病

1. 颅脑外伤（TBI）　跌倒是老年人 TBI 的主要病因，导致每年超过 80 000 例急诊。老年人更容易罹患脑外伤。老年人中超过 2/3 的脑损伤是跌倒造成的，仅脑损伤就占伤害死亡总数的 30%[105]。老年人更容易遭受严重的脑部伤害，死亡率更高[108]。另一个要考虑的因素是许多老年人同时伴有如房颤或冠状动脉疾病等合并疾病，需要服用抗凝药或抗血小板药物，这导致他们容易发生颅内出血[114]。

2. 痴呆症　一旦诊断为痴呆症，无论其分类或严重程度如何，都大大增加了跌倒和反复跌倒的风险[115]。因此充分监督和良好的药物依从性对该人群至关重要。

3. 帕金森病　帕金森病患者跌倒的发生率是一般老年人的 2 倍。由于姿势不稳、下肢无力和拖曳步态，复发摔倒风险更高[116]。一项研究分析了 87 例帕金森病患者，认为该人群跌倒的潜在原因是自主神经功能障碍、抗抑郁药物使用和快速眼动睡眠行为障碍。抗抑郁药和抗精神病药有镇静作用，除了会导致拖曳步态、冻结发作和无法从椅子上站起来外，还会导致平衡失调。该研究还指出，病程越长，跌倒发生率越高。最终严重疾病晚期患者跌倒率下降，这可能是由于他们无法活动[117]。

4. 脊髓损伤　脊髓损伤患者间上下肢力量差别较大。根据损伤平面，他们可能会使用轮椅或其他辅助设备进行移动。不完全脊髓损伤患者跌倒的发生率为 75%，超过 65 岁及以上健康老年人发生率的 2 倍。一项研究观察了 119 例不完全脊髓损伤患者，结果显示大多数跌倒发生在下午，18% 的跌倒导致骨折[118]。

5. 卒中　众所周知，卒中患者一旦离开医院，更容易发生跌倒。瘫痪程度会极大影响步态和平衡。预测卒中患者跌倒的特异性危险因素包括在近期医院中跌倒和上肢功能受损[119]。

6. 多发性硬化（MS）　与健康对照组相比，MS 的患者在室内更容易发生跌倒，而且更容易导致损伤。除了肌无力和痉挛外，该人群跌倒风险增加还归因于注意力分散、疲倦以及温度升高会加重症状[120]。

7. 抑郁　一项荟萃分析表明，使用抗抑郁药物治疗重度抑郁症（特别是选择性 5-羟色胺再摄取抑制剂）的患者更容易跌倒并受伤，特别是长期待在护理机构（OR 3.3 95% CI = 1.6~6.8）。接受 SSRI 治疗的成年人股骨髋骨骨密度降低，这使他们在跌倒后容易发生髋骨骨折[121]。应该指出，虽然使用抗抑郁药物与跌倒独立相关，可能缘于诱发了低血压[122]，但在精神药物使用和认知障碍调整用药时，抑郁症状的存在是一个独立的危险因素[123]。

肌肉骨骼和功能障碍疾病

1. 髋关节置换术　大量老年人由于创伤性跌倒导致髋部骨折。2005 年的一项观察性队列研究显示，90 例因跌倒而髋部骨折的社区老年人中，53% 在髋关节修复术后 6 个月内至少发生过 1 次跌倒，其中又有 18% 因受伤而再次入院治疗[124]。

2. 骨关节炎　很多成人都经历过因骨关节炎引起的膝盖、臀部和背部疼痛。这种疼痛会使身体活动减少，最终导致肌肉萎缩和全身退化。之前的研究表明，女性跌倒风险可能性是男性的 3 倍。全膝关节置换患者比严重骨关节炎患者跌倒的发生率低，但仍比无膝关节疼痛的患者高[125]。一般认为，术后下肢无力（尤其是四头肌）、脚踝跖屈位、膝关节活动受限以及驼背增加了全膝关节置换术后摔倒的风险[126]。

3. 下肢截肢　装配假肢后重心和步态力学改变，下肢截肢患者存在跌倒高风险。该患者群体中其他的跌倒危险因素包括截肢的血管性病因（如周围血管疾病、糖尿病）、振动觉减弱、胫骨水平截肢的术后阶段和股骨水平截肢术后的康复时期。一般认为男性和健康状况良好是防止摔倒的保护性因素[127]。

4. 肌少症　肌少症可以粗略地描述为肌肉量、力量和功能的丧失。在社区居住的 65 岁及以上的成年人中，肌少症患病率为 5%～13%，80 岁以上的成年人在医院或相关机构中甚至更高。尽管肌少症是跌倒、丧失独立性和残疾的独立预测因子，但往往被忽略，直到跌倒发生[128]。一项研究表明，80 岁以上有肌少症的成年人跌倒的可能性是没有肌少症成年人的 3 倍[128]。通常情况下，预防肌肉萎缩比治疗肌肉萎缩要容易得多，尤其是对于老年人。每周间隔进行 2～3 次的阻力训练和有氧运动可以帮助促进骨骼肌细胞的蛋白质合成，最终使肌肉肥大，肌肉力量增加。持续的运动可以改善日常生活中的身体功能，如从椅子上站起来和步行速度。由于老年人常患有急、慢性疾病，造成较高分解代谢状态，因此他们可能需要摄入更多的膳食蛋白来促进蛋白质代谢[129]。

5. 虚弱　虚弱可以被描述为一种综合征，其特征是多个生理系统的储备功能下降，以及由于年龄相关的累积损害而使压力增加。2015 年关于虚弱与跌倒风险的荟萃分析发现，尽管描述虚弱的标准各不相同，但它仍与未来高跌倒风险相关。首次跌倒比值比为 2.05（95% CI＝1.46～2.89）。总之，女性更易被归为虚弱，更容易跌倒。确切的机制尚不清楚，但诸如健康状况、生活方式、行为模式或身体成分一些因素，都可能在这种性别差异中发挥作用。

相反，其他研究表明，身体虚弱的男性摔倒的风险更高，因为他们更活跃，更有可能处于导致他们依赖平衡、稳定和协调的情况，而这些都可能受到身体虚弱的影响。男性的重心也较高，可能增加摔倒的风险。与肌少症不同，目前并没有任何记录的虚弱治疗方法，所以对于即使没有达到虚弱诊断标准的人，预防虚弱并进行密切的疾病管理是非常重要。虚弱的患者健康状况往往更差[130]。

前庭疾病

在美国，伴有眩晕的患者发生跌倒可能性是正常人的 12 倍。通常，老年人会描述“失去平衡”或“不稳定”的感觉，这会使临床情况难以确定。前庭疾病可分为中枢性和外周性。中央性前庭疾病有卒中（尤其是病变位于脑干）、脑震荡和前庭性偏头痛。物理治疗可以帮助改善平衡、步态和视觉障碍[131]。在一般人群中外周性前庭疾病很常见，特别是在以前发生过跌倒的老年人中，外周性前庭功能障碍较中央性前庭功能障碍预后更好。外周性前庭功能障碍可以是单侧或双侧发病。外周性前庭功能障碍包括前庭神经炎、梅尼埃病、双侧前庭功能减退（丹迪综合征）和良性阵发性位置性眩晕（BPPV）[131]。

1. 前庭神经炎　症状包括眩晕、不平衡感和水平扭转性眼球震颤。康复目标包括改善体位和凝视稳定性。康复干预注重步态和平衡训练以及水平/垂直运动。

2. 梅尼埃病　症状包括眩晕、耳鸣、闷胀感和听力丧失。虚拟现实软件已用于通过姿势控制来减轻症状和提高生活质量[131]。

3. 双侧前庭功能减退（丹迪综合征）　表现为振动幻视（视野内物体随着头部运动出现振荡或跳跃）、频繁跌倒、功能独立性整体下降。干预措施如振动触觉反馈疗法，针对性地用于增强凝视稳定性和平衡，改善症状[131]。

4. 良性阵发性位置性眩晕（BPPV）　症状持续时间常小于 1min，由头部相对于重力位置变化引起。Dix-Halpike 手法是诊断性的，会使无 BPPV 的患者发生头晕。Epley 操作，Gufoni 操作，Barbeque 操作以及固定姿势都有不错的效果。BPPV 是一种较难治疗的功能障碍，但是接受过前庭相关康复的患者在为期 1 年的随访中跌倒次数会减少[131]。

其他身体状态

1. 糖尿病 2 型糖尿病会损害本体感觉、视觉敏锐度、前庭神经、代谢（如低血糖）、肌肉及人体执行功能，使跌倒风险增加。尤其由于周围神经病变，可表现为振动觉、轻触觉或本体感觉的减弱，同时减弱人体位姿受干扰时的感知及调整能力。糖尿病另一个重要并发症为视力受损，包括白内障、糖尿病视网膜病变和黄斑水肿，而视力受损与跌倒事件明显相关。糖尿病另一并发症为前庭功能减退。据推测，由于长时间高血糖，内耳中的血管系统呈代谢高度活跃状态，使其炎症反应增加，敏感度降低[132]。

2. 多重用药 遗憾的是，许多药物有其副作用，无论是单独用药或联合用药，均可导致跌倒风险增加。增加跌倒风险的药物包括：抗高血压药、抗抑郁药、苯二氮䓬类药物、抗精神病药和抗惊厥药[133]。多重用药（使用 4 种以上的药物）是跌倒及反复跌倒的独立危险因素[134]。因此对于医疗服务提供者，在患者每次就诊时，回顾患者的用药清单并判断不必要的用药是否可以减去，是非常重要的。

3. 慢性阻塞性肺疾病（COPD） 与同年龄组人群相比，COPD 患者由于姿势控制能力丧失（调整能力随年龄增加逐步恶化），使得平衡能力受损[135]。一项关于 COPD 患者姿势控制能力的系统综述中显示，由于其肌力减低，功能性能力降低和体力活动减少，造成了其姿势控制能力的下降[135]。其他可造成姿势控制能力减弱的病因包括跟腱和髌腱反射潜伏期延长，神经传导延迟影响了姿势调整的反应时间，胸壁解剖结构的改变[135]。尤其是重度 COPD 患者（需要额外氧疗）在平衡性/协调性和移动性上显著受损[135]。Berg 平衡量表及 BESTest 量表因内容实用和有效性广泛使用，其中跌倒危险因素包括跌倒史、女性、冠心病及高龄[136]。但目前，尚无标准化的评估方式或工具测量 COPD 患者对跌倒的恐惧及姿势控制能力。COPD 患者骨质疏松的患病率更高，也可造成跌倒相关性骨折的高发生率[137]。

4. 晕厥 晕厥即意识丧失，造成跌倒。不同晕厥的差异性较大，病因可分为神经源性（如卒中、短暂性脑缺血发作、癫痫）和心源性等，超出了本章可讨论的范围。

5. 心血管疾病

（1）直立性低血压是唯一一个可造成住院及院外人群均晕厥或先兆晕厥（不伴意识丧失的跌倒）的疾病。一项关于 722 例社区老年人的研究显示，未控制的高血压及收缩期直立性低血压人群的跌倒风险是血压控制良好且无收缩期直立性低血压人群的 2.5 倍。该研究强调，直立性低血压不仅在低血压人群高发，在未控制的高血压人群中同样高发。原因可能为脑血流急性减少，并多伴发脑缺血改变[138]。可造成直立性低血压的药物有胰岛素、β 受体阻滞剂、三环抗抑郁药、ACEI 类、钙离子通道阻滞剂、硝酸酯类、α 受体阻滞剂、利尿剂、左旋多巴、溴隐亭等[133]。直立性低血压急症可能需要静脉输液或药物调整（尤其是多重用药人群）。其他干预措施，如弹力加压袜、腹带和口服药物也有帮助。由于多药联合用药与晕厥发作有关，所以在每次诊疗过程仔细地检查用药有助于预防跌倒[139]。

（2）心源性晕厥是少见的晕厥综合征，病因包括心脏电生理、结构性或瓣膜病变、缺血性心脏病。其检测手段包括心脏超声、心电图（如果必要可行 24h 动态心电图检查）。根据临床患者的特定情况，考虑评估时是否需要通过运动或药物增加心脏负荷。也需要专科医师评估是否需要植入起搏器或射频消融。

（3）颈动脉窦晕厥与自发或颈动脉窦按摩后的颈动脉窦机械刺激相关（典型表现是转头后的晕厥，如剃须时）。

（4）血管迷走神经性晕厥好发于人体直立位 30s 以上伴有疼痛或精神紧张时。常造成衰弱、相对心动过缓和低血压。值得注意的是，直立性低血压好发于年轻人，而血管迷走神经性晕厥则多好发于老年人群。虽然目前针对晕厥的诊断不足，但 60 岁以上人群因晕厥住院的人数已经增加。相较于无眩晕症状的老年人，晕厥患者 1 年内的跌倒风险增加了 20%[139]。

6. 泌尿系统病变 随着年龄的增长，相当数量的成年人存在泌尿系统疾病。与跌倒相关的最常见泌尿系统诊断为尿路感染、尿失禁、前列腺疾病、下尿路肿瘤、膀胱过度活跃和因前列腺癌使用去雄激素治疗。膀胱过度活动症及良性前列腺肥大是夜尿症的主要原因[140]，也是夜间跌倒的主要原因，这些现象在女性患者[141]和男性患者[142]中均可出现。一些小的改变，如床边的便盆、小便器、限制夜间液体的摄入、不用小型地毯、良好的照明可以帮助减少夜间跌倒的发生。

跌倒预防

疾病预防控制中心(CDC)发起了一项关于停止老年人意外伤害及死亡(Stopping Elderly Accidents, Deaths & Injuries, STEADI)的倡议,提议医疗服务提供者采用量表明确患者跌倒风险的低、中、高,明确可干预的危险因素,并提供有效的干预措施(如改变行为、教育、足部护理、用药情况回顾、利用社区资源:包括太极拳、踩踏板等),从而减少患者的跌倒风险。更多关于 STEADI 量表的细节可见 http://www.cdc.gov/steadi/pdf/algorithm_2015-04-a.pdf,并参考美国老龄化委员会提供的一份被广泛接受的可预防跌倒的社区资源清单[143]。值得注意的是,针对门诊患者提出的预防跌倒的干预措施列表,在本质上与针对住院患者提出的相似(图 84-7)。

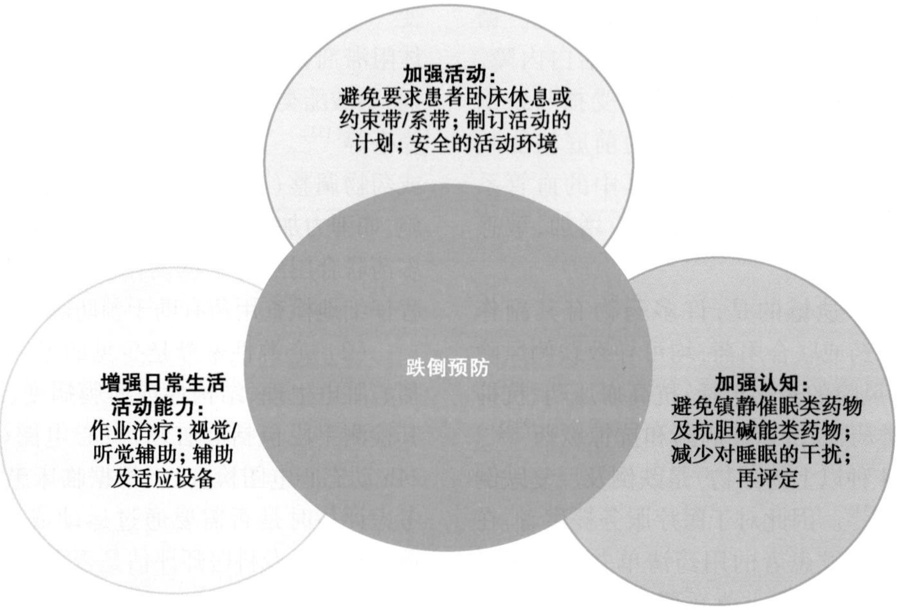

图 84-7 住院患者跌倒预防策略(经允许摘自 Wright R, Palmer RM. Falls. In: McKean SC, Ross JJ, Dressler DD, Scheurer DB, eds. Principles and Practice of Hospital Medicine, 2e New York, NY: McGraw-Hill; 2017)

根据 CDC 的 STEADI 量表,过去 1 年中发生 2 次以上跌倒或 1 次创伤性跌倒即可认为是跌倒的高风险人群,1 次跌倒为中风险,没有跌倒为低风险。需注意的是,此量表最初是为家庭医生及康复医师制订的,仅用于初始阶段。对于卒中伴有重度偏瘫患者,即使患者既往没有跌倒史或对于平衡的担忧,由于的步态改变,康复专业医生也会立即将其归为跌倒的高风险人群。对于康复医师,临床检查及标准跌倒评估工具是更合适的跌倒预测工具。

尽管 STEADI 指南推荐使用起立行走试验(TUG)[144]评估跌倒风险,但是简易平衡评价测试系统(Mini-Balance Evaluation Systems Test, Mini-BES-Test)对于跌倒评估也表现出了高精确性[145]。

STEADI 指南另一项警告是关于补充用药。尽管 CDC STEADI 指南目前推荐补充维生素 D 和钙剂,近期研究显示补充钙剂并未增加益处(作为口服补充钙剂,并未改变基于性别和年龄的饮食钙摄入推荐量,1 000~1 200mg/d)。新的证据逐渐提示补充钙剂会造成副作用,如增加潜在房颤的风险,增加卒中及心肌梗死的危险[146-147]。美国预防医学工作组(US Preventive Services Task Force, USPSTF)仍推荐 65 岁以上、跌倒风险增加的居家人群补充维生素 D 预防跌倒[148],尽管报道对其有效性甚至安全性提出争议[跌倒及骨折增多,可能是由于大剂量维生素 D(如 50 000IU)减弱了维生素 D 受体的活性]。目前推荐维生素 D 摄入的每日剂量及单次剂量不超过 3 000IU/d,维生素 D 的目标值不超过 40~45ng/mL[149]。更多基于证据的跌倒预防措施可见表 84-2,表 84-3 和表 84-4。

表 84-2 跌倒预防的家庭评估

干预措施	人群	措施描述	实施者	需要进行的训练	时长	数据
VIP 程序	社区居住的>75岁人群,伴视力下降	家中的有害物品清单,讨论并获得必要的设备,后期随访	OT	半天至2天的训练课程	第1次家访:2h;第2次家访:45min(可调整)	跌倒减少了61%
由 OT 进行家访	社区居住的>65岁的女性	Westmead 居家安全评估量表,观察评估患者在家庭环境中的功能情况	OT	至少经过2年培训的OT	1h 家访,2周后的随访电话	未列出
跌倒家庭干预小组	社区居住的>65岁近期出院的患者(与跌倒无关)	当患者还在住院时由 OT 和护士或者 PT 家访,决定需要的设备,并且教会患者使用	OT+PT 或护士,社会工作者,秘书	未列出	患者住院时进行1~2次探访,1次家访(90min),患者回家后进行3次家访(共8h)	跌倒减少31%
居家环境评估和改造	社区居住的>70岁人群,最近1年有过跌倒	由 OT 使用 Westmead 居家安全评估量表进行评估,OT 观察患者的日常活动能力,进行记录并推荐设备	OT	半天培训课程	90~120min 家庭环境评估	跌倒减少46%

摘自 the CDC compendium of effective fall interventions:what works for community-dwelling older adults. 3rd ed. https://www.cdc.gov/homeandrecreationalsafety/falls/compendium.html。

表 84-3 以社区为中心的跌倒预防措施

措施	人群	目标	适用情境	干预	训练要求	时间	结局
保证安全,保持活动	>67岁的社区居住人群,伴下肢较弱,平衡能力差和/或反应慢	提高平衡能力、力量、反应速度和有氧活动能力	室内草坪、保龄球馆或运动俱乐部	理疗师评估跌倒风险,5~10min 热身,运动课程和10min 的休息。课程包括平衡和协调训练、强化训练、阻力带和有氧运动。患者居家治疗计划参照此内容	理疗师,6小时训练	37周,每周1次	跌倒的发生率降低了40%,跌倒相关损伤降低了33%
太极拳:活动已获得更好的平衡能力	>70岁的活动力差的社区居住人群	提高平衡能力和身体状态	高等级活动中心	24式太极拳,强调重心转移,姿势调整,协调运动和同步呼吸	经典杨式太极拳	26周,每周3节课,每节课1h,为保证成功,患者需要每周至少参加2次训练	与标准拉伸训练相比反复跌倒的风险下降了55%

摘自 the CDC compendium of effective fall interventions:what works for community-dwelling older adults. 3rd ed. https://www.cdc.gov/homeandrecreationalsafety/falls/compendium.html。

表 84-4 跌倒预防的药物干预

分组	人群	研究目标	适用情境	干预	研究所需	时间	结局
活性维生素D(骨化三醇)	社区居住女性(平均年龄72岁)	长期补充活性维生素D对于跌倒的效力	研究机构的研究中心	病史与体格检查。给予骨化三醇6个月,每日2次,0.25μg/次。患者在第6、12周和第6个月返回研究中心进行随访评估和额外补充。并指导患者服用骨化三醇3年。需要内分泌科医生负责监督,还需要1名内科医生开具骨化三醇的处方	研究协调员(学士学位),接受医生传授维生素D补充剂相关知识	每6个月随访评估45～60min	3年后服用活性维生素D的女性跌倒风险下降了3.8%
视觉研究(视觉干预策略,结合双焦点和长焦距眼镜)	>65岁的配戴多焦点眼镜的高风险社区居住人群	促使经常配戴多焦点眼镜的老年人在户外活动时使用单焦距眼镜	验光师的办公室	标准视力评估,开具单焦距眼镜,说明多焦点眼镜由于会扭曲人对于深度的认知,从而增加跌倒风险,建议行走和站立时配戴单焦距眼镜	研究助理或研究调查员(如没有则由验光师代替)进行教育或咨询	验光2次:第1次15～20min,第2次30min	规律参加的人跌倒风险下降了40%

摘自 the CDC compendium of effective fall interventions: what works for community-dwelling older adults. 3rd ed. https://www.cdc.gov/homeandrecreationalsafety/falls/compendium.html。

(王宁 译,陶诗聪 万春晓 校)

参考文献

1. Canale ST, Canale ST, Beaty J, et al. *Campbell's Operative Orthopaedics*. 12th ed. New York: Elsevier; 2013:2725–2775.
2. Johns Hopkins Geriatric Education Center Consortium, Mears S. *Fixing hip fractures*. Available at http://www.hopkinsmedicine.org/gec/series/fixing_hip_fractures. Accessed September 8, 2016.
3. Embden DV, Rhemrev SJ, Genelin F, Meylaerts SA, Roukema GR. The reliability of a simplified Garden classification for intracapsular hip fractures. *Orthop Traumatol Surg Res*. 2012;98:405–408.
4. Evans EM. The treatment of trochanteric fractures of the femur. *J Bone Jt Surg*. 1949;31:190–203.
5. Jensen JS. Classification of trochanteric fractures. *Actaorthop Scand*. 1980;51:803–810.
6. Beaupre LA, Jones CA, Saunders LD, Johnston DW, Buckingham J, Majumdar SR. Best practices for elderly hip fracture patients. *J Gen Intern Med*. 2005;20:1019–1025.
7. Agency for Healthcare Research and Quality. *Healthcare cost and utilization project (HCUP)*. 2012. Available at http://hcupnet.ahrq.gov. Accessed August 5, 2016.
8. Stevens JA, Rudd RA. The impact of decreasing U.S. hip fracture rates on future hip fracture estimates. *Osteoporosis Int*. 2013;24(10):2725–2728. doi:10.1007/s00198-013-2375-9.
9. Parkkari J, Kannus P, Palvanen M, et al. Majority of hip fractures occur as a result of a fall and impact on the greater trochanter of the femur: a prospective controlled hip fracture study with 206 consecutive patients. *Calcif Tissue Int*. 1999;65:183–187.
10. Hayes WC, Myers ER, Morris JN, Gerhart TN, Yett HS, Lipsitz LA. Impact near the hip dominates fracture risk in elderly nursing home residents who fall. *Calcif Tissue Int*. 1993;52:192–198.
11. Greenspan WL, Myers ER, Maitland LA, Kido TH, Krasnow MB, Hayes WC. Trochanteric bone mineral density is associate with type of hip fracture in the elderly. *Bone and Mineral*. 1994;9:1889–1894.
12. National Osteoporosis Foundation (NOF). *Clinician's guide to prevention and treatment of osteoporosis*. Available at www.nof.org/files/nof/public/content/file/344/upload/159.pdf. Accessed August 29, 2013.

13. Riggs BL, Khosla S, Melton LJ 3rd. A unitary model for involutional osteoporosis: estrogen deficiency causes both type I and type II osteoporosis in postmenopausal women and contributes to bone loss in aging men. *J Bone Miner Res*. 1998;13:763–773.
14. Robinson CM, Court-Brown CM, McQueen MM, Christie J. Hip fractures in adults younger than 50 years of age: epidemiology and results. *Clin Orthop Relat Res*. 1995;312:238–246.
15. Askin SR, Bryan R. Femoral neck fractures in young adults. *Clin Orthop Relat Res*. 1976;114:259–264.
16. Protzman RR, Burkhalter WE. Femoral-neck fractures in young adults. *J Bone Joint Surg Am*. 1976;58:689–695
17. Lauritzen JB, McNair PA, Lund B. Risk factors for hip fractures. A review. *Dan Med Bull*. 1993;40:479–485.
18. Cumming RG, Le Couteur DG. Benzodiazepines and risk of hip fractures in older people: a review of the evidence. *CNS Drugs*. 2003;17:825–837.
19. Dennis MS, Lo KM, McDowall M, West T. Fractures after stroke: frequency, types, and associations. *Stroke*. 2002;33: 728–734.
20. Centers for Medicare and Medicaid Services. *Accountable Care Organizations*. Available at https://www.cms.gov/Medicare/Medicare-Fee-for-Service-Payment/ACO/index.html?redirect=/ACO. Accessed September 13, 2016.
21. Centers for Medicare and Medicaid Services. *Bundled payments*. Available at https://innovation.cms.gov/initiatives/bundled-payments/. Accessed September 13, 2016.
22. American Hospital Association. *Bundled care payment*. Available at http://www.aha.org/content/16/issbrief-bundledpmt.pdf. Accessed September 13, 2016.
23. Centers for Medicare and Medicaid Services. *Media release database*. Available at https://www.cms.gov/Newsroom/MediaReleaseDatabase/Fact-sheets/2016-Fact-sheets-items/2016-07-25.html. Accessed September 13, 2016.
24. Sheehan KJ, Sobolev B, Guy P, et al. Constructing an episode of care from acute hospitalization records for studying effects of timing of hip fracture surgery. *J Orthop Res*. 2016;34:197–204.
25. Butler M, Forte ML, Joglekar SB, Swiontkowski MF, Kane RL. Evidence summary: systematic review of surgical treatments for geriatric hip fractures. *J Bone Joint Surg Am*. 2011;93:1104–1115.
26. Pauyo T, Drager J, Albers A, Harvey EJ. Management of femoral neck fractures in the young patient: a critical analysis review. *World J Orthop*. 2014;5:204–217.
27. Richmond J, Aharonoff GB, Zuckerman JD, Koval KJ. Mortality risk after hip fracture. *J Orthop Trauma*. 2003;17: S2–5.
28. Leibson CL, Tosteson AN, Gabriel SE, Ransom JE, Melton LJ. Mortality, disability, and nursing home use for persons with and without hip fracture: a population-based study. *J Am Geriatrics Soc*. 2002;50:1644–1650.
29. Roche JJW, Wenn RT, Sahota O, Moran CG. Effect of comorbidities and postoperative complications on mortality after hip fracture in elderly people: prospective observational cohort study. *BMJ*. 2005;331:1374.
30. Endo Y, Aharonoff GB, Zuckerman JD, Egol KA, Koval KJ. Gender differences in patients with hip fracture: a greater risk of morbidity and mortality in men. *J Orthop Trauma*. 2005;19:29–35.
31. Marks R, Allegrante JP, Ronald MacKenzie C, Lane JM. Hip fractures among the elderly: causes, consequences and control. *Ageing Res Rev*. 2003;2:57–93.
32. Farahmand BY, Michaëlsson K, Ahlbom A, Ljunghall S, Baron JA; Swedish Hip Fracture Study Group. Survival after hip fracture. *Osteoporos Int*. 2005;16:1583–1590.
33. Koval KJ, Skovron ML, Aharonoff GB, Zuckerman JD. Predictors of functional recovery after hip fracture in the elderly. *Clin Orthop Relat Res*. 1998;348:22–28.
34. Koval KJ, Skovron ML, Aharonoff GB, Meadows SE, Zuckerman JD. Ambulatory ability after hip fracture. A prospective study in geriatric patients. *Clin Orthop Relat Res*. 1995;310:150–159.
35. Cooper C. The crippling consequences of fractures and their impact on quality of life. *Am J Med*. 1997;103(A): 12S–19S.
36. Chrischilles EA, Butler CD, Davis CS, Wallace RB. A model of lifetime osteoporosis impact. *Arch Intern Med*. 1991;151:2026–2032.
37. Jaglal SB, Sherry PG, Schatzker J. The impact and consequences of hip fracture in Ontario. *Can J Surg*. 1996;39: 105–111.
38. Medicare, Medicaid, and State Children's Health Insurance Program (SCHIP) Extension Act of 2007 (Public Law 110-173).
39. Herrick C, Steger-May K, Sinacore DR, Brown M, Schechtman KB, Binder EF. Persistent pain in frail older adults after hip fracture repair. *J Am Geriatr Soc*. 2004;52:2062–2068.
40. Morrison RS, Magaziner J, McLaughlin MA, et al. The impact of post-operative pain on outcomes following hip fracture. *Pain*. 2003;103:303–311.
41. Morrison RS, Flanagan S, Fischberg D, Cintron A, Siu AL. A novel interdisciplinary analgesic program reduces pain and improves function in older adults after orthopedic surgery. *J Am Geriatr Soc*. 2009;57:1–10.
42. Platzer P, Thalhammer G, Wozasek GE, Vécsei V. Femoral shortening after surgical treatment of trochanteric fractures in nongeriatric patients. *J Trauma*. 2008;64:982–989.
43. Herscovici D Jr, Scaduto JM. Assessing leg length after fixation of comminuted femur fractures. *Clin Orthop Relat Res*. 2014;472(9):2745–2750.
44. Stevens JA, Corso PS, Finkelstein EA, et al. The costs of fatal and non-fatal falls among older adults. *Inj Prev*. 2006;12:290–295.
45. Gillespie WJ, Walenkamp GH. Antibiotic prophylaxis for surgery for proximal femoral and other closed long bone fractures. *Cochrane Database Syst Rev*. 2010;(3):CD000244.
46. Edwards C, Counsell A, Boulton C, Moran CG. Early infection after hip fracture surgery: risk factors, costs and outcome. *J Bone Joint Surg Br*. 2008;90:770–777.
47. Dellamonica P, Etesse-Carsenti H, Bernard E, Mondain V, Durant J, Argenson C. Pefloxacin in the treatment of bone infections associated with foreign material. *J Antimicrob Chemother*. 1990;26(B):199–205.
48. Waldvogel FA, Medoff G, Swartz MN. Review osteomyelitis: a review of clinical features, therapeutic considerations and unusual aspects. *N Engl J Med*. 1970;282: 198–206.
49. Court-Brown CM, Keating JF, McQueen MM. Infection after intramedullary nailing of the tibia: incidence and protocol for management. *J Bone Joint Surg Br*. 1992;74:770–774.
50. Fears RL, Gleis GE, Seligson D. Diagnosis and treatment of complications. In: Browner BD, Jupiter JB, Levine AM, Trafton PG, eds. *Skeletal Trauma*. 2nd ed. Philadelphia, PA: WB Saunders Co; 1998.
51. Hofmann GO, Bar T, Buhren V. The osteosynthesis implant and early postoperative infection: healing with or without the removal of the material. *Chirurg*. 1997;68: 1175–1180.

52. Worlock P, Slack R, Harvey L, Mawhinney R. An experimental model of post-traumatic osteomyelitis in rabbits. *Br J Exp Pathol*. 1988;69:235–244.
53. Worlock P, Slack R, Harvey L, Mawhinney R. The prevention of infection in open fractures: an experimental study of the effect of fracture stability. *Injury*. 1994;25:31–38.
54. Toms AD, Davidson D, Masri BA, Duncan CP. The management of peri-prosthetic infection in total joint arthroplasty. *J Bone Joint Surg Br*. 2006;88:149–155.
55. American Academy of Orthopedic Surgeons. *The diagnosis of periprosthetic joint infections of the hip and knee. Guideline and evidence report*. Available at http://www.aaos.org/research/guidelines/PJIguideline.pdf. Accessed September 23, 2016.
56. Tinetti ME, Kumar C. The patient who falls: "it's always a trade-off." *JAMA*. 2010;303(3):258–266.
57. Koval KJ, Friend KD, Aharonoff GB, Zukerman JD. Weight bearing after hip fracture: a prospective series of 596 geriatric hip fracture patients. *J Orthop Trauma*. 1996;10:526–530.
58. Siebens HC, Sharkey P, Aronow HU, et al. Outcomes and weight-bearing status during rehabilitation after arthroplasty for hip fractures. *PM&R*. 2012;4:548–555.
59. Bhatti N, et al. *Hip Fracture Treatment & Management*. Available at http://emedicine.medscape.com/article/87043-treatment. Accessed September 23, 2016.
60. Wheeless' Textbook of Orthopedics. *Hip hemiarthroplasty*. Available at http://www.wheelessonline.com/ortho/hemiarthroplasty_of_the_hip. Accessed September 23, 2016.
61. Wheeless' Textbook of Orthopedics. *THA dislocation*. Available at http://www.wheelessonline.com/ortho/dislocation_of_tha. Accessed September 23, 2016.
62. Cobb TK, Morrey BF, Ilstrup DM. The elevated-rim acetabular liner in total hip arthroplasty: relationship to postoperative dislocation. *J Bone Joint Surg Am*. 1996;78:80–86.
63. Wetters NG, Murray TG, Moric M, Sporer SM, Paprosky WG, Della Valle CJ. Risk factors for dislocation after revision total hip arthroplasty. *Clin Orthop Relat Res*. 2013;471(2):410–416. doi:10.1007/s11999-012-2561-7.
64. Wheeless' Textbook of Orthopedics. *Hip fracture dislocations*. Available at http://www.wheelessonline.com/ortho/fracture_dislocations_of_the_hip. Accessed September 23, 2016.
65. Jiang D, Yu X, An H, Liang Y, Liang A. Hip and pelvic fractures and sciatic nerve injury. *Chin J Traumatol*. 2002;5(6):333–337.
66. Harrison T, et al. Femoral nerve injury due to an open subtrochanteric hip fracture—the importance of early detection and implication for rehabilitation. *Int J Case Rep Med*. 2013:172885.
67. Tipton JS. Obturator neuropathy. *Curr Rev Musculoskelet Med*. 2008;1:234–237.
68. Vermeiren J, Brabants K, Van Hoye M. Paralysis of the peroneal nerve following hip fracture treatment. *Acta Orthop Belg*. 1995;61(2):61122–61125.
69. Snook GA, Chrisman OD, Wilson TC. Thromboembolism after surgical treatment of hip fractures. *Clin Orthop Relat Res*. 1981;155:21–24.
70. Rogers PH, Walsh PN, Marder VJ, et al. Controlled trial of low-dose heparin and sulfinpyrazone to prevent venous thromboembolism after operation on the hip. *J Bone Joint Surg Am*. 1978;60:758–762.
71. Agnelli G, Cosmi B, Di Filippo P, et al. A randomised, double-blind, placebo-controlled trial of dermatan sulphate for prevention of deep vein thrombosis in hip fracture. *Thromb Haemost*. 1992; 67:203–208.
72. Lowe GD, Campbell AF, Meek DR, Forbes CD, Prentice CR. Subcutaneous ancrod in prevention of deep-vein thrombosis after operation for fractured neck of femur. *Lancet*. 1978;2:698–700.
73. Powers PJ, Gent M, Jay RM, et al. A randomized trial of less intense postoperative warfarin or aspirin therapy in the prevention of venous thromboembolism after surgery for fractured hip. *Arch Intern Med*. 1989;149:771–774.
74. Geerts WH, Pineo GF, Heit JA, et al. Prevention of venous thromboembolism: the Seventh ACCP Conference on Antithrombotic and Thrombolytic Therapy. *Chest*. 2004;126(3): 338S–400S.
75. Rosencher N, Vielpeau C, Emmerich J, Fagnani F, Samama CM; ESCORTE group. Venous thromboembolism and mortality after hip fracture surgery: the ESCORTE study. *J Thromb Haemost*. 2005;3:2006–2014.
76. Munin MC, Seligman K, Dew MA, et al. Effect of rehabilitation site on functional recovery after hip fracture *Arch Phys Med Rehabil*. 2005;86:367–372.
77. Kane RL, Chen Q, Finch M, Blewett L, Burns R, Moskowitz M. Functional outcomes of posthospital care for stroke and hip fracture patients under Medicare. *J Am Geriatr Soc*. 1998;46:1525–1533.
78. Mallinson T, Deutsch A, Bateman J, et al. Comparison of discharge functional status after rehabilitation in skilled nursing, home health, and medical rehabilitation settings for patients after hip fracture repair. *Arch Phys Med Rehabil*. 2014;95:209–217.
79. Herbold JA, Bonistall K, Walsh MB. Rehabilitation following total knee replacement, total hip replacement, and hip fracture: a case-controlled comparison. *J Geriatr Phys Ther*. 2011;34:155–160.
80. Riggs RV, Roberts PS, Aronow H, Younan T. Joint replacement and hip fracture readmission rates: impact of discharge destination. *PM&R*. 2010;2:806–810.
81. Boockvar KS, Halm EA, Litke A, et al. Hospital readmissions after hospital discharge for hip fracture: surgical and nonsurgical causes and effect on outcomes. *J Am Geriatr Soc*. 2003;51:399–403.
82. Dubljanin-Raspopović E, Marković-Denić L, Marinković J, Nedeljković U, Bumbaširević M. Does early functional outcome predict 1-year mortality in elderly patients with hip fracture? *Clin Orthop Relat Res*. 2013;471:2703–2710.
83. Petrella RJ, Payne M, Myers A, Overend T, Chesworth B. Physical function and fear of falling after hip fracture rehabilitation in the elderly. *Am J Phys Med Rehabil*. 2000;79:154–160.
84. Magaziner J, Hawkes W, Hebel JR, et al. Recovery from hip fracture in eight areas of function. *J Gerontol A Biol Sci Med Sci*. 2000;55(9):M498–M507.
85. Sherrington C, Lord SR. Home exercise to improve strength and walking velocity after hip fracture: a randomized controlled trial. *Arch Phys Med Rehabil*. 1997;78:208–212.
86. Marcantonio ER, Flacker JM, Wright RJ, Resnick NM. Reducing delirium after hip fracture: a randomized trial. *J Am Geriatr Soc*. 2001;49:516–522.
87. Pedersen SJ, Borgbjerg FM, Schousboe B, et al. Hip Fracture Group of Bispebjerg Hospital. A comprehensive hip fracture program reduces complication rates and mortality. *J Am Geriatr Soc*. 2008;56:1831–1838.
88. Lenze EJ, Skidmore ER, Dew MA, et al. Does depression, apathy or cognitive impairment reduce the benefit of inpatient rehabilitation facilities for elderly hip fracture patients? *Gen Hosp Psychiatry*. 2007;29:141–146.

89. Huusko TM, Karppi P, Avikainen V, Kautiainen H, Sulkava R. Randomised, clinically controlled trial of intensive geriatric rehabilitation in patients with hip fracture: subgroup analysis of patients with dementia. *BMJ*. 2000;321:1107–1111.
90. Ogden CL, Carroll MD, Curtin LR, McDowell MA, Tabak CJ, Flegal KM. Prevalence of overweight and obesity in the United States, 1999–2004. *JAMA*. 2006;295:1549–1555.
91. McKee MD, Waddell JP. Intramedullary nailing of femoral fractures in morbidly obese patients. *J Trauma*. 1994;36:208–210.
92. Baldwin KD, Matuszewski PE, Namdari S, Esterhai JL, Mehta S. Does morbid obesity negatively affect the hospital course of patients undergoing treatment of closed, lower-extremity diaphyseal long-bone fractures? *Orthopedics*. 2011;34:18.
93. Janghorbani M, Feskanich D, Willett WC, Hu F. Prospective study of diabetes and risk of hip fracture: the Nurses' Health Study. *Diabetes Care*. 2006;29:1573–1578.
94. Baker PN, Salar O, Ollivere BJ, et al. Evolution of the hip fracture population: time to consider the future? A retrospective observational analysis. *BMJ Open*. 2014;4: e004405.
95. Dubey A, Aharonoff GB, Zuckerman JD, Koval KJ. The effects of diabetes on outcome after hip fracture. *Bull Hosp Jt Dis*. 2000;59:94–98.
96. Kramer AM, Steiner JF, Schlenker RE, et al. Outcomes and costs after hip fracture and stroke. A comparison of rehabilitation settings. *JAMA*. 1997;277:396–404.
97. Johansen I, Lindbak M, Stanghelle JK, Brekke M. Independence, institutionalization, death and treatment costs 18 months after rehabilitation of older people in two different primary health care settings. *BMC Health Serv Res*. 2012;12:400.
98. LeBlanc KE, Muncie HL Jr, LeBlanc LL. Hip fracture: diagnosis, treatment, and secondary prevention. *Am Fam Physician*. 2014;89:945–951.
99. Tromp AM, Pluijm SM, Smit JH, Deeg DJ, Bouter LM, Lips P. Fall-risk screening test: a prospective study on predictors for falls in community dwelling elderly. *J Clin Epidemiol*. 2001;54:837–844.
100. Keene GS, Parker MJ, Pryor GA. Mortality and morbidity after hip fractures. *BMJ*. 1993; 307:1248.
101. Seyedi HR, Mahdian M, Khosravi G, et al. Prediction of mortality in hip fracture patients: role of routine blood tests. *Arch Bone Jt Surg*. 2015;3(1):51–55.
102. Cooper C, Atkinson EJ, Jacobsen SJ, et al. Population-based study of survival after osteoporotic fractures. *Am J Epidemiol*. 1993;137:1001.
103. Riggs BL, Melton LJ. The worldwide problem of osteoporosis: insights afforded by epidemiology. *Bone*. 1995;17:505S.
104. Kannus P, Parkkari J, Niemi S, Palvanen M. Epidemiology of osteoporotic ankle fractures in elderly persons in Finland. *Ann Intern Med*. 1996;125:975.
105. Faul M, Xu L, Wald MM, Coronado VG. *Traumatic Brain Injury in the United States: Emergency Department Visits, Hospitalizations, and Deaths*. Atlanta, GA: Centers for Disease Control and Prevention, National Center for Injury Prevention and Control; 2010; see also, endnotes 109 and 110.
106. Centers for Disease Control and Prevention (CDC), National Center for Injury Prevention and Control. *Report to Congress on Mild Traumatic Brain Injury in the United States: Steps to Prevent a Serious Public Health Problem*. Atlanta, GA: Centers for Disease Control and Prevention; 2003.
107. Centers for Disease Control and Prevention. Nonfatal traumatic brain injuries related to sports and recreation activities among persons aged ≤ 19 Years—United States, 2001–2009. *MMWR*. 2011;60(39):1337–1342.
108. Cheng P, Lin H, Lee Y, Hsu C, Lee C, Su Y. Higher mortality rates among the elderly with mild traumatic brain injury: a nationwide cohort study. *Scand J Trauma Resusc Emerg Med*. 2014;22:7.
109. Herou E, Romner B, Tomasevic G. Acute traumatic brain injury: mortality in the elderly. *World Neurosurgery*. 2015;86:996–1001.
110. Scheffer AC, Schuurmans MJ, van Dijk N, et al. Fear of falling: measurement strategy, prevalence, risk factors and consequences among older persons. *Age Ageing*. 2008;37:19–24.
111. Lim JY, Jung SH, Kim WS, Paik NJ. Incidence and risk factors of poststroke falls after discharge from inpatient rehabilitation. *PMR*. 2012;4:945–953.
112. Sherrington C, Lord SR, Close JC, et al. A simple tool predicted probability of falling after aged care inpatient rehabilitation. *J Clin Epidemiol*. 2011;64:779–786.
113. Mahoney JE, Palta M, Johnson J, et al. Temporal association between hospitalization and rate of falls after discharge. *Arch Intern Med*. 2000;160(18):2788–2795.
114. Thompson HJ, McCormick WC, Kagan SH. Traumatic brain injury in older adults: epidemiology, outcomes, and future implications. *J Am Geriatr Soc*. 2006;54(10):1590–1595.
115. Muir SW, Gopaul K, Montero Odasso MM. Dementia—the role of cognitive impairment in fall risk among older adults: a systematic review and meta-analysis. *Age Ageing*. 2012;41(3):299–308.
116. Allen NE, Schwarzel AK, Canning CG. Recurrent falls in Parkinson's Disease: a systematic review Parkinson's Disease. *Parkinson's Dis*. 2013;2013:906274.
117. Schrag A, Choudhury M, Kaski D, Gallagher D. Why do patients with Parkinson's disease fall? A cross-sectional analysis of possible causes of falls. *NPJ Parkinson's Disease*. 2015;1:15011.
118. Brotherton SS, Krause JS, Nietert PJ. Falls in individuals with incomplete spinal cord injury. *Spinal Cord*. 2007;45(1):37–40.
119. Ashburn A, Hyndman D, Pickering R, Yardley L, Harris S. Predicting people with stroke at risk of falls. *Age Ageing*. 2008;37(3):270–276.
120. Mazumder R, Murchison C, Bourdette D, Cameron M. Falls in people with multiple sclerosis compared with falls in healthy controls. *PLoS ONE*. 2014;9(9):e107620.
121. Stubbs B, Stubbs J, Gnanaraj SD, Soundy A. Falls in older adults with major depressive disorder (MDD): a systematic review and exploratory meta-analysis of prospective studies. *Int Psychogeriatr*. 2016;28(1):23–29.
122. Liu BA, Topper AK, Reeves RA. Falls among older people: relationship to medication use and orthostatic hypotension. *J Am Geriatr Soc*. 1995;43(10):1141–1145.
123. Menant JC, Wong AK, Trollor JN, Close JC, Lord SR. Depressive symptoms and orthostatic hypotension are risk factors for unexplained falls in community-living older people. *J Am Geriatr Soc*. 2016;64(5):1073–1078.
124. Shumway-Cook A, Ciol MA, Gruber W, Robinson C. Incidence of and risk factors for falls following hip fracture in community-dwelling older adults. *Phys Ther*. 2005;85(7):648–655.

125. Ng CT, Tan MP. Osteoarthritis and falls in the older person. *Age Ageing*. 2013;42(5):561–566.
126. Matsumoto H, Okuno M, Nakamura T, Yamamoto K, Osaki M, Hagino H. Incidence and risk factors for falling in patients after total knee arthroplasty compared to healthy elderly individuals. *Yonago Acta Med*. 2014;57(4):137–145.
127. Miller WC, Speechley M, Deathe B. The prevalence and risk factors of falling and fear of falling among lower extremity amputees. *Arch Phys Med Rehabil*. 2001;82(8):1031–1037.
128. Landi F, Liperoti R, Russo A, et al. Sarcopenia as a risk factor for falls in elderly individuals: Results from the ilSIRENTE study. *Clin Nutr*. 2012;31(5):652–658.
129. Yu SCY, Khow KSF, Jadczak AD, Visvanathan R. Clinical screening tools for sarcopenia and its management. *Curr Gerontol Geriatr Res*. 2016;5978523.
130. Kojima G. Frailty as a predictor of future falls among community-dwelling older people: a systematic review and meta-analysis. *J Am Med Dir Assoc*. 2015;16(12): 1027–1033.
131. Whitney SL, Alghwiri A, Alghadir A. Physical therapy for persons with vestibular disorders. *Curr Op Neurol*. 2015;28(1):61–68.
132. Hewston P, Deshpande N. Falls and balance impairments in older adults with type 2 diabetes: thinking beyond diabetic peripheral neuropathy. *Can J Diabetes*. 2016;40(1): 6–9.
133. Karani MV, Haddad Y, Lee R. The role of pharmacists in preventing falls among America's older adults. *Front Public Health*. 2016;4:250.
134. Maher R, Hanlon J, Hajjar E. Clinical consequences of polypharmacy in elderly. *Expert Opin Drug Saf*. 2014;13(1). doi:10.1517/14740338.2013.827660.
135. Porto EF, Castro AA, Schmidt VG, et al. Postural control in chronic obstructive pulmonary disease: a systematic review. *Int J Chron Obstruct Pulmon Dis*. 2015;10: 1233–1239.
136. Oliveira CC, Lee A, Granger CL, Miller KJ, Irving LB, Denehy L. Postural control and fear of falling assessment in people with chronic obstructive pulmonary disease: a systematic review of instruments, international classification of functioning, disability and health linkage, and measurement properties. *Arch Phys Med Rehabil*. 2013;94(9):1784–1799.
137. Roig M, Eng JJ, MacIntyre DL, et al. Falls in people chronic obstructive pulmonary disease: an observational cohort study. *Respir Med*. 2011;105(3):461–469.
138. Gangavati A, Hajjar I, Quach L, et al. Hypertension, Orthostatic hypotension, and the risk of falls in a community-dwelling elderly population: the maintenance of balance, independent living, intellect, and zest in the elderly of Boston study. *J Am Geriatr Soc*. 2011;59(3):383–389.
139. Solbiati M, Sheldon R, Seifer C. Managing syncope in the elderly: the not so simple faint in aging patients. *Can J Cardiol*. 2016;32(9):1124–1131.
140. Soliman Y, Meyer R, Baum N. Urinary: falls in the elderly secondary to urinary. *Rev Urol*. 2016;18(1):28–32.
141. Chiarelli PE, Mackenzie LA, Osmotherly PG. Urinary incontinence is associated with an increase in falls: a systematic review. *Aust J Physiother*. 2009;55:89–95.
142. Noguchi N, Chan L, Cumming RG, Blyth FM, Naganathan V. A systematic review of the association between lower urinary tract symptoms and falls, injuries, and fractures in community-dwelling older men. *Aging Male*. 2016;19(3):168–174.
143. Center of Disease Control (CDC). *Stopping elderly accidents, deaths and injuries*. Available at http://www.cdc.gov/steadi/index.html. Accessed January 19, 2017.
144. Podsiadlo D, Richardson S. The timed 'Up & Go': a test of basic functional mobility for frail elderly persons. *J Am Geriatr Soc*. 1991;39(2):142–148.
145. Yingyongyudha A, Saengsirisuwan V, Panichaporn W, Boonsinsukh R. The mini-balance evaluation systems test (Mini-BESTest) demonstrates higher accuracy in identifying older adult participants with history of falls than do the BESTest, Berg Balance Scale, or Timed Up and Go Test. *J Geriatr Phys Ther*. 2016;39(2):64–70.
146. Bolland MJ, Leung W, Tai V, Bastin S, Gamble GD. Calcium intake and risk of fracture: systematic review. *BMJ*. 2015;351:h4580.
147. Thiele I, Linseisen J, Meisinger C, et al. Associations between calcium and vitamin D supplement use as well as their serum concentrations and subclinical cardiovascular disease phenotypes. *Atherosclerosis*. 2015;241: 743–751
148. US Preventative Task Service Task Force. *Fall prevention in older adults*. Available at https://www.uspreventiveservicestaskforce.org/Page/Document/UpdateSummaryFinal/falls-prevention-in-older-adults-counseling-and-preventive-medication. Accessed September 20, 2016.
149. Gallagher JC. Vitamin D and falls—the dosage conundrum. *Nat Rev Endocrinol*. 2016;12(11):680–684.

第 85 章　失能患者的性功能障碍

Vijita Patel and Kelly M. Scott

引言

性是人类的基本本能，尽管失能患者由于身体疾患导致性功能障碍，也不会改变这种本能。医生的职责是确保包括失能患者在内的所有性功能障碍患者都能得到正确的评估、诊断和治疗，以提高他们的生活质量。

记录性生活史

与所有患者面诊一样，医生保持对患者合适的态度尤为重要，尤其是对于这个敏感的话题。医生应该得体地对性功能障碍患者进行问诊。与患者开始讨论时可以考虑使用“允许”“PLISSIT”或“更好”模式[1,2]。初步评估从主诉开始，主要针对患者性功能特定改变引发的痛苦。随后，问诊内容转向目前性功能障碍病史，包括相关性接触史信息——是性伴侣还是手淫、频率和时间等。如果是特定的或普遍性的，则需询问其是如何影响患者的生活质量、之前使用过的治疗方法或服用药物(表 85-1)。

表 85-1　获得有用的性生活史的关键要素

确保保密，不带偏见
提醒患者为什么这些信息与临床相关
问题要具体细致并使用非医学术语
询问性传播疾病及其预防和性风险行为，包括性行为类型、使用避孕套以及伴侣的数量和类型
不根据患者特征做出假设
探索使个人面临风险增加的情况(如酒精或其他药物使用)，并共同制定具体的风险降低计划
使用直接的问题，例如：“你是与男人、女人发生性关系，还是两者都有?”；“在过去的 2 个月，过去 1 年里，你有多少伴侣”；以及“你如何保护自己免受性传播疾病的影响?”

经允许摘自 Klausner JD. Chapter 31. The Sexual History. In：Klausner JD，Hook EW，III. eds. CURRENT Diagnosis & Treatment of Sexually Transmitted Diseases New York，NY：McGraw-Hill；2007。

其他信息包括患者的性伴侣，如果患者同意，可以填写简易性症状自我报告清单[1]。有关患者性生活史的信息还有关于性功能障碍的背景信息，包括初次性体验的年龄、性行为的类型、性行为的频率、性传播疾病史、安全性行为以及采用的节育方法。当获得既往史后，重要的是直接询问可能与性功能障碍有关的医疗状况，包括但不限于心血管疾病、高脂血症、高血压、糖尿病、癌症、神经系统疾病、内分泌缺陷、精神病、男性前列腺肥大、女性妇科疾病或月经等问题。询问既往手术史、家族史、药物滥用史、社会心理史和药物史也很重要，还应特别解决患者主要生活压力来源、人际关系动态、虐待/受虐史、性创伤和家庭暴力等问题。

体格检查

体格检查时，应特别注意帮助引导医生找出可能的病因。因此，全面评估生殖器官、神经系统、心血管系统、内分泌系统和肌肉骨骼系统，以及标准的体格检查很重要。男性生殖器检查涉及对阴茎、睾丸和直肠的评估。评估阴茎时，应评估阴茎损伤的情况、尿道位置和纤维斑块(提示佩伦涅病)。检查睾丸时，应评估其位置、大小、病变和有无肿块。检查直肠时，对盆底肌的柔韧性和力量、括约肌的张力以及前列腺情况也要进行评估。女性生殖器检查包括盆腔和直肠检查。

应该意识到，慢性性交痛女性患者进行盆腔检查时，面临更多生理和心理上的困难。盆底检查从外生殖器开始，可发现导致性功能障碍的可能病因，例如会阴侧切术或分娩时留下的瘢痕或阴道狭窄、周围皮肤病变、外阴炎症或萎缩。阴道内部检查包括评估插入阻力，肛提肌和闭孔内肌有无压痛，盆底肌功能(强度、协调性和张力)，是否存在盆腔脏器脱垂、子宫或附件压痛或肿块。

直肠检查可用于评估肛门括约肌张力、盆底肌功能和柔韧性。所有患者均需彻底检查有无性传播疾病(STD)或被感染的迹象(皮疹、分泌物和溃疡)。神经系统检查包括评估患者精神状态、肌张力、协调性、运动功能检查、感觉功能检查(轻触、针刺和本体感觉)和反射(肢体反射、肛门反射和球海绵体反射)。T11～L2 和 S2～S5 皮节的感觉尤为重要，因为它代表交感和副交感神经的传出通道。如检查时发现患者肥胖、周围脉搏减弱、高血压和下肢水肿可提示心血管疾病。甲状腺肿大和男性乳房发育可能是内分泌系统病变的征兆。肌肉骨骼系统的评估包括髋、膝、肩和手等关节的活动范围。需要注意的是，性功能障碍患者的体格检查可以是正常的。

诊断评估

与所有诊断评估一样，对性功能障碍患者进行评估时，在进行昂贵而复杂的检查之前，必须评估这些检查是否会改变治疗计划或结果。性功能障碍患者完整的实验室检查应从最基本的血细胞计数、血生化、空腹血糖、空腹血脂开始，然后可以根据病史和体格检查将检测范围扩大到甲状腺功能、血清游离睾酮、催乳素、前列腺特异性抗原、女性阴道湿涂片和/或筛查淋病、衣原体和人类免疫缺陷病毒。如果女性患者子宫或附件异常，可用盆腔超声进行评估。评估男性性功能障碍的特殊检查包括阴茎彩超检查和/或夜间阴茎肿胀监测。很少使用侵入性的方法，如动脉造影术、药物性化学假体压力测定、阴茎海绵体造影(PHCAS 或 PHCAG)和电生理检查。如果病因可疑及改变治疗计划时可以选用以上侵入性的检查方法，如勃起功能障碍(ED)患者手术选择时。如果根据病史和身体状况怀疑血管性 ED，则可以考虑阴茎彩超。这些检查也可以用来排除心因性 ED。如果在夜间阴茎肿胀监测中发现 ED 患者可以勃起，那么很可能是心因性的而不是器质性的。

性功能障碍的分类

诊断性功能障碍，患者障碍的表现必须在 75%～100% 的时间内出现，持续 6 个月或更长时间，且其他诊断无法解释，给患者带来极大的困扰[基于诊断和统计手册，第五版(DSM-5)标准][3]。诊断药物滥用或药物相关的性功能障碍，与之相反，除了时间要求，还需要症状的发作与药物使用相关。DSM-5 标准有助于将每种性功能障碍的诊断进一步细分为男性和女性，以及不同的亚型，例如终身性与习得性、通用性与情境性[3]。表 85-2 和表 85-3 列出了 DSM-5 中不同类型性功能障碍的定义和患病率[3]。

表 85-2　男性性功能障碍

类别	男性低性欲障碍	早泄(早期)	延迟射精	勃起障碍/功能障碍(ED)
定义	持续或反复性缺乏或缺乏性想法/性/幻想和性活动欲望	阴道内插入后约 1 分钟或更短时间内持续或反复射精	尽管有充分的刺激和欲望，但持续性或反复性不希望的延迟射精、不频繁的射精或没有射精	存在以下至少一项： • 难以获得勃起 • 难以维持勃起直到完成性活动 • 勃起刚性降低
流行	流行率从 0 到 15%[4]	严格基于阴道内射精潜伏时间(IELT)的流行率为 1%～3%，基于自我报告的流行率为 30%[5,6]	流行率从 0.15% 到 11%[7]	ED 的估计流行率从 5% 到 52%[4]

表 85-3　女性性功能障碍

类别	女性性兴趣/或唤醒障碍	女性性高潮障碍	生殖器骨盆疼痛/插入障碍
定义	减少或缺少以下至少三个： • 性活动兴趣 • 性想法或性幻想 • 性活动的启动或接受性 • 性兴奋或性交时的快感 • 性兴趣或内部性唤醒反应/外部性唤醒反应或情色暗示 • 性交期间的生殖器/非生殖器感觉 包括以前对女性低性欲障碍和女性性唤起障碍的诊断	尽管自我报告了高的性唤起或性兴奋，但任何类型的刺激下性高潮都存在持续性或反复性延迟、性高潮不频繁或没有性高潮，或性高潮感觉的强度明显减弱	持续性或反复性阴道插入困难；阴道性交或其他插入尝试时生殖器骨盆疼痛；在阴道插入期间对生殖器骨盆疼痛的恐惧或焦虑；和/或尝试阴道插入时盆底张力增加。包括以前对性交困难和阴道痉挛的诊断
流行	据报道，女性低活性性欲障碍和女性性唤起障碍的患病率分别为 24%～43% 和 6%～21%[4,8]	流行率从 4% 到 42% 不等[4]	据报道，性交困难和阴道疼痛的患病率分别为 3%～18% 和 1%～6%[4,9]

失能患者的性功能障碍

性功能可能同时受许多因素影响。因此，在评估患者的性功能障碍时，应考虑原发疾病的病理生理改变、继发性身体限制/疾病过程的间接影响、社会心理影响、共存疾病以及药物相关因素。以下将讨论在特定疾病状态下的性功能障碍。

脑卒中

脑卒中后的性功能障碍可能是由于脑卒中本身的并发症（偏瘫、单侧忽略、偏盲、神经源性直肠、神经源性膀胱以及痉挛状态）引起的，或者可能与并发症、药物或社会心理因素有关[10]。总之，脑卒中后性生活频率和性冲动都有所下降，有趣的是，脑卒中患者的配偶有性冲动、性活动和性欲的下降[11]。脑卒中后，40%～50% 的男性经历勃起或射精障碍，50% 的女性经历阴道润滑减少，20%～30% 的女性经历性高潮下降[11]。然而，据报道，10% 脑卒中患者性欲增加，这通常与颞叶病变或丘脑底或双侧丘脑梗死有关[12]。

脊髓损伤

一般来说，脊髓损伤（SCI）后，无论男女，性生活频率和满意度均会下降。然而，这并不意味着每一个 SCI 都会导致同样的性功能变化。每一个 SCI 患者必须单独评估，因为脊髓损伤程度和保留神经的完整性决定了性功能障碍的类型。反射性勃起依赖于骶副交感神经反射的完整保留，而心因性勃起和射精依赖于胸腰交感神经传出通路的保存完好。因此，保留骶副交感神经反射的上运动神经元（UMN）的 SCI，反射性勃起大多未受影响。然而，保留胸腰交感神经反射的下运动神经元（LMN）的 SCI 导致的心因性勃起和射精多半是完好的。Bors 和 Comarr[13] 对男性 SCI 患者勃起和性高潮障碍患病率的研究结果见表 85-4。

表 85-4　能够勃起和射精或者高潮的 SCI 男性百分比

	反射性勃起	生理性勃起	射精	性高潮
完整的上运动神经元	93%	0	4%	38%～50%
不完整的上运动神经元	99%	19%	32%	78%～84%
完整的下运动神经元	0%	26%	18%	0
不完整的下运动神经元	90%		70%	–

同样，对于脊髓损伤的女性，反射性润滑可能取决于骶副交感神经反射的完整保留。心因性润滑也主要依赖完整的胸腰椎交感神经反射，可通过 T11～L2 皮节的感觉保留来判断[14]。因此，在 UMN 完全损伤的女性患者中，存在反射性润滑，而心因性润滑丧失。关于性高潮，尽管总体上有 44%～54% 的女

性SCI患者能够达到性高潮，但影响S3～S5皮节的LMN损伤女性患者达到性高潮的可能性较小[14]。

SCI男性患者射精能力下降，精液质量下降（精子活力降低、线粒体活性降低、精子DNA碎片增多），因此生育能力通常会受损[15]。对女性患者来说，生育能力取决于月经。即使受伤初期生育能力会受损，但在月经恢复约5个月后，生育能力基本达到正常水平[16]。

颅脑外伤

颅脑外伤（TBI）后的性功能障碍可能直接归因于脑组织的损伤，也可能与抑郁、健康状况、生活质量、自卑、焦虑或个人性吸引力的下降有关[10]。鉴于TBI的类型和严重程度各异，TBI性功能障碍患病率差异很大（4%～71%）[17]。但是，损伤严重程度与性功能障碍之间没有一致的相关性[17]。TBI的患者可能会经历性欲减退、性生活频率降低、男性ED和射精功能障碍以及女性的性交困难、性冷淡和润滑减少[10]；另一方面，边缘系统、额叶前区或双侧颞叶受伤的患者可能会出现性欲亢进。

多发性硬化症

多发性硬化症（MS）患者的性功能障碍最初归因于大脑或脊髓病变的位置和病变持续时间，但如今被归结于多因素影响的结果。因此，根据导致性功能改变的因素，将MS的性功能障碍适当地分为3类（表85-5）[19]。

表85-5　多发性硬化症性功能障碍的类型

类型	相关的性功能障碍
初级	性欲、润滑和性高潮相关的神经障碍
第二级	疲劳和身体限制，如肠道和膀胱功能障碍、虚弱、麻木、感觉异常、疼痛、认知障碍以及性交时的不协调、定位和身体控制
第三级	多发性硬化症的心理、情感和社会影响

MS导致的男、女性性功能障碍的患病率分别为50%～90%和40%～80%，女性MS患者可能有性欲下降、阴道润滑减少、性交时痉挛增加以及性冷淡，男性MS患者可能有性欲下降、射精功能障碍、性高潮障碍和生殖器感觉减退[10]。

截肢

截肢后的患者会经历性生活不满（13%～75%的截肢者）和性功能障碍，这可能是由并发症（糖尿病、心脏病）、治疗并发症的药物或截肢本身引起的[20]。截肢会因幻肢痛、平衡/运动问题、体位顾虑和心理变化（抑郁、自尊心/身体形象差）而影响性功能。如果可能的话，保留膝关节有助于改善性活动中的平衡问题。如果没有膝关节，经股截肢者可以辅助使用枕头。仰卧位或侧卧位可能对上肢截肢更受益，因为残肢或完好的手臂可以自由活动[21]。

糖尿病

糖尿病可能是引起性功能障碍的危险因素，因其发生的血管、自主神经病变和一氧化氮生成减少会导致神经源性血管舒张[18]。据报道，糖尿病的男性ED患病率为35%～75%、早泄为40%和性欲减退为25%[22]。男性糖尿病患者发生ED的可能性是普通人群的3倍，并且受ED的影响，发病年龄比非糖尿病人群要早10～15年[23]。血糖控制不佳，糖尿病患病时间较长，糖尿病并发症均可能是男性糖尿病患者性功能障碍的诱因[24]。据报道，女性糖尿病患者会有性唤起障碍和润滑减少[25]。

心血管疾病

高血压、冠心病和充血性心力衰竭是性功能障碍患者的常见合并症。ED被认为是心血管疾病的早期迹象[18]。据报道42%～75%的男性高血压患者患有ED，而25%～63%的女性心脏病患者则有性功能障碍（性欲降低、阴道干燥、性交困难、生殖器感觉减退和性高潮能力下降）[18,26]。性功能障碍也可能与心理问题有关，例如心肌梗死后的抑郁和焦虑，或担心因性行为导致心脏问题复发。

抑郁症

抑郁是性功能障碍和/或残疾患者的常见合并症。抑郁症患者的性功能障碍可能与未经治疗的抑郁症、服用抗抑郁药、人际关系以及个体形象/自尊差有关。据报道，未经治疗的重度抑郁症患者性欲低下（40%～50%）、性唤起降低（女性40%）、ED（男性50%）、射精以及性高潮功能障碍（15%～20%男性和女性）[27]。重要的是，诊断的精神病如创伤后应激障碍，也可能与性功能障碍有关。

风湿病

骨关节炎（OA）和类风湿关节炎（RA）都影响性功能，主要是由于关节僵硬、疲劳和关节痛。对于

OA 患者，髋关节功能障碍是常见的元凶。据报道，全髋关节置换可改善 65% 的髋关节 OA 患者的性功能[28]。随着疾病进展，RA 患者性功能会逐渐受到影响。

慢性疼痛

慢性疼痛患者性功能障碍源于药理学（阿片类镇痛药物、抗抑郁药和抗惊厥药）、生理学或心理上的（抑郁、应对能力差）等因素。体位问题、性唤起降低、疼痛恶化、两性关系、过度焦虑和自信心不足等因素导致 73% 的慢性疼痛患者的性生活受限[29]。

药物性性功能障碍

许多常用于治疗失能患者的药物都可能导致性功能障碍。最常见的影响性功能的药物包括利尿药（噻嗪类和螺内酯）、中枢性交感神经药（可乐定和 α-甲基多巴）、β 受体阻滞剂、α 受体阻滞剂（哌唑嗪和特拉唑嗪）、地高辛、抗胆固醇药（他汀类、贝特类、烟酸）、5-羟色胺选择性重摄取抑制剂（SSRI）、5-羟色胺和去甲肾上腺素再摄取抑制剂（SNRI）、三环抗抑郁药（TCA）、抗精神病药、H_2 受体拮抗剂、鞘内巴氯芬、苯妥英钠、阿片类药物、曲马多、α-还原酶抑制剂和芳香化酶抑制剂[30]。如果患者确实出现了与使用药物相关的性功能障碍，则应考虑替代药物、调整剂量或其他药物例如磷酸二酯酶 5（PDE-5）抑制剂。

治疗

男性性欲减退

继发性男性性欲减退的治疗基于病因治疗。原发性男性性欲减退一般通过解决导致性功能障碍的心理社会因素来治疗，如由于网络情色而不是伴侣引起的性唤起、对自慰的性偏好高于伴侣性行为、性创伤史、性取向冲突。如果是由药物引起的，则包括调整药物或剂量等治疗。如果是另一种性功能障碍（ED 或早泄）引起的，那么就应该对原发性性功能障碍进行治疗。性腺功能减退症可以通过补充睾酮来治疗。

勃起功能障碍

ED 的一线治疗药物包括 PDE-5 抑制剂，如西地那非（伟哥）、伐地那非（莱维特拉）、他达拉非（希爱力）和阿伐那非，它们均可改善勃起功能并成功改善了 79%～87% 患者的阴道插入障碍[31]。研究表明，它对心血管疾病、高血压、糖尿病、SCI、MS 和抑郁症患者的 ED 都有效。然而，对于非常严重的 ED、糖尿病伴神经病变、严重心血管疾病和前列腺根治性切除术的患者疗效较差。其副作用包括头痛、脸红、鼻炎、背痛和听力下降。值得注意的是，PDE-5 抑制剂对因胸痛而服用硝酸盐类药物的患者来说是严格禁忌证。

二线治疗包括真空收缩装置、海绵体内注射治疗（IC）和尿道内前列地尔［药物尿道勃起系统（MUSE）］治疗。真空收缩装置是利用负压将血液引入阴茎海绵体，从而使其勃起。为了防止血流的恢复正常使勃起丧失，需要在阴茎根部固定收缩带，为了避免缺血风险，这种收缩带使用时间不能持续超过 30min。尽管这种治疗方法安全、廉价，且有效率高达 90%，但由于非自然勃起的外观、阴茎疼痛和射精受阻，接受度低，且不能长期使用[31]。重要的是，禁忌证包括有严重出血性疾病、阴茎异常勃起或严重阴茎弯曲的病史，相对禁忌证包括使用抗凝剂。IC 型阴茎注射通常使用混合前列地尔、罂粟碱和酚妥拉明的非常规用法，并需经过大量的训练才能有效使用[32]。满意率为 87%～93.5%，但是由于导致阴茎疼痛和并发症（如阴茎异常勃起和佩伦涅病）而有高停用率[33]。目前正在研究新的治疗策略，如 IC 干细胞注射，并有望进行临床前和临床试验，但仍需要进一步研究[34]。尿道内前列地尔的疗效为 37%～53%，可能存在阴茎和伴侣阴道疼痛的不良反应[31]。

外科手术植入阴茎假体（半刚性或充气）是 ED 的第三线治疗。尽管在男性 ED 患者中使用阴茎假体的比例从 2002 年的 4.6% 下降到 2010 年的 2.3%，但是在严重合并症的患者中，其使用比例有所增加[35]。对于半刚性的按需勃起假体，只需简单操作和弯曲可塑性硅的弹性棒和中心金属导线。而对于充气假体，挤压阴囊中的泵，将液体从储液槽中移入植入海绵体的圆柱体中。机械故障发生率：1 年为 5%，5 年为 20%，10 年为 50%[32]。

早泄

早泄的治疗选择包括认知行为疗法（CBT）、心理咨询和药物治疗。CBT 中使用的技术包括包系带挤压、开始-暂停、位置、节奏、速度、呼吸和阴茎穿透深度。缺点包括需要时间、亲密性和自发性的负面影响,侵入性/机械性以及费用。与短期成功率70%相比,长期成功率为25%~60%[6]。FDA未批准治疗早泄的药物,但目前用于治疗早泄的非常规药物包括SSRI(帕罗西汀、氟西汀和舍曲林)、SNRI(度洛西汀)和TCA(氯米帕明)[5]。在美国外的一些国家,达泊西汀被批准用于按需求治疗早泄,曲马多也可以按需治疗早泄,因为它可以延长IELT并提高患者满意度[5];其他治疗选择包括局部使用利多卡因或EMLA减少阴茎感觉并延长射精时间[5]。除非同时诊断出ED,否则不建议将PDE-5抑制剂用于治疗早泄[5]。

射精延迟、无射精症和男性性冷淡

治疗目标包括射精延迟和无射精影响的生育力时,SCI、MS和其他失能患者可以使用诸如阴茎振动刺激(PVS)和直肠探头电射精(EEJ)的辅助射精方法。PVS和EEJ的比较见表85-6[15]。

表85-6 阴茎振动刺激(PVS)和直肠探头电射精(EEJ)促进残疾患者男性生育率的比较

	PVS	EEJ
导致射精的病例百分比	60%~80%	80%~100%
精子或精液质量	质量较高	质量较低
治疗场所	家里	医生办公室
是否需要麻醉	否	是
患者舒适度	更舒适	不太舒适

米多君与PVS配合使用可提高射精成功率。伐地那非已被证明可以改善男性SCI患者的射精率[36]。需要注意的是,SCI患者在进行辅助射精时有自主神经反射障碍的风险[37]。当这两种方法均未成功时,可以考虑手术,通过输精管或附睾抽吸,或通过睾丸活检或考虑手术取精,获取的精液用于阴道内或子宫内授精或体外受精。改善性功能的治疗将更难。一些病例研究和小型对照试验显示,使用安非拉酮、西地那非、丁螺环酮、金刚烷胺、克罗赫帕丁和育亨宾的益处不大[38]。如果是心因性功能障碍,那么CBT可能有效。改变生活方式也可能有助于改善亲密度,减少手淫的频率、改变手淫方式以及减少饮酒。

女性性欲/性唤起障碍

女性性欲/性唤起障碍的治疗选择包括教育、心理治疗/咨询、药物治疗和器械治疗。首先,对女性患者进行关于女性正常性反应的教育并澄清有关误解显得尤为重要,因为情感对女性性欲的影响比男性大得多。影响性功能障碍的心理因素可以通过基于正念的CBT、性治疗、性行为技巧和夫妻咨询来解决。2015年8月,氟班色林成为FDA唯一批准用于治疗绝经前女性性欲减退障碍的药物[39]。然而,由于疗效可疑和FDA的批准历史,其使用存在争议[40]。FDA未批准的睾酮疗法(通常是透皮制剂)等药物治疗,已被证明可以增加生理性绝经或因双侧卵巢切除术后绝经妇女的性欲和性生活满意度[41],副作用包括男性化、多毛和痤疮。但需要建立更确切的长期安全性数据,以了解睾酮疗法可能引起乳腺癌、子宫内膜癌和心血管疾病的风险。在研究中,对无器质性原因的广泛性兴奋障碍女性使用PDE-5抑制剂治疗效果不明显[42]。然而,对于器质性病变和获得性兴奋障碍的女性,如绝经前1型糖尿病、SCI、MS和服用SSRI的女性,PDE-5抑制剂被证明是有效的[43-45]。全身或局部雌激素治疗可用于改善绝经后获得性兴奋障碍妇女的阴道润滑。此外,诸如振动刺激器和一种称为性爱阴蒂治疗装置已经通过了FDA的批准,可以增强女性的性唤起和性高潮。

女性性高潮障碍

原发性女性性高潮障碍的病因通常是心因性的。因此,治疗应解决这些因素。结果显示60%有效率的治疗方案包括用于减轻焦虑和改变患者观点的CBT等,感觉聚焦疗法改善亲密度,指导手淫学习[46-47],替代治疗方案包括机械设备,例如振动刺激器和厄洛斯类的阴蒂治疗设备,及安非他酮非常规药物治疗[48]。

生殖器-盆腔疼痛/插入障碍

生殖器-盆腔疼痛/插入障碍的诊断包含性交困难(阴道入口持续性或复发性疼痛)和阴道痉挛(女性持续或反复出现的痉挛,使得任何物体都不能进入阴道)[49]。治疗取决于病因。绝经期阴道萎缩相关的性交困难常用口服或局部雌激素替代疗法来改善阴道润滑。2013年,FDA批准奥培米芬(新型的雌激素受体调节剂,可增加阴道上皮细胞数量并降低阴道pH)治疗绝经后妇女的中重度性交困难[50]。这种药物可能引起潮热,并有引发脑卒中和血栓的潜在风险[51]。需要更多的研究来评估长期使用的安全性。盆底功能障碍(特别是提肛肌、闭孔内肌和盆底浅肌的过度活动或痉挛）是导致性交疼痛的主要原因，治疗通常包括盆底物理疗法、阴道内肌肉松弛剂、扳机点注射或肉毒杆菌毒素注射。盆底物理疗法是为每个患者量身定制，可能包括患者的教育、手法（肌筋膜松解技术、软组织/结缔组织松动技术，扳机点放松术）、生物反馈疗法（表面肌电图训练和盆底肌神经肌肉再教育）以及治疗性锻炼（肌肉柔韧性或协调训练）。值得注意的是，性交困难患者不应进行凯格尔盆底强化锻炼，因为这通常会使肌肉过度活动加剧。性交困难可能与病史有关，例如扁平苔藓，可外用阴道类固醇或免疫调节剂治疗。与硬化性苔藓相关的性交困难也可外用阴道类固醇治疗，而慢性扁平苔藓可以通过口服或外用抗组胺药、外阴卫生或 SSRI 来治疗[52]。可能与性交困难相关的其他疾病包括子宫内膜异位症、克罗恩病、直肠阴道瘘或直肠切除术后回肠袋吻合术、肠易激综合征、盆腔炎、子宫脱垂和间质膀胱炎。子宫全切除术后瘢痕形成亦可导致性交困难，治疗方法包括局部注射麻醉剂、使用阴道敷贴器的局部利多卡因、TCA、加巴喷丁、盆底物理疗法[52]。同样，产后撕裂伤也可引起性交困难[53]。治疗方法包括盆底物理治疗，如果有明显的解剖结构异常，需围手术期翻修[53]。性传播疾病和其他外阴感染可导致性交困难，应给予相应治疗。重要的是，生殖器-盆腔疼痛/插入障碍也可能受到心理因素的影响，因此，心理治疗、咨询和常规患者/夫妇教育以及其他治疗方案应一起综合考虑。

小结

对失能患者的性行为和性功能障碍有适当的知识和了解可以使医生有能力提供正确的诊断和治疗，进而帮助更多需要帮助的人并改善他们的生活质量。

（李旭红 译，李晓　万春晓 校）

参考文献

1. Hatzichristou D, Rosen RC, Broderick G, et al. Clinical evaluation and management strategy for sexual dysfunction in men and women. *J Sex Med*. 2004;1:49–57.
2. Hordern A. Intimacy and sexuality after cancer: a critical review of the literature. *Cancer Nurs*. 2008;31(2):E9–17.
3. American Psychiatric Association. *Diagnostic and Statistical Manual of Mental Disorders. 5th edition (DSM-5)*. Arlington, VA: American Psychiatric Publishing; 2013.
4. Simons JS, Carey MP. Prevalence of sexual dysfunctions: results from a decade of research. *Arch Sex Behav*. 2001;30:177–219.
5. Althof SE, Abdo CH, Dean J, et al. International Society for Sexual Medicine's guidelines for the diagnosis and treatment of premature ejaculation. *J Sex Med*. 2010;7(9): 2947–2969.
6. Rowland DL, Rose P. Understanding & treating premature ejaculation. *Nurse Pract*. 2008;33(10):21–27.
7. Butcher MJ, Welliver RC Jr, Sadowski D, Botchway A, Kohler TS. How is delayed ejaculation defined and treated in North America? *Andrology*. 2015;3(3):626–631.
8. Segraves R, Woodard T. Female hypoactive sexual desire disorder: history and current status. *Journal of Sexual Medicine*. 2006;3:408–418.
9. Lue TF, Basson R, Rosen R, Giuliano F, Khoury S, eds. *Sexual Medicine: Sexual Dysfunctions in Men and Women*. Paris: Health Publications; 2004.
10. Rees PM, Fowler CJ, Maas CP. Sexual function in men and women with neurological disorders. *Lancet*. 2007; 369(9560):512–525.
11. Korpelainen JT, Nieminen P, Myllyla VV. Sexual functioning among stroke patients and their spouses. *Stroke*. 1999;30(4):715–719.
12. Park JH, Ovbiagele B, Feng W. Stroke and sexual dysfunction - a narrative review. *J Neurol Sci*. 2015;350(1–2): 7–13.
13. Bors E, Comarr AE. Neurological disturbances of sexual function with special reference to 529 patients with spinal cord injury. *Urol Surv*. 1960;110:191–221.
14. Sipski ML, Alexander CJ, Rosen R. Sexual arousal and orgasm in women: effects of spinal cord injury. *Ann Neurol*. 2001;49(1):35–44.
15. Restelli AE, Bertolla RP, Spaine DM, Miotto A Jr, Borrelli M Jr, Cedenho AP. Quality and functional aspects of sperm retrieved through assisted ejaculation in men with spinal cord injury. *Fertil Steril*. 2009;91(3):819–825.
16. Axel SJ. Spinal cord injured women's concerns: menstruation and pregnancy. *Rehabil Nurs*. 1982;7(5):10–15.
17. Sandel ME, Williams KS, Dellapietra L, Derogatis LR. Sexual functioning following traumatic brain injury. *Brain Inj*. 1996;10(10):719–728.
18. Somers KJ, Philbrick KL. Sexual dysfunction in the medically ill. *Curr Psychiatry Rep*. 2007;9(3):247–254.
19. Demirkiran M, Sarica Y, Uguz S, et al. Multiple sclerosis patients with and without sexual dysfunction: are there any differences? *Mult Scler*. 2006;12:209–214.
20. Geertzen JH, Van Es CG, Dijkstra PU. Sexuality and amputation: a systematic literature review. *Disability & Rehabilitation*. 2009;31(7):522–527.
21. Sipski ML, Alexander C, Sherman A. Sexuality and disability. In: DeLisa JA, Gans BM, Walsh NE, et al, eds. *Physical Medicine and Rehabilitation: Principles and Practice*. Philadelphia, PA: Lippincott, Williams, and Wilkins; 2005:1584–1603.
22. Malavige LS, Jayaratne SD, Kathriarachchi ST, Sivayogan S, Fernando DJ, Levy JC. Erectile dysfunction among men with diabetes is strongly associated with premature ejaculation and reduced libido. *J Sex Med*. 2008;5(9):2125–2134.
23. Ponholzer A, Temml C, Mock K, Marszalek M, Obermayr R, Madersbacher S. Prevalence and risk factors for erectile dysfunction in 2869 men using a validated questionnaire. *Eur Urol*. 2005;47(1):80–85; discussion 85–86.
24. Basu A, Ryder REJ. New treatment options for erectile

dysfunction in patients with diabetes mellitus. *Drugs*. 2004;64(23):2667–2688.
25. Aslan E, Fynes M. Female sexual dysfunction. *Int Urogynecol J Pelvic Floor Dysfunct*. 2008;19(2):293–305.
26. Feldman HA, Goldstein I, Hatzichristou DG, Krane RJ, McKinlay JB. Impotence and its medical and psychosocial correlates: results of the Massachusetts Male Aging Study. *J Urol*. 1994;151(1):54–61.
27. Kennedy SH, Dickens SE, Eisfeld BS, Bagby RM. Sexual dysfunction before antidepressant therapy in major depression. *J Affective Disorders*. 1999;56(2–3):201–208.
28. Stern SH, Fuchs MD, Ganz SB, et al. Sexual function after total hip arthroplasty. *Clin Orthop Rel Res*. 1991;269:228–235.
29. Ambler N, Williams AC, Hill P, Gunary R, Cratchley G. Sexual difficulties of chronic pain patients. *Clin J Pain*. 2001;17(2):138–145.
30. Thomas DR. Medications and sexual function. *Clinics in Geriatric Medicine*. 2003;19(3):553–562.
31. Porst H, Burnett A, Brock G, et al. SOP conservative (medical and mechanical) treatment of erectile dysfunction. *J Sex Med*. 2013;10(1):130–171.
32. Lue TF, Giuliano F, Montorsi F, et al. Summary of the recommendations on sexual dysfunctions in men. *J Sex Med*. 2004;1(1):6–23.
33. Ellsworth P, Kirshenbaum EM. Current concepts in the evaluation and management of erectile dysfunction. *Urologic Nursing*. 2008;28(5):357–369.
34. Alwaal A, Zaid UB, Lin CS, Lue TF. Stem cell treatment of erectile dysfunction. *Advanced Drug Delivery Reviews*. 2015;82–83:137–144.
35. Lee DJ, Najari BB, Davison WL, et al. Trends in the utilization of penile prostheses in the treatment of erectile dysfunction in the United States. *J Sex Med*. 2015;12(7):1638–1645.
36. Courtois FJ, Charvier KF, Leriche A, Vezina JG, Cote M, Bélanger M. Blood pressure changes during sexual stimulation, ejaculation and midodrine treatment in men with spinal cord injury. *BJU Int*. 2008;101(3):331–337.
37. Giuliano F, Rubio-Aurioles E, Kennelly M, et al. Vardenafil improves ejaculation success rates and self-confidence in men with erectile dysfunction due to spinal cord injury. *Spine*. 2008;33(7):709–715.
38. McMahon CG, Abdo C, Incrocci L, et al. Disorders of orgasm and ejaculation in men. *J Sex Med*. 2004;1(1):58–65.
39. Katz A. The circle of female sexual desire—have we come a long way? *Nursing for Women's Health*. 2016;20(3):235–238.
40. Woloshin S, Schwartz LM.US Food and Drug Administration approval of flibanserin: even the score does not add up. *JAMA Internal Medicine*. 2016;176(4):439–442.
41. Abdallah RT, Simon JA. Testosterone therapy in women: its role in the management of hypoactive sexual desire disorder. *Int J Impotence Res*. 2007;19(5):458–463.
42. Shields KM, Hrometz SL. Use of sildenafil for female sexual dysfunction. *Ann Pharmacother*. 2006;40(5):931–934.
43. Caruso S, Rugolo S, Agnello C, et al. Sildenafil improves sexual functioning in premenopausal women with type 1 diabetes who are affected by sexual arousal disorder: a double-blind, crossover, placebo-controlled pilot study. *Fertil Steril*. 2006;85:1496–1501.
44. Mayer ME, Bauer RM, Schorsch I, Sonnenberg JE, Stief CG, et al. Female sexual dysfunction: what's new? *Curr Opin Obstet Gynecol*. 2007;19(6):536–540.
45. Nurnberg HG, Hensley PL, Heiman JR, Croft HA, Debattista C, et al. Sildenafil treatment of women with antidepressant-associated sexual dysfunction: a randomized controlled trial. *JAMA*. 2008;300(4):395–404.
46. Frank JE, Mistretta P, Will J. Diagnosis and treatment of female sexual dysfunction. *Am Fam Physician*. 2008;77:635–645.
47. McMullen S, Rosen RC. Self-administered masturbation training in the treatment of primary orgasmic dysfunction. *J Consult Clin Psychol*. 1979;47(5):912–918.
48. Modell JG, May RS, Katholi CR. Effect of Bupropion-SR on orgasmic dysfunction in nondepressed subjects: a pilot study. *J Sex Marital Ther*. 2000;26:231–240.
49. American Psychiatric Association. *Diagnostic and Statistical Manual of Mental Disorders. 4th edition, text revision (DSM-IV-TR)*. Washington, DC: American Psychiatric Association; 2000.
50. Bondi C, Ferrero S, Scala C, et al. Pharmacokinetics, pharmacodynamics and clinical efficacy of ospemifene for the treatment of dyspareunia and genitourinary syndrome of menopause. *Expert Opin Drug Metab Toxicol*. 2016;12(10):1233–1246.
51. Stuenkel CA, Davis SR, Gompel A, et al. Treatment of symptoms of the menopause: an endocrine society clinical practice guideline. *J Clin Endocrinol Metab*. 2015;100(11):3975–4011.
52. Steege JF, Zolnoun DA. Evaluation and treatment of dyspareunia. *Obstet Gynecol*. 2009;113(5):1124–1136.
53. Seehusen DA, Baird DC, Bode DV. Dyspareunia in women. *Am Fam Physician*. 2014;90(7):465–470.

第 86 章　器官移植患者的康复

Dorianne R. Feldman, Stephanie Van, Travis Edmiston, R. Samuel Mayer

引言

器官移植是现代医学中最复杂的外科手术之一。1954 年，波士顿布里格姆医院的 Joseph Murray 医生和 David Hume 医生首次成功地将一个活体捐赠者的肾脏移植给了他的同卵双胞胎接受者。1967 年，南非开普敦的 Christiaan Barnard 医生第一次进行了人体心脏移植。值得注意的是，20 世纪 70 年代，Jean-Francois Borel 医生发现了环孢素，它是一种土壤真菌的衍生物，在如今大多数移植患者的免疫抑制治疗方案中仍然是关键成分。这些最初的努力并没有产生较高的存活率，但在接下来的几十年中，免疫抑制剂治疗和组织分型的进步改善了移植过程的结果，延长了生存期。器官移植、恢复和康复的最终目标是使这些患者在较长的存活时间中尽可能多地恢复到最高的功能和生活水平。

肾移植是美国最常见的器官移植手术。2010 年以来，每年进行超过 16 000 次手术(图 86-1)[1]。

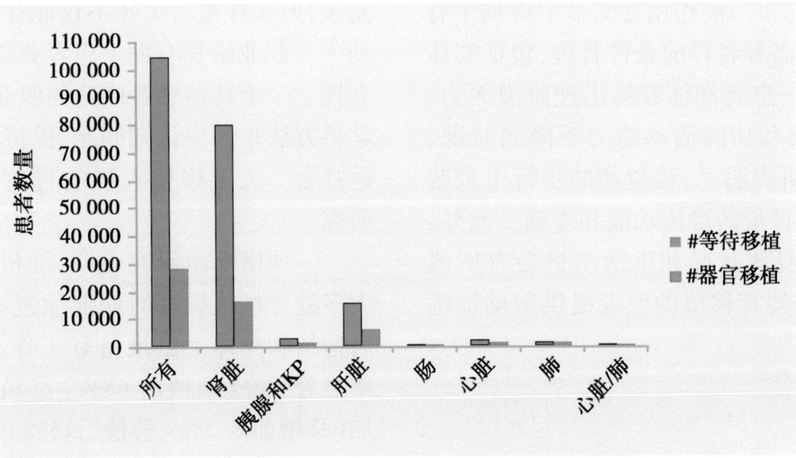

图 86-1　2009 年等待名单上的患者和进行器官移植的数量[数据来自 the Scientific Registry of Transplant Recipients Annual Report (SRTR), http://srtr.org]

肾脏移植之后是肝、心脏、肺、胰腺、肠和多器官的移植。最成功的移植手术(肾脏、心脏、肝脏)5年存活率为70%~80%(图86-2)。这与其他器官(肺、胰腺、肠)接近40%~50%的存活率形成对比。康复始于移植之前,并持续贯穿于重新融入社区整个过程。

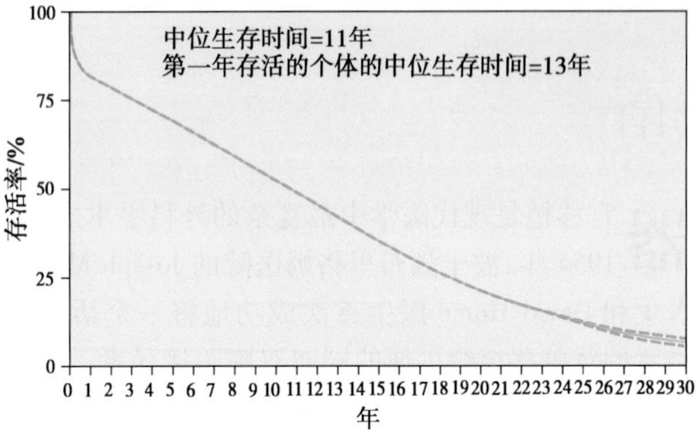

图86-2　心脏移植患者的存活率(经允许摘自International Society for Heart and Lung Transplantation. 2015 Registry. 2015 [Accessed 10 May 2016]. Available from: https://www.ishlt.org/registries/)

本章将概述物理医学和康复(PM&R)在移植患者的管理和功能恢复中的作用,讨论在短期和长期术后与患者病程相关的器官特异性注意事项和并发症。本章将追踪从移植前到融入社区的整个康复阶段。

术前康复

术前康复("prehab")的作用在文献中得到了有力的支持,内容涉及各种各样的条件管理,包括实体器官移植患者。这一患者群体容易出现肌肉无力、疲劳、住院时间延长和功能活动能力下降的状况。最近的一项荟萃分析表明[2],移植前的步行干预改善了心肺健康、自我评价的身体功能和疼痛。此外,证据表明移植前后身体状况和生活质量会有所改善,建议为等待实体器官移植的患者提供运动训练计划[3]。

早期术后康复

康复需尽早介入。患者移植后接受早期康复有许多障碍,特别是在ICU。深度镇静和缺乏康复治疗人员是治疗的主要障碍。多学科小组在ICU的早期康复应该关注减少重度镇静和提供全日制治疗师。这一策略已被证明增加了每例患者的治疗次数,缩短了ICU和整体住院时间[4]。ICU的康复有助于减少肺部并发症、保持力量和关节活动度,并防止危重患者的功能丧失[5]。这一理念已成功地应用于移植人群[6]。

住院康复

在美国,许多患者术后将受益于住院康复。例如约50%肾脏、肝脏、肺或心脏移植的患者接受了全面的住院康复治疗。这些患者需要通过强化治疗来提高行动能力和自我照顾技能,以便回归家庭。住院康复单位应该配备熟练的医师、护理人员、社工和治疗团队,并有移植后能处理复杂问题的最合适环境。

移植患者通常会有活动耐受性降低、多因素导致的虚弱,以及需要诊断和专科就诊等常见医学问题。这些都可能会延迟或中断治疗。影响患者参与康复的重要社会心理因素包括疼痛、运动恐惧、症状困扰和机体自我效能低下[7]。

加拿大的一项小型研究调查了113例移植患者对术前和术后康复的看法。大多数参与者(n=58)认为康复有益于健康和幸福感,但实际只有54%(61例)参加了移植后康复。有趣的是,大部分的康复计划针对肺和心脏移植患者,只有一个计划用于肝移植患者,没有针对肾移植患者的计划[8]。

重返社区

由于存活率的提高,越来越多的患者移植后返回社区并就业。例如,大多数肝移植患者尽管病程复杂,但在移植后1年不仅能存活,还能恢复日常活动[9]。职业康复有助于患者获得其职业胜任力和独立性。一个移植患者成功的职业康复计划需采取多学科方法来解决认知问题,保持活动能力,并计划重返社会。关于移植人群的再就业已经进行了大量研究。

一项横断面研究表明,随机选择并回寄问卷的大多数肾移植患者对职业康复感兴趣,并感觉移植后情绪和身体上已准备好工作。但是实际上,就业率显著下降(移植前68%:移植后38%),退休率增加(移植前8.3%:移植后18%)[10]。

常见缺陷和功能障碍

移植患者常见的功能障碍,与传统康复诊断的患者不同。无论作为咨询者还是主要提供者,康复医师都必须将复杂的病史、体格检查结果和基线缺陷纳入制订康复计划中。以下是移植患者常见的一些缺陷和功能障碍。

认知

谵妄是住院和术后一段时期非常常见的并发症。例如肺移植手术中灌注压降低与谵妄的发生率、持续时间和严重程度有关[11]。移植患者的任何精神状态改变，都应评估器官功能排除急性排斥反应或移植失败情况。移植用药个关键因素，应谨慎服用肝毒性和肾毒性药物，并相应调整剂量。应检查用药时间表，除非绝对必要，应避免中枢神经系统用药。

情绪

长期住院可能会导致所有实体器官移植者情绪紊乱。导致器官移植的因素不同，患者经历也不同。虽然抑郁可能会发生，但移植后总体情绪一般会改善。有关跌倒、气短、虚弱和疼痛的焦虑是常见的情绪[12-14]。

平衡

移植药物、危重疾病的神经病变和心血管并发症都可能导致感觉缺陷，表现为步态和平衡异常[15]。

力量缺失

制动和长时间卧床休息会导致肌力和耐力下降，但不应该假设这是移植患者虚弱的唯一原因。

1. 周围神经病　由于移植药物的神经毒性作用，移植患者的周围神经病变风险很高。此外，药物如他克莫司可能导致震颤。

2. 局灶性神经病　单一神经损伤（腋、桡、尺、正中、腓、股神经），甚至臂丛神经损伤并不少见。损伤可由手术定位、入路安排、制动压迫或水肿引起。

3. 肌肉疾病　患者通常有明显的近端肌肉无力。类固醇、他汀类药物、移植药物和危重疾病肌病是重要影响因素，应加以考虑。

活动耐受不良

能否承受一个完整的住院康复计划可能具有挑战性。许多人都有直立性自主神经功能障碍的症状，这可能是由多种因素导致，包括严重的失健、自主神经功能障碍、心功能不全、体液状态或过多给药。

由于心输出量、肾清除率或门静脉充血，监测体重、输入量和输出量对心脏、肾和肝移植患者尤为重要。直立性和自主神经功能障碍的康复患者通常需要额外的时间来治疗和进行日常生活活动（ADL）。管理内容取决于直立性自主神经功能障碍的原因，通常包括加压设备或可能的药物管理（如米多君、溴吡斯的明或氟氢可的松），比较复杂，往往需要专门服务[16]。

吞咽困难/言语障碍

移植患者常有吞咽困难或言语障碍，潜在原因包括喉上神经和喉返神经和/或迷走神经损伤、多发性或创伤性插管和/或因静脉曲张、肥胖或口腔问题引起的气道困难。独立进食和耐受充足的经口饮食则需要咨询言语和语言障碍的康复科，偶尔还需咨询普通外科或耳鼻喉科替代营养疗法。

营养不足

营养对外科手术和功能恢复至关重要。营养不良会导致各种损伤，包括活动耐受性、肌力、认知和愈合受损。细致的热量监测和与医院营养师密切合作对于确保足够的摄入量至关重要。在口腔摄入不良的情况下，明确原因很重要。大多数患者需要营养补充剂，如奶昔和多种维生素。积极治疗恶心和便秘，排除肠梗阻和感染等腹腔内并发症。如果食欲减退，考虑尽量减少如阿片类药物和添加兴奋剂如屈大麻酚或米氮平。除了监测功能增益，实验室应定期监测如前白蛋白、电解质等指标。肠道移植需要与原本移植团队密切联系。

器官特异性注意事项

肾脏和胰腺

大多数胰腺移植（>90%）与肾移植同时发生，这是 1 型糖尿病终末期肾病（end-stage renal disease, ESRD）的最终治疗方法。这些患者可能有 ESRD 的病史以及高血压和尿毒症的并发症（例如微血管疾病和视网膜病变）。

1. 神经方面　与健康对照组相比，慢性肾脏疾病（chronic kidney disease, CKD）和肾移植患者在言语记忆和执行能力方面的表现有所下降[12,17,18]。一项小型前瞻性研究表明，在肾移植后 6 个月，与 ESRD 相关的神经心理学测试的不良表现可以得到定量逆转。另一项小型随机前瞻性研究得出结论，个性化多学科康复计划与标准康复计划相比，肾移植1年后有更高的依从率、肾小球滤过率、生活质量(SF-36)评分和就业率[19]。

2. 心血管　即使肾移植患者术前没有动脉粥样硬化性心血管疾病，仍有约60%的患者在肾移植后发生血脂异常。确保这些患者得到适当的有益心脏健康的饮食安排和降胆固醇药物就显得尤为重要[20]。

3. 胃肠和营养　一项最近的系统回顾和荟萃分析检查了身体质量指数(BMI)和肾移植结果。体重不足和超重/肥胖的术前BMI与肾移植人群的死亡率较高有关[21]。

移植后早期，因为分解代谢升高，较高的类固醇剂量增加了蛋白质需求。但是在移植后恢复的维持和后期阶段，慢性同种异体肾病或功能不全患者应避免过量的膳食蛋白。与营养师团队保持联系对于管理体重、胆固醇和蛋白质摄入量以及糖尿病至关重要[20]。

有证据表明，在肾移植后1年，不超过20%的患者会新发糖尿病，这可能与患者在移植后急性阶段接受高剂量类固醇无关。值得注意的是，肥胖、移植后体重增加和免疫抑制方案(特别是他克莫司)的选择是新发糖尿病关键的可改变的危险因素[20]。

4. 肌肉骨骼　有证据表明，即使在肾移植3年后，相当高比例的患者(40%)在与健康相关的生活质量评估中得分显著降低。这归因于虚弱、肌肉无力和焦虑[22]。

肾移植患者可能有慢性肾脏疾病、长期类固醇使用、钙吸收减少和/或甲状旁腺功能亢进的病史，增加了其骨质减少和骨质疏松症的风险。肾性骨营养不良主要影响透析依赖患者。高水平的证据建议每天补充骨化三醇(维生素D_3)和钙，以维持骨密度。应鼓励这些患者参加负重锻炼，提高骨密度；应考虑双膦酸盐治疗[20]。

5. 康复注意事项　在肾移植受者中，治疗师必须考虑运动对血糖控制的影响，注意影响活动的肢体水肿和神经病变，关注抗阻训练和骨质疏松症的预防措施。要了解移植肾的位置，护理或治疗中使用腰带或支具时，不影响手术部位。

肝脏

肝移植患者可能有非酒精性脂肪性肝炎(最常见)、肝细胞癌、遗传性肝病和酗酒或滥用药物的病史，以及黄疸、贫血、凝血功能障碍，并有腹水、脑病、多次输血、多次穿刺或长期住院的病史。

1. 神经病学　肝硬化与认知能力差有关。此外，驾驶能力差、机动车碰撞次数增加和额叶功能障碍都与肝性脑病有关。当移植后重新测试时，认知评分显著改善，与健康对照组相当，这表明肝硬化的认知缺陷是可逆的[23-25]。

精神状态改变、激动、瘙痒和扑翼样震颤可能是警示体征，预示移植物功能已经受损，患者有肝性脑病或因药物代谢能力下降而导致潜在的危险毒性反应的风险。重要的是要提醒移植团队关注肝性脑病的早期体征。进展完全的肝性脑病使肠和膀胱失禁复杂化，并因气道支持下降而增加吸入风险[23-25]。

2. 胃肠和营养　肝移植患者会出现低白蛋白血症。他们可以通过膳食补充剂来满足更多的蛋白质需求。低血容量时，静脉输注白蛋白可用于急性但短暂的复苏。

3. 血液学检查　移植后经常能观察到凝血功能障碍。有肝病或恶性肿瘤病史的患者特别容易出现凝血因子缺乏或耗竭。康复医师排除深静脉血栓形成(DVT)或肺栓塞的阈值应该降低。与手术团队密切合作是关键，特别在预防和治疗DVT中。

4. 肌肉骨骼　移植后第1年常见快速骨丢失。有强有力的证据支持急性移植后应用双膦酸盐治疗可以减轻[26]。

终末期肝病模型(the model for end-stage liver disease，MELD)是衡量终末期肝病患者死亡率的可靠指标。可用作疾病严重程度指数，以帮助优先分配器官移植。这些模型可供医疗专业人员使用。

5. 康复注意事项　肝硬化患者有氧运动能力受损，这与疾病的严重程度有关。MELD评分是移植团队使用的一种死亡率风险衡量指标，不仅用于优先考虑名单上的移植患者，而且可用于计划术后护理[27]。接受运动训练的肝移植患者增加了步行距离和静息能量消耗，与对照组相比，运动和功能能力得到改善[28]。对肝移植受者实施强化的早期康复计划具有良好耐受性的，并与减少在ICU和医院住院时间有关[6]。

心脏

1. 心血管　心脏的迷走神经和副交感神经在移植过程中受到损害，心脏移植受者往往有更高的静息心率(90~100次/min)。此外，心脏对运动的反应和恢复仅依赖循环中儿茶酚胺，而儿茶酚胺需要更长的时间影响心率。应该在治疗期间安排休息时间，因为心脏移植患者的运动耐力降低，需要更长时间进行热身和恢复。

迷走神经失神经支配还会导致对典型的心绞痛或心悸症状不敏感。但是，因为大多数供者心脏并没有心血管疾病，所以这些症状在移植后并不常见。

值得注意的是，降胆固醇药是预防心血管疾病的主要药物，与环孢素、他克莫司一起由肝脏代谢（还有其他药物，如降压药、抗反转录病毒药物和香豆素）。这些免疫抑制药物对移植物存活至关重要。但如果与他汀类药物联合使用，会增加罹患严重肌痛和肌病的风险。

他汀类药物在心血管健康中起着至关重要的作用，适用于心脏移植术后。它们通过肝脏代谢的机制与环孢素和他克莫司等药物相同。因此，肌痛和肌病等副作用的风险也会增加[29]。

即使有高脂血症病史，心脏移植患者直到急性恢复期（约 10 年）之后才会发生冠心病[30]。

2. 康复注意事项　最近的荟萃分析提供的中级证据表明，移植术后的心脏康复改善了生活质量、发病率和死亡率。应考虑运动耐力的降低和保护胸骨的预防措施[30]。最近一项涵盖所有因残疾而接受医疗保险患者的研究表明，2008 年符合条件的心脏移植患者（共 2 163 例患者）中参加心脏康复计划的比例不到一半（43%）[31]。详情请参阅本书中有关心脏康复的章节。

肺

肺移植患者总体存活率低于其他实体器官移植患者。尽管医学水平不断提高，但大多数患者的存活时间为 4~6 年[32]。

肺移植患者通常有慢性阻塞性肺疾病（chronic obstructive pulmonary disease，COPD）、肺纤维化、间质性肺疾病和囊性纤维化等病史。呼吸和上肢肌肉失健在肺移植前患者中很常见，通常是导致其功能障碍的潜在因素，甚至在移植前进行肺康复就可以改善整体状况、力量和生活满意度[33-35]。

1. 神经病学　许多患者术后将面临至少轻微的认知障碍（67%），焦虑和抑郁也很常见，解决这些问题很重要[13]。

2. 胃肠营养　肺移植患者需要长时间或多次插管。因此可能有咳嗽反射受损、分泌物清除不良、吞咽困难和膈神经损伤。这些患者应该采取预防误吸的措施，康复治疗应该注重增强呼吸肌。言语和语言障碍的康复在术后早期护理中解决交流、营养和气道保护问题是必不可少的。

3. 康复注意事项　与正常对照组相比，肺移植患者的运动能力受限，尤其是在耐力运动和用力时血氧饱和度下降[33]。

多项证据证实，肺移植后患者的骨密度显著降低，并可能会因皮质类固醇和免疫抑制剂减少骨形成而加剧[36]。患者骨质疏松症的易感性与移植后康复中运动耐力较差有关[37]。

最近一项关于功能独立量表（FIM）评分的研究结果证实了肺移植人群运动耐力差。肺移植人群的 FIM 评分确实有所改善，但与健康对照组相比，速度较慢[34]。

肺移植后立即进行急性期住院康复有明显好处，包括改善功能状态和情绪健康。一项非常小的研究（n=9）表明，肺移植后早期康复改善了下肢肌力，这种效果甚至持续到 6 个月后[38]。大多数功能获益是在康复的前 3 个月内取得的，但在术后第 1 年，由训练有素的专业人员提供正式的康复服务可以继续改善功能。如果合适，通常在移植 1 年后考虑重返工作岗位[33,34]。

肠

20 世纪 90 年代以来，肠移植（包括上消化道和下消化道）变得更加普遍，尤其是随着免疫抑制的进步。接受内脏移植的患者无法获得肠内和肠外营养，出现严重的营养缺陷，导致整体功能下降。这一人群的并发症并没有显著差异，但需要注意移植后淋巴增生性疾病（post-transplant lymphoproliferative disease，PTLD）[39]。

PTLD 是最常见的移植后恶性肿瘤之一，通常发生在移植后的第 1 年，与 EB 病毒（EBV）有关。随着免疫抑制程度的增加，发生 PTLD 的风险增加[40]。监测移植物的功能将具有挑战性，需要重复回肠造口活检[41]。在恢复和住院康复期间，需监测内脏移植患者的体重和整体营养状况。

虽然没有明确的急性康复结果，但总体力量和耐力应该会改善。肠移植受者与依赖 TPN 的患者之间的比较显示，移植后患者的健康相关生活质量评分在除抑郁之外的所有领域都有所改善[39]。影响肠移植后结果的另一个重要因素是社会支持，因为缺乏社会支持对患者生存的影响最大。所以个性化的康复计划应该关注护理目标和减少护理人员倦怠。

血管复合同种异体移植

血管复合同种异体移植(VCA)不被认为是实体器官移植,但临床应用越来越普遍。VCA 包括上肢、面部和同种异体阴茎移植,与实体器官移植相比,这些移植更类似于整形和重建手术。VCA 可以被认为是游离皮瓣:复杂的、多组织吻合的移植物,依靠逐渐的神经再支配来实现超出移植物存活的实际功能[42]。上肢手术量是迄今最多的。欧洲和美国上肢移植物的存活率合计为 90%,大多数移植物至少有一些功能改善。上肢 VCA 的康复是缓慢的,而且还没有完全明确的治疗方案,新出现的方案包括移植物保护的早期策略、活动范围、挛缩和粘连的预防。之后的门诊中,上肢康复最终会关注力量和功能活动[43]。

移植后患者的用药注意事项

用药注意事项

移植后排斥反应的预防是一种免疫抑制和最小化副作用之间的复杂平衡,这些副作用从轻微的胃肠道不适到危及生命的感染,甚至淋巴瘤。移植的 3 个药理学阶段是诱导、维持和最终处理急性或慢性排斥反应。每个阶段都由一套独特的方案和临床决策组成(不在本章的讨论范围内)。因此,与原本的移植团队保持联系至关重要。康复医师需要监测移植物功能、药物水平、化学成分和细胞计数。任何紧急的指标或令人担心的趋势都必须由康复团队传达给移植团队。表 86-1 列出了所有典型的抗排斥药物及其常见副作用[44]。

表 86-1 典型抗排斥药物及其常见副作用[44]

药物	不良反应	临床表现	监测
阿仑单抗和利妥昔单抗	骨髓抑制 输液反应 胃肠道不适 失眠	贫血、白细胞诚少、血小板减少 过敏反应、呼吸衰竭、皮疹、发热、水肿 恶心、腹泻、腹痛、睡眠障碍	常规实验室监测(CBC、BMP),移植物特异性功能实验室监测,临床病程
抗胸腺细胞药物	输液反应 抗体形成引起的血清病 肌肉注射引起的局部炎症反应 骨髓抑制 增加恶性肿瘤风险 失眠 液体潴留 低钾或高钾血症	过敏反应、呼吸衰竭、皮疹、发热、水肿 发热、寒战、低血压、呼吸困难、喘鸣 疼痛、肿胀、发红、肌肉酸痛 白细胞减少、血小板减少 因部位和类型不同而异 睡眠障碍 体重增加、高血压、外周水肿 血清水平异常	常规实验室监测(CBC、BMP),移植物特异性功能实验室监测,临床病程,体重
咪唑硫嘌呤	骨髓抑制 肝毒性 胰腺炎 增加恶性肿瘤风险	白细胞减少、血小板减少 AST、ALT、碱性磷酸酶升高、黄疸上腹痛、食物不耐受、脂肪酶升高 因部位和类型不同而异	常规实验室监测(CBS、BMP),LFT,移植物特异性功能实验室监测,临床病程
贝拉西普	骨髓抑制 液体滞留 低钾或高钾血症 胃肠道不适 移植后淋巴增生性疾病(淋巴瘤) 高脂血症	贫血、白细胞减少、血小板减少 体重增加、高血压、外周水肿 血清水平异常 恶心、腹泻、便秘 淋巴结病变,单个或多个淋巴细胞系增多,体质症状 血脂水平升高	常规实验室监测(CBC、BMP),移植物特异性功能实验室监测,临床病程

续表

药物	不良反应	临床表现	监测
巴利昔单抗	胃肠道不适	消化不良、腹痛、便秘、腹泻	常规实验室监测(CBC、BMP),移植物特异性功能实验室监测,临床病程
皮质类固醇	骨质疏松症、骨坏死儿童生长发育迟缓 类固醇诱导的糖尿病液体潴留 皮肤变化、日光敏感多毛症 胃炎和溃疡 白内障 肌病 精神病、失眠	疼痛伴负重病理性骨折 偏离生长曲线 高血糖、多尿 体重增加、高血压、水肿 皮疹、痤疮、晒伤伴最小曝光量 面部、躯干或四肢毛发过度生长 上腹痛、黑便、呕血、贫血 视力下降 虚弱、肌肉疼痛、肌酸激酶升高 精神状态改变,睡眠障碍	常规实验室监测(CBC、BMP),血糖水平,体重,移植物特异性功能实验室监测,临床病程
霉酚酸酯	骨髓抑制 肝毒性胃肠道紊乱	贫血、白细胞减少、血小板减少 恶心、腹泻	常规实验室监测(CBC、BMP),LFT 药物水平,移植物特异性功能实验室监测,临床病程
西罗莫司和依维莫司	伤口愈合不良 骨髓抑制 胃肠道不适 肾毒性 液体潴留 间质性肺病 高脂血症	伤口裂开、感染、口腔溃疡 贫血、白细胞减少、血小板减少 恶心、腹泻、腹痛 尿素氮和肌酐升高、蛋白尿、尿量减少 高血压、外周水肿 气短、活动不耐受、病程肺音 血脂水平升高	常规实验室监测(CBC,BMP),药物水平,体重,血脂,活动耐量,移植物特异性功能实验室监测,临床病程
他克莫司和环孢霉素	肾毒性 肝毒性 神经毒性 肌病,特别是合并他汀类药物的肌病 移植后糖尿病 高钾、低镁血症 多毛症 牙龈增生 增加恶性肿瘤的风险 高血压	尿素氮和肌酐升高,尿量减少 AST、ALT、碱性磷酸酶升高、黄疸疼痛、麻木、虚弱、震颤 虚弱、肌肉疼痛、肌酸激酶升高 高血糖、多尿 血清水平升高或降低 面部、躯干或四肢毛发生长增加 牙龈出血、牙龈过度生长 因部位和类型不同而异	常规实验室监测(CBC、BMP),药物水平,移植物特异性功能实验室监测,临床病程

摘自 van Sandwijk MS, Bemelman FJ, Ten Berge IJ. Immunosuppressive drugs after solid organ transplantation. Neth J Med. 2013;71(6):281-289。

免疫受损注意事项

移植后患者依赖的免疫功能受损,因此发生机会性感染的风险极大,这也是该人群发病率和死亡率的主要原因。移植患者发热、白细胞增多和精神状态改变都需要进行彻底的感染检查,以排除其他罕见的感染(例如分枝杆菌或真菌)。咨询移植感染疾病专家是选择适当的抗生素和持续治疗时间的关键。

在移植后前 30d 内,细菌和酵母菌是引起感染的最常见原因,通常与病前感染或手术部位感染有关。中期(30d~6 个月)的感染通常与机会性或潜伏性感染有关,如 CMV、EBV、PCP、腺病毒、曲霉菌或弓形虫病。晚期并发症包括常见的社区获得性感染(肺炎）和罕见但严重的 PTLD 和其他恶性肿瘤[45]。

排斥反应

- 当抗原完全不匹配时，移植后几分钟就会发生超急性排斥反应。必须立即移除组织，以免受者死亡。当受者输错血型时，也会出现这种类型的排斥反应，例如，B 型血患者被输入 A 型血。
- 从移植后第 1 周到移植后 3 个月，任何时候都可能发生急性排斥反应。所有受者都会有一定程度的急性排斥反应。
- 慢性排斥反应可能会持续多年。人体对供体器官的持续免疫反应会慢慢损害移植组织[46]。
- 诊断排斥反应需要活检，治疗排斥的阈值很低。其他情况可能与排斥反应类似。例如，肾内弥漫性淋巴细胞浸润可见于排斥反应或淋巴增生性疾病，肝内复发的丙型肝炎类似排斥反应[47]。

小结

移植患者的治疗和管理需要跨多学科的合作。康复医师必须与内外科移植医生、药理学家、治疗师、护士、社会工作者、神经心理学家、患者及其家人合作。最后，术后移植护理需要了解器官生理学、常见并发症和损伤。了解同种异体移植物特有的病理生理学是优化受者参与治疗和最大化改善功能的关键。

（魏全 译，万春晓 校）

参考文献

1. Bentley TS, Hanson SG. *Milliman research report*. 2014. Available at http://www.milliman.com/uploadedFiles/insight/Research/health-rr/1938HDP_20141230.pdf.
2. Didsbury M, McGee RG, Tong A, et al. Exercise training in solid organ transplant recipients: a systematic review and meta-analysis. *Transplantation*. 2013;95(5):679–687.
3. Lemyze M, Dharancy S, Wallaert B. Response to exercise in patients with liver cirrhosis: implications for liver transplantation. *Dig Liver Dis*. 2013;45(5):362–366.
4. Needham DM, Korupolu R, Zanni JM, et al. Early physical medicine and rehabilitation for patients with acute respiratory failure: a quality improvement project. *Arch Phys Med Rehabil*. 2010;91(4):536–542.
5. Zanni JM, Korupolu R, Fan E, et al. Rehabilitation therapy and outcomes in acute respiratory failure: an observational pilot project. *J Crit Care*. 2010;25(2):254–262.
6. Maffei P, Wiramus S, Bensoussan L, et al. Intensive early rehabilitation in the intensive care unit for liver transplant recipients: a randomized controlled trial. *Arch Phys Med Rehabil*. 2017;98(8):1518–1525.
7. Yates BC, Price-Fowlkes T, Agrawal S. Barriers and facilitators of self-reported physical activity in cardiac patients. *Res Nurs Health*. 2003;26(6):459–469.
8. Schoo E, Gustaw T, Barbalinardo C, et al. Solid organ transplant recipients' opinions of pre- and post-transplant supervised exercise programmes: a brief report. *Physiother Can*. 2017;69(2):178–183.
9. Aberg F. From prolonging life to prolonging working life: tackling unemployment among liver-transplant recipients. *World J Gastroenterol*. 2016;22(14):3701–3711.
10. Nour N, Heck CS, Ross H. Factors related to participation in paid work after organ transplantation: perceptions of kidney transplant recipients. *J Occup Rehabil*. 2015;25(1):38–51.
11. Smith PJ, Blumenthal JA, Hoffman BM, et al. Reduced cerebral perfusion pressure during lung transplant surgery is associated with risk, duration, and severity of postoperative delirium. *Ann Am Thorac Soc*. 2016;13(2):180–187.
12. Ozcan H, Yucel A, Avşar UZ, et al. Kidney transplantation is superior to hemodialysis and peritoneal dialysis in terms of cognitive function, anxiety, and depression symptoms in chronic kidney disease. *Transplant Proc*. 2015;47(5):1348–1351.
13. Cohen DG, Christie JD, Anderson BJ, et al. Cognitive function, mental health, and health-related quality of life after lung transplantation. *Ann Am Thorac Soc*. 2014;11(4):522–530.
14. Van Ginneken BTJ, Van DB, Metselaar HJ, Tilanus HW, Kazemier G, Stam HJ. Effects of a rehabilitation programme on daily functioning, participation, health-related quality of life, anxiety and depression in liver transplant recipients. *Disability & Rehabilitation*. 2010;32(25):2107–2112.
15. Textor LH, Hedrick J. The lived experience of peripheral neuropathy after solid organ transplant. *Prog Transplant*. 2012;22(3):271–279.
16. Patcai JT, Disotto-Monastero MP, Gomez M, Adcock LE. Inpatient rehabilitation outcomes in solid organ transplantation: results of a unique partnership between the rehabilitation hospital and the multi-organ transplant unit in an acute hospital. *Open J Ther Rehabilit*. 2013;1(2):52.
17. Gelb S, Shapiro RJ, Hill A, Thornton WL. Cognitive outcome following kidney transplantation. *Nephrol Dial Transplant*. 2008;23(3):1032–1038.
18. Griva K, Thompson D, Jayasena D, Davenport A, Harrison M, Newman SP. Cognitive functioning pre- to post-kidney transplantation–a prospective study. *Nephrol Dial Transplant*. 2006;21(11):3275–3282.
19. Tzvetanov I, West-Thielke P, D'Amico G, et al. A novel and personalized rehabilitation program for obese kidney transplant recipients. *TransplantProc*. 2014;46(10):3431–3437.
20. Chan M, Patwardhan A, Ryan C, et al. Evidence-based guidelines for the nutritional management of adult kidney transplant recipients. *J Ren Nutr*. 2011;21(1):47–51.
21. Ahmadi SF, Zahmatkesh G, Streja E, et al. Body mass index and mortality in kidney transplant recipients: a systematic review and meta-analysis. *Am J Nephrol*. 2014;40(4):315–324.
22. Villeneuve C, Laroche M-L, Essig M, et al. Evolution and determinants of health-related quality-of-life in kidney transplant patients over the first 3 years after transplan-

tation. *Transplantation*. 2016;100(3):640–647.
23. Bajaj JS, Wade JB, Sanyal AJ. Spectrum of neurocognitive impairment in cirrhosis: implications for the assessment of hepatic encephalopathy. *Hepatology*. 2009;50(6):2014–2021.
24. Cheng Y, Huang L, Zhang X, et al. Liver transplantation nearly normalizes brain spontaneous activity and cognitive function at 1 month: a resting-state functional MRI study. *Metab Brain Dis*. 2015;30(4):979–988.
25. Campagna F, Montagnese S, Schiff S, et al. Cognitive impairment and electroencephalographic alterations before and after liver transplantation: what is reversible? *Liver Transpl*. 2014;20(8):977–986.
26. Shane E, Cohen A, Stein EM, et al. Zoledronic acid versus alendronate for the prevention of bone loss after heart or liver transplantation. *J Clin Endocrinol Metab*. 2012;97(12):4481–4490.
27. Beyer N, Aadahl M, Strange B, et al. Improved physical performance after orthotopic liver transplantation. *Liver Transpl Surg*. 1999;5(4):301–309.
28. Garcia AM, Veneroso CE, Soares DD, Lima AS, Correia MI. Effect of a physical exercise program on the functional capacity of liver transplant patients. *Transplant Proc*. 2014;46(6):1807–1808.
29. Holdaas H, Julian D. The use of statins after solid organ transplantation. *Nephrol Dial Transplant*. 2002;17(8):1537.
30. Anderson L, Nguyen TT, Dall CH, Burgess L, Bridges C, Taylor RS. Exercise-based cardiac rehabilitation in heart transplant recipients. *Cochrane Database Syst Rev*. 2017;4:CD012264.
31. Bachmann JM, Shah A, Graves AJ, , et al. Cardiac rehabilitation is underutilized after heart transplantation. *J Am Coll Cardiol*. 2016;67(13):1856–1856.
32. Puri V, Patterson GA, Meyers BF. Single versus bilateral lung transplantation: do guidelines exist? *Thorac Surg Clin*. 2015;25(1):47–54.
33. Ihle F, Neurohr C, Huppmann P, et al. Effect of inpatient rehabilitation on quality of life and exercise capacity in long-term lung transplant survivors: a prospective, randomized study. *J Heart Lung Transplant*. 2011;30(8):912–919.
34. Hoffman M, Chaves G, Ribeiro-Samora GA, Britto RR, Parreira VF. Effects of pulmonary rehabilitation in lung transplant candidates: a systematic review. *BMJ Open*. 2017;7(2):e013445.
35. 2016-American_Journal_of_Respiratory_and_Critical_Care_Medicine.pdf.
36. Spira A, Gutierrez C, Chaparro C, Hutcheon MA, Chan CK. Osteoporosis and lung transplantation: a prospective study. *Chest*. 2000;117(2):476–481.
37. Balci MK, Ari E, Vayvada M, et al. Osteoporosis in lung transplantation candidates: association with 6-minute walking test and body mass index. *Transplant Proc*. 2016;48(6):2147–2151.
38. Smith BK, Franceschi A, Martin D. Do recipients of lung transplantation retain the lower-extremity strength gains they achieved during acute rehabilitation? *Cardiopulm Phys Ther J*. 2011;22(4):25.
39. Abu-Elmagd K. The concept of gut rehabilitation and the future of visceral transplantation. *Nat Rev Gastroenterol Hepatol*. 2015;12(2):108–120.
40. Swerdlow S, Campo E, Harris NL, et al. *WHO classification of tumors of hematopoietic and lymphoid tissues*. 4th ed. 2008. Available at http://www.lenfoma-myeloma.org.tr/folders/file/3_kongre_sunumlar/12mayis2012pdf/suheyla_bozkurt_12_mayis_2012.pdf.
41. Lauro A, Marino IR, Matsumoto CS. Advances in allograft monitoring after intestinal transplantation. *Curr Opin Organ Transplant*. 2016;21(2):165–170.
42. Shores JT, Malek V, Lee WPA, Brandacher G. Outcomes after hand and upper extremity transplantation. *J Mater Sci Mater Med*. 2017;28(5):72.
43. Bueno E, Benjamin M-J, Sisk G, et al. Rehabilitation following hand transplantation. *Hand*. 2014;9(1):9–15.
44. van Sandwijk MS, Bemelman FJ, Ten Berge IJM. Immunosuppressive drugs after solid organ transplantation. *Neth J Med*. 2013;71(6):281–289.
45. Green M. Introduction: infections in solid organ transplantation. *Am J Transplant*. 2013;13(4):3–8.
46. Troxell ML, Lanciault C. Practical applications in immunohistochemistry: evaluation of rejection and infection in organ transplantation. *Arch Pathol Lab Med*. 2016;140(9):910–925.
47. Yost CS, Niemann CU. Anesthesia for abdominal organ transplantation. In: *Miller's anesthesia*. New York: Elsevier; 2010: 2155–2184.

第 87 章　烧伤康复

Jeffrey C. Schneider and Sasha E. Knowlton

引言

据估计，全世界每年约有 1 100 万人被烧伤，其中美国烧伤人数约 40 万[1]。过去 10 年间，美国烧伤患者的死亡率约为 3.3%。随着对烧伤后机体细胞和全身反应的了解增加，危重和外科护理技术的进步，以及工作、家庭和娱乐场所中烧伤预防力度的提高，烧伤患者的存活率在过去的几十年中逐渐提高。目前，70% 全身体表面积（TBSA）烧伤是半数致死剂量（LD-50）[2]。烧伤是世界范围内致残的主要原因之一（以伤残调整后的寿命来衡量），尤其在中低收入国家。烧伤具有一系列特有的康复问题，包括增生性瘢痕、挛缩、疼痛和行动障碍。其他并发症包括神经病变、体温调节异常、肢体功能障碍、瘙痒、骨质异常、心理障碍和社区融合缺陷。

烧伤流行病学

在美国每年接受治疗的 40 万例烧伤患者中，约 4 万人需要住院治疗。其中约 75% 的烧伤住院患者在烧伤专科中心接受治疗[3]，存活率为 96.6%[3]。较高的死亡率主要与年龄大、吸入性损伤和烧伤面积等因素有关。美国以外地区烧伤患者的死亡率相较更高，为 4.8%，且因地理位置而异[2,4]。《2014 年美国烧伤资源库报告》收集并分析了 2004—2013 年美国医院的相关数据，其中烧伤原因：43% 来自火/火焰，34% 来自烫伤，9% 来自热物体接触，4% 来自电气，3% 来自化学品。除 5 岁以下儿童外，其他所有年龄组的病因发生率相似，烫伤和接触性烧伤是最常见的病因[2]。

大多数烧伤发生在男性（69%），烧伤患者的平均年龄为 32 岁。16 岁以下儿童占烧伤病例的 29%，60 岁以上的成人占 13%。据报道，大约 73% 的烧伤发生在家里，71% 是意外伤害。大部分烧伤患者（78%）TBSA 少于 20%。在美国，烧伤在白种人中最常见（58.9%），其次是黑种人（19.7%）、西班牙裔（14.0%）、亚洲人（2.4%）和美洲原住民（0.8%）[2]。

烧伤病理生理学

烧伤会导致细胞水平、组织局部和机体全身的独特生理变化。这是当前尚未完全开垦的研究领域。尽管如此，现有已知的烧伤生理学知识也有助于理解烧伤的治疗原则。

烧伤后局部反应

烧伤后局部组织有 3 个受累区，最初（1947 年）被描述为：①凝血区；②淤血区；③充血区。凝血区包含永久性受损组织，通常位于烧伤的正中心。淤血区的组织灌注减少，但如果在经验丰富的烧伤专科的妥善处理后，这个区域的组织在受伤后数天内是可以挽救的，因此这个区域通常是烧伤医疗管理的目标。相比之下，充血区位于最外围，由于血管扩张和炎症反应，出现血流灌注增加[5-7]。

温度超过 40℃ 会导致蛋白质变性，接触组织的损伤；是否导致全层组织损伤主要取决于暴露温度和持续时间[7-9]。酶和自由基激活会导致进一步损伤。在细胞水平上,烧伤后会发生许多复杂的生理变化。最初血管收缩,随之出现血管扩张。局部组胺释放导致血管外渗出增加。此外,5-羟色胺、前列腺素、血栓素、激肽、儿茶酚胺、缓激肽、硝酸、TNF-α,白细胞介素和其他各类炎症介质被大量释放,并在损伤部位导致瀑布式炎症级联反应[7]。迁移到烧伤部位的中性粒细胞被激活,并在烧伤组织中产生活性氧;活性氮也会导致氧化自由基损伤[9-10]。当补体和凝血系统与中性粒细胞一起被激活,引起损伤和血栓形成部位的自由基增加。这些过程还伴随炎性细胞因子介导的全身炎症反应[8,9]。

烧伤后全身反应

除了局部反应外,烧伤还通过释放细胞因子产生全身炎症反应。这一炎症反应过程在烧伤后立即开始,此过程可持续数周;如果是大面积烧伤(TBSA>30%),甚至可持续数月。炎症反应过程中释放的各类细胞因子会对机体产生许多影响,包括心血管、呼吸、代谢和免疫系统的变化。严重烧伤后,机体的耗氧量、心输出量和葡萄糖耐量均显著降低,常导致休克。在烧伤后第5天,这些指标逐渐趋于稳定,在接下来的1年里,TBSA>30%的烧伤患者会出现高代谢状态[11]。在烧伤休克期间,由于毛细血管灌注增加,血管内容积外渗,加之由于皮肤屏障破坏导致的体液丢失,患者常常需要大量补液来充分灌注末端器官。

休克状态经过液体复苏和必要的血管加压药物治疗后,一些代谢变化依然持续存在。烧伤后第1周,促炎细胞因子如IL-6、IL-8、IL-1β、IL-13、GM-CSF、IL-5和IL-7等均升高。为了对抗促炎状态,IL-10、IL-12、G-CSF、IL-17、IL-4和IFN-γ等抗炎细胞因子也会相应升高[12]。持续的高代谢状态导致蛋白质分解代谢增加,同时伴随体重、肌肉和骨矿物质含量降低;此外,胰岛素抵抗、激素水平(GH、IGF-I、T4)降低,皮质醇升高、肝体积增大[13]。虽然这些生理变化可以持续1年或更长时间,但其中许多变化在烧伤后24个月内有所改善[14]。

在烧伤后的最初几天和几周内,许多生理变化在临床上都能得到控制。维持营养支持对预防肌肉消耗很重要。28~33℃的温暖环境可减少因无意识损耗造成的能量损失。用药物处理激素和儿茶酚胺的变化也很重要;睾丸激素类似物如奥沙酮有助于降低分解代谢作用,普萘洛尔可以改善心动过速[11,15]。奥沙酮可以改善肌肉重量、力量和骨密度[15],普萘洛尔可以逆转肌肉蛋白质分解代谢[16]。吸入性损伤患者通常需要机械通气,吸入性损伤是导致患者死亡的一个独立危险因素[17]。

烧伤分类

烧伤一般根据病因、烧伤深度和面积大小进行分类。这些因素在评估烧伤严重程度方面发挥重要作用(图87-1)。

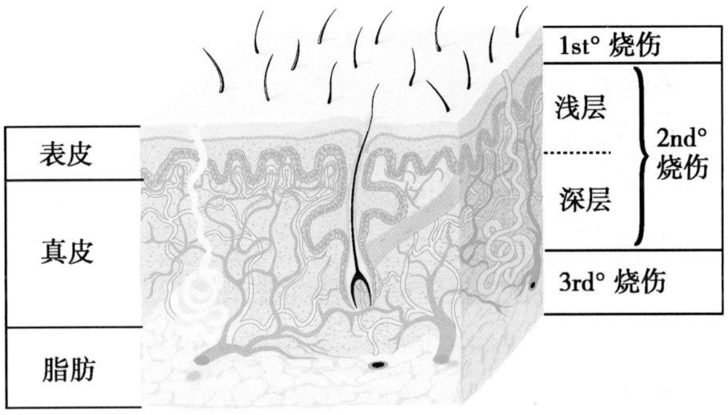

图87-1　Ⅰ度、Ⅱ度和Ⅲ度烧伤深度的皮肤分层图解(经允许摘自 Demling RH. Burns & Other Thermal Injuries. In:Doherty GM,eds. CURRENT Diagnosis & Treatment:Surgery,14e New York,NY:McGraw-Hill;2014)

病因学

烧伤的病因有热、电、化学和辐射。热损伤包括热量转移到皮肤和皮下组织导致的损伤。热损伤的类型有烫伤、火焰伤和热力接触损伤。与空气相比,湿热由于水的传导比空气强会导致损伤更重更深[6,18]。当距离放射源较近时会导致辐射灼伤,可能在几天后出现,症状类似热灼伤[19]。

电流接触会导致电灼伤,特别是当电流从入口点通过皮肤到出口点时。烧伤的严重程度取决于电压的高低。家用电烧伤是低电压电流,而高压电流的电压一般≥1 000V。高压烧伤涉及广泛的组织和器官损伤。闪电伤害是由暴露在高压电流电弧下造成的,实际上没有电流通过身体,常是典型的浅表烧伤。电烧伤时,心脏健康是最应先关注的,且截肢也很常见[6]。

皮肤接触酸性或碱性化学物质会导致化学灼伤,不清除皮肤表面的化学物质会导致皮肤组织持续受伤。与酸性化学物质相比,碱性化学品如水泥通常会导致更严重的烧伤。有些化学品需要特殊处理,如中和[6]。

烧伤分期

烧伤的分期有很多种方式,主要根据烧伤深度和体表面积百分比。每个因素都有助于描述烧伤和恢复的过程[18]。烧伤是一个不断发展的过程，特别是在伤后的最初几天，因此，烧伤深度和面积的分类在初步评估后可能会发生变化[7]。

根据皮肤和皮下组织受累的程度，烧伤深度以前被描述为Ⅰ度、Ⅱ度、Ⅲ度或Ⅳ度（图 87-2、图 87-3）。更准确地说，这个术语已经被解剖学词汇所取代，其中有 4 个描述词汇见表 87-1[7,18]。

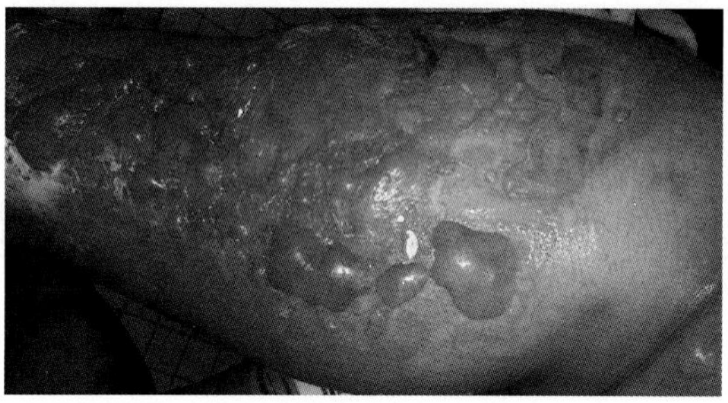

图 87-2 浅表烧伤（Ⅱ度）。部分厚度烧伤如这种腿烧伤疼痛、粉红、潮湿、发白，有厚壁水疱（经允许摘自 Niszczak J，Forbes L，Serghiou M. Burn Rehabilitation. In：Maitin IB，Cruz E，eds. CURRENT Diagnosis & Treatment：Physical Medicine & Rehabilitation New York，NY：McGraw-Hill；2014）

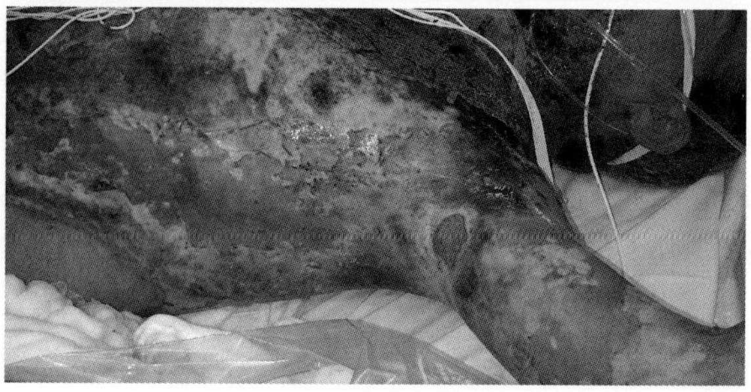

图 87-3 全层烧伤（Ⅲ度）。躯干和上肢的全层烧伤呈蜡白色、干燥、无感觉、皮肤紧绷。这种创面需要植皮，愈合后留下瘢痕（经允许摘自 Niszczak J，Forbes L，Serghiou M. Burn Rehabilitation. In：Maitin IB，Cruz E，eds. CURRENT Diagnosis & Treatment：Physical Medicine & Rehabilitation New York，NY：McGraw-Hill；2014）

传统上有 3 种方法来评估烧伤创面的大小：华氏九分法、手掌面积法、伦德-布劳德图表法。华氏九分法可用作简单的床边评估，以确定成人和儿童的 TBSA，该方法考虑到头部和腿部在儿童与成人的不同比例。然而，尽管这个量表可以用作估计烧伤创面大小，但往往不够准确，需要进一步评估。手掌面积法默认患者的手掌面积约是 TBSA 的 1%，主要用于小面积烧伤患者，评估效果良好。测量烧伤面积最精确的方法是伦德-布劳德图表（图 87-4）[20-21]。

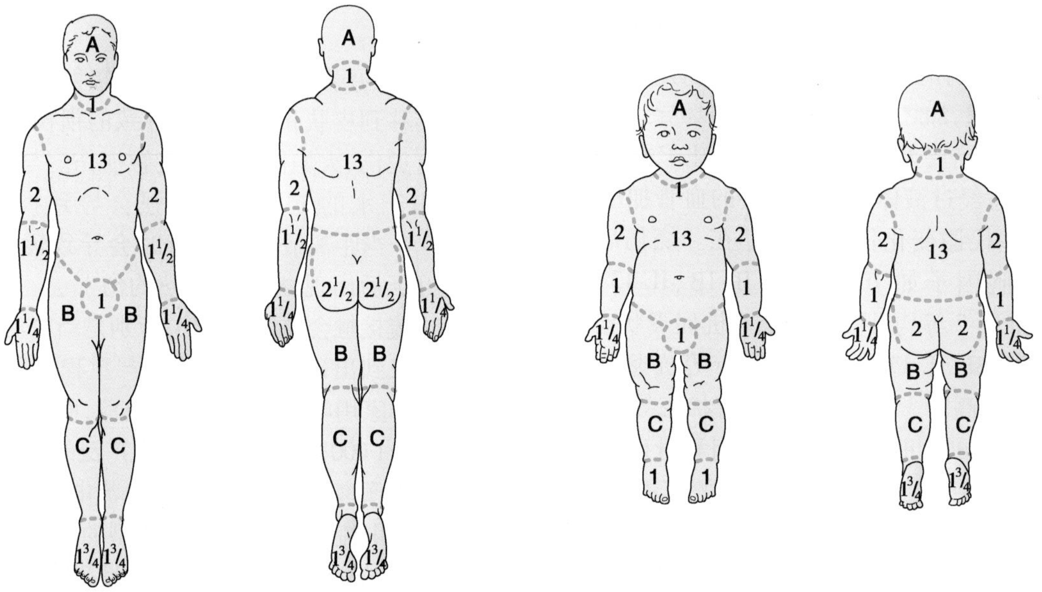

随年龄增长相对百分比变化部位

Area	年龄		
	10	15	Adult
A=头部一半	5½	4½	3½
B=一侧大腿一半	4¼	4½	4¾
C=一侧小腿一半	3	3¼	3½

随年龄增长相对百分比变化部位

Area	年龄		
	0	1	5
A=头部一半	9½	8½	6½
B=一侧大腿一半	2¾	3¼	4
C=一侧小腿一半	2½	2½	2¾

图 87-4 伦德-布劳德图表估计烧伤面积百分比——烧伤程度估算表。对于成年人来说，一个合理的体表烧伤百分比的计算方法是“九分法”：每只手臂为 9%，头部为 9%，前后躯干各为 18%，每条腿为 18%，这些百分比之和为 99%（经允许摘自 Demling RH. Burns & Other Thermal Injuries. In：Doherty GM，eds. CURRENT Diagnosis & Treatment：Surgery，14e New York，NY：McGraw-Hill；2014）

表 87-1　烧伤分期

旧分期	新分期	涉及解剖结构	症状和体征
Ⅰ度	浅层烧伤	表皮	红斑，潮湿
Ⅱ度	真皮部分厚度烧伤	表皮和上 1/3 真皮	水疱，潮湿，疼痛，红斑，压力使皮肤变白
Ⅲ度	真皮全层烧伤	表皮和深层真皮	白色、干燥、蜡状、焦痂、手压后不变白、痛感少
Ⅳ度	真皮下烧伤	表皮、真皮、深层结构（脂肪、肌腱、肌肉、骨骼）	白蜡状、皮革状、焦黑色状如皮革、无痛感、手压后不变白

烧伤治疗

早期治疗

烧伤后的早期治疗以基本生命支持方案为主，包括评估气道状态、呼吸系统和循环系统功能，以及清除致伤原因（如脱下烧伤的衣物以阻止燃烧过程）。烧伤患者要注意保暖，防止液体和热量丢失，可见的伤口创面要加以覆盖，防止细菌定植。保持创面湿度以减轻疼痛，去除皮肤或眼睛上的化学物质。注意烧伤患者的病情有助于识别潜在的并发症，如吸入性损伤[9,22-23]。同时要预防破伤风[23]。

烧伤体表面积大于 15%～20% 的患者建议进行积极的液体复苏。虽然有许多不同公式用于计算所需液体总量，但最常用的公式是帕克兰补液公式（表 87-2）。在计算总补液量中，50% 在前 8h 内补足，其余的在随后 16h 内补足。然而，最近有研究认为该公式可能导致过度复苏，导致更糟糕的结果。为确保足够的水合作用、器官终末灌注和氧合能力，应监测尿量（目标：每小时 1.0mL/kg 或 30～50mL）。对患者进行密切监测，并根据需要对补液量进行调整，因为液体需求可能随深度烧伤和吸入性损伤而变化。

表 87-2　帕克兰液体复苏配方

成人
烧伤后最初 24h 补充林格液：4mL×体重（kg）×烧伤体表面积百分比*
烧伤后 8h 内先给予一半补液量
另一半补液量在随后的 16h 内补充完毕
例：体重 70kg 的成人，伴有 40% 的Ⅱ度和Ⅲ度烧伤，24h 内补充 4mL×70kg×40＝11 200mL
儿童
烧伤后最初 24h 补充林格液：3mL×体重（kg）×烧伤体表面积百分比*
烧伤后 8h 内先给予一半补液量
另一半补液量在随后的 16h 内补充完毕

*仅用于Ⅱ～Ⅲ度烧伤。

根据具体情况，可能需要立即手术以防止进一步伤害。例如，肢体环形烧伤通常需要紧急清创、切痂或筋膜切开术来防止患肢缺血（图 87-5）[9]。

长期治疗

烧伤住院患者需要仔细监测以获得最佳治疗效果。可能需要中心静脉置管监测血流动力学，导尿管评估输出量，鼻胃管进行肠内营养[24]。烧伤后 24h 可能需要额外的液体复苏，因为心输出量减少是烧伤后早期常见的并发症[25]。

患者创面应使用非酒精性溶液冲洗，以充分评估烧伤创面的大小和深度。浅表和局部烧伤可能需要清创、局部使用抗菌药物以维持无菌愈合环境。有许多外用制剂和敷料可优化伤口愈合[22-23]。深部和全层烧伤通常需要清创或清除坏死组织，并进行皮肤移植。清创术有助于伤口愈合，防止细菌入侵，并为后期皮肤移植提供合适的创面床。

皮肤移植有许多用途。为了使移植成功，创面必须清洁和健康。目前有许多不同类型的移植物可供选择。同种异体移植，包括异种移植和尸体移植，用于较大烧伤面积时暂时覆盖创面，促使创面愈合，同时防止液体流失和感染[9,24,26]。生物工程皮肤替代品也可暂时用于伤口覆盖，其作为长期皮肤替代品的作用是一个热门的研究领域[9,24,26-27]。最近的一项研究发现，Biobrane® 和 TransCyte® 比磺胺嘧啶银更有效地治疗局部烧伤小于 15% 的 TBSA，而同种异体培养的皮肤和带自体移植的 Apligraf® 主要对 20%～50% TBSA 的患者有效[26]。自体皮肤移植是最佳选择，但皮片易碎且有失败的风险[9,24,26-27]。中厚自体网格植皮用于覆盖更大的烧伤体表面积，但其美观效果不如全层自体移植[9,24]。

此外，需要密切关注患者营养状况，以促进创面愈合，特别是对于高代谢的较大烧伤面积的患者。建议在烧伤后 24h 内给予鼻饲以保持热量平衡。营养需求通过间接热量法计算，目标包括非蛋白千卡氮比 100∶1和每日 2g 蛋白质/kg（体重）。仔细监测

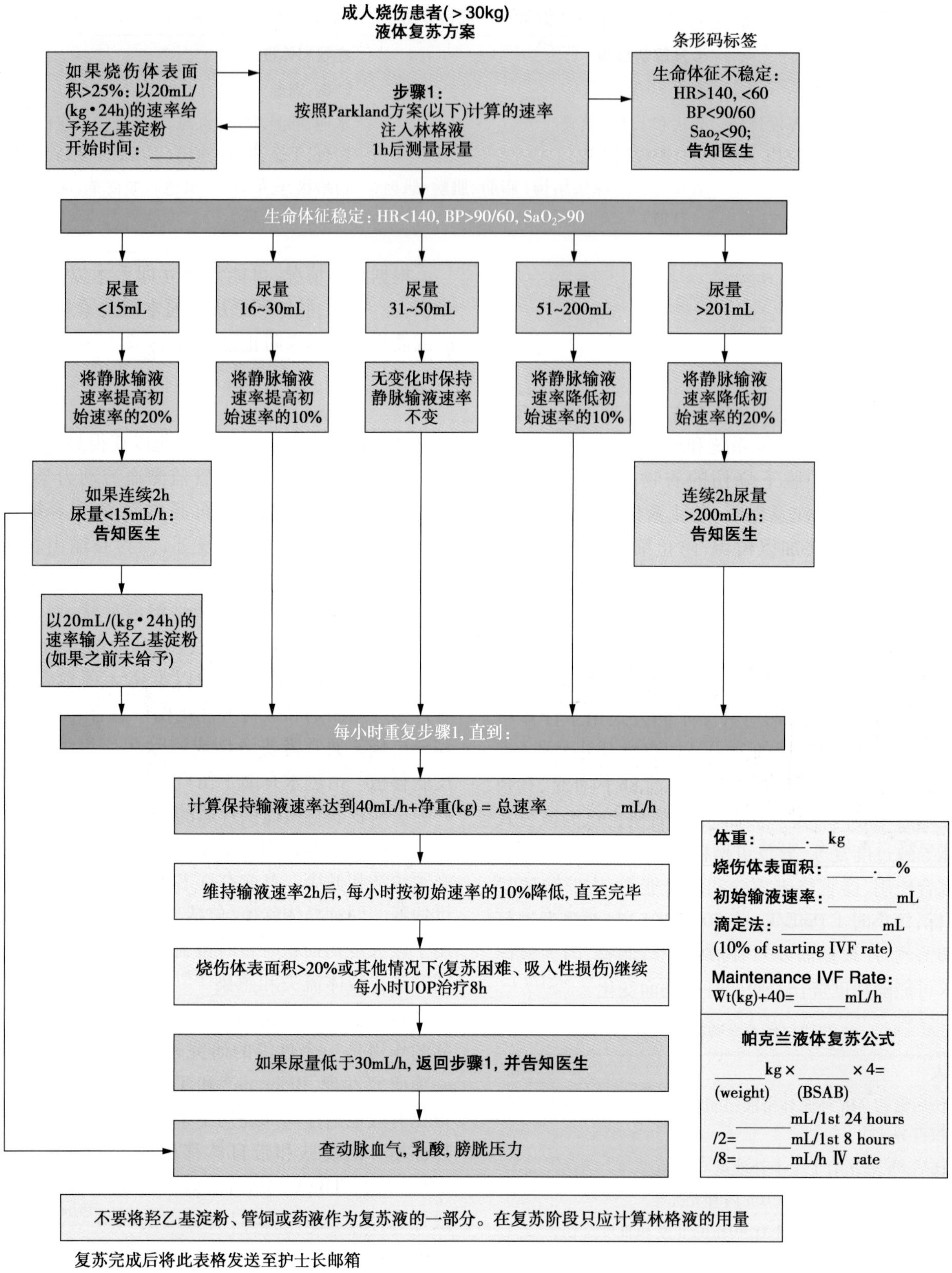

图 87-5　成人烧伤液体复苏方案。BP，血压；HR＝心率；SaO_2，血氧饱和度（经允许摘自 Latenser BA. Critical Care of theBurn Patient. In：Hall JB，Schmidt GA，Kress JP，eds. Principles of Critical Care，4e New York，NY：McGraw-Hill；2014）

体重、前白蛋白和白蛋白水平，以评估是否存在营养不良。营养不良和贫血都会导致伤口愈合不佳[9,23,28]。最常见的急性烧伤并发症包括肺炎、蜂窝织炎和尿路感染，对患者进行伤口感染和败血症监测[2,23]。其他常见并发症包括功能性损伤，如肥厚性瘢痕、挛缩、疼痛、虚弱和步态异常，这些将详细讨论。此外,其他功能性并发症可能包括吞咽困难、神经病变、瘙痒、体温调节异常、异位骨化、焦虑、创伤后应激、抑郁以及难以重返社区和生活[29]。

烧伤康复

增生性瘢痕

烧伤后的瘢痕影响患者机体功能、生活质量,同时带来一系列躯体症状。增生性瘢痕的特点是烧伤后皮肤形成坚硬、隆起、红斑组织,与瘢痕疙瘩不同,它位于原始伤口的边界内[30-32]。增生性瘢痕形成于无序的活跃增殖期,包括伤口愈合过程中胶原蛋白沉积的增加,以及基质形成和重塑之间失衡(图 87-6)[33-35]。

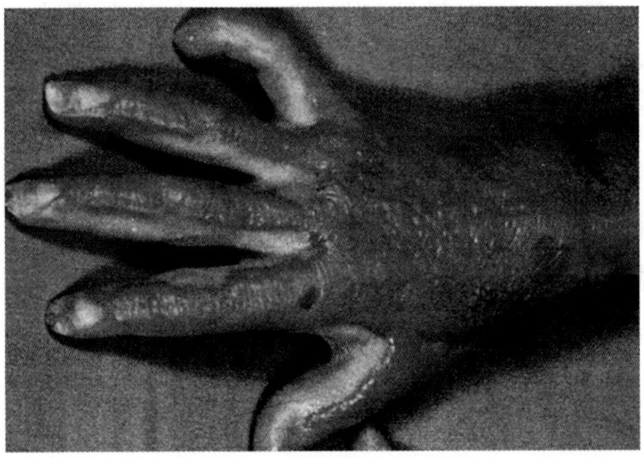

图 87-6　手部增生性瘢痕

增生性瘢痕很常见,32%~72% 的烧伤患者可发生[30-32]。增生性瘢痕的危险因素包括皮肤颜色较深、年龄较轻(青少年)、烧伤深度较深(部分深度烧伤和全层烧伤)、烧伤部位(臀部、胸部)和长期开放性伤口。增生性瘢痕通常在烧伤后前 3 个月内形成[35]。主观和客观瘢痕评估工具均用于初步评估和监测增生性瘢痕的治疗效果[36-37]。主观测量工具包括温哥华瘢痕量表、曼彻斯特瘢痕量表以及患者和观察者瘢痕评估量表,它们最适用于监测瘢痕的变化[38]。预防和治疗增生性瘢痕的现有证据是复杂的,建议与患者讨论治疗方案的风险和益处。加压或紧身弹力衣是预防和治疗瘢痕的主要手段,其目的是增加瘢痕的成熟度,减少增生性瘢痕。建议每天穿紧身衣 23h,但是由于价格、舒适度、出汗、合适度和美观度等多种因素的影响,患者对紧身弹力衣治疗的依从性依然是个挑战。此外,它们的功效在文献中还没有得到很好的证实[30-31,39-40]。最近的一项系统综述中,硅胶推荐用于尚未上皮化但是具有发生增生性瘢痕高风险的烧伤创面(以凝胶或凝胶片的形式)[41]。其他治疗方法包括夹板和拉伸、激光治疗和皮质类固醇注射[30,37,39]。大面积增生性瘢痕会使患者产生诸如抑郁、焦虑和睡眠障碍等心理社会障碍,建议对此类心理社会并发症进行筛查[30,32]。

挛缩

挛缩或关节不能在全关节范围内活动,是多种因素综合作用的结果,包括组织损伤(烧伤、增生性瘢痕、异位骨化)、位置(烧伤累及大关节)和制动(受伤后肢体固定,肌肉和软组织普遍不动。图 87-7)。超过 1/3 的烧伤幸存者在出院时出现挛缩,严重烧伤、吸入性损伤和截肢的患者更容易出现严重挛缩。挛缩会影响机体功能,包括日常生活活动能力(ADL)、转移、行走、职业和娱乐活动,通常累及上肢多于下肢[42]。

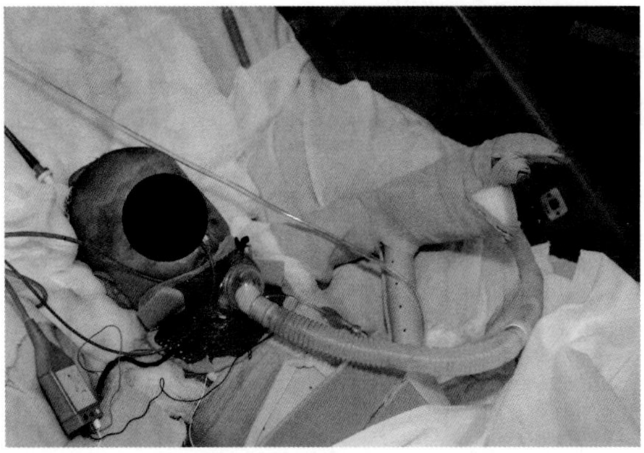

图 87-7　烧伤患者的初始体位。图中的制动装置被用来支撑这个大面积烧伤的儿童患者的腋窝和颈部。注意颈部夹板如何适应气管切开而不影响气道(经允许摘自 Niszczak J,Forbes L,Serghiou M. Burn Rehabilitation. In:Maitin IB,Cruz E,eds. CURRENT Diagnosis & Treatment: Physical Medicine & Rehabilitation New York,NY:McGraw-Hill;2014)

在烧伤急性住院和康复住院期间,适当的制动体位有助于通过促进组织拉伸来防止挛缩的形成(图 87-8)。一般来说,适当的制动体位是在伸直、外展位,但由于患者通常在屈膝和内收状态下更舒适,所以容易造成关节挛缩。对于挛缩的治疗,采用类似的制动固定体位原则,将关节置于拉伸位,有助于防止挛缩,并可能有助于改善关节活动范围。具体制动会根据关节挛缩的不同情况而定。夹板和石膏矫形器用于预防和治疗挛缩。例如飞机夹板,保持肩外展约 90°,用于腋窝烧伤,以保持肩关节最大活动范围。保守措施包括关节活动范围训练、夹板、石膏和制动,已证明可改善粘连关节的活动范围[42-43]。如果在保守治疗后挛缩没有改善,可以考虑手术治疗[42]。尤其是腋窝挛缩,早期手术松解效果良好[44]。

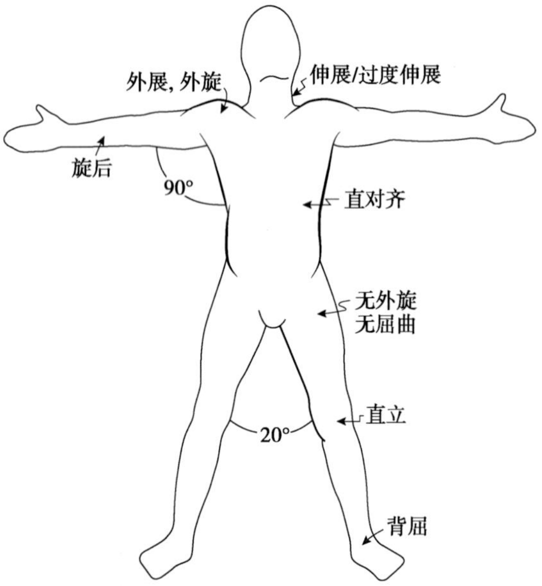

图 87-8 图示烧伤制动体位(摘自 Helm PA, Kevorkian CG, Lushbaugh M, et al. Burn injury: rehabilitation management. Arch Phys Med Rehabil. 1982;63:8)

疼痛控制

烧伤后疼痛常见的,应在恢复的不同阶段重新评估,以确保适当的治疗。烧伤后有不同类型的疼痛:烧伤性疼痛背景、程序性/爆发性疼痛、术后疼痛和慢性疼痛。在烧伤的急性期、愈合期和康复期等不同恢复阶段,疼痛的性质及严重程度都有所不同。烧伤性疼痛背景是持续的。程序性/爆发性发生在清创、换药和运动中,并常受情绪的影响。术后疼痛发生在供区和移植区,直至创面完全愈合才停止。慢性疼痛是指持续至少 6 个月的疼痛。疼痛症状的全面评估包括疼痛性质、发作、发作的位置、辐射范围、严重程度、发作和持续时间、加重和缓解因素。使用有效的疼痛量表进行多次评估可以客观地测量评估疼痛症状和对治疗的反应,有助于更好地控制疼痛[45-46]。

神经病理性疼痛,通常被描述为烧灼样、射穿感(shooting)、刀刺感或针扎样疼痛感,影响烧伤后的生活质量。一般在受伤后 3 个月左右开始,1 年左右痊愈。增生性瘢痕、瘙痒和精神疾病可能与神经性疼痛的增加有关[47]。

治疗烧伤疼痛需要多模式治疗。使用多种镇痛剂需要持续的疼痛评估和治疗方案的调整。阿片类药物很常用,具有镇静和镇痛作用。病人自控镇痛是急性护理的一种选择[46]。抗炎药如对乙酰氨基酚等非甾体抗炎药用于治疗轻度烧伤后疼痛或作为阿片类药物的辅助用药[46]。在急救环境下,如果需要进行积极的创面处理,一般采用丙泊酚或氯胺酮的全身麻醉进行控制。其他非药理学的疼痛控制方法包括情绪转移、催眠、放松和认知行为疗法[46]。加巴喷丁与其他药物一样,用于神经性疼痛[48]。疼痛控制越来越被认为是一个重要的治疗;出院时疼痛控制不佳与后续自杀意念[49]和身体功能不良的发生率有关[50]。

瘙痒或烧伤后持续瘙痒,是由皮肤和真皮周围神经末梢的损伤引起的[51-53]。瘙痒很常见,87% 的患者在伤后 3 个月时发生,67% 在伤后 2 年发生[54]。抗组胺药、局部使用多塞平、经皮神经电刺激和按摩等治疗对瘙痒有一定效果。其他方法的评估是综合结果,包括局部冷却、胶体燕麦片、激光治疗和压力衣[51]。

运动

运动是烧伤康复的重要组成部分。物理治疗师和作业治疗师通过对烧伤患者进行牵伸和其他运动改善他们的活动范围、预防挛缩。此外,由于高代谢状态和长时间住院治疗,烧伤患者经历了严重的机体失调、肌肉无力和疲劳,这可能会影响日常生活能力、行动能力和其他功能[30,55-57]。

最近一项关于烧伤运动训练的近期综述显示,与未参加训练的患者相比,参与者的身体素质有所改善[58]。成人烧伤患者的有氧能力通过参加 12 周的锻炼计划得到改善[55]。等速运动训练也可提高成人和儿童烧伤患者愈合后的力量[59-60]。伤后 6 个月时 TBSA>40% 的儿童也能从 12 周的阻力训练计划中受益,该计划提高了肌肉力量和控制体重[61],该计划完成后效果持续 3 个月[62]。此外,锻炼方案已被证明可以改善患者的社会心理状态和生活质量[63-64]。制订一个锻炼计划应该考虑到患者目前的机体调节水平、烧伤前的功能状态,并逐步增加锻炼活动[56]。尽管锻炼有明显的好处,但为烧伤幸存者开的运动处方在社区中各不相同。

其他

考虑到对康复的影响，还有许多其他烧伤并发症没有详细说明，值得关注。单发性神经病和多发性神经病是常见且难以诊断的疾病。皮肤全层烧伤后，由于汗腺丢失，体温调节受损[30]。血管扩张和出汗较少，皮肤移植的热调节能力降低[65]。异位骨化，除其他骨性改变外，最常见于肘部烧伤，并可能影响上肢功能[66]。烧伤后抑郁、焦虑、创伤后应激和睡眠障碍是常见的，建议对这些并发症进行筛查[30,50,67]。

重返社会，包括重返工作岗位、学校、娱乐和社区活动，是康复的最终目标。重返工作岗位是社区融合研究最多的成果之一。在一项研究中，66% 和 90% 的幸存者分别在 6 个月和 24 个月时重返工作岗位。然而，在一个分组分析中，只有 37% 的人能够未经工作调适回到同一份工作，同一个雇主[68]。这些更细微的研究数据强调了烧伤后导致工作中断的严重性。其他研究发现在家庭融合、社会融合和生产力方面存在重大问题[69]。就业障碍包括体能、疼痛、神经问题、心理社会因素和工作条件[30,70]。重返工作岗位的个人表现出更好的健康状况和更高的生活质量[71]。职业咨询、工作再培训和全面重返社会也是烧伤康复的重要组成部分。

小结

随着烧伤患者生存率的提高，烧伤治疗越来越关注烧伤患者的多维康复需求，以最大限度地提高烧伤患者的功能康复和生活质量。

（李晓 译，李旭红 万春晓 校）

参考文献

1. WHO. *Fact sheet on burns*. 2014. Available at http://www.who.int/mediacentre/factsheets/fs365/en/.
2. American Burn Association. *National burn repository*. 2014. Version 10.0. http://www.ameriburn.org/2014NBRAnnualReport.pdf.
3. American Burn Association. *Burn incidence and treatment in the US: 2013 fact sheet*. Available at http://www.ameriburn.org/resources_factsheet.php.
4. Ryan CM, Schoenfeld DA, Thorpe WP, Sheridan RL, Cassem EH, Tompkins RG. Objective estimates of the probability of death from burn injury. *NEJM*. 1998;338:362–366.
5. Jackson DM. The diagnosis of the depth of burning. *Br J Surg*. 1953;40:588.
6. Hettiaratchy S, Dziewulski P. ABC of burns: pathophysiology and types of burns. *BMJ*. 2004; 328:1427–1429.
7. Evers L, Bhavsar D, Mailander P. The biology of burn injury. *Exp Dermatol*. 2010;19:777–783.
8. Singh V, Devgan L, Bhat S, Milner SM. The pathogenesis of burn wound conversion. *Ann Plast Surg*. 2007;59:109–115.
9. Kao CC, Garner WL. Acute burns. *Plast Reconstr Surg*. 2000;105:2482–2493.
10. Parihar A, Parihar MS, Milner S, Bhat S. Oxidative stress and anti-oxidative mobilization in burn injury. *Burns*. 2008;34:6–17.
11. Herndon DN, Tompkins RG. Support of the metabolic response to burn injury. *Lancet*. 2004;363:1895–1890.
12. Finnerty CC, Herndon DN, Przkora R, et al. Cytokine expression profile over time in severely burned pediatric patients. *Shock*. 2006;26(1):13–19.
13. Jeschke MG, Chinkes DL, Finnerty CC, et al. The pathophysiologic response to severe burn injury. *Ann Surg*. 2008;248(3):387–401.
14. Przkora R, Barrow RE, Jeschke MG, et al. Body composition changes with time in pediatric burn patients. *J Trauma*. 2006;60:968–971.
15. Przkora R, Jeschke MG, Barrow RE, et al. Metabolic and hormonal changes of severely burned children receiving long-term oxandrolone treatment. *Ann Surg*. 2005;242(3):384–391.
16. Herndon DN, Hart DW, Wolf SE, Chinkes DL, Wolfe RR. Reversal of catabolism by beta-blockade after severe burns. *NEJM*. 2001;345(17):1223–1229.
17. You K, Yang HT, Kym D, et al. Inhalation injury in burn patients: establishing the link between diagnosis and prognosis. *Burns*. 2014;40:1470–1475.
18. DeSanti L. Pathophysiology and current management of burn injury. *Adv Skin Wound Care*. 2005;18:323–332.
19. Mettler FA, Voelz GL. Major radiation exposure: what to expect and how to respond. *NEJM*. 2002;346:1554–1561.
20. Hettiaratchy S, Papini R. ABC of burns: initial management of a major burn: II—assessment and resuscitation. *BMJ*. 2004;329:101–103.
21. Lund CC, Browder NC. Estimation of areas of burns. *Surg Gynecol Obstet*. 1944;79:352–358.
22. Connolly S. Clinical practice guidelines: burn patient management. *ACI Statewide Burn Injury Service*. Agency for Clinical Innovation. 2011. Version 1.5. Available at www.health.nsw.gov.au/gmct/burninjury.
23. World Health Organization. *Management of burns. WHO surgical care at the District Hospital*. 2007. Available at http://www.who.int/surgery/publications/Burns_management.pdf.
24. Alharbi Z, Piatkowski A, Dembinski R, et al. Treatment of burns in the first 24 hours: simple and practical guide by answering 10 questions in a step-by-step form. *World J Emerg Surg*. 2012;7(13):1–10.
25. Pham TN, Cancio LC, Gibran NS. American Burn Association Practice guidelines: burn shock resuscitation. *J Burn Care Res*. 2008;29(1):257–266.
26. Pham C, Greenwood J, Cleland H, Woodruff P, Maddern G. Bioengineered skin substitutes for the management of burns: a systematic review. *Burns*. 2007;33:946–957.
27. Balasubramani M, Ravi Kumar T, Babu M. Skin substitutes: a review. *Burns*. 2001;27:534–544.

28. ISBI Practice Guidelines Committee; Steering Subcommittee; Advisory Subcommittee. ISBI Practice Guidelines for Burn Care. *Burns*. 2016;42(5):953–1021.
29. Slocum CS, Goldstein R, DiVita MA, et al. Assessing the ability of comorbidity indexes to capture comorbid disease in the inpatient rehabilitation burn injury population. *Am J Phys Med Rehabil*. 2015;94(5):373–384.
30. Esselman PC. Burn rehabilitation: an overview. *Arch Phys Med Rehabil*. 2007;88(12):S3–S6.
31. Anzarut A, Olson J, Singh P, Rowe BH, Tredget EE. The effectiveness of pressure garment therapy for the prevention of abnormal scarring after burn injury: a meta-analysis. *J Plast Reconstr Aesthet Surg*. 2009;62:77–84.
32. Lawrence JW, Mason ST, Schomer K, Klein MB. Epidemiology and impact of scarring after burn injury: a systematic review of the literature. *J Burn Care Res*. 2012;33:136–146.
33. Aarbi S, Longaker MT, Gurtner GC. Hypertrophic scar formation following burns and trauma: new approaches to treatment. *PLoS Med*. 2007;4(9):e234.
34. Singer AJ, Clark RAF. Cutaneous wound healing. *NEJM*. 1999;341:738–746.
35. Gabriel V. Hypertrophic scar. *Physical Med Rehabil Clin North Am*. 2011;22(2):301–310.
36. Durani P, McGrouther DA, Ferguson MWJ. Current scales for assessing human scarring: a review. *J Plastic Reconstruc Aesthet Surg*. 2009;62:713–720.
37. Bloeman MCT, van der Veer WM, Ulrich MM, van Zuijlen PP, Niessen FB, Middelkoop E. Prevention and curative management of hypertrophic scar formation. *Burns*. 2009;35:463–475.
38. Fearmonti R, Bond J, Erdmann D, Levinson H. A review of scar scales and scar measuring devices. *Eplasty*. 2010;10: e43.
39. Wolfram D, Tzankov A, Pülzl P, Piza-Katzer H. Hypertrophic scars and keloids—a review of their pathophysiology, risk factors, and therapeutic management. *Dermatol Surg*. 2009;35:171–181.
40. Williams F, Knapp D, Wallen M. Comparison of the characteristics and features of pressure garments used in the management of burn scars. *Burns*. 1998;24:329–335.
41. Nedelec B, Carter A, Forbes L, et al. Practice guidelines for the application of nonsilicone or silicone gels and gel sheets after burn injury. *J Burn Care Res*. 2015;36(3):345–374.
42. Schneider JC, Holavanahalli R, Helm P, Goldstein R, Kowalske K. Contractures in burn injury: defining the problem. *J Burn Care Res*. 2006;27(4):508–514.
43. Schneider JC, Qu HD, Lowry J, Walker J, Vitale E, Zona M. Efficacy of inpatient burn rehabilitation: a prospective pilot study examining range of motion, hand function and balance. *Burns*. 2012;38:164–171.
44. Tanaka A, Hatoko M, Tada H, Kuwahara M. An evaluation of functional improvement following surgical corrections of severe burn scar contracture in the axilla. *Burns*. 2003;29(2):153–157.
45. Summer GJ, Puntillo KA, Miaskowski C, Green PG, Levine JD. Burn injury pain: the continuing challenge. *J Pain*. 2007;8(7):533–548.
46. Askay SW, Patterson DR, Sharar SR, Mason S, Faber B. Pain management in patients with burn injuries. *Int Rev Psychiatr*. 2009;21(6):522–530.
47. Schneider JC, Harris NL, El Shami A, et al. A descriptive review of neuropathic-like pain after burn injury. *J Burn Care Res*. 2006;27:524–528.
48. Retrouvey H, Shahrokhi S. Pain and the thermally injured patient-a review of current therapies. *J Burn Care Res*. 2015;36(2):315–323.
49. Edwards RR, Magyar-Russell G, Thombs B, et al. Acute pain at discharge from hospitalization is a prospective predictor of long-term suicidal ideation after burn injury. *Arch Phys Med Rehabil*. 2007;88(2):S36–S42.
50. Corry NH, Klick B, Fauerbach JA. posttraumatic stress disorder and pain impact functioning and disability after major burn injury. *J Burn Care Res*. 2010;31(1):13–25.
51. Goutos I, Dziewulski P, Richardson PM. Pruritis in burns: review article. *J Burn Care Res*. 2009;30:221–228.
52. Goutos I. Neuropathic mechanisms in the pathophysiology of burns pruritis: redefining directions for therapy and research. *J Burn Care Res*. 2013;34:82–93.
53. Twycross R, Greaves MW, Handwerker H, et al. Itch: scratching more than the surface. *Q J Med*. 2003;96:7–26.
54. Van Loey NEE, Bremer M, Faber AW, Middelkoop E, Nieuwenhuis MK. Itching following burns: epidemiology and predictors. *Br J Dermatol*. 2008;158:95–100.
55. de Latuer BJ, Magyar-Russell G, Bresnick MG, et al. Augmented exercise in the treatment of deconditioning from a major burn injury. *Arch Phys Med Rehabil*. 2007;88(2): S18–S23.
56. de Lateur BJ, Shore WS. Exercise following burn injury. *Phys Med Rehabil Clin N Am*. 2011;22:347–350.
57. Diego AM, Serghiou M, Padmanabha A, Porro LJ, Herndon DN, Suman OE. Exercise training following burn injury: a survey of practice. *J Burn Care Res*. 2013;34(6): 1–12.
58. Disseldorp LM, Nieuwenhuis MK, Van Baar ME, Mouton LJ. Physical fitness in people after burn injury: a systematic review. *Arch Phys Med Rehabil*. 2011;92:1501–1510.
59. Ebid AA, Omar MT, Abd El Baky AM. Effect of 12-week isokinetic training on muscle strength in adult with healed thermal burn. *Burns*. 2012;38:61–68.
60. Ebid AA, El-Shamy SM, Draz AH. Effect of isokinetic training on muscle strength, size and gait after healed pediatric burn: a randomized controlled study. *Burns*. 2014;40:97–105.
61. Suman OE, Spies RJ, Celis MM, Mlcak RP, Herndon DN. Effects of a 12-wk resistance exercise program on skeletal muscle strength in children with burn injuries. *J Appl Physiol*. 2001;91:1168–1175.
62. Suman OE, Herndon DN. Effects of cessation of a structured and supervised exercise conditioning program on lean mass and muscle strength in severely burned children. *Arch Phys Med Rehabil*. 2007;88(12):S24–S29.
63. Rosenberg M, Celis MM, Meyer W 3rd, et al. Effects of a hospital based wellness and exercise program on quality of life of children with severe burns. *Burns*. 2013;39(4):599–609.
64. Grisbrook TL, Reid SL, Edgar DW, Wallman KE, Wood FM, Elliott CM. Exercise training to improve health related quality of life in long term survivors of major burn injury: a matched controlled trial. *Burns*. 2012;38:1165–1173.
65. Davis SL, Shibasaki M, Low DA, et al. Impaired cutaneous vasodilation and sweating in grafted skin during whole-body heating. *J Burn Care Res*. 2007;28:427–434.
66. Chen HC, Yang JY, Chuang SS, Huang CY, Yang SY. Heterotopic ossification in burns: our experience and literature reviews. *Burns*. 2009;35(6):857–862.
67. Thombs BD, Bresnick MG, Magyar-Russell G. Depression in survivors of burn injury: a systemic review. *Gen Hosp*

Psychiat. 2006;28:494–502.

68. Brych SB, Engrav LH, Rivara FP, et al. Time off work and return to work rates after burns: systemic review of the literature and a large two-center series. *J Burn Care Rehabil*. 2001;22:401–405.
69. Esselman PC, Ptacek JT, Kowalske K, Cromes GF, deLateur BJ, Engrav LH. Community integration after burn injuries. *J Burn Care Rehabil*. 2001;22:221–227.
70. Schneider JC, Bassi S, Ryan CM. Barriers impacting employment after burn injury. *J Burn Care Res*. 2009;30(2):294–300.
71. Dyster-Aas J, Kildal M, Willebrand M. Return to work and health-related quality of life after burn injury. *J Rehabil Med*. 2007;39:49–55.

第 88 章　精神障碍患者康复期的管理

Ashok Nimgade and Ruthanne Lamborghini

引言

情绪和行为症状可能使许多慢性疾病加剧，因此，每个从业者都可能会遇到伴有精神障碍疾病的患者。本章旨在为精神障碍患者的治疗提供一个指导。可能需要一些额外的保护患者和自己的措施，病史是一个获得关于安全预防措施或可靠性的信息。

成功治疗精神障碍患者的一些关键点：

- 对患者的精神状况有基本的了解，有助于评估治疗的依从性、安全问题和治疗的潜在障碍。
- 了解精神病学家的治疗计划能随时预测患者的精神进展。
- 与精神科团队合作（防止患者参与“团队分裂”）。
- 在精神上保护自己，避免精疲力竭。
- 保持开放的心态，增加发现漏诊的机会。
- 意识到精神药物的副作用，如体重变化、直立性低血压、运动障碍、神志不清、易怒、疲劳、焦虑或跌倒风险的增加。
- 通过实验室检查、感染筛查等，发现精神症状的器质性原因。
- 诊断运动障碍，可能代表主要的疾病状况或药物副作用。
- 利用锻炼和躯体运动打破一个恶性循环。
- 减少不必要的全身用药，特别是镇痛药，防止药物滥用。
- 认识到躯体疾病是未确诊精神障碍的线索。

流行病学

在发达国家，精神障碍疾病比任何其他健康状况造成的残疾都多。在美国，每年有 1/4 成年人报告患有符合《精神障碍诊断和统计手册》第四版诊断标准的精神疾病。

精神障碍疾病通常会给患者带来极大的压力：家庭、财务和工作经常受到负面影响。精神障碍疾病的患者通常会有不良的健康习惯和饮食习惯、缺乏自我保健以及无法进行日常生活活动（ADL）的困扰。极端情况下，一些危险行为会损伤患者的肌肉骨骼。偏执狂患者甚至可能不配合治疗，抑郁症患者可能缺乏遵循家庭锻炼计划的动力，阿尔茨海默病患者可能不理解指令，或者精神分裂症患者可能因为幻觉而停止步态训练。难怪先前的看护者可能放弃动员患者的尝试，导致了一个螺旋式下降的过程，包括缺乏活动、失用、虚弱，甚至肥胖。在这种情况下，强调功能训练和自我护理的渐进式躯体恢复计划可能有助于改善状况。

精神疾病经常较早发病：在美国，3/4 的终生病例在 24 岁开始发病[1]；到 75 岁时，约一半的人患有精神疾病。表 88-1 列出了常见的精神疾病，精神分裂症并未列入其中，尽管其终生患病率不足 1%，但在美国近 1/4 门诊精神障碍就诊者中，精神分裂症通常发病早，并伴有其他精神障碍[2]。

表 88-1　20 年代初美国常见精神疾病的终生患病率估计（符合 DSM-Ⅳ标准）

焦虑症	29%
情绪障碍	21%
冲动控制障碍	25%
物品使用障碍	15%
任何障碍	46%

伴随的情绪和行为症状可能加剧许多慢性疾病，包括糖尿病、肥胖症、心血管疾病、腰痛和癌症。因此，不论何专业，大多数医生都会遇到精神问题。

通常，精神疾病状况最初可能隐藏得很好，随着时间推移才渐渐显现[3]。

接诊患者：初步考虑

在康复环境中的精神障碍患者至少会带来 4 个特殊的挑战。第一，精神疾病的合并症会给管理带来巨大的障碍，这些症状包括动力不足、快感缺乏、偏执、注意力分散、精神错乱或好斗等。第二，患者经常依靠不良习惯来“自我治疗”，如吸烟。第三，如果通常的医患界限消失，这样的接触可能会造成执业医生的“流失”。第四，暴力的可能性会引起对医生和治疗师人身安全的担忧。在错综复杂的挑战中，希望这里概述的指导方针将有助于提高管理精神疾病患者的获得感。

首先，必须记住，精神障碍患者的行为受到潜在条件的影响，而这些条件可能不在他们的直接控制之下。毕竟，这些症状可能是由一些简单的原因引起的，如一个患者没有服用常用的精神分裂症药物，或者可能是一种新药物的副作用（例如类固醇性精神障碍）。

由于在 DSM-5 中确定了大约 300 种精神状况，因此在开始时简化对患者的治疗很重要。在精神障碍康复患者的管理中，有用的启发式方法是了解患者对现实的感知（“现实意识”）。与“现实”有很强联系的患者（例如非精神障碍性抑郁症）应与现实扭曲相对孤立的患者（例如轻度精神分裂症）以及在“现实测试”中明显崩溃且严重损害了整体功能的患者（例如严重精神分裂症）区分开。康复计划必须考虑到患者遵从命令的能力，因此，这取决于他们的现实感知。表 88-2 列出了在管理中潜在障碍的例证。这种启发并非万无一失，例如焦虑症患者可能比正在接受治疗的精神分裂症患者丧失能力更加严重。

表 88-2　至上而下对照选择患者与“现实”的联系水平，作出精神障碍诊断

疾病	诊断特征	治疗实例
抑郁	悲伤、无价值、内疚、快感缺乏、自杀、注意力不集中	动力不足；缺少跟进
焦虑	紧张、持续的恐惧	缺乏自信；需要不断的肯定
强迫症	侵扰性的、不必要的想法；避免焦虑的强迫性行为	不愿意被接触；在治疗的中途停止治疗
躯体化障碍	无法用医学行为解释的令人痛苦的身体症状	持续性的反应：对诊断和当前治疗有异议
躁动	几种状况的组合	不可预测的爆发
神经认知障碍	脑疾病导致的持续性认知功能受损，以记忆缺陷、人格改变为特征	不一致的表现，需要重复的指示
精神分裂症	认知、情绪、行为之间的关系破裂，导致知觉受损，妄想、退缩回内心世界	“内部刺激”可能会使患者停滞不前；偏执导致缺乏合作，甚至暴力

与精神障碍康复小组合作

患者管理计划必须综合精神病学家、其他康复专家、药剂师、楼层工作人员、保险公司、社会工作者和家属的反馈。重要的是要理解并与精神障碍团队的管理目标保持一致，避免治疗中的任何潜在冲突（例如未经与精神科医生协商而单方面使用苯二氮䓬类药物、麻醉剂或抗精神病药物）。虽然有人可能会建议更换精神药物，但通常最好是在咨询精神病学团队之后再作出最终决定，目的是将药物相互作用降至最低并减少不良后果。因此，要求护士以及随叫随到的值班医生对于简单的药物变更（例如助眠药或速效镇痛药），应该小心处理，并向值班团队签字确认。理想的情况下，主要团队和精神病学咨询服务部门应该为疼痛、焦虑和失眠准备好夜间计划。

精神障碍疾病的轨迹

通过精神障碍医生的笔记来预测精神障碍疾病的发展轨迹是很重要的。在住院康复病房里，新入院患者可能刚刚跌入“谷底”，并且由于伴随的好斗性或疲劳，甚至可能拒绝基本的体格检查或治疗。

管理这类患者的第一步是确定他们对精神药物的依从性，并在必要时重新开始使用药物，如果没有按时服药的时间长，会导致许多人入院。同时精神病学咨询对于增加或更换药物或仅仅改变剂量，都是至关重要的。如果精神科医生选择了一个成功的方案，患者可能会逐渐改善：最初不合群、衣冠不整、

好斗、臭气熏天、性格孤僻的患者可能会成为一个更顺从治疗的患者，并可能在功能上得到改善。

当然，并不是每个患者都有不遵从精神药物治疗的情况。行为上的突然改变也可能是继发的全身性疾病（例如感染、骨折、出血等）并且必须由康复小组加以排除。

精神障碍患者康复指南

有时，执业医生在仔细阅读病历表和了解详细精神障碍病史前，会对新的康复患者进行评估。但这种策略在某些精神疾病中可能是不明智的。例如，图表回顾可能会发现强迫症患者不喜欢被触摸，或者偏执患者需要仔细检查新护理人员的身份。

一般来说，体格检查时，保持身份证随时可取并且有与性别适合的工作人员在场。为了避免封闭感，考虑让检查室的部分门打开，让通往门的路径通畅清晰可见。通常是患者决定关门。关于躯体接触，在检查及治疗所需的程度和看起来可以忍受的程度之间建立一个平衡。痴呆症患者或创伤患者可能认为触摸具有威胁性，或精神分裂症患者认为任何接触都是有害的，这些患者可能需要安抚。

注意文化差异。例如，一个患者不愿接触，与其说是偏执，不如说是个人的谦卑。如果有疑问，请询问患者或其朋友和家人。

有时，医疗保健提供者可能会遇到一些脑损伤或精神疾病的患者，他们无意或甚至有意提高自己的耐心。从长远来看，培养一个冷静的态度和避免人身攻击可以防止加剧危机，并可能有助于避免医生精疲力竭。如果康复医生不能保持客观性，那么寻求帮助并让精神科团队参与进来是至关重要的。通常，随着病情的改善，最初敌对的患者会变得配合，甚至心存感激。

患者对精神障碍领域问题的请求，如团队特权或精神障碍药物的改变，理想情况下应该重新定向到精神病学团队。有些患者出于困惑而提出这样的要求，因为所有穿白大衣的人看起来都是可互换的，然而，其他患者则故意进行“团队分裂”。

安全注意事项

有精神障碍病史并伴有好斗或不可预测性的康复患者可能会给医疗保健人员带来危险，有时甚至会使用手杖、手推车或热饮料作为武器。这种情况下，可能需要推迟侵入性医疗护理，如注射，或采取额外的预防措施。同样，应该小心不要用身体的任何部位做测试，如用手指进行手动握力测试。这种情况下，应避免戴领带或项链，拽拉时可能会造成窒息。

法律风险也可能因为诸如偏执狂甚至性变态等而增加。测试时，尽可能让一名性别适合的工作人员在附近或检查时在场。

关于患者的安全，重提自杀观念可能有助于挽救生命。我们不应该担心直接询问会让患者产生自杀念头。如果诊断不清楚，考虑及时转诊到精神科。

住院与门诊

在门诊，偶有潜在精神障碍状况的患者可能会失去平衡。完整的病史包括“系统回顾”，可能会提供重要的线索。系统回顾中关于情绪或睡眠的问题，甚至直接询问（如询问颈部扭伤的患者关于复发的状况或噩梦或往事闪现）都有助发现潜在的精神问题。

精神危机的进一步线索包括对治疗方案的依从性降低、打扮改变、社交退缩、闻到酒精气味、注意力分散、易怒等。

在手术前获得精神障碍学许可（尤其是类固醇给药、脊髓刺激器/鞘内泵植入）至关重要。检查可能有助于降低控制不佳的双相患者中类固醇引发躁狂发作的发生率。

虽然住院精神障碍患者的诊断确实面临诸多挑战，但也存在以下几个便利。

- 许多专业人士和家庭的大力支持。
- 改进了对药物和治疗依从性的监测。
- 通过小组会议或一对一的非正式互动来获得同伴支持。
- 更容易安排，因为患者通常是被约束的，医生可以很容易重新安排一个时间检查顽固患者。但通常情况下，住院患者欢迎专家的到来，因为患者能从日常治疗中暂时解脱出来。
- 更快地获得实验室检测以及其他医学专业的支持。
- 检测环境的各种选择——从病房到检查室到走廊——提供不同对于舒适性、隐私性和安全性的平衡。

在住院治疗的早期，社会工作者可能会询问适当的出院后设置。患者配合门诊康复（熟练 vs. 非熟练）能力的建议与急性康复治疗相比可能是有用的。

诊断方法

最初的任务是建立患者提供病史的能力。尤其是通过系统的心理评估或神经心理学报告，该记录可以提供更多关于患者心理能力的线索。然而，在寻求护理人员和家人的提示时，要避免接受他们的偏见。系统性疾病不应该总是归因于精神疾病。曾有一次，工作人员抱怨患者视力差，经过同事的仔细检查，结果证明是卒中。

即使患者可以提供信息，也要通过评估患者的精神状态来验证其真实性。初步的谈话可能会有所帮助，但许多患者，即使患有严重的抑郁症或妄想症，也很容易利用社交礼仪来掩盖其潜在状况。痴呆症患者多年来往往学会如何通过使用幽默、交谈、改变话题或重新引导谈话来掩盖其记忆差错。因此，在建立了初始的融洽关系后，某些快速的定向问题被证明是有帮助的：大多数患者对关于他们自己名字的问题回答得很好，但对地点和时间问题可能不太确定。

在许多情况下，在最初几分钟内，患者的妄想、偏执或持续言语可能会浮出水面。如果是这样的话，不要浪费时间与之抗争；相反，暂时对患者感知到的现实保持中立态度。如果患者空洞地回答所有的“是”或所有的“否”，那么在检查系统的过程中可能会出现可靠性差的线索。如果他们似乎提供了一个随机的组合，医生可以稍后不按顺序问同样的问题。同样，在面试交谈的不同时间，医生可以用不同的方式问同一关键问题。

理想的情况是，面试交谈的模式应该与患者相匹配。例如，结构化的问题可能会给一个思维平庸、冲动或狂躁的人带来更多相关的信息。然而，对于社交退缩或抑郁的人来说，开放式谈话可能会带来更有价值的信息。

关于疼痛，神经认知障碍或精神障碍性疾病的患者可能会最小化或否认疼痛或其他身体症状。另一方面，抑郁、焦虑和慢性疼痛的患者可能会因为害怕他人不相信而强调症状。睡眠史和原发性睡眠障碍的可能性是常常被忽视的。睡眠不足是许多精神疾病的伴随症状，如抑郁症、双相情感障碍和精神分裂症，往往会加重这些症状。有时候，在仔细回顾睡眠史后，一个昏昏欲睡的患者的“精神状态改变”可以通过有监控的小睡来治疗。

仔细阅读生命体征图表可以提供宝贵的信息。精神障碍患者，甚至是年轻患者，心动过速的患病率更高。这可能反映焦虑、疼痛、脱水（尤其是在缺乏自我照顾或过度饮酒的情况下）、戒除酒精或海洛因等物质后的戒断反应，或仅仅是精神障碍药物的副作用。因此，常规立位血压检查可提供有价值的信息。

在检查过程中，在可靠性不明确以及患者注意力集中时间有限的情况下，应关注关键问题。例如，对于最近跌倒的患者，应集中精力诱导足跟-胫骨动作，而不是手指快速交替动作。为了提高可靠性，在不同的时间，深思重复的某些动作，评估其一致性。医生学习其他伪装检查技巧可能是有帮助的，因此，检查韦德尔体征或胡佛测试，是非常有益的。

实验室检测

通常，回顾以前的实验室检查有助于确保病史的完整性。标准痴呆症检查应包括维生素 B_{12}、叶酸、RPR 和磷的水平。入院时必须检查适当药物治疗的基线水平，例如，步态下降可能是由于高水平苯妥英钠被遗漏。所有表现为精神错乱的患者都应该进行包括尿液分析在内的基线实验室研究，特别是精神分裂症患者或吸毒者，这一点是尤其重要，因为他们有较高的尿路感染风险[4]。

药物

传统上，精神障碍药物治疗的是“阳性”症状（例如激动或精神错乱等明显症状）。因此，精神分裂症患者即使没有幻觉或妄想，也可能有持续的“阴性症状”，可能会干扰护理，因此在治疗中可能会保持不兴奋或不感兴趣的状态。幸运的是，新的药物可能有助于缓解某些阴性症状。同时，某些药物可以呈现加以修饰的精神障碍的状态。例如，类固醇药物可能会诱发易感者的精神障碍。

抗精神病药物令人困惑的一点是，药理学作用并不包括所有潜在的临床用途，其中一些包括基于经验证据的“标签之外”的用途。例如，抗精神障碍药物可用作双相情感障碍的情绪稳定剂，或用于增强非精神障碍性抑郁症的抗抑郁药物，而抗抑郁药物可用于强迫症（因此，要避免对诊断进行严格分类，例如，精神障碍特征偶尔会伴随严重的抑郁症）。

更令人困惑的是，一些精神障碍患者可能有记忆缺陷，除了羞耻感外，还可能出现不准确的用药史。因此，我们还应该警惕患者是否有能力适当地向护理人员请求非计划（PRN）药物。通常，在有计划的基础上，订购此类持续时间有限的药物是明智的。

当被问及跌倒、运动障碍、心动过速、疲劳等问题时，首先要探讨的就是药物治疗。通常，特别是在老年患者中，呼吁 Oliver Wendell Holme 精神可能是有价值的——“如果现在使用的所有药物，都沉到海底，这对人类是好事，对鱼类则是坏事”——最好是简化、整合和限制药物[5]。

在分析副作用时，避免在同类药品之间严格泛化，因为同类药品的成员可能副作用有很大不同。例如，在“非典型抗精神障碍药物”中，喹硫平比阿立哌唑有更强的镇静作用。

以下是一些常见的精神障碍药物需要注意的副作用。

- 几乎所有种类的精神障碍药物都会增加跌倒的风险。
- 睡眠模式改变：镇静（如一些抗精神障碍药物）或失眠（如使用兴奋剂）。
- 自主性改变，如心动过速或直立性低血压。
- 体重增加（如一些抗精神障碍药和抗抑郁药）。
- 身体运动障碍包括强直、持续性肌肉痉挛、震颤、躁动（锥体外系副作用）。

幸运的是，非药物疗法在一些情况下被证明是有效的，其中包括电休克疗法，尤其用于顽固性抑郁症时。由于使用麻醉剂和肌肉松弛剂，患者一般不会出现运动障碍。一些常见的副作用包括头痛、肌痛和记忆力减退。同样，到目前为止，经颅磁刺激显示（基于情绪改善患者的磁共振检查），机体的副作用可以忽略不计。

抗精神障碍药物和运动障碍

对强直、震颤、姿势控制和步态的评估可以提供有价值的信息，帮助心理治疗师平衡抗精神障碍药物的作用和成本。尤其在老年患者中，抗精神障碍药物会导致难以与原发性运动障碍相区分的副作用。较老的“典型”抗精神障碍药物会导致静息性震颤、肌张力障碍（如斜颈），以及一系列的影响，从行动不便（僵硬/运动障碍）到运动障碍（如咬唇音），到静坐不能（即使是无目的，也是一种保持运动的动力）。如果发生该副作用的话，可能在最初几天或几周内发生（通常可以逆转），但也可能发生在任何阶段。

随后的副作用包括有时不可逆转的迟发性运动障碍、肌张力障碍和静坐不能。这些包括舞蹈性关节炎、颊舌运动（例如咂嘴），甚至是呼吸协调问题。特别值得关注的是罕见但可能危及生命的抗精神障碍药恶性综合征，其特征是肌肉僵硬、自主神经不稳定、发热、精神状态改变和血浆肌酸激酶水平升高。

管理

有时，当面对“抵抗”的患者时，医务人员能做的最多的就是记录一次有限的检查，并安排另一次诊疗。但了解精神科医生的计划可能会有帮助。例如，知道一种新的抗抑郁药的起效时间是几周，可能有助于重新安排随访时间。对于精神障碍患者而言，协调治疗时期与“警戒期”可以提高治疗成功率。从患者的角度来评价患者可能会很有帮助，例如，对于患有早期痴呆症的前警察，我们发现利用于其职责性似乎能增加合作。

值得注意的是，许多精神障碍患者倾向于通过滥用药物“自我治疗”。例如，对于精神分裂症患者来说，吸烟似乎能立即带来多巴胺能的回馈。虽然锻炼似乎是一个令人信服的替代性选择，但它无法在回馈效果起效时间上让患者满意。因此，通过结合患者的兴趣活动，运动疗法通常有更高的成功率，如跳舞或骑自行车。

对精神障碍患者进行护理上的管理，既是一门科学，也是一门艺术。医务人员的沟通和工作方式需要根据患者的情况进行调整，有时还需要依据护理人员的指导。作为例证，以下是一些大体上（并非无懈可击的）的指导方针，这些指导方针只对无数精神疾病状况中的两种障碍有确认的效果。

神经认知障碍

- 简化任务：将复杂的任务分解成具体的部分；将选择限制在 2 个以内；使用简单的短语；减少注意力不集中的状况。
- 保持坚定但令人安心的面部表情、肢体语言、语调。
- 建立眼神交流。
- 用视觉、触觉和手势来加强口头指导。
- 专注于改善提高生活质量的任务，如自我喂食；利用功能锻炼和有意义的活动；使用患者熟悉的提示。
- 评估疼痛。

精神分裂症

- 建立具体的、可实现的目标和期望。
- 如果可能的话，进行面对面的交流。

- 积极加强合作和依从性。
- 制订明确的指导方针，沟通不可接受的行为。
- 使用简单的直接指示。
- 尊重个人空间。
- 保持对声音、光线甚至触摸的潜在敏感性。

必须准备好随时调整上述指导方针，以适应个体差异或患者病程随时间的变化，有时甚至只是对于昼夜变化，患者的精神症状都会在晚上加剧。

多方面研究表明，运动可以从提高胰岛素敏感性到减少系统性炎症等多个方面帮助精神障碍患者。运动可以诱导骨骼肌产生代谢物，从而保护大脑免受与抑郁有关联的相关压力变化的影响[6]。研究发现参与运动的精神分裂症患者的脑源性神经营养因子增加了（在精神分裂症中，较低的脑源性神经营养因子水平与之密切相关）[7]。此外，运动能使认知障碍患者的烦躁情绪显著降低[8]。

在更主观的层面上，正是某些疗法中涉及的身体接触行为可以让患者感到安心。运动锻炼可以增强自尊和独立感，并有助于防止潜在的不适应行为，如不服从精神治疗。

（朱路文 译，康治臣 万春晓 校）

参考文献

1. Kessler RC, Berglund P, Demler O, Jin R, Merikangas KR, Walters EE. Lifetime prevalence and age-of-onset distributions of DSM-IV disorders in the national comorbidity survey replication. *Arch Gen Psychiatry*. 2005;62:593–602.
2. Centers for Disease Control and Prevention. Mental illness surveillance among adults in the United States. *MMWR*. 2001;60:1–11.
3. Petersen MR, Burnett CA. The suicide mortality of working physicians and dentists. *Occup Med*. 2008;58(1):25–29. doi:10.1093/occmed/kqm117.
4. Miller BJ, Graham KL, Bodenheimer CM, Culpepper NH, Waller JL, Buckley PF. A prevalence study of urinary tract infections in acute relapse of schizophrenia. *J Clin Psychiatry*. 2013;74(3):271–277.
5. Neuhauser D. Oliver Wendell Holmes MD 1809–94 and the logic of medicine. *Qual Safe Health Care*. 2006;15(4):302–304. doi:10.1136/qshc.2006.019398.
6. Agudelo LZ, Femenía T, Orhan F, et al. Skeletal muscle PGC-1α1 modulates kynurenine metabolism and mediates resilience to stress-induced depression. *Cell*. 2014;159(1):33–45.
7. Szuhany KL, Bugatti M, Otto MW. A meta-analytic review of the effects of exercise on brain-derived neurotrophic factor. *J Psychiatr Res*. 2015;60:56–64.
8. Aman EL, Thomas DR. Supervised exercise to reduce agitation in severely cognitively impaired persons. *J Am Med Dir Assoc*. 2009;10(4):271–276.

第 89 章　低视力康复

Samuel N. Markowitz and Michelle Markowitz

什么是低视力康复

低视力康复（low vision rehabilitation，LVR）是源于传统眼科学、视光学、作业治疗和社会学的亚专业，对视力病损患者治疗、研究和教育方面常规观念的影响日益增长[1]。

眼科药物和手术治疗首要目的是保存和/或恢复疾病导致的器官结构损害。但是，眼科治疗的最终目的是保存和/或恢复个体既往最佳的生活质量（QOL）和功能[2]。循证医学证据显示患者接受药物和手术治疗后可获得更好的视觉功能，如视觉敏锐度、视野、对比敏感度和眼球运动能力。LVR 训练后可获得更好的视觉技能如阅读、行走，从而获得更好的 QOL。

LVR 再训练是多学科诊疗的一部分，对于恢复最佳的功能和 QOL 至关重要。一般来说 LVR 涵盖低视力评估、处方及提供低视力设备、低视力康复疗法和训练。LVR 包括治疗和教育，以保证失明和视力病损者获得最佳的功能、健康、个体满意的独立以及最优的 QOL，这对于患者的安全和行走是很重要的。通过评估、诊断和治疗，包括适配光学、非光学和电子助视器、训练、环境改造及其他治疗手段，使功能最大程度恢复。

永久视力丧失是毁灭性的，其对个体 QOL 和健康的影响不能以医疗机构测试的视觉敏锐度水平来衡量。患者对干预措施的评价尺度是功能性视力而非视觉敏锐度。对外科医师而言，白内障手术使视力恢复至 20/200 可能不算治疗成功，但对于患者而言，这种程度的视力配合使用助视器可再次阅读纸质报纸可视作 100% 的成功[3]。

背景

低视力（LV）、失明和低视力康复（LVR）成为健康卫生问题有几个世纪历史。13 世纪，Marco Polo 在中国旅行期间，十分惊讶地发现中国的老年人使用放大镜进行阅读，这种做法很快在欧洲开始流行起来（图 89-1）。在 18、19 世纪，医学科学的进步见证对眼部疾病、失明和 LVR 新的关注。而 LVR 从 20 世纪初才开始出现，并有两个历史发展时期。

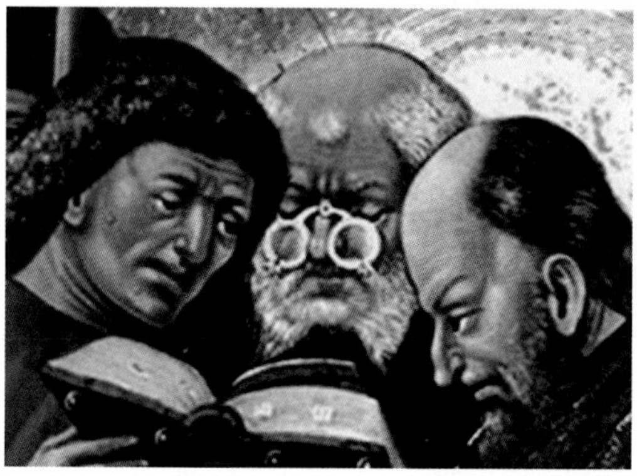

图 89-1　Tommaso di Modena 所作壁画，1352 年

第二次世界大战前，从人口统计学角度来看，大部分视力病损者是儿童。很多眼睛损伤和视力病损患者是由于出生后的感染（淋病）或幼年期感染（天花）累及眼睛所致。由于平均寿命低于 65 岁，很少人能活足够长的时间出现年龄相关的视力病损。在这个时期，失明被认为是一种疾病诊断，也是主要的健康卫生问题。当时的视觉专业人员并不认为低视力有何意义。检测出低视力后，为了保存残余的视力，他们强烈而简单地建议不使用眼睛。

在这个时期，第一家为视力病损患者服务的机构成立了，服务对象大部分是儿童。该机构成立的初衷是为患儿的安全、教育和健康考虑。视力病损教育项目的目的是教授培训技能，为视力病损者提供一些经济的康复手段。

第二次世界大战以后 40 年，人口统计学情况发生了巨大的变化。人均预期寿命增长至 74 岁。有更多人活得更久，开始出现年龄相关的慢性疾病。

第一家低视力专业门诊在美国开业。第一代致力于 LVR 的从业者如 Gerald Fonda 和 Eleanor Fay，在 LVR 领域进行了开拓性工作，并留下了长远的印迹。也是在这个时期，人们逐渐认识到 LVR 包含多学科专业，不仅有眼科和视光学专业，也有作业治疗、验光、社会工作及许多针对各种康复需求的教育机构。

最早的一批手册和教科书由眼科学和视光学专业人员完成（Faye，1957 年）[33]。Quillman（1980 年）编写出版的手册详细描述了视力训练方法[34]。1975 年纽约 Lighthouse 开设了第一个专业人员教育课程。今天仍在临床使用的光学设备是在这个时期设计并大量生产的（图 89-2）。

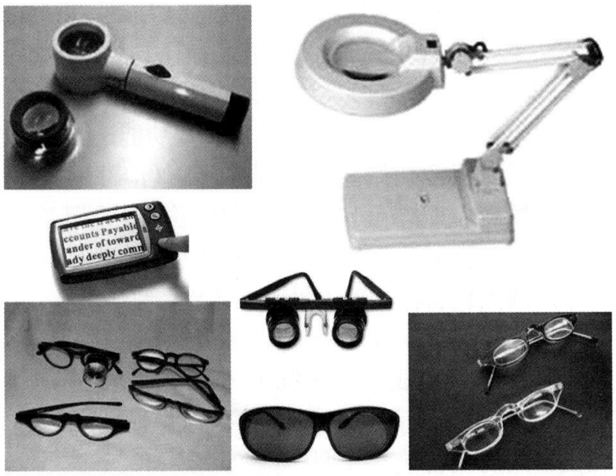

图 89-2　光学低视力助视器

1986 年，在美国盲人基金会资助下，第一届国际 LVR 大会在加利福尼亚州 Asilomar 举行，此后现代 LVR 出现了。

现代 LVR 是一项多学科专业服务已成为共识。现代 LVR 提供各种方法以最大程度利用残余视觉功能、训练残余视力相关技能，并重新融入社会。综合视力康复（comprehensive vision rehabilitation，CVR）需要评估残余视觉功能、评估患者执行视力依赖任务的能力，制订视力康复计划、处方并配发辅助设备，提供设备适应和使用训练，按需转诊接受额外的视力丧失后康复治疗，并提供其他资源信息以满足患者视力丧失后的需求[1,4]。

然而，LVR 仍处于发展阶段。本章将详细介绍这一全新的临床康复分支取得的成果、面临的挑战和未来的希望。

视力病损的流行病学

最近的数据显示，2010 年全球大约有 3.8 亿视力病损者。至 2020 年，这一数据预计将达到 5 亿[5]。据计算，美国有视力病损者 800 万人（总人口 3.13 亿）。按类似比例计算，加拿大（总人口 3 500 万）有视力病损者 100 万人。

近 20 年，很多研究结果证实了可致失明和低视力的视力病损发病率和病因[6-9]。从病例数量来看，大部分低视力和失明（约 90%）发生在发展中国家。从导致低视力和失明的原因来看，发达国家和发展中国家的情况相似。目前全球范围内导致低视力和失明的最主要发病原因是屈光不正、白内障、糖尿病性视网膜病变、年龄相关黄斑变性和青光眼[10]。

未矫正的屈光不正导致的视力病损在发达国家和发展中国家一样常见[11]。毫无疑问这是一个全球性健康卫生问题。消除屈光不正取决于是否有训练有素的专业人员提供矫正治疗和可负担的眼镜，及这类服务的普及性。因此，消除屈光不正在发达国家已处理得很好，而在发展中国家，这仍然是主要的公共卫生管理问题。

白内障是迄今为止全球导致视力病损的主要原因。目前消除白内障这一导致视力病损的原因多通过先进的手术移除白内障晶体，由植入的人工晶体替代。在发达国家，得益于技术发展和经济发展，白内障的治疗简单而高效。在发展中国家，为白内障患者提供合适的治疗仍面临许多障碍。

近 50 年来，随着全球总体寿命的延长和胰岛素治疗的普及，糖尿病开始成为视力病损的主要原因。通过有效的药物治疗和定期眼科检查、视网膜监测，糖尿病导致的视力丧失显著降低。发达国家和一些发展中国家糖尿病性视网膜病变患病率为 5%～10%[12]。尽管采用了有效的治疗方法，在发达国家和发展中国家，仍有 2% 和 5% 的患者会丧失视力。

不少研究报道了年龄增长相关的低视力和失明的指数患病率[9]。在老年人群中低视力的主要病因是年龄相关黄斑变性。大部分年龄相关黄斑变性无法治疗。而对于“湿性”亚型，新型抗血管内皮生长因子（VEGF）有明显的效果。抗 VEGF 不仅可阻止视力丧失，还可在治疗完成后恢复视线[13]。

青光眼是全球导致视力丧失的常见原因。估计有 10% 的人会出现青光眼，而有青光眼家族史的人群患病率更高[14]。尽管我们生活在 21 世纪，能延缓青光眼的治疗还是只有降低眼压。治愈青光眼的方法还未发现。因此另一个治疗青光眼的主要措施是早发现。由于青光眼的定义仍不明确,早发现仍是复杂的。微视野检查是一项视觉功能的组织结构和心身分析新技术,未来可能是青光眼早期诊断更好的工具[15]。

低视力诊断

低视力是指常规验光配镜或通过药物或手术无法纠正的视力病损,可造成失能或活动受限。低视力是指个体或个体生活中其他重要方面不能接受的视觉功能减退[1]。

全世界对低视力有多种定义。近来加拿大安大略省,Ontario 健康保险计划采用了新的视觉功能障碍定义进行公共卫生服务的管理。目前在安大略省,低视力定义为无法通过药物和或手术治疗改善的视觉功能障碍,包括好眼最佳矫正视觉敏锐度不高于 20/50,严重的眼球运动功能障碍如神经瘫痪或眼球震颤导致低视力,视野缺损如固定视野分裂、暗点或象限盲、偏侧盲。按视觉敏锐度(visual acuity,VA)来定义,类似于北美地区定义,最佳矫正 VA<20/40[16]。

低视力康复评估

LVR 作为一个独立和独特的眼科学亚专业,仍在不断发展,临床实践模式也是如此。本就不多的该领域从业人员或相关人员仍不熟悉 LVR。评估方法和检测工具相对较新且不为人所熟悉,计划实施的干预措施和辅助设备也是如此。而且,不同地方的从业环境各有不同,某个地区或某个专业人员采用的实践模式可能并不适合其他地方。过去的实践模式由眼科、视光学、作业治疗和其他行业提供,且大部分在欧洲和美国。

接下来将详细介绍 LVR 使用的现代评估方法和诊断工具。

初始阶段采用"纳入式"问卷调查和测试符合康复医学的本质,可以收集患者的背景信息、认知水平、抑郁检测和视觉相关功能。除了其他评估,该阶段重要的是评估被忽视的可能通过手术治疗获益的结构缺损、注意缺陷、视觉忽略和 Charles Bonnet 症状。

评估的下一阶段是收集残余视觉功能的信息,如视觉敏锐度、对比敏感度、残余视野、暗点、残余眼球运动功能和视线偏斜。评估残余视觉功能可准确测量、评价和记录患者因病丧失功能的程度。通常,常规眼科临床检查评估方法评估 LVR 是不足的,需使用专业的 LVR 检查。特殊检查和结局评价包含面容识别、潜在视觉敏锐度、残余裸视力、黄斑微视野检查和彩色对比敏感度等内容[1,15]。

残余视觉功能评估是 LVR 评估过程的核心内容,为特殊干预恢复功能性技能和 QOL 打下基础。评估内容有优选视网膜注视点(preferred retinal locus,PRL)固视模式的测量、残余双眼立体视觉、眼优势、眼球运动特性如固视稳定性和眩光控制。此外,评估还包括阅读技能。在某些情况下,还会进行特别评估如书写、定向和行走以及驾驶能力[1,17]。

低视力康复治疗技术

改善视觉功能的治疗技术

LVR 评估的最终目的是提出治疗建议,以期恢复 QOL。残余视觉功能评估的结果发现可以通过低视力设备改善视觉功能。然而,残余功能性视觉的评估结果是发现可通过视觉康复疗法(vision rehabilitation therapy,VRT)训练改善的功能性视觉。

建议按以下流程为改善残余视觉功能适配辅助设备。适配工作初始应矫正屈光不正(应注意优势眼),接着稳定眼球运动和成像重定位,然后调整最佳的照明条件减少眩光和增强对比度,最后是配备足够的放大设备和视野补偿设备[1]。

治疗目标优先考虑提高患者近距离、中间距离和远距离任务完成度。传统 LVR 设备有正透镜和手持放大镜,以满足患者需求的不同水平的放大率。现在常用的设备包含单眼、双眼、手持和头戴式放大镜。棱镜用于视网膜成像重定位和成像稳定。选择性传输镜头用于调节光感受[18]。另外,也会使用一些现代工具用于 LVR。

任何 LVR 治疗方案理应包含现代 LVR。现代 LVR 目标包括评估和恢复潜在的 PRL 视觉敏锐度,重建双眼视觉,PRL 康复和感知训练[19]。现代 LVR 设备还包括各种闭路电视系统(CCTV)、配备专业软件的电脑和用于定向移动的 GPS 系统。

近年来,临床和研究越来越多地使用手术治疗恢复或增加残余视觉功能。最知名、有效的手术治疗是眼内注射抗 VEGF 药物。这不仅能阻止视觉功能恶化,还被证实能部分恢复视觉功能。对特定患者,还可以植入微型放大镜和视网膜假体。眼内棱镜是临床将使用的治疗方法。

改善功能性视觉的治疗技术

LVR 治疗和训练包括治疗和教育,以使失明或者视力病损者获得最佳的功能、健康、个体满意的独立和最优的生活质量,这对于他们的安全和行走是关键的。通过评估、诊断和治疗,包括但不限于安排训练项目、环境改造和/或其他治疗手段,使功能最大程度恢复[20]。

LVR 治疗和训练包括制订 LVR 计划、配发辅助设备、提供视觉康复治疗和设备使用训练、提高阅读等技能、处理患者安全问题及参与各种日常生活活动(ADL)的障碍、促进心理健康和患者教育[1]。

恢复和维持低视力患者的功能和独立性是一项复杂的工作,需要多学科、不同专业卫生健康人员的合作和努力。作业治疗师(OT)是多学科康复团队中的重要参与者[20]。其他 LVR 治疗师和教师也参与了个体康复计划中各方面工作[20]。

在综合性 LVR 宽泛的学科范围内,视力丧失后康复训练和治疗是重要的服务内容,可帮助失明或视力病损患者重新获得视觉依赖的功能,对其安全、移动和独立起关键性作用。治疗包含视力增强和视力替代技能、策略和辅助设备的训练。治疗着重于以下方面:无须视觉参照点的空间感和方向感,安全出行,使用移动辅助设备如白手杖、路线导航,基本自我照顾技能,环境改造增加安全性和日常活动能力,视力丧失的阅读和书写(包括盲文识字),提供光学和非光学及其他辅助设备的训练,建立心理支持机制的联系,幼儿期发育和识字基础技能训练,治疗和(儿童)教育人员交流康复治疗技术等[20]。

LVR 治疗和训练本质上是应用康复计划改善个体独立参与全方位日常生活的能力,如工作、自我照料和休闲娱乐。康复计划包含但不限于家庭、工作单位和学校的环境评估。可能包含训练残余视觉相关技能改善功能和提高完成特定 ADL 任务的能力,还可能包含指导使用辅助系统、提供社区资源信息[20]。

最常用的 LVR 治疗和训练项目有训练残余视觉相关技能改善和提高阅读、书写、定向和行走(orientation and mobility,Q & M)、独立生活技能(independent living skills,ILS)和驾驶的功能。

阅读能力　康复目标是使低视力患者重获阅读功能,不仅满足独立日常生活的需求,还能参与休闲娱乐。拥有阅读能力以参与日常生活的重要性无须强调。阅读所需基础视觉功能应进行再训练。增强该功能的再训练方法有固视稳定性、扫视、跟随眼动训练[20]。可利用测试儿童眼球运动功能的 King Devick 测试(King Devick test,KDT)内容训练成人的固视稳定性、扫视、跟随眼动训练[21]。阅读技能康复最终是感知训练,以提高理解能力。提高理解能力除了增加阅读速度,还可增加阅读难度,为综合阅读技能康复提供训练方法。Wright 和 Watson 合著的工作手册是一个完整的阅读康复计划,包括提高理解能力的阅读训练[22]。

书写能力　书写能力是基本日常生活能力,但是对于低视力患者而言,书写是具挑战性的能力。书写要求整合视觉、运动和认知技能。视觉运动能力是书写的基础。眼-手协调需要眼睛跟随手的移动追踪笔的轨迹。视觉-感知能力是识别形状和形状之间关系的重要能力。训练可从粗大的眼-手协调能力开始[23],逐渐增加任务的难度。

现代的书写训练模式是键盘使用训练。所有低视力患者都有机会使用电脑,因此键盘训练逐渐成为更受视力病损患者欢迎的书写康复方法。有很多关于视力病损患者如何使用键盘的操作手册、指导课程和训练模式已经发表,并可在网络上获取[24]。

定向和行走能力　定向和行走能力(Q & M)是在个体环境中独立导航的能力,是日常活动能力的关键。步行、上下楼梯和保持平衡严重依赖视觉系统[20]。类似于计算机屏幕浏览,中等距离场所的行走(如在厨房准备餐食),与逛商场一样重要。行走时视觉技能发挥重要作用如视觉敏锐度、对比敏感度和视野。环境定向靠内在认知图谱维持和整合,而这最初是从视觉系统产生的。

作业治疗师通常和 Q & M 指导老师一起先对个体的家庭、工作单位和学校环境进行评估,明确 Q & M 需求,保证安全性。考虑家庭和社区行走的安全性至关重要。根据评估结果,作业治疗师可提供环境改造和特定训练的建议。常用的训练有学会使用拐杖、视觉指引和电子辅助设备。其他的训练方法有上肢保护性使用、直线牵引移动以及环境定向能力训练[25]。

独立生活技能训练　目的是增加视力病损者社区生活的独立性,涵盖广泛的责任和义务,如为补偿独立生活提供指导和指引。训练内容可能有如何计划和准备餐食、管理药物、管理金钱、准备购物清单、购物、使用交通工具、筹划和享受休闲娱乐活动、有效使用辅助设备、雇佣照料和家政人员、与外界机构的沟通和许多其他独立生活能力[20]。

驾驶　可能是恢复功能后最想做的事情。对现存视力和/或视野维持可靠的驾驶能力的视力病损患者来说,他们应在恢复驾驶前接受适当的训练以保证自己、乘客和行人的安全。驾驶是一个复杂的任务，依赖视觉、运动和认知系统的整合。为了使低视力患者安全地驾驶，康复应努力恢复最佳视觉功能，如视野、视觉敏锐度、对比敏感度、眩光控制、色彩感知和双眼立体视觉。光学设备可提高远距视力和双眼视觉，镜片涂层和滤片可降低眩光和增强对比度。棱镜可修正物体成像在有功能的视网膜区域、扩大视野和改善双眼视觉。作业治疗师通过训练患者的眼球运动、注视、扫视和眼-手-足协调能力来训练驾驶能力。注视训练要求患者不管处于静止还是移动状态，都可利用 PRL 固定视线并维持固定于静止或移动的物体。驾驶训练中另一个常常需要专业指导的是让患者处于各种驾驶条件中，如不同的光照、不同的道路、不同的速度限制和不同的噪声水平[20]。

环境适应 在家中可轻松完成，如为适应安全行走，增加走廊的照明、室外眩光控制、楼梯台阶贴上对比条带，这些措施可明显达到效果。照明、色彩和对比度可用于有效调整环境。低视力患者一般需要增强光照。每种照明方式（如自然光、白炽光灯、荧光灯和卤素灯）各有优缺点。例如有些适合室内一般照明，有些则适合近距离工作时照明。光照度也是重要因素。照明应符合特定环境和工作需要。色彩和对比有利于安全和独立地参与日常生活。当色彩是明亮的、纯色的和照亮的时候最容易被看见。明亮单一的色彩由于可以反射光线和高饱和度而最容易被看见。因此，可以用来指示平面的变化如楼梯，也可以用于物品定位如照明开关。明亮单一的色彩还可以用于深度感知。对比可使物品突出显示，并提供深度感知。在某些情况下，浅色物品在单一深色背景中更容易被看见，深色物品在单一浅色背景中也是如此。如深色扶手安装在浅色墙面上更容易被看见[20]。

低视力辅助设备

改善残余视觉功能的设备可能不只影响一种功能，因此应熟悉每个设备的优势和限制。推荐按照下列流程适配辅助设备。

适配工作初始应矫正屈光不正（应注意优势眼），接着利用棱镜使眼球运动功能稳定，然后采用最佳的照明条件减少眩光和增强对比度，最后是配备足够的放大设备和视野补偿设备[1]。

用眼镜矫正屈光不正这一方法常常被忽略，但是眼镜是患者最想要也是最容易获得的治疗手段。近期轻至中度视力减退的低视力患者认为配戴眼镜是合适和期待的治疗。当恢复最佳残余视觉功能目标可行时，患者和医师都会发现矫正屈光不正是重要和必要的。虽然一副眼镜可能只能使视力从 20/800 提高至 20/400，但对于患者而言，这能使他不依赖其他人的帮助使用公共交通。另外如果存在双眼视觉，矫正双眼的屈光不正可能提高周边融合，直接有助于定向和行走能力[1]。

用带棱镜的镜片稳定眼球运动能力或成像重定位需要明确优选视网膜注视点（PRL）的图谱定位。PRL 定位坐标可通过计算，然后换算成棱镜屈光度加入镜片。大部分应用棱镜改善成像重定位的报道支持这一技术对视觉功能的积极作用[18]。

可调节照明强度、色彩和方向的设备可影响视觉功能。原则上来说，适配照明调节设备时，应建议有效的光照量和能产生最佳视觉的特定波长。关于照明的调节可建议减少或增加光线量。减少进入眼镜的光线，可使用中性密度滤镜。这种滤镜以固定或变化（对彩色）的速度吸收或反射光线，也可使用偏光镜片减少特定平面如水面、积雪或监视器屏幕反射的光线。光线增加对视觉的影响源于视网膜适应性的改变。当光线到达盲点的过渡区域，对比敏感度会增加。当建议使用特定波长光线时，应考虑进行光照试验。总的来说，目的是减少短波光线以降低眩光，同时确定患者偏爱的特定波长光线（彩色）。上述两种调节方法可使对比敏感度明显改善，视力增加[1]。

放大技术是视觉康复最常用的方法。放大作用可以利用相对大小和距离达到，也可以结合使用对比增强技术或触觉或听觉辅助。将目标移近眼睛或者把目标放大如大字印刷可实现放大作用[1]。

放大镜，也称正透镜，有广泛的焦距范围，制作材料可调整重量（塑料）、厚度（高折射率）、球面像差（非球面）和不同的光照强度（彩色）。视觉康复的教科书都可提供计算公式计算患者所需的放大率。

远视放大只能用望远镜设备完成。望远镜由两个或更多的正透镜和/或负透镜（缩小作用）组成。望远镜有各种构造和形制，都是预制产品。有微型的也有大型的，有单孔的也有双孔的，可装在特殊的框架上，装在常规眼镜上（双眼）或是作为框架的一部分。所有视物距离都可保证正常的视觉分辨敏锐度水平。望远镜内在物理光学特性是缩小周围视野，这与放大率增加直接有关的。因此所有望远镜设备只能用于不需要行走和定向的静态工作。大部分低视力患者使用的望远镜设备可提供 2～4 倍的放大率。

电子放大设备可用于近距离和远距离视物。CCTV，尤其是便携的口袋大小的设备越来越普及（图 89-3）。各种产生屏幕放大作用的电脑软件在视觉康复中的使用也越来越多。

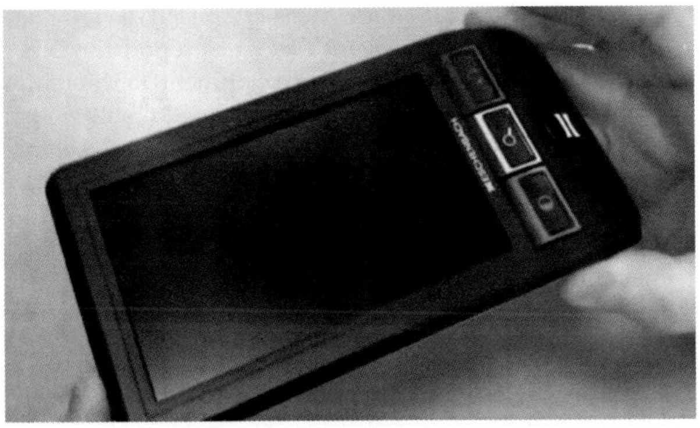

图 89-3　口袋大小的 CCTV 装置（by Eschenbach Optik）

低视力的影响

低视力有三重影响，不仅影响功能和 QOL，还影响个体健康和个体所在社区。由于功能和独立性减退，低视力对 QOL 有负面影响。随着时间的推移，低视力患者会发现参与某些 ADL 如阅读和书写越来越难，而沐浴和穿衣能力可能影响较小或没有影响。低视力也大大增加了跌倒和受伤导致失能和住院治疗的风险。由于很大一部分老年人更愿意待在家里，低视力康复应优先帮助老年人保存独立性和 QOL，同时保证他们的安全性[26-27]。

低视力对视觉功能以外的影响有反复发作的抑郁、视幻觉、认知障碍和身体意外，如跌倒。视力丧失影响个体日常生活各个方面，是总体卫生、健康、教育和经济活动的一个重要因素。Ontario 研究显示与正常视力的同龄人相比，失明或视力部分丧失的人发生跌倒风险为 2 倍，提前入住长期护理院风险为 3 倍（平均 3 年）[28]，收入较低（约 50% 的年收入 2 万美元或更少），与其他失能者（49%）和安大略省整体人口（61%）相比，就业率较低（35%）[29]。

最近，有人对低视力总体社会成本进行了估算，结果令人震惊，而很多还未计算。据估算，直接和间接成本合计，美国的数据是一年 1 390 亿美元，加拿大的数据是 152 亿加元[30-32]。

小结

低视力康复在康复医学领域基本还未为人所知。部分原因是这一全新专业学科发展历史较短。然而，视觉康复的技术进步使低视力康复成为医疗关注问题的前沿。就其核心原则来说，视觉康复为无数视力病损患者提供了更好生活的新希望。本章概述了目前低视力康复能为患者提供的帮助。该领域康复的独特性在于视觉康复在实践中创新不断，发展速度和范围不断增加。

希望在不久的将来，即使不是全部，但大部分视力病损患者能获得有效的帮助。希望这一天很快会到来。

（陈婵　译，付勇　万春晓　校）

参考文献

1. Markowitz SN. Principles of modern low vision rehabilitation. *Can J of Ophthalmol*. 2006;41(3):289–312.
2. Markowitz SN. Quality of life. The ultimate goal for eye care. *Ophthalmology Scientific Update*. 2004;1(1).
3. Markowitz SN. Functional vision: the most important outcome measure for all vision rehabilitation interventions. Editorial. *Can J Ophthalmol*. 2011;46:377–378.
4. Gordon KD, Bonfanti A, Pearson V, Markowitz SN, Jackson ML, Small L. Comprehensive vision rehabilitation, letter to the editor. *Can J Ophthalmol*. 2015;50(1):88–89.
5. Thylefors B, Négrel AD, Pararajasegaram R, Dadzie KY. Global data on blindness. *Bull World Health Organ*. 1995;73:115–121.
6. Attebo K, Mitchell P, Smith W. Visual acuity and causes of visual loss in Australia. The Blue Mountains Eye Study. *Ophthalmology*. 1996;103:357–364.
7. Tielsch JM, Sommer A, Witt K, Katz J, Royall RM. Blindness and visual impairment in an American urban population: the Baltimore Eye Survey. *Arch Ophthalmol-Chic*. 1990;108:286–290.
8. Klein R, Klein BEK, Linton KLP, et al. The Beaver Dam Eye Study: visual acuity. *Ophthalmology*. 1991;98:1310–1315.
9. Klaver CC, Wolfs RC, Vingerling JR, Hofman A, de Jong PT. Age-specific prevalence and causes of blindness and visual impairment in an older population: the Rotterdam Study. *Arch Ophthalmol*. 1998;116:653–658.
10. Taylor HR, Keefe JE. World blindness: a 21st century perspective. *Br J Ophthalmol*. 2001;85(3):261–266.
11. Weih LM, Van Newkirk MR, McCarty CA, et al. Age-specific causes of bilateral vision impairment. *Arch Ophthalmol*. 2000;118:264–269.
12. Shaw JE, Zimmet PZ, McCarty D, et al. Type 2 diabetes worldwide according to the new classification and criteria. *Diabet Care*. 2000;23:B5–10.
13. Bloch SB, Larsen M, Munch IC. Incidence of legal blindness from age-related macular degeneration in Denmark year 2000 to 2010. *Am J Ophthalmol*. 2012;153(2):209–213.
14. Wensor M, McCarty CA, Taylor HR. The prevalence of glaucoma in the Melbourne Visual Impairment Project.

Ophthalmology. 1998;105:733–739.
15. Markowitz SN, Reyes SV. Microperimetry and clinical practice: an evidence based review. *Can J Ophthalmol.* 2013;48(5):350–357.
16. Maberley D, Hollands H, Chuo J, et al. The prevalence of low vision and blindness in Canada. *Eye.* 2006;20(3):341–346.
17. Colenbrander A. Assessment of functional vision and its rehabilitation. *Acta Ophthalmologica.* 2010;88(2):163–173.
18. Markowitz SN, Reyes SV, Sheng L. The use of prisms for vision rehabilitation after macular function loss: an evidence based review. *Acta Ophthalmologica.* 2013;91(3): 207–211.
19. Markowitz SN. Low vision: diagnosis and rehabilitation. In: Midena E, ed. *Microperimetry and Multimodal Retinal Imagining*. Heidelberg, Germany; Springer; 2014.
20. Markowitz M. Occupational therapy interventions in low vision rehabilitation. *Can J Ophthalmol.* 2006;41(3):340–347.
21. King AT, Devick S. *The proposed King-Devick test and its relation to the Pierce saccade test and reading levels [senior research project]*. Chicago, IL: Illinois College of Optometry; 1976.
22. Watson GR, Wright V. *Learn to Use Your Vision for Reading Workbook.* Lilburn, GA: Bear Consultants; 1995.
23. Weisser-Pike OM. *The Importance of Writing in Low Vision Rehabilitation of the Older Adult*. Paper presented at Vision 2005, 8th International Conference on Low Vision Rehabilitation; April 2–5, 2005; London, UK.
24. Fichten CS, Asuncion JV, Barile M, Fossey M, Simone CD. Access to educational and instructional computer technologies for post secondary students with disabilities: lessons from three empirical studies. *J Educational Media.* 2000;25(3):179–201.
25. Massof RW, Dagnelie G, Deremeik JT, DeRose JL, Alibhai SS, Glasner NM. Low vision rehabilitation in the US health care system. *J Vis Rehabil.* 1995;9:2–31.
26. Weih LM, Hassell JB, Keeffe J. Assessment of the impact of vision impairment. *Invest Ophthalmol Vis Sci.* 2002;43(4):927–935.
27. Chiu E, Markowitz SN, Cook WL, Jassal SV. Visual impairment in elderly patients receiving long-term hemodialysis. *Am J Kid Dis.* 2008;52(6):1131–1138.
28. Centre of Eye Research Australia. *Centrally Focused: The Impact of Age-Related Macular Degeneration.* Prepared by Access Economics for the Centre of Eye Research Australia, Melbourne, 2006.
29. Human Resources Development Canada. *An Unequal Playing Field: Report on the Needs of People Who are Blind or Visually Impaired Living in Canada.* A report for Office for Disability Issues, Social Development Partnerships Program, Government of Canada; 2006; 52 (Table 7–4).
30. Access Economics, prepared for AMD Alliance International. *Visual Impairment Imposes a Massive Burden on Health Care Systems and Economies Worldwide.* April 16, 2010. Available at www.amdalliance.org/cost-of-blindness.html.
31. Cruess AF, Gordon KD, Bellan L, Mitchell S, Pezzullo ML. The cost of vision loss in Canada. Results. *Can J Ophthalmol.* 2011;46(4):315–318.
32. Wittenborn JS, Rein DB. *Cost of Vision Problems: The Economic Burden of Vision Loss and Eye Disorders in the United States. NORC at the University of Chicago.* Prepared for Prevent Blindness America, Chicago, IL; 2013. Available at http://costofvision.preventblindness.org.
33. Faye EE, Hood CM (Eds.). *Low vision.* Springfield, IL: Charles C Thomas; 1975.
34. Quillman RD. *Low vision training manual.* Kalamazoo: Western Michigan University; 1980.

第 90 章 多发伤患者康复

Marissa R. Mccarthy, Faiza Humayun, Rafael Mascarinas, Bryan Merritt, Amanda Hanekom, Hung Tran, Morgan Pyne, Joseph Standley, and Rigoberto Nuñez

多发伤介绍

彻底了解多发伤患者伤害的发生方式，对适时调控多发伤患者的康复过程很重要。多发伤意为至少两个或更多身体部位造成伤害，导致"身体、认知、心理或社会心理损害和功能失能"[1]。多发伤好发群体通常为中、青年人或现役军人。由于同种创伤事件而发生多种伤害的组合通常会导致患者发生医学和心理学上的失能状况，较常见的有脑外伤(TBI)、截肢、骨伤、脊髓损伤、创伤后应激障碍或其他精神健康损伤情况的发生。多发伤患者的康复治疗具有挑战性并且需要占用大量医疗资源同时还需要来自各专业医疗人员协同配合。通常，从处理多发伤患者急性住院过渡到康复期及最后的门诊治疗这一过程需要一个综合学科团队的帮助。

背景

多发伤的相关文献跨度数十年且完全公开。缩小参数可以发现最近 5 年已发表文章数量多达 2 000 余篇，且过去 12 个月内又有 400 多篇文献。文献主要包括(但不限于)荟萃分析、病例报告和资助的研究几方面。在对已发表文献的评估中发现，已经有多种处理方法开始实施并获得测量结果。本章将研究重点放在多发伤/脑外伤的定义和认识上，即多发伤/脑外伤是"慢性健康状况与医疗、功能和心理社会的残留问题"[2]。

自 20 世纪初，医生已经认识到需要整合治疗计划，以期能在因多发伤而导致整体生活质量显著下降的个体中发挥最大作用。这一举措对受伤士兵而言影响巨大。许多士兵因受伤而死亡，而幸存的士兵则终生经受并发症的折磨。在第一次世界大战期间，由于暴露在激烈的战斗中而出现的一系列生理和心理症状被冠以各种各样的标签，从"歇斯底里症"到"炮弹休克症"再到"多发性创伤"[3]。第二次世界大战期间，出现了如战斗疲劳、战斗压力、战斗力竭和战争神经症等术语来描述类似的症状，这也成为美国武装部队军事指挥的重点关注对象[3]。由于发病率和死亡率极高，因此需要提出一种治理这些疾病及其后遗症的标准化方法，但是，研究和临床实践等信息却几乎不能共享。

尽管医生、护士、治疗师是照顾多发伤患者的主要群体，但作为一种医疗实践，康复仍然是一个相对陌生的概念。直到 19 世纪 70 年代，由于大量患者在进行急救医疗后幸免于难，才开始逐渐出现对康复的探索。患者被收治/转移到了最终称为"康复"的专门治疗多发伤的机构。自此康复"出现"，不久建立了与多发伤医疗和研究有关的各种机构[4]。在美国，人们逐渐意识到康复可能对伤病有积极作用，同时也会对生活和社会质量以及家庭和社会经济负担产生重大影响[4]。这一思想过程最终开创并影响了现在所知的模型系统医疗计划的发展。

第一个模型系统的建立是为了演示和评估针对脑外伤/多发伤患者的综合性服务提供系统的成本和效益。此外，该模型系统侧重于在脑外伤/多发伤医疗和康复的管理过程中建立研究计划并进行创新的分析、分类和评估改进，同时广泛地参与研究，为丰富美国数据库作出贡献[4]。作为指导治疗方案和确定研究参数的一种手段，模型系统的完善和发展为研究人员提供了"信息共享"的枢纽，多个学科因此受益。模型系统具备基础参数，可以确保在不影响研究者探索不同治疗替代方案的前提下，掌握基本的临床知识。此外，该模型系统允许各种医疗机构从其他参与地点收集数据并比较结果。这种参与能够使系统程序不断重塑和更新，满足多发伤人群的需求，同时系统程序将发现成果转化为模型系统发展方针，从而持续提高模型系统的质量。

回顾康复医学的发展历程，与退伍军人事务部(VA)合作对其发展起着至关重要的作用。退伍军人事务部的临床环境独特，最主要的是有战争造成的多发伤患者群，持续推动康复事业的发展。跨军事和民用两大学科数据的收集也适用于两类人群，不仅是对不同人群使用效果的对比，也有助于政策的制定[5]。

多发伤的流行病学

流行病学旨在确定大部分人群疾病的发病率、患病率以及疾病产生的影响。因此流行病学的结果影响着疾病的预防和管理策略。在美国乃至全球，多发伤是15~44岁人群发病和死亡的主要原因[6]，多发伤造成的伤害引发了巨大的经济和社会成本。多发伤发生的原因有很多，车祸、职业事故、恐怖袭击、暴力、摔倒、使用枪支和战争是常见病因。随着发展中国家工业化的发展，机动车辆的普及以及武装冲突的出现，预计外伤病患将是未来导致死亡和残疾的主要原因[7]。有数据显示，2000年大约有580万人死于外伤伤病，预计到2020年，这一死亡人数将增加到840万[8]。

尽管尚无准确的多发伤定义，但人们普遍认为该术语适用于两个或多个身体部位受到严重伤害的情况。据报道，美国和英国多发伤发生率为15%~20%，约占整体创伤数据的10%[9]。2013年的一项前瞻性国际研究未能证明基于创伤外科医生主观评估的多发性创伤标准的一致性[10]。损伤严重程度评分（ISS）是一种创伤评分系统，可将身体分为9个全模拟区域来定义损伤严重度，评分范围为1~75分[11]，头部、面部、颈部、胸部、腹部/骨盆、脊柱、上肢、下肢和外部皮肤的区域等级为0~6。ISS评分高于15分则定义为严重伤害。除了生存率外，还有许多创伤量表被用来描述损伤的程度和类型（表90-1）。

表90-1　主要创伤评分系统的特点

名称	目的及主要特征	包含的变量	注释
ISS	受伤严重程度的描述 解剖学描述 闭合性损伤	解剖变量：将AIS评分三个身体区域平方并求和 评估值3~75	适用于MVA（钝性）创伤患者
TS	检伤分类 生存率 生理评分 钝性和穿透性创伤	呼吸频率 呼吸运作 收缩压 微血管填充 格拉斯哥昏迷指数等级范围1~16[a]	可即刻分类 确认呼吸运作和微血管填充是自主进行的主观感受
RTS	检伤分类 生存率 生理评分 钝性和穿透性创伤	呼吸频率 收缩压 格拉斯哥昏迷指数 0~4依次排序 等级范围0~12[b]	每个变量的值均是经验值，但变量的权重是通过回归分析得出的生存概率。比TS具有更好的贴合度
TRISS	生存率 与解剖、生理、年龄、钝性和穿透性创伤相关	RTS ISS（修订后的AIS-85） 年龄55岁左右 钝伤/穿透伤	回归分析系数 钝伤或穿透性创伤的不同等级
ASCOT	生存率 与解剖、生理、年龄、钝性和穿透性创伤相关	RTS 解剖轮廓组件-ICD/AIS-85 年龄（5个阶段） 钝伤/穿透伤 注意：非常严重或非常小的伤害除外	用于计算生存率的变量较多 在对钝伤/穿透伤评估方面要优于TRISS

[a]1分是最差的预后；[b]0分是最差的预后。

AIS，简化损伤量表；AIS-85，简化损伤量表的第五次审查；ASCOT，创伤严重程度特征评分；ICD，国际疾病分类；ISS，创伤严重程度评分；MVA，机动车事故；RTS，改良创伤评分；TRISS，创伤与损伤严重程度评分；TS，创伤评分。

（经允许摘自Russell JA. Assessment of Severity of Illness. In：Hall JB，Schmidt GA，Kress JP，eds. Principles of Critical Care，4e New York，NY：McGraw-Hill；2014。

2007年美国创伤数据库年度报告的数据显示，2002—2006年，美国的1 485 098例患者中，12.8%严重受伤，ISS为16~24分，而9.6%的患者严重受伤，ISS>24分[9]。造成伤害最主要的原因是车祸，占研究总体37.9%，其次是摔伤，占研究总体的30.2%。同时，外伤率有较大的性别差异，统计数据显示，男性占总受伤人数的65%。年龄方面，外伤多发年龄为16~44岁，主要是交通事故和枪支隐患导致受伤，其中钝性损伤占86.2%，穿透伤占11.1%。胸部和腹部受伤的致死率高于10%，头部受伤致死率为7.8%，而65岁以上老年人经受外创伤的致死率高达42%。

欧洲每年因创伤死亡与受严重伤害（ISS>15分）的发生率从德国的25/10万到意大利的52.2/10万[12]。在英格兰和威尔士，每年约16 000人死于意外伤害[13]。西班牙和荷兰的统计数据表明,意外伤害所占用的医疗保健支出远超癌症和心血管疾病[14-15]。与美国类似,其余国家年轻男性人群发生意外伤害同样最常见,车祸是导致死亡和严重伤害的主要原因[16]。英国创伤审计和研究网络(Trauma Audit and Research Network in the United Kingdom)的数据同样表明影响意外伤害发生率和死亡率的因素与美国的趋势保持一致。不论性别,65 岁以上的死亡率都增加了 1 倍以上。16~65 岁的年龄分布人群中,18.5%的创伤病例属于多发伤,而 65 岁以上的创伤病例只有 11.5%属于多发伤[13]。调查发现,腹部损伤相关的多发伤总死亡率为 36.3%,而与胸部损伤相关的总死亡率为 29.6%[13],多发伤和头部损伤所导致的死亡率高达 32.4%。

无论是美国还是全世界,外伤所造成的疾病负担都会影响医疗保健支出和社会生活质量指标。遗憾的是,因意外伤害所造成的公共卫生负担预计在未来几年仍会继续增加。而我们应对的方式则是继续努力优化创伤后医疗,同时减少高风险活动。

多发伤的病理生理学

多发伤被认为是一种复合损伤综合征,损伤严重度评分(ISS)>17 分,全身炎症反应综合征(SIRS)持续 1 天,导致创伤时未直接受损伤的远端器官功能障碍[17]。当将多发伤的定义扩展到包括颅脑外伤或其他外伤时,应考虑到头部受伤的机制[18],即原发性脑损伤包括最初的挫伤/撕裂伤、钝伤或穿透性创伤。而低血压、炎症级联诱导、缺氧和宿主防御失败等继发性损伤是后期发病和死亡的原因[19]。

“两次碰撞”理论将第一次“碰撞”解释为对主要器官的伤害,该伤害导致局部组织损伤并开始炎症反应。第二次“碰撞”则会造成呼吸窘迫,心血管不稳定,代谢性酸中毒,局部缺血/再灌注损伤和感染[20]。全身性发炎反应于 1991 年由美国胸科医师学会/重症监护医学会定义为全身炎症反应综合征(SIRS),必须满足 2/4 的临床参数才能确诊。败血症则是 SIRS 加菌血症或细菌性病灶的产物。SIRS 的特征是局部乃至全身产生炎性细胞因子、补体、蛋白质和神经内分泌因子及启动凝血[21]。单独或联合的重度颅脑损伤后 SIRS 的发病率最高[22],而体内的抗炎介质似乎是导致器官功能障碍和易感染性增加的原因。受到缺血、手术干预和感染的第二次“碰撞”导致全身炎症加剧,大量释放促炎或抗炎介质则会导致免疫反应失衡。最后内皮损伤、弥散性血管内凝血和白细胞积聚导致实质细胞凋亡和坏死(图 90-1)[23]。

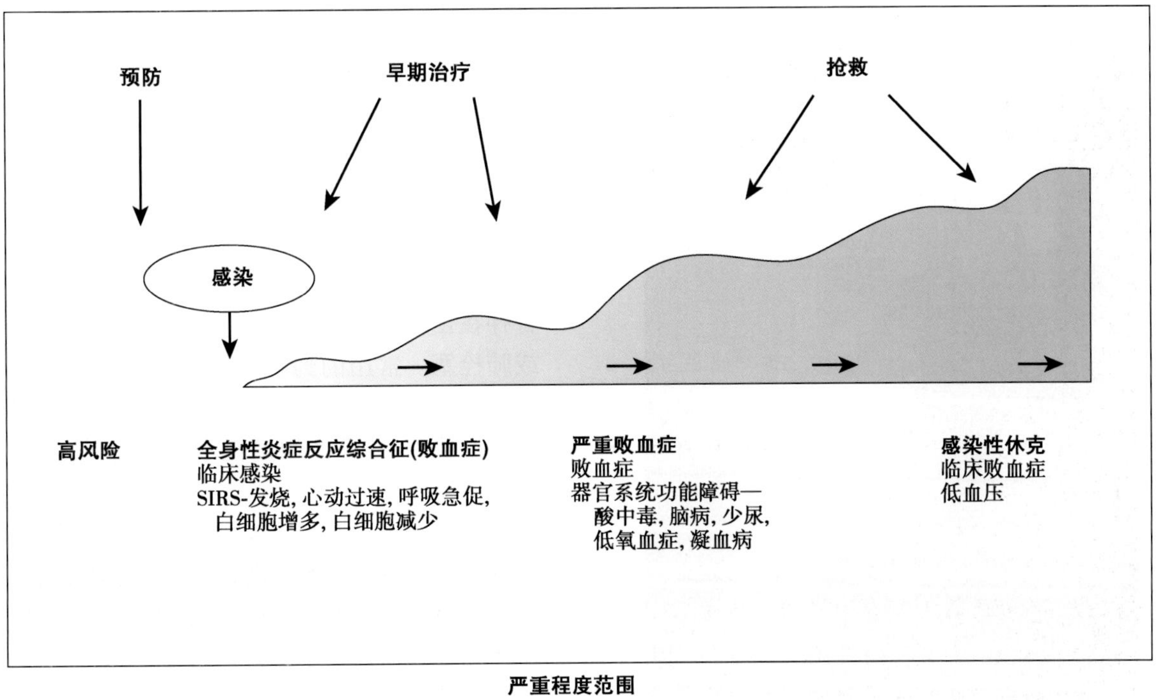

图 90-1 SIRS 的研究进展。败血症综合征始于对感染的全身性炎症反应综合征(SIRS),可发展为败血性休克(经允许摘自 Critical Care and Trauma. In:Cunningham F,Leveno KJ,Bloom SL,Spong CY,Dashe JS,Hoffman BL,Casey BM,Sheffield JS,eds. Williams Obstetrics,Twenty-Fourth Edition,New York,NY:McGraw-Hill;2013)

头部受到外伤创伤后，血脑屏障的完整性可能会受到损害，从而导致炎症级联的双向交流[24]。脑外伤后造成的原发性硬膜外血肿或脑水肿可导致脑室综合征，如不干预，可能致命[25]。

潜在疾病并发症

爆炸造成的伤害，如由简易爆炸装置（IED）造成的伤害，可能造成非常严重的多发伤。在美国，除了军队和退伍军人管理局之外只有极少数医疗服务机构才有此类经验。损伤的机制通常决定创伤的形式和并发症，例如空气栓塞，横纹肌溶解，烧伤，肾衰竭，癫痫发作，出血，颅内压升高和脑膜炎。

躁动是脑外伤后较常见的并发症之一。高达50%的急性昏迷型外伤性脑损伤患者出现伤后躁动，这可能并不是单一的潜在机制作用，而是多种因素共同影响的结果。不同药物治疗对外伤后躁动的特定行为的作用需要更多的研究来证明。由于暂时没有缺乏一项可以进行合理控制变量的临床试验，尚无FDA批准的用于控制躁动的药物[26]。

由于多发骨化和深部软组织损伤的高发生率，异位骨化（HO）具有较大的危险性。在康复治疗过程中，降低疼痛感受的同时保持关节的功能对于最大限度地提高康复潜力和病患恢复非常重要（图90-2）[27]。

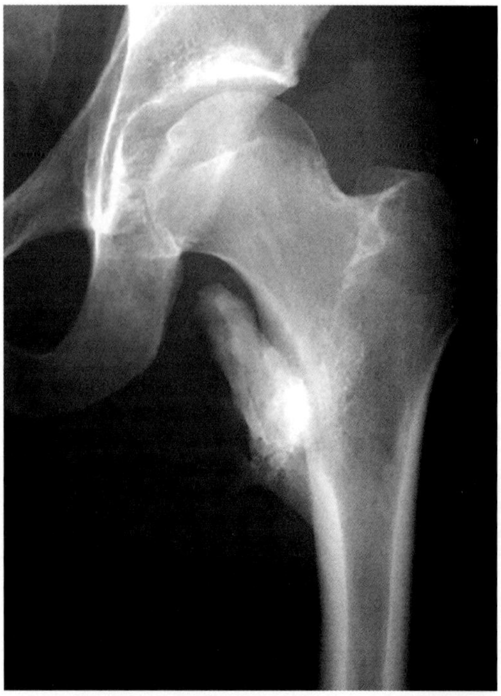

图90-2　异位骨化（经允许摘自McElroy K，Innerfield C，Cuccurullo S，Rossi RP. JointReplacement. In：Maitin IB，Cruz E，eds. CURRENT Diagnosis & Treatment：Physical Medicine & Rehabilitation，New York，NY：McGraw-Hill；2014）

复杂性区域疼痛综合征（CRPS）的特征是持续不均衡的疼痛、肿胀、活动范围受限、血管运动不稳定、营养性皮肤改变和骨脱钙，较常见的诱因有骨折、软性挤压伤或扭伤。CRPS以临床诊断为主，并且在三相骨扫描中可以看到远离创伤部位的关节放射性示踪剂摄取增加。CRPS的发病机制尚不清楚，目前假设机制有典型炎症、神经源性炎症和中枢神经系统疼痛感知的不适应改变几方面。CRPS应进行多学科共同参与管理，比较合理的干预措施包括患者教育、物理治疗和职业疗法，有效的药理学分类是非甾体抗炎药、三环类抗抑郁药、抗惊厥药、双膦酸盐和外用药物如辣椒素和利多卡因[28]。

当病情稳定后，严重多发伤导致呼吸衰竭的患者通常通过气管切开术放入气管导管，并转移至多创伤单元。对于治疗患者的临床医生来说，要警惕胸部外伤患者出现肺栓塞、肺炎和误吸等症状。在康复环境中，通过逐渐缩小气管造口术管的尺寸并放置Passy-Muir瓣膜帮助患者发声，随后气管造口管加盖并进行脱环术。如果患者不能忍受封盖，则应向耳鼻喉科和呼吸科求助，并对肺部进行检查，确认是否存在阻塞、肉芽肿形成或气管狭窄的地方，并进一步进行支气管镜检查和球囊扩张。存在过多的不受控制的分泌物是阻止成功拔管的另一个原因，应对这种情况则应用甘氨酸、东莨菪碱、肉毒杆菌毒素注射到唾液腺或抗生素雾化（如果怀疑气管支气管炎）进行治疗可能会有效[27]。

自主失调，也称阵发性自主不稳定伴肌张力障碍（PAID）和阵发性交感神经亢进（PSH）或“暴风雨”，其特征是严重外伤性脑损伤患者出现心动过速、呼吸急促、高血压、大汗、异常姿势和体温过高。若诊断为中枢介导的排斥反应，应彻底评估患者是否存在任何潜在的疾病，如感染、脑积水、疼痛、脱水或肺栓塞。常用的药物有苯并二氮杂环类，癫痫发作剂如丙戊酸、加巴喷丁、β受体阻滞剂以及鞘内巴氯芬。此外，通常使用定位手段来帮助肌张力障碍患者康复。

心理健康问题是多发伤患者康复过程中常见的并发症。应着力解决患者适应障碍、抑郁、创伤后应激障碍、焦虑症和情绪调节障碍等问题，并通过精神治疗和药物治疗来获得最佳结果。

在地方病感染地区的现役士兵经常暴露在高度耐药的生物体中。在救治因战斗造成的多发伤患者时，如颅内伤口感染了难以治疗的鲍曼不动杆菌[29]，通常要进行传染病专科转诊。

多发伤患者易因认知障碍、虚弱、痉挛、视力障碍、前庭疾病和冲动而跌倒。除跌倒问题外，了解患者损伤的其他病因及后果对于制订更安全的康复过程非常重要。康复团队认为应对家庭或护理人员进行培训教育并让其参与多发伤患者的后期康复，以便患者顺利康复出院或过渡到下一个康复阶段[30]。

日间医疗

多发伤康复医疗的下一阶段应有门诊部门的参与，这对患者后期康复至关重要。这一阶段是患者出院后康复时期，医院主要扮演支持角色，患者将不再专注于医疗和康复干预，而更注重贡献社会，多发伤门诊康复团队将为患者的社会参与保驾护航。

这种过渡仍然需要跨学科团队成员、患者和患者家属之间的沟通和协调推动康复的进行。随着不断恢复，患者开始重新融入社会和家庭角色。他们需要调整对药物和康复设备的依赖性并为重新适应社会环境制订规划。

远程医疗是一种新兴的技术，它可以更好满足医生和患者之间的沟通需求。家庭临床视频远程医疗可以帮助患者和医疗人员减轻去诊所的负担。提供多种沟通方式可确保医生实时了解患者情况，从而更好地协调患者复杂的康复需求。它还可以为医护人员提供在患者的家庭环境中观察患者病情，并提供建议和指导的途径[31]。

重新融入社区是门诊康复的最终目标。在过渡期内患者开始尝试独立生活并逐步恢复正常生活（包括进行娱乐和职业活动）[32]。居家康复重点应在交通、就业和一般社区参与等方面。相对于具有复杂认知和胜利生理因素的严重创伤，轻度损伤的患者在交通方面通常更独立，而较严重的损伤具有复杂的认知和生理因素。然而，轻度损伤患者通常伴随创伤后应激障碍，已证明会影响就业和交通[33]。

门诊医疗在多发性创伤康复中的一个重要作用是对不需要住院或急性康复服务的轻度损伤进行评估。尽管伤势较轻，但这些轻伤的发生率高于中、重度损伤，约占报告的创伤性脑损伤总数的 85%。多数轻微脑外伤的患者只需要对症治疗，伤后 1~3 个月内就会康复。据估计，10%~30% 的轻微脑外伤患者将持续遭受生理、认知和精神疾病的困扰，确切病因尚不清楚。这些类型的损伤需要评估、指导、对症治疗、医疗协调和指导共促伤病的康复[34]。

小结

总之，除了共享医学知识和扩大临床实践能力外，康复医学的研究每年都增加许多重要的研究方向。自康复医学建立之初，就一直致力于改善多发伤治疗的临床方法，以减轻对个人生活质量的影响及对社会的负担。随着我们知识库的不断扩展（主要是继模型系统的建立之后），我们受教育程度和研究证明医疗的能力也将得到扩展。

多发伤康复涉及不同领域学科专家的合作，针对患者不同情况对每个患者的医疗计划进行评估、规划和实施[35]。团队成员之间定期进行沟通，整合治疗计划，实现团队目标。这个跨学科团队的组成由每个患者的康复和医疗需求决定[35]，协助患者从急性住院到康复再过渡到门诊治疗。

多发伤的出现和康复在遭受外伤时便存在了，将影响外伤幸存者的一生。随着患者情况的逐步好转，医疗重点从保持患者的稳定开始转向帮助他们康复。即使是在重症监护室的急性损伤阶段，动员和康复仍然发挥作用。康复过程的早期干预对患者恢复率和出院后所需的护理程度非常重要[36]。多创伤 ICU 患者早期动员计划的制订与肺炎、深静脉血栓形成（DVT）发生率降低以及气道、肺和血管并发症的减少有关[37]。对患者的早期动员也能够帮助其预防跌倒[38]和减少住院时间[39-40]。

多发伤患者在急诊住院接受治疗后转到急性康复医院开始更高水平的治疗。急性康复期更关注患者的后期的治疗、各器官功能和社会心理问题。这一时期康复团队开始制订过渡到社区门诊康复所需的培训、指导和仪器设备。出院后，门诊多创伤康复团队会倡导患者重新融入社会。在门诊康复阶段主要目标是恢复患者自主能力，帮助其重新建立社会关系，协助其重返工作岗位及恢复日常娱乐活动。多发伤的恢复是一个漫长的过程，受多方面的影响，最终恢复的程度将对患者的生活质量深远的影响。

（刘丰彬 译，贾小飞 万春晓 校）

参考文献

1. Veterans Health Association. Polytrauma rehabilitation procedures. In: *VHA Handbook*. Washington, DC; US Department of Veterans Affairs; 2005:1172.1.
2. Scholten J. Department of Veterans Affairs collaboration with the traumatic brain injury model systems program. *J Head Trauma Rehabil*. 2017;2(4):219–220.
3. Uomoto JM, Williams RM. Post-acute polytrauma reha-

bilitation and integrated care of returning veterans: toward a holistic approach. *Rehabil Psychol*. 2009;54(3): 259–269. doi:10.1037/a0016907.
4. Dijkers MP, Harrison-Felix C, Marwitz JH. The traumatic brain injury model systems: history and contributions to clinical service and research. *J Head Trauma Rehabil*. 2010;25(2):81–91. doi:10.1097/HTR.0b013e3181cd3528.
5. Nakase-Richardson R, Stevens LF, Tang X, et al. Comparison of the VA and NICILRR TBI model system cohorts. *J Head Trauma Rehabil*. 2017;32(4):221–233.
6. Kauvar DS, Wade CE. The epidemiology and modern management of traumatic hemorrhage: US and international perspectives. *Crit Care*. 2005;9(5):1–21. doi:10.1186/cc3779.
7. Murray CL, Lopez AD. Alternative projections of mortality and disability by cause 1990–2020. *Lancet*. 1997;349: 1498–1504.
8. Krug EG, Sharma GK, Lozano R. The global burden of injuries. *Am J Public Health*. 2000;90:523–526.
9. Giannoudis PV, Pape HC. Management of the multiply injured. In: Bucholz RW, Heckman JD, Court-Brown CM, Tornetta P, eds. *Rockwood and Green's Fractures in Adults: Two Volumes Plus Integrated Content Website*. Philadelphia, PA: Lippincott Williams & Wilkins; 2010:244–282.
10. Butcher NE, Enninghorst N, Sisak K, Balogh ZJ. The definition of polytrauma: variable interrater versus intrarater agreement—a prospective international study among trauma surgeons. *J Trauma Acute Care Surg*. 2013;74(3):884–889.
11. Trauma Scoring Systems. *Ortho Bullets web site*. Available at http://www.orthobullets.com/trauma/1055/trauma-scoring-systems. Accessed August 22, 2017.
12. Lecky FE, Bouamra O, Woodford M, Alexandrescu R, O'Brien SJ. Epidemiology of polytrauma. In: Pape HC, Peitzman AB, Schwab CW, Giannoudis PV, eds. *Damage Control Management in the Polytrauma Patient*. Cham, Switzerland: Springer Science + Business Media; 2010:13–23.
13. The Trauma Audit & Research Network (TARN). Available at https://www.tarn.ac.uk. Accessed August 22, 2017.
14. Beeck EF, Van Roijen L, Mackenbach JP. Medical costs and economic production losses due to injuries in the Netherlands. *J Trauma*. 1997;42:1116–1123.
15. Bastida JL, Aguilar PS, Gonzalez BD. The economic costs of traffic accidents in Spain. *J Trauma*. 2004;56:883–889.
16. Di Bartolomeo S, Sanson G, Michelutto V, et al. The regional study-group on major injury. Epidemiology of major injury in the population of Friuli Venezia Giulia – Italy. *Injury, Int J of the Care of the Injured*. 2004;35:391–400.
17. Greenspan L, McLellan BA, Grieg H. Abbreviated injury scale and injury severity score: a scoring chart. *J Trauma*. 1985:25:60–64.
18. Frontera WR. Polytrauma rehabilitation. In: *Essentials of Physical Medicine and Rehabilitation*. 3rd ed. Philadelphia, PA: Elsevier Health; 2015:769–774.
19. Gennarelli TA, Champion HR, Copes WS, Sacco WJ. Comparison of mortality, morbidity, and severity of 59,713 head injured patients with 114,447 patients with extracranial injuries. *J Trauma*. 1994:37:962–968.
20. Rotstein OD. Modeling the two-hit hypothesis for evaluating strategies to prevent organ injury after shock/resuscitation. *J Trauma*. 2003;54(5):203–206.
21. American College of Chest Physicians/Society for Critical Care Medicine Consensus Conference. Definitions for sepsis and organ failure and guidelines for the use of innovative therapies in sepsis. *Crit Care Med*. 1992;20:864–874.
22. Ertl W, Keel M, Marty D, et al. Significance of systemic inflammation in 1278 trauma patients. *Unfallchirug*. 1998:101:520–526.
23. Hotchkiss RS, Swanson PE, Freeman BD, et al. Apoptotic cell death in patients with sepsis, shock, and multiple organ dysfunction. *Crit Care Med*. 1999;27:1230–1251.
24. Kossman T, Stahel PF, Lenzlinger PM, et al. Interleukin-8 released into the cerebrospinal fluid after brain injury is associated with blood-brain barrier dysfunction and nerve growth factor production. *J Cerebral Blood Flow Metabol*. 1997;17:280–289.
25. Shackford SR, Mackersie RC, Davis JW, Wolf PL, Hoyt DB. Epidemiology and pathology of traumatic deaths occurring at a level 1 trauma center in a regional system: the importance of secondary brain injury. *J Trauma*. 1989:29:1392–1397.
26. Mysiw WJ, Sandel ME. The agitated brain injured patient. part 2: pathophysiology and treatment. *Arch Phys Med Rehabil*. 1997;78(2):213–220.
27. Zasler ND, Katz DL, Zafonte RD. *Brain Injury Medicine: Principles and Practice*. 2nd ed. New York: Demos Medical Publishing; 2012.
28. Harden RN, Oaklander AL, Burton AW, et al. Complex regional pain syndrome: practical diagnostic and treatment guidelines, 4th edition. *Pain Med*. 2013;14(2):180–229. doi:10.1111/pme.12033.
29. Massengale J, Tran J, Schwartz T. *Prevalence of intracranial infection among a consecutive series of VHA patients with disorders of consciousness*. Poster presented at the federal interagency conference on traumatic brain injury, Washington, DC, 2011.
30. Latlief G, Elnitsky C, Hart-Hughes S, et al. Patient safety in the rehabilitation of the adult with an amputation. *Phys Med Rehabil Clin N Am*. 2012;23(2):377–392. doi:10.1016/j.pmr.2012.02.011.
31. Hernandez H, Scholten J, Moore E. Home clinical video telehealth promotes education & communication with caregivers of veterans with TBI. *Telemed J E Health*. 2015;21(9):761–766. doi:10.1089/tmj.2014.015.
32. McColl MA, Carlson P, Johnston J, et al. The definition of community integration: perspectives of people with brain injuries. *Brain Inj*. 1998;12(1):15–30.
33. McGarity S, Barnett SD, Lamberty G, et al. Community reintegration problems among veterans & active duty service members with traumatic brain injury. *J Head Trauma Rehabil*. 2017;32(1):34–45.
34. US Department of Veterans Affairs. Department of Defense. *VA/DoD clinical practice guideline for the management of concussion-mild traumatic brain injury*. Version 2.0: 2016.
35. US Department of Veterans Affairs. Polytrauma system of care. In: *VHA Handbook*. Washington, DC; US Department of Veterans Affairs; 2013:1172.01.
36. Persel CS, Ashley MJ. Traumatic brain injury recovery rates in post-acute rehabilitation: spontaneous recovery or treatment? *J Rehabil Outcomes Meas*. 1999;3(4):15–21.
37. Clark DE, Lowman JD, Griffin RL, Matthews HM, Reiff DA. Effectiveness of an early mobilization protocol in a trauma and burns intensive care unit: a retrospective cohort study. *Phys Ther*. 2013;93(2):186–196. doi:10.2522/ptj.20110417.
38. Chang JT, Morton SC, Rubenstein LZ, et al. Interventions for the prevention of falls in older adults: systematic

review and meta-analysis of randomised clinical trials. *BMJ*. 2004;328(7441):680. doi:10.1136/bmj.328.7441.680.

39. Zisberg A, Shadmi E, Sinoff G, Gur-Yaish N, Srulovici E, Admi H. Low mobility during hospitalization and functional decline in older adults. *J Am Geriatr Soc*. 2011;59(2):266–273. doi:10.1111/j.1532-5415.2010.03276.x.
40. Fisher SR, Kuo YF, Graham JE, Ottenbacher KJ, Ostir GV. Early ambulation and length of stay in older adults hospitalized for acute illness. *Arch Intern Med*. 2010;170(21): 1942–1943. doi:10.1001/archinternmed.2010.422.

第 91 章　重建骨科康复：跨学科、以患者为中心的智能医疗模式

Victoria A. Brander

引言

对于伴有疼痛的晚期关节疾病患者来说，选择性关节重建已越来越常见。仅 2010 年，全膝关节置换术（total knee arthroplasty，TKA）和全髋关节置换术（total hip arthroplasty，THA）手术就超过 100 万例，而且这个数字还在继续呈指数级增长[1]。据预测，到 2030 年，美国每年将有大约 350 万例初次 TKA 和近 60 万例初次 THA[2]。植入物设计和制造、外科医生经验的增长以及外科手术、麻醉和康复方案的改变使更广泛的患者可以接受手术。

在美国，关节置换手术最常见的原因是原发性骨关节炎[3,4]。"继发性"骨关节炎定义为源于其他情况的疾病，如不稳定或力线失调、创伤、炎症（如色素沉着的绒毛结节性滑膜炎）、骨病、关节感染或医源性关节软骨损伤（如多次关节镜检查）。

骨关节炎的影像学特征是关节间隙变窄、骨赘形成、软骨下囊肿和硬化，晚期病例也可能有大的骨破坏和/或骨融合（图 91-1）。

在世界范围内，缺血性坏死是髋关节置换的主要指标之一，较常见的原因是股骨颈骨折、使用类固醇、过量饮酒、镰状细胞病（sickle cell disease）、系统性红斑狼疮、淀粉样变性、发育性髋关节发育不良、Legg-Calve-Perths 病和 HIV。此外，炎性关节疾病通常需要关节置换术治疗，潜在原因包括自身免疫性疾病（如类风湿性关节炎、脊柱关节病）、结晶性关节疾病（如痛风、软骨钙沉着病）、代谢状况（如血色素沉着症）和血友病关节病。

谨慎选择患者可提高手术成功率和改善预后。髋关节和膝关节置换是高风险的大手术，一些患者因基础疾病多而不符合适应证。髋关节或膝关节置换手术的禁忌证：无法提供同意和/或遵循说明（如严重痴呆症）、存在活动性感染或反复骨或关节感染病史、严重的骨质疏松症、明显的关节或软组织松弛（如 Ehler-Danlos 综合征）、心功能不全（无法承受 4MET 的功能活动）或其他被认为会增加手术并发症风险和影响疗效的内科合并症。

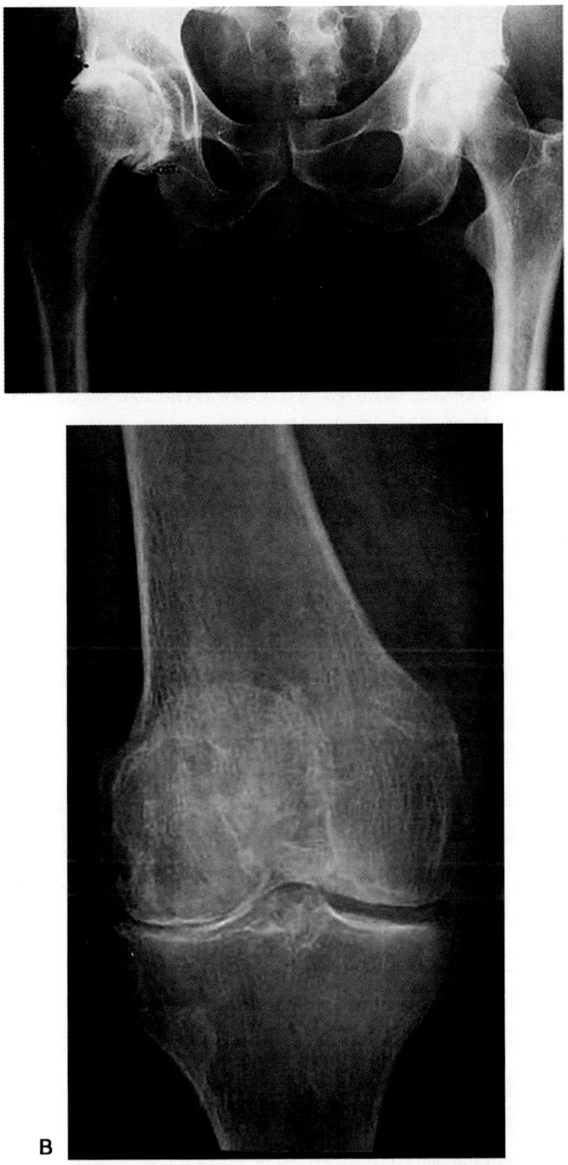

A

B

图 91-1　骨关节炎:髋(A)和膝(B)(经允许摘自 McElroy K, Innerfield C, Cuccurullo S, Rossi RP. Joint Replacement. In: Maitin IB, Cruz E, eds. CURRENT Diagnosis & Treatment: Physical Medicine & Rehabilitation, New York, NY: McGraw-Hill; 2014)

晚期关节炎的非手术治疗、术前治疗的重要性

晚期关节炎可由于各种炎症、病理或代谢状况使关节面退变,导致疼痛、僵硬、畸形以及生理和心理功能受损。临床医生和患者都应该明白,影像显示的关节疾病与疼痛或功能障碍没有直接关系。选择性关节置换术仅适用于功能减退、中度及以上影像学改变和对非手术治疗无效的疼痛。尽管在“微创手术”和“快速恢复项目”方面取得了进展,使关节置换成为一个很少导致严重不良反应的且可以有效改变后续生活的手术,但它仍然是一个大手术。明智的外科医生会仔细地选择患者、坦率地讨论预期目标及选择适当的手术时机,这是至关重要的。遗憾的是,几项研究表明,情况并不总是如此——手术适应证和时机的选择有很大的异质性[5]。

避免在手术前即刻注射类固醇

手术前可以使用的干预措施参见第 80 章。各种治疗方法如药物、支具、物理治疗(physical therapy, PT)和局部用药,可用于减轻疼痛并帮助患者维持功能。最近可选用的治疗方法包括注射皮质类固醇、透明质酸盐、生长因子、富血小板血浆和干细胞。

需要注意的是:髋关节内注射类固醇与髋关节置换术后感染有关。现在,大多数外科医生禁止在髋关节置换前至少 3 个月(可能长达 1 年)进行髋关节内类固醇注射[6]。

髋关节或膝关节置换手术前建议进行物理治疗

许多患者可以通过减重、增强力量、灵活性、关节对线和姿势以及改善步态力学推迟或避免手术。最终接受手术的患者积极进行非手术治疗有助于在手术前减少功能障碍,且更易康复。大量患者和治疗的可变性因素混杂,使得对关节置换手术前康复的有效性进行传统的研究非常困难[7,8]。通过了解与关节炎相关的损伤和残疾以及这些因素如何影响康复,可以得知髋关节和膝关节置换前的康复是非常必要的。

- 在膝骨性关节炎中,与影像学检查相比,股四头肌无力可更好地预测疼痛和功能的指标[9-10]。
- 疼痛和肥胖比结构破坏更能预测功能障碍。膝关节影像学检查显示的骨关节炎程度并不能预测功能障碍[11]。
- 患者功能障碍程度越高,手术的效果就越差[12]。
- 术前 OA 膝关节疼痛较严重的患者术后疼痛更多,在膝关节置换后的第一年使用更多的医疗资源[13]。
- 术前疼痛、抑郁、焦虑加剧,自信心低或“灾害化”评分高的患者预后不良的风险高,可通过注重自信心训练的个性化物理治疗缓解[14]。
- 术前膝关节屈曲角度是术后膝关节屈曲角度的最重要预测因子[15]。
- 术前股四头肌力量与 THA 术后 12 周的疗效呈正相关[16]。
- THA 和 TKA 术后短期和长期都可能有步态异

常,术前步态异常预示长时间的步态异常[17-18]。

- 在医疗保险患者中,TKA 术前的物理治疗与术后需要更少的护理和家庭医疗服务有关[19]。

术前开具物理治疗处方更为经济,这是有依据的。Snow 等[19]比较了 4 733 例 THR 和 TKR 患者的术前物理治疗和术后治疗的使用模式。近 77% 的患者使用了术后医疗服务。接受术前物理治疗的患者,术后治疗减少了 29%,每例患者的花费减少了 1 215 美元(主要是社区医疗设施和家庭医疗服务的花费)。

因此,经验和证据都表明术前物理治疗的重要性。治疗应侧重于终末期关节疾病患者的功能障碍,注重影响功能恢复的因素。

髋关节置换术前的物理治疗

许多 THA 患者抱怨术后很长一段时间内的功能受限,例如,梅奥诊所关节登记处调查的 5 707 例 THA 患者中,有 22% 在手术后 2 年内报告持续中或重度行走受限[20]。术前步态异常是术后步态模式的有力预测因子。据推测,异常步态可能与植入物加速磨损有关[18]。髋关节屈曲挛缩可在术后 1 年内存在或复发,原因包括持续性肌肉无力、关节囊或其他软组织瘢痕、腿长度差异、骨盆歪斜、习得性步态和其他关节病理(如椎管狭窄的腰椎屈曲姿势)。此外,髋关节僵硬的患者跌倒的风险可能更大[21]。术后髋关节活动范围与临床结果评分呈正相关。

膝关节置换术前的物理治疗

TKA 患者也可能有长期身体和功能缺陷。全膝关节置换对术后物理治疗处方的影响尚未得到充分调查,但表面上似乎存在风险。然而,即使是最持怀疑态度的临床医生也认为 TKA(术前和/或术后)的 PT 是必要的。有明确证据表明,如果 TKA 患者功能障碍程度更高,预后会更差[12]。术前 OA 膝关节疼痛严重的患者术后疼痛更严重,在膝关节置换后的第 1 年使用更多的医疗资源[13]。术前膝关节活动范围受限的患者在 TKA 术后更有可能有类似的结果[15]。

TKA 术后步态异常仍然存在很长一段时间,站立屈膝多数预示疗效不良。即使在手术后 1 年,步行速度仍然降低;即使疼痛已经减轻或消除,TKA 患者在手术后很长一段时间内仍保持其术前减痛、关节炎步态的特征[17]。在站立阶段,这种“避免股四头肌”的步态模式体现为股直肌、腘绳肌和胫前肌的长时间协同收缩[17]。TKA 患者术后很长一段时间都表现为股直肌过度无效活动,屈髋肌无力,股四头肌(尤其是股内侧肌)无力,髋外展肌无力,髂胫束僵硬。

物理治疗处方:具体建议

THA 术前的物理治疗处方应注重于消除髋关节屈曲挛缩,加强“核心”肌群(腹横肌、多裂肌、腹斜肌、腹直肌、竖脊肌、盆底肌)、髋外展肌、步态训练和运动序列正常化(例如消除疼痛和无效的髋外展肌和屈髋肌联合收缩)。在 TKA 术前,处方还应侧重于积极的膝关节活动范围训练(理想情况下通过闭合运动链、主动/主动-辅助技术,并利用体重作为力量,如弓步),实现全膝关节伸展,提高髂胫束的灵活性,以及强化股内侧肌、臀肌和“核心”肌群的力量。步态训练至关重要,重点是消除膝关节僵硬步态。具体来说,TKA 步态模式可以通过摆动时专注于髋部屈曲、足跟撞击、站立时伸膝、最大限度地减少重心转移,消除股直肌、腘绳肌和胫前肌痛性共同收缩来改善。

由于关节置换前肌肉的充分收缩可能会非常痛苦,个性化疼痛控制和锻炼可以帮助患者完成术前康复。例如,TKA 术前几周行膝神经消融术可能有助于减轻术前(和术后)运动带来的疼痛,允许患者在治疗中做更多的事情。血流限制力量训练可以纳入术前的常规训练,以利于在更少的关节压力下获得更大、更快的力量恢复[22]。术前可选择采用水疗或减重运动平板(如 Alter-G©)的训练策略,可使患者在更少疼痛的情况下提高功能。

康复医师应该与患者及其看护者一起回顾重要的术后指导(如 THA 活动范围的注意事项),并教授家庭锻炼计划。提高患者的“自信心”可能是术前物理治疗最重要的目标。最后,建议康复医师与外科医生的办公室联系,对发现的任何病理情况进行沟通因为他们通常是第一个发现患者危险信号的人。

术前患者教育课程

大多数有经验的关节置换外科医生和医院要求选择性髋关节和膝关节置换患者在手术前参加教育。这些课程的主题包括手术讲解、各种准备说明(例如何时停止特定药物的使用、氯己定冲洗、手术部位备皮、如何制订出院计划、协调出院后治疗、避免并发症的方法、家庭改造策略等)、镇痛药的自我管理,以及实现疗效的时间表。患者对手术结果的满意度主要取决于恢复是否与预期相关,因此,使预期与现实一致至关重要[23]。参加术前教育课程可能缩短住院天数或康复时间[24]。术前教育似乎确实有效降低了手术前的焦虑[25]。患者教育("口头劝说")是教授自信心的主要方式之一,对手术后的成功至关重要。当这种教育在小组环境中进行时,患者还可以从与他人比较和向他人学习("共鸣")中受益,这是提高自信心的另一项基本技术。因此,证据和经验表明,要求患者参加术前教育课程是一种有效的干预措施,应该成为标准治疗。

通过降低术前风险改善患者预后

术前识别有不良或困难预后风险的患者对于手术成功非常重要。及早预防和/或识别"离群值"是"医疗事件"管理的基础。2016 年,美国医疗保险和医疗补助中心(Centers for Medicare and Medicaid,CMS)开始了一项捆绑支付计划,试图让医院和手术实践对超过一定水平的患者医疗成本负责,并在成本低于预期时激励提供者[26]。最成功的组织利用这一激励措施,注意确定并发症或预后不良患者的风险因素,并在手术前进行干预,以降低这一风险。

髋关节或膝关节置换手术后并发症的危险因素是多种多样的。应在手术前仔细评估有风险的患者,并及时开始治疗以降低风险。详细回顾术前医疗风险因素和干预措施不是本章的范围。本章提供了一个概述,手术并发症的风险因素(表 91-1)、降低术后并发症风险的术前医学筛查和管理方案(表 91-2)、使用功能代谢当量评估风险(表 91-3)、急性医疗方案(表 91-4)、围手术期疼痛管理(表 91-5)及使用危险因素分层预防 DVT/PE(表 91-6)。

表 91-1　髋关节或膝关节置换术后并发症的危险因素

心血管(CV)疾病史,其他心血管危险因素	体重(BMI>35kg/m² 或<20kg/m²)
有脑血管病史	痴呆
肺部疾病(如 COPD)、低氧血症	吸烟者
	每日饮酒(>50ml)
深静脉血栓、出血、血液病史	水肿、静脉曲张(轻微)
糖尿病	服用多种处方药
类风湿关节炎	双侧同时置换
肾功能不全(Cr>2.0mg/dL)	手术关节或其他关节感染史
贫血-红细胞比容<28%	
血压控制不佳(>150/95mmHg)	手术关节曾有其他手术史
	年龄>80 岁
体力活动能力低<4 能量代谢当量	抑郁,焦虑,过度恐惧

表 91-2　术前医疗筛查和管理方案,以降低术后并发症的风险

测试/干预	基本原理/表征
心电图	所有接受"中度风险手术(TJA)"的患者
胸部 X 线片	年龄>60 岁或有症状者
尿检;抗生素药敏	所有接受 TJA 的患者
基本生化检查(BUN,Cr 和电解质),白蛋白	所有接受 TJA 的患者
血糖,HbA1c	任何可能的糖尿病
严格控制血糖	
HbA1c>8,开始胰岛素治疗并持续到术后	
全血细胞计数(CBC,血小板)	所有接受 TJA 的患者
术前铁的实验室检查,考虑使用促红细胞生成素	贫血与感染,住院时间,需要输血有关
	红细胞比容<28%,术前考虑治疗
压力测试	心脏风险因素: 缺血性心脏病、心绞痛病史 心力衰竭病史 脑血管病史 治疗高血压 慢性阻塞性肺疾病 吸烟者 糖尿病 肾功能不全(Cr>2.0mg/dL) 血压控制不佳 体力活动能力低<4METs 或心肺功能储备未知 心电图异常 双侧同时膝关节置换术 年龄>70 岁
超声心动图	杂音,心脏瓣膜病史
心脏病咨询	如果有: • 心电图:左束支传导阻滞或左心室心肌应变型(如左心室肥厚) • 功能不良(<4METs)加一个心脏危险因素——转诊至心内科和/或无创应激试验 • 活动伴发症状(呼吸短促、胸痛)
营养评估和补充;推迟手术至少 8 周	营养不良:BMI<18.5kg/m²,血清白蛋白<3.0g/dL
	最近 6 个月内非计划减重 5%~10%

续表

测试/干预	基本原理/表征
戒烟至少 6 周	吸烟者会增加包括感染在内的并发症风险
阻塞性睡眠呼吸暂停(OSA)筛查;睡眠研究	未确诊的 OSA 与术后并发症增加有关
应激性类固醇剂量(例如氢化可的松 100mg,静脉注射,然后 50mg×3 次)	急性肾上腺功能不全的风险 如果之前每年治疗超过 3 周或每天>20mg 超过 3 周
关于风湿病药物的说明 关于抗凝药物的说明	甲氨蝶呤、磺胺嘧啶等——可以继续使用 TNF 抑制剂(enbrel, remicade, humira)——坚持 1 个剂量周期,并在钉子/缝线拆除后重新开始 非甾体抗炎药的使用取决于半衰期 抗血小板和抗凝剂的使用取决于半衰期
围手术期 β 受体阻滞剂事件	高心脏风险,以前使用过 β 受体阻滞剂
献血/输血:为患者提供自体献血的机会	单侧 TKA 或 THA 不需要血液 输血限制在 Hb<80g/L 或症状/高风险患者 双侧 TKA 或髋关节翻修可能需要用血液
预防血栓栓塞	预防分层见表 91-6
抑郁症筛查,术前转诊至心理学家、社会工作者或内科医生进行治疗;术前 PT/教育	怀疑有抑郁、严重焦虑或恐惧

MET,能量代谢当量;BUN,血尿素氮。

表 91-3　功能性代谢当量:无法忍受 4MET 活动量的患者不适合手术

1MET	≥4MET	>10MET
• 自我照料	• 阶梯步行爬山	• 参加以下运动:
• 进食/穿衣/如厕	• 以 6.4km/h(4 英里/h)的速度在平地上行走	• 单人网球
• 室内行走	• 短距离跑	• 足球
• 以 3.2~4.8km/h(2~3 英里/h)的时速走 1~2 个街区	• 擦地板/搬笨重的家具	• 篮球
• 除尘/洗盘子(有人将其归类为 1~4MET)	• 高尔夫球,保龄球,舞蹈,双打网球,投掷棒球或足球	• 滑雪

表 91-4　Operation Walk Chicago 的临床治疗方案

- 手术前 1d 晚上和早上用氯己定擦洗皮肤
- 手术前 8h 禁食
- 术前、术中、术后保持患者温暖——使用加热毯
- 预防性抗生素:切开 30min 内使用头孢唑林 2g,之后每 8h 一次×3 次
- 切开前开始计时
- 戴双层手套;超过 90min 和固定后更换手套
- 氨甲环酸可以减少失血
- 引流:膝关节引流不超过 24h(最好不使用引流)
- 24h 内拔尿管
- 抗生素静滴结束后,拔除针管——患者一旦有肠鸣音就可以进食
- 手术当天坐起,手术当天或第 2 天在病房里走动
- 包扎伤口,每日换药 2 次(除非使用生物敷料)
- 早上和就寝时都要穿上压力袜
- 给予非麻醉类镇痛药,持续服用
- 深呼吸——“吹气球”,每天 3 次,连续 3d
- 睡觉时关灯,安静,不被打扰
- 鼓励每小时在床上进行踝泵、股四头肌训练,膝关节屈曲和伸展训练
- 每天至少冰敷/2 次
- THA 和 TKA 膝盖下不放枕头,THA 睡觉时把枕头放在两腿之间
- 戴膝关节固定器 24~48h,直至可以完成直腿抬高
- 术后第 1d 靠床边站立,根据患者能力,在当天或次日早上开始走动

表 91-5　Operation Walk Chicago 疼痛管理指南

手术当天:睡前给予美洛昔康 400mg+对乙酰氨基酚 1 000mg+法莫替丁 20mg+加巴喷丁 100mg

术中:联合硬膜外麻醉(例如,1% 布比卡因 3~6mL/h)和外周阻滞(如 TKA 采用内收肌管阻滞,THA 采用髂筋膜阻滞)

膝关节周围注射:400mg 罗哌卡因+30mg 酮咯酸+0.6mg 肾上腺素+吗啡 PF 5mg 加或不加甲泼尼龙,0.9% 氯化钠溶液加至 100mL。1/3 至膝关节后关节囊注射,2/3 软组织注射

术后:对乙酰氨基酚 1 000mg,每日 3 次+美洛昔康 7.5mg/d+治疗救援性疼痛所需的曲马多或氢可酮(PT 前和睡前)+加巴喷丁 100~300mg,每天临睡前。TKA 患者常使用麻醉药物(氢可酮或曲马多)长达术后 8 周,剂量下降。THA 患者可使用麻醉药物达 1 个月,剂量也下降

表 91-6　Operation Walk Chicago DVT/PE 基于危险因素的预防分层

次要危险因素

年龄>75 岁

近期(<1 个月)大手术

慢性阻塞性肺疾病

静脉曲张

水肿

炎性肠病

肥胖:BMI>25kg/m^2

吸烟者

主要危险因素

深静脉血栓

目前/最近的恶性肿瘤

家族史或个人 DVT 病史

凝血障碍

固定/卧床>3d

扎止血带时间>45min

预防方法

正常风险(0~1 个次要危险因素,无主要危险因素)

- 阿司匹林 325mg,每日 2 次
- 气压治疗
- 踝泵运动
- 压力袜
- 早期运动

中度风险(2 个及以上次要风险因素)

- 低分子量肝素(脊髓麻醉导管拔除 2h 后开始)或低剂量华法林×10d,阿司匹林×30d
- 气压治疗
- 踝泵运动
- 压力袜
- 早期运动

高风险(存在任何主要风险因素或 3 个及以上次要风险因素)

- 华法林——手术前一晚开始,持续 30d。目标 INR 2~3
- 低分子量肝素过渡至 INR>1.5
- 气压治疗
- 踝泵运动
- 压力袜
- 早期运动

营养不良是一个可改变的危险因素:它被认为是择期关节置换术后感染的重要危险因素。当血清白蛋白<3.5g/dL,血清运铁蛋白<200mg/dL,血清前白蛋白<15mg/dL,淋巴细胞总数<1.5×10^9/L 时,为营养不良。身体质量指数(body mass index,BMI)可以用来代替营养指标:当 BMI<18.5kg/m^2 时或者如果患者报告在过去 3~6 个月内非计划体重下降了 5%~10%,即为营养不良。有趣的是,不仅非常瘦的患者有危险,肥胖患者经常食用高热量低营养的饮食,可能存在严重的微量元素缺乏,如维生素 D、生物素和硫胺素。数位作者已经证明了营养不良对伤口愈合和感染的影响。术前淋巴细胞总数<1.5×10^9/L 的患者,术后关节感染的风险增加 5 倍,而白蛋白水平<3.5g/dL 的患者感染的风险增加 7 倍[27]。因此,如果考虑择期关节置换的晚期髋关节或膝关节疾病患者在过去 6 个月内 BMI<20kg/m^2,血清白蛋白<3.0g/dL,或非计划体重下降>5%,则应推迟手术,直到营养状况得到评估和改善。应该将患者转回给初级保健医生进行评估和治疗,以排除体重减轻的潜在原因,并开始营养补充。

手术时的心理状态是一个重要、可改变的风险因素

心理状态对膝关节置换(不同于髋关节置换)的影响已经被充分研究,康复专业人员了解这一点对于指导和激励患者完成康复非常重要[28-29]。全膝关节置换通常被描述为最痛苦的骨科恢复,需要患者主动参加积极和定期的训练(有些患者是一生中第一次)。患者给手术带来了复杂的情绪和心理社会问题。术后恢复期似乎揭开了负面心理的面纱。由于患者对康复的知识了解甚少,心理学方面的专业知识也有限,骨科团队必须以某种方式激励患者,只有这样,这些问题才不会妨碍恢复。

患者和家属预期的重要性

随着微创关节置换手术的出现、医生和医院积极的营销战略,以及媒体报道特定患者优良的恢复效果,许多患者及其家人对手术抱有很高的期望也就不足为奇了。再加上许多“婴儿潮时代出生的人”对疼痛或改变生活方式的难以忍受,导致很多患者可能达不到预期的恢复效果。一般来说,患者低估了他们完全康复的时间,高估了无痛的可能性,以及他们不受限制地参与日常活动的能力。关节置换后

未达到预期值是患者满意度差的关键驱动因素，无论期望多么不切实际。对结果的期望很高，而进行手术时骨关节炎病情并不是太严重，这是膝关节置换后“无法解释的疼痛”的一个相关因素[30]。另一方面，认为手术后可能恢复不好（非洲裔美国人中更常见）的预期，可能会干扰或推迟了手术[31]。这些患者最终接受手术时的功能障碍程度比同龄人更严重，使恢复更具挑战性。

疼痛灾难化

许多临床医生通过每周打电话对术后患者进行管理，这些患者需要长期服用麻醉药，计划安排多次疼痛随访，并利用其他诊断方法（例如影像学检查、静脉血流、血沉率），这些检查都是常规的。这些患者可能处于疼痛灾难化的状况。灾难化是疼痛进展为不能控制症状的趋势，患者感觉无助，是极端疼痛体验的表述[32,33]。灾难化与住院时间长、过度使用镇痛药、日常生活能力受损、手术后疼痛加剧有关，并被认为是膝关节置换后慢性、长期疼痛的风险因素[13,28,33-36]。因此，灾难化的患者似乎面临着早期术后恢复困难的风险，并伴有明显的疼痛抱怨，以及在较长一段时间内对疗效不满。高剂量的麻醉性镇痛药不太可能充分控制这些患者的疼痛。在这种情况下，有助于控制行为、焦虑和负面想法的干预措施可能更有效。

抑郁、焦虑和情绪障碍

强有力的证据表明，精神健康状况不佳与失能有关。抑郁症可能既是慢性关节疼痛的结果，也可能是骨关节炎导致失能的原因。据报道，多达10%的骨关节炎患者罹患抑郁症，加剧了疼痛和失能[37]。骨关节炎患者的焦虑也与较差的躯体功能有关[38]。在一项关于影响全膝关节和髋关节置换术结果的心理因素的系统综述中，术前心理健康状况较差和疼痛灾难化与TKA术后1年功能评分较低和疼痛有关。但对于THA，只有些有限的、相互矛盾或者不确切的证据[33]。在两项前瞻性观察性研究中，确定了疼痛、抑郁症状和焦虑与TKA短期（1年）和长期（5年）疗效之间的关系。术前疼痛越剧烈的患者术后疼痛越严重，使用家庭治疗的次数越多，术后接受的康复治疗也越多。术前抑郁症状和焦虑与术后1年疼痛加重相关。膝关节置换后疼痛很快消失，3个月内减轻了一半。但是，8例患者中有1例在1年内持续报告中到重度疼痛[13]。5年随访中，疼痛和抑郁症状预示着较差的疗效，但焦虑不是[13]。其他人已经证实并扩大了这些发现，认为抑郁症状、躯体化和心理困扰都是疗效不佳的重要预测因素。

自信心

自信心是衡量一个人对自己在一项任务中能取得成功的信念，似乎是成功的关键因素，包括关节置换术后。自信心来自直接经验、间接经验、口头宣教和生理状态[14]。直接经验是最令人信服的，因为它们增强了个人完成手头任务的能力。间接经验是指将自己的活动与其他人进行比较，不那么令人信服，但仍然有用。口头宣教是学习过程。生理状态虽然通常被描述为消极的（疲劳增加），但也可能是积极的，例如，在运动过程中增加股四头肌力量会加强信心，让他们相信自己有能力实现特定目标。

如何减轻负面心理因素对预后的影响

以下是官方建议干预措施，可能有助于减少负面心理因素对关节置换术后预后的影响。这种方法只要求将消极心理作为众多危险因素之一，从术前开始，在整个手术过程中进行管理。关键是承认疼痛，向患者表明他们的疼痛和失能是正常的，并向他们保证某些活动可能伴有疼痛，但不会损害他们的关节。

1. 术前明确抑郁或过度焦虑，即刻进行治疗。

2. 提高患者术前自信心有以下方法。

（1）直接经验：请熟练的康复医师从术前开始对患者进行个体化物理治疗，使他们掌握各种物理治疗项目，减少对运动的恐惧。

（2）间接经验：让患者与获得成功手术治疗的患者进行联系；让老患者指导新患者是一种非常有效的干预措施。

（3）口头说服：术前教育课程和专注于教育的知识渊博的临床医生是必不可少的。

（4）最大限度地发挥生理学作用：将积极的术前疼痛管理与锻炼计划、注射和镇痛药结合起来，以减轻疼痛，同时坚持所有患者在手术前都进行锻炼。

3. 不只用麻醉药来控制术后疼痛。灾难化的术后患者易于过度用药，专注于让患者更好地自我控制和减少焦虑的干预措施更有效。帮助患者恢复睡眠，鼓励他们早日回到他们喜欢的活动中，并尽可能长时间地让他们参加PT或训练课程。

手术注意事项

康复医师有必要对关节成形术（植入物、材料、入路和生物力学原理）有基本的了解。许多康复医师在术后康复的急诊或亚急诊机构工作。当这些患者出现问题时，了解外科知识可以让康复医师为正确处理并发症做好准备，例如髋关节置换的预防措施根据手术方式的差异而不同。与常见的后外侧脱位相比，通过前入路进行 THA 的患者更有可能发生前脱位，这与后入路手术暴露常出现的后外侧脱位形成鲜明对比。前路 THA 患者术后早期应避免髋关节伸展（如“桥式”练习），以减少前脱位的可能性。如果怀疑急性脱位，影像学评估必须包括“侧位”图像，因为标准的 AP 视图可能会漏掉髋关节前方脱位。

对于专攻门诊肌肉骨骼疼痛的康复医师，也应了解相关的外科知识。关节成形术患者经常问诊康复医师进行“疼痛管理”，有时没有经过外科医生的评估或转诊。正确诊断患者的疼痛需要了解潜在的结构和可能的病理状况（附临床病例）。

【临床病例】

跛行和反复发作的“大转子滑囊炎”18 个月的患者就诊，咨询疼痛治疗。患者 3 年前行同侧 THA，有长期的腰椎疾病史，之前接受了 2 次大转子滑囊注射，每次都轻微、短暂地减轻了疼痛。在检查中，发现有不成比例的髋关节外展无力，有头低足高位倾斜。影像学、血沉和 C 反应蛋白均无明显异常。鉴别诊断包括：腰椎疾病（特别是 L4～S1 小关节病/狭窄），外展肌萎缩导致“过度使用”综合征，反复出现髋关节外侧疼痛；外展肌/外旋转肌或肌腱（如臀中肌），肌腱病/撕裂；生物力学/假体问题（如假体头颈偏移量减少，由于长度-张力曲线不完善导致无力；头颈连接处组块处金属磨损，导致局部组织反应异常，可能出现假瘤和臀中肌坏死）。检查可选择使用 MARS 技术的髋关节 MRI 检查、腰椎 MRI 检查，治疗包括康复治疗、硬膜外注射、转诊进行髋关节翻修手术、髋关节抽吸或其他诊断测试或干预方法。

髋关节置换术

经典 THA 包括切除股骨头和股骨颈，用假体植入物代替，准备髋臼，并安装髋臼假体。假体通过水泥或“压合”固定在骨头上。股骨头和髋臼之间有聚乙烯衬垫，植入物是金属-金属或金属-陶瓷者除外（图 91-2）。

半髋置换术为移除和替换股骨颈和股骨头，当髋臼正常时（如股骨头缺血性坏死或股骨颈骨折），

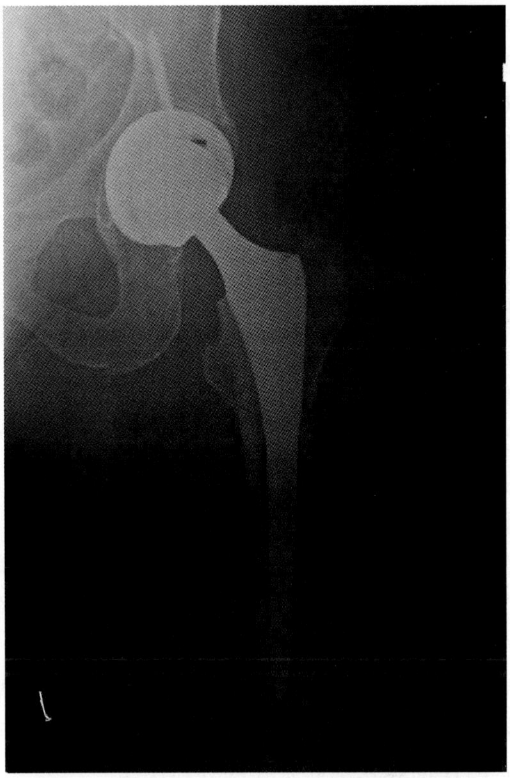

图 91-2　手术后便携式 X 线显示人工髋关节定位良好（蒙 John E. Delzell, Jr. , MD 惠赠）

可进行半髋置换术。关节面置换（articular surface replacement, ASR）是一种保留股骨颈并植入人工股骨头的手术。这些手术需要仔细地测量和切割骨骼，将关节周围肌肉和韧带对分、切除和/或重新平衡，以优化剩余关节的稳定性和强度。

THA 的一个主要目标是优化活动范围和力量，同时最小化脱位的风险。外科医生将髋关节居中，以达到患者所需的功能活动范围，并利用股骨颈长度和外侧偏移量来最大限度地增加外展肌张力。可以选择髋臼前倾，以达到髋臼和股骨联合前倾 25°～50°的“平均安全区”[39-40]。较大的股骨头可以用来减少脱位的可能性，但是这样也可能会产生更多的磨损颗粒。

手术入路可以从前方、侧方或后方。更常见和更传统的后方入路使外科医生有很好的视野和放置植入物。此方法的主要特点包括：

- 切口是后外侧的，通常为 10～20cm。
- 臀大肌被分开，但不需要修复。
- 梨状肌和上孖肌被剥离，然后重新固定到骨头上，愈合时间为 4～6 周。患者在最初的 6～8 周内较虚弱。
- 这种手术入路已经被充分研究，其短期和长期疗效都非常好。

- 坐骨神经损伤的风险很小。
- 在术后前两个月内,假体脱位的风险增加。
- 对于大多数患者(包括复杂的手术)和大多数外科医生来说,这是最好的方法。

最近,人们对直接前入路有了更多的兴趣。此入路的主要特点是:

- 切口位于大腿前部,通常为 10~15cm。
- 如果需要更好的暴露,有时会将阔筋膜张肌和缝匠肌一分为二(患者会感觉屈髋疼痛)。
- 梨状肌被切断(不再固定)。
- 优点是更快地短期恢复,因为不会破坏髋关节外展肌,脱位风险可以忽略不计。
- 脱位风险非常低。
- 存在股外侧皮神经损伤的风险(表现为大腿前部疼痛或麻木)及罕见的坐骨神经回缩损伤风险。
- 存在股骨骨折的风险,尤其是骨质疏松患者。
- 从技术上讲,这是一种更具挑战性的手术,需要特殊的手术台、术中 X 线检查,以及一名接受过专门培训并熟悉此术式的外科医生。
- 无明显畸形且不超重的患者是最佳候选对象。

膝关节置换术

大多数膝关节置换手术包括一个插入胫骨的扁平金属板和柄(平台组件)、锁定在胫骨平台部件中的聚乙烯衬垫(支撑组件)及一个形状适合股骨远端的金属植入物(股骨组件)。前交叉韧带被切除,后交叉韧带被切除或保留(尽管现在可以保留交叉韧带植入)。对主要只涉及一个关节间室的患者,可以采用单室植入。髌骨置换是孤立性髌骨疾病患者的一种选择(图 91-3)。

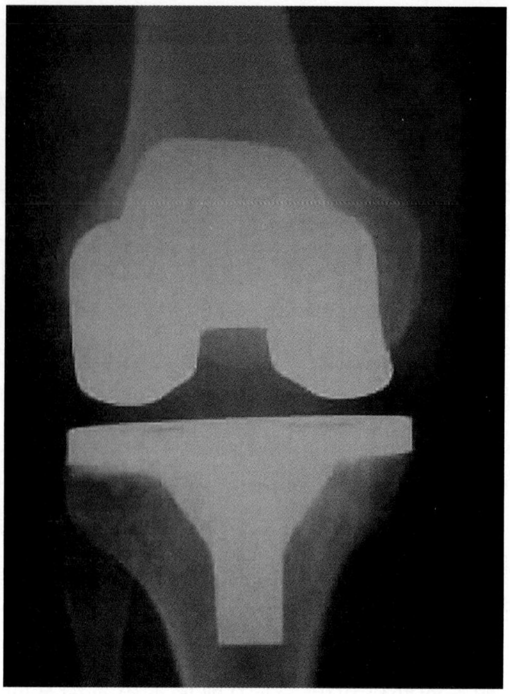

图 91-3　全膝关节置换(经允许摘自 McElroy K, Innerfield C, Cuccurullo S, Rossi RP. Joint Replacement. In: Maitin IB, Cruz E, eds. CURRENT Diagnosis & Treatment: Physical Medicine & Rehabilitation, New York, NY: McGraw-Hill; 2014)

为了最大化力量和灵活性,成功的全膝关节置换需要恢复正确的力线,正确的假体位置和适当的韧带平衡。需要充分暴露关节,避免定位和校准错误,这与早期损坏相关。切口通常位于髌骨中线或内侧。如果有先前手术留下的瘢痕,应该使用原切口位置;如果不能,为了将皮肤坏死的风险降到最低,旧切口和新切口之间的距离应不少于现有瘢痕长度的2/3,两个切口之间至少有5cm 的皮肤桥[41]。无论暴露与否,由于皮肤的血管供应来自膝内动脉,外侧皮瓣最有可能早期坏死。除了以前的手术,伤口问题(延迟愈合、裂开和感染)的其他危险因素还有:皮下脂肪缺乏、使用皮质类固醇、肥胖、吸烟、糖尿病和营养不良。

关节切开可以通过几种方式进行,标准的内侧、外侧、髌旁或"保留组织",包括股四头肌下、股四头肌中间和三向量入路。对于手术非常复杂或暴露困难的患者,可能需要更具侵入性的手术,可能包括截骨、切开股四头肌。目前有"小切口"或"微创"手术入路,但"微创"在这样的大手术背景下意味着什么,还存在争议。

使用的材料

髋关节和膝关节置换手术中使用的材料是金属合金、聚乙烯和陶瓷的组合。目前的共识是,整体长期成功率最好的植入物是金属或陶瓷头的钴铬股骨,与超高分子量交联聚乙烯衬里和金属髋臼。陶瓷具有优异的耐磨性,陶瓷-陶瓷关节可用,但因陶瓷是脆性的,有可能断裂而使用受限。据报道,许多患者抱怨行走时令人讨厌的"吱吱作响的髋关节"[42]。金属-金属关节提供了许多理论上的积极证据(特别是低磨损率),但其中几种装置与血液中金属离子的释放("金属病")、关节周围无菌性淋巴细胞血管炎以及炎症性肌肉坏死有关。

膝关节置换使用的材料包括钴铬合金和钛及其合金,股骨和胫骨之间有聚乙烯衬垫。这些植入物过去含有镍,然而考虑到大量患者对镍过敏,制造商改为生产钛及其合金植入物,具有高度生物相容性、耐腐蚀性和惰性。有人担心钴铬植入物导致过敏反应可能与金属碎屑有关，特别是对镍敏感的患者。也有其他材料（如钽）被使用或被引入，如锆合金、陶瓷和其他材料，但这些都不常用。

骨固定

髋关节和膝关节植入物的固定是使用水泥、螺钉或压入，或通过这些技术的组合（“混合”）固定到骨骼上的。在使用水泥的植入物中，聚甲基丙烯酸甲酯（polymethylmethacrylate，PMMA）是将植入物黏附到骨上的水泥。TKA 可以是骨水泥的，也可以是非骨水泥的，骨水泥膝关节假体现在是标准治疗。因为“骨水泥病”（一种无菌植入物松动）是导致早期 THA 植入失败的主要原因，所以 THA 使用非骨水泥的部件，除非担心患者有骨生长停滞的风险，例如出现严重的骨质疏松症或其他代谢性骨病[43]。

术后早期髋膝关节置换医疗：一种加速的“智能医疗”模式

早期（急性和亚急性）医院康复方案在许多出版物中都有详细的描述[44]。手术方式的改变，更多地依赖麻醉区域和局部神经阻滞，最大限度地减少麻醉，尽早活动，以及其他最近的操作流程变化，使患者在家里恢复得更快和更好。现在髋关节和膝关节置换的标准住院时间只有 1~3d。

大多数患者在关节置换后表现良好，疼痛迅速消除，功能得到改善。临床医生可以通过着重解决阻碍康复的问题来简化这些患者的早期术前和术后照护，以下是“智能医疗”模式的关键。

- 在术前（如上所述）和围手术期识别并减轻风险因素。特别要注意控制糖尿病患者的血糖水平，预防贫血，并对高危患者进行心血管监测。
- 检查伤口并指导患者和工作人员进行伤口护理（特别是 TKA）。如术后 72h 以上引流异常，应进行评估。
- 承认和控制疼痛，最大限度地减少麻醉药物，最大限度地进行局部治疗（如神经阻滞、冰敷、压迫），并使用低剂量的联合药物疗法（“多模式疼痛管理”）。
- 教育患者自我管理疼痛。
- 强调患者教育——手术前、医院内和出院后。
- 注重患者在床上的姿势（THA，双腿之间放枕头；TKA，膝关节下不要放枕头）。
- 使用标准方法对风险因素进行分层，预防深静脉血栓和肺栓塞（如果可以，使用强制性计算机化临床决策工具）。
- 确保患者在术后第 3 天之前排便。
- 评估药物不良反应（恶心、厌食、便秘、头晕等）。
- 用压力袜、冰块等来减轻腿部水肿。
- 恢复睡眠（夜间熄灯，最大限度地减少干扰，必要时服用催眠药物）。
- 强调 TKA 术前和术后尽早进行膝关节全范围伸展的重要性。
- 术后尽早运动。强调尽快使步态正常化的重要性。
- 说明出院预期和计划，确保患者有处方并了解如何使用药物，在出院前确定首次回家或门诊 PT 就诊的日期。
- 向家庭医疗、门诊 PT 或康复机构提供书面“移交”（并给患者一份复印件！）。给患者预留一个医生的联系方式以防出现问题。

术后物理治疗和早期运动

术后物理治疗重点是早期运动、手法治疗和理疗，通过减少肿胀、提高力量和关节活动度，改善肌肉骨骼疾病患者的疗效[45]。与术后次日开始的物理治疗相比，髋关节或膝关节置换手术当天即开始治疗，可缩短住院时间[46]。最近的一项全面的系统回顾发现，早期接受物理治疗的关节置换患者显示总体 LOS（15 项研究）和费用（4 项研究）的减少，而没有更大的不良事件风险[47]。此外，在涉及成本效益的 4 项研究中，接受早期物理治疗的治疗组，其物理治疗的平均总成本显著降低[47]。

髋关节和膝关节置换术后，早期物理治疗和其他医疗方案的改变（如取消引流）以促进尽早活动是目前常见和普遍耐受的策略[48]。临床路径中的快速通道方案，联合多模式疼痛管理和促进尽早活动的方案，带来了更高的功能评分、更少的止痛药使用、更短的 LOS 和更低的不良事件[49]。

出院后的早期物理治疗也有好处。在标准（出院 2 周后的 PT）、早期（出院 2 周内的 PT）和膝关节置换后不接受 PT 这 3 个治疗组的比较中，不接受 PT 组短期总医疗费用最低。然而，与在 2 周内开始 PT 的患者相比，不接受 PT 组更有可能发生假体感染和深静脉血栓形成[50]。专家共识是在出院后提供康复服务，为每个患者制订个性化医疗项目，并将重点放在教育和自信心上[51]。

减少术后早期并发症

血栓

血管栓塞(深静脉血栓形成和肺动脉栓塞)是髋关节或膝关节置换手术后罕见的并发症，据报道发生率为0.1%~1%。如果出现以下情况，将增加风险。

- 女性
- 40岁以上
- 肥胖(BMI>29kg/m^2)
- 糖尿病
- 吸烟
- 心血管疾病
- 既往血栓病史
- 癌症
- 高凝状态
- 大手术(>60min)
- 长期卧床
- 雌激素治疗

目前还没有普遍接受的预防关节置换术后静脉血栓的治疗标准。踝泵、压力袜、早期活动和抗凝剂(如华法林、低分子量肝素和阿司匹林)都是建议的方法，它们在预防致命肺动脉栓塞方面的有效性与出血风险相平衡[52]。标准数字化的静脉血管栓塞风险评估和分层管理通常用于标准化治疗。

为了制订适用于多种临床情况(不同医院、外科医生和文化)的方案，美国有一家国际医疗慈善机构(名为Operation Walk Chicago)开发了自己的治疗方案，这是基于可识别的风险因素对广泛可用的治疗方法进行分层(表91-6)。

感染

深部关节感染在膝关节和髋关节置换术后并不常见，发病率不到1%。这些症状通常根据出现的时间进行分类，即早期(术后3个月内)、延迟(3~24个月内)、晚期(2年后)或无症状(在翻修手术时发现)。早期感染通常是外源性的，由金黄色葡萄球菌等微生物引起。晚期感染通常是通过血液传播，最常见的污染源是患者的皮肤和软组织。

假体周围感染是指满足以下条件时出现的感染[53]。

A. 假体周围有窦道相通。

B. 从受影响的假体关节获得的2个或多个单独的组织或液体样本中培养分离出表型相同的病原体。

C. 当以下5个标准中的3个存在时：

Ⅰ. 血沉(红细胞沉降率)和血清C反应蛋白浓度升高。

Ⅱ. 关节液白细胞计数升高，或白细胞酯酶试纸上++改变。

Ⅲ. 关节液中性粒细胞百分比升高。

Ⅳ. 假体周围组织的阳性组织学分析。

Ⅴ. 单个培养阳性。

多个患者、手术和环境因素与高感染风险相关。这些因素和减轻其影响的策略包括：

- 糖尿病控制不佳：(HbA1c>7)建议术前筛查糖尿病，严格控制术前和术后血糖
- 营养不良(前面讨论过)
- 低度持续性感染，如耳部感染或泌尿系感染。术前尿液检验和症状性脓尿治疗还是有意义的
- 皮肤、体腔定植，例如，鼻腔金黄色葡萄球菌，包括耐甲氧西林菌株。建议对携带者进行术前治疗
- 之前的髋关节手术
- 病态肥胖(BMI>40kg/m^2)
- 慢性肾功能不全
- 癌症
- 银屑病等皮肤病。建议患者在手术后24h内不要备皮
- 类风湿关节炎和其他生物制剂

一种策略是让患者在手术前以不同的时间间隔停止抗风湿药物，另一种策略是在手术前服药1个周期，手术后服药1~2个周期。

- 吸烟者(每天超过1包)。要求患者至少在手术前6周戒烟
- 口腔感染：牙齿应该在手术前进行检查，并在手术前进行牙科治疗
- 饮酒：手术前1个月停止饮酒

预防性抗生素(切开30~60min内第一次注射，如果超过抗生素半衰期或失血过多时重新注射)已被证明可以降低早期感染率。推荐的抗生素是第一代头孢菌素(如头孢唑林)。建议耐甲氧西林金黄色葡萄球菌携带者、居住在长期护理机构或从长期护理机构转来的患者、在已知被污染的地方(如透析中心)接受治疗的患者或青霉素过敏患者使用万古霉素或替考拉宁。标准医疗推荐采用其他的围手术期预防措施。这些措施包括要求患者进行术前皮肤净

化(消毒全身沐浴),最大限度地缩短手术时间,限制手术室参观人数,规定最短的洗手时间,保持患者体温正常和水分充足,一次性无菌洞巾,双层手套,对高危患者使用抗生素骨水泥,每 60min 更换一次手术区使用的吸引头及每 90min 更换一次外科医生的手套。

早期感染通常表现为伤口问题,如红斑、肿胀和引流。术后 3d 任何伤口引流都是可疑的感染,应慎重考虑。应该联系骨科医生对患者进行评估。晚期感染可能出现疼痛或暗示植入失败的症状。较常见的细菌是金黄色葡萄球菌、革兰氏阴性葡萄球菌、链球菌和肠球菌。相比之下,延迟性感染(3~24 个月)通常包括在手术时接种的毒性较低的微生物,凝固酶阴性葡萄球菌和肠球菌更为常见。晚期感染通常是从另一个感染部位(如口腔)通过血行传播,通常是金黄色葡萄球菌。评估包括白细胞计数(尽管敏感性较低)。当血沉和 C 反应蛋白均正常时,感染的风险较低。影像学检查显示有早期松动迹象者(如在手术后 2 年)疑似感染。当术后改变得到解决时,三相骨扫描对晚期感染的发现和诊断是有帮助的。关节液分析是诊断的关键。有核细胞总数和中性粒细胞百分比具有较高的敏感度和特异度,术前关节液培养对感染病原体的早期鉴定和药敏测定具有重要价值。在抽取关节评估感染前,应该至少停用抗生素 1 周,以排除假阴性结果。假体关节感染需要立即手术治疗——清创、假体取出、延迟植入,或更换和延长静脉注射抗生素。如果引流,皮肤或浅表软组织感染(蜂窝织炎)可积极给予口服或静脉注射抗生素和密切观察。一旦伤口有引流,就应该怀疑存在窦道(深部感染)[54]。

神经损伤

髋关节置换术后可能发生神经损伤。这通常由于组织牵引器错位或过度牵拉造成的。据估计,坐骨神经或股神经麻痹在初次髋关节置换手术中发生率为 1%~2%,翻修手术为 3%~4%,发育性髋关节发育不良中为 5% 或更多,这些在严重的病例中更为常见。坐骨神经损伤是髋关节置换术后最常见的神经损伤,通常发生在 THA 后入路,在肢体延长的病例中更为常见。这表现为感觉异常和/或足下垂。前入路存在股外侧皮神经损伤的风险,表现为大腿前部疼痛和/或麻木。如果表现为早期足部下垂或感觉异常,并进行了肢体延长,患者的膝盖应该处于屈曲状态(膝关节下放枕头),以减轻对神经的牵拉。一旦出现以上症状,应立即进行影像学检查;如果发现血肿,可以进行神经减压术。约一半的病例能够完全恢复,早期运动功能恢复通常预示着更好的恢复。如果损伤严重到足以导致轴突损伤,即使在 2 年后,恢复也可能是不完整的。

脱位

髋臼股骨头脱位是髋关节置换术后的并发症。它通常发生在后外侧,由过度屈髋和内旋引起。手术和患者危险因素包括:年龄>80 岁,女性,身高(非常高),关节周围肌肉无力,既往髋关节手术史,发育性髋关节发育不良,缺血性坏死和关节炎(inflammatory arthritis,RA)。外科医生的经验很关键——手术由相关经验很少的外科医生进行,相比由经验丰富的外科医生进行,患者的术后脱位率要高得多。

手术暴露可能也是一个因素,与前入路手术相比,后入路手术似乎脱位更多。假体位置对于减少脱位风险很重要:目前提出的髋臼"安全区"(前倾 15°±10°,外展 40°±10°),当髋臼位置在该区域外时,脱位等风险增加。脱位的其他手术危险因素包括大转子骨不连和对软组织撞击和/或骨赘、股骨头的大小、股骨颈的形状和大小、股骨偏移量、头颈比和臼窝深度等缺乏准确的判定。

大多数脱位发生在术后急性期。为了防止早期脱位,在后路手术后的前 1~2 个月内,告诫患者避免过度屈髋(超过 90°)、内旋或内收(超过中线)。前路手术后,更可能发生前脱位。告诫患者避免髋部过度伸展(如床上桥式动作)。

骨盆正位(anteroposterior,AP)和髋部侧位是进行影像学检查所需的标准 X 线片。侧位("穿透侧位")最能识别髋关节前方脱位。如果及早发现,脱位的髋关节通常可以闭合复位,其中约 2/3 的患者不会进一步脱位。使用支具防止超范围活动是有争议的。

晚期脱位(在完全恢复后发生)通常是植入物问题,如聚乙烯磨损、假体部件移位、松动、感染、软组织松弛或神经肌肉衰退。手术适用于假体错位、复发性关节不稳(超过 2 次)、不能通过闭合技术复位的脱位、软组织张力不足和慢性脱位。

晚期并发症:髋关节置换后评估疼痛或功能不良

评价伴有疼痛的髋关节置换术患者是具有挑战

性的。对于从事肌肉骨骼医学的康复医师来说，患者提出或转诊评估/治疗功能不满意的髋关节或膝关节置换（例如持续性疼痛、感觉异常、跛行、僵硬、双下肢不等长等）并不少见。正确评估这类患者需要了解手术过程、可能的并发症、测评和治疗。康复医师必须是一位丰富经验肌肉骨骼疾病专家，不能认为先前的诊断检查已经完成或准确解释。对患者的评估应考虑与植入物相关的问题，如感染、腐蚀、固定失败，以及与植入物无关的诊断。有关假体感染，请参阅本章相关内容。

固定失败

随着植入物使用时间的延长，无菌性松动或固定失败的发生率增加。当植入物无明显原因失败时，必须考虑感染。因此，所有显示早期或未料及的病理情况，必须至少通过影像学、血清白细胞计数、血沉和C反应蛋白来评估植入物。抽取关节液是“金标准”，应该在可疑病例中进行（图91-4）。

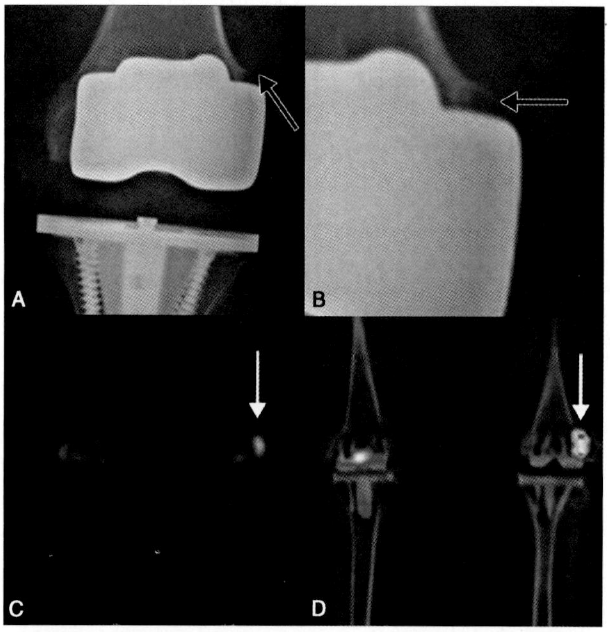

图91-4　无菌性松动。（A、B）膝关节正位片显示全膝关节置换术中股骨组件的外上侧透光度增强（黑色箭头）。（C）^{99m}Tc-MDP放射性核素骨显像的平面图像显示股骨假体外侧上摄取增加。（D）SPECT/CT融合显示病灶摄取增加与X线上可见的透明区域相对应（经允许摘自Dr. Susanna C. Spence, The University of Texas Medical School, Houston, TX）

髋关节置换术是一种非常成功、可预测和持久的手术。据估计，25年后仍有90%或更多的患者未行翻修[55]。随着时间的推移，失败的最常见原因是聚乙烯衬垫的磨损碎片，引起异物、炎症反应，导致（股骨）骨水泥-假体界面或非骨水泥髋臼周围的骨质溶解。这种骨溶解最终导致植入失败。放射学可能的证据：股骨周围的透明线，股骨柄下沉到股骨内，远端柄角度的改变或股骨近端水泥覆盖物的丢失；髋臼角度从失去固定到相对骨盆的移位，髋臼周围的溶骨性骨损害，髋臼倾斜的改变或股骨头在髋臼内位置不对称[43]。患者最初可能没有症状，但当股骨固定失败显著时，最终会出现腹股沟、大腿前部或外侧髋关节疼痛，当髋臼松动时，臀部、腹股沟或外侧髋部会出现深部疼痛，头低脚高位倾斜，以及不稳定甚至脱位的感觉。

导致早期无菌松动的原因有很多。手术因素，如THA股骨假体定位错误，可能导致负重力分布异常或假体撞击。植入物和患者骨骼之间的不匹配会导致过度的应力遮挡和早期松动[56]。其他因素包括患者的解剖结构与假体设计不匹配、材料或固定的选择、粘接技术的质量以及假体周围骨骼的完整性[57]。

持续跛行

手术后持续跛行并不少见（如本章前面所述，参见“髋关节置换前的物理治疗”）。关节置换后可能需要2年或更长时间才能恢复正常步态。区分患者疼痛和跛行原因的最重要的体格检查方法是直接观察患者的行走情况。如果步态模式是头低脚高位倾斜，可能是由于髋外展肌无力或疼痛，可能的病因包括臀中肌综合征（如肌腱病、肌腱炎和/或肌肉撕裂）、粗隆滑囊炎、阔筋膜张肌/髂胫束疼痛障碍、L4-S1腰椎疾病（包括脊椎滑脱、狭窄、腰椎小关节疾病）和骶髂退行性疾病。持续、孤立的髋外展肌/外旋肌无力可由假体放置错误（例如股骨偏心不足）或术中臀上神经损伤引起。椎管狭窄的步态模式是腰椎前屈，伴髋关节屈曲挛缩、膝关节屈曲挛缩、腘绳肌紧张和腰椎伸展僵硬。当存在“提髋”步态时，可能是同侧腿过长，对侧髋或膝关节屈曲挛缩或者同侧足下垂。当出现单侧膝外翻或单侧足内翻时，可能该侧的腿过长（真实或看起来）。最后，如果患侧腿过度外旋步态，可能的原因是髂胫束过紧、股四头肌或屈髋肌无力（其中外旋是增加力量的补偿机制）、膝外翻或同侧腿过长。康复治疗处方视病因而定。术后早期康复训练应将步态正常化作为首要任务，包括使用减重运动平板、在运动平板上向前或向后行走等都是有效的治疗方法。

腹股沟疼痛/屈髋疼痛

屈髋疼痛或“髂腰肌腱炎”是髋关节置换术后疼痛和无力的原因。这些患者经常由肌肉骨骼康复医师进行评估。这种情况在手术后数月内多数不会出现。患者主诉腹股沟疼痛，在涉及髋关节主动屈曲的活动（如上下汽车或床或爬楼梯）时疼痛困难。患者在水平面上行走无痛。体格检查时，如果患者可以完成，仰卧位直腿抬高时产生疼痛，坐位主动屈髋也是痛苦和困难的。患者经常用手把腿抬到检查台上，但被动髋关节检查是正常的。

导致腰大肌腱炎/撞击综合征的植入和手术因素有很多，包括髋臼杯过大或突出、髋臼衬垫突出、髋臼前倾角过大、股骨头过大或髋臼螺钉撞击。在步态中腰大肌越过髋关节前部的患者可能特别危险，例如髋关节外侧结构过紧的患者或广泛性活动过度的患者。

在精确病因的检查中，平片有助于排除松动，并提供有关髋臼假体大小和位置的信息。血清学筛查试验（白细胞计数、C 反应蛋白和血沉）适合排除感染。使用 MRI 或 CT 扫描方案的金属伪影较少（metal artifact reduction，MARS），可用于勾画腰大肌肌腱、髋臼杯和衬垫位置的完整性，或其他软组织病理情况（如局部组织异常反应或金属碎片造成的假瘤）。经验丰富的超声医师可以进行动态检查，在尝试屈髋时评估腰大肌与髋臼杯、衬垫或其他结构的关系，并提供最特异的解剖学诊断。

影像引导下类固醇注射入髂腰肌囊可用于明确诊断，也可以短期内缓解症状、减轻疼痛和改善功能。物理治疗也可能有助于减轻症状，特别是如果发现了其他结构性问题（如脊柱前凸、髋关节屈曲挛缩、臀中肌和臀大肌无力）。PT 首先教导患者抑制腰大肌（例如，促进股四头肌和胫前肌，同时抑制仰卧位的腘绳肌和腰大肌），然后再教育和激活腹部、臀部和盆底肌肉。一旦患者能够成功地控制“核心”肌肉，就可以在功能性任务中进行腰大肌激活练习。

然而，对于许多患者来说，疼痛和无力是不能接受的，他们会选择手术治疗。手术选择范围从简单的腰肌腱松解到髋臼假体翻修。肌腱松解是通过开放或关节镜技术进行的。肌腱松解后，患者表现良好，疼痛消除，功能恢复，通常没有肌肉无力的主诉，很少需要髋臼翻修[58]。

双下肢不等长

恢复腿长一致是髋关节置换手术的一个复杂而重要的目标。实现长期稳定所需植入物的预留量有时会导致肢体比非手术侧长（图 91-5）。更常见的情况是，患者有一种长度不同的感觉，这种感觉会随着时间的推移而消失。腿长差可以是“真的”，表示腿的实际长度（从髂前上棘到内踝）或从脐部到内踝的“表面”长度（图 91-6、图 91-7）有偏差。手术后，患者似乎能感觉到小至 1cm 的差异。腿长不一致的手术原因包括植入物的尺寸不正确，手术中腿长测量不准确，以及股骨偏移错误。手术前髋关节僵硬是一个危险因素，当有对侧髋关节外翻时，测量误差更大。

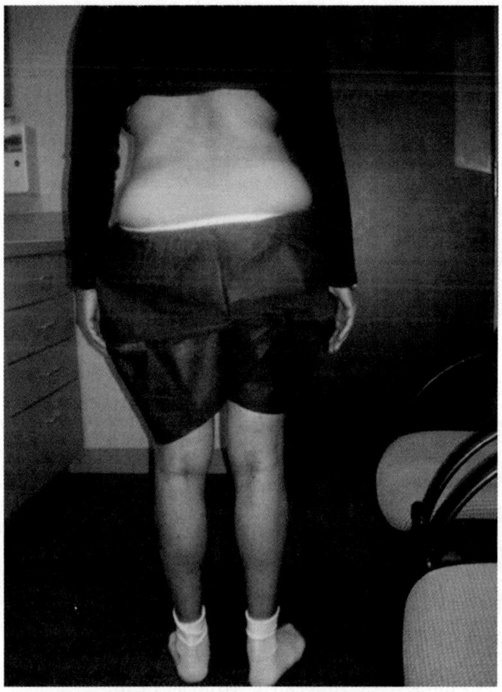

图 91-5　明显骨盆倾斜导致 LLD

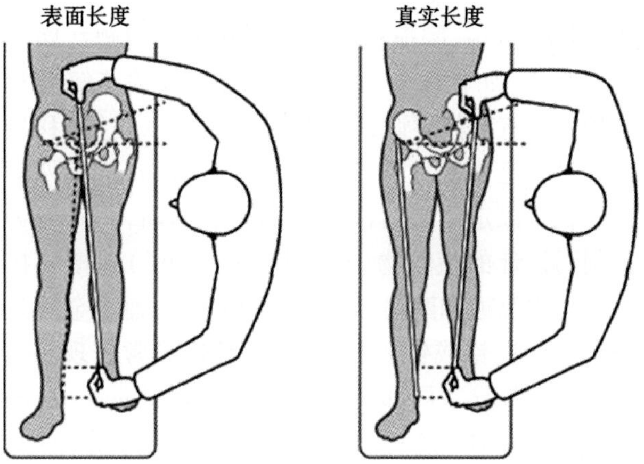

图 91-6　床旁测量下肢长度

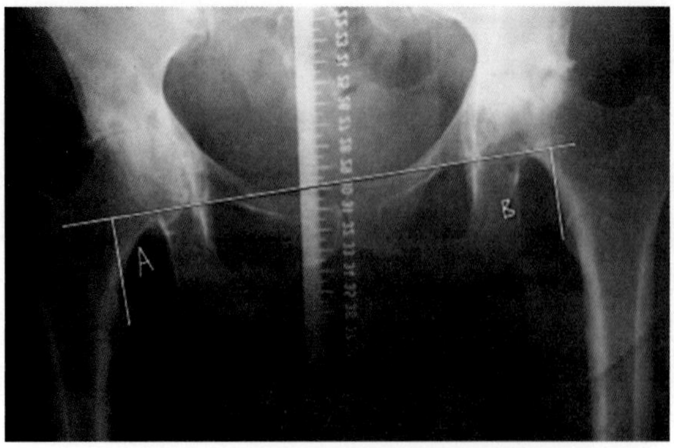

图 91-7 影像学评估腿的长度，水滴状和小转子作为参考

根据作者的经验，几乎所有感觉到腿长不同的患者都有结构性问题，如椎管狭窄、对侧髋关节疾病、髋外展肌无力、髂胫束紧张、髋关节屈曲挛缩、脊柱侧凸或发育性髋关节发育不良。幸运的是，大多数感觉到的腿长差异在 1 年内就解决了。为了减轻术后的问题，术前应该给有挛缩或骨盆倾斜的患者进行物理治疗。患者应该被告知，他们可能会感觉到腿长的差异，可能会持续 6 个月以上。术后 PT 方案应侧重于核心肌肉的力量、灵活性和效率，骨盆排列和运动协调模式。在 6 个月以上的时间不需要穿增高鞋，除非真实腿长相差很大，导致疼痛或功能受限[59]。

手术后的物理治疗处方应包括以下内容。

- 牵伸屈髋肌、髂胫束（例如 Thomas & Faber 牵伸）
- 减少腰椎前凸——强化腹部
- 强化髋外展肌/外旋肌、股内侧肌
- 牵伸腘绳肌，消除膝关节屈曲挛缩
- 腰部伸展和加强化核心肌群（包括盆底肌）
- 姿势和平衡训练
- 步态训练——包括向前和向后行走

局部组织反应异常、腐蚀和金属病

THA 腐蚀、磨损和金属碎屑相关的问题与康复医师有关（如临床实例所示）。天然髋关节解剖学上的差异有时需要调整假体中心、肢体长度、偏移量和型号。已开发出模块化髋关节植入物，这样外科医生就可以定制来解决这些问题。然而，一些专为定制而设计的植入物（特别是“双模块”）在模块接头处出现腐蚀和磨损，导致疼痛和无力，血清金属离子水平（钴、铬或钛）升高，以及 MRI 异常表现——一种被称为异常局部组织反应（abnormal local tissue response，ALTR）的综合征。当存在 ALTR 时，有必要进行翻修手术。由于腐蚀、磨损和 ALTR，制造商已经数次召回植入物。

当怀疑有腐蚀时，应检查血清金属离子水平（钴、铬或钛）、MRI 金属伪影减少序列（metal artifact reduction sequence，MARS）；同时，血清感染标志物（C 反应蛋白、血沉和白细胞计数）有助于排除感染。诊断性抽取髋关节液应在血沉或 C 反应蛋白异常升高、可疑病史或诊断不清楚的情况下进行。

具有手术技能的康复医师可能会被骨科同事要求进行诊断性髋关节穿刺。抽取髋关节液程序与常规的培养穿刺略有不同：重要的是保持严格的无菌技术，以免污染部位或标本，尽量减少造影剂的使用。首先抽吸关节液，抽吸后做确认性关节造影，以免稀释抽出的标本；使用 18 号脊柱穿刺针抽吸，因为液体可能很黏稠；如果很难获得液体，则进行“挤奶技术”；在抽吸后 30min 内送关节液进行革兰氏染色、细胞计数和培养；要求手动细胞计数；并记录抽取液的体积和外观。作者使用一种改良的前外侧穿刺技术，患者对侧卧位，通过髋关节镜前外侧入路（大转子尖端前 1~2cm）进行抽吸，避免意外刺穿血管（特别是使用 18 号针），最大限度地减少利多卡因扩散对股神经的影响，并为清醒患者进行更舒适、暴露更温和的手术。正常髋关节滑液容量通常小于 10mL，呈浆液性或血清性；金属碎屑污染的液体可以是灰色、白色或焦糖色，厚重且不透明（图 91-8）。

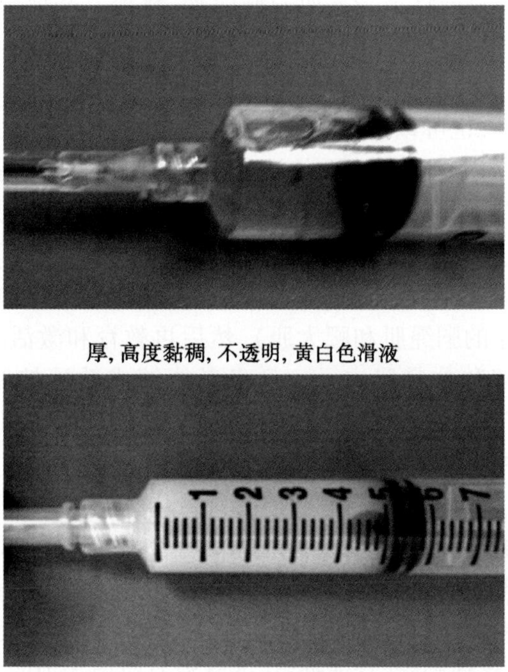

图 91-8 髋关节滑液。(A)正常；(B)不正常

有时液体非常黏稠,即使通过18号针头也很难抽出。

软组织疼痛综合征

由于无力、过度使用、僵硬、生物力学受损和其他关节问题,髋关节置换患者会出现一系列软组织疼痛综合征。最常见的是,这些患者可能会罹患复发性粗隆滑囊炎(上楼梯时髋关节外侧疼痛或侧卧时疼痛,疼痛延伸至膝关节外侧,夜间疼痛,粗隆上方压痛)。可通过向滑囊注射皮质类固醇、休息、避免侧卧和改变锻炼计划来解决。此外,THA患者经常伴有背部疾病。当患者开始恢复更积极的活动时,常显露出椎管狭窄的症状。

髋关节不稳

合并髋关节不稳的患者可出现症状明显的错位,也有较轻微的间歇性半脱位/不稳定的慢性症状。这可能是由涉及假体和关节周围结构的问题,如髋臼倾斜、股骨颈短、偏移不足、慢性肌肉无力和广泛的关节过度活动。患者抱怨髋关节半脱位或“砰砰”的感觉,臀部或髋部外侧不适和跛行。由于髋外展肌/外旋肌无力,通常表现出头低脚高位倾斜和功能障碍。患者可能表现为复发的“粗隆滑囊炎”。诊断可能会很困难,而且通常是排除性的。标准的AP和髋关节侧位X线片可用来粗筛假体异常,而透视下动态评估有时可显示半脱位。康复训练和坚持运动非常重要。因为不稳定通常需要翻修手术,将患者转诊至外科医生是必要的。

也有一些患者出现慢性髋部疼痛(髂腰肌腱炎、粗隆滑囊炎、臀中肌疼痛和无力),并伴有其他肌肉骨骼问题,包括早期关节炎、多次关节手术,其病史和体格检查结果提示有更广泛的结缔组织障碍,即关节过度活动综合征。

1. 关节损伤史、多次关节镜手术史或关节半脱位史。
2. “非常灵活”的病史,或曾做过体操运动、啦啦队或跳舞等。
3. “家族中每个人都很灵活”的家族史。
4. 足部和踝内旋。
5. 膝过伸或外翻。
6. 骨盆前倾。
7. 站立时胸椎后凸或脊柱侧凸或过度前凸。
8. 腘绳肌、腓肠肌或髂胫束不成比例地紧张。
9. 双侧髋关节活动范围在正常上限。
10. 核心肌群稳定性差,腹部、髋部和盆底肌无力。
11. 平衡不良。
12. 其他可疑症状,包括但不限于肠易激综合征、疝气、妊娠纹、曾被诊断为纤维肌痛症、注意力缺陷障碍、焦虑症。

PT计划的重点应该是实现髋关节的稳定和控制,单独加强较弱的(紧张或无效收缩)腰大肌和/或臀部肌肉,牵伸紧张的腘绳肌、髂胫束和阔筋膜张肌,并加强非常弱的“核心”肌群,包括盆底肌。

晚期并发症:膝关节置换后评估疼痛或功能不良

膝关节置换术相当耐用和成功,10年存活率为90%~98%,一些研究报道15~20年存活率高达96%。现在医生会告诉患者,他们的膝关节置换应该维持功能超过20年,并且几乎没有疼痛。有关“感染”的信息,请参阅本章前面的内容。

磨损和松动

人工关节置换术失败/翻修的主要原因是聚乙烯衬垫磨损、植入物不对齐造成的机械负荷过重、患者过度活动、感染和固定失败(松动)。重建假体膝关节的解剖机械轴可能是抑制不对称负重力和最大限度延长整体寿命的最重要的手术因素。组件设计(轴承表面和背面)也会影响寿命,例如,模块化设计已被证明会导致更多的聚乙烯“背面”磨损。聚乙烯磨损,就像THA中描述,会产生小颗粒碎片,刺激细胞异物反应,随着时间的推移可能导致假体周围骨溶解和松动。

粘连、关节纤维化和屈曲挛缩

膝关节置换是一个复杂的过程。膝关节置换的典型目标是实现0°伸展到超过125°的屈曲,可满足日常生活活动所需。

- 正常行走:屈曲65°和伸展-5°
- 爬楼梯:屈曲85°

- 舒适:坐位 95°
- 蹲起取物:屈曲 115°
- 从坐在椅子到站立:屈膝>100°

可能导致膝关节僵硬和屈曲挛缩的手术错误包括:股骨远端和后端不适当的骨切除、胫骨近端移位、定位不好(例如胫骨或股骨内旋)、旋转不当导致屈曲不对称、后方骨赘保留、后关节囊过紧以及软组织平衡不当。

THA 术后屈曲挛缩会使患者不满意。持续性膝关节屈曲挛缩常伴有髌骨疼痛、股四头肌疲劳、感觉腿短、对侧膝外翻、足内翻、腰痛、髋关节外侧痛和步态异常。

力线失调和不稳

TKA 术后慢性不稳定是膝关节置换翻修手术的主要原因。原因多种多样,包括聚乙烯衬垫磨损、无菌性或感染性松动、全身关节松弛、严重的肌肉无力、假体力线失调,以及骨或假体骨折。症状包括膝关节不稳,可能会屈曲或塌陷,疼痛,持续积液,腿部步态僵硬,内翻或外翻步态,站立时膝过伸或不能完全伸展。

膝关节不稳定可由内侧或外侧副韧带无力引起,当发现内翻或外翻间隙时,使用应力 X 线片可以最清楚地看到膝关节不稳定。后交叉韧带断裂可导致胫骨后移位,使患者难以实现完全主动或被动地伸膝。膝关节屈曲时不稳的患者,在后交叉稳定假体中更常见,通常会有慢性积液、疼痛和上下楼梯困难。他们可能会报告,当屈膝并施加内翻压力,如穿鞋子或袜子时,可能会感到不稳定或撞击感。"中度屈曲不稳"多见于初次 TKA 术后,患者术前有明显的屈曲挛缩。这是一种很难诊断的慢性疼痛、肿胀和"塌陷"感觉的原因,特别是在更剧烈的活动中,如下坡道或楼梯、蹲下、搬运重物时转身等。

这些不稳定的情况,都应该咨询骨科,并进行评估,以排除假体的原因。这种评估通常包括实验室检查(例如血沉、全血细胞计数、C 反应蛋白)和影像学检查(包括应力图像)。应该让患者接受康复治疗,重点放在积极的强化计划上,以抵消过度松弛的影响。学会避免复发性半脱位以降低损伤非常重要。支具可能是一种权宜之计,根据情况可行手术治疗。

TKA 术后少见膝反张和过伸。这种情况是由于伸肌存在问题。通常,这是股四头肌严重无力的结果,典型的表现是脊髓灰质炎后患者步行时靠膝盖锁定。任何引起不成比例的股四头肌无力的紊乱都可能导致膝反张。明显活动过度的患者(如 Ehler-Danlos 综合征)可能会从慢性后囊松弛发展为膝反张,继发的步态失调会加重这种情况。患者将重心转移到受损的腿上,迫使膝关节在步态支撑相过度伸展,随着时间的推移,这会加剧畸形并导致更多的不稳定。治疗是令人沮丧和困难的。应该使用定制膝关节支具(有限制过伸的铰链装置),强化伸肌、步态训练和其他避免过伸的方法(例如学会在膝微屈的情况下站立)。翻修手术通常是不成功的。

软组织疾病

髌骨弹响综合征

患者抱怨屈膝时会发出声音,是由髌上纤维结节干扰髌骨运动引起。很多患者不需要手术治疗。然而如果有持续的症状,可以手术切除结节。

髌骨外侧面刺激

髌骨外侧面与股骨植入物相接触,在外侧髁区域受到刺激,会导致慢性膝关节外侧疼痛。可以通过移除残留的外侧骨赘或改变髌骨组件来处理。

腘绳肌腱撞击

TKA 后,腘绳肌在股骨髁会被后外侧的骨赘、残留的滑膜或挤出的骨水泥刺激。患者主诉膝关节屈曲到特定位置后发生不连续的膝后疼痛。熟练的超声医师通过动态超声检查可以帮助诊断。如果发现不灵活、触发点、无力或其他不对称,手法治疗可以帮助改善症状。

胫骨内侧组件突出

膝内侧疼痛可由胫骨组件突出引起,包括内侧副韧带刺激。如果疼痛无法忍受,可以进行胫骨翻修。

神经损伤

腓深神经损伤是一种罕见但有报道的 TKA 并发症,由压迫、缺血、牵拉、挤压或撕裂引起。它通常发生在矫正严重的术前膝关节外翻畸形或屈曲挛缩的手术。有报道称,敷料过紧、术后血肿压迫或麻醉阻滞可直接损伤坐骨神经。电诊断测试有助于区分神经,直接成像可以排除机械原因。建议进行康复治疗以强化肌力，包括功能性电刺激。当出现持续几个月以上的无力或步态异常（如提髋或骨盆旋转）时，应使用踝足矫形器以促进正常的步态模式。虽然恢复可能需要长达 2 年的时间，但大多数发生在 3～6 个月内。超过 50% 的患者能够完全恢复功能。

膝关节置换术后常累及隐神经髌下支（infrapatellar branch of the saphenous nerve，IBSN）。患者主诉长达 1 年以上感觉沿着膝关节外侧的麻木（有时是伴疼痛的麻木）。很少有患者会发展成神经瘤，导致疼痛的超敏反应。IBSN 神经瘤可以采用消融（使用射频或冷凝技术）或切除。

复杂性区域疼痛综合征

复杂性区域疼痛综合征是膝关节置换术后罕见的后果。其特点是疼痛与检查结果不成比例。存在感觉障碍（例如皮肤轻触引起的疼痛，称为痛觉过敏）、运动障碍（例如无力）和交感功能障碍（例如水肿、皮肤颜色改变）。因为多数体征和症状与正常的 TKA 恢复重叠，较难诊断。幸运的是，这种情况罕见。通常需要积极的跨学科综合疼痛管理，越早开始干预效果越好。交感神经阻滞的反应有助于诊断（参见第 36 章）。

（张杨　译，付勇　万春晓　校）

参考文献

1. Maradit KH. Prevalence of total hip and knee replacement in the United States. *J Bone Joint Surg Am*. 2015:17:1386–1397.
2. AAOS. Osteoarthritis. 2012. *OrthoInfo*. Available at http://orthoinfo.aaos.org/topic.cfm?topic=a00227.
3. Robertsson O, Bizjajeva S, Fenstad AM, et al. Knee arthroplasty in Denmark, Norway and Sweden. A pilot study from the Nordic Arthroplasty Register Association. *Acta Orthop*. 2010;81:82–89.
4. Singh JA. Epidemiology of knee and hip arthroplasty: a systematic review. *Open Orthop J*. 2011;5:80–85.
5. Gademan MG, Hofstede SN, Vliet Vlieland TPM, Nelissen RGHH, Marang-van de Mheen PJ. Indication criteria for total hip or knee arthroplasty in osteoarthritis: a state-of-the-science overview. *BMC Musculoskeletal Disorders*. 2016;17(463):1–11.
6. Ravi BL, Escott BG, Wasserstein D, et al. Intraarticular hip injection and early revision surgery following total hip arthroplasty: a retrospective cohort study. *Arthritis Rheumatol*. 2015;67(1):162–168.
7. Silkman Baker C, McKeon JM. Does preoperative rehabilitation improve patient-based outcomes in persons who have undergone total knee arthroplasty? A systematic review. *PMR*. 2012;4(10):756–767.
8. Wallis JA, Taylor NF. Pre-operative interventions non-surgical and non-pharmacological; for patients with hip or knee osteoarthritis awaiting joint replacement surgery–a systematic review and meta-analysis. *Osteoarthritis Cartilage*. 2011;19(12):1381–1395.
9. McAlindon TE, Cooper C, Kirwan JR, Dieppe PA. Determinants of disability in osteoarthritis of the knee. *Ann Rheum Dis*. 1993;52(4):258–262.
10. O'Reilly SC. Quadriceps weakness in knee osteoarthritis: the eVect on pain and disability. *Ann Rheum Dis*. 1998;57:588–594.
11. Creamer P. Factors associated with functional impairment in symptomatic knee osteoarthritis. *Rheumatology*. 2000;39(5):490–496.
12. Fortin PR. Outcomes of total hip and knee replacement: preoperative functional status predicts outcomes at six months after surgery. *Arthritis & Rheumatology*. 1999;1723–1728.
13. Brander V, Gondek S, Martin E, Stulberg SD. Pain and Depression influence outcome 5 years after knee replacement surgery. *Clin Orthop Rel Res*. 2007;464:21–26.
14. Feltz DL, Payment CA. Self-efficacy beliefs related to movement and mobility. *Quest*. 2005;57:24–36.
15. Ritter MA, Harty LD, Davis KE, Meding JB, Berend ME. Predicting range of motion after total knee arthroplasty. Clustering, log-linear regression, and regression tree analysis. *J Bone Joint Surg Am*. 2003;85(A7):1278–1285.
16. Holstege MS, Lindebloom R, Lucas C. Preoperative quadriceps strength as a predictor for short-term functional outcome after total hip replacement. *Arch Phys Med Rehabil*. 2011;92(2):236–241.
17. Rahman J, Tang Q, Monda M, Miles J, McCarthy I. Gait assessment as a functional outcome measure in total knee arthroplasty: a cross-sectional study. *BMC Musculoskelet Disord*. 2015;16(66):1–9.
18. Foucher KC, Hurwitz DE, Soomekh D, Andriacchi TP, Rosenberg AG, Galante JO. Factors influencing variation in gait adaptations after total hip arthroplasty. *Gait Posture*. 1998;7:158–159.
19. Snow R, Granata J, Ruhil AVS, Vogel K, McShane M, Wasielewski R. Associations between preoperative physical therapy and post-acute care utilization patterns and cost in total joint replacement. *J Bone Joint Surg*. 2014;96:19.
20. Maloney WJ, Keeny JA. Leg length discrepancy after total hip replacement. *J Arthroplasty*. 2004;19(4):108–110.
21. Colgan G, Walsh M, Bennett D, Rice J, O'Brien T. Gait analysis and hip extensor function early post total hip replacement. *J Orthop*. 2016;13(3):171–176.
22. Giles L, Webster KE, McClelland J, Cook JL. Quadriceps strengthening with and without blood flow restriction in the treatment of patellofemoral pain: a double-blind randomised trial. *Br J Sports Med*. 2017;51(23):1688–1694.
23. Scott CE, Bugler KE, Clement ND, MacDonald D, Howie CR, Biant LC. Patient expectations of arthroplasty of the hip and knee. *J Bone Joint Surg Br*. 2012;94:974–981.
24. Yoon RS, Nellans KW, Geller JA, Kim AD, Jacobs MR, Macaulay W. Patient education before hip or knee arthroplasty lowers length of stay. *J Arthroplasty*. 2010;25:547–551.
25. Giraudet-Le Quintrec JS, Coste J, Vastel L, et al. Positive effect of patient education for hip surgery: a randomized trial. *Clin Orthop Relat Res*. 2003;414:112–120.
26. CMS. *Comprehensive Care Joint Replacement Model*. Available at https://innovation.cms.gov/initiatives/cjr.

27. Greene KA, Wilde AH, Stulberg BN. Preoperative nutritional status of total joint patients. Relationship to postoperative wound complications. *J Arthroplasty*. 1991;6:321–325.
28. Brander VA, Stulberg SS, Kirk J. The unhappy TKA: the impact of psychological factors on outcome. Hirschman. *The Unhappy Total Knee Replacement*. 2015;22:285–295.
29. Khatib Y, Madan A, Naylor JM, Harris IA. Do psychological factors predict poor outcome in patients undergoing TKA? a systematic review. *Clin Orthop Relat Res*. 2015;473(8):2630–2638.
30. Polkowski GG, Ruh EL, Barrack TN, Nunley RM, Barrack RL. Is pain and dissatisfaction after TKA related to early-grade preoperative osteoarthritis? *Clin Orthop Relat Res*. 2013;471(1):162–168.
31. Riddle D. Preoperative pain catastrophizing predicts pain outcome after knee arthroplasty. *Clin Orthop Rel Res*. 2010;468:798–806.
32. Sullivan M. Theoretical perspectives on the relation between catastrophyzing and pain. *Clin J Pain*. 2001;17:52–64.
33. Vissers M. Psychological factors affecting the outcome of total hip and knee arthroplasty: a systemic review. *Semin Arthritis Rheum*. 2012;41(4):576–588.
34. Hirschman MT, Testa E, Amsler F, Friederich NF. The unhappy total knee arthroplasty TKA; patient: higher WOMAC and lower KSS in depressed patients prior and after TKA. *Knee Surg Sports Traumatol Arthrosc*. 2013;21(10):2405–11.
35. Forsythe ME, Dunbar MJ, Hennigar AW, Sullivan MJ, Gross M. Prospecive relationship between catastrophyzing and pain following knee replacement. *Pain Res Manage*. 2008;13(4):335–341.
36. Keefe FJ. Osteoarthritis knee pain; a behavioral analysis. *Pain*. 1989;28:309.
37. Kim K. Association between comorbid depression and osteoarthritis symptom severity in patients with Knee Osteoarthritis. *J Bone and Joint Surg*. 2011;93(6):556–563.
38. Scopaz K. Relationship of fear, anxiety, depression in patients with knee osteoarthritis. *Arch Phys Med and Rehabilitation*. 2009;90(11):1866–73.
39. Deyle GD, Henderson NE, Matekel RL, Ryder MG, Garber MB, Allison SC. Effectiveness of manual physical therapy and exercise in osteoarthritis of the knee. A randomized, controlled trial. *Ann Intern Med*. 2000;132:173–181.
40. Amuwa C, Dorr LD. The combined anteversion technique for acetabular component anteversion. *J Arthroplasty*. 2008;23:1068–1070.
41. Sanna M, Sanna C, Caputo F, Piu G, Salvi M. Surgical approaches in total knee arthroplasty. *Joints*. 2013;1(2):33–44.
42. Jarrett CA, Ranawat AS, Bruzzone M, Blum YC, Rodriguez JA, Ranawat CS. The squeaking hip: a phenomenon of ceramic-on-ceramic total hip arthroplasty. *J Bone Joint Surg Am*. 2009;91(6):1344–1349.
43. Gruen TA. Modes of failure of cemented stem-type femoral components: a radiographic analysis of loosening. *Clin Orthop Relat Res*. 1979;17–27.
44. Brander V, Stulberg SD. Rehabilitation after hip and knee joint replacement. An experience and evidence based approach to care. *Am Journal Phys Med & Rehabil*. 2006;85(11):S98–S118.
45. Ojha HA, Wyrsta NJ, Davenport TE, Egan WE, Gellhorn AC. Timing of physical therapy initiation for nonsurgical management of musculoskeletal disorders and effects on patient outcomes: a systematic review. *J Orthop Sports Phys Ther*. 2016;46(2):56–70.
46. Chen AF, Stewart MK, Heyl AE, Klatt BA. Effect of immediate postoperative physical therapy on length of stay for total joint arthroplasty patients. *J Arthroplasty*. 2012;27:851–856.
47. Masaracchio M, Hanney WJ, Liu X, Kolber M, Kirker K. Timing of rehabilitation on length of stay and cost in patients with hip or knee joint arthroplasty: a systematic review with meta-analysis. *PLoS ONE*. 2017;12(6):1–22.
48. Larsen K, Hvass KE, Hansen TB, Thomsen PB, Søballe K. Effectiveness of accelerated perioperative care and rehabilitation intervention compared to current intervention after hip and knee arthroplasty. A before-after trial of 247 patients with a 3-month follow-up. *MC Musculoskelet Disord*. 2008;28(9):59.
49. den Hertog A, Gliesche K, Timm J, Mühlbauer B, Zebrowski S. Pathway-controlled fast-track rehabilitation after total knee arthroplasty: a randomized prospective clinical study evaluating the recovery pattern, drug consumption, and length of stay. *Arch Orthop Trauma Surg*. 2012;132:1153–1163.
50. Chen HW, Chen HM, Wang YC, Chen PY, Chien CW. Association between rehabilitation timing and major complications of total knee arthroplatsy. *J Rehabil Med*. 2012;44:588–592.
51. Westby MD, Brittain A, Backman CL. Expert consensus on best practices for post-acute rehabilitation after total hip and knee arthroplasty: a Canada and United States Delphi study. *Arthritis Care Res Hoboken*. 2014;66(3):411–423.
52. Falck-Ytter YL, Francis CW, Johanson NA, et al. Prevention of VTE in orthopedic surgery patients: antithrombotic therapy and prevention of thrombosis. 9th ed. American College of Chest Physicians Evidence-Based Clinical Practice Guidelines. *Chest*. 2012;141(2):1–48.
53. Shahi A, Parvizi J. Prevention of periprosthetic joint infection. *Arch Bone Jt Surg*. 2015;3(2):72–81.
54. Della Valle C, Parvizi J, Bauer TW, et al. Diagnosis of periprosthetic joint infections of the hip and knee. *J Am Acad Orthop Surg*. 2010;18(12):760–770.
55. Buckwalter AE, Callaghan JJ, Liu SS, et al. Results of Charnley total hip arthroplasty with use of improved femoral cementing techniques. A concise follow-up at a minimum of twenty-five years of a previous report. *J Bone Joint Surg Am*. 2006;88:1481–1485.
56. Mirza SB, Dunlop DG, Panesar SS, Naqvi SG, Gangoo S, Salih S. Basic science considerations in primary total hip replacement arthoplasty. *Open Orthopedics J*. 2010;4:169–180.
57. Skendzel JG, Blaha JD. Total hip arthropplasty modular neck failure. *J Arthroplasty*. 2011;26(2):331–334.
58. Riemer B, Nortje M, Dower B, Grobler G. Iliopsoas tendon impingement following total hip replacement surgery. *SA Orthopedic J*. 2015;14(4):47–52.
59. Brander VA, Ghate R, Stulberg SD. *The Natural History of Leg Length Discrepancy After Total Hip Arthroplasty*. Paper Podium Presentation. San Diego, CA: American Academy of Orthopedic Surgeons; 2007.
60. Williams H. *Hypermobiloity Syndrome Type 2*. 2007. Available at http://www.ptonthenet.com/articles/Hypermobility-Syndrome—Part-2-2918#.

第 92 章　颞下颌关节的康复

Karen M. Weber

背景

颞下颌关节(TMJ)是人体内最常用的关节之一,易受损伤。颞下颌关节紊乱(TMD)是一个常用术语,用来描述引起颞颌关节区疼痛和潜在的开口受限的综合征。TMD 的物理诊断可分为 3 类:肌肉紊乱、关节盘移位或关节紊乱。物理治疗的检查必须包括完整的病史、系统筛查、疼痛和姿势评估、关节的结构及相关肌肉的触诊、主动和被动关节活动度的测量、等长抗阻、功能和动态负荷测试以及颈椎评估。作为国际功能、失能和健康分类系统(ICF)的一部分,这些具体的检查结果将有助于物理治疗师确定物理治疗诊断和患者的身体结构和功能障碍、活动限制和参与限制。全面的检查和评估将有助于确定最适合患者的物理治疗,必要时转诊到其他医疗机构。

TMD 患者的物理治疗必须考虑所有可导致症状的因素,包括不良习惯、姿势和心理社会特征。许多关于颞下颌关节干预措施的研究没有使用严格的方法,因此关于最佳干预措施的建议必须谨慎考虑。研究显示,物理治疗师采取积极的运动、手法治疗、姿势再教育、放松技术、生物反馈、激光治疗或以上治疗综合干预时,TMD 患者的症状有所改善。

颞下颌关节每天活动大约 2 000 次,因为它要完成一整天的咀嚼、交谈、吞咽、打哈欠和打鼾。这使得颞下颌关节成为人体内最活跃的关节,但也易受损伤[1]。TMD 是用来描述与下颌、咀嚼肌及其他相关结构的疼痛相关的病理[2]。这与颈椎、颌骨和牙齿的排列有密切关联。因此,其中一个或多个成分的任何功能障碍或异常运动模式都可能导致 TMD。导致 TMD 的潜在原因有很多,病因往往是多因素的。姿势、下颌或咬合畸形,以及磨牙症和嚼口香糖等异常活动习惯,都可能在 TMD 的发展中发挥作用。此外,炎症或退行性疾病、创伤和压力也都可促使其发展。心理压力不仅是 TMD 的潜在原因,还可能延长和放大患者的症状[3]。

流行病学

超过 50%~75% 的人在其一生中可能出现至少一种 TMD 症状,然而,只有小部分人寻求治疗[4,5]。虽然 TMD 可以影响各个年龄段的人,但研究发现 TMD 在女性中比男性更普遍,20~40 岁的女性患者最有可能寻求治疗[6,7]。Dao 和 Le Resche[8] 的研究表明,8%~15% 的女患者可能出现慢性症状。TMD 患者的平均年龄为 35.6 岁,大多数患者年龄为 26~40 岁[9]。研究还表明,女性与男性患者的比例为 4∶1,与以前的研究一致[9]。

病理生理学

解剖

颞下颌关节是一个双凹、滑膜、铰链关节,允许下颌上提、下降、前进、后退及侧方运动(表 92-1)。关节内关节盘与颞骨下颌窝、下颌骨的髁状突相连。关节盘将关节分为两个腔,各自完成独立的辅助运动,对颌骨的全范围运动和功能至关重要。滑动和滑动(平移)发生在上腔室,滚动发生在下腔室(图 92-1)[10]。咀嚼肌包括咬肌、颞肌、翼外肌、翼内肌

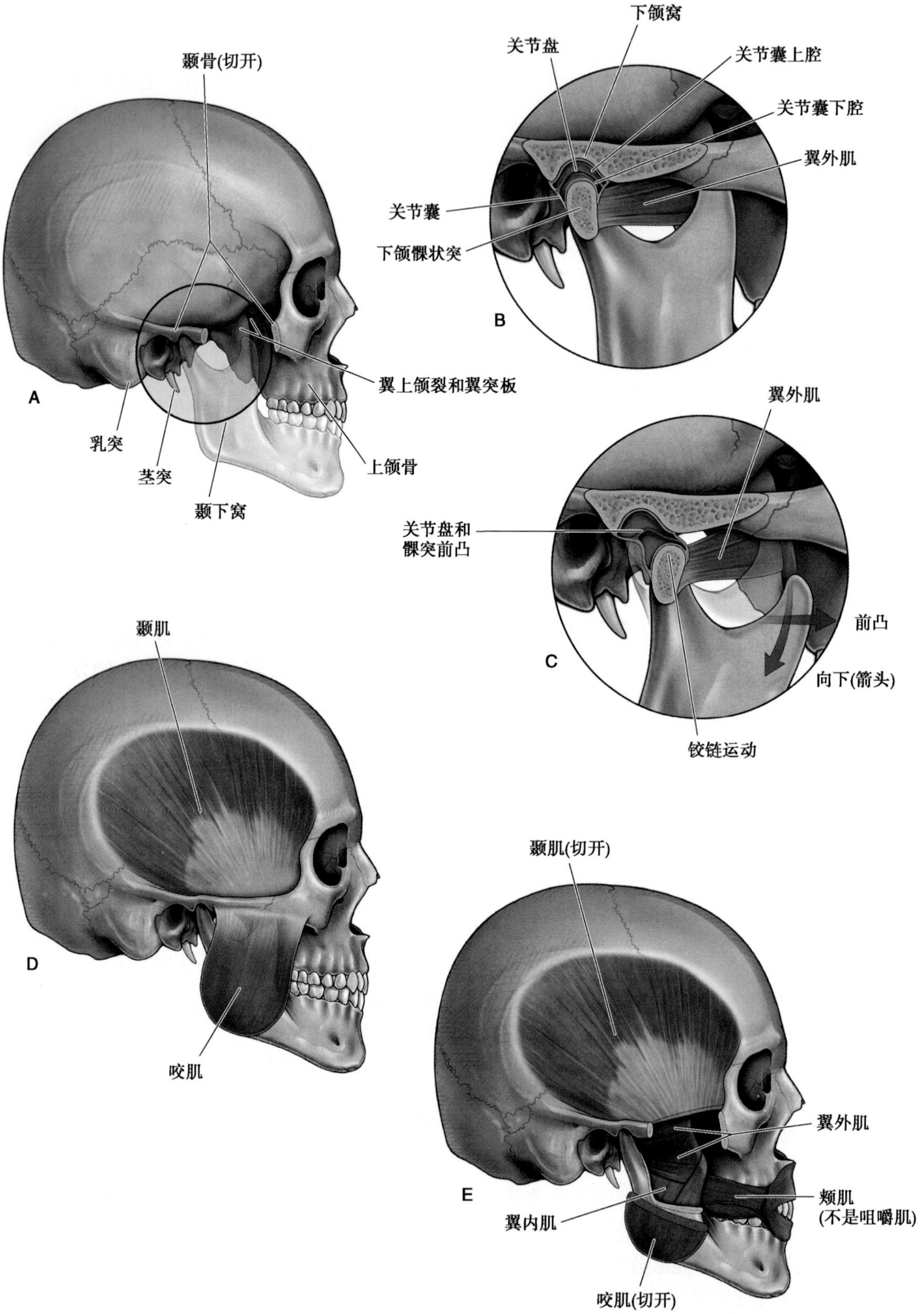

图 92-1 颞下颌关节解剖图。(A)颞下窝边界;(B)颞下颌关节的划分;(C)打开的颞下颌关节;(D)咀嚼肌的浅层;(E)咀嚼肌的深层视图

表 92-1　颞下颌关节的正常活动范围

	正常范围	被动活动范围的末端感
开口/闭口	40~50mm	紧张：韧带牵拉以打开骨与骨合在一起
凸起/后移	3~6mm	韧带牵拉
侧移	10~15mm	紧张：韧带牵拉

和舌骨上肌（表 92-2）。由于颞下颌关节和大部分咀嚼肌是由三叉神经（CN Ⅴ）的下颌分支支配，与 TMD 相关的疼痛可能局限于颞下颌关节或面部沿三叉神经分布区。这种神经支配模式的例外是上舌骨肌，它是由三叉神经、面神经、副神经支配（图 92-2）[10]。

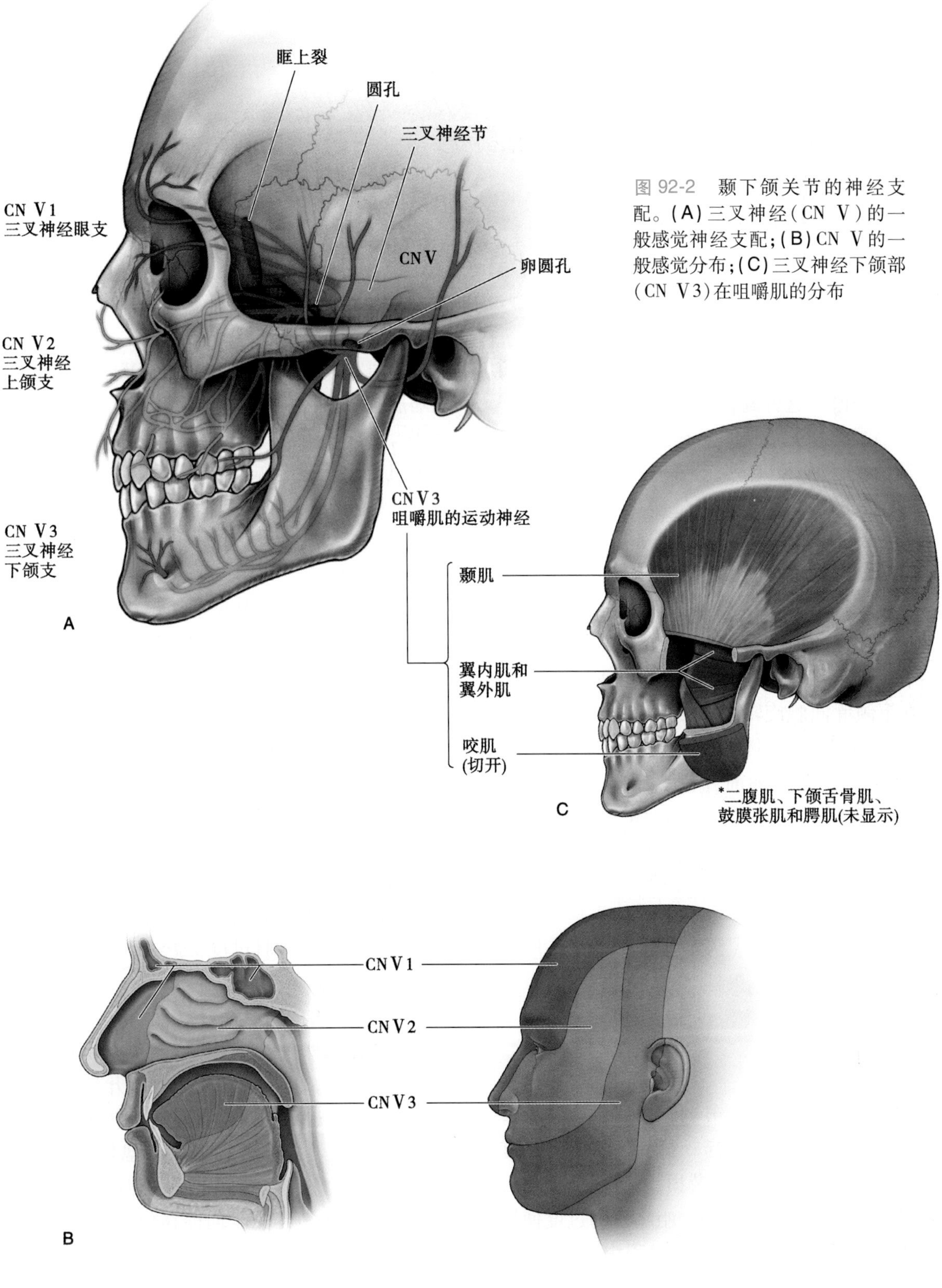

图 92-2　颞下颌关节的神经支配。（A）三叉神经（CN Ⅴ）的一般感觉神经支配；（B）CN Ⅴ的一般感觉分布；（C）三叉神经下颌部（CN Ⅴ3）在咀嚼肌的分布

表 92-2 咀嚼肌:功能和神经支配

肌肉	功能	神经支配	牵涉痛的常见部位
咬肌	闭口	三叉神经下颌支	眼,上颌骨,下颌骨,上磨牙或下磨牙
颞肌	闭口 下颌后移	三叉神经下颌支	头,眉,上齿或颞下颌关节
翼外肌	开口(外部) 前凸(外部) 后移(内部) 侧移(外部)—同侧肌肉	三叉神经下颌支	上颌骨和颞下颌关节
翼内肌	闭口 前凸(内部) 侧移(内部)—对侧肌肉	三叉神经下颌支	口,喉痛,颞下颌关节及耳内深部
上舌骨肌	辅助开口	三叉神经,面神经,舌下神经	喉部、颈前和口
二腹肌	辅助开口	三叉神经,面神经,舌下神经	胸锁乳突肌,下切牙

当翼外肌下头部向前拉动关节盘,允许下颌髁突旋转时,开始开口,这种旋转发生在开口前 25mm,下关节腔。当髁突和关节突间盘在上关节腔发生平移时,就可以实现完全开口。关节囊和周围韧带限制关节活动。下颌的静息位是口略张开,双唇合拢,牙齿稍分开,舌头靠在硬腭上[10]。牙齿处于自动闭合的位置。颞下颌关节囊形态是限制开口(表 92-3)。开口的正常活动范围(ROM)是 40mm,包括旋转和平移。下颌前进和后退的正常 ROM 为 3~6mm,主要在下颌髁突平移时活动。侧方运动的范围通常是 10~15mm,在下颌髁同侧旋转和对侧平移时出现。在侧移过程中,同侧髁突(下颌骨运动侧的髁突)保持相对静止和旋转,对侧髁突向前、向下和向运动侧移动。表 92-1 总结了颞下颌关节的正常 ROM[10]。

表 92-3 颞下颌关节

封闭填充位置	咬紧牙关
静息位	口微微张开,舌靠在硬腭上
限制的关节囊	限制张嘴

病理生理学

病理可能与咀嚼肌、关节的结构或炎症状态有关,都可能导致 TMD。异常活动过程中肌肉的过度使用、头前伸姿势引起的过度劳损、纤维肌痛症均可导致肌肉功能障碍和重复应力。咀嚼肌的过度使用或过度牵拉也可发生在口腔治疗过程中,长时间开口或由外伤所致。触发点或可触及的结节可出现在咀嚼肌或局部颈部肌肉,引起颞下颌关节的牵涉痛[11]。位于上斜方肌、胸锁乳突肌和其他颈部肌肉的扳机点通常会影响同侧颞下颌关节[11]。咀嚼肌过度活跃不仅会导致疼痛,还会导致生物力学缺陷,并影响关节盘移位病理学(图 92-3~图 92-5,UT/SCM 疼痛模式)。

颞下颌关节内紊乱早期用于描述包括关节盘移位在内的颞下颌关节结构关系的异常改变。关节盘移位可分为 3 种类型,其病理机制不同,包括可复性关节盘移位(DDWR)、不可复性关节盘移位(DDWOR)伴开口受限、不可复性的关节盘移位不伴有开口受限(图 92-6~图 92-8)[12]。开口过程中,关节盘向前移动太过,可能由于外侧翼突过度活跃或后囊和颞下颌关节韧带过度伸展,下颌骨髁突移过关节盘后缘,产生弹响(图 92-6)。下颌通常向弹响的一侧偏移。髁突停止移动后关节盘恢复正常位置。通常由于翼外肌过度活跃,闭口时也会听到轻微的弹响声(图 92-7)[10]。

不能复位的关节盘移位(DDWOR)发生在关节盘没有复位且保持在髁突前。如果关节盘阻碍了进一步开口运动,这可能与颌骨限制开口或闭锁有关(图 92-8)。一般情况下,髁突的旋转可以使口张开 25~30mm,但是由于前移的关节盘阻碍了移位,限制了口的完全张开。下颌向患侧偏移,对侧的移位减少[10]。当关节盘完全向前移位时,就会出现受开口限制的无复位关节盘移位。

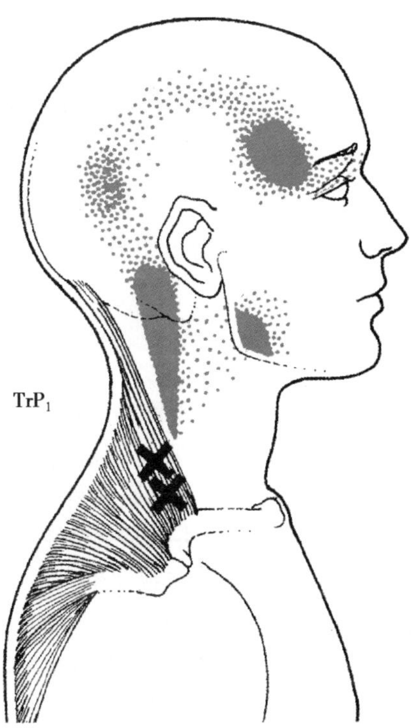

图 92-3　上斜方肌扳机点(摘自 Ground Up Strength. Trapezius Muscle:Location,Actions,and Trigger Points. 2010. Available at: http://www. gustrength. com/muscles:trapezius-location-actions-and-trigger-points)

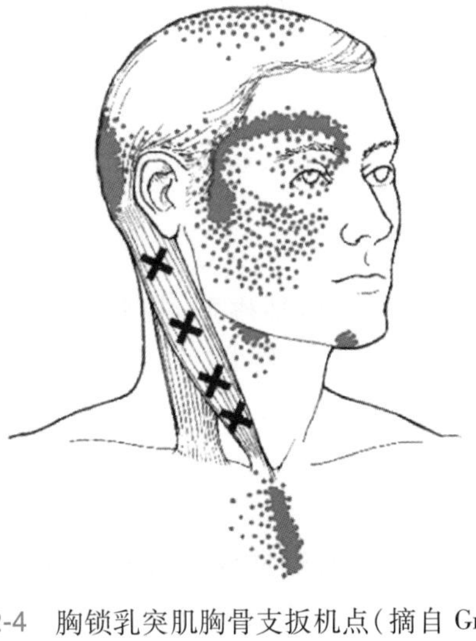

图 92-4　胸锁乳突肌胸骨支扳机点(摘自 Ground Up Strength. Sternocleidomastoid Muscle: Location, Action and Trigger Points. 2010. Available at:http://www. gustrength. com/muscles: trapezius-location-actions-and-trigger-points)

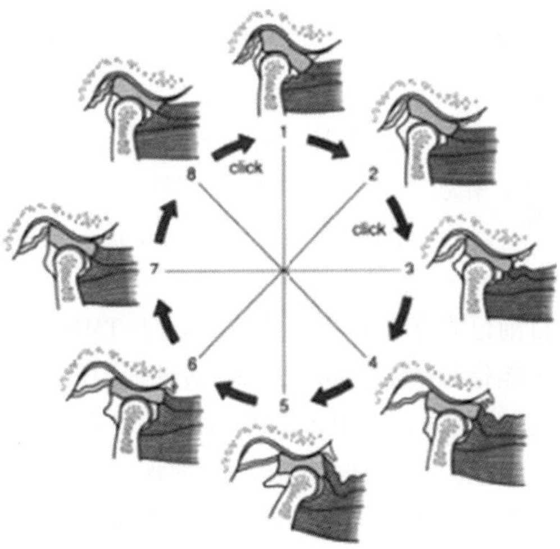

图 92-7　关节盘移位伴有下降和交替的咔嗒声。在 2 和 3 之间打开的咔嗒声:髁突经过后关节盘到中间区域。8 和 1 之间闭合的咔嗒声:髁突从中间区域移动到后缘(摘自 StudyDroid:FlashCards. Available at: http://studydroid. com/index. php)

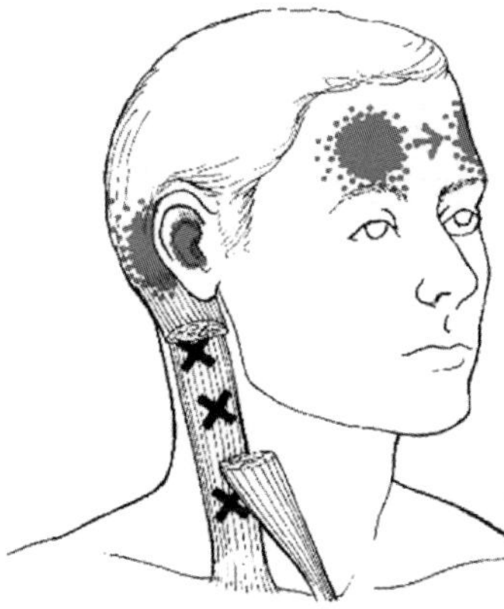

图 92-5　胸锁乳突肌锁骨支扳机点参考模式(摘自 Ground Up Strength. Sternocleidomastoid Muscle: Location, Action and Trigger Points. 2010. Available at: http://www. gustrength. com/muscles: trapezius-location-actions-and-trigger-points)

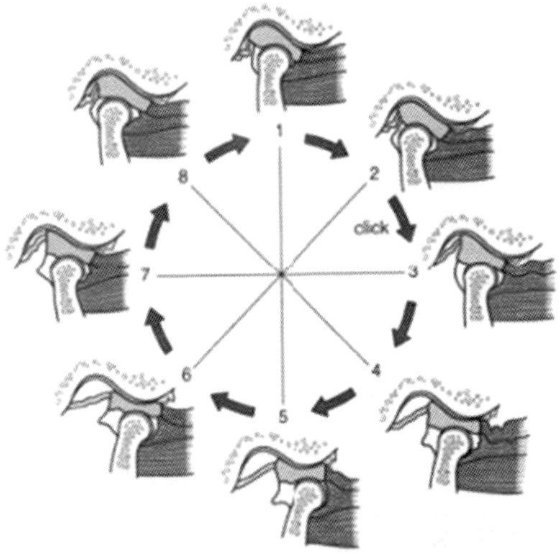

图 92-6　移位关节盘的复位。从 2 到 3 打开时有咔嗒声,在 8 到 1 之间减轻不伴有咔嗒声(摘自 StudyDroid: FlashCards. Available at: http://studydroid. com/index. php)

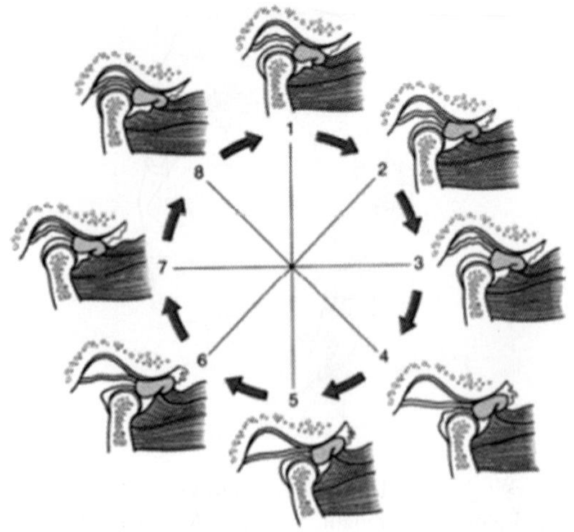

图 92-8　关节盘移位，未复位，锁定关闭。关节盘总是在髁突的前面，没有咔嗒声，打开受限（25~30mm，旋转和平移受限），物理治疗干预通常无效（摘自 StudyDroid：FlashCards. Available at：http：//studydroid. com/index. php）

临床检查

病史

与其他关节的检查类似，详细的病史将有助于指导颞下颌关节的检查。物理治疗师应询问患者病史、症状的发生和过程，包括外伤史、既往手术史、口腔治疗史和颈椎病史。

了解患者的日常活动将使物理治疗师深入了解可能影响颞下颌关节力学的重复性创伤和静态姿势。这不仅有助于物理治疗师确定导致症状的原因，还可以指导治疗和制订患者教育计划。患者的日常生活习惯、家务、工作习惯、使用电脑、坐姿、办公桌设置、睡眠习惯、饮食、异常行为（包括磨牙、嚼口香糖、咬牙、咬指甲和咬嘴唇、手撑下颌），都会影响颞下颌关节的力学。这些因素都可能导致或加重TMD症状。研究发现，心理压力和颞颌关节紊乱密切相关[3]。询问患者是否存在情绪或心理压力，对于全面了解患者的背景和确定TMD的潜在原因至关重要。这将有助于物理治疗师判断是否需要转诊治疗。

目前已有多份自我报告问卷用于TMD的评估，包括失能指数问卷、Jaw功能限制量表（JFS）和颈部失能指数（NDI）。2010年，Olivo等[13]在关于颈部和颌骨失能关系的研究发现，两种疾病之间有着密切的关系。必须考虑对颈椎和颌骨进行物理治疗检查，完成对患者的全面评估。

症状和体征

TMD的症状包括单侧或双侧颌骨疼痛、关节响声（包括爆裂声、耳鸣音和咔嗒声）、头痛和/或颈部疼痛、头晕、耳痛和耳鸣。TMD的临床症状包括开口受限<40mm，以及反复的关节或肌肉疼痛及关节响声。

系统检查

系统检查包括对头痛、颈椎病、神经系统和其他疾病的检查，有助于排除需要转诊进行额外检查的鉴别诊断的情况。头痛可分为原发性头痛，包括丛集性头痛、偏头痛、紧张性头痛或颈源性头痛。Jull等[14]在2007年描述了3个客观评价方法：减少颈椎ROM、上颈段活动度伴疼痛测试和颈部深层屈肌群无力。这些方法在区分颈源性头痛和原发性头痛时具有100%的敏感度和90%的特异度。偏头痛和紧张性头痛患者应转诊到其他医疗部门以解决这些问题，也可以与正在进行的物理治疗干预相结合。颈部肌肉的软组织评估，包括上斜方肌和胸锁乳突肌，以排除这些常见的扳机点与颞下颌关节有关（图92-2、图92-3）[11]。应检查口腔面部结构，包括牙齿、眼、耳和鼻窦，可能会引起下颌疼痛，应考虑并根据需要推荐给相关专家。还必须考虑引起颌骨疼痛的精神心理因素，并将其转诊给合适的专家。

物理治疗检查

物理治疗检查包括疼痛、姿势、肌肉和关节触诊、关节活动度、肌力、感觉、关节活动、功能活动和动态负荷的客观测量。

疼痛

根据0~10分的视觉或语言模拟量表，对当前、最佳和最差疼痛程度进行评分。注意疼痛的性质及其局部及牵涉痛。自诉的疼痛水平在鉴别TMD方面非常有效，阳性似然比为9.8（+LR 9.8）[15]。

姿势对线和观察

观察整个运动链的姿势，特别注意头部和颈部。头前伸位常伴有不同程度的圆肩、肩胛前伸和胸椎后凸，在TMD患者中常见。因为这种姿势增加了颞下颌关节囊后部的紧张。除了姿势，也要注意面部结构（眼睛、鼻子、嘴、下颌）的对称性，牙齿的排列和呼吸模式。

肌肉和关节的触诊

应在静息及开口闭口时对双侧颞下颌关节进行触诊。触诊诱发关节疼痛具有较高的信度和效度，对诊断具有较高的敏感度和特异度[16]。

触诊肌肉，特别是咬肌和颞肌，将提供有关局部疼痛和牵涉痛的信息。据 Schiffman 等[12-16-17]的 DC/TMD 分类系统，通过触诊诱发这些肌肉的一致性疼痛是诊断肌痛或肌肉病理学的较重要因素之一。颞肌可牵涉引起头、眉、上牙或颞下颌关节疼痛，咬肌可牵涉引起眼、上、下颌骨及上、下磨牙疼痛，也可能导致单侧耳鸣（图 92-9、图 92-10）[11]。对于诊断颞下颌关节紊乱，触诊翼内肌和翼外肌是困难且不可靠的[16-18]。它们最好在动态负荷测试期间进行评估，如咬合力和抗阻前伸（图 92-11、图 92-12）。

主动关节活动度

要对颞下颌关节进行全面检查，物理治疗师应评估下颌活动范围、运动的对称性，并记录所有运动偏差、是否存在疼痛和关节响声。

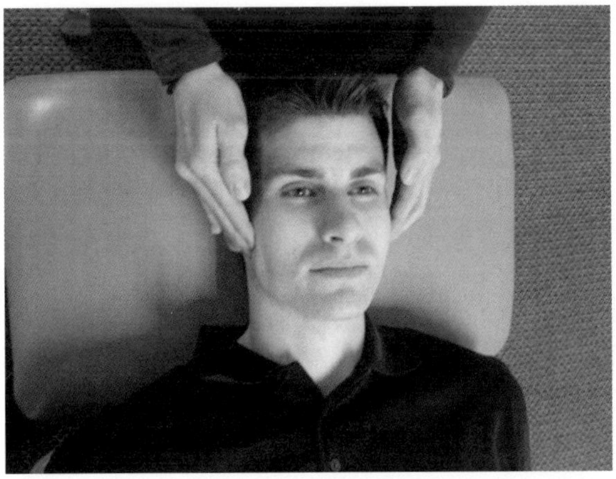

图 92-9　触诊咬肌

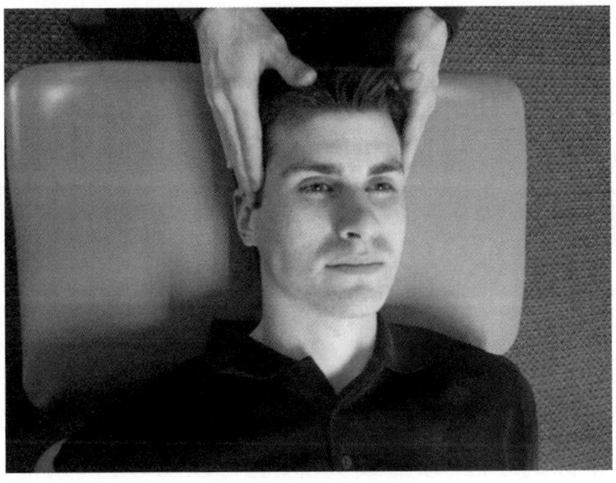

图 92-10　触诊颞肌

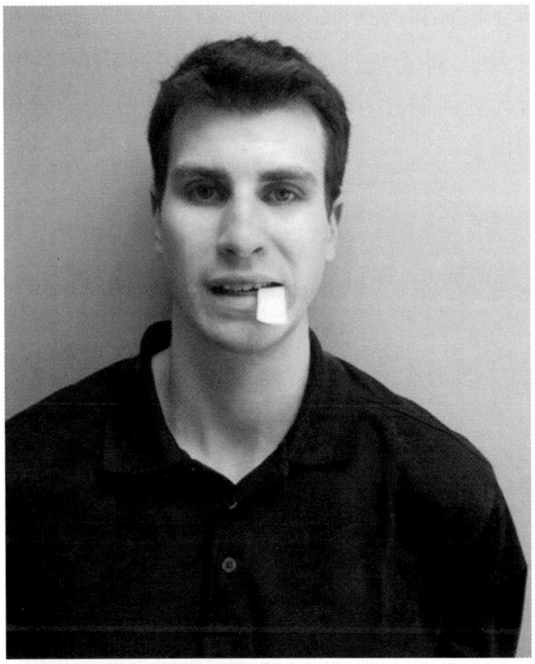

图 92-11　咬合力

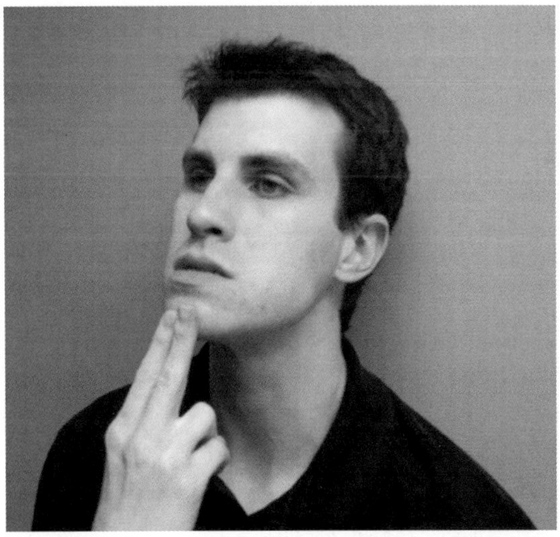

图 92-12　抗阻前伸

下颌的主动活动范围包括下颌的张开、闭合、前进、后退和侧方运动（表 92-1）。这些运动可以用毫米尺来测量。在 Walker 等[19]的研究证明使用尺子测量颞下颌关节活动度具有良好的区间可靠性，然而，只有开口测量才能有效判断受试者是否存在 TMD（图 92-13）。

通过测量上下牙齿的边缘来测量开口度，正常范围为 40~50mm（图 92-13）。应评估并记录 3 种开口测量值，包括最大无痛开口、最大疼痛开口和辅助开口以确定关节囊末端感觉。这些不同的测量将有助于治疗师确定疼痛的病因（表 92-1）。可以通过让患者张口，并在牙齿之间放置两个指关节的方法可以快速筛查开口功能(图 92-14)。这一快速测试的结果表明,患者仍能张口。在开口过程中应注意观察有无任何偏差,因为下颌骨会向关节功能障碍的一侧偏移。

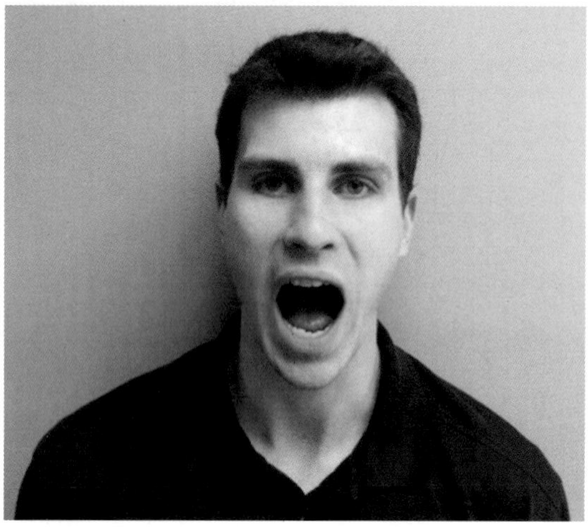

图 92-13 开口 AROM 测量

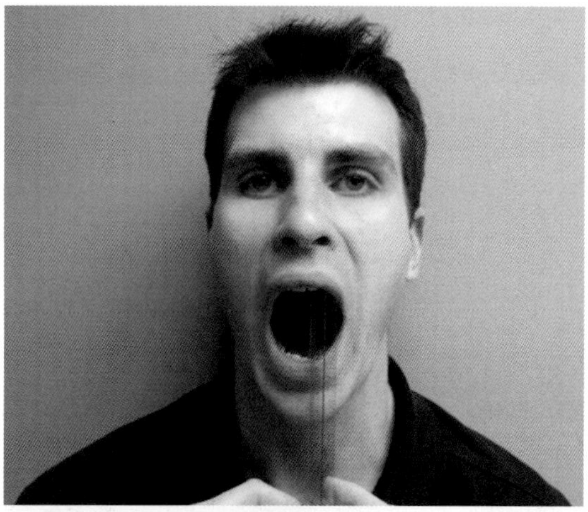

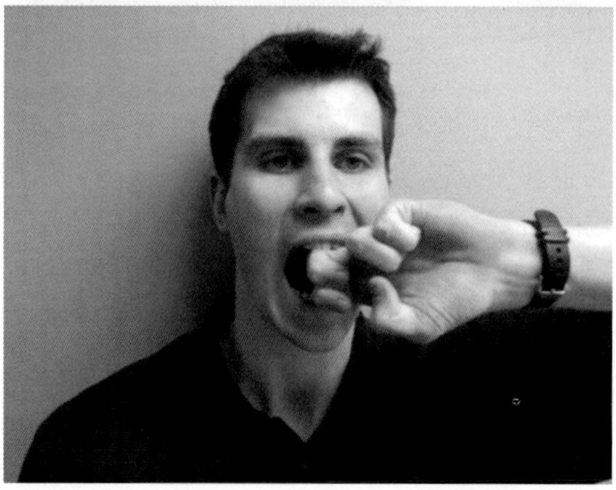

图 92-14 功能性开口快速测试

在临床中,前进和后退很难测量,一个快速的功能性 ROM 测试是下门牙前伸超过上牙的能力或 3~8mm(图 92-15)[10]。在活动范围末端可以观察到侧移并偏向关节活动受限的一侧,正常侧移的范围为 10~15mm(图 92-16)。由于对侧关节限制其髁突前滑,侧方运动将受到对侧关节的限制。

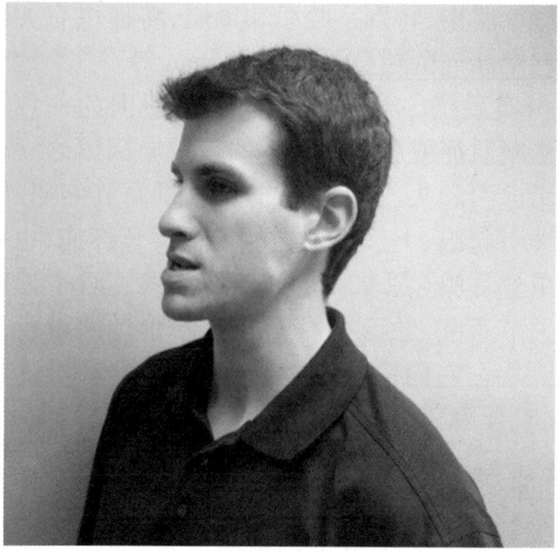

图 92-15 前凸快速测试

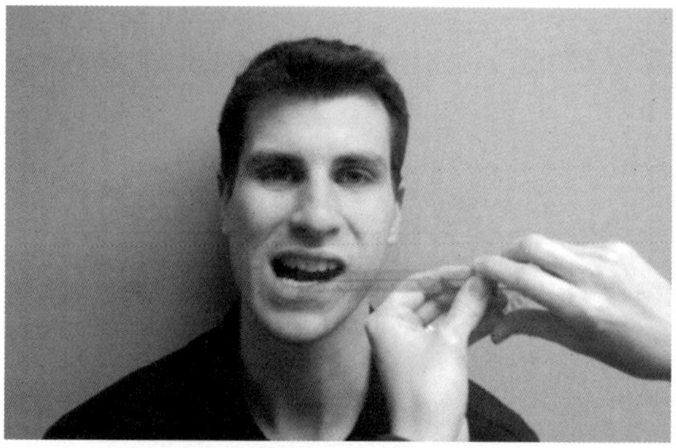

图 92-16 侧移 AROM 测量

肌力

检查应包括开口、闭口和左右侧移的等长抗阻收缩。下颌抗阻运动应在颞下颌关节的静息位进行(图 92-17)。检查时出现疼痛可能提示肌肉障碍,特别是前伸抗阻时出现疼痛提示翼外肌下半部功能障碍(图 92-12)[7]。

感觉

应考虑到 C1-C2、C2、C3 皮节头颈部的末梢神经、面神经的分布(图 92-18)。疼痛可以从颞下颌关节牵涉到牙齿、颈部或头部,也可以从牙齿、颈椎或心脏牵涉到下颌。

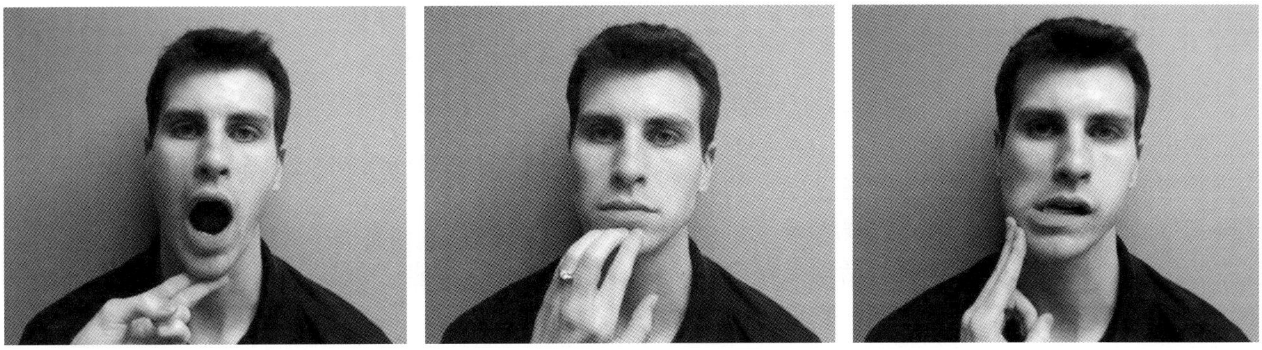

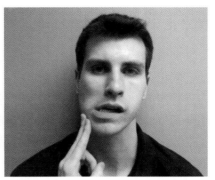

图 92-17　等长抗阻：开口、闭口、左右侧移

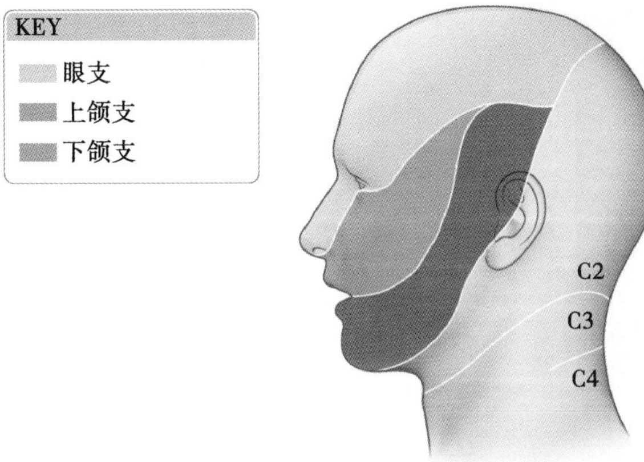

图 92-18　三叉神经及其分支和面部感觉分布。三叉神经的 3 个主要感觉区包括眼神经、上颌神经和下颌神经（改编自 Waxman SG. eds. Clinical Neuroanatomy, 26e New York, NY: McGraw-Hill; 2009）

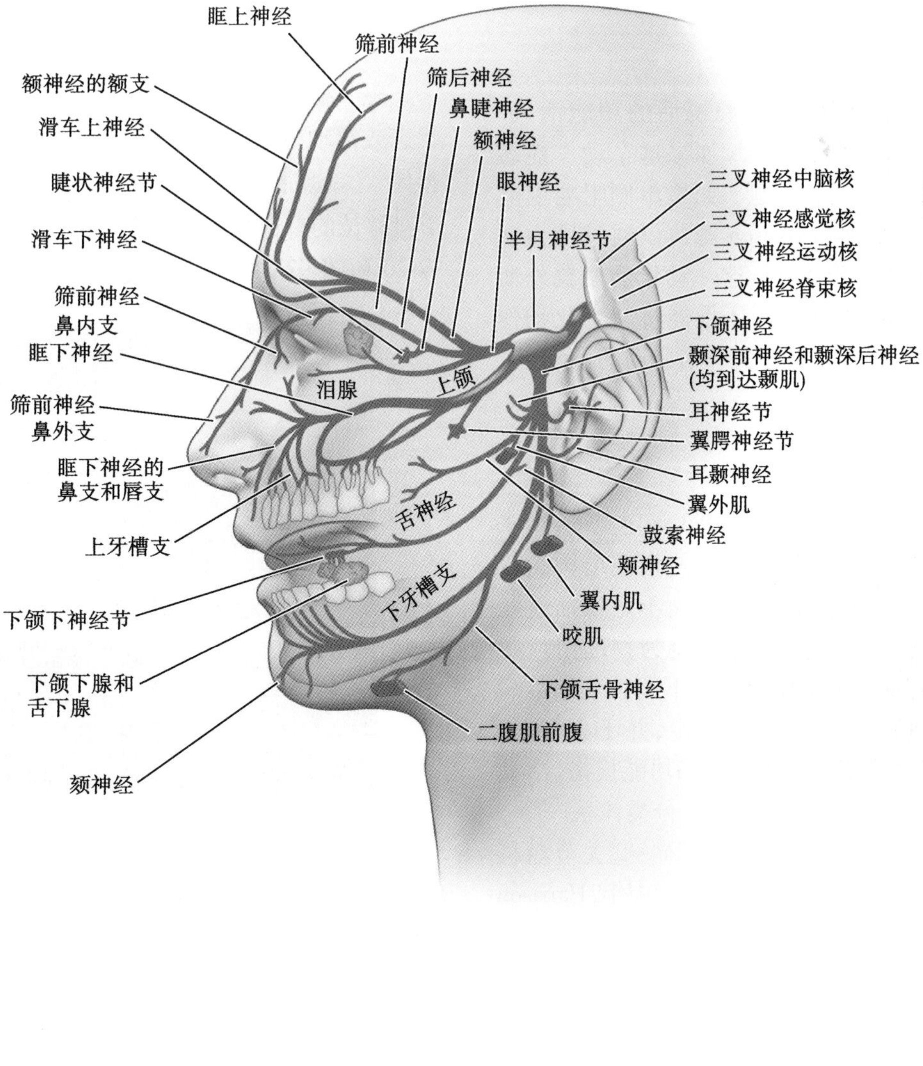

关节活动度

关节运动评估用于识别与颞下颌关节全关节活动范围相关的附属关节活动。关节打开的同时在口内进行向前、横向及向内的滑动。这些运动的末端感是韧带的牵伸(图 92-19)。关节的活动度可以用 0~6 分量表来评定:(0~2)/6 级为活动受限,3/6 级为正常,(4~6)/6 级为活动过度(表 92-1、表 92-3)。

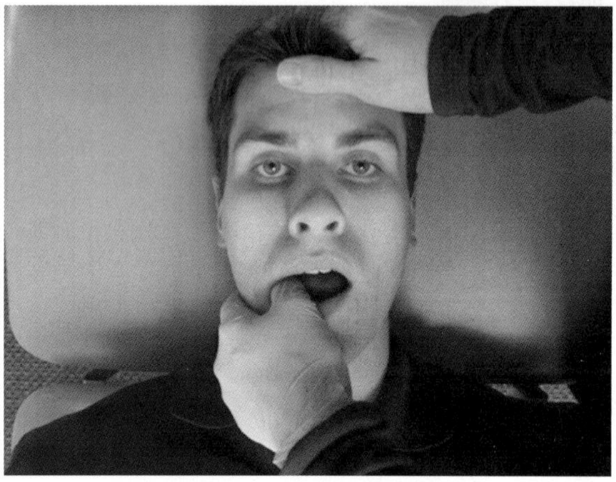

内部关节松动术的相似定位

图 92-19　关节松动术评估:牵张、向前、外侧、内侧滑动

功能活动和动态负荷检查

检查中应包括咀嚼、吞咽和说话的功能活动。用一侧咀嚼时,同侧关节打开。如果这个动作能缓解疼痛,那就说明是关节问题。如果单侧咀嚼引起疼痛,则表明肌肉病变。Okeson 等建议通过用力或咬牙来辅助诊断(图 92-11)。这一动作会使翼外肌的上部受力,在臼齿之间使用压舌器将减少此动作期间的关节受力,有助于区分关节与肌肉的诊断。

诊断

TMD 是由美国牙科协会于 1983 年定义的,用来描述影响颞下颌关节、咀嚼肌和其他相关结构的一类疾病的总称[21]。单纯的 TMD 诊断不足以描述颞下颌关节的病理生理学改变,也不能为物理治疗师评估或治疗患者提供一个框架。颞下颌关节紊乱病诊断标准(DC/TMD)于 2010 年确定,并于 2014 年修订,修订版完善了基于身体结构和功能损伤、活动受限和参与受限的 ICF 模型的 TMD 分类体系[12-16]。

诊断主要分为 3 类:①咀嚼肌障碍;②关节盘移位;③关节功能障碍(表 92-4)。在 2014 年,Harrison 等使用 Axis Ⅰ,即物理诊断分类,并将其与这些疾病的物理治疗检查和评估相结合,以更好地定义这类患者的物理治疗(表 92-4)。Axis Ⅱ诊断分类主要对患者的精神心理社会障碍情况进行评估,在此不讨论[12-16]。

表 92-4　物理诊断分类标准/颞下颌关节紊乱(DC/TMD)

组Ⅱ:咬肌紊乱	组Ⅱ:关节盘移位	组Ⅲ:关节功能障碍
Ⅰa. 开口正常	Ⅱa. 复位的关节盘移位	Ⅲa. 关节痛
	Ⅱb. 未复位的关节盘移位限制开口	Ⅲb. 骨关节炎
	Ⅲc. 未复位的关节盘移位不限制开口	Ⅲc. 骨关节病

鉴别诊断

完整的病史和系统检查对于排除其他诊断和确定是否需要转诊是必不可少的。鉴别可能包括牙科感染、下颌骨骨折或脱位、炎症状态(痛风或假痛风或类风湿关节炎)、头痛、中耳炎、鼻窦炎、颞动脉炎、三叉神经痛、心绞痛或心肌梗死。

诊断分析

磁共振成像(MRI)用于评估开口和闭口的静息状态或活动时颞下颌关节、关节盘、韧带和软组织的影像[22]。颞下颌关节 MRI(含或不含钆)是诊断关节盘移位的首选影像学检查[23],是诊断的金标准(图 92-20 和图 92-21)。MRI 的费用限制了其应用,较

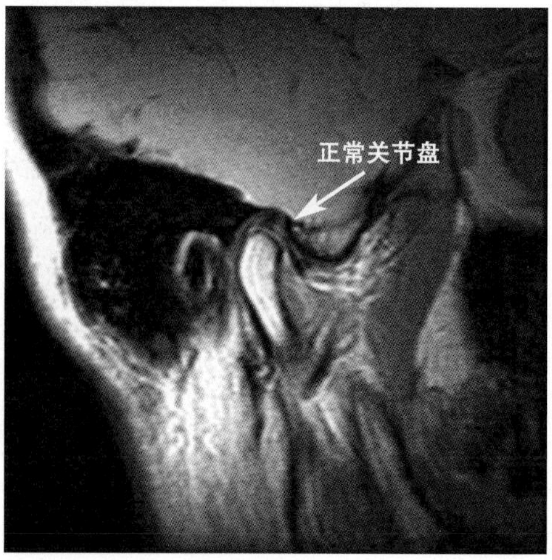

图 92-20　颞下颌关节的 MRI——正常关节盘(摘自 UR Medicine Imaging. University of Rochester Medical Center. Available at:https://www.urmc.rochester.edu/imaging/patients/procedures/tmj-imaging.aspx)

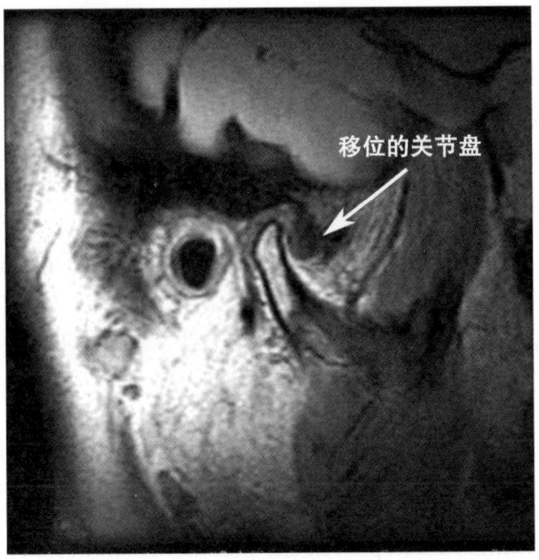

图 92-21 颞下颌关节关节盘移位的 MRI 表现(摘自 UR Medicine Imaging. University of Rochester Medical Center. Available at: https://www.urmc.rochester.edu/imaging/patients/procedures/tmj-imaging.aspx)

便宜的成像也可用于评估不同方面的颞下颌关节及其病理学。常规的 X 线和计算机断层扫描(CT)可用来评估颞下颌关节的骨性结构,诊断骨折,并能识别诸如肿瘤的占位性病变(图 92-22)[24]。CT 可用于评估关节软组织,有助于诊断退行性改变、关节破坏及感染及先天性异常和关节半脱位[16-24]。超声可用于评估关节积液、软骨和关节盘移位,可用于诊断或超声引导的介入注射(图 92-23)[24]。

治疗选择

TMD 的康复通常包括作为医疗团队成员之一的物理治疗师。物理治疗师将根据患者的损伤和功

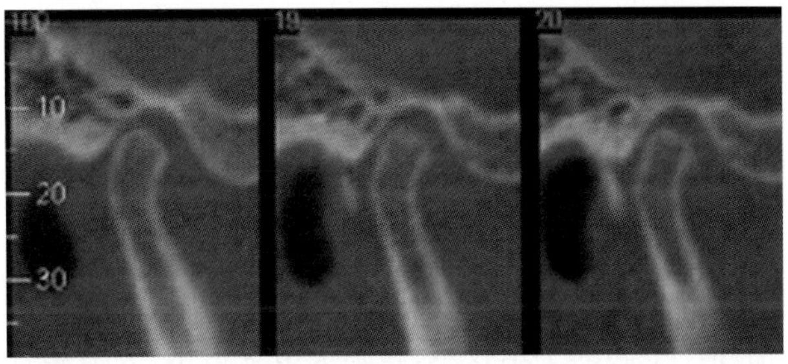

图 92-22 颞下颌关节的 CT 图像(Available at http://ramansmiles.typepad.com/raman_smiles_blog/current_or_former_tmd_sufferers/)

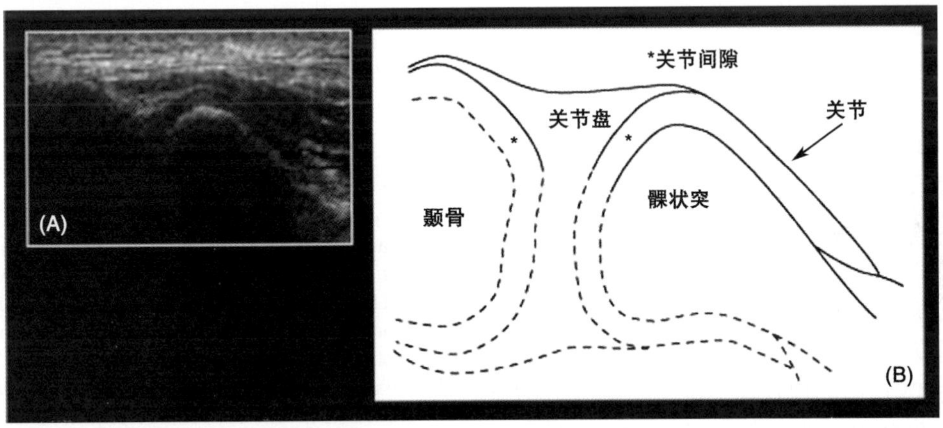

图 92-23 颞下颌关节超声图像[摘自 Elias FM, Birman EG, Matsuda CK, Oliveira IRS, Jorge WA. Ultrasonographic findings in normal temporomandibular joints. Braz Oral Res, 2006; 20(1): 25-32]

能受限来确定个体化的治疗计划。两篇系统综述对 TMD 患者的不同物理治疗技术进行了评价,均指出,很多研究缺乏严谨的研究方法,应用时应慎重。McNeely 等[25]在对 TMD 物理疗法干预的 36 项研究的系统综述中,支持使用主动和被动口腔练习来改善姿势以减轻 TMD 症状。没有证据支持或反对使用针灸或电疗,而有一些证据支持放松疗法、生物反馈训练和低能量激光治疗 TMD。基于一篇对 30 项研究进行的系统评价,Medlicott 和 Harris[26]建议以下干预措施可能对 TMD 的治疗有效:①主动训练与手法相结合;②姿势再教育合并其他干预措施;③放松技术、生物反馈、肌电训练和本体感觉再教育可能比安慰剂或咬合夹板更有效;④低能量激光可能比其他电疗方式更有效;⑤上述干预方法的组合。在处理颞下颌关节的同时,治疗师还将处理评估中发现的颈椎异常,因为这两个相邻解剖区域有相当多的重叠,而且许多患者同时患有颞下颌关节和颈椎疾病[13]。

除了上述讨论的直接干预措施外,还需要考虑解决导致持续症状的患者习惯性活动。患者教育的目的在于减少如磨牙、咬指甲、吃某些食物等不良习惯,同时改善患者的坐姿和站姿以及工作场所或家

庭环境的改造，这些都是整体管理措施中的重要组成部分。

药物治疗

TMD 的药物治疗包括减少炎症和疼痛的非甾体抗炎药（NSAID），其他药物包括肌肉松弛剂、环类抗抑郁药和阿片类药物。用 1% 利多卡因在扳机点注射，或对上斜方肌或其他肌肉使用干针，有助于减轻疼痛和肌肉痉挛。在一项对 50 名受试者的研究中，Ozkan 等[27]发现，扳机点注射疗法与夹板疗法相结合对治疗 TMD 肌筋膜疼痛是有效的。A 型肉毒杆菌毒素注射剂有时用于治疗慢性疼痛，然而，Nixdorf 等[28]的随机对照试验并不支持用这种方法治疗 TMD。

对于保守治疗失败的慢性病例，可以采用手术治疗。不同的手术技术，包括关节穿透术、关节镜检查、关节盘复位和关节盘切除术已经证明对关节盘移位并复位的患者有一定的益处[29]。还有以前其他类型的外科或正畸的方法，然而，研究并没有显示这些方法可以明显缓解症状，在此不讨论。

治疗/干预/替代疗法

针灸可用于治疗疼痛，Wong 和 Cheng[30]的研究支持针灸结合夹板和扳机点注射治疗 TMD。牙科治疗包括夜间咬合或固定夹板来缓解夜间磨牙症，因为夜间磨牙会增加颞下颌关节和关节盘的压力。夹板治疗的目的是去除髁突的负荷，限制颞下颌关节和关节盘的退变[31]。

还需考虑 TMD 的心理管理。由于焦虑、抑郁与慢性疼痛之间存在相关性，如果不将其作为多模式治疗计划的一部分加以处理，就会被临床医师忽视。需要考虑并根据情况转诊到心理治疗、认知行为治疗、社会工作或综合疼痛治疗[3]。

讨论

TMD 包括各种影响咀嚼肌和关节结构的问题，受其影响的人远多于寻求治疗的人。文献中的一些最新进展改进了 TMD 的诊断分类系统，并在 2010 年和 2014 年由 Schiffman 进行了验证、修订和讨论。这将有助于改进基于 TMD 不同诊断分类的干预研究。

要使治疗有效，必须由医疗、社会心理支持和患者组成团队共同努力，并且必须解决每个患者所表现出的个性化问题。最佳的物理治疗在现有文献中还没有完全确定，尽管谨慎的证据支持使用主动训练、被动手法治疗、姿势再教育及限制运动模式[32,33]，但是需要进行进一步研究，以确定 TMD 患者的最佳干预措施。

（贾小飞 译，刘丰彬 万春晓 校）

参考文献

1. Hoppenfeld S. *Physical Examination of the Spine and Extremities*. Norwalk, CT: Appleton and Lange; 1976: 105–132.
2. Griffiths RH. Report of the president's conference on the examination, diagnosis, and management of temporomandibular disorders. *J Am Dent Assoc*. 1983;106:75–77.
3. Wright AR, Gatchel RJ, Wildenstein L, et al. Biopsychosocial differences between high-risk and low-risk patients with acute TMD-related pain. *J Am Dent Assoc*. 2004;135:474–483.
4. Armjo OS, Magee DJ, Parfitt M, et al. The association between the cervical spine, the stomatognathic system, and craniofacial pain: a critical review. *J Orofac Pain*. 2006;20:271–287.
5. Anastassaki A, Magnusson T. Patients referred to a specialist clinic because of suspected temporomandibular disorders: a survey of 3194 patients in respect to diagnoses, treatments, and treatment outcome. *Acta Odontol Scand*. 2004;62:183–192.
6. Pedroni CR, DeOliveira AS, Guaratini MI. Prevalence study of signs and symptoms of temporomandibular disorders in university students. *J Oral Rehabil*. 2003;30:283–289.
7. Okeson JP. *Management of Temporomandibular Disorders and Occlusion*. 7th ed. St Louis, MO: Mosby/Elsevier; 2013.
8. Dao TT, Le Resche L. Gender differences in pain. *J Orofac Pain*. 2000;14:169–184; discussion 184–195.
9. Di Paolo C, Costanzo GD, Fabrizio P, et al. Epidemiological analysis on 2375 patients with TMJ disorders: basic statistical aspects. *Ann Stomatol (Roma)*. 2013;4(1):161–169.
10. Magee D. Temporomandibular joint. In: *Orthopedic Physical Assessment*. 4th ed. Philadelphia, PA: WB Saunders CO; 2002:183–206.
11. Simmons D, Travell JG, Simmons LS. *Travell and Simons' Myofascial Pain and Dysfunction: The Trigger Point Manual. Volume 1. Upper Half of Body*. 2nd ed. Baltimore, MD: Lippincott, Williams & Wilkins; 1999:237–396.
12. Schiffman EL, Truelove EL, Ohrbach R, et al. The research diagnostic criteria for temporomandibular disorders. I: overview and methodology for assessment validity. *J Orofac Pain*. 2010;24:7–24.
13. Olivo SA, Fuentes J, Major PW, et al. The association between neck disability and jaw disability. *J Oral Rehabilit*. 2010;37(9):670–679.
14. Jull G, Amiri M, Bullock-Saxton J, Darnell R, Lander C. Cervical musculoskeletal impairment in frequent intermittent headache. Part 1: subjects with single headaches. *Cephalalgia*. 2007;27(7):793–802.
15. Cleland JA, Koppenhaver S. *Netter's Orthopaedic Clinical Examination: An Evidence-Based Approach*. 2nd ed. Philadelphia, PA: Saunders; 2011:15–63.
16. Schiffman EL, Ohrbach R, Truelove E, et al. Diagnostic

criteria for temporomandibular disorders (DC/TMD) for clinical and research applications: recommendations of the International RDC/TMD Consortium Network and Orofacial Pain Special Interest Group. *J Orofac Pain and HA*. 2014;28(1):6–27.

17. Schiffman EL, Ohrbach R, Truelove EL, et al. The research diagnostic criteria for temporomandibular disorders. V: methods used to establish and validate revised Axis I diagnostic algorithms. *J Orofac Pain*. 2010;24:63–78.
18. Harrison A, Thorp N, Ritzline PD. A proposed diagnostic classification of patients with temporomandibular disorders: implications for the physical therapist. *JOSPT*. 2014;44(3):182–197.
19. Walker N, Bohannon RW, Cameron D. Discriminant validity of temporomandibular joint range of motion measurements obtained with a ruler. *JOSPT*. 2000;30(8):484–492.
20. Edmond SL. Temporomandibular joint. In: *Manipulation and Mobilization: Extremity and Spinal Techniques*. Boston, MA: Mosby; 1993:203–208.
21. Report of the president's conference on the examination, diagnosis, and management of temporomandibular disorders. *J Am Dent Assoc*. 1983;106:75–77.
22. Bag AK, Gaddikeri S, Singhal A, et al. Imaging of the temporomandibular joint: an update. *World J Radiol*. 2014;6(8):567–582. doi:10.4329/wjr.v6.i8.567.
23. Aiken A, Bouloux G, Hudgins P. MR imaging of the temporomandibular joint. *Magn Reson Imaging Clin N Am*. 2012;20:397–412.
24. Vilanova JC, Barceló J, Puig J, Remollo S, Nicolau C, Bru C. Diagnostic imaging: magnetic resonance imaging, computed tomography, and ultrasound. *Semin Ultrasound CT MR*. 2007;28:184–191.
25. McNeely ML, Armijo OS, Magee DJ. A systematic review of the effectiveness of physical therapy interventions for temporomandibular disorders. *Phys Ther*. 2006;86(5):710–725.
26. Medlicott MS, Harris SR. A systematic review of the effectiveness of exercise, manual therapy, electrotherapy, relaxation training and biofeedback in the management of temporomandibular disorder. *Phys Ther*. 2006;86(7):955–973.
27. Ozkan F, Cakır Özkan N, Erkorkmaz U. Trigger point injection therapy in the management of myofascial temporomandibular pain. *Agri*. 2011;23(3):119–125.
28. Nixdorf DR, Heo G, Major PW. Randomized controlled trial of botulinum toxin A for chronic myogenous orofacial pain. *Pain*. 2002;99:465–473.
29. Reston JT, Turkelson CM. Meta-analysis of surgical treatments for temporomandibular articular disorders. *J Oral Maxillofac Surg*. 2003;61:3–10; discussion 10–12.
30. Wong YK, Cheng J. A case series of temporomandibular disorders treated with acupuncture, occlusal splint and point injection therapy. *Acupunct Med*. 2003;21:138–149.
31. Klasser GD, Green CS. Oral appliances in the management of temporomandibular disorders. *Oral Surg Oral Med Oral Pathol Oral Radiol Endod*. 2009;107(2):212–223.
32. Amaral AP, Politti F, Hage YE, et al. Immediate effect of nonspecific mandibular mobilization on postural control in subjects with temporomandibular disorder: a single-blind, randomized, controlled clinical trial. *Brazilian J Phys Ther*. 2013;17(2):121–127.
33. Tuncer B, Ergun N, Tuncer AH, Karahan S. Effectiveness of manual therapy and home physical therapy in patients with temporomandibular disorders: a randomized controlled trial. *J Bodywork Movement Ther*. 2013;17(3):302–308.

第 93 章　康复医学伦理

Matthew Hunt, Marie-Josée Drolet, and Anne Hudon

引言

本章介绍康复伦理学。首先提出一个虚构的案例研究，说明康复医疗的背景下，伦理是如何产生的（案例研究 93-1）。然后，对伦理进行了简要的定义，并将其与相关概念加以区分，确定在康复治疗中伦理挑战的 4 个主要来源，这些伦理挑战在案例研究中得到说明。最后，调查伦理资源，这些资源可以在伦理不确定或有争议的情况下帮助康复医生作出专业判断。

案例研究 93-1：Belawan 女士是一位 65 岁的女性，2 个月前患了严重的脑卒中。最近她被送进一家康复医院，目的是改善功能，包括从轮椅上转移到床上、用轮椅独立活动及执行日常个人护理的能力。除了行动不便和自我护理受限外，Belawan 女士还患有吞咽障碍，并有误吸的风险，可能会导致肺炎。虽然她有一些短期记忆障碍，但能够推理并洞察自己的处境。她的丈夫已经过世，两个成年女儿每天晚上轮流来看她。

由于吞咽困难，医生给 Belawan 女士设计了一种改良的饮食方案，包括增稠的液体和果酱。然而，她拒绝改良性食物。她认为，吃饭是留给她仅有的乐趣之一，特别是女儿们用家庭食谱给她准备的食物。她表示了解摄入未改良食物的风险。团队对这种情况非常关注，不知道如何去应对。当 Belawan 女士的女儿不在时他们帮助她吃饭，他们特别关心，认为这可能会造成极其危险的局面。

什么是伦理学？

伦理学起源于一门哲学学科，它专注于阐述和讨论正确、善良或道德的行为以及它们背后的价值和原则。Ricoeur[1] 曾表示："伦理学的目标是在公正的制度中，与他人或为他人过上美好的生活。"这些现象有助于说明在医疗保健背景下伦理的一些关键特征：一个核心的"伦理目标"是促进并维持被认为是模范或值得称赞的态度、实践和政策[2]。伦理学关注"美好生活"，尽管对于什么才算是正确的或美好的生活方式，存在着多种不同的解释[3,4]。伦理框架共同致力于确定和促进正确、美好，甚至是高尚的生活[5]。在卫生保健方面，引用 Ricoeur 的后半部分尤为突出，伦理学特别关注人际关系，每个人都要对他人感恩，以及我们如何"与他人相处，为他人着想"。这种互动包括与患者和医疗团队其他成员的关系[6]。伦理关系进一步受到医院、诊所和卫生系统等"公平的机构"的结构和形式的影响[7]。

伦理可以与法律和临床标准区分开，尽管这些规范学科在重要方面是相互关联和互补的。首先，法律强制遵守既定标准，并通过可能的制裁来保障。相反，伦理学则通过关注道德权利和义务、行为的后果、美德或道德品格的发展，以及对特定情况下的潜在价值的认识来鼓励并寻求支持高标准。这些特征反映了西方传统伦理理论的 3 个主要流派：①道义论伦理学，关注人类彼此之间的伦理权利和义务；②后果伦理学，关注行为对人类福祉和幸福的影响；③美德伦理学，是为了以身作则，人类必须发展以美德为中心的伦理[2]。

虽然临床标准通常考虑伦理因素（如隐私或执业范围方面），但主要从技术而不是规范性角度关注什么是"正确"或"良好"。因此，伦理学和伦理学分析对医疗保健实践作出了独特而重要的贡献，这些实践与法律和临床标准相互关联，而又无法简化为其他方法。伦理学以这样的方式提供了独特且互补的视角来指导临床医生的态度、决策和行为。

对于 Belawan 女士而言，临床标准为如何评估误吸风险提供了指导，并制订了治疗建议以将这些风险降至最低。然而,从法律角度来看,Belawan 女士有权拒绝遵循小组的建议。在康复团队寻求应对这一充满争议和挑战的情况时,伦理观点可以提供参考。它提醒我们从伦理权利和义务角度(道义学伦理学)考虑,如不同的人涉及的后果(后果主义伦理学)或影响情况,以及道德行为和道德品格问题(虚拟伦理学)。伦理分析还将引导临床医生考虑 Belawan 女士及其家人的价值观和信仰。

伦理指导的来源

伦理学面临的一个关键挑战是阐明和评估指导的来源,以支持判断和仔细评估在某种情况下哪些价值观处于危险之中。这样的指导也应该支持个人在不确定或不同意的情况下获得道德立场。临床医生、管理者、患者和其他人可以借鉴一系列伦理参考点。

伦理学面临的主要挑战是阐明和评估指导意见的来源,以支持判断和仔细评估在某种情况下处于危险中的价值。这种指导还应该支持个人在不确定或分歧的情况下获得道德上的指导。临床医生、管理人员、患者和其他人员可能会借鉴一系列道德参考点。

为尊重患者的权利,评估在特定情况下应承担什么样的责任至关重要。对于临床医生来说,可能包括医疗职责、保护患者安全和保密的义务,以及维护患者尊严的义务和其他承诺。这种道德义务可以在行为准则或道德规范中明确说明。这种伦理观点的根源在于道义论,这是一种与伊曼纽尔·康德有关的基于责任的伦理学[8](基于这一传统观点的当代作家包括 Dworkin[3]、Rawls[9] 和 Nussbaum[10])。

伦理分析也可以侧重于评估和权衡可能的后果。这种思考伦理问题的方式源于结果主义或功利主义伦理理论,见于 Bentham[11] 和 Mill[12] 的作品(有影响力的作家包括 Singer[4] 和 Smart[13])。从结果论或功利主义的角度,良好的行为被广泛地视为使结果最优化,并将大多数人福祉和幸福的损失最小化的行为。

在寻求伦理指导的过程中,临床医生也可以寻找道德榜样。这种榜样可能包括他们认为在态度和行为方面堪称楷模的个人。临床医生可能会试图模仿这些榜样的行为或性格,或者在他们不确定什么是合乎道德的时候向他们寻求指导。此时,他们采用了一种受古代哲学家亚里士多德的伦理启发的伦理观[14](当代美德伦理学见于 MacIntyre[5]、Foot[15] 和 Hursthouse[16] 等人的作品)。此外,美德伦理鼓励临床医生考虑患者的价值观和职业价值观,以指导他们的行动。干预措施将可能对患者和专业人员都有意义[17]。

伦理分析也可以通过关注中等水平的原则,如熟悉的生物医学伦理原则,尊重自主、仁慈、不伤害和公正[18],其他原则包括忠诚和互惠。用多种伦理视角审视一个具有挑战性的道德状况通常是富有成效的[2,19]。例如从利益相关者的权利、义务、结果、美德和价值观的角度来考虑案例,有助于阐明一种情况的不同方面,促进对道德风险更丰富和更细致的理解。这种探索伦理挑战的多方面途径可以支持伦理反思和思考,并最终导致在实践中作出合理的伦理决策。

当从道义的角度考虑 Belawan 女士的情况时,团队希望作出决定并以尊重其权利的方式行事(例如获得优质和科学医疗的权利、知情权、拒绝治疗的权利、以保护其尊严的方式受到治疗的权利等)。按照后果主义方法,研究小组将权衡不同临床选择可能产生的积极和消极后果,并设法支持 Belawan 女士的安全和生活质量。在美德伦理观的指导下,团队将花时间倾听 Belawan 女士的故事,考虑她的目标、愿望和对情况的认识,以便干预措施尊重她的价值观和信仰。该小组还可能寻求维护医学伦理的四项原则。维护四项原则的一些影响可能是:关于自治原则,团队将确保 Belawan 女士知道作出明智决定所需的所有相关信息,不会施加不必要的压力,并支持她的决策过程。基于尊重善意和非恶意原则,团队可能会设法调整 Belawan 女士特别重视的食物的准备,同时确保食物是安全的。为了尊重公正,该团队将努力满足 Belawan 女士的需要,同时满足其他患者的需要,并铭记类似的需求需要类似的反应(解决公平和公正问题)。

康复医疗伦理

20 世纪 80 年代中期以来,康复医疗伦理的文献不断增加[20]。该领域的一个重要共识是必须认识到康复伦理与其他保健领域的不同之处和相似之处。此外,还努力确定从康复之外的伦理困境中可以学到什么，以及在康复治疗中应该以不同的眼光看待哪些问题。

康复旨在优化人类功能，并关注社会、精神和身体健康与福祉[21,22]。与治疗性保健策略相比，康复有不同的目标——促进或恢复最佳功能[23]，因此解释对康复伦理学理解上差异的必要性就不足为奇了[24]。作为阐明康复伦理领域的一种方式，我们将确定康复医疗的一些特征，并提出这些特征与伦理问题之间的关系。讨论时，我们将参考前面吞咽困难的案例研究。

康复医疗的参与特性

康复的特点是参与性[24]。大部分涉及医疗的康复治疗都是由患者完成的，而不是给他们或为他们做。因此，脊髓损伤后正在接受作业、物理或言语治疗的患者，只有在积极参与治疗的情况下才会有所改善。伦理挑战可能与康复临床医生说服患者参与的程度有关。

极端的劝说或胁迫在伦理上是有问题的，这与康复中知情和自由同意的性质有关。由于医疗性质的不断变化，以及身份感和决策能力的不断演变，这可能是一个持续不断的过程[25]，尤其对于突然致残或由于退行性疾病导致功能缓慢退化的患者。康复医疗的参与带来了与患者（及其家属）在制订社会参与功能目标采取共同决策过程的机会。值得注意的是，虽然家庭可能是患者极其重要的支持来源，但也可能出现伦理挑战，例如家属试图让自己的意愿凌驾于患者的意愿之上。

康复伦理学旨在加强患者的协作和自主能力。评论者认为，康复医疗的性质使患者了解自身的医疗保健经验和需求，并成为临床医生的合作伙伴[26]。这种方法不同于其他家长式治疗模式——临床医生将自己描述为患者健康和健康状况方面的唯一专家。

对于 Belawan 女士而言，知情、自由和持续同意是一个核心考虑因素，因为她拒绝遵循团队的建议来修改食物的质地。她需要积极参与这个问题的讨论，还必须知道将带来的风险，以及她的选择对自己和他人（例如的孩子）的影响。Belawan 夫人的女儿参与此决策过程也应得到尊重和谨慎的对待：团队应设法更多地了解当前的家庭动态和权力关系，如果 Belawan 夫人可以接受，则鼓励他们充分参与过程。简而言之，要避免家长式作风，让 Belawan 夫人及其家人尽可能多地参与这些决定，这些决定对 Belawan 夫人而言是最重要的。

康复团队协作

Blackmer[27]认为，康复强调“团队合作，帮助患者实现目标”，因为“它强调最大限度地提高患者的身体素质、情感和社会心理健康与独立性”。康复医疗团队合作的性质倾向于让更多的临床医生参与进来，并采取更平行的（层次更少）的合作形式。尽管不是康复所独有的，但康复团队可以既支持患者的伦理医疗，也可以成为伦理挑战的来源[28]。团队拥有广泛的视角和专业知识，康复中的患者医疗，包括伦理考虑，可以更丰富；另一方面，观点的多样性也会带来一些挑战。例如，如果团队成员意见不一致，特别是在团队协作能力较弱的情况下，患者和家属可能更容易得到混杂的信息。团队也可能会回归到“团队思维”的形式，这会削弱解决问题和创造力的潜力[27]。团队合作也会带来医疗专业界限的问题，因为专业人员的某些角色可能会重叠。这种情况可能导致对正确使用的模式，或实现或保持功能性增益的最适当步骤的分歧。

在吞咽困难案例研究中，很容易想到团队成员之间可能会出现分歧。有些人可能会强调让患者对危险事项作出选择的重要性，而另一些人，尤其是参与评估或提供喂养的人，可能会觉得自己卷入到了风险中。在这种情况下，团队成员不仅仅只包括医疗专业人员，也可能包括医疗助理或助手，他们都参与了给 Belawan 女士提供食物的工作，但并不总是参与到康复团队的讨论中。事实上，这些人每天都与 Belawan 女士紧密合作，特别适合讨论这一问题。此时，也可能会出现专业界限问题，并导致团队成员之间的紧张关系和职业角色之间的摩擦（例如负责帮助 Belawan 女士自主进餐的作业治疗师和接受过处理吞咽困难培训的言语治疗师）。

管理康复中的风险与风险选择

康复中的风险管理是一个反复出现的伦理问题[28]。它涉及家长制，对自主、尊严和自由的尊重（即自我决定）以及患者安全的考虑。在康复医疗中，相对于其他医疗环境，可能需要扩大对风险的容忍度[29]，尤其因为康复治疗和日常生活活动涉及风险。从这个意义上说，一定程度的风险是康复治疗方法所固有的。例如，事故发生后重新学习独立行走会带来危险，摔倒，甚至是因为失败而幻想破灭。尽管康复小组将设法减少此类风险，但他们不能完全消失。从伦理的角度来看，其他风险更具挑战性。

当患者坚持回到团队认为风险过高的生活环境时，出院决定会引发伦理问题[30]。当风险选择对第三方产生影响时，情况会变得更加复杂。例如，如果短期记忆力丧失的患者重新回到独自居住的公寓，如果忘记了炉子上的锅而导致火灾，可能会把自己和邻居置于危险之中[25]。但是，如果临床医生高估风险，可能会造成另一种形式伤害。如果他们作出假设，尤其是没有通过有效措施（例如家庭环境中的生态评估）以及通过合理的评估和判断对其进行检验时，他们更有可能采取家长式行动，从而破坏患者的自主性。另一个例子是患者受伤或出现健康状况后重新学习开车时。在存在第三方风险的情况下，临床医生应考虑法律规范，并可能需要在促进患者自主权、寻求保护患者安全以及第三方安全之间取得平衡。

风险选择问题是案例研究的核心。Belawan 女士想作出一个冒险的选择。关键的考虑因素可能是仔细审查评估误吸风险（风险定位和估计）的证据强度，以确保 Belawan 女士确实了解这些风险，并尝试了解对她来说什么是危险的（风险感知），并考虑是否有办法尽量减少或消除风险，同时仍能使 Belawan 女士有机会享受其所说的唯一的乐趣（风险缓解）。此外，团队必须确保临床医生没有夸大风险，他们的评估在科学上是有效的，且符合临床指南或方案。

康复中公平与正义的考量

要强调的最后一个主题是康复医疗和康复患者的公平与正义。正如 Ricoeur[1]强调，对正义的关注往往由制度的结构引起。例如，在私人营利性机构中执业可能给临床医生带来道德挑战，并可能影响对患者的医疗[31]。如果付款和报销模式将某些人需求排除在外，则可能会引起伦理问题。事实上，美国芝加哥的康复医生调查发现，医疗费用报销问题是在实践中遇到的主要伦理问题[28]。在获得康复医疗方面的不平等是一项伦理挑战。美国、加拿大和澳大利亚等国家的一些工人补偿制度所采用的医疗保健管理式和协议也可以在没有临床理由的情况下限制医疗时间和某些模式的使用[32]。第三方付款人参与到康复过程中时，临床医生可能会面临伦理困境，并感到被牵扯到患者和付款人之争。这些情况导致了利益冲突，违反道德，甚至欺诈[33-36]。在医院层面也可能出现公正问题，他们可能需要在项目之间及在团队或项目内划分优先级，例如入院标准[37-38]，或在政策似乎歧视某些患者群体（例如慢性病患者）[39]时。除财务可及性之外，其他可及性的维度也应考虑，包括地理可及性（具有获得离家较近的服务）、身体接触（没有进入卫生机构的环境障碍）、文化接触（能够获得尊重自己信仰和价值观的服务）和语言接触（能够接触到自己语言的服务或口译员）[2]。

另一组公正问题需要康复医生的重视，这些问题涉及对残疾人的歧视。健康专业人员可以考虑其观点是如何被潜意思的“残疾者”观点所影响的[40]。此外，康复专业人员有机会和责任就歧视残疾人的做法或政策进行反向宣传[41]。临床医生也应注意在提供医疗方面可能存在的其他偏见，包括语言、性别、民族、文化、社会经济地位、性取向和政治或意识形态偏好，并设法消除这些障碍，以确保所有患者都能获得公平和充分的医疗[42-43]。

Belawan 女士被送进康复中心前，可能由于各种原因难以获得康复服务。例如，她的私人保险公司可能不承保这些服务（财务障碍），距离她家 2h 车程内不能提供服务（地理障碍），或者可能在不容易坐轮椅进入的大楼内提供服务（物理障碍）。一旦恢复工作，可能还会引起其他公正问题。例如，如果临床医生提供的服务不尊重她的价值观和信仰（文化障碍），或者只说她不理解的语言并且无法获得口译服务（语言障碍）。总之，不同的障碍可能会限制获得康复服务的机会。关注康复服务公平分配的团队将对这些可能影响获得康复医疗的功能非常敏感。因此，医疗团队应仔细评估或确定提供康复医疗时的公正和公平问题，以确保公平地为所有患者，尤其是有可能受到该系统不利影响的患者提供医疗。

康复伦理中的补充资源

本章描述了与康复相关的伦理参考点和伦理指导的来源，还有些资源可以在应对道德挑战时提供指导。伦理支持的关键来源通常是团队和同事，能够讨论并参与集体反思，对于更好地理解伦理上复杂或令人烦恼的情况是极其宝贵的资源。需要为讨论留出空间。这种讨论可以非正式的方式进行，也可以在小组会议或家庭会议等场合进行，以便讨论特定病例在伦理方面的重要问题。医院和其他医疗机构也可能有伦理顾问或临床伦理委员会等个人或团体，他们被授权在这些情况下提供支持。

无论是单独、团队，还是在与其他利益相关者（如临床伦理委员会）的对话中进行伦理审议和反思，伦理分析工具的使用有助于构建和指导过程[2]。针对康复的具体情况开发的伦理分析工具：用于伦理分析的四方伦理工具（QET）[17]和以患者为中心的康复伦理分析模型（PCEAM-R）[44]（表93-1）。这两种工具旨在帮助康复专业人士在面临伦理挑战时作出决策。一些更有针对性的工具已经被开发出来，帮助在特定的临床背景下进行伦理审议。例如，已经开发一种算法来支持在某些情况下的共同决策，就像前面吞咽困难的患者拒绝饮食调整的案例[45]；患者的健康状况可能影响到安全驾驶的能力时，开发出一种用于指导伦理决策的工具[46]。

表 93-1 伦理分析练习工具

- 用于伦理分析四方伦理工具（QET）
  Drolet M-J, Hudon A. Theoretical frameworks used to discuss ethical issues in private Physiotherapy practice and proposal of a new ethical tool. Med Health Care Philosophy. 2015;18(1):51-62
- 以患者为中心的康复伦理分析模型（PCEAM-R）
  Hunt MR, Ells C. A patient-centered care ethics analysis model for rehabilitation. Am J Physical Med Rehabilit. 2013;92(9):818-827
- 吞咽困难患者的共享决策算法
  Kaizer F, Spiridigliozzi A-M, Hunt MR. Promoting shared decision-making in rehabilitation: Development of a framework for situations when patients with dysphagia refuse diet modification recommended by the treating team. Dysphagia. 2012;27(1):81-87

伦理审议的其他资源包括考虑过去如何处理类似案件、关注机构内外的相关政策，以及参考专业规范声明。从经验中学习良好的道德至关重要。临床领导和临床伦理委员会等组织的一个重要作用是引起人们对类似情况的关注，以及过去如何处理这些情况、结果如何。这种长期观点也有助于确定政策或培训反馈（例如职业道德教育课程）。无论是机构本地的政策还是范围更广的政策，都是伦理指导的来源。例如，吞咽困难案例研究中的康复医院可能有一项针对拒绝治疗的政策。道德规范（例如，专业机构或医院的道德规范）是道德审议的重要资源。最后列出，并不是因为道德规范相较于其他资源不重要，而是因为它们通常是人们首先想到的与伦理有关的东西。虽然，道德规范是道德的一个关键资源，但还有许多其他的规范也值得关注（表 93-2）。

表 93-2 康复伦理主要资源和网站

- 康复网络职业道德：www.facebook.com/PERN.ca/
- 康复伦理书籍
  - Drolet M-J. Acting Ethically? Proposal of a Theoretical Framework and a Method to Overcome the Ethical Tensions Raised by the Occupational Therapy Practice. Ottawa, ON: CAOT Publications ACE; 2018
  - Kornblau BL, Burkhardt A. Ethics in Rehabilitation: A Clinical Perspective. Thorofare, NJ: Slack Incorporated; 2012
  - Gabard DL, Martin MW. Physical Therapy Ethics. Philadelphia, PA: FA Davis, 2011
  - Purtilo RB, Doherty RF. Ethical Dimensions in the Health Professions. 5th ed. Philadelphia, PA: Elsevier Saunders; 2011
  - Purtilo RB, Jensen GB, Brasic Royeen C. Educating for Moral Action: A Sourcebook in Health and Rehabilitation Ethics. Philadelphia, PA: FA Davis; 2005
  - 医学方面：https://www.ama-assn.org/delivery-care/ama-code-medical-ethics（美国医学会）
  - 理疗：http://www.apta.org/Ethics/Core/（美国物理治疗协会）
  - 职业治疗：https://www.aota.org/About-optional-Therapy/Ethics.aspx（美国职业治疗协会）
  - 言语治疗：http://www.asha.org/Codeof-Ethics/（美国言语语言听力协会）

小结

伦理是康复医疗的重要组成部分。康复方法的特殊性质决定了伦理如何在康复环境中发挥作用，包括参与性和协作性、对团队合作的重视、风险的普遍性(及其对患者自主性的影响)以及与公平和公正相关的问题。Belawan 女士的例子就很好地说明这些考虑。当团队考虑如何应对 Belawan 女士拒绝他们的建议时,伦理分析可以帮助引导人们思考这一问题的根源,而不仅仅是询问是否接受建议,以便更好地了解情况,根据其伦理含义制订和权衡选项,并作出一个深思熟虑的、合乎道德的决定。伦理和伦理考量是优秀临床医生、有效康复团队或模范康复机构所需的重要组成部分。

(胡晓丽 译,胡瑞萍 万春晓 校)

参考文献

1. Ricoeur P. *Oneself as Another*. Chicago, IL: University of Chicago Press; 1992.
2. Drolet M-J. *Acting Ethically? Proposal of a Theoretical Framework and a Method to Overcomethe Ethical Tensions Raised by the Occupational Therapy Practice*. Ottawa, ON: CAOT Publications ACE; 2018.
3. Dworkin R. *Taking Rights Seriously*. Cambridge, MA: Harvard University Press; 1977.
4. Singer P. *Practical Ethics*. Cambridge: Cambridge University Press; 1999.
5. MacIntyre A. *After Virtue. A Study in Moral Theory*. London: Bloomsbury; 2007.
6. Scanlon T. *What We Owe to Each Other*. Cambridge, MA: The Belknap Press of Harvard University Press; 1998.
7. Daniels N. *Just Health Care*. Cambridge: Cambridge University Press; 1985.
8. Immanuel K. *The Metaphysics of Morals*. Cambridge: Cambridge University Press; 1996.
9. Rawls J. *A Theory of Justice: Revised Edition*. Cambridge, MA: The Belknap Press of Harvard University Press; 1999.
10. Nussbaum M. *Women and Human Development. The Capabilities Approach*. Cambridge: Cambridge University Press; 2000.
11. Bentham J. *The Collected Works of Jeremy Bentham: an Introduction to the Principles of Morals and Legislation*. Oxford: Oxford University Press: Clarendon Press; 1996.
12. Mill JS. *Utilitarianism*. London: Parker, Son, and Bourn, West, Strand; 1863.
13. Smart JJC, Williams B. *Utilitarianism: for and Against*. Cambridge: Cambridge University Press; 1973.
14. Aristotle. *The Nicomachean Ethics of Aristotle*. London: Longmans, Green, and CO.; 1869.
15. Foot P. *Virtues and Vices and Other Essays in Moral Philosophy*. Oxford: Oxford University Press; 2002.
16. Hursthouse R. *On Virtue Ethics*. Oxford: Oxford University Press; 1999.
17. Drolet M-J, Hudon A. Theoretical frameworks used to discuss ethical issues in private physiotherapy practice and proposal of a new ethical tool. *Med Health Care Philosophy*. 2015;18(1):51–62.
18. Beauchamp TL, Childress JF. *Principles of Biomedical Ethics*. New York: Oxford University Press; 2013.
19. Sherwin S. Foundations, frameworks, lenses: the role of theories in bioethics. *Bioethics*. 1999;13(3/4):198–2015.
20. Caplan AL, Callahan D, Haas J. Ethical & policy issues in rehabilitation medicine. *Hastings Center Report*. 1987;17(4):1–20.
21. U.S. National Library of Medicine. *Physical Medicine and Rehabilitation*. Available at https://www.nlm.nih.gov/tsd/acquisitions/cdm/subjects81.html. Accessed June 22, 2017.
22. American Academy of Physical Medicine and Rehabilitation(AAPMR). About physical medicine & rehabilitation. Available at http://www.aapmr.org/about-physiatry/about-physical-medicine-rehabilitation. Accessed June 22, 2017.
23. Stucki G, Cieza A, Melvin J. The international classification of functioning, disability and health: a unifying model for the conceptual description of the rehabilitation strategy. *J Rehabilit Med*. 2007;39(4):279–285.
24. Kuczewski M, Fiedler I. Ethical issues in rehabilitation: conceptualizing the next generation of challenges. *Am J Physical Med Rehabilit*. 2001;80(11):848–851.
25. Hunt MR, Ells C. Partners towards autonomy: risky choices and relational autonomy in rehabilitation care. *Disability Rehabilit*. 2011;33(11):961–967.
26. Karazivan P, Dumez V, Flora L, et al. The patient-as-partner approach in health care: a conceptual framework for a necessary transition. *Academic Med*. 2015;90(4):437–441.
27. Blackmer J. Ethical issues in rehabilitation medicine. *Scandinavian J Rehabilit Med*. 2000;32(2):51–55.
28. Kirschner KL, Stocking C, Wagner LB, Foye SJ, Siegler M. Ethical issues identified by rehabilitation clinicians. *Arch Physical Med Rehabilit*. 2001;82:S2–S8.
29. Clemens EL, Hayes HE. Assessing and balancing elder risk, safety and autonomy: decision-making practices of health care professionals. *Home Health Care Services Q*. 1997;16(3):3–20.
30. Durocher E, Gibson BE. Navigating ethical discharge planning: a case study in older adult rehabilitation. *J Australian Occupational Ther*. 2010;57(1):2–7.
31. Hudon A, Drolet M-J, Williams-Jones B. Ethical issues raised by private practice physiotherapy are more diverse than first meets the eye: recommendations from a literature review. *Physiother Canada*. 2015;67(2):124–132.
32. Uili RM, Wood R. The effect of third-party payers on the clinical decision making of physical therapists. *Soc Sci Med*. 1995;40(7):873–879.
33. Laliberté M, Hudon A. Do conflicts of interest create a new professional norm? Physical therapists and workers' compensation. *Am J Bioethics*. 2013;13(10):26–28.
34. Mitchell JM, Scott E. Physician ownership of physical therapy services. *JAMA*. 1992;268(15):2055–2059.
35. Gibson S. Ethics of self-referral for profit: case example of a physician-owned physiotherapy clinic. *Physiother Canada*. 2007;59(4).
36. Hudon A, Laliberté M, Hunt M, Feldman D. Quality of physiotherapy services for injured workers compensated by workers' compensation in quebec: a focus group study of physiotherapy professionals. *Healthcare Policy (Politiques de sante)*. 2015;10(3):32–47.
37. Ottenbacher KJ, Smith PM, Illig SB, et al. Disparity in health services and outcomes for persons with hip fracture and lower extremity joint replacement. *Med Care*. 2003;41(2):232–241.
38. Nirula R, Nirula G, Gentilello LM. Inequity of rehabilitation services after traumatic injury. *J Trauma Acute Care Surg*. 2009;66(1):255–259.
39. Hammarström A, Haukenes I, Wiklund AF, et al. Low-

educated women with chronic pain were less often selected to multidisciplinary rehabilitation programs. *PloS one*. 2014;9(5):e97134.
40. Roush SE, Sharby N. Disability reconsidered: the paradox of physical therapy. *Physical Ther*. 2011;91(12):1715.
41. Drolet M-J, Hudon A. Les professionnels de la santé ont-ils un devoir d'advocacy? *Éthica*. 2014;18(2):33–63.
42. Niemeier JP, Burnett DM, Whitaker DA. Cultural competence in the multidisciplinary rehabilitation setting: are we falling short of meeting needs? *Arch Physical Med Rehabilit*. 2003;84(8):1240–1245.
43. Betancourt JR, Green AR, Carrillo JE, Owusu Ananeh-Firempong I. Defining cultural competence: a practical framework for addressing racial/ethnic disparities in health and health care. *Public Health Rep*. 2016.
44. Hunt MR, Ells C. A patient-centered care ethics analysis model for rehabilitation. *Am J Physical Med Rehabilit*. 2013;92(9):818–827.
45. Kaizer F, Spiridigliozzi A-M, Hunt MR. Promoting shared decision-making in rehabilitation: development of a framework for situations when patients with dysphagia refuse diet modification recommended by the treating team. *Dysphagia*. 2012;27(1):81–87.
46. Mazer B, Laliberté M, Hunt M, et al. Ethics of clinical decision-making for older drivers: reporting health-related driving risk. *Canadian J Aging (La Revue canadienne du vieillissement)*. 2016;35(S1):69–80.

第 94 章　康复科学新技术

Randolph J. Nudo

引言

人们常说：科技驱动创新。如果这句话成为现实，那么在未来的几十年里，在康复领域，我们将迎来一段激动人心的旅程。小型化的微电子技术、先进的机器人技术、精密的数据处理系统，以及刺激外周和中枢神经系统的新模式，激励着康复专家和临床医生探索新的治疗方法，以恢复神经系统疾病患者的功能。本章概述从实验室到临床现有的新兴技术，总结这些技术的基本原理，讨论作用机制，并突出优点和局限性。在某些情况下，FDA 对这些新技术的审核都会被记录。该领域发展很快，本章并非包罗万象，重点是最有可能在不久的将来进入康复医学临床领域的技术。

经皮神经电刺激

经皮神经电刺激（transcutaneous electrical nerve stimulation，TENS）是指电流通过皮肤表面的电极刺激周围神经，通常是为了减轻周围或中枢神经损伤引起的慢性神经性疼痛。目前认为 TENS 诱导的缓解疼痛的生理学原理是以剂量依赖性方式抑制痛觉传递。各种研究使用了一系列不同强度、脉冲宽度、频率、持续时间和模式，对 TENS 的功效进行概括。最近 Cochrane 得出结论：迄今为止，假对照（sham-controlled）研究得出的证据质量很低，无法针对神经性疼痛的非药物治疗措施（包括 TENS）提出很好的建议[1,2]。TENS 也可用于肩袖肌腱病治疗，但同样缺乏高质量的研究[3]。TENS 通常耐受良好，表 94-1 列出常见禁忌证。

表 94-1　电疗法的禁忌证

刺激颈动脉窦或心脏
妊娠
恶性肿瘤
皮肤麻木或萎缩
对凝胶或衬垫过敏
无法在刺激下出声表达疼痛
动脉或静脉血栓形成、血栓性静脉炎
经脑、眼、口或颈前电极放置

摘自 Coveleski P. Therapeutic Modalities. In：Maitin IB，Cruz E，eds. CURRENT Diagnosis & Treatment：Physical Medicine & Rehabilitation，New York，NY：McGraw-Hill；2014.

功能性电刺激

与 TENS 类似，功能性电刺激（functional electrical stimulation，FES）使用脉冲电流刺激周围神经。然而，FES 通常仅限于周围神经电刺激，支配感兴趣的肌肉，引起肌肉收缩[4]。FES 主要用于中枢神经系统损伤患者，达到改善功能或治疗的目的。刺激电极通常放置在覆盖目标神经的皮肤表面。此外，还有更具有侵入性的刺激方法，如经皮直接将刺激电极植入肌腹或在特定的周围神经周附近入神经袖口，这可能对肌肉更具有特异性。但由于其侵入性和短期治疗的局限性，这种方法并不常见（图 94-1）。

实际上，在周围神经上应用电流要复杂得多，因为神经中产生的动作电位在传入和传出纤维中向中

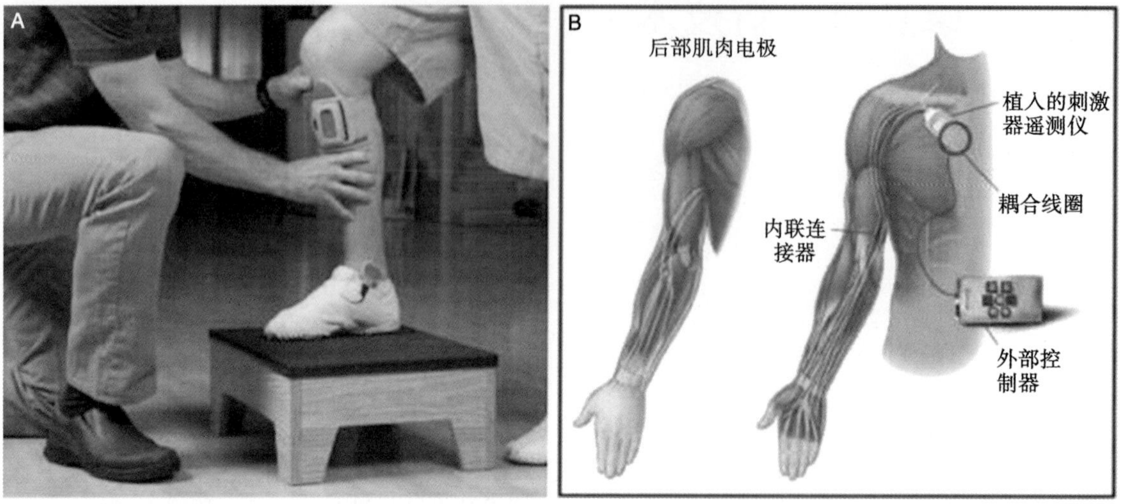

图 94-1　用于人类临床使用的 FES 系统示例。(A) Bioness L300 使用位于鞋底的压力传感器检测鞋跟着地和离开地面的情况，它与膝盖上的神经袖口进行无线信，被定位的神经袖口可以传递适当的神经肌肉刺激，导致踝关节背曲。(B) 网络化神经假肢系统(NNPS)基于分布在全身的植入模块网络，每个模块具有特定的感知或刺激功能。模块通过网络线连接到中央信号，以此来进行通信。NNPS 可用于上肢或下肢功能[5](摘自 Ethier C, Miller LE. Brain-controlled muscle stimulation for the restoration of motor function. Neurobiol Dis. 2015;83:180-190)

心和远端传播[6]。因此，除了直接刺激 α 运动神经元的大轴突外，来自肌梭的大Ⅰa 感觉传入纤维被激活，并可触发Ⅰa 反射。此外，随着 FES 刺激强度的增加，不同纤维直径轴突也不再遵循正常有序的募集。大纤维优先被最低强度的电流激活，因此这些大纤维支配的肌肉是最易疲劳的。FES 除了对肌肉收缩和感觉传入纤维的直接影响外，还导致皮层兴奋性改变，并可能诱导中枢神经结构长期可塑性的改变。

尽管对轴突的大小和终止的特异性有一些限制，但在条件控制下的小型实验研究中，FES 已显示在治疗脑卒中、脊髓损伤、多发性硬化、周围神经损伤、痉挛、肌无力和肌肉萎缩方面的潜力，而且目前商业系统也已经可用。然而，关于使用 FES 的随机对照试验相对较少，因此证据水平是有限的。最近一篇关于 FES 改善脊髓损伤后呼吸功能的综述表明，FES 在急性和慢性病程中都起到了一定的支持作用[7]。此外，对多发性硬化足下垂患者的观察和实验研究显示，FES 治疗对提升步速有积极的影响[8]，但是随机对照试验仍在进行中。FES 治疗脑卒中的随机试验也具有局限性，但在治疗脑卒中后痉挛和肩关节半脱位方面已显示出疗效[9-10]。

近年来，采用 FES 刺激器与矫正器相结合的混合系统越来越流行，特别是在用于上肢的控制方面。更简便、独立的 FES 系统更多地应用于下肢的控制，如站立。虽然临床上最常用的系统相对简单，但康复医学专家设想在不久的将来，可以通过所谓的脑-机接口(brain-machine-interface, BCI)混合系统，即通过中枢指令控制刺激输出[5-6,11]。

由于微型设备和下一代信号处理系统的更新，BCI-FES 混合系统的发展可能很快成为可能。然而，到目前为止，大多数系统还没有将来自肌肉和关节的感觉反馈成功地结合，达到正常人类运动特征的连续平稳的反应轨迹。未来的系统可能会充分利用植入式传感器和刺激器(图 94-2)[12]。

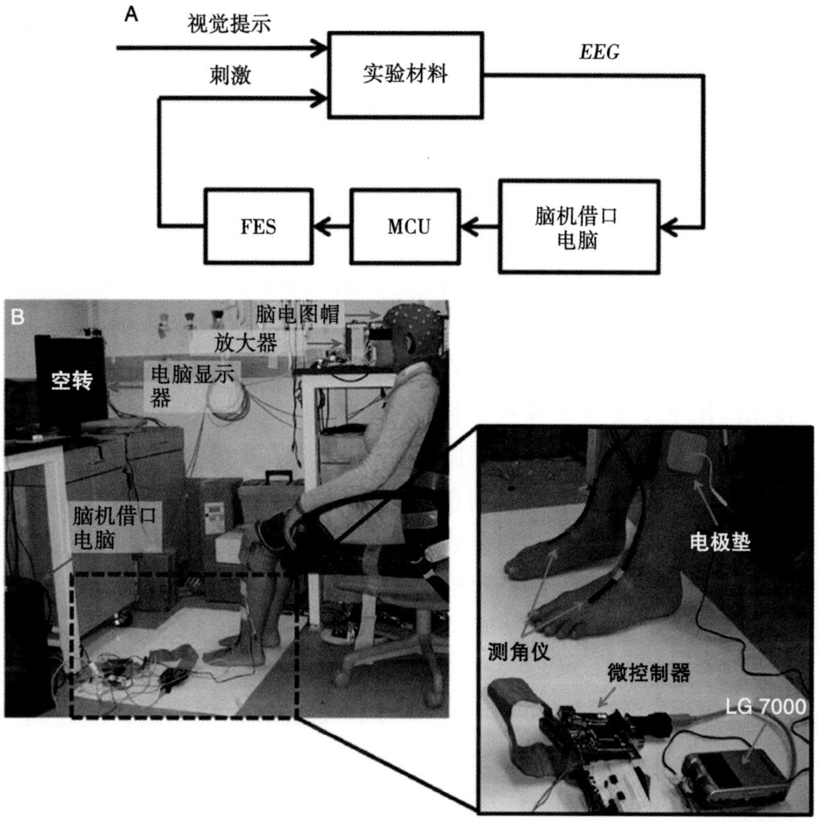

图 94-2　集成 BCI-FES 系统。(A)集成 BCI-FES 系统框图。根据视觉提示,受试者执行动作(空转或背屈),脑-机接口计算机分析基础脑电图数据,并将指令发送到微控制器单元(MCU)。MCU 控制 FES 系统,通过刺激向受试者发送反馈。(B)实验装置显示受试者根据电脑屏幕上显示的视觉提示进行右踝背屈。这种活动的脑电图信号由脑电图帽记录下来,发送到生物放大器,然后发送到脑-机接口计算机进行分析,计算机通过 MCU 向美国 FDA 批准的 FES 设备发送命令,进而 FES 装置刺激踝部的胫骨前肌,导致对侧踝背屈。插图显示了与神经肌肉刺激器相连的 MCU 和表面 FES 电极的放置情况。还可以看到一对定做的电测仪,用于测量已执行的和 BCI-FES 介导的踝背屈[13](改编自 Do AH, Wang PT, King CE, Abiri A, Nenadic Z. Braincomputer interface controlled functional electrical stimulation system for ankle movement. J Neuroeng Rehabil. 2011;8:49)

辅助和替代交流

辅助和替代交流(augmentative and alternative communication, AAC)是指除口语之外的各种交流形式。AAC 辅助技术适宜人群包括中枢神经系统损伤、神经退行性疾病、发育/智力障碍、自闭症谱系障碍的患者,以及其他有特殊医疗需求的患者,如气管切开术行机械通气的患者。目前的概述将局限于神经退行性疾病,如肌萎缩性侧索硬化症(amyotrophic lateral sclerosis, ALS)、原发性进行性失语症(primary progressive aphasia, PPA)和阿尔茨海默病(Alzheimer disease, AD)[14]。

一般的沟通支持包括改变个人的环境以及医疗机构和护理人员的支持训练。其他交流系统则依赖于正在迅速发展的技术手段。"无技术"的 AAC 方法或不需要设备的方法,包括发声、用舌点击、眼球运动、陪伴者辅助下浏览和正式的手语。低技术含量的 AAC 方法使用非计算机设备,如字母板,或其他形式的交流板和书籍。辅助浏览是一种无技术手段,可以用指针进行补充,患者使用它来表示选择,使其成为一种低技术含量的 AAC 方法。

最先进的 AAC 系统采用精密的传感器、数字处理方案和便携式计算机来辅助交流。各种语音产生装置(speech-generating devices, SGD)都属于这类高科技 AAC 系统。患者可以通过预先录制的自然语音或计算机生成的"文本到语音"转换算法来输入或选择 SGD 读出的单词/图片/短语。根据患者的病情,可以使用手、脚、头或眼睛来选择字母、单词和短语。然而,对于严重肌萎缩性侧索硬化患者,只剩下基本的眼部运动,这限制了他们对 SGD 产生输入的能力;而闭锁综合征患者,甚至连基本的眼球运动都丧失了。世界各地的实验室正在努力克服这一局限,开发能够将神经信号输出到计算机键盘或 SGD 的系统。这些系统通常被称为 BCI 交流访问方式。

理论上,神经信号可以从植入大脑运动区域的电极或者从头皮表面的脑电图(electroencephalography,EEG)信号中获得。显然,非侵入性系统是首选,但其并非对所有患者都完全可靠。用于交流的 BCI 混合系统与上述用于刺激骨骼肌的 BCI 系统有一些相似之处。BCI 技术应用于交流障碍具有独特的挑战,由于该系统必须能够准确地检测患者眼睛在目标(如字母)上的位置,或者从大脑中提取与患者选择目标相关的信息。在神经系统受损的患者中,成功执行任务的认知要求是具有挑战性的,可能需要各种训练。

虽然大量的计算算法仍在发展中,但最常见的方法是利用患者脑电图模式中特定的慢波,即 P3 波[15]。P3 波在脑电图信号中为正偏转,在感觉刺激出现约 300ms 后发生,它是在决策过程中产生的,因此,更多与患者对刺激的反应有关,而不是刺激本身的物理性质。当患者关注字母的行和列,最终聚焦在想要的字母上时,就会探测到 P3 波。在某些 ALS 患者中,基于 P300 的 BCI 拼字器在交流中非常有用[16]。然而,并不是所有患者都能成功地使用 BCI 拼字器。此类系统设计的持续改进都围绕着激发 P300 反应的最佳刺激进行(灰度或色彩强化,听觉刺激),提高脑电图电极的信噪比,整合 P300 信号和眼球跟踪信息。

轮椅

轮椅和其他活动辅助设备经常用于脊髓损伤、脑卒中、截肢和肥胖的患者。制订合适的轮椅处方需要进行大量的评估,包括患者的肌肉骨骼、神经和心肺状况、身高和体重,以及推动或驱动手动/电动轮椅的能力。北美康复工程和辅助技术协会(The Rehabilitation Engineering and Assistive Technology Society of North America,RESNA)推荐了团队评估方法的指导方针,包括座椅治疗师(通常是作业或物理治疗师)以及康复技术供应方[17]。

手动轮椅的基本部件都有一定的标准,品牌之间差别不大。有些型号采用了一些功能选项,如防倒垫,当患者试图站起来或者尝试推动轮椅上坡时,它可以防止轮椅向后倾倒。虽然价格昂贵,但轻便型和超轻便型的轮椅对偏瘫的脑卒中患者来说是适宜的选择。运动式轮椅因其重量轻、可操纵性好,适合低位脊髓损伤(spinal cord injury,SCI)患者使用。躺椅可适用于躯干和头部控制受限的高位颈髓 SCI 患者;倾斜轮椅,倾斜范围通常在-5°~50°,适用于长时间坐轮椅、需要护理人员协助的患者(图 94-3)。这些轮椅可以减轻压力和提供重量转移,减少压疮的发生率,并为适当的呼吸和消化提供适宜的姿势。虽然大多数电动轮椅使用操纵杆来控制轮椅的速度和方向,但严重失能的患者可能无法使用,在这种情况下,应选择其他控制方式,如下颌控制、呼吸气、舌头控制或其他类似的控制装置。由于人们对轮椅运动的兴趣,轮椅的设计已经取得了一些进展[18]。随着年轻 SCI 患者数量增多,轮椅运动可以使患者增强力量和耐力,改善他们的人生观。运动轮椅设计的一般原则包括使用轻质材料并保持一定的刚度、滑动阻力最小化、提高患者适用性。计算机辅助设计使轮椅能够根据患者的需求进行定制。不同的运动项目有不同的轮椅设计,如篮球、网球、垒球、橄榄球以及竞技运动。

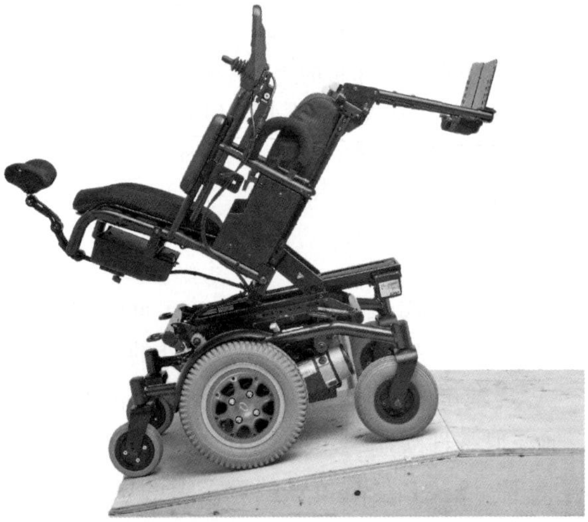

图 94-3　可提供重量转移和缓解压力的躺椅轮椅
[Reproduced from Sunrise Medical(US)LLC.]

最后,机器人设计方面的进步也让人们对智能轮椅产生了兴趣[19]。这些轮椅结合了标准电动轮椅的技术、计算机和一组传感器,通常还有一个机器人基座,用于安装座椅。智能轮椅可以辅助导航、避障、自动将患者运送到指定的位置,以及其他自主任务,如爬楼梯。研究表明,60%~90%的轮椅使用者或多或少在某些情况下会从智能轮椅中受益[20]。但考虑控制医疗保险费用的工作力度,智能轮椅的商业化可能会很困难。

外骨骼和康复机器人

在过去的 15 年里,外骨骼在神经康复领域得到了越来越多的关注,尤其是对于 SCI 患者或脑卒中后患者。比起效率低下且作用有限的传统髋-膝-踝-足矫形器,这是一个重大的进步[21]。现代动力外骨骼系统的目标是提供功能性、直立、地面行走的能力。除了作为下肢瘫痪患者的辅助设备,动力外骨骼可为患者提供渐进式特定任务的康复训练。目前设备的平均行走速度为 0.26~0.42m/s。

几种商用的动力外骨骼系统目前正处于开发和临床试验阶段,重点考虑主要是安全因素。有些是不受限的电池供电系统,允许在地面上独立行走。例如,FDA 批准的 ReWalk(图 94-4)可感知患者躯干的运动和重心,这些控制信号可以驱动外骨骼的运动。其他 FDA 批准的设备包括 Indego 和 Ekso。一些人认为,动力外骨骼系统将彻底改变下肢瘫痪患者的治疗方式,但仍有一些局限性。人们仍然担心安全风险以及过高的成本。此外,这种设备的使用对于控制该设备的身体部位的长期影响仍不清楚。所有动力外骨骼都归类为Ⅱ类医疗设备。

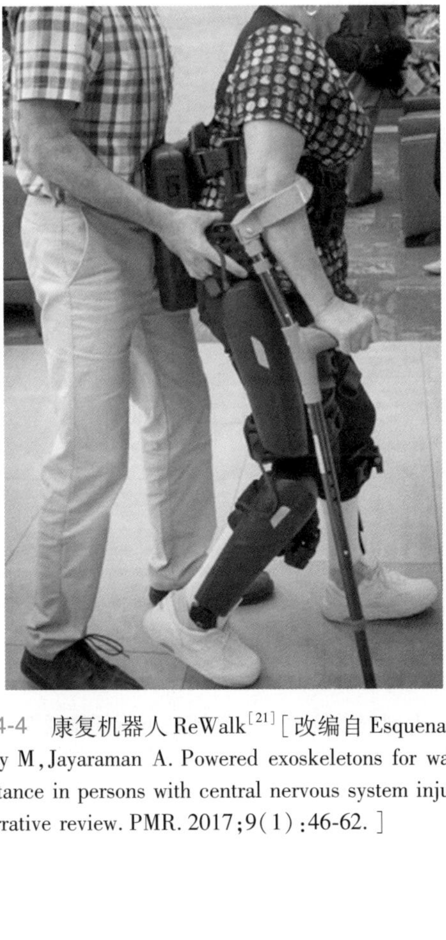

图 94-4 康复机器人 ReWalk[21][改编自 Esquenazi A, Talaty M, Jayaraman A. Powered exoskeletons for walking assistance in persons with central nervous system injuries: a narrative review. PMR. 2017;9(1):46-62.]

除了作为辅助设备,外骨骼和其他机器人系统对辅助治疗训练和感觉运动评估有很大的帮助。虽然临床工具存在主观或名义评分的局限性,但从机器人系统获得的信息可能是公正的,并包含更丰富、更定量的数据集,这些数据可能更灵敏。此外,由于损害通常是针对任务特异性的,因此来自机器人系统的数据可能更有效[22]。渐进式的训练技术更容易被采用,例如,用于手臂运动的无阻力系统可能最初用于运动轨迹。随着患者的恢复,可以引入越来越大的力量来模拟抗重力运动。

虚拟现实

虚拟环境或虚拟现实,让患者沉浸在一个视觉/听觉场景中,然后操纵感官信息以引起患者的反应。在康复方面,考虑干预效果的生态有效性,虚拟现实技术在一个安全的环境中进行,对刺激的传递及其一致性有实质的控制。同时,实时性能反馈在大多数游戏算法中是固有的,这样的反馈可能是一个高效的学习工具。虚拟现实作为一种可以在家里和康复治疗过程中实施的治疗方法越来越受欢迎。有些人甚至提倡在脑卒中后住院期间使用虚拟现实的方法,包括互动式游戏。最近更新的脑卒中康复实践指南建议,虚拟现实训练可以作为脑卒中后常规步态训练的辅助手段[23]。最近的临床试验表明虚拟现实和互动式视频游戏作为辅助治疗措施,有助于改善上肢功能[24]。基于虚拟现实技术的康复效果可能让患者产生更大的动力,从而更加积极地参与练习[25]。假设脑卒中后康复训练存在剂量-反应间正相关关系,那么该训练可促进患者遵守高强度治疗方案。

脑部电刺激

经颅磁刺激

侵入性和非侵入性的脑刺激方法治疗神经系统疾病已有数十年。自 2002 年 FDA 批准深部脑刺激(deep brain stimulation, DBS)用于治疗帕金森病后,这些方法取得了巨大的进展[26]。最近,非侵入性脑刺激技术已经用于许多临床康复试验,通常作为行为疗法的辅助手段。

几种形式的非侵入性脑刺激技术目前正在评估中。在经颅磁刺激（TMS）治疗过程中，高强度的电流通过放置在头皮上的线圈，在大脑目标区域产生磁场脉冲，进而在大脑中产生电流。运动皮层上短暂的磁脉冲可以引起快速的肌肉颤搐。由于身体在运动皮层的表征呈有序的躯体形态（图 94-5），短暂的磁脉冲可引起特定的骨关节，特别是手的运动。磁通线垂直于线圈的平面，因此，轴突在皮质内的位置对它们被激活的程度来说非常重要。

TMS 在实验室中已经使用了 30 多年，最初用于评估神经损伤（如脑卒中）后皮质脊髓束的完整性，也被用于治疗多发性硬化症，肌萎缩性脊髓侧索硬化症和运动神经元疾病[27]。TMS 脉冲激活皮质脊髓束神经元，信号沿着皮质脊髓束到达脊髓，激活脊髓运动神经元，从而引起肌肉收缩。这种信号可以通过肌肉表面皮肤上的电极进行量化，产生的波形称为运动诱发电位（motor evoked potential，MEP）。MEP 的振幅和潜伏期反映了起源于线圈位置的皮质脊髓束的完整性。TMS 可以激活大脑皮层相当大的区域，但根据线圈的设计（8 字型线圈），磁场可以聚焦在 1~2cm 的区域。通过移动线圈的位置，运动皮层的大部分区域可以被“映射”出来。然而，关于运动皮层分布图可塑性方面可靠的纵向研究需要更精细的机电系统，即神经导航 TMS，让线圈保持在相对于颅骨的位置和角度。此外，体积 MRI 图像允许研究者将运动输出的位置叠加到受试者大脑的解剖结构上。

TMS 已用于多种治疗中，使用重复脉冲，称为重复经颅磁刺激（repetitive TMS，rTMS）[28]。低频脉冲（1~5Hz）对受刺激区域的神经元有抑制作用，高频脉冲（约 10Hz）对神经元有刺激作用，这形成了在神经和精神疾病中应用 rTMS 治疗的一些潜在靶点。尽管仍有大量脑卒中后应用 rTMS 来触发神经可塑性的研究，但 rTMS 在临床上最常见的应用是治疗重度抑郁症和神经性疼痛。2008 年，FDA 批准使用高频 rTMS 治疗难治性抑郁症。rTMS 是相当安全的，最初被用作电休克疗法的替代疗法。关于 rTMS 治疗导致癫痫发作或晕倒的报道属罕见情况。

低频和高频 TMS 的差异为其他治疗方法提供了机会，特别是在脑卒中后的治疗。典型模式是对脑梗死半球进行高频刺激，因为梗死周围区域的神经元可能活性较低，通过刺激这些神经元，就有可能为神经可塑性提供一个更有利的环境。但由于胼胝体的纤维通常是抑制性的，梗死后脑胼胝体抑制驱动减少，健侧半球变得亢进，双侧大脑半球间的活动

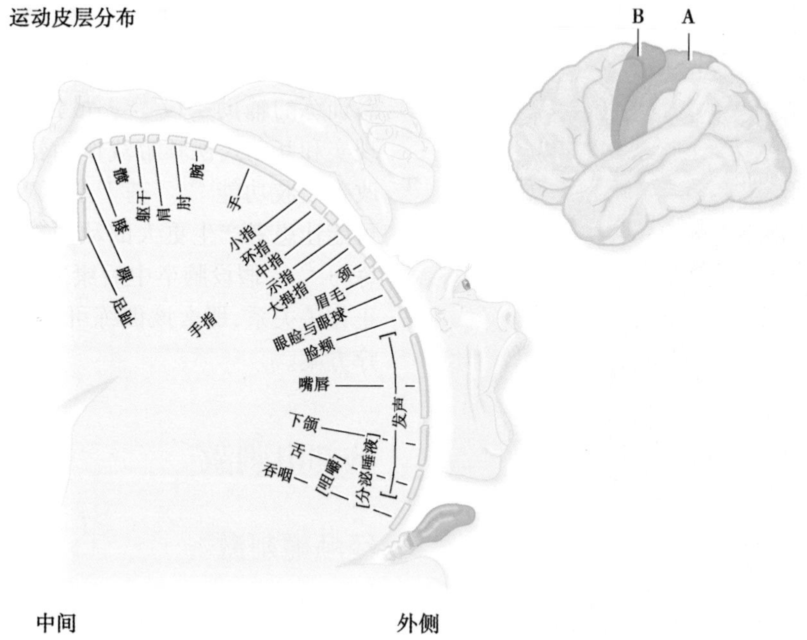

图 94-5　运动皮层分布图。由于控制各种骨骼肌的神经元排列，无创刺激技术可用于评估下行纤维通路的完整性。非侵入性脑刺激也可用于治疗目的，用以刺激或抑制特定的皮质运动表征（经允许改编自 Chapter 3. Motor Paralysis. In：Ropper AH，Samuels MA，Klein JP，eds. Adams & Victor's Principles of Neurology，10e New York，NY：McGraw-Hill；2014）

严重不平衡。因此,许多关于 rTMS 的研究使用低频刺激未受损皮质来抑制未受损半球的活动,并解除对受损半球的抑制。

经颅直流电刺激

由于成本低,一种向大脑传送刺激电流的相对简单的方法迅速流行起来。经颅直流电刺激(transcranial direct current stimulation,tDCS)采用直流电,通常通过两个头皮电极传输电流(图 94-6)[29]。

市面上可以买到价格从几百到几千美元的设备。根据电极的极性,神经元的活动可以被兴奋或抑制。阳极刺激兴奋神经元活性,而阴极刺激会降低神经活性。一些小型试验显示,tDCS 有助于脑卒中后运动功能、神经性疼痛和抑郁的恢复。tDCS 作为一种治疗方式,目前面临的挑战之一是电流通过大脑的路径并不清楚。我们的理解是基于理论模型,但实际上,大部分电流是通过皮肤分流的。因此,与 TMS 不同,将 tDCS 治疗效果与神经元机制联系起来是个挑战。

tDCS 有许多不太常用的变体,如经颅交流刺激(transcranial alternating current stimulation,tADCS),与 tDCS 类似,但使用的是交流电。此外,直流设备已经开始配置各种装配来引导电流流动。

迷走神经电刺激

虽然迷走神经电刺激(vagus nerve stimulation,VNS)是侵入性的方法,但人们对使用 VNS 治疗一系列神经功能紊乱越来越感兴趣。该装置使用一个植入式脉冲发生器和电极环绕在颈动脉鞘的左侧迷走神经周围。虽然其作用机制尚不完全清楚,但人们认为迷走神经刺激可以激活蓝斑,导致大脑皮层和海马体去甲肾上腺素广泛增加。VNS 还有其他几种潜在机制,与细胞因子减少、谷氨酸兴奋毒性减弱以及血脑屏障破坏有关[31]。

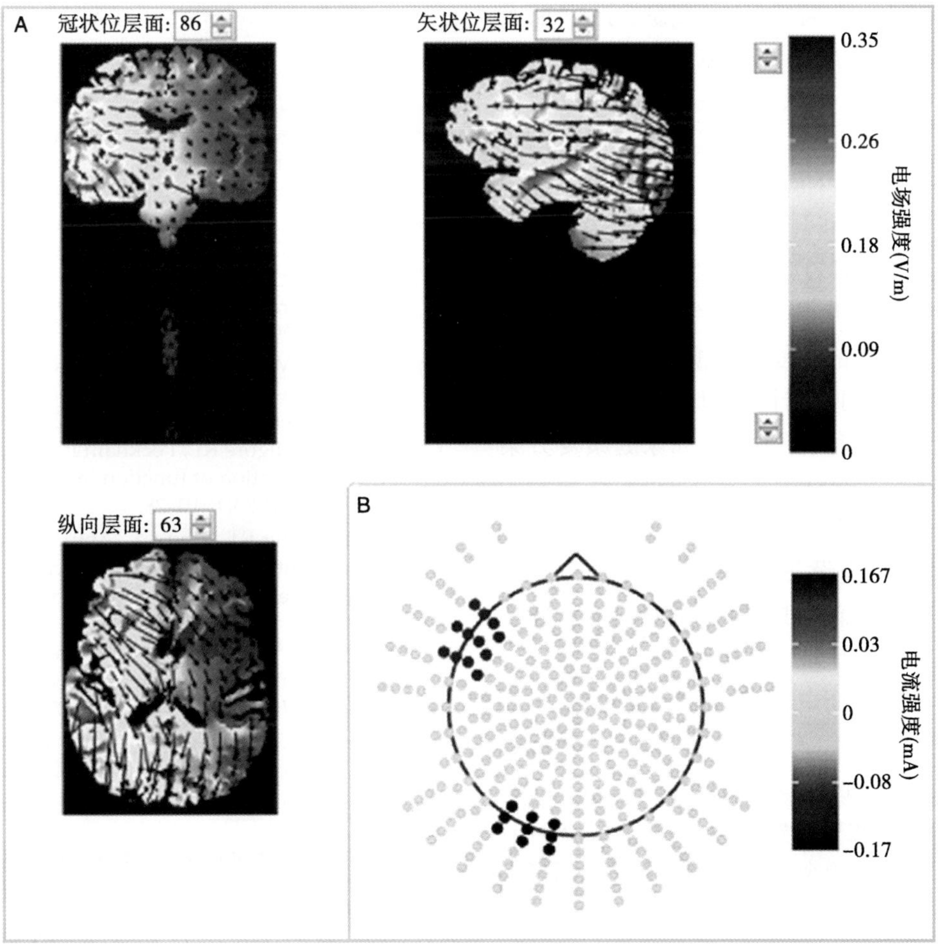

图 94-6 tDCS 参数。(A)使用 Soterix tDCS-ExploreTM 软件进行 tDCS 装配建模。(B)电极装配。阳极在 F7(黑圈,左上象限)以上,阴极在 O1(黑圈,左下象限)以上[30](改编自 Gervits F,Ash S,Coslett HB,Rascovsky K,Grossman M,Hamilton R. Transcranial direct current stimulation for the treatment of primary progressive aphasia:an openlabel pilot study. Brain Lang. 2016;162:35-41)

VNS 最常见的应用仍然是治疗难治性抑郁症，FDA 在 2005 年批准了它的使用，也用于治疗某些类型的顽固性癫痫。但最近人们对 VNS 在治疗其他疾病（包括慢性耳鸣、缺血性脑卒中、脑出血、外伤性脑损伤和创伤后应激障碍）方面是否有效产生了相当大的兴趣[32]。目前，大多数证据都是基于动物模型，但来自产业界和学术界的几个团体正准备进行临床试验。

非侵入性迷走神经刺激也开始由产业销售。2017 年，FDA 批准 gammaCore® 用于治疗偶发性丛集性头痛相关的疼痛，它通过皮肤向迷走神经传送轻微的电刺激。无创性迷走神经刺激法也被用于治疗抑郁症和癫痫。

可穿戴式传感器

康复研究的挑战之一是将实验室发现的有力证据转化到个体的生活环境中，在家里，与家人、朋友和照顾者的互动，购物等。可穿戴传感器领域的最新发展有很大的潜力，可以彻底改变康复专家能够收集到的各种功能结果，并在任何环境下都可以收集高度准确的数据[33]。传感器小型化、微电子技术的发展、电信和数据分析效率的提高，导致了可持续监测功能性能的可穿戴设备的过剩。该设备的生理和安全监测已经广泛开展。但现在，可穿戴技术正在进入以家庭为基础的康复干预领域[34]。例如，包含在踝带中的三轴加速度计，可以连续地报告行走速度、行走次数、不对称、能量消耗和家庭康复方案的依从性。

在可穿戴式传感器成为家庭康复干预的常见组成部分前，必须对这类设备在实际生活中的可靠性进行测试。凭借这些新工具，康复研究领域正处于验证各种治疗措施的阶段。例如，在最近一项针对多发性硬化患者的研究中，无线惯性传感器被用于一项更传统的站立平衡测试和一项站立行走测试。经反复测试，这些装置被发现具有很高的可靠性，显示了它们在临床试验中的潜力[35]。基于传感器的体位摇摆测量方法在帕金森病患者中也显示前景。尽管可穿戴传感器不太可能取代常规的临床结果，但它们可能是一个非常有价值的辅助手段，因为它们本质上更敏感、更可靠、更公正，因此可以对疾病的进展进行有意义的追踪。

（胡瑞萍　译，胡晓丽　万春晓　校）

参考文献

1. Gibson W, Wand BM, O'Connell NE. Transcutaneous electrical nerve stimulation (TENS) for neuropathic pain in adults. *Cochrane Database Syst Rev*. 2017;9:CD011976.
2. Wright ME, Rizzolo D. An update on the pharmacologic management and treatment of neuropathic pain. *JAAPA*. 2017;30(3):13–17.
3. Desmeules F, Boudreault J, Roy JS, Dionne CE, Fremont P, MacDermid JC. Efficacy of transcutaneous electrical nerve stimulation for rotator cuff tendinopathy: a systematic review. *Physiotherapy*. 2016;102(1):41–49.
4. Sheffler LR, Chae J. Neuromuscular electrical stimulation in neurorehabilitation. *Muscle Nerve*. 2007;35(5):562–590.
5. Ethier C, Miller LE. Brain-controlled muscle stimulation for the restoration of motor function. *Neurobiol Dis*. 2015;83:180–190.
6. Young BM, Williams J, Prabhakaran V. BCI-FES: could a new rehabilitation device hold fresh promise for stroke patients? *Expert Rev Med Devices*. 2014;11(6):537–539.
7. McCaughey EJ, Borotkanics RJ, Gollee H, Folz RJ, McLachlan AJ. Abdominal functional electrical stimulation to improve respiratory function after spinal cord injury: a systematic review and meta-analysis. *Spinal Cord*. 2016;54(9):754.
8. Miller L, McFadyen A, Lord AC, et al. Functional electrical stimulation for foot drop in multiple sclerosis: a systematic review and meta-analysis of the effect on gait speed. *Arch Phys Med Rehabil*. 2017;98(7):1435–1452.
9. Sahin N, Ugurlu H, Albayrak I. The efficacy of electrical stimulation in reducing the post-stroke spasticity: a randomized controlled study. *Disabil Rehabil*. 2012;34(2):151–156.
10. Vafadar AK, Cote JN, Archambault PS. Effectiveness of functional electrical stimulation in improving clinical outcomes in the upper arm following stroke: a systematic review and meta-analysis. *Biomed Res Int*. 2015;2015:729–768.
11. Savic AM, Malesevic NM, Popovic MB. Feasibility of a hybrid brain-computer interface for advanced functional electrical therapy. *Scientific World*. 2014;2014:797128.
12. Bhadra N, Kilgore KL, Peckham PH. Implanted stimulators for restoration of function in spinal cord injury. *Med Eng Phys*. 2001;23(1):19–28.
13. Do AH, Wang PT, King CE, Abiri A, Nenadic Z. Brain-computer interface controlled functional electrical stimulation system for ankle movement. *J Neuroeng Rehabil*. 2011;8:49.
14. Fried-Oken M, Mooney A, Peters B. Supporting communication for patients with neurodegenerative disease. *NeuroRehabilitation*. 2015;37(1):69–87.
15. Farwell LA, Donchin E. Talking off the top of your head: toward a mental prosthesis utilizing event-related brain potentials. *Electroencephalogr Clin Neurophysiol*. 1988;70(6):510–523.
16. Birbaumer N, Kubler A, Ghanayim N, et al. The thought translation device (TTD) for completely paralyzed patients. *IEEE Trans Rehabil Eng*. 2000;8(2):190–193.
17. Pedersen JP, Harmon D, Kirschner KL. Is an appropriate wheelchair becoming out of reach? *PM R*. 2014;6(7):643–649.
18. Cooper RA, De Luigi AJ. Adaptive sports technology and biomechanics: wheelchairs. *PM R*. 2014;6(8):S31–S39.
19. Simpson RC. Smart wheelchairs: a literature review.

J Rehabil Res Dev. 2005;42(4):423–436.
20. Simpson RC, LoPresti EF, Cooper RA. How many people would benefit from a smart wheelchair? *J Rehabil Res Dev*. 2008;45(1):53–71.
21. Esquenazi A, Talaty M, Jayaraman A. Powered exoskeletons for walking assistance in persons with central nervous system injuries: a narrative review. *PM R*. 2017;9(1):46–62.
22. Ellis MD, Lan Y, Yao J, Dewald JP. Robotic quantification of upper extremity loss of independent joint control or flexion synergy in individuals with hemiparetic stroke: a review of paradigms addressing the effects of shoulder abduction loading. *J Neuroeng Rehabil*. 2016;13(1):95.
23. Hebert D, Lindsay MP, McIntyre A, et al. Canadian stroke best practice recommendations: stroke rehabilitation practice guidelines, update 2015. *Int J Stroke*. 2016;11(4):459–484.
24. Laver KE, George S, Thomas S, Deutsch JE, Crotty M. Virtual reality for stroke rehabilitation. *Cochrane Database Syst Rev*. 2015;(2):CD008349.
25. Brunner I, Skouen JS, Hofstad H, et al. Is upper limb virtual reality training more intensive than conventional training for patients in the subacute phase after stroke? An analysis of treatment intensity and content. *BMC Neurol*. 2016;16(1):219.
26. Gardner J. A history of deep brain stimulation: technological innovation and the role of clinical assessment tools. *Soc Stud Sci*. 2013;43(5):707–728.
27. Ziemann U. Thirty years of transcranial magnetic stimulation: where do we stand? *Exp Brain Res*. 2017;235(4):973–984.
28. Speer AM, Kimbrell TA, Wassermann EM, et al. Opposite effects of high and low frequency rTMS on regional brain activity in depressed patients. *Biol Psychiatry*. 2000;48(12):1133–1141.
29. Antal A, Alekseichuk I, Bikson M, et al. Low intensity transcranial electric stimulation: safety, ethical, legal regulatory and application guidelines. *Clin Neurophysiol*. 2017;128(9):1774–1809.
30. Gervits F, Ash S, Coslett HB, Rascovsky K, Grossman M, Hamilton R. Transcranial direct current stimulation for the treatment of primary progressive aphasia: an open-label pilot study. *Brain Lang*. 2016;162:35–41.
31. Naren D, Johnson MD, Legon W, Bachour SP, Ling G, Divani AA. Vagus Nerve Stimulation and other neuromodulation methods for treatment of traumatic brain injury. *Neurocrit Care*. 2016;24(2):308–319.
32. Hays SA. Enhancing rehabilitative therapies with vagus nerve stimulation. *Neurotherapeutics*. 2016;13(2):382–394.
33. Patel S, Park H, Bonato P, Chan L, Rodgers M. A review of wearable sensors and systems with application in rehabilitation. *J Neuroeng Rehabil*. 2012;9:21.
34. Dobkin BH, Dorsch A. The promise of mHealth: daily activity monitoring and outcome assessments by wearable sensors. *Neurorehabil Neural Repair*. 2011;25(9):788–798.
35. Craig JJ, Bruetsch AP, Lynch SG, Horak FB, Huisinga JM. Instrumented balance and walking assessments in persons with multiple sclerosis show strong test-retest reliability. *J Neuroeng Rehabil*. 2017;14(1):43.

第 95 章　干细胞研究和再生医学

Carmen M. Terzic, Claudia Preston, Randolph Faustino, and Wenchun Qu

引言

再生医学是通过促进细胞、组织或器官再生能力进行修复，或利用人工培养的细胞、组织或器官替代，从而使患者恢复健康的一种治疗方式。再生医学的治疗效果受到基因组、患者和细胞的影响(图 95-1)。虽然人们探索了多种不同的治疗策略(例如不同来源的干细胞、生物材料、组织工程产品和新器官生成等)，但再生医学发挥治疗功能的基础，主要还是干细胞的多能性和扩增性。

具有自我更新能力和多向分化潜能是在研究胚胎干细胞这种新型细胞时最早发现的重要特征[1]。然而，最早对“表观遗传景观”的概念理解是在 1957 年由 Waddington[2] 提出的，是理解干细胞可塑性的基础。从概念上来说，Waddington 把胚胎干细胞的分化比喻成坐落在山顶上的一颗大理石，随时准备从山上滚下来，最后会落入无数个山谷中的一个。由此可知，胚胎干细胞可以通过多种分化途径获得

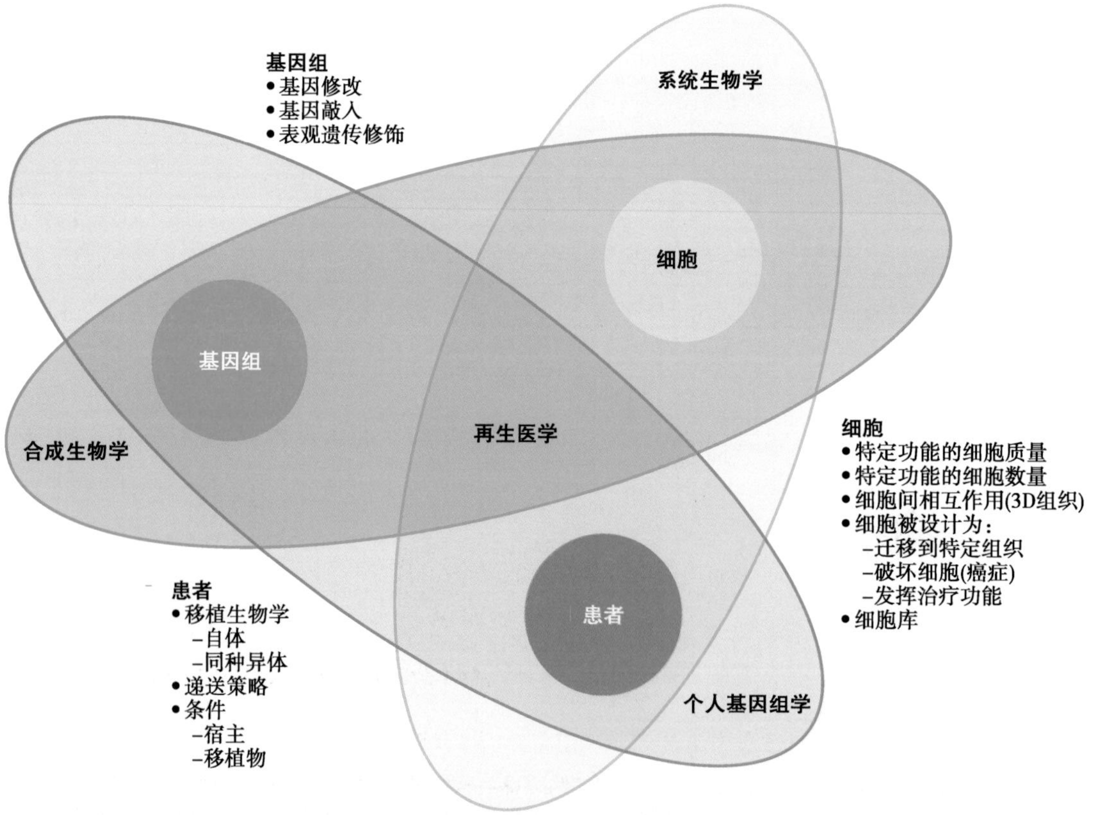

图 95-1　再生医学的三要素。3 个要素(细胞、基因组和患者)以复杂而有时不可预测的方式彼此影响。再生医学的这 3 个单独的要素必须在相互融合的背景下进行发展才能产生有意义的影响(经允许摘自 Tolar J, Osborn M, Daughters R, Banga A, Wagner J. Regenerative Medicine: Multipotential Cell Therapy for Tissue Repair. In: Kaushansky K, Lichtman MA, Prchal JT, Levi MM, Press OW, Burns LJ, Caligiuri M, eds. Williams Hematology, 9e New York, NY: McGraw-Hill; 2016)

最终的表型。虽然在一些组织中存在部分分化的成体干细胞，具有有限的修复和更新能力，但是一旦胚胎干细胞分化为特定的成体细胞，想要通过“重置”将其重新放到山顶，是非常困难的乃至几乎不可能（图 95-2）。

但是，随着山中因子（Yamanaka factors）的发现，最初解释多能性概念的理论框架被彻底颠覆[3]。正确的转录因子组合可以将完全分化的成纤维细胞恢复为胚胎细胞的表型。这种重编程的细胞具有与胚胎干细胞相同的能力，能向多种细胞类型分化。

这一发现为发育生物学研究和疾病模型建立铺

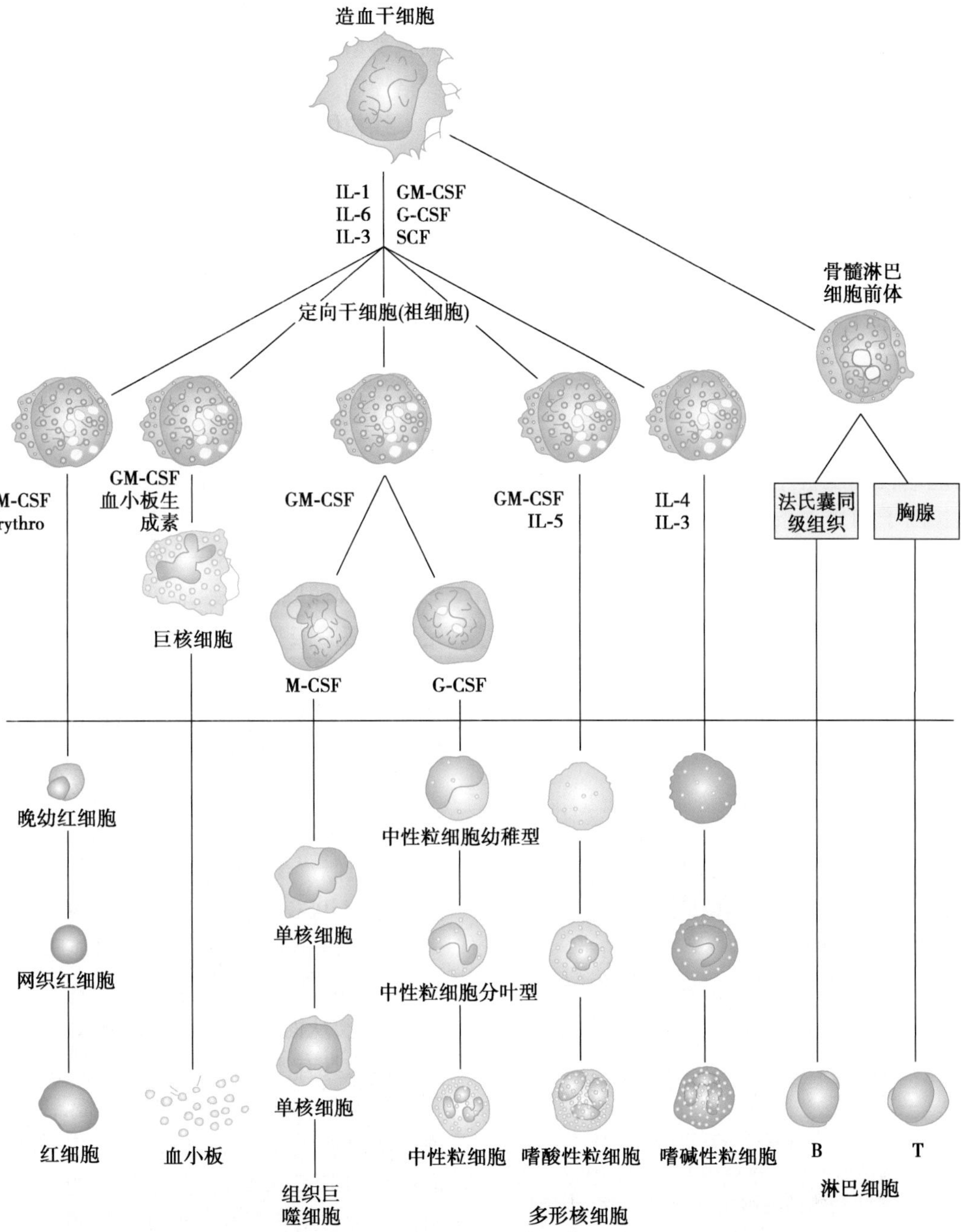

图 95-2　经典分化模型：来自骨髓细胞的各种血液有形成分的分化。横线以下的细胞为出现在正常外周血中的细胞。显示了红细胞生成素（erythro）和各种集落刺激因子（CSF）的作用。B，B 细胞；Erythro，红细胞生成素；G，粒细胞；G-CSF，粒细胞-集落刺激因子；GM-CSF，粒细胞-巨噬细胞集落刺激因子；IL，白细胞介素；M，巨噬细胞；M-CSF，巨噬细胞-集落刺激因子；SCF，干细胞因子；T，T 细胞（经允许摘自 Blood as a Circulatory Fluid & the Dynamics of Blood & Lymph Flow. In：Barrett KE，Barman SM，Boitano S，Brooks HL，eds. Ganong's Review of Medical Physiology，25e New York，NY：McGraw-Hill；2017）

平了道路。现在可以获取患者体细胞并重新编程获得诱导多能干细胞,用于研究多能性相关的发育和病理。此外也带来了新的治疗方法,使自体细胞修复成为可能。

干细胞

再生医学已经使用了几种类型的干细胞:胚胎干细胞(ESC)、诱导多能干细胞(iPSC)和内源性/成体干细胞。其中前两种是多能性的,可以通过诱导分化为任何种类的细胞。而内源性和成体干细胞的分化潜能则受到限制,与多能细胞相比,它们能分化的细胞种类是有限的。不过将这些细胞诱导为其最终表型的过程相对于 ESC 和 iPSC 来说是更简单和稳定的。总的来说,每种细胞类型都有其优势和局限性,最终选用何种干细胞还是需要依据具体的应用场景进行考量。

胚胎干细胞

从胚泡的内细胞群中分离提取出来的细胞,在适当的生长因子和培养条件下,处于未分化状态且具有自我更新能力。从形态上看,ESC 是一种小的圆形结构,在培养过程中会形成特征性的干细胞集落(图 95-3)。从结构上看,胚胎干细胞最显著的特征是细胞核占细胞体积的 95%(图 95-3),线粒体可以根据细胞需要调整数量和代谢活动[4]。

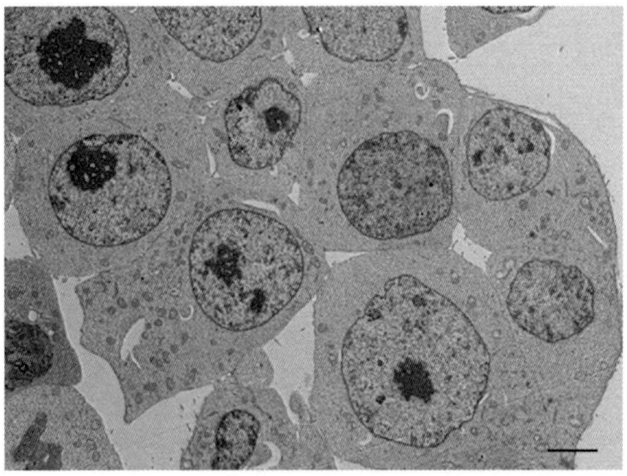

图 95-3 干细胞超微结构。培养中的胚胎干细胞的透射电镜图像,显示出较高的细胞核/细胞质比率,细胞核中核仁占主要成分,细胞器极少,主要为嵴发育不全的球形线粒体。标尺 5μm

由于细胞核在 ESC 结构和功能中所占的比例最大,因此在 ESC 基因组中染色质代谢的调控功能受到很大重视[5-6]。DNA 复制、重组和修复,以及 DNA 和组蛋白的甲基化和乙酰化修饰机制都被大量探索过[6-9]。染色质可及性在调节 ESC 的多能性状态中至关重要,因此核小体动力学改变是 ESC 对刺激作出反应的能力的关键决定因素[10,11]。这种调节染色质可读性和可达性的能力有助于 ESC 的状态维持[12-13],即多能基因组维持在一定的功能范围内,使其有可能形成任何细胞类型而不牺牲其以未分化形式进行自我更新的能力。在从多能性细胞向获得性细胞类型的转变过程中,这些表观基因组机制受到严格控制。

线粒体可塑性也在细胞分化中发挥作用[14-15]。ESC 最显著的代谢特征是依赖糖酵解来满足能量需求。随着 ESC 开始分化,线粒体完全成熟,支持从糖酵解到氧化磷酸化的潜在代谢转换[4]。这种从原始代谢途径的转变确保了分化细胞不断增长的能量需求得到满足,因为复杂的超微结构重塑、细胞器生物生成和功能获得与表型获得一起产生。

诱导多能干细胞

细胞可重编程性的发现开启了干细胞领域的一场革命,因为它使从成体细胞重新获得胚胎多能性成为可能[3]。利用一个成人成纤维细胞,Shinya Yamanaka 课题组巧妙地重新表达转录因子,以确定获得胚胎表型所需的最低限度的必要因子。他们发现 Oct4、Sox2、Klf4 和 Myc 可使成纤维细胞恢复胚胎样表型。这些诱导多能干细胞表现出 ESC 的特征,并能分化为非成纤维细胞类型[16]。这激发了整个 iPSC 研究领域的发展,例如在神经生理学和心血管生物学领域对发育和疾病建模作出了重要的持续贡献[17-22]。

伴随 iPSC,转录记忆的概念也被提出[23-26]。转录记忆的概念表明,尽管诱导多能干细胞的表型可与 ESC 相比较,但存在调控重编程关键元素的表观遗传标记,从而产生具有不同效力的诱导多能干细胞。因为具有不同的重编程效率、特异性和产量问题,对研究的临床应用提出了调整,需要利用疾病建模来研究相关的疾病进展[27]。在 iPSC 的应用中,证明其和 ESC 等价非常关键[28-29],目前,将人诱导多能干细胞用于药物测试和细胞毒性测定的相关研究,也证明了诱导多能干细胞技术优势[30-32]。

内源性/成体干细胞

组织先天的修复能力是由内源性干细胞介导的,这些干细胞表现出流线型的形状,是能分化为有限细胞类型的祖细胞。例如，造血干细胞和肌肉中的卫星细胞是最具特征的内源性干细胞类型[33-35]。有人提出，人体的每一个组织都存在干细胞微单元[36-38]（图 95-4）。

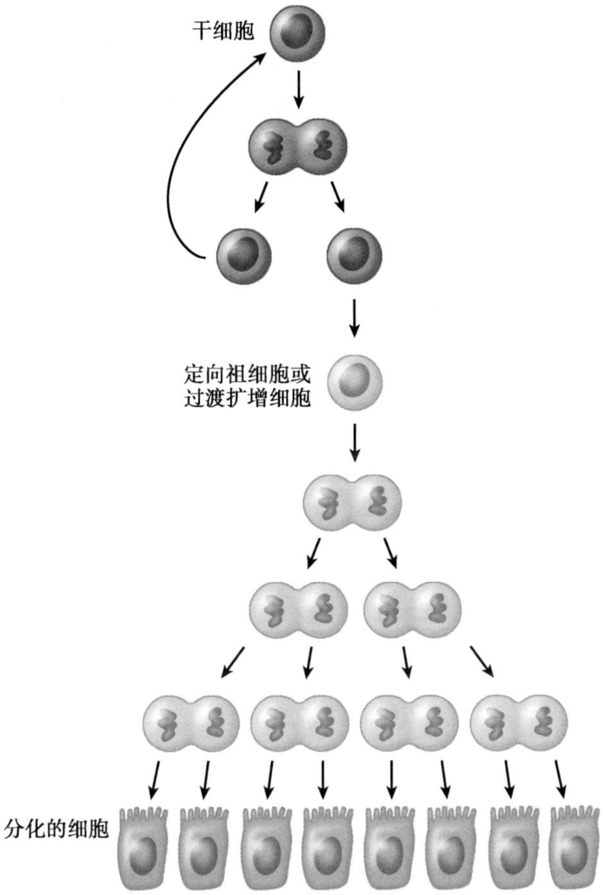

图 95-4　祖细胞：在快速生长的成体组织和其他组织中，有缓慢分裂的干细胞群落。干细胞分裂不对称，生成其中一个仍为干细胞的细胞，另一个走上分化路径但会以更快速度分裂更多次的细胞。这些细胞被称为祖细胞，或者"传递-放大细胞"，它们最终都会停止分裂，并完全分化（经允许摘自 The Nucleus. In：Mescher AL，eds. Junqueira's Basic Histology，14e New York，NY：McGraw-Hill；2016）

由于成体干细胞和胚胎干细胞之间的表观差异性，这些潜在干细胞池仅存在较少的细胞分化方向。这是由于关键甲基转移酶、脱硫酶、乙酰转移酶和脱乙酰酶具有表达差异，这些表达差异调节了 DNA 和组蛋白上的甲基化和乙酰化过程[39-40]。DNA 沉默和染色质可访问性受到限制，影响了内源性/成体干细胞中可以激活的元素，将其分化潜能集中在部分的表型子集，并强化了转录记忆。

间充质干细胞（MSC）具有良好的伦理特征和较好的安全性，成为有前途的内源性/成体干细胞类型之一。它们具有自我更新能力，可以分化为多种细胞类型，包括中胚层谱系（如软骨细胞，骨细胞，和脂肪细胞），内胚层谱系和外胚层谱系。MSC 可以从骨髓、脂肪组织以及脐带血中分离提取，并且可以很轻易地在体外扩增。实验室研究和早期临床研究认为 MSC 用于治疗传统方法难治甚至不可治愈的疾病时，比其他来源的细胞类型更加有效（图 95-5）。

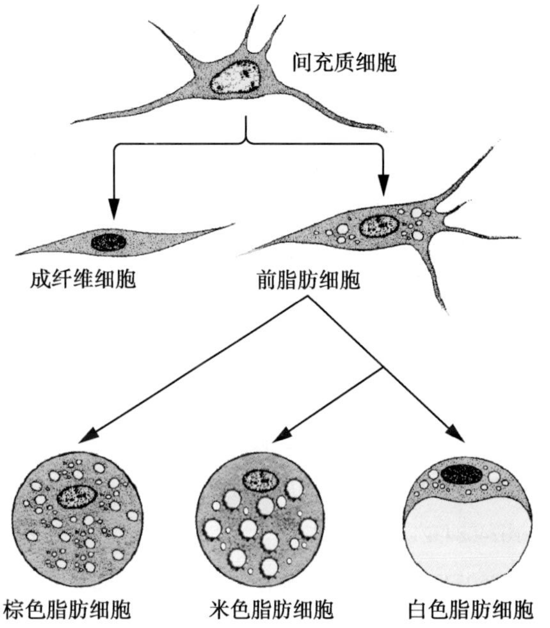

图 95-5　间充质干细胞分化为脂肪细胞：间充质干细胞分化为结缔组织所有类型的祖细胞，包括前脂肪细胞。间充质干细胞起初至少有 2 种类型。在胚胎的侧中胚层生长的前脂肪细胞生成大量白色脂肪细胞（形成白色脂肪组织）和少量的所谓米黄色脂肪细胞（同时具有白色和棕色脂肪细胞的细胞学特征和基因表达模式）。白色脂肪细胞是单室的，有一个大脂滴占据大部分细胞质。白色脂肪细胞通常比此处所示的其他类型细胞大得多（经允许摘自 Adipose Tissue. In：Mescher AL，eds. Junqueira's Basic Histology：Text and Atlas，15e New York，NY：McGraw-Hill；2018）

棕色脂肪细胞分化来源于脂肪前体细胞的一个亚群，位于中胚层，保持多腔（富含许多小脂滴）且富含大量线粒体。棕色脂肪细胞的线粒体代谢产生热量而不是腺苷三磷酸。适应寒冷天气时，米黄色脂肪细胞也可以转化为棕色脂肪细胞。

干细胞的临床应用

在组织修复和康复领域，可将各类干细胞的独特属性转化应用于各种生理系统疾病。根据来自美国卫生研究院临床试验登记网站（https：//clinicaltrials. gov）的现有数据，在撰写此稿时，有大约 1 000 项与干细胞治疗相关的 1~3 期临床试验正在进行中。这些临床研究中的大多数基于内源性/成体干细胞，一些治疗试验与心血管和神经系统研究相关（表 95-1）。值得注意的是，这些试验大部分使用间充质（MSC）和造血干细胞。一些开放性试验与基于多能性的治疗相关，特别是涉及使用人胚胎干细胞（hESC）。其中有 7 项试验与黄斑变性相关，一项针对帕金森病，一项针对缺血性心脏病（表 95-2）。已证实，在脊髓损伤动物模型中移植 MSC 可促进修复，因此将这些细胞用于此类疾病的治疗也受到了很大的关注。

表 95-1 临床试验登记中心注册的正在进行的心血管和神经系统疾病相关的成体/内源性干细胞临床试验

NCT 编号	疾病/病症	细胞类型	国家	试验分期	登记日期
心血管					
NCT01337011	心力衰竭	自体骨髓来源的 SC	德国	1、2 期	2011. 4. 14
NCT01569178	心肌梗死	骨髓来源的单核细胞	英国	3 期	2012. 3. 30
NCT01652209	急性心肌梗死	自体骨髓来源的 MSC	韩国	3 期	2012. 7. 25
NCT01957826	特发性扩张型心肌病	自体骨髓来源的 MSC	西班牙	1、2 期	2012. 12. 21
NCT01758406	心力衰竭	自体心脏 SC	伊朗	2 期	2012. 12. 24
NCT02032004	慢性心力衰竭	同种异体间充质前体细胞	美国	3 期	2014. 1. 8
NCT02033278	特发性扩张型心肌病	自体单核骨髓来源的 SC	西班牙	2、3 期	2014. 1. 9
NCT02248532	扩张型心肌病、心力衰竭	CD34+骨髓来源的 SC	斯洛文尼亚	2、3 期	2014. 9. 16
NCT02460770	慢性心肌缺血	自体骨髓来源的 MSC	法国	1 期	2015. 1. 22
NCT02408432	心肌病	同种异体骨髓来源的 MSC	美国	1 期	2015. 3. 31
NCT02503280	慢性缺血性左心室功能障碍	自体骨髓来源的 MSC	美国	1、2 期	2015. 5. 4
NCT02462330	慢性心肌缺血	自体骨髓来源的 MSC	法国	2 期	2015. 5. 27
NCT02504437	心肌梗死	自体骨髓来源的 MSC	中国	1、2 期	2015. 7. 14
NCT02501811	缺血性心肌病	自体骨髓来源的 MSC	美国	2 期	2015. 7. 15
NCT03092284	心力衰竭	同种异体脂肪组织来源 SC	丹麦	2 期	2015. 7. 20
NCT02509156	蒽环类药物导致的心肌病	同种异体骨髓来源的 MSC	美国	1 期	2015. 7. 23
NCT02673164	心力衰竭	同种异体脂肪组织来源 SC	丹麦	2 期	2016. 2. 1
NCT02781922	左心发育不良综合征	自体心脏 SC（JRM-001）	日本	3 期	2016. 5. 19
NCT03043742	慢性缺血性心脏病	CD133+自体骨髓来源的 SC	美国	1 期	2016. 6. 17
NCT02962661	其他形式心脏病	同种异体骨髓来源的 MSC	美国	1 期	2016. 11. 8
NCT03047772	心肌梗死	自体骨髓来源的 MSC	中国	2 期	2017. 2. 7
神经科学					
NCT00716066	自体免疫性肾病	自体造血 SC	美国	2 期	2008. 7. 15
NCT01896102	肾上腺脑白质营养不良（CALD）	造血 SC	美国	2、3 期	2013. 3. 22
NCT02245776	不可治愈的神经系统疾病	自体骨髓单核细胞	印度	1 期	2014. 9. 12
NCT02241395	脑性瘫痪	自体骨髓单核细胞	印度	1 期	2014. 9. 12
NCT02338271	腰背痛	自体脂肪组织来源 MSC	韩国	1 期	2015. 1. 7
NCT02559830	异染性脑白质营养不良	自体造血 SC	中国	1、2 期	2015. 8. 12
NCT02574923	脑性瘫痪	自体骨髓单核细胞	越南	2 期	2015. 10. 9
NCT02855112	婴儿型脊髓性肌萎缩Ⅰ型	同种异体脂肪组织来源 MSC	伊朗	1、2 期	2016. 7. 22

缩略语：SC，干细胞；MSC，间充质干细胞。

表 95-2　被临床试验登记中心列为活跃的人体胚胎干细胞临床试验

NCT 编号	疾病/病症	细胞类型	国家/地区	试验分期	登记日期
NCT02057900	缺血性心脏病	hESC-来源的 CD15+Isl-1+祖细胞	法国	1 期	2013. 9. 17
NCT02286089	年龄相关黄斑变性	hESC-来源的视网膜色素上皮细胞	以色列	1、2 期	2014. 11. 2
NCT02590692	干性黄斑变性,地图样萎缩	hESC-来源的视网膜色素上皮细胞	美国	1、2 期	2015. 10. 23
NCT02749734	黄斑变性	hESC-来源的视网膜色素上皮	中国	1 期	2016. 1. 7
NCT02903576	年龄相关黄斑变性	hESC-来源的视网膜色素上皮细胞	巴西	1、2 期	2016. 3. 7
NCT02755428	干性年龄相关黄斑变性	hESC-来源的视网膜色素上皮	中国	1 期初期	2016. 3. 26
NCT03046407	干性老年性黄斑变性	hESC 来源的视网膜色素上皮	中国	1 期初期	2017. 2. 2
NCT03119636	帕金森病	hESC 来源的神经前体细胞	中国	1、2 期	2017. 4. 6
NCT03167203	黄斑变性疾病	hESC 来源的视网膜色素上皮细胞	美国	1、2 期	2017. 5. 24

随着对 ECS 和 iPSC 认识的深入、干细胞技术的发展,以及日益细化的政策实施,未来临床试验将能够利用完全多能性细胞来对抗疾病(图 95-6)。

干细胞应用于肌肉骨骼系统

MSC 是多能性成体干细胞,因其免疫调节[41]和旁分泌作用[42]在肌肉骨骼系统医学研究中引起广泛关注,尤其用于干预退行性关节和椎间盘疾病。MSC 正越来越多地在临床诊疗中用于肌肉骨骼(MSK)疾病,研究者们已经利用人和动物进行了大量的体内外研究。

关节和椎间盘变性的病理生理涉及软骨细胞和

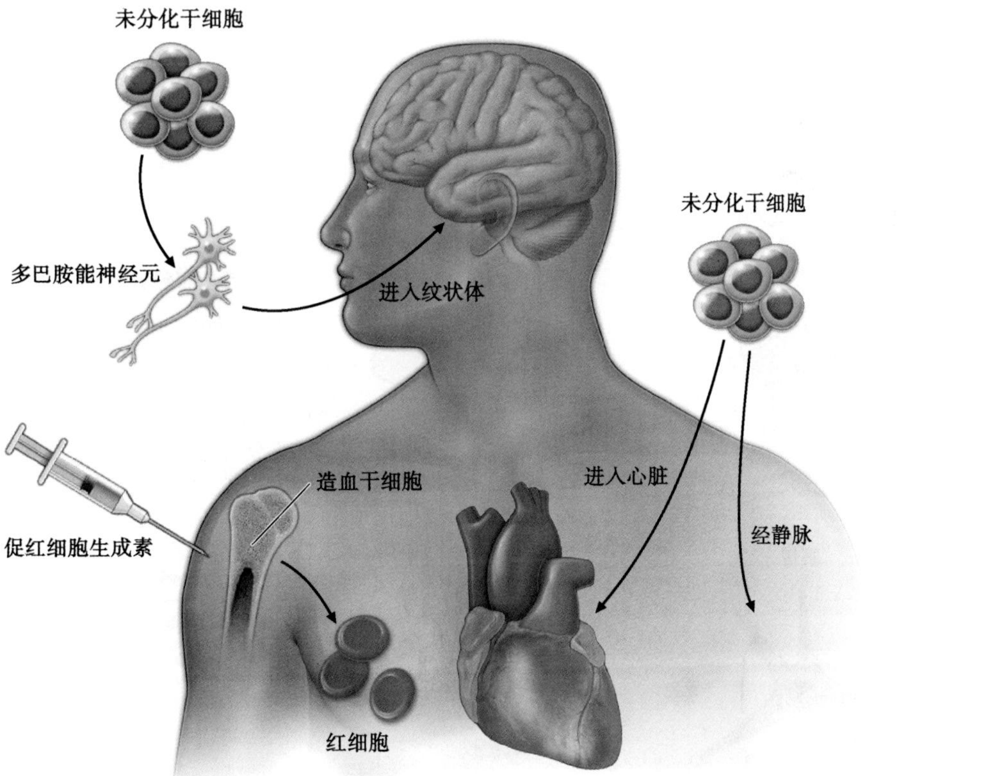

图 95-6　干细胞移植策略。1. 未分化或部分分化干细胞可直接注入靶器官或经静脉注射。2. 干细胞可在注入靶器官前进行体外分化。3. 可注入生长因子或其他药物来刺激内源性干细胞群落(Kessler JA. Applications of Stem Cell Biology in Clinical Medicine. In:Kasper D,Fauci A,Hauser S,Longo D,Jameson J,Loscalzo J,eds. Harrison's Principles of Internal Medicine,19e New York,NY:McGraw-Hill;2014)

椎间盘组织丢失、促炎细胞因子生成增多，以及对促炎细胞因子的反应，因基质生成下降和降解增多导致的基质丢失。当前治疗方案包括物理治疗、镇痛药物、类固醇注射和手术干预。所有措施在本质上都是姑息性的，没有一项能够在减轻疼痛的同时，还能维持关节和脊椎结构完整和功能。MSC 的免疫调节和营养作用填补了这一空白。

对于 MSK 疾病治疗的成果转化，可根据不同策略制备 MSC（图 95-7）[43]。第一代（G1）包括使用不改变细胞相关生物学特征的从组织提取的细胞。最常见的来源是骨髓和脂肪组织。第二代（G2）是根据表面标志物（针对 MSC）选择的细胞，之后进行培养扩增，增加其数量。对于神经系统、心脏、肾脏和 MSK 疾病，培养扩增的 MSC 在当前临床试验中应用最普遍。第三代（G3）细胞包含通过调控 MSC 的表型提高靶组织特异性和疗效的谱系特征。第四代（G4）包括基因治疗和基因编辑技术，以改变 MSC 表型来获得预期效应，例如针对退行性 MSK 疾病应减少炎症反应和增加基质含量。第五代（G5）使用重编程技术产生诱导多能干细胞（iPSC）作为组织修复的来源。

研究 MSC 用于治疗 MSK 疾病的安全性和初步疗效的临床试验和回顾性研究已发表。8 项涉及第一代（G1）细胞的研究，包括 5 项使用骨髓穿刺浓缩液（BMAC）治疗的研究（784 例患者）[44]，和 3 项涉及 65 例患者的使用外周血来源干细胞（PBSC）的研究。没有报告严重不良事件，但有非严重的不良事件，包括注射部位短暂并自行消退的疼痛、发热和肿胀[44]。除了安全性，这些研究还有各种病理检查，报告了改善疼痛和功能的低等级证据。3 项随机对照试验（RCT）提供了 2 级证据（BMAC 注射在膝骨关节炎中改善疼痛和功能）[44]及改善临床评分和 MRI 软骨评估的证据[45]。其他研究调查了 BMAC 在慢性髌腱末端病[46]、椎间盘退行性疾病（DDD）[47]和股骨头坏死中辅助髓芯减压[48-49]，尽管没有报告严重不良事件，且患者疼痛显著缓解，但因为所有研究的样本量小，结论还需要进一步验证。

更多的 MSK 研究已对第二代（G2）培养扩增 MSC 进行了探索（用于包括膝关节炎等），确立了 $(2\sim50)\times10^6$ 细胞剂量的安全性[50-51]。对调查 MSC 用于治疗疼痛性退行性椎间盘疾病（DDD）的临床试验进行了一项系统评价，发现有 5 项Ⅰ期、3 项Ⅱ期

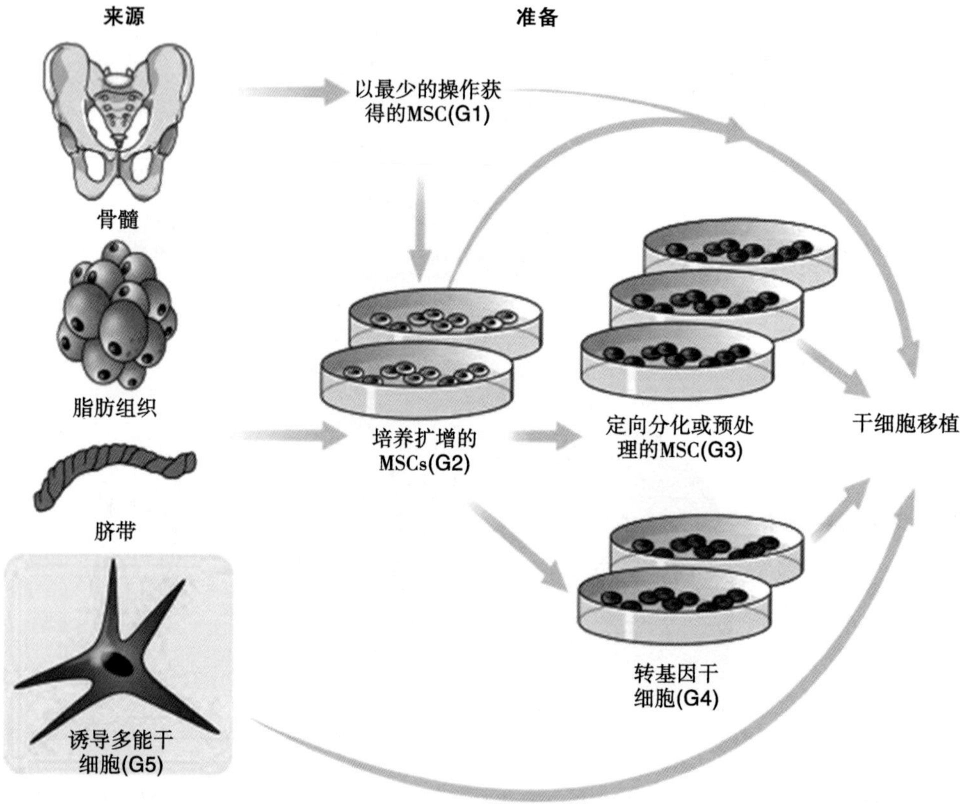

图 95-7　基于制备策略的五代临床应用的干细胞模型（改编自 Hunt CL，Law LA，Bydon M，et al. Five generations of cell preparation：a translational framework for categorizing regenerative stem cell therapies. J Am Academy Regenerative Med. 2017；1）

和 1 项Ⅲ期研究[52]，这表明对于细胞疗法用于治疗 DDD 的研究热度在提升。所有研究均使用培养扩增的 MSC，实验结果显示这种方法安全，患者耐受良好，无严重不良事件[52]。鉴于研究 MSC 用于 MSK 疾病的绝大多数已完成的人类试验为Ⅰ期研究，迄今为止 MSC 治疗外周关节或软骨疾病的疗效证据很少，后续值得通过更大量、高质量的试验进行进一步的探索[53]。目前还没有关于应用谱系定向或转基因 MSCs 治疗 MSK 疾病的报道。

富血小板血浆

尽管血小板并非干细胞，但也是目前用于治疗 MSK 疾病的再生医学工具。富血小板血浆（PRP）是自体血液制品，血小板浓度高于基线值[54]。PRP 需要从患者体内提取血液，之后离心，将抗凝血的固体和液体成分分离，获得浓缩的血小板悬液。在过去 30 年，对于 PRP 治疗功能的认知已发生变化，新的假说认为其治疗功能与血小板释放的生长因子相关。这些细胞因子具有多种再生能力，可促进组织再生和愈合[55]。已发现的生长因子包括血小板源性生长因子、转化生长因子 β、胰岛素样生长因子、血管内皮生长因子和其他来自活化血小板 α-颗粒的生长因子[56]。近期研究扩展了这一机制，纳入了免疫调节反应，表现为 IL-6 水平下降和 IL-4、IL-10 和 IL-13 水平增高。这些细胞因子变化导致金属蛋白酶下调、软骨基质生成上调、自噬减少，最终维持软骨细胞群和基质平衡[57]。转化研究还证实，一系列关节内 PRP 注射降低了滑膜液中的促炎症蛋白浓度。

最常使用 PRP 治疗的疾病包括膝骨关节炎、上髁炎、足底筋膜炎、半月板疾病和肩袖损伤[54]。尽管已进行很多研究，但难以就 PRP 疗效得出明确的结论，因为研究设计存在异质性、注射技术不同，且各研究中 PRP 成分与含量存在难以避免的异质性。在各临床研究中，现有证据强烈支持 PRP 有益于缓解骨关节炎和肌腱病[54]。系统回顾了 10 项临床试验，检查 PRP 作为治疗疼痛性膝骨关节炎的主要干预措施，作为终点疼痛控制和功能状态，结果表明 PRP 优于安慰剂和透明质酸[58]。另一项涉及 PRP 治疗肌腱病的 18 项研究的荟萃分析显示，富白细胞 PRP 单次注射对联合肌腱切开术的预后有改善[59]。目前，更多的高质量随机临床试验也正在开展中。

小结

再生医学领域已引起了广泛关注和轰动，因为其提供了传统保守疗法和手术以外的治疗方法，尤其对于很多不可治愈的疾病而言。将再生医学原理转化为实践是可行的，但必须证实临床有效性与有用性以确保被批准和采纳。近期，干细胞生物学因为其在再生医学领域巨大的治疗潜力，吸引了科学界和公众的关注，而这一方面的突破是由于成体组织中干细胞分离技术的日益成熟。随着细胞制备策略进一步优化，以提高其对于期望靶点的治疗疗效，临床试验可以利用这些技术进步来评估细胞产品的临床疗效。将再生原理应用于实践，正推动着护理和康复领域的重大创新，人口老龄化使慢性病不断增长的现状，康复医学可利用这些新出现的细胞工具进行康复和再生。

（陶诗聪 译，王宁　万春晓 校）

参考文献

1. Evans MJ, Kaufman MH. Establishment in culture of pluripotential cells from mouse embryos. *Nature*. 1982;292:154–156.
2. Waddington CH. *The Strategy of the Genes: A Discussion of Some Aspects of Theoretical Biology. With an Appendix by H. Kacser*. London: George Allen & UnwinLtd; 1957.
3. Takahashi K, Yamanaka S. Induction of pluripotent stem cells from mouse embryonic and adult fibroblast cultures by defined factors. *Cell*. 2006;126:663–676. doi:10.1016/j.cell.2006.07.024.
4. Folmes CD, Terzic A. Metabolic determinants of embryonic development and stem cell fate. *Reprod Fertil Dev*. 2014;27:82–88. doi:10.1071/RD14383.
5. Behfar A, Faustino RS, Arrell DK, Dzeja PP, Perez-Terzic C, Terzic A. Guided stem cell cardiopoiesis: discovery and translation. *J Mol Cell Cardiol*. 2008;45:523–529. doi:10.1016/j.yjmcc.2008.09.122.
6. Faustino RS, Behfar A, Perez-Terzic C, Terzic A. Genomic chart guiding embryonic stem cell cardiopoiesis. *Genome Biol*. 2008;9:R6. doi:10.1186/gb-2008-9-1-r6.
7. Petell CJ, Alabdi L, He M, San Miguel P, Rose R, Gowher H. An epigenetic switch regulates de novo DNA methylation at a subset of pluripotency gene enhancers during embryonic stem cell differentiation. *Nucleic Acids Res*. 2016;44:7605–7617. doi:10.1093/nar/gkw426.
8. Gonzales-Cope M, Sidoli S, Bhanu NV, Won KJ, Garcia BA. Histone H4 acetylation and the epigenetic reader Brd4 are critical regulators of pluripotency in embryonic stem cells. *BMC Genomics*. 2016;17:95. doi:10.1186/s12864-016-2414-y.
9. Duren Z, Wang YA. Systematic method to identify modulation of transcriptional regulation via chromatin activity reveals regulatory network during mESC differentiation. *Sci Rep*. 2016;6:22656. doi:10.1038/srep22656.
10. Boland MJ, Nazor KL, Loring JF. Epigenetic regulation of pluripotency and differentiation. *Circ Res*. 2014;115:311–324.

doi:10.1161/CIRCRESAHA.115.301517.
11. Tee WW, Reinberg D. Chromatin features and the epigenetic regulation of pluripotency states in ESCs. *Development*. 2014;141:2376–2390. doi:10.1242/dev.096982.
12. Halley JD, Smith-Miles K, Winkler DA, Kalkan T, Huang S, Smith A. Self-organizing circuitry and emergent computation in mouse embryonic stem cells. *Stem Cell Res*. 2012;83:24–333. doi:10.1016/j.scr.2011.11.001.
13. Nykter M, Price ND, Aldana M, et al. Gene expression dynamics in the macrophage exhibit criticality. *Proc Natl Acad Sci USA*. 2008;105:1897–1900. doi:10.1073/pnas.0711525105.
14. Folmes CD, Mitalipov S, Terzic A. Mitochondria in pluripotent stem cells: stemness regulators and disease targets. *Curr Opin Genet Dev*. 2016;38:1–7. doi:10.1016/j.gde.2016.02.001.
15. Folmes CD, Terzic A. Stem cell lineage specification: you become what you eat. *Cell Metab*. 2014;20:389–391. doi:10.1016/j.cmet.2014.08.006.
16. Christodoulou C, Longmire TA, Shen SS, et al. Mouse ES and iPS cells can form similar definitive endoderm despite differences in imprinted genes. *J Clin Invest*. 2011;121:2313–2325. doi:10.1172/JCI43853.
17. Francis KR, Ton AN, Xin Y, et al. Modeling Smith-Lemli-Opitz syndrome with induced pluripotent stem cells reveals a causal role for Wnt/beta-catenin defects in neuronal cholesterol synthesis phenotypes. *Nat Med*. 2016;22:388–396. doi:10.1038/nm.4067.
18. Gnecchi M, Stefanello M, Mura M. Induced pluripotent stem cell technology: toward the future of cardiac arrhythmias. *Int J Cardiol*. 2017;237:49–52. doi:10.1016/j.ijcard.2017.03.085.
19. Nelson BC, Hashem SI, Adler ED. Human-induced pluripotent stem cell-based modeling of cardiac storage disorders. *Curr Cardiol Rep*. 2017;19:26. doi:10.1007/s11886-017-0829-y.
20. Bezzerides VJ, Zhang D, Pu WT. Modeling inherited arrhythmia disorders using induced pluripotent stem cell-derived cardiomyocytes. *Circ J*. 2016;81:12–21. doi:10.1253/circj.CJ-16-1113.
21. Broccoli V. Reprogramming of somatic cells: iPS and iN cells. *Prog Brain Res*. 2017;230:53–68. doi:10.1016/bs.pbr.2016.12.009.
22. Mazzara PG, Massimino L, Pellegatta M, et al. Two factor-based reprogramming of rodent and human fibroblasts into Schwann cells. *Nat Commun*. 2017;8:14088. doi:10.1038/ncomms14088.
23. Rouhani F, Kumasaka N, de Brito MC, Bradley A, Vallier L, Gaffney D. Genetic background drives transcriptional variation in human induced pluripotent stem cells. *PLoS Genet*. 2014;10:e1004432. doi:10.1371/journal.pgen.1004432.
24. Seiler K, Tsuneto M, Melchers F. Experimental limitations using reprogrammed cells for hematopoietic differentiation. *J Biomed Biotechnol*. 2011;895086. doi:10.1155/2011/895086.
25. Seiler K, Soroush Noghabi M, Karjalainen K, Hummel M, Melchers F, Tsuneto M. Induced pluripotent stem cells expressing elevated levels of sox-2oct-4and klf-4 are severely reduced in their differentiation from mesodermal to hematopoietic progenitor cells. *Stem Cells Dev*. 2011;20:1131–1142. doi:10.1089/scd.2010.0391.
26. Ohi Y, Qin H, Hong C, et al. Incomplete DNA methylation underlies a transcriptional memory of somatic cells in human iPS cells. *Nat Cell Biol*. 2011;13:541–549. doi:10.1038/ncb2239.
27. Takahashi K, Yamanaka SA. Decade of transcription factor-mediated reprogramming to pluripotency. *Nat Rev Mol Cell Biol*. 2016;17:183–193. doi:10.1038/nrm.2016.8.
28. Kimbrel EA, Lanza R. Current status of pluripotent stem cells: moving the first therapies to the clinic. *Nat Rev Drug Discov*. 2015;14:681–692. doi:10.1038/nrd4738.
29. Kimbrel EA, Lanza R. Hope for regenerative treatments: toward safe transplantation of human pluripotent stem-cell-based therapies. *Regen Med*. 2015;10:99–102. doi:10.2217/rme.14.89.
30. Goldring C, Antoine DJ, Bonner F, et al. Stem cell-derived models to improve mechanistic understanding and prediction of human drug-induced liver injury. *Hepatology*. 2017;65:710–721. doi:10.1002/hep.28886.
31. Shinde V, Sureshkumar P, Sotiriadou I, Hescheler J, Sachinidis A. Human embryonic and induced pluripotent stem cell based toxicity testing models: future applications in new drug discovery. *Curr Med Chem*. 2016;23: 3495–3509.
32. Gintant G, Sager PT, Stockbridge N. Evolution of strategies to improve preclinical cardiac safety testing. *Nat Rev Drug Discov*. 2016;15:457–471. doi:10.1038/nrd.2015.34.
33. Asada N, Takeishi S, Frenette PS. Complexity of bone marrow hematopoietic stem cell niche. *Int J Hematol*. 2017;106(1):45–54. doi:10.1007/s12185-017-2262-9.
34. Shan T, Xu Z, Wu W, Liu J, Wang Y. Roles of notch1 signaling in regulating satellite cell fates choices and postnatal skeletal myogenesis. *J Cell Physiol*. 2017;232(11):2964–2967. doi:10.1002/jcp.25730.
35. Ratnayake D, Currie PD. Stem cell dynamics in muscle regeneration: insights from live imaging in different animal models. *Bioessays*. 2017;39(6). doi:10.1002/bies.201700011.
36. Ravichandran S, Del Sol A. Identifying niche-mediated regulatory factors of stem cell phenotypic state: a systems biology approach. *FEBS Lett*. 2017;591:560–569. doi:10.1002/1873-3468.12559.
37. Mao Y, Hoffman T, Wu A, Goyal R, Kohn J. Cell type-specific extracellular matrix guided the differentiation of human mesenchymal stem cells in 3D polymeric scaffolds. *J Mater Sci Mater Med*. 2017;28:100. doi:10.1007/s10856-017-5912-9.
38. Llorens-Bobadilla E, Martin-Villalba A. Adult NSC diversity and plasticity: the role of the niche. *Curr Opin Neurobiol*. 2017;42:68–74. doi:10.1016/j.conb.2016.11.008.
39. Brix J, Zhou Y, Luo Y. The epigenetic reprogramming roadmap in generation of iPSCs from somatic cells. *J Genet Genomics*. 2015;42:661–670. doi:10.1016/j.jgg.2015.10.001.
40. Adam RC, Fuchs E. The yin and yang of chromatin dynamics in stem cell fate selection. *Trends Genet*. 2016;32:89–100. doi:10.1016/j.tig.2015.11.002.
41. Najar M, Raicevic G, Fayyad-Kazan H, Bron D, Toungouz M, Lagneaux L. Mesenchymal stromal cells and immunomodulation: a gathering of regulatory immune cells. *Cytotherapy*. 2016;18:160–171. doi:10.1016/j.jcyt.2015.10.011.
42. Khubutiya MS, Vagabov AV, Temnov AA, Sklifas AN. Paracrine mechanisms of proliferative, anti-apoptotic and anti-inflammatory effects of mesenchymal stromal cells in models of acute organ injury. *Cytotherapy*. 2014;16:579–585. doi:10.1016/j.jcyt.2013.07.017.
43. Hunt CL, Law LA, Bydon M, et al. Five generations of cell preparation: a translational framework for categorizing regenerative stem cell therapies. *J Am Academy Regenerative Med*. 2017;1.
44. Centeno C, Pitts J, Al-Sayegh H, Freeman M. Efficacy of autologous bone marrow concentrate for knee osteoarthritis with and without adipose graft. *Biomed Res Int*.

2014;2014;370621. doi:10.1155/2014/370621.
45. Ahmad KA, Ibrahim YA, Saber NZ, Darwish BA. MR cartilage imaging in assessment of the regenerative power of autologous peripheral blood stem cell injection in knee osteoarthritis. *Egypt J Radiol Nucl Med*. 2014;45: 787–794. doi:10.1016/j.ejrnm.2014.05.012.
46. Pascual-Garrido C, Rolon A, Makino A. Treatment of chronic patellar tendinopathy with autologous bone marrow stem cells: a 5-year-followup. *Stem Cells Int*. 2012;2012:953510. doi:10.1155/2012/953510.
47. Pettine KA, Murphy MB, Suzuki RK, Sand TT. Percutaneous injection of autologous bone marrow concentrate cells significantly reduces lumbar discogenic pain through 12 months. *Stem Cells*. 2015;33:146–156. doi:10.1002/stem.1845.
48. Yan D, Chen L, Li Z, Guo W, Sun W. Autologous mesenchymal stem cell implantation in the management of osteonecrosis of the femoral head. *Curr Orthop Pract*. 2015;26:265–268. doi:10.1097/BCO.0000000000000218.
49. Mao Q, Wang W, Xu T, et al. Combination treatment of biomechanical support and targeted intra-arterial infusion of peripheral blood stem cells mobilized by granulocyte-colony stimulating factor for the osteonecrosis of the femoral head: a randomized controlled clinical trial. *J Bone Mineral Res*. 2015;30:647–656. doi:10.1002/jbmr.2390.
50. Pers YM, Rackwitz L, Ferreira R, et al. Adipose mesenchymal stromal cell-based therapy for severe osteoarthritis of the knee: a phase I dose-escalation trial. *Stem Cells Transl Med*. 2016;5:847–856. doi:10.5966/sctm.2015-0245.
51. Aoyama T, Goto K, Kakinoki R, et al. An exploratory clinical trial for idiopathic osteonecrosis of femoral head by cultured autologous multipotent mesenchymal stromal cells augmented with vascularized bone grafts. *Tissue Eng Part B Rev*. 2014;20:233–242. doi:10.1089/ten.TEB.2014.0090.
52. Hunt C, Shen S, Nassr A, van Wijnen AJ, larson AN, Elridge JS, et al. Current understanding of safety and efficacy of stem cell therapy for discogenic pain: a systematic review of human studies. *Tech Reg Anesth Pain Manag*. 2015;19:32–37. doi:10.1053/j.trap.2016.09.006.
53. Bae H, Amirdelfan K, Coric D, et al. A phase II study demonstrating efficacy and safety of mesenchymal precursor cells in low back pain due to disc degeneration. *Spine*. 2014;14:S31–S32.
54. Zhang JY, Fabricant PD, Ishmael CR, Wang JC, Petrigliano FA, Jones KJ. Utilization of platelet-rich plasma for musculoskeletal injuries: an analysis of current treatment trends in the United States. *J Orthop Sports Med*. 2016;4(12). doi:10.1177/2325967116676241.
55. Gibble JW, Ness PM. Fibrin glue: the perfect operative sealant? *Transfusion*. 1990;30:741–747.
56. Schar MO, Diaz-Romero J, Kohl S, Zumstein MA, Nesic D. Platelet-rich concentrates differentially release growth factors and induce cell migration in vitro. *Clin Orthop Relat Res*. 2015;473:1635–1643. doi:10.1007/s11999-015-4192-2.
57. Moussa M, Lajeunesse D, Hilal G, et al. Platelet rich plasma (PRP) induces chondroprotection via increasing autophagy, anti-inflammatory markers and decreasing apoptosis in human osteoarthritic cartilage. *Exp Cell Res*. 2017;352:146–156. doi:10.1016/j.yexcr.2017.02.012.
58. Laudy ABM, Bakker EWP, Rekers M, Moen MH. Efficacy of platelet-rich plasma injections in osteoarthritis of the knee: a systematic review and meta-analysis. *Br J Sports Med*. 2015;49:657–672. doi:10.1136/bjsports-2014-094036.
59. Fitzpatrick J, Bulsara M, Zheng MH. The effectiveness of platelet-rich plasma in the treatment of tendinopathy: a meta-analysis of randomized controlled clinical trials. *Am J Sports Med*. 2017;45:226–233. doi:10.1177/0363546516643716.

第 96 章　脊柱手法治疗：康复的整骨疗法[1]

Steven Makovitch, Mary Caldwell, and James W. Atchison

背景/历史

手法治疗与医学一样古老,并在各种文化中得到了广泛的实践。第一次记录关于手法治疗的著作可以追溯到希腊,希波克拉底(公元前 460—公元前 385 年)描述了使用重力和牵引技术治疗脊柱侧弯的情况[1]。医学上的其他著名人物也提到了操纵程序的使用,例如盖伦(Galen)、切丽丝(Celisies)和奥里巴修斯(Oribasius)[2]。在欧洲,一代又一代的"整骨师"将手法治疗从一个家庭成员传给另一个家庭成员,进一步发展了手法治疗。随着受过医学训练的医生朝着更多药理学方法发展,整骨师的方法也随之发展[3]。19 世纪的英国医生沃顿 · 胡德(Wharton Hood)博士花费大量时间来研究整骨师的程序。并于 1871 年在《柳叶刀》上发表了论文,报道了手法治疗在缓解肌肉骨骼问题方面的有效性[4]。

在 19 世纪甚至更久之前,医学界动荡不安,尽管科学研究取得了长足进步,医学却几乎没有改变[1,2]。安德鲁 · 泰勒 · 斯蒂尔(Andrew Taylor Still)说过,一个人最终将走一条截然不同的治愈道路。

斯蒂尔(1828—1917)在追求医学的过程中,受到了父亲的很大影响,他父亲是一名内科医生和卫理公会牧师。19 世纪中期,一个人可以通过学徒成为一名医生。斯蒂尔很可能只参加了一次正规医学教育研讨会,因为他认为这无济于事。他很清楚,与不治疗患者相比,当前的药物治疗包括放血在内,可能对患者造成更大的伤害[1]。当他在一次脊髓性脑膜炎大爆发中失去了 3 个孩子后,对当时医疗实践的失望至极[1,5]。1874 年 4 月,他创造了"整骨疗法"一词[2]。

斯蒂尔认为,医生不应该仅使用酒精、汞和大量鸦片等有害药物来治疗疾病的症状,而应该尝试发现疾病本身的原因。他提出了健康的概念,并制订了适当运动和饮食以预防疾病的原则[6]。斯蒂尔总结:"寻找健康应该是医生的目标。任何人都可以发现疾病[7]。"他还指出,血液循环最重要,宣称"动脉是生命、健康和安逸之源,其泥泞或不纯净之水则是所有疾病之源[8]"。

尚不清楚斯蒂尔何时、如何将手法添加到其骨病医学哲学中。有趣的是,他没有写有关手法治疗的书,相反,其著作着重于整骨疗法的哲学、实践和原则[2]。直到 1879 年,他才因"快速整骨师"而闻名[2]。

随着斯蒂尔在世界上变得越来越知名,许多人都来找他学习。1892 年,他在密苏里州的柯克斯维尔建立了第一所整骨医学学院[2]。从那时起,整骨

[1]免责声明:在未接受整骨疗法操作或适当监督的正规培训之前,请勿尝试复制本章中的技术。

医学领域已经有了长足发展。2014—2015 年,美国整骨疗法协会骨病学院认证委员会认可了 31 家骨病医学学院在 30 个州的 45 个教学地点提供指导[9]。整骨医学专业的学生与对症疗法的同事学习相同的材料,并在临床和研究领域并肩工作,但是他们依据整骨原理学习和工作,增加了使用手法医学的领域。

整骨原理

整骨疗法原则强调以下 4 个原则。

- 人是动态的功能单位。
- 身体具有自愈的自我调节机制。
- 结构和功能在各个层次上都是相互联系的。
- 合理治疗这些原则的基础[10]。

用于患者护理的相关整骨原则指出患者是医疗保健的重点,并且患者对其健康负有主要责任[11]。

手法治疗定义

手法治疗已被描述为人工力量的治疗性应用。相对于药物,手法治疗被描述为熟练使用手来诊断和治疗全身各个组织和器官(包括骨骼、关节、肌肉和其他软组织)的结构和功能异常,这是完整医疗服务的一部分。尽管可以互换使用,但手法治疗由非内科医师(nonphysician practitioners)使用[10]。通常使用的术语是"骨科手法治疗(OMT)",这是骨科医生手动引导力量的治疗性应用[10]。OMT 的目的是改善生理功能并支持因躯体功能障碍而改变的体内环境平衡[10]。因此,OMT 用于治疗"躯体功能障碍",其定义为躯体(身体框架)系统相关组件的功能受损或改变:骨骼关节和肌筋膜结构及其相关的血管淋巴和神经元[10]。

躯体功能障碍

躯体功能障碍的诊断包括通过触诊的方法寻找组织质地变化,运动受限和不对称的客观证据。压痛也被列为唯一的主观发现。表 96-1 中列出了帮助记忆的符号"TART",可以对这些发现进行总结,以及对躯体功能障碍的急性和慢性触诊表现进一步分类[2]。

结构诊断中的屏障概念

为了诊断和选择治疗躯体功能障碍的最佳 OMT 技术类型,首先必须了解屏障的概念。屏障概念是指关节在正常运动和受限运动期间的运动能力。尽管关节通常有一个以上的运动方向,但一般描述为一个关节和一个运动方向(即 C1 的轴向旋转)。关节的中立位置是静止的非功能性关节的位置,在所有方向上均具有相等的肌筋膜拉力。主动移动健康的关节时,运动的终点范围称为生理屏障。在关节的被动测试期间,获得的最远距离的运动称为"解剖屏障"。超出解剖屏障的运动将导致关节的结构损坏。在组织破裂之前发生在生理和解剖运动屏障之间的被动韧带拉伸范围称为弹性屏障。

表 96-1　躯体功能障碍的触诊结果

结果	急性	慢性
组织纹理改变	水肿,红斑,血管扩张,高渗	肌肉减少或无水肿,冷,纤维性,黏稠,肌张力下降
不对称	有	有并对身体的其他区域进行补偿
活动受限	有疼痛	疼痛减轻或无疼痛
触痛	严重,刺痛	疼痛,感觉异常

限制性屏障发生在正常生理屏障之前,且是由躯体功能障碍引起的。另一方面,病理屏障使正常运动范围永久性丧失,例如肌肉挛缩或关节融合。OMT 用于治疗限制性屏障,这种屏障存在于许多不同的组织中,包括皮肤、筋膜、肌肉、韧带、关节囊和关节面。评估运动质量以及运动末端感(即紧张或松弛)非常重要,因为这将指导何种类型的 OMT 干预对于恢复最大的生理运动最有效[2,12]。

整骨疗法技术

用于恢复对称性和生理运动范围的技术很多。广义上讲,可以分为直接技术和间接技术。直接技术应用于限制性屏障,最终临床医生会通过移动受限组织、关节或两者进行治疗。在间接技术下,临床医生将组织、关节或两者的运动都在远离限制性屏障的自由方向上进行。治疗又可以进一步分为主动治疗与被动治疗。在主动治疗中,患者通常以等长收缩的形式协助治疗。在被动治疗中,患者完全放松,没有运动或肌肉激活。表 96-2 列出了特定的处理类型及其各自的子类别。

肌肉能量技术

Fred L. Mitchel 博士被公认为是肌肉能量技术

表 96-2　OMT 技术，比较直接治疗与间接治疗、主动治疗与被动治疗

治疗类型	直接治疗（朝向限制性屏障）	间接治疗（远离限制性屏障）	主动治疗（患者协助）	被动治疗（患者完全放松）
肌肉能量技术	×		×	
快速、小幅度松动手法	×			×
收缩-放松术		×		×
肌筋膜松解技术		×		×

之父，尽管该技术最初是由 Ruddy 博士于 20 世纪四五十年代在颈部及眼眶周围使用的[2]。Fred L. Mitchel 将"肌肉能量"定义为当患者根据要求，从一个可精确控制的位置上在一个特定的方向用肌肉抵抗一个明确执行的反作用力[13]。肌肉能量是一种主动技术，因为患者会提供矫正力。虽然患者主动打破限制性屏障，但在放松后，临床医生将肌肉节段进一步移动到限制性屏障的方向。因此，它属于直接技术类。肌肉能量可用于拉长过度短缩的肌肉，增强薄弱的肌肉或肌肉群，通过主动收缩减轻水肿，并动员活动受限的关节[2]。肌肉力量的生理学基础是有争议的，在此不讨论。经典的说法是，刺激 α 运动神经元会引起肌肉收缩，从而缩短肌肉纺锤体，使其恢复到一个新的静息长度。因此，肌肉纺锤体能够改变外肌纤维的静息长度[14]。简而言之，等长收缩后，高紧张肌肉可以被动地拉伸到新的长度[7]。然而，有人提出，对肌肉能量的解释实际上可能在于结缔组织的生物力学。等长收缩可能会使平行的结缔组织元件拉伸，从而导致拉伸超过通常由简单被动拉伸激活的范围[15]。

肌肉能量技术有两种基本类型。

等长收缩：等长收缩激活高紧张肌肉。收缩后，高紧张肌肉被拉伸到一个新的长度。

等张收缩：主动肌收缩会抑制其拮抗肌，因此它可能被拉伸到一个新的长度。

该技术通常使用等长收缩进行。第一步是将功能失调的部分移向限制性屏障的"羽状边缘"。然后，患者会轻柔地向功能障碍的相反方向等长激活，并保持 3~5s；然后完全放松或停止收缩。等待 2~3s（等长收缩后的松弛期）后，功能失调的部分被移动到新的屏障并重复。在收缩后直接移动到一个新的屏障，而不是保持一个长时间的静态拉伸已经被证明是有效的[16]。与持续时间长（20s）的收缩相比，利用持续时间短（5s）的等长收缩效果相同或更有益[17]。

快速、小幅度松动手法

快速、小幅度松动手法（HVLA）是在关节的解剖学运动范围内使用短促高速治疗力，也可应用于限制性屏障的一个或多个运动平面引起限制的释放[12]。HVLA 是一种直接被动技术，应用于具有"末端僵硬感"的单个关节时最有效[2]。如果关节中存在较软且更"弹性的末端感"，则使用其他技术可能更合适。推力传递的方法不可低估，因为使用大运动范围的低速推力会对患者造成危害。Brodeur 的模型描述了突然的关节分散，发生时间比完成关节周围肌肉的拉伸反射所需的时间短[18]。因此，使用快速推力技术来避免目标关节周围的肌肉紧张至关重要。关节处的运动可能只有 3mm（1/8 英寸）[2]。

在整骨医学文献中，通过关节操纵产生的声音已经以各种方式进行了分类："关节破裂""关节爆裂""结块""关节咔嗒声""咬合"和"撞击"[20]。最常见的是，HVLA 对特定关节的作用被称为关节释放，其中关节移过其生理（而非解剖）屏障，导致功能改变和关节运动增加[20]。

指关节开裂会导致关节炎吗？

一项对 215 名 50~89 岁有掰指关节习惯的人的病例对照研究表明，掰指关节的人和不掰指关节的人放射状骨关节炎的患病率相似（18.15%对 21.5%）[19]。

关节释放可能会/不会伴有可听见的声音。尽管在关节释放过程中声音的确切机制仍然未知，但是有几种理论。最主要的理论仍然是空化模型，该模型最初是由 Unsworth 于 1971 年提出的。随着关节容积快速增大，允许二氧化碳以气泡的形式释放到关节腔中。滑液随后流入腔的低压区域，使气泡破裂，产生可听见的声音[21]。

收缩-放松术

收缩-放松术是一种围绕压痛点诊断和治疗的间接被动技术。该技术由美国 Lawrence Jones 开发，并于 1964 年首次报道，是通过定位自发释放[22]。压

痛点描述为位于肌肉、肌腱、韧带或筋膜组织中的水肿和非放射性敏感的小(<1cm)圆形区域[23]。在确定压痛点后,治疗方法包括使患者处于减轻疼痛的体位,并保持该姿势 90s,同时轻轻处理压痛点。缓慢地恢复、依赖操作者的正常位置是成功关键[2](图 96-1)。

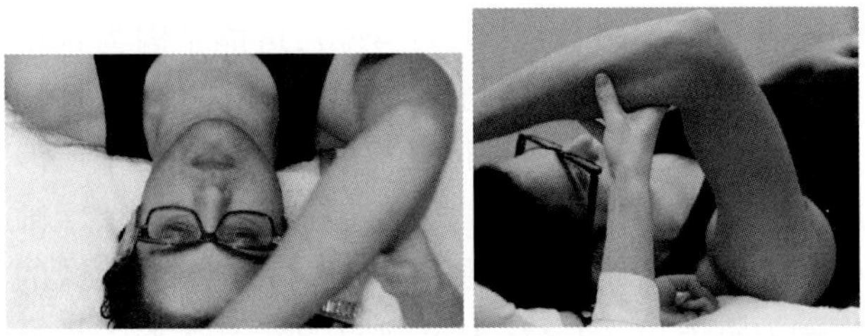

图 96-1　斜方肌收缩-放松。找到压痛点后(注意示指放在患者的右斜方肌上),右臂移动直到疼痛明显减轻或消失为止。将手臂保持在位置 90s,用手指轻轻地监测压痛点,并使患者完全放松。90s 后,手臂小心谨慎地缓慢回到静止位置,并重新检查该点

收缩-放松术效果最常见的解释是"本体感觉理论",它涉及主动肌和拮抗肌之间异常的神经肌肉活动。快速伸展损伤会刺激肌梭,导致反射性主动肌收缩,从而阻止其进一步伸展。但是,主动肌的收缩会引起拮抗肌的快速伸展,从而也刺激其肌梭。持续的肌梭兴奋引起拮抗肌痉挛,从而导致神经肌肉失衡,进而导致肌筋膜组织张力过高和运动受限[12,23-25]。通过收缩-放松术被动地缩短功能障碍的主动肌致足够长度,可恢复其正常的肌梭活动。一旦主动肌肌梭活动恢复,拮抗肌肌梭活动就可以恢复到静止状态,减轻异常的神经肌肉活动并恢复正常功能[23,26]。

肌筋膜松解技术

在讨论肌筋膜释放(MFR)前,必须对筋膜有更深入的了解。Still 谈到筋膜对于增长、支持和营养至关重要。他形容筋膜无处不在,并且"包裹、渗透、分隔和细化所有动物体的每一个部分,围绕并穿透每条肌肉及其所有纤维"[7]。但是,由于筋膜的广泛性分布和多样性特点,难以对其定义。根据 Fascia 研究大会的提议,"筋膜"的广义定义是"渗透到人体的结缔组织系统的软组织"。从广义上讲,筋膜组织被视为一种相互连接的张力网,可以根据局部张力需求调整其纤维排列、长度和密度[27]。

仔细观察筋膜可发现其具有明显的感官特性。胸腰筋膜含有自由神经末梢和交感纤维[28]及鲁菲尼(Ruffini)和帕西尼(Pacini)[29]机械感受器。这些发现表明筋膜具有本体感觉作用,并且是一种疼痛产生器。它的感觉作用及其相互联系的组织表明,筋膜可作为全身机械敏感信号系统[30]。在这个复杂的系统中,会出现躯体功能障碍且非常适合 MFR。

MFR 涉及专门引导的、低负荷和持续时间长的机械力来操纵肌筋膜复合体,旨在恢复最佳长度,减轻疼痛并改善功能[31]。由于筋膜系统的紧密联结,人体某区域的筋膜受限可能会导致远隔部位的功能障碍。MFR 是一种被动技术,可以通过直接或间接作用力来实现。直接 MFR 接合组织限制屏障,以恒定的力加载组织,并等待组织释放。间接 MFR 沿着阻力最小的路径引导限制性组织,直到实现自由运动为止[10]。

这项技术需要持续的触觉反馈以及非常缓慢和轻柔的压力。如果用力过大过快,筋膜会出现防御性收紧反应。将手指放在玉米淀粉和水的混合物中是一个很好的例子。如果手指猛烈地放入混合物中,它们将会弹起。但是,如果施加缓慢、轻柔的压力,手指将深陷其中。同样,肌筋膜系统对缓慢、轻柔的压力反应最好(图 96-2)。

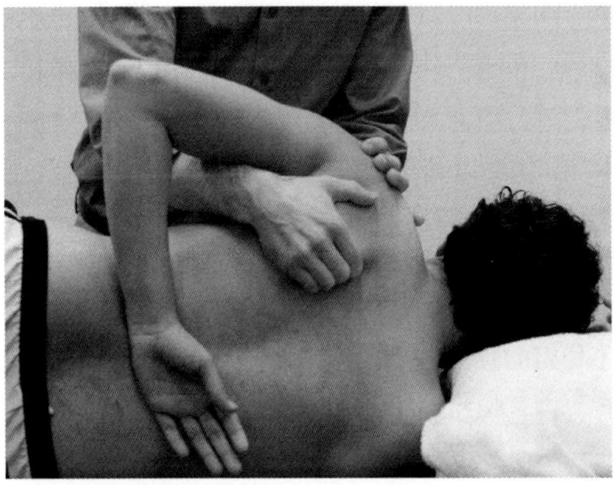

图 96-2　肩胛骨的肌筋膜释放。手指深陷于肩胛骨的内侧缘,同时改变位置以进一步与受限的筋膜屏障直接接合。保持该位置直到获得最佳的组织释放

总体而言,很少有大规模、高质量的研究将 MFR 作为治疗干预措施[32]。部分原因是医师的触诊和治疗技巧各异、患者与临床医生之间互动的主观性以及将 MFR 视为一种艺术形式[33]。但是,筋膜的基础科学知识和对 MFR 机制的理解也在增加。例如,已经体外观察了各种生物物理应变(静息长度的 10% ~30%)下人类成纤维细胞。研究发现,成纤维细胞通过分泌炎性细胞因子,经历增生及改变细胞形状和排列作出反应[34]。另一项体外研究表明,使用模拟的、间接的、类似于 OMT 的应变释放 60s 能够逆转反复拉伸细胞中的炎症效应。最近的体外证据表明,其对细胞外基质的影响可能促进伤口愈合[35]。

康复医师接受过全面评估患者功能的培训。由于筋膜在全身的连续性,局限性筋膜限制的影响实际上可能会导致生物力学上无效的整体功能[36]。这在评估和治疗残疾患者时可能变得特别重要,因为日常功能活动对能量的需求较高,因此,应尽一切努力减少身体能量需求,包括筋膜限制的治疗。

其他骨科手法治疗技术

整骨疗法还使用了其他几种特定技术。但是,这些超出了本章的范围。其他此类技术包括颅骶疗法、平衡韧带张力、促进位置释放、淋巴引流、关节运动和 Still 技术。

禁忌证

就像任何其他医疗程序或治疗一样,脊柱手法治疗并非没有风险。通常不应在急性感染、皮肤破裂或近期手术部位进行操作。患者不配合是明确的禁忌证。脊柱手法治疗的大多数不良事件与 HVLA 有关,特别是与颈椎有关。颈椎手法带来的不良事件很少见,但确实会发生。在颈椎、胸椎或腰椎进行 HVLA 之前,应正确诊断活动受限,并进行全面的病史和体格检查以排除潜在的禁忌证。在实施快速推动前,限制性屏障应完全接合。

HVLA 的禁忌证[38]

- 不稳定的骨折
- 严重的骨质疏松症
- 多发性骨髓瘤
- 骨髓炎
- 原发性骨肿瘤
- 佩吉特病
- 任何进行性神经功能缺损
- 脊髓肿瘤
- 马尾神经压迫
- 颈椎椎间盘突出
- 活动过度的关节
- 类风湿关节炎
- 强直性脊柱炎的炎症期
- 银屑病关节炎
- 反应性关节炎
- 抗凝治疗
- 先天性出血性疾病
- 获得性出血性疾病
- 体格检查和脊柱检查不充分
- 手法治疗技能差
- 患者拒绝

2012 年的一篇回顾 1950—2010 年的荟萃分析文章发现,134 例颈椎手法治疗后不良事件的病例报道。动脉夹层是最常见的不良事件(37.3%),其他事件包括椎间盘突出症(18.7%)、脑卒中(13.4%)和脊椎脱位或骨折(6.7%)。操作后最常见的症状是虚弱、感觉异常和疼痛加剧。脊椎治疗师(chiropractors)参与了大多数病例(69.4%),可能是因为颈椎手法治疗是脊椎治疗师最常用的治疗方法,而且比其他治疗者更频繁地进行脊椎治疗。整骨医生所涉及的病例要少得多(8.2%),其次是物理治疗师(3.7%)。对具体病例的进一步评估表明,19.4%的病例为不适当,44.8%为可预防,9%为既不适当又可预防。在可预防的病例中,一半颈椎先前存在疾病,例如严重的颈椎病、骨质疏松症、类风湿关节炎、强直性脊柱炎和颈椎管腔狭窄[37]。另一项针对 40 例颈椎手法不良事件的研究发现了两个一致的问题。首先,没有正确诊断活动受限;其次,在实施推力前,没有确定限制性障碍,导致了高振幅、高速的推力[38]。诊断不当和障碍确定不当会增加受伤的风险。实施 HVLA(尤其是在颈椎上)应高度个性化,并且只能由经验丰富且自信的医生来执行。

整骨疗法向现代科学的转化

整骨疗法的哲学和治疗范式的关键方面包括身体的统一性和相互联系。研究表明,一种名为“生物张力整体性”的模型可以证明人体各个层面的这种紧密的结构-功能关系。但是,我们必须首先讨论“张力整体性”这一术语,这是巴克敏斯特・富勒(Buckminster Fuller)在 20 世纪 60 年代提出的一种建筑原理,它描述了结构如何通过不连续压缩(张力+完整性=张力整体性)而受到连续张力的稳定[39]。医学博士大卫・罗比(David Robbie)于 1977 年提出,可以将人类肌肉骨骼系统视为一个张力整体系统[40]。此后不久,医学博士斯蒂芬・莱文(Stephen Levin)开始将张力整体视为身体的整体生物支持系统,并创造了这个术语“生物张力整体性”[41]。根据该理论,骨骼被认为是不连续的压缩支柱,而肌肉、肌腱和韧带则是张力成分。医学博士 Donald Ingber 的工作证明了细胞起着紧张性结构的作用[42-43],将这一理论推向另一个层次高度。此外,已有的工作证明器官、组织,甚至分子也可以用同样的方式来看待[44]。

我们更接近这些概念的临床应用是“机械转导”,即细胞将机械刺激转化为生化反应的过程。细胞外部的机械负荷作用于整联蛋白,整联蛋白与细胞的细胞骨架元件相连,而后者又直接与细胞核通信。整联蛋白还激活生化信号转导剂,其影响细胞核中的基因表达。当用于治疗时,例如通过运动促进组织重塑时,建议使用术语“机械疗法”[45]。这些生物张力整体性和机械疗法的原理提供了一种解释,说明通过整骨疗法施加的力不仅对总体骨骼肌肉系统产生整体影响,而且实际上在细胞水平上产生变化,甚至可能导致基因表达的变化。在这个令人兴奋的领域,仍然需要进一步的研究。

颈椎病的评估和治疗

颈椎可分为上颈椎复合体和下颈椎复合体。上颈椎复合体由枕寰(OA;C0~C1)和寰枢(AA;C1~C2)关节组成。下颈椎复合体由 C3~C7 节段组成。

枕寰关节

枕寰(OA)关节的主要运动是屈曲和伸展,呈现一些侧屈和向相反方向旋转的特性。枕骨髁后伸时会向外侧移动。当枕骨向右侧侧屈时,伴随着枕髁的轻微旋转和向左侧滑动。活动的组合可以描述为“侧滑”(图 96-3、图 96-4)。

自主神经效应

理论上,针对上颈椎的 OMT 会影响迷走神经的功能,从而影响自主神经系统的副交感神经分支。特别是进行枕下松解时(图 96-4)可通过拉伸枕后部肌肉和筋膜来减轻迷走神经的压力,从而减轻枕骨和颞骨对颈静脉孔的张力[46]。研究表明,通过操作枕下区域,能抑制交感神经和上调副交感神经活动[47-48]。

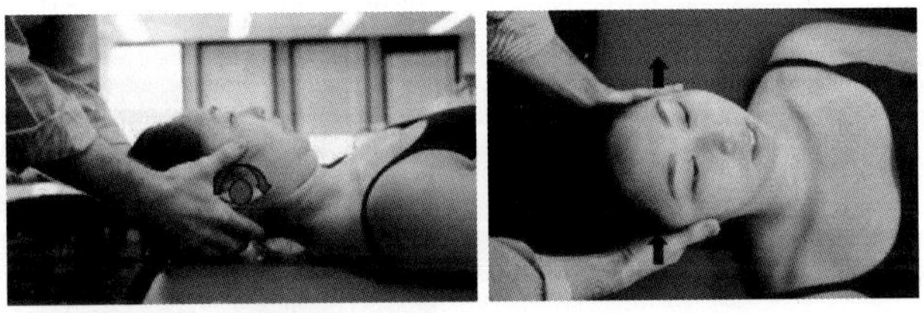

图 96-3　枕寰评估。使用穿过外耳道的轴心点,使头在枕寰关节处屈曲和伸展。接下来,施加横向平移力并监测阻力。这里显示的是枕寰屈曲(左)和随后的左侧横向平移(右)

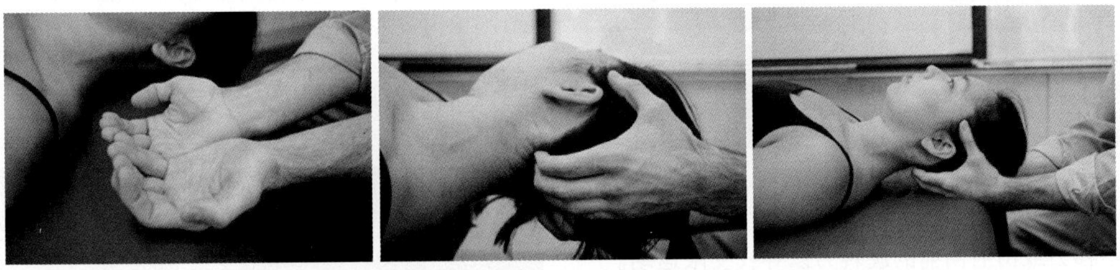

图 96-4　枕下压力释放。当患者仰卧时,手呈握位状(左)并将指尖放到枕骨下方的枕下区域(中间)。允许患者头部下沉,同时在前和颅方向施加温和的牵引力(右)。等待组织放松,然后再使松弛的组织紧张

寰枢关节

寰枢(AA)关节的主要活动是旋转。寰椎没有椎体,与齿突构成寰枢正中关节。颈椎总共可以旋转约 90°。AA 关节大约可旋转 30°。横韧带是 AA 关节的重要稳定结构,可防止脊椎不当弯曲[49]。必须牢记这一生物力学原理,因为横韧带发生病变是 AA 关节操作的禁忌证。AA 关节的评估和治疗见图 96-5 和图 96-6。

下颈椎复合体(C3~C7)

下颈椎具有明显的耦合方式,椎体侧屈和轴向旋转发生在同一侧。因此,下颈椎的所有躯体功能障碍都可以通过屈曲或伸展来检查和治疗。其筛查见图 96-7。

颈椎手法治疗证据

在一般人群中,每年颈痛的患病率很高,30%~50%[50-52]。颈椎手法治疗是一种有效的选择,并已被证明具有机械效应(结缔组织长度的永久或短期变化)和神经生理学效应(镇痛和交感神经系统效应)[53]。在康复的急性期,手法治疗通常用来减轻肌筋膜张力,增加肌肉长度并减轻疼痛[54]。Cochrane 研究显示,仅通过颈椎手法治疗或关节松动,就能立即

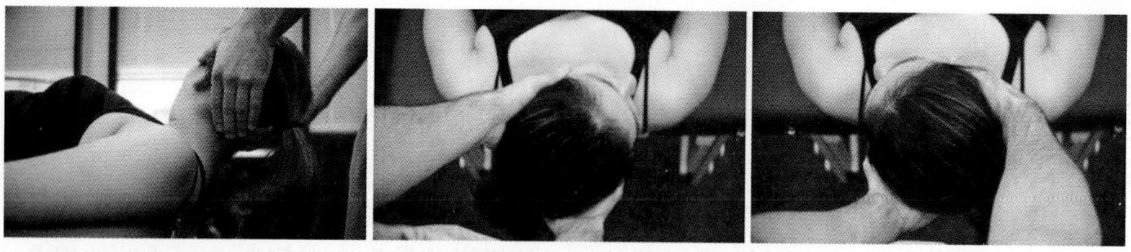

图 96-5　寰枢联合评估。患者仰卧时，双手握住枕骨，触诊 C2 关节突。使患者颈屈曲至少 30°~45°，以"锁定"下颈椎（左）。轻轻地将患者的头部向右旋转（中间），然后向左旋转（右侧），同时注意活动是否受限。图显示了向左的限制旋转

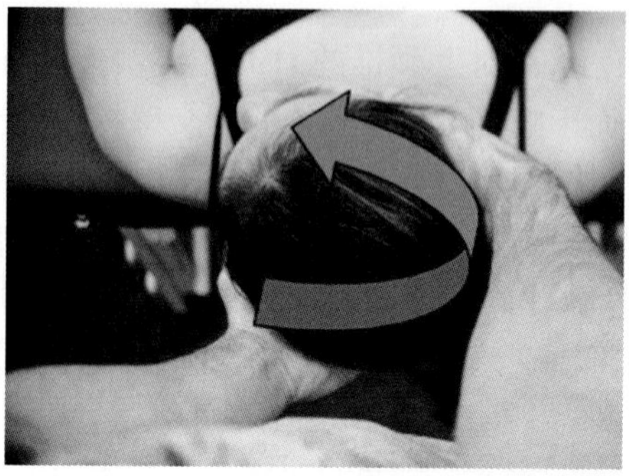

图 96-6　寰枢关节的肌肉能量治疗。在进行寰枢诊断的初始步骤之后，向左旋转头部（箭头）到受限的位置。然后，患者向右等长侧收缩 3~5s，拉紧松弛部分然后将头部轻轻向左旋转至下一个受限位置，然后重复该过程

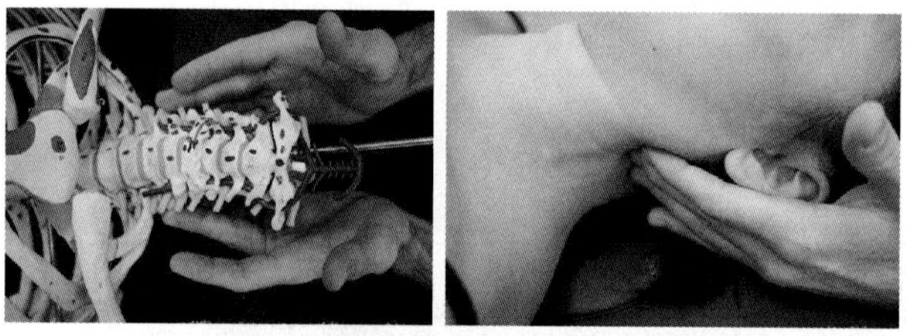

图 96-7　下颈椎复合体（C3-C7）的诊断筛查。患者仰卧且颈部处于中立位，开始常规检查过程。向 C3~C7 椎体施加左右侧平移力或由后向前的旋转力以寻找受限运动。一旦发现受限的节段，则在颈屈曲和伸展状态下检查

或短期缓解疼痛[53]。

尽管有强有力的证据表明通过颈部手法可以立即或短期缓解疼痛，但通常不能长期保持这些益处[53]。几项研究表明，颈部肌肉萎缩与颈部疼痛密切相关[55-58]。颈部深部肌肉通常需要加强锻炼[54]，并且针对这些肌肉的锻炼在低负荷（最大负重的 20%）下最有效[59]。

与单纯运动相比，手法治疗和运动相结合似乎能产生更大的短期疼痛缓解效果，而且与单独手法治疗相比，在多个方面产生更长时间的改变[60]。作为康复医师，开治疗性运动处方及教授患者正确生活方式和姿势是当务之急。进行颈椎手法治疗仅仅是一个方面，我们必须寻找潜在的病因，并教患者如何进一步自我治疗，将其作为一项长期、全面计划的一部分。

胸椎病的评估和治疗

胸椎与胸廓紧密相关。胸椎功能的改变会影响胸廓，反之亦然。胸椎在呼吸和循环中起着特殊的作用。它也与交感神经系统密切相关[2]。胸椎和肋骨的评估见图 96-8 和图 96-9。

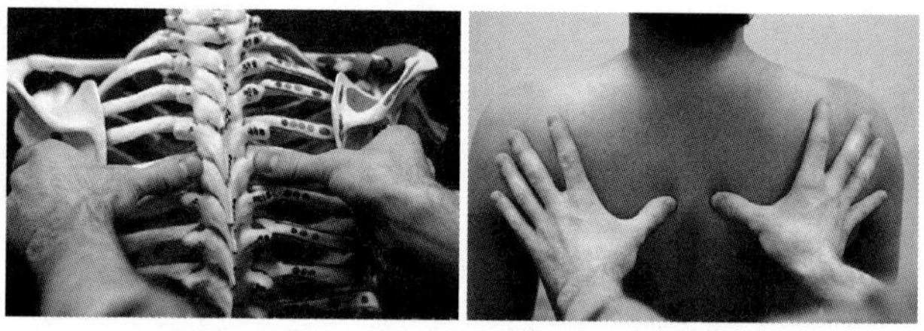

图 96-8　胸椎节段评估。拇指放在胸椎横突上方。在每节胸椎横突左侧施加侧移力，然后在右侧施加压力，以寻找活动受限。一旦发现活动受限节段，则进一步在脊柱前屈位、后伸位评估

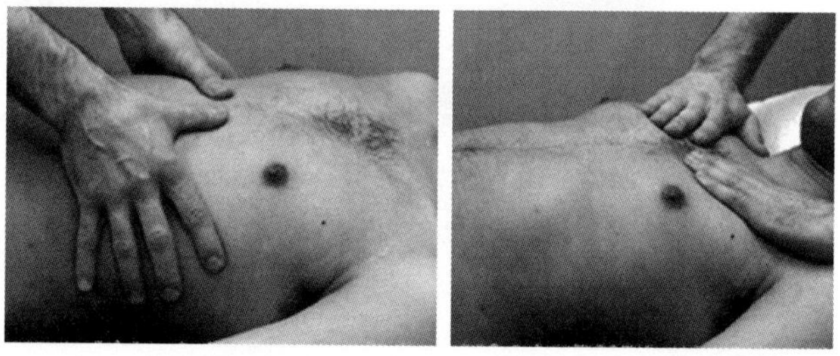

图 96-9　肋骨的评估。临床医生将手放在下位肋骨上（左），然后放在上位肋骨上（右）。当临床医生评估一组肋骨的局部性运动是否受限时，要求患者深吸气和深呼气然后可以针对关键肋骨进行治疗，主要负责抑制活动的肋骨。上位肋骨是吸气活动受限人群的干预目标，下位肋骨则针对呼气活动受限的人群

肋骨提升

肋骨提升已用于改善胸腔的机械运动（图 96-10）。它可能是用于管理呼吸道感染的最古老、最常用的 OMT 技术[61]。20 世纪 60 年代，克莱恩（Kline）研究

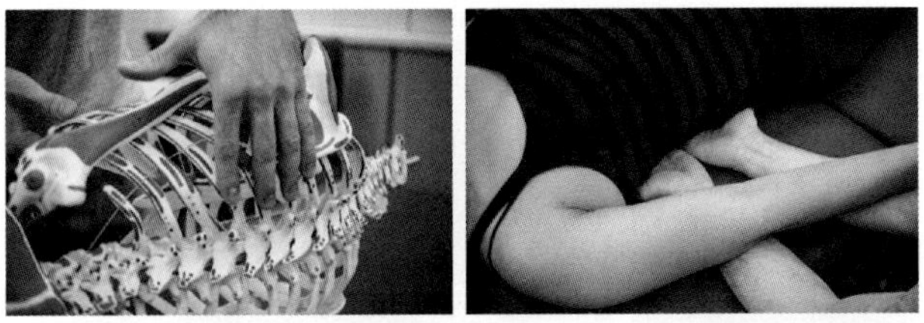

图 96-10　肋骨提升技术。患者仰卧,临床医生在患者一侧。双手在背部下方滑动,手指与内侧肋骨角接触(左)。通过将前臂用作杠杆,将手指用作接触点,向肋骨施加向上和横向分散的力。释放并重复该动作,使胸廓上下移动

了 252 例因各种呼吸道疾病住院的儿童。OMT 组的平均住院时间为 6.3d,抗生素组为 5.8d,OMT 和抗生素联合组为 4.8d[62]。最近的一项研究,即老年人多中心骨病性肺炎研究(MOPSE)是一项双盲随机对照试验,使用了多种 OMT 技术,包括肋骨提升。研究发现,与常规治疗相比,OMT 组的住院时间、静脉注射(IV)抗生素持续时间以及死亡或呼吸衰竭的发生率更低[63]。

肋骨提升也被认为可以调节交感神经系统(SNS)[61]。SNS 的侧链神经节位于胸椎的肋骨头上方。因此,增加肋骨头的活动性似乎对 SNS 的节段功能具有积极作用[7]。一项小型初步研究表明,肋骨提升后 SNS 活性立即下降。他们使用唾液 α 淀粉酶测定 SNS 活性,这是一种公认的非侵入性方法。研究发现受试者在肋骨提升术后即刻和 10min 时唾液 α-淀粉酶均显著降低,差异有统计学意义[64]。

胸椎手法治疗证据

胸椎手法治疗的文献很少。现有大多数研究讨论了其在治疗颈部疼痛或肩部疼痛中的用途[65]。病例报道主要描述通过手法治疗节段性胸痛[66-67],并且临床试验质量较差[68]。胸痛可由多种疾病引起。内脏原因,例如心脏或胃肠道,通常是首先要考虑和检查的诊断。肌肉骨骼引起的胸痛也很常见,但是除非有明显原因,例如肋骨骨折,否则诊断通常仍然难以明确。一项对良性胸痛患者进行的回顾性研究发现,大多数患者因运动和 Valsalva 而加重了钝痛,并伴有胸椎和相邻肋骨的压痛。绝大部分患者(77.5%)在胸部手法治疗后疼痛消失[69]。

腰椎病的评估和治疗

腰椎有 3 种类型的功能障碍,包括中立、屈曲和伸展。中立(Ⅰ型)功能障碍是涉及一组 2 个或多个椎体节段的侧屈和旋转,且侧屈和旋转发生在相反侧;非中立(Ⅱ型)功能障碍包括单个椎体节段的同侧侧弯和旋转,并且该节段可处于屈曲或伸展位。

腰椎Ⅰ型躯体功能障碍

测试在脊椎处于中立位下进行。通常,当患者俯卧时,对腰椎进行节段运动测试会更容易,因为这会使椎旁肌放松。将拇指放在脊椎横突上,并评估每侧的活动限制。髂嵴高度和骨盆旋转可以作为一般的筛查性检查,分别推断腰椎侧弯和旋转(图 96-11)。侧弯是主要运动,而旋转是继发的。偏向头侧的髂嵴提示腰椎侧弯向同一侧。如果骨盆旋转更容易在一侧进行,则说明腰椎向该侧旋转。Ⅰ型腰椎功能不全的肌肉能量治疗见图 96-12。

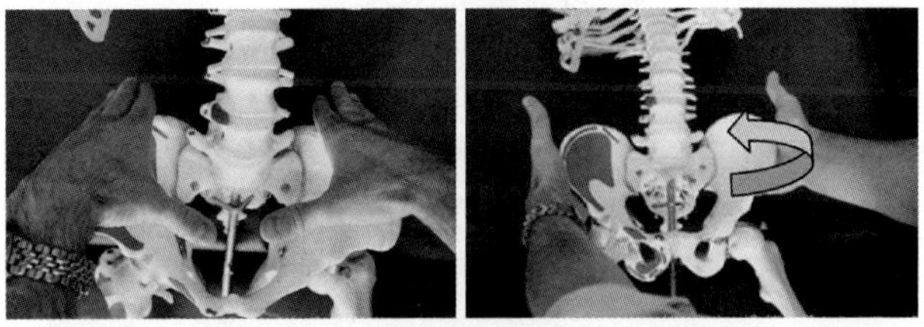

图 96-11　筛查Ⅰ型中立腰椎躯体功能障碍。显示了髂嵴高度(左)和骨盆旋转(右)的筛查

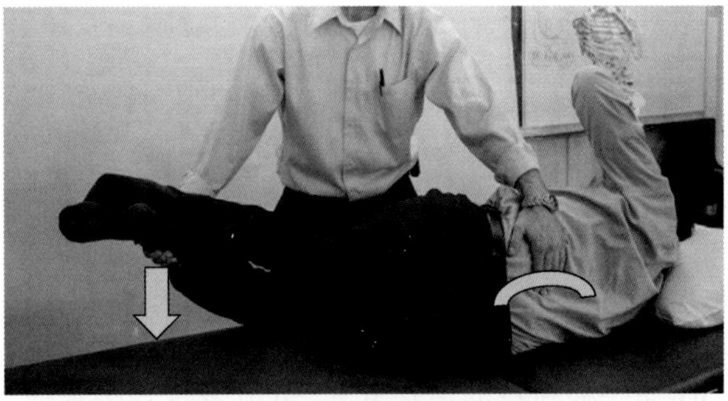

图 96-12　腰椎Ⅰ型功能障碍的肌肉能量治疗(L1~L5 右侧弯,左旋转)。患者躺在凹侧(红色弧线)上,脊柱处于中立位。临床医生左手监测腰曲线顶点运动时,引导膝关节屈曲,髋关节屈曲,足抬高(引起左侧弯)。然后,患者将足推向桌子(箭头)以进行激活,而临床医生则等长抗阻(右手)。保持姿势 3~5s,完全放松后,通过抬起足进一步引起左侧弯曲,并重复该过程

腰椎Ⅱ型躯体功能障碍

测试显示单个椎体节段朝向同侧旋转侧屈,并且既可是屈曲也可是伸展。例如,如果某个节段的活动受限因脊柱屈曲而被放大,则该部分被认为是伸展型(停在伸展中,难以向前屈曲)。对于屈曲型,情况恰恰相反。Ⅱ型功能障碍的筛查和治疗见图 96-13 和图 96-14。

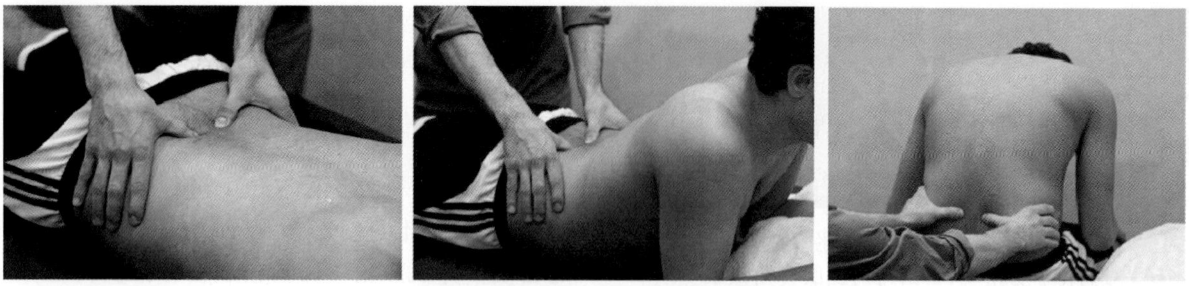

图 96-13　诊断Ⅱ型(非中立)躯体功能障碍。最初在患者俯卧时进行运动测试(左)。一旦发现节段活动限制,进一步测试其伸展(中间)和屈曲(右侧)位测试

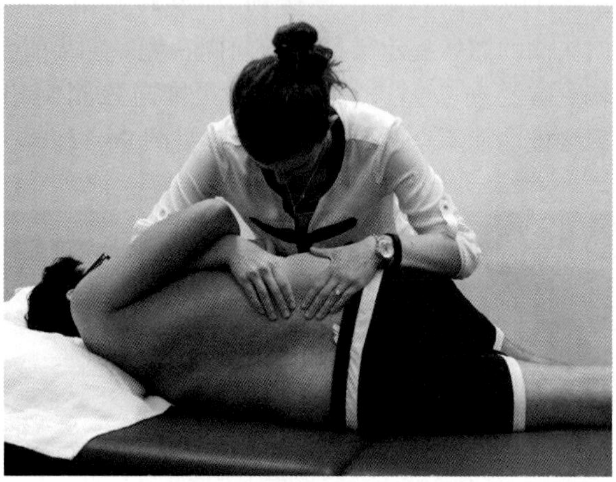

图 96-14　快速、小幅度松动手法治疗Ⅱ型(非中立)腰椎躯体功能障碍。快速、小幅度松动手法治疗可以针对局部腰椎节段。在这种情况下,通过臀区域的前向力可用于校正侧弯并向右旋转的椎骨

腰椎手法治疗证据

80%的人在其生命中的某个时刻会经历腰痛[70],腰痛一直是骨病评估的最常见原因[71]。Licciardone 等[72](2005)系统回顾和荟萃分析确定,OMT 是一种独特的治疗方式,可显著减轻腰背痛,其减轻疼痛的程度大于单独使用安慰剂的预期效果,并且这种作用至少持续存在 3 个月。有趣的是,Andersson 等[73](1999 年)研究了腰背痛持续 3 周至 6 个月的患者,由对症治疗医师采用标准医疗,与整骨疗法医师采用医疗护理和 OMT 进行治疗。研究表明,尽管两组的临床结果相似,但对骨病治疗组的非甾体抗炎药和肌肉松弛药处方明显减少,且转诊至物理疗法的次数也减少。

脊柱手法临床预测规则

根据美国卫生保健的第二次骨病调查,骨病医生未充分利用 OMT[74]。研究还表明,整骨疗法和对症治疗医师都难以确定何时使用 OMT[75]。幸运的是,最近开发了一些针对脊柱手法的临床预测规则(CPR),这些规则可以帮助指导 OMT 的正确使用。McGinn 等[76](2008)将 CPR 定义为"一种可将病史、体格检查和基本实验室结果的各个组成部分进行量化的临床工具,对患者诊断、预后或对治疗的可能反应做出判断"。

颈部疼痛

考虑到手法治疗对颈痛的好处,已开发出能帮助确定哪些颈痛患者适宜的 CPR。

Cleland 等[77](2007)开发了一种六项 CPR。治疗包括 3 种胸椎推托技术,坐位牵张手法(图 96-15),仰卧,上胸椎操作,中胸椎操作(图 96-16)。Cleland 等[78](2010)试图对 CPR 进行验证性研究,但未能证实。该研究确实表明,胸腔手法可以改善颈痛患者的疼痛。

Puentedura 等[77](2012)开发了一种针对颈椎手法和颈痛的四项 CPR。实施的颈椎手法包括每侧 1~2 个推力(图 9-17)。Saavedra 等[79](2011)开发了一种五项 CPR,用于识别对颈部疼痛的颈椎和胸椎手法治疗均反应良好的患者。在这项研究中,受试者在上胸椎、颈胸椎交界处和颈椎中段进行了 3 种手法。值得注意的是,没有关于四项 CPR 或五项

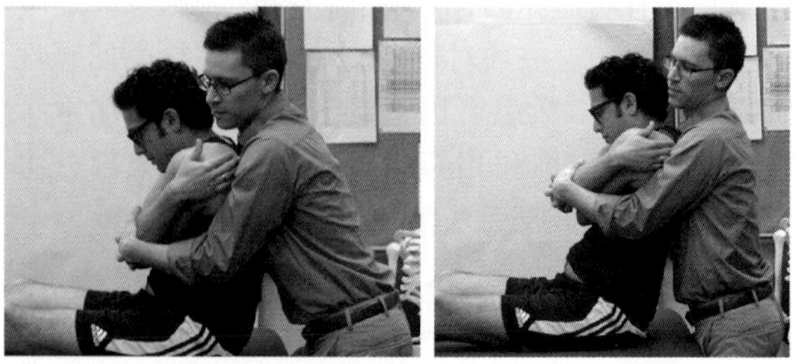

图 96-15　坐位式胸椎牵引快速、小幅度松动手法。患者坐位,双臂交叉在胸前,处于屈曲位。医师的手臂环抱患者肘部,在患者深呼吸后呼气时,医生以胸部为支点,以一次迅速的动作向患者胸椎施加牵引力并使其伸展

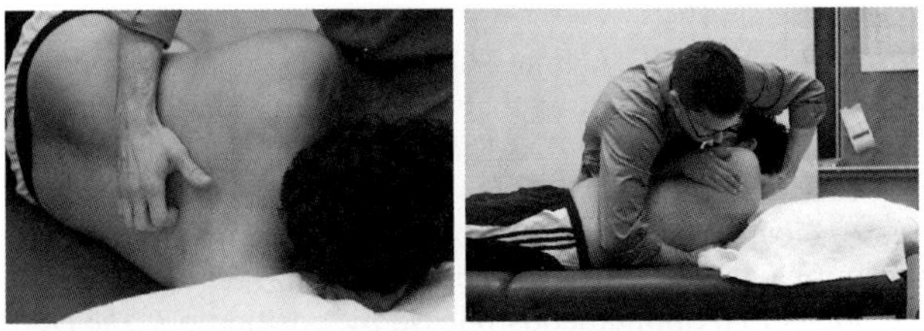

图 96-16 仰卧位胸椎中段快速、小幅度松动手法。下方手用作支点并置于胸椎横突上方(在屈曲节段水平,在伸展节段下一个节段)。上方手支撑头部,并通过使脊椎向限制方向屈曲和侧弯帮助进一步定位。当力从医师的胸部穿过椎骨段成直线分布后,施加 HVLA 推力

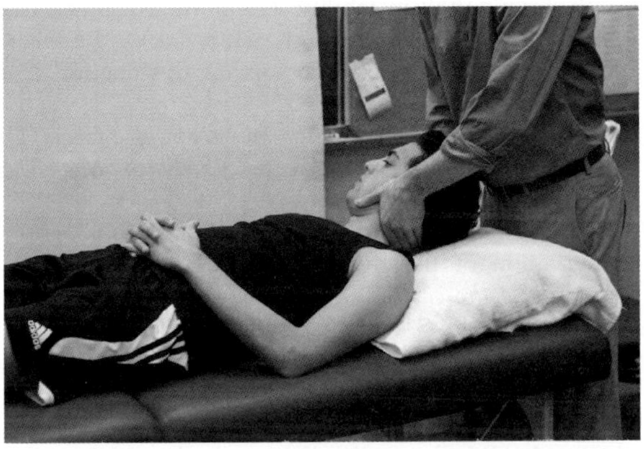

图 96-17 颈椎中段快速、小幅度松动手法。医师在用示指接触目标节段脊柱的同时支撑患者的头部。颈屈曲,然后旋转,以定位功能障碍节段。施加快速、小幅度松动手法推力,使颈椎侧屈并向相反方向旋转。注意:此技术只能由经验丰富的临床医生执行

CPR 的验证性研究。

显然,胸腔和颈椎手法治疗可以改善颈痛的结局,但许多颈椎 CPR 尚需进一步的验证研究,然后才能应用于广泛颈痛人群。

腰痛

与颈痛 CPR 相似,已经开发出了用于腰痛的手法治疗的 CPR。但是,用于腰痛和手法治疗的 CPR 比用于颈痛的 CPR 更有前景。Flynn 等[80](2002年)创建了用于腰痛的最受支持的 CPR(表 96-3)。研究发现,45% ~ 95% 的腰痛患者符合 4/5 的 CPR 项目,对 OMT 有反应。患者在 1 ~ 3 个疗程中,通过髂前上棘进行后、下推力(图 96-18)。最初的验证研究是由 Childs 等[81](2004)进行的,实际上,它被认为是 Flynn 等(2002 年)的衍生研究,因为这是第一项将 CPR 应用于对照组的研究。Childs 等(2004年)证明,与对照组相比,手法治疗组(符合 CPR)患者在疼痛、失能和减少药物使用方面的结局显著改善,并且病程更短。

表 96-3 腰痛临床预测规则

标准	符合条件
当前腰痛发作持续时间	<16d
远端症状的程度	无膝以下症状
恐惧逃避信念问卷工作量表	得分<19 分
节段性活动测试	超过一个腰椎活动受限
髋关节内旋活动范围	超过一侧髋关节的内旋范围>35°

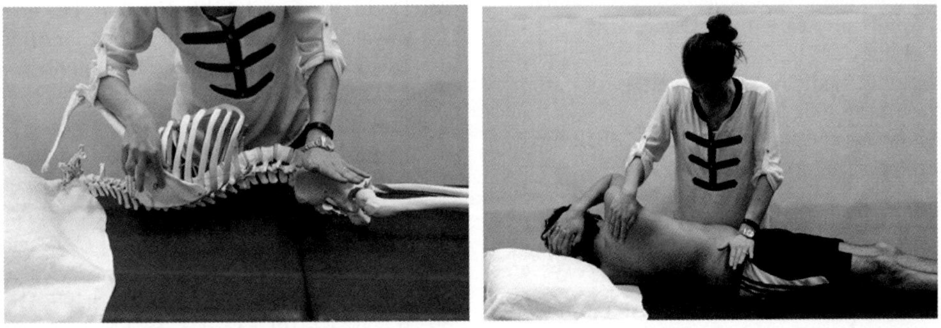

图 96-18 骶髂关节快速、小幅度松动手法。患者将双臂放在头后,并通过移动骨盆远离医生;胸部向医师旋转;医师下方手稳定髂前上棘(ASIS)。然后,通过 ASIS 施加后下方快速、小幅度松动手法推力

小结

脊柱手法治疗只是整骨疗法的一个方面。在理疗学领域进行手法治疗是针对每个患者的大型个体化治疗计划的扩展。正如某些注射指征,在某些情况下进行脊柱手法治疗是最佳选择。CPR,特别是针对腰椎的 CPR,正在成为指导哪些类型的患者将从治疗中受益的方法。越来越多的文献表明,手法治疗结合锻炼具有协同作用。某些情况下,脊柱手法治疗可被视为催化剂,有助于促进人体的自然愈合能力。

为了继续康复过程,必须找到并纠正躯体功能

障碍的潜在病因，因为某些手法治疗仅在短期内有效。治疗后，需要叮嘱患者进行运动、矫正姿势和改变与潜在功能障碍相关的生活方式。然后由患者投入工作和精力来保持健康状态。手法治疗的使用可能已在远古时代开始，但已发展成为现代康复医师在诊断和治疗常见脊柱病理方面高度相关的工具。

（柳维林 译，叶超群 万春晓 校）

参考文献

1. Pettman E. A history of manipulative therapy. *J Man Manip Ther*. 2007;15(3):165–174.
2. DeStefano LA. *Greenman's Principles of Manual Medicine*. Philadelphia, PA: Lippincott Williams and Wilkins; 2011.
3. Smith AR Jr. Manual therapy: the historical, current, and future role in the treatment of pain. *Sci World J*. 2007;7:109–120.
4. Keating JC Jr. Several pathways in the evolution of chiropractic manipulation. *J Man Physio Ther*. 2003;26(5):300–321.
5. Hamonet C. Andrew Taylor Still and the birth of osteopathy (Baldwin, Kansas, USA, 1855). *Joint, Bone, Spine: Revue du Rhumatisme*. 2003;70(1):80–84.
6. Allison N. *The Illustrated Encyclopedia of Body-Mind Disciplines*. New York: Taylor & Francis; 1999.
7. Still AT. *Philosophy of Osteopathy*. Kirksville, MO: A. T. Still; 1899.
8. Still AT. *Autobiography of Andrew T. Still with a History of the Discovery and Development of the Science of Osteopathy*. Kirksville, MO: A.T. Still; 1897.
9. OMP Report: Osteopathic Medical Schools. Available at http://www.osteopathic.org/inside-aoa/about/aoa-annual-statistics/Pages/osteopathic-medical-schools.aspx. Accessed September 14, 2016.
10. Ehrenfeuchter C, William A, Kappler D, Kimberly FP. Glossary of osteopathic terminology. In: Beal MC, ed. *The principles of palpatory diagnosis and manipulative technique*. Newark, OH: American Academy of Osteopathy 2011:1.
11. Rogers FJ, D'Alonzo GE Jr, Glover JC, et al. Proposed tenets of osteopathic medicine and principles for patient care. *J Am Osteo Assoc*. 2002;102(2):63–65.
12. Chila AG. *Foundations of Osteopathic Medicine*. Baltimore, MD: Lippincott Williams and Wilkins; 2011.
13. Grubb ER, Hagedorn EM, Inoue N, et al. Muscle Energy Techniques. Available at https://www.scribd.com/document/55372952/Muscle-Energy. Accessed September 28, 2018.
14. Costanzo LS. *Physiology*. Philadelphia, PA: Lippincott Williams and Wilkins; 2007.
15. Fryer G. *Muscle Energy Concepts—A Need for Change*. AMOR Inc., 2000.
16. Smith M, Fryer G. A comparison of two muscle energy techniques for increasing flexibility of the hamstring muscle group. *J Bodywork Move Ther*. 2008;12(4):312–317.
17. Fryer G, Ruszkowski W. The influence of contraction duration in muscle energy technique applied to the atlanto-axial joint. *J Osteo Med*. 2004;7(2):79–84.
18. Brodeur R. The audible release associated with joint manipulation. *J Man Physio Ther*. 1995;18(3):155–164.
19. Deweber K, Olszewski M, Ortolano R. Knuckle cracking and hand osteoarthritis. *J Am Board Fam Med*. 2011; 24(2):169–174.
20. Protopapas MG, Cymet TC. Joint cracking and popping: understanding noises that accompany articular release. *J Am Osteo Assoc*. 2002;102(5):283–287.
21. Unsworth A, Dowson D, Wright V. "Cracking joints." A bioengineering study of cavitation in the metacarpophalangeal joint. *Ann Rheum Dis*. 1971;30(4):348–358.
22. Jones LH. Spontaneous release by positioning. *The DO*. 1964;1:109–116.
23. Jones LH, Kusunose R, Goering E. *Jones strain-counterstrain*. Jones Strain Counterstrain Incorporated; 1995.
24. Wong CK. Strain counterstrain: current concepts and clinical evidence. *Man Ther*. 2012;17(1):2–8.
25. Collins CK, Masaracchio M, Cleland JA. The effectiveness of strain counterstrain in the treatment of patients with chronic ankle instability: a randomized clinical trial. *J Man Manip Ther*. 2014;22(3):119–128.
26. Korr IM. Proprioceptors and somatic dysfunction. *J Am Osteo Assoc*. 1975;74(7):638–650.
27. Schleip R, Jager H, Klingler W. What is "fascia"? A review of different nomenclatures. *J Bodywork Move Ther*. 2012;16(4):496–502.
28. Tesarz J, Hoheisel U, Wiedenhofer B, Mense S. Sensory innervation of the thoracolumbar fascia in rats and humans. *Neuroscience*. 2011;194:302–308.
29. Yahia L, Rhalmi S, Newman N, Isler M. Sensory innervation of human thoracolumbar fascia. An immunohistochemical study. *Acta Orthopaed Scandinav*. 1992;63(2):195–197.
30. Langevin HM. Connective tissue: a body-wide signaling network? *Med Hypoth*. 2006;66(6):1074–1077.
31. Ajimsha MS, Al-Mudahka NR, Al-Madzhar JA. Effectiveness of myofascial release: systematic review of randomized controlled trials. *J Bodywork Move Ther*. 2015;19(1):102–112.
32. McKenney K, Elder AS, Elder C, Hutchins A. Myofascial release as a treatment for orthopaedic conditions: a systematic review. *J Athl Train*. 2013;48(4):522–527.
33. Kidd RF. Why myofascial release will never be evidence-based. *Intl Musculoskel Med*. 2009;31(2):55–56.
34. Dodd JG, Good MM, Nguyen TL, et al. In vitro biophysical strain model for understanding mechanisms of osteopathic manipulative treatment. *J Am Osteo Assoc*. 2006;106(3):157–166.
35. Cao TV, Hicks MR, Zein-Hammoud M, Standley PR. Duration and magnitude of myofascial release in 3-dimensional bioengineered tendons: effects on wound healing. *J Am Osteo Assoc*. 2015;115(2):72–82.
36. Tozzi P, Bongiorno D, Vitturini C. Fascial release effects on patients with non-specific cervical or lumbar pain. *J Bodywork Move Ther*. 2011;15(4):405–416.
37. Puentedura EJ, March J, Anders J, et al. Safety of cervical spine manipulation: are adverse events preventable and are manipulations being performed appropriately? A review of 134 case reports. *J Man Manip Ther*. 2012;20(2):66–74.
38. Braddom RL. *Physical Medicine and Rehabilitation*. St. Louis: Elsevier Health Sciences; 2010.
39. Richard BF. Tensile-integrity structures. Google Patents, 1962.
40. Robbie DL. Tensional forces in the human body. *Orthop Review*. 1977;1(45).
41. Levin S. The icosahedron as a biologic support system. Paper presented at Proceedings, 34th Annual Conference on Engineering in Medicine and Biology, 1981.

42. Ingber DE. Tensegrity I: cell structure and hierarchical systems biology. *J Cell Sci*. 2003;116(Pt 7):1157–1173.
43. Ingber DE. Tensegrity II: how structural networks influence cellular information processing networks. *J Cell Sci*. 2003;116(Pt 8): 1397–1408.
44. Swanson RL 2nd. Biotensegrity: a unifying theory of biological architecture with applications to osteopathic practice, education, and research—a review and analysis. *J Am Osteo Assoc*. 2013;113(1):34–52.
45. Khan KM, Scott A. Mechanotherapy: how physical therapists' prescription of exercise promotes tissue repair. *Br J Sports Med*. 2009;43(4):247–252.
46. Kwan CS, Worrilow CC, Kovelman I, Kuklinski JM. Using suboccipital release to control singultus: a unique, safe, and effective treatment. *Am J Emerg Med*. 2012;30(3):514. e515–514.517.
47. Giles PD, Hensel KL, Pacchia CF, Smith ML. Suboccipital decompression enhances heart rate variability indices of cardiac control in healthy subjects. *J Altern Comp Med*. 2013;19(2):92–96.
48. Purdy WR, Frank JJ, Oliver B. Suboccipital dermatomyotomic stimulation and digital blood flow. *J Am Osteo Assoc*. 1996;96(5):285–289.
49. Lopez AJ, Scheer JK, Leibl KE, et al. Anatomy and biomechanics of the craniovertebral junction. *Neurosurg Focus*. 2015;38(4):E2.
50. Hoy D, March L, Woolf A, et al. The global burden of neck pain: estimates from the Global Burden of Disease 2010 study. *Ann Rheum Dis*. 2014;73(7):1309–1315.
51. Manchikanti L, Nampiaparampil DE, Candido KD, et al. Do cervical epidural injections provide long-term relief in neck and upper extremity pain? A systematic review. *Pain Phys*. 2015;18(1):39–60.
52. Hogg-Johnson S, van der Velde G, Carroll LJ, et al. The burden and determinants of neck pain in the general population: results of the Bone and Joint Decade 2000–2010 Task Force on Neck Pain and Its Associated Disorders. *Spine*. 2008;33(4 suppl):S39–S51.
53. Gross A, Miller J, D'Sylva J, et al. Manipulation or mobilisation for neck pain: a Cochrane Review. *Man Ther*. 2010;15(4):315–333.
54. Wyss J, Patel A. *Therapeutic Programs for Musculoskeletal Disorders*. New York: Demos Medical Publishing, LLC; 2013.
55. Fernandez-de-las-Penas C, Albert-Sanchis JC, Buil M, et al. Cross-sectional area of cervical multifidus muscle in females with chronic bilateral neck pain compared to controls. *J Orthopaed Sports Phys Ther*. 2008;38(4):175–180.
56. Rezasoltani A, Ali-Reza A, Khosro KK, Abbass R. Preliminary study of neck muscle size and strength measurements in females with chronic non-specific neck pain and healthy control subjects. *Man Ther*. 2010;15(4):400–403.
57. McPartland JM, Brodeur RR, Hallgren RC. Chronic neck pain, standing balance, and suboccipital muscle atrophy—a pilot study. *J Man Physio Ther*. 1997;20(1):24–29.
58. Hallgren RC, Greenman PE, Rechtien JJ. Atrophy of suboccipital muscles in patients with chronic pain: a pilot study. *J Am Osteo Assoc*. 1994;94(12):1032–1038.
59. O'Leary S, Falla D, Jull G, Vicenzino B. Muscle specificity in tests of cervical flexor muscle performance. *J Intl Soc Electrophysio Kinesiol*. 2007;17(1):35–40.
60. Miller J, Gross A, D'Sylva J, et al. Manual therapy and exercise for neck pain: a systematic review. *Man Ther*. 2010;15(4):334–354.
61. Noll DR, Degenhardt BF, Fossum C, Hensel K. Clinical and research protocol for osteopathic manipulative treatment of elderly patients with pneumonia. *J Am Osteo Assoc*. 2008;108(9):508–516.
62. Kline CA. Osteopathic manipulative therapy, antibiotics, and supportive therapy in respiratory infections in children: comparative study. *J Am Osteo Assoc*. 1965;65(3):278–281.
63. Noll DR, Shores JH, Gamber RG, et al. Benefits of osteopathic manipulative treatment for hospitalized elderly patients with pneumonia. *J Am Osteo Assoc*. 2000;100(12):776–782.
64. Henderson AT, Fisher JF, Blair J, et al. Effects of rib raising on the autonomic nervous system: a pilot study using noninvasive biomarkers. *J Am Osteo Assoc*. 2010;110(6): 324–330.
65. Walser RF, Meserve BB, Boucher TR. The effectiveness of thoracic spine manipulation for the management of musculoskeletal conditions: a systematic review and meta-analysis of randomized clinical trials. *J Man Manip Ther*. 2009;17(4):237–246.
66. Austin GP, Benesky WT. Thoracic pain in a collegiate runner. *Man Ther*. 2002;7(3):168–172.
67. Kelley JL, Whitney SL. The use of nonthrust manipulation in an adolescent for the treatment of thoracic pain and rib dysfunction: a case report. *J Orthopaed Sports Phys Ther*. 2006;36(11):887–892.
68. Schiller L. Effectiveness of spinal manipulative therapy in the treatment of mechanical thoracic spine pain: a pilot randomized clinical trial. *J Man Physio Ther*. 2001;24(6):394–401.
69. Bruckner FE, Allard SA, Moussa NA. Benign thoracic pain. *J Roy Soc Med*. 1987;80(5):286–289.
70. Waddell G. 1987 Volvo Award in Clinical Sciences: a new clinical model for the treatment of low-back pain. *Spine*. 1987;12(7):632–644.
71. Cypress BK. Characteristics of physician visits for back symptoms: a national perspective. *Am J Pub Health*. 1983;73(4):389–395.
72. Licciardone JC. Systematic review and meta-analysis conclusions relating to osteopathic manipulative treatment for low back pain remain valid and well accepted. *J Bodywork Move Ther*. 2013;17(1):2–4.
73. Andersson GB, Lucente T, Davis AM, et al. A comparison of osteopathic spinal manipulation with standard care for patients with low back pain. *N Engl J Med*. 1999;341(19): 1426–1431.
74. Licciardone JC. Awareness and use of osteopathic physicians in the United States: results of the Second Osteopathic Survey of Health Care in America (OSTEOSURV-II). *J Am Osteo Assoc*. 2003;103(6):281–289.
75. American Osteopathic Association Clinical Guideline Subcommittee on Low Back Pain. American Osteopathic Association guidelines for osteopathic manipulative treatment (OMT) for patients with low back pain. *J Am Osteo Assoc*. 2010;110(11):653–666.
76. McGinn TWP, Wisnivesky J, Devereaux PJ, et al. Clinical prediction rules. In: *Users' Guides to the Medical Literature: A Manual for Evidence-Based Clinical Practice*. 2nd ed. New York: McGraw-Hill; 2008.
77. Cleland JA, Childs JD, Fritz JM, et al. Development of a clinical prediction rule for guiding treatment of a subgroup of patients with neck pain: use of thoracic spine manipulation, exercise, and patient education. *Phys Ther*. 2007;87(1):9–23.
78. Cleland JA, Mintken PE, Carpenter K, et al. Examination

of a clinical prediction rule to identify patients with neck pain likely to benefit from thoracic spine thrust manipulation and a general cervical range of motion exercise: multi-center randomized clinical trial. *Phys Ther*. 2010;90(9):1239–1250.

79. Saavedra-Hernandez M, Castro-Sanchez AM, Fernandez-de-Las-Penas C, et al. Predictors for identifying patients with mechanical neck pain who are likely to achieve short-term success with manipulative interventions directed at the cervical and thoracic spine. *J Man Physio Ther*. 2011;34(3):144–152.
80. Flynn T, Fritz J, Whitman J, et al. A clinical prediction rule for classifying patients with low back pain who demonstrate short-term improvement with spinal manipulation. *Spine*. 2002;27(24):2835–2843.
81. Childs JD, Fritz JM, Flynn TW, et al. A clinical prediction rule to identify patients with low back pain most likely to benefit from spinal manipulation: a validation study. *Ann Int Med*. 2004;141(12):920–928.

第 97 章　步态评定与治疗

Maria G. Benedetti and Lorenzo Cavazzuti

本章概述了临床步态分析（gait analysis，GA）。步态分析是一种用仪器测量与评定患者步行能力的方法，患者大多具有运动方面的特定问题。该分析旨在解决具体的临床问题，反过来也会对患者将来的临床诊治与监测产生影响。通常由经过亚专业培训的临床医师在实验室中进行步态分析，其目的是促进患者功能恢复。

脑性瘫痪（脑瘫）是临床步态分析成功应用的典范，应用步态分析制订的治疗方案极大地促进了患儿的功能恢复。通过步态分析验证的治疗方法有助于确保其质量。步态分析中最常用的测量方法包括时距参数，身体各部位及关节的运动学，动力学（分析运动过程中的作用力），肌肉性能以及能量消耗。通常，临床医师所出具的报告会对步态分析数据进行总结归纳，包括患者生物力学与临床方面的解析以及治疗建议[1]。

引言

步态是人体最重要的运动方式，通过下肢交替负重使身体向前移动。这种运动方式会影响许多其他功能性活动，如日常生活活动能力（activities of daily living，ADL）、社会活动参与能力以及职业/作业活动参与能力。

步态分析包括关节运动学、动力学和动态肌电图（electromyography，EMG）数据的分析，由具有丰富经验的医师进行并作出正确解读，这一过程可对医师基础知识（关于生理和病理性步态功能）的提高起到促进作用。

基本术语

步态运动分析中，准确理解术语是十分重要的。步态分析常对不同的生物力学变量和肌肉变量进行研究，其中许多变量是高度相关的[2]。明确步态分析的采集和计算方法、计量单位和标准的规范化是至关重要的。在准确、系统化“数据处理”的前提下，才能对仪器效能和采集、评定方法进行评估[3]。

在完全理解复杂的病理学之前，必须了解正常的步态周期[1,3-9]。

步态周期

步态周期（gait cycle）是指同一只脚在两次相继的首次着地期之间产生的时刻和事件的集合。步态周期可以分为 2 个主要阶段：站立相（stance phase）和摆动相（swing phase），站立相为足与地面接触的时期，摆动相为足离开地面向前移动的时期。在正常人中，步态周期以一侧足跟着地（0）开始，至该侧足跟再次着地时（100%）终止。当人以正常步速行走时，站立相约占整个步行周期的 61%，摆动相占 39%。步态周期中发生的各种事件通常用整个周期的百分比来表示，通过这种方式可以将事件标准化，从而方便不同个体之间的比较。步态周期的持续时间随步速而发生变化，约为 1. 1s。

双下肢站立相和摆动相的交替将步态周期进一步细分为单支撑（single-limb support）期和双支撑（double-limb support）期。双支撑期在周期中重复 2 次，分别发生于周期的 10% 和 50%，其持续时间约为周期的 20%。正常人，双侧步行周期的平均持续时间和双侧站立相与摆动相的持续时间应该相等，而在病理性步态中，双侧的值可能不等，表现为失节奏步态。

依照惯例，步态周期是根据足部的运动来描述的，并与正常人的步态相对应。然而，有一些患者存在病理性问题（如继发于上运动神经元疾病的马蹄形足踝），他们的步态不能用这种方法来描述。

在惯用的命名法中，站立相事件描述如下（图97-1）。

1. **首次着地**（heel-strike or heel contact，initial contact，foot strike）　启动步态周期，此时人体重心处于行走时的最低点。

2. **足放平**（foot-flat）　足底接触地面的时间。

3. **站立中期**（midstance）　发生于摆动足（对侧）经过支撑足时，此时人体重心处于行走时的最高点。

4. **足跟离地**（heel-rise or heel off）　发生于足跟与地面失去接触时，并由小腿三头肌（踝关节跖屈肌）发起蹬离动作。

5. **足趾离地**（toe off）　随着足离开地面，站立相终止。

摆动相事件：

1. **加速期**（acceleration）　始于足离开地面时，屈髋肌收缩使下肢向前摆动。

2. **摆动中期**（midswing）　发生于摆动足经过身体的正下方时，刚好与对侧足的站立中期重合。

3. **减速期**（deceleration）　是对肌肉活动的描述，由于肌肉的协同运动使小腿向前摆动的速度减慢并稳定足的位置，为下一次足跟着地做准备。

另一种命名法是由美国加利福尼亚州 Rancho Los Amigos 医院的 Perry 医生及其团队提出的[5]。根据步态的功能性目标，将步态周期分为8组事件（图97-2）。

1. **首次着地**（initial contact）　在这个时期，身体的主要目的是使足在接触地面时（周期的0%）采取正确姿势。身体即将开始减速。

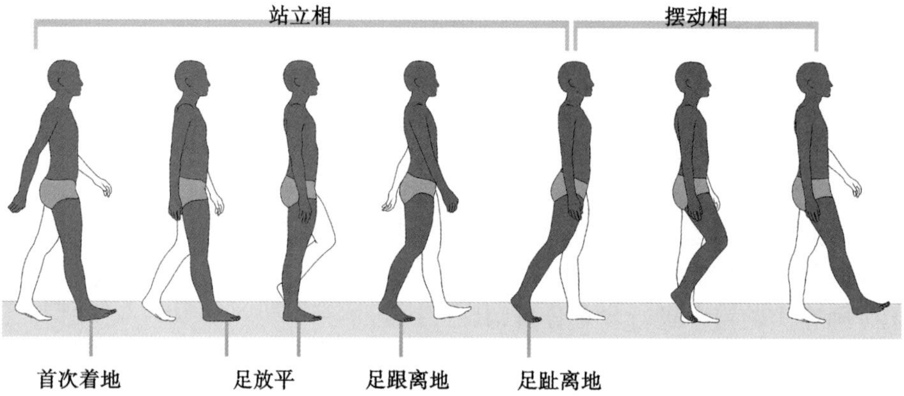

图97-1　站立相事件示意图

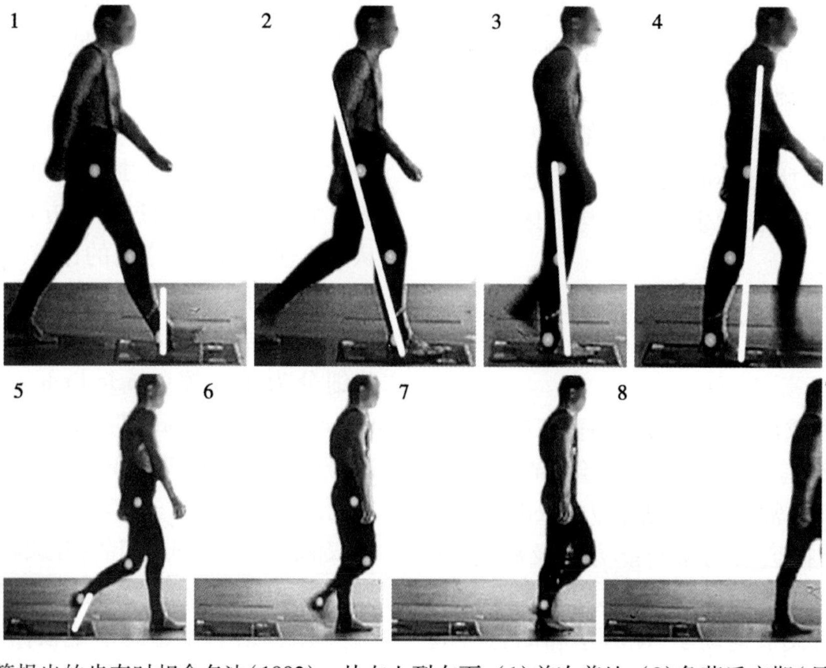

图97-2　由 Perry 等提出的步态时相命名法（1992）。从左上到右下：（1）首次着地，（2）负荷反应期（足放平），（3）站立中期，（4）站立末期（足跟离地），（5）摆动前期（足趾离地），（6）摆动初期，（7）摆动中期，（8）摆动末期

2. **负荷反应期(loading response)** 从足跟着地到对侧下肢足趾离地时(周期的 0~10%),与第一个双支撑期相对应。这是一个减速时期,其间吸收下肢撞击地面的冲击力。

3. **站立中期(midstance)** 从对侧下肢足趾离地到同侧下肢足跟抬起(周期的 10%~30%),在这个时期,人体的重心(center of mass,COM)达到支撑面上方的最高点,前进速度是最慢的。

4. **站立末期(terminal stance)** 从足跟离地到对侧下肢足跟着地(周期的 30%~50%)。在这个时期,人体的重心移动到支撑面的前方,通过将身体向前倒向无支撑侧肢体来加速。

5. **摆动前期(preswing)** 从对侧下肢足跟着地到支撑侧下肢足趾离地(周期的 50%~60%)。这一时期的主要目的是为下肢的摆动做准备。

在摆动相,摆动的肢体表现为复摆,因此摆动的持续时间取决于肢体各部分的质量惯性矩。摆动相可分为 3 个时期:1 个变速期(期间速度可以发生变化,加速或减速)1 个过渡期和 1 个终末期(摆动速度可能发生反转)。

1. **摆动初期(initial swing)** 始于足趾离地(周期的 60%~70%)。这个阶段的主要目的是在足和地面之间建立一个适当的距离,并允许步频发生变化。

2. **摆动中期(midswing)** 从膝关节最大屈曲到对侧足跟离地(周期的 70%~85%)。这个时期的主要目的是保持足与地面之间的适当距离。

3. **摆动末期(terminal swing)** 从对侧足跟离地到同侧足跟着地(周期的 85%~100%)。这个时期的主要目的是使小腿向前摆动的速度减慢并调整足的位置,为下一次足跟着地做准备。

时空参数

运动的主要目的是推动身体向前移动。通常发达的人体会产生一种既可循环又可对称的可重复步态模式。在步态分析中,时间和距离变量的描述是至关重要的,因为这些变量在运动病理学评估中具有公认的临床相关性。

时空参数主要用于筛查(如检测有跌倒风险的老年人)、衡量活动表现(如对患者失能等级进行分级)、监测(即作为一种评价指标)及对其他步态测试方法进行规范化(用于比较不同速度行走人群的测试结果)[6]。

双足同一部位的两个连续支撑点之间的距离称为“步”(图 97-3)。步长是指足的一个支撑部位(正常情况下指足跟)与对侧足的同一支撑部位在行进平面上的距离。步维指向前移动的肢体。在没有障碍物的道路上沿直线正常行走时,2 步的长度应该是相等的,当一个人走完 2 步时,就代表他已经迈出了 1 个跨步长,或者完成了一个步态周期,其间所需的时间称为“步态周期持续时间”或“跨步时间”。跨步长是指同一只足连续两次足跟着地之间的距离,等于足的长度与摆动期所走过的距离之和。“步宽”定义为双支撑期时两足跟之间的横向距离,步宽随身体不稳定性增加而增宽,从而增大支持面。

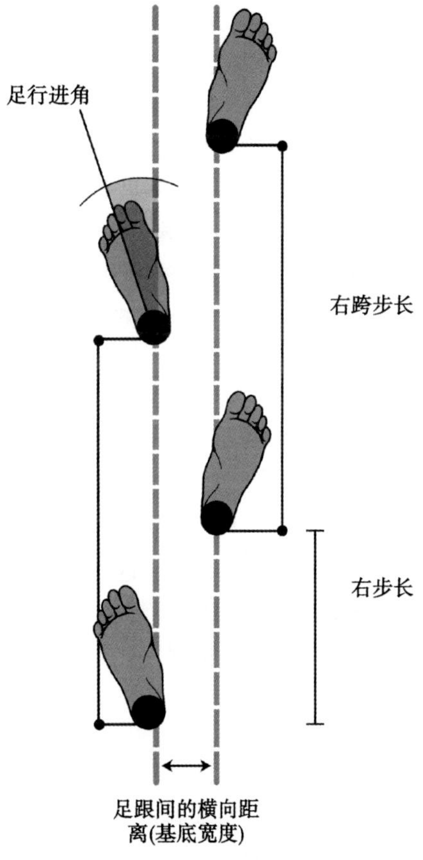

图 97-3 正常步态的时空参数

每分钟行走的步数称为步频。步频与下肢的长度有关(就像钟摆一样):下肢越长,步频越慢。因此,大多数人在一生中基本都保持一个恒定的“步行比率”(跨步长除以步频)。通常,女性要比男性矮一点,因此她们的步频会比男性稍高一些[10]。年幼儿童的步频更快,随着身高的增长会逐渐减慢。步行速度是指人类或其他动物选择使用的步行速度。在没有明显外部因素影响的情况下,人类的步行速度往往在 1.4m/s 左右。平均速度可以用身高的百分比来表示,以便比较不同速度下人们行走的结果。

虽然每个人都有自己喜欢的步行速度，但实际的速度是根据情况不断调整的。一个人的自然步态受环境的影响很大，例如人们通常在长步道上走得更快而在短步道上走得较慢，而且还会受到房间大小的影响[11-14]。因此，户外研究得出的步速和跨步长总是比室内研究得出的更快、更长[14-17]。

步行速度与步频和跨步长有关，因此可以通过加快步频、增加跨步长或二者同时增加来提高步行速度。在健康人中，以上两个参数均会随着步速的增加而增加。步频呈线性增长，跨步长呈对数增长，在步速较慢时有所变化，但在步速较快时趋于平稳。

儿童平均在 11 个月开始行走，4~5 岁时趋于稳定[18-19]。70 岁之前自然步速相对稳定，此后每 10 年下降约 15%[20-21]。健康人可以比自己的自然步速提高 44%[22]。随着年龄的增长，最大步速减慢得更早也更急剧——50 岁后每 10 年下降约 20%。步频不随年龄发生变化（一直与下肢长度有关），因此跨步长的变化一定是步速减慢的原因[23]。随着年龄的增长，人的平衡能力会逐渐退化，反映在时空参数上，表现为跨步长缩短和步速减慢。这种变化似乎与害怕跌倒有关，而与跌倒本身无关[13,24]。

有时，通过分析步长比（step length ratio，SLR）来评估步长差异是衡量步态对称性的一种实用方法，可用于追踪患者治疗后的进展情况，随着步态的改善，比值逐渐接近于 1。也有一些其他的对称性指标，如左、右跨步时间等变量，这些测试指标可以给患者提供一个简单的整体测量结果，使患者了解其步态训练过程中的进展情况[25-27]。

运动学

运动学的定量分析包括获取和数字化阐述身体各节段空间运动的变量，而不考虑产生这种运动的力。这些变量包括单一节段的运动轨迹、角位移、速度和加速度[4]。空间参照系可以是绝对的，也可以是相对的。如果采用后者，必须指定解剖参照点。因此，可以将下肢主要关节的角度旋转描述为身体节段之间的运动（相对变量）以及身体各节段在空间中（绝对运动）的位移（即骨盆或躯干的运动）[6]。为了实现这一目的，采用基于红外摄像仪的立体摄像测量系统。从生物力学角度来看，为了模拟人体来推算其运动，有必要参考数学法则。

根据常规解剖轴，人体节段被视为在空间三个平面上相互运动的一系列刚性节段。标志点放置于每一身体节段的骨性标志上，从而确定一个代表节段本身的平面，以便移动。通常，在步态分析实践中，节段解剖系统对骨盆、股骨、胫腓骨和足部进行了描述，在某些情况下还包括躯干、上肢和头部。根据当前国际标准（国际生物力学学会），广泛使用和接受的关节系统是关节坐标系（joint coordinate system，JCS），用于在步态中重建下肢骨骼空间位置和方向[28]。

步态数据采集所需的生物力学模型和步骤（标志点的放置，也就是说，标志点的数量以及在身体节段上放置的部位）、处理分析和结果报告通常是采用使运动学和动力学测量易于临床理解的方案[29-32]。目前有几种方案可供选择，它们在标志点放置、变量的测量、分配给关节的自由度、解剖学和技术参考、关节旋转惯例以及所使用的生物力学模型术语等方面存在较大差异。

Newington 模型是第一个发布的方案，也是步态数据获取和简化最常用的技术[33-34]。该模型是许多商业软件包的基础，最新的是 Plug-in Gait（PiG—Vicon Motion Systems，Oxford，UK）。内部解剖标志点与外部技术标志点的区别是在 20 世纪 80 年代提出的[2]。基于这种校准解剖系统技术（calibration anatomical system technique，CAST）方法，提出了许多参考标志点和框架的定义以及总体标准方案，如 Total3Dgait 方案（或 IORGait，C-Motion，Germantown，MD，USA）（图 97-4）[35-37]。

进行步态分析时需要考虑的另一个问题是测量的精度和准确性[38]，这不仅受所用仪器的影响，还受标志点与骨骼之间所嵌入的软组织的影响，而该影响具有不可预见性[39-41]。此外，还受受试者自身个体差异性的影响，其中起最主要作用的是步速，此外还包括年龄、性别以及体重指数（body mass index，BMI）[42-47]。最后，测试者内和测试者间的步态数据也可能存在差异，这是由于骨性标志的识别和标志点放置位置不一致而造成的[48-49]。

通常，下肢关节主要测量骨盆旋转运动（倾斜、旋转以及前倾/后倾）、髋关节运动（屈曲/伸展、内收/外展、内旋/外旋）、膝关节运动（屈曲/伸展、内旋/外旋）以及踝-足复合运动（背屈/跖屈）。由于大多数方案都不计算足部在 3 个空间平面上的运动，因此引入了足的角度，以便测量足相对于身体前进方向上的位置。最近的方案引入了踝-足复合体的全三维（3D）运动，包括内翻/外翻角和外展/内收角（图 97-5）[50]。此外，还提供了基于多个足部节段的足部运动学专用方案[51]。

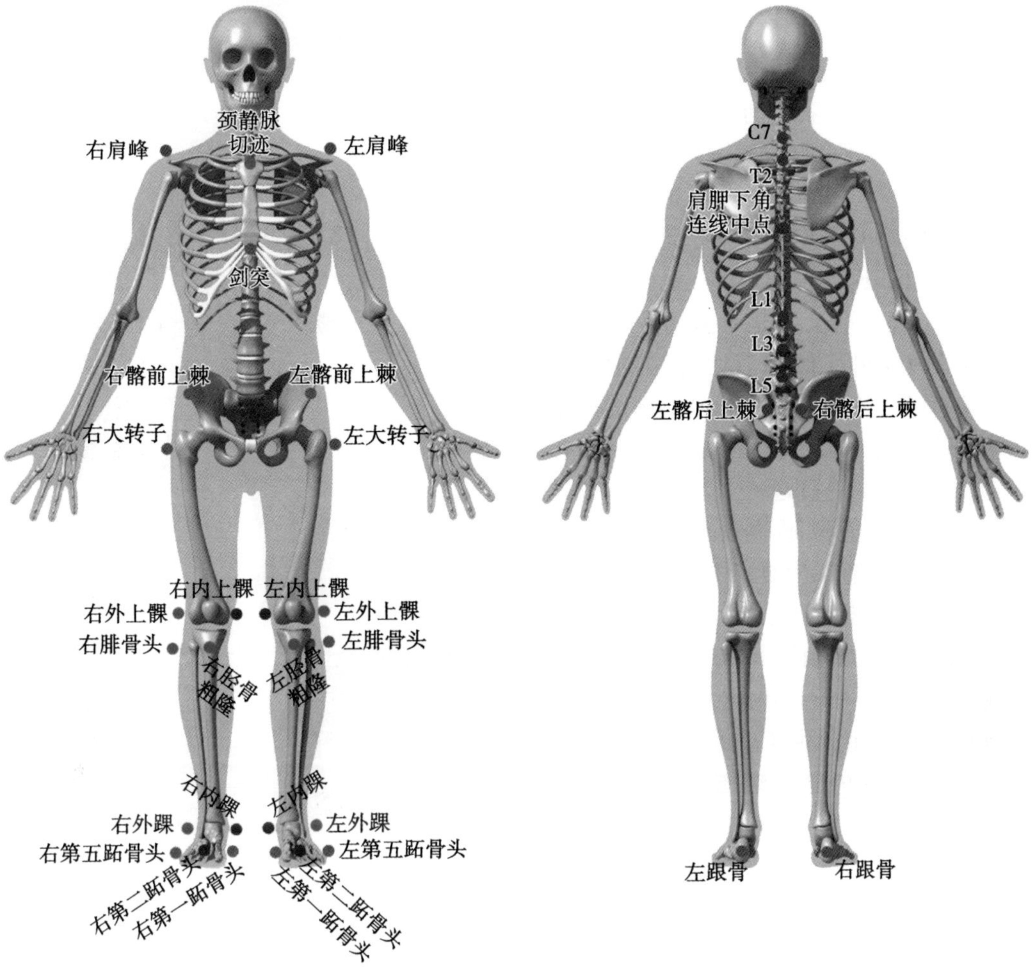

图 97-4　前、后标志点示意图。根据 IOR 步态方案(Leardini 2007):黑圈代表静态校准后需移除的标志点,只有在解剖标志校准时才需要移除。在躯干和脊柱上,根据相关的具体方案设置标记点(蒙 C-Motion,Germantown 医学博士惠赠)

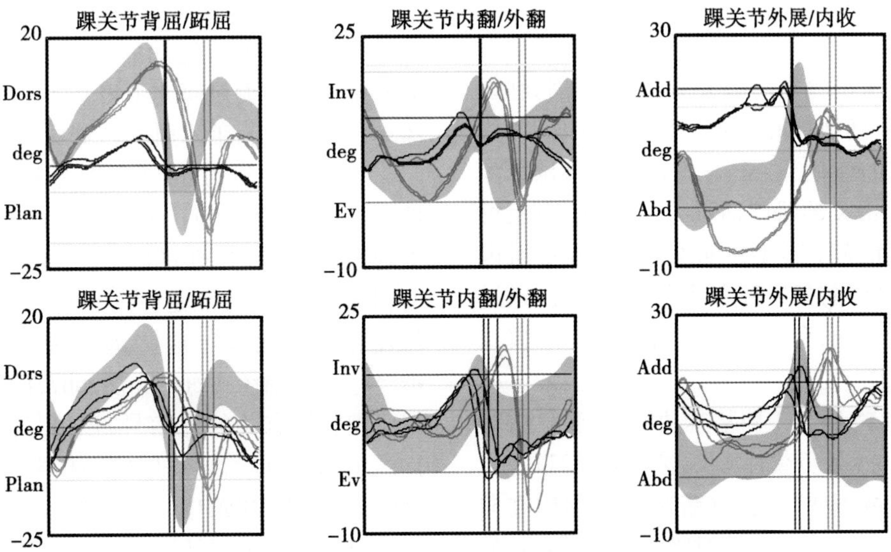

图 97-5　脑卒中致马蹄内翻足患者手术前后的 3D 踝-足复合运动学示例。上行:矢状面、水平面、冠状面运动学:灰线右足(健侧),黑线(偏瘫侧),灰色带:正常。明显缺乏屈曲-伸展模式且内翻-内收姿势明显。下行:经过手术干预,马蹄内翻足矫正,运动学模式得到明显恢复

动力学

动力学描述了在运动过程中产生的力、功率和能量的测量与分析[1]。评价各种力(即重力、肌力和惯性)在步态周期不同阶段所起的作用是非常困难的。大多数步态实验室采用的一种方法是测量地面对支撑足施以地面的力的反作用力——地反力(the ground reaction force,GRF)。

在步态分析中,理解地反力是十分重要的。分析地反力有助于临床医师了解关节运动(如前、后、上、内)相对于旋转中心的关系。步态分析中的一个关键概念是要理解地反力与质量有关,两个互相接触的质量中,质量越小,加速度越大。地反力常以具有量值和方向的矢量为特征,通过步态分析实验室中的测力平台进行测量。为此,通常使用测力台[4,52]。受试者走过该测力台时,其施以测力台的力会被记录下来,并转化为电信号,以对应于地反力的矢量形式在3个空间平面上实时显示。

在恒定间隔期站立相产生了一系列矢量,这些矢量构成了一幅图,称为矢量蝴蝶图(vectorial-butterfly diagram)。该图在正常步行中具有典型特征(图97-6)[53-54]。同一受试者双足的“矢量蝴蝶图”应该是相同的,且这些图形在同一步速下可不断重复。矢量的长度代表施力的大小,用牛顿表示,或用体重的百分比规范化;矢量与所施力的大小相等、方向相反[7]。

根据所采用的获取和计算方法,正常人的力矩与功率趋势是最容易发生变化的参数之一。

实际上,常用垂直地反力与下肢关节旋转中心的关系来计算关节力矩[7,8],也可以考虑使用惯性参数[7]。关节力矩可以分为内部关节力矩(肌肉、软组织、韧带以及关节囊施加的力)与外部关节力矩(代表地反力对关节的作用)[6]。关节力矩可以显示步态中与关节运动相关的肌肉活动,因此关节力矩可以提供非常有用的间接信息。此外,为了确定肌肉收缩的目的,还需要另外一种方法:功率分析。通过分析肢体的功率流向,可以深入理解形成步态模式的功率来源和去向。

在步态中,肌肉具有3种基本功能:承受负载时缩短(向心收缩)、承受负载时延长(离心收缩)以及承受负载时长度保持不变(等长收缩)[6,55]。肌肉在向心收缩时产生功率,在离心收缩时吸收功率;同时,如果没有功率产生就没有肌肉收缩。主动肌与拮抗肌同时收缩以稳定关节[56-57]。从临床角度来看,功率可能是唯一最能够提供信息的生物力学变量[57]。

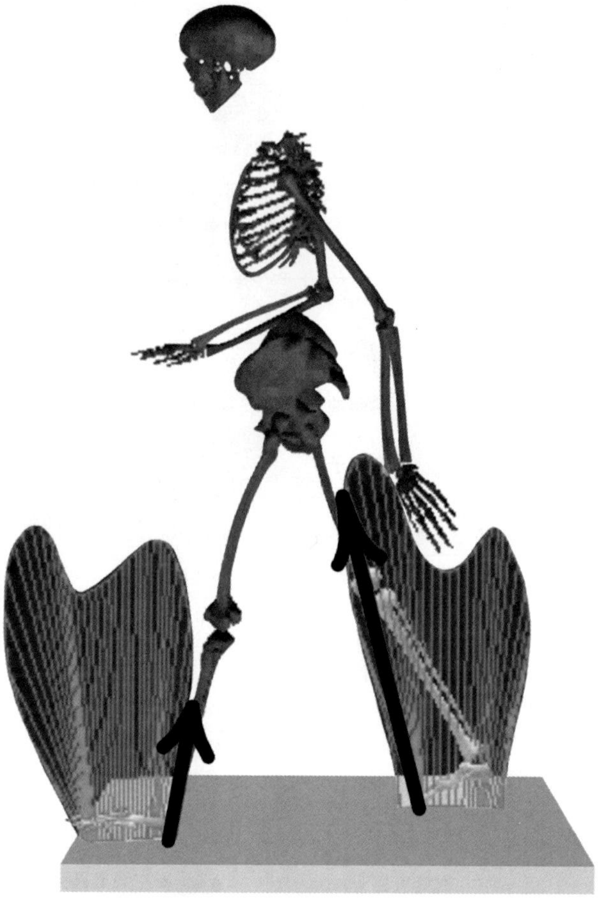

图97-6　矢量蝴蝶图。矢量的长度代表所施力的大小,用牛顿表示,或用体重的百分比规范化;矢量与所施力的大小相等,方向相反

肌肉活动(动态肌电图)

临床步态分析中动态肌电图的主要目的是明确在步态中控制关节运动的肌肉活动,这一点在对脑瘫儿童进行的大量研究中得到了证实。异常的肌肉活动模式可作为手术肌腱转移或延长的指征[58-59]。

肌肉事件与力矩和关节功率研究之间的相关性,可以为步态中肌肉控制在生物力学和康复问题中的作用提供进一步的临床感兴趣的数据[60-61]。然而,肌肉活动的特征是一个非常微妙的过程,因为起作用的因素很多,这些因素使临床解释变得困难[62]。肌电图(electromyography,EMG)信号是一种与肌肉收缩有关的电信号,该信号由运动单位去极化产生,通常称为运动单位动作电位(motor unit action potential,MUAP)。

肌力是每个肌纤维所产生的微小力的总和。肌力的增加源于募集的运动单位的数量增多(即空间上的总和)与运动单位激活的速度增快(即时间上的总和)。在给定的时间内,由所有运动单位产生的多个运动单位动作电位的总和所形成的肌电活动，称为肌电图。肌电图可以通过肌肉上方的皮肤表面（表面肌电图）获取，也可以通过经皮的（留置）细针电极插入肌腹中获取[63]。使用表面电极记录肌电图活动时，需要注意电极的使用和记录时的细节。精确的测量面积很大程度上取决于表面电极的特性（如直径、电极间距），而信号质量则取决于皮肤特性（如毛发和汗液）。

现已出版恰当的电极放置方法和皮肤准备指南[64]。多种可视技术可用于显示步态期间的肌电图数据。通常，简单地显示原始数据是向读者提供信息的一种重要方式。历来都是使用肌电信号的包络线来估计激活强度以及测量步态周期期间的肌肉激活间隔。关于包络线的提取，用于信号积分、整流和平均的技术有很多，而对于解决技术问题（如时间常数、滤波器特性或平均重复次数）尚无普遍接受的标准[65]。

临床上，包络线的研究应该使用最大自主收缩（maximum voluntary contraction，MVC）进行规范化或按照最大步行信号进行标度[66]。这种分析可以粗略估计动态收缩期间的肌肉力量。然而，动态收缩期间记录的肌电信号的振幅取决于多种生理、解剖和技术上的条件。因此，包络线瞬时值与所施力之间的相关性是不确定的[62,66]。尽管如此，包络线的形状、振幅、肌电活动峰值的位置和锐度以及所包含的频率信息，仍然有助于研究正常和病理状态下的肌肉功能。

关于肌肉激活间隔的研究已广泛应用于临床。利用计算出的起始和偏移持续时间，可以在步态周期中显示每侧下肢肌肉活动的时间段，并根据每块肌肉在步态不同时相所起的作用进行解释。

正如人们所预料，每一块肌肉的肌电图活动都取决于步行速度，因此对于每个受试者来说，控制行走速度是很重要的。此外，在正常步态中，受试者间也存在相当大的差异，因此很难建立一个正常的步态模式。最近，人们认识到同一个受试者不同跨步长之间也可能存在重大变化。近来，对大量连续跨步长的肌电图数据进行的统计分析，为解释正常和病理性变异提供了新的可能性（图 97-7）[67]。

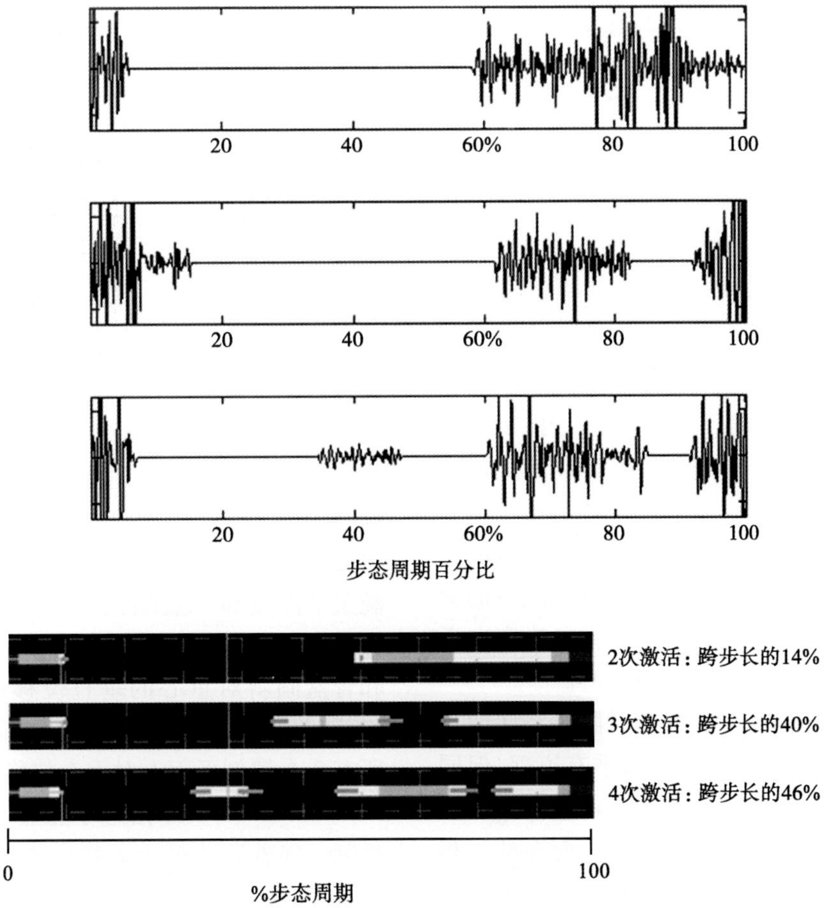

图 97-7　肌电信号统计分析实例。上图显示胫骨前肌激活的 3 种典型原始肌电图信号。下图显示胫骨前肌在几个连续跨步长中激活频率（均值和标准差）的统计分析（蒙 M. Knaflitz 和 V. Agostini 惠赠）

步态和运动功能的决定因素

步态分析的先驱者之一 Verne Inman 认为步态的驱动目标是最小化重心的垂直和水平移动，以实现效率的最大化（图 97-8）[3]。每个周期都必须使用势能来提升身体，这是一种浪费。Inman 认为通过增加双支撑期下肢的有效长度，或减少单支撑期下肢的有效长度，可以减少重心的移动，并描述了 6 种机制或决定因素[68]。

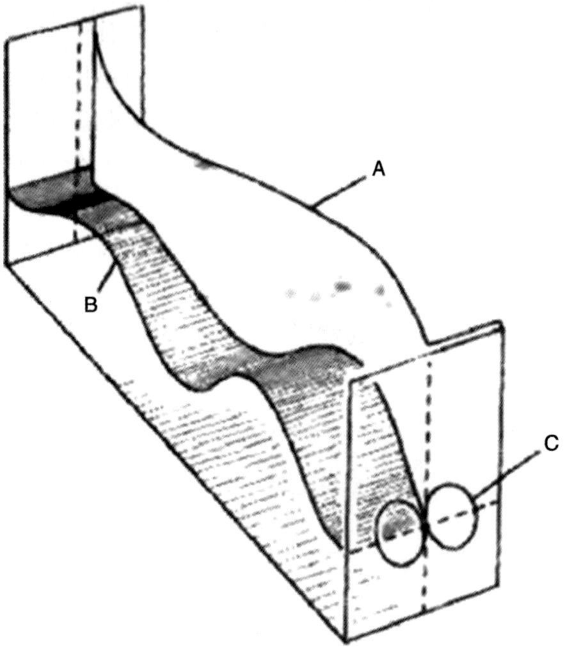

图 97-8　步态中重心的位移。（A）水平位移；（B）垂直位移；（C）水平与垂直位移的复合位移（经允许摘自 Inman VT，Ralston Hj，Todd F，Human Walking. Williams & Wilkins，Baltimore，1981）

骨盆旋转：骨盆在前方下肢向前（向内）旋转以增加其有效长度，同时在对侧向外旋转以增加后方下肢的长度。

骨盆倾斜：骨盆向下倾斜以增加后方下肢的有效长度。这个决定因素有一个问题，因为随后的骨盆运动学分析表明，该时间有误——骨盆确实向下倾斜了，但时间过晚，无法帮助提升重心。

站立相膝关节屈曲：单支撑期时膝关节屈曲可有效缩短站立侧下肢。这种方法似乎有道理，但同样经不起时间检验——在双支撑期，站立相膝关节屈曲发生得太早而不能有效缩短下肢，而在站立相中期重心轨迹达到最高点时膝关节已经再次伸展了（约 30% 周期）。

踝关节轴：足趾离地时的踝关节跖屈被认为可以增加首次着地时后方下肢的有效长度。此外，在双支撑期，发生在后方支撑相期间的足跟离地可能是身体提升的更重要来源。

下肢旋转：站立相时内旋、旋前下肢往往会使下肢缩短，而足趾离地时外旋、旋后下肢往往会使其延长。

生理性膝外翻：膝关节正常轻微外展（膝外翻）被认为可以减少重心过度的侧方移动，使双足更接近，从而减小步基或步宽。

尽管步态的决定因素作为步态分析的基础已有多年，但其现在遭到极大的质疑。问题不仅出在许多被认为旨在减少重心位移机制的时间计算上，而且还出现在较大的重心偏移势必会增加能量消耗这一假设上。许多研究对这些结论提出了质疑。Gard 与 Childress[69-70]（1997，1999）研究了骨盆倾斜与站立相膝关节屈曲对躯干垂直位移的影响，并得出结论，这两种机制都不能显著减少躯干垂直位移。研究人员使用一个圆形轴足来模拟步态的站立位，他们发现压力中心（center of pressure，COP）的前后平移会使躯干的矢状面轨迹变平[71]。

Hayot 等[72]（2013）指出压力中心的前后平移会减小重心的垂直位移。Della Croce 等[73]（2001）计算了全部 6 种步态决定因素对整个身体重心最大和最小高度的影响，发现站立侧下肢足跟离地是重心垂直位移减小的主要原因（约占 2/3）。Kuo[74]（2001）用一个简易的骨骼模型显示，以较平坦的重心轨迹行走实际会增加站立相重心所做的机械功。Lin 等[75]（2014）引入影响系数（influence coefficient）这一概念来研究每个步态决定因素的贡献，在重心的偏导数中计算某一指定决定因素的位移。该分析基于缓慢、正常和快速步行速度下关节角位移的 3D 测量。他们发现髋关节屈曲、站立相膝关节屈曲以及踝-足交互作用（包括踝关节跖屈、足趾屈曲和压力中心位移）是重心在矢状面位移的主要决定因素，而髋关节内收和骨盆倾斜对重心冠状面内-外位移所做的贡献最为显著。在所有步行速度下，骨盆旋转和骨盆倾斜对重心的垂直位移影响不大。骨盆倾斜，髋关节旋转，距下关节内翻、背伸、外展和旋转在所有 3 个解剖平面上对重心位移的贡献微乎其微。

Perry[5]（1992）描述了正常步态下的运动功能机制。随着运动单元承载身体和重心向前行进，每侧负重肢体以一种节能的方式完成稳定负重、震荡吸收和前进。站立相动态稳定性主要由一系列下肢伸肌活动控制，这些活动可以抑制体重下落时产生的扭矩。

任何身体层面的结构性或功能性畸形、肌无力和疼痛都可能破坏稳定性，因此需要调整以恢复动态平衡。在步态期间，维持单支撑期的稳定性十分重要。身体重心位于支撑侧髋关节的内侧，需要外展肌收缩来维持稳定。

Trendelemburg 步态是髋外展肌无力患者的典型步态，表现为摆动相中期骨盆下降。震荡吸收发生在步态的承重期，主要通过踝关节和膝关节的运动模式来完成。首次着地后，踝关节跖屈直至全足底着地这一过程由胫骨前肌控制。当身体重量由后足转移至前足时，距下关节被动外翻直至重量转移超过前足。由于踝关节距下机械关节的制约，胫骨向内旋转，膝关节屈曲。震荡吸收的第二大机制也是更主要的机制是膝关节屈曲，由股四头肌的活动来控制。通过踝-足关节轴（图 97-9）在站立侧下肢的移动来确保身体向前行进，这一过程需要髋、膝关节全范围地被动伸展来辅助完成。对侧下肢向前摆动完成了前进过程，为随后的身体下落提供支撑。在肢体摆动过程中，地面足廓清（clearance of the foot by the floor）对于摆动侧下肢向前行进是十分重要的。足廓清（foot clearance）需要缩短前进侧下肢，主要通过膝关节屈曲及对侧足跟离地来完成。通常，由于膝关节僵硬、弛缓性足下垂瘫痪或痉挛性马蹄足会导致足在地面拖曳，使足廓清会受到影响（图 97-10）。

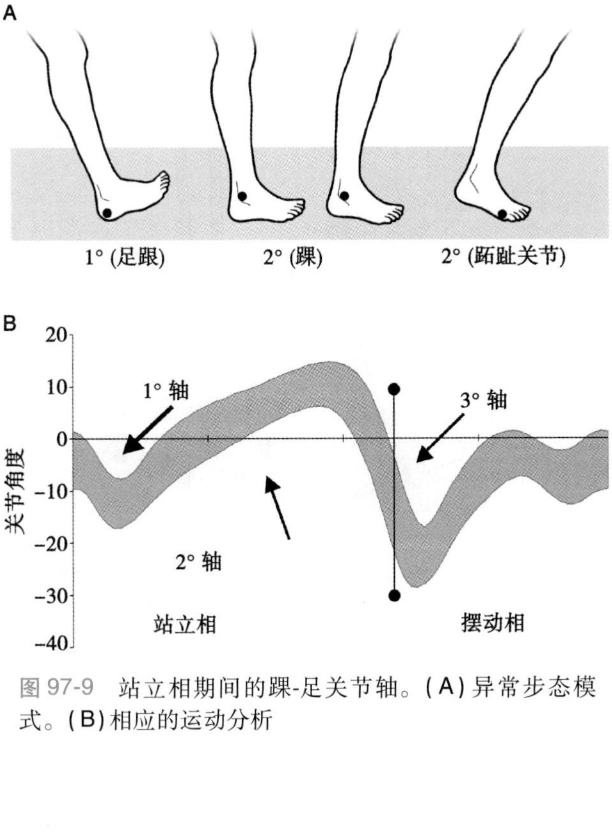

图 97-9 站立相期间的踝-足关节轴。(A)异常步态模式。(B)相应的运动分析

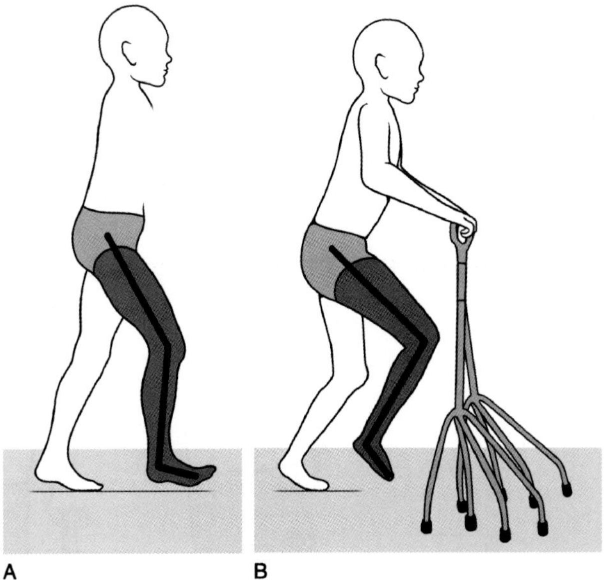

图 97-10 下肢摆动过程示例。(A)正常下肢摆动过程，(B)受损下肢（痉挛性马蹄足所致）摆动过程

了解这些功能的自然力学和各关节肌肉的作用，可以大大提高诊断步态功能损害的能力。

病理/病因及治疗

步态异常最常见的病因与骨科病理及神经病理有关。粗略的疾病清单可以包括下肢关节炎、先天性髋关节发育不良、下肢及足部畸形、既往损伤、双下肢不等长、截肢以及肌肉肌腱等问题。导致步态异常的神经系统原因包括脑瘫、脑卒中、脊髓损伤或脊髓肿瘤或其他脊柱疾病（感染、脊髓空洞症）、多发性硬化症、帕金森病、小脑或前庭问题、肌营养不良、脊髓型颈椎病致脊髓性肌萎缩、脊髓灰质炎、多发性神经病以及痴呆。

病理性步态可视为通过在未受影响的水平上做替代性运动，试图保持尽可能低的能量消耗。虽然损害患者步行能力的一系列疾病在主要病理表现上可能具有显著差异，但这些疾病对行走力学造成的功能异常可以分为几种类型[5]。每一类都有其典型的功能损害模式。对这些特征的认识使检查者能够更好地区分原发性损害和替代性动作。

如果关节周围软组织限制了关节的被动活动，使行走所需的活动范围减少或消失，就会发生功能性畸形。挛缩严重时，也可能出现关节强直。由于长期卧床、制动或术后瘢痕形成，肌肉、韧带或关节囊的纤维结缔组织成分发生结构流变学改变，常导致挛缩。典型的僵硬挛缩可以在足踝处看到，跖屈僵硬或膝关节屈曲挛缩会损害站立相以该侧为支撑侧肢体的行进过程。髋关节屈曲挛缩会改变步态的稳定性和推进力,这是由于在站立相末期髋关节不能有效伸展。膝关节伸展挛缩(以及由于运动控制受损所致的马蹄足)会阻碍摆动期肢体的行进过程,并抑制足廓清。功能性长肢的典型代偿模式包括跳跃(对侧踝关节跖屈以代偿减弱的足廓清)、画圈(受累侧下肢在摆动中期的角度大于正常冠状面大腿角度)以及骨盆上提(摆动相骨盆同侧过度抬高)(图 97-11)。

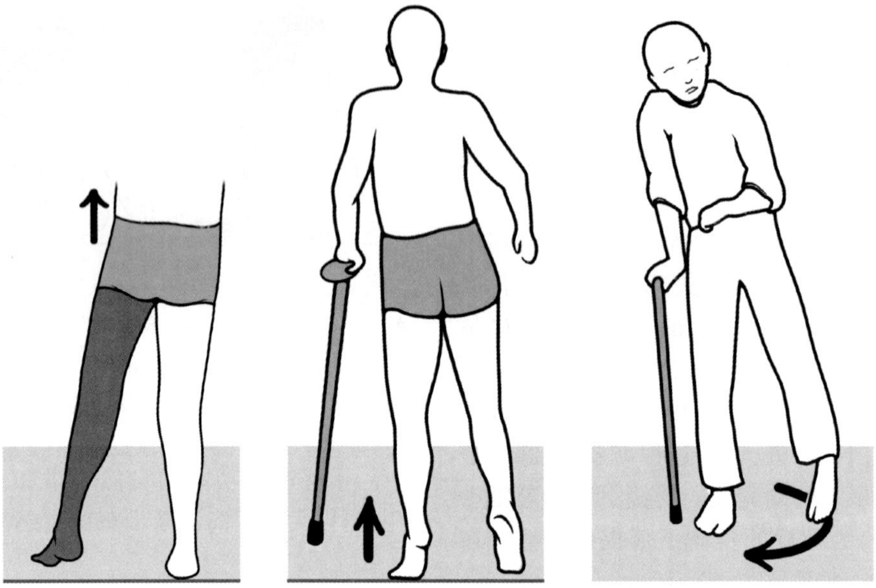

图 97-11 肢体行进的代偿模式。(A)骨盆上提,(B)跳跃,(C)画圈

肌无力是指肌肉力量不足,无法满足步行需求。继发于关节炎或神经损伤的肌肉萎缩可导致肌无力。特别是中枢神经系统(central nervous system,CNS)疾病或肌病(如脊髓灰质炎或肌营养不良)患者,能够使用代偿肌来满足行走需要。比目鱼肌无力可导致胫骨在承重期失去稳定性,由于胫骨向前推进反过来又会导致踝关节背屈和膝关节屈曲。足跟轴减小可以作为一种代偿来维持膝关节伸展(图 97-12)。

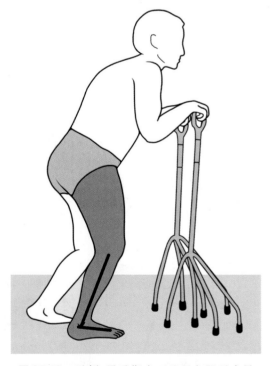

图 97-12 示例:承重期由于比目鱼肌无力导致踝关节背屈角度增大和膝关节屈曲角度增大

感觉丧失主要是指本体感觉受损,无法向患者提供下肢关节的位置信息(尤其是足与地面之间的位置关系)。感觉丧失会导致步态缓慢且谨慎,常需要外界支持。

疼痛主要与创伤、关节炎的手术治疗以及随后出现的由于体液和水肿引起的关节肿胀有关。随着时间的推移,会出现继发性畸形和肌无力,从而形成一种以避免负重和代偿负重为特征的步态模式。

上运动神经元疾病(如脑卒中、脑瘫、不完全性脊髓损伤或多发性硬化症)患者会出现运动控制障碍,主要是由于痉挛(牵张反应过度)、选择性控制缺乏、步态期间肌肉时相改变、本体感觉受损、肌无力以及原始运动模式重现等原因所致。

运动控制受损常导致典型的异常步态运动模式。步态分析数据解读能够方便临床医师在关节水平和节段运动 3 个平面(矢状面、冠状面、水平面)上进行特征性的病理描述,这些病理特征如今已有了详尽的分类。“蹲伏步态”“膝关节跳跃”“骨盆上提”以及“骨盆双凹凸模式”(图 97-13)等术语对应特定的运动学或动力学波形,必须根据准确的临床评定来解读,以找出可能的病因[76]。

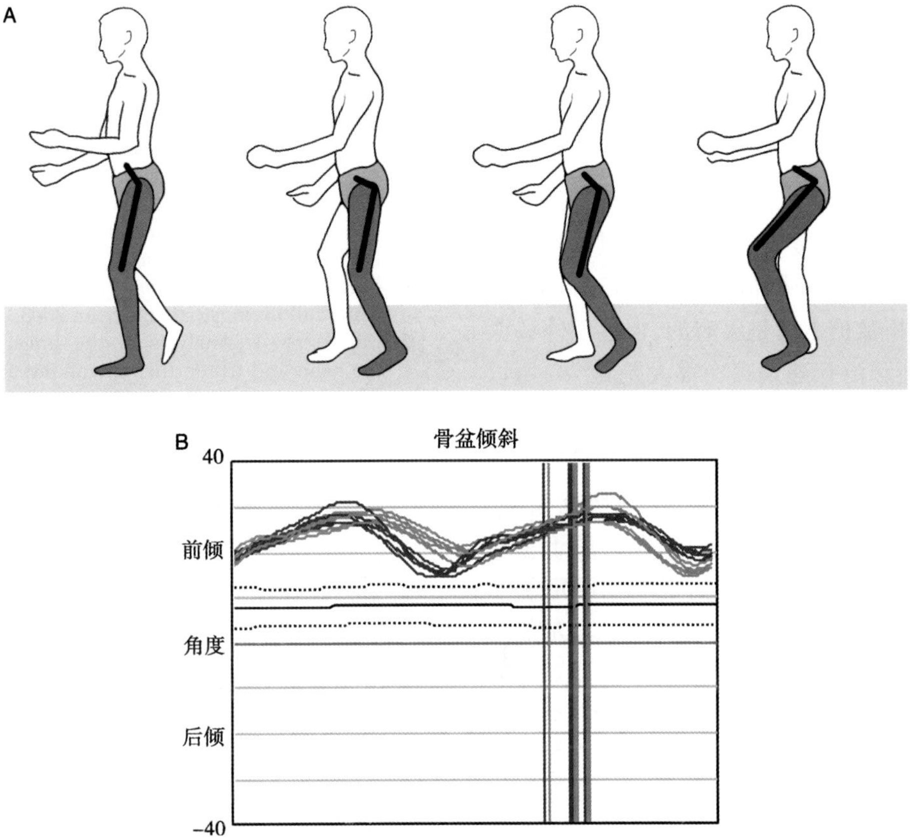

图 97-13 骨盆双凹凸模式示例。(A)异常步态模式,(B)相应运动分析。产生这种步态模式的原因有以下几种,需要进一步进行临床研究:屈髋肌痉挛(紧绷),腘绳肌痉挛(紧绷),伸髋肌无力,以及摆动相股直肌痉挛

步态数据更全面的分析包括在单一平面或跨平面上判读多关节或多节段异常模式。用于归类步态障碍的方法因其目的不同而有所不同。例如,医师(尤其是神经科医师)倾向于关注病变的解剖学层面。另一方面,间接参与康复的人员(如物理治疗师与康复医师)也对异常步态病因的生物力学解释感兴趣[77]。

基于步态分析提供的定量生物力学数据,考虑到可能的病理性步态模式,提出了不同的分类方法。特别是,Winters 等[78](1987)描述了痉挛性偏瘫患者的 4 种步态模式,Sutherland 与 David[79](1993)对痉挛性双瘫患者的 4 种膝关节运动模式进行了阐述[78-79]。

最近,引入了一些来自三维步态分析的累积统计指标,这些指标旨在量化儿童步态与正常步态的差距。WHO 提出的国际功能、失能和健康分类,是在个人与群体水平衡量健康与失能的框架,可能与异常步态具有良好的相关性[80]。Gillette 步态指数(Gillette Gait Index,GGI)是一种单一的、无量纲的测量方法,可作为基于运动学数据的总体步态模式的替代指标,现已证明其可靠、辨识度高,且对脑瘫矫形术后的变化敏感[81]。步态偏差指数(gait deviation index)在概念上与前者相似的,但据报道,它是一种更好的总体步态病理学的多变量测量方法,也源于运动学数据[82]。步态轮廓评分(Gait Profile Score,GPS)是另一种单指标测量方法,概括了运动学步态数据相对于标准数据的总体偏差[83]。通过由 9 大关键运动步态变量得出的步态变量得分(也称运动分析轮廓),可以计算出步态轮廓评分[84]。

小结

总而言之,步态分析在临床应用中所起的作用,

就其效果而言，分为 3 个主要方面进行了探讨：为决策提供支持、改善患者的预后以及降低医疗费用。研究发现确凿证据证实了步态分析诊断的准确性和治疗的有效性。此外，这些研究成果表明，住院患者的预后和社会成本效益也得到了总体改善[85]。

步态分析已有效地应用于脑瘫儿童的治疗[76]。口服药物、注射苯酚或 A 型肉毒毒素、选择性背根切断术或鞘内注射巴氯芬可能对明显痉挛或动态挛缩的患者有效。相比之下，常见的固定的或静态挛缩患者常通过单节段或多节段手术来延长收缩的肌腱单位。足部矫形器与康复训练是其他可供选择的治疗方法，且可通过步态分析结果对其进行改良。然而，尽管步态分析数据本身是客观的，但鉴于外科医师或机构的诊断和治疗建议存在很大差异[86]，所以即使是在专家之间，对结果的解释也具有主观性。

一些研究显示应用仪器进行的步态分析对于脑瘫儿童手术方案的实用性[80,87-97]。这些研究表明，使用步态分析可以改变决策的制订，尤其关于手术方案的制订。此外，对于推迟或可能取消已定手术的决定，可以通过步态分析加以确认。尽管先前的研究大多肯定了步态分析在脑瘫患者手术计划中的基础地位，但对基于步态分析的手术决策的理解存在分歧[88,90-91,98,99]。基于步态分析制订的治疗计划与仅通过临床评估制订的治疗计划间存在显著差异的原因，被认为是步态分析数据入选标准的不同和步态数据主观理解上的不同[86,100]。此外，基于步态分析结果对患儿进行的功能性手术，其预后有很大差异[100-103]。

有证据显示，步态分析在其他疾病的临床应用中也是有效的。在成人获得性脑损伤患者中，步态的使用与专家临床评估相结合可以对矫形手术、神经肌肉阻滞以及整个康复计划产生影响[104-110]。

对于下肢截肢配戴假肢的患者，步态分析有助于改进假肢构造并使步态的代偿功能具体化[111-113]。对于其他疾病，如髋/膝关节炎、局限性肌张力障碍、脊髓损伤以及畸形足，相关证据很少[114-120]。

总之，根据现有最全面的文献回顾，有确凿证据支持步态分析。尽管步态分析评估步态偏差较视觉步态评估更为准确，且其作为一种有效的研究工具得到了广泛认可，但其临床应用尚未得到普及。关于步态分析在改善患者预后方面的作用及其在社会层面上的成本效益，需要更进一步的研究来支持。

（高明明　译，贾颖　万春晓　校）

参考文献

1. Baker R. *Measuring Walking: A Handbook of Clinical Gait Analysis*. London: Mac Keith Press; 2013.
2. Cappozzo A. Gait analysis methodology. *Hum Movem Sci*. 1984;3:27–54.
3. Inman VT, Ralston HJ, Todd F. *Human Walking*. Baltimore, MD: Williams and Wilkins, 1981.
4. Winter DA. *Biomechanics and Motor Control of Human Gait: Normal, Elderly, and Pathological*. Waterloo, Ontario, Canada: Waterloo Biomechanics; 1991.
5. Perry J. *Gait Analysis: Normal and Pathological Function*. Thorofare, NJ: Slack, Inc.; 1992.
6. Kirtley C. *Clinical Gait Analysis: Theory and Practice*. London: Churchill Livingston; 2006.
7. Richards J. *Biomechanics in Clinic and Research: An Interactive Teaching and Learning Course*. London: Churchill Livingstone, Elsevier; 2008.
8. Cappozzo A. Analysis of the linear displacement of the head and trunk during walking at different speeds. *J Biomech*. 1981;14(6):411–425.
9. Whittle M. *Gait Analysis, An Introduction*. Oxford, UK: Butterworth-Heinemann; 1991.
10. Murray MP, Kory RC, Sepic SB. Walking patterns of normal women. *Arch Phys Med Rehabil*. 1970;51(11):637–650.
11. Murray MP, Drought AB, Kory RC. Walking patterns of normal men. *J Bone Joint Surg Am*. 1964;46:335–360.
12. Murray MP, Kory RC, Clarkson BH, Sepic SB. Comparison of free and fast speed walking patterns of normal men. *Am J Phys Med*. 1966;45(1):8–23.
13. Murray MP, Kory RC, Clarkson BH. Walking patterns in healthy old men. *J Gerontol*. 1969;24(2):169–178.
14. Oberg T, Karsznia A, Oberg K. Basic gait parameters: reference data for normal subjects, 10–79 years of age. *J Rehabil Res Dev*. 1993;30(2):210–223.
15. Waters RL, Lunsford BR, Perry J, Byrd R. Energy-speed relationship of walking: standard tables. *J Orthop Res*. 1988;6(2):215–222.
16. Hausdorff JM, Zemany L, Peng C, Goldberger AL. Maturation of gait dynamics: stride-to-stride variability and its temporal organization in children. *J Appl Physiol*. 1999;86(3):1040–1047.
17. Grieve DW, Gear RJ. The relationships between length of stride, step frequency, time of swing and speed of walking for children and adults. *Ergonomics*. 1966;9(5):379–399.
18. Sutherland DH, Olshen R, Cooper L, Woo SL. The development of mature gait. *J Bone Joint Surg Am*. 1980; 62(3):336–353.
19. Garrett M, McElroy AM, Staines A. Locomotor milestones and babywalkers: cross sectional study. *BMJ*. 2002;324(7352):1494.
20. Leiper CI, Craik RL. Relationships between physical activity and temporal-distance characteristics of walking in elderly women. *Phys Ther*. 1991;71(11):791–803.
21. Winter DA, Patla AE, Frank JS, Walt SE. Biomechanical walking pattern changes in the fit and healthy elderly. *Phys Ther*. 1990;70(6):340–347.
22. Finley FR, Cody KA, Finizie RV. Locomotion patterns in elderly women. *Arch Phys Med Rehabil*. 1969;50(3):140–146.
23. Krebs DE, Goldvasser D, Lockert JD, et al. Is base of support greater in unsteady gait? *Phys Ther*. 2002;82(2): 138–147.
24. Maki BE. Gait changes in older adults: predictors of falls or indicators of fear. *J Am Geriatr Soc*. 1997;45(3):313–320.

25. Dewar ME, Judge G. Temporal asymmetry as a gait quality indicator. *Med Biol Eng Comput*. 1980;18(5):689–693.
26. Herzog W, Nigg BM, Read LJ, Olsson E. Asymmetries in ground reaction force patterns in normal human gait. *Med Sci Sports Exerc*. 1989;21(1):110–114.
27. Hesse S, Konrad M, Uhlenbrock D. Treadmill walking with partial body weight support versus floor walking in hemiparetic subjects. *Arch Phys Med Rehabil*. 1999;80(4):421–427.
28. Wu G, Cavanagh PR. ISB recommendations for standardization in the reporting of kinematic data. *J Biomech*. 1995;28(10):1257–1261
29. Gage JR. Gait analysis. An essential tool in the treatment of cerebral palsy. *Clin Orthop Relat Res*. 1993;(288):126–134.
30. Andriacchi TP, Alexander EJ. Studies of human locomotion: past, present and future. *J Biomech*. 2000;33(10):1217–1224.
31. Sutherland DH. The evolution of clinical gait analysis. Part II. Kinematics. *Gait Post*. 2002;16:159–179.
32. Sutherland DH. The evolution of clinical gait analysis. Part III. Kinetics and energy assessment. *Gait Post*. 2005;21(4):447–461.
33. Davis RB III, Ounpuu S, Tyburski D, Gage JR. A gait data collection and reduction technique. *Hum Mov Sci*. 1991;10:575–587.
34. Kadaba MP, Ramakrishnan HK, Wootten ME. Measurement of lower extremity kinematics during level walking. *J Orthop Res*. 1989;8:383–392.
35. Cappozzo A, Catani F, Della Croce U, Leardini A. Position and orientation in space of bones during movement: anatomical frame definition and determination. *Clin Biomech*. 1995;10(4):171–178.
36. Benedetti MG, Catani F, Leardini A, et al. Data management in gait analysis for clinical applications. *Clin Biomech*. 1998;13(3):204–215.
37. Leardini A, Sawacha Z, Paolini G, Ingrosso S, Nativo R, Benedetti MG. A new anatomically based protocol for gait analysis in children. *Gait Post*. 2007;26(4):560–571.
38. Leardini A, Biagi F, Merlo A, Belvedere C, Benedetti MG. Multi-segment trunk kinematics during locomotion and elementary exercises. *Clin Biomech*. 2011;26(6):562–571.
39. Chiari L, Della Croce U, Leardini A, Cappozzo A. Human movement analysis using stereophotogrammetry. Part 2. Instrumental errors. *Gait Post*. 2005;21(2):197–211.
40. Leardini A, Chiari L, Della Croce U, Cappozzo A. Human movement analysis using stereophotogrammetry. Part 3. Soft tissue artefact assessment and compensation. *Gait Post*. 2005;21(2):212–225.
41. Della Croce U, Leardini A, Chiari L, Cappozzo A. Human movement analysis using stereophotogrammetry. Part 4. Assessment of anatomical landmark misplacement and its effects on joint kinematics. *Gait Post*. 2005;21(2):226–237.
42. Oeffinger DJ, Augsburger S, Cupp T. Pediatric kinetics. Age related changes in able-bodied populations. *Gait Post*. 1997;5:155–156.
43. Steinwender G, Saraph V, Scheiber S, et al. Intrasubject repeatability of gait analysis data in normal and spastic children. *Clin Biomech*. 2000;15(2):134–139.
44. Ounpuu S, Gage JR, Davis RB. Three-dimensional lower extremity joint kinetics in normal pediatric gait. *J Pediatr Orthop*. 1991;11:341–349.
45. Kadaba MP, Ramakrishnan HK, Wootten ME, et al. Repeatability of kinematic kinetic and electromyographic data in normal adult gait. *J Orthop Res*. 1989;7(6):849–860.
46. Yavuzer G, Oken O, Elhan A, Stam H. Repeatability of lower limb three-dimensional kinematics in patients with stroke. *Gait Posture*. 2008;27(1):31–35.
47. Stansfield BW, Hazlewood ME, Hillman SJ, et al. Sagittal joint angles, moments, and powers are predominantly characterised by speed of progression, not age in 7–12-year-old normal children walking at self selected speeds. *J Pediatr Orthop*. 2001;21:403–411.
48. Della Croce U, Cappozzo A, Kerrigan DC. Pelvis and lower limb anatomical landmark calibration precision and its propagation to bone geometry and joint angles. *Med Biol Eng Comput*. 1999;36:155–161.
49. Noonan KJ, Halliday S, Browne R, et al. Interobserver variability of gait analysis in patients with cerebral palsy. *J Pediatr Orthop*. 2003;23(3):279–287.
50. Benedetti MG, Manca M, Ferraresi G, et al. A new protocol for 3D assessment of foot during gait: application on patients with equinovarus foot. *Clin Biomech (Bristol, Avon)*. 2011;26(10):1033–1038.
51. Deschamps K, Staes F, Roosen P, et al. Body of evidence supporting the clinical use of 3D multisegment foot models: a systematic review. *Gait Post*. 2011;33(3):338–349.
52. Oggero E, Pagnacco G, Morr DR, et al. Probability of valid gait data acquisition using currently available force plates. *Biomed Sci Instrum*. 1997;34:392–397.
53. Boccardi S, Chiesa G, Pedotti A. New procedure for evaluation of normal and abnormal gait. *Am J Phys Med*. 1977;56(4):163–182.
54. Pedotti A. Simple equipment used in clinical practice for evaluation of locomotion. *IEEE Trans Biomed Eng*. 1977;24(5):456–461.
55. Gage JR. The clinical use of kinetics for evaluation of pathologic gait in cerebral palsy. *Instr Course Lect*. 1995;44:507–515.
56. Zajac FE, Neptune RR, Kautz SA. Biomechanics and muscle coordination of human walking. Part I: introduction to concepts, power transfer, dynamics and simulations. *Gait Post*. 2002;16(3):215–232.
57. Zajac FE, Neptune RR, Kautz SA. Biomechanics and muscle coordination of human walking. Part II: lessons from dynamical simulations and clinical implications. *Gait Post*. 2003;17(1):1–17.
58. Perry J. The contribution of dynamic electromyography to gait analysis. *Rehabilit Res Develop Ser, Monograph*. 1998;2:33–48. Available at https://www.rehab.research.va.gov/mono/gait/perry.pdf.
59. Sutherland DH. The evolution of clinical gait analysis. Part l: kinesiological EMG. *Gait Post*. 2001;14(1):61–70.
60. Benedetti MG, Bonato P, Catani F, et al. Myoelectric activation pattern during gait in total knee replacement: relationship with kinematics, kinetics, and clinical outcome. *IEEE Trans Rehabil Eng*. 1999;7(2):140–149.
61. Prilutsky BI, Gregor RJ, Ryan MM. Coordination of two-joint rectus femoris and hamstrings during the swing phase of human walking and running. *Exp Brain Res*. 1998;120(4):479–486.
62. De Luca CJ. The use of surface electromyography in biomechanics. *J Appl Biomech*. 1997;13:135–163.
63. Bogey RA, Perry J, Bontrager EL, Gronley JK. Comparison of across-subject EMG profiles using surface and multiple indwelling wire electrodes during gait. *J Electromyogr Kinesiol*. 2000;10(4):255–259.
64. Hermens HJ, Freriks B, Merletti R, et al. *SENIAM: European Recommendations for Surface Electromyography*. Enschede, The Netherlands: Roessingh Research and Development; 1999.
65. Shiavi R, Frigo C, Pedotti A. Elecromyographic signals

during gait: criteria for envelope filtering and number of strides. *Med Biol Eng Comput*. 1998;35:171–178.
66. Sutherland DH. The evolution of clinical gait analysis part l: kinesiological EMG. *Gait Post*. 2001;14(1):61–70.
67. Agostini V, Nascimbeni A, Gaffuri A, et al. Normative EMG activation patterns of school-age children during gait. *Gait Post*. 2010;32(3):285–289.
68. Saunders JB, Inman VT, Eberart HD. The major determinants in normal and pathological gait. *J Bone Joint Surg Am*. 1953;35-A(3):543–558.
69. Gard SA, Childress DS. The effect of pelvic list on the vertical displacement of the trunk during normal walking. *Gait Post*. 1997;5:233–238.
70. Gard SA, Childress DS. The influence of stance-phase knee flexion on the vertical displacement of the trunk during normal walking. *Arch Phys Med Rehabil*. 1999;80(1):26–32.
71. Gard SA, Childress DS. What determines the vertical displacement of the body during normal walking? *J Prosthet Orth*. 2001;13:64–67.
72. Hayot C, Sakka S, Fohanno V, Lacouture P. Biomechanical modeling of the 3D center of mass trajectory during walking. *Mov Sport Sci*. 2013;1:1–11.
73. Della Croce U, Riley PO, Lelas JL, Kerrigan DC. A refined view of the determinants of gait. *Gait Post*. 2001;14(2):79–84.
74. Kuo AD. A simple model of bipedal walking predicts the preferred speed-step length relationship. *J Biomech Eng*. 2001;123(3):264–269.
75. Lin YC, Gfoehler M, Pandy MG. Quantitative evaluation of the major determinants of human gait. *J Biomech*. 2014;47(6):1324–1331.
76. Rodda J, Graham HK. Classification of gait patterns in spastic hemiplegia and spastic diplegia: a basis for a management algorithm. *Eur J Neurol*. 2001;8(suppl 5):98–108.
77. Watelain E, Froger J, Barbier F, et al. Comparison of clinical gait analysis strategies by French neurologists, physiatrists and physiotherapists. *J Rehabil Med*. 2003;35(1):8–14.
78. Winters TF Jr, Gage JR, Hicks R. Gait patterns in spastic hemiplegia in children and young adults. *J Bone Joint Surg Am*. 1987;69(3):437–441.
79. Sutherland DH, Davids JR. Common gait abnormalities of the knee in cerebral palsy. *Clin Orthop Relat Res*. 1993;(288):139–147.
80. Narayanan UG. The role of gait analysis in the orthopaedic management of ambulatory cerebral palsy. *Curr Opin Pediatr*. 2007;19(1):38–43.
81. Schutte LM, Narayanan U, Stout JL, et al. An index for quantifying deviations from normal gait. *Gait Post*. 2000;11:25–31.
82. Schwartz MH, Rozumalski A. The Gait Deviation Index: a new comprehensive index of gait pathology. *Gait Post*. 2008;28: 351–357.
83. Baker R, McGinley JL, Schwartz MH, et al. The Gait Profile Score and movement analysis profile. *Gait Post*. 2009;30:265–269.
84. Beynon S, McGinley JL, Dobson F, et al. Correlations of the Gait Profile Score and the Movement Analysis Profile relative to clinical judgments. *Gait Post*. 2010;32:129–132.
85. Narayanan UG. Management of children with ambulatory cerebral palsy: an evidence-based review. *J Pediatr Orthop*. 2012;32(suppl 2):S172–S181.
86. Skaggs DL, Rethlefsen SA, Kay RM, et al. Variability in gait analysis interpretation. *J Pediatr Orthop*. 2000;20:759–764.
87. Wren TA, Gorton GE 3rd, Ounpuu S, Tucker CA. Efficacy of clinical gait analysis: a systematic review. *Gait Post*. 2011;34(2):149–153.
88. DeLuca PA, Davis RB 3rd, Õunpuu S, et al. Alterations in surgical decision making in patients with cerebral palsy based on three-dimensional gait analysis. *J Pediatr Orthop*. 1997;17(5):608–614.
89. Lee EH, Goh JC, Bose K. Value of gait analysis in the assessment of surgery in cerebral palsy. *Arch Phys Med Rehabil*. 1992;73:642–646.
90. Kay RM, Dennis S, Rethlefsen S, et al. The effect of preoperative gait analysis on orthopaedic decision making. *Clin Orthop*. 2000;(372):217–222.
91. Cook RE, Schneider I, Hazlewood ME, et al. Gait analysis alters decision-making in cerebral palsy. *J Pediatr Orthop*. 2003;23(3):292–295.
92. Kawamura CM, de Morais Filho MC, Barreto MM, et al. Comparison between visual and three-dimensional gait analysis in patients with spastic diplegic cerebral palsy. *Gait Post*. 2007;25(1):18–24.
93. Lofterød B, Terjesen T, Skaaret I, et al. Preoperative gait analysis has a substantial effect on orthopaedic decision making in children with cerebral palsy: comparison between clinical evaluation and gait analysis in 60 patients. *Acta Orthop*. 2007;78(1):74–80.
94. Gough M, Shortland AP. Can clinical gait analysis guide the management of ambulant children with bilateral spastic cerebral palsy? *J Pediatr Orthop*. 2008;28(8):879–883.
95. Wren TA, Otsuka NY, Bowen RE, et al. Influence of gait analysis on decision-making for lower extremity orthopaedic surgery: Baseline data from a randomized controlled trial. *Gait Post*. 2011;34(3):364–369.
96. Wren TA, Kalisvaart MM, et al. Effects of preoperative gait analysis on costs and amount of surgery. *J Pediatr Orthop*. 2009;29(6):558–563.
97. Wren TA, Otsuka NY, Bowen RE, et al. Outcomes of lower extremity orthopedic surgery in ambulatory children with cerebral palsy with and without gait analysis: Results of a randomized controlled trial. *Gait Post*. 2013;38(2):236–241.
98. Wren TA, Woolf K, Kay RM. How closely do surgeons follow gait analysis recommendations and why? *J Pediatr Orthop B*. 2005;14(3):202–205.
99. Thomason P, Rodda J, Sangeux M, et al. Management of children with ambulatory cerebral palsy: an evidence-based review. Commentary by Hugh Williamson Gait Laboratory staff. *J Pediatr Orthop*. 2012;32(suppl 2): S182–S186.
100. Lofterød B, Terjesen T. Results of treatment when orthopaedic surgeons follow gait-analysis recommendations in children with CP. *Dev Med Child Neurol*. 2008;50(7):503–509.
101. Chang FM, Seidl AJ, Muthusamy K, Meininger AK, Carollo JJ. Effectiveness of instrumented gait analysis in children with cerebral palsy—comparison of outcomes. *J Pediatr Orthop*. 2006;26(5):612–616.
102. Filho MC, Yoshida R, Carvalho WS, et al. Are the recommendations from three-dimensional gait analysis associated with better postoperative outcomes in patients with cerebral palsy? *Gait Post*. 2008;28(2):316–322.
103. Schwartz MH, Viehweger E, Stout J, et al. Comprehensive treatment of ambulatory children with cerebral palsy: an outcome assessment. *J Pediatr Orthop*. 2004;24:45–53.
104. Fuller DA, Keenan MA, Esquenazi A, et al. The impact of instrumented gait analysis on surgical planning:

treatment of spastic equinovarus deformity of the foot and ankle. *Foot Ankle Int*. 2002;23(8):738–743.

105. Knutsson E. Can gait analysis improve gait training in stroke patients. *Scand J Rehabil Med Suppl*. 1994;30:73–80.
106. Ferrarin M, Rabuffetti M, Bacchini M, et al. Does gait analysis change clinical decision-making in poststroke patients? Results from a pragmatic prospective observational study. *Eur J Phys Rehabil Med*. 2015;51(2):171–184. Epub September 3, 2014.
107. Patrick JH, Keenan MA. Gait analysis to assist walking after stroke. *Lancet*. 2007;369(9558):256–257.
108. Nadeau S, Betschart M, Bethoux F. Gait analysis for poststroke rehabilitation: the relevance of biomechanical analysis and the impact of gait speed. *Phys Med Rehabil Clin N Am*. 2013;24(2):265–276.
109. Esquenazi A. Evaluation and management of spastic gait in patients with traumatic brain injury. *J Head Trauma Rehabil*. 2004;19:109–118.
110. Esquenazi A, Mayer N. Laboratory analysis and dynamic polyEMG for assessment and treatment of gait and upper limb dysfunction in upper motoneuron syndrome. *Eur Med Phys*. 2004;40:111–122.
111. Rietman JS, Postema K, Geertzen JH. Gait analysis in prosthetics: opinions, ideas, and conclusions. *Prosthet Orthot Int*. 2002;26(1):50–57.
112. Cole MJ, Durham S, Ewins D. An evaluation of patient perceptions to the value of the gait laboratory as part of the rehabilitation of primary lower limb amputees. *Prosthet Orthot Int*. 2008;32(1):12–22.
113. Esquenazi A. Gait analysis in lower-limb amputation and prosthetic rehabilitation. *Phys Med Rehabil Clin N Am*. 2014;25(1):153–167.
114. Ornetti P, Maillefert JF, Laroche D, et al. Gait analysis as a quantifiable outcome measure in hip or knee osteoarthritis: a systematic review. *Joint Bone Spine*. 2010;77(5):421–425.
115. Minns RJ. The role of gait analysis in the management of the knee. *Knee*. 2005;12(3):157–162.
116. Baan H, Dubbeldam R, Nene AV, van de Laar MA. Gait analysis of the lower limb in patients with rheumatoid arthritis: a systematic review. *Semin Arthritis Rheum*. 2012;41(6):768–788.
117. Ferrarin M, Rabuffetti M, Ramella M, et al. Does instrumented movement analysis alter, objectively confirm or not affect clinical decision-making in musicians with focal dystonia? *Med Prob Perform Artists*. 2008;23(9):99–106.
118. Patrick JH. Case for gait analysis as part of the management of incomplete spinal cord injury. *Spinal Cord*. 2003;41(9):479–482.
119. Smith PA, Hassani S, Reiners K, et al. Gait analysis in children and adolescents with spinal cord injuries. *J Spinal Cord Med*. 2004;27(suppl 1):S44–S49.
120. Sankar WN, Rethlefsen SA, Weiss J, Kay RM. The recurrent clubfoot: can gait analysis help us make better preoperative decisions? *Clin Orthop Relat Res*. 2009;467(5):1214–1222.

第 98 章　癌症康复

Ashish Khanna and Michael D. Stubblefield

引言

美国癌症协会估计,2017 年美国将有 1 550 多万癌症幸存者、170 万新癌症患者和 60. 1 万癌症患者死亡[1]。预计到 2026 年,癌症幸存者人数将增长到 2 000 万以上[2](图 98-1)。研究证明,40% ~ 60% 的癌症幸存者存在一种或多种长期功能障碍,转移性癌症患者中,这一比率更高。因此说明存在大量功能和生活质量受限的癌症患者群体。遗憾的是,许多癌症幸存者已经接受这种受限状态作为“新的正常状态”。若要满足这类严重缺少服务的人群需求,对康复专业人员进行教育是必不可少的[3,4]。

虽然癌症及其相关治疗存在许多并发症,但本章重点关注其中关键问题。许多癌症幸存者可能会

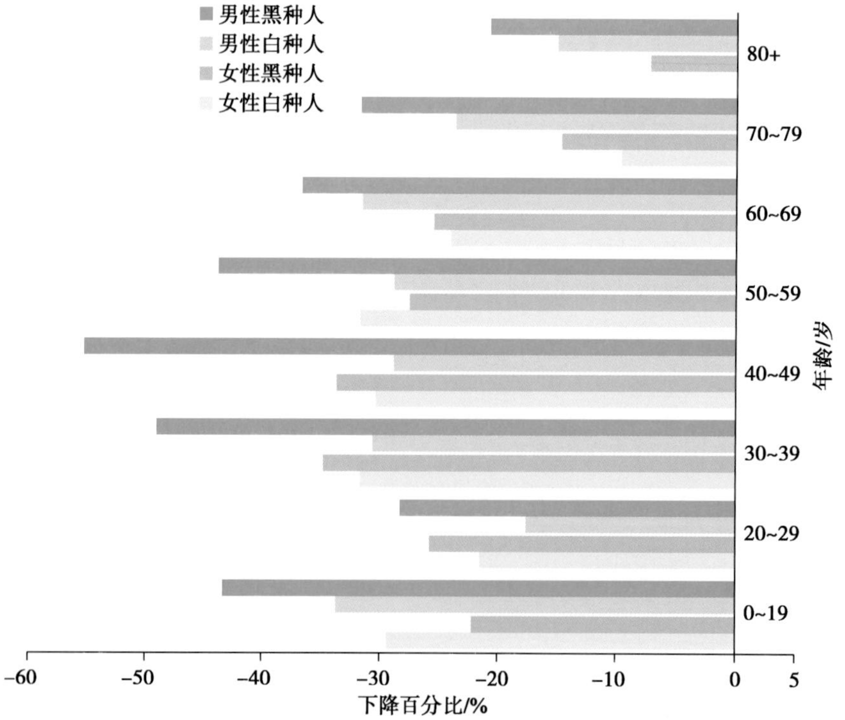

图 98-1　癌症死亡率下降。1991—2010 年,不同年龄段的不同性别和种族的癌症死亡率均下降(以 1991 年的死亡率的百分比计算)(摘自 Siegel R. ,et al. Cancer Statisitic 2014. CA Cancer J Clin,2014;64:9)

合并多种复杂和相互关联的损伤。对许多康复专业人员来说，这类患者的复杂性可能令人望而生畏。但要记住，康复医生已经具备了癌症患者康复所需的许多知识和技能。癌症患者的康复方法通常已经包含在之前各种受过培训的康复医学领域，如在脑损伤、脑卒中、肌肉骨骼学和脊髓损伤领域所学到的知识，这些技术的应用可以更好地改善癌症患者的功能和生活质量。

此外，知悉每个肿瘤的临床决策都需要详细的成本/收益分析，这一点很重要。无论技术多好，目标多坚定，癌症患者临床结局差很常见。康复医生面临的挑战是最大限度地提高癌症患者的功能和生活质量，同时最大限度地减少任何潜在的不良后果。为了实现这个目标，本章将介绍癌症康复中最常见和最重要的概念。

癌症及其治疗相关的并发症

癌症的直接影响

癌症的直接影响往往继发于原发肿瘤或转移性肿瘤实体的压迫。这种情况下，疾病的位置和大小将决定临床症状，往往具有显著的临床意义。例如，巨大的肺癌肿块会导致肺功能障碍，淋巴结转移会导致淋巴水肿或硬膜外占位会导致脊髓损伤。此外，还有一些特殊病种必须认识到癌症的直接影响，包括对中枢和周围神经系统以及骨骼完整性的影响。下文将做更详细的讨论。

副肿瘤影响

副肿瘤综合征是由肿瘤形成的物质或机体应对肿瘤反应而产生的自身抗体所致。副肿瘤综合征罕见，但在某些特定癌症中（如小细胞肺癌）更为常见。实际上，这些表现可能是恶性肿瘤或肿瘤复发的首个或最突出的表现。许多系统和生理活动都可能受到影响，包括神经肌肉系统、肌肉骨骼系统和代谢通路。例如，当肿瘤释放的甲状旁腺激素相关肽被当成甲状旁腺激素与受体结合时，将会导致骨骼从骨和肾脏中吸收的钙增加。抗利尿激素分泌失调综合征（syndrome of inappropriate secretion of antidiuretic hormone，SIADH）很常见，但临床常无症状。库欣综合征是由于促肾上腺皮质激素（adrenocorticotrophic hormone，ACTH）过度分泌导致。血液和血栓前现象可产生贫血或增加血栓栓塞的可能。副肿瘤神经系统综合征与自身免疫现象很相似，包括 Lambert-Eaton 肌无力综合征（Lambert-Eaton myasthenic syndrome）、多发性神经病和脑病[5-6]（表 98-1）。

表 98-1　神经系统副肿瘤综合征

典型综合征：通常与癌症相关	非典型综合征：可能与癌症相关或非相关
脑脊髓炎	脑干脑炎
边缘性脑炎	僵人综合征
脑退化症（成年人）	坏死性脊髓病
眼肌阵挛	运动神经元病
亚急性感觉神经病	吉兰-巴雷综合征
胃肠瘫或假性梗阻	亚急性或慢性混合性感觉-运动神经病
皮肌炎（成人）	与浆细胞病和淋巴瘤相关的神经病
兰伯特-伊顿综合征肌无力综合征	神经血管炎
癌症或黑色素瘤相关性视网膜病变	单纯自主神经病
	急性坏死性肌病
	多肌炎
	肌肉血管炎
	视神经病
	双侧弥漫性葡萄膜黑色素细胞增生

化学治疗

化学治疗（化疗）是癌症的基础治疗，且可能需要持续治疗。化疗的目标是治愈或延长生存时间。化疗药物的数量和组合正在不断增加和变化，化疗所致的很多并发症将超出本章讨论范围，许多引起特定损伤的化疗药物在下文中详细讨论。一般来说，影响康复的常见并发症可能包括贫血、中性粒细胞减少症、血小板减少、肌病、心肌病、神经病、挛缩、疲劳、血栓栓塞、恶心和水肿等。

放射治疗

约半数癌症患者将接受放射治疗（放疗）。据说，在 1/4 的癌症治愈病例中，放疗起到了关键性作用[7]。放疗的主要目标是杀死生长迅速的癌细胞并避免伤害生长缓慢的非癌细胞。

辐射剂量部分取决于器官本身的辐射敏感性（表 98-2），但也由其他因素（如患者年龄、体重和合并症）决定。尽管放疗对癌症生存有潜在的挽救生命作用，但放疗对周围健康组织的不利影响也最终

表 98-2　器官的辐射敏感性

器官	单一剂量/Gy	分次剂量/Gy
大脑	15~25	60~70
眼睛(晶状体)	2~10	6~12
皮肤	15~20	30~40
脊髓	15~20	50~60
血管结缔组织	10~20	50~60
黏膜	5~20	65~77
外周神经	15~20	65~77
肌肉	>30	>70
骨和软骨	>30	>70
甲状腺	—	30~40

经允许摘自 Rubin P. The law and order of radiation sensitivity, absolute versus relative. In Vaeth JM, Meyer JL, eds. Frontiers in radiation therapy oncology. Karger. 1989;23:7-40.

成为癌症患者和癌症幸存者的主要失能原因[8]。评估和治疗长期放疗并发症是癌症康复专家实践中一项至关重要的组成(见下文)。

手术

手术是癌症治疗的主要方法。癌症患者在手术后出现损伤很常见,因为手术可能会损害神经、肌肉、骨骼和淋巴系统,严重影响患者康复需求。损伤可能与解剖位置有关,例如半侧骨盆切除术中需切除或损害多个重要结构。损伤也可能全身化,例如长时间卧床休息后耐力下降。任何患者的术后康复需求都是个体化的。

血栓栓塞

与非癌症患者相比,癌症患者血栓形成(cancer-associated thrombosis,CAT)的复发、出血和死亡风险更高,包括深静脉血栓形成(deep vein thrombosis, DVT)和肺栓塞(pulmonary embolism,PE)。事实上,癌症患者的血栓形成和静脉血栓栓塞风险要高 4~7 倍,成为癌症患者的第二大死因[9]。病因可能是促炎症因子和其他细胞因子释放从而激活凝血级联反应,也有可能是其他直接因素,包括内皮细胞、白细胞和血小板本身的激活[10]。

越来越多的共识认为,早期活动对 DVT 或 PE 患者是安全的,甚至可能是有益的。这与以前的推荐意见相悖,以往建议血栓的早期管理是卧床[11-17]。上肢 DVT(upper extremity DVT,UEDVT)约占 DVT 的 10%,可能是特发性,但更常与中央静脉导管使用、心脏起搏器或癌症相关[18]。虽然这些也可能导致 PE,但目前还不清楚 UEDVT 在不同情况下的发生率和哪些康复干预措施是安全的。对于癌症患者来说,治疗上肢肿胀性疾病(如淋巴水肿)的风险/效益分析有一定挑战。康复团队可能对 UEDVT 患者进行消肿治疗(按摩、包扎、压力泵)存在担心,这是可以理解的。为了支持血栓栓塞患者的治疗干预决策,纪念斯隆·凯特林(Memorial Sloan Kettering)癌症中心制订了一个基本指南(表 98-3)[19]。值得关注的是,每个患者和个案都是独一无二的,这些建议绝不应取代对患者风险和益处的临床判断和评估。

表 98-3　静脉栓塞患者的物理治疗、作业治疗和淋巴水肿治疗

下肢

- 对有急性下肢 DVT,伴或不伴 PE,没有下腔静脉(inferior vena cava,IVC)滤器的患者,一旦开始抗凝治疗,即可以启动康复治疗(包括物理治疗、作业治疗和淋巴水肿治疗[绷带加压和手法淋巴消肿(manual lymphatic drainage,MLD)]。抗阻训练一般应推迟 48~72h
- 对有急性下肢 DVT(伴或不伴 PE),有 IVC 滤器的患者,无论是否抗凝,都可以立即启动治疗
- 对于无法抗凝且无法放置 IVC 滤器的急性下肢 DVT 患者,可以立即开始治疗,但应该是自身功能性训练[离床活动/步行、平衡、日常生活活动(activities of daily living,ADL)训练],避免抗阻训练和重复性训练。这些患者发生 PE 和死亡的风险非常高。建议治疗师与患者的主治医生或康复医生讨论治疗干预措施,以便更好地评估治疗的相对风险和益处

上肢

- 上肢 DVT 与下肢 DVT 具有相同的 PE 发生率和死亡风险。IVC 滤器没有保护作用。对于伴或不伴 PE 的急性上肢 DVT 患者,一旦开始抗凝,即可开始康复治疗[包括物理治疗、作业治疗和淋巴水肿治疗(绷带加压和 MLD)]。抗阻训练通常应推迟 48~72h(见上文抗凝指南)
- 对于无法抗凝的急性上肢 DVT 患者,治疗应注重功能性训练(离床活动/步行、平衡、ADL 训练),并避免进行抗阻和重复训练。这些患者发生 PE 和死亡的风险非常高。建议治疗师与患者的主治医生或康复医生讨论治疗干预措施,以便更好地评估治疗的相对风险和益处

癌症相关性疲劳

癌症相关性疲劳(cancer-related fatigue,CRF)是一种特殊情况,不同于一般性疲劳。CRF 是一种主观的疲劳感或筋疲力尽感,无处不在,干扰患者日常活动,与劳累不成比例,往往不能因休息而减轻[20]。在癌症

治疗结束后，可能持续数月或数年。CRF 是癌症患者最常见的主诉，患病率为 60%~90%[21]。由于极高的患病率，在癌症治疗过程和随访中应对患者进行筛查。

CRF 的病因知之甚少，但肯定是多因素的。可能的机制包括促炎因子、神经内分泌调节受损和睡眠-觉醒障碍[22]。初始治疗策略中，识别和治疗导致 CRF 的多种合并症很关键，包括筛查贫血、甲状腺功能障碍、心功能不全、感染、药物副作用和情绪障碍。

获得最多证据支持的 CRF 治疗方案是有氧运动。虽然对疲劳患者推荐运动训练似乎有悖常理，但研究表明，患者的依从性良好，尤其是在监督下的运动训练和居家步行计划[23]。研究建议的运动类型各不相同，但大多数证据推荐中等强度有氧运动和一些抗阻训练[24]。其他非药物干预措施包括认知行为疗法、患者教育、物理治疗师和作业治疗师教授的能量节约策略。药物干预是最后的方案，包括莫达非尼和甲基苯甲酸酯[25-26]。初步数据表明抗炎细胞因子疗法可能也有效，意味着这种普遍存在和导致患者衰弱的癌症并发症将有令人兴奋的新的治疗方案可供选择[27]。

其他医疗并发症

癌症患者康复过程中，缓解医疗并发症的循证医学证据有限。因此适用于非癌症人群的指南已适用于癌症人群中。例如，血小板减少症、贫血、中性粒细胞减少、心力衰竭、肺功能障碍和电解质异常。表 98-4 列出了推荐的运动注意事项[19]。与任何干预措施一样，必须谨慎地制订运动疗法，以平衡风险和获益。

表 98-4　癌症患者运动的注意事项

医疗问题	实验室指标	推荐
血小板减少症		
正常值： 血小板计数(150~450)×10^9/L	(30~50)×10^9/L	ROM，有氧活动，少量负重[1~2 磅(1 磅≈0.45kg)，不可重负荷抗阻或等速训练]；步行
	(20~30)×10^9/L	自我照顾，轻柔的被动/主动 ROM，有氧活动，步行
	<20×10^9/L	为了安全，可进行辅助下步行和自我照顾，小心谨慎地活动，仅进行必不可少的 ADL
贫血		
正常值： HCT 37%~47%；Hb 120~160g/L	HCT<25%，Hb<80g/L	ROM 活动，等长收缩，避免有氧运动或渐进性运动
	HCT 25%~35%，Hb 80~100g/L	轻微有氧活动，少量负重(1~2 磅，1 磅≈0.45kg)
中性粒细胞减少	HCT>35%，Hb>100g/L	在能够耐受的活动范围均可
正常值：ANC>1 500/mm^3	ANC 500~1 000/mm^3	中等感染风险；考虑增加卫生防护措施，减少接触其他患者，尤其如果预计数值将进一步降低至最低值时
	ANC 500~1 000/mm^3	感染高风险，需执行严格的卫生防护措施，限制与其他人的接触
肺功能障碍		
肺功能测试，胸部影像学	维持 SpO_2>90%，50%~75% 的 FEV_1 或弥散量预计值	供氧下轻微有氧训练
	75%以上的 FEV_1 或弥散功能预计值	多数治疗方案可行
	大量胸腔积液或心包积液或肺多处转移	ROM，少量亚最大量等长收缩，咨询心脏科医生和肿瘤科医生
心功能障碍		
射血分数，心电图	近期有 PVC、快速性房性心律失常、室性心律失常、缺血性表现	不可有氧训练，咨询心脏科医生
电解质异常		
Na^+	<130	不可运动
K^+	<3.0 或>6.0 需要治疗	不可运动

ADL，日常生活活动(activities of daily living)；ANC，绝对中性粒细胞计数(absolute neutrophil count)；FEV_1，第 1 秒用力呼气量(forced expiratory volume in 1 second)；PVC，室性期前收缩(premature ventricular contractions)；ROM，关节活动范围(range of motion).

癌症及其治疗的神经系统并发症

脑功能障碍

脑功能障碍的原因包括原发性肿瘤或转移性肿瘤直接侵犯，继发于癌症治疗（如放疗或手术）或副肿瘤现象。

脑肿瘤在侵犯程度和预后方面差异很大。即使是良性或相对低度恶性的病变，如果肿瘤位于关键位置，也可能造成严重的功能障碍。原发性脑肿瘤的发生率是良性肿瘤的两倍多。原发性脑肿瘤是儿童最常见的实体肿瘤，尽管在儿童中，恶性肿瘤比良性肿瘤更常见[28]。脑转移癌比原发性脑肿瘤的常见性要高 10 倍。肺癌、乳腺癌、黑色素瘤等原发性癌症占脑转移癌的近 80%，结肠癌和肾癌也很常见[29]。

对任何类型的脑肿瘤患者来说，绝大多数需要康复干预，因此必须了解这一人群。接受急性期康复治疗的脑肿瘤患者中，较常见的神经功能障碍包括认知障碍（80%）、虚弱（78%）和视力障碍（53%）。大多数患者存在不止一种损伤[30]。

治疗内容主要基于功能损伤，并采用个性化的跨学科合作方法。脑肿瘤患者的许多干预措施通常与卒中或脑损伤患者的方案相似。住院康复研究一直显示，与传统脑外伤或卒中患者的功能进步相比，脑肿瘤患者也有相当的改善程度。尽管有些研究表明，脑肿瘤患者重返急性医疗机构的比例较高，但该类的患者出院率和住院时间与其他脑损伤患者相似或更好[28,31-33]。

手术包括肿瘤部分或完全切除。放疗和化疗是常见的治疗方法。所有肿瘤治疗都可能导致自身的一系列损伤，从急性期和自限性到持续终身。例如，急性放射性脑病发生于治疗后的数日到数周，可在急性期康复中出现。头痛、嗜睡和任何局灶性症状恶化是常见表现，并对类固醇治疗有很好的反应。1～6 个月，可能会出现嗜睡的综合征，该现象与少突胶质细胞的脱髓鞘有关，对类固醇治疗也有反应。

无论是急性期还是整个生命过程中，脑肿瘤幸存者经常表现慢性认知功能改变，这些也可能是认知康复的对象，俗称“化疗脑”[28]，与癌症相关的认知障碍往往表现为注意力、记忆力和执行功能缺陷。研究表明，15%～61% 的肿瘤患者存在该问题。可能的机制包括全身炎症反应，可能是由于恶性肿瘤病理生理学的一部分和/或 DNA 修复机制不当所致。需要进一步研究的有希望的治疗方法包括莫达非尼、认知康复、运动和饮食改变[34]。

脊髓功能障碍

脊髓功能障碍可能继发于肿瘤占位，可以是原发性或转移性，也可以是癌症治疗（包括放疗或手术）所致。在癌症患者中，其他可能的原因包括感染，如治疗性免疫功能低下导致的脓肿，或因凝血障碍导致的出血或梗死。无论原因如何，这类癌症患者是一类特别复杂的人群，往往有较高的康复需求[35]。

传统上，脊髓肿瘤将根据位置分为 3 种类型：硬膜外（也称为硬膜外疾病）、硬膜内髓外和硬膜内髓内（图 98-2）。

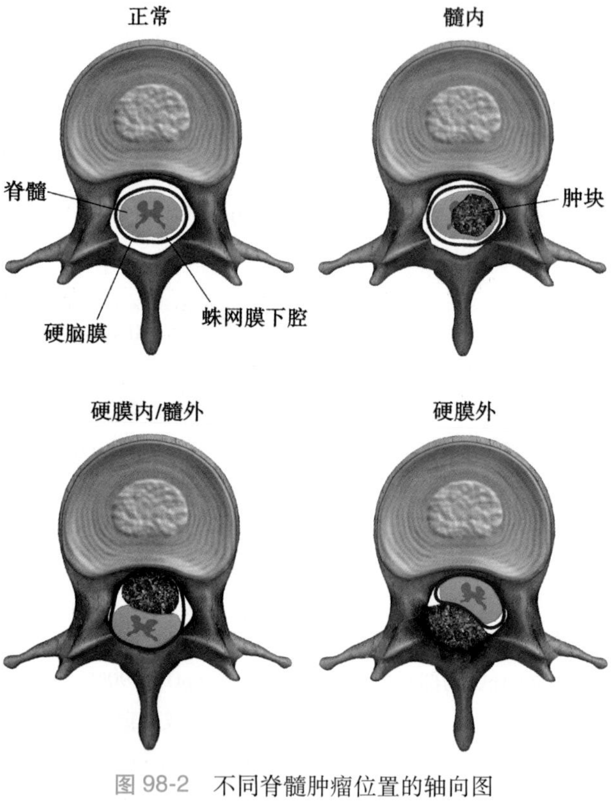

图 98-2　不同脊髓肿瘤位置的轴向图

原发性和转移性肿瘤可发生在任何位置，硬膜外肿瘤位于硬脑膜外。肿瘤可来自椎体、椎旁间隙或穿过神经孔压迫脊髓。肿瘤最常位于胸椎水平，但在所有脊柱节段中都很常见。硬膜内髓外肿瘤位于硬脑膜内，但在脊髓软组织外。原发性硬膜内髓外肿瘤可能由周围神经、神经鞘和交感神经节产生。该位置的肿瘤通常是良性的，但肿块压迫可导致脊髓病变、缺血或蛛网膜下腔出血。硬膜内髓外转移瘤通常为软脑膜转移瘤导致，预后不良。硬膜内髓内肿瘤位于脊髓软组织内。原发性硬膜内髓内肿瘤起源于神经元细胞，一般为良性。转移性损害通常发生于已经存在广泛转移的肿瘤中[36]。

恶性肿瘤压迫脊髓的患者康复通常最好尽早开始，持续时间有限。这是因为癌症患者在病程后期通常出现脊髓功能障碍，并经常有许多其他合并症，从而限制了疾病预后。这些患者的预期功能恢复程度比传统非癌症脊髓损伤患者要低。然而，患者的功能和生活质量仍然可以得到改善，包括行动和自我照顾的提高[37-38]。

周围神经系统

周围神经系统是指离开脊髓后的神经根，包括运动、感觉和自主神经。以上外周神经在肿瘤患者中都有可能受到影响。虽然放射性神经病和臂丛神经病会经常发生，但迄今为止最常见的是化疗引起的外周神经病变（chemotherapy-induced peripheral neuropathy，CIPN）。

CIPN 是几种抗肿瘤药物的剂量依赖性不良反应，也是癌症患者持续疼痛的主要原因。一般来说，CIPN 常出现在远端、对称性外周神经轴索损伤，感觉损伤重于运动损伤。临床上，患者主诉有袜套和手套样症状，虽然在一些更严重病例中可能影响自主神经和步态异常[39]。发病率最高的是鸡尾酒化疗法，包括铂类药物（如顺铂）、长春碱类（如长春新碱）和紫杉烷类（如紫杉醇）等（表 98-5）。当然，对神经毒性的发病机制和程度因药物而异。危险因素包括既往有神经病变（如糖尿病、酗酒）、较高的药物剂量和治疗持续时间延长[40]。尽管研究还在进行中，目前暂时没有预防措施。

表 98-5　继发于化疗的神经毒性疾病

药物	神经毒性机制	临床表现	神经组织病理学	EMG/NCS
长春碱类（长春新碱、长春碱、长春地辛，长春瑞滨）	干扰轴索微管聚集；损伤轴索传导	对称性，S-M，粗/细纤维 PN；常见自主神经症状；不常见脑神经疾病	有髓鞘纤维和无髓鞘纤维的轴索退化；神经丛再生，最小节段的脱髓鞘	轴索的感觉运动 PN；ENG 远端失神经表现；异常 QST，尤其是振动知觉
顺铂	背根神经节首先损伤：？与 DNA 结合和交联 ？抑制蛋白合成 ？损伤轴突传导	显著的粗纤维感觉神经疾病；感觉性共济失调	有髓鞘和无髓鞘纤维丢失（粗纤维>细纤维）；轴索退化伴新生细纤维丛；继发的节段性脱髓鞘	低振幅或难获得 SNAP，但 CMAP 和 EMG 正常；异常 QST，尤其是振动知觉
紫杉烷类（紫杉醇，多西他赛）	促进轴索微管聚集；干扰轴索传导	对称性，感觉占主动地位的 PN；粗纤维比细纤维影响显著	有髓鞘和无髓鞘纤维丢失（粗纤维>细纤维）；轴索退化伴新生细纤维丛；继发的节段性脱髓鞘	轴索感觉运动 PN；EMG 远端失神经支配；异常 QST，尤其是振动知觉
苏拉明				
轴索 PN	机制不明；？抑制神经营业生长因子结合；？神经细胞溶解体贮存	对称性，长度依赖性，感觉占主导地位的 PN	无描述	与轴索 S-M PN 不一致
脱髓鞘 PN	机制不明；？免疫调节作用	亚急性，S-M PN 合并弥散性近端和远端无力；反射消失；CSF 蛋白增加	粗髓鞘纤维和细髓鞘纤维丢失，合并原发性脱髓鞘和继发性轴索退化；神经外膜和神经内膜炎性细胞渗透	图形提示获得性脱髓鞘感觉运动 PN（如，慢 CVs，远端潜伏期和 F 波潜伏期延长，传导阻滞，时间离散）

续表

药物	神经毒性机制	临床表现	神经组织病理学	EMG/NCS
阿糖胞苷(ARA-C)	机制不明;? 选择性施万细胞毒性;? 免疫调节作用	GBS综合征;纯感觉神经病;臂丛神经病	有髓鞘神经纤维丢失;轴索退化;节段性脱髓鞘;无炎症反应	轴索,脱髓鞘或混合S-M PN,EMG失神经支配表现
依托泊苷(VP-16)	机制不明;选择性背根神经节毒性	长度依赖性,感觉占主导地位的PN,自主神经病	无描述	与轴索的S-M PN不一致
硼替佐米	机制不明	长度依赖性,感觉,细纤维占主导地位的PN	无描述	与轴索感觉神经病不一致,伴早期细纤维受累(自主神经异常)

?,可疑;CMAP,复合动作电位(compound motor action potential);CSF,脑脊液(cerebrospinal fluid);CV,传导速度(conduction velocities);EMG,肌电图(electromyography);GBS,吉兰-巴雷综合征(Guillain-Barré syndrome);NCS,神经传导学(nerve conduction studies);PN,多发性神经病(polyneuropathy);QST,定量感觉测试(quantitative sensory testing);S-M,感觉运动(sensorimotor);SNAP,感觉神经动作电位(sensory nerve action potential)。

一般来说,这些影响要在经过几轮化疗后才看到,症状会越来越严重,用药间期没有缓解。这些症状可以在药物停止后持续几个月。尤其是奥沙利铂,其作用可在最后一次用药后持续2~6个月,这种现象称为惯性[41]。虽然许多患者很大程度上得到恢复,但有相当一部分患者将存在永久性影响。治疗CIPN最容易被患者接受的治疗方法是度洛西汀。然而需要注意的是,在服用他莫昔芬的乳腺癌患者中,禁忌使用度洛西汀。其他可使用的药物包括普瑞巴林、加巴喷丁和三环类抗抑郁药[42]。

在癌症康复中,包括肌电图和神经传导学(EMG/NCS)在内的电诊断技术起着重要作用。与一般人群类似,癌症患者经常出现感觉异常或无力的模糊症状。然而在癌症患者中,个体差异范围更广,包括肿瘤渗透、新发转移、副肿瘤现象和放疗辐射效应等特殊因素。它们常用于可疑的神经丛病变。

神经丛疾病既可以由肿瘤引起,也可以由放疗导致。肿瘤性臂丛神经病通常是由乳腺癌或肺癌转移所致,臂丛下干更常受影响,因为其接近腋窝淋巴结和肺尖。腰骶丛神经病通常继发于局部肿瘤的占位影响,如妇科癌症或结肠癌[19]。放疗性神经丛病通常是非急性的,可有数月到数年的潜伏过程,常常无疼痛表现[43](图98-3)。在针式EMG评估某块肌肉时,肌肉纤颤电位高度提示存在放疗导致的损伤。这些异常电位是自发成簇的运动单位动作电位的重复放电,其声音经常被形容为"行军士兵"[44]。

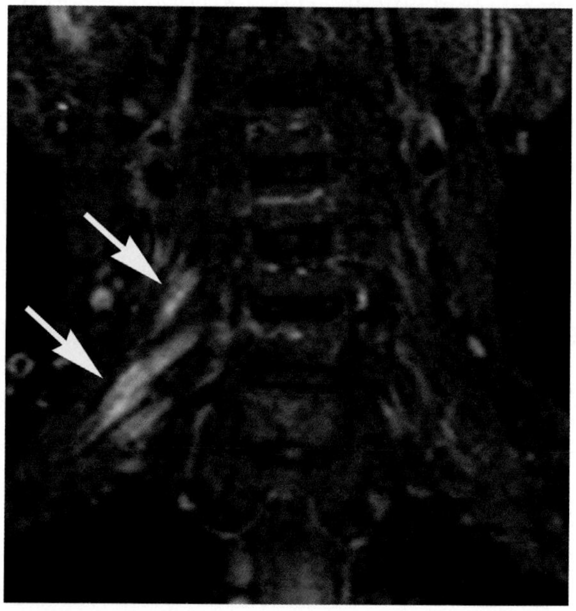

图98-3 放疗导致的臂丛神经病。冠状位短时间反转恢复序列(short tau inversion recovery,STIR)MRI显示累及右侧C6、C7和C8神经根的异常增大和异常高信号,以及来自这些神经根的神经干和分支(箭头)。弥散加权相MRI显示右侧C6、C7和C8神经根及其神经干和分支的异常弥散降低(未显示)。这些发现与放疗相关的臂丛神经病共存(经允许摘自Furtado AD, Dillon W Atlas of Neuroimaging. In:Kasper D, Fauci A, Hauser S, Longo D, Jameson J, Loscalzo J, eds. Harrison's Principles of Internal Medicine, 19e New York, NY:McGraw-Hill;2014)

癌症及其治疗相关的肌肉骨骼并发症

骨转移

最常见的骨肿瘤类型是骨转移瘤,虽然任何恶性肿瘤都可以导致骨转移,但最常见的来源是女性乳腺癌和男性前列腺癌。继肺和肝脏之后,骨骼是第三大常见的转移位置。事实上,25% ~ 30% 的癌症中,骨肿瘤是恶性肿瘤的第一表现[45]。

骨转移的最大风险是骨折,也称病理性骨折,通常发生在长骨中,椎体转移也值得关注,可能会导致脊柱不稳定。病理性骨折经常导致癌症患者慢性疼痛和失能。

预防是关键,有几种模型可以评估长骨骨折的风险。最著名的是 Mirels 分类(表 98-6),可以帮助临床医生决定是否有必要在放疗前进行手术固定,或者仅靠放疗是否足以预防病理性骨折[46]。Mirels 分类基于 4 个标准:位置、影像图中确定的病变类型(溶骨性、成骨性或混合性)、受累骨宽量和疼痛程度。自 1989 年 Mirels 分类出版以来,已经证实其存在一些局限性,并开发了更先进的成像技术。然而,这种分类方法仍然能说明问题[47-49]。

表 98-6 预测即将发生骨折的 Mirels 评分系统

变量	分值		
	1	2	3
疼痛	轻度	中度	功能性
位置	上肢	下肢	转子周围
体积	<1/3	1/3~2/3	>2/3
性质	成骨性	混合	溶骨性

放射性纤维化综合征

肿瘤放疗是利用高能辐射杀死快速分裂的细胞,放疗可导致 DNA 损伤从而诱导凋亡形成。放射性纤维化综合征(radiation fibrosis syndrome,RFS)是一种放疗导致的意料之外的副作用。虽然病因复杂,目前不被完全所知,但常被认为是成纤维细胞活化和胶原蛋白重塑改变所引发的结果,导致纤维蛋白在血管内、血管周围和血管外间隔处异常积累[50]。

由此产生的渐进性组织纤维化和硬化可能发生在放疗区域的任何组织中,如皮肤、肌肉、肌腱、韧带、内脏、神经、脂肪或骨骼[51](图 98-4)。虽然临床表现广泛多变,且会随时间而变化,但还是有共性特征。影响神经的放疗会导致骨髓病、放射病、神经丛病、神经病和肌病,无论是单独出现还是组合出现。该综合征又称骨髓-放射-神经丛-肌病[8]。该综合征可能与疼痛、虚弱、萎缩或感觉丧失有关[52]。肌病可导致疼痛、痉挛、虚弱和萎缩,也可能导致线粒体

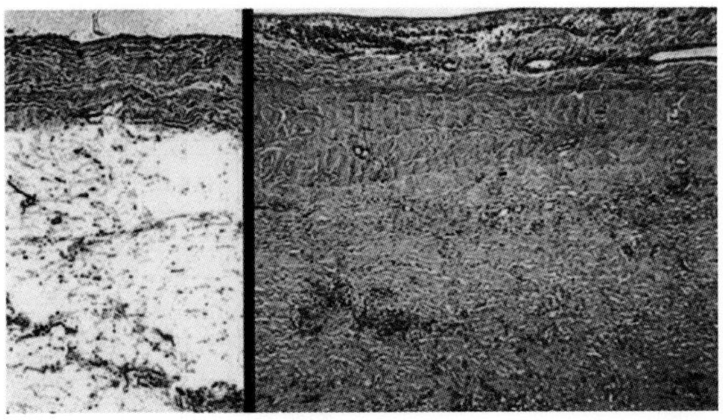

图 98-4 心包放射性纤维化综合征。在等倍放大倍数下的部分心包壁层。左图:正常心包,显示纤维组织(上)和厚脂肪组织层(下)。右图:辐照过的心包广泛纤维化取代了脂肪组织。苏木精和伊红染色(摘自 Luis F. Fajardo,MD,Stanford Medical School)

肌病[53]。结缔组织硬化(如肌腱和韧带)可能导致 ROM 降低或挛缩[8]。

RFS 治疗的主要内容是物理和作业治疗,通常包括肌筋膜放松和 ROM 训练。然而,这种治疗只是经验性的,并没有强大的文献证据支持。其他经验性治疗包括神经稳定剂,如加巴喷丁和度洛西汀。对维生素 E(1 000U/d)和己酮可可碱(800mg/d)的组合治疗方案的研究证据有限,虽然研究曾提示每天服用该药物方案且持续至少 6~12 个月后,可以降低纤维化率[54]。扳机点注射和肉毒毒素注射可对特定的临床表现有用,如放射导致的颈部肌张力障碍[55]。

淋巴水肿

淋巴水肿是癌症和癌症治疗的常见并发症。在有经验的临床医生指导下,如果不能预防发生,大多数情况下也可以通过适当的医疗护理得以成功治疗。淋巴水肿的定义是淋巴液异常累积。淋巴液是一种蛋白质丰富的液体,而外周水肿的液体并不富含蛋白质,这是两者的区别。当淋巴液引流渠道出现机械性损伤或损害到淋巴血管,造成淋巴液运输受损时,则产生淋巴水肿。这种淋巴液累积发生于皮下间质组织[56](图 98-5)。

淋巴水肿的主要危险因素是手术累及淋巴结,例如,乳腺癌的腋窝淋巴结清扫或者黑色素瘤的骨盆内淋巴结清扫。其他增加淋巴水肿的危险因素包括对淋巴结或淋巴引流通路的放疗、某些化疗和肥胖[57-58]。

淋巴水肿的发生因治疗方案而异,并且因为评估方式不同,文献报道的差异很大。前哨淋巴结活检(SLNB)之后,发生淋巴水肿的终生风险小于5%;

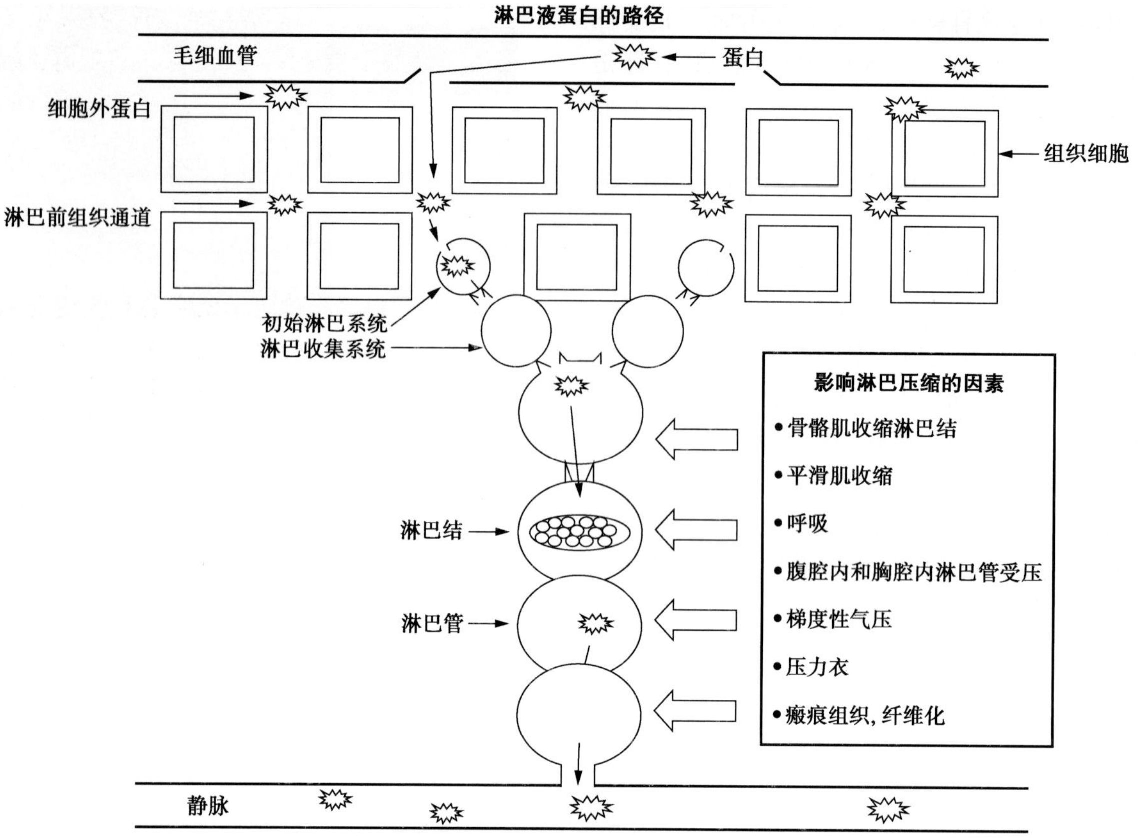

图 98-5　淋巴水肿形成过程中的蛋白路径(摘自 Dr. Patricia O'Brien, University of Vermont, Burlington)

SLNB 后放疗将会增加 1 倍风险,约达 10%。腋窝淋巴结清扫术(ALND)后,风险会增加至 20% ~30%,叠加放疗后,终生风险为 30% ~50%。虽然这些结果是指终生风险,但需要注意的是,大多数患者(80%)的淋巴水肿出现在术后的前 2 年内[59]。

考虑到上述危险因素,患者可以分级监测淋巴水肿。虽然淋巴水肿可以治疗,但高风险患者的重点是预防,避免随之而来的合并症,包括不舒服和毁容、肢体活动受损、皮肤变化和易感蜂窝织炎。对患者的监测主要包括监测危险肢体的肿胀增加。可以通过体积测量、生物阻抗光谱法测量或仅使用皮尺测量周长。在淋巴结清除术前推荐进行基线评估,随后定期复查,尤其是在风险最高的阶段。如果肿胀原因不清楚或有必要量化受损淋巴液,淋巴显像技术是金标准。

如果通过生物阻抗光谱法检测到亚临床性淋巴水肿,或可见的肿胀体积增加<8%,通过白天穿特定的淋巴水肿压力衣 1 个月可以逆转肿胀。如果肿胀>8%或通过压力衣无法逆转,应将患者转诊到经认证的淋巴水肿治疗师进行综合性抗淋巴淤滞治疗(completed decongestive therapy, CDT)[60]。CDT 包括手法引流淋巴液、多层绷带加压包扎、家庭训练教育和有关自我管理、预防措施和皮肤护理的教育。CDT 后,通常会给患者定制淋巴水肿压力衣并且必须每天穿戴,防止淋巴液淤滞复发。对部分患者来说,家庭的气压泵可能会有用。以往常教育患者,运动可能会促进淋巴水肿加重,但目前该观点已经被反驳,并证明运动不会加重淋巴水肿。目前,通常会建议患者进行受累肢体锻炼[61-62]。如果这些措施不足以起效,还有其他治疗方法,但目前仅有初步疗效数据。这些治疗措施有星状神经节组织和淋巴显微外科手术,包括淋巴-静脉缝合术和血管化淋巴结转移术。

特定癌症的特殊康复注意事项

头颈部癌症

在癌症康复专家眼里,头颈部癌症中会存在一些严重程度最高的功能障碍和严重损伤。这类患者需要康复团队的密切合作,特别是物理和作业治疗师、言语治疗师、营养师、心理学专家和社会工作者。这些疾病通常是由癌症治疗引起,包括范围较大的手术和/或放疗[63]。

头颈部癌症通常会扩散到相邻的淋巴结，常需要行颈部清扫。在改良的根治性颈部清扫术中，会移除所有受累侧和对侧的淋巴结。在根治性颈部清扫术中，可不伤害到以下一个或多个结构，包括副神经、胸锁乳突肌和颈内静脉。尽管如此，副神经的牵拉性损伤也可以导致肩部功能障碍。事实上，多达70%的外科患者会发生肩部功能障碍[64]。此外，由于移除大量淋巴结，这些患者会有面部和颈部淋巴水肿的风险。最后，有些癌症患者需要进行部分舌切除术，可能会导致吞咽功能障碍、构音障碍和疼痛。

在大多数头颈部癌症患者中，放疗必不可少。如上所述，放疗通常会导致软组织挛缩和短缩，这可能将导致严重的颈部肌张力障碍、牙关紧闭症（下颚张开受损）、颈后伸肌群萎缩和无力。

在淋巴结清扫术和随后的放疗之后，头颈部淋巴水肿很常见。除了毁容，脸部和颈部肿胀可能导致疼痛、活动范围缩小、吞咽困难和构音障碍，以及增加蜂窝织炎的风险。治疗方案与上文的肢体淋巴水肿治疗相似，由经过认证的淋巴水肿治疗师提供 CDT 至关重要。此外，面部和颈部也可以使用压力衣，和专门设计的适合家用的气压泵。

因为手术，特别是放疗，肌肉挛缩是该类癌症患者中另一种常见损伤，进而产生牙关紧闭症，表现为下颚开口缝隙减少，使患者难以张口，发生率为 5%～38%[65]。生活质量受到显著影响，包括进食、咀嚼、吞咽、口腔卫生和呼吸等功能均会受到影响。牙关紧闭在放疗后 1～9 个月发展最迅速[66]。幸运的是，联合使用多种治疗方案可以最大限度改善患者的结局。尽管文献中缺乏有力证据，物理治疗是治疗方法的基础。另外，各种开口器也可用于逐渐增加张口缝隙[67]。在某些情况下也可以使用神经稳定剂（如加巴喷丁、普瑞巴林、度洛西汀）。最后，肉毒毒素注射咬肌（和翼状肌，不太常见）可以减少疼痛和肌肉痉挛，但不会作为单一治疗方案来增加开口程度[55]。

颈部肌张力障碍通常是一种缓慢逐渐进展的疾病，需要频繁进行物理治疗，重点是需要终身维持与居家训练。预防是保持头部和颈部活动范围的关键。可以使用肌肉松弛剂和神经稳定剂。肉毒毒素注射不能治疗已经稳定的挛缩，但可用于减少肌肉痉挛、疼痛，并可帮助物理治疗获得更大效益[55]。在选择剂量和靶肌肉时需要格外小心。过度治疗可能导致颈部下坠、肩部功能障碍或因为吞咽困难需要胃造瘘管。

放疗后颈后伸肌群会出现萎缩，导致头下垂综合征。许多患者会用手支撑头部或在看电视等长时间活动期间难以抬起头来[63]。这些患者可以使用特殊矫形器，如 HeadMaster 颈围（对称设计，Salt Spring Island，British Columbia）。

乳腺癌

乳腺癌治疗后，功能性疾病的严重程度和高发病率，使得癌症康复医务人员在参与医疗和改善大量癌症幸存者的生活质量方面可以发挥巨大的潜在作用。许多累及胸壁、肩部和上肢的功能问题和疼痛问题可以得到解决。

肩部疼痛和功能障碍极其常见。研究表明，10%的乳腺癌幸存者患有肩周炎[68]。常见的损伤包括肩袖和肱二头肌肌腱病、颈部神经根病、胸壁活动减少和肌筋膜疼痛综合征[69]。

乳房切除术后疼痛综合征（post-mastectomy pain syndrome，PMPS）不是诊断，而是包含了乳腺癌患者常见的一组损伤，这些损伤在术后会导致慢性疼痛。虽然没有准确定义或标准，但发病率为 40%～50%[70-71]。在许多患者中，肋间臂神经分支和其他神经分支的损害可导致 PMPS。解决神经瘤的形成可以有助于缓解症状。超声引导的神经阻滞是有效的，与其他神经阻滞的方案一致。肌紧张、疼痛和胸壁肌肉痉挛可以使用肌肉松弛剂、SNRI 和神经稳定剂（如文拉法辛、加巴喷丁和阿米替林）[72]。肉毒毒素注射可能对不能控制的胸肌或前锯肌痉挛有帮助。超声引导下的前锯肌平面阻滞是一项成功的介入技术[73]。PMPS 的康复方案应根据患者个体化需求量身定制。治疗干预措施包括恢复关节活动性、疼痛管理、肌筋膜放松和扳机点注射、紧张肌肉牵伸（如胸肌）以及肩带肌肉肌力训练[74]。

许多雌激素受体阳性的乳腺癌幸存者会予以芳香酶抑制剂防止复发。然而，多达一半的患者会出现关节痛、肌腱病和全身关节疼痛，称为芳香酶抑制剂所致的肌肉骨骼症状（AIMSS）。干预成功的良好证据包括心血管运动、度洛西汀、补充氨基葡萄糖和软骨素、针灸、维生素 D，严重情况时可口服短期类固醇。证据不太确凿但临床效果较好的干预措施包括物理和作业治疗、皮质类固醇注射和非甾体抗炎药[75]。

小结

癌症康复是一个快速发展的专业，致力于对癌症幸存者经历的诸多神经肌肉、肌肉骨骼、疼痛和功能障碍进行诊治和康复。虽然专业知识有助于了解癌症、癌症治疗以及其潜在后遗症，但癌症幸存者的康复原则与其他疾病的康复原则类似。对于这类医疗服务不足的患者人群，康复医生发挥着有独一无二的作用帮助他们安全有效地恢复功能和生活质量。

（胡筱蓉 译，刘培乐 万春晓 校）

参考文献

1. American Cancer Society. *Cancer Facts & Figures 2017*. Available at https://www.cancer.org/content/dam/cancer-org/research/cancer-facts-and-statistics/annual-cancer-facts-and-figures/2017/cancer-facts-and-figures-2017.pdf. Accessed May 24, 2017.
2. Mariotto AB, Yabroff KR, Shao Y, Feuer EJ, Brown ML. Projections of the cost of cancer care in the United States: 2010–2020. *J Natl Cancer Inst*. 2011;103(2):117–128.
3. Cheville AL, Mustian K, Winters-Stone K, Zucker DS, Gamble GL, Alfano CM. Cancer rehabilitation: an overview of current need, delivery models, and levels of care. *Phys Med Rehabil Clin N Am*. 2017;28(1):1–17.
4. Thorsen L, Gjerset GM, Loge JH, et al. Cancer patients' needs for rehabilitation services. *Acta Oncol*. 2011;50(2):212–222.
5. Lancaster E. Paraneoplastic disorders. *Continuum (Minneap Minn)*. 2015;21(2 Neuro-oncology):452–475.
6. Rosti G, Bevilacqua G, Bidoli P, Portalone L, Santo A, Genestreti G. Small cell lung cancer. *Ann Oncol*. 2006;17(2):ii5–10.
7. Hauer-Jensen M, Fink LM, Wang J. Radiation injury and the protein C pathway. *Crit Care Med*. 2004;32(5):S325–330.
8. Stubblefield MD. Radiation fibrosis syndrome: neuromuscular and musculoskeletal complications in cancer survivors. *PM R*. 2011;3(11):1041–1054.
9. Streiff MB. Thrombosis in the setting of cancer. *Hematology Am Soc Hematol Educ Program*. 2016;2016(1):196–205.
10. Carrier M, Prandoni P. Controversies in the management of cancer-associated thrombosis. *Expert Rev Hematol*. 2017;10(1):15–22.
11. Partsch H. Bed rest versus ambulation in the initial treatment of patients with proximal deep vein thrombosis. *Curr Opinion Pulmonary Med*. 2002;8(5):389–393.
12. Aldrich D, Hunt DP. When can the patient with deep venous thrombosis begin to ambulate? *Phys Ther*. 2004;84(3):268–273.
13. Partsch H. Immediate ambulation and leg compression in the treatment of deep vein thrombosis. *Dis Mon*. 2005;51(2–3):135–140.
14. Partsch H. Ambulation and compression after deep vein thrombosis: dispelling myths. *Semin Vasc Surg*. 2005;18(3):148–152.
15. Kahn SR, Shrier I, Kearon C. Physical activity in patients with deep venous thrombosis: a systematic review. *Thromb Res*. 2008;122(6):763–773.
16. Gay V, Hamilton R, Heiskell S, Sparks AM. Influence of bedrest or ambulation in the clinical treatment of acute deep vein thrombosis on patient outcomes: a review and synthesis of the literature. *Medsurg Nurs*. 2009;18(5):293–299.
17. Aissaoui N, Martins E, Mouly S, Weber S, Meune C. A meta-analysis of bed rest versus early ambulation in the management of pulmonary embolism, deep vein thrombosis, or both. *Int J Cardiol*. 2009;137(1):37–41.
18. Joffe HV, Kucher N, Tapson VF, Goldhaber SZ. Upper-extremity deep vein thrombosis: a prospective registry of 592 patients. *Circulation*. 2004;110(12):1605–1611.
19. Stubblefield MD, O'Dell MW. *Cancer Rehabilitation Principles and Practice*. New York: Demos Medical; 2009.
20. Berger AM, Gerber LH, Mayer DK. Cancer-related fatigue: implications for breast cancer survivors. *Cancer*. 2012;118(8):2261–2269.
21. Wagner LI, Cella D. Fatigue and cancer: causes, prevalence and treatment approaches. *Br J Cancer*. 2004;91(5):822–828.
22. Miller AH, Ancoli-Israel S, Bower JE, Capuron L, Irwin MR. Neuroendocrine-immune mechanisms of behavioral comorbidities in patients with cancer. *J Clin Oncol*. 2008;26(6):971–982.
23. Velthuis MJ, Agasi-Idenburg SC, Aufdemkampe G, Wittink HM. The effect of physical exercise on cancer-related fatigue during cancer treatment: a meta-analysis of randomised controlled trials. *Clin Oncol (R Coll Radiol)*. 2010;22(3):208–221.
24. Stevinson C, Lawlor DA, Fox KR. Exercise interventions for cancer patients: systematic review of controlled trials. *Cancer Causes Control*. 2004;15(10):1035–1056.
25. Minton O, Richardson A, Sharpe M, Hotopf M, Stone PC. Psychostimulants for the management of cancer-related fatigue: a systematic review and meta-analysis. *J Pain Symptom Manage*. 2011;41(4):761–767.
26. Jean-Pierre P, Morrow GR, Roscoe JA, et al. A phase 3 randomized, placebo-controlled, double-blind, clinical trial of the effect of modafinil on cancer-related fatigue among 631 patients receiving chemotherapy: a University of Rochester Cancer Center Community Clinical Oncology Program Research base study. *Cancer*. 2010;116(14):3513–3520.
27. Monk JP, Phillips G, Waite R, et al. Assessment of tumor necrosis factor alpha blockade as an intervention to improve tolerability of dose-intensive chemotherapy in cancer patients. *J Clin Oncol*. 2006;24(12):1852–1859.
28. Vargo MM. Brain tumors and metastases. *Phys Med Rehabilit Clinics N Am*. 2017;28(1):115–141.
29. Nayak L, Lee EQ, Wen PY. Epidemiology of brain metastases. *Curr Oncology Rep*. 2012;14(1):48–54.
30. Mukand JA, Blackinton DD, Crincoli MG, Lee JJ, Santos BB. Incidence of neurologic deficits and rehabilitation sd patients with brain tumors. *Am J Phys Med Rehab*. 2001;80(5):346–350.
31. Asher A, Roberts PS, Bresee C, Zabel G, Riggs RV, Rogatko A. Transferring inpatient rehabilitation facility cancer patients back to acute care (TRIPBAC). *PM R*. 2014;6(9):808–813.
32. Geler-Kulcu D, Gulsen G, Buyukbaba E, Ozkan D. Functional recovery of patients with brain tumor or acute stroke after rehabilitation: a comparative study. *J Clin Neurosci*. 2009;16(1):74–78.
33. Greenberg E, Treger I, Ring H. Rehabilitation outcomes in patients with brain tumors and acute stroke: comparative study of inpatient rehabilitation. *Am J Phys Med Rehabil*. 2006;85(7):568–573.
34. Ahles TA, Root JC, Ryan EL. Cancer- and cancer treat-

ment-associated cognitive change: an update on the state of the science. *J Clin Oncol*. 2012;30(30):3675–3686.
35. Stubblefield MD, Bilsky MH. Barriers to rehabilitation of the neurosurgical spine cancer patient. *J Surg Oncol*. 2007;95(5):419–426.
36. Ruppert LM. Malignant spinal cord compression: adapting conventional rehabilitation approaches. *Phys Med Rehabil Clin N Am*. 2017;28(1):101–114.
37. McKinley WO, Conti-Wyneken AR, Vokac CW, Cifu DX. Rehabilitative functional outcome of patients with neoplastic spinal cord compressions. *Arch Phys Med Rehabil*. 1996;77(9):892–895.
38. Guo Y, Young B, Palmer JL, Mun Y, Bruera E. Prognostic factors for survival in metastatic spinal cord compression: a retrospective study in a rehabilitation setting. *Am J Phys Med Rehabil*. 2003;82(9):665–668.
39. Starobova H, Vetter I. Pathophysiology of chemotherapy-induced peripheral neuropathy. *Front Mol Neurosci*. 2017;10:174.
40. Shin KY, Fu JB. *Cancer*. New York: Demos Medical Publishing, LLC; 2014.
41. Grisold W, Grisold A. Chemotherapy-induced peripheral neuropathy: limitations in current prophylactic/therapeutic strategies and directions for future research. *Curr Med Res Opin*. 2017;33(7):1291–1292.
42. Hershman DL, Lacchetti C, Dworkin RH, et al. Prevention and management of chemotherapy-induced peripheral neuropathy in survivors of adult cancers: American Society of Clinical Oncology clinical practice guideline. *J Clin Oncol*. 2014;32(18):1941–1967.
43. Custodio CM. Electrodiagnosis in cancer rehabilitation. *Phys Med Rehabil Clin N Am*. 2017;28(1):193–203.
44. Preston DC, Shapiro BE. *Electromyography and Neuromuscular Disorders: Clinical-Electrophysiologic Correlations*. 3rd ed. London; New York: Elsevier Saunders; 2013.
45. Piccioli A, Maccauro G, Spinelli MS, Biagini R, Rossi B. Bone metastases of unknown origin: epidemiology and principles of management. *J Orthop Traumatol*. 2015;16(2):81–86.
46. Mirels H. Metastatic disease in long bones. A proposed scoring system for diagnosing impending pathologic fractures. *Clin Orthop Relat Res*. 1989(249):256–264.
47. Damron TA, Nazarian A, Entezari V, et al. CT-based structural rigidity analysis is more accurate than mirels scoring for fracture prediction in metastatic femoral lesions. *Clin Orthop Relat Res*. 2016;474(3):643–651.
48. Damron TA, Ward WG. Risk of pathologic fracture: assessment. *Clin Orthop Relat Res*. 2003(415):S208–211.
49. Evans AR, Bottros J, Grant W, Chen BY, Damron TA. Mirels' rating for humerus lesions is both reproducible and valid. *Clin Orthop Relat Res*. 2008;466(6):1279–1284.
50. Yarnold J, Brotons MC. Pathogenetic mechanisms in radiation fibrosis. *Radiother Oncol*. 2010;97(1):149–161.
51. Libshitz HI, DuBrow RA, Loyer EM, Charnsangavej C. Radiation change in normal organs: an overview of body imaging. *Eur Radiol*. 1996;6(6):786–795.
52. Stubblefield MD. Clinical evaluation and management of radiation fibrosis syndrome. *Phys Med Rehabil Clin N Am*. 2017;28(1):89–100.
53. Portlock CS, Boland P, Hays AP, Antonescu CR, Rosenblum MK. Nemaline myopathy: a possible late complication of Hodgkin's disease therapy. *Hum Pathol*. 2003;34(8):816–818.
54. Delanian S, Porcher R, Rudant J, Lefaix J-L. Kinetics of response to long-term treatment combining pentoxifylline and tocopherol in patients with superficial radiation-induced fibrosis. *J Clin Oncology*. 2005;23(34):8570–8579.
55. Stubblefield MD, Levine A, Custodio CM, Fitzpatrick T. The role of botulinum toxin type A in the radiation fibrosis syndrome: a preliminary report. *Arch Phys Med Rehabil*. 2008;89(3):417–421.
56. Rockson SG. Lymphedema. *Am J Med*. 2001;110(4):288–295.
57. DiSipio T, Rye S, Newman B, Hayes S. Incidence of unilateral arm lymphoedema after breast cancer: a systematic review and meta-analysis. *Lancet Oncol*. 2013;14(6):500–515.
58. Shah C, Arthur D, Riutta J, Whitworth P, Vicini FA. Breast-cancer related lymphedema: a review of procedure-specific incidence rates, clinical assessment AIDS, treatment paradigms, and risk reduction. *Breast J*. 2012;18(4):357–361.
59. Norman SA, Localio AR, Potashnik SL, et al. Lymphedema in breast cancer survivors: incidence, degree, time course, treatment, and symptoms. *J Clin Oncol*. 2009;27(3):390–397.
60. Stout Gergich NL, Pfalzer LA, McGarvey C, Springer B, Gerber LH, Soballe P. Preoperative assessment enables the early diagnosis and successful treatment of lymphedema. *Cancer*. 2008;112(12):2809–2819.
61. D'Egidio V, Sestili C, Mancino M, et al. Counseling interventions delivered in women with breast cancer to improve health-related quality of life: a systematic review. *Qual Life Res*. 2017;26(10):2573–2592.
62. Rogan S, Taeymans J, Luginbuehl H, Aebi M, Mahnig S, Gebruers N. Therapy modalities to reduce lymphoedema in female breast cancer patients: a systematic review and meta-analysis. *Breast Cancer Res Treat*. 2016;159(1):1–14.
63. Jamal N, Ebersole B, Erman A, Chhetri D. Maximizing functional outcomes in head and neck cancer survivors: assessment and rehabilitation. *Otolaryngol Clin North Am*. 2017;50(4):837–852.
64. Dijkstra PU, van Wilgen PC, Buijs RP, et al. Incidence of shoulder pain after neck dissection: a clinical explorative study for risk factors. *Head Neck*. 2001;23(11):947–953.
65. Dijkstra PU, Kalk WW, Roodenburg JL. Trismus in head and neck oncology: a systematic review. *Oral Oncol*. 2004;40(9):879–889.
66. Wang CJ, Huang EY, Hsu HC, Chen HC, Fang FM, Hsiung CY. The degree and time-course assessment of radiation-induced trismus occurring after radiotherapy for nasopharyngeal cancer. *Laryngoscope*. 2005;115(8):1458–1460.
67. Cousins N, MacAulay F, Lang H, MacGillivray S, Wells M. A systematic review of interventions for eating and drinking problems following treatment for head and neck cancer suggests a need to look beyond swallowing and trismus. *Oral Oncol*. 2013;49(5):387–400.
68. Yang S, Park DH, Ahn SH, et al. Prevalence and risk factors of adhesive capsulitis of the shoulder after breast cancer treatment. *Support Care Cancer*. 2017;25(4):1317–1322.
69. Stubblefield MD, Keole N. Upper body pain and functional disorders in patients with breast cancer. *PM R*. 2014;6(2):170–183.
70. Couceiro TC, Valenca MM, Raposo MC, Orange FA, Amorim MM. Prevalence of post-mastectomy pain syndrome and associated risk factors: a cross-sectional cohort study. *Pain Manag Nurs*. 2014;15(4):731–737.
71. Alves Nogueira Fabro E, Bergmann A, do Amaral ESB, et al. Post-mastectomy pain syndrome: incidence and risks. *Breast*. 2012;21(3):321–325.
72. Wisotzky E, Hanrahan N, Lione TP, Maltser S. Deconstructing postmastectomy syndrome: implications for

physiatric management. *Phys Med Rehabil Clin N Am*. 2017;28(1):153–169.
73. Zocca JA, Chen GH, Puttanniah VG, Hung JC, Gulati A. Ultrasound-guided serratus plane block for treatment of postmastectomy pain syndromes in breast cancer patients: a case series. *Pain Pract*. 2017;17(1):141–146.
74. De Groef A, Van Kampen M, Dieltjens E, et al. Effectiveness of postoperative physical therapy for upper-limb impairments after breast cancer treatment: a systematic review. *Arch Phys Med Rehabil*. 2015;96(6):1140–1153.
75. Niravath P. Aromatase inhibitor-induced arthralgia: a review. *Ann Oncol*. 2013;24(6):1443–1449.

第 99 章　工作导致的肌肉骨骼疾病

Lee Shuping and James Hill III

引言

骨骼肌肉疾病的管理,需要临床医生了解患者受伤的情况、职业、基本的工作职能和环境。本章将包括肌肉骨骼疾病的概述,即骨骼肌疾病与执行相关工作任务的关系;讨论重返工作岗位的过程,因为涉及补偿和残疾认证,及确定适合工作和自身的职业残疾。值得注意的是,在发达国家,许多的传统职业和相关的工作职能,由于自动化和工程技术的进步,与工作相关的肌肉骨骼疾病已经减少。这种疾病已经转移到全球其他劳动力[1]。

美国劳动力

过去 15 年,美国公民的劳动力由 1.43~1.59 亿人口组成,约占美国总人口的 60%。男性和女性的就业率大致相同(53%:47%),而女性更有可能从事兼职工作(25%:12%)[1]。年龄、性别、种族、职业和行业都会影响劳动力比率。此外,劳动力市场和个人的决策/参与劳动力的能力,除了受人口统计学或个人健康疾病影响外,还有许多其他驱动因素,如行业的地理和季节性变化,以及国家和国际经济的整体实力。当处理个人进入或返回工作岗位的能力时,提供者应该认识到这些复杂的相互作用。

工伤

工作场所对化学品、噪声、灰尘、辐射和某些生物的接触受到各种规定和标准的约束。在美国,最广为人知的标准是由职业安全和健康管理局提供(OSHA)。OSHA 标准的范围很广,涉及各种健康和安全风险,包括步行区工作场所表面、通风、噪声、非电离辐射、有害物质、个人防护设备、电气工作、机器防护和防火[2]。

OSHA 还要求雇主拥有更多保存员工工伤和疾病的记录,通常被称为 OSHA 日志。雇员少于 10 人的雇主和低风险行业(如大多数零售商店、餐馆、牙医和医生的私人办公室)可免于一般记录,但必须向 OSHA 报告任何导致死亡、住院、截肢或失明的工作场所事故[3]。2015 年,OSHA 报告的非致命工伤和疾病约 290 万例,即每 100 名全职工人中有 3 例。可记录个案总数(即在非政府机构中,需要急救以外的情况)和 DART(缺勤天数、工作调动或限制)比率最低,根据行业和雇主规模的不同而存在差异。执法、护理和住宿护理设施和建筑在所有 OSHA 可记录的案例中占比最高(图 99-1)[1]。缺勤天数最多的私营部门职业包括拖车司机、普通工人、物资搬运工和护理助手。2015 年,过度劳累和身体反应占可记录病例总数的 33%,跌倒、滑倒和绊倒占可记录病例总数的 27%。肌肉骨骼疾病(MSD)由 OSHA 专门跟踪,占 2015 年总病例的 31%,其中交通和建筑行业报告的发病率最高[1]。单独跟踪 MSD 强调了 MSD 作为工伤的重要性,减少工作场所的 MSD 仍然是 OSHA 的优先事项,因为 MSD 病例缺勤的平均天数(12d)比其他病例高(8d)[1]。

在广泛的行业分类中,出现肌肉骨骼症状的风险有广泛的变化。最近 NIOSH 对 MSD 的调查发现:73.3%~77.6% 的家禽屠宰、取内脏的工人报告颈部或上肢症状伴随累积创伤疾病已有 1 年多。90% 的超声诊断医师报告由于疼痛而进行扫描者中一半的被试者,根据症状被诊断为 MSD[4]。即使在最佳的搬运条件下,成年患者的重量也超过医护人员和

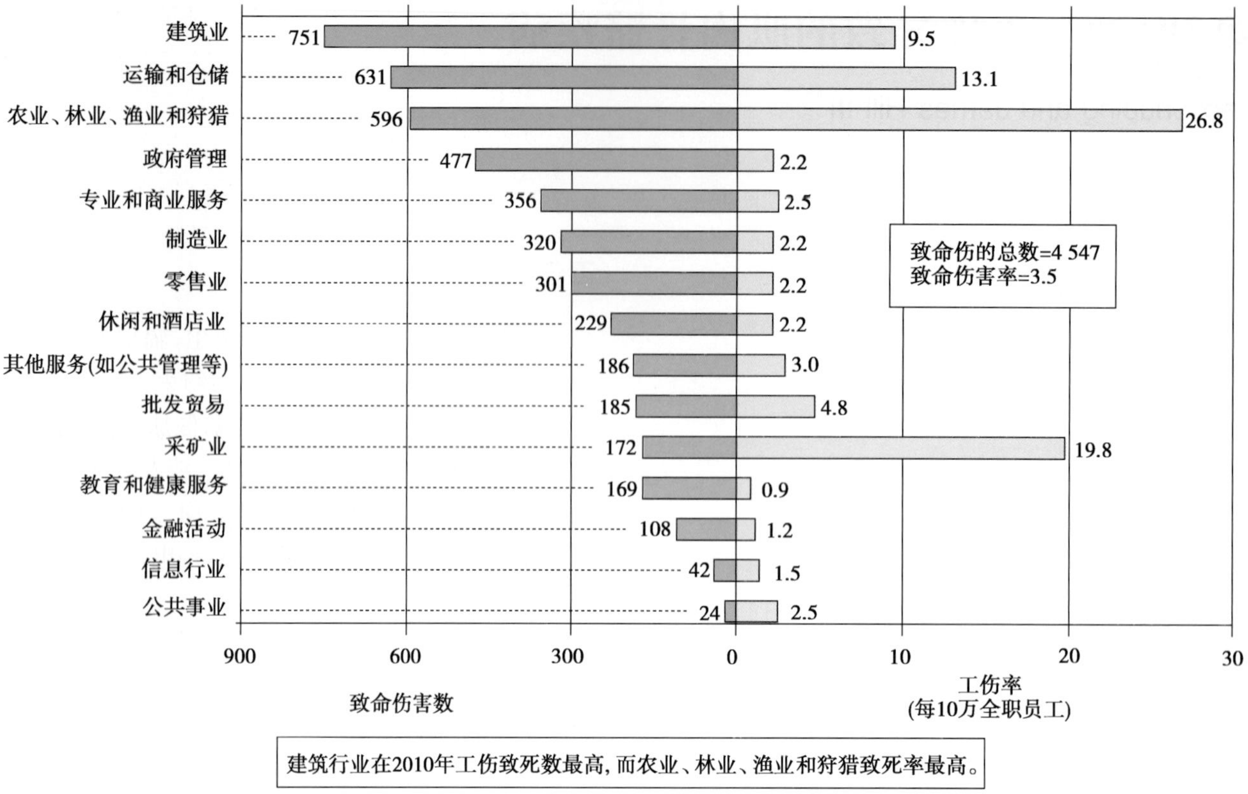

图 99-1　工伤死亡率和工伤总数(摘自 2010 Data. US Bureau of Labor Statistics)

护理人员的搬运能力[5]。

工作相关任务所致的肌肉骨骼疾病

尽管人们关注工作导致的 MSD 预防和治疗，但却没有定义 MSD 病例的标准。在历史上，研究集中于颈部和上肢的情况，如颈部扭伤、肩袖肌腱炎、肩撞击、肘部上髁炎、腕管综合征、腕部肌腱炎和手臂振动综合征。在过去，很少关注其他疾病，如肌筋膜疼痛和下肢疾病。

MSD 研究的另一个限制是很难对急性/近期暴露和累积暴露进行量化，特别对于复杂的任务。1997 年，一份全面的 NIOSH 报告探讨体力工作因素与 MSD 之间的因果关系。支持这个因果关系的最有力证据来自将暴露被视为一个整体事件，而不是一个个孤立的事件(表 99-1)[6]。

即使考虑到工作场所 MSD 研究的局限性，应该禁止“重复运动损伤”这个词的广泛使用，因为这个术语暗示了单一因果暴露导致疼痛或功能障碍。因此，消除单一运动或物理需求不太可能使症状改善。相比之下，消除或修改工作场所 MSD 的任务集合更有可能达到预期效果。消除或修改一个与工作相关的任务可能会增加负责执行其他与工作相关任务的

表 99-1　工作接触的证据强度及其与 MSD 的关联

职业暴露的躯体部位	证据强度		
	有力证据	一般证据	不充分证据
颈部和颈/肩			
重复		×	
力量		×	
姿势	×		
震动			×
肩部			
姿势		×	
力量			×
重复		×	
震动			×
肘部			
重复			×
力量		×	
姿势			×
组合	×		
手/腕			
腕管综合征			

续表

职业暴露的躯体部位	证据强度		
	有力证据	一般证据	不充分证据
重复		×	
力量		×	
姿势			×
震动		×	
组合	×		
肌腱炎			
重复		×	
力量		×	
姿势		×	
组合	×		
手臂振动综合征			
震动	×		
背部			
抬举/有力的运动	×		
弯曲姿势		×	
重体力劳动		×	
全身振动	×		
静态工作姿势			×

摘自 the DHHS(NIOSH) Publication No. 97BB141, Musculoskeletal Disorders and Workplace Factors, 1997.

动力链的其余部分的需求。这一点超声医生可以看到,鼓励手腕中立位扫描可以减少手腕问题,现在最常见的不适在肘部和上肢带骨[7]。

职业导致 MSD 的评估

除了常见的病史和体格检查外,治疗医师在评估患者职业导致的 MSD 时还应生成职业史。职业史关注的是个人工作环境以及个人和雇主之间的互动。相关信息包括记录个人的基本工作职能、监督水平、轮班工作、就业的持续时间(目前的职位、位置、当前雇主和/或当前职业分类中工作的时间)、教育水平和其他正式的职业培训,以及相关的体力工作任务。对于以雇主为基础的服务提供者,该信息还可用于提供策略,减少或防止具有相同或相关基本工作职能的其他工人出现类似症状。例如,如果一个手腕扭伤的工人提及是去年第三个出现这些症状的工人,那么工作任务分析以确定受伤的风险并减轻这些因素可能是有价值的。以下描述了历史上由于特定任务和/或职业导致的上肢和下肢疾病。为了完整起见,简要描述了工作场所的腰痛。但不作全面讨论。

上肢

网球肘或肱骨外上髁炎

任何需要反复/持续手腕伸展或反复捏/抓的职业都可能导致肱骨外上髁炎,因此,该疾病并不局限于与体育有关的(例如单手网球后手)受伤。典型的是肱骨外上髁桡侧腕短伸肌腱炎,但可影响髁上线桡侧腕长伸肌腱(图 99-2)。

患者通常会报告伴有抗伸性疼痛(如 Cozen 或 Chair 试验中所见)或伴有活动(如手腕背屈或握力活动)的疼痛(图 99-3)。鉴别诊断包括桡管综合征、C6 神经根病和(联合急性创伤的)桡骨近端骨折。常规处理包括修改工作而减少体力活动,关注用户和工作环境之间更好地人性化匹配,而不是千篇一律的设计策略。急性疼痛可以通过消炎药、在伸肌源头进行冷敷按摩、休息、加强手腕伸肌养生法或使用反力支撑来治疗。慢性外上髁炎的治疗方案在职业背景下是比较有争议的。一些常见的治疗包括类固醇注射、富血小板血浆、干针疗法/激痛点注射,物理治疗包括等距和同心运动,以及伸展运动[8-11]。对这些策略的许多研究最好的情况是喜忧参半。一些顽固性的病例可以进行 ECRB/L 肌腱起源的手术清创。

高尔夫球肘或内上髁炎

与网球肘相似,这种情况最初被描述为与运动相关的能力。患者常描述肘关节内侧活动伴疼痛,提示屈肌近端源头肌腱炎。从事需要反复腕关节屈曲或旋前,或反复指屈的职业的患者可能会出现内上髁炎的症状。体格检查结果包括触诊内上髁的局灶性压痛和腕关节抗拒屈曲时的内上髁疼痛。鉴别诊断包括肘部尺神经卡压,尺侧副韧带拉伤,涉及 C8~T1 神经根疼痛,肘部关节内病理。治疗包括工作调整和相对休息。不像外上髁炎,不推荐使用类固醇注射,因为有损伤尺神经的风险[11-12]。

绘图员肘或鹰嘴滑囊炎

鹰嘴滑囊炎可以在任何增加鹰嘴压力、刺激或摩擦的职业中发现。当鹰嘴囊有这种外部刺激反应

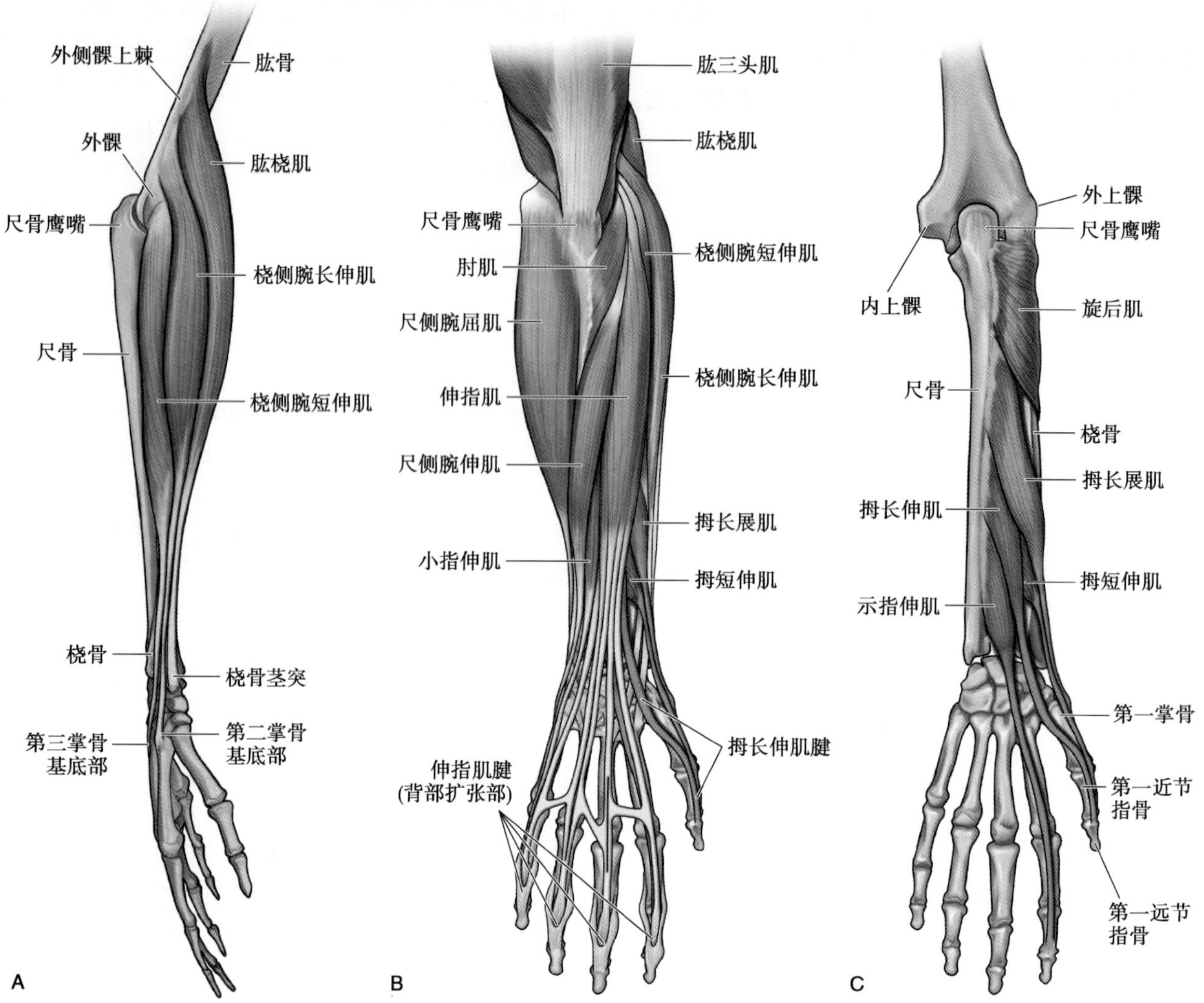

图 99-2　前臂解剖。(A)侧位,(B)浅表肌,(C)前臂后侧深层肌(经允许摘自 Chapter 32. Forearm. In:Morton DA,Foreman K,Albertine KH,eds. The Big Picture:Gross Anatomy,New York,NY:McGraw-Hill;2011)

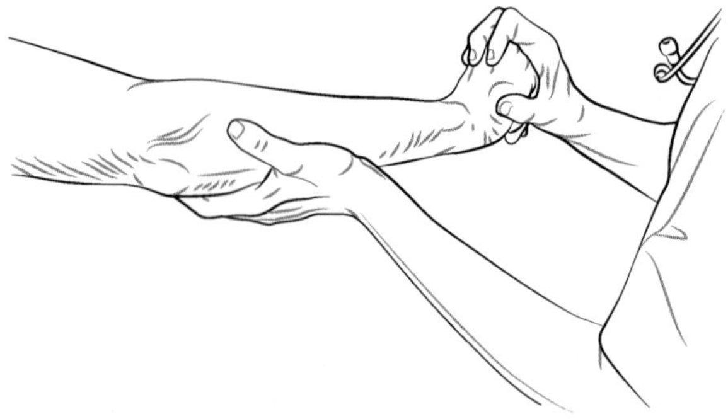

图 99-3　外上髁炎的 Cozen 检验(经允许摘自 Rempel DM,Amirtharajah M,Descatha A Shoulder,Elbow,& Hand Injuries. In:LaDou J,Harrison RJ,eds. CURRENT Diagnosis & Treatment:Occupational & Environmental Medicine, 5e New York,NY:McGraw-Hill;2013)

时,可以看到病灶的刺激和肿胀。这种情况的急性病例可以发生系统性炎症过程或感染,但很少在职业环境中见到。然而,肘后关节的急性创伤可能刺激滑囊炎进程。

一般情况下,患者在鹰嘴突起表现为局部的波动性肿胀和疼痛(图 99-4)。职业暴露引起的急性滑囊炎应像其他急性滑囊炎病例一样进行评估,包括考虑感染性或结晶性病因。慢性滑囊炎见于多种全身炎症过程,如 CREST 综合征(局限性硬皮病)和类

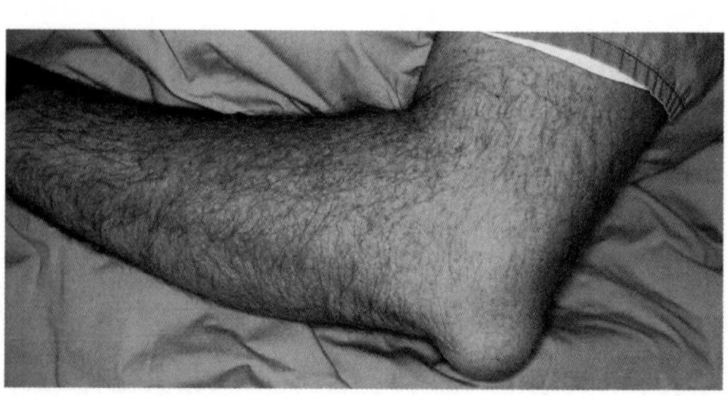

图 99-4　鹰嘴滑囊炎的临床表现(图片来自 Selim Suner, MD,ms)

风湿关节炎，以及 CPPD（焦磷酸钙沉积）或痛风等结晶性疾病。

治疗重点在于调整工作以减少鹰嘴处的摩擦和刺激，包括使用肘部垫或暂时的肘部固定。在急性病例中，通常使用法氏囊穿刺（适当的感染/结晶检查）后注射类固醇。对于慢性或难治性病例，可能需要手术切除滑囊[13]。

桡骨茎突狭窄性腱鞘炎

桡骨茎突狭窄性腱鞘炎是由拇长展肌和拇短伸肌的肌腱和腱鞘引起的，它们构成了前臂的第一个背腔室。与桡骨茎突狭窄性腱鞘炎相关的工作条件涉及拇指和手腕的过度使用，尤其是伸展和径向偏移。常见的体力工作包括重复地举起和锤击。临床表现包括拇桡侧/背侧的局灶性疼痛和肿胀。桡骨茎突狭窄性腱鞘炎的经典诊断测试是握拳尺偏试验，在该测试中，当患者将拇指弯曲至手掌时，手腕尺侧偏离会加剧疼痛（图 99-5）。

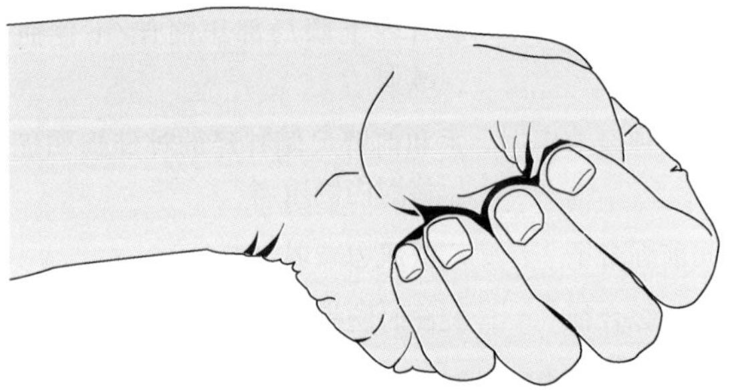

图 99-5　握拳尺偏试验（经允许摘自 Rempel DM, Amirtharajah M, Descatha A Shoulder, Elbow, & Hand Injuries. In: LaDou J, Harrison RJ, eds. CURRENT Diagnosis & Treatment: Occupational & Environmental Medicine, 5e New York, NY: McGraw-Hill; 2013）

鉴别诊断包括手舟骨骨折（急性）和位于拇指根部的腕掌关节炎（CMC）。治疗包括相对休息和减少/限制/消除需要旋后的体力工作任务。另外的治疗方法是使用冷敷、消炎药和拇指人字形夹板。对于更多的慢性问题，在受影响的肌腱鞘内局部注射类固醇，或者甚至需要对第一伸肌间室进行手术减压[14]。

腕管综合征

腕管综合征（CTS）是腕部正中单神经病的临床诊断。在急性 CTS，腕横韧带和腕骨之间的解剖直接改变，导致神经受压（图 99-6）。急性 CTS 可表现为急性水肿或桡骨柯莱斯骨折。慢性 CTS 常由体力活动导致，如用力握力，反复地手腕和手指用力运动，或手部创伤性高频振动。患者经常会描述拇指、示指、长指和环指侧面感觉异常、麻木或疼痛。此外，患者会报告他们的症状会因睡眠或进行活动而加重，这些活动涉及腕关节屈曲或伸展时间过长（例如读书、开车、打电话）。

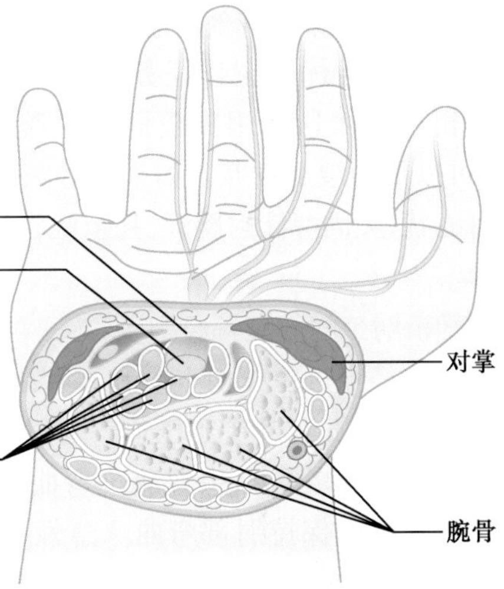

图 99-6　腕管解剖（经允许摘自 Davenport M, Tang P Injuries to the Hand and Digits. In: Tintinalli JE, Stapczynski J, Ma O, Yealy DM, Meckler GD, Cline DM, eds. Tintinalli's Emergency Medicine: A Comprehensive Study Guide, 8e New York, NY: McGraw-Hill; 2016）

体检时，慢性 CTS 患者可表现为手掌无力或拇短展肌萎缩。文献中描述了几个刺激性试验，如腕掌屈试验，腕管上蒂内尔征，压腕试验，或划痕塌陷试验，均具有不同程度的敏感度和特异度（图 99-7）。

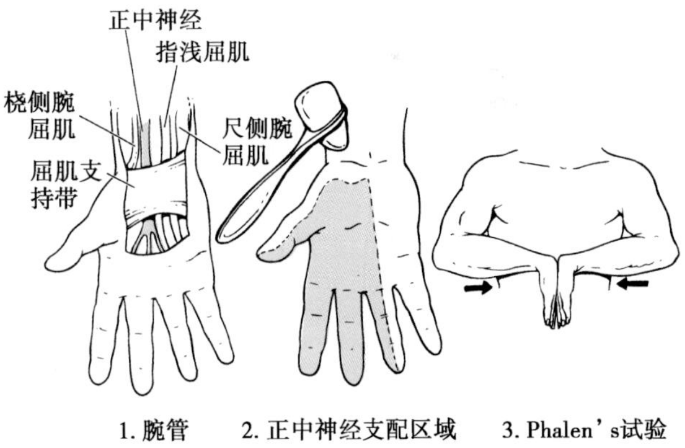

图 99-7　腕管综合征的腕掌屈试验和蒂内尔征。（1）腕管：腕关节处屈肌支持带压迫正中神经，造成桡骨指部感觉过敏。（2）蒂内尔征：桡侧掌长肌腱的叩诊在指区产生麻刺感。（3）腕掌屈试验：腕部屈曲 60s 引起正中神经分布疼痛，可通过腕背伸缓解（经允许摘自 The Nervous System. In: LeBlond RF, Brown DD, Suneja M, Szot JF, eds. DeGowin's Diagnostic Examination, 10e New York, NY: McGraw-Hill; 2014）

基于办公室的超声可用于腕管正中神经的可视化，似乎是一种很有前景的技术，有助于 CTS 的诊断[15]。鉴别诊断包括较近部位的中间单神经病变和颈椎神经根病变。电诊断研究可用于诊断和评估重度的 CTS 和排除其他易混淆的诊断。

治疗包括优化工作任务以减少加重症状的运动。相对地休息和用夹板固定手腕(特别是在晚上)可以帮助缓解症状。如果这些策略都不能充分缓解症状,类固醇注射腕管,甚至腕管释放手术都是选择[16-17]。

卡车司机肘或肘部尺神经病变

尺神经穿过位于内上髁和鹰嘴之间的肘管时,变得较浅,因此容易受到压迫。与肘部尺神经病变相关的工作任务包括患者通过弯曲的肘部承受其重量或长时间保持肘部弯曲。急性损伤也可能发生,特别是弯曲的肘关节后内侧受到撞击时。肘部尺神经病变有时被称为"肘管综合征",它不能准确地反映解剖结构,因为尺神经不太可能被包埋在肘管内部,而更可能在稍近的位置被包埋或受刺激。

患者常描述前臂内侧、小指和环指尺侧一半感觉异常或疼痛。在慢性或严重的病例中,可伴有肌无力或内在/鱼际下肌萎缩。在肘管上进行蒂内尔征或划痕塌陷试验,分别会引起感觉异常或肌无力。屈肘试验可能重现患者的症状(图 99-8)。与单神经病变一样,超声、MRI 或神经传导研究有助于诊断这种情况和定位损伤。

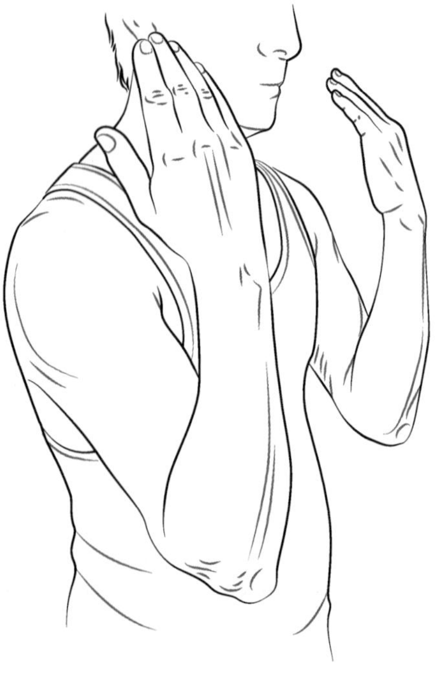

图 99-8 肘关节弯曲试验 60s。肘部尺神经病变时,第四和第五指可出现麻刺感或麻木。通过记录症状出现的时间来跟踪治疗进展是有用的(经允许摘自 Rempel DM, Amirtharajah M, Descatha A Shoulder, Elbow, & Hand Injuries. In: LaDou J, Harrison RJ, eds. CURRENT Diagnosis & Treatment: Occupational & Environmental Medicine, 5e New York, NY: McGraw-Hill; 2013)

鉴别诊断包括尺神经在其他部位的卡压(如弓状韧带,腕尺管)、颈神经根病变、内上髁炎或尺侧副韧带损伤,直接压迫尺神经。应结合患者工作实践的人体工程学评估,以尽量减少肘部弯曲或肘部持续接触坚硬表面和边缘的工作。保守的治疗包括肘部伸展的软夹板治疗(尤其是在晚上)以及使用消炎药、冰敷和休息。对于难治性或严重的病例,需要手术减压神经[17-20]。常见职业性肘关节损伤见表 99-2。

表 99-2 常见肘关节的职业性损伤

疾病	诊断关键点
肱骨外上髁炎	肱骨外上髁局部压痛伴/不伴肌力减弱
肘部桡神经卡压	肱骨外上髁远端疼痛伴手的皮肤感觉异常
肱骨内上髁炎	肱骨内上髁局部压痛伴/不伴肌力减弱
肘部尺神经卡压	手和前臂尺侧神经的神经损伤症状伴肘内侧压痛
骨间前综合征	广泛肌力减弱(OK 征)
旋前肌综合征	旋前时腕管综合征的手部症状加重
尺骨鹰嘴滑囊炎	肘后部肿胀
骨性关节炎	弥漫性进展性疼痛和僵硬
尺侧副韧带损伤	在投掷运动时内侧出现疼痛
肘部骨折	严重创伤伴局部压痛
肘关节脱位	严重创伤(高能量)和后脱位

腕部尺神经病变

除肘关节内侧外,尺神经在腕关节内侧经过腕尺管时也会受到压迫(图 99-9)。这种情况可由创伤或占位性病变造成的压力引起。

腕部尺神经病变患者报告手部内侧、小指和环指内侧感觉异常、疼痛或无力(或三者的任意组合)。晚期可表现为手底肌或内源性肌萎缩。神经传导研究可以帮助诊断这种情况。

小鱼际锤骨综合征

小鱼际锤骨综合征是一种血管损伤,而不是神经损伤,指尺动脉浅支受到腕部和手部的压迫或反复锤击而受损,导致指关节血管受损。尺锤综合征表现为动脉血流受损的征象,包括毛细血管再充血

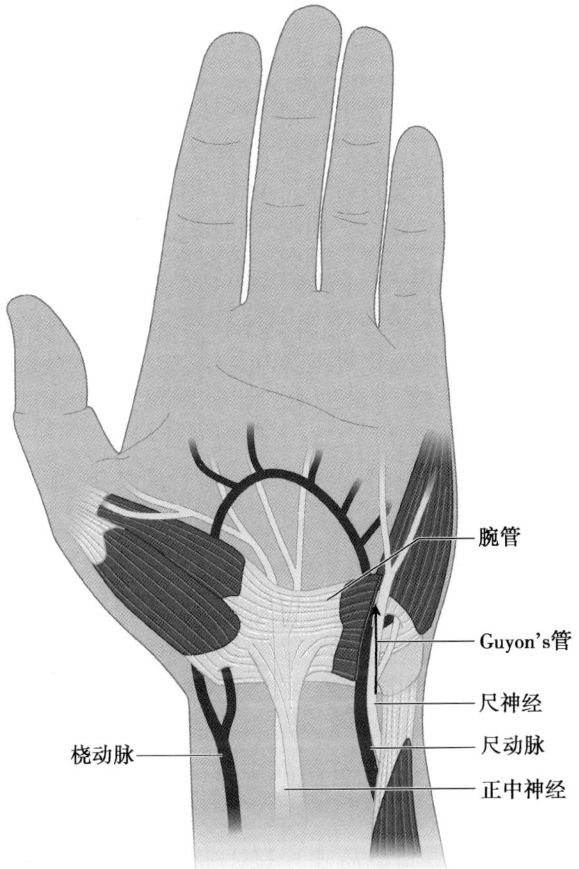

图 99-9　腕尺管(经允许摘自 Escarza R, Loeffel MF, Ⅲ, Uehara DT Wrist Injuries. In: Tintinalli JE, Stapczynski J, Ma O, Yealy DM, Meckler GD, Cline DM, eds. Tintinalli's Emergency Medicine: A Comprehensive Study Guide, 8e New York, NY: McGrawHill; 2016)

缓慢、手指变色、冷敏感,甚至指尖坏死。

艾伦试验可协助诊断。小鱼际隆起上也可能出现硬痂(由于手的外侧反复敲击,图 99-10)。这两种情况的鉴别诊断包括尺神经在其他近端位置卡压、C8~T1 神经根病变、全身性神经病变和雷诺病。

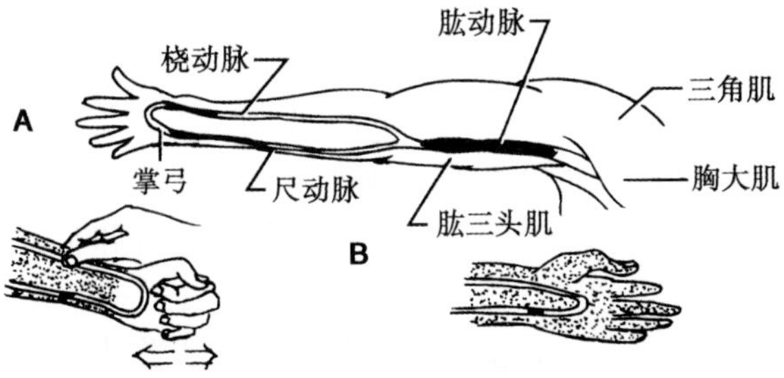

图 99-10　评估上肢动脉的体格检查。(A)可触及的臂动脉节段(实黑色节段)。通常,尺脉在正常人中摸不到。(B) Allen 试验。详见正文(经允许摘自 The Chest: Chest Wall, Pulmonary, and Cardiovascular Systems; The Breasts. In: LeBlond RF, Brown DD, Suneja M, Szot JF, eds. DeGowin's Diagnostic Examination, 10e New York, NY: McGraw-Hill; 2014)

治疗包括使用适当的工具代替手来完成锤击任务。对于腕部尺神经病变,常用手术减压治疗。尺锤综合征的保守治疗还包括使用钙通道阻滞剂(口服或外用),保持手指温暖,避免吸烟以促进侧支循环。切除栓塞或血栓形成的动脉段是一个更激进的选择[19,21]。

手臂震颤或职业性雷诺病

电锯、千斤锤、磨粉机、磨砂机和草坪设备等电动工具的使用会引起持续的高频振动,这与手部慢性感觉异常有关,手指会因寒冷而变白。这种现象既有神经方面的因素,也有血管方面的因素,因为手长期接触高频振动的手持设备。在较温和的温度下,感觉上的发现似乎最明显,但在较冷的温度下,血管损伤的迹象变得明显。在极端情况下,可发生手指坏疽。

可见皮肤灌注减少、单线或两点鉴别感觉减退。鉴别诊断包括卡压神经病,如 CTS 和胸廓出口综合征。神经传导研究,以及多普勒检查、血管造影术或 MRA 可以帮助排除其他血管原因。治疗方法包括消除手持电动工具的使用或通过机械控制降低振动。戒烟也可以帮助缓解血管症状。同时行压迫性神经病的治疗,如果适用,可以帮助缓解神经病症状[22]。

滑雪者的拇指

拇指的尺侧副韧带(UCL)损伤,由于对拇指的强力或慢性径向应力,可导致掌指关节(MCP)不稳定。剧烈的损伤可能是由于创伤性的拇指径向偏差,例如当滑雪者的拇指被强有力地向后推到滑雪杆。

患者可表现为第一掌指关节内侧触诊有压痛,同时掌指关节桡侧松弛,轻度应力,这可能表明尺侧副韧带部分或完全断裂。平片和 MRI 可以帮助确定骨性和软组织损伤。鉴别诊断包括掌骨或指骨骨折,以及简单的掌指关节扭伤。在慢性病例中,避免迫使拇指径向偏移的活动有助于防止症状恶化,使用拇指人字形夹板可以帮助管理部分或非移位性撕裂。疼痛剧烈应进行外科矫正治疗[23]。

下肢

关节炎或髌前滑囊炎

也被称为女仆式、牧师式或地毯工式膝盖,这种情况的发展是由于前部分髌骨重复地摩擦或遭受创伤,导致髌前囊发炎和肿胀。虽然一般认为是一种慢性疾病,但直接损伤膝关节前壁可导致急性滑囊炎。

髌骨前常可触诊到局灶性肿胀、压痛、可能会有红斑或发热,患者主诉因屈膝时软组织拉伸而疼痛(图 99-11)。超声检查可显示髌前囊内液体增多。与鹰嘴滑囊炎一样,全身性炎症或风湿病可表现为急性滑囊炎,以及痛风和 CPPD,尽管髌骨前感染性滑囊炎在儿童中更为常见。

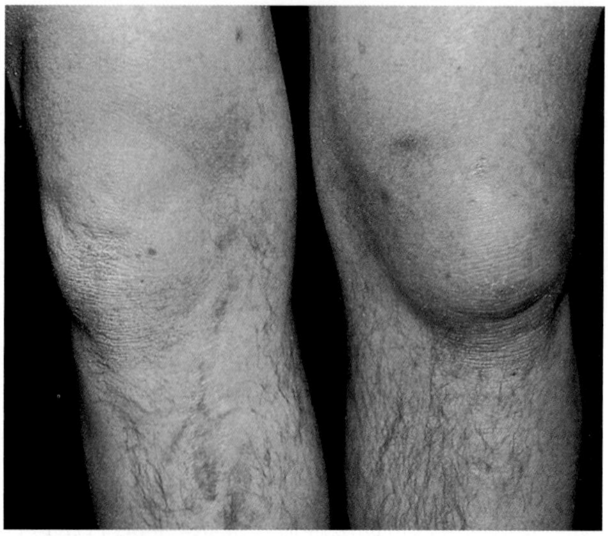

图 99-11 髌前滑囊炎。左膝部可见局部滑囊肿胀(蒙 Kevin J. Knoop, MD, MS 惠赠)

治疗包括休息、冰敷和使用护膝,特别是当跪着是患者职业的基本组成部分时。积液抽吸和皮质类固醇注射是难治性病例的一种选择。滑囊手术切除术应作为最后的手段[11]。

足趾过伸或足底跖趾扭伤

跖趾(MTP)关节的过度伸展可导致该关节的扭伤或足底稳定性的破坏。这种情况最早出现在美式足球运动员身上,因为人造草皮往往不那么容易承受压力,并且在跑步时将更多的力传递回足部。这种情况可能发生在任何运动或活动中,比如工人跪着时,当前脚固定在地面上,脚跟抬起。患者会描述脚趾强迫伸展或过伸的疼痛,以及摸到跖趾(MTP)关节的足底面有压痛。X 线或 MRI 可以用来进一步评估损伤的严重程度。鉴别诊断包括跖骨或趾骨骨折、前足或中足扭伤、内源性足扭伤和籽骨炎。

最初应使用休息、冰敷、加压和抬高,并与硬底鞋结合使用。在体育运动中,限制脚趾伸出的鞋子经常被用作一种预防措施。对于更严重的情况,可以使用步行靴。物理治疗可能包括踇趾和足的内在强化。对于难治性或非常严重/复杂的病例,可能需要手术矫正[24-25]。

腰痛

职业导致的腰痛是一个长期的诊断难题,部分原因是腰痛在一般人群中普遍存在。据一项被广泛引用的关于腰痛的研究报道,腰痛的终生患病率高达 84%[26]。然而,根据 Walker 在报道终生患病率的 meta 分析中使用的 14 项研究,急性腰痛事件的终生患病率较为保守的估计为 50%,尽管这严重依赖于研究人群和研究方法[26]。尽管慢性背痛也存在同样的度量问题,但引用最多的估计是 23%,11%~12% 的人口因腰痛而致残[27]。

由于腰痛的相关费用和失能时间长短,取决于腰痛患者的治疗结果。在最近对 49 个州约 6 万名工人赔偿案件的研究中,平均医疗费用为 8 296 美元(中位数 3 786 美元),平均 98d(中位数 42d)替换为临时总工资或临时部分工资[28]。生活在一个失业率较高的州和一个家庭平均收入较低的社区,都与失能时间增加有关[28]。这些发现支持了这样一种观点,即工作失能受许多临床医生无法控制的变量的影响。

考虑到后侧链需要连接上肢和下肢才能成功地完成许多重要的体力工作功能,满足一系列复杂的需求和体力工作,有理由认为,工人在一生中会出现腰痛。大约 12% 的棒球联盟运动员因脊柱和脊髓损伤被列入失能名单[29]。在美国军队中,腰痛是寻求医疗护理的最常见原因[30]。在一项对雇佣兵的前瞻性研究中,穿防弹衣的时间与发生腰痛的风险增加有关,仅次于先前的腰痛发作[31]。一些研究报告称,在 45 岁以下的工人中,腰痛的患病率高达 45%[32]。

诊断方法

对在工作场所出现腰痛的患者进行评估的方法与在一般人群中使用的方法相似。症状表现的差异可以为损伤机制和实际的病理生理解剖学提供一些线索,尽管这些检查的有效性有待商榷[33-35]。应该问患者在他们的工作环境中发生的事故和长期伤害。体力工作的职责也很重要,尽管工人们经验丰富,但在体力劳动强度较高和较低的工作中都会出现腰痛[36]。

在记录病史时,还应该注意经典的“危险信号”。这些信号包括(但不仅限于此):意外减重(3~6 个月减 4.5~13.6kg,约合 10~30 磅);经过养护管理或休息后症状没有改善的时间超过 6 周;休息或夜间疼痛加重;新发大小便失禁;盗汗;<18 岁或>50 岁的患者腰痛[37]。即使在损伤机制明显的情况下，对检查结果进行筛选和记录也是很重要的。最近对英国职业健康记录的图表审计显示，只有 15% 记录了对工人出现腰痛时可能出现的严重脊柱病理指标的筛查[38]。

体格检查应遵循检查、触诊、运动范围、神经（强度和感觉）和特殊检查的标准程序。体格检查的结果可以提供导致患者疼痛的解剖学线索，然而，由于这些发现往往不一致，因此趋向于分层使用评估和治疗模型 789[37,39-40]。

保守治疗 6 周之后如果没有看到改善，可能需要影像学检查。然而，如果患者表现为局灶性神经衰弱或其他危险信号，可以考虑进行晚期影像学检查，如 CT 或 MRI。手术是大多数腰痛病例的最后一种治疗方案[37]。

对于一般人群的腰痛结果与在工人补偿或其他一方可能承担治疗费用的情况下的腰痛结果之间的潜在差异，人们已经做了很多研究。虽然工作造成的伤害和疾病的恢复轨迹已一再被证明受到许多非医疗变量的影响，但这并不是在工人赔偿或其他责任制度背景下所看到的情况中所特有的，因为所有健康和职能结果都主要由个人、社区、经济、社会和国家一级的因素推动，除了最明显的情况外，健康疾病在所有情况中都发挥次要作用。

重返工作岗位

重返工作（RTW）岗位的过程通常被认为是患者从受伤或疾病中恢复功能的最后一个步骤。遗憾的是，这导致人们相信，一个人的健康是成功重返工作、学校或在社区中发挥作用的主要驱动力，特别是在重返工作过程失败的情况下。一个更好的评估 RTW 过程的框架是使用员工缺席/出勤的概念来看待 RTW 过程。

Steers 和 Rhodes 关于员工出勤率的研究为理解员工在 RTW 过程中有意识和无意识选择的许多决定因素提供了一个有用的框架，如图 99-12 所示[41]。个人特征（包括健康疾病）只是个人有能力参与劳动力的一个决定因素，这一观点在回归工作和回归赛场方面都得到了文献的支持。在关于肩关节和膝关节伤后重返赛场的文献中有许多例子，竞技运动员尽管取得了良好的手术效果，但仍无法重返赛场[42-43]。

自由职业者报告的缺勤率比雇员要低，这被认为是多种因素造成的，包括获得病假福利的机会不同，以及对旷工的经济处罚不同[44-45]。在失业率高或就业机会有限的地区，员工出勤率提高，员工流动率降低[46]。此外，由于每个国家都有不同的国家政策和计划对工作残疾和重返工作过程有影响，因此在不同国家之间比较重返工作研究并不容易。美国

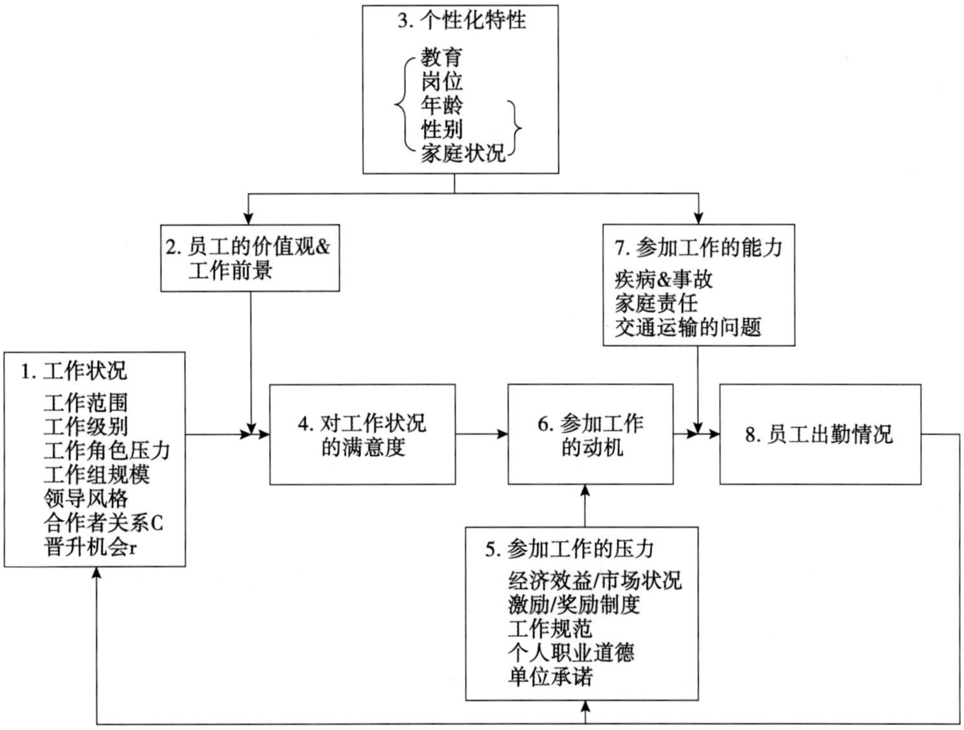

图 99-12　Steers 和 Rhodes 员工考勤流程模型（摘自 Steers RM，Rhodes SR. Major influences on employee attendance：a process model. J App Physiol. 1978；63：391-407）

所有50个州都有自己的工人补偿制度,美国联邦政府和一些特定的职业群体也有类似制度,比如码头工人和铁路工人。因此,结合使用国家特定的保险登记机构的RTW研究很难转化为每个员工特定的RTW环境。最后,大多数研究结果排除了疾病/伤害归因于工人赔偿(WC)或其他医疗-法律程序的人,以消除数据中可能存在的混杂因素,从而导致很少有同行的文献为工作所致的MSD来制订最佳实践指导方针。

工作描述

这是作者的经验之谈,保险和残疾运营商参与了MSD的RTW过程,关注的是工作的体力需求(图99-12)和工作日需体力消耗(表99-3)的某种组合。

表99-3 与工作相关的体力需求

轮流坐/站或走	当安排好的休息和/或午餐时间无法满足这种需要时,员工可以根据需要灵活地选择坐着或站着时,就具备在坐着和站着之间交替的能力
爬斜坡/楼梯	用脚和腿上或下斜坡和/或楼梯。手和胳膊可以用来保持平衡(例如抓住栏杆)
爬梯子/绳索/脚手架	用足/腿和/或手/上肢攀登或下行梯子、脚手架、绳索、杆子等
语言沟通	通过口头语言表达或交换思想,向客户或公众传递口头信息,并准确、大声或迅速地向其他工人传达详细的口头指示
爬行	用手和膝盖或手和脚移动
蹲伏	通过弯曲腿和脊柱使身体向前和向下弯曲
远视敏度	在6.1m(20英尺)或更高处视野清晰。这不仅仅是看人或物体的能力,还有识别特征的能力
精细操作	摘、捏或其他主要用手指而不是像粗放操作那样用整只手或手臂操作
腿/脚控制	用一只脚或两足或腿移动机器或设备上的控制装置。控件包括但不限于踏板、按钮、杠杆和曲柄
整体操作	用手抓、握、转或以其他方式操作。注意手指只涉及手的延伸
听力要求	能够听、理解和分辨语音和/或其他声音(如机械警报、医疗代码/警报)。以下列出的5项听证要求都有一个是或否的答案: 一对一的(人) 小组或会议(亲自出席) 电话 其他声音 通过听力测试
键盘使用	用键盘在计算机或其他机器上输入文本或数据。设备包括传统键盘、10个键盘、触摸屏等
下跪	跪坐休息
提举/搬运	提举是将一个物体从一层提升或降低到另一层(包括向上的拉力)。搬运指的是搬运一个物体,通常用手或胳膊拿着它,但也可能在肩膀上
近视敏度	视力清晰约51cm(20英寸)(例如使用小物件或阅读小字),包括使用电脑
视力范围	当眼睛注视一个给定的点时,观察一个上下左右都能看到的区域
推/拉	推/拉可能只需要用手/上肢、足/腿和/或脚,用身体的一侧或两侧
推	对物体施加力,使物体远离
拉	对物体施加力,使物体向力的方向运动
达到/低于肩膀的高度	在垂直的弧线上从0°延伸到150°。伸展需要伸直手臂和肘部以及肩部的配合。肘部不需要在任何时候被锁住,手臂不需要保持在一个连续的直线位置
达到头顶	伸出双手,形成150°~180°的垂直弧线。伸展需要伸直手臂和肘部以及肩部的配合。肘部任何时候都不需要被锁住,手臂不需要保持在一个连续的直线位置
坐	保持坐着的姿势
站立/行走	站立是指在工作台上站立不动,步行就是迈步行走
弯腰	通过弯曲腰部的脊柱来使身体向前和向下弯曲——这需要充分利用下肢和背部肌肉

摘自BLS网站https://www.bls.gov/ncs/ors/physical.htm(Data from Bureau of Labor Statistics, Occupational Requirements Survey, Physical Demands. Last Modified Date: July 10, 2015.)

然而，有许多因素影响工人执行基本工作职能，包括监管水平、工作需求（如时间压力、反应时间、工作速度、工作量等心理压力源），以及工作控制（例如雇员对如何完成任务以及应该完成哪些任务的控制）[47]。其他因素还包括外貌和语言流利能力，这两点对于重返客户服务岗位至关重要。有许多职业（例如警察、消防队员）不是简单地完成一项或几项工作任务（与流水线上的制造工作相反），因此很难将基本的工作职能提炼成详细的工作描述。

众多因素导致 MSD 转化为职业健康疾病的能力有限，显然，每个重返工作的过程都是独一无二的。值得注意的是，在撰写本文时，美国有两个国家数据库提供了部分基于体力消耗和重返工作的大概时间的索赔数据[48-49]。索赔管理机构、失能评定机构和国家工作人员赔偿系统等相关机构在制定医疗法律时经常使用这些数据，以帮助估计与疾病和伤害有关的结果。

依赖体力消耗描述来预测功能的结果是，工作人员长期以来习惯根据机械的标准来书写工作限制，比如“举重不得超过 5 千克”或“患者在轻量级工作”。在前者中，基于实际数字的限制会产生精确的错觉。“轻工作”的限制是不明确的，导致了工人和他们的主管的混淆（除非有一个预定义的轻工作岗位），这经常导致工人被遣送回家，因为雇主不能确定什么基本的工作职能可以安全地执行。在我们的实践中，我们采用了基于任务的工作限制系统：无须吸尘、无须拖垃圾、无须缺少协助的患者转移、无须使用梯子等。鼓励员工与治疗人员讨论他们对重返工作岗位的担忧，并让他们的主管清楚地了解员工在受限制的情况下可以完成哪些任务。讨论还允许提供者设置停留在工作岗位/返回工作流程的期望。关于这一话题更为完整的讨论可以在美国职业和环境医学院实践指南找到[50]。

小结

工作导致的肌肉骨骼病的成功治疗需要临床医生了解损伤、疾病或条件，以及个人的职业、基本工作职能、工作和家庭环境将如何影响重返工作岗位过程。

（路坦　译，江山　万春晓　校）

参考文献

1. Bureau of Labor Statistics, US Department of Labor. *2016 Current Population Survey*. Available at https://www.bls.gov/cps. Accessed June 15, 2017.
2. US Department of Labor. *Occupational Health and Safety Administration Law & Regulations*. Available at https://www.osha.gov/law-regs.html. Accessed June 15, 2017.
3. US Department of Labor. *Occupational Health and Administration Recordkeeping*. Available at https://www.osha.gov/recordkeeping/ppt1/RK1exempttable.html. Accessed June 15, 2017.
4. Evans K, Roll S, Baker J. Work-related musculoskeletal disorders (WRMSD) among registered diagnostic medical sonographers and vascular technologists: a representative sample. *J Diagn Med Sonogr*. 2009;25(6):287–299.
5. Collins JW, Nelson AN, Sublet V. Safe lifting and moving of nursing home residents. *DHHS (NIOSH)* Publication Number 2006-117.
6. Bernard BP, ed. Musculoskeletal disorders and workplace factors. *DHHS (NIOSH)* Publication No. 97BB141; 1997.
7. Hill JJ 3rd, Slade MD, Russi MB. Anthropometric measurements, job strain, and prevalence of musculoskeletal symptoms in female medical sonographers. *Work*. 2009;33(2):181–189.
8. Sayegh ET, Strauch RJ. Does nonsurgical treatment improve longitudinal outcomes of lateral epicondylitis over no treatment? A meta-analysis. *Clin Orthop Relat Res*. 2015;473(3):1093–1107.
9. Moraes VY, Lenza M, Tamaoki MJ, Faloppa F, Belloti JC. Platelet-rich therapies for musculoskeletal soft tissue injuries. *Cochrane Database Syst Rev*. 2014;4:CD010071.
10. de Vos RJ, Windt J, Weir A. Strong evidence against platelet-rich plasma injections for chronic lateral epicondylar tendinopathy: a systematic review. *Br J Sports Med*. 2014;48(12):952–956.
11. Shiri R. Lateral and medial epicondylitis: role of occupational factors. *Best Pract Res Clin Rheumatol*. 2011;25:43.
12. Amin NH, Kumar NS, Schickendantz MS. Medial epicondylitis: evaluation and management. *J Am Acad Orthop Surg*. 2015;23(6):348–355.
13. Baumbach SF, Lobo CM, Badyine I, Mutschler W, Kanz KG. Prepatellar and olecranon bursitis: literature review and development of a treatment algorithm. *Arch Orthop Trauma Surg*. 2014;134(3):359–370.
14. Witt J, Pess G, Gelberman RH. Treatment of deQuervain tenosynovitis. A prospective study of the results of injection of steroids and immobilization in a splint. *J Bone Joint Surg Am*. 1991;73(2):219–222.
15. Klauser AS, Halpern EJ, De Zordo T, et al. Carpal tunnel syndrome assessment with ultrasound: additional cross-sectional area measurements of the median nerve in patients versus healthy volunteers. *Radiology*. 2009;250(1):171–177.
16. Soltani AM, Allan BJ, Best MJ, Mir HS, Panthaki ZJ. A systematic review of the literature on the outcomes of treatment for recurrent and persistent carpal tunnel syndrome. *Plast Reconstr Surg*. 2013;132(1):114–121.
17. Popinchalk SP. Physical examination of upper extremity compressive neuropathies. *Orthop Clin North Am*. 2012;43:417.
18. Seror P. Treatment of ulnar nerve palsy at the elbow with

a night splint. *J Bone Joint Surg Br*. 1993;75(2):322–327.
19. Seradge H, Owen W. Cubital tunnel release with medial epicondylectomy factors influencing the outcome. *J Hand Surg Am*. 1998;23(3):483–491.
20. Palmer BA. Cubital tunnel syndrome. *J Hand Surg Am*. 2010;35:153.
21. Gardiner GA Jr, Tan A. Repetitive Blunt trauma and arterial injury in the hand. *Cardiovasc Intervent Radiol*. 2017;40(11):1659–1668.
22. Heaver C, Goonetilleke KS, Ferguson H, Shiralkar S. Hand-arm vibration syndrome: a common occupational hazard in industrialized countries. *J Hand Surg Eur*. 2011;36(5):354–363.
23. Madan SS, Pai DR, Kaur A, Dixit R. Injury to ulnar collateral ligament of thumb. *Orthop Surg*. 2014;6(1):1–7.
24. Rodeo SA, O'Brien S, Warren RF, Barnes R, Wickiewicz TL, Dillingham MF. Turf-toe: an analysis of metatarsophalangeal joint sprains in professional football players. *Am J Sports Med*. 1990;18(3):280–285.
25. Hotfiel T, Carl HD, Jendrissek A, Swoboda B, Barg A, Engelhardt M. Turf toe injury-extension sprain of the first metatarsophalangeal joint. *Sportverletz Sportschaden*. 2014;28(3):139–145.
26. Walker BF. The prevalence of low back pain: a systematic review of the literature from 1966 to 1998. *J Spinal Disord*. 2000;13(3):205–217.
27. Airaksinen O, Brox JI, Cedraschi C, et al. European guidelines for the management of chronic nonspecific low back pain. *Eur Spine J*. 2006;15(2):S192–S300.
28. Shraim M, Cifuentes M, Willetts JL, et al. Regional socioeconomic disparities in outcomes for workers with low back pain in the United States. *Am J Ind Med*. 2017;472–483.
29. Posner M, Cameron KL, Wolf JM, Belmont PJ Jr, Owens BD. Epidemiology of Major League Baseball injuries. *Am J Sports Med*. 2011;39(8):1676–1680.
30. Armed Forces Health Surveillance Center. Absolute and relative morbidity burdens attributable to various illness and injuries. *U.S. Armed Forces Medical Surveillance Monthly Report (MSMR)*. 2007;14:18–23.
31. Roy TC, Lopez HP, Piva SR. Loads worn by soldiers predict episodes of low back pain during deployment to Afghanistan. *Spine (Phila Pa 1976)*. 2013;38(15):1310–1317.
32. Balagué F, Mannion AF, Pellisé F, Cedraschi C. Nonspecific low back pain. *Lancet*. 2012;379(9814):482–491.
33. Koes BW, van Tulder M, Lin C-WC, Macedo LG, McAuley J, Maher C. An updated overview of clinical guidelines for the management of non-specific low back pain in primary care. *Eur Spine J*. 2010;19:2075–2094.
34. van Tulder M, Becker A, Bekkering T, et al. Chapter 3. European guidelines for the management of acute nonspecific low back pain in primary care. *Eur Spine J*. 2006;15(2):S169–191.
35. Hancock MJ, Maher CG, Latimer J, et al. Systematic review of tests to identify the disc, SIJ or facet joint as the source of low back pain. *Eur Spine J*. 2007;16:1539–1550.
36. Henschke N, Maher CG, Refshauge KM, et al. Prevalence of and screening for serious spinal pathology in patients presenting to primary care settings with acute low back pain. *Arthritis Rheum*. 2009;60:3072–3080.
37. NICE Guidelines: Low back pain: early management of persistent non-specific low back pain. *NICE Guidelines* [CG88], May 2009.
38. Walsh L, Menzies D, Chamberlain K, Agius R, Gittins M. Do occupational health assessments match guidelines for low back pain? *Occup Med*. 2008;58:485–489.
39. Foster NE, Hill JC, O'Sullivan P, Childs JD, Hancock MJ. Stratified models of care for low back pain. *WCPT Congress*, Singapore, 2015.
40. Petersen T. Non-specific low back pain: classification and treatment. Lund University, 2003.
41. Steers RM, Rhodes SR. Major influences on employee. attendance: a process model. *J App Psychol*. 1978;63(4): 391–407.
42. Czuppon S, Raceter BA, Klein SE, Harris-Hayes M. Variables associated with return to sport following anterior cruciate ligament reconstruction: a systematic review. *Br J Sports Med*. 2014;48(5):356–364.
43. Tibone JE, Bradley JP. Evaluation of treatment outcomes for the athlete's shoulder. In: Matsen FA, Fu FH, Hawkins RJ, eds. *The Shoulder: A Balance of Mobility and Stability*. AAOS; 1991.
44. Office of National Statistics. *Sickness Absence in the Labour Market*. 2014. Available at http://webarchive.nationalarchives.gov.uk/20160105160709/http://www.ons.gov.uk/ons/dcp171776_353899.pdf. Accessed June 15, 2017.
45. Pfeifer C. Cyclical absenteeism among private sector, public sector and self-employed workers. *Health Economics*. 2013;22:366–370.
46. Askildsen JE, Bratberg E, Nilsen OA. Unemployment, labor force composition and sickness absence: a panel data study. *Health Economics*. 2006;14:1087–1101.
47. Karasek RA. Job demands, job decision latitude, and mental strain: implications for job redesign. *Admin Sci Quart*. 1979;24:285–308.
48. The Work Loss Data Institute. *Official Disability Guidelines (ODG) 2017*.
49. The Medical Disability Advisor. *ReedGroup MDGuidelines, 2017*. Available at http://www.mdguidelines.com/. Accessed June 15, 2017.
50. American College of Occupational and Environmental Medicine Practice Guidelines. 2017. Available at https://www.acoem.org/PracticeGuidelines.aspx.

第 100 章　失能退伍军人康复

Ajit B. Pai, Donald O. Tower, III, Kathryn Wilder Schaaf, Caroline Sizer, Henry L. Lew, and David X. Cifu

背景

退伍军人和现役军人是康复需求最高的人群之一。康复是一项复杂的工作,需要多学科团队的协调合作。疾病的严重程度决定了患者治疗所需的资源和人力。

美国国防部(Department of Defense, DoD)和退伍军人事务部(Veterans Affairs, VA)的临床医生需要了解战斗和非战斗行动对人体功能的影响。比较常见的是现役军人从军队服役返回后会出现多种多样的健康问题。此外,超过 50% 的军人退伍后会加入 VA 的医疗保健系统,以治疗所有与服役相关的疾病。因此,提供医疗服务的临床医师必须熟悉军队生活可能给个人带来的压力。本章描述了美国国防部和退伍军人事务部康复专业人员需要治疗的常见特定暴露、损伤和疾病。近年来,对战斗相关创伤性脑损伤(traumatic brain injury, TBI)和创伤后应激障碍(posttraumatic stress disorder, PTSD)的关注一直处于临床医学治疗和研究的前沿。本章将集中讨论这些问题,并对军队服役有关的其他疾病作简要说明。

美国退伍军人事务部专门记录了暴露相关的健康问题(框 100-1),以增加临床医生和退伍军人对各种疾病和损伤的了解,并促成一种系统方案去治疗。此外,为了增强对这些主要影响现役军人和退伍军人疾病的了解,VA 还创建了退伍军人健康倡议(VHI),以更详细地解释和传播这些主题。同时,对这些问题的进一步了解有助于美国国防部在未来行动中具备做好准备和保护美国军人的能力(部队准备就绪)。

越南战争期间,橙剂作为一种广谱除草剂,被用来清除树叶,提高部队在战场上的能见度。但是使用后,人们才了解到其对健康的潜在负面影响。VA 发现退伍军人及其子女的许多疾病与使用这种毒物有关(框 100-2)。因为其中许多疾病会影响功能,康复专业人员应该熟悉这些疾病和病症,才会及时给予相应治疗和其他干预措施。

框 100-1　军事暴露

- 橙剂
- 海湾战争综合征(Gulf War syndrome, GWS)
- 西南亚传染性疾病
- 有毒碎片嵌入
- TBI
- 辐射暴露
- 化学、生物和放射性武器
- 冻伤
- 热损伤

框 100-2　橙剂暴露相关的疾病

退伍军人

- AL 型淀粉样变性
- 慢性 B 细胞白血病
- 氯痤疮
- 2 型糖尿病
- 霍奇金病
- 缺血性心脏病
- 多发性骨髓瘤
- 非霍奇金淋巴瘤
- 帕金森病
- 周围神经病变(早发)
- 迟发性皮肤卟啉病
- 前列腺癌
- 呼吸道癌/肺癌
- 软组织肉瘤

退伍军人子女

- 脊柱裂
- 儿童癌症

海湾战争中，美国部队暴露在各种环境毒素和神经毒素中。2008 年，美国海湾战争退伍军人疾病研究咨询委员会将海湾战争综合征，即暴露于杀虫剂和溴吡斯的明（一种抗神经毒气的药物）所共同导致的多症状疾病记录在案。海湾战争综合征的症状包括疲劳、头痛、关节疼痛、胃肠道问题、失眠、记忆力减退和呼吸困难。此外，慢性疲劳综合征、纤维肌痛、其他胃肠道疾病及一些难以诊断的疾病可能也与在海湾战争中服役有关。

战争中军人在极端条件下作战，可能受到冻伤或热相关损伤。冻伤所导致的一系列后果，包括神经损伤、血管损伤、皮肤疾病、肌肉骨骼损伤和软组织损伤；热相关的损伤风险，有中暑、虚脱和晒伤等。尽管这些损伤或疾病都不是当今研究的前沿，但仍然是每个医务人员都需要意识到的问题。

创伤性脑外伤

在和平时期，军人脑外伤的发病率超过了平民人群，女性军人脑外伤的发病率上升至与男性平民相似的水平[1]。与其他战争伤害不同的是，创伤性脑外伤（TBI）大多数为爆炸性损伤，可占战争伤害的 65%～81%[2,3]（图 100-1）。使当前爆炸伤与以往其他战争所致爆炸伤变得更加难以比较的因素包括凯夫拉尔防弹衣、头盔技术和其他防护设备的进步，以及急性创伤护理的改善，这些进步使受伤人员可幸免于先前被认为是战争中致命的伤害[4]。

根据美国国防部和退伍军人脑损伤中心（DVBIC）的数据，2000—2014 年[5]，313 816 名军人遭受了 TBI。这些 TBI 患者的初始严重程度分级的百分比分别为：轻度 83%、中度 8% 和重度 1%（图 100-2）。

大多数利用现有行政数据库进行的研究可能低估了由于各种原因遭受 TBI 军人的实际人数。首先，轻度 TBI（mTBI），即最轻的一种闭合性颅脑损伤，由于体征并不明显可能很难诊断[6]。其次，约 46% 有资格获得 VA 服务的退伍军人选择不在 VA 系统内接受医疗服务[7]。

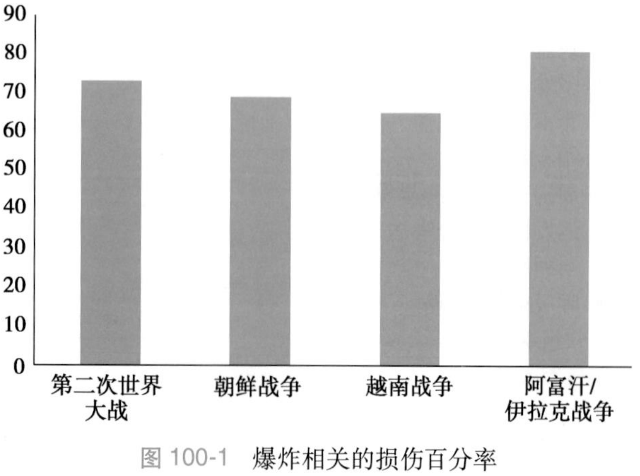

图 100-1　爆炸相关的损伤百分率

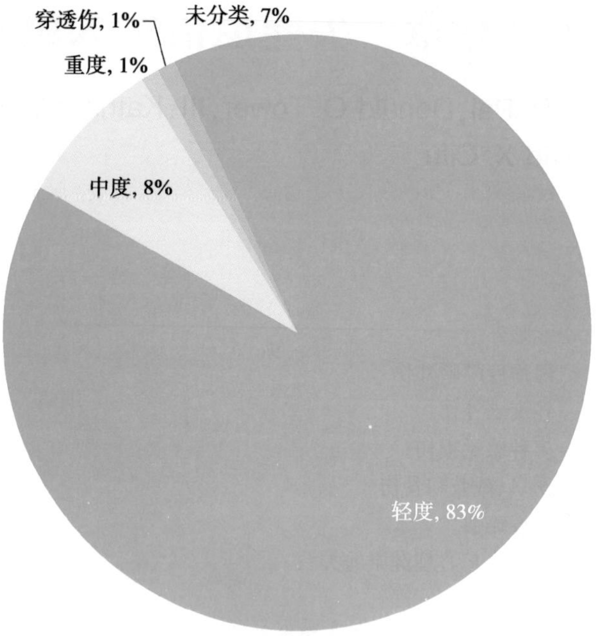

图 100-2　2000—2014 年退伍军人 TBI 严重程度数据（摘自美国国防部和退伍军人脑损伤中心）

2012 年，在接受 VA 服务的退伍军人（约 35 826 名男性和女性）中，6.8% 的人被诊断为 TBI。患有 TBI 的退伍军人往往比非 TBI 患者年轻（31 岁 vs. 34 岁）。在所有确诊为 TBI 的退伍军人中，男性占 95%，高于男性在退伍军人总人口中的比例（87%）。目前关于老年退伍军人 TBI 的发生率和患病率以及最初在服役期间患有 TBI 并有持续症状、退伍后又复发的相关文献中数据非常有限。关于平民的研究表明，一旦发生过一次 TBI 之后，复发性 TBI 的风险也会显著增加[8]。虽然尚不清楚是因为初始 TBI 本身增加了风险，还是持续 TBI 患者的个体特征使其面临更高的 TBI 复发风险，但必须注意，这种风险增加是存在的。目前，正在进行中的一项关于退伍军人复发性 TBI 的研究，将为包括 VA 在内的机构提供长期医疗成本费用的相关信息。

Taylor 透露，2014 年，患有 TBI 的退伍军人在 VA 的医疗费用（人均 40 817 元/年，约合 5 831 美元/年）几乎是非 TBI 退伍军人（人均 10 829 元/年，约合 1 547 美元/年）的 4 倍[9]。对于患有 TBI、PTSD 和疼痛（“创伤三联征”）的退伍军人而言，医疗费用上升到每人 55 818 元/年（约合 7 974 美元/年）。除了这一公认的

"创伤三联征"[10]外，还有其他 10 种与军事人员爆炸伤（框 100-3）和 TBI 相关的并发症，包括截肢[11]、自杀意念[12]、痴呆症[13]、失眠[14]、视觉障碍[15]以及听觉、前庭功能障碍[16]。这些并发症反过来成为服务人员和退伍军人在康复过程中面临的独特挑战。

框 100-3 **爆炸伤合并症**

- 截肢
- 自杀意念
- 痴呆症
- 失眠
- 视力障碍
- 听觉障碍
- 前庭功能障碍

爆炸性颅脑外伤

爆炸性 TBI（blast-related TBI，bTBI）由 4 个不同的级别组成：一级、二级、三级和四级爆炸伤（表 100-1）[17-18]。一级爆炸伤是由爆炸波引起的大气压力变化引起的；二级爆炸伤是由弹丸穿透颅骨和大脑造成的；三级爆炸伤是由爆炸引起的运动物体的加速和减速，然后被静止物体挡住造成的；四级爆炸伤是由热爆炸产物和有毒爆炸产物引起，这些产物会伤害头部、面部、头皮和呼吸道。与一级爆炸伤不同，已充分了解二级、三级和四级爆炸伤的损伤机制，似乎与闭合性 TBI、穿透性 TBI 或缺氧相关性脑损伤相似[19]。

表 100-1 爆炸伤的构成

一级爆炸伤	爆炸冲击波导致大气压力变化
二级爆炸伤	弹丸穿透颅骨或脑组织
三级爆炸伤	运动物体的加速和减速，然后被静止物体挡住
四级爆炸伤	对身体的热损伤或毒素损伤

原发性爆炸波损伤的确切机制尚不完全清楚。冲击波和压力波可引起大气压力的快速变化（超压后是相对较长的低压）。当负压大于组织的抗张强度时，就会发生气蚀[20]。关于能量的压缩和膨胀变化或者主要爆炸波有关的损伤的动物模型实验倾向于支持大脑组织由此产生的气蚀现象[21,22]。进一步的模型测试表明，爆炸波产生的剪切力也可能导致伤害，并且主要爆炸波造成的破坏的空间分布与爆炸方向无关[23]。主要爆炸波相关的空间分布变异性使得使用防护装置（即头盔）保护部队免受主要爆炸波的影响成为难题。

值得注意的是，bTBI 的分类与闭合性 TBI 十分相似（表 100-2）。mTBI 指格拉斯哥昏迷指数评分（Glasgow Coma Scale，GCS）在 13～15 分，意识丧失（loss of consciousness，LOC）30min 以内，创伤后遗忘症（posttraumatic amnesia，PTA）时间 24h 内。中度 TBI 的特点是 GCS 评分在 9～12 分，LOC 为 30min 到 24h，PTA 为 1～7d。重度 TBI 的特点是 GCS 评分在 3～8 分，LOC 超过 1d，PTA 超过 1 周[24]。bTBI 现场管理由最初的 GCS 评分决定。

表 100-2 TBI 严重程度分类

	GCS	PTA	LOC
轻度	13～15 分	<1d	<30min
中度	9～12 分	1～7d	30min～24h
重度	<8 分	>7d	>24h

GCS，格拉斯哥昏迷指数评分；PTA，创伤后遗忘症持续时间；LOC，意识丧失时间。

《战斗相关头部创伤的现场管理指南》详细介绍了在战场上经过初步管理和情况稳定后的适当的医学分类情况[25]。当个人暴露于爆炸波且 GCS 低于 13 分时，应紧急疏散至有更高级别医护的地方。由于简易爆炸装置爆炸通常会造成多种伤害，所以在战斗支援医院看到受伤的军人时，必须进行详细的临床评估，以量化所有伤害。应立即使用神经影像学和计算机断层扫描（CT）以评估颅骨骨折/水肿或颅内出血。通常，在这些情况下，需要在重症监护室环境下进行气道保护、机械通气、颅内压监测和神经外科干预[19]。

中重度 bTBI 常伴有明显脑水肿和大量血管损伤，因此需要对患者进行更积极的管理和评估。例如，早期去骨瓣减压术（图 100-3）已普遍采用[26-27]。去骨瓣手术除了用于治疗颅内压升高和严重脑水肿外，还用于行伤口清创、硬脑膜修复、脑室造口和血肿清除。由于颅内压在飞行中很难控制，去骨瓣手术也使患者在空运时更安全。

在经过足够的时间使脑水肿和高颅压得到恢复后（通常在去骨瓣手术后 6 周以后），需对患者进行颅骨成形术评估。由于自体颅骨重建通常不可行，计算机生成的颅骨假体通常被用于颅骨重建[19]。骨瓣重新植入有硬膜外积液、癫痫发作和轮廓异常的风险[28]。Ecker 等[29]（2011 年）表明，尽管初始 GCS 评分较低，60% 的在战区接受双侧或双室去骨

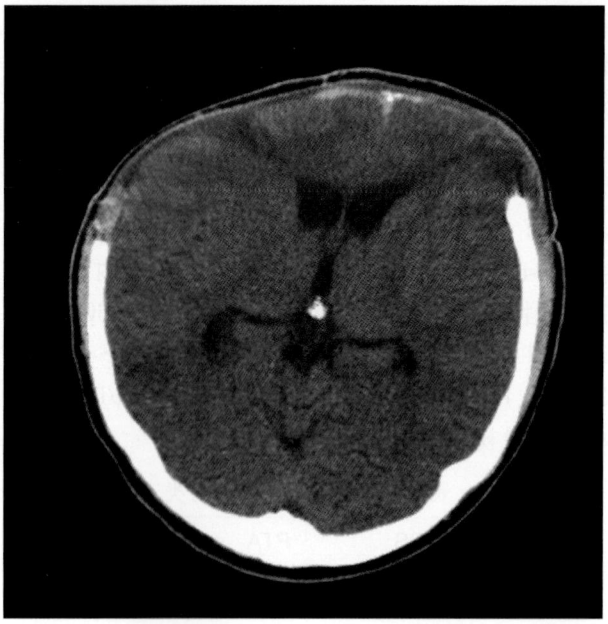

图 100-3 去骨瓣减压术用于治疗脑外伤颅内压升高和脑水肿患者

瓣手术的患者在 2 年内实现了独立生活。

重度 bTBI 导致的血管损伤很常见[30]。一项对 187 例患有闭合性或穿透性 TBI 的军人的研究指出，血管损伤的发生率为 34%[31]。血管损伤包括创伤性假性动脉瘤、夹层和瘘管。颅内动脉瘤和血管痉挛之间有高度相关性，血管痉挛发生在平均 14d，但也可能在初次受伤后 1 个月内发生[32]。血管痉挛的监测可通过经颅多普勒超声，其治疗方法可通过使用血管扩张剂或血管内手术，如支架置入或卷取[30]。由于 bTBI 引起的血管损伤发病率高，因此普遍需要积极的血管筛查，如 CT 血管造影（CTA）等[32]。

急性期，中、重度 bTBI 往往伴有其他相关的颅内并发症，包括复杂的颅底骨折、脑膜炎、静脉血栓栓塞和脑脊液（CSF）漏[33]。但是由于脑外伤综合护理体系的发展，严重颅脑损伤患者的预后已大大改善[17]。

轻度脑外伤

在战区诊断轻度脑外伤（mTBI）是困难的。传统上，诊断是基于自我报告。然而，在战区，这些症状往往报告得不够全面，所以这些军人还是继续留在部队[19]。因此，目前的方案要求在事故发生后尽快对所有与爆炸接触有关的服役人员进行医学评估和强制检查。军事急性脑震荡评估（military acute concussion evaluation，MACE）被用作筛查工具，它包括患者病史和经验证的脑震荡筛查标准化评估（standardized assessment of concussion，SAC）[34-35]。MACE 的准确性随着时间的推移而降低，因此在爆炸相关事件发生后 12h 内进行评估最为可靠[36]。

一旦 TBI 的筛查结果呈阳性，患者就会退出战斗直到所有症状消失[37]。轻度 TBI 症状通常包括头痛、疲劳、对声和光敏感、注意力不集中、平衡改变、头晕和睡眠障碍（框 100-4）[38]。mTBI 的治疗包括相对（短暂）休息、急性症状管理（如头痛的治疗），最重要的是对患者进行损伤和恢复预期知识的健康教育[39]。症状消失时，服役人员将再进行劳力性测试，以排除任何顽固性问题。如果所有症状在劳力性测试后均已消除，则服役人员可返回工作岗位；持续症状需要额外休息或送至更高级别的护理场所[24]。

框 100-4 **轻度 TBI 症状**

- 头痛
- 疲劳
- 声音恐惧症
- 光敏性
- 注意力不集中
- 平衡障碍
- 头晕
- 失眠症

从部队回来的服役人员将接受服役后额外的健康评估（post-deployment health assessment，PDHA）筛选，以明确是否需要进一步进行临床评估。这项评估在军事卫生系统中指定的 TBI 中心进行，该中心可提供多学科的医疗服务[40]。转介到 VA 的军人也将使用 TBI 临床提示进行 TBI 筛选。阳性筛查结果将通过 VA 多创伤护理系统（polytrauma system of care，PSC）内指定的 TBI 诊治中心启动进一步的检查和治疗。

应注意避免第二次损伤综合征（second impact syndrome，SIS）。SIS 是一种在最初的 TBI 完全愈合之前遭受第二次头部损伤的现象，会导致更差的预后结局[41-42]。多重 TBI 可能会使个体面临发展为慢性创伤性脑病（chronic traumatic encephalopathy，CTE）的风险，即一种与运动员多次脑震荡相关的进行性 tau 蛋白相关的神经退行性疾病[43]。最近一项与爆炸后 TBI 相关的人类大脑尸检案例发现了 CTE 的证据。此外，具有多种爆炸相关损伤的动物模型表现出 CTE 类型的神经病理学[44]。然而，爆炸相关的 TBI 和 CTE 之间的关系的研究还很有限，主要是因为这两种情况均未得到充分诊断。

多种感觉损伤

与爆炸相关的头颈部损伤与多种感觉系统的功能障碍有关,这些系统可能与中枢神经系统和外周神经系统病理学有关。Lew 等[45](2011 年)在与爆炸相关的 TBI 患者中注意到视觉和听觉功能障碍之间的相关性,称为双重感觉障碍(dual sensory impairment,DSI)。Pogoda 等[46](2012 年)研究了听觉、前庭和视觉功能障碍[称为多感觉障碍(multisensory impairment,MSI)]的共同发生的情况,并发现与部队相关 mTBI 的 MSI 的发生率更高。

视觉障碍是 mTBI 退伍军人的常见症状。多来源引用的报告显示,这些人中有多达 75% 患有视觉障碍症状[47-48]。LOC 与所报道的视觉障碍的严重程度有显著相关性,这些视觉障碍包括视物模糊、光敏性和调节性问题[49]。有证据表明,静态和动态辐辏功能障碍,特别是反应延迟,近点辐辏范围受限,近点辐辏功能降低是筛查中常见的临床表现[50]。

在服役过程中,与爆炸有关的耳部损伤和听力损伤很常见。2013 年 Dougherty 等[51]指出,最常见的耳部损伤包括鼓膜破裂和与内耳损伤相关的耳鸣,患病率为 31%。此外,与非爆炸相关的 TBI 相比,爆炸相关的 TBI 的耳鸣和听力损失的报告率更高[52]。爆炸伤可同时损伤外周和中枢听觉神经系统,这两个系统功能重叠,给评估、诊断和治疗带来困难[53]。2012 年 Oleksiak 等[54]发现,通过高水平测试发现的听力障碍患者中,只有 1/3 的患者是通过听力敏度图发现的异常,提示 TBI 和听力障碍的患者应考虑进行听力检查以外的高级测试。前庭功能障碍(特别是平衡能力差和头晕)是常见的爆炸后的持续症状,并且可能同时影响中枢神经系统和外周神经系统。目前尚缺乏对前庭功能障碍中枢系统机制的相关研究[55]。

伤口、截肢和骨伤

简易爆炸装置会造成许多其他伤害。一项针对肌肉骨骼创伤和伤亡情况的回顾性研究指出,81% 的肌肉骨骼战伤是由于爆炸造成的;脊柱、骨盆和长骨骨折占战斗中总骨折的 56%;肌肉骨骼所造成的伤亡事故发生率,开放性骨折是 5.0%,闭合性骨折是 6.4%,软组织或神经血管损伤是 32.8%[56]。一项针对战斗人员(侦察骑兵)的研究显示,67% 遭受单个或多个肌肉骨骼系统损伤;其中 69% 的损伤与爆炸有关。在这些损伤中,有 46% 的损伤累及下肢;胫骨骨折(占 8%)是最常见的损伤;截肢占所有创伤的 11%[57]。Belmont 等[58](2013 年)指出,截肢占所有战斗创伤的 6%,几乎所有创伤性截肢都是由爆炸造成的。一项针对战争导致截肢的个体的调查显示,幻肢痛的患病率为 76%,假肢相关皮肤问题的患病率为 58%,残肢痛的患病率为 62.9%[59]。值得注意的是,85.5% 的受访者将自己的健康状况评为优秀、非常好和良好。一项针对 274 名战争烧伤的服役人员的研究提示,52% 的烧伤与敌对地区的爆炸有关,死亡率为 4%,吸入性损伤的发生率为 26%,手和面部是烧伤最常见的部位[60]。Eskridge 等[61] 2012 年对爆炸相关的损伤进行了回顾性研究,发现四肢是最常见的受伤部位,而表面损伤(例如烧伤、挫伤、开放性伤口和擦伤)是最常见的类型。

慢性疼痛

在战争服役人员中,TBI 和慢性疼痛的发生率很高[62]。Gironda 等[63](2009 年)发现,使用 VA 系统的患者中有 47% 最初表现为疼痛,其中 60% 表现为中度到重度疼痛。另一项研究指出,88% 的爆炸相关多发伤患者术后持续疼痛[64]。在对 340 例退伍军人的医疗记录进行回顾研究时,Lew 等人(2009)详细研究了多发伤三联征(即 TBI、PTSD 和疼痛),并指出 82% 的病例涉及慢性疼痛(背部 58%,头部 55%),68% 的患者有 PTSD 和 67% 的 TBI 患者伴有持续的脑震荡后症状(图 100-4)。有

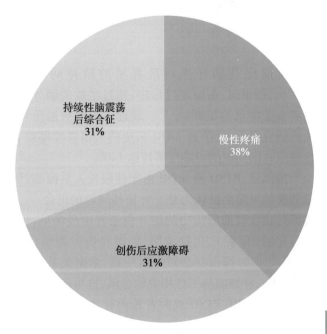

图 100-4　多发伤三联征的类型及占比

三联征的患者的疼痛率是42%[65]。值得注意的是，这项研究纳入标准为退伍军人健康管理局发放的TBI问卷的4个问题做出的答案结果都为阳性的退伍军人。在后续研究中，Cifu等人（2013年）分析了大量退伍军人（n＝613 391）的数据，不管TBI问卷的筛查结果是否为阳性，只有6.0%的人群表现出完全的多发性创伤三联征[10]。尽管在占比上存在差异，但研究结果还提示，大多数TBI患者存在心理健康障碍，约一半的患者同时患有PTSD和疼痛[10]。

据报道，初次受伤后30d内，74%的mTBI确诊病例出现头痛，其中33%进展为持续性头痛症状[66]。大多数头痛被描述为偏头痛亚型。对多发伤和TBI患者的疼痛的系统评价显示，几乎没有证据可指导多发创伤患者的疼痛评估和治疗方法[67]。Gironda等[63]（2009年）推荐了以下治疗方法：解决特定类型的问题，尽量减少多药联合用药；针对特定的疼痛机制，使用不同的方案，并利用药物的副作用来帮助解决其他问题。

脑外伤与心理健康的关系

遭受多发伤的军人和退伍军人面临许多认知、情感和心理问题的挑战。审查VA管理记录提示，超过80%有确诊TBI病史的伊拉克和阿富汗退伍军人同时诊断有精神疾病[68]。TBI可导致各种神经心理问题，包括执行功能、学习和记忆的缺陷，以及影响日常生活自理能力。还有报告提示TBI患者有睡眠障碍、慢性疼痛、头痛、抑郁、易怒和其他明显的个性改变[69-70]。共同的危险因素和共同的症状将TBI和心理健康联系在一起[71]。

严重的抑郁症和愤怒情绪

抑郁症是脑外伤后最常见的精神病后遗症[72-73]，据报道，在康复过程中，超过半数的脑外伤患者会受抑郁症的影响[74]。最近一项针对退伍军人的研究提示，战争致mTBI病史的人报告抑郁症、疼痛或睡眠问题的可能性累计达140%。

抑郁症、PTSD和mTBI由于使服役人员面临严重的失能风险而被认为是一种精神问题的组合[75]。抑郁症状在有抑郁病史的脑外伤患者中最常见，但也与年龄（年轻）、药物滥用、焦虑和伤害类型（故意）有关[76]。抑郁症会对生活质量、亲密关系产生负面影响，并加剧与工作相关的恐惧，这可能已经存在于患有mTBI、PTSD或两者兼而有之的退伍军人身上[77]。

愤怒情绪，一种通常与抑郁和焦虑有关的神经行为症状，与退伍军人群体有着特殊的相关性。美国陆军最近发表的一份战略评估报告指出，士兵中暴力重罪和暴力犯罪者的发生率有所上升。报道指出，有TBI病史的服役人员遭遇当下的愤怒情绪、愤怒的性格特征等问题增加且控制愤怒的能力下降[78]。轻度到中度损伤或简单mTBI的患者最常表现出易怒、愤怒和攻击性[79-80]。虽然愤怒可能是一系列疾病的症状，当和退伍军人和TBI患者工作时，愤怒的评估和治疗是重要的考虑因素。

创伤后应激障碍

TBI与创伤后应激障碍（PTSD）之间的关系复杂是由许多因素造成的，包括脑损伤的严重程度。一些研究表明，在退伍军人和现役军人中，脑震荡症状与PTSD的关系比TBI更为密切[81-82]。此外，创伤较重的患者对创伤事件的遗忘与PTSD的较低的发生率有关。最近来自一项海军心理弹性研究的数据表明，服役前的精神症状和报告的战斗强度可最好地预测现役海军陆战队和海军服役人员的PTSD。此外，服役相关的TBI显著增加了服役后发生PTSD的风险[83]。

药物滥用

虽然药物滥用与TBI的发展之间的关系是明确的，但是对于TBI后药物滥用的发生情况却知之甚少[84]。在军人群体中，TBI与酒精滥用的增加有关，但其他药物滥用的情况却不一样[85]。2015年，Johnson等[85]指出，在TBI后的12个月内，军人酒精滥用的风险增加，但酒精和其他药物滥用都随时可能发生。因此，在TBI发生后，应对这些药物滥用的情况进行定期评估。

解决康复中的家庭问题

许多康复护理模式强调，患者并不是唯一受到多发性创伤影响的人。综合护理模式将家庭成员和护理人员共同作为团队的一部分，解决康复问题。虽然家庭成员意识到他们的亲人已经有了TBI后遗症，但对于损伤全方位认识仍是一个发展的过程。Port、Willmott和Charlton[86]（2002）指出，伤后2年内，家庭成员仍不能完全意识到损伤带来的后果。这可能是因为TBI患者可能没有完全进入功能性环境，从而限制了日常事件中可观察到的变化。

解决家庭需求是为军人和退伍军人提供全面护理的一个重要方面。VA康复机构的家庭成员报告提及，他们最需要的是获取健康信息。这些健康信息的形式随着家庭的康复进程而变化。总体来说，家庭成员希望：①以他们能够理解的方式获得信息；②感觉自己是团队和决策过程的一部分；③知道如何处理与脑损伤相关的困难的行为问题。虽然情感支持通常排名最低，但在家庭成员应对伴随脑损伤的行为变化时，为他们提供支持是至关重要的。帮助家庭成员应对多发性创伤和脑外伤后的关系变化可以改善患者及其支持系统的结局[87]。

美国国防部和退伍军人事务部综合护理体系

为了满足在战斗中受伤军人的复杂和独特的需求，VA 和 DoD 于 2005 年创建了一个综合的护理体系，以提供最佳的医疗保健服务，即多发伤护理系统（PSC）。PSC 的任务是"通过使用康复服务来提高、保护和恢复患有多发性创伤和 TBI 的退伍军人和现役军人的生活质量[88]。"以下将重点介绍战区内对严重受伤军人的管理、服役后资源和护理系统。

战区创伤性脑外伤管理

2005 年，美国国防部和退伍军人脑损伤中心（DVBIC）和脑外伤基金会制订了中-重度 TBI 战区内管理指南[89]。目前的军事 TBI 指南要求尽快发现任何暴露在爆炸中的军人。对于有爆炸暴露且 GCS 为 13～15 分者，用 MACE 筛查。筛查后发现脑震荡呈阳性的患者，将被转移出战场接受治疗，直到他们完全康复。对于 GCS 低于 13 分者，有 5 个级别的军事医疗护理：一级是由医护人员在护理点提供的护理；二级是一个前线外科团队，通过外科手术提供生命支持和稳定病情；三级医院为战斗支援医院，设有重症监护室和亚专科护理；四级医院是医疗撤离点（通常是去德国的兰斯图尔地区医疗中心，这是返回美国的前送至的地点）；五级是在军事治疗设施（military treatment facility，MTF）进行护理，例如沃尔特里德美国军事医疗中心或圣安东尼奥军事医疗中心[90]。一旦病情稳定，将通过第六级梯队 PSC 寻求康复努力。

当服役人员从战地返回后，将进行其他筛查。对于现役军人，DoD 使用 PDHA，它其中的一部分改编自《简要 TBI 筛查问卷》。新诊断的 TBI 或与 TBI 相关的持续症状的个体会被转介到军事卫生系统内的 TBI 中心进行多学科护理或被转介到 VA[40]。

2007 年，VA 建立了 TBI 临床提示系统，这是一个针对新退伍军人的筛查系统。对于在筛选开始之前进入 VA 系统的退伍军人分别进行联系和筛查。新进入 VA 系统且筛查结果为阳性的个体将被转诊至 PSC 内的 TBI 诊所，即多发伤网点，在那里，退伍军人将根据需要接受全面的门诊 TBI 评估和服务。

小结

由于影响军事人员的伤害和疾病与平民的不同，所以军人和退伍军人的康复需要专门的知识和资源。退伍军人和现役军人的治疗，需要一个跨越两个主要医疗保健系统的全国协调医疗系统，因此，VA 和 DoD 在个人从现役转为退伍军人的过程中，建立了相互补充的体系。此外，由于 TBI 和 PTSD 是作战暴露最常见的后果，VA 和 DoD 为处理这些复杂疾病提供了充足的资源。

尽管退伍军人的 TBI 与平民相似，但其他爆炸相关损伤的分级，如截肢、脊髓损伤、失明或其他多发伤，给康复团队带来了重大挑战。此外，PTSD、严重抑郁、愤怒和/或药物滥用的心理影响可能会给临床预后的前景蒙上阴影。在住院患者和门诊患者中，通常都需要跨学科团队来帮助梳理潜在问题，在治疗开始前为个人和护理人员提供坚实基础。

（任彩丽 译，朱志中　万春晓 校）

参考文献

1. Ommaya AK, Dannenberg AL, Salazaar AM. Causation, incidence, and costs of traumatic brain injury in the U.S. Military Medical System. *J Trauma*. 1996;40:211–217.
2. Sayer NA, Cifu DX, McNAmee C, et al. Rehabilitation needs of combat-injured service members admitted to VA polytrauma rehabilitation centers: the role of PM&R care of wounded warriors. *Phys Med Rehabil*. 2009;1:23–28.
3. Owens BR, Kragh JF, Wenke JC, et al. Combat wounds in operation Iraqi freedom and operation enduring freedom. *J Trauma*. 2008; 64:295–299.
4. Okie S. Traumatic brain injury in the war zone. *N Engl J Med*. 2005;352(20):2043–2047.
5. Defense and Veterans Brain Injury Center (DVBIC). Defense Medical Surveillance System (DMSS), Theater Medical Data Store (TMDS) provided by the Armed Forces Health Surveillance Center (AFHSC). Available at http://dvbic.dcoe.mil/dod-worldwide-numbers-tbi.
6. Belanger HG, Vanderploeg RD, Soble JR, Richardson M, Groer S. Validity of the Veterans Health Administration's traumatic brain injury screen. *Arch Phys Med Rehabil*. 2012;93:1234–1239.
7. Taylor BC. Fiscal year 2012 VA utilization report for Iraq and Afghanistan war veterans diagnosed with TBI, sponsored by Veteran Affairs Quality Enhancement Research Initiative (VAQUERI) for polytrauma/blast-related injuries. February 2014. Available at http://www.queri.research.va.gov/ptbri.

8. Annengers JF, Grabow JD, Kurland LT, Laws ER Jr. The incidence, causes, and secular trends of head trauma in Olmstead County, Minnesota, 1935–1974. *Neurology*. 1980;30(9):912–919.
9. Taylor BC, Hagel EM, Carlson KF, et al. Prevalence and costs of co-occurring traumatic brain injury with and without psychiatric disturbance and pain among Afghanistan and Iraq War Veteran V.A. users. *Med Care*. 2012;50(4):342–346.
10. Cifu DX, Taylor BC, Carne WF, et al. Traumatic brain injury, posttraumatic stress disorder, and pain diagnoses in OIF/OEF/OND Veterans. *J Rehabil Res Dev*. 2013;50(9):1169–1176.
11. Warden DL. Military TBI during the Iraq and Afghanistan wars. *J Head Trauma Rehabil*. 2006;21(5):398–402.
12. Brenner LA, Homaifar BY, Adler LE, et al. Suicidality and veterans with a history of traumatic brain injury: precipitants events, protective factors, and prevention strategies. *Rehabil Psychol*. 2009;54(4):390–397.
13. Barnes DE, Kaup A, Kirby KA, et al. Traumatic brain injury and risk of dementia in older veterans. *Neurology*. 2014;83(4):312–319.
14. Zeitzer JM, Friedman L, O'Hara R. Insomnia in the context of traumatic brain injury. *J Rehabil Res Dev*. 2009;46(6):827–836.
15. Cockerham GC, Goodrich GL, Weichel ED, et al. Eye and visual function in traumatic brain injury. *J Rehabil Res Dev*. 2009;46(6):811–818.
16. Fausti SA, Wilmington DJ, Gallun FJ, et al. Auditory and vestibular dysfunction associated with blast-related traumatic brain injury. *J Rehabil Res Dev*. 2009;46(6):797–810.
17. Rosenfeld JV, McFarlane AC, Bragge P, et al. Blast-related traumatic brain injury. *Lancet Neurol*. 2013;12(9):882–893. doi:10.1016/S1474-4422(13)70161-3.
18. Warden D. Military TBI during the Iraq and Afghanistan wars. *J Head Trauma Rehabil*. 2006;21(5):398–402.
19. Ling G, Bandak F, Armonda R, et al. Explosive blast neurotrauma. *J Neurotrauma*. 2009;26(6):815–825. doi:10.1089/neu.2007.0484.
20. Moore DF, Jaffee MS. Military traumatic brain injury and blast. *NeuroRehabilitation*. 2010;26(3):179–181. doi:10.3233/NRE-2010-0553.
21. Nakagawa A, Fujimura M, Kato K, et al. Shock wave-induced brain injury in rat: novel traumatic brain injury animal model. *Acta Neurochir Suppl*. 2008;102:421–424.
22. Goeller J, Wardlaw A, Treichler D, et al. Investigation of cavitation as a possible damage mechanism in blast-induced traumatic brain injury. *J Neurotrauma*. 2012;29(10):1970–1981. doi:10.1089/neu.2011.2224.
23. Taylor PA, Ludwigsen JS, Ford CC. Investigation of blast-induced traumatic brain injury. *Brain Inj*. 2014;28(7):879–895. doi:10.3109/02699052.2014.888478.
24. Jaffee MS, Helmick KM, Girard PD, et al. Acute clinical care and care coordination for traumatic brain injury within Department of Defense. *J Rehabil Res Dev*. 2009;46(6):655–666.
25. Knuth T, Letarte PB, Ling GS, et al. *Guidelines for Field Management of Combat-Related Head Trauma*. New York: Brain Trauma Foundation; 2005.
26. Bell RS, Mossop CM, Dirks MS, et al. Early decompressive craniectomy for severe penetrating and closed head injury during wartime. *Neurosurg Focus*. 2010;28(5):E1. doi:10.3171/2010.2.FOCUS1022.
27. Ragel BT, Klimo P Jr, Martin JE, et al. Wartime decompressive craniectomy: technique and lessons learned. *Neurosurg Focus*. 2010 May;28(5):E2. doi:10.3171/2010.3.FOCUS1028.
28. Tantawi D, Armonda R, Valerio I, Kumar AR. Management of decompressive craniectomy defects: modern military treatment strategies. *J Craniofac Surg*. 2012;23(7 Suppl 1):2042–2045. doi:10.1097/SCS.0b013e318258ba36.
29. Ecker RD, Mulligan LP, Dirks M, et al. Outcomes of 33 patients from the wars in Iraq and Afghanistan undergoing bilateral or bicompartmental craniectomy. *J Neurosurg*. 2011;115(1):124–129. doi:10.3171/2011.2.JNS101490.
30. Armonda RA, Bell RS, Vo AH, et al. Wartime traumatic cerebral vasospasm: recent review of combat casualties. *Neurosurgery*. 2006 Dec;59(6):1215–1225; discussion 1225.
31. Bell RS, Vo AH, Roberts R, Wanebo J, Armonda RA. Wartime traumatic aneurysms: acute presentation, diagnosis, and multimodal treatment of 64 craniocervical arterial injuries. *Neurosurgery*. 2010;66(1):66–79; discussion 79. doi:10.1227/01.NEU.0000361285.50218.A8.
32. Bell RS, Ecker RD, Severson MA 3rd, et al. The evolution of the treatment of traumatic cerebrovascular injury during wartime. *Neurosurg Focus*. 2010;28(5):E5. doi:10.3171/2010.2.FOCUS1025.
33. Weisbrod AB, Rodriguez C, Bell R, et al. Long-term outcomes of combat casualties sustaining penetrating traumatic brain injury. *J Trauma Acute Care Surg*. 2012;73(6):1525–1530. doi:10.1097/TA.0b013e318270e179.
34. McCrea M, Guskiewicz K, Doncevic S, et al. Day of injury cognitive performance on the Military Acute Concussion Evaluation (MACE) by U.S. military service members in OEF/OIF. *Mil Med*. 2014 Sep;179(9):990–997. doi:10.7205/MILMED-D-13-00349.
35. McCrea M, Iverson GL, Echemendia RJ, et al. Day of injury assessment of sport-related concussion. *Br J Sports Med*. 2013;47(5):272–284. doi:10.1136/bjsports-2013-092145.
36. Coldren RL, Kelly MP, Parish RV, et al. Evaluation of the Military Acute Concussion Evaluation for use in combat operations more than 12 hours after injury. *Mil Med*. 2010;175(7):477–481.
37. Management of Concussion/mTBI Working Group. VA/DoD clinical practice guideline for management of concussion/mild traumatic brain injury. *J Rehabil Res Dev*. 2009;46(6):CP1–CP68.
38. Bohnen N, Jolles J. Neurobehavioral aspects of postconcussive symptoms after mild head injury. *J Nerv Ment Dis*. 1992;180(11):683–692.
39. Ponsford J, Willmott C, Rothwell A, et al. Impact of early intervention on outcome following mild head injury in adults. *J Neurol Neurosurg Psychiatry*. 2002;73(3):330–332.
40. Meyer KS, Marion DW, Coronel H, Jaffee MS. Combat-related traumatic brain injury and its implications to military healthcare. *Psychiatr Clin North Am*. 2010;33(4):783–796. doi:10.1016/j.psc.2010.08.007.
41. McQuillen JB, McQuillen EN, Morrow P. Trauma, sport, and malignant cerebral edema. *Am J Forensic Med Pathol*. 1988;9(1):12–15.
42. Cantu RC. Second-impact syndrome. *Clin Sports Med*. 1998 Jan;17(1):37–44.
43. Omalu BI, DeKosky ST, Minster RL, et al. Chronic traumatic encephalopathy in a National Football League player. *Neurosurgery*. 2005;57(1):128–134; discussion 128–134.
44. Goldstein LE, Fisher AM, Tagge CA, et al. Chronic traumatic encephalopathy in blast-exposed military veterans

and a blast neurotrauma mouse model. *Sci Transl Med*. 2012;4(134):134ra60. doi:10.1126/scitranslmed.3003716.

45. Lew HL, Pogoda TK, Baker E, et al. Prevalence of dual sensory impairment and its association with traumatic brain injury and blast exposure in OEF/OIF veterans. *J Head Trauma Rehabil*. 2011;26(6):489–496.
46. Pogoda TK, Hendricks AM, Iverson KM, et al. Multisensory impairment reported by veterans with and without mild traumatic brain injury history. *J Rehabil Res Dev*. 2012;49(7):971–984.
47. Lew HL, Poole JH, Vanderploeg RD, et al. Program development and defining characteristics of returning military in a VA Polytrauma Network site. *J Rehabil Res Dev*. 2007;44(7):1027–1034.
48. Stelmack JA, Frith T, Van Koevering D, et al. Visual function in patients followed at a Veterans Affairs polytrauma network site: an electronic medical record review. *Optometry*. 2009;80(8):419–424. doi:10.1016/j.optm.2009.02.011.
49. Bulson R, Jun W, Hayes J. Visual symptomatology and referral patterns for Operation Iraqi Freedom and Operation Enduring Freedom veterans with traumatic brain injury. *J Rehabil Res Dev*. 2012;49(7):1075–1982.
50. Szymanowicz D, Ciuffreda KJ, Thiagarajan P, et al. Vergence in mild traumatic brain injury: a pilot study. *J Rehabil Res Dev*. 2012;49(7):1083–1100.
51. Dougherty AL, MacGregor AJ, Han PP, et al. Blast-related ear injuries among U.S. military personnel. *J Rehabil Res Dev*. 2013;50(6):893–904.
52. Lew HL, Jerger JF, Guillory SB, Henry JA. Auditory dysfunction in traumatic brain injury. *J Rehabil Res Dev*. 2007;44(7):921–928.
53. Gallun FJ, Lewis MS, Folmer RL, et al. Implications of blast exposure for central auditory function: a review. *J Rehabil Res Dev*. 2012;49(7):1059–1074.
54. Oleksiak M, Smith BM, St Andre JR, et al. Audiological issues and hearing loss among Veterans with mild traumatic brain injury. *J Rehabil Res Dev*. 2012;49(7):995–1004.
55. Franke LM, Walker WC, Cifu DX, et al. Sensorintegrative dysfunction underlying vestibular disorders after traumatic brain injury: a review. *J Rehabil Res Dev*. 2012;49(7):985–994.
56. Belmont PJ Jr, Thomas D, Goodman GP, et al. Combat musculoskeletal wounds in a US Army Brigade Combat Team during operation Iraqi Freedom. *J Trauma*. 2011;71(1):E1–E7. doi:10.1097/TA.0b013e3181edebed.
57. Schoenfeld AJ, Dunn JC, Belmont PJ. Pelvic, spinal, and extremity wounds among combat-specific personnel serving in Iraq and Afghanistan (2003–2011): a new paradigm in military musculoskeletal medicine. *Injury*. 2013;44(12):1866–1870. doi:10.1016/j.injury.2013.08.001.
58. Belmont PJ Jr, McCriskin BJ, Hsiao MS, et al. The nature and incidence of musculoskeletal combat wounds in Iraq and Afghanistan (2005–2009). *J Orthop Trauma*. 2013;27(5):e107–e113. doi:10.1097/BOT.0b013e3182703188.
59. Reiber GE, McFarland LV, Hubbard S, et al. Service members and veterans with major traumatic limb loss from Vietnam War and OIF/OEF conflicts: survey methods, participants, and summary findings. *J Rehabil Res Dev*. 2010;47(4):275–297.
60. Kauvar DS, Wolf SE, Wade CE, et al. Burns sustained in combat explosions in Operations Iraqi and Enduring Freedom (OIF/OEF explosion burns). *Burns*. 2006;32(7):853–857.
61. Eskridge SL, Macera CA, Galarneau MR, et al. Injuries from combat explosions in Iraq: injury type, location, and severity. *Injury*. 2012;43(10):1678–1082. doi:10.1016/j.injury.2012.05.027.
62. Bosco MA, Murphy JL, Clark ME. Chronic pain and traumatic brain injury in OEF/OIF service members and veterans. *Headache*. 2013;53(9):1518–1522. doi:10.1111/head.12172.
63. Gironda RJ, Clark ME, Ruff RL, et al. Traumatic brain injury, polytrauma, and pain: challenges and treatment strategies for the polytrauma rehabilitation. *Rehabil Psychol*. 2009;54(3):247–258. doi:10.1037/a0016906.
64. Sayer NA, Chiros CE, Sigford B, et al. Characteristics and rehabilitation outcomes among patients with blast and other injuries sustained during the Global War on Terror. *Arch Phys Med Rehabil*. 2008;89(1):163–170. doi:10.1016/j.apmr.2007.05.025.
65. Lew HL, Otis JD, Tun C, et al. Prevalence of chronic pain, posttraumatic stress disorder, and persistent postconcussive symptoms in OIF/OEF veterans: polytrauma clinical triad. *J Rehabil Res Dev*. 2009;46(6):697–702.
66. Patil VK, St Andre JR, Crisan E, et al. Prevalence and treatment of headaches in veterans with mild traumatic brain injury. *Headache*. 2011;51(7):1112–1121. doi:10.1111/j.1526-4610.2011.01946.x.
67. Dobscha SK, Clark ME, Morasco BJ, et al. Systematic review of the literature on pain in patients with polytrauma including traumatic brain injury. *Pain Med*. 2009;10(7):1200–1217. doi:10.1111/j.1526-4637.2009.00721.x.
68. Carlson KF, Nelson D, Orazem RJ, et al. Psychiatric diagnoses among Iraq and Afghanistan war veterans screened for deployment-related traumatic brain injury. *J Trauma Stress*. 2010;23(1):17–24.
69. Lippert-Gruner M, Maegele M, Haverkamp H, et al. Health-related quality of life during the first year after severe brain trauma with and without polytrauma. *Brain Inj*. 2007;21(5):451–455.
70. Keltner NL, Cooke BB. Traumatic brain injury—war related. *Perspect Psychiatr Care*. 2007;43(4):223–226.
71. Whyte J, Vasterling J, Manley GT. Common data elements for research on traumatic brain injury and psychological health: current status and future development. *Arch Phys Med Rehabil*. 2010;91(11):1692–1696.
72. Weeks DL, Greer CL, Bray BS, et al. Association of antidepressant medication therapy with inpatient rehabilitation outcomes for stroke, traumatic brain injury, or traumatic spinal cord injury. *Arch Phys Med Rehabil*. 2011;92(5):683–695.
73. Kennedy RE, Livingston L, Riddick A, et al. Evaluation of the Neurobehavioral Functioning Inventory as a depression screening tool after traumatic brain injury. *J Head Trauma Rehabil*. 2005;20:512–526.
74. Bombardier CH, Fann JR, Temkin NR, et al. Rates of major depressive disorder and clinical outcomes following traumatic brain injury. *JAMA*. 2010;303:1938–1945.
75. Lippa SM, Fonda JR, Fortier CB, et al. Deployment-related psychiatric and behavioral conditions and their association with functional disability in OEF/OIF/OND veterans. *J Trauma Stress*. 2015;28(1):25–33. doi:10.1002/jts.21979.
76. Hart T, Brenner L, Clark AN, et al. Major and minor depression after traumatic brain injury. *Arch Phys Med Rehabil*. 2011;92(8):1211–1219.
77. Gomez-Hernandez R, Max JE, Kosier T, et al. Social impairment and depression after traumatic brain injury. *Arch Phys Med Rehabil*. 1997;78(12):1321–1326.
78. Bailie JM, Cole WR, Ivins B, et al. The experience, expres-

sion, and control of anger following traumatic brain injury in a military sample. *Head Trauma Rehabil*. 2015;30(1):12–20.
79. Kim SH, Manes F, Kisier T, et al. Irritability following brain injury. *J Nerv Ment Dis*. 1999;187(6):327–335.
80. Lange RT, Brickell TA, French LM, et al. Neuropsychological outcome from uncomplicated mild, complicated mild, and moderate traumatic brain injury in US military personnel. *Arch Clin Neuropsychol*. 2012;27(5):480–494.
81. Polusny MA, Kehle SM, Nelson NW, et al. Longitudinal effects of mild traumatic brain injury and posttraumatic stress disorder comorbidity on postdeployment outcomes in national guard soldiers deployed to Iraq. *Arch Gen Psychiatry*. 2011;68(1):79–89.
82. Lange RT, Brickell T, French LM, et al. Risk factors for postconcussion symptom reporting after traumatic brain injury in U.S. military service members. *J Neurotrauma*. 2013;30(4):237–246.
83. Yurgil KA, Barkauskas DA, Vasterling JJ, et al. Association between traumatic brain injury and risk of posttraumatic stress disorder in active-duty Marines. *JAMA Psychiatry*. 2014;71(2):149–157.
84. Taylor LA, Kreutzer JS, Demm SR, Meade MA. Traumatic brain injury and substance abuse: a review and analysis of the literature. *Neuropsychol Rehabil*. 2003;13:165–188.
85. Johnson LA, Eick-Cost A, Jeffries V, et al. Risk of alcohol use disorder or other drug use disorder among US Service members following traumatic brain injury, 2008–2011. *Mil Med*. 2015;180(2):208–215.
86. Port A, Willmott C, Charlton J. Self-awareness following traumatic brain injury and implications for rehabilitation. *Brain Injury*. 2002;16(4):277–289.
87. Wilder Schaaf K, Kreutzer JS, Danish SJ, et al. Evaluating the needs of military and veterans' families in a polytrauma setting. *Rehab Psychol*. 2013;58(1):106–110.
88. VHA Handbook 1172.01, detailing the VA Polytrauma System of Care, page 2, updated on March 20, 2013. Available at https://www.va.gov/vhapublications/ViewPublication.asp?pub_ID=2875. Accessed February 28, 2015.
89. Brain Trauma Foundation in-theater management of moderate to severe TBI. Available at http://www.braintrauma.org/pdf/protected/btf_field_management_guidelines.pdf. Accessed February 28, 2015.
90. Doncevic S, Boerman HL. Continuum of care: military health care providers and the traumatic brain injured service members. *NeuroRehabilitation*. 2010;26(3):285–290. doi:10.3233/NRE-2010-0564.

第 101 章　发展中国家的康复问题

Colleen O’Connell

引言

根据联合国（UN）的数据，2011 年世界人口达到 70 亿，其中绝大多数人口（58 亿）生活在欠发达地区[1]。同年，世界卫生组织（WHO）与世界银行共同发布了第一份《世界失能报告》，报告称世界约有 15% 的人口患有某种形式的失能。这表明，失能患病率正在上升，其可能的原因包括人口老龄化、慢性病增加和失能评价方法的改进[2]。这意味着失能者人口超过了 10 亿，其中 80% 生活在发展中国家[3]。对比高收入国家，低收入国家的失能患病率更高已成为共识。众所周知，失能者的贫困程度更高，健康状况更差，在获得教育、就业和医疗服务等方面存在障碍。许多低收入国家，基本的卫生保健需求往往得不到满足，康复既不是政府部门的考虑事项，更不是优先事项。

即使在医疗卫生保健系统和卫生保健专业学校内，也缺乏对康复的了解，康复资源不足，并且缺乏培训课程[4]。然而，随着 2006 年失能者社区基层运动促成了联合国《残疾人权利公约》（图 101-1）[5]，全球对失能者价值的认识和相关部门的态度也发生了转变，特别是对可持续性康复培训、服务和护理的重要性。本章将介绍康复在发展中国家的作用，阐述相关的独特需求、挑战和成功，就应对倡导、辅助设备、教育、相关研究和人道主义努力的举措和资源进行概述。

第二十六条　适应训练和康复

1. 缔约国应当采取有效和适当的措施，包括通过失能者相互支持，使失能者能够实现和保持最大程度的自立，充分发挥和维持体能、智能、社会和职业能力，充分融入和参与生活的各个方面。为了此目的，缔约国应当组织、加强和推广综合性适应训练和康复服务及方案，尤其是在医疗卫生、就业、教育和社会服务方面，这些服务和方案应当：
   (1) 根据对个人需要和体能的综合评估尽早开始
   (2) 有助于失能者参与和融入社区和社会的各个方面，属自愿性质，并尽量在失能者所在社区，包括农村地区就近安排
2. 缔约国应当促进为从事适应训练和康复服务的专业人员和工作人员制订基础培训和进修培训计划
3. 在适应训练和康复方面，缔约国应当促进提供为失能者设计的辅助用具和技术以及对这些用具和技术的了解和使用

图 101-1　联合国《残疾人权利公约》第 26 条

发展中国家失能者的卫生保健状况

全球范围内，虽然卫生健康方面取得了令人鼓舞的进展，人类的寿命越来越长，生活在极端贫困中的人口越来越少，但是弱势群体的医疗状况却持续进一步落后。在大多数社会中，失能者属于最边缘化的群体，面临着歧视和不便利的环境[6]。为响应《世界失能报告》，依据联合国《残疾人权利公约》（图 101-1），WHO 制订了 2014—2021 年全球失能问题行动计划（图 101-2）并在文件中提出“失能需要优先发展”。低收入国家的失能者患病率较高，失能和贫困又相互促进形成长期恶性循环。负担能力是低收入国家失能者无法获得医疗保健的主要原因[2]。贫穷增加了因医疗保健、营养不良以及危险的生活和工作环境而致残的风险。例如从屋顶（在炎热天气乘凉睡在屋顶）和树上（在收获食物时）等高处坠落是发展中国家脊髓损伤（SCI）的主要原因[7]。

清除障碍并提高卫生服务和规划的可及性
加强和推广康复、适应训练、辅助技术、援助和支持性服务以及以社区为基础的康复
加强收集失能方面国际上可对比的相关数据，并支持关于失能和相关服务的研究

图 101-2　2014—2021 年 WHO 全球失能问题行动计划的目标

随着人口老龄化和与生活方式相关的慢性疾病（包括糖尿病和心血管疾病）的增加，脑卒中等导致失能疾病的发生率增加，康复服务的需求也将随之增加。世界上 2/3 的脑卒中发生在发展中国家，脑卒中引起的负担增加了 3 倍多，发展中国家有 485 万人死于脑卒中，9 140 万人经历失能调整生命年（DALY），相比之下，高收入国家只有 160 万人死亡，2 150 万人经历失能调整生命年[8]。发展中国家提供有效康复服务的能力有限，同时，由于家庭失去失能成员的收入，还需要面临脑卒中护理的负担，因此他们很难负担起这些费用，从而进一步加剧了贫穷和失能的恶性循环。

失能者比健康人的预期寿命更短，这一差异在低收入国家更为明显[2]。在发展中国家，脊髓损伤的死亡率明显更高，例如，撒哈拉以南非洲地区脊髓损伤的 10 年死亡率为 83%，而北美地区仅为 14%[9]。在低收入国家，并发症（如尿路感染和压疮）仍然是脊髓损伤患者发病和死亡的主要原因[10]。除了失能对健康的直接影响外，由于受教育和就业机会的减少以及与失能相关费用的增加，可能会降低失能者生活水平，并加重贫困水平[3]。

认识到失能者的生活现状，WHO“全球失能问题行动计划”确定了 3 个优先目标（图 101-2），其中康复发挥着核心和关键作用，包括增加获得康复服务的机会、加强康复服务以及促进数据收集和相关的研究。

发展中国家的康复问题和努力

康复路径

在低收入国家，康复服务常常缺乏或者不能满足社会需求，估计只有 1%～2% 的失能者能享有康复服务。对于世界上许多地区来说，康复保健专业人员十分稀缺。此外，由于缺乏诸如转诊流程、适应证、物理环境、花费、可承受的无障碍转运、失能者自卑感以及性别歧视、耐用的设备（包括辅助设备和轮椅）的供应以及服务质量等方面的知识，使获取康复服务受到阻碍。

失能妇女和女童可能遭受更多歧视，包括虐待和边缘化。原住民、流浪者和失能的难民在获得康复服务方面也面临特殊挑战[3]。

毛里求斯是非洲人均收入最高的国家之一，据报道其公共卫生支出占国民生产总值的 4.8%。一篇关于毛里求斯神经康复需求的综述提到，尽管在急性护理方面提供了先进的服务，但严重缺乏针对神经系统失能者的医疗、社会服务和设施[11]。截至 2009 年，该国的 1 500 名医生中只有 4 名康复专业人员，还有 17 名政府雇佣的物理治疗师，平均每人负责 200 例患者。一项关于加纳的康复服务的综述得出结论，该国“几乎没有康复医疗”，发现其缺乏关于保护失能者的法律、资金缺乏，在文化上对失能者有侮辱的成分[12]。印度的一项小型、单中心研究，对社区中脑卒中患者及其照料者进行调查，结果发现缺乏脑卒中知识和负担能力是脑卒中后不能获得康复服务的主要障碍[13]。

尽管与发达国家相比，发展中国家的脊髓损伤存活率较低。但是，据报道提供专业组织康复服务的国家，脊髓损伤后的存活率有所提高。印度南部的一个项目为 SCI 出院患者提供家访或年度随访，跨学科团队处理 SCI 出院患者的医疗并发症，评估功能状态，促进重新融入社区，结果发现 5 年和 25 年存活率分别为 86% 和 58%，该项目使我们认识到提供专业组织的康复服务对于改善 SCI 患者的存活率非常有效[14]。

贝宁一项关于自我康复方案的小型可行性研究表明，患者能够完成脑卒中后上肢自我锻炼方案，对于无法提供正规康复服务或医疗资源有限的国家，这可能是比较可行的选择[15]。在更大范围内，瑞典政府通过棘肌康复项目与博茨瓦纳和纳米比亚的政府合作，分别建立了这两个国家的第一个脊髓损伤康复中心，包括由国际康复专家进行指导和培训的过渡期。瑞士截瘫研究提出了关于资源匮乏国家在康复能力建设方面的倡议，包括国际教育和培训交流。

需要采取策略和行动来降低失能者获得康复的障碍，提高其获得康复服务的机会，这一战略和行动的实施必须跨越多个部门，这些部门包括政府、卫生系统和学术界。对无障碍的交通和建筑物、医疗设备和设施的通用设计必不可少。此外，还需要对失能事务的卫生部门进行内部教育，使其提供的服务更具融入性，并以可访问的形式提供健康信息。

倡导与落实联合国《残疾人权利公约》一致的卫生政策非常重要。在教育和赋能失能者的同时，还应加强对失能者权利的保护。赋予失能者权利同样重要，因为改变与失能相关的态度需要失能者的参与。因此,努力提高自我宣传的技能,包括成为教育者非常重要。国际/国家伙伴可以帮助失能组织增强领导能力,并帮助他们参与卫生服务管理[3]。

培训和教育

大多数非洲国家即使有物理医学和康复专家(physical medicine and rehabilitation,PMR),数量也非常少[4]。在撒哈拉以南非洲和其他许多发展中国家,根本没有正式的物理医学和康复(PMR)培训方案。专门针对儿童康复的培训和知识更加匮乏[16-17]。在人口接近 1 000 万的海地,通过与国际大学合作办学的形式,于 2014 年开设了第一所物理治疗学校。巴基斯坦是世界上人口第六多的国家,康复专家的数量从 2011 年的 38 名增加到 2017 年的近 60 名,几乎翻了一番,另有 8 名正在接受培训。尽管取得了进展,但是该国 1 000 名物理治疗师中只有大约 100 名从事康复工作[18]。在巴基斯坦,大多数接受过 PMR 培训的专家都是通过军队医院和大学系统接受教育的,这个培训项目在 2005 年地震后承担了重要的主导角色。

在 PMR 和健康学科中引入和持续康复培训计划可能没有"一刀切"的解决方案。在当地或国际援助组织的领导下,康复专业能力建设方面已经出台了许多种行动计划。几十年来,红十字会与红新月会国际联合会(ICRC)一直在高危或冲突后国家(如受地雷威胁)开展假肢和矫形技术培训。许多国际援助组织已经为康复工作者制订了非大学的培训方案,以满足服务严重不足情况下的紧急需求[19]。为非专科医生提供 PMR 奖学金对于缺乏康复专业人员的国家来说可能是一种解决办法,国际康复论坛与加纳家庭医学院达成了一项正式协议,为经认证的家庭医学医生提供为期 2 年的 PMR 奖学金。内容将主要在网上进行,并辅之由国际志愿者机构进行的现场培训[20]。

尼泊尔拥有 2 850 万人口[在 2016 年人类发展指数(HDI)中 188 个国家中排名第 144 位],受到自然灾害和严峻自然环境的影响,直到 2017 年才有 PMR 专家。在小型非营利组织的支持下,一名当地医生在孟加拉国完成了 PMR 住院医师项目,并成为尼泊尔第一位 PMR 专家。尼泊尔正在集中力量来提升康复领导能力,包括在尼泊尔开发培训机会(本章"案例研究--尼泊尔")。

通过全球在线电子平台可以获取教育和培训资源。国际脊髓协会(表 101-1)已经开发了一个免费的在线专用程序用于基本的脊髓损伤管理。世界职业治疗师联合会、世界物理治疗大会和国际假肢矫形师协会(ISPO)在各自领域都有认可的课程标准和培训指南(表 101-1)。国际交流、在线教育、培训机会和领导力培养对于教育项目的持续发展非常重要。

表 101-1　国际康复组织和资源

组织名称	资源	网站
世界卫生组织	以社区为基础的康复指南 失能和紧急健康风险管理指导说明 应急医疗队:康复医疗的最低技术标准和建议 资源有限地区手动轮椅服务指南 世界失能报告	who. int/disabilities/publications
	WHO 2014—2021 年全球失能问题行动计划	who. int/disabilities/actionplan
国际物理与康复医学学会	连接全球合作伙伴和资源以及在线教育模块	isprm. org
国际脊髓学会	教育资源,包括 SCI 培训的在线课程和脊髓损伤全球流行病学地图	iscos. org. uk
	脊髓损伤的国际观点	elearnSCI. org
世界作业治疗师联合会	教育资源、课程政策和标准 国际应对灾害指南:康复工作者"该做什么,不该做什么"[21]	wfot. org
世界物理治疗师联合会	连接教育资源,政策和标准	wcpt. org
国际假肢和矫形器学会	灾害和冲突期间肢体损伤的管理 发展中国家假肢和矫形器服务人员培训准则	ispoint. org

辅助设备

许多生活在偏远山区的患者大部分时间都待在家里，因为捐赠的昂贵的轮椅在丘陵地带无法操作[22]。

轮椅是世界上最常见的辅助设备，约1%的世界人口需要轮椅，合理组装的、功能正常的轮椅有助于失能者融入社会（图101-3）。然而，发展中国家很少有人能够使用轮椅，生产设备不足，设计不良的轮椅不够耐用[19]，当地缺乏可用的零部件或维修服务使问题更加严重。在一项为期6个月的对海地农村儿童轮椅项目的追踪调查，12%的被调查者不再使用轮椅，理由是轮椅坏了、不舒适或不便于运输[23]。轮椅使用者普遍反映轮椅改善了他们的活动性、独立性、参与性和社会互动性。在印度、越南和智利分发一种简单的手动轮椅，进行为期1年的随访研究，519名受访者反映其生活质量、健康和功能得到了改善[24]。在收到轮椅前，47.8%的受访者需要爬行或被别人抬着出行，9.7%的受访者处于卧床状态。

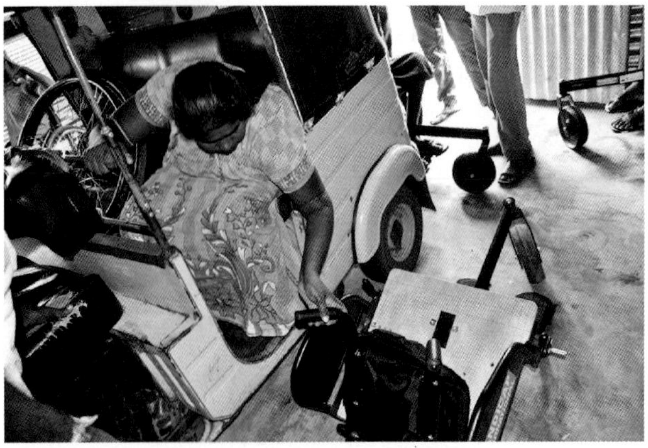

图101-3 无障碍和可负担的交通和出行是社区参与（包括获得医疗保健和康复服务）的重要因素（蒙斯里兰卡失能者国际协会的Jo Armstrong惠赠）

WHO与包括ISPO在内的合作伙伴共同制订了向资源匮乏国家提供轮椅的指南，包括设计、装配、提供服务和培训，目的是支持当地轮椅供应体系的发展[20]。最近在印度尼西亚进行的研究，评估了轮椅方案指南的实施效果，结果发现该方案对使用者的生活质量和环境健康都产生积极影响[25]。

辅助装置还包括用于增加、维持或改善功能的任何技术，如低视力装置、助听器、辅助沟通系统。在资源匮乏地区使用的设备应该是经济耐用的，最好在当地可买到，可维修的。红十字委员会使用并推广了一种聚丙烯技术，用于制造低成本但耐用和有效的假肢和矫形器，并且在其网站上提供技术人员培训模块。

参与和融入

失能者往往会经历更高的失业率，面临更低的收入。与其他儿童相比，失能儿童上学的可能性要小得多。例如，在马拉维和坦桑尼亚，失能儿童从未上学的可能性会增加1倍。纳米比亚一项关于失能者经历的研究发现，有确定、稳固的生计是减贫的关键[26]。最近，在印度和亚洲脊髓网络区域进行的一项关于脊髓损伤综合管理的调查发现，社区融入是脊髓损伤患者最大的挑战之一，超过75%的患者称社区的融入和移动性是其生活的影响因素[27]。海地进行的一项研究根据WHO失能评估一览表，来衡量失能者的生活体验，发现失能者参加工作或上学都受到很大限制[28]。行动不便、慢性病和高龄是社会孤立的危险因素。一项对800多名中国农村脑卒中患者的研究表明，几乎1/3的患者处于社会孤立状态，超过一半的患者没有参与休闲活动[29]。

几十年来，社区康复（community-based rehabilitation，CBR）一直是促进资源匮乏地区获得康复服务的首选办法。关于CBR战略的有效性一直存在相当大的争议，CBR战略基于将康复、失能知识和技能转移给社区成员的原则，实施过程有许多方式和实践[30]。在文献回顾中，有人对方案的可持续性提出了质疑，提出失能者参与和管理的问题，并提出CBR应最大限度地促进失能者参与的新方向。国际劳工组织（劳工组织）/联合国教育、科学及文化组织（教科文组织）和WHO的立场文件将CBR重新定位为社区发展中的一项战略，以促进失能者的康复、均等机会、减贫和融入社会。

2010年，WHO与劳工组织和教科文组织以及300多个利益攸关方合作，制定了以社区为基础的康复指南，以适应向失能者及其家人赋予权力的转变，促进其融入和参与发展及决策过程[31]。CBR是通过失能者、他们的家庭、失能者组织和社区以及相关的政府和非政府卫生部门、教育、职业、社会和其他服务机构的努力来共同实施的[3]。

数据与研究

发展中国家失能具体指标和流行病学数据不容易获取，这增加了界定问题和评估结果的难度。例如，最近对创伤性脊髓损伤（TSCI）发病率的回顾发现，只有 3 篇论文来自非洲国家，分别是塞拉利昂、南非和津巴布韦。南非每百万人口中 TSCI 病例有 48.5 例脊髓损伤，该数据是基于 1988—1992 年约翰内斯堡单中心关于创伤性脊髓损伤患者的数据[32]。WHO 和联合国准确地发现了这一认知差距，并将其列为优先事项（图 101-1）[6]，并建议国际社会加强国家层面的数据收集，包括按失能情况分类的统计数据。

一个由卫生专业人员和倡导者组成的国际合作组织发表了一篇关于 SCI 的国际观点的论文，其中六条建议之一就是促进研究和数据收集[10]。国际脊髓协会预防委员会通过收集和分析全球各国和地区的非创伤性和创伤性脊髓损伤的流行病学和生存数据，树立了数据收集的典范，提供了有价值的见解，并证实了认知差距。它们的工作明确了脊髓损伤全球发病率为 23 人/每百万，道路交通事故、跌倒和暴力是主要原因。在非洲，道路交通伤占脊髓损伤病例的 70%，在低收入国家，脊髓损伤后存活率仍然很低，低至 1～2 年，主要是由于并发症（可预防的）造成的死亡[9]。使用国际最低限度数据集有助于简化数据收集并对干预措施和结果进行比较分析。

灾难、外国医疗队和人道主义空间

灾难性事件的发生很难避免。突发灾害，如地震和冲突造成的紧急情况，可能导致骨折、截肢、创伤性脑损伤和脊髓损伤等伤害的大量增加，并有可能造成长期的身体伤害[7,33-34]。即使在规划和基础设施健全的高收入国家，伤亡人数的迅速增加很快会使卫生系统不堪重负，而这些事件对于资源匮乏的国家可能是毁灭性的，因为这些国家似乎大多数灾难都发生过[7]。

人们认识到，紧急和规范的康复治疗在优化生存、减少长期失能、减轻社会负担和提高生活质量方面起到关键作用（图 101-4）[33]。然而，在低收入国家，关于康复方案的最佳证据及其最终成本效益和结果的研究十分有限，这再次突出了标准化和系统化数据收集和评估的重要性。过去 20 年来，巴基斯坦（2005 年）、海地（2010 年）和尼泊尔（2015 年）地震、东南亚海啸（2004 年）和中东冲突等大规模灾害得到全球关注和应对，促使国际社会努力改善灾害防治，包括将康复作为任何应急响应的核心组成部分及所有阶段的干预手段。在卫生和康复基础设施有限的情况下，应对受灾人群的康复需求可能是一项有难度的挑战。WHO 与国际克里斯托弗防盲基金会（CBM）、HI（Humanity and Inclusion）以及红十字国际委员会等卫生伙伴共同制订了一份指导文件，为紧急医疗队（emergency medical team，EMT）将康复纳入紧急情况应对中提供了最低标准和建议[34]。在尼泊尔，将康复纳入 EMT 反应，通过在个人、家庭和社区层面上产生重要的、具有成本效益和积极的长期结果，从而提高了临床护理水平[34]。

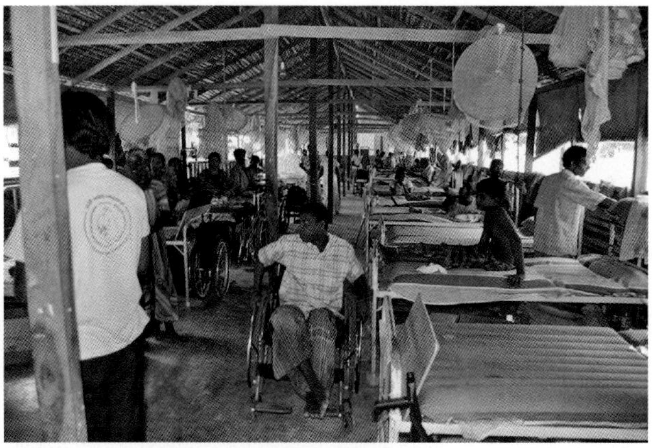

图 101-4　难民营中的康复医院（蒙斯里兰卡失能者国际协会的 Jo Armstrong 惠赠）

最近一篇关于自然灾害后医疗康复的综述中，得出结论，康复对于灾害管理规划至关重要。具体地说，文中建议在必要时投资可持续的康复基础设施和教育[33]。即使在危机中也不能忽视合作、教育和培训的机会，长期可持续性的康复服务规划取决于当地的建设和支持能力。

在巴基斯坦、海地和中国四川地震后，外国团体与当地利益相关方（包括政府部委、救灾机构、高等教育机构、失能者组织、当地供应商）协调以提高脊髓损伤的康复服务能力。康复和一般卫生专业人员以及社区卫生工作者都接受了培训，以便在整个过程中提供适当的脊髓损伤护理。外国团体还赞助学术交流项目，资助康复设施，并在科研项目上进行合作[35]。

2010 年海地地震前，该国没有专门的住院康复机构，也没有脊髓损伤康复的能力。在当地和国际非营利援助组织的努力下，现在有 45 张 SCI 康复床位分布在 4 个机构中，项目扩展到包括脑卒中在内的其他疾病（图 101-5）[36]。然而，康复的可持续性是一个正在面临的挑战，能否持续下去取决于当地和国际组织的援助，这凸显了国家政府支持的重要性。

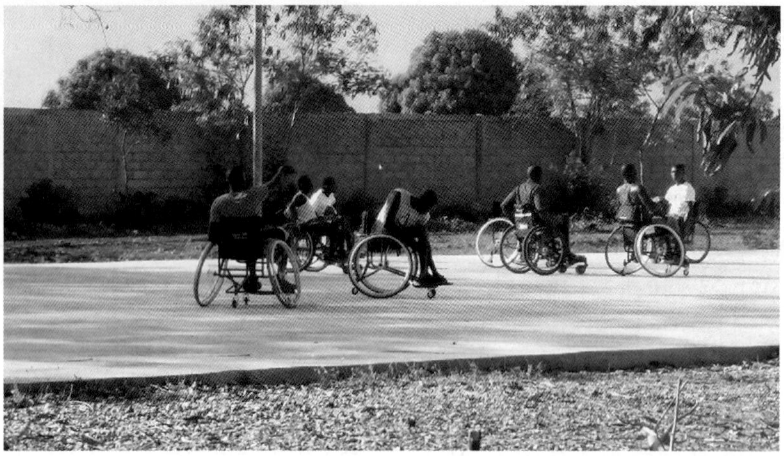

图 101-5 海地北部的一处社区体育设施，对失能者和非失能者开放。失能者在玩轮椅篮球。海地医院呼吁计划是为了应对 2010 年的地震而成立的（蒙 C. O' Connell 惠赠）

为了协助慈善的外国医疗队和救援者，HI 与一些国际合作伙伴合作，为康复援助工作者制定了实用指南，包括说明典型场景的案例介绍[22]。此外，WHO 还批准了外国医疗队的正式注册程序和最低技术标准，以确保创建的医疗队与国家卫生系统相适应。2013 年台风"海燕"期间，这种新的注册和标准流程开始使用，并取得积极结果，首次报道称该流程提高了医疗队的协调，并清楚描述了医疗队的特点[37]。

小结：国际社会的作用

不让任何人掉队是作为一个国际社会的运作方式[38]。这可以作为解决世界上大多数失能者康复需求的指导原则。虽然近年来发展中国家在康复方面取得了重大进展，但仍然存在巨大的差距，世界上大多数失能者从未得到过适当的评估、治疗、设备或支持[39]。

缺乏康复服务的原因并不那么简单直接，人们普遍认识到康复对失能、伤害和疾病幸存者的益处，以及康复对个人、家庭和社会的成本效益。康复服务持续存在的缺陷可能源于更复杂的历史、文化、政治和经济因素。对失能者的歧视和侮辱加剧了失能者充分融入社会的难度。

虽然需要来自各地方和国家政府及其各自的卫生系统的变革，但我们这些拥有康复专业知识、技能和资源的人有责任倡导、教育和支持我们的伙伴。国际社会努力启动康复培训计划，制定康复治疗国家标准，改善与失能相关的数据收集，并建设可持续康复服务的能力，这一点至关重要。最重要的是，必须密切意识到失能者的障碍和需求，以便专业人员能够参与康复服务的开发、设计和交付。

案例研究：尼泊尔的物理医学与康复医学

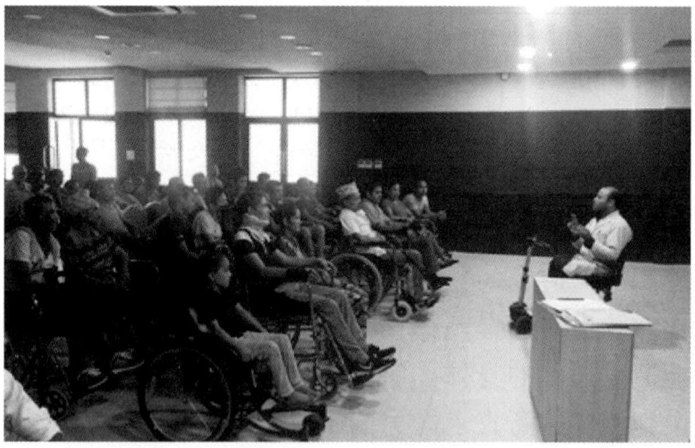

尽管尼泊尔没有正式的物理医学与康复医学（PMR）培训项目，但 Raju Dhakal 博士在孟加拉国完成了 5 年的培训，于 2017 年成为尼泊尔第一位 PMR 专家。2002 年成立的脊髓损伤康复中心是国际和当地支持者、Bangabandhu Sheikh Mujib 医科大学、Raju Dhakal 博士的家人以及他的医院共同努力的结果。脊髓损伤康复中心在 2015 年的地震中发挥了突出作用，提升了康复能力，并统筹协调对 SCI 伤

亡的处置。脊髓中心继续倡导和支持失能者，包括扩大职业培训服务、同伴指导计划，以及支持康复保健专业的正规培训。

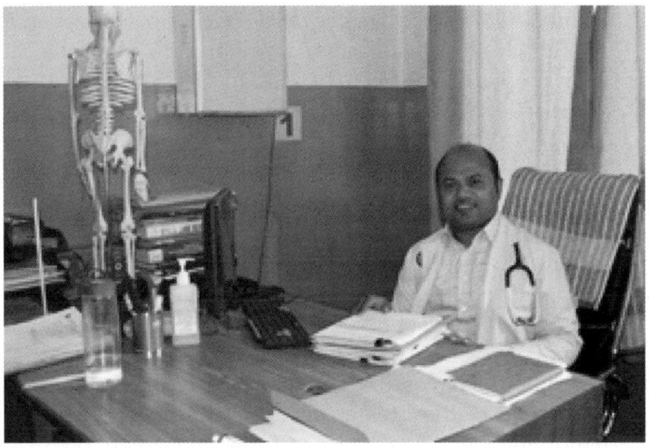

Raju Dhaal 医生，内外全科医学士，博士（物理医学与康复），尼泊尔脊髓损伤康复中心，医学主任。Raju Dhaal 医生在脊髓损伤康复中心，护理部进行每周一次的教育课程，由康复医生/医生监督。患者坐在前排，接下来是患者的照顾者和家人，以及卫生工作者，心理学家、营养师、治疗师坐在后排。会议也作为新员工教育的论坛。

图片由 Raju Dakal 博士提供。

（朱志中 译，任丽彩 万春晓 校）

参考文献

1. United Nations Department of Economic and Social Affairs/Population Division. World Population Prospects 2017. Available at https://esa.un.org/unpd. Accessed July 12, 2017.
2. *World Report on Disability 2011*. Geneva, Switzerland: World Health Organization (WHO); 2011.
3. *WHO Global Disability Action Plan 2014–2021*. Geneva, Switzerland: World Health Organization (WHO); 2015.
4. Haig AJ, Im J, Adewole A, et al. The practice of physical medicine and rehabilitation in sub-Saharan Africa and Antarctica: a white paper or a black mark? *Am Acad PM&R*. 2009;1:421–426.
5. *United Nations Convention on the Rights of Persons with Disability*. December 6, 2006. Available at www.un.org.
6. *Human Development Report 2016*. New York: United Nations Development Programme (UNDP); 2016.
7. Burns AS, O'Connell C, Rathore FA. Meeting the challenges of spinal cord injury care following sudden onset disaster—lessons learned. *J Rehabil Med*. 2012;44:414–420.
8. Feigin VL, Krishnamurthi RV, Parmar P, et al. Update on the global burden of ischemic and hemorrhagic stroke in 1990–2013: the GBD 2013 Study. *Neuroepidemiology*. 2015;45:161–176.
9. Lee BB, Cripps RA, Fitharris M, Wing PC. The global map for traumatic spinal cord injury epidemiology: update 2011, global incident rate. *Spinal Cord*. 2014; 52:110–116.
10. The World Health Organization. *International Perspectives on Spinal Cord Injury*. 2013. Available at http://www.who.int/disabilities/policies/spinal_cord_injury/en/. Accessed August 20, 2018.
11. Soopramanien A. Mauritius calling: medical care and neurorehabilitation needs in an oceanic idyll. *Arch Phys Med Rehabil*. 2012;93:2377–2381.
12. Tinney MJ, Chiodo A, Haig A, Wiredu E. Medical rehabilitation in Ghana. *Disabil Rehabil*. 2007;29(11–12):921–927.
13. Kamalakannan S, Venkaa MG, Poste A, et al. Rehabilitation needs of stroke survivors after discharge from hospital in India. *Arch Phys Med Rehabil*. 2016;97:1526–1532.
14. Barman A, Shanmugasundaram D, Bhide R, et al. Survival in persons with traumatic spinal cord injury receiving structured follow-up in South India. *Arch Phys Med Rehabil*. 2014:(95):642–648.
15. Natta DDN, Alagnide E, Kpadonou GT, et al. Feasibility of a self-rehabilitation program for the upper limb for stroke patients in Benin. *Ann Phys Rehabil Med*. 2015;58:322–325.
16. Bayisa M, Demeke S, Fasika S, et al. Improving quality of life of children with disability in North Gondar Zone, Ethiopia 2014: an innovative project. *Physiotherapy*. 2015;101:eS131–eS132.
17. Gamble A, Kenyon LK, Ringrose EC. A pediatric competency-based framework to guide clinical training for physical therapists of mainland China. *Physiotherapy*. 2015;101:eS437.
18. Rathore FA, New PW, Iftikhar A. A report on disability and rehabilitation medicine in Pakistan: past, present and future directions. *Arch Phys Med Rehabil*. 2011;92:161–166.
19. Goulet A, Urseau I, Lippolis G, et al. Rehabilitation workers training programmes in post-disaster/post-conflict contexts; the cases of Haiti and Kenya. *Physiotherapy*. 2015;101:eS427.
20. Tannor AY, Haig AJ, Christian A, et al. Online/in-person 1 year fellowship in PRM: a sustainable beginning for rehabilitation medicine in sub-Saharan Africa. ISPRM 2016, Kuala Lumpur, Malaysia.
21. *Responding Internationally to Disasters: A Do's and Don'ts Guide for Rehabilitation Workers*. Handicap International, 2016. Available at http://www.wfot.org/Portals/0/PDF/2016/Dos%20and%20Donts%20in%20Disasters%20April%202016.pdf. Accessed August 20, 2018.
22. Rathore F. Revisiting the 2005 earthquake paraplegics: What has changed in a decade? *J Ayub Med Coll*. 2015;27(3):513–514.
23. Sumner E, O'Connell C, MacAlpine B. Wheelchair donation in a low-resource setting: utilization, challenges, and benefits of wheelchairs provided through a specialized seating programme in Haiti. *J Rehabil Med*. 2017;49:178–184.
24. Shore S, Juillerat S. The impact of a low cost wheelchair on the quality of life of the disabled in the developing world. *Med Sci Monit*. 2012;18(9):CR533–CR542.
25. Toro ML, Eke C, Pearlman J. The impact of the World Health Organization 8-steps in wheelchair service provision in wheelchair users in a less resourced setting: a cohort study in Indonesia. *BMC Health Serv Res*. 2016;16:26. Published online January 22, 2016. doi:10.1186/s12913-016-1268-y.
26. Shumba T, Kloppers ARE. Experiences of people with

physical disabilities who participate in the community based rehabilitation programme in Okamatapati community, Namibia. *Physiotherapy*. 2015;101:eS1396–eS1397.
27. Chhabra HS, Sharma S, Arora M. Challenges in comprehensive management of spinal cord injury in India and in the Asian Spinal Cord network region: findings of a survey of experts, patients, and consumers. *Spinal Cord*. 2018;56(1):71–77. doi:10.1038/sc.2017.102.
28. Parker K, Adderson J, Arseneau M, O'Connell C. Experience of people with disabilities in Haiti before and after the 2010 earthquake; WHODAS 2.0 documentation. *Arch Phys Med Rehabil*. 2015;96:1606–1614.
29. Zhang L, Yan T, You L, et al. Social isolation and physical barriers in the houses of stroke survivors in rural China. *Arch Phys Med Rehabil*. 2016;97:2054–2060.
30. Turmusani M, Vreede A, Wirz SL. Some ethical issues in community-based rehabilitation initiatives in developing countries. *Disabil Rehabil*. 2002;24(10):558–564.
31. *Guidelines for Community Based Rehabilitation*. Geneva, Switzerland: World Health Organization (WHO); 2010.
32. Jazayeri SB, Beygi S, Shokraneh F, Hagen EM, Rahimi-Movaghar V. Incidence of traumatic spinal cord injury worldwide: a systematic review. *Eur Spine J*. 2015;24(5):905–918. doi:10.1007/s00586-014-3424-6. Epub 2014 Jun 21.
33. Khan F, Amatya B, Gosney J, et al. Medical rehabilitation in natural disasters: a review. *Arch Phys Med Rehabil*. 2015; 96:1709–1727.
34. Landry MD, O'Connell C, Tardif G, Burns A. Post-earthquake Haiti: the critical role for rehabilitation services following a humanitarian crisis. *Disabil Rehabil*. 2010;32(19):1616–1618.
35. *Emergency Medical Teams: Minimum Technical Standards and Recommendations for rehabilitation*. Geneva, Switzerland: World Health Organization (WHO); 2016. Available at http://apps.who.int/iris/handle/10665/252809. Accessed August 20, 2018.
36. Gosney JE, Reinhardt JD, von Groote PM, et al. Medical rehabilitation of spinal cord injury following earthquakes in rehabilitation resource-scarce settings: implications for disaster research. *Spinal Cord*. 2013;51:603–609. doi:10.1038/sc.2013.50.
37. Stephenson F, Murray H, O'Connell C, et al. *Emerging SCI Statistics in Haiti: Challenges and Progress*. International Spinal Cord Society (ISCOS) 2016 meeting, Vienna.
38. Peiris S, Buenaventura J, Zagaria N. Is the registration of foreign medical teams needed for disaster response? Findings from the response to Typhoon Haiyan. *WPSAR*. 2015;6:29–33.
39. United Nations Development Programme. *Human Development Report Global Launch 2016*. Available at http://hdr.undp.org/en/content/human-development-report-global-and-regional-launches. Accessed August 3, 2018.